Anatomie und Diagnostik der Carcinome,
der Bindegewebsgeschwülste und Misch=
geschwülste des Uterus, der Blasenmole
und des Chorionepithelioma malignum

Handbuch der Gynäkologie

Dritte, völlig neubearbeitete und erweiterte Auflage
des Handbuches der Gynäkologie von J. Veit

Bearbeitet von

R. Brun=Zürich, F. Engelmann=Dortmund, P. Esch=Münster, O. v. Franqué=
Bonn, R. Freund=Berlin, Th. Heynemann=Hamburg, H. Hinselmann=Altona,
R. Hornung=Berlin, R. Th. von Jaschke=Gießen, E. Kehrer=Marburg a. L.,
F. Kermauner=Wien, A. Laqueur=Berlin, G. Linzenmeier=Karlsruhe,
H. Martius=Göttingen, A. Mayer=Tübingen, J. Meisenheimer=Leipzig,
C. Menge=Heidelberg, R. Meyer=Berlin, F. von Mikulicz=Radecki=
Berlin, J. W. Miller=Barmen, L. Nürnberger=Halle, Kj. von Oettingen=
Heidelberg, B. Ottow=Berlin, O. Pankow=Freiburg i. Br., H. von Peham=Wien,
R. Schröder=Kiel, H. Sellheim=Leipzig, A. Spuler=Erlangen, W. Stoeckel=
Berlin, J. Tandler=Wien, G. A. Wagner=Berlin, M. Walthard=Zürich,
H. Wintz=Erlangen

Herausgegeben von

Dr. W. Stoeckel

Geh. Medizinalrat, o. ö. Professor an der Universität Berlin
Direktor der Universitätsfrauenklinik

Sechster Band / Erste Hälfte

Anatomie und Diagnostik der Carcinome, der Bindegewebsgeschwülste und Misch= geschwülste des Uterus, der Blasenmole und des Chorionepithelioma malignum

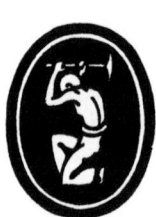

München · Verlag von J. F. Bergmann · 1930

Anatomie und Diagnostik der Carcinome, der Bindegewebsgeschwülste und Mischgeschwülste des Uterus, der Blasenmole und des Chorionepithelioma malignum

Bearbeitet von

Otto von Franqué
Bonn

H. Hinselmann
Altona

Robert Meyer
Berlin

Mit 698 zum Teil farbigen Abbildungen im Text

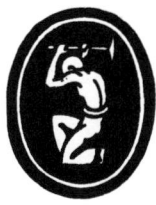

München · Verlag von J. F. Bergmann · 1930

Alle Rechte,
insbesondere das der Übersetzung in fremde Sprachen, vorbehalten
Copyright 1930 by J. F. Bergmann in München.
Softcover reprint of the hardcover 3rd edition 1930
Druck der Universitätsdruckerei H. Stürtz A.G. in Würzburg

ISBN-13: 978-3-8070-0207-1   e-ISBN-13: 978-3-642-96019-2
DOI: 10.1007/978-3-642-96019-2

Inhaltsverzeichnis.

Anatomie, Histogenese und anatomische Diagnostik der Uteruscarcinome
von Geh. Rat Prof. Dr. Otto von Franqué, Bonn.

	Seite
I. Makroskopische Beschreibung. Begriffsbestimmung und Einteilung	1
A. Der Krebs des Scheidenteils (Portiocarcinom)	7
1. Der Krebs der äußeren Fläche des Scheidenteils oder der die Portio überziehenden Scheidenschleimhaut	7
2. Der Krebs des äußeren Muttermundes	20
3. Verschiedene Erscheinungsformen des Portiocarcinoms	22
a) Ulcus rodens	23
b) Blumenkohlgewächs	26
c) Das ausschließlich Tiefenwachstum aufweisende oder endophytische oder infiltrierende Portiocarcinom	28
d) Carcinomatöser Krater der Portio	35
B. Der Krebs der Cervixschleimhaut (Cervixcarcinom)	35
C. Der zentrale Krebsknoten der Cervixwand und die primären Uteruswandcarcinome	43
D. Der Krebs des Gebärmutterkörpers	46
1. Endophytische Körpercarcinome	46
2. Flächenhaft verbreitete Körpercarcinome	47
3. Vorwiegend exophytisch gewachsene Körpercarcinome	48
Statistik der verschiedenen Carcinomformen	52
II. Histologische Einteilung, Beschreibung und Histogenese der Uteruscarcinome	54
A. Das Plattenepithelcarcinom des Uterus	63
Plattenepithelcarcinom des Corpus uteri	81
Histologische Beschreibung des Plattenepithelkrebses und Verhalten des Bindegewebes	88
B. Das von cylindrischem Epithel abstammende Uteruscarcinom	97
1. Adenoma malignum	98
2. Der mittelreife Cylinderzellkrebs oder das Adenocarcinom des Uterus	104
C. Das unreife, vollkommen undifferenzierte Carcinom des Uterus	128
III. Die Ausbreitung des Gebärmutterkrebses	131
A. Gebärmutterhalskrebs	131
1. Oberflächenausbreitung und Nachbarerkrankung	131
2. Tiefenausbreitung	137
Abführende Lymphbahnen des Uterus	143
B. Ausbreitung des Korpuscarcinoms	146
Cylinderepithelschläuche in Lymphdrüsen	148
C. Ausbreitung durch Implantation und doppelte Carcinome	150
D. Ausbreitung auf Tube und Ovarien	158
IV. Die histologische Diagnose des Carcinoma uteri	160
Plattenepithelcarcinome	162
1. Plattenepithelkrebs	164
2. Carcinom und Tuberkulose	176
3. Cylinderzellkrebse	177

	Seite
V. Prognose aus dem histologischen Bilde	180
A. Carcinom und Myom am Uterus	182
B. Stumpfcarcinome	186
C. Carcinom und Sarkom	187
D. Carcinom und Schwangerschaft	189
E. Mißbildung und Carcinom	191
a) Korpuscarcinome	191
b) Collumcarcinome	191
F. Das sekundäre Uteruscarcinom	192
Literaturverzeichnis	196

Die Pathologie der Bindegewebsgeschwülste und Mischgeschwülste.
Die einfachen homologen Geschwülste der Bindegewebsreihe (Gutartige Geschwülste). Bösartige Geschwülste und Mischgeschwülste.
Von Prof. Dr. Robert Meyer, Berlin.

	Seite
A. Myoma uteri	211
Einleitung	211
I. Sitz der Myome	212
II. Makroskopische Erscheinungen der Myome	218
III. Mikroskopischer Bau	237
a) Rhythmische Strukturen	251
b) Contractilität der Myomfasern	253
IV. Histogenese der Myome	253
V. Das weitere Wachstum der Myome	265
VI. Zur Ätiologie der Myome	269
Uterus-Mißbildung und Myome	270
a) Ovarialhormon und Myom	272
b) Konstitutionelle Zusammenhänge mit Myom	274
c) Infektion in der Ätiologie der Myome	275
d) Alter, Geburtenzahl in der Ätiologie. Hyperämie, Gefäßtonus	275
VII. Sekundäre Veränderungen in Myomen	276
a) Regressive Veränderungen des Myomparenchyms	276
1. Fibröse und elastoide Veränderungen	277
2. Atrophie	279
3. Verkalkung und Verknöcherung	279
4. Fettige Infiltration und Degeneration	281
5. Sogenannte schleimige Degeneration und Verflüssigung	282
6. Hyaline Degeneration und Amyloid	284
7. Nekrobiose, Nekrose, Infarkt	287
8. Entzündung, Eiterung, Gangrän	290
b) Sekundäre Veränderungen an den Myomgefäßen und ihre Folgen	291
Gefäßreiche Myome	294
c) Einfluß der Myome auf den Uterus und Umgebung	295
1. Einfluß der Myome auf die Uterusschleimhaut	295
2. Einfluß auf das Myometrium	297
Blutung bei Myomen	298
3. Einfluß auf den Uterus im Ganzen, Gestalt, Lage	299
4. Einfluß auf die weitere Umgebung	301
5. Die Tuben und Ovarien bei Myomen	302
d) Komplikationen mit anderen Erkrankungen	303
1. Tuberkulose	303
2. Carcinom, Sarkom, Endotheliom	303

	Seite
3. Zusammentreffen von Uterusmyomen mit Tumoren anderer Organe	305
4. Metastasen maligner Tumoren in Uterusmyomen	306
VIII. Besondere Formen des Myoms	306
1. Traubiges Myom	306
2. Intravasculäre Myome	307
IX. Metastasierung histologisch einfacher Myome	308
B. Die Fibrome des Uterus	309
C. Die Neubildungen an Blut- und Lymphgefäßen des Uterus. „Angiom".	311
Einleitung	311
I. Wucherung der Blutgefäße	312
a) Die verschiedenen Arten der Hämangiome	312
1. Granuloma angiomatosum	312
2. Teleangiektasien	314
3. Teleangiektatische Degeneration der Uteruswand	317
4. Aneurysma cirsoides	319
5. Hämangiome	320
Hämangiofibrom	321
Angiofibrom — Capillares Angiom mit Fibrom	323
Angiofibroma uteri	325
6. Angiomyom. Myoma angiomatosum	327
7. Angiomatöse Adenomyosis und Angiomyohyperplasia uteri	333
8. Hamartoma haemangiectodes corporis uteri	334
b) Zur Histogenese der Angiome	335
c) Schlußbemerkung	338
II. Wucherung der Lymphgefäße	338
a) Lymphangiom	339
b) Lymphangiocystoma uteri, bzw. lymphocystisches Fibrom	339
c) Schlußbemerkung zum Kapitel Angiom	355
D. Adenomyosis, Adenofibrosis und Adenomyom	356
I. Adenomyosis, Adenofibrosis	356
Einleitung. Geschichtlicher Rückblick. Benennungen	356
1. Die Bezeichnungen	361
2. Einteilung	366
a) Die Adenosis und Adenomyosis tubae. Adenomyosis tubae interna	367
1. Anatomie und Histologie	376
2. Uteriner Tubenteil	376
3. Mittlerer und ampullärer Tubenteil	382
Zusammenfassung	388
4. Adenomyosis und Adenosis tubae media et externa	390
b) Adenomyosis uteri	392
1. Anatomie und Histologie der Adenomyosis uteri	392
2. Grobe Anatomie der Adenomyosis uteri	392
3. Histologische Beschreibung der Adenomyosis uteri	397
4. Beteiligung an der Schleimhautfunktion und Menstruation	401
5. Das Stroma	403
6. Die Ausbreitung der Wucherung durch Histolyse	404
7. Endometrioide Polypenbildung in Lymphgefäßen	407
8. Deciduale Reaktion des Stroma	409
9. Hyperplasie der Muskulatur	411
10. Fortschritt und Rückbildung der Adenomyosis. Entzündung. Nekrose	411
11. Adenometritis. Adenomyometritis	414
12. Ätiologie der Adenomyosis uteri interna	417
13. Begleiterscheinungen an den Geschlechtsorganen bei Adenomyosis uteri interna	419
14. Heterotope Wucherung der Cervixschleimhaut; Adenomyosis oder Adenofibrosis cervicis interna	420

	Seite
15. Adenomyosis uteri intramuralis s. media	426
16. Rückblick auf die Adenomyosis corporis et cervicis uteri interna et media	427
17. Adenomyosis uteri und Carcinombildung	430
18. Adenomyosis uteri sarcomatosa	432
19. Tuberkulöse „Adenomyome". Adenomyosis oder Adenomyometritis tuberculosa	433
c) Adenofibrosis peritonealis und extraperitonealis	435
1. Adenosis und Adenomyosis uteri externa (s. perimetrica)	436
α) Die einfacheren Epithelbefunde an der äußeren Oberfläche des Uterus. Serosaepitheliale Gebilde. Adenosis uteri externa	437
β) Uterusschleimhaut auf der äußeren Oberfläche des Uterus und Adenomyosis uteri externa (s. perimetrica)	445
2. Adenofibrosis spatii rectogenitalis (Fibroadenomatosis rectocervicalis, rectovaginalis, cervicis, vaginae)	448
3. Adenomyosis (Fibroadenomatosis) des Septum cervicovesicale und der Blasenwand	459
α) Adenosis und Adenomyosis vesicalis interna	461
β) Adenomyosis vesicae peritonealis	462
γ) Adenomyosis vesicae interna et peritonealis externa	464
Zusammenfassung	467
4. Adenosis und Adenomyosis auf dem Ligamentum latum und im Parametrium	468
5. Adenosis und Adenomyosis an den Ligamenten des Uterus und der Ovarien	471
6. Adenomyosis des Lig. rotundum, Pars intrapelvina	474
7. Adenomyosis und Adenofibrosis der Pars extrapelvina des Ligamentum rotundum, der Leistengegend und der Vulva	477
α) Anatomie und Histologie der Inguinalherde	479
β) Pathogenese der Knoten in der Inguinalgegend	484
1. Die Urnierentheorie für die Leistenknoten	487
2. Cölomepithelgenese	490
γ) Besondere Form von Adenofibrosis ligamenti rotundi	492
δ) Zusammenfassung über die Herde an den Ligamenten, einschließlich der Leistengegend	493
8. Seltener Sitz der extraperitonealen Herde, Beckenbindegewebe, Labien, unterer Teil der Vagina, Perineum, Lymphknoten	494
Adenofibrosis im Bindegewebe des kleinen Beckens und am Perineum	495
Adenofibrosis an der Vulva, Vagina, Rectum	495
9. Adenofibrosis in Bauchwandnarben	497
Anatomie und Histologie der Adenofibrosis der Bauchwandnarben	503
Endometrioide Adenofibrosis in der Bauchwandnarbe in Kollision mit apokrinen Drüsen	504
Rückblick auf die Narbenadenofibrosis	508
10. Adenofibrosis und Adenomyosis am Nabel	508
α) Bau der Herde am Nabel	511
β) Carcinomatöse Adenofibrosis am Nabel	512
γ) Cysten und Tumoren des Nabels anderer Herkunft	513
δ) Histogenese und Wesen der Nabelherde	513
Rückblick auf die Nabelherde	515
11. Adenosis und Adenomyosis am Darm	515
Rückblick auf die Darmwandherde	520
12. Endometrioide Adenofibrosis der Ovarien. Teercysten	520
α) Anatomie und Histologie der endometrioiden Befunde im Ovarium	521
β) Die pathologischen Folgeerscheinungen der endometrioiden Herde im Ovarium	533
γ) Teercysten des Ovarium im Zusammenhange mit anderen ektopischen endometrioiden Herden	536
δ) Zur Pathogenese der endometrioiden Herde und der Teercysten im Ovarium	538
Eindringen von Tubenepithel in das Ovarium	540

Inhaltsverzeichnis. XI

Seite

  1. Übergriff der Adenosis tubae auf das Ovarium 543
  2. Oberflächenepithel des Ovars oder endometrane Implantation 544
  3. Entstehung der Teercysten 545
 Rückblick auf die Ovarialherde und Teercysten 556
Pathogenese der Adenomyosis und der Adenofibrosis endometrioides. Allgemeiner Teil 557
a) Histogenese 557
  1. Schleimhäutige Genese der Adenomyosis interna uteri et tubarum 558
  2. Embryonale Überbleibsel als Grundlage der Epithelwucherung 560
   α) Die Urnierentheorie 560
   β) Müllerscher Gang 566
   γ) Infiltration mit Fremdepithel als Grundlage der Adenomyosis uteri . . . 560
  3. Ortsungewöhnliche Differenzierung (Heteroplasie), Tubenepithel, Serosaepithel,
   Rete, Markstränge, Oberflächenepithel des Ovariums 578
  4. Die Metastase-Theorien 586
   α) Die Theorie der pertubaren Endometriumimplantation (Sampson) 586
   β) Die Theorie der Metastasierung von Endometrium durch Gefäßembolie;
    pervasale Metastasierung 593
    Die Topographie der Herde in Halbans Theorie 595
    Wie soll das Endometrium in die Gefäße gelangen 600
    Schlußbemerkungen 602
  5. Pathogenese der Stroma- und Muskelwucherung 622
b) Ätiologie 606
  1. Örtliche Bedingungen 607
  2. Die Wucherungsfähigkeit des ektopischen endometrioiden Gewebes 611
   Schlußbemerkung zur Pathogenese 614
 Das Wesen der Adenomyosis, ihre allgemein-pathologische Einreihung 615
II. Adenomyom 622
 a) Myome mit epithelialen Einschlüssen 623
  Einleitung. Historisches. 623
 b) Cystomyome (Adenomyosis cystica und Uteruscysten) 625
  1. Adenomyosis cystica oder Cystadenomyosis 625
  2. Uteruscysten 627
   Eigener Fall von intramuraler Cyste der Hinterwand 633
   Große Cyste der Hinterwand (Fall Ottow) 633
   Cysten der Vorderwand 634
   Gestielte und lose der Uteruswand aufsitzende Cysten. 635
   Eigener Fall von gestielter Uteruscyste der Hinterwand 637
   Gestielte Cyste des Uteruskörpers seitlich vorn 637
  3. Adenomyome und Cystadenomyome 638
   Seltenes Adenomyom des Vaginalgewölbes. Cystenadenomyom 642
  4. Intramurale und polypöse Adenomyome und sekundär polypöse Adenomyosis sub-
   mucosa et subserosa 644
   Polypöse Adenomyome 647
   Myoma submucosum polyposum corporis uteri in enger Nachbarschaft mit Adeno-
    myosis 647
   Bau der gewöhnlichen epithelführenden Myome 649
  5. Adenomyome aus persistierenden Resten des Gartnerschen (Wolffschen) Ganges 651
   Cystische Myome intraligamentär 657
  6. Adenomyome aus Urnierenresten 659
 c) Regressive Veränderungen 661
 d) Besondere Fälle von adenomyomatösen Tumoren, malignen Tumoren und Kollision
  mit anderen Tumoren 662
  Abgekapselte Schleimhautknoten in einem großen Myom 662
  Große retroperitoneal gestielte Cyste an einem parametranen Adenomyom mit Plattenepithelcarcinom und Tuberkulose 663

		Seite
	Intraligamentäres „Adenomyom" mit abscedierender Tuberkulose	663
	Adenocystoma sarcomatosum uteri subserosum	663
	1. Adenomyoma und Adenomyosis carcinomatosa	664
	2. „Adenomyom" und Adenomyosis sarcomatosa	665
	3. Adenomyosis in Kollision mit Myolipoma polyposum corporis uteri	668

E. Das Sarcoma uteri einschließlich „Endotheliom" 670
    Einleitung. Einteilung. Benennung 670
  I. Das Sarkom der Uteruswand 673
    a) Häufigkeit und Sitz der Tumoren 673
    b) Äußere Erscheinung der Wandsarkome 676
    c) Mikroskopische Beschreibung der Wandsarkome 683
      Das Stroma der Sarkome 684
    d) Muskelzellige Sarkome 686
      Muskelzelliges Sarkom, Sarcoma myocellulare und myofusicellulare und seine atypischen Formen 686
    e) Bindegewebssarkome der Uteruswand 690
      1. Sarcoma fibrofusicellulare 690
      2. Sarcoma fibroglobicellulare (fibroblasticum) 693
      3. Großzellige Rundzellensarkome und Riesenzellen 697
    f) Sekundäre und regressive Veränderungen in den Wandsarkomen . . 698
    g) Besondere Formen des Wandsarkoms 701
      1. Das sogenannte Alveolarsarkom 701
      2. Rhythmische Struktur 706
      3. Angiosarkom 707
    h) Histogenese der Wandsarkome 707
      1. Histogenese der muskelzelligen Sarkome 708
      2. Sarkome in Myomen „Sarkomyome" 712
      3. Histogenese der Bindegewebssarkome 713
  II. Das Schleimhautsarkom des Uterus 715
    a) Makroskopisches Verhalten 715
    b) Mikroskopisches Verhalten der Schleimhautsarkome 718
    c) Sekundäre Veränderungen in Schleimhautsarkomen 726
    d) Besondere Formen des Schleimhautsarkoms 727
      1. Ein Fall von sogenanntem traubigem oder papillärem Sarkom . . 727
      2. Das lymphatische Sarkom; lymphocytäres Sarkom 729
      3. Sogenanntes Melanosarkom 730
      4. Sogenanntes Adenosarkom 731
    e) Histogenese der Schleimhautsarkome 731
    f) Die Metastasen der Uterussarkome 732
  III. Sekundäre Sarkome im Uterus 736
  IV. Angiosarkom und malignes Endotheliom 737
    Einleitung. Begriffsbestimmung. Benennung 737
    I. Reife Formen des Endothelioms, die Angiome 737
    II. Unreife Formen, malignes Endotheliom 738
    a) Der histologische Nachweis des Endothelioms 741
    b) Das „Angiosarkom" und verwandte Geschwülste des Uterus 750
      Theoretische Einleitung 750
      Anordnung der Geschwulstzellen in reifen und regressiven Geschwulstteilen um alte Gefäße 751
      Wachstum im engsten Anschluß um neugebildete Gefäße 753
    c) Alveolarstruktur und „Endotheliom" 760
  V. Diagnose des Sarkoms 764
  VI. Schlußbemerkung zur Frage der Gefäßbeteiligung in der Histogenese der bindegewebigen Geschwülste des Uterus 768

	Seite
F. Die Mischgeschwülste des Uterus	769
Einleitung. Einteilung. Benennung	769
I. Homologe Mischgeschwülste	770
a) Carcinosarcom	770
b) Die homologen Kombinationsgeschwülste der Bindegewebsreihe	774
II. Heterologe Gewebe ohne Geschwulstbildung im Uterus	775
III. Tumoren mit heterologen Geweben	777
a) Einfache Tumoren mit heterologen Gewebsarten	778
1. Lipome und Lipomyome; gutartige und bösartige	778
2. Gutartige und bösartige Chondrome und Osteome	782
Ein Fall von Osteochondroma uteri	783
Ein Fall von Chondrosarkom „Sarkoma chondrocellulare"	784
3. Myxome	786
4. Rhabdomyome	786
5. Neurome	786
b) Die komplizierten Tumoren	787
1. Gutartigkeit und Bösartigkeit	788
2. Makroskopisches Verhalten	789
3. Metastasen	790
4. Mikroskopischer Bau der komplizierten Tumoren	791
Rundzelliges Keimgewebe-Sarkom S. 791. — Riesenzellen S. 792. — Schleimgewebe. Myxom S. 792. — Fettgewebe S. 792. — Glatte Muskulatur S. 793. — Quergestreifte Muskulatur. Rhabdomyosarkom S. 793. — Bindegewebiges Elastin S. 794. — Knorpel-Knochen-Chondrosarkom S. 794. — Epithel-Drüsen-Carcinom, Glia S. 795. — Endothel, Adventitiazellen. Endotheliom S. 800.	
5. Histogenese	800
Literaturverzeichnis	807

Die Ätiologie, Symptomatologie und Diagnostik des Uteruscarcinoms
von Prof. Dr. H. Hinselmann, Altona.

	Seite
Einleitung	854
I. Statistik	855
1. Häufigkeit des Uteruscarcinoms	855
2. Altersstatistik	857
a) Collumcarcinom	859
b) Korpuscarcinome	860
3. Collum: Korpuscarcinom	864
4. Mütter zu Nulliparae	865
5. Lebensdauer der Erkrankten	866
II. Symptomatologie	867
A. Lokalsymptome	868
1. Carcinoma portionis	868
a) Entstehung der Lokalsymptome	868
b) Zeitpunkt des Auftretens der ersten Symptome	874
c) Die Art der Symptome	876
α) Blutungen	876
Intervallblutung S. 876. — Menopauseblutung S. 878. — Kohabitationsblutung S. 878.	
β) Ausfluß	878
γ) Pruritus vulvae	878
2. Carcinom des Cervicalkanals	879
3. Korpuscarcinom	880

		Seite
a) Blutung		880
b) Ausfluß		880
c) Schmerzen		881
B. Symptome von seiten der benachbarten Organe		882
1. Bei Carcinom der Portio und Carcinom des Cervicalkanals		882
a) Symptome von seiten der Beckennerven		882
b) Symptome von seiten des Harntraktus		883
α) Blase		883
β) Ureteren und Niere		884
2. Beim Korpuscarcinom		884
3. Entferntere und einige seltene Metastasen des Uteruscarcinoms		885
Kachexie		887
III. Diagnose		888
A. Diagnose des Portiocarcinoms nebst Frühdiagnose		888
B. Die spezielle Frühdiagnose		902
C. Diagnose des Carcinoms des Cervicalkanals		919
D. Diagnose des Carcinoma corporis		921
IV. Stumpfcarcinome		925
V. Ätiologie		926
1. Portiocarcinom		926
2. Grad und Art der das Epithel schädigenden Einflüsse		934
3. Carcinom des Cervicalkanals		935
4. Carcinoma corporis		936
VI. Schwangerschaft und Carcinom		938
1. Carcinoma corporis		938
2. Carcinoma colli		939
VII. Prognose		942
VIII. Prophylaxe		946
Literaturverzeichnis		950

Die Pathologie der Mola hydatiformis (Blasenmole) und des Chorionepithelioma malignum uteri
von Prof. Dr. Robert Meyer, Berlin.

	Seite
A. Vorbemerkung über normale Placentation	954
I. Einleitung	954
II. Der Trophoblast	955
III. Einzelzellen und Syncytium	955
IV. Die Stufen des histiotrophischen Stadiums	958
V. Hämotrophisches Stadium. Bildung der Zotten	959
1. Das Bindegewebe und die Gefäße der Zotten	960
2. Das Chorionepithel der Placenta	961
3. Fibrinoide Gerinnung als Rückbildung des Epithels	963
VI. Das Chorionepithel der Uteruswand	965
VII. Embolie von Chorionepithel und Zotten in den mütterlichen Kreislauf	968
VIII. Zur Funktion der Placenta	969
Die Hormone der Placenta	969
1. „Ovarialhormon" der Placenta	969
2. „Prolan", das Hormon des Hypophysenvorderlappens in der Placenta	970
IX. Die Bedeutung ähnlicher hormonaler Erscheinungen ohne Schwangerschaft	971
B. Blasen- oder Traubenmole. Mola hydatidosa oder hydatiformis	972
I. Namengebung. Häufigkeit, Ausgang, Zusammenhang mit Chorionepitheliom	972
II. Grobe Anatomie	975

III. Das Verhalten des Uterus. Reaktion des Gewebes. Ausstoßung, Retention. Hämatombildung 975
IV. Vollständige und teilweise Blasenmole. Zwillingsplacenta. Blasenmole mit Fetus . . . 980
V. Struktur der Blasenmole 982
    1. Alte und junge Blasenmole 982
    2. Das Stroma der Blasenmole J84
    3. Besondere Zellformen im Stroma der Zotten 986
    4. Die Zottengefäße 989
    5. Das Epithel 991
    6. Besonderheiten im Bau der Blasenmole. (Fibroma villorum chorii hydatiforme) . . 993
VI. Intravenöse Heterotopie der Blasenzotten, sog. „destruierende Blasenmole" 999
VII. Embolie und Metastasen der Blasenmole 1007
VIII. Hormonale Wirkung (Funktion) der Blasenmole 1007
IX. Formale Genese der Blasenmole 1007
X. Kausale Genese der Blasenmole 1013
    1. Allgemeine Bemerkungen über die „kausale Genese" 1013
    2. Geschichtliche Einleitung 1014
    3. Ursachen im Ei 1015
    4. Ursachen von seiten der Mutter 1016

C. Chorionepithelioma malignum 1017
    I. Einleitung und Vorbemerkungen. Wesen des Leidens 1017
    II. Geschichtliches. Namengebung 1019
    III. Anschluß an Geburten, Abort, Blasenmole. Zeit des Auftretens. Lange Latenzzeit . . 1022
    IV. Die grobe Anatomie des malignen Chorionepitheliom 1024
    V. Histologie 1028
        1. Allgemeines. Die normale Placentation als Vorbild des Chorionepithelioma malignum 1028
        2. Die Einzelzellen 1031
        3. Das Syncytium 1034
        4. Die Infiltration der Uteruswand durch Einzelzellen 1036
    VI. Die formale Einteilung der Chorionepitheliome nach histologischen Typen 1038
    VII. Ungewöhnliche Formen 1044
    VIII. Die örtliche Ausbreitung des Chorionepithelioma destruens in der Gebärmutterwand und die Reaktion des mütterlichen Gewebes, Gewebslösung, Gewebsgerinnung 1046
    IX. Rückbildung 1053
    X. Metastasen 1056
    XI. Ektopisches Chorionepitheliom 1059
    XII. Komplikationen bei Chorionepithelioma uteri 1064
    XIII. Hormonale Wirkung (Funktion) der pathologischen Wucherung des Chorionepithels . . 1064
        1. Bildung von Decidua, intrauterin und ektopisch 1065
        2. Wirkung auf die Hypophyse 1065
        3. Das Hormon des Hypophysenvorderlappens in der Placenta 1067
        4. Vermehrte Luteinzellbildung im Ovarium als mittelbare Folge hormonaler Wirkung des Eies und als unmittelbare Folge der Hormonwirkung des Hypophysenvorderlappens 1068
        5. Funktionelle Zusammenhänge 1069
        6. Das Ovarialhormon bei Blasenmole und Chorionepitheliom 1070
    XIV. Formale Genese, Histogenese des Chorionepithelioms 1070
    XV. Kausalgenetische Betrachtung des Chorionepithelioma malignum 1076
        1. Einleitung. Geschichtliches im allgemeinen 1076
        2. Die einzelnen Bedingungen für die Entstehung des Chorionepithelioms 1077
            a) Veränderungen im Chorionepitheliom und im Ei 1077
            b) Ursachen von seiten der Mutter 1079
                α) Örtliche Bedingungen 1079
                β) Allgemeine Bedingungen im mütterlichen Organismus 1080
                γ) Die ovariellen Veränderungen (Wucherung der Luteinzellen) in ursächlicher Beziehung zum Chorionepitheliom und zur Blasenmole 1081

	Seite
3. Versuche künstlicher Erzeugung von Chorionepitheliom und Blasenmole	1083
4. Schlußbetrachtung der Genese	1084
XVI. Diagnose und Prognose aus histologischen Zeichen	1084
1. Blasenmole	1085
2. Wucherung des Chorionepithels	1087
XVII. Biologische Diagnose des Chorionepithelioma malignum	1091
Literaturverzeichnis	1092

Die Ätiologie, Symptomatologie und Diagnostik des Chorionepithelioms
von Prof. Dr. H. Hinselmann, Altona.

Vorbemerkung	1108
1. Symptome	1118
2. Diagnose des uterinen Chorionepithelioms	1120
3. Behandlung	1125
4. Prognose	1126
5. Ätiologie	1129
Literaturverzeichnis	1132
Namenverzeichnis	1136
Sachverzeichnis	1158

Anatomie, Histogenese und anatomische Diagnostik der Uteruscarcinome[1].

Von

Otto von Franqué, Bonn.

Mit 126 Abbildungen im Text.

I. Makroskopische Beschreibung.
Begriffsbestimmung und Einteilung.

Unter Carcinom oder Krebs verstehen wir eine vom Epithel ausgehende, bösartige, also zerstörend und unaufhaltsam in die benachbarten, auch fremden Gewebe und Organe vordringende, zu Zerfall und zur Verpflanzung auf entfernte Körperteile (Metastasenbildung) sowie zu Rückfällen (Rezidiven) nach Entfernung neigende Neubildung. Sie kann überall da entstehen, wo sich Epithel befindet. Am Uterus können nach dem Orte der Entstehung unterschieden werden:

A. Der Krebs des Scheidenteiles (Portiocarcinom), ausgehend von den nach der Scheide zu freiliegenden und von ihr aus sichtbaren und tastbaren Teilen des Gebärmutterhalses, nämlich

1. von der äußeren Fläche des Scheidenteiles: Krebs der die Portio überziehenden Scheidenschleimhaut.

2. Von dem äußeren Muttermund und seiner Umgebung, das ist der Übergangsstelle zwischen Gebärmutterhals- und Scheidenschleimhaut: Krebs des äußeren Muttermundes.

B. Der Krebs der den Gebärmutterhals auskleidenden Schleimhaut, im Gegensatz zu 1., meist kurzweg „Cervixcarcinom" genannt.

C. Der ursprünglich mit keiner Oberfläche in Verbindung stehende Krebsknoten der Gebärmutterwand,

1. des Halses,
2. des Körpers.

D. Der Krebs der Gebärmutterkörperschleimhaut.

---

[1] Das Manuskript wurde im Herbst 1926 fertiggestellt, am 1. Februar 1927 erstmalig, am 1. Oktober 1927 nach nochmaliger Überarbeitung zum Druck eingesandt. Die spätere Literatur, bis 1. Juni 1928, ist nach Tunlichkeit, wahrscheinlich nicht ganz vollständig benutzt. Alle Abbildungen sind, soweit nicht anders vermerkt, im Laboratorium der Bonner Universitätsfrauenklinik durch Frl. Pietsch hergestellt. Für die histologischen Abbildungen habe ich mich nach langem Schwanken für die Mikrophotographie entschieden, weil sie die objektivste Darstellung erlaubt. Die Originale der klassischen Abbildungen von Carl Ruge aus der zweiten Auflage dieses Handbuches, deren Druckstöcke verloren gegangen waren, sowie Abb. 25 und 47a verdanke ich der Güte des Herrn Privatdozenten Dr. C. Ruge in Berlin, dem ich auch hier meinen herzlichsten Dank aussprechen möchte.

Viele neuere Bearbeiter wollen nur zwischen Gebärmutterhalskrebs, unter welchem Namen man die unter A., B. und C. 1. erwähnten Arten zusammenfassen kann, und Gebärmutterkörperkrebs unterscheiden, weil der reine Krebs der Außenfläche des Scheidenteiles und der Krebsknoten der Halswand nur in ihren Anfängen und daher sehr selten als solche sicher erkennbar sind, alle Formen des Gebärmutterhalskrebses aber in dem fortgeschrittenen Zustande, in dem sie oft erst in ärztliche Beobachtung kommen, nicht mehr sicher, sondern nur mit größerer oder geringerer Wahrscheinlichkeit, zuletzt gar nicht mehr voneinander unterscheidbar sind. Das ist aber kein Grund, eine wissenschaftlich fest begründete und schon jetzt für jede Form einwandfrei belegbare Einteilung fallen zu lassen, deren praktische Bedeutung zudem immer größer werden wird, je mehr die immer besser werdende Ausbildung der Ärzte und Hebammen einerseits, die zunehmende Aufklärung der Frauen andererseits zu einer immer häufiger werdenden Früherkenntnis der Erkrankung führen wird. Es kann nicht bezweifelt werden, daß dieses letzte und höchste Ziel aller Krebsforschung durch eine möglichst strenge anatomische Scheidung und Begriffsbestimmung eher gefördert wird, als dadurch, daß man von vorneherein auf scharfe Grenzfeststellungen verzichtet.

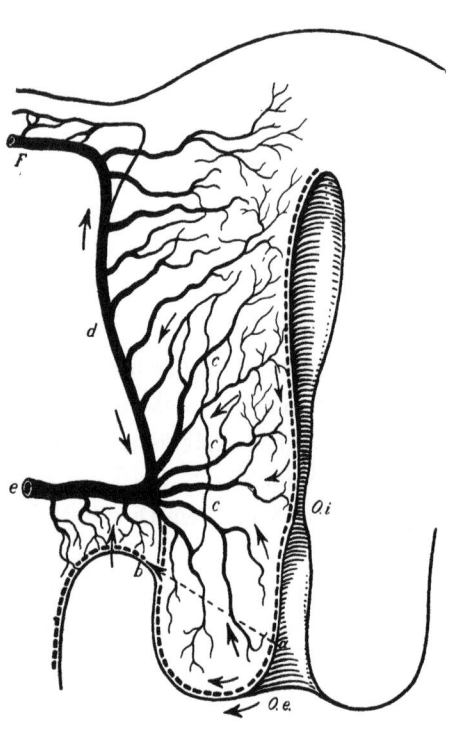

Abb. 1. Schematischer Frontalschnitt des Uterus mit den abführenden Lymphbahnen. a—b Grenzlinie zwischen den Entstehungsorten der Portiocarcinome (unterhalb) und Cervixschleimhautcarcinome (oberhalb). Weiteres s. Abb. 105.

Wir halten also im wesentlichen an der alten von Ruge und Veit gegebenen Einteilung fest, welche den Portiokrebs ausgehen ließen „von dem Teil des unteren Gebärmutterabschnittes, der durch eine vom äußeren Muttermund nach oben und außen etwas über den Ansatz des Scheidengewölbes gehende Linie an der Cervix, d. h. dem über dieser Linie liegenden Teil getrennt wird", wobei wir allerdings der gesamten Darstellung von Ruge und Veit die von ihnen in ihrer Begriffsbestimmung nicht ausdrücklich hervorgehobene Tatsache entnehmen, daß sie den äußeren Muttermund noch als unterhalb ihrer Trennungslinie gelegen betrachten und also die von seiner Umgebung ausgehenden Krebse zu den Portiokrebsen rechnen (s. Abb. 1, a—b). Übrigens haben weder die unter der Mitwirkung C. Ruges entstandenen Lehrbücher von C. Gebhard und Winter, noch das Handbuch der Gynäkologie von Schrœder-Hofmeier, das wohl am meisten zu der raschen Ausbreitung der Ruge-Veitschen Lehren beigetragen hat, einen Zweifel darüber gelassen, daß die vom Muttermund und dem daselbst befindlichen Epithelüberzug ausgehenden Carcinome zu den Portiokrebsen gehören. Namentlich hat dies Hofmeier in seinen neueren Auflagen nicht nur durch den Text, sondern auch durch ausgezeichnete Abbildungen hervorgehoben. Doch ist es vielleicht am besten, jede Unklarheit durch Einführung der beiden oben bezeichneten Unterabteilungen auszuschalten.

So wird auch der schon von Heitzmann und Amann und seither mehrfach, ganz besonders auch in den wichtigsten Bearbeitungen des Gebietes seit Ruge und Veit, derjenigen von Schottländer und Kermauner und von Frankl festgestellten Tatsache Rechnung getragen, daß die Mehrzahl aller Gebärmutterhalskrebse gerade von der Umgebung des äußeren Muttermundes, einschließlich Erosionen, Ektropium und Cervixrissen, ausgeht. Von „Gebärmutterhalskrebs" oder, wie es der Sprachgebrauch mit sich gebracht hat, „Collumcarcinom" schlechtweg, mag man in der Praxis sprechen, wenn im Einzelfalle der Ausgangspunkt auch nicht mit einiger Wahrscheinlichkeit mehr feststellbar ist. Auch die maßgebensten pathologischen Anatomen, wie Aschoff und Kaufmann, halten bis in die allerneueste Zeit an der Einteilung in Portio- und Cervixschleimhautkrebs fest, und selbst diejenigen Autoren, welche sie theoretisch und grundsätzlich aufgegeben haben, kommen im Verlaufe ihrer Ausführungen gewissermaßen unwillkürlich doch immer wieder auf die alte Einteilung zurück, die sich jedem Unbefangenen aufdrängen muß, der die Abb. 2 und 3 mit Abb. 42 und 46 vergleicht. Auf den ersten Blick sieht man, daß es sich anatomisch wie klinisch um zwei verschiedene Dinge handelt.

Der Ausspruch Lahms (S. 699) „Man hat in der pathologischen Anatomie diese Einteilung verlassen, weil es echte Portio- und echte Cervixcarcinome so gut wie gar nicht gibt" entspricht also nicht den Tatsachen und ist besonders erstaunlich im Munde eines Autors, der nachher seiner genauen Schilderung diese Einteilung zugrunde legt, indem er sie folgendermaßen einleitet: „Im Sinne unserer oben gegebenen Einteilung wollen wir nun der Reihe nach das Portio-, das Cervix- und das Korpuscarcinom besprechen, und scheuen

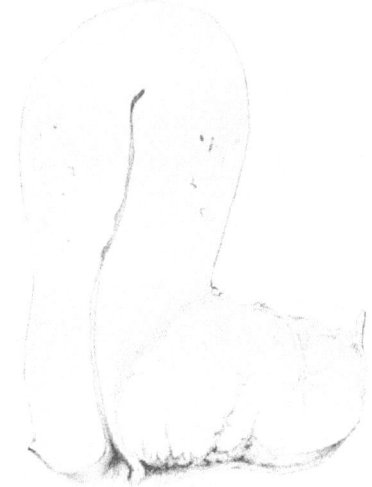

Abb. 2. Endophytisches (infiltrierendes) Carcinom einer Muttermundslippe. Zeichnung von Carl Ruge.

uns nicht der besseren Übersicht wegen, die uns jetzt veraltet vorkommende Gruppierung noch einmal aufleben zu lassen." Die Fälle, die er dann in Abb. 162 und 163 als „Cervixcarcinome" abbildet, beweisen allerdings für die Existenz dieser Form gar nichts; ich würde sie viel eher als weit fortgeschrittene Portiocarcinome betrachten, zum mindesten aber ihren Entstehungsort für zweifelhaft halten und sie nur als Collumkrebse bezeichnen. Selbst Kermauner, der auch „heute (Herbst 1927) mehr wie je davon überzeugt ist, daß die Teilung in Cervix und Portiocarcinome weder anatomisch noch klinisch genügend zu stützen ist", erkennt tatsächlich trotzdem das Vorkommen beider Formen an, in dem er (S. 724) sagt: „Es ist ein Glücksfall, wenn sich einmal die Diagnose Portiocarcinom etwa aus dem Dauerresultat einer hohen Amputatio colli uteri auch wirklich auf die Dauer als gut begründet erweist" und an verschiedenen Stellen (770, 882) von den „freilich außerordentlich seltenen" Carcinomen des inneren Muttermundes spricht, und für sie auch eine besonders üble Prognose annimmt. Da er selbst zugibt, daß sich diese Krebsform in der Wand des Halsabschnittes ausbreitet und sich hinsichtlich der Wachstumrichtung, der Rezidivgefahr, des mikroskopischen Bildes „ganz ähnlich verhält", wie die Collumkrebse, so kann kein Zweifel sein, daß es sich zumeist um hohe Cervixhöhlencarcinome handelt. Auch Kermauner bestätigt also im einzelnen, was er im allgemeinen bekämpft.

Die Verwischung der Grenze konnte nur dadurch geschehen, daß die sehr umfangreichen Untersuchungsreihen der neueren Zeit fast alle an durch Operationen gewonnenen, vorher durch Auslöffelung und Ausbrennung stark veränderten Präparaten fortgeschrittener Fälle und nur sehr selten an wirklichen, unberührten Frühstadien ausgeführt wurden. Ich habe mich bemüht, gerade Beispiele von solchen vorzuführen.

Aus ihrem geweblichen Aufbau kann man den Entstehungsort eines Gebärmutterkrebses nicht mit Sicherheit erkennen. Denn die beiden Epithelformen, die am Uterus vorkommen, das Cylinder- und das Plattenepithel, finden sich, wenn auch in sehr verschiedener Häufigkeit, sowohl im Körpergrunde, als auch in der Halshöhle der Gebärmutter, am Muttermund und der Außenfläche des Scheidenteils; an allen diesen Stellen können daher sowohl Cylinderepithel- als Plattenepithelkrebse entstehen; und auch in ihrer Ausbreitungsweise bestehen grundsätzliche Unterschiede nicht; doch über-

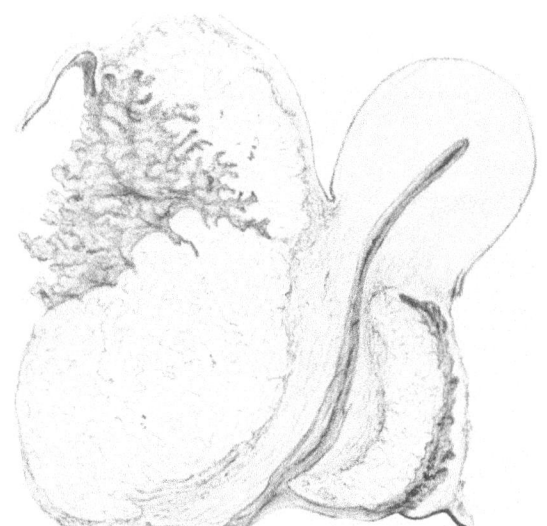

Abb. 3. Endophytisches (infiltrierendes) Carcinom der Portio vaginalis. Zeichnung von Carl Ruge.

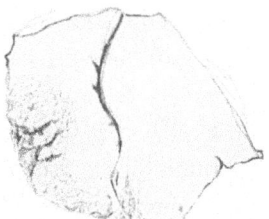

Abb. 4. Flaches carcinomatöses Geschwür der Portio vaginalis. Zeichnung von Carl Ruge.

wiegen im Körper bei weitem die Cylinderzell- oder Drüsenkrebse, am Gebärmutterhals die Plattenepithelkrebse. Man pflegt im Einzelfalle in der Bezeichnung den Entstehungsort und geweblichen Aufbau, die man festgestellt hat oder annimmt, gleichzeitig hervorzuheben.

Die äußere Form, in welcher alle verschiedenen Krebsarten auftreten können, ist wesentlich abhängig von der Wachstumsrichtung der Epithelien und von dem Verhalten des Bindegewebes. Bei ausschließlichem Tiefenwachstum der Krebszellen, senkrecht zur Oberfläche, der sie entstammen, findet im allgemeinen eine Neubildung von Blutgefäßen und Bindegewebe nicht, oder nur in beschränktem Maße statt, das bindegewebige Gerüst des Krebses besteht nur aus den mehr oder weniger veränderten Resten des ursprünglichen Gewebsbestandes des befallenen Organs. Folgt der Neubildung der Krebsmassen der Zerfall unmittelbar, begünstigt gerade durch das Zurückbleiben der Gefäßentwicklung und damit der Ernährung gegenüber der überstürzten Anhäufung massenhafter Epithelien, so kommt es zur Geschwürsbildung an der Oberfläche, dann zur Ausbildung immer tiefer greifender Zerfallshöhlen, zu sofortiger Zerstörung der Organe. Bleibt infolge etwas langsameren

Wachstums und besserer Ernährungsbedingungen der Zerfall zunächst aus, so kann es zu Vergrößerung und Verdickung der befallenen Organe im ganzen, bei anfänglich erhaltener Form und Oberfläche, oder zu umschriebenen Auftreibungen und Hervorragungen an den verschiedensten Stellen, bei zunächst ebenfalls erhaltener ursprünglicher Oberfläche kommen.

Schottländer und Kermauner haben diese bisher „infiltrierend" genannte, in die Tiefe gerichtete Wuchsform, die sich früher oder später bei jedem Krebse einstellt, als „endophytisches Wachstum" bezeichnet und ihr das vorwiegende Wachstum der Neubildung in die Höhe, senkrecht von der ursprünglichen Oberfläche weg, als „exophytisches Wachstum" gegenübergestellt. Bei diesem Höhenwachstum ist von vorneherein eine tätige Beteiligung, ein mehr oder weniger lebhaftes Hervorsprossen der Blutgefäße und des Bindegewebes und damit wenigstens anfänglich eine bessere Ernährung und ein geringerer Zerfall der Geschwulstmassen vorhanden, das bindegewebige Gerüst des Krebses ist, wenigstens in den die ursprüngliche Oberfläche überragenden Teilen, also auch neugebildet, wenn es auch dem normalen Bindegewebe der Ursprungsstätte entstammt, das durch das vorausgehende, emporstrebende Wachstum des Epithels zu nachfolgender Wucherung angeregt wurde, und nun umgekehrt das weitere Höhenwachstum des Epithels begünstigt. So kommt es zur Bildung von über die ursprüngliche Oberfläche hervorragenden Geschwülsten, die sich nach der Richtung der Gebärmutter- oder der Scheidenhöhlung zu in der verschiedensten weiter unten zu besprechenden Form entwickeln können.

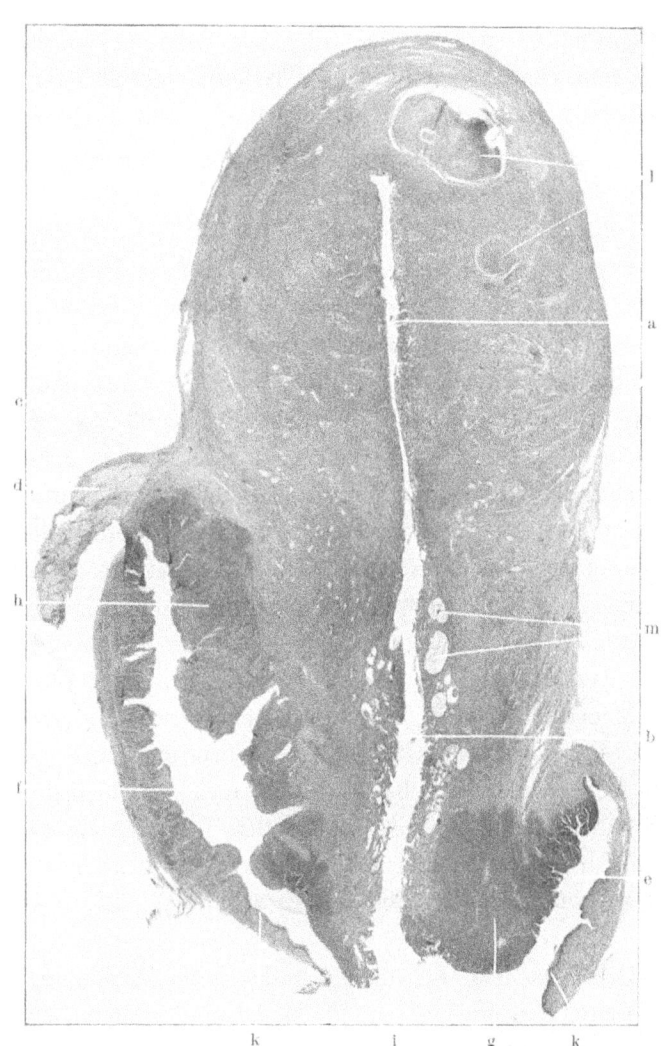

Abb. 5. Carcinoma portionis vaginalis. Sagittalschnitt von Christeller. (Aus Vox medica Jg. 5, 1925.) Vergr. 1,5:1.

a Korpus; b Collum uteri; c Cavum Douglasii; d retroperitoneales Fettgewebe; e vorderes, f hinteres Scheidengewölbe; g Carcinomknoten der vorderen Muttermundslippe, bis an den äußeren Muttermund i und in das vordere Scheidengewölbe reichend; h Krebsknoten im hinteren Scheidengewölbe; k normale Scheidenschleimhaut; l intramurale Myome; m Ovula Nabothi.

Als dritte Wachstumsform kennen wir die Ausbreitung des Krebses entlang der Schleimhautoberfläche, das Flächenwachstum, das allein nicht vorkommt, sondern stets mit allerdings oft geringen Graden des Tiefenwachstums verbunden ist, meist auch zu den Bildungen ausgesprochenen Höhenwachstums hinzutritt. Die Frage, wodurch es in den Einzelfällen zu den verschiedensten Verbindungen der drei Wachstumsformen kommt, warum einmal ausschließliches Tiefen-, ein andermal vorwiegendes Höhenwachstum sich einstellt, ist einstweilen mit Sicherheit nicht zu beantworten.

Die Untersuchung ganz junger Carcinome mit eben beginnendem Höhenwachstum im Vergleich mit beginnenden Carcinomen mit reinem Tiefenwachstum hat mich persönlich zu der Überzeugung gebracht, daß die letzte Ursache des verschiedenen Wachstums in der verschiedenen biologischen Beschaffenheit der primär wachsenden Epithelien zu suchen ist. Das eine Mal veranlassen sie das exophytische Wachstum durch Hervorbringung besonderer, anders als bei endophytischem Carcinom gearteter, stärker wirkender chemischer Substanzen, welche den Blutgefäßbindegewebsapparat in besonders hohem Maße zum Wachstum anregen und die starke Papillenbildung gewissermaßen chemotaktisch hervorlocken. Das andere Mal liefern sie in besonders hohem Maße andere, das Bindegewebe mehr schädigende oder, vielleicht ähnlich wie die Chorionepithelien junger Eier, fermentativ beeinflussende chemische Stoffe, welche sie zu sofortigem Tiefenwachstum und ausgedehnter Gewebszerstörung befähigen; eine Kombination oder ein Wechsel der Erzeugung der verschiedenen Stoffe ist wohl denkbar. Es ist mir aufgefallen, daß dem exophytischen Wachstum eine besonders starke Verdickung des Mutterepithels vorauszugehen pflegt, während ich das endophytische Wachstum von der kaum veränderten, oft sogar verdünnten Epithelschicht ausgehen sah. Sonstige morphologische Unterschiede schienen mir nicht vorhanden zu sein, insbesondere findet man die verschiedensten sog. Reifegrade und sonstige histologische Variationen bei beiden Formen des Wachstums; auch ein Unterschied in der Eosinophilie ist mir nicht aufgefallen, was deshalb erwähnenswert ist, weil ein Autor die Meinung ausgesprochen hat, daß gerade die Abfangung schädlicher chemischer Stoffe die Funktion der eosinophilen Zellen sei.

Auch mechanische Momente mögen, insofern sich dem Tieferdringen der Carcinomzellen besondere Gewebswiderstände entgegen stellen, während für das Höhenwachstum keinerlei Hindernis besteht, für das Zustandekommen des letzteren nebenbei maßgebend sein, so insbesondere bei den anfangs zunächst fast nur exophytisch wachsenden Körpercarcinomen.

Wir betrachten zunächst die verschiedenen Augenblicksbilder, in denen sich der Gebärmutterkrebs klinisch und für das bloße Auge am Präparat darbietet. Es mag gleich hier hervorgehoben sein, daß Kombinationen und Übergänge zwischen den verschiedenen Formen häufig vorkommen, so daß die Zuteilung des einzelnen Falles zu einer bestimmten Gruppe, auch abgesehen von den eingangs schon erwähnten Schwierigkeiten, oft nur mit Wahrscheinlichkeit möglich und bis zu einem gewissen Grade willkürlich ist. Die außerordentliche Mannigfaltigkeit der Vorkommnisse kann hier nicht erschöpft werden; es sei deshalb nochmals auf das überreiche Material makroskopischer Skizzen (und histologischer Einzelheiten!) hingewiesen, das in dem monumentalen Werke Schottländers und Kermauners angehäuft ist.

A. Der Krebs des Scheidenteils (Portiocarcinom).
1. Der Krebs der äußeren Fläche des Scheidenteils oder der die Portio überziehenden Scheidenschleimhaut.

Wenn er auch nicht so häufig ist wie der Muttermundskrebs, so kann ich der Bemerkung Frankls doch nicht zustimmen: „Zweifellos sind solche Fälle außerordentliche Seltenheiten." In Frankls eigenem „enormen Material ließ kein einziger Fall bei strenger Kritik nach mikroskopischer Untersuchung eine solche Provenienz sicher behaupten". In Schottländers und Kermauners Material soll nach Frankl nur ein einziger Fall (wohl Fall 107) anscheinend ein echtes Portiocarcinom sein, Schottländer selbst hält auch dieses nicht für sicher, ebenso seinen Fall 9, den jeder Unbefangene als einen von der Außenfläche der Portio ausgehenden Krebs betrachten wird. Als wahrscheinlich von der Außenseite der Portio ausgehend kann man noch manchen anderen Fall von Schottländers Reihe auch nach seiner Ansicht ansehen, aber er verwirft jeden Fall, bei dem der äußere Muttermund überhaupt von dem Krebs mikroskopisch erreicht ist, mag er auch den Cervixkanal frei gelassen und nach Scheidenlumen, Scheidengewölbe oder Cervixsubstanz die mächtigste Entwicklung erfahren haben. Hier hat ihn das „Prinzip" entschieden zu weit geführt. Wenn man auch zugeben muß, daß, wie er an anderer Stelle ausführt, die Stelle der größten Entwicklung des Carcinoms keineswegs immer den Ausgangspunkt derselben darstellt, so muß man es doch andererseits als willkürlich und gekünstelt bezeichnen, wenn man um „des Prinzips" willen Krebse, welche den äußeren Muttermund eben mit ihren äußersten Ausläufern oder gar nicht erreichen, als von dort ausgegangen bezeichnen will. Solche Fälle sind die der 2. Auflage dieses Handbuches entnommenen, von Carl Ruge untersuchten und gezeichneten Präparate, die in Abb. 2, 3 und 4 dargestellt sind, sowie Abb. 5, welche ausgezeichnete Abbildung ich Herrn Dr. Christeller verdanke. Ebenso die von Hofmeier als Abb. 201, 204 und 205 abgebildeten Präparate, an deren Deutung Hofmeier mit Recht festhält (Handb. 17. Aufl. 1921, S. 378ff.). Auch der Fall 18 von Wertheim (Arch. f. G. 61. S. 644, bei Kundrat Nr. 17) von einer 42 jährigen Nullipara kann nur mit gewaltsamer Umdeutung der Befunde als wahres Portiocarcinom der Außenfläche geleugnet werden, während bei den Fällen 19, 21, 48 Wertheims die Anzweifelung im Sinne Schottländers, zwar meiner Meinung nach auch unbegründet, jedoch eher verständlich ist, da sie von Mehrgebärenden mit Cervixrissen herrühren. Ähnliches gilt von dem einer IX para entstammenden Fall 10 Krömers, bei welchem die Intaktheit der gesamten Cervixschleimhaut bis zum geschlossenen äußeren Muttermund ausdrücklich hervorgehoben und auch auf der Abbildung sichtbar ist. Was die von mir (Zeitschr. 44. 1901) als beginnende Cancroide beschriebenen Fälle betrifft, so muß ich für Fall 4 (Tafelabb. 3) noch heute darauf bestehen, daß er in der Tat ein zweifellos von dem Plattenepithel der Außenfläche der Portio vaginalis ausgegangenes Carcinom ist. Denn die Kranke war eine schon lange Zeit vorher (auch von mir) in der Poliklinik wegen Cervixkatarrh und Erosionen beobachtete Frau, auf deren Portioaußenfläche ab und zu dicke, weißliche, nicht abwischbare Flecke entstanden, die, wie die mikroskopische Untersuchung zeigte, durch Verdickung des Plattenepithels bedingt waren [1]. Auf Grund dieser Leukoplakien entwickelte sich dann dicht am

---
[1] Diese genauen Angaben sind allerdings in der von anderem Gesichtspunkt ausgehenden Arbeit aus dem Jahre 1901 nicht noch einmal hervorgehoben, wohl aber in meiner Mitteilung auf der 8. Versammlung d. dtsch. Ges. f. Gynäkol. Berlin 1894 und der Arbeit über Leukoplakie aus dem Jahre 1907.

Muttermund, aber auf der Oberfläche der Portio, ein kaum markstückgroßes Ulcus, das gelegentlich einer Nachuntersuchung, ohne daß die Kranke irgendwelche Erscheinungen gehabt hatte, zufällig entdeckt wurde und das sich bei der Probeexcision als ein vom Plattenepithel der Außenfläche ausgehendes kaum einige Millimeter in die Tiefe reichendes, am äußeren Muttermund abschneidendes Carcinom entpuppte. Ganz neuerdings ist durch den von Esser (Virchows Arch. Bd. 269, 1928) veröffentlichten Fall eines ganz beginnenden, von einer Leukoplakie auf der Außenfläche der Portio einer Nullipara ausgehenden Plattenepithelcarcinoms jeder Zweifel behoben, da Esser ausdrücklich hervorhebt, daß dieser, ebenso wie ein weiterer, noch nicht ganz so weit gereifter, jedoch auch schon Tiefenwachstum zeigender, an der Leiche beobachteter Fall, von dem originären Portioplattenepithel, nicht, wie so häufig, vom Plattenepithel der Übergangszone vom Portio- zum Cervixepithel (von Hinselmann Umwandlungszone genannt) ausging.

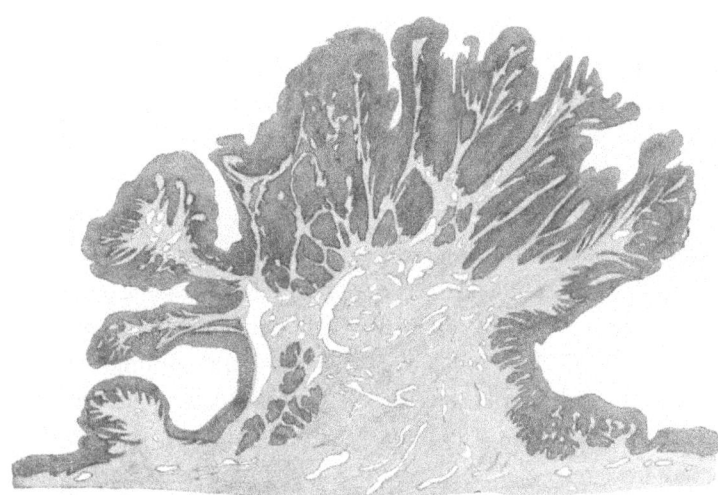

Abb. 6. Carcinoma papillomatosum pavimentosum der Außenfläche der Portio vaginalis. (Nach R. Meyer.) Vierfache Vergr. (Aus Arch. f. Gynäkol. Bd. 115, 1921.)

Ich bin aber der Meinung, daß der von Schottländer verlangte Beweis schon erbracht war, als er den Satz niederschrieb: „Der einwandfreie Beweis dafür, daß Carcinome von der Außenfläche der Portio ausgehen können, ist noch nicht erbracht." Unter Bezugnahme auf den, allerdings auch nur unter gewisser Zurückhaltung anerkannten, jedoch in jeder Beziehung einwandfreien Fall von Zahn (5—8 mm großes, 2 mm über die Schleimhaut hervorragendes Plattenepithelcarcinom der hinteren Lippe dicht an der Übergangsstelle der hinteren Scheidenwand) heißt es freilich auf der nächsten Seite: „Daß seltene Fälle von Portiocarcinom vorkommen, soll nicht geleugnet werden. Aber sie sind zum mindesten nicht häufiger, wie die richtigen, auf die Scheide lokalisierten Carcinome."

Ein jeder Kritik entrückter Fall von Carcinom der Außenfläche der Portio ist das von R. Meyer beschriebene „Carcinoma papillomatosum pavimentosum" mit starker Verhornung bei einer 70 jährigen mit Prolaps (Abb. 6, vierfache Vergrößerung), einen kleinsten, 1 cm hervorragenden, 1 cm breiten Blumenkohl darstellend. Hierher gehören auch vier ältere Fälle von Heitzmann, die er in monate- ja jahrelanger Beobachtung aus ursprünglich gutartigem Papilloma verrucosum an der Außenfläche der vorderen Lippe hervorgehen sah, möglicherweise auch R. Meyers (l. c.) ebenso benannter Fall, über dessen Gut- oder Bösartigkeit ein sicheres Urteil nicht möglich ist. Auch Fall 61 bei Kundrat (s. dessen Abb. 24 im Arch. f. Gyn. Bd. 69, S. 392) ist ein ganz einwandfreies Portiocarcinom, welches den Muttermund noch nicht erreicht hat: „In die hintere Lippe ragt ein Carcinom etwa 3 cm hinein, in der vorderen Lippe finden wir mitten im Collumgewebe einen umschriebenen Carcinomherd. Das Carcinom — ein von Plattenepithel der Portio ausgehendes, verhornendes Carcinom — umgibt ringförmig den Cervicalkanal, sich in der vorderen Lippe verschmälernd." R. Schroeder, der im Text seines Lehrbuches die Einteilung in Portio- und Cervixcarcinom ausdrücklich verwirft, bringt selbst in Abb. 300 die schöne Abbildung eines Portiocarcinoms der Außenfläche, welches den Muttermund noch nicht erreicht hat. Die scheinbare Seltenheit im Sinne Schottländers und Frankls vollkommen einwandfreier Carcinome der Außenfläche der Portio rührt einfach daher, daß sie sich, von ihrer Ursprungsstelle aus, zunächst nach allen Seiten gleichmäßig ausbreiten werden, da sie ja ringsum von demselben Epithel, dem sie entstammen, umgeben sind, und auch dicht unter dem Epithel nach allen Richtungen dieselben Wachstumsbedingungen vorfinden; sie werden sich also zunächst im allgemeinen konzentrisch ausbreiten und auch sehr bald den ja niemals weit entfernten Muttermund erreichen; sowie dies geschehen ist, sind sie im Sinne Schottländers und Frankls nicht mehr einwandfrei. Von diesem Augenblick an fällt ihr weiterer Verlauf auch nach meiner Auffassung mit dem der Muttermundscarcinome zusammen. Daß dieses Stadium aber fast immer erreicht sein wird, ehe die Kranken zum Arzte kommen und die mikroskopische Untersuchung vorgenommen werden kann, wird fast selbstverständlich, wenn man berücksichtigt, daß in diesen allerfrischesten Stadien in der Regel noch keinerlei Zerfall, vor allem noch keine Arrosion der Blutgefäße bestehen wird, die Kranken also auch keine Erscheinungen und keinen Grund haben, den Arzt aufzusuchen. Selbst wenn erstere auftreten, lassen die Frauen so gut wie immer zum mindesten einige Wochen, meist viel längere Zeit, verstreichen, bis sie sich zur ärztlichen Untersuchung entschließen. Wenn wir aber bei Forst und Mibayashi lesen, daß innerhalb vier Wochen sich ein faustgroßer, vom Portioepithel ausgehender Blumenkohl der Portio mit starker Infiltration beider Parametrien entwickelte bei der 47 jährigen nulliparen Kranken Mibayaschis, die im Anschluß an eine weitere vier Wochen vorher ausgeführte Adnexoperation genau gynäkologisch untersucht worden war und abgesehen von etwas Fluor keinerlei pathologischen Befund dargeboten hatte, so werden wir uns über die seltene Möglichkeit, ein ganz „reines" Carcinom der Portioaußenfläche festzustellen, nicht mehr wundern. Forsts Kranke war eine 49 jährige VIII para, bei der noch sieben Wochen vorher eine Probeexcision mit negativem Ergebnis, 31 Tage vorher die letzte, gar nichts Krebsverdächtiges ergebende klinische Untersuchung stattgefunden hatte. Weinzierl sah gar innerhalb 9 Tagen nach einer Probeexcision einen hühnereigroßen Blumenkohl der Portio entstehen (Adenocarcinom, in ein ganz unreifes Carcinom übergehend). Übrigens schreiben auch Schottländer und Kermauner S. 467: „Die Fälle von reinem Portiocarcinom sind vielleicht deshalb gar so selten nachzuweisen, weil die Reinheit der Fälle durch Übergreifen auf benachbarte Gebiete bald verwischt wird. Jedenfalls müssen wir den strikten Nachweis erst von der Zukunft erwarten"; ich hoffe, ihn zu erbringen.

Angesichts der Frage Schottländers: „Ist es überhaupt richtig, anzunehmen, daß von der äußeren Portiooberfläche, von dem ganzen Teil, der bei Nulliparen gegen die Cervix durch den äußeren Muttermund scharf abgegrenzt ist (ob mit oder ohne Erosion, ist hier gleichgültig) ein Carcinom ausgehen kann?" Angesichts dieser Frage, die Schottländer zu verneinen oder wenigstens als noch nicht beantwortbar zu bezeichnen geneigt ist, muß darauf hingewiesen werden, daß auch bei den Carcinomen in unmittelbarer Nachbarschaft des äußeren Muttermundes, die also schon zu unserer zweiten Unterabteilung der Portiocarcinome, den Muttermundskrebsen, gehören, die Herkunft von dem Plattenepithel der Außenfläche der Portio vaginalis oft genug einwandfrei festgestellt werden kann, falls sie nur in einem wirklichen Frühstadium angetroffen werden. Dies zeigt von neuem die ausgezeichnete Arbeit W. Schillers, die eben erst (März 1927), nachdem dieses Manuskript schon zum Druck vorlag, erschienen ist, deren in allen wesentlichen Punkten mit meinen Schlußfolgerungen übereinstimmende Ergebnisse ich jedoch ihrer Wichtigkeit halber noch in meinen Text eingefügt habe. Schiller, dessen Arbeit aus Kermauners Laboratorium stammt, hebt sogar hervor, daß er in den von ihm beschriebenen 9 beginnenden Fällen einen Zusammenhang zwischen Erosion und Krebs nicht feststellen konnte: „Alle jungen Carcinome zeigten intaktes Epithel, das sich ohne Desquamation oder Defekt in Krebs umwandelte; sie gingen wohl vom äußeren Muttermund aus, aber nicht von abgesprengten und eingewachsenen Teilen des Plattenepithels, sondern von seinem an das Cylinderepithel anstoßenden, am zentralsten gelegenen, oberflächlichen Anteil." „Gerade in den jüngsten, einwandfreier Beobachtung zugänglichen Fällen ließ sich der Ausgang vom Plattenepithel des histologischen äußeren Muttermunds ganz eindeutig erweisen." Auch bei ihm handelte es sich eben um wirkliche Frühfälle, unter denen ich jetzt allerdings etwas ganz anderes verstehe, als in meiner Arbeit über das beginnende Portiocancroid aus dem Jahre 1901, nämlich mit Frankl (Zentralbl. 1921) nur solche Fälle, welche nur mikroskopisch feststellbar oder wohl mit freiem Auge eben noch erkennbar sind, aber eine nennenswerte Tumorbildung nicht darbieten und streng auf den Bezirk der Entstehung beschränkt sind. Meist wird in solchen Fällen das Carcinom als solches noch gar keine Symptome gemacht haben, wie in den beiden von mir selbst beobachteten Fälllen, die ich mit einem dritten, dessen Präparat mir von Herrn Dr. Dessenis freundlichst überlassen wurde, zum Beweis meiner obigen Behauptung und wegen der grundsätzlichen Wichtigkeit solcher Frühbeobachtungen für die hier behandelte Frage nunmehr beschreibe, wobei ich allerdings der späteren histologischen Schilderung vorgreifen muß, bei welcher ich auf das hier Gebrachte nochmals zurückkommen werde.

Der erste Fall ist für mich von besonderer Wichtigkeit, weil es sich um eine Nullipara ohne Ektropium und ohne Erosion handelte, bei welcher, wie es Schottländer für ein „echtes Portiocarcinom" verlangt, das Carcinom von demjenigen Teil der Portio ausging, „der bei Nulliparen gegen die Cervix durch den äußeren Muttermund scharf abgegrenzt ist."

1. Fall.

Frau R., 42 Jahre, Nullipara. 1924/25, Nr. 817.

Seit 5 Jahren in meiner Behandlung wegen verstärkter Periode bei Myomatosis uteri; die anfangs bis zu walnußgroßen Myomknoten an der vorderen Uteruswand wuchsen, ohne der Kranken wesentliche Beschwerden zu machen, allmählich bis zu $1^1/_2$ Faustgröße an. Als die Kranke am 8. XII. 1924 zu der halbjährigen Untersuchung wiederkam, fand ich an der bisher ganz normalen virginellen Portio an der vorderen Lippe eine kleine polypöse Masse, welche, ebenso wie die hintere Lippe, bei Berührung blutete. Die Kranke selbst hatte noch gar nichts bemerkt, die Periode war regelmäßig, 3 Tage lang, schwächer als früher gewesen. Ich schlug nun die Operation vor, zu der sich die Kranke erst am 29. XII. einfand, nachdem am 16. die Periode wie gewöhnlich verlaufen war. Die Portio war diesmal für das unbewaffnete Auge ganz glatt.

Am 31. XII. abdominale Totalexstirpation des myomatösen Uterus (linksseitige Hydrosalpinx, Hämatome und Verwachsung des Ovariums, Salpingitis R., Appendektomie, glatter Verlauf). Präparat: Etwa kindskopfgroßer, durch Myomknollen unregelmäßig aufgetriebener Uterus, kleines Myom in der

Cervixwand. An der vorderen Lippe der Portio ein pfennigstückgroßes Geschwür, etwas in den Cervixkanal hineinreichend. Die hintere Lippe unverändert aussehend. — Mikroskopische Schnitte der hinteren Lippe lassen auf eine kurze Strecke der Außenfläche atypisches Plattenepithel (wie auf der vorderen Lippe) erkennen, jedoch ohne jede Andeutung von Tiefenwachstum.

Längsschnitte der vorderen Lippe. Die Grenze zwischen Platten- und Cylinderepithel befindet sich etwa 1 cm oberhalb des O.E. Die Grenze zwischen beiden ist ganz scharf, das Epithel der Oberfläche und Drüsen im Cervicalkanal ist unverändert, soweit letzteres nicht von einbrechendem Ca-Epithel verdrängt oder zerstört ist. Die Außenfläche der Portio ist überkleidet von normalem Plattenepithel mit deutlicher Basalmembran, cylindrischer Basalzellschicht, Rete Malpighii und stark abgeplatteten, kernlosen Zellen an der Oberfläche, sowie Papillenbildung.

Auf den ersten Schnitten einer kleinen, die verdächtige Stelle der vorderen Lippe zerlegenden Serie sieht man dies Epithel plötzlich übergehen in ein wesentlich dünneres Epithel, welches jedoch keinerlei Schichtung, auch keine regelmäßige Basalzellenschicht mehr erkennen läßt, sondern aus etwas kleineren Zellen als die Stachelzellen besteht, welche einen stark gefärbten, manchmal unregelmäßigen Kern haben, aber noch scharf gegen das Bindegewebe abgegrenzt sind (Abb. 7), welch letzteres stark rundzellig infiltriert ist.

Als carcinomatös ist es hier noch nicht ganz sicher zu erkennen, jedoch muß man es als höchst verdächtig bezeichnen. In den nächsten Schnitten fehlt eine kurze Strecke weit das Epithel, dann tritt es in einer Ausdehnung von etwa 1 cm an der Oberfläche wieder auf, jetzt aber deutlich carcinomatös: Zellen und Kerne sind viel unregelmäßiger, außer der rundlichen Form treten spindelartige und polygonale auf, es ist immer noch sehr dünn, dringt aber an einer ganzen Reihe von Stellen in Gestalt von keilförmigen, an der Spitze meist aus länglichen Zellen bestehenden Zapfen in das außerordentlich stark rundzellig infiltrierte Bindegewebe ein, in welchem weite Gefäße in ungewöhnlicher Zahl bis dicht unter das Oberflächenepithel vordringen, anscheinend den vordringenden Zellzapfen entgegenkommend. Die Grenze gegen das Bindegewebe ist bei den kleinen und kleinsten Zapfen ganz unscharf, man kann einzelne Epithelzellen zum Teil von spindeliger, zum Teil polygonaler Form in das infiltrierte Bindegewebe vordringen sehen, die Basalmembran fehlt an diesen Stellen vollständig. Die breiteren Zapfen sind dagegen durch eine scharfe Linie gegen dasselbe abgegrenzt, es scheint, als ob nach Durchbruch der Basalmembran durch die Zusammendrängung der Bindegewebsfasern des durch die vordringenden Zellzapfen zur Seite gedrängten Gewebes diese scharfe Abgrenzung entstanden ist. An einer Stelle sind mehrere Zapfen dicht nebeneinander in die Tiefe gedrungen und haben sich dort verbreitet, so daß das dazwischengelegene Bindegewebe zu an der Basis ganz schmalen Streifen, die sich samt den enthaltenen Gefäßen dicht unter der Oberfläche kolbig erweitern, zusammengepreßt ist; es entsteht so das Bild bindegewebiger Papillen zwischen den gewucherten Epithelmassen, jedoch liegen dieselben vollständig unter der noch erhaltenen Oberfläche der ehemaligen Schleimhaut. Das Carcinom, das nur einige Millimeter in die Tiefe dringt, ist etwa 1 cm breit und liegt dicht in der Umbiegung der äußeren Oberfläche der Portio nach dem Cervicalkanal, also am äußeren Muttermund, aber an dessen Außenfläche.

Die Zellen des vordringenden Epithels sind außerordentlich dicht gedrängt, zumeist spindelig mit großen, stäbchenförmigen Kernen, die verhältnismäßig selten Unregelmäßigkeiten in Größe, Form und Färbbarkeit erkennen lassen. Von den Zapfen biegen einige seitlich ab, von einigen dringen seitlich einzelne Zellen ins Gewebe (Abb. 9). An einer Stelle sieht man das wuchernde Epithel in breiten Zügen in die hier liegenden Cervixdrüsen einbrechen; es ist möglich, daß der betreffende Epithelstrang einer ursprünglichen Drüsenausmündung entspricht, jedoch ist er viel breiter als ein solcher, so daß auch benachbartes Gewebe zerstört sein muß; man sieht weiter in der Tiefe eröffnete Drüsen, in welche das Epithel in dreierlei Form einbricht:

1. In Form dichter Wülste, welche an der Oberfläche aus unregelmäßigen, polygonalen Plattenepithelien mit Andeutung von Stachelzellen, in der Tiefe aus etwas kleineren rundlichen Zellen gebildet sind; das Cylinderepithel ist abgehoben, zum Teil stark erniedrigt, zum Teil schon zugrunde gegangen (Abb. 10, a).

2. In Form eines schmalen Bandes von unregelmäßigen, kleinen rundlichen Epithelzellen ohne ausgesprochene Eigenart mit stark gefärbten Kernen, in mehrfacher Schicht, welche sich eine ganze Strecke weit unter dem noch intakten Epithel vorschieben, gerade so, wie dies R. Meyer von dem sich vorschiebenden normalen Plattenepithel im Grenzkampf der 2 Epithelarten beschreibt (Abb. 10, b). Doch dringen von diesem Band auch Ausbuchtungen seitlich in das Bindegewebe vor, namentlich sieht man am Ende dieser Bänder mehrfach, wie sie nicht einfach zwischen Epithel und Bindegewebe, das erstere abhebend, vordringen, sondern einen schmalen Sporn von Bindegewebe zwischen sich und dem Drüsenepithel freilassend, in das Bindegewebe selbst, also zerstörend vordringen.

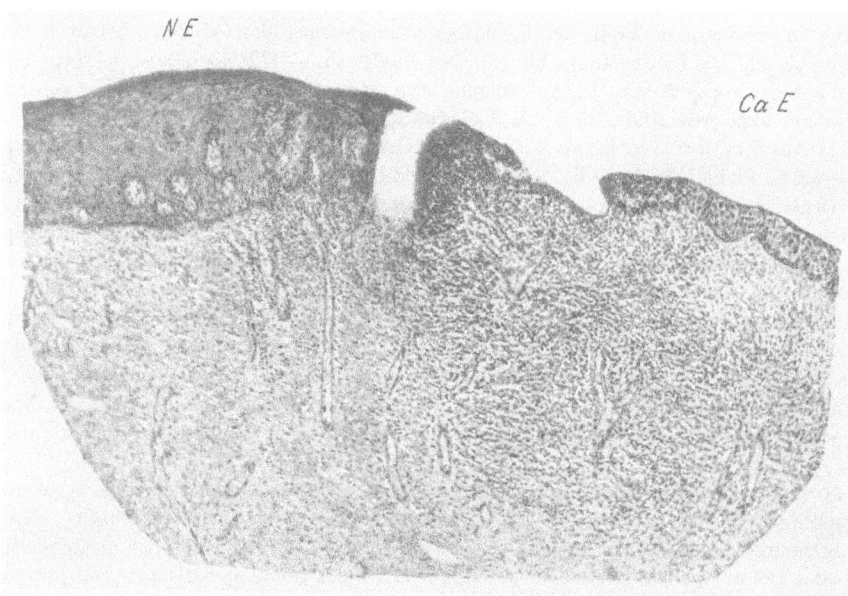

Abb. 7. Partie von der Grenze eines jungen Portiocarcinoms. Schwache Vergr. Zeiß Ok 2. Obj. 3. Links normales Plattenepithel (NE) in normaler Schichtung, rechts (Ca. E) unregelmäßiges, etwas niedrigeres Epithel, welches die normalen Schichten nicht mehr erkennen läßt, hier aber noch nicht in die Tiefe dringt. Dazwischen eine epithellose Stelle. Der Spalt in der Mitte Kunstprodukt. Starke rundzellige Infiltration unter dem veränderten Epithel.

3. In Gestalt eines dichten Knäuels von Spindelzellzügen, die den Faserzügen eines Spindelzellensarkoms genau gleichen (Abb. 9, c), aber an verschiedenen Stellen wieder in kleinere runde Zellen oder große Plattenepithelien übergehen. Mehrfach sieht man Epithelstränge seitlich an kleine Drüsen herantreten und, das Epithel zerstörend, in sie eindringen, also nicht von oben her durch den Ausführungsgang.

Zwei größere rundliche solide Epithelmassen scheinen vollständig zerstörten und ausgefüllten Läppchen von Drüsenacinis zu entsprechen, von denen einzelne an einigen Schnitten der Serie in ihren Resten noch erkennbar sind. Die Epithelmassen bestehen aus spindeligen und polygonalen Zellen in bunter Mischung und sind zum Teil in der Mitte bereits in Zerfall begriffen.

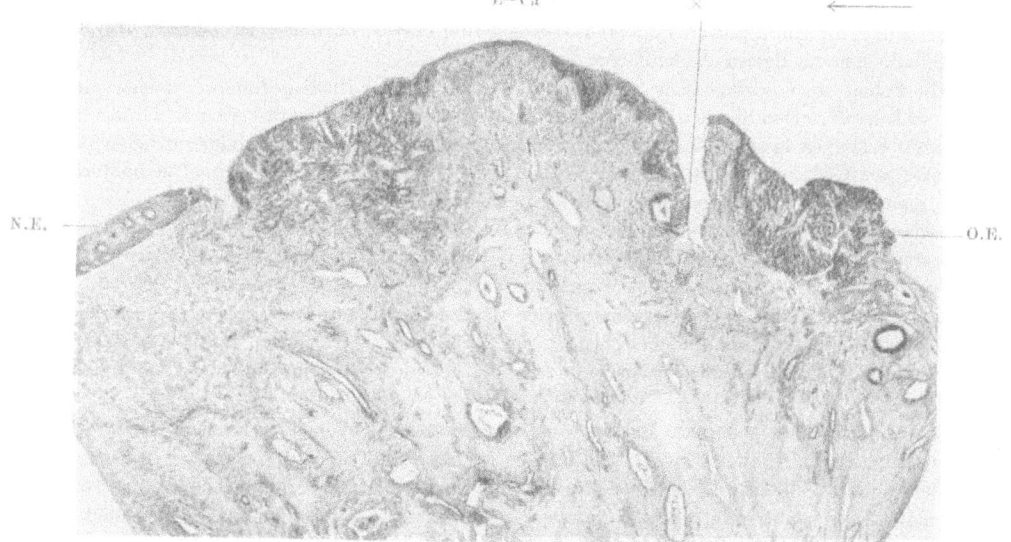

Abb. 8. Beginnendes Plattenepithelcarcinom der Portio bei 15—20facher Vergr. N.E. normales Epithel; Ca Carcinom, rechts in breiter Masse in die Tiefe dringend, in der Mitte in einzelnen Zapfen. O.E. Gegend des äußeren Muttermundes, bei × Eindringen einzelner Carcinomzellen in das Stroma, in Abb. 9 in starker Vergrößerung dargestellt.

Obwohl weder ein grober Zerfall, noch eine Geschwulstbildung an der Oberfläche erkennbar ist, handelt es sich doch sicher um ein Carcinom im ersten Beginn; es ist möglich, daß an den epithelentblößten Stellen exophytische Wucherungen bestanden, die dem bei der Untersuchung (6. XI.) gesehenen kleinen polypösen leicht blutenden Gebilde entsprach, welches vor der zweiten Untersuchung am 29. XII. abgestoßen wurde.

Die carcinomatöse Natur wird bewiesen durch die Polymorphie des Epithels, die Unregelmäßigkeit der Zellen und Kerne, das an verschiedenen Stellen festgestellte aktive Tiefenwachstum, die Aufhebung der scharfen Grenze zwischen Epithel und Bindegewebe, das Vordringen einzelner, abnorm gestalteter und gefärbter Zellen in das Bindegewebe, die Verdrängung der letzteren durch das Breiterwerden der Zapfen in der Tiefe, die Zerstörung der Drüsen, und den beginnenden Zerfall der Epithelmassen in der Mitte.

Bemerkenswert ist, daß an der Bildung dieses ganz jugendlichen Ca. nicht die Basalzellschicht allein, sondern das gesamte Plattenepithel beteiligt ist, und daß sofort die verschiedenen Formen des reifen, mittelreifen und unreifen Plattenepithelcarcinoms an den verschiedenen Stellen erkennbar sind, so daß es ganz willkürlich ist, welcher Gruppe von Ca. man den Fall zuteilen will.

2. Fall.

S. H., 44 Jahre, IV para, 1923/24, Nr. 762.

Beginn der Erkrankung. Von Ca. noch keine Symptome; stärkere dreiwöchentliche Periode, seit 3 Monaten Rückenschmerzen. Vor 10 Tagen Probeexcision durch den Arzt. Ca. vom pathologischen Institut diagnostiziert.

Klinischer Befund. Faustgroßer Ovarientumor; beide Lippen etwas ektropioniert, an der vorderen Lippe eine fingernagelgroße, dreieckige, geschwürige, leicht blutende Stelle (der Probeexcision entsprechend). Operation: Abdominale Radikaloperation nach Wertheim. Keine Drüsen. 22. II. 1924. Primärheilung — postoperative Cystitis.

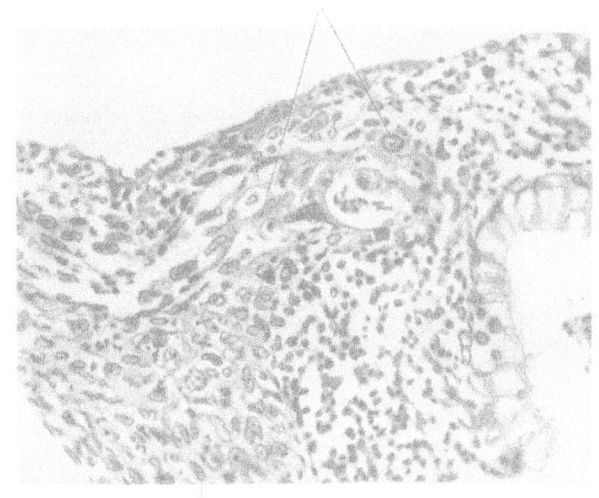

Abb. 9. Fall 1. Beginnendes Plattenepithelcarcinom der Portio. Starke Vergr. Zeiß Ok, 2. Obj. DD. Seitliches Eindringen von Carcinomzellen, (b) in das Bindegewebe, von einem soliden Zapfen a aus, c unveränderte Cervixdrüse (Stelle × aus Abb. 8).

Präparat. Makroskopisch: Total exstirpierter Uterus mit großer Scheidenmanschette. Rechte Adnexe verbacken; klein faustgroße, einkammerige Cyste des linken Ovarium. Mäßiges Ektropium der vorderen und hinteren Lippe, an der vorderen Lippe ein kleiner Defekt; sonst keine makroskopische Veränderung.

Mikroskopisch: Korpus-Schleimhaut normal.

Hintere Lippe. Cervixdrüsen sehr reichlich entwickelt, hohes Palisadenepithel; keine Krompecherzellen, stellenweise starke subepitheliale rundzellige Infiltration, besonders an der Grenze des Platten- und Cylinderepithels; unter dem Plattenepithel Cervixdrüsen, zum Teil geschlossen, zum Teil frei ins Plattenepithel ausmündend; in der Cervix kein Plattenepithel. Das Plattenepithel der Portio sehr dick, scharf abgegrenzt, darunter stellenweise starke rundzellige Infiltrate; an der Oberfläche deutliche Verhornung; regelmäßige Papillenbildung; die Gefäße derselben und die in dem benachbarten Corium stark leukocytenhaltig. Die Zellen des Stratum germinativum und die Basalzellen sehr dicht stehend.

Vordere Lippe. Die Probeexcision[1] hat die Gegend des äußeren Muttermundes betroffen, man sieht auf der einen Seite des Präparates noch das Plattenepithel der Portio in großer Ausdehnung; es ist am Rand des Schnittes schon stark verdickt und an der Oberfläche verhornt, sonst normal; das

---

[1] Anmerkung: Die ersten Präparate, sowie der gesamte Einbettungsblock wurde mir von Herrn Prof. Prym und Herrn Dr. Schultz (patholog. Institut) freundlichst zur Verfügung gestellt, wofür ich auch hier verbindlichst danke.

subepitheliale Gewebe ist streckenweise rundzellig infiltriert; dann kommt eine Strecke, an der das Epithel verändert ist, offenbar mechanisch durch darunter gelegene Ovula Nabothi; in einiger Entfernung von diesen und ganz unabhängig von ihnen, verdickt sich das Epithel allmählich wieder und geht schließlich in ein breites, nach dem darunter gelegenen Gewebe sich vordrängendes Polster über, an das sich dann eine Strecke anschließt, wo von dem bald verdickten, bald auch nicht verdickten Epithel eine Anzahl Zapfen in die Tiefe dringen, welche auch schon sich zu verzweigen beginnen (Abb. 11), dann folgt Cervixepithel und Cervixdrüsen, welche nichts Abnormes darbieten; die ganze Stelle des beginnenden Ca. ist nur 4 mm breit auf dem Schnitt und läßt sich auf der Serie durch etwa 60 Schnitte verfolgen, allmählich immer schmäler

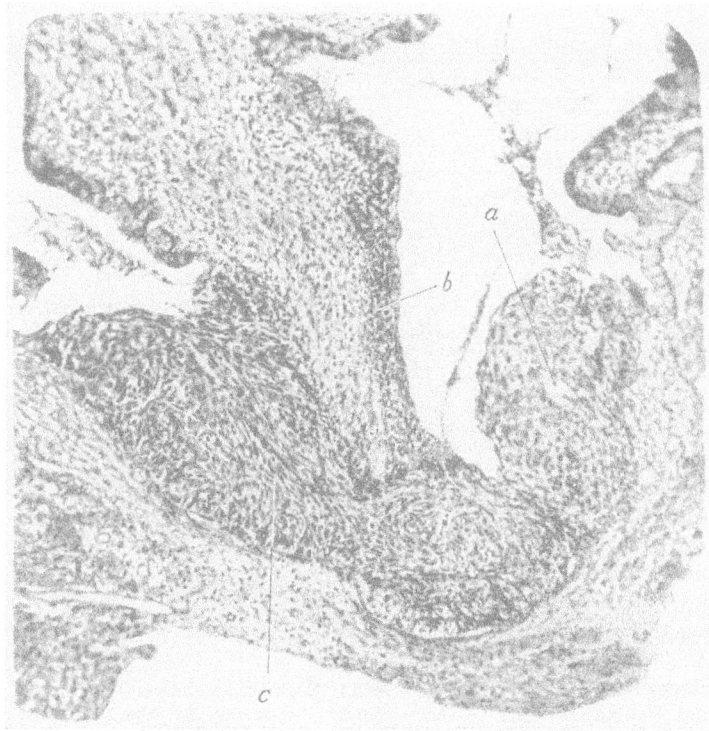

Abb. 10. Junges Plattenepithelcarcinom der Portio. Mittlere Vergr. Zeiß Ok. 4. Langer Tubus, Obj. AA. Das Krebsepithel dringt zerstörend in die Drüsen vor, bei a in Form dicker Wülste, bei b in Form kleiner rundlicher Zellen, die sich als schmaler Saum weit unter dem Cylinderepithel fortschieben; bei c in Form dicker Spindelzellstränge.

werdend. Das Carcinom ist fast vollständig durch die Probeexcision entfernt; bei Untersuchung der Nachbarschaft der Entnahmestelle am herausgeschnittenen Uterus findet man nur eine kleine Stelle am äußeren Muttermund, wo das verdickte, verhornende Plattenepithel carcinomatös ist, und gegen das darunter gelegene rundzellig infiltrierte Bindegewebe nicht scharf abgegrenzt, aber noch nicht in die Tiefe gedrungen ist; es handelt sich um den letzten Ausläufer des Ca., der über den untersten Drüsen der Cervix liegt; diese sind ganz unbeteiligt, der Cervixkanal selbst ist ganz frei von Plattenepithel. Von sonstigen Einzelheiten ist folgendes bemerkenswert: Das Portioepithel in einiger Entfernung von dem Ca. zeigt 4 Schichten: die cylindrische, regelmäßige, mit etwas stärker gefärbten Kernen versehene Basalzellschicht: darüber eine verschieden dicke Schicht polygonaler Zellen. Dann folgen deutliche Riffzellen, die oberste Schicht stark abgeplattet, die Zellen oft in kernlose Schüppchen verwandelt, verhornt; kein Stratum granulosum. Die erste Veränderung, welche man schon in einiger Entfernung von Ca. feststellen kann, ist Verdickung und Unregelmäßigkeit des Stratum germinativum und der Basalzellschicht, in beiden gleichzeitig auftretend. Hier ist das Epithel als carcinomatös noch nicht zu erkennen und zu bezeichnen, aber auch da, wo dies der Fall, treten die betreffenden Veränderungen: zunehmende Unregelmäßigkeit in Form und Größe der Kerne und der Zellen, hyaline Degeneration, Vakuolenbildung, Kernteilungsfiguren und Kernzerfall in beiden Schichten gleichzeitig auf, und zwar ehe ein zapfenförmiges Eindringen in die Tiefe statthat. An diesem beteiligen sich sofort alle Schichten (s. Abb. 12). Das Eindringen einzelner Zellen in das aufgelockerte

Bindegewebe ist sowohl an der polsterartigen Verbreiterung des Epithels, welche vorwiegend durch die gleichzeitige Wucherung dieser beiden Schichten bedingt ist, als an der Spitze und den Seiten der Zapfen (s. Abb. 13) zu finden. In demselben Schnitt sieht man einige Ca.-Zellen in der Lichtung einer Lymphcapillare (s. Abb. 14). Zellformen in den Zapfen: Deutliche Riffzellen, polygonale bis rundliche große Zellen ohne scharfe Grenze, Cylinderzellen, Spindelzellen. Die Grenze der Zapfen nach dem Bindegewebe ist bald von großen Cylinderzellen mit großen hyperchromatischen Kernen, bald von ganz unregelmäßigen polymorphen Zellen gebildet. In dem granulationsähnlich aufgelockerten Bindegewebe unterhalb des Carcinoms mehrfach Riesenzellen (Abb. 13) mit zahlreichen, kranzartig angeordneten Zellen, offenbar bindegewebiger Natur, zahlreiche Capillargefäße.

Die Zapfen sind alle ursprünglich solide und gehen offenbar aus den Verbreiterungen des Epithels hervor; sobald sie aber länger und dicker werden, beginnt in ihrem Innern der Zerfall: Schichtung der Zellen, Verhornung, hyaline Degeneration, Detritusbildung; vielfach Anhäufung von Zelltrümmern.

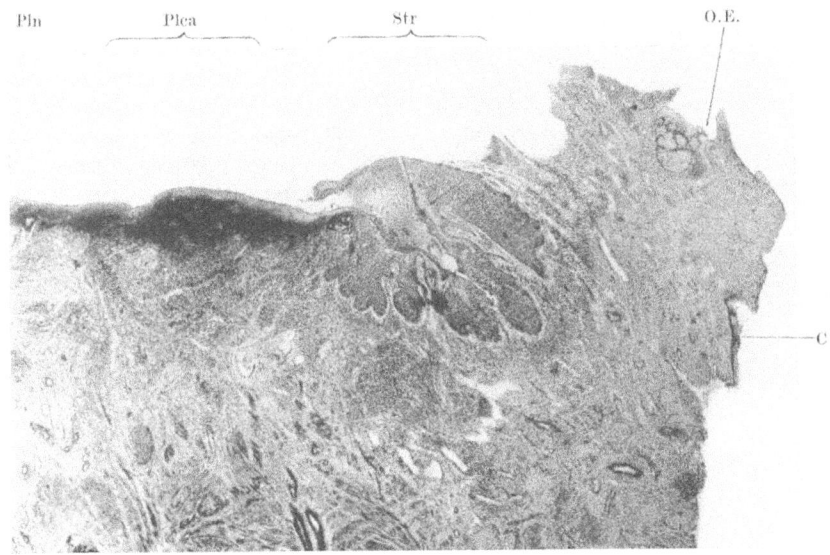

Abb. 11. Fall 2. Beginnendes Plattenepithelcarcinom der Portio vaginalis, Probeexcision. Vergr. 25fach. (Leitz Ok. 2, Obj. 35 mm.) O.E. Gegend des äußeren Muttermundes; C Cervix mit normalen Drüsen und Oberflächenepithel; Pl. normales Plattenepithel, allmählich übergehend in das zunächst stark verdickte carcinomatöse Epithel, Plca, das bei Str in Form sich verzweigender Zapfen in die Tiefe dringt. Intensiv starke rundzellige Infiltration und Auflockerung des Bindegewebes. Reines Tiefenwachstum.

So wird der Zapfen hohl und auch die Abgangsstelle vom Epithel wird hohl, so daß das Ganze nunmehr aussieht wie eine Drüse, welche von vielschichtigem polymorphen Epithel ausgekleidet ist, ohne daß jedoch die Bildung mit Drüsen irgend etwas zu tun hat. Diese Entwicklung ist in der Serie an 2 größeren Zapfen zu verfolgen (Abb. 12). Die verschlossenen in kleine Cysten verwandelten Erosionsdrüsen sind noch nirgends von dem Ca. erreicht; auch an der Grenze des Cylinderepithels der Cervix zieht das Ca. nur ganz kurz über die Drüsenmündungen weg, ist aber noch nirgends in dieselben eingedrungen.

Epikrise. Ein sehr kleines Plattenepithel-Carcinom der Portio, das noch keinerlei Erscheinungen gemacht hat, zeigt schon alle Charakteristiken eines reifen Plattenepithelcarcinoms und ist schon in die Lymphbahn eingedrungen.

3. Fall.

(Deseniss-Fahr.)

Das mikroskopische Präparat wurde mir auf meine Bitte von Herrn Dr. Deseniss (Hamburg) freundlichst überlassen; nach freundlicher brieflicher Mitteilung von Herrn Prof. Fahr (Hamburg)[1] erhielt er von einem praktischen Arzt eine Abrasio zur Untersuchung, in welche er das unten beschriebene, der Cervix entstammende verdächtige Stückchen neben sonst ganz normaler Korpusmucosa fand. Er riet zur Operation, die dann von Herrn Deseniss ausgeführt wurde; an dem herausgenommenen Uterus

---

[1] Beiden Herren spreche ich auch hier meinen verbindlichen Dank aus.

fand sich dann das unten beschriebene sehr kleine Portiocarcinom, bei der Operation außerdem 5 bohnengroße carcinomatöse Drüsen im Gesäßdreieck. Der praktische Arzt teilte Herrn Fahr nachträglich mit, daß er bei der Probeausschabung die auf der Portio vorhandene Erosion selbst nicht abgekratzt habe, sondern offenbar nur im Vorbeischaben ein Stück dieser Stelle mitentfernt habe.

Herr Prof. Fahr hatte bei der makroskopischen Besichtigung des sehr kleinen und oberflächlichen Geschwürs aus der Portio keinen Zweifel an der carcinomatösen Natur desselben, die dann auch durch die mikroskopische Untersuchung bestätigt wurde.

Der mikroskopische Schnitt durch das Carcinom zeigt, daß dasselbe eine Ausdehnung von 2 cm hat, meist nur 2 mm, an einer Stelle bis zu 4 mm in die Tiefe ragt. An beiden Enden des Schnittes findet sich normales Plattenepithel und unter demselben sofort das derbe fibrilläre Bindegewebe der Portio, nirgends ist im Bereich des Carcinoms Cervixschleimhaut oder Cervixdrüsengewebe sichtbar. Es handelt sich anscheinend um einen Horizontalschnitt der Portio, denn erst auf der anderen Seite des Präparates, durch etwa 2 cm Portiogewebe von dem Carcinom getrennt, kommt der Cervicalkanal mit typischem Cervixepithel zum Vorschein. Das Ca. stellt eine ganz flache, sich vollständig unter der alten, fast unversehrten und nur an ganz wenigen Stellen oberflächlich nekrotischen Oberfläche haltende Bildung dar; es besteht also vorläufig nur Tiefenwachstum, und zwar dringt das Ca. zumeist in ganz breiten Zapfen und Wülsten ziemlich gleichmäßig in die Tiefe vor, so daß die Abgrenzung der darunter befindlichen reaktiven Rundzelleninfiltration gegen das unveränderte Portiobindegewebe, die sich beiderseits auch unter das normale Portioepithel eine Strecke weit fortsetzt, eine ganz regelmäßige scharfe, mit leichter Biegung der Oberflächenkontur folgende Linie bildet, bis auf das äußerste Ende auf der einen Seite (Abb. 15 links), wo zwei besonders breite Epithelmassen weiter vorstoßen, und durch Verbreiterung in der Tiefe mit zackiger Linie auch seitlich zerstörend in das Bindegewebe vordringen und durch Umwachsung des Bindegewebsrestes mit Strang- und Netzbildung eben beginnen. Doch sieht man mitten in dem sonst unveränderten Portiogewebe, etwa 2 mm unterhalb der rundzelligen Infiltrationsgrenze einen Rundzellenherd, in welchem bei mittlerer und starker Vergrößerung eine Gruppe zusammenhängender Epithelzellen mit großen, stark gefärbten, zum Teil verklumpten Kernen, wie sie auch in dem Ca. und in den Drüsenmetastasen zu finden sind, erkennbar sind.

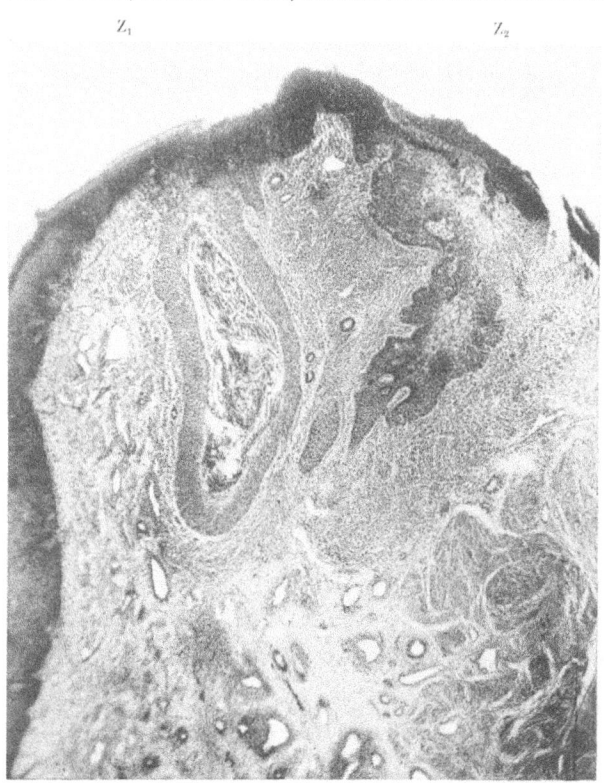

Abb. 12. Junges Plattenepithelcarcinom der Portio. Probeexcision. Vergr. 30 fach (Leitz Ok. 4, Obj. 35 mm). Pl Plattenepithel der Portio, stark verdickt, nach dem Zapfen Z_1 zu allmählich carcinomatös werdend, Z_1 ursprünglich solider, durch Zerfall in der Mitte allmählich hohl und drüsenähnlich werdender Zapfen. Z_2 ebenso in früherem Stadium mit seitlichen Ausläufern. Zwischen beiden diffuse Verdickung des Epithels mit zwei kleinen Sprossen.

Außer dem geschlossenen Vordringen hat also — was ja auch die ausgedehnten Lymphdrüsenmetastasen beweisen — eine Verschleppung einzelner Ca.-Zellen, wohl in den Lymphbahnen, in diesem frühen Stadium stattgefunden.

Bei mittlerer und starker Vergrößerung sieht man, daß auf der Seite der obenerwähnten tiefer eindringenden breiten Stränge das Carcinom das normale Epithel von unten her sekundär erreicht hat; das letztere hört hier plötzlich auf, ohne Anzeichen von Tiefenwachstum und gerade da, wo die oberflächliche Nekrose beginnt, stoßen die breiten von unten kommenden Carcinommassen an das nekrotisierende Oberflächenepithel, durch die Form und Färbung der Zellen von ihnen scharf getrennt.

Die Carcinommassen bestehen hier zum Teil aus großen, polygonalen, zum Teil scharf abgegrenzten Plattenepithelien, die sogar stellenweise Stacheln und Riffe zwischen sich erkennen lassen, zum Teil aus kleinen, dicht gedrängten, nicht gegeneinander abgrenzbaren Zellen, deren Protoplasmaleib um die großen, plumpen, stark gefärbten und unregelmäßig geformten Kerne als ganz schmaler Saum eben nur erkennbar ist. Vielfach scheinen sie rundlich zu sein, jede Andeutung gesetzmäßiger Schichtbildung fehlt, auch nach dem Bindegewebe zu ist eine Basalzellenschicht nicht vorhanden, es beginnen vielmehr sofort die unregelmäßigen kleinen ungeordneten Zellen; nur wo einzelne Zellgruppen aus der breiten Ca.-Masse heraus in das Bindegewebe vorstoßen, haben sie gelegentlich ausgesprochene Spindel- oder Nagelform mit länglichen Kernen. In den weiterhin zwar breiten, wulstartigen, nach dem Bindegewebe vordringenden Carcinommassen kommen auch Partien vor, in denen die Spindelzellen überwiegen. Dazwischen finden sich

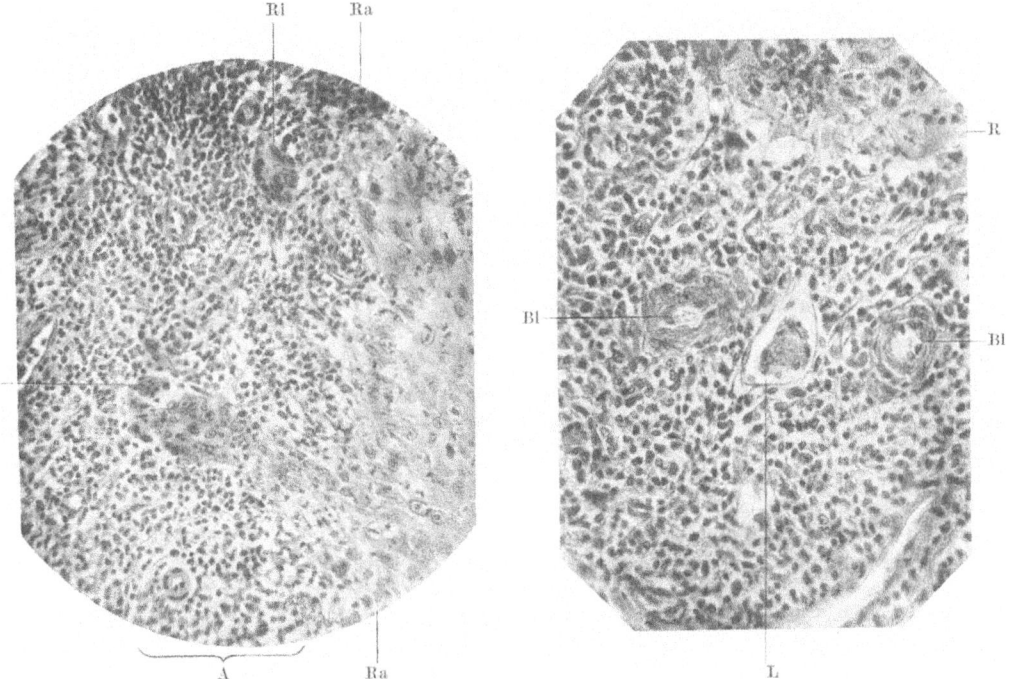

Abb. 13. Fall 2. Seitlicher Rand (Ra) eines Plattenepithelzapfens bei starker Vergr. Zeiß Ok. 2, Obj. DD. A Seitliche Einsprossungen am Rande (Ra) des senkrecht in die Tiefe dringenden Zapfens. Ri bindegewebige Riesenzellen.

Abb. 14. Rand eines Carcinomzapfens. R, Bl Blutgefäße, L Lymphgefäß mit Carcinomzellen in der Lichtung; Bindegewebe stark rundzellig infiltriert. Starke Vergr. Zeiß Ok. 2, Obj. DD.

mehrkernige Riesenzellen in großer Zahl mit hyperchromatischen Riesenkernen. Verhornung findet sich nicht, dagegen häufig hyaline Degeneration, und zwar nicht nur der Ca.-Massen, sondern auch des Bindegewebes, zum Teil ist sie wohl die Folge der Vorbehandlung, jedoch nicht ganz, da sie auch in der Tiefe und vor allem auch in den Drüsenmetastasen, in diesen besonders stark, vorhanden ist. Bemerkenswert ist das mehrfach zu beobachtende Eindringen von Blutcapillaren in die Epithelmassen. Im Epithel vorherrschend ist das Bild vollkommener Regellosigkeit.

Am anderen Ende des Präparates stehen die wuchernden Epithelmassen (Abb. 16 rechts) in breiter Verbindung mit dem erhaltenen Oberflächenepithel und der Augenschein läßt keinen Zweifel, daß sie von diesem ausgehen. Ganz am Rande ist das Epithel in all seinen Schichten ganz normal. Gegen das Carcinom kommen dann kurze Strecken, an denen die Grenzmembran gegen das Bindegewebe nicht mehr erkennbar ist, ebensowenig die Basalzellenschicht, statt ihrer findet sich eine mehrfache Schicht unregelmäßig angeordneter, zum Teil größerer, zum Teil kleinerer Zellen, manche mit großen, unregelmäßigen Kernen, die anscheinend in lebhafter Vermehrung begriffen sind; es findet auch eine stärkere Einwanderung von Rundzellen ins Epithel statt. Man sieht aber sofort, daß nicht nur die ehemalig einschichtigen Basalzellen, sondern auch die Malpighische Schicht betroffen ist. Als carcinomatös würde man diese Stellen noch nicht erkennen können. Dann wird die ganze Epithelschicht rasch immer dünner, und plötzlich beginnt mit breiter Wulstung nach unten das Carcinom. Man sieht, daß sämtliche Schichten des Epithels

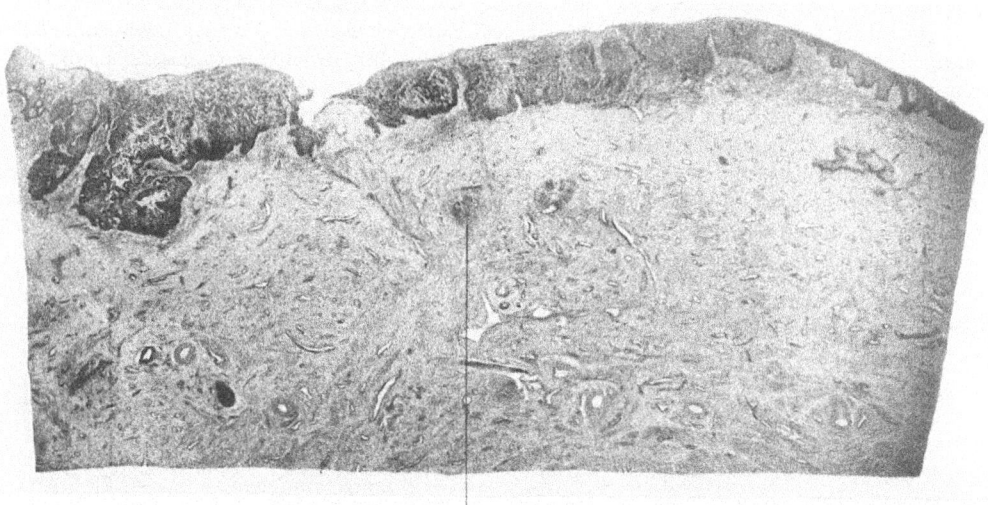

Abb. 15. Ganz junges Plattenepithelcarcinom der Portio, Lupenvergr., 10—12fach. Keine Beteiligung der Drüsen, beiderseits normales Plattenepithel, links passiv verdrängt, rechts in das Carcinom übergehend. Beginnendes Tiefenwachstum; bei a isolierter Herd von Carcinomzellen in der Tiefe.

gleichzeitig in Wucherung geraten sind; nur die oberste Schicht der stark abgeplatteten Zellen zieht unverändert über die Wucherung hinweg, deren Zellen jedoch in ununterbrochenem Zusammenhang mit ihr stehen und ganz augenscheinlich aus den dort ursprünglich befindlichen Retezellen hervorgegangen sind; sofort ist auch das geschilderte Bild vollkommener Regellosigkeit der Zellanordnung und Zell- und Kernformen vorhanden und alle geschilderten abnormen Zelltypen finden sich in buntem Durcheinander. Dieses Epithel ist, obwohl es die rundzellige Demarkationsschicht noch nicht durchbrochen hat, sofort als carcinomatös zu erkennen und es geht auch breit und ununterbrochen über in die Epithelmassen, welche an der Oberfläche schon nekrotisch sind und weiterhin die anfangs geschilderten, augenscheinlich zerstörend breit in die Tiefe eindringenden Massen bilden.

Schnitte von 2 der carcinomatösen Drüsen zeigen am Außenrand noch anscheinend neugebildetes lymphatisches Gewebe, sind im Innern vollständig ausgefüllt von breiten Carcinomsträngen und Nestern,

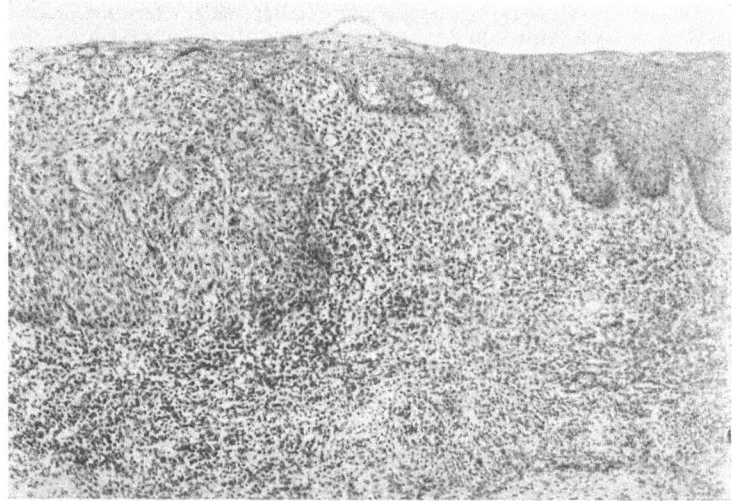

Abb. 16. Junges Plattenepithelcarcinom der Portio, schwache Vergr. Zeiß Ok. 2, Obj. AA. Rand des Carcinoms; man sieht die oberste Schicht der abgeplatteten Zellen ohne Unterbrechung von normalem Epithel auf das Carcinom hinüberziehen, darunter sind sämtliche andere Schichten des Epithels gleichzeitig in Wucherung geraten, die ohne weiteres als carcinomatös zu erkennen ist.

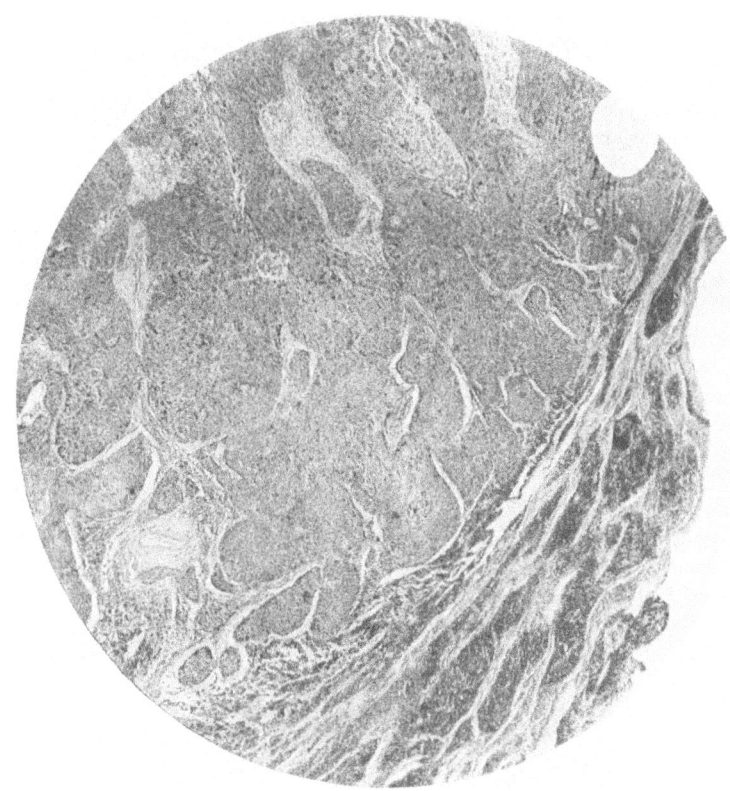

Abb. 17. Fall 3. Metastase eines sehr jungen Portiocarcinoms in einer Beckenlymphdrüse. Schwache Vergr. Zeiß Ok. 4, Obj. 35 mm. Rechts neugebildetes lymphatisches Gewebe, das alte Drüsengewebe fast vollständig durch Carcinom ersetzt. Die hyperchromatischen Kerne schon bei dieser Vergrößerung erkennbar.

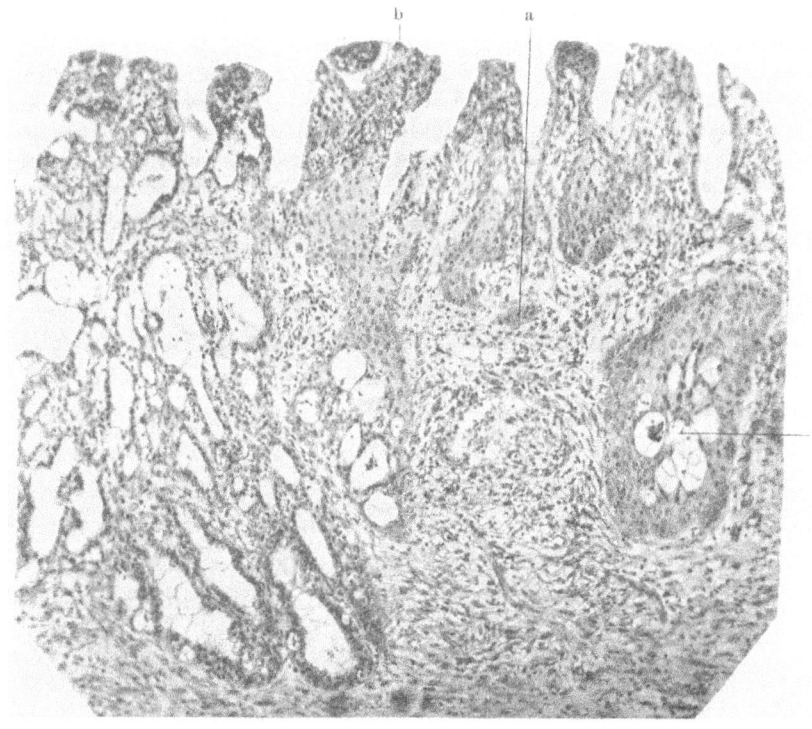

Abb. 18. Äußerster Ausläufer des jungen Plattenepithelcarcinoms der Portio in der Cervixschleimhaut. Mittlere Vergr. Zeiß Ok. 4. Langer Tubus, Obj. AA. Adenomatöse Wucherung der Cervixdrüsen mit ganz niedrigem, plattem Epithel, bei c vollständig umwachsen von dem Plattenepithel, bei b beginnende Umwachsung und Eindringen des Plattenepithels ins Bindegewebe; bei a isoliertes Plattenepithelnest mit Kernteilungsfiguren in der Tiefe; „dringend carcinomverdächtig". Mittlere Vergr. Zeiß Ok. 4. Kurzer Tubus, Obj. AA.

die alle Zellformen des kleinen Primärtumors erkennen lassen: Riffzellen, große polygonale, polymorphe, blasse Zellen, Spindelzellen und Rundzellen, Riesenzellen, Riesenkerne, vielkernige Zellen; ausgedehnte hyaline Degeneration der Carcinomzellen, stellenweise auch des eingeschlossenen Bindegewebes, Bildung großer Hohlräume durch Zerfall innerhalb der Carcinombalken.

Die Corpusmucosa zeigte normale mikroskopische Verhältnisse.

Das in der Ausschabung befindliche Fetzchen Cervixschleimhaut zeigt auch mikroskopisch eine größtenteils unverletzte Oberfläche, welche an einem (oberen) Ende normales, hohes Cervixepithel trägt; gegen das andere Ende des Stückchens findet sich an der Oberfläche vielfach geschichtetes, aus wohl ausgebildeten Pflasterzellen bestehendes Plattenepithel; dazwischen und darunter kommt eine adenomartige Wucherung der Cervixdrüsen zum Vorschein, welche aus kleinen, dicht aneinanderliegenden, schleimgefüllten, dem Gewebe ein bienenwabenähnliches Aussehen verleihenden Bläschen besteht, deren Epithel zum größten Teil sehr niedrig, endothelartig ist, aber doch an vielen Stellen den Übergang in das normale, sezernierende hohe Cervixdrüsenepithel erkennen läßt. Zwischen diese Drüsenacini dringt das Plattenepithel vielfach in die Tiefe, derart, daß es oft die ganze Dicke des Gewebes zwischen den einzelnen Bläschen einnimmt und diese nun von allen Seiten so einscheidet, daß die Plattenepithelien, wenn man ihren Zusammenhang mit der Oberfläche nicht verfolgen könnte, leicht als von den Drüsenepithelien aus gebildet aufgefaßt werden könnten. Zum Teil sind auch die Drüsenepithelien ganz zerstört, so daß schleimgefüllte Lücken zwischen dem Plattenepithel selbst bestehen; dieses selbst ist meist ziemlich regelmäßig, jedoch an einigen Stellen polymorph und aus kleineren Zellen wie gewöhnlich bestehend; dazwischen finden sich einzelne unregelmäßige, größere und hyperchromatische Kerne; auch sieht man an einigen Stellen diese unregelmäßiger geformten Zellen unmittelbar in das Bindegewebe vordringen und auch einige isolierte Herdchen in demselben bilden, die jedoch alle nicht weit von der Oberfläche bleiben. Auch Kernteilungsfiguren kamen zu Gesicht. Das Bindegewebe zeigt reaktive rundzellige Infiltration, wenn auch nicht sehr hochgradig. Das Ganze ist dringend auf Carcinom verdächtig, wenn es auch als solches an dieser Stelle nicht mit voller Sicherheit erkannt werden kann. Es handelt sich offenbar um den obersten, eben noch von der Curette gefaßten Ausläufer des an dem auf diesen Befund hin totalexstirpierten Uterus gefundenen Portiocarcinoms.

Anamnese, Beschreibung und Abbildungen des Falles lassen keinen Zweifel darüber, daß es sich um ein primäres Plattenepithelcarcinom der Außenfläche der Portio handelt, das eben im Begriff war, mit seinen äußersten Ausläufern in die Cervixschleimhaut einzudringen, die (auf diesen Reiz hin?) eine gutartige, adenomatöse Wucherung der Drüsen zeigt, wie sie bei Plattenepithelcarcinom öfters beobachtet wird (s. a. Schiller 1927, S. 339, Abb. 32). Bemerkenswert ist die frühzeitige Metastasenbildung, die gleichzeitige carcinomatöse Degeneration aller Epithelschichten unterhalb der abgeplatteten obersten Epithelschicht und die sofort vorhandene Vielseitigkeit des mikroskopischen Bildes in Primärtumor und Metastasen; es bleibt der Willkür des Untersuchers überlassen, ob er es wegen der vorhandenen Riffzellen als reifes, oder wegen des vorliegenden vollkommen ungeordneten Bildes als unreifes, oder wegen der Kombination beider als mittelreifes Carcinom bezeichnen will.

2. Der Krebs des äußeren Muttermundes.

Die drei beschriebenen ganz jungen Plattenepithelcarcinome, die von der Außenfläche der Portio ausgegangen, den äußeren Muttermund eben erreichen, bilden den Übergang zu der häufigsten Form aller Gebärmutterkrebse, dem Carcinom des äußeren Muttermundes und der Übergangsstelle zur Cervixschleimhaut, von dem, wie oben schon gesagt, der zuerst besprochene Krebs der Vaginalschleimhaut der Portio nur in seinen ersten Anfangsstadien sicher zu unterscheiden ist, so daß wir die spätere Entwicklung beider jetzt gemeinsam als die des Portiocarcinoms schlechthin verfolgen können. Die Übergangsstelle von der Portio- zur Cervixschleimhaut kann bei kongenitalem und beim Lacerationsectropium auch auf der Außenfläche der Portio vaginalis liegen und gerade von dieser Stelle, wo das Cylinderepithel erst nachträglich und oft in mehrmaligem Wechsel und unregelmäßigem Hin- und Herschwanken der Grenze von Plattenepithel ersetzt wird, gehen besonders häufige Carcinome aus. Es ist die von Hinselmann als „Umwandlungszone" bezeichnete Zone, deren Erkennung jetzt auch bei der Lebenden in situ durch das von Hinselmann angegebene Kolposkop häufiger möglich gemacht ist.

Hierher gehören also nach unserer ganz im Anfang gegebenen Begriffsbestimmung auch alle von einem Ectropium, einer Erosion, den Rändern eines Cervixrisses, kurz alle von frei in die Scheide schauenden Teilen des Gebärmutterhalses ausgehenden Krebse, weil sie, wie schon Winter bemerkt, sich in Verlauf und Ausbreitung ganz wie Portiocarcinome verhalten; sie sind zumeist auch Plattenepithelcarcinome. Diese Einteilung ist auch anatomisch gerechtfertigt: denn „Portio vaginalis" heißt der unterhalb des Scheidenansatzes befindliche Teil des Gebärmutterhalses, wozu auch der unterste, dem Muttermund benachbarte Teil des Halskanals und bei Ectropium der freiliegende Teil der Cervixschleimhaut gehört. Ich bringe in Abb. 19 das Beispiel eines solchen, von der stark ektropionierten Cervixschleimhaut ausgehenden, jungen Portiocarcinoms.

4. Fall.

48 jährige XIV para. 1924/25, Nr. 800.

Kommt wegen Schmerzen in der linken Bauchseite seit 4 Wochen; seit $^1/_2$ Jahr ist die noch ganz regelmäßige Periode etwas verstärkt, seit 2—3 Monaten leichte Blutung nach dem Verkehr. — Portio rechts bis ins Scheidengewölbe eingerissen, starkes Ectropium beider Lippen; auf der bloßliegenden Cervixschleimhaut der vorderen Lippe sitzt breitbasig eine kirschgroße Geschwulst auf mit ganz glatter, spiegelnder, rötlicher Oberfläche; nur an der Einbuchtung zwischen Geschwulst und vorderem Muttermundsaum eine hochrote Stelle mit ganz feinen Papillen, leicht blutend; nirgends ist das Gewebe bröckelig. Die zur Operation bestellte Kranke kommt erst nach 4 Wochen wieder; der Befund ist in der Abb. 19 wiedergegeben. Ziemlich hochgradiger Diabetes mit Aceton und Acetessigsäure; deshalb nach ausgiebiger Probeexcision aus der vorderen Lippe und Verschorfung mit dem Paquelin und Radium Verlegung zur inneren Klinik zwecks Insulinbehandlung.

Die mikroskopischen Schnitte umfassen die ganze Geschwulst und ein $1^1/_2$ cm dickes Stück der Cervixsubstanz. Das Carcinom ist noch nicht tiefer in letztere eingedrungen und durch eine, bei schwacher Vergrößerung ziemlich scharf sich absetzende Zone starker rundzelliger Infiltration ohne eosinophile Zellen abgegrenzt; seine größte Dicke in der Mitte beträgt $^1/_2$ cm, an den Seiten nur 2 mm. Die Oberfläche ist zum Teil noch unversehrt; nirgends kommen Cervixdrüsen und Cervixepithel zu Gesicht. Die Oberfläche

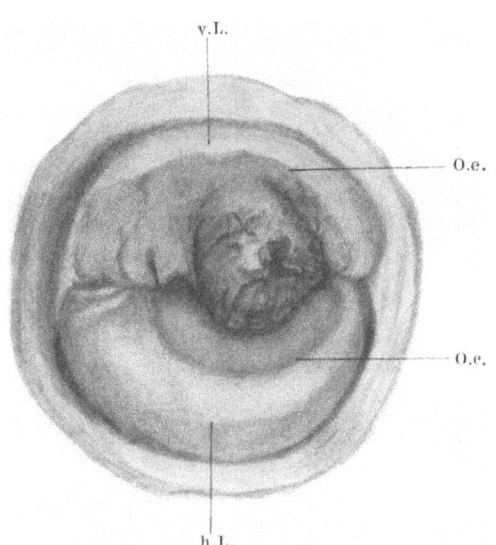

Abb. 19. Fall 4. Von der stark ektropionierten Cervixschleimhaut ausgehendes Portiocarcinom (Plattenepithelcarcinom). v.L. vordere, h.L. hintere Lippe; Oe Orificium externum. Nach der Natur im Speculum aquarelliert von Frl. Pietsch.

ist gebildet von einem vielschichtigen Plattenepithel, in das fast ganz von stark erweiterten Capillaren gebildete Bindegewebspapillen eingedrungen sind, an den Seiten die alte Oberfläche noch nicht überragend, auf der Höhe des Tumors schon verzweigt und die bekannten, von Cullen besonders hervorgehobenen in verschiedener Richtung getroffenen fingerförmigen Fortsätze bildend, welche zu der makroskopisch an einzelnen Stellen schon erkennbaren, fein papillären Beschaffenheit geführt hatten. Überall ist das überziehende Epithel schon als carcinomatös zu erkennen, obwohl es noch eine deutliche Schichtung zeigt, jedoch sind alle Schichten in deutlicher Wucherung begriffen, unscharf gegeneinander abgegrenzt und Kernteilungsfiguren, zum Teil atypische, enthaltend; die Basalzellen sind hochcylindrisch oder spindelförmig, die Zellen des Stratum germinativum mehr rundlich und klein, dicht gedrängt, die des Stratum mucosum groß bis sehr groß, scharf begrenzt, jedoch ohne deutliche Intercellularbrücken, vielleicht infolge der stark verbreiteten hydropischen Quellung. Nur die oberflächlichste Schicht der abgeplatteten Zellen zeigt keine Wucherungserscheinungen, ist aber unregelmäßig aufgefasert, hie und da sind auch kernlose Schüppchen zu sehen; in den deutlich aus dem veränderten Oberflächenepithel hervorgehenden, in die Tiefe vordringenden Strängen findet man stellenweise hyaline Degeneration und rudimentäre Hornbildung, sowie Schichtungskugeln, jedoch überwiegt auch hier die hydropische Degeneration, die vielfach die Carcinomstränge in ganzem Umfange betroffen hat, so daß eine Basalzellenschicht nicht mehr zu unterscheiden ist, während in vielen Strängen die Schichtung noch deutlich ist, so daß auf die Basalzellen rundliche, nach der Mitte hin größere und schließlich abgeplattete Zellen folgen.

Durch Zerfall sind vielfach Hohlräume, die mit Detritus und Leukocyten gefüllt sind, entstanden; dazwischen finden sich aber auch solide dicke Stränge, die nur aus stark gefärbten Spindelzellen in axialer Anordnung bestehen, die gleichen Spindelzellen sind auch zwischen den hydropischen platten Epithelzellen vorhanden. Einzelne Riesenkerne.

Epikrise. Reifes und mittelreifes, an verschiedenen Stellen sehr verschieden gebautes Plattenepithelcarcinom, deutlich aus der Wucherung aller Schichten (bis auf die oberflächlichste) entstanden.

Beginnendes exophytisches Wachstum.

Zum Vergleich gebe ich in Abb. 20 von Fall 5 das Speculumbild eines von einer Erosion des äußeren Muttermundes selbst ausgegangenen Adenocarcinoms.

5. Fall.

49 Jahre, VIII para, 1923/24, Nr. 60 und 306.

Die Kranke, seit 5 Jahren in der Menopause, hatte, wie sie erst nachträglich mitteilte, in den letzten 2 Monaten zweimal nach dem Verkehr, einige Tropfen Blut verloren und geringen, manchmal leicht bräunlichen Ausfluß. Nicht dies, sondern Magenbeschwerden hatten die Kranke veranlaßt, die medizinische Klinik aufzusuchen, welche sie uns mit der Frage zusandte, ob die Magenbeschwerden vom Unterleib ausgehen könnten. Es fanden sich (17. III. 1923) ein kleiner, vollkommen beweglicher Uterus, auf der vorderen und hinteren Lippe eine ganz glatte, kaum verdächtige Erosion. Diese wurde zur Sicherheit in der poliklinischen Sprechstunde mit der Curette abgeschabt und mit 5% Arg. nitric. geätzt. Es fand sich mikroskopisch dünne Lamellen eines Granulationsgewebes, in das längliche und runde Krebsnester eingelagert sind, die Epithelien sind kubisch und die Stränge enthalten zentrale Höhlen nach Art eines Adenocarcinoms; an einigen Bröckelchen ist eine oberflächliche Plattenepithelschicht mitgetroffen, bis zu deren Papillen einzelne Krebszüge heranreichen, ohne jedoch von dem Plattenepithel auszugehen. Leider gingen die Präparate verloren, ehe ich sie selbst genauer in Serien untersuchen konnte. Nach dem gegebenen Befunde scheint es sich um ein aus Erosionsdrüsen hervorgegangenes junges Adenocarcinom gehandelt zu haben. Bei der Aufnahme in die Klinik am 21. III. 1923 fand ich an der linken Lippe palpatorisch und im Speculum eine kleine Unregelmäßigkeit der Oberfläche, wohl von der Abkratzung herrührend, die vordere Lippe ganz unverdächtig. Aus äußeren Gründen habe ich die Kranke nicht operiert, sondern erfolgreich mit Radium-Röntgenbestrahlung behandelt. Sie ist jetzt (1928) 5 Jahre rezidivfrei. Die Schleimhaut der Cervixhöhle erschien bei der Radiumeinlage unverändert. Im Gefolge der Radiumbehandlung wurde die ganze Portio nekrotisch und deshalb abgesetzt. Die mikroskopische Untersuchung ergab nur schlecht färbbare Binde- und Muskelgewebe, keine epithelialen Bestandteile.

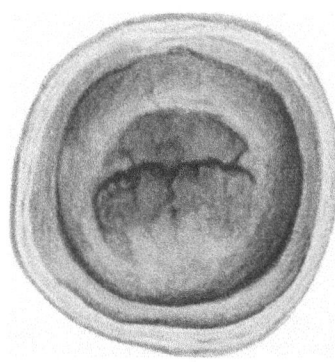

Abb. 20. Fall 5. Carcinoma portionis incipiens, von einer Erosion ausgehend (Adenocarcinom).

Es handelte sich also um ein ganz junges, aber nicht von Plattenepithel, sondern von Erosiondrüsen in der Umgebung des Muttermundes ausgegangenes Portiocarcinom.

3. Verschiedene Erscheinungsformen des Portiocarcinoms.

Wir werden sehen, daß auch in weiter fortgeschrittenen Stadien die histologisch verschiedenen Arten des Portiocarcinoms (und des Uteruscarcinoms überhaupt) dem bloßen Auge dieselben Erscheinungsformen darbieten, nämlich:

a) Das Ulcus rodens, oder das oberflächlich fressende Krebsgeschwür der Portio.

b) Das vorwiegend Höhenwachstum aufweisende oder exophytische Carcinom oder das Blumenkohlgewächs der Portio.

c) Das nur Tiefenwachstum aufweisende oder rein endophytische, oder infiltrierende Carcinom der Portio.

d) Das bei Zerfall in die tief ulceröse oder kavitäre Form, den carcinomatösen Krater der Portio übergeht.

a) Ulcus rodens.

Tritt in den oberen Schichten des Krebses infolge der mangelhaften Ernährung der gewucherten Zellmassen oder traumatischer Einflüsse sofortiger Zerfall ein, so bildet sich ein zunächst oberflächliches Geschwür, wie es Abb. 15 in den allerersten Anfängen, Abb. 21 schon deutlicher ausgesprochen zeigt. Ich bin aber sehr in Zweifel, ob man das von manchen, namentlich älteren Autoren aufgestellte Krankheitsbild des Ulcus rodens, des fressenden Krebsgeschwürs der Portio als solches aufrecht erhalten kann. Auch Schottländer und Kermauner bemerken (S. 446), daß ihnen ein „Ulcus rodens" nie begegnet sei. Es soll sich dabei namentlich bei älteren Frauen das mit aufgeworfenen Rändern versehene Geschwür langsam und ohne wesentliches Tiefenwachstum von der Oberfläche der Portio auf Scheidengewölbe und Scheide ausbreiten. Entweder handelt es sich um Anfangsstadien der unter c) und d) aufgeführten Formen mit reinem Tiefenwachstum und nachfolgendem Zerfall, wobei die durch das Alter bedingte senile Schrumpfung aller Gewebe und Verengerung der zu- und abführenden Gefäßbahnen eine besonders langsame Ausbreitung verursacht, oder die Oberflächlichkeit des Prozesses ist bei nur klinischer Untersuchung nur vorgetäuscht, denn die äußerlich sicht- und fühlbaren Veränderungen an der Portio können sehr geringfügig sein oder ganz fehlen, während das Carcinom — manchmal auch ohne Form und Größeveränderung des Uterus — in der Tiefe schon weit fortgeschritten ist, wie z. B. Abb. 22 und 23 von einem rein endophytischen Portiocarcinom zeigt, wo bei makroskopisch fast unversehrter Portio das Carcinom schon so weit vorgedrungen war, daß die vorsichtig ausschabende Curette in die Bauchhöhle gelangte. Ich lasse die genauere Beschreibung dieses Falles sowie des jungen Ulcus von Abb. 21 folgen. Die aufgeworfenen Ränder der Ulcera rühren davon her, daß sich dort die jüngsten und am lebhaftesten gewucherten, aber noch nicht zerfallenden Teile des Carcinoms befinden, welche oft in den Lymphbahnen unter den noch unversehrten obersten Schleimhautschichten vorgedrungen sind und letztere emporheben.

6. Fall. Junges Krebsgeschwür der Portio (Carcinom des Muttermundes).
42 jährige IV para, Klin. J., 1914/15, Nr. 688.

Kommt wegen zunehmender Schmerzen bei der regelmäßigen, 8 Tage lang dauernden Periode, seit der letzten nicht aufhörend; keine Carcinomsymptome; Portio plump, beiderseits eingerissen, Blutung bei Betupfung aus der Portio, ohne daß besondere Veränderungen an derselben erkennbar wären. Cervix geht über in den bis handbreit über die Schamfuge reichenden myomatösen Uterus, dessen Betastung schmerzhaft ist. 12. XII. 1914 abdominale Totalexstirpation; jetzt $11^{1}/_{4}$ Jahre rezidivfrei (Nachuntersuchung: 22. IV. 1926).

Präparat. Myomatöser Uterus, Cervix plump, vordere Lippe verdickt, in der Mitte eine zehnpfennigstückgroße, leicht geschwürige Stelle tragend. Auf dem Durchschnitt reicht das veränderte Gewebe 1 cm in die Tiefe.

Mikroskopischer Längsschnitt der Portio (Abb. 21 Lupenvergrößerung). An der Spitze der Portio zwischen unverändertem Plattenepithel einerseits und der Cervixschleimhaut andererseits sitzt das Carcinom mit geschwüriger Oberfläche, so daß der Ausgangspunkt nicht mehr erkennbar ist, bestehend aus plexusartig miteinander verbundenen dicken Strängen mit deutlicher Schichtung der Zellen, in der Mitte vielfach Hohlraumbildung durch Zerfall. Krebszellen polygonal-rundlich, spindelförmig, ziemlich groß, in der Mitte der Stränge große Plattenepithelien, jedoch ohne Intercellularbrücken. Man sieht deutlich die Ausbreitung des Carcinoms in den Lymphbahnen, namentlich auch ziemlich weit unterhalb des noch unversehrten Oberflächenepithels (Abb. 21, a). Die der cervicalen, wie der vaginalen Oberfläche zum Teil parallel laufenden subepithelialen Lymph- und Blutgefäße, ebenso die ungefähr in der

24   v. Franqué, Anatomie, Histogenese und anatomische Diagnostik der Uteruscarcinome.

Mitte der Cervixsubstanz nach oben und außen strebenden, von Lymphspalten begleiteten Gefäße, deren Verlauf für die weitere Ausbreitung des Carcinoms maßgebend gewesen wäre, treten deutlich hervor.

Epikrise. Mittelreifes Plattenepithelcarcinom der Portio, mit plexiform-lymphatischer Ausbreitung. Die makroskopische Ulceration der Oberfläche ist erst durch die Operationsvorbereitung (Auswischen mit Alkohol, Jodtupfen, Ausstopfung mit Jodoformgaze) entstanden, da vorher die Portio zwar leicht blutend, aber ohne Geschwürsbildung erschien.

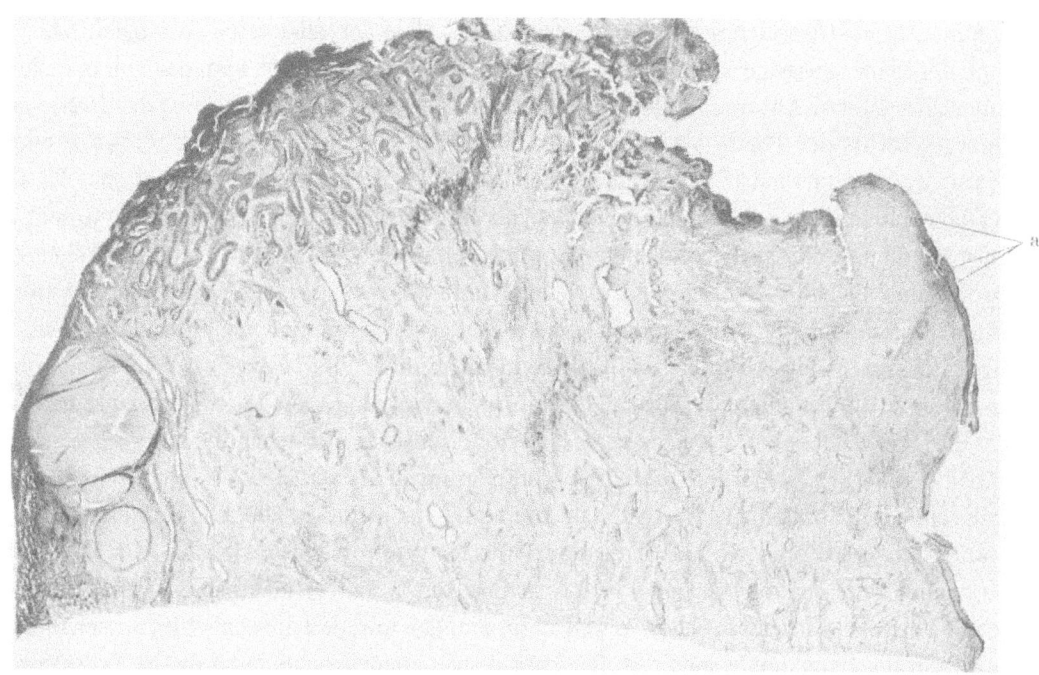

Abb. 21. Fall 6. Längsschnitt der Portio vaginalis mit, von der Übergangsstelle ausgehendem, mittelreifen, in den Lymphbahnen sich plexiform ausbreitenden Plattenepithelcarcinom. Bei a noch weit unter dem normalen Plattenepithel der Außenfläche der Portiocarcinomzellen in den subepithelialen Lymphgefäßen. Lupenvergrößerung.

7. Fall. Rein endophytisch gewachsenes, infiltrierendes Portiocarcinom.

38 jährige I para. 1922/23, Nr. 551.

Beginn. Schmerzen seit 8 Tagen, Blutung erst bei Untersuchung.

Klinischer Befund. Muttermundsrand unregelmäßig verdickt, tiefer Cervixriß links, nach hinten ein derber Strang. Uterus nach hinten fixiert.

Operation. Perforation der Hinterwand des Uterus beim Versuch der Probeausschabung (Volontär), sofort darauf abdominale Radikaloperation ohne weitere lokale Vorbereitung als Jodauswischung der Scheide: Carcinomknoten auf dem Rectum, taubeneigroße Drüsengeschwulst an der Beckenwand. Nachbestrahlung. Nachuntersuchung am 2. IV. 1927: Daumengliedgroße Auflage auf der rechten Beckenwand nicht größer als im Oktober 1923. Wohlbefinden; also mindestens $3^1/_2$ Jahre rezidivfrei.

Präparat. Uterus von normaler Größe, 7 cm Länge (Sonde); Portio und vordere Lippe durch Faßzange etwas eingerissen, im übrigen vollständig glatt. Ebenso die hintere Lippe und die rechte Seitenkante. Auf der linken Seite geht der quere Muttermundsspalt in einen tiefen Cervixriß über, der bis ins Parametrium reicht. Auf der Seite ist das Gewebe bröckelig und weißlich. In der Höhe des inneren Muttermundes auf der hinteren Seite eine erbsengroße Perforationsöffnung. Beiderseits reichlich parametranes Gewebe. Auf dem Sagittalschnitt sieht man die vordere und hintere Uteruswand vom äußeren Muttermund bis zur Hälfte des Korpus durchsetzt mit weißlichen Massen, die sich deutlich gegen das normale Muskelgewebe des Fundus abhebt. Auf der Rückfläche liegt oberhalb der Portio carcinomatöses Gewebe in gut Talergröße frei, offenbar entsprechend der Abtrennungsstelle von den dem Rectum fest ansitzenden und zurückgebliebenem Carcinomknoten.

Mikroskopisch. 1. Schabsel. Oberfläche kommt nicht zum Vorschein; die Gewebsmassen sind durchsetzt von schmalen, breiten und sehr breiten Carcinomsträngen und -Nestern, in denen die Zellen sehr verschieden beschaffen sind; nur an einzelnen Stellen sind Stachelzellen ausgebildet, vielfach scharf begrenzte Plattenepithelien, ferner reichlich kleinere und größere Spindelzellen, zum Teil mit großem, zum Teil mit ganz kleinem stäbchenförmigen Kern; auch polygonale und rundliche indifferente Zellformen kommen vor; vielfach Riesenzellen, mehrfache Kerne, die ebenfalls sehr groß, unregelmäßig und hyperchromatisch sind; im Innern der Stränge vielfach Zerfall und Lumenbildung; wenige Cervixdrüsen, die sich durchaus passiv verhalten; das Bindegewebe zum Teil fibrillär und straffaserig, größtenteils sehr zellreich und granulationsähnlich; vielfach sind krebsgefüllte Hohlräume als ausgedehnte Lymphgefäße erkennbar. In

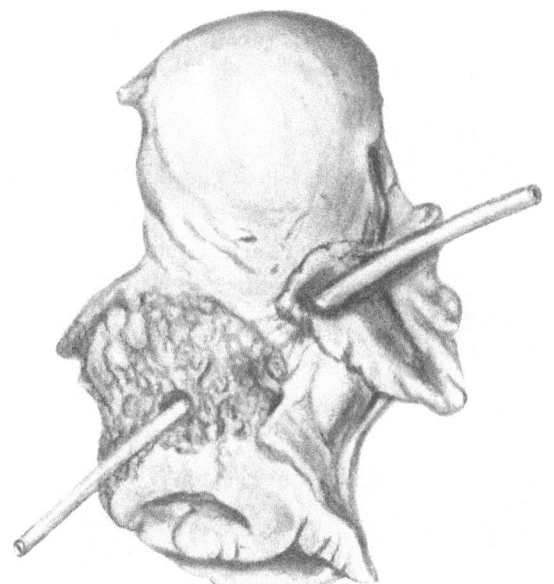

Abb. 22. Rein endophytisch gewachsenes Portiocarcinom. Operationspräparat Ansicht von hinten. Vollständige Durchwachsung und Perforation der Cervix bei Erhaltung der äußeren Form der Portio vaginalis.

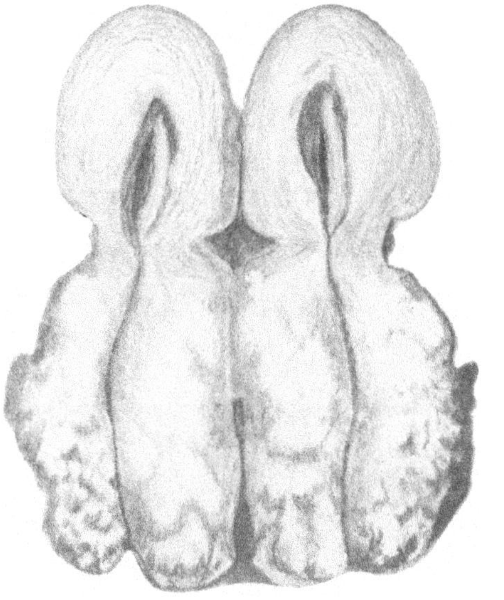

Abb. 23. Rein endophytisch gewachsenes Portiocarcinom. Sagittalschnitt des Operationspräparates. Die Cervixschleimhaut makroskopisch unversehrt, aber vollständig nekrotisch, die Cervixwand ganz durch Carcinomgewebe ersetzt.

demselben Krebszapfen kommen die verschiedensten Zellformen nebeneinander vor; hyaline Degeneration mit Schüppchenbildung, keine eigentliche Verhornung.

2. Sagittalschnitte durch die ganze Portio, in der Mitte der Cervicalkanal. Die äußere Kontur der Portio ist fast unversehrt. Der Cervicalkanal ist als gerader Kanal erkennbar, dessen Wandungen zum Teil nekrotisch sind, zum Teil unmittelbar von durchgebrochenen Ca.-Massen gebildet werden; Cervixdrüsen kommen nicht zu Gesicht. Das gesamte Portiogewebe ist durchsetzt von breiten Carcinomsträngen, die vielfach im Innern zerfallen sind; die Zellformen sind ganz verschieden, aber Plattenepithelien nur nesterweise in nicht sehr großer Zahl, mehr Spindelzellen, Schichtung nur angedeutet, nirgends deutliche Basalzellenschicht; sehr verbreitet ist eine eigentümlich hydropische Degeneration der Ca.-Zellen: das Protoplasma ist ganz hell, kaum zu sehen, der Kern wie geschrumpft in der Mitte, oder auch halbmondförmig an die Wand gepreßt, die Grenzen der Zellen zart, aber scharf. Die Zellen meist polygonal, aber auch spindelig und rundlich.

Dieselbe hydropische Degeneration ist auch in den höheren Schichten des Rete Malpighii des unverletzten Oberflächenepithels der Portio mehrfach vorhanden.

Das Oberflächenepithel verhält sich verschieden; entweder es ist nur etwas verdickt, aber normal geschichtet; an einigen Stellen ist es von unten her von den Ca.-Strängen erreicht, durchbrochen und zerstört, zum Teil noch im nekrotischen Zustande erkennbar; an einigen Stellen ist es aber in ganz unverkennbarer aktiver Wucherung, sendet Zapfen in die Tiefe und dringt in dicken Wülsten nach dem sehr stark rundzellig infiltrierten Bindegewebe vor. Es ist zu sehen, daß sämtliche Schichten bis auf die oberste abgeplattete Schicht gleichzeitig in Wucherung geraten sind und die gleiche Unregelmäßigkeit in Größe und Form der Zellen und Kerne erkennen läßt. Sehr merkwürdige Bilder sind an einigen Stellen entstanden, wo die Basalzellenschicht noch als solche erkennbar ist, aber aus großen unregelmäßigen Zellen besteht, deren große, rundliche Kerne nicht neben der Basis nach dem Bindegewebe zu, sondern nach der

Oberfläche zu liegen. Zweifellos ist auch dieses Epithel in carcinomatöser Wucherung begriffen und es ist danach kein Zweifel, daß das Ca. vom Plattenepithel der Portio ausgegangen ist.

3. Horizontalschnitte des Oberteiles der Cervix: Die Ca.-Stränge reichen bis ans Parametrium — Ca.-Zellen in den Lymph- und Blutgefäßen; hydropische Degeneration, Cervixschleimhaut, nekrotisch oder zerstört, keine Cervixdrüsen, reichlich eosinophile Zellen.

Epikrise. Primäres, unreifes, rein endophytisch gewachsenes Portiocarcinom, das die ganze Portio durchsetzt hat ohne Zerstörung der Form: ,,Nekrose der Cervixschleimhaut". Hydropische Degeneration im Oberflächenepithel und im Carcinom — lymphatische Ausbreitung; großalveolär. Beginnender, makroskopisch noch nicht erkennbarer Durchbruch nach außen; wahrscheinlich sekundäre oder spätere Degeneration anderer Stellen des Oberflächenepithels.

b) Blumenkohlgewächs.

Das vorwiegend in die Höhe, senkrecht zur Portiooberfläche gewachsene, exophytische, proliferierende, vegetierende Portiocarcinom.

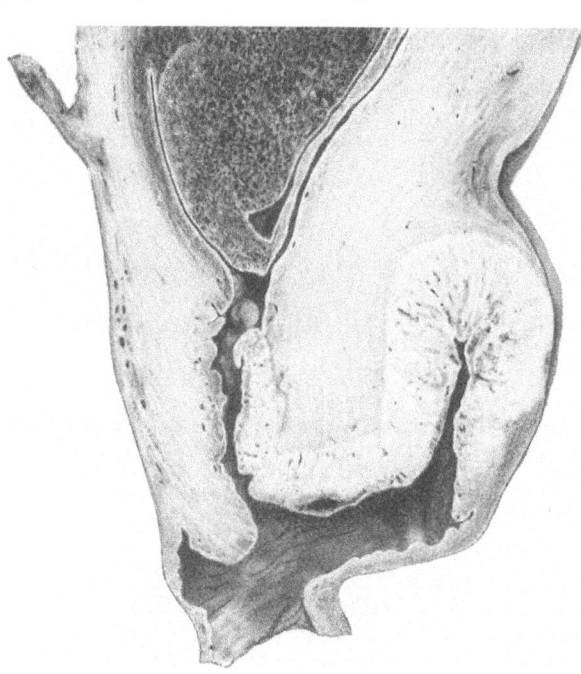

Abb. 24. Exophytisches Portiocarcinom, gänseeigroßer zerklüfteter Tumor der hinteren Lippe, auf das Scheidengewölbe übergegangen. Unreifes Plattenepithelcarcinom im 8. Schwangerschaftsmonat, Sagittalschnitt des Operationspräparates (Prag, 4. I. 1906, Scheib Nr. 87).

Die Tumorbildung nach der Scheidenlichtung zu fällt in diesen Fällen am meisten in die Augen, sie ist jedoch fast immer mit einer Auftreibung der ganzen Portio vaginalis durch gleichzeitiges Tiefenwachstum verbunden, so daß der in die Scheide mehr oder weniger stark hervorragende Tumor als unmittelbare Fortsetzung der Portio erscheint (s. Abb. 24); in anderen Fällen sitzt die Geschwulst mehr weniger breit gestielt oder in Gestalt von unregelmäßigen Hervorragungen der Portio auf, entweder nur von einer Lippe (Abb. 26) oder von einer seitlichen Begrenzung des Muttermundspaltes oder von der gesamten Oberfläche der frei in die Scheide schauenden Gebärmutterhalsteile ausgehend, so daß der Muttermund zunächst nicht zu finden ist (Abb. 25). Selten sind ganz dünn gestielte, in Form eines einzeln herabhängenden Polypen gewachsene Portiocarcinome. Meist ist die Oberfläche grobhöckerig oder papillär, so daß der von J. Clarke (1809) herrührende Name ,,Blumenkohlgewächs" der Portio vaginalis gut paßt (Abb. 27), bei zunehmendem Zerfall stark zerklüftet und unregelmäßig fetzig. Ein fein papilläres Blumenkohlgewächs war auch das bei einem 8 jährigen Mädchen von Ganghofer beobachtete Adenocarcinom der Portio, welches von Schleimdrüsen am äußeren Muttermund, vielleicht von einem Fischelschen kongenitalen Ectropium ausging und sich auf der Außenfläche der vorderen Lippe ausbreitete. Die Farbe der Oberfläche ist anfänglich hochrot, späterhin infolge der sich einstellenden Nekrosen und verschiedenen Entartungen schmutzig braunrot, gelblich, weißlich, grau gefleckt, gelegentlich sind diese Verfärbungen auch durch starke Verdickungen des epithelialen Überzugs bedingt (s. Abb. 31). Auf dem Durchschnitt ist die Geschwulstmasse je nach dem Blutgehalt graurötlich, meist aber blasser als die normale Uterusmuskulatur, grauweiß oder gelblich (s. Abb. 30).

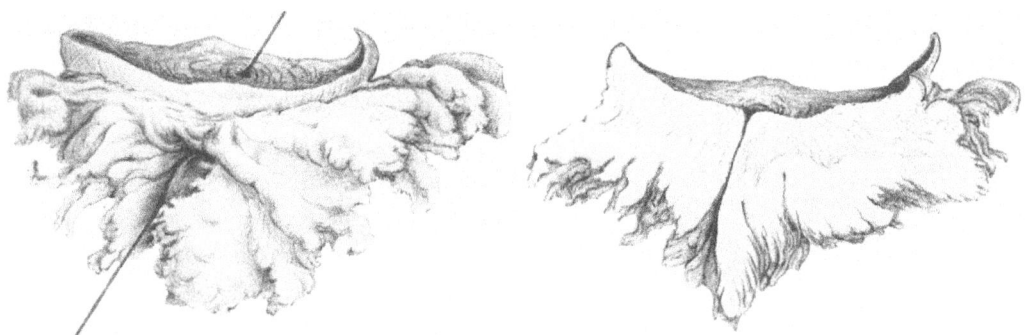

Abb. 25. Exophytisches (papilläres) Portiocarcinom in Aufsicht und Durchschnitt. Zeichnung von Carl Ruge aus dem Jahre 1879.

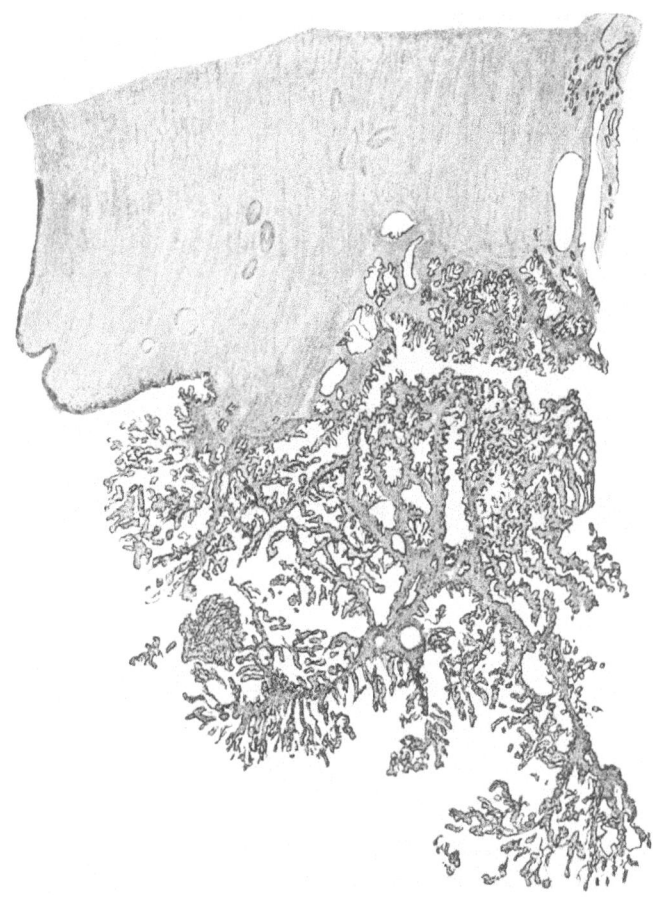

Abb. 26. Papilläres, fast rein exophytisch gewachsenes, vom äußeren Muttermund ausgehendes malignes Adenom der Portio vaginalis. Klinisch nußgroßer, nicht exulcerierter Tumor der hinteren Lippe. Vergr. 1:6.
(Nach Schottländer und Kermauner, Fall 13, S. 57.)

c) Das ausschließlich Tiefenwachstum aufweisende oder endophytische oder infiltrierende Portiocarcinom.

Von der makroskopisch oft noch lange unversehrt bleibenden oder nur oberflächlich geschwürigen zerfallenden Ausgangsstelle am häufigsten der Gegend des äußeren Muttermundes (s. Abb. 28), aber auch der Außenfläche der Portio (s. Abb. 2, 3), dringt das Carcinom anfangs meist keilförmig, dem Verlauf der Blut- oder vielmehr der diese begleitenden Lymphgefäße folgend (s. Abb. 21), in die Substanz der Cervix ein; so wird eine (Abb. 2) oder werden beide Lippen (Abb. 3) in oft sehr umfangreiche und plumpe Tumoren verwandelt. Das Carcinom kann schließlich die Cervixwand fast vollkommen ersetzen, unter Umständen

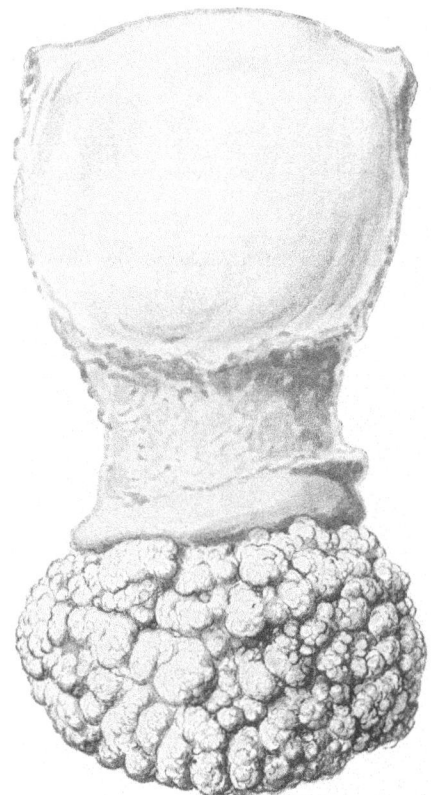
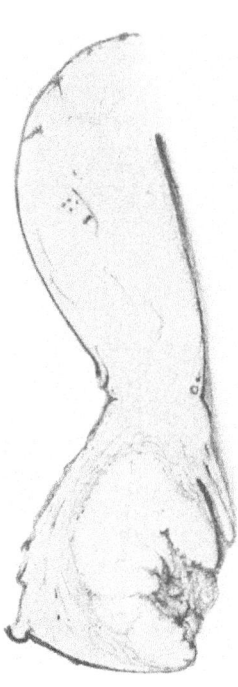

Abb. 27. Typisches Blumenkohlgewächs der Portio vaginalis. Nach Pankow. (Aus v. Jaschke-Pankow, Lehrb. d. Gynäkol. Julius Springer, Berlin 1923.)

Abb. 28. Carcinom des äußeren Muttermunds mit beginnendem Zerfall. Zeichnung von Carl Ruge.

ohne die äußere Form derselben, bis auf die meist doch vorhandene mehr weniger starke Verdickung und Vergrößerung zu verändern (Abb. 29). Der Muttermund kann dabei für das bloße Auge kaum verändert sein (s. Abb. 22, 23 und 29). Der Cervicalkanal und seine Schleimhaut kann lange vollkommen erhalten bleiben (s. Abb. 29 und 30). Er wird dabei, falls die Entwicklung nur in einer Lippe oder Hälfte erfolgt, verdrängt (s. Abb. 32) oder ringsum gleichmäßig oder fast gleichmäßig von dem Carcinom umgeben, das meist in breiter, nach oben zu abgerundeter Masse vordringend, die Muskulatur der Cervix meist in eine äußere und innere Lamelle aufspaltet. Zuletzt bricht es doch in den Cervicalkanal ein, und kann denselben vollkommen verlegen und zur Bildung einer Pyo- oder Hämatometra führen. Oder die Cervixschleimhaut wird schon vorher, durch allseitige Kompression der Gefäße der Ernährung beraubt, in toto nekrotisch und ausgestoßen. In beiden Fällen wird es sich von einem ebenso weit fortgeschrittenen primären Carcinom der Cervixschleimhaut nicht mehr unterscheiden lassen.

Ich schalte hier als Beispiel eines Carcinoma orifici externi und zur Erläuterung später zu besprechender Dinge die genauere Beschreibung des in Abb. 31 und 32 abgebildeten Falles von infiltrierendem Portiocarcinom ein. Die Aufsicht auf die Portio vaginalis ist frisch gemalt, der Sagittalschnitt des Uterus nach Formalinhärtung gezeichnet. Portio bis auf eine kleine Stelle (Abb. 32, A) am Ausgangspunkt makroskopisch unversehrt, aber von einem dicken Carcinom-Belag bedeckt.

8. Fall.

42 Jahre, V para. Jg. 1924/25, Nr. 139.

Beginn der Erkrankung. Letzte Periode 18. IX. 1923, keine Blutung bis zum Tage des Eintritts; wird mit der Diagnose Placenta praevia vom Arzt eingewiesen.

Klinischer Befund. Vordere Lippe weich, Cervicalkanal für einen Finger durchgängig, hintere Lippe in einen etwa kleinapfelgroßen Tumor verwandelt, der bis zum Orif. inter. reicht. Cervixschleimhaut intakt, Mm.-Saum höckerig, nach links eine kleine oberflächliche Ulceration. Blase steht, darüber der bewegliche Kopf.

Abdominelle Radikaloperation am 8. V. 1924 nach Sectio caesarea. Kind, 2800 g, 50 cm, lebt, entwickelt sich gut.

Präparat. Sagittalschnitt in der Mittellinie. Die Placenta haftet noch vollständig und die Eihäute ziehen glatt über den sehr wenig klaffenden inneren Muttermund hinweg; Länge der Cervix 5 cm, des Korpus 18 cm. Die vordere Lippe ist ganz frei von Ca.; die Wand in der Mitte ziemlich dünn, Muskulatur 2 mm, Schleimhaut 3 mm dick, die Höhle etwas erweitert, mit zähem Schleim gefüllt; die hintere Lippe ist stark aufgetrieben durch das einen weißlichen etwa eiförmigen Knoten bildende Ca.-Gewebe, von 3 cm querem und 4 cm hohem Durchmesser; das Ca. bleibt $\frac{1}{2}$ cm von dem unteren Uterinsegment entfernt, auch von der Peritonealhinterfläche der Cervix bleibt es 3 mm entfernt, in der Mitte der Cervix, weiter oben

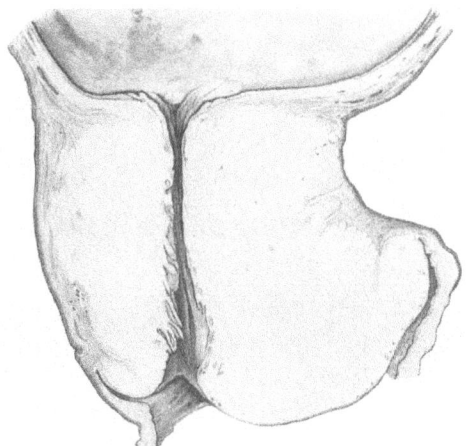

Abb. 29. Endophytisches Plattenepithelcarcinom der Portio vaginalis bei sechsmonatlicher Schwangerschaft. Sagittalschnitt des Operationspräparates. Prag. Mai 1905 (Scheib Nr. 65, Rezidiv nach einem Jahr). Äußerer Muttermund und Cervicalkanal erhalten, Cervixwand verschieden stark aufgetrieben.

und unten noch weiter; im oberen Teil der Cervix bleibt es 6—3 cm von der Schleimhaut entfernt, welche in ganzer Ausdehnung mikroskopisch intakt ist; unmittelbar vom äußeren Muttermund ab bis 2 cm oberhalb desselben steht das Ca. mit der Oberfläche in unmittelbarer Verbindung, ohne daß auch hier ein Zerfall sichtbar wäre. Von der Oberfläche der Portio ist der Ca.-Knoten durch einen Sporn eines 1—4 mm breiten Gewebes getrennt, das fast ausschließlich aus stark erweiterten Gefäßen besteht; an der Oberfläche der Portio zieht sich ein etwa 1 mm breiter weißlicher Streifen hin, welcher bis an das Scheidengewölbe reicht; dort hört er, zum Teil zugespitzt, auf, zum Teil scheint von ihm aus ein neuer Keil carcinomatösen Gewebes in die Tiefe zu dringen, welches mit dem großen Ca.-Knoten sonst nicht in Zusammenhang zu stehen scheint. In der Aufsicht, entsprechend dem Speculumbilde (Abb. 31) ist die vordere Lippe nur entsprechend der Schwangerschaft verdickt, blaurot; die hintere Lippe aber um das Doppelte auf $2^1/_2$ cm Durchmesser verdickt, und von einer zum Teil glatten und weißen Schicht überzogen, zum Teil ganz fein papillär graurot und blutbedeckt, nicht geschwürig. Ein kleiner Defekt findet sich gerade in der Gegend des äußeren Muttermundes, von da etwas nach oben sich ausdehnend.

Die Parametrien sind nicht verdickt, das Carcinom hat dieselben offensichtlich noch nicht erreicht.

Das Carcinom ist ausgegangen von der Gegend dicht oberhalb des äußeren Muttermundes, ist also als Ca. orific. externi zu bezeichnen.

Mikroskopisch. Block I. Unterer Teil der hinteren Lippe.

Die Schnitte umfassen das Scheidengewölbe, die Portio und den unteren Pol des carcinomatösen Knotens in der Wand; es zeigt sich zunächst, daß auch mikroskopisch der weißliche Belag der Portio von dem carcinomatösen Knoten in der Wand durch carcinomfreies, fast kavernös erscheinendes Gewebe getrennt ist; sowohl im Scheidengewölbe, als in der Gegend des äußeren Muttermundes, der Umbiegungsstelle der äußeren Kontur, geht er in ein etwas verdicktes, sonst normales Portio-Plattenepithel über, das 4 Schichten erkennen läßt: die regelmäßige cylindrische Schicht der Basalzellen, die darüber hier oft spindelförmigen oder noch cylindrischen Zellen des Stratum germinativum, dann die Schicht der Stachelzellen, zu oberst stark abgeplattete, zum Teil kernlose, offenbar verhornte Zellen. Auf beiden Seiten geht dieses normale Plattenepithel ganz plötzlich über in den sehr viel dickeren Belag (s. Abb. 33), an welchem sich anfangs noch die regelmäßige Basalzellschicht erkennen läßt, der im übrigen aber unter Aufhebung aller Schichtbildung in seiner ganzen Dicke besteht aus ziemlich gleich großen rundlichen und spindelförmigen Zellen, mit kleinem, kaum sichtbaren Protoplasmaleib, und großen bläschenförmigen, aber auch ziemlich gleichmäßig geformten Kernen. Die Zellen sind viel kleiner, als die normalen Zellen des Stratum germinativum und mucosum, sie sind gegenseitig kaum abzugrenzen. Die Grenze zwischen dem normalen und pathologischen Epithel ist in den tieferen Schichten nicht ganz scharf, doch findet der Übergang

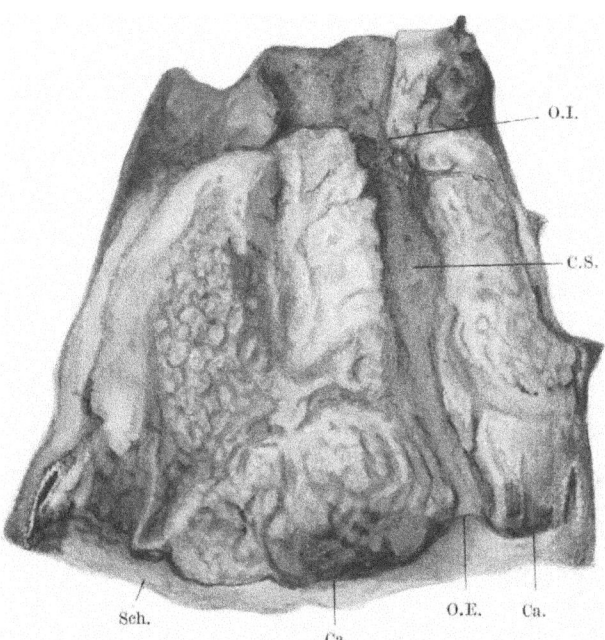

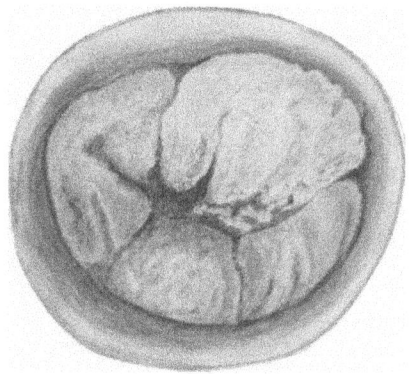

Abb. 30. Endophytisches (infiltrierendes) Plattenepithelcarcinom der Portio. Klinisch großer Knoten der vorderen Lippe, ganz oberflächlich geschwürig. Der vollkommen erhaltene Cervicalkanal (CS) seitlich aufgeschnitten, die vordere Lippe durch einen weiteren Längsschnitt gespalten, um das Innere der Geschwulst zu zeigen. O.I. Orificium intern.; O.E. Orificium extern.; Sch. Scheide; Ca. Carcinom. Nach der Radikaloperation frisch in natürlichen Farben gemalt.

Abb. 31. Fall 8. Carcinoma orificii externi bei 9 monatlicher Schwangerschaft, fast reines Tiefenwachstum. Die Oberfläche der Portio ist noch nicht zerfallen, aber von einem dicken carcinomatösen Belag bedeckt. Eigenes Operationspräparat, Aufsicht auf die Portio von der Scheide aus.

ziemlich rasch statt; die oberflächlichste, verhornte Schicht geht gleichmäßig von der normalen auf die pathologische Zone über, auf welcher sie, allmählich dünner werdend, verschwindet. An der Grenze sind keine Zerfallserscheinungen vorhanden, auch setzen sich die Bindegewebspapillen in gleichmäßiger Reihe in beiden Zonen fort — nur sind sie in der pathologischen Zone viel höher. Der carcinomatöse Herd — um den es sich zweifellos handelt — ist offensichtlich an Ort und Stelle durch Umwandlung des vorhandenen Epithels entstanden, nicht unter Zerstörung der ursprünglichen Oberfläche von der Nachbarschaft hierher vorgedrungen. Das Bindegewebe ist unter dem normalen Plattenepithel wenig infiltriert, und es erheben sich spärliche und niedrige Papillen in das Epithel. Unter dem Belag ist es stark rundzellig infiltriert, die Gefäße erweitert; das Epithel dringt hier nicht in die Tiefe, wohl aber erheben sich lange, fadenförmige Papillen in das verdickte Epithel und verzweigen sich innerhalb desselben in 2, 3 oder mehr Äste, die bis dicht unter die Oberfläche des Epithels reichen; an einzelnen Stellen ist das Epithel über den Spitzen dieser bindegewebigen Einwucherungen kuppelförmig erhaben, und es weicht hie und da zwischen je 2 der Papillen auseinander, so daß an der Oberfläche tiefe Einkerbungen und Erhebungen abwechseln; wir haben hier die ersten Anfänge des exophytischen Wachstums, der von Cullen beschriebenen „fingerförmigen Fortsätze", der papillomatösen, blumenkohlartigen Carcinomentwicklung vor uns (Abb. 34).

Die Entwicklung geht also auch hier vom Epithel, nicht vom Bindegewebe aus, zuerst geschieht die Epithelverdickung, welche die bindegewebigen Einsprossungen und Verzweigungen innerhalb des Epithels nach sich zieht.

Nach oben geht das normale Plattenepithel sehr bald wieder über in einen dicken carcinomatösen Belag, darauf folgt eine Strecke, an der die Oberfläche zerfallen ist, dann wieder der carcinomatöse Belag, der sich bis zum Rand des Schnittes fortsetzt, wo jedoch die Oberfläche nicht mehr intakt, sondern oberflächlich zerfallen ist.

Block II. Oberer Teil des Cervicalkanals mit der oberen Grenze des Ca. auf der Schleimhaut.

Am unteren Ende des Schnittes, wo derselbe sich an Block I anschließt, ist die Oberfläche auf eine kurze Strecke zerstört; dann ist sie wieder scharf begrenzt und ohne alle Zerfallserscheinungen, bedeckt von festhaftendem Cervixschleim; es findet sich wieder das vielschichtige carcinomatöse Plattenepithel, welches die vollkommen erhaltenen Falten des Arbor vitae gleichmäßig überzieht. Es besteht auch hier aus ziemlich gleichmäßig geformten kleinen, rundlich-spindelförmigen Zellen mit großem Kern und steht vielfach in breitem Zusammenhang mit dicken Zellsträngen gleichen Baues, welche offenbar aus ihm hervorgegangen sind, sehr wenig schmale Bindegewebsstränge zwischen sich lassend, und die ganze Oberflächenschicht des Cervixgewebes einnehmen; Drüsen sind sehr wenig vorhanden. Erst am obersten Ende des Schnittes werden sie zahlreicher; sie sind zum Teil erweitert, und dann mit niedrigem Epithel, sonst mit hohem Cylinderepithel ausgekleidet, das keinerlei Wucherungs- und Reaktionserscheinungen aufweist; ebenso verhält sich das Epithel der Cervixoberfläche, das etwa fingerbreit unterhalb des Orific. int. beginnt. Wo das carcinomatöse Epithel an das Cylinderepithel angrenzt, sowohl in Drüsen, als an der Oberfläche, schiebt es sich unter dasselbe, und das abgehobene Cylinderepithel geht einfach zugrunde, sich vollkommen passiv verhaltend (s. Abb. 35). Der Ausgangspunkt des Ca. ist also das Plattenepithel dicht oberhalb des Orificium externum; von da aus hat sich das Carcinom in der ganzen hinteren Lippe ausgebreitet und auch das normale Portioepithel an einzelnen Stellen erreicht und am unteren Ende durchbrochen. Eine Verwechslung dieser Bilder mit aktivem Tiefenwachstum des Plattenepithels ist vollkommen ausgeschlossen, da das carcinomatöse und normale Epithel durch Form und Färbung vollkommen verschieden sind und sich keinerlei Übergänge finden. Die Grenze ist eine ganz scharfe, die Durchbrechung ist offenbar durch eine dem Vordringen des Carcinomzapfen von unten vorausgehende rundzellige Durchsetzung und Auflockerung des Plattenepithels vorbereitet, das sich selbst vollkommen passiv verhält (Abb. 36). Auch auf die vordere Lippe, die makroskopisch noch ganz unberührt erscheint, hat es sich auf dem Wege der Lymphbahn von beiden Seiten her unterhalb des Epithels fortgesetzt.

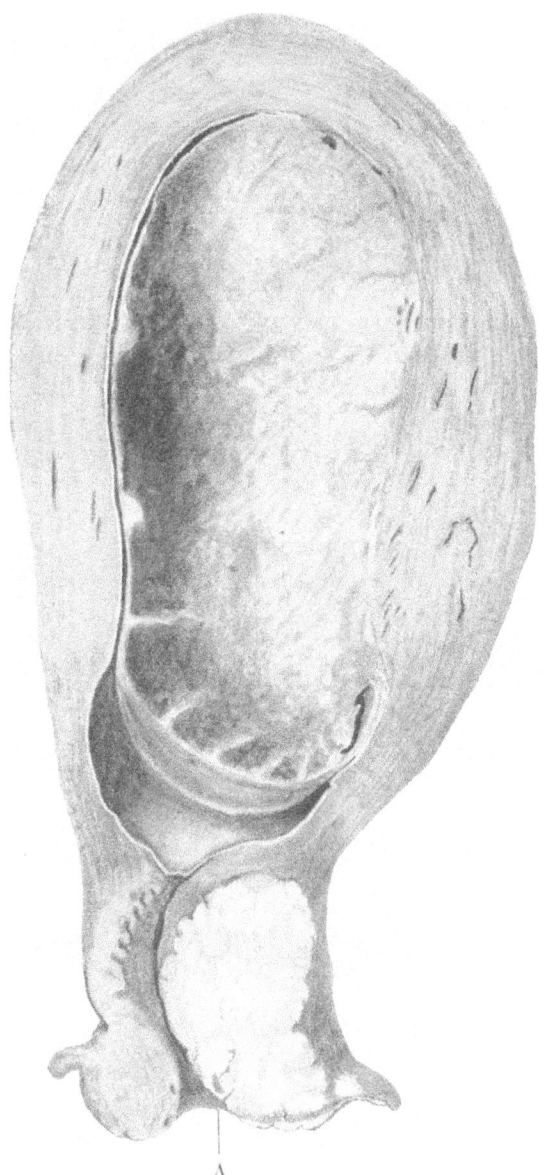

Abb. 32. Carcinoma orificii externi, fast rein infiltrierend wachsend. Sagittalschnitt des Operationspräparats, die hintere Lippe fast ganz von dem wahrscheinlich bei A ausgegangenen Carcinom durchsetzt, Oberfläche der Portio und Cervicalschleimhaut bis auf eine kleine Stelle bei A noch unversehrt, aber von einem dicken carcinomatösen Plattenepithelbelag verdeckt.

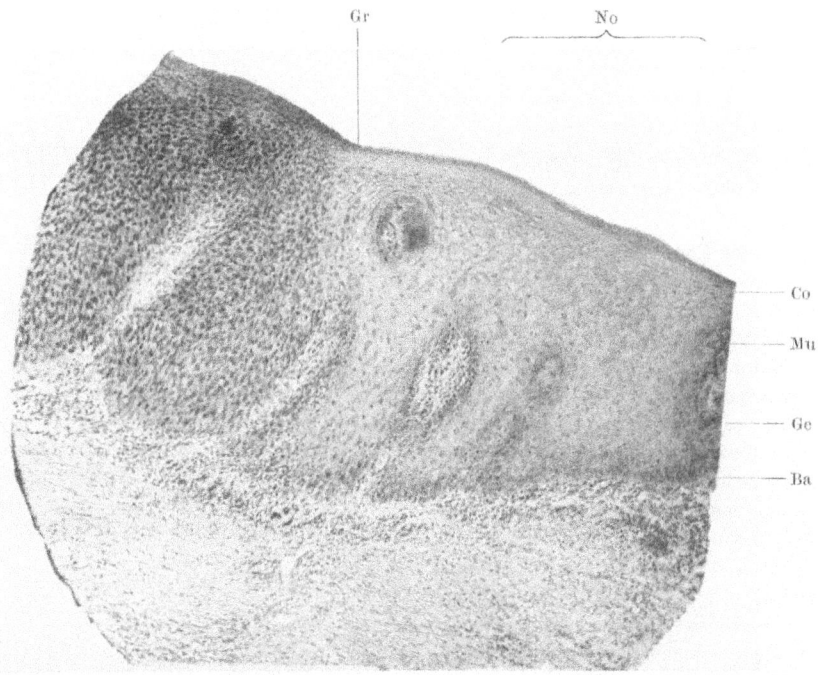

Abb. 33. Fall 8. Carcinomatöser Oberflächenbelag der Portio in der Umgebung eines Plattenepithelcarcinoms des äußeren Muttermundes. No Normales Oberflächenepithel, an dem die vier Schichten: Ba Basalzellen, Ge Stratum germinativum, Mu Stratum mucosum mit Riffzellen, Co Stratum corneum deutlich zu erkennen sind. Gr scharfe Grenze gegen das carcinomatöse Epithel, in dem die Schichtung aufgehoben ist. Mittlere Vergr. Zeiß Ok. 4, Obj. AA.

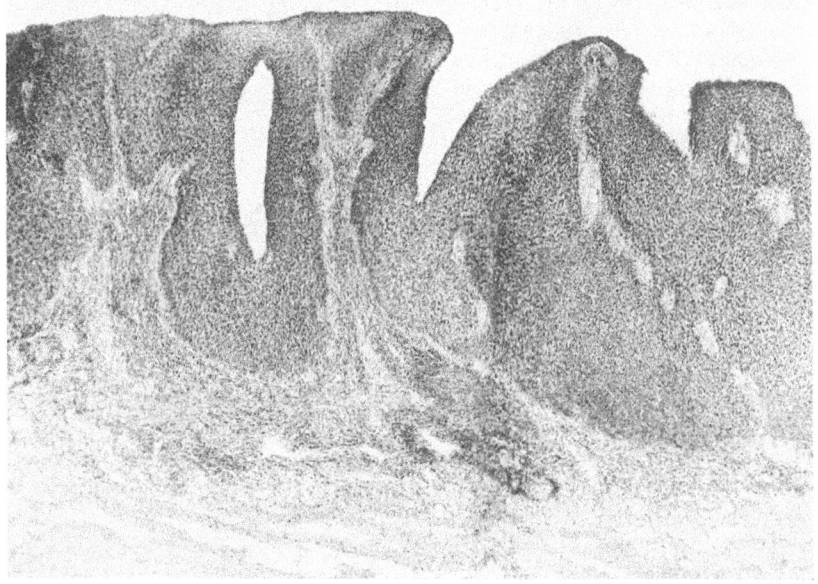

Abb. 34. Beginnendes Höhenwachstum (exophytisches Wachstum). Erste Anfänge der Bildung „fingerförmiger Fortsätze" und des Blumenkohlgewächses. In den carcinomatösen, stark verdickten Plattenepithelbelag sprossen sich verzweigende, stark verlängerte Bindegewebspapillen ein, zwischen denen dann Spaltungen und Einkerbungen entstehen. Die so gebildeten einzelnen aus Bindegewebe und Epithel bestehenden Auswüchse wuchern dann selbständig weiter. Mittlere Vergr. Zeiß Ok. 3, Obj. AA.

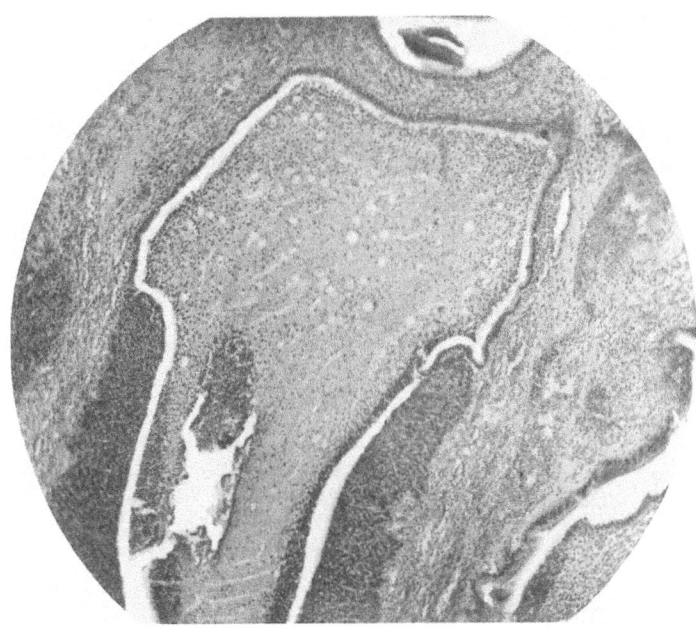

Abb. 35. Abhebung und Verdrängung des normalen Drüsenepithels durch das vielschichtige Epithel eines hier unreifen Plattenepithelcarcinoms; in der Lichtung Schleim und Leukocyten. Schwache Vergr. Zeiß Ok. 2, Obj. AA.

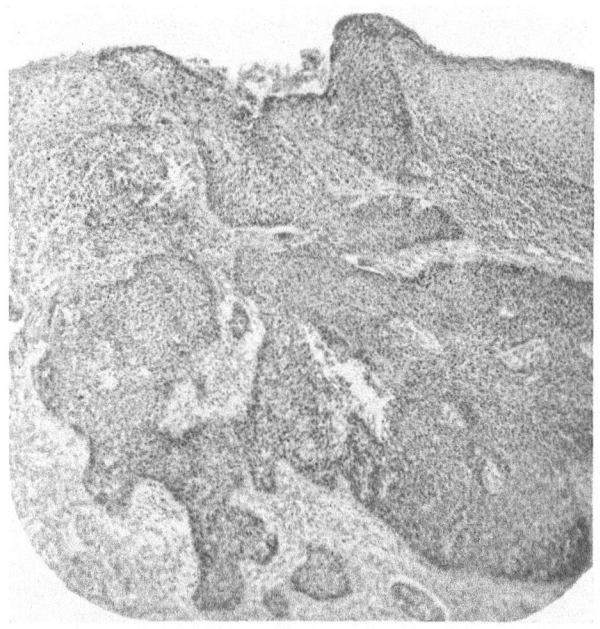

Abb. 36. Fall 8. Sekundärer Durchbruch eines in den Lymphbahnen ausgebreiteten, hier unreifen Plattenepithelcarcinoms durch das normale Plattenepithel der Portio. Schwache Vergr. Zeiß Ok 2, Obj. AA.

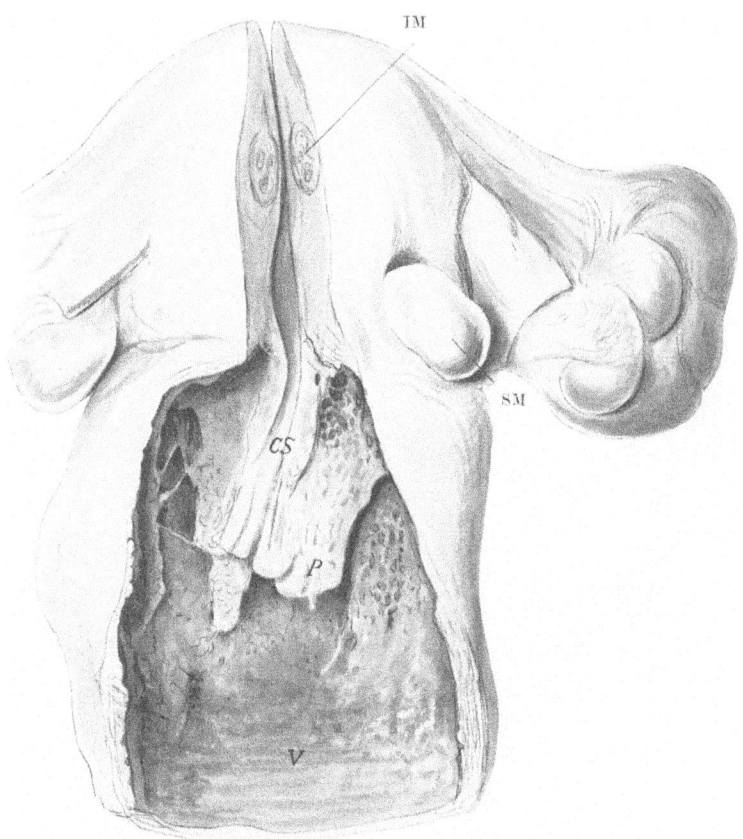

Abb. 37. Carcinomatöser Krater bei tief-ulcerös-jauchigem Krebs der Portio vaginalis.
P Portio; CS Cervicalschleimhaut und erhaltener Cervicalkanal; V Vagina; IM intramurales; SM subseröses Myom.
(Nach Kaufmann, Lehrbuch der spez. path. Anatomie. Berlin 1922.)

Vielfach kann man sehen, wie die Carcinomzellen von größeren, soliden Strängen aus in ganz schmalen Streifen oder einzeln in das ödematöse sonst nicht veränderte Bindegewebe der Portio vordringen.

Die Ausbreitung findet sowohl an der Oberfläche wie in der Tiefe im Gewebe und in den Lymphbahnen zunächst in Gestalt der kleinen runden und spindelförmigen Zellen statt. Namentlich sind die breiten Stränge, die noch mit dem Ca.-Oberflächenbelag zusammenhängen, wo also das Carcinom seinen Ausgang genommen hat, zunächst aus diesen Zellen gebildet, bieten also hier das Bild eines „unreifen" Ca.; sobald die Stränge breiter werden, beginnen in ihrem Innern verschiedene Veränderungen; auch an der Grenze derselben wird stellenweise eine basalzellenartige Anordnung von cylindrischen Zellen wieder bemerkbar; im Innern findet ein Zerfall der Zellen statt, so daß Lichtungen entstehen, die mit krümeligen Massen, Zell- und Kerntrümmern und Leukocyten gefüllt, oft auch leer sind und dann wie Drüsenlumina aussehen; in den Zellen sind alle möglichen Zellformen von kleinen bis zu großen polygonalen und wohl ausgebildeten Riffzellen, hyaline, hydropische Degeneration, Andeutungen von Perlenbildung und Verhornung zu erkennen, also das Bild eines reifen Carcinoms. Die Bildung der polygonalen Plattenepithel- und Riffzellen, die Verhornung findet bald an der Oberfläche, bald in der Mitte, bald auch in der ganzen Dicke der Stränge statt. Auch Riesenkerne, mehrfache Kerne, unregelmäßige Kernteilungsfiguren kommen zu Gesicht.

Epikrise: Vom äußeren Muttermund ausgehendes Plattenepithelcarcinom, entstanden durch gleichzeitige Umwandlung aller Schichten des Epithels bis auf die Hornschicht, vordringend in Gestalt eines unreifen kleinzelligen Carcinoms, das in der Tiefe wieder Reifeerscheinungen verschiedenen Grades zeigt. Ausbreitung auf der Schleimhautoberfläche nach oben zerstörend, nach unten durch sekundäre Umwandlung, vorwiegend aber auf dem Lymphwege in die Tiefe der Cervixsubstanz und auf die vordere Lippe, sowie unter die Scheidenschleimhaut.

d) Carcinomatöser Krater der Portio.

Die tief ulceröse oder kavitäre Form des Portiocarcinoms oder der carcinomatöse Krater der Portio vaginalis geht aus der infiltrierenden Form hervor, sobald stärkerer Zerfall einsetzt und in die Tiefe greift, was ziemlich gleichzeitig mit dem Tiefenwachstum oder erst nachträglich erfolgen kann. Die ersten Anfänge sind schon in Abb. 4, 28 und 32, fortschreitende Ausbildung kraterförmiger oder fistelähnlicher Zerfallshöhlen und Gänge in Abb. 3 und 2 zu erkennen. Ein klassisches Bild eines weit fortgeschrittenen Stadiums, in dem die äußeren Schichten des Scheidenteils vollkommen zerstört sind, die inneren Schichten mit dem wohlerhaltenen Cervicalkanal wie eine Röhre mit dem noch vorhandenen Orificium externum als Mundstück in die ringsum gebildete, auf die Scheidengewölbe übergreifende Zerfallshöhle hereinragen, zeigt Abb. 37. Ich halte dieses selten schöne Präparat als Beweisstück, daß gelegentlich selbst in recht weit fortgeschrittenen Fällen Portio- und Cervixcarcinome noch unterscheidbar sind, für besonders wertvoll. Herr Geheimrat Kaufmann hat mir die für sein Lehrbuch von ihm selbst hergestellte Originalzeichnung freundlichst überlassen, wofür ich ihm auch hier herzlichst danke.

B. Der Krebs der Cervixschleimhaut (Cervix-Carcinom).

Hierunter verstehen wir den von der Schleimhaut des Halskanals, so weit derselbe eine geschlossene Röhre darstellt, ausgehenden Krebs. Es gehört also zur Begriffsbestimmung, daß Muttermund und Außenfläche der Portio vaginalis noch unversehrt sind; natürlich können sie sekundär befallen werden; aber ist dies in höherem Grade geschehen, dann wird der betreffende Fall von einem Portiocarcinom nicht mehr sicher zu unterscheiden sein, und man wird sich mit der allgemeinen Bezeichnung „Collumcarcinom" begnügen müssen.

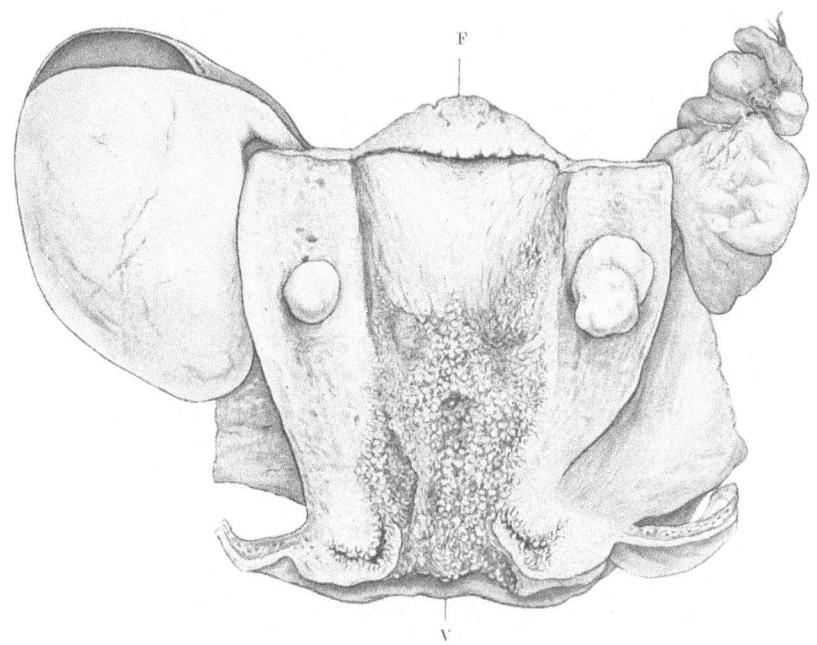

Abb. 38. Adenoma malignum cervicis als Beispiel eines Cervicalcarcinoms mit gleichzeitigem exo- und endophytischem Wachstum. Übergreifen auf Portio und Korpus, Aushöhlung der Portio von oben her. Eigenes Operationspräparat durch Längsschnitt hinten eröffnet. F Fundus uteri, V Vagina.

Doch ist das Festhalten des Begriffs Cervixschleimhautcarcinom klinisch gerade für die beginnenden frühen Fälle besonders wichtig. Auch beim Cervixcarcinom kann man eine exophytische, bald mehr papilläre, bald mehr polypöse Form und eine endophytische, bald mehr ulcerös, bald mehr infiltrierend auftretende Form unterscheiden. Auch Kombinationen des exo- und endophytischen Wachstums kommen vor, wie z. B. in Abb. 38 und 39 von einem malignen Adenom, an dem fein papilläre Struktur mit Tiefenwachstum und ulcerativer Aushöhlung der Portio von innen her, sowie das oberflächliche und tiefe Übergreifen auf das Corpus uteri gleichzeitig sichtbar ist. Wie die mikroskopischen

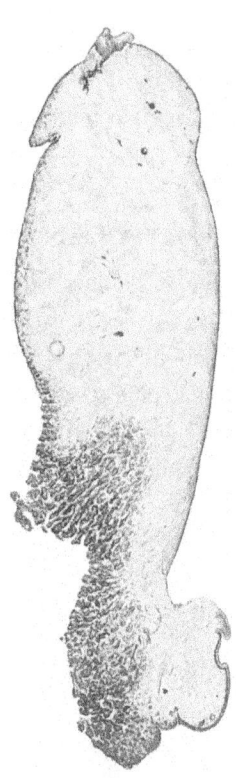
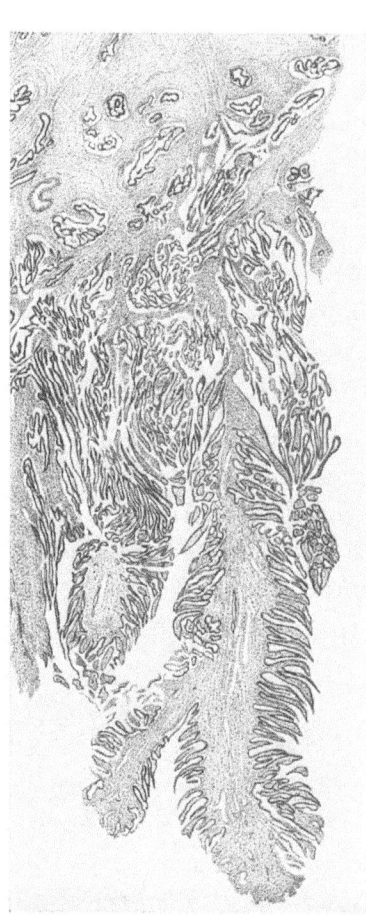

Abb. 39. Dasselbe Präparat von Adenoma malignum cervicis wie Abb. 38. Sagittalschnitt der vorderen Wand; oberflächlicher Übergang auf die Korpusschleimhaut, keilförmiges Eindringen in die Korpuswand.

Abb. 40. Das Adenoma malignum cervicis der Abb. 38 u. 39 bei schwacher Vergrößerung. Vorwiegendes Wachstum der Epithelien nach außen („evertierend").

Abbildungen (Abb. 40 und 41) zeigen, ist es von Cervixdrüsen mit typisch hochcylindrischem Epithel ausgegangen und läßt mikroskopisch gleichzeitige Wucherung nach außen (evertierend) und nach innen (invertierend) erkennen.

Sehr schöne Beispiele feinpapillärer Cervixcarcinome mit dem typischen Bau reifer Plattenepithelkrebse haben Hengge und Bosse beigebracht, ersterer mit traubenähnlichem Hervorquellen der Papillen aus dem unversehrten Muttermund, letzterer mit Bildung von Kontaktmetastasen auf der Scheidenschleimhaut. Selten ist die Entwicklung in der Form mehr gestielter einfacher Polypen, die aus dem sich erweiternden Muttermund hervorragen können. Am häufigsten ist dies beschrieben bei den malignen Adenomen der Cervix (Knaus und Kamerer, Bröse, Krukenberg, Sänger), das auch zu knotigen und blumenkohlartigen Bildungen führen kann (Frankl). Jseki hat jüngst zwei Fälle isolierten polypösen Adenocarcinoms der Cervix beschrieben, deren einen (Nr. 5) er als nachträglich carcinomatös gewordenes polypöses Adenofibrom der Cervixschleimhaut, deren anderen (Nr. 16) er als ungewöhnlich oberflächlich sitzendes polypöses primäres Carcinoma adenomatosum bezeichnet. Ich sah bei einer 56jährigen Nullipara aus dem Muttermund eine gelappte Wucherung heraushängen, die sich als nachweislich von den Cervixdrüsen ausgehendes Adenocarcinom erwies, stellenweise aber das Bild eines unreifen Plattenepithelcarcinoms hervorrief. Makroskopisch fast das gleiche Bild eines gelappten, mit schmalem Stiel von der Cervixwand ausgehenden aus dem Muttermund heraushängenden Tumors, ergab ein mittelreifes Plattenepithelcarcinom, das an der Basis des Stiels eben in die Lymphbahn eindrang. Sekundäre maligne Entartung ursprünglich gutartiger Schleimpolypen scheint in der Cervix wesentlich seltener zu sein als im Korpus; Reeb beschreibt die Entwicklung eines Adenomcarcinoms in einem einzelnen Cervixpolypen bei ausgedehnter, polypöser und cystischer „Adenofibromatose" des ganzen Uterus, unter Bezugnahme auf einen älteren Fall von Schatz, in dem aber Tierfelder noch nichts Malignes auffinden konnte. Ein polypöses Myom der Cervix, dem kappenartig ein Plattenepithelcarcinom aufsaß, und das im vierten Schwangerschaftsmonat entfernt wurde, schildert Galabin.

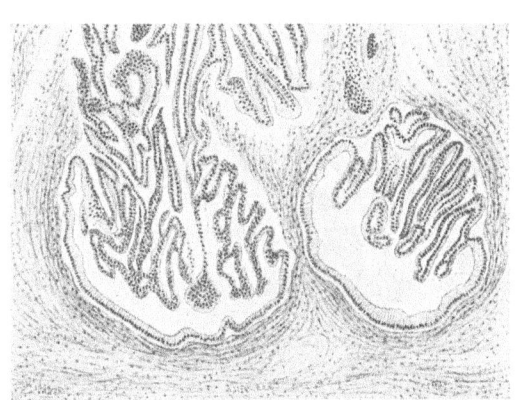

Abb. 41. Stelle des Adenoma malignum cervicis mit Wucherung der Epithelien nach innen („invertierend"). Starke Vergr.

Am häufigsten, wenn auch sicher weniger häufig als die Portiocarcinome, ist wohl die infiltrierend-ulcerierende Form des Cervixcarcinoms; auch hier gehen Schottländer und Kermauner in ihrer Skepsis viel zu weit, welche unter ihren 125 Fällen keinen einzigen als sicheren, und nur 6 als wahrscheinliche primäre Cervixcarcinome gelten lassen und aus der Literatur überhaupt nur eine einzige Beobachtung, die in Abb. 42 wiedergegebene von Hofmeier, anerkennen. Auch wenn in der Cervix die ausgedehnteste Ausbreitung und Zerstörung vorhanden und die Außenfläche der Portio vollkommen unversehrt ist, zweifeln sie trotz ausgesprochen cervicalen Charakters der den Ausgangspunkt bildenden Epithelien, alle Fälle an, in denen durch die Ausläufer des Carcinoms der äußere Muttermund eben erreicht oder der innere Muttermund überschritten ist. Das ist nicht gerechtfertigt. Ich gebe zu, daß in der Literatur viele Fälle als Cervixcarcinome bezeichnet sind, für deren Stichhaltigkeit man den Beweis nicht erbringen kann, weil sie zu weit fortgeschritten sind und die besser allgemein „Gebärmutterhalskrebse" genannt worden wären. Aber beispielsweise an den durch klare und eindeutige Abbildungen und mikroskopische Untersuchung belegten Fällen von Sampson, dessen Arbeit Schottländer und Kermauner allerdings nicht im Original vorgelegen zu haben scheint, zu zweifeln, ist keinerlei Ursache. Bei dem Plattenepithelcarcinom der Cervixschleimhaut Nr. 21, 22, 23, 24, 25, 26 waren Muttermund und Portio äußerlich vollkommen frei, letztere nur geschrumpft und runzelig, ähnlich wie in unserer Abb. 38 (malignes Adenom), infolge der von oben herabgreifenden Zerstörung der Cervixsubstanz, die im dritten der Fälle, ohne daß eine Ausschabung vorausgegangen war, in eine große Zerfallshöhle oberhalb des wohlerhaltenen Muttermundes verwandelt war. Ebenso einwandfrei scheint mir Fall 35, 36, ein Adenocarcinom der Cervix, das zu vollständigem Verschluß des Cervixkanals und Pyometrabildung geführt hatte, während auf der makroskopisch unverändert aussehenden Außenfläche ein carcinomatöser, aber nicht in die Tiefe dringender Plattenepithelbelag vorhanden war.

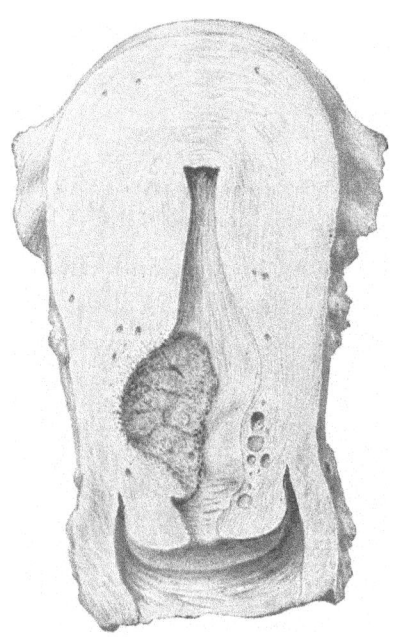

Abb. 42. Carcinom der Cervixschleimhaut. (Aus Hofmeier, Handb. d. Frauenkrankheiten, 17. Aufl., 1921, Abb. 211, S. 389.)

Goldberg beschreibt sogar doppelseitige Hämatosalpinx und Hämatometrabildung bei kleinem Cervixcarcinom einer 51 jährigen. Ich habe selbst im Laufe der Jahre eine ganze Reihe zweifelsfreier Fälle gesehen, zum Teil auch mit Verlegung des Cervicalkanals und Hydro-, Pyo- oder Hämatometrabildung, zum Teil mit Bildung großer Zerfallshöhlen oberhalb der wohlerhaltenen zapfenförmigen Portio und des mitunter vollkommen geschlossenen Muttermundes, oder mit gleichmäßiger oder ungleichmäßiger, höckeriger Auftreibung des Gebärmutterhalses, zunächst in seinen oberen Teilen, dann von oben nach unten fortschreitend, auch der äußerlich unversehrten Portio. Ich gebe als Beispiel einen der jüngsten Fälle (Abb. 43, 44, 45), in welchem der Zerfall des von der Cervixschleimhaut ausgehenden Carcinoms eben erst begonnen hat, nachdem die gesamte Cervix unter Erhaltung der nur vergrößerten äußeren Form bis in die äußersten Schichten durch Carcinomgewebe ersetzt und die vordere Portiolippe von oben her stark aufgetrieben, der Muttermund in einen schmalen, glattrandigen, halbmondförmigen Spalt verwandelt war. Freilich können solche Fälle nur durch eingehende mikroskopische Untersuchung von den oben beschriebenen endophytischen Portiocarcinomen mit Erhaltung der äußeren Form unterschieden werden.

9. Fall.

59 jährige I para. 1924/25, Nr. 847.

Blutung seit $1/4$ Jahr. Portio kinderarmdick, vordere Lippe schmal, halbmondförmig wie der spaltförmige Muttermund, die hintere Lippe tumorartig aufgetrieben. Der eindringende Finger fühlt von oben herabkommende, weiche Massen; Parametrium frei. Portiooberfläche für Finger und Auge unverändert. Wertheimsche Operation, keine Drüsen. Heilung, Präparat abgebildet und oben beschrieben.

Mikroskopisch: Das vollständig normale Plattenepithel des Scheidengewölbes wird auf der Portio allmählich schmäler und hört schließlich auf. Die Oberfläche ist gebildet von glattem Bindegewebe, ziemlich gefäßreich, an einzelnen Stellen ist es durchbrochen von den von obenher kommenden Carcinomsträngen, ohne daß eine makroskopisch bemerkbare Ulceration entstanden ist; auch der unterste Teil der Cervixschleimhaut oberhalb des Orific. externum ist — wohl durch Dehnung — in eine glatte, faserige Bindegewebsschicht verwandelt, ohne Oberflächenepithel und ohne Drüsen. Das Carcinom ist ein vorwiegend aus kleinen spindeligen und rundlichen Zellen bestehendes Plattenepithelcarcinom mit lymphatischer Ausbreitung und weitgehendem zentralen Zerfall der sehr großen Alveolen. Wenn der Ausgangspunkt histologisch auch nicht mehr dargestellt werden kann, so konnte doch mit Sicherheit mikroskopisch nachgewiesen werden, daß er sich nicht auf der Portio und nicht auf dem unteren Teil der Cervixschleimhaut in der Nachbarschaft des Muttermundes befand; er kann sich also nur auf den oberen Teilen der Cervixschleimhaut befunden haben, da, wo auch der Zerfall nach der Cervixhöhle zu begonnen hat.

Angesichts der Anzweiflung durch Schottländer und Kermauner, die selbst keinen Fall von beginnendem Cervixcarcinom gesehen haben, scheint es mir wichtig, drei solche Fälle ausführlich zu bringen, von denen einer von mir selbst beobachtet, zwei, der neuen amerikanischen Literatur entnommen, deutschen Lesern nicht ohne weiteres zugänglich sind. Die Ärzte gerade auf das Vorkommen und die anatomisch fest begründete Stellung dieser Cervixcarcinome, die sich in jugendlichem Zustand bei der gewöhnlichen klinischen Untersuchung durch nichts verraten, aufmerksam zu machen, scheint mir besonders wichtig.

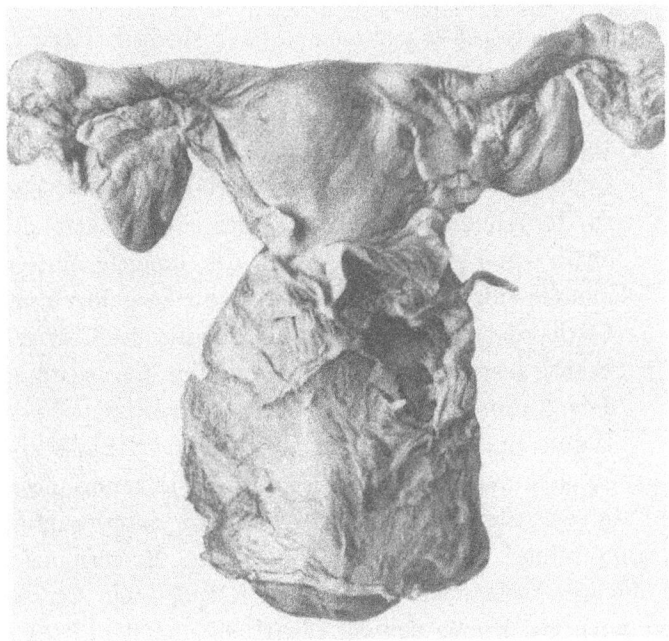 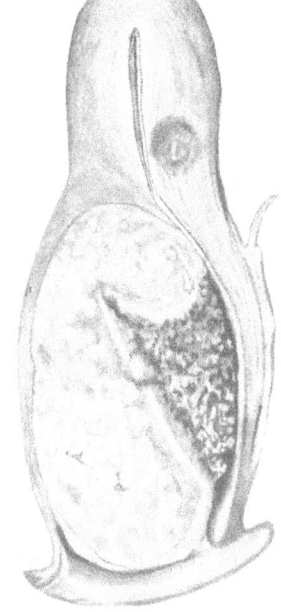

Abb. 43. 9. Fall. Rein endophytisch gewachsenes Cervixcarcinom. Ansicht des Operationspräparates von hinten.

Abb. 44. Fall 9. Rein endophytisch gewachsenes Cervixcarcinom, Sagittalschnitt des Operationspräparates.

Es ist leicht möglich sie zu übersehen, wenn man in Unkenntnis ihres Vorkommens sich bei Carcinomverdacht mit einer Probeexcision oder einer Ausschabung des Corpus uteri begnügt und den Cervicalkanal nicht berücksichtigt, wie es tatsächlich schon vorgekommen ist. Auf die Sonderstellung dieser „Cervixhöhlencarcinome" und die leichte Übersehbarkeit derselben hat in aller jüngster Zeit (Dtsch. Gynäkologentagung Bonn 1927, Arch. f. Gynäkol. Bd. 132) Katz hingewiesen; sie konnten noch in 8,9 % der operablen Collumcarcinome des großen Materials der Pehamschen Klinik nachgewiesen werden, aber von 87 konnten nur 86 durch einfache gynäkologische Untersuchung erkannt werden, 13 erst nach Dilatation und Ausschabung, 6 mal wurden sie als Myome operiert, 2 mal erst nach der Operation entdeckt. Mit diesen hohen Cervixcarcinomen ist wohl der, „vom Isthmus ausgehende Krebsknoten" identisch, der sich nach R. Schröders Meinung (Lehrb. S. 549) „höchstens noch als selbständiger Krebsknoten unterscheiden läßt, während sich die sonstige Einteilung auch anatomisch nicht rechtfertigen läßt, da ein sicherer Beweis für den ersten Carcinomursprung kaum zu führen ist". Daß dies für die nicht zu weit fortgeschrittenen Fälle unzutreffend ist, glaube ich gezeigt zu haben. Im Gegensatz zu den jungen Portio- und Cervixcarcinomen, die als solche vor der Operation sehr wohl erkannt werden können, ist jedenfalls gerade die Abscheidung eines besonderen „Isthmuscarcinoms" vor der Herausnahme des Uterus unmöglich, da man an der Lebenden wohl leider niemals wird feststellen können, ob das in der Gegend des inneren Muttermundes sitzende diesen zerstörende oder verlegende Carcinom oberhalb oder unterhalb des Orificum internum entstanden ist. In ersterem Falle wäre es eben ein Korpus- in letzterem ein hohes Cervixcarcinom. Aber selbst am Präparat ist diese Unterscheidung nicht immer sicher möglich, wie z. B. bei Schottländers Fall 21 (Abb. 37, Taf. VII) von Adenocarcinom der Gegend des inneren Muttermundes, in dem die Autoren nach genauester makro- und mikroskopischer Durchforschung es als fraglich bezeichnen, ob Korpus oder Cervix der Ausgangspunkt war, oder bei dem Fall Gellhorns, der in der Literatur die allerverschiedenste Deutung erfahren hat. Das stark metaplasierende, zu Hornbildung führende Adenocarcinom, hatte sich anscheinend von der Gegend des inneren Muttermundes ringförmig nach oben zu bis zu halber Höhe des Korpus, nach unten bis zur Hälfte des Cervicalkanals ausgebreitet. Ich halte es (im Gegensatz zu dem Autor, der einen doppelten Ausgangspunkt in Korpus und Cervix annimmt) für ein jedenfalls einheitliches Carcinom, dessen Ausgangspunkt nicht mehr bestimmt werden kann. Diese

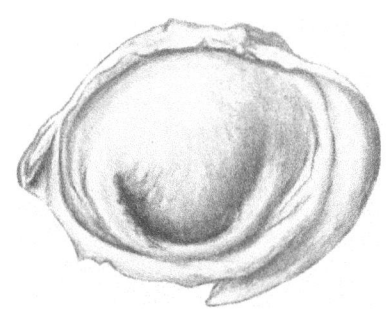

Abb. 45. Cervixcarcinom. Vollständige Unversehrtheit der Portio bei vollständiger Durchwachsung der hinteren Collumwand von der Cervixschleimhaut aus.

Schwierigkeit wird verständlich, da wir aus Schottländers höchst interessantem Fall 102, einem im allerersten Beginn befindlichen Carcinom des inneren Muttermundes ersehen können, daß tatsächlich die hier ineinander übergehende Korpus- und Cervixschleimhaut gleichzeitig und zwar auch gleichzeitig von der Oberfläche und den Drüsen aus, carcinomatös erkranken kann. Es fanden sich bei der Probeausschabung in ein und demselben Partikelchen, Cervix, Korpus- und Isthmusdrüsen, zum Teil normal, zum Teil in carcinomatöser Entartung neben bereits soliden Nestern. Die Sagittalschnitte der Übergangsgegend zwischen Cervix und Korpus zeigten in beiden solche zum Teil noch mit der Oberfläche in Verbindung stehende, zum Teil schon in Lymphgefäßen liegende Plattenepithelinseln mit deutlicher Atypie. Auch Hofmeiers Fall 3 (wahrscheinlich auch Fall 2 im Anfang der Beobachtung) betraf ein ganz junges Plattenepithelcarcinom, das gerade an der Grenzstelle zwischen Korpus und Cervix saß. Derartige Fälle könnte man in der Tat Isthmuscarcinom nennen, doch scheint es mir nicht erforderlich und wünschenswert, für solche äußerste Seltenheiten, die zudem auch in den Anfangsstadien erst durch sorgfältigste Untersuchung der Präparate, in fortgeschrittenen Fällen überhaupt nicht mehr sicher gestellt werden können, eine besondere Gruppe aufzustellen. Selbst Kermauner will seinem zum Teil hierher gehörigen „Carcinom des inneren Muttermundes" keine Sonderstellung einräumen. Die hohen Cervixcarcinome dagegen, wie solche Fall 10 in ganz jugendlichem Beginn, die Hofmeiersche Abbildung (s. Abb. 42) in voller Ausbildung zeigt, sind keineswegs so überaus selten. Abb. 46 ist ein solcher Fall mit noch unversehrter Oberfläche, bei median eröffnetem Uterus. Das vorwiegend exophytisch gewachsene Carcinom ist in das Korpus und nach unten ziemlich gleichmäßig vorgedrungen, hat aber den äußeren Muttermund noch nirgends erreicht. Auch das in Abb. 58 abgebildete reife Plattenepithelcarcinom stammt von einem solchen, etwas weiter fortgeschrittenen Fall, bei welchem die Portio und der retroflektierte Uterus äußerlich ganz unverändert war. Die Diagnose wurde durch Entnahme von Gewebsbröckeln aus den oberen Teilen der Cervix gestellt, vorläufige Heilung bei der 70jährigen durch Radium-Röntgen erzielt. Solche hohe Cervixcarcinome sind vermutlich auch die Fälle Seeligmanns gewesen, in denen nach der Totalexstirpation nur eine fünfpfennigstückgroße kranke Stelle „in der Gegend des inneren Muttermundes", aber mikroskopisch kein Ca. mehr gefunden wurde. Trotzdem gingen die Kranken alle an Rezidiven zugrunde.

10. Fall.

61 jährige II para. 1925/26, Nr. 736.

Menopause vor 13 Jahren. Vor 14 Tagen, bei vollständigem Wohlbefinden, nachts plötzlich Abgang eines Tassenkopfes voll Eiter aus der Scheide. Keine Blutung, keine Schmerzen. — Scheide fleckig gerötet, Portio für Finger und Auge unverändert, Sondierung ohne Schwierigkeit, erregt keine Blutung. Korpushöhle weit. Probeabrasio nach Dilatation am 30. XI. fördert nur geringe, gelblichweiße Schleimhautfetzen zutage. 7. XII. Abdominale Radikaloperation — Genesung. Der Uterus zeigt noch etwas Erweiterung seiner Höhle, Wandungen glatt, makroskopisch nirgends verdächtig. Erst nachdem die gesamte Uterusinnenfläche in einzelnen Blöcken durchuntersucht war, fanden sich die Reste des Carcinoms in Gestalt kleinster Herdchen carcinomatösen Plattenepithels, unter dem Epithel einiger tiefgelegener Cervixdrüsen im obersten Abschnitt der Cervix, dicht unter dem inneren Muttermund. Die Zellen unterschieden sich durch Form, Färbung

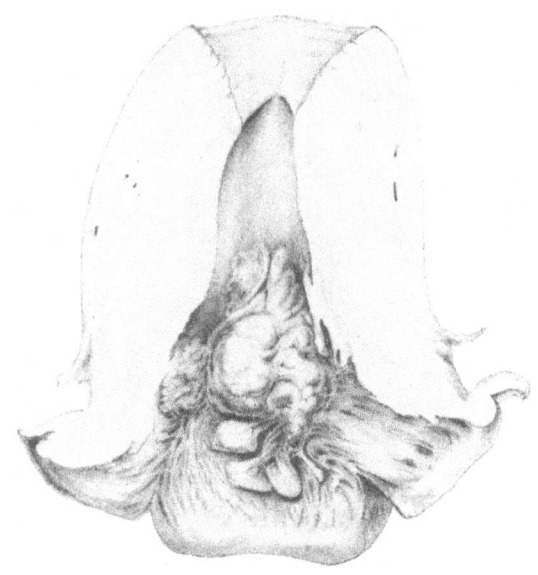

Abb. 46. Cervixhöhlencarcinom von der Gegend des inneren Muttermundes ausgehend und vorwiegend exophytisch nach oben und unten fortgeschritten. Der äußere Muttermund ist noch nicht erreicht.
Zeichnung von Carl Ruge aus dem Jahre 1895.

und Größe scharf von den palisadenförmigen typischen Cervixepithelien, die zum Teil bereits zerstört waren. Die Oberfläche der Cervixschleimhaut durch die vorausgegangene Ausschabung und Carbolätzung zerstört, der Rest frei von Carcinom. Im ganzen Korpus noch eine dünne Schicht senil atrophischer Schleimhaut mit sehr spärlichen, unveränderten Drüsen. Das sehr kleine Carcinom hatte durch seinen Sitz an der engsten Stelle des Uterus, dicht unter dem inneren Muttermund, diesen zeitweise verlegt und zur Ansammlung von Schleim und Eiter in der Korpushöhle geführt, bis der Druck in demselben hoch genug war, den wohl noch sehr dünnen Verschluß zu sprengen. In dem Schabsel fand sich außer Fetzchen der senilen Korpusschleimhaut ein Partikelchen eines Plattenepithelcarcinoms mit Schichtungskugeln und einzelnen Stachelzellen.

Auch in dem Falle von Martzloff bestand eine Pyometra. Das winzig kleine Carcinom fand sich bei A (Abb. 47) $1^1/_2$ cm oberhalb des Orif. ext., war aber makroskopisch nicht zu erkennen. Die Probeausschabung bei der 5 Jahre nach der Menopause seit drei Monaten an wäßrig-blutigem Ausfluß leidenden Frau hatte sehr geringfügige Veränderungen ergeben: Mehrschichtung des Epithels, Unregelmäßigkeiten in Form, Größe und Färbung der Zellen und Kerne, kein Tiefenwachstum. Am herausgenommenen Uterus fand sich bei A zunächst nur ein hyperplastisches, geschichtetes Plattenepithel, an dem an einzelnen Stellen (Abb. 48 X) die sonst deutliche Schichtung verloren gegangen war und das ganze Epithel aus ovalen oder breiten, spindelförmigen Zellen bestand, mit hypochromatischen Kernen, unregelmäßiger Färbung und reichlichen Kernteilungsfiguren. Kein Tiefenwachstum; nicht weit davon Zellnester mit stärker ausgesprochener Unregelmäßigkeit in Form, Größe, Färbung und Anordnung der Zellen; noch keine Reaktion des Bindegewebes, in die sich

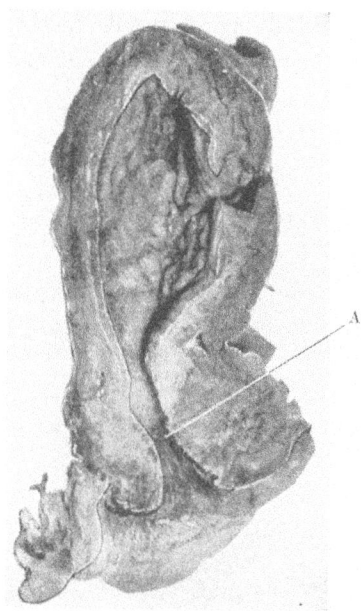

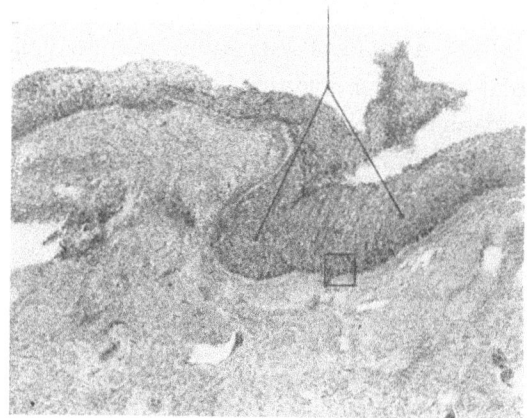

Abb. 48.

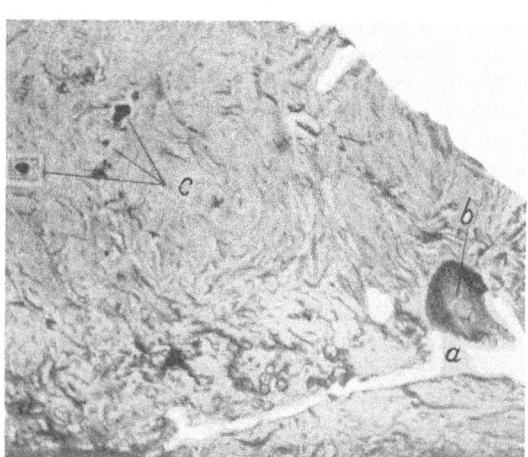

Abb. 47.

Abb. 47. Martzloffs Fall von beginnendem Cervixcarcinom, makroskopisch nicht erkennbar (bei A) Pyometra.
(Aus Bull. of Johns Hopkins hosp. Vol. 33. 1922.)

Abb. 48. Martzloffs Fall von beginnendem Carcinom der Cervixschleimhaut, schwache Vergr. Hyperplastisches vielschichtiges Epithel ohne die normale Schichtung, bei × Unregelmäßigkeiten der Zellen und Kerne.

Abb. 49. Martzloffs Fall von beginnendem Cervixcarcinom. a Cervicalkanal; b carcinomatöses Plattenepithel an dessen Oberfläche; c Carcinomnester in Lymphgefäßen. Schwache Vergr.

Abb. 49.

die Nester wie in Abb. 49 b vorbuchteten. Die Deutung als Carcinom wurde von 4 Fachpathologen bejaht, von einem fünften verneint, bis sich auf Serienschnitten der anderen Cervixhälfte dieselben Zellnester an der Oberfläche und in der Tiefe, 2 mm unter der Oberfläche, mit Endothel ausgekleidete Räume, also Lymphgefäße fanden, die Haufen von Carcinomzellen enthielten (Abb. 49 c). Damit war die Diagnose Plattenepithelcarcinom gesichert. Cullens Fall betrifft auch ein frühes noch auf die Schleimhaut beschränktes Stadium eines Plattenepithelcarcinoms der Cervix, doch waren hier schon typische Krebsalveolen und fingerförmige Fortsätze ausgebildet und die Cervixschleimhaut in großer Ausdehnung mit geschichtetem carcinomatösen Plattenepithel ausgekleidet, das nur an einer Stelle in die Tiefe dringt. Im Korpus fand sich eine glanduläre Hyperplasie, auf der Portio ein verdicktes, aber nicht carcinomatöses Plattenepithel.

Diese drei Fälle beweisen jedenfalls, daß es primäre Cervixcarcinome gibt, auch ohne carcinomatöse Entartung eines Cervixpolypen, wie sie Schottländer (S. 434) recht willkürlich für den Hofmeierschen Fall vermutet. Dagegen scheinen auch mir die in der Diskussion von Schröder und Holzapfel angezweifelten Fälle Potens von „auf die Cervixschleimhaut beschränkte, sehr frühem Plattenepithelcarcinom" nicht einwandfrei; es fand sich auch an dem herausgenommenen Uterus Plattenepithel zwischen Basalmembran und Cylinderepithel von Cervixdrüsen, ein sehr häufiger, meist durchaus harmloser Befund. Über einen abnormen Charakter der Epithelien ist nichts gesagt.

Endlich verdient erwähnt zu werden, daß von der Cervix- (und Corpus-)Schleimhaut ein Carcinom ausgehen kann, ohne daß die Schleimhautoberfläche makroskopisch irgendwelche Veränderung erkennen läßt. Gebhard (1899) beschreibt einen solchen Fall, in dem der Arbor vitae vollkommen erhalten war und auch mikroskopisch die oberen Schichten vollständig normal waren, erst in der Tiefe begannen exzessive Drüsenwucherungen, welche die gesamte Cervixwand durchsetzten und sich außerdem durch Mehrschichtigkeit des Epithels als carcinomatös erwiesen. Die gleichen Verhältnisse zeigten sich an den Drüsen in der Wand des Korpus. Der Uterus war im ganzen vergrößert und ohne vorherige Ausschabung total exstirpiert worden, die Kranke hatte nur an heftigen Schmerzen, nie an Blutungen gelitten.

C. Der zentrale Krebsknoten der Cervixwand und die primären Uteruswandcarcinome.

Es ist kein Zweifel, daß die große Mehrzahl der in der älteren Literatur als zentrale Krebsknoten der Cervixsubstanz beschriebenen Fälle, welche ohne jede Verbindung mit der Oberfläche in der Tiefe der Muskulatur entstanden sein und erst nachträglich nach der Cervixhöhle oder der Portio vaginalis durchgebrochen sein sollten, nichts anderes waren als rein endophytisch gewachsene Cervix- oder Portiocarcinome (wie die in Abb. 22, 23 und 43—45 dargestellten), deren Ausgangspunkt nur nicht festgestellt wurde, weil man noch nicht wußte, daß die Oberfläche so lange intakt bleiben und doch einem Carcinom als Ursprungsstätte dienen konnte. War dann die Ulceration eingetreten, so fiel die Möglichkeit eines solchen Nachweises ohnehin fort. Man müßte für die Sicherstellung eines solchen Falles eine vollständige Untersuchung des Präparates in Serienschnitten verlangen, durch die nachgewiesen würde, daß das Carcinom wirklich von keiner der Oberflächen ausgegangen ist. Dieser Anforderung entspricht keiner der älteren Fälle und es erübrigt sich daher auch, die Erörterung der Veitschen Hypothese, daß es sich in diesen Fällen um Endotheliome gehandelt habe, obwohl ich mit Schottländer und Kermauner der Ansicht bin, daß es in der Tat Endotheliome in der Uteruswand gibt, auf die weiter einzugehen jedoch nicht meine Aufgabe ist. Doch habe auch ich mich davon überzeugt, daß sowohl ein ursprüngliches Plattenepithel, als ein Cylinderepithelcarcinom zu histologischen Bildern führen kann, die sich von den für Endotheliome als charakteristisch beschriebenen in nichts unterscheiden. Deshalb ist leider der aus meiner Klinik von A. R. Stolz beschriebene Fall nicht ganz einwandfrei, trotzdem das histologische Bild und der Verlauf (3 monatliches Ausbleiben von Blutungen trotz einer in die Scheide bis zu introitus herabgewachsenen Geschwulst) sehr für ein zentral entstandenes Endotheliom mit intakter Oberfläche sprach; aber die Geschwulst wurde schon bei der ersten Ausräumung stark beschädigt, dann die untersten

Partien der Cervix durch die Operationsvorbereitung sehr gründlich zerstört, so daß ihr Verhalten an der Geschwulst nicht mehr studiert werden konnte. Auch um ein Endotheliom in Gestalt eines tiefen Cervixknotens anzunehmen, bedürfte es also einer genauen Serienuntersuchung, die eine Entstehung der Geschwulst aus irgendwelchen Epithelien ausschließen ließe. Mit absoluter Sicherheit wird dies wohl nur bei noch jugendlichen Geschwülsten möglich sein. Doch halte ich es für möglich, daß der Fall a (S. 395) von Schottländer ein ursprünglich in der Tiefe entstandenes Endotheliom, also ein zentraler Cervixknoten gewesen ist. Schottländer selbst bemerkt dazu (S. 407); „Auf jeden Fall müssen wir gleich betonen, daß uns ein wirklich vollständig parenchymatös liegender Krebs niemals zu Gesicht gekommen ist. Den einzigen Tumor, über welchem Portio- und Cervixschleimhaut anscheinend (wenn auch nicht mehr absolut sicher nachweisbar) intakt geblieben war, müssen wir als eine ganz seltene Ausnahme bezeichnen und wollen ihn auch nicht den Carcinomen zuzählen."

Auch ich konnte in der Literatur keinen beweisenden Fall von zentralem Cervixknoten finden, abgesehen von den beiden eine Ausnahmestellung einnehmenden Fällen von Carcinom der in der Cervix gelegenen Ampulle des Gartnerschen Ganges, welche R. Meyer beschrieben hat. Sie waren beide weit fortgeschritten und an die Oberfläche der Cervixhöhle und der Portio durchgebrochen und in der Tiefe auf die Scheidenwand übergegangen, zeigten aber ein so charakteristisches, von allen sonst am Uterus vorkommenden Carcinomen so abweichendes Bild, daß R. Meyer den zweiten Fall in der Probeexcision aus der Ähnlichkeit mit dem histologischen Befunde des ersten erkennen konnte; in beiden konnte der normale Teil des Gartnerschen Ganges in die Geschwulst und die Entstehung der letzteren verfolgt werden, und zwar aus von dem Gange herkommenden stark gewundenen engkalibrigen Kanälchen, in Gruppen, sowie mehr zerstreuten Kanälen mit wechselndem Kaliber, mit bald einfach flachem, bald zweizeilig-kubischem, bald hochcylindrischem Epithel, an anderen Stellen mit mehrschichtigem Epithel und Übergängen in solide epitheliale Stränge und carcinomatöse Alveolen, Bildung cystischer Hohlräume mit endothelähnlichem Belag und homogenem kolloiden Inhalt, sowie intrakanalikulärer Papillenbildung. Die Entstehung konnte ganz diffus im Verlauf der Abkömmlinge des Gartnerschen Ganges festgestellt werden; im ersten Falle doppelseitig.

Diese beiden Fälle R. Meyers sind bis jetzt die einzigen. Denn der ältere, öfters angezogene von G. Klein ist ganz unsicher; er wurde nur in zwei Exkochleationen untersucht, in denen sich zwischen langen mit kubischem Epithel und eigener Muskulatur versehenen Schläuchen carcinomatöse Stellen fanden, die ebenso gut von Cervixdrüsen ausgegangen sein konnten. Dagegen kann von Herffs Fall von Carcinombildung inmitten des Beckenzellgewebes der Scheidenumgebung, den er ebenfalls als aus Resten des Gartnerschen Ganges hervorgegangen deutet, als Beweis der Möglichkeit desselben Vorganges innerhalb der Cervix herangezogen werden.

Auch von versprengten Resten des Müllerschen Ganges oder den epithelialen Bestandteilen von Adenomyomen, einerlei ob schleimhäutiger, embryonal versprengter oder seröser Abstammung, ausgegangene Carcinome sind in der Cervixsubstanz noch nicht beschrieben worden, obwohl man an deren Möglichkeit nicht zweifeln kann. Denn Schwab hat ein derartiges Adenocarcinom nach seiner Annahme von kongenital versprengten Müllerschen Epithelien ausgegangen, gleichzeitig mit drei gleichen kleinen Bildungen in der Hinterwand des Fundus, gefunden in einem fast gestielt der hinteren Cervixwand nach dem Douglas zu aufsitzenden taubeneigroßen Adenomyom. Lahm führt irrtümlich Labhardts (1910) Fall als ein solches zentrales Cervixcarcinom an, das aus einer heterotopen Adenomyosis in der Cervixwand entstanden und nach der Portiooberfläche durchgebrochen sei. Doch nach des Autors eigener Ansicht und genauer histologischer Beschreibung handelte es sich trotz des Eindringens auch in das Parametrium nicht um einen malignen Prozeß, da histologisch destruierende Vorgänge nicht vorhanden waren und dem Vordringen der oft cystisch erweiterten vom normalen Korpusepithel ausgekleideten Drüsen stets das Vordringen des cystogenen Bindegewebes vorausging, ein Verhalten, das wir auch heute noch als charakteristisch für die gutartigen, heterotopen Wucherungen vom Bau des Endometriums betrachten müssen. Doch weist der Fall immerhin auf die mögliche Entstehung und Ausbreitung eines solchen zentralen Carcinoms hin. Denn in Adenomyomen des Korpus wurde die carcinomatöse Entartung mit der normalen Schleimhaut nachweislich nicht zusammenhängender Drüsenbildungen häufiger beobachtet, so von Babes (interstitiell, mit Leber- und Lymphdrüsen Metastasen), Babesiu (inmitten eines faustgroßen subserösen Myoms), Rolly (hintere Uteruswand), Dillmann (1. Fall: gestieltes subseröses Myom, 2. Fall: großes cystisches Adenocarcinom der Hinterwand), Hoehne (hintere und rechte Seitenwand, mit gleichzeitiger ausgedehnter Tuberkulose des ganzen Uterus, ursprünglich als vom Gartnerschen Gang ausgegangen gedeutet, aber hiefür nicht beweisend), Iwanoff (hintere Uteruswand, Drüsen vom Peritonealepithel ausgegangen), Kaufmann (Hinterwand des Korpus, Handb. S. 1299), Polano (submuköses Fibromyom); Frankl (1924) sah ein mittelreifes solides Carcinom in Gestalt bis haselnußgroßer Erhebungen auf der Schleimhaut eines mannskopfgroßen, cystischen Adenomyoms. Nicht überzeugend ist der oft als hierhergehörig bezeichnete Fall von Cullen (1903), der wie Kleinhans mit Recht bemerkt, ein von der Schleimhaut ausgehendes, in Adenocarcinom übergehendes malignes Adenom darstellt und der jüngste Fall von Becker, bei welchem der pathologische Anatom nach der mikroskopischen Untersuchung der kirschgroßen auf der Hinterwand des retroflektierten verwachsenen Uterus sitzenden Knotens den Eindruck hatte, daß eine Peritonealmetastase im Douglas auf den Uterus übergreift; es bestand gleichzeitig ein inoperables Cervixcarcinom, das wohl durch kontinuierliches Wachstum in den Douglasschen Raum und von da auf den retroflektierten, fixierten Uterus übergegangen war.

Auch die häufig vermutete Möglichkeit der Entstehung eines zentralen Cervixknotens aus einer von der Schleimhaut abgeschnürten und in die Tiefe der Cervixsubstanz geratenen Cervixdrüse ist noch nicht durch eine vollgültige Beobachtung belegt, aber sie ist sehr wahrscheinlich gemacht nicht nur durch die schon erwähnten Fälle Gebhards und R. Meyers, in denen noch mit der normalen oberen Schleimhautschicht in Zusammenhang stehende Drüsen in der Tiefe maligne entarteten, sondern vor allem durch eine durch gute Abbildung belegte Beobachtung von Stone (Surg. Gynecol. a. Obst. Vol. 23). Er fand tief in der Cervixwand eine isoliert gelegene Drüse, umgeben von rundzelliger Infiltration, deren Epithel im Fundus ausgesprochene Mehrschichtung und Metaplasie mit leichter Atypie der Zellen und Kerne zeigte. Es besteht kein Zusammenhang mit dem normalen Plattenepithel der Oberfläche. Der Autor selbst hält eine sichere Deutung für unmöglich, denkt aber mit Recht an die Entstehungsmöglichkeit tiefer Carcinomknoten innerhalb der Cervixsubstanz aus solchen Drüsen. Möglicherweise gehörte der von Cullen auf S. 285 seiner Monographie beschriebene Fall von umschriebenem Adenocarcinom in der Substanz der Cervix hierher, ein rundlicher Knoten von 1½ cm Durchmesser, ohne Gewebszerfall, ohne Veränderung der äußeren Umrisse des Uterus, leider fand aber eine genauere Untersuchung nicht statt.

Auch der Fall 41 von Schottländer und Kermauner könnte hier angeführt werden; ein mit regelmäßigem Plattenepithel ausgekleideter Gang führte von der Gegend des äußeren Muttermundes 3,5 cm lang in die Tiefe, etwa vom Ende des 2. cm ab wird das Epithel atypisch, dringt in die Umgebung vor und bildet in dieser isolierte Plattenepithelnester. Fast der ganze Cervicalkanal ist mit regelmäßigem Plattenepithel ausgekleidet. Schottländer versieht die Diagnose eines beginnenden Plattenepithelcarcinoms, das im Anschluß an Erosionsbildung und Bildung von Fistelgängen im Parenchym der Cervix entstanden ist, noch mit einem Fragezeichen. Aber der Vorgang ist bezüglich des Plattenepithels identisch mit der oben beschriebenen carcinomatösen Degeneration der Cervixdrüsen in der Tiefe bei normaler Schleimhautoberfläche. Man könnte sich denken, daß wie sonst die Drüsenausführungsgänge, gelegentlich auch ein solcher irgendwie traumatisch oder entzündlich entstandener Fistelgang im Laufe der sich anschließenden Vernarbungsvorgänge wieder veröden oder abgeschnürt werden und das entlang seinen Rändern in die Tiefe gelangte Cervixepithel später carcinomatös werden könnte. Dann hätten wir einen von der Oberfläche vollkommen getrennten Carcinomknoten vor uns und es entstünde ein Bild, wie es Schottländers Abb. 5 auf Taf. 1 unter Wegdenkung des schmalen, nicht carcinomatösen Verbindungsganges an der Oberfläche darbieten würde. Damit ist wohl das, was über die Entstehungsmöglichkeit zentraler Carcinomknoten gesagt werden kann, erschöpft.

D. Der Krebs des Gebärmutterkörpers.

Abgesehen von den oben erwähnten sehr seltenen, von der Umgebung des inneren Muttermundes ausgehenden, schon besprochenen sog. Isthmuscarcinomen und den sehr weit fortgeschrittenen Fällen ist die sichere Abgrenzung des Korpus- von den Gebärmutterhalskrebsen in der Regel leicht möglich, da erstere meist ziemlich lange brauchen, ehe sie den inneren Muttermund erreichen oder gar überschreiten, was sie entgegen der Behauptung Offergelds nach entsprechend langer Dauer oft genug tun. Auch dringen sie, entsprechend den Verhältnissen der abführenden Lymphwege, kaum jemals in die Wand des Organs, in das Gebiet des Halsteils so vor, daß es zu Verwechslungen mit der infiltrierenden Form der Collumcarcinome kommen könnte. Da sie zudem meist frühzeitig Erscheinungen machen, kommen sie fast immer noch in einem Stadium zu unserer Beobachtung, in dem ihre sichere Lokalisation keinerlei Schwierigkeiten macht.

Auch beim Körperkrebs kommen alle drei Wachstumsformen vor.

1. Endophytische Körpercarcinome.

Das reine Tiefenwachstum ist außerordentlich selten; mir sind nur die schon erwähnten Fälle von Gebhard und R. Meyer bekannt, die nur zu einer gleichmäßigen Verdickung des Uterus bei makroskopisch unversehrter Schleimhautfläche geführt hatten und bei denen auch die Cervix primär beteiligt war; dies war nicht der Fall bei dem Fall A von Recklinghausen, bei dem eine enge Uterushöhle nicht ganz gleichmäßig umgeben war von einer adenocarcinomatösen, rein infiltrierend gewachsenen Geschwulstbildung. Aber nach der genauen Beschreibung von Recklinghausens kann wohl kein Zweifel sein, daß es sich um ein ursprünglich gutartiges und als solches weit in die Uteruswand ausgebreitetes schleimhäutiges Adenomyom, oder eine Adenomyosis mit sekundärer maligner Entartung handelte und an diese Möglichkeit muß man bei allen derartigen Carcinomen denken, wie z. B. bei den älteren Fällen von Löhlein und Landerer, in denen die in der Muskulatur verteilten reichlichen, zum Teil cystischen carcinomatösen Drüsenimitationen von reichlichem Stromagewebe begleitet waren. Auch aus neuester Zeit kann man den Fall VI von Moench hierher rechnen, indem es zur Bildung eines metaplastischen Plattenepithelcarcinoms innerhalb der cystischen Drüsen eines doppelmannsfaustgroßen, gestielten submukösen, schleimhaltigen Adenomyoms oder nach Moenchs Auffassung adenomyositischen

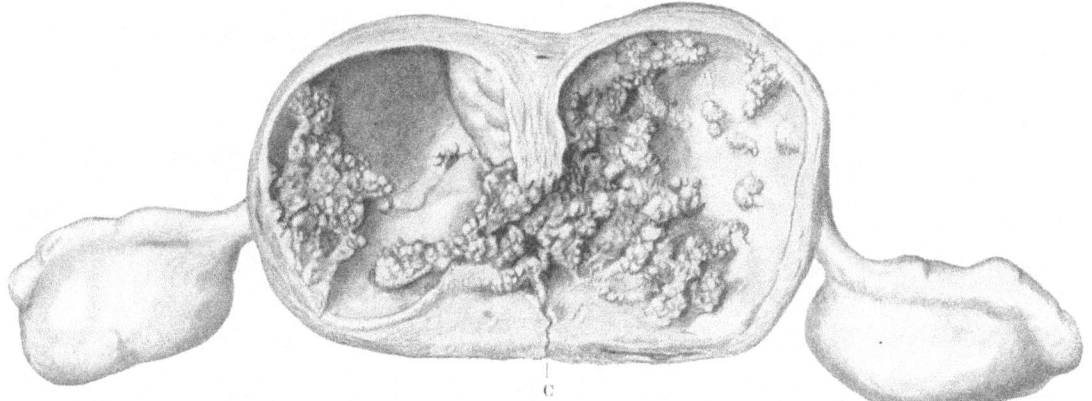

Abb. 50. Papilläres Adenocarcinom im Uterus bicornis septus. C Cervicalkanal.
Eigenes Operationspräparat. 13. 10. 1923.

Tumors kam. Ich selbst beobachtete (s. Abb. 50) in einem Uterus bicornis gleichzeitige papilläre Adenocarcinomentwicklung der Schleimhaut beider Korpushöhlen und adenomyositische Herde in der Tiefe.

Übrigens betont von Recklingshausen, daß auch bei gewöhnlichen Uteruskörpercarcinomen mitunter eine beträchtliche Neubildung von Muskelgewebe stattfinde, und er nennt solche Carcinome „myoplastische". Eine starke Entwicklung der Muskulatur zeigt auch Abb. 51, in der ebenfalls das Tiefenwachstum überwiegt. Die auch ohne solches vorkommende erhebliche Wandverdickung kann auch als einfache Arbeitshypertrophie infolge der sich auch klinisch bemerkbar machenden immer wiederkehrenden Ausstoßungsbestrebungen aufgefaßt werden. Marino bestätigt die meist vorhandene Hyperplasie der Muskulatur, hebt aber besonders hervor, daß es sich in einigen seiner Fälle um hypoplastische Uteri gehandelt habe und meint, daß dieser Umstand, ebenso wie die häufig vorhandene primäre Sterilität der Frauen mit Korpuscarcinom in der Ursachenlehre berücksichtigt werden müßte.

2. Flächenhaft verbreitete Körpercarcinome.

Auch Fälle von fast reinem Flächenwachstum des Carcinoms gibt es im Corpus uteri und Lahm wollte sie unter dem Namen des „Carcinoma uteri diffusum" zusammenfassen, indem er annahm, daß, da auch die Cervix immer beteiligt war, gleichzeitig die gesamte epitheliale Oberfläche der Mucosa uteri in Plattenepithelcarcinom sich umgewandelt habe. Das ist an sich wohl möglich, jedoch für diese Fälle keineswegs bewiesen. Das Carcinom kann ebensowohl an einer umschriebenen Stelle begonnen und sich von da flächenhaft ausgebreitet haben. Ein Teil der von Lahm angeführten Fälle sind zweifellos primäre, gewöhnliche Cervixcarcinome, die sich flächenhaft nach oben ausgebreitet haben (Gebhard, Kraus, Kunze, Opitz I, Benkiser, Emanuel), ein anderer Teil primäre Körpercarcinome, die neben dem gewöhnlichen Höhen- und vor allem Tiefenwachstum sich auch oberflächlich nach oben und unten ausgebreitet haben (Flaischlen, Heurlin, Piering, Gebhard, Hitschman II, Schauenstein II, Hofmeier I) und nur in Lahms dritter Gruppe

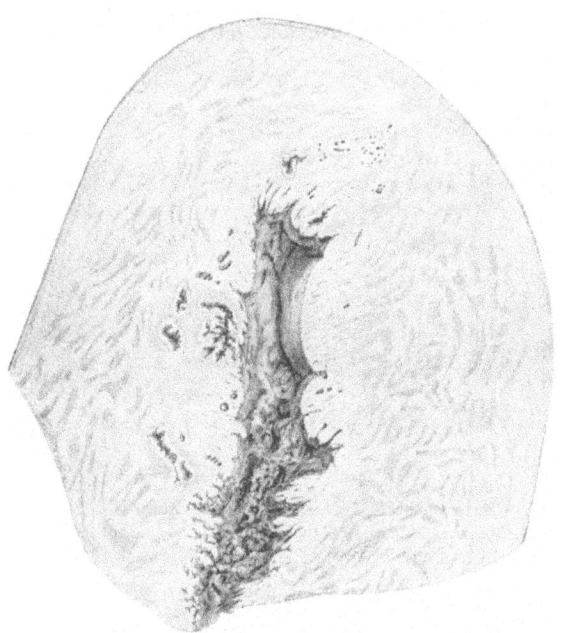

Abb. 51. Carcinoma corporis uteri mit tiefen Drüsenwucherungen. Zeichnung von Carl Ruge.

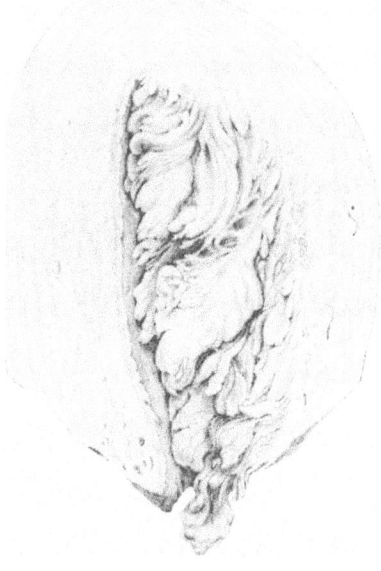

Abb. 52. Carcinoma corporis diffusum. Zeichnung von Carl Ruge.

(v. Rosthorn, Lahm, Hitschman X und Hofmeier III, ebenso in dem ganz neuen Fall von Walter Schmitt) überwiegt das Oberflächenwachstum das im Korpus bei Rosthorn nur eben beginnende, bei Hitschman X und Hofmeier III schon etwas weiter, bei Lahm II in den Lymphgefäßen schon ziemlich weit fortgeschrittene Tiefenwachstum so erheblich, daß man es als die primäre und das Krankheitsbild zunächst beherrschende Wuchsform betrachten kann. Doch ist es möglich, daß in einigen der obigen Fälle (Hitschman X und Schauenstein II) der festgestellte Befund nur ein weiteres Stadium des ursprünglich reinen Oberflächenwachstums darstellt, indem das zunächst nur so gewachsene Carcinom an einer oder verschiedenen Stellen gleichzeitig oder nacheinander sekundär in die Tiefe gedrungen ist.

3. Vorwiegend exophytisch gewachsene Korpuscarcinome.

Die überwältigende Mehrzahl der Korpuscarcinome zeigt endo- und exophytisches Wachstum kombiniert, und zwar überwiegt im Anfang das letztere meist in hohem Grade, ja das Tiefenwachstum kann zunächst ganz fehlen, so daß eine gewisse Zeitlang das Carcinom auf die Schleimhaut, ja sogar auf deren oberflächliche Schichten beschränkt bleibt und sich nur in Form von diffuser Verdickung oder flacher, beetartiger Wülste und umschriebener Hervorragungen, richtiger Polypen oder kleiner multipler Papillome, welch letztere R. Meyer im Korpus ausnahmslos als carcinomatös befand, nach dem Cavum uteri zu entwickelt. Gessner hat (1896) wohl den ersten derartigen Fall mitgeteilt und durch eine sehr lehrreiche (Taf. VII) Abbildung belegt, auf der das aus Drüsen hervorgegangene, aber schon fast vollkommen solide Carcinom allenthalben noch durch eine Schicht Basalis mit ganz normalen Drüsen von der Muskulatur getrennt ist. Ich konnte 1898 von einem durch Abrasio mucosae entfernten Adenocarcinom mit Plattenepithelmetaplasie nach der Totalexstirpation erst nach langem Suchen geringe Reste in der oberflächlichen Schleimhautschicht finden, welche durch eine ziemlich breite Schicht einfach hyperplastischen Schleimhautgewebes von der Muskulatur getrennt war. Mit diesen Fällen war der Beweis erbracht, daß die Oberfläche und Pars functionalis mucosae uteri zunächst allein der Sitz eines Carcinoms sein kann, was dann auch durch eine große Reihe von Fällen bestätigt wurde, in denen durch Abrasio mucosae allein die vollständige Entfernung eines Körpercarcinoms gelang, wie zum Teil durch Serienschnittuntersuchung des entfernten Uterus bewiesen wurde, in dem sich nichts mehr fand (Gessner 1896, v. Hansemann 1913, Plattenepithelca. bei einer 17 jährigen, P. Prym, dessen Präparate ich selbst noch untersuchen konnte, Adenocarcinom; Benthin 1913 Adenocarcinom, R. Meyer 1922, Zeitschr. 85, S. 447, Goldschmid 1922, Adenocarcinome, Muret, Hirschberg (5 Fälle), Frankl, Zentralbl. 1924, Davis 1925 2 Fälle, Engelhorn 1915, Adenocarcinom mit Plattenepithelmetaplasie, Petersen 1923). Zum Teil wurde die vollständige Entfernung durch langjähriges Gesundbleiben der nicht operierten Kranken (Flaischlen 1925, Hess 1913) und außerdem durch spätere nochmalige Ausschabung (Vassmer-Aschoff 1905, Ladinski II, 1915) bestätigt. In manchen der Fälle handelte es sich um kleine Polypen (Unterberger, Erbsengroß, Ladinski I und III), meist aber doch um diffus ausgebreitete Carcinome. Ladinski führt im ganzen 21 derartige Fälle an. Von Guggisbergs 4 Fällen wurde einer als ganz zweifelsfreies Carcinom dadurch erwiesen, daß die Kranke trotz freien Uterus nach 2 Jahren an multiplen Metastasen zugrunde ging.

R. Meyer (Zeitschr. 85, S. 446) fand ein nur 1 cm Durchmesser haltendes Carcinom auf die sichtbare Schleimhautschicht bei intakter Basalis beschränkt in einem wegen Myom entfernten Uterus. Auch größere carcinomatöse Polypen, die nicht zufällig bei der Abrasio entdeckt werden, sondern als solche klinisch in den Vordergrund treten, kommen im Corpus uteri verhältnismäßig häufig vor. Dabei kann es sich um ein von vorneherein polypös gewachsenes Carcinom handeln (z. B. Iseki Fall 2, 4, 6, 7, Chodoumsky u. a.) oder, was häufiger zu sein scheint, um sekundäre maligne Degeneration eines ursprünglich gutartigen Schleimhautpolypen (z. B. Gessner, Zeitschr. 34, S. 70, 1896, Weinbrenner, Iseki Fall 1, 3, 9, 10, 11, 13). Auch das an der Oberfläche von Schleimpolypen ja außerordentlich häufig sich bildende Plattenepithel kann, ursprünglich gutartig, carcinomatös werden und den Polypen dann in einen umfangreichen Tumor verwandeln, so z. B. in Opitz Fall 2, 1903, in welchem ein langgestielter, vom Fundus ausgehender Polyp zu einem fast soliden hühnereigroßen Tumor geworden war. Ähnlich, nur innerhalb der Korpushöhle geblieben, war Isekis Fall 8, während in Fall 10 ein gutartiger adeno-fibromatöser Polyp an Basis und

Spitze von dem auf der übrigen Corpus mucosa entstandenen Carcinom ergriffen wurde. Auch von der Schleimhaut gestielter, submuköser unter Umständen in die Scheide herabhängender Myome (Graff) oder Adenomyome (Iseki 17) kann sich ein primäres Carcinom entwickeln.

Die Gesamtheit der Körpercarcinome wird allgemein eingeteilt in die diffuse und die umschriebene Form, zwischen denen mannigfache Übergänge (Abb. 50, 52) vorkommen. Beim Carcinoma corpus diffusum (Abb. 51, 53, 54) erkrankt wahrscheinlich die ganze Schleimhaut ziemlich gleichzeitig. Auf die Häufigkeit dieser diffusen Entwicklung legt

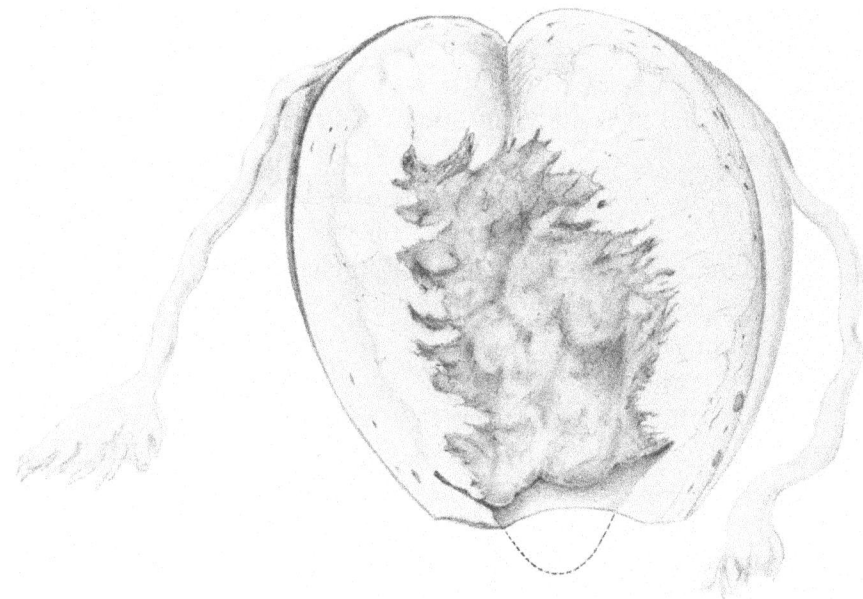

Abb. 53. Carcinoma corporis diffusum. Zeichnung von Carl Ruge.

Lahm besonders Gewicht und baut darauf seine Hypothese auf, daß das „eigentliche Korpuscarcinom ein Gebilde eigener Art, ein Produkt der Schleimhaut und der Überfunktion sei", bedingt durch hormonale Dysfunktion von seiten des Ovariums, welch letztere Auffassung für manche Fälle vielleicht erwägungswert ist, insofern vom Ovarium aus eingeleitete Wucherungsvorgänge mit ihren Folgezuständen des Zerfalls und der immer wiederkehrenden und wieder gestörten Regeneration bei der Entstehung des Carcinoms eine Rolle spielen könnten.

Die Schleimhaut ist beim Carcinoma corporis diffusum entweder im ganzen unregelmäßig verdickt, in eine die Körperhöhle ausweitende und füllende, schwammige oder markige grauweiße Masse verwandelt (Abb. 54), oder die gesamte Innenfläche ist von mehr oder weniger hervorragenden Knötchen, feinen oder gröberen Papillen (Abb. 50) oder zottigen, fetzigen, lappigen Massen (Abb. 53) bedeckt: Ca. proliferans oder vegetans (Marino), nodulare, papillomatosum, villosum. In derselben Form kann auch die Oberfläche des umschriebenen Körpercarcinoms erscheinen (Abb. 55, 56) oder es sind scharf abgegrenzte, breitbasig aufsitzende Knoten mit allen Übergängen zu der schon besprochenen mehr polypösen Entwicklung (Abb. 57) oder breite verdickte, nach der Seite flach auslaufende oder wulstig vorspringende Beete (Abb. 55) gebildet. Die Oberfläche ist grobhöckerig, wulstig, später durch Zerfall ganz unregelmäßig, fetzig oder grubig. Die schon erwähnten, flächenhaft ausgebreiteten Plattenepithelcarcinome zeichnen sich durch ihre starre mattglänzende fast ganz glatte Oberfläche aus, die nach Ruges überaus treffendem Ausdruck wie „Zuckerguß" aussieht. An der Aufsicht, wie auf dem Durchschnitt, können sich kleine oder größere, mitunter schleimhaltige, mitunter durch papilläre Wucherungen wieder ausgefüllte größere und kleinere Cysten bemerkbar machen, weshalb Cervenka seinen Fall „Cystadenoma

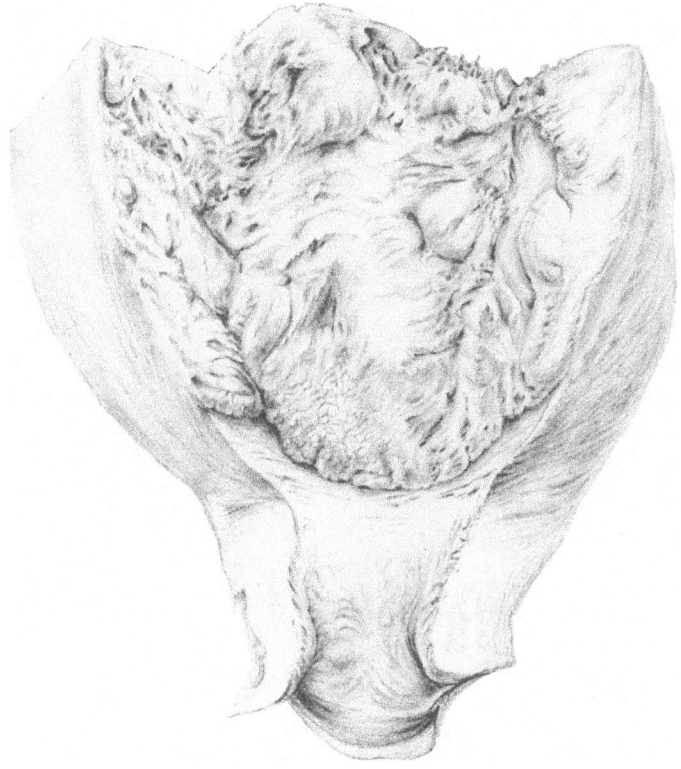

Abb. 54. Carcinoma corporis diffusum.
Zeichnung von Carl Ruge.

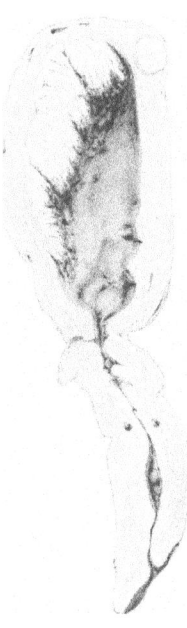

Abb. 55. Carcinoma corporis circumscriptum.

papillare proliferans" benannte; es handelte sich wohl einfach um ein teils cystisches, teils papilläres Adenocarcinom. Die Abgrenzung gegen die Muskulatur geschieht meist in bogenförmigen Linien (Abb. 53), seltener in ganz unregelmäßiger zackiger Form (Abb. 51, 56). In einem Fall Sondheimers war das Myometrium noch frei, während das Korpus, dessen Wand das Carcinom in Gestalt multipler, sehr weicher bis zu hühnereigroßer schwammiger Wucherungen trug, in eine kindskopfgroße Hämatometra, die entzündlich atretische Scheide in eine ebenso große Hämatokolpos verwandelt war.

Das Tiefenwachstum tritt anfangs sehr zurück; später kann die Wand bei den diffusen Formen von innen her mehr oder weniger vollständig aufgezehrt sein, bei umschriebenen Formen das Peritoneum in rundlichen Buckeln wie bei interstitiellem subserösen Myom vorgewölbt sein (Abb. 58). Der Ausgangspunkt kann jede Stelle der Innenfläche sein, doch scheint im allgemeinen der Fundus und namentlich die Tubenecken bevorzugt (Burkhard, Zeitschr. 75, Lahm 1927), ein Punkt, der für beginnende Fälle praktisch wichtig ist und zu besonderer Berücksichtigung dieser Stellen bei der Probeausschabung ermahnt. Daß auch der Isthmus eine Prädilektionsstelle sei, wie Lahm angibt, kann ich weder nach den Angaben in der Literatur noch nach eigener Erfahrung bestätigen, ich halte die hier primär entstehenden, oben bereits erwähnten Carcinome sogar für recht selten. Die Farbe ist meist weißlich oder gelblich, graurötlich oder durch die verschiedene Zelldegeneration und Zerfallserscheinungen fleckig, schmutzig braunrot oder grau-schwärzlich. Die Konsistenz ist fast immer sehr weich, fast zerfließend, nur bei Plattenepithelcarcinom mitunter derber.

Statistik der verschiedenen Carcinomformen.

Zum Schlusse der makroskopischen Beschreibung der Uteruscarcinome seien noch einige Zahlen über ihr gegenseitiges Häufigkeitsverhältnis gebracht; die Fälle von

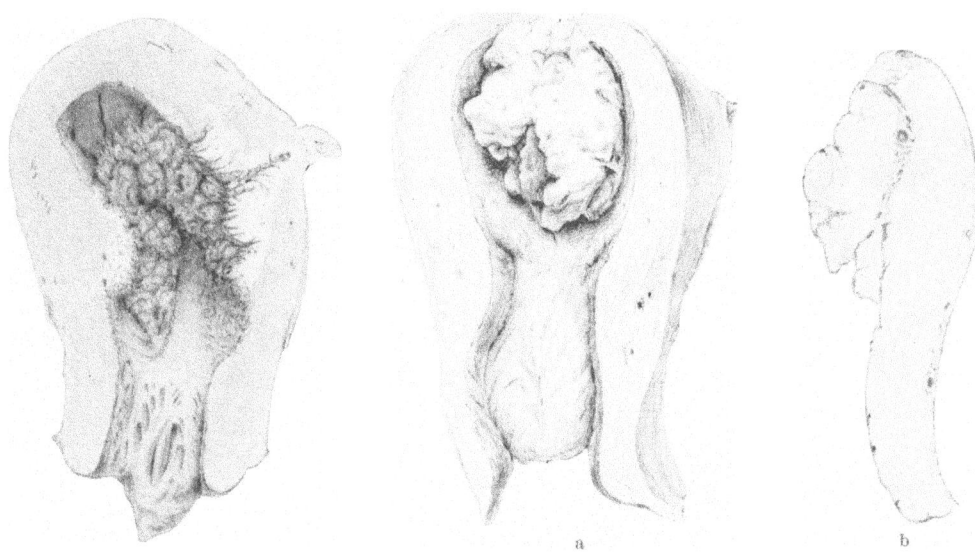

Abb. 56. Carcinoma corporis circumscriptum.

Abb. 57. Carcinoma corporis circumscriptum.
a in der Aufsicht.   b im Längsschnitt.

Zeichnung von Carl Ruge.

verschiedenen Carcinomen in demselben Uterus werden besser erst nach der histologischen Schilderung besprochen. Betrachten wir die in der folgenden Tabelle angeführten Häufigkeitszahlen, so fällt vor allem die außerordentlich große Verschiedenheit derselben bei den verschiedenen Autoren auf, und zwar selbst bei dem Korpuscarcinom, welches meist doch scharf abgrenzbar ist; es mögen dabei territoriale und soziale Unterschiede des Materials eine Rolle spielen, jedoch ist bemerkenswert, daß die höheren Zahlen alle aus den letzten Jahren stammen; es ist also möglich, daß das Korpuscarcinom zugenommen hat, oder vielleicht, daß es infolge der häufigeren Ausführung der Probeausschabung häufiger erkannt wird.

Beckmann hatte 55% bezüglich der Herkunft von Portio oder Cervix unbestimmbare Fälle, ich selbst 34%; jedoch beziehen sich meine Zahlen nicht auf mein gesamtes klinisches Material, sondern auf die von mir histologisch untersuchten Fälle, die zum Teil aus meiner Sammlung noch aus meiner Würzburger, Gießener und Prager Zeit stammen;

Häufigkeit der verschiedenen Uteruskrebse.

		Insgesamt	Korpus	Collum	Portio	Cervix
Beckmann	1901	226	2,5 %	97,5 %	14,8 %	27,7 %
Henckel	1907	211[1]	—	—	41,7 „	58,3[1] „
Konrad	1908	554	3,13 „	96,87 „	69,3 „	27,5 „
Seitz	1909	883	2,2 „	97,8 „	42,5 „	54,5 „
Weibel	1913	—	5 „	95 „	—	—
A. Mayer	1920	893	18,8 „	81,2 „	—	—
Hofmeier	1921	682	17,0 „	83,0 „	—	—
Matzmüller	1922	535	17,4 „	88,6 „	38,5[2] „	32,7[2] „
Mahle	1923	855	29,7 „	70,3 „	—	—
Lapp	1923[3]	998	9,7 „	99,3 „	—	—
Frankl	1925	1036	11,2 „	88,8 „	—	—
v. Franqué	1926	200	22 „	78 „	32 „	12 „

es sind sehr viele inoperable, nur ausgelöffelte Fälle darunter; sie können also keineswegs mit den übrigen Zahlen verglichen werden und haben höchstens bezüglich des Verhältnisses zwischen Korpus und Collumcarcinom Wert. Namentlich bei den inoperablen Fällen, aber auch bei fortgeschrittenen, noch operablen ist die Unterscheidung oft nicht mehr möglich und sie ist auch bis zu einem gewissen Grade von dem subjektiven Ermessen des Untersuchers abhängig. Um so bemerkenswerter ist, daß die Unterschiede in der Angabe über die Häufigkeit der Portio- und Cervixcarcinome in viel geringeren Graden schwanken, als die von Korpus- und Collumcarcinomen. Abgesehen von den auch hier möglichen Materialunterschieden habe ich den Eindruck, daß zur Zeit mit 15—20 der Prozentsatz der Körpercarcinome richtig angesetzt wird und daß Portio- und Cervixcarcinome ungefähr gleichhäufig sind, mit einem gewissen Überwiegen der Portiokrebse. Auch die genaue Durchsicht des Schottländer-Kermaunerschen Materials scheint dies zu bestätigen; unter 119 Collumkrebsen würde ich 53 für ganz unbestimmbar, mit einiger Wahrscheinlichkeit 43 als Portio- und 26 als Cervixcarcinome betrachten. In meinem Prager Operationsmaterial (Scheib),

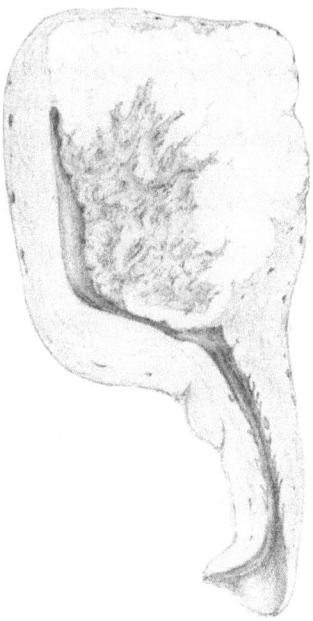

Abb. 58. Carcinoma corporis uteri. Zeichnung von Carl Ruge.

das ebenfalls sehr energisch durch Auslöffelung und Ausbrennung vorbereitet wurde, ließen sich unter 224 genauer untersuchten Fällen nur 21 als Portio-, 26 als Cervixcarcinome mit Sicherheit ansprechen. Was ich mit dieser Zusammenstellung hauptsächlich zeigen wollte, ist, daß sich wenigstens bei den operablen Fällen doch in einem nicht unerheblichen Prozentsatz der Ausgangspunkt noch sehr wohl bestimmen läßt. Daß die Unterscheidung auch klinisch nicht ganz gleichgültig ist, zeigen die Angaben von Seitz und Winter, welche bei Portiocarcinomen ein Dauerresultat von 36 und 47,1%, bei Cervixcarcinomen von nur 27 und 28,2% fanden; ebenso die Angaben von Katz.

---

[1] Nur operierte Collumcarcinome.
[2] Diese Prozentsätze beziehen sich auf alle 620 Fälle von Genitalcarcinomen.
[3] Material der II. Gynäkol. Klinik. München 1905—1920.

II. Histologische Einteilung, Beschreibung und Histogenese der Uteruscarcinome.

Eine brauchbare Einteilung irgendwelcher zusammengehöriger Gruppen von Naturerscheinungen muß einfach, klar, wissenschaftlich begründet sein, d. h. sie muß auf den an der Gesamtzahl der zu klassifizierenden Objekte gemachten Beobachtungen beruhen und daher voraussichtlich auf alle neu zur Beobachtung kommenden Fälle anwendbar sein, ohne den Tatsachen, bzw. Befunden, Gewalt anzutun. Daß sie auch sprachlich und sachlich logisch sein muß, ist selbstverständlich.

Dieser Anforderung scheint mir für die histologische Klassifizierung der Uteruscarcinome die folgende, im wesentlichen auf histologischer Grundlage beruhende Einteilung zu entsprechen:

A. Vom Plattenepithel abstammende Carcinome.

1. Reife: welche alle Kennzeichen ihres Mutterbodens, wenn auch verzerrt und unvollkommen ausgebildet, erkennen lassen, nämlich (s. Abb. 59): deutliche Schichtung, cylindrische und spindelförmige Basalzellen, große scharf begrenzte Plattenzellen, Riffzellen (Abb. 60) und Schüppchenbildung, unter Umständen Verhornung (Abb. 61).

2. Mittelreife: welche nur einzelne dieser Kennzeichen, wenn auch in ganz ungeordneter und atypischer Weise erkennen lassen (Abb. 21 und 62).

3. Unreife: welche keines dieser Kennzeichen mehr mit Sicherheit erkennen lassen, sondern nur aus ganz uncharakteristischen kleinen (Abb. 63) oder größeren, gleichmäßigen (Abb. 64) oder polymorphen (Abb. 65) Krebszellen bestehen, deren Herkunft also, falls der Zusammenhang mit dem Ausgangspunkt nicht mehr gefunden wird, aus den Präparaten nicht mehr unmittelbar ablesbar, höchstens noch aus Nebenumständen (per exclusionem!) erschließbar ist.

B. Von Cylinderzellen abstammende Carcinome.

1. Reife, welche nur aus drüsigen Bildungen mit gar nicht oder wenig veränderten Cylinderzellen in einfacher Schicht bestehen (Abb. 40 und 41) = Maligne Adenome, Drüsencarcinom von hoher Reife (Frankl) = Carcinoma cylindercellulare adenomatosum Autorum.

2. Mittelreife, welche die Abstammung von drüsenbildendem Cylinderepithel namentlich durch Lumenbildungen noch erkennen lassen, aber sowohl nach Beschaffenheit als Anordnung der Zellen und drüsigen Gebilde, Abweichungen vom normalen Typus, insbesondere Mehrschichtigkeit, Atypie und Metaplasie der Zellen in verschieden hohem Grade zeigen = Adenocarcinome (Abb. 66).

3. Ganz unreife verwilderte Carcinome, welche nur noch solide Formationen bilden und die Abstammung von Cylinderepithel nicht mehr erkennen lassen (Abb. 66 c).

Da in den beiden großen Gruppen in der Untergruppe 3, die Abstammung nicht mehr sicher erkennbar ist, kann man, wie es schon früher mehrfach geschehen ist, diese beiden Untergruppen in eine 3. große Gruppe zusammenfassen als undifferenzierte, oder unreife Carcinome von unbestimmbarer Herkunft: Carcinoma medullare (v. Hansemann, Chiari) Ca. alveolare simplex, Ca. solidum Autorum, Cancer (Orth). Am Uterus spielt diese Gruppe keine große Rolle, weil, wie ich mit Keitler glaube, sich hier die histologische Entscheidung nur ausnahmsweise nicht treffen läßt, wenn die ganze Geschwulst

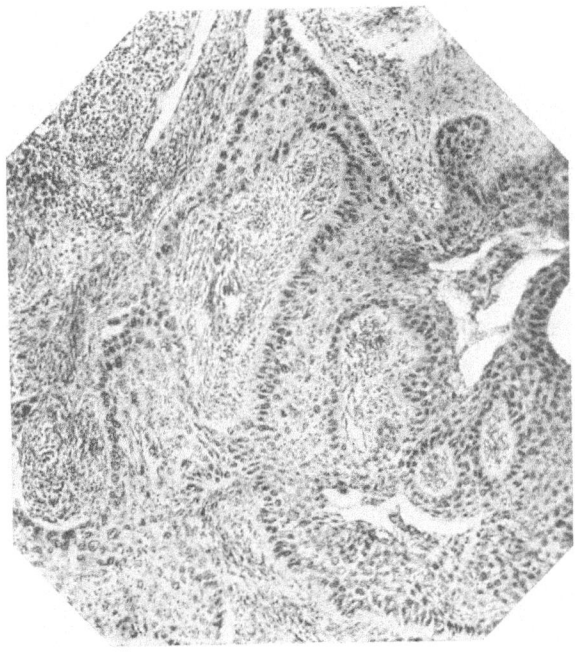

Abb. 59. „Reifes" Plattenepithelcarcinom der oberen Cervixschleimhaut mit schön ausgebildeter Basal- und Riffzellenschicht. Schwache Vergr. Leitz, Ok. 4, Obj. 3.

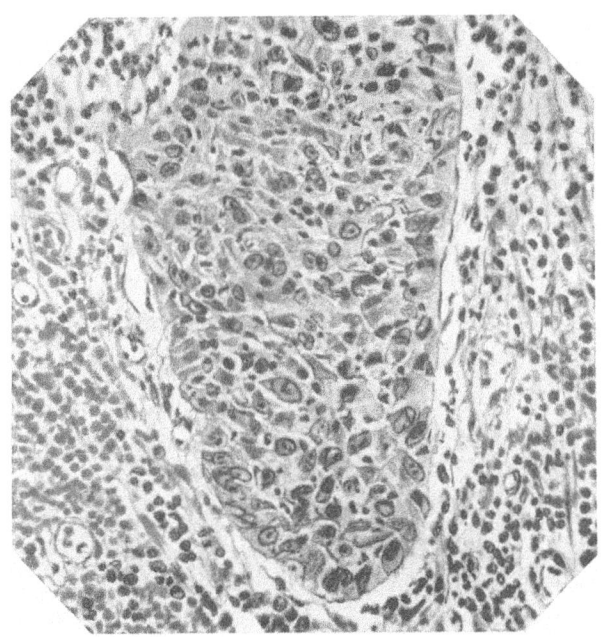

Abb. 60. „Reifes" Plattenepithelcarcinom der Portio bei starker Vergrößerung. Zeiß Ok. 2, Obj. DD.

in einer genügenden Anzahl von Stellen und Schnitten (Serienschnitten) untersucht wird. Das ist freilich nicht immer möglich und praktisch auch nicht notwendig. Es verhält sich mutatis mutandis diese 3. Gruppe zu den beiden ersten, wie das „Collum"carcinom zu den Portio- und Cervixcarcinomen. Wie das Collumcarcinoma ursprünglich einem dieser beiden Gruppen angehören mußte, so ist das undifferenzierte Carcinom ursprünglich entweder von Plattenepithel- oder von Cylinderepithelcarcinom ausgegangen, nur daß wir es im Einzelfalle wegen zu weiten Fortgeschrittenseins der Erkrankung oder unzulänglicher Untersuchungsmöglichkeit nicht mehr sicher erkennen können. Aber wir wissen aus der Erfahrung und Untersuchung der jüngsten bekannten Stadien, daß in der Cervix die unreifen Carcinome zu allermeist aus Plattenepithelcarcinomen entstehen und auch im Korpus, wo sie in dieser Form ganz außerordentlich selten sind, daraus entstehen können.

Wenn wir also alle Fälle, in denen wir die Herkunft von metaplastischem Cylinderepithel nicht mehr nachweisen können, am Gebärmutterhals ruhig zu den Plattenepithelcarcinomen, im Korpus, wo die primären Plattenepithelcarcinome sehr selten und dann meist sehr charakteristisch sind, zu den Adenocarcinomen rechnen, machen wir wissenschaftlich höchstens einen ganz geringen statistischen Fehler — praktisch ist es ganz gleichgültig. Ich halte es auch nicht für berechtigt und notwendig, eine besondere Einteilung für die Hals- und für die Körperkrebse aufzustellen, da alle Formen — wenn auch in sehr verschiedener Häufigkeit und mit kleinen, örtlich bedingten Variationen — im Wesen gleich an beiden Stellen vorkommen.

Ganz besonders möchte ich hervorheben, daß die Einteilung der Plattenepithelcarcinome in die verschiedenen Reifegrade eine recht unsichere ist; es kommen in ein und derselben Geschwulst an verschiedenen Stellen ganz verschiedene und zwar oft alle drei, mit allen möglichen Übergängen vor, so daß der einzelne Untersucher in Verlegenheit ist, wie er die Geschwulst eigentlich benennen soll; auch beim experimentellen Mäusekrebs fand G. Döderlein (1926), daß derselbe Krebs bald als wohl ausgebildetes Plattenepithelcarcinom, bald in Gestalt eng aneinander liegender schmalspindeliger Zellen mit diffuser Ausbreitung wuchs und allmähliche Übergangsbilder zwischen beiden Formen. Beim Portiocarcinom ist dem subjektiven Ermessen ein so weiter Spielraum gelassen, daß sehr häufig verschiedene Beobachter nach Untersuchung eines und desselben Schnittes ganz verschiedener Ansicht über die Zuteilung zu einer bestimmten Gruppe sein werden. Nur die gar nicht häufigen ganz extremen Fälle sind eindeutig. Die Willkürlichkeit und Unsicherheit in dieser Beziehung geht nicht nur aus der genauen Durchsicht der einzelnen Fälle von Schottländer und Kermauner hervor, die zuerst die Einteilung in verschiedene Reifegrade vorgenommen haben, sondern auch daraus, daß eigentlich jeder Autor, welcher nachher das gleiche tun wollte (Kehrer, Frankl mit seinen Schülern, Kraul und Palugyay, Robert Meyer und Ballin, Iseki, Kehrer, Schroeder-Cordua, Lahm, Döderlein), andere Kriterien für die Benamsung der verschiedenen Grade aufgestellt hat. Zu einer ähnlichen Auffassung wie ich scheint Robert Meyer gekommen zu sein, da er Ballin aussprechen läßt: „Um der Frage Lebensalter und Reifegrad des Krebses näher zu kommen, müßten einheitliche Normen zur Beurteilung geschaffen werden, die jedoch am subjektiven Ermessen und an der örtlichen Verschiedenheit der Struktur in gleichem Falle scheitern werden."

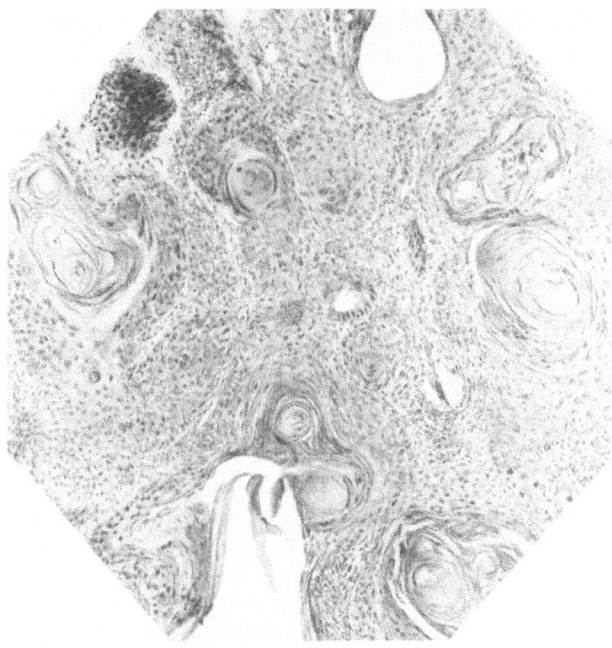

Abb. 61. Reifes Plattenepithelcarcinom der Portio mit starker Verhornung und Krebsperlenbildung. Schwache Vergr. Leitz Ok. 4, Obj. 3.

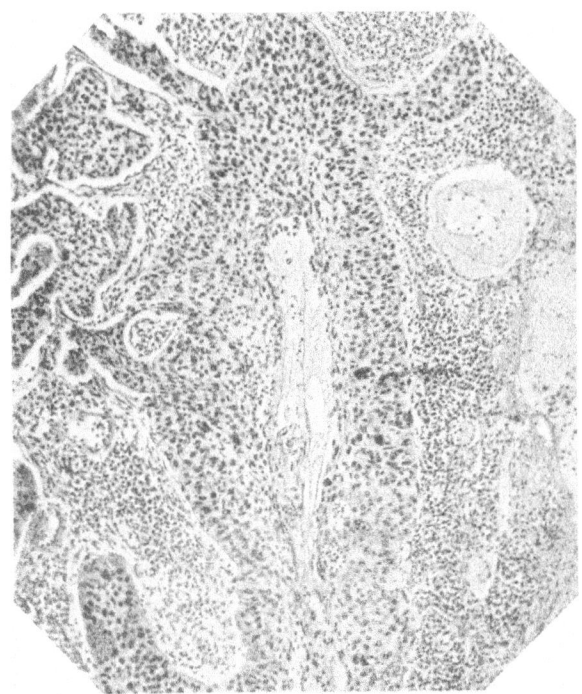

Abb. 62. Mittelreifes Plattenepithelcarcinom der Portio, inoperabel; deutliche Schichtung, jedoch keine regelmäßige Basalzellenschicht, keine Riffzellen, keine Verhornung; unregelmäßige Riesenkerne, mehrkernige Riesenzellen. Schwache Vergr. Leitz Ok. 4, Obj. 3.

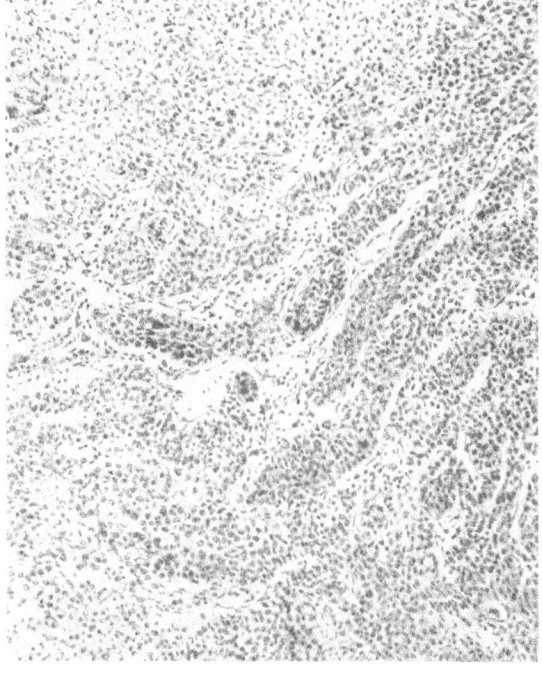

Abb. 63. Ganz unreifes kleinzelliges Plattenepithelcarcinom der Cervix, zum Teil schmale Stränge, zum Teil ausgedehnte, kompakte Massen bildend, sehr wenig Bindegewebe (Carcinoma medullare). Schwache Vergr. Leitz Ok. 4, Obj. 3.

Wie ich glaube, vermeidet die von mir oben gegebene Begriffsbestimmung der verschiedenen Reifegrade die Unsicherheit in der Abgrenzung, so weit es überhaupt möglich ist, besser und sie paßt sich den tatsächlichen Befunden der Einzelfälle besser an, als die bisher aufgestellten — aber angesichts der fließenden Übergänge, die übrigens alle Autoren anerkennen, lege ich, abgesehen, wie ich erwähnte, von den seltenen extremen Fällen — überhaupt keinen besonderen Wert auf diese Einteilung. Bei der einseitigen Betonung der

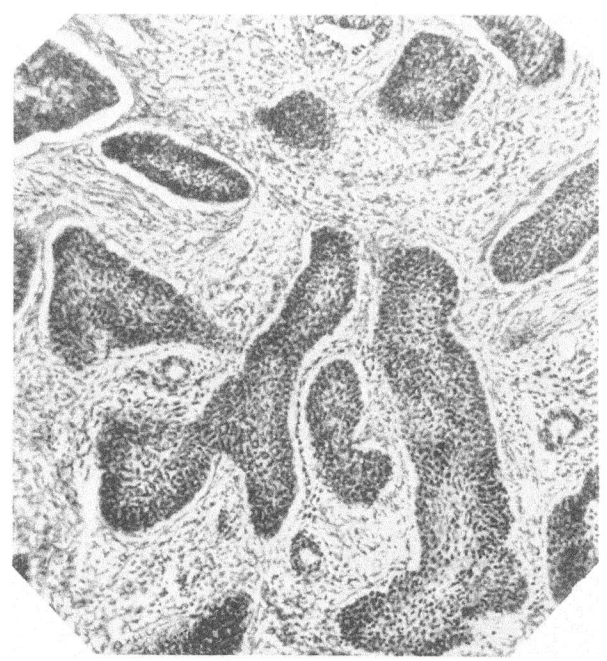

Abb. 64. Unreifes, strangförmig in den Lymphbahnen sich ausbreitendes Plattenepithelcarcinom der Portio (Totalexstirpation, bis jetzt 5 Jahre rezidivfrei). Schwache Vergr. Leitz Ok. 4, Obj. 3.

Riff- und Stachelzellen als Zeichen der Reife scheint mir vergessen zu werden, daß auch das normale Plattenepithel der Portio und Vagina die Stachelzellbildung oft genug ganz vermissen läßt. Ich lasse die Begriffsbestimmung der verschiedenen Autoren folgen — jeder mag sich unter den 9 verschiedenen Formeln die ihm am meisten zusagende aussuchen — bis man sich auf eine derselben geeinigt hat, was freilich sehr wünschenswert wäre. Ich schlage natürlich die meinige als die einfachste und klarste vor und möchte meinen, daß manche der folgenden, namentlich die von Schroeder-Cordua, mit dem Grundsatze „simplex veri sigillum" nicht vereinbar sind und wegen ihrer unscharfen Grenzfestsetzungen der nie ganz zu vermeidenden Willkür des Untersuchers allzu weit entgegen kommen, auch nicht immer dem tatsächlichen Befunde Rechnung tragen. Für besonders unglücklich — nicht nur in dieser Hinsicht — halte ich die neueste von Lahm 1927 gegebene Einteilung, (Nr. VIII), welche sich zwar an die alte Ruge-Veitsche Einteilung anlehnt, aber makroskopische und mikroskopische Merkmale, sowie die verschiedenen wirklich vorkommenden Formen kunterbunt und willkürlich durcheinander wirft. Auch ist die Zuteilung der verschiedenen Wachstumsformen an bestimmte histologische Bilder keineswegs zutreffend.

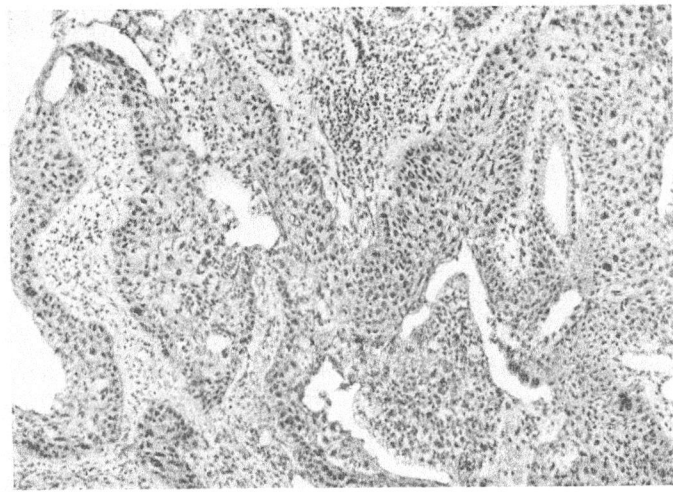

Abb. 65. Unreifes, polymorph- und großzelliges Plattenepithel der Portio mit einzelnen Riesenzellen und Riesenkernen und Bildung unregelmäßiger Hohlräume durch Zerfall. Eine normale Cervixdrüse vollkommen umwachsen. (Wertheimsche Operation, keine Lymphdrüsenmetastasen, Heilung.) Schwache Vergr., Leitz Ok. 4, Obj. 3.

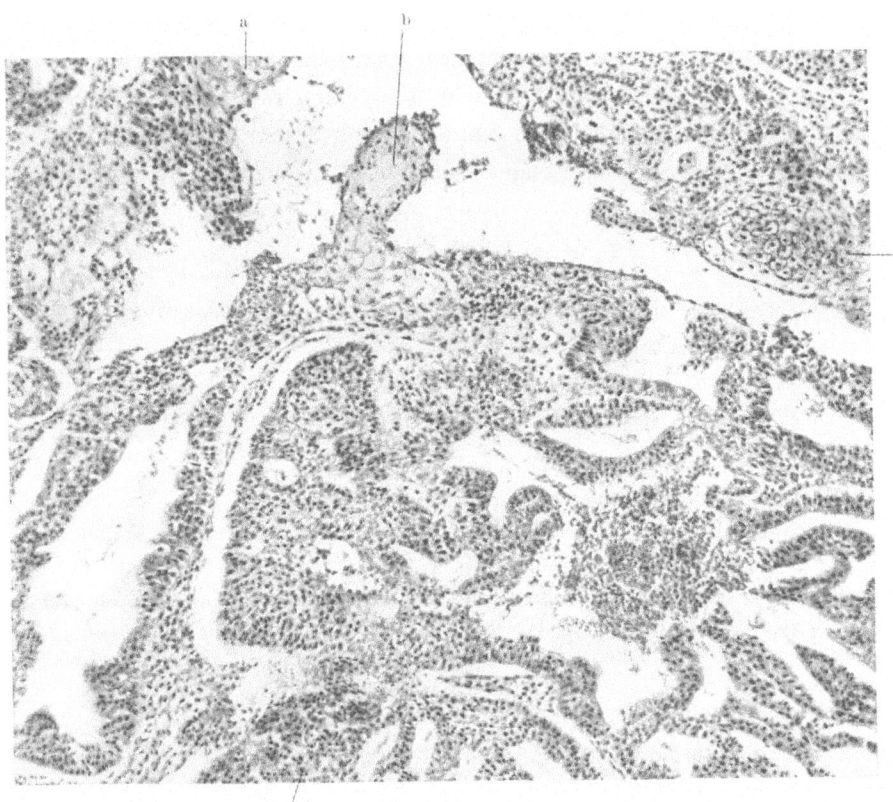

Abb. 66. Adenocarcinoma corporis uteri mit vielschichtigem Plattenepithel (a), bei b zapfenförmige Hervorragung desselben mit hyaliner Degeneration und Parakeratose, bei c Bildung solider Zellstränge von dem Aussehen eines unreifen Plattenepithelcarcinoms. Schwache Vergr. Leitz Ok. 4, Obj. 3.

Auch mit der infolge der großen Autorität, welche ihr monumentales Werk den Verfassern mit Recht gebracht hat, fast allgemein angenommenen Einteilung von Schottländer und Kermauner, kann ich mich nicht einverstanden erklären.

Schon die Aufstellung der beiden großen Gruppen auf rein formaler Grundlage I. primär solide, sekundär drüsenähnliche, II. primär drüsige, sekundär sehr häufig solide, ist wohl für die Praxis bequem und für den Unterricht, wie Frankl bemerkt, gut brauchbar; aber sie ist doch rein äußerlich und gerade wegen des Verzichtes auf die Andeutung tieferer Fragestellungen wissenschaftlich nicht befriedigend. Die Gegenüberstellung von „sekundärer Drüsenähnlichkeit" bei den primär soliden und der sekundär soliden Beschaffenheit bei den „primärdrüsigen" Carcinomen ist wenig glücklich, da doch erstere, durch Zerfall oder Degeneration bedingt, mit wirklicher Drüsenbildung gar nichts zu tun hat, während letztere auf aktiven Wucherungsprozessen beruht. Die Einteilung Schottländers verhält sich zu der histogenetischen wie das Linnésche Pflanzensystem zu dem natürlichen — und welches der letzteren wissenschaftlich den Vorzug verdient, darüber herrscht doch wohl kein Zweifel. Die Unsicherheit der Reifegradeinteilung ist schon besprochen — sie muß jedem aus Schottländers eigenen Worten klar werden. Bei primärdrüsigen Carcinomen scheint mir die Benennung „Carcinoma glandulare", „bei welchem durch primäre Ausfüllung des Drüsenlumens der drüsige Charakter schnell verwischt wird" dem Schottländerschen rein formellen Einteilungsprinzip zu widersprechen. Man könnte es doch nur vom histogenetischen Gesichtspunkte so nennen, während es vom formalen Standpunkte aus ganz widersinnig ist, ein Carcinom „glandulare" zu nennen, das gerade die Eigenschaft als drüsenartige Bildung verloren hat und nicht mehr erkennen läßt. Kann man sie noch erkennen, dann ist es eben ein Adenomcarcinom, kann man sie nicht mehr erkennen, dann ist der Name „Carcinoma glandulare" unbegründet und nicht gerechtfertigt, die alten Namen Carcinoma medullare, solidum oder der neue „nicht differenziertes" Carcinom, als der genauen Erforschung nicht vorgreifend, jedenfalls besser.

Verschiedene histologische Einteilungen der Uteruscarcinome.

I. Schottländer, Kermauner.
   1. Primärsolide, sekundär drüsenähnliche Carcinome.
      a) Reif: mit den wichtigsten Charakteren des Plattenepithels, die einzelnen Nester reif, wenn deutliche Riffzellen vorhanden sind.
      b) Mittelreif: wenn Riffzellen fehlen, einerlei, ob sich Verhornung findet oder nicht, jedoch mit größeren Mengen polygonaler noch gut abgrenzbarer Zellen.
      c) Unreif: ohne Verhornung Überwiegen der kleinen, rund oder länglich gestalteten oder ganz unregelmäßigen Zellen.

„Diese Angaben beziehen sich auf die Krebsnester. Bei der Rubrizierung der Krebsherde mußten wir indes vielfach nach dem Grundsatze „a potiori fiat nomen" verfahren; wir mußten uns, sofern verschieden gebaute Nester darin enthalten waren, darnach richten, welche Art die Oberhand besaß. Demgemäß ist eine ganze Reihe von Fällen mit vereinzelten reifen Nestern als mittelreif, ferner solche mit reifen oder mittelreifen als unreif geführt worden" (S. 478).

   2. Primärdrüsige, sekundär sehr häufig solide Carcinome.
      a) Sehr selten: reine maligne Adenome — rein drüsige Bildungen mit einschichtigem Epithel.
      b) Adenocarcinome, mit Zellschichtung und Bildung solider Nester, jedoch Wahrung des ursprünglichen Drüsentypus.
      c) Carcinoma glandulare, „bei denen durch primäre Ausfüllung des Drüsenlumens der drüsige Charakter schnell verwischt wird".

II. Frankl, Kraul, Palugyay: 1925.
  1. Solide Carcinome.
     a) Wenig ausgereift: überaus kleinzellig, Zellgrenzen kaum nachweisbar, Verbindung der Zellen sehr innig.
     b) Mittlere Reife: wesentlich größere Zellen, deutliche Zellgrenzen, Ansätze zur Bildung von Intercellularbrücken, Kern in der Regel minder tiefgefärbt.
     c) Hohe Reife: deutliche Differenzierung der verschiedenen Schichten innerhalb der Carcinomzapfen; im Zentrum mehr weniger deutliche Verhornung. Äußerste Zellschicht an die Basalschicht des normalen geschichteten Plattenepithels erinnernd, in den mittleren Schichten wohlausgebildete Intercellularbrücken.
  2. Drüsige Carcinome.
     a) Niedere Reife: Aufgabe der Selbständigkeit der drüsigen Gebilde, Zusammenfließen der Drüsen, Bildung gefensterter Massen, oder solider Zellhaufen.
     b) Mittlere Reife: Unabhängigkeit des drüsigen Krebsnestes, Beibehaltung der Drüsenform bei atypischer Zellform und Vielschichtigkeit des Epithels.
     c) Hohe Reife: einschichtige Drüsenschläuche bei gelegentlich atypischer Gestaltung des Kerns und der Zelle, wenig Bindegewebe (Adenoma malignum).

III. Robert Meyer-Ballin: 1926.
  A. Collumcarcinome.
     1. Plattenepithelkrebs.
        a) Unreif: wenn die Zellen der Carcinomstränge gleichmäßig den Basalzellen ähnlich oder wenig größer sind.
        b) Mittelreif: wenn sich eine Basalzellschicht deutlicher abhebt von den übrigen, meist größeren Zellen.
        c) Reif: wenn das Epithel der Carcinomstränge in seiner Schichtung mehr oder weniger dem normalen Oberflächenepithel der Portio ähnelt.
     2. Adenomatös.
  B. Korpuscarcinome.
     a) Tubulär.
     b) Adenomatös.

IV. Lahm: 1923.
  A. Collumcarcinome.
     I. Plattenepithelcarcinome.
        1. Primär solide Carcinome.
           a) Unreife mit dem Typus der Matrixzellen, d. h. von Zellen, welche reichlich Chromatin enthalten, ohne deutliche Grenzen sind und in Größe, Form und Färbbarkeit die größten Unterschiede aufweisen (polymorphzelliges Ca.); gemeint sind offenbar die Zellen des Stratum germinativum, da ihnen die Riffzelle als mittelreife, die verhornende Zelle als reife gegenübergestellt werden.
           b) Mittelreife: aus weniger vielgestaltigen Zellen bestehend, mit Riffzellen, keine Verhornung.
           c) Reife: mit Verhornung.
        2. Sekundär solide Plattenepithelcarcinome, morphologisch den unreifen und mittelreifen Ca. fast gleich. Von Cervixdrüsen herzuleiten, infolge rascher und gründlicher Entdifferenzierung der Zellelemente: Verlust der Schleimbildung; kleinere Form, Bildung schmaler solider Zellschläuche; es können auch Riffzellen gebildet werden.
     II. Reife Drüsencarcinome: sehr selten. Schleimbildung beibehalten; nach einem typischen adenomatösen Stadium mehrschichtige Brückenbildung.
  B. Korpuscarcinome.
     a) Oberflächliches Plattenepithelcarcinom der Uterusschleimhaut.
     b) Adenocarcinome mit Brückenbildung und Adenocarcinome mit Verhornung.

V. Kehrer: 1920.
  A. Solide Carcinome: Matrix Plattenepithel der Portio. Deckepithel der Cervix.
     1. Sog. primär solide Plattenepithelcarcinome.
        a) Ausgereift: Hornkrebs (Cancroid) mit Riff- und Hornzellen.

b) Mittelreif: mit Riffzellen, Basalzellencarcinom (Aschoff).

c) Unreif: Retezellencarcinom, evtl. mit Drüsenimitationen."

2. Sekundär solides Plattenepithelcarcinom; mittelreife Form: Matrix angeblich das Drüsenepithel, also primäres Adenocarcinom. „Vielleicht handelt es sich differentialdiagnostisch bisweilen auch um ein Retezellencarcinom mit Drüsenimitationen."

B. Primär drüsiges Carcinom-Adenocarcinom.

a) Reife Form: Malignes Adenom.

b) Unreife Form: Adenocarcinom mit Bildung solider Zapfen.

c) Zunächst unreife, dann reifere — sekundär solide und Verhornung zeigende Form — Adenocancroid.

VI. Schroeder-Cordua.

I. Körpercarcinome werden nicht scharf unterschieden, sondern in fortlaufender Reihe als reindrüsige, mehrdrüsige, mehr solide und sarkomähnlich solide geschildert.

II. Collumcarcinome.

1. Nicht differenzierte, unreife Carcinome. Völlig regellos wuchernde, keinerlei Anzeichen einer Differenzierung zeigende Formen. Wachstum breit infiltrierend, in kleinen Zügen vielfach, Scirrhusformen. Zellen teilweise mehr gleichmäßig oval, teils stark vielgestaltig, Syncytien und Riesenzellen 8% aller Fälle (1922—24).

2. Carcinome mit Neigung zu drüsiger Differenzierung. Vielfach mit Übergang zu Gruppe 4: d. h. es finden sich gemischt mit kompakten Zellhaufen unregelmäßig gestaltete Hohlräume mit mehreren übereinander geschichteten, meist kubischen auch cylindrischen Zellen mit variierender Anordnung, die auch an den schon ganz ausgefüllten Hohlräumen noch zu erkennen ist. Die Zellen selbst zeigen zum Teil vielgestaltigen Charakter, zum Teil mehr gleichmäßige Gestalt mit mehr hellem Protoplasma auch in den Abschnitten, wo es sich noch um kompakte Schläuche handelt. Auch Schleimbildung (Mucicarminreaktion) in teilweise schon kompakten Partien —3,5%.

3. Deutliche Adenocarcinome. Vollkommenste Form der nach der Seite der Cylinderzelle sich differenzierenden Carcinome, schlauchförmige, zum Teil bizarre, mit Einstülpungen versehene Hohlräume; deutliche Schleimbildung, Vakuolenbildung in den mehrreihig in- und übereinander geschichteten Zellen. — 2,5%.

4. Mittelreife Carcinome mit geringer Neigung der Plattenepithelformation — 52%. Solide Formen, die meist in breiten Schläuchen und Zellhaufen gut abgegrenzt im Gewebe liegen; bei Zerfall girlandenförmig. In der reinen Form noch keine Differenzierung nach der Mitte zu. Zellenplasmaarm mit chromatinreichem Kern, meist ovaler, aber auch länglich spindeliger Form. In sehr vielen Fällen besteht am Rande schon ein mehr oder weniger deutlicher Saum, der an die unterste Zellage des Stratum germinativum des geschichteten Epithels erinnert. Übergänge und Abgrenzungsschwierigkeit gegenüber Gruppe 1 und 5, da sich auch Schichtungskugeln und Vorstadien der Verhornung finden.

5. Carcinome mit deutlicher Neigung zu Plattenepitheldifferenzierung — 27%. Überwiegende oder wenigstens vermehrte Andeutung des Plattenepithelaufbaues — „was unter Umständen von einzelnen Betrachtern verschieden beurteilt werden kann". Bildung von Riffzellen und immer mehr sich abplattenden Zellen. Dazwischen helle, nahe der Verhornung stehende Zellagen — Krebszwiebeln.

6. Verhornende Plattenepithelcarcinome — 7% — mit allen charakteristischen Zeichen eines verhornenden, geschichteten Plattenepithels, besonders reichliche Mitosen, Riesenzellen-Polymorphie.

VII. Doederlein, Doederlein und Voltz, 1926, wollen histologisch unterscheiden,

I. nach der Gewebsstruktur

a) primär solide Carcinome,

b) primär drüsige Carcinome,

c) Adenocarcinome.

II. Nach dem histologischen Reifegrade

a) gutgereifte Plattenepithel- oder Drüsencarcinome,

b) mittelgereifte Plattenepithel- und Drüsencarcinome,

c) unreife Carcinome ohne Differenzierung.

VIII. Lahm: 1927.
  I. Carcinome des äußeren Muttermundes (Lacerationscarcinome).
    A. Exo- und endophytisches descendierendes Wachstum: Portiocarcinome.
      1. Polymorphzelliges, unreifes Plattenepithelcarcinom (vorwiegend endophytisch).
      2. Mittelreifes Plattenepithelcarcinom (exo- und endophytisch).
      3. Reifes Plattenepithelcarcinom (Cancroid, vorwiegend exophytisch, cancroide Papillargeschwulst).
    B. Endophytisch ascendierendes Wachstum: Cervixcarcinome.
      1. Reine Adenocarcinome des Deck- oder Drüsenepithels (hochdifferenziertes Adenoma malignum).
      2. Sekundär solide Adenocarcinome (anaplastisches Carcinom mit Prosoplasie).
      3. Primär solides Carcinom (sog. Plattenepithelcarcinom oder Cancer; genetisch vom Plattenepithel der Portio oder Überwiegen der Prosoplasie).
  II. Carcinome des Corpus uteri (stets exo- und endophytisch).
    1. Reine Adenocarcinome des Deck- oder Drüsenepithels (reifes Adenoma malignum).
    2. Sekundär solides Adenocarcinom: das typische Carcinom des Gebärmutterkörpers, Anaplasie und Prosoplasie der Zellen.
    3. Adenocancroid: die Prosoplasie geht bis zur Bildung von Riff- und Hornzellen.
    4. Plattenepithelcarcinom des Deckepithels nach Metaplasie desselben (Psoriasis uteri, schleimhäutige Ausbreitung).

A. Das Plattenepithelcarcinom des Uterus.

Zu dem über die möglichen und versuchten Einteilungen des Plattenepithelcarcinoms bisher Gesagten füge ich noch hinzu, daß Martzloff (1923) bei einem Versuch, die Zellformen des Carcinoms zu ihrer Bösartigkeit in gesetzmäßigen Beziehungen zu bringen — ganz abgesehen von den außer Betracht gelassenen Adenocarcinomen — 12 Gruppen der verschiedenen Kombinationen der drei Hauptzellenformen unterscheidet, die er in dem Collumcarcinom findet, nämlich 1. Stachelzellen, 2. Übergangsform, von den noch nicht zu Stachelzellen umgewandelten Zellen des Rete Malpighi hergeleitet, 3. plumpe Spindelzellformen. Man wird danach wohl mit mir übereinstimmen, daß allzu weitgehende Einteilungsbestrebungen zur Klarheit nicht beitragen und daß es für den Praktiker jedenfalls besser und einfacher ist, ein Plattenepithelcarcinom anzunehmen, das allerdings in fließenden Übergängen verschiedene Ausgestaltung erfahren kann, wie ich es nachher zusammenfassend mit der Entstehung desselben zu schildern versuchen werde. Auch die statistischen Angaben über die Häufigkeit der verschiedenen Ausgestaltung haben nach den obigen Ausführungen nur einen sehr bedingten Wert und sind untereinander kaum vergleichbar. Doch lasse ich einige dieser Angaben folgen:

		reif	mittelreif	unreif
Kermauner-Schottländer	1912	10 %	42 %	47,4%
Pleick	1922	8,2 ,,	70,4 ,,	21,3 ,,
Frankl und Kraul	1925	8,7 ,,	27,4 ,,	63,9 ,,
R. Meyer-Ballin	1926	19,8 ,,	39,5 ,,	40,5 ,,
Doederlein-Voltz	1926	10,0 ,,	34 ,,	56,0 ,,

Martzloff gibt für seine Hauptgruppen folgende Zahlen:

Stachelzellen allein: 3,6%,
Spindelzellen allein: 4,6%,
Übergangszellen allein: 21,4%,
vorwiegend Spindelzellen: 12%,

vorwiegend Stachelzellen: 15,5%,
vorwiegend Übergangszellen: 66%.

Pomery, Lawrence und Straus fanden Plattenepithelzellen mit Perlbildung in 8% (also reif), ohne Perlbildung (also mittelreif) 41%, Übergangszellen 28%, große unreife Plattenepithelien 8%, neben 15% Adenocarcinomen unter 100 Collumcarcinomen.

Aus allen diesen Angaben kann man jedenfalls so viel entnehmen, daß vollständig ausgereifte, d. h. den Typus ihres Muttergewebes weitgehend nachahmende Plattenepithelcarcinome (wie z. B. Abb. 58) verhältnismäßig selten sind.

Dies trifft besonders zu, wenn man die von mir vorgeschlagene Abgrenzung anwendet. In den Zahlen, die ich aus der Durcharbeitung von etwa 120 eigenen Fällen für die Zwecke dieser Darstellung gewann, kommt dies nicht zum Ausdruck, da mir die Wünschbarkeit schärferer Grenzbestimmung erst unter der Arbeit klar wurde und ich mich bei dieser im wesentlichen an R. Meyers Begriffsbestimmung hielt, dessen Zahlen die meinigen daher am nächsten kommen, wenn man die von mir aufgestellte Gruppe „gemischter Befund" mit der Gruppe „mittelreif" zusammenzieht; ich fand nämlich verhältnismäßig häufig die Bilder zweier, nicht ganz so oft aller drei Grade der „Reife" in einem Tumor und konnte mich daher nicht entschließen, diese Fälle einer bestimmten Gruppe zuzuteilen. Ich fand:

	reif	mittelreif	unreif	gemischt
unter 8 ganz beginnenden Fällen . .	2	1	3	2
3 Rezidiven	1	—	1	1
unter den operablen Fällen	26,8%	17 %	39 %	17 %
unter den inoperablen Fällen	25 „	18,4 „	37,5 „	18,4 „

Ich schließe aus der ungefähren Gleichheit der Häufigkeit der verschiedenen Reifegrade bei beginnenden, operablen, inoperablen, ganz weit fortgeschrittenen und rückfälligen Carcinomen, daß man aus dem histologischen Bild des Carcinoms einen sicheren Rückschluß auf die bisherige Dauer der Erkrankung und auf die Prognose nicht ziehen kann, auch scheint mir danach bei den Plattenepithelcarcinomen (nicht ganz so bei den Adenocarcinomen!) der Satz zu gelten, daß sie im allgemeinen den Charakter, den sie von vornherein zeigen, beibehalten, wenn ich auch, wie andere, gelegentlich in Metastasen und Rezidiven eine stärkere Verwilderung (Zunahme der Anaplasie der Zellen und weitere Annäherung an das Bild des ganz unreifen, undifferenzierten Carcinoms) gesehen habe.

Die Entstehung des Plattenepithelcarcinoms kann man einwandfrei nur an ganz beginnenden Fällen studieren. Da die Entstehungsstelle natürlich die älteste und daher bei weiterer Ausbreitung der durch die Krebsmassenbildung selbst bedingten Ernährungsverschlechterung am frühesten und stärksten ausgesetzt ist, so wird meist an ihr auch am frühesten der Zerfall einsetzen, und so sehr bald auch bei immer noch recht jungen Krebsen (s. Abb. 21), der ursprüngliche Ausgangspunkt, an dem zuerst das Plattenepithel in die Tiefe drang, zerstört werden und nicht mehr feststellbar sein. Wenn dies trotzdem auch bei weiter fortgeschrittenen Fällen am Rande des an der Oberfläche schon ausgedehnt geschwürigen Tumors gelegentlich möglich ist, so liegt dies daran, daß sich neue Krebsherde in der Nachbarschaft des alten bilden, ein Vorkommnis, das für die Anfangsstadien selbst Ribbert zugibt, einer der Hauptverfechter der Theorie, daß das Carcinom immer nur aus sich selbst heraus wachse, niemals durch fortschreitende Erkrankung benachbarter Epithelien. Wir werden darauf noch zurückkommen. Am sichersten ist also jedenfalls die Beurteilung bei allerkleinsten Krebsherden mit noch oder fast unversehrter Oberfläche. Aus den an diesen festgestellten Tatsachen wird man dann Schlußfolgerungen ziehen dürfen, für die später zu erörternden, noch früheren Fälle, welche noch kein zerstörendes Tiefenwachstum erkennen lassen und daher nicht von allen Autoren als Carcinom anerkannt werden und für diejenigen, deren Entstehung aus dem Oberflächenepithel nicht mehr feststellbar ist, weil der ursprüngliche Zusammenhang der Krebskörper mit diesem der Zerstörung schon anheim gefallen ist. Solche beginnenden, aber durch schon eingetretenes Tiefenwachstum zweifelfreie Fälle sind als Nr. 1—3 schon gebracht; ich schließe die Schilderung von drei weiteren, grundsätzlich Neues zeigenden Fällen an.

11. Fall.

Von der Basalzellenschicht ausgehendes, in der Tiefe sofort zu einem „reifen" sich umwandelndes Plattenepithelcarcinom des Portiostumpfes.

Frau C., III para. 1912/13, Nr. 136.

1911 supravaginale Amputation mit Entfernung des rechten Ovarium wegen Myom, nach ½ Jahr

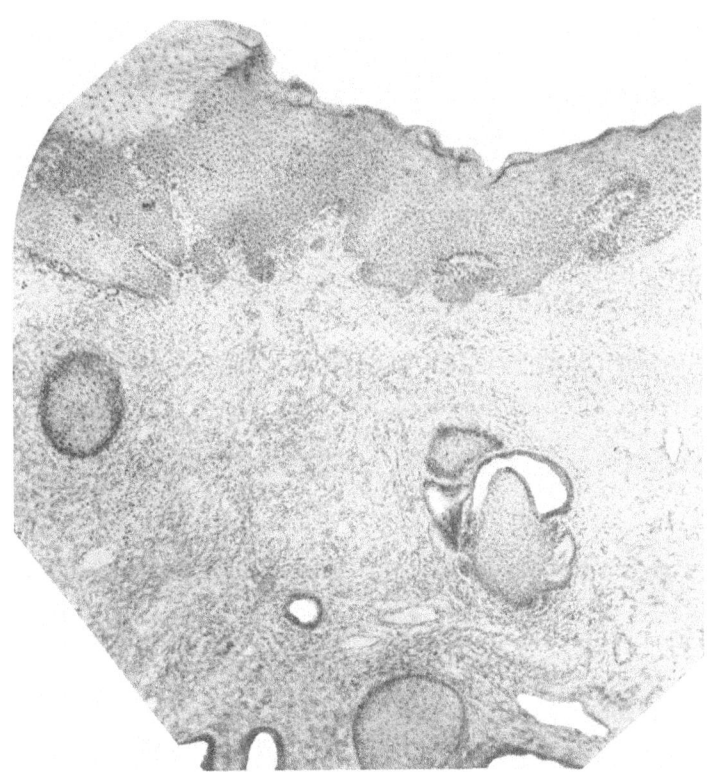

Abb. 67. Fall 11. Von der Basalzellenschicht ausgehendes, in der Tiefe alsbald das Bild eines reifen Plattenepithelcarcinoms annehmendes Portiocarcinom. Schwache Vergr., Leitz Ok. 1, Obj. 3. Mittlerer Tubus.

wieder Blutabgänge trotz dreimaliger Bestrahlung (auswärts). An der Außenwand der hinteren Lippe eine rote fünfzigpfennigstück große verdächtige Stelle. Am 22. V. 1912 Probeausschabung, die nichts Pathologisches ergibt, und Probeexcision. 29. V. 1912 Herausnahme des Stumpfes, 1921 rezidivfrei.

Das Portiogewebe besteht fast nur aus Bindegewebe, in das einzelne Cervixdrüsen eingesprengt sind. Das Oberflächenepithel ist eine Strecke weit ganz unverändert, sehr dick, die 3 Schichten wohl entwickelt, die Basalschicht aus einer Reihe Cylinderzellen bestehend; dann kommt eine Strecke, an der sich das ganze Epithel intensiver gefärbt hat; die Grenze ist ganz scharf. Die übrigen Schichten sind im übrigen unverändert, jedoch die Basalzellschicht nicht mehr cylindrisch mit stäbchenförmigen Kernen, sondern die Zellen sind unregelmäßig geformt, mehr polygonal, die Kerne groß, stark gefärbt, unregelmäßig, zuweilen mehrfach in einer Zelle, auch Kernteilungsfiguren sind sichtbar; es ist auch nicht mehr eine Reihe von Zellen, sondern mehrere Lagen, welche gegen das Bindegewebe nicht mehr scharf abgegrenzt sind, sondern in spitzen und breiten Zapfen in dasselbe vordringen. Verschiedentlich sieht man seitliche Aussprossungen dieser Zapfen, ganz von dem Epithel getrennt rundliche, offenbar in Lymphgefäßen gelegene Herdchen von solchen meist polymorphen Zellen unterhalb des Epithels. Das Bindegewebe ist hier rundzellig infiltriert.

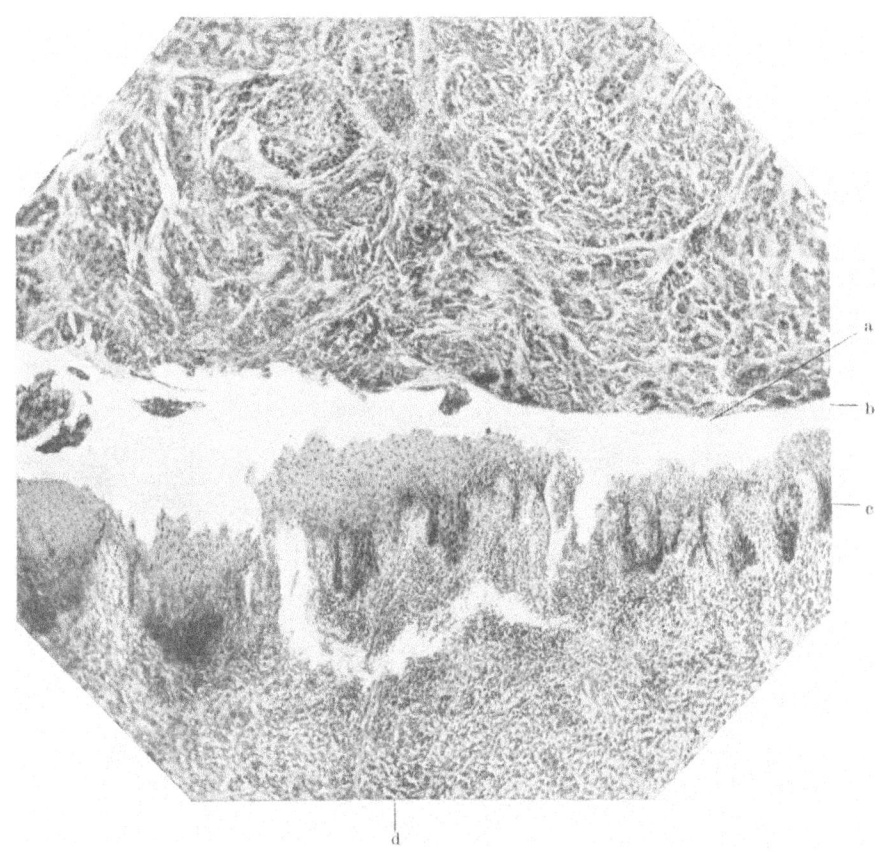

Abb. 68. Fall 12. Unreifes Plattenepithelcarcinom der Portio vag. bei schwacher Vergr. Leitz Ok. 2, Obj. 3. a seitliche Oberfläche der vollkommen von Carcinom durchsetzten Portio; b Scheidenlichtung; c gegenüberliegende Oberfläche des Scheidengewölbes, an der die Basalschicht und das Stratum germinativum in selbständige, in die Tiefe vordringende maligne Wucherung geraten ist (in Abb. 69 Stelle d bei starker Vergrößerung).

Sehr viel tiefer, zum Teil durch die volle Breite eines Gesichtsfeldes bei starker Vergrößerung von der Oberfläche getrennt, finden sich zum Teil vollständig, zum Teil fast vollständig von den Epithelzapfen ausgefüllte Lymphgefäße, kenntlich zum Teil durch die in den erhalten gebliebenen Lymphspalten enthaltenen Leukocyten und durch die Endothelreste. Die Epithelzapfen brechen von diesen Lymphgefäßen aus zum Teil in die benachbarten Cervixdrüsen ein, das Epithel derselben vorstülpend, verdünnend und zerstörend, auf der anderen Seite dringen sie zum Teil in das umgebende rundzellig infiltrierte Bindegewebe vor (s. Abb. 66). Aber in diesem in der Tiefe befindlichen Epithelzapfen sind schon wieder 2 Schichten gebildet, zunächst eine wandständige mehrschichtige Lage kleiner, dicht gelagerter, rundlich-spindeliger Zellen mit kaum erkennbarem, schlecht abgegrenztem Protoplasmaleib; diese Schicht geht rasch über in eine das Lumen ausfüllende Masse großer Plattenepithelien mit scharfen Grenzen, ja mit deutlicher Riffbildung.

12. Fall.

Unreifes Plattenepithelcarcinom der Portio, Probeexcision als nicht sicher carcinomatös aufgefaßt. Operation nach 20 Monaten, sekundäre carcinomatöse Nachbarschaftserkrankung der Scheide.

Frau J. K., 40 Jahre, I para. 1914/15, Nr. 265. 1915/16, Nr. 741.

Seit 3 Jahren unregelmäßige Periode. Rückenschmerzen, beim Beischlaf Schmerzen, aber keine Blutungen. Vor 15 Jahren geschlechtskrank, Kopfschmerzen, Wassermann schwach positiv. Kleiner,

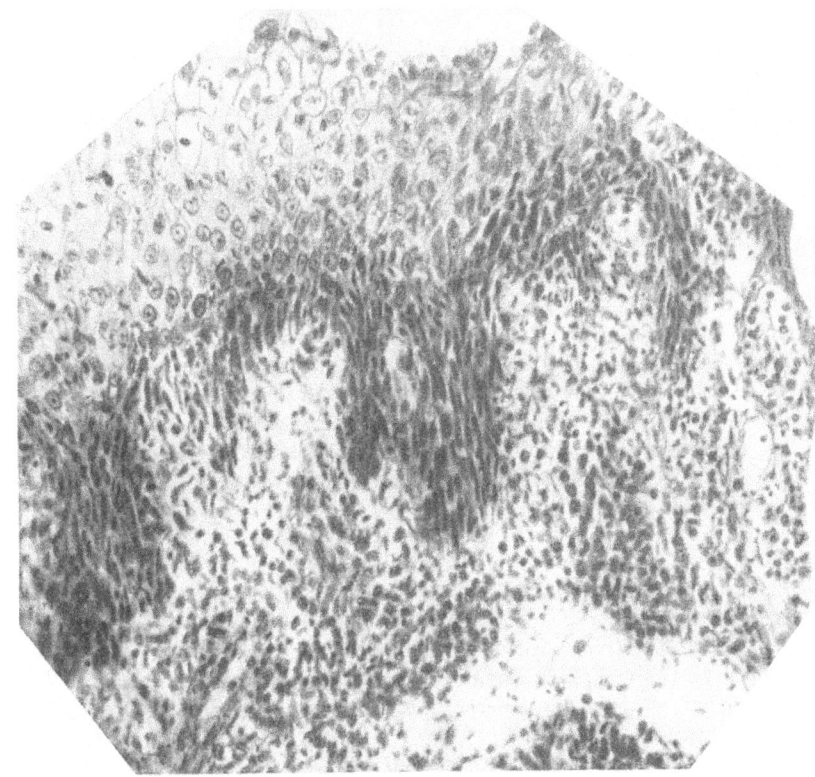

Abb. 69. Stelle d der Abb. 68 bei starker Vergrößerung. Zeiß Ok. 1, Obj. DD,

beweglicher Uterus, Portio unversehrt, nur an der rechten Seite der hinteren Lippe eine etwas weichere, für das Auge nicht auffallend veränderte Stelle. 9. VII. 1914 Abrasio-Endometritis glandularis. Probeexcision, Verschorfung mit dem Paquelin, fieberhafte Reaktion. 2. VIII. mit der Absicht weiterer Beobachtung entlassen.

Mikroskopischer Befund der Probeexcision. Neben einer kurzen Strecke normalen Portioepithels findet sich eine Stelle, an der das Oberflächenepithel aus dicht gedrängten, kleinen, rundlich-polygonalen und spindelförmigen Zellen besteht, eine Basalzellenschicht läßt sich wohl noch erkennen, doch ist das gesamte Epithel in Wucherung begriffen, nur die oberflächlichste Schicht abgeplatteter Zellen nicht, die aber nur an einer kleinen Stelle noch vorhanden ist; die Kerne sind stark gefärbt, unregelmäßig, die Zellen unscharf begrenzt. Der Übergang zwischen normalem und verändertem Epithel ist nicht zu sehen, sie sind getrennt durch eine Strecke, an der epithelfreies, stark rundzellig infiltriertes gefäßreiches Bindegewebe die Oberfläche bildet. Das veränderte Epithel ist niedriger als das normale, dringt aber in breiten Zapfen und Vorbuchtungen nach unten, die sich zum Teil in der Tiefe etwas verbreitern; im übrigen ist die Grenze gegen das Bindegewebe scharf, so daß die Bildungen als ausgefüllte oberflächliche Drüsen aufgefaßt werden können. An einer Stelle sieht man in der Tiefe des Cervixgewebes einen kreisrunden, aus den gleichen kleinen Epithelien bestehenden Herd, der fast im ganzen Umfang von einer aus abgeplatteten Zellen bestehenden Grenzschicht scharf begrenzt ist; man kann nicht sagen, ob es die Membrana propria einer Drüse oder die Wand eines Lymphgefäßes ist. An einem kleinen Bezirk des Umfangs drängen sich die Zellen dieses Herdchens etwas in das umgebende granulationsähnliche Bindegewebe vor. Das ganze subepitheliale Bindegewebe ist sehr stark rundzellig infiltriert.

Da ein zerstörendes Tiefenwachstum noch nicht zweifelsfrei erkennbar war, wurde die Zellatypie zwar als höchst verdächtig, aber nicht als vollkommen beweisend für beginnendes Carcinom aufgefaßt — zu Unrecht, wie der weitere Verlauf zeigte. Die Kranke entzog sich der weiteren, ihr vorgeschriebenen Beobachtung und kam erst am 6. III. 1916 — nach 20 Monaten — wieder. Sie war $^1/_2$ Jahr bei regelmäßiger Periode ganz beschwerdefrei gewesen, dann wurde die Periode unregelmäßiger, stärker, Intervallblutungen erst seit 2 Monaten. Jetzt fand sich ein Portiocarcinom der vorderen Lippe. Abdominale Totalexstirpation in Sakralanästhesie am 16. III. 1916, starke Nachbestrahlung, rezidivfrei am 18. IV. 1918. Später nicht wieder erschienen.

Präparat: Taubeneigroßes Carcinom der vorderen Lippe von papillärer Oberfläche, auf die hintere Lippe übergehend, ebenso auf das seitliche Scheidengewölbe. Sehr breite Scheidenmanschette. Mikroskopisch sind die Parametrien frei. Das Carcinom besteht aus kleinen rundlichen und spindelförmigen Zellen, deren Grenzen meist nicht erkennbar sind; zwischen den Nestern und Strängen nur sehr wenig fibrilläres Bindegewebe, an dessen Grenzen nur an wenigen Stellen eine kurze Strecke weit niedrig kubische Zellen, die in einer Zeile angeordnet sind, während sich sonst eine bestimmte Anordnung und Schichtung der Carcinomzellen nicht erkennen läßt.

Es handelt sich also um ein ganz unreifes Carcinom der Portio, entsprechend dem in der Probeexcision 20 Monate vorher vorhandenen Typus.

Die Oberfläche der Portio ist in Zerfall begriffen; im Scheidengewölbe findet sich an der Oberfläche streckenweit ganz normales Plattenepithel, übergehend in Strecken, an denen die Zellen der noch regelmäßig angeordneten Basalzellschicht nächsten Schichten des Stratum germinativum vermehrt und etwas stärker gefärbt sind, die Grenze ist noch ganz scharf, Papillen fehlen ganz, starke rundzellige Infiltration der subepithelialen Schicht. Dann werden die Basalzellen immer dichter gedrängt, stärker gefärbt, langgestreckt und spindelförmig mit langem, schmalem, stäbchenförmigem Kerne, und in dieser Form dringen sie zum Teil einzeln, zum Teil in roßschweifartigen Büscheln, zum Teil in zugespitzten, an der Seite wie ausgefransten Fortsätzen in die Tiefe, andere Fortsätze verbreitern sich in der Tiefe nach beiden Seiten; während hier nur die Basalzellenschicht zerstörend in die Tiefe dringt, sieht man an anderen Stellen deutlich, wie, ehe dies geschehen ist, auch in den höheren Schichten des Rete Malpighii die Zellwucherung und Atypie beginnt, dann das ganze Oberflächenepithel carcinomatös wird und in breiten Vorbuchtungen nach der Tiefe strebt. An allen Stellen läßt der histologische Befund keine Zweifel daran zu, daß nicht das normale Oberflächenepithel von wuchernden, von dem älteren Carcinom herkommenden Ca.-Zellen verdrängt wird, sondern daß es selbst an Ort und Stelle carcinomatöse Beschaffenheit annimmt und infiltrierend in die Tiefe zu wachsen beginnt, während das daneben gelegene Bindegewebe ihm reichlich junge Gefäße entgegensendet (Abb. 68 und 69).

13. Fall.
Beginnendes, unreifes Plattenepithelcarcinom der Portio. Malignität an der Oberfläche erkennbar, Ausgang vom gesamten Oberflächenepithel.

Frau W., 45 jährig, VII para. 1921/22, Nr. 466.

Seit $^1/_2$ Jahr unregelmäßige Blutungen. Vaginale Totalexstirpation wegen Prolaps beider Scheidenwände, bei großer plumper Portio und großem Ectropium, das etwas schmierig belegt ist. Erst die mikroskopische Untersuchung der etwas wunden hinteren Lippe ergibt nachträglich Carcinom. Am Uterus nichts Pathologisches.

Mikroskopisches Präparat. Unter der Oberfläche unveränderte Cervixdrüsen; nach der Cervix zu einschichtiges Cylinderepithel, nach der Außenfläche zu fehlt das Oberflächenepithel eine Strecke weit, dann folgt ein stark verändertes Plattenepithel: statt des regelmäßig geschichteten Plattenepithels findet sich ein dicker Belag kleiner, unscharf abgegrenzter Zellen mit stark gefärbten Kernen, ganz unregelmäßig angeordnet, auch eine cylindrische Basalzellenschicht ist nicht zu erkennen, dagegen finden sich unter den rundlichen auch spindelförmige Zellen und einzelne größere mit hyperchromatischen Kernen; das Epithel ist durch die Unregelmäßigkeit der Zellen und Kerne und die Vielschichtigkeit als malignes zu erkennen, ehe es in die Tiefe gedrungen ist. Es sieht ganz so aus wie die Zellstränge eines ganz unreifen Plattenepithelcarcinoms, wie ein solcher auch schon im Bindegewebe liegend erkennbar ist. Sonst dringen nur an wenigen Stellen breite kompakte Zapfen in das stark rundzellig infiltrierte Bindegewebe vor, auch in einige der Cervixdrüsen, das Cylinderepithel derselben abhebend und zerstörend.

Gerade in einer der Drüsen sind auch Mitosen vorhanden und in einer derselben ist eine stärkere Differenzierung der Zellen vorhanden, indem in der Mitte des Stranges größere, hellere, schärfer begrenzte Zellen neben den polygonal-rundlichen-spindelförmigen auftreten.

Was lehren uns diese sechs beginnenden und die in der Literatur zu findenden ebenso frühzeitigen Fälle von Plattenepithelcarcinomen, zu denen ich die Beobachtungen von Martzloff, Cullen, Huggins, Pronai, Schottländer, Rubin, l'Espérance, Schauenstein, Ribbert und Schillers Fall 1 und 3—9 rechne, während ich Schillers noch lediglich die Oberfläche betreffenden Fall 2 aus dem auf S. 65 angeführten Gründen vorläufig beiseite lasse. Dagegen gehören die von Katz (Sept. 1927) und Kermauner (1927, S. 818, 1. Fall) eben veröffentlichten Fälle noch hierher. Die vier neuen, eben beginnenden, nur mikroskopisch erkennbaren, noch keine Ulceration aufweisenden Fälle, welche Schiller (März 1928) im Arch. f. Gynäkol. beschrieben hat, bestätigen im wesentlichen die obigen, von mir erhobenen Befunde und zum Teil auch die nachfolgenden Schlußfolgerungen.

Zunächst zeigen sie mit aller Deutlichkeit, daß es sich um eine primäre Entartung des Epithels handelt; ich will auf die Anschauungen Ribberts nicht näher eingehen, da sie für unser Gebiet von Schottländer bereits endgültig widerlegt sind, sondern nur hervorheben, daß auch in den von mir beobachteten beginnenden Carcinomen fast ausnahmslos die veränderte, carcinomatöse Beschaffenheit des Epithels schon an

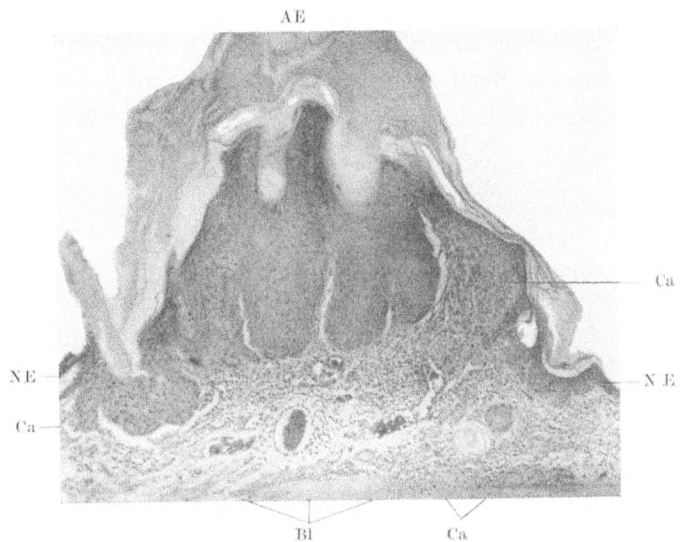

Abb. 70. Experimentelles Mäusecarcinom im ersten Beginn. 60fache Vergr. Präparat von Prof. E. Hoffmann-Zurhelle und Schreus.
Bl Blutgefäße; Ca in die Tiefe sprossende Epithelstränge, zum Teil schon in Lymphbahnen gelegen; AE atypische Epithelwucherung mit starker Verhornung; N.E. normales Epithel.

dem noch nicht in die Tiefe vorgedrungenen oder sich eben zu Tiefenwachstum anschickenden Teil desselben erkennbar ist. Dasselbe traf in Schillers Frühfällen zu, der sich denn auch in aller Schärfe für die Ursprünglichkeit der Epithelveränderungen und die rein sekundäre Rolle der oft gerade in den jungen Fällen sehr geringen Bindegewebsveränderungen ausspricht. Auch Lahm (1927) betont ausdrücklich, daß bei der Entstehung des Carcinoms eine Störung der inneren Organisation des Epithels, ein „Verlorengegangensein des physiologischen inneren Bauplans" das Primäre und Wesentliche ist. Auch die neueste, die „Mutationstheorie" der Geschwulstentstehung stimmt damit überein; Bauer sagt klipp und klar: „Die Geschwulstbildung beruht auf einer Mutation somatischer Zellen nach Genänderung" (1928).

In dem gleichen Sinne sprechen ja auch die reichlichen Erfahrungen bei den experimentellen Teercarcinomen (Fibiger, Deelmann, Lipschütz, E. Müller, Yamagiva, G. Doederlein), bei welchen dem zerstörenden Tiefenwachstum meist weitgehende Atypien am Oberflächenepithel, gelegentlich sogar offenbar krebsige Umwandlung desselben (Deelmann) vorausgehen. Ich bringe zum Vergleich (Abb. 70) die photographische Abbildung eines beginnenden Mäusecarcinoms, dessen Präparate von den Herren Prof. Hoffmann, Zurhelle und Dr. Schreus mir freundlichst zum Studium überlassen wurden. Doch sah ich bei Portiocarcinomen auch gelegentlich plexiformes Tiefenwachstum morphologisch nicht veränderter Plattenepithelien und man kann auch in weit fortgeschrittenen Carcinomen manchmal Zellnester und -stränge finden, welche sich weder in der Form, noch in der Anordnung der Zellen und Kerne von normalem geschichteten Plattenepithel unterscheiden (s. z. B. meine Abb. 6 in der Zeitschr. f. Gynäkol. u. Geburtsh. Nr. 60). Auch Lahm sagt: Das reife Plattenepithelcarcinom unterscheidet sich von dem normalen Epithel oft nur durch das schrankenlose Wachstum (die Heterotopie) und die Destruktion und er teilt auch neuerdings (1928) einen solchen Fall mit. Deelmann hebt hervor, daß es auch beim experimentellen Krebs primäres krebsiges Tiefenwachstum, ohne hypertrophisches Vorstadium gibt, wenn es auch sehr selten ist; auch Yamagiva berichtet ähnliches. Doch kann ich Ribbert (Beiträge 1907) ebensowenig wie Schottländer dies tut, zustimmen, wenn er sagt: „In den meisten Fällen sieht man an dem sprossenden Epithel nichts, was auf eine histologische Umgestaltung hindeuten könnte, gelegentlich werden die betreffenden Zellen größer, ihr Protoplasma heller, das bedeutet aber nichts anderes, als die Veränderungen des Epithels bei Regeneration."

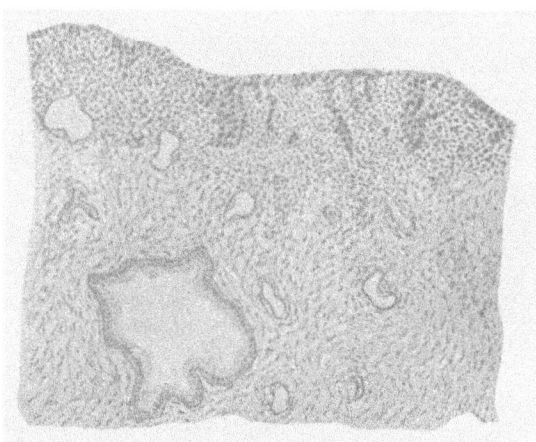

Abb. 71. Beginnender Plattenepithelkrebs der Portio nach Ribbert (Beiträge II, Abb. 3). Schwache Vergrößerung. „Oben zellig infiltrierter Randsaum, mit einwachsenden Epithelsprossen, unten eine erweiterte Drüse."

Auch beim Menschen ist es entschieden eine seltene Ausnahme, daß morphologisch unverändertes Epithel krebsig in die Tiefe dringt. Mit Recht sagt Schiller: Beim Menschen findet sich zumeist auf entzündlichem Boden sofort Entartung, die erst später mit Wucherung verbunden ist. Doch gibt auch er zu, daß es Fälle gibt, in denen bei Carcinomen von höchster Gewebsreife verhornende Zapfen in das Bindegewebe eindringen, unter ganz geringer, oft nur an der tiefsten Stelle der eingedrungenen Zapfen kenntlicher Atypie: „hier können wir also den Übergang von der normalen zur carcinomatösen Zelle nicht feststellen, da wir die carcinomatösen von den normalen Zellen morphologisch nicht eindeutig trennen können. In den meisten Fällen aber erfolgt der Übergang, auch morphologisch kenntlich noch innerhalb des Oberflächenepithels und zwar meist ganz plötzlich, ohne daß eine allmähliche, über Zwischenstufen vor sich gehende Umwandlung festzustellen wäre. Der einzelnen, morphologisch noch nicht veränderten Zelle können wir es freilich — auch innerhalb des Oberflächenepithels — mit unserer heutigen histologischen Technik nicht ansehen, ob sie schon carcinomatös ist oder nicht, aber die Grenze, wo das Gesamtepithel carcinomatös wird, können wir meist ziemlich scharf erkennen". In seiner neuesten Veröffentlichung (Arch. f. Gynäkol. 1928) bringt Schiller ein neues Beispiel carcinomatösen Wachstums ohne ausgesprochen morphologische Änderung der Zellen (Fall 6).

Auch meine Frühfälle bestätigen diese von Schiller an den seinigen gewonnene Auffassung und nicht die ältere Ribberts. Ribberts Abbildungen, von denen ich die drei charakteristischsten folgen lasse, sind in dieser Beziehung nicht überzeugend, da sie zum Teil schematisiert, zum Teil bei zu schwacher Vergrößerung gezeichnet sind. Doch zeigen sie in sehr schöner Weise verschiedenes, was auch bei meinen beginnenden Fällen und zum Teil auch beim experimentellen Tiercarcinom (s. G. Doederlein 1926) zu beobachten ist; nämlich (Abb. 71), daß das Eindringen des Epithels nicht immer in typischen Strängen erfolgt, sondern gelegentlich so vor sich geht, daß die Zellen in sehr dünner Reihe hintereinander und vielfach auch mehr isoliert vordringen; ferner, daß (Abb. 71, 72, 73) das Wachstum auch von nicht verdicktem, sondern sogar verdünntem Epithel ausgehen kann (s. auch Schiller 1928) und endlich, die wichtigste, immer wieder, auch in meinen ganz jungen Fällen, sowie bei Schauenstein, Rubin, Pronai, Schiller zu beobachtende Tatsache, daß das Carcinom von vorneherein multizentrisch und multicellulär entsteht, eine Tatsache, welche ebenfalls durch die experimentellen Tiercarcinome bestätigt wird (Deelmann, G. Doederlein). Ribberts Abb. 5 (Abb. 72) ist ein besonders schönes Beispiel eines auf einer Erosion multizentrisch entstandenen Plattenepithelcarcinoms.

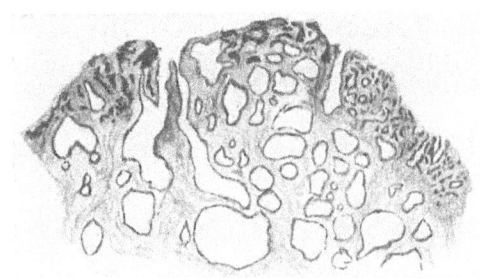

Abb. 72. Beginnendes Plattenepithelcarcinom der Portio. Nach Ribbert (Beiträge II, Abb. 5). Lupenvergrößerung. „Viele stark erweiterte Drüsen, in der obersten Lage, deren zellige Infiltration durch dunkle Tönung angedeutet ist, zahlreiche, vielgestaltige Epithelsprossen."

Aus der Beobachtung junger Carcinomfälle geht ferner hervor, daß die von Schottländer (S. 477) wieder besonders unterstrichene Behauptung, daß alle von Plattenepithel ausgehenden Krebse, in erster Linie Basalzellenkrebse seien, also nur von der Basalzellenschicht ausgingen, nicht richtig ist. Ich habe schon früher die Ansicht vertreten, daß alle Schichten des Plattenepithels, mit Ausnahme der obersten, stark abgeplatteten, mitunter

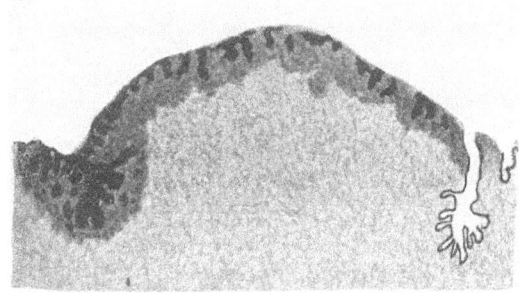

Abb. 73. Beginnender Plattenepithelkrebs nach Ribbert (Beiträge II, Abb. 7). Lupenvergr. „Schwarz die einwachsenden Epithelzapfen, L weiter fortgeschrittenes Tiefenwachstum; R Drüse. Zellige Infiltration durch dunklere Färbung bezeichnet."

schon verhornten Schicht, sich an der Bildung des Carcinoms beteiligen können. Schottländer verwirft diese Möglichkeit gänzlich, obwohl er selbst zugibt, daß er geeignetes Material zur Beantwortung dieser Frage nicht in Händen gehabt habe, da — mit Ausnahme des von Pronai beschriebenen Falls 1 — seine Fälle alle zu weit fortgeschritten waren, oder ihre ursprüngliche Ausgangsstelle durch die Operationsvorbereitung zerstört war. Die von mir damals (Zeitschr. 60. 1907. Abb. 3 u. 5) beigebrachten Abbildungen hält er nicht für beweisend. Abb. 74, von einem in keiner Weise vorbehandelten Portiocarcinom stammend, zeigt vielleicht noch überzeugender, daß alle Schichten bis auf die oberste, abgestoßene beteiligt sind an der vollkommenen Regellosigkeit der Anordnung und Form sowohl der Zellen als der Kerne, den pathologischen Kernteilungsfiguren und den beginnenden Degenerationen. Die Basalzellenschicht ist in lange Spindelzellen umgewandelt, Blutgefäßcapillaren dringen in das Epithel vor.

Ich konnte in meinem neuen Material 5 mal bei ganz jungen Carcinomen mit noch intakter Oberfläche (Fall 1, 3, 4, 12 u. 13) feststellen, daß sich von vorneherein alle Schichten, mit Ausnahme der obersten stark abgeplatteten, in Wucherung befanden. Das gleiche trifft zu für die ganz jungen Fälle, von Martzloff (s. Abb. 47 u. 48), Cullen, Pronai, Rubin, Huggins und Schauenstein, sowie in 6 Fällen Schillers (1, 3, 5, 7, 8, 9), während nur in je einem die Wucherung vorwiegend von der Basalzellenschicht (4) und von dieser und den benachbarten tiefen Schichten der Stachelzellen (6) ausging. Auch in seiner neuen Arbeit 1928 hebt er die gelegentlich rasche Änderung des „Reifegrades" des Carcinoms hervor. Ebenda spricht er sich allerdings bestimmt dafür aus, daß das Carcinom nur von der Basalis ausgehe — aber seine „Beweise" sind nicht schlüssig, und seine eigenen Abbildungen und Beschreibungen sprechen gegen ihn. So scheint mir sein, wahrscheinlich aus einer Leukoplakie hervorgegangener, Fall 4 deutlich die Beteiligung aller Schichten zu zeigen, und in Abb. 12 u. 12b bringt er Abbildungen, welche bei ganz normaler und regelmäßiger Basalis ein carcinomatös degeneriertes Stratum germinativum und mucosum zeigen. Auch seine Berufung auf Fischer-Wasels „Cambiumzellen" ist nicht überzeugend; beide Autoren geben selbst zu, daß solche sich „bis jetzt noch nicht darstellen lassen, man müßte denn alle Basalzellen als Cambiumzellen bezeichnen". Auch nach der Mutationstheorie

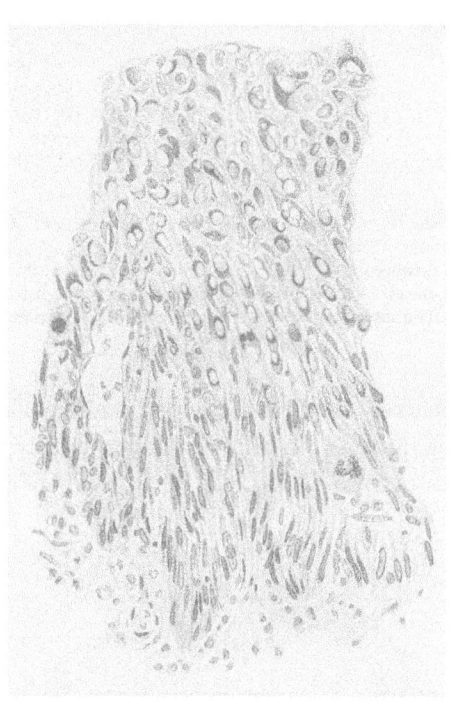

Abb. 74. Carcinomatöse Entartung des gesamten Oberflächenepithels der Portio. Starke Vergr. Reichert Ok. 2, Obj. 7a. Basalzellen in Spindelzellform wuchernd, Unregelmäßigkeiten der Zellen und Kerne, Kernteilungsfiguren in allen Schichten, Eindringen von Capillaren in das Epithel.

kann jede Zelle, welche noch der Teilung fähig ist, durch plötzliche Veränderung die zur Bildung einer Geschwulstzelle führende Mutation durchmachen, und daß nicht nur die Basalzellen, sondern auch die Zellen des darüber liegenden, noch nicht in Stachelzellen umgewandelten Stratum germinativum und die Stachelzellen selbst sehr lebhafter Teilung fähig sind, glaube ich gezeigt zu haben. Ebensowenig sind die Erfahrungen bei der Gewebszüchtung, daß allein die Zellen niederster Differenzierung (embryonale Zellen, Bluthistiocyten) zur Tumorbereitschaft geeignet sind, ein Beweis dafür, daß nur die den embryonalen, angeblich näher stehenden „Cambiumzellen", nicht auch reife, aber noch vollebende, teilungsfähige Zellen zur Tumorentwicklung gebracht werden können. Bleiben wir auf dem Boden der Tatsachen, so können wir aus ihnen entnehmen, daß jede lebende, teilungsfähige Epithelzelle unter bestimmten Umständen der Ausgangspunkt eines Carcinoms werden kann, wohl nicht unmittelbar, sondern auf dem Umweg starker, meist regenerativer oder durch äußere oder innere Reize bedingter Wucherung.

In den ganz neuen Fällen von Katz (1927) und Kermauner (1927), waren nach Beschreibungen und Abbildungen ebenfalls alle Schichten gleichzeitig, allerdings ganz besonders die Basalzellenschicht betroffen. In einem Fall (2) fand ich die Basalschicht gleichzeitig mit den benachbarten Schichten des Stratum germinativum als Ausgangspunkt, und nur in einem einzigen (11, Abb. 66) schien in der Tat die Basalschichtzelle vorwiegend der Ausgangspunkt zu sein, aber gerade hier nahm das Carcinom in der Tiefe sofort den Charakter eines „reifen" Plattenepithelkrebses an. Das gleiche sieht man öfters bei schon fortgeschrittenen Fällen. Ähnlich war es in einem Falle Schillers

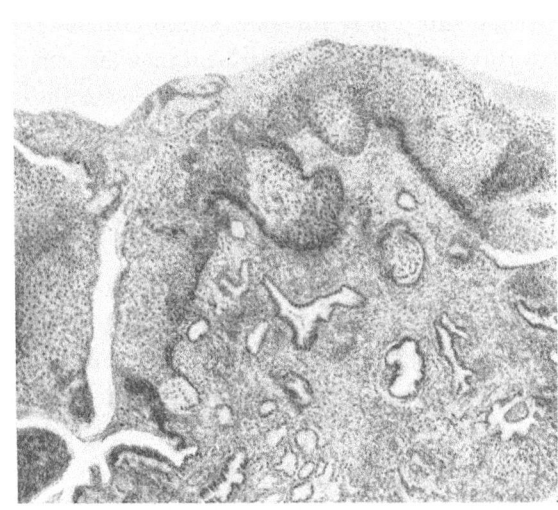

Abb. 75. Heilende Erosion. Ausfüllung der Drüsen und Einbuchtungen der Oberfläche mit Plattenepithel, Wucherung der Zellen in allen Schichten bis auf die oberste. Schwache Vergr. Leitz Ok. 1, Obj. 3.

(15663), einem vorgeschrittenen, kleinzelligen Carcinom von wechselndem Typus: „ein schmaler Epithelstreifen besteht aus abgeflachten, vollkommen typischen oberflächlichen Zellen, die auf einer regelmäßigen kubischen Basalis lagern. Aus diesem regulären, wenn auch abgeflachten Epithel gehen unmittelbar die dyskeratotischen Carcinomzellen hervor, die kleine plexiforme Balken und Ästchen mit Verhornung in der Tiefe bildeten."

Das primäre Tiefenwachstum der Basalzellen findet meist (s. Abb. 74, 68 u. 69) in Form langgestreckter Spindelzellen statt, die, zu dünnen, zugespitzten „styloiden" Fortsätzen vereinigt, sich wie scharfe Keile oder Nägel in das Bindegewebe einbohren, um, innerhalb dieses zu Strängen und Alveolen auswachsend, eine die normale Schichtung und Umwandlung in die verschiedenen Zellformen des geschichteten Plattenepithels mehr oder weniger vollkommen nachahmende Ausgestaltung zu erfahren. Hiermit stimmt überein, daß ich gelegentlich bei einer ersten Probeentnahme das Bild eines mittelreifen, bei einer zweiten das eines reifen Carcinoms

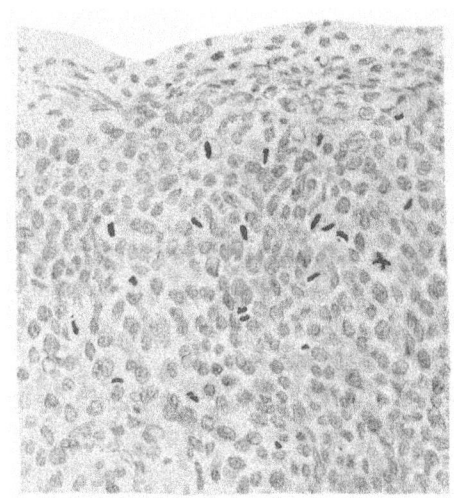

Abb. 76. Heilende Erosion. Reichliche Kernteilungsfiguren in allen Schichten des Plattenepithels bis auf die oberste. Starke Vergr. aus Abb. 74. Zeiß Ok. 1, Obj. DD.

erhielt, in einem anderen Falle bei einem Rezidiv, das einem schon $1^{1}/_{2}$ Jahre bestehenden Carcinom folgte, ebenfalls das Bild eines mittelreifen bis reifen Carcinoms erhielt, während der primäre Tumor augenscheinlich von der Basalzellenschicht ausgegangen war.

Die von mehreren Schichten des Plattenepithels gleichzeitig ausgehenden Krebse weisen zum Teil reifen (2), zum Teil unreifen (12), zum Teil mittelreifen (1), oder gemischten (3, 13) Charakter auf. Hierbei dringt die tiefste Schicht des carcinomatösen Epithels öfters mehr in Form kompakter Massen oder in Gestalt einzelner, plumper, rundlicher, mitunter mehrkerniger Zellen von unbestimmter Form und Abgrenzung, mitunter syncytialen Gebilden gleichend, in das Bindegewebe ein (s. Abb. 9, 13). Fünfmal konnte ich bei schon etwas weiter fortgeschrittenen Fällen sofortige Wucherung des gesamten Plattenepithels im obigen Sinne feststellen und fand auch bei weitfortgeschrittenen Carcinomen, sofern sie irgendwelche Schichtungen erkennen ließen, immer wieder in allen Schichten Kernteilungsfiguren und mehrkernige Riesenzellen als den Ausdruck unvollkommener Zellteilung, nicht nur in der Basalzellenschicht. Auch bei der später zu besprechenden Entstehung sekundärer Nachbarherde ist die sofortige Beteiligung des gesamten Epithels meist augenfällig (s. Abb. 33 u. 34), so auch in Fall 12, von dem jedoch nur eine Stelle mit wuchernder Basalzellschicht abgebildet ist, während an anderen Stellen das gesamte Epithel in Wucherung begriffen ist; umgekehrt konnte ich auch bei fortgeschrittenen Fällen beobachten, daß in Gestalt eines unreifen, vorwiegend aus Spindelzellen oder rundlichen Zellen bestehenden Krebses von der Oberfläche ausgegangene Carcinomstränge in der Tiefe alsbald den Charakter eines reifen Carcinoms annehmen. Bei G. Doederlein findet sich die Angabe, daß Roussa (Leeuwenhock-Vereenig I. Amsterdam, de Bussy 1922, Kongr. für experimentellen Teerkrebs) einen Mäusetumor beschrieb, der primär völlig sarkomartig wuchs, in seinen Metastasen jedoch durch Kernteilung als epithelial sich erwies. Auch sonst stimmen die Ergebnisse der experimentellen Krebsforschung mit der hier vorgetragenen Anschauung überein. Else Müller nimmt zwar an, daß auch die Hornkrebse von der Basalzellschicht ausgehen, nicht von der Stachelzellschicht, und dies ist auch nach den Beobachtungen am Menschen, insbesondere bei Portiocarcinomen, wie eben ausgeführt, durchaus möglich. Aber aus G. Doederleins Angaben geht hervor, daß beim experimentellen Mäusekrebs und seinen Vorstadien auch in der oberhalb der Basalzellenschicht gelegenen Epithelschicht Mitosen vorkommen, daß also auch diese an der pathologischen Wucherung sich beteiligen und seine Abbildungen beginnender Mäusekrebse (4, 29) zeigen, wie unsere Abb. 69 ebenfalls die carcinomatöse Wucherung aller Epithelschichten. Auch insofern bestätigt die experimentelle Forschung die histologische beim Plattenepithelcarcinom der Portio, als sie gezeigt hat, daß sowohl reife, verhornende, als mittelreife, als ganz unreife Krebse und zwar sowohl fast reinspindelzellige (Else Müller, Roussy) als auch vollkommen verwilderte, polymorph-zellige, diffus wuchernde Formen (G. Doederlein) und endlich die verschiedenen Reifegrade gleichzeitig bei demselben Tiere aus dem Plattenepithel hervorgebracht werden können. Selbst Krompecher übernimmt in seiner letzten Arbeit (1926) ohne Widerspruch die Angabe Deelmanns, daß der experimentelle Teerkrebs von den suprabasalen Zellen ausgeht.

Im Sinne einer regelmäßigen Beteiligung aller Schichten bei den pathologischen Wucherungsprozessen sprechen auch die Beobachtungen bei gutartigen Prozessen; Abb. 75 zeigt bei schwacher, Abb. 76 bei starker Vergrößerung eine heilende Erosion mit Ausfüllung oberflächlicher Cervixdrüsen. Man sieht, daß alle Schichten an der regenerativen

Wucherung beteiligt sind und daß sich reichliche Kernteilungsfiguren (Abb. 76) bis dicht unter der obersten abgeplatteten zum Teil verhornten Schicht des Plattenepithels finden. Ich halte es also, wie Cullen, der in seinem schönen Buch von 1900 auch gute Abbildungen des Übergangs aller epithelialen Schichten, in Carcinom vor dem Tiefenwachstum bringt, für feststehend, daß alle epithelialen Schichten, mit Ausnahme der obersten und stark abgeplatteten, zum Teil kernlosen, an dem Einbruch in das darunter gelegene Gewebe teilnehmen, wobei, wie sich Cullen ausdrückte, „die tiefen cylindrisch-kubischen Zellen die Front der vordringenden Masse bilden".

Nach den Befunden von Martzloff, Cullen (1921), Pronai, Rubin bei sehr frühen Plattenepithelcarcinomen der Cervix und nach eigenen Beobachtungen an etwas weiter fortgeschrittenen Fällen, die sowohl vollkommen ausgereifte (s. Abb. 58) als ganz unreife Formen betreffen, bildet sich dieses so gut wie immer gerade so wie an der Portio aus vorher bestehendem Plattenepithel, sei es nun, daß dieses aus der Entwicklungszeit, in der ja nach den Untersuchungen Robert Meyers ein mehrfacher Wechsel des Epithels und seiner Grenze am Gebärmutterhals stattfindet, stammt, oder erst später von der Portio aus emporgewuchert ist in derselben Weise, wie es auf der Außenfläche der Portio ein kongenitales oder ein Lacerationsectropium überzogen hat (vgl. Hinselmanns Umwandlungszone), oder endlich durch metaplastische Vorgänge aus dem Cylinderepithel der Cervixoberfläche oder der Cervixdrüsen hervorgegangen ist. Nach meinen eigenen Untersuchungen halte ich alle diese Vorgänge für möglich und ich bin mit Schottländer der Meinung, daß die überwiegende Häufigkeit der Plattenepithelcarcinome der Cervix auf der Häufigkeit des Vorkommens von nicht carcinomatösem Plattenepithel an diesem Orte beruht und nicht, wie man früher glaubte, auf der häufigen direkten Umwandlung des Drüsenepithels in carcinomatöses Plattenepithel. Auch dieses kommt — wie ich entgegen Robert Meyer aufrecht erhalten muß — vor, führt aber meist zu den eingangs erwähnten Formen der indifferenzierten oder ganz unreifen Carcinome, doch ist dies sehr viel seltener, noch seltener, daß die Herkunft gar nicht mehr erkennbar ist und jede Erinnerung an die drüsige Abstammung fehlt. Doch sind diese Fälle später für sich abzuhandeln. Sicherlich ist früher viel zu oft die drüsige Entstehung von reifen und unreifen Plattenepithelcarcinomen angenommen worden, indem entweder der sekundäre Einbruch eines schon bestehenden Plattenepithelcarcinoms in die Drüsen oder die gutartige Mehrschichtung der unter dem Cylinderepithel zurückgebliebenen Reste des ursprünglichen Plattenepithels mißdeutet wurde. Daß diese unter dem Cylinderepithel nicht selten zu findende einfache oder mehrfache Schicht kubischer oder rundlicher abgeplatteter, morphologisch indifferenter Zellen, die besonders von Krompecher als Basalzellen und hauptsächlichste Matrix von Cervix- und auch Korpuscarcinomen bezeichnet werden, auch durch Abspaltung von ausgebildeten Cylinderzellen gebildet werden kann und vielleicht noch häufiger so entsteht, als aus Rückständen früherer Entwicklungsstufen, werde ich an anderer Stelle nachweisen. Inzwischen hat auch Hinselmann die Entstehung in loco dieser subcylindrischen Zellen aus dem Cylinderepithel des Ectropiums einer 19jährigen virginellen Person nachgewiesen (Arch. Bd. 133, 1928). Hierher gehört nur die Feststellung, daß diese subcylindrische Zellschicht, theoretisch wohl, wie jedes Epithel, der Ausgangspunkt eines Carcinoms werden kann, daß aber diese Entstehung eines Portio- oder Cervixcarcinoms, insbesondere eines Plattenepithelcarcinoms an dieser Stelle, noch niemals nachgewiesen worden und zu histogenetischer Erklärung dieser Tumoren auch gar nicht nötig ist, da, wie wir gesehen haben und noch sehen werden, die Entstehungsmöglichkeit aller bekannten Arten von Carcinomen aus den gewöhnlichen, präexistierenden Epithelien an wirklich beginnenden Fällen sicher gestellt ist.

Wir kommen also, wie früher schon Schottländer und Kermauner, die unter über 1000 Fällen keinen einzigen einschlägigen Fall sahen und Frankl sowie neuerdings Lahm zu der Feststellung, daß für den Begriff eines Basalzellencarcinoms oder Basalioms im Sinne und in der Ausdehnung, wie es Krompecher will, am Uterus kein Raum ist, wobei ich absehe von den einzelnen, ganz seltenen, ihrer Entstehung nach sehr schwer beweisbaren Fällen, in denen, wie oben bereits bemerkt, vielleicht wirklich die subcylindrische Zellschicht, die aber keine „Basalschicht" im Sinne Krompechers ist, carcinomatös degeneriert. Sonst hat die Einführung des „Basalzellenkrebses" in die Pathologie des Uterus nur Verwirrung gestiftet und entbehrt der Berechtigung. Dieser Satz wurde niedergeschrieben ein Jahr ehe B. Fischer in seiner auf breitester Grundlage aufgebauten Bearbeitung des Geschwulstproblems aussprach (S. 1497): Wir müssen daher den ganzen Begriff des Basalzellenkrebses als irreführend, weil er irgendein nicht vorhandenes Verständnis vortäuscht, und als ganz überflüssig ablehnen." Für die Plattenepithelcarcinome befinde ich mich in Übereinstimmung mit B. Fischer, der die nicht auf embryonale Anlage beruhenden Geschwülste auf regenerative Wucherungen von sog. Reserve- oder Cambiumzellen zurückführt. Denn er betrachtet, wenn ich ihn recht verstehe (S. 1683), für die Epidermis, also wohl auch für das fast ebenso gebaute Plattenepithel der Portio, die ganze Malpighische Schicht als diejenige der Wachstums- und Reserve-Cambiumzellen. Das würde für unseren Fall Übereinstimmung mit meiner Auffassung bedeuten, daß die Carcinome der Portio nicht nur von der Basalis, sondern auch vom Stratum germinativum und mucosum ausgehen können.

Merkwürdigerweise spricht Schiller gelegentlich, wenn auch ohne nähere Begründung von „basaliomähnlichen" Carcinomen der Portio und solchen vom „Typus der Basaliome", obwohl unter seinen Frühfällen kein solches enthalten ist; in Fall 4 (15899), der als vorwiegend von der Basalis ausgehend und als basaliomartig bezeichnet ist, wird im Text ausdrücklich die kleine, polygonale so weitgehend vielgestaltige Form der Zellen hervorgehoben, welche bei starker Vergrößerung zarte Stacheln zwischen sich erkennen lassen, also doch wohl der Stachelschicht entsprechen. Auch Fall 16765 (S. 342), ein solides, plexiformes nicht mehr im Frühstadium befindliches Carcinom „vom Typus der Basaliome" zeigt in der Abbildung ein einfaches, unreifes, in der Mitte der Krebszapfen zerfallendes, vom Plattenepithel ausgehendes Carcinom und in Fall 15663 (S. 343) wird der wechselnde Typus des kleinzelligen vorgeschrittenen Carcinoms besonders hervorgehoben, ebenso, daß die von den unmittelbar von der stark verschmälerten und einfachen Basalis in die Tiefe gehenden Carcinombälkchen sofort verhornen. Keiner dieser Fälle würde also unter den nach Krompecher ja rein morphologischen Begriff der Basaliome fallen und genetisch erklärt Schiller selbst auf S. 330: „Auch die viel verbreitete Ansicht, daß der Plattenepithelkrebs der Portio besonders häufig von Plattenepithelinseln ausgeht, die im Verlauf der fetalen Entwicklung oder während der Erosionsheilung zwischen das Cylinderepithel der Portio eingeschlossen werden und so an einer Stelle liegen bleiben, wo ihnen nicht angemessene Lebensbedingungen als ständiger Reiz auf sie wirken, auch diese

Theorie habe ich durch keinen Fall belegen oder beweisen können." Auch nach seinem Material iat also kein Grund, an der im nachfolgenden genauer begründeten Ablehnung einer besonderen Gruppe von „Basalzellenkrebsen" am Uterus etwas zu ändern, und ich kann ihm auch nicht ganz beistimmen, wenn er in seiner Einleitung bemerkt, daß das Plattenepithelcarcinom auch der Portio und Scheide „entweder von der Basalzellschicht, wie es Krompecher geschildert hat oder, und das scheint die Regel zu sein, wenn es sich um Carcinome von höherer Gewebsreife handelt, von der Stachelzellschicht ausgeht". Es kann wohl von der Basalschicht ausgehen, aber braucht deshalb keineswegs ein Basaliom im Sinne Krompechers zu sein, wie Schiller, meine eigene und vieler anderer Autoren Befunde zeigen und ein „Basaliom" im Sinne Krompechers, d. h. ein mehr oder weniger bis vollkommen unreifes Plattenepithelcarcinom kann, von dem gesamten Plattenepithel, nicht nur von der Basal- und Stachelzellschicht ausgehen; und solche unreife Plattenepithelcarcinome sind auch Schillers „basaliomartige" Fälle.

Da Krompecher seit dem Erscheinen der grundlegenden Arbeiten Schottländers und Frankls in mehreren größeren Arbeiten auf seine Behauptung zurückgekommen ist, und auch Kaufmann und Aschoff noch in der neuesten Auflage ihrer Lehrbücher von der Häufigkeit der Basalzellkrebse des Uterus sprechen, während Borst (1924) diesen Begriff ablehnt oder die betreffenden Fälle einfach als unreife Carcinome betrachtet, muß ich auf diesen Punkt noch näher eingehen.

Aschoff (1921) drückt sich freilich sehr vorsichtig aus, indem er sagt: „Mikroskopisch findet sich als häufigster Typus der Basalzellenkrebs (Krompecher), wenn man darunter die nicht ausreifenden, weichen Plattenepithelcarcinome oder Faserepithelkrebse versteht." Ich möchte den Nachdruck auf das „wenn" legen: dann ist der Satz richtig; denn, wie oben bereits ausgeführt, überwiegen in der Tat die nichtausreifenden Carcinome an Portio und Cervix bei weitem; aber es fehlt jeder Grund, diese Carcinome „Basalzellenkrebse" zu nennen — genetisch, weil sie zum großen Teil nicht von den Basalzellen oder wenigstens nicht von diesen allein abstammen, morphologisch, weil sie mit den normalen cylindrischen Basalzellen meist gar keine Ähnlichkeit haben; denn entweder sind sie unreif (in 46—60% der Fälle!), dann bestehen sie eben nicht aus typischen Platten- oder Faserzellen, sondern aus ganz indifferenten, rundlichen oder spindeligen, jedenfalls dem basalen Cylinderepithel ganz unähnlichen Zellen, oder sie sind mehr oder weniger reif, dann zeigen sie Schichtung und enthalten nicht nur die Basalzellen — und zwar sehr häufig nicht cylindrische —, sondern mehr weniger unvollkommene Nachahmungen aller Zellschichten des normalen Plattenepithels. Auch dem weiteren Satze Aschoffs: „Diese Carcinomzüge bestehen aus vielschichtigen cylindrischen bis spindelzellförmig, platten, schmalen Zellen, welche den basalen Zellen des Plattenepithels ähneln", kann man nicht ohne weiteres zustimmen. Die Cylinderform ist geradezu eine Ausnahme und die Ähnlichkeit mit den Basalzellen beschränkt sich meist auf die äußerste Schicht der Krebszapfen reifer und mittelreifer Carcinome.

Kaufmann bezeichnet als Basalzellenkrebse die nicht verhornenden Hautkrebse und überträgt diese Bezeichnung einfach auf die Plattenepithelcarcinome des Gebärmutterhalses; dann würden die Basalzellenkrebse freilich hier die Mehrheit ausmachen, da die Verhornung verhältnismäßig selten ist; aber das ist selbstverständlich, da die Verhornung ja nicht zu den normalen Eigenschaften des Plattenepithels am Uterus gehört und auch beim Carcinom eine nebensächliche Erscheinung ist, während sie bei den gewöhnlichen Carcinomen oder normaliter in der verhornenden Epidermis die Regel ist, so daß man eben für die nicht verhornenden Hautcarcinome eine besondere Gruppe aufstellte und nach einer besonderen Entstehung, aus versprengten Elementen, Basalzellen vollentwickelter Anhangsgebilde der Haut, Drüsen und Haarbälgen, suchte. Da aber in der Portio und Cervix solche Anhangsgebilde nicht vorhanden sind und überdies die unmittelbare Abstammung verhornender und nicht verhornender Formen in allen Reifestadien vom Plattenepithel selbst ohne weiteres nachgewiesen werden kann, fällt die Notwendigkeit und Berechtigung einer solchen Abteilung hier vollständig fort. Nach den weiteren Ausführungen Kaufmanns kann man sogar für die Haut an dieser Berechtigung zweifeln; denn nach ihm (S. 1707) legt Krompecher den Schwerpunkt darauf, daß diese Tumoren den Basalzellencharakter ständig beibehalten: „aber unter den äußerst vielgestaltigen Krompecher Carcinomen gibt es nicht wenige, wo die Epithelzellen nicht mehr cylinderartig, sondern indifferent, spindelig geworden sind, so daß sie den Zellen eines Spindelsarkoms gleichen." Außerdem gibt es Plattenepithelcarcinome der Epidermis selbst ohne Verhornung und (S. 1709) Kombinationen von Hornkrebs und Basalkrebs, „es haben dann die Zellen des Basalkrebses eine weitere Differenzierung erfahren"; auch rezidivieren Basalzellenkrebse als Hornkrebse und bei Röntgenbestrahlung findet eine Umwandlung derselben in Hornkrebs statt. Das alles, von Kaufmann für das Hautcarcinom gesagt, trifft genau so, in manchen Punkten noch mehr zu auf das Uteruscarcinom. Wozu also hier die ganze Einteilung, deren Grenzen so verschwommen sind, wozu die Aufstellung eines besonderen „Basalzellencarcinoms", dessen Begriff hier vollständig überflüssig ist?

Krompecher selbst gibt weder die etwas unbestimmte und sich selbst widersprechende Definition Aschoffs, noch die zu bestimmte Kaufmanns, er bemerkt sogar ausdrücklich (Zeitschr. 81, S. 324), daß er die bereits aus differenziertem Plattenepithel aufgebauten Krebse von den Basalzellenkrebsen trennt und als nicht verhornende Plattenepithelkrebse, teils als Hornkrebse bezeichnet. Er verwahrt sich immer wieder dagegen, daß die Benennung „Basalzellenkrebs" histogenetisch verstanden werde, sie beziehe sich ausschließlich auf die Morphologie; er versteht darunter die nicht oder wenig differenzierten Krebse (= Medullarcarcinom, Carcinoma simplex, alveolare solidum). Dann aber wird die Bezeichnung für das Uteruscarcinom wenigstens ganz hinfällig, wie oben bereits ausgeführt. Ich weise hier noch einmal hin auf die an einem sehr reichlichen Material gewonnenen Ergebnisse Martzloffs, welcher neben Stachel- und Spindelzellen in den Plattenepithelcarcinomen am allerhäufigsten „Übergangsformen der Krebszellen" findet, die fast vollkommen übereinstimmen mit einer wohlumschriebenen Zellschicht des normalen Plattenepithels, begrenzt nach oben von den Stachelzellen, nach unten von dem Stratum germinativum, womit wohl deren unterste Schicht, die cylindrische Basalzellenschicht gemeint ist, also die noch nicht zu Stachelzellen gewordenen Zellen im Stratum germinativum, die über den Basalzellen lagern und die er folgendermaßen charakterisiert: zarte, oder nicht erkennbare Zellmembran, stark gefärbter Kern, häufige Kernkörperchen, kleiner und stärker als bei den Stachelzellen gefärbter Protoplasmahof, „wahrscheinlich dieselben Zellen, welche Krompecher als runde Krebszellen bezeichnet und als eine Varietät der Basalzellen betrachtet." Auch ich bin der Meinung, daß diese, gerade bei den „unreifen" Carcinomen, die ja Basalzellenkrebse sein sollen, häufigsten Zellen weder von den Basalzellen abstammen, noch ihnen ähnlich sehen. Ich konnte öfters, wie Martzloff, eine auffallende Ähnlichkeit der Zellen unreifer, jeder Schichtung entbehrender Carcinome, mit den noch nicht mit Intercellularbrücken versehenen Zellen des Stratum germinativum feststellen. Mit Mac Callum hält es denn auch Martzloff für vergeblich, beweisen zu wollen, daß der epidermoidale Krebs von irgendeiner bestimmten Zellschicht der Epidermis abstamme und lehnt den Begriff und Ausdruck „Basalzellenkrebs" ebenfalls vollständig ab.

Ganz mißglückt ist die direkte Beweisführung, die Krompecher in seinen Arbeiten aus den Jahren 1919 und 1923 versucht hat. Anscheinend hat er, abgesehen vielleicht von dem mehrfach beschriebenen adenomatösen, mit Plattenepithelknötchen versehenen Cervicalpolypen Dieners (Zeitschr. f. Geburtsh. u. Gynäkol. 81, S. 331, Zeitschr. f. Krebsforschung 19, S. 11), einem Adenocarcinom, bei dem er überdies selbst an ein Hervorgehen der vermeintlichen Basalzellen aus den Drüsenepithelien denkt und auf das ich bei der Erörterung des Adenocarcinoms noch zurückkommen werde, wirklich beginnende Carcinome, an denen allein eine Beweisführung möglich wäre, gar nicht in seinem Material. Seine Abbildungen zeigen vollkommen ausgebildete unreife Plattenepithelcarcinome oder Adenocarcinome, deren Ableitung von „Basalzellen" vollkommen willkürlich angenommen wird. Seine Abb. 9, welche im Text und in der Bilderklärung als „solider Basalzellenkrebs des Collum", ausgehend von einer Erosionsdrüse, bezeichnet wird, und noch 1923 in der Arbeit in Zieglers Beiträgen Bd. 79 als besonders beweisend hervorgehoben wird, zeigt ein breites Lager carcinomatösen Plattenepithels, welches das stark gedehnte und abgeplattete, aber noch gut erkennbare ursprüngliche Drüsenepithel nach dem Lumen zu abgedrängt hat und genau so aussieht, wie von außen eingedrungenes „unreifes" carcinomatöses Epithel bei nachweislich von Plattenepithel ausgegangenem Krebs, wie z. B. in unserer Abb. 35, und so wird das Bild wohl auch hier entstanden sein, da es ja einem „soliden Carcinom" entstammt. In Abb. 10, die als besonders beweisend wiederholt bezeichnet wird, fehlt das Epithel an der gegenüber liegenden Seite, wodurch die Deutung schon erschwert wird. Im Text wird die als Bilderklärung angeführte „allmähliche Umwandlung von Erosionsdrüsenepithel zu Krebszellen" ganz genau beschrieben: „An Stelle dieses Übergangs werden nämlich die hohen typischen Cylinderzellen unter Beibehaltung ihres Cylinderepithelcharakters allmählich niedriger, büßen dann ihren Cylinderepithelcharakter immer mehr ein, wandeln sich zu spindelförmigen Zellen mit zentral gelegenem Kerne um und gehen allmählich ohne scharfe Grenze in die Basalzellenlage des Krebsgewebes über." Wie man nach dieser Beschreibung, welcher die nicht sehr gute Abbildung tatsächlich zu entsprechen scheint, von einer Entstehung der Basalzellenbänder durch Wucherung der unterhalb des Cylinderepithels gelegenen „Basalzellage" sprechen kann, ist mir unverständlich, da doch ganz klipp und klar von der Umwandlung der Cylinderzellen selbst, die ich selbst und andere oft genug gesehen habe, die Rede ist; es handelt sich also um ein Adenocarcinom, nicht um einen „Basalzellenkrebs".

Ebenso unverständlich ist es, warum bei der häufig zu beobachtenden mehr weniger weitgehenden Umwandlung von malignem Adenom und Adenocarcinom in solide Formationen von „Basalzellencarcinomen" gesprochen wird, da doch die Entwicklung aus den ursprünglichen Cylinderzellen zugestanden wird.

Die Bezugnahme Krompechers auf Abb. 90 Taf. XIII bei Schottländer und Kermauner, welche unter dem Cylinderepithel der Cervixschleimhaut eine ein- bis mehrfache Schicht kleiner Zellen mit stark gefärbten Kernen zeigt, beweist für die „Basalzellschicht" Krompechers als Matrix des Carcinoms nichts, denn da es sich um ein recht weit fortgeschrittenes Plattenepithelcarcinom der Portio handelt, kann diese Zellschicht sehr wohl eine Reihe unter dem Cylinderepithel vorgeschobener Carcinomzellen bedeuten, wie ich es öfters gesehen habe.

Der Beweis, daß die Carcinome der Cervixschleimhaut und wie hier der Einfachheit halber gleich ausgeführt werden soll, auch im Corpus uteri, aus den subcylindrischen Zellen, die in der Cervix nicht besonders häufig, im Korpus, wie auch Krompecher selbst angibt, geradezu selten vorkommen, sich herleiten lassen, ist also auch Krompecher nicht gelungen, wenn ich diese Abstammung des Ca., wie oben bereits bemerkt, für seltene Ausnahmefälle auch für möglich halte. Diese Zellen sind übrigens nicht, wie Krompecher will, als physiologische Bestandteile der Schleimhaut, von denen aus sich die Cylinderzellen regenerieren, aufzufassen; die Regeneration erfolgt vielmehr, wie wir schon durch Amann und Moukaye wissen und wie es H. R. Schmidt jüngst wieder in einer experimentellen Arbeit aus meiner Klinik von neuem einwandfrei nachgewiesen hat, von den Cylinderepithelien selbst aus, und dasselbe wissen wir durch Werths ausgedehnte Untersuchungen von der Korpusschleimhaut. Bezüglich der Cervixoberflächen- und Drüsenepithelien sei noch auf die eben erschienenen eingehenden Untersuchungen Stieves hingewiesen, welcher in Text und ausgezeichneten Abbildungen sowohl die Schwangerschaftswucherungen, als die Wochenbettsregeneration der Epithelien so darstellt, daß nirgends von „Ersatzzellen" die Rede ist, sondern, daß die Vermehrung der in einer Reihe mit den übrigen Zellen stehenden einzelnen Zellen des gewöhnlichen Epithels durch direkte Kern- und Zellteilung seltener durch Karyokinese erfolgt. Seine Abb. 17 stimmt vollkommen mit den von H. R. Schmidt experimentell erzeugten Bildern überein. Von den normalen ursprünglichen Cylinderzellen stammen, wie ich an anderer Stelle nachweisen werde, auch die subcylindrischen Zellen, sowohl im Korpus, als in der Cervix ab, mit Ausnahme vielleicht einzelner, gelegentlich aus früherer Entwicklungszeit zurückgebliebener Elemente und sie sind nach meiner, durch die Untersuchungen H. R. Schmidts gestützten Auffassung weder Ersatzzellen im Sinne R. Meyers, noch Basalzellen im Sinne Krompechers, sondern entweder Regenerationserscheinungen, die vom Cylinderepithel selbst ausgehen und mitunter unregelmäßig verlaufen, oder der Beginn einer Mehrschichtung als Ausdruck eines Abwehrversuches des Epithels gegen abnorme, die Epitheloberfläche treffende Reize. Sie haben also keine andere Bedeutung, wie die von vorneherein nach der Oberfläche des Cylinderepithels zu sich bildenden und dort sich aufschichtenden Zellen von plattenepithelähnlichem Charakter. Sie sind aber keineswegs die Vorbedingung der Entstehung eines Carcinoms an der Gebärmutterschleimhaut, sie können aber ein Vorstadium derselben werden, denn es ist denkbar und für viele Fälle sicher zutreffend, daß bei Andauer oder häufiger Wiederholung dieses Reizes die Cylinderzellen selbst oder ihre Abkömmlinge, die subcylindrischen Zellen, in fortgesetzter Teilung über das Ziel der Abwehr und der Regeneration hinausschießend, zu weiterer selbständiger Wucherung, d. h. zu carcinomatöser Entartung fortschreiten. Die Erkenntnis, daß der Krebs anscheinend recht häufig im Anschluß an regenerative Wucherung des Epithels entsteht, bezeichnet übrigens auch Krompecher in seiner letzten Arbeit (1926) als wesentlichen Fortschritt. Ebenso legt B. Fischer mit Recht auf eine regenerative Entwicklungsstörung als Grundlage der Geschwulstentwicklung den größten Wert, wenn auch seine Annahme, daß diese regenerativen Prozesse bei hochdifferenzierten Organen immer von einer „Cambiumschicht" ausgehen, für das Cylinderepithel des Uterus, wie eben ausgeführt, nicht zutrifft. Ich befinde mich hier vielleicht sogar in einer gewissen Übereinstimmung mit Krompecher, wenn ich in dem Schlußsatze seiner 1923 in Zieglers Beiträgen, Bd. 72, S. 173, gegebenen, freilich sehr unklaren und eine Menge Widersprüche enthaltenden Zusammenfassung in meinem Sinne das Wort „Basalzelle" durch subcylindrische (vom Cylinderepithel aus unter diesem neu gebildete) Zellen ersetze: „Die Basalzellentheorie schreibt diesen Zellen die Potenz zu, sich gegebenenfalls zu ortsfremden Zellen zu differenzieren. Eine Umwandlung, sei es eine direkte oder indirekte, wird hier ebenso abgelehnt, wie die gleichfalls kaum zu stützende Annahme embryonal zurückgebliebener Zellen. Nicht auf Umdifferenzierung, Entdifferenzierung, Rückbildung, Rückschlag, Umwandlung, Metaplasie wird hierbei Gewicht gelegt, auch nicht embryonal-multipotente Zellen bilden den Ausgangspunkt, sondern den noch nicht differenzierten postembryonalen pluripotenten Basalzellen wird die Fähigkeit zugeschrieben, sich regeneratorisch zu ortsfremden Epithelien zu differenzieren."

In dieser Zusammenfassung Krompechers bleibt, ebenso wie in seiner letzten Arbeit, in der die obigen Sätze wiederholt werden, ungeklärt, woher denn seine „Basalzellen" stammen, wenn sie weder embryonal zurückgebliebene, noch irgendwie von den normalen Cylinderzellen abstammende Zellen sein sollen. Auch ich kann auf alle großen Worte und verzwickten Benennungen, wie sie die Pathologen zu lieben scheinen, verzichten und nehme, wie auch Schroeder und Cordua dies tun, ganz schlicht und einfach an, daß die vom Müllerschen Gang abstammende cylindrische Epithelzelle der Cervix- und Korpusschleimhaut, bei ihrer Teilung nicht nur wieder Cylinderzellen, sondern auch die fraglichen subcylindrischen Zellen und unmittelbar, oder auf dem Umweg über letztere, andere, an anderen Stellen normaliter aus dem Müllerschen Epithel entstehende Zellformen und schließlich auch Carcinomzellen verschiedenster Form bilden kann, genau wie dies die cylindrische Basalzelle des Stratum germinativum des Plattenepithels auch tut. B. Fischers Ausführungen sind in dieser Hinsicht durchaus nicht überzeugend, wenn er (S. 1499) sagt: „Wir wissen, daß das Epithel der Müllerschen Gänge sich teils zu Drüsenepithel (Uterus), teils zu Plattenepithel (Vagina) ausdifferenziert. Es ist daher sehr wohl denkbar, daß bei embryonalen Differenzierungstörungen auch einmal Gewebskeime, die noch beide Differenzierungspotenzen besitzen, ausgeschaltet werden und später eigenartige Geschwülste bilden." Die Annahme einer Ausschaltung ist keineswegs notwendig. Mit demselben Rechte kann man annehmen, daß nicht nur einzelne Zellen, sondern die cylindrische Epithelzelle des Müllerschen Ganges überhaupt die doppelte Differenzierungspotenz latent beibehält und gelegentlich zur Entwicklung bringt, zumal B. Fischer selbst an anderer Stelle (S. 1328) zugibt: „Ausdifferenzierte Zellen können unter Verlust ihrer spezifischen Strukturen sich teilen und zur Regeneration beitragen. Sie können sich aber nur in der Richtung ihres spezifischen Gewebes entwickeln" — und das ist eben im Bereich des Müllerschen Ganges sowohl Cylinder- als Plattenepithel.

Plattenepithelcarcinom des Corpus uteri.

Am ehesten könnte man bei dem seltenen primären Plattenepithelcarcinom des Corpus uteri daran denken, daß es auf kongenitale Verhältnisse, auf abnormer Weise im Corpus uteri zurückgebliebene Plattenepithelien (Hunzicker) oder indifferente „Reste des ursprünglichen Urepithels der Müllerschen Gänge" (Herxheimer) zurückzuführen sei; sind doch verschiedentlich (R. Meyer, Zeitschr. Bd. 38, 1898, v. Maudach 1898, Friedländer 1898, Höhl 1901, Natanson 1907 — 10% der Kinder bis zu 2 Jahren) in Uteris von Feten, Neugeborenen und Kindern bis zum 5. Jahre, v. Björkenheim auch bei einer 19jährigen Plattenepithelien gefunden worden, und Natanson meint denn auch, „daß die seltenen Fälle von primärem vom Oberflächenepithel ausgehenden Plattenepithelcarcinom des Korpus wahrscheinlich von ausnahmsweise persistierenden angeborenen Plattenepithelinseln abstammen". Auch B. Fischer (S. 1664) möchte gerade diese Befunde für die Annahme einer primären Geschwulstanlage heranziehen. Aber die klinischen Daten und mikroskopischen Befunde stimmen in der übergroßen Mehrzahl der Fälle mit dieser Annahme durchaus nicht überein. Ein einziger Fall von Plattenepithel des Korpus, von Hansemann kurz erwähnt, betrifft ein 17jähriges Mädchen und hier könnte man vielleicht an ein Hervorgehen aus kongenitalen Überbleibseln denken. Die Fälle von Hedinger-Hunzicker und Engelhorn, welche 22- und 23jährige Mädchen betrafen, gehören wahrscheinlich nicht hierher; denn wenn ich sie auch im Gegensatz zu R. Meyer, der selbst ein Adenocarcinom bei einer 19jährigen beschrieben hat, für Carcinom halte, so gingen in diesen Fällen die „Plattenepithelknötchen" von hyperplastischen Drüsen aus und sind daher zu den Adenocarcinomen zu rechnen. Sonst gibt es in der ganzen Literatur — auch nach älteren Feststellungen Engelhorns — nur ein einziges Korpuscarcinom bei einem Kinde, und zwar von $2^1/_2$ Jahren, von Roß-Adams gezeigt. Aber es war kein Plattenepithelcarcinom, sondern ein vom Drüsenepithel des Korpus ausgehendes papilläres Carcinom, das nach der Blase, Scheide und dem Douglasschen Raum durchgebrochen war. Auch der ein 10jähriges Kind betreffende Fall Beljajewa war ein Cylinderzellcarcinom, und ging nach der mir von Herrn Dr. Mariantschick in Kiew freundlichst übersandten Übersetzung von der Cervix aus.

Alle Fälle von primärem Plattenepithelkrebs des Corpus uteri, mit Ausnahme des Hansemannschen, betreffen ältere, bis auf die v. Rosthornsche Kranke jenseits der Menopause stehende Frauen, die zum Teil bis zu 10 mal geboren hatten (Gebhard, 66jährige IV para, Herxheimer, laut freundlicher brieflicher Mitteilung des Operateurs, Herrn Dr. Kretschmar, Mehrgebärende, in postklimakterischen Jahren, Heurlin, 67jährige ? para, Hitschmann VI, 55jährige IX para, Hitschman IX, 72jährige I para, Hitschmann X, 61jährige II para, Schauta-Piering, 54jährige II para, Flaischlen, 54jährige ? para, v. Rosthorn, 42jährige VI para, außerdem 3 Fehlgeburten und 3 Ausschabungen. Schauenstein, 67jährige X para, W. Schmidt, 71jährige VI para, Sprenger, 63jährige ? para, W. Williamson-Abercombie, 50jährige 0 p., Sitzenfrey III, 50jährige 0 para). Bei allen diesen Frauen, trotz der jahrelangen Menstruation, der Geburten, Fehlgeburten und Ausschabungen ein Zurückbleiben kongenitaler undifferenzierter Teile des Oberflächenepithels anzunehmen, scheint mir ein ganz unmöglicher Gedanke, während der Gedanke einer nachträglichen, zunächst gutartigen Epidermoidalisierung der Mucosa corporis uteri, z. B. bei der Kranken Gebhards, welche seit 30 Jahren an Prolaps und an einer Pyometra litt, durchaus annehmbar ist. Pyometra war auch bei den Kranken von Sitzenfrey, Schauenstein, Flaischlen, Hitschmann X vorhanden. Auch ohne Carcinom ist bei Pyometra (Bondi, O. Frankl) mehrfach geschichtetes Plattenepithel beobachtet worden und man kann die ebenfalls mit Pyometra verbundenen Fälle von Kraus, die freilich auch eine andere Deutung zulassen (Ausbreitung des carcinomatösen Epithels von den vorhandenen Cervixcarcinomen aus, oder einfache gutartige Metaplasie) wie der Autor will, als ersten Beginn carcinomatöser Entartung des metaplastischen Epithels auffassen. Lahm (1927) schreibt: „Macht das Oberflächenepithel den Eindruck echten, geschichteten Plattenepithels, hat wohl gar eine Hämatopyometra bestanden, und handelt es sich um ältere Frauen, so würde ich unbedingt zur Diagnose Carcinom raten".

Da nun auch von anderen Organen bekannt ist, daß chronisch entzündliche und eitrige Prozesse zur Umwandlung des Cylinder- in Plattenepithel führen und daraus Krebse entstehen können, z. B. in den Respirationsorganen (Brack), so ist der Schluß berechtigt, daß die Mehrzahl der primären Plattenepithelcarcinome aus vorher durch Metaplasie entstandenem, zunächst gutartigem Plattenepithel hervorgegangen sind, selbst wenn dies nicht in verschiedenen Fällen, von Sitzenfrey, Hofmeier, Schauenstein, dessen Fall mit dem von Schottländer, Nr. 75, identisch ist, Herxheimer, Hitschmann, Kroemer (Fall 24 und 74) unmittelbar zu beobachten gewesen wäre. Die neuesten Autoren (Kaufmann, Gebhard, Heurlin, Hitschmann, Hofmeier, Schauenstein, Schottländer) haben denn auch den Zusammenhang so aufgefaßt, Sprenger glaubt eine, wie wir sehen werden, auch mögliche nachträgliche Metaplasie nach vorheriger Tumorentwicklung annehmen zu müssen; Herxheimer glaubt, daß es sich zunächst um eine Umwandlung mehr indifferenter Zellen in Plattenepithel handelt, „das allerdings zunächst noch nicht bösartig zu sein braucht, aber doch als auf Cancroid verdächtig bezeichnet werden muß". Für den Kliniker ist die Annahme solcher indifferenten Zellen, wie eben gezeigt, kaum denkbar, jedenfalls überflüssig, während das spätere Auftreten gutartigen geschichteten Plattenepithels im Uteruskörper infolge äußerer Einwirkungen, auch wenn wir von der viel angefochtenen älteren Veröffentlichung Zellers absehen, durch eine genügende Anzahl von Beobachtungen belegt ist, die ich selbst noch um einige vermehren könnte (siehe auch Keitler 1918, S. 299 ff.). Auch hier handelte es sich zum Teil um ältere Frauen, die mehrfach geboren hatten (Hengge, 44jährige VI para und 49jährige IV para, Berka, 51jährige Multipara) und mehrfach konnte die Mehrschichtung als vorübergehende Erscheinung nachgewiesen werden, indem sie sich bei späteren Ausschabungen in immer abnehmenderem Maße (Sitzenfrey, 28jährige II para) oder gar nicht mehr (Schütze, 47jährige 0 para) fand, während sie in Ahlströms Beobachtung von einer 30jährigen 0 para sich bei 6 Ausschabungen und bei der schließlichen Totalexstirpation nach 6 Jahren immer wieder fanden. Dabei zeigte das geschichtete Epithel oft Unregelmäßigkeiten und Abweichungen von normalem geschichteten Plattenepithel (Sitzenfrey), namentlich fehlten oft ausgesprochene Riffzellen — eine Feststellung, die mir oft überschätzt zu werden scheint, da sie auch bei normalem Portioepithel oft fehlen und auch bei den offenbar kongenitalen Plattenepithelinseln, welche Natanson in 10% der Kinderleichen bis zu 2 Jahren fand, nicht vorhanden waren. In anderen Fällen aber handelte es sich um vollständig typisches Plattenepithel (Björkenheim, 77jährig, auch mit Verhornung (Berka) und Epithelperlenbildung (Schütze, Björkenheim, 19- und 35jährige Frau) und Riffzellen (Cullen). Nehmen wir noch hinzu, daß die Metaplasie in geschichtetes Plattenepithel, sogar mit stark carcinomverdächtigem Charakter, bei Menschen so gut wie experimentell durch Vaporisation und konzentrierte Formalinätzung hervorgerufen wurde (Mainzer) und Teutschländer bei Ratten durch Teerinjektionen verhornendes Plattenepithel und Plattenepithelcarcinom in den Uterushörnern hervorrufen konnte — so scheint mir durch das vorliegende klinische, anatomische und experimentelle Material der Annahme schlummernder indifferenter Zellen als regelmäßiger Matrix des Plattenepithelcarcinoms im Corpus uteri der Boden entzogen zu sein. Denn auch das Rattenuteruscarcinom Teutschländers entwickelte sich nicht aus solchen Schlummerzellen, sondern von dem bei der Ratte normalerweise in der Cervix befindlichen Plattenepithel, welches nach Zerstörung des Cylinderepithels der Uterushörner durch die Teerinjektionen nicht nur bei den in Carcinom übergegangenen, sondern auch bei einigen anderen Fällen hoch in die Uterushörner emporgedrungen war. Übrigens sah Teutschländer auch aus Cylinderepithel durch Metaplasie hervorgegangenes Plattenepithel in den Bronchien pneumonischer Ratten.

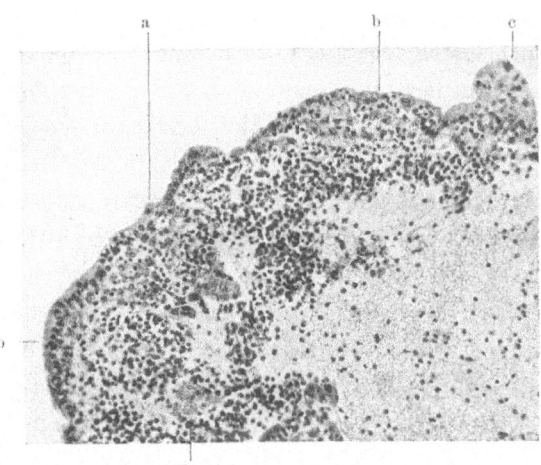

Abb. 77. Atypische Wucherungen des Epithels der Korpusschleimhaut, 3 Wochen nach Abrasio. Mehrschichtung (b), Höhen- (c) und Tiefenwachstum (a), Bildung verschiedener Zellformen, darunter Plattenepithelien (a, c) und Spindelzellen; Durchsetzung der oberflächlichen Schichten des Bindegewebes durch Epithelzellen mit ganz unregelmäßiger Abgrenzung — kein Carcinom! Schwache Vergr. Leitz Ok. 4, Obj. 3, langer Tubus.

Im Uterus der Frau geht das Plattenepithel — gutartig oder bösartig — zumeist, obwohl auch das Emporwachsen des in der Cervix gebildeten Epithels vorkommt, aus dem ursprünglichen Cylinderepithel selbst hervor, wie dies Sitzenfrey schon 1907 beschrieben hat (Zeitschr. Nr. 59, S. 407): „Wichtig für die Erklärung der Entstehung ist der öfters erhobene Befund einer ein- bis mehrfachen Lage von Zellen, die unmittelbar unter dem einfachen Cylinderepithel der Oberfläche gelegen sind und aus mittelgroßen, oblongen Zellen bestehen, welche blasse, nur schwach färbbare Zellenleiber und stark hervortretende, häufig typische Mitosen aufweisende Kerne besitzen. Je höher die Lage der Zellen wird, die als Keimlinge aus dem einfachen Cylinderepithel hervorgegangen sind, desto ähnlicher werden sie Pflasterzellen; sie drängen sich zwischen ihren Mutterzellen empor und gelangen so an die freie Oberfläche; an letzterer haften noch einige Zeit noch immer einzelne Cylinderzellverbände. Bald gehen auch diese zugrunde, sie werden abgestoßen. Inzwischen platten sich die obersten Zellen ab und werden kernlos. Damit ist die Umwandlung im geschichteten Plattenepithel beendet".

In der gleichen Weise schildert Berka die Entstehung der Mehrschichtung im Korpus unter Bezugnahme auf Oeris gleiche Befunde und Deutungen an Polypen.

Auch ich habe mich an solchen von der Bildung der subcylindrischen Zellschichten an Ort und Stelle von den Cylinderzellen aus wiederholt überzeugt; bei der Wichtigkeit dieser Frage für die Histogenese des Carcinoms möchte ich an dieser Stelle eine Beobachtung einschalten, welche diese Entstehung der subcylindrischen Zellen in verschiedenster Form für das Korpus unwiderleglich beweist.

14. Fall.

Atypische Epithelwucherung und Regeneration nach Abrasio mucosae.

Anamnese: 13. XII. 1919 Entbindung, Wochenbettfieber. 3. I. 1924 Abort mens. 2. Wochenbettfieber, 4 Monate bettlägerig. Andauernde Schmerzen seit 9. X. 1924, fast andauernd Blutungen mit 8- bis 14 tägigen Unterbrechungen. Abrasio auswärts vor 3 Wochen; ohne Erfolg.

2. II. Abrasio in der Klinik (zur Ausschaltung einer malignen Erkrankung des Uterus).

7. II. Abdominale Radikaloperation, doppelseitige Pyosalpingen, Amputatio supravaginalis, Implantation des rechten Ovariums.

2. III. Geheilt entlassen.

I. Mikroskopischer Befund der Abrasio vom 2. II. 1925 (also 3 Wochen nach der ersten Abrasio). Die enthaltenen Drüsen zeigen nichts Besonderes; die Schleimhautoberfläche ist noch sehr unregelmäßig, zeigt flache und tiefere Einsenkungen mit faltiger Oberfläche und papillären Erhebungen, das Epithel

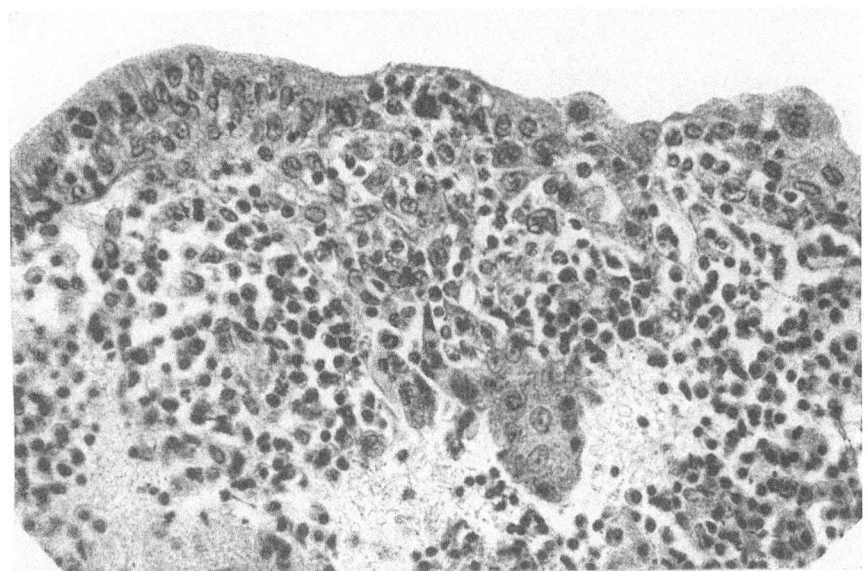

Abb. 78. Stelle a₁ der Abb. 77 bei starker Vergr. Leitz Ok. 1, Obj. 7, langer Tubus.

überzieht die Oberfläche fast vollständig, ist aber ganz ungewöhnlich unregelmäßig und atypisch. Neben Strecken einfachen, flimmertragenden, einzeiligem, also normalem Epithel kommen Mehrschichtungen vor, wobei die Zellen ganz willkürliche Formen annehmen, vielfach aber noch überhaupt keine Abgrenzung erkennen lassen, unregelmäßige, rundliche und polygonale Formen wechseln mit spindelzelligen und sternförmigen ab, vielfach ist eine starke Ähnlichkeit mit Plattenepithel vorhanden. Anfänge von Riffzellenbildung zeigen sich insofern, als die zwischen den noch nicht völlig getrennten Protoplasmamassen als Beginn der Zellenabgrenzung auftretenden Spalten durch Protoplasmafäden nach Art der Stachelzellen überbrückt werden. Die Mehrschichtungen finden sowohl auf der Oberfläche statt, als auch nach der Tiefe zu, ja die epithelialen Zellmassen in ihren verschiedenen Formen durchsetzen die lockere, zerfetzte Oberfläche des Stromas und dringen auch zapfen- und buckel- oder wulstförmig in die Tiefe; dabei bleibt der Zusammenhang zwischen den oberflächlichen Cylinderzellen und den oft als spindel- und sternförmige Gebilde in die Tiefe dringenden und innerhalb des Stromas in plattenepithelähnliche Formen übergehende Zellen deutlich; es kann kein Zweifel sein, daß alle die verschiedenen Zellformen aus den ursprünglichen Cylinderzellen oder den endothelartig abgeplatteten Zellen hervorgegangen sind, welche, von den Cylinderzellen der Drüsen aus gebildet, die entblößte Oberfläche zunächst überziehen. Das Stroma zeigt keine Reaktion, ist auch nicht besonders zell- und gefäßreich. Die Abgrenzung zwischen Epithel und Stroma ist ganz unscharf, es fehlt den Stellen mit dem unregelmäßigen wuchernden Epithel jede Andeutung einer Basalmembran. Die Zellkerne sind meist regelmäßig geformt und normal gefärbt, eine Kernteilungsfigur kommt im Epithel zu Gesicht; wenige Kerne sind abnorm groß und hyperchromatisch. (S. Abb. 78.)

Im ganzen ergibt sich also das Bild einer sehr unregelmäßigen, über das Ziel hinausschießenden, hypertropischen und hyperplastischen Regeneration.

II. Schleimhaut des Corpus uteri, im Zusammenhang mit der Muskulatur, dem herausgenommenen Uterus 5 Tage nach der II. Abrasio entnommen.

Hier zeigen auch die Drüsen lebhafte Zellwucherung und Mehrschichtung und von der cylindrischen abweichende Zellformen des Epithels.

Doch wird nirgends das ganz unregelmäßige Bild wie am Oberflächenepithel erreicht; die Basalmembran ist deutlich sichtbar. Die Kerne sind in der Tiefe der Schleimhaut stäbchenförmig, fast den

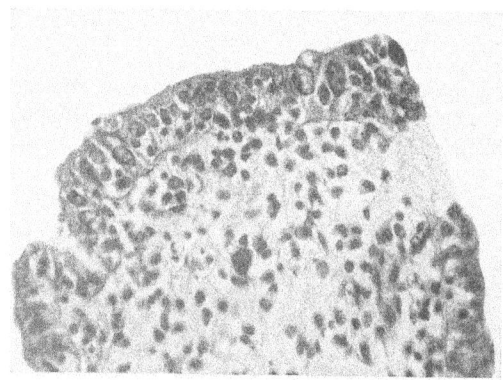

Abb. 79. Oberfläche der Korpusschleimhaut, 4 Tage nach einer (zweiten) Abrasio. Unregelmäßige Mehrschichtung des Epithels, Unregelmäßigkeit der Kerne, scharfe Abgrenzung gegen das Bindegewebe durch eine Basalmembran. Starke Vergr. Zeiß Ok. 4, Obj. DD.

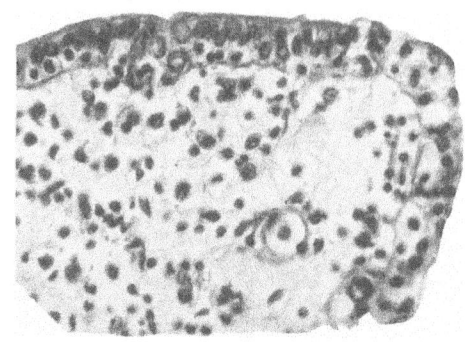

Abb. 80. Oberfläche der Korpusschleimhaut, 4 Tage nach der zweiten Abrasio. Regelmäßige Doppelschichtung, die unteren Zellen wie „Basal"- oder „Ersatz"zellen aussehend, jedoch aus dem gewöhnlichen Oberflächenepithel hervorgegangen. Starke Vergr. Zeiß Ok. 4, Obj. DD.

ganzen Zelleib einnehmend; weiter oben sind sie mehr rundlich, besonders in den mehrgeschichteten Strecken, auch da, wo sicher keine Schrägschnitte vorliegen, weil man die Zellen auf der Basalis noch aufsitzen sieht; die Kerne finden sich in jeder Höhe des Zelleibes, reihenweise auch regelmäßig auf der dem Lumen zugewendeten Seite, nirgends ein Eindringen der Drüsenepithelien in das Stroma (wie beim Oberflächenepithel der Abrasio).

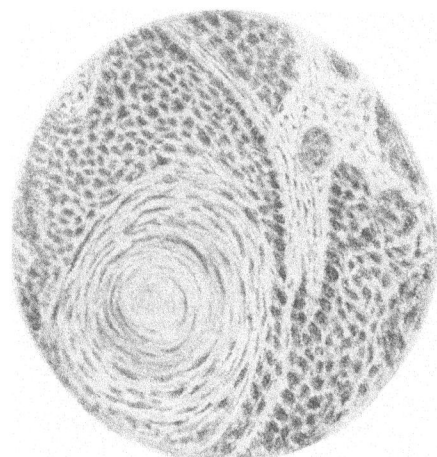

Abb. 81. Hornkrebs des Corpus uteri nach Gebhard. Starke Vergr.

Die Oberfläche ist zum Teil noch nackt, zum Teil sieht man von den Drüsenöffnungen aus sich langgestreckte platte Zellen über sie hinschieben; zum Teil ist sie schon wieder vom regelmäßigen Cylinderepithel überkleidet; die Basalmembran tritt scharf hervor; stellenweise darüber ganz deutlich 2 Schichten der Zellen, die unteren Zellen heller wie die oberen — so, wie die „Basalzellen" beschrieben werden; daß es jedoch keine solchen sind, geht daraus hervor, daß man an anderen Stellen die hellen Zellen auch an der Oberfläche und in allen Höhen des dann mehrfach geschichteten Epithels sieht; übergroße und hyperchromatische Kerne kommen einzeln vor; Einbrüche des Epithels in das Stroma kommen im Gegensatz zu der 5 Tage vorher gemachten Abrasio nirgends vor (3 verschiedene Blöcke!). (Siehe Abb. 79 und 80.)

Die Präparate beweisen, daß die Bilder der sog. „Basal- und Ersatzzellen" durch Zellteilung der Cylinderzellen entstehen können; denn das Oberflächenepithel ist — abgesehen von der zweimal vorausgegangenen Schwangerschaft — durch die zweimalige Abrasio vollständig entfernt gewesen, also auch etwaige Ersatzzellen; die neue Überkleidung erfolgt in Form zunächst einschichtigen, stark abgeplatteten Epithels von den Drüsen aus; erst nachträglich erfolgt die Wiederherstellung der Cylinderform und die Mehrschichtung, also von den Cylinderzellen selbst oder deren abgeplatteten Vorläufern aus.

Wie bei der gutartigen Plattenepithelbildung, so können auch bei der Plattenepithelcarcinombildung die Drüsen von vornherein beteiligt sein (Sitzenfrey, Hofmeier, Cullen, Kaufmann). Doch wird mehrfach die Nichtbeteiligung der Drüsen (z. B. Hitschmann VI, Schottländer Fall 75) ausdrücklich erwähnt, meist waren sie im Gebiet des Carcinoms vollständig zerstört und nicht mehr nachweisbar. Ausgebildet unterscheidet sich das Plattenepithel des Korpus in seiner Erscheinungsform nicht von dem Plattenepithelcarcinom des Gebärmutterhalses; makroskopisch kann es scharf umschriebene, „fast kugelige" (Herxheimer) Knoten bilden, ja es hat bei Williamson und Abercombic im Fundus breitbasig aufsitzend, zur Inversio uteri geführt; in den meisten Fällen

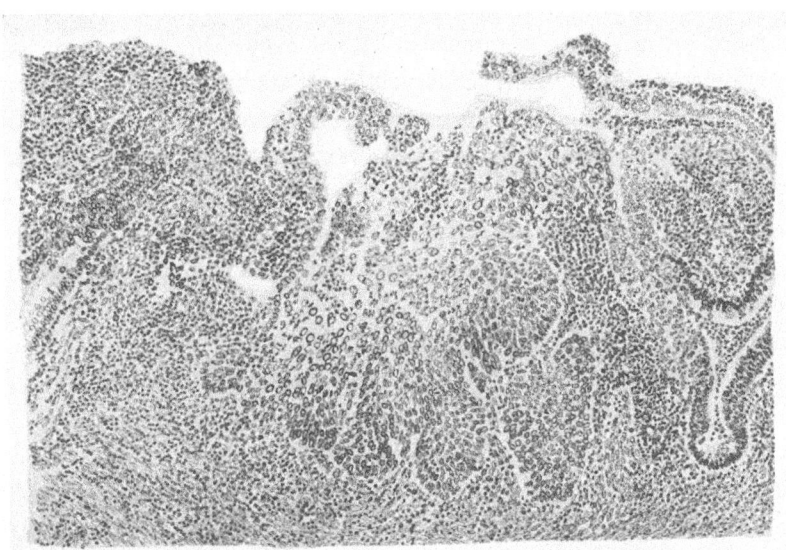

Abb. 82. Beginnendes Plattenepithelcarcinom des Corpus uteri nach Cullen (Abb. 275, S. 526). 130fache Vergr.

zeigte es geringe Neigung von Tiefenwachstum, große, zu flächenhafter Ausbreitung in Form eines starren, opaken und glatten oder bröckeligen, mit Warzen versehenen „Zuckergußähnlichen" Überzugs über die ganze Uterusinnenfläche und geht auch in dieser Form auf die Cervixhöhle über (Heurlin, Hitschmann IX und X, v. Rosthorn, vielleicht auch Opitz). Daß die 3 letzten Fälle auch anders, nämlich entweder als gleichzeitige Erkrankungen der gesamten Korpus- und Cervixschleimhaut oder als primäre Cervixcarcinome gedeutet werden, ist bereits erwähnt. Mikroskopisch kann sich das Bild des vollkommenen Hornkrebses ergeben (Abb. 81). Riffzellen, konzentrische Schichtung mit ausgesprochener Krebsperlenbildung und Verhornung, aber auch die geringeren Reifegrade und verschiedenen Entartungen kommen ganz wie beim Collumkrebs vor. Daß es wie dieses auch von ganz umschriebener Stelle ausgehen kann, scheint die von Cullen gebrachte Abb. 82 zu beweisen, welche als einzige krebsverdächtige Stelle in einem endometrischen, gleichzeitig mit einer Hydro- und einer Hämatosalpinx entfernten Uterus gefunden wurde. Das aus mindestens 40 Lagen bestehende geschichtete Plattenepithel der Oberfläche war beträchtlich in die Tiefe gedrungen, der vordringende Wall uneben und zusammengeballt, das Stroma stark rundzellig infiltriert, das Drüsenepithel in der Nachbarschaft ebenfalls mehrschichtig. Cullen fügt hinzu: „Ist dies wirklich der

Beginn einer bösartigen Wucherung, so ist die Neubildung in ihrem frühesten Stadium erfaßt". Bei dem offenbar vorhandenen, zerstörenden Tiefenwachstum und der großen Ähnlichkeit des Bildes mit einem beginnenden Portiocarcinom möchte ich es — trotz der noch fehlenden Atypie der Zellkerne, die auch im Collum ausnahmsweise anfänglich fehlen kann — in der Tat für möglich halten, daß wir hier ein umschriebenes Plattenepithelcarcinom des Korpus im allerersten Beginn vor uns haben.

Histologische Beschreibung des Plattenepithelkrebses und Verhalten des Bindegewebes.

Kehren wir nun zur weiteren Betrachtung des Plattenepithelcarcinoms überhaupt zurück, so fallen an den ganz beginnenden Fällen noch zwei Tatsachen besonders auf:

1. Der außerordentlich frühe Einbruch der Carcinomzellen in die Lymphbahnen, der auch bei makroskopisch noch nicht einmal als Carcinom erkennbaren Fällen schon vorhanden war (s. Abb. 14, 15, 49, 67 und Schillers Fall 6) und im Falle 3 trotz der Kleinheit des Ausgangsherdes schon zu ausgedehnten Lymphdrüsenmetastasen (Abb. 17) geführt hatte, während in dem neuesten, ebenso liegenden Fall von Katz (1927) noch nach der 10 Monate später ausgeführten Totalexstirpation die Parametrien selbst mikroskopisch frei von Ca. gefunden wurden, und wohl auch die Drüsen frei waren, da die Frau, trotz Schwangerschaft, bis jetzt 3 Jahre rezidivfrei blieb.

2. Ist das Verhalten des Blutgefäßbindegewebsapparates bemerkenswert. Das Bindegewebe ist meist auch bei den allerfrühesten Stadien, selbst an den Stellen, die ein Tiefenwachstum noch nicht erkennen lassen, stark aufgelockert, mitunter ödematös und in verschieden hohem, oft höchstem Grade rundzellig infiltriert, also im Zustande einer starken Entzündung. Gewöhnlich ist diese seitlich noch etwas über den Bereich des carcinomatösen Epithels ausgedehnt, selten fehlt sie streckenweise oder ganz oder ist nur sehr schwach ausgebildet (Schiller und andere). Lahm hebt das häufige Vorkommen von Plasmazellen bei unreifem Carcinom hervor und glaubt, daß ihr massenhaftes Auftreten eine ungünstige Prognose bezüglich der Malignität ergebe. Den Rundzellen sind bei stärkerem Zerfall gelapptkernige Leukocyten in verschiedenem Grade beigemengt, in vielen Fällen auch eosinophile Zellen, oft in sehr großer Zahl. Eine Regel läßt sich, wie Weishaupt, die unter 86 Fällen 51 mit, 35 ohne lokale Eosinophilie fand, mit Recht angibt, nicht aufstellen, weder nach dem Alter, noch der Zellart, dem Strukturcharakter oder nach dem Grade des Fortgeschrittenseins oder des Vorhandenseins von Nekrosen, in welche selbst die Eosinophilenzellen nicht eindringen; auch in ein und demselben Tumor ist die Verteilung sehr ungleich. Schoch, der, wie schon früher Lahm, Böhm und E. Zweifel eine bessere Prognose der mit Eosinophilie einhergehenden Portiocarcinome wenigstens bei Bestrahlung gefunden zu haben glaubt, hält sie „gewissermaßen für spezifische Anticarcinomzellen". Der gründlichste Bearbeiter der Lehre von der Eosinophilie, Schwarz, hält sie für die Folge eines spezifischen chemischen Reizes der Geschwulstzellen, stellt aber fest, daß sich die eosinophilen Fälle in keiner Weise anders verhalten, als die aneosinophilen. Dies halte auch ich für zutreffend und die neuesten Untersuchungen Kalberers bestätigen es.

Schon bei ganz jungen Krebsen ist in der subepithelialen Schicht oft der Reichtum an capillaren Gefäßen auffallend, welche, stark erweitert und prallgefüllt und sich dichotomisch teilend gegen den jungen Krebs zu vordringen; einzelne Capillaren sieht man zunächst ohne weitere Bindegewebsbegleitung in die gewucherte Epithelschicht eindringen (s. Abb. 74) und sich in ihr verzweigen (Abb. 34). Analoge Bilder finden sich nach den Angaben Deelmanns auch bei ganz jungen experimentellen Teerkrebsen der Maus.

Wir haben hier den ersten Anfang des Höhenwachstums vor uns, aus den Capillaren werden stärkere von einer Bindegewebshülle umgebene Gefäßstämme, die sich selbständig

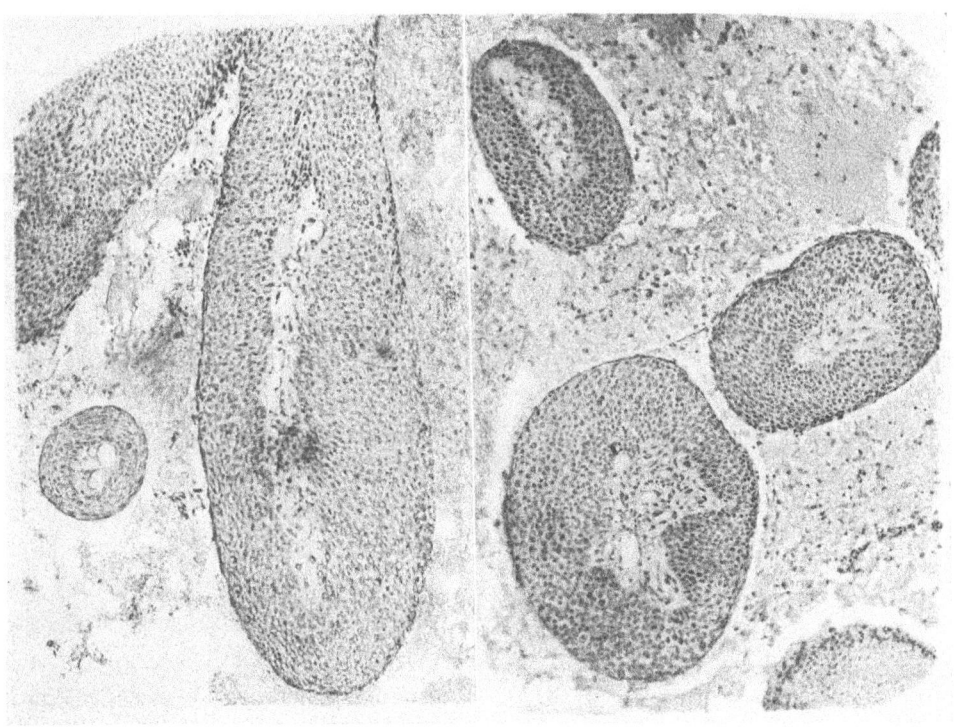

Abb. 83. Längs-, Quer- und Schrägschnitte „fingerförmiger Fortsätze" von der Oberfläche eines jungen Blumenkohlgewächses der Portio; mittelreifes bis reifes Plattenepithelcarcinom. Schwache Vergr. Leitz Ok. 4, Obj. 3.

mit den sie als dicken Mantel umhüllenden mitwachsenden Epithelschichten über die Oberfläche erheben und in ihrer Masse den in die Scheide ragenden Blumenkohltumor ergeben, während ihre verzweigten Spitzen die feinen Papillen seiner Oberfläche bilden, welche in mikroskopischen Schnitten als die von Cullen besonders hervorgehobenen „fingerförmigen Fortsätze" erscheinen (s. Abb. 83), bestehend aus einem dünnen, oft nur wenige Capillaren oder sogar nur ein einziges Gefäß enthaltenden Bindegewebskern, den die Carcinomzellen, je nach der „Reife" des Krebses, entweder in ziemlich getreulicher Nachahmung der normalen Schichtung des Portioepithels mit radiär angeordneter, mitunter hochcylindrischer Basalzellenschicht, darauffolgendem Stratum germinativum und mucosum und schließlich einer dünnen Schicht abgeplatteter Zellen, oder als dicker Mantel kleiner, rundlicher oder polygonaler Zellen ohne Schichtung umgeben. Weiterhin kann es wieder zu einer Verschmelzung der Epithellager der dicht aneinander gedrängten Papillen kommen, so daß große, gleichmäßige Felder dicht aneinander gelagerter Epithelzellen entstehen, die nur unterbrochen werden von rundlichen oder eckigen kleinen, von wenig Bindegewebe und weiten Gefäßen erfüllten Lücken. Dadurch, daß die Blutgefäß-bindegewebssprossen eine weitere Ausgestaltung und Verdickung erfahren und auch seitlich miteinander in Verbindung treten, wird auch hier das bekannte Bild eines bindegewebigen Balken- oder Fachwerks mit einem seine Lücken ausfüllendem Netz miteinander in Verbindung stehender Krebszellennester- und -stränge hervorgebracht, ein Bild, das in den durch Tiefenwachstum entstandenen Krebspartien von vorneherein vorherrscht. Auch in diesen Fällen ist übrigens gelegentlich, aber nicht regelmäßig, eine Neubildung junger Blut- und Lymphgefäßcapillaren vorhanden.

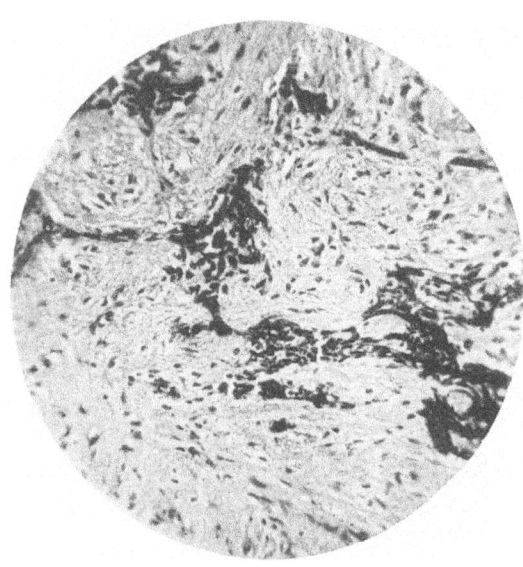

Abb. 84. Ganz unreifes, kleinzelliges Portiocarcinom in der Form des Scirrhus. Starke Vergr. Zeiß Ok. 1, Obj. DD, Tubuslänge 17 cm.

Die in die Tiefe dringenden zapfen- oder nagelförmigen Wucherungen des krebsigen Epithels verzweigen sich alsbald in dem muskulös-bindegewebigen Stroma der Portio oder Cervix, dasselbe verdrängend und zerstörend, und treten miteinander in mannigfache seitliche Verbindung, so zu mannigfach gestalteten, dünneren oder dickeren Strängen und Nestern auswachsend — strangförmiges oder plexiformes Wachstum. Sehr bald werden auch die vorgebildeten Bahnen des Lymphgefäßsystems (Abb. 21, 63) zur Ausbreitung nach allen Seiten benutzt, doch läßt sich diese lymphatische Ausbreitung der geschlossenen Krebsstränge meist nicht scharf von dem in den natürlichen oder durch das zerstörende Vordringen selbst geschaffenen Gewebsspalten erfolgenden Wachstum unterscheiden. Je nachdem nun die Krebsstränge und -Nester schmal bleiben oder sich mehr weniger stark entwickeln, kann man ein klein-mittelgroß und großalveoläres Wachstum unterscheiden; zwischen den ganz dünnen, mitunter einzeiligen Krebssträngen können größere Massen derben Bindegewebes stehen bleiben — es ergibt sich die harte und zellarme Krebsform des Scirrhus (s. Abb. 84), die aber am Uterus ziemlich selten ist; oder die Krebsstränge wachsen so außerordentlich stark in die Breite und Länge, daß nur ein ganz zartes, bindegewebiges Fasernetz mit wenigen dünnwandigen Capillaren zwischen ihm übrig bleibt und es ergibt sich die weiche, außerordentlich zellreiche Form des Carcinoma medullare (s. Abb. 62, 67), ziemlich häufig am Uterus; am häufigsten sind wohl die zwischen beiden extremen Formen stehenden mittel- und großalveolären Formen (Abb. 36, 58, 59, 60, 63). Wenn auch im allgemeinen der einmal vorhandene Typus in einem Tumor erhalten bleibt, so kommen doch plötzliche oder allmähliche Übergänge zwischen den verschiedenen Formen innerhalb eines Tumors vor. Neben dem Wachstum in geschlossenen Strängen und Nestern und Feldern kommt auch eine ganz regellose, ausgebreitete Durchsetzung des ursprünglichen Organs durch vereinzelt eingedrungene Carcinomzellen vor, die dabei, ähnlich den chorialen Wanderzellen, die mannigfachsten und abenteuerlichsten Formen annehmen können (Abb. 85). Ja diese schrankenlose Wucherung und Ausbreitung aus dem Zellverband der Stränge losgelöster Carcinomzellen kann so weit gehen, daß ausgedehnte, sich über viele Gesichtsfelder erstreckende Bezirke der Neubildung, nur von solchen locker und ungeordnet nebeneinander liegenden Zellen eingenommen werden, zwischen denen sich, mitunter jede einzelne Zelle umspinnend, zarteste Bindegewebsfibrillen finden und dünnwandige Gefäße, an deren Wandung sich die Krebszellen vielfach unmittelbar anschließen. Das mikroskopische Bild ist dann von dem eines primären Sarkoms oft nicht mehr zu unterscheiden, und in der Tat ist diese Fehldiagnose oft genug auch von erfahrenen Pathologen gemacht worden, wenn nicht der ganze Tumor, sondern nur einzelne, ausgeschabte Teile desselben untersucht werden konnten (vgl. Bosse, Nauwerk, „plexiformes Peritheliom", Cotte und Michon, Moench).

Die Größe und Gestalt der einzelnen Carcinomzellen ist ganz außerordentlich mannigfaltig, wie schon aus der Besprechung der verschiedenen Reifegrade hervorgeht, und zwar ist diese Verschiedenheit schon in den allerjüngsten Stadien, selbst vor dem Beginn des Tiefenwachstums, schon vorhanden. Das krebsig gewordene Oberflächenepithel besteht, ebenso wie später die Carcinomstränge und Nester in der Tiefe, entweder aus einer dicht gedrängten Anhäufung kleiner, stark gefärbter, mit dunklem, ziemlich gleichmäßig geformten Kern versehener rundlicher oder polygonaler oder auch spindelförmiger Zellen,

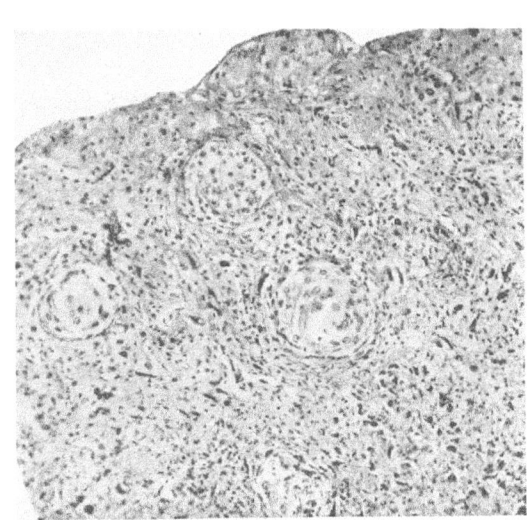

Abb. 85. Portiocarcinom (inoperabel). Neben geschichteten Plattenepithelherdchen diffuse Durchsetzung des Bindegewebes durch Carcinomzellen. Schwache Vergr. Leitz Ok. 4, Obj. 3.

deren Protoplasmaleib und Zellgrenzen kaum erkennbar sind und die, aus einer gleichzeitigen Entartung aller oder mehrerer Schichten des Stratum mucosum und germinativum, einschließlich der vollkommen verschwundenen cylindrischen Basalzellenschicht oder in anderen, meiner Meinung selteneren Fällen aus dieser letzteren allein hervorgegangen, keinerlei Schichtung mehr erkennen lassen; oder aus einem regellosen Gewirr verschiedenster Zellformen, unter denen die oft in Spindelzellen, mitunter in große, plumpe, polymorphe, unscharf begrenzte Zellen verwandelte basale Zellschicht sich noch besonders abhebt, während darüber große und kleine, helle und dunkle, rundliche und eckige, spindelförmige und polygonale, sternförmige und polymorphe, zum Teil scharf, zum Teil verschwommen begrenzte, zum Teil auch mit mehr weniger vollkommenen Intercellularbrücken versehene, zum Teil in rundlichen Perlen geschichtete, zum Teil hyalin degenerierte oder angedeutete oder vollkommene Verhornung aufweisende Zellen, wobei der Kern erhalten sein kann (Parakeratose, Krompecher), in buntem Durcheinander aneinander gelagert sind. Auch die Kerne zeigen die größte Verschiedenheit in Größe und Form, sie können hyperchromatisch sein oder die verschiedensten Bilder von Karyorhexis und Karyolysis, körnigem Zerfall, oft auch Vakuolenbildung, wie auch die Zellen selbst zeigen. Schiller hat sich mit dieser Vakuolisierung der Kerne und Zellen besonders beschäftigt, sowie mit den in den Vakuolen auftretenden Einschlüssen, die sich mit Eosin hochrot, nach van Gieson braun bis dunkelgelb färben und die er wohl mit Recht als amorphe Degenerationsprodukte des Kernplasmas, nach der Einteilung von Lubarsch als „epitheliales, degeneratives Hyalin oder Kolloid" bezeichnet; auf die früher oft behauptete, jetzt wohl endgültig abgetane Auffassung dieser Gebilde als parasitärer Natur und die diesbezügliche umfangreiche Literatur gehe ich absichtlich nicht ein. Sie sind auch nach Schiller nicht für Carcinom spezifisch; doch fiel ihm ihr Auftreten gerade in der Nachbarschaft ganz junger Carcinome auf, so daß er sie zwar nicht als ein präcarcinomatöses Vorstadium schlechtweg betrachtet wissen möchte, aber doch als den Ausdruck einer schweren Kernschädigung in degenerativem Sinne, abhängig von der Voraussetzung einer der Zelle selbst innewohnenden Anlage, hervorgerufen durch äußere, von oben (Ausfluß) oder von unten (Stauung) an das Epithel herantretenden Schädigung: „diese Entartung des Zellkernes bietet oft die Grundlage für eine weit schwerere, die mit einer vollkommenen Umänderung des Wachstums- und Stoffwechsels verbunden ist, für die krebsige Degeneration." Ich habe mich von einer so weitgehenden Bedeutung dieser Degenerationsformen nicht überzeugen können, da ich sie bei beginnenden Fällen nur ausnahmsweise, bei fortgeschrittenen, allerdings häufig sehr ausgesprochen fand. Als Ausdruck der Hinfälligkeit des wuchernden Zellmaterials werden sie in zweifelhaften Fällen im Zusammenhalt mit anderen Kennzeichen der Malignität für diese sprechen.

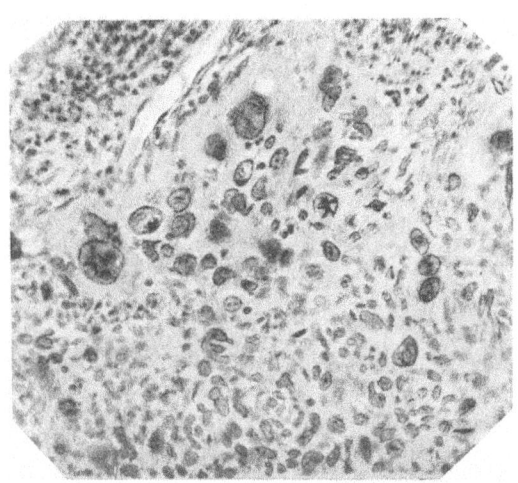

Abb. 86. Epitheliale Riesenzellen und Riesenkerne aus einem fortgeschrittenen Plattenepithelcarcinom der Portio. Starke Vergr. Zeiß Ok. 2, Obj. DD.

Regelmäßige und unregelmäßige, asymmetrische multipolare, verzerrte Kernteilungsfiguren finden sich in allen Schichten, auch Riesenzellen mit mehreren bis zahlreichen Kernen (Abb. 86). Häufig ist eine verschieden starke Durchsetzung mit Rundzellen, Leukocyten, nicht so häufig das Eindringen junger Gefäßcapillaren. Zwischen beiden Extremen des carcinomatösen Epithels finden sich die verschiedensten Übergänge und in jeder Form kann das Tiefenwachstum stattfinden und können die in dem ursprünglichen Stroma des Ursprungsorgans sich ausbreitenden Krebsstränge und Nester sich ausbilden und so die verschiedenen Grade der „Reife", d. h. der Ähnlichkeit mit dem ursprünglichen Mutterboden, entweder von vornherein besitzen, oder erst in der Tiefe erlangen, oder wieder verlieren, wobei, wie besprochen, wohl oft ein bestimmter Typus in einer Geschwulst vorwiegt, aber doch an verschiedenen Stellen derselben Geschwulst die verschiedensten Bilder und Zellformen miteinander abwechseln können. So können inmitten ganz unreifer, aus kleinen Spindel- oder Rundzellen bestehender Carcinomstränge, plötzlich Anhäufungen großer, heller Plattenzellen und ausgesprochener Schichtungskugeln (Cancroidperlen) mit zentraler Verhornung auftreten und so die Herkunft der Geschwulst verraten, die durch

Darstellung des Zusammenhanges mit dem Plattenepithel nicht mehr nachweisbar gewesen wäre. Oder es finden sich innerhalb oder auch an der Grenze von Carcinomsträngen, welche aus ziemlich regelmäßigen, den Zellen des Stratum germinativum und mucosum entsprechenden, mitunter mit mehr weniger deutlichen intercellularen Brücken versehenen Zellen, manchmal auch aus prachtvoll ausgebildeten Stachelzellen aufgebaut sind (Abb. 59), langgestreckte Spindelzellen mit eigentümlich geschweiftem und verschlungenem Verlauf einzeln oder in roßschweif- oder peitschenartigen Strähnen. Ich habe dabei nur vollständig unvorbehandelte Fälle im Auge, nicht die nach Holzapfels erstmaliger Angabe durch das Glüheisen bewirkte Schrumpfung und Streckung der Zellen und Kerne, die zu ähnlichen Bildern führt. Die Spindelzellenzüge sind häufig, aber nicht immer, in der Längsrichtung der Krebszapfen axial angeordnet, manchmal in unregelmäßigen Wirbeln (s. Abb. 10), fast wie die Muskelzüge eines Myoms, mitunter auch radiär, besonders auch dann, wenn sie bei den reifen und mittelreifen Formen noch die Entstehung aus einer deutlichen basalen Cylinderzellschicht am Rand der Carcinomstränge, oder auf dem Gefäß- oder Bindegewebskern im Inneren eines fingerförmigen Fortsatzes erkennen lassen (Abb. 82). Ich kann Krompecher (Zeitschr. f. Geburtsh. u. Gynäkol. 329) nicht zustimmen, wenn er angibt, daß sich aus der Anordnung der Krebszellen Schlüsse auf die Genese des Tumors ziehen lassen. Er sagt: „Während bei den primär soliden Basalzellkrebsen (also dem gewöhnlichen Plattenepithelcarcinomen) die „Basalzellen" (soll heißen Krebszellen) eine axiale Anordnung zeigen, lassen sie bei den primär drüsigen Basalzellenkrebsen mitunter eine der radiären Anordnung der Drüsen- resp. Cylinderzellen entsprechende radiäre Anordnung erkennen, welche selbst dann erhalten bleibt, wenn die Lumina ganz von Krebsepithel erfüllt sind." Das ist falsch, wie ein Blick auf Abb. 59, 62, 64, 65 und 83 zeigt, die alle eine mehr oder weniger deutlich radiäre Anordnung von Cylinder- und Spindelzellen aufweisen und doch alle als vom Plattenepithel ausgegangene, primär solide Carcinome festgestellt sind.

Wohl aber läßt sich auch bei nicht mehr darstellbarem Ausgangspunkt die Herkunft per exclusionem erkennen, indem man die normale Beschaffenheit aller anderen für die Entstehung in Frage kommenden Gebilde feststellt. Über das Vorkommen von Glykogen in Plattenepithelcarcinomen der Portio und Plattenepithelformation bei Adenocarcinom des Korpus machten Lahm und Schiller neuerdings (1928) genauere Angaben. Lahm findet diesen normalen Bestandteil des Portioepithels überall da, wo es zur Differenzierung mittelreifer und reifer Zellen gekommen ist und hält sein Fehlen für einen Hinweis auf mögliche Malignität; Schiller (Zentralbl. 1928, S. 1564) sogar „für ein nahezu eindeutiges Symptom der carcinomatösen Umwandlung", allerdings nur bei ganz jungen Carcinomen, da es bei älteren, ausgereiften Fällen und bei Verhornung gelegentlich gefunden wird. Ohne andere, sichere Zeichen der Malignität scheint mir vorläufig der Glykogenmangel sichere Schlüsse nicht zu erlauben.

Findet überhaupt keine Ausreifung und Schichtung statt, so ist die Gestalt und Größe der die Stränge bildenden Zellen meist eine gleichmäßigere, meist ziemlich kleine (Abb. 63 und 64). Doch gibt es auch „unreife" Plattenepithelcarcinome, die aus großen, helleren, mehr weniger scharf begrenzten und ganz unregelmäßig geformten Zellen bestehen (Abb. 65); das Bild wird, durch die Hinzugesellung von ganz unregelmäßig geformten, oft syncytialen Riesenzellen (Abb. 86) mit mehrfachen, oft riesigen, unregelmäßigen, hyperchromatischen Kernen, noch bunter. Gerade diese polymorphzelligen, unreifen Carcinome haben gelegentlich

Zweifel an ihrer Herkunft vom Plattenepithel aufkommen lassen, besonders wenn innerhalb der Krebsstränge und Alveolen Lichtungen auftreten (s. Abb. 65), wodurch eine gewisse Ähnlichkeit mit drüsigen Bildungen entstehen kann. Doch bemerkt schon Amman mit Recht: Ein von atypischen Epithelien umgebener Hohlraum liefert noch keineswegs den Beweis, daß es sich um ein von den Drüsenepithelien ausgehendes Carcinom handelt (s. Abb. 21). Diese Hohlraumsbildung durch Zerfall der innersten Zellschichten kommt auch bei reifen (Abb. 61) und mittelreifen (Abb. 21) Carcinomen vor; die Begrenzung der Hohlräume folgt im allgemeinen den äußeren Konturen der Stränge (Abb. 65), sie sind durch Degeneration und Zerfall der innersten, von dem blutführenden Bindegewebe am weitesten entfernten Zellen entstanden und oft noch teilweise ausgefüllt von Zellen und Kerntrümmern, körnigem Detritus und eingewanderten Leukocyten. In den zusammen gesinterten Massen finden sich gelegentlich Kalkablagerungen. Auch durch hyaline, fettige hydropische, selten schleimige Entartung (Müller, Pop, Cordua, Schottländer, Fall 53, eigene Beobachtung, 1927, s. Odenthal, Monatsschr. f. Gynäkol. Bd. 78, 1928) einzelner Zellen und Zellgruppen können scheinbare oder wirkliche, meist unregelmäßig begrenzte Hohlräume entstehen (Amman). Insbesondere sah ich öfters einfache Vakuolisierung der Krebszellen, wobei der Kern oft wie in dünnen Fäden aufgehängt, in der Mitte der zarten blasenförmig aufgetriebenen Zelle lag, oder ausgefallen war. Bei all diesen Zelldegenerationen können sich die den ausfallenden Zellen benachbarten Elemente mehr weniger radiär um die entstandenen Lücken anordnen, so daß auf diese Weise auch Drüsenähnlichkeiten entstehen und zu falschen Schlüssen verleiten können (s. Abb. 12), mit Unrecht, da auch im normalen Plattenepithel ähnliche Bilder vorkommen, wie schon Amman bemerkt. Größere, ganz unregelmäßige Lücken entstehen durch einfache Nekrose und nachfolgende Erweichung des gesamten Krebsgewebes, einschließlich der Bindegewebsbalken. Durch den gleichmäßigen Druck des allmählich vollständiger Verflüssigung anheimfallenden Inhalts können auch größere Hohlräume innerhalb des epithelialen Parenchyms, eine regelmäßige schlauchartige oder rundliche Form und eine ziemlich glatte innere Begrenzung durch endothelartige platte Zellen erhalten, während ursprünglich die sich abstoßenden, innersten, abgeplatteten und kernlos gewordenen Zellen der innersten Schicht bei reifem oder mittelreifem, die regellos zerfallenden Zellen bei unreifem Carcinom fetzig in die Lichtung hereinragen (s. Abb. 62). Durch fortschreitenden Zerfall nach innen bei gleichzeitigem Wachstum nach außen, können regelrechte Cysten gebildet werden. Auch durch Vordringen des carcinomatösen Epithels entlang der Wandung größerer Lymphräume ohne Ausfüllung derselben, können unregelmäßig gestaltete epithelausgekleidete Hohlräume oder auch langgestreckte von geschichtetem Epithel ausgekleidete Schläuche entstehen. Das Endothel kann dabei von der Wand nach der Lichtung zu abgehoben werden, so daß es diese begrenzt. Werden kleine Blut- oder Lymphgefäße vollkommen und gleichmäßig von Carcinomzellen umwachsen, so erscheint ein innen von regelmäßigem Endothel ausgekleideter, von breiten geschichteten carcinomatösen Epithelmassen ummantelter Hohlraum im mikroskopischen Bild. Endlich können die oft stark erweiterten Lichtungen ehemaliger Drüsen, in welche das Carcinom zerstörend eingedrungen ist, als mit Schleim- oder Eiter- oder Zerfallsmassen gefüllte Hohlräume, übrig bleiben.

Das Epithel der Drüsen kann zunächst erhalten bleiben; es wird von dem zwischen ihm und der Membrana propria vordringenden Plattenepithel abgehoben (Abb. 35), nach dem Lumen zu verdrängt und dabei immer mehr gedehnt und verdünnt, bis es schließlich durchbricht und zugrunde geht (Abb. 67). Das Plattenepithel füllt dann entweder die Drüse vollständig aus, oder es kriecht als breiter Belag der Wand entlang weiter, bis, wie oben beschrieben, eine mit vielschichtigem Epithel ausgekleidete Cyste entstanden ist; es ist dabei einerlei, ob es sich um einen Carcinomstrang handelt, der, etwa von einem Lymphgefäß oder unmittelbar von dem Bindegewebe herkommend, seitlich an eine Drüse herantritt und ihre Wand direkt zerstört, oder ob das carcinomatöse Oberflächenepithel von oben her in die Öffnung des Ausführungsganges eindringt (Abb. 35, 10). In letzterem Falle ist der Vorgang anfänglich derselbe, wie bei der Ausfüllung von Cervix und Erosionsdrüsen durch gutartiges Plattenepithel bei der Erosionsheilung oder Überkleidung eines Ectropiums mit Plattenepithel (s. Abb. 75). Ich kann Schauenstein nicht zustimmen, wenn er (Arch. 85, 1908, S. 611) hier einen Unterschied annimmt. „Während das gutartige Plattenepithel nur längs der Ausführungsgänge der Drüsen ganz dünne Zellzüge in Form von keilförmig sich zuspitzenden Ausläufern von dem Oberflächenbelag auf eine meist sehr kurze Strecke unter dem Cylinderepithel in die Tiefe sendet, finden wir in unserem (bösartigen!) Fall, daß das Plattenepithel in die Drüsenausführungsgänge in breiten, oft sehr langen Zellmassen eindringt, welche durchweg die gleiche Dicke haben, wie der oberflächliche Belag." Es ist richtig, daß das Carcinom meist in Form der breiten Beläge eindringt (Abb. 35, 10), aber es kann es auch in Form einer einfachen Reihe kleiner, stark gefärbter Zellen tun, wie ich es selbst gesehen habe und es Schottländers Abb. 90, Taf. XII vom Oberflächenepithel der Cervix zeigt, das sich dem andringenden carcinomatösen Plattenepithel gegenüber genau so verhält wie das Drüsenepithel. Auch Schiller bemerkt, daß sich in seinem Fall 2 das carcinomatöse Epithel den Drüsenöffnungen gegenüber genau so verhielt, wie normales im dritten Heilungsstadium einer Erosion. Umgekehrt kann das gutartige Epithel bei der Erosionsheilung, wie das Abb. 75 zeigt, in ganz breiten Bändern vordringen und das Cavum ebenfalls vollständig ausfüllen. Es kommt bei der Unterscheidung des gutartigen und bösartigen Vorgangs nicht auf diese Dinge an, sondern — abgesehen von etwa gleichzeitig sichtbaren Zerstörungsvorgängen an den Drüsen in der Nachbarschaft, etwa seitlicher Einbruch in zwei benachbarte Drüsen, wie es Abb. 66 und eine Abbildung Docas zeigt — auf die Beschaffenheit des Epithels, die als maligne oder benigne nach den mehrfach erwähnten Kriterien meist unschwer zu bestimmen ist.

Häufig findet man inmitten eines ausgedehnten Carcinoms vollkommen erhaltene Cervixdrüsen (Abb. 65). Gelegentlich antwortet das Cervixdrüsengewebe auf das Andrängen des Plattenepithels (auch nicht carcinomatösen, s. später!) durch adenomatöse Wucherung, wobei es seinen Charakter als hochcylindrisches, schleimproduzierendes Epithel ganz verlieren und ein Gewirr kleiner, von niedrig-kubischem bis vollständig endothelartigem Epithel ausgekleideter Hohlräume bilden kann, bei deren Umwachsung durch das Plattenepithel eigentümliche, schwer deutbare Bilder entstehen können (vgl. Abb. 18). Die Abbildung zeigt die letzten Ausläufer des ganz jungen Portiocarcinoms von Fall 3 nach der Cervixschleimhaut zu. Diese adenomatöse Wucherung ist nicht destruierend und maligne. Schiller meint, daß dieses Verhalten der Cervixdrüsen, das er in seiner Abb. 32 abbildete, besonders bei jungen Krebsen vorkommend, auf einen biologischen Unterschied zwischen den beginnenden und den vorgeschrittenen Carcinomen schließen lasse, bei welch letzteren, wie oben schon erwähnt und abgebildet, die Drüsen oft ganz unverändert von Carcinommassen vollkommen umgeben gefunden werden. Doch werden wir später noch sehen, daß sich nicht ganz so selten bösartige Entartung der Cervixdrüsen zu den Plattenepithelcarcinomen gesellt.

Auch das normale Plattenepithel der Portio vaginalis wird von dem carcinomatösen Epithel angefressen und zerstört, wenn es an der Seite oder von unten her an dasselbe herantritt. Dabei ist, wie Abb. 36 und Abb. 15 links zeigt, die Grenze eine vollkommen scharfe. Der Durchbruch von unten sieht aus wie ein geologischer Profilschnitt, welcher den Durchbruch eruptiven Gesteins, etwa Basalts, durch die übergelagerten Schichten darstellt. Eine Verwechselung mit dem primären Tiefenwachstum des Oberflächenepithels mit den allmählichen Übergängen des ersteren in die der Tiefe zustrebenden Fortsätze ist daher nicht möglich. Ganz anders ist die Abgrenzung, wenn es sich um oberflächliche Ausbreitung des Carcinoms durch Nachbarumwandlung handelt (Abb. 33); hier findet ein sich zwar schnell vollziehender, jedoch deutlicher allmählicher Übergang zwischen dem noch normalen und dem in loco carcinomatös entarteten Epithel statt, während die oberflächlichste Schicht sogar noch ganz unversehrt über die Grenzstellen hinwegzieht und an letzteren von Zerstörung nichts zu sehen ist. Es kann dieses verschiedene Verhalten mit zu den Beweisen der ja vielfach bestrittenen Ausbreitung des Carcinoms durch Nachbarentartung gerechnet werden. Schiller geht ausführlich auf diesen Punkt ein, auf den wir später noch zurückkommen müssen.

Von den histologischen Einzelheiten des Plattenepithelcarcinoms verdient die Riesenzellenbildung und die Verhornung noch eine kurze Besprechung.

Die letztere, die ja auch normaliter an Vagina und Portio nur ausnahmsweise unter besonderen krankhaften Verhältnissen (Leukoplakie, Prolaps) vorkommt, ist ziemlich selten, wenigstens in voller Ausbildung deutlicher Lamellierung und ausgesprochener Schichtungskugeln (Abb. 61). Das Stratum granulosum fehlt meist, gelegentlich finden sich unregelmäßige Ablagerungen von Eleidinkörnern. Häufiger sind rudimentäre Formen von Verhornung, die ganz regellos innerhalb der Carcinomstränge auftreten, oder wie es Krompecher nennt, parakeratotische Vorgänge, d. i. die Ablagerung von hornähnlicher Substanz in den Zellen ohne Verlust des Kernes; die Abgrenzung gegenüber der hyalinen Degeneration ist häufig schwierig und nur durch spezifische Färbungen möglich. Cordua fand in 7% der Fälle Verhornung, Schottländer in 8% in vollkommen ausgebildeter Form, aber nur bei reifem Carcinom; bei mittelreifem in ganz unregelmäßiger, mehr diffuser und nicht sicher deutbarer Form, in 42%, bei unreifen in etwa 25%, wobei jedoch in der Hälfte der Fälle einzelne „reife" Nester in den sonst unreifen Carcinomen vorhanden waren. Aus der radiologischen Literatur (s. diese bei v. Franqué, Zeitschr. 77, P. Prym) ist endlich bekannt, daß durch die verschiedenen Strahlenarten (Radium, Mesothorium, Röntgen) bei Carcinomen, die vorher gar keine oder nur andeutungsweise Verhornung zeigten, diese in ausgedehntem Maße künstlich hervorgerufen werden kann.

Mir scheint, daß auch aus diesen Verhältnissen die geringe Berechtigung allzu weit gehender Einteilungen hervorgeht und daß es beim Uterus, wo die Verhornung nicht zu den physiologischen Erscheinungen gehört, keinen Sinn hat, diese so variable und nebensächliche Erscheinung zum Einteilungsprinzip zu erheben und, wie es geschehen ist, die „verhornenden Carcinome" als Cancroid in einer besonderen Gruppe herauszustellen.

Auch die Ausbildung von syncytialen vielkernigen Riesenzellen und Riesenkernen in plumpen, hyperchromatischen, ganz unregelmäßigen Formen, wird durch die Bestrahlung künstlich hervorgerufen; beide Erscheinungen sind hier ganz offenbar Vorstadien des Zerfalls und kommen als solche, wie P. Prym besonders betont, auch in unbestrahlten Portiocarcinomen mit raschem Wachstum und sehr schlechter Ernährung der einzelnen Zellen häufig vor, und zwar in Tumoren, die an anderen Stellen das Bild ganz gewöhnlicher, kleinzelliger, unreifer Carcinome darbieten. Aber nach eigener und fremder Beobachtung trifft das nicht immer zu: man findet sie auch gerade an der Grenze des Carcinoms, wo dieses ganz offensichtlich in lebhafter Wucherung und im Vordringen begriffen ist, als Ausdruck besonders guter Ernährung und überstürztem Zellwachstum und außerdem in manchen Fällen amitotischer Kernteilung (Moench), welcher die Teilung des Protoplasmas nicht nachfolgen kann; hier sind freilich die Kerne meist kleiner und ohne Zeichen des herannahenden Zerfalls, wenn auch meist besonders stark gefärbt. Sie können auch hervorgehen aus Riesenzellen mit großen, unregelmäßigen, bizarr geformten Riesenkernen, welche Schiller als Ausdruck aufs höchste gesteigerter Polymorphie auffaßt. Sehr häufig finden sich, besonders bei verhornendem Carcinom, mit und ohne vorangegangener Bestrahlung, dem Bindegewebe entstammende vielkernige Riesenzellen, deren Eigenschaft als Fremdkörperriesenzellen mit Phagocytencharakter aus ihrer Lagerung zu den abgestorbenen, verhornten Massen ohne weiteres klar wird; sie umgeben sie mitunter in dichten Scharen und nagen sie sichtlich an. Nach Herxheimer können auch durch den Reiz chemischer, vom Carcinom produzierter Stoffe im Stroma Riesenzellen in richtigen, epitheloiden Pseudotuberkeln gebildet werden, die morphologisch von Langhansschen Riesenzellen bei Tuberkulose nicht zu unterscheiden sind; diese konnte Zieher (Münch. med. Wochenschr. 1906) experimentell auch rein toxisch hervorrufen. Bei Kombination von Carcinom und Tuberkulose kann, wie eine Beobachtung E. Schmidts zeigt, die Entstehungsursache der einzelnen Riesenzellentuberkel zweifelhaft bleiben. Schiller beschreibt aus Lymphendothelien hervorgegangene Riesenzellen, entstanden zum Teil bei unmittelbarer Berührung mit den das Lumen ausfüllenden Carcinomzellen, zum Teil auch in einiger Entfernung von dem Carcinomzapfen durch chemische Fernwirkung der in diesen gebildeten Substanzen.

Schließlich muß noch der Veränderungen der Körperschleimhaut bei carcinomatöser Erkrankung des Gebärmutterhalses, einerlei in welcher Form, gedacht werden. Fast regelmäßig finden sich entzündliche Reizzustände, entweder in Gestalt einfacher rundzelliger Infiltration des Zwischengewebes (Wander- und Plasmazellen, Martzloff) oder in Gestalt hyperplastischer Wucherungen der Drüsen und des Zwischengewebes, die aber etwas Spezifisches nicht darstellen; die von Abel und Landau gemachte Angabe häufiger sarkomatöser Entartung im Korpus hat von keiner Seite Bestätigung gefunden; bei Pyometra ist die Schleimhaut in eine granulierende Membran verwandelt, an deren Oberfläche öfters Platten- statt des Cylinderepithels gefunden wurde. Daß auch gelegentlich Carcinomenentwicklung vorkommt, wird später erörtert werden.

B. Das von cylindrischem Epithel abstammende Uteruscarcinom.

Wenn das Cylinderepithel des Uterus unter Beibehaltung seiner ursprünglichen Form in bösartige Wucherung gerät, so werden immer drüsige oder drüsenähnliche Formationen gebildet. Mir ist wenigstens weder aus der Literatur, noch aus eigener Beobachtung ein

Fall bekannt, in dem nur aus Cylinderzellen gebildete solide Tumoren im Uterus entstanden wären. Wohl aber kommt eine sofort zu solider Tumorbildung führende Wucherung des Epithels unter sofortiger Umwandlung von Größe, Gestalt und Anordnung der Zellen, also unter Meta- oder Anaplasie derselben, vor, aber auch dies ist eine Ausnahme. So gut wie immer geht einer solchen Entwicklung ein papillär-drüsiges Stadium voraus. Aber auch dann ist es eine ziemlich große Seltenheit, daß die maligne Wucherung erfolgt, ohne daß eine weitgehende Veränderung des normalen Cylinderzelltypus erfolgt. Diese seltenen Fälle, die ich zuerst beschreiben will, bezeichnen wir als:

1. Adenoma malignum.

Diese Krebsform hat — wie das mit Plattenepithelbildung einhergehende Adenocarcinom — eine kaum mehr zu bewältigende Literatur hervorgerufen. Meine Darstellung beruht — ohne daß ich vollkommene Vollständigkeit gewährleisten kann — auf der Durchsicht von etwa 40 sich mit dem Adenoma malignum beschäftigenden Arbeiten und auf den Studien zweier eigener Fälle, die ich nicht ausführlich bringe, da sie dem in der Literatur Niedergelegten nichts Neues hinzufügen können.

Schon der Name hat zu immer wiederkehrenden langwierigen Erörterungen geführt, die ich im einzelnen nicht verfolgen will. Ich verstehe darunter, wie wohl die Mehrzahl der Autoren, eine Geschwulstform, die aus papillären und drüsigen Bildungen mit gar nicht oder sehr wenig veränderten Cylinderzellen in einfacher Schicht besteht — in ihrem ganzen Umfang, oder doch zum allergrößten Teil, so daß es erst bei längerem Suchen gelingt offenbar später gebildete, anders gebaute Bezirke zu finden. Es ist gewiß vom wissenschaftlichen Standpunkt aus nichts dagegen einzuwenden, wenn diese Geschwulstformen als Carcinoma cylindercellulare adenomatosum oder als Carcinoma adenomatodes (Spencer) oder, wie Frankl will, als Adenocarcinom von höchster Reife bezeichnet wird; aber, abgesehen von der Umständlichkeit dieser Bezeichnungen, die eine nähere Erläuterung fast unmittelbar herausfordern, stoßen sie den Lernenden, den Arzt und Kliniker, lange nicht mit derselben Klarheit und Bestimmtheit auf die überaus wichtige Tatsache, daß es Geschwülste gibt, die im histologischen Einzelbild sich von den gutartigen Wucherungen gar nicht zu unterscheiden brauchen und doch die Bedeutung einer bösartigen Geschwulst haben, die wie harmlose Adenome aussehen können und doch zerstörend wachsen und das Leben der Trägerin bedrohen und schließlich vernichten, die eben maligne Adenome sind. Der Lehrer, Kliniker und Praktiker wird also für die Beibehaltung dieses im übrigen auch vollkommen eingebürgerten Namens eintreten müssen, sowie dies auch Lahm (1927) tut, obwohl er fälschlicherweise angibt, daß Frankl niemals ein „echtes" Adenoma malignum der Cervix gesehen habe, während dieser Autor über drei solche Fälle berichtet und ausdrücklich hervorhebt, daß er mit Schottländer daran fest halten müsse, daß es am Uterus krebsige Geschwülste gibt, welche nicht nur streckenweise, sondern allenthalben dem Typus Adenoma malignum Autorum entsprechen. Als Beleg für die Berechtigung dieses Standpunkts mag der von Paul Zweifel (1925) erwähnte Fall angeführt sein, in welchem ein malignes Adenom der Cervix mit reiner Einschichtigkeit des Epithels vom pathologischen Anatomen als einfaches, gutartiges Adenom bezeichnet worden war, während sich bei der Operation schon eine kleinapfelgroße Zerfallshöhle mit Ergriffensein der Blasenwand fand. Mansfeld berichtet über einen infolge Fehldiagnose der pathologischen Anatomen zu spät operierten, später in rezidivierendes Adenocarcinom übergegangenen Fall vom Corpus uteri.

Wie das Adenoma malignum makroskopisch in allen Formen und an allen Orten des Carcinoma uteri auftreten kann, als polypöse Geschwulst der Portio (Schottländer, Hartmann, d'Allaines und Surmont), der Cervix (R. Meyer, Zeitschr. 85, S. 461, eigener Fall), des Korpus (R. Meyer, Zeitschr. 85, S. 459), als knollige Auftreibung einer Portiolippe oder der ganzen Cervix, als fein papillärer Tumor in Cervix oder Korpushöhle, als bröckliger Blumenkohl, als tiefes Geschwür (Moukayes „durchbohrendes Adenome térébrant"), als weit ausgefressener Krater der Cervix, als ein die ganze Cervix durchsetzendes System feinster Spalten und Kanäle — wurmstichiges Carcinom Ruges — oder schleimgefüllter kleinster oder größerer Cysten, als zum Verschluß der Cervix führende Wucherung mit Pyometrabildung (Bong, Limnell), so kann es auch mikroskopisch die verschiedenste Beschaffenheit aufweisen. Entscheidend für die Diagnose ist immer, daß das Epithel im ganzen Tumor, oder wenigstens in dem allergrößten Teil desselben, einschichtig ist und die bösartige, zerstörende Eigenschaft der Wucherung zutage tritt, ehe die Einschichtigkeit des Epithels verlassen ist. Es ist richtig, daß viele — vielleicht die meisten — Fälle früher oder später Mehrschichtungen und Polymorphie der Epithelien aufweisen, mit anderen Worten, in Adenocarcinome übergehen. Solche Fälle berichten von der Portio: Flecker, Ryss, Hartmann, d'Allaines und Surmont; von der Cervix: Cullen, Birnbaum, Frankl, Fürst, Gebhard, John, Kirchhoff, Klinger, Ruge und Veit (Fall 1); eigene Beobachtung, Muller u. a.; vom Korpus: Frankl, Bong u. a.). Nach Frankl (1918) ist das maligne Adenom im Korpus sehr viel häufiger (10% der Korpuscarcinome) als in der Cervix (0,85% aller Collumkrebse), doch sah er im Korpus keinen einzigen ganz reinen Fall, während von 5 Cervixfällen 3 allenthalben die reine Struktur des Adenoma malignum zeigten. Reine Fälle aus dem Korpus sind beschrieben von Bong, Mirabeau, Selberg, Williams; erwähnt ohne weitere Beschreibung von Norris und Vogt, von Obata 9 gegenüber 3 Fällen aus der Cervix unter 244 Uterus-Carcinomen davon 112 drüsigen.

Auch nach R. Meyer ist das Stadium der Drüsenimitationen mit ausschließlich einschichtigem Epithel etwas ganz Gewöhnliches. Ganz reine Fälle sind beschrieben von der Portio von Heitler, Schidkowsky, Schottländer, Mansfeld, dessen Fall als Adenoma malignum nicht diagnostiziert wurde, weil die unzähligen, dicht aneinander gelagerten Drüsenlumina einschichtiges Cylinderepithel „benignen Charakters" trugen, aber sowohl nach dem Verlauf — bröckliger, leicht blutender Tumor der Portio, der rezidivierte und durch supravaginale Amputation schließlich geheilt wurde — und nach der beigegebenen Abbildung ein zweifelloses malignes Adenom war. Von der Cervix von Bong, Bröse, Eberle, Frankl, Gebhard, Heurlin, Zweifel sen., John, Klinger, Knaus und Camerer, Krömer, Limnell, Krüger, Keitler (1900), Hofert, Moukaye, Praetorius, Ruge und Veit (Fall 2), Selberg, Williams (Fall 11), Mac Cann, Spencer (1926), dessen Beobachtung durch sehr gute Abbildungen belegt und dadurch bemerkenswert ist, daß die Kranke 22 Jahre nach der vaginalen Totalexstirpation als gesund beobachtet ist.

Auch die Metastasen können — entgegen der Behauptung Kaufmanns und Schidkowskys — rein adenomatös sein [Gebhard, Ruge, Selberg (Peritoneum und Drüsen),

John (Drüsen), Marino (Ovarien)], ebenso die Nachbarausbreitungen, nämlich auf Scheide und Parametrien (Herman, Schidkowsky, Schottländer), Septum rectovaginale (Flecker), auf die gegenüberliegende nach querer Durchwachsung des Cavum corporis erreichte und angefressene Uteruswand (Heurlin Fall 44), das Korpus bei primärer Entwicklung in der Cervix (Cullen, Heurlin, eigener Fall, Abb. 38—41 und umgekehrt) und die Rezidive (Gebhard, Eberle, Hofert, Heurlin Fall 50 u. a.). Die an Selbergs Fällen von rein adenomatösen Peritoneal- und Drüsenmetastasen von Heurlin und Schidkowsky geübte Kritik wurde schon von Schottländer als ungerechtfertigt zurückgewiesen; auch in dem sehr bemerkenswerten, leider nicht genauer beschriebenen und abgebildeten Falle von Norris und Vogt deckte die 6 Wochen nach der Probeabrasio bei einer 20 jährigen Frau gemachte Operation eine rein adenomatöse Metastase auf der Oberfläche des Ovariums auf, welche als Implantation durch die Ausschabung mobilisierter und durch Uteruskontraktionen durch die Tuben getriebener Geschwulstzellen gedeutet wurde.

Ein Implantationsrezidiv am Introitus, ebenfalls von rein adenomatösem Bau, wie der Primärtumor im Fundus, beschreibt Flaischlen (Zeitschr. 64). In anderen Fällen zeigten die Metastasen den Bau des mehrschichtigen bis fast soliden Adenocarcinoms [Cullen (Tube!), Frankl (Drüsen), Kaufmann], ebenso die weiteren Ausbreitungen und Rezidive. So bot Birnbaums durch sehr starke Schleimbildung ausgezeichneter Fall bei der Excochleation das Bild eines ganz reinen Adenoms, bei der wegen Mucometra ein Jahr später ausgeführten Totalexstirpation aber nur in den jüngsten in den oberen Teilen des Korpus befindlichen Partien dieses Bild, in der Umgebung des verschlossenen Orif. intern. dagegen das Bild des Adenocarcinoms. Die Geschwulst breitete sich also als malignes Adenom aus, ging aber weiterhin immer wieder in Adenocarcinom über; es ist möglich, daß mancher in früherer Zeit operierte Fall von reinem malignem Adenom, später ebenso in Adenocarcinom übergegangen wäre, wenn die Entwicklung nicht durch die Operation unterbrochen worden wäre. Mag jedoch auch im einen oder anderen der veröffentlichten Fälle die Untersuchung nicht mit der von Kaufmann geforderten Vollständigkeit und Gründlichkeit durchgeführt sein, jedenfalls steht fest, daß es Fälle gibt, die den Charakter des reinen malignen Adenoms in allen Teilen — Metastasen, Ausbreitungen, Rezidiven — bewahren, bis Operation oder Tod der Wucherung ein Ende bereiten. Das Adenoma malignum ist also doch mehr als, wie Schottländer, der übrigens Begriff und Namen auch beibehalten will, meint, ein seltenes, meist kurz dauerndes Stadium einer den Adenocarcinomen unterzuordnenden Krebsart.

Der Ausgangspunkt der Wucherung ist, und zwar entweder an umschriebener oder mehr weniger ausgedehnter oder die ganze Schleimhaut umfassender Stelle, das cylindrische Epithel entweder der Oberfläche der Cervix oder des Korpus oder der Drüsen beider Teile oder einer Erosion; neugebildete Erosionsdrüsen sind schon von dem ersten und genauesten Schilderer Carl Ruge, besonders beschuldigt worden, bei Schidkowsky blieb der Tumor 2 mm von der auch mikroskopisch wohl erhaltenen Cervixschleimhaut entfernt und fand sich in den Drüsen dicht unterhalb des normalen Plattenepithels der Portio, konnte also nur von Erosionsdrüsen entstanden sein. Wie dem Adenocarcinom, so können (aber müssen nicht!) auch den malignen Adenomen gutartige adenomatöse Wucherungen der Drüsen vorausgegangen sein, und finden sich daher öfters in denselben Präparaten. Baecker berichtet, daß bei einer Kranken 20 Ausschabungen innerhalb 10 Jahren gemacht wurden, wobei 18 mal eine „Endometritis glandularis", dann eine gutartige adenomatöse Wucherung und zuletzt ein malignes Adenom gefunden wurde. Die Möglichkeit gleichzeitiger maligner Wucherung der Cervix- und Korpusepithelien wird durch den Fall Cullens (1900) nahegelegt, in welchem die Schleimhaut des gesamten, bis zur Größe dreimonatlicher Schwangerschaft aufgetriebenen, im Fundus bis zur Serosa durchwucherten Uterus, gleichmäßig befallen war. Es fand sich keine Spur normaler Korpusschleimhaut, das hohe, stark schleimsezernierende Epithel glich überall auch im Korpus normalem Cervixepithel, hie und da fanden sich schon Mehrschichtung und unmittelbarer Übergang der typischen Cervixepithelien in kleine und mehr rundliche Elemente, die auch als Metastasen in den Lymphcapillaren der Tubenschleimhaut sich fanden. In einem eigenen Falle war die Korpusschleimhaut noch erhalten, die unregelmäßigen Drüsenwucherungen in derselben mit anfangs annähernd normalem, cylindrischem oder kubischem Korpusepithel gingen allmählich über in hohes, Farbstoff kaum annehmendes, stark Schleim sezernierendes Cervixepithel und durchsetzten von der Schleimhaut aus als solches die gesamte Uteruswand und die Lymphbahnen, am stärksten die innersten Schichten, an vielen Stellen in große, unregelmäßige, immer noch sehr helle, ausgesprochen carcinomatöse, geschichtete Zellen übergehend. In der Cervix ließ sich die gleiche Umwandlung des Epithels der zerstörend wuchernden Cervixdrüsen mit zumeist typischem, hochcylindrischem Epithel und der Einbruch in die Lymphbahnen in noch viel fortgeschrittenerem Grade beobachten und zwar unmittelbar unter dem unversehrten Plattenepithel der Portio beginnend, so daß man annehmen mußte, daß in diesem Falle zuerst die Cervixepithelien, im weiteren Verlauf aber auch die Korpusepithelien die Umwandlung in malignes Adenom und schließlich in eben beginnendes Adenocarcinom erfahren. Auch Zweifels neue (1927) auf S. 286 angeführte Beobachtung gleichzeitigen malignen Adenoms in Korpus und Cervix kann hier angezogen werden. Diese Beobachtungen scheinen mir in morphologischer wie allgemein biologischer Beziehung deshalb bemerkenswert, weil ich auch ohne jede Beteiligung der Cervix bei Adenocarcinomen des Korpus die Umwandlung des Korpusepithels in typisches „Cervixepithel" wiederholt gesehen habe und weil auffallenderweise das an sich recht seltene und in etwa 30 Fällen beschriebene rein maligne Adenom des Collum uteri sich in 3 Fällen (Schottländer, Klinger, Hofert) mit Plattenepithelcarcinomen der Portio vergesellschaftet fand, ein besonders deutlicher Beweis für die oft bezweifelte multizentrische Entwicklung bösartiger Wucherungen am Uterus. Auch Ovarialtumoren, aber von ganz anderem Bau und unabhängig von dem uterinen Tumor, wurden zweimal (Bong, Kirchhoff) gleichzeitig gefunden.

In den ganz reinen Fällen von malignem Adenom kann das Epithel zunächst demjenigen der Ursprungsstelle, also dem Korpus (Abb. 87) und dem Cervixepithel (s. Abb. 40 und 41) vollkommen gleich sein. Mit Recht bemerkt ein so erfahrener Untersucher wie Frankl: „Ich möchte keineswegs wagen, die isolierte Drüse als einem Carcinom angehörig zu diagnostizieren", und ähnlich äußert sich R. Meyer (Zeitschr. 85, S. 452). Der Unterschied zwischen den im Korpus und in der Cervix entstandenen Formen verwischt sich beim längeren Bestand. Die Epithelien werden bald kleiner, mehr kubisch, bald auch größer, als in der Norm, auch im Korpus ganz hochcylindrisch mit langen, stäbchenförmigen Kernen, oft außerordentlich schmal und hoch, sich in dichten Büscheln erhebend; Messungen hat in der Cervix Hofert vorgenommen und eine Höhe von 23—34 μ des malignen, von 16 bis 23 μ des normalen Cervixepithels gefunden. Krömer spricht 1902 von typischen Pseudomucinzellen in seinem zerstörend wachsenden, größere Cysten bildenden malignen Adenom der Cervix, doch ist eine chemische Untersuchung nicht ausgeführt. Auch in der Cervix werden oft die Epithelien mehr den weniger hohen Zellen des Corpus uteri ähnlich, ihr Protaplasma wird dunkler (Obata), oft sind sie nicht mehr ganz regelmäßig cylindrisch, sondern keulenförmig oder dreieckig mit der breiten Basis abwechselnd nach oben und unten; mitunter wird das Epithel — sowohl im Korpus als in der Cervix — ganz niedrig, endothelähnlich und die Zellgrenzen ganz verwaschen, so daß große Ähnlichkeit mit syncytialen Bildungen oder endothelialen Wucherungen entsteht. Sehr häufig erscheint das Epithel zweizeilig, manchmal auch mehrzeilig, d. h. man sieht eine fast ganz regelmäßige doppelte oder dreifache Reihe von Kernen, welches Bild jedoch nicht durch wirkliche Mehrschichtung der Epithelzellen, sondern nur durch gegenseitiges Ausweichen der Kerne der dicht gelagerten und abwechselnd mit den schmalen und mit den breiten Polen der Basalmembran aufsitzenden Zellen zustande kommt. Auch die Kerne selbst sind meist nicht mehr ganz regelmäßig, von verschiedener Größe, oft ungewöhnlich stark gefärbt und von ungleichmäßiger, mehr rundlicher, eckiger oder quer ovaler oder auch halbmondförmiger Form. Sehr verdächtig ist eine ungewöhnliche Zahl von Mitosen, die meist regelmäßig, gelegentlich aber auch unsymmetrisch und mehr als bipolar sind (Obata). Die Schleimbildung kann vermindert sein oder aufgehört, oder umgekehrt sich übermäßig stark entwickelt und zu vollständiger Degeneration der Zellen geführt haben. Ausschlaggebend für die Erkenntnis der Malignität des Prozesses ist aber in erster Linie die Hochgradigkeit und Rücksichtslosigkeit der Wucherung, wie die durch sie herbeigeführte Zerstörung des Grundgewebes; dazu kommt die morphologische Beschaffenheit der Zellen, die öfters hervortretende Variation in Form und Färbung der Zellen und Kerne. Dagegen ist das Verhalten der Membrana propria ohne Belang, da sie bei bösartigen Prozessen oft lange erhalten bleibt, bei gutartigen fehlen kann. Nach den ausführlichen Schilderungen C. Ruges und Gebhards kann die Zellvermehrung zu einer Erweiterung der Drüsenräume und zur Erhebung von im Querschnitt papillenartigen, rosettenartige Figuren hervorbringenden, in Wirklichkeit leistenförmigen Faltungen des Epithels nach dem Lumen, in größerer und sehr großer Dichtigkeit, bald ziemlich regelmäßig, bald in vollkommener Unregelmäßigkeit führen: invertierender oder einstülpender Wachstumstypus (s. Abb. 41), oder die Zellwucherung führt zu Ausstülpungen und Sprossungen nach außen, nach allen Richtungen und an allen beliebigen Stellen der ursprünglichen Drüsen: evertierender oder ausstülpender Wachstumstypus (s. Abb. 40 u. 87).

Jedoch bemerkt schon Gebhard mit Recht, daß Ein- und Ausstülpung sich sehr oft — ich möchte sagen immer — kombinieren und nur in Ausnahmefällen scharf zu trennen sind. Als Einteilungsprinzip verschiedener Geschwulstvariationen möchte ich die beiden Wuchsformen nicht anerkennen, sondern nur als Erklärung der Entstehung der verschiedenen Bilder und rasch faßliche Charakterisierung des einzelnen mikroskopischen Bildes, das aber in ein und demselben Tumor häufig wechselt. Der ganz regel- und gesetzlose Verlauf der drüsigen Gebilde führt schließlich dazu, daß einzelne Drüsenindividuen nicht mehr erkennbar sind und das Grundgewebe fast vollständig durch epitheliale Gänge ersetzt ist. Die Drüsenepithelien stehen mit ihrer Grundfläche fast unmittelbar aneinander („Rücken an Rücken"), oft nur getrennt durch eine einzige platte Bindegewebszelle oder deren Ausläufer oder eine zarte kaum sichtbare Bindegewebsfibrille. Die Drüsenschläuche liegen in wirren vollkommen regellosen Haufen „einem Haufen miteinander verfilzter Regenwürmer vergleichbar" (Ruge), aneinander. Ich möchte auf diese vollkommene Regellosigkeit des Verlaufs der einzelnen Drüsenlumina und auf die schon von Ribbert hervorgehobenen, ebenso regellosen, mitunter aber netzartigen Verbindungen zwischen den einzelnen, oft ganz abenteuerlich geformten Drüsengängen das größte Gewicht legen; namentlich die labyrinthartige Kommunikation der drüsigen Gebilde ist ohne eine Zerstörung von Stromagewebe

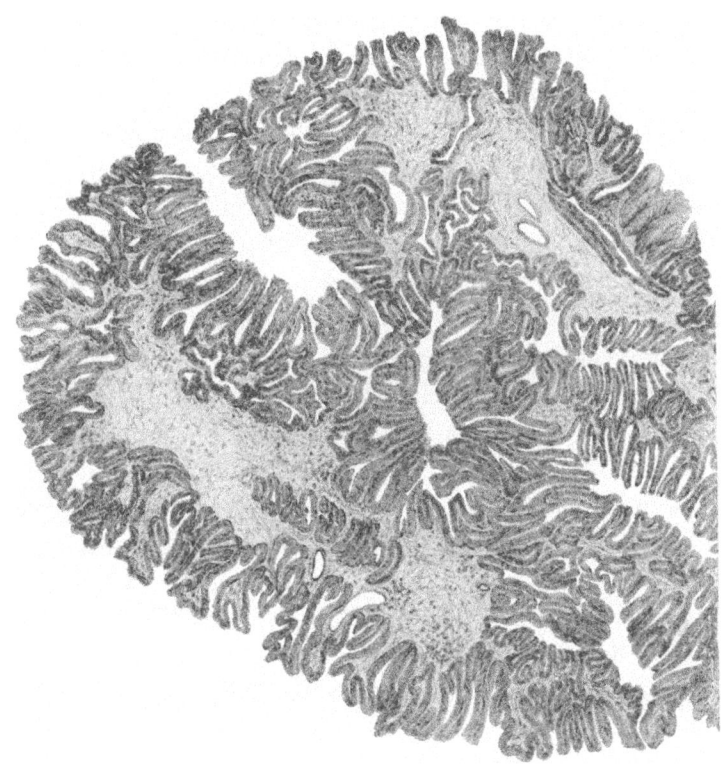

Abb. 87. Adenoma malignum (Carcinoma adenomatosum) evertens bei starker Vergr. Zeichnung von Carl Ruge.

nicht möglich und läßt, neben dem fast vollkommenen Ersatz desselben durch die ganz gesetzlos gewucherten Drüsen und dem Nachweis, daß sich die cylindrischen Epithelien auch schon in Lymphbahnen befinden, die Erkenntnis des malignen Adenoms auch schon zu, wenn es noch auf die Schleimhaut beschränkt und nicht schon durch infiltrierendes und zerstörendes Wachstum in der Muskulatur oder den schon beginnenden Übergang in Adenocarcinom ohne weiteres erkennbar ist. Wir Kliniker müssen an dieser vielfach bewiesenen Tatsache auch gegenüber dem Widerspruch namhafter pathologischer Anatomen (Lubarsch!) unbedingt festhalten. Das Befallensein der Lymphbahnen der Schleimhaut ist durch die Einseitigkeit des Zellbesatzes in den sonst mit gewöhnlichem Endothel ausgekleideten Gängen oder Gewebsspalten, oder die charakteristischen einspringenden Winkel der Lymphspalten, auch nach vollkommener Verdrängung des Endothels durch das Epithel zu erkennen. Auch einzelne oder mehrerer zusammengeballte Tumorzellen finden sich mitunter in der Lichtung weiter Lymphcapillaren mit wohlerhaltenem Endothel, doch ist dann meist, wenn auch nicht immer die Cylinderform der Tumorzellen nicht mehr gewahrt und der Übergang in Adenocarcinom schon vollzogen.

Das Stroma ist meist ausgesprochen fibrillär, auch in den in der Korpusschleimhaut entstandenen Fällen, nicht von der gewöhnlichen lymphadenoiden Beschaffenheit der Mucosa corporis; auch die leukocytäre Infiltration desselben tritt meist nicht besonders hervor. Über Eosinophilie habe ich besondere Bemerkungen nicht gefunden.

2. Der mittelreife Cylinderzellkrebs oder das Adenocarcinom des Uterus.

Diese Form des Krebses ist am Corpus uteri die häufigste, ja fast ausschließlich vorkommende, an der Cervix uteri ist sie sehr viel seltener. Ich selbst sah sie unter den für diese Darstellung im ganzen durchgesehenen etwa 200 Uteruscarcinomen nur achtmal an der Cervix, gegenüber etwa 120 anderen Gebärmutterhalskrebsen und rund 45 Adenocarcinomen des Corpus uteri. Schottländer sah unter 140 Uteruskrebsen 20 Adenocarcinome, also etwa $15^0/_0$, merkwürdigerweise fast ebensoviele (7) von der Cervix, als vom Korpus (10) ausgehend, während in 3 Fällen der Ausgangspunkt nicht mehr bestimmt werden konnte. Seinen Fall 100 habe ich als sicher metastatisch ausgeschieden, ebenso das schon erwähnte reine papilläre maligne Adenom der Portio (13).

John berichtet aus der Franzschen Klinik über 11 Adenocarcinome der Cervix neben 124 Plattenepithelcarcinomen in denselben 10 Jahren, also etwa $8^0/_0$; Taylor und Peightal über $9 = 4{,}5^0/_0$ Adenocarcinome unter 201 Collumkrebsen, Cordua über $2{,}5^0/_0$. Obata fand $12{,}3^0/_0$ Adenocarcinome unter den Collum-, $88{,}5^0/_0$ unter den Korpuscarcinomen. Norris sah unter 253 Collumcarcinomen 34, also $13^0/_0$ Adenocarcinome, während die gleichzeitig beobachteten 101 Korpuskrebse alle Adenocarcinome gewesen zu sein scheinen. Bei Moukaye (Klinik Faure) machten sie $1/_6$ der Plattenepithelcarcinome der Cervix aus, bei Pleick (Winters Klinik) in der Cervix $5^0/_0$, im Korpus $59^0/_0$; bei Pomeroy, Lawrence und Straus $15^0/_0$ der Collumcarcinome, bei Fluhmann $5{,}4^0/_0$ (6 unter 110 Collumcarcinomen). Bemerkenswert ist vielleicht noch, daß die drei sicheren Fälle von Collumcarcinom bei Kindern, welche ich in der Literatur fand, Adenocarcinome waren; es sind die Beobachtungen von Ganghofer (8 jähr.) und R. Meyer-Glöckner (6—7 Jahre) und Bieljajewa (10 Jahre).

Daß der Entwicklung des Adenocarcinoms vielfach ein Stadium rein drüsiger, aber schon maligner Wucherung vorangeht, ist schon bei der Schilderung des malignen Adenoms gesagt, es geht daraus hervor, daß man sehr häufig Kombinationen beider Bilder finden wird und daß auch hier in der Abgrenzung eine gewisse Willkür Platz greifen kann, wenn man sich nicht genau an die Begriffsbestimmung hält. Auch die gutartige adenomatöse Wucherungen in Form der glandulären Hyperplasie [v. Franqué, 1898; Flaischlen, 1925; R. Meyer, Zeitschr. 85, S. 448 u. 450, 451, 3 Fälle; Chong (Kaufmann) u. v. a. auch neue eigene Beobachtungen] und der Adenomyositis (eigene Beobachtungen, Löhlein, Landerer, R. Meyer 1922, Zeitschr. 85, S. 445, Sitzenfrey, Polano, Moench) sind nicht selten die Vorläufer des Adenocarcinoms, besonders auch bei Polypen (Gessner 1896, Iseki). Am schlagendsten sah ich den Übergang gutartiger in bösartige Wucherungen im Jahre 1924 bei einer 60 jährigen I para, welche nach 5 jähriger Menopause auswärts wegen Blutung ausgeschabt worden war. Es fand sich nur eine einfache, ganz unverdächtige glanduläre Hyperplasie, wie ich nach eigenem Studium der Präparate dem pathologischen Anatomen, der die Diagnose gestellt hatte, bestätigen konnte. Trotz sachgemäß durchgeführter Röntgenkastration trat 5 Monate später eine neue Blutung auf, und nun ergab die von mir ausgeführte Ausschabung das typische Bild des Adenocarcinoms, schon mit einzelnen soliden Strängen von Carcinomzellen, auch in den Lymphcapillaren der Mucosa. Heilung des Carcinoms durch Radiumröntgenbehandlung; Tod an Pyelonephritis nach 4 Jahren.

Aber notwendig ist sowohl die gut- als auch die bösartige Wucherung der Schleimhaut als Vorstadium des Adenocarcinoms keineswegs; es kann vielmehr die Krebsentwicklung

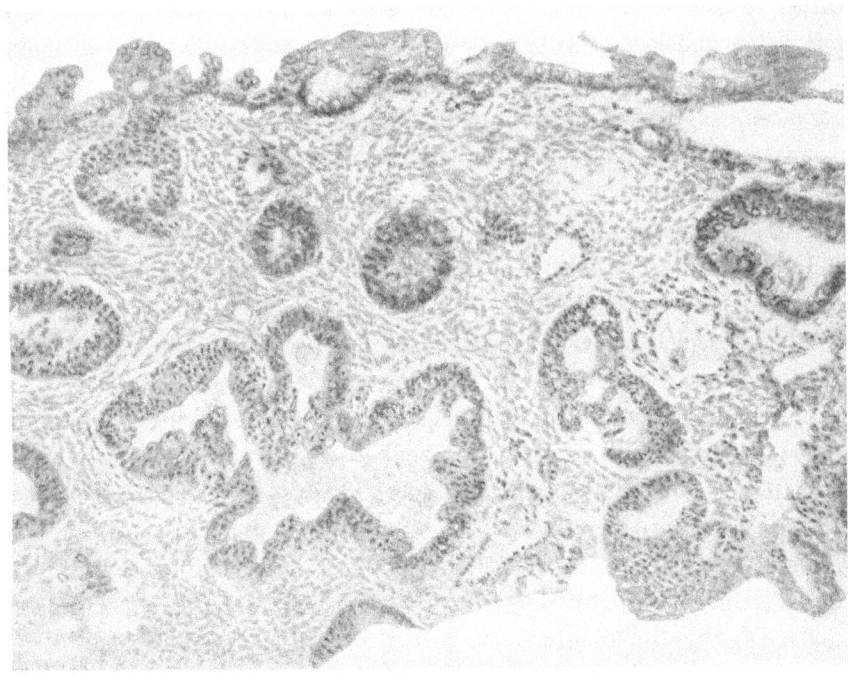

Abb. 88. Gleichzeitige Mehrschichtung und atypische Wucherung des Oberflächen- und Drüsenepithels der Mucosa corporis uteri einer 44jährigen IV para. Die atypisch gewucherten Zellen befinden sich sowohl oberhalb als auch unterhalb und inmitten des ursprünglichen Cylinderepithels. Schwache Vergr. Leitz Ok. 4, Obj. 3.

unmittelbar in einer bisher ganz normalen Schleimhaut erfolgen und zwar entweder an ganz umschriebener Stelle (s. R. Meyer, Zeitschr. 85, S. 446, 1 cm großer Herd in der mittleren Schicht der sonst gesunden Schleimhaut) oder herdförmig an verschiedenen oder an vielen Stellen (eigene Beobachtung, R. Meyer, Zeitschr. 85) oder allenthalben gleichzeitig in der Schleimhaut des Korpus, der Cervix, ja auch der Portio (Herly), ausnahmsweise sogar auf verschiedenen Schleimhäuten gleichzeitig (eigene Beobachtung: Drüsen- und Oberflächenepithel in Korpus und Cervix gleichzeitig, Gebhard 1899: Drüsen der tiefen Schichten der gesamten Korpus- und Cervixschleimhaut gleichzeitig). Dabei kann der Ausgangspunkt sowohl das Epithel der Oberfläche, als das der Drüsen sein, oder beide zugleich, was eigentlich selbstverständlich ist, denn es sind ja nicht zwei verschiedene Epithelarten, sondern sie bilden zusammen ein einheitliches, auch funktionelles Ganzes (vgl. auch Herxheimer 1907) und wie in der embryonalen oder auch erst in der kindlichen Zeit die drüsigen Ausstülpungen, sowohl in Korpus als in der Cervix, von dem Oberflächenepithel aus gebildet werden, so wird umgekehrt bei der reifen Frau das bei der Menstruation oder Geburt, oder nach Abrasio vollständig verloren gegangene Oberflächenepithel der Korpusschleimhaut, von den Drüsen der basalen Schleimhautschicht aus neugebildet (Werth, Geist u. a.). Dasselbe geschieht an der Cervix, wenn das Oberflächenepithel durch mechanische Einwirkungen gelegentlich der Geburt, oder bei Operation oder experimentell (H. R. Schmidt) zerstört wird. Es ist daher durchaus verständlich, daß der unbekannte, die maligne Wucherung hervorrufende Reiz in beiden gleichartige und auch gleichzeitige Veränderungen hervorrufen kann, es ist aber auch verständlich, daß diese häufiger und vorwiegend an dem ein sehr viel größeres Areal einnehmenden Drüsenepithel zutage treten werden und daß man die gleichzeitige Entartung an beiden Stellen nur selten und in den Anfangsstadien wird nachweisen können, so daß eine Einteilung der Cylinderzellkrebse in solche, die vom Deckepithel und solche, die vom Drüsenepithel ausgehen, am Uterus nicht durchführbar ist und in den allermeisten Fällen der Ausgangspunkt in dieser Hinsicht histologisch überhaupt nicht mehr einwandsfrei feststellbar ist. Doch sind einzelne Fälle beschrieben, wo dies noch möglich war und entweder an der Oberfläche oder an den Drüsen (z. B. Hofmeier 1895, Fall 5) oder an beiden gleichzeitig der Übergang des normalen Epithels in krebsiges beobachtet werden konnte. Alle diese Vorkommnisse sind deshalb leicht verständlich, weil nichtkrebsige Epithelmetaplasien, Atypien und Mehrschichtungen in derselben Weise an beiden Substraten getrennt oder gemeinsam beobachtet werden. In Abb. 88 bringe ich eine solche gleichzeitige Umwandlung beider Epithelien, die ich noch nicht als carcinomatös erklären möchte; ich habe die Kranke nicht operiert, natürlich muß sie im Auge behalten werden, da es sich sehr wohl um eine präcarcinomatöse Veränderung handeln kann. Maunu-af-Heurlin beschreibt ähnliche Atypien in einem wegen Myomatosis entfernten Uterus und betrachtet sie ebenfalls als gutartig, allerdings mit der nicht zutreffenden Begründung, daß ihre Multiplizität gegen die von ihm als Gesetz betrachtete unizentrische Entstehung des Carcinoms spreche. Selbständige alleinige Atypien an einer der beiden Stellen sind ziemlich häufig beschrieben und auch von mir öfters beobachtet worden. Ich werde später einige Beispiele bringen.

Bei isolierter krebsiger Entartung des Oberflächenepithels kommt es wohl immer zur Bildung eines Plattenepithelcarcinoms, das schon besprochen ist. Etwa nur vom Oberflächenepithel aus neugebildete, carcinomatöse Drüsen werden kaum von carcinomatös entarteten schon vorher vorhandenen Drüsen zu unterscheiden sein, so daß wir diese theoretische Möglichkeit wohl außer Betracht lassen können. Nur Lehmann glaubte seinen die verschiedensten Bilder des Plattenepithel- und Adenocarcinoms darbietenden Fall als vom Oberflächenepithel allein ausgehend deuten zu sollen, während Gebhard denselben Fall nach Besichtigung der Originalpräparate als ein gewöhnliches Adenocarcinom mit teilweiser Metaplasie der Cylinderzellen in Plattenepithelien bezeichnete. Auch mir scheint die Behauptung Lehmanns nicht bewiesen. Es konnte sich ebensogut um eine gleichzeitige Entartung des Oberflächen- und Drüsenepithels handeln. Diese gleichzeitige und deutlich voneinander zu trennende carcinomatöse Entartung von Drüsen- und Oberflächenepithel wurde zuerst von Kaufmann und dann von Hofmeier beschrieben, aber nicht allgemein anerkannt, da es sich um ziemlich fortgeschrittene Fälle handelte, in denen auch die Deutung möglich war, daß aus dem metaplastischen Drüsenepithel hervorgegangenes carcinomatöses Plattenepithel an der Oberfläche und in der Tiefe selbständig weiter gewuchert sei (Eckardt, Emanuel, Fränkel, Wiener, Hitschmann, Heurlin). Kaufmann selbst hat später (Lehrb. S. 1917) zugegeben, daß auch in den Drüsen seines Falles selbständige Metaplasien zu verhornendem Plattenepithel vorkamen, hält aber mit Recht daran fest, daß es sich in diesen seltenen Fällen um eine plurizentrische Entstehung des Carcinoms handele, wobei Oberflächenepithel- und Drüsen als eine Fläche zu denken sind. Auch in Hunzikers Fall 3, den ich mit R. Meyer nicht nur für im hohen Grade carcinomverdächtig, wie der Autor, sondern für ein ganz zweifelloses Carcinom halte, sind die Übergänge des Cylinder- in Plattenepithel gleichzeitig an Drüsen und Oberfläche feststellbar, ebenso in Hitschmann Fall 3, in Hunzikers Fall 5—6, Zimmermanns Fall 6, bei Cullen in einem Fall von Adenocarcinoma cervicis (S. 289/290) und corporis (S. 354 u. 375), endlich in Aschheims Fall 3, der vielleicht gutartig ist, aber jedenfalls als gleichzeitige Metaplasie von beiden Stellen hierher gehört. Nach all diesen Fällen, die sich dem jeder Kritik standhaltenden, weil einzigem ganz beginnendem Fall, den Sitzenfrey 1907 aus meiner Prager Klinik vom Corpus uteri mitgeteilt hat und dem ähnlichen aber weiter fortgeschrittenen Büttners aus der Cervix, angeschlossen haben, wird wohl niemand mehr diese Möglichkeit leugnen wollen, besonders in Hinblick auf die eben gezeigte gleichzeitige Ausbildung gutartiger Atypien auf beiden Epithelien und auf die inzwischen — wie ich noch zeigen werde — gar nicht so selten beobachtete multizentrische Entwicklung von Carcinom am Uterus überhaupt. Lahm (1927) erwähnt kurz einen Fall Geipels, in welchen eine getrennte Metastasierung des gleichzeitig vorhandenen Platten- und Cylinderzellcarcinoms stattfand.

Ich bringe in Fall 15 eine neue Beobachtung, die dadurch ausgezeichnet ist, daß einerseits Drüsen von korporalem Typus und Oberflächenepithel in Korpus und Cervix gleichzeitig entartet sind, beide aber Zellen verschiedener Art, nämlich einerseits Plattenepithelien, andererseits sezernierende, sich ebenfalls in dicker Lage schichtende Zellen hervorgebracht haben. Außerdem habe ich nicht (oder noch nicht) carcinomatöse Mehrschichtung und Atypie des Oberflächenepithels bei mehr weniger fortgeschrittenen Adenocarcinomen des Korpus noch zweimal gesehen. Scheyer beschreibt ein hochdifferenziertes Adenocarcinom, an dessen Oberfläche er nur in der Probeausschabung einen Plattenepithelbelag mit Hornperlenbildung ohne jedes Tiefenwachstum fand, während in Lahms Fall (1927), der bei einem typischen Adenocancroid vom Fundus bis zur Portio reichende Plattenepithelüberzug an einer Stelle aktives Tiefenwachstum zeigte.

15. Fall.

T. J., 49 Jahre, VII para. 1923/24, Nr. 845.

20. III. 1924. Seit einem Jahr eitriger Ausfluß, seit Dezember 1923 verstärkte, doch immer noch regelmäßige Menses, seit 3 Wochen Blutung. Bef. Portio glatt, Uterus groß, Blutung; daumendickes Infiltrat beiderseits bis zur Beckenwand. Dilatation und Ausschabung, wobei sich eine Höhle bildet, die in der Cervix rechts, bis dicht oberhalb des Muttermundes reicht (Radium-Röntgenbehandlung, temporäre Heilung).

Mikroskopisch: Bei schwacher Vergrößerung erscheinen die Drüsen ziemlich regelmäßig verteilt, und nicht zahlreicher als bei einer glandulären Hyperplasie, meist durch breite Stromamassen getrennt; sie sind als gesonderte Individuen noch gut zu erkennen, nur einzelne sind etwas unregelmäßig geformt.

Die Membrana propria tritt meist deutlich hervor; es ist etwas Muskulatur mitentfernt, die in dieselbe eindringenden Drüsen bieten nichts Auffallendes dar. Dagegen fällt die papilläre Beschaffenheit einer Strecke der Oberfläche auf, sowie daß dieselbe in großer Ausdehnung mit geschichtetem Plattenepithel bedeckt ist.

Bei näherem Zusehen und starker Vergrößerung erkennt man, daß dieses Plattenepithel bald ganz schmal ist, aus spindelförmig aneinander gelagerten Zellen besteht, bald ist es dicker und es sind auch wohl ausgebildete polygonale und große rundliche Zellen gebildet, jedoch keine deutlichen Stachelzellen. Die Basalmembran ist stellenweise gut erkennbar, an anderen Stellen ist diese Begrenzung unscharf, und einzelne Zellkomplexe dringen in einzelnen Spitzen in das Bindegewebe vor; jedoch nur an einer Stelle tiefer, einen hohlen Zapfen bildend, welcher aus großen, polymorphen Zellen besteht (s. Abb. 89). An einer anderen Stelle (s. Abb. 90) geht das hier vorhandene Cylinderepithel über in einen doppelten Wulst ganz rundlicher, scharf begrenzter, mit hohen, sekrethaltigen Vakuolen versehener Zellen, die die oberste Lage des ursprünglichen Epithels in die Höhe heben, während sie gleichzeitig die Basalmembran nach unten vorwölben. Da sich ähnliche Zellen auch im einschichtigen Epithel selbst vorfinden, und am Rande Übergangsbilder zu sehen sind, scheinen sie aus diesem selbst hervorgegangen zu sein, was noch besser an den Drüsen erkennbar ist, in welchen sie auch vorkommen.

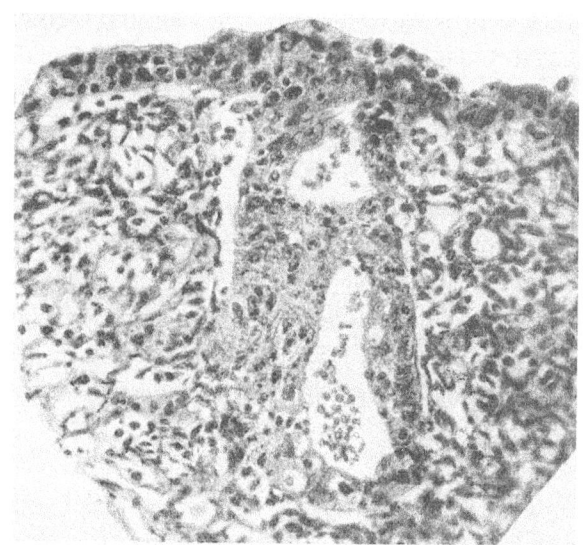

Abb. 89. Fall 15. Carcinoma corporis et cervicis uteri, gleichzeitig von der Oberfläche und den Drüsen ausgehend. Hier Bildung eines carcinomatösen drüsenähnlichen Zapfens von dem mehrgeschichteten carcinomatösen Plattenepithel der Oberfläche aus. Polymorphie der Zellen und Kerne. Aus dem Corpus uteri. Starke Vergr. Zeiß Ok. 1, Obj. DD.

Auch an den Drüsen sind an den verschiedensten Stellen dieselben Vorgänge: Mehrschichtung, sekundäre Augenbildung, Bildung der erwähnten sekrethaltigen Zellen, aber auch von ausgesprochenem Plattenepithel zu beobachten; vielfach erheben sich pyramidenförmige Zellzapfen ins Lumen und es sind auch einzelne Bogen von wuchernden Zellen gebildet, die neue, in die ursprüngliche Drüse selbst vorspringende kleinste drüsige Lumina bilden (siehe Abb. 91), an anderen Stellen bilden die sekreterfüllten hellen Zellen dichte Lagen.

Auch hier sind diese, sowie die gewöhnlichen Plattenepithelien von dem Cylinderepithel selbst gebildet; die Membrana propria ist auch bei starker Vergrößerung meist noch kenntlich. Zu vollkommener Ausfüllung der Drüsen und zu diffusem Eindringen der Zellen in das Bindegewebe ist es noch nirgends gekommen. Jedoch läßt die große Unregelmäßigkeit der Zellen und — allerdings nur ganz stellenweise — auch der Kerne keinen Zweifel an dem carcinomatösen Charakter des Epithels, die auch durch die bereits vorhandene Zerstörung der Uteruswand, die sich bei der Ausschabung ergab, sowie durch die Infiltration der Parametrien erwiesen ist. Typische Cervixdrüsen sind nicht vorhanden. Das Bindegewebe zeigt zum Teil die derbfaserige Beschaffenheit wie in der Cervix, zum Teil die retikuläre Beschaffenheit der Korpusschleimhaut; es sind reichlich neue Gefäße und auch Bindegewebe gebildet. Das Carcinom ist also gleichzeitig vom Drüsen- und Oberflächenepithel ausgegangen und zwar vom Korpus, und gleichzeitig auch von den in dem oberen Teil der Cervix befindlichen Uterindrüsen. Für letzteres spricht der klinische Befund der Zerstörung der Cervixwand; dafür, daß die ganze Korpusschleimhaut beteiligt war, der Umstand, daß sich in allen Bröckeln carcinomatöse Veränderungen in den Drüsen neben normalen Drüsen und bald für das Korpus bald für die Cervix charakteristisches Zwischengewebe und Oberflächenepithel finden.

Epikrise: Gleichzeitige carcinomatöse Erkrankung von Drüsen- und Oberflächenepithel; Ausbreitung im Parametrium trotz des an den einzelnen Drüsen noch nicht nachweisbaren zerstörenden Wachstums!

Die Regel ist, daß sowohl das Carcinoma corporis uteri als die Adenocarcinome der Cervix und Portio, von dem Cylinderepithel der Drüsen ausgehen, und zwar von diesem selbst, nicht von irgendwelchen embryonalen undifferenziert gebliebenen oder später ausgeschalteten Zellen; dafür spricht nicht nur in zwingender Weise der Umstand, daß die sichtbare carcinomatöse Entartung so häufig allmählich und in fast unmerklichen,

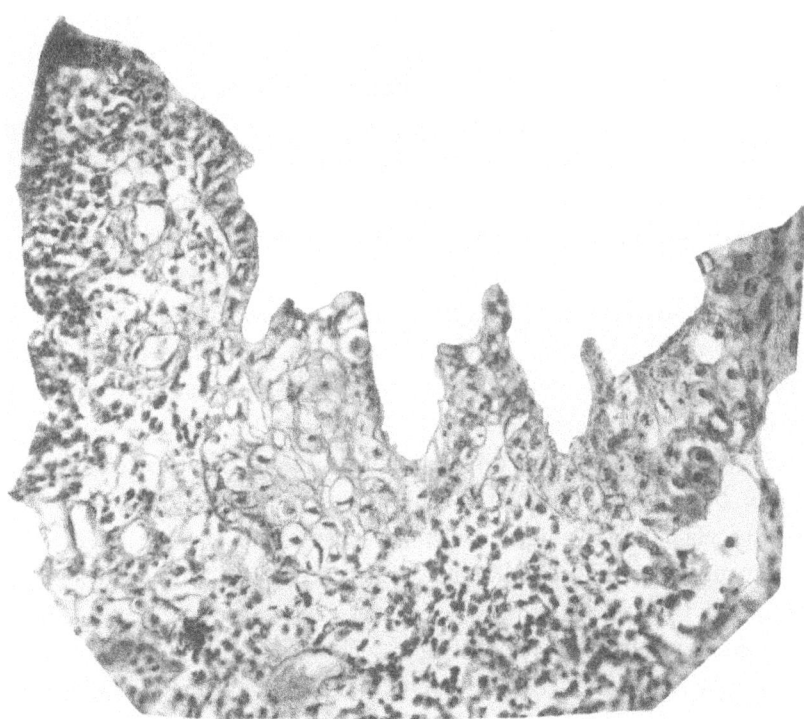

Abb. 90. Fall 15. Bildung geschichteter, sekrethaltiger, polymorpher Zellen, zwischen Oberflächenepithel und noch erhaltener Basalmembran, vom cylindrischen Oberflächenepithel der Korpusschleimhaut ausgehend. Starke Vergr. Zeiß Ok. 1, Obj. DD.

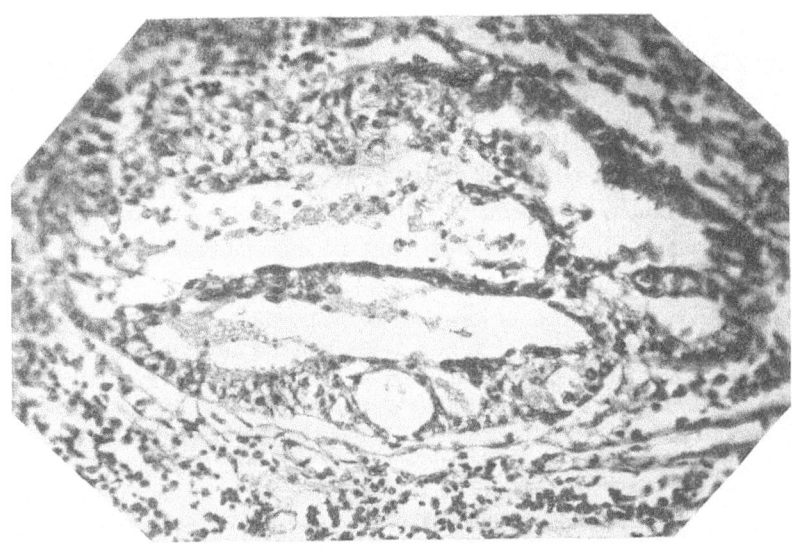

Abb. 91. Fall 15. Adenocarcinoma corporis et cervicis. Drüse der Korpusschleimhaut. Mehrschichtung sekrethaltiger Zellen, Bildung von Vakuolen, Girlanden und sekundären Lichtungen nach dem erweiterten Lumen der Drüsen zu. Starke Vergr. Zeiß Ok. 1, Obj. DD.

fließenden Übergängen aus gut- und bösartigen Wucherungen des Epithels hervorgeht, in denen das Epithel sich in ersterem Falle gar nicht, in letzterem Fall meist sehr wenig, mitunter gar nicht vom normalen Drüsenepithel unterscheidet. Das Hervorgehen der carcinomatösen Zellen durch Teilung, Vermehrung und zunehmende Entdifferenzierung, Anaplasie oder Verwilderung der späteren Zellgeschlechter aus den Cylinderzellen selbst, ist von fast allen Autoren, die sich genauer mit der Sache befaßt haben, unmittelbar beobachtet worden; ich habe bei diesen neuen Untersuchungen mein Augenmerk ganz besonders auf diesen Punkt gerichtet, und habe sowohl bei beginnenden, wie fortgeschrittenen Fällen immer wieder die Angaben meiner Vorgänger bestätigt gefunden; ich sah zehnmal den unmittelbaren Übergang der wuchernden Cylinderzellen des Korpus oder der Cervix in meist vielgeschichtete kleinere, oder größere, polymorphe oder gleichmäßig geformte Krebszellen, ähnlich denen eines mittelreifen oder unreifen Plattenepithelsarcinoms, wie dies schon von Cullen (Cervix), R. Meyer, Fränkel-Wiener (Korpus und Cervix), Chiari-Ganghofer (Cervix), Herly (Portio), Heurlin (Korpus), Jseki (Fall 10), Keitler, v. Nothaft, Kroemer (Fall 5), Schottländer beschrieben wurde. Ausgesprochene Plattenepithelien in Adenocarcinomen fand ich 19mal, zum Teil mit Verhornung und Eleidinkörperbildung, Krebsperlen, Riffzellen und konnte ihre Abstammung von den Cylinderzellen, abgesehen von den sehr häufigen Übergangsbildern, sechsmal in besonders überzeugender Weise feststellen, da sie sich nicht nur wie gewöhnlich zwischen oder unter den Cylinderzellen, sondern diesen nach dem Drüsenlumen zu aufgeschichtet, oder an der Spitze papillomatöser, an der Basis aus Cylinderzellen bestehender Wucherungen fanden. Überzeugende Beobachtungen über die Abstammung der Plattenepithelien von den Cylinderzellen sind niedergelegt in den Arbeiten von Doca, Eckardt (Fall 1, Schichtung, Perlbildung, Verhornung), Emanuel (Riffzellen), Fränkel und Wiener, Gellhorn (Verhornung und Keratohyalinbildung), Heurlin (Verhornung und Intercellularbrücken), Hitschmann, Hunzicker, John, Cullen (S. 375), Lahm (Keratohyalin, Verhornung, Perlbildung), Moench, (innerhalb einer sonst mit Cylinderepithel ausgekleideten Cyste eines Adenomyoms!), Offergeld, der besonders reichliche Kernteilungsfiguren gerade an der Übergangsstelle fand, Orso (Verhornung und Zwiebelbildung), Polano, v. Recklinghausen, Sitzenfrey, Stein, Stieda, Zimmermann, Schottländer (Riffzellen), Schridde. Keitler, der selbst 3 Fälle verarbeitet und besonders klare Bilder beginnender Metaplasie gebracht hat, führt noch Fälle von Frank, Mandelbaum-Cullen, Szamschin an, die mir nicht im Original zugängig waren.

Nach Keitlers Ausführungen ist es auch wahrscheinlich, daß der von Limböck beschriebene Portiotumor ein, und zwar das einzige an dieser Stelle beobachtete, Adenocarcinom mit sekundärer Plattenepithelentwicklung war, allerdings nicht ganz sicher, weil nur die Portio amputiert und daher die oberen Teile des Uterus nicht untersucht wurden. Dagegen scheint mir Keitlers vorletzter Fall (S. 341, Abb. 9a—e) ein solcher Fall von Adenocarcinom der Portio mit allerdings etwas außergewöhnlich disseminierter Form der Plattenepithelmetaplasie zu sein, deren Ausgangspunkt infolge der vorausgegangenen Kauterisation nicht mehr feststellbar war. Sein letzter Fall (S. 344, Abb. 10) scheint mir ein gewöhnliches, ziemlich weit fortgeschrittenes Portiocarcinom zu sein, mit besonders ausgesprochener Ausbildung verschiedener Reifegrade und sekundärer Lumenbildung durch Zerfall, bzw. schleimiger Entartung der Zellen, wie sie z. B. Miller und Pop-Lahm in Plattenepithelcarcinomen beschrieben. Ich konnte mich nach Abbildung und Beschreibung nicht von der Sonderstellung dieser beiden Fälle im Sinne einer „dritten Kategorie doppelt-epithelialer Carcinome" überzeugen, bei welcher nach Keitlers Meinung die krebsige Wucherung von einer unausgereiften Epithelform mit sekundärer Ausreifung einerseits in verhornender, anderseits in sekretorischer Richtung ausgehen soll.

Die regelmäßige Bildung der verschiedenen Carcinomzellformen des Adenocarcinoma uteri durch Entdifferenzierung und indirekte, d. h. durch Zellteilung und Vermehrung erfolgende, mitunter „prosoplastische", d. h. zur Entwicklung weiter und anders als orts- üblich differenzierter Zellformen führende Metaplasie der Cylinderzellen, ist also eine feststehende Tatsache. Sie erscheint auch gar nicht auffallend, wenn wir uns erinnern, welch weitgehenden Form- und Funktionswechsel die Untersuchungen von Zondeck und Aschheim physiologischerweise an Müllerschen Epithelien aufgedeckt haben. Von ein und derselben cylindrischen Basalzellenschicht werden bald schleimproduzierende Cylinderzellen (im Ruhestadium oder Dioestrus), bald mehrschichtige Pflasterepithelien mit Keratohyalinbildung und richtiger Verhornung (Prooestrus und Oestrus) geliefert.

Es ist daher durchaus verständlich, daß die Müllerschen Epithelzellen des mensch- lichen Uterus infolge pathologischer Reize ähnliche Abänderungen erfahren, zumal sie dem Wechsel in Form und Funktion gelegentlich Schwangerschaft und Regeneration (Verlust der Flimmerhaare, Aufgabe der Sekretionstätigkeit) schon physiologischerweise unter- worfen sind.

Soviel ich sehe, erfreut sich die Metaplasie als histogenetische Grundlage der ver- schiedenen Bilder des Adenocarcinoms, auch — abgesehen der gleich zu erwähnenden Ausnahmen — allgemeiner Anerkennung (Lubarsch, Borst, Schridde, Aschoff, R. Meyer, Schottländer, Lahm). Selbst B. Fischer gibt die Möglichkeit der Ent- stehung von Geschwülsten auf Grund einer Metaplasie zu, wenn er auch für die Mehrzahl der Tumoren einer embryonalen Entwicklungsstörung den Vorzug gibt.

Es fragt sich nur, ob in Einzelfällen auch eine andere Herkunft der Carcinomzellen erwogen oder bewiesen werden kann, wobei besonders an die mehrfach erwähnten „sub- cylindrischen" Zellen, Krompechers „Basalzellen" oder R. Meyers „Ersatzzellen", „indifferente Abkömmlinge aus der Embryonalzeit her liegengebliebener indifferenter Mutterzellen" zu denken wäre.

Ich habe „subcylindrische" Zellen 6mal in meinen Fällen von Adenocarcinom ge- funden und da ich bewiesen zu haben glaube, daß sie postembryonale Abkömmlinge der Cylinderzellen sind, würde eigentlich an der oben dargestellten Abstammung der Carcinom- zellen nichts geändert, dieselbe höchstens um eine Zelldegeneration zurückgeschoben werden, wenn man sie als vorwiegende Quelle der Carcinomzellen ansehen wollte; aber ich habe keinerlei Beweis dafür finden können; meist waren sie an der Wucherung ganz unbeteiligt, niemals konnte ich sie als alleinige oder auch nur vorwiegende Stätte der carcinomatösen Entartung feststellen, wenn auch die Beteiligung unter dem ursprünglichen Cylinderepithel gelegener Zellen mitunter sehr deutlich war (s. Abb. 92). Aber immer war in denselben Fällen, oft in denselben Drüsen, eine Wucherung des Cylinderepithels nach dem Drüsenlumen zu, oft in sehr ausgesprochener Weise (s. Abb. 93) und eine Viel- schichtung des gesamten Epithels vorhanden. Abb. 94 zeigt die subcylindrische Schicht (s) noch einzeilig und ohne jede Andeutung von Bösartigkeit; in demselben Schnitt fand sich aber an verschiedenen Stellen in den unregelmäßig geformten, aber noch als einzelne Individuen gut kenntlichen, meist mit deutlicher Membrana propria versehenen Drüsen ein Übergang des mehrschichtigen Cylinderepithels in ganz unregelmäßige, polymorphe, ge- schichtete, plattenepithelähnliche mit verschieden großen Kernen versehene Zellen, die unregelmäßige Vorsprünge ins Lumen bildeten (Abb. 95). Das Präparat entstammt einer

46jährigen III para, welche auswärts wegen Verdacht auf Körpercarcinom ausgeschabt worden war; es wurde von einem namhaften pathologischen Anatomen (Prof. Miller in Barmen) als höchst carcinomverdächtig (präcancerös) erklärt und die Kranke mir — da sie schwer herzleidend war — zur Bestrahlung zugeschickt. Nach Verabreichung von im ganzen 7500 Ra.-El.-Stunden intrauterin und Röntgennachbestrahlung ging es ihr ein halbes Jahr lang gut, dann kam sie mit einem fortgeschrittenen Rezidiv im kleinen Becken wieder; lebt aber noch jetzt, Mai 1928. Es hatte sich also in der Tat um Carcinom gehandelt. Aber hat man ein Recht, dasselbe auf die ganz harmlos aussehenden subcylindrischen Zellen, statt auf die in Abb. 95 vorgeführten von vornherein höchst verdächtigen Zellwucherungen nach dem Lumen zu zurückzuführen? Merkwürdigerweise sagt selbst Krompecher, in vollem Widerspruch zu seinen oft wiederholten Ausführungen, in seiner letzten Arbeit 1926 (S. 117): „Auch in hyperplastischen Drüsen des Endometriums wurden mehrfach solche knopfartigen Vorsprünge beschrieben und auch ich hatte Gelegenheit, in den Drüsen eines Polypen des Gebärmutterhalses solche Basalzellenknospen zu beobachten. Da aber in keinem dieser Fälle Uteruskrebs vorhanden war, so müssen diese Befunde vorläufig bei der Pathogenese des Uteruskrebses unberücksichtigt bleiben."

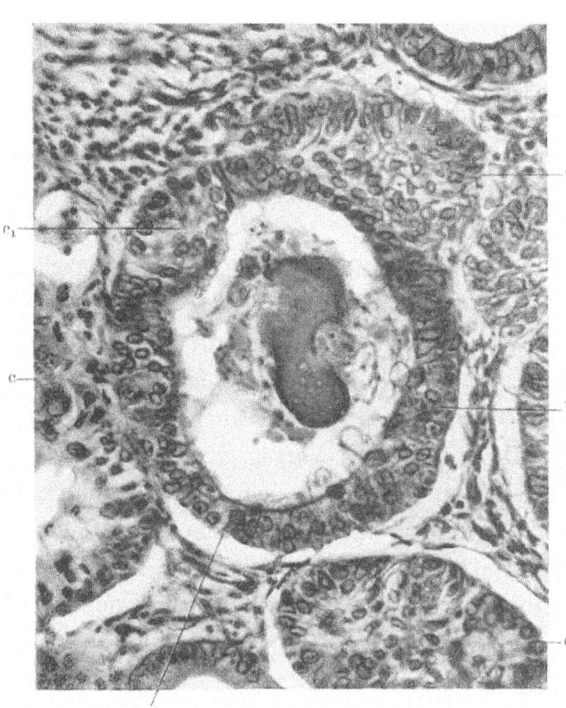

Abb. 92. Carcinomatöse Drüse eines Korpuscarcinoms. Nur an einer Stelle, bei a noch einschichtiges Epithel nach beiden Seiten in vielschichtiges (b) übergehend; bei c Bildung besonderer Proliferationszentren in der Tiefe des vielschichtigen Epithels, bei c_1, das Cylinderepithel nach innen vorbuchtend, bei d nach außen wuchernd. e vollkommen ausgefülltes Drüsenlumen. Starke Vergr. Zeiß Ok. 1, Obj. DD.

In dem bereits erwähnten Falle, in welchem ich das noch gutartige Ergebnis einer 5 Monate vor der Carcinomfeststellung ausgeführten Ausschabung untersuchen konnte, fanden sich weder in den ersten, noch in den zweiten Präparaten subcylindrische Zellen; ein andermal lag die Abrasio 2 Jahre vor der Carcinomentwicklung — es fanden sich keine subcylindrischen Zellen, wohl aber eine einzelne Drüse mit nicht mehr cylindrischem vielschichtigem Epithel — vielleicht der allererste Beginn des Adenocarcinoms, das in solide Formationen überging, die zum Teil aus Plattenepithel, zum Teil aus kleinen rundlichen Zellen bestanden, wie in Abb. 96. In diesem Falle wurde, da es sich um eine ältere Frau mit klinisch starkem Carcinomverdacht handelte, die Totalexstirpation mit gutem Erfolge ausgeführt, so daß die Entscheidung, ob diese in vielen der unregelmäßigen Drüsen bei erhaltener Membrana propria offensichtlich von dem Cylinderepithel selbst ausgegangenen Wucherungen ein beginnendes Carcinom oder nur präcarcinomatöse

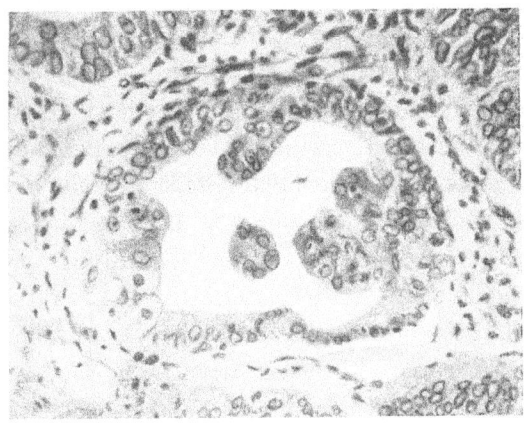

Abb. 93. Carcinomatöse Wucherung des Epithels einer Korpusdrüse nach dem Lumen zu, beginnende Wucherung nach außen von demselben Fall wie Abb. 92.

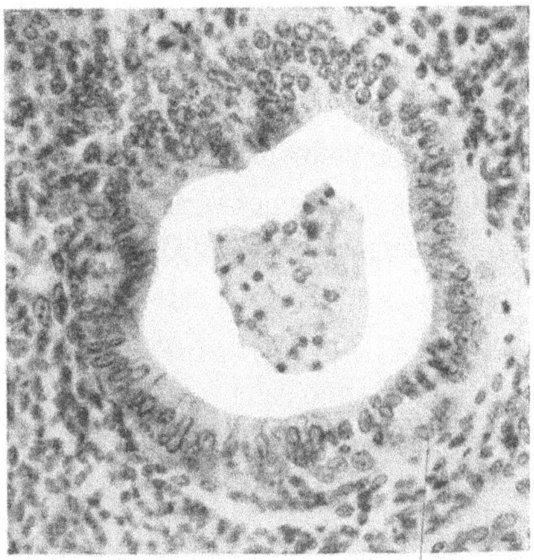

Abb. 94. Subcylindrische Zellen: einfache Schicht großer, plattenepithelähnlicher, polygonaler hellerer Zellen (s) unterhalb des Cylinderepithels, von diesem selbst ausgehend. Probeausschabung wegen Verdacht auf Carcinoma corporis uteri (46jährige III para).

Starke Vergr. Zeiß Ok. 1, Obj. DD.

Veränderungen darstellten, nicht mehr möglich ist. Loeb, welcher in seinen Fällen von „Adenocancroid" ein Hervorgehen von Cylinder- und Plattenzellen aus einer Mutterzelle wegen der innigen Durchmischung und der Übergangsbilder annimmt, hält zweierlei Entstehung für möglich, „1. durch entwicklungsgeschichtliche Entgleisung, Liegenbleiben oder Absprengung, Aberration indifferenter Zellen, 2. durch indirekte Entdifferenzierung im späteren Leben allerdings auch entwicklungsgeschichtlich dazu prädistinierter Zellen", bringt jedoch für diese aus rein theoretischen Gründen vorgefaßte Meinung keinerlei Beweis.

Die Annahme, daß gewisse indifferente Zellen der Cervix- und Korpusepithelien von vorneherein, entwicklungsgeschichtlich bedingt die Fähigkeit hätten, sowohl Platten- als

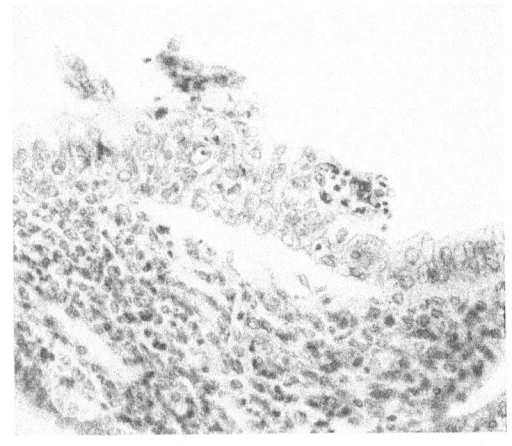

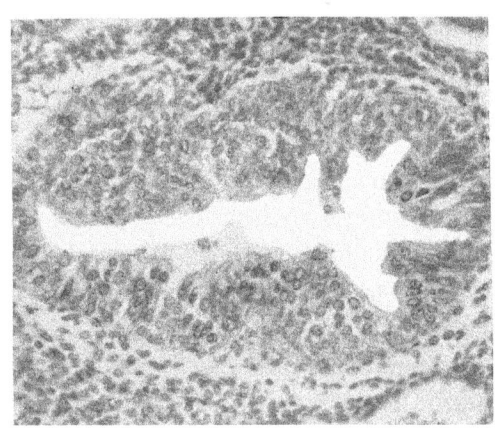

Abb. 95. Übergang des Cylinderepithels einer Korpusdrüse in vielschichtiges, polymorphes Plattenepithel. Probeausschabung wegen Verdacht auf Korpuscarcinom. Vom pathol. Anatom als „präcancerös" bezeichnet, durch den Verlauf als carcinomatös erwiesen.

Abb. 96. Vielschichtiges, unregelmäßiges Epithel in einer einzelnen Drüse der Korpusschleimhaut; klinisch starker Verdacht auf Carcinom — Totalexstirpation. Carcinomatös oder präcancerös?

Starke Vergr. Zeiß Ok. 1, Obj. DD.

Drüsenepithel hervorzubringen, hat schon Herxheimer 1907 gemacht und B. Fischer hat sie von neuem hervorgehoben. Auch Lecène spricht 1921 von einer „Dysembryoplastie" und meint, daß es nichts Außerordentliches sei, daß eine beschränkte Gegend des Fundus mucosa (es handelte sich bei ihm um ein nußgroßes Adenocarcinom des Fundus mit Plattenepithelzellen) abnormer Weise die Fähigkeit habe, beide Epithelarten zu bilden. Hunzicker beschuldigt eine kongenitale Uterusmißbildung derart, daß kongenital an Stelle des Cylinderepithels in den Drüsen herdweise plattenepithelartige Bildungen sich finden. Er hält seine Beobachtung 1 für gutartig; ich kann dieser auch von R. Meyer und Aschheim geteilten Auffassung nicht folgen, da seine Abbildung deutliche Anzeichen von Gewebszerstörungen, namentlich seitliche Kommunikation unregelmäßig geformter Drüsen aufweisen, und er selbst von breiten, zum Teil netzartig verbundenen Strängen epithelialer Gebilde, die ganz wie Carcinom aussehen, an anderen Stellen des Präparates spricht. Auch ist sein Fall 2, indem bei ähnlichen Bildern ebenfalls eine kongenitale Mißbildung angenommen wurde und der identisch mit der von Hedinger 1905 erwähnten Beobachtung ist, schließlich, wenn auch erst nach 13 Jahren, an Carcinom zugrunde gegangen, dessen sehr langsamer Verlauf am Corpus uteri doch nicht ganz beispiellos ist. Im Falle 1 konnte die Curette alles Maligne entfernt haben.

Auf die große Unwahrscheinlichkeit all dieser auf kongenitale Anlage hinzielenden Hypothesen gerade bei der Mucosa uteri wurde schon bei der Besprechung der primären Plattenepithelcarcinome hingewiesen. Ein Beweis für diese theoretischen Konstruktionen ist denn auch nie erbracht oder versucht worden.

Auch bei den übrigen mit Bildung geschlossener Plattenepithelknötchen einhergehenden Fällen, die ich nunmehr besprechen möchte, handelt es sich mit Ausnahme des ersten Hunzickerschen Falles (22 Jahre) und des Engelhornschen Falles (23 Jahre) immer um Frauen in reiferem Alter, in keinem einzigen Falle um ein noch nicht menstruiertes Kind, so daß die Bezugnahme auf die an fetalen und kindlichen Uteris gefundenen Plattenepithelinseln allgemein abgelehnt wird „da sie wohl sicher mit der ersten Menstruation abgestoßen werden" (Aschheim, R. Meyer).

Auch die Herxheimer-Kretschmarsche Kranke war eine Mehrgebärende in postklimakterischen Jahren und es ist kaum verständlich, daß entwicklungsgeschichtlich besonders prädistinierte, vom übrigen Schleimhautepithel biologisch abweichende Zellen sich bei ihr erhalten haben sollten; es ist nicht einzusehen, warum man die von Herxheimer nur „gewissen" Zellen zuerkannte Fähigkeit nicht den vom Müllerschen Faden abstammenden Cylinderzellen überhaupt unter besonderen Umständen zuerkennen soll. Ganz willkürlich und mit den klinischen Verhältnissen unvereinbar erscheint es, wenn v. Guznar bei dem neuesten Fall von „Adenocancroid" meint: „es wird wohl so sein, daß das Adenocarcinom als auslösender Faktor für die atypische Wucherung der im Uterus angenommenen Plattenepithelinseln in Frage kommt" — bei einer 63 jährigen Greisin, deren Mucosa mindestens 350 mal menstruell abgestoßen sein mußte! Wie man da der kongenitalen Entwicklungsstörung gegenüber der schließlich auch als möglich zugegebenen „Metaplasie oder Prosoplasie oder etwas Ähnlichem" den Vorzug geben kann, wird dem Kliniker immer unverständlich bleiben.

Strong, der sonst die faserzellige Metaplasie bei Carcinom des Uteruskörpers als eine häufige Erscheinung anerkennt, will in einem Falle von Adenocarcinom die gefundenen

Plattenepithelformationen von embryonalen Zellen im Sinne Schriddes herleiten, weil er — wie dies auch in einem älteren Falle Chodoumskys war — keine Übergänge, sondern beide Zellarten immer unvermittelt nebeneinander fand. Diese Begründung scheint mir — abgesehen davon, daß es sich um eine 36 jährige Mehrgebärende handelte — nicht überzeugend: denn da, wie wir noch sehen werden, die einmal gebildeten carcinomatösen Plattenepithelien selbständig weiter wuchern können und ihr erster, ursprünglicher Ausgangspunkt entweder nicht in die untersuchten Schnitte gefallen, oder überhaupt bereits der Zerstörung anheim gefallen sein kann — geradeso wie der ursprüngliche Ausgangspunkt vieler Plattenepithelcarcinome der Portio — so ist das Fehlen von Übergangsbildern, das vollkommen fremde Nebeneinanderstehen beider Zellarten, die Zerstörung der weniger widerstandsfähigen Cylinderzellen durch die wuchernden Plattenepithelien, fern von ihrem ursprünglichen Mutterboden, durchaus verständlich. Dasselbe gilt für Fall 11 von Zimmermann, nach dessen Meinung „eine indirekte Metaplasie auf dem Wege der Zellteilung angenommen werden könnte, aber nicht beweisbar ist, weil qualitativ indifferente, durch Teilung aus den Cylinderzellen entstandene Formen sich nicht erweisen lassen." Warum, wie er meint, die subepitheliale Entstehung der Plattenepithelknötchen eine Metaplasie aus Cylinderzellen der Drüsen nicht aufkommen lassen soll, ist nach meinen obigen Ausführungen nicht ersichtlich. Doch gibt auch Zimmermann zu, daß für die Ableitung von subepithelialen, indifferenten, wohl als embryonal verlagert anzusehenden Zellen ein direkter Beweis nicht erbracht werden könne. Aschheim, der letzte Bearbeiter der Frage der Plattenepithelknötchen, hält für seine, als gutartig erklärten Fälle von Plattenepithelwucherungen in der Mucosa corporis, sowohl die indirekte Metaplasie für möglich als auch, daß im Verbande der Cylinderzellen bereits indifferente Zellen liegen, die Plattenepithelien, wenn sie in Teilung geraten, produzieren." R. Meyer, der zwei als gutartig aufgefaßte, einen sicher carcinomatösen Fall beschreibt, neigt mehr zu der letzteren Auffassung, obwohl er selbst in seinem ersten Fall Übergangsbilder beschrieben und abgebildet hat und die Möglichkeit der indirekten Metaplasie erwähnt. Doch hält auch er offenbar die Frage für noch nicht entschieden und hebt mit Recht hervor, daß für das Liegenblieben solcher indifferenter Zellen aus der Embryonalzeit nur die basale Regenerationsschicht der Schleimhaut in Frage käme, welche allein dauernd erhalten bleibt, während die höheren Schichten bei Menstruations- und Geburtsvorgängen, auch Abrasionen immer wieder zu Verlust gehen. „In ihr müßten einige Zellen einen indifferenten Charakter behalten und fähig sein, sowohl Cylinderepithel wie das sog. „Plattenepithel" zu liefern." Mir scheint diese Annahme sehr gewagt und vorläufig ist sie jedenfalls nicht mehr, als eine unbewiesene, auf theoretischer Grundlage aufgebaute Hypothese, die um so schwankender ist, als in dem von R. Meyer hierher gerechnetem 1. Falle von Hunzicker und in 2 Fällen Aschheims (der 3. Fall Aschheims ist nicht histologisch nachuntersucht) die einfache Ausschabung Heilung und endgültiges Verschwinden der Plattenepithelwucherungen brachte. Die Fremdbildung betraf also wohl nur die oberflächlichen Schichten, in denen liegen gebliebene indifferente Zellen nicht zu erwarten waren und in der basalen Regenerationsschicht befanden sich offenbar keine indifferenten Zellen, was in dem einen Aschheimschen Falle sogar durch histologische Untersuchung festgestellt werden konnte, da der Uterus zwei Jahre später wegen Pyosalpinx herausgenommen und genau untersucht wurde. Nimmt man hinzu, daß auch Aschheim in einem Falle „scheinbare" Übergänge zum Cylinderepithel in Gestalt kubischer Zellen und außerdem auch im Oberflächenepithel die Plattenepithelknötchen fand, so dünkt mir die Annahme der indirekten Metaplasie, die sich auf ein reiches Beobachtungsmaterial bei Adenocarcinom stützt, als bei weitem gesicherter. Hierfür scheint mir auch zu sprechen, daß der gleiche Vorgang von Orthmann in der Tubenschleimhaut beobachtet ist, an der von Basal — oder Ersatz — und von indifferenten liegen gebliebenen Zellen bislang noch nie die Rede war. Auch Liany Zué (Askanazy!) schließt aus seinem Fall von multipler Carcinomentwicklung auf sonst normaler Tubenschleimhaut, daß „weder alte Entzündung, noch lokale Mißbildung eine Conditio sine qua non für Krebsbildung vorstellen." Krompecher, der einen einschlägigen Fall von Adenocarcinom mit Plattenepithelknötchenbildung in einem von Dirner entfernten Cervixpolypen erstmalig 1919 (Zieglers Beiträge 65, S. 84) und später noch mehrmals beschrieben, führt aus: „Da nun hie und da Bilder anzutreffen sind, wo kleinste Basalzellen- (= Plattenepithel!)-knospen geradezu in die Cylinderzellage eingefügt erscheinen, so muß hier sehr ernstlich mit der Möglichkeit eines Hervorgehens dieser Basalzellengebilde aus der Cylinderepithelschicht, resp. deren Basalzellenlage gerechnet werden." Für das letztere bleibt er den Beweis schuldig; in der Abbildung ist von einer Basalzellenschicht nichts zu sehen,

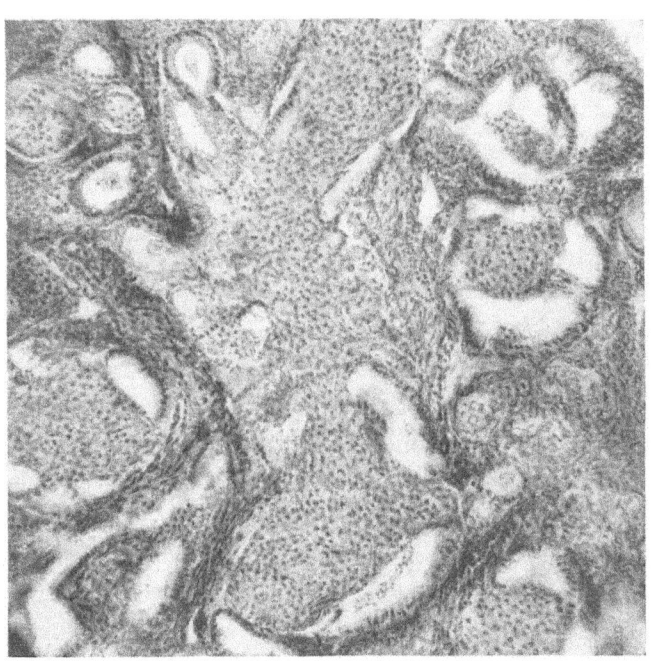

Abb. 97. Adenocarcinoma corporis uteri mit Plattenepithelknötchen und -strängen, die aktiv im interstitiellen Gewebe wuchern und mit mehreren Drüsen zugleich in Verbindung stehen. Schwache Vergr. Leitz Ok. 4, Obj. 3.

im übrigen lehnt er ja, wie bereits erwähnt, die Annahme embryonaler zurückgebliebener Zellen ausdrücklich ab.

Was die klinische Bedeutung dieser Plattenepithelknötchen betrifft, die ich der Kürze halber vorgreifend gleich hier besprechen möchte, so halte ich es, wie übrigens auch R. Meyer, für keineswegs endgültig entschieden, daß die wenigen Fälle, in denen es überhaupt strittig ist — die Fälle von Hunzicker 1, Polano, Engelhorn, 3 Fälle Aschheims, 2 Fälle R. Meyers — wirklich zweifellos gutartig waren; denn bei Polano, R. Meyer I, Engelhorn handelte es sich um Operationspräparate, über deren weiteres Schicksal bei Unterbleiben der Operation nichts ausgesagt werden kann, ebenso in dem älteren wohl hierhergehörigen Falle Docas, in den übrigen Fällen konnte sehr wohl ein beginnendes Adenocarcinom, wie in den vielen anderen, oben angeführten Fällen, durch die Curette vollständig entfernt sein. Der Fall Hunzicker 2 -Hedinger, in dem dies offenbar nicht gelang, ist denn auch, wie oben bereits erwähnt, schließlich an Carcinom zugrunde gegangen.

9 Fälle, von denen 3 nach der, meiner Meinung nach richtigen, Ansicht der Autoren zweifellose Carcinome waren, stehen 9 sichere Adenocarcinome gegenüber, in denen sich dieselben Bilder fanden, nämlich die Fälle Hunzicker 2—3, R. Meyer-Menge, Sitzenfrey (2 Fälle), Strong, Zimmermann, Krompecher und eine neue Beobachtung von mir, der Abb. 97 entstammt. Ich habe die Präparate des Sitzenfreyschen Falls noch einmal durchgesehen und kann versichern, daß es sich — wie übrigens auch R. Meyer als möglich zugibt — um ein ganz zweifelloses Adenocarcinom handelt; nicht nur die Plattenepithelknötchen sind wirklich in Lymphbahnen eingebrochen und verzweigen sich auch, sondern auch die Cylinderepithelien breiten sich in Lymphbahnen aus und zwar so, daß ein Teil des ursprünglichen Endothels derselben noch erhalten ist, ein anderer Teil von carcinomatösem Epithel abgehoben wird, welch letzteres zum Teil einschichtig, zum Teil mehrschichtig und polymorph ist; an anderen Stellen ist das Epithel vollkommen in Spindelzellform übergegangen, wie in Abb. 98, die ebenfalls einem Adenocarcinom entstammt, und füllt die Lymphspalten, die miteinander ganz unregelmäßig und die bekannten einspringenden Winkel bildend, in Verbindung stehen, vollkommen aus. Dieselben Bilder fanden sich auch in der Muskularis. Das Plattenepithel wird vom Cylinderepithel aus gebildet und zwar sowohl nach innen wie auch nach außen, wuchert dann aber selbständig weiter.

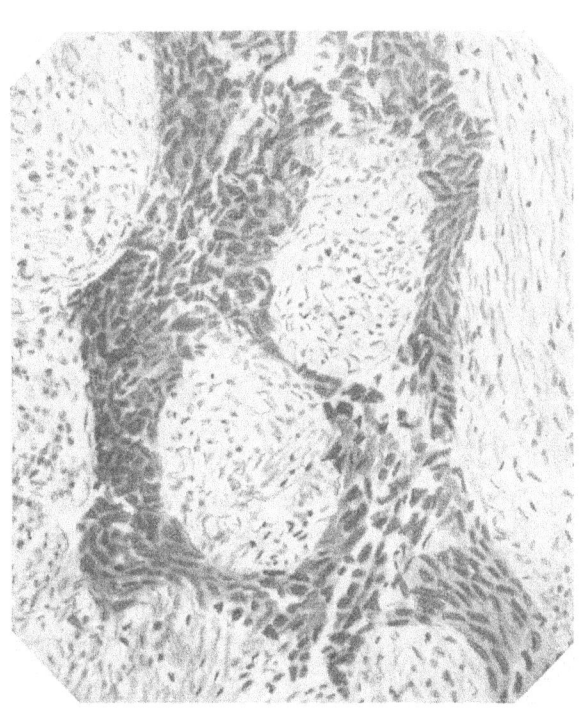

Abb. 98. Ursprüngliches Adenocarcinom, hier als solches nicht mehr erkennbar, sondern in Form solider Stränge vorwiegend spindeliger Zellen in den Lymphspalten wuchernd.
Starke Vergr. Zeiß Ok. 2, Obj. DD.

In dem neuen Fall handelt es sich, wie in dem zweiten, bei Sitzenfrey kurz erwähnten, um ein ausgedehntes Adenocarcinom, in dem sich, wie bei Zimmermann in einem der zahlreichen Ausschabungsbröckel die abgebildeten Plattenepithelknoten und Stränge zwischen den carcinomatösen Drüsen fanden. Die Zellen sind rundlich polygonal, dicht gelagert, durch einen helleren, mehr grauen Farbenton unterschieden von den mehr blauvioletten sonstigen Geschwulstzellen; an einzelnen Stellen deutliche Zellgrenzen, einzelne epitheliale Riesenzellen mit mehreren Kernen, die Kerne wie die Zellen sonst rundlich und ziemlich gleichmäßig geformt. Die Stränge sehen ganz wie die eines unreifen Plattenepithelcarcinoms aus, sie liegen zum Teil in Lymphgefäßen, zum Teil frei im Gewebe und im Lumen von Drüsen. Mehrfach findet sich um einen zentralen solchen Strang ein Kranz kleiner Drüsen innerhalb eines größeren Bindegewebsfaches, dessen Innenseite von cylindrischen Zellen ausgekleidet ist, die sich in kleinen Papillen erheben, rundlich werden und dann in das zentrale Plattenepithelknötchen übergehen. An anderen Stellen sieht man auf der

Wand einer größeren Drüse mit noch freiem Lumen sich die Cylinderzellen in Büschelform erheben, an der Spitze sich zu Girlanden verbinden und gerade an diesen Stellen in Plattenepithelien übergehen.

Ich kann, abgesehen von der ja sonst auch oft fehlenden Riesenzellbildung, wesentliche Unterschiede zwischen diesen einem ausgedehnten Adenocarcinom entstammenden Bildern und denen des ersten Sitzenfreyschen Falles, den Aschheim und halbwegs auch R. Meyer für gutartig hält, und der mit den übrigen für gutartig gehaltenen Fällen übereinzustimmen scheint, nicht finden. Wie es durch einfache „Verdrängung" ohne Zerstörung des Bindegewebes zu Verbindungen zwischen zahlreichen Drüsen kommen soll, ist mir nicht verständlich. Die Grundsubstanz der Schleimhaut ist auch nach der Darstellung R. Meyers, mindestens in gleichem Maße aufgebraucht, wie in den auch von R. Meyer anerkannten malignen Adenomen der Korpusschleimhaut. Das geschlossene Wachstum, die Gleichmäßigkeit der Zellen und Kerne, das Fehlen atypischer Kernteilungsfiguren findet sich oft genug auch bei unreifen Plattenepithelcarcinomen. Wucherungsvorgänge an den Drüsen sind in allen Fällen, auch in den als gutartig erklärten, beschrieben. Histologisch ist daher meiner Meinung nach eine sichere Unterscheidung von einer beginnenden malignen Wucherung in diesen Fällen, die streng von den einfachen Plattenepithelbelägen an der Oberfläche oder nach der Lichtung der Drüsen zu zu trennen sind, nicht möglich. Bis jetzt ist nur erwiesen, daß sie durch einfache Ausschabung heilbar sind, nicht, daß es keine beginnenden Carcinome sind. Ich möchte also dringend raten, in den Fällen, in denen sich solche Plattenepithelausbreitungen im Lumen der Drüsen, im Zwischengewebe und als Verbindung mehrerer Drüsenlumina finden, sich nicht bei der Möglichkeit, daß es gutartige „Gewebsmißbildungen" sein könnten, zu beruhigen, sondern zum mindesten eine Wiederholung der Ausschabung nach einigen Wochen zu fordern, nicht allzu früh, weil sonst unregelmäßige Regenerationsbilder zu neuen Zweifeln Anlaß geben könnten (vgl. Abb. 77 u. 78). Die neuerdings (September 1928) von R. Meyers Schüler Hintze veröffentlichten Fälle können an meiner Auffassung nichts ändern. Zwei derselben (Nr. 2 und 3) würde ich ohne weiteres für gutartige Plattenepithelwucherungen halten; Nr. 6, 7, 8, 9 sind durch Totalexstirpation behandelt, ihr Gesundbleiben beweist also nichts für ihre Gutartigkeit; bei Fall 1, 4 und 5 bleibt der Einwand bestehen, daß die möglicherweise carcinomatösen oder präcancerösen Teile der Schleimhaut durch die Ausschabung vollständig entfernt wurden, wie bei Fall 7 und zahlreichen, an anderer Stelle angeführten sicheren Carcinomen. Die Möglichkeit, daß diese Bildungen schon wirkliche kleinste Carcinome oder Vorstadien der Carcinomentwicklung im Korpus darstellen, ähnlich wie manche Leukoplakien an der Portio, bleibt also bestehen, und ebenso die Notwendigkeit, sie klinisch als höchst verdächtig zu betrachten, zumal die von Hintze abgebildeten Stellen den bei zweifellosen, ausgedehnten Carcinomen gefundenen Bildern durchaus entsprechen. Hintze- R. Meyer meinen schließlich, die Diagnose auf gut- oder bösartig sei nicht aus den Platten- epithelknötchen selbst, sondern aus der adenomatösen Wucherung zu entnehmen.

Die Beschreibung Hintzes spricht auch eher für die Entstehung der Knötchen aus den Uterusepithelien selbst, als aus einer angenommenen besonderen Regenerationsschicht der Schleimhaut, „von der man sich denken könnte (Hintze), daß in ihr einige Zellen indifferenten Charakter behalten haben und befähigt sind, sowohl Cylinder- als

Plattenepithelien zu bilden". Diese Fähigkeit kommt vielmehr unter gewissen, uns nicht näher bekannten Umständen der Müllerschen Epithelzelle überhaupt zu.

Wenden wir uns nach dieser Abschweifung nunmehr der histologischen Beschreibung der Adenocarcinome zu, so kann ich bezüglich des Gesamtanblicks ausgebildeter Formen und bei schwacher Vergrößerung auf die Schilderung des Adenoma malignum verweisen. Auch hier wird das Gesichtsfeld vollkommen beherrscht von dichtgedrängten, drüsigen Bildungen, die manchmal noch eine gewisse Regelmäßigkeit in der Form und Anordnung, oft auch noch Andeutungen vorwiegend evertierenden oder invertierenden Wachstums erkennen lassen, meist aber ein vollkommen regelloses Gewirr labyrinthisch untereinander in Verbindung stehender Gänge und Hohlräume von den abenteuerlichsten Formen und Verläufen und von rasch, gewissermaßen willkürlich wechselnder Weite darstellen. Nur ist das Epithel nicht mehr einschichtig, sondern die starke Vermehrung der Zellen hat bald an einzelnen und bald an vielen Stellen und schließlich überall zur Mehrschichtung des Epithels geführt, das dabei zunächst noch cylindrisch bleibt, wobei die einzelnen Zellen meist höher und ihre Kerne kräftiger gefärbt erscheinen, mitunter jedoch auch kleiner als die gewöhnlichen Cylinderzellen der Corpus mucosa sind. Die Flimmerhaare scheinen dabei verloren zu gehen, wenigstens habe ich nie welche in Carcinomen beobachtet und sie auch in neueren Arbeiten nicht erwähnt gefunden. Da sie auch bei den normalen Teilungsvorgängen und auch sonst im Phasenwechsel häufig verschwinden, ist dies verständlich. Vielleicht liegt es aber auch nur daran, daß wir nicht mehr gewohnt sind, Tumoren an frischen Zupfpräparaten zu untersuchen. Bei E. Wagner (1858) findet sich eine Bemerkung über Flimmerepithelien bei einem zottigen Krebs der Cervix mit vielschichtigem Cylinderepithel. Der Querschnitt der drüsigen Gebilde kann anfangs noch ganz regelmäßig erscheinen, aber sobald die Mehrschichtung beginnt, lang ehe das Drüsenlumen von Zellmaterial ausgefüllt wird, ist der Drüsenquerschnitt größer, meist bedeutend größer als der einer normalen Uterindrüse und Gebhard schließt daraus mit Recht, daß von Anfang an ein axifugales Wachstum vorhanden ist. Diese Auftreibung des Drüsenschlauches durch die Epithelwucherung ist besonders schön zu sehen in Abb. 7 bei Sitzenfrey (Fall 3), in der die eben und nur im Fundus carcinomatös entarteten Drüsen im Längsschnitt getroffen sind; sie tritt auch in anderen Abbildungen ganz beginnender Entartung (s. Abb. 92, 93, 96, ferner bei R. Meyer Zeitschr. 85, Abb. 1, Doca, Kroemer Abb. 4) deutlich zutage. Auch die Membrana propria der Drüsen bleibt oft lange erhalten, während ihr Inhalt schon ausgesprochen carcinomatös entartet ist und eine polster- oder pyramidenförmige, papillen- oder quastenartige Vorstülpung der Epithelwucherung nach der erweiterten Lichtung zu findet viel häufiger und früher statt, als eine umschriebene Vorstülpung oder ein Durchbruch der Membrana propria nach außen. Jedoch kann man auch, namentlich wenn ein adenomatöses Wucherungsstadium nicht vorausgegangen ist, bei ganz beginnenden Fällen sehen, daß vom Anfang an die Wucherungen des Epithels gleichzeitig nach innen und außen erfolgt, wie in Abb. 92 und 93 (s. Doca, Engelhorn, Sitzenfrey). Bei fortgeschrittenen Fällen sieht man es öfters (Pop, Offergeld u. a.). Die Wucherung nach außen kann sehr frühzeitig zur Bildung solider, sich verzweigender oder auch schon sehr früh, noch innerhalb der Schleimhaut in die Lymphbahnen einbrechender Stränge führen, wie ich dies in einem vollständig auf einzelne getrennte kleine Herde in der Schleimhaut beschränkt gebliebenen Falle sah, sowie in anderen, weiter fortgeschrittenen Fällen neben ausgesprochen drüsiger Wucherung.

Diese Form der Ausbreitung ursprünglicher Adenocarcinome in soliden Strängen nach Art eines mittelreifen oder unreifen Plattenepithelcarcinoms hat auch Schottländer bei seinem „primärdrüsigen" Carcinom, besonders den papillär wachsenden, mehrfach beobachtet und im Anschluß an ältere Autoren, aber mit merklichem Mißbehagen, „in Ermanglung eines besseren Ausdruckes" (S. 500) als „glandulare" Wachstumsform der adenomatösen gegenübergestellt. In ganz ungewöhnlicher Ausbreitung bis in die Muskulatur zeigte diesen Vorgang Kroemers Fall 5, ein halbbohnengroßes Adenocarcinom des Korpus.

Aber die Regel ist, daß auf lange Zeit die intracanaliculäre Wucherung der Epithelien das Bild vollkommen beherrscht. Der Protoplasmaleib der carcinomatös entarteten Zellen hebt sich gegenüber den Nachbarzellen anfangs meist durch hellere Färbung ab, er ist auch im Verhältnis zum Kern umfangreicher und wie dieser selbst, gewinnt er meist bald rundlich-polygonale Formen (Abb. 92, 93 u. 95). Offergeld legt besonderen Wert auf den Verlust der Scheidung der Zelle in einen oberen, sezernierenden und unteren kernhaltigen Teil, wobei in letzterem Abschnitt die Körnelungen, in ersterem die Strichelung verloren geht und die ganze Zelle mehr homogen erscheint. Daß die Carcinomzellen ihre sekretorischen Funktionen aber auch sehr lange beibehalten können, zeigen die Fälle, in denen sich in den Ausbreitungen des Carcinoms immer wieder Hohlräume, oft größere Cysten mit anscheinend normalem Sekret (Cerwenka, Cullen, Isbruch) bilden, so wie der von R. Meyer und Obaţa öfters erbrachte Nachweis von Glykogen in Adenocarcinomen. Sind Mitosen vorhanden, so glauben Gebhard und Offergeld mit Amman, daß man an der Richtung der Teilungsachse, d. i. der Verbindungslinie der Centrosomen auf die Gut- oder Bösartigkeit schließen könne, da sie im ersten Falle horizontal zur Basis, in letzterem Fall schräg oder senkrecht zur Basis gestellt sei. Ich halte dies nicht für beweisend, da das letztere auch bei unregelmäßiger Regeneration und gutartiger Mehrschichtung vorkommen kann; erst das Auftreten irregulärer, multipolarer, asymmetrischer Mitosen und von Kernvariationen beweist im Zusammenhalt mit der Mehrschichtung und Polymorphie der Kerne und Zellen die Bösartigkeit. Bei zunehmender Wucherung werden die Zellgrenzen ganz unscharf, die Zellen werden ganz unregelmäßig und polymorph, besonders am freien Ende der verschieden gestalteten Erhebungen ins Drüsenlumen, deren Spitzen sich vielfach vereinigen, kleine, rundliche augenähnliche Fenster unter sich frei lassend (s. Abb. 91), um das die nächsten Zellen oft wieder niedrig cylindrische oder kubische Formen annehmen. Derselbe Vorgang kann sich, wenn auch weniger häufig und regelmäßig nach Schwund der Basalmembran, auch an den nach außen von dieser gebildeten Ausstülpungen abspielen und so entstehen an Stelle der alten, stark erweiterten Mutterdrüse oft große Zellkomplexe, mit mehr weniger unregelmäßig verteilten und gestalteten neuen drüsenähnlichen Hohlräumen, die sich durch Sekretion in ihr Lumen wieder vergrößern können (s. Abb. 66). Oft erinnern bei sehr weit fortgeschrittener Zellwucherung nur noch einzelne solche Lumina an die ursprüngliche Abstammung von drüsenbildendem Cylinderepithel. Denn vielfach werden die ehemaligen Drüsenlumina durch die in Form von breiten Wülsten oder Papillen von allen Seiten in sie vordringenden Zellwucherungen (s. Abb. 96) erst überbrückt, dann vollständig ausgefüllt und in vollkommen solide Stränge verwandelt, die netzartig untereinander zusammenhängend, dann vielfach dasselbe mikroskopische Bild ergeben wie die Ausbreitungen eines ursprünglichen Plattenepithelcarcinoms, je nach der Beschaffenheit, welche die ursprünglichen Cylinderzellen inzwischen angenommen haben, von mittelreifem oder häufiger ganz unreifem oder undifferenziertem, völlig uncharakteristischem Typus (Carcinoma alveolare oder solidum Autorum). Entgegen dem primären Plattenepithelcarcinom, bei dem man aus dem Grade der Anaplasie der Zellen nicht auf das Alter der Geschwulst schließen kann, scheint bei Adenocarcinomen die Anaplasie mit dem längeren Bestehen der Geschwulst immer zuzunehmen; wenn auch Keitler gelegentlich schon bei ganz oberflächlichen Adenocarcinomen starke Riffzellenbildung und umgekehrt bei sehr weit fortgeschrittenen Fällen in der Tiefe überall erst das Bild eben beginnender Metaplasie fand, und auch einige der schon besprochenen Fälle mit „Plattenepithelknötchen" sehr junge Carcinome betrafen (R. Meyer-Menge), so geben doch die meisten Autoren in Übereinstimmung mit meinen Erfahrungen an, daß die Metaplasie in Plattenepithelien sich erst in den älteren fortgeschrittenen Fällen von Adenocarcinom sehr häufig, oder fast regelmäßig findet, und selten ganz vermißt wird (Hitschmann). Dabei muß man, wie R. Meyer und Zimmermann mit Recht bemerken, zwei Gruppen unterscheiden; in der einen Gruppe (s. Abb. 66) tritt die Plattenepithelbildung mehr nebensächlich auf und die einzelnen Zellen finden nicht ihre volle Ausbildung zu typischen Stachel- und Riffzellen, sondern es bleibt bei der Bildung großer, blasser, oft sehr scharf begrenzter Zellen mit Neigung zu hyaliner und sonstiger Entartung und Abstoßung, mitunter aber auch zu beginnender Verhornung oder Parakeratose und sehr ausgesprochener Schichtung, auch Cancroidperlbildung (s. Abb. 99), oft ganz unvermittelt innerhalb der sonst gar nicht differenzierten Zellmassen, ohne daß diesen Plattenepithelien eine selbständige Wucherungs- und Zerstörungskraft zukommt, welch letztere den drüsigen Bildungen überlassen bleibt, die erst sekundär immer wieder die besprochenen Zellformen bilden, oft erst in der Tiefe der Muskulatur,

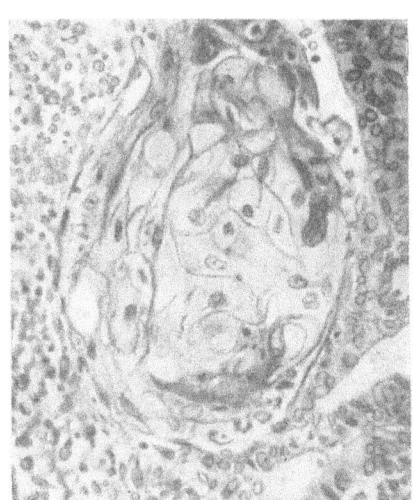

Abb. 99. Plattenepithelinsel mit beginnender Verhornung in einem Adenocarcinoma corporis. Starke Vergr. Leitz Ok. 1, Obj. 6.

meist an vielen Stellen zugleich. Den Vorgang deshalb nicht als Metaplasie, sondern nur als einfache Degeneration der Carcinomzellen auffassen zu wollen, wie Zimmermann dies tut, halte ich nicht für richtig; es sind eben nicht ausgereifte, sondern fehlgebildete hinfällige Plattenepithelien und wir haben gesehen, daß auch bei den gutartigen Metaplasien des Korpusepithels beide Formen, die mangelhaft und die voll ausgebildete Form des Plattenepithels vorkommt. In der anderen Gruppe von Adenocarcinom wachsen die Plattenepithelformationen neben den drüsigen Gebilden selbständig zerstörend weiter (s. Abb. 97), wobei sie jedoch keineswegs immer voll ausgereift zu sein brauchen, im Gegenteil meist noch das Bild mittelreifer oder ganz unreifer Plattenepithelcarcinome darbieten. Eckart, Emanuel, Fränkel und Wiener, Heurlin, Hitschmann, Offergeld, Lahm u. v. a. haben solche Fälle mit den verschiedensten Reifegraden der Plattenepithelwucherung beschrieben und gerade sie sind es, die gelegentlich zu der falschen Annahme einer doppelten Matrix des Carcinoms geführt haben (z. B. Gellhorn).

Die aus den ursprünglichen Cylinderzellen hervorgegangene Zellwucherung kann aber auch von vorneherein jede Ähnlichkeit mit Plattenepithelien vermissen lassen und sofort in dichtgedrängte Anhäufungen kleiner rundlicher, oft merkwürdig gleichmäßig geformter Zellen mit stark gefärbten rundlichen Kernen übergehen (s. Abb. 96, 100), die dann in dichten Lagen die Wände der ehemaligen oder neugebildeten Drüsenräume in wechselnder Dicke austapezieren, schließlich die Drüsenlumina ganz ausfüllen, ins Zwischengewebe und in benachbarte Drüsen einwuchern und unterhalb des erhaltenen, noch nicht umgewandelten cylindrischen Epithels derselben weithin fortwuchern, so daß, wenn nicht gerade eine Übergangsstelle getroffen ist, man den Eindruck gewinnen kann, daß beide

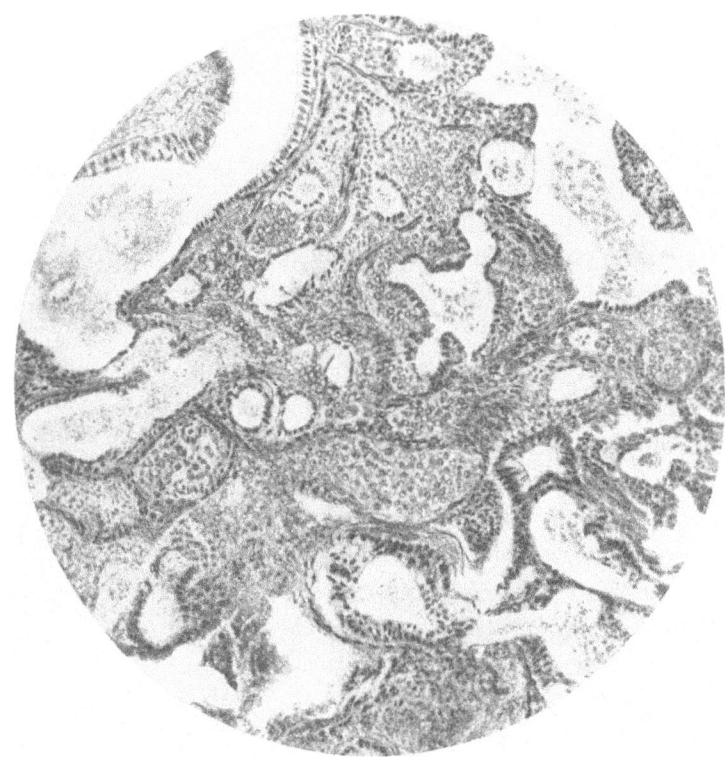

Abb. 100. Adenocarcinoma cervicis, unmittelbar übergehend in das Bild eines unreifen kleinzelligen soliden Carcinoms durch Umwandlung der Cylinderzellen in rundliche Zellen. Schwache Vergr. Leitz Ok. 4, Obj. 3.

Epithelarten gar nichts miteinander zu tun hätten. Ich bringe in Abb. 100 ein solches Bild von einem Adenocarcinom cervicis, dessen genauere Untersuchung die tiefen Cervixdrüsen als Ausgangspunkt der Wucherung erwies.

16. Fall.

48 Jahre, VI para. 1920/21, Nr. 977.

Seit $^3/_4$ Jahren andauernde Blutung; höckeriger Tumor der Portio, links walnußgroßer ins Parametrium vorragender Knoten. Wertheim durch einen Assistenten, Nachblutung, Exitus. Am Präparat Cervixgewebe fast vollständig durch Carcinom ersetzt, vordere Lippe stark ausgefressen, Korpus o. B.

Mikroskopisch: Stück aus der Cervixwand: Man sieht ganz unveränderte Cervixdrüsen neben ganz unregelmäßigen, tief in die Muskulatur eindringenden, in den Gewebsspalten sich ausbreitenden drüsigen Gebilden, die nur zum Teil noch hohes Schleimepithel tragen; dasselbe geht zum Teil über in niedriges kubisches, bis plattes Epithel, und dringt auch als solches an verschiedenen Stellen in hohlen Schläuchen in die Umgebung vor, öfters übergehend in Stränge von kleinen rundlichen, ganz uncharakteristischen Zellen, die ganze Gesichtsfelder ausfüllen, sehr wenig Zwischengewebe zwischen sich lassend und hier ganz wie ein vollständig unreifes Plattenepithelcarcinom aussehen; dazwischen treten aber immer wieder rundliche, mit Sekret gefüllte Lücken auf, um welche die platten oder niedrig kubischen Zellen, ganz wie in den ursprünglichen Drüsen, regelmäßig kreisförmig angeordnet sind; andererseits sieht man auch das cylindrische Epithel noch wohl kenntlicher, verzweigter Drüsen an verschiedenen Stellen übergehen in ein vielschichtiges Epithel, dessen Zellen immer mehr der rundlichen Form sich nähern, sich in kleinen Papillen erheben und sich mit solchen von der gegenüberliegenden Wand vereinigen; man sieht ganz deutlich, daß nicht das ursprüngliche Cylinderepithel von eingedrungenen kleineren Zellen abgehoben wird und zugrunde geht, sondern daß diese vielschichtigen kleinen, mehr rundlichen Zellen aus ihnen selbst hervorgehen, Plattenepithelien sind nirgends gebildet. Andere Stellen (die in der Abbildung vorwiegen) zeigen das oben beschriebene Bild des Eindringens der kleinzelligen Zellwucherung in noch nicht veränderte Drüsen.

Sowohl die plattenepithelerzeugenden Adenocarcinome, welche bei ausgesprochener Verhornung und Riffzellenbildung auch als „Adenocancroide" bezeichnet worden sind, als

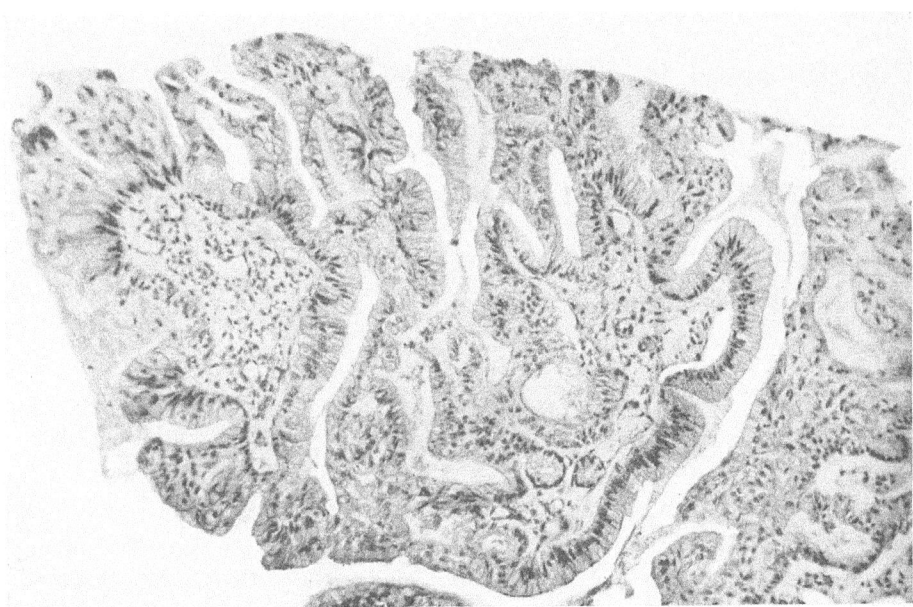

Abb. 101. Typisches Cervixdrüsenepithel mit starker Sekretion aus einem Adenocarcinoma corporis uteri. In verschiedenen Stellen Übergang in vielschichtiges polymorphes Epithel. Schwache Vergr. Leitz Ok. 4, Obj. 3.

die sofort in das Bild vollkommen unreifer, solider Carcinome übergehenden Adenocarcinome können schließlich zu Ausbildungen breiter, viele Gesichtsfelder nebeneinander ausfüllender vollkommen ungegliederter Massen von Carcinomzellen und auch zu einer ganz diffusen gleichmäßigen Durchsetzung des Bindegewebes und der Muskulatur mit einzelnen Carcinomzellen verschiedenster Form, auch mit mehrkernigen Riesenzellen führen, so daß das einzelne histologische Bild von dem eines Sarkoms nicht mehr unterschieden werden kann, wie dies Kaufmann 1898 zuerst beschrieben hat (s. auch Garkisch, Heurlin, Hitschmann u. v. a.). Doch kommt dies entschieden seltener vor, als bei den Plattenepithelcarcinomen, und anscheinend vorwiegend in den älteren, nach der Uteruslichtung vorgewucherten Partien, so daß gar nicht selten an den zur Probe ausgeschabten Partien die Diagnose Sarkom und erst nach Untersuchung der jüngeren, in die Muskulatur vorgeschobenen Tumorteile die richtige Diagnose gestellt werden konnte. Bei Erhaltenbleiben der dicht um dünnwandige Gefäße mantelartig angeordneten Zellen und gleichzeitiger ausgedehnter

Nekrose, ergibt sich das als „Angiosarkom" beschriebene Bild; bei papillärer Wucherung an der Oberfläche kann ganz wie bei Portiocarcinomen das Bild „fingerförmiger Fortsätze" entstehen, indem sich breite Zellmäntel von vielschichtigem Cylinder- oder mehr weniger indifferentem Epithel um sehr zarte Bindegewebskerne oder unmittelbar an eine capillare Gefäßschlinge legen. Solche Blutgefäß- und Bindegewebssprossen dringen auch gelegentlich in die ursprünglich soliden Epithelpapillen in den Drüsenlichtungen ein, verästeln sich mit ihrer Epithelbedeckung und rufen so ein dem papillären Ovarialcystom oder -carcinom sehr ähnliches Bild hervor. Das Primäre ist aber hier wie dort die Epithelwucherung.

Abb. 101 zeigt Quer- und Schrägschnitte solcher papillärer Wucherung. Sie entstammt nicht etwa einer Ausschabung, sondern einem sofort durch abdominelle Radikaloperation entferntem Carcinom des Fundus uteri einer 50jährigen Virgo intacta mit vollkommen unversehrter Cervix und unterem Korpusabschnitt. Man sieht hohe, stark sezernierende Cervixepithelien in typischer Ausbildung, an manchen Stellen in polymorphes Epithel übergehend. Auch Plattenepithelien fanden sich an anderen Stellen des Präparates; den gleichen Befund konnte ich noch zweimal erheben; typische Cervixepithelien neben gewöhnlichem Adenocarcinom fand ich außerdem noch dreimal; Mucicarminreaktion und Cervixepithelcharakter

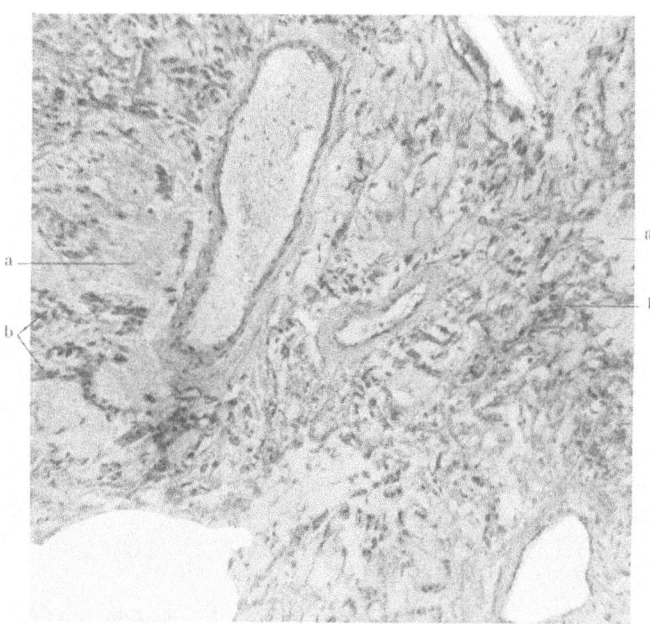

Abb. 102. Carcinoma gelatinosum corporis uteri. Ursprüngliches Adenocarcinom in ein diffus wucherndes, „unreifes" Carcinom übergegangen, dessen breite Alveolen zwischen den erhalten gebliebenen Gefäßen fast vollkommen pseudomucinös entartet sind. a Gallertmassen, b Reste von Carcinomzellsträngen zwischen denselben. Schwache Vergr. Leitz Ok. 4, Obj. 3.

der Zellen in Korpuscarcinomen beschrieben auch Iseki, R. Meyer, Offergeld. Schridde erwähnt als „prosoplastische" Bildung das Vorkommen typischer Becherzellen in einem Faserepithelcarcinom des Korpus. Auch in Halbans (1926) ersten Fall handelte es sich wahrscheinlich um Entwicklung von Drüsen mit Cervixepithelcharakter im Körpercarcinom, die sich dann auch in dem Rezidiv vorfanden. Die Muskulatur des Korpus fand sich durchsetzt von großen unregelmäßig gestalteten Drüsenacinis, die von einem ein- oder mehrreihigen, zum Teil sehr hohen verschieden intensiv färbbaren Cylinderepithel ausgekleidet waren; $1^1/_2$ Jahre nach der abdominalen Radikaloperation entstand über der Scheidennarbe ein Rezidiv, indem sich neben adenocarcinomatösen Bildungen mit verschieden hohem Epithel solche mit typischen Cervixepithelien fanden. Die Deutung, wonach diese Rezidive des atypisch gebauten Körpercarcinoms waren, ist jedenfalls naheliegender als die von Halban gemachte Annahme nachträglicher Wucherungen von vornherein im Fornix befindlicher, vorher nicht beachteter Cervixdrüsen. Auch der zweite Fall Halbans läßt die erstere Deutung zu, doch ist der primäre histologische Befund nicht beschrieben und die cervical-drüsenartigen Wucherungen wuchsen in zwei Jahren langsam von Linsengröße bis zu einer kronenstückgroßen Platte im Scheidengrunde heran, um in weiteren zwei Beobachtungsjahren unverändert zu bleiben. Bei einer 65jährigen wäre ein solches Verhalten eines Rezidivs im sklerotischen Narbengewebe ebensowohl denkbar als die nachträgliche Wucherung hypothetischer Cervixdrüsen in der Scheidennarbe.

Ausgesprochene Gallertcarcinome, d. h. Adenocarcinome mit übermäßiger Schleimproduktion, vollständig schleimiger Entartung der Carcinomzellen in größeren Bezirken und Einbruch des Schleimes in die Bindegewebsinterstitien, haben von der Cervix Lebert, Ammann, Menge, Winter, Miller (ausgezeichnete Abbildungen!), Meyer-Wirz und Pop beschrieben; ich gebe in Abb. 102 die Abbildung weitergehender pseudomucinöser Entartung eines ursprünglichen (in anderen Schnitten noch sehr gut feststellbaren) Adenocarcinoma corporis, das in breitere und schmalere solide Stränge kleiner vollkommen uncharakteristischer Zellen übergegangen war, die auf weite Strecken einer fast vollkommenen schleimartigen Entartung anheim gefallen sind, so daß man nur noch wenige Reste schmaler Stränge und einzelne Exemplare von Carcinomzellen zwischen den die Bindegewebsräume ausfüllenden Gallertmassen erkennen kann. Die Massen färbten sich bei Hämatoxylineosin graublau, wie Schleim, gaben aber nicht die Mucicarminreaktion. Neuerdings (s. Isbruch) beobachteten wir ein Adenocarcinoma corporis, in dem sich reichlich Cysten fanden, deren Inhalt zum Teil die Mucicarminreaktion gaben, zum Teil nicht.

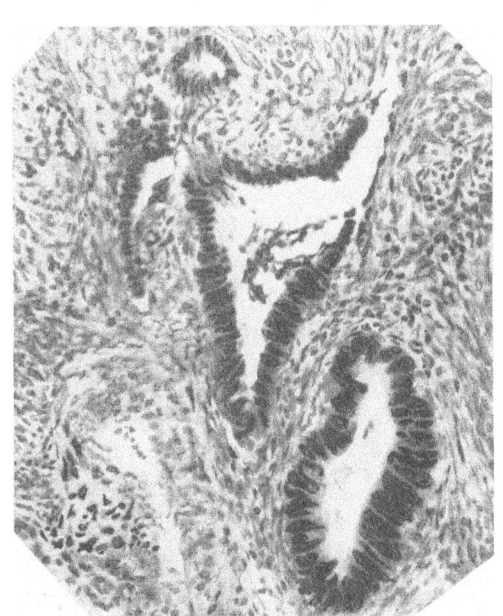

Abb. 103. Zum Teil cylindrische, zum Teil rundliche Zellen eines Adenocarcinoma cervicis, in Lymphspalten vordringend, deren Endothel zum Teil abgehoben in der Lichtung liegt, zum Teil noch der Wand anhaftet. Starke Vergr. Zeiß Ok. 1, Obj. DD.

Sogar die Form des Scirrhus kann das Adenocarcinom annehmen. Ich sah dies bei einem an anderen Stellen vollkommen typischen Adenocarcinoma cervicis, dessen Ausgang aus den tiefen Cervixdrüsen bei vollkommen erhaltenem Portio- und Cervixepithel noch gut verfolgbar war. Wie die starke Vergrößerung (Abb. 98) zeigt, bestehen die offenbar in den Lymphbahnen und Gewebsinterstitien ausgebreiteten Carcinomstränge hier fast ausschließlich aus kleinen plumpen Spindelzellen, die man an anderen Stellen neben wohlausgebildeten, großen Plattenepithelien aus dem geschichteten Cylinderepithel hervorgehen sieht. Das zwei Jahre später aufgetretene Rezidiv zeigte das Bild eines mittelreifen, großzelligen Plattenepithelcarcinoms mit ganz wenigen drüsigen Gängen. Neben solchen fanden sich in einem anderen Fall von

Adenocarcinoma corporis, in welchem ich Plattenepithelien nicht gesehen hatte, im Rezidiv ausgebildete Riffzellen.

Wiederholt habe ich endlich von zweifellosen Adenocarcinomen im Korpus und in der Cervix ausgehende Tumorteile gesehen, welche aus dichtgedrängten, kleinsten oder auch größeren Hohlräumen bestanden, die mit ganz niedrigen, platten, endothelartigen oder kleinen rundlichen Zellen ausgekleidet waren und sich in dichtgedrängten einzeiligen Aufreihungen einzelner kleiner Geschwulstzellen zwischen dünnen und dicken Bindegewebssepten fortsetzten, oder auch in ganz enge, kaum ein Lumen darbietende, schließlich solide erscheinende Schläuche und Gänge ganz niedriger Zellen fortsetzten, kurz das Bild darboten, welches man als für Endotheliome charakteristisch beschrieben hat.

In anderen Fällen ist das Eindringen der carcinomatösen Cylinderzellen in die Lymphspalten, unter Abhebung und Abdrängung des ursprünglichen Endothels, das man frei im Lumen oder den eingedrungenen Epithelien aufsitzend noch sehen kann (Abb. 103), sowie die Umwandlung des Cylinderepithels in mehrschichtiges cylindrisches oder polymorphes Epithel innerhalb der Lymphspalten gut verfolgbar.

In größeren Lymphbahnen sieht man die Verschleppung in Gestalt einzelner Zellen oder lockerer Häufchen rundlicher oder polygonaler Epithelien, gelegentlich auch in Form lose in der Lichtung liegender kleiner Kränzchen von kubischen oder cylindrischen Zellen.

Das Vordringen in das gesunde Gewebe erfolgt meist in Form von mehrschichtigen, schon als carcinomatös erkennbaren drüsigen Gebilden, aber auch in Form drüsiger Gänge mit einschichtigem hohen oder niedrigen Cylinderepithel, dem man im einzelnen die Malignität nicht ansehen kann; ferner in Form feinster Schläuche oder solider dünner Gänge, oder breiter vielschichtiger, gewöhnlicher Krebszapfen, am seltensten in Form einzeln vordringender, gänsemarschartig angeordneter Geschwulstzellen ohne charakteristische Gestalt.

Alle beim Plattenepithelcarcinom beschriebenen Besonderheiten, kommen, wenn auch weniger häufig, auch bei Adenocarcinom vor; unregelmäßige, vielkernige Riesenzellen mit hyperchromatischen Riesenkernen, syncytiale Bildungen, hydropische, schleimige, hyaline Degeneration, die beiden letzteren bis zur Unkenntlichmachung der ursprünglichen Struktur (Henner, Hitschmann), schließlich Nekrose und Zerfall in den von den zuführenden Gefäßen nicht mehr genügend ernährten Partien. Als Psammocarcinom wurden von Schmit, Stieda, Hitschmann, papilläre Adenocarcinome des Korpus beschrieben, in welchen die in den hyalin entarteten Epithelperlen des metaplastisch entstandenen Plattenepithels reichlich vorhandenen Kalkablagerungen zur Bildung schon makroskopisch sicht- und fühlbarer Kalkkörnchen geführt hatte; Savor beschreibt dasselbe in einem carcinomatösen Cervixpolypen, wahrscheinlich Metastase eines Ovarialtumors, Kroemer in einem nach seiner Ansicht gleichzeitig von Oberfläche und Drüsenepithel der Cervix ausgegangenen unreifen Plattenepithelcarcinom. Eine besondere Bedeutung kommt diesem Vorgang weder klinisch noch pathologisch-anatomisch zu.

Im Stroma tritt die Rundzelleninfiltration meist nicht so stark hervor, wie bei dem Plattenepithelcarcinom, meist ist es derber fibrillär und reichlicher kollagene Fasern enthaltend als die normale Mucosa. Auch Obata sah die Infiltration in bemerkenswertem Maßstabe nur 17 mal unter 112 Adenocarcinomen. Daß bei der papillären Form eine mitunter recht erhebliche Neubildung von Gefäßen stattfindet, wurde oben schon erwähnt. Blavet di Briga beschreibt weitgehende hyaline Degeneration, sowie Bildung osteoiden

Gewebes, und wirklicher Knochensubstanz sogar mit Markräumen in einem „Adenocancroid" des total exstirpierten Uterus. Stoerk, später Dubs und Schiller wiesen Pseudoxanthomzellen, d. h. doppelbrechende Lipoide enthaltende Zellen in cytogenem Gewebe nach, die aber nach Schiller, der sie auch in nicht carcinomatösen Schleimhäuten und in Arterienwandungen des Uterus fand, mit dem Carcinom als solchen nichts zu tun haben, vielmehr auf Grundlage einer allgemeinen Bereitschaft, einer physiologischen Hypercholesterinämie entstehen; in einem ganz unreifen Portiocarcinom entstammte das doppeltbrechende Fett — wie in der Wand der Pyosalpingen — den zahlreich fettig entarteten und zerfallenen Leukocyten.

Schließlich möchte ich noch besonders hervorheben, daß sich die verschiedensten, ja wie ich gesehen habe, alle geschilderten histologischen Bilder des Carcinoms an verschiedenen Stellen ein- und desselben Präparates finden können (s. auch Garkisch). Ein besonders schönes Beispiel solcher Vielgestaltigkeit eines Carcinoms, das bei oberflächlicher Betrachtung sehr leicht den Eindruck der Bildung zweier verschiedener Carcinome in einem Uterus hervorrufen konnte, möchte ich zum Belege des Gesagten noch ausführlicher bringen. Ich verdanke das interessante Präparat, das, wie auch der in Abb. 4 wiedergegebene Schnitt, in ausgezeichneter Weise die Brauchbarkeit und Wichtigkeit der neuen Methode, der Herstellung sehr großer, das ganze Organ umfassender mikroskopischer Schnitte, für Unterricht und Forschung gerade auf unserem Gebiete dartut, der Güte des Herstellers, Herrn Dir. Dr. Christeller in Berlin, dem ich auch an dieser Stelle herzlich dafür danken möchte.

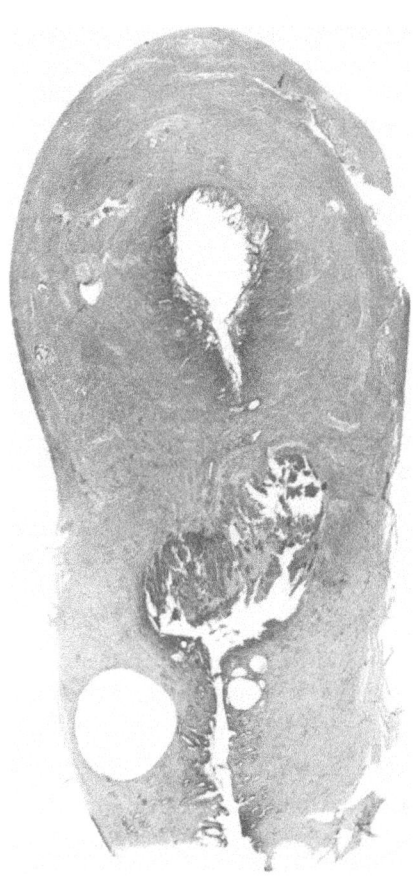

Abb. 104. Fall 16 (Christeller). Scheinbar „doppeltes" Carcinom, in Wirklichkeit einheitliches Adenocarcinoma corporis uteri mit sehr verschiedenem histologischen Aufbau an verschiedenen Stellen. Präparat des Herrn Dr. Christeller. Vergr. 1,5:1.

17. Fall (Christeller).

An dem sagittalen Durchschnitt des Uterus sind mit bloßem Auge 2 durch anscheinend normales Gewebe getrennte Krebsknoten zu erkennen, der obere dem Fundus uteri breitbasig aufsitzende von offensichtlich drüsigem Bau, der untere, in beide Wandungen mit breiter Front eingedrungene, von ganz solidem Bau (die Spalten und Lücken sind Kunstprodukte). Der Cervixkanal ist vollständig erhalten, auch mikroskopisch das Oberflächen- und Drüsenepithel desselben nicht erkrankt; der Spalt unterhalb des unteren Carcinomknotens ist mit Korpusmucosa ausgekleidet, in der sich vereinzelte krebsige Drüsen finden, während das Oberflächenepithel niedrig-kubisch-cylindrisch ist. Es handelt sich also um ein Korpuscarcinom.

Der obere Knoten zeigt mikroskopisch den Typus eines malignen Adenoms, das aber an vielen Stellen schon in ausgesprochenes Adenocarcinom mit vielschichtigem, nur an einzelnen Stellen polymorphem Epithel übergeht. Der untere Knoten zeigt den Typus eines kleinzelligen, sehr unreifen soliden „Carcinoma alveolare simplex", mit meist sehr breiten Strängen und Feldern ziemlich gleichmäßig geformter rundlicher Krebszellen. Zwischen beiden Knoten ist eine kurze Strecke, an der das Lumen nicht getroffen ist und die Schleimhaut (auf diesem Schnitt!) nicht krebsig ist. Aber in der Wand lassen sich einzelne krebsige Drüsen auch in dieser Gegend nachweisen. Bei genauer Durchsicht finden sich auch in dem oberen Knoten einzelne solide Herde und Stränge, aus kleineren, demjenigen des unteren Knotens ähnlichen Zellen gebildet, und umgekehrt in den unteren Knoten stellenweise einzelne, wenn auch sehr primitive Drüsenimitationen, sowie ausgesprochen krebsige Drüsen in der Schleimhaut unterhalb des Knotens. Sowohl im Bereich des oberen, wie des unteren Knotens findet sich an der Oberfläche streckenweise unregelmäßig geschichtetes, offenbar carcinomatöses, normalem Plattenepithel nur sehr entfernt ähnliches Oberflächenepithel. Es läßt sich nicht mehr sicher entscheiden, ob es sich um eine gleichzeitig mit der der Drüsen erfolgte carcinomatöse Degeneration des ursprünglichen Cylinderepithels oder um eine sekundäre flächenhafte Ausbreitung des aus dem Drüsenepithel metaplastisch hervorgegangenen plattenepithelähnlich geschichteten Epithels handelt; an einer Stelle — dicht oberhalb des inneren Muttermundes — ist es etwas ausgereifter. Die Abstammung aller verschiedenen Zellformen von dem Cylinderepithel des Korpus ist jedenfalls sicher, am wahrscheinlichsten die von den Drüsenepithelien.

Es handelt sich also um ein einheitliches Korpuscarcinom, das an getrennten Stellen des Cavum uteri zu Knotenbildung von verschiedenem histologischem Bau geführt hat, und es finden sich in demselben Präparat die Bilder des Adenoma malignum, des Adenocarcinom, des mittelreifen Plattenepithelcarcinoms und des ganz unreifen Carcinoma alveolare solidum. Einen sehr ähnlichen Fall hat Flaischlen 1910 (Zeitschr. 65, S. 683) veröffentlicht, nur saß der untere Carcinomknoten schon in der Cervix und der Fall wurde als „doppeltes Carcinom" aufgefaßt, mit Unrecht, denn die mikroskopische Abbildung zeigt deutlich in der angeblich gesunden, beide Knoten trennenden Schleimhautstrecke lymphatische Ausbreitung des Carcinoms nach unten, sowie im unteren Knoten adenocarcinomatöse Bildungen; es handelte sich also auch hier nicht um ein doppeltes Carcinom, sondern um die gleichen Verhältnisse, wie in unserem Falle.

C. Das unreife, vollkommen undifferenzierte Carcinom des Uterus.
(Carcinoma medullare, alveolare simplex solidum Autorum, Cancer (Orth).

Soweit diese Form, wie an Portio und Cervix fast immer, vom Plattenepithel herzuleiten ist, habe ich sie bei diesem schon besprochen. Auch im Korpus kann sie aus Plattenepithel hervorgehen, wenn dies auch sicher sehr selten ist; doch scheint es durch einen Fall von Davis bewiesen zu werden, welcher im Korpus ein reines solides Alveolarcarcinom fand, während die Metastasen in den Lymphdrüsen von Pflasterzellen durchsetzt waren bei Abwesenheit drüsiger Bildungen. Zwingend ist der Beweis, daß das primäre Korpuscarcinom ursprünglich ein Plattenepithelcarcinom war, allerdings nicht, da wir gesehen haben, daß auch Adenocarcinome Drüsenmetastasen mit Plattenepithelien bilden können. Am Corpus uteri ist das vollkommen und in allen Teilen undifferenzierte Carcinom überhaupt sehr selten, ich konnte nur in zwei Fällen, die aber auch nicht in Serienschnitten durchuntersucht sind, keine Anhaltspunkte für die Herkunft finden. In dem einen Fall handelte es sich um sehr breite Stränge und Nester, die aus ziemlich großen, rundlichen, zum Teil blasig aufgetriebenen, oft mit Riesenkernen versehenen Zellen mit undeutlicher Schichtung bestanden, in dem zweiten Falle um Alveolen und ausgedehnte Felder kleiner rundlichpolygonaler, ziemlich gleichartiger dichtgedrängter Krebszellen ohne jede Besonderheit. Beide Male war von der ehemaligen Schleimhaut nichts mehr aufzufinden und der Krebs schon tief in die Muskulatur vorgedrungen.

Finden wir solche Bilder am Gebärmutterhals, so werden wir sie nur dann nicht ohne weiteres auf ihren gewöhnlichen Mutterboden, das Plattenepithel auf der Portio oder im Cervicalkanal zurückführen dürfen, wenn wir beide Oberflächen vollkommen unversehrt und unbeteiligt finden. Ist jedoch schon Zerfall an einer der beiden oder beiden Stellen eingetreten, dann ist immer das wahrscheinlichste, daß der ursprüngliche Ausgangspunkt vom Plattenepithel auch bereits zerstört und nur deshalb nicht mehr nachweisbar ist, es müßte denn sein, daß man den Ausgang von Cervix- oder Erosionsdrüsen noch nachweisen könnte. Nach unserer Begriffsbestimmung müßten wir solche Fälle dann aber zu den Adenocarcinomen zählen und dürften nur solche Fälle hierherrechnen, in denen bei intakter Oberfläche auch der Zusammenhang mit Drüsen nicht mehr nachweisbar wäre. Da sich diese, ihrer Herkunft nach nicht mehr bestimmbaren Fälle in ihrem weiteren Verlauf nicht von den bereits besprochenen, in ihrer Abstammung von Platten- oder Cylinderepithel noch erkennbaren, zu ganz unreifen Bildern verwilderten Fällen unterscheiden, hat die Frage nur wissenschaftliches Interesse. Denn es wird überhaupt bezweifelt, daß das Epithel der Cervix- oder Erosionsdrüsen ohne eigentliche adenomatöse Wucherung dieser selbst, unmittelbar plattenepithelähnliche oder unreife Carcinome hervorbringen könne, meiner Meinung nach mit Unrecht. Für die Korpusdrüsen halte ich meinen oben mitgeteilten, ganz beginnenden — übrigens von Pathologen ersten Ranges, es handelte sich um die Gattin eines derselben — bestätigten Fall, sowie den Kroemerschen Fall für beweisend. In dem letzteren wäre die Diagnose der Genese unmöglich gewesen, wenn die oberflächliche Schleimhautschicht mit den entarteten Drüsen schon zerfallen gewesen wäre.

Für das Carcinom corporis uteri bezweifelt meines Wissens auch niemand den auch im vorigen Kapitel ausführlich begründeten Satz Schottländers: „Die Bildung solcher Carcinome aus wirklichen Drüsen läßt sich auf Grund von histogenetisch einwandfreien Fällen feststellen." Ich sehe nicht ein, warum dies von dem Epithel der Cervix- und Erosionsdrüsen aus nicht möglich sein soll, nachdem ich dieses Epithel in einer ganzen Reihe von Fällen die mannigfaltigsten, oben beschriebenen Umwandlungen, bei Carcinomen sowohl wie bei gutartigen Wucherungen oder bei Polypen habe eingehen sehen. Ich halte daher die offenbar von R. Meyer (siehe dessen Kritik an Massazzas Beobachtung) noch immer festgehaltene Meinung nicht für richtig, daß das in Cervix- und Erosionsdrüsen, unter Umständen unter dem noch erhaltenen Cylinderepithel befindliche, einfache oder mehrgeschichtete gutartige oder carcinomatöse Epithel immer von außen eingedrungen, oder auf die, aus der Entwicklungszeit und dem Grenzkampf der Epithelien zurückgebliebenen Reste des Plattenepithels, zurückzuführen sei. Es ist aber, wie schon oben bemerkt, zuzugeben, daß die unmittelbare Umwandlung von Cervix- und Erosionsdrüsen in solide Carcinome sehr viel seltener ist, als man — auch ich selbst — früher annahm und daß, wie R. Meyer besonders ausführte, diese Auffassung sehr oft auf Täuschung beruhte. Wenn Lahm als eine Hauptgruppe der Halskrebse das sekundäre solide Plattenepithelcarcinom anführt und es herleitet von Cervixdrüsen „infolge einer raschen und gründlichen Entdifferenzierung der Zellelemente (Verlust der Schleimbildung, kleinere Form, chromatinreicher Kern, Bildung schmaler, solider Schläuche, gelegentlich Riffzellenbildung)", so möchte ich dies Vorkommnis nur als Ausnahme gelten lassen, wenn ich auch Keitler nicht recht geben kann, wenn er sagt, daß eigentlich ein beweisender Fall von Bildung eines Carcinoms aus Cervixdrüsen noch nicht bekannt sei. Denn ich glaube einen solchen in Fall 3 (Zeitschr. 44) einwandsfrei festgestellt zu haben, da sich in den Serienschnitten bei freier Portio- und Cervixoberfläche carcinomatöse Veränderungen mit Übergang in solide Strangbildungen nur in einer Gruppe von Erosionsdrüsen fand. Kermauner (1927) hält diesen Fall nicht für krebsig, hat aber einen „ähnlichen" selbst unter der Diagnose Carcinom operiert. Vielleicht hat er übersehen, daß, wie im Text erwähnt, mein Fall in Serien geschnitten wurde und dabei auch solide Krebsnester zum Vorschein kamen. Seine Abb. 204 würde auch ich zu den auf S. 80 näher erörterten gutartigen Wucherungen der subcylindrischen Zellen rechnen. Auch Keitlers eigene beide Fälle, in denen die Carcinomfreiheit des Cervix- und Portioepithels durch Serienschnitte festgestellt, die carcinomatöse Entartung des Drüsenepithels aber unmittelbar sichtbar ist, sind beweisend; in Massazzas Fall soll ein solides Carcinom ganz in der Tiefe eines bereits ein Jahr bestehenden mandarinengroßen Tumors der Portio entstanden sein, der ursprünglich nur aus von einschichtigen Cylinderzellen ausgekleideten Drüsenwucherungen mit erhaltener Basalmembran bestand. „In der Tiefe ohne Verbindung mit Cervix- und Portioepithel solide aus geschichteten cylindrischem oder cylindrisch-kubischem Epithel gebildete Stränge, aus Drüsen hervorgehend, die Ähnlichkeit mit einem Plattenepithelcarcinom haben; aber die vollständige Untersuchung des entfernten Cervixteiles konnte nirgends die Gegenwart von Zapfen feststellen, welche aus dem Vaginalepithel hervorgegangen sein könnten." Nach dieser Beschreibung des Autors halte ich die Anzweifelung durch R. Meyer für nicht überzeugend, und nach der allerdings nicht sehr guten Abbildung halte ich es doch für möglich, daß die Auffassung des Autors zu Recht besteht. Übrigens schreibt R. Meyer, der auch Keitlers neue Beobachtungen nicht anerkennt (Zentralbl. 1923) selbst an anderer Stelle (Arch. 115, 1922, S. 179): „Doch mag daran erinnert werden, daß auch bei den bösartigen epithelialen Neubildungen sowohl der Cervix, als auch anderer Orte gemischt-drüsigesolide Wucherungen nicht selten beobachtet werden, von denen man meistens wohl mit Recht annimmt, daß die soliden Partien aus den drüsigen sekundär hervorgegangen sind." Sonst habe auch ich beweisende Fälle in der Literatur nicht finden

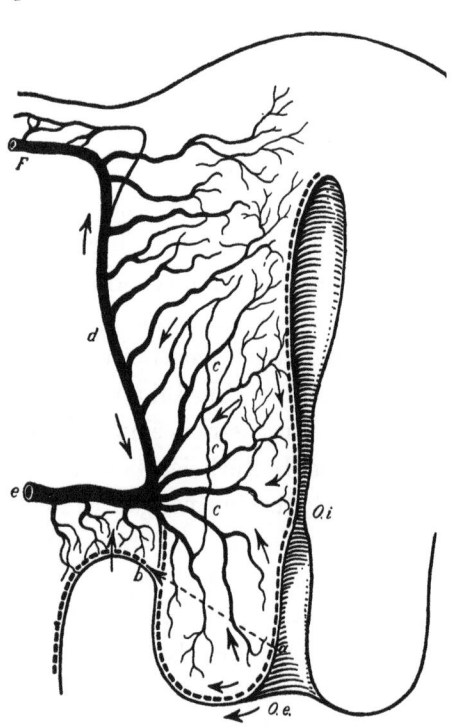

Abb. 105. Schematischer Frontalschnitt des Uterus mit den abführenden Lymphbahnen. O.i. Orificium int.; O.e. Orificium extern.; a—b Grenzlinie zwischen den Entstehungsorten der Portiocarcinome (unterhalb) und Cervixschleimhautcarcinome (oberhalb); c Seeligsche Anastomose zwischen den Lymphbahnen der Cervix und des Korpus; d Poiriersche Anastomose zwischen den uteroovariellen Abführbahnen (F) und den Hauptabführwegen am Collum (e).

können. Bei Schottländer finden sich 3 Fälle (36, 71, 77), in denen bei ausgedehnten, an der Oberfläche zerfallenden, unreifen Plattenepithelcarcinomen eben beginnende, carcinomatöse Entartung der Cervixdrüse unabhängig und räumlich entfernt von den Carcinomen festzustellen war. Das gleiche beschreibt Lauschke in den allerersten Anfängen, ich selbst sah bei einem unreifen Plattenepithelcarcinom der Portio in den Cervixdrüsen reichliche Kernteilungsfiguren, einmal drei zugleich unmittelbar benachbart, Unregelmäßigkeit der Zellen und großen rundlichen Kerne, Mehrschichtung vom Drüsenepithel selbst ausgehend, dadurch bewiesen, daß die Kernteilungsfiguren zum Teil in einer Reihe mit, zum Teil nach innen von den übrigen Kernen der Cylinderzellen lagen; ein Drüsenlumen war von der Zellwucherung bereits überbrückt. Schon

1912 habe ich in der Arbeit über das gleichzeitige Vorkommen von Tuberkulose und Carcinom am Uterus neben der von der Oberfläche der Cervixschleimhaut ausgehenden Plattenepithelcarcinomentwicklung die carcinomatöse Entartung auch des Drüsenepithels beobachtet, beschrieben und abgebildet. Ich halte alle diese Fälle für beweisend für den unmittelbaren Übergang des Cervixdrüsenepithels in Carcinomzellen, aber ob bei weiterer Fortwucherungsmöglichkeit ein unreifes plattenepithelähnliches Carcinom oder ein gewöhnliches Adenocarcinom, das, wie wir noch sehen werden, nicht ganz selten gleichzeitig mit Plattenepithelkrebs vorkommt, entstanden wäre, ist natürlich unmöglich zu sagen. Mit dem bestehenden ausgedehnten Carcinom hatten diese beginnenden Umwandlungen jedenfalls nichts zu tun. Durch diese Fälle ist aber auch die Behauptung Lahms (1927, S. 750) widerlegt, daß noch niemals im Bereiche des Os externum eine gleichzeitige carcinomatöse Entartung des Plattenepithels der Oberfläche und des Drüsenepithels beobachtet worden sei. Im Gegensatz zu ihm muß ich feststellen: Solide unreife, mehr weniger plattenepithelcarcinomähnliche Krebse aus Drüsen hervorgegangen, sind an der Cervix selten, an der Portio sehr selten.

III. Die Ausbreitung des Gebärmutterkrebses.
A. Gebärmutterhalskrebs.
1. Oberflächenausbreitung und Nachbarerkrankung.

Die Ausbreitung des Krebses ist außer von der auf S. 6 erwähnten, den Geschwulstzellen von vorneherein innewohnenden, nicht weiter erklärbaren Wachstumstendenz der Epithelien in erster Linie abhängig von den mehr oder weniger großen Widerständen, die sich der Ausbreitung entgegenstellen oder mit anderen Worten von dem Bestehen und der jeweiligen Ausbildung vorher vorhandener Bahnen, die seine Ausbreitung begünstigen. Es ist bekannt, daß es in erster Linie die Gewebsspalten und die aus ihnen hervorgehenden Lymphbahnen sind, welche beim Carcinom diese Rolle spielen und wir haben bei der histologischen Betrachtung der Uteruscarcinome gesehen, wie außerordentlich früh die Krebszellen in die Lymphbahnen gelangen; in ihnen werden sie, zwar nicht ausschließlich, aber doch am leichtesten und mit Vorliebe in der Richtung des Gefälles und der zunehmenden Erweiterung derselben, also in der Richtung des natürlichen Lymphstromes vordringen. Berücksichtigen wir diese Umstände und betrachten wir in Abb. 105 die schematische Darstellung des Verlaufes und der Stromrichtung der Lymphgefäße am Uterus im Frontalschnitt, so wird es ohne weiteres verständlich, daß die unterhalb der Linie a—b entstandenen Portiocarcinome die größte Neigung haben, sich in der Richtung nach der Scheide zu auszubreiten (s. Abb. 24, 106, 2, 3, 4, Abb. 31), denn in dieser Richtung verläuft zunächst das Gefälle des Lymphstromes; haben sie erst das Scheidengewölbe erreicht, so entsteht ihrer unmittelbaren Ausbreitung in den Lymphbahnen der Scheide nach abwärts, die denn auch frühzeitig ausgiebig erfolgt, aber auch in den Parametrien und in der großen abführenden Lymphbahn nichts im Wege. Von der letzteren ist ihr ursprünglicher Ausgangspunkt in der Nähe des äußeren Muttermundes wesentlich weiter entfernt als derjenige der oberhalb a entspringenden Cervixschleimhautcarcinome. Diese werden entsprechend dem Lymphgefälle wenig Neigung zur Ausbreitung auf die Portio, wohl aber zu keilförmigem oder konvex begrenztem Eindringen in die Tiefe (s. Abb. 42, 39) in der Richtung nach der

9*

äußeren Grenze zwischen Hals und Körper der Gebärmutter haben, wo die großen Lymphbahnen abgehen. Sind sie einmal in der Mitte der Cervixwand angelangt, so werden die sich ziemlich gleichmäßig nach oben und unten ausbreiten können (s. Abb. 43—45), denn in beiden Richtungen müssen sie gegen das Lymphgefälle wachsen. So erklärt es sich, daß gerade sie zu der früher beschriebenen gleichmäßigen Auftreibung des gesamten Gebärmutterhalses und zum Vordringen in der Wand des Gebärmutterkörpers neigen, deren größeren Lymphbahnen sie von vornherein näher sind. Die Bedeutung dieser topographischen Verhältnisse für die Ausbreitung wird sehr schön klar gemacht durch die Angaben Martzloffs. Er fand unter 224 Krebsen die Parametrien ergriffen

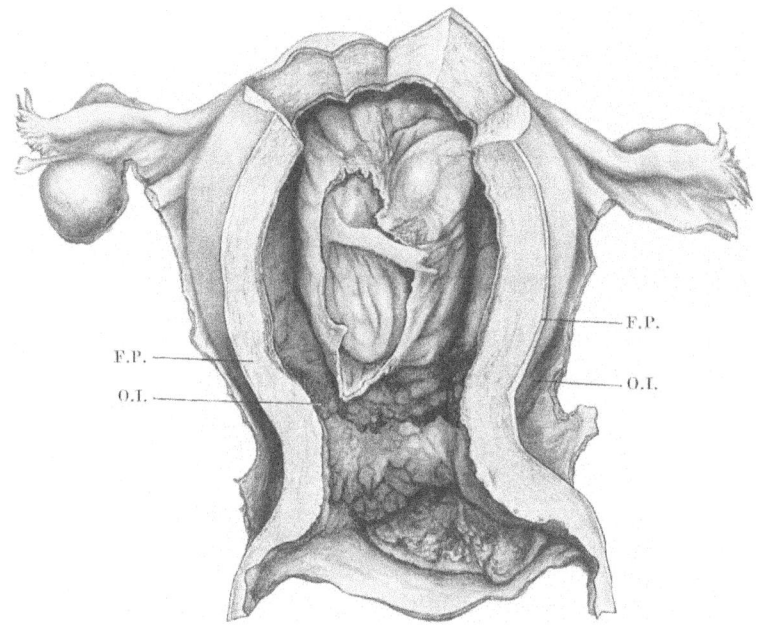

Abb. 106. Portiocarcinom, auf die Scheide übergegangen, nach Operationsvorbereitung, vorn aufgeschnitten. Graviditas mens. IV., Parametrien und Drüsen frei. Prager Klinik. 16. 6. 1905. Scheib Nr. 68, S. 124.
O.I. Orific. internum. F.P. Fester Peritonealansatz.

in 15 %, wenn ein $1/3$,
in 20 %, wenn $1/2$—$2/3$ der Cervix,
in 60,3%, wenn die ganze Cervix

ergriffen war, in keinem Fall aber, wenn weniger als $1/3$ der Cervixdicke befallen war.

Katz hebt ganz neuerdings wieder das besonders frühzeitige Ergriffensein der Parametrien beim Cervixhöhlencarcinom hervor. Auch die klinische Angabe (Schindler, Kroemer, Winter, Kermauner und Laméris, Cigheri, Baisch, Katz), daß die Cervixcarcinome prognostisch ungünstiger sind als die Portiocarcinome, findet ihre Erklärung darin, daß sie die Parametrien und großen Lymphbahnen leichter und rascher erreichen und daher auch früher und häufiger Lymphdrüsenmetastasen setzen. Das keilförmige Vordringen in der mittleren Schicht der Portio und Cervix, entsprechend dem Verlauf der größeren, die Blutgefäße begleitenden Lymphbahnen, ist auch bei den Portiocarcinomen häufig zu beobachten (vgl. Abb. 28, 5, 32 und den Verlauf der Gefäße in Abb. 21), jedoch nicht ausschließlich. Gewiß sind für die vorwiegende Ausbreitungsrichtung der

Ort der usprünglichen Entstehung, ob näher oder ferner vom äußeren Muttermund, sowie die örtlichen Ernährungsverhältnisse, welche bestimmte Teile des Tumors besonders begünstigen oder hintanhalten können, sehr wichtig. Kroemer sagt mit Recht: „Die vaginalen Krebse der Portio, welche nahe der Fornix ihren primären Sitz haben, dringen gerne im äußeren Drittel der Muscularis cervicis empor; Portiocarcinome, welche nahe dem äußeren Muttermund entstehen, wählen den Schleimhautweg aufwärts (s. Abb. 107)". Die Narbenbildungen an der Portio Vielgebärender können hier sehr wesentlich einwirken; ich habe 1901 in 32 durchuntersuchten Fällen die Ausbreitung 8 mal dicht unter der Oberfläche, 3 mal in und an der äußersten Schicht der Cervix, 15 mal gleichmäßig in allen Schichten und nur 5 mal in der mittleren Schicht gesehen.

Hat das Portiocarcinom in der Dicke der Cervixwand die Höhe des Scheidenansatzes überschritten, so wird es sich in seiner weiteren Ausbreitung nicht mehr von auf anderen Wegen eben dahin gelangten Cervixcarcinomen unterscheiden, ebenso wie diese, genau wie die Portiocarcinome (s. Abb. 32, 24), in dem reichlich entwickelten Lymphgefäßnetz der Scheide unterhalb der unversehrten Oberfläche weit hinab über die makroskopisch sichtbare Grenze des Carcinoms wuchern können, wenn sie einmal das Scheidengewölbe erreicht haben (besonders schöne Beispiele bei Henkel). Wir können die weitere Tiefenausbreitung des Portio- und Cervixcarcinoms als die des „Collumcarcinoms" später gemeinschaftlich schildern. Hier mag nur noch gesagt sein, daß die Häufigkeit, in der man eine Ausbreitung über den Uterus hinaus findet, natürlich abhängt von dem Stadium der Erkrankung, in welchem die Untersuchung vorgenommen wird. Es hat daher eigentlich wenig Sinn, prozentuarische Angaben zu machen. Doch mag angeführt sein, daß bei den operierten Fällen in durchschnittlich 60% die Parametrien angegriffen waren (Pankow 68,6%, Kundrat 55, Scheib 43,6, Schottländer 72, Martzloff

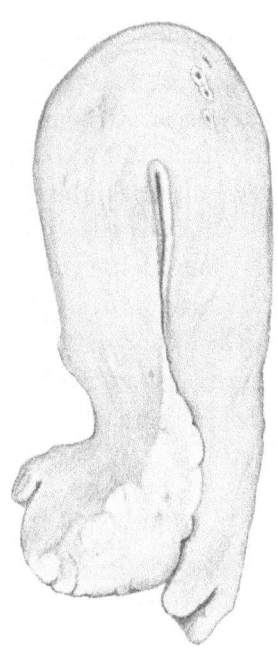

Abb. 107. Carcinom des äußeren Muttermundes, vorwiegend in der Cervixschleimhaut nach oben vorgedrungen. Nullipara. Operationspräparat vom 10. 5. 1924.

53,6%), die Scheide bei Martzloff in 65,1%, bei Schottländer und Kermauner in 35%, also durchschnittlich wohl in der Hälfte der Fälle. Die Ausbreitung auf die Scheide erfolgt fast immer im Parenchym derselben, selten nur auf der Oberfläche (Schottländer 35,5, 3 mal beides zugleich).

Aber auch in der Oberflächenausbreitung zeigen sich zwischen beiden Krebsformen anfänglich Unterschiede, die ebenfalls, aber nur zum Teil von der Entwicklung des Lymphgefäßsystems abhängen. Schon die größere Neigung des Portiocarcinoms zu exophytischem Wachstum nach dem Scheidenlumen zu hängt wohl mit dem dortigen Fehlen einer wirklichen Schleimhaut zusammen, in der es sich bequem ausbreiten könnte, während in der Cervixhöhle, wo es viel seltener zu diesem Wachstum kommt, eine solche vorhanden ist und einem dort primär entstehenden Carcinom leichtere Ausbreitungsmöglichkeit bietet, als das starrere Portiogewebe. Ist aber erst der innere Muttermund erreicht, so ist, wie ein Vergleich der Injektionspräparate Kroemers an der

Cervix (Abb. 10) und der Korpusschleimhaut (Abb. 9) zeigt, die Ausbreitungsmöglichkeit innerhalb der viel reichlicheren und breiteren Kanäle des Lymphsystems der Korpusmucosa eine bei weitem günstigere, so daß die große Neigung der Cervixcarcinome zur Ausbreitung in die Korpushöhle vollkommen begreiflich ist. Ich sah einmal eine fast bis in den Fundus hinaufreichende Carcinomzelleninjektion der tieferen Lymphgefäße in der sonst unversehrten Schleimhaut bei einem in der Wand kaum über den inneren Muttermund empor gedrungenen Cervixcarcinom. So sind auch die mehrfach erwähnten Fälle leicht zu verstehen, in denen bei primärem Cervixcarcinom die Portio frei, aber die Innenfläche des Korpus bei mehr weniger vollkommen zerstörter Mucosa von einer dünnen Lage eines Plattenepithelcarcinoms „zuckergußartig" ausgekleidet war (Schauenstein 3 Fälle 1908, Opitz, Benkiser, Ruge und Veit, Pfannenstiel, v. Franqué, Zeitschr. 60, v. Rosthorn nach der Deutung Schauensteins, Kunze, Krause I). Sehr viel seltener ist die Oberflächenausbreitung eines primären Plattenepithelcarcinoms der Cervix auf die Außenfläche der Portio und die Scheide, wie in Schottländers Fall 121.

Schwerer zu erklären ist die geringe Neigung des Portiocarcinoms, in der Cervixschleimhaut nach oben zu steigen; zwar muß man mit dieser Möglichkeit rechnen, so bald das Carcinom den äußeren Muttermund erreicht hat, wie ich schon in Fall 10 meiner Arbeit aus dem Jahre 1901 an einem Uterus 7 Wochen post partum zeigen konnte und die Abb. 24, bemerkenswerterweise wieder bei einem intra partum entfernten Uterus, zeigt. Daß das Gleiche aber auch bei Nulliparen vorkommt, zeigt Abb. 107, ein von der Gegend des äußeren Muttermundes ausgehendes, vorwiegend entlang der Cervixschleimhaut nach oben gewuchertes Plattenepithelcarcinom der Portio. Ich sah neuerdings bei einem ganz unreifen Carcinom auch das Emporwachsen einer dünnen Lage geschichteten, ausgesprochen carcinomatösen Plattenepithels unterhalb des erhalten gebliebenen Cervixepithels hoch herauf in den Cervixkanal, ganz nach Art des Empordringens gutartigen Plattenepithels nach oben. Das gleiche beobachtete Pronai bei einem primären Portiocarcinom, wobei das carcinomatöse Plattenepithel zuletzt in eine einfache Lage wagrecht liegender Zellen auslief. Aber diese Fälle sind nicht die Regel, wenn sie auch wohl nicht ganz so selten sind, als man früher annahm. Zuweitgehend scheint mir die Annahme Lahms (S. 712), „daß die schleimhäutige Ausbreitung stets dafür spricht, daß der primäre Sitz des Carcinoms in der Höhe des Os internum sitzt, oder falls dies wirklich ausgeschlossen werden kann, daß ein Doppelcarcinom vorliegt." Für ein primäres Cervixcarcinom spricht die schleimhäutige Ausbreitung allerdings, aber die primäre Entstehung braucht nicht gerade in der Nähe des inneren Muttermundes oder gar oberhalb desselben (wie Lahm andeutet) ihren Sitz gehabt haben.

Daß auch die reine Oberflächenausbreitung des Portiocarcinoms so stark nach der Scheide neigt, hat wohl seinen Grund auch darin, daß der Portioüberzug nichts anderes ist, als eine Fortsetzung, ein Teil der Scheidenschleimhaut, und daher die carcinomerzeugende Ursache auf dieser eher weiter wirkt, als auf der weniger nahe verwandten, in der Regel anders gebauten und geschützteren Cervixschleimhaut. Denn es ist — trotz des Widerspruchs Ribberts, der übrigens zuletzt auch kein unbedingter mehr war (s. Beiträge zur Entstehung der Geschwülste S. 11, 2. Teil) — keine Frage, daß die Ausbreitung des Carcinoms nicht allein der Vermehrung und Ausbreitung schon vorhandener Krebszellen „aus sich selbst heraus" erfolgt, sondern — wenn schon nicht in jedem Falle — auch durch nachträgliches Krebsigwerden benachbarter, bisher gesunder Partien, durch „Nachbarerkrankung" erfolgen kann. Ohne mich auf das Allgemeine dieser Fragen tiefer einlassen zu wollen, weise ich darauf hin, daß namhafte Pathologen wie Lubarsch, Hauser, Hansemann, Orth, an dieser Nachbarerkrankung festhalten und auch Borst lehnt sie nicht mehr vollständig ab, wenn er in seiner jüngsten Auslassung (1924) sagt: „Abgesehen von den Fällen, in welchen wir eine Geschwulst in ihrer ersten Entstehung verfolgen können, gibt es manchmal Gelegenheit, neue Erkrankungsherde in der Nachbarschaft einer schon voll entwickelten bösartigen Geschwulst aufzufinden, hier handelt es sich aber nicht um Infektion, sondern um selbständige Entartung der bis dahin gesunden Gewebe, was auch daraus hervorgeht, daß diese neuen Geschwulstbildungszentren auch an Stellen gefunden werden, an welchen von Kontakt mit bereits vorhandenem Geschwulstgewebe keine Rede sein kann." Das letztere ist gewiß richtig, schließt aber keineswegs aus, daß gerade in unmittelbarer Angrenzung an schon bestehendes Krebsgewebe eine carcinomatöse Umwandlung bisher nicht erkrankter Epithelien stattfindet; dies ist anatomisch nachweisbar, einerlei ob man die Ursache in einer „Infektion" von den benachbarten Krebszellen, oder im Fortwirken der unbekannten krebserzeugenden Ursache oder in sonstiger, vielleicht örtlich gesteigerter Disposition sehen will. Schiller nimmt (1928) an, daß eine Beeinflussung durch die Produkte des abnormen Stoffwechsels der bereits carcinomatösen Zellen stattfindet. Anscheinend ist auch die biologische und serologische Krebsforschung von ganz anderen Gesichtspunkten ausgehend zu einem mit der histologischen Forschung durchaus übereinstimmenden Schluß gelangt, auch wenn man von den vorläufig noch der Bestätigung harrenden Angaben Gyes absieht. So sagt einer der Hauptvertreter dieser Forschungsrichtung, F. Blumenthal: „Das Wesen der Krebskrankheit ist durch die Vergiftung des Organismus durch Krebszellen nicht erschöpft, sondern diese besteht darin, daß ursprünglich und anscheinend fortwährend aus normalen Zellen wieder Krebszellen werden."

Ich verweise noch einmal auf die bei der Schilderung der carcinomatösen Oberflächenbildung Fall 8 (Abb. 33, 34 und bei der Beschreibung des beginnenden sekundären Carcinoms auf der Scheide des Falles 12, Abb. 68 und 69) beigebrachten anatomischen Beweise für die carcinomatöse Nachbarerkrankung; eine der ersten Beobachtung analoge bringt Schottländer in seiner Abb. 117 I, und betont ebenfalls den allmählichen Übergang von normalem zu krebsigem Epithel. Auch nach Winters Beobachtungen breitet sich die Erkrankung „nicht auf präformierten Bahnen aus, sondern indem immer neue Partien der Nachbarschaft carcinomatös degenerieren." Nach meinen obigen Auseinandersetzungen muß es heißen: „nicht nur in präformierten Bahnen". Besonders wichtig und mit meinen Beobachtungen gut übereinstimmend ist die Angabe Winters, daß er mehrfach bei Portiocarcinom auf der angrenzenden Partie der Scheidenschleimhaut nur eine Hypertrophie des Papillarkörpers sah, der nach einer gewissen Zeit eine carcinomatöse Degeneration dieser in großer Ausdehnung befallenen Abschnitte folgte. Ich möchte auch glauben, daß die von Schwarz schon 1886 beschriebenen, leider nicht abgebildeten Wucherungen der tieferen Schichten des Vaginalepithels bei einem nicht näher geschilderten Cervixcarcinom, in welche bereits capillare Gefäße eindrangen, nichts anderes waren, als die ersten Stadien einer Carcinomausbreitung durch Nachbarerkrankung. Kroemer (Arch. 65, S. 701) zieht besonders die Verhältnisse bei Körpercarcinomen als Beweis für die von ihm als „Infektion" aufgefaßte Ausbreitung durch Nachbarerkrankung heran, und in der Tat ist eine andere Deutung kaum möglich in denjenigen Fällen, in denen, wie ich es oft sah, z. B. im Fall 16, an offenbar bodenständigen Drüsen sonst noch unversehrter Schleimhaut die ersten Anfänge maligner Entartung erkennbar sind, während in unmittelbarer Nähe schon fortgeschrittenes Adenocarcinom besteht. Doch sind die aus einem malignen Adenom hervorgegangenen Fälle von Adenocarcinom nicht in diesem Sinne verwertbar, da man ja weiß, daß auch der noch ganz normal aussehenden Epithelzelle der gewucherten Drüsenschläuche die biologischen Eigenschaften der Carcinomzelle zukommen können. Doch haben wir es hier ja zunächst nur mit den Plattenepithelcarcinomen der Portio und Cervix zu tun, für welche namentlich Pronai und Schottländer und Kermauner klare Beweise für reines Oberflächenwachstum auf weite Strecken und sehr gewichtige Gründe für die Ausbreitung durch Nachbarerkrankung beigebracht haben. Pronai weist bezüglich der letzteren namentlich auf die abnehmende Atypie nach den beiden Polen eines von ihm beschriebenen, nur in der Mitte Tiefenwachstum aufweisenden, sonst als reiner Belag auftretenden Cervixcarcinoms hin, sowie auf das Vorkommen aller nur denkbarer Übergänge zwischen ausgesprochen carcinomatösem Belag und normalem Cervixepithel in der Nachbarschaft eines größeren, primären Plattenepithelcarcinoms der Portio. Schottländer macht besonders auf die Häufigkeit präceanceröser Veränderungen, d. h. von Veränderungen, von denen wir wissen, daß sie häufig in Carcinom übergehen, in der Umgebung ausgebildeter Carcinome aufmerksam und bringt eine ganze Anzahl von überzeugenden Abbildungen für die Nachbarerkrankung am Portio-, Cervix- und Korpusepithel. Schließlich hat auch die experimentelle Krebsforschung gezeigt (Deelman 1922), daß, während nach Aufhören der Teerpinselungen das krebsige Wachstum in der Mitte des Gebietes hypertrophischen Epithelwachstums fortschreitet, auch benachbarte Zellen aus dem hypertrophischen Gebiete ein atypisches Tiefenwachstum beginnen und so die Anschauung des Krebswachstums durch krebsige Entartung der Nachbarzellen bestätigen. In ganz besonders energischer und überzeugender Weise und mit ausführlicher Begründung spricht sich auch Schiller auf Grund seiner, mit den meinigen übereinstimmenden Bilder junger Carcinome für die oberflächliche Ausbreitung des Carcinoms durch Umwandlung der Nachbarzellen, oder, wie er es, statt der bisher vielfach gebrauchten Bezeichnung: „appositionelles Wachstum", kurz und klar nennen möchte, durch „Assimilation oder Angleichung". Wie ich, betont er die deutliche Unterscheidbarkeit des sekundären Zusammentreffens carcinomatösen mit nicht carcinomatösem Epithel von dem primären Zusammenhang beider und das Fehlen der Zerstörungsbilder an den Übergangsstellen, ferner, daß in manchen Fällen (wie z. B. in unserem Fall 8, Abb. 33 u. 34) der Übergang in der Weise erfolgt, daß sich weder die äußere Grenzlinie des Epithels, noch seine Dicke, noch die Grenzlinie zwischen Epithel und Bindegewebe, noch Form und Größe sowie Anordnung der Papillen ändern. Wenn er die scharfen Grenzen und das Fehlen von Bildern, die eine spezifische Veränderung der Nachbarzellen vor der carcinomatösen Umwandlung erkennen lassen, in seinen Frühfällen betont, so muß ich ihm recht geben, jedoch sehe ich auch nach seinen Abbildungen einen Übergang, wenn auch einen sehr plötzlichen, so z. B. auch in seiner Abb. 46. Aber ich stimme vollkommen mit ihm überein, wenn er sagt: Der Zusammenhang läßt sich nur so erklären, daß in einem ursprünglich gesunden, zusammenhängenden Epithelbelag die normalen Zellen unter Bewahrung der äußeren Grenzen dieses Epithels in Krebszellen umgewandelt werden.

„Das Carcinom breitet sich so aus, wie es entstanden ist, durch Umwandlung des normalen Epithels in carcinomatöses, und zwar sehr häufig in ganz sprunghafter Weise; gerade die jungen Carcinome zeigen in voller Schärfe die plötzliche, übergangslose Umwandlung von normalen zu carcinomatösen Zellen, ohne daß man in den einzelnen Zellen die Vorstufen einer solchen Umwandlung erkennen kann."

Nach allen diesen Beobachtungen muß die Oberflächenausbreitung des Carcinoms durch Nachbarerkrankung oder Angleichung (Assimilation) als feststehende Tatsache anerkannt werden, und daran kann auch B. Fischers neuerlicher Widerspruch nichts ändern, den er übrigens selbst stark abschwächt, durch den Satz: „Aber nachdrücklich muß hier bemerkt werden, daß dieses Gesetz (... daß Geschwülste stets aus sich selbst, niemals durch Apposition wachsen) nur für fertige Geschwülste, da aber restlos, gilt." Wann ist die Geschwulst „fertig"? und warum soll etwas in einem späteren Stadium unmöglich sein, was in einem früheren möglich war? Die angeführten histologischen Beobachtungen sind eine vollgültige Widerlegung der Fischerschen Behauptung.

Jedoch sind nicht alle Fälle der Oberflächenausbreitung auf diesem Wege entstanden, vielmehr ist die Ausbreitung durch Wachstum der ursprünglichen Carcinomzellen das häufigere, aber auch durch die unmittelbar sichtbare scharfe Abgrenzung, von den gutartig gebliebenen Nachbarepithelien, die zum Teil vorher zerstört, zum Teil erst keilförmig unterwachsen werden, meist ohne weiteres kenntlich (Schauenstein 1907 und 1908). Schottländer und Kermauner sahen 58 mal diese Oberflächenausbreitung des Carcinoms und zwar sowohl beim Korpus, als bei Cervix- und Portiocarcinom nach allen Richtungen hin seitlich, sowie vom Korpus auf die Cervix und von dieser auf die Portio und die Scheide und endlich umgekehrt von der Scheide auf die Portio, von dieser auf die Cervix und von der Cervix auf das Korpus. Es können sich, wie auch ich sah, von diesem oberflächlichen Krebsbelag aus durch sekundäres Tiefenwachstum neue Knoten in größerer und geringerer Entfernung von dem Primärtumor bilden. Mit Recht nehmen Schottländer und Kermauner an, daß die Befunde vom Oberflächenwachstum noch viel häufiger sein würden, wenn sie nicht bei den durch Operation gewonnenen Präparaten durch die Operationsvorbereitungen sehr oft zerstört würden. An den meist sehr weit fortgeschrittenen, mit ausgedehnter Jauchung und Nekrose einhergehenden Obduktionspräparaten sind derartige Beobachtungen überhaupt nicht mehr zu machen.

2. Tiefenausbreitung.

Kehren wir zu der praktisch bei weitem wichtigeren Tiefenausbreitung des Uteruscarcinoms zurück, so ist zunächst festzustellen, daß die hauptsächlichste Ausbreitung

a) so gut wie immer in ununterbrochen zusammenhängender Masse innerhalb der Uteruswand erfolgt, nicht selten in verschiedener Richtung gleichzeitig, meist für das bloße Auge ziemlich scharf abgegrenzt, zirkulär und nach oben und unten. So erwiesen sich in Schottländers und Kermauners Material scheinbar isoliert in der Schleimhaut oder in der Wand höher oben oder auf der anderen Seite sitzende Herde bei systematischer Untersuchung immer als im Zusammenhang mit der Hauptmasse des Krebses stehend. In dieser Weise gelangt das Collumcarcinom nach oben in den Bereich des Korpus, seitlich, nachdem es meist schon vorher in der bereits besprochenen verschiedenen Weise die Scheide ergriffen hat, in die Parametrien, auf diese in breiter Front übergehend und schließlich die Beckenwand erreichend, vorn an und in die Blasenwand, hinten entweder in das Septum rectovaginale, in dem es sich zungenförmig nach unten fortsetzen kann, von welchem aus es aber häufiger dem Verlauf der Douglasfalte folgend und das Rectum in Form starrer, seine Lichtung hochgradig verengender Spangen umfassend, die hintere Beckenwand erreicht und endlich in die vordere Rectumwand; hinten kann es auch unmittelbar auf das Peritoneum des Douglasschen Raumes durchwuchern und sich zuerst in Form kleiner dasselbe vorbuckelnder Knötchen, dann frei im Bauchraum ausbreiten und auf verschiedenem Weg auf andere Organe übergreifen (Blau, Offergeld, Arch. 87). Dabei geht entsprechend dem noch zu besprechenden Verlauf der Lymphbahnen, die parametrane Infiltration fast immer voraus, dann erst wird die Trennungswand zwischen Blase und Cervix oder Scheide befallen, welchen die Blase ja unmittelbar angelagert ist, ohne daß jedoch der Lymphstrom vom Genitalschlauch zu ihr gerichtet ist (v. Franqué 1901), zuletzt wird meist das locker mit dem Genitalschlauch verbundene Rectum ergriffen. Doch sah ich einmal bei einem Portiocarcinom der hinteren Lippe eine senkrechte Durchwucherung der Cervixwand bis auf das Peritoneum des Douglas und der vorderen Cervixwand bei noch freien Parametrien, Schottländer (S. 415) einmal die Ausbreitung im retrocervicalen Gewebe außerhalb der Muskulatur.

Der Infiltration folgt der Zerfall, es entstehen ausgedehnte jauchige Höhlen im kleinen Becken, sowie offene Verbindungen zwischen Blase und Mastdarm und dem der zerstörten Scheide und Cervix entsprechenden von zerfallenden Massen ausgekleideten Krater. Die Ureteren, welche ein eigenes Blut- und Lymphsystem und starke Ringmuskulatur besitzen, werden verhältnismäßig selten (Schottländer führt nur 8 Fälle an) und später und zwar kontinuierlich vom Parametrium aus ergriffen, aber von dem Carcinom umwachsen und bis zu vollständigem Verschluß zusammengedrückt — Hydro- oder Pyonephrose und Tod an Urämie sind die Folge — oft ehe die geschilderten Ausbreitungsmöglichkeiten erschöpft sind. Zahlreiche genauere Obduktionsbefunde dieser Endstadien finden sich in der Monographie von E. Wagner (1858) und in den Dissertationen von Blau (1870) und Dybowsky (1880).

b) Der die Regel bildenden Ausbreitung in breiter geschlossener Masse kann aber die Ausbreitung in den großen Lymphbahnen weit vorauseilen; auch diese kann kontinuierlich erfolgen, so daß also von der welligen oder rundlichen Oberfläche oder keilartigen vordringenden Spitze des Hauptherdes lange schmale, mitunter perlschnurartig verdickte Stränge, die von soliden Carcinommassen ausgefüllten und hie und da erweiterten größeren Lymphgefäße (s. Abb. 108) auf größere oder geringere Entfernung hin ausstrahlen. Auf diese Weise kann das Carcinom auf der von Selig zuerst beschriebenen, dem Verlauf der größeren Gefäße in der mittleren und äußeren Schicht der Uteruswand folgenden (s. Abb. 105c) Anastomose kontinuierlich in dünnstem nur mikroskopisch nachweisbarem Strahl vom Hals aus, auf den es für das bloße Auge beschränkt zu sein scheint, in das Korpus und bis hoch hinauf in den Fundus gelangen — meist wohl erst dann, wenn die breiteren, leichteres Fortschreiten ermöglichenden, in das Parametrium führenden Lymphbahnen bereits erreicht und verlegt sind — also in Fällen, welche bereits in die oberen Teile der Cervix vorgedrungen sind. Denn in der in das Korpus nach oben führenden Anastomose muß ja das Carcinom in immer enger werdenden Röhren dem Lymphstrom entgegenwachsen und das wird es für gewöhnlich erst tun, wenn ihm die bequemeren und weiteren Abflußwege in der natürlichen Richtung des Lymphstromes verschlossen sind. Daß aber ausnahmsweise auch ein Portiocarcinom durch derartige von vorneherein rein lymphatische Ausbreitung in allen Schichten hoch hinauf in das Korpus gelangen kann, zeigt Fall 97 von Schottländer und Kermauner, dessen Skizze ich wegen des charakteristischen „wurmstichigen" Aussehens der Schnittfläche in Abb. 108 wiedergebe. Ähnlich, nur unter starker Bevorzugung der äußeren Wandschichten des Uterus, also analog den Fällen Seligs, war die Ausbreitung unter Benutzung der Lymphbahnen, zum Teil auch der Blutbahn in 2 Fällen Haendlys, je einem ziemlich weit fortgeschrittenen Cervix- und inoperablen Portiocarcinom, in welchem der Krebs auf diesem Wege bis in den isthmischen Teil der Tuben gelangte, das eine Mal sogar in deren Lichtung durchbrach. Daß dieser Weg nur ausnahmsweise betreten wird, liegt an der in Abb. 105 auf S. 130 schon gezeigten natürlichen Richtung des Lymphstroms, die besonders klar in den Injektionsversuchen von Leveuf und Godard zutage trat. Bei 46 Injektionen in das Corpus uteri füllte sich 38 mal der vom Collum abgehende Hauptabflußweg, bei gleichzeitiger Injektion von Korpus und Cervix mit verschiedenen Farben hörte die Injektion der lateralen Gefäße in der Wand der Cervix immer da vollkommen auf, wo die Gefäße aus dem Collum hervorkamen und Injektionen im Gebiete des Collum füllten niemals die Lymphgefäße im Gebiete des Corpus uteri.

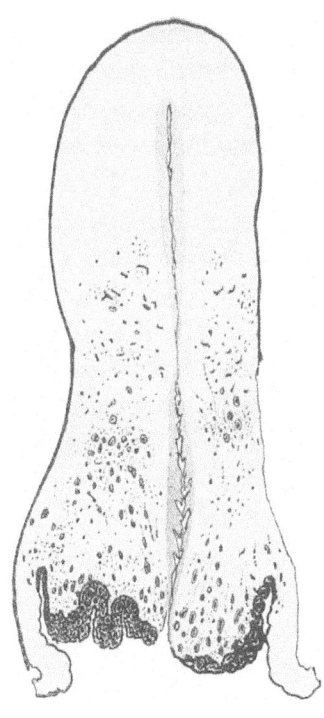

Abb. 108. Diskontinuierliche, sprunghafte Ausbreitung eines mittelreifen Plattenepithelcarcinoms der Portio in den Lymphbahnen. Fall 97, S. 280. (Aus Schottländer-Kermauner: Zur Kenntnis der Uteruscarcinome.)

Darnach ist es vollkommen verständlich, daß das Carcinom in den Lymphbahnen leichter in das Parametrium als in das Corpus uteri sich vorschiebt. Das alleinige kontinuierliche Vordringen in den Lymphbahnen ist stets die Ausnahme. Scheib sah es nur 4mal, Kundrat in 11%, Kermauner und Laméris in 21% ihrer Fälle; ich selbst sah es wie andere (Scheib, Schindler, Schottländer) besonders in den perivasculären Lymphräumen mehrmals. Meist verbindet es sich mit dem Vordringen in den Gewebsspalten selbst. Kundrat und Brunet sahen das Carcinom in den lymphatischen Scheiden der Nerven vordringen und von da aus auch Ganglienknoten in den Parametrien infiltrieren. Wahrscheinlich ist auch die von R. Meyer (Zeitschr. 76, S. 655) berichtete merkwürdige und seltene Ausbreitung eines Cervixcarcinoms „in den Parametrien oberflächlich am Korpus entlang und dann im Uterusscheitel unter der Oberfläche in den obersten subserösen Schichten" bei freier Schleimhaut und Muskulatur in Lymphbahnen und zwar in der Poirierschen Anastomose erfolgt (Abb. 105d).

c) Eine verhältnismäßig geringe Rolle spielt innerhalb der Uteruswand und Schleimhaut die sprunghafte, diskontinuierliche Ausbreitung, d. h. die Festsetzung und Auswachsung von Carcinomzellen, die in der Lymph- oder der Blutbahn eine Strecke weit verschleppt sind, unter Freibleiben des dazwischen gelegenen Gewebes. Sie findet sich fast nur in unmittelbarer Nähe in der Peripherie des Haupttumors, wo sie Scheib unter 231 fortgeschrittenen, aber noch operablen Fällen meines Prager Materials 10 mal in Lymph-, 2 mal in venösen Gefäßen (vgl. auch Schottländer, Fall 5, S. 92) mikroskopisch nachwies. Ich selbst sah sie auch sonst mehrfach in beiden; sie gehören eigentlich schon zur Metastasenbildung; innerhalb der Cervix sind solche metastatischen Knötchen in etwas größerer Entfernung vom Hauptherd von Winter, Gossmann und Scheib beim primären Portiocarcinom nachgewiesen worden; auch die 3 oder 4 Fälle, in denen Schottländer „höchstens" die Metastasierung innerhalb des Uterus in Erwägung zieht, ohne sich sicher dafür zu entscheiden, betreffen entweder nur das Collum oder per continuitatem schon weit auf das Korpus fortgeschrittene Fälle; bei diesen, wie auch bei primären Korpuscarcinomen ist aber innerhalb des Corpus uteri eine derartige Verpflanzung ohne weiteres verständlich, vom Korpus in die Cervix aber nur bei schon gestörten Zirkulationsverhältnissen. Eine Metastasierung von der Cervix auf das Korpus scheint auf diese Weise nur in sehr weit fortgeschrittenen Fällen vorzukommen, sie fand sich bei den von mir selbst, Puppel, Kroemer, Schottländer untersuchten Fällen niemals, auch nicht in den an inoperablen Carcinomen verstorbenen Fällen Cigheris, und nur 10 mal unter den 213 Obduktionsprotokollen sehr weit fortgeschrittener Fälle von Blau und Dybowski, in denen man schon sehr weitgehende Änderungen der Zirkulationsverhältnisse annehmen muß. Das ist verständlich, denn bei normaler Zirkulation wäre eine solche Metastasierung nur auf dem Wege retrograden Transportes der losen Carcinomzellen möglich, der natürlich innerhalb der starren Uteruswand noch viel schwieriger zustande kommt als das kontinuierliche Wachstum des Carcinoms entgegen dem Lymphstrom. Trotzdem möchte ich sie unter besonderen Umständen (z. B. starke Narbenbildung, Lageveränderung, allzu energische und ungeschickte bimanuelle Untersuchung, zu ungewöhnlichen Druckschwankungen in den Beckenorganen führende Tamponaden (Fall Paschen!) nicht für ganz unmöglich halten; zu ihrem Nachweis müßte aber die Ausschließung der kontinuierlichen Ausbreitung durch Serienschnitte vorgenommen sein. Dies ist in dem Falle von Paschen nicht geschehen, in welchem bei einem in die obere Hälfte der Cervix ragenden Cervixcarcinom 2—3 cm oberhalb des inneren Muttermundes zwei Carcinomknoten gleichen Baues saßen, welche der Autor wegen der 4 Wochen lang vorausgegangenen Tamponade als Impfmetastase deutet, ich selbst eher als lymphatische Metastase auffassen möchte, zumal höher oben an der Wand noch weitere, vom Autor selbst als Lymphmetastasen erklärte Knoten sich befanden. Der einzige Fall in der Literatur, der als Korpusmetastase bei operablen Portiocarcinomen angegeben wird, eine Beobachtung Löhleins, ist nach Kermauners Angabe von Walther nur mündlich überliefert und wohl auch nicht hinreichend untersucht.

Gut untersucht ist dagegen ein Fall Kühls. Bei einem ursprünglich kleinapfelgroßen höckerigen Portiotumor (mikroskopisch unreifes, klein alveoläres Plattenepithelcarcinom) fand sich bei dem 5 Wochen nach Aufnahme erfolgten Exitus an Sepsis eine taubeneigroße Metastase in der Korpuswand und davon ausgehend eine Durchsetzung eines fibrösen Polypen mit Carcinomsträngen von gleichem Bau, während die Korpusschleimhaut atrophisch war. Mit Recht faßt Kühl (R. Meyer) den Herd im Korpus als Metastase des primären Portiocarcinoms auf, wohl auf lymphatischem Wege diskontinuierlich entstanden, da sich in den Wandpartien zwischen Portio- und Korpusherd kein Carcinom befand. Aber bei der Aufnahme am 26. Juli 1921 war eine Probeexcision aus dem unteren Teile des Halskanals ausgeführt worden, der eine Schenkelvenenthrombose folgte; am 20. August war dann eine ausgiebige Ausschabung des „unteren Endes des Halskanals" gefolgt und bei der Obduktion am 1. IX. 1921 fanden sich „verdickte Drüsen in Parametrium", die leider nicht mikroskopisch untersucht wurden, und die Schleimhaut über den Tumormassen im Korpus war nur zum Teil erhalten. Darnach ist auch hier eine spontane Metastasierung eines operablen Portiocarcinoms in das Korpus nicht erwiesen, da die Annahme sehr nahe liegt, daß die von der Thrombose gefolgte Probeexcision die ungewöhnliche Metastasierung verursachte, oder daß die Auslöffelung den ursprünglich vorhandenen Zusammenhang beider Herde in den tiefen und subepithelialen Lymphbahnen der Mucosa zerstörte.

Dagegen kommt die diskontinuierliche, lymphatische Ausbreitung auf dem Wege retrograder Verschleppung vom Uterus aus in die Umgebung sowohl bei entsprechend weit fortgeschrittenem, aber noch operablem primären Korpus- als Collumcarcinom anscheinend häufiger vor, als man früher dachte und die allermeisten, früher als Implantationsmetastasen in der Scheide gedeuteten Fälle sind wohl so (oder auf dem Blutwege) entstanden. Sellheim (Inaug.-Diss.) hat einen sehr lehrreichen Fall multipler erbsengroßer lymphatischer Metastasen in der vorderen und hinteren Scheidenwand bei Korpuscarcinomen mitgeteilt. Franz (Zeitschr. 70, S. 909, 1912) erwähnt einen gleichen Fall von Adenocarcinoma corporis mit drei von normaler Schleimhaut überdeckten Knoten in der Scheidenwand. Bumm und Liepmann (Zeitschr. 62, S. 324, 64, S. 406) zeigten eine haselnußgroße Metastase am Introitus bei Cervixcarcinom, die man zunächst sehr wohl als Implantation auffassen konnte. Die mikroskopische Untersuchung nach der Radikaloperation zeigte aber die Verbindung der Metastasen auf dem Lymphwege mit dem Primärtumor. Dasselbe stellte Baisch (1909) zweimal bei carcinomatösen Knoten an der Vulva fest. Auch eine Metastase in der Bartholinischen Drüse bei Korpuscarcinom wird von Pfeiffer als so entstanden gedeutet und in gleicher Weise ist wohl auch die von Petrowa beschriebene Metastase „im Sphincter ani" bei Carcinoma portionis entstanden.

Auf die diskontinuierliche, sprungweise Ausbreitung auf die Parametrien hat zuerst Veit (Berl. klin. Wochenschr. 1899, S. 319) aufmerksam gemacht; seitdem ist sie von verschiedenen Autoren verschieden oft (Pankow gelegentlich, Liegner selten, Kundrat in 11%) gefunden worden; Scheib, welcher die ganzen entfernten Parametrien in Serienschnitten untersuchte, sah sie unter 55 Fällen 14 mal, 7 mal in Lymphbahnen, 6 mal in Venen, 9 mal in Lymphdrüsen des Parametrium, in denen sie auch Kundrat 4 mal feststellte. Bemerkenswert ist, daß Brunet (unter 9 Fällen einigemal) und Schindler 2mal isolierte Krebsherdchen auch vollkommen frei im parametranen Gewebe fanden, wohin sie nur durch allmähliche Verschiebung in den vielfach ödematösen Gewebslücken oder auch aus benachbarten Lymphbahnen durch Eigenbewegung gelangt sein konnten, welch letztere jungen Carcinomzellen zweifellos zukommt. Ribbert (das Carcinom des Menschen, 1911, S. 288) gibt an, daß sie bei jungen Zellen des Mammacarcinoms unmittelbar beobachtet sind und daß viele histologische Bilder nur so zu erklären sind; er führt als Beispiel einen Cylinderkrebszell des Uterus an, mit der Bemerkung, daß hiebei die einzelnen ins Gewebe vordringenden Zellen rundlich, nicht cylindrisch sind. Sind sie wieder seßhaft geworden, dann können sie ihre alte Form und Funktion wieder aufnehmen, auch innerhalb der Lymphbahnen, wie ich selbst bei Adenocarcinomen gesehen habe. Im übrigen lassen sich bestimmte Beziehungen zwischen dem Charakter des Primärtumors und der Ausbreitungsart nicht feststellen.

d) Sehr beachtenswert ist, daß Scheib die diskontinuierliche Ausbreitung 6 mal in den Venen des Parametrium fand, was auch Schottländer (S. 601) bestätigt. Sonst spielt das Blutgefäßsystem bei der Metastasierung des Uteruscarcinoms nur eine geringe Rolle, obwohl, wie meine eigenen (1899), Scheibs, Schottländers Untersuchungen gezeigt haben, die Capillaren und Venen gar nicht so selten (s. Abb. 109) und schon frühzeitig befallen werden, während die starkwandigeren Arterien viel länger standhalten. Dies zeigten auch die schönen Injektionspräparate Richard Freunds, welche zugleich den nur auf kurze Strecken geradlinigen, durch häufige Windungen und Knickungen unterbrochenen Verlauf der Blutgefäße erkennen lassen, den ich mit Selig als einen Hauptgrund für die wenigstens anfänglich seltene Benutzung der Blutbahn für die Metastasierung bezeichnet habe. Die frühzeitige Thrombosierung der befallenen Venen wirkt in gleichem Sinne. Gelegentlich kann es trotzdem zu Metastasierung im Uterus selbst auf dem Blutwege kommen; Schottländer deutet wohl mit Recht seinen Fall 5 als durch retrograden venösen Transport entstanden; es handelt sich um einen durch Serienschnitte als vollkommen isoliert festgestellten Knoten in der hinteren Lippe bei weiter fortgeschrittenem, unreifem Plattenepithelcarcinom der vorderen Lippe, bei dem eine Implantationsmetastase der topographischen Lage nach unwahrscheinlich war und auch sonst Carcinomzellen in den Venen nachgewiesen worden waren. Auch zu Scheidenmetastasen kommt es auf diesem Wege, selbst bei noch operablen Adenocarcinomen des Korpus. Die Carcinomteilchen gelangen durch die weiten Venen des Plexus parauterinus mit Vorliebe durch retrograde

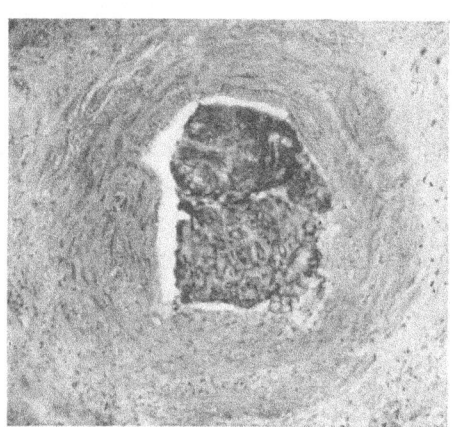

Abb. 109. Carcinomatöser Thrombus in einer Vene. Schwache Vergr. Leitz Obj. 3, Ok. 4.

Embolie in die venösen Geflechte am Urethralwulst oder auch, wie ich es jüngst wieder gesehen habe, in der Seitenkante der Scheide dicht hinter dem Introitus. Hellendal hat 11 solche Fälle von Korpuscarcinom aus der Literatur gesammelt und in seinem eigenen die Krebszellhaufen in den Venenlichtungen der Metastasen gefunden. Eine weitgehende Metastasierung, zuletzt eine Generalisation des Carcinoms auf dem Blutwege kommt, wie die Mitteilungen Wagners, Blaus, Dybowskys, Offergelds und Haendlys zeigen, sogar in den Endstadien nur ausnahmsweise zustande und es gibt dann kaum ein Organ, das nicht gelegentlich befallen werden könnte, entsprechend den bekannten Zirkulationsverhältnissen am häufigsten die Leber (19 $^0/_0$), dann die Lunge (7 $^0/_0$) und die Niere (3,5 $^0/_0$). Multiple Hautmetastasen beschreiben Haendly und Nikolaus Temesvary, der letztere irrtümlich als „multiples Krompechersches Carcinom der Vulva". Offergeld (Arch. 87) gibt, jedoch ohne Anführung bestimmter Fälle an, daß Lebermetastasen gelegentlich auch kurze Zeit nach Entfernung des noch operablen Uterus entdeckt wurden, wo sie ihrer Größe nach schon vorher bestanden haben mußten, während alle anderen Organe frei von Metastasen waren. Bruckmayer beschreibt Knochenmetastasen bzw. Rezidive nach vaginaler Totalexstirpation im Sternum und Oberschenkelhals, ich selbst sah sie mehrfach in der Wirbelsäule, Vaicinska 4 Jahre nach der Totalexstirpation in der Lunge.

e) Diskontinuierlich ist auch so gut wie immer die Ausbreitung bei der Metastasierung in die regionären Lymphdrüsen; meist sind zwar Parametrien und Lymphknoten gleichzeitig befallen, bei den inoperablen Fällen wohl immer, bei den operablen meistens, jedoch nicht in einem Zuge vom Uterus bis zu den Lymphknoten und Kundrat fand in 10%, Pankow in 19,5%, Scheib in 7,3% seiner Fälle die Parametrien auch mikroskopisch frei trotz Ergriffenseins der Drüsen; umgekehrt sind auch bei sehr weit fortgeschrittenen Uteruscarcinomen und Befallensein der Parametrien die Drüsen nicht ganz so selten frei (18% Scheib, Kundrat 10%, Cigheri 10%) oder auch im sonst freien Parametrium nur die dort befindlichen Lymphknoten carcinomatös. Der Prozentsatz des Befallenseins der Lymphdrüsen richtet sich natürlich nach dem Stadium, in dem sich die Erkrankung befindet; bei Leichenmaterial fanden sich in 64—72% krebsige Lymphdrüsen (Schauta, Williams, Cigheri u. a.) bei operativem Material bei Collumcarcinom und mikroskopischer Untersuchung in 28 (Pankow, Doederlein) bis 55,7% (v. Rosthorn, Kermauner-Laméris). Dazwischen liegen die Zahlen von Kundrat-Wertheim 35,8, Brunet 50, Baisch-Doederlein 33, Scheib-v. Franqué 33, Schottländer 44, Ligner 55, Haendly-Bumm 35, Martzloff 42,5, Aschheim-Franz 30%. Daß auch bei makroskopisch eben erst erkennbarem, nur wenige Millimeter in die Tiefe dringendem Carcinom die Lymphdrüsen schon ausgiebig befallen sein können, zeigt unser Fall 3, und nachdem wir fast in allen ganz beginnenden Fällen, die zum Teil klinisch überhaupt noch keine Erscheinungen gemacht hatten, schon Carcinomzellen in Lymphgefäßen fanden, ist das auch ganz begreiflich. Auch Kundrat, Baisch, Pankow (von 7 Fällen, 2 parametrane, 1 regionäre Drüse) u. a., zum erstenmal wohl Wertheim (Arch. 61) fanden in „beginnenden" Fällen Lymphdrüsenkrebs, doch bleibt es immer eine Ausnahme.

Abführende Lymphbahnen des Uterus.

Wir haben nun noch den Verlauf der vom Uterus abgehenden Lymphgefäße und die Lage der „regionären" Lymphdrüsen, in die sie münden, zu besprechen; ich folge dabei unter Berücksichtigung eigener Beobachtungen und der zahlreichen älteren Untersuchungen von Poirier, Sappey, Peiser, Bruhns, Schauta, Kroemer und Baisch im wesentlichen der neuesten, sehr eingehenden, auf Injektionen bei 150 Neugeborenen und zwei Erwachsenen sich stützenden Darstellung von Leveuf und Godard, deren durch Übersichtlichkeit sich auszeichnendes Schema ich in Abb. 110 bringe, durch die Glandula obturatoria und eine Glandula hypogastrica ergänzt; bezüglich des Uterus selbst verweise ich auf meine schematische Abb. 105. Die Schilderung der Autoren stimmt übrigens, namentlich beim Vergleich der Abbildungen, im wesentlichen mit den älteren Darstellungen und den Operationsbefunden überein, wobei nur noch zu berücksichtigen ist, daß bei Erwachsenen eine Änderung im Kaliber der hauptabführenden Wege und auch eine reichere Aus- ja Neubildung von Lymphknoten statthat. Das letztere geht nicht nur aus den gleich zu erwähnenden, viel häufigeren Befunden mehrfacher Lymphknötchen im Parametrium bei Erwachsenen hervor, sondern auch daraus, daß bei Neugeborenen in der Regel nur eine iliacale Hauptdrüse vorhanden ist, während sie bei Operationen wegen Carcinom fast immer in Mehrzahl gefunden wird.

Innerhalb der Uteruswand konvergieren die Lymphbahnen des größeren unteren

Korpusanteils und des Collum zu einem Punkt am Rande des Uterus zwischen Scheidenansatz und Orificium internum, wo das Bündel der 5—8 Sammelgefäße austritt (Abb. 105e).

Der Hauptabführungsweg der Lymphe ist also für Korpus und Collum gemeinsam.

Nur ein Teil der Lymphe aus dem oberen Teil des Korpus strömt durch die aus 4—5 Sammelröhrchen bestehenden Bahnen, welche den Uterus unterhalb des Tuben-

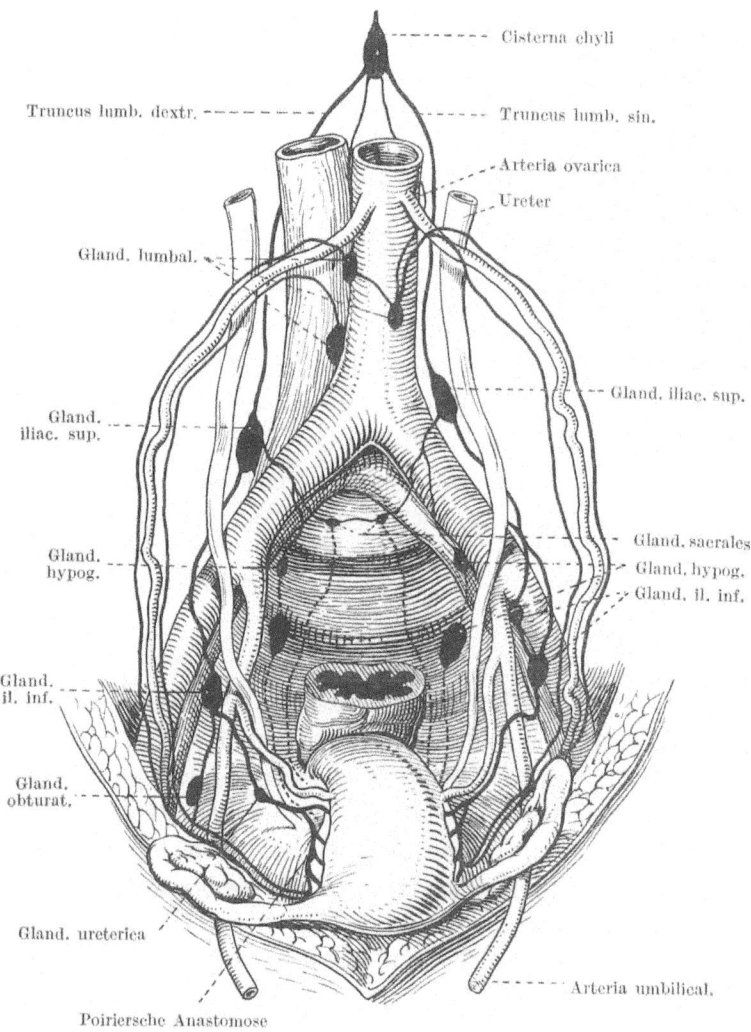

Abb. 110. Lymphbahnen und regionäre Lymphdrüsen des Uterus beim Neugeborenen nach Leveuf und Godard, leicht abgeändert.

abgangs verlassen (Abb. 105f) und parallel der Tube und den von dieser und dem Ovarium herkommenden Sammelgefäßen, mit welchen sie öfters in seitlicher Verbindung stehen, weiterhin entlang der Vasa spermatica nach oben verlaufen und in die Glandulae lumbales inferiores und superiores als erste Etappe münden, welche auf und um die Aorta oberhalb ihrer Gabelung (inferiores), bis zum Abgang der Arteriae ovaricae (superiores) liegen und ihre Lymphe weitergeben in die Cisterna chyli und den Ductus thoracicus; sie stehen aber auch noch in Verbindung mit den entlang der Aorta nach oben angeordneten Glandulae coeliacae oder praevertebrales.

Zwischen diesen utero-ovariellen Bahnen und den Hauptabführwegen vom Collum (Abb. 105 e, 110) besteht eine, schon von Poirier festgestellte Verbindung (Abb. 105 d), in welche ebenfalls seitlich aus dem Uterus kommende Sammelgefäße einmünden; ein solches — von schwachem Kaliber, auf der Zeichnung nicht angedeutet —, verläuft auch entlang dem Lig. rotundum zu den Glandulae inguinales, welche also für Körpercarcinome auch als erste Etappe dienen können, es aber nur sehr ausnahmsweise bei weit fortgeschrittenen Fällen tun.

Die Sammelröhren des Hauptabfuhrweges (Abb. 105 e) verlaufen mit und um die Arteria uterina im Lig. latum nach außen und sind zum Teil schon im Parametrium unterbrochen durch kleine Lymphknoten in verschieden großer Zahl, am häufigsten durch ein erbsengroßes Ganglion (Lymphoglandula parametrana oder ureterica) an der Kreuzungsstelle des Ureters und der Arteria uterina, welches Leveuf, Godard in 14% beim Neugeborenen fanden, das aber bei der Krebsoperation sehr viel häufiger, bis zu 60% (Brunet), gefunden wurde. Auch Scheib fand diese Drüse am häufigsten, parametrane Lymphknoten überhaupt in 76% seines Materials; alle neueren Autoren (Schindler, Brunet, Scheib, Schottländer) sind wohl mit Recht der Ansicht, daß diese Lymphknoten zum Teil neugebildet sind; sie bestehen auch zum Teil nur aus Anhäufungen des adenoiden Gewebes mit Marksubstanz und Rinde, Keimzentren und Lymphsinus, aber ohne Kapsel, auch in Parametrien ohne Carcinom; zum Teil sind sie keine wirklichen Stromunterbrecher, sondern den Lymphgefäßen nur an- oder eingelagert (Schindler).

Die erste größere Hauptetappe des Hauptabfuhrweges sind die Lymphoglandulae iliacae inferiores an der Vorderfläche und dem inneren Rand der Arteria iliaca externa, zwischen dieser und der Arteria iliaca interna und vor dem Ureter, bei Neugeborenen meist in der Einzahl, in verschiedener Höhe gelegen, gelegentlich auch in mehrfacher Zahl wie gewöhnlich beim Erwachsenen; auch die Lymph. glandula obturatoria, dicht am Nervus obturatorius gelegen, dient gelegentlich auch beim Neugeborenen als Hauptdrüse und ist hierher zu rechnen.

Als weniger bedeutende Nebenbahnen bezeichnen Leveuf und Godard die Sammelröhrchen, welche als „hypogastrischer Weg" hinter dem Ureter in die Drüsen am Innenrand der Vena arteria hypogastrica und unterhalb der Iliaca communis liegen (Lymphoglandulae hypogastricae). Eine zweite Nebenbahn (die „sympathische") führt nach Leveuf-Godard entlang dem Nervus sympathicus zu den Drüsen an der Vorderseite des Kreuzbeins und Promontorium (Glandulae sacrales laterales und media). Ich habe die von Baisch und Winter angenommenen, auch bei Sobotta (Atlas der descriptiven Anatomie des Menschen, 3. Abs., 3. Heft 1920, S. 757) gebrauchten Bezeichnungen der Drüsen gewählt, die zu den Befunden und Abbildungen der verschiedenen Autoren einschließlich Leveuf und Godard am besten passen. In Doederlein-Kroenigs operativer Gynäkologie und auch sonst vielfach in der Literatur sind die Drüsen zwischen Iliaca externa und interna als Glandulae hypogastricae bezeichnet, die Drüsen nach hinten vom Ureter entlang der Hypogastrica und unterhalb der Iliaca communis schon den Glandulae sacrales laterales zugerechnet.

Als zweite Etappe, in welche ihre Vasa efferentia führen, dienen allen drei Gruppen, die Glandulae iliacae superiores oder communes, welche an der Außenfläche der Iliaca externa und communis liegen und die Lymphe ihrerseits wieder an die schon beschriebenen Lymphoglandulae lumbales abgeben. Noch kleinere und inkonstante Lymphbahnen verlaufen von der Hinterwand der Cervix zur Vorderwand des Rectums, von der Vorderwand der Cervix zur Hinterwand der Blase. Leveuf und Godard fanden einmal eine Lymphbahn, welche von dem isolierten Hauptabfuhrweg vor seiner Einmündung in die Lymphdrüse entlang der Arteria umbilicalis nach oben verlief und eine gelegentliche außergewöhnliche Verbreitung des Carcinoms in dieser Richtung erklären könnte, ebenso Metastasen in der Nabelgegend, wie sie Kroemer (Arch. 73, S. 83) in der Tat bei Korpuscarcinomen sah, oder im subperitonealen Fettgewebe der vorderen Bauchwand (Gebhard, Pathol. Anat. S. 154). Verschiedene Anastomosen ziehen auch von den iliacalen zu den tiefen und oberflächlichen Inguinaldrüsen, die also bei Collumcarcinom als zweite, bei Korpuskrebs als erste Etappe dienen können.

Da zwischen allen Lymphwegen und Drüsen der mittleren und hinteren Beckenwand reichlich Anastomosen bestehen und außerdem mancherlei Variationen im Verlauf der Lymphbahnen und der Lage der Lymphdrüsen bestehen (z. B. Einmündung der Hauptabfuhrbahnen in die Drüsen hinter dem Ureter), genügt praktisch die Kenntnis, daß für die Collumcarcinome alle unterhalb der Arteria iliaca communis an der seitlichen und hinteren Beckenwand gelegenen Drüsen (iliacae inferiores, hypogastricae, sacrales) als erste Etappe, die oberhalb gelegenen Glandulae superiores und communes und lumbales als zweite, die praevertebrales als dritte Etappe dienen können, für das Korpuscarcinom als erste Etappe außer den Glandulae iliacae inferiores und hypogastricae, auch die lumbales und inguinales.

Die Operationsbefunde, die Ergebnisse der Injektionen an Kinder- und Erwachsenenleichen (Peiser, Kermauner, Bruhns, Leveuf und Godard) und die Untersuchungen am Uteruscarcinom Verstorbener (Schauta, Cigheri) stimmen darin überein, daß zuerst und vorwiegend die iliacalen und hypogastrischen, dann die sakralen und lumbalen, zuletzt die inguinalen und cöliacalen Drüsen befallen werden. Doch können, infolge der vielen Anastomosen und Verlegung des normalen Lymphweges oder durch abnormen Verlauf einzelner Lymphbahnen bei der carcinomatösen Infiltration ausnahmsweise auch Drüsen der ersten Etappe übersprungen und gleich die der nächsten befallen werden, und mit Recht betont Schauta die große Inkonstanz der Drüsenbefunde.

B. Ausbreitung des Korpuscarcinoms.

Die besprochenen Verhältnisse der Lymphbahnen und Drüsen in und um den Uterus sind wohl auch die hauptsächlichste Ursache für die Besonderheiten in der Ausbreitung des Korpuscarcinoms, das bekanntlich sehr langsam wächst und erst sehr spät auf die Parametrien übergreift und Metastasen macht; ersteres geschieht meist erst, wenn, wie dies Weibel an 2 Fällen gezeigt hat, die Cervixwandungen schon ergriffen sind und also die Abfuhrwege vom Collum aus benutzt werden können (s. auch Cigheri, Doederlein). Offergeld konnte bei einem pflaumengroßen Adenocarcinom in nicht vergrößertem Uterus die infiltrierten Lymphbahnen als weißliche Stränge durch die Cervix in die Parametrien verfolgen. Drüsenmetastasen fand Weibel nur in 16, A. Mayer-Doederlein in 14%, Offergeld in 13% der Fälle, Cullen nur einmal, andere Autoren gar nicht (Pankow). Doch fand Offergeld bei noch wenig vergrößertem Uterus eine haselnußgroße Iliacaldrüse, einmal eine offenbar lymphatisch entstandene ebenso große Metastase auf der Höhe des Labium majus. Es stimmt mit dem oben geschilderten Verlauf der Abfuhrwege überein, daß auch hier in erster Linie die Iliacaldrüsen, dann erst die Lumbaldrüsen und nur ganz selten (2 mal unter 69 Fällen Weibels) die Inguinaldrüsen befallen sind. Die Hauptmasse der Lymphe, auch des Korpus, wandert eben gleichfalls durch die Hauptabfuhrwege am Collum uteri und mit ihr die verschleppten Carcinomzellen. Diese großen Lymphbahnen sind aber besonders weit von den meist im Fundus sitzenden Körpercarcinomen entfernt, und, wie schon Selig betont und Kermauner bestätigt, die inneren und der größere Teil der mittleren Muskelschichten des dickwandigen Korpus fallen durch den Mangel breiterer Lymphbahnen auf, so daß das langsamere Vordringen des Krebses verständlich ist. Ich möchte diesen Verhältnissen größere Wichtigkeit zuschreiben, als der von Aschheim und R. Meyer (Zeitschr. 76, S. 653 u. 655) hervorgehobenen verschiedenen Natur der Krebszellen in Korpus und Collum. Denn auch die primären Plattenepithelcarcinome des Korpus machten spät und selten Metastasen und ich sah nicht nur bei den Adenocarcinomen in der Cervix das frühzeitige Eindringen von Cylinder- und metaplastischen Zellen in die Lymph- oder Blutbahn, genau wie bei dem Plattenepithelcarcinom, sondern auch bei noch auf die Mucosa corporis beschränkten Krebsen den Einbruch in die Lymphcapillaren. Obata macht die Angabe, daß er Krebszellen im Lumen der Blutgefäße 2 mal bei primärdrüsigen, darunter sogar einem reindrüsigen Carcinom fand gegenüber 9 mal bei primär soliden Carcinomen; nach den früher angeführten Häufigkeitsverhältnissen sowohl der Korpuscarcinome, als auch der Adenocarcinome zu den Cervix- und Plattenepithelcarcinomen müßte das Befallensein der Blutgefäße bei den Adenocarcinomen sehr viel seltener sein, wenn die Beschaffenheit der Krebszellen dabei eine so ausschlaggebende Rolle spielen würde. Aber gerade bei Adenocarcinomen des Korpus werden ja, wie erwähnt, Scheidenmetastasen auf dem Blutweg öfters, von Sellheim (S. 8) auch auf dem Lymphwege einmal, nachgewiesen. Freilich wird das Stadium diffuser, sarkomartiger Ausbreitung einzelner Carcinomzellen im Gewebe und in den feinsten Lymphspalten und damit die größte Möglichkeit der Verschleppung einzelner Zellen in größerer Zahl zur Aussaat in entfernte Gebiete bei den Adenocarcinomen meist viel später erreicht, als bei den Plattenepithelcarcinomen. Jedenfalls ist die langsame Ausbreitung, die späte Überschreitung der Grenzen des Uterus, die seltene und späte Metastasierung, welche zusammen die verhältnismäßig günstige Prognose des Körpercarcinoms bedingen, anatomisch gut zu begründen. Hat die Geschwulst in Knotenform oder diffus die ganze Muskulatur durchwachsen und die Serosa erreicht, so tritt vor dem Durchbruch in die freie Bauchhöhle in der Regel eine Verwachsung mit dem gerade angelagerten Organ, Netz, Blase, Dünndarmschlingen oder Flexura sigmoidea und bei erfolgtem Durchbruch eine fistulöse Verbindung mit den betreffenden Hohlorganen ein. Bleibt die Verwachsung aus, so kann es durch multiple Implantation oder lymphatische Ausbreitung in der Subserosa zu allgemeiner, knötchenförmiger Carcinose des gesamten Peritoneums kommen, wie bei jedem Carcinom in der Bauchhöhle.

Die in den Lymphbahnen verschleppten Carcinomzellen des Uteruscarcinoms gelangen durch die Vasa afferentia zunächst in die Randsinus der Drüse [1], gehen daselbst wohl vielfach zugrunde, siedeln sich aber, wenn die Abwehrkräfte des Körpers erschöpft sind oder

---

[1] Bezüglich der Drüsenveränderungen vergleiche besonders die Arbeiten v. Kroemer, Schauta, Brunet, Scheib, Schindler, Schottlaender.

die Zufuhr in ungewöhnlich starkem Maß oder in Gestalt besonders aktiver Epithelien erfolgt ist, dort an und erfüllen von der Rindenschicht her nach innen vordringend, allmählich alle Lymphsinus der Drüse, schließlich auch in das Innere der Follikel und Markstränge eindringend und sie zerstörend (s. Abb. 17); jenseits der stark gedehnten, schließlich gesprengten Kapsel, findet oft eine Neubildung lymphadenoiden Gewebes statt. Wird durch vollständige Verlegung der Lymphbahnen eine Umkehr des Lymphstromes bedingt, so können die Lymphdrüsen auch auf retrogradem Wege erreicht und allmählich vom Hilus aus vollständig zerstört werden.

Cylinderepithelschläuche in Lymphdrüsen.

Ebensowenig wie beim Parametrium ist im Anfang klinisch und makroskopisch die krebsartige Entartung der Lymphdrüsen mit Sicherheit zu erkennen; eine kleinste, weiche Drüse kann schon Carcinom enthalten, eine harte vollkommen sklerosierte kann ebenso wie eine stark vergrößerte, weiche oder harte Drüse carcinomfrei und nur durch entzündliche Hyperplasie verändert sein. Es folgt daraus, daß nur sorgfältige, mikroskopische Untersuchungen in Serien oder wenigstens in Stufen wissenschaftlich verwertet werden können. Bei stärkeren Zirkulationsstörungen in den Drüsen finden sich Degenerationen aller Art (fettige, hyaline, schleimige, Verkalkung), zuletzt Nekrose im carcinomatösen wie nicht carcinomatösen Teil der Drüsen. Die Knoten sind dann auf dem Durchschnitt markig, weißgelblich, es läßt sich die aus den zerfallenden Epithelien bestehende „Krebsmilch" ausdrücken. Die mächtige Ausbreitung des Carcinoms in den Drüsen steht manchmal in gar keinem Verhältnis zur Größe des Primärtumors und es kann von ihnen aus nach Sprengung der Kapsel eine diffuse exsudatähnliche Ausbreitung des Krebses auf die Umgebung erfolgen (Beckmann). Durch zentrale Erweichung, peripheres Fortschreiten der Wucherung und sekundäre Abkapselung können cystische Gebilde bis Tauben- oder Hühnereigröße entstehen, wie im Falle von A. Seitz, der mir nach Abbildung und Beschreibung übrigens ein gewöhnliches, unreifes Plattenepithelcarcinom mit etwas ungewöhnlichen Degenerationsformen der ursprünglichen einheitlichen Carcinomzellen zu sein scheint. In der Regel zeigen die Krebszellen in den Lymphdrüsen dieselben morphologischen und biologischen Eigenschaften, wie in den Primärtumoren, mitunter jedoch weitergehendere oder geringere Anaplasie, wie bereits erwähnt. Auch epitheliale, sowie Fremdkörper- und Gefäßriesenzellen (Schottländer) kommen vor. Als Zufallsbefund und unabhängig vom Carcinom sind mehrfach typische tuberkulöse Epithelialtuberkel mit Riesenzellen gefunden worden (Sitzenfrey, v. Gutfeld 0,2% u. a.). Eine ganze Literatur haben die ziemlich häufig (Wertheim 9,5, Scheib 10, Schottländer 11, v. Gutfeld 5,3%) in den carcinomatösen Drüsen, namentlich zwischen den Randsinus gefundenen epithelialen Schläuche hervorgerufen, die mit bald kubischem, bald hochcylindrischem, bald flimmerndem (Sitzenfrey, Lüthy, Bulliard und Champy) Epithel ausgekleidet sind. Heute und seit 23 Jahren (Falkner) ist so viel sicher, daß sie nicht, wie Wertheim u. a. ursprünglich — später nicht mehr — glaubte, Metastasen des Uteruscarcinoms sind; denn sie fanden sich (v. Franqué, R. Meyer, Zeitschr. 119, Brunet, Falkner, Sitzenfrey, Kaufmann, Lüthy), auch bei nicht carcinomatösen Leichen und Präparaten; es mag dies nochmals hervorgehoben sein, da noch 1922 Bulliard und Champy sie in 3 Fällen als „Cylinderzellenmetastasen bei primären Plattenepithelcarcinom" beschreiben, während die Abbildung die altbekannten epithelialen Schläuche, sogar mit Flimmerhaaren, zeigen. Freilich kann ein primäres Adenocarcinom und auch, wie früher schon gezeigt, auch ein malignes Adenom in Form von Cylinderepithelschläuchen metastasieren. Abb. 111 zeigt die Lymphdrüsenmetastase eines Adenocarcinoma cervicis. Man sieht das Epithel des mit typischen Cylinderzellen ausgekleideten Hohlraums ebenso wie in dem Muttertumor, sich in polymorphes, kleinzelliges Epithel umwandeln, das (nicht nur an der abgebildeten Stelle) zerstörend in die Tiefe dringt und in die Lymphgefäße einbricht, an anderen Stellen solide Papillen nach dem Lumen zu bildet. Aber bei primären Plattenepithelcarcinomen ist derartiges schwer denkbar, jedenfalls noch nicht beobachtet, und durch Bulliard und Champys Fälle auf keinen Fall erwiesen; ähnlich wie bei der allzuoft angenommenen Entwicklung von Plattenepithelcarcinom aus Cervixdrüsen, kann es auch hier zu Täuschungsbildern kommen, wenn, wie Schindler dies beobachtet hat, wirklich metastasiertes Plattenepithelcarcinom sekundär in die vorher vorhandenen drüsigen Gebilde einbricht.

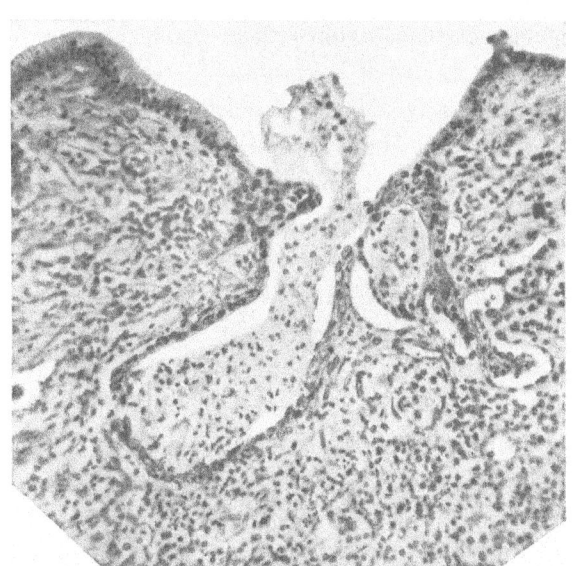

Abb. 111. Metastase eines Adenocarcinoms der Cervix in einer Beckenlymphdrüse in Gestalt eines von typischen Cylinderzellen ausgekleideten Hohlraums, dessen Epithel sich in polymorphes umwandelt, zerstörend in die Tiefe dringt und in die Lymphgefäße einbricht. Starke Vergr. Zeiß Ok. 2, Obj. DD.

Die von Schindler versuchte Ableitung von verschlepptem, normalem Uterusepithel wird, obwohl wieder näher gerückt, durch die neueren Theorien Sampsons und Halbans über die Genese der endrometrialen Bildungen verschiedenster Lokalisation, auf deren ungeheure Literatur (s. darüber bei Lauche und Haeuber) hier nicht eingegangen werden kann, dadurch hinfällig, daß die Schläuche an Stellen gefunden werden, wohin eine Verschleppung von Uterusepithelien nicht möglich ist (Oberschenkel, R. Meyer, Achsel und Halsdrüsen, Kaufmann, Lehrbuch S. 1309, Halslymphdrüsen, Lüthy-Lubarsch). Durch diese Befunde wird auch die Ableitung von versprengten Resten des Wolffschen Ganges höchst unwahrscheinlich, welche viele Anhänger hatte (Ries, Wülfing, Borst, Aichel, Rossa) und noch hat; Lüthy, der die Gänge in zwei lumbalen Lymphdrüsen bei einer an Endokarditis verstorbenen 32 jähr. Puella publica mit einer Reihe von Mißbildungen (Uterus bicornis, Divertikelbildung des rechten Uterushornes, doppelter Gartnerscher Gang) fand, bekennt sich unter ausdrücklicher Billigung Lubarschs auch zu dieser Genese und zieht daraus interessante Schlußfolgerungen für die Genese des Uteruscarcinoms überhaupt, die ich hier anführen möchte, obwohl ich sie für nicht richtig halte. Die Häufigkeit, in der sie Wertheim gefunden hat, führt Lüthy zu dem Gedanken, daß ein größerer Teil der Uteruscarcinome, als bisher angenommen, auf embryonale Störungen zurückzuführen ist. ,,Die Einschlüsse in den Beckenlymphdrüsen wären zwar nicht als Ursache des Krebses, aber als Fingerzeig auf weitere Epithelversprengungen in Collum, Portio oder in der Vaginalwand aufzufassen, die der unbekannte Carcinomreiz zu pathologischen Wucherungen angeregt hätte." Als Haupteinwand Lüthys gegen die Herkunft der Schläuche aus den Endothelien der Lymphgefäße (v. Franqué, Sitzenfrey, Schauta, Pankow, Cigheri, v. Gutfeld, Schottländer, Kaufmann) infolge der bei Carcinom stets vorhandenen entzündlichen Reize, oder von Serosaepithel (Scheib, Schottländer) ist, daß „die Metaplasielehre die Verwandlungen des Endothels und des Mesenchyms in echtes Epithel nicht erlaubt", und Lüthy hält Sitzenfreys Abbildung des Übergangs eines Lymphgefäßes in einen solchen Cylinderepithelschlauch nicht für beweisend. Es scheint mir, daß dieser Einwand nicht mehr stichhaltig ist, denn Krumbein schreibt den Deckzellen des Peritoneum, das von vielen, wohl mit Recht, als ein großer Lymphraum aufgefaßt wird, mit überzeugenden Gründen die Fähigkeit der Bildung nicht nur geschichteten Plattenepithels, sondern auch flimmernden und sezernierenden Cylinderepithels zu und er belegt diese letztere Tatsache, auf die es uns hier am meisten ankommt, durch positive Mucicarminfärbung an der Milzserosa eines an tuberkulöser Peritonitis verstorbenen Mannes. Übrigens ist auch Lüthys Beobachtung der Deutung als Folge entzündlicher Reizzustände durchaus zugängig, da es sich um eine 32jährige Puella publica mit Tubenwinkeladenomyomen handelte, die seit Chiaris und meinen eigenen Untersuchungen (Zeitschr. f. Gynäkol. 42) als entzündlich hervorgerufen sichergestellt und ganz neuerdings durch Kitai wieder bestätigt sind. Für die entzündliche Genese der Epithelschläuche spricht endlich die von Scheib 21 mal unter 55 Fällen gemachte und von Schottländer bestätigte Feststellung, daß sich solche Epithelschläuche (sogar mit Flimmerepithel!) auch frei im Parametrium, oft in unmittelbarer Nähe der Serosa peritonei, einmal sogar im Zusammenhang mit dieser fanden; auf diese will Schottländer die Epithelschläuche auch in den Drüsen zurückführen. Bei der nahen Verwandtschaft der Lymphendothelien mit dem Serosaepithel scheinen mir diese Befunde auf jeden Fall für die entzündliche Genese des Cylinderepithels an beiden Stellen zu sprechen und somit ist diese Ableitung für die epithelialen Schläuche in den Lymphdrüsen auch heute noch die wahrscheinlichste; ich halte sie nicht nur durch die an meiner Prager Klinik gemachten Beobachtungen Sitzenfreys, sondern auch durch die Untersuchung des neuesten Bearbeiters v. Gutfeld, für erwiesen; auch er verfolgte die epithelialen Gebilde genau in Serien und konnte alle Übergangsbilder vom Endothel der Lymphgefäße zu den Cylinderepithelien nachweisen.

C. Ausbreitung durch Implantation und doppelte Carcinome.

Eine Art diskontinuierlicher Ausbreitung des Carcinoms ist endlich auch diejenige durch Implantation von Carcinomzellen von der Oberfläche her, die sowohl zu Metastasen im Uterus und Genitalsystem selbst (Scheide, Tube, Ovarien), als auch an entfernteren Stellen führen kann. Man kann hierbei wieder die Kontaktmetastase, bei welcher das Carcinom selbst längere Zeit in Berührung mit der gegenüberliegenden Wand steht und auf dieser, ohne eigentliche Verwachsung, zur Bildung eines neuen Herdes geführt hat, unterscheiden, von der eigentlichen Impf- oder Implantationsmetastase, bei welcher von dem primären Herd losgelöste Carcinomzellen, auf kürzere oder weitere Strecken verschleppt und dann eingepflanzt oder eingeimpft, zu einem durch gesundes Gewebe von dem primären Herd getrennten Carcinomknoten herangewachsen sind.

Die Kontaktmetastasen, auch Abklatschcarcinome genannt, sind zwar sehr augenfällig, aber trotzdem in der ausgezeichneten kritischen Arbeit von Milner wohl mit guten Gründen bezweifelt worden. Trotzdem sind sie möglich.

Ein schönes beweisendes Beispiel aus dem Corpus uteri bietet der Fall 95 bei Schottländer, Implantation eines Adenocarcinoms auf der gesunden Schleimhaut der gegenüberliegenden Wand und der Fall 15 von Iseki, in dem ein fast ganz solide gewordenes Adenocarcinom sich durch Kontakt auf die Spitze eines gutartigen, adenomatösen Polypen übertrug. Es muß zugegeben werden, daß in keinem der früher mitgeteilten Fälle von Kontaktmetastasenbildung die mikroskopische Untersuchung durchgeführt ist, welche unbedingt verlangt werden muß, um sowohl die Ausbreitung als carcinomatöser Oberflächenbelag mit sekundärer Knotenbildung auf der Scheide, als die lymphatische Ausbreitung in der Tiefe mit sekundärem Durchbruch an die Oberfläche auszuschließen. Dabei ist noch besonders daran zu erinnern, daß nach Schottländers Ausführungen ein die Ausbreitung vermittelnder carcinomatöser Oberflächenbelag durch Eiterung oder mechanisch vollständig entfernt sein kann, so daß der Nachweis nicht nur carcinomfreien, sondern auch unversehrten Oberflächenepithels zwischen den beiden fraglichen Herden in Serienschnitten erbracht sein muß. Dieser Forderung hält z. B. der Fall von Kunze nicht stand und muß daher als zwingendes Beweißstück für die Implantation ausscheiden, nach Schottländer auch Schauensteins Fall, was ich jedoch angesichts der überzeugenden Abbildung 14 und Beschreibung Schauensteins nicht für richtig halte.

Die Forderung der mikroskopischen Sicherstellung einer Kontakterkrankung ist dagegen bezüglich der Lymphbahnen erfüllt bei der von Bosse beobachteten Scheidenmetastase bei primärem, papillärem Cervixcarcinom. Jedoch stoßen wir hier auf eine neue, auch von Schottländer schon scharf herausgesetzte Schwierigkeit: die der Unterscheidung einer Implantationsmetastase von einer primär multizentrischen Entstehung oder einer Ausbreitung des Carcinoms durch sekundäre Nachbarerkrankung. Bosse beschreibt ausdrücklich, daß die carcinomatöse Wucherung aus dem Plattenepithel der Scheide selbst hervorgegangen sei, „ohne daß etwa das Plattenepithel abgeworfen und durch carcinomatöse Epithellagen von der Seite ersetzt wird". Diese Schwierigkeit ist noch größer bei den ohne Kontakt durch Verschleppung einzelner Zellen oder kleinster Carcinompartikelchen entstanden gedachten „eigentlichen" Implantationsmetastasen. Heute, im Zeitalter der Sampsonschen Theorie, bezweifelt wohl niemand mehr ihre Möglichkeit, was übrigens auch Milner nicht tut; er verlangt nur die Beibringung neuen, auch mikroskopisch vollständig durchuntersuchten Materials, das inzwischen abgesehen von den Fällen aus dem Uterus namentlich durch eine Reihe zweifelsfreier Beobachtungen sichergestellt ist, auf welche wir bei der Metastasenbildung vom Uterus auf die Tube und das Ovarium und umgekehrt noch besonders zurückkommen werden. Hier wollen wir uns zunächst nur mit dem Uterus beschäftigen. Die Verhältnisse der sekundären Scheidenknoten sind schon auf S. 141 besprochen. Die Unterscheidung wird unter Umständen unmöglich, wenn der Ort der fraglichen Impfmetastasen dieselbe Carcinomform hervorzubringen vermag, welche der angenommene Primärtumor aufweist. So muß Schottländer in den 6 Fällen, in denen beide — Implantation und multizentrische Entstehung — in Frage kommen, beide für möglich erklären und spricht nur von der größeren Wahrscheinlichkeit der einen oder der anderen; ich kann hier auf die zum Teil recht verwickelten Einzelheiten dieser Fälle (erörtert auf S. 578 ff.) nicht eingehen und bemerke nur, daß mir in Fall 24 und 39 beides möglich, aber nicht erwiesen, im Falle 4 und 44 (Plattenepithelcarcinome) die Implantation, in Fall 21 und 83 (Adenocarcinome) die multizentrische Entwicklung am wahrscheinlichsten erscheint, außerdem letztere in Fall 101 und 42 sichergestellt ist. Daß die multizentrische Entwicklung am Uterus überhaupt gar nicht so selten ist, wurde schon früher mehrfach sowohl bei dem Plattenepithel- als bei dem Adenocarcinom und bei der gleichzeitigen krebsigen Entartung des Oberflächen- und Drüsenepithels, sowie der Korpus- und Cervixdrüsen erwähnt. Am klarsten in die Augen springend ist die plurizentrische Entwicklung bei den Fällen von „doppeltem" Carcinom am Uterus, welche, räumlich voneinander getrennt, so verschiedenen mikroskopischen Bau aufweisen, daß das eine Bild nicht aus den anderen hervorgegangen sein konnte, wie es bei den oben erwähnten mehrgestaltigen ursprünglichen Adenocarcinomen der Fall war (Fall 16 und Fall Flaischlen).

Diese Fälle von wahrem doppeltem Carcinom haben praktisch nicht mehr dasselbe Interesse wie früher, da die supravaginale Amputation als Krebsbehandlungsmethode wohl allgemein aufgegeben ist. Ihres wissenschaftlichen Interesses wegen führe ich die als vollkommen sicher zu betrachtenden Fälle hier an:

1. Eckardt II 1898, Malignes Adenom der Cervix und Adenocarcinom des Korpus.
2. Routh 1905, Portiocarcinom und Drüsencarcinom des Korpus (mir im Original nicht zugängig, aber von Ribbert, Fischer, Lubarsch, Keitler als sicheres doppeltes Carcinom angeführt).
3. Lubarsch 1906, Portiohornkrebs und Adenocarcinoma corporis.
4. Sampson 1907, Adenocarcinoma cervicis und Plattenepithelcarcinom der Portio im Beginn.
5. Hofbauer 1910, Plattenepithelkrebs der Portio und Adenocarcinom des Fundus.
6. Warstat 1912, Plattenepithelcarcinom der Portio und Adenocarcinom des Korpus.
7. Schottländer 1912, Fall 13, Malignes Adenom der hinteren Lippe, Plattenepithelcarcinom der vorderen Lippe.
8. Bonney 1913, Plattenepithelcarcinom der Cervix und Adenocarcinom des Korpus.
9. Keitler 1918, Typisches Portiocarcinom und Adenoma malignum des Fundus, beide weit fortgeschritten, in der Mitte des Uterus zusammenstoßend.
10. Martzloff 1923, Adenocarcinoma corporis und Plattenepithelcarcinom der Cervix.
11. Norris und Vogt 1924, Adenocarcinom im linken Horn eines Uterus bicornis und Plattenepithelcarcinom der hinteren Cervixwand.

Hierzu kommen noch die von Anfang an nicht als Doppelcarcinom erkennbaren, erst durch mikroskopische Untersuchung geklärten Fälle.

12. Hofert 1897, Plattenepithelcarcinom der Portio und Adenoma malignum cervicis.
13. Klein 1894, Portiocarcinom und Adenocarcinom der Cervixdrüsen.
14. Klinger 1908, Carcinoma portionis und Adenocarcinoma cervicis.
15. Büttner 1911, Unizentrisches Plattenepithel in der Portio und plurizentrisches Adenocarcinom der Portio.
16. Hauser 1913, Plattenepithelcarcinom der Portio und Adenocarcinom der Cervix, in der Mitte ineinandergreifend, an beiden Seiten vollständig geschieden.
17. Keitler 1918, Plattenepithelcarcinom der Portio und Adenocarcinom der Cervixdrüsen.
18. Eisenbreys Fall von „Adenocarcinom am Fundus und Epitheliom in der Cervix" war mir nicht zugängig, er wird von Kühl als zuverlässig angeführt.
19. Schiller, Fall 8, 1927, Adenoma malignum („Drüsencarcinom von hoher Reife") im myomatösen Corpus uteri, und beginnendes Plattenepithelcarcinom am äußeren Muttermund.
20. Kornileff 1926, Plattenepithelcarcinom der Portio und Adenocarcinom der vorderen Korpuswand.

Hieran würden sich wohl die Fälle schließen, in denen sich bei ausgedehntem Plattenepithelcarcinom der Portio und Cervix einzelne carcinomatöse Drüsen fanden (Schottländer Fall 36, 71, 77, Lauschke, Gebhard S. 132, eigene Beobachtung, S. 130) oder bei größeren Adenocarcinomen kleine Stellen mit beginnenden Portiocarcinomen (eigene Beobachtung).

Ausgeschieden habe ich als ungenügend beschrieben und daher nicht bewiesen oder sicher anders zu deuten, folgende, von anderen Autoren hierher gerechnete Fälle:

1. Paul Ruge 1886, Getrennte Carcinome in Cervix und Korpus, nicht histologisch untersucht.
2. Abel und Landau II 1889, Plattenepithel der Portio und Adenoma malignum des Korpus, letzteres als solches nicht erwiesen, wie schon Hofmeier 1890 zeigte.
3. Flaischlen 1890, Carcinomatöses Ulcus incipiens der Cervix; in der ausgeschabten Korpusmucosa an mehreren Stellen carcinomatöse Veränderungen; keine genaue mikroskopische Beschreibung. Von Winter als Metastase in der Cervix gedeutet.
4. Gellhorn 1892, Einheitliches „Adenocancroid" von der Gegend des inneren Muttermundes ausgegangen und nach oben und unten vorgedrungen.
5. d'Erchia 1898, Einheitliches, auf das Korpus übergegangenes, in die Drüsen eingedrungenes Portiocarcinom.
6. Opitz 1899, Wahrscheinlich primäres Plattenepithelcarcinom der Cervix, flächenhaft auf das Korpus übergegangen.
7. Thomson 1903, Angeblich Adenocarcinoma corporis und unreifes Plattenepithelcarcinom der Cervix. Wahrscheinlich primäres Adenocarcinoma corporis mit Übergang in ganz unreifes Alveolarcarcinom („Einzelne Knoten im Korpus bestehen aus dicht gedrängten Epithelzellen und gleichen darin den Knoten der Portio"), und Implantationsmetastase in der Cervix. Das Portiocarcinom erst nach der Operation diagnostiziert. Portio und Cervix sehr stark durch alte vernarbte Einrisse zerklüftet, makroskopisch keine Substanzverluste. „Mehrere erbsengroße Kugeln von harter Konsistenz stehen in sehr losem Zusammenhang mit diesen Partien, von denen sie sehr leicht abbröckeln. Ganz unreifes „Carcinoma simplex". Die Cervixschleimhaut weiter oben und der gesamte Querschnitt der Cervixwand mikroskopisch frei von Carcinom.

In dem eben (Februar 1927) von P. Zweifel mitgeteilten Fall konnte es nach des Autors eigenem Urteil nicht entschieden werden, ob die Neubildung des Korpus als Metastase des gleichzeitig vorhandenen mit Zerstörung der Wand einhergehenden Adenoma malignum cervicis aufzufassen war, doch hält es Zweifel für unwahrscheinlich, weil die mikroskopischen Bilder stark voneinander abwichen. Auf der Korpusinnenfläche fanden sich etwa ein Dutzend große, hahnenkammartige Warzen mit übermäßiger Schleimsekretion und Zerstörung der Muskulatur. Nach den sehr schönen Abbildungen handelte es sich auch im Korpus um ein Adenoma malignum von zum Teil cervicalem Typus des einschichtigen Cylinderepithels. Auch ich möchte eine selbständig im gleichen Sinne erfolgte maligne Entartung der Korpus- und Cervixepithelien für das Wahrscheinlichste halten, da von mir und anderen die primäre Entwicklung von Adenocarcinomen mit cervicalem Charakter im Korpus öfters beobachtet wurde (s. S. 124), von Cullen und mir (s. S. 101) auch gleichzeitig im Korpus und Cervix.

Die verhältnismäßig häufige Multiplizität der Carcinomentwicklung am Uterus (und am ganzen Genitalschlauch!) ist also eine Tatsache und sie muß immer mit in Rechnung gezogen werden, wenn sich getrennte Carcinomherde am Uterus oder der Genitalschleimhaut finden, auch wenn dieselben gleichen Baues sind. Schon 1890 erwähnten Landau und Abel — ohne nähere Beschreibung — „zwei voneinander unabhängige Carcinomknötchen auf der vorderen und hinteren Lippe einer Portio". Die Ausschließung oder geringere Wahrscheinlichkeit multipler Entstehung muß also noch hinzugenommen werden zu den von Sellheim für den Nachweis einer Implantationsmetastase geforderten 5 Punkten:

1. Es muß der direkte Übergang von dem primären Krebsherd zur Metastase durch den Befund einer breiten Zone unveränderten Gewebes zwischen beiden Herden ausgeschlossen sein.

2. Es müssen die mikroskopischen Bilder beider Neubildungen miteinander übereinstimmen (nicht unbedingt notwendig, wie oben gezeigt, siehe Fall Thomson!).

3. Es muß eine Verschleppung auf dem Weg der Blut- und Lymphbahn mit größter Wahrscheinlichkeit auszuschließen sein.

4. Es müssen die Bedingungen gegeben sein, daß die Krebsteilchen von dem Primärherd nach dem Entstehungsort des sekundären Krebses geschafft werden können.

5. Es müssen sich an dem Orte der Entstehung Veränderungen im Gewebe finden lassen, welche durch den Reiz der Aufpfropfung des Geschwulstteilchens entstanden sind, ein Nachweis, der nur in den allerersten Anfangsstadien möglich ist, wie Schauenstein mit Recht bemerkt.

Diesen strengen Forderungen genügt wohl nur der Fall Schauensteins, in dem bei primärem Hornkrebs des Korpus drei größere Herde als multizentrisch entstanden, viele kleinere auf der zum Teil wunden Körperschleimhaut als Implantation gedeutet wurden, wie ich glaube, mit Recht, da sie sich in Serienschnitten als vollkommen isoliert zwischen epithelbekleideten Schleimhautstrecken fanden und ein Häufchen eben sich einpflanzender, wohlerhaltener Krebszellen an einer Stelle mit entsprechenden Reizerscheinungen im Gewebe nachgewiesen werden konnte. Auch Moench, der in einem myomatösen Uterus (Fall 5) neben einem fünfmarkstückgroßen Adenocarcinom zahlreiche stecknadel- bis haselnußgroße Knötchen auf der sonst atrophischen Schleimhaut fand, hält die letzteren für Implantate, die sich in Ritzen und Defekten der äußerst dünnen und gespannten Schleimhaut festgesetzt hätten. Ein Beweis gegenüber der multizentrischen Entstehung, die zu genau demselben Befunde führen kann, ist nicht erbracht. Iseki (R. Meyer) hat in drei Fällen polypöse Carcinome gleichzeitig im Fundus und am inneren Muttermund gesehen und hält in allen diesen Fällen eine Metastasierung durch Implantation abgelöster Teile für „sehr wahrscheinlich". Ein anderer Schüler R. Meyers, Hintze, beschreibt neuerdings (September 1928) eine kleinste Impfmetastase eines Plattenepithelcarcinoms der Cervix auf einem sonst gutartigen, glandulären Cervicalpolypen. Mit Schauenstein halte ich die ebenfalls als Implantationen gedeuteten Fälle von Pfannenstiel 2 (1893), Kunze und Kraus für unsicher, weil die Serienschnittuntersuchung fehlt. Im Pfannenstielschen Falle, einem Cervixcarcinom, ist überdies, ebenso wie in dem bei Winter erwähnten Fall von Ruge und Veit und Winters eigener Beobachtung (s. Abb. 112), der innere Muttermund weit überschritten. Sobald aber das Carcinom in den reichlichen und weiten Lymphbahnen der Mucosa corporis angelangt ist, steht namentlich bei den in diesen Fällen immer vorhandenen, weitgehenden Verlegungen der in normaler Richtung abführenden Bahnen, seiner Ausbreitung, kontinuierlich oder diskontinuierlich, nach oben nichts mehr im Wege und wenn dies unter unversehrter Oberfläche geschieht und weiter oben der Durchbruch eines neugebildeten Carcinomknotens in die Uterushöhle erfolgt, so wird makroskopisch der Eindruck eines „doppelten" Carcinoms hervorgerufen, wie in den genannten Fällen. Als lymphatische Ausbreitung deutet auch Cullen seinen Fall von ziemlich weit fortgeschrittenem Cervixcarcinom mit Metastasen in beiden Uterushörnern und auf einen Polypen (hier vielleicht Kontaktimplantation?, ähnlich wie im Fall 44 bei Schottländer, einem Korpuspolypen bei über den inneren Muttermund emporgedrungenem Collumkrebs). Es ist daher nicht notwendig, auf die von Pfannenstiel herangezogene, sehr unwahrscheinliche Implantation durch Übertragung gelegentlich einer Sondierung zurückzugreifen. Daß auch in den ebenfalls als Impfmetastasen von unten nach oben gedeutetem Falle Paschens die lymphatische Ausbreitung die wahrscheinlichste ist, wurde schon oben (S. 140) erwähnt. Bei den Fällen von Abel III, den Hofmeier und Schottländer wegen ungenügender Untersuchung überhaupt ausschalten, und Binswanger, der auch nicht mikroskopisch beschrieben ist, und Zweifel (1892), alle drei Cervixcarcinome mit kleinen Herden im Fundus, möchte ich auch eher an die bei verschiedenem Bau ja 10 mal erwiesene multiple selbständige Entstehung denken, zumal bei Binswanger und Zweifel die Fundusherde in der Mehrzahl vorhanden waren. Dasselbe trifft zu für den letzten als Implantation im Fundus bei primärem Cervixcarcinom und als durch Retroflexio des in eine große Mucometra verwandelten Uterus dazu besonders prädisponiert gedachten Fall von Meyer-Wirtz; hier halte ich die Implantation nicht nur für unwahrscheinlich, sondern sogar die multizentrische Entstehung für gesichert; denn nach den recht guten Abbildungen macht die Wucherung im Fundus durchaus den Eindruck einer bodenständigen, nicht aufgepflanzten; und sie ist auch von der cervicalen Neubildung, einem Gallertcarcinom, ganz deutlich verschieden. Das Epithel hat vollkommen korporalen Charakter, lange, stäbchenförmige Kerne und von Gallertproduktion ist nichts zu sehen. Der Zweifelsche Fall ist vielleicht identisch mit der von ihm neuerdings (1927) etwas genauer geschilderten, von mir hier auf S. 101 angeführte Beobachtung multizentrische Carcinomentwicklung im Uterus.

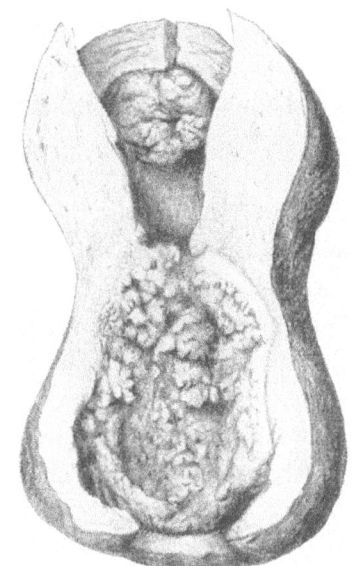

Abb. 112. Carcinoma cervicis mit Metastase im Corpus uteri (scheinbar doppeltes Carcinom). (Nach Winter, 2. Aufl. dieses Handbuches.)

Keiner der als Implantation von unten nach oben gedeuteten Fälle ist also beweisend.

Von den als Metastasen aus dem Korpus in die Cervix aufgefaßten Fällen wird der von Pfannenstiel 1 (1892), ein ins Cavum durchgebrochener Knoten der hinteren Cervixwand bei Adenocarcinoma cervicis, vom Autor selbst als lymphatische Metastase aufgefaßt, der ältere Fall von Kryzinski stellt eine einfache kontinuierliche Ausbreitung vom Korpus auf die Cervix dar. Bei den Fällen von Elischer 2 und 6 (1891) fehlt die mikroskopische Untersuchung der Collumtumoren, es bleibt also unbestimmt, ob Carcinome von verschiedener histologischer Beschaffenheit in Korpus und Collum vorlagen, im Falle 2 ist nach der freilich sehr unklaren Beschreibung kontinuierlicher lymphatischer Zusammenhang der beiden Herde wahrscheinlich, in Fall 4 nicht ausgeschlossen. Der Fall von Stratz (1888) wurde auch als histologisch doppeltes Carcinom aufgefaßt, es war (nach Winter) an der Portio ein „Cancroid", während das Carcinom an einer oberhalb des inneren Muttermundes gelegenen Stelle mehr aus Spindelzellen zusammengesetzt war. Nach unseren jetzigen Kenntnissen, nach denen bei Plattenepithelcarcinomen vielfach nur aus Spindelzellen zusammengesetzte Stränge vorkommen, war es jedenfalls ein einheitliches

Carcinom. Da die Brüchigkeit des oberen Carcinomknotens, welcher bei der Operation einriß, besonders betont wird, ist die lymphatische „wurmstichige" Ausbreitung und der lymphatische Zusammenhang mit dem Carcinom vom Muttermund das wahrscheinlichste. Ist er durch Serienschnitte ausgeschlossen, was ich nicht weiß, da mir nur die kurze Mitteilung im Zentralblatt, nicht die Veröffentlichung in der Gynäkol. Zeitschr. f. holländisch Indien zugängig war, so könnte man an eine Implantationsmetastase denken. Im Falle von Piering-Schauta handelte es sich nach der genauen Beschreibung Pierings um ein primäres Plattenepithelcarcinom des Korpus, welches sich neben der Bildung eines hühnereigroßen Knotens im Fundus, flächenhaft über den ganzen Uterus ausgedehnt und auch an der Portio einige bis erbsengroße Knötchen hervorgebracht hatte, es handelte sich also um kontinuierliche Ausbreitung, nicht um Metastasenbildung (s. auch S. 48).

Es bleibt schließlich noch der Fall Hofmeier 1 (1895), in welchem sich im Korpus gleichzeitig ein vom Oberflächenepithel ausgehendes Plattenepithelcarcinom und ein von den Drüsen ausgehendes Adenocarcinom fand, zugleich an der Portio ein beginnendes Plattenepithelcarcinom und ein kleines malignes Adenom, eben in Adenocarcinom übergehend. Hofmeier faßt die beiden letzteren Bildungen als getrennte, von den gleichen Tumoren im Korpus aus durch herabgeflossene Geschwulstbröckeln gebildete Impfmetastasen auf. Obwohl ich selbst die mikroskopische Untersuchung dieses Falles seinerzeit durchgeführt habe und gegenüber Milners Anzweifelung die carcinomatöse Natur der Plattenepithelwucherungen als ganz zweifellos erklären kann, muß ich bekennen, daß ich Hofmeiers Auffassung heute nicht mehr als gesichert betrachten kann. Die Oberfläche der Schleimhaut war (S. 174) auf weite Entfernung hin mit Plattenepithel bedeckt, mit Zapfenbildung nach der Tiefe zu, der ganze Prozeß war sehr weit vorgeschritten, außer dem Herdchen an der Portio fanden sich auch sonst isolierte carcinomatöse Drüsen in der Tiefe der Schleimhaut (S. 174). Damit ist die Möglichkeit diskontinuierlicher lymphatischer Ausbreitung gegeben. Serienschnitte zur Ausschließung des lymphatischen Zusammenhanges der verschiedenen adenocarcinomatösen Bildungen und des Zusammenhanges durch Oberflächenausbreitung bei dem Plattenepithelcarcinom sind nicht ausgeführt; neben der multizentrischen Entwicklung müssen daher auch die Möglichkeiten der lymphatischen Ausbreitung zugegeben werden, welch letztere Lahm bezüglich des Plattenepithelcarcinoms auch schon angenommen hat.

Auch in diesem letzten Fall ist also die Implantationsmetastase, wenn auch nicht unmöglich, so doch nicht erwiesen.

Genau so steht es mit den als Kontakterkrankung der Scheide bei primärem Uteruscarcinom beschriebenen Fällen von Thorn, Sippel und Menge (Zentralbl. 1901, S. 672), wenn auch die eigentümlichen topographischen Verhältnisse sehr dafür sprechen (Thorn: fast kreisrundes kraterförmiges Geschwür der linken Scheidenwand, in das die geschwürige Oberfläche der carcinomatösen, stark nach hinten stehenden Portio des durch alte Narben nach rechts gezogenen Uterus genau hineinpaßte. Sippel: Descensus uteri; unmittelbar hinter dem engen Introitus, wo die krebsige Portio aufruhte, markstückgroßes Krebsgeschwür. Menge: Knoten der hinteren Lippe, flaches Geschwür, dort wo es die hintere Scheidenwand berührt). Primäre Multiplizität nimmt Tzuji bei seiner Beobachtung gleichzeitige Krebserkrankung der Nase, der Portio und am Introitus nach dem Ergebnis der mikroskopischen Untersuchung an.

Die Frage, ob eine etwaige Implantation auf unversehrter Schleimhautoberfläche möglich ist, kann meiner Meinung nach für den Genitalschlauch unerörtert bleiben. Denn kleine Defekte derselben werden bei den mit starkem Ausfluß verbundenen Carcinomen oft vorhanden sein, wenn sie sich der unmittelbaren Beobachtung auch meist entziehen. Künstlich gesetzt sind sie bei den sog. Impfrezidiven, welche schließlich nichts anderes sind, als nach der Operation aufgetretene Implantationsmetastasen, für welche die letztere erst die Gelegenheit geschaffen hat. So verführerisch die Annahme einer Impfmetastase für den Kliniker in den Fällen ist, bei welchen nach einer erweiterten Scheidendammincision gelegentlich der vaginalen Totalexstirpation ein Carcinom in der Narbe auftrat, so muß man doch Milner recht geben, daß keiner derselben absolut beweisend ist. Er führt 25 derartige Fälle an, die ich hier nicht noch einmal durchsprechen möchte und macht besonders auf den Vorgang der „Chemotaxe" aufmerksam, das ist der Anziehung des Lymphstromes durch per secundam heilende Wunden und Fadeneiterungen; so könne die verhältnismäßig häufige Lokalisation des Rezidivs in oder an der Narbe erklärt werden. „Doch werden wir, meint er, zugeben müssen, daß dauernde Rezidivfreiheit nach Exstirpation eines Narbenrezidivs mit einer gewissen Wahrscheinlichkeit für Implantation spricht." Darnach wird man wohl den Fall von Flaischlen (1909) als ersten einigermaßen sicheren Fall von Implantationsmetastase anerkennen dürfen; nach Totalexstirpation eines noch wenig weit fortgeschrittenen, vorher ausgeschabten malignen Adenoms im Fundus fand sich $^1/_2$ Jahr später links vom Introitus am Ende der Schnittnarbe ein ebenso gebauter haselnußgroßer Rezidivknoten, nach dessen Entfernung die Kranke dauernd rezidivfrei blieb, wie mir Herr Geh. Rat Flaischlen auf meine Anfrage freundlichst mitteilte. Sie wurde 1916 zum letzten Male nachkontrolliert und starb erst 1918, $9^1/_2$ Jahre nach der zweiten Operation in einer Influenzaepidemie. Daß bei der weiten Entfernung der Metastase von dem Primärherd, bei der in so frühen Stadien überhaupt so gut wie niemals erfolgenden Metastasierung der Körpercarcinome, bei der auf eine sehr große Strecke entgegengesetzten Richtung des Lymphstromes und der primären Heilung des Scheidendammschnittes hier eine diskontinuierliche, isolierte Metastase vorliegen sollte, ist in der Tat so gut wie unmöglich, bei einer kontinuierlichen oder nicht isolierten diskontinuierlichen Ausbreitung hätte die Kranke aber ein zweites Rezidiv bekommen müssen.

Die nach Milners Arbeit, aber anscheinend ohne Kenntnis derselben veröffentlichten Fälle von „Impfrezidiven" nach Uteruskrebsoperationen von Zurhelle, den schon Baisch und Raabe nicht anerkannten, und Stickel sind nicht zwingend beweisend; die Stickelschen, wie schon Flaischlen 1912 bemerkte (zwei in der Scheide, zwei in den Bauchdecken) deshalb nicht, weil stets noch andere lokale Rezidivknoten vorhanden waren oder nachkamen. In Zurhelles Beobachtung bildete sich 3 Monate nach Wertheimscher Operation wegen Blumenkohls der Portio im oberen Teil der Bauchnarbe unterhalb des Nabels ein Rezidivknoten, der mit Erfolg am 27. IX. 1906 entfernt wurde, wobei sonst nichts von Carcinom entdeckt wurde. Die Kranke wurde bis Juli 1911 als dauernd gesund verfolgt: hier war also der Tumor unterhalb des Nabels die einzige Metastase; aber die Beweiskraft der Fälle von Bauchnarbenrezidiv nach Uteruscarcinom wird zweifelhaft gemacht durch das Vorkommen spontaner Metastasen in der Nabelgegend (Raabe) und die von Leveuf und Godard einmal gefundene Lymphbahn, die von dem Hauptabfuhrweg am Collum uteri, vor dessen Einmündung in die Iliacaldrüsen, abging und entlang der Nabelarterie bis zum Nabel verlief.

Sippels (1923) Fall von Carcinomrezidiv infolge Kontaktübertragung kann auch als einfaches Impfrezidiv nicht gelten, sondern würde zu den von Milner als gesonderte Gruppe angeführten Fällen von Rezidiven in Troikart- oder Fadenstichkanälen zu rechnen sein. Denn das Rezidiv bildete sich in den Incisionsstellen in den Leistengegenden zwecks Einführung eines Radiumträgers ins Parametrium; entlang dem von diesem eingenommenen Kanal konnte das Carcinom kontinuierlich oder diskontinuierlich leicht die Incisionsstellen erreichen, namentlich unter Zuhilfenahme von Milners „Lymphotaxe". Die Tumoren waren denn auch mit der Unterlage verwachsen.

Der Kliniker wird sich, wie auch aus der lebhaften Erörterung nach Flaischlens zweitem Vortrag hervorgeht, dem Eindruck, den ein Rezidiv gerade in der Narbe nach Totalexstirpation macht, nicht entziehen können, besonders bei den sonst so selten und spät Metastasen machenden Korpuscarcinomen, es sind deren 5 bekannt, außer den von Milner angeführten Fällen von Hofmeier, Fritsch und Niebergall der erwähnte Fall Flaischlens und ein in Stoeckel-Reifferscheids Lehrbuch der Gynäkologie ohne nähere Angaben abgebildeter Fall, gegenüber etwa 21 Collumkrebsen (20 Fälle bei Milner, dazu der von Falk, Zeitschr. 70, S. 913, 1912 kurz mitgeteilte bei einem Adenoma malignum der Portio). Berücksichtigen wir den Fall Flaischlens und die Tatsache, daß durch die bekannten Experimente Bergmanns und Hahns die Implantationsmöglichkeit des Carcinoms in frische Wunden beim Menschen erwiesen ist, so wird unser Schlußurteil lauten müssen: Implantationsmetastasen innerhalb des Uterus und vom Uterus in die Scheide kommen sicher vor, aber sie sind selten.

D. Ausbreitung auf Tube und Ovarien.

Bei den Halskrebsen sind Metastasen in den Tuben und Ovarien sehr selten und nur bei fortgeschrittenen Fällen und Ergriffensein der Lymphbahnen des Parametriums beobachtet, von welchem aus beide Organe kontinuierlich oder diskontinuierlich durch die beschriebenen Anastomosen der Lymphwege befallen werden können, wahrscheinlich auch durch die Blutbahnen, obwohl hierüber Beobachtungen noch nicht vorliegen. Auf dem lymphatischen Wege sah Schottländer (unter 140 Fällen), Cullen, d'Erchia, Werner die Tube je einmal, Haendly zweimal ergriffen, stets in weit fortgeschrittenen, wenn auch noch operierten Fällen, Kundrat unter 80 Fällen überhaupt niemals; fast ebenso selten ist das Ovarium unter denselben Umständen befallen, in Martzloffs 290 Fällen in 1%, Schottländer $1,5\%$, bei Werner (Wertheim) unter 326 kein einziges Mal, bei Cullen nur in 3 inoperablen Fällen, bei E. Schmid unter 157 operierten Fällen einmal = $0,63\%$, bei inoperablem Obduktionsmaterial in $11,7\%$. In Ménétrier und Bertrand-Fontaines Fall war die Beteiligung der großen Lymphbahnen und der Parametrien besonders auffällig, während das eine Ovarium für das bloße Auge noch unversehrt, mikroskopisch von den Lymphbahnen aus weitgehend durchsetzt war. Bei Korpuscarcinomen wird die Tube natürlich etwas öfters, wenn auch immer noch selten und meist bei fortgeschrittenen Fällen, befallen und zwar geschieht dies auf dreierlei Weise:

1. Durch kontinuierlichen Übergang von der Uterusschleimhaut der Tubenecken

auf die Tubenschleimhaut. Ihl hat einen solchen doppelseitigen Fall gezeigt, Werner deren zwei (S. 742 u. 743) beschrieben. Vielleicht gehört auch Maiss' nicht näher beschriebener Fall hierher.

2. Durch Fortkriechen in den Lymphbahnen vom Uterus in die Wandungen der Tube, Fälle von Norris und Vogt, Weibel (1 Fall unter 67 = 0,63%), Kundrat (Fall 1), Garkisch.

3. Durch die kontinuierliche Beförderung kleinster Krebsbröckel oder einzelner Krebszellen auf retrogradem Wege durch das freie Tubenlumen und Implantation derselben auf die Tubenschleimhaut. Diese Möglichkeit wurde schon 1908 durch Sitzenfrey nahegelegt, welcher im freien Lumen der sonst nicht ergriffenen Tube lebensfrische Teilchen eines mit Plattenepithelbildung einhergehenden Korpuscarcinom nachwies, bei welchem vorher heftige Uteruskoliken bestanden hatten. Die gleiche Beobachtung machte Schiller (1922) und Cordua fand nach Wertheimscher Operation normale Schleimhautpartikelchen der prämenstrualen Menstruationsphase im Tubenlumen, Sampson (1924) nach einer Ausschabung zweimal bei Carcinoma corporis freie Carcinomteilchen in der Tubenlichtung. In allen diesen Fällen konnten sie durch die mechanischen Einwirkungen gelegentlich der ausgeführten Operationen hineingepreßt sein, wenn dies im Sitzenfreyschen Falle bei der Menge und der Erweiterung des Tubenlumens, die sie schon hervorgebracht hatten, auch sehr unwahrscheinlich ist. Aber es ist selbstverständlich, daß die bei Korpuscarcinome sehr häufigen, schmerzhaften Kontraktionen, die ja eben durch Verlegung des Abflußweges nach der Scheide zu hervorgerufen werden, dasselbe bewirken können. Und so wurde denn schon 1895 von Sondheimer eine wahrscheinlich auf diese Weise entstandene Tubenmetastase eines Korpuscarcinoms bei Hämatometra- und Hämatokolpos infolge Vaginalatresie abgebildet, welche Beobachtung nur deshalb nicht zwingend beweisend ist, weil die Tube nicht mikroskopisch untersucht wurde. Kundrat (1906) beschreibt dann eine mikroskopisch untersuchte, hirsekorngroße Adenocarcinommetastase, ,,welche den Tubenzotten angewachsen ist", und Werner (1913) bezeichnet mit Recht eine schmal aufsitzende, fast gestielte Metastase auf der Mucosa der Tube bei gleichgebautem Adenocarcinoma corporis ausdrücklich als echte Implantationsmetastase, da die Lymphbahnen sowohl des Parametriums, als der Tube selbst frei waren. Einen ähnlichen Fall hat Sampson 1924 mitgeteilt, indem ebenfalls die Lymphbahnen frei waren; er beschuldigt eine 1 Jahr vorher ausgeführte Ausschabung als Ursache der Verschleppung, doch ist sie zweifellos auch ohne solche möglich, wie der Sondheimersche Fall zeigt. Leider ist aus Weibels und Werners Angaben nicht zu ersehen, ob die betreffenden Kranken vorher ausgeschabt wurden; wenn ja, so ist jedenfalls anzunehmen, daß die Radikaloperation, wie allgemein üblich, in so kurzer Zeit darauf folgte, daß eine organische Verbindung mit der Wand nicht erst in dieser Zeit sich herstellen konnte.

Daß die Eierstöcke bei Korpuscarcinom wesentlich häufiger befallen sind, als bei Collumcarcinomen, ist bei den nahen Beziehungen der meist benutzten utero-ovariellen Lymphbahnen, die längs der Tube verlaufen, begreiflich; Norris und Vogt (115 Fälle) fanden in 1,7%, Weibel 4%, Offergeld (Literaturzusammenstellung) 7%, Davis (50 Fälle) 10%, E. Schmid (83 Fälle) 10%, Marino (28 Fälle) 10,7% Ovarialmetastasen. Littauer stellte aus der Literatur 14 fortgeschrittene Fälle, in denen neben dem Uterus nur der Eierstock ergriffen war, zusammen, von denen 12 das Korpus und 2 die Portio betrafen (ohne mikroskopische Untersuchung). Natürlich ist die Übertragung bei sehr weit fortgeschrittenen Uteruscarcinomen auch per continuitatem möglich; nachdem ich schon 1898 (Zeitschr. 40, Fall 7) eine Implantationsmetastase auf der Ovarialoberfläche bei einem in das Peritoneum durchgebrochenen Sarcoma uteri beschrieben habe, und später durch meine Schüler Sitzenfrey und Vanvolxem solche im allerersten Beginn bei Magencarcinomen und Ovarialcarcinom der anderen Seite beschreiben ließ, zweifle ich nicht daran, daß auch Uteruskrebse, die auf die Oberfläche der Serosa durchgewachsen sind, solche machen können, ebenso Carcinompartikelchen, welche auf die oben beschriebene Weise durch die Tuben auf die Ovarialoberfläche gelangt sind, eine Ansicht, die auch Milner teilt. Besteht die Sampsonsche Hypothese der Entstehung mannigfacher Krankheitsbilder durch Implantation normaler Uterusepithelien auf Eierstock oder Bauchfell zu Recht, eine Frage, die hier nicht zu erörtern ist, dann wird niemand zögern, die gleiche Fähigkeit verschleppten Geschwulstzellen zuzutrauen, wie ich dies schon jetzt tue. Ein Fall Sampsons, in dem es sich allerdings auch um ein Sarkom handelt, bei welchem sich feine Geschwulstteilchen in der Tubenlichtung und Implantationen auf dem Bauchfell und den Ovarien fanden, scheint diese Annahme zu beweisen. Ebenso der schon erwähnte Fall von Norris und Vogt: bei einem nur 1,5 cm großen malignem Adenom wurde bei der 6 Wochen nach der Probeausschabung vorgenommenen Totalexstirpation eine gleich gebaute Metastase auf der Oberfläche des Ovariums gefunden, die durch Implantation von durch die Ausschabung mobilisierten, durch postoperative schmerzhafte Uteruskontraktionen durch das Tubenlumen hindurch getriebene Carcinomzellen hervorgerufen wurde.

Da die Carcinomausbreitung auf allen besprochenen Wegen auch in umgekehrter Richtung von den Ovarien nach dem Uterus erfolgen kann, ist es bei fortgeschrittenen gleichgebauten Tumoren, auch ganz abgesehen von der gar nicht so seltenen Möglichkeit unabhängiger Carcinomentwicklung in beiden Organen (Milner, Werner, Hauser, Frankl u. v. a.) oft nicht möglich, mit Sicherheit zu erkennen, wo der primäre Sitz des Tumors war (s. auch Bassani, Burkhard). Offergeld meint, daß es meist der Uterus sei; jedenfalls erfordert jeder einzelne derartige Fall eine genaue makro- oder mikroskopische Analyse, deren oft zweifelhaftes Ergebnis aber nicht selten die aufgewandte Mühe nicht lohnt. Die bekannten Tatsachen genügen, zur anatomischen Begründung und Forderung bei Carcinom corporis uteri stets die Ovarien, bei Ovarialcarcinomen stets den Uterus mitzuentfernen, eine Regel, von der nur aus sehr schwer wiegenden klinischen Gründen abzuweichen rätlich ist.

IV. Die histologische Diagnose des Carcinoma uteri.

Die Technik der Beschaffung des zu untersuchenden Materials gehört nicht hierher; nur so viel soll gesagt sein, daß von einer Probeausschabung verlangt werden muß, daß sie die gesamte Innenfläche des Korpus und, womöglich davon getrennt, der Cervixhöhle betreffen muß, und daß alle erhaltenen Schleimhautstückchen untersucht werden müssen, da die jüngsten Carcinome ja makroskopisch überhaupt noch nicht sichtbar und außerdem auf eine einzige oder wenige Stellen der Schleimhaut beschränkt sein können. Die Probeausschneidung aus der Portio vaginalis soll ein nicht zu kleines, mindestens 1 cm langes

½ cm keilförmig in die Tiefe gehendes Stück des fraglichen Gewebsabschnitts umfassen, am besten von der Grenze nach dem gesunden Gewebe; kleine Knötchen und Geschwüre und Leukoplakien werden am besten gleich ganz ausgeschnitten. Ich halte die verschiedenen zu schneller Gewinnung angegebenen besonderen Zangen oder scherenartigen Instrumente für unzweckmäßig; die damit entnommenen Gewebsteile sind vielfach zu klein und oberflächlich und erbringen unter Umständen gerade in zweifelhaften Fällen ungenügendes Untersuchungsmaterial. Man muß Pinzette, Messer und Naht benutzen. Probeausschabung und -Ausschneidung sind für die Diagnose beginnender Fälle unentbehrlich. Daß sie gelegentlich durch die Ausbreitung bestehender Infektion (Heynemann, Schallehn, Steinbüchel, Kermauner 1927), als Gelegenheitsursache von Metastasierung auf dem Lymph- oder Blutweg (Wintz), durch Anreiz zu schnellerem Wachstum auf die Tumorzellen (Weinzierl, Krotkina) schädlich wirken können, ist zuzugeben. Zur Vorsicht mahnt auch die Beobachtung Hinselmanns und Essers, die auf einer allerdings kranken Schleimhaut nach Probeexcision Leukoplakien entstehen sahen, aus denen sich gelegentlich bekanntlich Carcinome entwickeln können. In Wirklichkeit sind solche Schädigungen in so verschwindend seltenen Fällen vorgekommen, daß sie praktisch nur insoweit ins Gewicht fallen, als sie Anlaß geben, diese Eingriffe nur dann, wenn es wirklich nötig ist, und stets mit den nötigen antiseptischen Vorsichtsmaßregeln auszuführen und ihnen die Operation oder Strahlenbehandlung möglichst bald, innerhalb einiger Tage, folgen zu lassen. Kermauner hat neuerdings (1927), um die Gefahren der Probeexcision zu vermeiden, eine einfache Abschabung des Oberflächenepithels mit einem kleinen scharfen Löffel an den makroskopisch verdächtig erscheinenden Stellen vorgenommen; er hat auf diese Weise zweimal aus den im Oberflächenepithel gefundenen, von mir weiter unten als präcancerös bezeichneten, sicher schon malignen Veränderungen (s. seine Abb. 205) das Carcinom erkannt, das sich nach der Operation durch an kleinsten Stellen vorhandenes Tiefenwachstum (s. Abb. 206) auch als solches bestätigte. Da auch dieser Eingriff nach Kermauners eigener Angabe (S. 819) nicht gleichgültig ist und zudem doch leicht nicht ganz sichere, gelegentlich nicht von allen Untersuchern anerkannte Ergebnisse liefern wird, möchte ich ihm doch die Probeexcision vorziehen und seine Anwendung in der Sprechstunde nicht empfehlen. Von der Probecurette hat Guggisberg unter 654 Fällen niemals einen Schaden gesehen. (Vergl. auch Schiffmann, Zentralbl. f. Gynäkol. 1920, Nr. 47, S. 2993.)

Da durch schlechte Fixierung Trugbilder entstehen, oder wichtige Tatbestände undeutlich gemacht, oder ganz verwischt werden können, müssen die entnommenen Teile sofort, am besten, nachdem in physiologischer Kochsalzlösung das anhaftende Blut abgeschwemmt ist, in die Fixationsflüssigkeiten (absoluter Alkohol oder 10% Formalinlösung) eingelegt werden. Genauere Bezeichnung der Entnahmestelle und sonstiger äußerer Umstände ist notwendig, da die Beurteilung je nach der Entnahmestelle und -Zeit eine ganz verschiedene sein kann, wenn es sich z. B. um Teile eines Polypen oder um bestehende Schwangerschaft handelt. Mir ist eine sehr unangenehme Fehldiagnose dadurch begegnet, daß mir der letztere Zustand nicht mitgeteilt worden war, und ich infolgedessen eine sehr weitgehende adenomatöse Wucherung der Cervixdrüsen, wie sie gelegentlich in der Schwangerschaft vorkommt und sich nach Ablauf derselben wieder zurückbilden kann, für ein malignes Adenom erklärte. Die Kranke wurde nicht operiert und blieb gesund.

Die Entscheidung kann gerade in der Schwangerschaft sehr schwierig sein; Nagel konnte sich erst nach 3—4 wöchentlicher Beobachtung und nach wiederholter Probeexcision bei fortschreitender Wucherung zur Diagnose Carcinom entschließen und Ohlshausen teilte in der Diskussion zu Nagels Demonstration mit, daß er dreimal bei solcher adenomatösen Wucherung in der Schwangerschaft, die nach der Probeexcision als Carcinom diagnostiziert war, zweimal von Karl Ruge, sich wegen der fehlenden klinischen Erscheinungen nicht zur Operation entschließen konnte; die Frauen blieben gesund.

Da es in zweifelhaften Fällen nicht selten notwendig ist, den Sachverhalt durch Serienschnitte aufzuklären, ist regelmäßig die Einbettung in Paraffin oder Celloidin zu empfehlen, um die Blöcke zu nachträglicher Weiteruntersuchung zur Verfügung zu haben. Auf die Technik der verschiedenen Verfahren einzugehen, ist hier nicht der Ort; alle müssen mit größter Sorgfalt durchgeführt werden; mißglückte Präparate (Verbrennung im Paraffinofen, Ausfall einzelner Teile der Schnitte durch schlechtes Aufkleben, mangelhafte oder übermäßige Färbung usw.) können die endgültige Entscheidung außerordentlich erschweren, ja unmöglich machen.

Der operierende oder bestrahlende Gynäkologe trägt die Verantwortung für das, was er tut, gegenüber der Kranken und seinem eigenen Gewissen; er sollte sich daher nie auf das Urteil anderer verlassen, sondern sich durch Studium der Präparate, auch wenn er sie, wie wohl meistens, nicht selbst angefertigt hat, ein eigenes Urteil zu verschaffen suchen.

1. Plattenepithelcarcinome.

Die Diagnose ist, wie aus den gegebenen Schilderungen und Abbildungen hervorgeht, sowohl bei dem Plattenepithel, als dem Cylindercarcinom leicht, sobald es sich um nicht allzu junge Fälle in voller Ausbildung des histologischen Bildes handelt. Schwierig wird die Sache erst bei den ganz beginnenden Fällen, in denen die Anzeichen zerstörenden Tiefenwachstums noch sehr wenig oder noch gar nicht ausgesprochen sind. Absichtlich habe ich bei der Schilderung der Histogenese des Plattenepithelcarcinoms diese Fälle nicht einbezogen, um den Einwand einer petitio principii von vorneherein auszuschalten. Ich stehe aber auf Grund meiner eigenen alten (Zeitschr. 60) und hier mitgeteilten Untersuchungen nicht an, in Übereinstimmung mit Pronai, Schottländer und Kermauner, R. Meyer, Frankl, Schiller und Kermauner 1927 zu erklären, daß man die carcinomatöse Veränderung des Oberflächenepithels unter Umständen erkennen kann, ehe das zerstörende Tiefenwachstum eingesetzt hat. Eine Bombe bleibt eine Bombe, auch wenn sie noch nicht geplatzt ist, oder wenn sie rechtzeitig unschädlich gemacht worden ist. Wir werden, wie Stoeckel in seinem Lehrbuch mit Recht bemerkt, in der Behandlung des Uteruscarcinoms nicht weiter kommen, wenn wir nicht die Veränderungen schon berücksichtigen, von welchen wir aus vielfacher Erfahrung mit größter Wahrscheinlichkeit erwarten können, daß sie bei ungestörter weiterer Fortentwicklung zu zerstörendem malignen Wachstum gelangen werden, auch wenn wir dies für den Einzelfall auf Grund des durch das Präparat fixierten Augenblicksbildes nicht mit vollkommener Sicherheit beweisen können. Es ist schließlich gleichgültig, ob wir diese Fälle als beginnende Carcinoma oder als in höchstem Grade carcinomverdächtig oder als „präcancerös" bezeichnen. Wir müssen sie als Carcinome behandeln (vgl. auch Huggins!).

Den Ausdruck „präcancerös" sollte man jedenfalls für solche Bilder vorbehalten, die im

Einzelfalle schon die eben bezeichnete Wahrscheinlichkeitsvoraussage nahe legen (s. z. B. Abb. 113, 114, 115), nicht auf beliebige Erkrankungen, die ganz allgemein einmal die Gelegenheitsursache für ein Carcinom werden können, wie z. B. eine Erosion, ein Ectropium, eine glanduläre Hyperplasie, eine Leukoplakie, wenn schon die letztere, auf der Portio wenigstens, ebenso wie die Epithelatypien in der entzündlich erkrankten senilen Prostata, die Neller und Neubürger beschrieben haben und die Bowensche Krankheit (s. Gütz) schon einen Schritt weiter zu den von mir als „präcancerös" bezeichneten Bildern bedeutet; aber wenn sie es auch oft tun, so müssen sie doch nicht unbedingt in Carcinom übergehen. Es geht aus diesen schon vor dem Referate R. Meyers in den Springerschen Berichten über die ges. Gynäkol. und Geburtsh. (Juli 1927, Bd. XII, S. 366) niedergelegten Sätzen hervor, daß ich nicht jede Leukoplakie für präcancerös halte, sondern nur diejenige, welche die gleich zu beschreibenden Veränderungen des Epithels aufweist, daß also zur Diagnose stets eine Probeexcision erforderlich ist. Auch Hinselmann (Wien. klin. Wochenschr. 1928, Nr. 15) fordert die Entfernung aller Leukoplakien, eben weil man ihnen makroskopisch nicht ansehen kann, ob sie schon Tiefenwachstum zeigen oder nicht. Nach einer brieflichen Mitteilung vom Mai 1928 hat er bis dahin 48 Leukoplakien beobachtet, darunter 2 mit Tiefenwachstum. Inzwischen hat sein Schüler Esser den Übergang der Leukoplakie in Carcinom nochmals einwandfrei nachgewiesen. Wie oft derselbe stattfand,

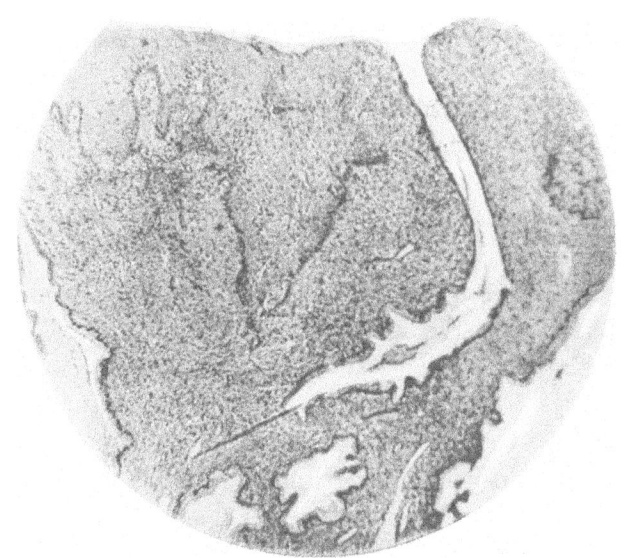

Abb. 113. „Präcanceröse" Veränderung des Portioepithels nach Huggins (Abb. 5, S. 557). Schwache Vergr. „Das Plattenepithel ist hier in eine atypische Wucherung eingetreten, tief ins Stroma eingedrungen, ohne Basalmembran, und zeigt ausgesprochen frühe Bösartigkeit. Gleichzeitig finden sich chronische Adenocervicitis und hyperplastisch-cystische Cervixdrüsen."

wird die Zukunft zeigen, nachdem es jetzt möglich ist, vermittels des Hinselmannschen Kolposkops die kleinsten Leukoplakien frühzeitig zu erkennen und zu entfernen. Einen neuen Fall von Tiefenwachstum atypischen Epithels von einer Leukoplakie aus hat Hinselmann soeben (September 1928) in der Monatsschr. f. Geburtsh. u. Gynäkol. mitgeteilt. Ich befinde mich mit der obigen Anwendung des Wortes präcancerös keineswegs im Widerspruch mit Schiller, welcher sagt: „Wenn wir präcancerös im engeren Sinne unter strenger Auffassung des Wortes gebrauchen, so dürfen wir damit nur ein Bild bezeichnen, dem die Kennzeichen des vollkommen ausgebildeten Krebses wohl fehlen, das aber zwangsläufig zu einem solchen führen muß. Einen Zustand, der die Bezeichnung in diesem Sinne verdienen würde, kennen wir aber bis heute, zu mindestens für das Plattenepithel der Portio nicht." Denn später (S. 314) führt er selbst unter Bezugnahme auf seinen Fall 2 aus: „Wenn wir nun das eindringende Epithel als krebsig bezeichnen, so müssen wir dem oberflächlichen Epithel, das dem in die Tiefe vordringenden

Epithel morphologisch vollkommen gleichsteht und ohne kenntliche Abgrenzung in dieses übergeht, denselben krebsigen Charakter zuerkennen und zwar auch dann, wenn wir die histologische Untersuchung zu einem Zeitpunkte vornehmen, in dem es noch nicht zu dem Eindringen in die Tiefe gekommen ist." Das ist eben das Stadium, das nach unser beider Auffassung „zwangsläufig" zu einem „vollkommen ausgebildeten Krebs" führen muß und dieses Stadium nenne ich, obschon ich es als maligne betrachte, präcancerös, aber nur, um der althergebrachten Definition des Krebses als einer zerstörend in die Tiefe dringenden epithelialen Geschwulst gerecht zu werden und diese Fälle auch histologisch allen auf Grund dieser anerkannten Definition erfolgenden Anfechtungen gegenüber scharf zu umreißen. Klinisch sind sie, wie schon gesagt, als Krebse vor Beginn des Tiefenwachstums aufzufassen und zu behandeln und es ist nichts dagegen einzuwenden, wenn man sie, wie Schiller und Kermauner (1927) es tun, schlechtweg als Carcinome benennen will. Auch Hinselmann betont (Zentralbl. 1928, Nr. 3) Kermauner gegenüber, daß nur eine Differenz der Nomenklatur mit Rücksicht auf die noch üblichen Bezeichnungen in der Pathologie vorliege, wenn er diese Fälle noch nicht Carcinom, sondern „Beginn der Carcinomentwicklung" nennt, solange Tiefenwachstum nicht nachweisbar ist.

Die maligne Entartung des Plattenepithels kennzeichnet sich durch folgende bei den Einzelfällen beginnender Carcinome eingangs wiederholt beschriebenen Erscheinungen: Die regelmäßige Schichtung der Epithelien ist mehr oder weniger vollständig aufgehoben. Infolge des ungewöhnlichen Zell- und Kernreichtums und der dichten Lagerung derselben sind die betreffenden Stellen schon bei schwacher Vergrößerung durch dunklere Färbung von dem normalen Epithel abgegrenzt und zwar meist durch eine schräg von unten nach oben durch das Epithel ziehende, einen sehr schnellen Übergang zeigende Linie. Schiller (1928) hält diese Abgrenzung allein schon für carcinomverdächtig, doch kommt sie auch bei einfachen Leukoplakien vor. Entweder besteht die ganze Deckschicht aus kleinen, rundlich polygonalen oder auch spindeligen Zellen mit stark gefärbten Kernen und nicht mehr erkennbaren Zellgrenzen, oder es finden sich diese kleinen Zellen in ganz unregelmäßiger Weise gemischt mit größeren, oft sehr großen, vollkommen unregelmäßig und verschieden gestalteten Zellen mit unscharfer Begrenzung, oft in beginnender hyaliner oder vakuolärer Degeneration und rudimentärer Verhornung (Parakeratose). Doch hebt Schiller, obwohl er selbst durch die Beachtung derartiger Degenerationen in Kern und Protoplasma zu wiederholten Excisionen und so schließlich zur Entdeckung seines jüngsten Carcinoms geführt wurde, mit Recht hervor, daß die verschiedenen Höhlenbildungen und Einschlüsse allein nicht zur Diagnose des Krebses oder eines präcancerösen Zustandes berechtigen. Für ebenso unsicher halte ich den von ihm und Lahm allerjüngst (Mai-Juni 1928) als Hinweis auf Malignität hingestellten Mangel von Glykogen im Epithel. Gelegentlich finden sich ausgebildete Verhornungen und Schichtungskugeln inmitten des meist sehr stark verdickten Epithels; die Kerne sind verschieden bis sehr groß, bläschenförmig oder ganz unregelmäßig, hyperchromatisch, oft in Zerfall; man sieht in allen Höhen des Epithels zahlreiche, unregelmäßige, asymmetrische, multipolare Mitosen sowie Verklumpung, Lappung der Kerne bis zur Bildung mehr- und vielkerniger Riesenzellen; auf diese Kernvariabilität als Kennzeichen der Malignität legt Borst besonderes Gewicht.

Die Abweichungen der Karoykinese hat Ammann zuerst ausführlich behandelt. Nach den neuesten experimentellen Untersuchungen von Teutschländer und Schuster bei Teerkrebs kommen die allermöglichsten Unregelmäßigkeiten des karyokinetischen Prozesses, abhängig vom Differenzierungsgrade des Krebses, bei den unausdifferenzierten Krebsen regelmäßig vor, bei den Fällen mit ausdifferenziertem Epithel fehlen sie. Da sie andererseits auch bei Regeneration und Entzündung vorkommen, wenn auch quantitativ und qualitativ nicht so hochgradig, sind sie für Krebs nicht unbedingt charakteristisch und beweisend, jedoch wird ihr Vorhandensein, besonders in sehr großer Menge, neben den andern Kennzeichen der krebsigen Entartung immer in hohem Grade für Malignität sprechen. Pronai und Schottländer machen noch auf eine starke Granulierung der bläschenförmigen Kerne aufmerksam. Doch bin ich nicht der Ansicht Cullens und Moukayes, daß der Nachweis von Kernteilungsfiguren allein den Verdacht auf Malignität begründet. Das geht auch aus den Zählungen Vasilius hervor, welcher am normalen Collum $1,1-4^0/_{00}$ Mitosen, bezogen auf die Zahl der Zellen im Gesichtsfeld, fand, bei Geschwüren am Gebärmutterhals und Regenerationsvorgängen $13-24^0/_{00}$, durchschnittlich $17^0/_{00}$ bei den verschiedenen Krebsformen $12-35$, durchschnittlich $19^0/_{00}$. Alle seine Fälle von „Cancers Tubulés" = mittelreife Plattenepithelcarcinome ohne Lumenbildung und fast alle seiner Fälle von „Cancers lobulaires" = reife Plattenepithelcarcinome mit Lumenbildung und deutlicher Schichtung, zeigen nicht mehr Kernteilungsfiguren als seine Fälle von „hyperplastischer Regeneration", die er als „präcancerös" bezeichnet, ohne daß seine Abbildung diesen Zustand in dem von mir oben bezeichneten Sinne zeigen; er selbst fügt aber hinzu, daß noch eine Lücke besteht und fährt fort: „Wie soll man erklären, daß man bei den Regenerationsvorgängen zu höheren Bestimmungen der Vermehrungsschnelligkeit gelangen kann, als bei gewissen Krebsen, ohne daß das anatomische Kennzeichen des Krebses, das Vordringen in die Tiefe, vorhanden ist?"

Ich schließe auch aus seinen Untersuchungen, daß die Zahl der Kernteilungsfiguren allein nichts beweist, wenn nicht die anderen geschilderten formalen Abweichungen in histologischem Aufbau des Epithels und auch der Kernteilungsfiguren hinzukommen. Sogar einzelne Unregelmäßigkeiten kommen bei überstürzter Regeneration und Erosionsheilung vor. So hat Hinselmann auf den von ihm kolposkopisch festgestellten eigentümlichen „Felderungen der Portio", deren genaue Beschreibung nicht hierher gehört, Kugelschichtungen und verschiedentliche Atypien des Epithels nachgewiesen.

Mitunter sind bei beginnendem Carcinom noch Andeutungen einer Basalzellenschicht vorhanden, aber die einzelnen Zellen derselben stehen nicht parallel zueinander und senkrecht zur Basalmembran, sondern schräg oder ganz unregelmäßig und sie haben nicht mehr die normale niedrigcylindrische oder kubische Form, sondern sind entweder ganz unregelmäßig polymorph, oder sie dringen in Form sehr langer roßschweifähnlich zusammengefaßter Bündel oder nagelartig zugespitzter Bildungen nach dem darunter gelegenen Bindegewebe vor, das meist, aber nicht immer, starke rundzellige Infiltration erkennen läßt. Das Eindringen von Capillaren in das regellos gewucherte Epithel unterstützt die Diagnose der Malignität. Da wir von einem so beschaffenen Epithel in den sicheren Fällen jüngster Carcinome die ersten Anzeigen zerstörenden Tiefenwachstum ausgehen sehen (z. B. Fall 1 Pronais, unser Fall XII, Abb. 68, Schauenstein Fall 2—3, von Franqué, Zeitschr. 60, Schottländer Fall 4 und 102, Rubin, Schillers und die zwei neuen Fälle

Kermauners 1927, S. 818, endlich in den jüngsten Fällen Essers 1928), da wir es bei der Nachbarerkrankung und bei der Oberflächenepithelausbreitung fortgeschrittener Carcinome häufig wiederfinden und auch hier von ihm aus, oft in weiter Entfernung von dem ersten Carcinomherd, neue zerstörend in die Tiefe dringende Zapfenbildung feststellen können (vgl. besonders Schottländer S. 525 Abb. 99 I), so sind wir berechtigt es auch dann als maligne zu bezeichnen, wenn wir es abgefaßt haben, ehe es sein zerstörendes Werk beginnen konnte. Ich halte darnach Pronais Fall 3 und Schauensteins (Arch. 1908) Fall 1 mit Schottländer ebenso Schillers Fall 2 für virtuelle Carcinome, bei denen das sicher zu erwartende Tiefenwachstum noch nicht begonnen hat. Warum ich sie als präancerös gegenüber den vollausgebildeten Carcinomen mit bereits erkennbarem, zerstörendem Tiefenwachstum einerseits, harmlosen Atypien andererseits besonders herausgehoben habe, wurde oben schon gesagt. Herrn Professor Hinselmann in Altona verdanke ich die Präparate zweier ähnlicher, in meinem Sinne präanceröser

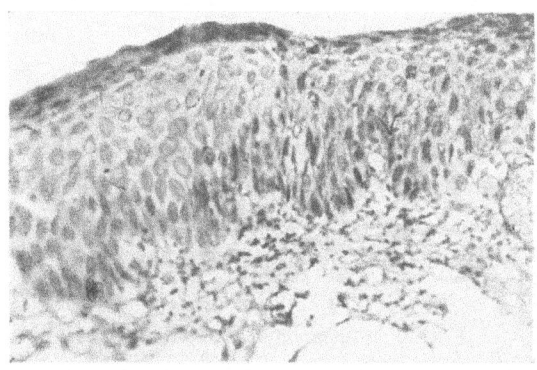
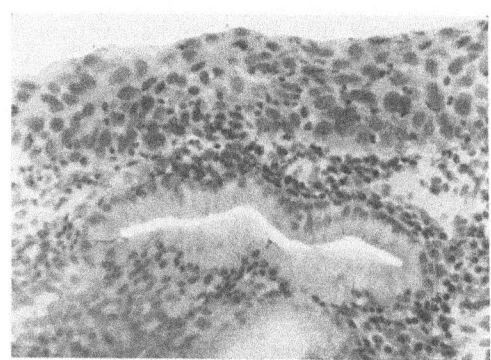

Abb. 114. Beginnende präanceröse Veränderung einer Leukoplakie. Links noch deutliche Schichtung, Wucherung der Basalzellen und des Stratum germinativum; rechts Aufhebung der Schichtung. Unregelmäßigkeiten der Zellen und Kerne, ziemlich scharfe, schräg verlaufende Grenze. Leitz Ok. 2, Obj. 7.

Abb. 115. Präanceröses Epithel. Keinerlei Schichtung, Polymorphie der Zellen und Kerne. Leitz Ok. 2, Obj. 7.

Fälle, bei denen das geschilderte histologisch carcinomatöse Epithel noch nicht deutlich zerstörend in die Tiefe gedrungen ist. Makroskopisch boten sie das Bild einer Leukoplakie; sie wurden durch hohe Portioamputation behandelt. Im Zentralblatt 1927 Nr. 15 hat Hinselmann makroskopische, ich mikroskopische Abbildungen der Befunde gegeben, die auch Kermauner (1927) als maligne anerkennt; sie sind in Abb. 114 und 115 nochmals wiedergegeben. Zum Vergleich bringe ich in Abb. 116 die Wiedergabe einer gewöhnlichen, gutartigen Leukoplakie, als deren Kennzeichen die Zellvermehrung bei Erhaltung der normalen Schichtung, die Bildung eines Stratum granulosum und Stratum corneum, die unruhige Abgrenzung gegen das Bindegewebe deutlich erkennbar sind, während alle Zeichen maligner Entartung fehlen. Klinisch bestand Fluor und ein großes Ectropium, auf dessen „Umwandlungszone" ja die Leukoplakie, ebenso wie das Carcinom am häufigsten vorkommt. Schon dem behandelnden Kollegen, um dessen Frau es sich handelte, war das häufige Auftreten weißer Flecken aufgefallen, wie solche auch bei der Aufnahme in die Klinik sichtbar waren. Ich führte die Schroeder-Emmetsche Operation aus und entfernte die ganze erkrankte Schleimhaut. Bezüglich weiterer Einzelheiten zur Leukoplakie verweise ich auf die ausgedehnten Untersuchungen Hinselmanns.

Auch hier stimmen die Ergebnisse der experimentellen Krebsforschung mit den am Menschen gesammelten Erfahrungen gut überein. G. Doederlein betont, daß bei der teerbehandelten weißen Maus aus atypisch gewordenem Epithel keineswegs immer Carcinom werden muß, daß es aber ein beginnender Krebs sein kann, steht außer Frage. Doederleins folgende Sätze können sehr wohl auch auf die frühesten Stadien des Portiocarcinoms bezogen werden.

„Die einzelne Zelle unterscheidet sich, jede für sich allein betrachtet, abgesehen von Größenunterschieden, wenig von den Zellen eines normalen Epithels. Im ganzen Zellverband ist aber die verschiedene Form, Größe und Färbbarkeit der einzelnen Zellen untereinander, die gar nicht oder nur unvollkommen geordnete Struktur und vor allem die völlige

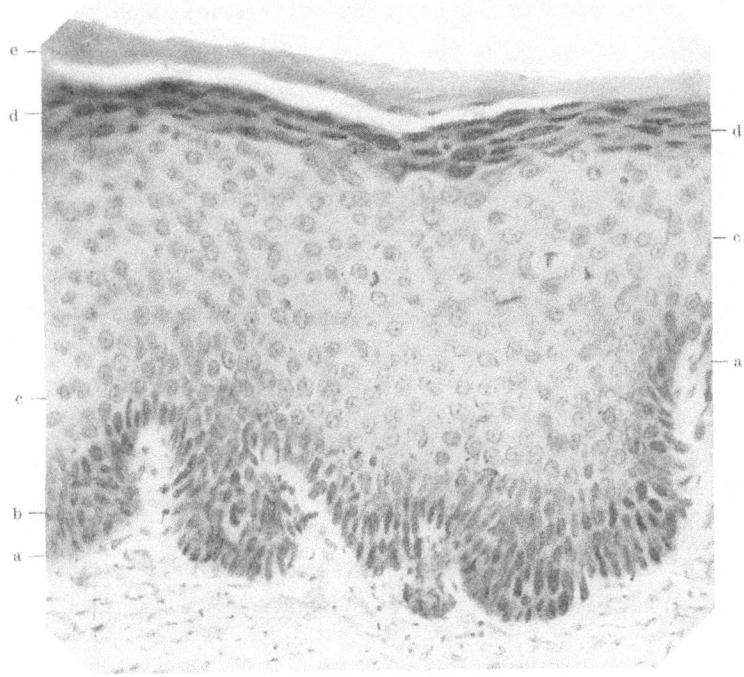

Abb. 116. Noch nicht bösartige Leukoplakie der vorderen Muttermundslippe. Eigene Beobachtung. Lebhafte Zellvermehrung im Stratum basilare (a) und germinativum (b), Kernteilungsfiguren auch im Rete Malpighi (c), gut ausgebildetes Stratum granulosum (d), vollständig verhorntes Stratum corneum (e) — aber regelmäßige Schichtung und keine Zell- und Kernatypien, kein Tiefenwachstum. Starke Vergr. Zeiß Ok. 3, Obj. DD.

Auflösung des epithelialen Verbandes am Rande charakteristisch für die Umwandlung des gutartig hypertrophischen in malignes, carcinomatöses Wachstum. Die Zellatypie allein erscheint mir kein genügend stichhaltiges Kriterium für die Diagnose beginnenden Carcinoms; verdächtig ist sie immer, kommt die Auflösung des Zellverbandes hinzu, dann kann man von beginnendem Carcinom sprechen."

Erleichtert wird die Diagnose der Malignität, wenn schon ausgesprochenes Tiefenwachstum und Zerstörung des Nachbargewebes eingesetzt hat. Manchmal ist die Durchbrechung der Membrana propria gegenüber der auch bei gutartigen atypischen Epithelwucherungen vorkommenden einfachen Vorbuchtung sehr deutlich (s. Abb. 112), sowie das Eindringen einzelner Zellen und Zellzüge in das Bindegewebe. Besondere Vorsicht in der Beurteilung ist aber geboten bei Polypen, bei Schwangerschaft, nach wiederholten

Ausschabungen sowie nach Aborten und nach starken Ätzungen (Adelheim), da, wie Abb. 76 und 77 zeigte, bei unregelmäßiger Regeneration gelegentlich eine ziemlich weitgehende Vermischung der epithelialen und bindegewebigen Elemente vorkommt; doch fehlt hier der beschriebene carcinomatöse Gesamteindruck des Epithels, wenn auch einzelne Unregelmäßigkeiten in Zell- und Kernformen und Größe vorkommen. Hierher gehören auch die von Lahm aus der Portio beschriebenen atypischen Wucherungen des Epithels im Granulationsgewebe eines luetischen Geschwürs, in welchem gerade die fehlende Anaplasie vor der Diagnose Carcinom bewahrte. Nach der Abbildung scheinen sie sich auch, gerade wie in dem von Rohrbach an der Vulva beobachteten Falle, nur im Granulationsgewebe und nicht tiefer gefunden zu haben. Im übrigen kommt nach Gellhorn und Ehrenfest bei Lues der Portio recht häufig Leukoplakie vor, deren Neigung zu carcinomatöser Entartung bekannt ist. Bei Lues der Portio ist letztere aber noch nicht wirklich beobachtet, doch auch nach Ansicht dieser Autoren sehr wohl denkbar, zumal, wie ich hinzufügen möchte, nach Scherber bei luetischer Leukoplakie der Zunge dieser Übergang gar nicht selten ist und von ihm auch am Penis beobachtet wurde. Hinselmann hat neuerdings auch die große histologische Ähnlichkeit luetischer Plaques mit der gewöhnlichen Leukoplakie gezeigt.

Wohl kommen einzelne Fälle vor, in denen auch bei ausgesprochenem Tiefenwachstum die Atypie der Zellen und Kerne eine sehr geringe und kaum erkennbare ist und die Diagnose auf Malignität kann dann im allerersten Beginn in der Tat unmöglich sein — ich habe mich nicht getraut, sie in Fall XII anfänglich sicher zu stellen — und doch ergab der weitere Verlauf ein unreifes Plattenepithelcarcinom. Aber das sind seltene Ausnahmefälle: in der Regel ist die Atypie im Sinne obiger Schilderung ausgesprochen, und sie ist für die Diagnose ausschlaggebend, nicht das Tiefenwachstum allein, namentlich nicht, wenn es sich nur um Eindringen des Plattenepithels in die Drüsen handelt, das ja bei Erosionsheilung, Epidermoidalisierung der Cervixschleimhaut und an der Oberfläche von Polypen eine große Rolle spielt, die von R. Meyer zuletzt 1923, Zentralbl. Nr. 24 gewürdigt worden ist. Der Vorgang selbst kann vollkommen gleich sein; in beiden Fällen können die Epithelien entweder in breiter Schicht oder in Form einer einfachen Lage niedriger Zellen weit unter dem ursprünglichen Cylinderepithel vordringen, dasselbe durchbrechen und die Lumina schließlich vollkommen ausfüllen. Dadurch und durch Schräg- und Querschnitte solcher ausgefüllten Drüsen, die auch verzweigt sein können, kann zapfenartiges Tiefenwachstum und Bildung isolierter Epithelnester in der Tiefe vorgetäuscht werden. Serienschnitte klären den Zusammenhang und die Harmlosigkeit der Bildungen auf, sofern das Epithel sich als gutartig erweist. (S. auch R. Meyer-Hintze, Zentralbl. f. Gynäkol. Sept. 1928, S. 2445.) Denn das Epithel selbst ist meist durch seine Regelmäßigkeit und Gleichartigkeit mit dem normalen Plattenepithel als gutartig, oder durch die oben geschilderte Unregelmäßigkeit und Abweichungen vom normalen Zustand als bösartig zu erkennen (s. auch Hitschmann, A. 1904), aber doch nicht immer; mit Recht sagt R. Meyer: „Eine große Zahl unserer diagnostizierbaren Carcinome haben keine auffallenden Kernatypien, und was die Zellform anbetrifft, so kommt oft nur eine Hochschichtung des Epithels in einer mehr dem Basalepithel zukommenden oder besonders länglichen spindeligen Zellform für das Carcinom in Betracht", ein Satz, welcher mit dem in diesen Blättern gegebenen Einzelschilderungen durchaus übereinstimmt. Es gibt also Übergangsformen und Zwischenbilder, bei denen die Diagnose unmöglich werden kann, wenn nicht selbständiges Tiefenwachstum des zweifelhaften Epithels in Zapfenform unabhängig von den Drüsen (siehe R. Meyer, Zentralbl. 1923), Einbruch desselben in die Lymphbahnen und seitliches Anfressen, Zerstörung und Ausfüllung der tieferen Drüsen, ohne jede Beziehung zu den Mündungen und Ausführungsgängen derselben, zu Hilfe kommen, um die Diagnose Carcinom sicher zu stellen. Im Gegensatz zu Lubarsch muß ich mit Schottländer daran festhalten, daß der Nachweis der gewucherten Epithelien in den Lymphbahnen, in die das Carcinom, wie wir gesehen haben, schon außerordentlich frühzeitig eindringt, die Diagnose Carcinom sichert. Fehlt dieser Nachweis und ist, wie der letzte eingehende Bearbeiter Keitler (S. 326) bemerkt, „in der Achse des einzelnen Zapfen keine Cylinderzelle mehr erkennbar, so kann die Ähnlichkeit des ganzen Zapfenkomplexes mit einem jungen Plattenepithelcarcinom eine fast täuschende sein. Eine Unterscheidungsmöglichkeit ist nur gegeben durch das Fehlen von Zellirregularitäten, von entsprechendem Mitosenreichtum und etwa noch durch die Abwesenheit eines umgebenden Rundzelleninfiltrates. Ob solche differentielle Merkmale im Einzelfalle genügen werden, um die Möglichkeit der carcinomatösen Natur einer derartigen Konfiguration mit Sicherheit auszuschließen, das bleibt persönlicher Erfahrenheit des jeweiligen Untersuchers anheimgestellt." Ich möchte hier einschalten, daß mit der rundzelligen Infiltration des Bindegewebes nichts anzufangen ist, da sie bei Carcinom fehlen kann und bei vielen gutartigen Epithelwucherungen vorhanden ist, da diese ja gerade auf entzündlicher Basis entstehen.

Alle erfahrenen Untersucher geben denn auch zu, daß es seltene Ausnahmefälle gibt, in denen die Entscheidung bei einmaliger Untersuchung nicht möglich ist und erst weitere klinische Beobachtung oder die Wiederholung der Probeexcision und Probeausschabung (bei hohem Cervix- oder Korpuscarcinom) notwendig ist. Sobald eine seitliche Verbindung der soliden Epithelzapfen in der Tiefe, eine wirkliche Netzbildung epithelialer Stränge eingetreten ist, wird auch der Anfänger sofort die Diagnose Carcinom stellen, auch wenn, wie dies bei vielen vorkommt, der einzelne Strang eine ganz regelmäßige Form und Schichtung der Zellen und Kerne aufweist. Es ist eben dann ein „vollkommen" ausgereiftes Carcinom (s. z. B. Abb. 6, Taf. 2 in meiner Arbeit, Zeitschrift 60).

Nicht alle als zweifelhaft veröffentlichten Fälle gehören hierher; so würde ich z. B. die von Ulesco-Stroganowa veröffentlichten Fälle von vorneherein nicht für bösartig halten, ebenso die von Geller mitgeteilten. Benthin hält selbst seine Fälle 2—7 für nicht maligne Epithelatypien auf Grund unregelmäßiger Regeneration (Endometritis postabortum!) oder auf entzündlicher Basis. Daß die Gellerschen Fälle nichts Außergewöhnliches darstellen, hat schon Robert Meyer gesagt und namentlich die für Ungeübte naheliegende und offenbar häufiger vorgekomme Täuschung bei der Beurteilung von Polypen mit Plattenepithelüberzug scharf hervorgehoben. Ich stimme ihm vollkommen bei, nur daß ich bei Polypen und auch sonst gelegentlich die seit Oeri wohlbekannten subcylindrischen plattenepithelähnlichen oder „indifferenten" Zellen nicht immer von im Grenzkampf der Epithelien zurückgebliebenen Plattenepithelien herleite, sondern beweisen zu können glaube, daß sie, genau wie im Korpus, auch durch Metaplasie aus den vorhandenen Cylinderepithelien hervorgehen können. Jedenfalls hat ihre Ausrüstung mit Kernteilungsfiguren, die Mehrschichtung, ihr Vordringen ins Drüsenlumen bis zu vollständiger oder fast vollständiger Ausfüllung des Drüsenlumens nach Erdrückung des Cylinderepithels nicht selten zur Fehldiagnose Carcinom geführt (z. B. Poten), die sich jetzt, nachdem diese Dinge besser bekannt sind unter Berücksichtigung der Regelmäßigkeit und fehlenden Anaplasie der betreffenden Zellanhäufungen wohl leichter vermeiden lassen. Ich verfüge über 3 Fälle, die ich nicht operiert und bis zu 10 Jahren als gesund nachbeobachtet habe. Außer dem geschichteten Plattenepithel habe ich an der Oberfläche von Polypen oder Cervixschleimhaut und an der Außenfläche der Portio auch ein geschichtetes Epithel beobachtet, das ich als gemischtes bezeichnen möchte und das aus zum Teil

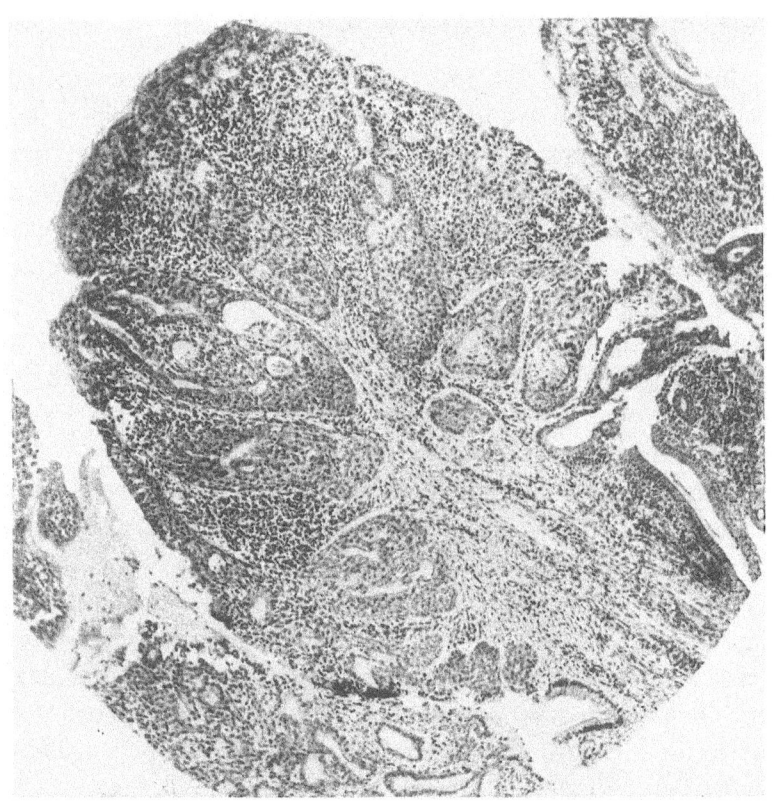

Abb. 117. Fall 18. Papilläre Erosion der Portiooberfläche. Neubildung von Bindegewebe. Bildung von, zum Teil solide, zum Teil drüsige Formationen enthaltenden Einstülpungen von einem gemischten, aus Schleim- und indifferentem Epithel gebildeten Übergangsepithel der Oberfläche aus. Differenzierung zum Teil erst in der Tiefe. Schwache Vergr. Leitz Ok. 2, Obj. 3.

sezernierenden aber nicht rein cylindrischen, zum Teil anscheinend indifferenten rundlich-polygonalen Zellen bestand, welch letztere, nach Art der Drüsenneubildung bei Neugeborenen und Feten in die Tiefe dringend, sich zum Teil erst dort in sezernierendes und nicht sezernierendes Epithel differenzierten. Da auch diese Bilder leicht zur irrtümlichen Diagnose Carcinom führen können und ich Ähnliches nur in dem weiter unten zu erwähnenden Falle R. Meyers beschrieben und abgebildet gefunden habe, sollen sie ausführlich geschildert werden.

18. Fall.

H. 4. XII. 1925.

Breitbasig aufsitzende polypöse Bildungen an der Außenfläche der Portio. Excision, gleichzeitige Ausschabung, durchaus gutartig und unverdächtig.

Mikroskopisch. 1. Block: Oberfläche: normales geschichtetes Plattenepithel der Portio, darunter

Schleimdrüsencysten mit typischer Schleimfärbung, an einigen Stellen Übergang in niedriges, kubisch bis ganz plattes Epithel ohne Schleimfärbung.

2. Block: Im ganzen bietet die Oberfläche das Bild einer papillären Erosion; dabei ist auch eine aktive Wucherung des Bindegewebes, das stark rundzellig infiltriert ist, und Neubildung von Blutgefäßen vorhanden. Das Oberflächenepithel ist zum Teil einschichtig cylindrisch und gibt die Schleimfärbung; dazwischen treten ganz unvermittelt und auch in der Serie ohne Zusammenhang mit Portioplattenepithel Strecken auf, an dem das Epithel mehrschichtig ist, wobei die tiefen Zellen zum Teil nicht mehr cylindrisch, sondern vielfach polygonal sind, aber die Schleimfärbung zeigen; zum Teil sind sie niedrig cylindrisch, kubisch oder mehr rundlich; man sieht nun sowohl von diesem gemischten Epithel Fortsätze in die Tiefe gehen, an dem cylindrische und nichtcylindrische Zellen in gleicher Weise beteiligt sind, zum Teil sind diese Fortsätze allein von den nichtcylindrischen, kubischen bis rundlichen Zellen gebildet und zunächst ganz solide, erst in der Tiefe tritt eine Differenzierung schleimhaltiger und nicht schleimhaltiger Zellen auf; die ersten sind zunächst noch rundlich, ordnen sich aber bald im Kreis um rundliche, schleimgefüllte Hohlräume, und sind zum Teil platt, zum Teil kubisch, zum Teil cylindrisch, und es entsteht schließlich ein unregelmäßiges Konvolut von kleinsten drüsigen Gebilden; es handelt sich aber nicht um Ausfüllung vorhandener

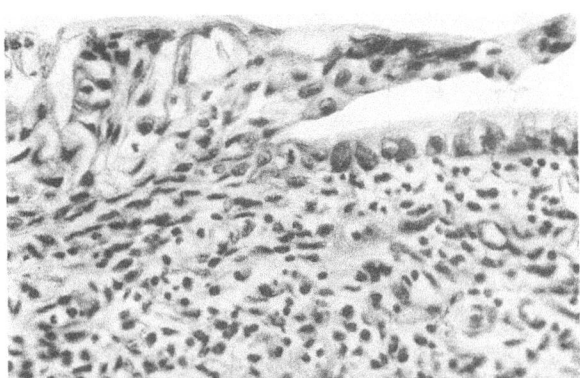

Abb. 118. Fall 19. Oberfläche eines Cervixpolypen; Übergang einfachen cylindrischen sezernierenden Epithels in mehrschichtiges, sezernierendes Zylinderepithel, welches das einfache seitlich überwuchert. Starke Vergr. Zeiß Ok. 4, Obj. DD.

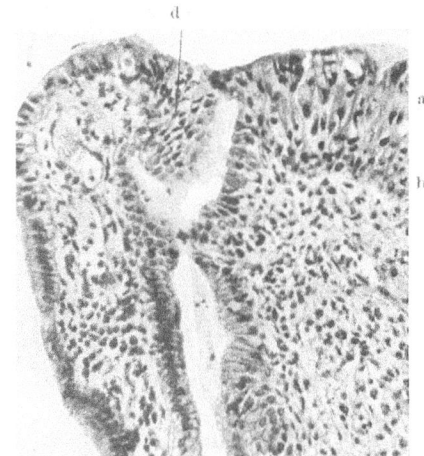

Abb. 119. Fall 19. Cervixpolyp mit vielschichtigem sezernierenden Cylinderepithel an der Oberfläche (a), gebildet von einer hier deutlichen Basalzellenschicht aus (b); Übergang in das Drüsenepithel, das ebenfalls Mehrschichtungen zum Teil sezernierender Zellen bildet (c); bei d Schrägschnitt. Starke Vergr. Zeiß Ok. 3, Obj. DD.

Cylinderzelldrüsen mit Plattenepithel oder Unterwachsung des ersteren durch letzteres, sondern um Neubildung von Drüsen von einem indifferenten und gemischten Epithel aus (s. Abb. 117). An anderen Stellen wieder ist nur das Schleimepithel gewuchert und bildet das lockere Bindegewebe durchsetzende kleinste Drüschen, deren Epithel zum Teil ganz niedrig und flach, zum Teil kubisch bis cylindrisch ist.

Die ersten Stellen sehen einem beginnenden Ca. entschieden sehr ähnlich, doch besteht keine Zerstörung, kein Zerfall, keine Anastomosenbildung der Zapfen und die einzelnen Zellarten behalten, wenn auch zum Teil untereinander gemengt, ihre regelmäßige Gestalt, ebenso die Kerne. Bei starker Vergrößerung lassen sich schleimbildende — und nichtschleimbildende Zellen auch in Hämatoxylin — Eosinpräparaten ganz gut unterscheiden, die Übergänge zwischen beiden sind bei Mucicarminfärbung deutlicher zu erkennen, die in den ursprünglich soliden Ausstülpungen entstandenen Vakuolen zeigen meist starke Schleimfärbung.

Epikrise. Bildung von soliden, später zu drüsigen Gebilden führenden Ausstülpungen von einem gemischten zum Teil indifferenten Epithel mit Ca.-Ähnlichkeit, daneben adenomatöse Wucherungen des Schleimepithels!

19. Fall.

G. 27. IV. 1925.

Querschnitt eines Cervixpolypen, in der Poliklinik abgetragen, Kranke dauernd gesund geblieben (Serie von 30 Schnitten).

Mikroskopisch. Der Polyp besteht aus lockerem, fibrillärem Bindegewebe mit spärlichen Gefäßen; hie und da sind Rundzellenherde, ein Streifen rundzelliger Infiltration findet sich an der Oberfläche; gelappt kernige Leukocyten durchsetzen an vielen Stellen das Oberflächen- und Drüsenepithel; die Oberfläche zeigt nirgends geschichtetes Plattenepithel; die eine Hälfte ist überzogen von einem einfachen hohen palisadenförmigen Schleimepithel, dem typischen Cervixepithel, von welchem aus einzelne Cervixdrüsen sich in die Tiefe senken. Auf eine ziemlich lange Strecke ist die Oberfläche von einem geschichteten Cylinderepithel bekleidet, an das an einer Seite sich ein Gewirr adenomatöser Wucherungen anschließt, während auf der anderen Seite ein plötzlicher Übergang in ein einschichtiges Cylinderepithel statthat, das hier niedrig ist; die Fortsetzung dieser einfachen Zellschicht bildet die oberflächliche Schicht des mehrschichtigen Epithels. Diese oberste Schicht ist zum Teil abgeplattet, zum Teil aber noch ausgesprochen

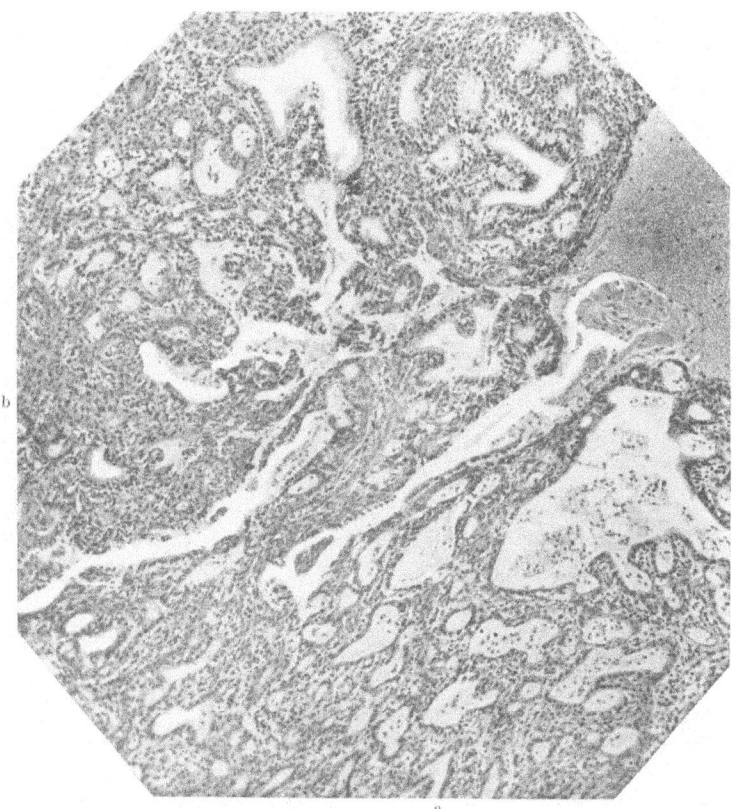

Abb. 120. Fall 19. Adenomatöse Drüsenwucherung aus einem Cervixpolypen, zum Teil mit ganz niedrigem, kubischem Epithel (a), zum Teil mit mehrschichtigen, plattenepithelähnlichen Bildungen unter dem Cylinderepithel (b). Schwache Vergr. Zeiß Ok. 2, Obj. aa.

cylindrisch und sezernierend; das geschichtete Cylinderepithel überragt auf einigen Schnitten zungenförmig das einschichtige Cylinderepithel und gerade hier sind die von der Wucherung zur Seite gedrängten Zellen platt (s. Abb. 118 starke Vergrößerung), auf der anderen Seite geht die oberflächliche cylindrische Schicht unmittelbar in die cylindrischen Drüsenepithelien über (Abb. 119). Diese Bilder zeigen deutlich, daß auch das mehrgeschichtete, sezernierende atypische Cylinderepithel aus der Basalzellschicht hervorgegangen ist, wie sonst das geschichtete Plattenepithel. Das mehrschichtige Epithel ist ziemlich unregelmäßig, die einzelnen Zellen nicht nur cylindrisch, sondern auch keulen- und spindelförmig, oft Vakuolen, meist ein feinblasiges, offenbar Sekret abscheidendes Protoplasma, enthaltend. Dieses Epithel sitzt zum Teil dem Bindegewebe unmittelbar auf, zum Teil ist zwischen ihm und diesem eine einfache Reihe platter, bis kubischer Zellen zu erkennen, welche dann höher werden, unmittelbar in die geschichteten Cylinderzellen übergehen, mit denen sie also wesenseins sind. Bei dem Übergang in die Drüsen geht die oberflächliche cylindrische Schicht unmittelbar in das Drüsenepithel über, innerhalb der Drüsen gehen dann aus den Cylinderzellen wieder Mehrschichtungen zum Teil noch schleimhaltiger Zellen hervor (Abb. 119c). Die adenomatösen

Drüsenwucherungen tragen zum Teil ein ganz niedriges Epithel (Abb. 120a), das aber noch sezerniert und hie und da in höher cylindrische oder in spindelförmige oder in plattenepithelartige Zellen übergeht (Abb. 120b); es treten dann Mehrschichtungen auf, in denen es zur Ausbildung regelmäßiger Riff- und Stachelzellen kommt, jedoch nicht zur Verhornung; dazwischen sind immer wieder sezernierende Zellen und größere Sekretvakuolen (Abb. 121, stark vergrößert) und zwar ganz durcheinander, so daß beide Zellarten offenbar aus derselben indifferenten Zellart hervorgehen; öfters sieht man auch bei den sezernierenden kubischen bis cylindrischen Zellen die Kerne nach dem Lumen, das Sekret nach der Bindegewebsbegrenzung der Drüsen oder der dieser aufgelagerten Schicht platter oder niedrig kubischer Zellen zu angeordnet. Sowohl Plattenepithelzellen inmitten der cylindrisch-kubischen, als sezernierende Zellen inmitten der Plattenepithelanhäufungen kommen vor; auch Kernteilungsfiguren sind in beiden sichtbar. Die Kerne sind regelmäßig, in den rundlichen Zellen rundlich, in den cylindrischen und spindelförmigen stäbchenförmig. Manche Drüsenlumina sind fast ganz von Plattenepithelien ausgefüllt.

Epikrise. Bildung mehrschichtigen Cylinderepithels an der Oberfläche, mehrschichtigen Plattenepithels in den Drüsen aus ein und derselben Matrix, den ursprünglichen Cylinderzellen und der unter diesen gelegenen, von ihnen aus gebildeten kubischen „Basalzellenschicht".

20. Fall (Cervixpolyp).

Poliklinik 26. X. 1925.

Klinisch gänzlich unverdächtig, auch bei weiterem Verlauf gesund geblieben.

Mikroskopisch. Es sind 2 Blöcke eingelegt.

1. Block. Kleinerer Block: Zartes, lockeres, nicht rundzellig infiltriertes Bindegewebe bildet den Grundstock; wenige typische Cervixdrüsen, welche starke Schleimfärbung geben; Oberfläche zum Teil glatt, zum Teil stark pseudopapillär zerklüftet nach Art einer papillären Erosion; hier ist das Epithel zum Teil nicht mehr cylindrisch, sondern fast rechteckig, der Kern in der Mitte; trotzdem enthält das Protoplasma Schleim (Mucicarminfärbung). An einer Stelle findet sich inmitten der einfachen Reihe schleimhaltiger Zellen 1 Zelle, in welcher die gleichgroßen, bläschenförmigen Kerne übereinander liegen, die Zelle ist in Teilung begriffen, die Kerne sind schon geteilt; daneben 2 Zellen übereinander, von denen die

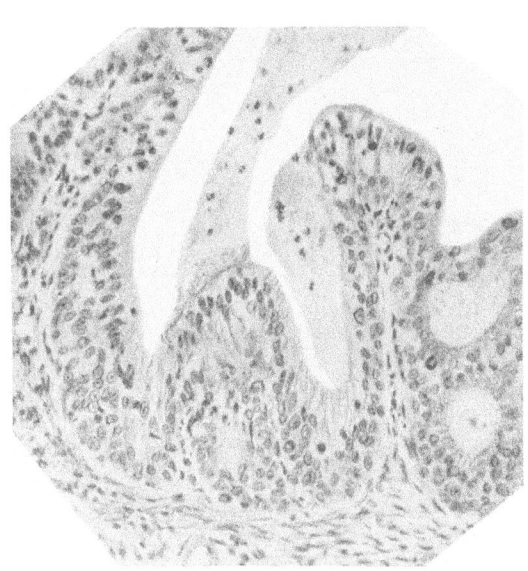

Abb. 121. Fall 19. Stelle aus den adenomatösen Wucherungen (Abb. 120) eines Cervixpolypen bei starker Vergr. Zeiß Ok. 2, Obj. DD. Plattenepithelähnliche, zum Teil aber auch sezernierende Epithelmehrschichtungen unter dem Cylinderepithel, von diesem selbst ausgehend.

obere schleimhaltig ist, die untere nicht; nun folgt in der Reihe wieder eine einfache, nicht schleimhaltige, dann eine schleimhaltige Zelle, an die sich eine einfache Zelle derselben Art anschließt, dann wird das Epithel wieder mehrschichtig, 1—2 Lagen nicht schleimhaltiger Zellen liegen unter den schleimhaltigen; so wechselt die Beschaffenheit des Oberflächenepithels ab; es kommen dann Strecken vor, wo die geschichteten Epithelien die Oberfläche bilden, an einigen Stellen deutliche Stachelzellen bildend. Doch findet man auch in der Tiefe schleimhaltige Zellen; von diesem Doppelcharakter besitzenden Epithel gehen nun drüsige Ausstülpungen in die Tiefe, die zum Teil aus rundlichen Zellen bestehen und erst in der Tiefe eine Differenzierung in schleimbildendes und ausgesprochenes Plattenepithel erfahren (Abb. 122). Die Bilder sind ganz anders, wie die bekannten des Eindringens von Plattenepithel in vorher vorhandene Cervixdrüsen; auch der Inhalt der innerhalb des geschichteten Plattenepithels auftretenden Vakuolen nimmt bisweilen, nicht immer, die Schleimfärbung an. Inmitten unregelmäßig geschichteter plattenepithelähnlicher Zellen finden sich schleimhaltige Zellen, es bilden sich zunächst unregelmäßige Hohlräume, um die sich die Schleimzellen, kubisch oder niedrig cylindrisch werdend, kreisförmig anordnen. Auch unregelmäßige Schichtungen von schleimhaltigen, noch nicht cylindrischen Zellen kommen vor. An anderen Stellen sieht man in den polsterartigen Schichtungen die schleimhaltigen Zellen sowohl die unterste als die oberste Schicht der Erhebung bilden, während dazwischen nicht schleimhaltige, plattenepithelähnliche Zellen liegen; in drüsigen Einstülpungen sieht man eine einzige Schicht platter, nicht schleimhaltiger Zellen auf der einen Seite übergehen in vielgeschichtetes, sogar Riffzellen bildendes Plattenepithel, auf der anderen Seite in

174   v. Franqué, Anatomie, Histogenese und anatomische Diagnostik der Uteruscarcinome.

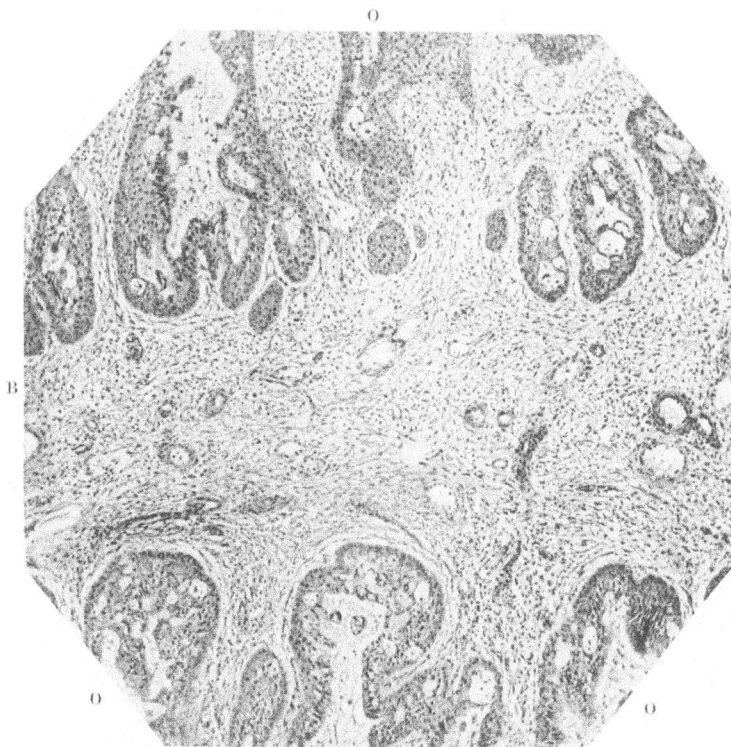

Abb. 122. Fall 20. Von dem gemischten Epithel der Oberfläche O, auf beiden Seiten des bindegewebigen Grundstockes B, gehen solide, sich erst in der Tiefe differenzierende Sprossen aus. Schwache Vergr. Leitz Ok. 1, Obj. 3.

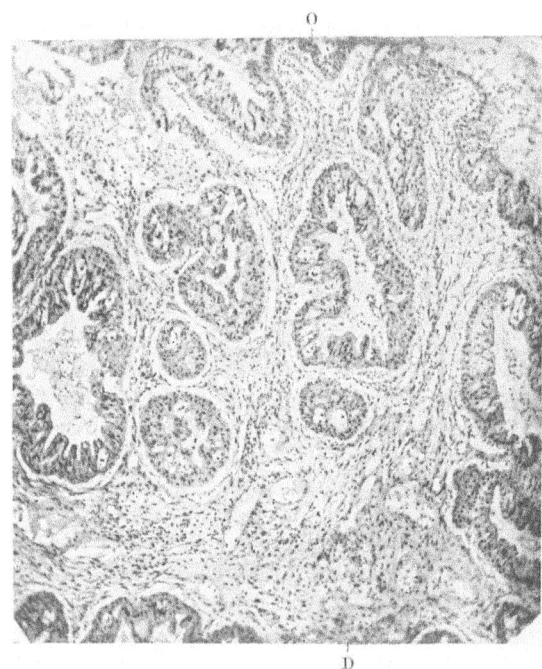

Abb. 123. Fall 20. Cervixpolyp. Gemischtes, vielschichtiges Epithel, schleimbereitend und plattenepithelartig, an der Oberfläche O und in den Drüsen D. Schwache Vergr. Leitz Ok. 1 Obj. 3.

allmählich höherwachsendes, schließlich schleimhaltiges Cylinderepithel. Alles spricht dafür, daß sich aus den ursprünglichen Cylinderzellen Epithelien abspalten, die sowohl Schleim-, als Plattenepithel bilden können.

In den drüsigen Ausstülpungen findet sich fast überall das beschriebene, unregelmäßig gemischte Doppelepithel. Obwohl ein großer Teil der Ausstülpungen solide ist, ist doch nirgends ein zerstörendes Wachstum, eine Anastomosenbildung zwischen den Ausstülpungen vorhanden und auch das Bindegewebe zeigt keine stärkere Reaktion. Der Prozeß ist also gutartig! Die Kerne sind ganz gleichartig, und auch die Zellen der verschiedenen Arten sind ziemlich gleichmäßig gebildet, wenn sie auch stellenweise durcheinander geworfen sind.

Die glatte Strecke der Oberfläche ist bekleidet von einem gewöhnlichen Plattenepithel mit typischer Schichtung (Basalzellen, Stratum mucosum, oberflächlich stark abgeplattete Zellen mit horizontal zur Oberfläche liegenden, stäbchenförmigen, schmalsten Kernen — keine Verhornung).

Block 2. Auch hier ist die Oberfläche zum größten Teil von mehrschichtigem Epithel überzogen, mit 1 bis vielen Schichten plattenepithelähnlichen oder rundlichen, den Basalzellen entsprechenden Zellen. Darüber niedriges Schleimepithel, oft beide in Wucherung und ziemlich durcheinander; immer wieder sieht man beide zusammen in die Tiefe dringen, wobei auch die Schleimzellen wuchern und Mehrschichtungen bilden. In den drüsigen Gebilden sieht man überall dieses aus 2 Elementen, die ineinander übergehen, bestehende Epithel. An einer Stelle sieht man auch dieses Doppelepithel an einen echten Cervixdrüsenausführungsgang grenzen; das Schleimepithel der Oberfläche ist hier durch die Färbung und die etwas niedrigere Beschaffenheit der Zellen von dem Drüsenepithel unterschieden und scharf abgegrenzt, beide Zellarten der Oberfläche dringen gemeinschaftlich gegen das Drüsenepithel vor. Auch ergeben sich Bilder, in denen die Zellen der basalen Schicht für sich allein Zapfen bildend in die Tiefe dringen und erst in der Tiefe die Differenzierung in Schleimepithelien und plattenepithelähnliche Zellen eintritt, die nun ihrerseits wieder zum Teil jede für sich und zum Teil gemeinschaftlich wuchern; auch hier fehlen Zeichen der Destruktion.

Ich habe etwas Ähnliches nur in der Beobachtung gefunden, die R. Meyer am Rand eines „Papilloma verrucosum" bei einer 20 jähr. Virgo beschreibt, indem er sagt: „Weitab vom Cervicalepithel findet sich ein solcher indifferenter Epithelschlauch an der Spitze eines tiefreichenden Plattenepithelvorsprungs." Das Papilloma war sonst nämlich von einem nur unvollkommen geschichteten Plattenepithel überzogen, das sich nach dem äußeren Muttermund zu in ein bald einschichtig werdendes, „indifferentes" kubisches, die Mucincarminreaktion nicht ergebendes Epithel veränderte und an der Grenze zu den Cervicaldrüsen eine hyperplastische Drüsenwucherung von engen Schläuchen aus indifferentem Epithel bildete, „welches keine Schleimreaktion gibt, jedoch zu den Cervicaldrüsen nicht geringere Verwandtschaft zu haben scheint, als zu dem Plattenepithel". R. Meyer hält die Bildung bis zum Auftauchen gegenteiliger klinischer Beobachtung für gutartig.

Meiner Meinung nach ist für derartige adenomatöse Wucherungen der Cervixschleimhaut, wie sie in Abb. 18 und 120 abgebildet sind und wie sie besonders stark in der Schwangerschaft vorkommen, die Annahme eines „indifferenten" Epithels keineswegs notwendig, wir sehen sie oft genug aus dem schleimsezernierenden Epithel durch allmähliches Niedrigerwerden und Verlust der sezernierenden Eigenschaft unmittelbar hervorgehen.

Für meine Fälle von Drüsenneubildung von einem gemischten, erst in der Tiefe sich differenzierenden Epithel ist die Gutartigkeit sichergestellt; denn außer den mitgeteilten, aus dem Jahre 1925 stammenden und gesund gebliebenen Fällen verfüge ich noch über zwei weitere, deren einer, eine damals 38 jähr. VII para, welche auf der rüsselförmig verlängerten vorderen Lippe einen bohnengroßen Polypen mit den beschriebenen Epithelbildungen trug, 11 Jahre als gesund nachbeobachtet ist.

2. Carcinom und Tuberkulose.

Differentialdiagnostisch ist neben der bereits besprochenen Lues und Leukoplakie noch die Tuberkulose zu erwähnen, die makroskopisch bekanntlich zu stark carcinomähnlichen Bildern führen kann. Mikroskopisch dürfte durch eine sorgfältige Serienschnittuntersuchung eine Verwechslung mit Carcinom, wie sie Rudeloff zustieß, wohl immer vermeidbar sein. Auch ich sah einen Fall, in welchem in einigen Schnitten die Oberfläche des Präparates mit einer gleichmäßigen, mehrfachen Schicht epitheloider Zellen bedeckt war; das Auftreten typischer Tuberkelknoten mit Langhansschen Riesenzellen klärte das Bild alsbald auf. Auch im Corpus uteri dürften die von mir (1894) zuerst beschriebenen, allerdings mitunter recht carcinomähnlichen Epithelmetaplasien bei dem sonst so charakteristischen Bild der Tuberkulose kaum jemals zu Zweifeln Anlaß geben, unbeschadet der von mir mit vielen anderen vertretenen, erst jüngst wieder von Herxheimer bestätigten Ansicht, daß gelegentlich eine Ausscheidungstuberkulose als chronischer Reiz den Boden für die Entwicklung des Carcinoms vorbereitet. In den von mir genau untersuchten Fällen von Tuben- und von Cervixcarcinom im Gefolge von Tuberkulose war aber das Carcinom nicht von den tuberkulös veränderten, sondern von den benachbarten, von der Tuberkulose nicht ergriffenen Zellen ausgegangen. So wird es auch wohl meist im Uterus sein. Nur Wallart-Kaufmann beschreiben den unmittelbaren Übergang der durch Tuberkulose veranlaßten atypischen Epithelwucherungen von Cervixdrüsen in Adenocarcinom. Frankl (Arch. 123) erwähnt kurz einen weiteren Fall von Collumkrebs bei Tuberkulose der Korpusschleimhaut. Jedenfalls ist der „Zusammenhang zwischen Carcinom und Tuberkulose sicher", wie Heimann bei Erwähnung von Bieljajewas Beobachtung von Carcinom des Uterus und der Vagina bei Tuberkulose eines 10 jähr. Mädchens bemerkt. Gerade in diesem Falle kann allerdings von einer durch örtliche Tuberkulose hervorgerufenen örtlichen Disposition zur Krebsentwicklung nicht die Rede sein, denn es fanden sich an Korpus- und Cervixschleimhaut neben dem Carcinom keine tuberkulösen Veränderungen, sondern nur vereinzelte miliare Tuberkel in der Muscularis corporis bei ausgedehnten älteren tuberkulösen Veränderungen im ganzen Körper. Man kann also höchstens eine durch die Tuberkulose ausgelöste allgemeine Disposition annehmen. Herxheimer, welcher 16 Fälle von Kombinationen — von Genitaltuberkulose — und -carcinom zitiert, erklärt mit der vorausgegangenen Tuberkulose das relativ jugendliche Alter seiner Kranken (29 Jahre). „Tatsächlich sehen wir in der Mehrzahl der Fälle aus dem histologischen Bilde, daß das Carcinom jüngeren Datums sein muß" (Heimann). Auch Matzdorf, der eben (Sept. 1927) einen Fall von ausgedehnter Tuberkulose des Corpus uteri mit Portiocarcinom beschreibt, nimmt die durch die dauernde Abscheidung hervorgerufene Abhängigkeit des Carcinoms von der älteren Tuberkulose an.

Zusammenfassend kann man bezüglich aller atypischen Epithelwucherungen an der Cervix und Portio aussprechen, daß sie als gutartige Bildungen recht häufig vorkommen und keineswegs regelmäßig „präcancerös" sind und daß man sie als bösartig nur dann betrachten kann, wenn die oben beschriebene carcinomatöse Beschaffenheit des Epithels oder destruierendes Wachstum ausgesprochen vorhanden ist. Man darf freilich nicht vergessen, daß auch die gutartigen Epithelatypien meist entzündlichen Reizungen und überstürzten und unregelmäßigen Regenerationsvorgängen ihren Ursprung verdanken; alle anatomischen und histologischen Befunde deuten darauf hin, daß auf dieselben Vorgänge in letzter Linie auch die Carcinomentwicklung zurückgeht. Ich schließe mich vollkommen Sternberg an, welcher sagt: „Es sind vor allem durch verschiedenartige, längere Zeit einwirkende Schädigungen verursachte, immer wieder von neuem angefachte und immer wieder gestörte Regenerationsvorgänge, die bei bestehender Disposition schließlich zu schrankenloser Wucherung unreifer Zellen und zu weitgehender Änderung ihres biologischen Zellcharakters führen" (s. auch Teutschländer und Bauers Mutationstheorie!).

3. Cylinderzellkrebse.

Was die Diagnose der vom Cylinderepithel ausgehenden Carcinome betrifft, so darf ich mich auf die S. 98 ff. für das Adenoma malignum und S. 119 ff. für das Adenocarcinom gegebene genaue Schilderung beziehen. Hier ist nur noch einmal mit aller Schärfe hervorzuheben, daß wir auch hier in der übergroßen Mehrzahl der Fälle die Diagnose stellen können und müssen, ehe das zerstörende Wachstum auf die Muskulatur übergegangen ist. Nur bei reinem Adenoma malignum sagt Schottländer, bedarf es des Nachweises zerstörenden Wachstums, aber — muß ich hinzufügen — nicht in der Muskulatur, sondern innerhalb der Schleimhaut, welcher Nachweis sehr wohl möglich ist, auch bei nur einschichtigem Epithel der malignen Drüsenwucherungen; kommt Mehrschichtung und Anaplasie der Epithelien auch nur an einzelnen Stellen hinzu, so ist die Diagnose sehr erleichtert. Wollten wir, wie es die pathologisch-anatomische Orthodoxie verlangt, bei Carcinoma corporis uteri immer warten, bis auch schon die Zerstörungsbilder der Muskulatur in der Probeausschabung erscheinen, dann würde die Gesamtheit der Frauenärzte Hunderte von Frauen unnötigerweise in Todesgefahr bringen, die durch frühzeitige Operation, solange der Prozeß noch auf die Schleimhaut beschränkt war, mit großer Sicherheit zu retten gewesen wären. Der Hinweis auf eine bei Andauer der Blutung mögliche Wiederholung der Probeausschabung genügt keineswegs, denn erstens ist die Probeausschabung nur dann ein harmloser Eingriff bei positivem Ergebnis, wenn ihr die Totalexstirpation in kürzester Frist folgt, ja sie kann, allerdings nur ausnahmsweise, selbst zur Metastasenbildung Anlaß geben (Norris und Vogt, Sampson) und zweitens kann diese letztere eintreten, der Fall also inoperabel werden, bis die klinischen Erscheinungen zu einer zweiten Probeabrasio zwingen. Denn, wenn dies auch nicht die Regel ist, so sind doch, wie oben mitgeteilt, bei verhältnismäßig kleinen, rein exophytisch entwickelten Adenocarcinomen und malignen Adenomen des Corpus uteri schon Metastasen auf dem Blutweg, dem Lymphweg, durch Implantation beobachtet worden. Norris und Vogt sahen zweimal von kleinen Geschwülsten ausgehend eine subperitoneale Ausbreitung entlang den Blutgefäßen. Für die Diagnose des Adenocarcinoms ist, abgesehen von der unentwirrbaren Gesamtfiguration und den unregelmäßigen, seitlichen Verbindungen der drüsenähnlichen, aber normale Uterusdrüsen an Umfang meist stark übertreffenden Gebilde das Wichtigste die Anaplasie der Zellen und Kerne: Mehrschichtung allein, oder Umwandlung in Plattenepithel ist kein sicheres Zeichen der Malignität, wie S. 83 ausgeführt; ich verfüge über drei derartige Fälle, von denen einer 16 Jahre als gesund nachbeobachtet ist. Ich bringe in Abb. 124 noch ein Beispiel einer solchen, unmittelbar aus dem Cylinderepithel hervorgehenden Bildung von Plattenepithelien. Erst wenn das Epithel polymorph und ganz unregelmäßig, oder sehr vielschichtig und kleinzellig, wie bei einem unreifen Plattenepithelcarcinom die Grenzen ganz unscharf, die Kerne und Kernteilungsfiguren in derselben Weise, wie beim Plattenepithelcarcinom besprochen (s. S. 164), verändert werden, ist der Gedanke an Malignität gegeben. Die Änderung der Polarität der Zelle ist kein sicheres Zeichen der Malignität; ich habe öfters in Cervix und Korpus die Zellen in langer Reihe mit nach der Oberfläche oder dem Lumen zu gelagerten Kernen gefunden, während der sekretorische, helle Abschnitt nach der Basalmembran zulag. Bei Mehrschichtung kann der sekrethaltige Teil der Zellen ganz willkürlich gelagert sein, ohne daß Malignität vorliegt (z. B. Fall 19 u. 20, S. 171/173). Die Grenzmembran spielt gar keine Rolle; sind aber solide, unregelmäßige Erhebungen nach innen und Ausstülpungen nach außen gebildet, finden sich im Stroma schon solide Zellhäufchen, durch Serienschnitte als solche festgestellt und in den Lymphspalten einzelne Epithelien oder Epithelklumpen, dann ist die Diagnose sicher, auch wenn der Herd noch so klein ist. Findet man nur an einer oder ganz vereinzelten Drüsen verdächtige Epithelveränderungen, bei noch regelmäßigem Gesamtbild der Drüsenanordnung, wie dies z. B. bei Abb. 95 und 96 der Fall war, dann wird man bei jüngeren Frauen mit der Diagnose zurückhaltend sein; aber doch hat sich Abb. 95 und ein der Abb. 96 gleicher Fall, im weiteren Verlauf als Carcinom erwiesen. Bei Häufung dieser Bilder, bei gleichzeitiger Umgestaltung des Gesamtdrüsenbildes mit mehrweniger vollständiger Aufbrauchung des Stromas, bei älteren Frauen, bei sehr verdächtigen klinischen Erscheinungen ist es ratsam, den Fall zum mindesten als präcancerös im oben bezeichneten Sinne zu bezeichnen und zu behandeln.

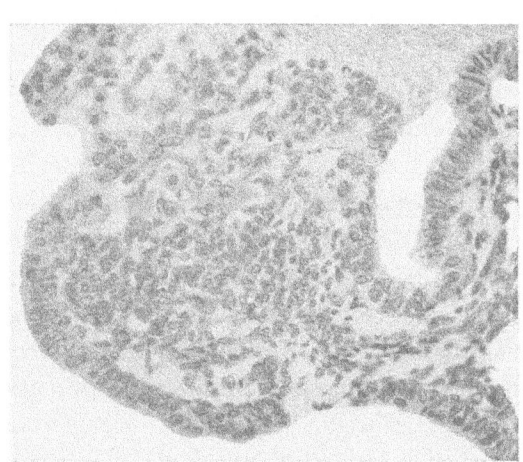

Abb. 124. Gutartige Epithelmetaplasie bei unregelmäßiger Regeneration (wahrscheinlich Endometritis post abort.); mehrschichtiges, plattenepithelähnliches Oberflächenepithel, unmittelbar aus dem Cylinderepithel hervorgehend. Starke Vergr. Zeiß Ok. 2, Obj. DD.

Will man nicht gleich operieren, oder mit Radium behandeln, so muß zum mindesten nach 6—8 Wochen eine neue Probeausschabung gemacht werden, nicht erst dann, wenn neue unregelmäßige Blutungen aufgetreten sind. Daß ich die Gutartigkeit der ausgesprochenen Plattenepithelknötchen bei adenomatöser Wucherung der Drüsen für nicht erwiesen, wenn auch im Einzelfalle für möglich halte, habe ich schon S. 116 u. 118f. ausgeführt.

Die gutartige Drüsenvermehrung, Erweiterung und Schlängelung, welche vielfach zum Bilde pseudopapillärer Erhebungen des Epithels führt, bei einfacher glandulärer Hyperplasie, wie sie sowohl in der Menarche, als im Beginne des Klimakteriums vorkommt, und auch zur Bildung schwammiger, starke Blutungen veranlassender Massen im Uterus führen kann, ist von den bösartigen Wucherungen durch eine gewisse Regelmäßigkeit des mikroskopischen Bildes meist gut unterscheidbar; auch sind die einzelnen Drüsenindividuen als solche noch kenntlich und die seitlichen Verbindungen zwischen den Drüsenschläuchen fehlen. Dasselbe gilt von dem mikroskopischen Bilde der jungen Decidua, bei dieser ist allerdings in der Zona spongiosa das Zwischengewebe auch auf ein Minimum herabgesetzt und das Drüsenepithel zeigt deutliche Mehrschichtung und auch Papillenbildung; „Opitzsche Schwangerschaftsdrüsen"; aber die Epithelien, die ja schließlich abgestoßen werden und wohl zum Teil als Embryotrophe dienen, lassen deutlich die Zeichen des Zerfalls erkennen, nämlich helle, oft vakuoläre Beschaffenheit des Protoplasmas, unscharfe Zellgrenzen, die besonders nach dem Lumen zu oft wie aufgefasert sind, beginnende Loslösung von der Wand; man sieht meist leicht, daß es sich nicht um aktiv weiterwachsende, lebensfrische, sondern um dem Untergang geweihte Elemente handelt; einzelne ausgesprochene Gefäßknäuel, Nester von Deciduazellen im Stroma, wenn nicht schon die Bildung einer deutlichen Zona compacta vervollständigen das Bild; doch ist eine gewisse Ähnlichkeit mit malignen Wucherungen nicht abzustreiten und Verwechselungen sind früher wohl öfters vorgekommen und noch jüngst wurde uns eine Kranke zur Radikalbehandlung überwiesen, deren mitgesandte Ausschabungspräparate sich bei der Nachprüfung als Endometritis post abortum erwies.

Im ganzen erfordert die Beurteilung der zweifelhaften Fälle bei Adenocarcinomen vielleicht noch mehr Erfahrung, als beim Plattenepithelcarcinom; bei ganz vereinzelten Fällen wird die Entscheidung auch hier unmöglich sein oder von verschiedenen Untersuchern verschieden getroffen werden, wie z. B. in Benthins 1. Fall, den er, wie der pathologische Anatom Keyserling, für maligne hielt, während R. Meyer und v. Hansemann die Frage unentschieden ließen, oder in der Diskussion in der Berliner Gynäkol. Gesellsch. vom 25. II. 1927 (Zeitschr. f. Gynäkol. u. Geburtsh. Bd. 91. S. 65 u. 461) zu den Vorträgen von G. Doederlein und R. Meyer.

Aber auch hier sind diese Fälle seltene Ausnahmen: meist ist dem Geübten die Entscheidung doch möglich; daß dazu mitunter die Untersuchung einer größeren Schnittreihe nötig ist, sei noch einmal besonders hervorgehoben. R. Meyer und C. Kaufmann geben an, daß unter 2000 Probeexcisionen und Probeausschabungen in keinem einzigen Falle die histologische Diagnose bösartig oder gutartig klinisch später widerlegt wurde. Nur dreimal wurde zur Sicherung der Diagnose später noch einmal ausgeschabt, wobei die Diagnose auf Gutartigkeit bestätigt wurde. Ebenso berichtet Hintze (1928) bezüglich der Schleimhautpolypen des Materials von R. Meyer, daß bei jahrelang später erfolgter klinischer Nachprüfung die histologische Diagnose sich stets bestätigt fand. Zu berücksichtigen ist dabei, daß, wie auf S. 49 ausgeführt, ganz kleine, auf die Schleimhaut beschränkte Carcinome durch die Ausschabung vollständig entfernt werden können, ebenso eben beginnende Carcinome der Portio durch Probeexcision (R. Meyer, Herly, eigene Beobachtungen, Frankl, Weinzierl). So war bei Hirschberg fünfmal ein Korpuscarcinom, zweimal ein Collumcarcinom am herausgenommenen Uterus nicht nachweisbar; einmal stellte sich eine vermeintliche atypische Epithelwucherung im weiteren Verlauf als Carcinom heraus. Sein Gesamtmaterial bestand aus 116 Probeexcisionen und 244 Abrasionen. Unter Guggisbergs 654 Fällen von Probecurette wurde nur zweimal ein bestehender (wahrscheinlich im Tubenwinkel sitzender) maligner Prozeß nicht erkannt. Meine eigenen Fehldiagnosen habe ich bereits erwähnt.

Da die gleichen histologischen Krebsformen in allen Teilen des Uterus vorkommen, kann durch die Probeabrasio der primäre Sitz nicht immer erkannt werden (Gessner). Daß sehr weit fortgeschrittene und ganz diffus gewucherte Fälle von Carcinom gelegentlich als Sarkome in der Probeabrasio betrachtet wurden, ist früher schon erwähnt.

Auch am ganzen Präparat des herausgenommenen Uterus kann ja mitunter nur die Diagnose der Malignität, nicht aber der Zugehörigkeit des Tumors zu einer bestimmten

Rubrik gestellt werden. Kermauner (1927, S. 891) bringt hierfür ein schlagendes Beispiel Novaks: zuerst wurde von diesen, Maresch und Kermauner ein Chorioepitheliom angenommen, dann diese Diagnose fallen gelassen, Adler diagnostizierte „polymorphzelliges Sarkom", Sternberg Carcinom, R. Meyer und Aschoff ließen die Diagnose offen.

Einmal erwies sich ein derartiges zweifelhaftes Bild, wie R. Meyer und Wegscheider mitteilten, sogar als durch luetische Gewebswucherung hervorgerufen, worauf man durch andere Zeichen von Lues am Körper aufmerksam wurde. Der Verlauf bestätigte die Diagnose. Bekanntlich ist es auch an anderen Körperstellen gelegentlich unmöglich, Lues vom Sarkom histologisch zu unterscheiden.

Weniger Geübten werden bei der Stückchendiagnose unentschiedene Fälle und Irrtümer öfters unterlaufen als Vielerfahrenen; aber im ganzen hat dieselbe in großartigstem Maßstabe das gehalten, was sich ihr Begründer und unermüdlicher Lehrer und Verfechter, Karl Ruge, von ihr versprochen hat. Wir dürfen diesen Abschnitt nicht schließen, ohne seiner wissenschaftlichen Großtat in Bewunderung und Dankbarkeit zu gedenken und auf die Würdigung seines Lebenswerkes durch einen Ebenbürtigen in der Berliner Gesellsch. f. Gynäkol. u. Geburtsh. (Zeitschr. 150, S. 216) hinzuweisen.

V. Prognose aus dem histologischen Bilde.

Ich spreche hier nur von der Prognose unbeeinflußter, nicht bestrahlter Carcinome, also nicht von der Radiosensibilität der verschiedenen Carcinomformen, über die bis in die allerneueste Zeit die widersprechendsten Angaben gemacht werden (vgl. v. Franqué, Strahlenbehandlung der Genitalcarcinome 1926). Während z. B. Cordua (1926) den mehr ausgereiften Formen bezüglich der Bestrahlung eine bessere Prognose zuschreibt, als den weniger differenzierten, erklärt die Doederleinsche Schule (Böhm, E. Zweifel 1926) gerade das „Carcinoma medullare" mit ganz unreifen Zellen für das günstigste, die hochdifferenzierten zur Verhornung neigenden Krebse für die ungünstigsten Objekte der Bestrahlungsbehandlung. In der Bummschen Klinik mißglückten alle Versuche, die Bestrahlungsweise dem histologischen Bilde anzupassen (Philipp und Gornick 1926). Ich selbst glaube wie Doederlein und Wintz für die Bestrahlung, sowie für jede Art der Behandlung, daß der Erfolg in erster Linie abhängig ist von der Ausbreitung des Carcinoms. Auch der neueste, von Schmitz, Hueper und Arnold gemachte Versuch, nach 9 (eigentlich 12) verschiedenen histologischen Gesichtspunkten einen histologischen „Malignitätsindex" in bezug auf die Prognose der Strahlenbehandlung aufzustellen, hat ein überzeugendes Ergebnis nicht gehabt und ist schon deshalb, wie übrigens Schmitz selbst in der Aussprache betont, nicht stichhaltig, weil eine nur dreijährige Beobachtung der Kranken vorliegt und die Autoren bei der Malignitätsabstufung die IV. klinische ungünstigste Gruppe der Fälle einfach weglassen und selbst sagen, daß alle klinische Gruppen fast den gleichen „Malignitätsindex" hatten. Die mehr weniger gute Beeinflußbarkeit durch Strahlen fällt auf jeden Fall nicht zusammen mit der von vorneherein vorhandenen größeren oder geringeren Malignität; so gelten z. B. wohl mit Recht, die Cylinderzellencarcinome als weniger strahlenempfindlich, als die Plattenepithelcarcinome, während bekanntlich die Adenocarcinome des Korpus prognostisch am allergünstigsten sind. Ich bin aber nicht der Ansicht, daß dies daran liegt, daß sie meist in höherem Grade differenziert sind als die Plattenepithelcarcinome, wie Norris meint. Dieser unterscheidet beim Körpercarcinom drei Differenzierungsgrade und je nach der Mischung derselben in den einzelnen Fällen vier Grade von Malignität. Aber seine Einteilung erscheint ziemlich willkürlich und schwer abgrenzbar, seine Schlußfolgerungen sind nicht überzeugend.

Martzloff hat einen ähnlichen Versuch für die Plattenepithelcarcinome des Halses gemacht: er glaubt, bei operablen, wie inoperablen Fällen zeigen zu können, daß die Fälle mit gut ausgebildeten Stachelzellen, also die „reifen" Carcinome, prognostisch am günstigsten, die „Spindelzellkrebse" am ungünstigsten sind, während die Wachstumsform die Bösartigkeit nicht beeinflußt. Plaut konnte dies nicht bestätigen und keine Beziehungen zwischen Gruppenzugehörigkeit und Verlauf der Fälle finden, abgesehen von dem altbekannten langsameren Verlauf der Hornkrebse. Auch Martzloffs neuester Versuch (1927) histologischer Prognosestellung ist nicht überzeugend; hier errechnet er für Stachelzellkrebs 47 % (Klinik Mayo 53,3 %), Spindelzellkrebs 9,5 (9,52 %), Übergangsformen 29,2 (21,5) % fünfjährige Dauerheilung der Fälle, welche die Operation überstanden. Bei den operablen Fällen glaubte er für die Stachelzellen etwa 63,6 %, die Übergangszelle etwa 46 %, die Spindelzelle etwa 14 %, die Adenocarcinome 75 % fünfjähriger Dauerheilung in Aussicht stellen zu können, wenn bei sorgfältiger postoperativer histologischer Untersuchung des gesamten Präparats das Carcinom streng auf den Uterus (bei Vorherrschen der Übergangszelle sogar auf die Cervix) beschränkt und die Dauer der Krankheitserscheinungen vor der Operation nicht länger als 8—10 Monate betrug. Da die histologische Prognose also erst nach der Operation gestellt werden kann und zudem bei der histologischen Zuteilung des Falles zu einer bestimmten Gruppe subjektiver Beurteilung die weitesten Grenzen gesteckt sind, ist damit praktisch nicht viel anzufangen.

Meiner Erfahrung nach kann man aus dem histologischen Bilde über die Prognose nicht mehr entnehmen, als die sehr alte und fast selbstverständliche Beobachtung, daß sehr zellreiche, mit zahlreichen Mitosen, darunter vielen atypischen, versehene, stark anaplastische, unreife Formen bösartiger sind als die ganz ausgereiften, weniger oder fast nur normale Kernteilungsfiguren oder ihre Vorstadien (Palugyay) zeigenden, der normalen Gewebsanordnung am nächsten kommenden Formen. Damit würde übereinstimmen, daß Vasiliu, welcher Zählungen der Mitosen ausgeführt und das Ergebnis auf die Zahl der Zellen bezogen hat, bei den ganz unreifen, undifferenzierten Krebsen 28 bis 35 %, bei den ausgereifteren „Cancers lobulaires" (mit Schichtung und Abplattung nach dem im Lumen befindlichen Hohlraum der Krebszapfen) 12—30 % bei den „Cancers tubulés" (Krebsstränge ohne Hohlraum) 15—22 % Mitosen fand. Die Zahl der Kernteilungen ist ein Ausdruck des Grades der Wachstumsschnelligkeit. Je schneller aber die Geschwulst sich ausbreitet, desto geringer wird die Aussicht sein, daß der Arzt nach dem Auftreten der ersten Symptome, welche die Kranke zu ihm führten, noch radikal heilend eingreifen kann. Man darf nie vergessen, daß alle Schlußfolgerungen aus behandelten, operierten oder bestrahlten Fällen gezogen werden müssen und es daher immer ungewiß bleiben muß, was von den Enderfolgen, nach denen man den ursprünglichen Charakter der Erkrankung beurteilen will, auf die größere oder geringere primäre Bösartigkeit der Geschwulst, was auf das frühere oder spätere, in geringerem oder höherem Grade geschickte Eingreifen des Arztes, was auf den ursprünglichen Sitz und die schon erreichte Ausbreitung der Erkrankung, was auf die größere oder geringere Widerstandskraft des Gesamtorganismus gegenüber der ursprünglich immer rein örtlichen Erkrankung zurückzuführen ist. An der Auffassung des Krebses als einer ursprünglichen örtlichen Erkrankung wird der Histologe auch heute noch festhalten müssen, was ich gegenüber neueren, mitunter etwas phantastischen, mehr der Spekulation und den Laboratorien, als dem Leben und der Beobachtung entnommenen Anschauungen mit aller Bestimmtheit aussprechen möchte. Ich stimme hier Lahm (1927), dessen nicht immer klaren und folgerichtigen Ausführungen ich sonst nicht allenthalben folgen kann, so insbesondere nicht in der Annahme eines stets rein unizentrischen Wachstums des Carcinoms rückhaltslos bei, wenn er klipp und klar sagt: (S. 670): „Stets bildet sich das Carcinom lokal, aus lokaler Ursache."

A. Carcinom und Myom am Uterus.

Da die carcinomatöse Entartung bei Adenomyosis uteri und die Fälle von primärem Carcinom innerhalb von Adenomyomen bereits besprochen sind, haben wir es hier nur mit dem gleichzeitigen Vorkommen von gewöhnlichen Myomen und Carcinomen zu tun. Man war bisher wohl allgemein der Ansicht, daß das gleichzeitige Vorkommen von Collumcarcinom und Myom nur ein zufälliges Zusammentreffen beider, so häufiger Erkrankungen sei (Winter), während das sehr viel häufigere Zusammentreffen von Korpuscarcinomen mit Myomen einen kausalen Zusammenhang zwischen beiden nahe lege und zwar, da das Myom so gut wie immer die ältere Erkrankung ist, in dem Sinne, daß die Myomatosis die Carcinomentwicklung begünstigte, was bei der räumlichen Trennung der übergroßen Mehrzahl der Myome vom Collum für die dort bodenständigen Carcinome von vorneherein unwahrscheinlich war. Frankl hat diese Anschauung durch seine Statistik zu widerlegen gesucht. Er fand nämlich, daß im myomatösen Uterus ein Carcinom allerdings öfter zu finden sei, als im nichtmyomatösen, daß jedoch ein Überwiegen der Korpuscarcinome gegenüber den Collumkrebsen nicht festzustellen sei, da er von den Korpuskrebsen 8,5%, von den Halskrebsen 6,7% mit Myom vergesellschaftet fand. Die bisherige Annahme, daß das Myom ein die Krebsbildung fördernder Faktor sei, sei also nicht zutreffend. Es bestehe vielmehr in solchen Uteris nur eine erhöhte Tumorbereitschaft „sei es, daß der Gewebswiderstand gegen schrankenlos wachsende Zellgruppen verringert ist, oder daß auch indifferentes Ausgangsmaterial für die Bildung von myomatösen und carcinomatösen Tumoren gegeben ist". Abgesehen davon, daß die Annahme einer „erhöhten Tumorbereitschaft" doch keine Erklärung, sondern nur eine Umschreibung der vorhandenen oder angenommenen Tatsachen ist, glaube ich in den vorstehenden Blättern gezeigt zu haben, daß für das Carcinom die Annahme indifferenten Ausgangsmaterials vollkommen in der Luft schwebt. Endlich sind auch die Voraussetzungen Frankls nicht zutreffend. Zu der Angabe, daß Korpus- und Collumkrebse ungefähr gleich oft mit Myomen vergesellschaftet seien, ist er nur dadurch gekommen, daß er, von den Carcinomen ausgehend, auch kleinere und kleinste Myome berücksichtigt hat; daß diese ätiologisch für die Collumcarcinome und, wenn sie nicht bestimmte räumliche Beziehungen zur Uterushöhle habe, wohl auch nicht für Korpuscarcinome in Frage kommen können, scheint mir selbstverständlich, es hat daher keinen Sinn, sie mitzuzählen, wenn man sie nicht auf den Standpunkt Lahms (1927) stellen will, welcher die Häufigkeit der Kombination von Korpuscarcinomen und Myomen anerkennt und darauf zurückführt, daß beide die Folge hormonaler Dysfunktion der Ovarien seien, eine Hypothese, die mir wenigstens für die bei noch bestehender Menstruation — wie meist bei gleichzeitiger Myomatosis — auftretenden Fälle als durchaus erwägenswert erscheint. Von einem Myom selbst kann man einen Einfluß auf die Carcinomentwicklung jedoch wohl nur dann erwarten, wenn es entweder mittelbar oder unmittelbar auf die Schleimhaut, auf der sich das Carcinom entwickeln kann, eine anatomische oder physiologische Einwirkung gehabt hat; das wäre doch nur bei sehr großem oder multiplem Myom des Korpus bezüglich des Collum uteri denkbar; aber bei ihnen finden sich tatsächlich Collumkrebse nur sehr selten (wie z. B. in unserem Fall 1) und in einem nach Fertigstellung dieser Arbeit eben beobachteten Fall, aber vielleicht nicht einmal hier zufällig. Unter Schillers 9 ganz jungen Carcinomen wurden nicht weniger als 3 zufällig bei Myomkranken entdeckt und Schiller hielt es für möglich, daß die dauernde Reizung des Epithels in Folge Reibung an der Scheidenwand, wenn der Uterus durch das Myom hinuntergedrückt oder schief gestellt ist, oder durch Stauung von Blut und Lymphe, die das Myom am Abfluß hindert, eine ätiologische Rolle spielt. Dagegen ist die Beeinflussung der Korpusschleimhaut durch Korpusmyome sehr stark, und wie die nachfolgende Übersicht zeigt, ist entgegen der Angabe Frankls in der Tat die Carcinomentwicklung in ihr bei bestehender Myomatosis auffallend häufig, was besonders hervortritt, wenn man, wie Frankl es verlangt, vom carcinomatösen Uterus ausgeht, aber sich auch ergibt, wenn man vom myomatösen Uterus ausgeht.

Ich selbst habe 7 mal unter 45 Korpuscarcinomen die Komplikation beobachtet, wovon ich aber zwei ausschalten muß, weil das Carcinom jahrelang nach Unschädlichmachung der Myome durch Röntgenbestrahlung auftrat; es sind aber immer noch 11,6% der Korpuscarcinome; wie die folgende Zusammenstellung neuerer Angaben zeigt, haben die meisten noch viel höhere Zahlen.

Kombination von Carcinoma corporis mit Myomen.

Autor:	Jahr:	Gesamtzahl:	% der Myome:
Taussig (nach Weibel) . .	1912	40	25
Weibel	1913	69	28,3
Goebel (Hofmeier)	1914	53	34
Buscemi	1921	97	14,4
Mahle	1923	186	35,4
Norris und Vogt	1924	115	70,8
Frankl	1924	117	8,5
Klaus.	1925	234	5
Davis	1925	50	21
v. Franqué	1926	43	11,6

Aus diesem Material von 1004 Fällen von Korpuscarcinomen ergibt sich also, daß sie in 20,4% mit Myom verbunden waren. Marino (1912) gibt 10—20% an.

Kombination von Collum-Carcinome mit Myom.

Autor:	Jahr:	Gesamtzahl:	
Winter	1906	1270	2%
Martzloff	1923	387	9%
Frankl	1924	919	6,7%
Klaus.	1925	859	2,4%

Nach diesen 3435 Fällen war also Collumcarcinom in 4,1% mit Myom verbunden.

Korpuscarcinome sind also mindestens 5 mal so oft mit Myomen verbunden als Halskrebse. Betrachten wir die Sache von der Seite der Myome aus:

Prozentsatz der Carcinome bei Myomatosis uteri.

Autor:	Jahr:	Gesamtzahl:	Corpus:	Collum:
Winter	1906	1607	1,2 %	
Winter	—	1270	—	2,0 %
Weibel	1913	—	2,0 %	—
Goebel	1914	4014 (Lit.)	2,1 %	—
Jansen	1914	458	2,8 %	—
		306	4,2 %	(nur operierte)
Fehim	1918	590	—	3,8 %
Buscemi	1921	473	3 %	—
Frankl	1924	1878	0,53 %	3,3 %
Sarwey		—	1,4 %	—
Kelly und Cullen	nach	—	1,78 %	—
Noble	Frankl	—	2,4 %	—
Tracey		—	1,7 %	—
Klaus	1925	1091	1,0 %	2,0 %

Isbruch gibt 1926 aus der Mackenrodschen Klinik 2,45 „Uteruskrebse" bei 1608 Myomatosiskranken an.

Nach diesem gewiß recht ansehnlichen Material kommt als Korpuscarcinom bei Myomatosis uteri in durchschnittlich 1,8 %, Collumkrebs in 2,8 % der Fälle vor, das Collumcarcinom also, entgegengesetzt der Franklschen Annahme, nicht häufiger als überhaupt bei dem gynäkologischen Krankenmaterial, denn Hofmeier (Handb. 1921) gibt an, daß er unter 26 200 gynäkologischen Kranken 3,1 % Collumkrebse fand (3,6 % bei 16 800 poliklinischen, 2,1 % bei 9400 privaten Kranken). Auch Brandes gibt 3,9 % Uteruscarcinome für das Tübinger Krankenmaterial an.

Das Korpuscarcinom, für das ich so bestimmte, auf das gesamte Krankenmaterial bezogene Angaben nicht machen kann, ist nach meiner auf S. 53 begründeten Annahme etwa 5 mal, nach Frankl ungefähr 10 mal so selten als das Collumcarcinom; es würde also nach mir in 0,5 nach Frankl in 0,28 % der gynäkologischen Fälle vorkommen. Bei Myomatosis kommt es aber in 1,8 % der Fälle vor, also nach mir etwa 3½ mal, nach Frankls Zahlen etwa 6½ mal so oft als seiner normalen Frequenz entspricht, was recht gut mit der alten Angabe Olshausens (Zeitschr. 58, S. 344) übereinstimmt, daß er bei Myomatosis uteri etwa 5 fache Vermehrung der Korpuscarcinome beobachtet habe.

Von größeren Literaturzusammenstellungen seien noch die von Krüger und Hallauer erwähnt: ersterer stellte 106 Fälle von Korpuscarcinom mit Myom neben 56 ebenso komplizierten Fällen von Collumcarcinom zusammen, letzterer 164 Korpus- gegenüber 62 Collumcarcinomen mit Myom. Auch Willeitner, der jüngste Bearbeiter des Gegenstandes kommt auf Grund ausgedehnter Literaturstudien zu dem Schlusse, daß das Korpuscarcinom bei myomatösem Uterus reichlich 10 mal so häufig als am nicht myomatösen Uterus vorkommt. Während bei letzterem das Collumcarcinom 10—15 mal so häufig ist als das Korpuscarcinom, ist dieses am myomatösen Uterus 2—2½ mal so häufig als das Collumcarcinom.

Unter diesen Umständen müssen wir die alte Annahme, daß die Myomatosis uteri das Zustandekommen des Carcinoma corporis uteri begünstigt, anerkennen.

Der ursächliche Zusammenhang wurde gesucht entweder ganz allgemein in der durch die Myome hervorgerufenen Hyperämie, oder in dem Druckreiz, den entweder die gegenüberliegende Wand (Kroemer, Lehmann) oder die das Myom selbst überziehende Schleimhaut (Flaischlen, Olshausen) als Sitz des Carcinoms erfahren sollte, oder in den hyperplastischen Zuständen, welche die Myomatosis uteri begleiten (Winter, Buscemi u. a.). Frankl wendet sich besonders gegen die letztere Annahme; er muß aber selbst zugeben, daß, wenn multiple Myome ins Uteruscavum vorspringen, in den toten Ecken mitunter echte Hyperplasie der Mucosa gefunden wird. In der Tat ging bei Hallauer die Entwicklung des Myoms von der Fundusecke, bei Moench von dem Winkel zwischen vorderer und hinterer Uteruswand aus. Daß echte hyperplastische Wucherungen und Schleimpolypen bei Myomen gar nicht so selten sind, jedenfalls häufiger als die 1,8% Korpuscarcinome vorkommen, wird jeder Operateur bestätigen, der die entfernten Uteri regelmäßig genau untersucht, überdies hat R. Meyer die Entwicklung von Carcinomen in hyperplastischer Schleimhaut bei wegen Myomatosis entferntem Uterus in 2 Fällen (Zeitschr. 85, S. 446, 451) unmittelbar beobachtet, sein erster Fall von „Plattenepithelknötchen" in der adenomatös gewucherten Schleimhaut, welche dem Carcinom zum mindesten sehr nahe steht, fand sich ebenfalls in einem myomatösen Uterus, außerdem beschreibt er noch einen Fall von kleinsten adenomatösen Polypen in einem solchen (Zeitschrift 85, S. 456). Unter Isekis 17 Fällen von carcinomatösem Polypen waren 6 mit multipler Myombildung, davon 2 mit submukösem Myom kompliziert. Auch daß verhältnismäßig häufig ein malignes Adenom gefunden wurde (Hallauer, Buscemi), spricht für diesen Zusammenhang, der also keineswegs so abgetan werden kann, wie Frankl und Moench glauben machen wollen; unter den von letzterem herangezogenen „Spannungsverschiebungen" kann ich mir gar nichts vorstellen. Als Hauptursache der Carcinomentwicklung im Korpus bei Myomatosis betrachte ich aber auch hier — ähnlich wie an der Portio — die immer wieder einsetzenden und vor ihrer Vollendung immer wieder gestörten und neu angefachten unregelmäßigen Regenerationsvorgänge, sei es nun, daß die Störung hervorgerufen wird durch Druck oder Überdehnung, oder einfach durch die übermäßig lange andauernden, sich wiederholenden Gefäßzerreißungen und Gewebszertrümmerungen, die sowohl die hyperplastische, als die atrophische Schleimhaut treffen und deren Folgen in der kurzen Zeit zwischen den verlängerten, schließlich gar nicht mehr abbrechenden Blutungsperioden nicht vollständig überwunden werden können, so daß die wiederkehrende neue Schädigung eine noch nicht vollkommen wiederhergestellte Schleimhaut trifft. Daß letzten Endes hierbei von Ovarien ausgehende hormonale Störungen eine Rolle spielen könnten, wie Lahm meint, ist denkbar. Am Collum uteri fällt dies alles fort und es ist daher verständlich, daß die Myomatosis auf die Entwicklung von Halskrebsen keinen Einfluß hat. Wohl aber kann auch der Schleimhautüberzug eines von der Cervix (Galabin) oder von der Portio ausgehenden gestielten Myoms (Ehrendorfer, citronengroß) carcinomatös entarten und mehr-weniger tief in das Myom eindringen; in beiden Fällen handelte es sich um Plattenepithelcarcinome. Bei Ehrendorfer ließ sich der kleinfingerdicke Stiel mit einem Scherenschlag von der hinteren Lippe abtragen; da sich jedoch an der Abtragungsstelle sehr bald ein Rezidiv entwickelte, war das Carcinom flächenhaft wohl schon auf die übrige Portio übergegangen.

Im Corpus uteri werden es wohl meist Adenocarcinome sein, die entweder auf der das

Myom selbst überziehenden Schleimhaut [älterer Fall von Buhl, 1878; Ruge und Veit (Zeitschr. 6), Flaischlen u. v. a., Literatur bei Metzger und Siegelberg], oder an beliebiger Stelle der Korpusinnenfläche in der Nachbarschaft des Myoms entstanden oder, von der Cervix aus so weit emporgedrungen (Hallauer), auf dieses übergreifen und entweder in continuo oder den Lymphbahnen folgend wie im Falle Garkisch, sich innerhalb des Myoms ausbreiten; gerade hier sah ich eine ganz diffuse, sarkomähnliche Durchsetzung des Myomgewebes mit Carcinomzellen; es können aber auch zierliche, den Faserverlauf innerhalb des Myoms wiedergebende Bilder entstehen, wie im Falle Schwabs, dem schon besprochenen, carcinomatös degenerierten Adenomyom. Das Myomgewebe zeigt mitunter weitgehende hyaline oder myxomatöse Entartung und Erweichung, kann auch ganz oder teilweise von der Ernährung abgeschnitten und förmlich sequestriert werden (Palm). Schottländer (S. 594) sah Ausbreitung im Bett eines verkalkten Myoms. Schmorl erwähnt die Metastasierung eines Adenocarcinoms corporis auf dem Blutwege mitten in ein interstitielles Myom.

Das Myomgewebe verhält sich vollkommen passiv. Nur in Liebmanns älterem und nur mit der primitiven Zupfmethode untersuchten Fall scheint dem Untergange der Muskelfasern eine stärkere Kernwucherung vorausgegangen zu sein, die ihn zur Annahme eines aus den Muskelfasern selbst hervorgegangenen „Myocarcinoms" veranlaßte. Wenn es nicht etwa ein Carcinomsarkom oder, wie Lahm annimmt, ein Adenomyoma carcinomatosum oder ein heterologer Mischtumor war, was kaum mehr feststellbar ist, so wird es sich wohl um eine dem endgültigen Zerfall vorausgehende reaktive Quellung der Muskelfasern und Wucherung ihrer Kerne gehandelt haben, wie sie von mir (Zeitschr. 49, 1903) und Kworostansky (Arch. 62, 1900) bei Chorioepithelioma malignum, von Opitz (Zeitschrift 49, S. 172) bei Sarkom beschrieben wurde.

B. Stumpfcarcinome.

Die Stumpfcarcinome nach supravaginaler Amputation, von denen unser Fall 11 ein Beispiel gibt, unterscheiden sich anatomisch nicht von den sonst im Cervicalkanal oder auf der Portio entstandenen Carcinomen. Sie betrafen meist die Außenfläche der Portio. Fehim berichtet auch über je ein Plattenepithelcarcinom und ein Adenocarcinom der Cervicalhöhle. Nach Frankl-Amreich kamen sie in der Pehamschen Klinik unter 1255 supravaginalen Amputationen 5 mal = 0,38 % vor. Fast immer war Myomatosis die Indikation zur Operation, Thaler erwähnt auch 4 andere Fälle. Natürlich dürfen nur solche Fälle gerechnet werden, bei welchen der Krebs nicht schon zur Zeit vor der Operation vorhanden und nur übersehen worden war, was bei den meisten mitgeteilten Fällen wohl nicht der Fall war; die Zeitdauer von der Operation bis zum Auftreten des Carcinoms betrug $1/2$—15 Jahre, meist mehr als 2 Jahre; ich glaube daher, daß man eine kausale Abhängigkeit weder von der Myomatosis, noch von der Operation annehmen kann. Thaler meinte, die gleichzeitig ausgeführte Kastration könnte Einfluß gehabt haben, weil nach hoher Amputation unter Erhaltung der Periode noch kein Stumpfcarcinom mitgeteilt sei. Doch liegt dies wohl nur daran, daß diese Operation bei weitem seltener ausgeführt wird. Isbruch, der 1926 65 Fälle aus der Literatur fand und andere teilten aber auch Fälle mit, in denen die Ovarien erhalten geblieben waren. Olshausen meinte, daß durch die Unterbindung der Arteria uterina und die nachfolgende Atrophie des Stumpfes ähnliche Bedingungen für die Entstehung eines Carcinoms geschaffen würden, wie im Alter.

C. Carcinom und Sarkom.

Daß die verschiedensten Formen von Carcinom schließlich zu einer so diffusen Durchsetzung des Gewebes mit Geschwulstzellen führen können, daß das mikroskopische Bild von dem eines ursprünglichen Sarkoms nicht mehr unterschieden werden kann, wurde mehrfach erwähnt; diese Fälle von „Carcinoma sarkomatodes" gehören ebensowenig hierher, wie die Fälle von Sarkoma carcinomatodes, die zu alveolären Bildungen geführt haben, also ein carcinomähnliches Wachstum gezeigt haben. Nur die Fälle, in welchen gleichzeitig oder nacheinander einerseits das Epithel, andererseits das Bindegewebe am Uterus in bösartige Wucherung geriet, sind hier einzureihen. Die Ergebnisse dieser Wucherungen können räumlich vollständig voneinander getrennt sein, dann sprechen wir mit Frankl (Arch. 124) von Carcinoma plus sarcoma uteri; solche Fälle sind beschrieben am Korpus von G. Klein, Emanuel, Niebergall, v. Franqué Fall 16, Schmorl, wobei stets ein Adenocarcinom mit Rund-, Spindel- oder Riesenzellensarkomen der Korpushöhle, häufig in polypöser Form verbunden war, in Frankls Fall 7 ein kleines noch vollkommen interstitielles Sarkom. Bei Ritter (zitiert nach Winter) fand sich ein Carcinom im Fundus und ein kleinzelliges Sarkom (mit Lebermetastase) an der Cervix, bei v. Franqué (Fall 7) ein beginnendes Cervixcarcinom neben einem großen interstitiellsubmukösem Rundzellensarkom des Korpus, bei Montgomery (zitiert nach Albrecht) ein Cervixcarcinom und ein Korpussarkom.

Interessanter sind die Fälle, in denen carcinomatöse und sarkomatöse Gewebe in demselben Tumor, also räumlich nicht getrennt, sondern mehr oder weniger miteinander vermengt, beobachtet werden. Aber auch in diesen Fällen kann oft genug festgestellt werden, daß beide Tumoren ursprünglich selbständig waren und der eine auf den anderen sekundär übergegriffen hat, und zwar meistens das Carcinom auf das Sarkom: Fälle von Moise (Adenocarcinoma portionis auf ein Rundzellensarkom des Korpus), Opitz (Adenocarcinom auf Spindelzellsarkom des Korpus), Schaller (Adenocarcinom auf Riesenzellsarkom des Korpus), Nebesky Fall 1, Rabl-Rückhard, Frankl 2, 6 (Korpus), Frankl 8 (Portio).

Fälle, in denen das Sarkom auf ein Adenocarcinom, alle im Korpus, übergriff, haben Forssner und R. Meyer mitgeteilt; wahrscheinlich gehört auch Albrechts Fall hierher. Ich halte es nicht für richtig, diese Fälle als Carcinomsarkome zu bezeichnen, sondern möchte diese Namen für die Fälle zurückbehalten, bei welchen von vorneherein beide Bestandteile nebeneinander, offenbar an gleicher Stelle entstanden, beobachtet werden. In vielen dieser Fälle war eine Entscheidung, welcher Bestandteil primär gewuchert war, nicht mehr möglich, sie waren so innig gemischt, daß ihre Trennung auch mikroskopisch nicht möglich war; hierher gehören die Fälle von Stein (Adenocroid und großzelliges Sarkom, nur als solches rezidivierend), Ballin, Klee, Fränkel vom Korpus, Frankls Beobachtung 1, 3 und 4, 5 (Plattenepithelcarcinome verschiedener Reife mit rundzelligen und polymorphzelligen Sarkomen am Collum uteri). Endlich der neue Fall Schiffmann (1928, Spindelzellsarkom plus Adenocarcinoma corporis).

In diesen Fällen liegt der Gedanke nahe, daß Epithel und Bindegewebe gleichzeitig durch einen unbekannten Reiz zu bösartiger Wucherung angeregt worden sind; es gibt aber auch Fälle, in denen zu einem primären Sarkom ein viel kleineres, zum Teil eben beginnendes Carcinom hinzugetreten ist, und endlich solche, in denen eine sarkomatöse

Degeneration im Stroma eines offenbar älteren Carcinoms Platz gegriffen hat. Bei weiterem Wachstum erwies sich meist der sarkomatöse Anteil als der stärkere und überwuchernde. Zu der ersteren Gruppe gehören die Fälle von Gebhard und 3 Fälle von Opitz (Zeitschr. 49, S. 180—183), bei welchen sich innerhalb großer Sarkome einzelne carcinomatöse Drüsen fanden, ähnlich bei Riederei (nach R. Meyer). In Amanns Fall entwickelte sich in einem polypösen sarkomatösen Adenom in den Rezidiven ein Adenocarcinom. Bei Nebesky II fanden sich beginnende carcinomatöse Entartung der Drüsen in der Schleimhaut und Muskulatur bei großem Rundzellensarkom des Korpus, ebenso in mehrfachen kleinsten Herden, getrennt von dem Sarkom, bei Sehrt. Auch R. Meyer meint, daß eine carcinomatöse Wucherung auf dem Boden von Sarkomen häufiger sei, während er die Entwicklung eines Sarkoms aus dem Stroma in Ca. für noch nicht bewiesen hält.

In diese 2. Gruppe würden die Fälle von Benthin, Mannheimer und vielleicht noch manche andere der zuerst erwähnten, wegen zu weiten Vorgeschrittenseins nicht mehr aufklärbaren Geschwülsten gehören.

Frankl, der letzte Bearbeiter des Gegenstandes, hält den letzteren Vorgang für ganz hypothetisch, für die überwiegende Mehrzahl der Fälle müsse man ein räumlich getrenntes Entstehen und allmähliches Ineinanderwachsen der beiden Tumorkomponenten annehmen; es sei aber denkbar, daß der epitheliale und der stromatoide Tumor ungefähr gleichzeitig und etwa im nämlichen Gebiete ihren Ausgangspunkt nehmen, insofern indifferentes Ausgangsmaterial für beide Tumoren vorhanden ist. Er steht nämlich (s. Arch. 123, S. 560 ff.) auf dem Standpunkt, daß fertige, physiologisch und histologisch vollwertige ausgereifte Zellen niemals in Tumorelemente umgewandelt werden könnten.

Diese Auffassung ist, wie ich gezeigt zu haben glaube, für die malignen epithelialen Tumoren nicht aufrecht zu erhalten, sie entspringt rein theoretischen Überlegungen und steht in vollem Widerspruch mit den Ergebnissen nicht nur der histologischen, sondern auch der experimentellen Krebsforschung. Ich habe schon 1898 ausgesprochen, „daß die Kombination zweier an sich relativ seltener Geschwulstarten (Carcinom und Sarkoma corporis uteri) auf eine gemeinsame Ursache für beide hinweist, oder darauf, daß die eine Neubildung die Entstehung der anderen begünstigt. Auch Opitz meinte 1903, daß dieselbe Ursache, welche imstande war, die Epithelien zu carcinomatöser Wucherung zu veranlassen, eine sarkomatöse Wucherung des Bindegewebes erzeugen könne (Gruppe 2) und umgekehrt wie ich hinzufügen möchte, unter Hinweis auf die Gruppe 1 und meinen Fall 7. Auch Schottländer und Kermauner (S. 556) möchten sich nach ihren Beobachtungen am Ovarium und an Hand einiger Fälle, wo in nächster Nachbarschaft eines Carcinoms gelegene selbst krebsfreie Myome eine ausgesprochene sarkomatöse Umwandlung zeigten, der Ansicht derer anschließen, die die Sarkomentwicklung bei dieser Gelegenheit als Antwort des Grundgewebes auf den durch das einwuchernde Carcinom gesetzten Reiz ansehen. Das vorliegende histologische Tatsachenmaterial macht die hypothetische Annahme Frankls, daß überall da, wo sich ein Carcinom entwickelt, indifferente Elemente gelegen haben sollten, höchst unwahrscheinlich, für die so wechselvoll auftretende Kombination von Carcinom und Sarkom scheint sie mir so gezwungen, daß man sie überhaupt nicht in Betracht ziehen kann (man vergleiche besonders den Fall Sehrt!). Vollkommen widerlegt aber ist sie durch die Ergebnisse der experimentellen Krebsforschung. Schon die Beobachtungen Ehrlichs und Apolants (vgl. Albrecht, Forssner) vom allmählichen Übergang vom Impfcarcinom der Maus in reine Sarkome auf Grund einer sekundären Entartung des Stromas bewiesen, daß im Stroma des Carcinoms unter gewissen, freilich nur ausnahmsweise gegebenen Bedingungen sich Sarkom entwickeln könne und sie wurden von Bashford, Liepmann und Lewin bestätigt. Neuerdings haben die Versuche Yamagivas und Tzutsuis, sowie Bierichs und Moellers gezeigt, daß ein wohlbekannter Reiz, die Teerpinselung, gelegentlich die Entwicklung von Sarkom an einzelnen Stellen des experimentell hervorgerufenen Carcinoms, manchmal auch die Bildung primärer Sarkome hervorrufen kann. Daß es sich bei Bierich und Moeller um echte Mischgeschwülste handelte, wurde dadurch bewiesen, daß sich bei Transplantationen sowohl das Carcinom, als das Sarkom isolieren ließ. Schiffmann zieht für die Entstehung des Carcinoms und Sarkoms durch denselben Reiz die Tatsache heran, daß er im Tierversuch bei Teerinjektionen in die Vagina 24mal ein Vulvacarcinom, einmal aber ein Sarkom der Genitalgegend erhielt.

Wenn ich auch mit Frankl der Ansicht bin, daß das Gewöhnliche die getrennte Entstehung und spätere Verschmelzung beider Geschwulstformen ist, so halte ich im Gegensatz zu Albrechts neuester Veröffentlichung (1927) doch nach dem gesamten vorliegenden Material die Möglichkeit aller drei Vorgänge für erwiesen: die gleichzeitige bösartige Entartung des Epithels und des Bindegewebes an ein und derselben Stelle der Schleimhaut, die sekundäre maligne Degeneration des Epithels bei Sarkom und des Bindegewebes bei Carcinom. Alle drei können schließlich zum Bilde eines Carcinosarkoms führen.

D. Carcinom und Schwangerschaft.

Es handelt sich nur um Collumcarcinome, da Korpuscarcinome mit Schwangerschaft mir weder in der Literatur noch in Wirklichkeit begegnet sind. Hier ist nur die Frage zu prüfen, ob sich anatomisch und histologisch Besonderheiten bei Krebsen im schwangeren Uterus feststellen lassen, die etwa auf das Bestehen oder Nichtbestehen der früher von den meisten angenommenen, jetzt von A. Mayer u. a. bezweifelten größeren Bösartigkeit des Carcinoms in der Schwangerschaft Schlüsse erlaubten. Bei meinen eigenen Beobachtungen ist mir aufgefallen, daß das Tiefenwachstum in der Schwangerschaft besonders stark zu überwiegen und auch rascher als sonst vor sich zu gehen scheint. So war z. B. in dem eingangs geschilderten Fall 8 überhaupt bis zur Geburt keine Blutung oder sonstige Erscheinung vorausgegangen, und doch war das Carcinom schon fast bis in die Nähe des inneren Muttermundes vorgedrungen; in das Corpus uteri dringt das Carcinom aber anscheinend in der Schwangerschaft noch viel schwerer vor, als außerhalb derselben; ich habe es nie ergriffen gefunden, obwohl in verschiedenen Fällen (z. B. Abb. 29) die gesamte Cervixsubstanz durch Carcinomgewebe ersetzt war. Das hängt wohl mit der Abknickung und Verlegung der Lymphbahnen in der Korpuswand zusammen, die eintritt, sobald das Ei die Uterushöhle vollkommen ausfüllt. Aber in der Cervix selbst und deren Nachbarschaft ist anzunehmen, daß die Auflockerung des Gewebes und die Erweiterung der Lymphbahnen ein rascheres und leichteres Vordringen des Carcinoms begünstigen; das zeigt besonders der Fall Frankls (Zentralbl. 1921, S. 1095), in welchem bei einem nur durch Probeexcision feststellbaren Portiocarcinom im 5. Schwangerschaftsmonat sich nach der Totalexstirpation zeigte, daß die stark vermehrten und mächtig erweiterten Lymphbahnen bis in die Gegend des inneren Muttermundes und durch die ganze Wand der Cervix Krebsnester enthielten; auch die Propagation in den Blutgefäßen wird sicherlich in der

Schwangerschaft erleichtert; ich selbst machte schon früher (Zeitschr. 44, S. 33) für die einzige isolierte Metastase in einer Vene im oberen Teil der Cervix bei einem Portiocarcinom die Erweiterung der Gefäße infolge der Schwangerschaft verantwortlich, welche für den retrograden Transport besonders günstige Verhältnisse schafft.

Sommer hat jüngst eine Beobachtung mitgeteilt, bei welcher nach der Totalexstirpation im 10. Monat sich vielfach der Einbruch des Carcinoms in die erweiterten Venen feststellen ließ. Das Carcinom war schon auf Blase, Mastdarm, Scheide und Parametrien übergegangen, obwohl im 8. Schwangerschaftsmonat bei wiederholter gynäkologischer Beobachtung noch nichts Verdächtiges gefunden worden war. Die leichtere und schnellere Ausbreitungsmöglichkeit in der Schwangerschaft scheint mir durch diese Fälle anatomisch erwiesen. Sie wird auch von Conill angenommen. Auch die sonst so seltene metastatische Erkrankung des Uterus wird durch die Gefäßentwicklung in der Schwangerschaft begünstigt, wie der Fall Couvelaires und die nachher zu schildernde eigene Beobachtung von metastatischem Krebs der Cervixwand beim Magencarcinom zeigt, ebenso die älteren Fälle von Glockner 14 und Römer 1 (primäre Magen-, sekundäre Ovarialcarcinome), und Weyl (primäres Mammacarcinom).

Ob auch die Wucherungs- und Zerstörungsfähigkeit der Geschwulstzellen selbst durch die Schwangerschaft gesteigert wird, ist nach dem histologischen Bilde schwierig zu entscheiden. Ich fand in einem gestielten, vor der spontanen Geburt abgetragenen Portiocarcinom, das fast ausschließlich aus Carcinomzellen mit nur sehr wenig bindegewebigen Septen bestand, eine so ungewöhnlich große Zahl von Kernteilungsfiguren, daß ich auf ungewöhnlich schnelles Wachstum schließen mußte. Die gelegentlich vorkommenden starken, adenomatösen gutartigen Wucherungen der Cervixdrüsen in der Schwangerschaft scheinen mir auch für die Begünstigung der Wucherungsprozesse durch die Schwangerschaft zu sprechen. Man muß allerdings zugeben, daß die vielfach gemachten klinischen Beobachtungen über rasches Wachstum in der Schwangerschaft nicht zwingend beweisend sind, nachdem auch außerhalb der Schwangerschaft bis faustgroße Tumoren innerhalb vier Wochen heranwachsen können, wie die eingangs erwähnten Fälle von Forst und Mibayaschi zeigen. Daß das Ca. auch in der Schwangerschaft ganz ungewöhnlich langsam wachsen kann, zeigt die eben (Sept. 1927) veröffentlichte Beobachtung von Katz, in der bei einer 31 jährigen Frau noch 10 Monate nach der Probeexcision, die bei sonst fast ganz oberflächlichem Wachstum schon Carcinomzellen in den Lymphbahnen aufdeckte, die vaginale Totalexstirpation mit bisher 3 jährigem Dauererfolg 5 Monate nach Beginn der Schwangerschaft ausgeführt und in den Parametrien auch mikroskopisch nichts von Ca. gefunden wurde. Freilich wuchs das Ca. auch schon vor Eintritt der Schwangerschaft, 9 Monate seit Beginn der ersten Erscheinungen, außergewöhnlich langsam, bemerkenswerterweise auch nach der Probeexcision.

Wenn, wie es Kermauner scheint (1927) wirklich „sehr kleine Krebse" eine gewisse Hemmung des Wachstums durch die Schwangerschaft erfahren, so müßte dies durch serologisch-biologische Vorgänge bedingt sein, mit denen wir uns hier nicht zu beschäftigen haben.

Die von den meisten, auch von mir anerkannte günstige Prognose der in der Schwangerschaft operierten Fälle hat einen anatomischen Grund, nämlich die Erleichterung ausgedehnter Operationen durch die ödematöse Durchtränkung und Auflockerung der Gewebe.

Groß zieht außerdem zur Erklärung heran, daß in seinem Material das prognostisch günstigere Portiocarcinom fünfmal häufiger war als das Cervixcarcinom.

E. Mißbildung und Uteruscarcinom.

Verschiedentlich ist das Zusammentreffen von Mißbildung mit Uteruscarcinom als ursächlich für letzteres angenommen worden, besonders von Pick und Josephson, zuletzt von Brandes, weil er in dem Tübinger Material unter 36 genitalen Hemmungsbildungen zwei Körpercarcinome, ein Adeno- und ein Plattenepithelcarcinom fand, also in 5,5% der Fälle der Mißbildungen Carcinome, während in dem übrigen Krankenmaterial nur 3,9 Uteruscarcinome vorkamen; dieser Unterschied von 1,6% ist viel zu klein, um die ausgesprochene Vermutung zu rechtfertigen; sie verflüchtigt sich in nichts, wenn wir feststellen, daß sich in der gesamten Literatur seit 1777 nur 14 Collum- und 9 Korpus-, sowie ein doppeltes Carcinom (Norris und Vogt), zusammen also 23 Gebärmutterkrebse gleichzeitig mit Uterusmißbildung fanden. Das ist bei der ungeheuren Häufigkeit des Uteruscarcinoms und dem verhältnismäßig häufigen Vorkommen von Uterusmißbildung verschwindend wenig, zumal wenn wir noch lesen, daß es sich bei den Collumkrebsen vielfach um Mehrgebärende mit 2—16 Kindern handelte, bei denen also eine andere Ätiologie bei weitem näher liegt; ich lasse die Fälle, die älteren nach Josephson, folgen:

a) Korpuscarcinome.

1. Hofmeier 1902, Uterus duplex mit Carcinom im rechten Horn.
2. Mintrop 1912, Uterus bicornis mit Adenocarcinoma corp.
3. Unterberger 1913, Uterus duplex unicollis.
4. Beck, W., Uterus bicornis mit Adenocarcinom corporis.
5. Petersen 1923, Uterus bicornis unicollis. Malignes Adenom.
6. Norris und Vogt 1924, Uterus bicornis. Adenocarcinomatös. Polyp des einen Horn und Plattenepithel-Ca in der Cervix.
7. Brandes 1925, Uterus duplex mit Scheidensept. Adenocarcinom.
8. Brandes 1925, Uterus bicornis duplex, Plattenepithelcarcinom.
9. v. Franqué 1926, Uterus bicornis subseptus. Adenocarcinom (s. Abb. 50).

b) Collumcarcinome.

10. Acrel 1777, Uterus bicornis, Carcinoma colli.
11. Martin und Orthmann 1888, IV para. Uterus septus Ca. colli et corporis.
12. Huber, VI para, Uterus bicornis duplex Ca. cervicis.
13. Zweifel 1892, Uterus duplex mit Portiocarcinom.
14. Rossa 1894, V para, Uterus bicornis unicollis. Ca. cervicis.
15. Wertheim 1894, XVI para, Uterus bicornis unicollis. Ca. cervicis.
16. v. Winkel 1899, Uterus subseptus unicollis, Ca. portionis.
17. Pollosson 1890, IX para, Uterus bifidus bicornis. Ca. cervicis.
18. Crzerwenka 1900, Uterus bicornis bicollis. Ca. der linken Portio.
19. Josephson 1901, Uterus bicornis mit rudimentärem Nebenhorn. Ca. portionis.
20. Rebentisch 1905, VI para, Uterus unicornis sinister, Plattenepithel-Ca cervicis.
21. Rebentisch 1905, Uterus unicornis dexter. Ca. portionis.
22. Hoehne 1913, 2 Collumcarcinome bei Uterus bicornis unicollis.

Diese höchst magere Ausbeute scheint mir sogar als Gegenargument gegen die Bedeutung kongenitaler Verhältnisse und zur Widerlegung der früher gelegentlich der Cylinderepitheleinschlüsse und Lymphdrüsen erwähnten Hypothese von Lüthy (Lubarsch) verwendbar zu sein, daß kongenitale Epithelversprengungen in Collum, Portio und Vagina durch den unbekannten Carcinomreiz zur pathologischen Wucherung angeregt würden.

F. Das sekundäre Uteruscarcinom.

Im Vergleich zu dem primären Uteruscarcinom ist das sekundäre recht selten, wenn auch nicht in dem hohen Grade, wie man früher annahm.

Der Uterus kann von den Nachbarorganen aus ergriffen werden durch Fortschreiten des Carcinom auf dem Schleimhautwege, indem ein primäres Carcinom der Scheide auf die Portio und von da aus, oberflächlich weiter wuchernd, in die Cervix eindringt (siehe v. Franqué, Zeitschr. 60, S. 260, Schottländer u. a.). Ebenso kann ein — meist papillärdrüsiges — Carcinom der Tube auf der Schleimhautoberfläche kontinuierlich in den Uterus gelangen (Drutmann), doch ist dies sehr selten. Bei unmittelbarer Berührung mit einem carcinomatösen Organ der Nachbarschaft (Tube, Ovarium, Dick- oder Dünndarm) kann nach geschehener Verwachsung die krebsige Wucherung in breiter Front auf den Uterus übergreifen (Frankl, Schenk und Sitzenfrey, Werner u. a.).

Häufiger ist bei den in die Bauchhöhle durchgebrochenen primären Eierstockskrebsen die Implantation auf die Serosa, die Werner einmal, Frankl 23 mal fand, jedoch wurden nur viermal größere Tumoren gebildet; bei primärem Tubencarcinom führt Ruge II sechs solche Fälle aus der Literatur an. Die Implantationen haben nur wenig Neigung in die Tiefe der Uteruswand einzudringen, doch zeigt der Fall von Heinemann, daß auch dies möglich ist; von einer von einem Pyloruscarcinom herrührenden Implantationsmetastase im Douglasschen Raum aus war das Carcinom nicht nur in das parametrane Bindegewebe, sondern auch in die Substanz der Portio und die Muskulatur des gesamten Uterus eingedrungen, unter der Serosa fortkriechend bis zum Fundus uteri.

Ebenfalls vom Bauchfell aus, aber auf lymphatisch-retrogradem Wege wurde der ganze Uterus vom Carcinom durchsetzt in dem Falle von Metzger bei primärem Mammacarcinom. Durch retrograde Fortpflanzung des Carcinoms in den Lymphbahnen wird überhaupt der Uterus am häufigsten befallen, so vom Rectum aus über Scheide und Portio im Falle Kaysers, von der Tube aus im Falle v. Franqués 1905 und Carl Ruge II, wahrscheinlich auch im Falle Lecènes, der eine nußgroße Metastase in der Hinterwand des Collums ohne Zusammenhang mit der Oberfläche bei Tubencarcinom beschreibt, sie selbst allerdings als auf retrogradem venösem Wege entstanden deutet. Am allerhäufigsten ist der retrograde Lymphtransport vom Ovarium aus (Glockner Fall 14, Römer, Werner, Bassani, Frankl, eigene Beobachtung, s. Abb. 122 und 123). Dabei kann anfangs die Uterusschleimhaut auch mikroskopisch vollkommen frei sein (Warstat) oder sie kann, wie in Römers, Glockners und meinem Fall wenigstens für das bloße Auge vollkommen normal erscheinen, solange die Carcinomzellen nur in den Lymphbahnen sich befinden. In dem (allerdings hämatogen nach Mammacarcinom entstandenen) Falle Chiaris bildeten die Metastasen fünf einzelne große, flache markweiche Knötchen, die nicht an die Muskulatur heranreichten. Später bricht das Carcinom in das Cavum uteri durch und kann dann makroskopisch ebenso aussehen, wie ein primäres Uteruscarcinom oder eine Implantationsmetastase. Die Ausbreitung in den Lymphbahnen kann kontinuierlich oder diskontinuierlich erfolgen. Mit Recht macht Frankl darauf aufmerksam, daß es vorwiegend die selbst schon von einem Magencarcinom aus sekundär entstandenen Ovarialcarcinome sind, die zu einer derartigen Durchsetzung, oft des ganzen Uterus (Frankl, Halter) führen und demselben, manchmal ohne wesentliche Vergrößerung, eine eigentümliche knorpelartige Härte verleihen (Frankl). Die primären Ovarialcarcinome dagegen zeigen eine sehr viel geringere Neigung, auf diesem Wege auf den Uterus überzugehen, so daß Frankl in 36 solchen Fällen Uterus und Tuben frei fand. Schon Offergeld hat ausgesprochen, daß bei gleichzeitigem Uterus und Ovarialkrebs der erstere sehr viel häufiger der primäre ist. Das liegt wohl daran, daß bei der Fortpflanzung vom Ovarium auf den Uterus das Carcinom einen sehr viel weiteren Weg entgegen dem Lymphstrom zurücklegen muß, als umgekehrt. Sehr viel seltener wird der retrograde Blutweg benutzt. Küstner erklärte unter Hinweis auf die Klappenlosigkeit der Uterusvenen eine isolierte Metastase in Portio und Cervix so. Sie führte zur Bildung eines Geschwürs auf der Portio. Nur auf der Blutbahn, aber auf der arteriellen, können wohl auch die inmitten eines Myoms aufgetretenen Metastasen im Falle von Schapers (primärer Lungenkrebs) Bender und Lardenois (zitiert nach Chiari, Mammacarcinom) und Hallauer (Mammacarcinom) entstanden sein, ebenso die Metastase innerhalb der Placenta, die Senge bei Magencarcinom bei gleichzeitigen ausgedehnten Knochenmetastasen fand; die Uteruswand wurde in diesem Falle leider nicht untersucht. Die Carcinomzellen lagen frei und in lockeren Verbänden im intervillösen Raum ohne jede Stromabildung. Den retrograden Weg durch die Venen von einem primären Adenocarcinoma papillare Ovarii aus nimmt auch Arzt für seine polypös im Fundus uteri sitzende Metastase in Anspruch, weil er in der Uteruswand weite Venen mit carcinomatösen Thromben, sowie einzelne Carcinomzellen frei im strömenden Blute fand. Da jedoch das Carcinom ganz oberflächlich war und sich im Tubenlumen lose Tumorelemente befanden, ist auch eine Implantationsmetastase nicht ausgeschlossen.

Die Möglichkeit des Transportes von in die freie Bauchhöhle gelangten Carcinomzellen durch die Tube und der Implantation derselben auf die Uterusschleimhaut nach Art des Ovulums wurde zuerst von Reichel auf Grund des Befundes oberflächlicher, polypöser, fast gestielter, gleich gebauter Metastasen auf der Korpusschleimhaut bei primärem Ovarialcarcinom vermutet, aber nicht zwingend bewiesen, weil die mikroskopische Untersuchung nicht vollständig durchgeführt war. Auch hier muß man verlangen, daß nicht nur die histologische Gleichheit zwischen Metastase und Primärtumor, sondern auch die Carcinomfreiheit der dazwischen gelegenen Gewebsschichten, der Oberfläche, der Lymph- und Blutbahnen durch sorgfältige histologische Untersuchung festgestellt ist. Diese strenge Forderung erfüllt auch die von Gebhard 1891 mitgeteilte Beobachtung eines metastatischen papillären Carcinoms in der Cervix, bei papillärem Ovarialcarcinom mit zahlreichen papillären Wucherungen in der Tube, nicht; ebenso Norris Fälle von primärem Tubencarcinom mit Metastasen im Uterus. Nachdem mir 1898 zuerst der Nachweis freier Tumorzellen im Tubenlumen bei einem in die Bauchhöhle durchgebrochenen Rundzellensarkom gelungen war, konnte ich 1901 (Gießener Gynäkologen-Kongreß) in 3 Fällen von primärem Tubencarcinom die ersten sicheren der obigen Anforderung entsprechenden Implantationsmetastasen im Corpus uteri mitteilen; sie sind in der Dissertation Morinagas ausführlich mitgeteilt. Kundrat 1906 hat dann wieder einen einwandsfreien Fall von Implantationsmetastase im Uterus und zwar Fundus und Cervix, bei primärem Tubencarcinom mitgeteilt, ebenso Raabe (1910), welcher bei sonst ganz gesundem Uterus eine zehnpfennigstückgroße Stelle auf der Schleimhaut des Korpus fand, an der man deutlich erkennen konnte, daß Carcinompartikel vom Baue des Tubenkrebses auf eine Strecke von 1,2 cm, von beiden Seiten durch normales Epithel begrenzt, in die Schleimhaut eingedrungen sind und nun in die Tiefe wuchern, ferner Ruge II (1927), welcher freie Geschwulstbröckel in der Tube und die Lymph- und Blutwege frei fand; er erwähnt noch einen anscheinend ebenfalls sicheren Fall von Jabozzi (1902), während ich die von ihm noch aufgeführten Beobachtungen von Doran, Westermark und Quensel, Hofbauer und Schäfer nicht für gesichert halte. Uterusmetastasen überhaupt sind nach Ruge II in 12—13% der Fälle von primärem Tubencarcinom festgestellt, sicherlich aber oft infolge Nichtuntersuchung des Uterus übersehen worden. Sicher sind wohl auch die neuen Fälle Gragert und Kittler,

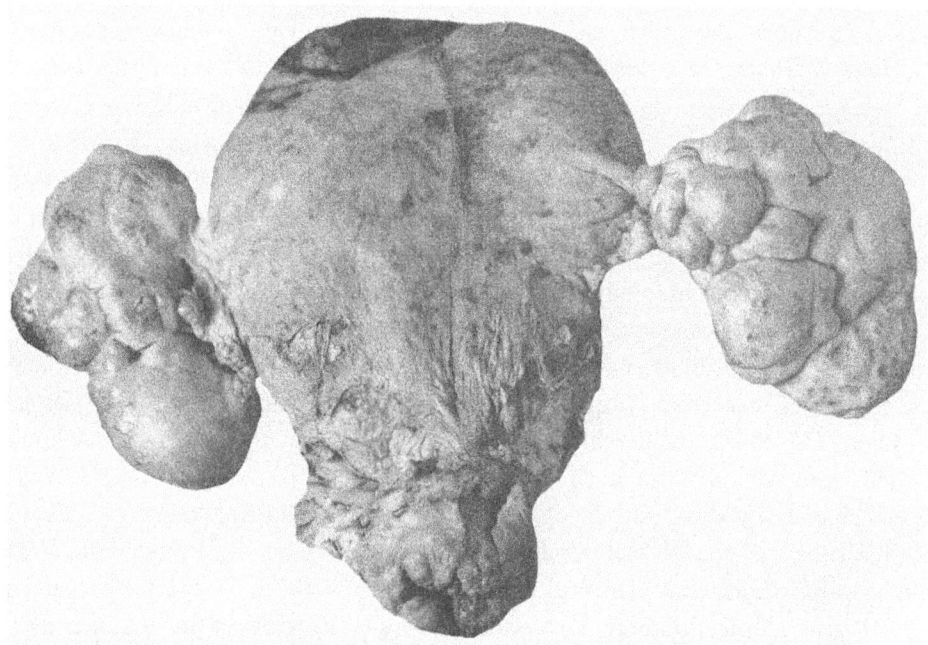

Abb. 125. Fall 21. Metastatisches Carcinom beider Ovarien und der hinteren Cervix- und Portiowand im Anfang des 10. Schwangerschaftsmonats. Verdickung der nichtgeschwürigen hinteren Lippe.

sowie von Karpel, in welchem die Blut- und Lymphwege frei, dagegen lose Carcinomteilchen in der Tubenlichtung gefunden wurden. Das Gleiche gilt für den zweiten Fall von H. O. Neumann, während ich den dritten Fall als Implantationsmetastase nicht für einwandfrei halte. Bei Ovarialcarcinom ist die Implantationsmetastase im Uterus offenbar sehr selten zwingend beweisbar, wenn man sie auch öfters, wie im Falle Arzt, vermuten kann und wenn sie auch von allen neueren Untersuchern (Werner, Küstner, Bassani, Frankl, Milner), als möglich anerkannt wird. Als einigermaßen sichere Beobachtung habe ich eigentlich nur Frankls Fall 6278 (Arch. 1920, S. 101) feststellen können: Großes Adenocystoma papilliferum malignum des L. ovariums, in der Tube Partien, wo papillär und mannigfach verzweigte Excrescenzen mit atypischem vielschichtigem Epithel weit ins Tubenlumen vorragen; im Uterus Herde eines papillären Carcinoms, welche mehr oder minder vollkommen abgeschlossene cystische Hohlräume darstellen, die im Inneren reichlich papilliforme Excrescenzen mit lebhaft wucherndem Oberflächenepithel erkennen lassen, also ein für ein primäres Uteruscarcinom sehr ungewöhnliches, aber dem primären Ovarialtumor entsprechendes Bild. Im Adnexstiel keine Krebsherde, lymphatische Herde in der Uterusmuskulatur waren nicht zu finden.

Metastasen von Krebsen entfernterer Organe (Literatur s. bei Chiari-Offergeld und Metzger), zum Teil auf dem Lymph-, zum Teil auf dem Blutwege entstanden, sind, außer den schon erwähnten, beschrieben bei Mammacarcinom von Förster, Kantorrowicz, Weyl (nach Chiari fanden v. Toröck und Wittelshöfer unter 336 Fällen von Mammacarcinom 17 mal Metastasen im Uterus); bei Magencarcinom von Benzelt, Trekaki, Benda, Lilienfeld, Scheven, Engel; bei Leberkrebs von Friedrich, Nebennierenkrebs von Pawlik. Fast stets ist die Uteruswand in höherem oder gleichem Grade erkrankt wie die Mucosa, die Metastasen zeigen meist die charakteristischen Eigenschaften des Primärtumors, z. B. eines Carcinoma simplex (Chiari) oder eines tubulären Carcinoms (Weyl) bei primärem Mammacarcinom; besonders ist dies der Fall bei den vom Verdauungstrakt ausgehenden metastatischen Gallertcarcinomen, wie sie aus den Schilderungen der Kruckenbergschen Tumoren des Ovariums bekannt sind. Die Bildung kleiner Hohlräume, von Siegelringzellen, weitgehende Schleimentartung bis zu völligem Untergang der Carcinomzellen, Einbruch des Schleims in die Bindegewebsinterstitien. Schenk und Sitzenfrey haben aus meiner Prager Klinik sehr gute Abbildungen aus dem Uterus veröffentlicht, auf die ich verweise (Zeitschr. 40, S. 409—411). Wir konnten darnach in einem Falle aus der Probeexcision aus der Portio die bis dahin nicht vermutete Diagnose stellen. Ebenso hatte Gebhard in seinem oben erwähnten Falle aus der Probeausschabung auf einen primären Ovariumtumor geschlossen.

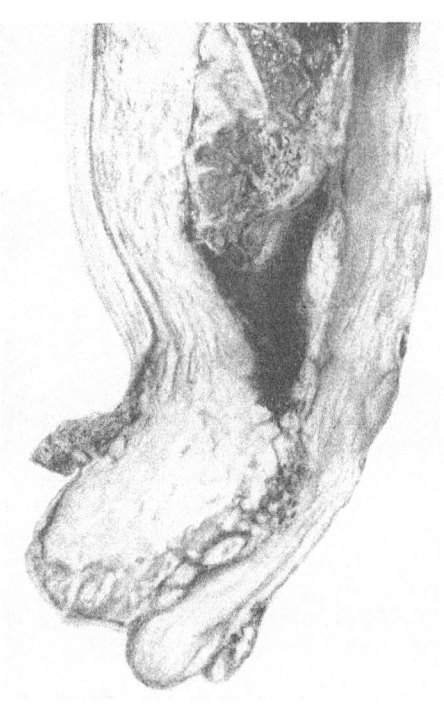

Abb. 126. Fall 21. Auf dem Lymphweg entstandene Metastase eines Gallertcarcinoms des Magens in Cervix und Portio. Sagittalschnitt des nach Sectio caesarea entfernten Uterus.

Ich gebe zum Schluß noch die kurze Beschreibung des neuen Falles von metastatischem Carcinom der Cervix in der Schwangerschaft, des fünften nach den Fällen von Couvelaire, Glockner, Römer und Weyl:

21. Fall.

Frau F., 40 Jahre, XII para 1926/27, Nr. 251.

Seit längerer Zeit Magenbeschwerden, seit 5 Wochen heftige Rücken- und Leibschmerzen. Nie Blutungen. Starke Kachexie: Uterus gravidus mens IX. bis X. In beiden Weichen faustgroße, bewegliche Tumoren. In der Annahme doppelseitiger, wahrscheinlich metastatischer maligner Ovarialtumoren wird im Interesse des Kindes die spontane Wehentätigkeit abgewartet, Cervix ungewöhnlich derb; Portio verdickt, höckrig; am Übergang ins Scheidengewölbe derbe, bis erbsengroße Knötchen; keine Ulceration. Trotz 2tägiger Wehentätigkeit eröffnet sich der innere Muttermund nur bis 2-Markstückgröße; Blasensprengung, Meconiumabgang. Sectio caesarea mit anschließender Totalexstirpation des Uterus, wobei sich doppelseitige maligne Eierstockstumoren, ein großes Magencarcinom mit ausgedehnten Metastasen im Netz, Mesenterium, Bauchfell, aortalen Lymphdrüsen ergeben; bei der Obduktion außerdem in Leber, beiden Ureteren, Darm. Kind 2700 g, 49 cm, unmittelbar vor der Herausnahme abgestorben.

Abb. 125 zeigt das Präparat von hinten; mit dem Fundus etwas nach oben geneigt; man sieht die aufgetriebene, hintere Lippe; der Sagittaldurchschnitt (Abb. 126) zeigt die Auftreibung der ganzen hinteren Cervixwand bis über den inneren Muttermund, durch Geschwulstmassen, während die Cervicalschleimhaut zwar wulstig aber unversehrt erscheint.

Mikroskopisch ergab sich ein typisches Gallertcarcinom des Magens, im Ovarium das klassische Bild eines Kruckenbergtumors. Die Cervix und Portioschleimhaut ist auch mikroskopisch unversehrt, doch finden sich dicht unter dem Cervixepithel, zwischen den prallgefüllten Cervixdrüsen Carcinomzellhaufen frei in erweiterten Lymphgefäßen, zum Teil in Siegelringform und Mucinreaktion gebend; in der Tiefe der Cervixwand kompaktere, meist rundliche Carcinomherde, deren Stränge meist dem Verlauf der Lymphgefäße folgen und noch ziemlich schmal sind; einzelne größere Lymphbahnen, namentlich neben größeren Blutgefäßen, voll gepfropft mit Carcinommassen. Überall beginnende Lumenbildungen, Siegelringzellen und Gallertbildung; doch ist die gallertige Entartung längst nicht soweit fortgeschritten, wie im Ovarium.

Literaturverzeichnis.
(Bis 1. Juni 1928.)

Abel, H., Ein Fall von circumscriptem Cervixcarcinom und gleichzeitigem isolierten Krebs im Fundus uteri. Berlin. klin. Wochenschr. Nr. 30. 1889. — *Derselbe*, Zur Frühdiagnose des Gebärmutterkrebses. Arch. f. Gynäkol. Bd. 64, S. 318. 1901. — *Abel* und *Abel* und *Landau*, Über das Verhalten der Schleimhaut des Gebärmutterkörpers bei Carcinom der Portio. Arch. f. Gynäkol. Bd. 32. 1888 und Bd. 35. 1889. — *Adelheim, Riga*, Zur histologischen Frühdiagnose des Uteruscarcinoms. Med. Klinik. Nr. 58/59. 1925. — *Ahlström, E.*, A case of cancerlike changes in the endometrium. Acta gynecolog. scandinav. Bd. 2, H. 2. S. 180. 1923. — *Aichel, O.*, Vergl. Entwicklungsgeschichte und Stammesgeschichte der Nebennieren. Zeitschr. f. mikroskop. Anat. Bd. 56. 1900. — *Albrecht*, Über das Carcinosarkom des Uterus. Frankf. Zeitschr. f. Pathol. Bd. 2, S. 191. 1909. — *Derselbe*, Das Carcinosarkom. Halban-Seitz, Biologie des Weibes. Bd. 4, S. 612. 1927. — *Albrecht* und *Arzt*, Beiträge zur Frage der Gewebsverirrungen. Frankf. Zeitschr. f. Pathol. Bd. 4. S. 47. 1910. — *Amann*, Über Neubildungen der Cervicalportion des Uterus. München 1892. — *Derselbe*, Über Kernstrukturen im Carcinom. 6. Versamml. d. dtsch. Ges. f. Gynäkol. Wien 1895. S. 755. — *Derselbe*, Mikroskopisch-gynäkologische Diagnostik. Wiesbaden 1897. — *Arzt*, Adenocarcinoma papillare ovarii mit einer polypösen Schleimhautmetastase im Cavum uteri. Zeitschr. f. Geburtsh. u. Gynäkol. Bd. 65. 1910. — *Aschheim*, Über Plattenepithelwucherungen in der Uterusschleimhaut. Arch. f. Gynäkol. Bd. 170, S. 300. 1923. — *Aschoff*, Lehrbuch der pathologischen Anatomie. 5. Aufl. Spezieller Teil. 1921.

Babes, Über epitheliale Geschwülste im Uterus myomat. Allg. Wiener med. Wochenschr. Nr. 4 u. 5. 1882. Zentralbl. f. Gynäkol. 1882. S. 383. — *Babesiu*, Über epitheliale Geschwülste in Uterustumoren. Wien. med. Blätter. 1882. S. 36. Zitiert nach Kleinhans, Rolly und Dillmann. — *Baecker*, 2 Fälle von Carcinoma corporis uteri. Zentralbl. f. Gynäkol. 1904. S. 735. — *Baisch*, Der Wert der Drüsenausräumung bei der Operation der Uteruscarcinome. Arch. f. Gynäk. Bd. 75, S. 273. 1905. — *Derselbe*, Tubencarcinom mit späterer sog. Impfmetastase in den Bauchdecken. Verhandl. d. dtsch. Ges. f. Gynäkol. 13. Vers. 1909. S. 491. — *Ballin*, Über einen Fall von Carcinosarkom der Uterusschleimhaut. Inaug.-Diss. Leipzig 1903. — *Ballin*, Lebensalter und Reifegrad des Gebärmutterkrebses. Zentralbl. f. Gynäkol. 1926. S. 214. (R. Meyer.) — *Bassani*, Über Kombination der bösartigen Geschwülste des Uterus und des Eierstocks. Zeitschr. f. Gynäkol. u. Geburtsh. Bd. 77. 1915. — *Bauer, K. A.*, Mutationstheorie der Geschwulstentstehung. Berlin: Julius Springer 1928. — *Beck, Wilh.*, Ein Fall von Uterus bicornis carcinomatosus und ein Fall von Uterus bicornis mit Ovarialcarcinom, ein Beitrag zur Lehre von der Beziehung von Mißbildungen und Geschwülsten. Inaug.-Diss. Berlin 1921. (Nicht gedruckt, R. Meyer.) — *Becker, Curt*, Carcinomatöse Degeneration heterotoper Epitheleinschlüsse. Zentralbl. f. Gynäkol. Bd. 49, S. 2333. 1925. — *Beckmann*, Einige klinische Beobachtungen über Uteruscarcinome. Zeitschr. f. Geburtsh. u. Gynäkol. Bd. 45, S. 492. 1901. — *Benckiser*, Über eine seltene Art von sekundärem Carcinom des Uteruskörpers. Zeitschr. f. Geburtsh. u. Gynäkol. Bd. 22, S. 337. — *Bennecke*, Der zentrale Cervixknoten und seine Beziehungen zu Epithel und Endothel. Festschrift für Joh. Orth, Berlin: A. Hirschwald 1913. S. 692. — *Benthin*, Zum Thema Erzeugung atypischer Epithelwucherungen. Zeitschr. f. Krebsforsch. Bd. 10, H. 2. 1911. — *Derselbe*, Zur Diagnose des Carcinoma uteri. Monatsschr. f. Geburtsh. u. Gynäkol. Bd. 38, S. 360. 1913. — *Derselbe*, Zur Kenntnis des Carcinoma sarcomatodes des Uterus. Zieglers Beitr. Bd. 60, S. 163. 1915. — *Derselbe*, Beginnendes Carcinom oder atypische Epithelwucherung? Zeitschr. f. Geburtsh. u. Gynäkol. Bd. 81. 1924. — *Berka*, Zur Frage der sog. Psoriasis uteri. Zeitschr. f. Geburtsh. u. Gynäkol. Bd. 61, S. 15. 1908. — *Bieljajewa*, Carcinom des Uterus und der Vagina und disseminierte Tuberkulose bei einem 10jährigen Mädchen. Med. Journ. H. 3/4. Moskau 1923. S. 160 u. 162 (russisch). Ref. Berichte ü. d. ges. Gynäkol. u. Geburtsh. Bd. 3, H. 1/2, S. 37. 1924. — *Bierich* und *Moeller*, Bemerkungen zur experimentellen Erzeugung von Teercarcinomen. Münch. med. Wochenschr. Nr. 42. 1921. — *Binswanger*, Anatomische Beiträge zur Indikationsfrage der Freundschen Operation. Zentralbl. f. Gynäkol. Nr. 1. 1879. — *Birnbaum*, Über Mucometra, zugleich ein Beitrag zur Frage des Cervixadenoms. Zentralbl. f. Gynäkol. 1905, S. 153. — *Björkenheim*, Zur Kenntnis des Epithels im Uterovaginalkanal des Weibes. Anat. Anz. Bd. 28, S. 447. 1906. — *Blau*, Einiges Pathologisch-Anatomisches über den Gebärmutterkrebs. Inaug.-Diss. Berlin 1870. *Blavet di Briga*, Un caso di adenocancroid del corpo dell Utero con ossificazione dello stroma. Arch. per le scienze med. Vol. 46, Nr. 21. p. 443, 1924. Springers Berichte ü. d. ges. Geburtsh. u. Gynäkol. Bd. 6. 1925. — *Blumenthal*, Das Krebsproblem als Stoffwechselproblem. Zeitschr. f. med. Chem. Jg. 4, S. 52. 1926. — *Böhm* und *E. Zweifel*, Inwieweit kann man heute aus mikroskopischen Befunden eine Prognose für die Bestrahlung des Uteruscarcinoms stellen? Zentralbl. f. Gynäkol. Bd. 50, Nr. 1. 1926. — *Bondy*, Carcinom des ganzen Uterus. Monatsschr. f. Geburtsh. u. Gynäkol. Bd. 38. 1913. — *Bong*, Beitrag zur Lehre über das maligne Adenom des Uterus. Inaug.-Diss. Würzburg 1896. — *Bonney, V.*, Squamous-celled carcinoma of the cervix-co-exiist with an adenocarcinom of the body of the uterus. Lancet. 28. März 1914. p. 892 and Proc. of the roy. soc. of med. London. Vol. 7, Nr. 6, p. 227. 1914. — *Borst*, Pathologische Histologie. Leipzig 1922. — *Derselbe*, Allgemeine Pathologie der malignen Geschwülste, in Zweifel und Payr: Die Klinik der bösartigen Geschwülste. Leipzig 1924. — *Bosse*, Über das papilläre Carcinom der Cervix. Monatsschr. f. Geburtsh. u. Gynäkol. Bd. 17, S. 1062. 1903. — *Brack, E.*, Über echte und falsche Metaplasien des Respirationsepithels. Virchows Arch. Bd. 259. 1926. — *Brandess*, Geschwulstbildung und Tuberkulose am mißbildeten Uterus. Zeitschr. f. Geburtsh. u. Gynäkol. Bd. 89. 1925. — *Brosch*, Theoretische und experimentelle Untersuchung zur Patho- und Histogenese der malignen Geschwülste. Virchows Arch. Bd. 162, S. 32. 1900. — *Bröse*, Malignes Adenom der Cervix. Zeitschr. f. Geburtsh. u. Gynäkol. Bd. 31, S. 184. 1895. — *Bruckmayer, G.*, Ein Fall von echten Knochenmetastasen bei Carcinoma corporis uteri. Inaug.-Diss. München 1923 (nicht gedruckt). — *Brunet*, Ergebnisse der abdominalen Radikaloperation. II. Pathol.-anatom. Teil. Zeitschr. f. Geburtsh. u. Gynäkol. Bd. 56. 1905. — *Derselbe*, Über epitheliale Schläuche und Cysten in Lymphdrüsen. Zeitschr. f. Geburtsh. u. Gynäkol. Bd. 56, S. 88. 1905. — *Buhl*, Mitteilungen aus dem pathologischen Institut zu München. 1878. S. 296. — *Bulliard* et *Champy*, Trois cas de cancer du col uterin (type vaginal) avec metastases ganglionaires cylindriques. Bull. de l'assoc. franç. pour l'étude du cancer. Tome 11, Nr. 4. 1922. — *Bumm*, Demonstration (Vaginalmetastasen). Zeitschr. f. Geburtsh. u. Gynäkol. Bd. 62, S. 374. 1908. (Dazu Liepman, Zeitschr. 64, S. 406. 1909.) — *Burckhardt, G.*, Über den Wert der Probeausschabung zur Diagnose des Carcinoma corporis uteri. Zeitschr. f. Geburtsh. u. Gynäkol. Bd. 75. 1914. — *Derselbe*, Das gleichzeitige Vorkommen von Carcinom an Uterus und Ovarien. Zeitschr. f. Geburtsh. u. Gynäkol. Bd. 87, S. 350. 1924. — *Burkhardt, L.*, Zur Lehre der kleinen Darmcarcinome. Frankf. Zeitschrift f. Pathol. Bd. 3. 1909. — *Buscemi*, Sulla coesistenza del carcinoma e del fibroma dell utero. Rass. d'ostetr. e ginecol. Vol. 30. 1921. — *Büttner*, Zur Histogenese der Adenocancroide des Uterus. Arch. f. Gynäkol. Bd. 94. S. 214. 1911.

Cerwenka, Uterustumor. Zentralbl. f. Gynäkol. Bd. 22, S. 1373. 1898. — *Chang Chi-Kno*, Über einen Fall von Adenocarcinom der Uterusschleimhaut kombiniert mit Adenomyosis der Uteruswand und Sarkom im Ovarium. Inaug.-Diss. Göttingen. 1923. (Kaufmann, nicht gedruckt.) — *Chiari*, Zur pathologischen Anatomie des Eileiterkatarrhs. Zeitschr. f. Heilk. Bd. 8. 1887. — *Derselbe*, Zur Kenntnis der hämatogenen Geschwulstmetastasen im weiblichen Genitalapparat. Prag. med. Wochenschrift. Bd. 30. Nr. 17/18. 1905. — *Chodoumsky, R.*, Beitrag zum Studium der primären Cancroide des Uterus. Zeitschr. tschech. Ärzte. Bd. 28. 1911. Ref. Zentralbl. f. Gynäkol. Bd. 37, S. 441. 1913. — *Christeller, E.*, Eine neue einfache Methode zur normalen und pathologischen Histotopographie der Organe. Virchows Arch. Bd. 252. 1924. — *Cigheri*, Die Lymphdrüsen bei der Ausbreitung des Uteruscarcinoms. Monatsschr. f. Geburtsh. u. Gynäk. Bd. 24. 1906. — *Clarke, John*, On the cawliflower excrescence from the os uteri. Transactions of the society for the improvement of medical and surgical knowledge. Vol. 3, p. 321. 1809. Zitiert nach Gusswow, Neubildungen des Uterus in Billroth u. Luekes Handb. d. Frauenkrankh. Bd. 2. 1886. — *Conill, V.*, Gebärmutterkrebs und Schwangerschaft. Rev. espanola de obstetr. y ginec. Vol. 9. Nr. 97. 1924. Springers Ber. ü. d. ges. Gyn. u. Geburtsh. Bd. 5, S. 84. 1924. — *Cordua*, Zur Klassifizierung des Collumcarcinoms. Virchows Arch. Bd. 254, H. 2. — *Derselbe*, Die Möglichkeit des Transports intrauterinen Materials in die Tube. Zentralbl. f. Gynäkol. 1926. S. 721. — *Derselbe*, Die Morphologie der Collumcarcinome des Uterus als Grundlage für die Beurteilung ihrer Strahlenempfindlichkeit. Strahlentherapie. Bd. 22, S. 688. 1926. — *Cotte* und *Michon*, Epitheliome du col uterin a forme de péritheliome. Bull. de la soc. d'obstétr. et de gynécol. Tome 12. Nr. 4. 1923. — *Couvelaire*, Metastase eines Magencarcinoms im Uterus während der Gravidität. Ann. de gynec. et d'obstetr. 1905. Zentralbl. f. Gynäkol. Nr. 9. 1906. — *Cullen, T. S.*, Cancer of the uterus. London 1900. — *Cullen, Thomas S.*, A rare variety of adenocarcinoma of the uterus. Johns Hopkins hosp. reports. Vol. 9, p. 401. — *Derselbe*, Adenomyome des Uterus. Festschrift für Orth. Berlin: Hirschwald 1903. — *Derselbe*, Early squamous-cell carcinoma of the cervix. Surg., gynecol. a. obstetr. Vol. 33, p. 137—144. Aug. 1921.

Davis, Lincoln, Carcinoma of the body of the uterus. Ann. of surg. Vol. 82, Nr. 1. 1925. Springers Ber. ü. d. ges. Gynäkol. u. Geburtsh. Bd. 9. II. 8. Febr. 1926. — *Deelmann, H. T.*, Über die Bedeutung der Teerkrebse für die Krebsfrage. Klin. Wochenschr. Nr. 29, S. 1455, 1922. — *Derselbe*, Über die Histogenese des Teerkrebses. Zeitschr. f. Krebsforsch. Bd. 19, S. 126. 1923. — *Deseniss*, Zur Berechtigung der vaginalen Uterusexstirpation beim Carcinom. Zentralbl. f. Gynäkol. Bd. 23, Nr. 3. S. 133. — *Dillmann*, Adenomyome des Uterus und ihre Beziehungen zum Krebs. Zeitschr. f. Krebsforsch. Bd. 2, S. 333. 1904. — *Doca*, Ein Fall von Myom mit beginnendem Carcinom in der hyperplastischen Uterusschleimhaut. Zeitschr. f. Geburtsh. u. Gynäkol. Bd. 58. 1906. — *Doederlein, A.*, Abdominale und vaginale Exstirpation des carcin. Uterus. Hegars Beitr. Bd. 9. 1905. — *Doederlein, A. u. G.* und *F. Voltz*, Über das Uteruscarcinom und seine Strahlenbehandlung. Acta radiol. Bd. 6, Nr. 29, S. 34. Stockholm 1926. — *Doederlein, G.*, Krebsfragen und experimentelle Krebsforschung. Monatsschr. f. Geburtsh. u. Gynäkol. Bd. 68. Jan. 1925. — *Derselbe*, Der Teerkrebs der weißen Maus. Zeitschr. f. Krebsforsch. Nr. 33, H. 4/5. 1926. — *Drutmann*, Über einen Fall von primärem Tubencarcinom mit Übergreifen auf die Uterusschleimhaut. Inaug.-Diss. München 1913. — *Dubs, Irmgard*, Xanthomzellenbildung in der Uterusschleimhaut bei Funduscarcinom. Zentralbl. f. allg. Pathol. u. pathol. Anat. Bd. 34, S. 145. 1923. — *Dybowsky*, Zur Statistik des Gebärmutterkrebses. Inaug.-Diss. Berlin 1880.

Eberle, Über malignes Cervixadenom. Inaug.-Diss. München 1901. — *Eckardt*, Zur Kasuistik mehrfacher maligner epithelialer Neubildungen am Uterus. Arch. f. Gynäkol. Nr. 55, S. 1. 1898. — *Eckler*, Carcinom des Cervixstumpfes nach supravaginaler Amputation des myomatösen Uterus. Zentralbl. f. Gynäkol. 1911. S. 302. — *Ehrendorfer*, Die primäre carcinomatöse Degeneration der Fibromyome des Uterus. Zentralbl. f. Gynäkol. Bd. 16, S. 513. 1892. — *Ehrler*, Ein Beitrag zur Kasuistik von Carcinom und Tuberkulose in gleichen Organen. Inaug.-Diss. München 1906. — *Eisenbrey*, Doppeltes Uteruscarcinom. Proc. of the New York pathol. soc. März/April 1916. (Zitiert nach Kühl.) — *Elischer*, Über Veränderungen der Schleimhaut des Uterus bei Carcinom der Portio vaginalis. Zeitschr. f. Gynäkol. u. Geburtsh. Bd. 22, S. 15. 1891. — *Emanuel*, Über gleichzeitiges Vorkommen von Carcinom und Sarkom im Uteruskörper. Zeitschr. f. Geburtsh. u. Gynäkol. Bd. 34. 1896. — *Derselbe*, Gleichzeitiger Hornkrebs und Drüsenkrebs des Corpus uteri. Zeitschr. f. Geburtsh. u. Gynäkol. Bd. 46, S. 434. 1901. — *Engelhorn*, Korpuscarcinom bei einer 23 jährigen. Hegars Beitr. Bd. 13, S. 278. 1909. — *Derselbe*, Adenocarcinom und Plattenepithelcarcinom des Uterus. Berlin. klin. Wochenschr. Nr. 34, S. 907. 1915. — *d'Erchia*, Beitrag zum Studium des primären Uteruskrebses. Zeitschr. f. Geburtsh. u. Gynäkol. Bd. 38, S. 417. 1898. — *l'Esperance*, Early carcinoma of the cervix. Americ. journ. of obstetr. a. gynecol. Vol. 8, Nr. 4. 1924. (Springers Ber. ü. d. ges. Gynäkol. u. Geburtsh. Bd. 7, S. 164. Februar 1925.) — *Esser*, Über das Tiefenwachstum der Portio-Leukoplakien. Virchows Arch. Bd. 269. 1928.

Falk, Implantationsmetastasen. Zeitschr. f. Geburtsh. u. Gynäkol. Bd. 70, S. 913. 1912. (Diskussionsbemerkung.) — *Falkner*, Epitheliale Hohlräume in Lymphdrüsen. Zentralbl. f. Gynäkol. Nr. 50, S. 1496. 1903. — *Faure*, Cancer de l'uterus. Paris 1925. — *Fehim*, Über Stumpfrezidive nach supravaginaler Amputation des Uterus. Arch. f. Gynäkol. Bd. 119, S. 347. 1918. — *Fibiger, Johannes*, Etat actuel sur la production experimentale du cancer etc. Acta chirurg. scandinav. Bd. 55. 1922. *Fischer-Wasels, B.*, Metaplasie und Geschwulstbildung. Handb. d. normal. u. pathol. Physiol. Bd. 14, 2. Hälfte, 2. Teil. Berlin 1927. — *Fischer, J.*, Zur supravaginalen Amputation. Zentralbl. f. Gynäkol. Nr. 17, S. 919. 1924. — *Fischer-Lubarsch*, Pathologie des Carcinoms. Ergebn. d. allg. Pathol. u.

pathol. Anat. Bd. 10, S. 936. 1906. — *Flaischlen*, Zur Radikaloperation des Carcinoma uteri. Dtsch. med. Wochenschr. Nr. 30, S. 652. 1890. — *Derselbe*, Über den primären Hornkrebs im Corpus uteri. Zeitschr. f. Geburtsh. u. Gynäkol. Bd. 32, S. 347. 1895. — *Derselbe*, Myom und Korpuscarcinom. Zeitschr. f. Geburtsh. u. Gynäkol. Bd. 58, S. 343. 1906. — *Derselbe*, Implantationsrezidiv der Vagina. Zeitschr. f. Geburtsh. u. Gynäkol. Bd. 64, S. 399. 1909 und Bd. 70, S. 900. 1912. — *Derselbe*, Über Rezidive nach der Exstirpation papillärer Ovarialkystome. Zeitschr. f. Geburtsh. u. Gynäkol. Bd. 65, S. 683. 1910. — *Derselbe*, Zur Heilung des beginnenden Corpuscarcinoms des Uterus durch Abrasio. Dtsch. med. Wochenschr. Nr. 28, S. 1161. 1925. — *Flecker*, Adenoma malignum portionis. Zentralbl. f. Gynäkol. 1918. S. 306. — *Fleischer, Richard*, Zur Kritik der Cervixstumpfcarcinome. Monatsschr. f. Geburtsh. u. Gynäkol. Bd. 65, H. 112, S. 87. 1923. — *Fluhmann*, Carcinoma of the Cervix uteri. Americ. journ. of obstetr. a. gynecol. Vol. 13, Nr. 2. 1927. (Springers Ber. ü. d. ges. Geburtsh. u. Gynäkol. Bd. 12. Juli 1927.) — *Forssner*, Das Carcinomsarkom des Uterus. Arch. f. Gynäkol. Bd. 87. S. 445. 1909. — *Forst*, Beitrag zur Wachstumsschnelligkeit des Uteruscarcinoms. Zentralbl. f. Gynäkol. 1922. Nr. 19. — *Fraenkel*, Ein Fall von Adenocarcinomsarkom des Uteruskörpers. Monatsschr. f. Geburtsh. u. Gynäkol. Bd. 14, S. 684. 1901. — *Fränkel* und *Wiener*, Drüsenkrebs des Uterus. Hegars Beitr. Bd. 2, S. 351. 1899. — *Frankl*, Pathologische Anatomie und Histologie der weiblichen Genitalorgane. Leipzig: Vogel 1914. — *Derselbe*, Carcinoma ovarii metastatic. Wien. klin. Wochenschr. Nr. 34, S. 1089. 1916. — *Derselbe*, Über das Adenoma malignum der Gebärmutter. Monatsschr. f. Geburtsh. u. Gynäkol. Bd. 48, S. 178. 1918. — *Derselbe*, Beiträge zur Pathologie und Klinik der Ovarialcarcinome. Arch. f. Gynäkol. Bd. 113. 1920. — *Derselbe*, Steigert die Schwangerschaft die Bösartigkeit des Uteruskrebses. Zentralbl. f. Gynäkol. Bd. 45, S. 1094. 1921. — *Derselbe*, Über Frühstadien des Uteruscarcinoms. Zentralbl. f. Gynäkol. Nr. 14. 1924. — *Derselbe*, Über Koincidenz und Interferenz von Uterustumoren. I. Teil: Myom—Sarkom. Arch. f. Gynäkol. Bd. 122. 1924. — *Derselbe*, Myom und Carcinom. Arch. f. Gynäkol. Bd. 123, H. 1, S. 1. 1925. *Derselbe*, Carcinom und Sarkom. Arch. f. Gynäkol. Bd. 124, H. 1. 1925. — *Frankl* und *Kraul*, Lebensalter und Reifegrad des Carcinoms. Wien. med. Wochenschr. Bd. 75. 30. Mai 1925. Festnummer f. d. Dtsch. Gynäkol.-Kongr. S. 33. — *Franqué, v.*, Zur Histogenese der Uterustuberkulose. Sitzungsber. d. phys.-med. Ges. zu Würzburg. 3. März 1894. — *Derselbe*, Über Endometritis, Dysmenorrhöe und Abrasio mucosae. Zeitschr. f. Geburtsh. u. Gynäkol. Bd. 38. 1898. — *Derselbe*, Über Sarcoma uteri. Zeitschr. f. Geburtsh. u. Gynäkol. Bd. 40. 1899 und Münch. med. Wochenschr. 1898. Nr. 41. — *Derselbe*, Salpingitis nodosa isthmica und Adenomyoma tube. Zeitschr. f. Geburtsh. u. Gynäkol. Bd. 42. 1900. — *Derselbe*, Über maligne Erkrankungen der Tube und Metastasenbildung im Uterus. Verhandl. d. Dtsch. Ges. f. Gynäkol. 9. Versamml. Gießen. 1901. S. 606. — *Derselbe*, Das beginnende Portiocancroid und die Ausbreitungswege des Gebärmutterkrebses. Zeitschr. f. Geburtsh. u. Gynäkol. Bd. 44. 1901. — *Derselbe*, Zur chirurgischen Behandlung des Uteruskrebses. (Cylinderepithelcysten in Lymphdrüsen.) Zentralbl. f. Gynäkol. Nr. 47, S. 1276. 1902. — *Derselbe*, Zur Kenntnis der Lymphgefäße der Uterusschleimhaut und des Tubencarcinoms. Verhandl. des 11. Dtsch. Gynäkol.-Kongr. Kiel 1905. — *Derselbe*, Leukoplakie und Carcinoma vaginae et uteri. Zeitschr. f. Geburtsh. u. Gynäkol. Bd. 60. 1907. *Derselbe*, Die Epithelveränderungen bei Tuberkulose der weiblichen Genitalien und ihre Beziehungen zur Carcinomentwicklung. Verhandl. d. Dtsch. Ges. f. Gynäkol. zu München. Bd. 8. 1911. — *Derselbe*, Über das gleichzeitige Vorkommen von Carcinom und Tuberkulose an den weiblichen Genitalien, insbesondere Tube und Uterus. Zeitschr. f. Geburtsh. u. Gynäkol. Bd. 69. 1912. — *Derselbe*, Über den gegenwärtigen Stand der Strahlenbehandlung des Gebärmutterkrebses. Zeitschr. f. Geburtsh. u. Gynäkol., Bd. 77. 1915. — *Derselbe*, Die Strahlenbehandlung der Genitalcarcinome. Strahlentherapie. Bd. 21. H. 1. 1926. — *Derselbe*, Die anatomische und histologische Einteilung der primären Uteruscarcinome. Med. Klinik. Nr. 48. 1926. — *Derselbe*, Leukoplakie und präcanceröse Veränderungen. Zentralbl. f. Gynäkol. Nr. 15. 1927. — *Franz*, Scheidenmetastasen bei Adenocarcinoma corporis. Zeitschr. f. Geburtsh. u. Gynäkol. Bd. 70, S. 909. 1912. — *Freund, Richard*, Zur Lehre von den Blutgefäßen der normalen und kranken Gebärmutter. Jena: Fischer 1904. — *Friedländer*, Abnorme Epithelbildung im kindlichen Uterus. Zeitschr. f. Geburtsh. u. Gynäkol. Bd. 38. 1898. — *Fürst, Livius*, Über suspektes und malignes Cervixadenom. Zeitschr. f. Geburtsh. u. Gynäkol. Bd. 14, S. 352. 1888.

Galabin, Polypöse Cervixmyome mit Carcinom. Transact. of the obstetr. soc. of London. Vol. 20, p. 82. 1878. (Zit. nach V. Liebmann.) — *Ganghofer*, Ein Fall von Carcinoma uteri bei einem achtjährigen Mädchen. Prager Zeitschr. f. Heilkunde. Bd. 9, S. 373. 1888. — *Garkisch*, Demonstration zur carcinomatösen Degeneration der Myome und zur Entstehung pseudosarkomatöser Partien im Uteruscarcinom. Prag. med. Wochenschr. Nr. 37. 1907. — *Gebhard*, Implantationsmetastasen im Uterus. Zentralbl. f. Gynäkol. 1891. S. 576. — *Derselbe*, Über die vom Oberflächenepithel ausgehenden Carcinomformen des Uteruskörpers, sowie über den Hornkrebs des Cavum uteri. Zeitschr. f. Geburtsh. u. Gynäkol. Bd. 24. 1892. — *Derselbe*, Über das maligne Adenom der Cervixdrüsen. Zeitschr. f. Geburtsh. u. Gynäkol. Bd. 33, S. 443. 1895. — *Derselbe*, Maligne Entartung des gesamten Uterus. Zeitschr. f. Geburtsh. u. Gynäkol. Bd. 42, S. 169. 1899. — *Derselbe*, Pathologische Anatomie der weiblichen Sexualorgane. Leipzig: S. Hirzel 1899. — *Geist*, Untersuchungen über die Histologie der Uterusschleimhaut. Arch. f. mikroskop. Anat. Bd. 81, S. 196. 1913. — *Geller*, Über atypische Epithelwucherungen am Gebärmutterhals. Zentralbl. f. Gynäkol. Nr. 10. 1923. — *Gellhorn*, Zur Kasuistik der Hornkrebse der Gebärmutter. Zeitschr. f. Geburtsh. u. Gynäkol. Bd. 36, S. 430. 1897. — *Gellhorn* and *Hugo Ehrenfest*, Syphilis of the intern. genital organs of the female. Americ. journ. of obstetr. a. dis. of woman a. childr. Vol. 73. New York 1916. — *Gerich, O.*, Zur Frühdiagnose des Uteruscarcinoms. Med. Klinik. S. 1292. 1923. — *Gessner*, Über den Wert und die Technik des Probecurettements. Zeitschr. f. Geburtsh. u. Gynäkol. Bd. 34, S. 388. 1896. — *Derselbe*, Demonstration. Zeitschr. f. Geburtsh. u. Gynäkol. Bd. 34, S. 70. 1896. — *Glockner*, Über sekundäre Ovarialcarcinome. Arch. f. Gynäkol. Bd. 72, S. 410. 1904. — *Derselbe*, Maligne Neubildung an einem kindlichen Uterus (Adenocarcinoma portionis). Zeitschr. f. Geburtsh. u. Gynäkol. Bd. 63, S. 183. 1908. S. a. *R. Meyer*, Zeitschr. f. Geburtsh. u. Gynäkol. Bd. 76, S. 655. 1915. — *Goebel*, Über Carcinoma corporis uteri mit spezieller Berücksichtigung seiner Kombination mit Myomatosis uteri. Inaug.-Diss. Würzburg 1914. — *Goldberg*, Carcinoma cervicis uteri mit Hämatometra, Haematosalpinx duplex usw. Zentralbl. f. Gynäkol. Bd. 44, S. 554. 1920. — *Goldschmied*, Demonstration. Zentralbl. f. Gynäkol. Nr. 3, S. 103. 1922. — *Gossmann*, Demonstration. Monatsschr. f. Geburtsh. u. Gynäkol. Bd. 5, Erg.-Heft, S. 213. 1897. — *Graff, E. v.*, Carcinomatöser Uteruspolyp. Zentralblatt für Gynäkol. Bd. 37, S. 1197. 1913. — *Gragert*, Hämatometra und Haematosalpinx bilat. in der Menopause. Zentralbl. f. Gynäkol. Bd. 51, S. 868. 1927. — *Gross (Stoeckel)*, Das Uteruscarcinom in Schwangerschaft, Geburt und Wochenbett. Zentralbl. f. Gynäkol. 1922, S. 567. — *Grütz*, Über die Bowensche Krankheit, eine präcanceröse Dermatose. Münch. med. Wochenschr. Nr. 25, S. 846. 1924. — *Guggisberg*, Zur Probeausschabung. Arch. f. Gynäkol. Bd. 132. 1927. (20. Vers. d. dtsch. Ges. f. Gynäkol. in Bonn.) — *Gusnar, v.*, Über einen ungewöhnlichen Fall von multipler primärer Tumorbildung in Uterus und Ovarien. Arch. f. Gynäkol. Bd. 130. 1927. — *Gutfeld, F. v.*, Die regionären Lymphdrüsen bei Carcinoma uteri mit besonderer Berücksichtigung der epithelialen Einschlüsse. Inaug.-Diss. Berlin 1913.

Haendly, Ausbreitung und Metastasierung des Uterus- und Ovarialcarcinoms. Zeitschr. f. Geburtsh. u. Gynäkol. Bd. 76, S. 634. 1915. — *Halban*, Hysteroadenosis metastatica und die lymphogene Genese der sog. Adenofibromatosis heterotopica. Arch. f. Gynäkol. Bd. 124, S. 457. 1925. — *Derselbe*, Wucherung von Cervicaldrüsen im Scheidentrichter nach Uterusexstirpation. Arch. f. Gynäkol. Bd. 129. 1926. — *Hallauer*, Maligne Metastasen in Myomen. Zeitschr. f. Geburtsh. u. Gynäkol. Bd. 63, S. 210. 1908. — *Derselbe*, Myom und Korpuscarcinom. Zeitschr. f. Geburtsh. u. Gynäkol. Bd. 66, S. 456. 1910. *Halter*, Metastatisches Portiocarcinom. Zentralbl. f. Gynäkol. Nr. 35. 1926. — *Hansemann, v.*, Pathologische Anatomie und Diagnose des Krebses. Zeitschr. f. Krebsforsch. Bd. 10, S. 34. 1911. — *Derselbe*, Bemerkungen zu den Berichten von Hess über Heilung des Carcinoma corporis durch Abrasio. Dtsch. med. Wochenschr. 1913. S. 140. — *Derselbe*, Über präcanceröse Erkrankungen. Zeitschr. f. Geburtsh. u. Gynäkol. Bd. 74, S. 149. 1913. — *Hartmann, d'Allaines et Surmont*, Adénome de col uterin avec debut de transformation cancéreuse. Gynécol. et obstétr. Tome 10, Nr. 1. 1924. Springers Ber. ü. d. ges. Geburtsh. u. Gynäkol. Bd. 6, S. 373. 1925. — *Häubner*, Die heterotope endometroide Epithelwucherung am weiblichen Genitale in den angloamerikanischen Schriften. Monatsschr. f. Geburtsh. u. Gynäkol. Bd. 68. 1925. — *Hauser*, Multiple primäre Carcinome des weiblichen Genitalapparates. Arch. f. Gynäkol. Bd. 99, S. 338. 1913. — *Hedinger*, Demonstration. Korr.-Blatt f. Schweizer Ärzte. Nr. 8 S. 261. 1905. — *Heimann*, Stumpfcarcinom nach Myomatosis. Monatsschr. f. Geburtsh. u. Gynäkol. Bd. 44, S. 32. 1916. — *Derselbe*, Tuberkulose des Genitalapparates. Springers Ber. ü. d. ges. Gynäkol. u. Geburtsh. Bd. 7, H. 2. 1925. — *Heinemann*, Zur Frage der carcinomatösen Implantationsmetastasen im Uterus. Virchows Arch. Bd. 215, S. 462. 1914. — *Heinen*, Über Adenocarcinom der Cervix. Inaug.-Diss. München 1903. — *Heitzmann*, Über Papilloma verrucosum an der Portio vaginalis. Allg. Wien. med. Ztg. Nr. 48, S. 596. 1887. — *Hellendal*, Über Impfcarcinome am Genitaltraktus. Hegars Beitr. Bd. 6, H. 3. 1902. — *Hengge*, Beobachtungen von gutartiger Mehrschichtung des Epithels im Corpus uteri. Monatsschr. f. Geburtsh. u. Gynäkol. Bd. 15, S. 786. 1902. — *Derselbe*, Über das papilläre Carcinom der Cervix. Monatsschr. f. Geburtsh. u. Gynäkol. Bd. 15, S. 47. 1902. — *Henkel*, Über die nach Entfernung des carcinomatösen Uterus auftretenden Rezidive usw. Zeitschr. f. Geburtsh. u. Gynäkol. Bd. 59. 1907. — *Herff, v.*, Über Carcinombildung inmitten von Beckenzellgewebe der Scheidenumgebung. Zeitschrift f. Geburtsh. u. Gynäkol. Bd. 41, S. 407. 1899. — *Herly*, Adenomyoma of the uterus, relation to malignacy. Surg., gynecol. a. obstetr. Nov. 1924. — *Hermann, Ed.,* Ein Beitrag zur Stellungsfrage des Adenoma malignum in der Onkologie. Monatsschr. f. Geburtsh. u. Gynäkol. Bd. 15, S. 772. 1902. — *Herxheimer,* Über heterologe Cancroide. Zieglers Beitr. z. pathol. Anat. Bd. 41, S. 348. 1907. — *Derselbe,* Carcinom und Tuberkulose. Zeitschr. f. Tuberkul. Bd. 27, S. 251. 1917. — *Hess,* Heilung eines Falles von Carcinoma uteri nach Probeausschabung. Dtsch. med. Wochenschr. Bd. 39. Mai 1913. — *Heuner,* Kasuistischer Beitrag zur Lehre der Uteruscarcinome. Inaug.-Diss. Erlangen. 1913. — *Heurlin, M. af,* Zur Kenntnis des Baues, des Wachstums und der histologischen Diagnose des Carcinoma corpus uteri, mit Bemerkungen über atypische Epithelwucherungen im Uterus. Arch. f. Gynäkol. Bd. 94, S. 402. 1911. — *Heynemann,* Über Gefahren der Probeexcision bei Carcinom des Collum uteri. Dtsch. med. Wochenschr. Jg. 50, S. 1137. 1924. — *Hinselmann,* Zur Kenntnis der präancerösen Veränderung des Plattenepithels. Zentralbl. f. Gynäkol. Nr. 15. 1927. — *Derselbe,* Zur Frage der Frühdiagnose des Portiocarcinoms anläßlich der Ausführungen Kermauners. Zentralbl. f. Gynäkol. Nr. 3. 1928. — *Derselbe,* Über Portioleukoplakie. Wien. klin. Wochenschr. Nr. 15. 1928. — *Derselbe,* Schichtungskugeln im Epithel der Umwandlungszone. Zentralbl. f. Gynäkol. Nr. 20. 1928. — *Derselbe,* Die gefelderte Portio. Monatsschr. f. Geburtsh. u. Gynäkol. Bd. 79. 1928. — *Derselbe,* Das klinische Bild der indirekten Metaplasie usw. Arch. f. Gynäkol. Bd. 133. 1928. — *Derselbe,* Ein weiterer Fall von syphilitischer Veränderung der Portio. Zentralbl. f. Gynäkol. Nr. 7. 1928. — *Derselbe,* Carcinomatöse Leukoplakie? Monatsschr. f. Gynäkol. u. Geburtsh. Bd. 80, S. 23. Sept. 1928. — *Hinselmann* und *Esser,* Erzeugung von Portioleukoplakien durch Probeexcision. Zentralbl. f. Gynäkol. Nr. 11. 1928. — *Hintze,* Plattenepithelknötchen in hyperplastischen Drüsen der Korpusschleimhaut. Zentralbl. f. Gynäkol. Nr. 35. 1928. — *Derselbe,* Histologische Bewertung von Schleimpolypen des Uterus. Ebenda Nr. 38. 1928. — *Hirschberg,* Leistung der Stückchendiagnose auf Carcinom. Ges. f. Geburtsh. u. Gynäkol. in Leipzig. 23. 2. 1925. Zentralbl. f. Gynäkol. Nr. 23. 1925. — *Hitschmann,* Ein Beitrag zur Kenntnis des Korpuscarcinoms. Arch. f. Gynäkol. Bd. 69, S. 629. 1903. — *Derselbe,* Portioca im ersten Beginn. Geburtsh.-gynäkol. Ges. Wien. 19. 1. 1904. Zentralbl. f. Gynäkol. 1904. S. 848. — *Hofbauer,* Über primäres Tubencarcinom. Arch. f. Gynäkol. Bd. 55, S. 316. 1898. — *Derselbe,* Uterus mit völlig getrennten und histologisch ungleichartigen Carcinomherden. Monatsschr. f. Geburtsh. u. Gynäkol. Bd. 31, S. 631. 1910. — *Derselbe,* Leukoplakia uteri. Zeitschr. f. Geburtsh. u. Gynäkol. Bd. 68. 1911. — *Hofert,* Über malignes Cervix-Adenom. Inaug.-Diss. München. 1897. — *Hoffmann, Schreus* und *Zurhelle,* Beobachtungen zur experimentellen Geschwulsterzeugung durch Teer verschiedener Herkunft und Paraffin. Dtsch. med. Wochenschr. Nr. 20. 1923. — *Hofmeier,* Zur Frage der Behandlung und Heilbarkeit des Carcinoma uteri. Münch. med. Wochenschr. Nr. 42/43. 1890. — *Derselbe,* Zur Diagnose des Carcinoma corporis uteri. Verhandl. d. dtsch. Ges. f. Gynäkol. 4. Versamml. Bonn 1891. Leipzig 1892. — *Derselbe,* Zur Anatomie und Therapie des Carcinoma corporis uteri. Zeitschr. f. Geburtsh. u. Gynäkol. Bd. 32, S. 170. 1895. — *Derselbe,* Demonstration eines Uterus duplex mit Carcinom des rechten Hornes. Münch. med. Wochenschr. 1902. S. 1364. — *Derselbe,* Handbuch der Frauenkrankheiten. 17. Aufl. 1921. S. 374ff. — *Hoehne,* Zwei Collumcarcinome bei Uterus bicornis unicollis. Monatsschr. f. Geburtsh. u. Gynäkol. Bd. 37, S. 686. 1913. — *Derselbe,* Carcinom des Gartnerschen Ganges. Verhandl. d. Ges. dtsch. Naturf. u. Ärzte. Hamburg 1902. II. Teil, 2. Hälfte, S. 227. — *Höhl,* Abnorme Epithelbildung im kindlichen Uterus. Monatsschrift f. Geburtsh. u. Gynäkol. Bd. 13. 1901. — *Huggins,* Precancerous conditions of the Cervix uteri. Americ. journ. of obstetr. a. gynecol. Vol. 4, Nr. 5, p. 552. Nov. 1922. — *Hunzicker,* Über Plattenepithel in der Schleimhaut des Cavum uteri. Frankf. Zeitschr. f. Pathol. Bd. 8, H. 1, S. 1. 1911.

Ihl, Adenocarcinom des Uterus in die Tuben und in eine Ovarialcyste eingewuchert. Zeitschr. f. Geburtsh. u. Gynäkol. Bd. 57, S. 456. 1906. — *Isbruch,* Zur Frage der Stumpfcarcinome nach supravaginaler Amputation myomatöser Uteri. Zentralbl. f. Gynäkol. Nr. 27, S. 1777. 1926. — *Derselbe,* Schleimsekretion und Schleimcysten in adenomatösen Korpuscarcinomen. Arch. f. Gynäkol. Bd. 135. 1928. — *Iseki, Hisaski,* Über carcinomatöse Polypen und polypöse Carcinome. Arch. f. Gynäkol. Bd. 122, H. 3, S. 778. Okt. 1924. — *Iwanoff,* Drüsiges, cystenhaltiges Uterusfibromyom, kompliziert durch Sarkom-Carcinom. Monatsschr. f. Geburtsh. u. Gynäkol. Bd. 7, S. 295. 1898.

Jansen, Uterusmyom und Carcinom. Petersb. med. Zeitschr. 1914. (Frommels Jahresberichte. Bd. 28, S. 150.) — *John, Paul,* Über die drüsigen Carcinome des Collum uteri. Inaug.-Diss. Berlin 1923. — *Josephson,* Über die Neoplasmen der mißbildeten Gebärmutter. Arch. f. Gynäkol. Bd. 64, S. 376. 1901.

Kalberer, Kasuistische Beiträge zum Studium der histologischen Kriterien der Strahlensensibilität bei Portio carc. Inaug.-Diss. Zürich. 1926. — *Karpel,* Über den Zusammenhang von Krebs der Gebärmutter und des Eierstocks. Inaug.-Diss. Breslau. 1926. — *Katz,* Die Sonderstellung des Cervixhöhlencarcinoms im Rahmen des Carcinoma colli uteri. XX. Tagung der Dtsch. Ges. f. Gynäkol. Bonn 1922.

Arch. f. Gynäkol. Bd. 132. — *Katz*, Zur Frage des Einflusses der Schwangerschaft auf das Wachstum des Gebärmutterkrebses. Zentralbl. f. Gynäkol. Nr. 36. 1927. — *Kaufmann*, Eine eigenartige Form carcinomatöser Entartung des Endometrium corporis. Jahresber. d. schles. Ges. f. vaterl. Kultur. 1894. S. 52. — *Derselbe*, Untersuchungen über das sog. Adenoma malignum speziell der Cervix. Virchows Arch. Bd. 154, H. 1. 1898. — *Derselbe*, Über metaplastische Vorgänge im Epithel des Uterus, besonders an Polypen. Korrespondenzbl. f. Schweiz. Ärzte. Nr. 7. 1906. — *Derselbe*, Lehrbuch der speziellen pathologischen Anatomie. 7. u. 8. Aufl. 1922. S. 1299. — *Kayser*, Über einen in pathologisch-anatomischer und klinischer Hinsicht bemerkenswerten Fall von Dickdarmcarcinom usw. Arch. f. Gynäkol. Bd. 68. 1903. — *Kehrer*, Die Radiumbestrahlung bösartiger Neubildungen. Verhandl. d. Dtsch. Ges. f. Gynäkol. Berlin. Bd. 16, Referatenteil, S. 104. 1920. — *Keitler*, Demonstration eines mikroskopischen Präparats des sog. malignen Adenoms der Cervix. Gynäkol. Ges. Wien. 12. 6. 1900. Zentralbl. f. Gynäkol. Bd. 24, S. 1300. 1900. — *Derselbe*, Über Doppelcarcinom des Uterus. Monatsschr. f. Gynäkol. Bd. 47, S. 285. 1918. — *Kermauner*, Klinik und operative Behandlung der Krebsformen der Gebärmutter in Halban und Seitz, Biologie und Pathologie des Weibes. Bd. 4. 1927. — *Kermauner* und *Lameris*, Zur Frage der erweiterten Radikaloperation des Krebses. Hegars Beitr. Bd. 5. 1901. — *Kirchhoff, Elis*, Das Schleimhautcarcinom der Cervix und seine Ausbreitung auf das Corpus uteri an der Hand eines malignen Adenoms. Inaug.-Diss. Bonn 1923 (nicht gedruckt). — *Kitai Ikusachi*, Über den entzündlichen Ursprung der Atresie und der heterotopen Epithelwucherung in der Tube. Arch. f. Gynäkol. Bd. 128. 1926. — *Kittler*, Primäres Tubencarcinom mit Impfmetastasen auf dem Endometrium. Zentralbl. f. Gynäkol. Nr. 16. 1927. — *Klaus, K.*, Gleichzeitiges Vorkommen von Myom und Carcinom im Uterus. Ber. ü. d. ges. Gynäkol. u. Geburtsh. Bd. 7, H. 11 u. 12, S. 710. 1925. — *Klee*, Ein Carcinomsarkom des Uterus. Zentralbl. f. Gynäkol. Nr. 5. 1922. — *Klein, G.*, Carcinomatöse Entartung der Uterusdrüsen bei Sarkom. Münch. med. Wochenschr. 1890. S. 170. — *Derselbe*, Geschwülste des Gartnerschen Ganges. Virchows Arch. Bd. 154, S. 72. 1898. — *Derselbe*, Demonstration eines Kollumcarcinoms. Zentralbl. f. Gynäkol. Nr. 11, S. 175. 1915. — *Kleinhans*, Beitrag zur Lehre von den Adenomyomen des weiblichen Genitaltrakts. Zeitschr. f. Geburtsh. u. Gynäkol. Bd. 52, S. 266. 1904. — *Klien*, Über das Carcinom des unteren Gebärmutterabschnittes im Anschluß an einen Fall beginnender cancroider Papillargeschwulst. Münch. med. Wochenschr. Nr. 44, S. 862. 1894. — *Klinger*, Adenoma malignum portionis uteri. Zeitschr. f. Geburtsh. u. Gynäkol. Bd. 63. 1908. — *Knaus* und *Camerer*, Adenoma cervicis malignum cysticum. Zeitschr. f. Geburtsh. u. Gynäkol. Bd. 34, S. 446. 1896. — *Koerner*, Zur Frage der Stumpftumoren. Monatsschr. f. Geburtsh. u. Gynäkol. Bd. 74. 1926. — *Kohlmann, Marg.*, Über die Disposition der Ovarien zu metastatischer Erkrankung bei Carcinom und Sarkom eines anderen Organs. Zeitschr. f. Geburtsh. u. Gynäkol. Bd. 79, S. 220. 1917. — *Komileff*, Kritische Betrachtungen im Anschluß an einen Fall von Doppelcarcinom des Uterus. Inaug.-Diss. Frankfurt. 1926. — *Konrad*, Klinischer Beitrag zum Kampf gegen den Gebärmutterkrebs. Monatsschr. f. Geburtsh. u. Gynäkol. Bd. 27. 1908. — *Konschegg*, Über Epithelmetaplasie. Virchows Arch. Bd. 259, S. 90. 1926. — *Kraus*, Über Wucherungen im Korpusepithel bei Cervixcarcinomen. Zeitschr. f. Geburtsh. u. Gynäkol. Bd. 54, S. 383. 1905. — *Krizynski*, Ein Fall von Schleimhautkrebs des Uterus. Zeitschr. f. Geburtsh. u. Gynäkol. Bd. 12, S. 1. 1886. — *Kroemer*, Klinische und anatomische Untersuchungen über den Gebärmutterkrebs. Arch. f. Gynäkol. Bd. 65, S. 626. 1902. — *Derselbe*, Über die Lymphorgane der weiblichen Genitalien und ihre Veränderungen bei Carcinoma uteri. Monatsschr. f. Geburtsh. u. Gynäkol. Bd. 18. 1903. — *Derselbe*, Die Lymphorgane der weiblichen Genitalien und ihre Veränderungen bei malignen Erkrankungen des Uterus. Arch. f. Gynäkol. Bd. 73, S. 56. 1904. — *Derselbe*, Die Verwertung des histologischen Bildes für die Therapie des Uteruscarcinoms. Verhandl. d. dtsch. Ges. f. Gynäkol. 1907. S. 381. — *Krompecher*, Über die Basalzellentumoren der Cylinderepithelschleimhäute mit besonderer Berücksichtigung der „Carcinoide" des Darmes. Zieglers Beitr. z. allg. Pathol. Bd. 65. 1919. — *Derselbe*, Basalzellenkrebs des Uterus. Zeitschr. f. Geburtsh. u. Gynäkol. Bd. 81. 1919. — *Derselbe*, Basalzellen, Metaplasie und Regeneration. Zieglers Beitr. z. pathol. Anat. u. allg. Pathol. Bd. 72, H. 1. 1923. — *Derselbe*, Zur vergleichenden Histologie der Basaliome. Zeitschr. f. Krebsforsch. Bd. 19, H. 1. 1923. — *Derselbe*, Über Gesetzmäßigkeiten im Aufbau der Krebse. Zeitschr. f. Krebsforsch. Bd. 22, S. 410. 1925. — *Derselbe*, Vergleichende Studien zur Pathogenese des Menschen- und Tiercarcinoms. Zieglers Beitr. z. pathol. Anat. u. allg. Pathol. Bd. 76, S. 113. 1926. — *Krotkina*, Ein außergewöhnliches experimentelles Teercarcinom bei Kaninchen. Zeitschr. f. Krebsforsch. Bd. 22. 1925. — *Kruckenberg*, Zwei neue Fälle von Adenoma malignum der Cervixdrüsen. Monatsschr. f. Geburtsh. u. Gynäkol. Bd. 5, S. 138. 1897. — *Krüger*, Über die Kombination von Myom und Carcinom an demselben Uterus. Inaug.-Diss. Königsberg. 1903. — *Krüger*, 2 Fälle von malignem Adenom der Cervix uteri. Inaug.-Diss. Berlin. 1892. — *Krumbein*, Über die Natur der Deckzellen der serösen Häute, untersucht an Hand eines primären Pleuracarcinoms. Virchows Arch. Bd. 249. 1924. —

Kühl, Friedrich, Zur Frage des doppelten Uteruscarcinoms. Inaug.-Diss. Berlin 1921 (nicht gedruckt). — *Kundrat,* 2 Fälle von primärem Tubencarcinom. Untersuchungen über Metastasen in den Tuben bei Carcinom des Collum und des Corpus uteri. Arch. f. Gynäkol. Bd. 80, S. 384. 1906. — *Derselbe,* Über die Ausbreitung des Carcinoms im parametralen Gewebe bei Krebs des Collum uteri. Arch. f. Gynäkol. Bd. 69. 1903. — *Kunze,* Fall von zahlreichen Impfmetastasen eines primären Plattenepithelkrebses der Cervix auf der Mucosa des Cavum uteri. Hegars Beitr. Bd. 4. 1901. — *Kurtz, W.,* Über Carcinom am prolabierten Uterus. Inaug.-Diss. Tübingen. 1894. — *Küstner, H.,* Isolierte Metastase eines primären Ovarialcarcinoms in der Cervix und Portio uteri. Monatsschr. f. Geburtsh. u. Gynäkol. Bd. 64, S. 193. 1923.

Labhardt, Kongenitale Heterotopie der Uterusschleimhaut in das Collumgewebe. Zeitschr. f. Geburtsh. u. Gynäkol. Bd. 66, S. 91. 1910. — *Ladinski,* Complete removal of early Carcinoma of the uterus by explorating curettage. Americ. journ. of obstetr. a. dis. of women a. children. Vol. 71, p. 145. Jan. 1915. — *Lahm,* Zur Ätiologie und Histogenese des verhornenden und nicht verhornenden Plattenepithelcarcinoms des Uteruskörpers. Arch. f. Gynäkol. Bd. 112. 1920. — *Derselbe,* Die pathologisch-anatomischen Grundlagen der Frauenkrankheiten. Dresden-Leipzig: Theodor Steinkopf 1923. — *Derselbe,* Syphilis der Portio oder Carcinom. Arch. f. Gynäkol. Bd. 121. 1924. — *Derselbe,* Über die lokale Eosinophilie bei Carcinom. Zentralbl. f. Gynäkol. Nr. 11. 1927. — *Derselbe,* Das Carcinom des Uterus usw. Halban und Seitz, Biologie und Pathologie des Weibes. Bd. 4, S. 669. 1927. — *Derselbe,* Über den Glykogengehalt der Uteruscarcinome und der atypischen Plattenepithelwucherungen im Bereich des Os externum. Zeitschr. f. Geburtsh. u. Gynäkol. Bd. 113. 1928. — *Landau* und *Abel,* Beiträge zur normalen und pathologischen Anatomie des Gebärmutterkrebses. Arch. f. Gynäkol. Bd. 38, S. 199. 1890. — *Landerer,* Ein Adenocarcinom des Corpus uteri. Zeitschr. f. Geburtsh. u. Gynäkol. Bd. 25, S. 45. 1893. — *Lapp, Aug.,* Zur Statistik der Uteruscarcinome. Inaug.-Diss. München 1923 (nicht gedruckt). — *Lauche,* Die extragenitalen heterotopen Epithelwucherungen vom Bau der Uterusschleimhaut. (Fibroadenomatosis seroepithelialis). Virchows Arch. Bd. 243. 1923. — *Derselbe,* Über die heterotopen Wucherungen vom Bau der Uterusschleimhaut. Monatsschr. f. Geburtsh. u. Gynäkol. Bd. 68. 1925. — *Lauschke,* Über beginnende carcinomatöse Entartung der Cervixdrüsen bei einem primär soliden Carcinom der Portio. Arch. f. Gynäkol. Bd. 123, S. 660. 1925. — *Lebert,* Beiträge zur Kenntnis des Gallertkrebses. Virchows Arch. Bd. 4, S. 239. 1852. — *Lecène,* Primäres Tubencarcinom mit Metastasen im Cavum uteri. Ann. de gynécol. et d'obstétr. Tome 6, p. 148. 1909. Zitiert nach Ruge. — *Derselbe,* Epithelioms à structure mixte à la fois cylindrique et pavimenteuse de la muqueuse du corps utérin. Bull. de l'assoc. franç. pour l'étude du cancer. 15. XI. 1920. Gynécol. et obstétr. Tome 3. 1921. — *Lederer,* Schwangerschaft und Rezidive maligner Geschwülste. Zentralbl. f. Gynäkol. Nr. 24, S. 1792. 1924. — *Lehmann,* Zur Kenntnis des primären Carcinoms des Corpus uteri. Arch. f. Gynäkol. Bd. 62. 1901 und Zeitschr. f. Geburtsh. u. Gynäkol. Bd. 44. 1901 (hier die Diskussionsbemerkung Gebhards). — *Leveuf* et *Godard,* Les lymphatiques de l'utérus. Rev. de chirurg. Tome 42, Nr. 3, p. 219. 1923. — *Liebmann, V.,* Über einen Fall von Myocarcinom des Uterus. Virchows Arch. Bd. 117. 1889. — *Liebmann, C.,* Ein Fall von Myocarcinom des Uterus. Zentralbl. f. Gynäkol. Bd. 13, S. 291. 1889. — *Liegner,* Zur Histologie des Carcinoma cervicis uteri. Hegars Beitr. z. Geburtsh. u. Gynäkol. Bd. 18. 1913. — *Limböck, v.,* Zur Histologie der Carcinome der Portio vaginalis. Prag. med. Wochenschr. Nr. 25. 1886. — *Limnell,* Über Adenoma malignum cervicis uteri. Arch. f. Gynäkol. Bd. 77, S. 127. 1906. — *Lipschitz,* Untersuchungen über die Entstehung des experimentellen Teercarcinoms der Maus. Zeitschr. f. Krebsforsch. Bd. 21. 1923. — *Littauer,* Über Krebs der Gebärmutter und des Eierstocks bei derselben Person. Ges. f. Geburtsh. in Leipzig. Zentralbl. f. Gynäkol. Nr. 3, S. 68. 1891. — *Loeb, P. W.,* Über Adenocancroide. Frankf. Zeitschr. f. Pathol. Bd. 25. 1921. — *Löhlein,* Ein Fall von adenomatöser Erkrankung des Corpus uteri mit multipler Cystenbildung in der Korpuswand. Zeitschr. f. Geburtsh. u. Gynäkol. Bd. 17. S. 930. 1889. — *Lubarsch,* Pathologie der Carcinome und Adenome. Ergebn. d. allg. Pathol. u. pathol. Anat. Jg. 7, S. 884. 1900/01. — *Derselbe,* Die Metaplasiefrage und ihre Bedeutung für die Geschwulstlehre. Arb. a. d. pathol.-anat. Abt. d. hyg. Inst. zu Posen. Festschrift Virchow gewidmet von O. Lubarsch. Wiesbaden 1901. — *Derselbe,* Über heterotope Epithelwucherungen und Krebs. — Einiges zur Metaplasiefrage. Verhandl. d. pathol. Ges. Bd. 10. 1906. — *Derselbe,* Referat über die Genese des Carcinoms. Verhandl. d. dtsch. pathol. Ges. Bd. 12. 1908. — *Derselbe,* Die Grenzen der pathologischen Anatomie und Histologie; neue Aufgaben und Fragestellung. Jahreskurse f. ärztl. Fortbild. herausgeg. von Sarason. München bei Lehmann. Bd. 4, S. 45. Jan. 1913. — *Lüthy,* Über angeborene Epitheleinschlüsse in Lymphknoten. Virchows Arch. Bd. 250. 1924.

MacCann, F. J., Malignant adenoma (carcinom) of the cervix uteri. Transact. obstetr. soc. London 1899. Vol. 40, p. 2 (zitiert nach Spencer). — *Mahle, A. E.,* The morph. histology of adenocarcinoma of the body of the uterus in relation to longevity. Surg., gynec. a. obstetr. Vol. 36, Nr. 3. 1923. — *Mainzer,* Diskussionsbemerkungen zum Vortrag Hantke über Vaporisation. Ges. f. Geburtsh. u. Gynäkol. zu Berlin. 13. 3. 1903. Zentralbl. f. Gynäkol. 1903. S. 609. — *Maiss,* Sekundäres Tubencarcinom bei primärem Adenocarcinoma uteri. Monatsschr. f. Geburtsh. u. Gynäkol. Bd. 34, S. 379. 1911. — *Mannheims,* Carcinosarcoma of the uterus. Proc. of the New York pathol. soc. Vol. 23, Nr. 1/5. 1922. (Mir nicht im Original zugänglich.) — *Mansfeld,* Zur Diagnose der Malignität am Uterus. Zeitschr. f. Geburtsh. u. Gynäkol. Bd. 60. 1907. — *Manteufel,* Untersuchungen über Metastasenbildung in den iliacalen Lymphdrüsen bei Carcinoma uteri. Hegars Beitr. Bd. 8. 1904. — *Marino, A.,* Per la iconografia del cancer del corpo dell utero. Folia gynaecol. Vol. 16/17. 1922. (Festschrift für Pestalozza.) — *Martzloff,* Carcinoma of the cervix uteri. Bull. of Johns Hopkins hosp. Vol. 33, p. 221. Juni 1922. — *Derselbe,* Carcinoma of the cervix uteri. A path. a. clinic. study with particular reference to the relative malignancy of the neoplastic process as indicatet by the predominant type of cancer cell. Bull. of Johns Hopkins hosp. Vol. 34, Nr. 387 a. 388. 1923. (Mai-Juni.) — *Derselbe,* Carcinoma of the cervix uteri. Bull. of Johns Hopkins hosp. Vol. 40, Nr. 3. 1927. — *Massazza, Mario,* Osservazioni anatomi-pathologiche interno agli epitheliome della mucosa. Ann. di ostetr. e ginecol. Jg. 47, Nr. 9, p. 643—660. 1925. — *Mattmüller,* Beitrag zur Statistik der Genitalcarcinome. Zeitschr. f. Geburtsh. u. Gynäkol. Bd. 85. 1922. — *Matzdorf,* Die Kombination von Krebs und Tuberkulose am Uterus. Zentralbl. f. Gynäkol. Nr. 37. 1927. — *Maudach, v.,* Beiträge zur Anatomie des Uterus bei Neugeborenen und Kindern. Virchows Arch. Bd. 156. 1899. — *Mayer, A.,* Über das Uteruscarcinom und die Ergebnisse seiner Behandlung. Monatsschr. f. Geburtsh. u. Gynäkol. Bd. 33, S. 701. 1911. — *Derselbe,* Steigert die Schwangerschaft die Bösartigkeit des Uteruskrebses. Zentralbl. f. Gynäkol. Bd. 45, S. 629. 1921. — *Meigs,* Adenocarcinome of the fundus of the uteri. Ann. of obstetr. gynec. Vol. 4, p. 241—256. 1922. — *Ménétrier et Bertrand-Fontaine,* Sur un cas de Propagation aux ovaires d'un epitheliome pavimenteux du col uterin traité par le radium. Bull. de l'assoc. franç. pour l'étude du cancer. Tome 13, Nr. 4. 1924. Springers Ber. ü. d. ges. Gynäkol. u. Geburtsh. Bd. 6, S. 182. 1924. — *Menge,* Über einen Fall von Carcinoma gelatinosum cervicis uteri. Zentralbl. f. Gynäkol. 1895. S. 452. — *Derselbe,* Kontaktcarcinom. Zentralbl. f. Gynäkol. 1901. S. 462. *Mergelsberg,* Über Uteruscarcinom im Kindesalter. Inaug.-Diss. Berlin 1913. — *Metzger,* Diffuse Metastasierung eines Mammacarcinoms in den Uterus mit isoliertem Freibleiben eines intramuralen Myoms. Zeitschrift für Krebsforsch. Bd. 23, H. 3. 1926. — *Meyer, Erich,* Über scheinbar metaplastische Veränderungen an Epithelien der Uterusdrüsen. Virchows Arch. Bd. 166. 1901. — *Meyer, Hans,* Plattenepithelbefunde im Canalis cervicis uteri und an Cervicalpolypen mit besonderer Berücksichtigung carcinomähnlicher Bilder. Inaug.-Diss. Berlin 1923 (bei Rob. Meyer gearbeitet, nicht gedruckt.) — *Meyer, Rob.,* Über die fetale Uterusschleimhaut. Zeitschr. f. Geburtsh. u. Gynäkol. Bd. 38. 1898. — *Derselbe,* Über Adenom- und Carcinombildung an der Ampulle des Gartnerschen Ganges. Virchows Arch. Bd. 174. 1903. — *Derselbe,* Epitheliale Hohlräume in Lymphdrüsen. Zeitschr. f. Geburtsh. u. Gynäkol. Bd. 49, S. 554. 1903. *Derselbe,* Über epitheliale Gewebseinschlüsse in den weiblichen Genitalien. Ergebn. d. allg. Pathol. u. pathol. Anat. Bd. 9, Abt. 2. 1903. — *Derselbe,* Über heterotope Epithelwucherungen und Carcinom. Verhandl. d. dtsch. pathol. Ges. Bd. 10, S. 26. 1906. — *Derselbe,* Über einen 2. Fall von destruierendem Adenom (Carcinom) an der Ampulle des Gartnerschen Ganges. Zeitschr. f. Geburtsh. u. Gynäkol. Bd. 59, S. 242. 1907. — *Derselbe,* Carcinomatös degenerierte Adenomyome. Veits Handb. Bd. 1, S. 483. — *Derselbe,* Sarcoma uteri. Veits Handb. Bd. 3. 1908. — *Derselbe,* Über Erosio portionis. Verhandl. d. dtsch. pathol. Ges. Bd. 14, S. 256. 1910. — *Derselbe,* Adenocarcinoma uteri bei einem Kinde und ungewöhnliche Ausbreitung eines Cervixcarcinoms. Diskussionsbemerkung zu Haendly. Zeitschr. f. Gynäkol. Bd. 76, S. 655. 1915. — *Derselbe,* Die Epithelentwicklung der Cervix und Portio vaginalls uteri und die Pseudoerosio congenita. — Die Erosion und Pseudoerosion der Erwachsenen. Arch. f. Gynäkol. Bd. 91, S. 579 u. 658. 1910. — *Derselbe,* „Plattenepithelknötchen" in hyperplastischen Drüsen der Korpusschleimhaut des Uterus und bei Carcinom. Arch. f. Gynäkol. Bd. 115. 1922. — *Derselbe,* Zur Kenntnis des Papilloma portionis uteri, insbesondere des Papilloma verrucosum. Arch. f. Gynäkol. Bd. 115. 1922. — *Derselbe,* Über seltenere gutartige und zweifelhafte Epithelveränderungen der Uterusschleimhaut im Vergleich mit den ihnen ähnlichen Carcinomformen. 1. Endometritis, 2. Schleimhauthyperplasie, 3. Plattenepithelknötchen, 4. Polypen, 5. Papillome. Zeitschr. f. Geburtsh. u. Gynäkol. Bd. 85, S. 441. 1922. — *Derselbe,* Über Epidermoidalisierung (Ersatz des Schleimepithels durch Plattenepithel) an der Portio vaginalis uteri nach Erosion, an Cervicalpolypen und in der Cervixschleimhaut. Ein Beitrag zur Frage der Stückchendiagnose und des präcancerösen Stadiums. Zentralbl. f. Gynäkol. Nr. 24. 1923. *Derselbe,* Das Lebenswerk Karl Ruges. Zeitschr. f. Geburtsh. u. Gynäkol. Bd. 150, S. 216. 1926. — *Meyer, R.* und *C. Kaufmann,* Über den Wert der Stückchendiagnose. Zentralbl. f. Gynäkol. Nr. 1. 1925. — *Meyer-Wirtz,* Gallertcarcinom des Collum uteri mit gleichzeitigem Adenocarcinom der Korpusmucosa. Arch. f. Gynäkol. Bd. 110, S. 510. 1919. — *Mibayashi, R.*, Über die Wachstumsschnelligkeit des Collumcarcinoms des Uterus. Kiuki Tuj. Gakkwai. Bd. 8. Springers Ber. ü. d. ges. Gynäkol. u. Geburtsh. Bd. 9, H. 10/11. 1926. — *Miller*, Über den Schleimkrebs des Collum uteri. Arch. f. Gynäkol. Bd. 89, S. 76. 1909. — *Milner*, Gibt es Impfcarcinome? Arch. f. klin. Chirurg. Bd. 74. 1904. — *Mintrop*, Ein Fall von Uterus bicornis mit Körpercarcinom. Inaug.-Diss. Straßburg. 1912. — *Mirabeau*, Adenoma malignum corporis uteri. Monatsschr. f. Geburtsh. u. Gynäkol. Bd. 11, S. 108. 1902. — *Moench*, Zur Pathologie des Carcinoms. Zeitschr. f. Gynäkol. u. Geburtsh. Bd. 80, S. 1. 1918. — *Möhnle*, Papillen der Portio. Arch. f. Gynäkol. Bd. 119, S. 211. 1923. — *Möller, Else*, Histologische Untersuchungen über den Ausgangspunkt der experimentellen Teerkrebsbildung. Zeitschr. f. Krebsforsch. Bd. 19. 1923. — *Moise, T. S.*, Adenocarcinom und Rundzellensarkom im gleichen Uterus entstanden. Surg., gynecol. a. obstetr. Juli 1924. (Zentralbl. f. Gynäkol. Nr. 12. 1926.) — *Morinaga*, Über maligne Erkrankung der Tube und Metastasenbildung im Uterus. Inaug.-Diss. Würzburg. 1903. — *Mortier*, Polypöses Carcinom des Corpus uteri. Progr. méd. 1906. Zentralbl. f. Gynäkol. Nr. 51, S. 1413. 1906. — *Moukayé, Kano*, Recherches sur les néoplasies des glandes cervicales. Gynécol. et obstétr. Tome 5. 1922. — *Muller, M. L.*, Adenoma malignum colli uteri. Nederlandsch. tijdschr. v. verlosk. en gynäkol. Jg. 28, S. 162. 1921. — *Mundt*, Die Carcinomentwicklung in Fibromyomen des Uterus. Arb. a. d. Geb. d. pathol. Anat. u. Bakteriol. a. d. pathol. Inst. Tübingen. Bd. 3, S. 264. 1901. — *Muret*, Les surprises du curettage explorateur et le diagnostic du cancer de l'uterus. Ann. d. gynecol. Vol. 42. Nov.-Dec. 1916.

Nagel, Carcinoma uteri im 4. Schwangerschaftsmonat. Zeitschr. f. Geburtsh. u. Gynäkol. Bd. 55, S. 579. 1904. — *Natanson*, Über das Vorkommen von Plattenepithel im Uterus von Kindern. Monatsschrift f. Geburtsh. u. Gynäkol. Bd. 26, S. 350. 1907. — *Nebeski*, Über das gleichzeitige Vorkommen von Sarkom und Carcinom am Uterus. Arch. f. Gynäkol. Bd. 73. 1904. — *Neller* und *Neubürger*, Über atypische Epithelwucherungen und beginnende Carcinome in der senilen Prostata. Münch. med. Wochenschr. Nr. 2. 1926. — *Neumann, H. O.*, Zur Metastasierung primärer Ovarialcarcinome in den Uterus. Zeitschr. f. Geburtsh. u. Gynäkol. Bd. 92. 1927. — *Niebergall*, Sarkom, Carcinom, Myom, Schleimpolypen an ein und demselben Uterus. Arch. f. Gynäkol. Bd. 50, S. 129. 1896. — *Norris, C. C.*, The microscopic as compared with the clinical diagnosis of malignant uterine neoplasma. Americ. journ. of obstetr. a. gynecol. Vol. 5. Jan. 1923. — *Norris* und *Vogt*, Carcinoma of the body of the uterus. Americ. journ. of obstetr. a. gynecol. Vol. 7, Nr. 5, p. 550—566 a. 625—627. Philadelphia 1924. — *Notthaft, v.*, Über die Entstehung der Carcinome. Dtsch. Arch. f. klin. Med. Bd. 54, S. 554. 1895. — *Novy*, Ein Fall von primärem Tubencarcinom. Monatsschr. f. Geburtsh. u. Gynäkol. Bd. 11. 1900.

Obata, Statistischer Beitrag zur Morphologie des Uteruscarcinoms. Arch. f. Gynäkol. Bd. 99, H. 3. 1913. — *Odenthal*, Plattenepithel der Portio mit schleimiger Entartung. Monatsschr. f. Geburtsh. u. Gynäkol. Bd. 78. 1928. — *Oeri*, Über Epithelmetaplasie am Uterus, besonders an Polypen. Zeitschr. f. Geburtsh. u. Gynäkol. Bd. 57. 1900. — *Offergeld*, Über die Histologie des Adenocarcinoms im Uterusfundus. Arch. f. Gynäkol. Bd. 78, S. 289. 1906. — *Derselbe*, Ovarialcarcinom bei Carcinom des Uterus. Würzburger Abhandl. Bd. 8. 1908. — *Derselbe*, Über die Metastasierung des Uteruscarcinoms in das Zentralnervensystem und die höheren Sinnesorgane. Zeitschr. f. Geburtsh. u. Gynäkol. Bd. 63. 1908. — *Derselbe*, Die Beteiligung des hämatopoetischen Systems an der Metastasierung des Uteruscarcinoms. Zeitschr. f. Geburtsh. u. Gynäkol. Bd. 63, S. 217. 1908. — *Derselbe*, Das Uteruscarcinom und seine Metastasen in Pleura und Lungen. Arch. f. Gynäkol. Bd. 87, S. 286. 1909. — *Derselbe*, Die Metastasen in der Bauchhöhle beim Uteruscarcinom. Arch. f. Gynäkol. Bd. 87, S. 298. 1909. — *Derselbe*, Über seltene Metastasen der Uteruscarcinome (Muskulatur, Ureter, Drüsen, Mediastinum). Monatsschr. f. Geburtsh. u. Gynäkol. Bd. 29, S. 181. 1909. — *Olshausen*, Carcinomähnliche Cervixdrüsenwucherung in der Schwangerschaft. Diskussionsbemerkung. Zeitschr. f. Geburtsh. u. Gynäkol. Bd. 53, S. 581. 1904. — *Opitz*, Demonstration. Zeitschr. f. Geburtsh. u. Gynäkol. Bd. 41, S. 348. 1899. — *Derselbe*, Zwei ungewöhnliche Uteruscarcinome nebst Bemerkungen zur Theorie bösartiger Geschwülste. Zeitschr. f. Geburtsh. u. Gynäkol. Bd. 49, S. 169. 1903. — *Orsos*, Über Adenoma pap. diffusum corporis uteri metaplasticum. Verhandl. d. dtsch. pathol. Ges. Erlangen 1910. — *Orth, J.*, Zur Bezeichnung der bösartigen Geschwülste. Zentralblatt f. allg. Pathol. u. pathol. Anat. Nr. 11, S. 445. 1908. — *Derselbe*, Präcarcinomatöse Krankheiten und künstliche Krebse. Zeitschr. f. Krebsforsch. Bd. 11, S. 42. 1911. — *Orthmann*, Fall von Plattenepithelcarcinom der Tube. Verhandl. d. dtsch. Ges. f. Gynäkol. Bd. 12, S. 735. 1907.

Palm, Myom und Korpuscarcinom. Zeitschr. f. Geburtsh. u. Gynäkol. Bd. 66, S. 454. 1910. — *Palugyay*, Reifestadium des Carcinoms und Zellteilung. Zeitschr. f. Krebsforsch. Bd. 22. 1925. — *Patti*, Über die verschiedenen klinischen und anatomisch-pathologischen Bilder des Uteruskrebses, mit besonderer Berücksichtigung des Krebses in jugendlichem Alter. Riv. d'ostetr. e ginecol. prat. Jg. 5, Nr. 10, S. 445. 1923. Ref. Ber. ü. d. ges. Gynäkol. u. Geburtsh. Bd. 3. 1924. Berlin: Springer. —

Pankow, Vergleich der klinischen und pathologisch-anatomischen Untersuchungsbefunde bei Carcinoma uteri und ihre Bedeutung für die Therapie. Arch. f. Gynäkol. Bd. 76, H. 2, S. 337. 1905. — *Paschen*, Ein Fall von doppeltem Uteruscarcinom. Zentralbl. f. Gynäkol. Bd. 19, S. 1064. 1895. — *Petersen*, Entfernung eines doppelten Uterus wegen Krebs der linken Hälfte. Hospitalstidende. Bd. 66. 1923. Berichtet in Springers Ber. ü. d. ges. Gynäkol. u. Geburtsh. Bd. 3, S. 416. 1924. — *Petrowa, Nedelja*, Über seltene Metastasen bei Uteruscarcinomen. II. Gyn. Klin. München. Inaug.-Diss. München. 1924 (nicht gedruckt). — *Pfannenstiel*, Über das gleichzeitige Auftreten von Carcinom am Kollum und am Körper des Uterus. Zentralbl. f. Gynäkol. Nr. 43, S. 841. 1892. — *Derselbe*, Beitrag zur pathologischen Anatomie und Histogenese des Uteruskrebses auf Grund eines weiteren Falles von doppeltem Carcinom an der Gebärmutter. Zentralbl. f. Gynäkol. Nr. 18, S. 414. 1893. — *Pfeiffer, Jul.*, Ein Fall von Metastase eines Gebärmutterkorpuscarcinoms in der Bartholinischen Drüse. Arch. f. Gynäkol. Bd. 120, S. 305. 1923. — *Philipp* und *Gornik*, Die Behandlung der Gebärmutter- und Scheidenkrebse an der Univ.-Frauenklinik Berlin. Münch. med. Wochenschr. Nr. 7. 1926. — *Plaut*, Histologischer Befund und Prognose bei Collumcarcinom. Zentralbl. f. Gynäkol. Nr. 19, S. 1294. 1926. — *Pleick, Erna*, Über die Beziehungen zwischen histologischem Bau und klinischer Prognose bei operablem und operiertem Uteruscarcinom unter Berücksichtigung postoperativ angewandter Strahlentherapie. Inaug.-Diss. Königsberg 1922. — *Polak, O.*, Incidence of cancer of the cervix in the retained stump after supravag. amput. for fibroids. New York state journ. of med. Vol. 21, Nr. 2. 1921. — *Polano*, Zur Pathologie des Uterus. II. Ein Fall von Adenomyom des carcinomatösen Uterus. Zeitschr. f. Geburtsh. u. Gynäkol. Bd. 67, S. 422. 1910. — *Pollak*, Beiträge zur Metaplasiefrage. Arb. a. d. pathol.-anat. Inst. zu Posen. Festschr. für Virchow. Wiesbaden 1901. — *Pomeroy, Lawrence* and *Straus*, Carcinoma of the cervix uteri. A review of 100 cases with especial reference to predominating type of cells. Journ. of the Americ. med. soc. Vol. 83, p. 1006. 1924. Springers Ber. ü. d. ges. Gynäkol. u. Geburtsh. Nr. 8, S. 177. 1925. — *Ponatow*, Carcinoma uteri prolapsi. Inaug.-Diss. Berlin. 1893. — *Pop*, Carcinoma gelatinosum des Collum uteri. Zeitschr. f. Krebsforsch. Bd. 22. 1925. — *Poten*, Über Früherkennung des Uteruscarcinoms. Zentralbl. f. Gynäkol. Bd. 45, S. 1052. 1921. *Praetorius*, Ein Fall von Adenoma malignum des unteren Gebärmutterabschnittes. Inaug.-Diss. Halle. 1896. — *Pronai*, Zur Lehre von der Histogenese und dem Wachstum des Uteruscarcinoms. Arch. f. Gynäkol. Bd. 89, S. 596. 1909. — *Prym, P.*, Vollständige Entfernung eines Carcinoma uteri durch Probeauskratzung. Dtsch. med. Wochenschr. Nr. 26. 1913. — *Derselbe*, Die therapeutische Röntgenbestrahlung vom pathologisch-anatomischen Standpunkte aus. Handb. d. Röntgentherapie, herausgegeben von P. Krause. Lief. 5. Leipzig 1924. — *Puppel*, Beiträge zum Studium der Ausbreitung des Gebärmutterkrebses in präformierten Lymphbahnen. Inaug.-Diss. Königsberg. 1900.

Raabe, Zur Frage der Implantationsmetastasen in Laparatomienarben. Hegars Beitr. Bd. 15, S. 242. 1910. — *Rebentisch*, Neubildungen am mißbildeten Uterus. Inaug.-Diss. Straßburg. 1903. — *Recklinghausen, v.*, Die Adenomyome und Cystadenome der Uterus- und Tubenwand. Berlin: Hirschwald 1896. S. 189. — *Reeb, M.*, Adeno-fibromatose diffuse partim cystique partim polypo-villeuse de la muqueuse utérine avec debut de transformation carcinomateuse du col. Gynécol. Jg. 24, p. 257. 1925. — *Rehr*, Beiträge zum Schicksal des Cervixstumpfes nach supravaginaler Amputation wegen Myom. Inaug.-Diss. Bonn. 1914. — *Reichel*, Über das gleichzeitige Vorkommen von Carcinom des Uteruskörpers und des Eierstocks. Zeitschr. f. Geburtsh. u. Gynäkol. Bd. 15, S. 354. 1888. — *Ribbert*, Beiträge zur Entstehung der Geschwülste. II. Ergänzung. Bonn. 1907: „Die Entstehung des Carcinoms". — *Derselbe*, Das Carcinom des Menschen. Bonn. 1912. — *Ries*, The condition of the pelvic lymphatics in carcinom of the uterus. Americ journ. of obstetr. a. gynecol. April 1903. — *Risk*, Plattenepithelkrebs des Gebärmutterhalses. Bull. de l'assoc. franç. pour l'étude du cancer. Tome 13, Nr. 7. 1924. Springers Ber. ü. d. ges. Gynäkol. u. Geburtsh. Bd. 7, S. 166. 1925. — *Roedelius*, Sekundäres Carcinom des Calcaneus bei primärem Portiocarcinom. Dtsch. med. Wochenschr. Nr. 37, S. 1115. 1915. — *Rohrbach*, Über eine hochgradige atypische Epithelwucherung bei Syphilis, ein Beitrag zur Carcinomgenese. Berlin. klin. Wochenschrift. Bd. 49, S. 589. 1912. — *Rolly*, Adenomyom des Uterus mit Übergang in Carcinom und Metastasenbildung. Virchows Arch. Bd. 150, S. 555. 1897. — *Römer*, Über scheinbar primäre, in Wirklichkeit metastatische Krebserkrankungen der inneren Geschlechtsorgane. Arch. f. Gynäkol. Bd. 66. 1902. — *Ross-Adams*, Carcinoma of the uterus in a child aged 2½ years. Lancet. Mai 1914. S. 1936. — *Rossa*, Über akzessorisches Nebennierengewebe im Lig. lat. und seine Beziehungen zu den Cysten und Tumoren des Ligaments. Arch. f. Gynäkol. Bd. 56. 1898. — *Rosthorn, v.*, Über Schleimhautverhornung der Gebärmutter. Festschrift zum 50jährigen Jubiläum der Berliner Gesellschaft f. Geburtshilfe und Gynäkologie. Herausgeg. v. d. dtsch. Ges. f. Gynäkol. Wien 1894. — *Routh*, Gleichzeitiger Portiokrebs und Drüsenkrebs der Korpusschleimhaut. Transact. of the obstetr. soc. of London. Nov. 1902 (zitiert nach Fischer-Lubarsch). — *Rubin*, The pathological diagnosis of the incipient carcinoma of the uterus. Americ.

journ. of obstetr. a. gynecol. Vol. 62, p. 668. 1910. — *Derselbe*, Diskussionsbemerkung zur Mitteilung von Ladinsky. Americ. journ. of obstetr. a. dis. of women a. childr. Vol. 71, p. 15. 1925. — *Rudeloff*, Beitrag zur Diagnose der weiblichen Genitaltuberkulose. Zentralbl. f. Gynäkol. 1921. S. 855. — *Ruge*, Über Adenoma uteri malignum und die verschiedenen Fälle desselben. Zeitschr. f. Geburtsh. u. Gynäkol. Bd. 31, S. 471. 1895. — *Derselbe*, Die mikroskopische Diagnose der malignen Erkrankungen des Uterus, der Vagina und der Vulva. Winters gynäkol. Diagnostik. 3. Aufl. 1907. S. 362. — *Ruge I*, Epitheliale Veränderungen und beginnender Krebs am weiblichen Genitalapparat. Arch. f. Gynäkol. Bd. 109, S. 102. 1918. — *Ruge II*, Über primäres Tubencarcinom. Arch. f. Gynäkol. Bd. 106, S. 207. 1917. — *Ruge, Paul*, Doppeltes Carcinom. Zeitschr. f. Geburtsh. u. Gynäkol. Bd. 12, S. 202. 1886. — *Ruge* und *Veit*, Der Krebs der Gebärmutter. Stuttgart 1881. — *Dieselben*, Der Krebs der Gebärmutter. Zeitschr. f. Geburtsh. u. Gynäkol. Bd. 6 u. 7. 1881 u. 1882. — *Dieselben*, Zur Pathologie der Vaginalportion. Zeitschr. f. Geburtsh. u. Gynäkol. Bd. 2, S. 415. 1878. — *Ryss, Sarah*, Adenoma malignum colli uteri. Inaug.-Diss. Berlin. 1913.

Sampson, The various types of carcinoma cervicis uteri, the changes they undergo with the progress of the disease and their clinical significans. Bull. of Johns Hopkins hosp. Vol. 18. 1907. — *Derselbe*, Benign and malignant endometrial implants in the peritoneal cavity and their relation to certain ovarian tumors. Surg., gynecol. a. obstet. März 1924, S. 281. — *Samter*, Beiträge zur Kenntnis des erbfamiliären Krebses. Arch. f. Gynäkol. Bd. 122. 1924. — *Sänger*, Adenoma malignum cervicis. Zentralbl. f. Gynäkol. 1896. S. 1154. — *Savor*, Psammocarcinom in einem Cervixpolypen. Zentralbl. f. Gynäkol. Bd. 21, Nr. 30, S. 937. 1897. — *Schäfer, Hertha*, Fehldiagnose bei Stückchenuntersuchung am Uterus. Inaug.-Diss. Berlin. 1922. — *Schallehn*, Gefahr der Probeexcision (Diskussionsbemerk.). Zentralbl. f. Gynäkol. 1924. S. 1918. — *Schaller*, Gleichzeitiges Vorkommen von Adenocarcinom und Riesenzellensarkom im Uterus. Dtsch. med. Wochenschr. Nr. 24. 1906. Zentralbl. f. Gynäkol. 1906. S. 260. — *Schaper*, Über eine Metastase eines primären Lungenkrebses in ein interstitielles Uterusmyom. Virchows Arch. Bd. 129. 1892. — *Schatz*, Ein Fall von Fibroadenoma cysticum, diffusum et polyposum corporis et colli uteri. Arch. f. Gynäkol. Bd. 22, S. 456. 1884. — *Schauenstein*, Ein Fall von primärem Plattenepithelcarcinom der Cervix und flächenhafter Ausbreitung auf der Schleimhautoberfläche des Corpus uteri usw. Gynäkol. Rundschau. Bd. 1, H. 1, S. 17. 1907. — *Derselbe*, Ein Beitrag zur Lehre der von der Schleimhautoberfläche der Uterushöhle ausgehenden Carcinome. Gynäkol. Rundschau. Bd. 1, H. 5, S. 193. 1907. — *Derselbe*, Ein Beitrag zur Frage der Entstehung der Plattenepithelcarcinome der Schleimhautoberfläche des Uterus auf Grundlage einer sog. Psoriasis. Gynäkol. Rundschau. Bd. 1, S. 574. 1907. — *Derselbe*, Histologische Untersuchung über atypisches Plattenepithel an der Portio und an der Innenfläche der Cervix. Arch. f. Gynäkol. Bd. 85. 1908. — *Schauta*, Über den neuesten Standpunkt in der Therapie des Carcinoma uteri. Prag. med. Wochenschr. Nr. 28. 1887. — *Derselbe*, Die Berechtigung der vaginalen Totalexstirpation bei Gebärmutterkrebs. Monatsschr. f. Geburtsh. u. Gynäkol. Bd. 19, S. 475. 1904. — *Scheib*, Klinische und anatomische Beiträge zur operativen Behandlung des Uteruscarcinoms. Arch. f. Gynäkol. Bd. 87. 1909, und Habilitationsschrift Prag 1909. — *Schenk* und *Sitzenfrey*, Gleichzeitiges Carcinom des Magens, der Ovarien, des Uterus usw. Zeitschr. f. Geburtsh. u. Gynäkol. Bd. 60. 1907. — *Scherber*, Die Verhütung von Carcinomen bestimmter Lokalisation. Wien. med. Klinik. Bd. 49. 1924. — *Scheyer*, Adenocancroid. Zentralbl. f. Gynäkol. 1927. S. 2561. — *Schidkowski*, Adenoma malignum portionis. Monatsschrift f. Geburtsh. u. Gynäkol. Bd. 23, S. 457. 1906. — *Schiffmann*, Zur Kenntnis des Carcinosarkoma uteri. Monatsschr. f. Geburtsh. u. Gynäkol. Bd. 78. 1928. — *Schiller*, Über Riesenzellen bei Uteruscarcinom. Arch. f. Gynäkol. Bd. 126. 1925. — *Derselbe*, Ein Fall von freiliegenden Krebspartikeln in der Tube bei primärem Carcinom des Corpus uteri. Monatsschr. f. Geburtsh. u. Gynäkol. Bd. 59, S. 307. 1922. — *Schiller, Walter*, Untersuchungen zur Entstehung der Geschwülste I. Collumcarcinome des Uterus. Virchows Arch. Bd. 263, H. 2. 1927. — *Derselbe*, Über Xanthomzellen im Uterus. Arch. f. Gynäkol. Bd. 130. 1927. — *Derselbe*, Über Frühstadien des Portiocarcinoms und ihre Diagnose. Arch. f. Gynäkol. Bd. 133, 1928. — *Derselbe*, Zur histologischen Diagnose des Portiocarcinoms. Zentralbl. f. Gynäkol. Bd. 52, S. 1568. 1928. — *Schindler*, Statistische und anatomische Ergebnisse bei der Radikaloperation des Uteruscarcinom. Monatsschr. f. Geburtsh. u. Gynäk. Bd. 23. 1906. — *Schmid, E.*, Über Ovarialmetastasen bei Carcinoma uteri. Inaug.-Diss. Zürich 1926. — *Schmidt, E.*, Tuberkelknötchen in einem Portiocarcinom. Hegars Beitr. Nr. 19, S. 316. 1914. — *Schmidt, H. R.*, Die Regeneration der Cervixschleimhaut, insbesondere des Cervixepithels. Zeitschr. f. Geburtsh. u. Gynäk. Bd. 90. 1926. — *Schmit*, Zur Kenntnis des Carcinoma psammosum uteri. Monatsschr. f. Geburtsh. u. Gynäk. Bd. 11, S. 280. 1900. — *Schmitt, Walther*, Über Plattenepithelcarcinom des Corpus uteri. Zeitschr. f. Geburtsh. u. Gynäk. Bd. 87. 1924. — *Schmitz, H., Hueper* and *Arnold*, The significance of the histological „malignancy index" for prognosis and treatment of carcinomata of the cervix uteri. Americ. journ. of

Roentgen- a. Radium-therapie. Vol. 16, Nr. 1, 1926. Springers Ber. ü. d. ges. Gynäkol. u. Geburtsh. Bd. 11. 27. 1. 1927. — *Schmitz*, A study of the action of measured variation doses on carcinoma of the uterin cervix. Americ. journ. of roentgenol.-a. radium-therapie. Vol. 10, Nr. 10, p. 781. 1923. — *Schmorl*, Adenocarcinoma und sarcoma corporis uteri. Zentralbl. f. Gynäkol. 1906. S. 916. — *Schoch*, Über die lokale Eosinophilie bei Radiumcarcinom. Zentralbl. f. Gynäkol. Nr. 45. 1926. — *Schottländer* und *Kermauner*, Zur Kenntnis des Uteruscarcinoms. Berlin 1912. — *Schottländer*, Die von den Genitalgeschwülsten ausgehenden Metastasen in den übrigen Körperorganen. Die metastatischen Geschwülste in den weiblichen Genitalien in „Die Erkrankungen des weiblichen Genitales in Beziehung zur inneren Medizin". Bd. 1. Suppl. zu Nothnagels Handb. Wien-Leipzig 1913. — *Derselbe*, 5½ Jahre pathologisch-anatomische Tätigkeit im Laboratorium der II. Universitäts-Frauenklinik Wien. Wien. med. Wochenschr. Nr. 45. 1913. — *Derselbe*, Über histologische Geschwulstdiagnostik im Bereiche der Gebärmutter. Arch. f. Gynäkol. Bd. 100, S. 225. 1913. — *Schridde*, Die Entwicklungsgeschichte des menschlichen Speiseröhrenepithels und ihre Bedeutung für die Metaplasielehre. Wiesbaden: J. F. Bergmann 1907. — *Derselbe*, Die ortsfremden Epithelgewebe des Menschen. Samml. anatom. u. physiol. Vorträge. Gaupp u. Nagel. Jena: G. Fischer 1909. — *Schroeder, R.*, Lehrbuch der Gynäkologie. Leipzig 1922. — *Derselbe*, Die Carcinome des Müllerschen Epithels. Zentralbl. f. Gynäk. Nr. 37, S. 1492. 1922. — *Schultz, A.*, Über zwei bemerkenswerte Tumoren. Inaug.-Diss. Breslau. 1917. — *Schütze*, Diskussionsbemerkung zu Benthin, Leukoplakie, atypische Epithelwucherung, Carcinom. Monatsschr. f. Geburtsh. u. Gynäkol. Bd. 55. 1921. — *Schwab*, Multiple Adenomyomata uteri in carcinomatöser Degeneration. Hegars Beitr. Bd. 12, S. 102. 1908. — *Schwarz*, Über maligne Epitheliombildung auf der Vaginalschleimhaut bei gleichzeitigem Carcinoma cervicis. Verhandl. d. dtsch. Ges. f. Gynäkol. I. Verhandl. München 1886. S. 335.—*Derselbe*, „Die Lehre von der allgemeinen und örtlichen Eosinophilie". Lubarsch u. Ostertags Ergebn. Bd. 17, Abt. 1, S. 575 u. 690. 1914. — *Seelig*, Pathologisch-anatomische Untersuchungen über die Ausbreitungswege des Gebärmutterkrebses. Inaug.-Diss. Straßburg 1894 und Virchows Arch. Bd. 111. 1895. *Seeligmann*, Zur Technik der abdominellen Totalexstirpation des Uterus wegen Carcinom. Zentralbl. f. Gynäkol. Nr. 1. 1908. — *Sehrt*, Über Uterussarkom mit sekundärer multipler Carcinombildung. Hegars Beitr. Bd. 10. 1906. — *Seitz, A.*, Eine eigenartige Form einer Carcinommetastase im Beckenbindegewebe, zugleich ein Beitrag zur Frage des dimorphen Cervixcarcinoms. Zieglers Beitr. Bd. 69. — *Seitz, L.*, Zur Carcinomstatistik. Hegars Beitr. Bd. 14, S. 330. 1909. — *Selberg*, Das maligne Adenom. Virchows Arch. Bd. 160, S. 552. 1900. — *Sellheim*, Über die Verbreitungsweise des Carcinoms in den weiblichen Sexualorganen durch Einimpfung und auf dem Lymph- oder Blutwege. Inaug.-Diss. Freiburg. 1895. — *Senge*, Sekundäre Carcinosis der Placenta bei Magencarcinom. Zieglers Beitr. Bd. 53, S. 532. 1912. — *Siegelberg*, Über das gleichzeitige Vorkommen von Myom und Carcinom am Uterus. Inaug.-Diss. Erlangen 1914. — *Sippel*, Überimpfung des Carcinoms auf gesunde Körperstellen des Erkrankten. Zentralbl. f. Gynäkol. Nr. 10. 1894. — *Derselbe*, Carcinomrezidiv infolge Kontaktübertragung. Zeitschr. f. Geburtsh. u. Gynäkol. Bd. 86, H. 2, S. 398. 1923. — *Sitzenfrey*, Über epitheliale Bildungen der Lymphdrüsen im Beckenlymphknoten bei Uteruscarcinom und bei carcinomfreien, entzündlichen Adnexerkrankungen. Zeitschr. f. Geburtsh. u. Gynäkol. Bd. 57. 1906. — *Derselbe*, Über mehrschichtiges Plattenepithel der Schleimhautoberfläche des Uterus benignen und malignen Charakters. Zugleich ein Beitrag zur Lehre des Kaufmann-Hofmeierschen Krebswachstums. Zeitschr. f. Geburtsh. u. Gynäkol. Bd. 59. 1907. — *Derselbe*, Über die Verschleppung von Krebskeimen durch die freie Tube. Gynäkol. Rundschau. Bd. 2, Nr. 11. 1908. — *Derselbe*, Über lediglich mikroskopisch nachweisbare metastatische Carcinomerkrankungen der Ovarien bei primärem Magencarcinom. Mitt. a. d. Grenzgeb. d. Chirurg. u. d. i. Med. Bd. 19, H. 2. 1908. — *Derselbe*, Multiple Plattenepithelknötchen der Korpusdrüsen bei Adenomyometritis uteri. Gynäkol. Rundschau. Bd. 5, S. 221. 1911. — *Sommer*, Gravidität und Carcinom. Zentralbl. f. Gynäkol. Nr. 14. 1925. — *Sondheimer*, Primäres Korpuscarcinom mit Hämatometra und Hämatokolpos bei Atresia vaginae senilis. Monatsschr. f. Geburtsh. u. Gynäkol. Bd. 1, S. 348. 1895. — *Spencer, H.*, Carcinoma adenomatodes cervicis. Proc. of the roy. soc. of med. Vol. 19, p. 67. 1926. — *Spranger*, Über einen besonders bemerkenswerten Fall von doppeltem Primärcarcinom. Zeitschr. f. Krebsforsch. Bd. 20, S. 243. 1923. — *Stein, A.*, Carcinosarkoma uteri mit Metaplasie des Cylinderepithelcarcinoms. Monatsschr. f. Geburtsh. u. Gynäkol. Nr. 36, S. 417. 1917. — *Steinbüchel, v.*, Eine seltene Komplikation der diagnostischen Probeexcision. Münch. med. Wochenschr. Nr. 39. 1905. — *Sternberg*, Über die Malignität der Geschwülste in „Die Krebskrankheit". Wien: Springer 1925. — *Stickel*, Pathologisch-anatomische Untersuchungsbefunde an Rezidiven nach Uteruscarcinomoperationen. Arch. f. Gynäkol. Bd. 90, S. 395. 1910. — *Stieda*, Über das Psammocarcinom des Uterus. In Lubarsch: Arb. a. d. pathol. Inst. in Posen. 1901. S. 67. (Festschrift für Virchow.)—*Stieve*, Der Halsteil der Gebärmutter und seine Veränderungen usw. Zeitschr. f. mikroskop. Forschung. Bd. 41. 1927.—*Stoerck*, Sitzungsberichte der

Akad. d. Wissenschaften zu Wien. Math.-naturw. Kl. Bd. 115. 1906. (Xanthomzelle, zitiert nach Schiller.) — *Stolz, A. K.,* Ein Beitrag zur Lehre vom Endotheliom des Uterus. Gynäkol. Rundschau. Bd. 4, S. 813. 1910. — *Stone,* Precancerous changes in the uterus. Surg., gynecol. a. obstetr. Vol. 23, p. 248. 1916. — *Derselbe,* Precancerous changes in the uterus. Journ. of obstetr. a. gynecol. Vol. 74. 1916. — *Stratz,* Eine Modifikation der Uterusexstirpation per vaginam. Zentralbl. f. Gynäkol. Nr. 50. 1888; Geneesk. tijdschr. v. Nederlandsch Ind. Vol. 28. — *Strong,* Über Heteroplasie beim Carcinom des Uterus. Arch. f. Gynäkol. Bd. 104, S. 189. 1915. — *Derselbe,* Heteroplasie im Carcinoma uteri. Americ. Journ. of obstetr. a. dis. of women a. children. Vol. 71. Jan. 1915.

Taylor and *Peigthal,* Endergebnisse von 201 Fällen von Cervixcarcinomen. Americ. journ. of obstetr. a. gynecol. Vol. 8, Nr. 3, p. 288. 1924. — *Temesvary, Nikol.,* Über ein multiples Krompechersches Carcinom der Vulva, mit ausgedehnter Elephantiasis. Zentralbl. f. Gynäkol. Bd. 50, Nr. 24. 1926. — *Teutschländer,* Über Epithelmetaplasie mit besonderer Berücksichtigung der Epidermisierung der Lungen. Zentralbl. f. allg. Pathol. u. pathol. Anat. Bd. 30, Nr. 16. 1. 12. 1919. — *Derselbe,* Über Metaplasie und Krebsbildungen. 19. Tag. d. dtsch. pathol. Ges. Zentralbl. f. allg. Pathol. u. pathol. Anat. Bd. 33. Erg.-Heft 1923. S. 184. — *Derselbe,* Über experimentelle Erzeugung von Cholesteatom-Cancroid des Uterus (vorläuf. Mitt.). Dtsch. med. Wochenschr. Bd. 50, Nr. 31. 1924. — *Derselbe,* Experimentelle Erzeugung von Cholesteatom und Cancroid im Uterus der Ratte. Zeitschr. f. Krebsforsch. Bd. 23, S. 161. 1926. — *Teutschländer* und *Schuster,* Zur Histopathogenese des experimentellen Teerkrebses. Zeitschrift f. Krebsforsch. Bd. 23, S. 183. 1926. — *Thaler,* Stumpfcarcinom nach supravaginaler Amputation. Geburtsh.-gynäkol. Ges. Wien. 13. V. 1924, Zentralbl. f. Gynäkol. Nr. 45. 1924. — *Thomson,* Gleichzeitiges Vorkommen von Carcinom des Uteruskörpers und der Portio vaginalis. Inaug.-Diss. Leipzig 1903. — *Thorn, W.,* Zur Infektiosität des Carcinoms. Zentralbl. f. Gynäkol. Bd. 18, S. 228. 1894. — *Tillmanns,* Ein Beitrag zur Kenntnis der Plattenepithelknötchen in hyperplastischen Drüsen der Korpusschleimhaut. Inaug.-Diss. Berlin 1921. — *Tsuii,* Über die Multiplizität der Carcinome. Hegars Beitr. Bd. 14, S. 289. 1919.

Uhl, Stumpfcarcinoma nach supravaginaler Amputation des myomatösen Uterus. Inaug.-Diss. Straßburg. 1908. — *Ulesco-Stroganowa,* Zur Frage der Frühoperation bei der Behandlung des Uteruskrebses. Zentralbl. f. Gynäkol. Nr. 31, S. 775. 1911. — *Unterberger,* Diskussion zur Diagnose des Korpuscarcinoms. Monatsschr. f. Geburtsh. u. Gynäkol. Bd. 38, S. 360. 1913.

Vaicinska, Pranas, Ein Fall von sekundärem Lungencarcinom. Nach der Totalexstirpation uteri carcinomatosi. Inaug.-Diss. Berlin 1923 (nicht gedruckt). — *Vanvolxem,* Beiträge zur operativen Behandlung gutartiger und bösartiger Eierstocksgeschwülste. Zeitschr. f. Geburtsh. u. Gynäkol. Bd. 67. 1910. — *Vasiliu, Ilie,* Essai de caracterisation cinétique des stades précancereuses (Etude sur les cancers pavimenteux du col uterin). Bull. de l'assoc. franç. pour l'étude du cancer. Tome 11, Nr. 6. 1922. — *Vassmer,* Ist durch die Abrasio eine Dauerheilung des beginnenden glandulären Uteruscarcinoms zu erzielen? Arch. f. Gynäkol. Bd. 75, S. 668. 1905. — *Veit,* Über einen Fall von Carcinom des Uteruskörpers. Zentralbl. f. Gynäkol. Bd. 1. 1877. — *Derselbe,* Zur Anatomie des Carcinoma uteri. Zeitschr. f. Geburtsh. u. Gynäkol. Bd. 32, S. 469. 1895. — *Veit, J.,* Über Operationen bei vorgeschrittenem Uteruscarcinom. Berlin. klin. Wochenschr. Nr. 15, S. 319. 1899. — *Vierth,* Über rückläufige Metastasen in den Lymphbahnen. Beitr. z. pathol. Anat. u. anat. Pathol. Bd. 18, S. 115. Jena 1895. — *Vogt,* Über die Gefahren der Probeexcision bei malignen Tumoren, besonders bei Collum-Carcinom. Monatsschr. f. Geburtsh. u. Gynäkol. Bd. 63. 1923.

Wagner, E., Der Gebärmutterkrebs. Leipzig: Teubner 1858. — *Wallert,* Über die Kombination von Carcinom und Tuberkulose des Uterus. Zeitschr. f. Geburtsh. u. Gynäkol. Bd. 50. 1903. — *Warstat,* Über seltene Kombinationen von Carcinomen an den weiblichen Sexualorganen. Inaug.-Diss. Königsberg 1912. — *Wegscheider,* Zur Differentialdiagnose bei Carcinom und Lues der Portio. Zeitschr. f. Geburtsh. u. Gynäkol. Bd. 73, S. 330. 1913 s. a. R. Meyer. Zeitschr. f. Geburtsh. u. Gynäkol. Bd. 60, S. 368. 1907. — *Weibel,* Die klinische Stellung des Carcinoms cervicis uteri. Arch. f. Gynäkol. Bd. 100, S. 135. 1913. — *Weidenreich, Fr.,* Über Differenzierung und Entdifferenzierung. Arch. f. mikroskop. Anat. Bd. 97, 1923. — *Weinbrenner,* Carcinomatös entarteter Schleimhautpolyp. Münch. med. Wochenschr. Nr. 5, S. 229. 1903. — *Weinzierl,* Zur Frage der Wachstumsschnelligkeit des Carcinoma colli uteri. Monatsschrift f. Geburtsh. u. Gynäkol. Bd. 74, S. 322. 1926. — *Weishaupt, E.,* Über eosinophile Leukocyten in entzündlichen Infiltraten, besonders der mit und ohne Strahlentherapie vorbehandelten Uteruscarcinome. Arch. f. Gynäkol. Bd. 101. 1913. — *Werner,* Über das gleichzeitige Vorkommen von Carcinom im Uterus und in den Adnexen. Arch. f. Gynäkol. Bd. 101, S. 725. 1913. — *Wertheim,* Zur Frage der Radikaloperation des Uterus. Arch. f. Gynäkol. Bd. 61. 1900 u. Bd. 65. 1902. — *Derselbe,* Über Lymphdrüsenmetastasen bei Uteruscarcinom. Zeitschr. f. Geburtsh. u. Gynäkol. Bd. 48, S. 545. 1903. — *Weyl,* Mammacarcinom und Portiometastasen in der Schwangerschaft. Monatsschr. f. Geburtsh. u. Gynäkol. Bd. 20, S. 420. 1904. — *Willeitner, Eug.*, Über die Kombination von Myom und Korpuscarcinom. Inaug.-Diss. München. 1923 (nicht gedruckt). — *Williams, John*, Über den Krebs der Gebärmutter. Deutsch von Abel und Landau. Berlin 1890. — *Williams, R.*, On the morphology of uterine cancer. Brit. journ. of gynecol. Vol. 11, p. 529. 1895/96. — *Williamson* and *Abercrombie*, A case of inversion of the uterus caused by a squamous celled carcinoma of the fundus. Journ. of obstetr. a. gynecol. of the Brit. Empire. Vol. 30, p. 643. 1923. — *Winter*, Die maligne und benigne Degeneration der Uterusmyome. Zeitschr. f. Geburtsh. u. Gynecol. Bd. 57, S. 8. 1906. — *Derselbe*, Anatomie des Carcinoma uteri. Veits Handb. d. Gynäkol. Bd. 3. Wiesbaden 1908. — *Wintz*, Die Röntgenbehandlung des Uteruscarcinoms. Leipzig: G. Thieme 1924, S. 13. — *Wülfing*, Zur Pathologie der Geschwulstbildung im weiblichen Geschlechtsapparat. Zeitschr. f. Geburtsh. u. Gynäkol. Bd. 44. 1900.

Yamagiva, Katsusabaro, Über die künstliche Erzeugung von Teercarcinom-Sarkom. Virchows Arch. Bd. 233. 1921.

Zahn, Beginnender Plattenepithelkrebs der hinteren Muttermundslippe. Virchows Arch. Bd. 117, S. 209. 1889. — *Zalewski*, Die Carcinome des Genitaltraktus in ihrer Beziehung zur Metastasenbildung. Inaug.-Diss. Freiburg. 1910. — *Zeller, A.*, Plattenepithel im Uterus. Zeitschr. f. Geburtsh. u. Gynäkol. Bd. 11. 1885. — *Zerowski*, Über das oberflächliche Carcinom des Corpus uteri. Inaug.-Diss. Berlin. 1903. — *Zimmermann*, Vorgetäuschte Plattenepithelmetaplasie des Uterusepithels. Zentralbl. f. Gynäkol. Bd. 45, S. 238. 1921. — *Derselbe*, Über Plattenepithelbefunde im Gebärmutterkörperkrebs. Arch. f. Gynäkol. Bd. 118, S. 273. 1923. — *Zondek* und *Aschheim*, Experimentelle Untersuchungen über die Funktion und das Hormon der Ovarien. Arch. f. Gynäkol. Bd. 127, H. 1. 1925. — *Zué Liang (Askanazy)*, Was lehrt das primäre Tubencarcinom in pathologischer Hinsicht. Virchows Arch. Bd. 259. 1926. — *Zurhelle*, Ein sicherer Fall von Impfcarcinom. Arch. f. Gynäkol. Bd. 81, S. 353. 1907. — *Zweifel*, Vorlesungen über klinische Gynäkologie. Berlin 1892. S. 322. — *Zweifel, Paul*, Diskussionsbemerkung über maligne Adenome zu Hirschbergs Vortrag. Zentralbl. f. Gynäkol. Nr. 23, S. 1286. 1925. *Derselbe*, Die bösartigen Geschwülste des Uterus in Zweifel und Payr: Klinik der bösartigen Geschwülste Bd. 3. Leipzig 1927.

Die Pathologie der Bindegewebsgeschwülste und Mischgeschwülste.

Die einfachen homologen Geschwülste der Bindegewebsreihe (Gutartige Geschwülste):
Myom, Fibrom, Angiom (Angiofibrom und Angiomyom), Adenomyom einschließlich Adenomyosis und Adenofibrosis endometrioides genitalis et extragenitalis.
Bösartige Geschwülste und Mischgeschwülste:
Sarkom, Endotheliom. Gutartige und bösartige Mischgeschwülste.

Von

Robert Meyer, Berlin.

Mit 418 zum Teil farbigen Abbildungen im Text[1].

A. Myoma uteri.
Einleitung.

Auf dem Gebiete der Pathologie der Myome ist seit der vorigen Auflage dieses Handbuches nichts Neues geleistet worden. Doch sind zahlreiche Ergänzungen meinerseits notwendig geworden. — Die nächste Zukunft der Myome liegt aller Wahrscheinlichkeit nach auf dem bisher in tiefes Dunkel gehüllten Gebiete der Konstitutionslehre.

Aus der Geschichte der Lehre von den Myomen nur kurze Quellenangaben. Man erkennt den Wechsel der Anschauungen aus der verschiedenen Art der Bezeichnungen. Das Scleroma uteri (Galenus), das noch zahlreiche andere Namen hatte: Corps cellulofibreuses (Bayle), Fleshy tubercle (Hunter), Steatoma (Voigtel), Tuberculum (Morgagni), Desmoid (Joh. Müller), das auch als fibrocartilaginöse, chondroide oder subcartilaginöse Geschwulst (nach Virchow) den faserknorpeligen Gebilden nahe gestellt wurde, auch Sarcom und Tumor desmoides genannt wurde, findet man in der ersten Hälfte des vorigen Jahrhunderts meist als Tumor fibrosus oder fibröser Körper bezeichnet. (Literatur bei Krull — Diss. med. inaug. De natura et causis tumorum fibrosorum uteri Gröningen 1836 und Walter über fibröse Körper der Gebärmutter Dorpat 1842).

Baillie (Anatomie des krankhaften Baues Berlin 1794 S. 217) und Bayle (Journ. de méd. chirurg. pharm. An. XI, T. V, p. 66, Dist. des sciences méd. Paris 1813, T. VII, p. 72) erkannten die Übereinstimmung der fibrösen Polypen mit denen in der Wand. Rokitansky hat dann den Namen „Fibroid" in allgemeinen Gebrauch gebracht, der aus der englischen Sprache noch nicht völlig durch das heute gebräuchliche Wort „Myom" (Virchow) vertrieben ist.

---
[1] Vielen Kollegen, die ich einzeln erwähnen werde, bin ich für Übersendung von Material und Mitteilungen über ihre Patienten, und Herrn Dr. Hans Ulrich Hirsch-Hoffmann für seine wertvolle Hilfe bei Durchsicht der Korrektur zu großem Danke verpflichtet.

Vogel soll 1843 als erster die Übereinstimmung des Baues der Myome mit dem des Uterus erkannt haben. Auch Rokitansky erwähnt eine teilweise Übereinstimmung im Bau.

Virchow unterschied „harte Myome, Fibromyome oder Fibromuskulargeschwülste von den weichen Myomen" — und gab eine einwandfreie histologische Beschreibung, nachdem Rokitansky insbesondere die wesentlichsten makroskopischen Kennzeichen zusammengestellt hatte. Auf Einzelheiten der Geschichte einzugehen ist hier nicht der Platz. Literatur bei Klob und namentlich bei Virchow, Krull, Walter.

Die neuere Literatur findet sich in den beiden ersten Auflagen dieses Handbuches 1897 und 1907 und bei H. Albrecht (in Biologie und Pathologie des Weibes von Halban und Seitz Bd. IV).

Seitdem wir wissen, daß die Fibrillen der Myome zu einem großen Teile den Muskelzellen angehören und daß die fibröse und hyaline Degeneration, sowohl die Fibrillen der Muskelfasern wie die des intermuskulären Bindegewebes, des Myomstromas befällt, ist es nicht mehr zu rechtfertigen, wenn man von Fibromyom spricht. Ein Fibromyom ist die sicher sehr seltene Doppelgeschwulst oder Mischgeschwulst von Fibrom und Myom zusammen. Da das Bindegewebe im Myom jedoch die Rolle des Stromas spielt und wir die rückschrittlichen Veränderungen eines Tumors niemals zum Anlaß nehmen seinen Hauptnamen zu ändern, so bleibt es auch in seiner Rückbildung stets ein Myom. Die Bezeichnung des rückschrittlichen Zustandes, wie Erweichung, Verhärtung usw. hat wie bei allen anderen Tumoren in Form eines angehängten Eigenschaftswortes zu geschehen. Es ist an der Zeit, die veralteten Namen zu vertilgen.

I. Sitz der Myome.

Myome, die typischen Gebärmuttergeschwülste des geschlechtsreifen Weibes, können an jeder Stelle des Uterus vorkommen, doch bevorzugen sie das Corpus uteri, insbesondere aber dessen Dorsalseite, sodann den Fundus, während die Cervix seltener befallen wird; auch hier wird die Dorsalseite bevorzugt (3:1 Schorler, 2:1 Haultain). Die Angaben über Häufigkeit der Cervixmyome schwanken von $0^0/_0$ (Amann) und $0,35^0/_0$ (Bigelow) bis zu $16^0/_0$ (Guyon, Courty); dazwischen Frankl $6,94^0/_0$. Man muß allerdings bedenken, daß die meisten dieser Statistiken sich auf große, meist zur Operation gekommene Myome beziehen. Diese sind in der Tat selten, und manche mögen wohl als Cervixmyome beschrieben sein, welche im Korpus entstanden und herabgewachsen sind. Immerhin sind eine Reihe sicherer Cervixmyome bekannt (Sänger, Baer, Delitz, Tillaux), einige neuere Fälle stammen von Fritsch, Quaas, Schauta, Zacharias, Doléris, Küstner, Brown, von beiden letzteren in einem Cervixstumpf ein bzw. einige Jahre nach der supravaginalen Amputation beobachtet. —

Die Literatur der Cervixmyome ist ausführlich von Quaas zusammengetragen. Ein mannskopfgroßes ist von Albert, ein 7 Kilo schweres bei einem 25 jährigen Mädchen von Reel, ein 25 Pfund schweres von Amann beschrieben. Die größeren Myome der Cervix, bei denen das Corpus ganz frei bleibt, sind nicht häufig und sitzen meist submucös, oft polypös; zuweilen ersetzen sie die Cervix. — Das erwähnte Myom der Cervix von Reel hatte 20 cm Durchmesser, das Korpus uteri nur 1,5 cm. Kleine Myome, etwa erbsengroße, finden sich intramural nicht selten in der Cervix myomatöser Uteri und meist solitär. — Multiple Cervixmyome sind selten (von Rabenau, Olshausen, Wiener). Nach Sängers Vorgang unterscheidet man Myome der Cervix supravaginalis und der Portio vaginalis. Diese Unterscheidung ist nicht immer durchführbar; ebenso wie Myome breitbasig am unteren Teil des Korpus und an der Cervix zugleich anhaften können, ebenso finden sich Myome, die den supravaginalen und den Portio-Teil zugleich besetzt halten,

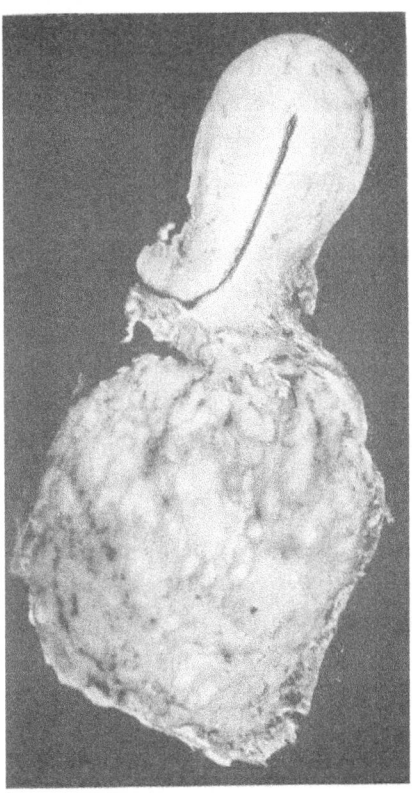
Abb. 1. In das rectovaginale Gewebe ausgedehntes großes Cervixmyom, gefäßreich, von 7 × 9 × 11 cm Durchmesser. (Lichtbild, ¹/₂ nat. Gr.)

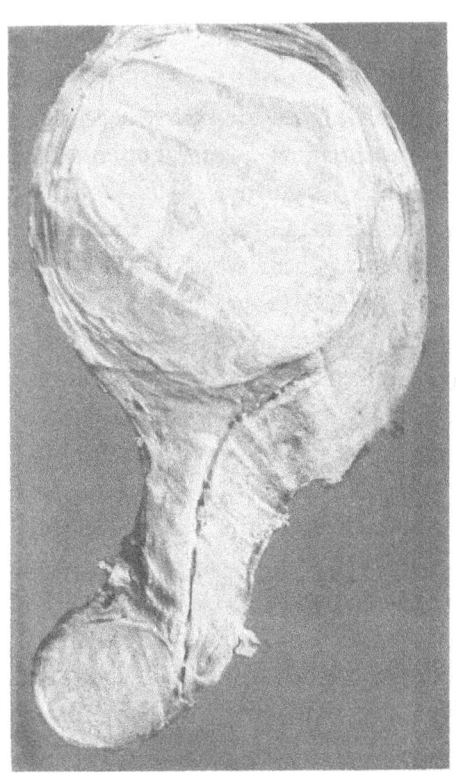
Abb. 2. Großes Myom des Fundus uteri und kleines Myom (etwa 3¹/₂ × 4 cm) tief in der Portio, kugelig. (Lichtbild, ¹/₂ nat. Gr.)

wie der sehr große Cervicaltumor in Abb. 1, der sich ohne scharfe Abgrenzung als kindskopfgroßer Knoten in das rectovaginale Bindegewebe erstreckte.

Die Myome der Cervix supravaginalis liegen, wenn sie sich nach hinten ausdehnen, subserös unter dem Peritoneum des Douglas und über dem Fornix vaginae, sie können aber auch hinter der Scheide (Spiegelberg zitiert nach Zweifel) oder meist nach vorne (Breisky, Schauta) in das retrovesicale Bindegewebe (Wimmer beschreibt ein solches Myom von 12 kg Gewicht) oder seitlich in das prävaginale Bindegewebe wachsen. Unterberger fand ein kindskopfgroßes intraligamentär entwickelt. Schauta hat 30 Fälle von „retrovesicalen" Cervixmyomen beobachtet, bis zu Mannskopfgröße, in allen Schichten der Cervix, wobei es zur Dehnung, Verdünnung und Atrophie der hinteren Blasenwand kommt. In einem Falle von Heinsius und in einem eigenen hatten sich große präcervical entwickelte Myome fast ganz vom Uterus abgestielt, so daß sie noch während der Operation

Tumoren der Blasenwand vortäuschten. — Ich sah ein von der vorderen Wand der Cervix unterhalb des inneren Muttermundes mit schmaler Basis entspringendes Myom, welches die Blase untergrub, sich links seitlich bis hinter das Rectum einen Weg zur hinteren Beckenwand bahnte und hinter der Flexur und Colon descendens emporwucherte bis in die Höhe des Oberbauches. Mikroskopisch war es ohne Besonderheiten. Amann sah Ureterumwucherung. Auch Schickele beschreibt Verlagerung der Arteriae uterinae, der Blase, der Excavatio anterior, der Ureteren, Ligg. rotunda, Ligg. infundibulo-pelvica, Flexura sigmoides, Torsion der Adnexe durch Cervixmyome. — Fleischmann erlebte in einem Falle von retroperitonealem Wachstum an der hinteren Bauchwand Kompression der Ureteren. In Rhombergs Fall war ein „reines Myom" der Cervix teils in das Parametrium vorgewachsen und zugleich ein großer Teil vor die Vagina geboren. — Die retroperitoneale Ausbreitung an der hinteren Beckenwand und Bauchwand hinauf scheint selten zu sein; in einem inoperablen Falle, welcher in der Universitäts-Frauenklinik in Berlin zur Sektion kam, waren die Ureteren komprimiert: die Frau starb an Urämie. Mazet beschrieb das Einwachsen eines Myoms in das Mesokolon und Mesorectum. Werner fand unter 50 Myomen unserer Klinik 3 intraligamentäre und 2 retrouterine in Höhe des inneren Muttermundes vom Uterus ausgehende Myome. Abgetrennte Cervixmyome im Parametrium wurden neuerdings beobachtet von Friedrich. Die Kasuistik einfacher Cervixmyome hat in den letzten Jahren zugenommen; auf einzelne auch eigene Fälle einzugehen, hat kein Interesse mehr.

Myome der Portio sind zusammengestellt von Gebhard, Zacharias, v. Cackovic, Schauta, Schallehn, Kolb, Pappel, Fabricius, Semmelink, Gueissaz (99 Fälle).

Sieber (1914) stellt zu 29 gesammelten Fällen ein gänseeigroßes Myom der vorderen Muttermundlippe. Garkisch gibt ihre Häufigkeit mit 1% aller Myome an. Semmelinks faustgroßes Myom der hinteren Lippe füllte die ganze Vagina und führte zur Harnverhaltung. Auch in einem Falle Frankls war die ganze Vagina ausgefüllt. Das Portiomyom war kindskopfgroß; ebenso das von Henkel, welches völlig durchblutet war. Ein Fall von Flatau war sogar kopfgroß. Kolbs Tumor wog 1800 g. Ich habe Portiomyome mehrfach als Polypen und einmal als diffuse Wucherung der ganzen Portio, ebenso wie Fritsch und Zacharias gesehen. Nur ein kugeliges Myom von etwa 35 mm (Abb. 2) und in einer anderen Portio ein kleines kirschkerngroßes Myom fand ich als intramurale abgegrenzte Knoten. In einem Falle kam das polypöse Myom während der Schwangerschaft im 3. Monate zur Abstoßung. Es saß gestielt von der Größe eines kleinen Apfels an der vorderen Lippe und war nekrotisch und durchblutet.

Nach der bisherigen Kasuistik der Portiomyome wird die vordere Lippe bevorzugt im Gegensatz zu den Myomen des Korpus und der Cervix supravaginalis. Seitliche sind selten. — Die Portiomyome sind weniger abhängig vom Ovarium (J. Novak) und die Menopause hat daher nicht den großen Einfluß auf ihre Rückbildung wie auf die Korpusmyome. — Auch das isolierte Auftreten der Portiomyome meist ohne Korpusmyome, das schon vielen Autoren aufgefallen ist, weist auf eine pathogenetische Sonderstellung.

Weiterhin unterscheidet man dem Sitze nach intramurale oder intraparietale (der Ausdruck interstitiell ist leicht mißzuverstehen und entbehrlich) von den submukösen, subserösen und intraligamentären retroperitonealen Tumoren.

Die Myome kommen in allen Uterusschichten vor; früher nahm man an, daß alle Myome intraparietal, intramural entständen und erst im Weiterwachsen eventuell einen submukösen oder subserösen Platz einnähmen, indem sie je nach der Wachstumsrichtung und nach den Druckverhältnissen sich mehr nach der Uterushöhle oder nach der Bauchhöhle zu entwickeln. So richtig zweifellos diese Anschauung ist, so selbstverständlich ist andererseits, daß sowohl die subseröse als auch die submuköse Muskulatur Myome liefern kann, wofür ich als Beweis stecknadelkopfgroße und mikroskopisch kleine Myome ansehe, die ich ebenso wie auch größere mehrfach subserös und

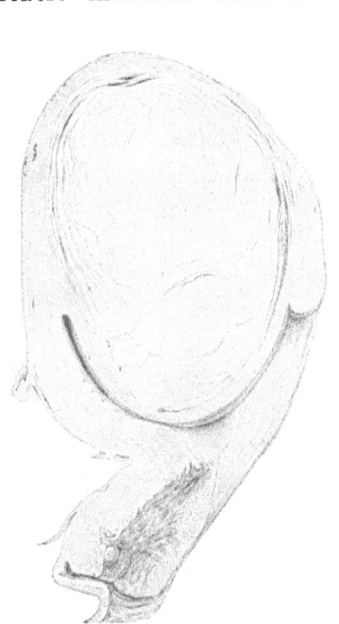

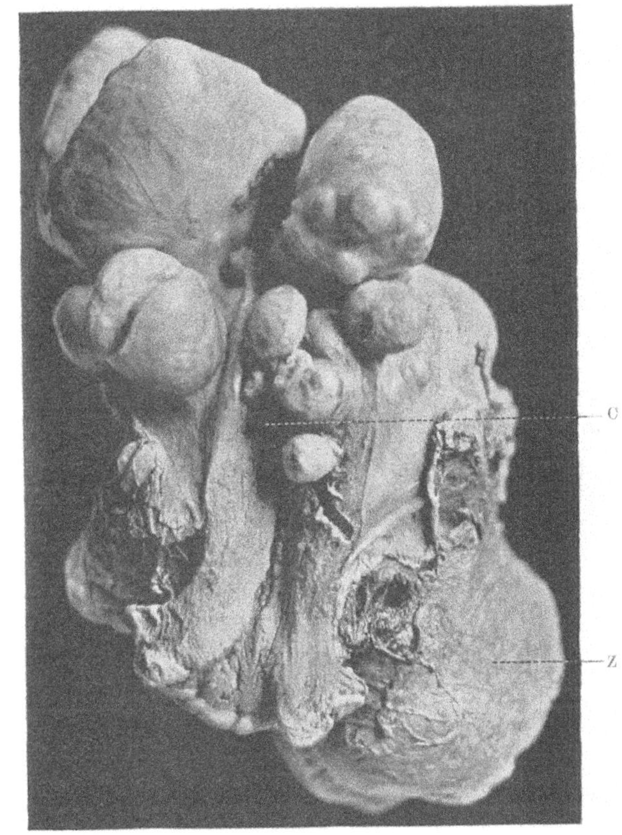

Abb. 3.

Abb. 4.

Abb. 3. Myoma uteri vom Fundus halbkugelig in die Höhle hineinragend (Cervixcarcinom).
Zeichnung von Carl Ruge.
Abb. 4. Myome in allen Schichten des Uterus. C. u. Cavum uteri. Auf dem Fundus uteri subseröse knollige Myome. Die intramuralen Myome quellen im frisch aufgeschnittenen Uterus über die Schnittfläche hervor, weil sich die Uterusmuskulatur zurückzieht (Kontraktion), während die Myome zumeist fibrös degeneriert ihre Form bewahren.
Z cervikales Myom. (Lichtbild, $^3/_4$ nat. Gr.)

submukös gefunden habe. Frankl sagt wohl, daß die intraparietal entstandenen Myome stets, wenn auch nur eine mikroskopisch dünne Lage Muskulatur an der Oberfläche haben, aber dieses Merkmal kann ich nicht als zuverlässig anerkennen; so ist ein von Frankl selbst beschriebenes mannskopfgroßes Myom schwerlich direkt submukös entstanden. Diese Frage ist übrigens nicht von Bedeutung, da es keine Submucosa uteri gibt. Wenn Gusserow nur die polypösen Myome als subseröse und submuköse gelten lassen will, so entspricht das nicht dem Sprachbegriff. Schröder, Hofmeier, Winter u. a. lassen die Bezeichnung schon gelten, wenn die Myome mit dem größeren Teile ihres Umfanges bereits die innere oder äußere Oberfläche der Uteruswandung überragen und von einer dicken Schicht Uterusmuskulatur umgeben sind. — Für die Kliniker ist es gewiß von Wichtigkeit, sich im Sinne Winters oder anderweitig über die Bezeichnungen zu verständigen wegen ihrer Indikationsstellung, jedoch anatomisch betrachtet, sind die Bezeichnungen nur dann richtig, wenn die Myome ohne nennenswerte Zwischenschicht, also dicht unter oder in der Serosa und Mukosa liegen. Hierzu ist bei kleinen Tumoren auch kein besonderes Hervordrängen der Oberfläche notwendig. Vom Standpunkte der Histogenese kann man subseröse und submuköse Myome nur solche nennen, welche ihren primären Sitz, also ihre Entstehung in der Subserosa oder unmittelbar unter der Schleimhaut erkennen lassen, das keine Submukosa gibt. — Anfangs breitbasig werden die submukösen und subserösen Tumoren nicht selten gestielt,

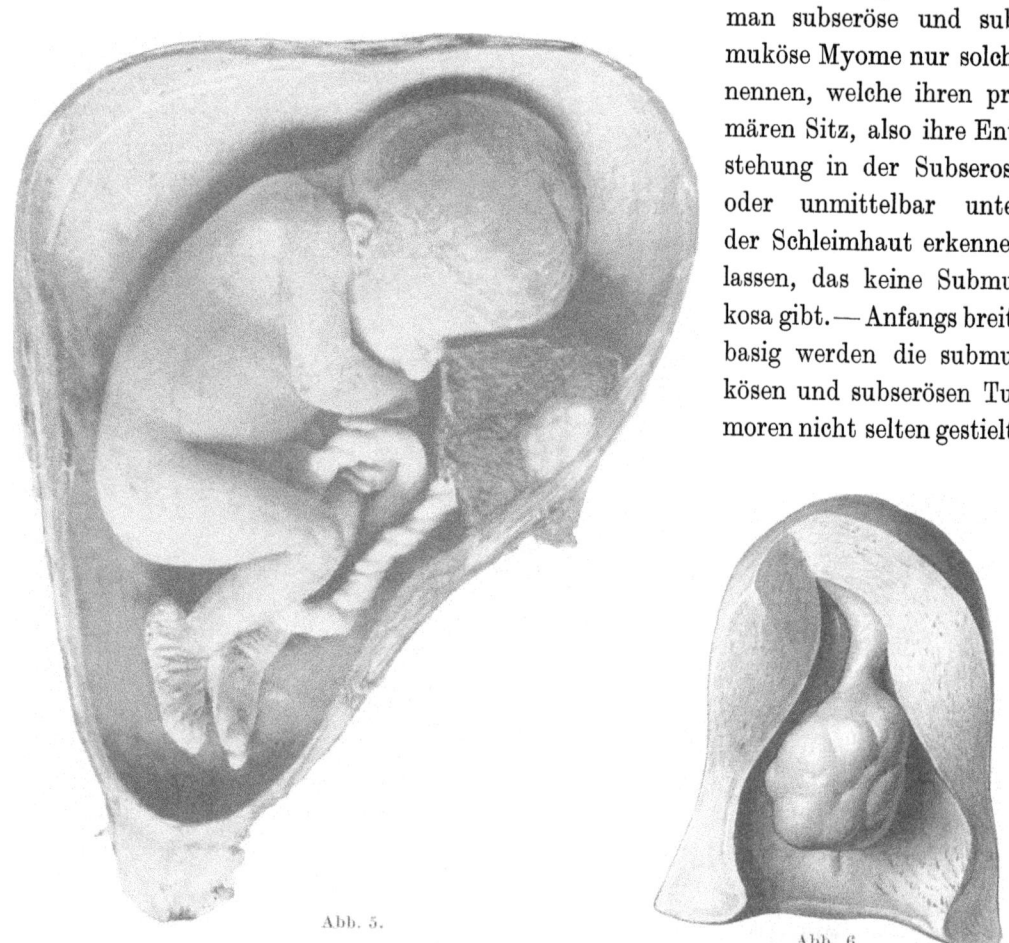

Abb. 5.

Abb. 6.

Abb. 5. Submuköses Myom wird in der Schwangerschaft über die innere Oberfläche vorgetrieben, weil es derb fibrös ist und sich nicht wie die übrige Muskelwand dehnt. Uterus gravidus am Ende der Schwangerschaft mit Anheftung der Placenta teilweise auf dem submukösen Myom. (Lichtbild, etwa ¼ nat. Gr.)

Abb. 6. Langgestieltes submuköses polypöses Myom. Bild aus dem Besitze von Prof. Peham, Wien. (Etwa ⅖ nat. Gr.)

polypös, um so schneller, je näher ihr ursprünglicher Sitz der Oberfläche gelegen ist, daher nicht selten kleine subseröse Myome von Erbsengröße bereits polypös gefunden werden. Die Ursache des Hervorpressens über die Oberfläche ist zum Teil in der Dehnung der umgebenden Uteruswand gegeben, die sich zusammenzieht und einen Druck auf den Fremdkörper ausübt; dieser aktive Teil von Druck kommt hinzu zu dem allgemeinen Widerstande, den die Umgebung dem wachsenden Tumor entgegensetzt und es erfolgt die Austreibung in der Richtung des geringeren Widerstandes an die Oberfläche. — Eine besondere Rolle spielt gelegentlich die Gravidität; das Myombett wird gedehnt und das Myom noch leichter über die Oberfläche vorgetrieben (Abb. 5). Die submukösen Polypen werden meist nicht sehr groß, da sie, wie Gebhard treffend bemerkt, leicht gangränös werden; auch der in Abb. 7 dargestellte große myomatöse Polyp beginnt im unteren Teil zu nekrotisieren. Außergewöhnlich große polypöse Tumoren hat Amann beschrieben. Die polypösen Myome erleiden zuweilen eine Drehung ihres Stieles (Abb. 6), die Gefäße thrombosieren dabei in einzelnen Fällen, wie Dührssen, v. Holst, J. Cuppie, Schröder, Skutsch, Homans, Gift, Briggs, Carret, Lomer, Patel, Bonamy, McCreery, Richardson, Stein, Tracy, Kröger an subserösen Myomen nachgewiesen haben. Auch völlige Abdrehung wurde beobachtet, Goullioud, Jaboulay, Meriel.

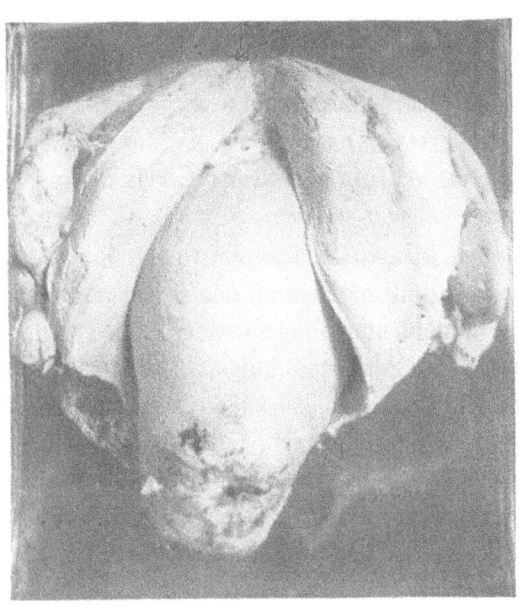 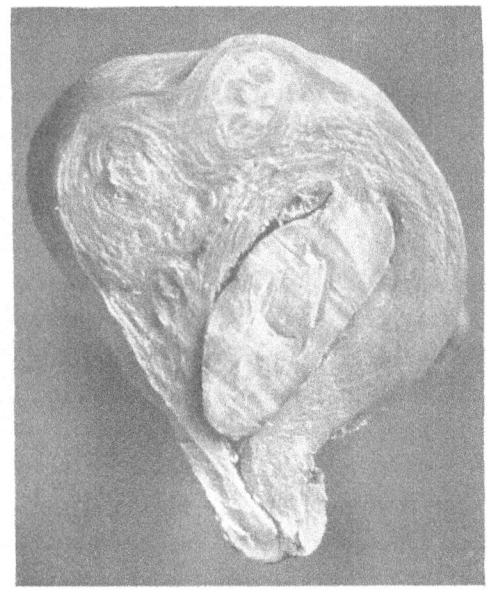

Abb. 7.   Abb. 8.

Abb. 7. Myoma polyposum uteri, breitbasig vom Fundus ausgehend bis zum Muttermund; an der unteren Spitze nekrotischer Zerfall. (Vergr. etwa ½ nat. Gr.)

Abb. 8. Ein schmalbasiges, polypöses, langes Myom vom Fundus uteri aus füllt die Uterushöhle bis zum inneren Muttermund. Weitere Myome intramural. (Lichtbild, ⅔ nat. Gr.)

Es soll bei Stieldrehung zuweilen gefährliche intraperitoneale Blutungen aus oberflächlichen Venen geben: Steinbüchel, Stein, Scheu. Die submukösen Myompolypen werden ebenso wie die adenofibromatösen Schleimhautpolypen durch die Muskelkontraktionen nicht selten durch den äußeren Muttermund in die Vagina getrieben und können dort sehr weit hinabreichen mit langgezogenem Stiel. Die Folgeerscheinungen (Verwachsung mit der Vaginalwand, Inversio uteri) s. w. u. Hier sei nur noch erwähnt, daß solche aus dem Cervicalkanal heraushängenden Myome ebenso wie andere Polypen zuweilen eine Thrombosierung im Stiele erfahren, welche außer durch Drehung des Stiels auch durch eine Dehnung und durch muskuläre wehenhafte Umschnürung seitens des Mutterhalses und Muttermundes erfolgen kann. Die Stieldrehung der submukösen Myome setzt Weinberg in Analogie zu der der Ovarialtumoren. Auch völlige Abstoßung kommt vor (Fr. Müller, Zancla, Cookson, Orthmann u. a.). Abdrehung des Myomstieles ist zu unterscheiden von Ausstoßung intramuraler Myome, — die mit Nekrose einhergeht s. w. u.). — Die gestielt anhaftenden Myome können mechanisch durch Druck- und

Zugwirkung den Zusammenhang mit dem Uterus einbüßen. — Die freien Myome in der Bauchhöhle sind meistens abgedrehte subseröse Uterusmyome; sie können durch Adhäsionen ernährt ein langjähriges Dasein fristen. Einen interessanten Fall derart hat Cassabois beschrieben. In einem meiner Fälle, Pr. 9393, waren 15 Jahre nach Exstirpation des myomatösen Uterus bei der nunmehr 49 jährigen Frau zwei in der Serosa des Darmes schmal gestielt aufsitzende Myome von Hühnerei- und Orangengröße mit Muskelkapsel ausgezeichnet erhalten. — Die Darmwand selbst war unbeteiligt.

Von den subserösen Myomen ist noch bemerkenswert, daß sie in seltenen Fällen symmetrisch am Uterus auftreten; ich habe das in zwei Fällen am Dorsum uteri, nahe den Tubenecken am Fundus gesehen; in einem Fall war außerdem ein symmetrischer Sitz von subserösen Myomen an beiden Ligg. rotunda auffällig. Ebenso hat J. G. v. Meyer bei einem adenomyotischen Uterus symmetrische Höcker am Dorsum uteri gesehen. Einige Autoren haben sich mit der Frage beschäftigt, ob es auch subseröse Myome der Cervix gibt. Schauta hebt hervor, daß es solche nur in der Hinterwand der Cervix supravaginalis geben kann, da nur diese von Peritoneum bekleidet werden.

Die intraligamentären Myome sind den subserösen Tumoren durchaus analog, indem sie ebenfalls die Uterussubstanz nach außen hin, nämlich an den Seitenkanten des Korpus ebenso wie der Cervix überragen und allmählich auch mit dem größten Teil ihrer Peripherie gänzlich in das Parametrium hineinwachsen. Der Verbindungsstiel mit dem Uterus kann schließlich ganz verloren gehen, so daß es nicht immer möglich ist, zu unterscheiden, ob das Myom intraligamentär entstanden oder nur eingewandert ist. Bonany fand ein gestieltes Uterusmyom bis zu den Iliacalgefäßen im Ligament. In der Universitäts-Frauenklinik wurde ein 12 kg schweres Myom operiert, welches teils intramural, teils subserös sich vom Fundus uteri intraligamentär und bis in das Mesenterium entwickelt hatte.

II. Makroskopische Erscheinungen der Myome.

Die Größe der Myome schwankt von mikroskopischer Kleinheit bis zu Riesengröße (Hunter 100 Pfund), doch ist Übermannskopfgröße meist durch Ödem hervorgerufen. Das in Abb. 1 dargestellte gestielte Myoma subserosum ist über mannskopfgroß, obgleich es nicht ödematös gequollen, sondern stark geschrumpft ist durch fibröse Entartung. — Ödematöse Myome werden viel größer. Die Myome können dauernd kleine Knötchen bleiben. Bei hypoplastischen Uteri sind Myome nach Rosner selten und werden nicht groß; — (siehe den klinischen Teil.)

Nicht alle Myome haben das gleiche Aussehen. Die gewöhnlichste Form ist die sphärische der sog. Kugelmyome, wie sie am reinsten von den intramuralen Myomen dargeboten wird, während die subserösen polypösen Myome leicht durch das Becken, die submukösen durch Uteruskontraktionen in der Form beeinflußt werden; die letzteren werden dann leicht „birnförmig" oder auch „sanduhrförmig", weil sie in dem cervicalen Engpaß oder vom äußeren Muttermund am meisten komprimiert werden. — Die sphärische Oberfläche der Myome erleidet ferner Einbuße durch die narbigen Retraktionen des fibrösen Gewebes (Abb. 9), so daß man schon aus der mehr oder weniger höckrigen Beschaffenheit auf den Gehalt an fibrösem Gewebe schließen kann. Dies trifft namentlich für die subserösen Myome zu, welche am häufigsten fibrös entarten. Flache Pilzform eines subserösen Myoms mit schmalem Stiel, wie Hoehne beschreibt, in der Form und Größe einer Placenta sah ich ebenfalls in einem Falle. Der Fundus uteri wurde überdacht. Ich nehme an, daß der weiche Tumor durch den Druck der Organe vielleicht in einer vorangegangenen Schwangerschaft beeinflußt wurde. In Abb. 11 ist ein subseröses Myom des Fundus uteri dargestellt, das sich wenig scharf gegen die Uterusmuskulatur absetzt. Da es außerdem fast rein subserös sitzt, hatte es äußerlich den Uterus nur besonders lang erscheinen lassen und sonst nicht aus der Form gebracht.

Die Konsistenz der an Muskelzellen reichen Myome ist fleischig weich, mit zunehmendem Bindegewebegehalt werden sie härter, und je zellärmer und narbenartiger das letztere wird, desto derbere und zähere Konsistenz nehmen die Tumoren an, so daß sie in starken Graden fibröser Umwandlung selbst einem guten Messer unter knirschendem Geräusch beträchtlichen Widerstand leisten. — Die meisten Myome haben auf der Schnittfläche eine großknotig wirbelartige Struktur (Abbildung 10), die makroskopisch viel deutlicher gegen die kleinbündlige Struktur absticht, als mikroskopisch. Die Farbe ist auf der Schnittfläche bei den saftreicheren, weicheren zellreichen Myomen rötlich grau oder auch rein rosa, bei den fibrösen Myomen dagegen grau weiß oder glänzend weiß, sehnig mit schimmerndem Glanz. Auf dem Schnitt sieht man zuweilen eine Zahl von Einzelknoten, welche jedoch meist nicht überall scharf voneinander abgegrenzt sind, sondern mit stark verflochtenen Bündeln allseitig ineinander übergehen; dennoch ergibt sich durch retrahierende Bindegewebssepten eine gewisse Einteilung in einzelne Knollen. Von irgend einer besonders gesetzmäßigen Anordnung der Faserzüge kann keine Rede sein. Auffallend ist in seltenen Fällen die schärfere Abgrenzung der Knollen, welche dann einzeln ausschälbar sind und zu hunderten von Erbsen- bis Kirschgröße und einzelne von Apfelgröße einen großen Tumor zusammensetzen. In den meisten Fällen ist diese Abgrenzung nicht so vollkommen, auf dem Schnitt erscheinen zwar oft eben falls zahlreichere kleine Knoten, sie hängen aber zum großen Teil (Abb. 15) oder überall miteinander zusammen. Die ganz selbständig entstehenden Herde sind vergleichsweise selten; ein solches Bild aus verhältnismäßig früher Zeit der Entwicklung von zahlreichen Einzelknoten sieht man in Abb. 13 mit der nebenstehenden Erläuterung, auf die wir im Abschnitt über Histogenese und das weitere Wachstum der Myome noch zurückkommen werden. — Nicht alle Myome von knolligem Aussehen müssen in gleicher Weise entstanden sein. Die in Abb. 15 abgebildete Form des Knollenmyoms besteht zum Teil aus isolierten Knoten, die meisten von ihnen sind jedoch gewundene Stränge in Quer- und Schrägschnitten. — Der Unterschied zwischen den Fällen, die in Abb. 13 und 15 zur Abbildung kommen, ist nicht nur durch die Größe

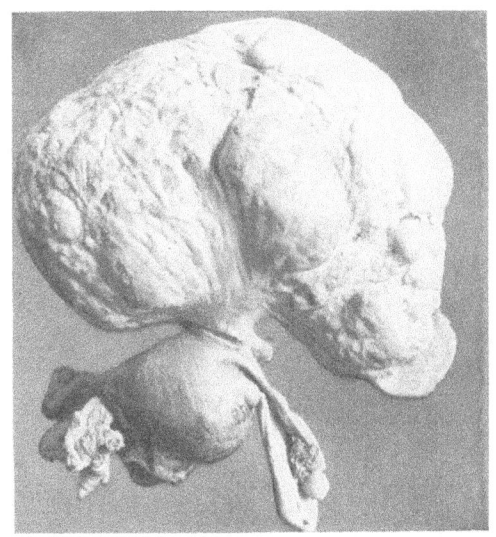

Abb. 9. Über mannskopfgroßes, bereits fibrös geschrumpftes Myom, subserös gestielt vorn an der Tubenecke des Uterus, der, obgleich durch intramurale Myome verdickt, wie ein kleines Anhängsel des großen Myoms erscheint. (Stark verkleinertes Lichtbild, etwa $^{1}/_{4}$ nat. Gr.)

der Knollen gegeben, sondern vor allem darin, daß die Knollen im ersten Falle tatsächlich in der Mehrzahl völlig umschrieben, selbständig sind. Freilich sind sie auch viel jünger, noch in lebhafter Wucherung der Myomzellen begriffen, so daß mit der Möglichkeit gerechnet werden muß, daß sie noch zusammengewachsen sein würden. Auf diese Entstehung von zusammengeballten Myomen werden wir später zurückkommen. — Hier sei nur kurz

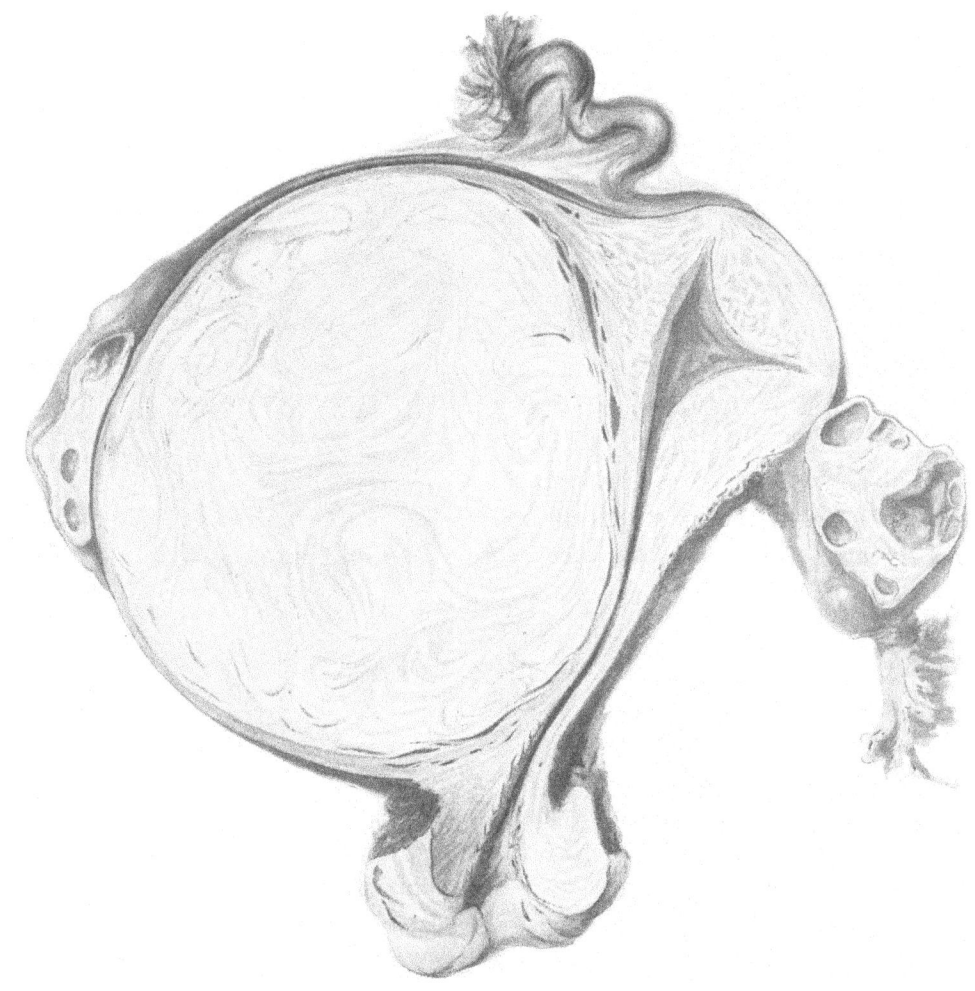

Abb. 10. Myoma intramurale in der Mitte der Seitenwand des Corpus uteri. Frontaler Längsschnitt zeigt die starke Dehnung des mittleren Uterusteiles. Typische großfelderige wirblige Struktur und helle Farbe des derbfibrösen Myoms im Vergleiche mit der Bündelstruktur der Uteruswand. Aufblätterung der Uteruswand in der Umgebung des Myoms mit erweiterten Lymphspalten. ($^3/_4$ nat. Gr.)

gesagt, daß mit der nachträglichen Vereinigung ursprünglich getrennter Knoten als Tatsache gerechnet werden darf. —

Andererseits ist hervorzuheben, daß ein ursprünglich einheitlicher Bau zerlegt werden kann durch Vorgänge von Rückbildung. Zum Verständnis sei vorausgeschickt, daß das Tumorgewebe in seiner Ernährung leicht hinfällig ist, wenn seine Gefäße den Ansprüchen der Ernährung nicht gewachsen sind; dieser Fehler kann von Haus aus bestehen, wenn das Stroma, Gefäßbindegewebe nicht im Wachstum mit dem Tumorparenchym Schritt hält.

Aber außerdem kann nachträglich die Zufuhr oder Abfuhr von Blut und Lymphe behindert werden nicht nur in einzelnen Myompartien, sondern auch im Ganzen; ja selbst der Bedarf des Tumors kann unbefriedigt bleiben, wenn der Uterus als ganzer Veränderungen der Zufuhr oder Abfuhr erleidet, indem er z. B. in der Schwangerschaft höhere Ansprüche zu stellen hat oder durch Nachlassen und Ausfall der Ovarialfunktion auf Umwegen über das Gefäßnervensystem. — Lymphatische Stauung schließt sich den interfaszikulären Gefäßbahnen an und bringt die Nachbarschaft zur Erweichung. So entstehen Kanäle

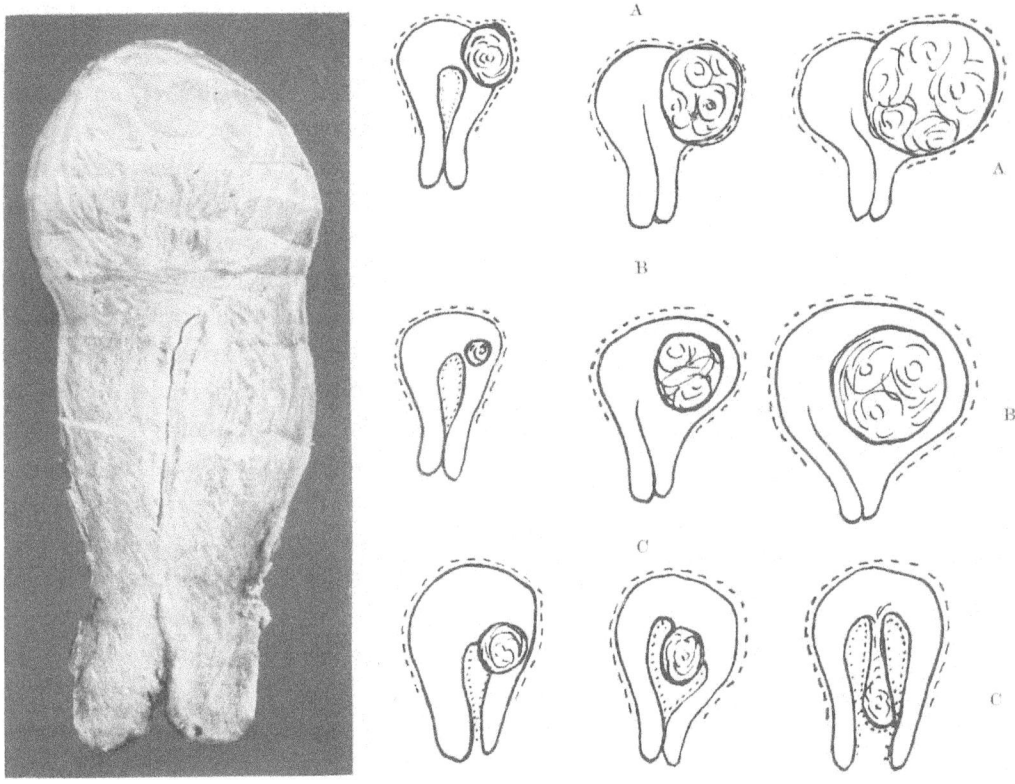

Abb. 11. Fast rein subseröses Myom (vgl. Text. Vergr. ³/₄ nat. Gr.)

Abb. 12. Schema der Entwicklung von Myomen nach Fehling, A Subseröse, B intramurale, submuköse Myome.

zwischen erhaltenen Myomteilen, eine Lagunenlandschaft. Oder die Blutgefäßzufuhr genügt nicht; nur die ihnen nächst liegenden Teile bleiben als Gefäßmäntel erhalten. Venöse Stauung hat ebenfalls örtliche Ernährungsstörungen zur Folge und schließlich können mehrere der genannten Umstände zusammenwirken. Die Folge ist eine Zerlegung des Myoms in besser und schlechter erhaltene Stränge, Züge, Lappen u. s. w. — Diesen Veränderungen müssen wir im einzelnen nachzugehen versuchen und die histologischen Bilder zu Rate ziehen.

Die Erscheinung der Knollen und Strangbildung in Myomen kann, um es noch kurz zu wiederholen, ursprünglich sein durch Zusammenlagerung aber auch ein Folgezustand durch rückschrittliche Veränderungen. Diese hier erlauben niemals histogenetische Rückschlüsse.

Eine mehr oder weniger ursprüngliche Sammlung der Myomzellen in Bündeln oder Knollen um Gefäße muß unter allen Umständen zunächst von dem Gesichtspunkte aus betrachtet werden, ob zwischen ihnen muskelfreie Felder durch irgendwelche rückschrittliche Veränderungen entstanden sind, sei es Atrophie, hyaline, fibröse Entartung oder durch Verschleimung und Verflüssigung. Es sei vorweg gesagt, daß nicht etwa die Anordnung von Muskelbündeln um die Gefäße wie z. B. Roeger annimmt, ein primärer Anschluß sei. Diese Vorstellung vom Wachstum begegnet überhaupt Schwierigkeiten, wenn man sich bitte die Ausbreitung des Myoms an seine Gefäße gebunden räumlich veranschaulichen will. Die Anordnung um die Gefäße ist bis zu einem gewissen Grade bei allen Geweben vorhanden, wird aber auch in Myomen nicht auffällig, außer wenn Erscheinungen von Rückbildung einsetzen. Dieses erfolgt bei Kreislaufstörungen und wirkt sich in der Myomstruktur dadurch aus, daß die am leichtesten ernährbaren den Gefäßen zunächst liegenden Partien erhalten bleiben, und den Gefäßen mantelförmig angeschlossen erscheinen, wenn die weitere Umgebung regressive Wandlungen durchmacht, sei es fibröse hyaline Verhärtung oder sei es Erweichung und Verflüssigung. Kommt es zur Blutstauung in den Gefäßen, so daß diese sich erweitern, so wird der Anschluß des Muskelmantels auch makroskopisch sichtbar, indem das Muskelgewebe leicht konzentrisch gelagert wird.

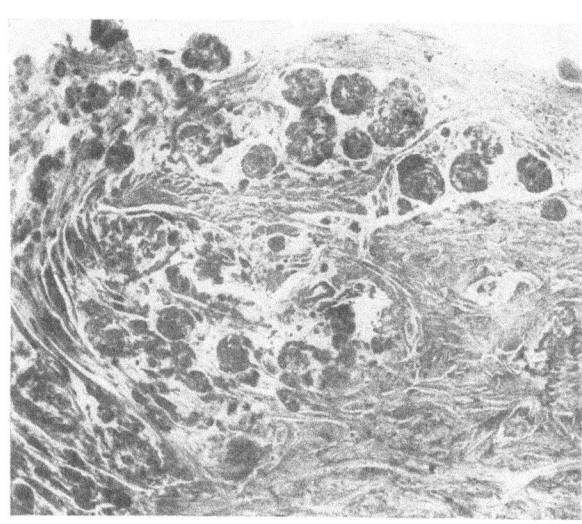

Abb. 13. Subseröse Myombildung im Corpus uteri; die äußeren Muskelschichten einschließlich der Subserosa (im Bilde oben) sind in einer Ausdehnung von etwa 1 × 1,2 × 1,5 cm durchsetzt von dicht gelagerten kleinen Knötchen, die etwa Stecknadelkopfgröße haben. Zwischen ihnen sieht man kleinere und mikroskopisch kleine Herde, die im Bilde als dunkle rundliche Flecken und Punkte erscheinen. Links ist die muskelzellige Wucherung mehr in länglichen Bündeln angeordnet, die mit langen Ausläufern in normale Muskelbündel übergehen. Den gleichen Übergang sieht man in den mehr nach der Mitte des Bildes gelegenen rundlichen Knötchen. Die normale Muskulatur der Uteruswand rechts und unten findet sich nicht nur fast überall zwischen den Knötchen und Bündeln, sondern geht auch in sie über (vgl. Abb. 65 von demselben Falle). (Lichtbild, etwa 5fache Vergrößerung nach einem histologischen Schnitte.)

Es sei also hier besonders auf die makroskopisch sichtbaren Zeichen sekundärer Veränderungen hingewiesen, die des öfteren und besonders auch histologisch irrtümlich für den Ausdruck primärer Wachstumsbedingungen gehalten werden. Besonders für die Anordnung um die Gefäße gilt dieses, aber auch für die Bildung von flüssigen Kanälen, die durchaus nicht Schlüsse auf den ursprünglichen Bau und Wachstumsplan zulassen, sondern nur die Gefäßwege deutlicher hervortreten lassen und ihren Einfluß auf die nächstliegenden Gewebsteile.

Wenn ich hiermit zugleich grundsätzlich die Folgerungen auf Histogenese und Wachstumserscheinungen an Myomen, wie überhaupt an Geschwülsten aus Teilen mit regressiven Erscheinungen nachdrücklich ablehne und solchen Partien höchstens den Vergleichswert mit Injektionspräparaten zur Erkennung von Gefäßbahnen zubillige, so sind damit nicht vereinzelte Ausnahmefälle getroffen, in denen tatsächlich größere Gefäße zum Zentrum und damit gewissermaßen zum Krystallisationspunkt eines Myomes werden. Ohne auch solche Fälle histogenetisch auswertbar zu halten, dürften sie sich besonderer Untersuchung empfehlen. Die bisherigen Kenntnisse sind unzulänglich und ein Fall von Myom mit sternförmiger Anordnung der Muskelbündel im Durchmesser von 9 cm um eine zentrale dicke Arterie (L. Landau) steht bisher allein da. In einem von mir untersuchten parametran ausgedehnten Tumor lagen außer anderen großen Gefäßen einige von unregelmäßig konzentrisch geschichteten Muskelschalen umgebene große Gefäße.

Die intraligamentären Tumoren sind in der Richtung histogenetischer Forschung noch weniger maßgeblich, als intramurale, weil jene Gefäßzuwachs und wenn auch selten konzentrische Anlagerung hypertrophischer Eigenmuskulatur des Ligamentes zu gewärtigen haben. — Es liegt nicht die Absicht vor, auf die regressiven Zustände hier weiter einzugehen, als sie die äußere Erscheinung des Myoms maßgeblich beeinflussen und zu besonderen Deutungen, wie den eben erwähnten Theorien Anlaß geben. Auf die histologischen Eigenheiten werden wir zurückkommen. —

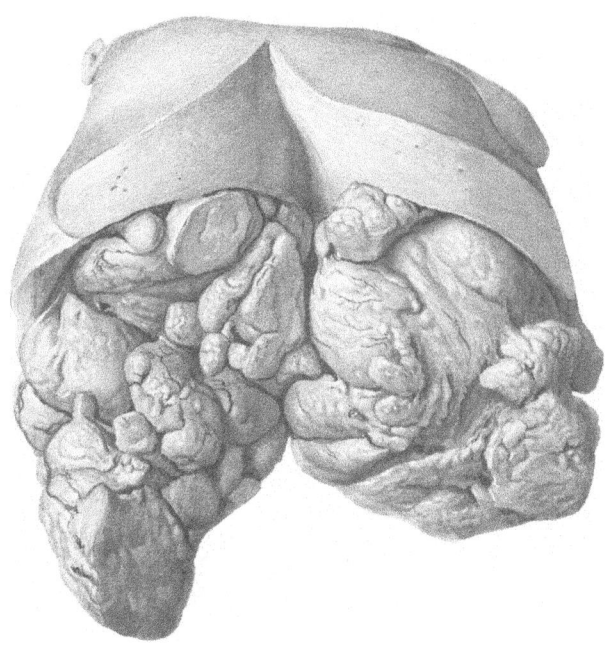

Abb. 14. Knollig gelapptes Myom. Bild aus dem Besitze von Prof. Peham, Wien. ($^1/_2$ nat. Gr.)

Von den grob sichtbaren Veränderungen der Myome sind auffällig die durch Stauung, Erweiterung der Blutgefäße, manchmal auch völlige Stockung des Kreislaufes entstehende Blutung, hämorrhagische Durchtränkung (rote Degeneration), Kapselblutung mit völligem Aufhören der Blutzufuhr; die verschiedenen Grade des Absterbens (Nekrose) mit mißfarbigen Tönen und mit verschiedener Konsistenz, je nachdem vorher bereits ein geringerer Grad der Austrocknung durch fibröse und hyaline Verhärtung eingetreten war; Verkalkung der Peripherie, oder des ganzen Myoms oder einiger hämorrhagisch nekrotischer Herde; dann die verschiedenen Erweichungszustände von den geringeren Graden ödematöser Durchtränkung nur der größeren Bindegewebsscheidewände und ganzer Myomteile bis zur Bildung größerer Zerfallshöhlen, die in stärkeren Graden stets mit hämorrhagischem Zerfall im Inneren des Tumors verbunden sind, oder bis zur Gangrän.

Es sind außer den oben genannten Bedingungen des Entstehens der Myome aus einzelnen oder mehreren oder zahlreichen Einzelknoten für das grobe Aussehen der Tumoren in erster Linie maßgeblich die eben angeführten regressiven Zustände. Bei Stauung im Blut- oder Lymphkreislauf sind die groben Veränderungen ohne weiteres ersichtlich. Es liegt uns deshalb ob, mehr darauf hinzuweisen, daß die Unterschiede im Aussehen der derberen Myome sich größtenteils aus der Verschiedenheit der Ernährungsstörung ergeben. Je nachdem, ob die Blutzufuhr nur in umschriebenen Partien leidet, oder im ganzen, ob zuerst im Inneren oder mehr in den Randteilen, wird das grobe Aussehen der Myome ganz verschieden ausfallen. Ganz umschriebene Nekrosen, Hyalinisierung bis knorpelhafte Umwandlung eines einzelnen knotigen Teiles inmitten eines sonst noch leidlich gut erhaltenen Myoms, rote Degeneration eines halben Tumors, der sicher seine eigene Gefäßzufuhr

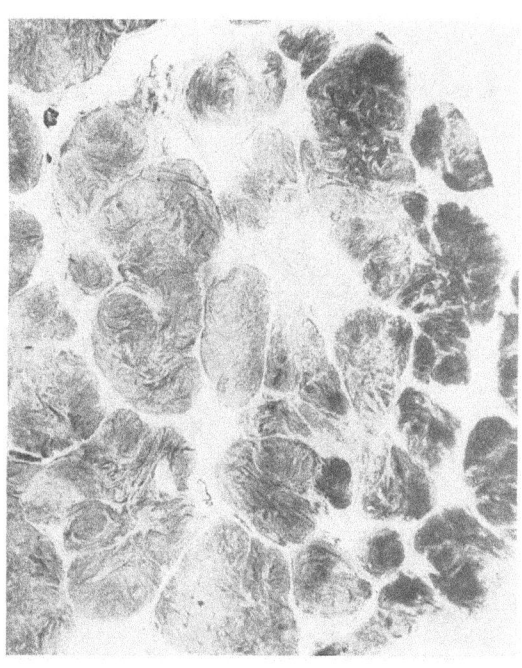
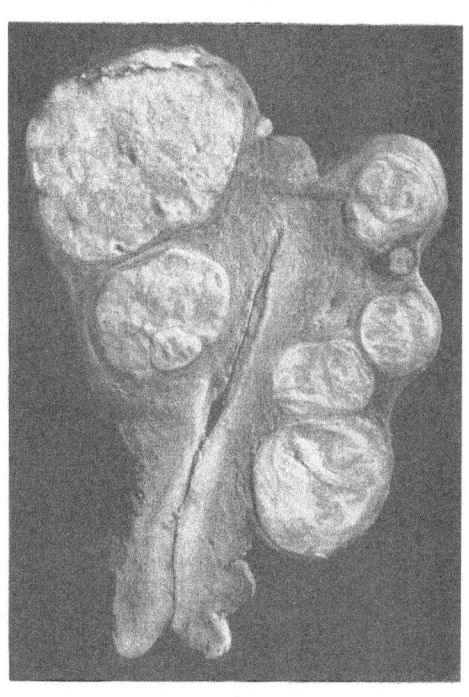

Abb. 15.   Abb. 16.

Abb. 15. Aus einem kindskopfgroßen intramuralen Myom des Corpus uteri. Die umschriebenen rundlichen Knoten messen etwa 4—5 mm im Durchmesser, die Mehrzahl hängt freilich in gewundener Strangform mit Teilen in anderen Schnittebenen zusammen. Das zwischenliegende Bindegewebe ist zart, leicht gequollen und zieht sich zurück. Die Myomzellen sind im Gegensatze zu Abb. 13 nicht in frischer Wucherung, sondern mit derber Fibrillenbildung reich bedacht, daher die streifige Anordnung in den einzelnen Knoten. Das Myom ist in diesem Falle durch und durch von gleichem Aussehen. (Schwache, etwa 3fache Vergrößerung nach einem mikroskopischem Präparate.)
Abb. 16. Sagittalschnitt nach Hartung des Uterus mit intramuralen und hauptsächlich derbfibrösen Myomen von etwa 2—6 cm Durchmesser. Filzige Verwirrung sehniger Stränge. (Lichtbild, etwa ²/₃ nat. Gr.)

hat, weil der Tumor aus zwei unabhängigen Knoten zusammengeschweißt ist, ferner umschriebene Herderweichungen und vor allen Dingen die fibrösen Verhärtungen sind einige Bedingungen des wechselnden Aussehens der einzelnen Myome untereinander und einzelner Partien im selben Tumor. — Besser in einigen Bildern als mit vielen Worten läßt sich die Reihe der hauptsächlichsten Entartungen in ihrem Einflusse auf das grobe Aussehen der Myome wiedergeben. —

Wir beginnen mit der häufigsten Erscheinung, der fibrösen Verhärtung der Myome. Man erkennt die fibröse Entartung ohne weiteres schon beim Anfühlen und Durchschneiden. Nur völlig abgeschlossene intramurale Cysten können sich außerdem so hart anfühlen. Auf dem Schnitt (Abb. 16) erkennt man das fibröse Gewebe an der weißlichen Farbe in kleineren oder größeren Partien; in vorgeschrittenen Fällen mit sehnigem Glanze. Die Muskulatur ist vergleichsweise röter. Die weißen Flecken in den Durchschnitten durch Myome lassen häufig die wirblige Struktur der Myombündel deutlich hervortreten oder es tritt, wie in Abb. 17 (mit der Lupe zu betrachten) ein Gewirr stark verflochtener oder verfilzter Stränge oder Bündel weißlich hervor gegen kleine dunklere Felder, die in den Maschen liegen und gefäßhaltige Muskulatur mit geringerer Fibrillenbildung darstellen. —

In anderen Fällen ist das grobe Aussehen der fibrösen Myome abhängig von ihrer besonderen ursprünglich knolligen Struktur,

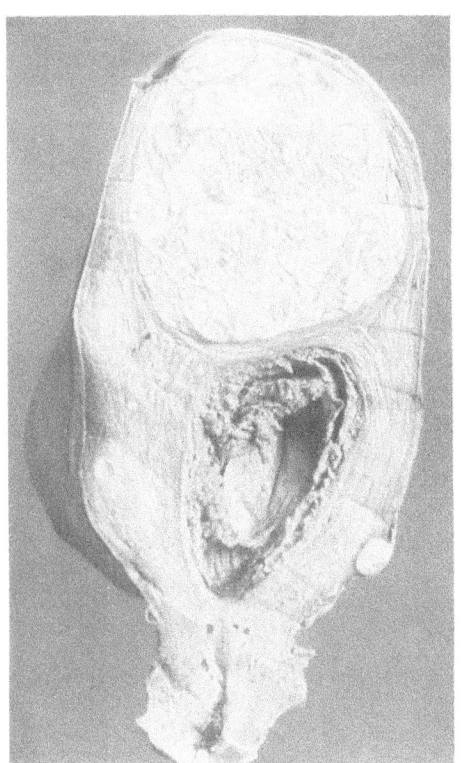
Abb. 17.

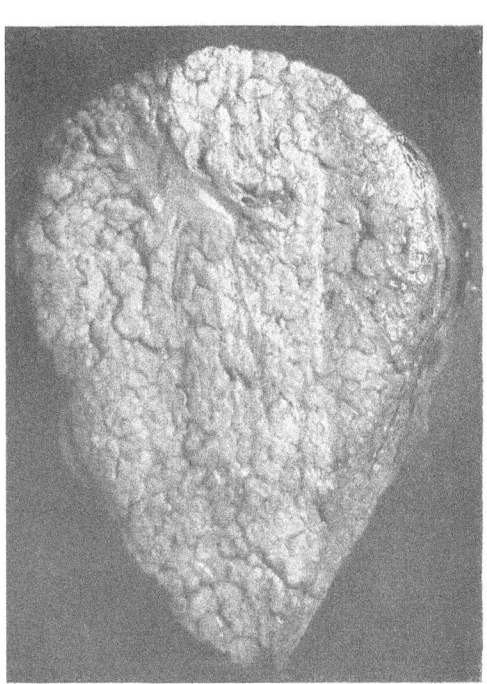
Abb. 18.

Abb. 17. Uterus myomatosus mit junger Gravidität. Starke fibröse Verhärtung des intramuralen Myoms im Fundus (von etwa 7 × 8 cm Durchmesser). Einzelne kleinere und größere, namentlich subseröse Knoten sind ebenso hart und härter. (Lichtbild, etwa ½ nat. Gr.)

Abb. 18. Ein sehr großes, sehr derbes, teils intramurales, teils subseröses Myom auf dem Durchschnitte makroskopisch sieht aus wie aus vielen Einzelknoten zusammengesetzt; die einzelnen Teile hängen aber meist als Stränge in Windungen zusammen. Starke fibröse Degeneration; die Straßen zwischen den Knollen sind zarte Bindegewebs-Interstitien. Es besteht Beziehung dieser Zwischenräume zu den Formen der Erweichung.
(Lichtbild, etwa ⅓ nat. Gr.)

die oben erwähnt wurde, und namentlich auch von vorangehender seröser Durchtränkung. — Vergleicht man z. B. (Abb. 32) ein frisch durchschnittenes Myom mit schleimig flüssiger oder auch gallertiger Erweichung in Gestalt von zahlreichen Zwischenräumen, — man könnte fast sagen, Kanälen, zwischen denen die festeren Myomstränge liegen — und unser sehr derbes Myom in Abb. 16, in dem die Myomstränge ähnlich, nur derber sind, und von einem armseligen fibrillären Gewebe anstatt von Kanälen durchzogen werden, so drängt sich die Frage auf, ob eine solche Verflüssigung derb fibröser Myome denkbar sei, oder ob nicht Verflüssigung des Zwischengewebes zwischen

Myomsträngen vorausgeht, später unter Nachlassen der Blutzufuhr eine Eintrocknung möglich sei zugleich mit fibröser Verhärtung. In der Tat beruht ja die Verhärtung auf Austrocknung. Man kann die Vergleichung der groben und der histologischen Struktur der Myome natürlich nicht auf zwei Beispiele beschränken, sondern nur bei vergleichender Betrachtung einer Reihe von Myomen komme ich zu der Ansicht, daß manche Ähnlichkeiten im Aufbau ihre Erklärung in einer vorangehenden Flüssigkeitsansammlung finden, je nach dem Ort der Ansammlung des Ödems und nach seiner Menge. Die Austrocknung hat dann Verbiegungen des übrig bleibenden Myomgewebes durch Zug zur Folge. So sehen wir dann den Einfluß der Eintrocknung und des

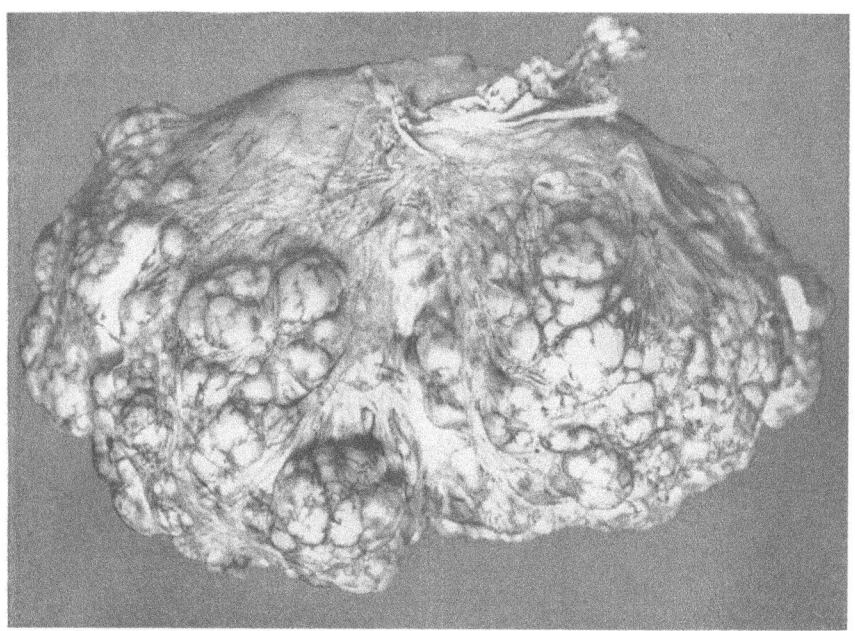

Abb. 19. Über kindskopfgroßes Myoma subserosum am Fundus uteri gestielt. Derbfibröse, zum Teil hyaline Verhärtung mit Knollenbildung an der Oberfläche von außen gesehen. (Lichtbild, ²/₃ nat. Gr.)

Narbenzuges in Verunstaltung der Oberfläche namentlich an subserösen Myomen, wie in Abb. 19. — Es muß nicht immer ein starker Grad von seröser Durchfeuchtung einhergehen, denn die narbige Austrocknung der stärker fibrösen Partien übt ihre Zugwirkung auch ohne voraufgehende besondere Flüssigkeitsansammlung aus. — Besonders auffällig wirkt die scheinbar zentrale Durchfeuchtung wie sie in Abb. 21 zutage tritt. Wenigstens glaube ich starke faltige Einziehungen der Oberfläche, die man in Abb. 22 sieht und mit Gehirnwindungen vergleichen kann, so erklären zu sollen daß ähnlich wie in Abb. 21 zunächst eine Flüssigkeitsansammlung im Gewebe zentral aufgetreten ist, die später aufgesogen wird. Die Faltung ist Ausdruck eines Ausgleiches des durch Verkleinerung des Inneren zu groß gewordenen Mantels. Diese Folgeerscheuinng ist klar und hat wie in vielen anderen Dingen so auch z. B. ein normal physiologisches Vorbild im Altersschwund der Ovarien, der ebenfalls je nach dem Grade der Eintrocknung und Schrumpfung der zentralen Schichten mit einer geringeren oder stärkeren Faltung der zellreicheren Ovarialrinde einhergeht. Die stärkeren Grade nennt man auch nicht mit Unrecht „Ovarium gyratum", wenngleich dieses nichts anderes, nur stärker ausgeprägt ist als die gewöhnliche senile Atrophie und so kann man auch von Myoma gyratum sprechen, wenn die Faltung solche Ausdehnung annimmt, daß man an Gehirnwindungen erinnert wird, wie

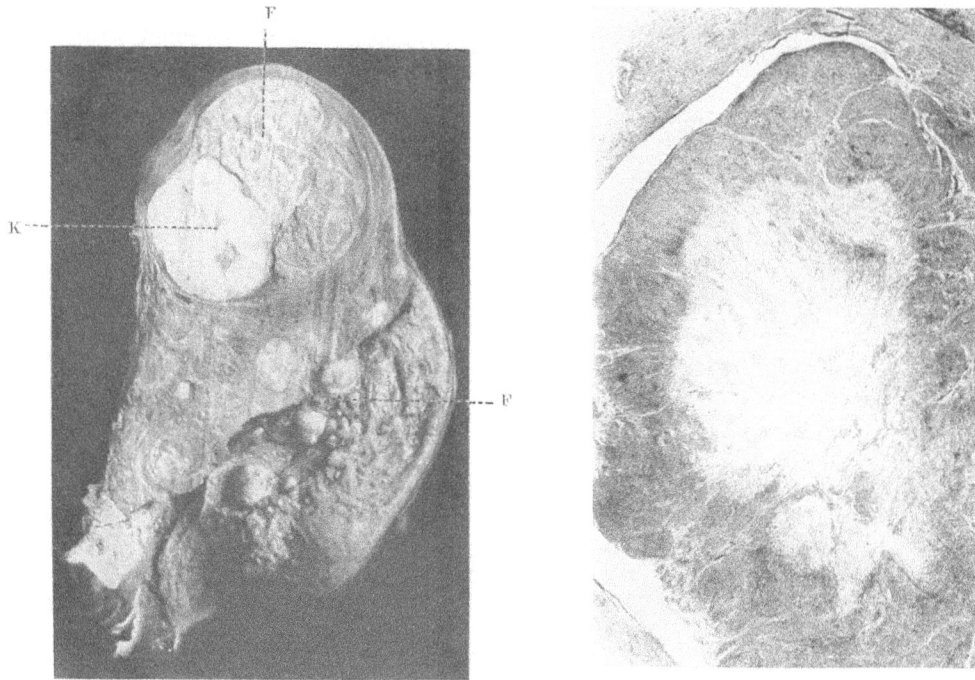

Abb. 20.   Abb. 21.

Abb. 20. Neben zahlreichen intramuralen und submukösen kleineren Myomen besteht ein größeres, im Fundus uteri derb fibrös mit einem scharf begrenzten, knorpelig glänzenden und knorpelharten Knoten von matt bläulich-weißlicher Farbe. Schwerste Form der hyalinen Entartung, histologisch kein Knorpel.
F Fibröser Teil, K knorpelharter Teil des Myoms. (Lichtbild, ³/₄ nat. Gr.)

Abb. 21. Kleiner Myomknoten in der unmittelbaren Nachbarschaft, besser erhaltener Myomknoten von etwa 1 × 1¹/₂ cm Durchmesser mit seröser Durchtränkung des Innern. Radiäre, strahlige Struktur der Rindenzone. Weiter Lymphraum umgibt den Knoten. (Lichtbild von einem histologischen Schnitte bei etwa 6facher Vergrößerung.)

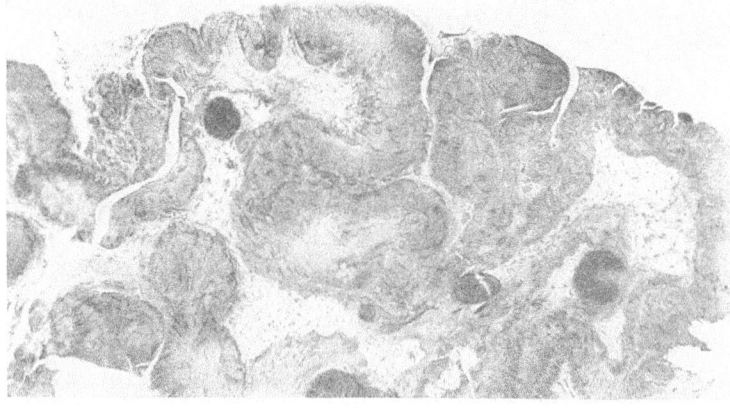

Abb. 22. Histologischer Schnitt durch die Oberfläche eines Teiles von einem kindskopfgroßen Myoma intramurale et subserosum. Myoma gyratum. Die in ihrem zelligen Aufbau noch leidlich erhaltene äußere Myomzone ist stark gefaltet, ähnlich Gehirnwindungen. Darunter fibrilläres, zum Teil serös durchtränktes Gewebe ohne Muskelzellen. Das Myom hat an seinem größten Teil die gleiche Eigenschaft. (Lichtbild, etwa 6fache Vergr.)

in Abb. 22 von einem kindskopfgroßen Myom. Solche Tumoren habe ich wiederholt gesehen und zwar auch in Begleitung gewöhnlicher Myomknoten im selben Uterus. In 4 Fällen waren sie apfel- und apfelsinengroß, in 2 Fällen erheblich kleiner.

Die fibröse Verhärtung der Myome geht oft, ja stellenweise fast immer mit hyaliner Entartung einher, die unter Faserquellung und Atrophie der Kerne zu einer strukturlosen

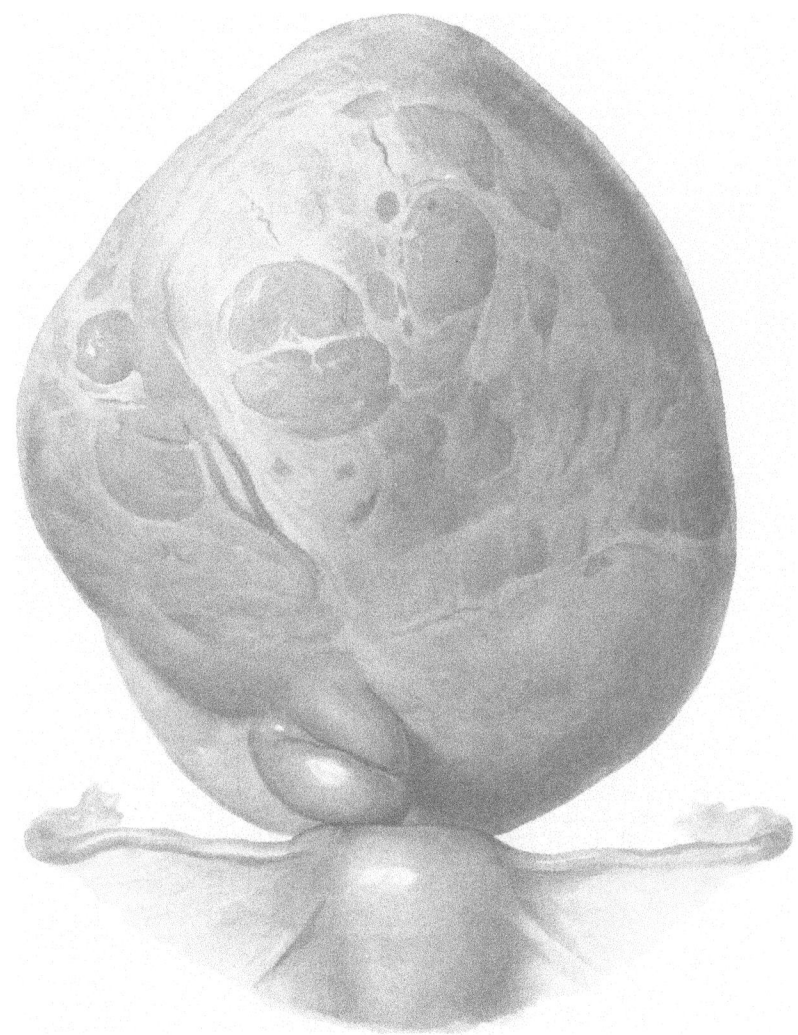

Abb. 23. Stielgedrehtes Fundusmyom. Starke blutige Durchtränkung des ganzen Myoms. Bild aus dem Besitze von Prof. Peham, Wien. (Etwa ³/₅ nat. Gr.)

mehr oder weniger derben Beschaffenheit führt. Die hyaline Verhärtung kann ausnahmsweise so bedeutend werden, daß sie makroskopisch ohne weiteres für hyalinen Knorpel zu halten ist. Diese Täuschung begegnete mir in einem Falle (Abb. 20), der einen abgegrenzten knorpelartigen Knoten von glänzend hyalin-bläulichweißen Aussehen im engsten Verein mit einem stark fibrösen, ebenfalls teils hyalinisierten Myom im Fundus uteri enthielt. Der Fall ist in so ausgesprochener Knorpelähnlichkeit gewiß sehr selten.

Gar nicht selten haben die Myome rote Farbe, die von graurosa wie in Abb. 24 bis

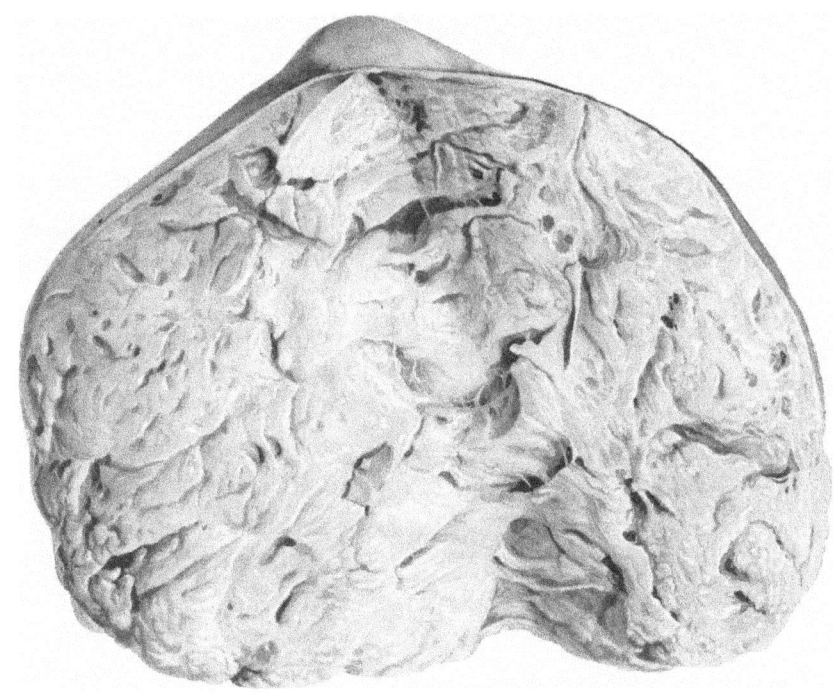

Abb. 25.

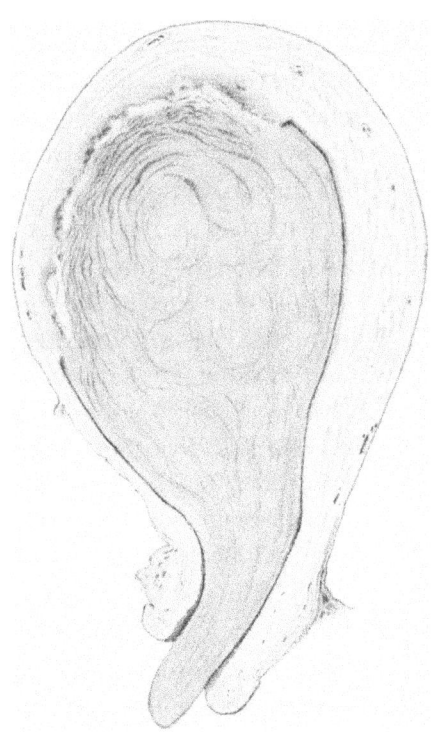   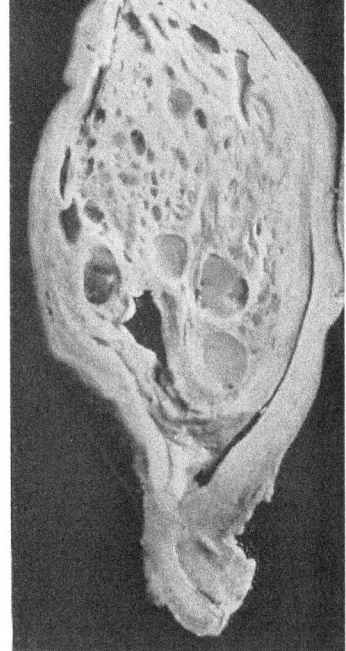

Abb. 24.   Abb. 26.

Abb. 24. Großes, mäßig derb fibröses Myoma submucosum polyposum in sog. roter Degeneration, füllt das Corpus uteri aus und hängt zum äußeren Muttermund heraus. Sagittalschnitt. An der Basis morsche gelbliche nekrotische Partie, die Vorstufe der Verkalkung. (Zeichnung von C. Ruge, etwa $^1/_2$ nat. Gr.)

Abb. 25. Ödematöses nekrotisierendes Myom mit erweichten und völlig verflüssigten Stellen. Bild aus dem Besitze von Prof. Peham, Wien. ($^1/_2$ nat. Gr.)

Abb. 26. Großes intramural submuköses Myom mit Lymphangiektasien und Erweichungsstellen im Corpus hinten und im Fundus. Die Uteruswand gedehnt, verdünnt. Sagittalschnitt. (Lichtbild, etwa $^1/_2$ nat. Gr.)

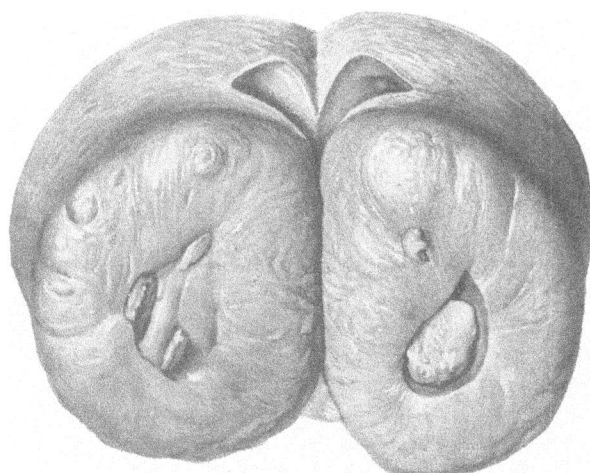

Abb. 27. Myom mit nekrotischem Sequester (Sphazelos).
Bild aus dem Besitze von Prof. Peham, Wien.
($^2/_5$ nat. Gr.)

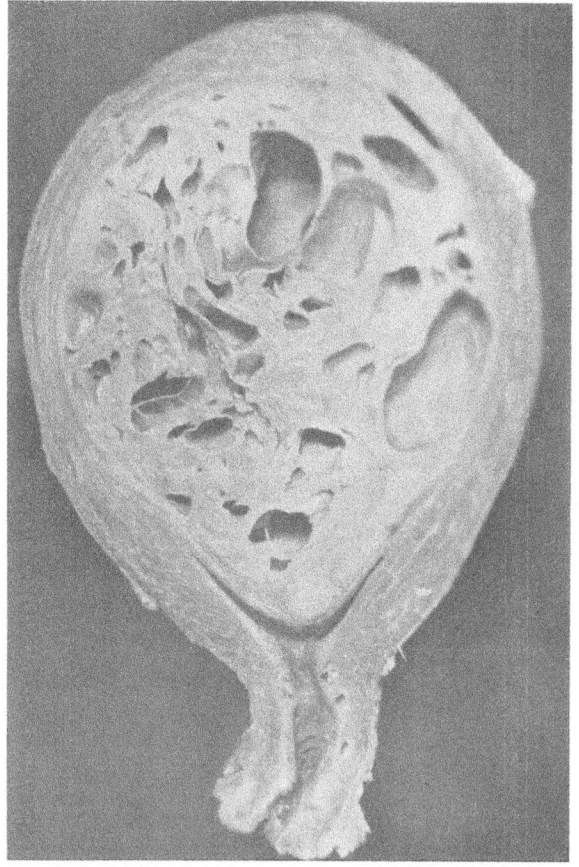

Abb. 28. Sehr großes intramural-submuköses Myom mit großen Lymphangiektasien. Die Uteruswand gedehnt, etwas verdünnt. Sagittalschnitt. (Lichtbild, etwa $^1/_3$ nat. Gr.)

zu braunrot geht. Dabei ist der Feuchtigkeitsgehalt sehr wechselnd; es handelt sich um eine Aufnahme von Blutfarbstoff nach flüssiger Durchtränkung und allmähliche Austrocknung, mit dem Ausgang in Nekrose oder seltener Gangrän. Gewöhnlich ist bereits das ganze Myom gleichmäßig durchfärbt; oder fleckweise von verschiedenen Farbtönungen. Oft wird von mehreren oder zahlreichen Myomen im Uterus nur eines befallen. Wenn eine größere Partie eines Myomes oder eine Hälfte rot ist, die andere weiß, so sind beide Teile scharf gegeneinander abgegrenzt und man geht nicht fehl in der Deutung, daß das Myom aus zwei oder mehreren Teilen entstanden ist, die ihren eigenen Kreislauf haben. Die Aufnahme von Blutfarbstoff geschieht nicht seitens des guten ernährten Myomteiles, auch wenn beide Teile mikroskopisch untrennbar verbunden scheinen, sondern es färben sich nur schlecht ernährte, im Beginn der Nekrose stehende Teile und gar nicht selten ist vorgeschrittene Nekrose schon makroskopisch am mißfarbigen, gelblichen ocker- und orangefarbenen Randschichten erkennbar, wie in Abb. 24. Hier handelt es sich ausnahmsweise um ein submukös polypöses Myom mit nekrotischer Basis, während die rote „Entartung" meist in intramuralen Myomen gefunden wird; nicht nur weil diese häufiger vorkommen, sondern auch vergleichsweise häufig. Die nekrotische Rand- oder Kapselzone ist bei den intramuralen Myomen das Vorstadium der Ausbildung einer Kalkschale, die zuweilen einen Teil oder das Myom im ganzen Umfange umgibt. —

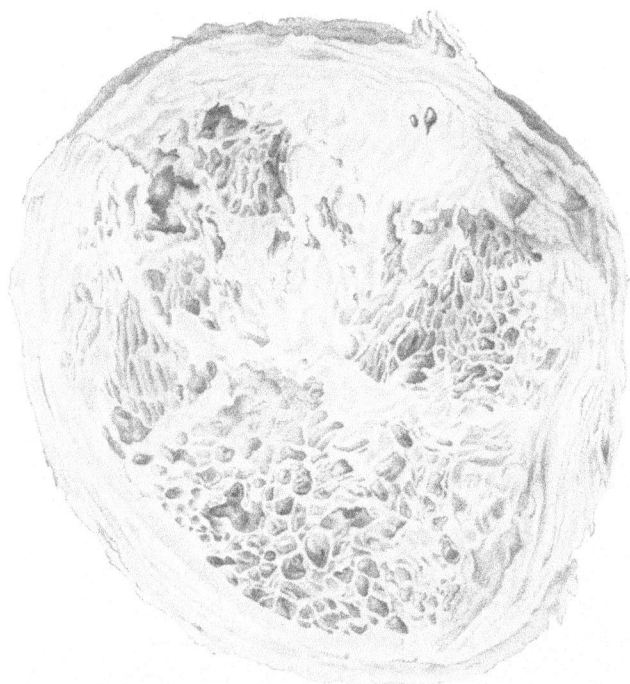

Abb. 29. Kugeliges intramurales, überall in gleicher Weise wie auf diesem Querschnitt von Lymphangiektasien durchsetztes Myom. Die dazwischen liegenden Muskelpartien etwas erweicht, die äußeren Partien konzentrisch gelagert etwas atrophisch. (Annähernd nat. Gr.)

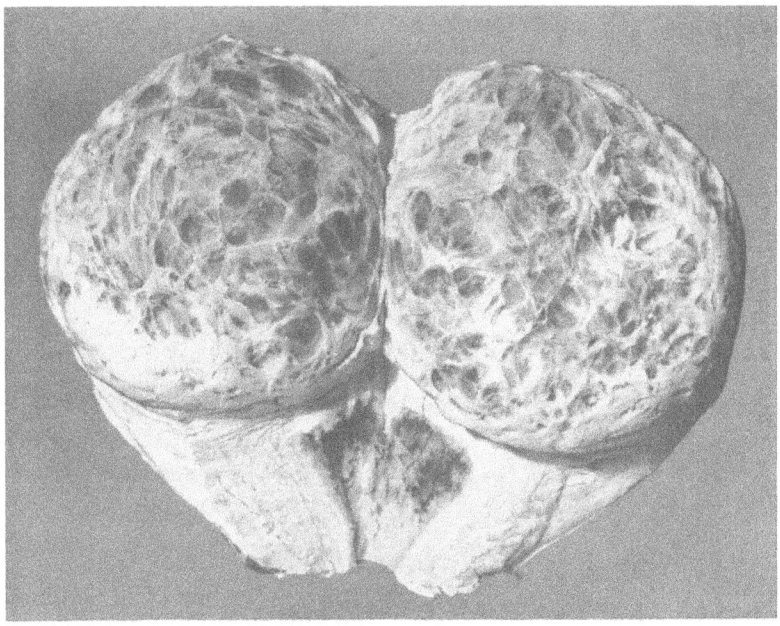

Abb. 30. Schnitt durch frisch operierten Uterus mit größtenteils erweichtem Myom im Fundus mit einigen Lymphangiektasien. (Lichtbild, etwa $^2/_3$ nat. Gr.)

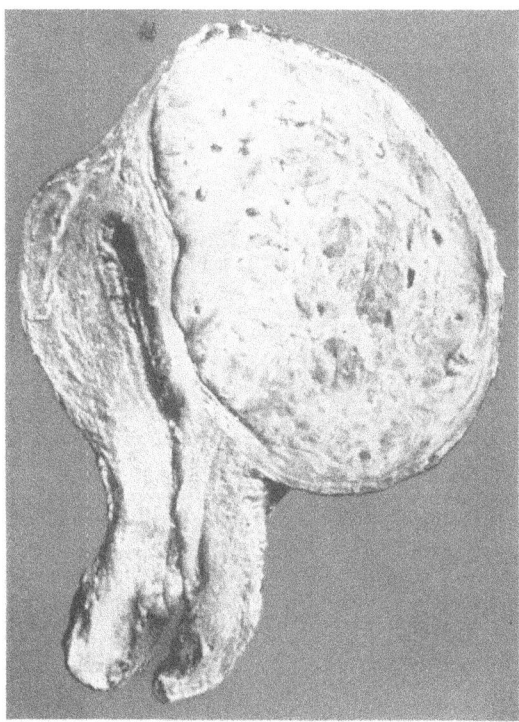

Abb. 31. Sagittalschnitt durch vorgehärteten Uterus, größtenteils derb fibrös mit einem intramural subserösen Myom, erweiterten Blutgefäßen und kleinen erweichten, nekrotischen Partien. (Lichtbild, ³/₅ nat. Gr.)

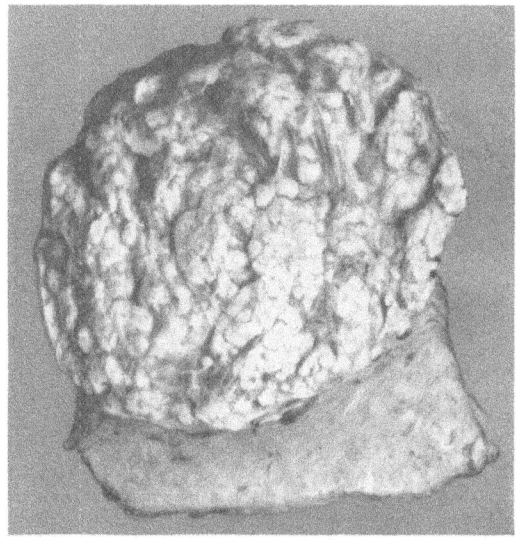

Abb. 32. In allen Teilen eines intramuralen faustgroßen Myoms gleichmäßiges Schnittbild am frischen Operationspräparat. Gewundene Stränge mäßig derben Myomgewebes werden von etwas schwächeren und ganz schmalen Spalten durchzogen, die fast völlig verflüssigtes, schleimiggallertiges Gewebe enthalten. Mehrere kleine intramurale Myome. (Lichtbild, ³/₃ nat. Gr.)

Die Bildung von Hohlräumen in Myomen hat verschiedene Bedeutung. Scharf umschriebene Höhlung mit glatter Wandung sind fast immer erweiterte Lymphräume und Lymphcysten. Solche treten vereinzelt auf oder in großer Zahl; die Größe der Lymphräume geht von mikroskopischem Umfange bis zu mehreren Zentimetern Durchmesser. Die Räume haben unregelmäßige, sphärische, aber kaum jemals regelrecht ovoide oder kuglige Form (Abb. 26, 28 und 29 und 38). Diese lymphangiektatischen Myome liegen intramural und submukös. Subseröse Tumoren dieser Art habe ich nicht gesehen; sie neigen mehr zur Austrocknung und Verhärtung. Eine so weitgehende Ausbildung von Lymphcystenbildung wie in Abb. 38 ist schon selten und die in Abb. 29 dargestellte noch mehr. Hier ist das Myomgewebe völlig zurückgetreten zwischen den Lymphcysten; aber nicht alles sind Lymphräume, sondern das Zwischengewebe erweicht und bildet dann Erweichungshöhlen, die unter Umständen nur mikroskopisch von echten Lymphräumen zu unterscheiden sind.

Die durch Erweichung und Verflüssigung des Gewebes entstehenden Räume sind gewöhnlich unregelmäßiger in der Form. Die Aufweichung des Gewebes in ihren frühen Zeiten zu erkennen ist nicht immer ganz leicht. Die faserige Struktur verschwimmt, das Gewebe sieht weicher, saftreicher aus. Obgleich „weich" ein Begriff aus dem Tastbereich ist, kann man die saftreichen Stellen aus der Assoziation zwischen Tastsinn und Auge als weich bezeichnen, wenn sie in so schmalen Zügen zwischen festerem Gewebe auftreten, daß die tastende Fingerfläche zu groß ist. — Man sieht die Erweichung erst recht in größeren Partien am Verlust der Faserzeichnung, so in Abb. 29 im oberen

Abb. 33.

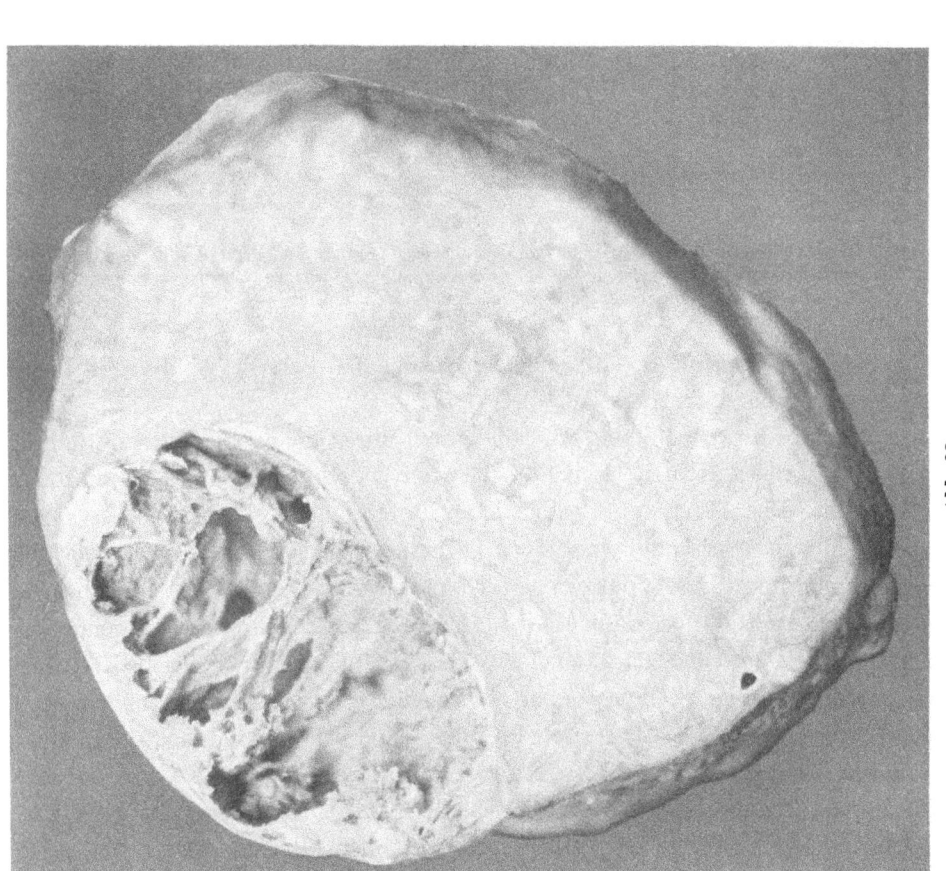

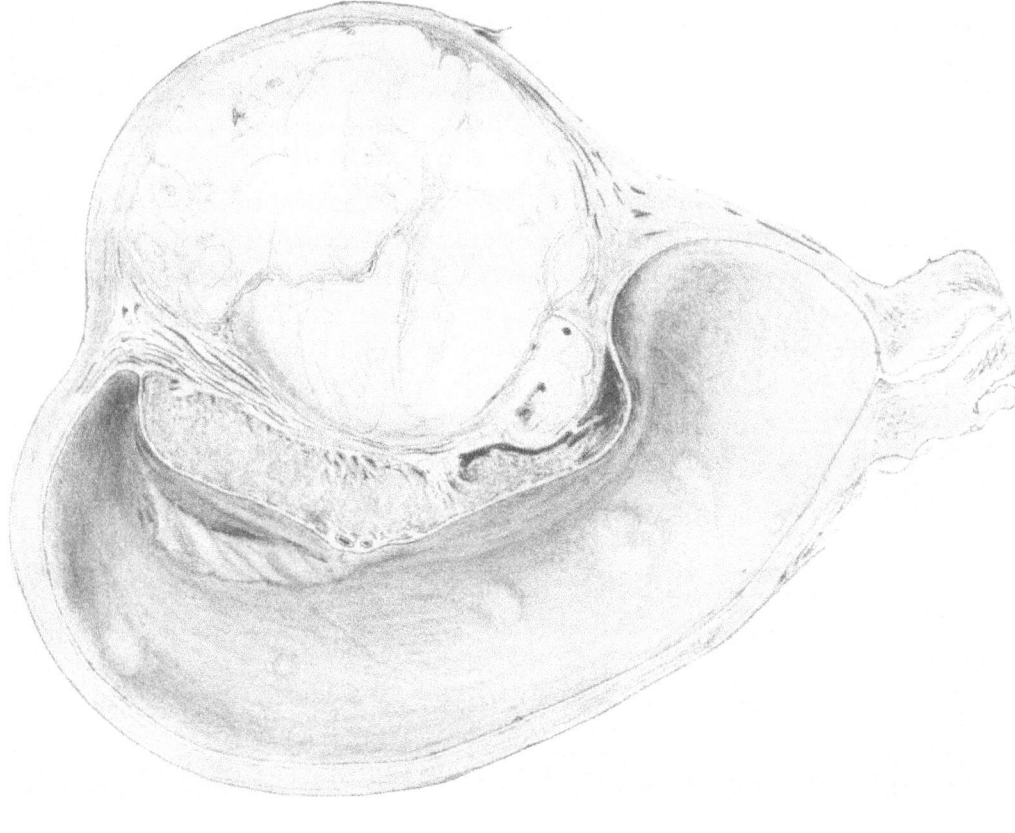

Abb. 34.

Abb. 33. Derb fibröses, kopfgroßes, subseröses Myoma corporis uteri. Auf dem Durchschnitt eine scharf begrenzte Partie erweicht. Große Zerfallshöhle mit nekrotischen Fetzen ohne wesentliche Blutung. (Lichtbild, etwa 1/2 nat. Gr.)

Abb. 34. Weiches Myom intramural unter der Placentarstelle bei Graviditas VI mens. Die Struktur ist etwas verschwommen. Der ganze Tumor saftreich mit leichter Neigung zur Verflüssigung. Die Lymphspalten und Blutgefäße in der umgebenden „Myomkapsel" leicht erweitert.

Teile des Bildes, aber auch in den kleineren Partien in Abb. 26. — Trotz einer gewissen Ähnlichkeit zwischen Abb. 29 und 30 herrschen in jener die Lymphgefäßerweiterung und in dieser (Abb. 30) die Erweichungshöhlen vor. Auf dem Schnitt durch das frische Präparat erkennt man eine nicht unbeträchtliche Spannung gegenüber der umgebenden Muskulatur, die sich sofort zurückzieht. Aus den Höhlen tritt leicht schleimige, oft ganz klare seröse Flüssigkeit aus von gelblicher Farbe. Die Erweichung eines derb fibrösen Myoms hat ihre Eigenheiten; sie kann sehr unregelmäßig auftreten mit Bildung zerstreuter Herde und kleinen Höhlen wie in Abb. 31 oder es bilden sich überall Furchen oder richtige Kanäle, denn beim Aufschneiden des frischen Präparates (Abb. 32) sind die als Furchen

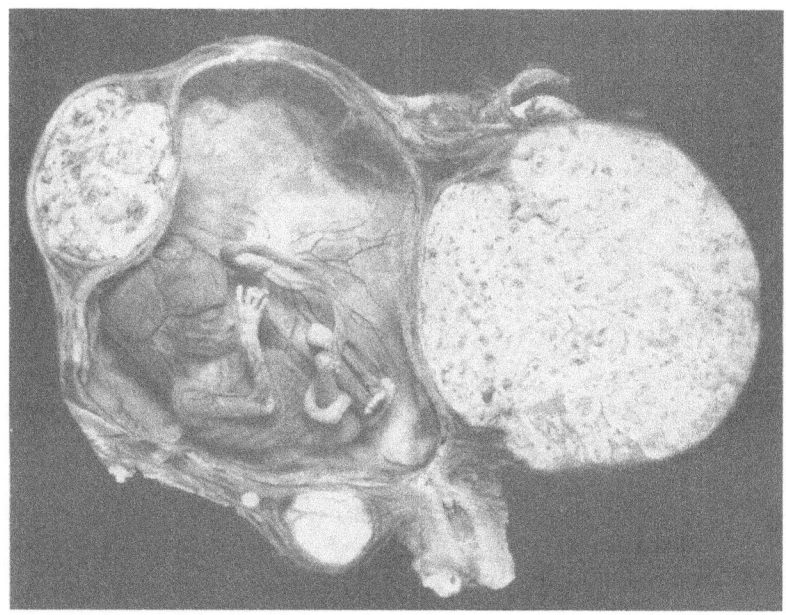

Abb. 35. Graviditas III—IV mens. Intramurale und subseröse Myome bis etwa Kindskopfgröße ziemlich derb. Die dunkleren Fleckchen in den beiden Myomen sind Erweichungsstellen. Unten im Uterus parametran kleine, fibröse, derbe Myome. Beschreibung siehe im Text. (Lichtbild, etwa $^1/_2$ nat. Gr.)

zwischen den hellen Vorsprüngen erscheinenden dunkleren Partien gefüllt mit mehr schleimiger oder mehr flüssiger Masse.

Teilweise Nekrose führt zur Bildung von Höhlen mit unregelmäßig zerfetzter Wandung (Abb. 33) und ganz großer Höhlen (Abb. 36), die öfters fälschlich als Cystomyome oder cystische Myome bezeichnet werden. Freilich kann die übrigbleibende Wand des Uterus (Abb. 36) nach völliger Verflüssigung eines Myoms ziemlich glatt sein, aber das rechtfertigt nicht die Bezeichnung mit „Cyste", darunter ein Hohlraum mit vorgebildeter Innenbekleidung (Epithel oder Endothel) verstanden wird. Die Wand der nekrotisch ausgehöhlten Myome ist wenn auch zuweilen glatt, so doch meist an unregelmäßig fleckig rötlicher Färbung und geringen Rauhigkeiten erkennbar. Aber eine Verwechslung ist dennoch möglich mit Cysten, wenn diese ihr Epithel durch Blutungen und bei Entzündung verlieren. —

Von Einfluß auf die Erweichung der Myome ist oft die Gravidität. Selbst stark fibröse Myome können sich diesem Einflusse nicht entziehen. Die beigegebene Zeichnung (Abb. 34), die Carl Ruge noch im hohen Alter angefertigt hat, zeigt das Verschwimmen der Struktur in den großen weißlichen Feldern des Myoms infolge seröser Durchtränkung. — In einem anderen Falle von Schwangerschaft (Abb. 35) sieht man kleinere derbfibröse Myome von weißlicher Farbe und zwei größere Myome gefleckt. Die fleckigen Stellen sind stark erweicht, haben auch histologisch ihre Struktur fast völlig oder ganz verloren, während die weißen Partien fibrös entartete Muskulatur zeigen.

Verjauchung von Myomen (Abb. 37) ergibt sich, wenn nicht schon am Geruch, so doch an dem sehr mißfarbigen strukturlosen erweichten fetzigen Massen, die in Abstoßung begriffen sind und schon bei Lebzeiten aus dem Uterus abgestoßen werden.

Auch trocken nekrotische Myome kommen während und nach der Geburt zur Ausstoßung und werden wegen flacher Form und Fleischfarbe mit Nachgeburtsteilen verwechselt.

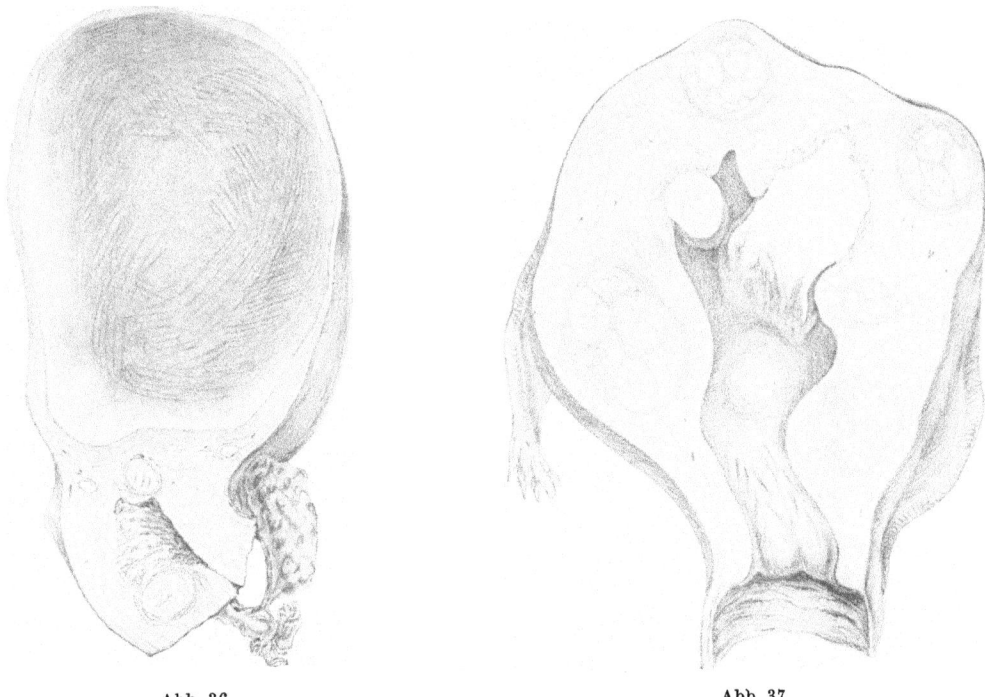

Abb. 36. Abb. 37.
Abb. 36. Sehr große nekrotische Höhle in einem Myom des Fundus. Cholesterinkrystalle im Inhalt.
Abb. 37. Intramurale und submuköse Myome, davon eines in Verjauchung.

Schließlich die **Verkalkung** der Myome kann so leicht nicht entgehen; bei Durchschneidung aller Myome eines Uterus stößt man nicht selten auf harten Widerstand im Inneren der Knoten und öfters fast in der Randzone. Durch und durch verkalkte Myome (Abb. 39) sieht man selten; sie sind nicht nur an der Härte, sondern auch auf dem Schnitte an der krümlichen Beschaffenheit zu erkennen. Die Verkalkung geht selten bis zu dem Grade von Knochenhärte. Bei längerem Liegenlassen trocknen verkalkte Myome zu harten Steinen aus. Bevorzugt werden die fibrösen Myome von subseröser Lage. Nekrotisierende Myome mit Kalkschale trifft man subserös und intramural, selten submukös. —

Da sich die verschiedenen Zustände der Rückbildung vermischen, so entstehen mannigfache Bilder, die nicht in allen Unterarten aufzuzählen sind. Immerhin kann man aus dem makroskopischen Verhalten der Myome meist ihre histologische Struktur oder die Art ihrer Abkehr von dem frischen Zustande entnehmen. —

Der Umstand, daß einzelne Myome im selben Uterus weitgehende Veränderung zeigen, die anderen frischer sind, beweist die Abhängigkeit von örtlicher Ernährungsstörung. So findet man z. B. selbst bei kleinen Myomen von Stecknadelkopfgröße einzelne in starker fibröser Entartung, während andere noch im lebhaften Wachstum stehen und überall zellreich und faserarm sind. —

Zu den makroskopisch erkennbaren Eigenschaften der Myome gehört auch die Bildung einer sogenannten Kapsel, auf die wir später noch histologisch zu sprechen kommen.

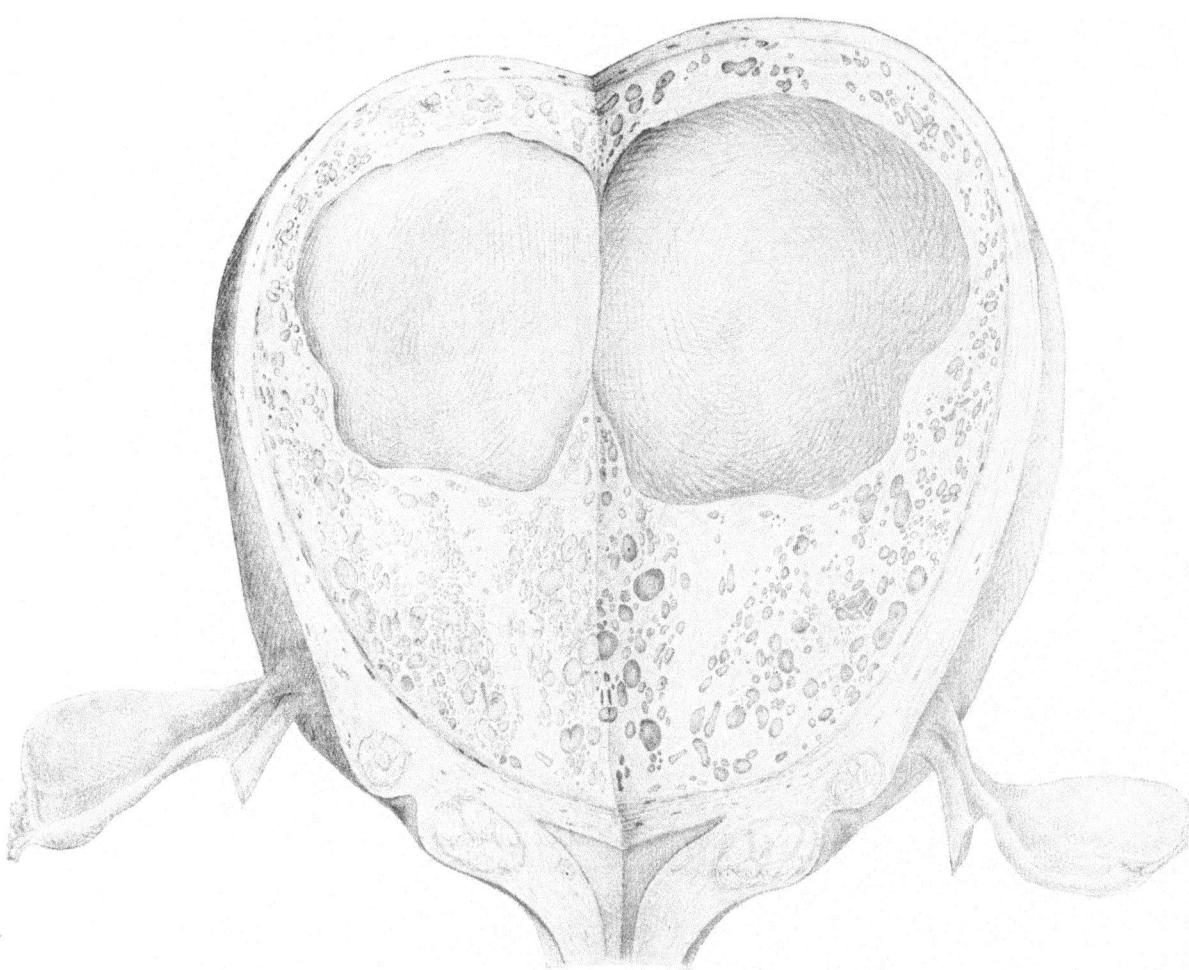

Abb. 38. Sehr großes intramurales Myom des Fundus uteri. Zahlreiche Teleangiektasien und eine erweichte Partie. Kleinere intramurale fibröse Myome im Corpus uteri.

Die Myomkapsel ist nicht, wie vielfach angenommen wird, ein für die Genese der Myome bedeutsamer Teil, sie ist weder ein unbedingtes Zubehör, noch geht von ihr weiteres Wachstum aus. Bei großen Myomen vermißt man sie nur ganz selten — ich habe nur 2 Fälle gesehen — aber kleinste Myome haben überhaupt keine Kapsel und diese bildet sich erst durch den Druck des wachsenden Myoms auf seine Umgebung, so daß letztere sich konzentrisch um den Tumor anordnet. Da auch die äußersten Tumorschichten die Folgen zentralen Wachstums in konzentrische schalenförmige Lagen gezwungen werden können, so kann die „Kapsel" zuweilen auch aus Myomgewebe und zugleich aus komprimiertem

Uterusgewebe bestehen. — Eine Myomkapsel wurde auch vermißt von C. Ruge, Cordes, Martin-Jung, Hans Saenger, Murray und Glynn. Die Kapsel kann man künstlich zu besserer Anschauung bringen (Abb. 40 und 41).

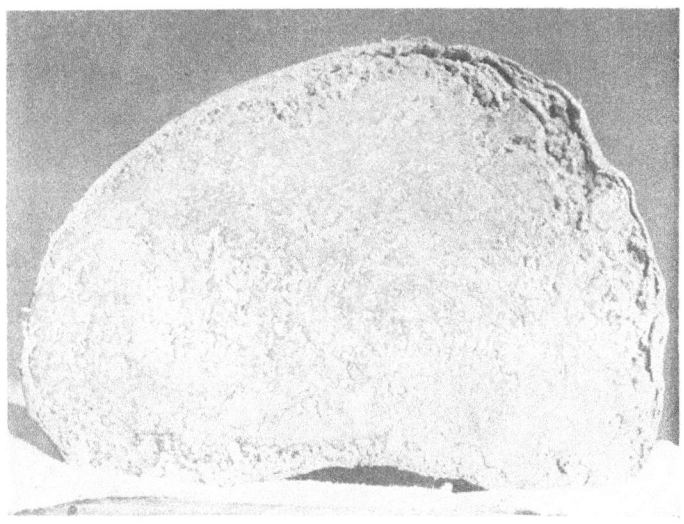

Abb. 39. Großes subseröses verkalktes Myom. Krümeliges Aussehen mit einer derberen, fast knochenharten Schale.

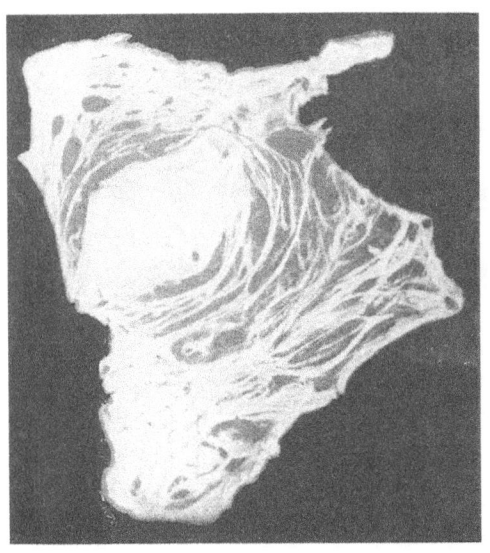 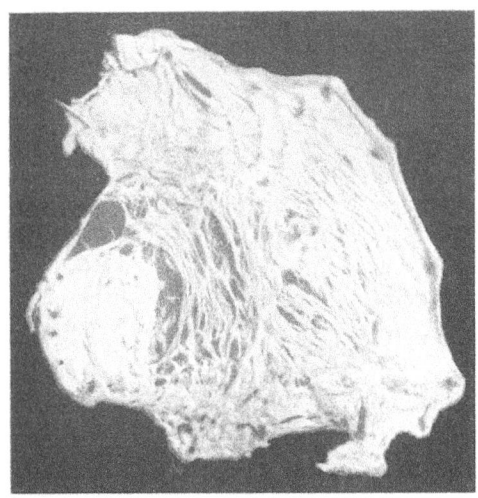

Abb. 40. Abb. 41.

Abb. 40 und 41. Künstlich aufgelockerte „Kapsel" um intramurale Myome zeigt die schalenförmige Schichtung der umgebenden Muskulatur. (Nach Gebhard.)

III. Mikroskopischer Bau.

Auch mikroskopisch fehlt es meist an einer besonderen Anordnung der Muskelbündel, welche etwa auf verschiedene Arten der Myomentstehung hinweisen könnten. Maßgebend für die Struktur ist im geringen Grade der Gefäßverlauf; nach Orloff sollten die Muskelbündel sich in kleinen Myomen entweder radiär um das Zentrum oder fächerförmig von ihrem Gefäßstiel aus verbreiten. Die radiäre Anordnung ist entgegen Heimans Meinung selten und kommt auch in größeren Myomknollen vor. Gebhard beschreibt ein

Abb. 42. Struktur eines Myomes nach Art des Loofahschwammes nach Gebhard bei querer Durchschneidung lockerer Myombündel. (Lichtbild, bei mittlerer Vergrößerung.)

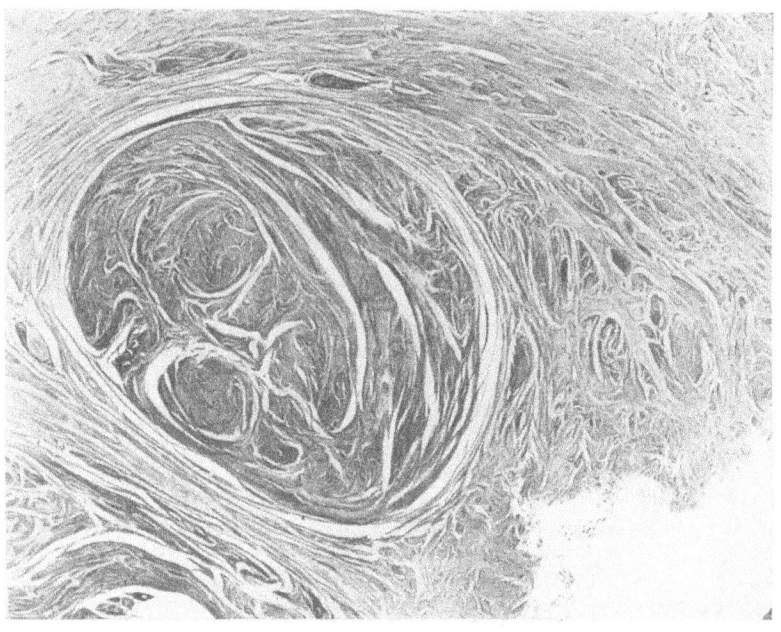

Abb. 43. Wirbelartige Durchflechtung der Muskelbündel in einem kleinem Myom von etwa 4 × 5 mm Durchmesser. Man erkennt die konzentrische, kapselartige Verdrängung. Beachtenswert sind auch die im weiteren Umkreise des Myoms erkennbaren teils hyperplastischen Stränge, teils scheinbar kleine Myomanlagen, die zum Teil bereits in den Bereich des Myomdruckes seitens des größeren Knotens fallen und bei seinem weiterem Wachstum in den Kapselbereich einbezogen werden können. (Mikrophoto, mäßige, etwa 12fache Lupenvergrößerung.)

Flechtwerk in der Art eines „Loofah-Schwammes" (Abb. 42). Solche Bilder entstehen nur bei Quer- und Schrägschnitten durch Myombündel. Nach Untersuchung von über hundert kleinen Myomen kann ich nur sagen, daß man keinerlei Anordnung typisch für den Beginn nennen kann, außer der bald einsetzenden Durchflechtung der Bündel in verschiedenen Richtungen des Raumes (Abb. 43).

Die größeren Blutgefäße der Myome verlaufen in den Bindegewebssepten, zwischen den einzelnen Knollen und senden in diese hinein kleinere Äste oder Capillare. Die Tumoren sind relativ schwach vascularisiert, besonders arm an größeren Gefäßen sind die reineren Myome. Die fibrösen Myome haben mehr Gefäße (Borst). Man kann sagen, die gefäßreichen Myome produzieren mehr fibröses Gewebe, und zwar hauptsächlich perivasculär, so daß die Gefäße außerdem hierdurch mehr in die Augen fallen. Wenn man neben den kleineren Gefäßen die Muskelzüge oft parallel angeordnet sieht, so scheint es, daß der Gefäßverlauf und die Muskelzüge sich gegenseitig in ihrer Richtung beeinflussen; aber einseitig ist diese Bildung nicht zu verstehen. Erst Gefäßbildung und dann perivasale Myombildung in allen Teilen der Geschwulst ist ein Unding.

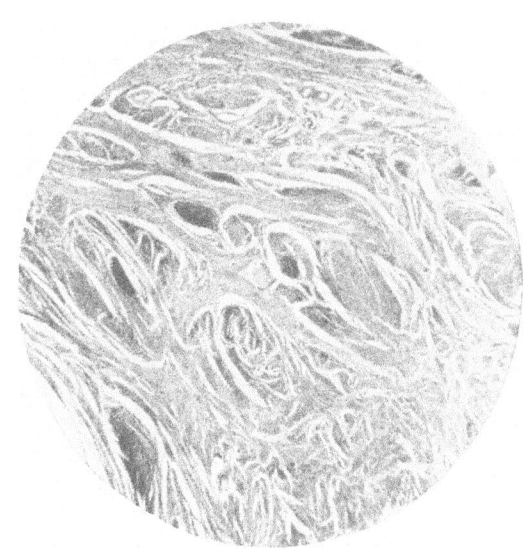

Abb. 44. Von demselben Falle (Abb. 43). Kapsel des Myoms (in der linken unteren Ecke) in der Umgebung Knötchen und Stränge mit sehr dichten Kernen und wenig Fibrillen nach Art frischer Hyperplasie der Muskulatur und der Myombildung. (Lichtbild, schwacher Vergrößerung.)

Roesger fand in kleineren Myomen die Gefäße in der Peripherie zahlreicher als im Zentrum; es fehlt nach diesem Autor die Adventitia, die Myomfaserzüge liegen direkt der Media an. Kleinste mikroskopische Myome enthalten überhaupt keine größeren Gefäße, auch die etwas größeren, stecknadelkopfgroßen enthalten kaum jemals Gefäße von nennenswertem Kaliber. Die kleineren Gefäße haben aber auch sonst keine Adventitia, so daß hierin nichts Bemerkenswertes gefunden werden kann. Orloff hebt jedoch nachdrücklich eine Adventitia in erbsengroßen Myomen hervor; das sind zweifellos nur Ausnahmefälle. Auch Kleinwächter sah ebenso wie ich in kleineren Myomen nur selten größere Gefäße. Größere zentrale Arterien in kleinen Myomen beschreibt Gottschalk; ich habe solche annähernd zentral gelegenen Gefäße auch wiederholt in etwa erbsengroßen Myomen gesehen, jedoch ist das Kaliber derselben und ihrer Wandstärke unbedeutend; wenn Gottschalk sie größer sah, so ist das wohl nur relativ zu nehmen, und zwar im Verhältnis zur Größe der Myome, nicht aber im Verhältnis zu den Gefäßen der Uterusmuskulatur.

Stern fand ein Myomknötchen $0,7 \times 1,0$ mm, in dem die Muskulatur konzentrisch um ein fast zentral gelegenes Gefäß geschichtet war. Die Gefäßwand ging ohne scharfe Abgrenzung in die Myomzellen über. — Dieser Zustand ist gewiß selten. Meist sind die Gefäße scharf getrennt vom Myomparenchym.

Nach Gefäßinjektion und Röntgenaufnahmen behauptet Sampson, die Arterien in Myomen seien sehr zahlreich, die Venen sehr gering oder garnicht vorhanden, so daß das arterielle Blut erst außerhalb des Myoms in die Venen gelange. — Die Gefäße spielen in den histogenetischen Hypothesen (s. d.) eine Rolle und haben daher eine übertriebene Beachtung gefunden. Die von den Autoren beschriebenen „Kleinen Myome" sind jedoch viel zu groß für solche Betrachtungen.

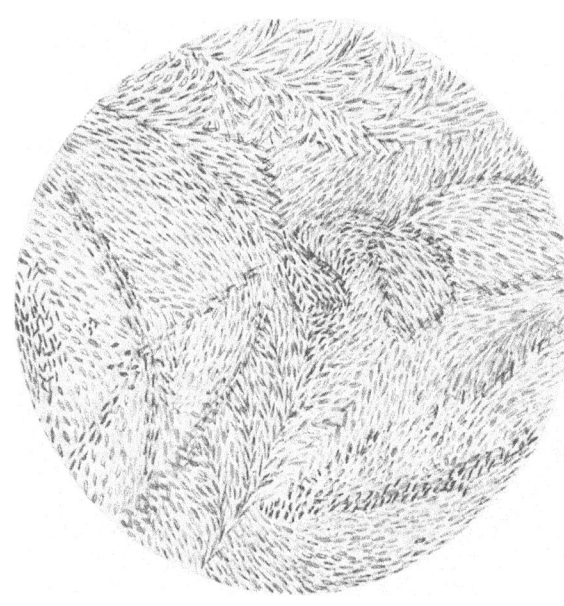

Abb. 45. Myomfaserung in gekreuzten Bündeln. (Leitz Obj. 3, Okul. 4.)

Die mikroskopischen Anfänge der Myome haben nichts mit Gefäßen zu tun; die Gefäße werden erst von mehreren sich miteinander verbindenden Myomknötchen, d. h. kleinen Haufen oder Bündeln wuchernder Muskelzellen sekundär eingeschlossen (Abb. 43 und 44), so daß Zahl und Kaliber der Gefäße in den sog. kleinen Myomen histogenetisch belanglos sind. — Aber auch in stecknadelkopfgroßen und selbst in erbsengroßen Myomen sind die Gefäße noch sehr wechselnd an Kaliber, jedenfalls nur selten wirklich zentral. Der Einschluß in die Gefäße der kleinsten Myome geschieht zum Teil ebenso passiv wie der Einschluß von Bindegewebe und selbst von nicht wuchernder Uterusmuskulatur. Die Angaben der Autoren sind so verschieden, weil sie Myome klein nennen, die ich schon groß nenne. Auch Gebhard fand die zentralen Arterien nicht konstant und glaubt, daß ihre Adventitia in den Myomen zugrunde gehe, während Roesger, Gottschalk die Adventitia der Verlaufsrichtung der „Kernarterie" folgend an der Geschwulstbildung sich beteiligen lassen. Endothelwucherungen an Gefäßen sind in kleinen Myomen unbedeutend; die von Gottschalk in kleinen Myomen beschriebene Obliteration der Arterien beruht meines Erachtens auf einer durch zu dicke Schnitte hervorgerufenen Täuschung. Einen nennenswerten Unterschied zwischen den Gefäßen in den kleinen Myomen und denen in ihrer Umgebung habe ich nicht finden können, nur sind sie geringer an Menge, wie auch Sampson durch Injektionen bestätigt. — Vor allem hebe ich hervor, daß es mir nicht gelungen ist die Muskelbildung der Myomgefäße aus den Myomzellen selber hervorgehen zu sehen. Die Gefäßwände entstehen wenn nicht immer, so doch so gut wie immer aus altem Gefäßbestande.

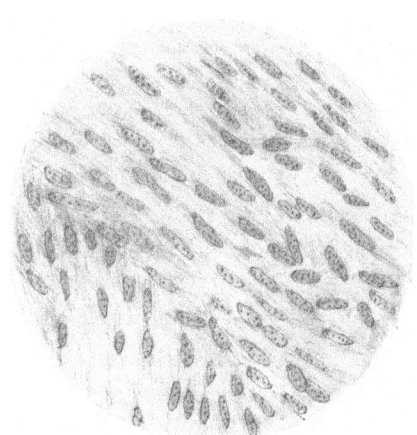

Abb. 46. Deutliche Fibrillen der Myomzellen (Myoglia) eines Myoms. (Uterus gravidus.) (Leitz Obj. 5, Ok. 4.)

Allan und Corson fanden Hyperplasie der Elastica und des fibrösen Gewebes an den Gefäßen. Die Lymphbahnen sind neuerdings von Polano untersucht worden; bei solitären Myomen gehen die Lymphbahnen mit den Blutgefäßen durch einen einzigen Stiel, bei multiplen Myomen fand er stets den Lymphabschluß durch vielfache Bindegewebsbrücken an der Peripherie, doch kommt das gleiche auch an solitären Myomen zur Beobachtung. In den zarten Verbindungen zwischen Myom und Kapsel fand er außerdem öfter ein feinstes Kanalsystem abführender Lymphcapillare. Die konzentrischen Lymphbahnen bilden makroskopisch betrachtet eine Art „Sinus" um die Myome herum. Die kleineren Myome strahlen nach allen Seiten hin Lymphbahnen aus. — Es würde sehr wesentlich sein, bei lymphangiektatischen und bei den serös durchtränkten und erweichten Myomen festzustellen, wie bei ihnen die abführenden Lymphwege funktionieren (s. w. u.). — Nur die größeren Lymphbahnen in den bindegewebigen Septen tragen Endothel und verlaufen nahe den Gefäßen, ohne daß es zu einer perivasculären Umscheidung käme. Perithelien gibt es hier so wenig, wie überhaupt im weiblichen Genitale (Polano). — Dem ist nur hinzuzufügen, daß zwischen den einzelnen Faserbündeln meist reichlich Lymphspalten zu finden sind. Lymphendothelwucherungen geringen Grades sind häufig, man findet dieselbe auch außerhalb der Myome.

Der Verlauf der Muskelbündel ist auch bei mikroskopischer Betrachtung (S-förmig sagt Becher) stark verschlungen und gewunden, ihre Windungen unterscheiden sich von denen des Bindegewebes meist sehr deutlich; die Fasern der Binde-

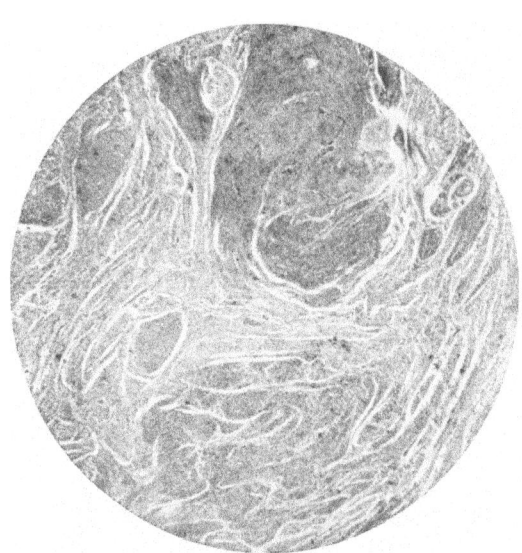

Abb. 47. In einem Uterus mit einzelnen größeren und vielen kleinen und mikroskopisch kleinsten Myomen grenzen sich teils einige kleine Myombezirke ab, die ihrerseits bereits zu größeren makroskopisch sichtbaren Knötchen zusammenfließen (unten im Bilde) oder bereits verschmolzen sind (der größere obere Knoten) oder noch vereinzelt stehen. Man beachte die Gefäße in Nachbarschaft des größeren Knotens und ihre Aussicht bald in die Wucherung einbezogen zu werden.
(Lichtbild, Lupenvergrößerung.)

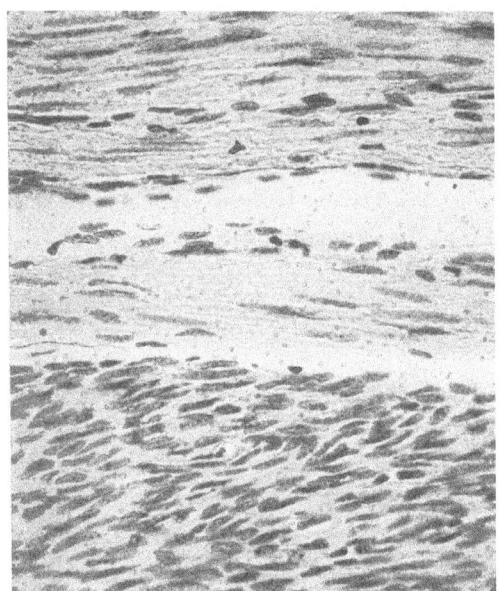

Abb. 48. Grenze eines solchen zelldichten Bündels aus Abb. 47 an der Längsseite gegen die faserreiche gewöhnliche Uterusmuskulatur. (Lichtbild, stärkere Vergrößerung.)

gewebszüge verlaufen mehr parallel untereinander und die Züge als Ganzes verlaufen unter Bildung kurzer Wellen längere Strecken in einer Ebene. Die Muskelzüge haben weniger

Windungen, aber sie biegen plötzlich aus einer Ebene in eine andere, um unter starker Beugung oder Knickung, so daß man sie schwer verfolgen kann und unmittelbar längs-, quer- und schräggetroffene Bündel durcheinander findet. Nur die oben erwähnten radiären Bündel der knolligen Myome und der ihnen scheinbar nahestehenden Myome mit Windungen zeigen eine gewisse Regelmäßigkeit der Anordnung; selten sind auch mikroskopisch kleine Abteilungen durch schmale Bindegewebsscheiden abgegrenzt. Im allgemeinen herrscht aber keine Regelmäßigkeit. — Dünne Bündel radiärer längsverlaufender Muskelfasern wechseln ab mit quergetroffenen, ebenso schmalen Zügen. Das Zentrum der etwas größeren Knoten ist meist bereits reicher an faserigem Bindegewebe.

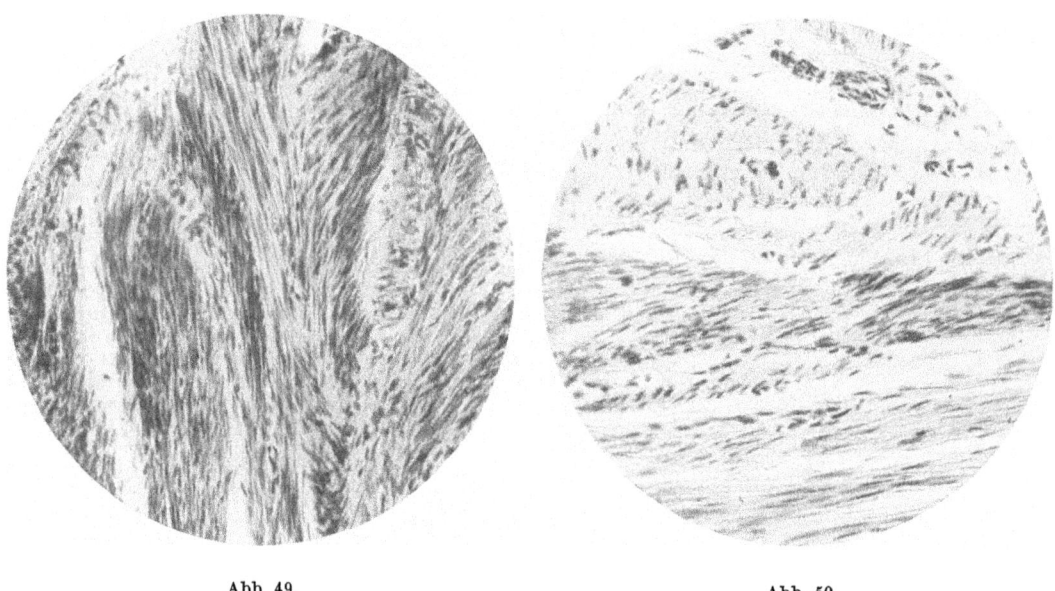

Abb. 49.   Abb. 50.

Die kleinen Myome bestehen öfters aus einer Anzahl kleiner Knötchen und in diesen sollen die Muskelbündel nach einem keineswegs immer zentralgelegenen Punkte konvergieren, an welchem häufig ein Lymphgefäß oder auch nur eine dichtere Anhäufung von Muskelkernen zu beobachten sei. Diese Angaben stehen oft unter dem Einfluß der vorurteiligen Gefäßgenese.

Das interfaszikuläre Bindegewebe ist in den reineren Myomen zart, nur mäßig zellreich und sendet ein feines Fibrillennetz zwischen die Muskelzellen, zu dessen Nachweis man nach Ribbert die von ihm modifizierte Mallorysche Färbung benutzt; die van Giesonsche Färbung oder die Eisenhämatoxylin-Säurefuchsin-Pikrinsäure-Färbung nach Weigert geben ebenfalls gute Differenzfarben. Mallory-Färbung ist ausgezeichnet. Die Kerne des Bindegewebes sind oval oder spindelig, die Zellen selbst meist sehr langspindelig. Nach längerem Bestande wird das Bindegewebe, wie schon erwähnt, mehr narbig, es verliert an Kernzahl, die Interzellularsubstanz wird streifig.

Die Angaben über Elastin schwanken sehr; die meisten Autoren urteilen nach wenigen Untersuchungen. Jores fand ebenso wie ich Elastin an den Gefäßen und zwischen den Muskelbündeln; eine Vermehrung gegenüber der Umgebung (Jores) ist jedoch nur die Ausnahme. E. Schwarz vermißte Elastin in Myomen vollkommen. — Es kommt eben auf die Art der Myome an, wie ich schon früher angegeben habe. Kleine Myome und auch große zellreiche faserarme Myome enthalten kein Elastin; kleinste Myome haben niemals Elastingehalt, wie mir Stern bestätigt. In nicht fibrös degenerierenden lebensfrischen Myomen bis zu Erbsengröße habe ich niemals Elastin gefunden. Nur mit dieser

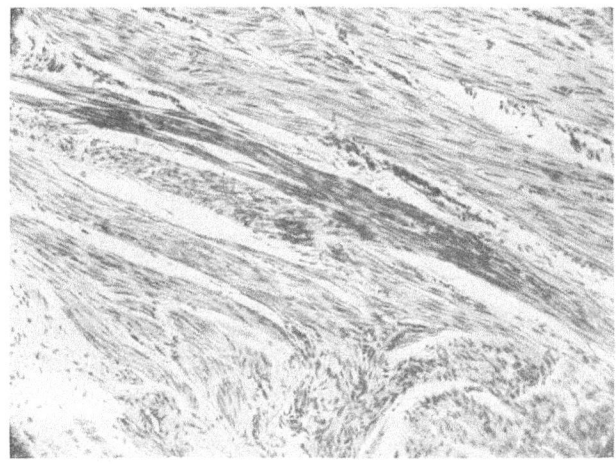

Abb. 51a.

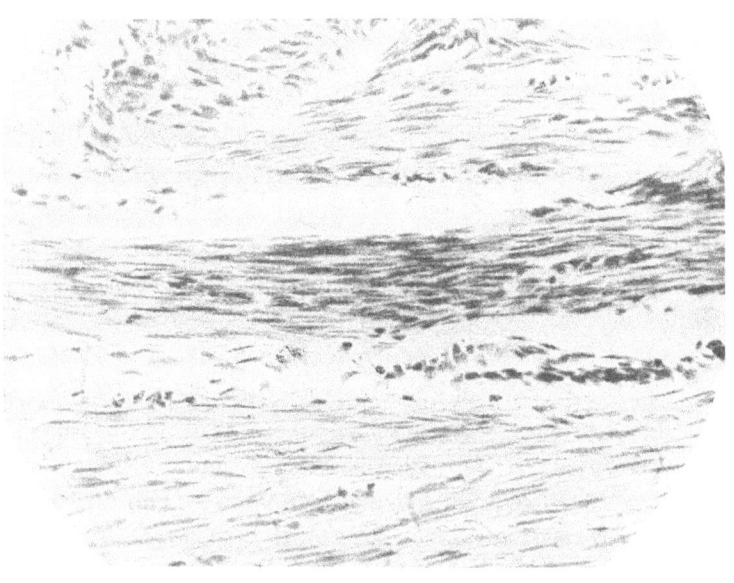

Abb. 51b.

Abb. 49, 50, 51a und b. Einzelne zelldichtere, wuchernde Muskelbündel noch nicht scharf abgesondert gegen die übrige Muskulatur, von demselben Falle wie Abb. 47 und 48. (Lichtbild, stärkere Vergrößerung.)

Einschränkung kann man Ungers Behauptung hinnehmen, daß elastische Gewebe regelmäßig zum Myome gehöre; ein „unentbehrlicher Bestandteil" ist es also nicht. — Reichlich und auffallend reichliches Elastin findet man mit steigendem Fibrillengehalt überhaupt besonders in den knolligen Myomen, sowohl außerhalb der einzelnen Wirbel als auch in diesen. In einem über kindskopfgroßen Myom fand ich außerordentlichen Elastinreichtum; in solchen Fällen handelt es sich jedoch um regressive Vorgänge (Abb. 44). Das

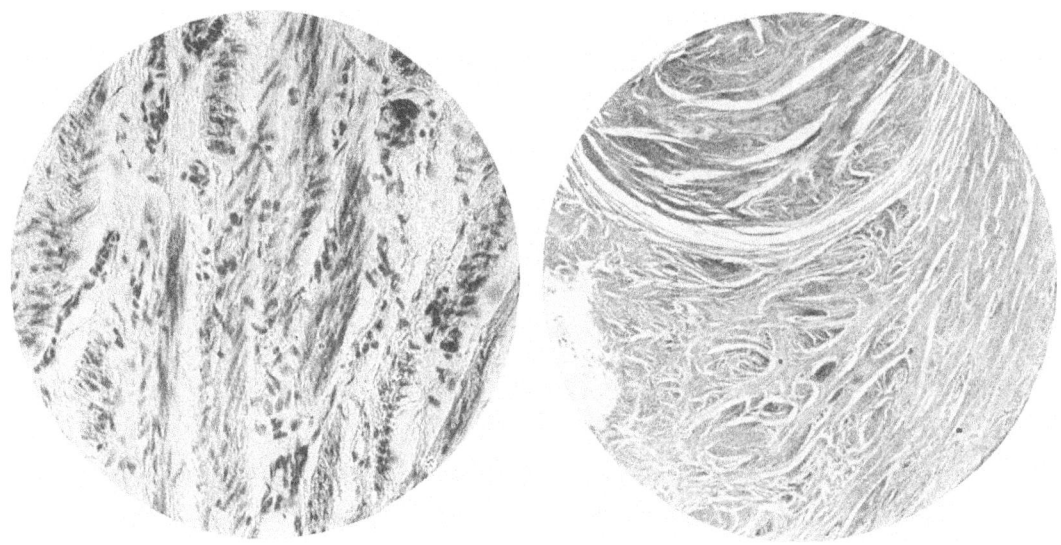

Abb. 52.   Abb. 53.

Abb. 52. Noch kleinere Anhäufungen solcher Zellen wie in Abb. 51a inmitten der normalen Muskulatur. (Lichtbild, stärkere Vergrößerung.)

Abb. 53 veranschaulicht die Möglichkeit der Entstehung von Myomen ähnlich wie in Abb. 47, aus zahlreichen Einzelknoten; auch unten im Bilde nahe unter und über den beiden Gefäßen sieht man kleinste Myombündel, durch deren weiteres Wachstum jene passiv eingeschlossen werden können. (Lichtbild, schwache Vergrößerung.)

Elastin kann nämlich hyalin degenerieren, was dem mikroskopischen Bilde ein eigenartig gestreiftes Aussehen verleiht. — Der starke Elastingehalt einzelner Myome hat Allan und Corson verleitet von Elastomen zu sprechen, obgleich es sich nur um regressive Myome handelt. Nach Faber geht das elastische Gewebe früh zugrunde, außer von der Elastica interna der Gefäße. Dagegen behauptet Unger, es erhalte sich bei Degenerationszuständen am längsten; nur bei Ödem fehle es meistens, was zweifellos zutrifft. Eine Vermehrung der Elastica im Uterus außerhalb der Myome (Faber) hat offenbar nichts mit der Myombildung zu tun. —

Die Muskelzellen in den Myombündeln (Abb. 45) sind ziemlich gradlinig dicht nebeneinander gelagert, doch so, daß ihre zugespitzten Enden allseitig zwischen den Ausläufern anderer Muskelzellen liegen. Im reinen Myom, besonders in jungen Myomen liegen die Zellen viel dichter als in der normalen Muskulatur und ihre Kerne nehmen eine intensivere Färbung an von den meisten sauren Anilinfarben (Abb. 48, 49, 50 und 51). Die Zellen sind lang und schmal, auf dem Querschnitt erscheinen die Bündel in polygonalen Feldern geordnet. Häufig sind die Zelleiber größer als die der normalen Muskulatur; nach Hertz 0,045—0,48. Hertz beschreibt auch Spaltungen an den Zellenden in zwei oder mehrere Äste und seitliche Fortsätze, unter welchen jedenfalls die Myogliafibrillen zu verstehen sind. Das Protoplasma ist sehr fein längsgestreift, zuweilen mehr homogen.

Die dichtere Lagerung und stärkere Färbbarkeit der Myomzellen ermöglichen es auch kleinste mikroskopische Myome ausfindig zu machen; jedoch gibt es keine spezifischen Reaktionen, vielmehr ist das beginnende Myom von der hyperplastischen Muskulatur nur aus allen Übergangstadien kleiner deutlich abgegrenzter Myomknötchen zu benachbarten kleineren Zellhaufen zu entnehmen, besonders wenn keine diffuse Hypertrophie der Uteruswand vorhanden ist. — In den Abb. 47 bis 55 ist die Bildung kleiner zelldichter

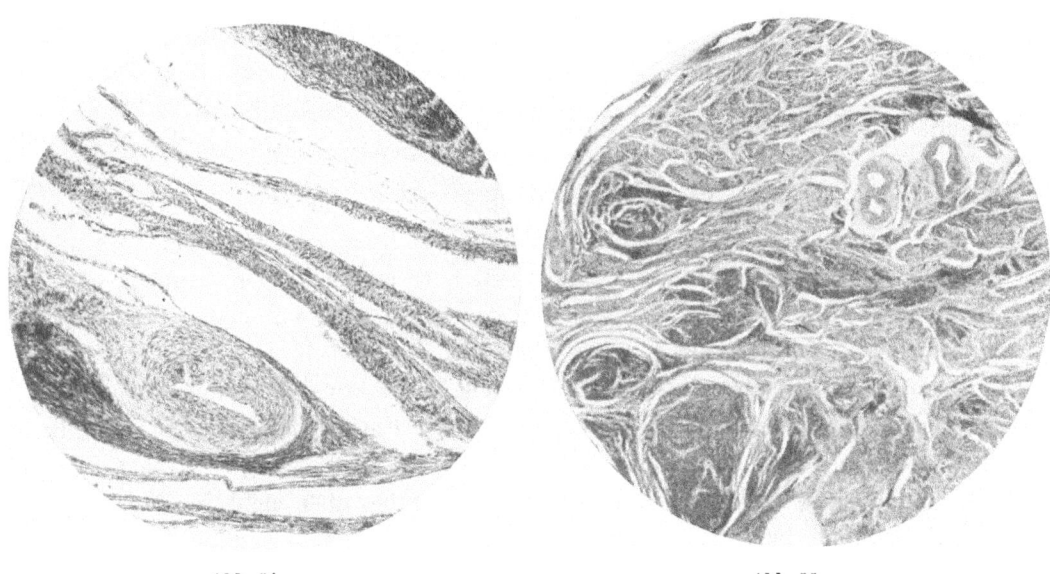

Abb. 54.   Abb. 55.

Abb. 54. Auch in diesem Bilde neigt die Umgebung eines größeren Gefäßes zur lebhaften Zellneubildung unweit der Kapsel eines kleinen Myomes rechts oben. Die künstliche Lockerung der Kaspel täuscht erweiterte Lymphräume vor.
Abb. 55. Entstehung der Myome aus vielen Knoten und nachbarliche Beziehung zur nächsten Umgebung von Gefäßen, aber ohne Beziehung zur Muskulatur der Gefäßwand. (Lichtbild, schwache Vergrößerung.)

Muskelstreifen unverkennbar. In dem an kleinen und kleinsten Myomen reichen Uterus findet man alle Abstufungen einzelner kleinster im Zusammenhange mit den normalen Muskelbündeln stehende Zellstränge mit eng gestellten chromatinreichen Kernen und wenig Fasern bis zu den breiteren Massen, die sich bereits zu Myomen zusammenballen oder geballt sind. Die zelldichten Stränge grenzen sich an ihren Längsseiten schon frühzeitig scharf ab (Abb. 48), jedoch an den Schmalseiten laufen die Bündel (Abb. 49, 50, 51) oftmals in die normalen Muskelbündel über, aus deren Verlauf sie sich erst allmählich durch Wachstum im Querdurchmesser der wuchernden Längsbündel abheben wie in Abb. 47. — Die verdickten Bündel nähern sich unter Verdrängung und Schwund der unbeteiligten Muskelzwischenwände (Abb. 47) und werden zu „Konglomeraten", die sich nicht nur zusammenballen, sondern bald vereinigen, indem die Bündel sich in weiterer Wucherung verhaken. Es ist in mehreren Uteri dieser Art stets auffällig, daß in der Umgebung von größeren Gefäßen die Zellwucherung mit Vorliebe einsetzt, aber nicht zuerst in der Gefäßwand — solches habe ich nie gesehen — sondern zunächst in der näheren Umgebung, stets scheinbar durch Lymphbahnen von der Gefäßwand getrennt. Offenbar ein Zeichen der günstigeren Ernährung und vielleicht auch von Reserve-Depots besonders jugendlicher Zellen. — Solche Zellwucherung in der Umgebung der Gefäße, wie man besonders in Abb. 54, aber auch in Abb. 47 und 55 in ziemlicher Nähe kleiner Myome sehen kann, geraten bei weiterem Wachstum, wie aus der Vergleichung vieler derartiger Präparate augenscheinlich wird, leicht zur Vereinigung unter sich und mit den bereits verschmolzenen Haufen oder bereits stärker gewucherten Einzelknoten und so können dickwandige Gefäße ohne ihr Zutun sowohl in den Kapselteil als auch gelegentlich inmitten des Myoms zu liegen kommen und obgleich gänzlich unschuldig in den Verdacht kommen, daß es die Muskulatur der Gefäßwand sei, aus denen das Myom entstehe. — Man sieht zugleich, wie vorsichtig der Titel „kleine Myome" bei solchen genetischen Betrachtungen zu verleihen ist. — Von den großen Gefäßen verzweigen sich kleinere und kleinste in die wachsenden Myomteile. Die Capillarendothelien liegen der Muskelwucherung scheinbar dicht an. Sobald die Gefäße etwas stärker werden, sondern sie sich von dem Myom durch Bindegewebe ab.

Die durch stärkeres Wachstum erklärbare Neigung zur schnellen Abgrenzung der Myomknötchen vom übrigen Gewebe erleichtert die Diagnose. Man findet sie in myomatösen Uteri zuweilen in größerer Zahl meist aber nur in kleinen Gruppen oder ganz solitär, sowohl intramural, als auch subserös, dagegen seltener submukös. Als zuverlässigstes Färbemittel empfiehlt sich für diese Untersuchungen die Weigertsche Hämatoxylin-Eisenchlorid-Salzsäure-Mischung und Entfärbung mit Pikrinsäurelösung. Santi hat für den gleichen Zweck Thioninfärbung angewandt und Entfärbung mit 90%igen Alkohol. — Die besonderen Beziehungen der stärker gefärbten Zellhaufen zu den Capillaren, welche Santi angibt, sprechen für hyperplastische Wucherung, aber nicht für Myom. Stern empfiehlt Elastinfärbung zum Aufsuchen kleiner Myome.

Die Kerne sind zunächst kürzer, später in ausgereiften Myomzellen meist länger als die der normalen Muskulatur, sie sind ziemlich gleichmäßig lang, an den Enden etwas abgestumpft oder abgerundet; man nennt sie deshalb auch wohl stäbchenförmig, eine Bezeichnung, welche jedenfalls nur für die geringste Zahl der Kerne zutreffend ist. Viel häufiger sind sie im Ruhezustande spindelförmig gerade getreckt, häufig aber spiralig gedreht von $1/2$—2 Drehungen um die Längsachse, oder auch etwas wellig. Sie enthalten meist zwei, auch wohl ein oder drei Kernkörperchen und ein Fasergerüst. Die Kernhülle ist stark gefärbt. Die manchmal halbmondförmigen Querschnitte der Kerne erklären sich durch die spiralige Drehung. Die Muskelzellen kann man nach den obigen Angaben sehr wohl von Bindegewebszellen unterscheiden, in erster Linie hilft jedoch hierbei die Anordnung in Bündeln; wenn manche Autoren glauben, einzelne Zellen rekognoszieren zu können, so beruht das nicht in größerer Erfahrung, sondern im Gegenteil. Ob die spiralige Drehung ein sicherer Beweis für Muskelkerne ist, darf man zur Zeit noch nicht behaupten. Über die Kernteilung ist bei gewöhnlichen, nicht malignen Myomen wenig bekannt; Gottschalk beschreibt Mitosen an drei Stellen des Kernes und direkte Zellteilung; diese Angaben bedürfen jedoch einer Bestätigung, vielmehr kann man annehmen, daß die direkte Teilung auf Kernzerfall beruht. Gehäufte Kernteilungsfiguren sind nur bei schnell wachsenden Myomen zu finden, meist Myosarkomen. Gewisse Unregelmäßigkeiten der Kernbildung kommen auch in einfachen nicht malignen Myomen vor, aber nur immer an einzelnen Zellen, nicht in größeren Partien wie beim Sarkom. Huguenin erwähnt mehrkernige Muskelfasern; ferner Blähung mit Hypochromatose der Kerne, Vakuolenbildung, auch hyperchromatische, pyknotische Kerne. Alles dieses halte ich stets für regressive Erscheinungen. In frischen muskelzelligen Myompartien pflegen die Kerne normal zu sein. Die gleichen Beobachtungen hat auch Huguenin gemacht.

Schließlich sei noch der Myoglia (Benda) gedacht, die von Mallory auch an Myomen beobachtet wurde. Die Myogliafibrillen liegen etwa ein Dutzend in oder auf der Zellmembran und verlaufen parallel der Längsachse der Zelle, sind aber länger als diese; sie sind größer als Fibrogliafibrillen, die kollagenen Fasern.

In den Myomen verlieren die Myogliafibrillen an Zahl und Derbheit, bleiben aber dicht an die Zellstränge geschmiegt, ohne sich mit den intercellulären Fibrogliafibrillen zu vermischen. Die Myogliafibrillen neigen zu einer Vereinigung, besonders an den zugespitzten Enden, so daß benachbarte Zellen miteinander eng verbunden werden, indem entweder die Fibrillen untereinander oder mit dem Zelleibe benachbarter Zellen sich vereinigen, während Neuroglia und Fibrogliafibrillen nach Mallory angeblich frei endigen. Bei einem rapide wachsenden Uterustumor mit zahlreichen Kernteilungsfiguren konnte Mallory die allmähliche Umwandlung der spindeligen Muskelzellen in die mehr sphärische Form mit unregelmäßigen Kernen und Kernteilungsfiguren nachweisen; die Myogliafibrillen der unregelmäßigen Zellen sind feiner und nicht so gut entwickelt wie die der mehr spindeligen Zellen; die mitotischen Zellen enthalten nicht mehr Myogliafibrillen als die regulären Zellen.

In einer neueren Arbeit hat Mallory seine Anilinblau-Färbemethode auf vorher mit Silber imprägnierte Präparate angewendet und stellt fest, daß die Myogliafibrillen sich mit Säurefuchsin rot färben und in dem silbergeschwärzten Reticulum des Bindegewebes liegen. Das Reticulum ist in der Längsrichtung der Muskelbündel wellig angeordnet und unterscheidet sich in keiner Weise von kollagenen Fasern. Wo diese Fasern einzeln zerstreut sind, sind sie schwarz, in dichteren Bündeln aber rot, so besonders um die Gefäße. — Diese Erscheinung des Übergangs von feinen Reticulumfasern ist uns ja auch namentlich in pathologischen Zuständen, Hyperplasie des Endometrium, Adenomyosis usw. bekannt und bedeutet eine Umwandlung zunächst feiner Reticulumfasern in kollagene Fasern; vgl. dasselbe unter fibröser Degeneration der Myome. Die Myogliafibrillen werden nicht von Silber imprägniert. — Heimann hat die Myogliafärbung Bendas bei Gefrierschnitten angewendet. Feine Binnenfibrillen sollen die Zellen füllen, grobe „Grenzfibrillen" liegen rings um die Zellen, ohne in sie einzudringen; sie erstrecken sich weithinaus über die Zellenden und verflechten sich in der Verlaufsrichtung der Muskelzüge mit den Nachbarn. Es ist dies der gleiche Befund, den Mallory und auch wir beschreiben. — Daëls hat unter meiner Leitung die Mallorysche Färbung, die von Mallory-Ogata und die van Giesonsche miteinander verglichen. Er fand, daß nach van Gieson die Myofibrillen im fetalen Uterus früher und im senilen Uterus länger zum Ausdruck kommen; dagegen bringt die Mallory-Ogata-Färbung eine mit dem Alter der Feten zunehmende Reife der Muskelzellen zum Ausdruck, was bei van Gieson-Färbung nicht der Fall ist.

Zuweilen lassen sich auch die Fibrillen ungefärbt erkennen, insbesondere ist mir das bei Myomen in der Gravidität aufgefallen, wenn das Gewebe nämlich saftreich ist; aber nicht in stärkeren Graden von Ödem. Bidder, Hertz und Lorey fanden Nervenfasern; doch ist ein sekundärer Einschluß von Nervenfasern der Uterussubstanz in diffus wachsende Myome ebenso selbstverständlich möglich, wie der Einschluß normaler Muskel- und Schleimhautelemente (siehe weiter unter Neurofibrom).

Neuere Untersuchungen über die Bindegewebszellen in Myomen hat Puccioni vorgenommen; er hat 40 myomatöse Uteri untersucht und Reticulumzellen in der Nähe von Gefäßen ziemlich zahlreich gefunden, auch zwischen den Muskelzellen, und schildert sie mit einem — auch im Vergleich mit dem Protoplasma — großen rundlichen Kerne mit Chromatinkörnchen, die ihnen das Aussehen eines Schwammes geben, und mit einer ziemlich deutlichen Kernmembran. Zuweilen ist ein größeres Chromatinhäufchen vorhanden, ein falscher Nueleolus. Nach Pappenheim färbt sich ein oder einzelne Kernkörperchen rot. Das Protoplasma des Zelleibes enthält feinere kleine Chromatinkörperchen; es sendet verschiedene Ausläufer in mehrere Richtungen. Histiocyten, längliche Zellen mit länglichen Kernen, hängen zuweilen miteinander zusammen. Sie liegen zahlreich an der Oberfläche der Myome, wo sie mit kollagenen Fibrillen der Kapsel zusammenhängen. Er sieht zahlreiche Übergänge zwischen Histiocyten und Reticulumzellen. Wanderzellen fehlen oft und sind spärlich, da sich meist nicht Entzündung in den Myomen findet. Er hat kein Hervorgehen von Adventitiazellen aus Gefäßendothel nachweisen können. Reticulumzellen fanden sich besonders häufig und zahlreich in den kleinen wachsenden Myomen, besonders perivasal. Dagegen sind die Reticulumzellen in größeren Myomen seltener und fehlen bei Nekrose und bei Sklerosierung. Bei Zunahme des Bindegewebes finden sich mehr Fibrocyten. Fibroblasten im Zusammenhange mit Kollagenfasern sind in der Kapsel und im Inneren der Myome nachweisbar.

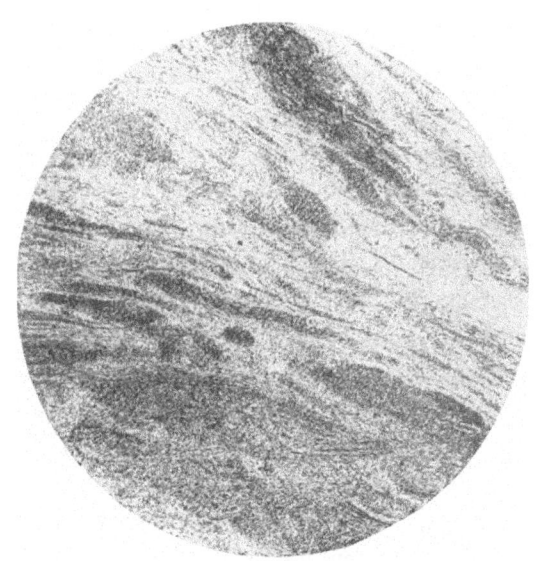

Abb. 56. Unscharfe Abgrenzung der Myomzellen gegen die fibrillenreiche (hellere) Muskelwand des Uterus von einem Mädchen im 17. Jahre (operiert vom Kollegen Dr. Seelig). (Lichtbild, schwache Vergrößerung.)

Die vielbesprochenen Mastzellen sind für die Myome nichts Charakteristisches. Behrens wies sie als erster nach. Reich fand sie in weichen und harten, auch in verkalkten Myomen, besonders nahe den Capillaren und in der Adventitia der Gefäße; Glinska nur in der Nähe von Nekrose und in teleangiektatischen Myomen.

Ihre Menge ist sehr wechselnd, auch können sie ganz fehlen. Gottschalk hat sie ebenfalls beschrieben und eine Ausstreuung der Chromatinkörner in die Muskelzellen zu sehen vermeint. Gebhard hält die Ausstreuung mit Recht für ein Kunstprodukt. Frey fand Mastzellen unter 13 Fällen 7mal in den Lamellen um das Myom herum und 5mal im Myom selbst. Gebhard weist die Mastzellen mit Saffranin nach. Die Färbung mit polychromsaurem Methylenblau ist wohl immer noch die sicherste und eindeutigste. Es ist mir nicht gelungen, zwischen den Mastzellen in Myomen, bei Myometritis und bei Endometritis irgendwelche Differenzen nachzuweisen; sie sind demnach für die Myome nicht mehr von Belang als etwa kleinzellige Infiltrate (siehe auch unter regressiven Erscheinungen).

Die von Frey und Glinska erwähnten Plasmazellen habe ich außer in Verbindung mit lymphocytärer Infiltration nicht in nennenswerter Menge gefunden. Puccioni hat besonderes Augenmerk auf die Zellen gerichtet und gibt folgendes an: Plasmazellen liegen perivasal und zuweilen adventitial, zuweilen auch zwischen den Muskelzellen. Man findet sie von Fall zu Fall in verschiedener, meist geringer Menge; sie fehlen zuweilen ganz, besonders in kleinen Myomen. Mastzellen wechseln ebenfalls stark an Menge von

Fall zu Fall; sie liegen stets vereinzelt und von sehr wechselnder Form. Lymphocyten sind sehr selten. Niemals traf er eosinophile Zellen.

Die Cervixmyome unterscheiden sich nicht wesentlich von den Korpusmyomen außer durch größeren Bindegwebsreichtum. Nur habe ich sie häufig auffallend reich an mittleren Gefäßen gefunden; die Angabe Grammaticatis (nach Balaban), ein kavernöses Cervixmyom gesehen zu haben, beruht vielleicht auf Verkennung der häufigen Stauung. Nach Piccoli ist der Glykogengehalt der Myome im Vergleich mit dem der Muskulatur des Uterus erhöht und soll in fibrillenarmen Myomen größer sein als in fibrillenreichen.

Schließlich müssen wir noch auf die sog. „Kapsel" der Myome eingehen, von der ich schon oben gesagt habe, daß sie kein unentbehrlicher und noch weniger ursprünglicher Teil des Myomes sei, daß sie anfangs stets fehlt und nur sekundär entsteht, und zwar teils aus dem peripher bedrängten Myomgewebe selber wie auch ganz besonders aus dem verdrängten Uterusgewebe. Schließlich kann auch die Kapsel bei großen Myomen ganz fehlen.

Neuerdings hat sich L. Fraenkel mit dieser Frage eingehend beschäftigt und sagt darüber: „Es gibt

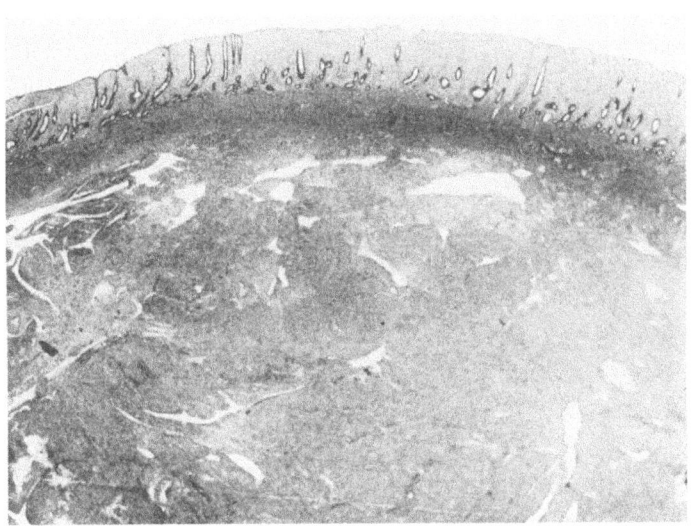

Abb. 57. Apfelgroßes Myom an der Peripherie gegen die etwas bedrängte Intervallschleimhaut mit erweiterten Lymphspalten, aber ohne Kapsel abgesetzt. (40jähr. Frau.) (Lichtbild, Lupe.)

3 Arten von Myomkapseln die myomatöse (eine endotumorale Degenerationserscheinung), die fibröse und die myometriale". Keine derselben ist ganz konstant; die myometrische ist die wichtigste obwohl sie bei großen Tumoren fehlen kann und bei kleinen schon vorhanden sein kann. 1. Die „Kapsel" zeigt Übergänge ins Myom und ins Myometrium, von dem sie stammt, von dem sie sich aber morphologisch und histochemisch unterscheidet. Die parallel angeordneten Kapselfasern sind durch Gewebsflüssigkeit auseinandergezerrt. Das Myom dreht sich in der Kapsel. 2. Das Kapselgewebe als Geschwulstmatrix neigt stark zur Bildung von Tochtermyomen. 3. Die Bildung der myometrischen Kapsel stellt einen Auflockerungsvorgang dar, der die Ausstoßung erleichtert, aber auch einen Sequestrationsprozeß der überdehnten benachbarten Muskelfasern. In zwei vorgezeigten Myomen von Hühnerei- und Orangengröße soll eine zentimeterbreite Kapsel der Uterusmuskulatur mit ausgetrieben sein, die zu einem zweifellosen Anteil der Geschwulst „klinisch" geworden ist.

Albrecht wendet ein, daß rein submuköse oder subseröse Myome keine Kapsel haben. Die äußeren Myomschichten können konzentrisch gedehnt werden und die passiv gedehnte Wandmuskulatur des Uterus hat keine funktionelle Bedeutung.

Es muß zwar Fraenkel darin beigestimmt werden, daß die sog. „Kapsel" klinisch ihre Bedeutung hat, insofern Kontraktionen des Uterus, Blutungen, Kreislaufstörungen in den zuführenden und abführenden Gefäßen der Umgebung für das Lebensgeschick der Myome von ausschlaggebender Bedeutung sind, aber das kann uns nicht hindern, das Entstehen und Wesen der „Kapsel" vom anatomisch pathologischen Standpunkte aus unvoreingenommen zu betrachten. Den „myomatösen" und den „myometrischen" Anteil der Kapsel habe ich ebenfalls unterschieden, aber den „fibrösen" Teil Fraenkels kann ich nur als die fibröse Degeneration der beiden muskulären Teile bezeichnen, die sowohl unmittelbar durch den Druck, als auch durch schlechte Ernährung überhaupt hervorgerufen wird. Ganz unvereinbar ist hiermit die schon alte Ansicht (C. Ruge u. a.), daß die Kapsel die Brutstätte neuer Myome sei. Ich habe schon früher den Befund kleiner Myome in der Kapsel damit erklärt, daß von mehreren Myomknoten eines oder das andere schneller wächst, die übrigen verdrängt und sie durch Druck geradezu am Wachstum verhindert. Diese Auffassung macht es verständlich, daß nach Ausschälung der Myome die in der Peripherie liegen gebliebenen Myome weiterwachsen können, so daß sich sog. Rezidive ergeben; vorausgesetzt, daß die kapsulären Knötchen nicht druckatrophisch geworden sind. Man kann sich nämlich in manchen Fällen überzeugen, daß die peripheren Knötchen gar nicht neugebildet, zellreich, sondern fibrös degeneriert sind. Die Frage ist pathologisch anatomisch nur deshalb von grundsätzlicher Bedeutung, weil es Geschwülste mit Kapsel als einem unentbehrlichen Bestandteile gibt. Zu diesen gehört das Myom nicht, sondern eine äußere Kapselschicht bildet sich nur dann, wenn die peripheren Lagen des Myoms selber oder die Uterusmuskulatur bedrängt werden. Ich habe deshalb schon früher auf das Fehlen der Kapsel nicht nur an subserösen, submukösen und intravasalen Myomen hingewiesen, sondern auch an intramuralen, wie sie von mir und anderen Autoren beschrieben worden sind (C. Ruge, Cordes, Martin-Jung, Murray und Glynn).

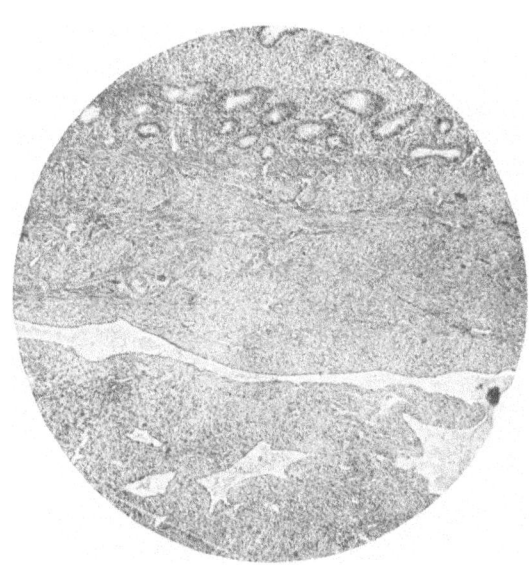

Abb. 58. Dasselbe wie Abb. 57 bei mittlerer Vergrößerung; oben die basale Schicht der Schleimhaut, unten die lymphangiektatische periphere Zone des apfelgroßen Myoms ohne Kapselbildung. (Lichtbild, mittlere Vergrößerung.)

Die intramuralen Myome ohne Kapsel sind selten, sie sind zellreich, weich, hängen mit dem Uterus fester zusammen (Virchow), eben darum, weil sie unter bestimmten Voraussetzungen sich nicht abkapseln, die wir gleich besprechen werden.

Ich kenne aus eigenem Material an größeren Myomen nur zwei Fälle, in denen die Kapsel fehlte, obgleich die Tumoren im großen ganzen betrachtet kuglig und makroskopisch gut abgegrenzt erschienen. In dem einen schon früher von mir beschriebenen Falle eines kopfgroßen Myomes bei einem 16jährigen Mädchen (operiert von Herrn Kollegen A. Seelig) fällt neben dem Zellreichtum und einer beträchtlichen Unordnung der meist in schmalen Bündeln dicht gelagerten Muskelzellen auf. Dazu eine unscharfe Grenze, die an einzelnen Stellen (Abb. 56) ganz bedeutend erscheint. Doch sind die übrigen Partien meist schärfer begrenzt, jedoch ohne Kapselbildung. Nur kann man keine besonderen Erscheinungen von Destruktion nachweisen und trotz des großen Tumors zeigt die Uteruswand eine bemerkenswerte Dicke. Im Tumor weiter innen sind noch keine Atypien oder Zeichen des Verfalls nachweisbar und die schmalen zellreichen Streifen sind von ziemlich vielen faserreichen Zwischenstreifen durchsetzt. Die umgebende Muskulatur des Tumors ist bei weitem nicht so zelldicht angeordnet, aber es fehlt ihr völlig das gedrückte Aussehen der sonstigen Umgebung und die Anordnung in Schalenform.

Auch bei einer 40jährigen Frau (T. 6004) fand ich das Myom ohne Kapsel gegen die Schleimhaut. Das Myom ist mäßig zellreich (Abb. 57, 58, 59), hat einige Lymphangiektasien und die Intervallschleimhaut 8 Tage nach Beginn der letzten Menstruation ist mäßig gedehnt, etwas dünn, aber von dem Myom durch ganz gewöhnliche Muskelbündel getrennt, die keine Spur von Abkapselung bilden gegen den apfelgroßen Tumor. Es hat deutlichen Anschein, als ob die Kapsel nicht zur Bildung komme, weil die Teleangiektasien eine erhebliche Bedrückung der Umgebung verhindern.

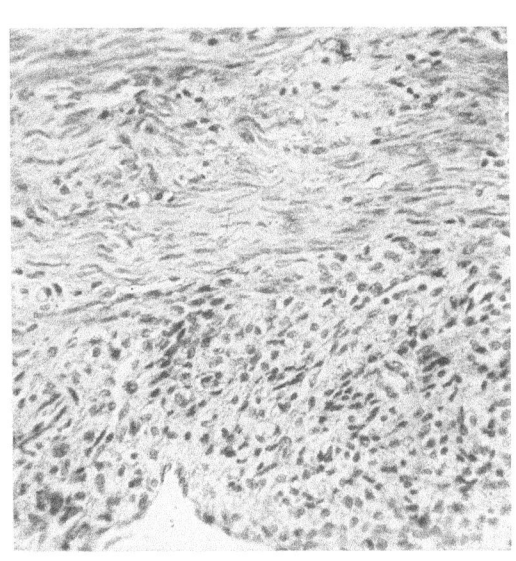

Abb. 59. Zellen aus der lymphangiektatischen Grenzzone (aus Abb. 58) bei stärkerer Vergrößerung. Im oberen Teile des Bildes quergeschnittene Muskelzellen, im unteren längsgetroffene. Keine Atypien. Kein Sarkomverdacht. Patientin ist dauernd geheilt.

Kapselbildung gehört nicht zum Myom, sie entsteht, wenn die zentralen Myomteile bedeutender wachsen als die peripheren, aus diesen selber und außerdem aus der verdrängten Uterusmuskulatur. — Kleinste Myome haben niemals eine Kapsel. — Die Kapselbildung seitens der peripheren Myomzellen selber unterbleibt, wenn sie im Wachstum mit den mehr zentralen Schritt halten und ihrerseits den Druck der umgebenden Muskulatur durch Wachstum überwinden.

Die Kapselbildung aus der Uterusmuskulatur unterbleibt selten und nur dann, wenn die umgebende Uterusmuskulatur kräftig mitwächst. Anderenfalls wird sie durch Druck verdrängt und in der Ernährung beeinflußt, fibrös.

Die Kapselbildung ist stets sekundär und nur eine Frage der Wachstumsbedingungen.

a) Rhythmische Strukturen.

Nicht ganz selten findet man in Myomen einzelne Stellen von mikroskopischem Umfange auffällig gestreift, indem hellere und dunklere schmale Streifen von unregelmäßigem Verlaufe aber untereinander gleichsinniger Richtung wechseln (siehe Abb. 60

und 61). In der Quere der dunkleren Streifen stehen lange Kerne in 2—3 Reihen pallisadenförmig ungleich hoch nebeneinander, in den helleren Streifen mehr Fibrillen. Das Bild erscheint durch den Wechsel der Streifen wellig. Lauche und Krummbein haben darauf aufmerksam gemacht, daß die Kernbänder senkrecht zur Längsachse der Gefäße stehen und daß die im Schnitte bandförmig erscheinende Aufstellung körperlich Scheibenform darstellt mit segmentaler Aufreihung der Scheiben um ein zentrales Gefäß. Nur die dunkleren Streifen färben sich nach van Gieson braungelb. Die fibrilläre Masse in den helleren Streifen besteht zuweilen aus den Fibrillen der Muskulatur selber, in anderen Fällen (nach Lauche) aus Bindegewebsfasern.

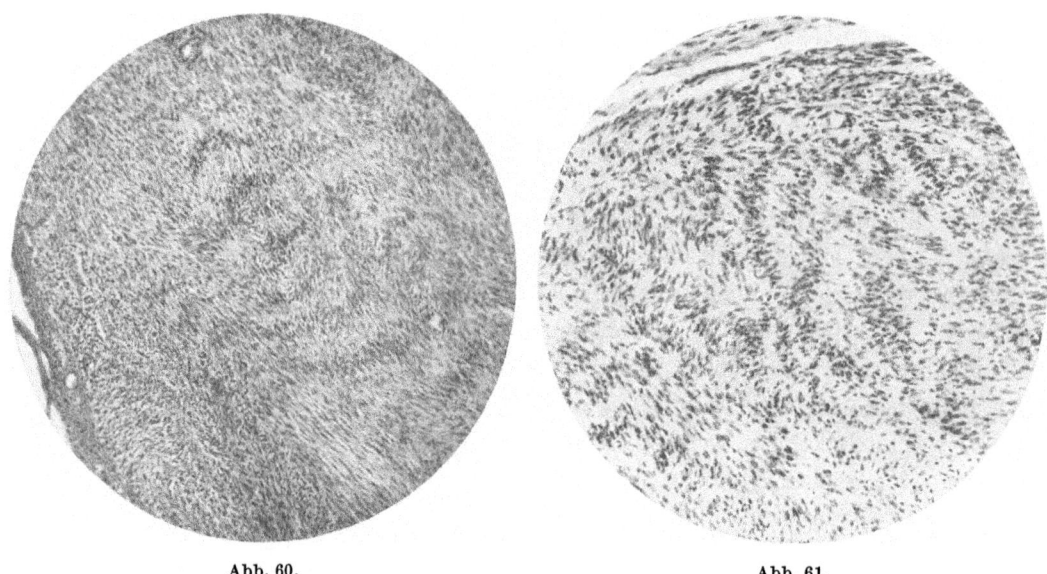

Abb. 60. Abb. 61.
Abb. 60. Aus einem großen intramural subserösen Myom (Pr. 4156) tritt nur stellenweise die rhythmische Streifung auf mit pallisadenförmig aufgereihten Kernen. (Lichtbild, mittlere Vergrößerung.)
Abb. 61. Von demselben wie Abb. 60, eine andere Stelle etwas stärker vergrößert.

Die rhythmische Struktur findet sich in Neurinomen (Verokay), im verödeten Wurmfortsatz, aber auch im kontrahierten Uterus nach Geburten und in Sarkomen in größerer Ausdehnung. Lauche nimmt zur Erklärung der rhythmischen Strukturen ein schubweises Wachstum an. — Hille betont, daß Sympathoblastome die Kernbänder ohne Beziehung zu den Gefäßen zeigen. Das gleiche muß ich jedoch für umschriebene Partien in Myomen auch geltend machen im Gegensatze zu einem von mir beobachteten Sarkom (s. w. u.). — Ich bin (ebenso wie Nestmann) der Ansicht, daß mechanische Ursachen, Zusammenziehung der Muskulatur namentlich bei regressiven Zuständen maßgeblich sind für die umschriebenen Stellen von streifigem Aussehen in Myomen und im kontrahierten Uterus nach Geburten. In frischen Partien von Myomen habe ich die Streifen nie gesehen, wohl aber oft in solchen mit Erscheinung der Rückbildung. — Ich halte es für unannehmbar, daß hier neue Myomkeime in alten Myomen die Pallisadenstellung der Kerne erzeugen, wie Schiller meint. Die Kernbänder betreffen gerade die älteren geschädigten Myomteile. Mir scheint überhaupt hier kein rhythmisches Wachstumsproblem im Sinne von Lauche vorzuliegen, sondern nur ein statisches.

Die in Abb. 60 und 61 gegebenen Lichtbilder sind typisch für den gar nicht seltenen Befund, auf den die besondere Aufmerksamkeit erst nach der Bekanntschaft mit Tumoren (s. Sarkom) gelenkt wurde, die in allen Fällen den rhythmischen Bau zeigen. Myome dieser Art scheinen nicht bekannt. Dagegen sind die von mir abgebildeten Stellen in größeren Myomen mit Erscheinungen von Rückbildung nicht selten. Ausnahmsweise kommt diese Kernbandstellung auch in kleineren Myomen vor, z. B. in einem kirschkerngroßen Myom eines myomatösen Uterus ohne Besonderheiten. Aber auch in diesem kleinen Myom war hyaline Degeneration schon ausgebreitet. In zellreichen Myomen und namentlich in den zahlreichen von mir untersuchten kleinen Myomen fehlen dagegen die Kernbänder. Daraus darf man entnehmen, daß der „Rhythmus" nicht eine Sache des schubweisen Wachstums ist, sondern nur eine Frage der Statik.

b) Contractilität der Myomfasern.

Als contractiles Myom bezeichnet Mäkinen einen Fall von kindskopfgroßem ödematösen Tumor mit ungewöhnlich langen großkernigen Muskelfasern von konzentrischer Anordnung. Das Myom war intraligamentär gestielt, so daß bei vorheriger Injektion von Pituglandol und Secacornin Kontraktionen deutlich festgestellt werden konnten.

In der Tat ist die Myommuskulatur der Zusammenziehung fähig, wie man in peripheren blättrigen Schichten am ehesten erkennen kann an stark welliger Anordnung, die zweifelsohne auch eine besondere rhythmische Struktur vortäuschen kann. Ich glaube, daß die wellig kontrahierten Muskelfasern für Nervenfasern (s. o.) gehalten worden sind.

Auf anderem Gebiete mag das von Klinikern früher öfters behauptete An- und Abschwellen der Myome in längeren Zwischenzeiten liegen, das nach Virchow auf den wechselnden Füllungszustand der Gefäße hinweist. — Aber auch Virchow hat bereits angenommen, daß die Muskulatur von Myomen kontraktionsfähig sei.

Im allgemeinen kann man wohl die Fähigkeit der Zusammenziehung des Myomgewebes in einem mäßigen Grade zubilligen. Die vorgeschrittenen Myome mit fibröser Degeneration entbehren der Kontraktion völlig. Sicher ist die Kontraktionsfähigkeit der übrigen Uterusmuskulatur außerordentlich viel größer, wie man viele Stunden nach Herausnahme des Uterus sieht, dessen Muskulatur sich so stark zusammenzieht, daß sogar kleinste Myome über die Schnittfläche hinausgedrängt werden.

Der Erfolg der Kontraktionen frischer Myommuskelbündel dürfte unbedeutend sein und sich kaum mehr als auf Beeinflussung des örtlichen Kreislaufes erstrecken. Die schnelle fibröse Degeneration reifer Myome macht die Kontraktion meist frühzeitig verschwinden.

IV. Histogenese der Myome.

Hier soll nur von den gewöhnlichen Myomen die Rede sein, während die Histogenese besonderer Arten weiter unten zur Sprache kommt.

Die Histogenese hat sich weder mit den äußeren noch den inneren Ursachen der geschwulstartigen Zellproliferation zu beschäftigen, sondern nur mit der Herkunft der Myomzellen, also mit den Mutterzellen der Geschwulst. Die Frage lautet: aus welchen Zellen ist die Geschwulst entstanden? Die Virchowsche „irritative" Theorie ist überwiegend ätiologisch und nur in zweiter Linie histogenetisch; als Grundlage der Myome nimmt sie jede beliebige Muskelzelle des Uterus an, während Cohnheim besondere unverbraucht liegengebliebene Wachstumskeime bei pathologischer Erregung in atypische Entwicklung geraten läßt; diese Theorie ist im wesentlichen histogenetisch. Vor Virchow waren die histogenetischen Anschauungen noch auf die aus einem „Cytoblasten" genannten Exsudate entstehenden Kern- und Zellanlagen gerichtet [J. Vogel (1845)] und Köllikers Untersuchungen am wachsenden schwangeren Uterus hatten das gleiche Ziel. Schon Virchow und seine Schüler Runge (1857) sahen in kleinen Myomen Rundzellen verschiedener Größe und allerlei Übergänge von ihnen zu Spindel- und Faserzellen, die von Muskelfasern nicht zu unterscheiden waren. Nach Virchows Ansicht war es fraglich, ob die Rundzellen aus dem Bindegewebe oder Muskelzellen hervorgingen. Auch Kleinwächter sah Rundzellen längs der Capillaren und ihrer Umgebung, ebenso Orloff zellreiches Gewebe; die Herkunft der Zellen bleibt aber unaufgeklärt. Förster und Strauß lassen die Rundzellen durch Teilung glatter Muskelzellen hervorgehen. Opitz glaubt an die Möglichkeit, daß die Uterusbindegewebe die Fähigkeit, Muskelfasern zu bilden, also metaplastisch wieder erlangen unter dem Einfluß vermehrter Blutzufuhr und daß aus dem hierbei gebildeten zellreichen Gewebe auch Kugelmyome entstehen könnten. Diese Annahme wird von Sames weiter ausgearbeitet. Auch Claisse läßt die Myome aus perivaskulärem entzündlich neugebildetem Bindegewebe entstehen, Ulesko-Stroganowa aus großen kugeligen Bindegewebszellen, die in den intermuskulären Septen liegen. Von Virchow an hat man, wie gesagt, in den Myomen selbst und außerhalb im Uterus bei Metritis Übergangsformen von rundlichen und kurzspindeligen Zellen zu Muskelfasern beobachtet, aber die Herkunft der rundlichen Zellen ist noch nicht sichergestellt und die Übergänge sind nicht beglaubigt. Unter keinen Umständen darf man jedoch die bei Entzündung alltäglichen Befunde der Übergänge von Zellformen mit der Myombildung identifizieren, wie es Opitz, Sames, Claisse tun, zumal man in den kleinsten Myomen diese Übergangsformen vermißt. Wie Becher die Ansicht von Opitz mit seinen eigenen später zu erwähnenden Befunden an kleinen Myomen vereinbaren will, ist nicht einzusehen. Cordes, ein Schüler C. Ruges, fand makroskopisch oder doch mit der Lupe an den Muskellamellen der Myomschalen im frischen Gewebe spindelförmige Anschwellungen, welche er als Anfänge neuer Geschwulstbildung auffaßt; diese Meinung ging von der Anschauung des appositinellen Myomwachstums aus.

Eine Lieblingsrolle in der Myomgenese spielt mit großem Unrecht die Gefäßtheorie; außerdem herrscht eine zunehmende Unklarheit darüber, was unter Gefäßmyomen zu verstehen ist und welche Zeichen für diese Genese beansprucht werden können.

Zunächst sei gesagt, daß man unter „Angiomyom" ausschließlich eine Kombination von Myom und Angiom oder höchstens im weiteren Sinne ein sehr gefäßreiches Myom zu verstehen hat. Mit der Herkunft der Muskelzellen solcher Myome hat aber die Bezeichnung Angiomyom gar nichts zu schaffen. Ein Angiomyom besteht aus gewucherten Muskelzellen beliebiger Herkunft und aus vermehrten Gefäßen. Wenigstens liegt bisher kein Befund vor, welcher die Annahme beglaubigt, daß die Myomzellen der Angiomyome nur aus Gefäßwandzellen entstünden. Im Gegensatz zu den gefäßreichen Angiomyomen ist das „Gefäßmyom" genauer gesagt ein „Gefäßwandmyom", eine nicht mißverständliche Bezeichnung, welche ausschließlich gebraucht werden sollte, um zu bezeichnen, daß ein Myom aus den Elementen der Gefäßwand entsteht. Die bisher als äußerst selten bekannten Gefäßwandmyome an Venen der Extremitäten halten keinerlei Vergleich mit den Uterusmyomen aus, erstere gehen von einer bestimmten Stelle eines Gefäßes aus, während man bei den Uterusmyomen meistens die vasculäre Entstehung aus der perivasculären Anordnung oder bestenfalls aus der Verfilzung des Myoms mit der Adventitia oder Media ableiten will. Beides findet man zuweilen in ganz großen Myomen, besonders der Cervix an hunderten von Gefäßästen, so daß also nicht vom Ausgang eines Myoms aus einer Gefäßwand die Rede sein kann, sondern höchstens dürfte man von einem myomatösen Angiom sprechen, denn die Gefäße so großer Tumoren sind selbstverständlich sämtlich neu gebildet. Von den äußerst seltenen Angiomyomen soll aber hier nicht gesprochen werden, sondern nur von den alltäglichen Leiomyomen.

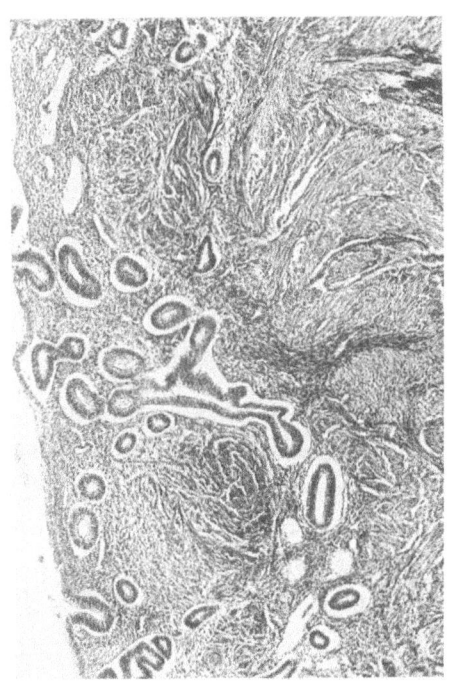

Abb. 62. Kleine Myome in der Schleimhaut; durch heterotope Drüsenwucherung zwischen den kleinen Knötchen scheinbar in die Schleimhaut einbezogene myomatös wuchernde Muskelbündel. Links ein größerer, rechts einige kleinere Knoten dicht benachbart, in derselben Schnittebene liegen 9—10 ähnlicher Knötchen benachbart in einer Reihe. (Lichtbild, mittlere Vergrößerung.)

Aus den Gefäßwänden leiten verschiedene Autoren die Myome ab (als erster Klebs); Roesger aus der Adventitia kleiner Arterien; ebenso Tridondani auch von der Media. Roesger begründet seine Ansicht mit dem Fehlen der Adventitia an kleinen Arterien in kleinen Myomen und erklärt den verfilzten Aufbau der Myome aus dem verschlungenen Gefäßverlauf. Gegen die kongenitale Anlage der Myome soll auch die am fetalen Uterus nicht vorkommende lamelläre Struktur der Myome sprechen, welche jedoch von v. Rindfleisch und Borst mit Recht durch das zentrale Wachstum erklärt wird. Gottschalk beschreibt gewundene Kernarterien in den Myomen. Die Hypothesen, welche Gottschalk an die Mastzellen und „kernlose Cytoden" knüpft, bezeichnet Lubarsch mit vollem Recht als phantastischen Übergriff in das Reich der Spekulation. Scalone geht nicht von den fertigen Gefäßen aus, sondern von aberranten Gefäßkeimen. Jeder Myomkeim sollte von einem zentralen Gefäße mit indifferenter Zellbekleidung entstehen. Er geht also auf die Cohnheimschen Wachstumszentren zurück, deren Zellen er jedoch ohne Grund als Gefäßkeime auffaßt. Von den Myomen in der Schleimhaut vermutet Frankl ohne anatomische Unterlage, daß sie von den Gefäßen ausgehen.

In der Schleimhaut, wenigstens in der hyperplastischen und heterotop wachsenden, kommen jedoch Muskelinseln vor, wie ich wiederholt beobachtet habe (siehe Abb. 62); es bedarf also nicht der Gefäßhypothese (s. weiter unten die Befunde Sitzenfreys und des Verfassers).

Die von den Autoren angeführten, oben erwähnten Beziehungen, welche ich hier und da auch gesehen, sind ohne Beweiskraft. Insbesondere haben mich in Hayemscher

Flüssigkeit fixierte und nach der von Weigert modifizierten Giesonfärbung behandelte Präparate aufgeklärt, daß selbst erheblicher Gehalt an kleinen Gefäßen und Wucherung ihrer Wandelemente nichts mit der Myombildung zu tun haben.

Hoehne hat in einem Myom, das subserös pilzförmig gestielt dem Fundus uteri aufsaß, innige Beziehung der Myomwellen zur Muskulatur der zahlreichen Arterien gefunden und spricht deshalb von Angiofibromyom. Abgesehen von der verfehlten Bezeichnung — s. unter „Angiom" — ist durch den Zusammenhang der Myomzellen mit den Gefäßwänden nichts für die Herkunft zu beweisen, sondern kennzeichnet nur die spätere Wachstumsart. Zumal an einem gestielten Myom außerhalb der Uteruswand wird man nicht die ursprüngliche Entstehungsstelle zu suchen haben.

Die Gruppierung der Myomzellen um Gefäße ist zwar sehr selten besonders auffällig, aber das gleiche kommt bei allen möglichen Tumoren, auch bei sicheren Carcinomen schon in Anfangsstadien vor. Auffallende perivasculäre Myomanordnung ist im Korpus jedenfalls sehr selten, wie ich schon in der vorigen Auflage dieses Handbuches kurz geschildert habe. Stern sah in einem diffus in die Uteruswand übergehendem Myom die kleinen Gefäße ohne Adventitia ohne scharfe Grenze in die konzentrisch umgebende Muskulatur übergehen. Er nimmt einen ausgedehnten „postembryonalen" Herd an. Vielleicht ein Sarkom?

Nur die Cervixmyome enthalten häufig nicht nur verdickte Gefäßwände, sondern auch eine circumvasculäre Muskelwucherung, wie sie auch Borst beschrieben hat; die Hauptmasse des Tumors wird aber auch hier von Muskelgewebe gebildet, welches unabhängig von den Gefäßen auftritt. Diese Tumoren scheinen mehr als alle übrigen eine ganz diffuse Entstehung zu beweisen, und zwar aus den Muskelelementen der Cervix selbst und nur z. T. ihrer Gefäßwände. Es handelt sich dann um Angiomyome (siehe diese). Immer bedarf es besonderer Beweismittel, wenn man die Myomgruppierung um Gefäße nicht für sekundär ansehen will. Am allerwenigsten beweisend für die vasculäre Genese ist die perivasculäre Gruppierung in degenerierenden Myomen, da sich die Tumorzellen um die Gefäße herum infolge besserer Ernährung länger erhalten. Als ganz zweifellos kann ich es nach meinen Befunden annehmen, daß die Gefäße sekundär in die Myome eingeschlossen werden bei der ersten Anlage ebenso wie das Bindegewebe und zuweilen auch nicht gewucherte Uterusmuskulatur.

Im allgemeinen ist man recht genügsam, da vielen Autoren die „Gefäßgenese" der Myome lediglich als Schlagwort dient. Man darf wohl fragen, ob es fertige Gefäße der Uteruswand sein sollen, an denen eine Gefäßwandstelle zum Myom wird, wie an der Vena saphena u. a. Derartiges ist noch nie gesehen worden und trifft keinesfalls für die Myome im allgemeinen zu. Oder sind es neugebildete Gefäße? Dann müßte man sich fragen, aus welchen Elementen die Myome entstehen; doch wohl aus Muskelzellen. Ein Gefäß produziert aber keine Muskelzellen, sondern es bildet sich ein Endothelrohr und entlehnt Bindegewebe und Muskulatur zur Wandbildung aus der Umgegend. Die kleinsten bekannt gewordenen Myome zeigen keine genetische Beziehung zu Gefäßwänden (R. Meyer, Aschoff, Faber, Willey, Becher). Dagegen muß man aufmerksam verfolgen die Entstehung kleiner Zellherde in der nächsten Umgebung von Gefäßen, die wir in Abb. 47 bis 55 veranschaulicht und an der entsprechenden Stelle (S. 245) gewürdigt haben.

Nicht die Gefäßmäntel sind es, aus deren Zellen die kleinsten Myome hervorgehen, sondern es sind die zum Teil in nächster Umgebung der Gefäße gelagerten indifferenten Zelldepots, die, wenn an verschiedenen Stellen in Wucherung geraten, einzelne mit ihren eigenen Muskelzellen am Aufbau des Myoms gänzlich unbeteiligte Gefäße einschließen können. Ich weise auf die oben gegebene Schilderung zurück. Das Myom bedarf zu seinem Wachstum der Gefäßversorgung, aber nicht zu seiner Entstehung die Gefäßwände.

Warum übrigens die Gefäßwände zur Myombildung mehr im Uterus als an anderen Körperstellen disponiert sein sollen, ist niemals erörtert worden. Das Uteruskorpus als häufigster Myomträger verdankt diese hervorragende Stellung doch jedenfalls seinem eigenen Gehalt an Muskelfasern, so daß man an ein Entstehen der Uterusmyome aus Gefäßwänden nur ganz ausnahmsweise und unter besonderen Beweismitteln denken dürfte. Schließlich darf man sich nicht verhehlen, wie schon eingangs bemerkt wurde, daß die Gefäße in den Myomen zum nicht geringen Teile neugebildete sind und daß schon bei der gleichzeitigen Neubildung von Myomzellen und Gefäßzellen eine Vermengung beider hervorgerufen werden kann. Aber auch bei hyperplastischen Prozessen an den Gefäßen kann eine Mischung mit dem Myomgewebe vorkommen und selbst die perivasculäre Muskelanordnung kann vollständig sekundär sein, indem die hypertrophischen Gefäßstränge zu einer nachträglichen circumvasculären Zellgruppierung Veranlassung geben. Wollte man aus den nachbarlichen Beziehungen der Gewebe zu den Gefäßen eine histogenetische Beziehung folgern, so könnte man ebensogut von anderen Tumoren und sogar von den normalen Organen behaupten, daß sie aus Gefäßen stammen.

Vergleichsweise sei angeführt, daß die multiplen Myome der Haut von den arrectores pilorum, dagegen die solitären Myome der Haut von den Gefäßen allgemein abgeleitet werden (s. bei Lieber).

Die folgenden Theorien beschäftigen sich mit der Ausschaltung, Abschnürung, Versprengung von Muskelteilen oder einzelnen Muskelzellen. Die meisten Autoren gehen auf embryonale Keimausschaltung aus, nur in einem besonderen Falle ist es Muskulaturabsprengung bei den Erwachsenen, wie wir sogleich sehen werden. Der interessante Befund Sitzenfreys besteht aus miliaren submukösen Myomen, die auf dem Boden einer Adenometritis nach Ansicht des Autors dadurch entstanden sind, daß die von der Oberfläche in die Tiefe dringenden an den großen Gefäßstraßen entlang ziehenden und an den Gefäßteilungsstellen sich treffenden Schleimhautausläufer und Drüsenwucherungen Muskelpartien „gewissermaßen abgesprengt" wurden. Infolge dadurch erlangter Beweglichkeit und Blutreichtum hypertrophierten die Muskelzüge und imponieren durch Annahme konzentrischer Anordnung als kleine Myomknötchen. Die Figuren (Sitzenfreys) sind nicht geeignet, diese Annahme zu stützen; die Drüsenwucherungen könnten bestenfalls eine Äquatorialzone der kugligen Knötchen bilden, aber damit ist der Gewaltakt einer Ablösung mechanisch ebensowenig erklärt, wie die vorgeschobene subepitheliale Lage, noch das Wachstum bis zu „Linsengröße".

Ich habe zwar auch öfters gesehen, daß Muskelteilchen von heteroper Epithelwucherung (s. Adenometritis) umschlossen werden, aber ohne eine besondere Disposition solcher Teile läßt sich nicht Sitzenfreys Befund erklären, in welchem die Korpusschleimhaut mit dem Myomknötchen „dicht besäet" war. Einen ähnlichen Befund gebe ich in Abb. 62 wieder. Ich habe zwei solcher Fälle gesehen (vgl. Adenomyosis), von denen in einem die kleinen abgeteilten Knötchen eine höchst geringfügige, im anderen eine mäßige Neigung zum Wachstum und tumorartiger Abgrenzung zeigten.

Ricker läßt alle Myome aus gleichen Keimen wie die Adenomyome um einen epithelialen Kern als Krystallisationspunkt hervorgehen, nur daß in der Mehrzahl der Myome die epithelialen Teile zugrunde gehen; diese Hypothese ist neuerdings aufgenommen von H. Freund. Hiergegen sprechen zahllose kleinste Myome ohne Epithel (Borst). Umgekehrt sieht Ribbert die Versprengung von Muskelkeimen als die Hauptsache an, die gleichzeitige Verlagerung von Epithelien als gelegentlich. Wie Ribbert sich das Zustandekommen der Versprengung denkt, ist nicht ersichtlich. Es ist aber Ribberts Ansicht zufolge der Myomkern von vornherein ein selbständiges, ausgeschaltetes Zellterritorium, welches nicht in typischer Weise in die Uteruswand eingefügt ist und dessen Gefäßsystem nicht den normalen Anschluß an die Umgebung gefunden hat, eine Ansicht, die freilich ohne anatomische Grundlage keine Berechtigung hat. Ribbert konstatierte an kleinen Myomen (das kleinste hatte freilich für unsere Ansprüche riesige Ausmaße, nämlich schon $3/4$ mm Durchmesser, das andere gar 3 mm), daß sie bereits selbständige Gebilde sind und nur capilläre Gefäße haben. Die Folgerung aus diesem Befunde, nämlich, daß demnach „von vornherein ein selbständiger ausgeschalteter Muskelbezirk sein Wachstum begonnen hat", ist nicht einzusehen. Wir haben ja hier schon ganz fertige Tumoren vor uns, welche sogar ihre Umgebung bereits deutlich verdrängen. Woher will man wissen, wie die Grundlage des Tumors ausgesehen hat; diese kann ja aus wenigen Zellen bestanden haben. Der Gefäßmangel in kleinen Tumoren beweist nicht mehr als der Gefäßmangel in großen Tumoren, zumal es nur Mangel an größeren Gefäßen ist. Wenn einige Zellen und wenn selbst ein kleiner oder großer Bezirk von Zellen der übermäßigen Proliferation anheimfällt, so kann er wohl noch einige Gefäße einbeziehen, aber wenn diese nicht mit in Wucherung zugleich geraten, so ist ein relativer Mangel namentlich an größeren Gefäßen gegenüber der Umgebung die selbstverständlich unausbleibliche Folge. — Wenn man sich übrigens die ausgeschalteten Bezirke von so bedeutender Größe wie Ribbert vorstellen wollte, so müßte man sie schon beim neugeborenen Uterus mit der Lupe sehen können. Da ich für andere Organe die Ausschaltung oder sagen wir Abkapselung von Teilchen zugebe, so muß ich für den Uterus sagen, daß sie erst nachzuweisen wäre, bevor man Ribberts Hypothesen über die Myomgenese als berechtigt anerkennt. Aus seinen Befunden geht nichts für seine Annahme hervor.

Ribberts Hypothese schließt sich im wesentlichen an die Cohnheims an, insofern als sie embryonale Zellen als Geschwulstbildner voraussetzt. Der Unterschied liegt aber im wesentlichen darin, daß Ribbert eine pathologische Zellausschaltung im Fetalleben annimmt, während nach Cohnheim die Myome aus Zellen entstehen, welche normalerweise unverbraucht liegen bleiben und dem physiologischen Wachstum, insbesondere bei Gravidität, zu dienen berufen sind [1].

---

[1] In meiner Arbeit über embryonale Gewebseinschlüsse in den weiblichen Genitalien (Ergebnisse der allgemeinen Path. u. path. Anat. Bd. 9, 2, S. 703. 1903) habe ich von der Möglichkeit „unverwendeter" Zellen gesprochen und die Frage aufgeworfen, ob dieselben normalerweise „unverwendet und embryonal bleiben, ob sie phylogenetische Bedeutung haben im Haushalt der Organbildungen, retrospektive oder prospektive phylogenetische Bedeutung, oder ob sie nur pathologischerweise unverwendet bleiben und unter welchen Umständen dies ihnen ermöglicht wird. Es liegt mir fern, diesen allgemein gehaltenen Gedanken ohne ganz besonders treffende Argumente auf bestimmte Organe anzuwenden. Es gibt insbesondere

Da man sich die pathologische Zellversprengung Ribberts „mit abnormem Gefäßanschluß" nur unter einer Art von Abkapselung vorstellen kann und dieses Vorkommnis im fetalen Uterus als etwas besonders häufiges voraussetzen müßte, um die große Zahl der Myome zu erklären, so ist der Standpunkt Cohnheims ungezwungener, zumal heutigentags die ungleiche Ausdifferenzierung der Zellen feststeht. Man kann zwar mit Cohnheim oder neuerdings mit Schaper und Cohn annehmen, daß die „zellproliferatorischen Wachstumszentren" einen relativ unreifen Zellcharakter bewahren, aber man darf nicht denken, daß nur diese allein zur Geschwulstbildung geeignet seien, sondern kann getrost voraussetzen und gerade am Uterus beweisen, daß jede teilungsfähige Zelle unter besonderen Umständen zur pathologischen Proliferation geeignet ist, jedoch um so leichter und in um so stärkerem Grade, je jünger die Zelle ist, also je näher sie den „unreifen" Zellen steht. So ist es auch ohne weiteres klar, daß die nicht gerade „embryonalen", aber doch unreifen Zellen „der Wachstumszentren" nicht unvermittelt in völlig ausdifferenzierte übergehen, sondern daß sich gewisse Übergangsstufen zwischen beiden finden müssen.

Wir dürfen uns also die „relativ unreifen" Zellen nicht als abgeschlossene Inseln vorstellen, sondern als Elemente des normalen Zellverbandes von jugendlicherem Charakter. So können wir auch die Stielverbindungen der kleinen Myome mit der übrigen Muskulatur verstehen.

Man sieht, es ist genügend theoretisiert worden und den Hypothesen stehen unzulängliche Befunde zur Seite. Die Histogenese der Myome ist, wenn überhaupt, nur an den allerersten Anfängen der Tumorbildung aufzuklären. Aber was verbürgt, daß es sich auch wirklich um Tumoranfänge handelt? Die folgenden Befunde sind nur gering an Zahl und nicht eindeutig.

Stern fand ein Myomknötchen von 0,7×1 mm, in welchem die Muskulatur konzentrisch um ein fast zentral gelegenes Gefäß geschichtet ist ohne scharfe Abgrenzung von dessen Muskulatur, ohne Adventitia. Diesem Befunde, der ein bereits fertiges Myom betrifft, stehen andere Untersuchungen schroff entgegen.

Faber hat durch vergleichende Messungen der Kerngröße festgestellt, daß die ausgereiften Muskelfasern im Myom größere Kerne haben als die der Umgebung, dagegen zeigen die Muskelfasern der Gefäße diesen Unterschied in- und außerhalb der Myome nicht. Das spricht seiner Meinung nach gegen die Myomgenese aus Gefäßelementen; auch sonst fand er ebensowenig wie ich Beziehungen kleiner Myome (0,09 mm) zu den

---

retrospektive phylogenetische Reminiszenzen im Bau des Menschen in großer Menge, ohne daß man ihnen eine besondere Disposition zur Geschwulstbildung nachsagen könnte. Um so verwunderlicher ist es, wenn Ribbert eine so überaus häufige Neubildung wie das Myom des Uterus durch eine phylogenetische Reminiszenz erklären möchte, in dem er die Vereinigung des menschlichen Uterus zu einer Kammer als eine „Reduktion", als eine „Verkleinerung" anspricht. Für den verkleinerten Uterus wird nun zu viel Material gebildet. „Wenn dieses dann nicht in Form einer diffusen Verdickung der Wand, sondern etwa in Erinnerung an die früher mehrfach abgeteilte Uterushöhle in umschriebenen Bezirken auftritt", so geht aus ihnen schließlich das Myom hervor. Auf diesem Wege kommt Ribbert schließlich dahin, in einem cystischen mit dem Uteruslumen kommunizierenden Adenomyom gleichsam einen überzähligen Uterus zu erblicken und auch die Schleimhautpolypen aus einem Schleimhautüberschuß bei der durch Reduktion verkleinerten Uterusinnenfläche abzuleiten. — Die Reduktion, die Verkleinerung — die früher mehrfach abgeteilte Uterushöhle, die verringerte Innenfläche sind irrige Voraussetzungen, also kann man von den Schlußfolgerungen absehen.

Gefäßen. Die kleinsten Myome fand er allmählich übergehend in die normale Muskulatur; die Myome gehen also hervor aus der uterinen Muskulatur.

Die Untersuchungen von Sakurai und Aschoff betreffen Herde von 0,06 und 0,02 mm Durchmesser; diese hatten keine Beziehungen zu den Gefäßen. Daß sie auch keine Capillare enthielten, versteht sich bei der geringen Größe von selber. Die größeren Knötchen von 0,2 mm hatten Capillare. Aschoff spricht sich danach gegen die Entstehung der Myome aus den Gefäßen aus und für eine Gewebsmißbildung, für von Anfang an ausgeschaltete Keime. Sakurai fand die mikroskopischen Herdchen auch in nicht myomatösen Uteri und sogar schon bei 20jährigen; man könnte diesen Umstand jedoch eher gegen die Deutung der Herde als „Myomkeime" auslegen, denn wenn sie schon in so frühem Alter sichtbar sind, während sie doch erst in späterem Alter zur Entwicklung kommen, so müßte man sie auch in früherem Alter schon ebenso sehen können. Bei der Häufigkeit müßte es ein leichtes sein, am ganz normalen Uterus (so auch am virginellen Uterus) die Keime zu finden, die, wie Aschoff schildert, ganz scharf von der übrigen Muskulatur getrennt und bindegewebig umkapselt liegen. Diese „Keime" lassen auch sonst noch der Kritik weiten Spielraum. Die bindegewebige Umkapselung ist mir deshalb auffällig, weil ich an wesentlich größeren sicheren Myomen keine Abkapselung gesehen habe. Wenigstens würde ich das Zwischengewebe nicht als Kapsel deuten, welches jedes kleinere und größere Muskelbündel einhüllt, besonders aber dann, wenn eine hyperplastische Stelle schon färberisch sich aus dem Rahmen hervorhebt.

Übrigens ist jede Angabe über kleine oder kleinste Myome als histogenetisch verwertbar strengstens abzulehnen, wenn die Zellen nicht in der Längsrichtung getroffen sind. Serienschnitte durch Bündel in der Querrichtung würden die Längsschnitte kaum ersetzen. Ich muß dieses ganz besonders hervorheben, weil sonst sehr leicht Täuschungen unterlaufen über die Lagebeziehung der kleinen Myomzellengruppen. Diese sind, wie geschildert, in kleine Muskelbündel eingeschaltet und können mit ihrer Längsseite außen an Bindegewebe angrenzen, so daß sie im Querschnitt als Insel abgekapselt erscheinen. Dieser Täuschung kann man nur in Längsschnitten entgehen und hat die Gefäßrichtung in der Nähe als Maßstab zu nehmen, um Quer- oder Schrägschnitte durch die Bündel zu erkennen, falls man sie nicht ohnedies erkennt.

In meinen Fällen habe ich unter Beachtung dieser Vorsicht sehr zahlreiche kleinste Myombündel in näherer und weiterer Umgebung multipler Myomknötchen nachweisen können, die stets in der Längsrichtung der übrigen Muskulatur eingeordnet waren. Nur in Quer- und Schrägschnitten können die innerhalb der Muskelbündel eingeschalteten ersten Zellwucherungen ausgeschaltete Keime vortäuschen.

Wegen der Täuschungsmöglichkeit mit hyperplastischen Zellgruppen habe ich auch zu meinen Untersuchungen Uteri mit kleinen Myomen bevorzugt, in deren Nähe ich zuweilen mikroskopisch kleine Knötchen fand und gerade in diesen fand ich nichts, was ich als Kapsel bezeichnen möchte, die ich selbst an Myomen bis zur Erbsengröße nur selten deutlich ausgeprägt fand. Auch Heimann und Becher leugnen die Kapsel oder überhaupt eine besondere Umhüllung.

Die kleinsten Myome, welche ich schon früher gezeigt und z. T. schon oben S. 222 u. 239 besprochen habe, sind weiter nichts als Muskelbündel, wie alle anderen nur durch ihre intensivere Kernfärbung und weniger Intercellularsubstanz ausgezeichnet; sie sind in keiner

Weise abgesondert und fallen eben nur durch die besondere Färbung (s. o. S. 242) und durch Vergleich mit benachbarten kleinsten, jedoch scharf abgegrenzten Myomen auf. Mit schnell zunehmendem Wachstum nämlich sondern sich schon kleinste Knötchen (0,2 mm) von ihrer Umgebung deutlich ab, bekunden jedoch noch lange Zeit ihre Zugehörigkeit zu den normalen Muskelbündeln durch mehrere „Stiel"-Verbindungen, in denen man allmähliche Übergangsstufen zwischen normalen und myomatösen Zellen sehen kann; die Proliferation der Zellen klingt allmählich ab an diesen Stellen. Ja das am meisten Auffällige ist der Befund, daß im Verlaufe normal aussehender Muskelbündel, Strecken von jugendlichen Zellen eingeschaltet sind. Solches finde ich zwar auch in Uteri mit diffuser Myohyperplasie, aber an ganz besonders zahlreichen Stellen in der unmittelbaren Nähe, aber auch weit entfernt von kleinen Myomknötchen und Gruppen von Myomknötchen, die sich zu größeren Knoten vereinigen. Ich habe diese Dinge genügend geschildert und abgebildet (Abb. 47—55), um mit Anspruch auf größte Wahrscheinlichkeit kurz sagen zu dürfen, daß unter geeigneten allgemeinen und örtlichen Ernährungsbedingungen kurz unter einer unbekannten Ätiologie die unreifen Zellager in pathologische Wucherung geraten können, die man hyperplastisch oder, wenn zu größeren Knoten angewachsen, Myom nennt. Beide Arten, diffuse und hyperplastisch umschriebene „myomatöse" Neubildung können so Hand in Hand gehen.

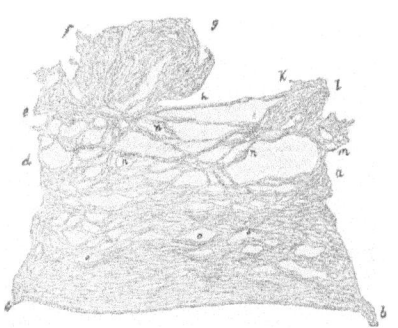

Abb. 63. Spindelartige Anschwellung von Muskellamellen in der Nähe eines Myoms. (Nach Cordes.)

Maßgeblich ist die unterschiedliche Proliferationskraft der verschiedenen Zellager je nach dem Grad der Unreife und nach Ernährung. Solche Zellen in Wucherung fanden wir auch in der Umgebung von Gefäßen, viel häufiger aber inmitten scheinbar normaler Muskelbündel oder als ihre Ausläufer, aber nicht in der Gefäßwand.

Es ist möglich, daß solche Bündel schon gesehen worden sind, so beschreibt Cordes spindelartige Anschwellung von Muskellamellen in der Nähe eines Myomes (Abb. 63), sie scheinen aber schon größere Herde darzustellen.

In mehreren myomatösen Uteri selbst bei noch ziemlich frischer allgemeiner Myohyperplasie, die zu starker Wandhypertrophie geführt hatte, habe ich feststellen können, daß kleinere Myome inmitten dieser hypertrophischen Muskulatur immer noch zellreicher und faserärmer war als diese. Freilich findet man frische Grade zelliger Hyperplasie in der Muskelwand nicht bei fertiger Hypertrophie, sondern nur bei besonders darauf gerichteter Aufmerksamkeit möglichst an Uteri mit kleinen Myomen und von jugendlichen Personen. Man vergleiche auch die diffuse muskuläre Hyperplasie im Abschnitt Adenomyosis.

Je jünger die Patientin ist, desto mehr proliferationsfähige Zellen beherbergt vermutlich der Uterus und so ist es wohl kein Zufall, daß ich aus vielen einzelnen Knötchen entstehende Myome besonders bei jugendlichen Individuen gesehen habe. In einem Falle sind es neben etwas größeren Myomen nur einzelne kleinste Knötchen, in dem anderen Falle liegen in einem Flächenraum von 2 qcm ein Haufen mikroskopisch kleiner bis stecknadelkopfgroßer Myomknötchen nebeneinander und zwischen diesen teils nicht gewucherte, teils lebhaft gewucherte Muskelbündel im Bau und dichter Lage der Zellen den Myomzellen durchaus gleich, nur von diesen dadurch unterschieden, daß sie die Faserrichtung beibehalten wie die normalen Bündel, mit denen sie wie gesagt, vielfach zusammenhängen und allmählich zu ihnen übergehen. Wie diese gewucherten Bündel einerseits durch Richtung und direkten Übergang zur normalen Muskulatur ihre Entstehung aus dieser bezeugen, ebenso hängen sie direkt mit den umschriebenen Myomknötchen zusammen. In diese gehen sie ebenfalls derartig über, daß es unmöglich ist, nunmehr zu sagen, wo einerseits die Myomstruktur anfängt und wo andererseits die gewöhnliche Muskulatur aufhört. (Abb. 64 und 65.)

Meinen Befunden ähnlich sind diejenigen von Heimann und die von Becher, insofern die Muskelknötchen nicht scharf abgegrenzt sind. Heimann vertritt die Meinung, daß das Wachstum des Myoms vom Stiel ausginge, was man jedoch nicht beweisen kann. Bechers Myome sind nicht sehr klein, so weit seine Abbildungen und Schilderung ein Urteil erlauben. Doch spricht er von den ersten Anfängen in Gestalt kleiner Anschwellungen von Muskelfaserbündeln, die sich außer durch färberisches Verhalten nicht von der Muskulatur unterscheiden. Die Myome entstünden aus mehreren solcher Bündel. Kleine Meinungsverschiedenheiten beeinträchtigen nicht die Übereinstimmung der Befunde von Heimann und Becher mit den meinigen in dem Hauptpunkte, daß die kleinen Myome nicht abgeschlossene Herde bilden, sondern in das übrige Muskelgewebe übergehen.

Vorausgesetzt, daß es sich in Sakurais Befunden wirklich um kleinste Myomkeime handelt, was schwer zu beweisen ist, so würde ich darin doch keinen Widerspruch zu den sich aus meinen Befunden ergebenden Folgerungen sehen. Aschoff erklärt die kleinsten Myomkeime für abgekapselt. Haben wir nun zwei verschiedene Arten von Myomkeimen gesehen, oder kommt die Stielverbindung mit der Umgebung, wie Aschoff meint, erst später zustande? Wenn letzteres der Fall wäre, so müßte ich aus dem allmählichen Abklingen der Myombildung und der Beibehaltung der Faserrichtung den Schluß ziehen, daß sich die ursprünglich ausgeschalteten Myomkeime (Aschoffs) nicht aus eigenem Vermögen, sondern unter Zuhilfenahme der Umgebung, also appositionell vergrößerten. Das würde jedoch ein harter Schlag gegen die Ausschaltungstheorie sein. Er kann allenfalls den Beginn der Umwandlung oder richtiger der Vermehrung von Myomzellen gesehen haben, er kann aber nicht beweisen, daß diese Keime ausgeschaltet waren, und daß nicht zunächst noch in der Umgebung noch weitere Zellen Myomzellen liefern werden.

Die Stielbildung entsteht nicht durch sekundäres Einwuchern in die anliegenden Muskelbündel, denn die kleinen gewucherten Partien liegen zum Teil inmitten von gewöhnlichen Muskelbündeln; und zwar so kleine Wucherungsstellen, daß nicht an sekundäre Verbindung zu denken ist. Es widerspricht sich auch die Annahme der sekundären Stielverbindung mit der offenbaren Neigung zur Abkapselung der wuchernden Zellgruppen.

Man muß jedoch an die Möglichkeit denken, daß die Myome einen verschiedenen Anfang nehmen; daß in einem Falle nur einzelne Zellen (Aschoff) den ganzen Tumor bilden, in anderen sich viele gleichzeitig oder nacheinander daran beteiligen. Ich erinnere an die Verschiedenheit der einfchen und der Konglomeratmyome. Es ist aber doch zu auffallend, daß auch die einfachen Kugelmyome die Stielverbindungen aufrecht erhalten, die ich schon in sehr kleinen Myomen beobachtete. Es geht deshalb meiner Meinung nach aus der Zusammenstellung von Aschoffs und meinen Befunden hervor — und das ist für die Genese nicht nur der Myome allein von Wichtigkeit zu betonen —, daß einmal die kleinsten Myomkeime in keiner Weise von vornherein aus dem Gewebsverbande getrennt sind; zweitens, daß sie zwar bei schneller Proliferation sich sehr bald ringsum, aber nicht völlig absondern, wobei die „Stielverbindung" mit dem Myometrium noch den früheren organischen Verband und den allmählichen Übergang von normalen zu wuchernden Muskelelementen bekunden; schließlich beweisen unsere Befunde, daß nicht nur bestimmte embryonale Keime zur Geschwulstproliferation allein disponieren, sondern daß diese Disposition eine allgemeinere Gewebsdisposition ist. Daß diese Proliferationsfähigkeit mit dem Alter der Zellen abnimmt, und sich deshalb mit dem Alter des Menschen

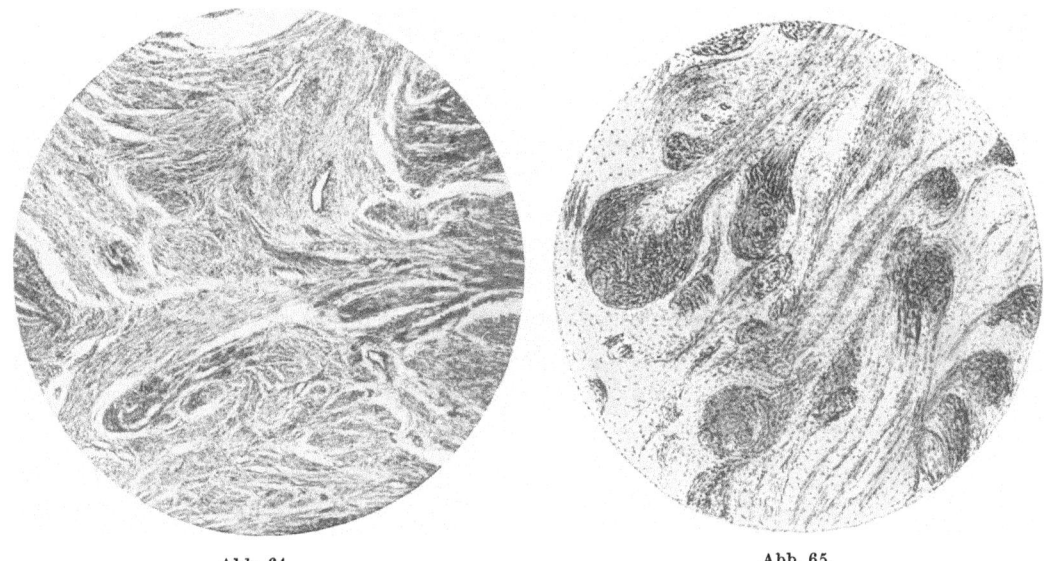

Abb. 64.   Abb. 65.

Abb. 64. Aus einem Uterus myomatosus mit vielen kleinen und kleinsten Myomen. Namentlich in der Umgebung kleiner Myome, aber auch weiter entfernt hängen die proliferierten oder richtiger noch wuchernden Zellbündel unmittelbar zusammen mit gewöhnlichen Muskelbündeln. (Lichtbild, schwache Vergrößerung.)

Abb. 65. Aus einem Ballen dichtgedrängter Myomknötchen (vgl. Abb. 13). Diffuse Umwandlung zahlreicher Muskelherde in einem größeren Bezirke des Uterus mit Übergängen der gewucherten Knötchen in die umgebende, nicht proliferierte Muskulatur, Stielbildung der Myome nicht als sekundäre Erscheinung durch Einwucherung in die Umgebung. (Leitz Okul. 1, Obj. 2.)

auf einzelne, besonders proliferationsfähig gebliebene Zellgruppen oder „Wachstumszentren" einschränkt, ist höchst wahrscheinlich. Wenn trotzdem das zunehmende Alter wie überhaupt zur Geschwulstbildung, so auch zu Myomen hinneigt, so liegt das an Teilbedingungen, deren Besprechung in den Abschnitt über Ätiologie gehört. Nur darauf will ich noch hinweisen, daß auch im Sinne der Ehrlichschen Aviditätslehre die Prädisposition der indifferenten Zellen zur Geschwulstbildung einleuchtet, insofern diese Zellen jene Nahrungsstoffe, Wachsstoffe an sich reißen können, welche frei werden, wenn die übrigen Körperzellen durch Altern oder Konstitutionsschwäche an der normalen Avidität Einbuße erleiden. Wenn hieraus hauptsächlich die in erheblicherem Maße indifferent gebliebenen, embryonalen Zellen Nutzen ziehen, so können doch auch die normalen zell-proliferatorischen Wachstumszentren in der gleichen Weise zur Geschwulstbildung hinneigen. Anomalie der Chromosomenzahl, der neue Ausdruck der Kernpathologie hat noch keine verwertbare Bedeutung erlangt.

H. Albrecht in seiner neuen Darstellung der Myome weist auf die Wachstumsbereitschaft der Uterusmuskulatur, die, sonst fast untätig, trotzdem nicht atrophiert, sondern auf Beanspruchung durch Schwangerschaft in enorme Wucherung gerät. Dadurch unterscheidet sie sich von der übrigen glatten Muskulatur. Anschließend sagt Albrecht: „Beim Myom haben wir nun die Tatsache, daß einzelne Muskelbezirke, den physiologischen Ruhestand aufgebend, ihre schlummernde Wachstumsbestimmung und Wachstumsenergie realisieren, um offenbar so lange weiter zu wachsen, bis die ihnen innewohnenden besonderen Wachstumskräfte erschöpft sind. Dabei ist der räumliche Zusammenhang mit dem übrigen Gewebe, wie uns die Befunde von Robert Meyer zeigen, primär gewahrt, und die schärfere Absetzung von der Umgebung tritt erst mit dem weiteren Wachstum ein. Die betreffenden Zellbezirke müssen gegenüber den umgebenden, in ihrer physiologischen Wachstumsfunktion normalen Muskelzellen mit erhöhter Wachstumsfähigkeit, erhöhter Fähigkeit zur Nahrungsaufnahme und zur Erregung von Wachstumsdruck ausgerüstet sein. Ob dieser fehlerhafte Zellcharakter durch ein Stehenbleiben auf embryonaler Stufe oder einen fehlerhaften Überschuß an Wachstumsenergie oder endlich einen Fortfall der für die umgebenden Zellen bestehenden Wachstumshemmungen — was an sich nur eine negative Umschreibung der ersteren Annahme darstellt — bedingt ist, ist nicht zu unterscheiden. Nur so viel steht sicher fest, daß die biologische Differenzierung der Myommutterzellen von denen der übrigen glatten Muskelzellen des Uterus verschieden sein muß, und daß dieser Unterschied dargestellt ist durch eine den Myommutterzellen zukommende erhöhte Wachstumsenergie. Ebenso steht fest, daß die Myommutterzellen keine histologisch differenzierten oder abgekapselten Zellinseln sind, sondern Elemente des normalen Zellverbandes".

Im ganzen ergibt sich hieraus eine gute Übereinstimmung mit der von mir vertretenen, auf Befunde kleinster Myomkeime gestützten Anschauung, daß die Myome aus unreifen Muskelzellen hervorgehen, die nicht abgekapselt im interfascikulären Bindegewebe liegen, sondern eingeschaltet in Muskelbündel mit einiger Bevorzugung der in der Nachbarschaft von größeren Gefäßen liegenden kleinen Muskelbündel, nicht aber von den Gefäßwandzellen.

Und nun ein Wort noch zur Bildung der Myomgefäße!

Es ist mir niemals gelungen, wie ich besonders hervorheben muß, die Gefäßmuskulatur aus dem Parenchym des Myoms hervorgehen zu sehen. Im Gegenteil, in sehr wenigen Fällen, in denen sich das Myomgewebe an die Muskulatur großer Gefäße anschließt, finde ich nur in frischen Stellen der Wucherung in kleinen Myomen die Capillare scheinbar unmittelbar von Muskelgewebe umgeben. Sobald das Kaliber dieser Capillare zunimmt, wird ihr Endothel von fibrillärem Gewebe umhüllt, dessen Herkunft nicht unmittelbar kenntlich wird. Es spricht nur eines gegen die Entlehnung des fibrillären Gewebes aus der Muskulatur und ebenso gegen die Entstehung aus dem Endothel. Nämlich die Wandverstärkung besteht immer von der Peripherie der Myome her abnehmend gegen das Innere. Niemals wird sprunghaft mitten im Myom aus den Capillaren eine einzelne Wandstelle durch fibrilläre Umlagerung abgesondert vom Myomparenchym und auch sonst wird nicht eine beliebige Wandstelle der Gefäße mitten im Myom sprunghaft dicker; sondern die Wandstärke gibt sich, wenn man die Gefäße verfolgt, von den größeren Ästen her allmählich abnehmend bis zu den Capillaren.

Ferner ist ebenfalls hervorzuheben, daß an den Gefäßwänden eigene Muskulatur fast stets von einem Bindegewebsmantel gegen die Myomzellen abgesetzt ist. Verfolgt man die Gefäße von den kleinsten bis zu den großen, so ergibt sich einwandfrei eine frühzeitige Absonderung der capillaren Endothelröhren durch bindegewebige Umhüllung, Verdickung derselben und erst späterhin nach breiter bindegewebiger Absonderung der Gefäße vom Myomparenchym erscheint die Gefäßmuskulatur. Und auch dieses ist niemals sprunghaft; es kommt nicht vor, daß an beliebiger Stelle der Gefäßwand Muskulatur der Media inselförmig entsteht, sondern stets geht die Mediabildung in den Myomgefäßen Schritt für Schritt von den größeren peripheren und wenn auch von mehr zentral eingeschlossenen Gefäßen, so doch stets von den größeren Ästen her im steten Zusammenhang mit deren Muskulatur.

Diese beiden Punkte, das Auftreten der Muskulatur in den Gefäßwänden 1. erst nach bindegewebiger Abgrenzung der Gefäßröhren gegen das muskelzellige Parenchym und 2. nur im steten Zusammenhang mit der Muskulatur der großen eintretenden Gefäßstämme lassen es mir so gut wie sicher erscheinen, daß die Gefäßmuskulatur weder aus den Geschwulstzellen noch aus dem Gefäßendothel entsteht, sondern von der Muskelwand der von außen in die Geschwulst eintretenden Gefäße selber nachgeschoben wird. Das gleiche scheint mir aus obengenannten Gründen für das Gefäßbindegewebe zu gelten und so können wir die Gefäße im ganzen als einen von den Geschwulstzellen genetisch unabhängigen Bestandteil oder „Stroma" auffassen und seine Unabhängigkeit histogenetisch in gleiche Linie stellen mit der der Gefäße etwa in Carcinomen. Danach kann man mit gutem Rechte als eine Regel aufstellen, von der es vielleicht, aber doch nur vielleicht und äußerst selten Ausnahmen gibt, daß das muskelzellige Parenchym und die Gefäße einschließlich der Gefäßmuskulatur histogenetisch unabhängige Bestandteile der Myome sind.

V. Das weitere Wachstum der Myome.

Es ist zweifellos als wesentlich festzustellen, daß die Myomkeime, die unreifen Muskelzellen in der größten Mehrzahl der Fälle eine zwar ganz erhebliche Fähigkeit zur Wucherung haben, aber dennoch fast immer zugleich die Neigung zur Ausdifferenzierung der Zellen unter starker Fibrillenbildung. Fälle, in denen dieses nicht eintritt, sondern die Muskelzellen die Unreife behalten, werden wir bei den Sarkomen und auch bei Angiomen besprechen.

Das weitere Wachstum der Myome mit Augen sehen zu wollen, ist nicht minder schwer als die erste Entstehung festzustellen, jedenfalls darf man nicht beides miteinander gleichstellen, wie Ulesko Stroganowa, die „zur Histogenese der Myome" in den Interstitien eines Myoms gelegene kugelförmige Zellen glaubt verwerten zu können; ganz abgesehen davon, daß der Befund selbst keineswegs junge Muskelzellstadien überzeugend darstellt. Die „kugeligen" Zellen scheinen Querschnitte durch gequollene Spindelzellen zu sein, wie man sie in ödematösen und hyalinen Partien sehr oft trifft. Man kann Ulesko Stroganowas Befunde für Wachstumsfragen nicht verwerten. Übrigens ist der Befund von „Rundzellen verschiedener Größe und allerlei Übergänge von ihnen zu Spindel und Faserzellen" im schwangeren Uterus und in jungen Myomen nach Virchow sehr gewöhnlich. Runge, Förster u. a. machten ähnliche Befunde, doch enthielt sich Virchow einer bestimmten Deutung.

Die Myome wachsen meist langsam (Virchow) und da das Wachstum in erster Linie abhängig ist von der Proliferetion der Muskelzellen, so ist es richtig, wenn Gebhard sagt, daß die Geschwulst um so langsamer wachse, je reicher sie an fibrösen Elementen sei, worunter freilich die fibrilläre Stützsubstanz zu verstehen ist. Orth nennt das Wachstum im allgemeinen ein rasches, wenn auch, von Fall zu Fall wechselnd, Gebhard, Borst, Ribbert dagegen ein langsames. Das Wachstum hängt jedenfalls vom Gefäßreichtum ab und da es nicht selten von Haus aus gefäßarme Myome gibt, so bleiben diese überhaupt zeitlebens klein. Deshalb darf man in einem Uterus mit multiplen Myomen die kleinen Knoten nicht ohne weiteres für jünger ansehen als die großen. Die der Schleimhaut zunächst gelegenen Myome sind gewöhnlich blutgefäßreich und wachsen infolgedessen wohl auch schneller, sie werden aber bald polypös, worunter ihre Blutzufuhr oft leidet, wie wir noch erörtern werden.

Wachstum und Größe der Myome hängt allgemeiner gesagt, von ihrer Ernährung ab, daher also nicht nur von der Zahl, Größe und Verbreitung der Gefäße im Tumor, sondern auch von den sekundären Einflüssen der Blutzufuhr, Menstruation, Gravidität, Entzündungen in der Umgebung und Ovarialfunktion, z. B. Klimakterium. Das Weiterwachsen nach der Menopause haben Peter Müller, Faber, Johnson und Hofmeier u. a. beobachtet und Virchow führt diese Erscheinung auf eine Ernährung durch organisierte Adhäsionen des Peritoneums zurück (s. w. u. S. 273). Im allgemeinen aber atrophieren die Myome im Klimakterium. Auch der Sitz der Myome ist zuweilen maßgebend für ihr Wachstum; es kommt z. B. bei multiplen Myomen vor, daß einzelne subseröse zwischen anderen eingeklemmt oder zwischen Beckenwand und dem myomatösen Uterus festgelegt werden; ihr Wachstum leidet natürlich unter dem Druck der Umgebunng. Während manche Myome stets ganz klein bleiben, so kommen auch solche von ganz bedeutender Größe vor bis zu 140 Pfund (Hunter). Die ganz großen sind meist lymphangiektatisch und ödematös durchweicht.

Während wir nun bei den ganz kleinen Myomen erfahren haben (s. Histogenese), daß sie nicht nur aus einer oder zwei vorbestimmten Zellen entstehen, sondern in einem etwas umfänglicheren Bezirk, in welchem die Zellen zunächst in eine weniger wucherungsfähige Zone allmählich ausklingen, so wachsen die Myome, nachdem einmal dies Proliferationszentrum in Wucherung geraten ist, meistens nur aus ihrem eigenen Material weiter; sie wachsen also expansiv (Ribbert, Borst u. a.), drängen das Uterusgewebe auseinander; das Nachbargewebe bildet die Kapsel. Es ist also im allgemeinen nicht richtig, anzunehmen, daß die Kapsel, wenn sie bei der Operation zurückbleibt, Myomrezidiv bilde. Dagegen können in der Kapsel zufällig gelegentlich Myomkeime liegen, ebenso gut wie in weiterer Ferne von dem Myom, die nach Herausnahme des großen Myoms von dessen Druck befreit zu wachsen beginnen oder fortfahren.

v. Rindfleisch und Borst sprechen den Myomen ein ausgesprochen zentrales Wachstum zu, die peripheren Schichten werden durch die neuen zentralen Nachschübe auseinander gedrängt und geschichtet. Ausschließlich zentral wachsende Myome sind jedoch noch nicht beobachtet. Es wird zwar von den meisten Autoren ein diffuses peripheres Wachstum zugegeben; immerhin kann ich nur einzelne Fälle erwähnen, in denen große Myome in großer Ausdehnung diffus und zellreich an der Peripherie gegen die Uterussubstanz wachsen, ohne eine Kapsel zu bilden und ohne Zeichen von Sarkom, wie bereits erwähnt worden ist (S. 249—251 und Abb. 56—59).

Schon Virchow ist aufgefallen, daß diese weichen, also wohl die zellreichen Myomformen fester mit dem Uterus zusammenhängen. Hier ist noch ein ungelöstes Rätsel, dessen Lösung vielleicht auf dem Grenzgebiete zwischen gut- und bösartigen Geschwülsten liegt. Virchow unterscheidet bereits das Wachstum der Myome von innen heraus, also aus ihrem eigenen Zellmaterial und das Wachstum durch Apposition. Das Wachstum durch Apposition zieht neue Reserven aus der Umgebung heran, daher die festere Verbindung. Hier ist zu bemerken, daß ganz sicher die Myome die Kosten ihres Wachstums hauptsächlich nur durch Zellteilung des eigenen Materials bestreiten, sei es nun in seinen mehr zentralen oder auch in seinen peripheren Teilen. Das mehr zentrale Wachstum, verrät sich dadurch, daß die peripheren Schichten sich zirkulär schalenartig anordnen; hierzu werden sie mechanisch genötigt, ebenso wie die umgebende Uterusmuskulatur in konzentrische Schichten gezwungen wird. Die hierbei erfolgende Druckatrophie der Muskelzellen macht aus den äußeren Schichten des Myoms selbst und den umgebenden Uterusschichten eine hauptsächlich „fibröse Kapsel", die also kein nötiger Bestandteil, sondern wenn überhaupt vorhanden, eine sekundäre Bildung darstellt. Kleinste Myome haben keine Kapsel.

Selten sind die Myome so scharf abgekapselt, daß sie beim Aufschneiden gleich aus der Kapsel fallen; bei Cervixmyomen kommt das häufiger vor, wie schon Virchow beschrieben hat. Es liegt das offenbar daran, daß das elastinreiche Gewebe der Cervix sich besser zu einer scharfen Umkapselung eignet, weil es ein diffuses Vordringen der Myome verhindert. Im Korpus dagegen gehen auch von den fast allseitig gut abgegrenzten Myomen häufig einzelne Muskelbündel mehr oder weniger diffus in die Umgebung, seltener ist die Abgrenzung ringsum ganz scharf. Schon bei den kleinen Myomen läßt sich die oben weit besprochene „Stielverbindung" mit der Uterusmuskulatur meist nachweisen, und selbst in den Anfängen der Myombildung habe ich sie wie oben beschrieben, nicht vermißt. Wenn nun die Kapsel an größeren Myomen fehlt, so kann man annehmen, daß auch ihre eigene Peripherie und die umgebende Muskulatur wächst, und hier taucht die Frage auf, ob das Myom auf Kosten des eigenen Materiales oder auch der Umgebung, also durch Apposition wächst. Die Umgebung kann natürlich auch durch Arbeitshypertrophie mitwachsen, es müssen also Zeichen gefunden werden, die ihre Umwandlung in Myomgewebe bezeugen. In dieser Beziehung sind zwei Punkte beachtenswert. Einmal sieht man wie oben gesagt häufig einzelne myomatöse Bündel mehr unscharf in das umgebende Muskelgewebe übergehen. In anderen Fällen findet man jedoch und zwar sowohl bei scharf umschriebenen, abgekapselten als auch bei unscharfen Grenzen von dem Haupttumor völlig abgesonderte Stellen von deutlich myomatösem Charakter. Diese bilden entweder kleine circumscripte Knoten einzeln oder in Gruppen, oder auch mehr diffuse Partien.

Ungewöhnlich dagegen ist der folgende Befund: ein circumscriptes Myom ziemlich scharf von seiner Umgebung abgegrenzt und peripher davon die äußeren Muskelschichten bis zur Serosa in einer 1—2 cm dicken Schicht von diffus myomatösem Aussehen.

Die Besonderheit dieser diffusen Wucherung liegt darin, daß zwar die Zellen stark gewuchert sind und myomatös aussehen, die dichte Zellagerung ebenfalls durchaus das Bild der Myome gibt, daß aber die Wucherung die Anordnung zu Bündeln, wie sie in der äußeren Muskelschicht und Subserosa herrscht, in keiner Weise beeinträchtigt; die Bündel sind nur verdickt, die ganze Partie hypertrophisch. Daneben sieht man in Abstufungen dünnere Bündel mit weniger lebhaft proliferierten Zellen bis zu einigermaßen normalen Muskelbündeln. Es liegt hier also weder das gewöhnliche Bild einer diffusen muskulären Hyperplasie vor noch auch eine echte Myombildung, sondern eine Art Mittelding zwischen beiden. Ich bemerke nur noch, daß dieses Bild in dem Umfange sehr selten ist, daß man jedoch oftmals in der Umgebung der Myome hypertrophierte Muskelbündel findet, welche auch gelegentlich mit dem Myom in Verbindung stehen.

Kommen wir nunmehr auf die Frage des appositionellen Wachstums zurück, so bedeutet eine mehr oder weniger feste Verbindung der Myome mit der Umgebung nichts für diese Frage. Ein wachsendes Myom muß sich von seiner Umgebung um so mehr ablösen, je weniger diese mitwächst; hyperplasiert jedoch die Umgebung, so kann ein ziemlich allseitiger unmittelbarer „organischer" Zusammenhang gewahrt bleiben; der mehr oder weniger intime Connex bedeutet also keinesfalls appositionelles Wachstum. Findet man kleine Myomknoten völlig isoliert in der sog. Kapsel oder sonst in der Umgebung, so ist das natürlich ebenfalls kein Beweis für appositionelles Wachstum und die auffällige Bevorzugung gerade der Myomperipherie erklärt sich sehr einfach aus der ursprünglichen Nachbarschaft mehrerer kleiner Myome oder Myomkeime, von denen einer oder ein Komplex von einigen Keimen schneller oder früher proliferiert und dadurch die übrigen Keime oder bereits kleinen Myomknötchen vor sich hertreibt, sie ebenso wie die übrige Umgebung verdrängt und evtl. durch Druck in ihrer Entwicklung hemmt, wie oben ausführlich berichtet und abgebildet wurde. So ist es auch leicht verständlich, daß nach Entfernung eines Myoms die bis dahin gehemmten kleineren Knoten der Umgebung Bewegungsfreiheit erhalten und sich nunmehr zu größeren Myomen ausdehnen.

Schließlich kommen wir zu jenem besonderen Falle zurück, in welchem eine myomähnliche Hypertrophie der Muskelzüge in breiten Schichten am ehesten als Apposition gedeutet werden könnte. Hiergegen ist jedoch einzuwenden, daß diese Struktur höchstens ein Mittelding zwischen Hyperplasie und Myom darbietet. Wenn ich hier von einer Zwischenstufe von Myom und Hyperplasie spreche, so ist damit nicht ausgedrückt, daß Hyperplasie in Myom übergehe. Vielmehr will ich zum Ausdrucke bringen, daß ein und dieselben Vorbedingungen allgemeiner Art, also der ätiologische „Reiz" einzelne Partien des Uterusgewebes zur Hyperplasie anregt, andere jedoch zur Myombildung je nach der Proliferationsbegabung der einzelnen Elemente, die ich mir auch nicht schroff unterschieden, sondern in gleitenden Übergängen vorstelle.

Während also andere Autoren den Unterschied zwischen Hyperplasie und Geschwulst in der Verschiedenheit der auslösenden Faktoren suchen, verlege ich sie in die Zelldifferenzen selbst, so daß die Vorstellung eines Mittelding zwischen hyperplastischer und blastomatöser Wucherung nicht befremdlich ist.

Es liegt mir völlig fern, eine fortschreitende myomatöse Umwandlung der Umgebung, wie es unter andern von C. Ruge angenommen wurde, ursächlich auf den Einfluß des Myoms auf „Contagion" zu beziehen; wir haben auch nicht den geringsten

Beweis für eine derartige Kontaktwirkung der Myome, und wenn ich in seltenen Fällen ein appositionelles Wachstum zugebe, so nehme ich als Ursache eine verstärkte Reizung bzw. Veränderung der lokalen und besonders allgemeinen Bedingungen an, welche keineswegs von dem vorhandenen Myom ausgehen. Vielmehr würde der in den Anfangsstadien der Myome bemerkte sonst vorübergehende Zustand ausnahmsweise ein dauernder sein. Im allgemeinen muß ich jedoch die Annahme der echten Apposition durch fortschreitende Umwandlung außer in den Anfängen der Myombildung zurückweisen und auf Grund der mikroskopischen Befunde behaupten, daß die Myome schon in ziemlich früher Zeit ihr Wachstum aus dem eigenen Material bestreiten und daß, wo bei größeren Myomen eine Apposition vorzuliegen scheint, diese fast ausnahmslos durch gleichzeitige multiple Myombildung erklärt werden muß, bei welcher einige Myomteile oder selbständige Myomknoten an der Peripherie zeitweise kürzer oder länger durch das Hauptmyom im Wachstum gehemmt werden. Da die submukösen, polypösen, die subserösen, die intravasculär vordringenden Myome ebensowenig durch Apposition wachsen können wie die Myome der Magen und Darmwand und der Venenwand (Vena saphena) aus dem einfachen Grunde, weil sie bei einiger Größe keine umgebende Muskulatur finden, so haben wir ohne besonderen Anlaß keine Berechtigung zur Annahme des appositionellen Wachstums der intramuralen Myome.

Es darf hier nicht unerwähnt bleiben, daß auch Verwechslungen zwischen den diffusen Myohyperplasien (Metropathia, Aschoff) und diffus wachsenden Myomen vorkommen können. Der „metritische" Uterus kann ausnahmsweise eine besser umschriebene Form annehmen als im gewöhnlichen. Doca hat über ein angeblich diffuses Myom der Uteruswand berichtet und sich auf einen Fall von mir berufen, von dem ich ihm Präparat und Abbildung zur Verfügung gestellt hatte. Es handelt sich um eine faustgroße Verdickung der seitlichen Uteruswand, welche zum mächtigeren Teile in das Parametrium vorragt und ganz diffus in das stark verdickte Corpus uteri übergeht. In diesem Falle, welchen ich Herrn Mackenrodt verdanke, handelt es sich jedoch, wie ich im Gegensatz zu Doca hervorheben muß, um eine ungewöhnliche Form der muskulären Hyperplasie, welche durch eine partielle einseitige Tumorbildung ein Pseudomyom darstellt, an dessen streifigem Bau man die Hypertrophie (Metropathie) erkennen kann. Als einfachster Beweis, daß es sich um Pseudoblastom handelt, dienen einige kleine echte Myome, welche sich aus der übrigen Neubildung durch ihre circumscripte Knotenform, Farbe und welligen wirbligen Faserbau hervorheben.

VI. Zur Ätiologie der Myome.

In der Ursachenforschung fehlt es auch nicht an weit aneinander vorbeigehenden Fragestellungen, deren Antwort noch in der Ferne steht. Müssen wir Bedingungen außerhalb der Muskelzellen suchen, oder genügt die Eigenart besonderer Zellen allein? Wie oben berichtet, ist H. Albrecht ebenso wie ich davon überzeugt, daß die Ursprungszellen der Myome zwar nicht aus dem gewöhnlichen Zellverbande abgetrennt und auch nicht histologisch different sind, aber daß ihre besondere Wachstumsenergie eine biologische Differenzierung zur Voraussetzung habe. Er wirft anschließend die Frage auf, ob es in Anbetracht der besonderen Wachstumsbereitschaft der Uterusmuskulatur und der darüber hinausgehenden Wucherungsbereitschaft der Myommutterzellen überhaupt äußere Anregungen nötig seien. Diese Frage ließe wohl eine gewisse Einschränkung dahin zu, ob nicht sehr viel geringere äußere Einwirkung zur Geschwulstentfaltung aus der besonderen Wucherungsbereitschaft zu entnehmen sei als bei anderen Tumoren. Die Antwort ergibt sich schon aus der Annahme einer besonders erhöhten Bereitschaft, aber ohne äußere Einwirkung geht es doch nicht ab, wenn wir bedenken, daß auch die „Konstitution", das „Hormon" und alles andere stets von außen auf die Myommutterzellen ihren Einfluß geltend machen. Die Störungen sind mannigfacher Art. Die „Konstitution", die angeborenen allgemeinen und lokalen Störungen, die später erworbenen Störungen hormonaler Art und die allgemeine und lokale Infektion sind ziemlich ungleiche Konkurrenten. Beginnen wir mit den fetalen Entwicklungsstörungen.

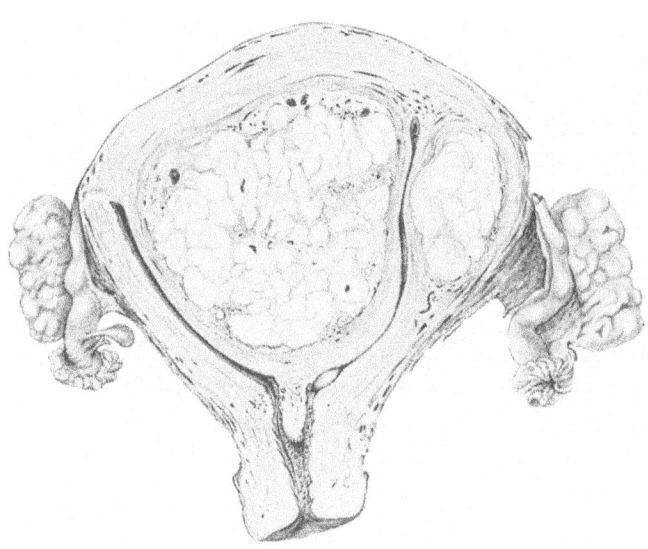

Abb. 66. Frontaler Längsschnitt durch Uterus bilocularis, hintere Hälfte mit kleinerem Myom in der Seitenwand und größerem Myom im Korpusteil des Septum, intramural im Fundus.
(Zeichnung von Carl Ruge, auf etwa $^1/_2$ nat. Gr. zurückgebracht.)

Uterus-Mißbildung und Myome.

Pick glaubt aus zwei Fällen von Myombildung im Septum bei Uterus bicornis eine Absprengung einer Zellmasse vom Müllerschen Gang beweisen zu können. Die ganze Beweisführung, welche zugleich die Ursache der Doppelbildung einschließt, beruht auf dem Irrtum, daß aus dem Stande der Plicae palmatae auf eine Längsrotation der Müllerschen Gänge gefolgert wird. Es wird dabei übersehen, daß die Müllerschen Gänge nur aus Epithel bestehen, und daß der jeweilige Stand der Faltenbildung (Plicae palmatae) von statischen Momenten abhängig ist und überhaupt nicht von der Stellung der Müllerschen Gänge. Außerdem macht Gunsett geltend, daß das Septum uteri im doppelten Uterus nicht mehr zur Myombildung neige als die übrigen Teile.

Auch in der Literatur der letzten Jahre findet sich unter den nicht seltenen Myomen bei doppeltem Uterus das Septum nur in wenigen Fällen davon ergriffen; Mintrop ist nicht abgeneigt, sich Picks Ansicht anzuschließen, obgleich er sich bewußt bleibt, daß der Tumor schon im zweiten Fetalmonate bestanden haben müsse, eine ganz unmögliche Annahme, welche in der gesamten Entwicklungsgeschichte in keiner analogen Erscheinung eine Stütze findet. In einem Falle von Freund saß das Myom genau im Fundus zwischen zwei Hörnern pflaumengroß. Auch das könnte, wenn es in der Anlage beim Embryo bestanden hätte, keinen trennenden Einfluß ausüben.

Einen dritten ähnlichen Fall beschreibt Benthin, ein kleines subseröses Myom zwischen den beiden Uterushörnern. Dieser und ein zweiter Fall mit ausgedehnter Myombildung bei doppeltem Uterus sind die einzigen Myombildungen von 24 Fällen von Doppelbildungen, so daß weder im Sinne Picks eine Entstehung des Uterus bicornis durch kongenitale Myomkeime, noch eine besondere Myombereitschaft des doppelten Uterus erwiesen ist. Letzteres erleidet durch das jugendliche Alter der Kranken eine Einschränkung (Benthin), aber auch in weiteren 46 Fällen von Bildungsfehlern, Vagina septa, Hypoplasie und Aplasie der Genitalien, insbesondere des Uterus, waren keine Tumoren nachweisbar, so daß hierin das von Bartel angegebene zunächst überraschend häufige Zusammentreffen von Neubildungen (davon 21 Myomen) mit Bildungsfehlern keine Stütze findet. Auch erleidet Bartels Zusammenstellung, wie Benthin mit Recht bemerkt, eine empfindliche Einschränkung, wenn man so unbedeutende Bildungsfehler wie abnorme

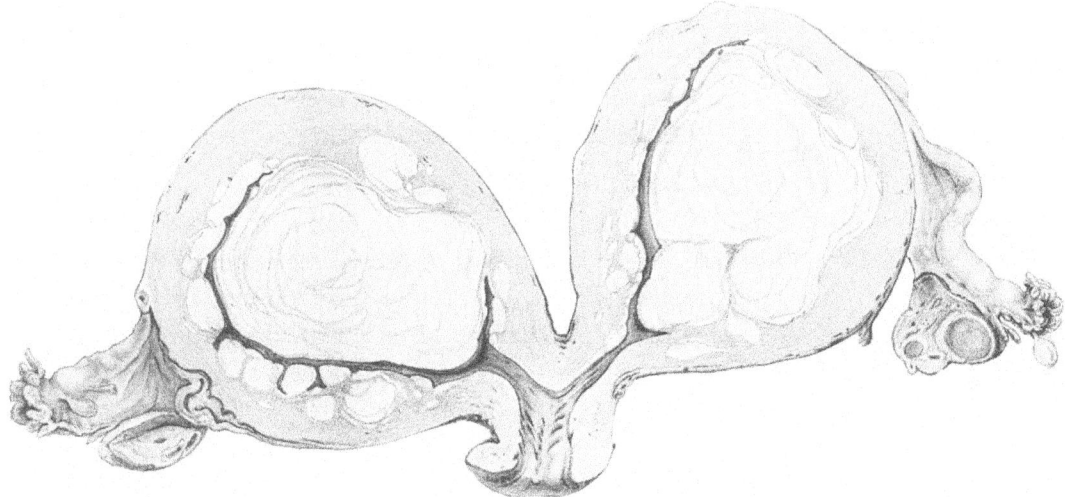

Abb. 67. Frontalschnitt durch doppelten Uterus (bicorporeus partim bicollis, vordere Hälfte) mit überwiegender Anhäufung von Myomen in den inneren Muskelschichten.
(Zeichnung von Carl Ruge, auf etwa $^1/_2$ nat. Gr. zurückgebracht.)

Organlappung und Hautanomalien beiseite läßt. Ohne Bildungsfehler ist kein Mensch nach R. Meyers Befunden an Embryonen.

Kermauner (1924) hat einige Fälle von Myomen bei Mißbildungen der Geschlechtsorgane und bei fraglichem Geschlechte zusammengestellt. Auch die Annahme H. Freunds, daß Infantilismus, mangelhafte Entwicklung im allgemeinen und die der Genitalien im besonderen für die Myomentwicklung von Bedeutung sei, wird durch Benthins Befunde widerlegt. Auch in Pietruskys Zusammenstellung ist die Vereinigung von Myomen und einzelnen Fehlbildungen ebenfalls recht geringfügig. Die Frage würde ein ganz anderes Ansehen haben, wenn eine bestimmte Gruppe von Fehlern mit Myom oft zusammenträfe. Auch ich habe einzelne Fälle von Myomen im mißbildeten Uterus gesehen; so auch einen mit Myom im sog. Septum eines Uterus bilocularis (Abb. 66), das bis in die Cervix reicht. Selbst wenn das Septum in derartigen Fällen sich als besonders geneigt zur Myombildung erweisen sollte, so würde damit keine angeborene Anlage der Myomkeime bewiesen werden, kaum eine besondere Disposition unverwerteter Muskelzellen. Vielmehr entspricht dieser Ort der Lieblingsstelle der Myome auch im normalen Uterus, nämlich dem Dache der Uterushöhle (Fundus). Im Uterus bicorporeus (Abb. 67) sehen wir eine auffallende Bevorzugung der inneren Muskelschichten. Ein großer submuköser Tumor sitzt im rechten Uterusteile in der äußeren Seitenwand des Korpus und im linken Uterusteile springt aus der inneren Wand ein großer Myomknoten in die Höhle des Korpus vor. Es besteht also keine weitere Symmetrie als die Bevorzugung der inneren Muskelschichten, die auch sonst manchmal auffällt. Jedenfalls ist aus den bisherigen Bekanntgaben kein Typus herauszuschälen und keine Besonderheit, die den myomatösen geteilten Uterus vor anderen auszeichnet. Im Vergleich mit unserem Material von doppelten oder geteilten Uteri ist jedenfalls die Zahl der myomatösen Uteri nicht groß, nicht so groß wie die mit Carcinom versehenen Uterusmißbildungen. Bei allen diesen Fragen ist immer zu bedenken, daß wir keine vergleichende Statistik mit einfachem und geteiltem Uterus treiben können, weil uns die Zahl tumorfreier Uteri mit Mißbildung völlig unbekannt ist. Wir sehen solche eben nur unter besonderen Umständen und besonders in Verbindung mit Geschwülsten.

a) Ovarialhormon und Myom.

Dem Einfluß der Ovarien auf Entstehen und Bestehen der Myome hat man stets Aufmerksamkeit geschenkt. Die Einführung des Begriffes „Hormon" hat die Lage verschärft, nicht geklärt. Die Störungen der hormonalen Organwirkung haben in Seitz einen besonders eifrigen Anhänger gefunden. Er will den Einfluß des Ovariums auf die Myome dahin auffassen, daß „Myomhormone" in Analogie zu den normalen Ovarialhormonen bestehen, welche dem normalen Uteruswachstum vorstehen. (Ebenso Rabinovitz u. a.)

Das Myom ist in dieser Betrachtung, ebenso wie Sterilität ein Symptom der Dysfunktion des Eierstockes (Schickele, A. Mayer und Schneider). Es fehlt den Autoren auch nicht an histologischen Befunden als Ausdruck für die Dysfunktion der Ovarien.

Clemente bestreitet gegenüber den Angaben von de Rouville und Sappey, daß bei Myomen mit besonderer Blutung die Ovarien auffällige Veränderungen aufweisen. Dagegen beschreibt neuerdings wieder Moretti außer Ovarialcysten auch lipoide Gebilde im Gefolge langsamer Involution und sieht darin einen ursächlichen Zusammenhang mit der Myomentstehung.

Kurz, man tappt völlig im Dunkeln und man könnte zum Beispiel ebensogut in der Umkehr der Theorie annehmen, das Nachlassen des Einflusses der Ovarien und anderer normaler Funktion der Organe gäbe besonderen Keimanlagen (Myoblasten) freie Bahn zu ungehemmtem Wachstum. Neun Monate nach Ovarientransplantation auf eine als Jungfrau regelmäßig, aber seit dem 19. Lebensjahre nicht mehr menstruierte 34jährige Frau konnte Fleischmann Wachstum des Uterus und eines walnußgroßen Myoms klinisch feststellen. Da das Transplantat schon seit 5 Monaten nicht mehr tastbar war und die eigenen Ovarien noch vorhanden waren, so ist nach meinem Dafürhalten höchstens an eine indirekte Beeinflussung zu denken.

E. Straßmann sieht Myombildung und Hypertonie der Erkrankten als eine Folge der ovariellen Dysfunktion an. Es ist beachtenswert, daß nach Kastration und Menopause die Myome kleiner werden, aber die Hypertonie stärker und zwar bei den myomatösen öfter und viel stärker als bei den anderen Frauen. Dieses und andere Dinge lassen den Zusammenhang mit ovarieller Dysfunktion vorläufig ganz unklar erscheinen. Man kann keinesfalls achtlos daran vorübersehen, daß Myomkranke normal und regelmäßig menstruiert sein können, besonders wenn die Myome ihrem Sitze nach nicht zu Blutungen aus örtlichen Gründen Veranlassung geben. Außerdem zeigt sich das Ovarium zum mindesten nach der funktionellen Seite ersten Ranges, nämlich Schwangerschaft, selbst bei sehr vielen und größeren Myomen des Uterus gewachsen. An der normalen Corpus luteum-Bildung fehlt es also keineswegs, wie ich außerdem aus zahllosen prägraviden Schleimhäuten myomatöser Uteri und an totalexstirpierten Uteri myomatosi mit Ovarien bekräftigen kann. Es ist aber vorläufig neben der hierfür erforderlichen normalen Hormonwirkung keine andere Ovarialfunktion bekannt, die nach irgend einer Richtung eine ätiologisch klare Stellungnahme erlauben könnte. Eines ist sicher, die Funktion der Ovarien ist für Myomentstehung unerläßlich (Hegar), es ist aber keine pathologische Ovarialfunktion erwiesen, vielmehr pflegt die Corpus luteum-Bildung — das muß ich besonders betonen — regelrecht weiter zu bestehen. Nun gar in verlangsamter Involution der Follikel und Corpora lutea in „lipoiden Gebilden" eine Entstehungsursache für Myome zu sehen, das widerspricht doch gar zu sehr der schon normalerweise sehr wechselnd langsamen Rückbildung und noch mehr dem gar nicht seltenen Befunde von besonderer Anhäufung dieser „lipoiden" Überreste ohne Myom. Die Schlußfolgerungen auf diesem Gebiete sind gar zu weitherzig und ungenau.

Fehlt es auf der einen Seite an klaren Tatsachen, die eine Abhängigkeit der Entstehung von Myomen von qualitativ oder quantitativ abnormen Hormonen des Ovariums beweisen, so muß andererseits mit Nachdruck betont werden, daß die vermeintliche sklavische Abhängigkeit des Myombestandes und Myomwachstums von der Ovarialfunktion nicht unbedingt besteht, daß das Ovarialhormon vielmehr nur indirekt über die uterine Gefäßversorgung auf das Schicksal der Myome des Uterus entscheidenden Einfluß hat. Dafür sprechen einige klare Befunde von Wachstum der Myome bei fehlender Ovarialfunktion. So wurde z. B. von Graebke nach Röntgenkastration bei einer 48jährigen Frau schnelles Entstehen oder Wachstum von zwei Myomen festgestellt. Sollte es sich um Sarkome gehandelt haben, so wäre der angeblich auf diese Tumoren besonders starke Einfluß der Strahlenbehandlung (Kehrer, Seitz) ausgeblieben. Daß die Ovarien nicht ausschlaggebend sind für den Bestand der Myome, zeigt das postklimakterische Weiterwachsen, wenn Gefäßverbindungen mit adhärenten Organen vorhanden sind. Bestehenbleiben und sogar starkes Wachstum von Myomen nach langjähriger Menopause ist wiederholt beobachtet worden (die Literatur ist kürzlich — 1922 — von Dichtl zusammengetragen) und hat eine genügende Gefäßversorgung zur unbedingten Voraussetzung. Diese wird erfüllt durch Adhäsion mit Bauchorganen, in einem Falle von „freiem" Myom meiner Beobachtung, oder bei intraligamentärem Sitze — auch ein solcher Fall kam in der Stoeckelschen Klinik kürzlich zur Operation und wie oben gesagt auch bei Portiomyom. Sippel fand das Weiterwachsen eines anteuterinen extraperitoneal gelegenen Myoms. Bemerkenswerterweise ist in solchen Fällen von postklimakterisch weiter wachsenden Myomen der Uterus atrophisch, ebenso Tuben und Ovarien, wie z. B. in Dichtls Fall und in den zwei von mir gesehenen Fällen. Dieses ist kennzeichnend für den gewöhnlichen Zusammenhang des Myomwachstums in oder am Uterus und der Ovarien. Der Uterus atrophiert beim Versagen der Ovarialfunktion. Die Myome atrophieren zugleich; aber offenbar nicht deshalb, weil sie zu ihrem Leben eines Ovarialhormones bedürfen, sondern weil die

Blutgefäße des Uterus versagen. Die Blutzufuhr auf anderem Wege ermöglicht dagegen das Weiterwachsen der Myome ohne Ovarium.

Jedenfalls wirft die Unabhängigkeit einzelner Myome (auch die der oben erwähnten Portiomyome S. 214) ein grelles Seitenlicht auf die übertriebene Bedeutung der Ovarien für die Ätiologie der Myome. Zum mindesten erkennt man, daß Myome ohne pathologische oder normale Ovarialfunktion bestehen. Dazu ein Hinweis auf Myome der Darmwand, die bis zu Kopfgröße bekannt sind und unabhängig von Geschlecht und außerhalb des geschlechtsreifen Alters auftreten.

Kurz, weder für das Entstehen noch für den Weiterbestand der Myome ist irgendein hormonaler Einfluß wahrscheinlich gemacht worden. Die Myome bestehen zweifellos aus besonders unreifen Zellen; ihr Wachstum hängt nur von der Blutgefäßversorgung ab und der postklimakterische Myomschwund erklärt sich aus der ungenügenden Ernährung infolge Nachlassens des uterinen Kreislaufs.

b) Konstitutionelle Zusammenhänge mit Myom.

An der Bedeutung der Konstitution zweifelt niemand. Die Zusammenhänge selber sind restlos ungeklärt. Nach Pape finden sich Myome öfter bei großen als bei kleinen Frauen. Es besteht Neigung zu Atherosklerose, Adipositas, Gallensteinbildung. Auch Diabetes, Tumoren, gehäufte Bildungsfehler und Kombination derselben mit Tumoren. Diese Schlüsse gründen sich auf 71 Myomfälle unter 417 obduzierten Frauen. Auch Aschner beschäftigt sich besonders mit der Konstitution der Myomkranken, indem er auf die Angaben mehrerer Autoren über Erblichkeit, familiäre Häufung hinweist und sich auch darauf beruft, daß die disponierte „Tumorrasse" (Bartel) meist breitknochig, fettleibig, plethorisch, pyknisch ist, mit verspäteter Geschlechtsreife, Sterilität, Dysmenorrhoe. Das zunehmende Alter mit Neigung zum plethorischen Verhalten ist begünstigt, während jüngere Personen mit Myomen oft schmal gebaut sind mit Mißbildungen. Eine häufige Begleiterscheinung der Myome sei Struma, wie verschiedene Autoren berichten (Literatur bei Aschner). Auch von neueren Autoren wie Novak und v. Graff, Barrows, E. Straßmann wird Struma ausdrücklich als häufige Erscheinung bei Myomkranken erwähnt. Dieser Zusammenhang steht außer Zweifel, nur darf er nicht fälschlich dahin gedeutet werden, daß die kranke Schilddrüse selber eine besondere ätiologische Bedeutung habe. Die Mehrzahl der Myomkranken hat scheinbar normale Schilddrüsen; aber die myomatöse und die Strumakonstitution haben irgendeine dunkle Beziehung. Hyperthyreoidismus gilt übrigens auch als Folge der Myomerkrankung (vgl. den Abschnitt: Klinik der Myome). Die Hypophysis cerebri ist auch ein mit dem Uteruswachstum indirekt zusammenhängendes Organ; es bedarf also auch der Berücksichtigung; ebenso die Nebennieren. Es ist auf diesem Gebiete viel theoretisiert worden und manches leuchtet ein. Die Zusammenstellung aller in Frage kommenden Faktoren siehe bei Aschner. Diese ätiologischen Gesichtspunkte berühren nicht die histogenetischen Fragen. Chemisch biologische Unterlagen zur Stütze der Theorien wären erwünscht, ein Untersuchungsgebiet der Zukunft.

Die Chemie der Myome macht vorläufig keine besonderen Aussagen; doch sei nebenbei erwähnt, daß sich ihr Gewebe von der Uterusmuskulatur unterscheidet durch

Vermehrung der Ertraktivstoffe (v. Winiwarter) und den Phosphor- und Kalkgehalt (Wehmeyer und Burlando) und den des Glykogens. Es ist unangebracht, daraus ätiologische Tatsachen abzulesen; das gesteigerte Auftreten von Glykogen ist ein in allen Geweben bekanntes Zeichen besonderen Wachstums und die übrigen gesamten Stoffe sind Ausdruck rückschrittlicher Veränderungen. Es fehlt an vergleichender chemischer Untersuchung normaler Uterusmuskulatur, frischer Myome, die sehr selten und nur klein sind und größerer Myome in Rückbildung. Aber auch bei genauerer Bekanntschaft des Chemismus der Myome sind Rückschlüsse auf die Ätiologie nicht angängig. Nur die pathologisch anatomische und die physiologisch chemische Untersuchung der Myomkranken können weiter führen. Die Arbeit muß einmal gründlich in Angriff genommen werden, um den Begriff des konstitutionellen Myomtypus zu ersetzen durch greifbare Abweichungen. Wenn auch manches hineingeheimnist wird, so ist doch sicher ein vollblütiger, fettsüchtiger Typus von Myomen mehr heimgesucht und zweifellos ist das konstitutionelle Moment außer örtlichen Zellbesonderheiten am Werke; man möge sich aber vorläufig nicht einbilden, mit dieser Feststellung irgend etwas in der Pathogenese an Einsicht gewonnen zu haben. Auch bei Feststellung bevorzugter Konstitutionsarten fehlt noch der objektive Maßstab. Die konstitutionellen Zusammenhänge (Erblichkeit, Strumen, Fettsucht und vieles andere) sind gänzlich unaufgeklärt; ja es bedarf sogar die ganze Frage einer viel kritischeren Würdigung im einzelnen, ehe an die Erklärung der Zusammenhänge herangetreten werden kann.

c) Infektion in der Ätiologie der Myome.

Die Infektionstheorien haben ihr Augenmerk auf einfache, lokale und allgemeine, also mehr indirekte Störungen gerichtet. Virchows Reiztheorie fand durch Cordes eine besondere Auslegung durch Annahme eines infektiösen Prozesses irgendeiner Art. Der besondere Myomkokkus ist natürlich auch schon entdeckt und gezüchtet (von Claisse). Die allgemeinen Infektionskrankheiten haben seit langem ätiologische Bedenken wachgerufen, wie Typhus, Gelenkrheumatismus, Cholera, Pocken, Scharlach, Puerperalfieber, Diphtherie, Influenza und besonders Lues (Gottschalk), die bereits ebenso wie Malaria von Prochownick ätiologisch wirksam genannt worden war. Castano kommt nach Untersuchung von 300 Fällen zu der Überzeugung, daß Syphilis allein die Ursache der Myombildung sei. Essen-Möller fand jedoch unter 532 Myomfällen nur eine Patientin mit Lues. Theilhaber dagegen kennt mehrere Fälle diesen Zusammenhanges und Wladimiroff hat bei 60 Myomkranken in der ersten Hälfte seiner Beobachtungen in 33—66%, in der zweiten Hälfte sogar in 80—90% Lues ätiologisch von Wichtigkeit erklärt. Die meisten Fälle sind allerdings heriditär, die anderen metasyphilitisch. Es werden zu allem Überflusse Fälle herangezogen, wo der Mann syphilitisch war, die Frau dagegen nicht. Sogar die Erweichung der Myome setzt er in Parallele zum Gumma. Diese Angaben machen jede Kritik überflüssig.

d) Alter, Geburtenzahl in der Ätiologie. Hyperämie, Gefäßtonus.

Kehren wir von den genannten Einzelbedingungen zurück zu den allgemeineren Fragen, so genügt es keinesfalls, so wenig bestimmte Bedingungen wie Hyperämie in den Vordergrund der Betrachtung zu stellen, selbst wenn man mit Ricker genauer abgestimmte

Grade der Hyperämisierung als verschieden wirksam annimmt. Hyperämie allein tut es sicher nicht, wie jeder Kliniker weiß; und H. Albrecht weist mit Recht darauf, daß die stärksten Grade der Hyperämie in Schwangerschaft und Wochenbett nicht zur Myombildung führen. Auch die oft ätiologisch angeführte Fettsucht wird von H. Albrecht auf Grund seiner Beobachtung an 358 Myomkranken bestritten. Eine konstitutionelle Geneigtheit besteht wohl, wenn sie auch nicht scharf umschrieben sein mag. Kurz, das Kapitel der auslösenden Bedingungen und der allgemein körperlichen Vorbedingungen ist weit dunkler und ist doch viel wichtiger als die Frage, welche Muskelzellen zur Myombildung geeignet sind.

Zur Konstitution — wenn man den Begriff auch für den gesamten körperlichen jeweilig wechselnden chemisch-physikalischen Gleichgewichtszustand im postfetalen Leben als berechtigt hinnimmt — gehört auch der Einfluß des Alters, des Geschlechtslebens u. a.

In der Frage der Ätiologie spielte stets das Vorkommen von Myomen bei verheirateten, ledigen, sterilen Frauen, bei verschiedenen Rassen und Ständen eine große Rolle. H. Albrecht hat in seiner ausführlichen Zusammenstellung (unter Benutzung des Materiales von Hofmüller) klar dargelegt, daß die auf privates und klinisches Material gestützten Berechnungen zu falschen Vorstellungen geführt haben. Unter Berücksichtigung der Gesamtbevölkerung stellt sich heraus, daß besondere Geneigtheit zu Myombildung nicht mit Geburtenzahl, Rasse, Stand in Verbindung steht.

Es bleibt als einzig verwertbare Tatsache nur übrig die Disposition des Alters. Nach Albrecht ergibt eine vergleichende Statistik, daß das Optimum der physiologischen Wachstumsentfaltung der Uterusmuskulatur (Fruchtbarkeit) in die erste Hälfte der Geschlechtsreife fällt und fast völlig übereinstimmend zu ihrem Abfall in der zweiten Hälfte der Geschechtsreife (etwa 25—45 Jahre) die Myombildung der Häufigkeit nach betrachtet in Blüte kommt.

Wir haben schon oben bemerkt, daß uns aus dieser Kenntnis bisher keine andere Einsicht in die Myomentstehung blüht als die Beeinflussung der Ernährung des Uterus.

Ohne Anerkennung besonders begabter Zellen kommen wir nicht aus; diese mögen in ihrem Vorkommen an bestimmte Konstitutionstypen gebunden sein oder solche Typen bevorzugen und es mögen die zum Myomwachstum nötigen Stoffe vielleicht bei gewissen Konstitutionstypen im Überangebot stehen. Vielleicht genügt aber allein eine besondere dauernde Beeinflussung der Uterusgefäße — nicht nur Hyperämie, sondern ein bestimmter Tonus, der bestimmten Stoffen Austritt aus dem Blute gewährt. Eine Hypothese — mehr nicht — aber immerhin ein Hinweis auf Untersuchungsmöglichkeiten.

VII. Sekundäre Veränderungen in Myomen.

Sekundäre Veränderungen in Myomen sind sehr häufig; Piquand rechnet 30% und gibt als das für Degenerationen disponierte Alter der Patientinnen auf 40—65 Jahre an, besonders aber die Zeit des Klimakteriums.

a) Regressive Veränderungen des Myomparenchyms.

Es sei auf die Schilderung der regressiven Veränderungen in ihrer Wirkung auf die makroskopische Erscheinung der Myome im früheren Abschnitte s. S. 222—236) hingewiesen.

1. Fibröse und elastoide Veränderungen.

Die früher oder später einsetzende Vermischung der Myome mit mehr oder weniger fibrösem Gewebe ist wie oben geschildert die Norm, d. h. überwiegend. Häufiger Streit um die Benennung der regressiven Veränderung scheint mir unnötig. Wir finden die ersten Spuren der fibrösen Beimengung schon recht frühzeitig und keinesfalls entscheidet die Größe der Myome über „normal" oder „regressiv". Das Myom ist nie normal im Vergleiche mit dem Uterus; entweder es ist in weiterem Wachstum begriffen und zellreicher als die Uterusmuskulatur oder bei Nachlassen des Wachstums beginnt sehr bald eine Zunahme der Fibrillen über das in der normalen Uterusmuskulatur hinaus gewohnte Maß. Während das Myom z. B. zentral wächst, sind andere Partien bereits in fribröser Rückbildung. Das Myom altert schneller als der Uterus; wohl nicht nur aus Gründen der schlechteren Zirkulation, sondern auch aus Gründen der einseitig überspannten inneren Zellorganisation. Besonders häufig trifft man die stärkeren Grade der fibrösen Entartung in den subserösen Myomen, ein Beweis, daß von Hansemanns übrigens nicht näher begründete Ansicht vom sekundären Hineinwachsen reichlichen Bindegewebes in die regressiven Myome von außen her nicht richtig sein kann. Mit dem Wachstum des Myoms pflegen die Fibrillen sich zu vermehren, besonders dann, wenn die Zellvermehrung erst nachläßt; zweifellos ist es nicht die Myoglia, welche die Fibrillenvermehrung besorgt, sondern mit zunehmender Vascularisation geht eine Vermehrung und vor allem eine Vergröberung der Bindegewebsfibrillen einher.

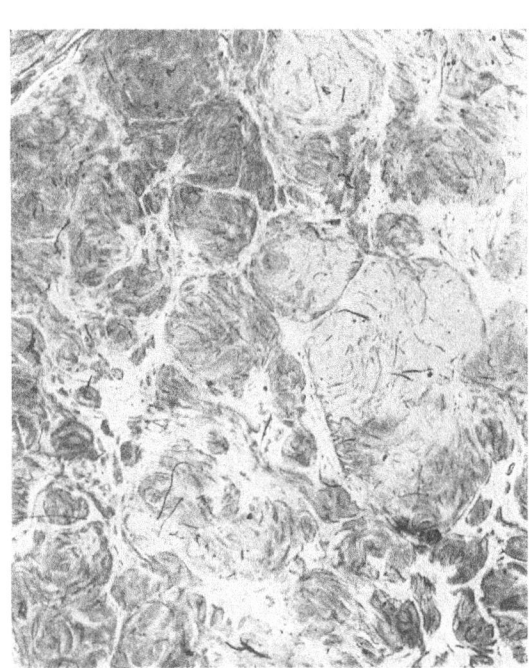

Abb. 68. In einem aus vielen kleinen Knollen und gewundenen Balken zusammengesetztem Myom sind einzelne (oben und rechts im Bilde) hellere Knoten fibrös entartet, während die meisten anderen Knoten noch zellreich sind.
(Lichtbild, schwache Vergrößerung.)

Es ist jedoch meiner Meinung nach ein Irrtum, die ganze fibröse Entartung einer Neubildung von Fibrillen, etwa einer „reaktiven Bindegewebshyperplasie" (Faber) zuzuschreiben.

Die Fibrillen treten vielmehr nur in den Vordergrund, weil sie gröber werden und weil außerdem bei mangelhafter Ernährung (allmähliche Gefäßobliteration u. a.) die Muskelzellen selber atrophieren. Dieser primären Atrophie der Muskulatur kommt noch die Druckatrophie der Muskelzellen in dem hyalin aufquellenden und narbig schrumpfenden Gewebe zu Hilfe. Die fibrösen Myome werden nach anfänglicher Aufquellung kleiner, sie wachsen dagegen nicht, wie es bei Bindegewebshyperplasie der Fall sein würde. Niemals habe ich, auch nicht in den kleinsten Anfängen und in den kleinsten Myomen eine zellige Proliferation des Bindegewebes gefunden.

Es sei hier an die oben erwähnten Mitteilungen Mallorys über den Fibrillengehalt der Myome erinnert (S. 247). Mallory sagt: wenn die Muskelzellen sterben, so verschwinden die silberimprägnierten Fibrillen des Reticulum in ihrer Umgebung und es vermehrt sich das kollagene Gewebe — offenbar durch Umwandlung des Reticulum. Es besteht — glaube ich — kein Zweifel, daß eine solche Umwandlung auch sonst erfolgt und ich halte die fribröse Umwandlung, die Vermehrung kollagener Fibrillen auf Kosten des Reticulum durch Wachstum und Vergröberung seiner Fasern in Myomen für eine Fortsetzung physiologischer Vorgänge, die kurz Altern bedeuten. Durch Wasserverlust kommt es zur Verhärtung, Sklerosierung der Fibrillen. Die fibröse Degeneration führt schließlich durch

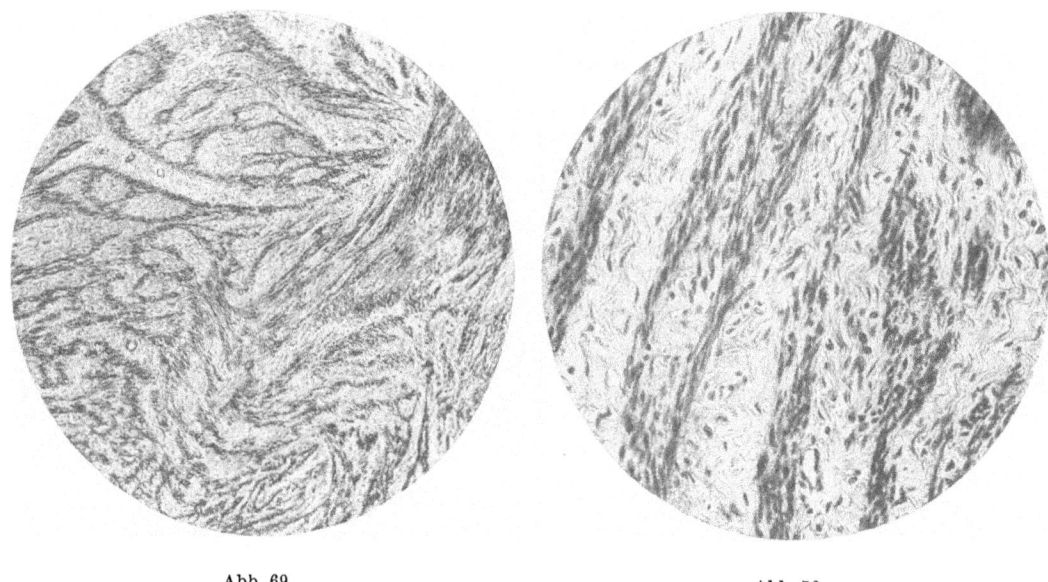

Abb. 69.   Abb. 70.

Abb. 69. Fibröse Degeneration eines kirschgroßen Myoms (S. P. 16. 275, 30 —) (die übrigen Myome desselben Uterus waren nicht in gleicher Weise gebaut.)

Abb. 70. Bei stärkerer Vergrößerung vom selben Falle wie Abb. 69 sieht man die gewellten Fibrillen in breiten Zügen mit einzelnen atrophischen Kernen und dazwischen etwas zusammengedrängt die Muskelzellen in Bündeln und vereinzelt. Uterus myomatosus einer 41jähr. Frau.

narbige Schrumpfung zu Veränderungen der groben Gestalt; Einziehungen der Oberfläche. Balken mit knolligen Auftreibungen. Einzelne Myome haben geradezu einen gewundenen Rindenbau; die Rinde besteht aus myomatösen Balken, welche starke Windungen gegen das Zentrum vorschicken, das überwiegend aus faserigem Bindegewebe besteht. Eine Ähnlichkeit mit Gehirn ist in die Augen springend, besonders wenn die Myome etwas erweichen. Myoma gyratum ist ein ganz passender Ausdruck für die Form. Man vergleiche unsere Mitteilungen über den makroskopischen Ausdruck regressiver Erscheinungen (S. 225—227).

Wie die Myomata gyrata, so zeigen auch die mehr knolligen und gänzlich knolligen Myome eine fibröse Degeneration; wie bei dem Myoma gyratum die zentraleren Schichten des Gesamttumors, so degenerieren in den Einzelknoten ebenfalls die Zentren zuerst. Bei beiden entsteht mikroskopisch betrachtet, eine strahlige radiäre Faserordnung, welche um so auffälliger wird, wenn die Fibrillen hyalin degenerieren. Die Muskelfasern bleiben an der Peripherie am besten erhalten, bilden hier Radien, zwischen denen das im Zentrum der Knollen vorherrschend fibröse Gewebe Speichen peripherwärts vorschiebt.

Die fibröse Degeneration ist gewöhnlich noch nicht das Endstadium der regressiven Metamorphose; es folgt gewöhnlich früher oder später, meist aber gleichzeitig beginnend die hyaline Quellung der Fibrillen, zuweilen auch Ödem, Verflüssigung, Nekrose usw., da die ohnehin spärliche Blutversorgung durch die fibröse Induration noch erschwert wird. Die starke fibröse Degeneration betrifft, wie gesagt, am häufigsten die subserösen Myome. Im Alter kommt sie auch vor (Jacobson), doch gibt es auch zellreiche kleine Myome im altersatrophischen Uterus. Mit der Größe der Myome pflegt zwar eine Verstärkung der regressiven Erscheinungen Schritt zu halten, aber wie es große zellreiche Myome gibt, so findet sich noch häufiger Rückbildung in kleineren Knoten und zwar auch in recht kleinen (Abb. 68). Die fibröse Degeneration der Myome findet man, wie gesagt, selten oder doch nur stellenweise ohne anderweite Erscheinungen der Rückbildung, namentlich hyaline Quellung der Fasern. Ein kirschkerngroßes Myom (Abb. 69 und 70) bietet einen bunten Anblick durch die weitgehende fibröse Beigabe in Streifen zwischen gedrückten Bündeln von Muskelzellen in kleinen Bündeln. Die welligen Faserzüge lassen zarte Fibrillen erkennen und zwar an den meisten Stellen ohne Quellung.

Größere Elastinmengen sind ebenfalls dem Bereiche der regressiven Erscheinungen zuzuschreiben. Es gibt keine „Elastome" des Uterus. Doch ist der Elastingehalt in einzelnen Myomen tatsächlich so bedeutend, daß man von elastischer oder elastoider Degeneration sprechen kann. Ebenso wie bei den fribrösen Myomen ist mit der elastinösen Umwandlung gewöhnlich die Rückbildung nicht abgeschlossen, sondern es folgt die hyaline Degeneration. Durch die Aufquellung der Fasern tritt die Elastinmenge erheblich hervor; s. unten unter hyaliner Degeneration.

2. Atrophie.

Die Atrophie, von welcher hier die Rede ist, betrifft den Tumor in allen seinen Bestandteilen, so daß er als ganzes kleiner wird. Freilich ganz ohne fettige Degeneration geht die Atrophie nicht einher, wie bereits C. Schröder feststellen konnte. Das Gewebe verliert schließlich seine Zellen und schrumpft in der Art von Narben. Wenn solche Fälle auch ausnahmsweise im geschlechtsreifen Alter vorkommen sollen (Duncan, Graley, Jacobson), so tritt die Atrophie gemeiniglich nur zugleich mit der Involution des ganzen Genitalapparates als eine Art Senescenz der Muskulatur (Virchow), insbesondere in der Menopause und nach Kastration auf und eine teilweise Atrophie auch im Wochenbett, selten in der Gravidität (Kasuistik s. bei Gusserow). Hochgradige Atrophie bis zum klinischen Verschwinden faustgroßer Myome im Puerperium wurden in Hofmeiers Klinik beobachtet (Denné). Opitz gibt den merkwürdigen Befund von Rückbildung großer Myome während der Schwangerschaft an. Ich muß als Ausnahme von der Regel anführen, daß ich in dem hochgradig atrophierten Uterus einer 73 jährigen Frau ein stecknadelkopf- und ein linsengroßes zellreiches Myom ohne fibröse Degeneration gefunden habe. Sonst ist Atrophie mit Schrumpfung der Kerne und zugleich mit fibröser und hyaliner Verhärtung verbunden.

3. Verkalkung und Verknöcherung.

Die ältere Literatur über verkalkte Myome „Uterussteine" findet man bei Boivin et Dugès (1833), denen zufolge schon chemische Analysen im Anfange des 19. Jahrhunderts

(Amussat) vorgenommen worden sind. Auch in Virchows Geschwülsten finden sich Angaben von Hippokrates bis auf seine Zeit.

An gut ernährten Myomen, besonders submukösen, kommt es nicht zur Verkalkung, auch selten bei Cervixmyomen (Virchow). Die Verkalkung kommt in mehreren Formen vor, die freilich ineinander übergehen können. Die Verkalkung der Arterienmedia ist nicht besonders häufig, nicht häufiger als in senilen Uteri. Bei harten, fibrösen Tumoren kommt es zur Ablagerung von geringen Kalkmassen, welche in der Richtung der Fasern, zunächst als mikroskopische Körner (Virchow) zerstreut umherliegen. Stets handelt es sich um schlecht ernährte Myome mit hyaliner Degeneration. Verlangsamte Degeneration begünstigt die Kalkablagerung; das Hyalin soll eine erhöhte Affinität zu Kalk besitzen, ebenso wie Fibrin, Kolloid.

Ausgedehnte Verkalkung, Bildung sog. Uterussteine von großer Härte ist seltener — wir sahen einen kindskopfgroßen schweren Stein und einer von Esser wog 6 kg — wie denn totale Verkalkung nicht ohne Nekrose zustande kommt (Henoque, Lubarsch, Thorn, R. Meyer). Die Verkalkung von in Nekroboise oder in Erweichung begriffener Myome beginnt des öfteren peripher und bildet dann Kalkschalen, welche ich von $1/2$ mm Dicke um ein kleines Myom herum bis 2 cm Dicke bei stärkerer Einschmelzung eines großen Myomes im ganzen bei 26 Fällen gesehen habe, so daß die Schalenbildung doch nicht so selten ist, wie es nach den spärlichen Literaturangaben (s. bei Virchow) scheint.

Stoerck (s. bei Hoffmann) hat in der Schale den Kalk in Form dicht gedrängter Kugeln, dagegen im Inneren noch Faserbündel gefunden, die teils fein bestäubt, teils stärker verkalkt waren. Von den nekrotisierenden Myomen mit Kalkschale bis zu den völlig versteinerten sind natürlich alle Übergänge vorhanden. Ich habe im Inneren eines kindskopfgroßen Steines keine Fasern mehr finden können.

Die Kalkkörnchen lagern sich nicht nur zwischen den Zellen, sondern auch in diesen selbst ab (Borst) und zwar in den Muskel- und Bindegewebszellen und konfluieren zu Konkrementen (Virchow)); doch ist es nicht richtig, daß die Kalkkörnchen sich zu Beginn in ganz gesunden Zellen (Piquand) ablagern. Es mag nicht immer leicht sein oder auch nur möglich sein, den einzelnen Zellen ihren Gesundheitszustand anzusehen, aber die beginnende Nekrobiose kann man an weiteren Stellen stets nachweisen.

Die Körnchen bestehen aus kohlensaurem, phosphorsaurem und schwefelsaurem Kalk (Everett), den man in kleineren Mengen am besten mikroskopisch durch Zusatz von 2—3% Schwefelsäure nachweist, wodurch Gips entsteht. Nach Bostock und Guibé steht der phosphorsaure Kalkgehalt oben an; als Seltenheit nennt letzterer phosphorsaures Magnesium und Ammoniakmagnesium.

In einer neueren Untersuchung [Murray (1924)] fand sich Calciumcarbonat mit Spuren von Magnesiumcarbonat und Eisen, jedoch kein Phosphor. Völlig verkalkte Myome, meist „Uterussteine" genannt (Upshur, Briggs, Lehnert, Hofmeier, Saxinger, Thorn, Murrey u. v. a.) sind zuweilen sehr groß bis 300 g (Hénocque, Guibé, Yamagiwa, Fergusson). Über Loslösung der Steine s. w. u.

Hoffmann verlangt von den Uterussteinen, daß sie losgelöst von der Wand sein müßten, der Ausdruck wird jedoch sehr häufig auch für die intraparietalen Kalkmyome gebraucht. Man kann ja auch Myomsteine sagen oder versteinerte Myome.

Das makroskopische Aussehen der Steine ist oben besprochen (S. 235).

Verknöcherung in Myomen, erst seit den histologischen Untersuchungen von Wedl, Bidder und von W. A. Freund sichergestellt, ist zwar selten, aber doch wohl häufiger, als die Kasuistik glauben macht. Die Verknöcherung tritt nach voraufgehender Verkalkung auf, ist also metaplastisch und muß als Myoma ossificans streng unterschieden werden von der Mischgeschwulst „Osteomyom", in welchem Knochengewebe von vornherein ein Bestandteil des proliferierenden Gewebes ist, bzw. aus dem proliferierenden hervorgeht.

Lubarsch erwähnt vereinzelte Knochenspangen in stark verkalktem Myom; Johnston faßte einen Tumor als „Osteofibromyoma" auf, welches jedoch wegen der Calcification der Muskulatur und des hyalinen Bindegewebes von Lubarsch mit Recht zu den ossifizierenden Myomen gerechnet wird.

Steinhärte und Elfenbeinfarbe sind keine Beweise für Knochenbildung; die Diagnose kann nur mikroskopisch erhärtet werden und auch hier können leicht Bindegewebszellen im verkalkenden Gewebe mit Knochenzellen verwechselt werden.

Ich habe in drei derben, zerstreut verkalkten Myomen kleine Knochenspangen und an einem großen Adenofibromyom eine auf großen Strecken lamelläre verknöcherte Kalkschale gefunden, letztere um Erweichungsherde. Der mikroskopische Nachweis ist nach den Methoden von Schmorl nach voraufgegangener Entkalkung leicht zu führen. Die Bindegewebszellen selbst verwandeln sich scheinbar in Knochenkörperchen; auch Mark habe ich, wenn auch ziemlich zellarmes gefunden. In einem Falle von Myom mit Gefäßthromben, schleimiger Degeneration und nekrotischen Stellen bildeten sich kleine Knochenspangen ohne Mark und ohne Spur von Osteoblasten im verkalkten Gewebe.

In keinem Falle von Verkalkung, auch nicht in den ossifizierenden fand ich Knorpel.

Es wurde schon oben erwähnt (S. 272 f.), daß die Atrophie der Myome nach der Menopause mit der Atrophie des Uterus einzusetzen pflegt, daß jedoch nicht der Mangel an Ovarialhormon unmittelbare Schuld ist an der Atrophie der Myome, sondern daß nur das Versagen der Blutgefäße hierbei in Frage kommt. Die Myomzellen brauchen kein Ovarialhormon, sondern Blutzufuhr und wenn diese durch Adhäsionen an subserösen oder abgetrennten Myomen oder bei retroperitonealen Tumoren vom Beckenbindegewebe her gewährt wird, dann unterbleibt die senile Atrophie der Myome.

4. Fettige Infiltration und Degeneration.

In den weicheren Myomen sieht man nicht selten schon makroskopisch gelbe Flecken; diese deuten nicht sicher auf eine Fettinfiltration der Myomzellen. Die sogenannte „Fettmetamorphose", welche man seit Virchow als eine fettige Degeneration durch lokale Umbildung des Zelleiweiß in Fett gegenüberstellte der „Fettinfiltration", das heißt der Fetteinfuhr, Fettablagerung vom Blute her, wird von vielen Pathologen neuerdings ganz in Abrede gestellt (besonders von Ribbert) und selbst die eifrigsten Verfechter der Fettbildung durch protoplasmatischen Umbau bei lokalen Verfettungen (Rosenfeld, Kraus) sehen die Fetteinwanderung als das hauptsächlichste an. Es hängt von dem Grade dieser Infiltration ab, ob die Zelle darunter dauernd leidet oder nicht und man kann danach mit Herxheimer eine „einfache" und eine „degenerative" Fettinfiltration der Gewebe unterscheiden. Gebhard fand in den leichteren Graden die Fetttröpfchen zuerst an den den Kernpolen anliegenden Teilen und erst in stärkeren Graden ist die ganze Zelle von

Fettkügelchen erfüllt. In letzteren Fällen handelt es sich um degenerative Infiltration; wenn insbesondere größere Partien von Zellen in gleicher Weise befallen sind, dann ist keine Reparation mehr zu erwarten. Es folgt Zerfall der Zellen. Die fettige Degeneration kommt oft im Puerperium vor, in einzelnen Fällen auch bei großen Myomen in sehr kurzer Zeit (Martin). Kleinhans beobachtete auch in der Schwangerschaft fettige Degeneration eines Cervixmyoms.

Eine besondere Art der fettigen Degeneration wollen Moulonguet und Benda in einem Falle feststellen; die gelblichen Flecken des Myoms enthalten schwammartig vakuoläre Zellpartien, die reichlich Fett bergen, aber nur in Entzündungszellen lymphocytär infiltrierter Partien, nicht in den Muskelzellen, die in großen Massen aufgelöst sind.

Zu den fragwürdigen Beobachtungen gehören Fälle von angeblicher Fibrolipombildung durch fettige Infiltration des Bindegewebes (Jakobson, Gordon) in den Myomen. Ich habe wiederholt Fettgewebe in den Myomen gesehen, aber sie niemals einwandfrei mit fettiger Infiltration in Verbindung bringen können (s. Mischgeschwülste).

5. Sogenannte schleimige Degeneration und Verflüssigung.

Man unterscheidet scharf das Myoma und Fibroma myxomatosum, also die sekundäre myxomatöse Degeneration eines Myoms oder Fibroms von dem „Fibromyxom", welches eine aus Fibrom und Myom mit Myxom zusammengesetzte Mischgeschwulst bezeichnet. Auch die schleimige Veränderung der Myome befällt mehr die saftreicheren Formen und kennzeichnet sich makroskopisch durch gallertartige durchsichtige Partien; das Gewebe wird in steigendem Grade weicher, durchsichtiger glasig, häufig mit gelblichen und grünlichen hellen Farbtönen; die festen Bestandteile bilden zusammenhängende Umfassungen der erweichten Massen. Schließlich werden die verschleimten Partien völlig verflüssigt und bilden dann richtige Höhlen, „Erweichungsherde", welche den größten Teil der fälschlich sogenannten „Cystomyome" ausmachen. Die Zahl und Größe der Höhlen ist sehr wechselnd, viele kleine fließen zu größeren zusammen und selbst kindskopfgroße Myome können zu einer einzigen dünnwandigen Höhle entarten. 10 Liter blutige Flüssigkeit fand Jaboulay in einem „cystischen" Myom des Fundus uteri. Die myxomatöse Degeneration bedingt an sich keine Vergrößerung der Myome, wie Gebhard meint, vielmehr ist diese rapide Vergrößerung in einzelnen Fällen nur das Zeichen gleichzeitigen Ödems.

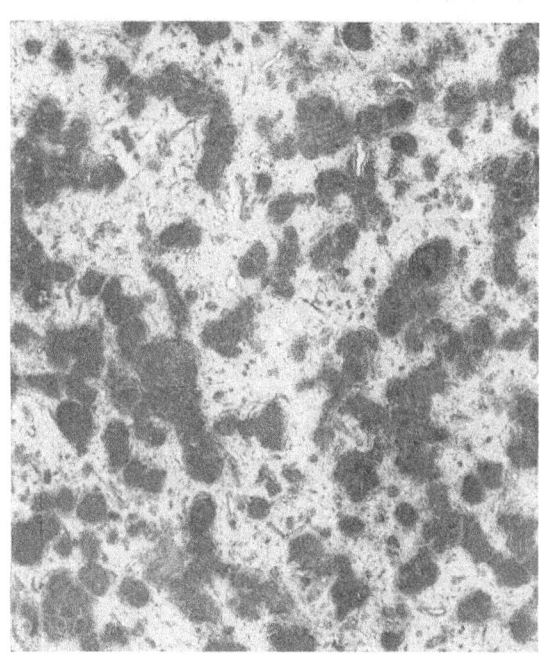

Abb. 71. Diffuse schleimige Erweichung eines Myoms mit Hinterlassung von Inseln und Zügen erhaltener Muskelzellen. (Lichtbild bei Lupenvergrößerung.)

Nach Doléris soll in der Gravidität kolloide und myxomatöse Degeneration namentlich oft vorkommen. Lindenheim stellt die Kasuistik der in der Gravidität cystisch gewordenen Myome zusammen.

Mikroskopisch sieht man die myxomatöse, nahezu homogene Masse mit einzelnen Kernen und wohlerhaltenen Mastzellen (Gebhard) sowie mit Lymphocyten durchsetzt. Die theoretisch selbstverständliche Forderung, die sekundäre schleimige Entartung von dem echten Myxofibrom zu scheiden, kann selbst bei mikroskopischer Untersuchung auf Schwierigkeit stoßen, wenn durch Ödem und schleimige Erweichung die Zellen weit auseinander gezogen werden und sogar vereinzelt sternförmige Verzerrungen erfahren können. Hier ist es notwendig und wohl meist auch möglich, nachzuweisen, daß in solchen Partien

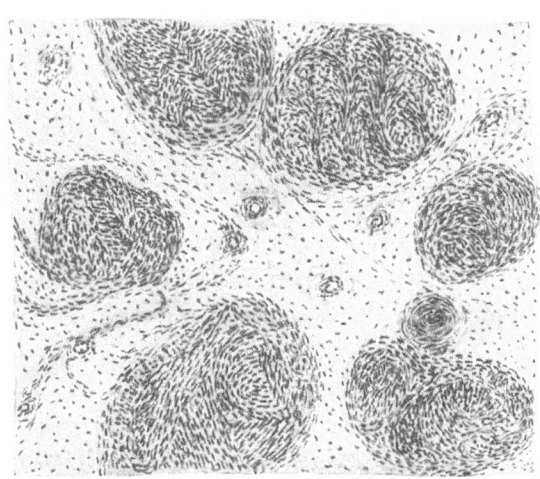
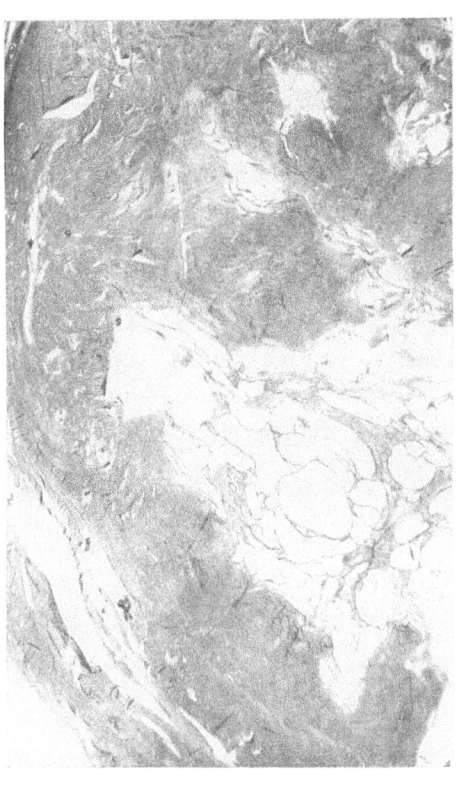

Abb. 72. Diffuse schleimige, aber geringgradige Erweichung eines Myoms mit Hinterlassung scharf begrenzter Inseln, leidlich gut erhaltener Muskelinseln. Gefäße sowohl innerhalb der Muskelinseln, wie der schleimigen Straßen. Man vergleiche den Text. (Leitz Obj. 3, Okul. 3.)

Abb. 73. Völlige Verschleimung und Verflüssigung größerer Teile des Myoms mit Hinterlassung schwacher, fast strukturloser Zwischenwände. (Lichtbild von histologischem Präparat bei schwacher Lupenvergrößerung.)

vorgeschrittener Verschleimung die Zellen Degenerationserscheinungen aufweisen und in benachbarte nekrotische Teile übergehen, in denen die Kerne zu klumpigen Massen werden und der Zelleib seine scharfen Konturen und Ausläufer verliert.

Die Verschleimung tritt zuweilen in einer durch Abb. 71 und 72 veranschaulichten Form auf in viel verschlungenen und gekreuzten Straßen mit Hinterlassung von Zügen und Inseln, in denen das muskelzellige Gewebe recht gut erhalten scheint. Die gut erhaltenen Partien lassen Gruppierung um Gefäße erkennen, die allmählich an Deutlichkeit zunimmt, je kleiner die Inseln werden. In Abb. 72 erkennt man den Schwund der Muskulatur bis auf konzentrische und wirblige Anordnung um Gefäße. Durch die schleimig entarteten Partien sieht man noch einzelne dünne degenerierende Bündel von Muskelzellen ziehen, die teils mit den Gefäßen, teils mit den größeren Inseln in Verbindung stehen. Man kann bei einiger Aufmerksamkeit leicht erkennen (links im Bilde), wie diese dünneren Bündel und die Inseln ursprünglich alle zusammengehörten. Man darf also die schleimigen Straßen nicht für interfasciculäres Bindegewebe halten. Die Auflösung des Gewebes ist intrafasciculär und es verbleiben diejenigen Muskelgruppen am längsten erhalten, die den Gefäßwänden am nächsten und engsten anliegen, bis auch sie getroffen werden. Hieraus eine Gefäßgenese der Myome abzulesen, würde einer Verkennung des Begriffes Histogenese gleichkommen.

Der störende und zerstörende Einfluß kann nicht gut von den Blutgefäßen ausgehen; sie erhalten sich schließlich noch im verschleimten Gewebe zuletzt. Also scheint eine Stauung vorauszugehen, die toxisch wirkt, wie es scheint stets eine lymphatische Stauung. Sehr viel häufiger als diese schleichende Art der Verschleimung ist die gröbere Form, die größere Teile betrifft und wie in Abb. 73 schließlich verflüssigt. Andererseits sind hier auch größere Teile länger verschont. Aus der weitgehenden Beteiligung an der Stauung seitens der größeren intraligamentären Lymphgefäße erhellt der schädliche Einfluß.

Echte Schleimbildung ist mikroskopisch (Thionin) nachweisbar. Verwechslung mit lymphangiektatischen Myomen, die wir weiter unten beschreiben, kann mikroskopisch leicht vermieden werden. Vgl. die Gefäßveränderungen in Myomen weiter unten S. 291f.

Gallertige Massen in Myomen sind stets auf Sarkom verdächtig, das man nur in der Peripherie an vorgeschobenen Posten in der Muskulatur erkennt.

6. Hyaline Degeneration und Amyloid.

Es wird als bekannt vorausgesetzt, daß zwischen hyaliner, amyloider und schleimiger Degeneration Übergänge vorkommen; letztere kann aus ersterer hervorgehen. Makroskopisch erkennt man sie auf dem Durchschnitt der Tumoren an dem leicht durchscheinenden „hyalinen" Aussehen und an „porzellanähnlich dünnen Lamellen" (Frankl). Die hyaline Degeneration tritt meist ganz diffus auf; der größte Teil des Myoms wird nach und nach befallen. Die hyaline Degeneration ist in Myomen sehr häufig, besonders in den subserösen, auch in Cervixmyomen; sie kommt sowohl in Form intracellulär gebildeten Hyalins vor als auch intercellulär; d. h. es degeneriert sowohl die Myomzelle und auch die Bindegewebszelle selbst, als auch die Intercellularsubstanz. Die stärkeren Grade hyaliner Degeneration sind oft von Nekrose gefolgt. Zuerst macht sich die hyaline Degeneration manchmal nur im fibrillären Bindegewebe und an elastischen Fasern bemerkbar; bald werden z. T. auch die Muskelzellen hyalin, die übrigen Muskelzellen erscheinen zwischen

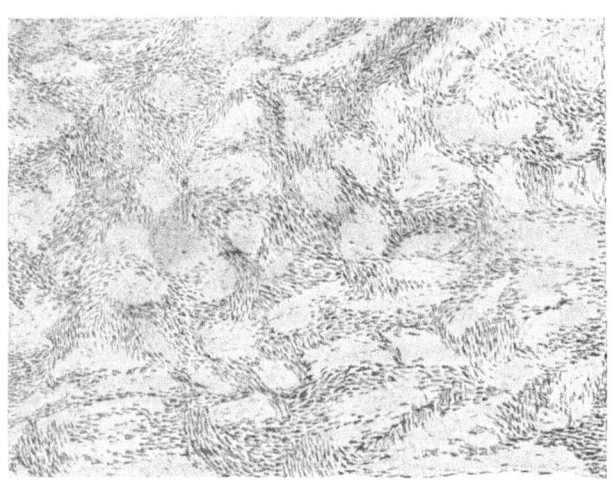

Abb. 74. Fleckweise hyaline Entartung in größter Ausdehnung über ein Korpusmyom verbreitet. (Zeiß Lupe, Okul. 4.)

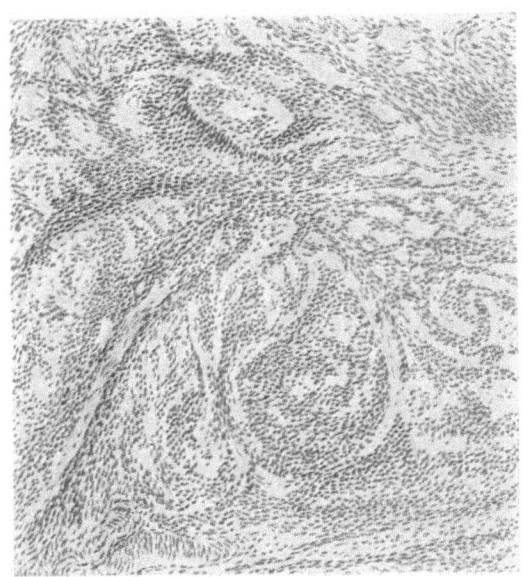

Abb. 75. Feuchthyaline diffuse Entartung eines großen Myoms mit mäßiger Atrophie der zusammengedrückten Myomzellen. Kein Sarkom!
(Zeiß Obj. A, Okul. 2. Eosin-Hämalaun.)

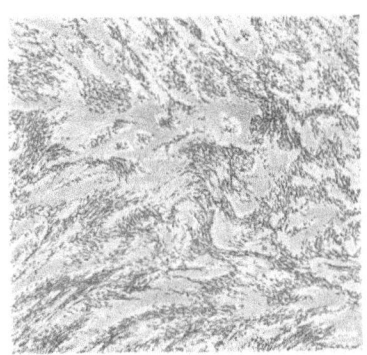

Abb. 76. Derbhyaline Degeneration eines Myoms mit starkem atrophischen Schwund der Myomkerne.
(Leitz Obj. 3, Okul. 1. Tubus 14. Eosin-Hämalaun.)

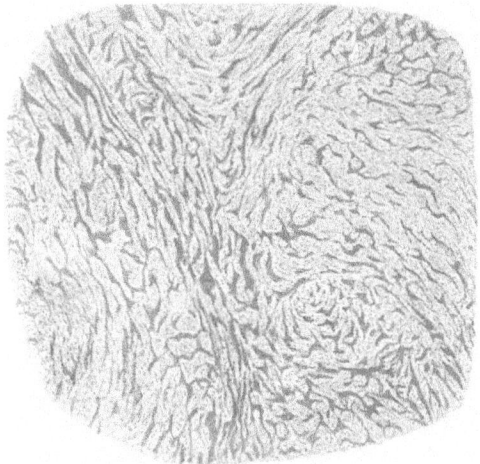

Abb. 77. Derbhyaline Degeneration eines Myoms in feineren Zügen. (Eisenhämatoxylin-Säurefuchsin.)

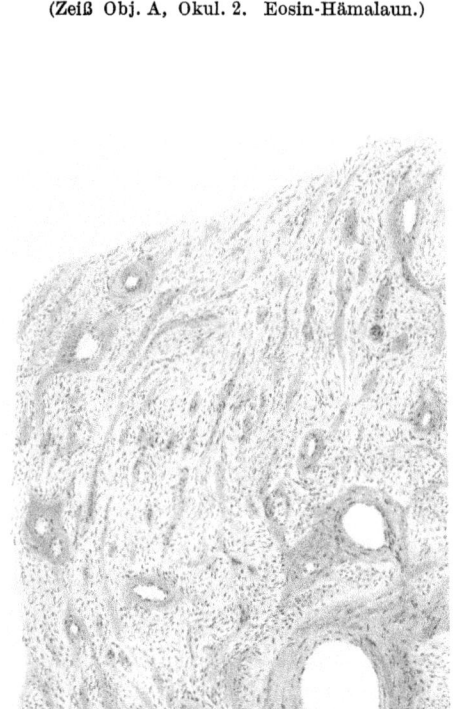

Abb. 78. Hyaline Degeneration in einem großen intramuralen Myom beginnt in den Wänden und zunächst der großen und kleinen und kleinsten Gefäßen.
(Hämalaun-Eosin. Leitz Obj. 3, Okul. 1, Tubus 7.)

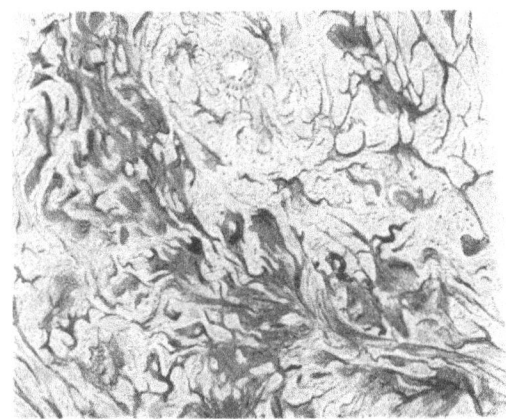

Abb. 79. Elastoide Degeneration eines Myoms, besser hyaline Degeneration eines elastinreichen Myoms.
(Leitz Obj. 3, Okul. 1, Tubus 16.)

den gequollenen Fibrillen mehr und mehr isoliert, schließlich sind große Partien fast kernlos homogen und bereits makroskopisch erkennbar. In allen Fällen von hyaliner Degeneration leidet die Ernährung auch der noch scheinbar gut erhaltenen benachbarten Muskelzellen; sie werden nämlich kleiner, die Kerne werden kürzer und schmäler, die Enden sind nicht selten spitzer, auch der Zelleib schrumpft ersichtlich.

Wenn man unsere Bilder betrachtet, erkennt man in Abb. 74 hyaline Degeneration fleckweise zwischen den netzförmigen aufgeschlossenen Überbleibseln der Muskulatur, und in Abb. 75 verschmelzen die hyalinen Flecke schon mehr zu Straßen. Während aber in beiden Fällen noch die Muskulatur überwiegt, und in Abb. 75 sich die Atrophie der Kerne schon stärker bemerkbar macht, so sehen wir in Abb. 76 die hyaline Degeneration bereits überwiegen und die Muskelzellen in den übrigbleibenden Bündeln aufgesplittert und die Kerne höchst atrophisch. In diesen Stadien erwecken sehr oft — wie es scheint — bei Ungeübten die kleinen dichtgedrängten Kerne den Eindruck von Fibrom, Sarkom, Endotheliom. Es fehlt auch nicht an solchen Fehldiagnosen in der Literatur.

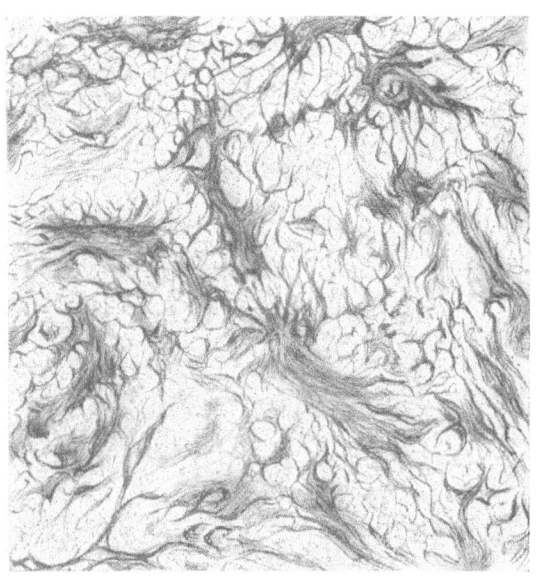

Abb. 80. Elastoide Degeneration eines über kindskopfgroßen Myoms mit Weigertscher Elastinfärbung.
(Leitz Obj. 3, Okul. 3.)

Unter Vergleich von Abb. 75 und 76 möge man auch zugleich erkennen, daß in jener die hyaline Quellung, in dieser die hyaline Verhärtung zu stärkerem Ausdruck kommt, ein wesentlicher Unterschied im Flüssigkeitsgehalt der hyalinen Massen in Abb. 75 und die derbere Beschaffenheit des ganzen Myoms, von dem Abb. 76 entnommen ist. Die Unterschiede des Flüssigkeitsgehaltes sind jedoch sehr wechselnd und nicht immer abhängig von der Ausdehnung der hyalinen Entartung. So kennen wir bereits (Abb. 20) einen äußerst derben großen hyalinen Herd und betrachten vergleichsweise diffuse derb hyaline Entartung in feinen Zügen zwischen den Muskelgruppen. Ebenso finden wir die weichere Hyalinisierung in kleinen Zügen und in größeren Flecken. Unsere Abb. 77 gibt die seltenere Form der Entartung wieder. Im allgemeinen werden es breitere Züge und größere Haufen fibrillär (fibrös) entarteten Myomgewebes, deren hyaline Aufquellung man in einzelnen Fasern in Faserbündeln und ganzen Inseln verfolgen kann. Hier in Abb. 77 treten Fibrillen und zugleich ihre starke Hyalinisierung auf.

Ich kann nur auf diese sichtbaren Unterschiede hinweisen; es wird aber notwendig werden, den zugrundeliegenden Arten der Ernährungseinflüsse nachzuforschen. Während die Schädigung im allgemeinen nicht von den Blutgefäßen ihren Ausgang nehmen, vielmehr die Gefäße und ihre Umgebung lange verschont bleiben, so ist ausnahmsweise die hyaline Quellung an die größeren und kleineren Gefäße gebunden. Diese werden durch die hierbei erzeugte Verdickung ihrer Wände derart in den Vordergrund des Bildes gestellt (es ist an sich schon eine gefäßreiche Partie ausgesucht zur Abbildung), daß solche Fälle als Angiome gedeutet werden. Sie sind aber selten und es bleibt ganz unaufgeklärt, warum in diesem Falle von kindskopfgroßem intramuralem Myom im Gegensatze zu den meisten Myomen die Hyalinisierung an den Blutgefäßen beginnt.

Auch die elastischen Fasern beteiligen sich wie oben gesagt an der hyalinen Degeneration. In einem über kindskopfgroßen Myom fand ich eine ungeheure Menge Elastin (Abb. 79 und 80). Dicke verfilzte zum Teil getrübte klumpige Stellen senden wie Spinnen Beine aus, die ihrerseits wieder zahlreiche Verzweigungen zu immer feineren Fasern eingehen und zwischen die Muskelbündel erstrecken und vielfach kleinste Zellgruppen und sogar einzelne Zellen umspinnen. Die klumpig verfilzten Stellen sind hyalin degeneriert und nehmen mit $^3/_4$ Eosin und mit Säurefuchsin intensive Färbung an. Die Bezeichnung „elastoide Degeneration" ist also mit Vorsicht zu gebrauchen und bedeutet eine hyaline Quellung elastischer Fasern in elastinreichen Myomen.

Knorpelartigen stärksten Grad der Hyalinisierung habe ich schon makroskopisch erwähnt. Chondroide Hyalinisierung habe ich in kleinen Myomknötchen und einen apfelgroßen abgegrenzten Knollen eines großen Myomes knorpelhart gefunden und makroskopisch für Knorpel gehalten; mikroskopisch waren gequollene Zellen auf Querschnitten mit Knorpelzellen wohl zu vergleichen, doch gab van Gieson-Färbung noch überraschend deutlich Muskelzellen zu erkennen; eine Warnung vor der Knorpeldiagnose. Röntgenbestrahlung ist regelmäßig von schwerer hyaliner Sklerosierung der Myome gefolgt (R. Meyer, Seitz u. a.). Amyloide Degeneration perivasculären Bindegewebes fand Stratz an einem polypösen Myom mit teilweiser beginnender Gangrän. Es wird sich in diesem Falle vielleicht doch um hämatogenes Amyloid handeln[1].

7. Nekrobiose, Nekrose, Infarkt.

Nekrobiose, allmählicher Gewebstod ohne Infektion ist bei Myomen ziemlich häufig; die bakteriologischen Untersuchungen der letzten Jahre (Fairbairn, Murray, Chavannaz) sind ebenfalls negativ verlaufen. Jedenfalls gibt es bakterienfreie Nekrose, wenn auch Infektion hinzukommen kann. Sitzenfrey fand 6 Fälle infiziert, 6 Fälle frei. Die Nekrobiose führt zur Nekrose.

Wird die Blutzufuhr schneller abgeschnitten, so kommt es schneller zur Nekrose, der Endeffekt ist der gleiche. Starke allseitige Abkapselung der Myome führt leicht zur Abschneidung der Blutzufuhr und Nekrose. Es sind in der Tat, wie Gebhard sagt, häufig große, intramurale Myome, welche der Nekrose anheimfallen; freilich werden auch kleine Myome nekrotisch. Herrn Kollegen Henkel verdanke ich einen Uterus, in welchem 8 Tage nach einem Abort von 5 Monaten außer einem kopfgroßen auch mehrere kleine Myome in allen Uterusschichten nekrobiotisch waren. Nekrose soll nach Hammerschlags

---

[1] Eine Reihe von Autoren haben sich mit der Frage beschäftigt, ob und wie viel von den Veränderungen in den Myomen, nach Röntgenbestrahlung, Atrophie, hyaline Sklerosierung u. a., die sich von den spontan vorkommenden Veränderungen höchstens durch besonders starke Grade auszeichnen, durch direkte Bestrahlung der Myome und wie viel auf dem Umwege über die Kastration erzielt werde. Die endgiltige Entscheidung ist kaum zu treffen, doch sprechen meine eigenen Befunde auch für direkten Einfluß. Eine kritische Übersicht über die Literatur findet sich bei Lubarsch und Wätjen (Allgemeine und spezielle pathologische Histologie der Strahlenwirkung. Handbuch der gesamten Strahlenheilkunde, Biol. Path. Ther. 2. Lief. 1. München: J. F. Bergmann 1928).

Ansicht im Puerperium besonders leicht auftreten infolge der geringer werdenden Blutzufuhr und durch Kontinuitätstrennung zwischen Myom und Kapsel. Die ältere Literatur siehe bei Arnheim. Nekrose in der Gravidität galt früher als selten, die neuere Literatur beweist eher das Gegenteil: Mackenrodt, Schütze, Schenk, Reinecke, Bablet, Chavannaz, Ihm, Perner, Sitzenfrey, Speransky-Bachmetem, Mauny. Unter 16 operierten Fällen von Myom bei Schwangeren fand Guggisberg 7 mal Myomnekrose. Die Nekrose kommt schon bei sehr frühem Abort vor (Schütz). Spontane Ausstoßung des Myoms nach Abort sah Rosenstein. Ihm (1912) hat 57 Fälle aus der Literatur gesammelt. Als Ursache wird Schädigung der Blutzufuhr durch Wehen angesehen. In Schenks Fällen eines rasch wachsenden Myoms war die Ursache nicht nachweisbar. In Reineckes Fall lagen Verwachsungen mit Netz und Darm vor; das Myom hatte eine große Zerfallshöhle. Toxische Wirkung der Gravidität auf Myom nehmen an Ribbert, Halban.

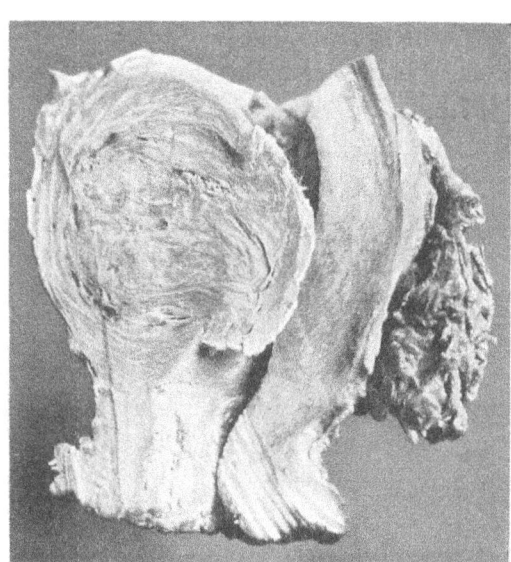

Abb. 81. Durchbruch eines nekrotischen Myoms in die Uterushöhle. (Lichtbild, etwa ²/₃ nat. Gr.)

Fraipont hält die Kompression der kleinen Gefäße für die Ursache, ebenso Ihm. Schon vorher hat Sitzenfrey die Ansicht von Franqués durch histologische Untersuchung bestätigt, daß die Schwangerschaft durch Dehnung und Verschiebung in der Kapsel die Myomgefäße in der Uteruswand verlege, so daß entweder Ödem oder Nekrose auftrete. Endarteriitis obliterans gibt Ebert an.

Eine Verschiebung der Myome in der Kapsel scheint auch unabhängig von der Gravidität vorzukommen. Das kleinste Myom, an welchem ich Blutung in der Kapsel fast ringsum fand, war etwa haselnußkerngroß; ein anderes kleinpflaumengroß. Winter hat auf die Häufigkeit aufmerksam gemacht, in welcher die Nekrose nach Abort und Puerperium auftritt. Winter macht verschiedene Momente geltend, welche mechanisch die Blutzufuhr stören. Auffallend ist jedoch, daß selbst linsengroße Myomknötchen degenerieren. Die Degeneration betrifft aber immer zuerst die zentralen Schichten, so daß man mit Ribbert an eine Anhäufung von Giftstoffen denken kann, welche den Zelltod herbeiführen. Latzko schließt sich dieser Ansicht an.

Das Myomgewebe wird zuerst weicher, verliert an Elastizität, es wird infolge von Diffusion des Blutfarbstoffes rosa bis fleischfarben dunkelrot, später braun und grünlich. Erst später wird das Gewebe trocken und bröckelig. Es kommt aber zuweilen eine Verflüssigung des nekrotischen Gewebes bis auf eine dünne Wand von $1/2-1$ cm Dicke vor, ein vollständiger Zerfall in bröckelige Massen und bräunliche Flüssigkeit, wie ich annehme, meist nach voraufgegangenen Hämorrhagien. Die Wandung dieser „cystischen Myome", unter die sie gewöhnlich unberechtigt eingereiht werden, ist zum Teil mit nekrotischen Fetzen bedeckt, zum Teil glatt; mikroskopisch zeigt die glatte Partie der Wand zu innerst eine konzentrisch streifige, fast homogene Schicht mit Blutpigment reichlich durchsetzt, die äußeren Partien lassen fibröses Gewebe, zum Teil auch noch Muskelzellen erkennen. In der Hauptsache ist die Wand als die frühere Myomkapsel aufzufassen. Ein solches erweichtes Myom habe ich auch intraligamentär gesehen. Einen sehr großen Tumor dieser Art demonstrierte Olshausen.

Die „rote Degeneration" hat seit einigen Jahren lebhafte Teilnahme in der gynäkologischen Literatur des Auslandes erregt, ohne daß ihr neue Seiten abgewonnen wären. Ahlström betont mit Recht, daß sie nicht für Schwangerschaft spezifisch sei; auch ist es richtig, daß die Nekrose an der peripheren Zone weiter fortgeschritten ist als im Zentrum. Ich habe wiederholt „rote" Nekrobiose der Myome mit Gangrän der peripheren Schichten gesehen.

Smith und Shaw unterscheiden zwei Arten, die eine dunklere Art der roten Myome mit Gefäßthrombosen, die ihre tiefrote Farbe der Hämolyse verdankt und sie nicht in der Kaiserlingschen Fixationsflüssigkeit verliert, die andere Art ohne Thrombose mit freiem Blut im Gewebe, das in der Flüssigkeit ausgelaugt wird.

Die histologischen Befunde werden von den Autoren verschieden angegeben, je nach dem Grade der Rückbildung, dem Verhalten der Gefäße, der Entzündung u. a. Barbouth unterscheidet in zu weitgehender Schematisierung drei Stadien: 1. Schwund der Muskulatur, Vermehrung des Bindegewebes, 2. beginnende Nekrobiose mit Thrombose, zuweilen Ödem, 3. völlige Nekrose.

Ihm hingegen will nicht nach dem Grade, sondern nach der Ätiologie unterscheiden die hämorrhagische, die nicht hämorrhagische Totalnekrose und die mit zentraler Erweichung.

Mikroskopisch werden im nekrobiotischen Myom zunächst die Kerne undeutlicher, sie zerfallen in Bruchstücke und bilden schließlich mit dem übrigen Gewebe eine homogene Masse, die keine Farbstoffe aufnimmt. Nicht selten findet man Fetttröpfchen in den Zellen und außerhalb derselben, amorph und kristallinisch (Sitzenfrey). Die fettige Degeneration ist jedoch sekundär und nicht immer vorhanden. Ödem und Erweichung komplizieren das Bild; noch mehr die eitrige Demarkation.

Über die Gefäße sind die Angaben ebenfalls verschieden. Die Gefäßwand kann hyalin degeneriert sein (Funke). Stenose, beginnende und vorgeschrittene Obliteration der Arterien (Ebert, Sitzenfrey) zum Teil mit Thromben (Ihm), auch außerhalb des Myoms (Schütze). Die Veränderungen hängen von der vorausgegangenen Art regressiver Metamorphose ab. Sekundäre Thrombose infolge von Stase habe ich in nekrotisierenden Myomen wiederholt gesehen.

Ein anämischer Infarkt nach Thrombose ist von L. Landau beschrieben; ein hämorrhagischer Infarkt von v. Ott.

Koagulationsnekrose beobachteten Ziegenspeck und Uter, letzterer bei einem incarcerierten Tumor; vielleicht lag in diesen Fällen Nekrose von hyalin degenerierten Myomen vor?

Glykogen fand Lubarsch in einzelnen Myomen mit Nekrose- und Entzündungsherden in den benachbarten Muskelzellen. In zell- und saftreichen Myomen fand er an verschiedenen Stellen glykogenhaltige Muskelzellen. Wie oben (S. 249) angedeutet, kann

Glykogen nicht nur regressiv erachtet werden, sondern kommt auch in gut erhaltenen Myomen vor, ja sogar in lebhaft wachsenden Stellen.

Hämatoidinnadeln wies Hammerschlag nach; v. Franqué fand Blutpigment in der gesunden Umgebung nekrotischer Myome.

Cholesterin fanden R. Meyer, Cohn, Santi, A. Wolff; es soll sonst angeblich nur in epithelialen Tumoren vorkommen (Cohn), diese Meinung ist unbegründet.

In der Umgebung nekrobiotischer Massen treten Mastzellen und Plasmazellen auf. Über Ausstoßung nekrotischer Myome siehe weiter unten.

8. Entzündung, Eiterung, Gangrän.

Die Entzündung und Gangrän betrifft meist Myome im geschlechtsreifen Alter, ausnahmsweise auch in der Menopause (Hofmeier, v. Franqué). Die Angaben über Plasmazellen (Glinska, Weishaupt u. a.) werden wohl meist eine wenn auch geringe Entzündung in den Myomen, zur Voraussetzung haben. Rundzelleninfiltrate findet man sehr häufig in Myomen meist jedoch in unbedeutender Ausdehnung; Eiterung, völlige Vereiterung und Verjauchung ist seltener. Die Infektion erfolgt am leichtesten bei submukösen, polypösen Myomen; die Gelegenheit zur Nekrose und zur Infektion begünstigen die Verjauchung dieser Tumoren. Der Verjauchung geht oft trockene Nekrose voraus. Als Rarität gilt Myomvereiterung während der Gravidität (P. Müller, R. v. Braun, Krukenberg). Dagegen werden die polypösen Tumoren, wie Olshausen bemerkt, im Puerperium leichter gangränös als sonst, jedenfalls infolge mechanischer Läsionen und der Gelegenheit zur Infektion. Eiterung in Myomen ist nicht häufig, aber genügend oft bekannt geworden. Die Eiterungen können sehr groß werden, in einem subserösen Myom 22 Liter (Hofmeier); vermutlich ist hieran schon voraufgegangene ödematöse Erweichung beteiligt. Durch künstlichen Abort kann ein Myom zur Vereiterung (Brickner) kommen. Eiterung und Verjauchung sind seltener bei subserösen Myomen infolge Darmadhäsionen (Virchow) oder Adhäsionen mit Leber und Gallenblase (H. W. Freund). Lubarsch hält die Gangrän subseröser Myome für häufig. Die peritonitische Reizung (Gebhard) macht die Darmwand durchgängig für Infektionskeime, bzw. Fäulniskeime. In der Tat ist Bacterium coli in Myomeiter nachgewiesen von Lecène, Gans. Boldt fand in einem vereiterten Myom eine Gascyste. Giannettasio und Basso konnte in einem Myomabsceß $2^1/_2$ Monate nach Pneumonie den Diplokokkus Fränkels nachweisen. Auch Heil sah bei Gasphlegmone des Uterus mit eitriger Endometritis nach Abort Gasödem auch in einem intramuralen Myom („Physomyoma"). In einer Kritik dieses Falles verlangt E. Fraenkel den Nachweis des Fraenkelschen Gasbacillus (s. a. Bayse) und lehnt den Begriff des Physomyoms fürs erste ab. Es ist aber selbstverständlich eine Gascyste (s. o. Boldt) im Myom besonders im vorher erweichten möglich.

Vautrin glaubt merkwürdigerweise Gangrän ohne Infektion beobachtet zu haben.

Eine Ursache für die Eiterung konnte nicht immer gefunden werden. v. Franqué fand Streptokokken; er nimmt Infektion auf dem Blutwege an; in einem zweiten Falle fand v. Franqué Streptokokken in der Tat nur in Gefäßen. Das Peritoneum war schwielig verdickt, die Lymphdrüsen im Parametrium geschwollen.

Latzko sah bei multiplen Abscessen eines im Douglas eingekeilten myomatösen Uterus anaerobe Streptokokken. Sitzenfrey stellte in 6 nekrotischen Myomen unter

12 Fällen Bakterien fest: Staphylokokken, Corynebacterium pseudodiphthericum (Hofmann-Wellenhof), Micrococcus pyogenes aureus, letzteren auch in einem Falle nur im Myomblut, nicht aber im Myomgewebe. Nixon schließlich sah Gonokokken im Myomeiter. Es können also alle möglichen Bakterien in die Myome geraten und namentlich die nekrotischen Myome zur Vereiterung oder Verjauchung bringen.

Die Vereiterung wird durch Ernährungsstörungen des Myoms begünstigt. Auch allgemeine Kreislaufstörungen können hierbei mitwirken, wie Klaften durch Herzfehler bedingt in einigen Fällen annimmt. Dieser Autor hebt die hämatogene Infektion der Myome besonders hervor, z. B. bei Angina, Grippe, seltener Typhus u. a.; er selber fand Endokarditis als Infektionsquelle.

Eine besondere Beobachtung von O. Frankl sei noch erwähnt: bei einer graviden Frau mit Retention eines abgestorbenen Eies im Uterus werden das entzündlich infiltrierte Endometrium, die Tuben und das stellenweise entzündete Perimetrium keimfrei gefunden, dagegen sind unter mehreren intramuralen Myomen einzelne nekrotische Knoten stark infiziert mit anhämolytischen Streptokokken. Die Infektion wird auf eine kurz vorher überstandene Angina zurückgeführt. Auch in einem anderen Falle wurde in einem ödematösen intramuralen Myom perivasale Lymphocyten-Infiltration mit einzelnen Plasmazellen nachgewiesen, während das Endometrium frei war. Auch hier wird hämatogene Infektion angenommen. Beide Kranke waren fieberfrei.

Die Eiterung in Myomen gilt allgemein als selten; Klaften beschreibt 3 Fälle unter 2000 Myomfällen. Von den 3 Frauen standen 2 schon längere Zeit in der Menopause, ebenso wie in den Fällen von Hofmeier und v. Franqué. Klaften sieht Kreislaufstörungen infolge organischer Herzleiden in seinen 3 Fällen ätiologisch für bedeutsam an, namentlich wenn Endokarditis besteht.

Die Literatur über Eiterung in Myomen s. b. Bonfils, Lamers und neuerdings auch bei Klaften (1927). Michou sah 8 Liter Eiter in einem Myom. Fothergill beschreibt Durchbruch des Myomeiters am Nabel als „Marsupialisation". Durchbruch des Eiters aus einem mit dem Netz verwachsenen abscedierten Myom in die Bauchhöhle mit tödlicher Peritonitis ist von Vogel, Gans, Durchbruch in das Rectum von Rokitansky beschrieben worden. Auch Septikopyämie kann ihren Ausgang von vereiterten und verjauchten Myomen nehmen (Seybert, Lewers, Wiener). Ausstoßung gangränöser Myome siehe weiter unten.

b) Sekundäre Veränderungen an den Myomgefäßen und ihre Folgen.

Die Lymphgefäßwände sind in den Myomen zuweilen verdickt und die Endothelien gewuchert; eine Verwechslung mit Blutgefäßen ist möglich, wenn man die Gefäße nicht weiter verfolgen kann. Auch an den Blutgefäßen finden sich zuweilen Wucherungen der Intima und der Media. Mediaverkalkung habe ich einige Male in geringerem Grade gesehen. Auffallenden Reichtum an großen Gefäßen mit hervorragend dicker Wandung und starker Wucherung der Gefäßwandzellen habe ich zugleich mit Venektasien in Myomen eines Falles gefunden, in dem eine chronische Myometritis mäßigen Grades durch diffuse interfasciculäre lymphocytäre Infiltration gekennzeichnet war. Arteriosklerose erwähnt L. Landau.

Die Folgen der Gefäßobliteration, Stase und Hämorrhagien haben wir bereits erwähnt, ebenso die Thrombose und Nekrose; das Ödem als Folge von behinderter Zirkulation kann dauernd aber auch vorübergehend sein, letzteres in der Gravidität, wodurch das Wachstum und beim Aufhören dieser Stauung im Puerperium das Kleinerwerden der Myome zum Teil zu erklären ist.

Hochgradiges Ödem führt zu gallertähnlicher Aufweichung des Myoms und kann mit schleimiger Degeneration verwechselt werden. Frankl unterscheidet interfasciculäres und intrafasciculäres Ödem, doch sind nur anfängliche Grade rein interfasciculär. Erwähnenswert sind noch die meist durch weiche Konsistenz auffallenden Myome mit Lymphangio- und Hämangioektasien, deren Entstehung nur durch Stauung zu erklären ist und welche als zahlreiche kleinere, zuweilen auch große blut- oder lymphgefüllte Cysten erscheinen. Die hämangioektatischen Tumoren erinnern in stärkeren Graden an kavernöses, erektiles Gewebe. Die Lymphräume werden zuweilen sehr bedeutend, auch können zahlreiche kleine Cysten ähnlich Bienenwaben größere Partien darstellen. Der gelbliche Inhalt gerinnt leicht; eine Verwechslung mit Schleimcysten vermeidet der mikroskopische Befund von nicht immer vorhandener Endothelbekleidung der meist auch viel glatteren Wandung. Die reichliche Ernährungsflüssigkeit macht die Tumoren schwerer. Die lymphangioektatischen Myome sind meist

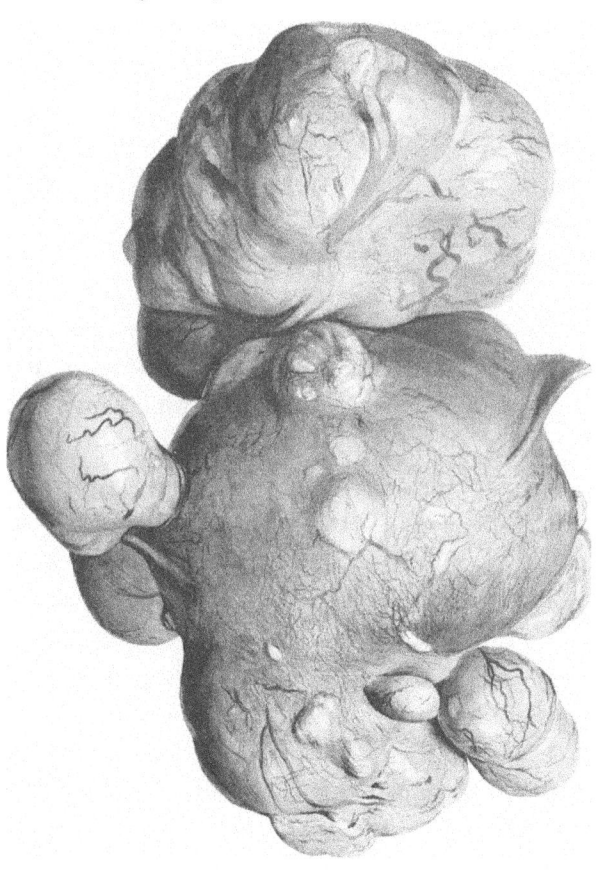

Abb. 82. Starke Hyperämie der oberflächlichen Gefäße an knolligen Myomen in der Gravidität.
Bild aus dem Besitze von Prof. Peham, Wien. (Etwa $^2/_5$ nat. Gr.)

große Tumoren, doch gehören solche von 34 Pfund (Chestakoff, Horwitz und Obolenskaya), ein 40 Pfund schweres Exemplar (Olshausen) und von $45^1/_2$ Pfund (Lingen) zu den Seltenheiten. Das Hämangioendotheliom wurde nach Virchows Angabe von Cruveilhier, das Lymphangioendotheliom von Koeberle zuerst als solches erkannt, doch handelt es sich nicht um Endotheliome, sondern Gefäßschädigung in Myomen. Hämatocystische Myome wurden von Hecker, große Lymphcysten von Spiegelberg beschrieben. Fehling und Leopold injizierten von den Lymphgefäßen aus die Lymphektasien. Virchow führt das akute An- und Abschwellen der Myome auf muskuläre Kontraktion kavernöser Tumoren zurück. Von ihm stammt die Bezeichnung „Myoma teleangiectodes". Pilliet und Costes (1894) nahmen nach Motta eine zur Nekrose und

Verflüssigung führende Verschließung, namentlich der kleinen Arterien an. Mehrere nekrotisch verflüssigte Herde fließen zusammen. Andere Autoren glauben, daß es sich dabei um sarkomatöse Ausartung der Myome handle, was klinisch sehr bedeutsam sein würde. Motta fand auch Schädigungen der Intima, zum Teil Proliferation der Intima bis zum Gefäßverschluß. Auch die Adventitien fand er stark verdickt. Immerhin muß man die Erscheinungen in den Gefäßwänden als unregelmäßig bezeichnen.

Über Hämangiektasien und Lymphangiektasien zugleich in einem Myom berichtet Wallart in einem Falle, der durch plastische Fibrinorrhoe besonderes Interesse hat und Haag ebenfalls in einem Myomfalle. Die Ursache der Hämangiektasien ist als Stauung verständlich; das gleiche gilt aber nicht im mechanischen Sinne, wie Arx glaubt für die Lymphangiektasien; hier müssen toxische Wirkungen mit im Spiele sein. Selten finden sich große variköse Venen auf der serösen Oberfläche der Myome. In einem Falle Halbans lag die Vene frei ohne Serosaüberzug. Blutungen aus solchen Varizen siehe bei v. Jaschke, Benzel, Ernst und Gammeltoft (23 Fälle aus der Literatur und 2 eigene).

Mit der stärkeren Erweichung von Myomen ist ein auffallend schnelles Wachstum verbunden, das in wenigen Wochen zur Verdoppelung und Vermehrfachung des Umfanges führt. Da zuweilen auch Ascites auftritt, wird klinisch leicht Sarkom vermutet.

Die Erweichung der Myome ist durchaus abhängig von örtlichen Störungen des Kreislaufs, die ihrerseits von den aus dem erweichten Myom aufgesogenen Stoffen noch verstärkt werden können. Die örtliche Störung erkennt man daran, daß von vielen Knoten eines Uterus nur einer befallen wird, oder sogar ein Teil eines doppelt faustgroßen Myoms (Pr. 6646. 279, 57), darin sich freilich der nekrotische Teil scharf absetzt gegen den übrigen Tumor. Auch dieser Fall fiel dem Kliniker (Geh. Rat Blumreich) auf durch plötzliches Wachstum in wenigen Wochen. Makroskopisch sind die beiden Teile des Myoms sehr verschieden. Der größere Teil submukös im Fundus und Korpus links ist ziemlich derb, auf dem Schnitt einheitlich glatt. Mit scharfer Grenze hebt sich gegen ihn ein orangegroßer Teil nach außen ab, der eigenartige kleinlappige Struktur zeigt. Diese erklärt sich durch ausgedehnte Erweichung schmaler Teile zwischen den besser erhaltenen zellreichen Inseln des Myomgewebes, in dem die Gefäße — sehr bezeichnend für die Rückbildung — zunächst nur mäßig erweitert sind, immerhin genügend, um den Eindruck eines besonderen Gefäßreichtums vorzutäuschen, ein Pseudo Angiomyom.

Zuweilen bilden sich große Lymphcysten in Myomen; es sind das nur besonders große stark erweiterte Lymphräume außer vielen kleineren. Die Lymphcysten (Spiegelberg) findet man meistens zugleich mit Erweichung der Myome. Lymphcysten haben glatte spiegelnde Wände, während Erweichungshöhlen rauh fetzig zerfasert aussehen; solche Höhlen werden fälschlich Cysten genannt.

Ich erwähne als Beispiel in Kürze einen Fall: Kindskopfgroße Lymphcyste im Myom.

Das Präparat (Pr. 6056. 275, 14) stammt von einer 50jährigen Frau, der von Kollegen Professor Stickel der myomatöse Uterus mit Adnexen entfernt wurde. An diesen ist außer einigen cystischen Follikeln der Ovarien nichts bemerkenswert. Der Uterus ist von Myomen stark durchsetzt; mehrere große Knoten in der Hinterwand bis zum Fundus und bis in die Cervix; ein kopfgroßes retroperitoneal nach hinten entwickelt; dazu mehrere kleine Myome. Die Myome sind derb fibrös und hyalin mit kleinen, meist nur mikroskopisch kleinen Erweichungsstellen. In einem gut apfelgroßen Myom der Hinterwand eine fast hühnereigroße Cyste mit glatter Wand mit seröser Flüssigkeit gefüllt.

Mikroskopisch zeigt sich dieses cystische Myom besonders stark hyalin gequollen mäßig erweicht; die Cystenwand besteht aus einem Endothel, das in einige einmündende erweiterte Lymphgefäße übergeht und darunter eine stark verquollene fast kernlose fibrilläre Membran, der außen die schlecht erhaltenen Muskelzüge ganz ohne Ordnung anliegen.

Die Lymphstauung dehnt sich zuweilen auf die nähere Umgebung des Uterus und weiter in den größeren abführenden Lymphgefäßen aus (Schmorl, Todyo); davon werden wir noch weiter reden (s. S. 302).

Wir werden weiterhin Lymphcysten in einer besonderen Tumorart kennen lernen (siehe Seite 339). Es sei hier ausdrücklich darauf hingewiesen, daß hier nur von Myomen mit Lymphgefäßerweiterungen die Rede ist; nicht von Wucherung der Lymphgefäße. Die durch Stauung entstandenen Lymphräume können auch durch Zusammenfluß so groß werden, daß große Lymphcysten in Myomen entstehen. Es muß besonders gesagt werden, daß weder nennenswerte Lymphangiektasien, noch Lymphcysten in kleinen Myomen bekannt sind. Ich kenne sie nur in großen Myomen.

Am Schlusse dieses Abschnittes möchte ich darauf hinweisen, daß es einzelne Fälle scheinbar von Haus aus lymphangiektatischer Myome gibt und daß man solche unterscheiden kann und soll von einer durch Stauung sekundär erzeugten Erweiterung der Lymphgefäße. Während dieser, wie gesagt, eine Erweichung der Myome folgt, so ist das bei den von Haus aus lymphangiektatischen Myomen nicht ohne weiteres gegeben. Man muß annehmen, daß in solchen, offenbar selten gut ausgesprochenen Fällen von vornherein während des Wachstums der Myome Lymphscheiden sich bilden, die bei kleineren Knoten nur mikroskopisch, bei größeren auch makroskopisch eine Lappenform hervorbringen. Die Lappen hängen zuweilen wie breitbasige Polypen in die Lymphräume, die also die Myomknoten zu einem großen Teil umscheiden, vielleicht ein Vorstadium oder eine Übergangsform zu den intralymphangischen Myomknoten, die Birch-Hirschfeldt beschrieben hat. Die Wand der Lymphräume ist nicht gedehnt, sondern wird von einem kernreichen Endothel bekleidet zum Unterschied von der gewöhnlichen Stauung in den Lymphgefäßen. Man muß also annehmen, daß die Lymphendothelien in diesen Fällen mit den Myomknollen zugleich wachsen. Ganz ähnliche Befunde trifft man noch schöner beim Sarkom, siehe Abb. 393, bei dem der Zustand über sehr viel größere Teile des Tumors verbreitet ist, während im Myom nur kleine Partien ausgezeichnet sind.

Gefäßreiche Myome.

Unter diesem Namen gehen Myome, die entweder, wie vorstehend geschildert, durch Stauung Gefäßerweiterung erleiden oder wirklich gefäßreich sind. Dieses ist entschieden seltener der Fall und beides berechtigt nicht zur Bezeichnung „Angiomyom", ein doppeltes Hauptwort darunter man eine echte Doppelgeschwulst verstehen muß. Selbständige Angiombildung in Myomen und „Angiomyome" werden wir im Abschnitte „Angiom" besprechen und hier nur darauf hinweisen, daß es einzelne gefäßreiche Myome tatsächlich gibt, ohne daß man daraus stets einen selbständigen angiomatösen Geschwulstbestandteil herauslesen dürfte. Bei Besprechung eines angiomatösen Myoms im Abschnitte „Angiom" werden wir hierauf zurückkommen. Hier sei nur gesagt, daß einzelne schnell wachsende Partien im Myom zuerst gefäßreich sind und bei weiterer Ausreifung nicht mehr.

Als „Angiomyome" werden zuweilen Gefäßwandmyome bezeichnet; solche gibt es bekanntlich an der Vena saphena u. a. als seltene Fälle. Im Uterus sind es demnach Uterusmyome, selbst wenn sich die Entstehung aus den Zellen der Uterusgefäße zeigen ließe, dafür sich (s. o. S. 254—265) keine genügenden Anhaltspunkte finden. Noch weniger ist die Bezeichnung für die intravasal vorwachsenden Myome (s. S. 307) angebracht. Die gefäßreichen Myome sind nicht häufig; am meisten gefäßreich findet man die Myome der Portio und auch der Cervix, sowie die intraligamentär entwickelten Myome der Uterusseitenwand, namentlich die etwas weiter unten parametran gelegenen. Es ist anzunehmen, daß hier die Gefäßzufuhr von außen her wesentlich beteiligt ist. Die Cervixmyome erscheinen zuweilen angiomatös.

Seltener sind Korpusmyome gefäßreich, soweit nicht, wie gesagt, Erweiterung der Gefäßlichtung durch Stauung über die Menge der Gefäße täuscht. Auf diesen Punkt muß wiederholt hingewiesen werden. Als „Angiomyofibrom" des Korpus geht z. B. ein Fall von Michel, in dem offenbar nach starker fibröser Rückbildung die Muskelzellen geschwunden waren. Der Reichtum an Capillaren soll in dem kindskopfgroßen Tumor sehr bedeutend gewesen sein. Als allgemeine Regel kann man wohl aufstellen, daß zellreiche Myome mit auffallender Zahl von Capillaren sarkomverdächtig sind und daß der angebliche Capillarreichtum in regressiv veränderten Myomen vorgetäuscht wird.

Auffallenden Reichtum an kleinen Gefäßen mit verhältnismäßig dicker Wandung ist in Korpusmyomen, wenn auch selten und nur in einzelnen Teilen zu sehen, während die übrigen Teile der Tumoren keinen nennenswerten Gefäßreichtum zeigen. Dabei fällt zuweilen auf, daß die Myomzellen sich der hypertrophischen Muskulatur der Gefäße anschließen. Dieses hat, wie oben gesagt, Anlaß zur Annahme der Entstehung der Myome aus Gefäßwänden gegeben (siehe Kapitel Histogenese S. 254 f. und „regressive Veränderungen der Myome").

c) Einfluß der Myome auf den Uterus und Umgebung.

1. Einfluß der Myome auf die Uterusschleimhaut.

Es ist selbstverständlich nicht angängig, alle Schleimhautveränderungen den Myomen zur Last zu legen. Früher wurde die ihrem Wesen nach unbekannte prämenstruelle Schleimhautschwellung als Hyperplasie angesehen; es ist daher nicht verwunderlich, daß die Angaben früherer Untersucher (Wyder, v. Campe, Uter, Schmorl, Peham, Borreman, Pollak) sehr verschieden ausgefallen sind. Ich habe gar nicht selten Hyperplasie und oftmals auch kleine Schleimhautpolypen gesehen, es wäre jedoch verkehrt, diese Zustände ebenso wie das verhältnismäßig häufige Zusammentreffen mit Korpuscarcinom ohne weiteres als Folge der Myombildung zu beurteilen. Andererseits wird in den entgegengesetzten Fehler verfallen, jede Hypertrophie der Schleimhaut mit der Erklärung als prämenstrueller Schwellung (Iwase) abzufertigen. Vor Verwechslung zwischen der Hyperplasie und der prämenstruellen Schwellung schützt zur Not die Untersuchung auf Glykogen; meist ist die morphologische Betrachtung ausreichend. Die Hyperämie bei

Myomen mag doch vielleicht von Einfluß sein (Pollack). In mehreren Fällen von Hyperplasie der Schleimhaut bei Myomen fand ich reife Follikel, aber kein Corpus luteum, so daß hier die gleiche Ursache vorzuliegen schien wie bei der Schleimhauthyperplasie ohne Myome. Auch die manchmal im Vergleich zu der Myomgröße auffallende starke also nicht arbeitshypertrophische diffuse Muskelhyperplasie möge ovariellem Einflusse zugeschrieben werden.

Die Atrophie der Schleimhaut durch Dehnung ist immer anerkannt worden und zwar nicht nur der den Myomen anliegenden Schleimhaut, sondern auch an der gegenüberliegenden Wand [Gebhard u. a. (Abb. 84)].

Garkischs Untersuchungen ergaben:

	Hypertrophie	normale Mucosa	Altersatrophie	Pathol. Atrophie	Drüsenhyperplasie
bei 35 subserösen Myomen	18 mal	14 mal	3 mal	—	7 mal
bei 64 intramuralen Myomen . .	21 mal	26 mal	—	13 mal (lokal 13mal)	10 mal
bei 16 submukösen Myomen . . .	3 mal	6 mal	—	7 mal	—

Das Verhältnis der drei Sitzarten hinsichtlich der Hypertrophie ist folgendes: bei subserösen 50%, bei intramuralen 33%, bei submukösen 20%.

Die Urteile neuerer Untersucher, Iwase, Frankl, gehen auch noch auseinander, doch betonen sie übereinstimmend den Einfluß der Ovarien auf die Schleimhaut, also die zyklische Umwandlung und den Druck der Myome. In letzterer Hinsicht sind Größe und Lage der Myome zu berücksichtigen. Die über größeren Myomen stark atrophierte Schleimhaut, deren Epithel sich auf einen Oberflächenbezug reduziert, nimmt natürlich nur geringen Anteil an der zyklischen Umwandlung in Form gesteigerter Capillarfüllung (Frankl). Die Schleimhautverdickung beruht zuweilen auf Ödem, wie auch Frankl bestätigt. Eine Schleimhauthyperplasie gibt Frankl nur in den Eckenfaltungen zwischen vorspringenden Myomen zu. Nach Frankl hat das intramurale Myom oft schon Atrophie der Schleimhaut im Gefolge, bevor es in die Uterushöhle vorragt. Bei zentrifugalem Wachstum bleibe die Schleimhaut unbeeinflußt, dagegen bei zentripetalem Wachstum entstehe Ödem und zuweilen Atrophie. Die submukösen Myome hätten auch in den ersten Stadien keinen Überzug von hyperplastischer Schleimhaut, später atrophiere sie. Das submuköse Myom bringe in seiner ersten Entwicklung starke subepitheliale Gefäßverzweigungen in der Schleimhaut zur Entfaltung. Zentripetal wachsende Myome bringen Gefäßerweiterungen mit sich. Die Bezeichnungen „zentrifugal" und „zentripetal" sind nicht gerade glücklich in Beziehung auf das Uteruslumen gewählt. Für die unregelmäßigen pathologischen Blutungen, für die immer allgemeiner ovarielle Dysfunktion angeschuldigt wird, gesteht man bei Myomen doch besondere Ursachen zu (siehe weiter unten).

Wenig bekannt scheint bullöses Ödem der Schleimhaut, das ich öfters am frisch operierten Corpus uteri myomatosi sehe; die Blasen sind meist flach und erreichen den Umfang von 5 und sogar 10 mm. Histologisch findet sich entsprechend starkes Ödem[1].

Über die Schleimhautverwachsungen, Atresie und ihre Folgen siehe weiter unten. Die Myome können nach Angabe der Gynäkologen die Konzeption hindern durch die

---

[1] Lahm hat es gelegentlich auch beschrieben.

Erkrankung der Schleimhaut und reichliche Sekretion und die Vielbuchtigkeit der Uterushöhle (Olshausen, Garkisch) oder durch Tubenverschluß (Landau) und durch Blutungen (Frankl).

Bei Gravidität ist die Decidua über submukösen Myomen der Schleimhautverdünnung entsprechend schlecht ausgebildet (Schwarzenbach, Kworostansky, Pinto, Wertheim). Das Ei kann auf den Myomen inserieren. Die Placenta kann sich dort sehr fest verankern (Gonnet).

2. Einfluß auf das Myometrium.

Man betrachtet den Einfluß der Myome auf die Uterusmuskulatur in erster Linie als den eines Fremdkörpers; durch das schnellere Wachstum wird die umgebende Muskulatur gedehnt (Abb. 84); infolgedessen öfter zu häufiger Kontraktion gereizt. Die Folge ist eine funktionelle oder Arbeitshypertrophie und Hyperplasie der Muskulatur, deren lamellöse Anordnung ähnlich wie bei Gravidität (C. Ruge) durch Verbindungsbrücken das Bild der „Muskelrhomboide" darbietet. Aber die primäre Hyperämie kommt ebenfalls in Betracht, wie nicht nur die gleichzeitige Hypertrophie des gesamten Uterus, sondern die seiner Bänder beweist. Der hormonale Einfluß des Ovariums ist, wie oben angedeutet, nicht zu vergessen.

Die Einwirkung der submukösen und intramuralen ist selbstverständlich viel bedeutender als die der subserösen. Bertelmann fand bei solitären, intramuralen Myomen vornehmlich „Hyperplasie" des Muskelbindegewebes, richtiger fibröse Degeneration, bei den submukösen Myomen Hypertrophie der Muskelzellen bis zu 166 μ Länge und 13,5 μ Dicke. Schließlich aber bei den ganz großen Myomen kann die umgebende Uterusmuskulatur nicht mehr im Wachstum folgen, sie wird immer mehr gedehnt und kann bis auf eine sehr dünne Schale atrophieren und wie oben erwähnt, durchbrochen werden; letzteres betrifft aber meist nekrotisierende Myome. Es kommen auch Fälle vor, in denen bei großem Myom der ganze Uterus atrophiert.

Durchbruch intramuraler Myome ist nicht häufig. Die Annahme, daß die Myome infolge der Verschieblichkeit ihrer Kapsel (Thoma) die Uterusmuskulatur durchwandern, die bedeckende Muskelschicht sprengen oder usurieren, um sodann nach der Bauchhöhle oder Uterushöhle hin geboren zu werden (Gebhard) ist wohl nicht ganz zutreffend, vielmehr werden die umgebenden Muskelschichten nicht einfach durchwandert, sondern infolge Dehnung atrophiert und usuriert, bei Nekrose auch infolge von Entzündung erweicht.

Dieser Durchbruch des Myoms, der Austritt aus der Uteruswand erfolgt in die Bauchhöhle (Halban, v. Franqué, Schiffmann, Luker u. a.) oder in das Parametrium (v. Franqué, Bender und Burty) und am häufigsten in die Uterushöhle meist im Puerperium (57 Fälle bei Ihm 1912). In einem Falle von Myomdurchbruch nach der Uterushöhle zu fand ich das durchbrochene Myombett wie eine Manschette kelchförmig um den eben noch anhaftenden Myomstiel zurückgezogen, genauer beschrieben von Henschel. Einen anderen merkwürdigen Fall verdanke ich Herrn Kollegen Baumgart (Pr. 3544); er hatte von der Schleimhaut aus eine Incision gemacht und 3 Tage später wurde das apfelgroße submuköse Myom ausgestoßen, es war nur teilweise nekrotisch und zum größten Teile frisch erhalten. Ein Präparat in dieser Art in situ und zwar an der Placentarstelle gewann auch Kamniker durch Operation, das nekrotisierende Myom hatte bereits die Schleimhaut durchbrochen. Einen solchen Durchbruch im Beginne sieht man auch in Abb. 81.

Blutung bei Myomen.

Ich kann die Erfahrung von Theilhaber und Hollinger bestätigen, daß die Blutungen aus myomatösen Uteris anhängig sind von dem Grade gleichzeitiger chronischer

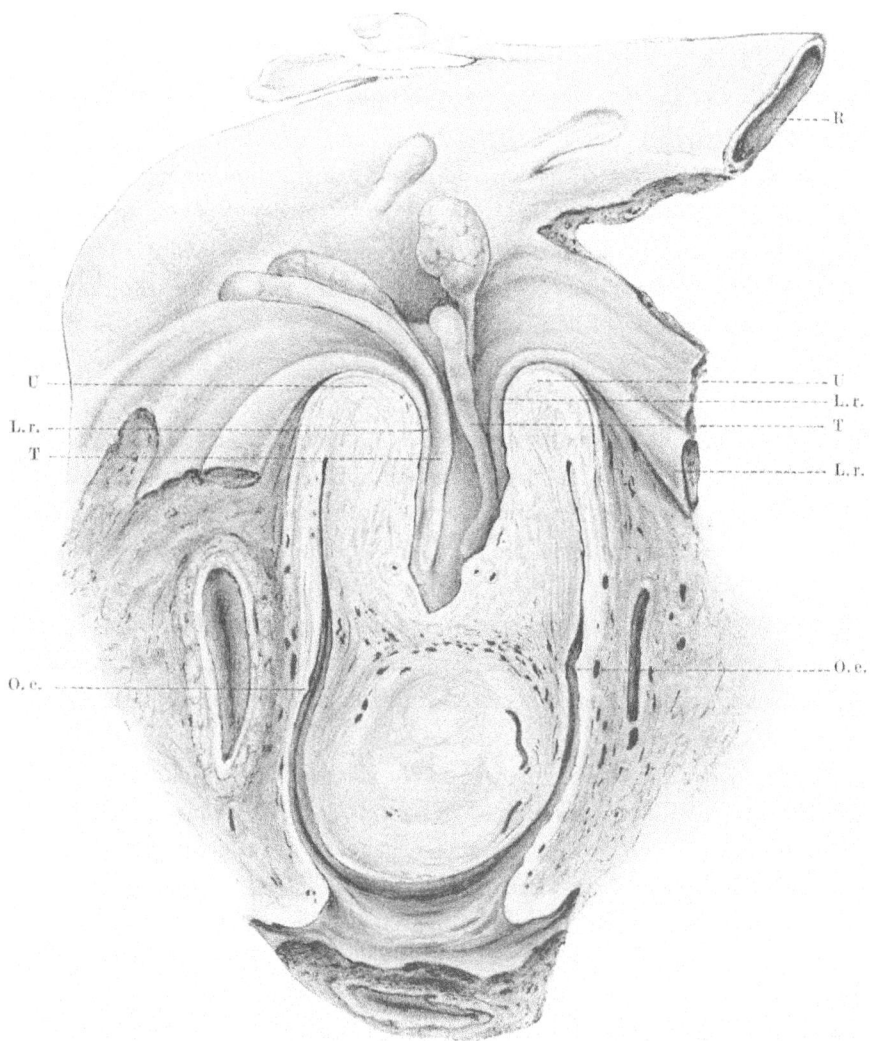

Abb. 83. Frontalschnitt durch Inversio uteri mit Myom im Fundus. R Rectum. U Umschlagstelle der Serosa des Corpus uteri in dem invertierten Teil. L.r. Ligamenta rotunda. T Tuben. Das Myom liegt in dem Cervicalkanal und in der Vagina. Die Adnexe sind zum Teil in den Peritonealtrichter des eingestülpten Uterus einbezogen. Die Ovarien und die ampullären Tubenenden liegen draußen. Zeichnung von Carl Ruge nach einem Präparat unserer Sammlung. (Etwa ³/₄ nat. Gr.)

fibröser Entartung des Uterus; jedoch nur zum Teil, denn man muß Pollack zugeben, daß es durch Kompression venöser Gefäße zu funktioneller Hypertrophie der Arterien und somit zu passiver und aktiver Hyperämie kommt, welche zu Blutungen führt. Anspach fand in drei myomatösen Uteri mit Blutungen das elastische Gewebe der Gefäße vermehrt und ebenso das der subserösen und supravasculären Uterusschichten. Das fibröse Gewebe war verschieden stark ausgebildet. Allgemein wird der ovariellen Dysfunktion die Unregelmäßigkeit der Blutungen zugeschrieben. Iwase vermutet als Ursache der Blutungen bei Myomen Stromaveränderungen, Frankl typische Fermente und Hyperämie. Der lokale Einfluß der Myome durch Stauung wird unterschätzt (Fehling u. a.). Das Aufhören der Blutung bei Eintritt der Schwangerschaft erklärt Frankl durch die deciduale Schleimhautverdickung, welche die Gefäße schütze.

Hier wäre es am Platze, auf die Beziehung der Myomblutungen zu den allgemeinen Störungen des Körperkreislaufes und zu dem „Myomherz" hinzuweisen, wie es vonseiten Pl. Straßmann und Lehmann geschehen. Neuerdings hat sich E. Straßmann (1925) ausführlich mit den Kreislaufänderungen durch Klimakterium und Kastration besonders bei Myom beschäftigt. Hierauf wird im Abschnitte Klinik des Myomleidens näher eingegangen. Es kann nur kurz erwähnt werden, daß die Myomträgerinnen häufiger und stärkere Blutdrucksteigerung aufweisen und sehr häufig ein vergrößertes Herz haben, ein „Myomherz". Wie schon im Abschnitte Ätiologie oben erwähnt wurde, wird der erhöhte Blutdruck als Ursache des „Myomherzens" angesehen. Die Kreislaufstörung und die Myombildung gelten als Folge einer gestörten Ovarialfunktion. Diese führt zur Myombildung, zu Uterusblutungen und Blutdruckerhöhung, zum Myomherz. E. Straßmann bespricht auch die umfängliche Literatur zu dieser Frage.

3. Einfluß auf den Uterus im Ganzen, Gestalt, Lage.

Jedes Myom von einiger Größe deformiert den Uterus; selten wird er gleichmäßig vergrößert, sogar bei multiplen Myomen (z. B. Küstner). Nicht selten erscheint der Uterus nur als kleines Anhängsel der Myome. Große Tumoren ziehen, wenn sie in das große Becken hinaufsteigen, den Uterus aufwärts, zerren und dehnen ihn und die Vagina, wie schon Rockitansky beschrieben; dieses Moment wird neuerdings wieder von Hedrén aufgenommen. Thorel glaubt, daß die Abtrennung durch Zugwirkung gelegentlich unterstützt würde durch das prädisponierende Moment angeborener Anomalien, wie z. B. Cervixatresie. Die Zugwirkung allein kann jedoch auch schon Atresie der Cervix und völlige Abtrennung hervorrufen. Kleinere Tumoren begünstigen den Uterusprolaps, die Flexionsanomalien, seltener seitliche Knickung.

Die Uterushöhle wird oft stark verändert, verlängert, verzerrt, besonders nach einem Horne hin zu der langgezogenen Tube, völlig abgeknickt und abgeteilt.

Zu den seltenen Ereignissen gehört die Inversion des myomatösen Uterus (Williams Semb, Urban, Amann, Unterberger, Vautrin, Hufschmidt). In Abb. 83 findet sich ein solcher Fall aus unserer Sammlung von Carl Ruge gezeichnet.

Dabei kann ein submuköses Myom mit der Scheidenwand verwachsen sein, was Amann als Ursache der Inversion ansieht.

Eine andere Folge ist Achsendrehung des Uterus (Rokitansky, Times, Virchow, Küster, Stratz, Bland-Sutton). B. S. Schultze hat 55 Fälle von Achsendrehung des myomatösen Uterus zusammengestellt und Poth (1913) 82 Fälle. Wertheim beschreibt eine hochgradige Drehung um dreimal 180°, Reeb um 360°. In Küsters Fall war der untere Teil des sehr großen myomatösen Uterus zu einem fingerdicken Strang verjüngt, welcher von den beiden Lig. rotunda spiralig $2^{1}/_{2}$mal umschnürt war. Die

Drehung findet um die vertikale Achse statt. Eine von Rosenstein gezeigte „Drehung" um die „horizontale" Achse kann doch nur eine Knickung nach vorn, hinten, rechts oder links sein. Die Drehung um die vertikale Achse wird beschrieben am Korpus bzw. Isthmus in Höhe des inneren Muttermundes (Mériel), in der Cervix (Schulze, Wiener) und in der Vagina (Löwe, Barber). In einem Falle war der Uterus gravide (Löwe).

Die Torsion des Uterus sollte nach Tourneux durch Myome verursacht werden, die die seröse

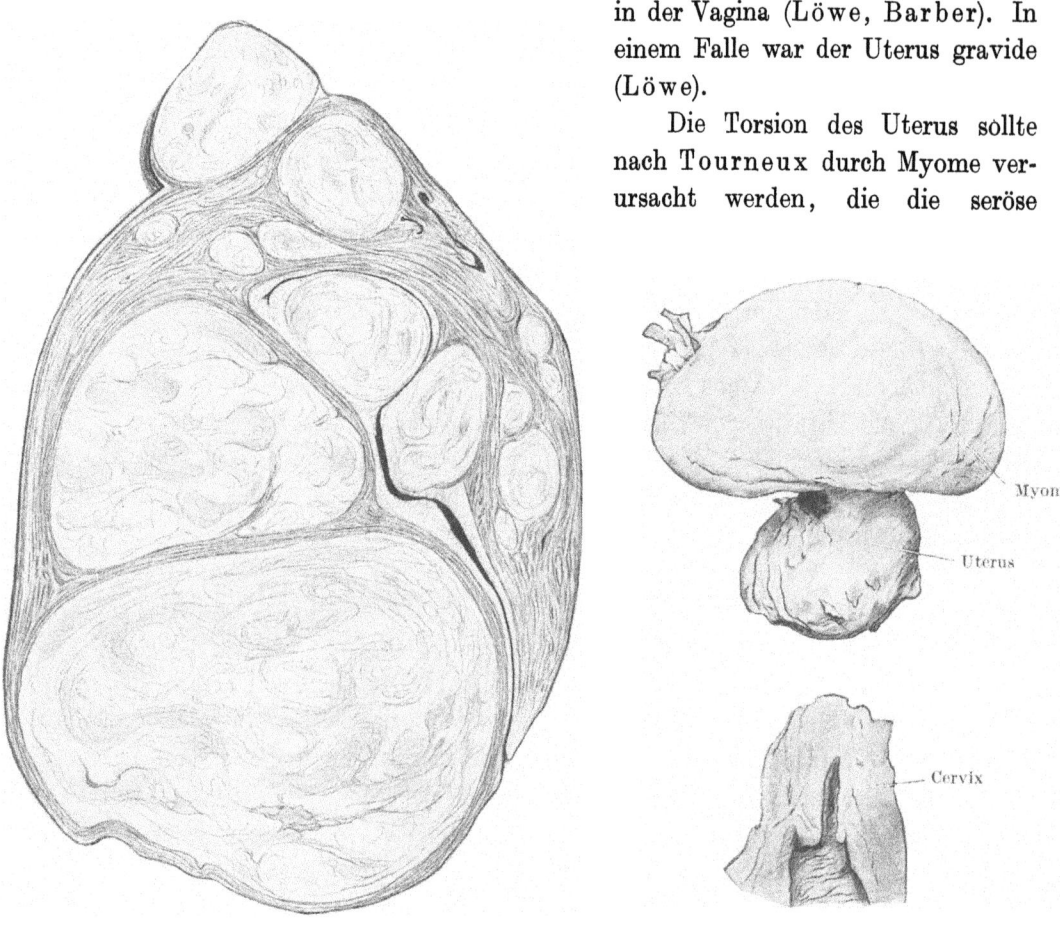

Abb. 84.   Abb. 85.

Abb. 84. Myome in allen Schichten, darunter mehrere submuköse und das größte (über faustgroß) im untersten Teile des Korpus verunstalten die Form des Uterus und seine Lichtung, deren Schleimhaut teilweise auf den submukösen Myomen und den gegenüberliegenden Stellen stark gedehnt und atrophisch geworden ist, während sie im mittleren Teile und im Fundus funktioniert. Die derbfibrösen Myome haben die typische wirbelige Struktur. (Etwa $^2/_3$ nat. Gr.)

Abb. 85. Abschnürung des Corpus vom Collum uteri infolge Stieldrehung des Korpus mit subserösem Myom von der Cervix. (Nach Lennander.)

Uterusfläche überragen, doch Damlin gab (nach Dambrine und Bernardbeig) 2 Fälle bekannt, in denen die Myome intramural saßen.

Der Uterus wird nur selten durch den Gefäßverschluß infolge der Drehung gangränös (Barsotti, Ehrendorfer, Lhez). Vollständige Abtrennung des gedrehten myomatösen Uteruskorpus vom Collum (Lennander, Hedrén, Schon, Smith, Weinberg). Ich übernehme Lennanders Abbildung einer durch Drehung des Uterus mit Fundus myom hervorgerufenen Abtrennung zwischen Korpus und Cervix (Abb. 85) aus den früheren Auflagen dieses Handbuches.

Venöse Stauung, auch Obliteration der Uterushöhle am Drehpunkte gehören zu den häufigeren Folgen; ebenso peritoneale Reizung; zuweilen Ascites (Studdiford). Als Ursache der Drehung wird Platzmangel im kleinen Becken und Kotbewegung angegeben, die ein Hin- und Herfallen des myomatösen Uterus hervorruft (Moench).

In seltenen Fällen kann eine adhäsive Verwachsung des submukösen Myoms mit der anliegenden Schleimhaut, z. B. bei Korpusmyom mit der Cervixwand zustande kommen. Leyden fand sogar ein seiner Stielverbindung verlustig gegangenes intramurales Myom von der Cervicalschleimhaut aus vascularisiert. Ähnliche Fälle stammen von Küster und von Chrzanowski. Amann beschreibt die Verwachsung polypöser Uterusmyome mit der Vaginalwand.

Die Uterushöhle kann verlegt und verschlossen werden und zwar durch die oben erwähnte Dehnungsatresie, durch die in die Uterushöhle vorspringenden Myome (Frankl, Broun-Miller) und durch die Achsendrehung des Uterus. Jaschke beschreibt „Hämatocervix" durch Achsendrehung bei intraligamentärem Myom.

Die in den Cervicalkanal vorspringenden Myome können die Lichtung leicht verschließen, auch die teilweisen Verwachsungen von Myomen mit der Uterusschleimhaut führen zu Atresien und deren Folgen, Hydrometra (Rockitansky) und Hämatometra. Völlige Verödung des Lumens kommt nur durch Entzündung und bei Altersatrophie zustande. Schwangerschaft und Geburt bei Myomen siehe Küstner.

4. Einfluß auf die weitere Umgebung.

Die Umwachsung und Verdrängung der Beckenorgane, die gleichen Erscheinungen an der hinteren Bauchwand herauf (Darm, Ureter,) haben wir schon bei dem Wachstum und Ausbreitung der Myome besprochen. Die nächstliegenden Folgen, Kompression von Blase und Mastdarm, Stauungserscheinungen im kleinen Becken sind bekannt genug; ebenso die Verwachsungen der Myome durch Adhäsionsmembranen mit den Därmen, Blase, Adnexen. Seltener sind Blasengangrän durch Druck eines Cervixmyoms (Leguen) und Ileus durch Darmkompression seitens eines losgelösten Myoms (Luys). Die ebenfalls erwähnten durch Stieldrehung losgelösten subserösen Myome können durch solche Verwachsungen mit dem Darm, Blase, Netz, Mesenterium Tube vascularisiert werden und als Parasiten weiterleben (Cullen, Walther, Gouillon, Jaboulay, Meriel, Masson, Laroynne et Bouysset). Auch nekrotische intramurale Myome kommen wie durch Geburt auf vaginalem Wege, so auch manchmal durch Ausstoßung nach außen in die Bauchhöhle (v. Franqué) oder in das Parametrium (v. Franqué, Bender und Burty). Auch verkalkte Myome, sog. Uterusteine, werden vom Uterus abgelöst (Gile Wylie, Knauer, Lisfranc, Duret, Swieciki, Guibé, Payr). Die abgelösten Uterussteine werden dann häufig in den Mastdarm oder in die Blase perforiert gefunden und auch ausgestoßen. Die Kasuistik dieser Fälle findet man zusammengestellt bei Payr.

Varizenbildung in Form strotzend gefüllter dünnwandiger Gefäßnetze frei zwischen Myom und Netz ausgebreitet sah Hengge. Tödliche intraperitoneale Ruptur der subserösen Myomvarizen wurde in 25 Fällen beschrieben (Literatur s. bei Jaschke, Benzel, Ernst und Gammeltoft).

Auf einen bei größeren intramuralen Myomen nicht seltenen Befund, den ich entsprechend Todyos (bei Schmorl) Beschreibung öfters, insbesondere bei großen lymphangiektatischen Myomen gesehen habe, muß ich als wenig bekannt und noch nicht genügend geklärt hinweisen; nämlich auf die in dem Parametrium, zuweilen auch im Ligamentum latum vorkommenden starken Ektasien der Lymphgefäße. Todyo beschreibt das ungewöhnliche Aufsteigen dieser Lymphangiektasien sogar bis in die Höhe des Nierenhilus. Die Wandungen der Ektasien sind meist sehr dünn, sie sind aber gelegentlich hypertrophisch, überreich an glatter Muskulatur und elastischen Fasern. Da oberhalb der gestauten Stellen keine Hindernisse zu finden sind, so stellt Todyo die Erscheinung als Schädigung der Lymphgefäße in Parallele mit den Herz- und Blutgefäßerkrankungen bei Myomkranken (Lehmann und Straßmann). Doch gehört die Lymphgefäßerkrankung offenbar zu den Folgeerscheinungen der Myombildung, was für die Blutgefäßanomalien nicht gilt, deshalb scheint mir die Annahme einer sekundären Funktionsstörung etwa durch toxische Schädigung wahrscheinlicher, da es sich um mindestens stellenweise erweichte Myome handelt mit intramyomatöser Lymphstauung. Polano, der ebenfalls diese Frage erwägt, fand bei Nekrose der Myome im Beginne das Lymphsystem nicht beeinflußt. Starke Netzlymphangiektasien bei Myom beschreibt Frau Trancu-Rainer.

5. Die Tuben und Ovarien bei Myomen.

Daß auch für die Adnexe die selbstverständliche Forderung gilt, nicht alle pathologischen Befunde dem Einfluß der Myome zuzuschreiben, ergibt sich schon daraus, daß es keine spezifischen Adnexerkrankungen bei Myomatose gibt, vielmehr die Adnexe zuweilen leidlich gesund befunden werden. Meist finden sich jedoch entzündliche Affektionen und zwar jeden Stadiums, welche zum Teil vorher bestanden haben mögen, welche jedoch auch durch die Myome hervorgerufen oder doch verschlimmert werden können. Dieser schädigende Einfluß der Myome ist überwiegend mechanisch, insofern durch ihren Druck einmal Hyperämie, besonders Stauung im Becken hervorgerufen wird, und andererseits durch Adhäsionsbildung besonders mit dem Darme Gelegenheit zu Infektionen gegeben wird. Auch die Infektionskeime des entzündlich veränderten Uterus werden durch Stauung und Adhäsion auf seine Umgebung leichter übertragen. Große Myome bringen auch nicht selten die Adnexe zur Druckatrophie. Als sehr häufig wiederkehrende Erscheinung ist mir ödematöse Schwellung der Ovarien mit sog. kleincystischer Degeneration aufgefallen, die ich ebenfalls der Stauung zur Last lege. Nicht viel seltener sieht man Blutungen im Ovarium, besonders intrafollikuläre.

Unter 418 operierten Fällen von Myom waren bei Mackenrodt 20,8% mit „Ovarialtumoren", 4,3% mit Pyovarium und Pyosalpinx vergesellschaftet. Deaver fand bei 50 Frauen mit Uterusmyom 16mal „chronische Oophoritis" und 9mal Cysten. Die Kasuistik einzelner Fälle von Ovarialveränderungen ist reich an Zahl.

Unter den einzelnen Befunden, die, wie gesagt, sehr wechselvoll auftreten, und von Fabricius, Bulius, Daniel, Louwers, Claisse, de Jong, Roche u. a., von letzteren aus 205 Fällen Pozzis zusammengetragen sind, ist verschiedenen Autoren die reichliche Umwandlung der Primordialfollikel in Graafsche Follikel aufgefallen, die sich aus der Hyperämie erklärt; die Folge ist ein frühzeitiges Verschwinden der Primordialfollikel und eine Vermehrung der Corpora fibrosa. In anderen Fällen jedoch kommt es zu schneller fibröser Entartung der Ovarien mit Untergang der Ureier. Wenn Lauwers unter 200 Myomen 17mal Hämatome im Ovarium und 12mal Hydrosalpinx fand, so scheint auch hierfür in erster Linie der Druck der Myome verantwortlich zu sein. Ebenso wird Hämatosalpinx auf Druckverschluß des Tuben- oder Uteruslumens durch Myome zurückgeführt (Frankl, Sippel), während Landau Hämatosalpinx fand, wenn das Myom das Tubenostium verschloß. Eine dem hormonalen Einfluß auf die Myombildung gerecht werdende spezifische Veränderung des Ovariums ist nicht bekannt.

Tixier und Pollosson haben in 7 Fällen bei Frauen, die schon ältere Myome hatten, längere Zeit nach der Menopause Ovarialtumoren entstehen sehen. Ein ursächlicher Zusammenhang ist nicht ersichtlich, jedenfalls besteht er nicht in dem Sinne, daß die Uterusmyome auf die Ovarialtumoren hinwirken; vielmehr haben wir nach Exstirpation des myomatösen Uterus auch gelegentlich Ovarialcarcinom entstehen sehen. Das sind mehr beiläufige Zusammenhänge.

d) Komplikationen mit anderen Erkrankungen.
1. Tuberkulose.

Vaßmer schildert ein infolge von Tuberkulose nekrotisiertes „verkästes" Myom und erwähnt einen Fall von Osiander. Voll beschreibt ein Myom mit primärer Uterotubartuberkulose, Hoesli ein intraligamentäres Adenomyom mit Tuberkulose[1]. Weitere Fälle von Infektion eines Myoms mit Tuberkulose stammen von Dickson. Myome mit tuberkulösem Endometrium (Sachs, Torgler). Tuberkulöses Granulationsgewebe ersetzte die ganze Uterusschleimhaut in einem Falle Schröders. Myome des Uterus bei Adnextuberkulose sind natürlich auch bekannt ohne Uterustuberkulose. Unterberger glaubt die vom Myom erzeugte Hyperämie gäbe einen günstigen Boden für die Tuberkulose; man sollte im Gegenteil eine Hemmung davon erwarten.

2. Carcinom, Sarkom, Endotheliom.

Mit Unrecht spricht man von carcinomatöser Entartung der Myome (Ribbert, Borst, Hegar). Ebensowenig wie Tuberkulose hat das Carcinom histogenetische Beziehung zum Myomgewebe; Uteri mit Schleimhautcarcinom enthalten ebenso oft kleine Myome, wie andere Uteri; auch große Myome sind nicht selten mit Schleimhautcarcinom vergesellschaftet (Literatur zusammengestellt von Krüger).

Wenn das Carcinom auf das Myom übergreift, und es teilweise zerstört, so ist das im Prinzip nicht anders, als wenn ein Ovarialcarcinom seine ortsnächsten Metastasen in ein Myom pflanzt. Es handelt sich hier nicht um eine Metaplasie des Myoms in Carcinom, wie einzelne Autoren (Liebmann) meinen, sondern um eine zufällige Mischung von zwei Geschwülsten. Einzelne Beobachtungen stammen von Hofmeier, Buhl, Ruge, Babes, Hegar. Röhrig gibt an, unter 570 Myomen 24 mal krebsige Entartung von Korpusmyomen von der Schleimhaut aus gefunden zu haben. Combris führt 30 Fälle aus der französischen Literatur an; Singer aus der Gesamtliteratur 211 Fälle, davon 155 Korpus- und 56 Cervixcarcinome. Während gewöhnlich das Myom für das Carcinom schwerer zugänglich erscheint, als die übrige Uteruswand, glaubt Singer, daß in seinem Falle das Carcinom in einem bereits nekrotischen Myom sich leichter ausgebreitet habe; es ist jedoch wohl anzunehmen, daß das Carcinom hier erst die Nekrose mit hervorgerufen, mindestens aber beschleunigt hat.

---
[1] Siehe weitere Fälle im Abschnitt „Adenomyosis".

Die submukösen und die polypösen Myome werden natürlich leichter vom Schleimhautcarcinom ergriffen. Carcinom in Adenomyomen siehe weiter unten.

Eine wesentlich wichtigere Frage als das mehr oder weniger zufällige Übergreifen von Carcinom auf Myome ist das angeblich häufige Zusammentreffen von Korpuscarcinom und Myom; insbesondere ist von Winter und Olshausen auf die große Häufigkeit der im ganzen doch sonst selteneren Korpuscarcinome im myomatösen Uterus im Vergleiche mit dem Cervixcarcinom hingewiesen worden. Jansen, der unter 458 Myomen 13 Korpuscarcinome fand, hält den Einfluß des Myoms für unwahrscheinlich, weil es keine Entzündung noch Hyperplasie in der Schleimhaut hervorrufe; er läßt die

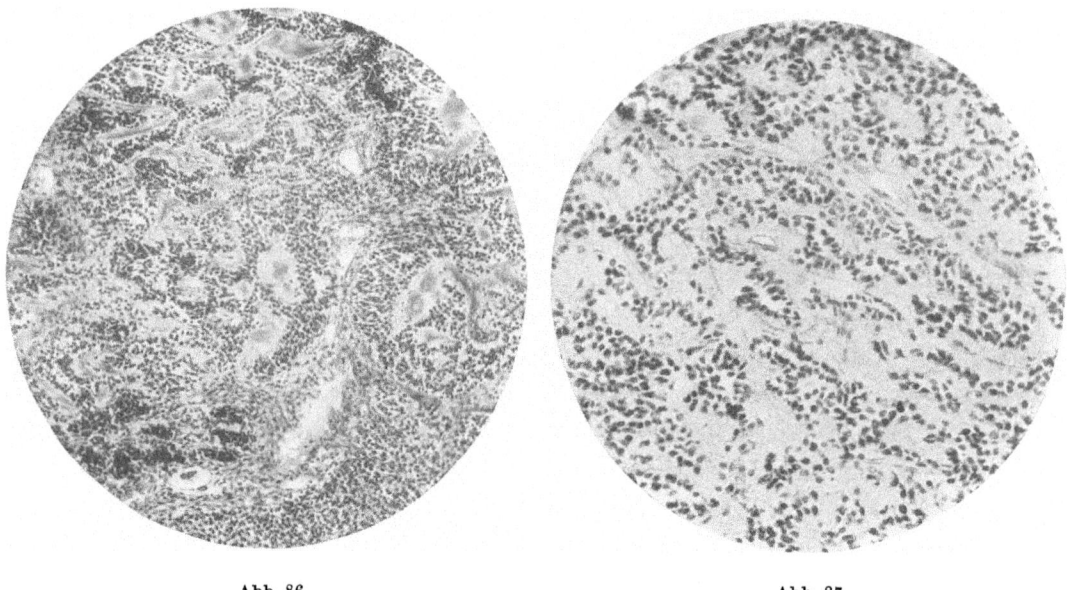

Abb. 86.   Abb. 87.

Abb. 86. Aus einem Myom (5292, 252, 94) in hyaliner Entartung mit einem aus der Korpusschleimhaut eingewanderten Carcinom. (Lichtbild, schwache Vergr.)
Abb. 87. Von demselben Falle wie Abb. 86.

Hyperämie als begünstigenden Einfluß gelten. Schönholz und ebenso Hegar leugnen überhaupt den Zusammenhang. Dagegen sind sich die meisten Autoren über die Häufigkeit des Zusammentreffens einig, so z. B. Piquand, der von 3230 myomatösen Uteri verschiedener Statistiken je 48 Fälle mit Korpus- und Cervixcarcinomen behaftet fand. Schmidtmann berechnet 1,36% der Myome mit Carcinom des Uterus und Olshausen fand (Veits Handb. 2. Aufl.) unter 4014 Myomfällen 85 Korpuscarcinome, also 2,1%.

Hertel gibt an, daß sich unter 1100 beobachteten Myomfällen 8 mal Cervixcarcinom fand, dagegen unter 469 operierten Myomfällen allein 16 Korpuscarcinome, also vielfach häufiger. Healy fand unter 1000 Myomen 12 mal Korpuscarcinome, 16 Cervixcarcinome und Schottländer 2,1% Korpuscarcinome, 3,9% Collumcarcinome, während die Statistiken von A. Mayer und von Steinbach und Wilkens nur 11—12% Korpuscarciom unter allen Uteruscarcinomen ergeben. Mir ist aufgefallen, daß 4 Frauen mit Adenocarcinom des Korpus noch während der Menopause an Myom litten. In zwei von diesen Fällen war das Carcinom sehr oberflächlich, in den beiden anderen dagegen hatte das Carcinom das Myom tiefgreifend zerstört. Die öfters aufgestellte These, daß Uterusmyome an der häufigen Carcinomerkrankung der Korpusschleimhaut die Schuld trügen, ist völlig unbewiesen. Selbst wenn man zeigen könnte, daß die Myome immer oder doch häufig zeitlich voraufgehen, würde das nicht beweisend sein, sondern ebenso gut den Schluß erlauben, daß manche Uteri die Vorbedingungen (Prädisposition) zu beiden Erkrankungen in sich tragen. Diese Vorbedingungen könnten sogar für beide Erkrankungen gemeinsam sein.

Auch Sarkom der Uterusschleimhaut kann auf die Myome zerstörend übergreifen. Andererseits ist ein Entstehen von Sarkom aus Bindegewebe innerhalb der Myome als auch aus den Myomen selbst bekannt; siehe genaueres besonders über das maligne Myom bei Sarkom. Über gleichzeitiges Vorkommen von Sarkom und Carcinom in Myom siehe unter Adenomyom. Schließlich sei als besondere Seltenheit ein Blutgefäßendotheliom in einem diffus myomatösen Uterus (Beckhaus) genannt, siehe bei Endotheliom.

Ich gebe hier in Abb. 86 und 87 ein Bild aus einer von Carcinom der Korpusschleimhaut ausgehenden Einwucherung in ein Myom wieder. Man sieht hier einen noch mäßigen Grad von hyaliner Degeneration. In anderen Partien ist diese noch viel bedeutender und hat eine ungewöhnliche Ausdehnung; es ist geradezu erstaunlich, wie lange sich trotzdem die Carcinomstränge bei so kümmerlicher Ernährung am Leben erhalten. Freilich sind die Carcinomzellen klein atrophisch, viel kleiner als im Schleimhautteile des Carcinoms. Es wird nicht verwundern, daß solche Tumoren als „Endotheliome" gehen, weil man sie nicht definieren kann, wenn man den Zusammenhang nicht verfolgt.

3. Zusammentreffen von Uterusmyomen mit Tumoren anderer Organe.

Es wird in Rücksicht auf die angeborene Grundlage der Myome dem Zusammentreffen mit Bildungsfehlern und anderen Geschwülsten neuerdings besondere Beachtung geschenkt. Die Befunde Bartels haben wir oben erwähnt; das Hineinbeziehen kleiner Naevi usw. ist kaum geeignet, den an sich beachtenswerten Gedanken zu fördern; auch Zusammentreffen mit Ovarialfibromen (Amann), Tubencarcinom (Thaler), Kropf (Elsner, Barrows, v. Graeff) ist zu selten, um verwertet zu werden; von Chorionepitheliom (Mc Donald) ganz zu schweigen. Tixier und Pollosson beschreiben das Entstehen von Ovarialtumoren in der Menopause bei älteren Myomkranken. In unserem Material ist das Auftreten von Sarkom (1 Fall) und Carcinom (2 Fälle) der Ovarien $1^1/_2$—2 Jahre nach der Röntgenbestrahlung wegen Myomen beobachtet worden.

Aus einer Zusammenstellung Eglis über multiple Geschwülste entnehme ich folgende Fälle mit Uterusmyomen: Fall 3 zugleich mit Ca. recti, Ca. ventric. incipiens auf Ulcus, Nierenfibrom, Uteruspolyp. Fall 4 Ca. ventr., Magenpolyp, Mischtumor a. Kieferwinkel. Fall 8 Polyp des Pylor., Polypen in Corp. und Cervix uteri, Parovarialcysten. Fall 9 Ca. vesic. fell. Fall 10 Ca. hepat., Fibroma renis. Fall 14 Ca. mamm., Derm. ovar. Fall 17 Ca. ventr., Cyst. papill. ovar., Cervicalpolypen. Fall 18 Ca. mamm., multiple Hautnaevi. Fall 20 Endothel. periton., Polyp des Magens, Polypen des Uterus. Aus seiner Zusammenstellung, welche allerdings keinen durchgreifenden Unterschied zwischen Fehlbildungen und Geschwülsten macht, ergibt sich nach Eglis Meinung eine Disposition zur Geschwulstbildung.

Gleichzeitige Vorkommen von Uterusmyomen mit Fibromyomen oder Fibrolipomen der Nierenkapsel sind öfters (5 mal) beschrieben, das gleiche und außerdem noch ein

Hypernephrom der Niere und ein malignes Lipom der Leber wurde von Roeßle beobachtet. Roeßle hält die Tumoren für unabhängig voneinander entstanden aus embryonalen Keimen.

4. Metastasen maligner Tumoren in Uterusmyomen.

Neuerdings sind eine Reihe von Fällen bekannt geworden, namentlich durch Schmorl, welche die Ansicht dieses Autors zu bekräftigen scheinen, daß die Uterusmyome eine Prädilektionsstelle für die Metastasierung von Geschwülsten abgeben. Es sind das nicht nur Übergriffe von Ovarialcarcinom (Bauereisen) oder von Peritonealmetastasen (Davidson) aus, sondern embolische Metastasen von einem primären Lungencarcinom (Schaper) und in je 2 Fällen von Magencarcinom und Mammacarcinom und Portiocarcinom (Schmorl) und eines Melanosarkoms (Schmorl), eines Melanosarkoms der Thyreoidea (Frankl). Bemerkenswert bei allgemeiner Metastasierung eines Hämangioendothelioms der Leber ist die Beteiligung eines Uterusmyoms (Singer).

Unmittelbares Übergreifen von Carcinom der Uterusschleimhaut auf Myome habe ich wiederholt gesehen; es ist beachtenswert, daß hierbei so diffuse Ausbreitung vorkommt, daß das Carcinom verkannt werden kann als Sarkom oder auch Endotheliom, letzteres namentlich, wenn das Carcinom in hyalin degenerierten derben Partien des Myoms liegt. Zerstörung der Myome von innen heraus durch Entwicklung eines Sarkoms im Myom oder durch solche eines Carcinoms im Adenomyom siehe unter Sarkom und Adenomyom.

VIII. Besondere Formen des Myoms.

1. Traubiges Myom.

Während die oben beschriebenen Eigentümlichkeiten der Form meist sekundärer Erscheinung sind, fallen einzelne Myome durch ihre lappige, traubenförmige Gestalt auf, die offenbar eine primäre Eigentümlichkeit ist. Diese traubenförmigen Myome sind sowohl subserös (O. Frankl) als auch submukös gesehen worden. Das Eigentümliche dieser Tumorform ist, daß sie ohne sog. „Kapselbildung" in lappiger Form an die äußere Oberfläche treten und wie Beeren am Stiel hängen von Hanfkorn- bis zu Haselnußgröße.

In Knorrs Fall war die Neubildung klein, in Mandls Fall zweifaustgroß, er beschreibt, daß die Stiele, an welchen die Lappen hingen, zartwandige Gefäße waren und daß das Myomgewebe sehr stark vascularisiert war. Ich teile nicht Albrechts Meinung, daß die starke Gefäßbildung für den Mangel der Kapselbildung und für die Durchbrechung der Uteruswand maßgeblich ist. In Knorrs Falle, den ich seinerzeit untersucht habe, war die Gefäßbildung nicht auffallend; wohl aber eine starke perimetrische Verwachsung an der myomatösen Stelle. Die Gefäßversorgung im Stiele der Beeren wäre also nebensächlich. Voraussetzung für diese eigenartige Myomform scheint mir neben subseröser Lage und schnellem Wachstum der nicht ganz gleichzeitig, sondern hintereinander entstehenden Myomknötchen eine besondere Schädigung der Serosa, eine Auflockerung oder Verdünnung, so daß sie dem schnellen Vordrängen der Knötchen sozusagen in statu nascendi herniös nachgibt. Einen scheinbar ähnlichen Fall eines aus dem Uterus zwischen die Blätter des Ligamentum latum vordringenden lappigen Tumors zeigte Bauer.

2. Intravasculäre Myome.

Eine sachgemäße Einteilung der Myome in bestimmte Typen würde bei genauerer Kenntnis auf histogenetischer Grundlage fußen. Von einer solchen Einteilung sind wir in praxi noch weit entfernt. Die sekundären Veränderungen können nicht zur Einteilung verwertet werden und es ist nicht immer möglich, zu entscheiden, was primär und sekundär ist. Wir müssen daher vorläufig besondere Formen der Myome einzeln aufführen. Erwähnenswert ist hier hauptsächlich eine von Birch-Hirschfeld erwähnte Myomart, die in die Lymphgefäße hineinwächst und hier plexiform weiter wuchert; und die analoge Beschreibung Knauers von plexiformen Venenmyomen, die bis zweimannskopfgroß werden und sich mikroskopisch nicht von anderen Myomen unterscheiden. Einen ähnlichen Fall sah Lahm, doch war er nicht sicher, ob es sich um einen bösartigen Tumor handelt. Dürk

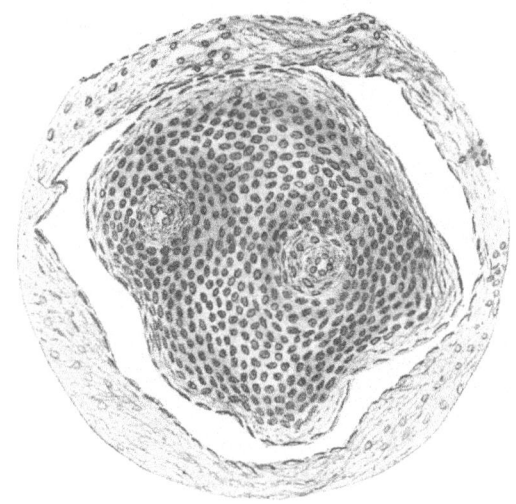

Abb. 88. Kleines polypöses Knötchen im Gefäß. (Beschreibung siehe im Text.) (Leitz Obj. 5, Okul. 4.)

fand ein Myom durch die Venen bis in das Herz vorgewachsen. Sitzenfrey fiel bei 3 Fällen Phlebektasie im Myometrium und in der Myomkapsel und hochgradige hyaline Degeneration der intravasculären Myomstränge auf. Auch Seyler sah polypös in die Vene wachsende Myome unter Vortreibung der Gefäßwand. Über ein von mir mikroskopisch beobachtetes Knötchen, das polypös in Lymphgefäße ragt, habe ich schon früher berichtet:

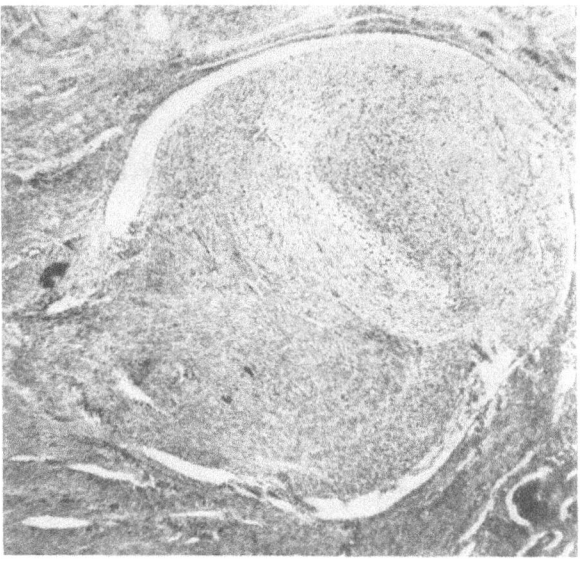

Abb. 89. Endolymphangisches Myom polypös in der Uteruswand mit sonst gewöhnlichen Myomen. (Lichtbild, Vergr. etwa 40fach.)

In einem Uterus mit kleinen Carcinomknoten in der Cervix, hyperplastischer Schleimhaut im Korpus, Wucherung der Drüsen in die Muskulatur bei geringer Myometritis, Lymphangiektasien und Lymphcysten im Fundus fand ich in der Hinterwand des Korpus mitten in der Muskulatur in einer Serie von 38 Schnitten à 20 ein Knötchen, welches als ein walzenförmiger Polyp in ein Lymphgefäß frei etwa 0,76 mm lang hineinragt und nur mit einem schmalen Stiel mit der Uterussubstanz zusammenhängt. Auf den Querschnitten (Abb. 88) erscheint der Polyp teils rundlich, teils mehr eckig mit 0,285 größtem Durchmesser und füllt den Lymphraum bis auf einen schmalen endothelbekleideten Spalt aus. Auf das den Polypen überkleidende Endothel folgt eine schmale Schicht faserigen Bindegewebes mit einzelnen spindligen Zellen, während die Hauptmasse des Knötchens aus Bindegewebszellen mit wenig Intercellularsubstanz besteht. Die Zellen, viel lebhafter tingiert als die Umgebung, sind plumper und breiter als Muskelzellen, auf den Querschnitten polygonal. Die Kerne sind unregelmäßig geformt, plump und breit, haben eine Kernmembran und kleine sowie einzelne größere Körnchen. An der Peripherie sind die Zellen stellenweise muskelähnlich. An der Basis des Polypen tritt ein dilatiertes weiterhin aber sehr enges capillares Gefäß ein, das in Windungen den Polypen durchzieht und um das die Zellen der nächsten Umgebung sich deutlich konzentrisch lagern, ohne daß sich eine Zugehörigkeit oder Abhängigkeit direkt ergäbe; weiter nach außen geht die konzentrische Lagerung merklich verloren.

In einem neuerdings von mir gefundenen kleinen intravasculären Myom (Abb. 89) von etwa $1^1/_2$ mm Durchmesser ragt sein Stiel beträchtlich in die Umgebung hinein, so daß nicht einmal die Entstehung des Myoms in unmittelbarer Nachbarschaft des übrigens sehr dünnwandigen, fast capillaren Gefäßes anzunehmen ist. Die übrigen Myome desselben Falles hatten überhaupt keine sonderliche Beziehung zu den Gefäßen, wie auch in den sonst beschriebenen Fällen nur einzelne von mehreren Myomen in die Gefäße hineinwachsen.

Ein ähnliches polypöses Knötchen beschrieb Schütz. Ein echtes linsengroßes Myom in ein Lympfgefäß mit schmaler Basis polypös vorragend konnte ich u. a. demonstrieren, andere Myome lagen intramural in demselben Uterus.

Während diese kleinen intralymphovasculären Knötchen fast unmittelbar unter dem Endothel ihren Ausgang nehmen, kann man von den größeren Tumoren zunächst nicht behaupten, daß sie ihrer Entstehung nach Gefäßwandungsmyome seien, vielmehr handelt es sich meist um intramurale Uterusmyome, die mit einem Teile polypös in die stark erweiterten Gefäßlichtungen vorwachsen. Ob ein Fall Hörmanns von großem Myom mit Einbruch in die Venen, Thrombose der Vena iliaca und Vena cava inferior mit tödlichem Ausgang hierher gehört, ist aus dem kurzen Referate nicht deutlich ersichtlich. In der vorigen Auflage dieses Handbuches habe ich über ein linsengroßes und ein kirschgroßes Myom berichtet, die in endothelbekleideten Räumen liegen. Die Knoten unterschieden sich sonst gar nicht von den übrigen Myomen des Uterus.

IX. Metastasierung histologisch einfacher Myome.

Es wird angenommen, daß Myome auch Metastasen machen können, z. B. von Orth im Falle Kriesche, der zweifellos sarkomatös war (s. Sarkome). Auch E. Fraenkel hat im Anschluß an den von Dürck gezeigten Fall kurz erwähnt, daß ein reines Uterusmyom eine große Anzahl kleiner, derber Metastasen in beiden Lungen gemacht hätte.

Man kann selbstverständlich die Möglichkeit der gutartigen Metastasierung nicht leugnen, aber einerseits ist gerade das Losreißen vieler Einzelteile oder Zellen aus einem „derben" Myom sehr schwer verständlich, andererseits können Lungenmyome angeborene Fehlbildungen sein und endlich müßte man wohl eine solche Massenmetastasierung in den Lungen klinisch und anatomisch genauer mit Beweisen belegen können. Außerdem müßte der Nachweis erbracht werden, daß die Myomzellen nirgends „sarkomatös" degenerieren, atypisch werden. Im Falle Kriesche (Orth) ist die sarkomatöse Entartung sichergestellt. Die Frage ist keine grundsätzliche, sondern nur eine Frage der bisher fehlenden Feststellung, wann ein muskelzelliger Tumor Metastasen bilden kann, in welchem Stadium seiner Entwicklung. An der Möglichkeit der Ausbildung von Metastasen aus Tumoren mit jugendlichen unreifen Muskelzellen ist nicht zu zweifeln, es muß nur festgestellt werden, in welchem Stadium der Differenzierung die Embolie erfolgt. Embolie ausgereifter Myomzellen ist bisher völlig unbewiesen.

Ob und wie weit man von bösartig und gutartig sprechen will, tut hier nichts zur Sache.

B. Die Fibrome des Uterus.

Die Fibrome der Uterusschleimhaut, welche meist als Adenofibrome in Form kleiner bohnengroßer, selten pflaumengroßer Polypen auftreten, sind unter den Erkrankungen des Endometrium abzuhandeln.

Die echten Fibrome der fibromuskulären Uteruswand, die wir in der Einleitung von den „fibrösen" Myomen streng schieden (s. S. 212), sind seltene Tumoren. Entsprechend der bedeutungsloseren Rolle der Bindegewebszellen im Corpus uteri sind die echten Fibrome hier sehr selten. Es ist der Unterschied zwischen der Seltenheit echter Fibrome des Uterus und der Neigung anderer Organe zur Bildung von Fibromen, der Haut, Fascien, im retroperitonealen Raume und namentlich im Ovarium recht auffallend. Das Bindegewebe der Uteruswand ist im Vergleich mit jenen Organen wenig wucherungsfähig; es kann im Uterus viele Fibrillen liefern, aber wenig Zellen. Das ist auch bei den Myomen und noch weit mehr bei der echten Myohypertrophia uteri sehr auffällig, da auf ein offenbar meist kurzes Stadium der Vermehrung (Hyperplasie) von Muskelzellen bald die Rückbildung einsetzt unter Vermehrung und dann vor allem unter Vergröberung der Fibrillen. Hier sei davon nur die Rede, um verständlich zu machen, daß das intermuskuläre Bindegewebe offenbar keine Neigung zu selbständiger Betätigung, aktiver Wucherung hat, eine Erfahrung, die auch bei der Histogenese der fibrocellulären Sarkome des Uterus berücksichtigt werden muß. Jedenfalls hat man sich mit der Tatsache abzufinden, daß Fibrome der muskulären Uteruswand äußerst selten sind, so daß man unter völliger Ächtung der Fibrome und Fibroide der älteren Autoren auch den neueren Mitteilungen oder falschen Bezeichnungen von „Fibrom" oder „Fibromyom" mit der gebotenen Vorsicht zu begegnen hat. Um so auffälliger steht dann eine Geschwulstart in dem Vordergrunde, die teils fibromatös, aber auch sarkomatös auftritt und wenn auch nur in kleiner Zahl von Fällen bekannt, so doch makroskopisch und histologisch gut umrissen ist. Es sind das die Lymphocystofibrome, die wir an besonderer Stelle aufführen. Von den auffälligen Erscheinungen an den Tumoren, die dort (S. 339) nachzulesen sind, geht uns hier die Tatsache an, daß ihre an sich geringe Zahl von Beispielen dennoch unsere Bekanntschaft mit den ganz wenigen soliden Fibromen in den Schatten stellt. Es ist dies kaum durch die Vermutung verständlich zu machen, daß die meisten intermuskulären Fibrome des Uterus ihr Schicksal lymphocystischer Entartung in der Brust tragen; vielmehr glaube ich bis zur Erweiterung unserer Erfahrung annehmen zu dürfen, daß eine besondere Anlage, eine gewebliche Fehlbildung in einem umschriebenen Teile einerseits des Lymph- und Bindegewebes und anderseits der umliegenden Muskulatur den Tumoren zugrunde liegt. Diese Auffassung fördert zwar nicht unmittelbar unsere histogenetische Deutung der seltenen soliden Fibrome, doch erscheint es mir zunächst einmal nötig, die verschiedenen seltenen Tumoren als Arten kennen zu lernen, um ihre Gruppierung späterer Sorge anheim zu geben.

Diese kurzen Vorbemerkungen werden lang erscheinen, wenn wir die wenigen vertrauenswerten Angaben über Fibrome des Uterus herzählen. v. Rindfleisch fand in einem spindelzellreichen Uterusfibrom Ganglienzellen und Borst in demselben Tumor noch marklose Nervenfasern und sieht mit v. Rindfleisch darin eine genetische Beziehung des Fibroms zu Nerven; gegen diese Deutung muß man anführen, daß zwar Neurofibrome allenfalls auch im Uterus vorkommen können, daß aber der Befund von Ganglienzellen auf eine Geschwulst aus embryonal verlagertem Gewebe hinweist; der fragliche Tumor würde demnach in das Gebiet der Mischgeschwülste gehören. Ich selbst habe kein reines gutartiges Fibrom des Uteruskorpus gesehen, wohl aber Fälle, in welchen Bindegewebszellen mit Muskelbündeln gemischt waren, so daß hier vielleicht schon echte Mischgeschwülste vorliegen. Solche Fälle kommen auch im Lig. latum vor.

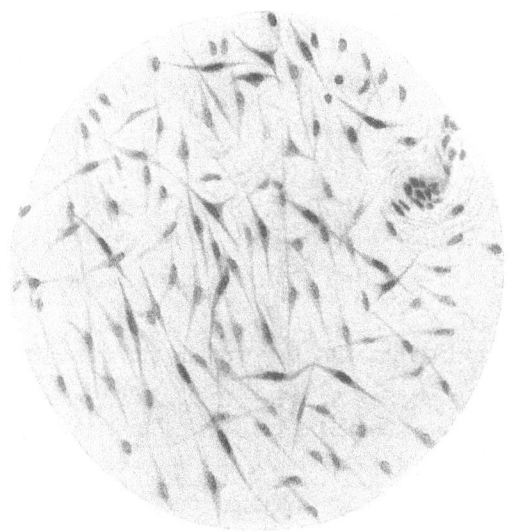

Abb. 90. Intramurales Myxofibroma portionis. (Leitz Obj. 6, Okul. 3.)

Außerordentlich schwierig ist allerdings die Entscheidung, ob gewisse zerstreut oder herdförmig auftretende Zellen in Myomen fibromatöse oder sarkomatöse Beimengungen sind. Die Grenzen sind völlig fließende. „Ein Fibrom des Uterus, d. h. einen vorzugsweise aus Bindegewebe bestehenden intramuralen Tumor habe ich nur einmal beobachtet. Absolut frei von Muskelfasern war auch dieser Tumor nicht", sagt Frankl.

In der Cervix sind die Fibrome wohl relativ häufiger, es stehen mir 4 Fälle zur Verfügung, von denen einer eine Mischform von Fibrom und Myom, der zweite Myxofibrom (Abb. 90), darstellt, der dritte etwas Fettgewebe enthält und nur der vierte allein Anspruch auf den Namen eines reinen Fibroms machen kann, also ein einziger Fall (s. Abb. 91).

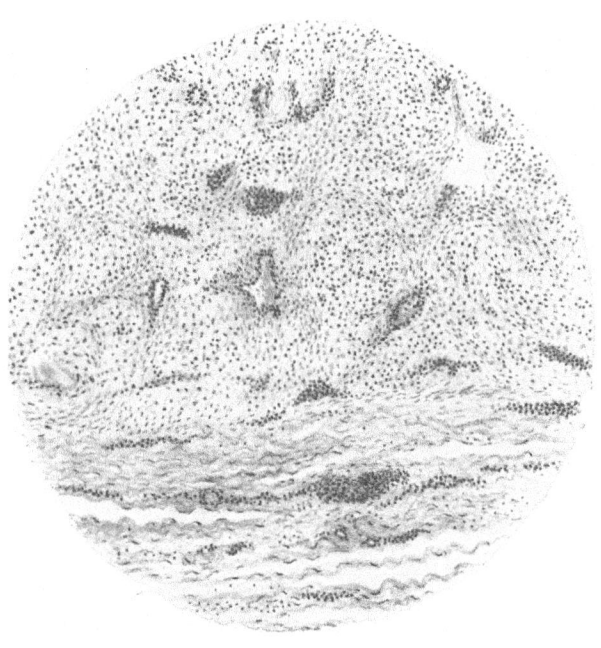

Abb. 91. Intramurales Fibroma portionis. (Leitz Obj. 3, Okul. 3.)

Der Tumor hat sich als ziemlich scharf abgesetzter kugliger Knoten von 4—5 cm Durchmesser, stellenweise bis dicht an die Außenfläche der Portio vaginalis entwickelt, ist reich an mittelgroßen Blutgefäßen wie meist die Cervixtumoren und besteht aus spindligen, meist eiförmigen und teils etwas mehr rundlichen Zellen mit allen Übergängen von der länglichen schlanken Spindelzelle mit langem schmalen zugespitzten Kern bis zur kurzen Spindelzelle; die ersteren sind in der Minderzahl, die letzteren sind viel breiter mit hellerem Protoplasma und kurzem spindligem oder meist eiförmigem Kern versehen. Von dieser Zellform zu mehr polygonalen Zellen mit annähernd rundlichem Kern ist dann kein großer Sprung. Nirgends zeigen die Zellen, auch wo sie etwas dichter in Haufen liegen und eine gemeinsame Richtung mit den Längsachsen einnehmen, die für Muskulatur charakteristische Anordnung zu Bündeln. Meist liegen die Zellen jedoch wenig dicht, bilden viel Intercellularsubstanz mit reichlichen, aber meist zarten Fibrillen. Schleimzellen sind nicht zu finden. Kleinzellige Infiltration, neugebildete Capillare mit plumpen, sehr großen Endothelien und an vielen Stellen eine leichte, aber unverkennbare Neigung zur schleimigen Degeneration sowohl der Intercellularsubstanz als auch der Zellen selbst sind noch erwähnenswert. Die Schleimhaut ist in keiner Weise in den Tumor einbezogen.

In Ermangelung eines einheitlichen Fibromtypus sei dieser Fälle hier gedacht, um das Augenmerk der Untersucher auf eine strenge Scheidung der reinen Fibrome von den Myomen und den Mischformen zu lenken (s. Einleitung). Die Grenze zwischen Fibrom und Sarkom ist und bleibt eine unscharfe [1].

C. Die Neubildungen an Blut- und Lymphgefäßen des Uterus. „Angiom".

Einleitung.

Als Angiom und Angiomyom ist manches beschrieben, das nicht hierher gehört: Stauung und Stockung des Blutes, starkes Hervortreten hyalin degenerierter dickwandiger Gefäße in nekrobiotischen Myomen u. a. Die Portiogefäße werden durch intramurale Myome stark zusammengedrängt und fallen dann sehr auf, besonders unter der äußeren Oberfläche. Die Gefäße des Collum sind ohnehin durch ihre große Menge und dicke Wandung sehr auffällig und bilden in der Gravidität ein kavernöses Gewebe. In vielen Uteri finden sich bei Mehrgebärenden, ferner nach alten Entzündungen (Erosion, Ulceration) reichliche Angiektasien, die man zuweilen geneigt sein könnte, als Angioma simplex zu bezeichnen, wenn sie abgegrenzt wären; dies sind sie aber meist nicht. Aus Probeexcisionen der Portio kann man nicht leicht entscheiden, ob eine angiomatöse Neubildung vorliegt. Nur die Seltenheit der Angiome, die Häufigkeit andererseits alter Granulationen ist dann maßgeblich. Auch die Polypen der Cervixschleimhaut haben oft ungeheuer viele und nicht selten auffallende dickwandige Gefäße. Die Seltenheit von Angiomen im Collum uteri zeigt nur, daß die eben genannten Bildungen keine Neigung haben, umschriebene Gefäßneubildungen zu liefern. Die Einteilung der Gefäßneubildungen ist noch höchst unbefriedigend, wie allgemein zugegeben wird. Die „Teleangiektasie" auch Angioma simplex genannt, wird als „Hamartom", Fehlbildung bezeichnet, solche sind zumeist in der Haut, aber auch in inneren Organen bekannt; wir werden sie als kleine, umschriebene Knötchen

---

[1] Bezüglich der mesodermalen Mischgeschwülste sei nochmals auf das besondere Kapitel verwiesen.

auch im Uterus dicht unter und in der Schleimhaut kennen lernen. Eine andere Form der Gefäßneubildung gehört zu den Granulationsgeweben; sie ist unter dem Namen „Granuloma angiomatosum" (Aschoff) wenig bekannt und tritt scheinbar gerne an von Haus aus capillarreichen Stellen an der Portio, an der Vulva u. a. nach Entzündung auf. Ferner werden wir die diffusen aneurysmatischen und teleangiektatischen Entartungen des Uterus kennen lernen, die zu mächtigen tumorartigen Verdickungen von größeren Uterusabschnitten oder der ganzen Gebärmutter führen und oft als Angiome bezeichnet werden. Schließlich die echten Hämangiome des Uterus, Geschwülste, die der Uteruswand umschrieben eingepflanzt sind, auch in Myomen umschrieben vorkommen und Angiome, die mit geringerer oder stärkerer Geschwulstwucherung anderer Zellen verbunden sind, die ich als Bindegewebszellen auffasse und dementsprechend Fibroangiome oder Angiofibrome bezeichne, deren Übergang zu Angiosarkomen wir näher bezeichnen werden. Ich bemerke hier ausdrücklich unter Hinweis auf das Kapitel Endotheliom, daß ich hier nicht von fibromatösen oder sarkomatösen Wucherungen des Endothels spreche, also nicht von Tumoren, deren Ausgangsmaterial die Endothelzellen teils in Gefäßform, teils in zerstreuter Unordnung Angiofibrome und Angiosarkome bilden sollen (Borst), sondern von Mischgeschwülsten, in denen das Endothel Gefäße liefert, aber nur die endotheliale Bekleidung der Gefäße, während das Fibrom oder Sarkom selbständige Geschwulstteile sind. Man vergleiche das Kapitel „Endotheliom und Angiosarkom".

I. Wucherung der Blutgefäße.
a) Die verschiedenen Arten der Hämangiome.
1. Granuloma angiomatosum.

Diese Form stellt eine starke Gefäßneubildung dar. Aus einer großen Zahl von Fällen alter Erosionen und Ulcerationen der Portio uteri finden sich Übergangsformen vom gewöhnlichen entzündlichen Granulationsgewebe zum Granuloma angiomatosum. Die neugebildeten Capillare des Granulationsgewebes werden allmählich dickwandig, nur

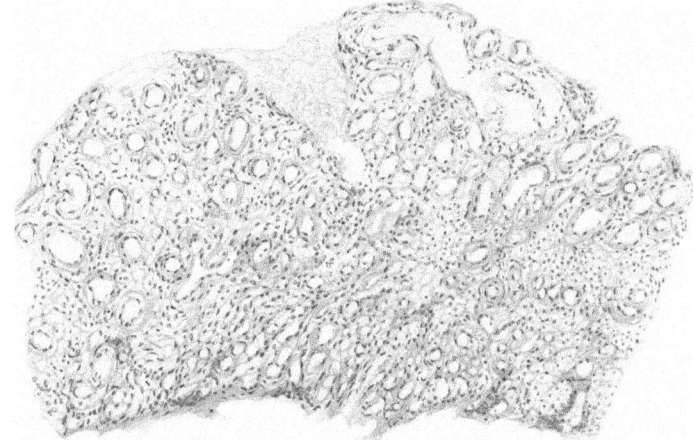

Abb. 92. Angiomartige Gefäßwucherung, sehr wahrscheinlich aus Granulationsgewebe entstanden, im Schabsel aus dem Corpus uteri einer 62jähr. Frau mit atrophischem Endometrium, ohne entzündliche Erscheinungen. (Leitz Obj. 3, De. 3. Tubus 0.)

ein Teil bleibt capillar. Diese Veränderung geht in mäßigem Grade bei jeder länger anhaltenden Entzündung vor sich und führt äußerlich zu der sog. Caro luxurians. Normalerweise bildet sich das Granulationsgewebe zu fibrösem Gewebe zurück. Zuweilen verbleibt jedoch nach dem Ablaufe der Entzündung das Gefäßgewebe in umschriebenen Partien bestehen. Die Wand der Gefäße zeigt kernarmes Fasergewebe, öfters gequollen; das Endothel hat auffällig viele Kerne in dicht gestellten, zuweilen kubischen Zellen. Die Gefäßwand erscheint verdickt durch hyalines Bindegewebe. Das Gewebe zwischen den Gefäßen besteht aus polygonalen Bindegewebszellen mit wenigen kollagenen Fibrillen. Es ist nach Ablauf der Entzündung nicht ohne weiteres ersichtlich, warum diese angiomatösen Granulationen sich nicht zurückbilden. An der Portio älterer Frauen habe ich sie einige Male

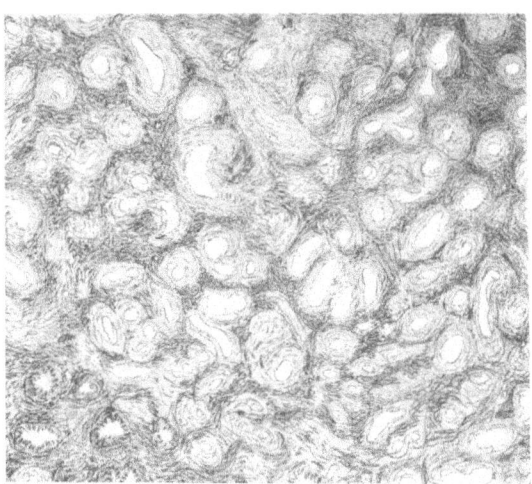

Abb. 93. Diffuse angiomatöse Gefäßanhäufung in und unter der Uterusschleimhaut des Corpus uteri in den inneren Muskelschichten von einer 45jährigen Frau, vermutlich aus Granulationsgewebe hervorgegangen. (Leitz 1, Okul. 3.)

gesehen. Ein sehr ähnliches Bild einmal im Schabsel aus dem Uterus einer 62jährigen Frau (Abb. 92). Die übrige Schleimhaut war atrophisch geschrumpft ohne Entzündung und Cervicalschleimhaut war nicht mit ausgeschabt. Auch das in Abb. 93 aus einer Abrasion zum Teil abgebildete Präparat ergab einen ungewöhnlichen Anblick. Die nach der Auskratzung einsetzende stärkere Blutung nötigte zur Uterusexstirpation, die keinen umschriebenen Tumor, sondern eine diffuse Gefäßneubildung zum Teil in der Schleimhaut bis in die Muskelschicht ergab ganz ebenso wie in dem Schabsel (Abb. 93). Es ist sehr wahrscheinlich, daß solche diffuse Gefäßneubildung aus Granulationsgewebe zurückbleibt. Es sind meist ältere Frauen, die ähnliche Befunde zeigen und auch der folgende sehr auffällige Befund an der Portio uteri betrifft eine Greisin.

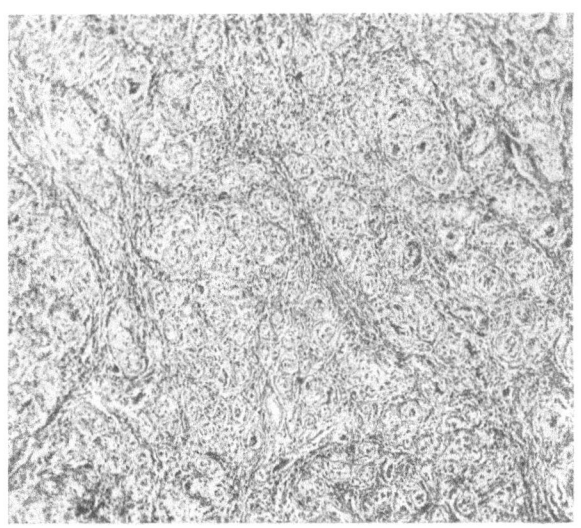

Abb. 94. Aus einem zur Probe herausgeschnittenen Stücke der Portio vaginalis uteri einer 72jähr. Frau. Zahlreiche enge, dickwandige Gefäße bündelweise durch Bindegewebszüge in Fächer geteilt. (Lichtbild, schwache Vergr.)

Herr Kollege Dr. Jerchel (Pankow) schnitt aus der blutenden, stark geröteten unebenen Portio einer 72jährigen Frau (Pr. 7303, 279,63) ein Stück Gewebe von etwa $3 \times 6 \times 8$ mm, das der Menge nach hauptsächlich aus engen Gefäßen besteht, die durch

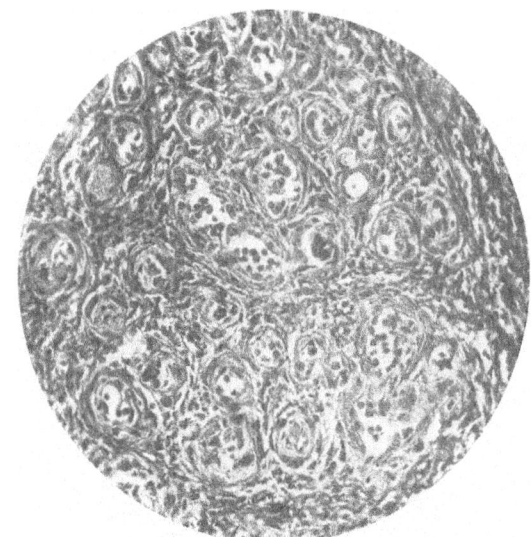

Abb. 95. Dasselbe wie Abb. 94 bei stärkerer Vergrößerung.
(Näheres siehe im Text.)

einzelne unregelmäßig zur Oberfläche verlaufende Bindegewebszüge unvollkommen in Bündel abgeteilt dicht nebeneinander liegen (s. Abb. 94 und 95). Sie verlaufen stark gewunden, haben um die enge Lichtung dicht stehendes kubisches Endothel; daran schließt sich eine dicke Lage fibrillären Gewebes, das sich in den Fibrillen nach van Gieson teils rot, teils gelb wie das Blut färbt. Die Gefäßwandung scheint hier Blutfarbstoff zu enthalten. Muskelzellen sind nicht in den Gefäßwänden nachweisbar. Elastin fehlt völlig. Zwischen den Fibrillen liegen unregelmäßig eingestreut wenige Kerne. Nach der Oberfläche der Portio zu sind die Gefäße sehr dicht gelagert, mit wenigen spindligen Bindegewebszellen zwischen jenen. In der Tiefe sind die Gefäßbündel lockerer und durch breitere Bindegewebs- und Muskelstreifen getrennt. Die Bindegewebszüge sind nur an einigen Stellen zellreich, meist hyalin aufgequollen. An der Oberfläche der Portio fehlt das Epithel völlig, das Gefäßgewebe liegt frei, ist stellenweise in Nekrose und von Leukocyten, Lymphocyten, Plasmazellen durchsetzt. Entzündliche Infiltration findet sich auch in der Tiefe zwischen dem Muskelbindegewebe, wo die dicken engen Gefäße weniger dicht stehen.

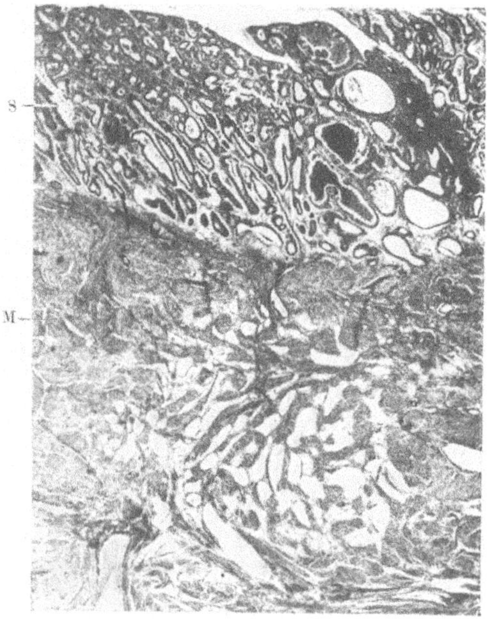

Auch diese angiomartige Neubildung scheint mir aus entzündlichem Granulationsgewebe entstanden zu sein. Wenn man vorsichtig bewerten will, sage man Granuloma angiomatoides. — Eine sehr ähnliche Neubildung sah ich unter dem Bilde einer blutenden Schwellung an der Portio uteri einer 60jährigen Frau.

2. Teleangiektasien.

Teleangiektasien habe ich schon früher als umschriebene, nicht abgekapselte Herde vorgezeigt und beschrieben. Zu 5 solcher mir bekannten Fälle im Corpus uteri kommen noch einige in der Cervix und in Cervixpolypen. Kleinere Teleangiektasien habe ich im nicht schwangeren Uterus wiederholt gesehen; solche kleinen teleangiektatischen Herde habe ich früher in 4 Fällen beschrieben, ohne ihnen eine besondere klinische

Abb. 96. 47jähr. Frau (1612), 6 Geburten, 1 Abort, starke unregelmäßige Blutungen. Kugelig verdicktes Korpus, Hypertrophia myometrii et endometrii („glanduläre Hyperplasie"). Das makroskopisch ziemlich scharf umschriebene, blutrote Knötchen sitzt in den innersten Muskelschichten des Fundus uteri 2 × 3 × 3 mm. Teleangiectasia capillaris.
S Schleimhaut. M Muskulatur.
(Lichtbild, Lupenvergr.)

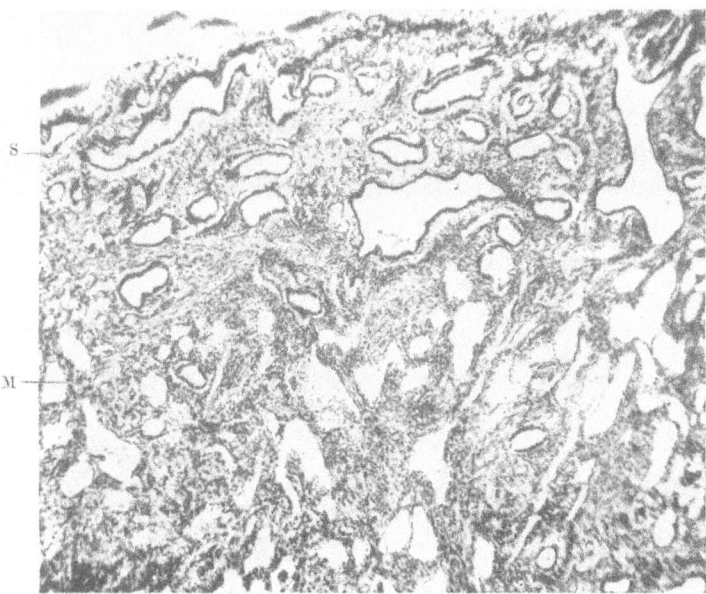

Abb. 97. 49jähr. Frau (4160), 1 Geburt, 1 Abort. Unregelmäßige Blutungen. Gut faustgroßer Uterus mit einzelnen Myomen und Carcinoma adenomatosum polyposum am Fundus. Der teleangiektatische Herd 2 × 4 mm sitzt makroskopisch ganz ähnlich wie in Abb. 9, in den inneren Muskelschichten (M), aber im unteren Teile des Corpus uteri; die ektatischen Capillare dringen auch in die Schleimhaut (S) vor. (Lichtbild bei schwacher Vergr.)

Bedeutung beizumessen; sie saßen einmal im Fundus uteri, zweimal im unteren Korpusteile, stets in den innersten Muskelschichten, sogar bis unmittelbar an die Schleimhaut heran, so daß ein solcher Herd bei einer Ausschabung mit entfernt wurde, nach der die Blutungen standen. Die Uterusschleimhaut war in 2 Fällen hypertrophisch (glanduläre Hyperplasie), einmal atrophisch, einmal carcinomatös. In den Fällen atrophischer Schleimhaut bestand zugleich Adenomyosis. Anatomisch ähneln sie einander sehr; man erkennt sie makroskopisch als blutrote, ziemlich umschriebene Herde mit der größten Ausdehnung (3—5 mm) parallel zur Schleimhautoberfläche. Mikroskopisch sind sie wenig scharf umschrieben; unregelmäßig erweiterte Capillare in lockerer Anordnung durchsetzen zerstreut die Muskulatur, die ohne weitere Besonderheit in kleine Bündel aufgeteilt ist. Die größeren Räume liegen mehr zentral, die peripheren Ausläufer erreichen die Schleimhaut. Das Endothel der Gefäßchen besteht aus dichtgestellten fast kubischen Zellen ohne andere Wandbestandteile. Einzelne dickere Gefäßstämme ohne Ungewöhnlichkeiten gelangen in die Herde. Es besteht keine

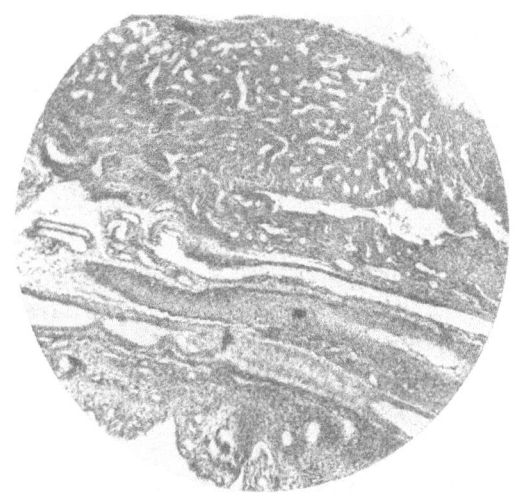

Abb. 98. Kleiner drüsiger Polyp der Cervixschleimhaut (Dr. Müllerheim, Pr. 7677) mit teleangiektatischen Partien an einzelnen nicht scharf umschriebenen, meist oberflächlichen Stellen. Einzelne größere Gefäße durchziehen den Polypen in der Längsachse. Histologisch die gleichen Gefäß-Bilder wie in der Korpusschleimhaut. (Lichtbild, schwache Lupenvergr.)

Stauung, weder in der näheren Umgebung noch im Uterus überhaupt. Neben der sehr unregelmäßigen sprunghaft wechselnden Form der Gefäßlichtungen sind am meisten charakteristisch die kubischen Endothelzellen. Einen in dem geringen Umfange und im Aufbau ganz gleichen Herd von capillaren Ektasien habe ich später in einer hyperplastischen Schleimhaut selber gelegen gefunden. Geringe Ansätze capillarer Ektasien in der Schleimhaut des Corpus uteri findet man recht häufig; doch der vorliegende Fall nimmt Interesse in Anspruch, weil er sehr ähnlich wie die vier früheren Fälle einen geschlossenen Herd darstellt, der in den oberen Schichten der Schleimhaut gelegen, durch das eingelagerte zellreichere Stroma und besonders dadurch auffällt, daß die Drüsen der

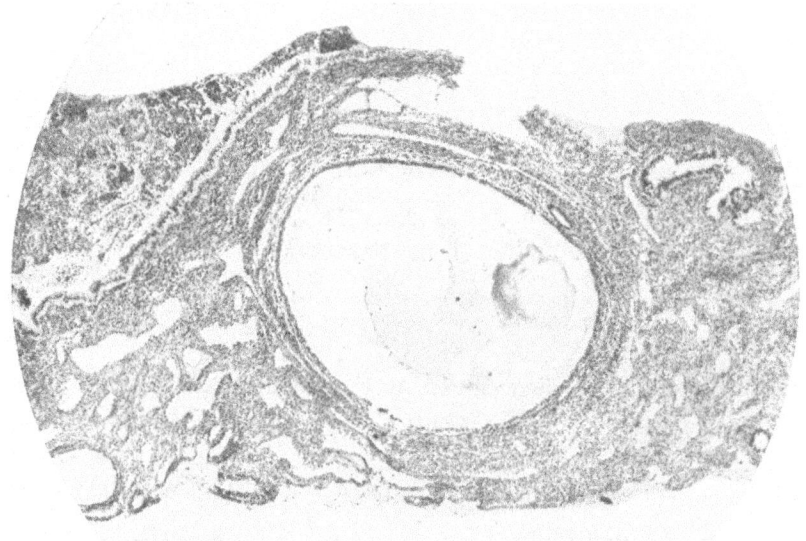

Abb. 99. Erosio glandularis cystica mit capillaren Teleangiektasien. Probeentnahme aus einer Portio vaginalis uteri von 46jähr. Frau (T. 18077). Rechts und links von der Schleimcyste die unregelmäßig erweiterten Gefäße nahe der äußeren Oberfläche der Portio. (Lichtbild bei mittlerer Lupenvergr.)

hyperplastischen Schleimhaut hier viel weiter auseinander liegen, zum Teil auch zwischen den Gefäßen selber. Da es sich um ein Schabsel handelt, so kann ich leider nicht sagen, ob auch tiefere Schichten der Schleimhaut beteiligt waren. Es handelte sich um eine 46jährige Frau (14,241), die später gesund blieb.

Teleangiektatische Partien sind auch ein freilich seltener Befund in Polypen der Cervix, wie in Abb. 98 von einer 49jährigen Frau (Pr. 7677) hervorgeht und ebenso habe ich solche Stellen bei alter Erosion gefunden, ohne sagen zu können, ob es sich um eine Bildung im Anschluß an Granulationsgewebe handelt, oder um angeborene Fehlbildung (Abb. 99).

Im allgemeinen habe ich den Eindruck sekundärer Veränderung dieser kleinen Gefäßbezirke gewonnen. Im geringeren Grade und zerstreut sind die ektatischen Gefäße in der Cervixschleimhaut und bei Erosio portionis ein recht häufiger Befund.

Es geht aus diesen Mitteilungen hervor, daß bei darauf gerichteter Aufmerksamkeit kleinere teleangiektatische Herde nicht so ganz selten sein werden. Ein Teil von ihnen mag angeborene Grundlage haben und den Namen Naevus vasculosus verdienen.

Im folgenden Abschnitt kommen größere Gefäßveränderungen zur Sprache, von denen es fraglich ist, ob sie mit den hier beschriebenen nur verwandtschaftlichen oder auch ursächlichen Zusammenhang haben.

3. Teleangiektatische Degeneration der Uteruswand.

Man kann einen Teil der soeben beschriebenen teleangiektatischen Befunde als Naevus vasculosus bezeichnen und die Frage erörtern, ob sie in der Schwangerschaft gelegentlich an der Placentarstelle wuchern können, da sie zuweilen in die Schleimhaut reichen. In den Lehrbüchern der Pathologie werden die Naevi vasculosi der Haut als angeborene Fehlbildungen bezeichnet, für sehr viele Fälle gewiß mit Recht, aber die Naevi vasculosi entstehen auch nach Verletzungen und die in der Lippe nach kleinen Verletzungen auftretenden teleangiektatischen Knötchen sehen dem Naevus vasculosus der Haut sehr ähnlich. Es ist für unsere Knötchen im Uterus fraglich, ob sie auch im späteren Leben entstehen können. In der zerstreuten Literatur gibt es größere teleangiektatische Neubildungen des Uterus, die zur Schwangerschaft Beziehung haben. Kaufmann z. B. beschreibt die Erkrankung als grobhöckerige Vorwölbung der Innenfläche an der Tubenecke der Uterushöhle infolge enormer Erweiterung der Vena spermatica. Die Veränderung breitet sich intramuskulär so stark aus, daß nur wenige Muskelbündel übrig bleiben. Auch die Placentarstelle ist verdünnt. In einem anderen Falle Kaufmanns mit starken anastomotischen Phlebektasien

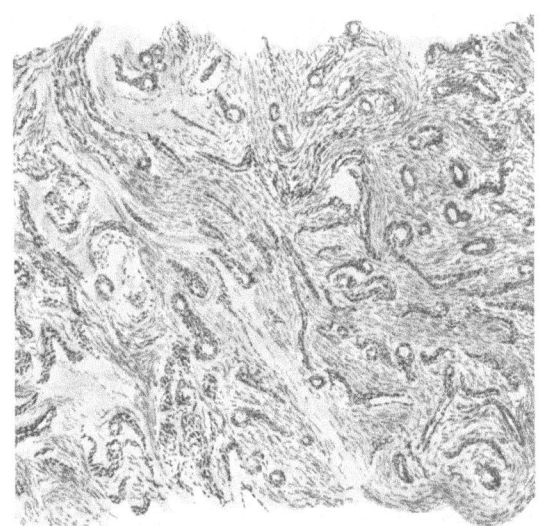

Abb. 100. Aus den inneren Lagen Stückchen der Uterusmuskulatur 11 Wochen nach Abort ausgekratzt, mit dicker Wandung „capillarer" Gefäße. Kein Angiom, sondern eine meist nicht ganz so starke, aber noch physiologische Erscheinung im Puerperium und post abortum. Im vorliegenden Falle ist die Wandverstärkung ursprünglich capillarer Gefäße durch chronische Entzündung besonders reichlich. (Himmler, Obj. 3, Okul. 4, Tubus 4.)

im rechten Ligamentum latum sind namentlich die äußeren Wandschichten des Uterus befallen. Hier werden die Venenwände als verdickt beschrieben, die Intima ist stellenweise verdickt, darunter das Elastin in sehr verschiedener Dicke. Dagegen werden die Venenwände im unteren Ende der Vena spermatica als sehr dünn, hypoplastisch bezeichnet; dazu noch akut erweitert durch Thrombose. — Nach Klob soll schon Lee eine diffuse teleangiektatische Veränderung des ganzen Uterus beschrieben haben. — Halbans Fall mit 2 Rissen in der Cervix und im Corpus uteri ist ganz ähnlich. Venen mit verdünnten Wänden und Capillaren sind stark erweitert, die Muskulatur sehr vermindert. Diese Befunde sind auch in der Folgezeit so selten erhoben worden, und so unbekannt, daß eine kurze Aufzählung gerechtfertigt erscheint.

Als teleangiektatische Veränderung fast der ganzen Cervixwand wird von Falk (Monatsschr. f. Geburth. u. Gynäkol.) bei einer 24jährigen Frau eine diffuse enorme Dilatation der Capillaren beschrieben, die an die kavernösen Angiome der Leber erinnerte.

Solche Bildungen können große praktische Bedeutung gewinnen, wenn nämlich die Placenta an ihnen zur Insertion gelangt. — Während Bauereisen in einem Falle die Teleangiektasien als Folge der Schwangerschaft einer Drittgebärenden mit Cervixriß hervorgerufen durch Eiinsertion im Isthmus ansieht, so faßt Walthard eine ähnliche Beobachtung als schon vor der Gravidität bestandenes „Angiom" auf, weil auf der betroffenen rechten Cervicalseite der Stamm der Arteria uterina abnormerweise tief, nämlich zwischen Orificium externum und Orificium internum histologicum in die Cervix eintritt und weil die Gefäßerweiterungen (Angiom) sich nur auf die untere Hälfte der Placentarstelle beschränken. Die Gefäße der betreffenden Partie des Isthmus und der Cervix liegen dicht aneinander, klaffen 2—5 mm (9 Tage post partum!). Das intervasculäre Gewebe ist aufgesplittert. Die Diagnose Angiom stützt sich mikroskopisch hauptsächlich darauf, daß die Wände der Bluträume nur ganz vereinzelt zarte elastische Fasern, vielfach aber gar keine solchen enthalten. Alle diese Merkmale bedürfen noch der Vergleichung mit weiteren Fällen hinsichtlich ihres diagnostischen Wertes.

Im allgemeinen wird man Gefäßveränderungen unter der Placentarstelle als Folge der Gravidität zu beurteilen haben, da sich solche in geringerem Grade stets wochenlang nachher nachweisen lassen, insbesondere auch sehr oft außerordentlich viele Capillare, die kollabiert sind. Die Ektasien mögen durch Stauung entstehen; auch sie gehören fast zum normalen Bestande der subplacentaren Muskulatur im Puerperium (s. Abb. 100). Auf ähnliche Gedanken kommt neuerdings Hirschberg auf Grund atypischer Gefäßwucherung im Auskratzungsmaterial nach Abort. Ein möglicherweise so entstandenes Hämangiom beschreibt er in einem mannsfaustgroßen Uterus einer 64jährigen Frau mit Blutungen ohne Adnexveränderungen; die Vergrößerung beruht auf Dilatation durch Blutklumpen. Die inneren Wandschichten des Corpus uteri nach dem Fundus zu sind durch zahlreiche unregelmäßig erweiterte Blutcapillare aufgesplittert. — Di Bernardos 26jährige Patientin blutete oft. Die Portio uteri war ebenso groß wie das Korpus, violett und schwammig. Teils gehäuft, teils vereinzelte capillare Ektasien ähnlich den von mir geschilderten — nach der Abbildung zu urteilen — durchsetzten die Portio, aber so stark, daß Durchschnitte durch die Partie siebförmig durchlöchert aussahen. Die elastischen Fasern sind unregelmäßig verteilt und in geringer Menge zwischen den Gefäßräumen, die sie mit einer oder mehreren Lagen umgeben. Die Media und Adventitia der größeren Arterien sind verdickt; einige hängen mit Blutlakunen zusammen. Die Schleimhaut ist von der Neubildung nicht ergriffen. In diesem Falle bestand keine Schwangerschaft, aber es waren zwei Geburten bei der jungen Frau vorausgegangen und die Blutungen dauerten schon $2^1/_2$ Jahre.

Im allgemeinen besteht Kaufmanns Aussage noch zu Recht, daß es sich um spezifische Schwangerschaftsveränderungen der Gefäße handelt, die man sich heute wohl als toxisch verursacht vorstellen kann, soweit nicht mechanische Hindernisse nachweisbar sind, aber schon die Seltenheit der mehr bedeutenden Fälle läßt vermuten, daß außerdem eine örtliche Anomalie, Hypoplasie im Bereiche der Spermatica oder Vena uterina oder eine Teleangiektasie („Angiom"? Hedinger) bestanden hat.

Es geht aus den angeführten Fällen nicht genügend klar hervor, ob „Angiome" darunter waren; Neubildung von Gefäßen ist nicht dabei nachgewiesen. Für die Stellung der Fälle zur allgemeinen Pathologie ist die Wahl der Bezeichnung in Zukunft vorsichtiger zu handhaben wichtig. „Angiom" scheint selten zutreffend.

Ein ähnlicher mir nur im Referate bekannter Fall von Vital wird kurz berichtet: Der Uterus der mehrfach wegen starker Blutungen behandelten Frau zeigte eine Wandstärke, die an einigen Stellen $1^1/_2$ cm dick, an anderen Stellen papierdünn war. Unter der destruierten Mucosa lag ein stark entwickeltes venöses Geflechte, das zu unstillbaren Blutungen, Thrombosen und kleinen Embolien Anlaß gegeben hatte.

Ich reihe hier zwei Fälle an, die bei älteren Frauen beobachtet worden sind, und keine unmittelbare Beziehung zur Schwangerschaft erkennen lassen. Sie erinnern im übrigen durchaus an die oben beschriebenen Fälle, werden aber von den Beobachtern ausdrücklich nicht als Angiome, sondern als Aneurysmen bezeichnet.

4. Aneurysma cirsoides.

Unter diesem Namen beschreiben Dubreuil und Loubat einen seltenen Befund, der im Uterus einer 62jährigen Frau gemacht wurde. Sie hatte viermal geboren und ist seit 9 Jahren in der Menopause. In dieser Zeit leidet sie an Hämorrhagien. Der Uterus war faustgroß, mehr weich, unempfindlich. Da in beiden Parametrien bleistiftdicke Arterien mit sehr starkem systolisch schwirrendem Puls zu fühlen waren, wurde ein teleangiektatischer Tumor angenommen und daher die Laparatomie ausgeführt, die tatsächlich die Diagnose bewahrheitete. Dicke, geschlängelte, stark pulsierende Arterien und erweiterte Venen an den Seiten des Uterus und vorn unter der Uterusserosa wurden sichtbar. Die Adnexe atrophisch, die Ligg. rotunda frei. Der stark pulsierende Uterus ließ sich schwammartig zusammendrücken. Die Frau starb an Darmverschluß nach der Operation und nach Cöcostomie. Autopsie fehlt. Das ganze Uterusparenchym ist durchsetzt von stark erweiterten, zum Teil riesigen Gefäßhöhlen. Aus der histologischen Untersuchung ist zu erwähnen, daß die größeren Gefäße starke Neubildung von Muskulatur in ihrer inneren Wandschicht haben, in der Mittelschicht 2—3 Lagen verschieden gerichteter Züge. In der Adventitia entsprechend starke Verdickung. Viel elastisches Gewebe. Dem Gesetze der Widerstandsausgleichung entsprechend ist die Muskulatur stellenweise plexiform geordnet. Es fehlt ein Capillarnetz zwischen den Venen und Arterien, so daß man beide nicht leicht unterscheiden kann. — Einen ähnlichen Fall haben Graves und van Smith beschrieben. Wegen sehr starken Blutungen in der Menopause wurde ausgeschabt und sofort zur Exstirpation geschritten, weil sich eine sehr bedrohliche Blutung einstellte. Auch hier hatte die aneurysmatische Erweiterung alle Gefäße, auch die kleinsten befallen.

Die Bezeichnung Aneurysma cirsoides scheint für diese Fälle richtig gewählt und ihre Verwandtschaft mit einigen der oben genannten Fälle ist augenscheinlich. Finden wir in den Fällen von Hirschberg und von Di Bernardo zweifellos lebhafte Beteiligung der Capillare, die unseren kleineren Teleangiektasien (Naevi vasculosi) histologisch sehr ähnlich sind, so handelt es sich in der Mehrzahl der genannten anderen Fälle um variköse und aneurysmatische Veränderungen ohne Gefäßneubildung. Das Fehlen von Capillaren zwischen Arterien und Venen ist zwar bei echten Angionem auch zu beobachten, aber es ist kein beweisendes Kennzeichen, weder für Angiom noch für eine ursprüngliche Gefäßanomalie. Ein Uterus, der viermal geboren hat (Dubreuil und Loubat), muß natürlich ein normales Capillarnetz besessen haben. Die Stauung hat es verwischt.

5. Hämangiome.

Das Angioma uteri als echter Tumor ist wohl selten. Wir haben zu beachten, ob die Gefäßneubildung den wesentlichen Teil des Tumors ausmacht, oder ob noch andere Bestandteile blastomatös wuchern, Fibrom, Myom, Sarkom, oder gemischte Tumoren.

Die Literatur über solche Fälle ist gering und nicht ganz durchsichtig.

Wie schon gesagt, gibt es vom einfachen blutgefäßreichen Myom bis zu annähernd angiomatösem Myom alle Übergänge. Dagegen ist das echte Angioma uteri selten; es kommt in Form nahezu abgekapselter, ausschälbarer, etwa bohnengroßer Herde in Myomen zur Beobachtung (De Josselin de Jong, Fletscher, Shaw, Kelly und Cullen). Eine andere Form stellt das von Myomen unabhängige Angiom dar. Boldt beschreibt ein walnußgroßes kavernöses Angiom reich an Capillaren und zum Teil obliterierten Venen von myxomatösem und myxofibrösem Gewebe, zum Teil hyalinem wachsartigem Gewebe umgeben. Bocks Tumor war kindskopfgroß mit kavernösen, venösen und capillaren Gefäßpartien ohne Muskelgewebe mit hyalinem stellenweise zelldichtem Bindegewebe. In der Gebärmutterwand fand er stark entwickelte Gefäße nicht anders als sonst bei Tumoren. Differentialdiagnostisch sollte man an die Angiome und Angiofibrome der Placenta denken, die sich gelegentlich von ihr ablösen und spontan geboren werden. Ein solcher Tumor könnte wohl einmal gar als Placentarpolyp der Gebärmutterwand anhaften.

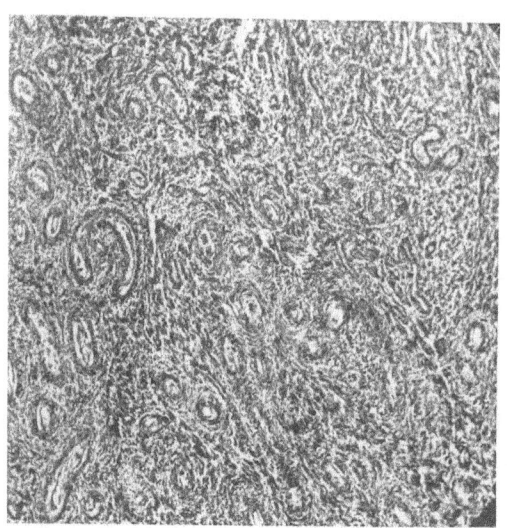

Abb. 101. Großes Angioma uteri von H. O. Neumann. Ein großer Teil des Tumors enthält kleine und mittlere Gefäße im bunten Verlaufe in spindligem Bindegewebe. (Lichtbild, schwache Vergr.)

Pantzer operierte einen den ausgedehnten Gesichtsangiomen ähnlichen hühnereigroßen Uterustumor, der abgekapselt war und sich auf Blase und breites Mutterband erstreckte, ein kavernöses Angiom.

Etwas auffallend bei der Seltenheit des Falles berührt in der Diskussion hierzu die zu kurze Angabe von Dorsett (2 eigene Fälle) und von Poucher (1 Fall). Auch Pantzers Fall entbehrt der histologischen Schilderung, so daß der Gedanke an Varizen naheliegt.

Neuerdings sind noch einige Fälle von „Hämangiom" beschrieben worden, so von Fr. Wright ein Tumor von $5\times 5, 5\times 10,5$ cm Durchmesser, der in das rechte Parametrium vorragt und das Aussehen eines kavernösen Gewebes mit Septen hat. Der Tumor betraf eine 38jährige gesunde Mutter von 5 Kindern.

H. O. Neumann (1927) gibt eine ausführliche Schilderung von einem Tumor ($10\times 7\times 7$ cm) submukös polypös das Cavum uteri ausfüllend, mit der Basis im Fundus. den Endometriumhöhlen im Tumor. Er stammt von einer 38jährigen Frau, die 3 Aborte, den letzten vor 4 Jahren überstanden hatte. Der Tumor besteht aus Gefäßen verschiedenen Kalibers, unter denen kleinere Arterien und Venen überwiegen (Abb. 101). Wenigstens fallen sie stärker ins Auge als die zahlreichen Capillare. Das dazwischen liegende Bindegewebe ist gut ausgebildet, aber an den Randteilen indifferent, und hier dringt es stellenweise diffus in die Muskulatur vor. Ferner dringt die Geschwulstmasse in den Gefäßen vor (Abb. 102) und wird auch in entfernteren Partien der Uteruswand in Gefäßen gefunden. Neumann nimmt hier eine multiple Entstehung von Geschwülsten an, die nicht in Verbindung mit dem großen Tumor stünden. Muskulatur war im Tumor nicht zu finden. Sarkomatöse Anteile konnten ebenfalls nicht nachgewiesen werden. Das Ganze wird als Hämangiom aufgefaßt aus Gewebsfehlbildungen, Hamartien entstanden. Die Abb. 101, 102 und 103 habe ich nach freundlicherweise überlassenem Materiale vom Tumor des Herrn Kollegen Neumann angefertigt.

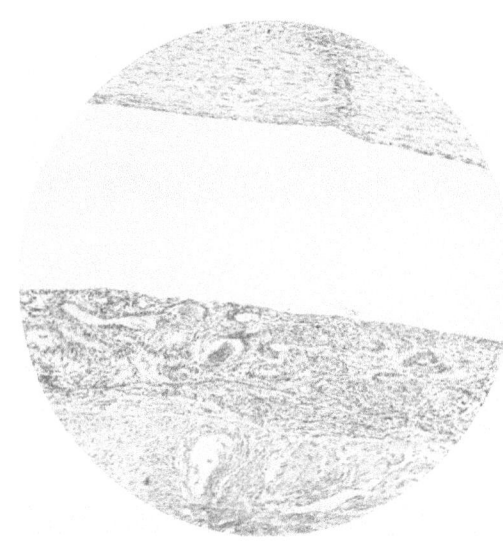

Abb. 102. Aus dem Angioma uteri von H. O. Neumann angiomatöses Gewebe an der Peripherie des Tumors in einem erweiterten längsgeschnittenen Gefäße. Das spindelige Gewebe der Tumormasse setzt sich in die Muskulatur fort, so daß Destruktion zu bestehen scheint (vgl. Text). (Lichtbild, schwache Vergr.)

Diesen Fällen kann ich neue Fälle anreihen, die ich wegen ihrer Seltenheit zwar kurz, aber einzeln anführen werde. Das histologische Verhalten der Tumoren ist recht wechselnd, aber nach den wenigen Fällen zu urteilen, wird es doch früher oder später gelingen, eine Reihe aufzustellen, in der man die Unterschiede der Differenzierung und der Rückbildung zu berücksichtigen hat.

Hämangiofibrom.

Es ist hier zunächst ein Fall anzureihen, von dem ich Herrn Kollegen Aschheim Material (11623) und folgende Angaben verdanke, die ich einem längeren Bericht entnehme: Frau von 53 Jahren, Mutter von 11 Kindern, seit 4 Jahren in der Menopause. Der gut kindskopfgroße Uterus wurde von einem im kleinen Becken eingekeilten Ovarialtumor der rechten Seite nach oben gedrängt. Supravaginale Amputation. Der Ovarialtumor ist ein drüsenschlauchhaltiges Carcinom.

Es grenzt sich der Tumor des Uterus histologisch in dem zur Verfügung stehenden Schnitt ziemlich scharf gegen die Umgebung ab und im Gegensatz zum Falle von H. O. Neumann gelingt es nicht, ein diffuses Vordringen der Tumorzellen in die Muskulatur nachzuweisen, obgleich auch

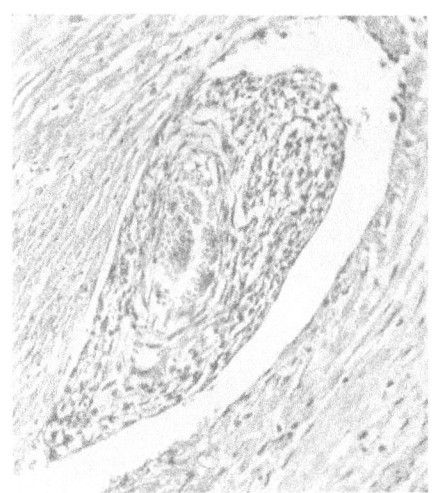

Abb. 103. Aus dem Angioma uteri von H. O. Neumann. In der inneren Lage der Muskulatur zwischen Tumor und Endometrium ein Gefäß schräg durchschnitten mit einem angiomatösen Tumorteil, der polypös in das Gefäß ragt und von Endothel überzogen ist. Dieser Tumorteil nach innen vom Haupttumor abgelegen ist selbständig, scheinbar keine Metastase. (Lichtbild, mittlere Vergr.)

hier an der Peripherie des Tumors die Zellen am meisten indifferent erscheinen; freilich bei weitem nicht in dem Maße, wie im Falle Neumann. Der Unterschied liegt darin, daß die Zellen weder so klein sind noch so dicht gelagert sind. Der Tumor von Aschheim verdrängt die Muskulatur, aber er dringt nicht hinein; er ist ferner verschieden von jenem durch die auffallende Neigung, die nur in der Peripherie des Tumors deutlich bestehende Spindelform der neugebildeten Zellen bald aufzugeben zugunsten einer polygonalen Form großleibiger Zellen mit hellem Protoplasma (Abb. 104) und ebenfalls unregelmäßigen Kernen. Von diesen Zellen, die in allen Teilen des Schnittes in großer Zahl auffallen, ist nur ein kleiner Schritt zu aufgeblähten Zellen mit stark aufgehelltem Zellplasma, die einzeln und reihenweise eingestreut sind. Wenngleich diese Zellen nicht das Bild beherrschen und gewiß rückschrittliche Zustände darstellen, hebe ich sie hervor aus

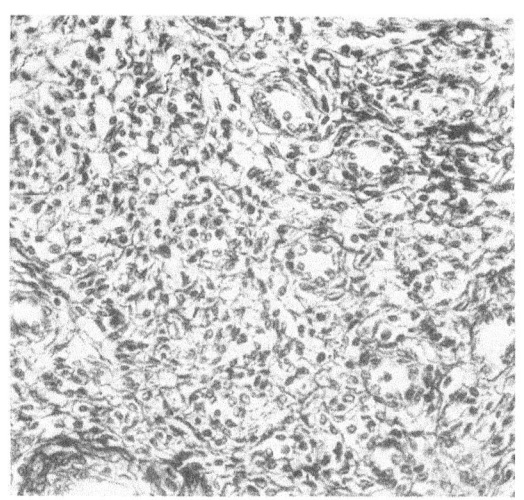

Abb. 104. Kleineres Angioma uteri (Fall Aschheim). Polygonale, mäßig gequollene Zellen in einem Netz von kollagenen Fibrillen bilden das Grundgewebe des Tumors, in dem die kleineren und mittelgroßen Gefäße eingelagert sind; vgl. Abb. 105. (Lichtbild, stärkere Vergr.)

Gründen der Vergleichung mit anderen Tumoren. Zu dem Unterschiede in der Zellform vom Falle Neumann kommt hinzu die wesentlich stärkere Ausbildung der Fibrillen zu ungunsten der Zellmenge. Nicht nur, daß die Zellen von reichlicheren und viel derberen Fibrillen durchsetzt werden, sondern im Tumor von Aschheim sind kollagene Fibrillen (van Gieson) netzförmig ausgesponnen, so daß sie alle Zellen einzeln umgeben, während in Neumanns Tumor größere Haufen von Tumorzellen dicht gelagert keine kollagenen Fasern enthalten und selbst in Mallory-Präparaten nur feinste Fäserchen zeigen. Trotzdem Neumanns Tumor in allen Teilen jugendlicher, weniger ausdifferenzierter erscheint, steht er an Menge der mittleren Gefäße, Arterien und Venen hinter dem Fall Aschheim nicht zurück. Nur ist die Wand der Gefäße in diesem

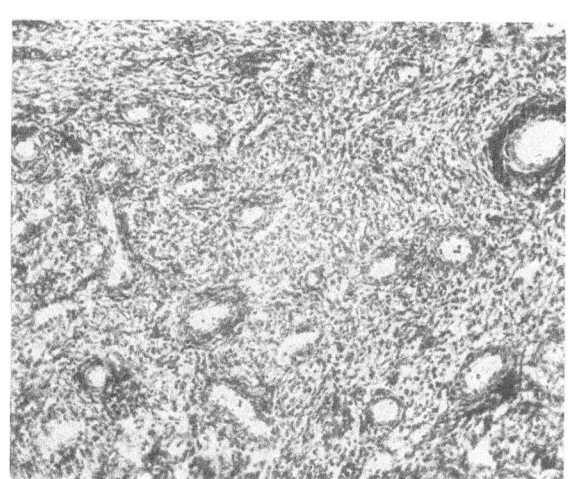

Abb. 105. Angioma uteri (Fall Aschheim) bei mittlerer Vergrößerung. Mittelgroße Gefäße mit derber faserreicher, muskelarmer Wand in spindel- und polymorphzelligen kollagenfaserhaltigen Bindegewebszellmassen; darin viele Capillare (vgl. Abb. 104).

Falle (Abb. 105) viel derber, stark kollagenhaltig, während in Neumanns Tumor die Gefäßwände noch gute Muskulatur enthalten und eine schön erhaltene Elastica. Kurz in allen Punkten ist der Tumor Aschheims älter, nicht an Zeit, sondern in der Struktur, trotzdem er wesentlich kleiner ist als der Tumor von Neumann, der noch in allen Teilen und namentlich in der Peripherie ein kräftiges Wachstum verrät.

In beiden Tumoren findet sich außer Blutgefäßen eine zellige Wucherung, man kann wohl von Angiofibrom sprechen. Trotz aller Unterschiede besteht eine Ähnlichkeit, die Neigung zur Ausbildung der mittleren Gefäße, die als angiomatöser Teil das Bild beherrscht. Diese Neigung, viele größere Gefäße zu bilden, kann man zu den Zeichen von verhältnismäßiger Gutartigkeit zählen. Im Falle Aschheim erscheint diese ohne weiteres gegeben und im Falle Neumanns ist das Zeichen mit zu berücksichtigen, während seine große Menge indifferentzelligen Gewebes, das diffus in die Muskulatur vordringt und das Eindringen des capillarangiomatösen Gewebes in die Gefäße große Bedenken erregen müssen. Nach gefälliger Mitteilung des Herrn Kollegen Neumann ist die Patientin $2^1/_2$ Jahre nach der Operation noch gesund. Das ist nicht beweisend; nur ist zu bedenken, daß die Geschwulstteile in Gefäßen weit vom Tumor sowohl nach der Schleimhaut als auch nach der Serosa zu sich ausgebreitet haben, so daß eine Metastasierung nach $2^1/_2$ Jahren wohl möglich gewesen wäre.

Immerhin läßt sich die Frage der klinischen Bedeutung solcher Geschwülste nicht aus kleinem Materiale erkennen. Ich will auch nur hervorheben, daß wir die Kenntnis von der klinischen Bösartigkeit von Geschwülsten, wie Carcinom und Sarkom, die die Umgebung infiltrieren und in den Gefäßen vordringen, nicht ohne weiteres übertragen dürfen auf die Angiome, besonders nicht auf die Angiome des Uterus, von denen wir gar nichts über den klinischen Ausgang wissen. Ich muß aber hervorheben, daß wir keinen Fall, weder einen operierten noch einen durch Obduktion festgestellten Fall von Angioma uteri kennen, der durch örtliche oder ortsentfernte, metastatische Ausbreitung seine klinische Bösartigkeit erwiesen hätte.

Es würde unerlaubt sein, sich hieraus ein abschließendes Urteil zu bilden, vielmehr soll nur die Aufmerksamkeit auf diese Frage gelenkt werden. Wir dürfen aber hier auf die Angiome der Haut verweisen, die histologisch zuweilen höchst bedenklich erscheinen und klinisch gutartig verlaufen, auch wenn sie durch diffuse Infiltration in das umgebende Gewebe ganz bedrohlich aussehen.

Der Grundsatz dieser Auseinandersetzung lautet: man soll klinische Erfahrung von einer Tumorart nicht auf andere übertragen wollen, nur weil sie histologisch ähnliches Verhalten, Zellreichtum, diffuse Ausbreitung, Vordringen in Gefäße zeigen. Angiofibrom und Angiosarkom sind gewiß so nahe verwandt wie einfaches Myom und muskelzelliges Sarkom. Der Fall Neumann könnte als Grenzfall dienen.

Ich bringe zwei weitere Fälle, die größere Partien zelliger Wucherung enthalten, so daß die angiomatösen Teile nicht so im Vordergrunde stehen wie in den vorigen Fällen. Sie unterscheidet sich von diesen durch Mangel größerer Gefäße; es sind Capillarangiome.

Angiofibrom — Capillares Angiom mit Fibrom.

Bei einer 42jährigen Patientin wird wegen Verdacht auf Sarkom ein Uterus gravidus II mens (Pr. 6979. 279, 17) mit gut faustgroßem Tumor breitbasig am Fundus und an der Hinterwand mit linken Adnexen von Herrn Dr. Buttermann in Spandau exstirpiert. Der Tumor fällt durch seine weiche Beschaffenheit und besonders an der Kuppe durch dunkle Farbe auf. Auf dem Durchschnitt ist an der Kuppe eine stark blutige Durchtränkung und Erweichung zu erwähnen, die etwa den fünften Teil des Tumors befallen hat; offenbar eine hämorrhagische Nekrose des im übrigen gräulich rötlichen Tumors, den man für ein Fibrom halten könnte; wenigstens fehlt die derbe myomatöse Struktur vollständig.

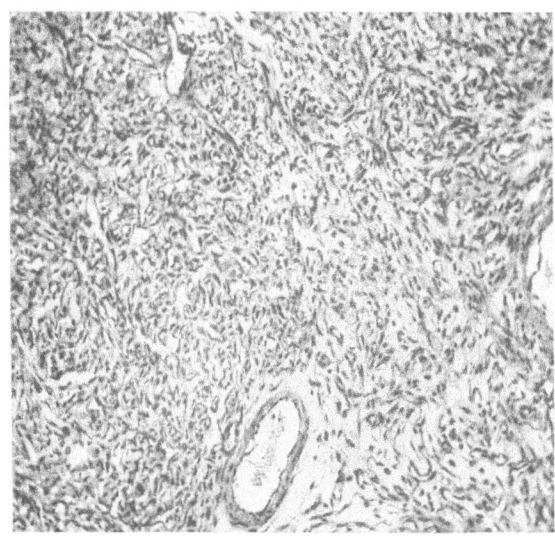

Abb. 106. Mehr als faustgroßes Angiofibroma corporis uteri = capillares Angiom mit Fibrom von einer im 2. Monate graviden 42jährigen Frau (Lichtbild schwacher Vergr.). Zwei der wenigen großen Gefäße mit dünner Wand. Sehr capillarreiches, fibrillenreiches Bindegewebe.

Gegen den Uterus ist der Tumor gut begrenzt, leicht abgekapselt. Im oberen Teile des Korpus haftet ein nicht ganz frisches Ei, entsprechend dem 2. Monate der Schwangerschaft. Eisack offen, mit Blut ohne Fetus. Im übrigen ist der Uterus normal. Ovarium ohne Besonderheiten.

Das Befinden der Frau ist 6 Monate nach der Operation ein gutes. Histologisch läßt sich keinerlei Ordnung im Aufbau entnehmen; im Gegenteil ist die völlig wirre Anordnung und Durchkreuzung der Gewebsteile am meisten auffällig. In der Verteilung der größeren Gefäße ist ebenfalls keine Ordnung nachweisbar, sie erreichen nirgends eine starke Wandung. Selbst die größeren Arterien haben eine schwache Media und die Adventitia ist durchwegs kümmerlich. In Abb. 106 ist eines der größeren Gefäße dargestellt. Es besteht ein starkes Mißverhältnis zwischen der Weite der Gefäßlichtung und der Wandstärke, die noch dazu ganz ungleich ist, so daß ein Gefäß stellenweise eine dünne Media und dicht daneben keine Media hat, die von Geschwulstzellen unregelmäßig ersetzt scheint. Im ganzen sind auch die großen Gefäße dünnwandig. Eine dünne Elastica interna und einige locker eingeflochtene Elastinfasern der Adventitia sind nur an wenigen Gefäßen nachweisbar. Im übrigen besteht ein sehr wirrer Aufbau von Capillaren, die zum kleineren Teile eine enge zylindrische Lichtung haben, meist ein wenig er-

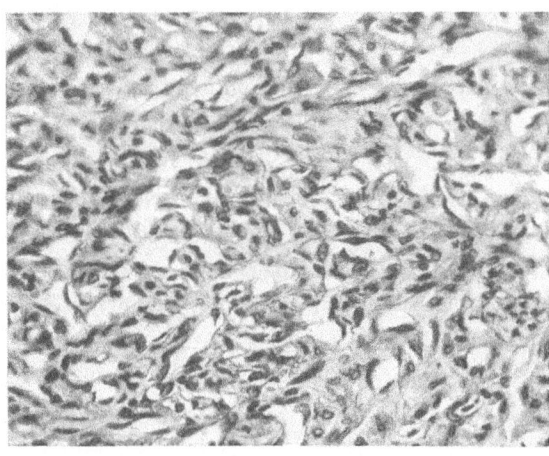

Abb. 107. Vom selben Falle wie Abb. 106. Alle Spalten und unregelmäßigen Lichtungen von Endothelzellen dicht bekleidet. Sehr wirre Anordnung des Gewebes.

weitert mit unregelmäßiger Lichtung, offenbar sehr wirr verlaufen, da es nicht gelingt, sie zu verfolgen. Das Endothel der Gefäße hat dichtstehende, kleine Kerne von recht unregelmäßiger, zwischen kubisch und kurzspindelig wechselnder Form. Die Gefäße, auch die Capillare enthalten Blut. Die Capillare liegen in einem faserigen Bindegewebe, das nur an wenigen Stellen zart und locker zu nennen ist, besonders an einigen peripheren Stellen des Tumors. Im übrigen enthält es eine wirr durchflochtene Masse von Fibrillen, die zum Teil recht derb sind. In lockeren Teilen liegen unregelmäßige Kerne eingestreut, denen man keine Beziehung zu den Endothelien nachsagen kann.

Außer diesen rein angiomatösen Partien finden sich solche von fast rein fibromatösem Bau und Übergänge zwischen beiden. Nicht nur fibröse Entartung der angiomatösen Teile, die man auf Schritt und Tritt unter Zunahme und Vergröberung und Quellung der Fibrillen und leichter fibröser Verdickung der Gefäßwände verfolgen kann, sondern einige Teile des Tumors zeichnen sich durch ein langzelliges, in breiteren straffen Zügen verlaufendes fibrilläres Bindegewebe aus, das keine wesentlichen Erscheinungen von Entartung zeigt und keine gefäßreichen Stellen enthält. Die Anordnung der Bündel, die zuweilen an Stäbchen erinnernden Kerne und zarten Fibrillen lassen den Verdacht aufkommen, daß Muskulatur unterlaufen sei, doch kann die leichte Gelbfärbung nach van Gieson namentlich im Vergleich mit der Uterusmuskulatur nicht dazu ermutigen, myomatöse Teile anzunehmen. Auch mißlang der Versuch mit Mallory-Färbung Myoglia zu finden. So sind nur fibromatöse Stellen festzustellen, die

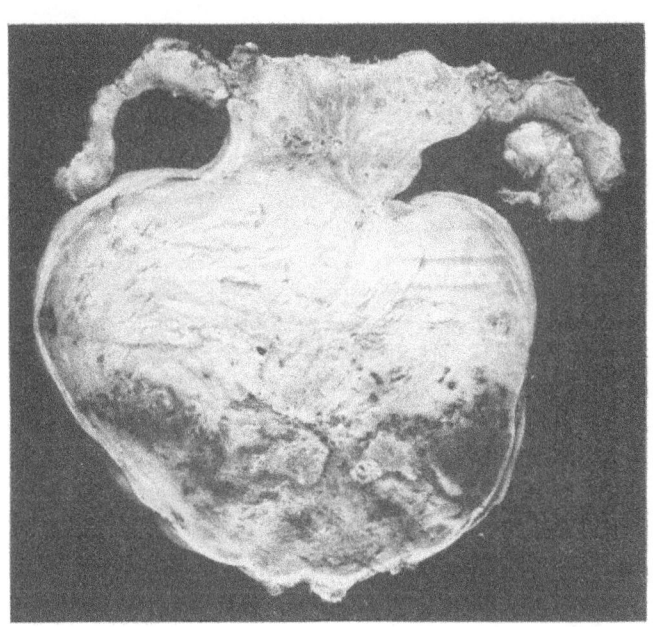

Abb. 108. Subseröses, kopfgroßes Angiofibroma uteri im frontalen Durchschnitt; von einer 30jähr. Frau. Hämorrhagische Partien mit starker Gefäßstauung in den abhängigen Teilen des Tumors. (Lichtbild, Vergr. etwa $1/_3$.)

als kleine Abschnitte ohne scharfe Abgrenzung in den zum größten Teil angiomatösen Tumor eingestreut sind. Die äußere Schicht des Tumors ist eine ganz dünne Serosa und mit angiomatösen Teilen durchsetzte Subserosa. Die Durchblutung und teilweise Erweichung des Tumors kündigt sich schon in der Umgebung durch völlige Stauung in einzelnen größeren stark erweiterten Gefäßen an, von deren Wand bereits eine Organisation der Blutthromben begonnen hat. Im ganzen ist die Thrombose und Blutung noch leidlich frisch.

So ist dieser über faustgroße Tumor des Corpus uteri als ein Capillarhämangiom mit geringer fibromatöser Beimengung zu bezeichnen oder ein Angiofibrom.

Angiofibroma uteri.

Hieran schließt sich ein anderer Fall, der einen größeren fibromatösen Anteil und kleinere angiomatöse Masse birgt. Könnte man in den vorgenannten Fällen noch zweifeln, ob die bindegewebigen Teile die Bezeichnung Fibrom rechtfertigen, weil die Mischung

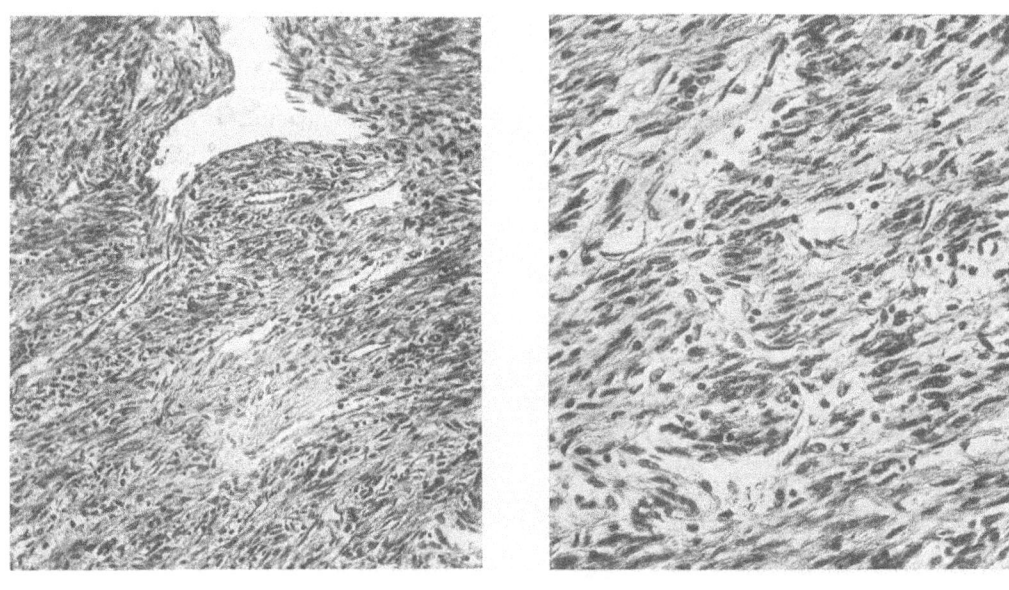

Abb. 109.   Abb. 110.

Abb. 109 und 110. Von demselben Falle wie Abb. 108 das fibromatöse Gewebe des Tumors. Bindegewebszellen ohne besondere Anordnung mit zarten Fibrillen und weiten Capillaren. (Lichtbilder, mittlere und stärkere Vergr.)

mit angiomatösem Gewebe sehr innig ist, so haben wir im folgenden Falle größere selbständige Partien fibromatöser Wucherung.

Bei einer 30 jährigen Frau (T. 7281. 279, 7), die vor 11 Jahren einmal geboren hatte, wird wegen Blutungen zur Amputation des myomatösen Uterusfundus geschritten mit rechten Adnexen und linker Tube. Amputierter Fundus uteri mit einem nahezu mannskopfgroßen Tumor, der von dem Fundus links an der Tubenecke gut gestielt ausgeht. Der Tumor ist mäßig derb mit mehreren Erweichungsstellen. Er besitzt eine glatte Oberfläche, die an einzelnen Stellen leicht gebuckelt ist und setzt sich mit einer Kapsel scharf ab. Eine größere Partie erscheint dunkelrot, scheinbar mit frischem Blute durchsetzt. Linke Tube leicht verdickt. Rechte Tube verdickt und ampullär verschlossen. Rechtes Ovar enthält mehrere cystische Follikel. Auf der Schnittfläche zeigt der Tumor einige größere nekrotisch zerfallende und durchblutete Partien. Die histologische Untersuchung ergibt ein Fibrom von wirrer Unordnung, die nur an der Peripherie einer konzentrischen Schichtung Platz macht. Die Kapsel besteht aus hyalin gequollenen, in den äußeren Lagen kernlosen Fibrillen. Der Hauptteil des Tumors besteht aus kernreichem Bindegewebe, von dem man kaum sagen kann, daß es in Bündeln geordnet sei (Abb. 109 u. 110). Kleine Zellgruppen mit gleichgerichteten spindligen Zellkernen sind nicht scharf abgegrenzt und wechseln ungeordnet ab mit anders gerichteten Zellgruppen ohne System. Nur sind zuweilen nahe an mittleren Gefäßen die Kerne mit ihren Längsachsen senkrecht zur Längsrichtung der Gefäßwand gestellt, aber nur in der nächstliegenden Zellage, während die weiter gelegenen Zellen keine Abhängigkeit von der Gefäßrichtung verraten. Im allgemeinen läßt sich überhaupt keine Ordnung ablesen. Die Zellen haben einzelne, mehr ovale, rundliche, meist längliche Kerne, die zum Teil stumpf, zum Teil abgerundet enden und der Zelleib fasert sich in Fibrillen auf, die im Verein mit intercellulären Fibrillen von gewelltem Verlauf sich ausbreiten und mit anderen zusammenhängen. Das Gewebe ist ziemlich zelldicht zu nennen; die Fibrillen sind durchwegs zart. Die Capillare eng, meist ohne Besonderheit, fallen meist nicht auf. Die größeren Gefäße fallen wenig auf; sie haben nirgends ein großes Kaliber, wie in Myomen.

An einigen Stellen sind größere Partien außerordentlich gefäßreich mit großer Neigung zu kavernöser Erweiterung und Labyrinthbildung (Abb. 111). Das Bindegewebe dieser Partien ist das gleiche wie im übrigen Tumor, nur sind die Kerne durchschnittlich kleiner und wenig geordnet. Weiterhin findet sich an größeren Teilen des Tumors Stauung und Gerinnung des Blutes unter starker und stärkster Erweiterung der Gefäße. In geringeren Anfängen der Stauung erinnert das Bild an die ausgesprochenen Kavernome, z. B. der Leber. Später wird das Zwischengewebe verdünnt, nekrotisch, Blut tritt in das Gewebe und es treten die makroskopisch dunkelroten Herde auf.

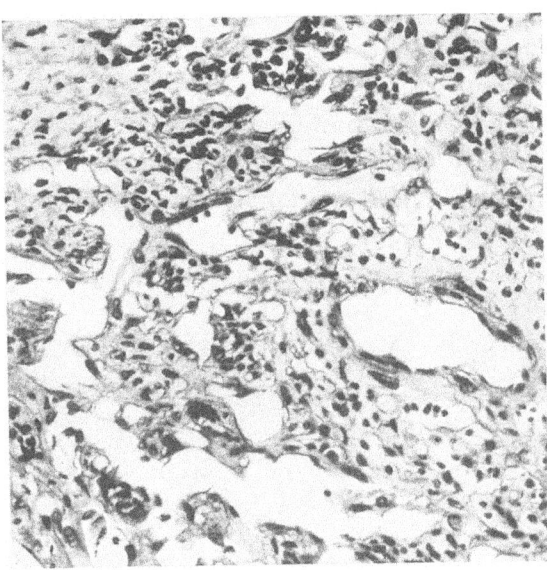

Abb. 111. Von demselben Falle wie Abb. 108. Angiomatöse Partie. Zahlreiche kleine Gefäßdurchschnitte und stärker erweiterte, unregelmäßig verzweigte, sehr dünnwandige, meist capillare Gefäße. Das zellige Bindegewebe unregelmäßig in der Anordnung und Form der Zellen ohne Beziehung zu den Gefäßwandzellen. (Lichtbild, stärkere Vergr.)

Selbständige große Partien fibromatöser Wucherung rechtfertigen die Bezeichnung **Fibroangiom**. Die angiomatösen Teile sind capillar mit Neigung zu Stauung und dadurch von kavernösem Aussehen, ohne daß man hieraus berechtigt wäre, von Kavernom zu sprechen, da in echten Kavernomen die Zirkulation bestehen kann wie im normalen kavernösen Gewebe.

6. Angiomyom. Myoma angiomatosum.

Die meisten sogenannten Angiomyome sind sicher dieser Bezeichnung unwürdig. Mir ist aus der Literatur kein Fall bekannt, in dem wie in den vorgeführten Fällen von Fibrom eine überwiegende oder auch nur einigermaßen selbständige angiomatöse Partie im Myom zustande gekommen wäre. Was die Autoren verleitet von Angiomyom zu sprechen, sind meist Gefäßerweiterungen, die das Myom gefäßreicher erscheinen lassen als ohne Stauung; ferner rückschrittliche Bildung im Myom, Erweichung, fibröse, auch hyaline Degeneration mit Hinterlassung von kleinen Myomsträngen — Inseln — Bündeln, in deren Zentrum oder Achse Gefäße verbleiben, auch hier nicht selten unter leichter Erweiterung der Lichtung. Es ist die übliche Neigung zur Veröffentlichung des „seltenen Falles". Hiervon dürfen wir absehen und feststellen, daß es Myome gibt, die tatsächlich stellenweise auffällige Gefäße haben. Namentlich die Gefäße in intraligamentär und parametran entwickelten Uterusmyomen fallen ebenfalls häufig auf. Als Beispiel gebe ich einen von Herrn Stoeckel operierten Fall:

Bei einer 52jährigen Patientin (S. 30), die nicht geboren und nicht abortiert hatte, wird der Uterus mit den Adnexen entfernt. Die stark verdickte Hinterwand des ganzen Korpus wird durch eine weiche teigige Geschwulst eingenommen. Auf beiden Seiten des Uterus (Abb. 112) im unteren Teile des Corpus parametran entwickelte Tumoren mit schmalem Stiele am Uterus haftend; der linke faustgroß, der rechte fast gänseeigroß. Die Adnexe haben keine auffälligen Besonderheiten. Auf dem Durchschnitt zeigt der intramurale Tumor des Korpus einzelne knollige Abteilungen. Die beiden parametran entwickelten Tumoren haben eine breite Kapsel, auf dem Schnitte sind sie auch in Knollen geteilt; zum Teil blutig durchtränkt. Die beiden intraligamentär entwickelten Tumoren

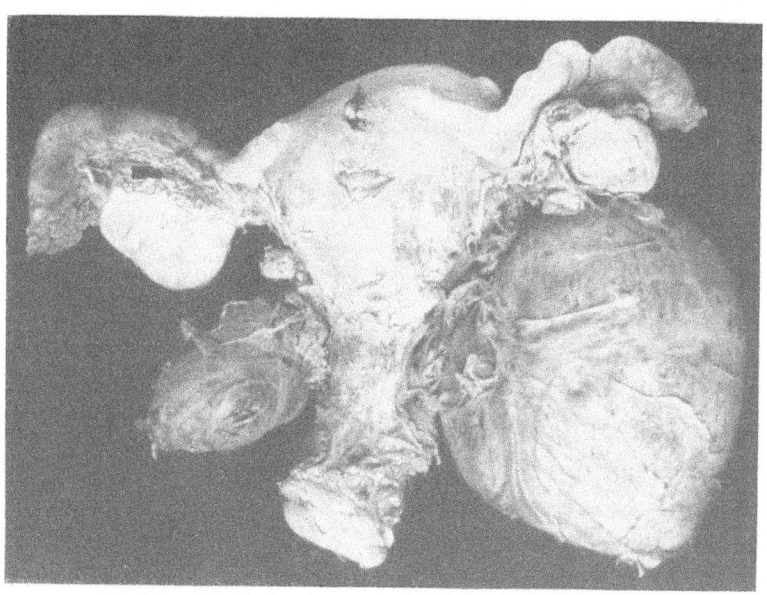

Abb. 112. Vorderseite des Uterus einer 52jähr. Frau. Ein Tumor auf der Dorsalseite, im Bilde nur am Fundus sichtbar. Zwei parametran entwickelte, dem Uteruskorpus im unteren Teile gestielt anhaftende Tumoren.
(Lichtbild etwa $^1/_2$ nat. Gr., vgl. Abb. 113.)

sind histologisch gleichartig; in den äußeren Lagen erkennt man Muskulatur, die kapselartig verdrängt erscheint. Im übrigen ist das Tumorgewebe spindelzellig, sehr fibrillenreich. Die Zellen färben sich nur stellenweise schwach gelblich und stechen dadurch von der peripheren Muskulatur ab. Auch ist die Anordnung nicht einwandfrei wie in Myomen und es fehlt an vielen Stellen die deutliche Bündelbildung gleichsinnig gerichteter Fasern und auch die Kerne sind nicht stäbchenförmig. Trotzdem erscheint das Gewebe im ganzen muskelähnlich und hat scheinbar die Deutlichkeit muskulären Aufbaues eingebüßt durch die fibröse Umwandlung. Kleine Erweichungsstellen sind an vielen Stellen mikroskopisch nachzuweisen und es besteht eine geringe Stauung in den Blutgefäßen. Aber nicht nur läßt die hierdurch erreichte Erweiterung die Gefäße reichlich erscheinen, sondern es besteht außerdem ein wirklicher Gefäßreichtum (Abb. 113), wie namentlich die auffallend große Menge mittlerer Gefäße dartut. In diesen ist die Elastica interna, in den etwas größeren von ihnen die Elastica externa gut entwickelt und in vielen ist die ganze Wand von Elastin durchsetzt.

Dieser Gefäßreichtum intraligamentär entwickelter Uterusmyome ist wie gesagt sehr häufig. Man kann hier schwerlich von Angiomyom sprechen, sondern nur von gefäßreichen Myomen oder bei sehr auffälliger Gefäßwucherung von Myoma partim angiomatosum.

Um den Begriff des Angio-Myoms oder Angio-Fibroms festzulegen, so ist es klar, daß nicht der wirkliche oder vermeintliche Ausgangspunkt eines Tumors von der Gefäßwand, also die histogenetische Beziehung eines Tumors zu Zellen der Gefäßwand maßgeblich ist, vielmehr sind diese als Gefäßwandtumoren zu bezeichnen, wie z. B. das Myom einer Vena saphena. Ebensowenig ist die Ausbreitung von Myomen in Gefäßen maßgeblich (s. intravasale Myome), sondern ausschließlich die selbständige Beteiligung der Gefäße als Geschwulstbildung.

Ein Fall von Myoma partim angiomatosum (Angiomyom?).

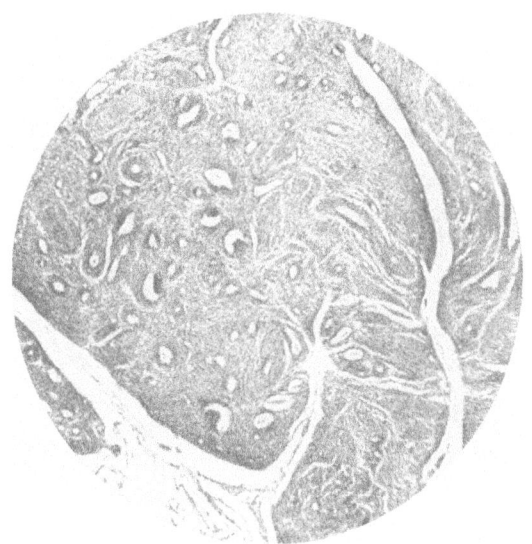

Abb. 113. Gefäßreiches Myom; dasselbe wie Abb. 112. (Lichtbild, Lupenvergr.)

Der Fall (120, 23) einer 35 jährigen Frau verdient wegen seiner Seltenheit besonders aufgeführt zu werden. Der ziemlich kugelrunde, rötlichweiße Tumor von etwa 6 cm Durchmesser, saß intramural im Corpus uteri hinten oben, hatte die Schleimhaut vorgebuckelt, von ihr ebenso wie von der serösen Oberfläche des Uterus durch eine breite Schicht schalenförmig verdrängter gedehnter Muskulatur der Uteruswand scharf abgegrenzt. Einzelne Stellen waren mäßig derb, im ganzen war der Tumor mäßig weich; nirgends erweichte oder hämorrhagische Partien. An allen Stellen des Tumors, die zur Untersuchung kamen, boten sich dieselben histologischen Bilder, jedoch ein großer Unterschied zwischen der äußeren Zone und dem Inneren. Ein meist sehr zelldichtes spindelzelliges Gewebe läßt sich an allen Stellen des Inneren an der Anordnung zu Bündeln, die sich wirr kreuzen und an der spezifischen Färbung mit Hämatoxylinsäurefuchsin als Muskulatur erkennen. Die Kerne sind hier lang, schlank, an den Enden nicht immer abgestumpft, stäbchenförmig und von zarten Myofibrillen umgeben. Von der Struktur der gewöhnlichen zelldichten Myome ist hier kein wesentlicher Unterschied, nur erreichen die Bündel keine erhebliche Größe. Regressive Veränderungen sind nur in Form kleiner fleckweiser Erweichungen bemerkbar, in denen die Myofibrillen schwinden und wenig atrophische Kerne übrig bleiben. Diese rein myomatösen Partien liegen, wie gesagt, im Innern des Tumors und fallen keineswegs durch Gefäßreichtum auf. Sie gehen in den äußeren Geschwulstteilen in zelldichtere und gefäßreiche Partien über, an den meisten Stellen fließend, anderwärts mehr sprunghaft, aber nirgends unter scharfer Abgrenzung. Die völlige Zusammengehörigkeit der äußeren etwa $1^1/_2$—2 cm dicken Mantelzone des Tumors mit den inneren Myomteilen geht jedenfalls unzweideutig überall hervor. So kann man auch leicht feststellen, daß die peripheren Partien das unreife Vorstadium der myomatösen Wucherung darstellen. Ohnedies würde man kaum in der Lage sein, die dichtgedrängten kleinen, spindligen, schmalen Kerne mit ihrer geringen Menge feinfaserigen Cytoplasmas in der Rinde des Tumors als junge Muskelzellen zu erkennen. Querschnitte durch die Zellen in größeren Haufen machen es schon ganz unmöglich, ihre Natur festzustellen. Es ist wie immer, so auch hier entscheidend für die Beurteilung der Querschnitte durch die Zellen, daß die kleinen polygonalen oder rundlichen Kerne mit zartem Cytoplasma umgeben, nur in Partien liegen, in denen auch die Gefäße quer geschnitten sind, oder auch schräg. Die zellige Wucherung liegt in derselben Richtung wie die Gefäße (Abb. 114, 115 und 116).

Die Übergänge zwischen einfacher Myomstruktur und den unreifen angiomyomatösen Partien sind auch dadurch gekennzeichnet, daß reifende Stellen in den unreifen mittendrin liegen. Die angiomatös erscheinenden Partien sind genügend bildhaft und lebhaft, um ohne weiteres in die Augen zu springen. Bei schwacher Vergrößerung erscheint das Gewebe je nach Schnittrichtung durchsetzt von dunkleren kurzen Strichen in verschiedener Richtung, überwiegend zirkulär und von Punkten. Diese sind Querschnitte durch enge Gefäße, jene Längs- und Schrägschnitte (s. Abb. 114 und 115) und zwar durch Gefäße, die man nach ihren Lichtungen als capillare bezeichnen muß. Als Blutgefäß erkennt man sie nicht nur aus dem vielverzweigten Zusammenhange mit größeren Blutgefäßen, sondern auch an einzelnen Erythrocyten. Was zunächst die Menge der Gefäße anbetrifft, so finden sich sowohl die kleinsten wie die kleiner und größeren übereinstimmend am zahlreichsten in der zelldichten peripheren Zone; zentralwärts nehmen allmählich die sichtbaren Gefäße in den myomatös ausgereiften Partien bedeutend ab und zwar am meisten auffällig die sichtbaren Capillare. Aber auch die größeren Gefäße sind hier viel weniger dicht gelagert. Es besteht guter Grund, nach den sehr engen Lichtungen der dicht gesponnenen Gefäße in der angiomatöser Außenzone des Tumors die Bezeichnung Capillare zu wählen, obgleich ihre Wandung mit einem Zellreichtum bedacht ist, der sie so deutlich (Abb. 115) in Erscheinung treten läßt. Die Eigenwand besteht nämlich aus Endothel mit dicht gedrängten Kernen, an die sich eine unregelmäßige Schicht jugendlicher Tumorzellen

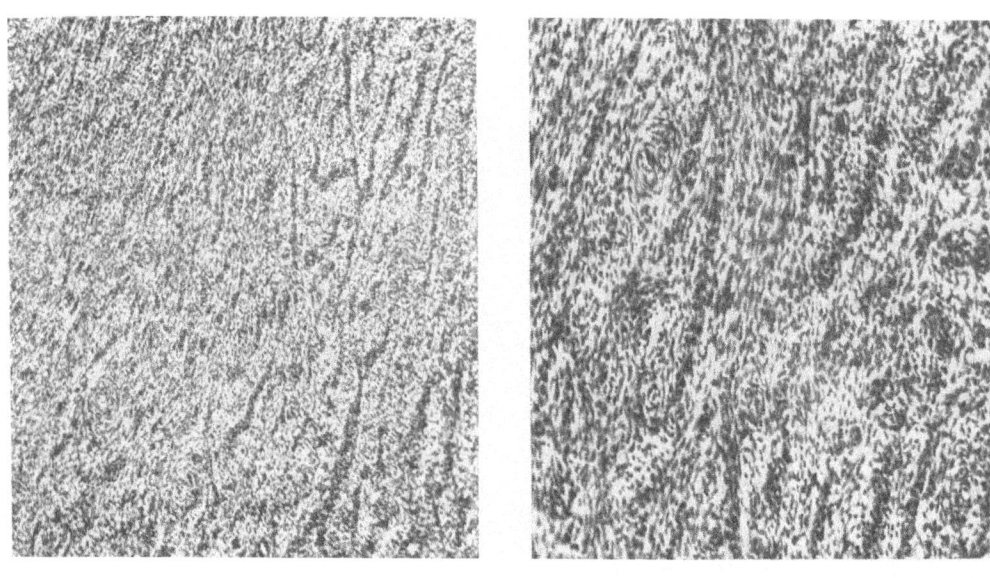

Abb. 114.   Abb. 115.

Abb. 114. Intramurales, annähernd kugeliges Myom von etwa 6 cm Durchmesser (120, 23). In den peripheren Schichten angiomatös. Sämtliche dunkleren Stränge, auch die feinsten strichförmigen und capillaren Gefäße sind von jugendlichen Tumorzellen umgeben. Dazwischen ein wenig ausgereiftere Zellen. (Lichtbild, schwache Vergr.)
Abb. 115. Von demselben Falle wie Abb. 114. Man erkennt die jugendlichen Muskelzellen mit Fibrillen zwischen den Gefäßen. (Mittlere Vergr.)

so eng anschließt, daß man sie für Gefäßwandzellen halten könnte. Wieweit sie dieses wirklich sind, entzieht sich der direkten Beobachtung. Ehe wir dieser Frage auf dem Wege mittelbarer Beurteilung näher treten, sei noch gesagt, daß eine nicht geringe Zahl von Gefäßen offenbar in dickwandigere Äste ausreift, und dann sogar schon in früher Zeit die Neigung zu hyaliner Quellung zeigt (Abb. 117), daß jedoch die Mehrzahl der Capillare mit der Ausreifung zu einfachem Myom sozusagen von der Bildfläche verschwindet. Wo bleiben die Capillare und wo die pericapillaren Begleitzellen? Daß die pericapillaren Zellen nicht alles Gefäßwandzellen, sondern zum Teil Tumorzellen, nämlich jugendliche Muskelzellen sind, schließe ich nicht nur aus dem vielerorten sichtbaren Übergang, sondern mehr noch aus dem weiteren Schicksal der zunächst indifferenten Wucherung. Je mehr sie ausreift, desto unscheinbarer werden die Gefäße; anstatt daß mit reifender Muskulatur die Gefäße dickwandiger werden, wie man erwarten sollte, wenn ihre zellige Umhüllung besondere Gefäßwandelemente wären, werden die angegliederten Gefäße im Gegenteil immer dünnwandiger um schließlich fast zu verschwinden.

Diese leicht zu beobachtende Entwicklung hat gewiß eine ausschlaggebende Bedeutung für unsere Auffassung des Tumors; ich erkläre mir die Sache so, daß das periphere Wachstum des Tumors aus unreifen Muskelzellen unter lebhafter Neubildung von zunächst capillaren Gefäßen die angiomyomatöse Struktur hervorbringt, wobei die jüngsten Muskelzellen den Capillaren anliegen. Solange die Neubildung in diesem Stile weiter wuchert, ohne myomatös auszureifen, besteht das Bild und unter Umständen auch der bösartige Charakter sarkomatöser Geschwülste, die wir später besprechen werden (s. a. unter Sarkom, Abb. 393). Gewinnt die Neubildung jedoch Zeit, teilweise oder in allen Teilen muskelzellig auszureifen, so entsteht die zunächst überraschende Erscheinung, daß die Gefäße scheinbar verschwinden. Diese Erscheinung ist für uns deshalb wichtig, weil sie in kleinem Maßstabe und an kleineren Stellen des öfteren in den Tumoren, besonders in Myomen, Fibromen, aber auch stellenweise in Sarkomen in ganz gleicher Weise auftritt. Sie ist, wie mir scheint, nicht anders zu verstehen, als daß der Zuwachs an Wanddicke, den die neugebildeten Capillare zunächst durch die enge Anlagerung der zugleich mitwachsenden Tumorzellen gewinnen, allmählich verschwindet, je mehr diese ausreifen und sich dadurch vom Gefäße mehr entfernen. Dazu kommt, daß die ausreifenden und ausgereiften Partien unter

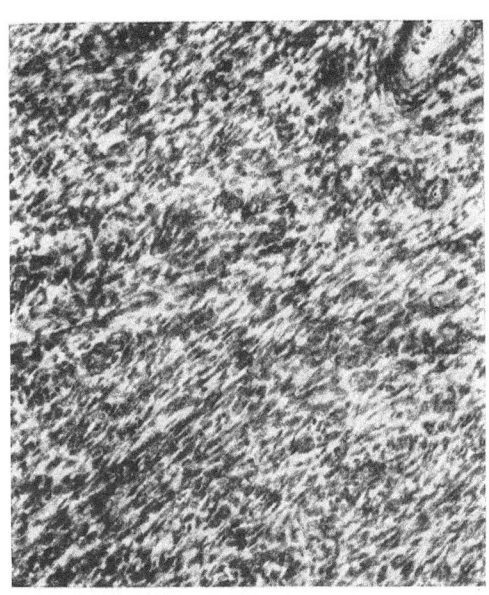

Abb. 116. Von demselben Falle wie Abb. 114 u. 115. Lebhafte Zellenwucherung in der Peripherie des Tumors. Geringerer Grad von Ausreifung.

Vergrößerung der Zellen und Vermehrung ihrer Fibrillen einen größeren Raum einnehmen.

Die Capillare verlieren also ihre anfänglich sehr zelldichte, besondere Umhüllung und kommen außerdem durch die raumraubende Ausreifung der Zellen des Tumors weiter auseinander zu liegen. Vergleicht man nun die jüngeren peripheren, gefäßreichen Schichten solch eines Tumors mit älteren Partien, so will es auf den ersten Anblick kaum einleuchten, daß diese eine gleiche gefäßreiche Stufe der Entwicklung durchgemacht haben sollen und doch finden sich einwandfreie Zeugen der Übergänge. Außerdem dürfte es kaum annehmbar sein, daß die Innenzone ihre Entstehung einem Sondermaterial von anderen Zellen verdanke.

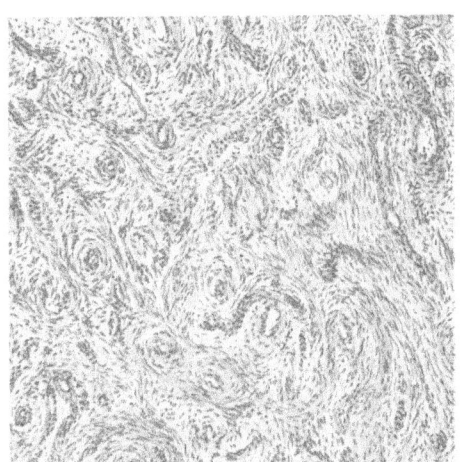

Abb. 117. Von demselben Falle wie Abb. 114—116. Hyaline Entartung der Gefäßwände. (Leitz Obj. 3, Okul. 3, Tubus 16.)

Allgemeine Lehren zur Bewertung und Histogenese dieses Falles.

Bei meiner Erklärung der Verschiedenheit an Gefäßreichtum in den unreifen Zonen der Mantelzone und den reifen Myompartien des Inneren kann man die Frage stellen, ob unter solchen Umständen von „Angiomyom" oder auch nur Myoma partim angiomatosum die Rede sein kann. An diesem Namen würde ich nicht kleben, wenn ich wüßte, ob schließlich auch die Rindenpartie die Ausreifung zum gewöhnlichen Myom durchgemacht haben würde, oder ob sie nicht gar im Gegenteil in noch lebhaftere Wucherung geraten und als angiomatöses Sarkom erschienen sein würde. Wenn ich die Frage auf diesen unseren Tumor beschränke, so macht er mehr den Eindruck, als ob er der Ausreifung zustrebe, auch fehlen beweisende Stellen für destruierendes Wachstum. Im allgemeinen läßt sich aber nicht gutachtlich darüber befinden, weil wir die maßgebliche allgemeine Konstitution als unberechenbare Unbekannte nicht unberücksichtigt lassen dürfen.

So wie wir den augenblicklichen Zustand des Tumors sehen, läßt sich kaum für diesen Einzelfall eine sichere Prognose stellen und noch weniger eine Verallgemeinerung aus ihm entnehmen. Umgekehrt wäre ich geneigt, die günstige Beurteilung dieses Falles aus der allgemeineren Erfahrung abzuleiten, daß die zwar wesentlich kleineren, aber sonst ähnlichen angiomatösen Stellen, die man in zellreichen Myomen trifft, so häufig ausgesprochen das Bestreben zur Differenzierung zeigen.

Aber auch die Betrachtung des vorliegenden Falles für sich läßt die prognostisch günstige Auffassung nicht unberechtigt erscheinen. Zu diesem Eindrucke verdichtet sich die Beobachtung, daß die in Abb. 117 gekennzeichnete Ausdifferenzierung der Capillare zu mehr dickwandigen Gefäßen unter Bildung zahlreicher Fibrillen selbst in der Rindenzone des Tumors einen nicht geringen Anteil hat. Ferner sollte man von einer bösartigen Geschwulst erwarten, daß sie bei solcher Größe doch schon destruktives Vordringen in die Umgebung zeigen müßte.

Der so gewonnene Eindruck läßt sich dahin kennzeichnen, daß eine in der Mantelzone angiosarkomartige (angiosarkomatoide) Geschwulst im Inneren zum Myom ausreift und auch in der Mantelzone selber den unreifen Charakter willig preisgibt.

Nun ist schließlich die Art der Tumorzellen selber abzuurteilen, die wir in der Geschwulstrinde als unreife spindlige Zellen dicht gedrängt und nach dem Geschwulstinneren mehr und mehr muskelzellig ausreifen sehen. Grund genug, auch in der Geschwulstrinde von jungen Muskelzellen zu sprechen.

Wichtiger jedoch ist die Frage, wie wir den Ursprung der an die Capillare eng angeschlossenen Zellmäntel (Abb. 115) ansehen sollen. Es besteht hinreichende Veranlassung, sie mit den übrigen Geschwulstzellen, also den jungen Muskelzellen in gleiche Linie zu stellen, denn es finden sich zahlreiche Partien und Einzelstellen, an denen die kleinen pericapillaren Zellen nicht so abgegrenzt erscheinen wie in Abb. 114 und 115. Diese Abgrenzung ist vielmehr als ein späterer Zustand aufzufassen, bedingt dadurch, daß die den Capillaren zunächst gelegenen Zellen noch unreifer sind, während die etwas entfernteren Stellen unter Fibrillenbildung lockerer erscheinen, weniger kerndicht. Das dem Auge zunächst sich aufdrängende Bild (Abb. 114) einer helleren Grundlage mit dunkleren Streifen beruht eben auf der Ausreifung der Zellen mit Fibrillenbildung und der zelldichteren Weiterwucherung der Capillarmäntel. Das mehr ursprüngliche Bild allgemeiner verbreiteter Unreife der Zellen geht nur wenig hervor aus Abb. 115 und mehr in Abb. 116, darin die Absonderung der Gefäße durch Ausreifung der entfernteren Zellen noch nicht so vorgeschritten ist. Man erkennt (Abb. 116) in den heller gefleckten Partien den Beginn der fibrillären Ausreifung und nur geringe Aussonderung der Gefäße, die in den dunkleren, mehr kerndichten Partien keineswegs weniger zellreich sind, sondern nur weniger auffallen, weil sich die weitere Umgebung noch nicht scharf absetzt. Alle die Bilder sind in so zahlreichen Übergängen vorhanden, daß der Gang der Entwicklung wohl abzulesen ist. Also zuerst zelldichte Wucherung kleiner unreifer Zellen (Abb. 116), Beginn der Ausreifung unter Fibrillenbildung, Auseinanderrücken der Kerne in den helleren Stellen derselben Bilder. Unter fortschreitender Fibrillenbildung ausreifender Partien (Abb. 115). Aussonderung der Capillare mit ihrem unreifen dichteren Zellmantel, der schließlich (Abb. 117) dem allgemeinen Zuge zur Ausreifung folgend ebenfalls fibrillenreicher wird. Schließlich, wie oben geschildert, unter Weiterbildung der Zellen zu ausgereiften Muskelbündeln Untertauchen der Gefäße in der Masse. Ihre Tätigkeit beschränkt sich schließlich auf die Nahrungszufuhr und reicht auch dazu nicht aus, so daß Rückbildung, Überproduktion von Fibrillen und sogar Erweichung einreißt. Es mutet eigenartig an, daß die Gefäße, denen man nach dem Aussehen im Anfange einen bedeutenden Einfluß, vielleicht sogar einen führenden zusprechen möchte, den stürmischen Anlauf in der Geschwulstwucherung so bald aufgeben, daß man die ursprünglich durchaus „angiomatöse" Eigenart so bald verschwinden sieht. Man fragt sich vergeblich, wie es möglich sei, daß ein so großer Aufwand so schmählich vertan wird. Liegt es an den allgemeinen Bedingungen oder an der Zellart der Geschwulst? Welche Zellart liegt der Geschwulst zugrunde? Diese Frage ist vorläufig nur theoretisch zu erörtern, aber wir können ihr nicht ausweichen.

Wenn wir die Geschwulst Angiomyom oder auch nur partim angiomatosum nennen wollen, so bringen wir zum Ausdruck, daß die Gefäße einen selbständigen Geschwulstbestandteil bilden.

Wir müßten die Berechtigung zu dieser Auffassung beibringen, und wir müssen eingestehen, daß dieses sehr schwierig oder kaum möglich ist. Die Gefäße scheinen in den weiterwachsenden unreifen Partien sehr zahlreich, oder sie fallen mehr auf. Ob sie tatsächlich vorübergehend die Führung im Wachstum übernehmen oder nur den Anforderungen der wuchernden, unreifen Myomzellen folgen, das ist nicht entschieden. Später, wie gezeigt, sind sie nicht nur nicht führend, sondern sie treten zurück und versagen schließlich. Ist es also berechtigt, von Angiom zu sprechen?

Schrauben wir unsere Anforderungen von der genetischen Prüfung zurück auf die morphologische Zustandsbetrachtung, so können wir getrost von Angiom sprechen. Unter ausgesprochener Einsicht, daß wir damit der Genese nicht Rechnung tragen wollen. Diese sich schließlich aufdrängende Selbstbeschränkung überhebt uns jedoch nicht der Pflicht, auf die angeführten Fragezeichen hinzuweisen, ja sie sogar recht deutlich hinzusetzen.

7. Angiomatöse Adenomyosis und Angiomyohyperplasia uteri.

Die Beteiligung angiomatöser oder vasaler Wucherung an der Adenomyosis uteri haben wir im Abschnitte Adenomyosis (s. w. u.) erwähnt. Sie kann ebensowenig zu den Tumoren gerechnet werden wie die von mir sog. Angiomyohyperplasia uteri, von der ich (1925) nur einen Fall gesehen und damals ausführlicher beschrieben habe. Die Verdickung des ganzen Corpus uteri ist nur der Hypertrophie der inneren Muskelschicht zu danken, die von vielen kleinen, zum Teil mit Blut gefüllten Lumina durchsetzt wird (Abb. 118), so daß makroskopisch an Adenomyohyperplasia gedacht wurde. Die innere Muskelschicht enthält aber keine Schleimhautausläufer, dagegen treten Gefäße aller

Größen in bedeutender Menge ganz unregelmäßig zerstreut auf und zwar in den inneren Schichten bis zu etwa 1 cm Tiefe in der Vorder- und Hinterwand. In der Hauptsache sind es kleine und kleinste Gefäße, die durch ihre zelldichte Wandung, namentlich dicht stehende kleine Endothelzellen stark hervortreten bis unmittelbar an die Oberfläche der äußerst atrophischen Schleimhaut, die übrigens vor 14 Tagen ausgekratzt worden war.

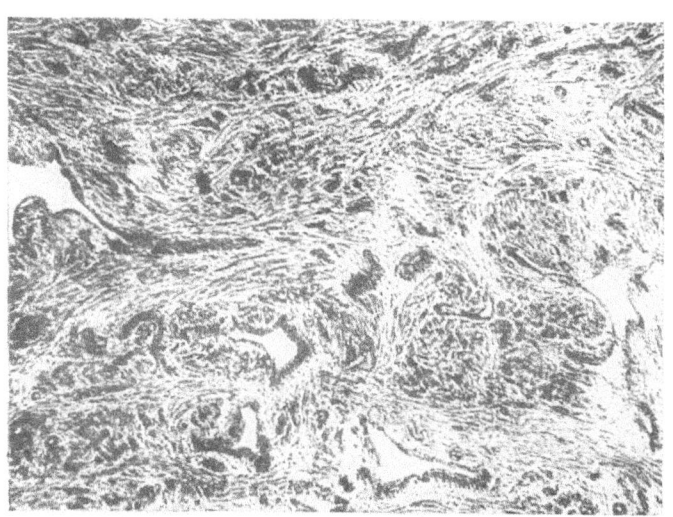

Abb. 118. Angiomyohyperplasia uteri [s. R. Meyer: Arch. f. Gyn. 126 (1925)]. In den kräftig verdickten inneren Schichten des Corpus uteri verlaufen ganz unregelmäßig zum Teil erweiterte, zum Teil enge Gefäße; diese erscheinen auf den Bildern als solide Stränge. Diese gehen plötzlich in erweiterte Lichtungen über. (Lichtbild, schwache Vergr.)

Auf größeren Strecken erscheint das Gewebe kavernös durch teils mikroskopische, meist soeben makroskopische buchtige Räume, von denen einige einen Durchbruch auf die Schleimhautoberfläche erkennen lassen. Auch in diesen Angiektasien ist der Endothelsaum durch die engstehenden kleinen Zellen ausgezeichnet, so daß auch hier nicht eine passive Dehnung durch Stauung, sondern eine Wucherung vorliegt. Die 50jährige Frau hatte zwar früher dreimal geboren, aber nicht in den letzten Jahren, so daß die Graviditäten nur ätiologisch insofern in Rechnung zu ziehen wären, als während derselben die kleineren Gefäße der inneren Uteruswandschichten hypertrophieren, sich aber im Puerperium, wie oben gesagt, zurückzubilden pflegen. Statt der Rückbildung könnte unter weiteren unbekannten Ursachen eine Fortbildung stattgefunden haben. Jedenfalls ist die Angiomyohyperplasia uteri wegen ihrer Seltenheit pathogenetisch vorläufig unklar.

8. Hamartoma haemangiectodes corporis uteri.

Fehlbildungen im Gefäßsystem sind im übrigen wenig bekannt. Ich habe früher ein „Hamartoma haemangiectaticum corporis uteri" beschrieben, das sich am Uteruskorpus dorsal etwa 2×3×3 mm über die Serosa vorstülpt. In einem lockeren, zellarmen fibrillenreichen und elastinreichen Stroma liegt ein verschlungener Haufen erweiterter mittelgroßer, arterieller und venöser Gefäße mit geringer meist ungleicher Wanddicke; dieses mit Nervenstämmen reicher durchsetzte Gefäßknäuel hängt mit der Gefäßschicht der Uteruswand breit zusammen und setzt sich als ziemlich gut begrenzter Bezirk ab unter schroffer Durchbrechung der äußeren Muskelschicht über die äußere Uterusfläche hinaus und ist nur von der Serosa bedeckt. Capillare sind in geringer Menge eingestreut. Muskelbündel treten zur Verstärkung locker an die Gefäße heran und einzelne stärkere Muskelgruppen sind ohne ersichtliche Ordnung eingelagert.

Die 50jährige Frau hatte dreimal zuletzt vor 18 Jahren normale Entbindungen gehabt, war seit einigen Jahren unregelmäßig menstruiert. Der Uterus (Pr. 146,35) wegen

Prolaps exstirpiert, hatte normale Größe. Es fiel weiter nichts auf als die kleine von Serosa glatt überzogene bläuliche, pilzförmige Erhebung am Rücken des Korpus.

Der scharf abgesetzte Herd (Abb. 119) fällt wie ein Fremdling auf und man muß in Anbetracht des an dieser Stelle sehr ungewöhnlichen Auftretens von beträchtlichen Nervenästen den Gedanken zurückweisen, daß nur eine Art von Varicocele durch einen subserösen Muskelriß ausgetreten sei und muß eine gewebliche Fehlanlage annehmen; ein Hamartom, das vermutlich zuerst in der Subserosa eingeschlossen später herniös durchbrach.

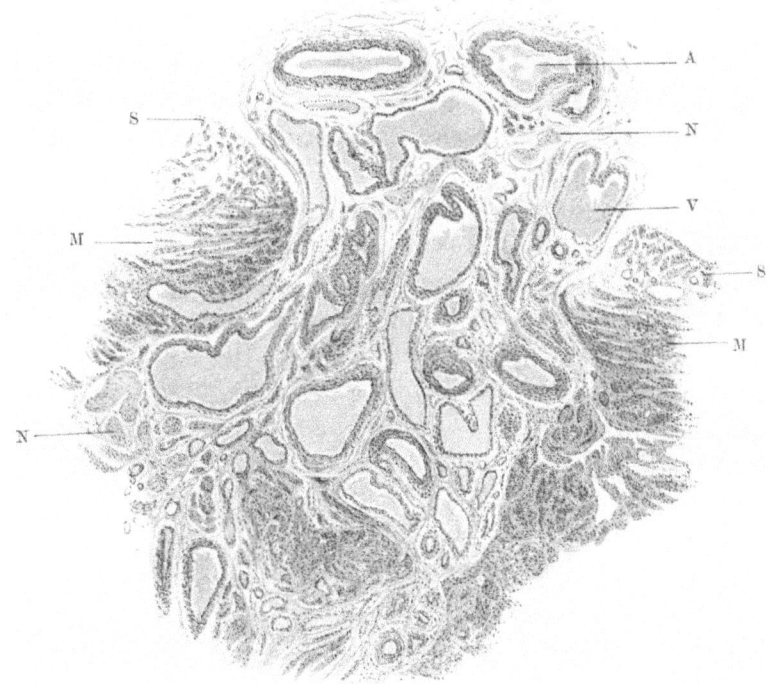

Abb. 119. Hamartoma angiomatodes. Subseröse herniöse Vorstülpung am Uterusrücken eines ungewöhnlichen mit Nerven durchsetzten Gefäßbündels. (Siehe R. Meyer: Charité-Ann. 35). S Serosa. M Subseröse Muskulatur. N Nerven. A Arterie. V Vene. (Eisenhämatoxylin-Säurefuchsin. (Leitz Obj. 10, Okul. 1, Tubus 16.)

Würde es in solchen fehlerhaften Anlagen zur Wucherung der Muskelbündel oder der Gefäße kommen, so würde ein Tumor entstehen können wie ein Angiomyom. Hier unsere Fehlbildung ermangelt jedoch der indifferenten Zellen zur Geschwulstwucherung.

Unter den oben beschriebenen teleangiektatischen und aneurysmatischen Bildungen ist kein Fall beschrieben worden, der eine Besonderheit von Nerven zeigte, so daß ich diesen Fall vorläufig für sich allein hinstellen muß.

b) Zur Histogenese der Angiome.

Die Histogenese der Geschwülste ist zunächst noch eines der wichtigsten Probleme, ohne das alle andere Betrachtungsweisen unzulänglich und unlösbar bleiben werden. Der Schwerpunkt, ja der Kernpunkt der histogenetischen Betrachtung ist die Frage nach dem Reifegrade und der Differenzierung der Geschwulstkeime, die ich auseinanderzuhalten für geboten halte, indem ich unter Indifferenz den Frühzustand der Zelle bezeichne, auf dem sie sich noch in zwei oder mehrere verschiedene endgültige Gewebszellen ausdifferenzieren können, während die einseitig ausdifferenzierten Zellen zwar jugendlich unreif aber doch einseitig geweblich festgelegt, Muskelzellen, Bindegewebszellen und Endothelzellen sind und zwar vermutlich unwandelbar.

Der zur Zeit beliebte Standpunkt möglichst unitarischer Auffassung in allen Gebieten der Zellenlehre sollte in den Geschwülsten einen besonderen Prüfstein finden. Wenn es nach den wunschgeleiteten Ansichten der Unitarier ginge, so würde sich nichts besser zu deren Bekräftigung eignen, als z. B. die vorliegende Geschwulst, in der zweifellos pericapillar gelagerte Zellen wuchern und sich schließlich in Muskelzellen — der Unitarier sagt verwandeln — ich sage: als Muskelzellen entpuppen. Mir mißglücken alle Versuche, den einzelnen Zellen eine Umwandlung anzusehen; ich halte es nach jahrzehntelanger Übung ohne jede theoretische Voreingenommenheit für ausgeschlossen, die Umwandlung der indifferenten Gefäßwandelemente, Adventitiazellen in Muskelzellen direkt zu sehen. Nur eine mittelbare Beurteilung über eine ganze Provinz von vielen Zellen erlaubt uns die „Entwicklung" — um ein nichts vorwegnehmendes Wort zu gebrauchen — unreifer Zellen in Muskelzellen zu sehen. Eine „Differenzierung" im oben gegebenen Sinne des Wortes zu Muskelzellen aus multipotenten Zellen direkt zu zeigen, halte ich mit unseren heutigen Hilfsmitteln für vorschnelle Umdeutung, nicht für annehmbare Beobachtung.

Eine indifferente Zelle wandelt sich niemals in eine als „Muskelzelle" eindeutig erkennbare Zelle um, sondern sie würde sich durch wiederholte Zellteilung dem unreifen Stadium der Muskelzellen nähern und diese werden weiterhin ausreifen. Das ist die Anschauung, die ich aus dieser Geschwulst gewinne, daß es nicht gelingen will, zu sehen, ob die lebhaft weiter wuchernden Geschwulstpartien unreife Muskelzellen oder indifferente „Mesenchymzellen" sind. Was uns bestimmen könnte, uns über diese mißlingende unmittelbare Einsichtnahme hinwegzusetzen, um den Knoten zu entwirren, das würde zunächst die Betrachtung der fortschreitenden Neubildung der Geschwulstzellen im engsten Anschluß an die Gefäße zu ergeben haben. Der Unitarier würde diesen Umstand zu seinen Gunsten auslegen und sagen: keine Weiterbildung außer an den Gefäßwandzellen.

Aber was sind denn diese Gefäßwandzellen? Sind sie tatsächlich mit den Endothelien und den Bindegewebszellen ein und dasselbe? Das ist es, was ich zwar durchaus nicht theoretisch als unmöglich betrachte, sondern bis auf weiteres praktisch als völlig unbewiesen ansehe. Theoretisch solche Möglichkeit zu bestreiten, wäre ganz unangebracht für jeden, der die Differenzierung der Mischgeschwülste aus indifferentem Zellmaterial kennt.

Für mich gilt es nur festzustellen, welche Geschwülste wir als echte Mischgeschwülste ansehen dürfen, als Kombinationsgeschwülste aus gemeinsamen, mehrseitig veranlagten „indifferenten" Mutterzellen. Solche anzunehmen, würde ich mich ohne weiteres veranlaßt sehen, wenn in unserer Geschwulst sich einerseits Myom andererseits Fibrom oder sonst ein zweites differentes Gewebe als Geschwulstparenchym ausweisen würde. Der Leser wird mit Recht jetzt fragen, ob der angiomatöse Teil der Geschwulst nicht als die zweite Geschwulstart anzusehen sei, die aus dem gleichen Geschwulstkeime hervorgehe wie das Myom. Wenn man es beweisen könnte, gewiß — was sollte im Wege stehen? Aber der Beweis ist gewiß nicht einfach. Die enge Umlagerung der Geschwulstzellen sagt mir gar nichts. Gleiches kann man bei Epithelgeschwülsten sehen, ohne daß man dabei an anderes denkt als an ein Mitwachsen der Capillare auf Beanspruchung. In unserem Tumor freilich ist die Gefäßwucherung anfänglich bedeutend, aber schließlich erweist sich die

Angiombildung als Popanz von geringer Bedeutung, je mehr das Muskelgewebe ausreift und in diesem Lichte erscheint die Gefäßentwicklung recht unselbständig und mehr als ein dem zunächst starken Wachstumstriebe der Geschwulstzellen angepaßtes Mitwachsen, das morphologisch betont wird durch die enge Anlagerung der neugebildeten Zellen an die neugebildeten Gefäße. Beide entstehen eben gleichzeitig. Nirgends gelingt es, Gefäße zu zeigen, die neugebildet werden und die dann Geschwulstmäntel ansetzen. Wenn das der Fall wäre, würde ich die Doppelnatur der Geschwulstkeime als echt betrachten. Aber solche Stellen gibt es nicht, und ich sehe auch keinen Grund ein, anzunehmen, daß die Gefäßwandzellen ausgerechnet Muskelgeschwülste bilden sollten, ohne die mindeste Eigensucht die Gefäße selber mit kräftigen Muskelmänteln zu versehen. Im Gegenteil sehen wir das Abrücken der reifenden Muskulatur von den Gefäßen.

Diese Betrachtungen ließen sich ausspinnen, aber auch einschränken, doch dieses nicht ohne Voreingenommenheit oder durch theoretische Vorliebe für die eine oder andere Geschwulsttheorie und Histogenese. Ich habe geglaubt, diese Bemerkungen mehr allgemeiner Art nicht unterdrücken zu sollen, da sie die Schwierigkeit hervorkehren sollen, die die histogenetische Bestimmung der Geschwülste machen können. Ich kann sie auch nicht schließen ohne nachdrücklichen Hinweis auf unsere Bemerkungen zur Histogenese der landläufigen Myome. Nach der dort gewonnenen Ansicht über die Entstehung der Myome aus unreifen Muskelzellen, die nicht einmal dem normalen Verbande entrückt sind — in den Anfangstadien — und nach den dort gegebenen Bildern jugendlicher Zellformen in mindestens sehr frühen Ansätzen der Myombildung wird die hier geschilderte Form eines sehr gefäßreichen — wenn nicht angiomatös zu nennenden — schon recht großen Tumors vergleichsweise sehr auffallen müssen durch das Fortbestehen von so unreifen Zellen. Ähnliches finden wir nicht einmal in kleinen und kleinsten Myomanlagen, was hier in großen Partien der Tumorrinde sich darbietet. Wir müssen — glaube ich — daraus entnehmen, daß hier nicht etwa nur andere allgemeinere Bedingungen die Art des Geschwulstwachstums beeinflussen, sondern daß die Geschwulstkeime selber also in der Anlage etwas Besonderes waren und wenn es auch nur eine besondere Unreife von Muskelzellen war, die hier in ursprünglicher Form liegen geblieben sind. Solche Geschwülste sind wohl aus diesem Grunde so selten und dann Einsiedler im Gegensatze zu den gewöhnlichen multiplen Myomen.

Läge die Sache jedoch so einfach wie auf dem Brette des Unitariers, daß Gefäßwandzellen normalerweise indifferente, zwei- und mehrseitig begabte (bi - und multipotente) Elemente seien, die den Nachschub physiologischen Wachstums besorgten, dann würden wir auf Schritt und Tritt solche Geschwülste von besonderer Unreife antreffen und dazu unzweifelhafte mesenchymale Mischgeschwülste, denn gerade je unreifer die Zellen sind, desto eher würde man Geschwulstbildung erwarten. So aber sehen wir nur ganz selten die Geschwülste, Sarkome, Angiofibrome, und unreife Muskelgeschwülste, die teils angiomatös und wenn man will nur potentiell bösartig — sarkomfähig sind. Dagegen sahen wir sowohl hyperplastische Muskelwucherung als auch die jüngsten uns bekannten Anfänge der Myombildung ganz sicher nicht an die Gefäßwand gebunden, sondern nur zuweilen in der Umgebung größerer Gefäße aber innerhalb von Muskelbündeln „organisch", richtiger geweblich angeschlossen, in der Mehrzahl jedoch ohne Beziehung zu Gefäßen.

Von den einfachen Myomen über solche mit gefäßreichen Stellen zu der Art unseres Tumors mag es Übergänge geben.

Ich glaube, man soll nicht mit den Augen des Gewebebeflissenen, noch weniger mit denen des Gewebezüchters an Histogenese der Geschwülste herangehen, sondern im Gegenteil kann die Pathologie der Geschwülste den Histogenetiker lehren. Auch die im Abschnitte „Lymphangiocystisches Fibrom" geschilderte Tumorklasse gibt uns auf diesem Gebiete zu denken; s. S. 339.

c) Schlußbemerkung.

Die im vorstehenden unter 7 und 8 zuletzt genannten Besonderheiten liegen weit auseinander; die diffuse Angiomyohyperplasia uteri scheint ein seltener Fall zu sein, wenigstens habe ich nichts Ähnliches gesehen. Man darf annehmen, daß es sich um einen erworbenen Zustand handelt, der mit abnormen postpuerperalen Vorgängen in Verbindung stehen mag.

Dagegen ist das zuletzt beschriebene Gefäßnervenbündel wohl zweifelsohne eine Fehlbildung.

Abgesehen von diesen ganz seltenen Vertretern der Gefäßanomalien sind als typische Arten der Gefäßwucherungen festzuhalten:

1. diffuse Gefäßneubildung, offenbar und wahrscheinlich aus Granulationsgewebe entstanden, selten im Corpus uteri, öfters an der Portio uteri, das Granuloma angiomatosum.

2. Umschriebene Teleangiektasien, kleine capillare Herde submukös und intramukös im Korpus und in der Cervix, auch in Polypen.

3. Geschwulstartige Teleangiektasien größerer Gefäße und Aneurysma cirsoides.

4. Echte Geschwülste. a) Reine Angiome in der Uteruswand und im Myom eingebettet. b) Mischtumoren: Angiofibrome. Die Wucherung kann zur Bildung von Capillaren oder auch zu größeren Gefäßen führen. Das Kaliber der Gefäße hängt nicht ab von der mehr oder weniger differenten Ausbildung der diffusen Zellwucherung, sondern größere (mittlere) Gefäße können mit diffuser indifferentzelliger, sarkomähnlicher Wucherung einhergehen (Fall Neumann), großkalibrige und capillare Angiombildung kann in stärkerer Ausdifferenzierung von der fibromatösen Wucherung begleitet sein.

5. Angiomyome sind sehr selten; sichere Fälle sind unbekannt. Gefäßreiche Myompartien kommen vor; besonders gefäßreich sind die intraligamentär entwickelten Uterusmyome. Stauung in den Gefäßen und Rückbildungsvorgänge in Myomen täuschen oft Gefäßreichtum vor.

II. Wucherungen der Lymphgefäße.

In diesem Abschnitte stellen wir zwei sehr ungleiche Geschwülste zusammen, die seltenen Lymphangiome des Uterus und eine schwer einzuordnende, aber scharf abgegrenzte eigene Geschwulstart, die wenig bekannt ist, zuweilen den multiplen lymphocystischen Charakter stärker hervortreten läßt, in anderen, vielleicht älteren Fällen nur eine große Lymphcyste enthält. Die Tumorwand ist fibromatös oft sarkomartig; der Grund, diese Tumorart trotzdem hier anzubringen, wird sich später ergeben.

a) Lymphangiom.

Lymphangiome scheinen den Uterus nur selten heimzusuchen. Mir ist in der Literatur nur Zakrzewskis als Lymphangiom bezeichneter Fall begegnet, ein 100 g schwerer Tumor dem linken Uterushorn gestielt angeheftet; zwar histologisch im ganzen gutartig scheine — sagt der Autor — der Tumor doch stellenweise in bösartige Wucherung (Endotheliom) überzugehen und sei vermutlich aus embryonaler Fehlanlage entstanden. Die Abbildungen zeigen Teleangiektasien ähnlich meiner Abb. 6 und in den soliden Partien epitheloide Zellen in schmalen Strängen durch feine Bindegewebsstreifen getrennt.

Ein anderer Fall von freilich kleinem Lymphangiom (Ch. Krenzer) war zwar auch nicht abgekapselt, aber doch scharf begrenzt und sicher gutartig. Das seltene Präparat entstammt einer seit 13 Jahren nicht mehr menstruierten Frau von 58 Jahren. Es bestand Hydrosalpinx, Verwachsungen, beiderseits Ovarialpapillom. Im senil atrophischen Uterus fand sich in der Hinterwand in der Mitte der Muskulatur ein kirschkerngroßer Knoten ohne Abkapselung, kein Myom, sondern ein Lymphangiom, das von Polano bereits einmal demonstriert worden ist, und übereinstimmend mit Schiller nimmt Polano an, daß aus den Endothelräumen „Adenomyosis", also Epithel aus Endothel entstehen könne.

Zu dieser Ansicht verleitet die bekannte und eben wiederholt erwähnte Tatsache, daß Gefäßendothel zuweilen kubische und hohe Zellen hat; vorläufig ist noch niemals ein Übergang von Endothel zu Epithel bewiesen. Abgesehen hiervon ist der Fall von Lymphangioma uteri (Polano-Krenzer) als große Seltenheit dem von Zakrzewski an die Seite zu stellen.

b) Lymphangiocystoma uteri, bzw. lymphocystisches Fibrom.

Wir haben in der Übersicht zum Abschnitt Lymphangiom schon gesagt, daß die Unterbringung dieser wohl umschriebenen Geschwulstart strittig sein kann. Einerseits ist ihr sarkomatöser Charakter sehr zweifelhaft und mir erscheint er höchstens sarkomatoid, andererseits sind im Uterus keine Fibrome bekannt, von denen bei Gelegenheit eine lymphangiektatische Abwandlung zu erwarten wäre, etwa wie bei den Myomen. Vielmehr tritt uns in dieser Geschwulstart ein makroskopisch nicht zu erkennender Typus entgegen, eine einzige große Lymphcyste oder — in scheinbar frischeren Fällen — eine solche mit einer Menge von Nebencysten und ektatischen Lymphräumen, die vielleicht später verschmelzen zu einer großen Cyste; sehr auffällig sind in die Cyste vorspringende Knollen, meist breitbasig halbkugelig von wenigen Millimetern bis zu einigen Zentimetern Durchmesser, die genügend weit vorragen, um die Cyste zum großen oder größten Teile auszufüllen und somit das Bild intracystischer Knollengewächse zu liefern, wie wir es mikroskopisch zu benennen pflegen in den intracanaliculären Adenofibromen.

Auf die histologische Eigenart werden wir genauer eingehen und sehen, daß sie mit der makroskopischen wetteifert, um die Sonderstellung der Geschwulstart zu rechtfertigen.

Ich lasse die Kasuistik im einzelnen folgen, weil diese Geschwulstart noch nicht als besonderer Typus bekannt ist. Von den 7 Fällen habe ich 5 selber untersucht.

Fall 1. Ein Fall von Lymphangiocystoma submucosum uteri gravidi.

Einen Fall von Lymphangiocystofibroma uteri habe ich (1925) bekannt gegeben; er betraf eine 40-jährige Frau, die nach mehreren früheren Schwangerschaften infolge von Placenta praevia an schwerer Blutung erkrankte, so daß der 6 Monate schwangere Uterus exstirpiert wurde. Die Placentarstelle ist an der Vorderwand im unteren Teile des Uterus zu erkennen. In der Hinterwand links im unteren Teile des Korpus sitzt ein derb cystischer Sack (Abb. 120) von etwa 4×5 cm Durchmesser, der die deciduale Schleimhaut und innere Muskelschicht flach vorwölbt. Die Innenwand ist glatt, doch buckeln sich besonders von unten her, aber auch von den Seiten her viele breitbasige, meist dünnwandig blasige Cysten und einige solide Knollen bis zu 1 und 2 cm Höhe vor, die den großen Cystenraum meist ausfüllen. Die basalen und seitlichen Partien sind unregelmäßig dickwandiger und ziemlich scharf gegen die Muskulatur begrenzt. Die Schleimhaut ist über der Cyste etwas gedehnt, dünn, die Drüsen zur Oberfläche gleichgerichtet, das Stroma zart mit mäßig großen Deciduazellen; eine Compacta fehlt. Es folgt die innere Muskelschicht ohne Besonderheiten, ohne auffallende Gefäße. An den oberflächlichen Stellen nahe dem Cystenpol ist die Muskulatur nur etwa 1 mm dick, aber nur auf kurzer Strecke. Nach der Peripherie der Cyste hin wird sie plötzlich erheblich dicker, 5—6 mm. Die cystöse Neubildung hat eine besondere bindegewebige Wand (Abb. 121), die sich im ganzen scharf von der Muskulatur abgrenzt, aber doch nicht ganz ohne Beteiligung derselben. Im großen ganzen ist die innere Schicht dicht unter einem sehr gedehnten an vielen Stellen fehlenden Endothelbelag (Abb. 122) mehr lockeres fibrilläres zellarmes Bindegewebe, das ganz unregelmäßig nach außen zu in ein zellreiches im ganzen spindelzellreiches Bindegewebe übergeht. Die bereits makroskopisch erwähnten 1—2 cm hohen buckligen Vorsprünge in dem mehr basalen Teile der cystösen Neubildung haben das gleiche Bindegewebe stellenweise in soliden Lagern bis zu 1 cm Dicke.

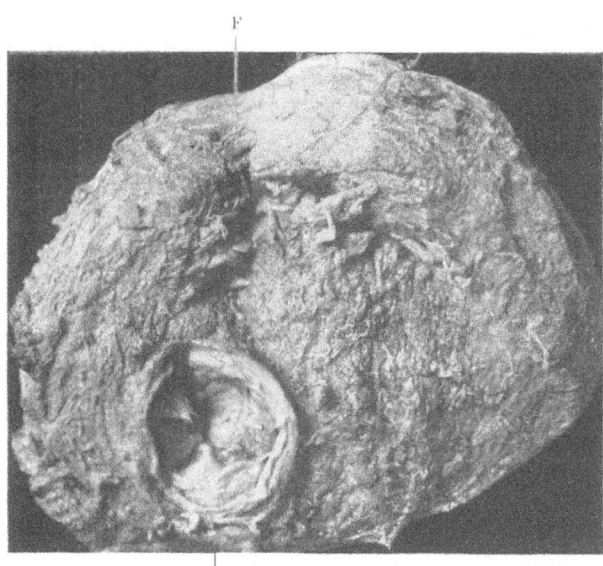

Abb. 120. Lymphocystofibroma uteri gravidi. (Fall 1 siehe Text.) C Cyste. F Fundus uteri. (Lichtbild, etwa $^1/_2$ nat. Gr.)

Diese finden sich mehr in den äußeren Schichten der Neubildung und hier ist auch die Abgrenzung zur Muskulatur unschärfer, so daß eine Ausdehnung auf Kosten der Muskulatur seitens des Bindegewebes vorliegt, obgleich diese gerade hier nicht zellreich, sondern sehr locker und an zarten Fasern reich ist. Doch sind die Muskelbündel derart zersprengt, daß sie zusehends aufgesplittert erscheinen bis in zellreiche einzelne Muskelfasern, die in der Cystenwand tief eingesprengt sind. Die genannten Hügel sind mit kleinen und großen Cysten durchsetzt, zum Teil mit äußerst dünnen Zwischenwänden. Die Lagerung, Größe und Gestalt der Räume sind ungemein verschieden. Die makroskopischen meist einige Millimeter, aber auch bis zu einigen Zentimetern im Durchmesser. Einige scheinen ganz abgeschnürt cystisch, andere gehen in erweiterte Lymphräume und diese in Lymphgefäßröhren über. Das Endothel der Räume wird außen von einer schmalen Schicht fibrillenreichen Gewebes getragen, dessen Zellengehalt sehr ungleich ist und das in zellreiches Bindegewebe der Umgegend unscharf übergeht. Der Inhalt der Cysten und der Lymphgefäße im mikroskopischen Präparat geronnen, homogen, schwach gefärbt von Eosin und Eisenhämatoxylin-Säurefuchsin (Weigert) enthält zunächst dem Endothel einige rundliche Zellen, scheinbar Lymphocyten und abgestoßene Zellen. Das Grundgewebe des cystischen Tumors ist das eines spindelzelligen Fibroms ohne Atypien der Zellen (Abb. 121 u. 122). Wechselnder Zellreichtum und Fibrillengehalt und ganz unregelmäßig wechselnde Faserrichtung machen das Bild etwas bunt. Der Gehalt der soliden Partien an meist sehr engen kleinen und capillaren Gefäßen ist wechselnd, hält sich jedoch in mäßigen Grenzen. Die dickwandigen Blutgefäße sind so muskelstark, wie sie sonst kaum im Uterus vorkommen.

Ich habe einiges aus der Beschreibung des Falles ausführlich wiedergegeben, da es sich zweifelsohne um eine seltene Art von Fehlbildung handelt, die unter dem gewöhnlichen

Bilde eines echten Fibroms mit riesigen Lymphocysten und ungewöhnlichen Blutgefäßen auftritt. Wenn ich nicht Fibroma lymphangiectaticum sage, so geschieht es nur, weil der fibromatöse Anteil reichlich in den Hintergrund tritt gegenüber der Menge enormer Lymphräume, die selbst in einem sehr großen Myom oder Fibrom schon außergewöhnlich genannt werden müßten. Besonders muß ich hervorheben, daß keine Erweichungsherde vorhanden sind.

Trotz der histologisch nachweisbaren Durchsetzung der angrenzenden Muskulatur, die offenbar etwas darunter leidet, ist keine bösartige Neubildung anzunehmen. Das fibromatöse Gewebe erscheint durchweg harmlos, typisch und vor allem ist die Durchsetzung

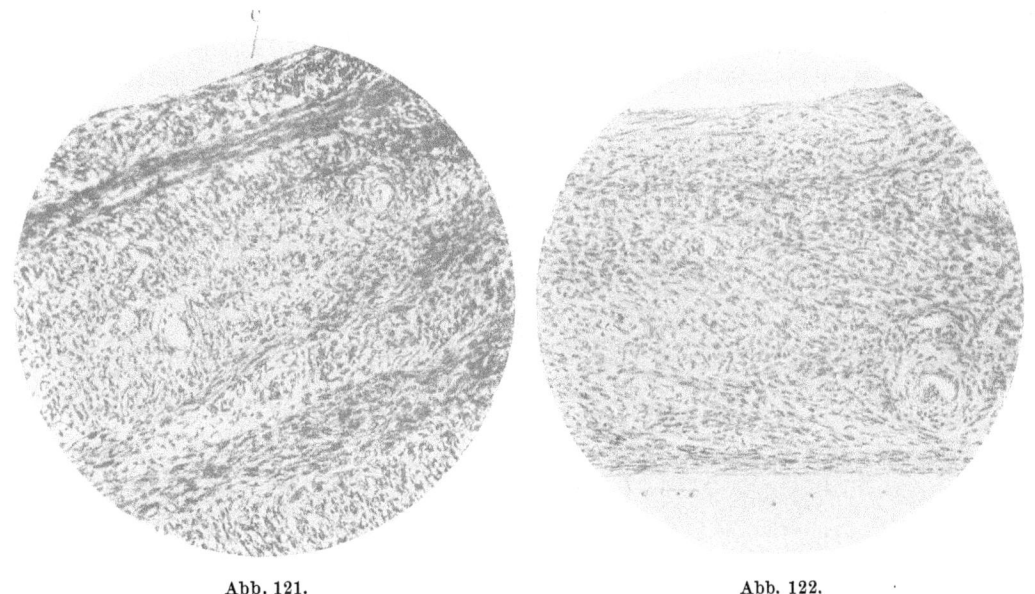

Abb. 121. Abb. 122.

Abb. 121. Derselbe Fall wie von Abb. 120. Stück aus der Wand der Lymphcyste (C), die mit Endothel bekleidet ist. Spindeliges Bindegewebe von ziemlicher Unregelmäßigkeit, aber ohne Atypien. (Lichtbild, mittelschwache Vergr.)
Abb. 122. Von demselben Falle wie Abb. 120 und 121. Teil eines bindegewebigen Septum in der Cyste. Die innere Bindegewebslage ist an vielen Stellen locker, fibrillär, zellarm. Endothel ist hier verloren gegangen.
(Lichtbild, schwache Vergr.)

beider Gewebe an der äußeren Grenze des Tumors ringsum so gleichartig, daß man gar nicht an bösartige Wucherung denkt, zumal sich nicht nur zellreiche Tumorpartien, sondern auch fibrillenreiche, zellarme daran beteiligen.

Übrigens befindet sich die Patientin nach 3 Jahren dauernd wohl. Histologisch und klinisch erscheint die Neubildung einwandfrei gutartig, trotzdem sie unscharf in die Muskulatur übergeht. Die unscharfe Grenze ist vielleicht zum Teil der fehlerhaften Gewebsanlage (Hamartom) hauptsächlich zu denken, die dem Tumor zugrunde liegt. Diese Art von Fehlbildung scheint meist in Tumoren (Hamartoblastom) überzugehen und kann vielleicht sarkomatös werden. Es ist aber nicht richtig, jede Grenzverwischung als sarkomatös zu betrachten, wie E. Wolff es bei diesen Neubildungen tun möchte. Außerdem ist es denkbar, daß die Neubildung zunächst zwar gewebslösend vordringt, dann aber trotzdem fibrös artet, also dauernd gutartig wird.

Fall 2. Von Lymphangiocystofibroma uteri submucosum polyposum.

Einen zweiten ähnlichen Fall hatte ich dank der Freundlichkeit der Herren Kollegen Mackenrodt und Isbruch zu untersuchen Gelegenheit, der von Isbruch (1927) beschrieben worden ist und zu dem ich einiges ergänze:

Eine 44 jährige, herzfehlerkranke Frau hatte mehrere Kinder gehabt, war wegen Blutung aus dem „myomatösen" Uterus erfolglos röntgenkastriert worden, so daß wegen schwerer Blutung und übler Begleiterscheinungen der Uterus exstirpiert wurde. Ein apfelsinengroßer submuköser Tumor ragt von der Vorderwand des Fundus in die Uterushöhle polypös hinein. Er ist stellenweise weich, an anderen Stellen derber, scharf abgegrenzt und hat eine mit trübem Serum ausgefüllte glatte Höhle. In der polypösen Hervorragung finden sich noch kleinere Cysten in großer Zahl. Die großen und kleinen Cysten sind von Endothel bekleidet und hängen zum Teil mit Lymphgefäßen zusammen.

Der Tumor setzt sich gegen die Muskulatur makroskopisch ziemlich scharf ab, mikroskopisch dagegen nicht; jedenfalls besteht keine Abkapselung. Das Gewebe des Tumors besteht an zelldicht und gut erhaltenen

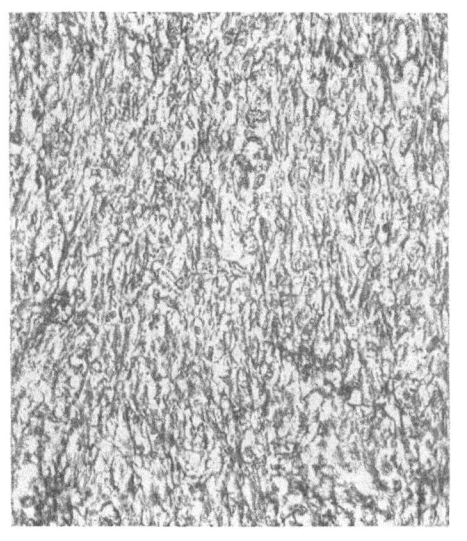
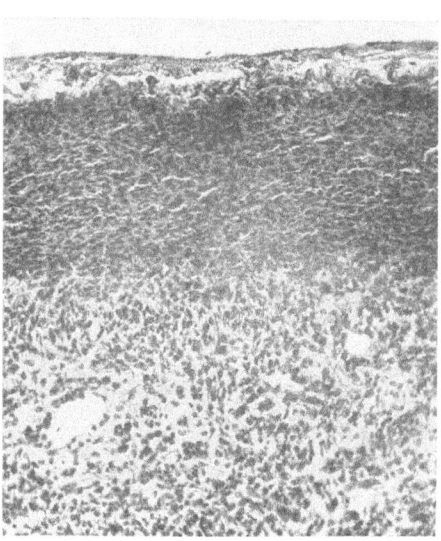

Abb. 123.   Abb. 124.

Abb. 123. Aus dem submukös-polypösen Lymphangiocystofibrom (Fall von Isbruch).
Fibrillenreiche, spindelzellige Partie. (Lichtbild, schwache Vergr.)

Abb. 124. Von demselben Falle wie Abb. 123. Innenwand der großen Cyste, zuinnerst Endothel und zellarme schmale Lage, darunter eine sehr zellreiche Lage und außen die gelockerte Lage, wie in Abb. 123.
(Lichtbild, mittlere Vergr.)

Stellen aus unregelmäßig spindligen kleinen und mittellangen Spindelzellen, deren Fibrillen sich lebhaft untereinander verfilzen (Abb. 123). Große Partien des Tumors sind in beginnender Erweichung, und zwar fleckweise, so daß dazwischen die Zellen in Gruppen übrig bleiben. Diese Gruppierung ist also keine ursprüngliche Erscheinung, vielmehr herrscht keinerlei bestimmte Anordnung vor. Die glatte Innenwand der großen Cyste (Abb. 124) wird von Endothel bekleidet mit einer schmalen Lage kernärmeren fibrillären Bindegewebes und einer sehr zellreichen Schicht, die an Dicke überall wechselt und im Bilde Abb. 124 etwa den Höhepunkt erreicht. Diese geht dann über in das aufgelockerte Gewebe. Im ganzen ist der Tumor im Vergleich mit den anderen ziemlich zellreich. Es wechseln freilich fibrillenreichere und fibrillenärmere Partien, aber die übrigen Tumoren können nur an einzelnen Stellen den Zellreichtum aufweisen, der hier vorherrscht. Die Erweichung, die sich an vielen kleineren Stellen breit macht, kann vielleicht mit der vorangegangenen Bestrahlung zusammenhängen. Doch ist darüber keine Aussage möglich. — Die Bekleidung der kleineren erweiterten Lymphräume ist ähnlich wie die der großen, erst eine zellarme, dann eine zellreiche Lage.

Es ist ausdrücklich hervorzuheben, daß nirgends Besonderheiten der Kernstruktur Verdacht auf Sarkom aufkommen ließen. Auch die wenig scharfe Abgrenzung gegen die Muskulatur läßt diesen Verdacht nicht zu. Ringsum verbindet sich das Tumorgewebe mit der Muskulatur in gleichmäßiger Weise in geringer Durchflechtung ohne irgendwelche Zeichen von Destruktion. Es sind auch keine Teile des Fibroms vorgelagert, noch greifen einzelne Zacken tiefer ein. Es fehlt nur eine Kapsel und das erweckt den Eindruck einer von Haus aus bestehenden Fehlbildung. Im übrigen gilt hier das gleiche, was ich zur Beurteilung im vorigen Falle vorgebracht habe.

Fall 3. „Lymphcyste mit sarkomatöser Wand" in der linken Seite der Hinterwand.

Einen weiteren Fall beschreibt Ernst Wolff:

Bei einer 41 jährigen Frau wird am Uteruskörper „an der linken Seite der Hinterwand" eine intramulare Cyste gefunden, deren 7—14 mm dicke Wand weicher als die Uteruswand unmerklich in diese übergeht. Die Cyste enthält Endothel, ebenso die zahlreichen in der Wand gelegenen kleinen Cysten. „Das übrige Gewebe zeigt den Bau eines Fibrosarkoms" mit unmerklichen Übergängen zur Muskulatur der Uteruswand. Auch die in der Cystenlichtung gezogenen dünnen Zwischenwände zeigen Sarkomzellen. Die Deutung heißt: „Teratoide Cyste, von Gartnerschen Gangresten ausgehend mit Spindelzellensarkom."

Diese Deutung ist sehr anfechtbar; es fehlt grundsätzlich jede Berechtigung, epithellose Neubildungen vom Gartnerschen Gang herzuleiten. Außerdem entspricht die Lage in der seitlichen Hinterwand des Corpus uteri nicht der Lage des Gartner. Noch weniger kann ich Wolff zubilligen, zwei von meinen Fällen mit der gleichen Deutung zu belasten. Im ersten Falle wird überdies ausdrücklich die Lage in der Hinterwand angegeben und in dem zweiten Falle von einer 30 jährigen Frau liegt der Tumor in der seitlichen Vorderwand ebenfalls im Corpus uteri. Aber ganz abgesehen hiervon liegt gar keine Veranlassung vor für eine irgendwie geartete Neubildung oder Fehlbildung selbst in der Seitenwand der Cervix an den Gartner zu denken, der, selbst wenn vorhanden, sich in keiner Weise zu Exzessen außer von seiten seines Epithels jemals geneigt gezeigt hat. Man traut dem Gartner eine Macht zu, die er nicht besitzt; seine Muskelbündelgewebshülle entlehnt er, nur wenn er persistiert, der Uteruswand. Die erzwungene histogenetische Beziehung auf den Gartnerschen Gang hat keine Berechtigung. Wolff erwähnt auch einen Fall von Reuter, der in der Tat viel Ähnlichkeit hat, aber auch in der Vorderwand des Korpus liegt und dessen Cyste der Innenauskleidung fehlt, — der Fall gehört trotzdem hierher; wir werden auf ihn zurückkommen. — Im übrigen halte ich dafür, daß der Fall von Wolff nicht mehr sarkomatös ist als unsere späteren Fälle und daraufhin erneuter Beachtung bedarf.

Fall 4. Lymphangiocystoma corporis uteri. Vorderwand links.

Ein weiterer Fall, den E. Wolff nach einer brieflichen Mitteilung von mir erwähnt, ist folgender:

Der normal große Uterus (Pr. 3650. 247,42) stammt von einer 30 Jahre alten, stark blutenden Patientin des Herrn Dr. Baumgart (Pankow).

In der linken Seite der Vorderwand des Korpus findet sich eine golfkugelgroße Geschwulst mit über kirschgroßer Höhle, in die breitbasige weiche Knollen unregelmäßig vorragen. Durchschnittlich messen die Knollen an ihrer Basis etwa 1 cm Durchmesser. Innen ist die Höhle von einer glatten Membran ausgekleidet, darunter eine weiche Masse in den Knollen. Daran schließt sich nach außen eine teils fibröse Schicht, weiter nach außen ohne scharfe Grenze Muskulatur. In der rechten Seitenwand des Uterus ein kleiner Myomknoten ohne Besonderheiten.

Histologisch unterscheiden sich die dünneren und die knollig in die Höhle ragenden dickeren Teile der Wand dadurch, daß die dünnen Abschnitte nur die innerste Lage der dicken Wandteile zeigen, nämlich eine den ganzen Hohlraum auskleidende Endothellage, deren Zellen an manchen Stellen epithelähnlich aufgequollen sind (keine Epithelzellen wie E. Wolff schreibt) und unter dem Endothel ein sehr lockeres Bindegewebslager, in dem man eine dem Endothel parallel angelagerte Innenschicht und eine äußere stärker gelockerte Schicht unterscheiden kann, in der die Zellen zwar unregelmäßig, aber doch im ganzen mehr senkrecht und schräg zur Oberfläche (Abb. 125) stehen. Während diese Lage in den dünnen Wandstellen an die Muskelwand unmittelbar unscharf angrenzt und unter mäßiger Erweiterung der Lymphbahnen, so findet sich in den knollig verdickten Stellen nach außen von der eben geschilderten lockeren Innenlage eine viel zelldichtere Lage an, die durch stärker erweiterte Blutgefäße in den inneren Teilen ausgezeichnet ist, während in den äußeren Teilen die Blutgefäße keine Muskulatur und mittleres Kaliber haben und wenig erweitert sind. Die Richtung der Gefäße geht unregelmäßig senkrecht zur Cystenwand (Abb. 126). Einige muskelhaltige Gefäße liegen

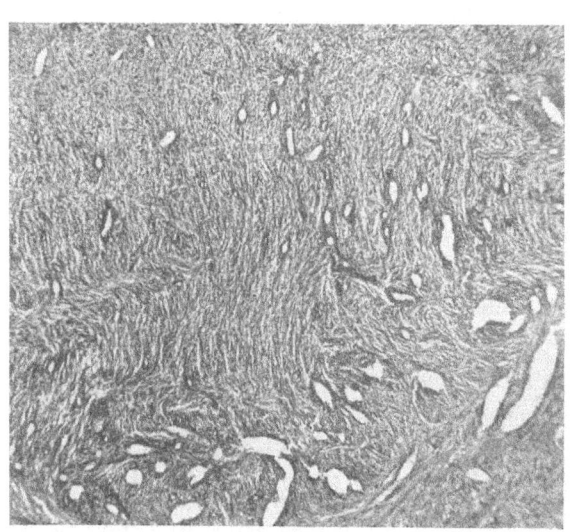
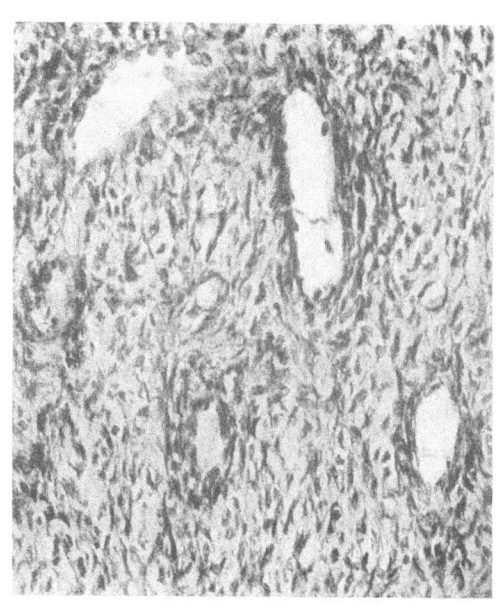

Abb. 125. Abb. 126.

Abb. 125. Lymphangiocystofibrom des Corpus uteri. Fall 4. Senkrechter Verlauf der Gefäße und der Bindegewebszellen zur inneren Oberfläche des Cystoms im Bilde oben. (Lichtbild, schwache Vergr.)

Abb. 126. Von demselben Falle Nr. 4 wie Abb. 125. Zelldichte Partie aus den knolligen Teilen der Cystenwand mit größeren Blutgefäßen ohne Muskulatur. Fibrilläres Gewebe mit kollagenen Fasern. (Lichtbild, mittelstarke Vergr.)

ebenfalls in den Tumoren; sie haben keine auffallenden Wände, aber eine gute Media. Die schlankkernigen langspindligen Zellen der Tumorwand geben feine Fibrillen ab, die sich nach van Gieson nicht rot färben. Zu den Blutgefäßwänden besteht nachweislich starke Beziehung, Verfilzung. Die Zellfibrillen hängen auch miteinander zusammen. Alle Blutgefäße, auch einige Venen und Arterien mit Muskulatur haben dichtstehende Endothelkerne. In den äußeren Teilen der Knollen setzt sich das spindlige Gewebe ganz diffus zwischen die Muskulatur fort; man kann jedoch ebenso gut sagen, die äußeren Lagen des Tumors sind von Muskulatur durchsetzt, denn die Muskelbündel sind an Menge geringer und nur weiter draußen überwiegt die Muskulatur (Abb. 127).

Die Durchsetzung von Muskulatur und spindligem Bindegewebe an der Grenze der Geschwulst ist nach meiner Meinung keine für Sarkom ausschlaggebende Erscheinung, schon weil sie ringsherum in schmaler Zone vorhanden ist; und wenn auch die Abkapselung der Cystenwand völlig fehlt und die Grenze ganz unscharf ist, so besteht hierin gar keine Veranlassung auf eine bösartige sarkomatöse Neubildung zu schließen. Diese periphere Durchsetzung beider Gewebsarten findet sich auch dort, wo das Bindegewebe gar nicht zellreich, sondern sehr kernarm und locker fibrillär ist. Auch hier sind Muskelbündel eingestreut, und außerdem sind die Muskelzellen überall gut erhalten und sind nicht aufgequollen noch sonst verändert, wie wir es beim Sarkom kennen. Die spindligen Bindegewebszellen zeigen übrigens keinerlei Besonderheiten, die ein Sarkom annehmen ließen.

Fall 5. Großes Lymphangiofibroma cysticum intramurale corporis, auf Sarkom verdächtig.

Herrn Kollegen Dr. Mackenrodt verdanke ich noch ein anderes Präparat von einer 69jährigen Frau (Pr. 6313. 275, 6).

An dem mehr als kindskopfgroßen Uterus überragt ein weit über mannsfaustgroßer Tumor den Fundus uteri, dessen innere Fläche der Tumor nach unten in die erweiterte Uterushöhle vordrängt. Der Tumor liegt intramural, hat aber von der Wand des Fundus im ganzen Besitz ergriffen, so daß er außen fast nur von Serosa und dünner Muskelschicht und unten von atrophischer Korpusschleimhaut bedeckt ist. Nur an der rechten Seite ist der Tumor noch von einer dickeren Muskulatur bekleidet.

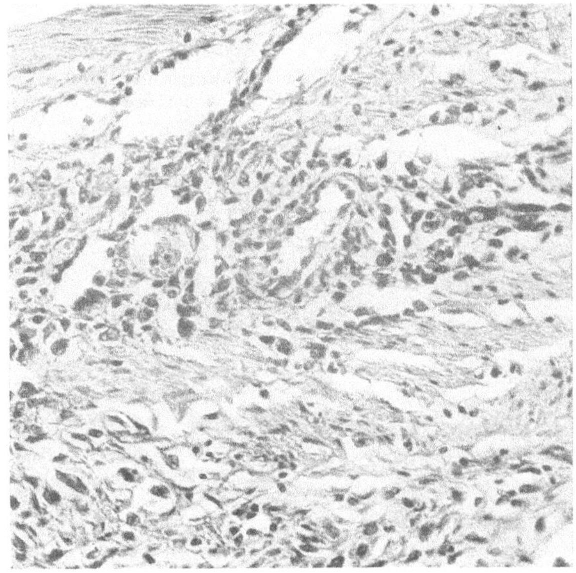

Die Adnexe mit atrophischen Ovarien setzen dicht unterhalb des Tumors am Uterus an. Der übrige Uterus erscheint als kleinerer Teil unter dem Tumor breit anhaftend und ist sehr stark ausgedehnt durch eine Ansammlung hell grünlicher seröser Flüssigkeit infolge einer völligen Atresie der Cervix. Die Wand des Uterus ist infolgedessen allseitig sehr verdünnt und innen mit glatter, sehr dünner Schleimhaut bekleidet.

Der Tumor im Fundus uteri wird durch eine große Höhle zum großen Teile eingenommen, die ebenfalls mit hellgrüner seröser Flüssigkeit gefüllt ist. In diese Höhle ragen dicht nebeneinander große breitbasige Höcker namentlich von der rechten Seite her weit vor, so daß hier die Höhle beengt ist. Kleinere, flachere Höcker

Abb. 127. Aus demselben Falle Nr. 4 wie Abb. 125 und 126. Äußere Zone der Cystenwand. Fibromatöses Gewebe und Muskulatur aus der umgebenden Uteruswand durchsetzen sich. (Lichtbild, etwas stärkere Vergr.)

bedecken den größten Teil der Höhlenwand. Drei größere ragen weiter hinein, Knoten von über kastanien- bis gänseeigroß. Das Gewebe der Knoten ist auf Durchschnitten mäßig derb mit kleinen erweichten Stellen. Die Muskulatur des Uterus liegt dem Tumor konzentrisch gedehnt an mit scharfer Grenze, soweit sich makroskopisch feststellen läßt.

Die makroskopischen Befunde lassen sich kurz fassen. Die inneren Schichten des Tumors sind durchweg sehr schlecht erhalten, mit scharfer Grenze gegen die Höhle, aber ohne erkennbare Innenbekleidung. Auch sonst ist der Tumor überall stark in Rückbildung mit kleinen Erweichungsherden, Thrombosen, kleinen Blutungen und mit ausgedehnter hyaliner Quellung fibrillären Gewebes bis zum völligen Kernschwund. Gut erhaltenes Parenchym des Tumors trifft man nur an der Peripherie und auch hier nur in kleinen Teilen, meist nur in Herden von wenigen Millimetern Ausdehnung. Dieses fällt um so mehr auf, weil die kleinen frischen Tumorpartien mehr sarkomatösen Charakter haben mit außerordentlich zellreichen Partien, wie sie in den Bildern 128, 129 und 130 wiedergegeben sind. Die Zellen sind zum Teil ziemlich groß, spindlig und meist sehr unregelmäßig geformt; diese Zellen sind mit Fibrillen reichlich durchsetzt und es besteht kein Zweifel, daß die Fibrillen zum größeren Teile von den Zellen selber ausgehen. Einige besonders gut erhaltene Stellen des Tumors (Abb. 128) zeigen starken Zellreichtum mit polygonalen, länglichen und kurz spindligen Kernen mit sehr wenig feinsten Fibrillen, die sich nur zart färben (van Gieson), während in den übrigen Partien die kollagenen Fibrillen stark vorherrschen. Diese besser erhaltenen kleinen Zellherde sind reich an Gefäßen, sie haben nirgends größere Ausdehnung, gehen in das grob fibrilläre Gewebe über und diese in die hyalin entarteten Partien. Die kernreichen Stellen werden außerdem durch Erweichung bedroht, stark aufgelockert. Inmitten der in Rückbildung begriffenen fibrillären Umgebung tauchen unregelmäßig begrenzt solche zellreichen Herde auf, darunter einer, in dem viele Zellen gequollen mit großem chromatinreichen Kern auffallen. Diese Zellen neigen zur Zusammensinterung und bilden Riesenzellen ähnliche Gebilde (Abb. 129).

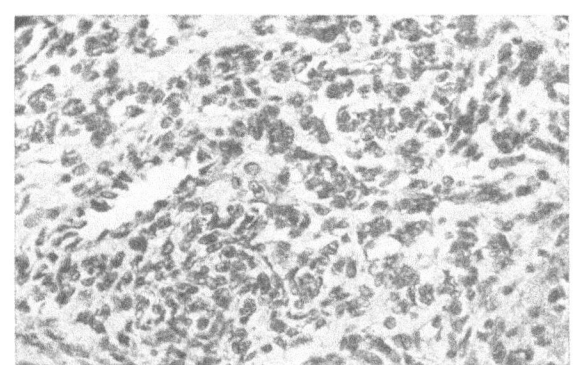

Abb. 128. Lymphangiocystofibroma corporis uteri Fall 5. Insel gut erhaltenen Tumorgewebes in größtenteils regresssiven Partien. (Lichtbild, stärkere Vergr.)

Auf den ersten Anblick erinnert das Gewebe der letztgenannten Stelle an Sarkom. Es ist dies aber die einzige Stelle, die ich in größeren Stücken gefunden habe.

Es kommt hinzu, daß die Grenze der fibromatösen Neubildung gegen die Muskulatur nicht überall ganz scharf ist, sondern daß man in der Grenzzone Muskelbündel in der Neubildung findet (Abb. 130).

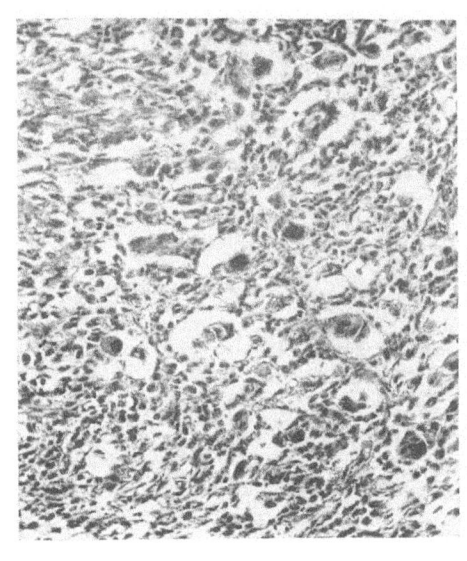
Abb. 129.

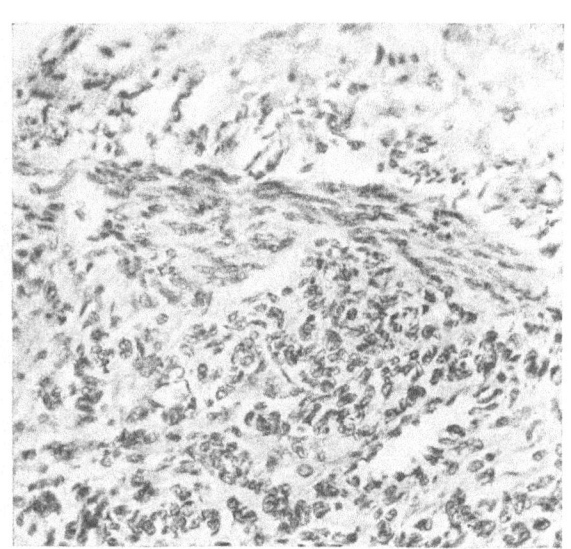
Abb. 130.

Abb. 129. Von demselben Falle 5 wie Abb. 128 mit riesenzellartigen Zusammensinterungen. (Lichtbild, stärkere Vergr.)

Abb. 130. Von demselben Falle 5 wie Abb. 128 und 129. Aus einer gut erhaltenen Partie des Tumors an der Peripherie mit Muskulatur durchsetzt. Im oberen Teile des Bildes Erweichung. (Lichtbild, stärkere Vergr.)

Die Entscheidung ist nicht ganz so einfach, wie es auf den ersten Augenblick scheint. Die im großen ganzen harmlose, zu starker Fibrillenbildung neigende bindegewebige Geschwulst ist in ihren meisten Partien nur als fibromatös zu bezeichnen, stellenweise sarkomartig; mehr nicht. Wir können in solchen Fällen nicht den gewohnten Maßstab anlegen, den wir von anderen Geschwülsten entnehmen. Wir müssen eine größere Reihe solcher Geschwülste abwarten, ehe wir sagen können, ob sie tatsächlich des öfteren sarkomatös sind. Wir werden eine sarkomatöse Geschwulst weiter unten kennen lernen, die in dieses Gebiet gehört. Es ist nur auffallend, daß man noch keinen Fall kennt, in dem solche Tumoren zum Tode geführt haben durch Metastasierung. Vielleicht weil sie langsam wachsen und sehr starke Neigung zu Ernährungsstörungen und Untergang haben. Ich kann auch im vorliegenden Falle nicht zugeben, daß auf Grund der genannten Zeichen hier die Diagnose Sarkom gestellt werde und möchte davor warnen, die landläufigen Zeichen: „unscharfe Grenze" und „atypische Kerne" als ein für allemal maßgeblich hinzunehmen. In diesem Falle — das muß ich besonders hervorheben — ist der

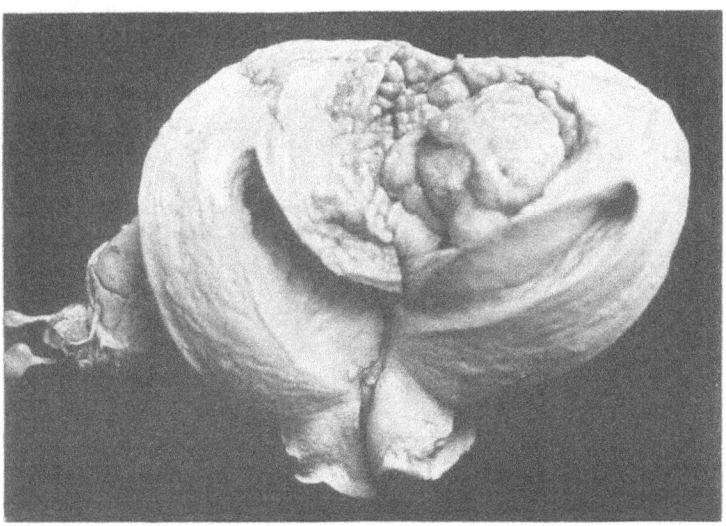

Abb. 131. Lymphcystofibroma corporis uteri im Fundus vorne (Fall 6). In die sagittal von hinten aufgeschnittene Uterushöhle (rechts und links) ist der (aufgeschnittene) Tumor von vorn und oben vorgetrieben. (Ansicht von hinten.) (Lichtbild kaum $^1/_2$ nat. Gr.)

Prozeß der Abgrenzung des Tumors gegen die Muskulatur nicht beendet, wie es in meinen beiden ersten Fällen scheint. Es sind an der Peripherie wenn auch nur schmale Züge zellreichen Gewebes vorhanden, die in bescheidenen Ausmaßen unscharf die Muskulatur infiltrieren. Aber es ist zu beachten, daß auch völlig fibröse fast zellfreie Tumorpartien stellenweise ebenso unscharfe Grenze zur umgebenden Muskulatur haben.

Es besteht auch hier die Wahl anzunehmen, daß entweder der Tumor seine unscharfe Abgrenzung schon in der ersten fehlerhaften Gewebsanlage gehabt habe, oder daß das Tumorgewebe zunächst mit zellreichen neugebildeten Teilen destruktiv oder doch — um den harten Ausdruck zu meiden — histolytisch-gewebslösend in die Muskulatur vorgedrungen und dann fibrös entartet ist. Es ist also mit der Möglichkeit zu rechnen, daß der Altersprozeß der fibrösen Abartung in diesem Falle den gleichen Weitergang genommen haben würde wie in den ersterwähnten Fällen.

Fall 6. **Lymphcystofibroma corporis uteri (Vorderwand).**

Es folgt noch ein Fall aus eigenem Bestande.

Einer 46 jährigen Frau wird der Uterus exstirpiert (T. 5814. 256, 26) dessen Vorderwand von einem apfelgroßen intramuralen Tumor mit großer zentraler Höhle eingenommen wird, so daß der Tumor sowohl die äußere Oberfläche des Uterus überragt, wie in die erweiterte Uterushöhle vordrängt. Der Tumor (Abb. 131) scheint scharf abgegrenzt und nach innen von dünner Schleimhaut überzogen.

Die am meisten auffallende Erscheinung ist, daß einzelne große und viele kleine Knollen des Tumors in die Höhle bucklig, etwa halbkuglig vorragen in so großer Zahl, daß sie die Höhle zum großen Teile füllen.

Die Adnexe liegen in Adhäsionsmembranen eingebettet, im linken Ovarium ein Corpus luteum; sonst keine Besonderheiten.

Der Tumor ähnelt auch histologisch in jeder Beziehung den vorgenannten, namentlich hinsichtlich der einen großen und mehrerer kleinerer Lymphgefäßerweiterungen. Die teilweise mit Endothel bekleidete Innenwand der Cyste zeigt zwar an mehreren Stellen eine hellere, lockere fibrilläre Zone, ist aber im ganzen zellreich (Abb. 132 u. 133). Auch kleine Erweichungsherde betreffen die kleinen Knollen nicht weniger als die größeren.

Wie die übrigen Tumoren, so besitzt auch dieser neben kleinen zahlreichen, geradezu sarkomverdächtigen Stellen in den größten Teilen eine sehr ausgiebige Fibrillenbildung und es läßt sich auch in diesem Tumor keine Ordnung bezüglich der geringeren oder stärkeren Ausreifung nachweisen; so finden sich zellreiche Partien unter der inneren Oberfläche und fibrillenreiche Partien in der äußeren Zone, obgleich hier die Grenze zur Muskulatur unscharf ist. In allen Teilen des Tumors wechseln ganz willkürlich meist kleinere zellreiche Flecken und fibrillenreiche Partien, doch haben diese bei weitem das Übergewicht. Im ganzen ist der Tumor zellreicher als der Durchschnitt der Fälle.

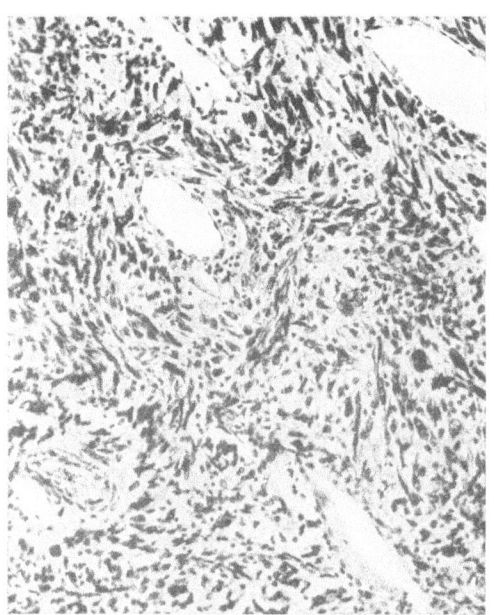

Abb. 132. Von dem Fall 6 (Abb. 131) eine mittelmäßige, zellreiche Partie von der inneren Oberfläche des Tumors. (Lichtbild, mittlere Vergr.)

Im einzelnen betrachtet, kann man sich von dem Zellreichtum und Fibrillengehalt kein Bild aus Schnitten mit einer einzigen Färbung machen. Die Hämalaunfärbung läßt die Zellen ungebührlich hervortreten, die Malloryfärbung läßt umgekehrt durch das Hervorkehren der Faserfärbung die Zellmenge fast ersticken und die Weigertsche Eisenhämatoxylin-Säurefuchsinfärbung ergibt ein mittleres Bild zwischen jenen beiden. Die zellreichsten Partien bestehen aus länglichen Zellen mit ebenfalls länglichen, oft unregelmäßig geformten Kernen, wenig Zellplasma, das feinere aber auch gröbere Fasern, niemals feinste Fasern aussendet. In diesen Partien sind enge Capillare mit dichtgelagerten Endothelzellen offenbar ebenso neugebildet wie die Tumorzellen. Im ganzen erscheint dieses Bild lockerer, wenigstens im Vergleich mit den älteren fibrillenreichen Partien, in denen die Fibrillen der Zellen sich vergrößern und untereinander stärker verknüpfen. Je fibrillenreicher das Gewebe wird, desto mehr treten die Zellkerne an Zahl zurück. Aber nicht nur verhältnismäßig, sondern auch tatsächlich durch Untergang,

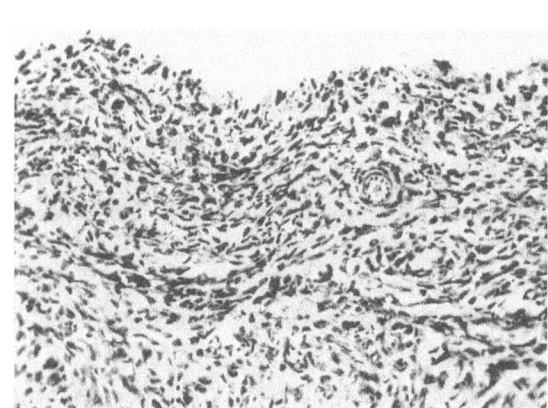

Abb. 133. Von demselben Falle 6 (Abb. 131 und 132). Zelldichte Partie aus der inneren Wand der Cyste. (Lichtbild, mittlere Vergr.)

dafür sich sehr zahlreiche in heller Auflösung des Chromatins befindliche Kerne verbürgen. Erweichungsherde mit völliger Zerstörung der Struktur sind nur in bescheidener Größe vereinzelt zu finden.

Zugleich mit der Zunahme der Zellfibrillen erhalten viele Capillare eine fibrilläre Umhüllung, so daß ihre Lichtung und ihr Endothel sich besser gegen das übrige Tumorgewebe abgrenzt.

Dann sieht man noch fibrillenreichere Partien aus den ebengenannten durch Übergänge hervorgehen. Mit der Zunahme der Zellfibrillen wächst nämlich das Kaliber der Gefäße; ihre Wand erhält stärkeren Zuwachs von groben stark verschlungenen Fibrillen, die sich in Form grober Netze zwischen den Tumorzellen ausbreiten und schließlich die Oberhand gewinnen. Es bleiben aber in den fibrillenreichen Partien mit groben Gefäßen auch Capillare übrig mit allen Übergängen zu präcapillaren Gefäßen mit feinster Media, der das Endothel unmittelbar aufliegt und weiter zu Gefäßen mit dicker Media. Im ganzen sind die meisten Gefäße nicht dickwandig, aber stark geschlängelt. Die großen Gefäße liegen nur in den fibrillenreichen Teilen. Im allgemeinen ist die Adventitia der mittelgroßen Arterien nicht bedeutend, aber an einzelnen Arterien besteht eine ganz außerordentlich starke Adventitia, die in gar keinem vernünftigen Verhältnis zum Kaliber steht; die Media derselben ist ebenfalls erstaunlich dick, aber unter Einlagerung einer fibrillenreichen Mittelzone.

Am meisten auffällig ist in vielen großen Partien die unverhältnismäßig große Menge größerer Gefäße, denen keine angemessene Ab- und Zufuhr in der Muskelumgebung entspricht. Die Knoten von etwa 5—6 mm Dicke haben Gefäße, die eine zehnmal größere Provinz versorgen könnten. Dazu kommt, daß geschlängelte und gestreckte Gefäße ziemlich geradenwegs zur inneren Oberfläche ansteigen und dort umkehren, parallel zu ihr laufen oder Schleifen bilden. Stellenweise erscheint die Knollenbildung des Tumors geradezu veranlaßt durch die üppige Gefäßbildung. Das Elastin der Gefäße ist ohne Besonderheit.

Die größeren erweiterten dickwandigen Lymphgefäße im Tumor sind nur vereinzelt vorhanden und ebensolche finden sich in der umgebenden Muskelwand ganz einzeln. Auch sonst ist diese nicht gefäßreich, nur einzelne Gefäße fallen durch ihre Weite aber nicht durch dicke Wand auf.

Die Muskelwand des Uterus ist fibrillenreich, die Muskelbündel durch viel Zwischengewebe gelockert. Die Grenze zwischen Tumor und Muskelwand ist überall unscharf und es hat an einigen Stellen entschieden den Anschein eines destruktiven Vordringens der Tumorzellen und der Auflösung von Muskulatur. Dieses ist jedoch nicht sehr auffällig und keineswegs so dringlich wie bei Sarkomen anderer Art. Vor allem ist die Grenze auch dort unscharf, wo der Tumor nicht zellreich, sondern fibrillär und sogar erweicht ist.

In diesem Falle 6 ist die unverhältnismäßige Menge der großen Gefäße auffällig. Übergangsfälle haben wir zwar auch kennen gelernt (Fall 4), aber Fall 6 ist von meinen Fällen derjenige, in dem die fehlerhafte Zusammensetzung der Gewebe am ehesten in die Augen springt und der gerade hierdurch am meisten zu dem Falle 7 (Reuter) überleitet. Doch bemerke ich, daß solche sprunghaften Ungleichheiten in der Dicke der Gefäßwände wie bei Reuter nicht vorkommen.

Des weiteren kann ich auch in diesem Falle wohl von Sarkomähnlichkeit sprechen, aber nur mit dem schon oben gegebenen Vorbehalten Man kommt trotz des in geringem Grade angreifenden, gewebelösenden Verhaltens der Geschwulstzellen nicht über die Tatsachen hinweg, daß die umgebende Muskelwand in ihrer Dicke kaum einbüßt, trotzdem sie gedehnt wird von dem stattlichen Tumor, ferner nicht darüber, daß das Tumorgewebe eine so sehr starke Neigung zur fibrösen Abwandlung hat. Es fehlen die Atypien der Kerne sarkomatöser Tumoren; und der Fibrillenbildung gegenüber zeigt sich das Tumorparenchym nicht gewachsen, es erstickt.

Insbesondere ist mir aber bedeutungsvoll die Neigung zu fibrillärer Abartung auch dort, wo das Geschwulstgewebe in die Muskulatur der Umgebung erscheint und Bündel von ihr eingeschlossen hat. Der aus unseren ersten Fällen gewonnene Eindruck wird nur verstärkt, daß die unscharfe Begrenzung gar nichts für das weitere Schicksal der Geschwulst besagen will. Die an sich geringe Neigung zur Gewebslösung geht verloren durch die fibröse Abartung und so scheint es, als ob die erstgenannten Fälle weiter nichts sind als mehr gealterte Vertreter derselben Geschwulstgruppe, aus der die mehr sarkomähnlichen Fälle stammen.

Fall 7. „Gutartige mesenchymale Geschwulst des Uterus von sarkomähnlichem Bau" (Reuter).

Dieser Fall ist der älteste von den mir bekannten Fällen, zum mindesten der erste ausführlich beschriebene. Obgleich ich ihn kannte, war er mir bei Beschreibung meines Falles 1 (1925) nicht gegenwärtig, weil ich meine Aufmerksamkeit auf die mir auffälligste Erscheinung, die große Lymphcyste und die in diesem Falle besonders vielen kleineren Lymphgefäßerweiterungen und Lymphcysten gerichtet hatte. Von diesen ist im Falle Reuters nur die zentrale Höhle vorhanden, die nicht als Lymphcyste erkannt, sondern für eine Zerfallshöhle angesehen wurde. Dem Verfasser fiel um so mehr die unscharfe Begrenzung des Tumors und die Eigenheit der großen Gefäße auf und in der Tat ruft hierdurch der Fall Reuter den Eindruck einer Fehlbildung hervor.

Reuters Fall betrifft eine 28 jährige Frau. Eine faustgroße dickwandige Cyste sitzt in der vorderen Wand und wölbt diese nach innen vor. Die Cystenwand setzt sich deutlich von der übrigen Muskelwand ab und zeigt innen polsterartig vorgewölbte Knollen. Die dicke Tumorwand ist weich gelbweiß. Mikroskopisch ist der Tumor stellenweise von der Muskelwand durch dichte Bindegewebszüge abgekapselt. Die Grenze ist sonst auch ziemlich scharf. In unmittelbarer Nähe des Tumors finden sich in der Muskulatur jugendliche Muskelfasern. Die Muskelhülle ist myofibromatös. Innen zeigt die Höhle kein eindeutiges Endothel, auch kein Epithel, auch nicht in den buchtenförmigen Einsenkungen. Vielmehr ist eine gewellte Schicht lang ausgezogener, in mehreren Reihen dicht aufeinanderliegender Bindegewebszellen zu innerst gelegen. Das Tumorgewebe besteht im übrigen aus Spindelzellen, die auffällig zur Anordnung von Gefäßen neigen. Stellenweise sieht der Tumor durch die dichte Anordnung unreifer Zellen sarkomatös aus. Planlose Gefäßbildung überproduziert in atypischer Ausbildung, stellenweise mit sehr dicker Muskulatur, dann wieder fehlend; ebenso wechselnd das adventitielle Bindegewebe und die elastischen Fasern.

Reuter nimmt nekrotischen Zerfall im Innern an. Nach außen differenziert sich der „mesenchymale" Tumor zu Muskulatur, darum ist er nicht bösartig und hat embryonalen Habitus.

Es ist sicher richtig, daß auch dieser Tumor hierher gehört, wie schon Wolff bemerkt hat. Ich habe durch Herrn Kollegen B. Fischer-Wasels seinerzeit mikroskopische Präparate davon gesehen. Die von Wolff stammende Annahme, daß es sich um ein Sarkom handle, ist nicht erweisbar. Reuter selbst spricht von sarkomähnlich; damit kann man jeden zelldichten Bindegewebstumor bezeichnen und dem steht nichts im Wege. Die Ansicht Reuters, daß an der Peripherie die Spindelzellen sich in Muskelzellen umwandeln, konnte ich jedoch in seinen Präparaten ebensowenig bestätigt finden wie in den übrigen Fällen. Es kommt in allen Fällen eine unscharfe Grenze in Betracht, die Wolff zum Ausgangspunkt seiner Meinung macht, daß es sich um ein Sarkom handele. Ich habe schon oben bemerkt, daß ich dem nicht unbedingt beistimmen kann und muß nochmals ausdrücklich vor Überschätzung der Zeichen warnen, die wir als charakteristisch bei „malignen" Tumoren ansehen, nämlich die unscharfe Grenze, die Auflösung der Umgebung, und auch die Anomalien der Kerne, soweit sie als rückschrittlich zu erkennen sind und nur stellenweise auftreten. Auch die „Zelldichte" jugendlicher Partien ist leider nicht ohne weiteres ein Kennzeichen für Sarkom, man muß vielmehr das weitere Schicksal dieser Partien überwachen, und hat zu beachten, wie ich in der Beschreibung der einzelnen Fälle, namentlich in Fall 6 getan habe, daß von den zerstreuten Herden jugendlichen zelldichten Gewebes nicht viel übrig bleibt, daß sie vielmehr zu fibrillenreichen Partien auswachsen und daß sie von dem fibrillären Grundgewebe, das seinen Ausgangspunkt von der nächsten Umgebung der Gefäße nimmt, erstickt werden.

Aus gleichem Grunde müssen wir das im geringen Grade gewebelösende Vordringen der Geschwülste in die muskuläre Umgebung mit großer Vorsicht abwägen. Nicht nur, weil wir wissen, daß die Histolyse überhaupt dem zellreichen wuchernden Gewebe zukommt (Adenomyosis), sondern es mahnt uns zu gebührender Vorsicht der Umstand, daß auch in der Peripherie das Geschwulstgewebe mindestens ebenso sehr wie in den übrigen Partien zur fibrösen Umwandlung hinneigt. Ja es ist ganz besonders auffällig, daß das Geschwulstgewebe, wo es am unschärfsten sich gegen die Muskulatur absetzt und zackig vordringt, und selbst, wo es kleine Muskelbündel eingeschlossen, offenbar abgetrennt (nicht selbst gebildet) hat, völlig fibrös degeneriert ist, wie in unseren ersten Fällen oder in fibröser Umwandlung begriffen ist, wie in unseren letzten Fällen 5 und 6.

Es steht also zur Wahl eine von vornherein unscharf begrenzte Fehlbildung der Gewebe, oder ein geringes gewebelösendes Vermögen der zellreicheren Geschwulstpartien mit Ausbreitung auf Kosten der Muskulatur, aber mit nachfolgender fibröser Abartung des Geschwulstgewebes, sei es aus Ohnmacht gegenüber dem wachsenden Widerstande des Organismus oder aus einem den schnellwuchernden Zellen innewohnendem „Lethalfaktor". Die fragliche Ursache berührt uns hier aber weniger als die Tatsache der Wachstumsbeschränkung selber, die durch fibröse Umwandlung dem Geschwulstparenchym aufgenötigt wird nach den geringen Ansätzen zur Destruktion.

Ich muß aber einschalten, daß ich die zur Wahl gestellten Erklärungen der unscharfen Durchdringung der beiden Gewebe — Muskulatur und Tumor — nicht als unvereinbar halte, so daß ein „entweder- oder" zu Recht bestünde. Nein, es ist wohl denkbar, daß ein Gewebefehler in der Anlage besteht mit unscharfer Grenze, nur deutet ihr Fortbestehen trotz des bedeutenden Wachstums der Geschwulst auf eine weitere Durchsetzung der Gewebe, die auch zur Genüge klar aus den mikroskopischen Einzelheiten hervorgeht.

Die „Geschwulstanlage" ist ohnehin nur eine Hypothese, für die noch der Befund angeborener Gewebefehler zu erbringen sein würde, so wie ich sie z. B. in der Niere als Grundlage der Markfibrome u. a. nachgewiesen habe.

Es geschieht aber doch nicht aus reinem Vergnügen an der Hypothese, sondern wir werden des weiteren noch sehen, daß die Annahme eines Hamartoblastoms eine Stütze hat.

Zunächst muß ich — um nicht den Faden fallen zu lassen — den Gedankengang ausspinnen, daß die sarkomatöse Natur des Tumors in der scharf abgegrenzten Bedeutung des Wortes nicht unabwendbar erwiesen ist.

Andererseits bestimmt mich die Vergleichung unserer lymphocystischen Geschwulstklasse mit den bekannten fibrocellulären Sarkomen des Uterus zur Vorsicht in der Aussage, weil jene auch in ihren der Größe nach umfangreichen Vertretern, nicht die Sucht sprunghaften destruktiven Vordringens in Gefäßwände und Gefäßlichtungen zur Geltung bringen. Dieser Mangel im Verein mit der klinischen Harmlosigkeit machen größte Vorsicht der Prognose zur Pflicht.

Aber das wird uns nicht abhalten dürfen, Reuter darin beizustimmen, daß die Tumoren sarkomähnlich sind und ich glaube Wolff auf Grund meiner eigenen 5 Fälle (einschließlich des von Isbruch) das Zugeständnis machen zu dürfen, daß ihrer Anlage nach diese Tumoren wohl die Fähigkeit, vielleicht sogar Neigung zur sarkomatösen Entartung mitbringen, und es ist nicht auszuschließen, daß sie hiervon gelegentlich Gebrauch machen könnten.

Ich scheue also nicht zurück, die sarkomatöse Art des Tumors als reversibel zu bezeichnen, oder wenn man so will, als sarkomatoid.

Es bedarf nur einer offiziellen Festlegung der Begriffe. Will man mit „Sarkom" den unter fortgesetzter Gewebedestruktion klinisch unabwendbaren malignen Ausgang prognostisch festlegen, so haben wir eben keine Sarkome, sondern allenfalls fakultativ sarkomatöse, aber soviel bisher bekannt, gutartig verlaufende Fälle. Die Destruktion der Gewebe besteht nur in schwachem Maße und nur vorübergehend, wie es scheint; die Sarkomnatur, wenn man sie anerkennen wollte, würde reversibel, aber nicht nur abwendbar sein, sondern stets rückgängig werden.

Die Eigenart dieser Geschwulstklasse macht es doch unabwendbar, ihrem Ursprunge nachzugehen.

So fragt es sich, welche Art von Zellen dazu befähigt ist. Zunächst fällt auf, daß bei der geringen Zahl von Fibromen des Uterus so häufig lymphocystische Fibrome auftreten. Es müssen wohl schon besondere Keime sein, wenn auch nicht unbedingt mesenchymale (Reuter). Von mesenchymalen Keimen würde man doch wohl in der Mehrzahl der Tumoren Übergänge zwischen Muskulatur und Bindegewebszellen oder Zwischenstufen erwarten dürfen. Solche kann ich aber nirgends auffinden.

Haben wir nun etwa die Lymphcysten mit der Bindegewebszellwucherung entstehungsgeschichtlich zusammen zu bringen? Dieses möchte ich nicht im Sinne eines gemeinsamen Keimes für Endothel- und Bindegewebszellen zugeben. Nicht etwa aus allgemeinen histologischen Vorurteilen, sondern weil in den jüngsten wuchernden Partien keine auffällige Bildung von Lymphgefäßen zutage tritt, wie denn überhaupt die Lymphgefäße nicht in besonders großer Menge, sondern nur durch ihre Erweiterung zu Cysten auffallen.

Die zentralen großen Cysten halte ich nämlich mit den übrigen Lymphangiektasien für gleichartig. Besonders spricht dafür auch bei Mangel von Endothel die Ähnlichkeit der Wandung in der Cyste und in den übrigen Lymphangiektasien. Das Endothel kann schließlich verloren gehen durch Druckatrophie. Das Verhalten der 7 Fälle ist schon makroskopisch sehr eindeutig. Um Zerfallhöhlen (Reuter) — glaube ich — handelt es sich in keinem Falle. Solche Höhlen habe ich in Sarkomen und Myomen des öfteren gesehen, aber in allen diesen Fällen ist die Wand nicht gebuckelt, sondern ungleich rauh fetzig, nekrotisch. Die Nekrose fehlt hier in den Innenschichten unserer Tumoren. Die Knollen füllen auch in mehreren Fällen den größten Teil der Höhle aus. Es besteht grob betrachtet, kein Unterschied von der allgemeinen Neigung des Bindegewebes knollig sich vorzubuckeln in allerhand epitheliale Kanäle und Cysten und zuweilen auch in Gefäße (Myom, Placenta). Zudem ist die Oberfläche der Knollen in unseren Cysten auch glatt, wo Endothel fehlt und schließlich ist ein seröser Inhalt, aber keine trübe fetzig durchsetzte Masse im Cystenraum nachweisbar. Kurz, ich habe an der Natur als Lymphcysten keinen Zweifel. Verlust des Endothels in Lymphcysten und in echten Lymphcystomen ist übrigens bekannt.

Wir haben genügende Veranlassung, außer der typischen makroskopischen Gemeinsamkeit in der Bildung intracystischer Knollenbildung auch die übrigen Besonderheiten der Tumoren ins Auge zu fassen. Es sind kugelige Tumoren, sie grenzen sich ohne Kapsel unscharf ab, sie neigen zu einem großen Teile dazu, ihre Zellen ausreifen zu lassen mit Ausbildung von Fibrillen, die von Fall zu Fall an Menge wechselt, aber meist sehr bedeutend wird, — dieses um so auffälliger, als andere Stellen unvermittelt und in kleinen Inseln sehr zellreich erscheinen. Ferner der schon Reuter aufgefallene Wechsel in der Anordnung; keine Schichtenbildung, sondern launisch ungeordneter Aufbau. Auffallende Gefäße, oft in großer Menge, vor allem von unsinniger Größe und von ungleichem Wandbau, wie ebenfalls Reuter festgestellt hat. Die Unordnung des Gewebes ist sogar besonders bezeichnend trotz schwacher Versuche zur Schichtenbildung in den inneren Lagen. Es besteht bei manchen Unterschieden soviel Gemeinsamkeit, daß die Tumoren eine Besonderheit darstellen nicht nur wegen der Lymphcyste mit den Fibromknollen darin, sondern gerade weil es an Tumoren, denen der übrige Bau zu eigen wäre ohne die Cystenbildung scheinbar völlig fehlt. **Es sind Tumoren von dieser histologischen Eigenart ohne Lymphcysten nicht bekannt.**

Ferner ist in einigen Fällen (mein Fall 1 und Fall Wolff) ganz einwandfrei außer der großen Cyste eine Menge kleinerer Cysten und lymphangiektatischer Räume nachgewiesen, deren Zwischenwände zum Teil dünn wie Spinngewebe einschmilzt. Man kann also annehmen, daß in den Fällen mit nur einer großen Cyste eine Verschmelzung der Höhlen erfolgt ist. Auch sind die Cysten keine einfachen Stauungsfolgen, sondern bedeuten ein Wachstum der Wände von Lymphgefäßen mit Einwucherung fibröser Knollen. Daraus muß man wohl oder übel entnehmen, **daß die Lymphcysten kein zufälliger und nebensächlicher Bestandteil sind.** Trotzdem müssen wir deswegen nicht zu einem „mesenchymalen" Keime (Reuter) greifen, sondern man kann sich den Tumor als Hamartoblastom erklären.

Die Grundlage dieser Bildungen mag zunächst ein Hamartom sein, eine Fehlbildung, an der die Gefäße — auch die Blutgefäße — durch Anomalien beteiligt scheinen. Ob die Lymphstauung mit Bildung einer zentralen Cyste in der Anomalie der Gefäßwände verursacht sein mag, bleibe dahingestellt. Es ist ebenso einfach oder einfacher vorstellbar, daß ein abnorm gebauter, vielleicht auch in der Anlage der Lymphgefäße abnormer Gewebsbezirk mit seinen eigenen Wachstumsbedingungen nicht den nötigen Anschluß an die abführenden Lymphgefäße der normalen Umgebung erwirbt und dadurch nur eine Lymphstauung zur Cystenbildung führt. Das zellige Wachstum dieser Fehlbildungen mag gering bleiben oder stärker werden, je nach den von Haus aus verschiedenen Arten der geweblichen Zusammensetzung, ferner der größeren oder geringeren Unreife der Bindegewebszellen und den allgemeinen Schädlichkeiten. So kann zwischen Gefäß-, Muskel- und Bindegewebsbeteiligung an der Wucherung von Fall zu Fall ein Wechsel bestehen. Die Bekanntschaft mit weiteren Fällen wird es ermöglichen, eine Reihenfolge von Hamartom zum gutartigen und vielleicht auch zum sarkomatösen Hamartoblastom aufzustellen, das bisher nicht einwandfrei erwiesen ist. Hiermit sollen Richtlinien, aber keine endgültigen Tatsachen gegeben sein. Bei den Erklärungsversuchen soll man nicht außer Acht lassen, daß das Liegenbleiben unreifer Bindegewebszellen in der Muskelwand des Uterus immerhin seine besondere Bewandtnis haben muß. Denn das Bindegewebe spielt hier eine untergeordnete Rolle und Geschwülste aus ihm sind offenbar sehr selten. Um so mehr — das möchte ich schließlich wiederholen — bedarf die Geschwulstbildung aus Bindegewebe im Verein mit Lymphcystenbildung der Beachtung. Ich stelle aber nicht mehr in der Geschwulst die Cystenbildung in den Vordergrund, sondern halte die zellige Tumorbildung für das wichtigere. Nur histogenetisch ist beides vereint betrachtenswert und zwar — wie mir erscheint — am einfachsten im Sinne einer Fehlbildung in der Anlage. Wenn diese zum Hamartoblastom wird, so mag es dadurch mitbedingt sein, daß in dem fehlerhaft eingeschalteten

Gewebsteile unreife Zellen in ungewöhnlich großer Menge unverbraucht liegen bleiben, deren es fraglos zur Bildung solcher Tumoren bedarf. Über die Fehlbildung selber ist vorläufig nichts genaues zu sagen und ich erinnere nur mit großer Vorsicht an eine von mir (1912) vorgezeigte makroskopisch entdeckte Lymphcyste im Parametrium beim Neugeborenen. Es geschieht dies deshalb mit Zurückhaltung, weil ich nicht die Überzeugung habe, daß die Cystenbildung zeitlich voraufgehen muß. Doch läßt sich hierüber nichts aussagen, und die verdickte Wandung der großen und kleineren Lymphräume mag nur der Ausdruck nachträglicher Anforderungen sein infolge der Stauung. Nochmals gesagt, eine Wucherung des Endothels ist nicht nachgewiesen.

So bleibt es bei Erwägungen über die mögliche Beschaffenheit der Geschwulstanlage.

Möge hierüber bis zur Kenntnis vieler Fälle Meinungsverschiedenheit bestehen, um so mehr haben wir Veranlassung, unsere Gruppe von bisher 7 Tumoren zusammenzufassen als einen in der Anlage einheitlichen oder doch ziemlich einheitlichen Typus, dessen Einzelvertreter hinsichtlich der Intensität der Wucherung untereinander Abweichungen zeigen, wie die anderen gutartigen und bösartigen Muskelgeschwülste und deren Zwischenstufen zweifelhafter Prognose, nur mit besonderer Neigung zur Wucherung in der unreifen Zellform. Wechselnd in den Einzelfällen ist mehr der Gehalt an Zahl der erweiterten Lymphräume und an großen Blutgefäßen, als das Tumorparenchym. Die Prognose ist trotz der zweifellosen Neigung zu sarkomatoidem Vordringen in die Muskulatur scheinbar günstig. In meinen Fällen ist immer Heilung erfolgt und Metastasen sind nicht bekannt. Gemeinsam bleibt makroskopisch die kugelig umschriebene golfball- bis faustgroße intramurale, oder auch submuköse Geschwulst von makroskopisch scharfer, mikroskopisch unscharfer Abgrenzung, innen mit intralymphocystischen Knollen. Mikroskopisch ist der bindegewebszellige Bau, mehr oder weniger fibromatös oder sarkomatoid. Die Frauen ohne Besonderheiten in der Anamnese schwanken im Alter von 28—69 Jahren — 28, 30, 31, 40, 44, 46, 69 Jahre — also überwiegend im 4. und 5. Jahrzehnt des Lebens, ohne Einfluß der Altersverschiedenheiten auf die mehr oder weniger sarkomatöse Entwicklungsrichtung.

Nicht gemeinsam ist den 7 Fällen die Lage im Uterus; die meisten sitzen oben im Corpus, einmal ausgesprochen im Fundus, einmal submukös, polypös im Fundus vorne ausgehend. Auch sonst ist noch in 4 Fällen die Vorderwand angegeben; einmal davon vorn unten. Die Seitenwände selber sind überhaupt nicht genannt, sondern nur einmal vorne links und einmal links hinten. Das bedeutet natürlich nichts und ich erwähne es nur, um nochmals auf meine Ablehnung der histogenetischen Bezugnahme auf den Wolffschen Gang (Wolff) und ebenso darauf hinzuweisen, daß man an allen Stellen des Corpus unsere besondere Art von Geschwulst zu gewärtigen hat. So darf wohl mit der Hoffnung gerechnet werden, daß die schon makroskopisch unverkennbaren Tumoren bald öfters zur Beobachtung kommen werden.

Es wird noch festzustellen sein, ob man diese Geschwülste besser den Fibromen zureiht, oder ob man sie unter den gefäßreichen Geschwülsten beibehalten oder sie schließlich den einfachen Mischgeschwülsten einverleiben will. Aber das macht vorläufig keine Sorge, denn die Mehrzahl der Angiome leidet gleiches Geschick.

c) Schlußbemerkung zum Angiom.

Es ist eine bunte Reihe verschiedener Gefäßneubildungen aufgeführt worden, die je nur wenige Vertreter haben, offenbar weil sie selten sind, aber auch weil nicht genügend darauf geachtet wird.

Dieses zu fördern, möge die obige Schilderung beitragen, denn es knüpfen sich Fragen von allgemeiner Bedeutung an, denen sich nachzugehen lohnt. Ich weise auf die S. 331—333 oben angeschnittene Frage des Zusammenhanges zwischen dem Zellmaterial der Gefäße und des Tumorparenchyms hin. Ich stehe zwar nicht auf dem Standpunkte, daß man aus der Wachstumsart der unreifen Tumorpartien unbedingte Rückschlüsse auf die Ausgangszellen des Tumors zu ziehen berechtigt wäre, aber dieses und nichts anderes geschieht ja ganz allgemein, wenn man die Histogenese der Tumoren abhandelt und es hat zweifellos eine gewisse Berechtigung, in den unreifsten schnellwachsenden Zellen wenigstens diejenigen zu erblicken, die dem Ausgangsmaterial der Tumoren noch am nächsten stehen. Ob eine Art- und Wesensgleichheit besteht, läßt sich natürlich nicht bestimmen, sondern nur vermuten. Mit dieser Einschränkung betrachten wir einmal vergleichsweise das oben geschilderte angiomatöse Myom (Seite 327) und unsere Lymphangiocystofibrome. In beiden Fällen ist das Tumorparenchym zunächst engstens an die Gefäße gebunden, aber es sondert sich dort muskelzelliges Gewebe als Tumorparenchym mit Gefäßen ohne Muskelmantel ab und umgekehrt finden wir in unseren lymphocystischen Fibromen, besonders in Fall 6, Muskelmäntel an den Gefäßen, ja geradezu eine Vorliebe zur Bildung großer Gefäße mit Media dagegen im Tumorparenchym keine Muskulatur, auch nicht in Spuren. Die Erklärung der Entstehung so verschiedenartiger Tumoren aus Gefäßwandzellen müßte ganz verschiedene Arten voraussetzen, also keine mesenchymale Zellen, von denen man einen Mischtumor erwarten sollte, wie echte Myo-Fibrome oder Angio-Myo-Fibrome. Wie geschieht es nun, daß nicht nur unsere Lymphocysten-Fibrome, sondern ebenso andere Tumoren (Fibro-Carcinome) muskelwandige Gefäße erhalten? Das scheint mir sehr einfach zu beantworten, nämlich dahin, daß die Muskulatur aus dem normalen Gefäßbestande der Umgebung stammt, daß sie also ebenso wie die Gefäße selbst von außen her an und mit ihnen nachwächst. Mag eine Geschwulst in ihren jüngsten Partien noch so reich an Capillaren sein, dieses beweist noch immer nicht ihre angiomatöse Natur; ihr Endothel gehört nicht selbstverständlich zum Tumorparenchym, sondern nur höchst ausnahmsweise. Dieses wird durch unser angiomatöses Myom sehr gut beleuchtet. Die in ihren unreifen Teilen scheinbar angiomatöse Geschwulst wächst sich zum Myom aus, während ihre Gefäße zurückbleiben, obgleich gerade in dieser Geschwulst die unreifen Muskelzellen in engster Gemeinschaft mit den Capillaren wuchern. Andererseits die Fibrome mit den auffallend vielen muskulösen Gefäßen! Einen stärkeren Gegensatz kann man kaum finden. Aber die Lösung scheint nur schwierig unter der Annahme der pluripotenten Gefäßwandzelle. Ohne diese Theorie liegt die Sache sehr diel einfacher. Aus unreifen Muskelzellen werden Myome, aus unreifen Bindegewebszellen werden Fibrome oder bei dauernder Unreife muskelzellige und bindegewebszellige Sarkome. Die Wucherung der Parenchymzellen der Tumoren reizt das umgebende Bindegewebe und das Gefäßendothel zur Stromabildung; die neu gebildeten Gefäße entnehmen das Material zu ihrer Wand gewöhnlich nicht dem

Geschwulstparenchym, sondern dem Stroma und entleihen auch ihre Muskelwand aus den Gefäßen der Umgebung.

Selbst in Myomen bildet sich die Gefäßmuskulatur im allgemeinen nicht aus dem muskelzelligen Geschwulstparenchym, sondern wächst mit den Gefäßen aus der Umgebung des Tumors.

Die Lehre von der Beteiligung der Gefäßzellen, seien es Endothelzellen oder spezifischer Gefäßwandzellen an der Tumorbildung, wie Fibrom, Myom, Sarkom, entbehrt jeder beweiskräftigen Unterlage. Die ersten Tumorzellen können in der Nähe von Gefäßen liegen; das macht sie jedoch nicht zu Gefäßwandzellen Bei jungen Myomen ist das Gegenteil oft beweisbar.

Die Muskulatur der Gefäße entsteht in Fibromen, Myomen, Sarkomen gänzlich unabhängig vom Tumorparenchym und dieses geht nicht aus der Gefäßwand hervor.

Die unmittelbare Umwandlung von einzelnen Gefäßwandzellen in Muskelzellen oder Fibromzellen sehen zu wollen, ist Illusion.

D. Adenomyosis, Adenofibrosis und Adenomyom.
I. Adenomyosis, Adenofibrosis.
Einleitung. Geschichtlicher Rückblick. Benennungen.

Wenngleich dieser Band des Handbuches die „Geschwülste des Uterus" zur Darstellung bringen soll, so läßt sich einerseits die diffuse Adenomyosis uteri zur Zeit noch nicht ganz scharf von den Geschwülsten „Adenomyom" abtrennen, andererseits sind die Ansichten über die Pathogenese der Adenomyosis uteri interna mit dem gleichen Leiden in den Tuben, ferner durch die Adenomyosis uteri externa s. perimetrica derart eng mit der peritonealen und durch diese auch mit den extraperitonealen Fällen von Adenomyosis oder Adenofibrosis verknüpft, daß hier wenigstens eine umfassende Darstellung der Pathogenese notwendig erscheint. So ergibt es sich, daß wir die Adenomyosis, insbesondere soweit sie die Nachbarschaft des Uterus und seine Bänder betrifft, auch in anatomischer Hinsicht einbeziehen und die gleichsinnigen Befunde an den übrigen Organen mit berücksichtigen müssen, ohne der Darstellung in den Abschnitten „Tube, Ovarium" vorzugreifen. Hiermit bringen wir bereits die allen heutigen Autoren gemeinsame Ansicht zur Kenntnis, daß die Adenomyosis uteri und eine ganze Reihe von adenomyösen und adenofibrösen Wucherungen an anderen Stellen morphologisch zum mindesten außerordentlich ähnlich, wenn nicht identisch sind. Daraus ergibt sich dann die heute viel besprochene Frage, ob sie auch an allen Stellen gleiche Pathogenese haben, auf die wir als den am heißesten umstrittenen Plan besonders ausführlich einzugehen haben.

Anfangs waren nur die Wucherungen an den Tubenecken, dann am Uteruscorpus bekannt; man hat sich auch bis heute nicht allgemein daran gewöhnt, die Wucherungen im Collum uteri, soweit sie von der Schleimhaut des Cervicalkanals ausgehen, den gleichen Rang beizumessen. Sie werden vernachlässigt, weil die allgemeine Aufmerksamkeit auf die außen am Uterus und außerhalb desselben gelegenen Befunde von „Adenomyosis" der Corpusschleimhaut ähnlich sind. Andererseits werden die Schleimhautwucherungen in der Tubenwand denen des Corpus uteri angereiht, wenigstens, soweit sie dem uterinen Tubenteil angehören, weil hier die Muskulatur deutlicher mitwuchert, während die Tiefenwucherung in den übrigen Teilen der Tube ebenso wie in der Cervix unverdiente Geringschätzung erfahren.

Wir gehen im folgenden topographisch zu Werke, wir werden die einzelnen befallenen Stellen innen in den Tuben wie im Uterus und ebenso außen, von dort die peritonealen und extraperitonealen Fundorte verfolgen und den Wucherungen im Ovarium besondere Beachtung gönnen.

Die Geschwülste bezeichnet man mit Adenomyom (Cystomyom, Cystadenomyom). Endometriom bedeutet keineswegs das gleiche, da die Muskelwucherung nicht zum Ausdruck kommt. Auch wird der Ausdruck oft falsch angewendet für diffuse Wucherung. Höchst überflüssig sind neue Namenserfindungen wie Solenom (Jayle). Der Autor faßt darunter sehr verschiedene Dinge zusammen, die weit auseinander stehen wie Schleimhautpolypen, cystische Fibrome, Endometriosis usw. Die Namen, die auf Entzündung weisen, Adenomyositis, Adenomyometritis werden mehr und mehr aufgegeben. Die durch Entzündung hervorgerufenen Wucherungen sind namentlich im Uterus selten, in der Tube jedoch sehr häufig. Der von Frankl eingeführte Name Adenomyosis ist vorteilhaft, da er nichts vorwegnimmt, ebenso Adenofibrosis oder Adenosis (H. Albrecht). Die diffuse Wucherung im Uterus heißt meist „**Adenomyosis**„ (interna). Die äußere Wucherung, Adenomysis externa uteri, gehört zu den peritonealen und heißt in neuer Zeit ungenau, weil die Bezeichnung der Muskelwucherung fehlt, Endometriosis, während Fibroadenomatose sich weniger einbürgert. Hysteroadenosis (Halban) wird auch kaum verwendet.

Die Kometenlaufbahn, die viele Themata in der Medizin und auch in anderen Wissenschaften durchmachen, tritt kaum irgendwo so auffällig zutage, wie in der Lehre vom „Adenomyom", wie man ursprünglich alle Uterusschleimhautwucherungen nannte. Kurze Vorerscheinungen künden ein plötzlich helles Aufleuchten an, ein langer Schweif von Trabanten folgt und nach etwa 3—5jährigem Bestande verschwindet das Thema mit Hinterlassung einiger Nachbilder für 20—25 Jahre. Das stürmische Interesse weicht einer gemessenen Beachtung. Der erste Anstieg liegt kurz vor der ersten Auflage dieses Handbuches, in der Gebhard (1897) das Thema ganz unter dem Einflusse von Recklinghausen auf kaum 4 Seiten abhandelt. „In das Dunkel der Histogenese wurde plötzlich Licht gebracht." Das Ausgangsmaterial war die Urniere, das Wesen der Erkrankung „Geschwulst".

Das durch von Recklinghausens Arbeit erregte Aufsehen war außerordentlich groß und nicht minder die bei den Gynäkologen und Pathologen gleichermaßen hervorgerufene Anteilnahme. Zur Zeit der zweiten Auflage dieses Handbuches zehn Jahre später (1907) war die Theorie von Recklinghausen begraben. Die Histogenese beschränkte sich auf die Entstehung aus der Schleimhaut und aus dem Serosaepithel. Die Ätiologie war die „Entzündung" und das Wesen der Erkrankung, abgesehen von einzelnen echten Geschwülsten die durch Entzündung eingeleitete diffuse „Hyperplasie". (R. Meyers Adenomyometritis.) Wieder 20 Jahre später hat sich das Bild abermals geändert, die diffuse Hyperplasie besteht zu Recht, die wirklichen Geschwülste, Adenomyome werden kaum noch beachtet; im Vordergrund steht die peritoneale Wucherung, besonders die außerhalb des Uterus gelegene „Endometriosis" (Fibroadenomatosis endometrioides). In der Ätiologie ist die Entzündung bei der „Adenomyohyperplasia interna uteri" (R. Meyer) mit Recht ganz in den Hintergrund getreten, bei der peritonealen und extraperitonealen Endometriosis wird die Entzündung als auslösende Ursache oder mindestens als Mitwirkung allgemein zugegeben. Der hormonale Einfluß des Ovariums (Lauches besonderes Verdienst) ist unbedingt anerkannt als Ursache des funktionellen und damit des morphologischen Ausbaues der Wucherungen in der Zeit des geschlechtsreifen Alters; zwar nicht als erster Anstoß zur Wucherung, aber es wird doch dem Hormon Einfluß in gewissem Grade auf die Weiterwucherung des ortsfremden Gewebes eingeräumt. In der Histogenese gilt die Adenomyosis interna unbestritten als eine Sprossung der Schleimhaut. Dagegen ist völlig ungeklärt die Histogenese im Gebiete der peritonealen und extraperitonealen Endometriosis, auf dem infolgedessen die Theorien üppig gedeihen, an erster Stelle die metastatische Implantation von aus dem Uterus durch die Tuben ausgewanderten, menstruell abgestoßenen Schleimhautteilen (Sampson), an zweiter Stelle die ältere Theorie autochthoner Umwandlung des Peritonealepithels in endometrioides Gewebe und an dritter Stelle die metastatische Entstehung auf Gefäßwegen. Die extraperitonealen Wucherungen fügen sich der zweiten Theorie, sie sind mit der Annahme der peritonealen Implantation (Sampson) nicht unvereinbar, wenn man die etwas gezwungene Hypothese Bungerts hinnimmt, daß die ursprünglich intraperitoneal gelegenen Herde durch Brüche extraperitonealisiert wurden, aber es besteht auch heute noch vielfach Neigung, sie unter Hinweis auf die peritonealen Einstülpungen während der Entwicklung vom embryonalen Teile herzuleiten. Abgesehen von dieser embryonalen Extraperitonealisierung brauchten sie sich also nicht zu unterscheiden von den intraperitonealen Wucherungen, soweit diese in der Theorie aus dem Serosaepithel entstehen sollen, sei es aus ortsgehörigem, indifferentem, prosoplasiertem oder metaplasiertem Peritonealepithel oder aus ortsungehörigen, abnorm differenzierten oder „versprengten" Epithelien. Die Neigung „Epithelversprengung" vom Müllerschen Gange intra- und extraperitoneal (namentlich Cullen) zu bevorzugen, hat kaum noch Bedeutung, nachdem der Einfluß des Hormons auf die Endometriumbildung sich Geltung verschafft hat. Dagegen wird an die embryonale Veranlagung vom Müllerschen Epithel in der Uteruswand selber zu wenig gedacht; doch hat sie gewiß nur für Ausnahmefälle Berechtigung. Es wird immer noch nicht allgemein scharf unterschieden zwischen wirklicher Aberration der Gewebe, nämlich Abtrennung vom gewöhnlichen Platze auf eine ungewöhnliche Stelle, und ortsungewöhnliche Differenzierung, obgleich hierzu kaum Vertiefung in die Entwicklungsgeschichte nötig ist.

Galt die Adenomyosis und Endometriosis früher immerhin als seltenes Vorkommnis, so übertrumpft heute bei einer ganzen Reihe von Autoren jeder allein — namentlich in Amerika — mit seinem Material die ganze kasuistische Literatur der Zeit vor 25 bis 30 Jahren, so daß man neben erhöhter Aufmerksamkeit auf das Leiden wohl auch an Vermehrung der Ursachen denken muß.

Die Bekanntschaft mit dem Leiden begann mit den Befunden von Epithelcysten in Myomen [Babes (1882), Diesterweg (1883)], die von den Autoren unter dem Einflusse der Lehre Cohnheims als eine Versprengung in Myomkeime geratenem Müllerschen

Epithel gedeutet wurden. Auch die Anlage des Myoms selbst galt als eine embryonale (Diesterweg). Ähnlich äußerten sich später Strauß (1893), Hauser (1893) und Ricker (1895). Schröder und C. Ruge (1887) entschieden sich dagegen für eine passive Abschnürung tiefreichender Schleimhautdrüsen durch Umwachsung seitens der Myome; auch Schottländer (1893), welcher die erste Theorie nicht leugnete, neigte mehr der zweiten zu. In anderer Richtung bewegte sich die Anschauung von Breus (1894), der für seinen cystischen Tumor den Gartnerschen Gang zur Erklärung heranzog. Dann kam, angeregt durch W. A. Freunds klinische Beobachtungen (1891) nach einigen Vorarbeiten (1893, 1895) v. Recklinghausens Monographie (1896) heraus, die mit einem Schlage starke Bewegung in die Frage brachte. Seine zunächst einseitige Auffassung der Adenomyome als Abkömmlinge der Urniere mußte er bereits in einem Nachtrage zugunsten der schleimhäutigen postfetalen Genese einschränken; dagegen bildeten seine Tubenwinkeladenomyome eine große Stütze seiner Lehre, obgleich Chiari diese Erkrankung schon früher (1887) zu den entzündlichen Neubildungen mit dem Ausgangspunkte von der Schleimhaut (für einzelne Fälle) ganz richtig gedeutet hatte. Chiaris „Salpingitis isthmica nodosa" wurde auch von Schauta (1888) bestätigt und Orth erkannte sie ebenfalls als eine Form der productiven Entzündung an mit dem Namen „Salpingitis productiva glandularis nodosa" an.

Es sei hier eingeschaltet, daß man die Bezeichnung „productive Entzündung" früher weitherziger anwendete unter anderem auch auf hypertrophische Zustände, deren im strengen Sinne entzündliche Genese nicht bestand („Metritis chronica") oder doch nicht mehr nachweisbar war.

v. Recklingshausens Arbeit hat nicht nur durch seinen autoritativen Namen, sondern vor allem auch durch die ganze Beschreibung einer großen Anzahl von Beobachtungen Aufsehen erregt und Anklang gefunden, so bei Pick in mehreren Arbeiten (1897—1900), v. Aschoff (1900) und Schickele (1904), um nur die hervorragendsten von sehr zahlreichen früheren Arbeiten zu nennen; so auch wie gesagt bei Gebhard in der ersten Auflage dieses Handbuches (1897). Die erste lebhafte Opposition fand die Lehre von v. Recklinghausen bei Koßmann (1897) auf Grund der anfechtbaren entwicklungsgeschichtlichen Ansichten von Recklinghausen. Koßmann sieht die epithelialen Einschlüsse als „accessorische" Teile der Müllerschen Gänge an und als Schleimhautabzweigungen und Abtrennungen. Legueu et Marien (1897) erklären das Epithel in den Adenomyomen rundwegs für schleimhäutig. Auch von Lockstädt (1898) und Cullen (1903) sind gleicher Ansicht wie Koßmann, nur lehnen sie von Recklinghausens Lehre nicht für alle Fälle ausnahmslos ab. Die „Salpingitis isthmica nodosa" als entzündliche Erkrankung kam auch bald wieder zur Geltung [Koßmann (1897), v. Franqué (1900), Opitz (1900), R. Meyer (1900 und 1903), Kehrer (1902), „Salpingitis nodosa interstitialis", Maresch (1907) u. v. a. Autoren]. Eine andere Richtung sucht einen Teil der subserösen Drüseneinschlüsse aus dem Serosaepithel zu erklären [Opitz, Aschoff (1899), R. Meyer]. Des Verfassers eigene frühere Arbeiten haben in einer Reihe von Veröffentlichungen Anteil an der allmählichen Klärung der Adenomyomfrage; sie betreffen die normale und pathologische Anatomie des Gartnerschen Ganges und die abnormen embryonalen Gewebeeinschlüsse im Uterus (1897, 1899, 1905), die „entzündlichen" Schleimhautwucherungen in den Genitalien (1897, 1900, 1903, 1909), den Anteil des Serosaepithels an der Heterotopie und Geschwulstbildung (1900, 1905). Auch Cohen (1899) Lubarsch (1901) stellten fest, daß die Typen von Recklinghausen auch in Schleimhautwucherungen vorkämen.

Einen Fall von Uterusadenomyom, der wegen seiner einziggartigen Struktur allgemein als Urnierentumor aufgefaßt wird, nahm ich zum Anlaß (1903) einer eingehenden Kritik der Urnierentheorie v. Recklinghausens, der eine weitere (1905) und ebenso in der zweiten Auflage dieses Handbuches (1907) folgten.

Habe ich durch Befunde aller Art versucht, allen theoretischen Möglichkeiten gerecht zu werden, so war doch mein anfänglicher Standpunkt hinsichtlich der Häufigkeit der einzelnen Arten schon damals erheblich verändert worden zu ungunsten der Ansicht von Recklingshausen und aus der nachfolgenden Literatur geht hervor, daß man immer mehr meinen Standpunkt annahm, die meisten „Adenomyome" des Uterus überhaupt nicht als Tumoren anzuerkennen, sondern soweit sie die Uterusinnenwand betrafen, als hyperplastische Veränderungen, die von der Uterusschleimhaut ihren Ausgang nehmen. Auch die zuerst als besondere Stütze der „Urniengenese" angesehenen „Adenomyome der Fornix vaginae" mußten sich eine andere Auffassung gefallen lassen, nämlich [R. Meyer (1909)] die Deutung als entzündlich hervorgerufene Wucherung, die vom Serosaepithel des Douglas ausging. Diese Auffassung gewann zahlreiche Anhänger, wie schon aus der Namensänderung dieser rectocervicovaginalen Wucherungen hervorgeht. (Auf die neueren Gesichtspunkte dieser Fälle komme ich später zurück.)

Wenn trotzdem noch Bland Sutton (1913) sagen konnte: der Mythus des Ursprunges vom Wolffschen und Müllerschen Gange stirbt sehr schwer, so schüttete er zwar das Kind mit dem Bade aus, aber die kritikfreien Mitteilungen über mesonephrische Adenomyome standen zu jener Zeit immer noch in starkem Mißverhältnis zu dem sicher überaus seltenen Vorkommen solcher Geschwülste. Demgegenüber darf nicht unerwähnt bleiben, daß die neueren Lehrbücher der Pathologie, insbesondere Aschoff, Kaufmann, O. Frankl, Herxheimer, schon damals der veränderten Lehre Rechnung trugen. Als bemerkenswerte Referate der früheren Literatur gelten die bereits in voriger Auflage genannten Arbeiten von Lubarsch, Aschoff, Hartz, Schickele. Die entwicklungsgeschichtlichen Grundlagen habe ich in den „Ergebnissen der allgem. Pathol.", Bd. 9, Teil II niedergelegt; auch von Frankl sind sie ausführlich behandelt worden. Die neueste Wendung in der Geschichte der Adenomyosis hat weniger den Uterus, am wenigsten die Adenomyosis uteri interna zum Ziele, als vielmehr die ektopischen Herde, die intra- und extraperitonealen. Sie knüpft sich an den Namen Sampson. Dieser Abschnitt beginnt langsam mit seiner ersten Arbeit (1921), die erst später bei uns bekannt wurde. Seit 1925 folgte ihm eine Sturmflut von Veröffentlichungen, unter der andere Meinungen, lymphatische Metastasierung (Halban) kaum auftauchen. Wir stehen noch mitten in der Bewegung. In diesem Abschnitte wird nur ihr Anfang genannt. Die Sache selber wird von uns weiterhin genügend zur Sprache gebracht werden.

Von zusammenfassenden Berichten in der neueren Bewegung seien einige wichtige hervorgehoben; Haeuber, Lauche (1925), Polster, Waegeli (1926), Jayle (1927) und namentlich eine sehr schöne Darstellung von H. Albrecht (1927).

1. Die Bezeichnungen.

Das Adenomyom ist, wie der Name ausdrückt, eine Geschwulst; es bedarf nicht nur soweit wie möglich, einer mit der Zeit schärfer vorzunehmenden Abgrenzung der Geschwülste von den entzündlichen und hyperplastischen Prozessen, wenngleich zuzugeben ist, daß diese Grenze keine ganz scharfe sein mag; außerdem muß noch streng genommen im Adenomyom der epitheloide Teil nicht ein zufälliger und gleichgültiger Einschluß, sondern ein wesentlicher Geschwulstbestandteil sein.

Der epitheliale Gehalt kann sowohl quantitativ (Pick), aber auch qualitativ nebensächlich sein. Es kommt eben darauf an, daß die epithelialen Teile geschwulstmäßig mitwuchern, andernfalls die Bezeichnung Adenomyom ebenso unzutreffend ist, wie der Name Fibromyom für Myome mit fibrösem Stützgewebe oder Fibrocarcinom für Scirrhus. Diese theoretische Unterscheidung ist unbedingtes Erfordernis im Interesse fortschreitender Erkenntnis, wenngleich wir noch keine absolute anatomische Differentialdiagnose aufstellen können.

Der Beweis, daß Muskel- und Drüsengewebe beide tätig an der Geschwulstbildung teilnehmen, dürfte in vielen Fällen überhaupt nicht zu erbringen sein. Es kann nämlich nicht nur das wachsende Myom irgendwelche passiven epithelialen Teile einschließen, sondern es können entzündlich hyperplasierende Drüsenschläuche in die Uteruswand wuchern und von einem gleichzeitig entstehenden Myom umschlossen werden, und schließlich können sie sogar in das fertige Myom hineingelangen, wie wir noch besprechen werden, ohne daß man in diesen Fällen von epithelialer Geschwulstbildung sprechen kann.

Von diesem Standpunkte aus sind sicher viele der bisher beschriebenen Adenomyome keine Mischgeschwülste, sondern teils Myome mit entzündlich hyperplastischen Einlagerungen von Drüsengewebe, teils Myome mit zufälligen nebensächlichen Epithelinseln, teils überhaupt keine Myome, sondern nur entzündlich angeregte Muskel-Drüsenwucherungen (v. Franqué, R. Meyer u. a.). Demnach gehören wirkliche Mischgeschwülste mit adenomatösem und myomatösem Gewebe im Uterus zu den Seltenheiten. Noch schwieriger ist es jedoch, unter den Adenomyomen Analoga zu finden zu den „fibroepithelialen" Geschwülsten, wie Ribbert diejenigen nennt, in welchen beide Gewebe in einem gegenseitigen Abhängigkeitsverhältnis zueinander stehen und demzufolge Strukturen liefern, die mit denen der entsprechenden normalen Organe in allen wesentlichen Punkten übereinstimmen. Ausschließlich derartige Tumoren sind als „organoide Fehlbildungen" (Albrecht) anzusehen. Als solche hatte von Recklinghausen ursprünglich die Mehrzahl aller „Adenomyome" der weiblichen Genitalien in Anspruch genommen, indem er sie als „paroophorale" Tumoren auffaßte.

Noch weniger als die Myome mit nicht blastomatösen, mehr beiläufigen Epitheleinschlüssen verdient eine Reihe von anderen Fällen die Bezeichnung des Adenomyoms, welche nach dem Vorgange v. Recklinghausen als solche galten.

Wenn man nicht auf den alten Standpunkt zurückverfallen will, jede umschriebene oder unscharfe Anschwellung als Geschwulst zu bezeichnen, was ausschließlich ein räumlicher Begriff war, so muß man zugeben, daß echte myoepitheliale Blastome des Uterus sehr selten sind und muß die sehr große Überzahl adenomyotischer Wucherungen als besonderes Krankheitsbild abtrennen. Das ist nun heutzutage soweit geschehen, daß man die Geschwülste dabei fast übersieht.

Lag somit schon seit Jahren und vor dem Ansturm der neueren pathogenetischen Theorien die Versuchung nahe, bei der Vorbereitung zu dieser Auflage die „Adenomyome", soweit sie echte Geschwulstfälle angehen, vollständig gesondert von den diffusen hyperplastischen Wucherungen zu besprechen, so empfiehlt sich doch die gemeinsame Behandlung, soweit die histogenetischen Fragen Geschwülste und hyperplastische Wucherung gemeinsam angehen.

Zu Anfang dieses Jahrhunderts bedurfte es eindringlicher Ausführungen, daß die Einwucherung der Schleimhaut in die Muskulatur und deren Mitwucherung keine Geschwulst bedeute. Friedländers „atypische Epithelwucherung" der Haut, das „infiltrative" (v. Recklinghausen) oder das „infiltrierende Wachstum" (Borst), die „heterotope" Epithelwucherung" (Lubarsch und R. Meyer) bedeutet eine Grenzüberschreitung von Epithel, von Drüsen, bzw. von Schleimhaut in die Tiefe. Vor 20—25 Jahren war es auch noch nötig, besonders zu betonen, daß die Grenzüberschreitung an sich nicht Carcinom bedeute. Als solches wurde sie früher gedeutet in den Fällen, die wir heute als Adenomyosis kennen (Landerer, Löhlein). Der Name der „heterotopen Wucherungen" hat natürlich den Nachteil, daß man ihn in anderem Sinne anwenden kann als im ursprünglich gedachten. Es ist auch ein großer Unterschied, ob mit dem Adjektiv „heterotop" oder mit dem Substantiv „die Heterotopie" gearbeitet wird. So unterscheidet Lauche Heterotopien auf erworbener Grundlage von den Heterotopien auf angeborener Grundlage, was an sich ja durchführbar sein würde, wenn man nur die Grundlage unterscheiden wollte, indes mit Heterotopien immer das gleiche verstehen würde, nämlich eine von diesen verschiedenen Grundlagen ausgehende grenzüberschreitende Wucherung; solche Wucherung kann „reparatorisch" oder „hyperplastisch" oder erst das eine und anschließend das andere sein. Lauche wechselt den Begriff der Heterotopie, wenn er die „reparatorische" und hyperplasiogene"[1] Wucherung (Grenzüberschreitung) als „Heterotopien auf erworbener Grundlage den „atavistischen" und „dysontogenetischen Heterotopien" gegenüberstellt. Diese angeborenen ortsungewöhnlichen Gewebe können bei passender Gelegenheit ebenso in reparatorische und hyperplastische Wucherung und Grenzüberschreitung geraten. Kurz, Heterotopie bedeutet nicht ohne weiteres Wucherung, man kann daher nur von „heterotoper Gewebswucherung" sprechen, um auszudrücken, daß ein beliebiges ortsungewöhnliches, also auch ein im atavistischen, dysontogenetischen Sinne ortsungewöhnliches Gewebe in reparatorische oder hyperplastische Wucherung geraten ist und in das unterliegende Nachbargewebe eingedrungen ist, seine ursprüngliche Begrenzung überschritten hat. In Lauches Einteilung kommt die Tatsache nicht zum Ausdruck, daß ein am fremden Platze gelegenes Gewebe sowohl von Haus aus als auch durch Metastasierung ortsungewöhnlich sein kann und daß in diesen beiden Fällen das ortsfremde Gewebe mit und ohne Wucherung (reparatorischer und hyperplastischer) bestehen kann. Der Einteilung Lauches liegt vielmehr

---

[1] Eine „hyperplasiogene Wucherung" ist meiner Meinung nach ein Pleonasmus, weil wir die nicht rein reparative, vielmehr pathologische Zellvermehrung an sich schon Hyperplasie nennen, soweit sie mehr zu diffuser als geschlossener (gewächsartiger) Gewebswucherung führt. Die solcher Hyperplasie (Zellwucherung) zugrunde liegenden Reize können sich einer reparativen Wucherung aufpflanzen. Die Summierung der gleichen Reize kann zur pathologischen Wucherung führen. Zwischen Regeneration und Hyperregeneration gibt es keine scharfe Grenze. Lauche glaubte die verschiedene Art der Wucherung scharf scheiden zu können, nach ihrer Entstehungsart; da aber Hyperplasie auf verschiedene Reize hin entstehen kann, unter anderem auch auf entzündliche Reize hin, so dürfte der Ausdruck hyperplasiogen vermeidbar sein.

der Gedanke zugrunde, daß die angeborenen Gewebsanomalien zu „Organoiden", „Chorista" und Geschwülsten neigen, während wir auf dem Gebiete der Adenomyosis (Endometriosis, Adenofibromatosis) mit einer grenzüberschreitenden, „infiltrierenden" Wucherung rechnen, die zum Ausgangspunkt („als Grundlage") sowohl ortsgehörige als auch ortsfremde Gewebe haben kann. Um ein Beispiel zu nennen: die grenzüberschreitende, infiltrierende Schleimhautwucherung kann zunächst nur topographisch betrachtet, ausgehen von der gewöhnlichen Höhlenbekleidung, also der ortsgehörigen Uterusschleimhaut (Endometrium), sie kann ebenso ausgehen von einer mitten in der muskulösen Uteruswand gelegenen Insel [sei es verlagertes Epithel des Müllerschen Ganges oder Metastase (Halban)] und kann ausgehen von der äußeren Uterusoberfläche. Adenomyosis 1. interna, 2. media s. intramuralis, 3. externa, womit nur der örtliche Ausgangspunkt unterschieden wird. Das ist unsere topographische Einteilung. Man hat auch versucht, die Ausdrücke Ektopie und Heterotopie begrifflich auseinander zu halten, was natürlich auch nur unter willkürlicher Auslegung der beiden Bezeichnungen gelingt. Sampson, den übrigens wie die meisten Amerikaner solche spezifisch deutschen Angelegenheiten nicht kümmern, spricht auch von unserer Adenomyosis interna als einer „ektopischen" oder „primären". Wenn die Theorie einer metastatischen Endometriosis auf dem Lymphwege oder dem tubaren Wege sich bewährte, könnte man in der Tat von primärer und sekundärer Endometriosis, Adenomyosis sprechen.

Es ist jedoch zu beanstanden, daß man Ausdrücke wie ektopisch, heterorop u. a. bei einem Krankheitsbild anders verwendet als beim anderen. Die Vergleichung und Zusammenfassung von Krankheitsbildern ähnlicher Art in der allgemeinen Pathologie verlangt gewisse Rücksichtnahme. So spricht man z. B. seit längerer Zeit von ektopischem Chorionepitheliom, wenn man ausdrücken will, daß die pathologische Wucherung des Chorionepithels nicht an dessen Ursprungstelle entstanden sei, also nicht an der Einbettungsstelle des Eies sitzt. Auf die pathologische Wucherung des Endometrium übertragen würde man also keinesfalls die Adenomyosis interna eine ektopische nennen, sondern als solche nur die nicht in direktem Zusammenhange mit der Uterusschleimhaut stehenden Wucherungen bezeichnen.

Mein Wunsch geht nicht auf Durchsetzen der von mir angewendeten Ausdrucksweise, sondern auf eine Einigung, damit wir der babylonischen Verwirrung entgehen. Dazu muß jeder beitragen, zunächst durch Entsagung.

Solange die Art der Entstehung, die Ursachen der Erkrankung, das Wesen der Erkrankung nicht gleichmäßig anerkannt werden, ist die Anwendung nichtssagender Ausdrücke kaum zu umgehen. Das Wesen des Prozesses ist keineswegs derart festgelegt, daß endgültige und wesensbezeichnende Ausdrücke möglich wären. Es wird ziemlich allgemein anerkannt, daß die Ähnlichkeit der ektopischen Wucherung mit dem Endometrium in vielen Fällen morphologisch und funktionell so weit geht, daß man von endometroider Wucherung oder kurz Endometriosis sprechen kann. Man tut gut, alle Wünsche beiseite zu lassen, die der Herkunft des ektopischen Gewebes gerecht werden sollen, und tut besser, auch auf Bezeichnungen mit ätiologischem Einschlag zu verzichten, da die „auslösenden" und weiter wirksamen Einflüsse (Entzündung, Hormon, Hyperregeneration) von Fall zu Fall verschieden sein können und auch sicher verschieden sind. Lauche meint, es bestünde kein Zweifel darüber, was „endometrioides Gewebe" sei, schränkt aber diese Aussage sogleich dahin ein: es sei in ausgebildeten Fällen eindeutig gekennzeichnet durch seinen

Aufbau aus cylinderepithelbekleideten Drüsen, die in ein zellreiches Stroma vom Bau des Stromas der Uterusschleimhaut eingelagert sind. Das histologische Bild dieser Wucherungen sei so typisch, daß man es auf den ersten Blick erkennen könne. Schwierig werde die Entscheidung nur, wenn sekundäre Veränderungen eingetreten seien bei längerem Bestehen, namentlich in der Menopause; Artusi habe namentlich solche untersucht, daher sei eine Verständigung mit ihm gescheitert. Die Schwierigkeit beruht eben dann, wenn die Fälle nicht eindeutig gekennzeichnet sind, aber nicht nur bei längerem Bestehen namentlich in der Menopause, sondern auch in vielen anderen Fällen, in denen der Prozeß noch im Werden ist, oder wo ein ungewöhnlicher Boden, derbes Bindegewebe die endometroide Charakterausbildung erschwert, verhindert, oder wenn der hormonale Einfluß des Ovariums wie im Klimakterium dauernd oder auch nur vorübergehend fehlt, oder wenn er gegenüber anderen Reizen (Entzündung) zurücksteht. Wenn über die Bezeichnung der eindeutig endometroiden Fälle keine Meinungsverschiedenheit nötig ist, so greift schwere Unsicherheit über die Genese der Fälle von weniger eindeutigem Aussehen in den Reihen der Autoren um sich, die ihren krassen Ausdruck z. B. darin findet, daß Sampson nach Ermessen der geringen oder größeren oder gar nicht vorhandenen Ähnlichkeit mit Schleimhaut bestimmen will, ob es sich um metastatisches Endometrium oder um Tiefenwachstum „metaplastischen" Serosaepithels handle. Je nachdem läßt er dann die Bezeichnung Endometriosis zu oder nicht und man muß sie folgerichtig in einer ganzen Reihe von Mittelfällen als fragwürdig hinnehmen. Darüber ist kein Wort zu verlieren.

Ist somit bei den ektopischen Fällen der Epithelwucherung der Name „Endometriosis" keinesfalls für alle Wucherungen einwandfrei, so sollte man meinen, über die Bezeichnung des heterotopen oder infiltrierenden Einwachsens des Endometriums (im topographischen Sinne), also des Eindringens der ortsgewöhnlichen Schleimhautauskleidung der Uterusinnenwand in die Muskulatur müsse leicht eine Einigung erzielt werden können. Da es zur echten Geschwulstbildung nur äußerst selten kommt, so ist „das schleimhäutige Adenomyom" (v. Recklinghausen) eine nur ganz ausnahmsweise statthafte Bezeichnung und auch die Adenomyositis uteri oder Adenometritis (Adenomyometritis) mit dem Schwergewicht auf der entzündlichen Ätiologie ist von der Verallgemeinerung aus einzelnen seltenen Fällen für den Sprachgebrauch auszuschließen.

Das Wesen der Erkrankung im Uterus ist unzweifelhaft eine gutartige Infiltration der hyperplasierenden Schleimhaut in die Muskulatur, die meist zugleich mitwuchert, hyperplasiert, eine Endomyometrohyperplasie, auch Adenomyohyperplasia uteri, die der Abkürzung wegen vorentscheidungslos Adenomyosis (Frankl) genannt werden mag. Die zur Hyperplasie führenden Bedingungen bedürfen besonderer Erörterung. Wir werden diese im Kapitel über Pathogenese besprechen; es soll hier nur gesagt werden, daß Lauche die von mir eingeführte Bezeichnung Adenomyohyperplasia uteri als die das Wesen der Sache am besten treffende, wenn auch zu umständliche hält, während Albrecht die „Hyperplasie" als „wesensverschieden" von der Adenomyosis beanstandet hat. Das ist aber nicht richtig, das Wesen ist die Zellwucherung, der Unterschied liegt in der Beteiligung der tieferen oder oberflächlichen Schichten. Wenn ich exophytische und endophytische Hyperplasie der Schleimhaut unterschieden habe, so ist damit der Unterschied gekennzeichnet, während das Wesen einer diffusen gutartigen Gewebswucherung Hyperplasie beiden gemeinsam bleibt. Beide, die Adenomyosis uteri interna und die über die Oberfläche hin wachsende „Hyperplasia endometrii" beteiligen sich meist gar nicht oder nur ganz unvollkommen an der Schleimhautfunktion; beide gehen etwa in der Hälfte der Fälle zusammen einher (s. Kapitel Pathogenese).

Alle diese Fragen müssen von vertieften Kenntnissen und weiterer Verständigung abhängig gemacht werden und da dieses noch gute Weile haben dürfte, so lasse man es dabei bewenden von Adenomyosis uteri interna zu reden. Das Gegenstück, Adenomyosis uteri externa, wird dann kaum auf Gegnerschaft stoßen und außerdem gibt es; von der inneren und äußeren Oberfläche unabhängige Adenomyosis media. Eine echte ektopische „Endometriosis" sollte in der Tat eine Ortsveränderung (Déplacement, change of place), eine Auswanderung (emigration) aus dem Uterus (vasale oder tubare Metastasierung) zur Voraussetzung haben. Wird jedoch die Tiefenwucherung eines ursprünglichen (autochthonen) Oberflächenepithels der peritonealen Oberfläche, parietales, viscerales Serosaepithel (einschließlich des Ovars) der Uterusschleimhaut ähnlich, so genügt auch, wenn diese Ähnlichkeit die Funktion einbegreift, die Bezeichnung endometrioide Wucherung dieses oder jenes näher zu bestimmenden Epithels. Der Ausdruck „Fibroadenomatosis" (Lauche) überhebt uns aller Schwierigkeiten und kann bei Gelegenheit mit Adenofibromyomatosis ergänzt werden. Bleiben wir aber bei Adenomyosis interna media, externa uteri, tubae, so genügt auch Adenofibrosis, Adenomyofibrosis ovarii, inguinale usw., und kann bei Schleimhautähnlichkeit in den ektopischen Fällen ergänzt werden in „Adenofibrosis endometrioides".

Lauche rechnet zwar unsere Adenomyosis tubarum interna auch zu den intraperitonealen, unseren ektopischen, wegen der freien Verbindung der Tubenlichtung mit der Bauchhöhle, ich halte diese Begründung jedoch nicht für ausreichend; von der Tubenlichtung zum Uterus besteht ebenfalls freie Verbindung. Nur ist zu berücksichtigen, daß die Adenomyosis tubae 1. aus dem bodenständigen sowohl a) ortsgewöhnlich wie b) ortsungewöhnlich differenzierten Epithel und 2. theoretisch auch aus implantierter Schleimhaut hervorgehen kann.

Es muß noch gesagt werden, daß nur die Auffassung gewisser Bildungen als echte Blastome die Wortendigung: „om" rechtfertigt. Namentlich in der amerikanischen Literatur liest man noch öfters „Adenomyom" [z. B. Cullen (1920)] und neuestens „Endometriom", ohne daß der Geschwulstcharakter unter Beweis gestellt wird. Die Beweisführung wird überdies nicht streng genug genommen (vgl. oben S. 361). Geschwulstähnlich oder Herkunft von embryonalen Teilen genügt z. B. auch manchen Autoren z. B. Pick, Lauche, de Josselin de Jong zur Geschwulstauffassung. Über das auch von Josselin de Jong angenommene Wort „Endometriom" der Amerikaner ließe sich übrigens streiten; er beruft sich auf die Analogie mit Hypernephrom als eines Organoms (kurz gesagt), aber bei uns bemüht man sich gerade, diese Bezeichnung zu tilgen (Marchand, Lubarsch), weil nicht das Organ zur Geschwulst wird, sondern einzelne Gewebe oder Zellen desselben. Das gleiche gilt auch für Organteile. So würden sich kaum Liebhaber für die Wortbildung „Metriom" finden zur Bezeichnung von Adenomyomen. Das „Endometrium" ist nun einmal das Innere der Gebärmutter, ein Organteil, eine Tapete, und ist ursprünglich keine histologische Bezeichnung. Jeder Streit um diese Fragen ist Geschmackssache, Gefühlssache des Ohres und Sache des Einzelnen, je nachdem ihm Namen Schall und Rauch oder sinngemäße Bezeichnung sind. Bei „Endometrium" höre ich zunächst buchstäblich Gebärmutterinneres; etwas anderes bedeutete es auch nicht vor Erfindung des Mikroskops. In der topographischen Bedeutung hat sich später die histologische oder die funktionelle Seite associiert. Die Autoren, denen nur diese Seite anklingt, werden durch den topographischen Sinn des Wortes offenbar nicht empfindlich berührt (in Amerika wird kaum Griechisch getrieben).

Es ist ein Mißverständnis der Autoren, wenn sie meine Abwehr gegen die „Endometriosis" und „Endometriom" in Zusammenhang bringen mit der histologischen oder funktionellen Seite der Frage; sie haben meinen Einwand unrichtig verstanden, weil ihnen die Empfindlichkeit für die Wortbedeutung fremd ist, oder sie diese nicht kennen. Immerhin die Majorität wird doch den Ausschlag geben, und die liegt zur Zeit in Amerika und schließlich wird man den ursprünglichen Wortsinn ebenso abstreifen wie den der Decidua. Freilich spricht man in Amerika auch schon von Mülleriom; man denke sich „von Recklinghauseniom" u. a.

2. Einteilung.

Wir sind durch unsere bisherige, manche Einzelheit vorwegnehmende Erörterung nunmehr genügend vorbereitet, um die Einteilung des Stoffes nach praktischen Gesichtspunkten ins Auge fassen zu können. Eine pathogenetisch befriedigende Einteilung ist natürlich noch nicht möglich.

Als eine Grundlage der Einteilung kann die Topographie dienen; Schleimhaut der Tube und des Uterus gehört sich als Bekleidung der Innenfläche und Serosaepithel auf die äußere Oberfläche; das ist: ortsgehörig = orthotop. An allen anderen Stellen, sei es mitten in der Wand dieser Organe oder auf ihrer äußeren Oberfläche oder fern von ihnen ist Schleimhaut ortsfremd-ektop. Das Gemeinsame aller Wucherungen unbeachtet des Ortes und der Art ihres Ausgangsmaterials ist das Wesen des gutartigen, infiltrierenden Tiefenwachstums. Die Bauart mag mit Serosaepithel, Tuben oder Uterusschleimhaut mehr oder weniger Ähnlichkeit haben, für uns ist das Wesen der Tiefenwucherung der gemeinsame Angelpunkt. Eine topographische Einteilung verzichtet zunächst auf histogenetische Gesichtspunkte, oder geht ihnen vorauf.

Während im Innern des Uterus die Wucherung fast stets von der ortsgehörigen Schleimhaut ausgeht — auch hier kann ortsungewöhnliche Differenzierung vorkommen —, so ist in der Tube die Entwicklung von Endometrium vielleicht nicht so ganz selten und außerdem wird theoretisch noch mit Implantation von Bröckeln des Endometrium gerechnet, die rückläufig durch das Ostium uterinum in die Tubenlichtung gepreßt werden.

Ortsungehörig = ektopisch ist Adenomyosis media et externa uteri et tubarum, sowie die Wucherungen mehr oder weniger entfernt von ihnen in den Ligamenten, Ovarien und extragenital, teils intra- teils extraperitoneal. Die Adenomyosis des Uterus und der Tuben ist entweder I orthotop oder II ektop.

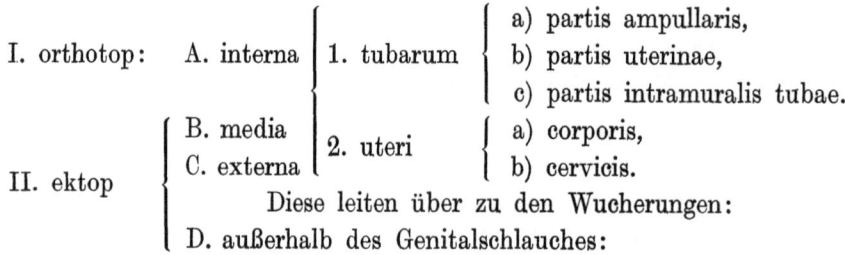

1. intraperitoneal: (Ovar, Ligamente, Darm),
2. extraperitoneal: (Bauchwand, Leistengegend, Vulva, im Beckenbindegewebe.)

Über die Verteilung der Adenomyosis auf die einzelnen Stellen gibt es statistische Angaben bei Judd und Foulds, bei Sampson und King. Zusammenstellungen dieser Zahlen bei Polster und bei Derocque ergeben das ohnehin bekannte starke Überwiegen am Uterus, an den Tuben und Ovarien. Die Tabelle von Deroque lautet:

	Judd u. Foulds	Polster	King
Rectovaginale	14	90	52
Vesicovaginale	—	—	17
Tubare	464	1000	4
Ovarielle	—	—	23
Peritoneale	—	—	26
Inguinale	3	34	—
Intestinale	5	80	—
Umbilicale	1	30	—
Bauchwand	6	56	—
Zusammen	493	1290	122

a) Die Adenosis und Adenomyosis tubae. Adenomyosis tubae interna.

Dieser Abschnitt muß hier allgemein berührt werden, und im einzelnen nur soweit es unerläßlich ist, den Zusammenhang mit den übrigen Gebieten zu wahren. Die weitere Behandlung desselben muß dem Abschnitte über Tubenerkrankungen[1] vorbehalten werden.

Es ist vorweg zu nehmen, daß die oben gemachte Unterscheidung der äußeren peritonealen und inneren schleimhäutigen Wucherung ebenso durchzuführen ist wie am Uterus; dagegen ist die Tubenwand in dem größten Teil ihrer Länge so dünn, daß eine mittlere Adenomyosis fast nur theoretischen Einteilungswert hat. Besonders am uterinen Abschnitt der Tube mit seiner verhältnismäßig dicken Wand wurde früher von v. Recklinghausen und wird auch jetzt noch von Liebhabern der Entwicklungsfehler den in der Muskelwand eingeschlossenen, „embryonalen" Epithelien ein großer Teil der Wucherungen zugedacht.

Zunächst muß vorausgeschickt werden, daß die infiltrierende Schleimhautwucherung in allen Tubabschnitten vorkommt und daß sie als eine häufige Folgeerscheinung entzündlicher Erkrankungen, Endosalpingitis gefunden wird. Besonders starke Grade der heterotopen oder infiltrierenden Schleimhautwucherung begleitet die Tuberkulose der Tuben, die namentlich v. Franqué wiederholt beschrieben hat, ferner die Gonorrhoe; dieses wohl deshalb, weil Salpingitis sehr häufig durch sie hervorgerufen wird und sehr lange anhält.

Letzthin hat sich Horilek eingehend mit der tuberkulösen Entstehung der Salpingitis beschäftigt; er benennt die epitheliale Invasion als „Abwehrreaktion". Aus der eingehenden Beschreibung ist hervorzuheben, daß die Ausbreitung der Tuberkulose in der Tube descendierend sich verfolgen läßt, so daß im lateralen Teile schon ältere

---

[1] Die besondere Literatur über die Adenomyosis tubae siehe bei O. Frankl, H. Albrecht (1927); sie wird in diesem Handbuche noch zur Sprache kommen.

Zustände als im medialen zu finden sind. Dies gilt jedoch nicht nur für Tuberkulose, sondern gelegentlich auch für andere Prozesse und ist bei der Betrachtung der Ätiologie bedeutsam.

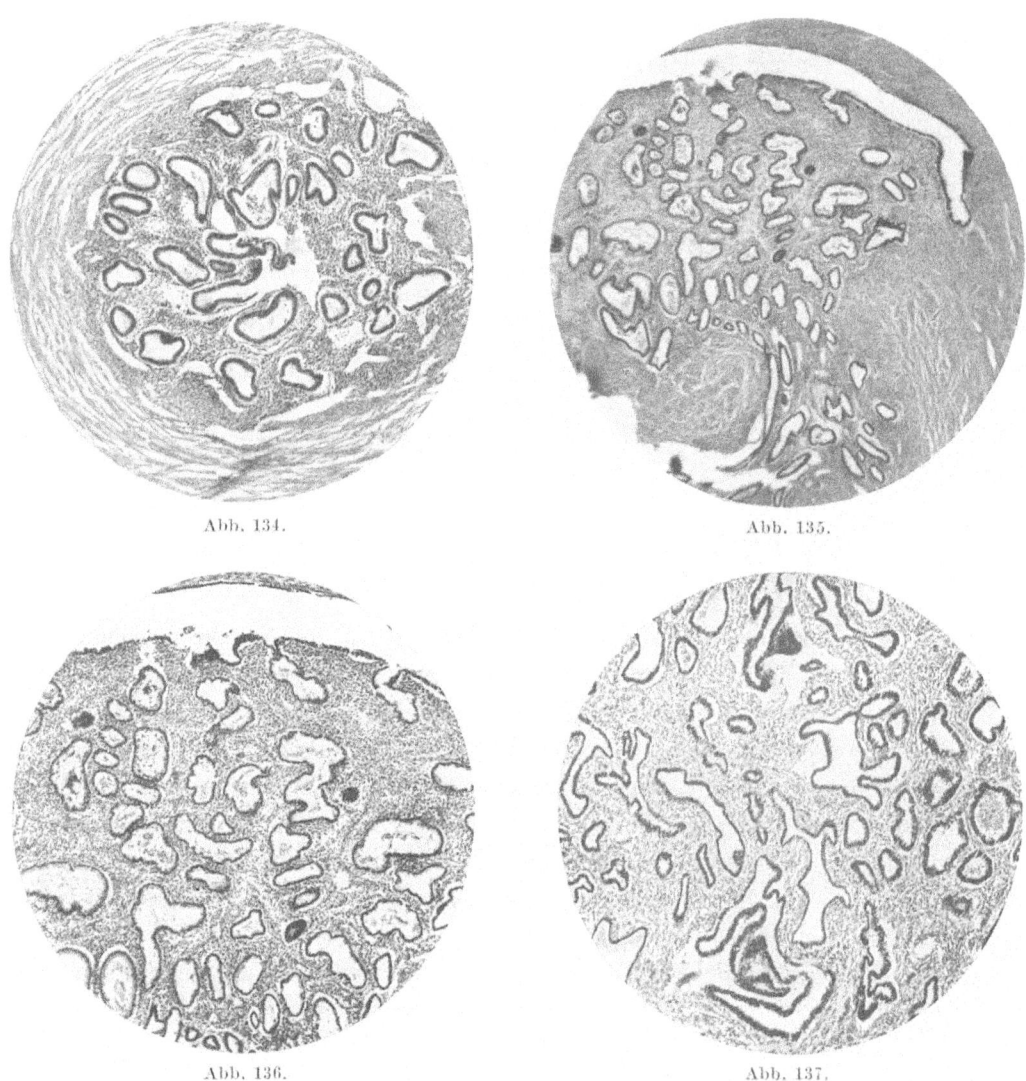

Abb. 134, 135 und 136. Heteroplastische Bildung von funktionierendem Endometrium im uterinen Tubenteil einer 31 jährigen Frau mit Hämatosalpinx. In Abb. 135 infiltrative Einwucherung in die Muskulatur. (Lichtbilder mittlerer Vergrößerung.)

Abb. 137. Dem hyperplastischen Endometrium einigermaßen ähnliche infiltrative Wucherung der Tubenschleimhaut in der Tubenmuskulatur einer 25 jährigen Frau, die bereits geboren hat. Hydrosalpinx mit verschlossener Tubenöffnung beiderseits. (Lichtbild mittlerer Vergrößerung.)

Schließlich kann jede Art von chronischer Entzündung in der Tubenwand zur epithelialen Infiltration der Muskelwand führen; aus der reparativen Einwucherung in das entzündliche Gewebe kann schließlich eine hyperregenerative oder hyperplastische Tiefenwucherung werden. Diese Anschauung wird von einigen Autoren neuerdings angegriffen.

Nachdem schon lange Jahre hindurch, auch bevor einige Klarheit und Einigkeit über die Bedingungen (Ätiologie) herrschte, allgemein anerkannt wurde, daß die Adenomyosis uteri interna eine Erkrankung der von Haus aus normal angelegten Schleimhaut mit zeitlebens normaler Funktion darstellt, indem ihr Epithel und Stroma aus den basalen Schichten in die Muskulatur einwuchert und nachdem man sich an die Erfahrung gewöhnt hat, daß diese infiltrative Wucherung der Uterusschleimhaut durch ihre Alltäglichkeit fast physiologisch zu nennende Anfangsgrade hat, wundern sich einige Autoren, daß auch in der Tube infiltrative Schleimhautwucherung von einer ursprünglich normalen Anlage möglich sein soll. Und so suchen sie abnorme Anlagen. Teils kommen diesem Wunsche einzelne Befunde ortsungewöhnlicher Differenzierung nach Art von Endometrium in der Tube entgegen, daraus unangebrachte Verallgemeinerungen entnommen werden, teils werden aus den äußerst verwickelten Bildern von Spätstadien der Erkrankungen ursprüngliche fehlerhafte Anlagen gedeutet, weil man nicht die Frühstadien und die allmähliche Umgestaltung der Tubenwand durch die pathologischen Vorgänge beachtet. Namentlich Schridde und Schönholz wollen möglichst alle Befunde einer mißbildeten Anlage zur Last legen. Von ihrem theoretischen Ausgangspunkte aus sehen sie selbst die begleitenden schweren Entzündungen als eine Folge der kongenitalen Fehlanlage an. Also von einer Seite wird jede Adenomyosis tubae als endometrioide Fehldifferenzierung der Tubenschleimhaut und von anderer Seite als defekte Bildung der Tube angesehen.

Die beiden uns entgegentretenden Ansichten haben das gemeinsame in der Annahme fehlerhafter Anlagen. Die eine fußt, wie gesagt auf der endometrioiden Fehlbildung (Abb. 134 bis 136), die man zuweilen bei Erwachsenen an Stelle von Tubenschleimhaut gefunden hat und auf zwei Arten deutet, entweder als ortsungewöhnliche Differenzierung des Müllerschen Epithels an einzelnen Stellen der Tube (Hoehne, Schönholz, Schindler, R. Meyer, Lahm, Mestitz, Hammer und Dongen, Cordua) der als „Implantatioon" von Endometrium, das aus dem Uterus losgelöst und sich in der Tube eingepflanzt habe[1]. In beiden Deutungen der endometrioiden Tubenschleimhaut schwebt aber obenauf der Gedanke, daß dieser Befund die heterotope infiltrative Wucherung in der Tubenwand ganz einfach erkläre. Während die gewöhnliche Tubenschleimhaut, das Endosalpingium zu dieser Leistung den Autoren nicht befähigt dünkt, könne das ortsungewöhnliche Endometrium in der Tube das gleiche leisten, wie an seiner gewöhnlichen Stelle im Uterus, nämlich die Muskulatur durchwuchern. Dieser Gedanke wird offenbar als Erlösung von allen Beklemmungen begrüßt, weil nunmehr die infiltrierende Schleimhautwucherung in der Tubenwand verständlich sei. Richtig an dieser Vorstellung ist, daß die endometrioide Fehldifferenzierung tatsächlich in der Tubenwand infiltrative Wucherung zustande bringt und es ist sogar denkbar, daß sie dazu besonders befähigt ist. Ich muß aber der Anschauung entgegentreten, daß die endometrioide Fehldifferenzierung in jedem Falle zur Adenosis oder Adenomyosis tubae führen müsse; ihren besonderen Drang zur Ausbreitung verdankt sie sehr wahrscheinlich dem Mangel an Platz, sobald die gewöhnlichen hormonalen und pathologischen Reize zur „basalen Hyperplasie" führen. Ohne diese auslösenden Reize würde das Endometrium an der fremden Stelle in normalen Grenzen bleiben. Aber dieser Einwand ist nicht so gewichtig. Viel dringlicher scheint mir die Warnung vor der unberechtigten Verallgemeinerung der wenigen Befunde von endometrioidem Gewebe in der

---

[1] Über einen neuen Fall, den ich kürzlich gefunden habe, wird noch berichtet werden.

Tube. Wenn nämlich allen Fällen infiltrativer Wucherung in der Tubenwand die endometrioide Fehlbildung ihrer Schleimhaut zugrunde liegen soll, so müßte diese eine alltägliches Vorkommen sein und müßte sehr leicht nachweisbar sein, denn zahllose Fälle von Endosalpingitis sind von infiltrativer Epithelwucherung begleitet oder, um es gleich in unserem Sinne richtig auszudrücken, von ihr gefolgt. Überzeugt man sich nun, daß die Endosalpingitis, namentlich die gonorrhoische und tuberkulöse in gewissen Graden der Erkrankung bei fast allen Frauen zur infiltrativen Epithelwucherung führt und erfährt man außerdem, daß diese die Wand in allen Tubenabschnitten oft der ganzen Länge nach erfolgt, so wird man schon darauf verzichten müssen, in der ganzen Tubenlänge und bei beliebigen, zufällig gonorrhoisch infizierten Frauen endometrioide Fehldifferenzierung der Tubenschleimhaut vorauszusetzen; weil anders es ein leichtes Spiel sein müßte, diesen Fehler in zahlreichen Tuben zu sehen[1].

Man bedarf aber gar nicht der unzulässigen Verallgemeinerung aus den wenigen Befunden endometrioider Fehlbildung, wenn man sich die Mühe macht, die sehr häufigen entzündlichen Erkrankungen der Tube histologisch zu untersuchen. Dann kann sich jeder leicht überzeugen, daß die hierbei sehr häufige infiltrative Epithelwucherung und vor allem die Tubenschleimhaut selber keine Ähnlichkeit mit Endometrium hat. Weder in den erkrankten noch in den gesunden Teilen der meisten solcher Tuben findet sich „Endometrium"[2].

Wenn wir also ausdrücklich anerkennen, daß es eine Adenomyosis tubae endometrioides interna gibt, so müssen wir ebenso nachdrücklich hinzufügen, daß die besondere Form nur als seltene Ausnahme vorkommt und als solche scharfer Abgrenzung bedarf gegen die sehr große Überzahl der gewöhnlichen Formen von Adenosis und Adenomyosis tubae, die aus ursprünglich normal angelegter Schleimhaut der Tube hervorgeht. Auf diese kommen wir bald zu sprechen und lassen nunmehr die Theorie der endometrioiden Grundlage aller Tubenschleimhautwucherungen beiseite.

Die zweite oben angedeutete Anschauung (Schridde und Schönholz) ist noch durchgreifender; nach ihr ist alles, was wir da als heterotope Wucherung und Folge von Entzündung deuten, teils überhaupt keine sekundäre Veränderung, sondern eine angeborene Mißbildung der Tube, zum Teil ist die Wucherung die Folge der kongenitalen Fehlbildung. Warum? Weil man nicht glauben mag, daß ursprünglich normales Gewebe unter pathologischen Bedingungen derartige Leistungen vollbringen kann.

Bemerkenswert in ätiologischer Hinsicht ist ein Fall von Dougal, weil doppelseitige knotige Adenomyosis der Uterushörner entstanden war, 11 Jahre nach doppelseitiger Salpingektomie wegen gonorrhoischer Salpingitis. Auch im Ovarium fand sich eine große Schokoladecyste und Endometrium, von dem der Autor annimmt, daß es direkt von der Uterushöhle in das Ovarium gewachsen sei.

---

[1] Nach Salpingektomie fand Sampson in 30 von 36 Fällen „Endometriosis", die von der Schleimhaut der Tubenstümpfe ausgeht und in die Uterushörner, Ovarien, Ligamente lata und sogar in die Bauchwandnarben durch Adhäsionen eindringt. Zuweilen bleibt das Epithel wie ursprüngliches Tubenepithel, zuweilen wird es endometrioid, morphologisch und funktionell.

[2] Wir weisen auf die Ansicht von Mestitz, daß die heterotope Drüsenwucherung in der Tubenwand bei Endometrium an Stelle von Tubenschleimhaut auf „lymphogen-metastatischem" Wege entstehe, unter Pathogenese.

Ich lasse hier eine Reihe von Bildern folgen, die ich aus praktischen Gründen zum Teil aus der Arbeit von Kitai übernehme, zumal ich sie selber angefertigt habe. Ebensogut könnte ich die Zahl der Bilder verzehnfachen, um die entzündliche Entstehung der schleimhäutigen Infiltration in die muskuläre Tubenwand zu zeigen.

Wenn man jedoch sehr viele Tuben mit entzündlichen Veränderungen gesehen hat, bei denen sich regelmäßig und überall die infiltrierende Epithelwucherung mit der rundzelligen Infiltration vereint, erscheint der Gedanke, daß die Entzündung das sekundäre sein könne, als eine theoretische Konstruktion und fast als praktische Unmöglichkeit. Gegen die eben erwähnte Theorie von Schridde und Schönholz hat Kitai bereits unsere Einwände vorgebracht; diese Frage nochmals zu erörtern, erscheint mir überflüssig. Man darf nur nicht, wenn man die Entstehung der Erkrankung untersuchen will, alte abgelaufene Prozesse mit Atresien vornehmen oder man muß sie doch mit frischeren Fällen der Pyosalpinx in allen Stadien vergleichen. Immerhin dürfte Entzündung, die distal von atretischen Tubenstellen gefunden wird, nicht ohne weiteres mit der Theorie der angeborenen Atresie vereinbar sein; z. B. Gonorrhoe, die in der Schleimhaut aufsteigt. Wie sollte Gonorrhoe und andere aufsteigende Endosalpingitis die atretischen Stellen überspringen?

Die Frage, ob angeborene Mißbildung oder Entzündung die Ursache der Tubenschleimhautanomalien, insbesondere der Heterotopien ist, hat meiner Meinung nach gar keine Berechtigung und sicher keine praktische Bedeutung, wenn man die Tatsache der äußerst häufigen entzündlichen Entstehung und aller Übergänge bis zur Ausheilung vergleicht mit der anderen Tatsache, daß die angeborenen Anomalien noch niemals gezeigt worden sind, obgleich das ein leichtes sein müßte, da das Leiden äußerst häufig ist. Es wäre Pflicht der Mißbildungstheoretiker, an der kindlichen oder fetalen Tube die gewünschten Fehlbildungen in brauchbarer Menge zu zeigen, denn nur durch die Anregung zu Taten rechtfertigen sich Hypothesen. Mir ist es nie gelungen, die angeborenen Anomalien zu finden und meine Versuche, Schüler für die weitere Bearbeitung der Frage zu fesseln, scheiterten wiederholt an dem mit negativen Ergebnissen schwindenden Interesse. Auch würde ein oder das andere kongenitale Divertikel gar nichts beweisen. Die Zahl solcher Befunde müßte einigermaßen in Einklang stehen mit der Häufigkeit der Schleimhautinfiltration in den Tuben. Die Befunde von Schönholz — einige seiner Präparate habe ich durch seine Freundwilligkeit gesehen — sind als Beweisstücke gar nicht brauchbar. Seine unrichtige Beurteilung beruht auf Flachschnitten durch die Tubenlichtung, die infolge des gewundenen Verlaufes sehr oft zu Gesichte kommen und die die Schleimhautfalten an ihren basalen Verbindungsstellen in Netzform u. a. erscheinen lassen. Nur Querschnitte sind brauchbar. Außerdem stammten die Präparate von Schönholz teilweise von maceriertem Material.

Das negative Ergebnis meiner Untersuchungen an fetalen und kindlichen Tuben im Laufe vieler Jahre fordert geradezu auf, die Bedingungen zu ergründen, warum Befunde von angeborenen Schleimhautunregelmäßigkeiten und abgesprengten Teilen derselben im Vergleiche zum Uterus so selten sein müssen und mindestens in der ganzen uterinen Tubenhälfte gänzlich unbekannt sind. Am abdominalen Tubenende und auch noch im äußeren Tubendrittel sind kleine Unregelmäßigkeiten der Epitheleinstülpungen in der Umgebung des Müllerschen Trichters zu allen Zeiten der Entwicklung zu beachten, die neben kleinen, zuweilen der Tubenwand eng angelagerten, selten eingelagerten Teilen der Urniere die gestielten und ungestielten, die offenen und geschlossenen Anhänge der Tubenwand und der Mesosalpinx abgeben. Zuweilen hängen sie mit der Tubenlichtung zusammen als Nebentrichter und wenn sie außen verschlossen werden, erscheinen sie später als „Divertikel" der Tubenlichtung. Diese Bezeichnung ist falsch. Es bildet sich keine Ausstülpung der Lichtung, die die Muskulatur bruchsackartig vor sich hertreibt, oder verdünnt und durchbricht. Divertikelbildung setzt einen aktiven und einen passiven Anteil voraus. Das Epithel müßte an einer Stelle ungebührlich ungebändigt wuchern, um seine natürlichen Fesseln, die Muskulatur zu sprengen, oder diese müßte eine Schwäche, eine Lücke haben. Beides sind sehr gewagte Hypothesen. Dem Tatendrang des Epithels steht die Faltung in die Tubenlichtung frei und die Muskulatur wächst auf Beanspruchung. Es ist noch niemals gezeigt worden, daß ein angeborenes „Tubendivertikel" von innen durch die Wand vorgetrieben worden ist; dazu gehören Gewalten, wie Stauung durch Füllung (wie bei Hernien) und schwache Wandstellen. Diese letzten könnte man nun gerade am abdominalen Tubenteil viel eher voraussetzen als am uterinen Tubenende, wo die Muskulatur — man möchte fast sagen — einen unverhältnismäßig dicken, festen Mantel bildet, der sich nicht von einem Epithelrohr sprengen läßt, sondern es vielmehr beherrscht.

Ferner ist den Freunden unbewiesener Mißentwicklung entgegenzuhalten, daß diesen Fragen, wenn nicht mit Befunden, so erst recht nicht mit weiten Vorstellungen über die Möglichkeiten der Entstehung solcher Gewebsmißbildungen beizukommen ist. Es gibt Zeiten oder Wegstrecken der Entwicklung, die zu Störungen führen können. Aber die Entwicklung verläuft nicht so ungebärdig, daß wir sie willkürlich in einem beliebigen Zeitpunkt eines Fehltritts verdächtigen könnten. Die erste Anlage des Müllerschen Epithelganges zwischen Urnierengang und Cölomepithel der Urogenitalfalten ist ein verhältnismäßig einfacher, ziemlich reibungsloser Vorgang. Primäre oder nachträgliche Epithelschwächung des Müllerschen Ganges, ungewöhnliche Widerstände im Mesenchym, Schwäche derselben in der Anlage, können gewiß erhebliche Defekte oder könnten schwere Mißbildungen, (die nicht bekannt sind) zur Folge haben. Die erste Anlage ist im übrigen derart einfach, daß eng umschriebene Luxusbildungen nur in der Phantasie entstehen können. Die schwierigen Zeiten der Müllerschen Gänge kommen erst bei ihrer Vereinigung, betreffen also nicht die Tuben. Kein Wunder, daß ich im Uterus und Vagina viele, jedoch in den Tuben keine Fehler finden konnte. Dazu kommt dann später die Drüsenbildung im fetalen Uterus, die je nach Anlage und Hormonwirkung eine üppige werden und über die Stränge schlagen kann. Die Tube hingegen hat normaler Weise keine Drüsen, aus denen besondere Abschnürungen als Anlagefehler zu erwarten wären. Schon früher (von Recklinghausen) und neuerlich ist die knotige Verdickung des uterinen Tubenteiles als Zeichen besonderer Fehlanlagen betrachtet worden.

Auch mit dieser Hypothese kann man den Mangel von Befunden an den kindlichen Tuben nicht verdecken. Doch wollen wir kurz darauf hinweisen, daß die Verschiedenheit der Muskelhyperplasie im ampullären und uterinen Tubenende keiner weitliegenden Erklärungen bedarf. Der Unterschied in der Reaktion zwischen den beiden Tubenabschnitten liegt viel einfacher als in kongenitalen Fehlbildungen begründet; nämlich in ihrer physiologischen Verschiedenheit. So finden krankhafte Ansammlungen von Eiter, Wucherung von Carcinom und auch Tubargravidität im ampullären Tubenteile einen vorzüglichen

Platz in der Lichtung selber, weil sich hier die Wand leichter dehnen läßt. Die gleichen Prozesse dehnen die Lichtung des uterinen Tubenteiles viel weniger, aber sie infiltrieren ihre Wand um so stärker. Und wie verhält sich die Muskulatur? In dieser Hinsicht hat das uterine Tubenende ebenso wie der intramurale Tubenkanal des Uterushornes seine Eigenheit, die fast mehr in seiner dicken Muskelwand als in Besonderheiten der Schleimhaut vor der übrigen Tubenstrecke zur Geltung kommt. Jedenfalls neigt die Schleimhaut des interstitiellen Tubenkanals und des uterinen Tubenabschnittes in seinem Anfangsteile ähnlich wie die Uterusschleimhaut zur infiltrierenden Wucherung scheinbar unter ähnlichen (wenigstens teilweise ähnlichen) Bedingungen. Nämlich beides kommt oft gleichzeitig vor und außerdem vermißt man hier meistens die Entzündung. Einschränkend muß gesagt werden, daß die Entzündung die heterotope Wucherung in den uterinen Tubenteilen viel öfters begleitet als die im Uterus. Aber sie fehlt hier im Vergleich zum lateralen Tubenabschnitte oft und es fehlen auch Spuren derselben, so daß die Ähnlichkeit namentlich bei gleichzeitigem Vorkommen im Uterus auch ähnliche Bedingungen der Entstehung voraussetzen läßt.

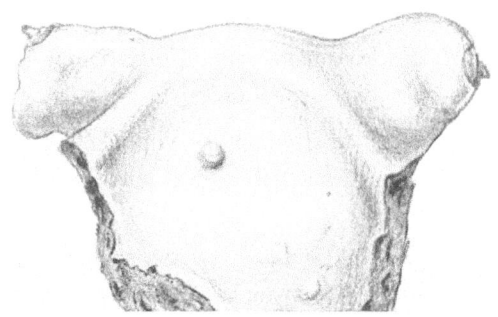

Abb. 138. ,,Salpingitis isthmica nodosa" (Chiari) oder ,,Tubenwinkeladenomyom" (v. Recklinghausen), Adeno-myosis isthmica tubarum. (Lichtbildg ³/₄ nat. Gr.)

Hier muß noch daran erinnert werden, daß nicht in jeder knotigen Verdickung der Tubenecken (Abb. 133) des Uterus die eingelagerten Drüsenwucherungen von der Schleimhaut des Tubenkanales selber ausgehen, sondern, wie ausdrücklich später geschildert wird, von der Corpusschleimhaut her in die Tubenmuskulatur eingedrungen sind. Die Muskelwucherung wird natürlich nicht aus dem Uterus mitgebracht, sondern gehört dem Tubenteil selber an. Dieses nur nebenbei, weil es die Abhängigkeit der Muskelwucherung deutlich beleuchtet und weil in diesen Fällen die heterotopen Wucherungen endometran ausgehen. Die Kenntnis dieser Dinge ist für unsere Anschauung maßgeblich, weil man, wie gesagt, aus der knotigen Muskelverdickung der uterinen Tubenenden eine Besonderheit der Pathogenese, eine Fehlanlage herauslesen wollte, sehr mit Unrecht. Es ist nämlich als besonders beweisend für die angeborene fehlerhafte Anlage eingeschätzt worden, daß die heterotope Epithelwucherung von ,,eigenen" Muskelmänteln umhüllt ist. Man kann hieraus nur dann eine Bedeutung entnehmen, wenn man die Tuben allein betrachtet und nicht den Uterus. Wir werden es noch bei der Adenomyosis uteri sehen und wir wußten es schon durch v. Recklinghausen, daß sich die Muskelwucherung der epithelialen Wucherung überall anschließt; daß also die Muskulatur wie wir heute sagen, auf den formativen Reiz des Epithels antwortet. Es ist das im Grunde die Beibehaltung einer gewissen Abhängigkeit, die schon im Fetalleben das Muskelgewebe durch spätere Einhüllung der voraufgegangenen Epithelbildungen zeigt. Also keine nur auf die Entwicklungszeit beschränkte Reaktion, so daß es völlig unzulässig ist, aus der Umhüllung der infiltrativen Tubenschleimhautwucherung mit Muskelmänteln auf angeborene Anomalien wie ,,Divertikelbildung" zu folgern.

Behalten wir als nachgewiesene Tatsachen im Auge, daß die Muskulatur an dem uterinen Tubenende von Haus aus in ihrer Ausbildung dem ampullären Tubenteile wesentlich überlegen ist und ebenso wie die Uterusmuskulatur auf die sie infiltrierenden (heterotopen) Schleimhautwucherungen mit Hyperplasie antwortet, ganz einerlei, ob dieselben von der Tubenschleimhaut oder vom Corpus uteri her in die Tubenwand gelangen. Die knotige Muskelwucherung ist also keine brauchbare Begründung der Fehlbildungstheorie.

Wir haben in den Tubenecken des Uterus und den angrenzenden Tubenabschnitten kennengelernt: die Adenomyosis:

1. als Eigenerzeugnis ihrer Schleimhaut (primäre Adenomyosis);
   a) Vom einfachen ortsgewöhnlichen Tubenepithel,
   b) von endometrioidem Aussehen im Falle vorangegangener ortsungewöhnlicher Differenzierung.
2. Als Anleihe von infiltrierender Schleimhautwucherung aus dem Corpus (sekundäre Adenomyosis).

Je nachdem man es vom Ausgangspunkte des Materials (vom Uterus oder Tube her) ansehen will, ist in der Wucherung das Epithel oder die Muskulatur entliehen oder geliehen.

So wenig, wie wir es uns einfallen lassen würden, die Adenomyosis interna uteri als einen Entwicklungsfehler anzusehen, — auf solchen fernliegenden Gedanken verfällt man nicht leicht, weil man sich durch die Masse der vielen einzelnen Stellen der Tiefenwucherung abschrecken läßt, — ebensowenig sollte man die zuweilen gleichzeitig mit denen im Uterus entstehenden Wucherungen der Tubenecken auf Mißbildungen zurückführen. Da auch hier die Menge der Ausläufer immer noch viel zu groß ist, um mit angeborenen Fehlern entschuldigt zu werden, so begnügen sich Schridde und Schönholz mit der Annahme einer Auswirkung fetaler Anomalien im späteren Leben. Wenn man von konstitutioneller Anlage absieht, die für alles verantwortlich ist, darf man auch diese angenommenen örtlichen fetalen Anomalien für ein Angsterzeugnis vor der Annahme späterer postfetaler Einwirkungen ansehen. Es darf immer wieder gesagt werden, daß mit Annahme fetaler Anomalien und Anlagen besonderer Art gar nichts brauchbares geschaffen wird. Wir brauchen solche Schreckgespenster gar nicht, wenn wir beachten, daß in der Tubenwand nichts anderes geschieht als in der Uteruswand und daß jene um so mehr mit dieser ähnliche Reaktion auf gleiche Reize geben kann, je näher der erkrankte Teil der Tube dem Uterus liegt. Das gilt auch insbesondere für die dickere Muskulatur des uterinen Tubenteils und wenn man einwirft, der abdominale Teil der Tube reagiere nicht ebenso mit Knotenbildung, so ist die Schlußfolgerung doch nur dahin erlaubt, daß hier tatsächliche Verschiedenheiten schon im normalen Bau begründet sind. Die Verschiedenheit der Reaktionen liegt natürlich in der verschiedenen Beschaffenheit des Bodens, aber bei normaler Anlage in seiner besonderen Reaktionsfähigkeit und nicht in besonderen hypothetischen Fehlern der Anlage. Die „uterine" Tubenmuskulatur ist eben mehr „uterin" und die knotige Verdickung bei infiltrativer epithelialer Wucherung, ganz einerlei, ob diese aus der Tubenschleimhaut selber stammt oder vom Uteruskörper her eingedrungen ist, beweist weiter nichts als die nahe Zugehörigkeit zum Uterus. Die Muskulatur braucht weiter keine durchgreifende funktionelle Verschiedenheit zu besitzen, sondern der Unterschied mag allein im groben Bau liegen. Also kurz, die knotige Verdickung als Vorrecht des uterinen Tubenteils kann als Stütze der Hypothesen wegfallen. Der uterine Tubenteil ist eben anders gebaut und bildet auch zuweilen Myome, was die Muskulatur der abdominellen Tubenhälfte so gut wie nie tut, noch seltener als die ebenfalls dünne Muskulatur des Darmes oder der Gefäße. Dagegen ist auch sie nicht ganz so unempfindlich auf den Reiz der Epithelwucherung, wie es erscheinen könnte, sondern auch sie proliferiert zuweilen, aber die lockere Struktur, die Dehnbarkeit läßt es wenig zur Geltung kommen.

Ich weise hier nochmals auf die letzthin erschienene Arbeit von Horilek über tuberkulöse Salpingitis, aus der klar hervorgeht, daß die Durchsetzung der Tubenwand durch das wuchernde Epithel der Tuberkulose folgt, nicht umgekehrt, wie sich seit den Arbeiten v. Franqués u. a. von jeher klar ersehen ließ.

Zusammenfassend ist zu sagen: in allen Abschnitten der Tube ist heterotope Wucherung aus der ortsgewöhnlichen (von Haus aus normalen) Schleimhaut häufig; meistens unter entzündlicher Entstehung. Auch die Schleimhaut des uterinen Tubenendes rechnet hierzu, doch kommt hier außerdem ebenso wie im Uterus eine besondere Empfindlichkeit auf den hormonalen und sonstige Regenerationsreize hinzu, die ohne merkliche oder doch ohne auffällige andere Reize zur infiltrierenden Wucherung führen können. Diese aus der Erfahrung sich ergebenden Tatsachen werden dadurch nicht berührt, daß ausnahmsweise ortsungewöhnlich endometrioide Schleimhaut („Endometrium") in der Tube vorkommt und ebenso wie die Uterusschleimhaut selber zur infiltrativen Wucherung gereizt werden kann, aber nicht etwa deshalb infiltrativ wuchern muß, nur weil sie eine Anomalie in der Anlage darstellt. Es handelt sich in diesen Ausführungen darum, erstens das Vorurteil zu beseitigen, als ob zur infiltrierenden Wucherung nur Epithel von besonderen angeborenen Qualitäten befähigt sei und zweitens, als ob ortsungewöhnliches Epithel wie überhaupt irgendeine fehlerhafte Anlage ohne weiteres zur Wucherung neige, etwa mehr neige, als ortsgewöhnliches Epithel. Ortsungewöhnliche Differenzierung bedeutet an sich keine Anomalie der Zellen, des Gewebes, sondern des Ortes.

Mestitz hat wie oben erwähnt (S. 369) in einem Falle endometrane Schleimhaut an Stelle von Endosalpingium gefunden und ebenso wie Schindler und R. Meyer infiltrierende Wucherung dieser Stelle in die Tubenmuskulatur nachgewiesen. Im Uterus dieses Falles fand sich eine infilterierende Schleimhautwucherung geringen Grades. Unter Hinweis auf diesen Befund und auf einige Fälle von gleichzeitiger Adenomyosis uteri et tubae äußert Mestitz die Ansicht, daß die heterotope Wucherung in der Tubenwand auf lymphogen-metastatischem Wege entstanden sein dürfte. Es ist kaum verständlich, warum nicht folgerichtig das Endometrium an Stelle der Tubenschleimhaut auch als metastatisch angegeben wird, da doch von dieser Stelle aus die heterotope Wucherung ausgeht. Statt dessen hält er die Heteroplasie, die angeborene ortsungewöhnliche Gewebsdifferenzierung mit Schindler und R. Meyer für einleuchtend. Mit gleichem Grunde sollte Mestitz die heterotope Wucherung der Schleimhaut im Uterus selber ebenfalls für lymphogen metastatisch erklären.

Die Adenomyosis tubae interna ist am meisten bemerkenswert in dem uterinen Tubenteil, wo sie einerseits so wie im Uterus als exophytische Hyperplasie, andererseits ebenso wie in den mehr distalen Teilen durch Entzündung hervorgerufen wird. So finden wir jene zuweilen mit Adenomyosis uteri verbunden, und die zweitgenannte mit Pyosalpinx.

1. Anatomie und Histologie.

Aus dem bisher gesagten ergibt sich schon, daß der uterine Tubenabschnitt jedenfalls soweit, als er enge Lichtung hat und durch dicke Muskelwand dem Uterus näher verwandt ist, in der anatomisch histologischen Betrachtung abgesondert werden muß. Als Bastard zwischen der übrigen Tube und dem Uterus hat der uterine Tubenteil die Auswahl zwischen Beteiligung an der Adenomyosis uteri und der entzündlich heterotopen Wucherung, zu der auch der äußere Tubenabschnitt begabt ist. Der Unterschied ist zunächst ein ätiologischer; der uterine Tubenteil spricht ähnlich wie der Uterus, wenn auch nicht so hochgradig, schon auf die leichten Reize an, aber ebenso auch auf schwer entzündliche Reize. Man kann also auch hier Adenomyosis und Adenomyositis des uterinen Tubenteiles unterscheiden (Adenomyosalpingitis), ebenso wie wir es später beim Uterus tun werden.

Der uterine Teil der Tube hat also seine Besonderheiten im Bau dadurch, daß in gewissen Fällen die Wucherung von vornherein rein hyperplastisch ist ohne entzündliche Begleiterscheinungen. Aber auch bei der allgemeinen Salpingitis mit ausgedehnter infiltrativer Schleimhautwucherung ist der uterine Tubenteil durch die straffe Muskulatur und durch deren Fähigkeit zur Hyperplasie in der Struktur ausgezeichnet.

2. Uteriner Tubenteil.

Die knotige Verdickung des uterinen Tubenendes spricht sich in der alten Bezeichnung „Salpingitis isthmica nodosa" aus. Das uterine Tubenende ist knotig verdickt und wenn man mit dem Ausdruck „Salpingitis" nur einige solcher Fälle richtig bezeichnet, so ist Adenomyosis tubae nodosa (Abb. 3) für die Erkrankung des uterinen Tubenendes zur Unterscheidung von der Adenosis und Adenomyosis an den übrigen Tubenabschnitten brauchbar. Das äußerliche Merkmal der Knotenform ist sehr bezeichnend; sie betrifft meist nur die Tube bis 1, höchstens 2 cm von ihrer Ansatzstelle und geht von dieser auf die nicht selten gleichzeitig verdickten Uterushörner über und diese zuweilen auf das ebenfalls verdickte übrige Corpus uteri, wie weiter unten S. 396 geschildert wird. Seltener ist der Uterus ganz frei und die uterinen Tubenenden sind allein verdickt, dann freilich meist nicht so stark. Sie erreichen dann nur etwa 1 cm Durchmesser. Bei gleichzeitiger Beteiligung der Uterushörner ist eine Abgrenzung nicht leicht möglich, zumal dann auch die Ansatzstellen der Ligg. rotunda mit in die Verdickung einbezogen sein können. Die Verdickung betrifft meist den uterinen Tubenansatz ringsum, doch oft mit deutlicher Bevorzugung der oberen Seite. Doch setzt sich die Verdickung auch manchmal in das Lig. latum (Parametrium) fort. Sehr oft aber durchaus nicht immer sind beide Tubenansätze in annähernd gleicher Weise verdickt.

Die Veränderung ist im Falle von Entzündung durch geringere oder stärkere Grade der entzündlichen Infiltration bis zu schwerer Absceßbildung und Narbenbildung (Abb. 139, 140, 141) verwickelt. Die Abscesse sind nur in einzelnen Fällen makroskopisch und setzen sich nach dem Ligament oder auch nach dem Uterushorn fort.

Auf Querschnitten ist die Tubenlichtung bei leichteren Veränderungen kenntlich, doch sehr oft nicht auffindbar, weil es zuweilen atretisch ist oder weil die sonst so bezeichnende, zirkuläre Muskulatur von Cysten durchsetzt ist. Die Lichtung liegt auch häufig exzentrisch bei ungleicher Verdickung der Wände. Bei stärkeren Graden der Adenomyosis kann in späteren Stadien die Cystenbildung so hochgradig werden, daß der ganze Querschnitt siebartig durchlöchert ist, in stärksten Graden derart, daß zwischen den Cystenlichtungen nur ganz wenig Gewebe Zwischenwände, Maschen bildet (Abb. 142). Die Cysten

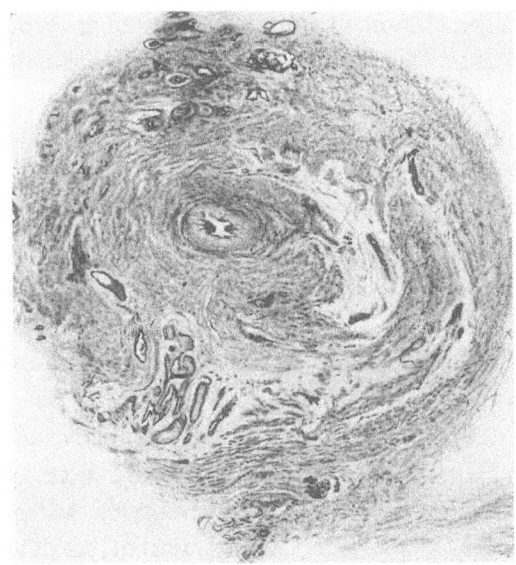

Abb. 139.

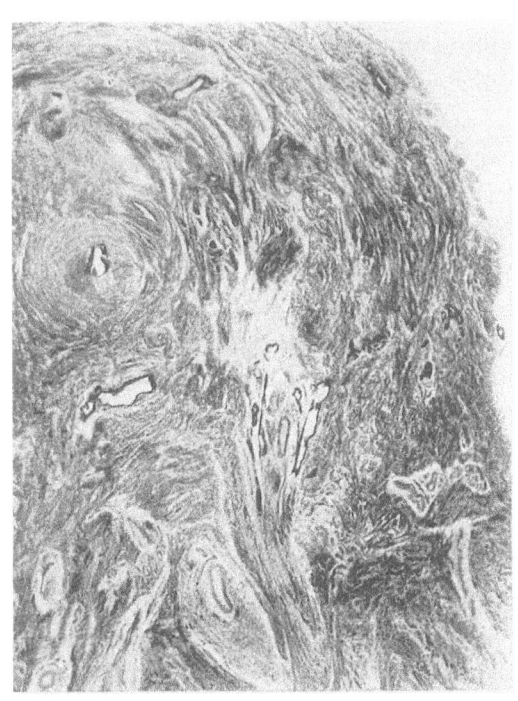

Abb. 140.

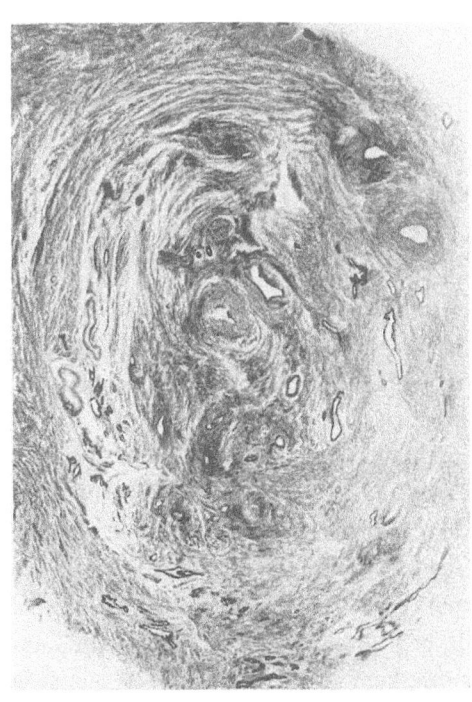

Abb. 141.

Abb. 139, 140 und 141. Adenomyosis tubae nach Ablauf der Entzündung. Schwere Schleimhautinvasion durch alle Schichten der Wand des isthmischen Tubenteils, mit Resten der Entzündung in Gestalt von interfasciculärer Bindegewebsquellung und Narbenbildung. Die helleren Stellen in den Bildern entsprechen dem Narbengewebe. (Lichtbild Lupenvergrößerung.)

erreichen mehrere Millimeter Durchmesser. Die cystische Durchsetzung, man kann geradezu sagen cystische Degeneration, trifft man nicht nur bei starker knotiger Verdickung des uterinen Tubenendes, sondern auch bei geringer Verdickung. Ist die Muskelverdickung überwiegend, so gleicht sie im Querschnitt der in der Uteruswand, nur ist eine im ganzen überwiegende kreisförmige, also mantelförmige Anordnung wenigstens in den äußeren Schichten erhalten und zum Teil auch in den inneren Schichten. Doch kann diese fast ganz verwischt sein.

Histologisch betrachtet ist der Unterschied zwischen der drüsigen Wucherung in dem uterinen Tubenteil und der im Uterus nicht grundsätzlich, sondern hängt ab davon, ob die Wucherung aus dem Uterus übergegriffen hat oder an Ort und Stelle von der gewöhnlichen Tubenschleimhaut ausgeht. Aber auch im ersten Falle ist die Struktur selten ausgesprochen endometran wie im Uterus selber, weil die Muskulatur hier, scheint es, unnachgiebiger ist. Die Tubenschleimhaut, wenn selber beteiligt, sendet meist einzelne, selten an vielen Stellen ihre Ausläufer in die Muskulatur. Auch dieses ist mechanisch zu verstehen. Der enge Muskelmantel bietet im Vergleiche mit der Uteruswand geringe Angriffsfläche, da die Epithelinfiltration zunächst in die Muskelzwischenräume interfasciculäres Bindegewebe) dringt. So sind es auch oft nur einzelne schlauchartige Ausläufer (Abb. 143) die den Stamm der epithelialen Wucherung ausmachen, der sich dann ebenso wie im Uterus den Wegen geringsten Widerstandes anbequemt und dabei in der ringförmigen Muskulatur zirkulär und spiralig verläuft.

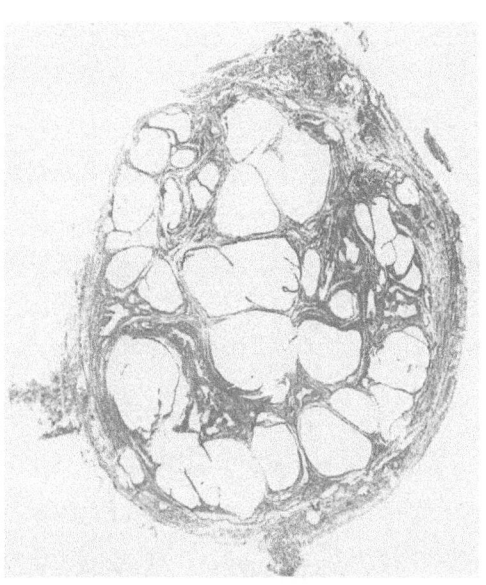

Abb. 142. Starke cystische Entartung der Adenomyosis tubae. (Lupenvergrößerung, Lichtbild.) (Nach Kitai: Arch. f. Gynäkol. Bd. 128.)

Die reiche Verzweigung der einzelnen Ausläufer bringt es mit sich, daß diese übersehen werden oder nach Abschnürung (Abb. 144) (v. Franqué, R. Meyer) völlig fehlen. Ebenso ist es manchmal später gar nicht mehr zu bestimmen, welche von den vielen mit Muskelmänteln umgebenen Lichtungen des mikroskopischen Schnittes der Tubenkanal war, so er noch besteht. Im Ganzen verglichen mit dem Uterus erreicht die infiltrative Schleimhautwucherung in dem uterinen Tubenende viel leichter die subserösen Muskelschichten; genau so wie die Infiltration mit Chorionepithel hier sehr schnell die Wand durchsetzt. Die Muskelwucherung kann fehlen, ist jedoch meist verhältnismäßig ebenso stark wie im Uterus. Im übrigen ist auf bestimmte Formenbildung, wie sie von Recklinghausen als bezeichnend ansah, keineswegs zu rechnen. Auch ist wie gesagt der endometrioide Charakter der Wucherung oftmals selbst dann nicht ausgesprochen, wenn sie aus dem Corpus uteri in die Tubenwand eingewuchert ist und sogar nicht in dem einen von mir beschriebenen Falle, in dem die infiltrierende Schleimhautwucherung von ortsungewöhnlichem „Endometrium" der Tubenlichtung ausging. In diesem Falle hatte die endometrioide Tubenschleimhaut auch

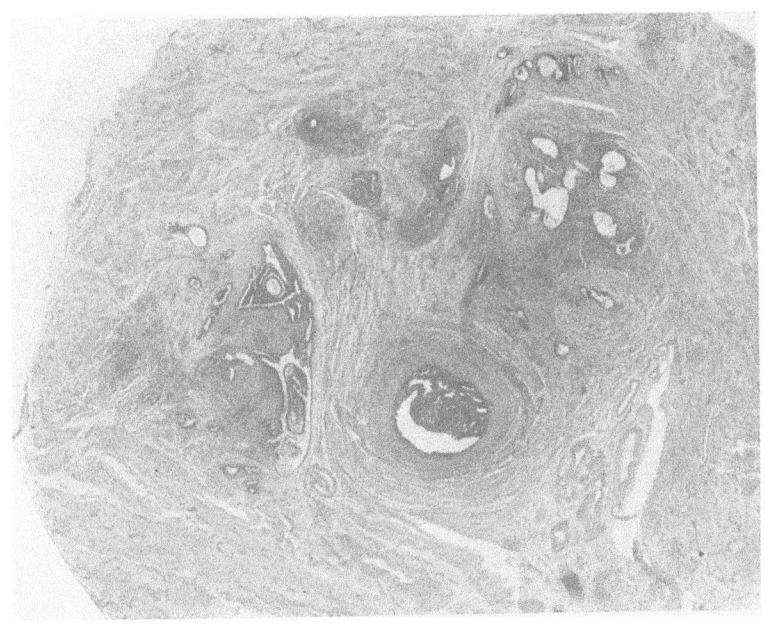

Abb. 144. Adenomyosis tubae im uterinen Drittel mit mäßiger Muskelwucherung im Anschluß an die infiltrative Schleimhaut. (Lichtbild Lupe.)

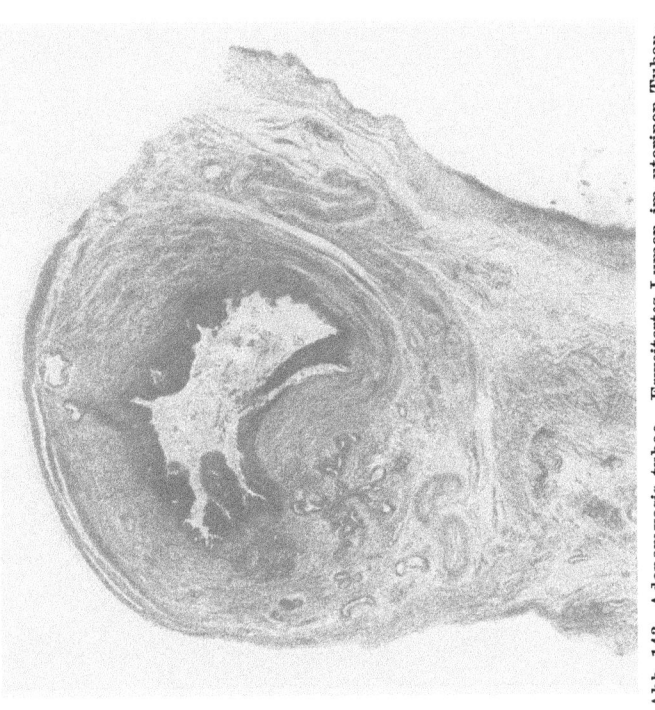

Abb. 143. Adenomyosis tubae. Erweitertes Lumen im uterinen Tubenteil mit schleimhäutiger Infiltration bis an die Subserosa und nach dem Ligamente zu. (Lichtbild Lupe.)

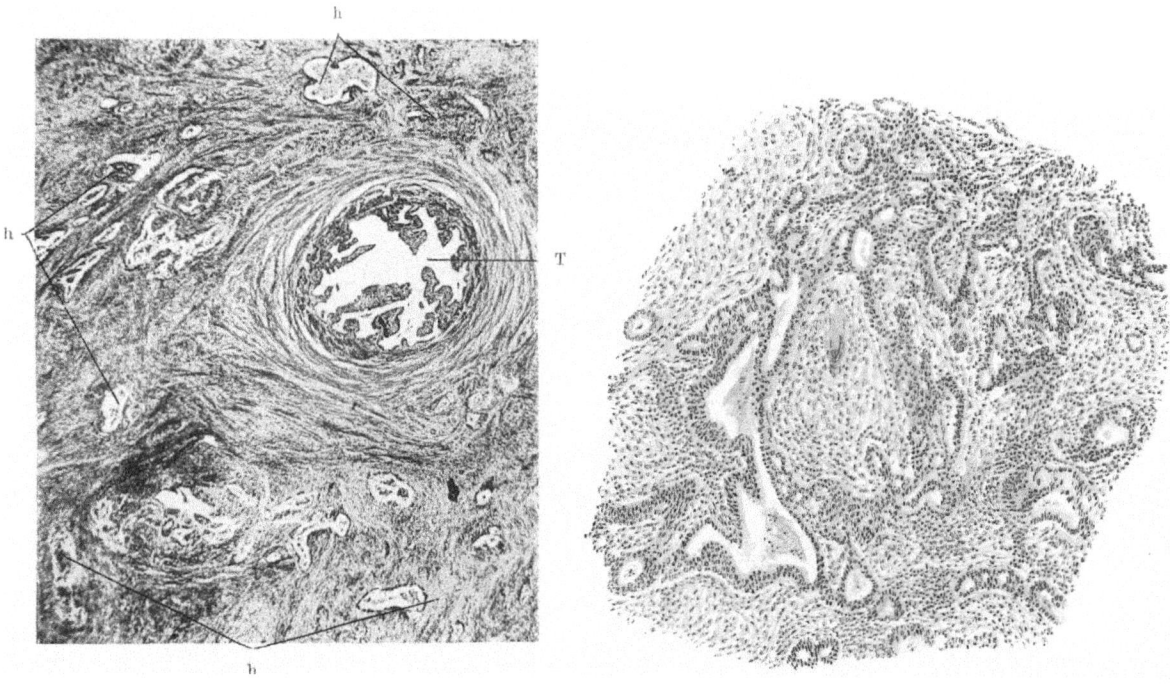

Abb. 145. Abb. 146.

Abb. 145. Mittlerer Grad entzündlicher Schleimhaut. Heterotope Adenomyositis tubae im mittleren Drittel der Tube. Muskulatur stark gelockert. Die Invasion hält sich an die zirkulären Bahnen. T Tubenlichtung, h heterotope Wucherung in entzündlich infiltrierten Muskelbahnen. (Lichtbild schwacher Vergrößerung.) (Nach Kitai.)

Abb. 146. Tuberkulose der Tube mit starker heterotoper Epithelwucherung. (72,63 Leitz Obj. 3. Okul. 1. Tubus 20.)

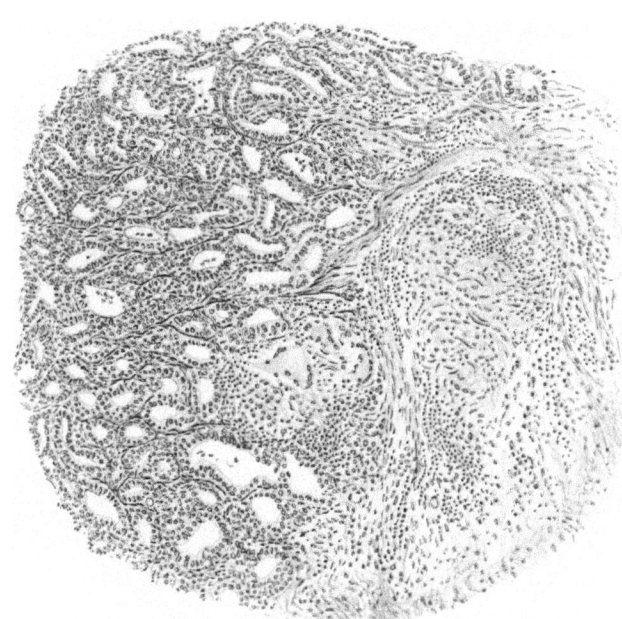

Abb. 147. Mäßiger Grad der Epithelinvasion in die Muskulatur bei Tuberkulose.
(8229 Leitz Obj. 3. Okul. 1. Tubus 20.)

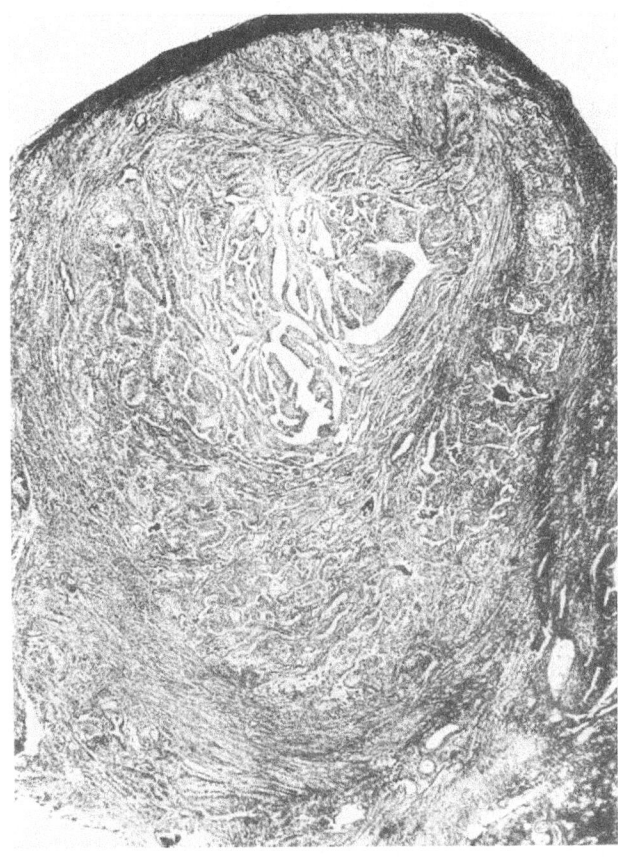

Abb. 148. Epitheliale Demarkation des nekrotischen Gewebes gegen das besser erhaltene. Tuberculosis tuboovarialis. Zahlreiche kleine Epithelschläuche (E). (60,58 Leitz Obj. 3. Okul. 3.)

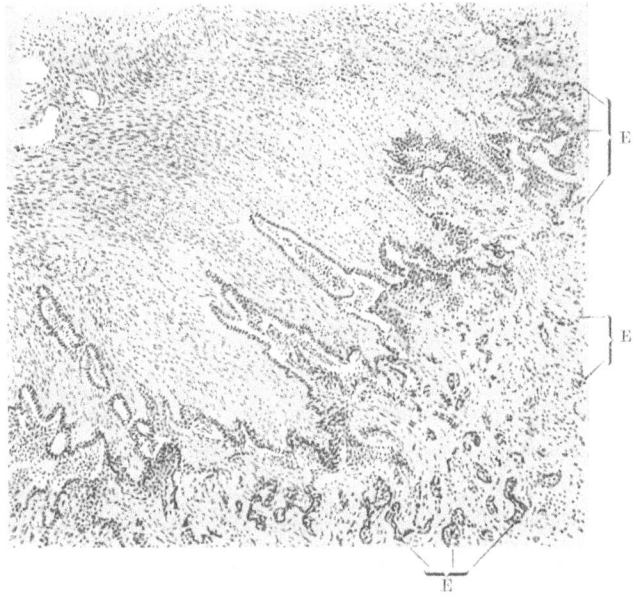

Abb. 149. Starke allseitige ganz dichte epitheliale Invasion im entzündlich infiltrierten Gewebe im äußeren Drittel der Tube (Grenze zum mittleren Drittel). Die Wand ist fast völlig ersetzt durch die Wucherung in hunderten von Ausläufern auf jedem Schnitte. Subserosa stark infiltriert. (Lichtbild Lupe.)

funktionell völlig den Schleimhautcharakter der Uterus, aber ebensowenig wie in diesem Falle ist in ähnlichen Fällen von „Uterusschleimhaut" der Tube (Schindler, Lahm u. a.) die heterotope Wucherung in der Tubenwand besonders „endometrioid", geschweige denn funktionierend. Diesen Mangel an prägravider Funktion hatten die infiltrativen Wucherungen in der Tubenwand mit denen im Uterus gemein und ebenso selten scheint Deciduabildung bei beiden zu sein, wobei allerdings zu berücksichtigen ist, daß die Adenomyosis selten bei Gravidität beobachtet worden ist. Den ersten Fall von Deciduabildung bei Adenomyosis — damals noch „Adenomyom" des Tubenwinkels und des Isthmus tubae genannt — habe ich (1905) gezeigt und Cullen (1908) hat ebenfalls ein Tubenwinkeladenom mit Decidua gesehen, worauf wir in Zusammenhang mit anderen Fällen decidualer Adenomyosis zurückkommen werden.

Entzündliche Infiltrate sind sehr viel häufiger als im Uterus zu finden und wie gesagt zuweilen Abscesse. Meistens ist dann zugleich auch der übrige, namentlich der ampulläre Tubenteil entzündlich mehr oder weniger stark ergriffen und oft mit epithelialer Infiltration der Muskelwand bedacht. In solchen frischeren Fällen ist die epitheliale Wucherung sehr oft in entzündlich infiltrierten Bahnen zu verfolgen. Auch kommen hierbei viel gröbere Durchbrüche in die Muskelwand zustande und kleine Abszeßhöhlen werden während der Rückbildung vom Epithel ausgekleidet. Voraussetzung ist, daß die Abszeßhöhle mit dem Epithel in Verbindung kommt, wie sie z. B. bei Durchbruch einer Abszeßhöhle in die Tubenlichtung von R. Meyer früher geschildert wurde mit Eindringen des Tubenepithels in den Fistelgang. Dieses ist jedenfalls ein selteneres Ereignis, dagegen Auflockerung des Gewebes an der Grenze der Schleimhaut zur Muskulatur ein häufiger Befund, wie ich ebenfalls früher beschrieben habe. Grundsätzlich ist es das Gleiche und ist von mir als eine Art von feinerer Fistelheilung, d. h. regenerative Epithelwucherung bezeichnet worden, die jedoch ohne weiteres in hyperplastische Wucherung übergehen kann.

In der Entstehung unterscheidet sich die Adenomyosis des uterinen Tubenteiles sehr häufig nicht von der Schleimhautheterotopie im ampullären Tubenabschnitte.

Man kann, wie H. Albrecht, der äußeren Gestaltung nach auch in den uterinen und den isthmischen Tubenteilen „adenomatöse, schlauchförmige und cystische Bildungen" voneinander unterscheiden, ohne darin die Entstehungsgeschichte zum Ausdrucke zu bringen; denn die Cystenbildung bedeutet immer den letzten Abschnitt der Bildungsgeschichte. Weniger bekannt als dieses ist, daß auch im uterinen Teile fibrilläre intramuskuläre Quellung, Einschmelzung und Narben zurückbleiben (Abb. 139, 140 und 141).

3. Mittlerer und ampullärer Tubenteil.

Im ampullären Tubenteile und auch im mittleren Drittel der Tube ist die entzündliche Entstehung der heterotopen Schleimhautwucherung so häufig (Abb. 145 und manchmal so riesig Abb. 149 und 153), daß man, um sie nicht unbedingt anzuerkennen, an ihr nur mit verschlossenen Augen vorübergehen kann. Die Ausführungen meines Schülers Kitai geben darüber hinreichenden Einblick und ich kann nur wiederholen, daß es überhaupt keine noch so leichte und noch so schwere Veränderung in der Tubenschleimhaut und in der umgebenden Muskelwand gibt, zu der nicht sämtliche Übergangsstufen in verschiedenen

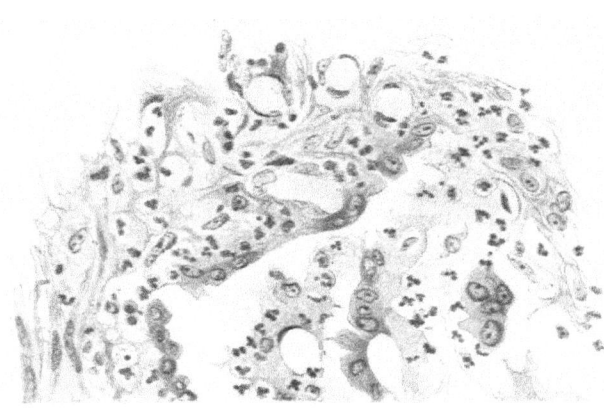

Abb. 150.

Abb. 150. Frische epitheliale Heterotopie des Tubenschleimhautepithels in Granulationen bei Gonorrhöe.

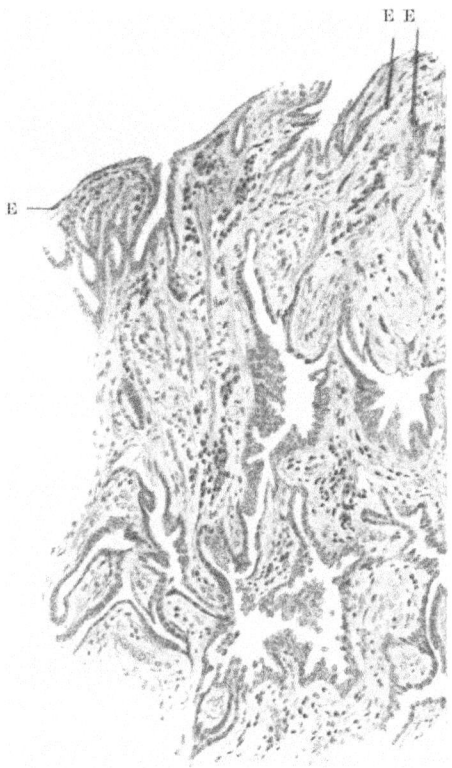

Abb. 151. Salpingitis gonorrhoica in Ausheilung unter Nachlassen der Infiltration und Schrumpfung des Muskelbindegewebes, das in stärkstem Grade von Epithelwucherung (E) durchsetzt ist; auch in Form kleiner Spalten.

Abb. 151.

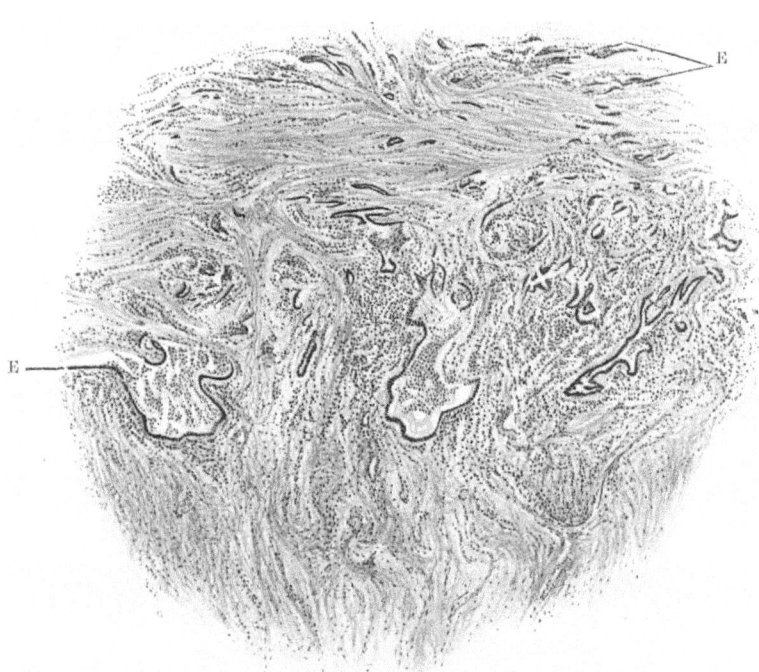

Abb. 152. Heilende Ulceration bei Pyosalpinx gonorrhoica (88,44) vom gleichen Falle wie Abb. 151. E Epithel. (Leitz Obj. 3. Okul. 0. Tubus 10.)

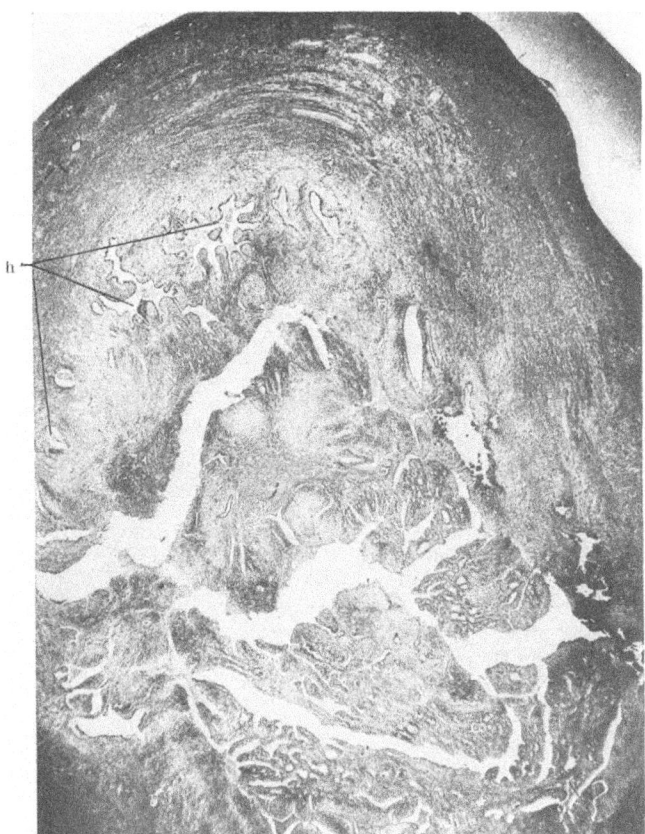

Abb. 153. Schwere Salpingitis im ampullären Tubenteil mit hochgradiger entzündlicher Infiltration der Muskulatur mit infiltrativer Schleimhautwucherung (h), ringsum in die inneren Muskulaturschichten. (Lichtbild Lupe.) (Nach Kitai.)

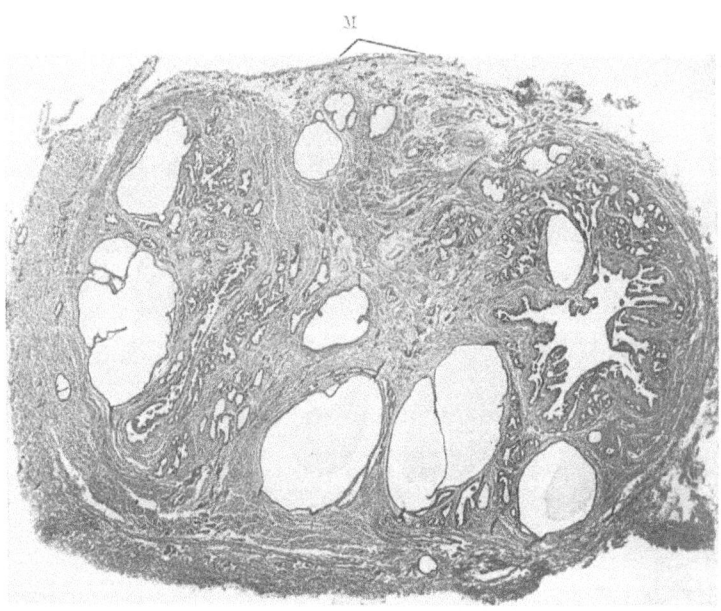

Abb. 154. Adenomyosis nach Verschwinden der entzündlichen Erscheinungen. Durchsetzung der Wand mit Schläuchen und Cysten im ampullären Tubenteil bis in die Mesosalpinx (M). (Lichtbild Lupe.) (Nach Kitai.)

Fällen führten: von der entzündlichen Entstehung, nämlich von der reparativen Auskleidung entzündlich infiltrierter Bahnen durch eindringendes Epithel bis zu den „follikulären" Abschnürungen in der Schleimhaut und außerhalb, den Faltenverwachsungen und Atresien der ganzen Lichtung und zu der (luxuriierenden) hyperplastischen Weiterwucherung durch die ganze Tubenwand. Nach Ablauf der Entzündung schwerer Grade ist dann stets die Muskulatur zuweilen reichlich, aber doch meist deutlich mit vermehrtem fibrillärem Bindegewebe durchsetzt. Es gibt freilich auch Tuben, in denen die Muskulatur sklerotisches Bindegewebe enthält und von diesem stellenweise ersetzt wird, aber bei den schwersten Graden der Entzündung mit Bildung von Granulationsgewebe wird manchmal die Schleimhaut derart eingeschmolzen, daß es überhaupt nicht zur epithelialen Infiltration der Wand kommt.

Wir haben besonderen Wert darauf gelegt zu zeigen, daß den von Schridde und Schönholz als Typen angeborener Veränderungen bezeichneten Fällen, Fehlen der Schleimhautfalten, Maschenbildung am äußeren Rande der Schleimhaut (die „Follikel" der älteren Autoren) und Maschenwerk oder Röhrencysten an Stelle einer einfach gelichteten Schleimhaut in unserem Material ganz genau entsprechende Bilder entgegenzustellen sind,

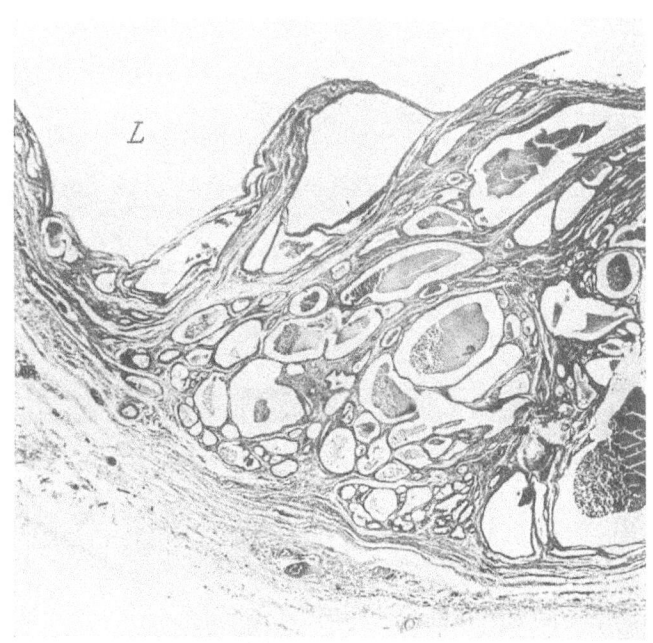

Abb. 155. Hochgradige cystische Schleimhautinvasion im ampullären Tubenteil. Adenomyosis nach Schwund der entzündlichen Erscheinungen. L Lichtung der Tube erweitert. (Lichtbild, schwache Vergrößerung.) (Nach Kitai.)

deren entzündliche Entstehung ohne weiteres einleuchtet. Man darf nur nicht alte abgelaufene Zustände wählen (Abb. 160) wenn man die Entstehungsgeschichte kennen lernen will. Ferner haben wir die entzündliche Entstehung der Atresie gezeigt (Abb. 156 bis Abb. 159) und haben besonders darauf hingewiesen, daß solche Atresien mit allen ungeheuerlich erscheinenden Veränderungen der cystischen und hyperplastischen Wucherung bei Frauen bestehen, die geboren haben. Eigentlich ist das gar nichts besonderes, wir kennen ja genügend viele Fälle entzündlicher Atresien im Uterus bei Frauen, die geboren haben, ohne daß in der Schleimhaut besondere Narben zu finden wären; ich habe aber Wert darauf gelegt, bei Frauen die geboren haben, die verschlossenen ampullären Tubenenden zu untersuchen. Herr Dr. Mutilow hat sich bemüht, auf Serienschnitten narbige Partien oder doch wenigstens Stellen zu finden, an denen die Verschlußstelle nachzuweisen wäre. Er fand keine Spur der früheren Öffnung und bei nicht zu sehr verdünnter Wandung (wie bei Hydrosalpinx stärkeren Grades) überzieht sogar die Muskulatur lückenlos die Kuppe bei der verschlossenen Tube, genau als ob es

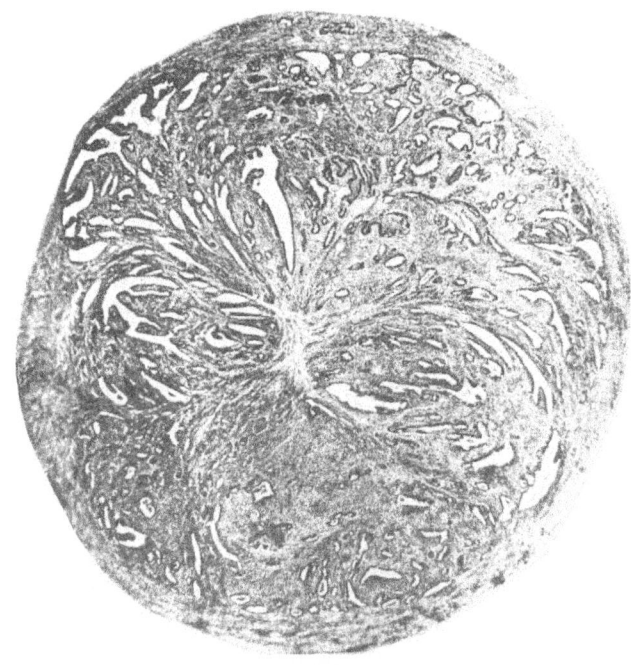

Abb. 156. Adenomyosalpingitis mit Verwachsung in der Mitte durch Granulationsgewebe. In der Peripherie weiteres Vordringen der Schleimhautwucherung im infiltrierten Muskelgewebe. (Lichtbild Lupe.) (Nach Kitai.)

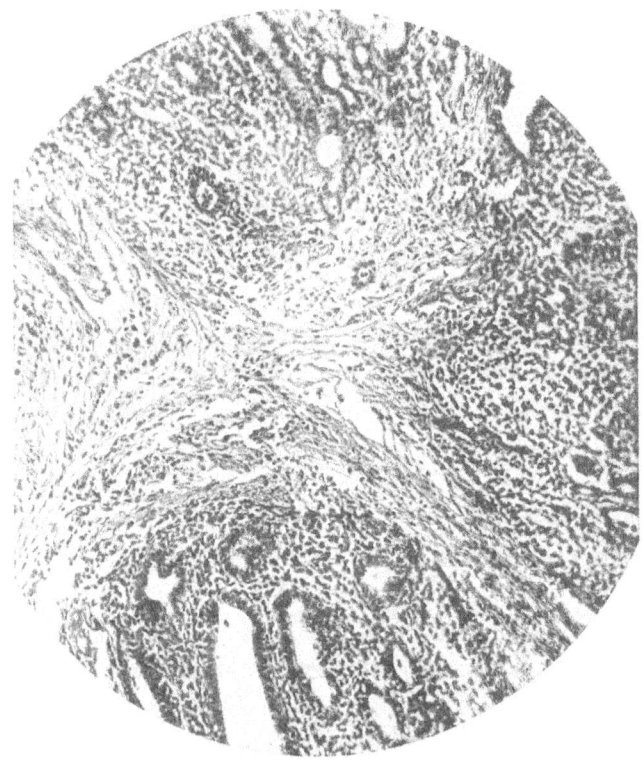

Abb. 157. Aus demselben wie Abb. 156. Das Granulationsgewebe im Zentrum stärker vergrößert. (Nach Kitai.)

sich um einen natürlichen Zustand handelte, obgleich Geburten vorausgegangen waren.

Ferner haben wir, solange die Entzündung noch bestand, stets nachweisen können, daß zwar die entzündliche Infiltration entlang der Gefäßbahnen ohne Epithelheterotopie vor sich geht, daß aber umgekehrt sich die letztere an zahlreichen Stellen den entzündlichen Bahnen anschließt (Abb. 161 bis 163). Immerhin ist bei genügender Überreizung der Schleimhaut auch ein selbständiges infiltratives Vordringen derselben möglich, wie wir es vom Uterus her wissen und gelegentlich in der Peripherie der Tubenschleimhautwucherungen auch sehen.

Ich nehme keine Veranlassung, diese

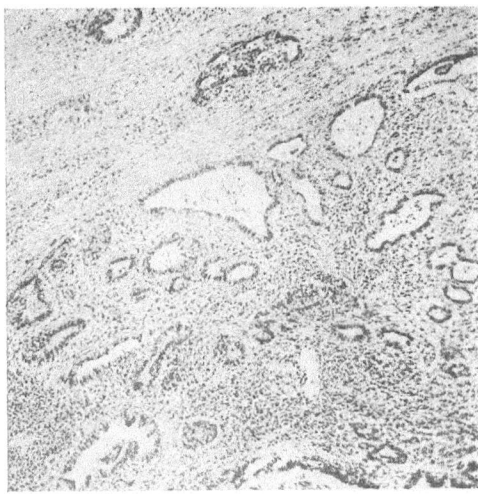

Abb. 158. Aus demselben wie Abb. 156. Die entzündliche Infiltration und epitheliale Invasion der Muskulatur in der Peripherie stärker vergrößert. (Nach Kitai.)

in das Gebiet der Salpingitis gehörenden Befunde noch im Einzelnen wie früher (1903) zu schildern, konnte sie aber nicht unbeachtet lassen, weil sie dem Gesamtgebiete der Adenomyosis in pathogenetischer Deutung nicht gut entzogen werden können. Ich will nur eine Einzelheit aus meinen früheren Befunden erwähnen, die in der Literatur nicht weitergegeben worden ist; die heterotope Wucherung der Tubenschleimhaut hat durch Verwachsungen mit dem Ovarium hindurch sich bis in dieses erstreckt. Es ist das nichts anderes im Grunde genommen, als wenn die Wucherung, wie oben erwähnt, die Tubenwand durchsetzt, um bis tief in das Lig. latum zu dringen.

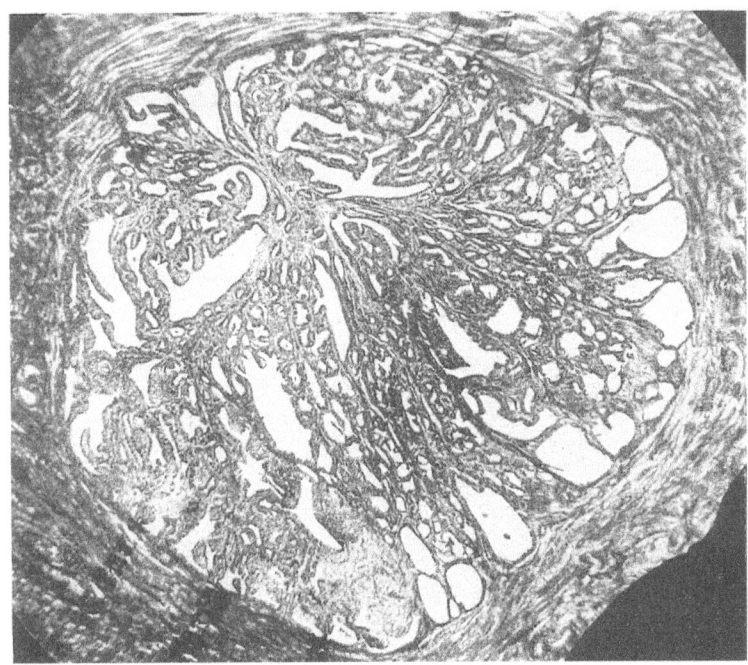

Abb. 159. Ein ähnliches Bild wie Abb. 156, nur mit beginnender cystischer Abschnürung. (Lichtbild Lupe.)

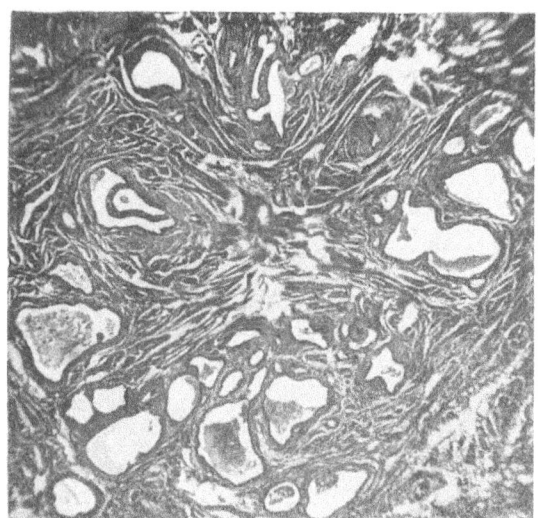

Abb. 160. Endergebnis der Tubenatresie im Gebiete der Adenomyositis mit Vernarbung des zentralen Granulationsgewebes, das wir im anderen Falle (Abb. 156 und 157) fanden. Abschnürung zu Cysten. (Lichtbild Lupe.)
(Nach Kitai.)

Auf diese infiltrative Durchsetzung des Ligamentes und des Ovariums werden wir an den betreffenden Orten zurückkommen.

Zusammenfassung.

In kurzer Fassung lautet das wesentliche Ergebnis dieser Besprechung in unserer Auffassung: die heterotope infiltrative Schleimhautwucherung befällt oft die Tubenwand; sie wird in allen Abschnitten der Tube durch Entzündung hervorgerufen und nur im uterinen und isthmischen Teile der Tube entsteht sie außerdem noch unter ähnlichen Bedingungen wie im Uterus ohne nachweisbare Entzündung und in diesen Fällen meist mit Adenomyosis uteri zugleich. Es ist erst noch zahlenmäßiger Nachweis zu erbringen, ob im uterinen Tubenteil die nicht entzündliche Auslösung ebenso oft erfolgt wie die entzündliche. Die Wucherung der Muskulatur am uterinen Tubenende begleitet die epitheliale Wucherung früher oder später, einerlei ob diese entzündlich entstanden ist oder nicht. Die Muskelwucherung ist sekundär und tritt auch dann ein, wenn bei Adenomyosis uteri die uterine Schleimhautwucherung bis in die Tubenwand vordringt. Die infiltrative epitheliale Wucherung geht für gewöhnlich in allen Tubenabschnitten aus der ursprünglich normal angelegten Schleimhaut selber hervor. Ausnahmsweise kann endometrioide Schleimhaut als ortsungewöhnlicher Ersatz des Endosalpingium namentlich am inneren uterinen Tubendrittel beobachtet werden mit der besonderen, überlegenen Neigung zur Adenosis-Bildung. Im allgemeinen bedarf es jedoch keiner theoretischen Annahmen von Fehlbildungen oder Mißbildungen der Schleimhaut, für die es weder anatomisch-histologische Unterlagen gibt, noch entwicklungsgeschichtliche Wahrscheinlichkeit.

Die Adenosis interna geht in der größten Zahl der Fälle vom gewöhnlichen Tubenepithel aus, und die auslösende Entzündung führt unter starken Gewebseinschmelzungen in der Schleimhaut und darüber hinaus zu den schweren Tubenveränderungen mit

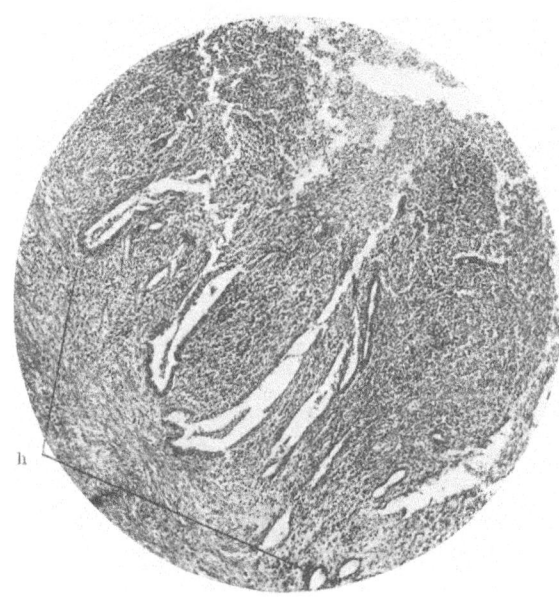

Abb. 161.

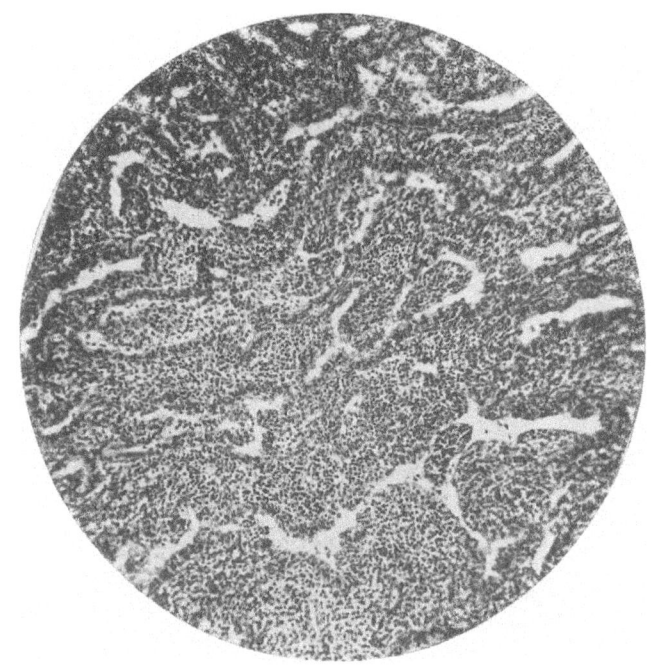

Abb. 162.

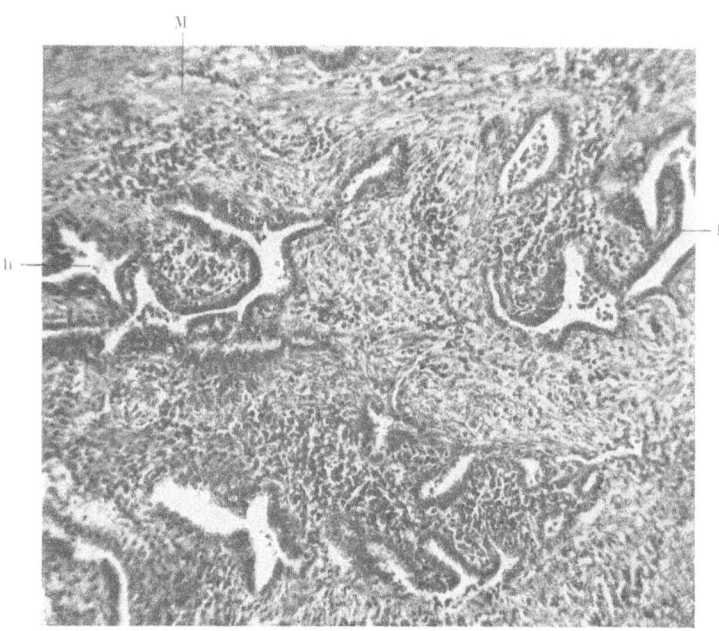

Abb. 163.

Abb. 161, 162 und 163. Adenomyosalpingitis oder Adenomyositis salpingis. Aus drei verschiedenen Fällen wird das Tiefenwachstum der Schleimhaut in die Muskulatur in lebhaft entzündlich infiltrierten Bahnen gezeigt. Zentral wird das Gewebe noch eingeschmolzen in Abb. 161. h heterotope Wucherung, M Muskulatur. (Lichtbilder mittlerer Vergrößerung.) (Nach Kitai.)

Abschnürung einzelner oder vieler Teile bis zur teilweisen und völligen Verschließung der Tubenlichtung.

Mißbildungen soll man nur bei Feten und Neugeborenen zeigen; — ihr Nachweis würde jedoch die eben genannte an großem Material gewonnene und leicht zu erringende Erfahrung nicht im geringsten antasten, weil die Entstehungs- und Bildungsgeschichte der Erkrankung in allen Stadien an genügend großem Material histologisch leichter zu verfolgen ist, als irgend ein anderes Krankheitsbild.

4. Adenomyosis und Adenosis tubae media et externa.

Wie gesagt, ist Adenomyosis tubae media so gut wie unbekannt und Adenosis tubae externa fällt mit den anderen peritonealen Wucherungen derart zusammen, daß sich eine gesonderte Besprechung so ziemlich erübrigt. Es mag daher darauf hingewiesen werden, daß das Serosaepithel der Tube ebenso wie das des Ligamentum latum eine besondere Neigung hat in und unter Adhäsionsmembranen kleine solide Epithelhaufen zu bilden, deren Zellen plattenepithelähnlich aufquellen und nach Verflüssigung den Inhalt kleiner Cysten bilden. Diese auch vorher bekannten Gebilde habe ich ausführlich (1903) beschrieben und darauf hingewiesen, daß sie verhältnismäßig sehr häufig sind im Vergleich mit der Bildung von Schläuchen mit kubischem und zylindrischem Epithel, ähnlich denen an der Serosa des Uterus. Kleine Auflagerungen endometrioiden Gewebes werden von Sampson beschrieben. Unter dem Serosaepithel und in der Subserosa habe ich so häufig kleine Cysten und Schläuche in Fällen von Adenosis tubae interna gesehen, daß ich ohne Zuhilfenahme von Serienschnitten nicht die Unabhängigkeit der erstgenannten für bewiesen hielt. Sie kommen aber sicher auch im Anschluß an die häufigen perisalpingitischen Adhäsionen, die die Adenomyosis interna begleiten, unabhängig von dieser vor. Ein solches Bild ist in Abb. 167 dargestellt.

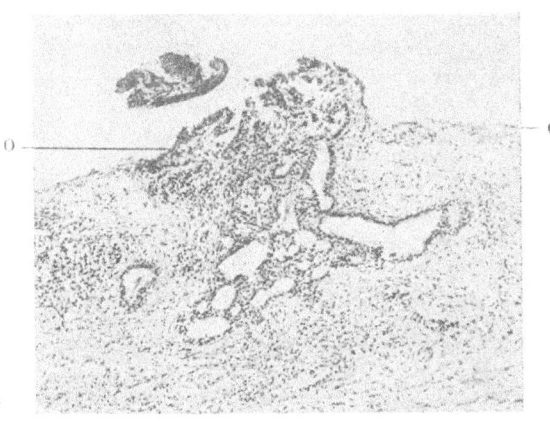

Abb. 164. Adenomyosis tubae externa. Unter entzündlichen Adhäsionen an der Oberfläche (O) der Tube entstanden. Die epitheliale Invasion der Subserosa ist von entzündlichem Infiltrat begleitet. (Lichtbild schwacher Vergrößerung.) (Nach Kitai.)

In allen derartigen Fällen verlagertes Endometrium anzunehmen, hält selbst Sampson nicht für angebracht, nur sieht er sie nicht für genügend endometriumähnlich an, und das trifft auch tatsächlich für viele Fälle zu, wie auch z. B. in Abb. 165 u. 166 in denen die unter peritubarem Hämatom sehr oft entstehenden Wucherungen des Serosaepithels besonders deutlich zur Anschauung kommen.

Wir werden im weiteren Verlaufe unserer Zusammenstellung aus der Literatur und aus eigenen Fällen solchen begegnen, in denen außer anderen peritonealen Stellen auch zugleich die Außenseite der Tube befallen war. Es lohnt sich nicht, diese hier einzeln aufzuführen. Erwähnung verdient ein Fall Neuweilers von Fibroadenosis außen auf der

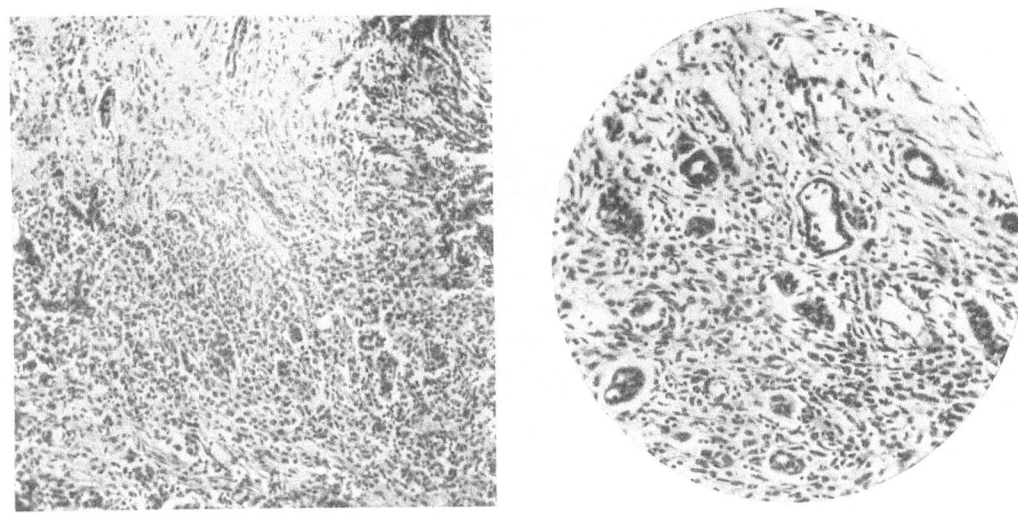

Abb. 165.   Abb. 166.

Abb. 165. Serosaepithel unter Blutauflagerungen (peritubarem Hämatom infolge geplatzter Tubargravidität) auf der Außenfläche der Tube dringt (oben im Bilde) massenweise in die Tubenwand und breitet sich in Form von Schläuchen und Strängen aus im infiltrierten Gewebe. (Lichtbild schwacher Vergrößerung.)

Abb. 166. Stärkere Vergrößerung von demselben Bilde wie Abb. 165.

Tube, die durch menstruelle Blutung in die Bauchhöhle begreiflicherweise zur Annahme einer Tubargravidität verleitete.

Über Knötchen an den Fimbrien siehe weiter unten.

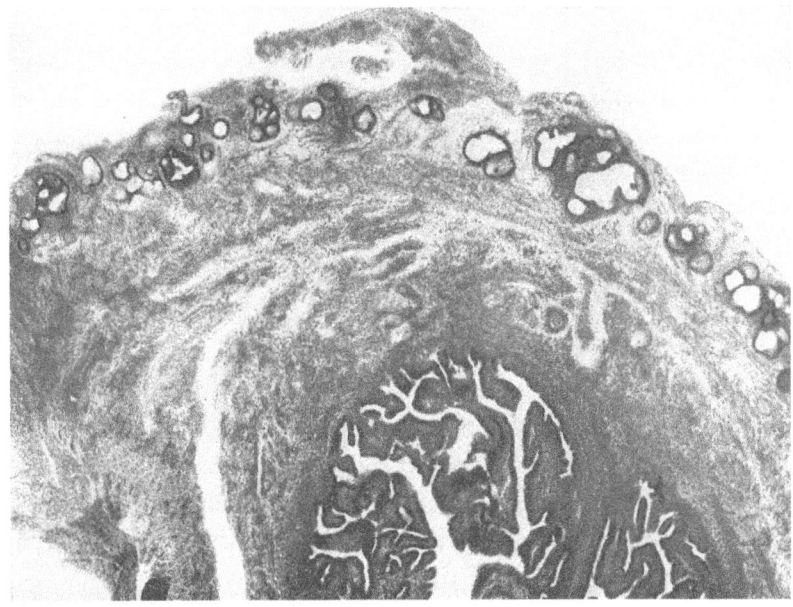

Abb. 167. Adenomyosis in der Subserosa tubae. (Lichtbild schwacher Vergrößerung.)

b) Adenomyosis uteri[1].
1. Anatomie und Histologie der Adenomyosis uteri.

Wie schon angedeutet, läßt sich eine topographische Einteilung der Adenomyosis durchführen, wenn man will, ganz unabhängig von pathogenetischen, insbesondere von histogenetischen Vorurteilen und kann man Adenomyosis corporis et colli uteri unterscheiden, dieses um so mehr, als beide unabhängig voneinander vorkommen. Ferner ist bei beiden Arten ein Zusammenhang, 1. mit der inneren Oberfläche, also der Schleimhaut, 2. mit der serösen Oberfläche nachzuweisen oder der frühere Bestand eines Zusammenhanges anzunehmen oder 3. es fehlt von vornherein ein solcher Zusammenhang und es besteht eine ursprünglich insuläre Wucherung in der Muskelwand. Das wichtigere ist natürlich für pathogenetische Betrachtung der ursprüngliche Ausgangsort. So ist zu bedenken, daß unsere Befunde gelegentlich darüber keine unmittelbare Auskunft geben, weil ursprüngliche Zusammenhänge abgetrennt, neue Zusammenhänge nachträglich entstanden sein können. Wir sind also auf Fälle angewiesen, die ihre ursprüngliche Lagebeziehung noch einwandfrei erkennen lassen und solche gibt es genügend viele.

Wir unterscheiden als topogenetisch: 1. Adenomyosis interna (endometrica), 2. Adenomyosis media (intramuralis), 3. Adenomyosis externa (perimetrica). Mögen die Ausgangsgewebe dieser drei verschiedenen Ursprungsstellen verschieden oder gleichartig sein, mögen sie an die fremden Stellen gekommen sein, wie man es auffassen mag und mögen die Ursachen der Wucherung verschieden oder gleich sein, das alles steht der Feststellung nicht im Wege, daß sie genügend viele Gleichartigkeiten haben, die ihre Zusammenstellung rechtfertigen. Das bezweifelt niemand. Ihre histologische Beschreibung kann demnach gemeinsam erfolgen.

Zunächst sind einige die Topographie und die grobe Anatomie betreffende Bemerkungen am Platze. Topographisch ist nicht gleichbedeutend mit topogenetisch. Die Adenomyosis interna nimmt ihren Ausgang von der Schleimhaut, doch braucht sie sich nicht auf die inneren Wandschichten zu beschränken, aber meistens tut sie es uud ebenso ergeht es den anderen Arten, so daß man im allgemeinen aus dem Orte auf ihre Herkunft schließen kann.

2. Grobe Anatomie der Adenomyosis uteri.

Die makroskopische Betrachtung des Uterus ergibt ein oft kuglig verdicktes Corpus uteri unter Bevorzugung der oberen Teile einschließlich des Scheitels. Die Verdickung ist jedoch meist nicht gleichmäßig verteilt. Einen deutlicheren Einblick in die ungleiche Verdickung erreicht man erst auf Schnitten, am besten sagittalen und frontalen Längsschnitten. Die pathologisch verdickten Teile, die man an bald zu besprechenden Eigenheiten erkennt, verdrängen die unbeteiligten Wandpartien. Das sieht man bei schwächeren Graden der Verdickung nur in ihrer nächsten Umgebung und auch das

---

[1] Adenomyosis bei Hündinnen wird von Letulle und Petit in 2 Fällen angeführt in Form umfangreicher kugeliger Vorbuckelungen an beiden Uterushörnern, deren innere Wandschichte von einer großen Zahl von Cysten eingenommen war. Die Schleimhaut war völlig ersetzt durch ein gefäßreiches Bindegewebe, das mit der Muskulatur zusammenhing. Diese hatte sich konzentrisch um drüsige Schleimhautinseln gelagert, die mit cystogenem Gewebe und zylindrischen Epithelschläuchen völlig dem Endometrium glichen. Es bestand keine Entzündung. Die Neubildung wird als gutartige Hyperplasie gedeutet.

gewöhnlich nur mit Lupe, denn im Anfange — das ist höchst bedeutungsvoll — tritt die Adenomyosis keineswegs in Form der umschriebenen Knoten auf. Ich habe in einer beträchtlichen Zahl von Fällen gesehen, daß die Adenomyosis uteri interna an vielen Stellen zugleich mit kräftigen Ausläufern die innerste Muskulatur einige Millimeter tief befällt und daß diese bereits mit Hyperplasie antwortet. Zunächst sind die Herde noch voneinander getrennt. Diese, wie man wohl für manche Fälle bestimmt sagen kann, anfänglichen Stufen der Erkrankung werden leicht übersehen, trotzdem sie bei einiger Aufmerksamkeit durch ihre weißliche Farbe und baldiges Hervorquellen über die frische Schnittfläche auffallen sollten.

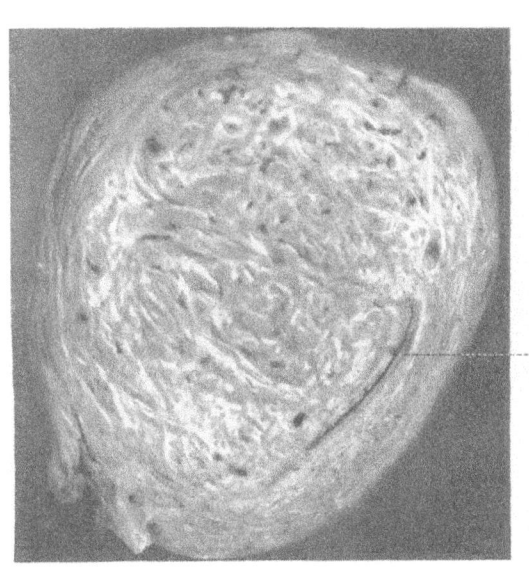
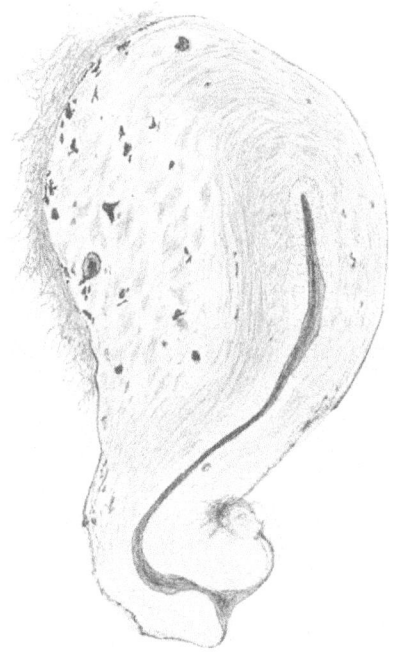

Abb. 168.   Abb. 169.

Abb. 168. Adenomyosis uteri interna. Innere Wandteile verdickt. Äußere Schicht der verdickten Wand (links) konzentrisch geschichtet. L Lumen uteri. Frischer Durchschnitt, einige Zeit stehen gelassen. (Lichtbild ³/₄ nat. Gr.)

Abb. 169. Adenomyosis uteri externa mit Cysten. Äußere Wandteile verdickt mit Adhäsionen. Innere Wandteile frei; Lichtung des Uteruskorpus leicht nach hinten verbogen, fixiert. Sagittalschnitt. (Lichtbild ³/₄ nat. Gr.) (Nach Kitai: Arch. f. Gynäkol. Bd. 126.)

Man geht kaum fehl in der Annahme, daß jede Adenomyosis so anfängt, ganz zerstreut und völlig unähnlich den schon im Beginne scharf umrissenen Myomen.

Bei vorgeschrittenen Graden tritt erst die Abgrenzung ein, indem die unbeteiligte Wandpartie ebenso wie bei Myomen in schalenförmiger Weise gedrückt, verdrängt, in konzentrische Lamellen gelegt wird. Bei Adenomyosis interna betrifft dieses die Außenseite (Abb. 168), bei Adenomyosis externa die Innenseite (Abb. 169) und wenn bei der letzteren die Verdickung, wie so häufig, einseitig ist, so wird die Uteruslichtung vorgebuckelt (Abb. 169 und 170).

Trotz recht erheblicher Verdickung der Innenschichten durch die Adenomyosis interna auf etwa 3—5 cm, seltener bis auf 10 cm (Abb. 170), ist meist nur die innere und die mittlere Muskelschicht von der Wucherung betroffen, seltener wird die Schicht der großen Gefäße mitbeteiligt (R. Meyer, Jakubowitz), meist wird sie mitsamt den äußeren Schichten verdrängt. Die einseitig stärkere oder die völlig einseitige Verdickung einer

Wand ist in $^1/_4$—$^1/_3$ der Fälle von Adenomyosis interna festzustellen wieder unter Bevorzugung einer Seite des oberen Corpusabschnittes oder des Uterusscheitels. Die Vorderwand ist ebenso wie die Hinterwand zuweilen allein verdickt, seltener die Seitenwand oder ein Uterushorn allein. Auch mehrere verdickte Partien treten ohne Zusammenhang auf, wie auch Frankl (1925) beobachtet hat. Recht häufig sind die Tubenansätze befallen, aber meist in Verbindung mit irgendeiner, wenn auch schwacher Beteiligung des Corpus. Die Einseitigkeit der pathologischen Verdickung ist durch die auf eine Wand beschränkte Tiefenwucherung der Schleimhaut gekennzeichnet. Die nur von Schleimhaut der Vorder- oder

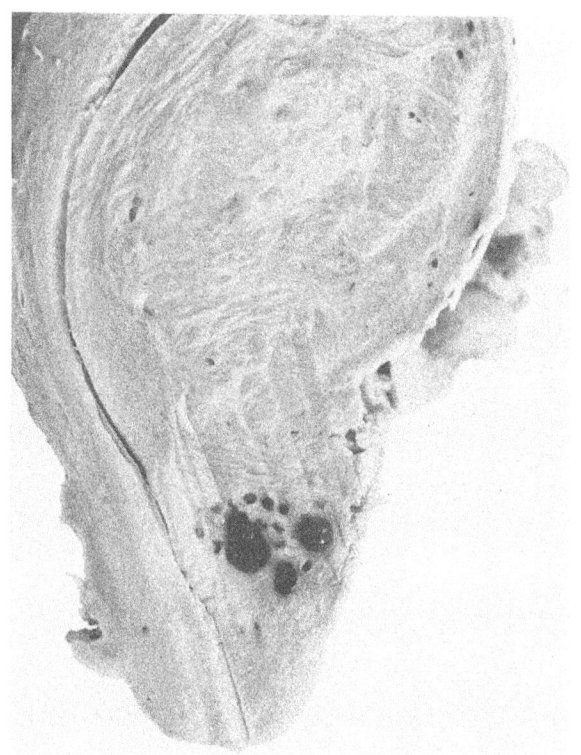
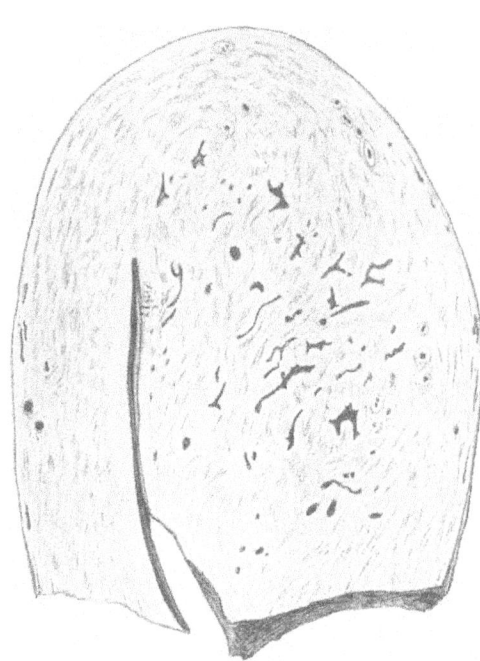

Abb. 170.   Abb. 171.

Abb. 170. Adenomyosis uteri externa posterior mit Adhäsionen, darin Cysten. Cysten in den verdickten äußeren Wandschichten und besonders im unteren Teil. Innere Schichten der Wand verdrängt. Lichtung verbogen. (Lichtbild $^3/_4$ nat. Gr.)

Abb. 171. Adenomyosis uteri interna. Die Gefäßschicht wird eben erreicht. (Der Schnitt ist nach Härtung des Präparates angelegt.) (Zeichnung von Carl Ruge. $^3/_4$ nat. Gr.)

Hinterwand ausgehende Wucherung (Abb. 171) beschränkt sich auf diese und befällt nicht die Muskulatur der Seitenwände. Sind diese verdickt, so gehen von ihr selber heterotope Drüsenwucherungen aus.

Einen Fall von nur einseitiger Verdickung der Uteruswand mit mäßiger Ausdehnung in das Parametrium habe ich von Kitai (im Falle Nr. 22) veröffentlichen lassen. Solche Fälle bieten im übrigen weiter keine Besonderheit, nur ihre Lagerung ist wegen der Seltenheit bemerkenswert. Auch in anderen Fällen haben wir intraligamentäre Ausdehnung der lateral gelegenen Adenomyosis uteri interna gesehen und ich erwähne es, um gegen die Bezeichnung „intraligamentäres Adenomyom" Einspruch zu erheben. Als solches geht z. B. ein Fall von Cullen (1903), der weiter nichts als eine ungewöhnlich starke (7×6 cm)

Adenomyosis interna mit teils submuköser, teils intraligamentärer Ausdehnung. Es sei schon hier erwähnt, daß hierbei die adenomyohyperplastische Wucherung der Uteruswand das Ligament passiv durch Ausdehnung ebenso wie ein intramurales Myom beansprucht, nicht aber dadurch, daß das Gewebe des Ligamentes selbst mit in Wucherung gerät. Es ist eine andere Sache, wenn die epitheliale Wucherung durch die Uteruswand hindurchwächst und das Ligamentgewebe infiltrierend durchsetzt. Davon später, bei den Ligamenten und der Wucherung im Septum recto-genitale.

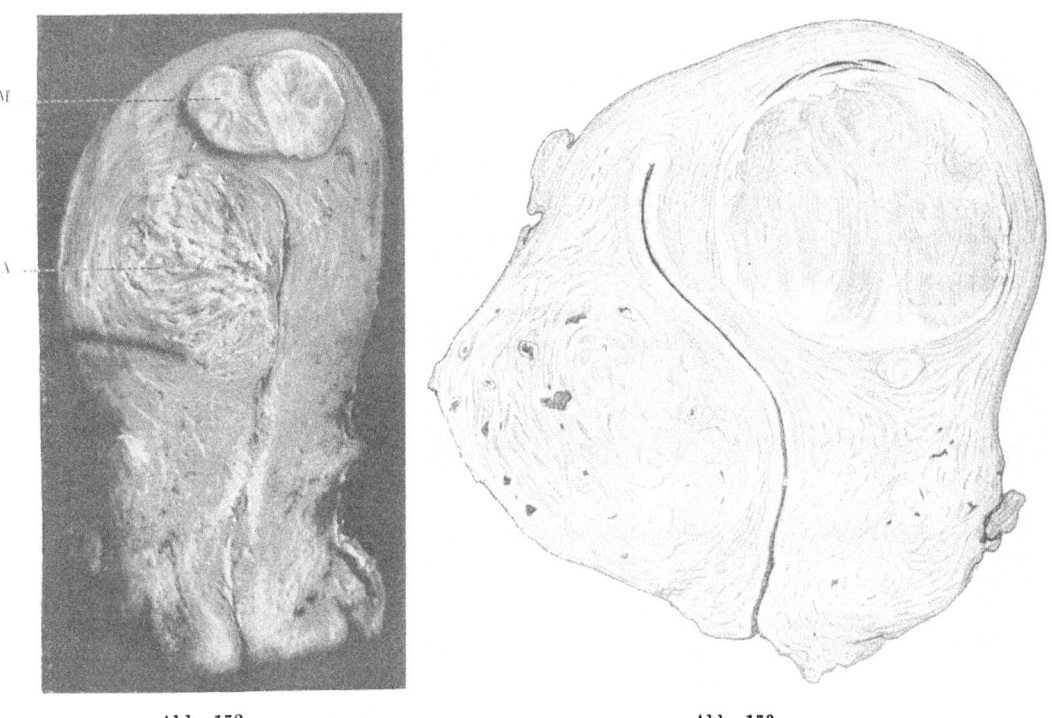

Abb. 172. Abb. 173.

Abb. 172. Ziemlich scharf umschriebene Adenomyosis interna (A) der Hinterwand des Corpus uteri tumorartig abgegrenzt, aber mikroskopisch unscharf. Myoma fibrosum simplex (M) schon makroskopisch leicht unterscheidbar. (Lichtbild $^3/_4$ nat. Gr.)

Abb. 173. Adenomyosis uteri media rechts und links. Schleimhaut unbeteiligt. Nekrotisierendes Myom mit peripherer Verkalkung. ($^3/_4$ nat. Gr.)

Es können natürlich auch mehrere Partien der Uteruswände einzeln befallen werden (Abb. 175). Man könnte daran die Frage knüpfen, ob überhaupt die Verdickung des ganzen Corpus uteri von vornherein allseitig aus einer in allen Wandteilen zugleich erfolgenden Schleimhautwucherung hervorgeht, oder ob zunächst einzelne Stellen befallen werden, die nachher zusammengeschweißt werden. Die Möglichkeit liegt von vornherein betrachtet vor, aber man wird kaum zur Aufklärung der Entstehungsweise im Einzelfalle kommen. Die Frage hat nur deshalb Anspruch auf Beachtung, weil sie ätiologische Bedeutung hat dahingehend, ob die allgemeinen oder die örtlichen Entstehungsbedingungen für die Wucherung ausschlaggebend sind. Wenn wir diese nicht für alle Fälle lösen können, so sind uns die vorgeschrittenen Fälle einseitiger Ausbildung der Adenomyosis doch genügende Gewähr für die bedeutsame Mitwirkung örtlicher Bedingungen. Als Beispiel getrennter mehrseitiger Wucherung erwähne ich einen Fall mit diffuser Verdickung des Uterusscheitels und des oberen Corpusteiles und zugleich eine umschriebene seitliche Verdickung im unteren Corpus. Es bedarf kaum der Erwähnung, daß es zwischen der allseitigen und einseitigen Erkrankung auch Mitteldinge gibt, indem zwei oder drei Seiten zusammenhängend befallen sind, oder nachträglich zusammenfließen.

An der Verdickung des Corpus sind die Tubenwinkel ziemlich oft in mäßigem Grade beteiligt, aber nicht so oft durch Wucherung der eigenen Schleimhaut, als meist durch Übergreifen der gewucherten Schleimhaut aus dem Corpus und Fundus auf die Uterushörner bis an oder zuweilen in die Tubenansatzstellen. Die anschließende Muskelwucherung ist jedoch der Wand der Hörner und Tubenansatzstellen selber entlehnt. In 2 Fällen fanden wir sie so stark, daß hierdurch die interstitielle Tubenlichtung stellenweise erstickt schien und eine völlige Atresie bestand. Bei der eigentlichen Salpingitis isthmica nodosa mit der bekannten knotigen Verdickung der Tubenansatzstellen ist die Tubenschleimhaut meistens selber an der Wucherung beteiligt.

Auf den Schnitten fällt mit bloßem Auge die verdickte Partie durch ein ganz unregelmäßiges Flechtwerk sehr wechselnd breiter und schmaler hellerer, weißlicher Streifen auf (Abb. 170), in deren Maschen etwas dunklere, schwach graue, graurötliche Felder liegen, die sich am frischen Durchschnitt schon nach kurzer Zeit von der Oberfläche zurückziehen, so daß das Flechtwerk sich deutlicher als wirres Relief abhebt (Abb. 168).

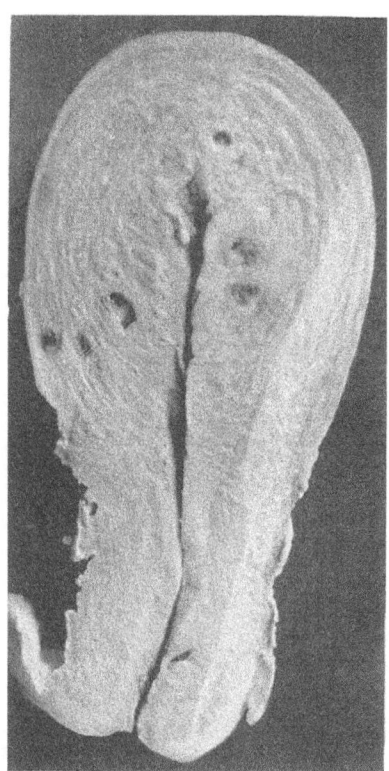

Abb. 174. Adenomyosis corporis uteri mit starker infiltrativer Schleimhautwucherung und Cystenbildung, aber mit geringer Muskelwucherung. (Lichtbild ³/₄ nat. Gr.)

In den Feldern erkennt man seltener deutlich weiche Schleimhaut, nicht ganz selten kleinste und größere (bis 5 mm Durchmesser und darüber), manchmal blutgefüllte Cysten. Der Inhalt ist meist bräunlich. Wenn Cysten fehlen, kommt makroskopisch leicht Verwechslung mit der einfachen Muskelverdickung „Metropathia hyperplastica" oder „Myohyperplasia uteri" vor, deren Häufigkeit früher sicher stark überschätzt worden ist, und unter allerhand Namen, besonders chronischer Metritis ging. In den meisten Fällen klärt die mikroskopische Untersuchung über die Beteiligung der Drüsenwucherung auf. In etwa ⅓ unserer Fälle, bei Frankl etwa in der Hälfte fanden sich gleichzeitig kleine Myome, meist intramural (Abb. 172 u. 177) gelegen und nur in etwa 5% mittlere Tumoren von Apfelgröße. Diese Myome enthalten nur ausnahmsweise epitheliale Einschlüsse. Auch inmitten der adenomyotisch verdickten Wandpartien fand ich zuweilen kleine reine, d. h. epithelfreie Myomknoten, die sich durch ihre hellere mehr sehnige Färbung und wellige Struktur mit scharfem Umriß makroskopisch abheben. Auf Myome mit epithelialen Einschlüssen werden wir besonders zu sprechen kommen.

Die Schleimhaut des Uterus ist entweder nur in den basalen Lagen hyperplastisch bei normaler Funktion der oberen Lagen oder sie befindet sich als Ganzes im Zustande pathologischer Hypertrophie „glandulärer Hyperplasie", die Frankl ebenso wie wir etwa in 50% fand. Mit diesem Zustande steht indes die Schwere der Adenomyosis durchaus nicht in regelmäßiger Übereinstimmung. Auch nach Atrophie der Schleimhaut finden wir noch erhebliche Grade von Adenomyosis, müssen aber annehmen, daß mindestens die basalen Schleimhautlagen hyperplastisch waren, als die Adenomyosis entstand.

3. Histologische Beschreibung der Adenomyosis uteri.

Die mikroskopische Untersuchung ergibt abgesehen von einzelnen Eigentümlichkeiten, die zum Teil von der bedrängten Lage in der Muskulatur, zum anderen Teile von

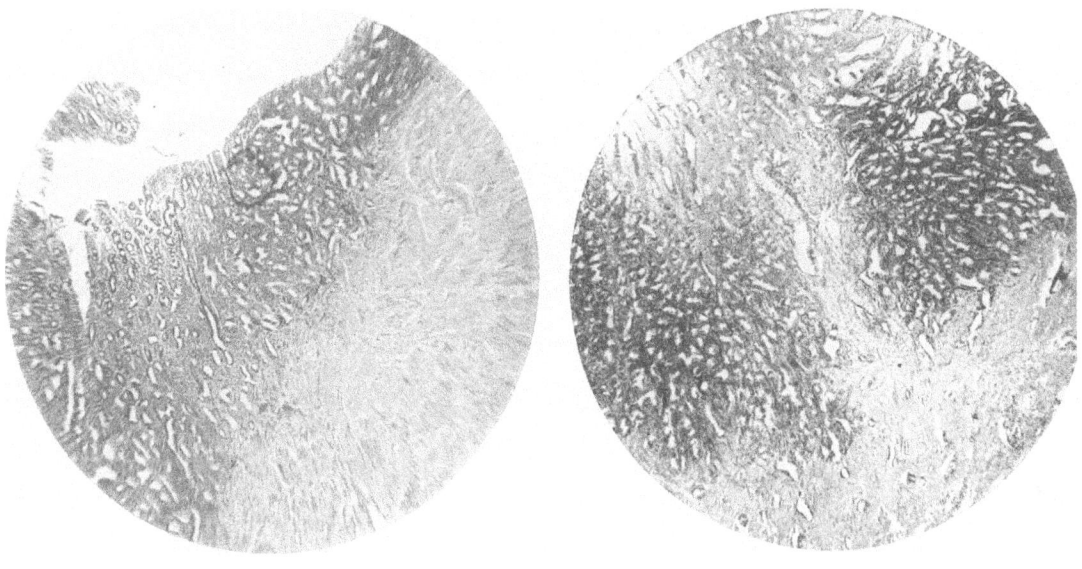

Abb. 175.   Abb. 176.

Abb. 175. Adenomyosis corporis uteri interna. Die Schleimhaut im ganzen mächtig verdickt, hat einen Teil der Muskulatur ersetzt. (Lichtbild schwacher Vergrößerung.)

Abb. 176. Adenomyosis uteri interna. Die Schleimhaut (links oben in Funktion) ist hauptsächlich in der basalen Lage dargestellt; hier ersetzt sie die innere Muskelschicht und dringt mit breiten Massen nicht tief vor. (Lichtbild schwacher Vergrößerung.)

der größeren oder geringeren Kraft der Wucherung und endlich vom Alter abhängt, im großen ganzen Ähnlichkeit mit dem nicht funktionierenden oder leicht hyperplasierenden Endometrium mit den schlauchförmigen oder unregelmäßig geformten Drüsen und dem „cytogenen" Stroma. Die Wucherung geht von den basalen Schleimhautschichten aus und schon an diesen Abgangsstellen ergibt sich ein von Fall zu Fall wechselndes Bild, je nachdem einzelne Schläuche wie bei den meisten Frauen jenseits von 35 Jahren in die Muskulatur dringen, oder schon an der Wurzel breitere und tiefere Wucherungen von der Basalis abgehen.

Es geht aber Breite und Tiefe der Auswüchse keineswegs immer Hand in Hand, sondern wir finden zuweilen fast die ganze innerste Muskellage 1—5 mm tief ersetzt durch Schleimhaut mit unregelmäßigen kurzen Ausläufern (Abb. 175 u. 176) und in anderen

Fällen dringen einzelne Schläuche oder wenige gemeinsam zwischen den Muskelbündeln auf Umwegen außerordentlich tief vor (Abb. 178 u. 179). Dazwischen gibt es zwar alle möglichen Abstufungen, aber man kann als durchschnittliches Verhalten doch bezeichnen, daß bei vielen massigen Schleimhauteinsenkungen diese auch besonders ausgedehnte Tiefenwucherung mit sich bringen (Abb. 180 u. 181). Dadurch, daß sich die infiltrierenden Schleimhautstränge zunächst dem Bindegewebe zwischen den Muskelbündeln und dem Verlaufe der Lymphgefäße anschließen, sind ihre Verzweigungen ohne Serienschnitte kaum zu verfolgen. Der häufige Richtungswechsel, das Zusammenfließen mehrerer Stränge kann aber doch nicht über ihren im allgemeinen zentrifugalen Lauf täuschen. Man hat sich durch Plattenmodellrekonstruktion der Mühe unterzogen, nachzuweisen, daß alle die auf den Schnitten scheinbar einzeln insulären Herde untereinander und so auch mittelbar

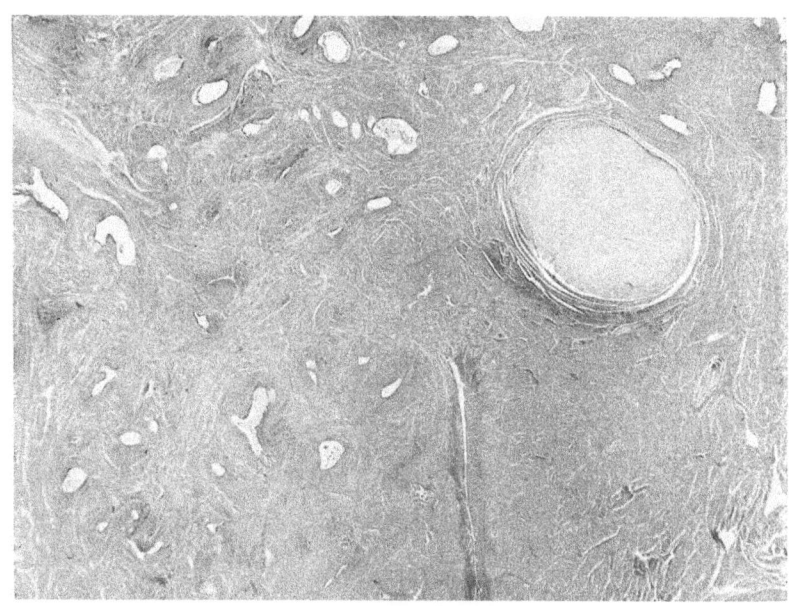

Abb. 177. Adenomyosis uteri mit Neigung zur Cystenbildung, um die herum das Muskelgewebe dichtere zellige Mäntel von konzentrischer Schichtung bildet. Außerdem unmittelbar benachbart ein kleines Myom.
(Lichtbild Lupe.)

mit dem Endometrium der Uterushöhle zusammenhängen. Es gelingt bei der ziemlich bedeutenden Größe der Ausläufer leicht, sie selbst auf Stufenschnitten im Zusammenhange mit der Schleimhaut zu finden; doch ist der durch Rekonstruktion gelungene Nachweis, daß alle Schläuche zusammenhängen, für diejenigen Autoren ein nachahmenswertes Beispiel, die den Befund rein insulärer Adenomyosisherde ohne Zusammenhang mit der inneren oder äußeren Uterusoberfläche für häufig halten (z. B. Halbans Schüler Mestitz). Nach persönlicher Erfahrung finde ich abgelegene Schleimhautinseln in der Muskulatur sehr selten und wenn man solche Befunde pathogenetisch verwerten will, muß die Möglichkeit nachträglicher Abtrennung durch zwischengetretene lebhafte Muskelwucherung und bindegewebige Abschnürung durch besonderen Nachweis ausgeschaltet werden, um die insuläre Ursprünglichkeit wahrscheinlich zu machen.

Die auf Einzelschnitten mit der Schleimhaut ersichtlich zusammenhängenden Ausläufer sind entweder einzelne Schläuche mit wenig Bindegewebe oder größere geschlossene Schleimhautmassen mit vielen Schläuchen und reichem Stroma. In gleicher Schnittebene gehen dann hier und dort solche geschlossene Schleimhautströme mit freien Zwischenräumen aus der basalen Schleimhautlage hervor. Betrachten wir die Schleimhautherde mehr in der Tiefe, so finden wir auch hier teils einzeln längliche Schläuche oder mehrere gesammelt, teils erweiterte unregelmäßig geformte Räume, in die solche Schläuche, wie von Recklinghausen sagt, „einmünden". Es soll gleich vorausgeschickt werden, daß häufig in mikroskopischen Beschreibungen Geschehnisse beschrieben werden anstatt der vorliegenden Zustände. Darin liegt oft ein Vorurteil pathogenetischer Deutung. Eine Drüse, ein Schlauch „mündet" außerordentlich selten. Eine solche „Mündung" bedeutet sinngemäß einen sekundären Zustand, die Herstellung einer Verbindung, die anfänglich nicht bestand. In Wirklichkeit ist das sehr selten und die häufig bei der Adenomyosis wiederkehrenden Bilder bedeuten Ausstülpungen, Ausläufer der größeren Räume und Verzweigungen der Ausläufer, aber nicht Sammlung und Einfluß in „Sammelbecken". Natürlich ist bildhafter Vergleich erlaubt, aber er darf nicht ein „Geschehen" zum irreführenden Ausdruck bringen, wo wir einen Zustand zu beschreiben haben. Von den größeren Räumen gehen die Schläuche nur selten an allen Seiten in gleich-

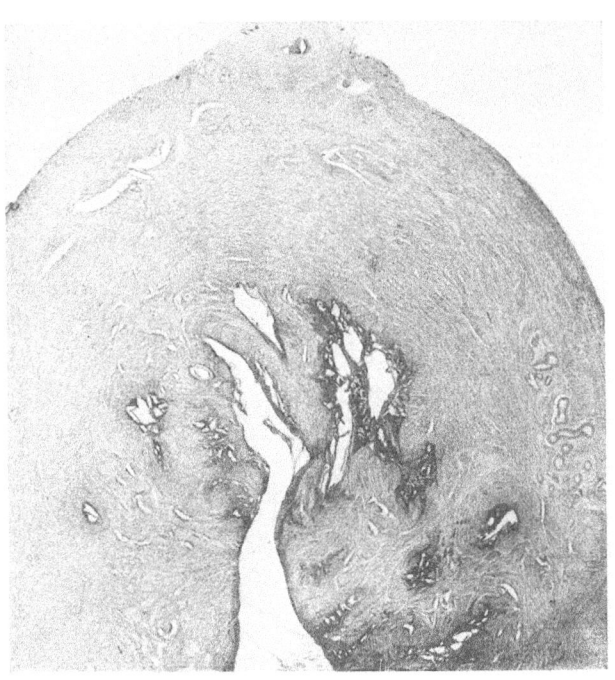

Abb. 178. Adenomyosis uteri interna corporis uteri. Einzelne Ausläufer gehen von der Schleimhaut aus und bilden in der Tiefe stärkere Wucherungen, die nur zum Teil von verstärkter Muskulatur lebhafter umwuchert werden. (Lichtbild Lupe.)

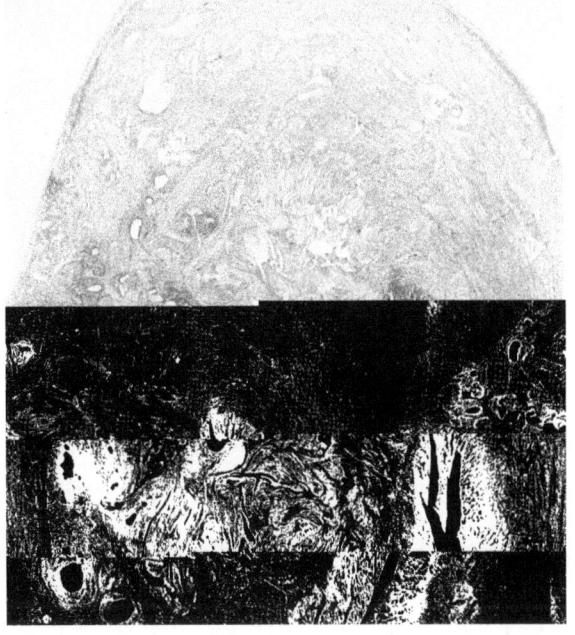

Abb. 179. Schleimhaut steht an einzelnen Stellen mit der epithelialen Tiefenwucherung zusammen. (Lichtbild Lupe.)

mäßiger Menge ab, sondern sehr oft an einer Seite in viel größerer Zahl als auf der anderen oder fast alle einseitig. v. Recklinghausen nannte diese Seite den Boden der Cyste, im Gegensatze zu dem Dache mit wenigen oder gar keinen Ausläufern. Die einseitige (v. Recklinghausens kammförmige) Ausstülpung (nicht „Einmündung") zahlreicher Schläuche ist nun keineswegs etwas sehr regelmäßiges, aber in geeigneten Schnitten fällt sie wirklich recht bezeichnend auf, namentlich wenn mehrere solcher Inseln mit den Verzweigungen nach einer Seite gerichtet sind. Dieses Bild ist durch die statische Einwirkung der Muskulatur zu erklären, kommt zwar nicht allzu oft wieder, verdient aber allgemein histomechanische Beachtung.

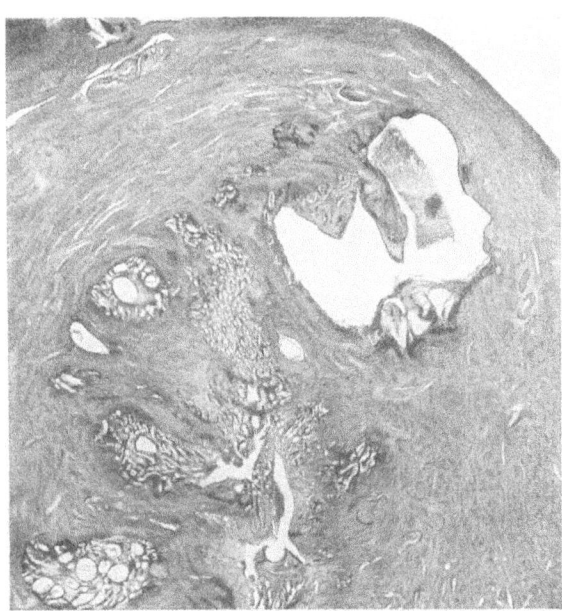

Abb. 180. Adenomyosis uteri interna mit kräftiger Ausbreitung in der Tiefe und Neigung zur Cystenbildung. (Lichtbild Lupe.)

v. Recklinghausen hatte geglaubt in seinem ersten Falle, der die auffälligen Strukturen trug, einen Idealtypus sehen zu dürfen und die meist bis zur Unkenntlichkeit führenden Abweichungen davon unter den einen Gesichtspunkt der Urnierenähnlichkeit bringen zu müssen, indem er unter Vergleichung der einzelnen Drüsenbilder mit den Einzelheiten im Aufbau der embryonalen Urniere zunächst alle Fälle als „paroophorale Urnierenadenomyome" ansah. Hiergegen muß eingewendet werden, daß dieser Fall eine Ausnahme bildet, mithin nicht als Typus dienen kann und daß es weder am Uterus noch am eigentlichen Sitz der Urnierenreste Adenomyome gibt, welche auch nur annähernd allseitig dem v. Recklinghausenschen „Typus" nahe käme.

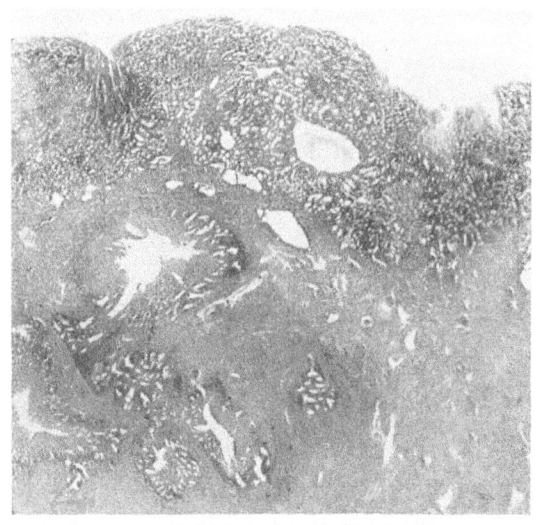

Abb. 181. Starke Hyperplasie des Endometrium mit Ersatz der inneren Muskelschichten und starker Tiefenwucherung. Bildung von „Ampullen". (v. Recklinghausen.)

Die Formation hat v. Recklinghausen als geschlossene Systeme beschrieben, nämlich als Endkolben mit Pseudoglomeruli, Sekretionsröhren und Sammelröhren, die in kammförmiger Anordnung in einen Hauptkanal (Hauptampulle) „einmünden" sollten. Wenn wir von den Bezeichnungen absehen, so fallen in der Tat einzelne dieser Bestandteile in den Adenomyomen nicht selten auf, insbesondere die einseitige, wenn auch nicht kammförmige, so doch büschelförmige Ausstrahlung von Kanälen (Abb. 182) aus einer Cystenwand und die „Pseudoglomeruli", ferner meist gewisse Unterschiede in der Epithelhöhe und Verteilung des cytogenen Bindegewebes.

Wer immer aber vorurteilslos an die Betrachtung dieser Dinge geht, wird erstaunen über ihren Mangel an der angeblichen Ähnlichkeit mit der Urniere und wird bemerken, daß die Formen in den einzelnen Fällen untereinander mehr Wechsel als Ähnlichkeit darbieten.

Schließlich muß besonders hervorgehoben werden, daß zuweilen der „Schleimhauttypus", den er als etwas Besonderes beschrieben hat, und der eigentliche v. Recklinghausensche Typus in ein und demselben Falle vereint miteinander bestehen und auch in solchen Fällen vorkommen, welche so zahlreiche Zusammenhänge mit der Schleimhaut zeigen (v. Franqué, Wülfing, R. Meyer, Eipper), daß sie nur als schleimhäutige Adenomyosis s. interna bezeichnet werden können.

Wegen der pathogenetischen Frage werden wir noch hierauf später zu sprechen kommen und beachten zunächst ohne Voreingenommenheit die Schläuche mit engen oder mäßig erweiterten zylindrischen Lichtungen. In älteren Herden führen stärkere Erweiterungen der Schläuche, wo man sie auf Querschnitten durch ganze Büschel von Schläuchen antrifft, zu sehr unregelmäßigen Bildern netzartiger Epithelbildungen.

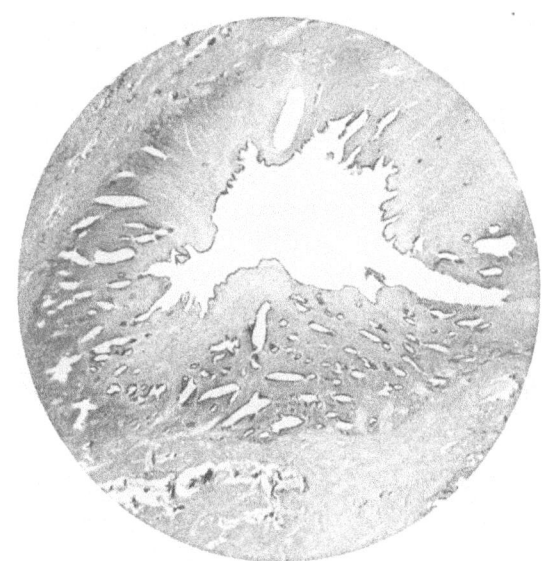

Abb. 182. Eine „Ampulle" mit einseitiger (?) Sammlung von Kanälen; das heißt Abgang vieler Verzweigungen von einer Cyste aus bei Adenomyosis uteri interna (aus Abb. 181). (Lichtbild schwache Vergrößerung.)

4. Beteiligung an der Schleimhautfunktion und Menstruation.

Die verbreitete Meinung, daß die funktionelle Beteiligung der Adenomyosis eine neue Entdeckung sei, ist nicht ganz zutreffend. Nur kannte man früher weder den monatlichen Schleimhautcyklus noch das Zauberwort „Hormon". Wohl aber erkannte man schon früh die menstruelle Beteiligung.

Das Epithel in den Herden hat gewöhnlich keine Funktion und so stehen die Kerne oval oder länglich ovalär inmitten der zylindrischen Zellen, meist nicht genau in einer Reihe, sondern unregelmäßig höher und niedriger ohne genaues „Alternieren". Wirkliche Mehrreihigkeit von Kernen wird jedoch nur manchmal bei sehr gedrängter Zellanordnung erreicht. Trotzdem wir in etwa der Hälfte der Fälle das normale Endometrium der geschlechtsreifen Frau (Intervall und funktionelles Stadium) finden, ist die heterotope Schleimhaut ebenso selten wie die basale Schleimhautlage selber an der Funktion beteiligt. Deutliche Sägeform der Drüsen und glykogenhaltige Sekretion des Epithels ist sogar nur ganz selten in den intramuskulären Herden der Adenomyosis zu finden, so

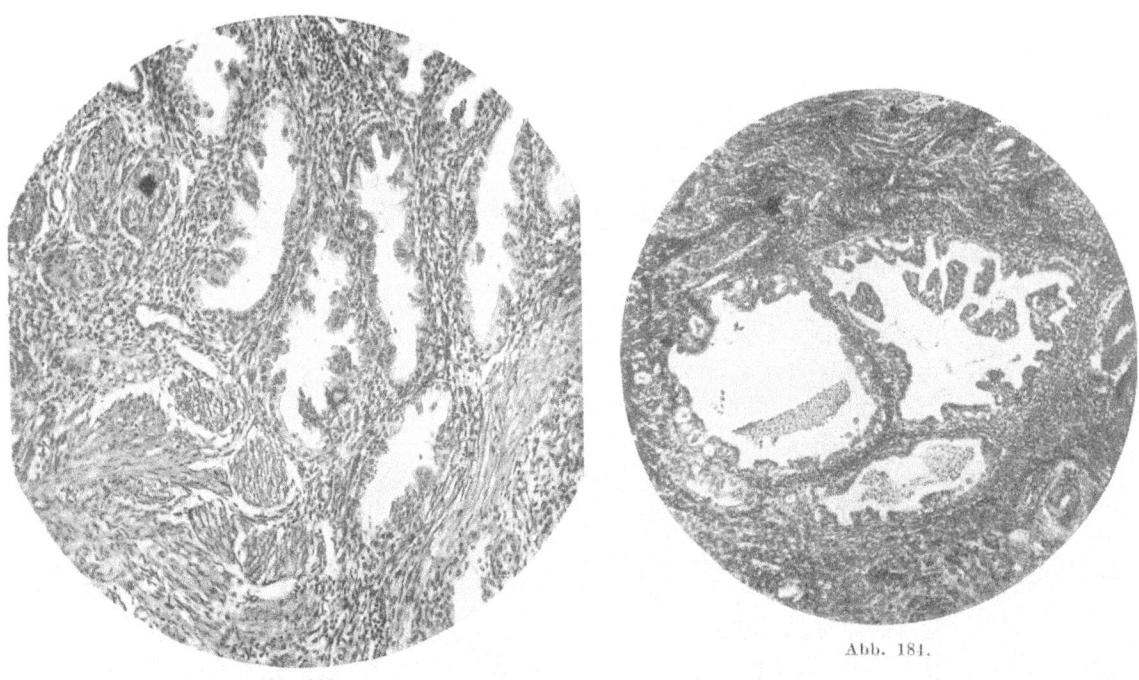

Abb. 183. Funktionierende Drüsen aus einem Herde in den inneren Muskellagen bei Adenomyosis interna uteri gravidi. (Lichtbild stärkerer Vergrößerung.)

Abb. 184. Cystenbildung bei Adenomyosis uteri interna mit lebhafter Proliferation des Epithels unter Papillenbildung. (Lichtbild mittlerer Vergrößerung.)

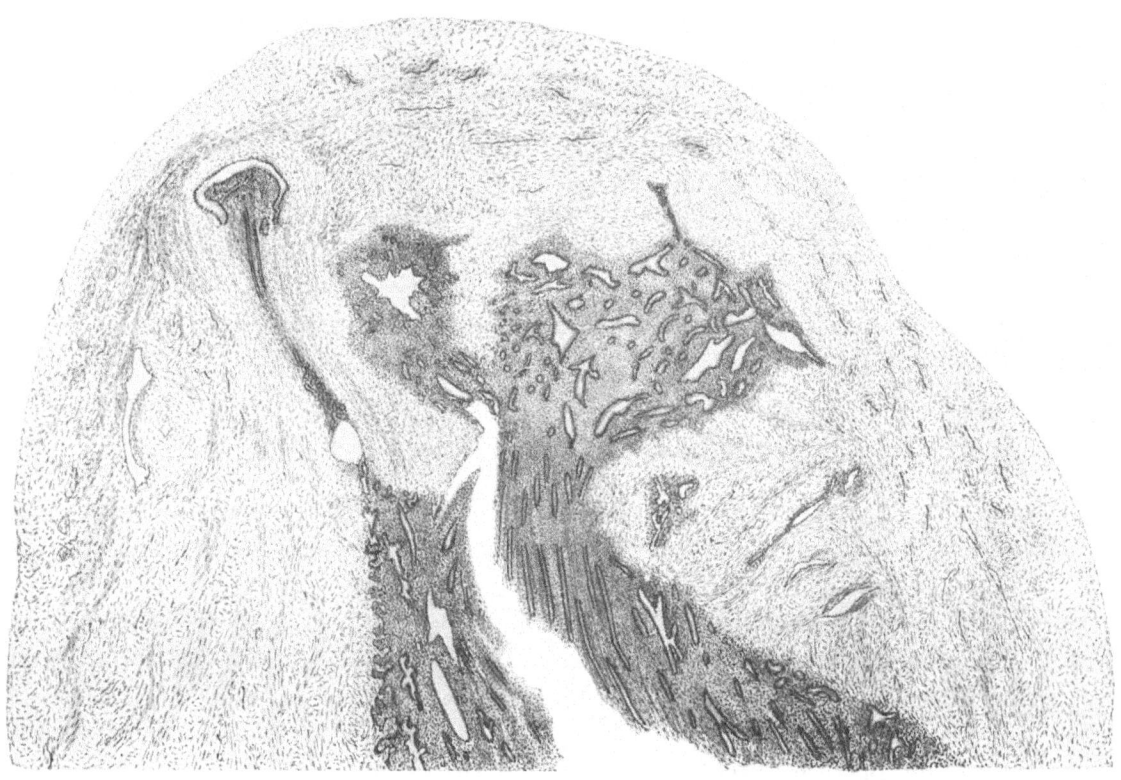

Abb. 185. Einbruch der Schleimhaut in die Muskulatur der Tubenecke. (Zeiß Lupe Okul. 1.)

in der Gravidität (Abb. 183). Dem ersten klinischen Schilderer des Leidens, W. A. Freund war trotzdem mit Recht eine menstruelle Kongestion in den Tumoren aufgefallen und schon v. Recklinghausen hat die zur Zeit der Menses vermehrte Blutung in das Stroma und in die Cysten erkannt.

Bei Menstruation am 2. Tage fand Blair Bell die adenomatösen Inseln mit Blut überfüllt; die gleiche Erscheinung habe ich früher an kleinen adenomatösen Knoten des Lig. rotundum gesehen.

Ebenso wird schokoladefarbenes Blut in den Höhlen eines Adenomyomes von Young als altes Menstrualblut angesehen. Auch O. Frankl hat Blutung in den Drüsen nachgewiesen, deutete sie aber damals (1925) als unabhängig von der Menstruation, weil er das Blut in einem Falle 3 Wochen nach der Menstrution frisch fand. Zweifellos kommen durch Blutdruckschwankungen in dem abnormen Gewebe mitten in der Uteruswand pathologische Blutungen auch ohne menstruellen Vorgang leicht zustande. Man sollte daher in der Beurteilung der Blutbefunde im allgemeinen vorsichtiger sein.

Wenn Jakubowitz sagt, daß die heterotope Schleimhaut sich oft an der Menstruation beteiligt, so entspricht dieses ebenfalls der allgemeinen Erfahrung, daß oft Blutung gefunden wird, aber die Blutung in den Herden beweist, wie gesagt, nicht Beteiligung an den prägraviden funktionellen Schleimhautveränderungen; diese sind viel seltener und fehlen oft auch dann, wenn das Endometrium selber in Funktion steht. Es ist nachdrücklich zu beachten, ob die Schleimhautherde morphologisch und funktionell dem prägraviden Stadium des Endometrium gleichen und der menstruellen Nekrose anheimfallen oder ob nur die kongestionelle Blutung ohne prägravide Vorbereitung eintritt, wie es gelegentlich auch zur Blutung in anderen Organen zur Zeit der Menstruation vorkommt.

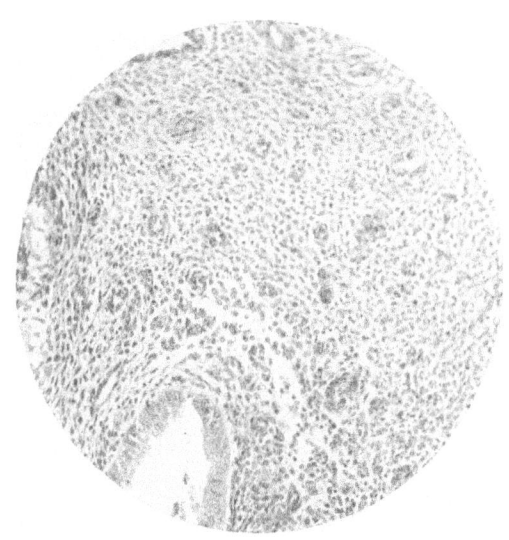

Abb. 186. Gefäßreiches Stroma mit eigens gebildeten ungewöhnlich vielen Gefäßen in breiten Wucherungen bei Adenomyosis interna. (Lichtbild mittlerer Vergrößerung.) (Nach Kitai: Arch. f. Gynäkol. Bd. 124.)

Im allgemeinen ist jedenfalls echte Schleimhautfunktion in den Adenomyosisherden selten, aber trotzdem mäßige Blutung während der Menses häufig. Der Bluterguß liegt zunächst im Stroma, durchbricht aber auch das Epithel und bringt es stellenweise zur Abstoßung in die Lichtungen der Cysten. Das Hämosiderin wird von den Bindegewebszellen aufgenommen und häufig finden sich mit strohgelbem Pigment beladene Zellen in den Cysten (v. Recklinghausens Herzfehlerzellen).

5. Das Stroma.

Die Drüsenschläuche sind von einem retikulären Bindegewebe begleitet, das auch wenig passend „cytogenes" oder „adenoides" genannt wird. Es ist im frischen Zustande der Wucherung das gleiche wie das Schleimhautstroma; neugebildet hat es zunächst nur ein undeutliches, bei etwas längerem aber noch frischem Bestande ein nach Mallory, Bielschowsky leicht darstellbares Netzwerk feiner Fibrillen, die sich von den kollagenen Fibrillen der Umgebung gut unterscheiden lassen. Man kann im selben Präparate frischere und ältere Stellen der Wucherung an der Art des Stromas erkennen. Auch die Gefäße dieses Stromas sind neugebildet, fallen aber erst bei stärkerem Wachstum der Herde besonders auf durch enge Lichtung mit dicht gedrängten kleinen Endothelzellen, die den Stromazellen eng angeschlossen sind (Abb. 186). Die größere oder geringere Ähnlichkeit der pathologischen Wucherung mit hyperplastischer, funktionierender und atrophierender Schleimhaut wechselt natürlich mit der Zeit des Bestandes und hat zunächst für uns weniger Interesse als die Art und Weise, wie sie sich in der Muskulatur ausbreitet.

6. Die Ausbreitung der Wucherung durch Histolyse.

Die heterotopen Schleimhautstränge gewinnen an Ausdehnung durch Vermehrung des Epithels, des Stromas und der Gefäße und zwar in wechselndem Maße. Eine stärkere Vermehrung der Drüsenschläuche geht nie ohne Vermehrung der Stromazellen und der Gefäße vor sich, aber eine besonders lebhafte Stromawucherung mit Gefäßneubildung kann einen gewissen Grad von Selbständigkeit gewinnen, so daß sie nicht nur im engen Anschluß an die Drüsen, sondern auch als breitere Höfe erscheinen, die mit ganz unscharfen zackigen Grenzen in die Muskulatur ragen. Es gibt zwei Wege oder dynamisch betrachtet zwei Grade der Ausbreitung innerhalb der Muskelwand, den interfasciculären und den intrafasciculären.

Es war mir von Anfang an die Besetzung des intermuskulären Bindegewebes aufgefallen und besonders die Ausbreitung längs der Lymphbahnen, darin nichts weiter zum Ausdruck kommt als die allgemeinste Regel, daß infiltrierendes Wachstum die Wege geringsten Widerstandes einschlägt. Die Gefäßhülle (perivasales Gewebe) ist der zarteste Teil der derben Muskelwand des Uterus. Man findet den innigen Anschluß der schleimhäutigen Wucherung an die Lymphgefäße ganz regelmäßig und zwar auch bei recht leichten Graden und besonders deutlich gerade bei diesen, bevor eine stärkere Wucherung der Stromazellen einsetzt und damit zugleich eine zwar meist geringfügige, aber gar nicht selten sehr kräftige Auflösung der Muskulatur selber. Damit beginnt dann die zweite Form oder richtiger der zweite Grad der Wucherung, nämlich der Ausbreitung auf Kosten der Muskulatur. Ist im geringeren Grade das interfasciculäre Gewebe mit Bevorzugung der perivasalen Bahnen befallen, so werden jetzt die Muskelbündel selber ergriffen und verfallen mitsamt den intrafasciculären Bindegewebsfibrillen einer Auflösung, die wir noch kurz zu betrachten haben. Es muß nur noch beiläufig eingeschaltet werden, daß der stärkere Grad der Gewebslösung nicht immer erst nach längerem Bestande des ersten Grades einsetzt, sondern daß diese von Fall zu Fall verschieden starke Gewebsauflösung scheinbar auch frühzeitig einsetzen kann, denn man findet sie auch in einzelnen Fällen von ganz seichter Schleimhautheterotopie ohne große Massenentwicklung des Stromas (Abb. 187—190).

Ferner scheint mir schon an dieser Stelle ein Hinweis auf ungenaue oder mißverständliche Wiedergabe der beschriebenen Verhältnisse nötig. Die Verfechter der metastatischen Ausbreitung der „Endometriosis" (Halbans Hysteroadenosis), namentlich Mestitz machen geltend, wenn die Adenosis das Uterusgewebe bis an das Lymphendothel heran auflöst, dann sei nicht einzusehen, warum nicht auch dieses mit aufgelöst werde, so daß die Wucherung frei in die Lichtungen der Lymphgefäße gelangen könne. Demgegenüber ist zu betonen, daß die stärkere hystolytische Einwirkung sich gegen die

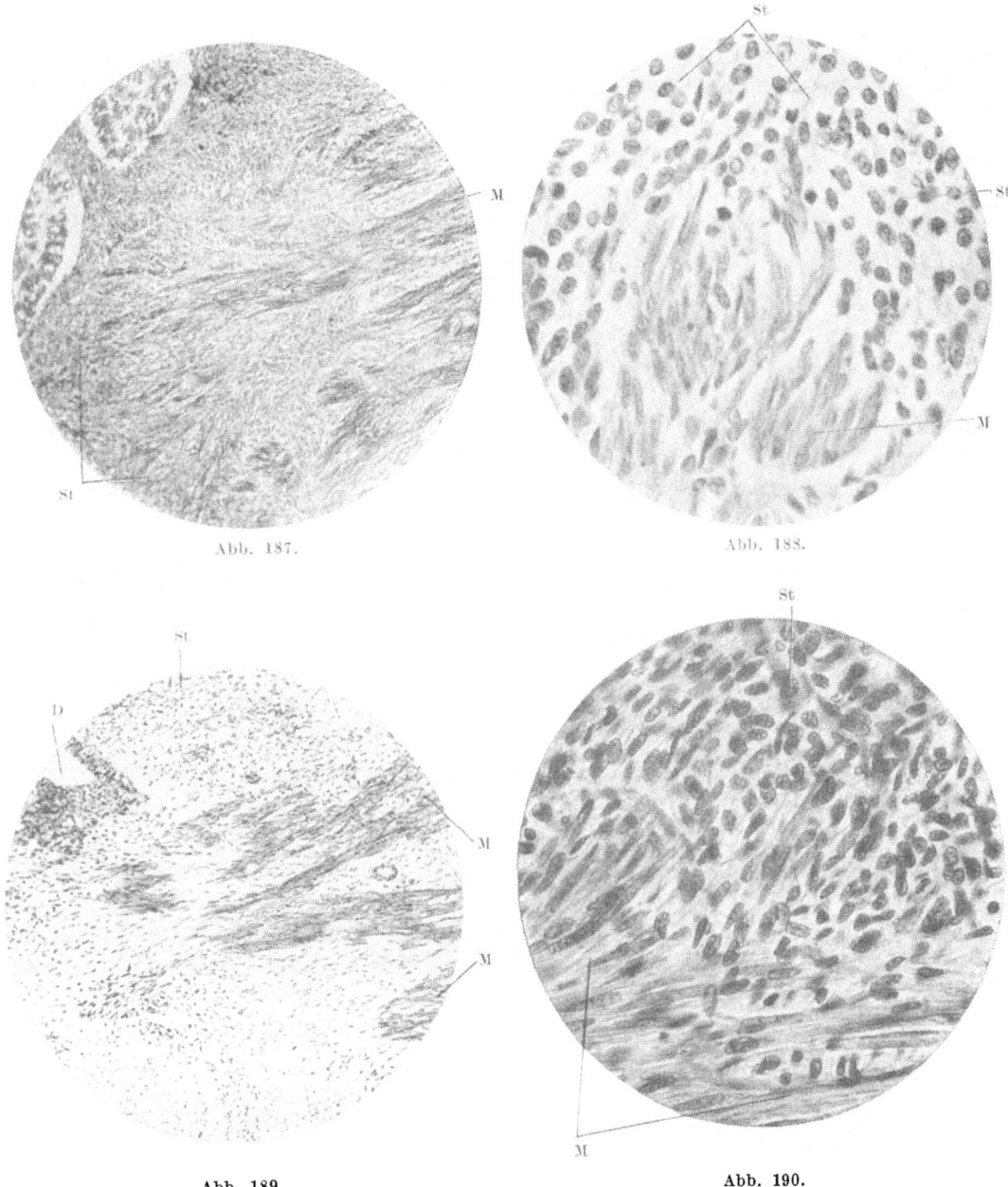

Abb. 187—190. Aufsplitterung der Muskulatur (M) und ihrer Fibrillen (F) durch die Zellen des Stromas (St) bei Adenomyosis interna. (Aus früherer Mitteilung von R. Meyer und Kitai.)
(Lichtbilder mittlerer und stärkerer Vergrößerung.)

Muskulatur wendet, während eine Besetzung des perilymphangischen (perilymphendothelialen) Gewebes einen anfänglichen und geringeren Grad der Wucherung darstellt, und auch einen geringeren Grad der Auflösungskraft. Diese Frage ist aber nicht mit Theorien auszufechten, sondern nur mit Befunden und ich muß deshalb besonders hervorheben, daß trotz sorgfältigster Untersuchung an dem riesigen Materiale es mir nie gelungen ist, die Durchbrechung des Endothels nachzuweisen; ich verhehle mir aber nicht, daß eine nicht sehr sorgfältige Betrachtung leicht zur Annahme der Edotheldurchbrechung führen kann. Davon haben mich einzelne Deutungen von Präparaten Sampsons, Mestitz u. a. überzeugt.

Man kann, wie gesagt, von zwei Arten oder auch Graden der Ausbreitung sprechen. Ganz ohne Gewebslösung ist überhaupt keine Ausbreitung möglich; auch die interfasziculäre Art soll man sich nicht rein mechanisch denken, sie setzt vielmehr eine Lösung des Zellverbandes voraus, auch wenn hierbei nur äußerst geringe Gewebsmassen eingeschmolzen werden. Zwischen den Muskelbündeln einmal eingelagert können die Schleim-

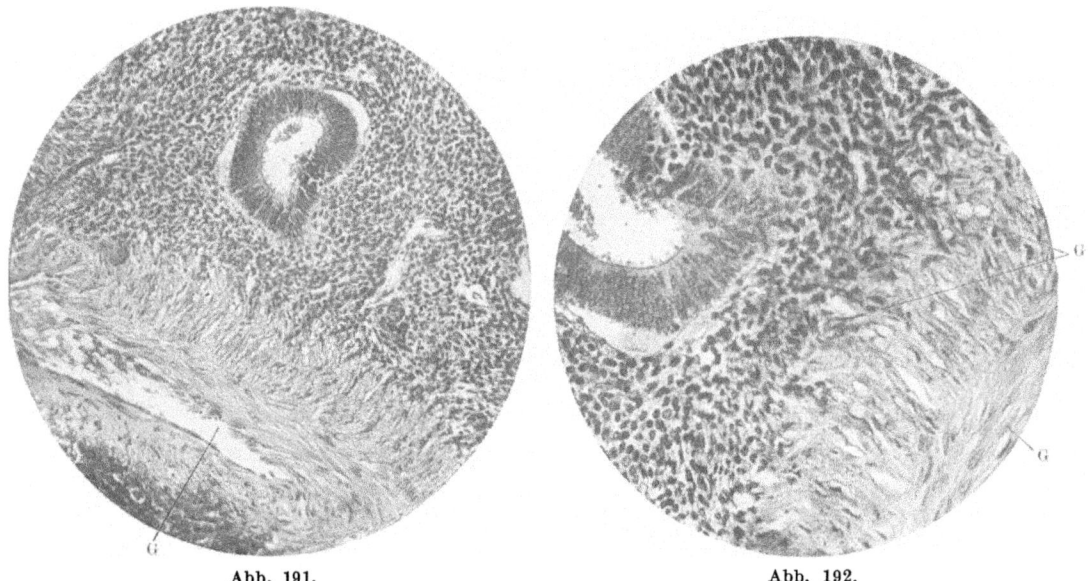

Abb. 191.   Abb. 192.
Abb. 191 und 192. Histolyse in der Gefäßwand eines größeren Gefäßes G durch das Stroma der Adenomyosis interna. (Lichtbilder mittlerer und stärkerer Vergrößerung.) (Nach Kitai: Arch. f. Gynäkol. Bd. 124.)

hautstränge nunmehr an Querschnitt und Umfang (extensiv) wachsen, indem die umgebenden Muskelbündel einfach weiter auseinander gedrängt werden. Ist in diesem Falle der Gewinn an Boden mehr auf mechanischem Wege der Verdrängung erzielt, so liegt der Ausbreitung in den Muskelbündeln selber eine stärkere Auflösung zugrunde, eine Infiltration des Muskelgewebes. Hiervon kann man sich bei stärkeren Graden sehr leicht, aber auch bei schwächeren Graden überzeugen. Man sieht zuweilen in der Peripherie der Herde eine Verklumpung der unmittelbar berührten Muskelbündel, die bei näherer Betrachtung auf Quellung der Zellen mit Trübung ihres Plasmas beruht zugleich mit stärkerer Färbbarkeit der Kerne. Die Auflösung der Zellen geschieht dann auf sehr unscheinbare Weise, so daß sie nur hie und da besonders mit Giesonfärbung zu erkennen ist. Dagegen erkennt man leicht das infiltrative Vordringen der Stromazellen zwischen den Muskelzellen an dem gradweise verschiedenen Mengenverhältnis zwischen beiden nach der Peripherie zu und an den aufgesplitterten Muskelbündeln, deren Reste noch von der Peripherie her in die Zellherde ragen. An den zentralen Spitzen dieser Muskelstrahlen muß man die untergehenden Muskelzellen suchen. Leicht sieht man die Auflösung an den

Resten von Fibrillen, die peripher in die Zellherde ragen und in Bruchstücke zerfallen. Diese erkennt man an der van Gieson Färbung und nach der Darstellung mit Bielschowsky, zumeist in den Außenbezirken der Herde, während die inneren Teile frei davon sind (Abb. 193).

Im allgemeinen sind die Wände größerer Gefäße recht widerstandsfähig, so daß sie zuweilen von der Zellwucherung sozusagen überrannt werden und dann mitten durch die Herde verlaufen. Aber zuweilen werden sie auch von der zelligen Wucherung aufgesplittert und es hebt derselbe Zerstörungseifer in der Gefäßwand an (Abb. 191 u. 192). Eine Auflösung der elastischen Fasern in der Adventitia ist bei Elastinfärbung sehr auffällig. Die Auflösung des Elastins in den Uterusgefäßen galt mir früher als wesentliches Zeichen, daß die Wucherung entzündlichen Ursprunges sei (Virchows Archiv 1909 Bd. 195).

Es ist jedoch besonders hervorzuheben, daß die Auflösung des umgebenden Gewebes weder grenzenlos noch andauernd ist, sondern daß der Vorgang nur in frischem Zustande zu erkennen ist. Früher oder später erlahmt die Angriffslust jedenfalls in Abhängigkeit von allgemeinen Reizen (Ovarium u. a.), die Wucherung wird nicht „autonom" im Gegensatz zu malignen Geschwülsten und dann unterliegt das Stroma der gewucherten Herde einer allmählichen Rückbildung, die damit eingeleitet wird, daß das anfänglich sehr kerndichte Stroma mehr und mehr von kollagenen Fibrillen durchsetzt wird. Dieselbe Erscheinung der Fibrillendurchsetzung geht dann in der Muskulatur

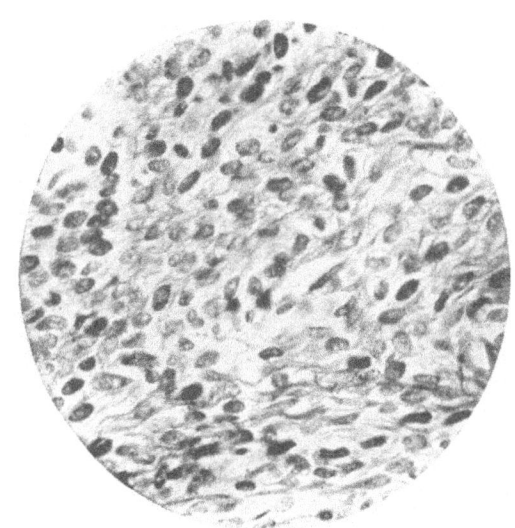

Abb. 193. Am peripheren Teile eines Schleimhautstranges bei Adenomyosis interna uteri sieht man die intramuskulären Fibrillen noch erhalten, mehr im Innern (im Bilde oben) gehen sie zugrunde.
(Lichtbild stärkerer Vergrößerung.) (Nach Kitai.)

vor sich. Damit wird der Beginn nicht nur eines Nachlassens der Wucherung, sondern auch der Beginn von Rückbildung gekennzeichnet, auf die wir noch zu sprechen kommen. Es ist daher vergebliches Bemühen, den Vorgang der Ausbreitung durch Gewebslösung in jedem beliebigen Falle zu verlangen und aus Fehlbefunden andere Schlüsse als auf das Alter und derzeitigen schwächeren Grad der Durchschlagskraft, gegebenenfalls Rückbildung der Wucherung zu ziehen.

7. Endometrioide Polypenbildung in Lymphgefäßen.

Zunächst ist noch eines eigentümlichen Bildes zu gedenken, das zu besonderen Erörterungen geführt hat. Wir fanden in Lymphgefäßen polypöse Vorsprünge, die von den wuchernden Schleimhautherden ausgehen, und ebendieselbe Beschaffenheit des Stromas und nicht selten kleine epitheliale Schläuche zeigen. Diese intravasalen Teile (Zungen, Polypen) treiben das Endothel und zuweilen das subendotheliale Bindegewebe vor sich her, stülpen es ein, wie wir es auch schon früher bei kleinen Myomen kennen gelernt haben.

Diese Bildungen (Abb. 194 u. 195) sind von einigen Autoren (namentlich Sampson, Halban, Mestitz) als Zeugen dafür angerufen worden, daß aus ihnen Abtrennungen, Embolien, Metastasen werden können. An sich theoretisch denkbar gibt eine genauere Betrachtung des Befundes jedoch keinen Anhaltspunkt hierfür. Gerade intravasale polypöse Wucherung ist ein treffendes Zeugnis für die Widerstandskraft des Endothels. Eine (bisher noch nicht widerlegte) schwere Überwindlichkeit, um nicht zu sagen Unüberwindlichkeit beweist das Endothel dadurch, daß es selbst dem starken Anprall des wuchernden Stromas gewachsen ist, indem es zwar herniös (handschuhfingerförmig) in die Gefäße vorgetrieben wird, aber durchaus nicht aufgelöst und nicht einmal durch Druck stark gedehnt wird, so daß Usur zu befürchten wäre. Vielmehr ist das Endothel auf diesen

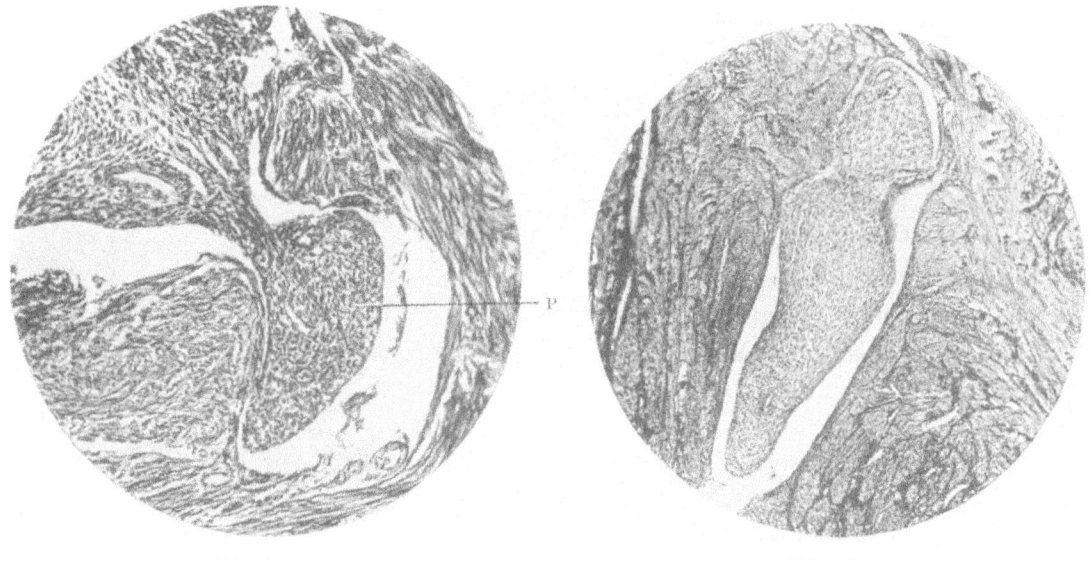

Abb. 194. Abb. 195.
Abb. 194. Polypöses Vordringen der Adenomyosis in Lymphräume. (Lichtbild schwacher Vergrößerung.)
Abb. 195. Polypöses Vordringen der Adenomyosis in ein Lymphgefäß. (Lichtbild schwacher Vergrößerung.)
(Aus Kitai: Arch. f. Gynäkol. Bd. 124, Abb. 13.)

Polypen offenbar noch teilungsfähig, sonst könnten seine Zellen auf der vielfach vergrößerten Oberfläche nicht so eng aneinander stehen, wie es oft der Fall ist.

Das Durchbrechen des Endothels durch Dehnung ist an sich leicht vorstellbar, ebenso wie durch Auflösung, aber das ist kein Grund, mit dieser Vorstellung als einer Tatsache zu operieren, wie es hie und da geschieht. Der Durchbruch in Lymphgefäße soll erst an einwandfreien Präparaten bewiesen werden. Von allen Präparaten, die von den Autoren als Beweisstücke angesehen wurden, konnte ich kein einziges bisher anerkennen. Schon die Technik ließ meist stark zu wünschen übrig. Weitere Beurteilung dieser Frage ersehe man im Abschnitt über Pathogenese.

Zuweilen treten die polypösen Vorsprünge gehäuft auf in dichter Nachbarschaft. Der Befund als solcher ist wiederholt bestätigt worden. Jakubowitz macht darauf aufmerksam, daß das polypöse intravasale Vordringen zuweilen im Bereiche des Stratum vasculare uteri und sogar einmal jenseits desselben vorkommt. Der Befund im Stratum vasale uteri erleichtert die Erkennung der durch die endometrioiden Polypen eingestülpten

Gefäße als lymphatische Begleiter der größeren Blutgefäße. Wir haben übrigens niemals Blut in den betroffenen Räumen gesehen und andere Autoren auch nicht. Wenn Sampson trotzdem die Deutung „Blutgefäße" ohne Begründung vorzieht, so geschieht dieses in Hinblick auf die von ihm in Blutgefäßen gefundenen meist nekrotischen Schleimhautteile. Er hat wiederholt solche Befunde abgebildet. Ich mache deshalb auf folgende Punkte besonders aufmerksam. Es besteht ein auffallender Widerspruch zwischen dem Befunde der polypösen Herde in Lymphgefäßen und dem Befunde losgelöster, freigelegener Schleimhautbröckel in Blutgefäßen Sampsons. Die letzteren gleichen unseren Blutgefäßen in keiner Weise an Form und Zusammensetzung; in ihnen überwiegt zuweilen Epithel, das Gewebe hat unregelmäßige Form, ist bröcklig und liegt in großen Fetzen in Venen sogar unter der Serosa. Überdies in einem Falle, wo keine Menstruation kurz vorher bestanden haben kann, wenn man die Schleimhaut betrachtet. Bei längerem Aufenthalte aber würde sich das Gewebe im Blute mit dessen Farbstoffe getränkt haben, das Blut würde gerinnen und es würde eine Organisation von der Blutgefäßwand her erfolgen. Von alledem keine Spur in Sampsons Fällen. Der Autor hat sich auch nicht bemüht, irgend ein Zeugnis dafür beizubringen, daß der endometrioide Gefäßinhalt sich als Embolus kennzeichnet. Dazu muß ich eine technische Bemerkung einflechten; es ist ein leichtes, Fetzen von Endometrium, namentlich wenn es morsch ist (hyperplastisch u. a.) absichtlich in die Gefäße zu bringen, wie ich meinen Schülern vorgeführt habe. Aber unabsichtlich geschieht das viel leichter und das ist Sampson jedenfalls passiert. Vermeiden kann man das Gröbste nur durch grundsätzliche Beseitigung von Scheren und Pinzetten und durch Schneiden mit einem sehr scharfen Messer von der Serosa her, vorausgesetzt, daß diese nicht endometrioide Oberflächenwucherung zeigt. Auch darf das Messer nur einen einzigen Schnitt machen und muß dann abgewischt werden. Und trotz aller Vorsicht kann man nicht gewährleisten, daß nicht etwa von den intramuralen Herden Teilchen durch das Messer verschleppt werden. Deshalb hüte man sich gerade ganz besonders vor den Befunden von lockeren Teilen in den größeren „sinuösen" Gefäßen, die Sampson als Hauptfundstellen angibt. Ganz vermeiden läßt sich Verunreinigung überhaupt kaum und man entgeht ihr auch nicht ganz dadurch, daß man die einzubettenden Stücke in dicke Scheiben schneidet und erst nach Paraffineinbettung dünner schneidet. Auch die in den Fixierungsflüssigkeiten liegenden Stücke können noch durch abgestoßene, abgeschwemmte Gewebsteilchen verunreinigt werden. Geübte Augen können Täuschungen natürlich verhüten. Mir scheint jedoch, daß das Suchen nach Befunden zugunsten vorgefaßter Theorien den Blick trübt. Die bisherigen Befunde von endometrioiden losgelösten Teilen in Gefäßen rechtfertigen nicht ihre Aufnahme in den Bestand gesicherter Tatsachen. Operationen mit Zangen und Zügelnähten bringen natürlich auch Kunstprodukte zuwege. Mir sind solche Endometriumteilchen in den Gefäßen natürlich auch begegnet, aber nicht nur Corpusschleimhaut, sondern auch Cervixschleimhaut.

8. Deciduale Reaktion des Stroma.

Besonderes Interesse hat das Stroma der Wucherung in decidualer Reaktion gefunden. Ebenso selten oder noch seltener als Drüsenfunktion beobachtet ist die deciduale Reaktion, obgleich man voraussetzen könnte, daß das Stroma leicht auf den Reiz der Schwangerschaft ansprechen müßte. Aber gerade die bedeutenderen Grade der Adenomyosis interna hat man bisher selten bei Gravidität und dann überhaupt selten in decidualer Umwandlung gefunden. Dieses ist um so mehr beachtenswert, weil bei Adenomyosis externa geringeren und stärkeren Grades Decidualbildung in ausgedehnter Weise vorkommt. Amos (1904) hat bei Adenomyosis interna Decidua gezeigt, zugleich in einem fibrösen Knoten einer Bauchnarbe derselben Schwangeren. Auch Melnikow-Raswedenkow hat sie beschrieben. Bei Adenomyosis externa uteri ist sie ebenfalls seit 1905 (R. Meyer) bekannt, und ebenso in einem damals noch „Adenomyom" genannten Falle von Adenomyosis des Tubenwinkels und Isthmus tubae (R. Meyer 1905). Auch in einer späteren Arbeit über die ektopische Decidua (1913) habe ich diese Fälle im Zusammenhange mit den Entstehungsursachen nochmals besprochen, doch sind sie hier nicht von Belang. Ebenso hat Cullen (1908) bei Tubargravidität ein „Tubenwinkeladenom" der anderen Seite mit periglandulärer Decidua beschrieben, eine offenbar diffuse Adenomyosis. Sowohl in meinem als in Cullens Falle fehlte Verbindung mit der Tubenschleimhaut und in meinem Falle war diese nicht decidual, sondern nur das Stroma der Adenomyosis.

Auch Ferroni beschreibt deciduale Reaktion in „Adenomyomen". Ich muß aber hervorheben, daß die deciduale Reaktion auch fehlen kann in den Adenomyomen.

In einem Falle von Döderlein und Herzog soll eine 6 monatige Schwangerschaft in der Höhe eines „Adenomyomes" bestanden haben, die durch einen Spalt mit der Uterushöhle am linken Tubenwinkel in Verbindung stand.

Einen besonders schönen Fall von Adenomyosis uteri interna im dritten Monat der Schwangerschaft mit hochgradiger herdweiser Decidua in der Neubildung zeigte Aschheim. Auch andere Autoren, Lahm, Sadyer, Lochrane haben deciduales Stroma bei Adenomyosis gefunden. Im Septum rectovaginale ist deciduale Stromareaktion in mehreren Fällen nachgewiesen worden, die wir weiter unten anführen.

Bei Adenomyosis uteri externa haben De Josselin-de Jong und De Snoo ausgedehnte Wucherung einer decidualen Schleimhaut außen in und auf dem Uterus und Ligamenten beschrieben, auf die wir zurückkommen werden.

Kurz, wir weisen auf diese Fälle schon jetzt hin, weil sie zeigen, daß die deciduale Stromareaktion kein Vorrecht der Adenomyosis uteri interna ist, vielmehr hier weniger beobachtet worden ist. Dieses ist zweifellos recht auffällig und zwar um so mehr, als auch ohne ektopische Schleimhautbefunde die intraperitoneale Deciduabildung bekanntlich recht häufig und allgemein bekannt ist. Ferner ist mir in den ersten 3 Monaten der Schwangerschaft eine Beteiligung der Drüsen (an der Funktion) (Schlängelung, Sägeform, Leisten und Büschelbildung, Glykogenbildung) in den basalen Schleimhautlagen des Endometrium und darüber hinaus in den heterotopen Ausläufern in der Muskulatur des öfteren begegnet ohne deciduales Stroma.

Hieraus kann man entnehmen, daß das Epithel leichter auf den Reiz der Schwangerschaft antwortet als das Stroma und ferner scheint ein bestimmter Unterschied im Stroma zu bestehen, je nachdem, unter welchen übrigen Bedingungen es steht. Diese glaube ich daher in einem besonderen Zustande der ektopischen Stromazellen suchen zu müssen.

Die deciduale Umwandlung gibt keinen Maßstab für die Herkunft des Stromas und nicht einmal für eine bestimmte Art von Zellen, da sie im subserösen Gewebe des Peritonealraumes überall, parietal und visceral, im Ovarialstroma usw. ganz unabhängig vom Epithel herdweise beobachtet wird. Diese herdweise Bildung läßt auf örtliche Unterschiede der Stromazellen schließen, als deren oberste Ursache zweifelsohne entzündliche Reize zu gelten haben; daneben auch mechanische Reize.

Jedenfalls muß man sich mit der Tatsache abfinden, daß deciduale Stromareaktion bei der Adenomyosis uteri interna selten ist.

9. Hyperplasie der Muskulatur.

Ist die Uteruswand wie in den meisten Fällen verdickt, so ist dies wesentlich mit auf Rechnung der muskelzelligen Hyperplasie zu setzen. Es ist aber eine unaufgeklärte Tatsache, warum sie so sehr verschieden starke Menge einnimmt, die durchaus nicht in bestimmtem Verhältnis zur Schleimhautwucherung steht. Im Gegenteil kann ich 1. einzelne Fälle anführen, in denen trotz kräftiger Tiefenwucherung der Schleimhaut die muskelzellige Hyperplasie völlig ausbleibt, ebenso wie 2. allerdings ebenfalls selten muskelzellige Hyperplasie diffuse Wandhypertrophie ohne heterotope Schleimhautwucherung nur durch die muskelzellige Hyperplasie hervorgerufen wird, die erst in späteren Stadien durch Rückbildung mehr fibrös wird (die frühere „chronische Metritis"). Die Mehrzahl der Fälle zeigt nun 3. eine zwar nicht überall gleichmäßige, aber doch in allen Teilen auffindbare Durchsetzung der im ganzen hyperplastischen Muskulatur mit Schleimhautzügen von verschiedener Stärke. Diese verschiedene Zusammensetzung ist richtiger dahin zu deuten, daß die Muskulatur auf den Reiz der heterotop vordringenden Schleimhautzüge von Fall zu Fall in sehr verschieden starkem Grade mit Hyperplasie antwortet, womit nicht gesagt sein soll, daß die Drüsenwirkung die einzige Bedingung der Muskelwucherung ist. Gerade die großen Mengenunterschiede decken eine verschiedene, anderweitig bedingte Empfindlichkeit der Muskulatur auf. Im allgemeinen kann man auf ein Überwiegen der muskelzelligen Hyperplasie gegenüber der schleimhäutigen rechnen und zwar um so mehr, je bedeutender die Uteruswand verdickt ist. Aber in vielen Fällen erkennt man den örtlichen Einfluß der Schleimhautwucherung an der Bildung besonders zellreicher Muskelhüllen um die einzelnen Herde.

10. Fortschritt und Rückbildung der Adenomyosis. Entzündung. Nekrose.

Wie das Individuum von Geburt an altert und sich neben fortschrittlicher Bildung rückschrittlich einstellen, so auch in den pathologischen Wucherungen. Das betrifft Muskulatur Stroma und Epithel. Jede einzelne Stelle in sich altert, während sie in der Peripherie weiter wachsen kann.

Vergleicht man nun die hyperplastische Muskulatur mit der des übrigen Uterus, so hat man auf das Alter des Leidens Rücksicht zu nehmen, nicht etwa die klinisch unbebekannte Zeit des Bestehens, sondern die vom Ovarium und anderen Einflüssen abhängige Frische oder Welke. Der Erhaltungszustand betrifft in gleicher Weise die Schleimhaut- und Muskelwucherung und ebenso die ursprünglichen Bestandteile des ganzen Uterus. Immerhin ist die schleimhäutige Wucherung der empfindlichere Teil, insofern sie bei Rückbildung an räumlicher Ausdehnung mehr verliert, stärker schrumpft als die Muskulatur die zunächst mehr fibröse Umwandlung erleidet und erst später erheblicher schrumpft.

Unter Beachtung dieser Deutung der großen Verschiedenheiten wird man diejenigen Fälle als frischer auffassen, in denen die Schleimhautherde in zellreichem, feinfaserigen (retikulären) Stroma Drüsenschläuche mit hohem Cylinderepithel enthalten. Zu diesen

Fällen gehören sowohl solche, in denen das ortsansässige Endometrium noch funktioniert als solche, in denen es hyperplasiert. Die Muskelwucherung dieser frischeren Fälle ist im Vergleich mit der unbeteiligten Muskulatur an anderen Stellen desselben Uterus zelldichter, ärmer an fibrillärem Zwischengewebe. Die Muskelzellen sind kleiner, spindlig, ihre Kerne ebenfalls, sie färben sich stärker, die Muskelfibrillen sind spärlicher. Die neugebildeten Muskelzellen sind nicht in kleine wohlabgegrenzte Bündel angeordnet wie die unbeteiligte Muskulatur, auch fehlt die gewöhnliche Durchflechtung kleiner Bündel. Dieser frischere Zustand wird naturgemäß selten angetroffen und ist selbst bei Untersuchung an großem Material immer noch Zufallsbefund (Abb. 196 u. 197).

Von dem beschriebenen jugendfrischen Zustand entfernt sich das Aussehen der Neubildung mit steigendem Alter durch zunehmende Ähnlichkeit mit der gewöhnlichen Muskulatur, indem ihre Zellen sich ausdifferenzieren, mehr Myofibrillen bilden, so daß die jetzt längeren Kerne

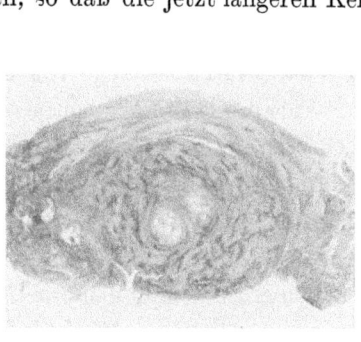
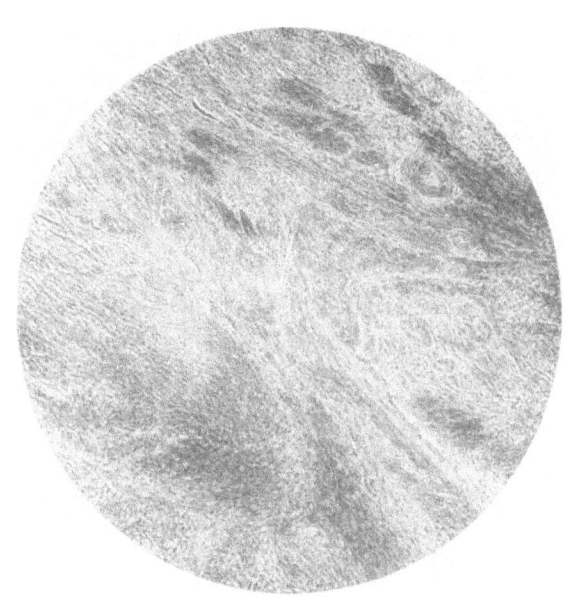

Abb. 196. Abb. 197.
Abb. 196. Frische, sehr lebhafte muskelzellige Hyperplasie bei Adenomyosis interna im Fundus uteri. In der Nachbarschaft ein Carcinom (vorgelegt Deutsche pathologische Gesellschaft in Stuttgart 1906). Die dunklen Züge in dem Lichtabzuge unmittelbar vom mikroskopischen Schnitte sind die frischeren, sehr zelldichten Stellen der Muskelhyperplasie.
Abb. 197. Von demselben stärkere Vergrößerung.

weiter auseinanderrücken. Auch das intramuskuläre Bindegewebe wird besonders in der Umgebung der Gefäße stärker. Schließlich treten kollagene Fibrillen in steigender Menge hervor, und allmählich verschwimmt unter gleicher Veränderung der übrigen Uteruswand der histologische Unterschied zwischen beiden mehr und mehr, so daß die makroskopische Abgrenzung leichter ist als die mikroskopische. Nur stärkere blätterige Schichtung der unbeteiligten Außenschichten, Dehnung und sogar zuweilen dadurch bedingte Atrophie ähnlich wie in der sogenannten Myomkapsel erlauben manchmal mikroskopische Abgrenzung.

Die oben erwähnte Abhängigkeit der Muskelwucherung von der Schleimhautwucherung ergibt sich nicht nur aus dem allgemeinen Zusammenhange der beiden in bestimmten umgrenzten Wandbezirken, sondern die ebenfalls erwähnte stärkere Anhäufung der Muskulatur in unmittelbarer Umgebung der heterotopen Schleimhautstränge fällt um so mehr auf, je geringer die Muskelwucherung im ganzen ist und ebenso wird sie dadurch kenntlich, daß bei den beschriebenen Zeichen der Rückbildung die „Muskelmäntel" der Schleimhautstränge länger ein frischeres Aussehen haben, also nicht etwa durch Verdrängung auffälliger werden, sondern durch dichtere Lagerung der Kerne und geringere Fibrillenmenge ihre bessere Erhaltung bezeugen. Hieraus kann man den „formativen Reiz", den Reiz der infiltrierenden Schleimhautstränge auf Wachstum und Erhaltung der Muskulatur erkennen.

Mit der geschilderten Entwicklung der größeren Stromaherde hat es eigene Bewandtnis; während ihre Zellen an der Peripherie noch durch Gewebslösung neuen Boden gewinnen, tritt im Zentrum der Herde schon Umwandlung des feinen eigenen Reticulum in kollagene Fibrillen ein; das ist schon ein Altern. Die Neubildung altert auch in einzelnen Ausläufern, während andere frisch weiter wuchern; es ist nicht klar, wie weit hier Einflüsse der Umgebung mitwirken. Als ganzes pflegt die Wucherung erst im Klimakterium nachzulassen; jedoch besteht hier nicht genügende Erfahrung. Extrauterine Herde, die der Beobachtung zugänglich sind, bilden sich auch zuweilen im geschlechtsreifen Alter zurück oder wuchern doch nicht weiter; doch erlauben solche Fälle keinen Rückschluß auf den Uterus. Je mehr gealtert der einzelne Herd oder die ganze Wucherung ist, desto spärlicher wird das Stroma; es atrophiert, indem die Zellen kleiner werden und weniger werden. Die Fibrillen nehmen nicht nur verhältnismäßig zu, sondern hypertrophieren. Das Epithel wird niedriger, Cysten schnüren sich ab. Die Muskulatur atrophiert und wird fibrillenreich. Das „Alter" der Wucherung erkennt man mit einem Blicke am schnellsten und sichersten am Stroma. Das „Alter" ist hier gleichbedeutend mit dem Rückgang der Leistungsfähigkeit.

Die stärkere fibrilläre Entwicklung bedeutet stets Rückschritt; auch die zwischen den Muskelbündeln. Dabei kann auch zuweilen das Elastin vermehrt sein (E. Schwarz). Die Rückbildung im postklimakterischen Alter scheint sehr verschieden zu sein. In einem Falle fand ich 9 Monate nach der letzten Menstruation eine sehr starke Fibrillenmenge, in einem anderen Falle nach 4 Jahren der Menopause bei erheblicher Rückbildung der Schleimhaut die Uteruswand noch stark verdickt und mit sehr gut erhaltener Muskulatur, die noch reichliche und große schleimhäutige Herde beherbergte; eine Rückbildung konnte hier höchstens in der Kleinheit der spindligen Bindegewebszellen erblickt werden. Im völlig senilen Uterus bei Frauen über 60 Jahren habe ich einige Male spärliche drüsige Schleimhauthyperplasie gesehen, aber ohne Spur von Muskelhyperplasie. Diese fand jedoch schon von Recklinghausen in einer Reihe von Fällen noch recht bedeutend.

Von Recklinghausen hat in mehreren Fällen bis in hohes Alter die Verdickung der Tubenwinkel gefunden und fand es auffällig, daß hierbei häufig „die teleangiektatische Form des Adenomyoms" vorkomme, doch ersieht man aus seinen Abbildungen nur verhältnismäßig dickwandige Gefäße mit engen Lichtungen.

Bei allgemeinen Stauungserscheinungen im ganzen Uterus habe ich auch in den adenomyotischen Partien starke Erweiterungen der Blut- und Lymphgefäße gefunden.

Entzündung schwerer Grade mit teilweiser Einschmelzung des Endometrium und der infiltrativen Wucherung selber habe ich in einigen Fällen und leichtere Grade lymphocytärer Infiltration häufig, Plasmazellen selten gefunden. Es ist schwer zu entscheiden, wenigstens in einzelnen Fällen, ob die entzündlichen Veränderungen zu den Entstehungsbedingungen der Adenomyosis gehören, oder ob sie zufällige Begleiterscheinungen sind.

Das letzte ist für alle leichten Grade das wahrscheinliche. Wie weit die Entzündung ätiologische Bedeutung haben kann, soll weiterhin besprochen werden.

Nekrose kommt fast niemals vor (vgl. Adenomyom).

11. Adenometritis. Adenomyometritis.

Es wäre fast zeitgemäßer, diesen Abschnitt zu überschreiben: „gibt es Adenomyometritis?" Diese Bezeichnung gleichbedeutend mit „Adenomyositis uteri" habe ich früher im Gegensatze zu von Recklinghausens Auffassung der im vorigen Abschnitte besprochenen Adenomyohyperplasie (Adenomyosis) eingeführt. Es sollte darin erstens zum Ausdruck kommen, daß die Neubildung keine Geschwulst, sondern eine diffuse Wucherung sei und daß die Entzündung ätiologisch besondere Bedeutung habe. Da diese Theorie zugleich mit dem Namen Adenomyometritis längere Zeit vorherrschte, so muß ich sagen, daß ich zu ihr gedrängt wurde, weil ich damals keine andere Ätiologie für die diffuse Wucherung wußte, ferner weil schwere heterotope Schleimhautwucherung in der Tubenwand außerordentlich oft durch Entzündung ausgelöst wird, sodann auch, weil mir für die von mir schon damals betonte gewebslösende Kraft der Wucherung keine andere Ursache bekannt war und schließlich weil ich in einzelnen Fällen einen unmittelbaren Anschluß der heterotopen Wucherung an entzündlich infiltrierte Bahnen traf, also gleiches Verhalten wie in der Tube; und weil ich einige Veränderungen als Reste von Entzündung glaubte deuten zu sollen. Neuerdings habe ich meinen Standpunkt in dieser Frage sehr wesentlich eingeschränkt und namentlich nach der ätiologischen Seite wesentlich gegenüber der in der II. Auflage dieses Handbuches vorgetragenen Auffassung verändert, wie schon aus meinen Veröffentlichungen (Zentralbl. f. Gynäkol. 1925, Nr. 22 u. a.) hervorgeht. Diese Änderung, wie sie schon im vorangegangenen Abschnitt zum Ausdruck kommt, betrifft zunächst den Namen, weil wir, wie schon in der Einleitung S. 357 gesagt wurde, heute mit der Endigung itis wesentlich sparsamer geworden sind gegen früher, als man hypertrophische Zustände noch zur „produktiven Entzündung" rechnete. Doch habe ich schon betont, daß ich auch früher (1909) nicht das ganze Leiden seinem Wesen nach als Entzündung aufgefaßt habe, sondern als entzündlich entstandene „Hyperplasie". Die Entzündung hielt ich auch nicht für den einzigen, wenn auch hauptsächlichen auslösenden Faktor, sondern berücksichtigte außerdem eine erhöhte Proliferationskraft (Hyperplasie) des Epithels, vermehrte Nachgiebigkeit und Durchlässigkeit des Gewebes unter besonderen Schädlichkeiten.

Immerhin kam in meiner früheren Auffassung der Entzündung eine so bedeutsame Rolle zu, daß sie im Verein mit dem Namen Adenomyometritis als besonders hervorragend erscheinen mußte. Das hat sich nun wesentlich geändert, erstens weil die ätiologische Bedeutung anderer Faktoren, namentlich der hormonale Einfluß des Ovariums (Frankl Lauche) und anderes (s. w. u.) als bedeutend wichtiger erkannt wurde, außerdem der tatsächliche Nachweis einer Entzündung nur in Ausnahmefällen gelingt und schließlich, weil die Bezeichnung Adenomyometritis selbst dann nicht mehr dem engeren Sprachgebrauch entspricht, wenn eine Entzündung tatsächlich den Prozeß eingeleitet oder bedingt hat, aber nicht mehr nachweisbar ist.

Mit diesem nach mehreren Seiten einengenden Maßstabe gemessen ist die obige zweifelnde Frage „gibt es eine Adenomyometritis" wirklich zeitgemäß.

Unter Hinweis auf zusammenfassende Bemerkungen im Abschnitte Pathogenese verzichten wir hier auf weitere Besprechung der angeschnittenen Fragen und stellen gleich fest, daß strengen Anforderungen an den Beweis der entzündlich nicht nur eingeleiteten,

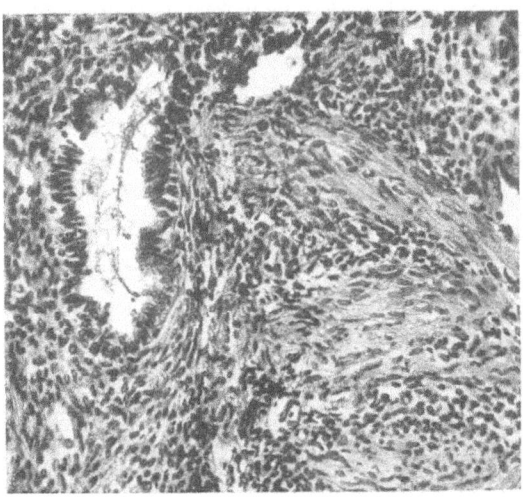

Abb. 198.

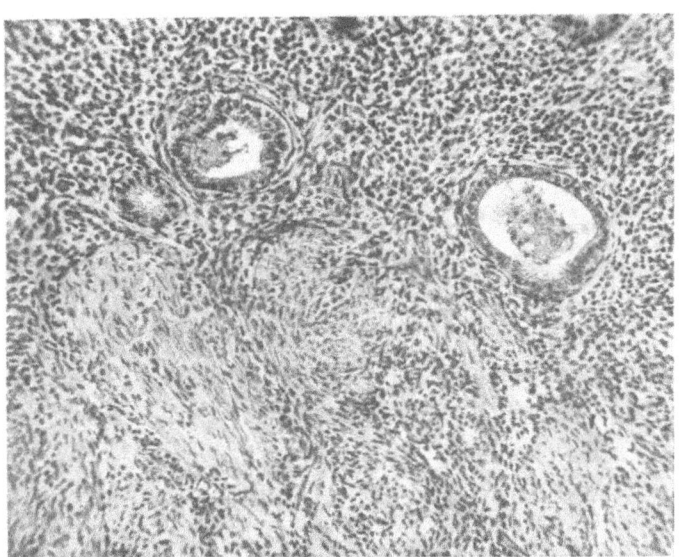

Abb. 199.

Abb. 198 und 199. Fall von Endomyometritis mit anschließender Schleimhautinvasion. Die Entzündung ist nicht an die Ausbreitung der Adenomyosis gebunden, sondern geht selbständig in den Muskelzwischenräumen und längs der Gefäßbahnen in die Tiefe. (Lichtbilder mittlerer und stärkerer Vergrößerung.)

sondern auch fortgeleiteten heterotopen Schleimhautwucherung kaum jemals Genüge geleistet werden kann. Gesellt sich zur entzündlich eingeleiteten „reparativen" Epitheleinwanderung eine aus eigener Kraft tiefer greifende Wucherung hinzu, so nennen wir das bereits nicht mehr entzündlich, regenerativ, sondern hypergenerativ, hyperplastisch.

Gelegentlich findet man aber doch die heterotope Wucherung ausschließlich an schwer entzündliche infiltrierte Bahnen gebunden und die Entzündung breitet sich auch viel weiter peripher aus als die Epithelwucherung. Sehen wir also ab von Fällen, in denen lymphocytäre Infiltration nicht nur in der Schleimhaut, sondern auch in der Muskulatur und in den heterotopen Schleimhautsträngen, aber hier nur stellenweise und nicht gerade an den neuesten, tiefstgelegenen Spitzen der Ausläufer zu finden ist, und betrachten wir kurz einen Fall von echter Adenomyometritis, den ich auch von Kitai habe erwähnen lassen (s. Abb. 200). Die linke Seite des Corpus und des Fundus einschließlich des Tubenwinkels sind verdickt, in letzterem einzelne makroskopische Cysten mit schmierigem Inhalte und eine Absceßhöhle von 10 mm Durchmesser. Überall im Bereiche der verdickten Partie gequollenen Bindegewebszellen, Fibroblasten und starke Infiltration mit Lymphocyten, Leukocyten, Plasmazellen. Von der ebenfalls stark infiltrierten, mäßig hypertrophischen Schleimhaut sowohl des Corpus als auch des linken Tubenteiles gehen zahlreiche Ausläufer tief in die Muskulatur, überall umgeben von dem entzündlichen Infiltrat und dementsprechend sind sowohl die Form der Drüsen als besonders das Epithel stark beeinflußt, die Zellen gequollen, zuweilen geschichtet mit Vakuolen, darin Leukocyten. Die Form der Drüsen ist nicht so einfach schlauchförmig, sondern bizarr, mit sehr unregelmäßigen Ausstülpungen. Aber auch Schläuche mit enger, mehr zylindrischer Lichtung und niedrigem, offenbar neugebildetem Epithel werden ausgesendet; in der Mehrzahl der Schläuche ist die Lichtung mehr unregelmäßig spaltförmig wie bei allen heterotopen Wucherungen regenerativer Art. Geringere Grade der Entzündung in der Schleimhaut, weniger tiefe Myometritis mit entsprechend kürzeren Schleimhautausläufern in der Muskelwand trifft man im unteren Teile des Corpus, aber ohne Muskelverdickung. Es entspricht also dieser Fall in allen Teilen den Anforderungen, die wir wie im Darm, so in der Tube u. a. an eine entzündlich verursachte reparatorische heterotope Epithelwucherung stellen. Die Muskelhypertrophie ist nicht so bedeutend wie in anderen Fällen der Adenomyosis und fehlt (noch?) im unteren Corpusteile; immerhin begleitet sie (bereits?) einen größeren Abschnitt der heterotopen Epithelwucherung in der entzündlich veränderten Muskelwand. Derartige Fälle stehen in solcher Ausdehnung wegen ihrer Seltenheit völlig abseits. Dagegen findet man bei vielen Arten echter Myometritis und auch bei vorgeschrittenen Graden der Pyometra die reparatorische Form der Drüsentiefenwucherung mit den eigenartigen unregelmäßigen epithelbekleideten Spalträumen ähnlich wie in Abb. 200. Die tuberkulöse Adenomyometritis besprechen wir weiter unten.

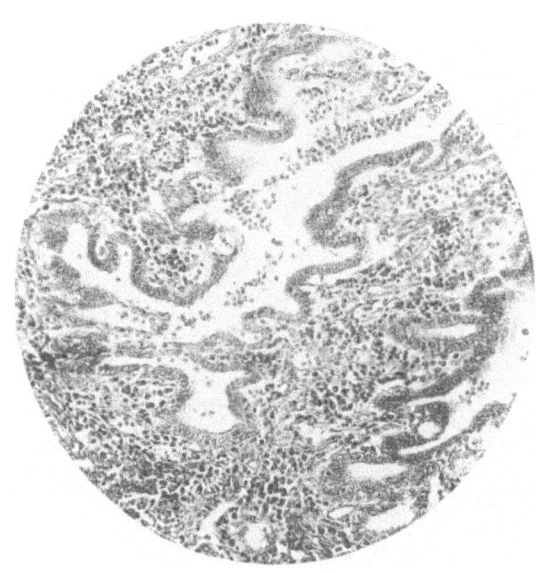

Abb. 200. Typische Adenomyometritis. (Nach Kitai.)

12. Ätiologie der Adenomyosis uteri interna.

Die Beschreibung der Adenomyosis und Adenomyometritis verlangt dringend nach kurzer Besprechung der Ätiologie, wenigstens der örtlichen Besonderheiten im Uterus. Ich habe in den letzten Jahren wiederholt und auch oben in der Vorbesprechung bekundet, daß erstens die Bezeichnung Adenomyometritis (Abb. 200) nur für solche Ausnahmefälle zulässig ist, wie soeben (S. 414—416) beschrieben worden ist. Es ist sogar möglich, daß selbst bei der ersten Auslösung der Schleimhauttiefenwucherung die Entzündung häufig fehlt. Es ist „möglich", mehr kann man hierüber nicht sagen. Ätiologie in der Pathologie beruht auf dunklen Kombinationen; sie ist Modesache insofern bald eine, bald die andere Bedingung des ätiologischen Massenbündels herausgepflückt und ins Licht gestellt wird. Über die ersten Anfänge wissen wir nichts sicheres; nur wenn wir diese kennten, dürften wir vielleicht der einen oder anderen Bedingung zeitlichen Vorrang gönnen. Also zeige man die ersten Anfänge. Das scheint sehr einfach. Man sieht die kleinen kurzen Ausläufer der basalen Schleimhautschicht ja so häufig; es müßte sich dort vielleicht sehen lassen, wie der Vorgang beginnt. Aber welche Ausläufer sind neu?

Schon hier stockt die Beurteilung. Was entscheidet über schwere oder leichte Grade der Wucherung und was über ihr Alter? Diese Fragen müssen Hand in Hand gehen. Wie oft hört man nicht die Bezeichnung „beginnende Adenomyosis" für die alltäglichen leichten Grade des infiltrativen „Eindringens" einzelner Schläuche in die Muskulatur. „Eindringen"? Nein, wir sehen nicht ohne weiteres den Vorgang, sondern den augenblicklichen Zustand, von dem wir beweisen sollen, ob der Vorgang abgelaufen ist oder ob er weiterläuft. Die Unterscheidung des Vorganges, seines etwaigen Fortlaufens oder seiner Vollendung des Dauerbestandes macht Schwierigkeiten. Das Stroma spielt bei stärkeren Graden der Wucherungen eine bedeutsame Rolle in der weiteren Ausbreitung, wie wir noch sehen werden und zwar durch Auflösung des interfasciculären Bindegewebes und der Muskulatur selber. Auch beim Vordringen einzelner oder mehrer Drüsenschläuche aus den basalen Schleimhautschichten in die Muskulatur kann man zuweilen deren beginnende Auflösung erkennen. Wenn man in der Beurteilung der Schleimhaut genügend beschlagen ist, kann man sagen, hier ist der geringe Grad endometraner (schleimhäutiger) Tiefenwucherung (Heterotopie) noch ziemlich frisch. Ob es wirklich ein erster Beginn ist, das kann man auch dann nicht behaupten, oder doch nicht wahrscheinlich machen. Im häufigeren Falle sehen wir jedoch die einzelnen drüsigen Sprossen der Schleimhaut mit einer mäßigen Menge spindliger Zellen des Stroma vorgedrungen und haben keine Handhabe zu sagen, ob sie noch im Weiterwachsen sind oder nicht. Den Einzelfall als solchen beurteile ich nach der Menge des Stromas, nach der Menge und Art der Fibrillen, nach der Höhe und Dichte der Epithelzellen usw. Aber der einzelne Fall ist uns nicht maßgeblich in ätiologischer Betrachtung, für die wir gerade die frischen Fälle der beginnenden Adenomyosis, der basalen Schleimhauthyperplasie mit Tiefensprossen beanspruchen. Die Menge der Fälle lehrt uns, daß die geringen Grade der infiltrativen Einsprossung (endophytische Hyperplasie) sicher nur in einem geringen Bruchteile zu nennenswerten Graden der Adenomyosis führen. Es muß ein dauernder Reiz vorhanden sein, eine dauernde Proliferationsfähigkeit der Schleimhaut, eine „Überreizung", anders wird es keine Adenomyosis. Die meisten Fälle von geringer Tiefenwucherung lehren nur, daß wir es mit Stillstand, mit abgelaufenen

Zuständen zu tun haben, nicht mit „beginnender Adenomyosis". Der Beginn mag jahrelang zurückliegen; das weiß man nicht im Einzelfalle. Deshalb kann man auch nicht die Entstehungsbedingungen hier suchen. Als solche habe ich und haben andere Autoren (Frankl, Adler), Auflockerung der Muskulatur in der Gravidität, bei Geburten und Aborten bezeichnet und außerdem gibt man dem Hormon des Ovariums einen wesentlichen Entstehungsreiz zu. Hierüber werden wir bei den Bedingungen im allgemeinen hören. Was jedoch die örtlichen Bedingungen im Uterus betrifft, so kann die frühere Vermutung des Einflusses der Gravidität als zutreffend bezeichnet werden. Es begegnet mir im graviden Uterus auch jugendlicher Personen häufig der Befund von Tiefensprossen der basalen Schleimhautlage im Bereiche der Placenta. In der Placentarstelle fand ich, keineswegs in allen Fällen, immerhin überraschend oft die Schleimhautausläufer in dem Bereiche der chorioepithelialen Infiltra-

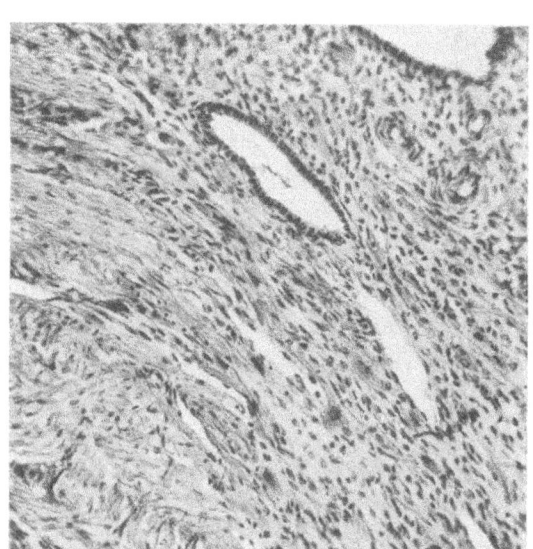
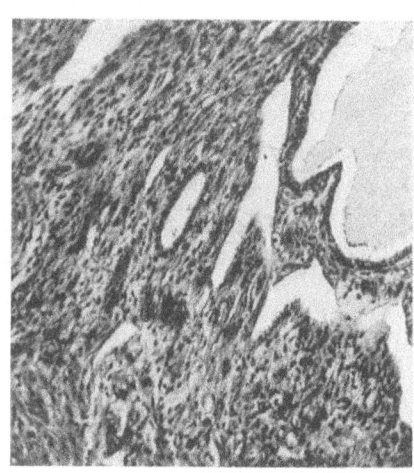

Abb. 201. Abb. 202.
Abb. 201 und 202. Typisches Bild der Adenomyosis im Gebiete chorionepithelialer Invasion an der Placentarstelle. (Lichtbild mittlerer und stärkerer Vergrößerung.)

tion in der Muskulatur. Die Placentarstelle ist ohnedies durch ödematöse Auflockerung, Wachstum der Gefäße, wechselnde Spannungszustände, auch bei und nach der Geburt durch Entzündung in einem fragwürdigen Gleichgewicht des Gewebebestandes und nach Abort und Geburt kommt hinzu die hyaline Gewebsrückbildung an den dickwandigen Gefäßen und nicht selten die pathologisch verstärkte hyaline Nekrose größerer Partien der nicht abgestoßenen Decidua mit verzögerter Rückbildung; endlich die Ausschabung des Uterus, die der Placentarstelle die letzten Weihen gibt.

Die Placentarstelle ist aber nicht nur durch Theorien gefährdet, sondern die häufigen Befunde besonderer Eindringlinge von Schleimhaut (Abb. 201 u. 202) an dieser Stelle schon während der Gravidität namentlich an den durch Chorionepithel aufgepflügten Stellen geben eine Saat, die als der Keim zu späterer Adenomyosis vielleicht noch besonderer Düngemittel bedarf, als die sich Hormon und Entzündung empfehlen. Besonders die Hormone, die allerdings nicht als chemischer Dünger dem dürren Boden aufhelfen, sondern auf dem Wege der menstruellen Regeneration stets von neuem reizen. Im übrigen hat es wenig

Sinn, bei der Auswahl der ätiologischen Dinge zu schreiben: „Am Anfang war...". Das mag von Fall zu Fall wechseln. Es ist möglich, daß sich die oben (S. 394) beschriebene Beschränkung der Adenomyosis auf nur eine Uteruswand mit Befallung der Placentarstelle für einzelne Fälle erklärt. Keineswegs für alle Fälle.

Soviel über örtliche und allgemeine Bedingungen im Uterus bei der Entstehung der Adenomyosis interna.

Nur kurz sei hier auf die für den Uterus so häufige Gelegenheit der traumatischen Eröffnung der Muskelwand hingewiesen, wie Durchbohrung der Wand (Abb. 203). Schnitt-

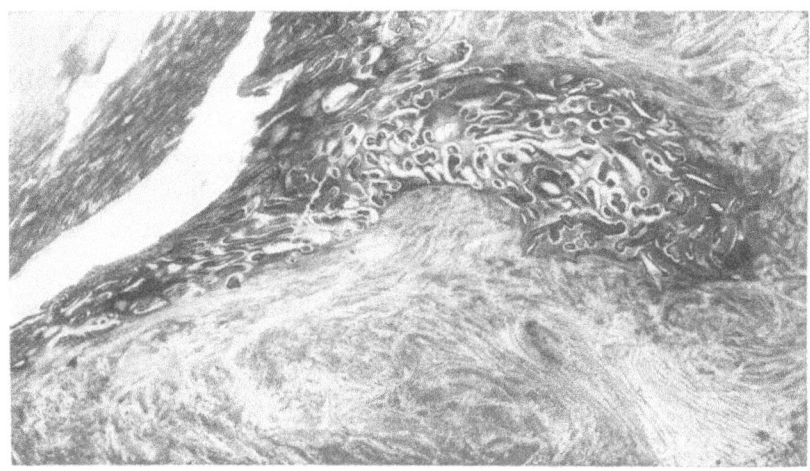

Abb. 203. Von der Lichtung des Uterus (links im Bilde) setzt sich eine wuchtige Schleimhautmasse (rechts) in die Muskulatur fort, und anschließend Narbengewebe. Eine unsachgemäße künstliche Ausräumung war 1 Jahr vorausgegangen. (Lichtbild schwacher Vergrößerung.)

narben, starke Auskratzung in Verbindung mit Auflockerung und Entzündung nach Abort u. a.

Wir werden in der allgemeinen Besprechung der Pathogenese auf diese ätiologischen Fragen zurückkommen.

13. Begleiterscheinungen an den Geschlechtsorganen bei Adenomyosis uteri interna.

Es ist gewiß notwendig, aus einer großen Zahl von Fällen die Begleiterscheinungen der Adynomyosis uteri zusammenzustellen. Es ist ein besonderes Verdienst von Sampson, auf das häufige Zusammentreffen mit Ovarialhämatomen (Teercysten) und endometrioiden Herden in der Peritonealhöhle und zuweilen auch extraperitonealen hingewiesen zu haben. Solches war früher nicht genügend beachtet, obgleich schon W. A. Freund namentlich auf die frühzeitige Pelveoperitonitis mit schweren Verwachsungen aufmerksam gemacht hat und trotzdem die einzelnen Herde an anderen Stellen schon vor Sampson genügend bekannt waren. Sampson hat auch auf die meist offenen Tuben und den gelegentlich nachweisbaren Blutaustritt aus denselben großen Wert gelegt. Jedenfalls ist sein Verdienst nach dieser Richtung als groß anzusehen, auch wenn man seine pathogenetische Ansicht nicht gelten lassen will. Es fehlt jedoch noch an großer Zusammenzählung der Begleiterscheinungen bei reiner Adenomyosis interna, während die Befunde von Sampson sich mehr auf die Adenofibrosis peritonealis beziehen.

Wir fanden bei der Adenomyosis interna sehr verschiedene Zustände an den Ovarien, in etwa 10% Ovarialtumoren verschiedener Art (s. Kitai), darunter ein Sarkom und ein Folliculom, die ich als Ursache der Schleimhauthyperplasie und der mit ihr verbundenen Adenomyosis in diesen Fällen angesehen habe. Auch Frankl gibt gleichzeitiges Bestehen eines Cystadenocarcinoma ovarii an. Im übrigen deckt sich der Befund in den Ovarien mit der gewöhnlichen Erfahrung, nach der man bei glandulärer Hyperplasie des ganzen Endometrium cystische Follikel, dagegen bei funktionierender Schleimhaut ein Corpus luteum findet. Der Befund von älteren Adhäsionsmembranen um die Ovarien und frischem entzündlichen Granulationsgewebe, Perioophoritis ist des öfteren vorhanden und Membranbildung ist auch bei etwa 20% unserer Fälle am Uterus im mäßigen Grade zu finden. Auch nach Frankls Angaben ist Entzündung der Adnexe nur in etwa 25% vorhanden. Im Uterus haben wir ein Carcinom der Portio, und ein Sarkom derselben nicht in unmittelbarem Zusammenhang mit der Portio gebracht, doch dürfte auch hier erhöhte Aufmerksamkeit entfernte Gemeinsamkeiten aufdecken können. Gewöhnliche Myome begleiten die Erkrankung nicht selten, wie schon berichtet worden ist.

Entgegen Sampsons Angaben fanden wir in etwa 25% der Fälle Tubenverschluß, und zwar unter 10 solchen Fällen 7mal doppelseitigen Tubenverschluß.

Die Adhäsionsmembranen werden nach der Statistik von Kudoh (1905) mit 89,5% angegeben, während sie bei einfachen Myomen nur in 39% bestanden. Die Statistik ist freilich noch zu klein und bedarf der Ergänzung, besonders auch durch scharfe Trennung der Fälle von Adenomyosis interna und externa.

Bei Adenomyosis externa uteri ist die Bildung von Adhäsionsmembranen am Uterus regelmäßig zu nennen, wenn sie auch zuweilen nur gering sind und nicht im Verhältnis zur Ausdehnung der endometrioiden Wucherung stehen. Der Befund von Teercysten ist hier entschieden viel häufiger als bei Adenomyosis interna und in Übereinstimmung hiermit namentlich nach Sampsons Befunden auch anderweitige endometrioide Herde. Wir werden auf diese Befunde noch an anderer Stelle zurückgreifen.

Die Teercysten und andere Ovarialveränderungen werden von manchen Autoren vermißt oder als selten bezeichnet (Kermauner, Adler, Frankl), doch ist, wie unsere eigenen Befunde zeigen, eine Unterscheidung zwischen der Adenomyosis interna und der Adenomyosis peritonealis, zu der die Adenomyosis uteri externa uteri gehört, stets im Auge zu behalten. Es besteht kein Zweifel, daß Teercysten wohl zu den peritonealen Adenofibrosen oft zugehörig sind, dagegen in der Adenomyosis uteri et tubarum interna keine Rolle spielen.

Ferner ist hervorzuheben, daß das gleichzeitige Vorkommen von Adenomyosis interna uteri und externa zu den Ausnahmen gehört.

14. Heterotope Wucherung der Cervixschleimhaut; Adenomyosis oder Adenofibrosis cervicis interna.

Es wurde bereits erwähnt, daß wir Adenomyosis corporis uteri und zugleich solche in der Cervix finden; solches ist nicht dahin zu verstehen, daß die heterotope Wucherung aus dem Corpus in die Wand der Cervix eindränge, sondern daß die Cervicalschleimhaut selber in heterotope Wucherung gerät. Dasselbe tut sie auch ganz allein ohne Beteiligung des Corpus (Abb. 204). Es scheint mir diese Feststellung, daß heterotope Wucherung im Corpus und Cervix unabhängig auftreten können, besonders wichtig, weil damit eine verschiedene Genese beider aufgedeckt wird. Früher wurde die cystische Durchsetzung des Collum uteri als „folliculäre Hypertrophie" bezeichnet. In der neueren Literatur geht sie auch als Adenoma cysticum (Segalin). Labhardt beschreibt einen Fall ohne Muskelhyperplasie. Auch Frankl sah einen solchen Fall.

Die Adenofibromyosis cervicalis interna erfreut sich sonst eines stillen Daseins, obgleich sie eigentlich gar nicht unbekannt sein dürfte. Ich habe verschiedene Male auf die grundsätzliche Gleichartigkeit von heterotoper Wucherung der Schleimhaut im Corpus und der Cervix hingewiesen. Aber die letztere interessiert nicht sosehr, erstens weil die

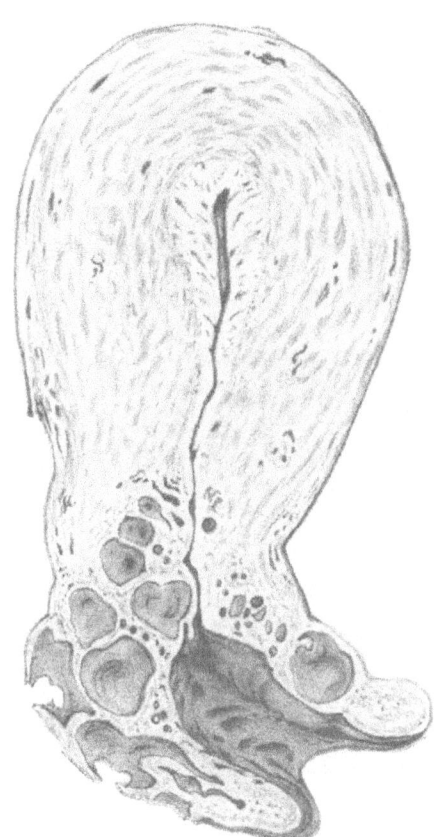
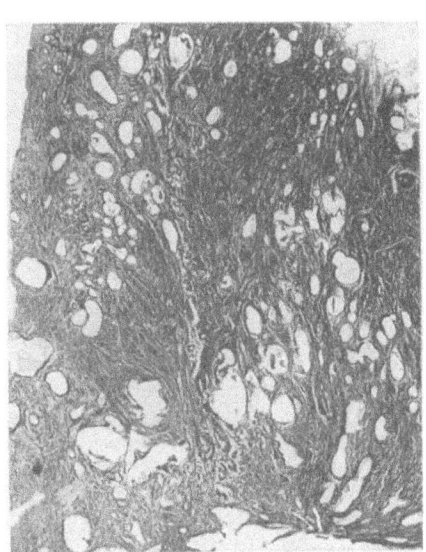

Abb. 204. Abb. 205.
Abb. 204. Großcystische Cystadenomyofibrosis cervicis uteri interna. Die Hinterwand fast völlig von Cysten durchsetzt. (Annähernd nat. Gr.)
Abb. 205. Adenomyofibrosis cervicis uteri interna. (Lichtbild schwacher Vergrößerung.)

makroskopischen Veränderungen gerade in den wichtigsten Stadien nicht so auffällig sind, denn das Muskelbindegewebe antwortet nicht so leicht mit Hypertrophie. Bilden sich aber später Cysten, die meistens die Schleimhautoberfläche der Cervix oder Portio überragen, so werden sie als cystische Erosionsdrüsen Nabotheier genannt und mit diesem ehrwürdigen Namen behaftet hat die Erkrankung keinen Anspruch auf weitere Betrachtung. Nur vereinzelt findet man Autoren in der Literatur, die die Durchsetzung der ganzen Portio oder Cervicalwand mit Cervixdrüsenwucherung beschreiben oder Fälle, die durch Auftreibung der Wand bis an die Außenseite infolge von Cystenbildung besonders auffällig werden. Wird der Adenomyosis cervicis, soweit sie nicht vom Endometrium corporis abzuleiten ist, sondern vom Schleimepithel der Cervix selber ausgeht, wenig Beachtung zuteil, weil sie nicht zu so starker Verdickung des Organs führt, wie Wucherung im Corpus uteri, so kommt hinzu, daß jene nicht so wie diese zu klinischen Blutungen, menstruellen Beschwerden und nicht zu den Verwicklungen mit ektopischen endometrioiden Herden führt. Es fehlt die gewebslösende Kraft des Stromas. Dennoch durchsetzt die cervicale Epithelwucherung zuweilen die ganze Wand und dringt zuweilen auch in das Laquear vaginae posterius vor. Da auch Schleimhautepitheldrüsen tiefer in der Vagina und zuweilen in Polypenform im Corpus uteri vorkommen, auch Schleimepithel in Form von Cysten und Cystomen im Ovarium bekannt ist, so könnten kühne Theoretiker die Sampsonsche und Halbansche Theorie

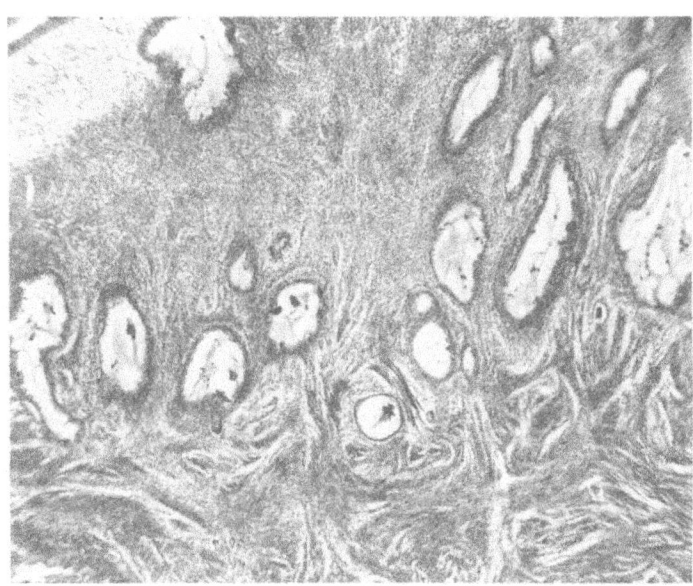

Abb. 206. Adenomyosis cervicis uteri interna. Man erkennt die Muskelwucherung im unteren Teile des Bildes. Epithel typisch cervical. (Lichtbild mittlerer Vergrößerung.)

auch hier anwenden. Ich will aber keineswegs dazu ermuntern, da sich die genannten Befunde zwangloser erklären lassen.

Aber auch ohne dieses verdient die Adenomyosis der cervicalen Schleimhaut mehr Beachtung, um so mehr, als sie in seltenen Fällen — ich kenne nur wenige solche — ganz erhebliche diagnostische Schwierigkeiten gegenüber einer seltenen reifen Form Carcinoma adenomatosum (tubulare) mit einschichtigem Schleimepithel machen kann. Mäßige Grade von cervicaler Schleimheterotopie sind durchaus nicht selten. Zunächst findet sie sich im Anschluß an verheilte Cervixrisse und Einschnitte, wie ich (1901) beschrieben habe; auch nach Uterusexstirpation können Cervixdrüsen adenomartig im Scheidentrichter wuchern (Halban).

Ferner geht sie nicht selten von Erosionen aus. Man spricht von Erosionsdrüsen, wenn im „ersten Heilungsstadium" der neue Schleimepithelbezug seine Einstülpungen und Drüsenbildungen genau so macht, wie das Schleimepithel im Cervicalkanal während der Entwicklung gewohnt ist.

Es bildet sich also eine Art Cervicalschleimhaut außen auf der Portio. Von dieser Erosionsschleimhaut dringen nun gar nicht selten die drüsigen Bildungen in die tieferen

Schichten der Wand und durchsetzen sie mit einzelnen Ästen oder gleichzeitig von vielen Stellen aus mit vielen Schläuchen. So gelangen sie mit Leichtigkeit in die Schicht der großen Gefäße und gelegentlich darüber hinaus. Einzelne tiefe Verzweigungen und Cystenbildungen kann man zuweilen sogar in Probeexcisionen finden und die Diagnose stellen.

Die Drüsenräume unterscheiden sich zum Teil wenig von normalen Cervicaldrüsen, sie erleiden wohl durch Gewebsdruck der Umgebung Beeinträchtigung, so daß sie beengt erscheinen, zuweilen sogar schlauchförmig mehr zylindrisch, aber erstaunlich oft bilden sich die gewöhnlichen Ausbuchtungen der Schläuche.

Zuweilen erleidet das Epithel Einbuße an Differenzierung, es ähnelt dann mehr dem Corpusepithel (Abb. 207 u. 208) mit seinen höheren Kernen und ungenügender oder völlig fehlender Schleimreaktion. Der Vergleich mit Corpusepithel ist naheliegend, aber es ist unerlaubt, daraus zu schließen, daß eine congenitale „Verlagerung" zugrunde liege, denn solche corpusähnlichen Drüsen gehen ganz einwandfrei von oberflächlichen Schleimepitheldrüsen aus und verlieren erst bei stärkerer Proliferation schrittweise ihre Funktion, die sie vermutlich bei ruhiger Entwicklungszeit wiedergewinnen. Wenigstens läßt sich dieses aus dem wechselvollen Verhalten der Drüsenschläuche schließen. Man kann im Gegenteil es für weit merkwürdiger ansehen, daß zuweilen trotz sehr erheblicher Tiefenwucherung sowohl die Drüsenform als die Ausbildung eines hochfunktionierenden Schleimepithels den normalen Cervicaldrüsen nichts nachgibt.

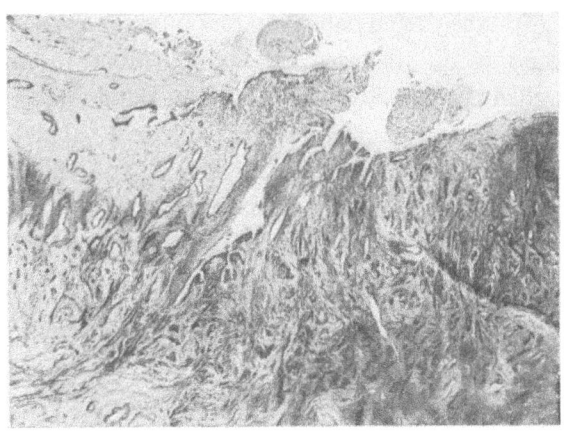

Abb. 207.

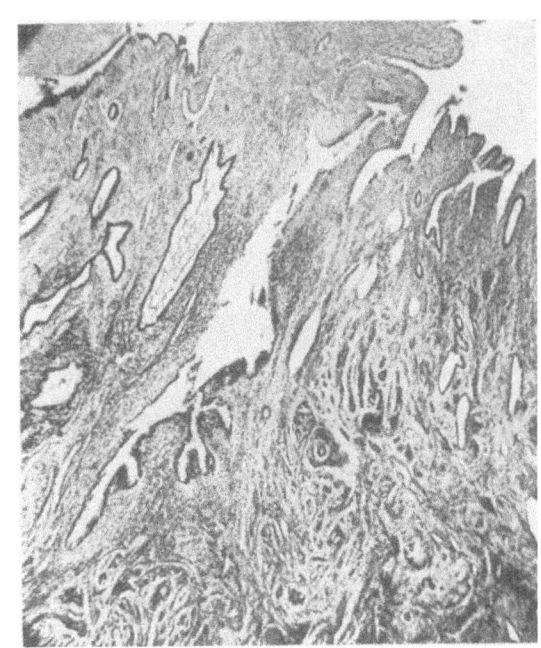

Abb. 208.

Abb. 207 und 208. Adenomyosis diffusa interna am „Isthmus" und in der Cervix uteri mit teilweise wenig ausdifferenziertem Epithel, teils Cervicalepithel. Lebhafte Muskelhyperplasie. (T. 7239.) (Lichtbilder ganz schwacher und mittlerer Vergr.)

Bei Cystenbildung flacht das Epithel entsprechend ab, kann ganz niedrig, ja druckatrophisch werden, völlig untergehen, so daß der Schleim in das Bindegewebe gedrückt wird, von wo aus er scheinbar reaktionslos resorbiert wird. Dieser Vorgang betrifft aber durchaus nicht etwa Fälle von besonders großer Cystenbildung, sondern kleinere, so daß dann ungewöhnliche Druckempfindlichkeit des Epithels vorliegen mag. Die Bildung von Cysten kann derart ausgebreitet sein, daß zwischen ihnen nur ein dünnes Netz atrophierenden Bindegewebes übrig bleibt und es wabenförmig ausgehöhlt erscheint.

Die Cysten haben mikroskopische Größe und oft darüber hinaus, ja selbst erbsengroße sind häufig, dagegen kirschgroße (über 15 mm Durchmesser) selten. Eine sehr große schleimgefüllte Cyste hat 25 mm Durchmesser und hat die linke Collumwand stark aufgetrieben und hat den Kanal der Portio vaginalis derart verdrängt, daß der äußere Muttermund an der rechten Seite stand. Auch reicht die Cyste unter stärkster Wanddehnung seitlich breit in das Parametrium vor. In einem anderen Falle bestand ein längsgestellter umfangreicher Fistelgang in den mittleren Lagen der Wand des Collum mit Ausmündung in den Cervixkanal dicht über dem äußeren Muttermunde. Es klärte sich der ungewöhnliche Fall durch eitrige Einschmelzung der Wand einer Schleimcyste auf, die noch an einzelnen Stellen unversehrt war und Schleimepithel trug.

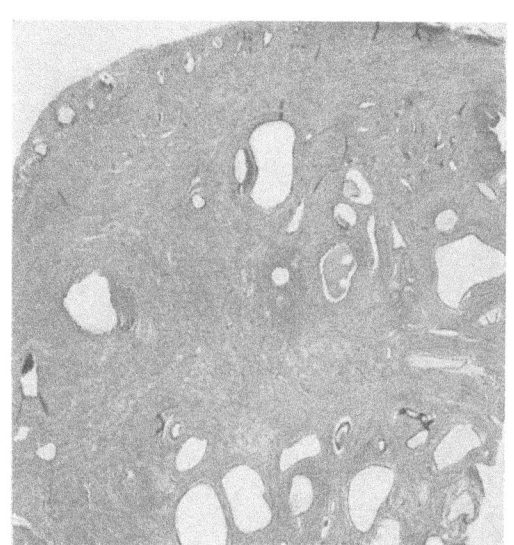

Abb. 209. Kleincystische Adenomyosis cervicis uteri interna im senilen Uterus einer 57 jährigen Frau. Unter der Oberfläche der Cervix kleine, in der Tiefe größere Schleimcysten. (Lichtbild bei Lupenvergrößerung.)

In solchen Fällen besonders großer und tiefliegender Cysten denkt man natürlich an angeborene Versprengung, aber es stellt sich bei mikroskopischer Untersuchung heraus, daß in der Umgebung zum Teil flachgedrückte, kleinere Schleimepitheldrüsen liegen, die teilweise auch mit der Schleimhaut zusammenhängen. Andererseits muß man auch Teile des Wolffschen Ganges berücksichtigen, die recht große Ausbreitung erfahren können, wie ich früher gezeigt habe und die ebenfalls Cysten bilden. Es ist mir mehrfach begegnet, daß ich wegen des niedrigen Epithels, der ungewöhnlichen Drüsenform dieser tiefgelegenen Epithelräume und wegen einer auffälligen Muskelumhüllung zunächst Gartnerschen Gang annahm oder doch in Frage stellte. Wir konnten dann erst durch Mucicarminfärbung den Schleimepithelcharakter sicher nachweisen und auch durch Stufenschnitte zuweilen den Zusammenhang mit der heterotop gewucherten Schleimhaut feststellen. Natürlich können, wie ich das früher schon nachgewiesen habe, Reste des Gartnerschen Ganges und heterotope Wucherung der Cervixschleimhaut gleichzeitig vorkommen. Es fragt sich, ob in dieser Weise ein Fall von S. Wolff aufzufassen ist, in dem eine kindskopfgroße Cyste der Cervix in das Parametrium hinein entwickelt war in Nachbarschaft mit hasel- bis walnußgroßen Cysten. Nicht jeder einzelne Fall wird einwandfrei erklärt werden können, um so dringlicher erwächst die Aufgabe genauer Untersuchung. Dazu bedarf es größerer Beachtung der heterotopen Schleimhautwucherung in der Cervix.

Die Cystendurchsetzung der Cervixwand kann sehr hochgradig werden, so daß das ganze Collum oder nur die Portio stark aufgetrieben wird, ohne daß das Muskelbindegewebe wucherte und nur selten fand ich an mehr einzelnen Drüsen und Cysten die Muskelwucherung, ohne die man eigentlich nicht von Adenomyosis sprechen dürfte. Segalin faßt ein „Adenoma cysticum" der Cervix als „Adenomyometritis" auf. Zuweilen ist zweifellos der Name Adenoma gerechtfertigt. Ich gebe in Abb. 205 einen kleinen Teil einer Wucherung wieder, die die Portio stark verdickt hat und überall gleichmäßig dichtgelagerte Drüsen mit so wenig Zwischensubstanz enthält, daß nur die hohe Entwicklung des Epithels eine gutartige Neubildung anzunehmen erlaubt. In diesen und anderen Fällen kann offenbar die heterotope diffuse Wucherung geschwulstartigen Charakter annehmen.

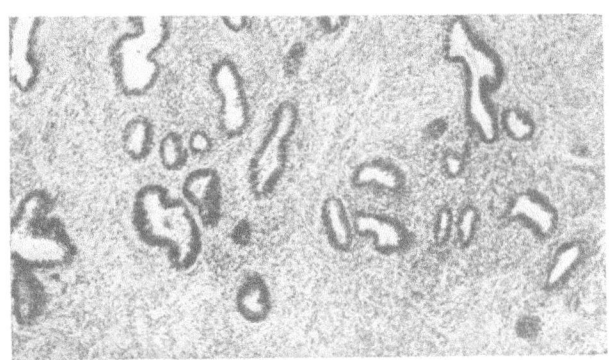

Abb. 210a. Adenomyosis cervicis uteri interna. Drüsenschläuche ähnlich wie in der Korpusschleimhaut. (Lichtbild mittlerer Vergr.)

So läßt sich von Fall zu Fall der Drüsenneubildung eine Reihe aufstellen, die von den Erosionsdrüsen zu hyperplastischer Tiefenwucherung bis zum Adenom führt.

Die cervicale Drüsenwucherung kann auch die Grenzen des Uterus durchbrechen.

Wir haben mit Absicht diesen Abschnitt über Adenomyosis cervicis interna zu der Adenomyosis corporis interna gestellt und wiederholen am Schlusse, daß kein Grund vorhanden ist, eine grundsätzliche Trennung vorzunehmen. Wir finden die heterotope Epithelwucherung in der Tube, im Corpus uteri und in der Cervix. Soweit die Tube im uterinen Teil kräftige Muskulatur enthält, ruft ihre Beteiligung an der Wucherung eine Ähnlichkeit mit der Adenomyosis uteri hervor. Im übrigen Bereich der Tube und in der Cervix ist dagegen die Ähnlichkeit äußerlich weniger groß, weil die Muskelwucherung geringfügig ist oder oft ganz ausbleibt. Dieser Unterschied ist untergeordnet und fällt umso weniger ins Gewicht, wenn wir daran erinnern, daß die Uterusmuskulatur auf den physiologischen Reiz der Schwangerschaft mit Hypertrophie antwortet und auch unter ganz anderen patho-

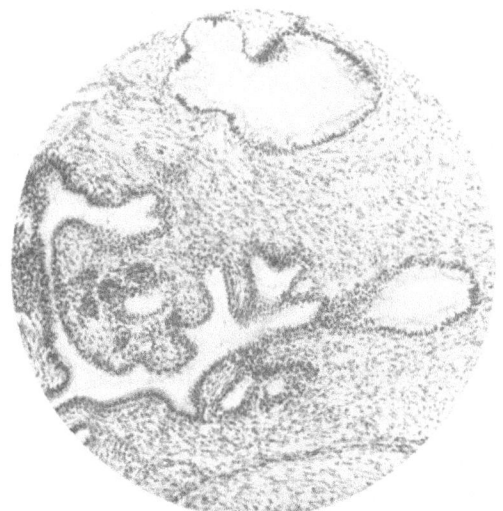

Abb. 210b. Von demselben Falle wie Abb. 210a. Das Schleimepithel der heterotopen Drüsen stellenweise differenziert, stellenweise nicht. (Lichtbild mittlerer Vergrößerung.)

logischen Umständen und sogar auf fremde Eindringlinge gleichfalls hypertrophierend reagiert. Die Wucherung der Corpusschleimhaut und wahrscheinlich auch ihr verwandtes Gewebe erhält durch den hormonalen Antrieb besonderen Charakter; daraus erwächst nicht die Berechtigung einseitiger Betrachtung und Nichtbeachtung der cervicalen Adenomyosis, auch wenn sie anders aussieht und auch eine andere Ätiologie hat, die sie mit der

Tube teilt, die Entzündung. Hier ist nicht der Platz, diese Frage ausführlich zu behandeln; auch muß die Entzündung nicht alleinige Ursache sein. Nur wissen wir nichts darüber.

Schließlich nochmals der Hinweis darauf, daß die hier besprochene Adenomyosis cervicis interna ihre eigenste Angelegenheit ist, während die Adenomyosis cervicis externa mit der Adenomyosis corporis externa und der Adenomyosis (Fibroadenomatosis) recto uterina zusammengehörig ist.

15. Adenomyosis uteri intramuralis s. media.

a) Adenomyosis corporis media. Es würde sich gar nicht lohnen, diese Gruppe herauszuheben, wenn sich nicht bestimmte pathogenetische Fragen daran angeschlossen hätten, auf die wir hier nur kurz hinweisen können, um sie im besonderen Abschnitte der Pathogenese weiter zu besprechen.

Zur anatomischen Kennzeichnung gehört kaum etwas anderes als die Beschreibung der abgeschlossenen Lage. Die insuläre Lage muß freilich möglichst einwandfrei, unabhängig von der Schleimhaut und namentlich von der äußeren Oberfläche des Uterus sein, weil von ihnen die intramuskuläre Wucherung des Epithels wohl ursprünglich ausgegangen sein und nachträglich abgeschnürt sein könnte. Solche insuläre Adenomyosis findet sich zuweilen für sich allein, aber sie wird auch gelegentlich in Fällen von Adenomyosis interna oder externa gefunden und gibt dann besondere Veranlassung zur Frage nach ihrer Herkunft, nämlich ob sie auf angeborene Verlagerung von Schleimhautinseln zurückgehen oder ob sie embolisch angesiedelt sind wie Halban meint. Zur Anatomie dieser Gebilde ist nur zu sagen, daß sie gleichzeitig an mehreren Stellen gefunden werden können. Besondere Beachtung möge die Lage in der sagittalen Mittelebene des Uterus finden, weil hier die angeborenen Verlagerungen durch Abtrennung von den Müllerschen Gängen bei der Vereinigung der Geschlechtsfalten am besten bekannt ist. So weit solche Herde nach Art eines rudimentären Horns accessorische Hämatometra unter dem Bilde von Cystomyomen bilden, sollen sie weiter unten besprochen werden. Hier interessieren sie uns nur von dem Standpunkte der heterotopen Wucherung, die nicht von ihnen ausgehen muß, wie in der Einleitung schon gesagt wurde, wohl aber bei Gelegenheit ausgehen kann. Es müssen dieselben Bedingungen sein, die die ortsgehörige Schleimhaut zur heterotopen Wucherung mit infiltrativem Wachstum reizen. Während also die intramuskuläre Lage besondere Beachtung verdient, ist von den embryonal verlagerten Schleimhautinseln höchstens eine zentrale Lichtung von auffallenden Ausmaßen zu erwarten, aber im übrigen darf kein histologischer Unterschied von der gewöhnlichen Adenomyosis verlangt werden.

Ältere Fälle dieser Art gehen in der Literatur als Adenomyom vom Wolffschen Körper [v. Recklinghausen, M. Voigt (1896) u. a.].

b) Adenomyosis (Fibroadenomatosis) cervicis media. Der Grundlage unserer topographischen Einleitung wegen muß ich diese Gruppe erwähnen und zugleich in der Absicht, die Aufmerksamkeit darauf zu lenken, daß solches ebensogut vorkommen kann, wie soeben im Corpus beschrieben. Auch hier ist mit Absprengungen vom Müllerschen Gange zu rechnen und zwar erstens mit indifferentem Epithel, das unter Umständen nach Art des Corpusepithel ausdifferenzieren kann, wie wir noch unter der Adenomyosis cervicis externa zu erwähnen haben werden. Es kann aber auch aberrantes Epithel cervicalen Charakter haben. In beiden Fällen dürfte es Schwierigkeiten machen, den Sachverhalt hinreichend unter Beweis zu stellen. Nur kleinere Herde ringsum eingeschlossen in der Mitte der Cervicalwand können allenfalls als Abirrungen erkannt werden. Sobald eine diffuse Ausbreitung von ihnen ausgehen sollte, so würde sekundäre Verbindung mit der Schleimhaut oder gar gleichzeitige heterotope Wucherung derselben die Erkennung der Sachlage erschweren, weil der Raum namentlich im Vergleich mit der Wand des Corpus sehr eng ist. Handelt es sich aber nicht um cervicales Schleimepithel, so kommen wir in Verlegenheit mit dem Gartnerschen Gange und der Adenomyosis cervicis externa Verwechslungen zu begehen.

16. Rückblick auf die Adenomyosis corporis et cervicis uteri interna et media.

In unserer topogenetischen Anordnung unterschieden wir vorbehaltend, daß sie nicht in jedem Einzelfalle anwendbar ist, je nach Lage des Ausgangsmaterials innen, mitten in der Wand oder außen darauf die Adenomyosis uteri interna, media, externa und zeigten die Erkrankung sowohl im Corpus wie im Collum uteri. Der Zahl der Fälle nach überwiegt der Ausgang von der ortsgewöhnlichen Schleimhaut, dem „Endometrium" im eigentlichen topographischen Sinne des Wortes ganz außerordentlich, etwa in 90%. An allen Stellen ist die Wucherung in den Grundzügen gleich, endometriumähnlich mit Abstufungen je nach Widerstand und der Wucherungsfähigkeit der Muskulatur. Die Strukturen v. Recklinghausens sind in sicher vom Endometrium ausgehenden Wucherungen nachweisbar, daher nicht als Beweis für irgendwelche Histogenese anzusehen.

Die Beteiligung der endometrioid gewucherten Teile an der Schleimhautfunktion ist im Bereiche der Muskelwand sehr geringfügig und fehlt oft gänzlich, selbst dann, wenn die ortsgehörige Schleimhaut in prägravider-funktioneller Blüte steht. Im scheinbaren Gegensatze hierzu ist Blutung in das Stroma und in die Cysten der Wucherung sehr häufig, wenn auch meist nur in schwachen Graden. „Menstruell" ist diese Blutung nur, weil sie zur Zeit der Menstruation passiert ebenso etwa wie an anderen Orten Blutungen um diese Zeit vorkommen.

Bemerkenswert ist die histologische Art der Ausbreitung in der Muskulatur. Auch die schwächsten Grade des infiltrativen Schleimhautwachstums sind niemals als rein mechanische Sprengung der Muskelinterstitien anzusehen, aber erst die stärkeren Grade der Gewebslösung lassen sich durch Zerfall der Zellen nachweisen und namentlich der Fibrillen, sowohl der Myofibrillen, wie der kollagenen und elastischen Fibrillen. Die Gewebsauflösung ist in sehr schwachem Grade, aber im Wesen ähnlich der einer bösartigen Neubildung. In den Fällen stärkerer Gewebslösung hat das Stroma auch eine etwas größere Unabhängigkeit von den gewucherten „Drüsen", insofern die Stromazellen mit den Durchschnittsbefunden verglichen wesentlich größere Züge bilden und den epithelialen Kanälen vorauseilen und Bresche in die Muskelbündel schlagen.

Das Endothel der Gefäße scheint der gutartigen endometrioiden Wucherung Widerstand zu leisten, wird aber leicht an den polypösen Vorsprüngen übersehen. Selbst sarkomatöse Polypen (s. w. u.) lassen lange Zeit das Endothel verschont. Erst nach längerem intravasalem Wachstum, oft unter riesiger Ausdehnung der Gefäßlichtung dringen sie bei Sarkom durch den Endothelüberzug und in die anliegenden Gewebe. Dieses wird bei gutartiger Wucherung niemals gefunden. Die bisherigen Befunde intravasaler polypöser

Vorsprünge betrafen Lymphgefäße, nicht Blutgefäße, wie Sampson rückgreifend aus endometrioiden Teilen in sinuösen Venen erschließen wollte. Solche sind als Kunstprodukte anzusehen, die jedem erfahrenen Histologen bekannt sind. Es sind noch keine Befunde intravasaler freier endometraner oder endometrioider Bestandteile glaubhaft dargestellt worden.

Schwangerschaftsreaktion der infiltrierenden Wucherung ist selten, was in Übereinstimmung mit der Erfahrung steht, daß die basalen Schleimhautlager überhaupt viel weniger auf Schwangerschaft ansprechen als die Spongiosa und Compacta. Noch seltener als Funktion der Drüsen ist deciduale Reaktion der Stromazellen; dies ist um so auffälliger, als ektopische, extrauterine und extragenitale und schließlich extraperitoneale und endometrioide Herde bei Schwangerschaft nicht selten decidual werden. Aus dem Ausbleiben der decidualen Reaktion und auch aus dem Ausbleiben der prägraviden Funktion in den Herden der Adenomyosis interna lernt man zunächst, daß die Herkunft vom Endometrium nicht zur Funktion verpflichtet; die hyperplasierende Schleimhaut funktioniert im Allgemeinen nicht. Die fehlende Reaktion ist somit kein negatives Beweismittel für die Histogenese; ebensowenig wie die positive Reaktion in extraperitonealen Stellen, z. B. Decidua in Lymphknoten oder am Zwerchfell die Herkunft der Zellen aufdeckt.

Neben allgemeiner Rückbildung im Klimakterium zeigen die örtlich verschiedenen einzelnen Teile der Wucherungen Zeichen des Alterns. Während entzündliche Erscheinungen in den meisten Fällen einen untergeordneten, jedenfalls bei der weiteren Ausbreitung der Wucherung keinen führenden Anteil haben, so haben wir doch Fälle kennen gelernt von echter „Adenomyometritis", in denen eine schwere Entzündung die Wucherung nicht nur beiläufig begleitet, sondern ganz ebenso wie in den Tuben die Gewebslösung einleitet, fördert und den Schleimhautwucherungen die Tore öffnet oder öffnen hilft, denn man kann nicht sehend urteilen, wie weit der Wucherungstrieb der Schleimhaut aktiv mitwirkt; doch glaube ich annehmen zu dürfen, daß es ohne solchen besonderen Wucherungstrieb nicht abgeht, weil sonst das Epithel der Entzündung nicht lange widerstehen würde. Diese Meinung gründet sich nebenbei bemerkt auf allgemeine Erfahrung über das von Fall zu Fall und auch von Ort zu Ort im gleichen Falle verschiedene Verhalten jeder Epithelart bei chronischen Entzündungsvorgängen.

Wir bezeichnen solche Fälle mit gutem Rechte als Adenomyometritis, ohne damit die Entzündung als einzig wirksame Bedingung anzusprechen; aber sie steht derart im Vordergrunde des Bildes, daß wir von Adenomyometritis ebenso sprechen, wie von Adenosalpingitis. Die Folge ist Adenomyosis, vorausgesetzt, daß die Entzündung eines Tages aufhört, ebenso wie wir es von der Tube wissen. Es ist unbedingt nötig, das Krankheitsbild der infiltrierenden Schleimhautwucherung mit Metritis verbunden zu kennen. Es ist der wichtige Ausnahmefall, von dem wir nicht einmal behaupten dürfen, daß die Entzündung das primäre war, also die einleitende Bedingung. Bei der Salpingitis wissen wir es; aber wir entnehmen unser Wissen nur aus der Häufigkeit der Fälle, der ganz alltäglichen Erfahrung und dem Nachweis einer Reihe von Fällen von den leichtesten bis zu den schwersten Graden. Vom Uterus wissen wir noch nicht so viel; die Entzündung hat im Uterus nicht die große Bedeutung der Schwere und Häufigkeit wie in den Tuben bei Gonorrhöe, Tuberkulose u. a. Es ist sogar schwer zu entscheiden, wie weit Tuberkulose als Schrittmacher der epithelialen Infiltration im Uterus ist, während wir dieses von den

Tuben sehr genau wissen. Die Erfahrung aus den Tubenerkrankungen läßt sich aber nicht auf den Uterus übertragen, sie lehrt nur Möglichkeiten in Erwägung zu ziehen.

Es kommt nicht auf den Namen „Adenomyometritis" an; diese Bezeichnung ist vielleicht belastet durch ihre frühere Anwendung auf die Adenomyosis überhaupt; dann lasse man sie beiseite und sage Adenomyosis inflammatoria, was wieder gleichbedeutend ist mit „Adenomyositis". Das Krankheitsbild als solches, wie es uns in den Abb. 200 entgegentritt, muß jedoch bekannt bleiben, damit man nicht von einer lässigen Art einseitiger ätiologischer Betrachtung in die andere fällt, heute die hormonale und über ein Jahrzehnt die neurovasale. In der Gesamtheit der Bedingungen wird man der Entzündung bei den ektopischen und extrauterinen Herden von „Endometriosis" ohnehin niemals entraten können.

Wenn ich hervorhebe, daß die Entzündung in der Ätiologie der Adenomyosis uteri interna nicht die große Bedeutung zukommt, die sie ganz zweifellos für die meisten Fälle von Adenosalpingitis (Adenomyosis tubae) hat, und die auch bei allen Fällen von Adenofibrosis extrauterina mehr oder weniger mitwirkt, so ist diese wesentliche Einschränkung gegenüber der früheren Auffassung auf die Erkenntnis gestützt, daß zur Auflösung der Gewebe keine entzündliche Infiltration nötig ist, sondern daß die Stromawucherung selber histolytische Fähigkeit besitzt. Wir unterscheiden jedoch erste Anlässe und dauernde Wirkung und müssen zu erfahren trachten, welche Anlässe dem Stroma die zur Histolyse führende Wucherungsfähigkeit verleihen. Diese Anlässe sehen wir nicht und können sie uns nur vorstellen. Ich habe die pathologisch gesteigerte Wucherungsfähigkeit nichtdes Stroma allein, sondern der ganzen Uterusschleimhaut als „Hyperregeneration" bezeichnet, hervorgerufen durch die zu häufige Inanspruchnahme der Regeneration. Sie wird veranlaßt durch die Notwendigkeit, alle 4 Wochen die funktionelle Schleimhautschicht nach menstrueller Abstoßung zu ersetzen. Diese durchaus naturwidrige Beanspruchung der basalen Schleimhautlagen birgt allein schon die Gefahr der Überreizung und genügt, um bei jeder Frau — man kann sagen ausnahmslos — zu einer Hyperplasie der Basalis zu führen. Bei manchen Frauen mag diese dauernde Überreizung der Basalis allein schon genügen, eine Durchbrechung der Muskelinterstitien herbeizuführen. Bei anderen sind zweifellos Aborte und Geburten und Entzündung wesentliche Veranlassung zur Lockerung des Gewebsverbandes — also Hilfsbedingungen. — Es ist also nach meiner Meinung die Adenomyosis nichts anderes als eine Fortsetzung der gewöhnlichen basalen Hyperplasie in die gelockerte Muskelwand.

Wenn ich die Hyperregeneration der Basalis als Vorbedingung der Adenomyosis bezeichne, so ist das keine Theorie, sondern wird unter Beweis gestellt durch die stets vorhandene Wucherung in der Basalis. Die Entzündung kann, aber muß nicht eine wesentliche Bedeutung haben; einmal in der Auslösung der Regeneration und Hyperregeneration, die auch sonst zu Hyperplasien aller Art führt, andererseits aber auch bei der Eröffnung der Muskelzwischenräume. Der Anteil der Entzündung bei Gelegenheit von Abort und Geburt ist von Fall zu Fall verschieden. Ganz ausschließen kann man ihn in keinem Falle.

Dieses muß betont werden, weil Modeströmungen leicht das Kind mit dem Bade ausschütten. Der hormonalen Wirkung ihr Recht als „hyperplasiogener" Dauerfaktor, aber unter den übrigen Bedingungen ist als Auslösung die Entzündung obenanzustellen und außerdem kann sie selber hyperplasiogen wirken. Als Dauerfaktor ist sie im Uterus nur in den wenigen Fällen echter Adenomyositis anzusehen.

Im übrigen muß auf die zusammenfassende Besprechung im Abschnitte über die Pathogenese hingewiesen werden.

Die einseitige Ausbildung der Adenomyosis interna weist in stärkeren Graden deutlich auf besondere örtliche Bedingungen und zeigt dadurch, daß die allgemeinen Bedingungen, wie hormonale Wirkung allein keine Wucherung zuwege bringen.

Die Wucherung der Muskulatur, die Myohyperplasie ist kein selbständiger, sondern ein abhängiger Begleitvorgang. Nur in dieser Abhängigkeit, der myoplastischen Reaktion finden wir Verständnis dafür, daß sie auch dann erfolgt, wenn ganz fremdartiges Epithel in der Uteruswand zur Wucherung gerät, wie wir noch sehen werden.

Die Adenomyosis uteri interna ist abgesehen von Adhäsionsmembranen von anderen Erkrankungen des Genitales unabhängig; ihre Verbindung mit endometrioider Adenomyosis an anderen Stellen im gleichen Falle ist sogar ausgesprochen selten. Auch Tubenverschluß ist hier häufig (25%) im Gegensatz zum Sampson-Komplex. Auch die zu diesem gehörigen Teercysten fehlen.

Dem Kapitel „Adenomyosis interna uteri" steht die Adenomyosis und Adenofibrosis endometrioides der anderen Stellen ätiologisch nicht ganz nahe.

Die Adenomyosis colli uteri interna ist weniger auffällig, weil oft die Muskelwucherung gering ist oder fehlt, Adenosis colli interna. Die infiltrative Schleimhautwucherung der Cervix uteri ist manchmal recht bedeutend. Zuweilen durchsetzt sie die Wand bis in das Parametrium und erlangt differentialdiagnostische Bedeutung gegen eine höchst unangenehme Art des adenomatösen oder tubulösen Carcinoms vorgeschrittener Reife, das heißt in Gestalt unregelmäßiger einfacher Schläuche mit einreihigem Schleimepithel.

Die Adenomyosis uteri media ist nur histogenetisch belangreich. Die ursprünglich im Myometrium gelegenen Inseln Müllerschen Epithels haben kein besonderes Vorrecht auf Wucherung; nicht mehr, als die Schleimhaut rudimentärer Uteri. Ihre Bedeutung ist nicht groß. Einzelne Fälle von sogenannten „Cystomyomen" aus diesen angeborenen Endometriuminseln werden wir noch kennen lernen.

Abtrennung vom Müllerschen Gang sind auch im Cervicalteil des Uterus bei der Vereinigung beider Seiten möglich. Solches äußert sich auch bei Schwierigkeiten der Vereinigung der beiden Genitalfalten. Bei einem Fetus von 8 Monaten mit Uterus supra bicornis, infra septus fand ich im Cervicalteile zahlreiche Epithelcysten in der Muskulatur und zwar vornehmlich im medianen Septum (R. Meyer 1905).

17. Adenomyosis uteri und Carcinombildung.

Es soll hier nicht die Frage aufgeführt werden, die uns vor 30 Jahren beschäftigte, als man noch annahm, infiltrative Epithelwucherung bedeute Carcinom. Vielmehr soll hier erörtert werden, ob und wie die gemeinsamen Befunde von Adenomyosis und Carcinom an gleicher oder benachbarter Stelle genetisch zusammengehören.

Die Carcinombildung in den Herden der Adenomyosis ist äußerst selten; noch seltener als die Angaben darüber in der Literatur. Dem fertigen Zustande kann man gar nicht seine Entstehung ansehen. Unter Carcinombildung auf dem Boden einer Adenomyosis entstanden darf man kein zufälliges Zusammentreffen verstehen, sondern nur die spätere maligne Ausartung anfänglich gutartiger infiltrativer Schleimhautwucherung. Zum Beweise dessen darf das Carcinom im Uterus nicht mit seiner Schleimhaut unmittelbar zusammenhängen. Es ist natürlich ein Leichtes, Adenomyosis und Carcinom der Schleimhaut nebeneinander zu zeigen. Das ist bei Carcinom der Corpusschleimhaut ein häufiger Befund. Auch habe ich ein kleines Carcinom in der hyperplastischen Schleimhaut des Corpus demonstriert, das kaum in die Muskulatur eindringt, und in dessen unmittelbarer Nachbarschaft die nicht carcinomatöse Schleimhaut in kräftigen Bündeln in die Muskulatur vorgedrungen ist. Kurze Zeit später könnte man in solchem Falle vielleicht schon Carcinom und Adenomyosis vereint in der Tiefe finden und bei unglücklicher Schnittführung sogar den Ausgang des Carcinoms von der Schleimhaut vermissen. In zwei Fällen geringer Grade von Adenomyosis fand ich Herde in den basalen Schleimhautschichten, die ich auf Grund besonderer Wucherung und Atypie des Epithels für carcinomatös ansah. Ich konnte jedoch nicht nachweisen, daß sie aus der adenomyotischen Wucherung hervorgingen. Als „Carcinoma adenomatosum" uteri ist eine besonders hochdifferenzierte Art, ein „Carcinoma tubulare" durch Beibehaltung der Schlauchform in der malignen Wucherung ausgezeichnet. Dieses kann zu Täuschungen führen, indem die harmlos aussehenden drüsigen Bildungen teilweise für gutartige Adenomyosis gehalten werden. Schon ein alter Fall Cullen von Adenocarcinom im Adenomyom wurde von Kleinhans als einfaches Adenocarcinom erkannt und das gleiche muß ich von zwei Fällen Momiglianos sagen, die er als Carcinom der adenomyösen Wucherung ansieht. Zum Beweise der Entstehung des Carcinoms aus der Adenomyosis gehört an erster Stelle die völlige Einschließung des Carcinoms in der Muskulatur bei völlig carcinomfreier Schleimhaut und außerdem der Zusammenhang mit dieser durch die carcinomfreien adenomyotischen Stränge. Dieses ist erforderlich, weil ein intramurales Carcinom auch ohne Adenomyosis aus verlagerten Epithelkeimen entstanden sein kann.

Solchen Ansprüchen genügen die in der Literatur niedergelegten Fälle nicht. So hat von Recklinghausen ein von der Schleimhaut des Corpus uteri ausgehendes Carcinom beschrieben, das wie er selber es auffaßte, die Bahnen einer gutartigen Adenomyosis („Adenomyom") zur weiteren Ausbreitung in die Tiefe „bevorzugte". Wir würden sagen, daß es in den schleimhäutigen Zügen der Adenomyosis den geringsten Widerstand, oder die bequemste Ausbreitungsmöglichkeit wie bereits oben gesagt fand. Seine Anschauung, daß das „Adenomyom" von dem Wolffschen Körper ausging, bedingte es, daß für von Recklinghausen das Schleimhautcarcinom und die Adenomyosis verschiedener Herkunft waren. Nur glaubte er außerdem aus der Ausbreitung des Carcinoms längs der adenomyotischen Herde eine bösartige Umwandlung in diesen sehen zu dürfen.

Ich habe früher (1906) einen Uterus gezeigt, in dessen Fundus Adenomyosis und Carcinoma adenomatosum, beide in kleiner Ausdehnung nebeneinander in das gleiche hyperplasierende Myometrium eingelagert sind. Daraus läßt sich auch noch keine sichere Gemeinschaft entnehmen. Die Muskulatur antwortet auf die gutartige und auf die bösartige infiltrierende Neubildung mit Hyperplasie. Aber selbst diese Verbundenheit erlaubt keine genetische Gemeinsamkeit zu folgern; immerhin darf man eine solche vermuten. Ich habe jedoch in jenem Falle ausdrücklich davor gewarnt, die einfachen epithelialen Heterotopien als „beginnendes Carcinom anzusehen", oder sie als „auslösendes

Moment bei der Carcinombildung" zu betrachten. Als Gemeinsamkeit habe ich vielmehr nur die auslösende Ursache betrachtet, nämlich die Entzündung. Welche von den früher beschriebenen carcinomatösen „Adenomyomen" in das Gebiet der Adenomyosis gehört haben mögen, ist kaum sicher festzustellen. Wir werden bei den Adenomyomen darauf zurückkommen. Neuerdings wird eine „carcinomatöse" Degeneration heterotoper Epitheleinschlüsse" von L. Becker kurz beschrieben, ein Carcinoma adenomatosum in den Außenschichten der Uterusmuskulatur. Nach der Begutachtung von v. Gierke dringt die Geschwulst von außen ein. Ich bemerke, daß von einer Adenomyosis dabei nichts gesehen worden ist, weil Becker annimmt, daß der Fall der Adenomyosis seroepithelialis nahestehe. Besondere Beachtung hat ein Fall Sitzenfreys von Adenomyosis erregt, bei dem er Plattenepithelnester in und zwischen den epithelialen Bildungen fand und für Carcinom hielt. Ich habe diesen Fall jedoch später dahin umgedeutet, daß es sich um jene gutartigen „Plattenepithelknötchen" handelt, die man zuweilen in hyperplastischer Corpusschleimhaut findet, seltener auch in der Cervixschleimhaut.

Eine teilweise carcinomatöse Cyste in der Tubenecke fand O. Frankl (s. Cysten).

Zugleich mit Adenomyosis und Carcinom vereint wurde Tuberkulose als drittes Leiden beobachtet (v. Recklinghausen, Schütze); im letzten Falle fanden sich auch Psammomkörperchen, das Epithel der Drüsen zeigte im Anschluß an die tuberkulösen Herde die üblichen Wucherungen, wie sie namentlich seit v. Franqués Untersuchungen an der Tube bekannt sind. Man soll deshalb dies Diagnose „Carcinom" mit der nötigen Vorsicht und sogar mit Mißtrauen betrachten. Wenigstens sind die Epithelwucherungen bei Tuberkulose der Tuben sehr häufig carcinomähnlich, ohne wirklich carcinomatös zu sein. Gleichzeitigkeit von Carcinom der Cervix oder des Corpus unabhängig von Adenomyosis ist häufig. Dagegen Sarkom (Fall Cullen) selten. Man vergleiche auch Abschnitt Carcinom und Adenomyom.

18. Adenomyosis uteri sarcomatosa.

Einen solchen Fall habe ich früher (1919) demonstriert. Schon makroskopisch zeigt die sehr stark verdickte Uteruswand kleinfleckig speckige Durchsetzung im Corpus, zum Teil auch in der Cervix und in den Tuben. Eine knotige Metastase am Ureter ließ zum Überfluß die Bösartigkeit erkennen. Auffallend ist an der Schleimhaut, daß sie an einzelnen Stellen die gewöhnlichen geringen mäßig tiefen Abstecher in die Muskulatur macht. An anderen Stellen werden innerhalb der Schleimhaut selber die Drüsen weit auseinander gedrängt durch sehr zelldichte Wucherung des Stromas. Diese typische Form des Schleimhautsarkoms begleitet die adenomatöse Wucherung tief in die Muskelwand, dringt in die Gefäße und breitet sich in ihnen aus und zerstört wiederum von innen deren Wand, um erneut in die Muskulatur zu gelangen. So wird innerhalb der stark hypertrophierten Muskulatur kein einheitlicher sarkomatöser Tumor gebildet, sondern die Wucherung breitet sich in ganz zerstreuten Zügen aus. Die sarkomatöse Wucherung schließt sich nicht ganz ausnahmslos aber doch sehr ausgedehnt der adenomatösen Wucherung an, deren epitheliale Anteile noch gut erhalten sind, hat aber deren Stroma fast überall ersetzt. Die Muskulatur ist in der befallenen Partie ganz allgemein derart verdickt ohne Abkapselung, daß die Bezeichnung Adenomyosis uteri sarcomatosa gerechtfertigt erscheint. Man vergleiche auch die sarkomatösen Adenomyome.

Als „Adenomyometritis sarcomatosa" der Cervix beschreibt Momigliano eine mit heterotoper Cervicaldrüsenwucherung durchsetzte gemischt rund-, spindel-, riesenzellige Geschwulst von $5^1/_2$ cm Durchmesser in der Cervix.

19. Tuberkulöse „Adenomyome". Adenomyosis oder Adenomyometritis tuberculosa.

Ich fasse hier die verschieden benannten Neubildungen zusammen, da es sehr fraglich ist, ob „Adenomyome" darunter waren. Tuberkulose eines „Adenomyoms" im Corpus uteri zugleich mit Tuberkulose der Tuben sehen Archambault und Pearce als wahrscheinlich auf dem Blutwege von Lungentuberkulose entstanden an. Außerdem ist die Kombination mit Tuberkulose geschildert von v. Recklinghausen, v. Lockstädt, Schütze, Constantini, Hoesli, Lichtenstern, Grünbaum. Der letzte fand in einem

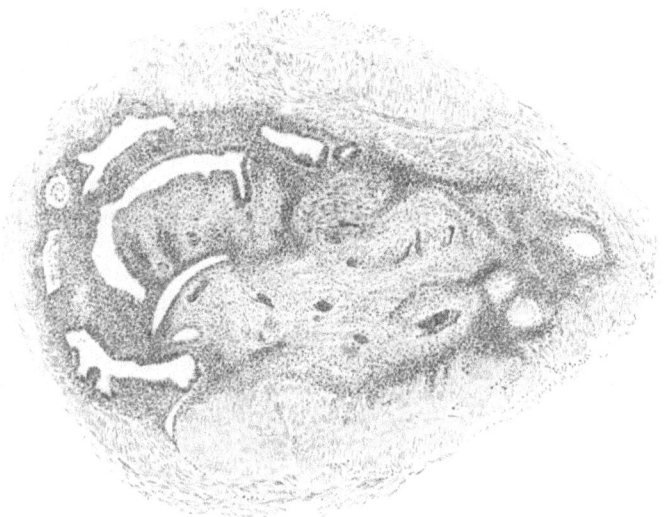

Abb. 211. Adenomyometritis corporis tuberculosa. (Leitz Obj. 3. Okul. 1. Auf $^2/_3$ verkleinert.)

diffusen Adenomyom des Corpus uteri verkäsende Tuberkulose; die Verkäsung hielt sich hauptsächlich an die adenomyomatösen Partien. Grünbaum sieht die Tuberkulose nicht als ätiologisch von Bedeutung für die Entstehung der Adenomyosis an. In einem von mir früher schon (u. a. O.) erwähnten Falle (Abb. 211) von sehr ausgedehnter Adenometritis war die epitheliale Heterotopie überall angeschlossen an die tuberkulösen Partien, während an anderen Stellen das Epithel von dem gewöhnlichen zellreichen Bindegewebe begleitet wird. Letzteres geht allerdings an mehreren Stellen in Granulationsgewebe über, so daß es möglicherweise an ausheilenden früher tuberkulösen Stellen aus dem Granulationsgewebe hervorgeht. An vielen Stellen scheint jedenfalls die Tuberkulose der Epithelheterotopie den Weg zu bahnen, wie man es in den Tuben öfters sieht. Auch Hoffmann beschreibt tuberkulöse Entzündung in Verbindung mit Adenomyosis uteri. Tuberkulose im intraligamentären Adenomyom s. a. Hoesli und der Fall von Recklinghausen.

Im Falle Lichtensterns handelt es sich um eine diffuse Adenomyosis mit Cysten mit Tuberkulose, die er nicht als Ursache der schleimhäutigen Wucherungen ansieht.

Auch in einem zweiten Falle, den ich von Kitai habe beschreiben lassen, konnte ich zwar auch an vielen Stellen, aber durchaus nicht überall die Abhängigkeit nachweisen. Um so mehr muß ich auf die Eigentümlichkeit dieses Falles hinweisen, die darin besteht, daß das linke Horn des Uterus bicornis von Adenomyosis und Tuberkulose befallen war, das rechte Horn dagegen normal war. Man darf doch wohl daraus auf irgend eine ätiologische Zusammengehörigkeit schließen. Vielleicht ist aber umgekehrt der adenomyotische Bezirk für Tuberkulose empfänglicher. Die Blutungen allein genügen möglicherweise schon zur Ansiedlung der Tuberkelbacillen in den Adenomyosisherden. —

Nach Abschluß dieser Arbeit habe ich einen Fall von sehr ausgedehnter Tuberkulose des ganzen Corpus uteri gesehen mit heterotoper Epitheleinwucherung, die jedoch nirgends die tuberkulös befallenen inneren Muskelschichten überschreitet. Andererseits habe ich einen Fall von Uterustuberkulose untersucht, die sich knotenförmig auf einen umschriebenen Bezirk der submucösen und mittleren Muskulatur beschränkt und nur dieser Bezirk ist von der heterotopen Epithelwucherung befallen.

Fall von Tuberkulose mit Adenometritis.

Den Uterus einer 40jährigen Frau (Pr. 9349) verdanke ich Herrn Kollegen Heller, nachdem ich aus dem Schabsel Tuberkulose mit erheblicher reaktiver Schleimhautwucherung festgestellt hatte. Der Uterus klein, im oberen Teile verdickt, zeigt auf dem Sagittalschnitte in der Vorderwand eine knotige Einlagerung in und unter der Schleimhaut bis in die Mitte der Wand. Die innere Oberfläche ragt wulstig in die Uterushöhle vor, ist zerfallen und auch die Schleimhaut des Uterus unterhalb des Knotens ist ulceriert. Die Cervix, gesondert beigegeben, ist frei.

In dem Schabsel war keine Stelle normaler Schleimhaut zu finden; die Oberfläche, fast überall des Epithels beraubt, besteht aus stark lymphocytär infiltriertem Granulationsgewebe, das an mehreren Stellen in völlig nekrotische, zum Teil käsige Massen übergeht. In den tieferen Schichten finden sich Epitheloidtuberkel mit Riesenzellen einzeln und gehäuft, zum Teil in Verkäsung. Soweit drüsige Gebilde vorhanden sind, fehlt die zylindrische Schlauchform normaler Drüsen fast gänzlich. Unregelmäßig geschichtete, meist enge Räume mit sehr unregelmäßiger Verzweigung liegen dicht und ungeordnet in einem Bindegewebe, das nur stellenweise dem normalen Stroma der Korpusschleimhaut ähnelt, meist aufgelichtet, ödematös, mit Rundzellen infiltriert in das Granulationsgewebe übergeht. Das Epithel ist nur dort einigermaßen normal, wo das Stroma gut erhalten; an den übrigen Stellen ist es aufgehellt, liefert in die wenig erweiterten Drüsen ein schleimig trübes Sekret. An vielen Stellen wird der Epithelsaum von dem Granulationsgewebe durchbrochen oder gänzlich zerstört und es mischen sich Rundzellen, meist Leukocyten in das Sekret. Im exstirpierten Uterus ist der Knoten aus zahlreichen einzelnen Knötchen von wenigen Millimetern Durchmesser zusammengesetzt, zwischen denen noch hyalin faseriges Bindegewebe, stellenweise wenig Muskelfasern erhalten sind. Die Knötchen sind zum Teil in vorgeschrittenem käsigen Zerfall, zum Teil sind es Haufen von Tuberkeln mit zentralen Riesenzellen, zum Teil mischt sich diffuses rundzellenreiches Granulationsgewebe dazwischen. Das Epithel infiltriert in sehr unregelmäßiger Wucherung in das tuberkulöse Gewebe, beschränkt sich jedoch streng auf dieses, ohne andere Stellen zu befallen, während die Tuberkulose auch ohne heterotope Epithelwucherung noch weiter in die Tiefe Ausläufer vorsendet.

Der Beginn der Epitheleinwucherung von der Oberfläche her an der Peripherie des Knotens geschieht in Form enger Spalten mit teils sehr niedrigem schief gestellten, teils hellgequollenen Epithelzellen. Auch hier ist die heterotope infiltrierende Schleimhautwucherung streng an das tuberkulös infiltrierte Gewebe gebunden.

Es handelt sich demnach um eine von der Entzündung abhängige Wucherung, eine **Adenometritis tuberculosa** zunächst ohne Muskelwucherung. Beachtenswert ist ferner auch die oberflächliche starke hyperplastische Wucherung epithelialer Schläuche, ähnlich wie bei Tuberkulose der Tuben.

Diese Fälle veranlassen mich mehr die Ursache in der Tuberkulose zu suchen. Zugleich bestand im letztgenannten Falle eine ademätose Wucherung in der tuberkulösen Schleimhaut von so starken Ausmaßen, wie sie sonst nur in der Tube bekannt ist.

Die Fälle Recklinghausen s. S. 432, v. Lockstädt und Hoesli unter Adenomyom.

c) Adenofibrosis peritonealis und extraperitonealis.

Die im folgenden zu erwähnenden Herde endometrioider Art auf und unter dem Peritoneum sind zwar im einzelnen schon länger bekannt und sind von mir zum größten Teil dem Serosaepithel zugeschrieben, davon die im Septum recto-genitale zum Teil und die in der Leistengegend dem Epithel der embryonalen Cölomtaschen, aber erst in der neuesten Zeit sind sie von Lauche alle als einheitlich zusammengefaßt worden und ebenso von Sampson, so daß sie heute als eine Gruppe für sich gelten. Selbst die Unterscheidung der peritonealen und extraperitonealen Herde wird unter den neuen Theorien aufgegeben, aber dennoch werden wir sie topographisch beibehalten. Auch die Trennung in genitale und extragenitale Herde ist nur noch von topographischer Bedeutung und es darf besonders daran erinnert werden, daß die Grenze „Peritoneum" ohne weiteres fallen muß, wenn die Herde ihre Gemeinsamkeit in der Entstehungsart nachweisbar haben sollten. So werden Abgrenzung der Wucherung schwinden zwischen den intra- und extraperitonealen Abschnitten, Teile des Lig. rotundum von seiner uterinen Ansatzstelle bis in die Vulva vom Douglas bis zum Perineum, von der peritonealen Seite der Bauchwand bis zur Haut. Vorläufig und vielleicht auch endgültig wird man einer vernünftigen Übersicht der topographischen Einteilung nicht entraten können. Es ist insbesondere kaum möglich, eine Adenomyosis uteri externa von den übrigen intra-

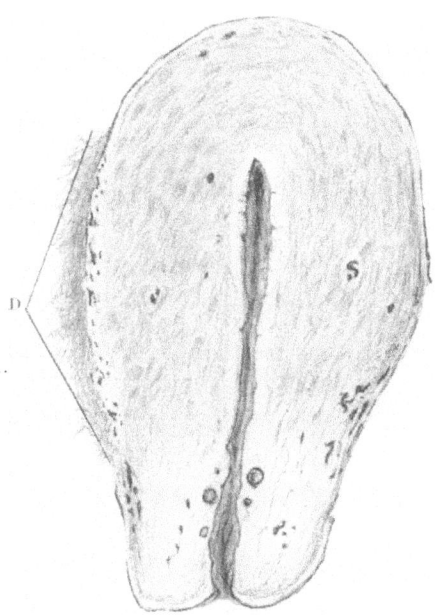

Abb. 212. Adenosis peritonealis uteri externa. Unter Adhäsionsmembranen des Dorsum uteri ist die scharfe Begrenzung der serösen Oberfläche, die man im oberen Teile und am Scheitel des Uterus sieht, aufgehoben. Die Oberfläche ist makroskopisch rauh und darunter erscheinen eine große Reihe kleiner, blutgefüllter Spalten und Cystchen in der Serosa. Der Uterus ist sonst frei von Epithelwucherung, ebenso die Tuben, aber es besteht eine Teercyste des Ovariums. (Zeichnung von C. Ruge; ³/₄ nat. Gr.) (Nach Kitai: Arch. f. Gynäkol. Bd. 126.)

peritonealen Fällen von Adenomyosis oder Fibroadenomatosis endometrioides zu trennen, da mit Sicherheit an eine verwandte, wenn nicht gleichartige Pathogenese gedacht werden muß. Als solche kommen zunächst in Betracht die unmittelbare Nachbarschaft des Uterus mitsamt seinen Bändern, also seitlich die Lig. lata, rotunda, ovarii propria, sowie die Fortsetzungen des Perimetrium seitlich auf den Tuben hinten im Douglas mit den Ligg. sacrouterina bis in das recto-cervico-vaginale Zwischengewebe einschließlich der Vaginalwand und der Rectalwand, und vorne in das vesicovaginale Zwischengewebe einschließlich der Blasenwand. Es ist jedoch hervorzuheben, daß die Adenomyosis uteri externa uteri sich auf alle die genannten Stellen unmittelbar zusammenhängend fortsetzen kann, daß aber auch scheinbar unabhängig eine ganz gleichartige Wucherung an den genannten Stellen vorkommt. Ebenso die gleichen Herde in den Ovarien, Tuben, am Darm und die völlig extraperitonealen Herde am Nabel, in der Leistengegend usw., sowie in Operationsnarben namentlich der Bauchwand. Die Zusammengehörigkeit dieser so sehr verschiedenartig gelegenen Herde ergibt sich zunächst nur aus der ihnen eigenen Uterusschleimhautähnlichkeit (Abb. 213), die freilich mit dem Augenmaß der Autoren steigt und fällt. Man muß dazu entschuldigend bemerken, daß die Ähnlichkeit nicht immer ausgesprochen sein kann, selbst wenn es wirklich transplantiertes Endometrium sein sollte, wie es Sampson annimmt. Hierauf kommen wir noch zurück. Die Ähnlichkeit liegt oft mehr im begleitenden zelligen Stroma als in den Drüsenschläuchen, aber manches Mal ist sie ganz ausgesprochen endometrioid und wird ganz einwandfrei, wenn sich die ektopischen Schleimhautherde an der prägraviden Funktion und an der echten

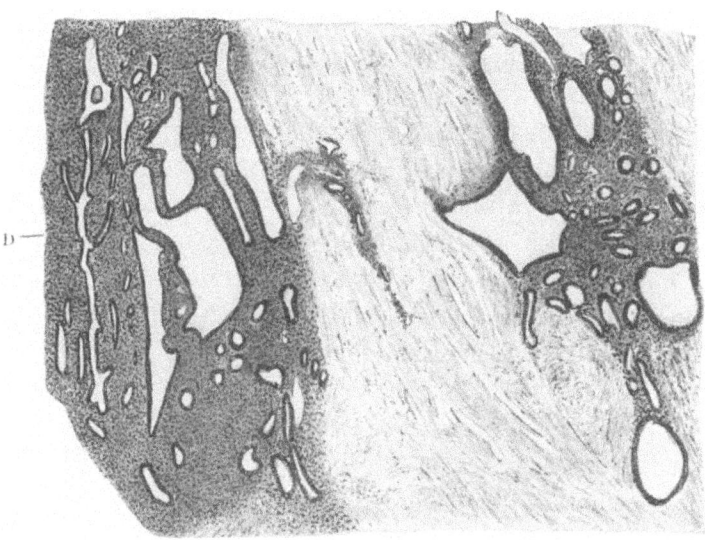

Abb. 213. Adenomyosis uteri externa. Die Dorsalfläche des Uterus ist außen mit Schleimhaut bekleidet (D). Von hier aus gehen kräftige Ausläufer in die Tiefe (rechts im Bilde). (Leitz Obj. 1. Okul. 4.)

Menstruation beteiligen. Im ganzen ist dieses nicht gerade oft der Fall. Als Beteiligung an der Menstruation, — dieses sei nochmals betont — gelte jedoch nur die im Anschluß an die prägravide Funktion auftretende hämorrhagische Gewebsnekrose.

Es ist für die histogenetische Betrachtung wichtig, die Ähnlichkeit nicht unter allen Umständen erzwingen zu wollen. So wird denn selbst von Sampson zugestanden, daß es auch Oberflächenepitheleinstülpungen und epitheliale Bildungen unter der Oberfläche gibt, die keine Schleimhautähnlichkeit haben und die er gerade deswegen von seinen Endometriumimplantaten abtrennen will.

1. Die Adenosis und Adenomyosis uteri externa (s. perimetrica).

Es waren schon wiederholt in Adhäsionen kleine und größere Cysten aufgefallen; soweit mir indes bekannt ist, habe ich zuerst eine richtige Schleimhaut (Endometrium) auf dem Dorsum uteri nachgewiesen. Nach der meist gangbaren Auffassung handelt es sich hier nicht in allen Fällen um gleichartige Befunde.

Wir dürfen, ohne in jedem Einzelfalle eine sichere histogenetische Entscheidung treffen zu können, unterscheiden:

α) **kleinere, meist in und dicht unter der Serosa gelegene Epithelherde ohne bestimmten Charakter = Adenosis**

β) **und endometrioide Herde, die teils angeblich der Oberfläche anhaften oder mit geringem Zusammenhange oder ganz ohne nachweisbaren Zusammenhang mit der äußeren Oberfläche die äußeren Uterusschichten einnehmen und die Muskulatur beteiligen = Adenomyosis uteri externa.**

a) **Die einfacheren Epithelbefunde an der äußeren Oberfläche des Uterus. Serosaepitheliale Gebilde — Adenosis uteri externa.**

Es liegen in der Serosa und auf derselben fast immer unter Adhäsionsmembranen, die dem Uterus locker oder fest anhaften, kleine Cysten, von mikroskopischer Größe bis zu mehreren Millimeter Durchmesser. Die ganz oberflächlich gelegenen entstehen meist einwandfrei vom Serosaepithel, das kleinere oder größere Spalträume zwischen Uterusserosa und den aufgelagerten Membranen mit niedrigen, zuweilen flachen, meist kleinen kubischen Zellen auskleidet (Abb. 214—216). Die größeren liegen als schlaffe und sehr dünnwandige Cysten etwas flach linsenförmig oder halbinselförmig (planconvex) der Oberfläche auf. Die Adhäsionsmembranen sind zuweilen in älteren Fällen makroskopisch schwer zu erkennen und selbst der mikroskopischen Betrachtung können sie entgehen, wenn man nicht eine Reihe von Vergleichsfällen hat. Es darf hier eingeschaltet werden, daß die Anwesenheit solcher Membranen sehr oft verkannt wird, namentlich wenn sie älter und gut organisiert sind. Das gilt nicht nur für die Uterusoberfläche, sondern ebenso für die übrigen oben genannten Stellen, insbesondere auch für das Ovarium. Man erkennt, wenn man darauf achtet, gerade am leichtesten an der Anwesenheit epithelialbekleideter Spalten die ursprüngliche Oberfläche unter den Adhäsionen.

Fabricius (1895) hat sie als Keimepithelcysten aufgefaßt und auch von Recklinghausen erwähnt subseröse Cysten mit niedrig zylindrischem Epithel ohne Flimmern. Pfannenstiel dagegen beschreibt flimmerndes Cylinderepithel. Pick faßt ähnliches als Müllersches Epithel auf, aber seine kleinen Adenocysten scheinen in einem Falle die Aussaat eines Adenocystom des Ovarium zu sein. Doch hat er auch subseröse Cysten und Drüsen beschrieben in den äußersten Lagen der Hinterwand des Corpus uteri. Dabei war das Perimetrium stark verdickt, injiziert und es lagen auf dem Uterusrücken weißliche leistenartige Bauchfellverdickungen. Die Capillaren waren stark gefüllt. Die Muskulatur war an den Herden hyperplastisch. Das Stroma derselben war cytogen. Nach alledem handelt es sich um ähnliche Befunde, wie wir sie heute in größerer Zahl kennen.

Die Adhäsionscysten bis Erbsengröße werden auch von R. Meyer und Huguenin erwähnt, doch habe ich sie häufig noch wesentlich größer gesehen, schlaffen Brandblasen ähnlich mit hellgelblich serösem Inhalt.

Außer diesen meist flachen Cysten an der äußeren Oberfläche finden sich ferner einzelne kleinere Einstülpungen der Oberfläche in Form einfacher oder auch verzweigter Schläuche mit kubischem oder niedrigem Epithel. Auch diese Befunde (Abb. 214—217) trifft man an Stellen, die mit Adhäsionsmembranen bedeckt sind. Die Schläuche werden von spindelzelligem Bindegewebe eingehüllt, das zuweilen ziemlich zellreich ist,

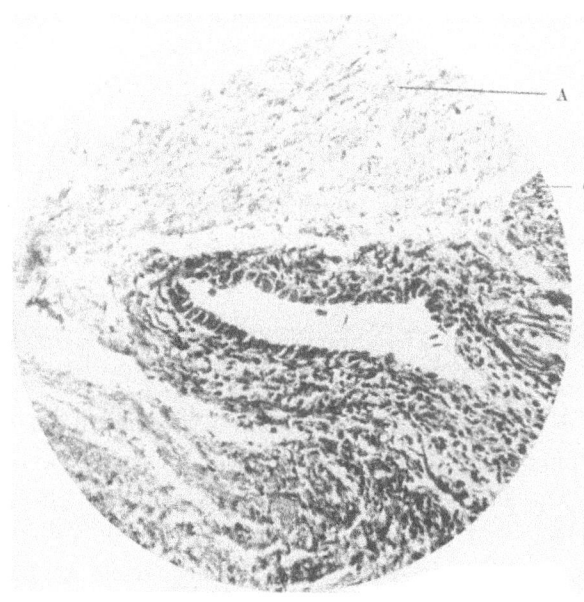

Abb. 214.

so daß Schleimhautähnlichkeit entstehen kann; oder das Bindegewebe ist zellarm faserreich. Durch systematische Untersuchungen (1897 und 1901) hatte ich solche Herde unter der Oberfläche zum Teil im Zusammenhang mit ihr nachgewiesen und zwar an Uteri ohne Adenomyosis. Diese Herde können an allen Stellen des Uteruskorpus und noch darunter in der Subserosa und auch etwas tiefer liegen und sie haben, nachdem sie auch von Pick (1900) mit reichlichem cytogenem Stroma ohne Zusammenhang mit der serösen Oberfläche nachgewiesen worden waren, zu allerhand Mutmaßungen über die Herkunft vom Müllerschen Gange und Wolffschen Körper geführt (Pick, Landau u. a.).

Barbour hat neuerdings ähnliches gesehen, und betont, daß es sich nicht um Carcinom handelt. Auch Malloffs Befunde gehören hierher, obgleich er die subserösen Cystchen vom Lymphendothel ableitet. Ebenso ist Huguenin nicht sicher, ob zahlreiche Cysten, die er an der Uterusoberfläche, zum Teil auch in der Muskulatur fand, vom Peritoneum oder Lymphendothel stammen.

Zwischen diesen kleineren subserösen und serösen Inseln und größeren Schleimhautauflagerungen mit Eindringen in den Uterus oder in Myome besteht aber nur ein Unterschied der Masse.

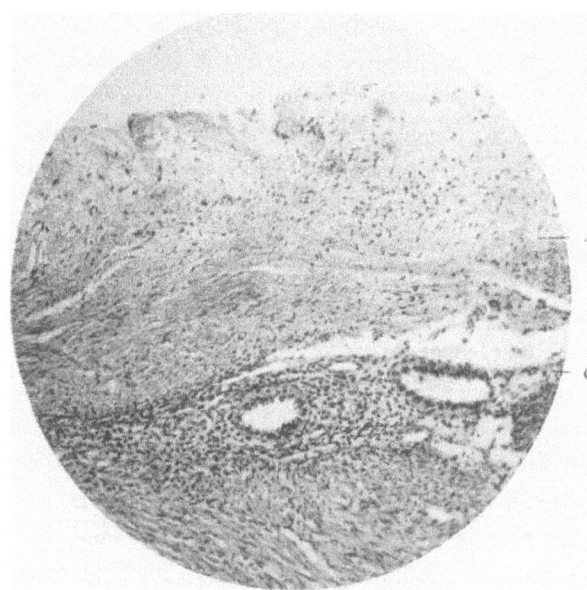

Abb. 215.

Die Befangenheit der früheren Autoren in der Lehre von den kongenitalen Gewebsverlagerungen verhinderte selbst in ganz klaren Fällen von Entstehung der Epithelbildungen aus der Serosa die richtige Deutung. Bezeichnend hierfür ist ein von L. Landau 1899 geschilderter Fall von Uterus myomatosus mit meist subserösen und gestielten Myomen, die alle epithelfrei waren bis auf den größten Tumor, an dem sehr reichliche Adhäsionen und ein anhaftendes Stück Netz zurückgeblieben waren und gerade ausschließlich an dieser Stelle wurden feinere unregelmäßige Spältchen und schleimhautähnliche Drüsen und Cysten mit kräftigem Stroma gefunden. Trotzdem folgte Landau dem Zuge der Zeit und nahm Verlagerungen vom Müllerschen Gange an.

Zu meinen Befunden hat sich andererseits Cullen (1903) zustimmend geäußert: „Oft findet man kleine cystenartige Räume offenbar dicht unter der peritonealen Decke des Uterus. Sie sind mit einer einfachen Schicht würfelförmiger Zellen bedeckt und ruhen direkt auf dem Muskel. Sie beruhen auf Einsenkungen des in einer anderen Ebene geschnittenen Peritoneum. An geeigneten Stellen läßt sich ihre Kontinuität mit der Peritonealhöhle verfolgen." Wie am Uterus, so fand sie Cullen auch an Tube und Ovarien unter Adhäsionen.

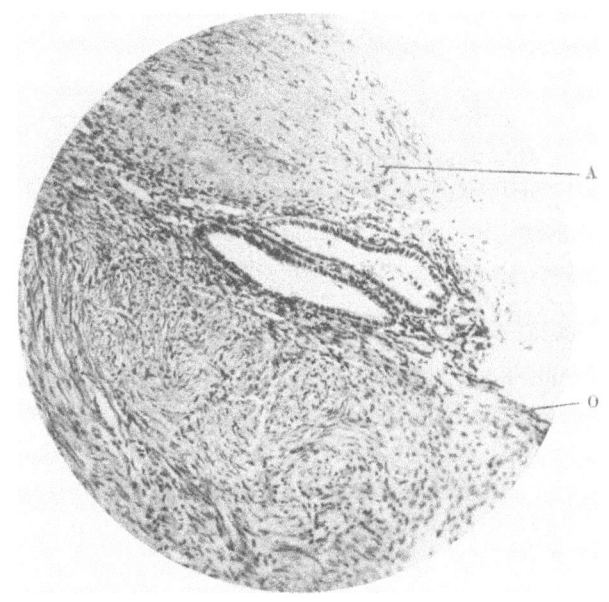

Abb. 216.
Abb. 214, 215 und 216. Diese Abbildungen stammen aus dem Uterus (Abb. 212) mit oberflächlicher seröser und subseröser Epitheleinwucherung unter Adhäsionsmembranen (A). O Oberfläche des Uterus. (Nach Kitai.)

Aus neuerer Zeit ist ein Fall von v. Franqué (1925) zu nennen, in dem außen am myomatösen Uterus einer 56jährigen Frau (Vpara) teils intraperitoneal nach dem Douglas zu, teils in der subperitonealen Muskelschicht „Teercysten" unabhängig von den wohlerhaltenen, nicht entzündeten Tuben und Ovarien gefunden wurden. Die Cystenwand an der hinteren Uterusfläche sieht aus „wie eine menstruierende Uterusschleimhaut mit in die Tiefe dringenden Drüsenschläuchen". Auch auf der Rückseite der Ligg. lata lagen kleine endometrioide Herde ähnlicher Art.

Der Fall v. Franqués zeigt, daß auch kleinere oberflächlich gelegene endometrioide Herde an der Menstruation teilnehmen können. Er bildet den Übergang von den kleineren zu den größeren und tieferen Herden, die wir gleich kennen lernen werden.

Mestitz hat ebenfalls kleine, schon makroskopisch auffallende Knötchen auf dem mit Adhäsionen

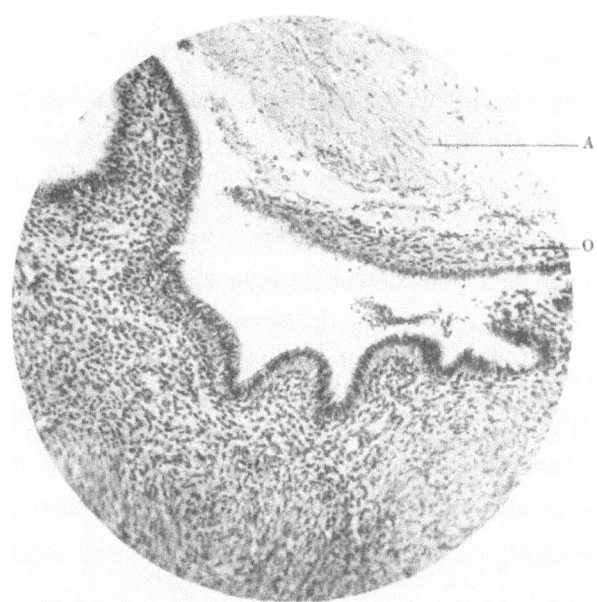

Abb. 217. Diese Abbildung stammt von dem Falle von Adenomyosis externa uteri (Abb. 169). Es besteht Teercyste des Ovariums. A Adhäsionsmembran am Uterus. O Subserosa mit epithelialer Einsenkung.

bedeckten Uterus bicornis bicollis myomatosus als Endometriuminseln gedeutet; auch auf der Vorderwand, die mit der heraufgezogenen Blase verwachsen war. Es wird im Bereiche des Fundus uteri „im äußersten Muskellager" ein von Endothel bekleideter Hohlraum beschrieben, in dem eine kleine Uterusdrüse mit Stroma als Metastase im Lymphgefäß beschrieben wird. Aus dem Bilde geht hervor, daß es sich weder um ein Lymphgefäß noch um Muskulatur handelt, sondern um einen Epithelraum in Adhäsionen. Auch die übrigen mit epithelartig gewuchertem „Endothel" bekleideten „Lymphgefäße" sind als solche keineswegs einwandfrei. Im übrigen enthält auch die äußere Muskelschicht Endometrium, so daß dieser Fall auch schon den Übergang zur Adenomyosis bildet. Zugleich bestand Adenosis am Blinddarm und Teercyste des Ovarium. Klinisch und anatomisch ein klassischer „Sampsonkomplex".

Die Fälle von v. Franqué, Mestitz und eigene Befunde (Abb. 222) sind Beispiele für die Möglichkeit, ja Wahrscheinlichkeit eines Überganges der kleinen oberflächlichen und subserösen Herde (Fabricius, v. Recklinghausen, Pick, R. Meyer, Huguenin, Barbour, Malloff, Landau, Cullen) in die Adenomyosis uteri externa und es sei schon jetzt darauf hingewiesen, daß von hier aus auch Implantationsmetastasen möglich sind.

Es dürften Befunde von Joachimovits am Uterus von Affen besondere Bedeutung erlangen, wenn sie weiter verfolgt werden. Er fand meinen oben erwähnten Herden in der Subserosa ähnliche Inseln, die ebenfalls, wie ich das schon früher geschildert habe, zuweilen einen kleinen, schräg zur Oberfläche verlaufenden Gang haben. Wir werden weiter unten darauf zurückkommen.

Es heißt öfters, die Umwandlung des Serosaepithels sei nicht zu beweisen. Die Umwandlungsfähigkeit des Serosaepithels zu zylindrischen Zellen ist in allen möglichen Falten, Buchten an den Ligamenten und auch am Uterus schon von Aschoff und von R. Meyer bei Feten und Kindern gezeigt worden[1]. In solchen sind sie weiter nichts als ein Zeichen der Entspannung. Aber auf dem graviden Uterus sollte man durch Spannung besonders flaches Epithel erwarten und doch hat Alfieri (1903), wie ich ihm bestätigen konnte, mit Recht hervorgehoben, daß hier das Serosaepithel hypertrophiert und hyperplasiert, so daß es kubische und zylindrische Zellgestalt hat; trotz der Zunahme der Uterusoberfläche. Auch am puerperalen Uterus hat Alfieri stellenweise hohes zylindrisches pallisadenartiges Epithel nachgewiesen. Das sind keine pathologischen Veränderungen, sondern sie beweisen, daß eine solche Umwandlung physiologisch vorkommen kann, ohne daß hier von Metaplasie oder ähnlichen Kunstausdrücken zu sprechen ist. Man sollte meinen, daß solche Befunde einen guten Fingerzeig auf gleiche Umwandlungsfähigkeit unter pathologischen Umständen geben. Der Beweis für solche kann unter Adhäsionsmembranen in Spalten und Einsenkungen leicht erbracht werden. Eine kleine Auswahl davon ist in der Arbeit Kitais angebracht. Auch an Uteri mit stärkeren Graden tiefer dringender Adenomyosis externa haben wir mit der äußeren Uterusoberfläche zusammenhängende Einstülpungen (Abb. 214—219) gesehen und hier gleichfalls unter Adhäsionsmembranen.

Selten findet man am Uterus frische Einwucherung von Serosaepithel in Form solider Stränge und enger Schläuche, so zu sagen im Status nascendi, wie sie an der Tubenserosa und an den Ligamenten ein ziemlich häufiger Befund sind. In Abb. 220 fand ich auf dem

---

[1] Sehr beachtenswert in meiner Monographie (1899) sind Abb. 12, 13 und 14.

Uterusrücken dieses Bild, zugleich mäßige lymphocytäre Infiltration; aber es muß beachtet werden, daß Adhäsionen mit einem Cystoma ovarii serosum bestanden, so daß mit der Möglichkeit der Implantation vom Oberflächenepithel des Ovarium gerechnet werden muß. Der gleiche Einwand kann natürlich erhoben werden bei Adhäsionen mit anderen Organen, Darmserosa usw., doch stört dieser Einwand unsere Betrachtung wenig, weil

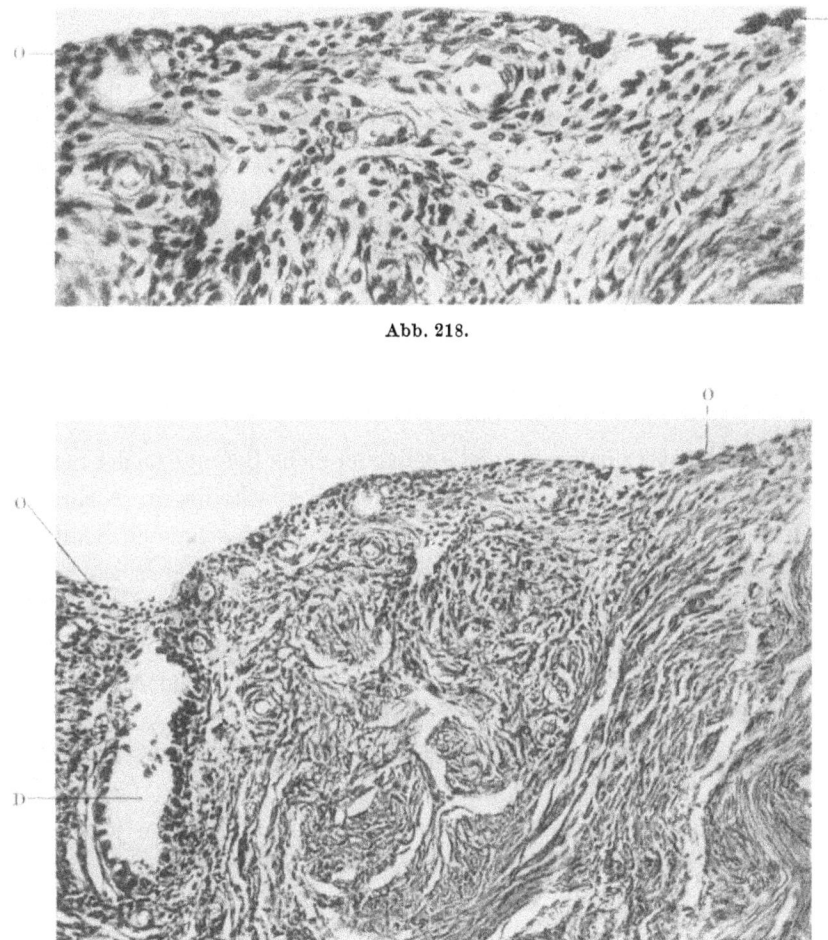

Abb. 218.

Abb. 219.
Abb. 218 und 219. Adenomyosis uteri externa der Vorderwand nach Vaginifixur. Schleimhaut und innere Muskelschichten nicht daran beteiligt. Linke Adnexe gesund. Rechte Tube verschlossen. Keine Teercysten. Corpus luteum mit Mucosa in Funktion. Das Oberflächenepithel (O) des Uterus hat unregelmäßige große Zellen, die in Abb. 219 in die Muskulatur in einen Schlauch (D) übergehen. Das gleiche fand sich auch an anderen Stellen. (Lichtbilder stärkerer Vergrößerung.) (Nach Kitai.)

wir weiterhin grundsätzliche Erörterungen anzustellen haben, ob überhaupt anderes Epithel als die Uterusschleimhaut selber ebenfalls endometrioiden Charakter annehmen kann.

Nur die Form der Einwucherung interessiert uns hier (Abb. 220) und es bleibt abzuwarten, ob sich andere ähnliche Fälle finden werden ohne den Verdacht zu erwecken, daß an Stelle der Uterusserosa anderes Epithel getreten sein könne. Im unteren Teile des Bildes sieht man erweiterte Capillaren und leichte Infiltration, das ganze Gewebe ist aufgelockert. Es ist sehr wohl möglich, daß hier das Serosaepithel des Uterus selber in das entzündlich gelockerte Gewebe eingedrungen ist. Wir kennen leider keine anderen Fälle von so frischer Art. Nicht überall ist die Oberfläche in gleicher Art verändert, sondern an anderen Stellen desselben Falles ist das Oberflächenepithel nicht eingewuchert, nur hochgestellt, darunter entzündliche Infiltration, an anderen Stellen haben sich unter den festhaftenden Adhäsionen epithelbekleidete Spalten gebildet. Es muß besonders hervorgehoben werden, daß der Uterus in diesem Falle (T. 7484; 248, 59) sonst keine Besonderheiten zeigte.

Wir kommen bei Besprechung der Genese darauf zurück, ob man berechtigt ist, von Einstülpungen zu sprechen. Meiner eigenen Warnung zufolge, nicht jede Verbindung mit der Oberfläche für primär zu halten, hat Halban die Möglichkeit des sekundären Durchbruchs nach außen neuerdings befürwortet. In der Abb. 221 ist die Bildung von Spalten mit Epithel, Schläuchen und Cysten auf die Oberfläche unter Adhäsionen und auf diese selber beschränkt. Die Subserosa ist ganz frei, wie eine Untersuchung auf Serienschnitten ergeben hat. Dieser Befund ist übrigens dem Uterus und an den Adnexen in ganz ähnlicher Weise mir derart geläufig, daß ich einen Zweifel über die Tatsache einer zunächst oberflächlich aufliegenden nicht durchgebrochenen Epithelspaltenbildung ablehnen muß. Die Tatsache ist so häufig und leicht nachweisbar, daß sie als unbestreitbar bezeichnet werden muß.

Halban und Mestitz haben ebenfalls selber ähnliche Befunde an der Serosa gefunden und wollen daran zeigen, daß die Drüsen unter der Oberfläche liegen. Nichts ist für diese Deutung so ungeeignet wie die Abbildung von Mestitz. Zur genaueren Beurteilung würde zwar ein größerer Ausschnitt des Präparates erforderlich sein, aber ich sehe genügend daran, um die Deutung stark in Zweifel zu ziehen. Nach meiner Meinung liegt der Epithelraum nicht unter der ursprünglichen Oberfläche, sondern oben darauf, durch einen Spalt von ihr getrennt in Adhäsionsgewebe ähnlich wie in unseren Bildern.

Natürlich kann Durchbruch nach außen erfolgen; das scheint mir jedoch keine Veranlassung mit diesem Ereignis grundsätzlich zu rechnen, um Halbans Theorie der Metastasierung den Steigbügel zu halten. Die subserösen Herde haben keineswegs eine besondere Vorliebe zum Durchbruch nach außen bewiesen. Brechen jedoch Cysten auf, so haben wir viel mehr Veranlassung, angeborene Epithelverlagerung anzunehmen. Wir kennen genügend viele Fälle von größeren subserösen Cystomen und Cystomyomen, die keine solche Neigung verraten, aber einzelne Fälle lassen doch darauf schließen, siehe w. u. Wenn wir umgekehrt die Neigung des wuchernden Oberflächenepithels in die Tiefe zu dringen, hervorheben, so ist das nicht nur auf unsere Befunde an der Uterusserosa gestützt, sondern auf die allgemeine Erfahrung an allen anderen Stellen, wie wir noch sehen werden und am Endometrium selber. Der histologische Befund ist aber recht eindeutig. Die Neigung des Serosaepithels zur Bildung von Cysten unter Adhäsionen ist unumstößlich klar; hier fehlt es meist an subserösen Epithelherden. Nur an einzelnen Stellen sind solche oder auch nur einfache Einstülpungen von außen nach innen vorhanden. Wollte ich mit Halban sagen, das seien keine Einstülpungen, sondern Durchbrüche nach außen, und die Bildung von Adhäsionen und Serosacysten sei die Folge dieses Durchbruchs, so würden wir den Tatsachen Gewalt antun, denn die meisten Stellen von Adhäsionen und Serosacysten verraten nichts von solcher Genese. Schließlich genügen zur Adhäsions-

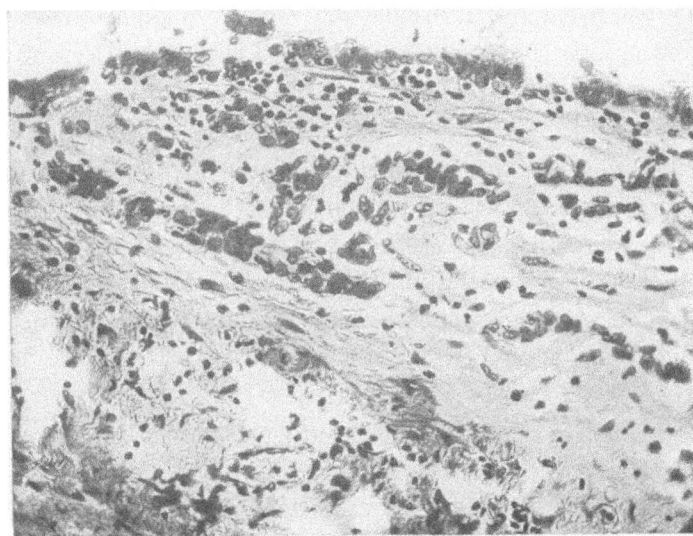

Abb. 220. Von der Serosa und Subserosa eines Uterus (T. 7484—248, 58) in der Nähe von Verwachsungen mit einem Cystoma serosum ovarii. Epitheleinwucherung von der Oberfläche in das entzündlich gelockerte subseröse Gewebe (vgl. Text). Keine Teercysten. (Lichtbild stärkerer Vergrößerung.)

bildung die landläufigen Ursachen leichter Entzündung und nur hie und da führen sie zu den Einstülpungen, die dann freilich oft durch den Epithelcharakter und Anhäufung von Stroma leicht den Eindruck endometrioider Bildungen erwecken und von der Oberfläche abgeschnürt subserös zu liegen kommen, ein Vorgang, den wir auch ohne endometrioiden Charakter an anderen Stellen, besonders an den Ovarien ohne Übertreibung vielhundertfältig, also ganz gewöhnlich nennen dürfen. Nach persönlicher Erfahrung und allgemeinen

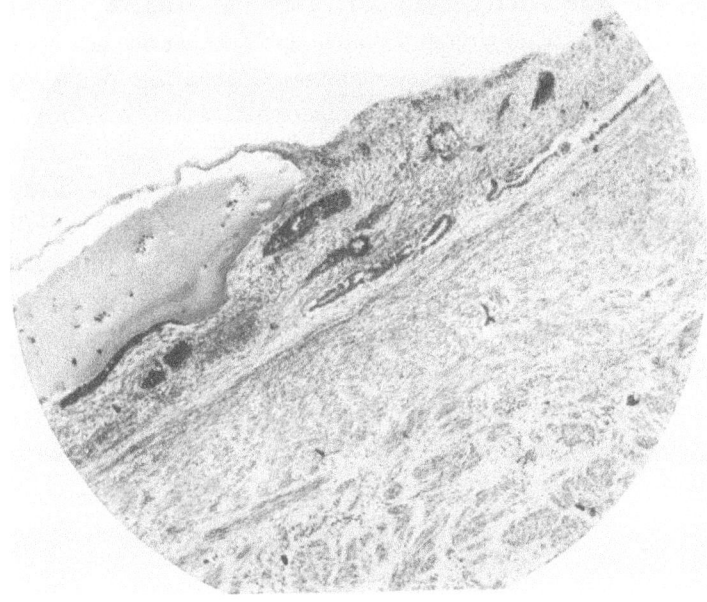

Abb. 221. Epithelspalten, Schläuche und Cysten in den Adhäsionsmembranen auf dem mit dem Netz bei Graviditas tubaria verwachsenen Uterusrücken. Die epitheliale Wucherung beschränkt sich auf die Auflagerungen. Die Subserosa ist frei. Keine Adenomyosis, keine Teercysten. (Lichtbild mittlerer Vergrößerung.)

Gesichtspunkten würde ich auf 1000 Fälle von Abschnürung höchstens einen Durchbruch rechnen. Der allgemeinste Gesichtspunkt ist der, daß jede Differenzierung zur Abschnürung führt. Das Serosaepithel unter entzündlichen und hormonalen Reizen zur Tiefenwucherung befähigt, schnürt sich ab vom Epithel der Oberfläche, weil es sich differenziert hat.

Die Einwucherung von der äußeren Oberfläche in die Muskulatur hinein bedarf ebensowenig einer Erörterung, wie am Peritoneum oder am Ovarium. Wir brauchen keine Schwierigkeiten zu suchen, wo keine sind. Der Schwerpunkt der Streitfrage darf nicht verschoben werden; er liegt ausschließlich in der Entscheidung, ob das Serosaepithel sich in endometrioides umwandeln kann, oder ob alle endometrioiden Einwucherungen von der peritonealen Oberfläche her schon von transplantierten Teilen der Uterusschleimhaut stammen müssen.

Als eine Besonderheit [R. Meyer (1905)] ist zu erwähnen, daß in einem Falle papilläre Bildungen in den kleinen subserösen Epithelräumen mit decidualem Stroma gefunden wurden; es handelte sich um einen Fall von Gravidität von 3 Monaten.

So haben wir unter dem Sammelnamen der Adenosis uteri externa eine nicht geringe Zahl von Befunden oberflächlicher Herde kennen gelernt, die teils auf und in der Serosa, teils zugleich subserös oder nur subserös in der Uteruswand gelegen sind und die sich von den kleinsten Anfängen bis zu flächenhaft ausgedehnten zeigen lassen. Wir werden sogleich sehen, daß sie auch nach der Tiefe zu sich ausdehnen können und so zu dem als Adenomyosis uteri bekannten Krankheitsbilde überleiten; nicht nur dem Namen nach, sondern in der Tat ohne merkliche Grenzen zu ihnen überleiten, indem wir beides, oberflächliche und tiefer dringende Wucherung in gleichen Fällen vereint finden.

Aber nicht die topographischen Beziehungen, viel mehr muß uns interessieren, ersehen zu haben, daß eine qualitative, nämlich morphologische und funktionelle Stufenleiter besteht, auf der wir Schritt für Schritt das „Peritonealendothel" als Einwucherung in Strängen als Bekleidung flacher Cysten, Spalten unter Adhäsionsmembranen, das Höherwerden der Zellen beobachten können soweit dieses möglich ist. Wir haben erfahren, daß in dem physiologischen Zustande der Schwangerschaft schon die formale Veränderung der Zellen der Uterusserosa von flachen zu hohen cylindrischen Zellen vorkommt, also das gleiche wie in den pathologischen Befunden und wir können mit ziemlicher Selbstverständlichkeit damit rechnen, daß die morphologische Veränderung auch eine funktionelle Veränderung bedeutet, deren Sinn vielleicht Erhöhung der Sekretion und Gleitfähigkeit ist.

Die Fähigkeit, höhere Zellen zu liefern, ist uns auch bekannt geworden in den kleinen Einsenkungen von Schläuchen in die Subserosa, Bildung kleiner „adenomatös" genannter Herde, in denen wir von Fall zu Fall, aber auch im Einzelfall wechselnde Menge der Stromazellen und steigende Ähnlichkeit mit endometranem Stroma antreffen. Schließlich menstruelle Beteiligung (v. Franqué) und deciduale Reaktion (R. Meyer).

Wir haben die Wahl, diese Reihe als natürliche Ordnung zu betrachten oder nicht; mir erscheint sie ebenso natürlich wie die Zusammenstellung von Zwergpintscher und Bernhardiner in der Reihe der Hunde.

Doch würde es unrichtig sein, jeden Befund von subserösen Drüsen und Schleimhautteilen ausschließlich auf Rechnung postfetaler Einstülpungen zu setzen. Es muß nicht alles aus indifferentem „Serosaepithel" oder aus Cölomepithel entstehen, sondern wir werden uns weiterhin der Verlagerungen von Zellen des Müllerschen Ganges erinnern, die nachgewiesenermaßen zur Bildung von Schleimhautinseln tief in die Wand führen. Auch diese können mehr zur äußeren Oberfläche des Uterus gedrängt werden und bei Gelegenheit infiltrierender Wucherung auch nach außen durchbrechen. Das eine schließt das andere nicht aus.

β) Uterusschleimhaut auf der äußeren Oberfläche des Uterus und Adenomyosis uteri externa s. perimetrica.

Die Adenomyosis uteri externa war auch früheren Autoren schon bekannt, doch ging sie unter dem Namen der Adenomyome (v. Recklinghausen, v. Lockstädt, L. Landau u. a.). In der vorigen Auflage dieses Handbuches habe ich alle an der äußeren Oberfläche des Uterus und der darunter gelegenen Schleimhautbefunde ihrer Herkunft nach zu dem Serosaepithel gerechnet; auch wenn sie wie in Abb. 213 als breite Schleimhautlager die äußere Oberfläche bedeckten und in beträchtlichen Massen in die diffus verdickte Uteruswand und einzelne kuglige Myome dieses Falles einrückten. In gleicher Weise wuchs das endometrioide Gewebe von außen infiltrierend in das uterine Ende der linken Tube und des Lig. rotundum ein [R. Meyer (1905)]. Neuere Auffassungen (Sampson, Halban) lassen Vorsicht geboten erscheinen, deshalb sei die Bezeichnung zunächst unparteiisch gewählt: „Uterusschleimhaut" auf der äußeren Oberfläche und Adenomyosis uteri externa.

Fast gleichzeitig mit mir (1905) haben Semmelink und de Josselin de Jong von der Außenfläche des Uterus eine „spongiöse" Neubildung in die Uterussubstanz infiltrierend vordringen sehen, ebenso in das rechte Lig. latum. Die Schleimhaut des Uterus war nicht daran beteiligt. Dagegen bestand ein Adenomyom an der Vorderseite des linken Uterushornes. Der Fall interessiert besonders dadurch, daß die ausgesprochen endometrioide Neubildung von beiden Ligamenten her in die Ovarien dringt, in denen auch endometrioide Teercysten vorhanden sind. Auch das Lig. rotundum war ergriffen. Die Verfasser standen damals noch auf dem Boden der Urnierengenese ihres Falles, betonen aber die große Ähnlichkeit mit der Uterusschleimhaut.

Neuerdings sind Befunde von Schleimhaut auf der Serosa und unter ihr allgemein bekannt geworden und es ist dies neben Cullen ganz besonders Sampson zu verdanken, der in zahlreichen Arbeiten auf kleine der Uterusoberfläche anhaftende Bröckel, Anhängsel, Auflagerungen hingewiesen hat, die histologisch mehr oder weniger typische Uterusschleimhaut darstellen. Es ist sicher auffällig, daß solche Gebilde nicht nur am Uterus in viel größerer Menge in Amerika als bei uns bekannt sind; auch an unserem Material sind sie selten. Wo immer ich sie in einzelnen Fällen als wirkliche kleine bis erbsengroße Vorsprünge der Oberfläche des Uterus habe anhaften sehen, waren sie mit Adhäsionsmembranen verbunden. An Operationspräparaten sind diese abgerissen, so daß die Schleimhautbröckel außen rauh, aufgefasert oder auch stark zerrissen sind.

Oberflächliche Schleimhautbefunde ebenso wie die tiefer greifende Adenomyosis externa sind oftmals zugleich mit anderen ektopischen endometrioiden Herden besonders den bekannten Teercysten im Ovarium verbunden, darauf ebenfalls Sampson stets nachdrücklich aufmerksam gemacht hat.

Die Schleimhaut kann die Außenfläche des Uterus in großer Ausdehnung oberflächlich einnehmen (Abb. 213), ohne daß oder bevor es zu besonderer Tiefenwucherung gekommen wäre. Einen solchen Befund stellt auch Abb. 212 dar, in dem das Corpus uteri im ganzen etwas verdickt und starr ist. An der Hinterwand sieht man bindegewebig organisierte Auflagerungen = A und darunter stellenweise ein kubisches bis zylindrisches Epithel, das mit Schleimhautstroma umgebene drüsige Schläuche in mäßige Tiefe der subserösen Muskulatur sendet (Abb. 215 u. 216). Es darf schon hier gesagt werden, daß in solchen Fällen der oben erwähnte Einwand Halbans gegen meine Auffassung der Einstülpung des Oberflächenepithels mit Schlauchbildung hinfällig wird. Läßt es sich verteidigen, daß einzelne subseröse drüsige Herde wohl einmal sekundär mit der äußeren Oberfläche in Verbindung treten können und will man sogar zugeben, daß das Drüsenepithel sich dann auch auf der Oberfläche um die neue Ausmündungsstelle ausbreiten könne, so scheitert diese Vorstellung im vorliegenden Falle an der sehr großen Ausdehnung des Befundes. Es sind nicht nur zu viele Mündungen nach außen, sondern der größere Teil der Bildungen liegt eben nicht zunächst in der Serosa oder darunter, sondern ganz offensichtlich außen darauf zwischen Uterus und Adhäsionsmembranen. Ich bezeichne den Befund als einen geringen Grad von Adenomyosis externa, ohne damit sagen zu wollen, daß er erst kurze Zeit bestanden habe. Es bestanden zugleich Teercysten und „Endometrium" im Ovarium. Darüber siehe weiter unten. Auf diese begleitenden Teercysten ist namentlich von Sampson und in Deutschland von Linden aufmerksam gemacht worden. Wenn sie auch häufig zu sein scheinen, so können sie doch auch fehlen (Kitai, Heim).

Die Adenomyosis uteri externa unterscheidet sich von den oberflächlichen Befunden endometrioider Herde dadurch, daß die äußeren Wandschichten muskulär verdickt sind und von den heterotopen Schleimhautzügen durchsetzt sind. v. Recklinghausen hat diese äußere Adenomyosis bereits gekannt. In seinem Falle 2 beschreibt er mit sehr deutlicher Abbildung die Wucherung in den äußeren Schichten der Hinterwand mit starken Adhäsionsmembranen zum Rectum. Später wurden einzelne Fälle beschrieben — wenn wir von richtigen Myomen absehen — von Cullen, Meyer (Leipzig), dessen Fall durch symmetrische seitliche Knoten außer der diffusen Hinterwandverdickung ausgezeichnet war.

Dem Sitze der Befunde nach ist der obere Teil des Uterusrückens mit dem Scheitel und überhaupt die Rückseite bevorzugt.

Die Vorderwand des Uterus allein ist seltener befallen, aber in zwei von unseren Fällen sehr kräftig bis zu Faustdicke; hier war eine Vaginofixur vorausgegangen. Das Endometrium selber war unbeteiligt. Über die Ausdehnung in die Tiefe läßt sich im allgemeinen nach unseren Befunden sagen, daß die Verdickung meist nur die äußeren Schichten betrifft, die nicht selten bis über 3 cm Dicke erreichen. In einem Falle war die ganze Hinterwand und namentlich seitlich nach den Parametrien hin sehr stark verdickt auf 12 cm Breite, 10 cm Höhe und 6 cm Dicke (von Kitai als Fall 6 beschrieben).

Bei geringeren Graden der Verdickung bleibt die übrige Muskulatur unberührt, bei stärkerer Verdickung der Außenschichten werden die inneren Lagen verdrängt, gedehnt und verdünnt, blätterförmig angeordnet unter Vorbuckelung gegen die Uteruslichtung, so daß deren Form entstellt wird. Einen leichteren Grad dieser Art erkennt man schon bei mäßiger Verdickung der äußeren Hinterwandschichten in Abb. 169 Die inneren Schichten sind dabei aktiv unbeteiligt und es ist ganz besonders hervorzuheben, daß ich innere und äußere Adenomyosis zugleich noch nicht in einem einzigen Falle kennen gelernt habe. Jakubowitz erwähnt solche Fälle. Dieser Hinweis ist nötig, weil Halban zunächst die ektopische Endometriosis mit Metastasierung aus Adenomyosis interna erklärt hat. Auch bei starker Ausdehnung der Wucherung auf der Hinterwand wird der unterste Teil des Korpus und die Cervix meist verschont. Ausnahmen bieten ein Fall von Recklinghausens, ein Fall von Füth und Kitais Fall 2. Dagegen sind zerstreute gleichartige Wucherungen im Douglas, im rectovaginalen Zwischengewebe nicht selten (Cullen, Sampson, Jakubowitz u. v. a.). Zu solchen Fällen leitet ein Befund von Cullen (1903) über, der eine auf die Cervix ausgedehnte Adenomyosis externa betrifft, sich aber auf die rechte Seite beschränkt und als intraligamentär bezeichnet wird.

Von den starken Anheftungshäuten und Bandbildungen zwischen dem Uterus und seinen Nachbarorganen, die seine Exstirpation erschweren, sieht der anatomische Untersucher nur die zerrissenen Reste am Uterus, die oft an Derbheit nichts zu wünschen übrig lassen, aber gelegentlich noch frischer und dann recht zart sind. Reste vom abgerissenen Netze haften am Uterus. Die äußere Oberfläche ist also rauh, unregelmäßig und fetzig. In den äußeren Schichten sind große Cysten oft mit blutigem Inhalt recht auffallend (s. Abb. 169 u.

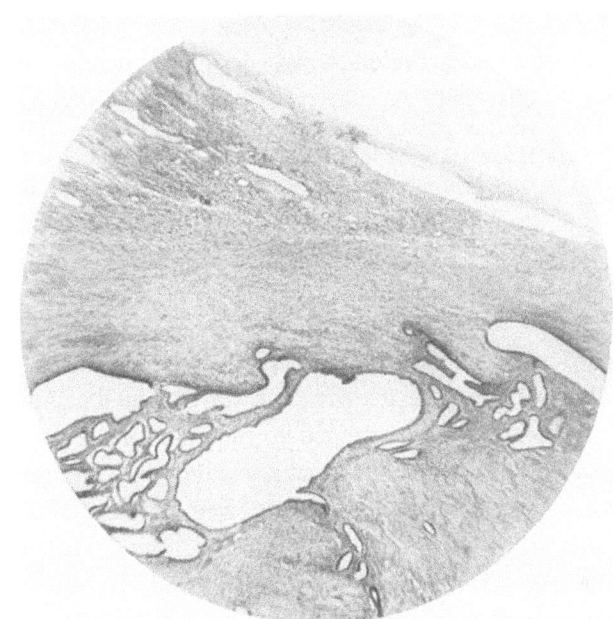

Abb. 222. Adenomyosis uteri externa. In der Subserosa und in Adhäsionen auf dem Uterusrücken (im Bilde oben) liegen nur lange Spalten mit niedrigem Epithel, in der äußeren Muskelschicht das typische Bild der Adenomyosis. Schleimhaut frei. Keine Teercysten. (Lichtbild schwacher Vergrößerung.)

177); ebensolche Cysten liegen in den Adhäsionsmembranen, weniger in den tieferen Wandschichten des Uterus. Die histologische Untersuchung ergibt ganz gleiche Bilder wie bei der Adenomyosis interna, so daß man im wesentlichen kaum etwas zur Unterscheidung vorbringen kann. Die Muskelwucherung ist bei der äußeren Adenomyosis vielleicht etwas kräftiger, jedoch auch im engen Anschluß an die schleimhautartige Wucherung, also ohne Selbständigkeit. Die schleimhautartige Wucherung bevorzugt der Menge nach die äußeren Muskelschichten, während das seröse Bindegewebe unter der Oberfläche nur spärliche Mengen und auch die subseröse Muskulatur verhältnismäßig wenige Schleimhautherde beherbergt (Abb. 222).

Die Adhäsionen am Uterus sind in einigen Fällen frische Ausschwitzungen, zum größeren Teile bereits organisierte, vascularisierte Membranen mit entzündlichen Infiltraten, die zuweilen auch etwas tiefer in die Uteruswand eindringen. Wenngleich sie zur Auflockerung des Uterusgewebes beitragen, so ist diese doch zur Zeit der Organisation der

Membran ohnehin genügend vorhanden, um dem Oberflächenepithel (ganz gleich, welcher Herkunft) den Eintritt zu gewähren. Eine besondere Infiltration in der Umgebung der mit der Oberfläche zusammenhängenden Schläuche ist meist nicht vorhanden.

Deciduale Umwandlung des Stromas bei Adenomyosis uteri externa ist schon erwähnt worden im Zusammenhang mit den gleichen Vorgängen bei der Adenomyosis interna S. 410, ferner bei den oberflächlichen Epithelwucherungen S. 444.

Ein Fall von de Josselin de Jong und de Snoo zeichnet sich aus durch deciduale Adenomyosis und Adenosis in sehr großer Ausdehnung auf der Hinterwand des Uterus und in derselben bis 1,5 cm tief ferner in die Ovarien, linkes Lig. latum und rotundum. Die Frau war am Ende einer intrauterinen Schwangerschaft und die genannte Wucherung entsprach histologisch einer normalen decidualen Schleimhaut, nur daß sie ektopisch außen saß. Adenosis oder Endometriosis decidualis nennen die Verfasser ihren Fall.

Einen Fall von multiplen cystischen „Adenomyomen" der Cervix beschreibt Gaifami (1926) bei einer 52jährigen Frau mit gesunden Adnexen. Die traubige cystische, mit soliden Knoten durchsetzte Masse saß retrocervical in und an der hinteren Collumwand. Die Cysten enthielten Blut und hingen zum Teil mit dem Cervicalkanal zusammen. Die Höhle des verdickten Corpus uteri enthielt eine weiche cystische Masse, also scheinbar eine cystisch polypöse Hyperplasie des Endometrium. Über die Wand der Cysten und ihr Epithel ist nichts ausgesagt.

Rückblick auf die Adenomyosis uteri externa.

Wir unterscheiden einfachere Epithelbefunde, einfache Adenosis seroepithelialis, Adhäsionscysten, geringe Einstülpung in die äußersten Schichten der Uteruswand mit unscheinbaren Übergängen zu endometrioidem Aussehen und zu der zweiten Gruppe. Einwucherung von außen ist ganz zweifellos; es ist nur schwer zu entscheiden, ob Serosaepithel sich endometrioid umwandelt, weil mit der Möglichkeit der Implantation von Epithel aus Teercysten usw. gerechnet werden muß. Ich halte die Umwandlung für möglich, aber schwer beweisbar. Den schweren Grad, die Adenomyosis uteri externa mit tieferer Ausbreitung der Wucherung meist nur in den äußeren Schichten der Muskulatur und mit deren Beteiligung an der Wucherung kann man nicht scharf von den leichteren und oberflächlichen Wucherungen abgrenzen. Die Bildung ausgedehnter schleimhäutiger Partien außen auf dem Uterus ist oft mit Teercysten verbunden, und die richtige Adenomyosis uteri externa ebenfalls oft.

Man muß damit rechnen, daß auch angeborene Herde von Müllerschem Epithel in den äußeren Schichten namentlich der Hinterwand liegen und nach außen durchwuchern können.

2. Adenofibrosis spatii rectogenitalis (Fibroadenomatosis rectocervicalis, rectovaginalis, cervicis, vaginae).

Aus der Überschrift geht hervor, daß wir als Befunde von endometrioiden Herden im Spatium rectogenitale alles zusammenfassen, was höher in der Cervix und tiefer in der Vagina sitzt oder hineinreicht, bald mehr nach hinten zur Rectalwand, bald mehr in die Genitalwand oder in beide übergreift.

Diese Gruppe leitet von der peritonealen Adenomyosis uteri (externa) über zu den transperitonealen.

Eine Zusammenstellung Polsters über 1000 Fälle von endometrioiden Heterotopien an Ovarien, Tuben und Uterusbändern ergibt 34 Leisten, 56 Narben-, 90 Sept. rectovaginale,

5 Sept. vesicovaginale, 30 Nabel- und 80 Darmwucherungen. Es hat natürlich keinen Wert, alle Fälle aufzuzählen und die weitere Vermehrung der Kasuistik und theoretischer Auseinandersetzung dürfte mit der Zeit einer ausgiebigeren, mehr unvoreingenommenen und sachverständigen Untersuchung des einzelnen Falles weichen.

Die Fibroadenomatosis rectogenitalis ist also topographisch geschieden in die Fibroadenomatosis oder endometrioide Adenosis rectocervicalis und rectovaginalis, beide kommen getrennt und vereint vor; die Wucherung muß nicht immer die rectale Wand mitergreifen, sondern kann sich mehr auf den genitalen Schlauch, Cervix einschließlich Portio oder Vagina erstrecken.

Die Erkrankung gehört nur zum Uterus, soweit dieser mitbefallen ist; das ist jedoch nicht immer der Fall. Dem Wesen nach gehört sie meistens zu der Adenomyosis externa, mit der sie auch ähnliche oder gleiche Genese hat. Historisch ist zu vermerken, daß die Erkrankung noch nicht allzu lange bekannt ist; von Herff, Pfannenstiel, Goßmann, v. Franqué, Kleinhans, Pick, Cullen, Füth, R. Meyer beschrieben sie zum Teil mehr als Knoten, zum Teil als mehr diffuse Wucherung. Entsprechend den oben beschriebenen topographischen Beziehungen finden wir schon bei den ersten Autoren alle verschiedene Örtlichkeiten angegeben.

von Herffs Knoten saß im hinteren Vaginalgewölbe und Pfannenstiel beschrieb als „Adenomyom" einen der Hinterwand des Uterus dicht oberhalb des Ansatzpunktes des linken Douglasschen Bandes breit aufsitzenden walnußgroßen Knoten und im zweiten Falle einen kleinen Tumor im Scheidengewölbe und zugleich einen kaum walnußgroßen Tumor in der Leistengegend nach unten vom äußeren Leistenring. In beiden Fällen bestand schwere Adnexenentzündung.

von Franqués Fall betraf eine Verwachsung des Uterus in Höhe des inneren Muttermundes mit dem Rectum, in das sich ein taubeneigroßer Knoten vorbuckelte unter dem Bilde der Adenomyosis. Die gleiche Wucherung betraf die Rückwand der Cervix.

In Kleinhans Falle reicht die Neubildung, die mit Läppchen und papillären Auswüchsen der Vagina breit aufsitzt, bis zur Portio hinauf, betrifft also mehr die Vagina und durchsetzt deren Wand mit ihren Drüsenschläuchen auch bis zum Vaginalepithel, mit dem es Zusammenhänge zeigt.

Ähnlich ein Fall von L. Landau (1899), in dem mehr das paravaginale Gewebe befallen war mit einzelnen Drüsen in der Vaginalschleimhaut. Besondere Erwähnung verdient ein von Landau und Pick (1901) zeitentsprechend als mesonephrisches Adenomyom aufgefaßter Fall mit Hämatometra, Hämatosalpinx, Blutcysten der Ovarien infolge von Vaginal- und Cervixatresie. Die Verfasser deuteten damals unter dem Einflusse von Recklinghausen die adenomyöse Wucherung als angeborene Mißbildung und zugleich Ursache der cervicalen Atresie. Die Beschreibung läßt keinen Zweifel an einer diffusen Adenomyosis cervicis externa mit dem gewöhnlichen endometrioiden Charakter des Korpus, also kein Cervixepithel. Die Befunde an den Adnexen, die pelveoperitonitischen Verwachsungen von Uterus und Darm lassen die Deutung einer rectogenitalen Adenomyosis mit besonderer Ausbreitung auf die Cervix zu.

Dieser Fall ist nämlich deshalb wichtig, weil er im Sinne der Sampsonschen Deutung zu bedenken gibt, ob bei Atresie der Vagina oder Cervix in die Bauchhöhle fließendes

Menstrualblut mit oder ohne Endometriumteile öfters zur Adenomyosis ectopica führt, was nicht bekannt ist. Die künftigen Fälle müssen daraufhin untersucht werden.

Diese ersten Fälle sind also schon die Vorbilder für den Sitz der rectogenitalen Tumoren, der wie gesagt, rectocervical und rectovaginal sein kann und einmal mehr sich nach oben zu gegen das Corpus uteri ausdehnt (Füth), oder mehr nach der Vagina zu (Kleinhans, Landau und Pick und später mein eigener Fall 190). Auch ein Fall von Heine (1903) zeigte schon eine unbedeutende Entwicklung der Drüsen nach der Vagina hin. Die Arbeit ist erwähnenswert, weil hier auch offene Verbindung der Schläuche zur Serosa des Douglas bestand und daraus auf eine Abstammung der epithelialen Wucherung aus dem Serosaepithel geschlossen wurde.

Waren die ersten Fälle als nicht scharf umschriebene Knoten bezeichnet, so fanden Lichtenstern, Füth, v. Franqué, Kleinhans, Moraller sie mehr diffus und der Nachdruck wurde auf die Einbeziehung des Rectum gelegt. Heute, wo kein Gewicht auf den Charakter als Blastom gelegt wird, beschreibt man mehr diffuse Wucherung, doch bleibt auch dann ein großer Teil der Wucherung knotig derb. Damals erregte es ziemliches Befremden, daß eine gutartige Wucherung bis tief in die Rectalwand eindrang und das Rectum verengte. So faßte Füth seinen Fall zuerst als bösartige Wucherung auf, konnte sich aber später eines anderen überzeugen, da trotz unvollständiger Operation Heilung eintrat. Auch 3 von meinen Fällen dieser Art blieben dauernd geheilt. Ähnliches wurde später von R. Freund berichtet und ist heute allgemein bekannt. Später (1909) habe ich sie als entzündlich entstandene heterotope Epithelwucherung der Serosa gedeutet, teils aus dem Douglas, und wenn sie nicht mit ihm zusammenhängen, aus den Resten einer embryonal verklebten Douglastasche, die ursprünglich bis zum Beckenboden reicht. Ich sprach von Parametritis und Paravaginitis posterior mit heterotoper Epithelwucherung und konnte ebenso wie Stein in einem Falle den Zusammenhang mit dem Peritonealepithel nachweisen (ebenso Sitzenfrey und Renisch), so daß dieses als Ursprungsgewebe angesehen wurde. Renisch bildet auch den „Übergang" vom Serosaepithel zum Cylinderepithel ab.

Diese Bildungen galten gelegentlich als Abkömmlinge des Gartnerschen Ganges (Bumke) oder des Müllerschen Ganges (Raspiri, Labhardt, den Schindler bereits richtig gestellt hat), aber die Mehrzahl der Autoren nahm die gleiche Deutung wie R. Meyer an; Sitzenfrey, Renisch („Serosaadenomyositis"), Ballessaniam, Frankl, Lokyer, Bazy, Cullen, Amann („Serositis fibroadenomatosa rectovaginalis"), Fries, A. Mayer (mit Literatur bis 1915), Stevens, Henkel, Stemmelen, Cullen, Meiys, Schickele, Heim, Davis und Cron, Neuweiler, Becker, Hinterstoisser, Haarbleicher, R. Freund (mit Literatur), Bockelmann, H. W. Freund, Lauche, Schindler, de Josselin de Jong, Mestitz u.a. Bedeutenden Zuwachs brachte die neue amerikanische Literatur durch Sampson und seine Anhänger.

Die Zahl der kasuistischen Mitteilungen ist nach der Zusammenstellung von Polster (1926) auf 90 und seitdem auf noch mehr gestiegen, ohne daß die Sachlage anatomisch gewonnen hätte. Eine sehr ausgiebige Zusammenstellung der Literatur der paravaginalen und vaginalen „Endometriome" von Derocque (1926) umfaßt 196 Fälle.

Die neuere Literatur, namentlich die amerikanische, unter Führung von Sampson hat gezeigt, daß eine sehr häufige Verknüpfung mit den sog. Teercysten im Ovarium vorhanden ist, von denen angenommen wird, daß sie platzen und eine endometrioide Aussaat in den Douglas machen. Sampson hat das Zusammentreffen beider Krankheitserscheinungen durch ein großes Material belegt (vgl. bei Teercysten der Ovarien).

An dieser Tatsache wird nicht mehr gezweifelt. Insbesondere hat Linden sie bestätigt und H. Albrecht macht darauf aufmerksam, daß in der älteren Literatur auffallend häufig „Ovarialhämatome" beobachtet wurden. Doch fehlen auch in manchen Fällen die Teercysten. Die starke Vermehrung der Literatur hat im übrigen keine neuen Züge des Krankheitsbildes hinzugefügt. Es bestätigt sich, daß die Knoten, wie gesagt, meist sehr derb sind, daß aber trotzdem ihre diffuse Ausbreitung im allgemeinen vorherrscht. Scharfe Abkapselung besteht nicht. Einigermaßen umschrieben sind meist nur die kleinen, höchstens kirschgroßen Knoten. Jedenfalls entspricht der klinische Tastbefund nicht dem Ergebnis der histologischen Untersuchung. Diese ergibt stets unscharfe Begrenzung und zwar um so mehr, je ausgedehnter die Wucherung ist.

Wie aber schon erwähnt, ist der Sitz der Erkrankung verschieden und ebenso die weitere Ausdehnung. Der Uterus wird meist erst in zweiter Linie betroffen, ebenso wie die Rectalwand, doch kann vom Douglas aus zu gleicher Zeit die Uteruswand und das rectovaginale Zwischengewebe erreicht werden und von diesem aus nochmals der Uterus. In einem solchen Falle fand ich die Douglastasche leicht verödet durch bindegewebige Organisation von Exsudat. Hier fand sich unter den Adhäsionen im Douglas Epithel, das sowohl den intraperitonealen als auch den extraperitonealen Teil der Cervix befallen hatte. In Fortsetzung dieser drüsigen Wucherung finden wir gelegentlich nach oben zu das Corpus uteri mitbefallen nicht etwa dadurch, daß die heterotope Wucherung aus der Substanz der Cervix hinauf in die des Korpus weiter wucherte, sondern dann, wenn sich zugleich Adhäsionen zwischen Korpus und Rectum finden. Die Verödung der Douglastasche durch Bindegewebsneubildung erstreckt sich weiter hinauf. Wir finden in solchen Fällen die Adenomyosis externa selbständig zugleich im Korpus und Cervix.

Häufiger erstreckt sich die Wucherung unter dem Douglas nach unten, in diesem Falle als weitere Fortsetzung teils in die Portio, häufiger in die Vaginalwand, mit deren Schleimhaut sie in Berührung kommen und sie durchbrechen kann (s. w. u.), doch gibt es außer dieser Adenomyosis recto-cervico-vaginalis auch eine reine cervicale und reine vaginale, ohne daß hieraus grundsätzliche Verschiedenheiten zu entnehmen wären.

Wir werden weiter unten noch auf die Beteiligung der einzelnen Organe besonders zurückkommen. Es ist nur Bedingung der topographischen Zugehörigkeit in diesem Abschnitte, daß die Wucherungen von außen her (Douglas, Spatium rectogenitale) eindringen. Dieses darf aus Gründen der pathogenetischen Deutung nicht übersehen werden. Ein Herd mitten im Gewebe des Collum — solche sind nicht hinreichend bekannt, auch der neuestens von Fels beschriebene paßt nicht hierher — würde die Überlegung verlangen, ob nach den Theorien angeboren oder embolisch verschleppt. Die bisher bekannten, hier zu beschreibenden Fälle sind, soweit sie den Uterus, Collum, Portio oder die Vagina betreffen, immer von außen her eingedrungene endometrioide Wucherungen.

Die Adenomyosis uteri interna kann aus dem unteren Teile des Uterus bis in das Septum rectogenitale wuchern (Heineberg); mit dieser Möglichkeit wird man nur in seltenen Fällen zu rechnen haben.

Was zunächst den Bau betrifft, so ist die Wucherung meist derb, fibrös, oft narbenartig, weißlich mit eingestreuten Cysten, darin dunkle zuweilen teerartige Flüssigkeit.

Die histologische Beschreibung der ersten Fälle (Herff, Pfannenstiel, von Rosthorn, Pick) stand noch sehr im Banne der Lehre von Recklinghausens. Man legte Nachdruck auf die Drüsenformen, halbmondförmige Cysten, die in der Tat für harte Tumoren bezeichnend sind, auf halbkuglige Vorstülpungen, die „Pseudoglomeruli", auf Beziehung zu zentralen Gefäßen, auf die „Pigmentkörperchen" im capillarreichen Stroma der Cysten und „Ampullen" usw. Auch war den Autoren, namentlich schon Pick die hämorrhagische Zertrümmerung ganzer drüsiger Inseln aufgefallen, die zu pigmentreichen, scharf umschriebenen Herden und Organisation derselben führte; Vorgänge, die nach heutiger Auffassung der menstruellen Hyperämie zur Last fallen.

Die späteren Autoren beschreiben die Wucherungen mehr vom Standpunkte der Schleimhautähnlichkeit, über die kein Streit mehr geführt wird, weil sie zu allen anderen verschiedenen kausalgenetischen Theorien paßt.

In Wirklichkeit ist die Ähnlichkeit mit Uterusschleimhaut mit einigem guten Willen meist an einzelnen Stellen der retrocervicalen Wucherung zuzubilligen. Zuweilen unterscheidet sich die Wucherung wirklich kaum von der Adenomyosis uteri interna mit reichlicher Bildung zellreichen Stromas in Herden mit ampullären Cysten und Schläuchen. Die Angaben, daß das zellige Stroma für sich allein Herde bilde, ist dahin einzuschränken, daß es um ein geringes die Schläuche überragt und durch ungünstige Schnittrichtung „allein" getroffen wird. Die Autoren versäumen zur Feststellung völlig selbständiger Stromawucherung Serienschnitte anzulegen. Die „adenomatöse" Wucherung tritt an Menge manchmal erheblich gegen die fibröse Masse zurück und ist dann weniger schleimhautähnlich.

Oft ist der Bau der Korpusschleimhaut nur angedeutet, doch ist zu berücksichtigen, daß sowohl das straffe Cervicalgewebe, wie auch das meist sklerotisch narbige rectocervicale Bindegewebe die Formenbildung behindert und daß auch die Ernährungsbedingungen ungünstiger sind als im Corpus uteri, Bauchhöhle oder Ovarium. Die Epithelien bilden mehr unregelmäßige Räume mit kleinen Cysten in meist ganz zerstreuter unregelmäßiger Anordnung; das Epithel wechselt die Zellhöhe stark und ebenso das zellige Stroma an Menge und Fasergehalt. Tatsächlich sind, wie oben erwähnt, halbmondförmige Cysten, flache bis halbkuglige Vorsprünge zuweilen vorhanden, Dinge, die ebenso wie Verteilung der Stromamenge und Epithelhöhe sehr wesentlich statischen Einflüssen unterliegen.

Das ursprüngliche Gewebe des Septum genitorectale erleidet erhebliche Veränderungen, die nur zum Teil entzündlich bedingt sind, im übrigen als Antwort auf den Reiz der epithelialen Infiltration anzusehen sind. Die kausale Beurteilung dieser Vorgänge hat zu berücksichtigen, daß zunächst das Vordringen der Schleimhaut eine lockere Beschaffenheit des Bodens zur Voraussetzung hat, die durch Entzündung hervorgerufen oder bedingt sein kann, dann antwortet das Bindegewebe und die Muskulatur, soweit sie vorhanden ist, mit Hypertrophie, wahrscheinlich in verschieden starkem Grade je nach Zeit und Örtlichkeit (Beteiligung der Rectalschleimhaut kann hier von Einfluß werden), schließlich kommt es zur narbigen Schrumpfung. So werden wir von Fall zu Fall großen Verschiedenheiten begegnen, die mit dem Grade der Entzündung, dem Alter der Patientin (Ovarialfunktion) und dem Alter der Wucherung zusammenhängen. Das erst lockere

Adenofibrosis spatii rectogenitalis (Fibroadenomatosis rectocervicalis, rectovaginalis, cervicis, vaginae). 453

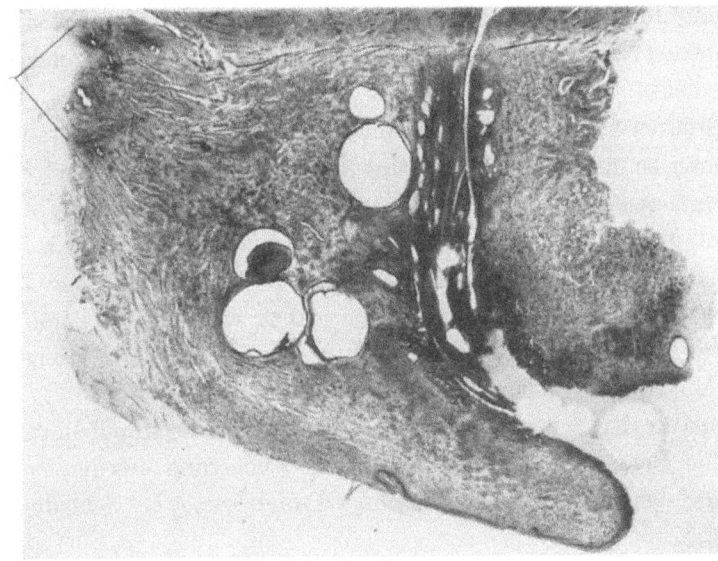

Abb. 223. Sagittalschnitt durch Cervix uteri mit Adenomyosis cervicis interna und unabhängig davon Adenomyosis rectocervicalis mit Eindringen der Wucherung in die Hinterwand der Cervix (A). (Lichtbild Lupe.)

fibrilläre Bindegewebe des Septum rectogenitale tritt meist zurück gegen Überhandnahme derber gequollener Fibrillen.

Entzündliche Infiltrate von Lymphocyten werden verhältnismäßig oft gefunden. So von den meisten der oben genannten Autoren in einzelnen Fällen; von Goldstein in allen seinen 4 Fällen. Neben Lymphocyten sind Plasmazellen vorhanden. Ich habe sie nicht in besonders auffälliger Menge gefunden.

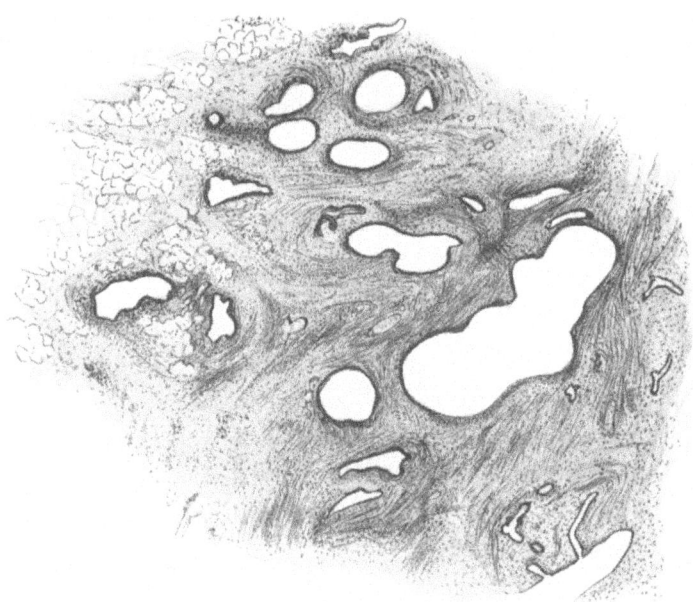

Abb. 224. Typisches Bild der einfachen Cystenbildung bei Adenomyosis rectovaginalis mit Wucherung des fibrillären Bindegewebes. Rechts unten eine sogenannte Ampulle mit einzelnen Schläuchen und cystogenem Stroma. (Lichtbild schwacher Vergrößerung.)

Muskel- und Bindegewebswucherung ist immer nachweisbar, besonders die letztgenannte mit starker Neigung zur Faserquellung und Hyalinisierung. Auch die Blutgefäßwände sind verdickt. Ödematöse Aufweichung unter Erweiterung der Lymphgefäße ist seltener. Die Grenzen zwischen Cervicalwand, Septumgewebe und Rectalwand sind verwischt. Der Gehalt an muskulärer Wucherung ist von Fall zu Fall wechselnd; das Cervicalgewebe neigt überhaupt nur zu mäßiger Hyperplasie, das rectovaginale Zwischengewebe ist an sich schon individuell und örtlich verschieden mit Muskulatur bedacht. Die Rectalwand gerät ebenfalls in Wucherung unter lebhafter Durchsetzung der Muskulatur mit fasrigem Bindegewebe. Neuweiler gibt ausdrücklich an, daß der Knoten im hinteren Scheidengewölbe „Drüsen in glatter Muskulatur der Uteruswand" zeigte, womit der Charakter der Muskulatur gekennzeichnet werden soll.

Die Muskulatur der Scheidenwand selber ist bei den tiefergreifenden Wucherungen im rectovaginalen Bereiche nicht erheblich durch Wucherung beteiligt, was im übrigen mit der geringen Neigung zur Muskelwucherung (Myombildung) der Scheide im Zusammenhang steht.

Elastische Fasern, die von Albrecht an der Peripherie der zelligen Herde in Form verfilzter, gequollener, dicht gedrängter Fäden besonders nahe größeren Gefäßen gefunden werden, gehören der Adventitia derselben an und beteiligen sich nicht an der Wucherung, sondern fallen allmählicher Auflösung anheim.

Selten werden die genannten Cysten größer; in einem Fall von Adenomyosis im Septum rectovaginale fanden Goldstine und Fogelson endometranes Gewebe mit einer Schokoladencyste. Die ganze Masse hatte etwa 4 cm Durchmesser.

Teilnahme an der prägraviden Funktion erwähnt Wagner, auch Max Ballin in 2 Fällen.

Auch Decidua ist in einer kleinen drüsig cystischen Wucherung gefunden worden. Freund, Rosenstein, Griffith, Lahm, in dessen Falle papilläre Wucherungen im Douglas Verdacht auf Carcinom erregt hatten; ferner Lochrane, Ulesko-Stroganowa, White, Wagner. Letzterer sah enorme Decidualbildung, die an „Deciduome" erinnerten.

Als besonderen Bestandteil sowohl in dem überwiegend fibrösen Gewebe eines Knotens, der im rectovaginalen Zwischengewebe in der Höhe der Portio saß, als auch in den spärlichen endometrioiden Herden fand Baer sympathische Ganglienzellen, woraus er auf Ausbreitung längs der Lymphspalten der Nerven schließt. An den übrigen Geschlechtsorganen konnte durch klinische Untersuchung nichts besonderes festgestellt werden.

Zu den Rückbildungserscheinungen gehören die oben erwähnten Zertrümmerungen des Gewebes durch Hämorrhagien, die zweifellos mit menstrueller Kongestion zusammenhängen. Es wird von der Blutung, namentlich das gewucherte zellreiche Stroma, betroffen; dabei wird das Epithel zerstört und es bleibt längere Zeit Blutpigment in den Zellen sichtbar. Der Zusammenhang mit der Menstruation wird acuh klinisch durch Anschwellung und Schmerzen bezeugt. Auch Thrombosenbildung (Sitzenfrey) führt zu umschriebener Rückbildung einzelner Herde.

Es mag schon hier darauf hingewiesen werden, daß die zertrümmerten Herde mit blutgefüllten Cysten und Epithelfetzen in diesen leicht verkannt werden und als Beweis für Schleimhautdeportation in Blutgefäßen gelten. Eine aufmerksame Betrachtung kann solche Täuschungen leicht vermeiden.

In einem meiner Fälle (102, 68) besteht im rectovaginalen Gewebe ein nur kleiner Knoten, von dem aus die adenofibröse Wucherung in einen im Douglas verwachsenen Zipfel des Omentum majus eingewachsen ist. Unter dem Einfluß der schleimhautartigen, mit kleinen Cysten durchsetzten Wucherung scheint das Netz fibrös zu degenerieren; nur die letzten Ausläufer liegen noch vom Fettgewebe umgeben (Abb. 225).

Schließlich ist zu erwähnen, daß auch die Schleimhaut der benachbarten Organe in Mitleidenschaft gezogen werden kann, deren Wandung von der Adenomyosis rectocervicovaginale infiltriert wird, also die Schleimhaut des Rectum, der Cervix und der Vagina.

Die epithelial infiltrierte Schleimhaut wird leicht entzündlichen Reizen preisgegeben und diese wirken wiederum fördernd auf die epitheliale Wucherung.

Bei stärkerer Beteiligung des Rectum entstehen ohnedies leicht Beschwerden durch Stenose; kommt es gar zur Inangriffnahme der Schleimhaut, so können sich Cysten, Polypen, Ulcerationen mit Blutungen herausstellen. Die Beteiligung der Schleimhaut ist in der Hauptsache passiv. Kleinere Ausläufer der infiltrierenden Epithelwucherung fanden sich ebenfalls in einigen Fällen bis an und in die Schleimhaut (Cullen, Kleinhans, R. Freund, Jessup, R. Meyer, Lauche, de Josselin de Jong). Dabei entstehen auch klinische Erscheinungen der vermehrten Rectumstenose zur Zeit der Menstruation (Cullen, Lauche).

Auch in der neueren Literatur ist die Verengung des Mastdarmes als schwere Erkrankung wiederholt beobachtet, z. B. Heim (1925), Monat (1926) und von v. Meigs, der in 2 Fällen zur Resektion des Darmes schreiten mußte.

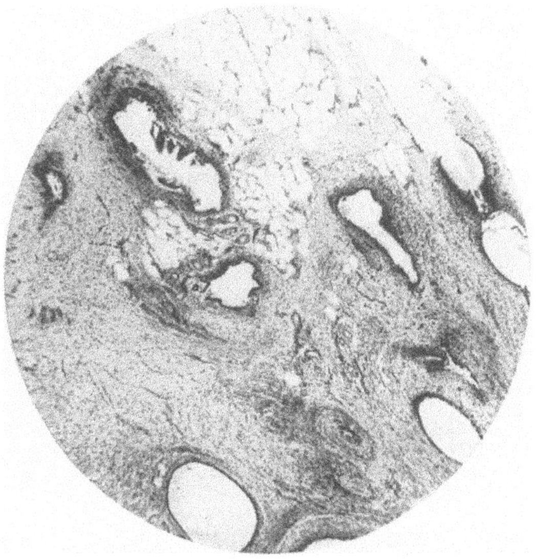

Abb. 225. Adenomyosis rectocervicalis. Netz fest verwachsen im Douglas. Das Fettgewebe im oberen Teile des Bildes gehört dem Netze an. Die ursprünglichen Oberflächen des Douglas und des Netzes sind verschwunden. Die epitheliale Wucherung liegt in ihrem oberen Teile noch im Netzgewebe. (Lichtbild schwacher Vergrößerung.)

Aber auch die Rückbildung schwerer stenosierender Erscheinungen wurde nach Kastration von v. Meigs beobachtet. Graves beschreibt sogar inoperable stenosierende Wucherungen am Kolon und im Septum rectovaginale der gleichen Patientin, die durch Kastration geheilt wurde.

Die Wucherung im Septum rectocervicale kann auch die Cervicalschleimhaut in Anspruch nehmen, teils passiv, insofern die Drüsenwucherung von außen bis in sie vordringt, teils indem sie selber auch in Proliferation und heterotopes Tiefenwachstum gerät. Man kann dann ein Durcheinander von Schleimepitheldrüsen und Cysten und mehr endometrioiden Bildungen erleben, das falsch gedeutet werden kann, wenn man nicht die beiden verschiedenen Quellen auffindet. Auch die Vaginalschleimhaut kann ergriffen werden, natürlich mehr passiv, insofern die heterotope Drüsenwucherung an sie heranreicht und sie cystisch und polypös vorstülpt und sogar durchbricht. Es kann auch hier zur Funktion und zu Blutaustritt während der Menses kommen.

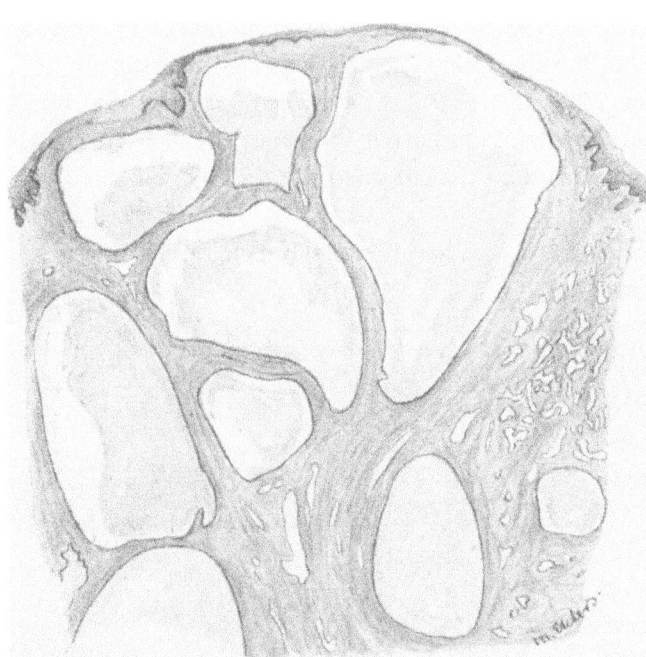

Abb. 226. Adenomyosis rectovaginalis mit sehr ausgedehnter Durchwucherung der Vaginalschleimhaut in allen Teilen. Cysten stülpen die verdünnte Vaginalschleimhaut knotig vor. Drüsenform und Epithel ohne besonderen Typus. (Lupenvergrößerung.)

Solche Stellen kommen auch an der Portio vor und am Vaginalgewölbe; namentlich Cullen und Sampson haben solche in deutlichen Abbildungen wiedergegeben; aber auch weiter abwärts im oberen Drittel kann die Vagina lebhaft in Mitleidenschaft gezogen werden. Namentlich in einem Falle habe ich (1905) die ganze Vagina in ,,cystadenofibromatöser Degeneration" gefunden und konnte den Befund damals nicht deuten (s. Ergebn. d. Pathol. Bd. 9, Teil II, S. 559). Die Vagina wurde für carcinomatös gehalten und exstirpiert. Sie war allseitig mit Knötchen besetzt. Die histologische Untersuchung ergab kein Carcinom, sondern ,,diffuse Adenofibromatose" der Vagina. Das eigenartige Bild bewog mich, an eine vom Plattenepithel ausgehende Wucherung zu denken. Ich schrieb: ,,das Plattenepithel senkt sich als solches in die Tiefe und bildet dort Schläuche und Cysten mit kubischem oder zylindrischem Epithel, oder letztere sitzen direkt an der Oberfläche. Die

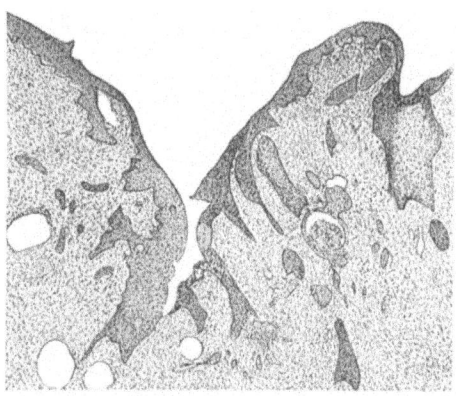 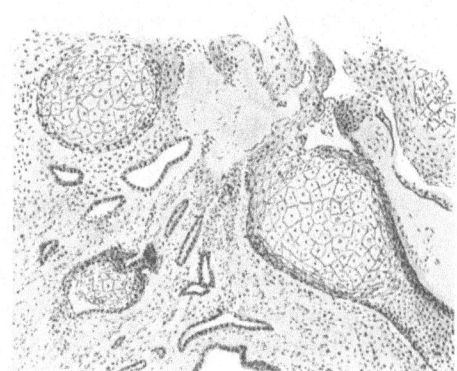

Abb. 227.   Abb. 228.

Abb. 227. Vom selben Falle wie Abb. 226. Das Plattenepithel der Vagina ist in die Drüsen eingedrungen. (Leitz Obj. 1. Okul. 4.)

Abb. 228. Vom selben Falle wie Abb. 226 und 227. Die Drüsenwucherung hat die Oberfläche durchbrochen. Plattenepithel ist in die Drüsen eingedrungen. (Leitz Obj. 3. Okul. 3.)

Schläuche verbreiten sich in fibromyomatösem Gewebe" (vgl. Abb. 226, 227 u. 228). Den Zusammenhang mit dem Plattenepithel fasse ich natürlich längst nicht mehr als beweisend für die Entstehung auf. Die tiefen Einsenkungen des Plattenepithels erklären sich vielmehr durch nachträgliches Einwachsen in die nach außen durchgebrochenen Drüsen, so wie wir es als Ausheilungsprozeß bei der Erosio glandularis portionis kennen. Aus der Beschreibung des Operateurs (Dr. Weidling) geht hervor, daß das rectovaginale Zwischengewebe derart beteiligt war, daß die Operation unvollkommen blieb im oberen Teile der Vagina. Die Frau ist trotzdem geheilt worden.

Andere Fälle derart, wenn auch weniger ausgedehnt, sind beschrieben worden von Rosenstein, Cullen, Freund, Heineberg, Lauche, Neuweiler, Schindler,

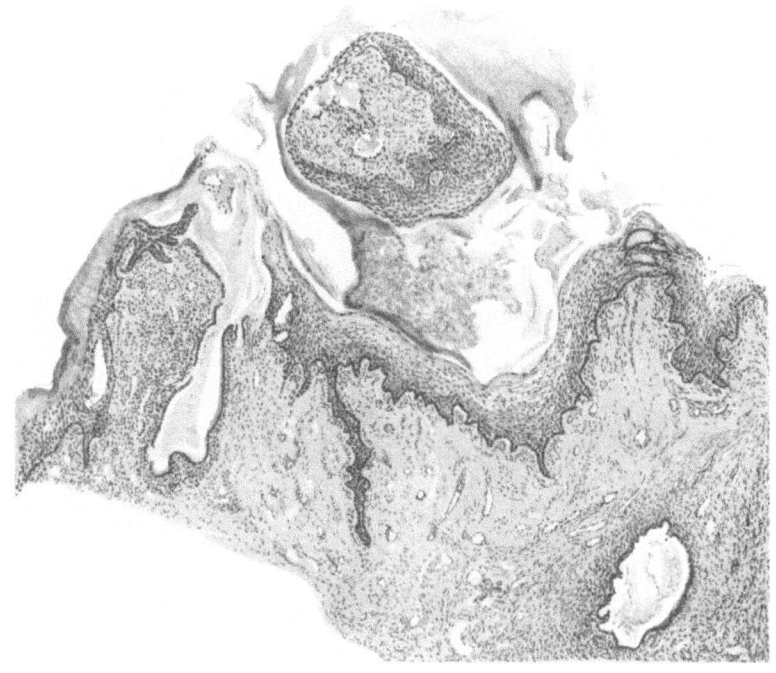

Abb. 229. Knoten im Fornix der Vagina bei einer 34jährigen Frau. Durchbruch einer Drüse auf die Oberfläche der Vagina.

Terosaki, Nadal, in diesem Falle saß der 2 cm lange, 6 mm breite adenomatöse Knoten offenbar in der unteren Hälfte der Vagina, nämlich näher der Vulva als dem Uterus. Meist handelt es sich um kleinere umschriebene Durchbrüche in die Vaginalschleimhaut.

Walthard beobachtet menstruelle Blutung aus einem im Anschluß an parametrane Adenomyosis entstandenen Divertikel mit punktförmiger Öffnung in die Vagina und auch in einem Falle von Mestitz von Adenosis im hinteren Scheidengewölbe bestanden mehrere kleinste Fistelöffnungen auf dem blauroten Knoten.

Die oben erwähnte polypöse Form der vaginalen Wucherung nimmt selten solche Größe an, wie es von Shaw bei einer 38jährigen Frau beschrieben worden ist. Zuerst bestanden recidivierende Cervicalpolypen, dann sehr starke Adenomyosis rectocervicovaginalis mit adenomyomatöser Polypenbildung an der Portio und im hinteren Vaginalgewölbe. Die typisch adenomyomatösen Polypen hatten 1¹/₂ Zoll Länge und hatten Plattenepithelüberzug.

Die kleineren Vorsprünge sind meist mehr warzig wie in einem Falle von Schindler. Auch ich habe in 3 Fällen endometrioides Gewebes nachweisen können, das einmal aus blutendem und zweimal aus kleinem polypösem Gewebe und „papillomatösem" Gewebe des Vaginalgewölbes durch Kürettage gewonnen wurde. Die Frauen sind ohne weitere Eingriffe viele Jahre geheilt geblieben bis heute.

Im letztgenannten Falle handelte es sich um eine seit 5 Jahren steril verheiratete 26jährige Patientin. Das Gewebe hatte nach Angabe des Herrn

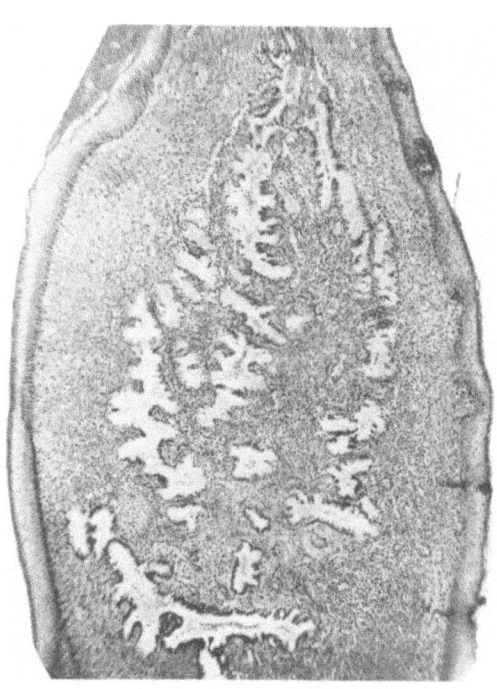
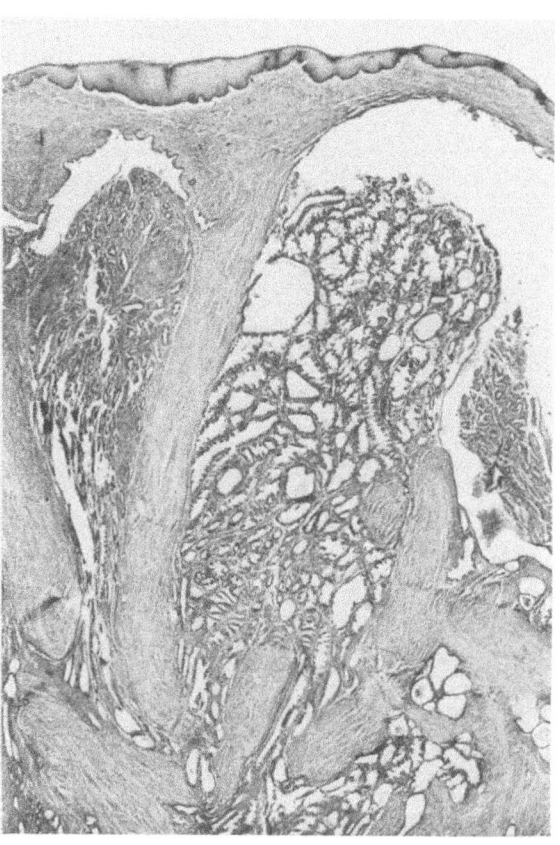

Abb. 230. Papillomatöse Wucherung in der hinteren Vaginalwand einer 26jährigen Frau (269, 52) mit Plattenepithel der Oberfläche und funktionierendem Endometrium im Innern. (Lichtbild mittlerer Vergrößerung.)

Abb. 231. Adenomyosis im linken Scheidengewölbe zum Teil in hoher Funktion = „prämenstruell". (Pr. 6465—296, 1) s. Text. Von Plattenepithel überzogen, das an anderer Stelle durchbrochen ist. (Lichtbild, Lupe.)

Dr. Buttermann in Spandau in Form spitzer Kondylome der hinteren Vaginalwand breitbasig aufgesessen in der Flächenausdehnung einer breiten Daumenkuppe. Die Menses waren regelmäßig alle 4 Wochen aufgetreten ohne Beschwerden; zum letzten Male 24 Tage vor der Entnahme der Wucherungen. 4 Tage nachher, also ganz pünktlich trat die Menstruation wieder auf. Dementsprechend finden sich die endometrioiden Drüsen in voller Funktion (Abb. 230). Auch diese Frau ist nach Auskratzung und späterer Ätzung eines Recidives dauernd gesundet.

Die papillomatösen Bildungen der Vagina entstehen offenbar im Anschluß oder auf Anreiz der endometrioiden Wucherungen; nicht durch passives Vortreiben der

Vaginalschleimhaut, deren Plattenepithel nicht etwa gedehnt wird, sondern sich papillär wulstet.

In dem anderen Falle sind die polypösen Vorsprünge nur kleine Knöpfchen; das endometrioide Gewebe ist reich an weiteren Blutgefäßen. Blutung erfolgt in das Gewebe. Funktion ist hier nicht mehr vorhanden (Abb. 232).

Ungewöhnlich starke Adenomyosis im Fornix vaginae.

Ein vom Herrn Kollegen Br. Wolff (Pr. 6465—296, 1) bei einer 35jährigen Frau aus dem linken Scheidengewölbe herausgeschnittener Knoten stellt eine ungewöhnlich große Masse von hoch funktionierenden Endometrium dar, das mehr Raum beansprucht als die weit auseinandergedrängte Muskulatur (Abb. 231). Zum Teil sind einzelne Schläuche und kleine Cysten locker zerstreut, aber zumeist werden große Felder funktionierender Schleimhaut gebildet bis über 1 cm Länge. Ein kleiner Teil der Drüsen wird unter frischer Blutung in Spalträume abgestoßen, die gegen die Oberfläche gerichtet sind unweit des diese bedeckenden Plattenepithels.

Es ist das eine Adenomyosis von derart weitgehender Gleichheit mit dem Endometrium corporis und so guter funktioneller Ausbildung, wie ich sonst ektopisch nie gesehen habe, auch nicht im Ovarium.

Rückblick auf die Adenofibrosis spatii rectogenitalis.

Endometrioide Wucherung kann höchst selten von Adenomyosis uteri interna her, öfters von Adenomyosis uteri peritonealis, meist vom Douglas her oder unter demselben entstehen und einerseits in das Rectum, andererseits in die Cervix und Vagina einwuchern. Die Entstehung meist unter deutlichen entzündlichen Erscheinungen fällt, wenn vom peritonealen Raume herstammend, als Fortsetzung der intraperitonealen Wucherungen mit diesen und mit der Adenomyosis uteri externa unter die gleichen histogenetischen Gesichtspunkte. Außerdem kommen auch hier angeborene Versprengungen vor, die bessere Beachtung verdienen.

3. Adenomyosis (Fibroadenomatosis) des Septum cervicovecicale und der Blasenwand.

Die peritoneale Hinterfläche des Uterus ist sehr viel stärker gefährdet als die vordere, durch alle entzündliche Vorgänge im Bauch- und Beckenraum namentlich der Adnexe, aber auch des Darms; so namentlich auch leidet die Douglastasche, der „Schlammfang" des Beckens. Die Excavatio vesico-uterina ist dementsprechend weit mehr geschützt sowohl gegen unmittelbare Fortsetzung der selteneren Adenomyosis externa an der Oberfläche als auch gegen vereinzelte Herdbildung durch Schlammfang. Dieses gilt, wie immer man sich die Entstehung vorstellen mag, sei es durch Implantation (Sampson) oder durch Umwandlung des Peritonealepithels infolge entzündlicher Reizung. Auch ist in dem Spatium vesicocervicale nicht im gleichen Maße mit embryonalen Cölomepithelresten zu rechnen wie unter der Douglastasche, die ursprünglich bis zum Beckenboden reichte. Das Cavum peritoneale anterius ist von vornherein viel seichter. Diese theoretischen Erklärungen sollen der Tatsache gerecht werden, daß das Septum cervico-vesicale (Parametrium cervicale anterius) und die Blasenwand unvergleichlich viel seltener befallen sind als die Rückseite der Cervix mit Rectum und Vagina. Dabei ist freilich zu berücksichtigen, daß der Prozeß vorne meist so geringfügig ist, daß geringere Grade leicht zu übersehen sind, zumal schwere klinische Symptome seitens der Blase nicht so schnell zu erwarten sind, wie etwa die Rectumstenose. Dennoch empfiehlt es sich, der Erkrankung eingehende Aufmerksamkeit zuzuwenden. Es sind nur wenige Fälle bekannt, aber vermutlich werden sie anatomisch öfters übersehen und klinisch falsch gedeutet. Wir finden in der Blasenwand mehrere Gruppen von drüsiger Tiefenwucherung:

α) solche, die von der Blasenschleimhaut ausgehen:

Adenomyosis vesicalis interna,

β) solche, die von der peritonealen Oberfläche, sei es aus der Tasche oder vom Uterus her in die Blasenmukulatur vordringen:

Adenomyosis peritonealis,

γ) und kombinierte Fälle:

Adenomyosis peritonealis et vesicalis propria.

Wenn die erste Gruppe der Wucherungen, die von der Blasenschleimhaut ausgehen, scheinbar hier nicht her gehört, so lege ich doch besonderen Wert auf ihre Beachtung, weil in den Wucherungen der Blasenschleimhaut sehr verschiedene Differenzierungsarten zu Worte kommen, nämlich neben den Brunnschen Nestern und ihnen gleichenden, etwas längeren Schläuchen mit „Übergangsepithel" zuweilen darmdrüsenartige Gebilde, Schläuche und Cysten mit Schleimepithel und Becherzellen und außerdem Schläuche mit zylinderzelligem Epithel ohne Schleimreaktion. Diese Schläuche sind es zunächst, die in Zukunft größte Aufmerksamkeit erfordern. Nicht nur, weil sie in den von mir als Gruppe 3 angeführten Fällen mit den Drüsenschläuchen der Adenomyosis peritonealis örtlich durcheinander geraten können, sondern weil sie möglicherweise selber endometrioid werden können. Goebel hat bei Bilharziaerkrankung am Trigonum

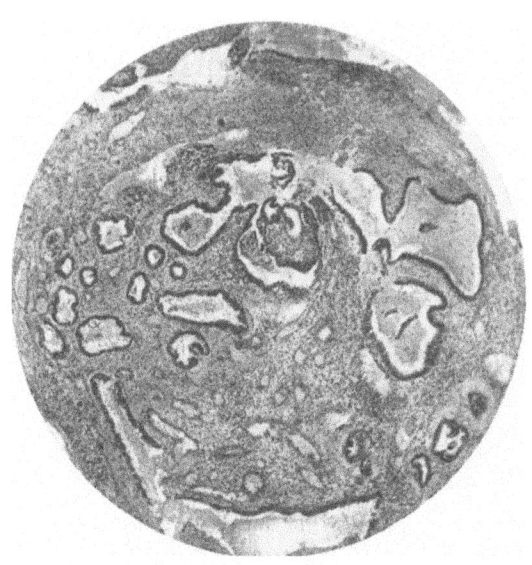

Abb. 232. Durch Curettage gewonnene polypöse Vorsprünge im Laquear vaginae (269, 19). Endometrioide Wucherung mit vielen Gefäßen im reichlichen cytogenen Stroma und Blutung in das Gewebe. Oberfläche hat Plattenepithel. (Lichtbild mittlerer Vergrößerung.)

der Blase neben papillären Wucherungen auch Drüsenschläuche erwähnt und abgebildet, ohne daß man daraus einen bestimmten Charakter erkennen könnte. Diese Befunde Goebels werden gelegentlich in der Literatur als den Uterusdrüsen ähnlich zitiert, ohne Grund.

Ferner sind Schleimdrüsen der Blasenschleimhaut bekannt bei Spaltblase. Auch bei wohlgebildeter Blase soll gleiches vorkommen, wofür Stoerk des öfteren zitiert wird, von dem ich jedoch nur ein Schleimdrüsen-Carcinom des Trigonum der Blase kenne. Schleimdrüsen gibt es nun in der Tat in der Schleimhaut des Trigonum Lieutaudii, wie wir sehen werden, aber wichtiger würde der bündige Beweis sein, daß vom Blasenepithel auch endometrioide Bildungen entstehen. Natürlich müßte genaue Untersuchung ergeben, daß jeder einzelne Schlauch der Blasenschleimhaut in der Tiefe den endometrioiden Charakter annimmt.

Immerhin ist auch schon die Differenzierung von Blasenschleimhaut zu Darmdrüsen im Verlaufe entzündlich entstandener Wucherung ebenso wie andere derartige Heteroplasien genügender Grund für die an der Adenomyosis-Forschung Beteiligten den Blasenleiden viel mehr anatomisches Interesse entgegen zu bringen als bisher. So wie Schleimdrüsen dem Entoderm der Blasenanlage zukommen können, so darf man auch mit der Möglichkeit besonderer epithelialer Wucherungen aus dem mesodermalen Blasenteil des Trigonum Lieutaudii rechnen.

Die Bedeutung des noch wenig bekannten Leidens veranlaßt uns zur Betrachtung der einzelnen Fälle.

a) Adenosis und Adenomyosis vesicalis interna.

Hierher gehören zwei Fälle, von denen der erste von Fletscher wenig bekannt geworden ist.

Bei einer an Blasensteinen erkrankten Frau wurde durch Sectio alta eine Wucherung der Blasenwand entfernt, die innen mit Harnsalzen inkrustiert war. Ausser papillärer Wucherung in das Blaseninnere hatten sich auch Schläuche gebildet, die Schleimepithel mit Becherzellen trugen, sodaß sie durchaus an Drüsen des Rectum erinnerten.

Es dürfte am Platze sein, dieser Gruppe von Drüsenbildungen eine besondere Aufmerksamkeit zu widmen.

Die ortsungewöhnliche Differenzierung der Blasenschleimhaut in rectale Drüsen, die auch bei Ekstrophie der Blase bekannt ist, kommt höchstwahrscheinlich öfters vor, aber gerade ihr Erscheinen bei Reizungszuständen und nur an einzelnen Stellen lehrt uns, daß nicht nur äußere Anlässe, sondern auch örtliche Disposition vorhanden sein muß.

Einen Fall [Frommolt (1927)], von dem schon Stoeckel das makroskopische Operations- und Obduktionspräparat demonstriert hatte, habe ich seinerzeit ausgiebig untersucht. 10 Jahre zuvor waren die linken Adnexe entfernt worden wegen entzündlicher Erkrankung. Es bestand bei Lebzeiten eine kirschgroße Vorwölbung in die Höhle der Blase hinter der rechten Uretermündung. Ein Tumor, der von der rechten Scheidenwand aus neben der Portio zu fühlen war, und ein anderer apfelgroßer Teil des Tumors wurde zwischen Blase und rechtem horizontalem Schambeinast festgestellt. Der Tumor lag zum Teil in der riesig verdickten Blasenwand und hatte sich mit einem großen Teil paravesical bis in das seitliche vordere Vaginalgewölbe entwickelt, von wo aus schon vor der Operation aus einer Probeexcision Adenomyosis diagnostiziert worden war.

Außerdem bestand eine mächtige tumorartige Verdickung der Urethralwand und ihrer Umgebung. Der Fall ist in allen Einzelheiten, die hier nicht zur Sache gehören, sehr beachtenswert. Es fanden sich erstens unbedeutende, nicht dem Hauptleiden zugehörige Drüsenwucherungen zwischen Uterus einerseits und der Blase und dem Ureter andererseits, auch zwischen diesem und dem Mesovar in dem entzündlich verwachsenen Gewebe. Im übrigen wurde in dem riesenhaft verdickten, entzündlich veränderten Gewebe nichts an drüsiger Wucherung gefunden. Der Fall ist klinisch sehr bemerkenswert, aber uns interessiert hier nur der Befund einer von der Blasenschleimhaut ausgehenden Wucherung, die eine tumorartige Wucherung nicht nur der Blasenwand selber, sondern mehr noch des paravesicalen Gewebes und in unmittelbarer Fortsetzung bis zum vorderen seitlichen Scheidengewölbe hervorgerufen hatte. Diese ausgedehnte Wucherung ist überall von epithelialen Schläuchen und Cysten durchsetzt, die sich schon bei der vaginalen Probeexcision ergeben hatten. Trotzdem die drüsige Wucherung mit so zahlreichen Stellen der Blasenschleimhaut und insbesondere mit den durch geschichtetes Übergangsepithel ausgezeichneten Krypten derselben zusammenhängt (Abb. 233, 234 u. 235), daß die Neubildung zweifellos als aus der Schleimhaut der Blase hervorgegangen anzusehen ist, so besteht sie dennoch aus Schleimepithel tragenden Gebilden, die durchaus den Drüsen der Rectumschleimhaut gleichen. Die Entzündung, deren riesige Folgen sich von der Niere bis in das Beckenbindegewebe überall breit machen, ist auch in der Blasenwand und der paravesicalen Wucherung tätig.

Dieser Fall mit allen seinen schweren Folgen hat bedeutendes klinisches Interesse; uns fesselt hier vor allem der Befund einer Adenomyosis vesicae propria. Die Drüsen

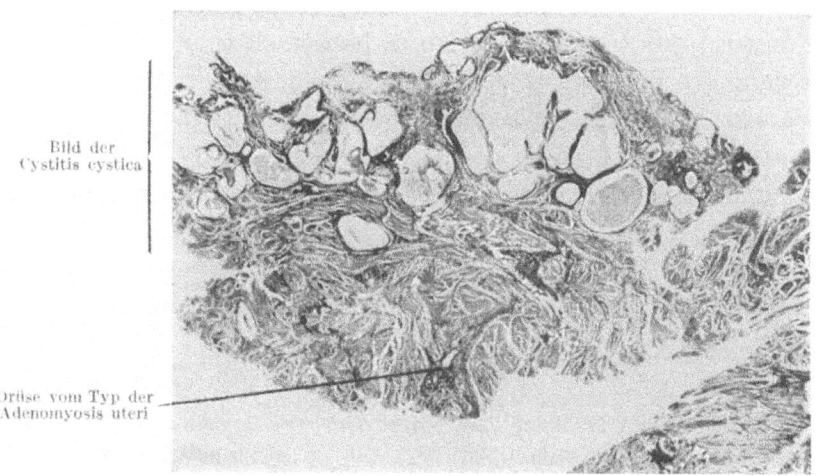

Abb. 233. Übersicht des exstirpierten Teiles vom Blasentumor.

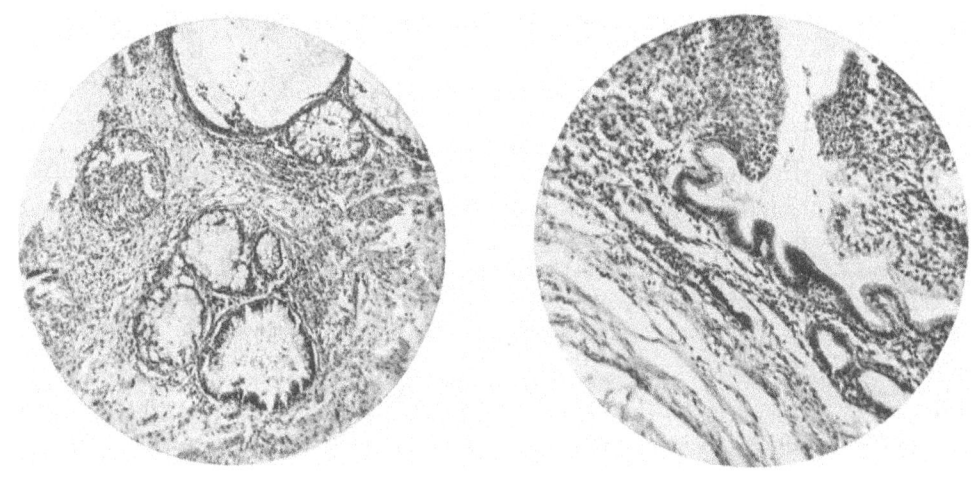

Abb. 234. Abb. 235.
Abb. 234. Drüsige Schläuche mit Becherzellen. Links zwei Brunnsche Nester.
Abb. 235. Übergangsstelle vom gewöhnlichen Blasenepithel zum Cylinderepithel der drüsigen Einstülpungen.
Abb. 233—235. (Aus Frommolt: Zentralbl. f. Gynäkol. 1927.)

entstammen der Blasenschleimhaut. Die Muskulatur in derselben ist als hypertrophische Blasenmuskulatur kenntlich, antwortet also auf den Reiz der epithelialen Neubildung ähnlich wie die Uterusmuskulatur.

β) Adenomyosis vesicae peritonealis.

Wir wenden uns nun der Gruppe II zu, die uns hier hauptsächlich angeht, der Adenomyosis vesicae peritonealis. Der erste Fall wird von v. Rosthorn nur kurz erwähnt.

Einen Fall von Starr-Judd (1921) kenne ich nur aus der Wiedergabe von J. Müller; er ist bemerkenswert dadurch, daß 2 Jahre zuvor die Gebärmutter entfernt worden war und daß starke Blasenbeschwerden bestanden, die zur Entdeckung eines Blasentumors führten, der von der rechten Beckenseite ausging, mit dem Sigmoideum zusammenhing und den Ureter mit umfaßt hatte. Außerdem bestand ein Adenomyom der Tube. Die Blasenschleimhaut war laut Angabe unversehrt.

Ebenso wie in diesem Falle war in zwei Fällen von Keene und Norris die Wucherung cystoskopisch festgestellt aber scheinbar sind sie dennoch zur Gruppe II gehörig. Bemerkenswert ist hier der Befund von geplatzten Teercysten des Ovarium und nach deren Exstirpation der Rückgang der Blasenwandtumoren. Auch Sampson sah in einem Falle aus geplatzten Ovarialcysten herstammendes „Endometrium" in der Blasenwand.

Ein Fall von Leo Brady war bemerkenswert durch die klinischen Erscheinungen; die Blasenwand war auch mitergriffen. Das gewucherte Gewebe wird als „Endometrium" geschildert. Am Uterus selber fanden sich nur Myome. Ein überzähliges Ovar gibt dem Falle besonderes Interesse.

Schindler hat bei Adenomyosis interna et externa uteri Übergreifen auf die Ligamente auf Rectum und Blase geschildert. In der 4 cm hohen Verwachsungsfläche zwischen Blase und Uterus hatte die adenomyotische Wucherung breit auf die Blasenwand übergegriffen. Es konnte wegen enormer Verwachsungen nur unvollkommen operiert werden, aber es trat, da die Ovarien auch entfernt wurden, Heilung ein.

Von den Fällen, die ich untersucht habe, ist einer von Brakemann (1924) vorgezeigt worden und J. Müller hat ihn später ausführlicher beschrieben. Außer mehreren Myomknoten des Uterus bestand in der Blasenwand ein haselnußgroßer Knoten, der im Muskelgewebe der Blase endometriumartige Schläuche und Cysten in geringer Zahl zerstreut enthält. Auch dieser Fall gehört zur Gruppe II der Adenomyosis peritonealis s. externa.

In einem Falle von Mestitz von ausgedehnter Wucherung in der Uterusnarbe nach früherem Kaiserschnitt war das endometrioide Gewebe tumorartig auf die Excavatio vesico-uterina und die Wand der Harnblase übergegangen.

Schließlich ein Fall von cystischem Tumor der ganzen vorderen Uteruswand (Whitehouse) bei einer 22jährigen Kranken ohne Menses, aber mit monatlichen Beschwerden. Bei starken Verwachsungen in den Beckenorganen fand sich endometrioide Wucherung von der Cystenwand ausgehend bis tief in die Blasenwand vorgedrungen.

Hinzu kommt ein eigener Fall:

Knotenförmige Adenomyosis decidualis vesicae externa.

Das Präparat (Pr. 9151) verdanke ich Herrn Kollegen Prof. Seegert, der bei Gelegenheit einer Sectio caesarea transperitonealis cervicalis den haselnußgroßen derben Tumor aus der hinteren Harnblasenwand herausgeschnitten hat. Der Knoten ist nach der Oberfläche zu von der Serosa und einer stark gedehnten subserösen Muskulatur bedeckt, die sich in ganz unregelmäßigen Zügen in den Knoten in Gestalt lockerer Muskelbündel mit erweiterten Lymph- und Blutgefäßen fortsetzt. Der größte Teil des Knotens ist von Decidua eingenommen, die sich in höchst unregelmäßigen großen Feldern ausbreitet und ganz unregelmäßig in die Muskulatur fortsetzt, die sie offenbar zum Teil auflöst. An der Grenze zur Muskulatur sind an wenigen Stellen Übergänge der Deciduazellen zu kleineren („cystogenen") Stromazellen nachweisbar. Im übrigen stellen die Deciduaherde einen außerordentlich starken Grad der typischen decidualen Zellhypertrophie dar. Der Glykogengehalt ist sehr wechselnd, fehlt teilweise ganz und ist namentlich in den kleineren Zellen stärker. Ein Teil der Deciduazellen befindet sich in stärkerer Rückbildung, vakuolärer Degeneration mit Chromatolyse in den Kernen. Epithelräume teils spaltförmig, teils mit „Papillen" in etwas weiteren Lichtungen, sowie einzelne Cysten haben einen meist niedrigen Epithelbelag. Glykogen fällt in großen Mengen nur in den weiteren Lichtungen auf. Die Muskulatur hat ebenfalls einen scheinbar sehr willkürlich wechselnden, im ganzen nicht großen Glykogengehalt in den Zellen. Lymphocytäre Infiltration findet sich meist nur in bescheidener Menge, nur stellenweise ein wenig gehäuft längs der Gefäße in der Decidua. Die Lymphgefäße sind in der Decidua erweitert, die Blutgefäße weniger.

Alles in allem eine typische Adenomyosis endometrioides decidualis, in der die große Masse von Deciduazellen im Vergleich zu der geringen Zahl von Drüsen auffällt bei geringer lymphocytärer Infiltration.

γ) Adenomyosis vesicae interna et peritonealis externa.

Diese Gruppe beider Arten von Wucherung ist besonders wichtig durch die Möglichkeit von Collision.

Zunächst lasse ich nachträglich noch einen neuen Fall folgen, den man als Übergang von der zweiten zu dieser dritten Gruppe ansehen kann. Er wurde von Herrn Dr. Ottow in unserer Klinik cystoskopisch entdeckt und zugleich mit einem anderen röntgenkastrierten Falle bei der Tagung der Deutschen Gynäkol.-Gesellschaft in Leipzig 1929 vorgelegt.

Bei der Laparotomie wurde eine enorme chronische Entzündung mit Adhäsion an den Adnexen gefunden. Da bei der jungen Frau Wunsch nach Kindern besteht, wird nur der starke Blasenbeschwerden hervorrufende etwa walnußgroße Knoten als ein Keil herausgeschnitten, dessen Spitze in der Uteruswand und dessen Basis in der Blasenschleimhaut sitzt. An dem Stück wird der größere Teil von der Blasenwand eingenommen. Die typisch endometrioide Bildung hält die Muskulatur des Uterus, das Fettbindegewebe des Zwischenraumes und die Blasenwand besetzt. Doch ist die Einbruchstelle in die Blase nicht breit, vielmehr sind die seitlichen Teile des Septums frei von Drüsen, obgleich hier gute Ausbreitungsmöglichkeiten im lockeren Fettbindegewebe in der Umgebung größerer Gefäße gegeben wäre. Im mittleren Teile des Stückes fehlt das Fettbindegewebe, hier liegen Uterus- und Blasenmuskulatur sehr dicht benachbart, nur von schmalen Keilen derben fibrösen Bindegewebes seitlich durchsetzt. An dieser Stelle steht die Wucherung der Drüsen im Uterus und in der Blase im Zusammenhange, während sie in den seitlichen Teilen getrennt sind durch das Fettbindegewebe. Wenn man diesen Befund berücksichtigt, kann man nicht sagen, daß die Wucherung vom Septum urogenitale ausgegangen sei und sich nach vorn und hinten ausgebreitet habe. Da jedoch nur ein kleiner Teil, die Spitze des keilförmigen Stückes von Uteruswand eingenommen wird und hier die Menge der Drüsen nicht groß ist, so ist kein Urteil über den Ausgangspunkt der Wucherung möglich. Mit dieser Erörterung wird keine grundsätzliche Entscheidung getroffen, vielmehr soll sie nur den Weg zu den Fragen zeigen, die bei der Beurteilung des Einzelfalles aufzuwerfen sind. Nur im Zusammenhange des ganzen Präparates ließe sich der Entstehungsort der Wucherung klarstellen.

Die Uterusmuskulatur liegt der typisch endometrioiden Wucherung eng an und ist wohl ein wenig hypertrophisch. Die Blasenmuskulatur erkennt man an den scharf abgesetzten Muskelbündeln mit den breiten Bindegewebssepten; nur in diesen breitet sich das endometrioide Gewebe aus, ohne daß die Muskulatur durch Wucherung die fremden Herde einschließt. Nur an einzelnen Stellen dringt das cytogene Gewebe auflösend und aufteilend in die Blasenmuskulatur selber vor. Immerhin scheint diese im ganzen etwas stärker als sonst. Es tut nicht viel zur Sache, ob man trotzdem von Adenomyosis vesicae sprechen will, aber es besteht der Eindruck, daß die endometrioide Wucherung noch nicht sehr vorgeschritten sei, der Prozeß noch nicht sehr alt sei. Es steht aus anderen Fällen fest, daß auch die Blasenwand mit muskulärer Hyperplasie antworten kann. Vielleicht wäre diese später noch erfolgt, wenn die schleimhäutige Wucherung die Muskelbündel selber durchsetzt hätte. Zur Zeit findet sie an den meisten Stellen noch genügend Platz zur Ausbreitung in den Septen, deren Bindegewebe übrigens auch nicht gewuchert ist, und nur an einigen Stellen mit Faserquellung und Verhärtung antwortet.

Die endometrioide Wucherung ist typisch, hat reichlich cytogenes Stroma, kolbige Vorsprünge (Pseudoglomeruli) in den größeren Hohlräumen, mit altem Blut gefüllte Cysten, einseitige Ansammlung von Drüsen an Cysten usw.

Am meisten Beachtung verdient das Verhalten der epithelialen Wucherung in der Schleimhaut, in der sie sich leicht ausbreitet, auch hier nur stellenweise unter geringer Quellung und Verhärtung des lockeren Fasergewebes. Mehr fällt stellenweise ödematöse Auflockerung auf, entzündliche Infiltrate längs der Gefäße und die Neigung der endometrioiden Wucherung zur Cystenbildung, durch die die Oberfläche der Blasenschleimhaut buckelig vorgetrieben wird. Diese Buckel konnten schon cystoskopisch und am herausgeschnittenen Stücke als Bläschen festgestellt werden.

Nun kommen wir zu dem wesentlichsten Teile des Befundes, nämlich dem Verhalten des Blasenepithels. Es bestehen nämlich offene Verbindungen zwischen den Lichtungen der endometrioiden Wucherung und der Blasenhöhle und in den Verbindungsgängen finden wir das geschichtete Blasenepithel, sogenanntes Übergangsepithel und dieses trägt als oberste Lage eine Reihe hellerer Schleimreaktion gebender Zellen. An sich ist dieses nicht auffallend. Es wird vielmehr erst bemerkenswert dadurch, daß einzelne kleine unregelmäßig drüsige Verzweigungen dicht unter der Schleimhautoberfläche nur einreihiges höher zylindrisches Schleimepithel tragen ohne darunter liegende andere Zellen. Diese Drüsen stehen in Verbindung mit der übrigen epithelialen (endometrioiden) Wucherung. Daraus entstehen Zweifel, ob deren Räume vom Schleimepithel der Blasenwand eingenommen werden, oder ob dieses in selbständige Drüsenwucherung gerät. In beiden Fällen ist es eigenartig, daß nur das Schleimepithel allein besteht. Es ist kaum anzunehmen, daß beim Eindringen des Blasenepithels gerade dessen oberste Zellschicht allein weiter wuchert; sie ist die am wenigsten aktive, wird leicht abgestoßen und von unten ergänzt. Mit weit größerer Wahrscheinlichkeit ist anzunehmen, daß die basale Zellreihe des Blasenepithels in die Gänge wächst und sich sofort in zylindrisches Schleimepithel ausdifferenziert, ohne erst in Mehrschichtung zu verfallen. Jedenfalls ist beachtenswert, daß das Schleimepithel ohne die geschichtete Unterlage viel höher ist als auf dieser und daß sie dort zweifellos auch eine stärkere Schleimförderung in den Zellen und auch im Drüseninhalt zeigt. Es muß aber im Hinblick auf die folgenden Fälle gesagt werden, daß keine annähernde Ähnlichkeit mit Darmepithel besteht. Die Zellen sind nicht so hoch und es fehlen die Becherzellen völlig.

Weiterhin nach der Tiefe zu geht das Schleimepithel in einfaches zylindrisches Epithel über, ohne daß es möglich wäre, bestimmt zu sagen, ob es unter Verlust der Schleimgebung noch weiter in die Tiefe dringt oder ob hier noch endometroides Epithel vorliegt.

In Hinsicht auf die weiteren Fälle ist es außerdem wichtig, die Frage anzuwerfen, ob hier nur ein Eindringen des Blasenepithels in die endometrioden Drüsen vorliegt, oder ob das schleimzellige Blasenepithel selbständige Drüsenschläuche durch eigene Wucherung liefert. Es ist dieses nicht ganz ausgeschlossen, jedoch ist es wohl an den meisten Stellen nicht der Fall, da man an ihnen das Übergangsepithel der Blase mit oberster Schleimepithellage in den Mündungsgängen sieht und da sich auch noch weiter in der Tiefe dieser Gänge das Schleimepithel allein findet. Immerhin ist eine aktive Schleimepithel-Drüsenwucherung nicht ganz ausgeschlossen.

Die offene Verbindung der endometrioiden Kanäle mit der Blasenlichtung stelle ich mir durch Platzen der erwähnten Cysten vor und nicht durch zufällige Verbindung mit vorher bestandener Drüsenbildung der Blasenschleimhaut, da solche an den übrigen Stellen fehlen. Auch nicht durch kollaterale Tiefenwucherung des Blasenepithels unter dem mechanisch entspannenden oder chemotaktischen Reize der endometrioiden Annäherung, weil auch hierfür keine Anhaltspunkte in der Nachbarschaft in Gestalt von Anfängen solcher gegenseitiger Annäherung vorhanden sind. Danach glaube ich die einfachste Lösung darin finden zu können, daß die endometrioiden Cysten platzen und das Blasenepithel in die Fistelgänge der kollabierten Räume einwächst. Als solches ist dieses Einwachsen bemerkenswert; es beweist nicht ohne weiteres eine einfach mechanisch ausgelöste Neigung zur Wucherung des normalen Blasenepithels, es zeigt viel eher, daß das endometrioide Epithel der Benetzung mit Urin nicht gewachsen ist und deshalb zurückweicht; so füllt das Blasenepithel den freiwerdenden Platz aus. Aber wir stehen hier — wie ich schon aus dem übrigen Verhalten entnahm — scheinbar einem noch nicht alten Vorgange gegenüber; es beginnt eine entzündliche Reaktion und es erscheint möglich, daß sich nach weiterem Bestande die Sachlage erheblich verändert haben würde — etwa in ähnlicher Weise, wie in den folgenden Fällen, in denen das Blasenepithel erheblichen Anteil an der Wucherung nimmt.

Insofern bedurfte — wie ich glaube — dieser Übergangsfall von der Gruppe der vorangegangenen Fälle zu den folgenden der Schilderung. Im übrigen ist dem weiteren klinischen Verlaufe mit Spannung entgegenzusehen.

In einem von Frommolt (1927) beschriebenen Falle II aus unserem Material lag die Wucherung zum Teil in der Blasenwand und zum anderen Teil in den Außenschichten des mit der Blase fest verwachsenen Uterus. In diesem Falle war die Schleimhautähnlichkeit größer infolge stärkerer Ausbildung des Stromas. Die Wucherung ergriff Uterus und Blasenwand zugleich. Außerdem besteht aber noch getrennt von dieser durch eine drüsenfreie Mittelschicht der Blasenwand eine andere Epithelwucherung von der Blasenschleimhaut selber. Das Übergangsepithel der Krypten und Epithelnester geht teils in größere Räume und darmdrüsenähnliche Schläuche über mit Schleimepithel und Becherzellen, teils in Schläuche mit indifferenten Cylinderzellen ohne Mucinreaktion. Für beide getrennte Wucherungen, den von der Blasenschleimhaut und den des vesicouterinen Verbindungstumor ist ätiologisch gemeinsam die namentlich in der Blase nachweisbare Entzündung.

Die im Falle I von Frommolt gefundene Wucherung von Epithel, das nichts mit der Blasenepithelwucherung zu tun hatte, war so gering, daß ich Abstand genommen habe, ihn hier einzureihen. Immerhin darf die gemeinsame entzündliche Ätiologie auch hier hervorgehoben werden.

Ein Fall von J. Müller verdient ganz besondere Aufmerksamkeit. Der Kranken waren $1/2$ Jahr zuvor Eileitergeschwülste und der Blinddarm entfernt und die Gebärmutterverlagerung beseitigt worden. Ein höckeriges hyperämisches Gebilde findet sich an der rechten hinteren Blasenwand etwas innerhalb und oberhalb der rechten Uretermündung. Unmittelbar nach der Regel war bezeichnenderweise der cystoskopische Befund viel bedeutender als 8 Tage später; der Tumor war jetzt auf die Hälfte verkleinert, kaum gebuckelt, die Hyperämie hatte stark nachgelassen. Der harte Tumor durchsetzte die Blasenwand in ganzer Dicke, so daß es beim Herausschneiden nötig wurde, bis auf die peritoneale Seite durchzugehen.

Die histologische Beschreibung des Falles ist sehr eingehend und zahlreiche Bilder ermöglichen genaueren Einblick. Danach ist das ganze Gebilde von verzweigten Drüsen und Cysten durchsetzt, um die herum stellenweise im ganzen hypertrophische Muskulatur mantelförmig angeordnet ist.

In der Submucosa liegen größere Cysten, während in der Muskulatur verzweigte Drüsen in cytogenem Stroma liegen, das auch die Muskulatur aufsplittert. Die Abbildung läßt gar keinen Zweifel über, daß es endometrioide Schleimhaut ist. Diese sendet hier und da einen schmalen Strang nach der Subserosa zu aus. Ein Teil der drüsig-cystischen Räume hat leistenförmige Vorsprünge und hohes Epithel mit durchaus hellem Zelleib und basalständigen Kernen. Diesen Zellen werden Flimmern nachgesagt und den Cysten ein eiweißhaltiger körnig geronnener Inhalt. Es ist mir jedoch ganz sicher, daß es sich um Schleimepithel handelt. Müller sagt von diesen Bildungen, daß sie hinausgehen über solche, die man bei einfachen endometrioiden Wucherungen sieht. Es muß besonders betont werden, daß die Operation mehrere Tage nach beendeter Regel vorgenommen wurde. Aber auch ohne dieses würde ich nicht an partielle prägravide Funktion der Drüsen denken. Ihre Gestalt und ihr Epithel ist völlig den Schleimdrüsen entsprechend und ihre Lage stimmt mit der in den Fällen von Frommolt und Fletscher überein.

In den endometrioiden Herden rühren frische und ältere Blutungen und Eisenpigment offenbar von menstrueller Beteiligung her. Die Cysten stehen nach der Schleimhaut zu mit langen verästelten Drüsen in Verbindung. Die von der Schleimhautoberfläche ausgehenden Drüsenbildungen sind zum Teil mit gewöhnlichem Blasenepithel ausgekleidet, das nach der Tiefe zu in ein immer deutlicheres Cylinderepithel übergeht. Brunnsche Nester gehen in ausgesprochen adenomatöse Bildungen über (nach den Bildern zu urteilen Schleimepithel Verf.).

Auch in der Schleimhaut liegen bisweilen deutlich ausgebildete Herdchen mit typischen Uterindrüsen.

Alles in allem ist der Befund Müllers ähnlich den anderen Fällen; Übergang des Oberflächenepithels der Blasenschleimhaut und der Brunnschen Nester in einreihiges Epithel, das nach meinem Urteil zweifellos Schleimepithel ist. Auch in dem ersten Falle von Frommolt waren Drüsenschläuche vorhanden, die weniger different waren, trotzdem sie mit dem Schleimepithel unmittelbar zusammenhingen. An sich ist das nicht merkwürdig — es sei auf den Fall von Adenomyosis pseudomucinosa S. 575 hingewiesen — aber in J. Müllers Fall findet sich bis in die innersten Lagen der Blasenwand deutliches endometrioides Gewebe mit dem Hauptgewicht der Masse in der Muskelschicht, während die Subserosa scheinbar kaum bedacht ist.

Überblickt man diese Fälle, so ist die zweite Gruppe einwandfrei peritonealer Herkunft (rein topographisch gesprochen) Adenomyosis externa und hängt offenbar mit anderen Krankheitserscheinungen (Sampsonscher Komplex) zusammen.

Ebenso einwandfrei ist die erste Gruppe der reinen oder doch fast reinen Adenomyosis vesicae internae oder Cystitis cystica mit heterotoper Wucherung des Blasenepithels unter der Erscheinung von dickdarmartiger Schleimepithelwucherung. Der eine Fall Frommolt II leitet mit geringen periuterinen Epithelbefunden über zur dritten Gruppe, in der ein Fall (Frommolt I) beide Arten (vesicale und endometrioide) Wucherung, aber scheinbar getrennt enthält. Diese Gruppe wird gekrönt durch Fall von J. Müller, in dem beides durchmischt ist, oder richtiger dreierlei gemischt erscheint, nämlich Blasenepithel in den Brunnschen Nestern, Schleimepithel in den daran anschließenden Drüsen und Cysten und schließlich endometrioides Gewebe. Es ist zu bedauern, daß hier nicht ganz klar gestellt ist, ob und in welchem Ausmaß die endometrioide Wucherung mit den beiden anderen Epithelarten zusammenhängt und ferner, ob tatsächlich, wie Müller annimmt, das endometrioide Gewebe nicht von außen herstammt, sondern einem Entwicklungsfehler zur Last fällt, der nicht näher bezeichnet wird.

Besonderes Interesse erfordert unser nachträglich eingeschobener neuer Fall (Ottow) wegen des offenbar früheren Stadiums einer Beteiligung der Blasenschleimhaut, die zunächst mehr behelfsmäßig als aktiv beteiligt scheint. Sie greift mit ihrem Übergangsepithel und Schleimepithel als Ersatz und Schutz in die Bresche der Mündungsteile der geplatzten Cysten, deren endometrioides Epithel dem Urin keinen Widerstand bietet. Man kann annehmen, daß bei längerem Bestande der endometrioiden Wucherung die Blasenschleimhaut noch an vielen Stellen der Berührung und Durchbrechung in Mitleidenschaft gezogen sein würde. Die unter vereinter Reizung der Blutung, menstrueller Nekrose und Urinbenetzung entstehende Entzündung und der öfters auf das Blasenepithel in den Gängen ausgeübte Regenerationsreiz können schließlich zu einer aktiven Wucherung führen, wie wir sie in der Blasenschleimhaut der Fälle von Frommolt und Müller sehen.

Allen drei Gruppen ist gemeinsam die Erkrankung der Adnexe, Salpingitis, Teercysten usw. und entzündliche Veränderungen, die ganz besonders stark in den Fällen mit Wucherung der Blasenschleimhaut zum Ausdruck kommen.

Wir werden im Kapitel Pathogenese hierüber weiter sprechen.

Zusammenfassung.

Wir unterscheiden unter den epithelialen Wucherungen in der Blasenwand, die uns hier besonders beschäftigenden endometrioiden Wucherungen, Adenomyosis peritonealis und die Adenomyosis vesicalis interna, die von der Blasenschleimhaut selber ausgeht. Diese Unterscheidung erscheint notwendig, weil beide Vorgänge vereint vorkommen und in schwer auseinanderzukennende Durchmischung (Kollision) geraten können. Bemerkenswert ist die Fähigkeit der Blasenmuskulatur auf den Reiz der drüsigen Infiltration beider Arten, sowohl der endometrioiden, wie der vesicalen Drüsenwucherung mit Hypertrophie zu antworten.

Die Schleimdrüsen entstammen dem entodermalen Blasenteil, aber es finden sich auch von der Blasenschleimhaut ausgehende Schläuche, deren wenig differentes

Aussehen den Gedanken aufnötigt, der mesodermalen Herkunft des Trigonum zu gedenken. Der Beachtung muß empfohlen bleiben, ob vom Trigonum ausgehende Wucherungen ein den endometrioiden Bildungen ähnliches Aussehen annehmen können.

4. Adenosis und Adenomyosis auf dem Lig. latum und im Parametrium.

Es ist nicht ganz leicht, die in der Literatur niedergelegten Fälle einwandfrei zu sichten. Es lassen sich unterscheiden:

1. Adenomyosis uteri interna a) mit knotiger intraligamentärer Ausdehnung nach Art der Uterusmyome, b) mit diffuser intraligamentärer Ausbreitung epithelialer Wucherung.

2. Adenomyosis uteri externa mit Ausbreitung der epithelialen Wucherung auf die Oberfläche der Ligamente und von hier in diese hinein.

Diese beiden Arten sind zusammen als sekundäre Ausbreitung in und auf das Ligament zu bezeichnen.

Es gibt dann weiter Herde, die scheinbar oder wirklich unabhängig vom Uterus teils auf dem Lig. latum, teils zwischen den Blättern liegen, meist nicht in Knotenform, sondern als weniger umfangreiches endometrioides Gewebe.

Lassen wir zunächst einmal gänzlich ausscheiden die intraligamentäre Ausdehnung der Adenomyosis uteri interna, die wir oben S. 304 in eigenen Fällen und in einem Falle von Cullen erwähnten. Nicht von der passiven Ausdehnung des Ligamentes durch Adenomyosis uteri ist hier die Rede, sondern von infiltrierender Einwucherung in das Gewebe des Ligamentes, das dann aktiviert auch an der Wucherung teilnehmen kann. Im Grunde ist es natürlich dasselbe, was wir oben bei der Besprechung des rectogenitalen und vesicogenitalen Gewebes fanden. Auch dort sahen wir die epitheliale Infiltration von außen auf der peritonealen Oberfläche ausgehen, aber auch auf Umwegen kann die Einwanderung gleich subperitoneal geschehen.

Am Lig. latum ist das Eindringen von der Oberfläche her wohl das häufigste, wie z. B. in dem oben (S. 445) erwähnten Falle von Semmelink und De Josselin de Jong.

Die topographische Einteilung in oberflächliche und intraligamentäre Herde würde sich erübrigen, weil die erste in die zweite übergeht. Die Abtrennung der rein intraligamentären Herde würde dagegen aus dem Gesichtspunkte ihrer möglichen Entstehung aus eingeborenen Teilen im Ligamente wichtig sein. Die intraligamentären Herde sind besonders sorgfältig daraufhin zu untersuchen, ob sie mit dem Endometrium tatsächlich entschiedene Ähnlichkeit haben oder nicht. Maßgeblich würde die Funktion sein. Ferner ist der örtliche Ausgangspunkt der intraligamentären Herde nach Möglichkeit genau zu prüfen. Diese Forderung ist als dringlich zu beachten, weil hier eine Reihe verschiedener Ursprungsgewebe in Betracht kommen. Zunächst ist es das Tubenepithel, das ich wiederholt und in recht großer Ausdehnung aus der Tubenwand in das Ligament habe übergreifen sehen. Man vergleiche die Tubenepithelwucherung im Ovarium (s. w. u.). Sodann ist mit Wucherung der embryonalen Urnierenreste, namentlich des Epoophoron, aber auch des Rete zu rechnen. Es werden hiermit alte Ansprüche erneuert, die ganz ungebührlich vernachlässigt werden.

Endometrioide Befunde von Schickele (1901) die intraligamentär liegen s. S. 473.

Ich habe auf dem Lig. latum unter Adhäsionen und zwischen den Blättern früher wiederholt endometrioide Herde demonstriert, auch hier sind sie gelegentlich in Funktion zu finden. Auch Albrecht gibt eine Abbildung (nach einem Präparat von Schindler), in der die Funktion der Drüsen bei „Adenomyosis externa des Lig. latum" gut zu erkennen ist. Ich gebe aus meinen früheren Befunden (1913) einige Abbildungen, die erstens die Serosaepithelwucherung in Adhäsionen am Lig. latum (Abb. 236) darstellen und dann die (Abb. 237), in der von einer Epithelspalte zwischen aufgelagerten Membranen = A und dem Lig. latum eine größere Menge von Schläuchen in dieses hinein wuchert. Lymphocytäre Infiltration begleitet die Wucherung.

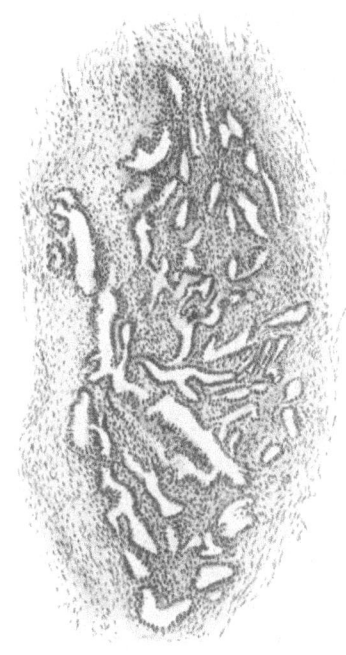

Abb. 236. Endometriumähnliche Wucherung im Ligamentum latum am Epoophoron. (Zeiß A. Okul. 3.)

Auch früher waren schon gelegentlich Epithelien, Cysten und Schläuche auf dem Lig. latum in Zusammenhang mit anderen Orten erwähnt worden, ohne daß der endometrioide Charakter besonders betont worden wäre. Erst durch Sampsons zahlreiche Veröffentlichungen ist die Aufmerksamkeit mehr darauf gelenkt worden. Aber es gibt auch ältere Fälle von beträchtlicher Ausdehnung der Wucherung auf und in dem Ligament. So zeigt ein Fall von Semmelink und De Josselin de Jong (1905), den wir schon wiederholt (S. 445) erwähnt haben, besonders bemerkenswerte Beteiligung der Ligamenta lata. Auf der linken Seite fand sich eine endometrioide Wucherung im Hilus ovarii, deren Ausläufer in die blutgefüllten endometrioiden (Teer-) Cysten einlaufen. Die Autoren fassen die intraligamentäre Wucherung als den Ausgangspunkt auf. Auf der rechten Seite breitet sich wie oben gesagt die „Schleimhaut" vom Uterusrücken her außen auf das Lig. latum aus, durchsetzt das letztere und dringt aus dem Hilus ovarii in die Ovarialsubstanz. Für die Entstehung von Teercysten und endometrioiden Herden im Ovarium ist dieser und ein Fall Schindlers im Auge zu behalten. Der eben geschilderte Fall zeigt besonders schön die sekundäre Ausbreitung auf und im Lig. latum. In dem schon erwähnten Falle Schindlers von ausgedehnter Adenomyosis interna et externa uteri mit Beteiligung

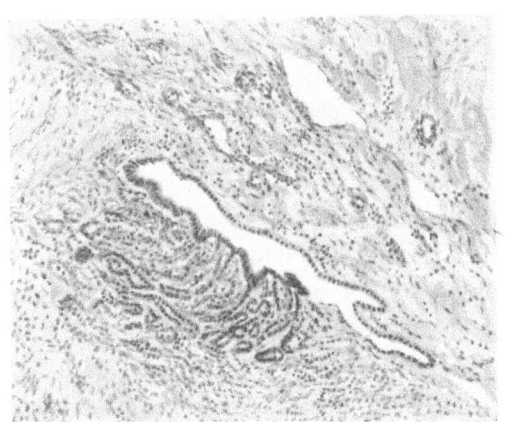

Abb. 237. Unter Adhäsionen (A) dringen aus einen peritonealen Epithelspalt zahlreiche enge Epithelschläuche in das Ligamentum latum. (Leitz Obj. 3. Okul. 3.)

des Rectum und der Blase war das linke Lig. latum und das Parametrium in breiter Ausdehnung und tief ergriffen. Besonderes Interesse bringt dieser Fall dadurch, daß vom

Uterus aus die Wucherung infiltrierend durch das Ligament hindurch bis auf das Ovarium übergreift. Auch in der rechten Mesosalpinx geht die Wucherung bis zur Tube und bis an den Eierstock.

Unter mehreren Fällen Sampsons ist einer bemerkenswert, den er in seiner Arbeit über die Ovarialcysten (1921) und über Adenomyosis des Lig. rotundum (1925) schildert, weil er besonders die Mehrheit der extraperitonealen Herde an verschiedenen Stellen beleuchtet. Es waren die gleichen Herde vorhanden im linken Ovarium, linker Tube, an hinterer Uteruswand außen, linken Lig. latum, linken Lig. rotundum, Sigmoideum, Ileum und Apendix vermiformis; s. w. o. den Fall von De Josselin de Jong und de Snoo (S. 448).

Die intraligamentäre Lage, namentlich die parametrane Lage der Adenomyosis ist immerhin selten. Als erste Autoren scheinen Ballantyne und Williams (1893) endometrioides Gewebe im Lig. latum gesehen zu haben, da sie Beteiligung an der Menstruation angeben; doch hatten sie die Bildungen dem Epoophoron zugeschrieben. Unter den von v. Recklinghausen angeführten Fällen gehören einzelne dem Epoophoron an und dem Gartnerschen Gange. Cullens oben (S. 447) erwähnter Fall von Adenomyosis externa lag „intraligamentär" und in der Cervix. Ein von E. Vogt beschriebener kastaniengroßer Knoten saß in Höhe des inneren Muttermundes der rechten Uteruskante breit auf zwischen Arteria uterina, hinterer Blasenwand, Ureter, Gefäßen und Nerven, stark verwachsen. Man denkt natürlich an den Gartnerschen Gang, zumal es sich um ein erst 19jähriges Mädchen handelt, aber es war schon eine Blinddarmoperation vorausgegangen und die histologische Untersuchung ergab typisches Adenom der Uterusschleimhaut.

Die Einbeziehung der Ureteren ist übrigens auch schon von anderen Autoren beschrieben worden, (Füth, Funke und Tilp, Cullen, Lockyer, Derocque) und führt gelegentlich zur Stenose mit Erweiterung oberhalb derselben. Meist handelt es sich dabei nicht um ausschließlich parametrane Lage der Herde. Diese ist vielmehr mit rectovaginaler Neubildung mehr oder weniger verbunden, so auch in einem Falle von doppelseitiger Einengung der Ureteren mit tödlichem Ausgang in einem Falle von ausgedehnter Wucherung im kleinen Becken, während der Uterus innen unversehrt war (Morse and Perry).

In einem Falle Wilsons (zit. bei Cullen) bestand zuerst ein Knoten im rechten Parametrium, weiterhin dehnte sich die Neubildung rectovaginal aus und füllte nach Operation später das kleine Becken aus.

Als Nebenbefund in den Parametrien bei Adenomyosis uteri erwähnen Josselin de Jong und de Snoo noch endometrioide Herde mit Decidua. Besondere Aufmerksamkeit hat schließlich Schiller den Herden im Parametrium gewidmet, weil er glaubte, die Epithelien aus dem Lymphendothel ableiten zu können. Ich habe durch die Freundlichkeit des Autors seine Präparate zum Teil sehen dürfen, ohne jedoch für seine Deutung Anhaltspunkte zu finden. Besonders beweisend scheinen dem Autor epithelbekleidete Spalten in decidualem Gewebe, so daß er auch den genannten Fall von Josselin de Jong und de Snoo glaubte in seinem Sinne umdeuten zu können, wogegen sich Josselin de Jong schon verwahrt hat. Mit Recht, denn die gleichen Bilder finden sich auch in der Decidua compacta der Uterusschleimhaut, in der die weniger sezernierenden Ausführgänge zu Spalten zusammengedrückt werden. Jeder erfahrene Untersucher kennt auch sonst bei Adenomyosis die niedrigen Epithelien, in einzelnen Teilen der Drüsen, namentlich solchen mit wenig zellreicher Umgebung, und die nahe Beziehung an den Lymphgefäßen macht eine Täuschung möglich, doch läßt sie sich vermeiden.

Über die Histologie der intraligamentären Herde ist nichts Besonderes zu sagen, sie gleichen den übrigen peritonealen Herden; auch intravasale polypöse Vorsprünge fand Sampson in einem großen Lymphraum des Lig. latum. In einem der Fälle hing die Wucherung unmittelbar mit dem Fimbrienende der Tube zusammen (Abb. 238). Ein oft erwähnter Fall von Brünet hat keine Beziehung zur Adenomyosis endometrioides.

Das „Adenomyom" von Brünet ist von einem intraligamentären großen Cystom der kleinere, immerhin im größten Querschnitt 3×5 cm messende solide Anteil, der dem Mesovarium zunächst liegt und mit dem Ovarium sonst keine Beziehung hat. In Muskelgewebe liegen lange verzweigte zylindrische und unregelmäßig gelichtete und verlaufende Kanäle mit hohem Cylinderepithel. Zwischen diesem und dem Muskelgewebe sieht man meist schmale Lagen zelligen Bindegewebes, kein Schleimhautstroma. Der Tumor ist ohne Beziehung zum Uterus noch Tube, liegt an Stelle des Epoophoron und hat keine Ähnlichkeit mit den Ligamentgeschwülsten von v. Recklinghausen, Pick, Aschoff.

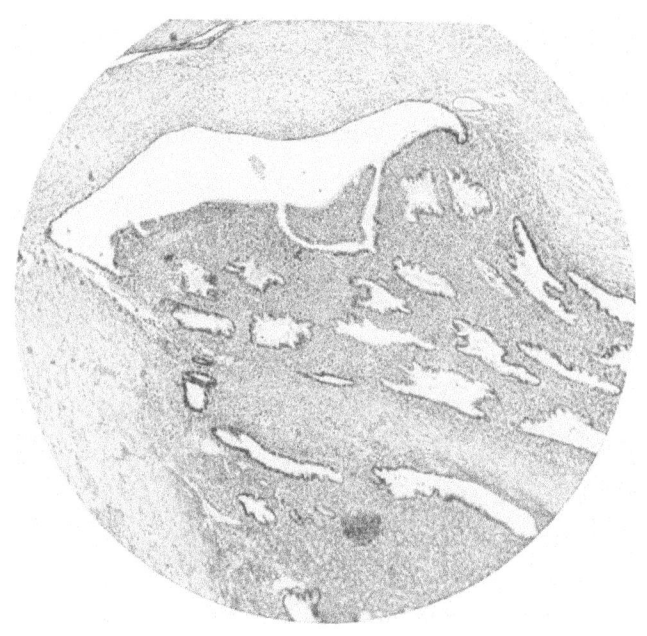

Abb. 238. Mit dem Fimbrienende der Tube zusammenhängende durchaus endometrioide Wucherung im Ligamentum latum (137). (Lichtbild mittlerer Vergrößerung.)

5. Adenosis und Adenomyosis an den Ligamenten des Uterus und der Ovarien.

Am Ligamentum ovarii proprium sind nur wenige Fälle von Adenosis bekannt; es ist zwar kürzer als das Lig. rotundum, aber darauf kommt es weniger an. Vergleichbar ist vom Lig. rotundum nur seine uterine Ansatzpartie mit dem Lig. ovarii proprium und dieses liegt hinten am Uterus, müßte also nach Sampson eigentlich mehr gefährdet erscheinen als die Ansatzstelle des Lig. rotundum an der geschützteren Vorderseite des Uterus. Übrigens ist die Zahl der Fälle von intraperitonealer Adenomyosis an beiden Bändern recht unbedeutend, so daß die Vergleichung ohnehin auf schwachen Füßen steht. Wir werden weiter unten erfahren, daß das Lig. rotundum den Ruf häufiger Erkrankung an Adenomyosis wie überhaupt mit Tumorbildung fast nur seinem extraperitonealen Teile verdankt.

Adenomyosis am Lig. ovarii proprium ist selten berichtet worden.

In einem Falle, den ich früher (1902) (Abb. 239) noch der Urnierengenese zugedacht habe, sind die Wucherungen nach heutiger Anschauungsweise endometrioid zu nennen. Der Fall hat seine Besonderheiten dadurch, daß das Ligamentum ovarii proprium infolge intraligamentärer Ausbreitung eines Uterusmyoms stark in die Länge (9 cm) gezogen und trotzdem fingerdick geworden war. Das ovarielle Ende ist ausgezogene Ovarialsubstanz, das uterine Ende 2 cm lang rein muskulär. Im übrigen durchsetzten Cysten, einzelne lange Kanäle (bis 1½ cm lang) und drüsige Partien die ganze Dicke des Bandes vom Bindegewebe des Ligamentum latum bis zur Serosa des freien Randes. Im Mesovarium liegen einzelne epithelbekleidete Cysten mit Ausläufern gegen den Hilus ovarii zu; auch schlauchförmige Kanäle finden sich vereinzelt im Mesovarium. Da das Ligamentum ovarii proprium von hier aus bis in die Nähe des Uterus adenomyös verdickt ist, während dieser ebensowenig wie das Myom und die Tuben adenomyöse Veränderungen zeigen, so lag es damals nahe, an die Urnierenreste in Ligament zu denken. Nur war ein großes Hämatom des Ovariums verzeichnet, von dem nichts näheres gesagt ist. Ob es eine Teercyste war, weiß ich nicht, aber es wurde im Ovarium nichts verdächtiges gefunden. Jedenfalls waren die drüsigen Wucherungen im unteren, dem Uterus näher liegenden Abschnitte des Bandes stärker ausgebildet. Erneute Untersuchung des Falles lehrt mich, daß die ovarialwärts gelegenen epithelialen Gebilde keine Urnierenreste, überhaupt keine dem normalen Bestande des Mesovariums zugehörigen Teile sind, sondern

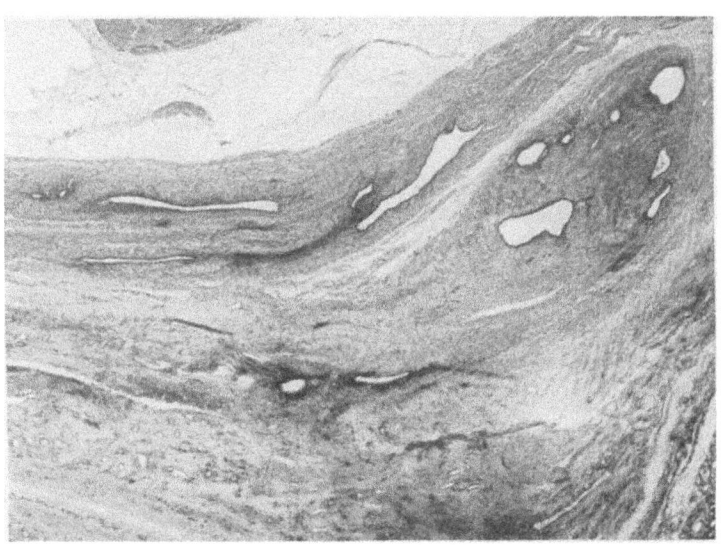

Abb. 239. Endometrioide Wucherung im Ligamentum ovarii proprium. Beschreibung siehe im Text. (Schwache Vergrößerung.)

daß die Adenomyosis sich im Ligamentum ovarii proprium bis in die Nähe des Mesovars und in dasselbe mit letzten Ausläufern ausbreitet.

Im allgemeinen scheint das Lig. ovarii proprium wenig befallen, so daß ich nur noch in einem zweiten Falle geringere Mengen adenomatöser Stränge in dem mäßig verdickten Bande gefunden habe in einem Falle (102, 57), in dem auch die Uterushinterwand und die Tube der gleichen Seite von Adenomyosis interna befallen waren. Ferner ist ein Fall von Sitzenfrey durch besondere Größe ausgezeichnet; die Wucherung hob sich als höckeriger kugeliger Tumor stark ab und wurde ebenfalls als Urnierentumor aufgefaßt. Seine Zugehörigkeit zu den Adenomyomen von endometrioidem Charakter scheint jedoch nunmehr einwandfrei. Ebenso die Genese eines kleinen Knötchens von Frankl, die er von den Marksträngen des Ovars ableiten wollte. Herd (1925) gibt an, in vier Fällen habe sich das Endometrium vom Uterus her entlang des Lig. ovarii bis auf das Ovarium ausgebreitet. Auch Schindler hat in einem schon oben erwähnten Falle mit Schokoladencysten der Ovarien bei diffuser innerer und äußerer Adenomyosis uteri Übergreifen auf Blase und Mastdarm, sowie auf Parametrium und Lig. latum eine Beteiligung des Lig. proprium nachgewiesen (s. S. 463).

Am Lig. „infundibulo-pelvicum" sah Albrecht einen Herd, und am „Lig. suspensorium ovarii" wird von Schindler über eine kleine Insel berichtet.

Als „Adenome und Adenomyome des lateralen Tubenabschnittes" hat Schickele kleine hanfkorngroße, höchstens 3 mm große Gebilde beschrieben und damit als Schüler von Recklinghausen die Urnierengenese beweisen wollen. Diese Absicht spiegelt sich in seiner Beschreibung für das Verständnis erschwerend wieder, doch geht aus Text und besonders aus seinen Abbildungen deutlich hervor, daß das 3 mm große Knötchen im Falle VII im Ligament liegt und endometrioiden Bau hat. In zwei anderen Fällen nahe dem Tubenostium handelt es sich um sehr kleine subseröse Drüsenherde, deren Kanälchen zum Teil nach außen zum Peritonealepithel hin offen sind, zum Teil ebenfalls cytogenes Gewebe haben. Die Muskulatur ist in diesen kleinen Knötchen offenbar sehr unbedeutend.

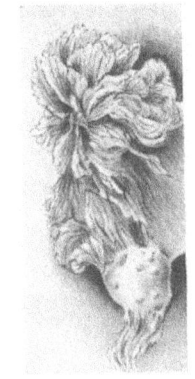

Abb. 240. Kleiner Knoten an der Fimbria ovarica (Richard Freund).

R. Freund (1907—1908) hat ein „Adenomyom auf der Fimbria ovarica" vorgezeigt, und hat mir von dem Falle die Abb. 240 und ein histologisches Präparat freundlichst überlassen, von dem ich ein Mikrophotogramm (Abb. 241) gebe. Das linsengroße Knötchen zeigt nach R. Freund „verschieden gestaltete cystische Räume mit teils niedrigerem, stellenweise flimmerndem Cylinderepithel, die ohne Vermittlung cytogenen Gewebes direkt in das fibromyomatöse Grundgewebe eingelassen sind. Ein Zusammenhang mit dem Epithel der Fimbrien oder gar mit der Serosa läßt sich nirgends erbringen, so daß die Annahme eines echten Urnierenadenomyoms sehr nahe gelegt ist."

Nach meinen Befunden bei Neugeborenen von Epoophoronteilen unmittelbar an der Wand des ampullären Tubenendes und zum Teil sogar in der Tubenwand gelegen, muß

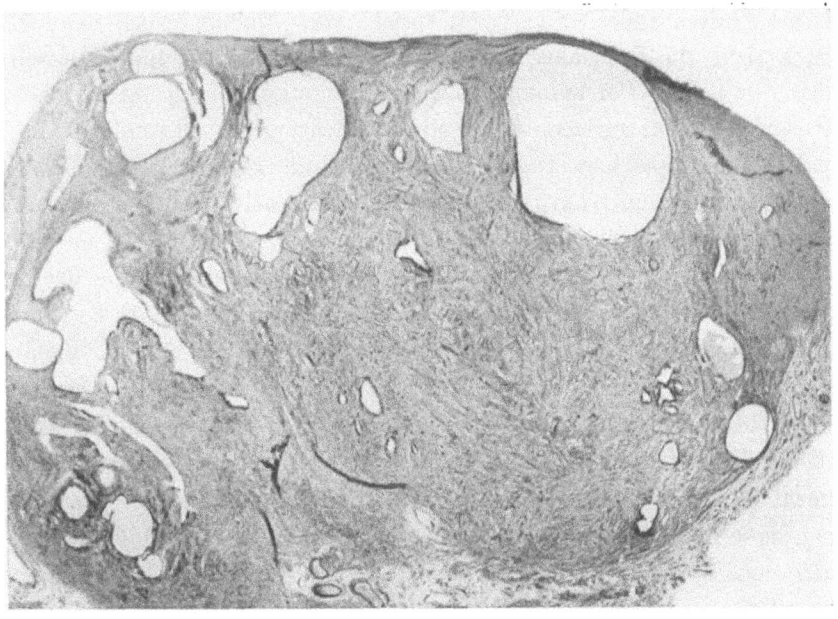

Abb. 241. Histologisches Übersichtsbild zu Abb. 240.

ich die Entwicklung kleiner Cystome mit Muskulatur aus Urnierenresten gerade hier am häufigsten erwarten; auch Verzweigungen der Epoophoronkanälchen habe ich beschrieben, so daß selbst adenomatöse Bildungen unter Umständen zu erwarten wären. Die Erfahrung ergibt indes, daß gerade am ampullären Tubenende trotz der zahlreichen Möglichkeiten, die hier in Gestalt der accessorischen Bildungen des Müllerschen Ganges und der Urnierenreste ganz regelmäßig an jeder Tubenampulle zur Verfügung stehen, keine nennenswerten Neubildungen beobachtet werden. Gerade in der Regelmäßigkeit der hier vorhandenen Überbleibsel ist ihre Harmlosigkeit begründet. Wenn dem nicht so wäre, so würde die Menschheit schon längst an der Pathologie ihrer embryonalen Gewebsreste ausgestorben sein. Man vergleiche die Befunde in den wichtigen Mitteilungen von H. Peters.

Das endometriale Aussehen der Herde im Falle von Schickele spricht ebenso wie in meinem Befunden der Endometriumherde im Ligamente mehr gegen die Urnierenreste als dafür. Es würde sich lohnen, an neuem Materiale ohne Vorurteile nachzuprüfen, bis wie weit die Ähnlichkeit der kleinen Herde am Tubenende mit Endometrium gehen kann, besonders in Fällen, die keinerlei Adenomyosis (Endometriosis) anderer Art aufzuweisen haben.

Die Uterusbänder. Lig. sacro-uterinum.

Die Ligg. sacro-uterina werden meist sekundär befallen durch unmittelbare Fortsetzung vom rectovaginalen Zwischengewebe her, doch kommen auch alleinstehende erbsen- bis nußgroße Knoten in einiger Entfernung vom Uterus vor (Ries, Cullen, Russel, Michou et Comze, Wilson, Sampson).

6. Adenomyosis des Lig. rotundum, Pars intrapelvina.

Früher wurden die Knoten im intrapelvinen Teil des Bandes stets zusammengestellt mit denen in der Leistengegend wegen der meist deutlichen Beziehung zum extrapelvinen Abschnitt des Leistenbandes. Sampson spricht von „Endometriosis inguinalis" in der offenbaren Absicht, die Beziehung zum Bande als nebensächlich und genetisch belanglos hinzustellen. In beiden Darstellungen eilt die theoretische Deutung voraus.

Wir werden darauf zurückkommen und zunächst gelten lassen, daß die Fälle von Adenomyosis am intrapelvinen Teile des Lig. rotundum heutzutage besonders dank den Arbeiten von Lauche und Sampson den übrigen intrapelvinen Fällen der Adenomyosis sich ohne weiteres einreihen lassen.

Die Wucherung kann an der Oberfläche sitzen, sich vom Uterus oder vom Ligamentum her auf die Bänder erstrecken, wie schon oben (R. Meyer, Semmelink und Josselin de Jong, Schindler) erwähnt worden ist. Auch Artusis 2 Fälle am uterinen Ende des Lig. rotundum und Frankls Fall am mittleren Teile des Bandes werden hierher gerechnet. Dagegen gehören größere Cysten, z. B. ein oft genannter Fall Martins einer großen Cyste mit 12 Liter Flüssigkeit und eine faustgroße Cyste von Ulesko Stroganoff nicht hierher. Zieht man nur die Fälle von diffuser Adenomyosis in Betracht, so scheinen diese noch viel seltener als die Statistik Kanthers (1923) mit 17% intraperitonealer zu 83% inguinaler nämlich 5 zu 23 zeigt. Polster (1926) kennt noch 3 Fälle von intraperitonealer Adenomyosis des runden Bandes mehr und 10 Fälle von inguinalen Herden; doch waren ihm nicht die Fälle von Sampson (1925) bekannt, der 8 Fälle intraperitonealer und 4 inguinaler Adenomyosis am oder nahe am Lig. rotundum anführt. Neuerdings ist ein Fall von Mestitz hinzugekommen und einer von Comte et Michon.

In Sampsons 8 Fällen intraperitonealer Adenomyosis des Lig. rotundum hatten zugleich andere intraperitoneale Herde bestanden, in ähnlicher Verteilung wie beim Carcinom. In 4 Fällen bestand ein Haematoma endometriale eines Ovars, in 3 anderen Fällen nur kleine Endometriumherde im Ovar. Er nimmt für 7 von diesen Fällen eine Explantation aus dem Uterus an. In einem Falle fand er bei endometrialer Wucherung im Uterus und außerhalb (Ovarium, Tube, Lig. latum und rotundum, Sigmoid, Ileum, Appendix und Lig. rotundum) einen kleinen freien endometrialen Herd frei in der Lichtung eines Gefäßes (Lymphgefäß oder Vene). Hier läßt er die metastatische Theorie Halbans gelten, die er schon früher vertreten hat. Es muß jedoch ausdrücklich gesagt werden, daß die Deutung Sampsons irrig war, da es sich nach Einsichtnahme des Präparates (Sampson Fall 3) um eine polypöse Vorstülpung mit Endothelüberzug handelt, wie wir sie oben (S. 407—408) geschildert haben.

Eine Warnung ist sicher am Platze. Wurde früher mit der Bezeichnung „Adenomyom" und mit der Annahme angeborener Gewebsverirrungen, „Versprengung" zu weit gegangen, so verfällt man heutzutage in den gegenteiligen Fehler, alles auf eine Karte nur von anderer Farbe zu setzen. Es ist mehr Wert darauf zu legen, die Befunde objektiv zu schildern. Nur so wird man ein Tatsachenmaterial ansammeln, das seine zwanglose Erklärung finden wird.

Es sei als Beispiel hier ein kleiner Knoten vom Lig. rotundum angeführt, dessen Bewertung einfach nicht ohne Willkür möglich ist.

Adenofibröser Knoten am intrapelvinen Teil des Lig. rotundum.

Es handelt sich um einen Fall (3964/248, 4), von dem Dr. Kitai bereits kurze Notiz genommen hat. 42 jährige Frau, 2 Geburten, 3 Fehlgeburten mit Fieber. Starke Blutungen mit Schmerzen. Retroflexio uteri. Adhäsionen an der Hinterwand des Uterus und den Adnexen. Hämatosalpinx rechts. Fundus uteri und Hinterwand verdickt, hauptsächlich durch mehrere bis walnußgroße Myome und zum Teil durch diffuse Adenomyosis interna. Endometrium corporis hyperplastisch dringt mit zahlreichen starken Ausläufern in die Muskulatur.

„Linsengroßes Adenomyom am Ligamentum rotundum." Einzelheiten hat Kitai von diesem Knötchen nicht gegeben; es saß von der uterinen Ansatzstelle nahe dem freien oberen Rande der Vorderseite des im ganzen verdickten Bandes auf. Schon an seiner Basis ist hier das Band auffallend dick, nahezu 1 cm und fast ebenso hoch. Es enthält auffallend mächtige Gefäße und einen starken Nervenstamm; im übrigen kräftige Muskulatur, die man vergleichsweise hypertrophisch nennen kann. Nahe dem freien Rande etwa 1 mm unter der Serosa durch breite Lage von Muskelbündeln von ihr getrennt und ebenso von dem gleich zu besprechenden Knötchen sind vereinzelte epitheliale Bildungen eingelagert, ziemlich zwanglos mit geringer Anpassung etwas dichterer Muskulatur. Es sind das mit bloßem Auge eben sichtbare Cystchen von $^1/_2$—$^3/_4$ mm Durchmesser mit unregelmäßigen kurzen Ausstülpungen und breiteren Buchten, zwischen denen schmale Septen in die Lichtung schauen. Die ganze Gestaltung hat gar nichts für irgendwelche Herkunft Besagendes an sich. Das Epithel unregelmäßig zylindrisch, zum Teil hochzylindrisch mit Neigung zur Bildung kleiner papillärer Vorsprünge. Das Epithel hat eine unbedeutende Lage fibrillären Bindegewebes zur Abdeckung gegen die Muskulatur; kein cytogenes Stroma, sondern fibrilläres Gewebe mit einigen länglichen Kernen.

Das erwähnte Knötchen, etwa 3 : 3 : 2 mm, sitzt nahe dem freien Rande des Ligamentum rotundum knopfförmig mit leicht eingeschnürter Basis auf. Das seröse Bindegewebe und die subseröse Muskulatur des Bandes setzen sich auf die untere Hälfte des Knötchens in seinen äußeren Schichten fort, die Muskulatur bildet hier eine Außenschicht. Der obere Teil entbehrt derselben und besteht nur aus leicht durchbluteten zartem Bindegewebe der Serosa. Der Kern des Knötchens ist ein mit fibrillärem kollagenem Bindegewebe umhüllter Haufen epithelialer cystischer Räume, die mit vielen Ausbuchtungen versehen, scheinbar alle oder doch meist zusammenhängen. Die eigentümliche Gestalt der Cysten erkennt man in Abb. 242. Das umgebende Bindegewbe bildet mit seinen kollagenen Fasern und spindligen Zellen einen nach außen leidlich scharf abgegrenzten Mantel, in den basal nur wenige Muskelzellen einstrahlen. Adenoides, retikuläres Gewebe fehlt völlig. Das Epithel, teils niedrig, teils zylindrisch ist zu wenig regelmäßig in der Anordnung und Stellung der Kerne und Form der Zellen, um irgendeinen Typus darzustellen. Das auffallende Knötchen ist im wesentlichen adenofibrös, mehr organoid als den Fällen peritonealer Adenomyosis ähnlich und auch ohne endometrioiden Charakter. Die äußere Muskelschicht kann man nicht als myomatös bezeichnen, vielmehr ist das Knötchen aus der subserösen Muskelschicht über die Oberfläche oben nur von Serosa bekleidet hinausgeraten, wohl mehr passiv. Eine Zusammengehörigkeit der etwas tiefer im Ligament gelegenen Epithelcystchen mit denen im Knötchen ist einleuchtend.

Es hat dieser an sich nicht sehr ansehnliche Befund in Zusammenfassung mit den übrigen Genitalbefunden einiges Interesse, weil außer der Adenomyosis uteri interna eine

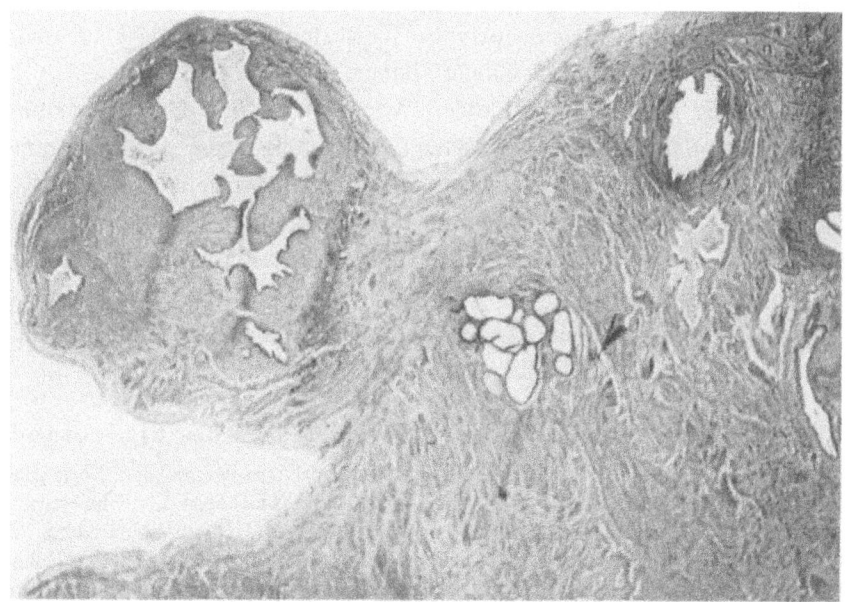

Abb. 242. Pars intrapelvina ligamenti rotundi mit epithelialer Wucherung und ebensolcher in einem die seröse Oberfläche überragendem Knötchen (näheres siehe Text). (3964, 248, 4.) (Lichtbild schwacher Vergrößerung.)

geringfügige Adenomyosis rectocervicalis unmittelbar am Douglas besteht. Wenige Cysten mit Buchten und ganz vereinzelten Schläuchen mit belanglosem Stroma an einigen Stellen liegen in knotig verdickter Muskulatur, eine Adenomyosis ohne jeden schleimhäutigen Charakter. Die Anhänger der Sampsonschen Theorie würden weder diesen Befund am Douglas noch am Lig. rotundum mit Beschlag belegen. Dieses zur Warnung, alle Befunde von ortsungewöhnlichen Epithelinseln histogenetisch zwangsweise zu einen. Es kann auch im selben Falle eine Vielzahl ganz verschiedener Dinge unterlaufen.

Einen Fall von Calzavara darf man wegen besonderer Eigenheit nicht vergessen. Im linken Lig. rotundum saß im mittleren Drittel seines intraperitonealen Abschnittes ein steinharter Knoten 11:24 mm mit elfenbeinweißen lamellär knöchernen Partien, unvollständiger knöcherner Außenschicht, Bündel glatter Muskulatur darin „adenomyomähnliche Wucherungen" von einzelnen und unregelmäßig zu Gruppen angeordneten Epithelschläuchen. Nekrotische Herde lassen an verkäste Tuberkel denken. Aus der

Beziehung der jüngeren Stadien der Knochenbildung zu den nekrotischen Bezirken ergibt sich der reizende Einfluß der Nekrose.

Die Rückbildungserscheinungen in diesem Falle sind besonderer Art, atypisch zufällige.

Ein cystischer Tumor mit 12 Liter Flüssigkeit war mit lockerem Bindegewebe am Lig. rotundum angeheftet (Martin).

Am oberen Ende des Lig. rotundum nahe dem myomatösen Uterus saß eine faustgroße Cyste, die nach Ulesko-Stroganowa vom Wolffschen Körper stammen sollte. Die Wand war muskulär und innen mit Flimmerepithel bekleidet. Nach Lage und Bau kommt eher der Gartnersche Gang in Betracht.

7. Adenomyosis und Adenofibrosis der Pars extrapelvina des Lig. rotundum, der Leistengegend und der Vulva.

Historisch ist zu erwähnen: der erste Fall von „Adenomyom" des Lig. rotundum wurde 1896 von Cullen beschrieben und wegen der Anklänge an die Tumoren von v. Recklinghausen vom Wolffschen Körper abgeleitet; bald folgte v. Recklinghausen (1896), Pfannenstiel (1897), Blumer, Bluhm (1898) Aschoff, Engelhardt, Rosinski (1899), R. Meyer (1900). Cullen hat sich 1903 mehr für die Herkunft vom Müllerschen Gange ausgesprochen. Nach diesen ersten Fällen folgen zunächst nur einige andere. Zusammenstellungen der Literatur finden sich außer in den oben erwähnten allgemeinen Arbeiten (s. S. 359 u. 360) bei Cullen (1903), Lecène (1909), Chevassu (1909), Finsterer (1910), Weißhaupt (1913), Heller (1913), Taussig (1914), Kanther (1923).

Immerhin gibt Polster nur 34 Fälle an. Sampson beschreibt noch 4 Fälle. Ich habe nur 3 untersucht. De Josselin de Jong (1927) hat einen neuen Fall; Palmer (1925), Stewart (1927), Comte et Michon (1928).

Im Vergleiche mit dem intrapelvinen Teile des Bandes sind wie gesagt die inguinalen Knoten sehr viel häufiger. Dieser Punkt bedarf besonderer Beachtung in allen Erklärungsversuchen, sowohl den entwicklungsgeschichtlichen als den pathologischen. Man ist von früher gewöhnt, die Knoten der Leistengegend, weil hier das Lig. rotundum verläuft in Zusammenhang und Vergleich zu setzen mit den Neubildungen im Bereiche des intraperitonealen Bandteiles. Die Berechtigung hierzu entnahm man der Annahme, daß die inguinalen Knoten dem Leistenbande zugehören. Auch die Knoten in der Vulva wurden aus gleichem Grunde hinzugerechnet. In dieser Hinsicht ist heute mehr Zurückhaltung am Platze. Die Entwicklungsgeschichte erlaubt nicht den untersten Teil des Lig. rotundum unter gleichen Entstehungsbedingungen zu betrachten. Nur soweit der ursprüngliche Processus vaginalis peritonei begleitet, ist der den Leistenkanal durchsetzende Abschnitt des Bandes ein Stück des ursprünglichen Leistenbandes der Urniere. Der untere Teil des Bandes entsteht als selbständiges Erzeugnis der Bauchwand, in die er von Anfang an eingebettet ist. Dieses muß bei entwicklungsgeschichtlichen Theorien der Entstehung von Adenofibrosis in der Leistengegend und Vulva berücksichtigt werden.

Für die Theorien Sampsons, Halbans u. a. ist eine auf die Verhältnisse des Lig. rotundum besonders zugeschnittene Zusammenstellung der intra- und extraperitonealen pathogenetisch unwichtig. Die intraperitonealen Herde des Bandes fallen hier mit allen anderen intraperitonealen zusammen und ebenso bedarf der extraperitoneale Bandteil für diese Theorien keine Sonderstellung. Namentlich für die Sampsonsche Auffassung ist im Gegenteil eine Trennung der intra- und extraperitonealen Herde vom Standpunkte der genetischen Betrachtung erforderlich.

Während die Knoten am intrapelvinen Teil des Bandes, wie oben gesagt wurde, den übrigen intrapelvinen Wucherungen auf das engste verbunden sind, so stehen die extraperitonealen Herde des Bandes den Tiefenwucherungen im Septum rectovaginale und den noch zu schildernden Knoten im Beckenbindegewebe und Damm näher.

Die Zusammenfassung intra- und extraperitonealer Herde des Lig. rotundum entspricht daher nur dem Vorhaben unserer topographischen Einteilung ohne histogenetische noch ätiologische Vorbeurteilung. Die Fragen der Pathogenese begegnen gerade für die Wucherungen in diesen Teilen noch so starken Meinungsverschiedenheiten, daß vorläufig unparteiisch nur die Vorzüge und Nachteile der Theorien abgewogen werden können. Die Vertreter der einzelnen Theorien denken darüber natürlich anders. So spricht Sampson von Endometriosis inguinalis, den „sog. Adenomyomen des Lig. rotundum" in der vielleicht unbewußten Absicht, den an das Leistenband geknüpften entwicklungsgeschichtlichen Hoffnungen Boden zu entziehen. Tatsächlich kann der Zusammenhang mit dem Bande fehlen, wie ich Sampson bestätigen kann (s. w. u. S. 479), aber zunächst sind die entwicklungsgeschichtlichen Theorien nicht restlos an das Band selber gebunden, sondern das Peritonealepithel des Processus vaginalis und die Reste des nephrischen Blastems sind die vermeintlichen Bildner des adenomatösen Teils der Wucherung. Durch den Nachweis der Nichtbeteiligung des Bandes in einigen Fällen werden diese Theorien nicht erschüttert.

Ist es übrigens ausschlaggebend für die topographische Bezeichnung der Herde, welchen Ausgangspunkt das Epithel hat? Sprechen die Autoren nicht auch von der Adenomyosis uteri externa oder peritonealis, auch von Adenomyosis des Lig. rotundum in seinem intraperitonealen Abschnitte ganz unabhängig von der theoretischen Vorstellung der Herkunft des Epithels?

Bleiben wir bei der topographischen Einteilung der Herde, so ist festzustellen, daß tatsächlich der Zusammenhang mit dem Lig. rotundum in der Inguinalgegend fehlen kann, daß er sogar vielleicht früher übertrieben sein mag, daß aber der Gehalt an glatter Muskulatur meistens für eine Beteiligung des Bandes spricht und dieses trifft für die große Mehrzahl der bisherigen Befunde zu; und zwar besteht oft, wenn nicht meist, eine aktive Teilnahme des Bandes an der Wucherung, nämlich durch Muskelwucherung. Mag diese sekundär sein, wie außen am Uterus, am Darm usw., so spricht man doch von Adenomyosis uteri interna, intestinalis usw. Die Genese des Epithels wird dadurch nicht berührt und so kann man ebenso gut Adenomyosis ligamenti rotundi sagen, ohne dadurch genetische Fragen zu berühren. Adenomyosis fibrosis inguinalis ist freilich kurz und bündig und möge die Fälle ohne Beteiligung des Lig. rotundum treffen. Kurz, es ist eine topographische Bezeichnung. Es ist klar, daß die früher beschriebenen Fälle von Adenomyom des Lig. rotundum oder der Leistengegend in allen Punkten mit der heutigen gleichartig sind, aber unter dem Einflusse theoretischer Deutung anders geschildert wurden; ebenso daß in der heutigen Schilderung die Ähnlichkeit mit normalem Endometrium übertrieben wird. Ganz unnötigerweise, denn einem in ganz fremde Umgebung versetzten „Endometrium" wird man Abweichungen von der Norm nachsehen dürfen. Solange die Wucherungen in der Inguinalgegend als unbedingte Angelegenheit des Lig. rotundum betrachtet wurden, war es notwendig, die Häufigkeit in dieser Gegend im Vergleiche mit der am oberen Teile des Bandes zu erklären. Dieses wurde mit äußeren Reizen in Zusammenhang gebracht. Auch erregten sie angeblich mehr Aufmerksamkeit, zumal sie nicht selten durch monatliche Anschwellung und Schmerzhaftigkeit sich bemerkbar machen. Tatsächlich sind die klinischen Symptome beiden äußeren Knoten auffällig an die Menstruation gebunden und es kann sogar zu Blutungen kommen (Lauche, Sampson, Fletscher). In dieser äußeren Beziehung sind die Knoten in der Leistengegend denen des Nabels und der Bauchwand etwas näher gerückt. Mit den Nabelknoten haben sie aber gemeinsam die völlig extraperitoneale Lage, die freilich für die Leistengegend erheblich erschüttert wird, wenn sich Befunde Sampsons allgemeiner bestätigen, daß häufig zugleich andere endometrioide Herde vorhanden seien. Für die Nabelknoten trifft das offenbar nicht zu.

a) Anatomie und Histologie der Inguinalherde.

Das Gewebe der Tumoren ist fibrös, meist derb, geht nach außen in das Fettgewebe oder in das Ligament über; es ist mit Muskelbündeln mehr oder weniger schwach durchsetzt, je nach den oben genannten Arten des Zusammenhanges mit dem Lig. rotundum. So können natürlich auch die Muskelfasern fast oder ganz fehlen (Aschoff, Sampson, eigener Fall). Es handelt sich nicht um eine grundsätzliche Frage der Herkunft, sondern wie oben gesagt, nur um eine Feststellung der topographischen Beziehung zum Leistenbande. Für die Frage der Pathogenese ist die Beteiligung des Bandes und die Wucherung der Muskulatur belanglos. Ich lasse kurz eine Beschreibung folgen von einem Falle, in dem ich bei ausgiebiger Untersuchung keine Muskulatur finden konnte. Der Knoten saß entsprechend oberflächlich, wie unten erwähnt (S. 485).

Den Angaben menstrueller Beschwerden entsprechend fand sich ziemlich viel Blut in den Cysten der adenofibrösen muskelfreien Neubildung, die in einigen Teilen — Ampullen mit Schläuchen am Boden — den Angaben von v. Recklinghausen in bescheidenem Maße gerecht wird, im übrigen mehr im Epithel als im Stroma die Uterusschleimhaut nachahmt. Zwar ist die Menge des Stromas verhältnismäßig reich, so daß stellenweise auffallend breite Züge und Höfe in Begleitung weniger Kanäle das im übrigen mehr derb fibrilläre (fibröse) Grundgewebe durchstreifen, aber die zelligen Herde haben durchaus nicht überall die dichte Stellung der Kerne, die wir im gewöhnlichen Endometrium oder bei Adenomyosis uteri zu sehen gewohnt sind. Dieses ist um so mehr auffällig, als die Stromazüge, wie gesagt, verhältnismäßig große Ausdehnung gewonnen haben. Nur in der Nachbarschaft der Schläuche ist das Stroma an Zellreichtum dem „retikulären" Stroma angenähert; dagegen mehr peripher und namentlich in der Umgebung erweiterter Räume, isolierter blutgefüllter Cysten ist das Stroma aufgelockert, die Kerne unregelmäßig länglich, schmaler als sonst, in einem krümeligen Grundgewebe. Es scheint dieses durch frühere Blutung verursachte Auflockerung zu bedeuten, die sich auch in ortsgewöhnlichen Endometrium öfters findet. Muskulatur konnte nicht gefunden werden. Abgesehen von diesem Mangel haben wir hier den typischen Vertreter der Inguinalknoten (Abb. 243 u. 244).

Ich erwähne noch einen Fall von früher, bei dem ebenfalls Muskulatur völlig fehlt und keine Beziehung zum Leistenbande bestand.

Papillomatöse Adenofibrosis der Leistengegend.

Einen „seltsamen Tumor der großen Labie" (114, 75) habe ich Herrn Kollegen Mackenrodt senior zu verdanken. Aus meiner früheren Mitteilung (1909) entnehme ich das nötigste und muß einiges wichtige hinzufügen. Der kaum walnußgroße Tumor hatte maulbeerartige Oberfläche der braunen Haut nach Art von warzigen Papillomen. Dem entspricht eine lebhafte unregelmäßige Papillenbildung der behaarten Haut zwischen blättrigen schmalen Epithelsträngen. Haare und Talgdrüsen normal; starke Ausbildung von Schweißdrüsen (Abb. 245) und zum Teil sezernierendem Epithel bei

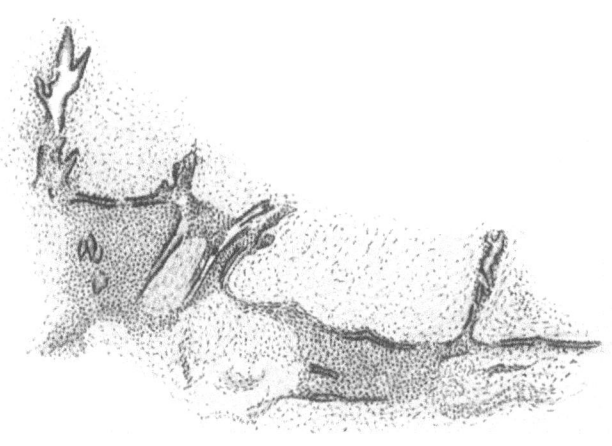

Abb. 243.

erweiterter Lichtung. Die meisten Drüsen sezernieren normal. Die derbe adenofibröse Neubildung (Abb. 246) liegt im Unterhautfettgewebe, ist nicht scharf begrenzt, reicht nahe bis an die Haut, hat ein fibrillenreiches Grundgewebe, das sich in breiten Mänteln um die kleinen drüsigen Herde legt. Zellreiches endometrioides Stroma ist nur stellenweise gut entwickelt. Die weitverzweigten Schläuche der umfangreichen Neubildung sind meist eng, wenig cystisch erweitert. Blutungen, schon damals als „menstruell" aufgefaßt, lymphocytäre Infiltration, wie gewöhnlich. Hauptsächlicher Wert wurde in Text und Bild der Auflösung der elastischen Fasern durch die zellige Wucherung gewidmet und hieraus auf die entzündliche Natur der Neubildung geschlossen.

Es ist kein Zweifel, daß es sich um die gewöhnliche endometrioide Form der Adenofibrosis handelt, ohne Beteiligung von Muskelwucherung; dieses erklärt sich aus der oberflächlichen Lage der Wucherung in dem subcutanen Gewebe der Labie.

Die Beziehungen zum Leistenbande werden von den Autoren verschieden angegeben; es liegt dem Knoten an, oder wird von ihm umwachsen, zieht gewissermaßen hindurch oder der Knoten sitzt mehr im Bande drin, dessen Fasern ihn umgeben. In Abb. 249 erkennt man den quergestreiften Musculus cremaster internus des Bandes. Die glatte Muskulatur ist zuweilen erheblich gewuchert; meist aber unbedeutend. Den Zusammenhang mit dem Bande vermißten auch andere Autoren (Pfannenstiel, Blumer, Lauche, Mahle und Mc. Curty, De Josselin de Jong und wie gesagt namentlich Sampson).

Die epithelialen Teile des Knotens wurden früher als besonders bezeichnend für die Abkömmlinge des Wolffschen Körpers angesehen; ebenso wird neuerdings die Ähnlichkeit mit Endometrium gepriesen. Letzteres mit Recht nur in einzelnen Fällen, wenn sich in reichlicher Menge zellreichen Stromas Schläuche mit zylindrischem Epithel finden Nachdem schon Koßmann u. a. die Urnierentheorie für diese Knoten abgelehnt hatten, hat sich auch Cullen, wenn auch nicht für alle Fälle abgewendet, und wegen der großen Ähnlichkeit mit Endometrium und wegen

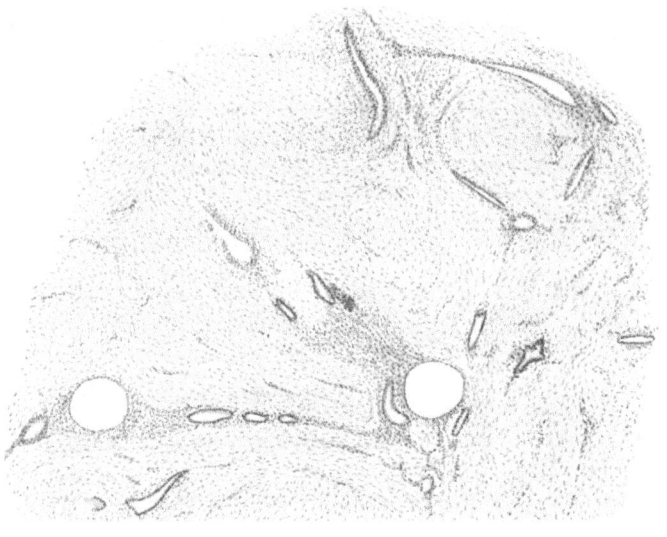

Abb. 244.

Abb. 243 und 244. Aus meinem früheren Falle von Adenomyosis am Ligamentum rotundum. (Zeiß Obj. A. Okul. 1.)

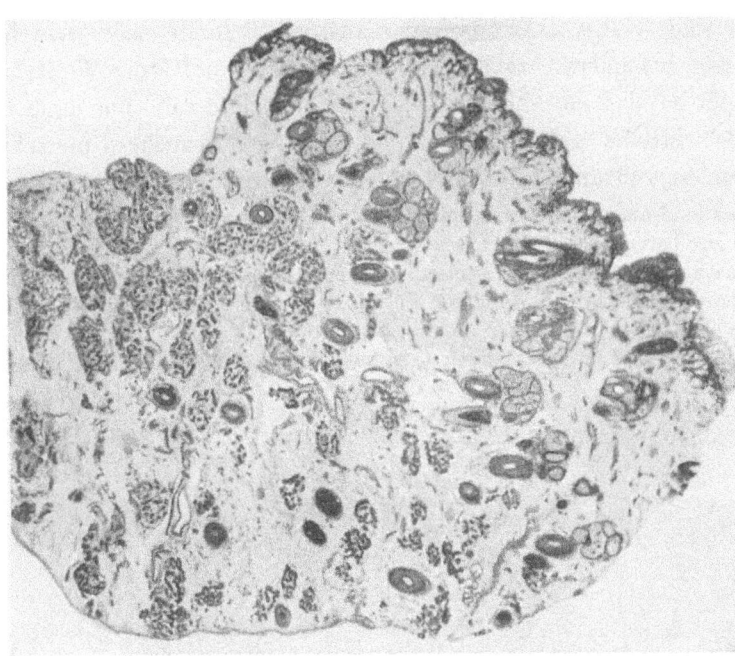

Abb. 245. Auffallende Schweißdrüsenwucherung (s. Abb. 246).

Beteiligung an der Menstruation in seinem Falle von Knoten an beiden Ligg. rotunda Versprengung vom Müllerschen Gange angenommen. Natürlich ist die zuweilen geringere Ähnlichkeit mit Endometrium nicht ohne weiteres geeignet die gleichartige Pathogenese zu entkräften. Aber es ist gerade hier besondere Vorsicht zu empfehlen, weil die Leistengegend eine der wenigen Stellen ist, an denen beim Embryo nephrisches Blastem zu finden ist. Die histologische Beschreibung sollte sich also nach Möglichkeit von der Theorie frei machen. Meistens finden sich mäßig verzweigte tubuläre Schläuche oft in Zusammenhang mit Höhlen, die recht deutlich die Zeichen der Ampulle (v. Recklinghausen) haben, Dach und Boden, Sammlung der Schläuche an letzteren, ferner die Verschiedenheit der Epithelhöhe und namentlich oft wurden die sogenannten „Pseudoglomeruli" gefunden.

Sie scheinen sich hier tatsächlich häufig zu bilden, aber diese Bezeichnung ist leicht irreführend und trifft für die Mehrzahl der in den Cystenraum ragenden Vorsprünge nicht zu, weil sie äußerst unregelmäßige Formen haben und zuweilen

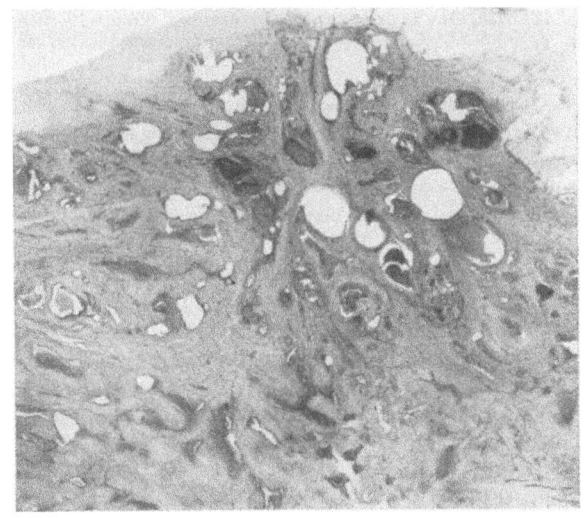

Abb. 246. Adenomyosis endometrioides. (Lichtbilder, Lupenvergrößerung.)

Abb. 245 und 246. Adenomyosis, walnußgroßer Tumor in der Labie unabhängig vom Ligamentum rotundum (siehe Text).

mehr papillär sind. Selbst Chevassu, der aus dem Befunde eines „echten Glomerulus" in seinem Tumor besondere Ursache entnimmt, die Herkunft vom Wolffschen Körper zu verteidigen, gibt zu, daß die Ähnlichkeit der „Pseudoglomeruli" nur dann bestehe, wenn das „cytogene" Stroma gefäßreich sei und daß noch manche Unterschiede zwischen diesen Pseudoglomeruli und den embryonalen Glomeruli bestehen.

Chevassu fand auch zweireihiges Epithel in den Kanälen, davon er die untere Reihe als Ersatzzellen benennt. Der Befund eines „Nachnierenglomerulus" in dem Tumor des Ligamentum rotundum von Chevassu ist nach zwei Richtungen hin einer genaueren Betrachtung zu unterziehen. Einmal, weil tatsächlich Nachnierenglomeruli von mir und von Forssner in der Leistengegend nachgewiesen worden sind und zweitens, weil der Tumor Chevassus im übrigen Bau durchaus der Adenosis endometrioides (Endometriom) gleicht. Die neuere Literatur kümmert sich zwar wenig um diesen Befund, aber er ist doch dringend

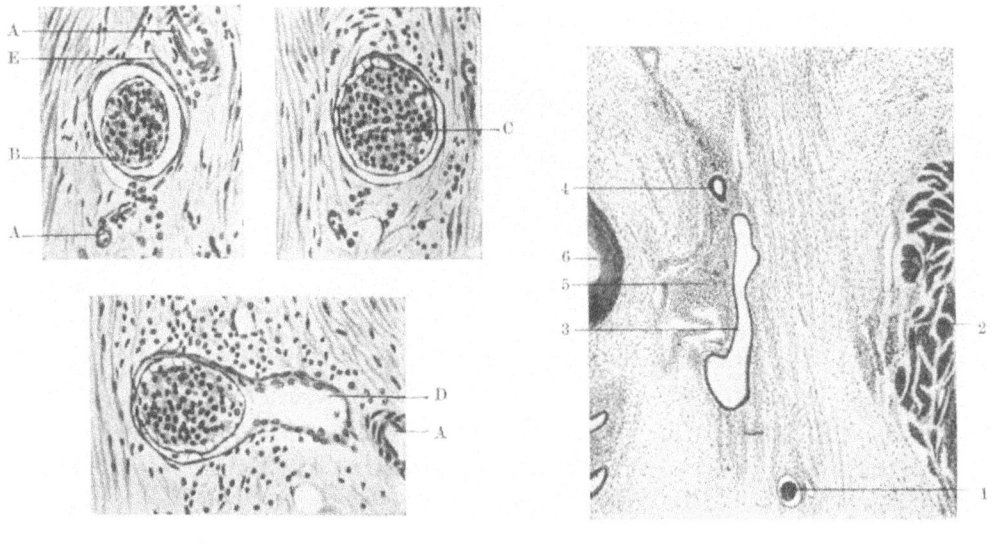

Abb. 247.   Abb. 248.

Abb. 247. Aus der Arbeit von Chevassu (Abb. 2). Deutlich endometrioide Wucherung.

Abb. 248. Chevassus Abb. 3 mit dem als Glomerulus bezeichneten Gebilde (endolymphangischer polypöser Vorsprung cystogenen Gewebes).

der Nachprüfung bedürftig, weil er von vielen Seiten als letztes Beweisstück der Theorie von Recklinghausen angesehen worden ist und als solcher noch heute gilt. Deshalb sei des Falles hier gedacht, der sehr ausführlich beschrieben worden ist und von dem ich durch die Gefälligkeit von Chevassu in den Besitz eines Schnittes gelangt bin. Ich gebe die Bilder aus der Arbeit wieder, die den Beweis für den Nierenglomerulus erbringen sollten. Ich muß ihn aber gegen Chevassu und Letulle, der ihn bestätigt hat, ablehnen. Aus der Abb. 247 geht zur Genüge der endometrioide Charakter der Neubildung hervor, der in Abb. 248 wiedergegebene „Glomerulus" von Chevassu ist kein Glomerulus, sondern ein polypöser Vorsprung des endometrioiden Gewebes in ein Gefäß im Querschnitt, wie wir sie oben (S. 408) kennen gelernt haben. Man könnte den in Abb. 248 von Chevassu mit „Canal excréteur" (bei D) bezeichneten Teil geneigt sein, tatsächlich für einen epithelialen Kanal zu halten, aber die Täuschung wird durch einen etwas flachen Schnitt durch die Gefäßwand heraufbeschworen; es handelt sich um halb schräg, halb flach getroffene Endothelien, die überdies nicht in der linearen Fortsetzung des von Chevassu als Kapselepithel des Glomerulus aufgefaßten Endothelsaumes liegen, sondern nach einwärts von diesem. So entsteht der Eindruck der Zweischichtung und zugleich die Epithelähnlichkeit. Das Gefäß scheint ein Lymphgefäß zu sein und von Lymphocyten umgeben. Mir scheint diese Umdeutung des Befundes von Chevassu für die Frage der Pathogenese wichtig genug, um sie besonders vorzubringen, weil sich hiermit der Fall ordnungsmäßig den übrigen einordnet. Es ist übrigens schon von Lauche angenommen worden, daß es sich um einen „Pseudoglomerulus" handle, wie man sie in den Wucherungen des Lig. rotundum gerade besonders häufig findet.

So steht zur Zeit das anatomische und histologische Bild der Adenomyosis und Adenofibrosis in der Leistengegend im ganzen genügend klar vor uns, um sagen zu dürfen, daß die Herde den „endometrioiden" Charakter haben, den sie funktionell durch Blutung bei der Menstruation bekunden; freilich in dieser parafunktionellen Einschränkung auf die Blutung (Bluhm, Finsterer, Engelhardt, Weißhaupt, Lauche, Palmer und in meinem Falle), während die Beteiligung an der prägraviden Schleimhautfunktion bisher nur einmal nachgewiesen worden ist von Kanther, dessen Befund auch von L. Fränkel als „prämenstruell" bezeichnet wurde.

Es sind noch keine Tumoren oder Wucherungen von irgend einer histologischen Anwartschaft auf Abkömmlinge der Urniere bekannt. Insoweit die Struktur der Herde den endometrioiden Bau undeutlich oder ganz ungenügend zeigt, ist die Einbettung in meist sehr derbes hyalines und gar oft entzündlich infiltriertes fibrilläres Bindegewebe als erste Bedingung anzusehen. Die Besonderheiten der Struktur nach dem Typus von Recklinghausen sind oft vorhanden, wenn das Epithel, die Schlauchform und das Stroma gerade besonders schön den endometrioiden Charakter zeigen; sie geben ebensowenig wie an anderen Stellen Veranlassung, Urnierenverlagerung anzunehmen.

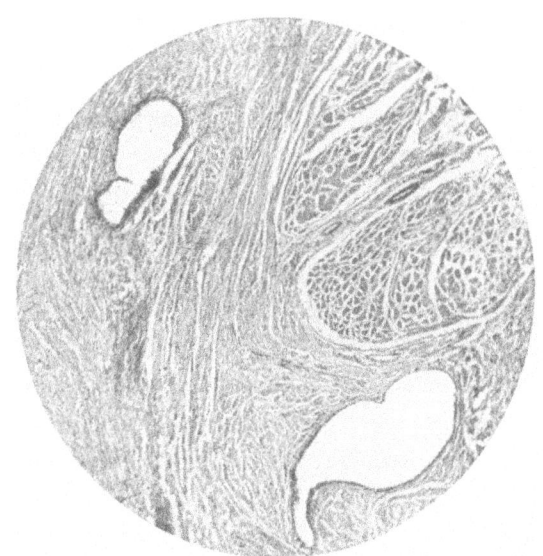

Abb. 249. Ligamentum rotundum mit den zentral gelegenen (im Bilde rechts oben) Musculus cremaster internus Adenomyosis lig. rotundi reicht bis nahe an den Cremaster (248, 90). (Lichtbild schwacher Vergrößerung.)

Zeichen von Rückbildung sind in den Knoten sehr häufig zu finden. Sie entstehen örtlich zum Teil durch hämorrhagische Zerstörung der kleineren Herde, öfters umschrieben, aber zuweilen in recht großer Ausdehnung. Ferner ist wie an anderen Orten auch die sklerotische Veränderung des Bindegewebes nicht nur der weiteren Entwicklung hinderlich, sondern auch mit Atrophie der Herde verbunden.

Eiterung in einem Falle Palmers gehört zu den Seltenheiten. Die Knoten in der Leistengegend sind mit Ausnahmen, auf die wir noch zu sprechen kommen, also in der Mehrzahl nach ihrer Struktur als endometrioid anzuerkennen. Wie sich der endometrioide Charakter in dieser entlegenen Gegend erklären läßt, darf die histologische Betrachtung nicht beeinträchtigen.

Eine Muskelwucherung ist nur bei Einbeziehung des Lig. rotundum vorhanden. Ausnahmsweise könnte auch die quergestreifte Muskulatur des Cremaster internus in Betracht kommen. Eine Wucherung derselben ist aber an anderen Stellen (Bauchwand) auch nicht bekannt (s. Abb. 249).

β) Pathogenese der Knoten in der Inguinalgegend.

Die Knoten in der Leistengegend und am inneren Abschnitte des Lig. rotundum machen allen Erklärungsversuchen unübersehbare Schwierigkeiten. Die metastatische Theorie scheint durch die lymphatischen „Beziehungen" keineswegs gestützt; zum Mindesten ist es unverständlich, warum nicht in erster Linie die Lymphknoten der Leisten befallen werden. Die Knoten in den Labien verlangen andere Erklärung. Neben den Gelegenheitsursachen, den nur selten voraufgegangenen Operationen in den Leisten, ferner den ebenfalls selten gefundenen Hernien ist die Theorie der direkten Ausbreitung vom Peritoneum aus sehr beachtenswert. Man müßte mehr hierauf achten. Aber damit werden wir kaum mehr als einzelne Fälle aufklären. Vielmehr erwecken viele bisher bekannte Befunde den Anschein einer völlig in sich abgeschlossenen Neubildung. Ob dies wirklich der Fall ist, muß die Zukunft entscheiden. Für völlig abgeschlossene Herde der Leistengegend einschließlich der Labien bliebe dann nur die angeborene Grundlage, sei es aus erübrigten Resten der Peritonealtasche, sei es aus ungewöhnlichen Epithelarten, wie wir sie im Nephroblastem finden.

Wir wollen die angeführten Erklärungsversuche mit den Befunden der Autoren belegen.

Im Zusammenhang mit Hernia inguinalis wurden Knoten in der Leistengegend gefunden von Hickel (1923), Lemon und Mahle (Schenkelhernie), Sampson (1925), Palmer (1925), Polster, 2 Fälle (1926) Christopher (1927). Hickels Fall war durch menstruelle Anschwellung wichtig, weil diese zur Differentialdiagnose von Hernien öfters angegeben wird. Sampson fand eine Schenkelhernie und deutlich getrennt von ihr einen Herd von Adenomyosis. Bungarts Annahme, daß alle extraperitonealen Herde ursprünglich intraperitoneal gesessen hätten, ist etwas zu kühn, besonders wenn man den weiten Weg in die Labien und außerdem berücksichtigt, daß man so gut wie immer mit ihrer Umgebung fest verwachsene Herde und keine scharf umkapselte Knoten findet.

Christopher hat ebenfalls eine Adenofibrosis mit Hernia in der Leistengegend beschrieben und sich Sampsons Theorie angeschlossen. Steichele gibt in seinem Falle eines endometrioiden Herdes an der Anhaftungsstelle des Lig. rotundum am Tuberculum pubicum ausdrücklich an, daß keine Verbindung zum Peritoneum oder einer Hernie bestanden habe und auch ohne diese ausdrückliche Versicherung glaubt man den früheren Autoren, daß ihnen bei der Operation eine Hernie nicht entgangen wäre, auch nicht ein Bruchsack. Immerhin ist die Zahl der oben genannten Fälle von Zusammenhang mit Hernien groß genug, um in Zukunft die genauere Feststellung anzuregen, ob noch anderweit Genitalherde bestanden und welcher Art der histologische Zusammenhang mit dem Bruchsacke war.

Die Operationen in der Leistengegend, die ätiologisch irgendwie verwendbar wären, sind wie gesagt, selten vorausgegangen. Andererseits wird von Steichele angegeben, daß 2 Jahre zuvor eine Cholecystectomie vorgenommen worden war; der ätiologische Zusammenhang ist hier natürlich zweifelhaft. Einige Fälle von früheren Operationen in der Leistengegend sind erwähnenswert; es ist für die ätiologische Heranziehung wichtig zu unterscheiden, ob das Lig. rotundum heruntergezogen wurde oder ob etwa ein Bruchsack oder Hydrocele bestanden haben. Wenn keinerlei Beziehungen zum Peritoneum direkt oder indirekt nachweisbar waren, so ist die Bildung eines adenofibrösen Knotens infolge des Traumas nur mit Hypothesen, wie embryonale Verlagerung, Metastase u. a. zu belegen. Unter den wenigen Fällen voraufgegangenen operativen Traumas verdient ein Fall von Fletscher, kurze Wiedergabe. 10 Jahre nach einer Probelaparotomie wegen Dysmenorrhoe findet sich ein golfballgroßer Tumor in der Gegend des inneren Leistenringes in der rechten Leistengegend, der nach Incision teerartige Flüssigkeit entleert und später bei jeder Menstruation flüssiges Blut entleerte. Der doppelte Uterus und Ovarien wurden exstirpiert, das rechte Ovarium enthält ein Adenomyom! (Muskulatur?). Der Leistentumor verblieb; die Wunde heilte, die Beschwerden blieben aus.

Auch in einem Falle von Semb (1926) war eine Operation dem Leiden 6 Jahre vorausgegangen, bei der das Lig. rotundum heruntergezogen worden war. Semb glaubt daher, daß das in die Leistenbeuge heruntergezogene Peritoneum Ausgangspunkt der Adenomyosis gewesen sei, aber es bestanden auch Ovarialcysten (Teercysten?), so daß es fraglich ist, ob die Wucherung, die eine schwache Beziehung zum Lig. rotundum hatte und in der Bauchwand saß, nicht mit inneren endometrioiden Bildungen zusammenhing.

Auch in unserer Klinik kam eine Adenomyosis nach Operation zur Beobachtung. Ein walnußgroßer Knoten wurde bei einem 32jährigen nulliparen Fräulein (T. 7487) am 31. XI. 1927 operiert und von mir untersucht. Dieser machte seit 10 Wochen während der Menstruation Schmerzen und Schwellung an der rechten Seite des Schamberges, an der Stelle einer kleinen Narbe, die von der vier Jahre voraufgegangenen Entfernung einer akut entzündlichen Leistendrüse stammte. Es bestand hier keine Hernie und nichts läßt Beteiligung des Lig. rotundum vermuten, das auch bei der erneuten Operation nicht erkannt wurde. Die histologische Beschreibung dieses Falles (S. 479) sagt ausdrücklich, daß Muskulatur nicht zu finden war.

Diese wenigen Fälle von voraufgegangener Operation betreffen also nur zweimal die Entstehung von Knoten in der Gegend des Operationsfeldes; einmal nach Herunterziehung des Ligamentes, ein anderes Mal nach Entfernung einer „akut entzündeten Leistendrüse". Der Bericht stammt von zuverlässiger Seite, andernfalls läge der Gedanke eines Rezidives nahe. Die beiden Fällen lassen sich auch nicht als Adenofibrosis in Narben bezeichnen. Die Narben waren nicht beteiligt. Das ist zu wenig, um ätiologisch verwertbar zu sein. Andererseits sind in 2 Fällen Operationen am Bauche vorausgegangen, die gar nichts mit der Leistengegend zu schaffen haben. Der Ort geringen Widerstandes wäre hier die Bauchwandnarbe gewesen; soll man hier an einen ursächlichen Zusammenhang denken? Kaum, und am allerwenigsten aus Implantation von der Bauchhöhle her.

Man muß übrigens in der Beurteilung dieser Frage vorsichtig sein, wie der Fall von Chriptopher lehrt, der selber sagt, daß er den Inguinalknoten für die Folge einer 9 Jahre zuvor gemachten Uterusexstirpation gehalten haben würde, wenn nicht die Inguinalbeschwerden zur Zeit der Menses schon seit 15 Jahren bestanden hätten.

Auf eine ziemlich gezwungene Art versucht Bungart, wie schon angedeutet worden ist, die extraperitoneale Adenomyosis zu erklären; zunächst liegen die Herde intraperitoneal, sie entstehen auf dem Epithel des Bauchfelles und haben das Bestreben, sich zu extraperitoneisieren. Er meint nämlich, sie wüchsen nicht infiltrativ, sondern mehr expansiv in die unterliegenden Gewebe. Diese Meinung ist mindestens in ihrem ersten Teile unannehmbar, ebenso wie die Ansicht, daß die extraperitonealen Herde von Lymphknoten umwachsen werden. Vielmehr wachsen die epithelialen Herde in die Lymphknoten infiltrierend hinein. Es ist ohne weiteres glaubhaft, daß ein Herd in der Gegend einer Bruchpforte gelegentlich einmal mit dem Bruchsack nach außen gerät, aber doch nur ausnahmsweise. Auch die Ausdehnung der Ansicht Bungarts auf die Herde in Bauchwandnarben ist abzulehnen. Die Wucherung wird nicht als Ganzes verlagert, sondern sie wächst infiltrierend, wie ich schon in meinem ersten Falle von Narbenadenofibrosis beschrieben habe, von der Serosa her durch alle Muskel- und Hautschichten hindurch.

Wie steht es nun mit der Implantationstheorie? Zu unterscheiden sind die Fälle mit und ohne Hernie. Bei Hernie gelangt das „Endometrium" in Sampsons Theorie in den Bruchsack und wuchert von hier aus in die Tiefe. So deutet auch Chriptopher seinen Fall. Die Theorie ist einfach genug und man sollte glauben, daß ihre Anwendbarkeit durch den histologischen Befund zu beglaubigen wäre, was bisher nicht geschehen ist. Es wird auch schwerlich gelingen, restlos zu überzeugen, aber der Versuch sollte sich lohnen. Zum mindesten würde es sehr wichtig sein, den Zusammenhang der epithelialen Wucherung mit dem Boden des Bruchsackes nachzuweisen. Liegt zwischen beiden ein freies Zwischenstück, so dürfte der Wahrscheinlichkeitsbeweis für Sampsons Theorie mißlingen. Besteht der epitheliale Zusammenhang mit dem Bruchsack, so tritt wiederum die Serosaepitheltheorie in Handlung und zwar in der doppelten Gestalt der Cölomepitheltheorie vom Processus vaginalis wie in der späteren Entstehungsmöglichkeit Epithel des Bruchsackes. Divertikelbildungen jeder Art neigen zu Gewebswucherungen an der Spitze, namentlich freilich angeborene Divertikel.

Ohne Hernien liegt die Implantationsfrage nicht wesentlich anders, aber doch schwieriger.

Die Implantation (Sampson) vom inneren Leistenring her kann man sich nur so vorstellen, daß sich hier Streuteilchen der Schleimhaut fangen, oder daß eine Fortsetzung anderer intraperitonealer Wucherung bis in die Leistengegend reicht und von hier aus längs des Leistenbandes in die Tiefe wandert. Tatsächlich entspricht dieses der theoretischen Auffassung Sampsons. Er legt diesem Gedanken die Beobachtungen zugrunde, in denen zugleich mit Herden in der Leistengegend noch andere Herde gefunden wurden. Er fand unter 9 Fällen 5 mal größere Teercysten und 3 mal kleinere Herde im Ovarium. Schon Pfannenstiel hatte in seinem Falle gleichzeitig einen intrapelvinen Herd gefunden. Heim (1925) ist ebenso wie Sampson (1925) der Ansicht, daß die Wucherung zusammenhängend entlang des Bandes von oben nach unten gewachsen sein könne, eine Erklärung, die sehr beachtenswert ist und unbedingt zur genaueren Untersuchung nicht nur der Knoten in der Leistengegend, sondern aller tiefer gelegenen adenösen Wucherungen auffordert. Freilich ist solches nur an Leichenmaterial möglich. Im übrigen bevorzugt Sampson die Theorie der Metastasierung auf dem Blutwege und läßt sich dadurch in seiner Beschreibung beeinflussen. Ihm ist es jedoch zu danken, daß er auch hier nachdrücklich auf den Zusammenhang der inguinalen Adenomyosis mit anderen Herden hingewiesen hat. In einem Falle fand Sampson einen großen adenomyomatösen Knoten nahe dem unteren Ende des linken Leistenbandes und zugleich peritoneale „Endometriosis", daran auch die linken Adnexe und das uterine Ende des linken Lig. rotundum beteiligt waren. In einem anderen Falle fand Sampson die „Endometriosis" lateral vom rechten Lig. rotundum in der Leistengegend unter Beteiligung des rechten Ovarium, entlang der Gefäße zwischen den Blättern des rechten Lig. latum und des Uterus. In dem oben erwähnten Falle Sampsons von Hernia cruralis und einem endometrioiden Knoten in der Leistengegend war dieser an der Vorderwand der Vena femoralis fest verwachsen. In der genetischen Deutung seiner Befunde legt Sampson Wert auf die Feststellung, daß die endometrioiden Herde nicht Tumoren des Lig. rotundum selber waren, sondern nur in der Nachbarschaft des Bandes lagen, doch spricht er von „Adenomyom", woraus man auf Muskelgehalt schließen könnte, und er kann nicht verhindern, daß die Mehrzahl der bekannten Tumoren nicht nur wirklich am Bande saßen, sondern auch oft Muskulatur enthielten. Aber das entscheidet schließlich gar nicht die Herkunft, sondern die von Sampson öfters hervorgehobene nachbarliche Beziehung zu Gefäßen spricht viel eher für eine paravasale als für die von ihm bevorzugte endovasale Ausbreitung, wenn man schon glauben will, der nachträglichen Einschleppung von Epithel nicht entraten zu können. In den früheren Fällen wurde meist eine sehr enge Beziehung der Wucherung mit dem Lig. rotundum abgegeben, entweder indem dieses die Neubildung umgab, oder sie durchsetzte oder sich darin einzupflanzen schien. Sampson leugnet für mehrere seiner Fälle die engere Beziehung zum Ligament. Doch ist die Zahl der Fälle zu groß, in denen die Teilnahme des Lig. rotundum einwandfrei schon während der Operation festgestellt wurde. Es wird beobachtet, daß das Band dem Knoten anliegt, daß es den Knoten durchsetzt oder umgekehrt, daß der Knoten im Leistenband liegt und seine Fasern auseinanderweichen.

Übrigens ist Sampson nicht einseitig auf die Theorie der Metastasenbildung bedacht, sondern gibt die Möglichkeit zu, die inguinale Endometriosis könne entstehen:

1. Als lymphatische Metastase vom uterinen Ende des runden Bandes und vom breiten Mutterbande her.

2. Direkte oder metastatische Ausbreitung längs des Lig. rotundum von peritonealer Endometriosis durch den Leistenring hindurch.

3. Metastasis durch direkte Invasion von der Uterus oder Tubenschleimhaut mit Ausbreitung auf die oberflächlichen Lymph- und Blutgefäße, auch durch Einbeziehung des Endometriums bei der Menstruation in uterine Gefäße.

4. Implantation in einen Bruchsack.

Über die Versuche, die Theorien glaubhaft zu machen, ist man indes bisher nicht hinausgekommen, wie wir noch später sehen werden.

Die lymphatische Metastasierung wird von Mestitz (Halban) auch mit dem Auftreten mehrerer Herde begründet, so insbesondere von intraperitonealen Herden. Diese lassen sich freilich mit Sampson als unmittelbare Fortsetzung längs der Gefäße am Lig. rotundum besser verstehen. Die intraperitoneale Lage ist an sich nicht gerade als Stütze für Halbans Meinung geeignet; jedenfalls nicht mehr als andere Herde. Für die Lymphmetastasierung gibt es keine indirekten Beweismöglichkeiten.

1. Die Urnierentheorie für die Leistenknoten.

Die für die Leistengegend besonders ausgedachten Erklärungsversuche „angeborener" Grundlagen sind die Urnierentheorie, die seinerzeit von den Anhängern von Recklinghausens angewendet wurde. Ferner Cullens Annahme der Versprengung vom Müllerschen Gange, die ohne entwicklungsgeschichtliche Grundlage völlig unvermittelt dasteht und keine ernste Verteidigung findet. Schließlich das Serosaepithel des Processus vaginalis peritonei (R. Meyer). Der Urnierentheorie stehen bei Erwachsenen keine Befunde zu Gebote, wenn wir den Fall von Chevassu (S. 482) nicht anerkennen. Die Theorie hat von mir eine Abänderung dahin erfahren, daß möglicherweise Nachnierenblastem (Felix meint Zwischenblastem) in persistenten abgelösten Teilen die Grundlage von Wucherungen abgeben könnten. Soweit solche unweigerlich endometrioid gebaut sind, wird man kaum nephrisches Blastem zur Erklärung herbeinötigen. Der von mir (1911) und Forssner (1921) erbrachte Nachweis, daß in der Gegend des Leistenkanals bei Feten Glomeruli vorkommen, muß trotzdem im Auge behalten werden für Fälle etwaiger besonderer Adenome. Wir werden bald darauf eingehen, hier sei nur eingeschaltet, daß, wie schon oben gesagt worden ist, die Knoten in der Leistengegend den von Recklinghausenschen Typus einschließlich der „Pseudoglomeruli" besonders häufig wiedergeben. Auch ich habe in meinem ersten

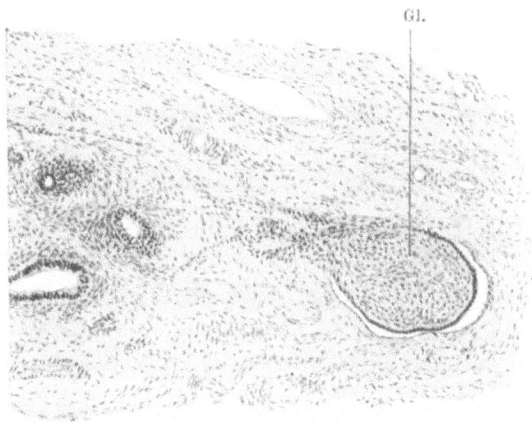

Abb. 250. Glomerulus (Gl.) in rückgebildetem Zustande im Mesovarium eines neugeborenen Mädchens. (Leitz Obj. 3. Okul. 3. Tubus 14.)

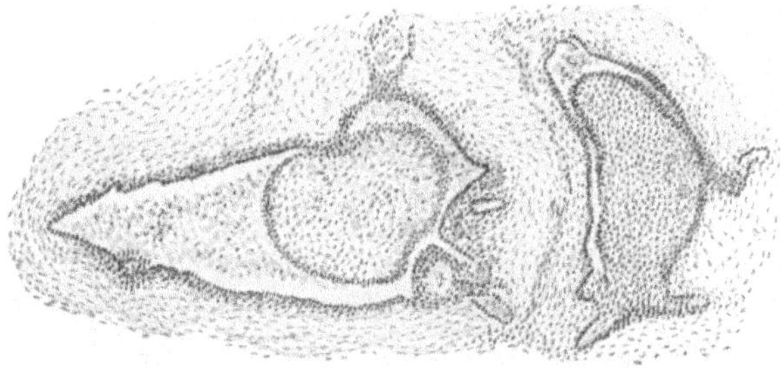

Falle solche dargestellt (s. Abb. 251) und bringe hier zum Vergleiche einen Glomerulus im Mesovarium eines neugeborenen Mädchens (Abb. 250) und einen Pseudoglomerulus aus der adenomatösen Wucherung vom cervicalen Schleimepithel (Abb. 252), bei dem man ebensoviel und ebensowenig an Urnierenreste denken darf, wie bei dem in der Leistengegend. Nur mit dem Unterschiede, daß man bei dem Schleimepithel ganz sicher ist, daß es der Cervicalschleimhaut entstammt.

Zur Erklärung der Adenofibrosis in der Leistengegend haben wir uns, wie gesagt, zuerst mit der „Urnierentheorie" befriedigt. Nachdem ich hiervon zurückgekommen war, weil die Urniere zur Leistengegend keine ursprüngliche Beziehung hat, ist nochmals die Theorie v. Recklinghausens durch Forßner (1921) wieder verteidigt worden auf Grund

Abb. 251. Adenomyosis des Ligamentum rotundum. Die sogenannten „Pseudoglomeruli" (v. Recklinghausen). (Zeiß Obj. A. Okul. 2.)

der Befunde von Glomeruli bei Embryonen in der Leistengegend. Auch glaubte Forßner durch seine Befunde die Möglichkeit zu erweisen, daß die Urniere einmal ausnahmsweise bis in die Leistengegend reichen könne. Nicht auf dem Wege des Leistenbandes vom Uterushorn her; in dieser Beziehung stimmen unsere Auffassungen überein. Für den Unbefangenen scheint die hieran angeknüpfte Erörterung (R. Meyer 1923) vielleicht untergeordnet. Sie dreht sich um die einzelnen verschiedenwertigen Teile des nephrischen Blastems in ihrer ursprünglichen Lagebeziehung zur Leistengegend. Es sind das Sonderfragen, die jedoch in dem Untergrund eines allgemeinen Gesichtspunktes ankern;

nämlich, daß bestimmte topographische Beziehungen wie die zwischen Organblastem und Ausführungsgang vom Entwicklungsanfang bestehen und nicht erst nachträglich durch Verschiebungen erzielt werden. Für die Nachniere heißt das, ihr Blastem sei nicht nur der ursprünglich am weitesten caudal gelegene Teil des nephrischen Blastems, was allgemein bekannt ist, sondern auch, dieses Blastem entspricht schon bevor wir es sehen, nachbarlich derjenigen Stelle des Urnierenganges, aus der die Ureterknospe später sich vorstülpen wird. Alle Ortsverschiebungen, die diese Ursprungstelle des Ureters am Urnierengange eingeht, sind mit den gleichen Verschiebungen des Nachnierenblastems verbunden. Darüber hinausgehend muß ich es heute dahin ausdrücken, die Ureterknospe entsteht überhaupt nur an der Stelle, wo das Nachnierenblastem dem Urnierengange anliegt und sie entsteht nur zu einer bestimmten Zeit der Differenzierung des Nachnierenblastems. Ureteren entstehen nicht an zufälligen Stellen, sondern in Abhängigkeit nur auf Beanspruchung durch anliegendes Nachnierenblastem. Der Urnierengang muß mit

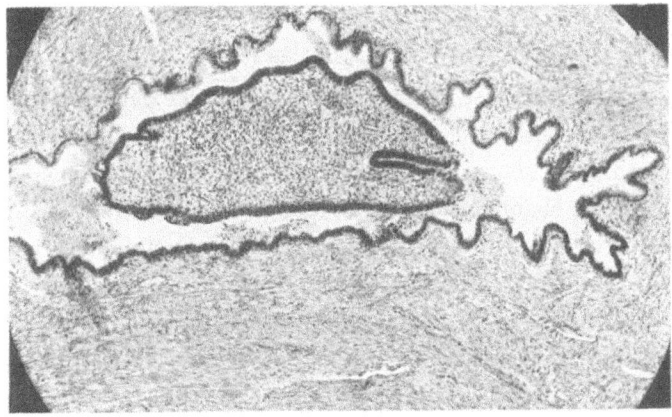

Abb. 252. „Pseudoglomerulus" (vergleichsweise zu Abb. 251) aus einem Falle von Adenomyosis cervicis mit cervicalem Schleimepithel (114, 75).

der Stelle des Nachnierenblastems von vornherein verbunden sein und bleiben. Der caudale Teil des Urnierenganges überkreuzt ursprünglich dem Ektoderm angelagert die Leistengegend, so daß das sich zwischenlagernde nephrische Blastem sehr wohl ausnahmsweise Teile in der Leistengegend zurücklassen kann; vielleicht nicht ganz selten, denn wir kennen bereits Befunde von Glomeruli in der Leistengegend beim Embryo von 23 mm (R. Meyer 1911) und von 10 cm (Forßner 1921). In der Erörterung zwischen Forßner und mir über die Deutung dieser Glomeruli gehe ich von dem oben genannten Standpunkte im Allgemeinen aus und betone im Besonderen, daß die topographische Beziehung zwischen nephrischen Blastem und Leistengegend einmal normal bestanden haben muß, sodann, daß hierfür nur das Nachnierenblastem in Frage kommt. Ferner zeigen die betreffenden Embryonen eine normale caudale Endigung der Urniere und schließlich trägt in meinem Falle der Glomerulusbefund in der Leistengegend durchaus den normalen Aufbau der Nachnierenglomeruli, der um diese Zeit der Entwicklung noch völlig verschieden ist von dem der Urniere. Fragt sich höchstens noch, ob wir mit dem „Zwischenblastem" rechnen sollen (Felix). Dem Fernstehenden mag es unwichtig erscheinen, welche Art von nephrischem Blastem die Leistengegend berührt; aber wenn wir überhaupt auf Dauerbestand solch abnorm gelagerter Teile rechnen, so ergeben sich doch erhebliche Unterschiede der Entwicklungsmöglichkeiten. Das „Zwischenblastem" schwindet sehr früh; es ist eine sehr kümmerliche Erinnerung an stammesgeschichtliche Durchgangstufen. Je früher und schwächer solche Ahnenerbstücke in der Entwicklung auftauchen, desto wirkungsloser pflegen sie zu sein und restlos zu verschwinden. Auch der caudale Urnierenteil trägt den Stempel schneller Vergänglichkeit schon im fetalen Leben. Von Nachnierenteilen ließe sich eine größere Lebensfähigkeit eher erwarten, wenngleich auch hier mangels Abfuhr der Excretion der Gewebsbestand gefährdet ist. Mit der abnormen Lagerung allein ist es nicht getan, auch muß das Gewebe nicht nur persistieren, sondern ein Reiz muß hinzukommen, der das Gewebe zur Genüge im Wachstum erhält, um die spätere Bildung von Wucherungen zu ermöglichen.

Was uns außerdem angeht, ist der Umstand, daß wir von Nachnierenresten ganz andere Bildungen zu erwarten haben, als wir sie tatsächlich in der Leistengegend finden. Cystome, Adenome, wie wir sie in und neben den Nieren kennen, finden wir in der Leistengegend kaum.

2. Cölomepithelgenese.

Für die inguinalen endometrioiden Wucherungen der gewöhnlichen Art dürfen wir also von der Urnierenhypothese Abschied nehmen und müssen nur daran denken, daß in der Leistengegend auch einmal anderes als nur endometrioide Wucherung vorkommen kann. Wenn wir nur die endometrioide Wucherung im Gebiete der Leistengegend und der Labien histogenetisch erfassen wollen, so ist in erster Linie darauf zu achten, ob wirklich abgeschlossene Knoten die Fragestellung nach von vornherein extraperitonealen Grundlagen zulassen. Eine Fortsetzung intraperitonealer Herde längs der Gefäße und Hernien muß im Einzelfalle zuerst ausgeschaltet werden. Der primär völlig isolierte und wirklich „endometrioide" Herd in der Leistengegend kann wörtlich genommen bisher ausschließlich durch ortsungewöhnliche Differenzierung des Peritonealepithels vom Processus vaginalis erklärt werden. Die Metastasierung auf dem Lymphwege ist hier von uns außer Betracht gelassen, weil sie die Hauptfundorte extraperitonealer Herde Nabel und Leistengegend nicht verständlich macht; davon werden wir noch bei der Besprechung der Nabelherde (s. w. u.) und im allgemeinen Teil reden.

Zu berücksichtigen ist, daß die Bevorzugung des unteren Abschnittes des Lig. rotundum von unserem Standpunkte der „Serosaepithel-Theorie" nur dann verständlich ist, wenn wir ebenso wie bei der Rückbildung des Cavum Douglasii und des physiologischen Nabelschnurbruches nicht nur mit Überresten des Cölomepithels des Processus vaginalis rechnen, sondern auch damit, daß die versteckte Lage etwa persistenten Cölomepithels ihm besonderen Schutz angedeihen läßt, der es indifferent erhält und zur Sonderdifferenzierung endometrioider Heteroplasie befähigt.

Von der Theorie bis zum Nachweise sicherer Umwandlung des Cölom- oder Serosaepithels ist ein weiter Schritt; er ist noch nicht getan. Die von den Autoren gebrachten Befunde, die besonders auf den Zusammenhang mit dem Processus vaginalis peritonei hinweisen, sind folgende: der Zusammenhang mit Hydrocelen ist öfters beobachtet und als solcher gilt wohl auch der Befund von großen Cysten. In solchen Fällen ist immer die Feststellung Erfordernis, ob es sich nicht nur um eine Hydrocele mit fibrös veränderter Umgebung handelt. Für die Histogenese des Epithels ist diese Frage von grundsätzlicher

Bedeutung. Im Falle Rosinskis wurde ein vor dem Leistenring außen gelegener walnußgroßer cystischer Tumor zunächst punktiert, er enthielt seröse Flüssigkeit. Ein halbes Jahr später rezidivierte eine Cyste im Leistenkanal und konnte weit nach der Bauchhöhle zu sondiert, aber nicht völlig entfernt werden. Die Wand des Cystensacks ist aus Muskel- und Bindegewebsfasern zusammengesetzt, darin endothelbekleidete Räume als Lymphangiektasien aufgefaßt wurden. Außerdem wurden drüsenartige Hohlräume mit hohem Cylinderepithel ausgekleidet nachgewiesen. Da die Spalten in den Hauptsack mündeten, so galt dieser als Lymphangiektase oder „Lymphcyste". Größere Lichtungen, Kanäle wurden an der Oberfläche des Bandes auch von Bluhm, v. Recklinghausen, Engelhardt beschrieben. Auch Chevassu fand einen engen Blindsack an der Stelle, wo das Ligament in den Tumor überging. Der Blindsack ähnelt zwar einem peritonealen, aber die topographische Beziehung war nicht mehr festzustellen. Ferner sind cystische Bildungen mit kubischen und zylindrischen Epithelzellen neben anderen drüsigen Gebilden beobachtet von Vaßmer, Semmelink und De Josselin de Jong u. a. Ältere Fälle von Cysten (s. Heller 1913) sind nicht einheitlicher Art, meist Hydrocelen; doch sind auch bei diesen drüsenartige Epithelwucherungen beschrieben und ihre Beziehung zu der Adenomyosis erörtert worden (Foederl, R. Meyer). Lombardi faßt in seinem Falle von Adenomyosis des Lig. rotundum eine Cyste als Hydrocele auf.

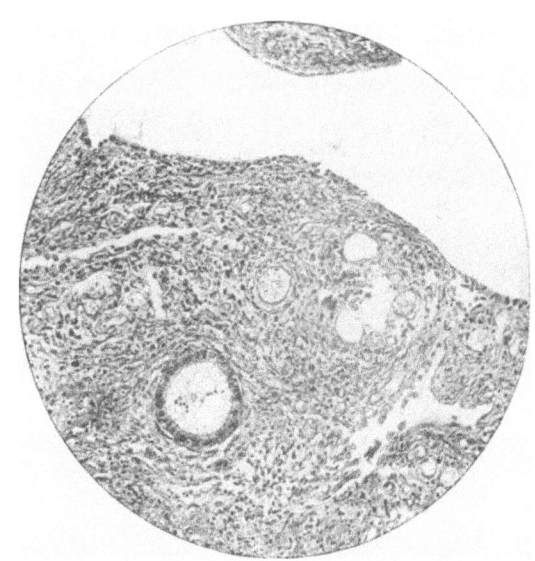

Abb. 253. Aus einem vom Ligamentum rotundum entfernten kleinen cystischen Tumor, vermutlich vom Processus vaginalis peritonei. Im entzündlich infiltrierten Bindegewebe oben im Bilde ein größerer Hohlraum mit epithelartiger Bekleidung. Darunter eine Epithelcyste (Pr. 7131, 183, 9). (Lichtbild schwacher Vergrößerung.)

Die epithelialen Wucherungen hingen zwar ganz deutlich in meinem Falle mit dem Serosaepithel einer Hämatocele zusammen, aber die Wucherung war nicht „endometrioid" und den gleichen Einwand erhebt Sampson. In einem kürzlich von mir untersuchten Falle von Cyste des Lig. rotundum handelte es sich offenbar auch um den Processus peritonealis.

An der Austrittsstelle des Lig. rotundum aus dem Leistenkanal saß eine mit seröser Flüssigkeit gefüllte kirschgroße Cyste (Pr. 7181. 283, 9) die schmerzhaft war und herausgeschnitten wurde. Innen ist sie nur stellenweise von sehr niedrigen Zellen bekleidet, daran schließt sich lymphocytär infiltriertes lockeres Bindegewebe und entfernter etwa im halben Umkreise glatte Muskulatur. Innerhalb des lockeren Bindegewebes sind noch einige größere Räume mit ähnlichem Bau, aber teilweise epithelähnlichen Zellen bekleidet (Abb. 253 oben der größere Raum) und eine kleine deutlich mit Epithel bekleidete Cyste. Es scheint sich um einen Processus vaginalis peritonei zu handeln mit Abschnürung einzelner Teile, die stellenweise ein höheres Epithel bekommen haben.

Es bestanden keine weiteren Zeichen von Genitalerkrankung bei der 23 jährigen Patientin.

Solche Fälle einzeln beweisen nichts, deshalb muß man ein größeres Material abwarten, um beurteilen zu können, welcher Wandlungen bei Wucherung das Serosaepithel des Processus peritonealis fähig ist.

Die Herkunft der Epithelien in der Inguinalgegend von den Bartholinischen Drüsen (v. Lockstädt) ist seinerzeit von Aschoff mit Recht zurückgewiesen worden. Es besteht keine örtliche Beziehung. Die Bartholinsche Drüse ist eine Schleimepitheldrüse und deren gibt es noch andere im Vestibulum. Mit dieser Hypothese braucht man nicht zu rechnen und sie ist auch allgemein vergessen worden.

γ) Besondere Form von Adenofibrosis ligamenti rotundi.
(Ein apokrines Adenofibroma inguinale.)

Es ist mir nur ein Fall von Adenofibrosis am äußeren Teil des Lig. rotundum bekannt, der eine Sonderstellung einnimmt. Szili beschrieb 1902 von einer 49jährigen Frau ein walnußgroßes Adenofibrom im oberen Drittel der rechten Labie im Zusammenhang mit dem Lig. rotundum bis in den Leistenkanal gelegen. Die Grundsubstanz besteht aus derbfaserigem hyalinem Bindegewebe mit wenigen Spindelzellen und Wanderzellen ohne elas-

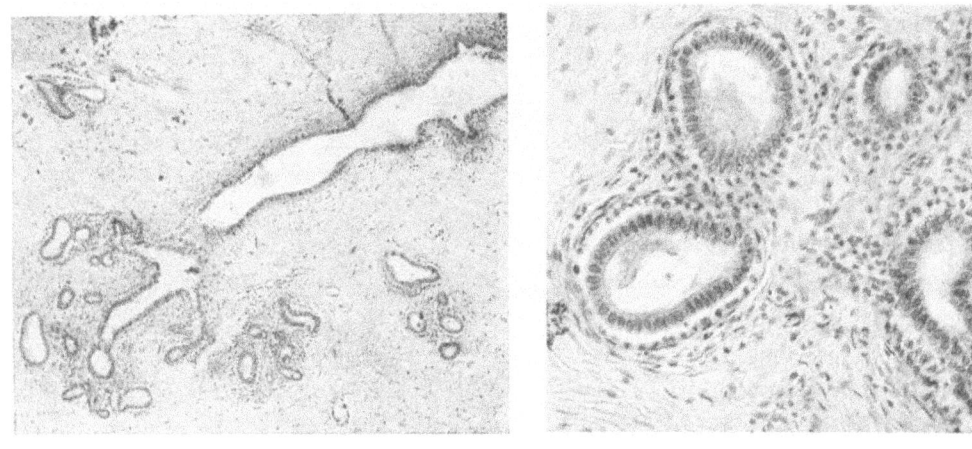

Abb. 254.   Abb. 255.

Abb. 254 und 255. Aus einem apokrinen Adenofibroma inguinale. Näheres siehe Text. (Lichtbilder: Abb. 254 bei schwacher Vergrößerung, Abb. 255 bei stärkerer Vergrößerung.)

tische Fasern, außer an den Gefäßen und ohne Muskelfasern. Ohne bestimmte Anordnung sind weitere Kanäle oder Cysten an den beiden Enden mit engen gewundenen, verzweigten Schläuchen versehen. Etwas zellreicheres, aber nicht cytogenes Gewebe hüllt sie ein. Es fehlt jede Ähnlichkeit mit den von v. Recklinghausen beschriebenen Formen, aber auch mit Endometrium. Neben der eigenartigen Schlängelung und Verzweigung der meist ziemlich engen Schläuche ist ganz besonders auffällig eine Zweischichtung des Epithels in allen Teilen der drüsigen Bildungen. Die innere Lage bestand aus hohen zylindrischen Zellen mit glasigem Zelleib und mit basalem, gut färbbarem großen Kern. Die Höhe der Zellen ist wechselnd. Die äußere Lage erinnert zum Teil an „Stützzellen", an anderen Stellen ist eine Zweischichtung epithelialer Ordnung vorhanden, aber die untere Reihe hat kleinere Zellen. Meist sitzen sie auf einer Membrana basalis aus feinen Bindegewebsfasern hie und da mit Spindelzellen. Es fehlt völlig an Blutung, Pigment und pigmentierten Zellen. Es wird ausdrücklich gesagt, daß das Bild an „Milchdrüsenadenome" erinnert und dieser Vergleich ist berechtigt. Ich habe seiner Zeit die Präparate untersucht und bringe davon Teile in Abb. 254 und 255.

Es fällt außer der unteren Lage der Zellen als Besonderheit das gleichmäßige fibrilläre Bindegewebe auf, das in keinem Falle von Adenofibrosis seinesgleichen findet. Die Zweischichtigkeit ist derart ausgesprochen, daß überhaupt kein Vergleich mit den übrigen Fällen aufkommen kann; und dazu die eigenartige Schlängelung der engen Drüsenschläuche. Ich habe (1903) diesen Fall zum Ausgangspunkt einer Erörterung über die Möglichkeit von accessorischer Mammabildung in der Leistengegend gemacht und gegen Widerspruch von Schickele aufrecht erhalten (1905). Säugetiere stammen von Vorfahren mit inguinalen Mammae. Didelphier und Nagetiere besitzen solche. Beim Menschen ist ein Fall von Hartung bekannt geworden[1]. Trotzdem ist damit nicht gesagt, daß dem Tumor von Szili echtes Mammagewebe zugrunde liegt, sondern es wird sich wahrscheinlicher um eine von den apokrinen Drüsen in der Leistengegend ausgegangene Bildung handeln. Diesen Drüsen wird von Loeschke bekanntlich ein funktioneller Zyklus beigemessen und es besteht eine Analogie hier zu der funktionellen Hyperplasie mancher Brustdrüsen (Brinkmann, Scheffer u. a.). Es bedarf also keiner echten Mammaranlage zur Erklärung des bisher einzigartigen Falles von Szili, sondern es ist die Deutung als Adenofibrosis oder **Adenofibroma inguinale apokrinen Ursprungs** sehr viel einfacher.

δ) Zusammenfassung über die Herde an den Ligamenten, einschließlich der Leistengegend.

Die Fälle von Adenomyosis an den Bändern der Ovarien und an den Bändern des Uterus sind im intrapelvinen Bereich selten und meist unbedeutend. Es sind kleinere drüsige Herde und Knötchen am Lig. infundibulopelvicum, ebenso wie an der Ala vespertilionis des Lig. latum zu beachten, die zu den Urnierenresten gehören. Eine Verwechslung mit Adenomyosis ist hier nicht immer auszuschalten und nicht schwerwiegend für den Einzelfall; um so strenger ist darauf zu achten, daß nicht aus der heutigen Einstellung auf „Endometriosis" heraus die Kenntnis der aus anderen Geweben stammenden pathologischen Wucherungen verschleiert werde. Wir verweisen deshalb auch hier auf die Cysten und Tumoren des Lig. latum, die an anderer Stelle dieses Handbuches zur Sprache kommen werden.

---

[1] Ernst Hartung, Über einen Fall von Mamma accessoria. Inaug.-Abh. Erlangen 1875.
Hartungs oben erwähnter Fall ist ziemlich unbekannt; deshalb werde ich ihn kurz wiedergeben: Der gänseeigroße Tumor einer 30jährigen Frau saß gestielt an der Innenfläche der großen Schamlippe, nahe dem unteren Rande. Der Tumor bestand seit Jahren und während der Lactation entleerte sich nach einer oberflächlichen Ulceration eine vollständig milchartige weiße Flüssigkeit. Auch bei der Abtragung floß milchige Flüssigkeit ab. Er bestand aus zwei einzelnen Knoten, einem etwa walnußgroßen und einem größeren. Beim Durchschneiden der Tumorknoten trat Milch aus. Mitten auf der ulcerierten Kuppe eine Art verkümmerter Warze mit Mündungen zum Teil sondierbarer Kanäle. Der Tumor zeigt Lappung wie eine acinöse Drüse. Die einzelnen Läppchen sind durch derb fibröse Bindegewebsstränge voneinander getrennt. Größere und kleinere Läppchen bestehen aus traubenförmig angeordneten Drüsenlichtungen mit Cylinderepithel ausgekleidet und mit einer feinen Membran begrenzt.

Die angeführte Literatur ergibt eine milchgebende Mamma an der Außenseite des linken Oberschenkels; in einer Familie mit erblichen Anomalien der Brüste. Auch Muroltus erwähnt eine Mamma in der Inguinalgegend mit drei Warzen. Der Tumor wuchs enorm und war offenbar ein Lipom. Ferner werden Mammae in der Leistengegend beschrieben von Robert und Jussieu und neuerdings von Purves und Hadley (1927) an einer Frau, bei der beide Mammae amputiert worden sind. In beiden großen Labien sollen orangegroße Knoten während einer Schwangerschaft entstanden sein, die sich histologisch als lactierendes Mammagewebe erwiesen.

Es ist nicht damit abgetan, daß wir Ähnlichkeit mit Endometrium erkennen, wo es uns paßt. Mit dem Nachweis, daß auch am extr. peritonealen Teile des Lig. rotundum und unabhängig von ihm in der Leistengegend richtige endometrioide Adenomyosis und Adenofibrosis tatsächlich nicht selten ist, dürfen wir das Aufmerken auf andersgeartete Gewebsarten nicht einschläfern. Das zeigt schon der Fall von Adenofibroma aus apokrinen Drüsen der Leistengegend (S. 492) und der Befund von Glomeruli in der Leistengegend von menschlichen Feten. Die Warnung vor unberechtigter Einseitigkeit in der histogenetischen Betrachtung ist gerade hier besonders am Platze. Abgesehen hiervon darf die „Adenofibrosis inguinalis" als endometrioide Wucherung in den allermeisten Fällen gelten und es ist kein Zweifel, daß ihre unter den extrapelvinen Herden zweifellose Häufigkeit eine Prädisposition des Ortes verrät. Die Frage lautet, ob eine angeborene gewebliche Grundlage zu finden ist, oder ob nur eine besondere Empfangsbereitschaft des Ortes anzunehmen ist. Die extraperitoneale Lage bis weit entfernt von der Bauchhöhle macht eine Vergleichung zur Pflicht mit den Nabelherden, die ebenfalls durch den obliterierenden Cölomfortsatz im Verdachte genetischer Beziehungen zu angeborenen Resten des Cölomepithels stehen, ja die nach bisheriger Kenntnis kaum eine ebenbürtige Erklärung anderer Art zu gewärtigen haben. Von den neuesten Theorien scheint die von Halban am wenigsten geeignet; die Lymphbahnverbindung zur Vulva wird von Geschwulstemboli ebensowenig bevorzugt wie zum Nabel. Dagegen könnte eine direkte Fortsetzung der Wucherung vom Peritoneum aus entlang der Gefäße sehr wohl in Frage kommen (Sampson, Heim), nur müßte man den Tatbestand histologisch nachweisen. Es ist nämlich nicht verständlich, warum nur an einer Stelle die adenomaöse Wucherung sich knotig umschrieben auswächst. Die Frage ist also gänzlich ungeklärt.

8. Seltener Sitz der extraperitonealen Herde. Beckenbindegewebe, Labien, unterer Teil der Vagina, Perineum, Lymphknoten.

Die im folgenden zu erwähnenden Befunde sind nicht wesentlich anders geartet als die bisher genannten. Nur der Sitz ist so ungewöhnlich, daß er besonderes Augenmerk erfordert; einmal in der hieran geknüpften Erwartung, der Pathogenese sicherer beizukommen, sodann aber auch wegen der klinischen Bedeutung. Es ist unter Umständen die richtige Diagnose solcher entlegener Herde ausschlaggebend für die Wahl der Behandlungsart. Sie können den Anschein von Varizen und von Chorionepitheliom erwecken. Als ungewöhnlich kann der Sitz im kleinen Becken am unteren Teil der Vagina, am Vestibulum vulvae, am Perineum und in Form von Polypen der Labie bezeichnet werden.

Unvoreingenommen wird man zunächst nicht eine ganz besondere Genese für diesen Sitz der Befunde annehmen; denn sie lassen sich einerseits den Herden im rectovaginalen Gewebe angliedern, andererseits denen der Inguinalgegend. Dieses schon hier zu erwähnen, gebietet die Fragestellung, ob die besonders weit vom Peritoneum gelegenen Herde eine zusammenhängende Bahn von intraperitonealen Herden zurücklegen, oder ob sie embolisch metastasieren oder ob embryonale ortsfremde Keime in Betracht zu ziehen sind. Die gleichen Fragestellungen wie sonst, nur durch die Entlegenheit des Ortes besonders strittig.

Adenofibrosis im Bindegewebe des kleinen Beckens und am Perineum.

Ein älterer Fall (1913) stammt von Schickele; er fand am medialen Rande des Musculus levator ani in schwieligem entzündlich infiltriertem Narbengewebe zahlreiche Drüsenschläuche mit kubischem und zylindrischem Epithel. Der Autor nahm als wahrscheinlich an, daß bei einer Abortausräumung eine Verletzung vorgekommen sei. Der Fall ist leider zu kurz erwähnt, um eine Beurteilung zu erlauben.

Palmer (1925) fand in einer alten Dammrißnarbe eine mit Plattenepithel ausgekleidete Cyste und einen endometrioiden an den Menstruationen beteiligten Drüsenherd, von dem der der Verfasser annahm, daß er aus decidualer Implantation in den Dammriß entstanden ist.

Neuweilers Fall (1926) ist sehr beachtenswert; im Laufe von 5 Jahren nach einer Geburt bildet sich in einer genähten Dammrißnarbe allmählich eine hühnereigroße Schwellung mit höckeriger Oberfläche, die von der Seitenwand der Vaginalschleimhaut zum Introitus vaginae und subcutan am Perineum zum After sich erstreckte. Es schimmerten außen kleine Cystchen durch und während einer Menstruation konnte Blutaustritt aus einzelnen kleinen fistelartigen Öffnungen beobachtet werden. Endometrioides Gewebe mit glatter Muskulatur, entzündliche Erscheinungen werden genauer beschrieben und von Neuweiler selber, ebenso wie von Palmer wird erwogen, ob im Wochenbett ausgestoßene Schleimhaut in die Wunde von außen kam oder Teile des Müllerschen Ganges in Wucherung gerieten. Zu diesen zwei Erklärungsmöglichkeiten, die sich an die bei ähnlichen Narbenwucherungen in der Bauchwand und Leistengegend anschließen, kommt der Versuch von Mestitz (Halban), den Befund für die embolisch metastatische Theorie nutzbar zu machen.

Adenofibrosis an der Vulva, Vagina, Rectum.

Einen, dem Neuweilers ähnlichen Fall habe ich früher einmal erwähnt; er sei kurz beschrieben. Herr Kollege Strempel in Bad Oeynhausen schickte die am 16. 4. 26 exstirpierte Geschwulst mit folgenden Angaben: die 45 jährige Frau hatte 6 Jahre zuvor bei ihrer ersten Entbindung einen Dammriß gehabt. Damals war 10 Tage nach der Entbindung ein Placentarpolyp entfernt worden. 4 Jahre später, also vor nun 2 Jahren, ein Abort mit Placentarausräumung. Seit $^3/_4$ Jahren klimakterische Beschwerden. Seit 3 Monaten stärkere Menses mit Schmerzen, starke Anämie. Seit 6 Wochen bemerkte sie die Geschwulst, die sich zunächst als ein schwärzlich blauer Doppelknoten an der linken Seite der Vulva unterhalb der linken Bartholinischen Drüse erwies. Das Septum recto vaginale fand sich in dem untersten Teil knotig infiltriert bis zum Sphincter. Schwärzlich blaue Knötchen in der Vaginalschleimhaut rechtsseitig, davon eines 2 cm oberhalb der Vulva blutete. Parametrien, Adnexe frei. Uterus kaum vergrößert, etwas derb. Auskratzung, Exstirpation der Knoten im Gesunden. Das Aussehen der Knoten, die Anämie und dazu die Anamnese erregten so starken Verdacht auf Chorionepithelioma malignum, daß die sofortige Uterusexstirpation in Frage kam, aber wegen der Schwäche, Anämie der Patientin bis zur Erledigung der mikroskopischen Untersuchung vertagt wurde.

Das Präparat (Pr. 4079, 269, 44) war ein unregelmäßiges Gewebsstück von fast Hühnereigröße, zum Teil mit Oberhaut bedeckt. Einige blutgefüllte Blasen überragen die Oberfläche. In der Tiefe zum Teil Muskelbindegewebe mit kleinsten, größeren bis erbsengroßen Cysten zerstreut. Einzelne Cysten sind haselnußgroß. Alle sind blutgefüllt. Teilweise ist Fettgewebe, namentlich am Rande des Stückes zu sehen. Die histologische Untersuchung des Falles ergibt typisches endometrioides Gewebe zum Teil in der Anordnung nach v. Recklinghausen. An der Peripherie der Herde ampulläre Cysten mit dem Dache nach außen (peripher) angeordnet (Abb. 256); und nach innen gerichtet der Boden der Cysten mit hohem Epithel, einmündenden meist engen Schläuchen und dazwischen unregelmäßige Erhebungen, zum Teil recht groß, aber ohne Ähnlichkeit mit Glomeruli. An den Ansammlungen der Drüsen reichliche Menge typischen endometrioiden Stromas. Außerdem größere und ganz große Cysten, meist mit Blut und einigem Blutpigment tragenden Zellen gefüllt und mit abgestoßenem oder niedrigem Epithel. Einzelne Partien zeigen Umscheidung von kleineren, zum Teil cystischen Herden mit wenig endometrioiden Stroma und breiterer

Lage, leicht kollagenen, fibrillären Bindegewebes. Überall Blutung in das Stroma der Herde, aber auch weit und breit in das Gewebe der Umgebung. Diese besteht entsprechend der Angabe des Operateurs zum Teil aus äußerer Haut mit Talgdrüsen und Haaren, zum Teil aus geschichtetem Plattenepithel und Unterhautbindegewebe. In der Tiefe und seitlich quergestreifte Muskulatur Fettbindegewebe, reichliche Nervenverzweigungen und meist glatte Muskulatur. In dieser liegt der größere Teil der Neubildung, ohne daß eine besondere Beteiligung von ihr an der Wucherung festzustellen wäre; dagegen ist stellenweise eine Aufsplitterung der Muskelbündel und Auflösung der Muskelzellen deutlich (Abb. 258). Die Drüsen stehen stellenweise mit der Haut in epithelialer Verbindung unter Durchsetzung des Unterhautbindegewebes mit Stromazellen. Die quergestreifte Muskulatur leidet in der Nachbarschaft der Herde unter Aufquellung. Entzündliche Infiltration in den Herden nur in der Umgebung im mäßigen Grade. Nach 1³/₄ Jahren erfahre ich durch die Freundlichkeit des Herrn Kollegen Strempel, daß die Menstruation der Patientin regelmäßig, ganz normal, ein wenig schwächer als früher verläuft, daß keine weiteren Operationen noch Bestrahlung vorgenommen worden ist, das Körpergewicht etwas zugenommen hat und daß keine Beschwerden bestehen.

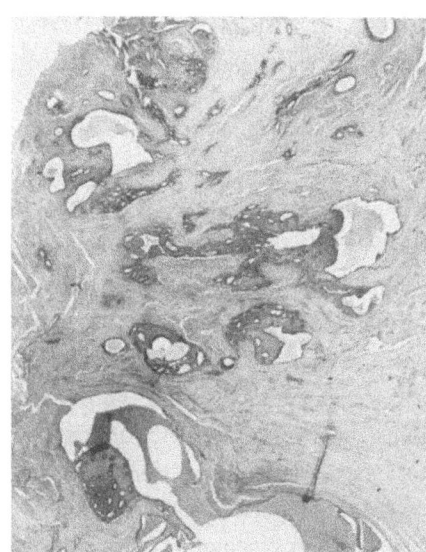

Abb. 256. Typus v. Recklinghausens.
(Schwache Vergrößerung.) (S. Abb. 257 u. 258.)

Aus diesen klinischen Angaben darf man nicht schließen, daß der vulvovaginale perineale Knoten von Adenofibrosis der einzige endometrioide Herd gewesen sei. Der negative Befund am Genitale läßt keine Möglichkeit einer pathogenetischen Deutung zu.

Noch ein ungewöhnlicher Sitz wurde von Jacobs am rechten Lig. sacrospinosum nach Mestitz angeführt. In allen diesen Fällen versagt die Feststellung der völligen Abgelegenheit.

Zu den tiefgelegenen Adenofibrosisfällen werden von Halban und Mestitz auch die bekannten Epithelbefunde in Lymphknoten des Beckens und der Inguinalgegend

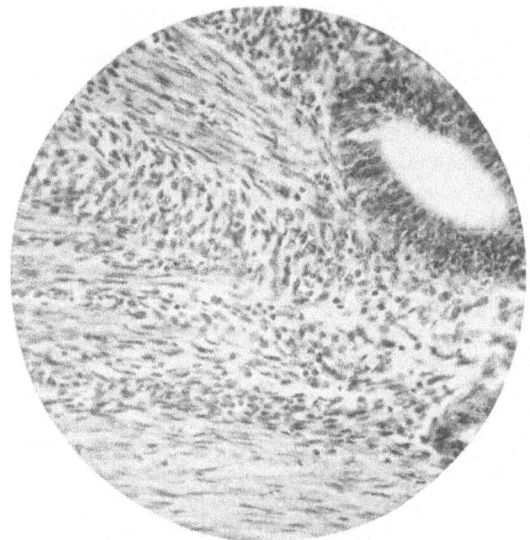 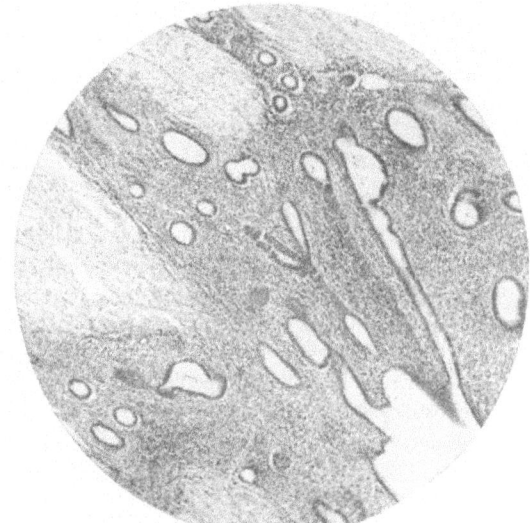

Abb. 257. Endometrioide Bildung.   Abb. 258. Gewebsauflösung durch das Stroma.
(Mittlere Vergrößerung.)   (Stärkere Vergrößerung.) (Lichtbilder.)
Abb. 256, 257 und 258. Adenomyom an Vulva, Vagina, Rectum bis zum Perineum.

gerechnet. Als erster hat Schindler die Entstehung dieser Herde als embolische Metastasen von Endometrium betrachtet. Es darf wohl an diese Befunde erinnert werden, aber insoweit ihr nicht endometrioider Charakter feststeht, fehlt ihnen das wichtigste Kennzeichen der Zugehörigkeit, so daß man sich nicht mit Hypothesen beruhigen darf. Im Abschnitt über die Pathogenese werden wir uns darüber noch zu verbreiten haben (s. w. u.). Der Einwand von Halban und Mestitz, daß die chemisch-biologische Besonderheit diesen embolisierten Uterusepithelien nicht die Entwicklung mit cytogenem Stroma gestatte, wird durch Befunde von richtigen endometrioiden Herden in Lymphknoten der Leistengegend, bei Eindringen von außen in die Lymphknoten und ebenso am Darm (s. w. u.) hinfällig.

Im auffälligen Gegensatze zum Mangel cytogenen Stromas an den Epithelschläuchen in Lymphknoten steht die Neigung zur Deciduabildung in diesen. Geipel hat sie in zahlreichen Fällen nachgewiesen und zwar in Lymphknoten mit und ohne Epithelbildungen, die er übrigens wie Luthy u. a. vom Wolffschen Körper herleiten will.

9. Adenofibrosis in Bauchwandnarben.

Die Herde in Bauchwandnarben haben ihre besondere praktische und nicht weniger theoretische Bedeutung, weil von ihrer Auffassung das Verhalten des Operateurs bei Laparotomien abhängig wird. Es fragt sich, ob die Epithelien bei der Operation implantiert werden, was ohne weiteres möglich ist, namentlich bei Kaiserschnitten, aber auch bei Anheftungen des Uterus, wenn die Nadel durch dessen Schleimhaut mitgeführt wird (v. Franqué, Fraas, Lauche, Lochrane) und ihre Zellen mit in die Bauchwand näht. Auch kann bei tiefer Nadelführung die Schleimhaut nachträglich entlang den Stichkanälen bis in die Bauchwand gelangen. Als weitere theoretische Möglichkeiten wetteifern auch hier neben den besonderen Bedingungen die allgemeineren: Sampsons Theorie der Endometriumverschleppung auf dem Tubenwege, Halbans auf dem Lymphwege.

Andererseits das Peritonealepithel, das von der Serosa des angenähten Uterus oder von der Bauchwand selber in die Narbe wuchern kann (R. Meyer). Kurz, die gleichen Annahmen wie bei den intraperitonealen Wucherungen mit der besonderen Begünstigung, daß die Narbe als schwache Stelle guten Angriffspunkt gibt. So ist schließlich auch die herniöse Extraperitonisierung eines ursprünglich intraperitoneal gelegenen Adenosisherdes hierher zu rechnen. Die Auswahl der Theorien wird nicht erleichtert durch unsere Bekanntschaft mit der Tatsache, daß auch ohne Berührung der Genitalien nach Laparotomie, z. B. wegen Appendicitis die gleiche Narbenadenofibrosis auftritt; selbst dann, wenn die Operation vor der Geschlechtsreife vorgenommen worden war. In solchen Fällen versagt zwar die Annahme einer Verschleppung bei der Operation, aber in die Narbe kann ja noch später jeder Zeit Epithel gelangen, dessen Herkunft strittig bleibt. Wenn wir kurz die Theorien betrachten, so gilt es hier nur den besonderen Verhältnissen der Wundsetzung und Narbenbildung gerecht zu werden, ohne die allgemeinen Aussichten der Theorien hier vorzutragen. In neuerer Zeit sind es die Sampsonsche und die Halbansche Theorie der Implantation und Metastasierung, deren Vertreter ohne Grund glauben, ihre Stellungnahme zu erleichtern, wenn sie der älteren „Serosaepithel-Theorie" zu Leibe rücken.

Beiden Theorien steht auf dem Felde der Narbenimplantation kein anderes Bedenken entgegen als an anderen Stellen. Im Gegenteil könnten die Narben als locus minoris resistentiae der Ansiedlung Vorschub leisten. Das bedarf wohl kaum der Erörterung. Mit der Halbanschen Theorie läßt sich jedoch vorläufig nicht arbeiten, solange sie nichts tatsächliches zutage fördert. Von Anhängern beider Theorien wird vorläufig gegen die Serosatheorie angegangen, auch von Lauche, dessen Ansicht von der Entstehung der extraperitonealen Herde im Nabel und in der Leistengegend aus den Resten der Cölomtaschen ihn eigentlich berechtigen sollte das Peritonealepithel allgemein als mögliche Quelle der Adenofibrosis, die er früher angestochen hatte, weiter fließen zu lassen. Aber er wünscht, daß man die Übergangsbilder aus den Beweisen der Serosatheorie völlig beseitige; er hält diese Waffe für stumpf, aber immerhin ist es eine Waffe, ohne die wir in der ganzen morphologischen Betrachtung überhaupt wehrlos sind, und deshalb erscheint mir das Verlangen sie auszuliefern, aprioristisch und unannehmbar. Daß die Methode der optischen Vergleichung ihre subjektiven Mängel hat, ist sicher, aber ich kann nicht zugeben, daß man nur auf sie den Vorwurf münzt, sie sei nicht objektiv beweisend. Es gibt in unserem inexakten Zweige der Naturwissenschaft überhaupt keine unanfechtbaren Beweise. Wir können nur einzelne Befunde als Glieder zu einer Kette der Anschauung schließen und diese an der Hand neuer Befunde festigen oder sprengen.

Warum, fragt Lauche, kommen die endometrioiden Herde so häufig bei den Ventrofixationen des Uterus vor und nicht bei jeder anderen Laparotomie? Die Fragestellung möchte ich doch der Besonderheit der Fixationsnarben angepaßt dahin zurückgeben: warum kommen die endometrioiden Herde gerade an der Fixationsstelle zuwege und nicht an den übrigen Stellen derselben Narbe? Weil hier etwas implantiert wird. Diese Antwort wünscht Lauche auch zu hören. Aber es fragt sich nur, was implantiert wird und wann. Es muß nicht Endometrium durch die Nadelstiche in die Bauchwand gelangen. Es könnte dieses wohl der Fall sein, aber ich möchte doch sehr bezweifeln, daß es häufig vorkomme. Der Annahme einer Implantation durch Nadelstiche sowie der Implantation von Endometrium kann man immer wieder entgegenhalten die große Anzahl der Kaiserschnitte, die ständig im Wachsen begriffen ist, andererseits die frühere epidemische häufig, jetzt stark rückgängige Operation der Ventrofixur des Uterus. Bei der Sectio caesarea die vergleichsweise äußerst günstige Gelegenheit, Endometrium zu zerstreuen, bei der Ventrofixur hingegen die geringe Gefahr einer Implantation, aber dafür die dauernde Vereinigung der Bauchwand und des Uterus. Eine günstigere Gelegenheit zu langsamer aber sicherer Einwanderung des Serosaepithels in die Bauchwand gibt es überhaupt nicht und wenn man einen Blick auf die Abb. 259 meines Falles I wirft, so wird man sich gewiß nicht dem Eindrucke verschließen, daß genau von der Anheftung der Uterusaußenfläche aus die die drüsige Wucherung in die Bauchnarbe „vordringt", während in dem angehefteten Stücke der Uteruswand, soweit sie zur Verfügung stand, selber keine Spur von Schleimhaut nachweisbar war. Eigentlich ist es selbstverständlich, daß das traumatisch in die Wunde eingebrachte Serosaepithel und ebenso das an der Anheftungsstelle verbleibende Serosaepithel sowohl des Uterus als auch das parietale die größte Anwartschaft auf Einwanderung haben. Warum diese so ungern anerkannt wird, gehört in unsere allgemeine Besprechung; hier sei aber besonders hervorgehoben, daß wir keine Veranlassung haben, dem Serosaepithel weniger Regenerationskraft, weniger Wucherungsfähigkeit zuzumuten, als irgend anderen Epithelien, die durch Adhäsionen eingezwängt werden und Narben durchsetzen und Fisteln bilden. Bleibt nur zu zeigen, daß das Serosaepithel unter dem

„richtunggebenden" Einflusse des Ovarialhormons (Lauche) in endometrioider Form wuchere.

Die Adenofibrosis, Adenomyosis in Bauchnarben kennt man noch nicht allzulange; sie sind früher nur deshalb übersehen worden, weil keloide Bildungen, Fibrosis und reine Fibrome der Bauchnarben schon länger bekannt waren. Früher galten die Narbenfibrosen meist als Tumoren, obgleich es bekannt war, daß sie zuweilen entzündlich entstanden waren und rückbildungsfähig waren. Insbesondere waren auch eine ganze Reihe von postoperativen und entzündlichen Narbenfibrosen in der neueren Zeit der Bauchoperationen bekannt geworden. Da in einer ganzen Reihe von solchen Fällen genaue mikroskopische Untersuchungen vorgenommen worden sind — ich habe selber mehrere solcher Knoten untersucht — so steht es fest, daß bei Frauen in der Bauchwand auch ohne Epithelbeteiligung Fibrome und Fibrosis, besonders auch nach Operationen in Bauchwandnarben unterlaufen ohne epithelialen Anteil. Hieran sollte nicht achtlos vorübergegangen werden bei der Überlegung, wie Adenofibrosis entstehen könne. Es darf auch nicht unerwähnt bleiben, daß es fast nur Frauen, kaum je Männer sind, die an Bauchdeckenfibrosis auch spontan erkranken, namentlich Mehrgebärende, so daß es aus Traumen durch Dehnung erklärt wird.

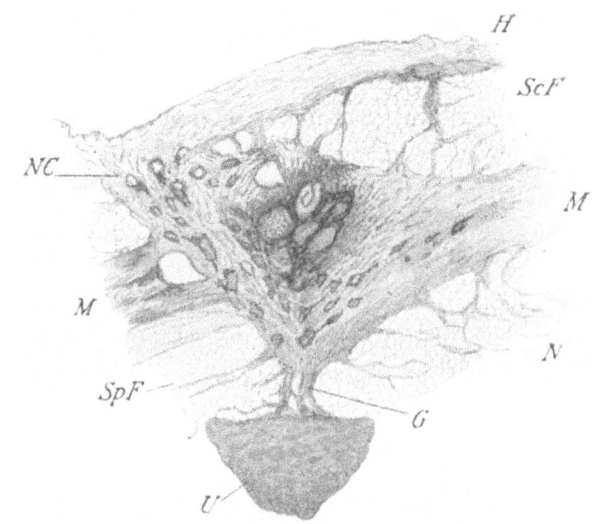

Abb. 259. Medianer Sagittalschnitt durch Bauchwand mit Keil des angehefteten Uterus. H Haut, ScF subcutanes Fettgewebe, M Muskulatur der Bauchwand, N Netz, G Gekröse oder Suspension des Uterus (U), SpF subperitoneales Fettgewebe, NC Vordringen der Cysten aus der Muskelnarbe bis in die narbige Cutis. Das dreieckige Feld zwischen Haut und Uterus, zwischen der Muskulatur (M) rechts und links im Bilde ist die cystisch durchsetzte Muskelnarbe. (Vergr. etwa 1,6:1.)

Der erste Fall von Adenofibrosis der Bauchnarbe ist seit 1903 (R. Meyer) bekannt; die weiteren Fälle blieben zunächst auch noch vereinzelt [Stratz (1905), Amos (1905), Klages (1912), Amann (1915), v. Franqué (1916), Wagner (1918), R. Meyer (1919), Fraas (1919), Cullen (1920), Mahle und Mac Carty 2 Fälle]. Diese 10 Fälle hat Lauche 1923 zusammengestellt und 4 eigene Fälle hinzugefügt. Es ist sein Verdienst, die Zusammengehörigkeit dieser Fälle mit den übrigen Adenofibrosen unter besonders nachdrücklichem Hinweis auf das ausschließliche Vorkommen bei geschlechtsreifen Frauen und die Beteiligung an den Menstruationsblutungen nachgewiesen zu haben. Weiteren einzelnen Fällen folgte dann das Gros: [Dietrich (1923), Geller (1924), Judd und Foulds (1925) 6 Fälle, Lemon und Mahle (1925) 9 Fälle, Tobler (1923) 5 Fälle, davon 2 ohne Laparatomie, Vaßmer (1924), Sampson (1925) und Cullen (1925) je 3 Fälle, Heany (1925), Danforth (1925) und eine weitere Anzahl zerstreuter Fälle, die Polster (1926) bereits mit 56 beziffert]. Diese Literatur findet sich annähernd vollständig bei Polster erwähnt und ein eigener Fall beschrieben. Auch Pratt (1927) bringt nebst 42 Fällen aus der Literatur 4 eigene, Beer (1926) 1 Fall und Neuweiler (1926) 2 eigene Fälle, Polano 1 Fall, Albrecht ebenso,

Versé (1927) 2 Fälle, Goullioud et Michou 1 Fall (1928), Douglass 3 Fälle (1928), Haeusermann (1928), Rieck (1928), M. Ballin 3 Fälle (1928), German 2 Fälle (1928).

Während Vaßmer von den damals 17 Fällen 11 Fälle nach Ventrofixura uteri feststellen konnte, berechnet Albrecht 1927 nur etwa bei der Hälfte der voraufgegangenen Laparatomien eine Ventrofixur und die übrigen meist nach Kaiserschnitten, aber auch nach Operation wegen gutartiger Ovarialtumoren, entzündlicher Adnexentumoren, Appendicitis, Uterusperforation, Tubargravidität und nach Tubensterilisation. Immerhin darf es als auffällig bezeichnet werden, wie Heany beizupflichten ist, daß bei der Häufigkeit des klassischen Kaiserschnittes verhältnismäßig wenige Fälle von Narbenadenofibrosis bekannt geworden sind; denn gerade hier scheint die Gelegenheit zur Implantation während der Operation besonders günstig[1]. Die Erklärung dieser Tatsache ist nicht einfach; möglicher Weise deutet sie darauf hin, daß erst später die Epithelien in die Narbe gelangen. Doch ist auch mit der langsamen Entwicklung der Implantate zu größeren Herden unter allmählicher hormonaler und entzündlicher Reizung zu rechnen. Es ist ja bekannt, daß in der Kaiserschnittnarbe des Uterus das Endometrium bis zur Serosa wuchern kann — auch ich habe solches gesehen — aber auffallenderweise in den äußeren Uterusschichten, so daß sowohl bei als nach der Operation Gelegenheit zur Epithelimplantation in die Bauchwand günstig ist. Schwarz (1927), der in 2 Fällen solche Wucherungen operierte, berichtet, daß bei experimentellen Kaiserschnitten an Meerschweinchen in mehreren Fällen später sich Endometrium auf der peritonealen Uterusfläche und in der Schnittnarbe fand. Das Experiment müßte meiner Meinung nach von einem Operateur oft wiederholt werden ohne Kenntnis der theoretischen Fragestellung. In einem von Versé vorgelegten Falle war abdominale Ausräumung des schwangeren Uterus mit Tubensterilisation $1^3/_4$ Jahre vorausgegangen.

Die Fälle sind wirklich auffallend selten bei der Häufigkeit der Kaiserschnitte. Neuerdings einige Fälle, je 2 von Abobtt und von Heany und 1 Fall von Douglass.

Unter meinen eigenen 7 Fällen von Adenofibrosis in Bauchnarben, die zwei früher mitgeteilten eingerechnet, sind 3 nach Ventrofixur des Uterus, 1 nach Suspension des Uterus durch Annähung des Lig. rotundum an die Fascie des Musculus rectus abdominis, 1 Fall von Ventrofixation nach Olshausen nach Entfernung beider Tuben (Hydrosalpingen), 1 Fall nach Herausschälung eines Myoms und Exstirpation beider Hydrosalpingen und Ventrofixatio uteri und 1 nach Operation einer Tubargravidität entstanden. Unter den neueren Fällen ist der Befund nach Operation der Tubargravidität noch angegeben von Polano, nach Amputation des myomatösen Uterus vor 5 Jahren (Versé), nach Suspension des Uterus am Bande von Heany, Pratt, nach Alexander-Adams und nach Appendicitis (Lemon und Mahle), nach Adnexentfernung (Novak, Mark). Lemon und Mahle fanden 9 Fälle von Tumoren in der Bauchwand nach Laparatomien, davon 4 Fälle nach Anheftung des Uterus an die Bauchwand, 1 Fall nach der Alexander Adamsschen Operation. 1 Fall nach Verkürzung der Ligamente wegen Prolaps, 1 Fall nach mehreren Laparotomien, 1 Fall nach abdominaler Uterusentfernung, 1 Fall nach doppelseitiger Salpingektomie, rechtsseitiger Oophorektomie und Appendektomie vor 9 Jahren. Der Knoten in der Narbe trat meist etwa 6 Jahre nach der Operation auf, aber auch schon

---

[1] Zu 12 Fällen aus der Literatur fügt German 2 eigene (1928).

2 Jahre und erst 20 Jahre hinterher (Pratt). Ein Fall Pankows von Adenofibrosis in der Narbe nach Blinddarmoperation gewinnt besondere Bedeutung dadurch, daß die Patientin noch nicht menstruiert war. Die Wucherung entstand aber erst später zur Zeit der Geschlechtsreife, so daß Lauche hier mit einer späteren Transplantation rechnet. Immerhin vom Standpunkt der seroepithelialen, peritonealen Genese könnte sehr wohl bei oder nach der Operation Peritonealepithel in die Bauchwand gelangt sein, das später unter dem Einflusse des Ovarialhormons endometrioide Art sich aneignete.

Für einen Fall von Rieck kommt das Serosaepithel nicht in Betracht, da die Bauchwandnarbe nach extraperitonealem Kaiserschnitt nicht mit der Serosa zusammenhing.

Haeusermann teilt einen Fall mit von endometrioider Wucherung in der Bauchwandnarbe 5 Jahre nach Anheftung der Ligamenta rotunda. Die Pertubation vor und nach der Laparotomie ergab Durchgängigkeit der Tuben. Zur Beurteilung des Falles wird als bedeutsam angesehen, daß die Patientin schon bald nach der Operation Schmerzen an der Operationsnarbe verspürt habe und daß vor 1 Jahr ein Abszeß eröffnet und ein Faden aus der Narbe (?) entfernt wurde. Es geht nicht klar hervor, ob dieses an derselben Seite war, wo die Endometriosis bestand.

Das schnelle Auftreten der Narbenschmerzen läßt keineswegs auf die Implantation, sondern nur auf die Entzündung einen Rückschluß zu. Haeusermann spricht sich zwar nur bedingt für die Theorie Sampsons aus, aber die wichtigste Vorbedingung zum Beweise — das muß wohl bemerkt werden — fehlt, nämlich der Beweis, daß die Pertubation das Endometrium in die Bauchhöhle verschleppt habe. Der Einfluß der Pertubation wird wohl in Rechnung zu stellen sein, wenn bereits Schleimhautfetzen losgelöst sind; man sollte deshalb die Angabe machen, zu welcher Zeit des mensuellen Zyklus die Pertubation gemacht wurde und ob pathologische Veränderungen am Uterus bestanden.

Die sehr verschiedene Art und Zeit der voraufgegangenen Operationen gibt jedenfalls Anlaß zur Überlegung, wie und wann die adenofibröse Wucherung entstanden sein mag, ohne daß bisher eine Erklärung der Entstehungsart als einwandfrei bezeichnet werden könnte, geschweige denn für alle Fälle als einheitlich gelten dürfte.

Die Fälle ohne vorangegangene Operation betreffen den Nabel und werden von Bungert, wie schon oben bei den Wucherungen in der Leistengegend gesagt wurde, auf Extraperitoneisierung vorher intraperitonealer Herde durch Hernien zu erklären versucht. Toblers Fall war tatsächlich an eine Hernie gebunden. Wir werden die Nabelwucherungen weiter unten noch berücksichtigen. Hier ist nur zu sagen, daß ebenso deutlich wie die spontanen Nabeltumoren auf kongenitale Anlage weisen, umgekehrt die Narbentumoren als Operationsfolge sehr deutlich für Implantation sprechen; namentlich dort, wo der Uterus an die Bauchwand genäht ist. Es ist deshalb Vaßmers Annahme kongenitaler Dystopien des Cölomepithels in der Bauchwand unwahrscheinlich und an sich unhaltbar, wenn man die Entwicklungsgeschichte der Bauchwand berücksichtigt.

Den Hernien wird in der Pathogenese der Adenomyosis auch am Nabel und in der Leistengegend Einfluß in dem Sinne zugeschrieben, daß die ursprünglich intraperitoneal gelegenen (Implantations-)Herde durch Hernien extraperitonisiert würden. Natürlich muß in beiden Fällen, einerlei ob mit oder ohne Hernie, die adenomatöse Wucherung durch das Peritoneum hindurchwachsen. Die Herde können nur im Augenblicke der vermuteten Ansiedlung „intraperitoneal" sein; dann durchsetzen sie das Peritoneum. Es ist außerdem zu bedenken, ob nicht umgekehrt durch das Entstehen einer Adenofibrosis in der Bauchnarbe deren Gefüge leidet und eine Hernienbildung begünstigt; vielleicht nicht nur durch Lockerung, sondern auch durch Narbenzug (siehe weiter unten meinen Fall 7).

Klinisch sind die Symptome meist gleichlautend: Schmerzen, Ziehen und namentlich bei der Menstruation, Knötchen und Blutung und Bläschen in der Haut. Novak gibt ausdrücklich an, daß seine Patientin keine Menstruationsbeschwerden in dem Knoten der Bauchwand hatte und führt es auf die Nichtbeteiligung des „hyperplastischen" endometrioiden Gewebes zurück. In den meisten Fällen lauten die Angaben jedoch übereinstimmend auf Menstruationsbeschwerden, auch wenn die Wucherung hyperplastisch ist, wie in meinen Fällen und in 2 Fällen von Versé.

Es kommt hierbei zunächst gar nicht in Betracht, ob die während der Menstruation bestehenden Schwellungen mit funktionierender Schleimhaut in den Narbenknoten zusammenhängen oder ob es nur die Hyperämie ist, die sich störend bemerkbar macht. Die Autoren geben jedoch in der Überzahl der Fälle die Schwellung an, so Lauche in 3 seiner 4 Fälle, und Tobler 6mal unter 7 Fällen. Auch Blutung zur Zeit der Menstruation wurde von H. Albrecht beobachtet (siehe auch Rieck, M. Ballin in 3 Fällen).

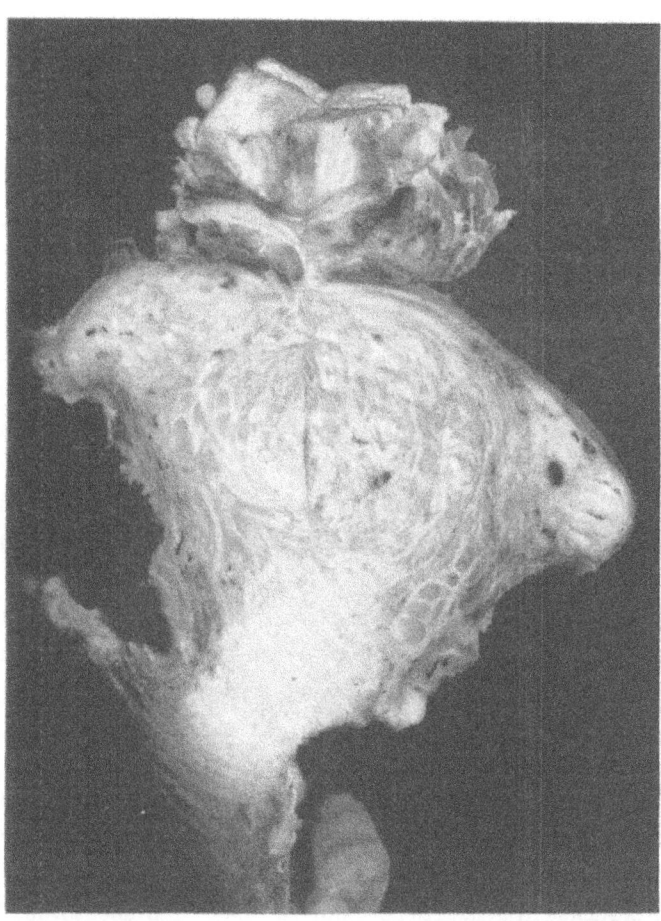

Abb. 260. Adenomyosis uteri nach Ventrofixation, mit dem narbig verwachsenen Stück Bauchwand; Frontalschnitt durch den Uterus mit den knotig verdickten Tubenecken. Es besteht unmittelbarer Zusammenhang der schleimhäutigen Wucherung mit der Adenofibrosis der Bauchdecken (T. 6915). (Lichtbild annähernd nat. Gr.)

Auch in einem Fall unserer Klinik, den Döderlein und Hornung (Gesellsch. f. Gynäkol. u. Geburtsh. Berlin 1926) vorführten, wurde zur Zeit der Menstruation, namentlich über schmerzhafte Schwellung zu beiden Seiten der Mittellinie des Bauches geklagt; diese Stellen waren von außen tastbar und entsprachen den Tubenecken, die an der Adenomyosis beteiligt waren, davon sogleich weiter unten die Rede sein wird.

Von Adenomyosis des fixierten Uterus selber scheint nichts bekannt zu sein, außer in unserem eben erwähnten Falle (Döderlein und Hornung).

Es handelt sich hier um eine 35 jährige Frau (T. 6915 vom 1. Nov. 1926), die vor 8 Jahren wegen Retroflexio uteri mit Ventrofixur und zugleich mit Entfernung des Blinddarms behandelt wurde. Seitdem bestehen Schmerzen in der Bauchwandnarbe, namentlich vor und nach der Menstruation; zugleich Anschwellung, blaurote Verfärbung und Blutaustritt aus Bläschen zwischen Nabel und Symphyse in der narbigen Mittellinie des Bauches. Außerdem wie oben erwähnt schmerzhafte Anschwellung zu beiden Seiten der Mittellinie; diese Stellen konnte man als Tubenecken des Uterus durch die dünnen Bauchdecken hindurchtasten und daraus eine Adenomyosis auch des Uterus entnehmen. Die Verbindung des Uterus mit der Bauchwand war ebenfalls in ziemlicher Breite abzutasten. Die breite Verwachsung bestätigte sich bei der Operation, ebenso die knotige Verdickung der Tubenansätze und uterinen Tubenenden und des ganzen Corpus uteri mit geröteter Serosa beider Organe; außerdem fanden sich Adhäsionsmembranen am linken Ovarium. Das verdickte und namentlich im Fundus verbreiterte Corpus uteri mit der fest anhaftenden Bauchwandnarbe wurde samt Tuben und linkem Ovarium entfernt (Abb. 260). Nach 15 Tagen konnte die Frau geheilt entlassen werden. Corpus uteri und die knotig mäßig verdickten uterinen Tubenenden zeigen den typischen Befund der Adenomyosis durch die ganze Wand von der Schleimhaut bis zur Serosa. Tuben und Ovarien sonst ohne Besonderheiten. Die histologischen Einzelheiten dieses Falles werden wir weiter unten (S. 505) besprechen.

Der Uterus selber scheint sonst in den meisten Fällen keine Besonderheiten aufgewiesen zu haben, außer gelegentlich Myome.

Anatomie und Histologie der Adenofibrosis der Bauchwandnarben.

Makroskopisch wird die Wucherung in der Bauchwand als derber unscharfer Knoten beschrieben, dessen fibröses Gewebe, darin Cysten, blutigen oft teerigen Inhalt haben. Die Knoten sind durchschnittlich nur etwa kastaniengroß. Die Wucherung umgrenzt sich gewöhnlich nicht scharf, sondern dringt, wie schon in meinem ersten Fall dargestellt wurde, durch alle Schichten bis in die Unterhaut oder auch bis in das Hautepithel.

Wenn der fixierte Uterus noch mit der Bauchwand zusammenhängt, so besteht eine, derbe, narbige strangförmige Verbindung. Das Netz ist gelegentlich verwachsen im Winkel zwischen Uterus und Bauchwand. In einem Falle, der nur unvollständig untersucht werden konnte, war der Uterus mit der Bauchwandnarbe durch einen bluthaltig kanalisierten Strang verbunden, der vielleicht die Tube war (Polster).

Die histologischen Bilder sind nach meiner eigenen Erfahrung nicht so einwandfrei, wie an irgend anderen Stellen. Die fibröse Wucherung beeinträchtigt stellenweise stark den endometrioiden Charakter. Im allgemeinen wird derselbe aber zugestanden und auch Tobler sagt, daß die Struktur nur entfernt an die Bilder v. Recklinghausens erinnert. Irgend besondere Strukturen sind nicht bekannt geworden. Blutung, Blutpigment, hie und da entzündliche Infiltration; fibröse Durchsetzung der ganzen Bauchwand. Versé gibt an, daß Hämosiderin auch in dem kernfreien Teile der Cylinderepithelien vorkomme. Der Befund ist mir ebenfalls geläufig. In Polanos Falle werden Lymphangiektasien besonders hervorgehoben. Der überwiegend häufigen Angabe von menstruellen Beschwerden im Knoten der Bauchwand auch ohne angenähten Uterus entspricht der genannte Befund von Blutresten. Dies ist deshalb besonders auffällig, weil die Wucherungen wenig Ähnlichkeit mit funktionierender Schleimhaut haben. Auch in meinen Fällen, wie den oben genannten von Novak und Versé wird der Charakter der Wucherung mit hyperplastischer Schleimhaut verglichen. Die menstruelle Kongestion und selbst die Blutung ist demnach auch bei sehr geringer oder fehlender Funktion möglich.

Glatte Muskulatur ist zuweilen vorhanden. Lauche fand starke Muskelbündel, ebenso Klages, Abbott in 2 Fällen. Cullen findet auffallend häufig Muskulatur. Tobler in seinen 5 Fällen keine. Ein Fall dieser Art mit Muskulatur von Mark ist hier zu erwähnen, weil der Uterus nicht mit der Bauchwand in Verbindung stand. 28jährige Frau vor 11 Jahren wegen gangränöser Appendicitis laparotomiert; eitrige Peritonitis. Aus einer Narbenfistel entleert sich bei Menstruationen eine blutige seröse Flüssigkeit. Die Untersuchung des herausgeschnittenen Stückes durch C. Sternberg ergab Uterusschleimhaut mit viel Uterusmuskulatur dicht unter der Haut, ohne daß der Uterus mit der Haut in Berührung stand. Ebenso berichtet Versé in einem Falle 5 Jahre nach supracervicaler Amputation des myomatösen Uterus von einzelnen isolierten Bündeln glatter Muskulatur in der endometrioiden Narbenwucherung. Wie die glatte Muskulatur zu erklären ist, bleibt unentschieden. Man kann natürlich mit Implantation rechnen (H. Albrecht). Bei Annähung des Uterus ist der Befund durch direkte Einbeziehung erklärlich. Bei Nichtbeteiligung des Uterus müßte man genaueres über die Stelle des Muskelbefundes wissen. Die normalen oder hyperplastischen Muskelbündel der Haut kommen nämlich auch in Betracht, möglicherweise auch die der Gefäße und der Hautdrüsen.

In meinen früheren Fällen 1 und 2 habe ich keine glatte Muskulatur nachweisen können, und ebensowenig in 3 neuen Fällen, die ich kurz schildere; nur im Falle 6 ist Muskulatur nachweisbar und im Falle 7 in so bedeutender Menge, größtenteils in der Umgebung der schleimhäutigen Wucherung und nur stellenweise mit ihr im Zusammenhange, so daß ihre Entstehung rätselhaft erscheint. Freilich war ein Myom enucleiert worden.

Fall 3. Das Operationspräparat (Pr. 2325. 264,10) verdanke ich Herrn Kollegen Dr. Hallauer vom 10. Juli 1924. Es stammt der etwa walnußgroße Tumor aus der Bauchwandnarbe einer 34 jährigen Frau 5 Jahre nach Laparotomie wegen Extrauteringravidität.

Das Präparat bringt histologisch nichts neues und erlaubt auch keine topographische Feststellung. Es zeichnet sich aus durch eine ausgedehnte drüsige Wucherung, zum Teil in Begleitung typischen endometrioiden Stromas. Die nähere Umgebung der Herde und Stränge ist von zarterem fibrillärem Gewebe in breiten Höfen gegen das derbere Bindegewebe abgegrenzt, das sich in ganz ungeordneten Zügen kreuzt. Blutung in einigen Cysten. Mäßige entzündliche Infiltration. Eine Muskelbeteiligung ist nicht nachweisbar; dagegen gibt eine Partie hyalin gequollenen Bindegewebes durch gelbe Färbung mit Säurefuchsin-Pikrin Gelegenheit zur Verwechslung mit Muskulatur, die — glaube ich — nicht selten vorkommen wird.

Die beiden folgenden Fälle schildere ich ebenfalls kurz; und zwar mit Betonung der zwar schon bekannten aber noch nicht genug gewürdigten Verwicklung mit Schweißdrüsenwucherung. Sie gibt Veranlassung zu der Frage, ob die Wucherung eine Folge der endometrioiden Wucherung ist oder von den teils entzündlichen Reizzuständen der Narbe abhängt.

Endometrioide Adenofibrosis in der Bauchwandnarbe in Kollision mit apokrinen Drüsen.

Fall 4 (Pr. 2075 254,86) verdanke ich Herrn Dr. Kuntzsch in Aschersleben. Die 30 jährige Frau war 2 Jahre zuvor wegen Retroflexio uteri gravidi laparotomiert worden. Der Uterus wurde suspendiert ausschließlich durch Vernähung des Lig. rotundum dextrum mit der Fascie des Musculus rectus abdominis. Es trat Abort ein. Schon bald nach der Operation wurde an der Anheftungsstelle eine Schwellung in der Bauchwand bemerkt, die langsam in 2 Jahren wuchs, während der Menstruationen Anschwellung zeigte und verstärktes Gefühl von harter Schwellung hervorrief. Die Frau ist nach Entfernung des Knotens dauernd genesen. Am Uterus und an den Adnexen war weder bei der ersten noch bei der zweiten Operation etwas abnormes aufgefallen.

Der Knoten etwa 15 × 20 mm saß an der Rectusscheide fest auf. Leider war an dem etwas zerfetzten Gewebe keine genauere topographische Bestimmung möglich, als die histologische Feststellung, daß die adenofibröse Wucherung bis in die Nähe der Haut ging, immerhin etwa 1 cm unter der Oberfläche. Doch fehlt die Möglichkeit einer scharfen Abgrenzung, da auch das Unterhautgewebe derb fibrös verändert ist. Histologisch ist die adenofibröse Wucherung nur mäßig ausgebreitet, zerstreut, aber durchaus endometrioid, so daß sie an sich kaum Interesse bietet.

Besonders hervorzuheben ist jedoch, daß bis tief in der Unterhaut Knäueldrüsen gelegen sind, die sich durch eine besondere Hülle sehr feinfaserigen Gewebes auszeichnen; das Bindegewebe bildet einen scharfen Hof um den Drüsenknäuel als Ganzes und hebt sich nicht nur dadurch, sondern noch mehr durch seine Struktur sehr stark von der Umgebung ab. Bei Hämatoxylin-Eosinfärbung nimmt dieser Hof einen mattbläulichen Farbton an zum Unterschiede von dem rosagefärbten übrigen Bindegewebe und bei Weigerts Eisenhämatoxylin-Säurefuchsinfärbung fehlt den Hüllen der Knäueldrüsen der Gehalt an kollagenen Fibrillen, was um so mehr auffällt, als diese in der Umgebung breite gequollene gewellte Bänder sind. Durch Thioninfärbung wird ein schwachvioletter roter Farbton hervorgerufen. Das Grundgewebe ist netzförmig mit sehr feinen Fäserchen, darin die wenigen kleinen spindligen Kerne locker eingestreut sind. Dieses feine Fasernetz umspinnt die einzelnen Schläuche der Knäueldrüsen rings mantelförmig; einzelne längliche Kerne liegen unmittelbar an der besonderen Basalmembran der Schläuche, soweit eine solche vorhanden ist; sie fehlt nämlich an vielen Stellen. Noch mehr wird nach außen gegen das kollagene Gewebe der Umgebung die Grenze betont durch Ansammlung länglicher Kerne und stellenweise durch die kleinen Gefäße der Knäuel. Das Epithel ist zweischichtig höchst unregelmäßig in der Zellform, namentlich die untere Zellage wechselt an Größe von unscheinbaren bis zu großen gequollenen Zellen.

Die Drüsenknäuel liegen zuweilen mehrere übereinander mit einem gemeinsamen Ausführgange, der als enges Rohr wenig geschlängelt schließlich gestreckt in die Haut mündet. Talgdrüsen und Haare fehlen.

Kurz, es handelt sich um die bekannten apokrinen Drüsen der Haut, die in enge Nachbarschaft zu der endometrioiden Wucherung treten. In größerem Maßstabe findet sich die gleiche Verwicklung der endometrioiden Wucherung mit der Wucherung von Knäueldrüsen in dem anderen Falle, den ich oben (S. 503) wegen seiner periodischen Beschwerden und der Adenomyosis des angenähten Uterus erwähnt habe.

Fall 5. Auf dem Frontalschnitt durch den Uterus mit anhaftender Bauchwandnarbe (Abb. 260) erkennt man die kräftige adenomyotische Wucherung und ihre Ausbreitung auf die dicken Tubenansätze.

Die adenomyotische Wucherung zeigt im Uterus geringe Beteiligung der Stromabildung und Neigung zu cystischer Erweiterung der Kanäle, die meist in geringer Sammlung und viele einzeln verlaufen. Dem entspricht die sehr fibrillernreiche Uterusmuskulatur mit vorgeschrittener Rückbildung der Muskelzellen. Die schleimhäutige Wucherung durchsetzt die Muskulatur bis in die äußersten Schichten und durch sie hindurch in die adhärente Bauchwand, in der man die narbig und mit rundzelligen Infiltraten durchsetzte, stark degenerierte Muskeldecke mit adenofibröser Wucherung mäßig belastet sieht. Auffallend scharf setzt sich die äußere Haut ab, die einen derben, fast tumorartigen Knoten mit scharfer Umgrenzung bildet (etwa 10 mm hoch und 15 mm in der sagittalen Ebene). Um diesen Knoten herum liegt wenig verändertes subcutanes Fettgewebe, das nur zwischen dem Knoten und der narbigen Bauchmuskulatur stark bedrückt wird. An anderen Stellen hängt Muskelwand und Hautknoten unmittelbar zusammen. Auf die nichts Neues bietenden Einzelheiten kann ich verzichten um hervorzuheben, daß der große Hautknoten zum Teile aus Schweißdrüsenknäueln, zum anderen Teile aus endometrioider Wucherung besteht. Die Beschreibung würde eine Wiederholung vom vorigen Falle sein, nur daß hier die Erweiterung der Schweißdrüsen und das Durcheinander mit der endometrioiden Wucherung viel größer ist, so daß ich mich nicht an allen Stellen getraue, den Ursprung der einzelnen Drüsen zu bestimmen. Im Gegensatze zur endometrioiden Wucherung im Uterus ist hier das die Drüsen umhüllende Stroma sehr zellreich. Auch in diesem Falle münden die Ausführgänge der Drüsen zum Teil auf der Haut.

Mir ist kein anderer Fall bekannt, in dem eine Adenomyosis uteri die Narbenwucherung begleitet und offensichtlich verschuldet hat. Leider läßt sich in keiner Weise feststellen, wann das Leiden entstanden ist.

Die apokrinen Drüsen interessieren uns hier nach verschiedenen Richtungen, erstens weil wir gesehen haben (s. S. 506), daß sie adenofibröse Knoten bilden können. Sodann aber werden sie allerdings ohne Grund als Zeichen besonderer kongenitaler Anlagen pathogenetisch ins Feld geführt. Schließlich können sie diagnostische Schwierigkeiten bereiten, weil in unseren Fällen einzelne Knäueldrüsen unregelmäßig erweitert sind und den Verdacht aufkommen lassen könnten, daß die Adenofibrosis hiermit zusammenhänge, um so mehr, als ein Teil der adenomatösen Neubildung nicht sehr typisch endometrioid ist, in einem Fall wenig adenoides Stroma hat und stellenweise mit einem Hof zarten fibrillären Stromas umgeben ist, das einige Ähnlichkeit mit dem der Knäueldrüsen hat. Trotzdem ist mir das Epithel und stellenweise das Stroma genügend deutlich um eine endometrioide Bildung zu diagnostizieren.

Auf diese Fälle habe ich die Aufmerksamkeit gerichtet, weil sie verständlich machen, daß die Schwierigkeiten der Diagnose in gewissen Fällen unlösbar werden können. Es ist dieser Hinweis angebracht unter Berücksichtigung einer Arbeit von F. Neugebauer (1925), der in der Bauchwandnarbe nach Operation einer Appendicitis drüsige Wucherungen fand, die er als cystische Hidradenome auffaßt. Der Befund teerartiger Flüssigkeit in den Cysten läßt freilich mehr an endometrioide Wucherung denken, immerhin schließt eines das andere nicht aus, wie man aus meinen oben erwähnten Fällen entnehmen könnte. Auch in einem Falle von endometrioidem „Nabeladenom" erwähnen Schiffmann und Seyfert den Befund von Schweißdrüsen ähnlich denen bei „Hypermastia axillaris", sie nennen sie hypertrophische Schweißdrüsen und sagen, daß sie in ein eigentümliches sulziges Gewebe eingebettet seien und finden auffallend wenige Ausführungsgänge, von deren Mündung freilich nicht gesprochen wird. Es besteht trotzdem kein Zweifel, daß hier die gleichen Bildungen vorliegen wie in unseren Fällen. Auch in ihrem Falle fanden die Autoren cystische Erweiterungen der „Schweißdrüsen" und ein örtliches Durcheinander derselben mit den endometrioiden Bildungen, die bis dicht unter die Epidermis vordringen. Nicht nur, daß dieser Fall von Schiffmann und Seyfert mit den unsrigen weitgehende Ähnlichkeit zeigt, macht ihn uns wichtig, sondern weil er wie einige ähnliche Fälle zu den sogenannten Nabeladenomen gehört, denen gerne eine Sonderstellung eingeräumt wird, darauf wir bald zu sprechen kommen.

An unserem oben beschriebenen Falle 4 ist zu beachten, daß er in der Bauchwandnarbe nach Suspension des Uterus nur am runden Mutterbande, also ohne Einstich in den Uterus entstanden ist. Es liegt sonst in diesem Falle klinisch kein Anlaß vor, irgend anderweitige Herde von endometrioider Adenofibrosis anzunehmen. Der Knoten hat sich auch bald bemerkbar gemacht nach der voraufgegangenen Operation. Er ist an einer Stelle entstanden, die keine Anwartschaft auf embryonale Besonderheiten hat. Hier muß demnach mit der Möglichkeit der Entstehung aus dem eingenähten Peritonealepithel gerechnet werden. Schließlich zeigt er, daß die starke Ausbildung der apokrinen Drüsen kein Sonderrecht der Nabelgegend ist. Ihre Hypertrophie hängt vielmehr wahrscheinlich mit Reizungen zusammen, die auch die Bildung der endometrioiden Adenofibrosis hervorrufen, begünstigen oder ihnen folgen.

Die Befunde hypertrophischer Schweißdrüsen, auch apokriner Drüsen ist vielleicht in der Gruppe der Adenofibrosis in Bauchwandnarben nur deswegen nicht so häufig, weil das narbige Gewebe der Haut, wie z. B. in meinem ersten Falle, überhaupt keine Drüsen hat. Aber die Nabelgegend ist auch nicht besonders reich an Schweißdrüsen.

Fall 6. Dieser Fall, den ich Herrn Kollegen Prof. Seegert verdanke, ist bemerkenswert durch die vorangegangene Operation. Vor 9 Jahren war bei der nunmehr 46 jährigen Patientin wegen Prolaps die Colporrhaphia anterior und posterior nach Curettage, ferner Entfernung beider Hydrosalpingen und die Ventrofixatio uteri nach Olshausen gemacht worden. Das nunmehrige Leiden der bisher regelrecht menstruierenden Patientin scheint sich erst viel später und langsam entwickelt zu haben, denn nach ihren Angaben hat sich eine Bauchwandgeschwulst unter Schwellung und Schmerzen während der Menses erst im Laufe der letzten 3 Jahre entwickelt. Herr Kollege Seegert entnahm daraus ein „Endometriom der Bauchwand nach Laparotomie" und entfernte aus dem Musculus retus abdominis den Tumor, der mehrkammerig, dünnwandige, prall gefüllte Cysten enthielt, „Teercysten". Hierbei fand er den Uterus namentlich mit den excidierten Tubenecken dem Bauchwandperitoneum breit verwachsen, eng anliegend. Das Präparat (Pr. 9015) ist entsprechend der Angabe Prof. Seegerts aus erbsen- bis kirschgroßen Teercysten mit derbem Zwischengewebe zusammengesetzt und überrascht im Vergleiche zu den großen Cysten durch die geringe Menge von Drüsenschläuchen mit zellreichem Stroma von endometrioidem Charakter, ohne die man aus den Cystenwänden allein und unbeeinflußt von der Vorgeschichte kaum den Zustand erkennen könnte. Die Cysten haben nämlich, soweit nicht erodiert und ulceriert, ein niedriges Epithel und keine so dünne zellarme bindegewebige Wand, daß nur aus ihrem Zusammenhang mit einigen bezeichnenden Drüsenschläuchen die Zugehörigkeit zur endometrioiden Wucherung erkannt werden kann. Viel Blutpigment (Hämosiderin) in dicht gedrängten Zellen des Bindegewebes und in Resten der in vorgeschrittenem Zerfall befindlichen quergestreiften Muskulatur. Cholesterinkrystalle in dem pigmentreichen Zerfallgewebe mit Fremdkörperriesenzellen und einzelne kleinere Herde von lymphocytärer Infiltration des narbenden Bindegewebes vervollständigen das gewöhnliche Bild der endometrioiden Wucherung in Bauchwandnarben.

Nebenbei mag erwähnt werden, daß die Degeneration der quergestreiften Muskelfasern mit Verlust der Streifung, fettiger Infiltration des Protoplasmas und nur scheinbarer Kernvermehrung einhergeht, die leicht eine Zellwucherung vortäuscht. Diese kommt zustande unter Aufblähung der Kerne und ihr dichteres Aneinanderrücken. Auf Querschnitte entsteht dadurch leicht das Bild von vielkernigen Riesenzellen. Man kann jedoch deutlich schrittweise verfolgen, daß diese Veränderung der quergestreiften Muskelfasern zu endgültigem Zerfall führt.

Wichtiger ist festzustellen, daß an mehreren Stellen des Knoten glatte Muskulatur gefunden wird, die jedoch keinen besonderen Anschluß an die epithelialen Bildungen zeigt und deren genauere topographische Beziehung zu den früher angenähten Tubenecken des Uterus nicht mehr feststellbar ist. Da nach den Untersuchungen von Sampson nach Entfernung der Tuben eine Durchwucherung des endometrioiden Gewebes durch die Tubenstümpfe öfter vorkommen soll, so wäre in dieser Beleuchtung die Einwanderung von hier aus in die Bauchwandnarbe sehr wohl denkbar, und ebenso die Einwucherung oder Einbeziehung von glatter Muskulatur in die Bauchnarbe.

Fall 7. Den letzten Fall (Pr. 9335) verdanke ich Herrn Kollegen Hillel mit folgenden Angaben: Frau E. H., 37 jährig, wurde vor 2 Jahren und 8 Monaten nach Querschnitt durch die Bauchwand ein Myom aus dem Uterus ausgeschält und beide Sactosalpingen entfernt, sowie eine Keilexcision aus dem rechten Ovarium vorgenommen. Der Uterus wurde fixiert durch Annähen in die Muskulatur. Die Menses waren regelmäßig. Geburten und Aborte waren nicht eingetreten. Seit etwa 4 Monaten bestehen Beschwerden in der Bauchnarbe, die zur Entfernung eines Tumors aus dieser Veranlassung gaben. Der Tumor saß oberhalb der Fascie neben einer kirschgroßen Hernie. Herr Kollege Hillel gibt auf Befragen ausdrücklich an, daß ein Zwischenraum zwischen der Hernie und dem Knoten bestand, so daß keine unmittelbare Beziehung nachweisbar war. Eine Verbindung unter der Fascie zur Bauchhöhle zu wird mit Nachdruck in Abrede gestellt.

Der Tumor war herausgeschnitten, so daß keine Haut daran war, ebensowenig quergestreifte Muskulatur. Eine narbig derbe Partie unterscheidet sich von einer weniger derben, die sich von jener durch zwei Dinge unterscheidet. Erstens enthält sie den größten Teil der endometrioiden Wucherung, zweitens sind ganz große Teile mit kleinen Bündeln glatter Muskulatur durchsetzt, die durch breite Streifen fibrillären Gewebes getrennt sind. Die drüsigen Anteile greifen zwar auch auf diese Muskelgebiete über, aber die Hauptmasse der endometrioiden Wucherung ist in muskelfreies fibrilläres Gewebe eingelagert. Histologisch ist der Befund sonst nicht ungewöhnlich.

Der Fall hat besonderes Interesse nach zwei Seiten; erstens wegen der Nachbarschaft zu einer Hernie, ohne engere Beziehung zu ihr und zweitens durch die beträchtliche Menge glatter Muskulatur in der Umgebung. Sollte die Myomenucleation daran beteiligt sein? Mir scheint das sehr wenig wahrscheinlich, nicht nur wegen der späten Entstehung der Wucherung, ferner weil keine Myomstruktur vorhanden ist, sondern organoide Bündelstruktur in weiten Abständen.

Man muß hier auch an eine angeborene Grundlage denken — aber auch für diese gibt es keinen Anhalt. Theoretisch läßt sich wohl annehmen, daß eine besondere Anlage von heteroplastischen Cölomepithelien nach Art des Müllerschen Epithels ebenso Stroma- wie Muskelkeime frühzeitig aus dem indifferenten Mesenchym herausgelockt habe. Aber auch dieses bleibt Theorie.

Rückblick auf die Narbenadenofibrosis.

Überblicken wir die Aussagen über Adenofibrosis in Narben der Bauchwand, so kann man wohl behaupten, daß nirgends die Entscheidung über die Entstehung so schwierig ist. Auf der einen Seite die Möglichkeit der Einpflanzung während der Operation am Uterus, andererseits auch nach Operationen, sogar solchen, bei denen das Genitale unberührt blieb. Ferner die Disposition der Narbe. Verhältnismäßig viele Fälle nach Ventrofixation des Uterus, meist ohne Adenomyosis in diesem. Wettbewerb der Implantation durch Nadelstiche oder Einwucherung von Serosaepithel, die durch die lange Dauer der Anheftung, Zerrung, Entzündung, insuläre Einschaltung des Serosaepithels in die Narbe begünstigt wird. Auch Einwucherung oder Einbeziehung von glatter Muskulatur aus dem angenähten Uterus in die Narbe der Bauchwand scheint möglich.

10. Adenofibrosis und Adenomyosis am Nabel.

Die endometrioide Adenofibrosis (angeblich auch Adenomyosis) des Nabels hat durch verschiedene Eigentümlichkeiten Anspruch auf erhöhte Aufmerksamkeit. Der Nabel ist die Stelle, an der die Histogenese den Wettbewerb der embryonalen Gewebsreste, Allantois, Dottergang und dessen Peritonealkanal zum Exocölom nicht nur theoretisch, sondern auch durch wirkliche Befunde kongenitaler Anomalien und pathologischer Bildungen aus solchen auszufechten hat. Ferner ist hier der Platz sekundärer Nabelcarcinome — ich kenne selber die Metastasen je eines Ovarialcarcinoms und eines Magencarcinoms am Nabel, und außerdem wird die Möglichkeit eines Carcinoms aus endometrioiden Nabelherden zugegeben von Lauche.

Klinisch ist das höhere Alter der Frauen nach Schiffmann und Seyfert: 45 Jahre, im Vergleiche mit den Bauchwandnarbenknoten 32 Jahre auffällig; ferner das langsame, zuweilen unterbrochene Wachsen (Lauche) und die große Häufigkeit der Blutung.

Histologisch besteht eine ziemliche Häufigkeit der Wucherung von „Schweißdrüsen" und eine Kollision mit solchen. Schließlich ist in über 30 Fällen von Adenofibrosis des Nabels keine Operation voraufgegangen und es besteht auch mit wenigen Ausnahmen kein Zusammenfallen mit anderen endometrioiden Herden bei den Patienten noch Anzeichen für Adenomyosis uteri. Auf diesen hochwichtigen Punkt muß die Aufmerksamkeit später genauestens gerichtet sein.

Gründe genug, die Knoten des Nabels genauer zu beachten. Früher kannte man einzelne Nabeladenome. Insbesondere hatte Mintz (1899) die Knoten als echte Adenome des Nabels vom Dotter abgeleitet. Einzelne frühere Fälle haben Cullen und Lauche zusammengestellt. Cullen hat (1912) zuerst 9 Fälle von Nabelgeschwülsten beschrieben, von denen 4 Fälle zweifellos wie Uterusschleimhaut aussehen. Er hielt sie deshalb für

Abkömmlinge von den Müllerschen Gängen. Die Beschwerden, sogar Blutungen bei den Menses waren ihm und den anderen früheren Autoren nicht entgangen und auch Waegeler (1913), Guibé (1914), der sie vom Serosaepithel ableitete, waren die histologische Ähnlichkeit mit den Adenomyomen des Uterus schon aufgefallen, aber erst Cullen betonte die Gleichartigkeit der Herde mit denen an allen anderen Stellen.

Waegeler hatte bei Aschoff ein „Fibroadenoma cysticum" beschrieben, die Literatur der Nabeladenome zusammengetragen und in seinem Falle von kastaniengroßen Tumor im Einzelnen (Flimmerepithel mit deutlichen Basalknötchen, Sekretion der Zellen in Form halbkugeliger Pfropfen auf den „Zapfenzellen" usw.) auf die Ähnlichkeit mit dem Epithel des Genitales, namentlich der Tube hingewiesen. Doch war er noch in der Urnierenhypothese befangen.

Es blieb jedoch Lauche (1923) vorbehalten, die Adenofibrosis des Nabels mit unserem ganzen Gebiete restlos zu vereinen, unter Zusammenstellung von 24 Fällen aus der Literatur und Beschreibung von 2 eigenen Fällen. Es geht aus Lauches kritischer Beschreibung und Sichtung der Fälle hervor, daß die kleinen bis kastaniengroßen langsam wachsenden Knoten nur bei Frauen im geschlechtsreifen Alter im Nabelgewebe vorkommen, daß sie mindestens histologisch durch Blutung, aber auch klinisch durch vermehrte Schwellung, Schmerzhaftigkeit und Blutung zur Zeit der Menses „Beteiligung am Menstruationszyklus" zeigen; ferner daß sie histologisch in jeder Hinsicht den Fällen von Adenofibrosis und durch angeblichen Muskelgehalt der Adenomyosis an allen übrigen Stellen gleichen.

Fast gleichzeitig erschien die oben erwähnte Arbeit Toblers mit 2 eigenen Fällen; auch er erkannte die Zusammengehörigkeit und das Vorkommen nur bei Frauen, ohne dieses deuten zu können. Polster (1926) zählt etwa 30 Nabeladenome; einzelne Fälle Guibé (1914), Andrews (1915), Edwards and Spencer (1925), Schiffmann und Seyfert (1925), Köhler (1927), Baltzer (1927) Föderl, Oberling und Hickel (1927), H. Steiner (1927), Busser, Van der Horst und Drouhard (1928), wären noch nachzutragen, ohne das Bild wesentlich zu ändern.

Die erwähnte häufige Beteiligung an der menstruellen Kongestion ist besonders hervorzuheben, weil es bei der histogenetischen Bedeutsamkeit gerade der Nabelwucherung wichtig ist, den endometrioiden Charakter unumstößlich festzustellen. So sei hervorgehoben, daß Mintz, Cullen, Green, Wägeler, Tobler, Goddard, Zitronblatt, Busser, Steiner, Föderl die gleichlautenden Angaben über die Schwellung und Blaufärbung der Nabelknoten zur Zeit der Menses machen (Einzelheiten sind in Lauches Zusammenstellung angegeben).

Die Seltenheit der Fälle und einige Besonderheiten in einem eigenen Falle machen dessen kurze Schilderung hier angebracht:

Fall von Adenofibrosis endometrioides des Nabels.

Einen Fall (Pr. 9439) Adenofibrosis des Nabels verdanke ich Herrn Kollegen Schiller in Breslau.

Frau Kr., 40 Jahre, einmal entbunden, keine Aborte, Menses stets regelmäßig, stets gesund gewesen, ist niemals operiert worden. Hat keinen Nabelbruch und angeblich auch in der Kindheit nicht gehabt. Der große Nabel ist flach eingedrückt, darunter ein Knoten. Bei Gelegenheit der Exstirpation eines Uterus myomatosus wird der Nabelknoten mit entfernt, der zuweilen schmerzte. Der Uterus enthält viele kleine und einzelne etwas größere bis kastaniengroße Myomknoten, makro- und mikroskopisch ohne Besonderheiten, in allen Schichten der Uteruswand. Das Endometrium erscheint etwas weich, geschwollen. In beiden Ovarien einzelne kleine Follikel und ältere Corpora lutea. Tuben und Ovarien zeigen keine

Besonderheiten; nichts was auf Adenomyosis hinwiese, ebensowenig der Uterus. Bei der Laparotomie wurden auch keine Herde an anderen Stellen in der Bauchhöhle gefunden.

Der Knoten sitzt unmittelbar am Nabel, der mit herausgeschnitten wurde; der Knoten reicht bis an das Bauchfell heran. Ein kleiner Netzzipfel leicht adhärent.

Der Nabel etwas vorgetrieben, ziemlich groß mit dunkler Haut und normaler Hautumgebung. Unmittelbar unten und in der Haut des Nabels ein Knoten von der Größe einer kleinen Kirsche mit unscharfen Grenzen von teils weißlicher, teils gelblicher und rötlicher Färbung deutlich unterscheidbar von dem mehr rötlichen und mit Fettgewebe durchsetzten Gewebe. Nach unten erstreckt sich der Knoten nicht bis an die Abtragungsstelle des Gewebes, von der er etwa 4—5 mm entfernt ist. Einzelne mit Blut gefüllte Cysten liegen in dem ziemlich derben Gewebe.

Ein Zusammenhang der endometrioiden Wucherung mit dem Peritoneum konnte trotz ausgiebiger mikroskopischer Untersuchung des ganzen Knotens nirgends nachgewiesen werden; vielmehr ist die Lage im ganzen oberflächlich.

Mikroskopische Untersuchung ergibt einen im ganzen ziemlich gut abgegrenzten Knoten, der genau inmitten unter dem Nabel sitzt und diesen ein wenig vordrängt. Auf allen Schnitten sieht man die Einkerbung der Haut zu einer wallgrabenartigen Nabelvertiefung, während der mittlere Teil vorgebuckelt ist. Dieses rührt daher, daß der Knoten sich gerade an dieser zentralen Stelle entwickelt hat. Ringsum außerhalb der Nabelfurche bildet die Haut Schweißdrüsen, nur die vorgetriebene Mitte des Nabels zeigt eine wenig gedehnte Epidermis ohne Schweißdrüsen. Das periphere subcutane Gewebe mit den Knäueldrüsen, wird in der Tiefe, wo der Knoten mehr Umfang hat als an der Oberfläche, nach außen verdrängt. Im großen ganzen ist der Knoten ziemlich gut abgegrenzt durch ein fibrilläres Bindegewebe, das zum Teil sogar in konzentrisch gelagerte Schichten gedrängt wird. Die bindegewebige Grundlage des Knotens läßt zwei Bestandteile deutlich voneinander unterscheiden, nämlich das gewöhnliche fibrilläre Gewebe mit kollagenen Fasern und ein Schleimgewebe oder wenigstens ein diesem sehr nahestehendes Gewebe mit unregelmäßigen, locker gestellten, zum Teil mehrzipfeligen Kernen und sehr zarten Fibrillen. Dieses Gewebe gibt mit Thionin deutliche Schleimreaktion, während es sich an den ausgesprochenen Stellen mit van Gieson nicht oder kaum färbt. An einzelnen Stellen mischt sich das Schleimgewebe und kollagene Gewebe in allen Mengenverhältnissen, so daß bald das eine, bald das andere die Oberhand hat. Die epitheliale Wucherung ist in beiden Bestandteilen gelegen und gerade hier ist der Bestand beider Bindegewebsarten sehr wechselnd. Beide stehen ganz zweifellos in Abhängigkeit von der drüsigen Wucherung, der sie sich nach Art von Mänteln anschließen. In dem schleimigen Gewebe haben die Drüsen im allgemeinen eine geringere Menge von cytogenem Stroma als in dem kollagenen Gewebe. Eine Beziehung des schleimigen Bindegewebes zu den Schweißdrüsen ist nicht nachweisbar, vielmehr liegen diese, wie schon gesagt, an der Peripherie verdrängt und lassen an keiner Stelle eine besondere Wucherung erkennen. Trotz gelegentlicher dichterer Nachbarschaft ist es nicht zu einer Vermengung der Knäueldrüsen und der endometrioiden Wucherung gekommen. Die epitheliale Bildung ist in jeder Beziehung an vielen Stellen typisch endometrioid, doch finden sich an einzelnen Stellen inmitten des Knotens sehr enge, teils spaltenförmige Verzweigungen der Epithelschläuche, die ohne cytogene Bekleidung im schleimigen Bindegewebe sich derart ausbreiten, daß man sie allein und ohne Zusammenhang mit der übrigen Partie nicht als endometrioid erkennen würde. Man könnte sie sogar für eine bösartige Neubildung halten, wenngleich sie nur locker verstreut sind. Einzelne größere, auch makroskopische Cysten von mehreren Millimetern Durchmesser sind mit der endometrioiden Wucherung teilweise noch in Zusammenhang. In kleineren und größeren Cysten finden sich Reste von Blut und Gewebstrümmer. Die Blutung im Bindegewebe beschränkt sich nicht auf das Stroma der Wucherung selber, sondern findet sich auch an anderen Stellen der weiteren Umgebung. Lymphocytäre Infiltration trifft man besonders an der Peripherie des Herdes und in geringeren Mengen auch im Stroma. Muskelbündel sind nur vereinzelt an der Peripherie des Herdes, und zwar nach der Hautoberfläche hin zu sehen. Der Knoten grenzt sich nach unten sehr scharf ab und überschreitet nicht eine bindegewebige Tiefenschicht mit großen Gefäßen. Erst unterhalb dieser liegt Fettgewebe und ganz unten in der Tiefe ein derbes fibröses Gewebe einer Fascie ähnlich. An keiner Stelle erreicht der Knoten dieses derbe Bindegewebe, die Drüsen nicht das Fettgewebe.

Wir haben es also mit einer Adenofibrosis des Nabels zu tun, die im ganzen leidlich gut abgegrenzt ist nach allen Seiten und sich in keiner Weise von anderen Knoten dieser Art unterscheidet. Nochmals muß der auffallende Gehalt von Schleimgewebe betont werden, der im Zusammenhang mit der Abgrenzung des Knotens im Fehlen anderer Herde und ohne voraufgegangene Operation und ohne Zusammenhang mit dem Peritoneum den Gedanken an eine angeborene Anlage des Epithels nicht von der Hand weisen läßt.

a) Bau der Herde am Nabel.

Makroskopisch ist kaum etwas besonderes zu erwähnen; außer Gleichzeitigkeit mit Nabelhernie (Mintz, Ehrlich). Im übrigen das gewöhnliche Bild des narbig harten Knotens meist mit blutig oder teerig gefüllten kleinen Cysten. In Lauches Zusammenstellung wird bereits erwähnt, daß zuweilen eine Art von Stiel zur peritonealen Seite führt, so bei Wullstein auch bei Föderl und ebenso bei Oberling und Hickel, aber ohne endometrioide Herde im Stiele. Sonst ist das Peritoneum nicht in Mitleidenschaft gezogen, worauf nachdrücklichst zu achten ist.

Die Haut ist selten verschieblich über dem Knoten (Lindau), meist fest am Knoten. Der Knoten sitzt oberflächlicher als in den Narbenadenofibrosen der Bauchwand. Es muß hervorgehoben werden, daß in einem Falle von Herzenberg (1909) das „Nabeladenom" einen Monat nach Laparotomie wegen „Fibroma uteri" entstand; die Narbe ging von der Symphyse bis zum Nabel, das Netz war am Nabelgrunde angeheftet, am Tumor! Auch in einem Falle von Mintz war Laparotomie vorausgegangen, wegen Nabelhernie und Tumor. Sonst war in keinem Falle Beziehung der Herde zum Peritoneum angegeben. Ein weizenkorngroßes Knötchen saß im narbigen Nabelgewebe unmittelbar unter der Haut und hatte eine Fistel nach außen in dem Falle von Busser, van der Horst und Drouhard.

Wie gesagt, ist histologisch nicht allzuviel Besonderes zu erwarten. Ein Punkt bedarf der Aufklärung, nämlich die Angabe des Gehaltes an glatter Muskulatur. In der Mehrzahl der Fälle fehlt sie offenbar und namentlich ist es auffällig, daß die pathologischen Anatomen sie nicht fanden. Es ist ja bekannt, daß die Entscheidung, ob Muskulatur oder Bindegewebe, zuweilen große Schwierigkeiten bereiten kann. „Muskulatur" ist so wichtig für pathogenetische Fragen, daß sie in Zukunft durch Färbung bekräftigt und durch Wort und Bild genauer geschildert werden sollte. Sie ist in wenigen Zügen von Zellen unabhängig von den Drüsenherden vorhanden in dem Falle von Busser, van der Horst und Drouhard; sie scheint mehr der Haut anzugehören.

Glatte Muskulatur wird genannt von Mintz, Barker, Waegeler, Guibé, Máthias, Oberling und Hickel, Green und Goddard reichlich. Der Fall von Andrews ist dadurch bemerkenswert, daß er ähnlich wie 2 als Nabelcarcinome geltende Fälle (s. w. u. S. 512) und ein Fall Barkers ($4^1/_2$ Jahr später Knoten der Leistengegend) noch einen anderen Herd aufwies, nämlich im Douglas. Während aber dieser Muskulatur enthielt, fehlte solche im Nabelknoten. Ferner ist bei den Nabeladenomen wiederholt von reichlichen Schweißdrüsen die Rede; über dem Tumor waren die Drüsen stark hypertrophisch in einem Falle von Lindau, ebenso in je einem von Lauche und Tobler; besonders Cullen gibt in 2 Fällen Vermehrung der Schweißdrüsen an und in einem Falle fand er im ganzen Knoten zwei verschiedene Arten von Schläuchen, solche, die Uterusdrüsen und solchen, die Schweißdrüsen glichen. Baltzer berichtet über „Fibromyxoadenom" der Schweißdrüsen in dichter Nachbarschaft der endometrioiden Wucherung des Nabels. H. Steiner fand die Schweißdrüsen vermehrt und hypertrophisch; ebenfalls Föderl.

Besonders habe ich schon auf den Fall von Schiffmann und Seyfert (S. 506) hingewiesen, weil die Beschreibung auf meine Fälle von Adenofibrosis der Bauchnarbe paßt. Damit sollte gesagt sein, daß die Beteiligung von Schweißdrüsen (Cullen) oder apokrinen Drüsen an der endometrioiden Adenofibrosis keine Besonderheit des Nabels ist. Auch ein Rückblick auf eine apokrine Adenosis der Leistengegend (S. 481) ist hier angebracht. Da die Nabelgegend übrigens arm an Talgdrüsen und Haaren ist, so sollte man zukünftig auf die genauere Bestimmung des Charakters der gewucherten „Schweißdrüsen" Wert legen. Auch wird man darauf zu achten haben, daß Verwechslungen wie oben gesagt vorkommen, wenn endometrioide und apokrine Drüsen beide cystisch degenerieren und örtlich durcheinander geraten, kollidieren. Man muß sich auch hüten, aus dem von mir oben erwähnten ähnlichen Befunde schleimig sulzigen Stromas auf genetische Übergänge zu schließen. Denn die endometrioiden Drüsen könnten wohl wie überall fremden Boden, so auch hier das schleimige Bindegewebe der Hautdrüsen durchsetzen. Es stellen sich hier also noch Aufgaben für künftige Fälle ein. Gelegentlich ist das Bindegewebe am Nabel ohnehin dem Schleimgewebe etwas ähnlich. Mintz fand in dem die Drüsen umhüllenden hellen gequollenen Gewebe sternförmige Zellen, so daß eine Ähnlichkeit mit Nabelschnurgewebe entsteht; ähnlich schleimgewebsartig findet Lindau das periglanduläre Gewebe. Als ungewöhnlich muß der Befund von „Deciduazellen" gelten, den Schiffmann und Seyfert in ihrem Falle angeben, zumal bei einer 57 jährigen Frau, die freilich noch an unregelmäßigen, aber starken Menses leidet. Da jedoch die „Deciduazellen" nur an einer einzigen Stelle lagen und nur an dieser Stelle auch einige Riesenzellen lagen, so wird man sie trotz des Fehlens von Rundzelleninfiltration vorsichtig einzuschätzen haben, ohne das Vorkommen von Deciduazellen im allgemeinen abzulehnen.

β) Carcinomatöse Adenofibrosis am Nabel.

Carcinomatöse Entartung ist nach Lauches kritischer Wiedergabe von 2 Fällen aus der Literatur, die als primäres Nabelcarcinom aus endometrioidem Gewebe in Betracht kämen, nicht ganz sicher nachgewiesen; das ist sehr vorsichtig ausgedrückt, denn ich würde aus der Beschreibung die Carcinomdiagnose ablehnen. Im Falle Brüggemanns besticht der Befund ähnlicher Drüsenräume in Lymphknoten der Leistengegend, die wir später kennen lernen werden, die ich jedoch nicht als Metastasen ansehen kann. Im Falle Lindaus waren außer am Nabel noch Knötchen im Douglas und auf der Uterusserosa vorhanden, von denen Lauche jedoch mit Recht sagt, daß sie nicht Metastasen zu sein brauchten, sondern als „Serosa-Adenomatosis" angesehen werden könnten. Wichtiger scheint mir, daß der Nabeltumor keine deutliche carcinomatöse Struktur zeigt.

Wenn Lauche diese beiden Fälle als Carcinom nicht ablehnte, so ließ es sich vielleicht durch das hohe Alter der Frauen (69 und 62 Jahre) zurückhalten, doch kann in beiden Fällen das späte Erscheinen durch entzündliche Veränderungen vielleicht erklärt werden.

Jedenfalls ist Lauche darin beizustimmen, daß beide Fälle zu den endometrioiden Bildungen zu rechnen sind.

Carcinome des Nabels können natürlich auch andere Herkunft haben und ich will nur kurz an einen gelegentlich von mir früher erwähnten Fall einer Metastase vom Magencarcinom im Nabel erinnern, weil der Knoten histologisch von anderer Seite als Adenofibromatosis gedeutet worden war. Das kann verhängnisvoll für die Kranken werden.

γ) Cysten und Tumoren des Nabels anderer Herkunft.

Lauche verlangt mit Recht die scharfe Abgrenzung der endometrioiden Adenofibrosis des Nabels von anderen epithelialen Bildungen desselben — soweit das möglich ist. Auch in Rücksicht solcher Befunde beim Manne ist diese Trennung nötig, wie Lauche an einem Falle zeigt, der in der Literatur als Nabeladenom sich fortschleppte. Der Autor selber (Koslowski) hatte ihn richtig als Geschwulst vom Urachus nicht am Nabel, sondern in der Mittellinie zwischen Nabel und Symphyse beschrieben.

Im übrigen besteht eine ganze Reihe von Mitteilungen über Divertikel und einzelne „Adenome" des Nabels, die meist auf den Dottergang hinweisen. Die Literatur über primäre Nabelcarcinome ist nicht sehr ausgiebig; es scheint sich meist um Carcinom der Haut zu handeln, vielleicht auch mit Schweißdrüsenwucherung kompliziert. Wir können dieses Gebiet hier nicht weiter verfolgen und lenken nur die Aufmerksamkeit auf die Möglichkeit der Verwechslung der Adenofibrosisknoten mit diesen primären und den bereits oben erwähnten sekundären Nabelcarcinomen.

δ) Histogenese und Wesen der Nabelherde.

Welches ist das Ausgangsmaterial für die Adenofibrosis des Nabels? Das spätere Eindringen von Epithel irgendwelcher Art scheint außer bei Brüchen nicht annehmbar. Sampsons Implantationstheorie fällt also aus. Die größte Anwartschaft hat der physiologische Gehalt des Nabels an abnorm persistentem Cölomepithel; ich habe diese Annahme früher beiläufig vertreten, aber Lauche war es, der sie ausführlicher begründete. Halban sagt hierzu: „und Lauche mußte zu der Hilfshypothese greifen, daß Reste eines obliterierten physiologischen Nabelbruches die Matrix für die Geschwulst abgeben." Hierzu sei gesagt, daß ich genau denselben Standpunkt mit Lauche teile und möchte ich zur Unterstützung von Lauche sagen, daß die Sachlage gar nicht so fraglich oder „hypothetisch" ist, wie Halban und Köhler meinen. Der Bauchfellkanal, der die Leibeshöhle mit dem Exocölom verbindet, verödet im Allgemeinen, aber man braucht gar nicht bis in den dritten Monat des Fetallebens zurückzugehen, um die Persistenz des Cölomepithels im Nabel wahrscheinlich zu machen; es liegen hier nicht wesentlich andere Verhältnisse vor als am Processus vaginalis peritonei inguinalis. Auch am Nabel sind angeborene Hernien und noch viel häufiger beim Kinde des ersten Lebensjahres Hernien bekannt, die meistens zur Ausheilung kommen. Solche Nabelhernien sind viel bedeutsamer als der normale Cölomgang; denn an ihnen erleidet das Peritonealepithel eine Dauerreizung, die auch nach Heilung der angeborenen Brüche sehr leicht mit Persistenz von Epithel des Bruchsackes enden kann. Wie dem auch sei, die Theorie von Cölomepithelresten im Nabel hat gute anatomische Grundlagen und ist daher viel annehmbarer als die unbewiesene Vorliebe des Nabels für Metastasen gutartiger Embolien.

Köhler, Anhänger Halbans sagt, daß die von Lauche zur Erklärung der Nabeladenome herangezogene Abschnürung vom physiologischen Bruchsacke wohl häufig vorkommen dürften, Nabeladenome aber selten beobachtet würden. Das ist kein Beweisgrund und kann außerdem nicht als Einwand gegen Lauche gelten, so lange nicht eine bessere Erklärung vorliegt als die Halbansche Metastasentheorie, die gerade den Nabeltumoren noch weniger gerecht wird, als Herden an anderen Örtlichkeiten. Gerade durch die oben erwähnte Einzigkeit von Nabelherden ohne gleichzeitig andere endometrioide

Wucherungen wird die metastatische Theorie sehr unwahrscheinlich, denn die von Halban angeführten Lymphverbindungen zwischen Nabel und Genitale auf dem Umwege über die Lymphknoten der Leistengegend geben kaum „eine einfache und ungezwungene Erklärung", wie Halban wünscht. Auch dadurch nicht, daß er die ungeheuren seltenen Nabelmetastasen des Uteruscarcinoms zu Hilfe holt. Zu diesem Vergleich müßte man wirklich noch hinzudeuten, daß der Nabel zu den gutartigen endometrioiden Embolien bessere „Affinität" (Halban) habe als zu den Carcinomzellen. Von diesen aber wissen wir, daß sie ohne sehr frühzeitige Operation immer in die Lymphbahnen gelangen und wissen, daß sie ebensogut und öfters zu Metastasen im ganzen Oberkörper führen als ausgerechnet am Nabel.

Ein Fall von Busser, van der Horst und Drouhard ist sehr geeignet, die angeborene Grundlage wahrscheinlich zu machen, erstens nach seiner geringen Größe und Lage unmittelbar unter der Haut, und dadurch, daß das Knötchen schon immer bestanden haben soll, wie die erst 30jährige Frau angab.

Mangels einer anderen Erklärungsmöglichkeit scheint mir die Entstehung der Adenofibrosis des Nabels aus dem embryonalen Cölomepithel durchaus angebracht. Vorläufig ist sie unabweislich, und wird es vielleicht bleiben. Und dann wird sie uns außerordentlich wichtig werden, wie wir noch bei der allgemeinen Besprechung der Pathogenese (s. w. u.) erörtern werden. Einen Einwand könnte man machen, nämlich, daß bei den bisherigen Beobachtungen zu wenig Wert auf etwaige übrige Herde an anderen Stellen gelegt worden sei. Baltzer beschreibt gleichzeitige Herde am Darm und über das Wesen der Wucherung nur wenige Worte unter Hinweis auf unsere allgemeinen Bemerkungen (s. w. u.). Wir haben die Nabelherde als Adenofibrosis bezeichnet und schon hiermit zum Ausdruck gebracht, daß wir sie allen anderen endometrioiden Herden wesensgleich erachten und auch dann erachten müssen, wenn ihre Histogenese wesentlich verschieden sein sollte als die der anderen Herde. Dieses muß ich auch hier hervorheben, weil Lauche die Nabelherde als „Choristoblastome" den Geschwülsten anreihen will. Dazu verleiten ihn zum Teil theoretische Voraussetzungen, nach denen aus embryonalen Fehlanlagen Geschwülste entstehen. Dagegen habe ich bereits eingewendet, daß aus Fehlanlagen meist keine Geschwülste entstehen, und daß die Fehlanlagen, und insbesondere die abnorme, das intrauterine Leben überdauernde Persistenz embryonaler Gewebe meist zu normaler Ausdifferenzierung führe. Eine Verpflichtung zu besonderer Indifferenz haben solche Gewebe ebensowenig, wie eine Verpflichtung indifferenter Gewebsreste zur Geschwulstbildung besteht. Aber ein gewisser Grad von Indifferenz ist notwendig zu ortsungewöhnlicher Differenzierung, wie wir z. B. aus den Endometriumherden in der Tube oder in den Magenschleimhautinseln des Ösophagus kennen. Es erweckt den Anschein, als ob Lauche unter dem Eindrucke der theoretischen Auffassung die nur makroskopisch „scharfe Begrenzung" der Nabelherde gegen ihre Umgebung mehr hervorhebt, als sie histologisch sich herausstellt, ein Gegensatz, den wir bei den extraperitonealen Herden im Septum urorectale und in der Leistengegend auch schon hervorgehoben haben. Ferner hält Lauche den Befund glatter Muskulatur für wesentlich bei seiner Beurteilung. Das scheint mir nicht angebracht, weil auch an anderen ungewöhnlichen Stellen Muskulatur gefunden wird, ohne daß der Uterus oder seine Bänder in Frage kämen; so einzelne oben erwähnte Herde in der Bauchwandnarbe und namentlich solche im Ovarium. Auch hiervon werden wir noch zu sprechen haben, doch sei schon hier vorausgeschickt, daß für die Muskulatur gerade im Nabel außer den bei den Bauchwandherden schon erwähnten Möglichkeiten: Gefäßmuskulatur, Hautmuskulatur auch noch an die Reste des Allantois und des Dotterganges zu denken ist. Lauche selber meint, daß das im Nabel vorhandene „indifferente Cölombindegewebe" sich möglicherweise auf Beanspruchung durch das Epithel zu Muskulatur wandle. Er spricht diese Möglichkeit nur als entfernt an bei Erörterung der Halbanschen These.

Endlich sei nochmals auf die Möglichkeit von Irrtümern in der Deutung als „Muskulatur" hingewiesen.

Rückblick auf die Nabelherde.

Wir schließen: Die endometrioiden Herde des Nabels sind scharf abzugrenzen (Lauche) gegen andere Wucherungen am Nabel; das hat in gleicher Weise theoretische und praktische Bedeutung. Die Herde sind histologisch gleichwertig den übrigen extragenitalen Adenofibrosen; sie liegen, vielleicht mit Ausnahme der nach Operationen entstandenen Neubildungen völlig extraperitoneal, ohne jede Verbindung mit dem Peritoneum. Nach bisheriger Kenntnis scheinen sie nur ausnahmsweise zugleich mit ähnlichen Herden an anderen Stellen vorzukommen. Es sind namentlich bisher keine Teercysten der Ovarien nachgewiesen, worauf ganz besonderes Augenmerk notwendig ist. Sollte sich weiter herausstellen, daß die Nabelherde isolierte, meist von Nabelhernien, Operationen und von anderen „Endometriosen" und von Adenomyosis uteri unabhängige Wucherungen sind, so läßt sich daraus ihre Pathogenese nur auf eine angeborene epitheliale Grundlage beziehen, die genügend Verwandtschaft mit dem Müllerschen Gange hat, um die endometrioide Bildung zu erklären. Als solche wird einzig das Cölomepithel genannt, das physiologischerweise im Nabel liegt und meist früh atrophiert, wenn nicht der embryonale Nabelschnurbruch als Nabelbruch das Fetalleben überdauert. Angeborene und in der Kindheit erworbene Nabelbrüche, wenn sie ausheilen, werden wohl am ehesten die Persistenz des Cölomepithels im Nabel nach sich ziehen.

Die lymphatische Metastasierung (Halban) wird abgelehnt aus Mangel an analoger Metastasierung bösartiger Geschwülste. Die Nabeladenofibrosis steht bisher als einzige da, die den übrigen Theorien keinen Raum gönnt. Mit dem Zugeständnis ihrer Abstammung vom Cölomepithel (Lauche) wird überhaupt dem Peritonealepithel unter Umständen gleiche Wandlungsfähigkeit zuerkannt.

Weiterer Beachtung bedarf die Hypertrophie der Schweißdrüsen.

11. Adenosis und Adenomyosis am Darm.

Von extragenitalen endometrioiden Herden ist besonders die Adenosis und Adenomyosis am Darme bekannt. Sie verdient den Namen der intraperitonealen Adenosis aus dem wenig belangreichen Grunde, weil die Entstehung von der peritonealen Oberfläche des Darmes her so gut wie sicher ist. Sie macht aber dem Namen intraperitonealer Adenomyosis wenig Ehre, insofern sie nicht zur flächenhaften Ausbreitung auf der Serosa neigt, sondern im wesentlichen in die Darmwand eindringt, und zuweilen kaum noch den Zusammenhang mit der Oberfläche bewahrt, wie z. B. in dem von mir geschilderten Falle. Es sind deshalb auch alle Beziehungen wie „Peritonitis adenoides" (Hueter) oder ähnliches vermeidbar.

Mit dem Ausgange von der peritonealen Oberfläche ist nichts über die Genese ausgesagt, außer daß sie ebensowenig wie andere peritoneale Herde mit der embolischen Metastasierung Halbans vereinbar sind. Im übrigen besteht noch Meinungsverschiedenheit über die Genese des Epithels; zwar meldeten sich einige Anhänger der Annahme (Lauches) der Serosaepithelwucherung (Pick, R. Meyer, Suzuki, Groß u. a.), doch hat Lauche selber seine Ansicht zugunsten Sampsons geändert wie auch die Mehrzahl der übrigen Autoren; wenn auch nicht gerade durch Implantation von ausgewandertem Endometrium aus dem Uterus, so doch aus geplatzten endometrioiden Ovarialcysten. Deshalb ist auf die intraperitonealen Herde zugleich an anderen Stellen zu achten, was vor Sampson nicht genügend und gar nicht berücksichtigt wurde.

Geschichtlich ist wenig zu sagen; die Literatur entstammt den letzten 20 Jahren. Als erster Fall dieser Art gilt der von mir (1908) beschriebene Fall (Abb. 261, 262 u. 263), den ich seinerzeit als eine von der Darmschleimhaut ausgehende Wucherung betrachtet habe. Es handelte sich um eine verdickte und verhärtete Partie des Mesocolon, an der nichts weiter auffiel, als verengte Lichtung, in die Wülste und ein polypöser Vorsprung ragten. Die Oberfläche derselben war von einem neugebildeten Epithel besiedelt, das auch in Gestalt von Schläuchen in die Tiefe drang, sich besonders stark in der Submucosa ausbreitete, an verschiedenen Stellen die Muskulatur durchsetzte und sich in vielen Zügen nach der Wurzel des Mesocolon ausbreitete und dabei auch in Lymphknoten und mit polypösen Vorsprüngen in Lymphgefäße drang. Die Neubildung breitete sich entlang der Lymphgefäße und besonders auch entlang der Blutgefäße aus, hatte einschichtiges regelrechtes Epithel ohne Schleimsekretion und war von breiten dichten zelligen Mänteln begleitet. Bei der Operation blieb ein Teil der Neubildung zurück, doch war die 45jährige Patientin ein Jahr später gesund. „Die Bildung erinnert stark an die Schleimhautheterotopien, an die sogenannten Adenomyome des Uterus und besonders der Tuben, welch letztere in einzelnen Fällen auch bis tief in das Lig. latum durchdringen und ebenfalls hauptsächlich längs der Gefäße wandern. Die Ähnlichkeit geht so weit, daß man sie stellenweise mit Schleimhautwucherungen in Tuben und Uterus vergleichen kann." Trotzdem wollte ich damals auf die morphologische Ähn-

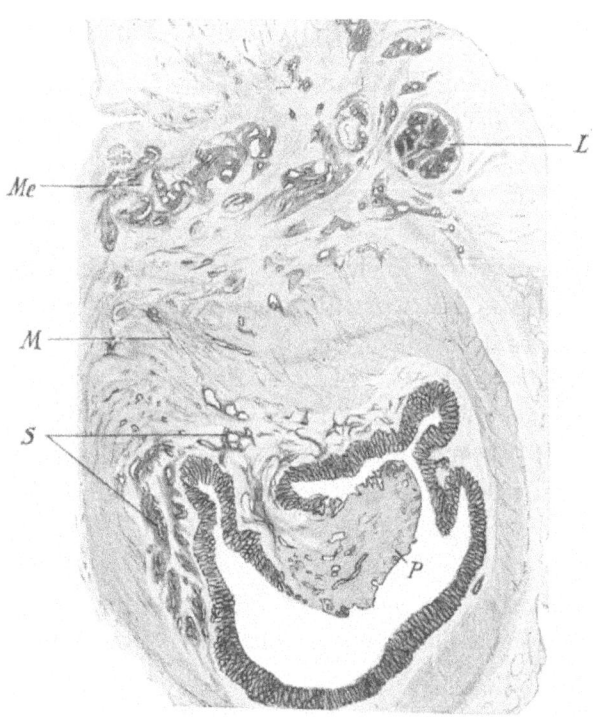

Abb. 261. Übersichtsbild. Teil eines Querschnittes durch die narbig verengte Lichtung der Flexura sigmoides mit polypartigem Wulste (P), mit dem die epitheliale Wucherung in der Submucosa (S) und in der Muskulatur (M) und ebenso in dem Mesosigmoideum (Me) fortlaufend zusammenhängt. In diesem ein ebenfalls von der Adenomyosis befallener Lymphknoten (L). An der Serosa des Darmes selber wurde nichts gefunden. (Lichtbild schwacher Vergr.)

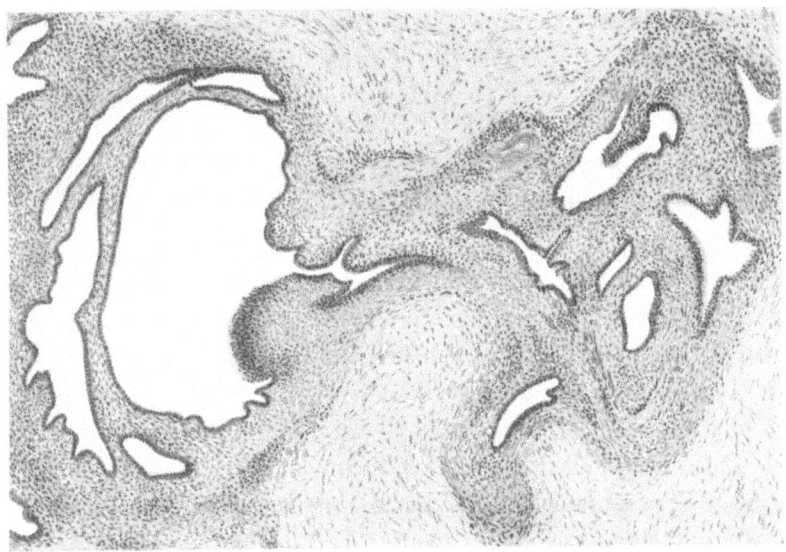

Abb. 262. Ein Teil aus der typisch endometrioiden Wucherung im Mesosigmoideum. (Leitz Obj. 3. Okul. 1.)

lichkeit keine Schlüsse bauen, weil ich an der Außenfläche des Darmes nichts gefunden hatte und die Neubildung ihren Schwerpunkt im Inneren der Darmwand und im Mesocolon hatte. Natürlich wurde damals auch nicht der Serosa soweit Aufmerksamkeit geschenkt, um heute behaupten zu können, sie wäre gar nicht beteiligt gewesen. Später haben Cullen und Lauche diesen Fall den übrigen Fällen der peritonealen Adenosis gleichgestellt und ich habe mich dieser Deutung (1924) angeschlossen.

Inzwischen war ein ähnlicher Fall von endometrioiden Knoten am Dünndarm, aber im Gegensatze zu meinem Falle ganz in der Serosa gelegen, von De Josselin de Jong (1913) beschrieben und von dem Serosaepithel abgeleitet worden. Weitere Fälle sind von Hueter (1918), Cullen und Lauche (1923), Plaut (1923), Dougal (1923), Tobler (1923) beschrieben worden und seitdem hat sich die Zahl der Fälle erheblich vermehrt, namentlich durch Judd-Foulds (1923), Outerbridge (4 Fälle an der Appendix 1925) und Sampson (1925), der in kurzer Zeit in 16 Fällen den Darm ergriffen fand, freilich meist von viel kleineren Herden. Polster (1926) zählte bereits 80 Fälle von Darmwucherungen, zu denen noch einige (Semb, Groß, Oberling und Hickel, Biebl, der einen älteren Fall Kaufmanns ausführlich beschreibt u. a.) hinzukommen.

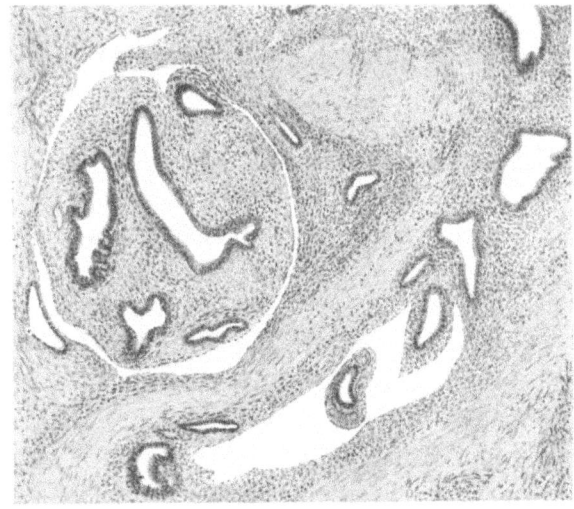

Abb. 263. Polypöse „halbinselförmige" Vorsprünge der adenomyotischen Wucherung im Lymphgefäße des Mesosigmoideum. (Leitz 3. Okul. 1.)

Abb. 261, 262 und 263. Von einem Falle von Adenomyosis endometrioides des Darmes.

Es ist das Verdienst Lauches gezeigt zu haben, daß auch die Wucherungen am Darm sich den übrigen intraperitonealen Herden gleichwertig anschließen und nur bei Frauen im geschlechtsreifen Alter vorkommen und mit menstruellen Beschwerden einhergehen.

So wird denn auch über gleichzeitiges Bestehen von Wucherung am Darm oder Mesenterium und an anderen Stellen berichtet (Cullen, Sampson), und so scheint namentlich nach den verdienstvollen Arbeiten Sampsons sein Gedanke einer genetischen Zusammengehörigkeit ohne weiteres einleuchtend, nur fehlt der Beweis für die Herkunft des Epithels. Im allgemeinen werden die den Mastdarm betreffenden endometrioiden Wucherungen, die zuweilen bis in die Schleimhaut vordringen, gesondert von den übrigen Darmknoten besprochen, weil sie meist vom Septum rectogenitale aus in die Darmwand gelangen. Natürlich ist in der Wirkung kein Unterschied. Es soll aber hier auf die oben (S. 448 ff.) beschriebenen Fälle hingewiesen werden, in denen die Rectalwand auch von der Serosa aus unter Verwachsung des Rectum mit dem Uterus befallen wird.

Sampson gibt an, unter seinen 16 Fällen sei 6 mal das Sigmoideum, 9 mal das Rectosigmoideum, 3 mal der Dünndarm, 1 mal der Wurmfortsatz befallen gewesen.

Über die Häufigkeit der Befunde an den verschiedenen Stellen des Darmes läßt sich noch kein abschließendes Urteil abgeben; aber zweifellos werden die tiefer gelegenen Partien der Därme besonders getroffen, Sigmoideum, Appendix, Ileum im unteren Teile, Coecum, Rectum. Diese Feststellung ist für die genetische Betrachtung natürlich wichtig, weil sie von den Autoren in beiden Lagern nach ihrer Weise gedeutet werden können; einerseits sind entzündliche Adhäsionen bei Genitalerkrankungen hier häufig und können Serosaepithelwucherungen begünstigen, andererseits wird theoretisch angenommen (Sampson), daß Endometrium aus den Tuben leicht an die abhängigen Partien der Därme gelangen könne. Am wenigsten dagegen ist Halbans Theorie der Metastasierung für das Fußfassen der Gefäßembolie an den genannten Stellen brauchbar, da hier keine bevorzugte Lymphgefäßverbindung mit dem Uterus besteht; ganz abgesehen von den Gründen, die wir bei der allgemeinen Besprechung der Pathogenese (s. w. u.) auszuführen haben. Wenn die Knoten am Darm in der Tat so häufig sind, wie neuere Mitteilungen glaubhaft machen, dann ist vermutlich früher manches Gleichartige als Wucherung vom Darmepithel, Dottergang aufgefaßt worden.

Die anatomischen Erscheinungen sind nicht wesentlich verschieden von anders gelagerten Stellen; die Schrumpfung des sklerosierenden Bindegewebes kann allmählich, wie in meinem oben genanten Falle zu Stenose des Darmes mit erheblichen Beschwerden führen. Dazu die entzündlichen Verwachsungen mit der Umgebung. Auffällig ist die fast polypöse Wulstung der Schleimhaut an der betroffenen Darmstelle, die ebenfalls wiederholt ähnlich gesehen wurde (R. Meyer, Tobler, Biebl). Sie scheint Folge der von außen bedingten Stenosierung zu sein. Ebenso die Ulcerationen (R. Meyer, Oberling und Hickel).

Die Ausbreitung der Wucherung ist sehr verschieden; in einzelnen Fällen finden sich die Herde auf der Serosa in Gestalt kleiner cystischer und hämorrhagischer Herde (Sampson, Josselin de Jong) oder des Mesenterium (Hueter). Die Beziehungen zur Serosa können gänzlich fehlen trotz starker Ausbreitung in der übrigen Wand (R. Meyer, Groß, Biebl). Die Wucherung hat in der Subserosa und in der Submucosa gute Ausbreitungsmöglichkeit, so daß der größere Teil hier zu suchen ist, während die Muskulatur nur von wenigen Drüsenschläuchen durchsetzt wird. Die Schleimhaut selber wird ebenfalls erreicht und kann bei entzündlicher Schädigung derselben bis auf die innere Oberfläche gelangen. Das zarte Gewebe der Subserosa und Submucosa erlaubt auch der Wucherung freiere Entfaltung, so daß sie histologisch die üblichen Bilder zuwege bringt, von denen Lauche namentlich auch die cystischen Bildungen mit zellreicher Basis und einmündenden Kanälen und mit Cystendach (v. Recklinghausens Ampullen) geschildert hat. Diese sind besonders auffällig dadurch, daß sie nebeneinandergereiht mit dem Dach nach der Schleimhaut zu gekehrt sind, während die Drüsenschläuche zentripetal in den Cystenboden „münden", wie sich aus den örtlichen Gewebswiderständen leicht erklären läßt. Die gleiche Anordnung findet sich auch sehr deutlich in Toblers Fall („Peritonitis adenoides").

Natürlich wechselt in der Wucherung die Gestalt der Drüsen und die Menge des Stromas von Fall zu Fall, teils unter dem Einflusse der Entzündung, teils der fibrösen Verhärtung des Bindegewebes. Das Einwuchern der Neubildung mit eigenem Stroma in Lymphknoten (R. Meyer) soll als bedeutungsvoll nochmals hervorgehoben werden. Biebl und auch Tobler sahen ebenfalls einen Drüsenschlauch in subseröse Lymphknoten eingedrungen, allerdings ohne deutliches cytogenes Gewebe, aber mit zahlreichen eisenhaltigen Zellen. Blutung ist bei vielen Fällen beobachtet, ebenso Eisenpigment.

Auf die Gewebszerstörung namentlich kenntlich am Elastin, habe ich früher nachdrücklich hingewiesen. Das cytogene Stroma löst zuweilen deutlich das Gewebe. Rückbildungserscheinung schildert Groß in seinem Falle endometrioider Wucherung am Sigmoideum; es kommt hier ebenso wie oben am Uterus u. a. geschildert zur Bildung von Cysten mit niedrigem Epithel, mehr faserigem und weniger zellreichem Stroma, Fehlen von Blutung. Die Entzündung ist nicht immer in gleicher Weise deutlich wie in meinem Falle, bei der sie übrigens, wie bei allen Stenosierungen des Darmes, von der Schleimhaut her mindestens begünstigt, wenn nicht gar sekundär hervorgerufen worden sein kann. Jedenfalls hat man zu beachten, ob entzündliche Erscheinungen auch außen oder stärker außen als innen vorkommen. Hueter spricht von entzündlicher Genese, im Sinne entzündlich hyperplastischer Neubildung, also ebenso wie ich. Wenn E. Petitpierre (nach De Josselin de Jong) die Gegenüberstellung von Entzündung und Geschwulstbildung nicht für glücklich hält und De Josselin de Jong sich ihr anschließt, so muß nochmals hervorgehoben werden, daß nicht die Entzündung, sondern die entzündlich entstandene Hyperplasie oder überhaupt die Hyperplasie in Gegenüberstellung zur Geschwulstbildung gelangt. Daran könnte eigentlich nur blind vorübergegangen werden.

Im übrigen werden allgemein entzündliche Begleiterscheinungen zugegeben und auch ihre Bedeutung als auslösender Reiz (Lauche, Tobler u. a.).

In der Auffassung eines Teiles der Wucherungen als „Tumoren" sind Josselin de Jong und Suzuki (Pick) zu nennen, der letztere, weil in einem Falle die Wucherung am Blinddarm sich knotig abhebt, was jedoch nur auf einen stärkeren Grad der Muskelzellen-Hyperplasie nicht auf Tumor hinweist. Es ist zur Zeit noch sehr fraglich, ob von den endometrioiden Wucherungen im extrauterinen Bereiche überhaupt echte Adenomyome ausgehen. Oberling und Hickel fanden beträchtliche Muskelwucherung um die drüsigen Herde im Ileum. De Josselin de Jong (1924) legt ebenfalls besonderen Wert darauf, in seinen 2 Fällen Muskelwucherung festgestellt zu haben. Im übrigen kann ich aus seiner Darstellung keinen wesentlichen Grund für die Auffassung als „Geschwulst" finden. Seine Verweigerung der Anerkennung der entzündlichen (R. Meyer) und hormonalen (Lauche) Reize besagt natürlich nichts für den Geschwulstcharakter. E. Kaufmann sah bei einer 53jährigen Frau eine Adenomyosis in der Flexura sigmoidea an zwei Stellen zu tumorartiger Verdickung und Verengerung führen. Kaufmann führt diese „subseröse Adenomyomatosis" bei den Darmtumoren auf.

Rückblick auf die Darmwandherde.

Im kurzen Rückblick auf die Befunde scheint Sampsons Theorie am günstigsten gestellt, soweit sie die Implantation aus den Ovarialcysten vorsieht. Zur weiteren Klärung würden freilich eine Reihe von Fällen gehören, in denen besser als in den früheren Fällen nach Sampsons Beispiele auf den Zusammenhang mit anderen Herden und namentlich mit Ovarialcysten zu achten sein wird. Bündige Beweismittel gegen die Serosaepithel-Theorie dürften zwar schwierig beizubringen sein, aber einerseits dürfte es noch schwieriger sein, sie zu beweisen und andererseits wird sie überflüssig werden, wenn die Implantationsmöglichkeit zugestanden wird. Die erste Herkunft des Epithels bleibt vorläufig nicht sicher; aber die Fälle der Zukunft werden sie klären. Halbans Theorie versagt hier völlig; die lymphatische Beziehung zwischen Uterus und den abhängigen Partien des Dick- und Dünndarmes wird nicht zugegeben.

Das Wesen der Herde als hyperplastische infiltrierende Wucherung wird durch geringere oder stärkere Muskelwucherung keinesfalls beeinflußt. Es sind keine Tumoren.

12. Endometrioide Adenofibrosis der Ovarien. Teercysten.

Zuletzt das wichtigste, jedenfalls mit Recht heute im Brennpunkte des Interesses stehende Vorkommen endometrioider Herde und Cysten in den Ovarien.

Historisches. Beides, die Herde und die Cysten hat Russel (1899) zuerst als der Uterusschleimhaut ähnlich erkannt und als Verlagerung vom Müllerschen Gang betrachtet. Auf seinen Abbildungen, die H. Albrecht 1927 durch Wiedergabe der Allgemeinheit zugänglich gemacht hat, sieht man den Zusammenhang oberflächlicher und tiefer Herde und dieser mit den Teercysten. Nach einigen weiteren Mitteilungen von Babo (1900), Kahlden (1902), Walthard (1903), hat Pick (1905) eine ausführliche Beschreibung der Wucherung gegeben, die er in stärkerem Grade als „Adenoma endometrioides" bezeichnete und sie von Urnierenteilen herleitete; auch nahm er an, daß durch menstruelle Blutungen cystische Hämatome entstehen könnten, mit denen er sie im Zusammenhange fand. Unbekannt geblieben ist, daß Semmelink und De Josselin de Jong (1905) in einem Fall von Adenomyosis uteri externa die Fortsetzung dieser Neubildung auf und in die Ligg. lata und von hier aus in die Ovarien fanden, darin sich endometrioide Teercysten bildeten. Die Autoren erkannten zwar die Schleimhautähnlichkeit, waren aber von der Theorie v. Recklinghausens befangen.

Weitere einzelne Mitteilungen über endometrioide Funde [Pfannenstiel (1908), Sitzenfrey (1909 und 1910), Koch (1912), R. Meyer (1913), A. Mayer (1915), Wagner (1918)] waren dem Befunde Picks sehr ähnlich, auch Hämatome waren damit verbunden; sie ergaben den Eindruck eines immerhin seltenen Befundes, bis durch die Mitteilungen von Sampson (1921 und 1922) die menstruelle Beteiligung der endometrioiden Herde als die Ursache der Bildung von Teer- oder Schokoladencysten und deren Bedeutung für die weitere Ausbreitung endometrioider Herde im Peritoneum und von hier aus in das extraperitoneale Gewebe in den Vordergrund der Erörterung gebracht wurde. Seitdem hat sich die amerikanische und nicht weniger die deutsche Literatur mit großer Energie dem Vorkommen der „Endometrium"-Befunde, oder wie wir richtiger sagen, der endometrioiden Herde im Ovarium angenommen.

So verdanken wir es besonders Sampson, daß heute der Befund als etwas Häufiges und namentlich im Zusammenhang mit der äußeren Adenomyosis uteri wie jeder anderen Art intra- und extraperitonealen Adenofibrosis endometrioides als nichts Seltenes gilt. Es sind außer Sampson von Amerikanern zu nennen: Blair Bell, Donald, Shaw, Cullen (1922), Joudd and Foulds (1923), Goldstine and Fogelson (1924), Schwartz and Croßen (mit Literatur bis 1924), Herd (1925), Carl Semb (1926) und viele andere.

In der deutschen Literatur waren es besonders Lauche, Menge, v. Oettingen und Linden, Vogt, Albrecht, A. Mayer, Schindler, Katz und Szenes, Frankl, De Josselin de Jong und de Snoo, Pick, R. Meyer, Aschheim, Stübler, Vogt, Kircht, Kitai, Ballin und andere, die sich mit der Frage beschäftigt haben.

a) Anatomie und Histologie der endometrioiden Befunde im Ovarium.

Die Beschreibung nackter morphologischer Bilder würde sich wohl ohne die Zutaten genetischer Deutung ziemlich einfach gestalten, aber beides läßt sich kaum voneinander trennen. Die Begleiterscheinungen sind im übrigen peritonealen Bereiche von Fall zu Fall verschieden und namentlich sind die Geschlechtsorgane in Mitleidenschaft gezogen durch Verwachsungen mittels dünner Häutchen bis zu derberen Schwarten unter starker Verklumpung, namentlich der Adnexe. Nach Sampson ist zugleich mit den Teercysten in 96%, also fast immer das Cavum Douglasii befallen, wenn die Cysten geplatzt waren, dagegen nicht befallen, wenn die Ovarialcysten ungeplatzt waren. Ferner war er es hauptsächlich, der zeigte, daß bei den endometrioiden Herden am Darm zugleich fast immer Teercysten des Ovariums bestanden. Besonderen Nachdruck legt Sampson darauf, daß die endometrioiden Herde am Sigmoideum und Rectum in der Mehrzahl seiner Fälle (6:8) mit Teercysten im linken Ovarium und die am Blinddarm mit Teercysten am rechten Ovarium vergesellschaftet waren. Dieser Befund spricht natürlich in hohem Maße für irgend eine Gemeinsamkeit in der Entstehung, sofern er an größerem Materiale Bestätigung erfahren wird. Makroskopisch sind anfänglich kleinere bluthaltige Cysten und später besonders auffällig die meist dünnwandigen, sehr häufig geplatzten Cysten des Ovariums, die durchschnittlich gut pflaumengroß werden, selten darüber, so daß Angaben über größere Teercysten unbedingt des histologischen Beweises bedürfen, weil jede Art von Cysten und Cystomen durch nekrotischen Verlust der inneren Oberfläche, Entzündung, Blutung den gleichen teerigen Inhalt haben können. Dieser allein genügt niemals zur Diagnose. So haben insbesondere v. Oettingen und Linden, ebenso wie ich und andere (Kitai, Bullin) nachgewiesen, daß Verwechslungen auch mit Lutein- und Follikelcysten leicht vorkommen können. Die größeren Cysten, apfelgroße, faustgroße usw. mit teerigem Inhalte sind dagegen meist Cystome mit ulcerierter Wand. Auch kann unter Umständen ein endometrioider Herd sich polypös in ein echtes Cystom vorstülpen (R. Meyer), so daß hieraus irrige Deutung hergeleitet werden kann. Größere Cysten sind schon deshalb ungewöhnlich, weil die dünne Wand leicht zum Platzen geneigt ist, sowohl wenn sie zunächst von dünner Schleimhaut und Ovarialgewebe, als später, wenn sie von Narbengewebe gebildet wird. Die bindegewebige Eigenwand von Cystomen ist hingegen meist zäher. Dieses zur Differenzialdiagnose, weil wie gesagt, Verwechslungen durch den teerigen Inhalt hervorgerufen werden können. Ein absolutes Größenmaß als Grenzmarke zwischen endometrioiden Teercysten und anderen, echten Cystomen läßt sich freilich nicht zugeben, aber wenn Sampson von 15 cm Durchmesser einer Teercyste spricht, so kann ich entsprechend große echte Cystome zeigen, die teerigen Inhalt haben. Da nun außerdem endometrioide Teercysten und teerhaltige Cystome im gleichen Ovarium vorkommen, so kann sogar die histologische Unterscheidung schwierig werden, wenn die endometrioide Wucherung sich der Cystomwand bemächtigt; deshalb muß man versuchen, schon makroskopisch auf die Unterscheidung zu achten. Hierher rechne ich eine doppelfaustgroße Cyste von Terasaki.

Typisch ist ein mir kürzlich zugegangener Fall in dem ein fast hühnereigroßer Teil des Ovariums durch und durch schwer verändert mit endometrioiden Auflagerungen und kleinen Teercysten und mit nur wenigen Resten erhaltener Ovarialsubstanz einer über mannsfaustgroßen teerhaltigen Cyste außen breitbasig aufsitzt. Die Wand der Cyste ist innen sehr rauh und hat viele Defekte und blutig fetzige Auflagerungen. Die Wand ist derb und zäh, durchblutet; sie setzt sich gegen das kappenförmig aufliegende Ovarium scharf ab durch eine breite Trennungsschicht, die in der Mitte der zusammenhängenden Fläche etwa 3 mm dick ist und nach außen zu etwa 1,5 mm. Der freie Teil der großen Cyste hat eine Wanddicke von 1 mm.

In diesem Falle erkennt man an der Abseitslage bereits ein Cystom, das zufällig mit einer endometrioiden Adenofibrosis des übrigen Ovariums verbunden ist.

De Josselin de Jong und de Snoo beschreiben kurz eine bis zum Rippenbogen reichende Ovarialgeschwulst, die zum größten Teil pseudointraligamentär entwickelt war und mit einem anderen Teile frei in das Cavum Douglasii reichte. Diese riesige Geschwulst wird als endometrioide Teercyste angeführt, weil sie eine große Menge altes Blut enthielt. Etwas anderes wird zum Beweise der unwahrscheinlichen Deutung nicht angeführt.

Man wird, glaube ich, bei genügender Aufmerksamkeit echte Cystome mit teerigem Inhalte oft ausscheiden können. Makroskopische Unterscheidung teerhaltiger Follikelcysten dürfte dagegen sehr schwierig sein. Auch solche können das Bild der endometrioiden Ovarialerkrankung verwirren, wie wir noch besprechen werden. Und nicht zu vergessen ist, daß endometrioides Gewebe Cystomwände durchsetzen kann. Je nach dem Erhaltungszustande kann die Wand weicher, innen stellenweise schleimhautartig in der Gravidität sogar decidual gewulstet sein, oder derber, fibrös narbig und dann sehr oft innen mit Rauhigkeiten, Unebenheiten, landkartenartiger Zeichnung mit schmutzig grünbraunen und braunroten defekten Stellen. In zwei Fällen von Schwangerschaft fand ich die innere Schicht der Wand von Teercysten bereits makroskopisch stellenweise decidual gewulstet etwa 3 mm dick. Sonst ist es recht selten, daß man größere Schleimhautpartien makroskopisch erkennen kann. Ebenfalls nur im allgemeinen gesagt ist der frische Grad der Erkrankung weniger, der ältere mehr durch Teercysten und weniger durch größere Schleimhautherde gekennzeichnet.

Die Teercysten sind nicht selten mehrfach in einem Ovarium vorhanden und werden zuweilen auch doppelseitig gefunden (nach Sampson 18 mal unter 64 Fällen). Die Cysten sind einkammerig und können möglicherweise zusammenfließen. Die Autoren behaupten es, ohne es bewiesen zu haben. Der Inhalt der Cysten ist von alten und neuen Blutungen entstanden, im frischeren Zustande mehr schokoladefarbig, später mehr teerig, letzteres insbesondere, wenn die Cystenwand schon größere Defekte hat, so daß aus ihr starke, zellige Beimengung mit den im Gewebe veränderten Blutresten erfolgt; neben Lymphocyten, Plasmazellen, Leukocyten sind es namentlich die „Pseudoxanthomzellen", die durch Abstoßung oft in großen Mengen dem Inhalte beigemengt werden. An den geplatzten Stellen bilden sich unter dem reizenden Einfluß des austretenden Inhaltes entzündliche Verklebungen und durch Organisation des Exsudates und Blutes entsteht Granulationsgewebe, das allmählich feste Membranen bildet. Gar nicht selten stehen sie aber in epithelialer Verbindung mit der Oberfläche.

Histologische Beschreibung. Wenn wir typische Fälle zum Ausgangspunkte nehmen, so können wir uns den Entwicklungsgang der Herde so vorstellen, ohne über den Ausgangspunkt zu orakeln.

1. Herde im Ovarialgewebe gelegen, haben ausgesprochen endometrioiden Charakter; mehrere Herde von unregelmäßiger Form hängen untereinander oder oft auch mit oberflächlich gelegenen Herden zusammen.

2. Kleinere cystische Räume bilden sich in den Herden, zunächst mit Epithel bekleidet.

3. Funktionelle Abstoßung führt zu Blutung in diese Räume.

4. Sehr häufig, man kann fast sagen, ausnahmslos stellen sich, sobald diese Blutcysten etwas größer werden, Entzündungserscheinungen ein, die die Cystenwand erheblich verändern.

5. Die Entzündung führt zur Granulationsbildung, zuweilen Abszedierung und schließlich zu narbiger Verhärtung der Wand.

Diese Vorgänge können an verschiedenen Stellen nebeneinander beobachtet werden. Verwickelt und verwirrt werden sie durch Abflauen der Entzündung, Regeneration des Epithels auf der inneren Oberfläche der veränderten Cystenwand, Aufbruch der Cysten nach außen, Austritt von Epithel auf die Oberfläche, von wo aus die Innenwand nach Abstoßung des Epithels wieder neu bekleidet werden kann.

Es liegt dieser zusammenfassenden Beschreibung bereits die kombinierende Vorstellung vom Ablauf der Vorgänge zugrunde, zu der man durch zeitliche Ordnung der einzelnen Bilder gedrängt wird. Sie soll diese unserem Verständnis näher bringen, als es die reine Aneinanderreihung der einzelnen Befunde vermöchte. Im übrigen könnte man sich fast darauf beschränken, zu sagen, es handelt sich wie an anderen Orten, um endometriumähnliches Gewebe, wenn nicht die Teercystenbildung die Sache verwickelter erscheinen ließe und wenn nicht die Pathogenese ein besonderes Interesse an der Deutung hätte.

Die Herde sind nicht nur typisch endometrioid (Abb. 264), sondern sie sind sehr oft sehr viel besser entwickelt als in anderen ektopischen Herden, außer im Vaginalgewölbe in Polypenform. Sie kommen mitten im Ovarium, manchmal auffallend tief bis zum Mesovarium, aber auch in der Rindenschicht und wie gesagt, an der Oberfläche des

Ovariums zur Beobachtung. Ähnlich gute Entwicklung der Herde habe ich nur in der Vagina gesehen an polypösen Vorragungen. Das Gemeinsame liegt nur in der Geräumigkeit.

Zuweilen ragt ein Wulst von endometrioidem Gewebe einseitig gesammelt in einen Hohlraum (Abb. 265) vor. Die „Schleimhaut" der Cysten im

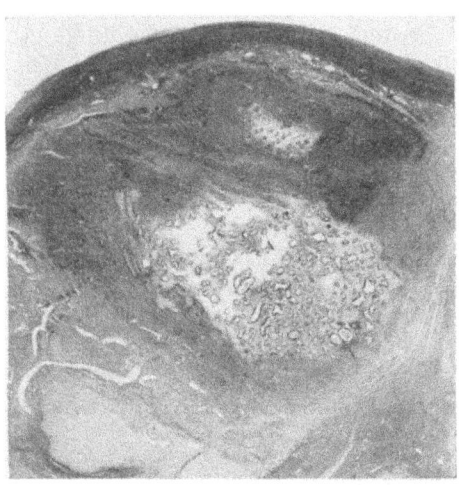
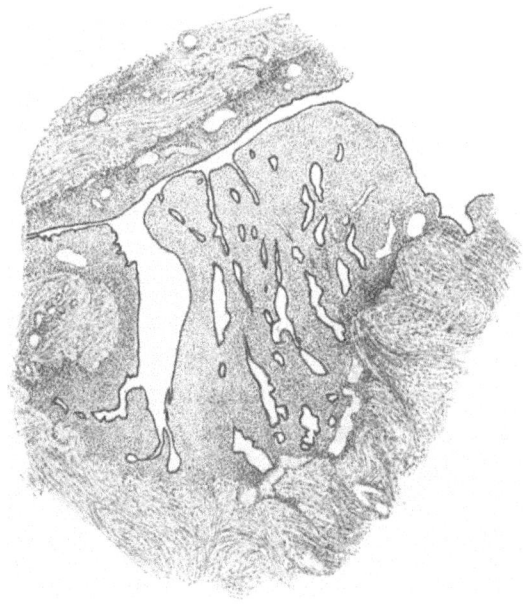

Abb. 264. Abb. 265.
Abb. 264. Adenofibrosis endometrioides im Ovarium große Herde. (Lichtbild Lupe.)
Abb. 265. Adenofibrosis endometrioides ovarii. Schleimhäutiger Wulst ragt in eine kleine Cyste (Nr. 9891). (Leitz Obj. 1. Okul. 1. Tubus 14.)

frischen Zustande kann gegen die Umgebung sehr scharf abgetrennt sein, aber bei genauerer Betrachtung finden sich meist Stellen, an denen das endometrioide Gewebe diffus in dem Ovarialgewebe infiltrierend sich ausbreitet. Es ist dann gar nicht leicht

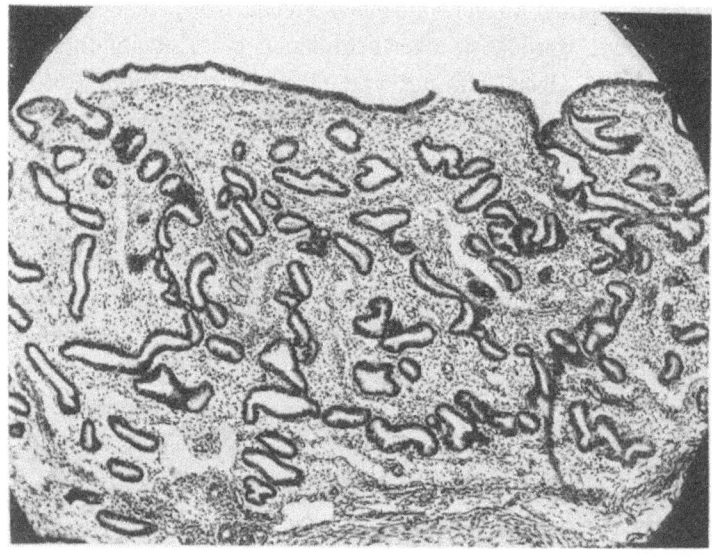

Abb. 266. Starke Schleimhautähnlichkeit in einem cystischen und endometrioiden Herde. (Nach einem Präparat von Herrn Dr. Aschheim.) (Lichtbild mittlerer Vergrößerung.)

zu bestimmen, welcher Ort zuerst ergriffen war, ob der cystische Teil oder der übrige. Unter Voraussetzung, daß die Cyste als eine Eigenbildung des endometrioiden Gewebes durch funktionelle Sekretion und Blutung beurteilt wird, wird man den cystischen Teil für älter halten, als die diffus infiltrierenden mit ihr zusammenhängenden Ausbreitungen des endometrioiden Gewebes. Aber die Voraussetzung ist nicht immer richtig, wie wir noch besprechen werden, sondern das endometrioide Gewebe kann in die Wand beliebiger Cysten eindringen. In den meisten Fällen wird man das kaum entscheiden können.

Die oberflächlichen Herde endometrioiden Gewebes liegen in Adhäsionsmembranen eingebettet. Wenn sie die Oberfläche frei überragen als kleinere Erhebungen, so sind sie des Oberflächenepithels

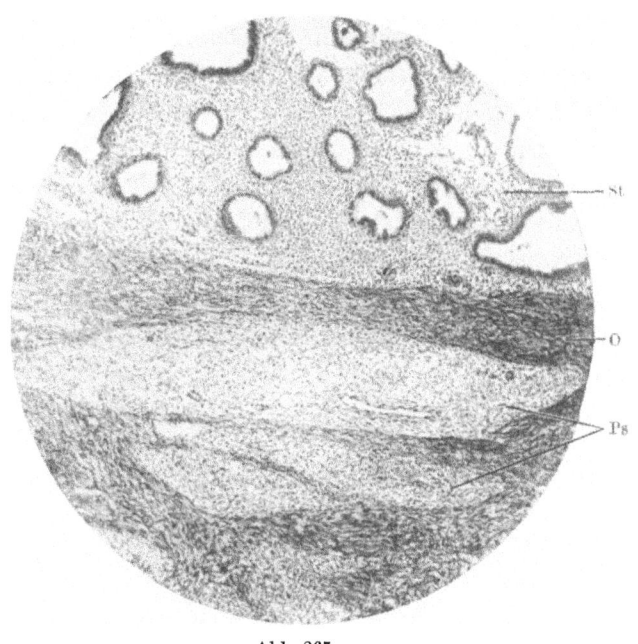

Abb. 267.

beraubt und unregelmäßig zerfetzt und verraten dadurch nicht etwa ihre Implantation, sondern nur, daß bei der Operation oder durch nachherige Hantierung die Adhäsionsmembranen abgerissen sind. Endometrioides Gewebe ruft an der peritonealen Oberfläche stets eine Reaktion der anliegenden Gewebe hervor. Nur unter dem Schutze von Membranen kann unter Spalten das Endometrium sein Oberflächenepithel erhalten.

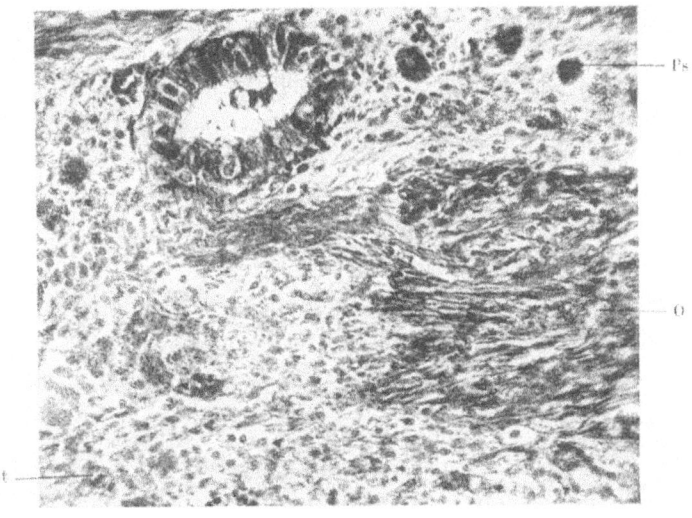

Abb. 268.

Abb. 267 und 268. Adenofibrosis endometrioides ovarii. (Nach Kitai.) Funktionierende Schleimhaut mit reichlichem Stroma (St), das das Ovarialstroma (O) zerstört, entzündlich infiltriert ist und viele Pseudoxanthomzellen (Ps) enthält. (Aus Kitai: Arch. f. Gynäkol. Bd. 126, H. 2/3.)

Dazu kommt, daß es bei Funktionsbeteiligung seine Oberfläche abstößt. So findet man wohl gelegentlich auf kurzen Strecken eine dünne Schleimhautlage mit eigenem Oberflächenepithel auf dem Ovarium, aber keine größeren Teile funktionsfähiger Schleimhaut mit unversehrter freier Oberfläche. Solche oberflächlichen Herde sind beschrieben worden von C. Koch (1911), der ihre entzündliche Entstehung aus dem Oberflächenepithel befürwortete und auf das Vorkommen von „Psammomkörpern" in den Herden hinwies, die man sehr häufig im Ovarium unter entzündlichen Membranen in Verbindung mit Einwucherung des Oberflächenepithels findet. Dieselben Herde an der ovariellen Oberfläche sind auch von R. Meyer (1913) Walthardt u. a. gezeigt worden.

Neuerdings ist solchen oberflächlichen Herden namentlich von Sampson Beachtung geschenkt worden, um seine Implantationstheorie zu stützen. Beteiligung an der Schleimhautfunktion wurde öfters nachgewiesen (Sampson, R. Meyer, Ascheim, Shaw, Kitai, Polster, Ballin).

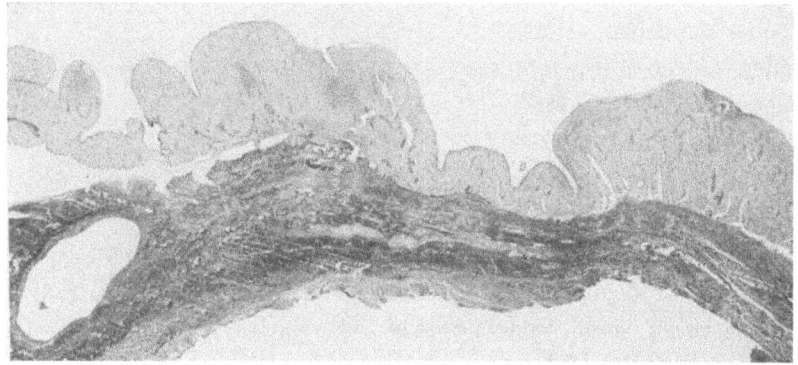

Abb. 269. Endometrioide Ovarialcyste mit Decidua ausgekleidet. (Lichtbild schwacher Vergrößerung.)

Die endometrioiden Befunde im Ovarium sind wie gesagt, ausgezeichnet durch die oft überraschende gute Ausbildung zu funktionierender Schleimhaut und die hieraus hervorgehende Bildung von bluthaltigen Cysten. Die gute funktionelle Ausbildung der endometrioiden Herde wird mit den besonders günstigen Bedingungen zu erklären versucht. Es ist natürlich recht unsicher, ob die hormonale Einwirkung hier etwa unmittelbarer, sozusagen konzentrierter sein mag. Außerdem scheint die Ovarialsubstanz der Ausbreitung wenig mechanischen Widerstand entgegenzusetzen und schließlich ist die Gefäßversorgung besonders günstig. Es sind das Bedingungen, die nicht einmal einzeln und noch weniger vereint den übrigen ektopischen endometrioiden Herden zugute kommen, die sich oft mit fibrösem oder gar narbigem Boden behelfen.

Das Stroma der Herde ist typisch endometrioid, solange keine entzündlichen Veränderungen vorliegen. Seine Betrachtung ist im Einzelfalle wichtig, um zu einer genetischen Auffassung zu gelangen, die bei den Autoren sehr verschieden ist.

Deciduabildung in Cystenwänden erwähnte ich schon makroskopisch; hier kann sie (Abb. 269) ganz erstaunlich typisch sein mit niedrigem Epithel an der Oberfläche und in den Faltungen zwischen den Wülsten. Die Decidua beschränkt sich indes auf eine Compacta mit wenigen engen Drüsen. Es handelt sich hier um eine seit 3 Monaten schwangere

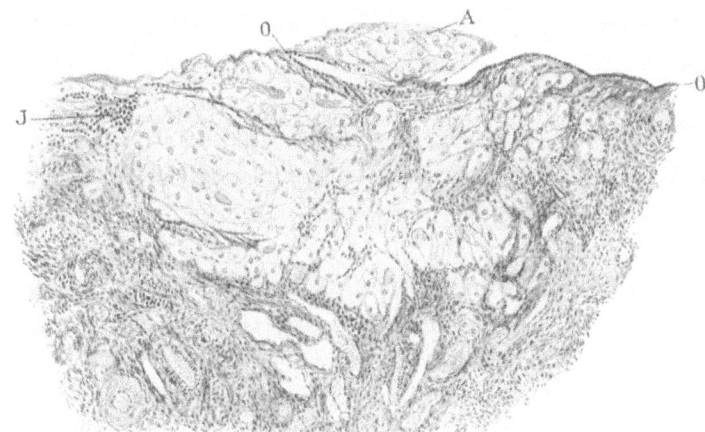

Abb. 270. Umschriebene chronische Oophoritis Graviditas mens. IV. Decidua in Adhäsionen (A) und in der lymphocytär infiltrierten (I) Ovarialrinde. Das Oberflächenepithel (O) bildet Spalten unter den Adhäsionen (212, 44). (Leitz Obj. 3. Okul. 3. Tubus 14.)

Frau (T. 6717) von 39 Jahren, bei der das linke Ovar exstirpiert wurde, weil es eine apfelgroße Cyste enthielt, die wie schon oben (S. 522) gesagt, makroskopisch Decidua enthielt. Der entzündliche Adnextumor war mit dem Rectum und der seitlichen Beckenwand verwachsen. Zwei Tage nach der Operation trat Abort ein. Patientin wurde geheilt entlassen und ist seit $1^3/_4$ Jahren gesund.

In dem anderen Falle (Dr. Kuntzsch, Aschersleben) war künstlich die Schwangerschaftsunterbrechung angezeigt. Die Uterushöhle war leer, das Ei hatte sich in dem Uterushorn intramural eingenistet. Der Uterus wurde exstirpiert. An ihm fand sich außer der

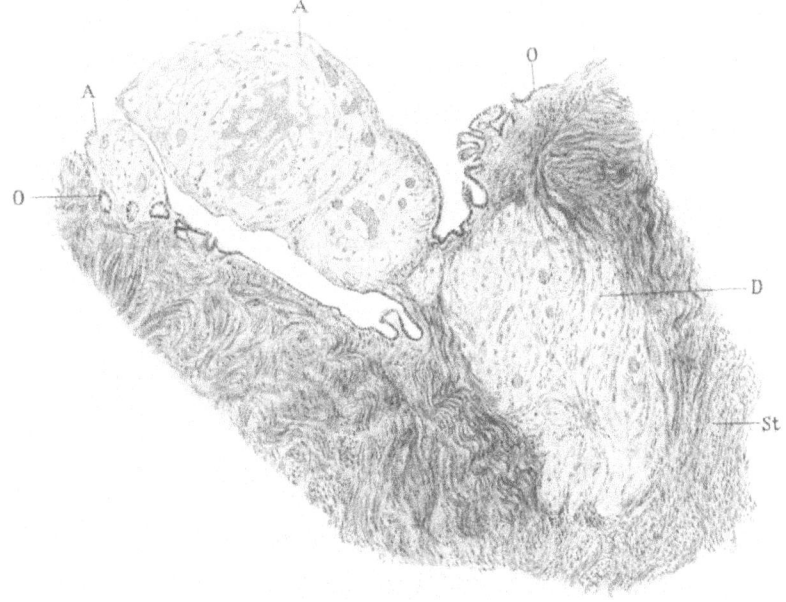

Abb. 271. Chronische Oophoritis bei Gravidität von 5 Monaten. Decidua (D) zum Teil in der Rinde des Ovarium im Albuginae und Stroma (St) inselförmig; in Beziehung zu Adhäsionsresten (A). Die Deciduazellen sind zum Teil in Rückbildung. Das Stroma in der Umgebung derb, zellarm, faserreich. Das Oberflächenepithel des Ovarium (O) in Proliferation mit kleinen Faltungen und mit kleinen Abschnürungen links bei O. (Leitz Obj. 3. Okul. 3. Tubus 14.)

„interstitiellen" Schwangerschaft nichts Bemerkenswertes. Das Ovarium enthielt mehrere Teercysten, die nur stellenweise decidual erschienen.

Ich habe in beiden Fällen dieselbe Erfahrung gemacht, die auch Winestine, der eine hühnereigroße Teercyste im Ovarium fand: das endometrioide Stroma reagiert nicht überall decidual, sondern bleibt an vielen Stellen unverändert. Auch in soliden endometrioiden Herden ist die Deciduabildung erstaunlich täuschend. De Josselin de Jong und de Snoo haben sie beschrieben; auch wir haben gleiches gesehen. Daß Decidua auch sonst im Ovarium und aus den organisierten Adhäsionsmembranen an seiner Oberfläche ein häufiger Befund ist, wird als bekannt vorausgesetzt.

In früheren Arbeiten habe ich die ursächliche Bedeutung der Entzündung für die Entstehung ektopischer Deciduaherde hervorgehoben. Diese Frage hat durch Zufall Interesse und Erörterung erfahren, die noch heute anhält. Es wird oft dagegen angeführt, daß man keine Zeichen von Entzündung finde; ein höchst belangloser Einwand. Das Gedächtnis der Zellen ist besser als die Optik des Mikroskopikers. Es sind mehrere Punkte auseinanderzuhalten. Im Vordergrunde stehe der Satz, die deciduale Umwandlung geschieht nicht an irgend beliebigen Stellen, sondern es müssen die Zellen eine besondere Eignung haben, anders ist es überhaupt nicht zu verstehen, warum nicht die ganze Ovarialrinde, das ganze Peritoneum, alle Lymphknoten des Körpers in jeder Gravidität decidual reagieren, sondern nur an einzelnen Stellen inselweise. Zweitens findet man wie in den Abb. 270 u. 271 die decidualen Inseln im Ovarium und sonst auch subserös überwiegend häufig an Stellen in Verbindung mit Resten von Adhäsionsmembranen, oder man findet die deciduale Reaktion mehr ausgedehnt unter Adhäsionen und schließlich sehr oft in diesen selber, die doch zweifellos entzündliche Neubildung darstellen. Wenn entzündliche Infiltration vorhanden ist, so besteht leicht erkennbar eine örtliche Beziehung zu den decidualen Herden und zwar nicht nur im Adhäsionsgewebe, sondern auch im Organgewebe. Die letzten Reste der Adhäsionen werden oft übersehen und verkannt; sie können sich auch sonst zurückbilden. Ja ich kenne selber Fälle oder Stellen, an denen man die frühere Veränderung nicht mehr nachweisen kann, aber auch dann traue ich meinen Augen weniger als dem Gedächtnis der Zellen, weil das inselförmige Auftreten der Decidua nur aus örtlichen Besonderheiten verständlich wird.

Es steht zwar aus zahlreichen eigenen Beobachtungen und auch aus anderen fest, daß diese Zellbesonderheit sehr oft auf Entzündung zurückgeführt werden kann und muß. Aber damit ist nicht gesagt, daß die nun einmal unbedingt vorhandene Zellbesonderheit in allen Fällen und an allen Orten entzündlich entstanden sein muß; nämlich besonders dort, wo endometrioides Gewebe vorhanden ist, auch wenn es wie z. B. in der Tube heteroplastisch beanlagt entsteht.

Ferner ist von mir nicht verlangt worden, daß die Entzündung infektiös gewesen sein müsse. Es wird nämlich entgegengehalten, daß es auch physiologisches Granulationsgewebe gebe; darauf kann man nur antworten, daß es auch physiologische Entzündung gibt. Es kommt eben nicht darauf an, wie man es nennt. Die nach Follikelsprüngen am Ovarium oder nach subserösen Einrissen am Uterus u. a. O. entstehenden Vorgänge der Heilung, auch mit Granulationsbildung oder doch mit rundzelliger Infiltration und lebhafter Zellneubildung einhergehende Vorgänge mag man physiologische Entzündung nennen oder nicht. Auf den Namen kommt es nicht an, nur darauf, daß diese Vorgänge und auch ihre Folge hinsichtlich der Deciduabildung unmittelbar verwandt, wenn nicht gar nur Unterschiede in der Lebhaftigkeit sind. Wenn ich aber auch gerne darin entgegenkomme, daß die letztgenannten Vorgänge nicht „entzündlich" genannt werden müssen, sobald man sich auf ihre passendere Einordnung einigt, so kann ich keineswegs zugeben, daß man darüber die für eine überwiegend große Zahl von Fällen die Deciduabildung an fremden Orten im Gefolge pathologischer Entzündung leugnen dürfe.

Es soll nur nebenbei erwähnt werden, daß das Serosaepithel und das Oberflächenepithel des Ovariums sich auf und in den decidualen Herden zuweilen so verhält, daß man es von dem der endometrioiden Herde kaum unterscheiden kann. Aber auch dort, wo es nicht ausgesprochen endometrioid aussieht und keine deutlichen Drüsenschläuche bildet, ist das Oberflächenepithel wie in Abb. 271 sehr oft durch deutliche Proliferation am Erregungszustand des Stroma beteiligt, genau so, wie wir es auch oft unter entzündlichen Adhäsionen und bei und nach chronischer Oophoritis oder nur Perioophoritis finden.

Kurz, es scheint mir zwar ein Teil der Streitfrage nur in der Benennung mit „Entzündung" zu haften, aber sie aus der Ätiologie wegzustreichen, halte ich für unstatthaft.

Wir wenden nun unsere Aufmerksamkeit von der decidualen Reaktion, die wie gesagt, auch sonst vorkommt und nur zuweilen ausgesprochen endometrioide Herde des Ovariums betrifft, wieder diesen selber zu und entnehmen zugleich die Lehre, daß deciduale Reaktion des Stromas kein Beweis für die endometrioide Herkunft ist.

Die Herkunft des Stromas ist schwer zu beurteilen, viel schwieriger als in der Uterusmuskulatur, weil das Stroma des Ovariums und besonders das der Rinde durch seinen Reichtum an kleinen Zellen sich weniger gut abgrenzen läßt.

So sagt Semb, man könne einen direkten Übergang von dem cytogenen Stroma zum Eierstocksbindegewebe sehen. Auch das Epithel entsteht nach Semb im Ovarium selber aus dem Follikelepithel und sucht dieses mit Lichtbildern zu belegen; auch ohne diese versteht man die irrtümliche Deutung solcher Übergänge.

Andere Autoren (Stübler, Haeuber, Kitai, Ballin) bemühen sich zu zeigen, daß das Stroma mit dem Epithel von der Albuginea oder aus den aufliegenden Adhäsionen entsteht. Ballin hat versucht zu zeigen, daß das Oberflächenepithel des Ovarium in die Tiefe dringt und unter den veränderten Spannungsbedingungen in der Tiefe höher wird.

Die mechanischen Bedingungen sind schwer übersichtlich. Wir werden noch auf die Deutung der Herkunft zurückkommen und wollen nur bekennen, daß wir niemals in der Lage waren, Übergänge zwischen Ovarialstroma und endometrioidem Stroma nachzuweisen, wohl aber zuweilen den zerstörenden Einfluß des Stromas auf das Ovarialgewebe. Rücksichtsloses Vordringen kennzeichnet die Wucherung in frischeren Graden.

Bau der Teercysten. Aus den Hohlräumen in den endometrioiden Herden entstehen durch Blutung größere Höhlen, Cysten oder das endometrioide Gewebe bemächtigt sich der Wand fremder Cysten, wie wir noch erörtern werden. Das macht im Ergebnis keinen großen Unterschied; wir betrachten hier nur den Bau der Teercysten. An den Teercysten kann man zuweilen noch endometrioides Gewebe an einzelnen Stellen erkennen. Oder man findet eine kürzere oder längere schmale Brücke endometrioiden Gewebes zu gut erhaltenen umfangreicheren Herden. Sehr oft findet man nur trübe Reste einer Wandbekleidung, die nur mit gutem Willen an Schleimhaut erinnert und sehr oft überzieht einreihiges Epithel ein großzelliges (pseudoxanthomatöses) oder narbiges Gewebe mit Unterbrechungen von Granulationsgewebe, das teilweise in Abstoßung begriffen ist. Je nach dem Erhaltungszustande wechselt das Bild.

Über die Häufigkeit des Epithelbefundes sind die Angaben sehr verschieden, vermutlich je nach der makroskopisch getroffenen Auslese des Materials. So wurde von Nystroem epithelialer Befund nur einmal unter 52 Fällen von Teercysten angegeben, eine offenbar sehr niedrige Ziffer. Bei uns fand Kitai 5 mal Epithel unter 21 Teercysten, aber das muß betont werden, in Fällen ohne Adenomyosis uteri noch Adenofibrosis anderer Stellen. Untersucht man hauptsächlich Teercysten in Fällen der genannten Leiden, so ist der Epithelbefund sehr viel häufiger, ja sogar fast regelmäßig.

Die Zahl der Befunde von v. Oettingen und Linden ist ähnlich den unsrigen. In Abb. 272 sehen wir eine stark rostbraun gefärbte Innenwand einer Teercyste mit endometrioidem, nur teilweise erhaltenem Gewebe; benachbart kleinere Cysten.

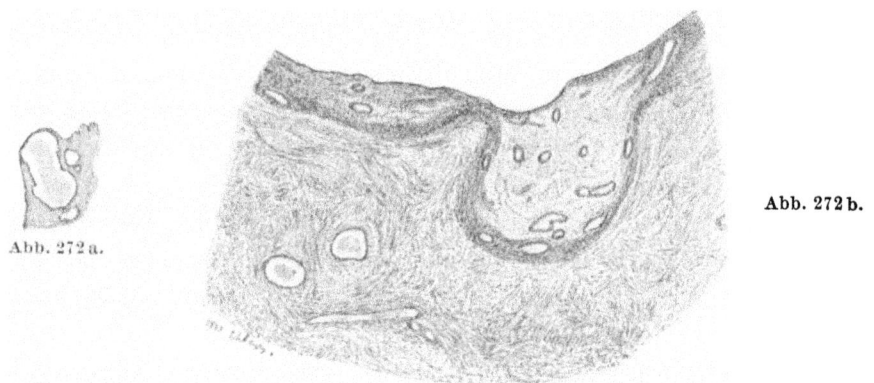

Abb. 272a und b. Kleine Teercyste im Ovarium (166, 48) in Originalgröße und mikroskopisch (Leitz Obj. 1. Okul. 0. Tubus 17); mit niedrigem Epithel nicht überall bekleidet und einzelnen Anhäufungen endometroiden Gewebes. In der Wand zahlreiche blutpigmenthaltige Zellen namentlich Pseudoxanthomzellen, daher die teerbraune Färbung. Unter der Schleimhaut fibrilläres, zur Sklerosierung neigendes Bindegewebe. Weiter außen Rindengewebe des Ovarium (bläulich mit zwei kleinen Teercysten).

Teercysten enthalten stets epithelfreie Bezirke; sie enthalten stets Wandbezirke starker Entzündung, es sei denn, daß diese völlig abgelaufen ist und nur narbiges Gewebe hinterlassen hat.

Ein nicht geringer Teil der Teercysten gleicht den verschiedenen Stadien der Absceßhöhlen. Der Reihe nach vollzieht sich nach Zusammenstellung einzelner Bilder der Vorgang so, daß durch lymphocytäre Durchsetzung die schleimhäutige Wand tiefgreifend zerstört wird und durch Granulationsgewebe ersetzt wird. Bei stärkeren Graden kommt es zur eitrigen Einschmelzung. Meist vollzieht sich der Vorgang der Gewebszerstörung milder unter auffallender Bildung von Lipoidzellen oder sogenannten Pseudoxanthomzellen, großer Zellen, die zuweilen unter Kernverlust, Zusammenfluß der Leiber in großen Mengen zur Abstoßung kommen. Dieses lipomatöse Gewebe macht immer einen aufgelockerten Eindruck; je stärker die Neigung zur nekrotischen Abstoßung, desto lockerer der Zusammenhalt. Demnach in den innersten Lagen am lockersten; dann sind die Zellen mehr rundlich. In den besser erhaltenen Lagen sind die Zellen polygonal, epitheloid gelagert (Abb. 273, 274 u. 275), in Größe und Form den Zellen des reifen Corpus luteum ähnlich. Die Verwechslung mit solchen zieht sich durch die Literatur bis heute. Der Unterschied ist jedoch meist leicht zu sehen, nicht nur an der wechselnden ungleichen Größe der Zellen unter sich, sondern vor allem an den Kernen, die niemals schön bläschenförmig groß wie in den Luteinzellen sind, sondern klein mit vielen unregelmäßigen Formen und außerdem liegen die Kerne oft exzentrisch, etwas verloren in dem unverhältnismäßig reichen Plasmaleib. Das Plasma ist sehr verschieden, manchmal feiner, manchmal gröber wabig und durchsichtig. Die besser erhaltenen Zellen

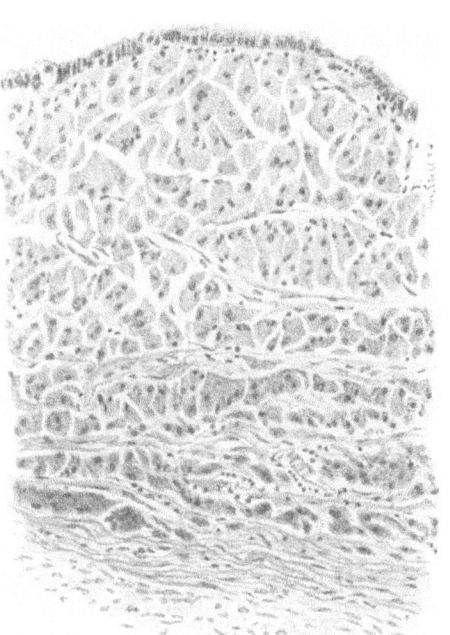

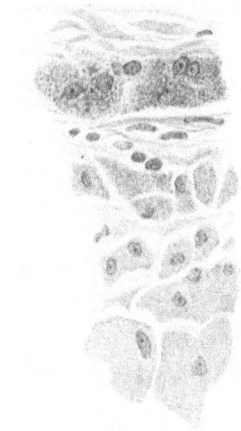

Abb. 274.

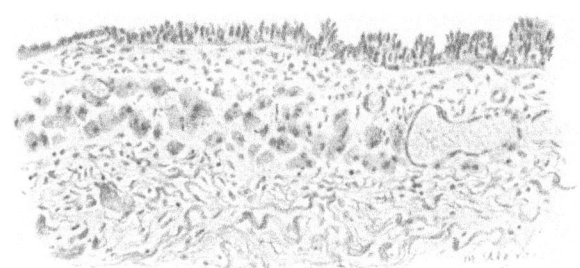

Abb. 273.   Abb. 275.

Abb. 273. Aus kirschgroßer Cyste im Ovarium (164, 90) teilweise narbig, teilweise ulceriert, in großer Ausdehnung mit Pseudoxanthomzellen, die mit Cylinderepithel bekleidet sind. Die untere Lage der Pseudoxanthomzellen mit Hämosiderin braun gefärbt, liegt in fibrillärem geringfügig lymphocytär infiltriertem Bindegewebe im Beginn narbiger Verhärtung. Nach oben zu hören das Bindegewebe und die Gefäße auf. Die Zellen liegen ein- und mehrkernig ohne Grundgewebe und stehen kurz vor der Abstoßung mitsamt dem Epithel, unter dem wenige Leukocyten liegen. (Leitz Obj. 5. Okul. 0. Tubus 14.)

Abb. 274. Dieselben Pseudoxanthomzellen, unten mit Hämosiderin, Kerne noch leidlich gut, bläschenförmig, oben Zellplasma verschwimmt leicht, Kerne unregelmäßig. (Leitz Obj. $1/_{12}$. Okul. 0. Tubus 14.)

Abb. 275. Aus einer kleinen, in der Markschicht des Ovars liegenden Teercyste mit großenteils gut erhaltenem Oberflächenepithel, darunter mäßig zellreichem Stroma endometrii. Es folgt eine Pseudoxanthomaschicht (Granulationsgewebe) und außen fibröses Gewebe (166, 38). (Leitz Obj. 5. Okul. 0. Tubus 14.)

sind manchmal homogener, leicht schmutzig gefärbt mit leicht gelblich bis schwach bräunlichem Farbton. Eisenpigment ist seltener und wenig beigegeben und meist nur in den tieferen Lagen. Das Plasma des Zelleibes reagiert sehr verschieden stark auf Sudanfärbung, enthält aber stets mäßige Fettmengen diffus verteilt. Zwischen den in größeren dichten Haufen auftretenden Zellen fehlen die in der Luteinschicht stets vorhandenen Fibrillen und Eigenfibrillen. Außerdem verschwimmt ihr Zellplasma.

Die Pseudoxanthomzellen sind nichts Spezifisches für Teercysten; Wätjen hat sie zuerst 1911 in Abscessen des Ovariums gefunden. Aber sie gehören zum regelmäßigen

Befund in der Wand von Teercysten und wir haben sie auch abseits von diesen sowohl an der Oberfläche des Ovariums gesehen, wo sie mit Deciduazellen verwechselt werden können, als auch mitten im Ovarium in entzündlich verändertem Gewebe gefunden. Die Entzündung betrifft zwar die Teercystenwand hauptsächlich und kann anderweit verschwindend gering sein, aber bei genügender Untersuchung findet man mehr oder weniger ausgedehnte Entzündung zuweilen in Massen und dann auch zuweilen die Pseudoxanthomzellen.

Es darf eingeschaltet werden, daß das Stroma der Uterusschleimhaut fast niemals Pseudoxanthomzellen enthält, und ebensowenig Blutpigmentzellen. Nur nach schweren entzündlichen Veränderungen findet man ausnahmsweise Pseudoxanthomzellen. In der Tube findet man sie bei Salpingitis öfters. Aber an Menge und blühendem Aussehen kann sich kaum ein Befund mit dem im Ovarium messen.

Die Pseudoxanthomzellen gehen niemals aus den Zellen des endometrioiden Stromas hervor, sondern man kann ihre Entstehung aus den Zellen des Ovarialstromas deutlich verfolgen.

Zuweilen regeneriert sich vom Rande der veränderten Partien das Epithel und überzieht die besser erhaltene Pseudoxanthomschicht mit einreihigem kubischem bis zylindrischem Epithel, das in keiner Weise sicher endometrioides Epithel sein muß, aber doch sehr häufig sein mag. Es muß nur eingeschaltet werden, daß man hier nicht vergesse, daß auch in anderen Cysten und namentlich in Cystomen ein proliferationsfähiges Epithel besteht, das ulcerierte Wandpartien bei Nachlassen der Entzündung bekleiden kann. Eine Bestimmung der Eigenschaften ist an dem einschichtigen Epithel ohne Drüsen, ohne Stroma oft nicht möglich.

Die Pseudoxanthomzellen sind entweder einem lymphocytenreichen und nur zuweilen plasmazellreichen Granulationsgewebe beigemischt oder dieses tritt zurück und die lipoidalen Zellen beherrschen das Feld. Nach den äußeren Wandschichten zu nehmen die Fibroblasten an Menge zu und hier findet man massenhaft Eisenpigment in den Zellen und zwischen ihnen. In den inneren Lagen verschwindet mehr und mehr die fibrilläre Grundlage und es fehlt ganz an Gefäßen. Die Zellen haben nur noch losen Zusammenhang und werden dann bald abgestoßen.

In einem späteren Stadium wird das Gewebe der Wand zuerst in den äußeren Schichten zunehmend fibrös. In dem fibrillenreichen Gewebe nehmen die Zellen ab, die kollagenen Fasern an Menge zu, sie quellen auf, werden derb trocken, schließlich wandelt sich die Wand immer unter zeitlichem Vorrang der äußeren Lage in sklerotisches Gewebe, schließlich in derbes Narbengewebe um. Je schwerer die Entzündung war, desto stärker und derber ist die Narbenschicht. Dabei findet sich oft noch innen ein abscedierendes Granulationsgewebe auch mit Pseudoxanthomzellen, während die äußeren Lagen bereits sklerotisch sind. Die häufige Verwechslung mit einem Corpus luteum in Rückbildung kann vermieden werden, wenn man beachtet, daß diese zentrifugal fortschreitet. Sie beginnt zentral und die inneren Lagen sind bereits narbig, wenn außen noch alte Luteinzellen kenntlich sind. Bei den vernarbenden Teercysten und anderer Abscesse ist umgekehrt die narbige Schicht außen.

An völlig vernarbten Wänden könnten eher Schwierigkeiten in der Unterscheidung vom cystischen Corpus albicans entstehen. Nebenbei bemerkt, häuft sich zuweilen in der stark entzündeten Wand bei der Rückbildung Cholesterin in Kristallen an und einmal habe ich in ihrer Nähe Fremdkörperriesenzellen gefunden.

Wichtig ist die Feststellung, daß in fast allen Abschnitten des geschilderten Vorganges das Epithel Regenerationsversuche macht und selbst auf narbigem Boden sind zuweilen noch traurige Epithelreste stellenweise zu sehen.

Muskulatur in endometrioiden Wucherungen des Ovariums. Drastischer könnte die Überschrift dieses Abschnittes heißen: Achtung auf Muskulatur in der endometrioiden Wucherung der Ovarien! Eine sehr viel genauere Beachtung muß zukünftig die Muskulatur in den Ovarialherden erfahren. Diese kann von grundsätzlicher Bedeutung werden, wenn sie in nennenswerter Menge zu finden ist. Dieser Punkt wird bisher unterschätzt. Die Angaben der Autoren sind zu unbestimmt und ohne Mitteilung des Ortes, wo die Muskulatur saß, wie sie verteilt war, ob sie besondere Färbung ergab. Man kann in diesen Fragen gar nicht genügend kritisch zu Werke gehen.

Russell beschreibt als erster Muskulatur. Im rechten Ovarium fand er Drüsen mit Bindegewebe und an manchen Stellen mit Muskelbündeln umgeben. Die Muskelbündel sind mehr oder weniger konzentrisch um die Hohlräume geordnet mit Ausläufern in das Ovarium. Das Ganze gleicht genau einem Teil von der Uterusschleimhaut und der Uterusmuskulatur.

Auch bei Schindler (Fall 2) findet sich eine Beschreibung von anerkennenswerter Deutlichkeit. Die endometrioide Wucherung geht durch das Lig. latum bis in das linke Ovarium. Der Vorderfläche des rechten Eierstockes ist Adhäsionsgewebe aufgelagert, darin sich glatte Muskulatur mit Schleimhautinseln findet, die sich in den Eierstock einsenken und bis zum Hilus desselben verfolgen lassen. Die „Muskelwucherung" hört dagegen in Höhe der Rindenoberfläche auf. Das scheint mir deutlich eine Verwachsung des Ovariums mit der Mesosalpinx oder mit der Tube gewesen zu sein. Ich habe gar zu häufig Muskulatur der Nachbarorgane in schwerer Verwachsung mit dem Ovarium gefunden und irrige Deutung dieser Beziehung erlebt, um nicht gründlich vorsichtig gegenüber den Angaben zu sein.

Zuweilen fehlt die Muskulatur in der Beschreibung und in den Abbildungen und taucht dann plötzlich in den Schlußfolgerungen auf (z. B. bei Fletscher, Shaw und Addis).

In den Abbildungen von Sampson (1922), Blair Bell (1922) ist Muskulatur angegeben, ferner wird der Befund von Muskulatur van Herden zugeschrieben (nach De Josselin de Jong; die Arbeit ist auch in Holland unzugänglich).

Achtung auf Muskulatur!

β) Die pathologischen Folgeerscheinungen der endometrioiden Herde im Ovarium.

Die Folgen der endometrioiden Bildungen in Ovarien werden mehr theoretisch ausgemalt, als unter Beweis gestellt. Da ist zunächst einmal die Ovarialgravidität, die sich auf solchen Herden einnisten soll (Sutton), dessen Befund und Ansicht indes nicht vollständig wiedergegeben wird. Der von Sutton gebrauchte Ausdruck Müllersches Gewebe (in Amerika üblich) ist freilich irreführend; außerdem gibt er selber an und bildet ab: papillöse Verlängerungen in der Tubenschleimhaut, die weder endometrioid sind noch dem

Ovarium zu entstammen scheinen, sondern sehr viel eher den Tubenfimbrien; und sie hängen nicht mit dem Ei zusammen.

Auch Decidua ist nicht gefunden worden. Wenn Sutton trotzdem sagt, daß der Befund an Implantation eines Eies in ein endometranes Implantat auf das Ovarium denken läßt, so kann er seinen eigenen Fall nicht als Beweis gemeint haben und außerdem fügt er hinzu, daß ein anderer Mechanismus ebenso begreiflich erscheine, nämlich sekundärer Eisitz in einer endometrioiden oder Follikel- oder Corpus luteum-Cyste des Ovars nach Ausstoßung des Eies aus der Tube. Ebensowenig und noch weniger sind einzelne andere Fälle in der Literatur maßgeblich für die theoretische Meinung, das Ei niste sich in endometrioiden Herden des Ovariums ein. An sich ist die Möglichkeit theoretisch zuzubilligen, aber das Verlangen nach Beweisen ist ein grundsätzliches und zwar deswegen, weil die Suche nach einem endometrioiden Eibette nicht nur für die Ovarialgravidität, sondern für alle Arten von Extrauteringravidität von vielen Autoren eifrig betrieben wird. Diese Bemühung rührt zum Teil von der allgemeinen aber unbegründeten Annahme her, daß zur Einbettung des Eies Decidua gehöre. Die Annahme könnte sich auf einzelne Befunde von „Endometrium" an Stelle von Tubenschleimhaut in einem Falle von Tubargravidität der anderen Seite (Webster) und in einem Falle von Gravidität in der gleichen Tube, aber entfernt von dem „Endometrium" (Hoehne) stützen. Mit der Möglichkeit einer zufälligen Ansiedlung der Eier auf Tuben-Endometrium kann gerechnet werden, der Zufall würde darin bestehen, daß das Ei mit verlangsamter Wanderung zur Zeit der Einbettungsreife (Haftstadium) gerade an die endometrioide Insel gelangt oder hier aufgehalten sei.

Meine schroffe Ablehnung der theoretischen Forderung von obligatorischem „Endometrium" für Einbettung eines Eies gründet sich auf die Tatsache, daß Tubargravidität sozusagen zufällig entsteht nach allerhand Wegschwierigkeiten infolge von Salpingitis und besonders darauf, daß die jüngsten Eier in der Tube in Serienschnitten kein Endometrium als Bett hatten, ebensowenig wie bei den jüngsten Eierstocksschwangerschaften Endometrium je gefunden wurde. Der Glaube an die Notwendigkeit des „Endometrium" ist ein Nachfolger des Glaubens an die Notwendigkeit der „Decidua". Und doch weiß man längst, daß im Uterus bei Gravidität an atrophischen Stellen, bei intramuraler Einnistung oder im atretischen Horne Decidua völlig fehlen kann, weiß auch längst, daß die Tubenschleimhaut gerade am Eisitz nicht decidual funktioniert, wenn an anderen Stellen Tubenfalten mit Infiltraten Decidualherde zeigen, und sollte wissen, daß bei Einbettung des Eies im Uterus 8—14 Tage nach Beginn der Menses selbst das Endometrium noch nicht decidual ist.

Kurz, es handelt sich mir im Gegensatze zu den Autoren darum, den endometrioiden Herden nicht mehr pathologische Bedeutung a priori beizumessen, als sie selber zu zeigen belieben. So kann ich auch Sampsons Versuche, möglichst viele Ovarialcarcinome und Cystome den endometrioiden Herden zuzuschieben, nicht stillschweigend übergehen, um so mehr als ausnahmsweise Carcinom aus endometrioider Wucherung sicherlich entstehen mag. Es ist aber sehr fraglich, ob Sampsons nach dieser Richtung übertriebene Befürchtung Anhänger seiner Theorie zu werben geeignet ist. Er begründet seine Meinung mit der Häufigkeit der „Implantate von Endometrium" am und im Ovarium, mit der Ähnlichkeit im Bau vieler Ovarialcarcinome mit Carcinoma adenomatosum corporis uteri und mit der Übereinstimmung im Alter der von diesen Leiden befallenen Patientinnen, ferner mit der häufigen Doppelseitigkeit einerseits der endometrioiden Herde und der Carcinome der Ovarien, sodann mit der Häufigkeit der Ovarialcarcinome verglichen mit den Hodencarcinomen. Nicht genug mit den adenomatösen Carcinomen des Ovariums, auch papillomatöse Formen werden herangezogen. Papillomatöse Cystome werden häufig krebsig und für die Papillome hat man die Fimbrien der Tube zur Erklärung ihrer Genese herangezogen. Das untersuchte Material Sampsons ist alles andere als überzeugend: in 2 Fällen von „endometrial" genannten Ovarialcysten werden einzelne Stellen als potentiell maligne-präcancerös bezeichnet, ohne daß die Abbildungen solches verrieten. Im ganzen waren es 4 Fälle von „offenbar gutartigen Ovarialcysten oder endometrialen Hämatomen", deren Epithel in Carcinom überging, oder wie Sampson selber sagt, von ihm ersetzt wurde, zwei freilich grundverschiedene Deutungen. Gerade die Deutung von „Übergang", also von Verwandlung in Carcinom verdient schärfste Kritik. Die Ersetzung von anderem Gewebe durch Carcinom ist keine Umwandlung in Carcinom; wenn das Carcinom im Bindegewebe oder Muskulatur vordringt, denkt niemand an Umwandlung dieser Gewebe in Carcinom. Dringt solches in epitheliales Gewebe, so hat man keine Veranlassung, anders zu urteilen. Der Gedanke als solcher ist nicht neu; er wurde schon durch den Befund von Russell nahegelegt, nämlich endometrioides Gewebe in einem Ovarium und Carcinom im anderen; die theoretische Möglichkeit habe auch ich (1924) besprochen, aber die Theorie darf nicht unsere Deutung der Befunde derart beeinflussen, daß wir endometrioide Primärcarcinome des Ovariums für häufig halten und mit histologischen Ähnlichkeiten Aufwand treiben. Am allerwenigsten zur Deutung seröser, papillomatöser und pseudomucinöser Cystome, wie Sampson gerne möchte. Wenn in solchen Tumoren in ihren benignen und malignen Formen wirklich die Ähnlichkeiten mit „Endometrium" vorhanden sind, die Sampson ihnen zuschreibt, dann ist nur eine einzige Lehre daraus zu ziehen, nämlich, daß die Ähnlichkeit überhaupt nichts beweist, und damit würde Sampson seiner eigenen Lehre das Grab bereiten. Es muß hier stark unterstrichen werden, daß Sampson sich in Widerspruch zu sich selber setzt, wenn er einerseits die drüsigen und adenomatösen Wucherungen, die vom Serosaepithel und vom Oberflächenepithel des Ovariums ausgehen oder doch mit ihm zusammenhängen, nur dann als endometrioid anerkennen will, wenn cytogenes Stroma, Flimmerzellen und Funktion das Erkennen von Endometrium erlauben, und auf der anderen Seite solches im Ovarium von Frauen von über 50 und 60 Jahren erkennen will, um die endometrioide Genese des Ovarialcarcinoms zu erschließen, in einem Alter, in dem alle Endometriosen und selbst die Adenomyosis uteri interna durch Rückbildung nicht nur ihre funktionellen, sondern auch ihre wesentlichsten morphologischen Kennzeichen eingebüßt haben.

Das soll uns jedoch nicht hindern, der Frage volle Aufmerksamkeit zu schenken, unter besonderer Suche nach etwaigen endometrioiden Herden in allen Fällen primärer solider Ovarialcarcinome. Bei den Cystomen und aus ihnen hervorgehenden Carcinomen kann man sich die Mühe sparen; ihre Genese ist zum mindesten nach der negativen Seite hinreichend bekannt, nämlich daß sie nicht aus „endometrioiden Implantaten" entstehen. Wollen wir aber in den übrigen Fällen von primären Ovarialcarcinomen, die besondere Ähnlichkeit mit den Uteruscarcinomen haben — solche gibt es tatsächlich — versuchen, ihre Genese aus ektopischem Endometrium durch die Suche nach anderweiten gleichartigen Herden zu stützen, so möge man berücksichtigen, daß Sampson bei 64 Ovarialherden

56mal — 95% anderweitige Herde im Becken und am Peritoneum gefunden hat. Man müßte demnach bei „endometrioiden" Carcinomen des Ovars auch fast immer noch andere Herde nachweisen können.

Schließlich sollte man von den endometrioiden Wucherungen erwarten, daß sie nicht nur im Ovarium zu Carcinom führen. Nach dieser Richtung sind die wenigen Befunde in ihrer Deutung noch sehr unzulänglich. Wichtiger sowohl praktisch als theoretisch ist die Tatsache, daß die Wucherungen im Ovarium bersten können. Den Folgen dieses Ereignisses sei ein besonderer Abschnitt gewidmet.

γ) Teercysten des Ovarium im Zusammenhange mit anderen ektopischen endometrioiden Herden.

Unsere frühere Annahme, daß es sich bei den endometrioiden Herden um seltene Bildungen handle, ist gründlich umgestoßen. Weiter besteht jetzt allgemein die Überzeugung, daß es einen „Sampson-Komplex" gibt, insofern Teercysten des Ovariums und die mit ihnen oft verbundenen endometrioiden Herde im Ovarium sehr häufig mit anderen endometrioiden Ektopien, namentlich intraperitonealen Herden einhergehen. Dieses betrifft in allererster Linie die intraperitonealen Herde, seltener die Herde in der Leistengegend, kaum jemals die im Nabel und auch fast zufällig nur die Adenomyosis uteri et tubarum interna.

Sampson fand Endometrium im Ovarium im Jahre 1922 unter 296 Laparotomien 45mal in einem Ovarium oder in beiden und außerdem andere „Implantate" in 20 anderen Fällen. Im Jahre 1923 fand er unter 332 Laparotomien bereits 98mal endometrioide Herde, darunter 64mal in den Ovarien. Im einzelnen lauten die Zahlenangaben unter den 98 letzten Fällen: 28mal kleinere Herde auf den Ovarien und im Becken, 34 Fälle nur im Becken, 8 Fälle nur im Ovarium ohne andere Herde, außerdem 28 Fälle meistens durchgebrochene Hämatome des Ovariums verbunden mit ausgedehnten und tiefen Wucherungen auf dem Peritoneum. 56 von 64 Ovarialherden, also fast 95% sind mit anderen im Becken oder Peritoneum verbunden. Eine Feststellung von überraschenden Ausmaßen, die weitere Prüfung und höchste Beachtung verlangt, aber schon jetzt durch andere Mitteilungen, wenn auch nicht in gleichem Umfange Bestätigung gefunden hat. Das mag an Unterschieden des Krankenmaterials liegen und vielleicht an der mehr oder weniger ausgiebigen Einrechnung kleiner unscheinbarer Herde.

Auch die anderen Autoren, Shaw and Addis, Blair Bell, Linden, Herd, De Josselin de Jong und de Snoo melden in einer ganzen Reihe von Fällen mehrfache intraperitoneale Herde in Begleitung von Teercysten.

Deshalb wird allgemein eine ursächliche Beziehung zwischen den Befunden in der Weise angenommen, wie Sampson zuerst vorgetragen hat. Die Teercysten platzen und machen eine Aussaat des Gewebes im Bauchraum. Die Möglichkeit der Ausstreuung aus den Teercysten wird von Lauche, Albrecht, Menge, v. Oettingen und Linden anerkannt und Lauche sagt hierzu, zugunsten der pertubaren Implantationstheorie Sampsons, die Frage nach der Lebensfähigkeit der Zellen stoße hier auf die gleichen Bedenken, wie die der Endometriumzellen. Doch scheint mir nötig, auf einen Unterschied aufmerksam zu machen. Bei der menstruell abgestoßenen Schleimhaut scheint die Nekrose ziemlich weit vorgeschritten, dagegen handelt es sich bei geplatzten Teercysten nicht nur um menstruelle Abstoßung, sondern hier können schon an der Rupturstelle Teile losreißen und auch weiterhin kann jede aktive Hyperämie den Anstoß zur Losreißung nicht nekrotischer Schleimhautteile geben. Für diesen Vorgang haben wir eine vorzügliche Parallele in der Abstoßung von Granulosazellen im jungen Corpus luteum, die je nach dem Grade der Hyperämie nur Zellgruppen, aber auch große Streifen betreffen kann. Diese bleiben im Blutkoagulum lange Zeit gut erhalten, und werden auch nach Abdeckung des übrig bleibenden Luteinsaumes als vorgelagerte Zellhäufchen oder Streifen im Koagulum lebensfrisch erhalten. Dieser Vorgang ist durch die Vergleichung vieler Objekte ganz eindeutig klar. Nach Abdeckung der Luteinschicht ist ohnehin die Losreißung ihrer Zellen unmöglich und die vorgelagerten Zellen sind in der Differenzierung oft den Luteinzellen der wandständigen Schicht unterlegen. Kurz, hier haben wir einen fast physiologischen Vorgang der Abstoßung lebenden Zellmaterials infolge von Blutung. Der Vergleichspunkt mit den

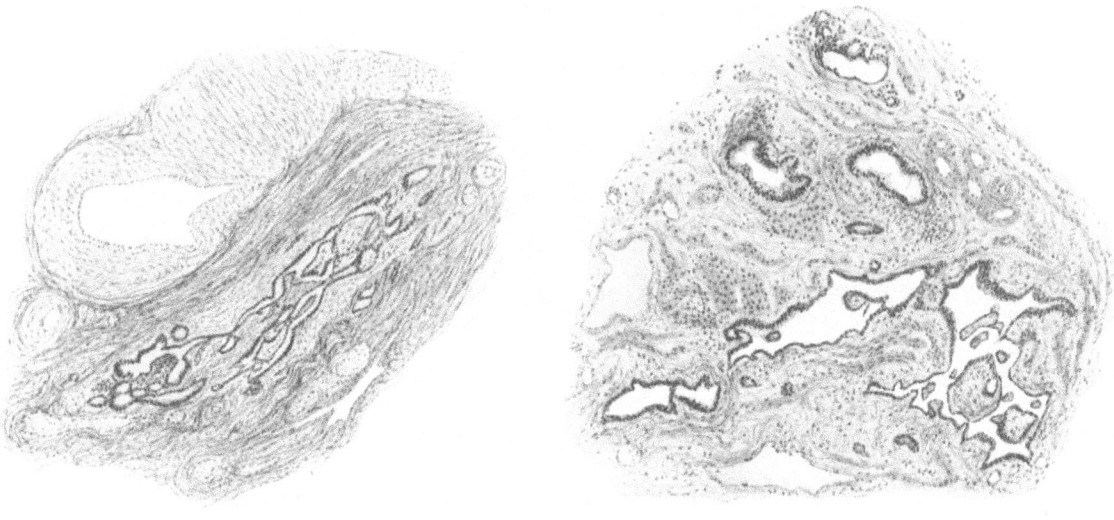

Abb. 276. Abb. 277.
Abb. 276. Teil eines Rete im Hilus ovarii (212, 31) ohne Besonderheiten. (Leitz Obj. 3. Okul. 1. Tubus 14.)
Abb. 277. Teil des Rete ovarii in cystöser Erweiterung. (Leitz Obj. 3. Okul. 1. Tubus 14.) (9473.)

Ovarialcysten liegt in der frischen Blutung durch Hyperämie und diese kann zur Zeit der entzündlichen Vorgänge und begünstigt durch die Zerrungen des an Uterus, Tuben, Därmen gehefteten Ovariums Schleimhautteile aus den endometrioiden Cysten losreißen und in die Bauchhöhle bringen. Auf diese Weise läßt sich, wie ich glaube, doch ein wesentlicher Unterschied zwischen dem menstruell nekrotischen Endometrium in der Sampsonschen Theorie und den Ovarialcysten aufdecken. Es wäre das nichts anderes als die peritoneale Aussaat aus gutartigen Cystomen der Ovarien. Man müßte also in Zukunft bei den Laparotomien nicht so sehr in den alten ausgemergelten Teercysten als mehr in frischeren endometrioiden Cysten eine Bestätigung meiner Annahme zu erwarten haben, wenn sie richtig ist. So viel scheint klar, daß eine völlige Gleichstellung der Ausstreuung aus Teercysten mit der aus dem Uterus nicht angeht wegen einer Reihe ungleicher Bedingungen im Bau der Gewebe, der begleitenden Entzündung, der Lage u. a. Sampson selber hat angenommen, daß die Ovarialherde und die übrigen intraperitonealen Herde teils gleichzeitig durch Aussaat des Endometriums auf dem Tubenwege entstehen und teils durch sekundäre Aussaat aus den geplatzten Teercysten des Ovariums.

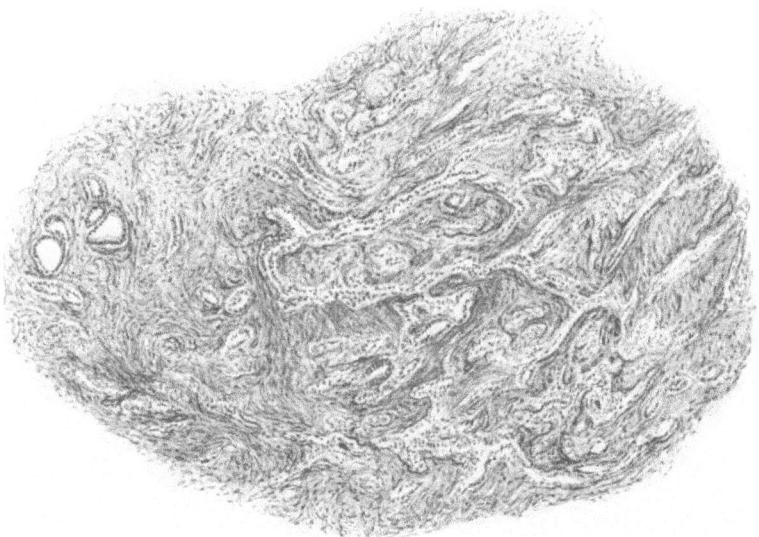

Abb. 278. Rete ovarii einer 60jährigen Frau (176, 14). (Leitz Obj. 3. Okul. 1. Tubus 14.)

δ) **Zur Pathogenese der endometrioiden Herde und der Teercysten im Ovarium.**

Die Entstehung der Wucherung, ihr Ausgangsmaterial ist äußerst hart umstritten; ein Beweis, daß dieser Frage sehr schwer beizukommen ist. Der Außenstehende wird kaum in dieses Labyrinth eindringen.

Mit Recht ist zur histogenetischen Deutung der Befunde ihrem Sitze große Berücksichtigung zuteil geworden. Die Hauptfragen sind: Kommt Schleimhautmaterial von

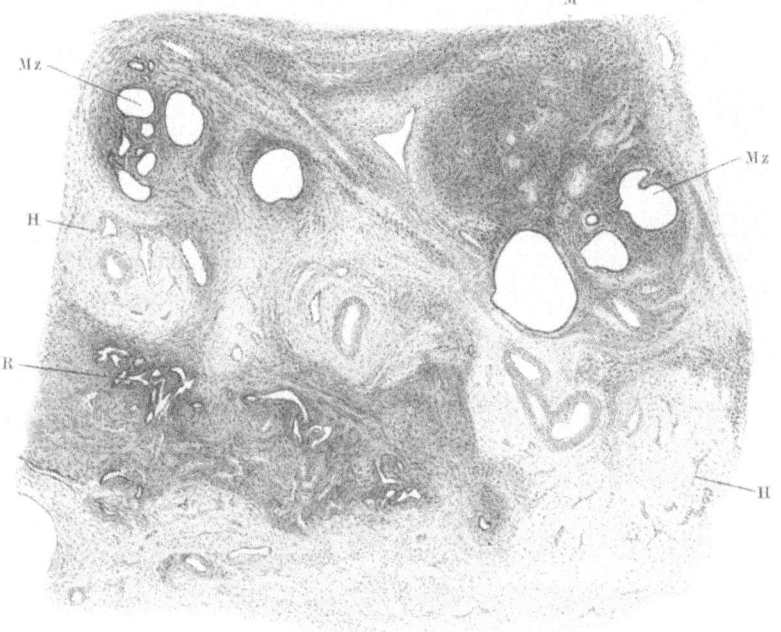

Abb. 279. Markcysten (Mz) in den gegen den Hilus vorspringenden Pyramiden der Markschicht (M). Rete (R) im Hilus ovarii (H) (71, 24). (Obj. 1. Okul. 1. Tubus 17, 5.)

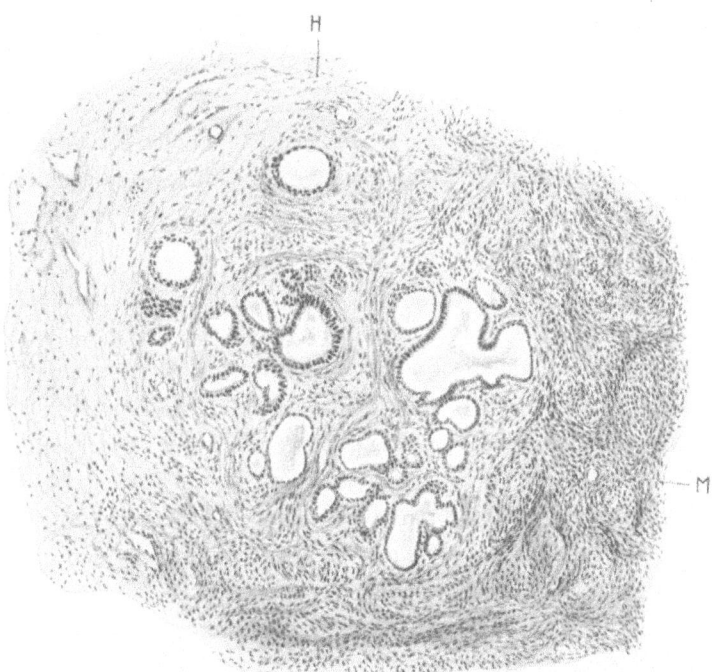

Abb. 280. Markcysten in der Markschicht (M) stark ausgebildet reichen bis in den Hilus (H) (212, 75). (Leitz Obj. 3. Okul. 3. Tubus 16.)

außen in die Ovarien und zwar von der Tube (R. Meyer 1913) oder vom Oberflächenepithel des Ovariums, dem besondere embryonale Eigenschaften anhaften könnten (Pick, R. Meyer u. a.) oder werden sie im geschlechtsreifen Alter implantiert? (Sampson). Oder liegen sie von vornherein im Inneren des Ovariums und werden dorthin versprengt vom Müllerschen Gange (Russell, Cullen) oder von Urnierenteilen (Pick u. a.), oder gehen sie unter besonderen Umständen aus den normalerweise persistierenden embryonalen Organresten, Rete ovarii und Markschläuchen aus? Gegenüber diesem Überangebot von Theorien stößt — das wollen wir doch im Voraus sagen — die Deutung der Befunde auf außerordentliche Schwierigkeiten.

1. An die im Ovarium meist persistierenden Markschläuche, oder sogar Wucherungen vom Rete ovarii ist öfters gedacht worden, neuerdings auch von Kitai und von Ballin, weil sie endometrioide Herde fanden, die auffallend tief im Ovarium saßen und keine Beziehung zur Oberfläche hatten. Ballin hat Serienschnitte angelegt, um dieses zu

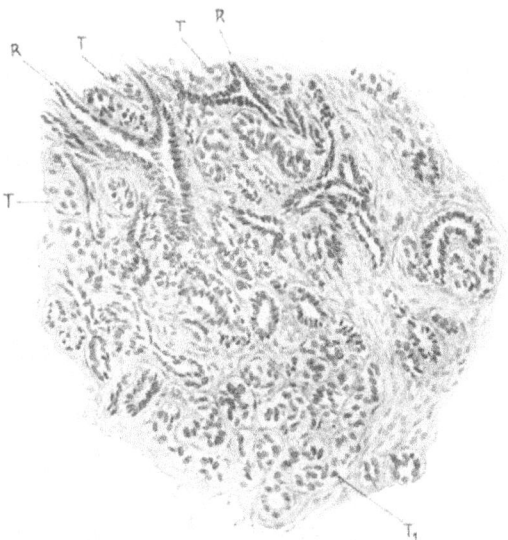

Abb. 281. Pathologische Wucherung des Rete ovarii von einer 42jährigen Frau (T. 60, 204, 48). Die Retespalten (R) gehen über in gewundene Schläuche (T), die zum Teil zwischen den Spalten, zum Teil außerhalb T_1 liegen. (Leitz Obj. 5. Okul. 0. Tubus 15.)

beweisen. Es wurde schon oben erwähnt, daß auch andere Autoren, namentlich v. Oettingen und Linden, R. Meyer u. a. die tiefe Lage der Teercysten zum Anlaß nahmen, den Ausgang im Ovarium zu suchen. Hiergegen können zwei Einwendungen gemacht werden; das Epithel kann zuerst an der Oberfläche gesessen haben, dann entweder in Furchen des Ovars oder in Rißstellen von Follikeln gelangt sein und die Verbindung mit den oberflächlichen Teilen ging verloren; diese könnten in Adhäsionsmembranen ersticken. Hierauf kommen wir bald zurück.

Ein Fund von Markcysten und Reteschläuchen, das Alltägliche der ganz normalen Beigaben des Ovars wird von Mestitz als metastatisches Endometrium angeführt. Es sind vielleicht einige Abbildungen angebracht (näheres siehe in meiner Arbeit über das Rete und Markschläuche in Studien zur Pathologie der Entwicklung Bd. II, H. 1, 1914), da diese normalen und zuweilen pathologisch gewucherten Organteile wenig beachtet werden, obgleich man sie mit weniger regelmäßig finden kann. Die Bilder 276, 277 zeigen die gewöhnliche und die seltenere cystöse Form des Rete ovarii der Erwachsenen. Die Abb. 278 stellt das stark ausgebildete Rete ovarii dar, wie ich es namentlich bei älteren Frauen öfters gesehen habe. Das Rete ovarii hat fast immer die Verbindung mit den Kanälen der zellreichen Markschicht eingebüßt und liegt im lichteren Bindegewebe des Hilus ovarii. Es zieht sich in Gruppen von engen reteförmig verzweigten Kanälen oder Spalten bis zu 20 mm lang durch den Hilus und erreicht namentlich am oberen Pol des Ovarium dessen Markschicht. Spindelzellen des elastinhaltigen Bindegewebes und zuweilen kleine Muskelbündel begleiten das Epithel, dessen Verbindung zum Epoophoron fehlt. Dessen Kanäle sind mehr drehrund, selten verzweigt und haben außer bei besonderer Verzweigung einen deutlichen, meist starken drehrunden Muskelmantel. An diesen gröbsten Kennzeichen wird man diese Teile leicht voneinander unterscheiden können und ebenso von den Markkanälchen und Markcysten (Abb. 279 u. 280), topographisch durch die oben erwähnte Lage und durch die zelldichte elastinfreie Bindegewebsschicht, die für das Parenchym haltende Ovarialsubstanz typisch ist.

Die Grenze zum Hilus ist nur selten so unscharf wie in Abb. 280, mit besonders starker Ausbildung der Markepithelien.

Das pathologisch gewucherte Rete ovarii Abb. 281 von einer 42jährigen Frau mit Uterusmyom hat unmittelbaren Anschluß an das Epoophoron und an die Reste der Markstränge. Das Reteepithel der Spalten geht in gewundene Schläuche über, die dicht gelagert sind und sich weiterhin zerstreuen.

2. Müllersches Epithel gelangt in das Ovarium im embryonalen Leben. Diese Hypothese Cullens entbehrt der Grundlagen. Es sei denn, man beschränke die Theorie auf das Epithel der Fimbria ovarica.

3. Tubenepithel gelangt in das Ovarium. Diese Deutung hat histologische Befunde zum Grunde, die eine kurze Besprechung erfordern. Wir unterscheiden zwei Arten.

Eindringen von Tubenepithel in das Ovarium.

Fimbria ovarica. Hiluskanal. Als besonders beachtenswert muß die Beziehung des Tubenepithels zum Ovarium empfohlen werden. Bisher ist diese Frage noch nicht genügend gewürdigt worden.

Die Infiltration von Tubenschleimhaut in das Ovarium ist auf mehrere Arten möglich.

Zunächst besteht eine physiologische Beziehung der Fimbria ovarica, von der Kocks behauptet hat, daß ihre Halbrinne sich am Ende zu einem Kanal schließen und in den Hilus ovarii eindringen könne. Diese Theorie entnahm er vergleichend anatomischer Betrachtung unter besonderem Hinweis auf einen „Hiluskanal" der Fimbria ovarica, den er bis zum Rete ovarii freilich ohne Verbindung mit diesem und nur in einem Falle bei der Fischotter gefunden hatte. Ich bestritt ihm damals den Hiluskanal als einen physiologischen Befund nach Untersuchungen am Schwein, Kaninchen, Meerschweinchen und Mensch und namentlich lehnte ich die Berechtigung ab, den „Hiluskanal" als oberstes Ende des Müllerschen Ganges anzusprechen. Letztere entwicklungstopographische, kurz topogenetische Streitfrage hat hier keine Bedeutung. Sie ist von Wichmann in meinem Sinne entschieden worden durch Befunde, die andererseits den Befund von Kocks für den Menschen bestätigen und dahin erweitern, daß bei einem menschlichen Fetus ein Hiluskanal die Fimbrienrinne mit dem Rete ovarii verband.

Der Befund ist als nicht ganz einzig dastehend zu betrachten, wenn er auch als ausnahmsweise von Wichmann bezeichnet wird. Bei einem weiblichen Fetus von 7 Monaten setzt sich beiderseits die Rinne der Fibria ovarica zuerst in einem mit Flimmerepithel bekleideten Kanal fort, der in das Ovarium eindringt und mit dem Rete durch Sprossen verbunden ist. Auf der rechten Seite endet er kurz darauf blind, dagegen auf der linken Seite verläuft er mit abgeflachtem Epithel beinahe den ganzen dem Epoophorongebiete entsprechenden Teil des Rete ovarii entlang, wobei er mehrmals mit dem Rete ovarii und mit den am meisten medial gelegenen Epoophoronkanälchen in offene Verbindung tritt. Es besteht also hier als offene Urogenitalverbindung ein „Tuboreteepoophoronkanal".

Für die Pathologie ist dieser Befund nicht allein wegen der topographischen Beziehung des Müllerschen Fimbrienepithels zum Hilus ovarii von Wichtigkeit, weil man hierdurch genötigt wird, den Befund von besonderen Epithelwucherungen im Hilus ovarii auf seine Histogenese hin vielseitig zu prüfen. Vor allem aber ist die Deutung, die Wichmann seinen Befunden gibt, für unsere Betrachtung einschneidend, indem sie in der Pathologie der Adenomyosis und Adenomyome den Kampfruf: hier Urniere, hier Müllerscher Gang wenigstens für den oberen Bezirk der Geschlechtsleisten verstummen machen muß. Nach Wichmann können die Retestränge ihre primäre Verbindung mit dem Geschlechtsleistenepithel beibehalten und zwar in Kanalform. Dann erhalten sich offene Verbindungen der Urnierenkanälchen durch diese Retekanäle mit der Cölomhöhle, die als Homologa der Vornierennephrostome gelten. Solche Nephrostome münden regelmäßig in der Fimbria ovarica. So besteht ebenso, wie es bei Amphibien und Reptilien der Fall ist, auch bei Säugetieren ein Zusammenhang zwischen Nephrostomen der Vorniere und Müllerschem Epithel. Das Epithel der Fimbria „wahres Müllersches Epithel" entsteht am kranialen Teile der Geschlechtsleiste von dem Zellmaterial der Nephrostome. Man sollte danach meinen, es wäre wohl angebracht, die Differenzierungsfähigkeit von Cölomzellen dieser Gegend nicht mit Verboten zu paragraphieren. Besonders eindringlich muß man sich merken, was Wichmann über die Entstehung des Müllerschen Ganges denkt. Bei einigen niederen Wirbeltieren wächst der Nierenrandkanal selbständig gegen die Kloake zu; er bildet sich aus den mittelbaren Abschnitten der Ergänzungskanälchen. „Ebenso entsteht wahrscheinlich auch der im Anschluß an das Zellmaterial der Nephrostome der Ergänzungskanälchen gebildete Müllersche Gang durch Auswachsen der Bestandteile des Ergänzungskanälchens". Diese Ansicht ist bereits von anderen Forschern

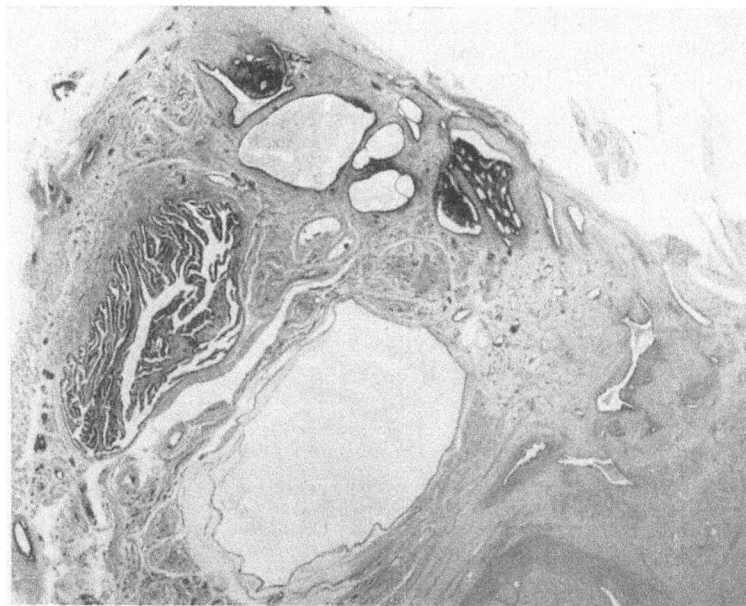

Abb. 282. Große Epithelcysten im Ligament zwischen der Tube links und dem Ovarium rechts, von dem rechts unten ein Teil eines Corpus luteum mitgetroffen ist. Oben im Bilde typische endometrioide Wucherung und Cysten im Zusammenhang mit der Fimbria ovarica (auf dem Bilde nicht zu sehen), von hier aus erstrecken sich epitheliale Räume von unregelmäßiger Form mit dunkleren Höfen = cystogenes Gewebe und darin kleinen Drüsenschläuchen bis in die Ovarialsubstanz. (Lichtbild Lupe.)

der vergleichenden Entwicklungsgeschichte ausgesprochen worden und fordert uns auf, in der Abgrenzung der Bildungsstätten und Differenzierungsfähigkeiten der einzelnen Bestandteile der Urogenitalanlage vorsichtig zu sein. Schon Roth (1882) hat bei einzelnen

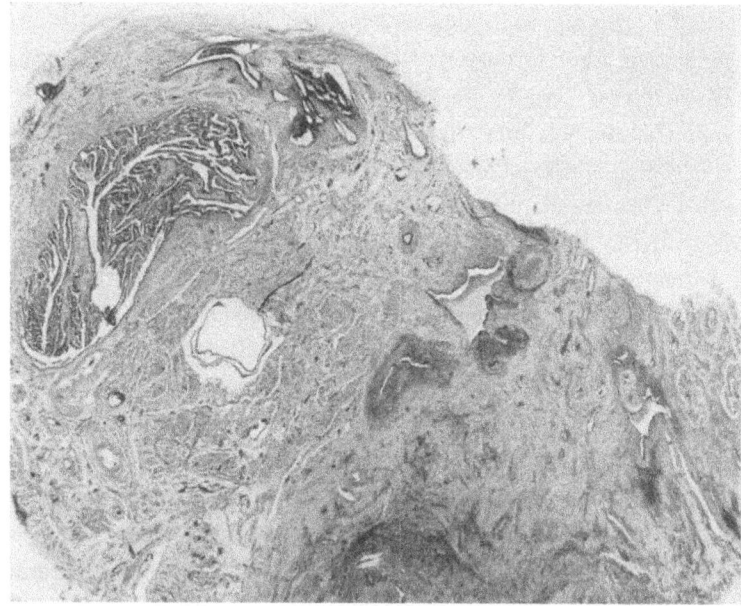

Abb. 283. Ähnliches Bild wie Abb. 282. Man erkennt die epitheliale Wucherung auch in dem gefäßreichen Ligament (Mesovarium nahe dem freien Rande rechts). Unten das Corpus luteum. (Lichtbild Lupe.)

Kindern und Erwachsenen offene Kanalverbindungen zwischen Epoophoron und Bauchhöhle nachgewiesen und bei den Erwachsenen „Tuboparovarialkanäle" gefunden; auch er fand Ausmündung in der Rinne der Fimbria ovarica und sieht die Öffnungen als verwandte Bildungen der Cölomtrichter der Urniere an. Beim Absuchen dieser Gegend bei Erwachsenen findet man wirklich von der Fimbria ovarica ausgehende Kanälchen, viel öfters Cysten im Mesovarium meist ganz oberflächlich gelegen. Nur einmal fand ich bei einer Erwachsenen (3969 in 264, 65) einen etwas längeren Kanal in Verlängerung der Fimbrienrinne im Mesovarium, mit dem gleichen Epithel, das sich indes nach der Tiefe zu abflacht. Nun muß ich ganz besonders darauf hinweisen, daß sich in dieser

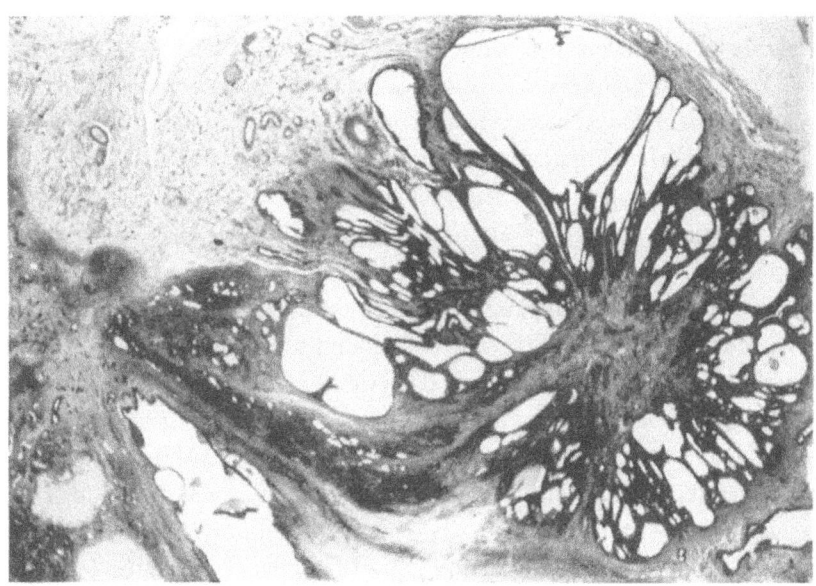

Abb. 284. Adenomyosis tubae mit starker epithelialer Wucherung von endometrioidem Aussehen, die nach links in das Ovarium zieht, von dem man links unten 2 Corpora albicantia erkennt. (Lichtbild Lupe.)

Gegend zwischen dem Ende der Fimbria ovarica und dem Rete ovarii zuweilen ein endometrioides Gewebe inselweise aufgereiht findet, so daß man seiner Lage nach wohl auf Überbleibsel des Hiluskanales zurückführen könnte (Abb. 282 u. 283).

Zum Beweise dieser Annahme müßten freilich ausgiebige Untersuchungen vorgenommen werden, an denen es bisher völlig fehlt.

Williams fand eine kleine papilläre Cyste im Ovarium in der Verlängerung des Epithels der Fimbria ovarica. Sonst schweigt die Literatur fast gänzlich über diese gewiß nicht seltenen Befunde.

1. Übergriff der Adenosis Tubae auf das Ovarium.

Als zweites habe ich schon früher (1913) auf die Verwachsungen zwischen Tube und Ovarium aufmerksam gemacht, die mit einem Einwachsen von Epithel in die Ovarialsubstanz enden kann. Dieses nicht als Theorie, sondern als Beobachtung an einer Reihe von entzündlichen Adnexverwachsungen. Dabei stehen zwei Arten zur Verfügung, die beide im Wesen gleich das infiltrative Einwachsen zeigen, nämlich einmal das Einwuchern von Fimbrienepithel in das verklebte oder verwachsene Ovarium; das andere Mal durch infiltrative Epithelwucherung der Tubenschleimhaut durch die Wand der Tube hindurch. Die Wucherung kann tatsächlich die ganze Tubenwand durchsetzen und von deren Außenfläche in das angewachsene Ovarium eindringen. Solches habe ich schon früher (1915) vorgezeigt (Abb. 284). Zu erwähnen ist hier Goodalls Bemerkung, daß er in 30 $^0/_0$ das Tubenepithel der Fimbria ovarica in das Ovarialgewebe mit typischem endometrioidem Gewebe habe eindringen sehen. Man denkt sogleich an die obigen Ausführungen über den Hiluskanal und meinen dort erwähnten Fall von endometrioidem Gewebe im Mesovarium, aber Goodall spricht vom Ovarium selber, so daß ich seine Befunde glaube den hier besprochenen pathologischen, unter entzündlichen Verwachsungen zustande kommenden Wucherungen des Fimbrienepithels zurechnen zu müssen. Es ist wohl auch anzunehmen, daß Goodall nicht normale Genitalien untersucht hat, sondern daß seine 30 $^0/_0$ nur auf pathologische Zustände der Adnexe sich beziehen können. Immerhin fordert seine Angabe ebenfalls dringliche Verfolgung dieser grundsätzlich wichtigen Frage, in wieweit das Epithel der Tube in seinen pathologischen Einwucherungen in das anliegende Mesovarium und Ovarium endometrioide Lebensart annehmen kann.

Für Sampson persönlich bestehen offenbar keine Bedenken, dem Tubenepithel unter Umständen die gleiche Fähigkeit der Endometriumbildung im Ovarium einzuräumen, wenn er auch sich auf die Annahme der Losreißung von Tubenepithel und Implantation auf dem Ovarium beschränkt. Auch diese Theorie bedarf natürlich eingehenderer Studien.

Es steht keineswegs mehr in meiner Absicht, als auf die gelegentliche Möglichkeit der endometrioiden Umwandlung von tubaren Einwucherungen hinzuweisen und ich habe deshalb hervorgehoben, daß dem gewöhnlich nicht so ist, sondern daß das Tubenepithel auch in seinen infiltrativen Wucherungen den mehr indifferenten Bau zeigt.

Hierher gehört auch eine Bemerkung von Herd, das Tubenepithel am abdominellen Ende könne sich in Endometrium „umwandeln" und in das Ovarium eindringen.

Es dürfte, um es nochmals zu betonen, in Zukunft wichtig sein, dieser Gegend besonderes Augenmerk zuzuwenden. Um den Anteil des Tubenepithels, insbesondere auch den Anteil der Fimbria ovarica und seiner Fortsetzung des Hiluskanales genauer auseinander zu halten.

2. Oberflächenepithel des Ovars oder endometrane Implantation.

Wir folgen in diesem Abschnitte dem Kampfe der Meinungen nicht als Verfechter der einen Theorie gegen die andere, weil dieses nur in subjektiver Parteinahme geschehen könnte. Wir wollen vielmehr zeigen, daß die Waffen, mit denen gestritten wird, nicht scharf genug sind, um den Sieg zu entscheiden. Am Ende kommt es gar dazu, beiden Parteien ihr Recht zu lassen, wenn es klar wird, daß ihre Meinungen einander nicht ausschließen, beide zu Rechte bestehen könnten — denn viele Wege können zum gleichen Ziele führen.

Wenn wir die beiden Theorien gemeinsam aufmarschieren und ihre Waffen sich kreuzen lassen, so geschieht das, um Wiederholungen zu vermeiden. Die Schwierigkeit der Verständigung über die Deutung der Befunde sind allgemeine. Die histologische Beschreibung eines Zustandes artet gar zu leicht in kinematographische Deutung eines Geschehenen aus. Als ob wir einen Vorgang sähen! Bei dieser Deutung, ohne die es kaum abgeht, verfolgt der Mikroskopiker das Zustandsbild von einem beliebigen Punkte aus; der eine von der Oberfläche zur Tiefe, der andere umgekehrt von innen nach außen und für beide ist ihr willkürlicher Ausgangspunkt zugleich Axiom und Beweismittel. Als unparteiische Kritiker müssen wir die Grundfehler dieser Kampfhandlungen bloßstellen.

Dieses im Einzelnen durchzuführen, wird die Aufgabe der folgenden Abschnitte sein, die uns zeigen sollen, wie man im Ganzen und im Einzelnen das Problem anzugreifen sich bemüht. Zuerst die Teercysten, ihren Ausgang und dann die endometrioiden Herde selber.

Von historischem Interesse scheint es mir, daß Russel der erste Entdecker der endometrioiden Herde im Ovarium, die er zwar überschriftlich als Aberration von Teilen des Müllerschen Ganges nennt, mit der Bemerkung schließt: „Somit haben wir den unmittelbaren Beweis, daß Keimepithel fähig ist, Drüsen zu bilden, die denen der Uterusschleimhaut ähnlich sind".

3. Entstehung von Teercysten.

Die Bildung der früher als einfache Ovarialhämatome verkannten Teercysten aus den endometrioiden Herden wird heute allgemein zugegeben. Dieses wurde, wie oben gesagt, schon von den ersten Autoren erkannt. Ich habe ihnen (1913) eine Betrachtung gewidmet, danach ich sie für Absceßhöhlen hielt, die nach erfolgtem Aufbruch nach außen von dorther epithelialisiert würden. Die meisten meiner damaligen Beobachtungen waren eben Cysten mit vorgeschrittenen entzündlichen oder narbigen Veränderungen, die wir oben beschrieben haben. Seltene „schleimhautähnliche Partien" an diesen Cysten wurden von mir im Sinne einer Neigung zur Wucherung des eingewanderten Oberflächenepithels aufgefaßt. Auch andere Autoren (E. Runge, L. Pick, Ihm) hatten früher die ähnliche Vorstellung gehabt, daß beim Bersten der Follikel das Epithel von der Oberfläche in die Höhlen gelange. In einer Reihe von Fällen hielt man die Cysten für Luteincysten, in denen einschichtiges Epithel der „Luteinschicht" aufsaß (Steffeck, E. Fränkel, Orthmann u.a.). Fränkel fand das Epithel sogar flimmernd. In damaliger Zeit begegnete die Anschauung einer Umwandlung von Granulosaepithel oder Luteinzellen in flimmerndes Cylinderepithel keiner Schwierigkeit und so übernimmt Pfannenstiel (1908) in der vorigen Auflage dieses Handbuches gerne die gleiche Bedeutung der Befunde und bringt das Bild eines „Corpus luteum-Haematoms" mit Epithelbekleidung. Seine Deutung beruht auf der Verwechslung von „Pseudoxanthomzellen" oder „Lipoidzellen" der entzündlich veränderten Hämatomwandung mit Luteinzellen, denen sie ähnlich sein können. Übrigens wurden damals die epitheltragenden Cysten mit richtigen Cystomen vermengt besprochen, zumal viele Autoren, auch noch Pfannenstiel die Cystome aus den Follikeln entstehen lassen wollten. Erst durch die Arbeiten namentlich von Sampson, wie schon gesagt, ferner von Oettingen und Linden und sehr viele neueste Veröffentlichungen ist die Entstehung der Teercysten kaum noch ein Streitobjekt. Es ist klar, daß Teercysten auch aus Follikeln und Corpora lutea entstehen können (v. Oettingen und Linden, Nystroem, R. Meyer, Kitai, Ballin.)

Es fragt sich nur, wie oft die Teercysten endometrioid sind. Nystroem fand sie nur einmal endometrioid unter 89 Fällen, Sampson dagegen in der Überzahl seiner Fälle.

Hierbei ist zu berücksichtigen, daß das Operationsmaterial sehr verschiedenartig ist. Von den Hämatomen in Follikeln und Corpora lutea ist hier nur nebenbei die Rede, wir sprechen vielmehr von den Hämatomen und Teercysten, die entweder selber noch stellenweise Epithel führen, oder in deren Nachbarschaft endometrioide Herde gefunden werden. Beide sind zusammengehörig und tragen gleiches Epithel; nur ist eine Frage noch nicht allgemeiner Beantwortung zugänglich, nämlich ob die Teercysten ausschließlich innerhalb endometrioider Herde entstehen oder ob sie auch aus beliebigen Cysten und Cystomen entstehen können, in deren Wand sich endometrioide Herde infiltrativ ausbreiten, um schließlich sich ihrer ganz zu bemächtigen, wie ich es in einem Falle gedeutet habe. In diesem Zusammenhange ist es doch wohl wichtig, darauf hinzuweisen, daß teeriger Inhalt in Hohlräumen des Ovariums nicht zum Vorurteil führen darf, als ob damit der endometrioide Charakter zum Ausdruck käme. Diese Gefahr erscheint vielleicht gering für die kleineren Hohlräume, nachdem die oben genannten Autoren den Beweis erbracht haben, daß ein großer Teil von ihnen follikulär ist. Aber die ganz großen, schon die über apfelgroßen Cysten mit teerigem Inhalte sollte man grundsätzlich mit dem größten Mißtrauen betrachten, ehe man sie zu den endometrioiden Cysten rechnet. Der teerige Inhalt findet sich in allen Cystomen, sobald in ihrer Wand Entzündung die Innenbekleidung in Granulationsgewebe verwandelt, aus dem es nicht selten zu blutiger und zelliger Beimischung zum serösen Sekrete des Cystomepithels kommt. Das gleiche betrifft bekanntlich auch Cysten teratoider Bildung mit stärkeren Erscheinungen der Rückbildung. Selbst der Befund eines Cystoms im Zusammenhange mit endometrioider Bildung mahnt zu besonderer Vorsicht. Wir werden hierin sicher nicht den Spuren Sampsons folgen, die Zufälligkeit solchen Zusammentreffens zum Anlaß von histogenetischen Deutungen zu machen.

Aber wir kommen hier an einen Punkt, der beiden Parteien den Scheideweg bedeuten kann; nämlich in histogenetischer Betrachtung. Wir werden bald hiervon zu reden haben und hier nur andeuten, daß die Parteien sich an diesem Punkt aus entgegengesetzter Richtung begegnen.

Den Befund von Endometrium in der Wand von Cystomen, die nicht teerigen, sondern serösen Inhalt haben, wird man unter allen Umständen für ein beiläufiges Zusammentreffen halten; sonst würde man genötigt sein, entweder anzunehmen, daß das Epithel des serösen Cystoms an einer Stelle endometrioiden Charakter annähme, oder noch schlimmer, man würde glauben, daß das „funktionstüchtige Endometrium" im Ovarium stellenweise seinen Charakter völlig ändere und in Form des serösen und papillären Cystomes wachse, eine Annahme, zu der Sampson geneigt ist. An diesem Treffpunkt aus verschiedener Richtung kommt man in peinliche Verlegenheit. Man sieht sich wohl beiderseits genötigt, reinlich zu scheiden. **Seröse Cystome und endometrioide Teercysten sind von Haus aus verschiedene Dinge; doch können endometrioide Herde in die Cystomwand infiltrierend vorwachsen.** Die Fähigkeit infiltrierenden Wachstums wirft alle theoretischen Versuche über den Haufen. Mit ihr muß man rechnen, aber darf nicht vergessen, daß jede Art der Einwucherung sich immer die bequemsten Wege aussucht. So wäre es sicher denkbar, daß das endometrioide Gewebe von der Oberfläche des Ovariums, ganz gleichgültig, nach welcher Theorie es dorthin gelangt, sich den bequemen Weg in nach außen offene Hohlräume oder mäßig vernarbter

Rißstellen von Follikeln wählt. Das Epithel wächst freilich nicht auf Epithel, sondern auf Bindegewebe weiter. Hier müssen erst einwandfreie Befunde den Theorien gründlichst nachhelfen. Ich kann mir zwar vorstellen, daß von der Oberfläche endometrioide Wucherung die alten Sprungstellen ausgedienter cystischer Corpora lutea und Corpora albicantia leichter durchsetzt als die übrige Ovarialrinde, aber die bisherigen Befunde sind noch recht zweideutig. Ich habe selber (1915) den Zusammenhang des Epithels, besonders in Hämatomen mit der Oberfläche demonstriert und aus diesem Zusammenhang auf die Herkunft von außen geschlossen. Ferner können Cysten jeder Art und Cystome einen Flankenangriff der endometrioiden Herde ausgesetzt sein, soweit sie nicht unmittelbar an der ovariellen Oberfläche mit den Herden in Berührung kommen. Wichtiger als die Stelle des Angriffs: Kuppe oder Flanke der Hohlräume ist hierbei im Gegensatze zu dem Einbruch in oberflächliche Öffnungen die Annahme, daß die infiltrierende Wucherung an beliebiger Stelle von außen an die Wand von Cysten oder Cystomen treten, diese durchsetzen, polypös in ihre Höhlen hineinragen, die epithellose Cystenwand besetzen und vielleicht auch das Epithel von einfachen Cystomen ersetzen kann. An epithelfreien Cysten fehlt es ja fast niemals, namentlich bei den etwas älteren Frauen, namentlich cystisch atresierenden Follikeln, Thecacysten und Luteincysten mit partiellem Luteinsaum. Auch einfache Cystome gehen ihres Epithels oft verlustig durch einfache Atrophie bei Überdehnung oder durch entzündliche Veränderung. So scheint an sich die Möglichkeit, daß infiltrierend wachsendes Endometrium sich vorhandener Cysten bemächtigt, recht einfach gegeben. Es fragt sich, ob ein Bedürfnis für solche Annahme vorliegt und ob sich Befunde in diesem Sinne deuten lassen. Mag das letztere oft großen Schwierigkeiten begegnen, so heischt doch die erstaunlich große Zahl von Teercysten im Ovarium und namentlich ihre Größe eine Erklärung. Es ist dieses um so dringlicher, als oft eine nur sehr geringe Menge endometrioider Herde im Ovarium zur Zahl oder Größe der Cysten in einem Mißverhältnis steht, das kaum durch Rückbildung der Herde, zumal im funktionsfähigen Alter erklärt werden kann. Eine andere passende Erklärung der endometrioiden Teercysten ist nicht einfach; so die Ausdehnungsfähigkeit der Ovarien, die bessere Funktion der endometrioiden Herde im Ovarium. Einfacher erscheint die unverhältnismäßige Größe und Zahl der endometrioiden Teercysten durch sekundären Einbruch in vorhandene Räume erklärlich.

Was nun die Befunde betrifft, so gibt es wohl einzelne Mitteilungen, daß Luteincysten, Corpus albicans-Cysten befallen seien, auch Cystome (R. Meyer), doch hat man bisher einerseits dieser Frage zu wenig Aufmerksamkeit geschenkt, andererseits unterliegt die Deutung, wie gesagt Schwierigkeiten.

Örtliche Herkunft der ovariellen Herde. Im übrigen ist diese soeben durchgesprochene Frage zwar nach mancher Richtung hin wichtig genug, aber sie tritt in der Frage der Herkunft des endometrioiden Gewebes nur in dem einen Punkte in den Vordergrund, wo sich Zweifel regt, ob das endometrioide Gewebe überhaupt zuerst auf der Oberfläche liegt. Wie es dorthin kommt, ist eine weitergehende, von uns noch nicht berührte Frage, und zwar die allerschwierigste Frage. Zu ihrer Lösung müßte man zunächst in einer Reihe von Fällen zeigen, daß es sich ausschließlich auf die Oberfläche beschränkt, während das Innere des Ovariums völlig frei davon ist. Ebenso würde es andererseits sehr wertvoll sein, einwandfreie Befunde von Endometrium tief im Ovarium ohne jede Beteiligung der Oberfläche zu finden. Gibt es solche Fälle, ist der Befund sichergestellt und als primärer Herd unantastbar? Meist trifft man Oberfläche und Inneres des Ovarium betroffen und nun beginnt die schwierige Frage, was zuerst bestanden habe. Im allgemeinen ist die Deutung, was primär sei, das oberflächliche oder das tiefer gelegene zwar lebhaft hin und hergewendet als ein Drehpunkt, von dem aus ein Einblick in die Histogenese zu gewinnen sein möchte und wenn auch nur in Form des Ausschlusses einer oder der anderen Theorie. Und hiermit betreten wir ein Feld, das im Kampfe der Meinungen mehr aufgewühlt, als von ein oder der anderen Partei als wirksam angegriffen bezeichnet werden könnte. Allen Deutungsversuchen voran heißt es: beweisende Funde stehen aus. Ohne Klarstellung der Topogenese keine solche der Histogenese.

Schwierigkeiten, die man eher unter- als überschätzen kann. Überall, wo bereits stärkere Blutungen erfolgt sind, wo entzündliche Veränderungen und Vernarbungen das ursprüngliche Bild einer Cystenwand verwischt haben, wird die Beurteilung schwierig oder unmöglich. Tritt nun etwa endometrioide Wucherung in den Bereich von Tumoren, wie es in später zu besprechenden Fällen von Sampson der Fall sein mag, oder wie in einem unserer Fälle in die Nähe von teratoiden Einlagerungen, die leicht zur Mischung führen könnte, so wird man mit sekundärer Durchdringung ohne weiteres rechnen. Ebenso soll man, glaube ich, zukünftig der sekundären Besetzung von den aus Ovarialparenchym entstandenen Cysten und einfachen Cystomen erhöhte Aufmerksamkeit schenken, und zwar um so mehr, je größer die „Teercysten" sind. Natürlich all dieses ohne Vorurteil und immer mit der anderen Deutungsmöglichkeit vor Augen, daß die Hämatome auch innerhalb der endometrioiden Herde durch menstruellen Zerfall und Blutung hervorgehen können. Es gibt histologisch alle Übergänge von beginnender endometrioider Hämatombildung bis zu Teercysten im gleichen Ovarium; und wenn solches auch nicht beweisend ist, so sind doch alle Einzelheiten von Stelle zu Stelle dahin zu prüfen. Die eine Entstehungsart schließt die andere nicht aus. Wenn man den Sitz der Herde zum Ausgangspunkt topogenetischer Betrachtung machen will, begegnet man großen natürlichen Hindernissen. Es ist nicht angängig, allein aus dem oberflächlichen Sitze des endometrioiden Gewebes Schlüsse zu ziehen. Auch dann nicht, wenn sie mit Herden innerhalb des Ovariums in Verbindung stehen. Es muß möglichst versucht werden, klarzustellen, ob die inneren Herde nach außen aufgebrochen sind und sich auf der Oberfläche ausgebreitet haben oder ob sie hier zuerst gelegen waren und infiltrativ in die Tiefe gewachsen sind. Es ist von vornherein als sicher anzusehen, daß sich zu dieser Betrachtung die größte Mehrzahl der Fälle nicht eignet, weil sie zu weit vorgeschritten sind. Frühere oberflächliche Verbindungen können verloren gehen und Durchbrüche können bereits bestanden haben und wieder verheilt sein. Eine einwandfreie Deutung wird nur sehr selten möglich sein. Die Bilder z. B. von Russel (s. b. H. Albrecht) mit sehr breit offenen trichterförmigen Schleimhautherden scheinen Durchbrüche von cystischen Herden zu sein, den gleichen, wie sie auch tiefer im Inneren liegen. Die breite trichterförmige Öffnung läßt darauf schließen.

In der Tat kann man zum Vergleiche Corpora lutea nehmen, die nach Aufbruch einen überfließenden Rand der Luteinschicht um die Rißstelle zeigen, eine Eversion, die sogar zum starken Prolaps der Luteinschicht führen kann. Ähnlich sind Russels endometrioide Außenherde als aufgebrochene Cysten deutbar.

Zur Differentialdiagnose schreibt Albrecht, kommen Follikelhämatome und Corpus luteum-Hämatome und Abscesse in Betracht, die nachträglich epithelialisiert werden können. „Robert Meyer hat diese Entstehung einwandfrei nachgewiesen. Er und Aschheim glauben, daß sich in solchen sekundär vom Oberflächenepithel des Ovariums her epithelialisierten Hohlräumen ab und zu schleimhautartige Wucherungen, welche meist in die Höhlung vorspringen, bilden können." Ich muß aber gegen die histogenetische Beweiskraft der eigenen Fälle anführen, daß aus meinen Präparaten nicht die Herkunft des Epithles klar hervorgeht, weil man den Einwand erheben kann, das eingewanderte Epithel sei im Sinne Sampsons einer Aussaat von endometranem oder tubarem Epithel entsprungen. Kurz, es herrscht auf diesem Gebiete eine Fülle von Möglichkeiten zu Deutungen, denen die histologische Betrachtung des Einzelfalles kaum je ein Paroli bieten kann. Zuerst müßte einwandfrei gezeigt werden, wo die Wucherung beginnt; vorgeschrittene Fälle eignen sich dazu nicht.

Wenn schon nach Sampsons eigener Meinung Teercysten wiederholt platzen und zuheilen können, was sehr leicht denkbar ist, so müßte er auch damit rechnen, daß beim Platzen die epitheliale Ausstreuung auch auf die Oberfläche des Ovariums selber erfolgt. Es nützt ihm also gar nichts, auf der Oberfläche des Ovariums „Endometrium" zu finden, wenn nicht zugleich ausgeschlossen wird, daß im Ovarium auch Herde liegen. Wer beweist dann, was das Primäre war?

Aber außer dem Aufbruch von Cysten, den auch Herd für die Verbindung intraovarieller endometrioider Wucherung mit der Oberfläche verantwortlich macht, gibt es noch zur Erklärung dieses Befundes einen zweiten Weg. Es bedarf dazu keines Aufbruches von Cysten, denn mit oder ohne Anwesenheit von Cysten kann ja das Epithel auch aus der Tiefe in schmäleren und breiteren Zügen und auch auf mannigfachen Umwegen irgendwo an die Oberfläche des Ovars oder Ligamentes gelangen. So sieht man mitunter zwischen tiefer gelegenen Herden endometrioiden Gewebes schlauchförmige Verbindungen zur Oberfläche; diese Kanäle haben gelegentlich niedriges Epithel, das auf die Oberfläche des Ovarium übergeht. Früher haben wir die Beschreibung unserer Auffassung anbequemt und gesagt, es wachsen Schläuche von der Oberfläche in die Tiefe und machen dort endometrioide Herde. Es kann aber auch umgekehrt sein, daß von den tiefer gelegenen Herden ein Schlauch nach außen durchbricht. Aber angenommen, der Schlauch entsteht von der Oberfläche her, so ist damit noch nicht entschieden, von welcher Art Epithel er ausgeht; von ursprünglichem normalen oder dysplastischem Oberflächenepithel des Ovariums, oder von sekundär implantiertem (Sampson). Man müßte nachweisen, daß bei sonst normalem Genitale (selbst das ist fast utopisch) von dem Oberflächenepithel des Ovariums Schläuche in die Tiefe dringen, von denen einige sich endometrioid umwandeln. Es bleibt aber auch dann unbenommen, die Beweiskraft zu bezweifeln.

Auch neuere Autoren haben solche verbindenden Schläuche der endometrioiden Herde im Ovarium mit der Oberfläche zum Beweise angeführt (v. Oettingen und Linden u. a.).

Ebensowenig wie die Schlauchverbindungen mit der Oberfläche kann man die größere Menge der endometrioiden Herde entscheiden lassen, von wo sie ausgegangen ist. Einen wesentlichen Anteil an der Ableitung der endometrioiden Herde vom Oberflächenepithel des Ovariums hat unsere ältere Kenntnis von der Fähigkeit des Oberflächenepithels in mannigfacher Gestalt in das Ovarium einzudringen. Hier kennen wir die einfachen Grade

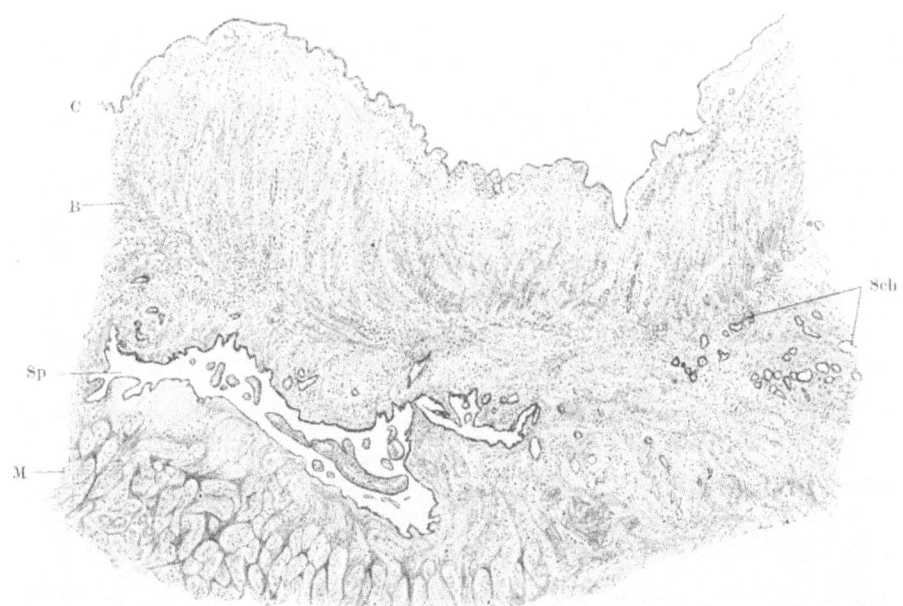

Abb. 285. Tube und Ovarium bei chronischer Perioophoritis miteinander verwachsen. Das Oberflächenepithel hat zwischen beiden Organen Spalten (Sp) von unregelmäßiger Form hinterlassen, von denen aus das Epithel in Gestalt von Schläuchen (Sch) mit zelldichtem Bindegewebe in die Tiefe wuchert, unten zur Tubenwand (M) hin und oben gegen die Wand einer Epithelcyste (C) im Ovarium, zwischen der Cyste und der Tube ein fibrilläres zellarmes Bindegewebe (B) mit geringer lymphocytärer Infiltration (T. 370). (Leitz Obj. 1. Okul. 1. Tubus 20)

der reparativen Vorgänge bei chronischen Entzündungen, ferner einen sehr häufigen Befund, schlauchförmige Einstülpungen und Cystenbildungen, von denen es nicht immer feststellbar ist, ob sie zu den Folgen der Entzündung gehören. Von diesen zu den Cystadenomen der Ovarien kennen wir alle Übergänge, so daß wir keine Bedenken haben, alle diese Dinge vom Oberflächenepithel herzuleiten; zugegeben daß auch Abschnürungen desselben, im Fetalleben besondere Wucherungsfähigkeit haben mögen. So ergab es sich, daß bei der großen Fülle solcher Befunde von Cylinderepithelbildungen aus dem Oberflächenepithel es uns gar nicht schwierig schien, auch die endometrioiden Bildungen im Ovarium den übrigen einzureihen und ihre besondere Differenzierung aus einer besonderen heteroplastischen Anlage zu erklären. Die Bezeichnung „Keimepithel" für das Oberflächenepithel des Ovariums tat ein übriges, uns an die embryonalen Verhältnisse zu erinnern und ihm allerhand Fähigkeiten zuzutrauen. Wir müssen in kurzen Zügen die Bilder vorüberziehen lassen, die uns die Umwandlung des Epithels nahelegten.

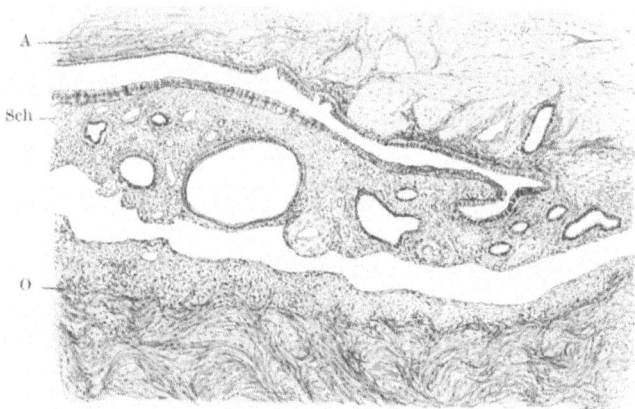

Abb. 286. Schleimhautähnliche Wucherung (Sch) in Adhäsionen (A) zwischen Ovarium (O) und Fimbrienende der Tube (195, 79). (Leitz Obj. 3. Okul. 0. Tubus 14.)

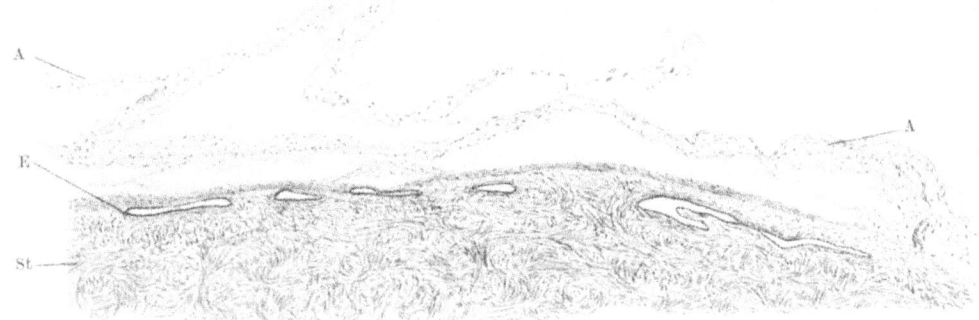

Abb. 287. Reste chronischer Perioophoritis. Das Epithel (E) bildet längliche Spalten parallel zur Oberfläche, auf der Adhäsionsmembranen (A) zunächst in dichterer, darüber in lockerer Form lagern. St Stroma der Rinde (55, 49). (Leitz Obj. 3. Okul. 0. Tubus 14.)

Die Entstehung von epithelialen Räumen an der Oberfläche des Ovariums unter frischen Auflagerungen ist so eindeutig wie irgend möglich. Ich habe ihr an Hunderten von Ovarien Aufmerksamkeit zugewendet und sie in den allerersten Anfängen bis zu den letzten Andeutungen unter den starren narbigen Membranen mit Kalkbildung verfolgt. Es kommt Anfangs unter entzündlichen Erscheinungen, leichter Rötung der Oberfläche, Hyperämie, leichter Infiltration zum Verlust des Oberflächenepithels an einzelnen oder vielen Stellen, Austritt von Infiltratzellen und seröser Flüssigkeit auf die Oberfläche,

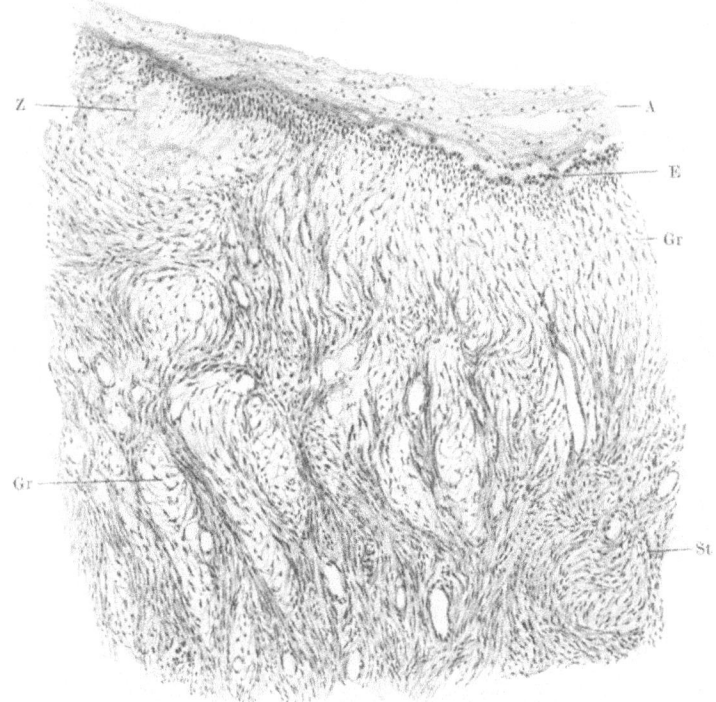

Abb. 288. Frischerer Grad von schwerer chronischer Oophoritis, Perioophoritis. Teils in Organisation begriffene Exsudation als Auflagerung (A) auf dem Ovarium. Das Epithel (E) der Oberfläche ist zum Teil erhalten, beginnt zu wuchern. Das Stroma (St) ist überall und besonders an der Oberfläche lymphocytär infiltriert, weiterhin stark aufgelockert, ein in Rückbildung begriffenes Granulationsgewebe (Gr). Zerfallende Partien (Z) sind stark erweicht. (195, 42.) (Obj. 3. Okul. 3. Tubus 15.)

Organisation durch Bindegewebszellen aus der Albuginea und Gefäßen zu anfänglich sehr zarten Membranen. Die gleichen Prozesse spielen sich an dem Gewebe der anliegenden Organe, Tube, Ligament, Darm ab. Überhaupt, der Vorgang ist überall der gleiche, auch am Uterus. Die neugebildeten Membranen liegen den Organen, in unserem Falle dem Ovarium stellenweise unmittelbar an; es bilden sich also Verwachsungsflächen, anfänglich zart. Das Epithel, soweit oberflächlich erhalten, erlaubt keine Verwachsung der Auflagerungen, vielmehr überzieht es von der Peripherie her die untere Seite der anliegenden Membranpartien und so entstehen die Epithelspalten zwischen Ovarium und Adhäsionsmembranen, meist eng, zuweilen flach bläschenförmig mit geringer flüssiger Exsudatmasse gefüllt. Auch dringt das Epithel, wenn die Entzündung nicht völlig oberflächlich, sondern ein wenig tiefer vor sich geht, sowohl in das Ovarialgewebe in Gestalt ganz kleiner enger, unregelmäßiger Schläuche ein als auch in die Adhäsionsmembranen. Nur zuweilen gehen diese Schläuche auch tiefer in das Ovarialgewebe in Form unregelmäßiger Lichtungen; solches habe ich nur bei stärkeren Graden gesehen. Diese Epithelwucherung hält sich zunächst meist in den bescheidenen Grenzen reparativer oder regenerativer Auskleidung von Lücken in entzündetem oder granulierendem Gewebe der Albuginea oder auch zuweilen des Rindenstromas. Immerhin kommt unter der Auflockerung des Gewebes zuweilen eine recht erhebliche Aussaat des Oberflächenepithels zustande, die man sich kaum anders als durch einen auf das Epithel ausgeübten Wucherungsreiz entstanden denken kann. Sind die Granulationsmembranen anfänglich äußerst zarte, spinnwebendünne, oft in mehreren Schichten gelagerte und mit kolbigen Auswüchsen versehene Schleier, so festigen sie sich durch Vermehrung der Bindegewebszellen und Ausbildung von reichlichen kollagenen Fibrillen zu derben Auflagerungen, die nicht selten so gleichmäßig werden, daß sie ohne weiteres als Albuginea angesehen werden. Vor dieser Täuschung bewahren uns die Epithelspalten, die durch ihre im Schnitt leicht zu verfolgende Reihenstellung die ursprüngliche Oberfläche des Ovariums verraten.

Betrachtet man diese Befunde an einem großen Materiale, so muß man sagen, daß das Epithel sich in der Mehrzahl der Fälle ziemlich passiv verhält, wenn man absieht von dem ersten reparativen Vorgehen. Daneben findet sich jedoch eine große Reihe von Fällen, in denen das Oberflächenepithel Neigung zur Wucherung zeigt. Diese äußert sich teils ohne Adhäsionsmembranen in Form kleiner Sprossen und Papillenbildung, oder auch richtiger kleiner Papillome, teils entstehen in den soeben geschilderten Spalten Papillenbildungen und Ausstülpungen. Die Spalten sind dabei zu Cysten erweitert, deren Entstehungsgeschichte sehr eindeutig daraus zu entnehmen ist, daß sie mit mehr oder weniger veränderten und gar nicht veränderten Spalten in Reih und Glied, das heißt in gleicher Gewebsschicht der Albuginea und des Rindenstroma unter den alten Adhäsionsmembranen liegen [1].

Wenn ich die entzündlichen Veränderungen in frühen Graden schrittweise bis zu den ältesten Fällen mit narbig verhärteten Adhäsionsmembranen von Stufe zu Stufe verfolgen kann, so habe ich kein Bedenken, die Entzündung nicht nur als auslösenden vorübergehenden Reiz, sondern auch als Dauerreiz in Einzelfällen anzusehen. Keineswegs will

---

[1] Mestitz mißdeutet in einem einzigen ihm zur Verfügung stehenden Schnitte diesen überaus gewöhnlichen Befund als metastatische Endometriuminseln unter der Oberfläche des Ovars. Das hätte sich wohl vermeiden lassen bei Untersuchung von nur einem Dutzend älterer Ovarien mit alter Adhäsion.

ich damit ausdrücken, daß das Epithel nur auf den entzündlichen Reiz allein mit Vermehrung reagiert. Die übrigen Reize sind nur noch weniger bekannt. Ferner unterliegt es für mich keinem Zweifel, daß das Oberflächenepithel des Ovariums von Fall zu Fall und von Stelle zu Stelle verschiedene Fähigkeiten (Potenzen), verschiedene Differenzierungsstufen haben wird, daß sogar besonders geartete Zellen eingelagert sein können (Heteroplasie). Je nach den Fähigkeiten wird die Epithelproliferation ausfallen und schließlich darf nicht vergessen werden, daß der Differenzierungszustand, der Reizzustand der Zelle nichts absolutes ist, sondern in Beziehung zum übrigen Gewebe, zum ganzen Organismus steht in gegenseitiger Abhängigkeit.

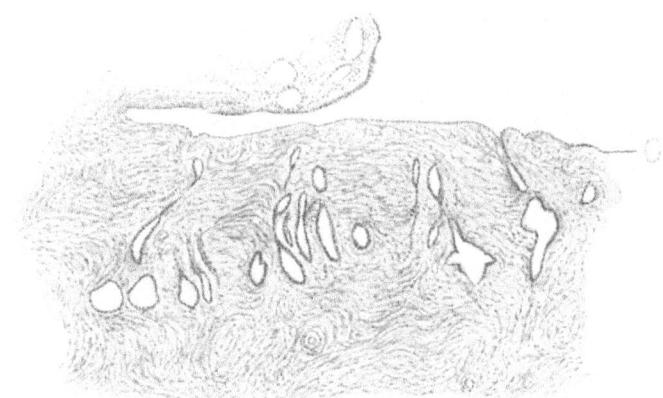

Abb. 289. Das Oberflächenepithel des Ovarium dringt in Gestalt von Schläuchen in das durch chronische Entzündung aufgelockerte Bindegewebe und bildet Cysten. Das Oberflächenepithel schlägt sich links auf eine noch frische Adhäsionsmembran um. Das Rindenstroma ist lymphocytär infiltriert. (Leitz Obj. 3. Okul. 1.)

Kurz, es hängt von inneren und äußeren Bedingungen ab, ob die Zellwucherung fortschreitet oder nicht. So kann unversehens unter scheinbar ähnlichen Bedingungen aus den papillären Bildungen, aus den Schlauchbildungen das Bild kleiner Cystadenome und Papillome entstehen. Keineswegs müssen alle diese Blastoide und Blastome unter sichtbaren Veränderungen an der Oberfläche des Ovariums entstehen, sondern es ist sehr wahrscheinlich, daß viele epitheliale Neubildungen des Eierstockes aus besonderen Keimen hervorgehen, die unter der Oberfläche oder tiefer liegen mögen (Walthard, R. Meyer, Akagi). Ich will hier nur in Kürze feststellen, daß das, was v. Kahlden sehr ausgiebig dargestellt hat, zu Rechte besteht, nämlich, daß vom Oberflächenepithel des Ovariums ausgehende Schlauchbildungen zu adenomatöser Wucherung und richtigen Tumoren führen können. Hiermit haben die endometrioiden Bildungen zunächst keine unmittelbare Beziehung. Diese mir in Hunderten von Fällen bekannten gradweise verschiedenen Oberflächenepithel-

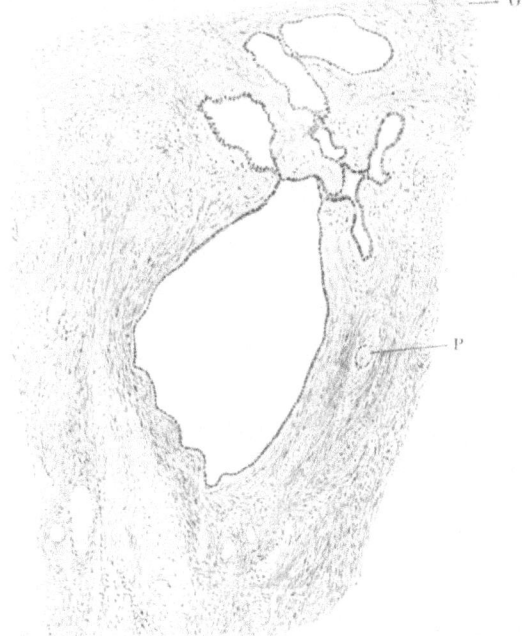

Abb. 290. Chronische Oophoritis in Heilung. Von der Oberfläche (O) abgeschnürte Epithelcysten in der teilweise sklerotischen Rinde. P Primärfollikel. Auf der Oberfläche schwache Reste aufgelagerter Membranen (213, 66). (Leitz Obj. 3. Okul. 1. Tubus 14.)

einwucherungen stehen in engster genetischer Beziehung zu den serösen Cystomen und Papillocystomen.

Diese Betrachtungen könnten als abseitig angesehen werden, doch scheint es mir für die Pathogenese der endometrioiden Wucherungen zunächst einmal wichtig, sie morphologisch abzugrenzen, wenn dieses möglich ist. Auch v. Oettingen und Linden haben sich nach dieser Richtung bemüht und unterscheiden 2 Gruppen, von denen sie die Einsenkungen von oben her als typische Einlagerungen (v. Kahldens) bezeichnen, jedoch hervorheben, daß in allen ihren 5 Fällen dieser Art die cytogene Reaktion des umgebenden Gewebes mehr oder weniger stark ausgesprochen ist. Sie glauben an den verschiedenen Stellen eines Falles die Umbildung zu endometrioidem Gewebe verfolgen zu können. Der Zusammenhang mit der Oberfläche ist an vielen Stellen gewahrt; die „Einstülpungen" von engen Schläuchen mit niedrigen Epithelzellen sind von kaum verändertem Ovarialstroma begleitet. Bei weiterem „Vordringen" in die Tiefe und bei Ausdehnung in die Breite tritt Auflockerung des Stromas ein, unter „Umwandlung" der spindligen Zellen in cytogenes Gewebe. „Gleichzeitig wird" das Epithel der Schläuche hochzylindrisch, und erst jetzt beobachtet man die typische Sägeform der Uterindrüsen. Diese Schilderung hat als unbedingte Voraussetzung ihrer Gültigkeit, daß Vorgänge sich zeitlich und räumlich in der genannten Reihenfolge vollziehen. Das Nebeneinander der Bilder wird in Form des zeitlichen Geschehens geschildert, wie ich durch die gesperrt gedruckten Bezeichnungen hervorhebe.

Immerhin können zuweilen einzelne Fälle durch genaue Untersuchung Aufschluß geben. Namentlich, wenn sich nur einzelne Herde finden. Auf solche hat man also genauer zu achten. Herr Dr. Brühl hat in einem unserer Fälle, den er wegen einer atherombreiartigen Masse in einer Cyste zwischen Tube und Ovarium am freien Rande des Ligamentes genauer untersuchte, zufällig einen sehr kleinen endometrioiden Herd gefunden. Die weitere genaue Untersuchung ergab weiter keine Spur ähnlicher Herde. Die Folgerung würde für Sampson lauten, der einzige Herd nahe dem abdominalen Tubenende spricht für die Implantation einer Anschwemmung aus der Tubenöffnung, wenn eine solche bestünde. Die Tube war aber in unserem Falle derb verschlossen; sicherlich schon seit langer Zeit, nicht locker verklebt, sondern narbig verwachsen. Der sehr kleine endometrioide Herd würde also sehr lange Zeit gebraucht haben, sich oberflächlich zu bilden, ohne in die Tiefe zu wachsen. Man kann weiter schließen, deshalb ist in diesem Falle Sampsons Theorie nicht angebracht; der kleine endometrioide Herd unter entzündlichen Adhäsionen scheint aus ortsansässigem Epithel zu stammen.

Aus solchen kleinen Steinchen, wenn sie eifrig gesammelt werden, ließe sich schließlich ein Mosaik fügen, das ein besseres Bild geben kann, als es heute aus den gefärbten Berichten möglich ist.

In ähnlicher Weise wie von v. Oettingen und Linden werden die Vorgänge von Kitai, Ballin, Pischzek und P. Schmidt aufgefaßt, und schließlich ist es kaum etwas anderes als das, was auch Sampson zugibt, wenn er auch mit der einen Hand wegzieht, was er mit der anderen gibt. Auf diesen Punkt seiner Ausführungen muß ich noch wiederholt hinweisen, weil sich zeigt, daß auch dieser Autor in den Tiefenwucherungen des Oberflächenepithels, soweit sie nicht ausgesprochen endometrioid sind, ein peinliches Hindernis findet. Sampson sagt, daß er eine Reihe von Fällen untersucht habe, wo er auf Ausstreuung von Endometrium durch die Tuben nicht rechnete, wie z. B. bei Tubargravidität und anderen Erkrankungen, die mit Bildung von Adhäsionsmembranen einhergingen. Er muß zugestehen, daß stellenweise den endometrioiden ganz ähnliche und schwer zu unterscheidende Wucherungen von Oberflächenepithel der Ovarien und vom Peritonealepithel ausgehen. Er glaubt, daß das aus den Tuben austretende Menstrualblut die Stellen reize und sich dadurch die genannten Wucherungen bilden. Es sind das ganz dieselben Stellen, von denen er annimmt, daß durch Menstrualblut Uterusschleimhaut angeschwemmt zur Ansiedlung komme. Welche von beiden Theorien er im Einzelfalle anwendet, will er davon

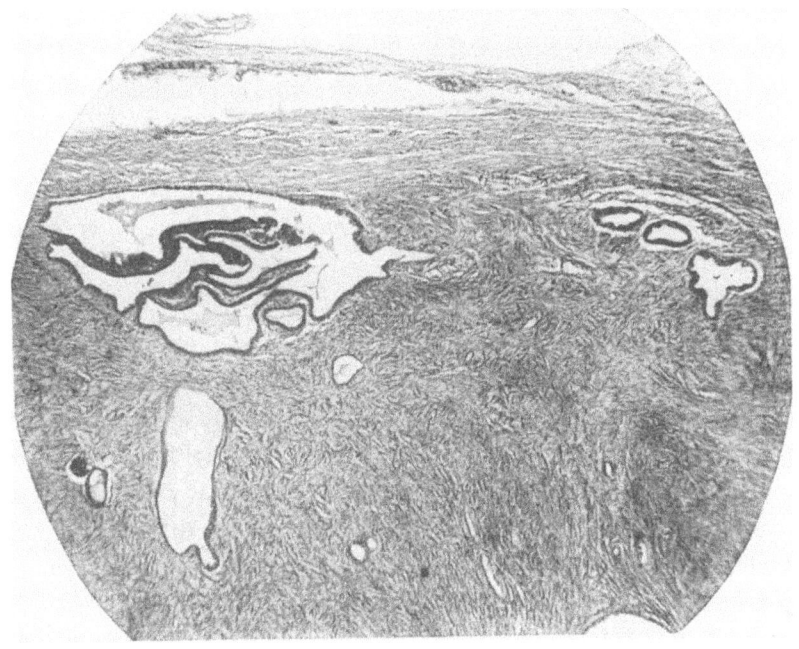

Abb. 291. Die lockeren oberen Schichten = Adhäsionen sind an der Unterseite (links) mit niedrigem Epithel bekleidet, die sich auf und in die Ovarialrinde fortsetzen und hier ebenso wie die kleineren Cysten und Schläuche rechts zum Teil deutlich endometrioid sind (T. 6104). (Lichtbild schwacher Vergrößerung.)

abhängig machen, ob die Wucherung mehr oder weniger endometriumähnlich ist und so sieht er sich schließlich genötigt, in ein und demselben Falle aus einzelnen Stellen endometrioide Implantation, an anderen Stellen Wucherung des ortsansässigen Epithels anzunehmen. Und so kommt er schließlich an den gleichen Punkt, von dem wir früher ausgegangen sind.

Damit schließe der Reigen der histologischen Deutungen und der aus ihnen entstandenen Ansichten über die Genese der endometrioiden Herde im Ovarium. So viel geht aus unseren Auseinandersetzungen hervor, daß den Fragen vorläufig objektiv nicht beizukommen ist. Das darf nicht abschrecken, vielmehr ist zu hoffen, ja zu erwarten, daß bei systematischer Untersuchung sich Anfangsstadien finden werden, die die Wagschale stärker beeinflussen werden, vielleicht ausschlaggebend sein werden. Mit der kritischen Abwägung ist vorläufig nur ein Gleichgewicht festzustellen.

Rückblick auf die Ovarialherde und Teercysten.

Nur ein Teil der Teercysten gehört zu den endometrioiden Bildungen und nur ein Teil der endometrioiden Teercysten geht aus ursprünglich endometrioiden Herden durch mentsruelle Blutung in die schleimhäutigen Hohlräume hervor. Ein anderer Teil besteht aus ursprünglich anders gearteten Cysten wie Parenchymcysten und Cystomen, die von der endometrioiden Wucherung sekundär befallen werden, sei es von der Oberfläche des Ovariums her oder auch aus dessen Innerem. Kurz, das endometrioide Gewebe kann in die Wand beliebiger Hohlräume und Cysten, gegebenenfalls auch Absceßhöhlen einbrechen und ihre Höhle auskleiden.

Der Bau der endometrioiden Herde im Ovarium ist oft außerordentlich hoch entwickelt und sie funktionieren oft besonders gut. Der Gehalt an Muskelzellen ist nicht genügend einwandfrei dargestellt. Die Bedeutung der Herde für Ovarialgravidität und für Carcinombildung wird äußerst stark überschätzt. Dagegen wird die Aussaat von Endometrium aus geplatzten Teercysten auf das Peritoneum mit Bildung neuer Herde am Darm, im Douglas usw. für möglich und wahrscheinlich gehalten unter Betonung, daß die Aussaat nicht aus menstruell abgestoßenen, sondern aus lebensfrischen ausgestoßenen Teilen entstehen kann.

Die tief im Ovarium liegenden endometrioiden Herde werden zuweilen von den Markcysten und Retekanälchen theoretisch abgeleitet, wofür Beweise ausstehen; sogar werden diese normalen Teile irrtümlich als Endometrium gedeutet. Tubenepithel kann auf zwei Wegen in das Ovarium wuchern, erstens von der Fimbria ovarica aus durch den sogenannten Hiluskanal; zweitens von der Tubenlichtung aus durch infiltrative Wucherung der Tubenschleimhaut (Adenomyosis tubae interna). Es steht noch der sichere Nachweis zu erwarten, daß solche Wucherungen von Tubenepithel und Fimbrienepithel endometrioiden Bau und Funktion annehmen können; doch scheint das sehr leicht möglich.

Es steht nach Hunderten von Befunden, die man wegen ihrer Häufigkeit geradezu banal oder landläufig nennen muß, sicher fest, daß vom Oberflächenepithel des Ovars nicht nur unter Adhäsionen oberflächliche Wucherungen entstehen, sondern auch Tiefenbildungen in der Ovarialrinde geringeren und stärkeren Grades, hyperplastische, organoide und blastomatöse Neubildungen (Abb. 285—291).

Eine andere Frage ist, ob hieraus endometrioide Bildungen entstehen; den Beweis hierfür darf man sich nicht zu leicht machen. Die „Umwandlung" ist kaum zu beweisen. An der Oberfläche des Ovariums muß man freilich mit der Möglichkeit rechnen, daß das sogenannte Keimepithel ausnahmsweise einige indifferente Zellen mit besonderen Differenzierungsfähigkeiten birgt, oder daß solche gelegentlich dicht unter der Oberfläche im Ovarium liegen und sowohl nach außen als nach innen wuchern. Außerdem steht jedoch Sampsons Theorie in Wettbewerb, daß auf pertubarem Wege endometranes und tubares Epithel auf die Ovarialoberfläche zur Einnistung und Tiefenwucherung gelangt. Ein Beweis, ob das Epithel von außen nach innen oder umgekehrt wuchert, ist kaum möglich zu erbringen. Die Deutung ist auf völlig außen oder völlig in der Tiefe gelegene Herde zu beschränken, unter Serienschnittführung des ganzen Organs und unter genauester Berücksichtigung der übrigen Organe. Es eignen sich Fälle mit altem Tubenverschluß dazu und nur kleinste alleinstehende Herde.

Die Entstehung der ovariellen Herde ist nicht geklärt und braucht nicht notwendiger Weise in allen Fällen gleichartig zu sein.

e) Pathogenese der Adenomyosis und der Adenofibrosis endometrioides.

Allgemeiner Teil.

a) Histogenese.

Mit Vorbedacht haben wir die Pathogenese, insbesondere die Histogenese schon in den einzelnen Abschnitten besprochen, soweit es örtliche besondere Eigenheiten verlangten. Wir wollten damit die Betrachtungen über das Gemeinsame und Trennende übersichtlicher gestalten. Wir weisen wegen der Einzelheiten im Abschnitte über die Tuben auf S. 367f., den Uterus auf S. 392f., die peritoneale Adenofibrosis S. 435f., Darm S. 515f., die extraperitoneale auf S. 477f., Leistengegend S. 474f., Bauchwand S. 497f., Nabel S. 508f., Ovarien S. 520f.

Schon aus unserer Einleitung geht hervor, daß die einzelnen Theorien über die Pathogenese allgemein Kinder ihrer Zeit sind. Die embryonalen Aberrationen, die heterotope Wucherung als Folge der Entzündung, die Metaplasielehre, die Hormonlehre, die Menstruationslehre, die Lehre von der Metastasierung gutartiger Gewebe. Erster Ausgangspunkt aller Studien war namentlich die klinische Beobachtung von W. A. Freund, der v. Recklinghausen auf die eigenartigen Tumoren des Uterus aufmerksam gemacht hat. Ende der Beobachtung ist wiederum die klinische Erfahrung, daß spontan menstruelles Blut aus den Tuben treten kann und durch Pertubation auch künstlich in die Bauchhöhle gelangen kann. Die hierauf gegründete Theorie Sampsons ist die originellste von allen, so originell, daß sie zunächst bei uns große Überraschung und äußerst lebhaften Widerstand hervorgerufen hat, der einer ruhigeren Würdigung in manchen Punkten gewichen ist.

Wir stehen noch mitten im Streite und keine der alten Theorien ist ganz aufgegeben. Keine der neuen wird allgemein anerkannt. Nur eines steht heute so fest, wie keine andere der vielen Fragen, das ist die Histogenese der Adenomyosis interna, auf die wir sogleich zu sprechen kommen werden.

Es ist sehr lehrreich zu ersehen, wie stark theoretische Bedenken uns in der richtigen Deutung, ja selbst in der einfachen Beobachtung gehemmt haben. Die an sich als richtig bestätigte Theorie Cohnheims, daß manchen Geschwülsten embryonal verlagerte Gewebskeime zugrunde liegen, hat in ihren Übertreibungen durch Andere und in falscher Umkehr Verheerung angerichtet. Es bedurfte großer Anstrengung, die Meinung durchzusetzen, daß weder diffuse Wucherung der Schleimhaut, noch cytogenes Stroma in der Muskulatur an sich eine embryonale Versprengung bedeute, daß sie vielmehr bei den Erwachsenen entstehen könne. Es galt als selbstverständliche Voraussetzung, daß embryonal verlagertes Gewebe andere stärkere Fähigkeiten habe, als das Gewebe der Erwachsenen; man hatte nicht daran gedacht, daß jenes auch an abnormer Stelle normal ausdifferenzieren und daß dieses indifferente oder unreife Zellen enthalten könne. Die „embryonale Verlagerung von Gewebsteilen" war begrifflich falsch ausgelegt worden. Die falsche Voraussetzung mußte ausdrücklich zurückgewiesen und es mußte nachgewiesen werden, daß gerade Uterusschleimhaut, wenn embryonal verlagert, sich genau so ausdifferenziert wie die ortsrichtige Schleimhaut, das „Endometrium". Ja wir dürfen heute unter Hinweis auf die ausdifferenzierten Schleimhautinseln im Uterus der Neugeborenen und Kinder besonders hervorheben, daß bei Erwachsenen kein Befund bekannt ist, der ein Indifferentbleiben von embryonal verlagerten Teilen des Müllerschen Epithels wahrscheinlich macht. Es mußte das schwere Vorurteil aus dem Wege geräumt werden, daß nur bösartige Neubildung die Grenze überschreiten könne. Es bedurfte — fast unwahrscheinlich — großen Aufgebotes zu zeigen, daß die Wucherung das Aussehen der Uterusschleimhaut habe.

Diese Dinge sich in das Gedächtnis zurückzurufen und allgemeine Lehren daraus zu ziehen, würde weit über den besonderen Fall der Adenomyosislehre hinaus von Wert sein.

1. Schleimhäutige Genese der Adenomyosis interna uteri et tubarum.

Zuerst hart umstritten von den Gegnern v. Recklinghausens, der sie nur für einen einzigen im Nachtrag seiner Monographie gegebenen Fall anerkannte, ist die schleimhäutige Genese der Adenomyosis heute und seit langem so selbstverständlich, daß darüber kein Wort mehr verloren wird. Die jüngere Generation mag sich über v. Recklinghausens Einstellung verwundern, deshalb sei gesagt, daß sie durch einige Befunde von wirklichen auch subserösen Adenomyomen und durch Adenomyosis uteri externa beeindruckt war und daß die von ihm geübte Technik der Handschnitte die Aufklärung der örtlichen Zusammenhänge der Adenomyosis mit der Schleimhaut, die auch von anderen Autoren verkannt wurde, erschwerte.

Die Beschreibung früherer Autoren läßt nicht immer erkennen, ob sie Adenomyosis interna kannten, oder ob sie Myome mit epithelialen Einschlüssen gesehen haben. Jedenfalls sind schon vor der Arbeit v. Recklinghausens einzelne Fälle bekannt gewesen: Schröder, C. Ruge (1887), Hauser, Schottländer (1893), die eine Umwachsung tiefer Schleimhautdrüsen durch Myomgewebe annahmen. Später haben Lubarsch, Ribbert, C. Ruge, R. Meyer das infiltrierende Eindringen einzelner Schleimhautdrüsen in die Muskulatur verfolgt und daraus auch die tiefer liegenden Adenomyome entstehen lassen. Die Kenntnis der schleimhäutigen Entstehung ist zumeist der Tube (v. Franqué, Hoehne, R. Meyer, Maresch) entnommen, und von ihr aus die entzündliche Ursache auf den Uterus übertragen worden. Im übrigen habe ich bereits in meinem ersten Vortrage (1897) trotz damaliger Anerkennung der Theorie v. Recklinghausens ein schleimhäutiges diffuses Adenom in der Uteruswand vorgezeigt, aber erst 1899 und 1900 habe ich auf die bis dahin unbekannte Häufigkeit der „erworbenen Schleimhautwucherungen" in der Uterusmuskulatur aufmerksam gemacht durch Mitteilung von 7 leichteren und 6 schweren Fällen von schleimhäutiger Adenomysois.

Damals war übrigens die Theorie v. Recklinghausens schon erschüttert durch Koßmann (1897), Cohen (1899) u. a. Auch v. Lockstädt (1898) hatte bereits den Zusammenhang der „Adenomyome" mit Drüsen der Schleimhaut gefunden, sie aber mit der Hypothese einer embryonalen Versprengung vom Müllerschen Gange erklärt. Dagegen hat Cullen in seiner ausgezeichneten Monographie (1903) das Bild der diffusen schleimhäutigen Adenomyosis in einer großen Reihe von Fällen klar beschrieben und mit guten Abbildungen belegt.

Erst allmählich ist die Ansicht der Urnierengenese und der embryonalen Versprengung (Ribbert) überhaupt zurückgetreten und in den Lehrbüchern (Kaufmann, Aschoff, O. Frankl u. a.) erscheint die Schleimhautgenese der Adenomyosis uteri gesichert.

Die Herkunft der Adenomyosis interna tubarum (Abb. 134—163) ist zwar zeitweise auch durch die Theorie v. Recklinghausens für die sogenannten Tubenwinkeladenomyome in Frage gestellt worden, aber bald ist die Herkunft der intramuskulären Epithelwucherung von der Schleimhaut der Tube selber (Chiari) durch den Nachweis des häufigen Zusammenhanges klar erkannt worden [v. Lockstädt (1898, v. Franqué (1900), R. Meyer (1900 und 1901), Gottschalk (1900), Stein (1903), Kehrer (1901), Cullen (1903), Wallert (1910)]. Neue Versuche, einen Teil der Tubenschleimhautanomalien für kongenital anzusehen, haben wir oben (S. 396 ff.) abgewiesen. Bald wurde es selbstverständlich, daß die Wucherung der Schleimhaut des Uterus und der Tube die größte Mehrzahl der früheren „Adenomyome", der heutigen „Adenomyosis" stelle, denn zugleich setzte sich damit die von mir gegen v. Recklinghausen verfochtene Ansicht durch, daß es keine Tumoren waren, sondern diffus hyperplastische Wucherungen. Über die ätiologische Seite dieser Frage s. S. 417. Wenn H. Albrecht (1927) sagt: „die postfetale Epithelheterotopie ist als Ausgangspunkt der mit der Schleimhaut des Uterus und den Tuben zusammenhängenden Adenosis heute über allen Zweifel erhaben", so trifft das unbedingt für die größte Mehrzahl aller erfahrenen Untersucher zu. Darüber hinaus muß man sagen, daß die Herkunft der Adenomyosis von der Schleimhaut nach Zahl der Fälle ganz außerordentlich überwiegt, auch ganz abgesehen von den alltäglichen geringen Graden der basalen Hyperplasie des Endometriums mit ihren Übergängen zu leichter Adenomyosis (R. Meyer), und zwar so sehr überwiegt, daß man zum Beweise einer anderen Herkunft sich keinesfalls mehr wie früher darauf berufen kann es bestehe kein Zusammenhang mit der Schleimhaut. Dieser früher beliebte Einwand gegen die Schleimhautgenese hat zwei große Schwächen; die eine beruht auf ungenügender Untersuchung, weil einzelne Ausläufer der Schleimhaut in der Tiefe sich gewaltig verzweigen können. Die krummen Bahnen längs der Gefäße erlauben keinen schnellen Überblick über den Zusammenhang, dessen Fehlen oder Vorhandensein besonders in der Tube nur durch Serienschnittfärbung oder Injektion (Maresch), dieses besonders in den Tuben, entschieden werden kann. Namentlich im uterinen Tubenteil ist die entlegenste „Schleimhautinsel" in allen Wandschichten verdächtig. Genaue Untersuchung fördert in nicht zu alten Fällen den Zusammenhang zutage. Muskelwucherung und deren fibröse Rückbildung kann Trennung der Zusammenhänge zuwege bringen; wie in der Tube, so im Uterus. Daraus darf nicht auf eine primär isolierte Lage geschlossen werden. Namentlich im Isthmus tubae kommt es zu einzelnen Abschnürungen. Es sei deshalb nochmals gewarnt, hieraus angeborene Anlagen herauslesen zu wollen. Es gibt nur einen sicheren Weg, angeborene Fehler zu zeigen, die Untersuchung an Feten und Neugeborenen.

In der ganzen Lehre von der Adenomyosis ist nichts so sicher gestellt wie das infiltrative Vordringen der Schleimhaut der Tube und des Uterus in die Muskelwand beider Organe bei Erwachsenen. Von dieser Tatsachenkenntnis der Adenomyosis interna können uns Theorien nichts mehr nehmen. Die Alltäglichkeit der geringeren Grade von infiltrativer Schleimhauteinwucherung in die Muskulatur ist bei der überaus häufigen fast physiologisch zu nennenden „basalen Hyperplasie" des Endometriums corporis (R. Meyer) ebenso unumstößlich wie die Häufigkeit der an sie anschließenden mäßigen Grade von Adenomyosis corporis. Außer auf die eigenen sehr zahlreichen Befunde kann ich mich auf die ebenfalls große Erfahrung O. Frankls und Aschheims berufen. Kürzlich bestätigte auch Mestitz an mehr als 100 Uteri die Häufigkeit dahin, daß die Befunde kaum noch zahlenmäßig zu erfassen seien. Die Grenze zwischen Physiologie und Pathologie ist nicht innezuhalten.

Die Adenomyosis cervicis und tubae interna ist dagegen ausnahmslos pathologisch bedingt, aber in ihren geringeren Graden äußerst häufig. Nach dieser Richtung völlig normale Organe bei älteren Frauen gibt es kaum.

2. Embryonale Überbleibsel als Grundlage der Epithelwucherung.

Betrachten wir weiter, welche Tatsachen uns erlauben, die Theorie der embryonalen Gewebsfehler anzuwenden, als die wir in erster Linie die Urnierentheorie v. Recklinghausens und die der Verlagerung von Müllerschem Epithel kennen. Bei der Adenomyosis interna kommen sie für uns nicht mehr in Betracht, doch sehen wir, wie weit sie auf die übrigen Fälle anwendbar sind.

a) Die Urnierentheorie.

Die Urnierentheorie enthält zwei wesentliche Gesichtspunkte: die histogenetische Seite, Abstammung der „adenomyomatösen" Wucherung von versprengten Urnierenblastem und dadurch bedingt die Auffassung vom Wesen der Krankheit. Embryonale Keimversprengung und Tumorenbildung war nach damaliger wesentlich durch Cohnheim hervorgerufener Anschauung eine selbstverständliche Gedankenverbindung. Hier sprechen wir von der Pathogenese, nicht vom Wesen der Erkrankung. Von allen Theorien zählt heute die geringste Anhängerschaft die Urnierentheorie v. Recklinghausens. Die Beweiskraft seiner Erklärungen ist buchstäblich zerpflückt worden. Er stützte sich auf die Morphologie der epithelialen Wucherung und auf die Bevorzugung bestimmter Orte.

Die Ähnlichkeit mit der Urniere sollte in den zu Systemen geordneten Endkolben mit Pseudoglomeruli, Sekretionsröhren und Sammelröhren erkannt werden, die in kammförmiger Anordnung in einen Hauptkanal mündeten. Es war nicht schwierig zu zeigen, daß alle diese Bildungen doch nicht Anspruch auf entfernte Ähnlichkeit mit der Urniere des Embryo machen konnten. Auch waren Irrtümer über deren Bau unterlaufen und die obengenannten Einzelheiten waren weit entfernt, der Reihenfolge in ihrer Zusammensetzung zu entsprechen, die ihnen v. Recklinghausen zuschrieb.

Besonders hervorheben möchte ich, daß die später nochmals von Forßner (1921) für die Urnierenähnlichkeit ins Feld geführte „kammförmige Aufstellung" der Schläuche in Wirklichkeit gar nicht besteht. Erstens münden die Kanälchen nicht ausschließlich einseitig in die „ampullären" Cysten, sondern nur zuweilen und sehr viel häufiger und zwar im gleichen Tumor und dicht nebeneinander an drei Seiten oder ringsum. Überdies in zweifelloser Abhängigkeit von statischen Bedingungen. Was aber noch viel wichtiger ist, wird niemals genügend hervorgehoben und das ist, daß selbst bei einseitiger Einmündung eine Kammform nur durch die irreführende Betrachtung eines oder einiger Schnitte hervorgerufen wird. Dieser Täuschung kann man durch Serienschnitte entgehen oder, wenn man es für wichtig genug hält, durch Rekonstruktion zu Modellen, die keine Kammform, sondern eine Bürstenform ergeben müssen. Mit der Reihenaufstellung der embryonalen

Urnierenkanälchen hat das natürlich gar keine Ähnlichkeit. Aber schon die einseitige Aufstellung der Kanäle ist die Ausnahme; nicht einmal eine Fläche, sondern ein sphärischer Teil der „Ampullen" ist oft genug gespickt mit den „einmündenden" Kanälchen. Natürlich münden sie nicht ein, denn sie kommen gar nicht von Sekretionsteilen her, sondern die Kanäle stülpen sich aus.

Zu all diesen Unzulänglichkeiten im Vergleiche mit der Urniere kam hinzu, was schon anderen Autoren aufgefallen war, daß diese Bilder auch mit denen vereinigt vorkommen, die v. Recklinghausen selber als schleimhautartig anerkannte und dieses sogar in Fällen, die schon durch ihre zahlreichen Zusammenhänge mit der Schleimhaut, unsere heutige „Adenomyosis interna" ihren Ursprung eindeutig verrieten (v. Franqué, Wülfing, Heyne, R. Meyer, Lubarsch, Eipper u. a.). Es war nur nötig, die in einigen Wucherungen mehr, in anderen weniger hervortretenden Eigenheiten zu erklären, die v. Recklinghausen auf Grund einzelner Befunde zu sehr in den Vordergrund geschoben und als typisch für Urnierentumoren auf den Schild gehoben hatte. Er hatte den „organoiden" Bau stark betont; hiergegen machte ich statische Momente geltend, die die Höhe des Epithels, die Ausstülpung der Schläuche an bestimmten Stellen, die Ansammlung von Stroma usw. erklären sollten und zum großen Teil — das muß ich aufrecht erhalten — auch richtig erklärt haben. Die Abhängigkeit der Gestalt der drüsigen Bildungen von dem umgebenden Gewebe ist ganz einwandfrei überall zu erkennen und selbst in der Darmwand sind die einzelnen Herde mit dem „Dach" der ampullären Cysten gegen die Schleimhaut gerichtet und der „Boden" mit den „Sammelkanälen" nach der Muskulatur zu; eine Aufstellung der einzelnen Herde, die v. Recklinghausen besonders als „organoide" angesehen hatte. Die Morphologie ist tatsächlich von Stelle zu Stelle wechselnd, je nach den statischen Wachstumsbedingungen, die von der Wucherungsfähigkeit einerseits des Epithels, andererseits der Muskulatur und des Bindegewebes abhängig sind. So einfach und klar es heute erscheint, daß eine Urnierenähnlichkeit nicht besteht und daß die statischen Verhältnisse für den Bau maßgeblich sind, so ließe sich natürlich doch über den Begriff des organoiden Wachstums streiten, den ich seinerzeit in der Abwehr der Urnierenähnlichkeit nach Möglichkeit zu beseitigen trachtete. Schon früher hatte auch Amann, freilich ohne Parteinahme für die Theorie v. Recklinghausens im Sinne Eugen Albrechts geltend gemacht, daß jede Geschwulstbildung als „organoide Fehlbildung" aufzufassen sei, und daß die schon vorher im Organ vorhandene Art der Gewebsverteilung die charakteristischen Eigentümlichkeiten des aus jenem entstehenden Tumors bedingen. Hierüber kann gar kein Zweifel sein, sonst wären die Tumoren verschiedener Organe nicht verschieden gebaut. Es wird als bekannt vorausgesetzt, daß das Tumorparenchym weitgehende Ähnlichkeit mit den Ursprungszellen haben kann und daß es histoiden Bau zuwege bringt. Die wuchernde Zelle und ebenso das wuchernde Gewebe geraten nicht gleich aus Rand und Band, sondern zeigen ihre Heimatzüge. Nicht anders die hyperplastische Wucherung. Sobald aber das Muskelgewebe mitwächst, ist es sehr fraglich, ob wir berechtigt sind, von Organoid zu reden. So klar die infiltrative Schleimhautwucherung histoiden Bau hat, so willkürlich ist es von uns, wann wir von organoidem Bau reden sollen. So wächst z. B. die Uterusmuskulatur nicht nur auf den Reiz der infiltrierenden Uterusschleimhaut mit, sondern auch das wildeste Carcinom, das seinen histoiden Bau bereits eingebüßt hat, wirkt „myoplastisch". Aber es wirkt auch „osteoplastisch". Ich glaube deshalb, man muß vorsichtig sein in der Bewertung der pathologischen Wucherung. Versteht man weiter nichts unter „organoid" als eine gewisse äußerliche Organähnlichkeit, dann ist die Sache belanglos. Albrecht jedoch hatte das entwicklungsphysiologische Prinzip im Auge. Er war weit entfernt, sich mit äußerlichen Ähnlichkeiten zu begnügen, vielmehr lag ihm an der Erkenntnis der treibenden Kräfte. Er wollte namentlich die einzelnen Arten der Neubildung abgestuft nach ihrer größeren oder geringeren Abweichung vom normalen Bauplan betrachten. So kam es ihm auch darauf an, in bestimmten Geschwülsten die von Haus aus komplexe Anlage zu erkennen. Es kommt hierbei nicht auf das organoide Aussehen an, sondern auf die Erforschung der „Geschwulstanlage", der „Matrix", in der von vornherein die „Gewebsverteilung" wie im Organ ist (Amann). Das trifft also für die Urniere nicht zu, die zu keiner Zeit den muskulären Bau ähnlich der Adenomyosis uteri zeigt.

Nachdem man weiß, daß die Wucherungen der Uterusschleimhaut die „Formationen" v. Recklinghausens liefern, möge man sie getrost histoid oder organoid nennen. Die Uterusschleimhaut hat offenbar auch in ihren Wucherungen noch „histoide" oder auch „organoide" Tatkraft genug, Lichtungen und Schläuche zu bilden, die entfernte Ähnlichkeit mit der Uterushöhle aufweisen. Die Struktur der Adenomyosis wurde also als Beweismittel für die Urnierenabkunft abgelehnt, zumal sich herausstellte, daß Tumoren, die ihrer Lage nach sehr bestimmte Anwartschaft haben, von den Resten der Urniere abzustammen, alles andere zeigten als eine Ähnlichkeit mit dem Typus v. Recklinghausens. Als solche sind zu nennen die retroperitonealen Geschwülste von Hartz, Krönig u. a., meistens Cystome, ferner die Tumoren des Epoophorons, die ebenfalls meist einfache Cystome, zuweilen mit Papillen, oder auch Fibroadenocystome sind, seltener solide Tumoren, wie ein Fall von Brunet, den ich seinerzeit untersucht habe und der keine zu histogenetischen Theorien dienliche Eigenart zeigt.

Die im Verlaufe des Gartnerschen Ganges gefundenen cystischen Tumoren, auf die wir bei den Adenomyomen zurückkommen und sonstige Wucherungen in der „Ampulle" des Gartnerschen Ganges (R. Meyer) waren durch ihre Strukturen der Theorie v. Recklinghausens ebensowenig dienlich.

Gewichtiger als die mehr oder weniger persönliche Willkür der Ähnlichkeitsfeststellung durch einzelne scheint mir der allgemeinere Einwand, daß Urnierenblastem, selbst wenn es verlagert oder nicht verlagert ausnahmsweise unverbraucht liegen und überleben bleiben sollte (abnorme Persistenz indifferenten Urnierenblastems), es keinesfalls die Bedingungen, insbesondere nicht die metamere Körperanlage zum notwendigen Untergrunde ihrer typischen embryonalen Struktur antreffen würde, wie namentlich die „kammförmige Aufstellung" der Kanäle, auf die v. Recklinghausen besonderen Wert legte und die sich in jedem einzelnen Herde seiner „Adenomyome" wiederfand, so daß Dutzende embryonaler Anlagen nötig geworden wären. So einfach, wie die Vorstellung jener Zeit es sich machte, sind die pathologischen Entwicklungsbedingungen doch nicht. Meine Kritik der Theorie v. Recklinghausens sollte nicht nur zeigen, daß die von ihm zum Maßstab genommene Ähnlichkeit mit der Urniere weder im Ganzen noch im Einzelnen bestand, sondern darüber hinaus ging das Ziel auf die allgemeine Feststellung, daß embryonales Gewebe, selbst wenn es in völlig indifferentem Zustande verbliebe, im erwachsenen Organismus weder die statischen Bedingungen noch die der biologisch chemischen Konstitution des embryonalen Gesamtkörpers vorfinde, die zur Entwicklung embyronaler Organstrukturen unerläßlich sind.

Dieser Kernpunkt der ganzen Frage wird in den Erörterungen über die „Adenomyome" von den Autoren übersehen in der Beschäftigung mit den vielen Einzelheiten, und er ist doch viel wichtiger als sie. Was aus Urnierenresten werden kann, zeigen die oben genannten Cystome mit ihrem nichtssagenden Bau, der kein Organoid kennzeichnet und was bestenfalls als „Organoid" aus Urnierenresten hervorgehen kann, das wird durch einen Einzelfall in handgreiflicher Weise klargelegt; ein „Organoid", daß in keiner Weise der Struktur der embryonalen Urniere ähnelt, sondern dem fertigen Organ, das aus ihren normalen Überresten hervorgeht, dem Epoophoron, dem Epoophoron-Gang, dem Gartnerschen Gang, dem Nebenhoden und dem Ductus deferens. Natürlich nicht ähnlich in der kammförmigen Aufstellung der Kanäle wie im Epoophoron (Epididymis) — das ist nach obigen Bemerkungen unmöglich — sondern in dem Bau der einzelnen Kanäle, die den wesentlichen ursprünglichen Bauplan des Tumorgewebes ausmachen. Die Eigenart dieser bisher nur einmal beobachteten Form des Tumors wird von allen Autoren, die sich mit unseren Fragen beschäftigt haben, anerkannt. Es handelt sich aber um ein echtes Blastom und nicht um eine endometrioide Wucherung, so daß wir auf die kurze Wiedergabe der Beschreibung unter den Adenomyomen verweisen. Hier ist der Fall nur insofern von Bedeutung, als er die theoretischen Auseinandersetzungen dahin bestätigt, daß wir selbst von Urnierenresten in ihren organoiden Strukturen nicht auf die Ähnlichkeit mit dem embryonalen Organ zu rechnen haben.

Andererseits sei hier nochmals daran erinnert, daß die zweifellosen Wucherungen von Uterusschleimhaut die besonderen Recklinghausenschen Strukturen zeigen und endlich soll nicht vergessen werden, daß H. Albrecht sogar experimentell durch Transplantation von Endometrium des Meerschweinchens in das Netz „typische Recklinghausensche Formationen" erzielt hat.

Der zweite Hauptbeweis der Theorie v. Recklinghausens war die „Lokalisation der Tumoren"; es genügte ihm, daß sie den Uterusrücken, den Uterusscheitel und die „Tubenwinkel" bevorzugten. Auch legte er keinen Wert auf die Unterscheidung des Wolffschen Ganges und des Wolffschen Körpers; vielmehr sah er sich durch die Überreste des Ganges, die zuweilen wuchern oder Cysten bilden, bestärkt in seiner Annahme, daß dem „Paroophoron" gleiche Fähigkeiten zukämen. Es bedurfte entwicklungsgeschichtlicher Vertiefung, um diese Ansichten richtig zu stellen. Zuerst war es Koßmann, der die Topographie der Urniere gegenüber der Theorie richtig stellte und ich habe dann ein übriges getan, indem ich nach zahlreichen Untersuchungen mit Nachdruck darauf hinwies, daß erstens das Paroophoron, der untere Teil der Urniere im Gegensatze zum oberen Teile (Epoophoron, Waldeyer) zugrunde geht und daß seine Reste gar nicht in die Nähe der Uterushörner kommen, sondern weit lateral und dorsal liegen bleiben. Solche Reste finden sich bei älteren Feten und Neugeborenen nur in kümmerlicher Menge in einzelnen Fällen (Aschoff, R. Meyer, Rieländer) und zeigen überdies so erhebliche Zeichen der Rückbildung, Atrophie, Verhornung, daß man auf ihre Erhaltung im postfetalen Leben nur in ganz seltenen Fällen rechnen darf. Dem entspricht auch die geringfügige Zahl der Befunde retroperitonealer Adenocystome im genannten Gebiete.

Die Erörterungen über die Stellen des Körpers, an denen man aus der topographischen Beziehung der ursprünglichen Lage der Urniere und ihrer späteren Verschiebung auf abnorme Überbleibsel rechnen könnte, haben sich im engeren Kreise der embryologisch arbeitenden Autoren abgespielt. Schon Koßmann hatte auf die Unmöglichkeit der topographischen Vorstellungen v. Recklinghausens über die Urniere hingewiesen, ebenso haben R. Meyer und Frankl betont, daß die Urniere nur bis zu den Ansatzstellen des Lig. ovarii proprium und des Lig. rotundum uteri am Uterushorn reicht. Niemals ist von Embryologen eine tiefere (mehr caudale) Entwicklung der Urniere bei Embryonen gefunden worden. Der unterste Teil der Urniere wird überdies bei der medianen Vereinigung der Uterushörner nicht mitgenommen. Diese entfernen sich unter Verlängerung und Verschmälerung ihrer lateralen Gekröse (Ligamenta lata) und der gesamten Bänder von der seitlichen Beckenwand nach der Mitte des Beckens zur Bildung des Uteruskörpers so stark, daß die winkelige Stellung zur Tube immer bedeutender, erst rechtwinkelig, dann spitzwinkelig wird. Die im Lig. latum seitlich verbleibenden Teile der Urniere werden dadurch vom Uterus ständig mehr entfernt. Eine Verknüpfung von Teilen der Urniere mit dem Uterus kann man sich nur in einer frühen Zeit vorstellen unter der Voraussetzung, daß die Urniere einmal ganz ausnahmsweise weit caudal entwickelt ist und daß eine übrigens topographisch schwer verständliche Verknüpfung (illegale Gewebsverbindung) eintritt. Schwer verständlich, weil die Urnierenkanälchen immer mehr ligamentwärts (dorsal oder lateral) vom Urnierengang und durch diesen vom Müllerschen Gang getrennt liegen. Es muß schon eine besonders unglückliche Zusammenstellung von unübersichtlichen Verlagerungen ausgeklügelt werden, um die pathologische Verbindung der Urnierenteile mit der Geschlechtsleiste zustande zu bringen. Gesehen hat man sie noch nicht und auch die Feststellung Forßners, daß der Wolffsche Gang noch caudal von der Umbiegungsstelle einen Seitenzweig besitzt, bedeutet gar nichts in unserer Frage. Solche oder ähnliche Dinge habe ich ebenfalls beschrieben und halte sie für interessant genug, um in der Pathologie der Ligamente erwähnt zu werden, aber sie beweisen nur das oben Gesagte, nämlich, daß die Seitenzweige (Sammelkanäle) des Urnierenganges lateralwärts, ligamentwärts, aber nicht zum Uterus verlaufen. Mit Forßner bin ich einig, daß die Urniere nicht zu der Gegend der Ansatzstelle des Lig. rotundum am Uterus örtliche Beziehung hat, und daß ihre caudalen Teile später in der Basis des Lig. latum und besonders an der hinteren Bauchwand liegen und meist völlig atrophieren.

O. Frankl, der sich ebenfalls durch eigene Untersuchungen mit der Entwicklung des caudalen Urnierenteiles beschäftigt hat, kam zu dem gleichen Ergebnisse, daß keine Beziehung zwischen diesem und dem Uterus besteht.

Als Ergebnis der ganzen Frage kann man sagen: der sekretorische Teil der Urniere geht verloren; diese Erfahrung kann man nicht nur als Norm obenanstellen, sondern man muß hinzufügen, er geht so regelmäßig verloren, daß man als abnorme Reste ganz besondere Bildungen nachweisen müßte, die sich nach Fundort und Bau nicht anders deuten lassen. Die günstigste statische Bedingung für die Persistenz wäre der obere Teil der Urniere, aber hier geht der sekretorische Teil des embryonalen Organes noch früher zugrunde. Dagegen verbleiben hier die Sammelkanälchen als Epoophoron bestehen, aus dem die Cystome u. a. entstehen. Der untere caudale Abschnitt der Urniere erhält beim Fetus längere Zeit seine sekretorischen Teile als der obere, aber sie liegen wie gesagt, noch weiter vom Uterus entfernt als das Epoophoron.

Eine pathologische Verknüpfung von Teilen der Urnierenreste mit dem Corpus uteri ist beim Uterus simplex nur als äußerste Seltenheit zu erwarten und zwar könnte er wohl einmal in engerer örtlicher Beziehung zum Ausführungsgang der Urniere und dessen weit caudal gelegenen Sammelkanälchen abnormer Weise verbleiben. Dazu müßten diese Teile abnorm persistieren. Denkbar ist solches; aber gezeigt ist es noch nicht. Von pathologischen Wucherungen haben wir aber morphologisch nichts anderes zu erwarten als die äußerste Seltenheit des von mir beschriebenen Tumors (s. w. u.).

Diese Sonderfragen topographischer Beziehungs- und abnormer Verknüpfungsmöglichkeiten zwischen verschiedenen Organen mögen vielleicht den Unbeteiligten gänzlich verschlossen bleiben. Immer noch besser, als wenn sie topogenetische Unmöglichkeiten zu Hypothesen verwenden. Die Erörterungen, die sich an v. Recklinghausens Arbeit anknüpften, haben weit über den Einzelfall der Adenomyosis hinaus dahin geführt, in der Frage der Gewebsmißbildungen überhaupt von den mageren und dunklen Vorstellungen über „Versprengung" (Aberration) und von den um so üppiger wuchernden Kombinationen zur Erklärung von Geschwülsten Abstand zu nehmen — wenn man von gelegentlichen Mißgriffen absieht. **Man kann heute nicht mehr theoretisch embryonale Gewebe aus ihrem Zusammenhange nehmen und an beliebigen Ort verpflanzen, wo man es glaubt zur „Erklärung" auffälliger Geschwulststrukturen verwenden zu können. Die „Aberration" eines Gewebes auf ein anderes ist nur dort möglich, wo die beiden Gewebe ursprünglich in unmittelbarer Beziehung gestanden haben und wenn bei ihrer Entfernung voneinander ihre Abgrenzung gegeneinander genügend unscharf ist, um eine reinliche Trennung zu verhindern. Nur die Kenntnis der normalen topographischen Beziehungen in der Entwicklung erlaubt Beurteilung der „Aberration".**

Die Vorstellung von beliebiger Abtrennung und Wanderung an einen beliebigen anderen Ort ist der Lehre von der illegalen Gewebsverbindung gewichen.

Ohne uns in diese zu besonderem Studium zu empfehlenden Fragen zu vertiefen, soll hier nur gemahnt werden, weder die Urniere noch überhaupt „embryonales" Gewebe hypothetisch zu transplantieren, eine Gedankenoperation, die nicht zur Erklärung ortsungewöhnlicher Gewebe genügen kann. Soviel über die Frage der „Urnierengenese" im Allgemeinen und für ihre Anwendung auf den Uterus im Besonderen. Die besondere Stellungnahme gegenüber den Wucherungen in der Leistengegend habe ich oben (S. 474 f.) genügend ausführlich behandelt. Hier sei daraus nur entnommen, daß zwar nicht die Urniere selber mit der Leistengegend in Beziehung gebracht werden kann, wohl aber das Nachnierenblastem, von dem ich Glomeruli gezeigt habe. Aber Befunde bei Erwachsenen rechtfertigen bisher nicht die Theorie einer abnormen Persistenz verlagerten Nierenblastem als Grundlage von Adenofibrosen der Leistengegend. Alle bisher bekannten Fälle einschließlich von Chevassu (S. 482) sind endometrioide Wucherungen und bedürfen anderer Erklärungen.

Kakuschkin deutet geringfügige Drüsen- und Cystenbildungen im Tubenwinkel der Gebärmutter bei Mangel der Tube und des Ovariums derselben Seite als Adenomyom, das aus dem Eileiter und Uterusresten des Wolffschen Körpers und Ganges entstanden sei, ohne neue entwicklungsgeschichtliche Gründe beizubringen.

Wolffscher Gang.

Es ist nicht bekannt, daß Adenomyosis cervicis aus den Resten des Wolffschen (oder Gartnerschen) Ganges hervorginge. Wohl aber werden Adenomyome mit ihm des öfteren in Zusammenhang gebracht. Wir verweisen deswegen auf den Abschnitt **Wolffscher Gang unter Adenomyom** (s. w. u.).

β) Müllerscher Gang.

Mit der allgemeinen Verurteilung entwicklungsgeschichtlicher Fehlvorstellungen könnten wir auch alle jene Hypothesen übergehen, die „Teile des Müllerschen Ganges" mit unbedenklichem Glauben versetzen, wo immer endometrioides Gewebe gefunden wird. Mit der „Versprengung" ist hier schon gar nichts zu erreichen, weder am Nabel noch in der Leistengegend.

Hier ist eine Einschaltung für diejenigen Leser nötig, denen die Unterscheidung ortsungewöhnlicher Differenzierung und der „Versprengung" nicht geläufig ist. In der Cohnheimschen Lehre, die von Alters her und heute erst recht allgemein nur von Hörensagen unvollständig bekannt ist, wird nicht ausschließlich, sondern nur unter anderem auch die „Versprengung" von Geweben im Embryonalleben vorgesehen. Dieser Teil von Cohnheims Lehre ist zu Unrecht verallgemeinert und vergröbert worden. Die potentielle Anlage zur „Geschwulstbildung", also nur die fakultative Fähigkeit sollten unter anderen auch „an eine ungehörige Stelle geratene Zellhaufen" bewahren. Für Cohnheim war das wesentliche die Beibehaltung des indifferenten oder embryonalen Zellcharakters. Cohnheim hatte sich mit dem Mechanismus („formalen Genese") der Ortsungehörigkeit nicht näher beschäftigt. Erst allmählich hatte sich durch Vernachlässigung die Idee gebildet, daß die „Gewebsversprengung" eine leidige Gewohnheit des Embryo sei. Zu der hierdurch angerichteten Verwirrung habe ich früher kritisch Stellung genommen in meinen Arbeiten über embryonale Gewebsanomalien. Hier kann ich nur anführen, daß die im nächsten Abschnitte zur Sprache kommende Theorie der Entstehung endometrioiden Gewebes aus Peritonealepithel oder Cölomepithel sich auf bekannte andere Befunde ortsfremder Gewebe stützt, die man als ortsungewöhnliche Differenzierung aufzufassen hat. Das ist etwas ganz anderes als „an ungehörige Stelle geratene Zellhaufen" im Sinne eines Ortswechsels oder „Versprengung". Bezeichnend für die hier gemeinte Auffassung der früheren Autoren überhaupt ist z. B. die Ausdrucksweise von Cullen: „Viele Autoren behaupten, daß Teile des Wolffschen Körpers während der Entwicklung des Embryo abgerissen und zum Lig. rotundum herabgeschleppt worden sind" — während er selber sich für „verschleppte Teile des Müllerschen Ganges" einsetzt.

Es ist hier nicht angebracht, meine Kritik der Vorstellungen oder Bedenkenfreiheit bei der theoretischen Anführung von „Versprengungen" wiederzugeben; ich kann sie aber auch heute noch zum Lesen empfehlen. So viel sei nur gesagt, daß der Müllersche Gang im Verlaufe seiner Entwicklung wenig Gefahren zu bestehen hat.

Man hat sich früher wenig beschwert gefühlt bei der Annahme der Versprengung im allgemeinen und vom Müllerschen Gange im besonderen. Auch Ribberts Stellungnahme hierzu war sehr unklar. Koßmann, der auch als Anhänger der Versprengung vom Müllerschen Epithel gilt, meinte mehr die ortsungewöhnliche Differenzierung. Wir haben schon erörtert, daß der Entwicklungsgang des Müllerschen epithelialen Kanales keine entfernten Extratouren ermöglicht. Die Abtrennung einzelner Zellen des Ganges, namentlich bei ungenauer Vereinigung der beiden Genitalfalten, ist zur Erklärung der Schleimhautinseln nötig, die wir im Uterus und in der Vagina schon bei Feten und Kindern finden.

Gegenüber den Hypothesen scheint mir die systematische Untersuchung der fetalen und der kindlichen Geschlechtsorgane auf angeborenen Anomalien sehr viel mehr versprechend. Aber trotz des großen Interesses, das solche Untersuchungen früher erregten, hat die neuere Zeit sie nicht weiter gefördert. Wir sind daher auf die früheren Mitteilungen angewiesen, die nur kurz erwähnt werden sollen. Meine eigenen Untersuchungen sind 1897, 1899, 1901, 1905 veröffentlicht worden. Von 4 epithelialen Inseln (Cystchen und Schläuche), die bei jüngeren Feten gefunden wurden, lagen 3 in der Medianlinie des Uterus, 2 im Korpus, 2 in der Cervix, von diesen 1 in der Vorderwand, die anderen in der Hinterwand. Die Ähnlichkeit der Inseln mit dem Epithel des Genitalkanales ist mehrmals nicht weitgehend. Bei den älteren Feten und Neugeborenen ist die Ähnlichkeit zwischen den Inseln und bei Uterusschleimhaut sehr ausgesprochen (Abb. 292). Auch hier fand ich zweimal die sagittale Medianlinie der Hinterwand im obersten Korpusteile befallen. Auch bei einem 6jährigen Orang-Utan lag eine Schleimhautinsel genau in der sagittalen Medianlinie hinten in den äußeren Schichten der oberen Korpuswand. Ebenso fand v. Maudach (1899) im Fundus uteri eines 5jährigen Mädchens eine Schleimhautcyste nicht weit von der Serosa und ebenso hat Ferroni (1902) einen kompakten Zellhaufen in der sagittalen Mittelebene der hinteren Uteruswand etwa in Höhe des inneren Muttermundes beim neugeborenen Mädchen nachgewiesen.

Betrachten wir diese Gruppe von 10 Fällen, so ist ihnen gemeinsam die insuläre Lage, die weite Entfernung von der Uteruslichtung, die Bevorzugung der Hinterwand 8mal, des oberen Uterusteiles 7 Fälle, gegen Cervix (3 Fälle). Schließlich die Lage in der sagittalen Mittelebene $9:1 = 90^0/_0$. Die 7 Fälle im oberen Korpusteile betreffen die sagittale Mittelebene hinten $6:1 = 85,7^0/_0$. Die Fälle in der Cervix betreffen alle 3 die sagittale Mittelebene, davon allerdings eine sehr große Cyste die ganze Vorderwand, die 2 anderen die sagittale Mittelebene der Hinterwand. Den Fall Ferronis in Höhe des inneren Muttermundes habe ich hier eingerechnet. Man könnte ihn natürlich auch dem Korpus zurechnen. Die Absonderung dieser 10 Fälle von anderen Befunden rechtfertigt sich durch die weite Entfernung der Schleimhaut zum Teil bis nahe an die Außenwand. Damit wird zum Ausdruck gebracht, daß sie Frühversprengungen sind, zum Unterschiede von solchen, die bei ausnahmsweise früher drüsiger Entwicklung der Uterusschleimhaut älterer Feten, namentlich der Cervixschleimhaut einmal durch Abtrennung tiefgreifender Drüsen bei der schärferen Abgrenzung der Schleimhaut gegen die Muskulatur in diese zu liegen kommen können. Solche Fälle sind ebenfalls von mir und Ferroni, aber nur selten, bei Neugeborenen und kleinen Mädchen gefunden worden. Sie können natürlich auch gelegentlich durch völlige Abschnürung zu Inseln in den inneren Muskelschichten werden, jedoch ohne Vorliebe für die sagittale Mittelebene. Nach meiner Kenntnis der normalen Entwicklung und nach meinen Befunden auf dem Gebiete der embryonalen Gewebsfehler überhaupt kenne ich nur zwei hauptsächliche Vorgänge, die zur Abschnürung führen:

1. Das eine ist die ortsungewöhnliche Differenzierung eines Gewebsteiles, sei es im Zurückbleiben auf niederer Stufe oder eine Differenzierung eines Teiles in ortsfremder Art. Unterdifferenzierung (seltener ist „Überdifferenzierung") und Fremddifferenzierung Heteroplasie. Diese ortsungewöhnlichen Grade und Arten der Differenzierung müssen zwar nicht zur Abschnürung führen, aber sie werden leicht abgestoßen, wie denn jeder Trennung, auch der normalen Gewebsarten eine Differenzierung vorausgeht und Ursache der Trennung ist. Betrachten wir nach dieser Richtung hin unsere Frühfälle, so habe ich bereits in meiner ersten Veröffentlichung (1899) auf einige Unähnlichkeiten zwischen dem Epithel der Inseln im Uterus und der Uteruslichtung aufmerksam gemacht. Der Unterschied erschien mir damals bedeutsam genug, anzunehmen, daß kaum Absprengungen vom Müllerschen Gang in Betracht kommen könnten. Es handelte sich um Feten von 11 und $15^1/_2$ cm Körperlänge. In einem Fall lag die ansehnliche Epithelcyste nahe der Mittellinie des Fundus in den äußeren Wandschichten der Hinterwand, im anderen ging ein Schlauch ohne Zusammenhang mit dem Epithel der Uteruslichtung in der rechten Seite der Hinterwand oben im Korpus schräg durch die Schleimhaut bis an oder in die Muskulatur. Später (1905), als sich mich nach ausgedehnteren eigenen Untersuchungen von der Lehre v. Recklinghausens freigemacht hatte, glaubte ich auf die Abstammung vom Müllerschen Epithel nicht verzichten zu können trotz einiger Abweichungen im Aussehen des Epithels. Ich mache diesen Unterschied zwischen den 2 Gruppen nicht so sehr wegen der topographischen Lage der Inseln, die erste Gruppe meist mehr in den äußeren Muskellagen, die zweite mehr der Schleimhaut benachbart, denn die Lage kann sich im späteren Leben ändern. Wichtiger ist mir der Grund für diese verschiedene Lage, nämlich die Art der Abtrennung zu verschiedenen Zeiten des Fetallebens. Im Gegensatze zu den durch Unkenntnis der Entwicklung beflügelten Hypothesen möchte ich ganz eindeutig hervorheben, daß sich Abtrennung von Teilen der Müllerschen Gänge nicht zu beliebigen Zeiten vollziehen, sondern fast ausnahmslos an zwei bestimmte Etappen des Entwicklungsganges gebunden sind. Die Minderzahl der Fälle von Schleimhautinseln betrifft wie gesagt, Abschnürungen von üppig wuchernden Drüsen etwa im letzten Fetalmonate und fast nur der Cervix. Die Korpusschleimhaut kommt hierfür kaum in Betracht, da sie überhaupt nur eine ganz geringfügige Drüsenbildung während des Fetallebens aufkommen läßt. Ich rechne mit der Wahrscheinlichkeit, daß solche Abschnürungen die Grundlage von Polypen abgeben können, die häufig als polypöse Adenomyome beschrieben werden. Manche von ihnen tragen diesen Namen mit Unrecht, insofern es keine Geschwülste, sondern mehr organoide Gebilde sind. Noch weniger sind sie mit der Adenomyosis zusammen einzuschachteln. Wichtiger scheinen mir für unsere Adenomyosislehre die intramuralen und subserösen Inseln, für die nur die frühe Zeit der Entwicklung und zwar nach meiner Meinung fast ausschließlich die Zeit der Vereinigung der beiden Genitalfalten und der beiden in ihnen gelegenen Müllerschen Gänge in Betracht kommt. Über die Art, wie diese Absprengung vom Müllerschen Gange möglich sei, habe ich mir damals einige mehr mechanische Vorstellungen gemacht, auf die wir bald zurückkommen werden. Hier müssen wir die Frage aufwerfen, auf die eine Antwort zu geben heute noch die Zahl der Befunde zu klein ist, nämlich, ob die Unähnlichkeit der abgetrennten Epithelteile auf eine Abstoßung durch Differenzierungsungleichheit zu erklären ist. Im auffallenden Gegensatz zu diesen Frühbefunden stehen nämlich die bei älteren Feten und Neugeborenen gefundenen tief

in der Muskulatur gelegenen Inseln, insofern sie in ganz gleicher Weise wie die Uterusschleimhaut differenziert sind. Stroma und Epithel stimmen zwischen beiden völlig überein (Abb. 292). Daraus könnte man nun keinen Unterschied in den Entstehungsbedingungen entnehmen; vielmehr ließe sich annehmen, daß ein Epithelteilchen zunächst unterdifferenziert zur Abstoßung gelangt, später die Differenzierung nachhole. Auch ließe sich denken, daß eine andere Epithelart früh in den Uterus (etwa von außen) gelangt unter dem Einflusse des Ortes sich uterusschleimhautartig ausdifferenziere. Die Erfolge mit transplantierten Geweben in der Experimentalzoologie lassen weite Ausblicke in der genannten Richtung offen. Wir müssen nur jeden Fall nach Art und Lage für sich betrachten. Eine größere Zahl würde den Einblick sicher erweitern und vertiefen helfen.

2. Als zweite Art, wie die Abtrennung vom Müllerschen Gang zustandekommen könnte, habe ich mechanische Momente in Aussicht genommen. Im biologischen Geschehen von „mechanischen" Vorgängen zu reden, könnte gewagt erscheinen. Man muß das

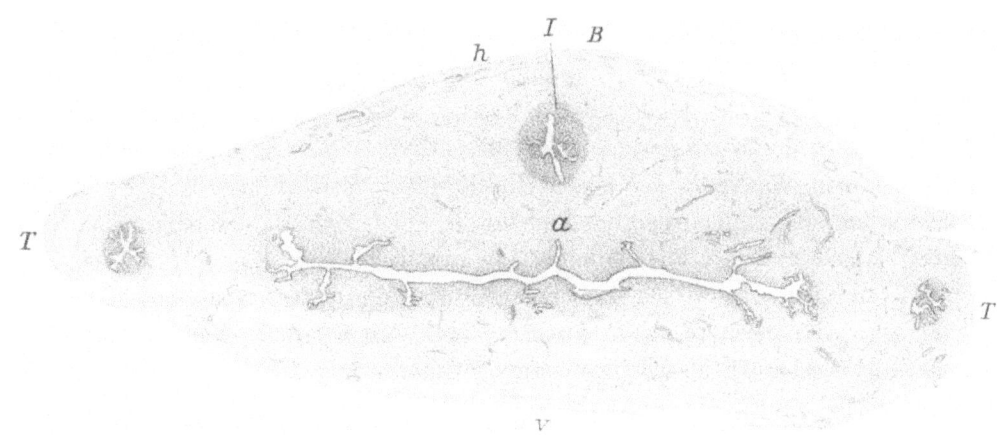

Abb. 292. Querschnitt durch den Fundus uteri eines neugeborenen Mädchens. An der Hinterwand (h) eine buckelige Vorragung (B). Darunter genau median eine Schleimhautinsel (I). Rechts und links die Tuben (T). Eine mediane Ausstülpung der Schleimhaut der Uteruslichtung (a). (Leitz Lupe 42 mm, 18fache Vergr.)

Wort nicht auf die Wagschale legen. Auch bei den vorher genannten Differenzierungsanomalien kann man statischer Einflüsse nicht ganz entbehren, ebenso kann man bei genauerer Betrachtung der mechanischen Entwicklungsstörung selbst von grober Art die besonderen Stoffwechselvorgänge nicht ausschalten. Unsere Einteilung trennt schematisch die der gröberen Betrachtung zugängigen Störungen mit überwiegend mechanischem Einschlag ab. Man soll mechanische Störungen nicht an den Haaren herbeiziehen. Meine Untersuchungen haben den allgemeingültigen Grundsatz ergeben, mechanische Störungen nur auf Grund der Kenntnis der Entwicklung in solchen Zeiten des Geschehens zu suchen, die besonders schwierigen Mechanismus erkennen lassen. Nochmals gesagt, nicht reinen Mechanismus. Also schwierige Zeiten hat der Müllersche Gang zu zwei Zeiten durchzumachen, nämlich die erste Schwierigkeit während seiner Ausbildung, die unter Zellteilung zu seinem Längswachstum in kranio-caudaler Richtung zwischen dem Cölomepithel (Oberflächenepithel der Geschlechtsleiste) und dem Wolffschen Gange führt. Eng zwischen beiden Epithelarten eingeklemmt muß die neueste (caudale) Spitze des Müllerschen Ganges sich den Weg bahnen und unmittelbar darauf durch Dickenwachstum (im

Querschnitt) die beiden Nachbarn auseinanderdrängen. Dann erst umhüllt sich der Müllersche Gang mit Mesenchym, das zwischen die 3 Epithelarten zu treten, also den Müllerschen Epithelstrang (bald kanalisierten Müllerschen Gang) von den beiden anderen zu trennen hat. Ob ohne sonderliche Anomalien der Differenzierung ein rein mechanisches Hindernis unterlaufen kann, das gewissermaßen zu umgehen wäre, bleibe dahingestellt. Eine Verlangsamung in der Abwärtsentwicklung der Müllerschen Gänge ist denkbar; so finden wir zuweilen beträchtliche Unterschiede auf beiden Seiten. Man kann sich vorstellen, daß durch Verspätung eine veränderte Lage angetroffen wird, indem sich Mesenchym zwischen die beiden Nachbarn, Cölomepithel und Urnierengang, bereits eingeschoben hat. Dann fragt sich nur, ob der Müllersche Gang dieses Hindernis überhaupt überwindet. Eine beträchtliche Lage Mesenchym würde sicher das weitere Abwärtswachsen ganz verhindern, aber nur einzelne Mesenchymzellen zwischen den beiden Nachbarn möchten wohl im Stande sein, den Müllerschen Gang an seiner Spitze zu trennen. Wir wollen uns nicht weiter vertiefen. Diese ganze Auseinandersetzung bezweckt nur darauf hinzuweisen, daß mit einer allgemeinen Annahme „Versprengung" gar nichts Brauchbares ausgesagt wird. So kann ich auch über das zweite Stadium kurz hinweggehen, das bereits angedeutete Stadium der Trennung des Müllerschen Ganges vom Cölomepithel und namentlich vom Wolffschen Gange durch zwischentretendes Mesenchym. Diese Trennung ergibt sich aus der verschiedenen Wesensart der beiden Epithelarten (Müller und Wolff); es müßte also wohl schon eine Differenzierungsanomalie im Spiele sein, diese Trennung unter Abschnürung einzelner Zellen unvollkommen zu gestalten. Solche Inseln würden in der Seitenwand zu sehen sein, wo ich sie bereits gefunden und entsprechend geschildert habe.

Weniger belangreich ist die Abgrenzung vom Cölomepithel. Nur im Bereiche der späteren Tube würden wir in der (ligamentären) Unterwand auf Befunde zu achten haben.

Schließlich kommt die schwierigste Stufe der Entwicklung, die Vereinigung der beiden Geschlechtsleisten zum Uterus. Es ist ganz gewiß kein Zufall, daß wir die Mehrzahl der epithelialen Inseln, im fetalen und kindlichen Uterus in der sagittalen Medianebene, oben im Korpus und in der Hinterwand angetroffen haben. Diese drei Merkmale können wir geradezu als Kennzeichen der Entstehung bei der Vereinigung der Geschlechtsleisten zum Uterus hinstellen. Auch eines der drei Merkmale, die sagittale Medianebene muß schon daran denken lassen. Die meisten finden sich aber außerdem hinten und oben und dieses lehrt, daß die zur Abschnürung führende Unregelmäßigkeit dort am leichtesten vorkommt, wo die Vereinigung am spätesten zustandekommt, nämlich oben im Korpus und im Fundus. Die Bevorzugung der Hinterwand erklärt sich möglicherweise durch die vom zwischengelagerten Mastdarm erzwungene Winkelstellung und Behinderung der Geschlechtsleisten. Die Vereinigung zum Uterus erscheint dadurch zuweilen ernstlich erschwert, nicht nur im Korpus, sondern auch anfänglich tiefer unten. Nebenbei bemerkt, hängt die Mechanik von dem ganzen Beckenwachstum und der Organe ab.

Das früheste Stadium einer Unregelmäßigkeit bei der Vereinigung der Müllerschen Gänge habe ich (1899) bei einem Embryo von 31 mm Scheitel-Steißlänge gesehen. Die Müllerschen Kanäle sind bereits zu einem gemeinsamen Kanal mit annähernd zylindrischer Lichtung im größten Teile des normal gebildeten Uterus verschmolzen. Die Abb. 293 stellt einen Querschnitt durch den oberen Teil des Corpus uteri dar, in dem die beiden obersten Teile der Müllerschen Gänge im Uterus in Flächenschnitten (in Aufsicht) getroffen sind. Diese Stelle entspricht zur Zeit dem Fundus der Uterushöhle. Die Unregelmäßigkeit in der Vereinigung der beiden Kanäle besteht, wie im Bilde ersichtlich, in einer etwas ungleichen Lage der Kanäle. Der rechte Müllersche Gang (m. d.) liegt weiter vorne (= v.), der linke Gang (m. s.) liegt weiter hinten. Dadurch erhält die verschmolzene Lichtung eine schiefe Lage. Nebenbei bemerkt, trifft man bei jüngeren Embryonen, bei denen die mesenchymale Verschmelzung der Hörner (Genitalfalten) noch nicht so weit vorgeschritten ist, zuweilen ähnliche Ungleichheiten. Die Genitalfalten liegen nicht immer in völlig genau frontaler Lage, sondern die eine etwas mehr vorne als die andere. Neben dieser durch Druck der Nachbarorgane bedingten ungenauen unstimmigen Stellung der Falten bereitet einer Vereinigung der beiden Kanäle auch noch eine Unstimmigkeit ihrer Lage innerhalb der Genitalfalten selber. Im vorliegenden Falle könnten die beiden Genitalfalten wohl eine normale Stellung im Becken eingenommen haben, denn die mesenchymale Vereinigung ist symmetrisch. Nur die Lage des rechten Müllerschen Ganges erscheint hier zu weit in der Vorderwand (v). Es ist gut möglich, daß die Schwierigkeit der gesuchten Vereinigung der beiden Kanäle die Bildung eines verhältnismäßig sehr großen Vorsprunges (e) in die Vorderwand verschuldet hat. Es ist wohl selbstverständlich, daß dieses nur eine Art der Erklärungsmöglichkeiten darstellt, auf die ich im übrigen verzichte. Es kommt mehr darauf an, die Tatsache festzustellen, daß bei der Vereinigung der Müllerschen Gänge im oberen Teile zum Uterus Unregelmäßigkeiten vorkommen, als ihren Entstehungsmechanismus einwandfrei klarzulegen. Dazu würden viele Fälle gehören.

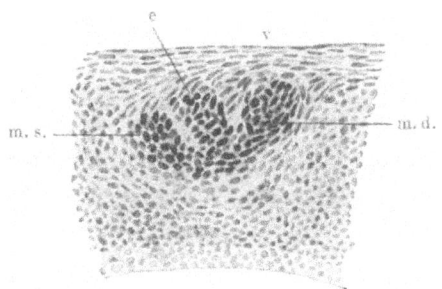

Abb. 293. Querschnitt durch Fundus uteri eines Embryo von 31 mm Länge. m. s. linker, m. d. rechter Müllerscher Gang. e Epithelzapfen in der Vorderwand (v). Näheres siehe im Text.

Hinten, oben, median sind also die Kennzeichen der schwierigen Vereinigung. Nun aber kommt die Frage, welcher Vereinigung? Die der Geschlechtsleisten oder der in ihnen verlaufenden Müllerschen Gänge. Vielleicht beides. Für die Möglichkeit einer Unregelmäßigkeit in der Vereinigung der Müllerschen Gänge spricht der Befund, den ich soeben geschildert habe. Die Lage der Gänge zueinander ist in diesem Falle hier etwas ungewöhnlich. Es ist das der bisher einzige Befund, der ein unmittelbar anschauliches Bild von der Entstehungsmöglichkeit der Abtrennung von Teilen der Müllerschen Gänge bei ihrer Vereinigung gibt. Es ist daher fraglich, ob es ein typischer Fall ist, zumal die Abzweigung in die Vorderwand geht.

Meine Frage, ob etwa bei der Vereinigung der Geschlechtsfalten noch eine andere Unregelmäßigkeit zustandekommen könne, beruht auf der Beobachtung, daß das Cölomepithel auf den Geschlechtsfalten manchmal recht hoch ist und scheinbar nicht immer restlos oder wenigstens nicht immer sofort restlos verschwindet an den Stellen der Vereinigung. Die Beobachtung dieser Dinge im Zustande der Entstehung ist sehr schwierig und wird nur durch zufällige Befunde bei Untersuchung an sehr großem Material gelingen. Ich will nur die Aufmerksamkeit darauf lenken, daß Epithelinseln (später Cysten) in der Vereinigungsebene der beiden Uterushälften nicht nur aus Müllerschem Epithel, sondern auch aus Cölomepithel entstanden sein könnten. Wir werden späterhin darauf zurückkommen.

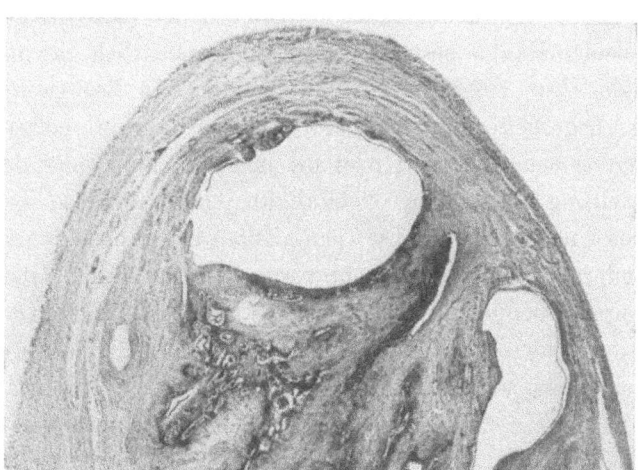

Abb. 294a. Rudimentäres Horn des Uterus mit Adenomyosis cystica bei einer Erwachsenen. Das andere Horn zeigte keine Anomalien. (Lichtbild Lupe.)

Wir können diesen Beitrag zur Frage der Bedeutung von Abtrennung Müllerschen Epithels für die Lehre von der Adenomyosis und der Adenomyome nicht abbrechen, ohne einen Hinweis auf die Epithelversprengung im mißbildeten Uterus. Ich habe früher (1905) beim Neugeborenen über den Befund von zahlreichen Epithelcysten in der Muskulatur und vornehmlich im medianen Septum des Cervicalteiles berichtet. Es handelt sich um einen Uterus supra bicornis, infra septus eines 8 Monate alten Fetus. Ebenso hatte ich bei einem Neugeborenen mit nur einem wohlgebildeten Uterushorn in dem rudimentären Uterushorn zwei abgetrennte größere Schleimhautcysten, eine in der Schleimhaut selber und eine in der Muskulatur gefunden. Ich habe diese Befunde damals als geeignet erklärt, die schwierige Passage des Müllerschen Ganges bei diesen Mißbildungen zu bekräftigen und auch die öfters behauptete Häufigkeit der Adenomyosis (Adenomyom) im doppelten Uterus zu erklären. Die Schwierigkeit der Passage mag in dem Falle von rudimentären Nebenhorn (Abb. 294a und b) in dem oben angedeuteten Sinne dahin beleuchtet werden, daß der Müllersche Epithelstrang auf mesenchymale Hindernisse stößt und an seinem neuesten Ende sozusagen zersplittert, zerteilt wird. Wenn nämlich die blinde Endigung in solch einem Falle mit primärer Epithelschwäche zusammenhinge, so wäre die überschüssige Bildung und Absprengung gerade am Ende des rudimentären Ganges schwer zu verstehen. Ich muß aber hinzufügen, daß die verwickelten Verhältnisse bei den Mißbildungen nicht eindeutig sind.

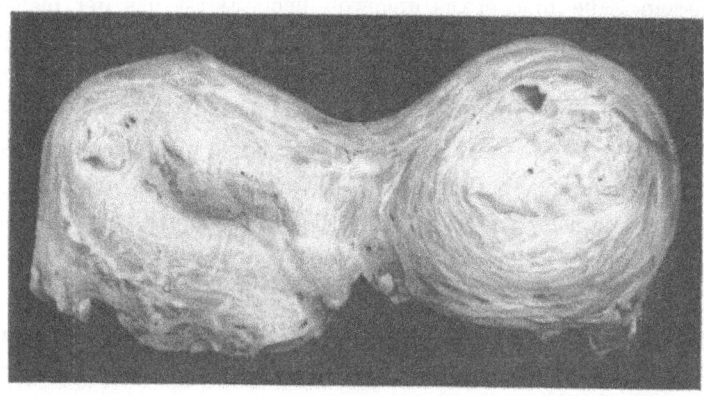

Abb. 294b. Uterus bicornis von 51jähriger Frau mit Metrorrhagien (T. 7562). Querschnitt durch das mit Lichtung versehene Horn (im Bilde links) mit geringer Adenomyosis, und durch das völlig atretische Horn mit stärkerer Adenomyosis (im Bilde rechts). (Lichtbild, wenig verkleinert.)

Schließlich sei gesagt, daß die Absprengung von Epithelien sich nicht auf den Uterus beschränkt und es scheint mir gerade im Hinblick auf die Adenomyosis im Beckenbindegewebe und namentlich der Vagina und des Septum rectovaginale sehr nötig, Befunde in Erinnerung zu bringen, die gerade heute besser beachtet werden sollten.

Bei einem 14 cm langen Fetus mit normalen Genitalien fand ich im oberen Drittel der hinteren Vaginalwand (Abb. 295) in der sagittalen Medianebene mitten zwischen Schleimhaut und rectovaginalem Zwischengewebe eine schlauchartige Cyste mit einreihigem kubischen Epithel, während das Epithel des einfachen Vaginalkanales selber an verschiedenen Stellen verschieden, aber doch überall in normaler Differenzierung zu geschichtetem Plattenepithel sich befand. Die Lage in der sagittalen Medianebene hinten stimmt wiederum mit dem oben gesagten überein und veranlaßte mich, auch diese Cyste als Absprengung bei der Vereinigung der Müllerschen Gänge aufzufassen. Die Epithelverschiedenheit zwischen der Cyste und der Vagina kann natürlich verschieden gedeutet werden. Entweder ist das Epithel zwar dem der Vagina identisch, aber infolge der Abtrennung in der Differenzierung gehemmt, wie man es auch von hypoplastischen Vaginen kennt, oder es ist abnorm differenziert gewesen und deshalb abgestoßen. Die letzte Annahme dürfte natürlich nicht die Lage in der sagittalen Medianebene erklären, die auf Schwierigkeiten der Vereinigung deutet.

Wir dürfen aber auch hier nicht die oben genannte Möglichkeit der Erklärung übersehen, daß das Cystenepithel nicht dem Müllerschen Gange, sondern der Serosa entstammt. Die Annahme macht auch Ferroni für eine große Cyste, die er angeboren ohne Zusammenhang mit dem Peritoneum in der Medianlinie in den meist peripheren Schichten des Vaginalgewölbes

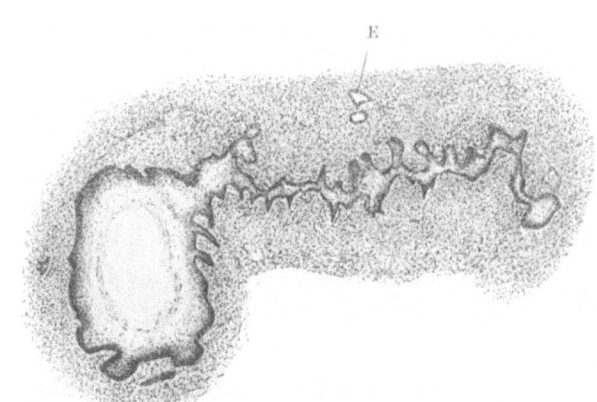

Abb. 295. Schlauchartige Epithelcyste (E) (infolge gekrümmten Verlaufes zweimal durchschnitten) median in der Hinterwand der Vagina (Querschnittsbild) eines 14 cm langen Fetus. Die Cyste hat kubisches Epithel (200, 42). (Leitz Obj. 1. Okul. 4.)

dicht unter dem Douglas gefunden hat. Auch diese Cyste hatte ein einfaches regelmäßiges kubisches Epithel ohne weitere Eigenwand. Gegen seine Deutung läßt sich einwenden, daß das Epithel nichts gegen die Herkunft vom Müllerschen Gange aussagte. Vielleicht ist aber auch seine Annahme richtig.

Hier sei auch an die subserösen Epithelbefunde am Affenuterus von Joachimowits erinnert, die er geneigt ist vom Peritonealepithel herzuleiten. Es muß noch entschieden werden, ob hier eine Heteroplasie des Cölomepithels oder eine Versprengung vom Müllerschen Epithel vorliegt.

Auch eine kleine Cyste, die beim $7^{1}/_{2}$ cm langen Fetus zum Teil in der Vaginalschleimhaut selber, zum Teil im Muskelbindegewebe liegt, fand Ferroni kubisches Epithel. Meine Befunde von Cysten in der Vagina bei älteren Feten und Neugeborenen zum Teil vom Epithel des Sinus urogenitalis (Vestibulardrüsen), teils Plattenepithelcysten u. a. haben für uns hier keine Bedeutung. Ich erwähne nur noch, daß von mir noch zwei weitere Fälle (1912) vorgelegt worden sind, eine Epithelinsel tief in der Vorderwand der Vagina eines Fetus von 3,4 Monaten und eine Cyste ebenfalls in der Vorderwand der Vagina eines Fetus von 5 Monaten. Auch diese Gebilde liegen nahe der sagittalen Mittelebene, oder ziemlich genau in ihr. Auch hier das Fehlen der Differenzierung in Vaginalepithel. Gerade die

Differenzierungshemmung dieser Herde ist es, die uns die Möglichkeit späterer Heteroplasie zu „Endometrium" offen läßt.

Diese Epithelversprengungen in der Vagina alle oder zum Teil vom Müllerschen Gang, aber auch möglicherweise einzelne vom Cölomepithel sind fast noch wichtiger als die insulären Epithelfunde im Uterus. Bei der Besprechung der Histogenese ektopischer Endometriumfunde namentlich im Septum recto-uterinum verdienen sie eine ausgiebige Würdigung und sollten Verzweiflungstheorien entschieden vorgezogen werden. Es versteht sich, daß unsere bisherigen Befunde auch noch nicht ausreichen und daß sie noch einigen Arbeitsgeschlechtern zu schaffen machen werden.

Es fehlen vermittelnde nur in systematischer Arbeit erreichbare Befunde bei Kindern und jungen Mädchen. Der Versuch, alle endometrioiden Herde an ungewöhnlichen Stellen durch Metastasierung zu erklären, übersieht die immerhin schon stattliche Reihe von Befunden angeborener Aberration im Gebiete der weiblichen Geschlechtsorgane.

Es sei schließlich wiederholt betont, daß wir das weitere Schicksal der embryonal versprengten Herde von Müllerschem Epithel nicht vorausbestimmen können. Wir sehen es bei einigen Neugeborenen und noch beim 6 Jahre alten Orang Utan ausdifferenziert zu einer gewöhnlichen Schleimhautinsel. Daraus können Cysten entstehen und vielleicht auch gelegentlich Adenomyosis uteri intramuralis und externa; oder beides zusammen Cysten mit Adenomyosis. Man wird auch auf Durchbruch nach außen und Ausbreitung von Schleimhaut oder endometrioiden Tiefenwucherungen namentlich auf dem Uterus rechnen dürfen. Eine ganze Reihe größerer Cysten, die wir später kennen lernen werden, lassen sich kaum anders deuten und es sei schon hier darauf hingewiesen, daß sie ebenso wie die Befunde von Inseln bei Feten die Mittelebene, den Fundus, die Rückseite des Uterus bevorzugen. Auch die Adenomyosis uteri externa bevorzugt das Dorsum uteri.

Außerhalb des Geschlechtsstranges wird man jedoch vergeblich kongenital „versprengtes Endometrium" suchen; man vergleiche den nächsten Abschnitt.

Bei dieser Gelegenheit muß ich an einen Befund erinnern, von dem ich schon früher (1905) gesprochen habe. Bei zwei Frauen fand ich in ziemlich gleichartiger Weise am uterinen Tubenteil, einmal fast am uterinen Tubenende, am oberen freien Rande aufsitzend eine große derbwandige Cyste mit Serosa, Muskulatur und kubischem Epithel. Also ähnliche Befunde, wie man sie sonst am abdominalen Tubenende häufiger sieht. Es ist natürlich nicht zu entscheiden, wie sie entstehen. Damals habe ich angenommen, daß bei der Loslösung des Müllerschen Epithels vom Cölomepithel Teilchen versprengt wurden. Natürlich könnte dieses auch schon bei dem ersten Abwärtswandern des Müllerschen Ganges passiert sein.

Noch niemals ist außer am oberen Ende der Geschlechtsleiste ein zum Peritonealraum offener Trichter nach Art eines accessorischen Tubenendes entlang der Tuben oder des Uterus gesehen worden. Deshalb ist Koßmanns Theorie von der Entstehung von accessorischen Tuben und Uteri an beliebigen Stellen nicht anwendbar. Abschnürungen dagegen kommen überall vor.

Die Anomalien des Müllerschen Ganges, Abtrennungen des Epithels während der Entwicklung und Verlagerung in die mittleren und äußersten Wandschichten des Uterus und der Vagina bedürfen viel mehr der Beachtung.

Ein großer Teil der Cysten des Uterus, vermutlich auch ein nicht geringer Teil der Fälle von Adenomyosis externa kann aus solchen Inseln entstehen.

Es darf nicht unerwähnt bleiben, daß kürzlich Joachimovits an Affenuteri ähnliche Befunde erhoben hat wie ich am menschlichen Uterus, nämlich Drüsenbildungen unter der Serosa. An manchen Affenuteri erhob er den Befund von zahlreichen aneinander gelagerten Drüsengängen, zum Teil noch soliden Epithelsträngen, die in der Muscularis uteri peripher vom Stratum vasculare liegen und von der Serosa durch eine Schicht Uterusmuskulatur getrennt sind. Diese Drüsengänge haben kubisches, zum Teil schon etwas zylindrisch aussehendes Epithel. An Serienschnitten konnte man in dem einen Falle sehen, daß dieses Drüsenkonglomerat bis unterhalb die Serosa reicht, also schräg von dem Peritoneum muskelwärts zieht: wohl auch ein Hinweis auf die Genese vom Peritoneum aus, sei sie embryonal oder postembryonal. Es sind ausgesprochene Drüsen, wohlgemerkt im nicht graviden Uterus und — wenigstens in diesen Fällen — nicht mit cystischen Lymphgefäßen zu verwechseln (Joachimovits).

Die Ähnlichkeit mit einzelnen meiner Befunde und der oben erwähnten Autoren gibt Veranlassung dieser Frage weiter nachzugehen.

γ) Infiltration mit Fremdepithel als Grundlage der Adenomyosis uteri.
(Mit den Abbildungen 296, 297, 298, 299, 300.)

Adenomyosis pseudmucinosa. Es ist von mir an der Hand von 2 Fällen (Deutsche Pathol. Gesellsch. Würzburg 1925) vorgezeigt und von Kitai in einem Falle ausführlich

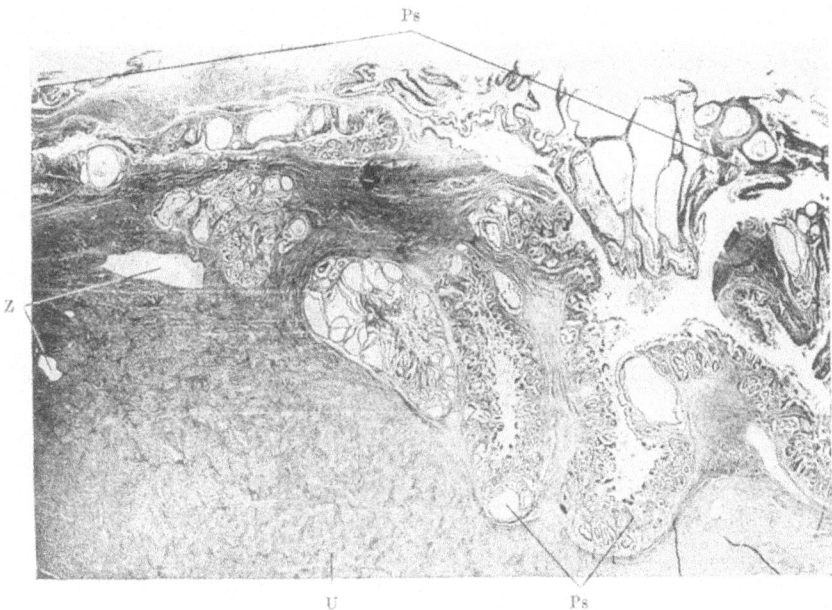

Abb. 296. Das Pseudomucincystom (K) ist mit ganz unscharfer Abgrenzung (G) mit dem Uterus (U) verwachsen. Einzelne Cysten (C) zerstreut in der Uterusmuskulatur. (Schwache Vergrößerung.)

beschrieben worden, wie das Epithel von Pseudomucincystom des Ovarium unter entzündlicher Verwachsung mit dem Uterus in diesen einbricht und dort das Bild der Adenomyosis uteri hervorruft. Makroskopisch mußte man Adenomyosis uteri annehmen, ohne den Ursprung des Epithels erraten zu können. Der Fundus uteri, verlängert und verdickt bot mit dem strangförmig durchzogenen und mit Cysten besetzten Wandgewebe durchaus das Aussehen der gewöhnlichen Adenomyosis und sie würde auch mikroskopisch als solche durchgehen, wenn nicht der Einbruch des Pseudomucinepithels und seine diffus

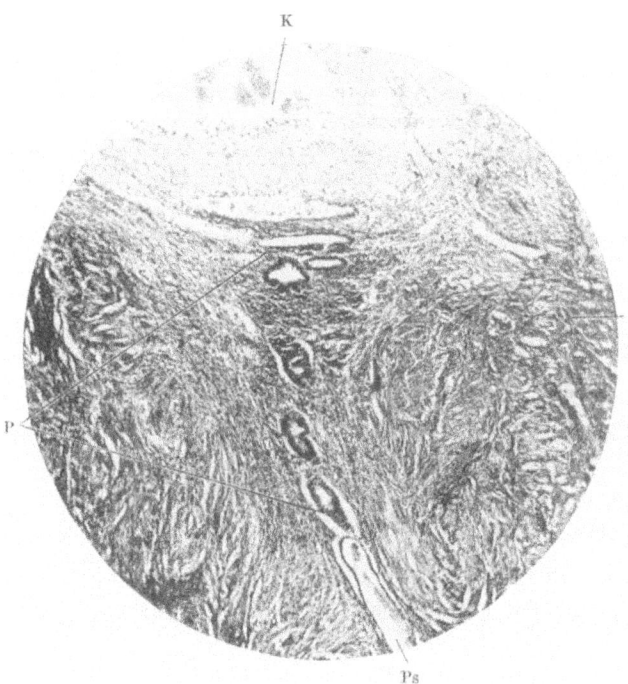

Abb. 297. Das Pseudomucinepithel (Ps) dringt von einer Verwachsungsstelle her aus dem Kystom (K) in den Uterus (U) vor. (Mittlere Vergrößerung.)

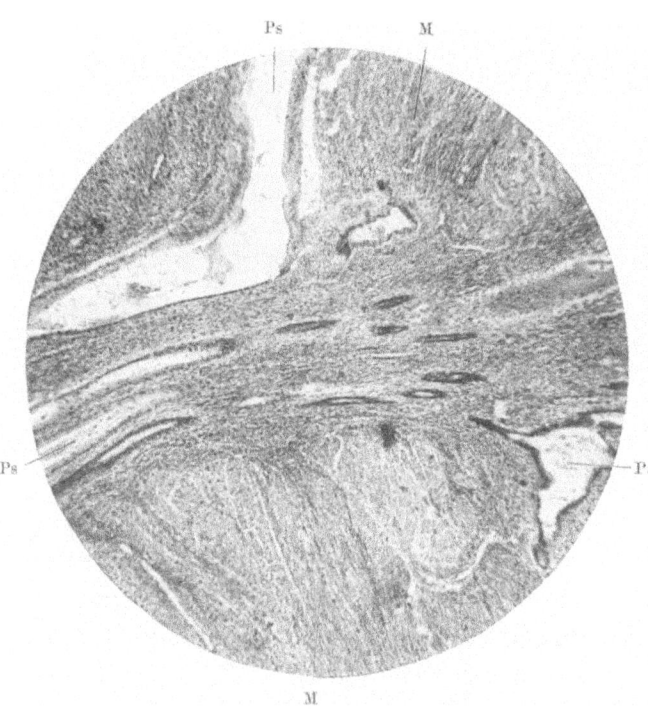

Abb. 298. Stelle aus der inneren Muskelschicht (M) der Uteruswand. Pseudomucinepithelschläuche (Ps) gehen zum Teil in enge Schläuche mit mehr indifferentem Epithel über. (Mittlere Vergrößerung.)

infiltrierende Ausbreitung zwischen den Muskelbündeln und bis in die Schleimhaut die ortsfremde Herkunft bewiese. Dabei ist mehrerlei höchst auffällig; am wenigsten vielleicht die Anordnung eines großen Teils der epithelialen Wucherung in Gruppen von zylindrischen Schläuchen zwischen den Muskelbündeln und in der Form des zylindrischen nicht schleimliefernden Epithels ganz ähnlich den Schläuchen und dem Epithel der gewöhnlichen Adenomyosis. Das Epithel des Pseudomucincystoms verliert wie jedes andere Schleimepithel gelegentlich bei schneller Wucherung die Schleimproduktion und die Umwandlung in Schlauchform kann statischen Einflüssen der Umgebung zur Last fallen.

Sodann ist die Begleitung der Epithelwucherung von cytogenem Stroma auffällig. Es ist nicht von dem der gewöhnlichen Adenomyosis uteri zu unterscheiden und selbst wenn es von der Wand des Cystoms mit eingewandert ist, so läßt die Zunahme des Stromas in der Wucherung doch eine sehr auffällige Beeinflussung erkennen.

Noch wichtiger ist die Wucherung der Muskulatur als Antwort auf den Reiz des Eindringens fremden Epithels. Dazu muß ich hervorheben, daß die 55jährige Kranke bereits 3 Jahre in der Menopause war, entsprechend atrophisches Endometrium ohne heterotope Einwucherung hatte und daß trotzdem die

Wucherung des ortsfremden Epithels in Blüte war und die Muskulatur eine erhebliche Hyperplasie getätigt hatte. Es ist nicht auszumachen, wann die Muskelhyperplasie eingetreten ist, ob vor oder nach der Menopause, aber eines ist sicher, daß sie auf unmittelbare Veranlassung seitens des eindringenden ortsfremden Pseudomucinepithels erfolgt ist. Ein Gegenstück zu der oben beschriebenen Muskelhyperplasie an allen möglichen Stellen ektopischer endometrioider Adenomyosis.

So wie die endometrioide Einwucherung die Muskelzellen der Blasenwand, Darmwand usw. zur Mitwucherung anreizt, also Muskulatur, die dem Einflusse der Ovarien nicht unterliegt, ebenso wird die Uterusmuskulatur ohne den Umweg über die Ovarien durch Fremdepithel unmittelbar zur Wucherung angetrieben.

Der Bedeutung dieses Falles wünsche ich die nötige Beachtung durch Wiedergabe der Bilder (Abb. 296—300) zu geben.

In der Umgebung des Fimbrientrichters der Tube sind Unregelmäßigkeiten nicht selten, accessorische Ostien und so weiter (s. H. Peters). Solche Gebilde haben nur Beziehung zum ampullären Tubenende selber und allenfalls dem oberen Teile der Mesosalpinx. Ferner haben wir (S. 540—543) auf den sogenannten Hiluskanal der Fimbria ovarica hingewiesen, dessen Abnormitäten weiterer

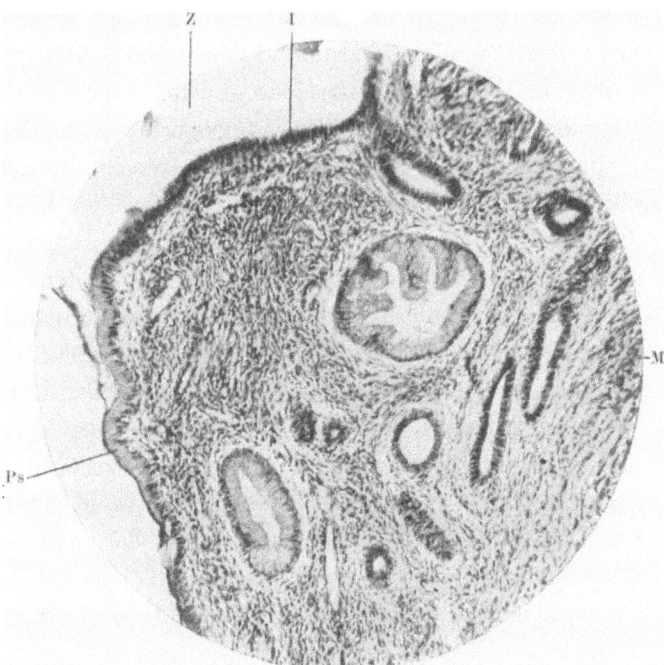

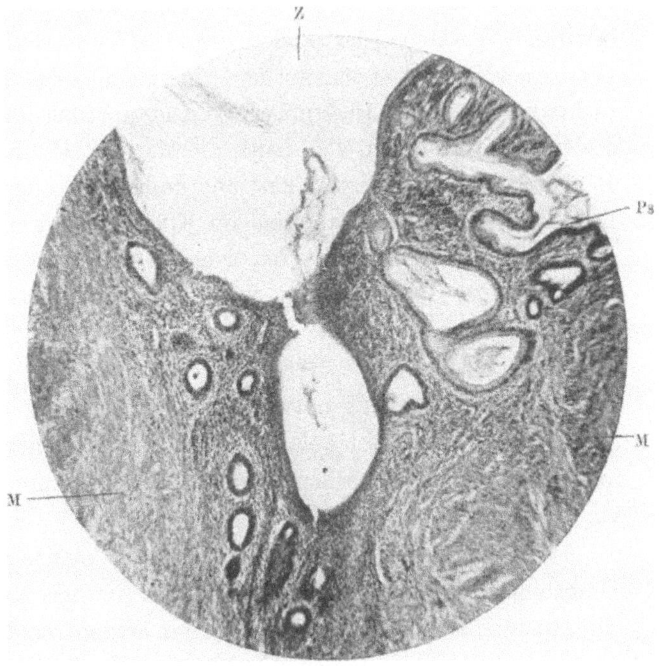

Abb. 299. Aus der Muskulatur (M) in der Mitte der Uteruswand ein Teil eines Herdes mit großer Cyste (Z), mit teilweise indifferentem Epithel (I), teilweise Pseudomucinepithel (Ps). Auch in den einzelnen Schläuchen wechselt das Epithel den Charakter. (Mittlere Vergr.)

Abb. 300. Bezeichnungen wie in Abb. 299.
Abb. 297—300. Vier Lichtbilder aus der Arbeit von Kitai.

Forschung bedürfen. Damit wäre ein Teil der endometrioiden Befunde im Mesovarium und allenfalls auch Ovarium vielleicht erklärbar, wenn sie für sich vereinzelt, also außerhalb des Wettbewerbes mit anderen endometrioiden Herden nachgewiesen werden. Einzelne Befunde dieser Art sind möglicherweise schon unerkannt geblieben (s. S. 543). Bedingung hierfür ist, daß solche Ausschweifungen des Müllerschen Epithels am oberen Teile der Tube über das normale Ziel hinausgehen und außerdem, daß sie die ortsungewöhnliche Differenzierung zu „Endometrium" eingehen; einwandfreier ausgedrückt, wenn sie endometriumähnlich, „endometrioid" arten. Ob dies früher oder später geschieht, ob und wie weit das Ovarialhormon hierbei mitsprechen muß, soll hier außer Frage bleiben; es muß aber gesagt werden, daß wir in solchen Fällen nicht eine Versprengung, keine Transplantation vom Müllerschen Gange annehmen und damit verlassen wir diesen Abschnitt, der die Hypothese von der Versprengung Müllerschen Epithels in die Schranken abwägender Enthaltsamkeit verweist. Man hat schon gelegentlich die Frage erwogen, warum die Verwandlung nur in Endometrium corporis vorkomme. In der Tat sind nicht benachbarte Teile bei der ortsungewöhnlichen Differenzierung stets bevorzugt; doch kommt auch Plattenepithel in der Tubenschleimhaut vor (R. Meyer, Priesel) und Schleimepithel in einem „Adenocarcinom" der Tube (Haselhorst).

3. Ortsungewöhnliche Differenzierung (Heteroplasie), Tubenepithel, Serosaepithel, Rete, Markstränge, Oberflächenepithel des Ovariums.

Wir haben soeben schon aus der nachgewiesenen Tatsache einer ortsungewöhnlichen Differenzierung des Tubenepithels den Hinweis auf die Möglichkeit entnommen, daß gewisse Überschußbildungen Müllerschen Epithels am oberen Tubenende am Ligament auch vielleicht endometrioid wuchern könnten. Zu diesem Gedanken drängen einzelne endometrioide Befunde in dieser Gegend (s. S. 543) und es berechtigt dazu, wie gesagt, die erwiesene Tatsache der endometrioiden Tubenschleimhaut auch an anderen Stellen. Ortsungewöhnliche endometrioide Entwicklung des Tubenepithels hat mit Versprengung nichts zu tun. Diese Heteroplasie = Andersartung findet ihre Seitenstücke an zahlreichen anderen Körperstellen, von denen die Magenschleimhautinseln im Ösophagus als häufiger Befund bekannter geworden sind und deshalb oft angeführt werden. Es gibt für uns näher liegende Beispiele, Cervixepithel im Korpus und umgekehrt; Plattenepithel im Cervicalkanal (nicht hinaufgewandertes, sondern aus ursprünglicher Anlage) und Schleimepithel in der Vagina. Ebenso kommt, wenn auch selten, Plattenepithel in der Tubenschleimhaut vor (R. Meyer, Priesel).

Die endometrioide Heteroplasie in der Tube entsteht scheinbar erst im späteren Leben. Wir mögen als notwendige Voraussetzung dieser ortsungewöhnlichen Differenzierung eine besondere Anlage oder ein Indifferentbleiben von Epithelzellen, vielleicht auch ein subepitheliales Sonderlager annehmen, immerhin erkennen wir die Heteroplasie zu Endometrium an.

So stoßen wir unweigerlich auf die Frage, ob das Serosaepithel in näherer oder weiterer Umgebung der Bildungsstätte Müllerschen Epithels nicht ebenfalls aus Sonderanlagen oder Stätten indifferenten Epithels und unter besonderen Reizen (Entzündung, Hormon) endometrioide Differenzierung eingehen kann. Einen Glauben hieran dürfen wir mit Bejahung ebensowenig wie mit Verneinung abfertigen. Heteroplastische Bildung, die ortsungewöhnliche Differenzierung als solche ist ein nicht wegzuleugnender Faktor begrenzter Möglichkeiten. Nur fehlt es an unbestreitbaren Befunden, solange es Gegnern beliebt, Metastasierung von Endometrium unter allen Umständen vorzuziehen. Beweise fehlen auf beiden Seiten und es handelt sich nur darum, vorläufig die Wahrscheinlichkeit abzuwägen. Auf die Metastase-Theorien werden wir zurückkommen. Wenn sie uns nicht restlos für alle Befunde befriedigen, so werden wir der Heteroplasie den Vorzug geben. Immer unter Vorbehalt, daß was an einer Stelle, in einem Falle unmöglich scheint, im anderen Falle an anderer Stelle nicht abzuleugnen ist. Nicht eine von unseren histogenetischen Deutungsversuchen schließt nötigerweise die anderen aus.

Von embryologischer Seite hat die Serosaepitheltheorie eine warme Fürsprache durch A. Fischel neuerdings gefunden. Fischel geht in seiner Auffassung weit über das hinaus, was wir dem Serosaepithel zutrauen. Er hält alle Ausdifferenzierungen der Gewebe für möglich, die seinem Ausgange vom Keimblatte entsprechen. Das beschränkt sich natürlich auf frühembryonale Entwicklungsstufen, aber er ist der Ansicht, daß die indifferenten Mutterzellen des Peritoneums die ihnen von Haus aus innewohnende Fähigkeit zur Bildung von Uterusschleimhaut beibehalten und bei Gelegenheit entwickeln können. Auf die Bezeichnung kommt es schließlich nicht an, wenn wir unsere ernste Aufmerksamkeit der heteroplastischen Entwicklungsmöglichkeit zuwenden. Mit Recht hat man die „Metaplasie", die Umdifferenzierung fertiger Gewebe in andersgeartete, bis zu einer gewissen Grenze mit Zweifeln verfolgt und sie auf unabweisbare Fälle wie Knochenentwicklung aus Bindegewebe beschränkt, aber manche Autoren auf dem Gebiete der Endometriosis kennen scheinbar keine andere Theorien für ortsungewöhnliche Gewebe als die der embryonalen „Versprengung" und der späteren „Metaplasie"; und wenn die erstere nicht für Embryonen, letztere nicht für Erwachsene ausreicht, dann greift man zur Metastase (Versprengung) bei Erwachsenen. Warum nicht zur Metaplasie bei Embryonen? Oder doch zur ortsungewöhnlichen Differenzierung embryonaler oder indifferenter Zellen? Mit unreifen und indifferenten Zellen müssen wir überall rechnen, anders können wir nicht die Vorgänge normaler und pathologischer Regeneration erklären. Die ortsungewöhnliche Differenzierung ist eine unwiderlegbare Tatsache. Wie weit sie auf das Serosaepithel der Bauchhöhle anwendbar ist, bedarf noch sehr der Aufklärung, aber wenn wir sie für möglich halten oder erweisen, dann können wir sie ebensogut auf die obere Hälfte des Bauchraumes — das ist die Ursprungstätte des Müllerschen Trichters, wie auf den Nabel ausdehnen, der ursprünglich breiter ist als der Rücken des Embryo.

Gerade der Nabel ist die Stätte, für dessen endometrioiden Herde bisher keine bessere Erklärung abgegeben worden ist, als die der heteroplastischen Differenzierung. Nicht die höchst unwahrscheinliche Voraussetzung einer Bevorzugung durch lymphatische Metastasierung, noch die Theorie Sampsons, die hier ebenso scheitert, soweit nicht einzelne Ausnahmen für Fälle von Operationen am Nabel und Hernien zulässig sind. Nur dürfen solche Hernien nicht in frühester Kindheit oder überhaupt nicht in der Jugend vor der Menstruation ausgeheilt sein, denn in solchen Fällen sind sie mechanisch betrachtet, ebenso unzugänglich für die von Sampson angenommene Einpflanzung von Endometrium wie der angeborene Bestand des Exocölom, der physiologische Nabelschnurbruch der Feten. Wir haben bei Besprechung der Adenofibrosis des Nabels besonders darauf hingewiesen, daß eine Beziehung der Herde zum Peritoneum nicht besteht. Ein strangförmiger Stiel ohne Endometrium besteht gelegentlich nach Hernie in der Kindheit. Die bisherigen Befunde erlauben kaum eine andere Erklärung als die einer angeborenen Bereitschaft überbleibenden Cölomepithels (kongenitalen Disposition abnorm persistenten Cölomepithels). Die ungewöhnliche Lebensdauer des Cölomepithels im Nabel kann mit längerem Verbleiben des physiologischen Nabelschnurbruches zusammenhängen; das mag uns wenig kümmern. Die Persistenz als solche ist möglich wie die einer jeden anderen ursprünglichen Verbindung (s. R. Meyer, Zeitschr. f. Geburtsh. u. Gynäkol. Bd. 71 1912). Von dieser Frage hängt so viel für unser weiteres Verhalten in der Beurteilung der ortsungewöhnlichen Differenzierung des Peritonealepithels ab, daß wir mit großem Nachdruck auf die genaueste Feststellung der anatomischen, histologischen und klinischen Befunde hinweisen, die weitere Fälle von Nabelherden erfahren müssen. Nach bisheriger Kenntnis scheint es, als ob die Nabelherde ohne anderweite Herde vorkommen und das wäre ein weiterer Grund, ihre selbständige Entstehung anzunehmen. Bestätigt sich diese Erwartung, dann kann man nur sagen, die Herde im Nabel verdanken ihre Entstehung vielleicht dem besonderen Schutze, den das Cölomepithel hier findet, aber darüber hinaus können wir sagen: was an dieser einen Stelle hier möglich ist, darf auch anderwärts erwartet werden; denn keineswegs ist die umbilicale Einkapselung des Cölomepithels als Erfordernis seiner ungewöhnlichen Differenzierung anzusehen. So grobe Mittel können durch feinere sehr wohl ersetzt werden.

Die Herde in der Leistengegend einschließlich der Labien sind mit den Nabelherden unbedingt in eine Linie gestellt worden, solange man sie wie selbstverständlich als abgeschlossene Herde betrachtete. Der Beweis für diese Voraussetzung muß in jedem Einzelfalle erbracht werden. Wir haben ihn früher für genügend erbracht gehalten, wenn der inguinale Herd scheinbar umschriebene Knotenform und keine Fortsetzung zum Peritoneum hat. Auch hier muß wie beim Nabel die Möglichkeit einer Fortsetzung intraperitonealer Wucherung längs der Gefäße durch Untersuchung des einzelnen Falles ausgeschlossen werden, ehe wir ihn aus dem Epithel des Processus peritonei durch ortsungewöhnliche Differenzierung hervorgehen lassen. Man gebe sich jedoch nicht der Täuschung hin, daß Zusammenhang zwischen intra- und extraperitonealen Herden ohne weiteres den Beweis für die Ausbreitung von innen nach außen erbringen könne. Nur sorgfältige Abwägung aller Einzelheiten des Befundes könnte gelegentlich annehmbaren Aufschluß bringen. Man muß sich stets vor Augen halten, daß die Wucherung ebensogut den Weg von außen nach innen einschlagen kann. Ein völlig vereinzelter extraperitonealer Herd ist natürlich mehr beweiskräftig.

Welche Art von Erklärung sich bewahrheitet, ist noch unentschieden, aber beide könnten wohl nebeneinander bestehen und von Fall zu Fall strenger Prüfung unterliegen. Es ist unbedingt Sampsons Erklärung einer ununterbrochenen Ausbreitung intraperitonealer Wucherung längs der Gefäße und ebenso die Extraperitoneisierung mit Hilfe von Hernien möglich anzusehen. So können wir die Leistenherde nicht in so einwandfreier Weise in Bausch und Bogen als Beweis unserer Theorie ansehen, wie für die große Mehrzahl der Nabelherde, müssen aber erwarten, daß der obigen Forderung auf Feststellung einwandfreier Tatsachen Genüge geschehen wird.

Es muß nochmals besonders gesagt werden, daß wir mit der „Extraperitonisierung" durch Hernien nicht als einer einfachen Tatsache rechnen dürfen. Im Gegenteil wächst sich der Befund von Adenofibrosis in Gemeinschaft oder im Zusammenhange mit Hernien bei näherer Betrachtung zu einer Tatsache von verwickelter Fragestellung aus. Was hat zuerst bestanden, der Herd von Adenomyosis oder die Hernie? Diese Frage läßt sich nicht willkürlich entscheiden. Man wird sie verschieden beantworten, je nachdem man eine peritoneale Implantation, eine Lymphmetastase oder eine Serosaepithelwucherung voraussetzt. Die Hernie führt zu Gewebsreizungen, die der Serosaepithelwucherung günstig wäre. In Operationsnarben kann das Serosaepithel einwuchern, endometrioid werden, die Narbenfestigkeit schädigen und so die Hernienbildung vorbereiten.

Auch muß nochmals ausdrücklich gesagt werden, daß die Hernienbildung als solche nicht die „Extraperitoneisierung" hervorrufen kann. Durch die Einstülpung des Peritoneums als Bruchsack wird das Peritoneum nicht extraperitoneisiert; nur bei Abschnürung des Bruchsackes von der übrigen Bauchhöhle könnte hiervon die Rede sein. Aber ebenso wie das Bauchfell mit seiner gedehnten Umgebung im Zusammenhang bleibt, ebenso bleibt auch eine etwaige vorherige endometrioide Implantation zunächst intraperitoneal — wenn sie nicht bereits selber das Peritoneum aktiv durchwachsen hat.

Die Extraperitonisierung geschieht eben immer aktiv, auch ohne Hernie, durch eigenes infiltratives Wachstum. Es hat deshalb höchstens die Frage — auch praktisches — Interesse, ob die Hernienbildung als eine Folge der durch die Adenomyosis entstandenen Schwächung der Bauchwand oder Bauchwandnarbe aufzufassen sei. Dabei ist noch zu bedenken, ob nicht beides unabhängig entsteht oder gar nebeneinander besteht wie in unserem Falle 7 von Bauchwand-Narbenadenofibrosis.

Der Befund von Hernien könnte für die Frage der Histogenese adenofibröser Wucherung eher in Betracht kommen, wo keine Operationsnarben bestanden hatten, aber selbst hier ist die Sachlage noch unentwirrbar verwickelt. Aus der Begleitung von Hernien können wir also für die übrige Pathogenese, namentlich die Histogenese, keine entscheidende Belehrung schöpfen.

Schluß: Die Theorie der ortsungewöhnlichen Differenzierung des Peritonealgewebes in endometrioides Gewebe stützt sich im Besonderen auf die bisher nicht besser erklärbaren Nabelherde und gründet sich allgemein auf Seitenstücke, auf ähnliche oder gleichartige (analoge) Vorgänge an übrigen Geweben, zum Beispiel der Tubenschleimhaut. Der endometrioide Ersatz der Tubenschleimhaut, soweit nicht durch Implantation entstanden, erlaubt die Annahme, daß heterotope Wucherung endometrioiden Tubenepithels von der Fimbrie aus (S. 542) und durch die Tubenwand hindurch (S. 543) in das Ligament und in die Ovarien gelangt.

Ein irgendwo aus dem Peritonealepithel entstandenes Endometrium hat natürlich weitere intraperitoneale Ausbreitungsmöglichkeiten. Man hat theoretisch noch die Frage zu behandeln, ob nur eine besondere heterotope Anlage einzelner Zellen des Serosaepithels in endometrioide Wucherung geraten kann oder jede indifferent gebliebene Zelle. Diese Frage ist neuerdings namentlich von Walz bejaht worden. Nach seiner Ansicht wären die Cölomepithelien sozusagen bipotente Basalzellen, die den Müllerschen Gang und die Peritonealserosabekleidung liefern. Aus ihnen entwickeln sich Basalzellen zweiter Ordnung, die sich zu nicht weiter vermehrungsfähigen „Arbeitszellen" ausbilden. Das Liegenbleiben indifferenter Cölomzellen erklärt die endometrioiden Wucherungen; es ist sogar Vorbedingung. Im Cohnheimschen Sinne verlagert ist die Beziehung dieser

Zellen zur Geschwulstbildung verständlich. Die Veränderung der äußeren Bedingungen wirkt als Reiz, daher die häufige Entzündung ätiologisch, das Ovarialhormon richtunggebend anerkannt wird. Wenn Walz sagt, daß Metaplasie, ebenso wie Entdifferenzierung abzulehenen ist, so bin ich stets Vertreter dieser Ansicht gewesen, wenn er aber „Metaplasie" im Sinne einer „Prosoplasie" ablehnt, so lehne ich umgekehrt „Prosoplasie" als im Sinne einer Art von „Metaplasie" ab. „Prosoplasie" ist die ortsungehörige Ausdifferenzierung indifferenter Zellen und dann herrscht volle Übereinstimmung.

Auch von De Josselin de Jong wird das heteroplastisch entwicklungsfähige Peritonealepithel als indifferent angesehen und ebenso von Terasaki (Sternberg). Nach meinen früheren Darlegungen habe auch ich diesen Standpunkt immer eingenommen und eine „Metaplasie" im Sinne einer Umwandlung fertiger, einseitig ausdifferenzierter Zellen allgemein abgelehnt.

Lauche hat die Anschauung gewonnen, die intraperitonealen Herde seien aus Implantation nach Sampson, die extraperitonealen aus dem Cölomepithel dahin zu erklären, daß die extraperitonealen Cölomepithelien embryonale Eigenschaft behalten, indifferent bleiben sollen. Diesen Gedanken habe ich in früheren Arbeiten schon allgemeiner vertreten; mit der Möglichkeit des Indifferentbleibens des Cölomepithels im Nabel kann man vielleicht mehr rechnen als an den übrigen Stellen des Peritoneums. Ich habe die Processi peritoneales weiter oben als geschützt bezeichnet. Mit dieser theoretischen Möglichkeit kommen wir natürlich nicht über unverbindliche Erörterungen hinaus. Einerseits ist nicht von der Notwendigkeit eines Indifferentbleibens in den extraperitonealen Stellen die Rede, andererseits beschränkt sich die Theorie des Indifferentbleibens durchaus nicht auf diese Stellen. Es ist kein Grund, hier Halt zu machen, und so habe ich ebenso wie A. Mayer, Menge, Albrecht gegenüber Lauche geltend gemacht, und muß diesen Punkt nochmals hervorheben, daß wir gerade aus den extraperitonealen Herden die Fähigkeit des Peritonealepithels auch an anderen Stellen zur endometrioiden Umwandlung entnehmen. Wenn ich nunmehr für einen Teil der Leistenherde die nachträgliche Extraperitonealisierung, oder unmittelbare Fortsetzung intraperitonealer Herde zugebe, so bleibt doch noch für einen Teil der Herde in der Leistengegend, aber besonders für die Nabelherde bis heute die Theorie ortsungewöhnlicher Differenzierung unangetastet. Der Nabel ist die Hochburg der Serosaepitheltheorie im allgemeinen. Sie darf nicht kapitulieren, ehe jene von den Gegnern eingenommen wird. Das gleiche gilt natürlich für das Oberflächenepithel des Ovariums u. a.

Man hat also meine Einwände gegen die eigenen Befunde nicht als Rückzugsgefechte aufzufassen, sondern als Bemühen, die Tatsachen möglichst tatsächlich zu geben ohne Rücksicht auf die Meinungen, auch nicht auf die eigenen früheren.

Von Mestitz (dem Parteigänger Halbans) wird geltend gemacht, daß die ursprüngliche Lage der kleinsten Drüsenschläuche gegen die Serosatheorie zu sprechen scheine, da wir bei Annahme der Umwandlung von Peritonealepithel doch wohl gerade die kleinsten Bildungen mehr oberflächlich gelagert finden müßten. Wir befinden uns somit zwischen Scylla (Sampson) und Charybdis (Halban). Liegen die Epithelien auf der Oberfläche, dann sagt Sampson, sie seien angeschwemmt und noch nicht implantiert und Halban sagt, nein, sie sind durchgebrochen. Liegen die Herde unter der Oberfläche, dann heißt es bei Halban, hier sind sie entstanden und noch nicht durchgebrochen und wir sagen, sie sind von außen eingedrungen (Serosaepithel oder Endometrium) und abgeschnürt oder vielmehr sie können es sein. Im letzteren Punkte sagt Mestitz: „Wir können uns auch nicht vorstellen, daß eine solche von der Oberfläche ausgehende Bildung bereits in ihren Anfangsstadien, mit welchen wir es der Größe nach zweifellos zu tun haben, eine derartige Invasivkraft aufweist, daß sie sich gerade in der Richtung des größten Widerstandes (Uterusmuskel, Ovarialrinde) fortentwickelt und hierbei unter der Oberfläche gewissermaßen untertaucht, ohne an ihrer Ursprungsstelle irgend ein Stigma zu hinterlassen. Ich fürchte, Mestitz ist sich nicht bewußt, daß sich gegen diesen Einwand ein dickes Buch schreiben ließe, das zum Gegenstande das „Untertauchen" unter die Oberfläche und die Abschnürung infolge Differenzierung (Sonderartung) in der gesamten Ontogenie und Pathologie haben möchte. Aber es wird ihm der Vorgang am Oberflächenepithel des Ovars und bei der Bildung glandulärer Erosio portionis und vieles andere auf dem Sondergebiet der gynäkologischen Pathologie nur vorübergehend entfallen sein.

Abgesehen von dieser theoretischen Meinungsverschiedenheit kann man zugunsten der allgemeinen Wandlungsmöglichkeit indifferenter Serosaepithelien anführen, daß das seröse Bindegewebe des Peritoneums auch überall Decidua bilden kann. Gegen die Theorie einer Ausstreuung von Deciduazellen auf dem Tubenwege (Taussig), die Sampsons Theorie zeitlich voraufgeht, ist anzuführen, daß auch am Zwerchfell Deciduazellen vorkommen. Immerhin sind gerade die Deciduainseln des Peritoneums ohne Epithelwucherung nachweisbar. Fehlt es hier an indifferenten Cölomepithelzellen?

Die ungewöhnliche Differenzierung des Cölomepithels an einzelnen Stellen wie am Nabel zu Müllerschem Epithel würde genügen, um nicht nur Stromazellen, sondern unter Umständen auch Muskelzellen aus dem indifferenten Mesenchym herauszudifferenzieren. Eine Wucherung aller dieser Elemente muß nicht eintreten, sondern kann bei Gelegenheit die Knoten bilden. Ob außer den Nabelherden auch andere in gleicher Weise aufgefaßt werden können, muß abgewartet werden.

Das Oberflächenepithel des Ovariums hat, wie oben (S. 544) ausführlich geschildert, den gleichen Anspruch angemeldet wie das peritoneale Oberflächenepithel. Schon Russel vertrat diese Ansicht. Man wird auch hier sich nicht damit begnügen dürfen, jeder beliebigen Zelle die Fähigkeit endometrioider Umwandlung zuzuschreiben, sondern wird mit der besonderen verborgenen heteroplastischen Anlage rechnen, wie wir sie in der Tube kennen, und im Cölomepithel voraussetzten. Das gleiche gilt für die Markkanälchen, möglicherweise auch das Rete, eine Annahme, die schon von Fellner, Kitai u. a. gemacht worden ist. Die Schwierigkeiten, die dieser Deutung im Wettbewerb mit der Sampsonschen Theorie entgegenstehen, haben wir oben (S. 545f.) ausführlich besprochen. Es ist immer das gleiche Hindernis, an das wir anstoßen; wir haben kein Machtmittel einwandfrei zu beweisen, ob ein Herd nach außen aufgebrochen ist oder ob eine Wucherung von außen nach innen vorgedrungen ist. Daraus entnahmen wir die Lehre, daß nur einwandfrei isolierte Herde ohne Durchbrechungsmöglichkeit als primär angesehen werden können. Die Literatur hat nach dieser Richtung noch keinen einwandfreien Befund zutage gefördert.

Wenn man nach allgemeinen Eindrücken geht, so wird dem Serosaepithel wenig Vertrauen entgegengebracht, weniger als dem Oberflächenepithel des Ovariums, von dem man wenigstens bestimmt weiß, daß es recht häufig in die Tiefe wächst und sogar große Tumoren bildet. Die Abneigung der Autoren gegen die Fähigkeiten des Serosaepithels rührt von der Unscheinbarkeit des „Deckepithels" her. Es erschien früher notwendig zu zeigen, daß es in Vertiefungen, Faltungen kubische und zylindrische Gestalt annehmen könne. Das Vorurteil gegen das harmlose Serosaepithel war um so unverständlicher, als schon lange seine Fähigkeit der Carcinombildung allgemeine Anerkennung gefunden hatte. Primäre Pleura-, Peritoneal- und Netzcarcinome sind in genügender Anzahl bekannt.

Die physiologische Umwandlung in Cylinderepithel während der Gravidität haben wir (S. 440) erwähnt. Heute liegt bei dem großen Operationsmaterial die Sache anders. Es ist ein leichtes, sich in Fällen, die keinerlei Verdacht auf Adenofibrosis peritonealis durch Rückstauung menstruellen Blutes durch die Tuben zulassen, nämlich in jedem beliebigen Falle von Adhäsionsbildungen sich zu überzeugen, daß sowohl das Peritonealepithel, wie auch das Oberflächenepithel des Ovariums sich nicht nur in hohe Zellen umwandeln, sondern auch in die Tiefe wuchern kann. Selbst Sampson gibt nach eigenen Untersuchungen zu, daß diese Wucherungen den endometrioiden Herden ähnlich werden können. Wir werden bei seiner Implantationstheorie darauf zurückkommen.

Cordua und Mestitz meinen, im Vergleich zu den so häufigen Wucherungen am Serosa- und Oberflächenepithel seien die Befunde der heterotopen Schleimhautwucherung zu selten. Dieser Einwurf übersieht den wesentlichsten Teil der Theorie, nämlich die Forderung, daß die Zellen einer besonderen Disposition bedürfen. Im übrigen genügte wohl der Hinweis, daß die Möglichkeit einer ortsungewöhnlichen Differenzierung in „Endometrium" von Halban und Mestitz für die Tubenschleimhaut zugestanden wird. Warum sollte nicht über die erste Ursprungsstätte des Müllerschen Epithels hinaus das Cölomepithel gleiche Differenzierungsfähigkeit haben oder versteckt bewahren?

Also nicht beliebiges Peritonealepithel, sondern besonders vorbegabte „indifferente" Zellen der Serosa und auf dem Ovarium könnten (in Analogie zu den endometrioiden Befunden an Stelle von Tubenschleimhaut) unter besonderen örtlichen Reizen und mit Hilfe allgemein hormonaler Reize zu endometrioiden Wucherungen führen. Es darf nicht unerwähnt bleiben, daß kürzlich Joachimovits an Affenuteri ähnliche Befunde erhoben hat wie ich am menschlichen Uterus, nämlich Drüsenbildungen unter der Serosa. An manchen Affenuteri erhob er den „Befund von zahlreichen aneinander gelagerten Drüsengängen, zum Teil noch soliden Epithelsträngen, welche in der Muscularis uteri peripher vom Stratum vasculare liegen und von der Serosa durch eine Schicht Uterusmuskulatur getrennt sind. Diese Drüsengänge haben kubisches, zum Teil schon etwas zylindrisch aussehendes Epithel. An Serienschnitten konnte man in dem einen Falle sehen, daß dieses Drüsenkonglomerat bis unterhalb die Serosa reicht, also schräg von dem Peritoneum muskeleinwärts zieht: wohl auch ein Hinweis auf die Genese vom Peritoneum aus, sei sie embryonal oder postembryonal. Es sind ausgesprochene Drüsen, notabene im nicht graviden Uterus und — wenigstens in diesen Fällen — nicht mit cystischen Lymphgefäßen zu verwechseln".

Die Ähnlichkeit mit einzelnen meiner Befunde und der oben erwähnten Autoren gibt Veranlassung, dieser Frage weiter nachzugehen.

Gibt man eine Umwandlung des Serosaepithels und des Oberflächenepithels des Ovariums zu, so wird man in ätiologischer Betrachtung zur entzündlichen Reiztheorie gezwungen, wenn man berücksichtigt, daß sich bei nicht zu alten Befunden stets Entzündung findet. Das ist nicht nur von mir stets hervorgehoben worden, sondern gilt auch den neueren Autoren (Oettingen und Linden, Sampson u. a.) als ausgemacht. Als Ursache der Entzündung sehen sie den Ausfluß aus den Tuben, namentlich den des Menstruationsblutes (Sampson) an. Nur will Sampson nicht zugeben, daß solche Wucherungen des Serosaepithels endometrioid werden; wohl ähneln sie bis zu einem gewissen Grade dem Endometrium, aber richtiges Endometrium bilden sie nicht unter dem Einflusse des Blutes. Dazu gehört nach seiner Meinung Implantation pertubar ausgespülten Endometrium oder Tubenepithels. Nachdem er diesen Unterschied durch seine Theorie geklärt ansieht, fragt er, warum das Blut durch seinen Reiz nicht überall endometrioide Wucherung erzeuge, das Blut komme doch überall hin. Man muß zurückfragen, warum bilden sich auch einfache Epithelwucherungen der Serosa überall? Das Serosaepithel muß natürlich erhalten bleiben und wucherungsfähig sein. Der „Reiz" allein tut es freilich nicht; es muß etwas auf Reiz empfindliches vorhanden sein, anders wirkt das Blut nicht als „Reiz".

Nochmals sei gesagt, daß der häufig widerkehrende Einwand gegen die Serosaepitheltheorie, beim Manne fehlten ähnliche Bildungen, an tausend unbekannten Verschiedenheiten embryonaler Differenzierung und postfetaler Reaktionsweisen scheitert. Die männliche Konstitution scheint in der Tat nach dieser Richtung im Verzuge; selbst die vornehmste Leistung des männlichen Cölomepithels, einen Müllerschen Gang zu bilden, ist schmählich vertaner Aufwand, wie seine Rückbildung lehrt und zur Bildung von Endometriosis scheint es geradezu unbegabt. Auch das Oberflächenepithel des Hodens gefällt sich in kühler Zurückhaltung, wo das des Ovariums die kleinsten und größten Cysten und Cystome liefert und der Uterus des Mannes zieht sich noch mehr von der Bauchhöhle zurück. Dafür entbehrt die Frau unter anderem die Prostatahypertrophie, obgleich sie eine Prostata besitzt. Die Unterschiede der sexuellen Konstitution, die selbst bei gleicher pathologischer Anlage im Keime — man denke nur an die Teratome der Keimdrüsen — höchste Verschiedenheiten in den Tumoren verschulden, völlig zu klären, ist die Lebensaufgabe kommender Generationen, wir dürfen sie vorläufig als allmächtig widerspruchslos hinnehmen.

Als Anhängsel der Serosaepithelgenese müssen wir noch die Annahme Schillers bewerten, daß sich Lymphendothel in endometrioides Gewebe umwandeln könne. Schiller selber bringt die beiden in Verbindung. Seine Beschreibung und Bilder erlauben kein Urteil über die Befunde; um so mehr bin ich Herrn Kollegen Schiller für seine Bereitwilligkeit dankbar, mir Einsicht in seine Präparate gegeben zu haben. Leider muß ich feststellen, daß sie seine Auffassung nach meinen Ansprüchen nicht rechtfertigen unter wiederholtem nachdrücklichem Hinweis auf die leichte Täuschungsmöglichkeit durch die nachbarliche Beziehung der Drüsenschläuche zu den Lymphgefäßen und auf die Kunstfehler in den Präparaten.

Es gibt nach dieser Richtung keine Beweismittel. Meine eigenen Befunde beschränken sich auf die Epithelräume in Lymphknoten, für die ich bisher keine bessere Erklärung kenne, doch ist meine theoretische Deutung weder bewiesen, noch möchte ich sie von dem besonderen Falle der Lymphsinus der Lymphknoten einschließlich der zuführenden Lymphgefäße, deren Endothel retrograd ersetzt werden könnte im Sinne Schillers verallgemeinern; (vgl. Halbans Theorie).

4. Die Metastase-Theorien.

Die Ähnlichkeit der ektopischen endometrioiden Herde mit der Uterusschleimhaut, anfänglich verdunkelt durch die Theorie v. Recklinghausens trat immer klarer zutage, bis plötzlich in den letzten Jahren von vielen Seiten die Funktion der Wucherungen mehr und mehr erkannt wurde, so daß manchen Autoren die Ähnlichkeit zu bedeutend erschien, als daß man noch von endometrioiden Wucherungen sprechen könnte. Schon oben habe ich mich mit der Bezeichnung „ektopisches Endometrium" als einer contradictio in adjecto auseinandergesetzt. Entweder sitzt Schleimhaut im Uterus oder außerhalb und Endometrium heißt Uterusinneres. Davon abgesehen, birgt die Bezeichnung mit ektopischem „Endometrium" die Gefahr der Anerkennung, daß nicht nur eine Ähnlichkeit, sondern eine Identität mit dem Uterusinneren vorhanden sei, die nicht anders als durch Transport nach außen zu erklären sei.

So sind die Metastasetheorien entstanden zu denken, die in ihrer Art sehr kühn sich über alle Hindernisse hinwegsetzen; die pertubare und die pervasale.

Die erste läßt das Endometrium auf dem Tubenwege in die Bauchhöhle und von hier weitergelangen, die zweite auf dem Gefäßwege, Blutgefäße und Lymphgefäße. Der pertubaren Metastasierung steht nur das Abdomen zur Verfügung und von hier aus höchstens dessen Umgebung durch direkte Fortsetzung. Für völlig isolierte Herde außerhalb der Bauchhöhle ist die pervasale Metastasierung rein theoretisch im Vorteile. Diese Vorteile werden aber aufgewogen, dort wo diese Herde aus angeborenen Teilen entstanden sein können; und wenn die Herde nicht weiter entfernt vorkommen, nämlich nur dort, wohin das Carcinom des Uterus, der Ovarien usw. metastasiert.

a) Die Theorie der pertubaren Endometrium-Implantation (Sampson).

An den Namen Sampson (1921 und 1922) knüpft sich der Gedanke einer Verschleppung von Teilen des Endometriums durch die Tuben in die Bauchhöhle. Das Staunen über diesen Gedanken spiegelt sich in der ebenso lebhaften wie umfangreichen Erörterung wieder, die sich seit einigen Jahren in der internationalen, meist gynäkologischen Literatur erhoben hat. Man muß H. Albrecht beistimmen, wenn er sagt: „die sero-epitheliale Entstehung der intraperitonealen endometrioiden Heterotopien am Ovar, visceralem und parietalem Peritoneum ist durch die von Sampson begründete Implantationstheorie ernstlich in Frage gestellt worden." Dieses Zugeständnis aus der Feder eines ursprünglichen Gegners der Theorie schließt sich an ähnliche Rückzüge und Bekehrungen anderer Autoren, insbesondere von A. Lauche an, der wie oben gesagt, nur noch für die extraperitonealen Herde in der Leisten- und Nabelgegend „dysontogenetische" Grundlagen annimmt. Ebenso habe ich anfänglich die Theorie für abenteuerlich gehalten, später jedoch in Anerkennung, daß die Serosaepithel-Genese streng genommen schwer beweisfähig ist, die Theorie Sampsons der weiteren objektiven Prüfung empfohlen.

Auch die hier vorliegende Arbeit wird dem augenblicklichen Stande der Frage durch vorsichtige Abwägung der Deutungsversuche gerecht. Namentlich weise ich auf die kritischen Ausführungen in dem Abschnitte über die endometrioiden Herde und Cysten im Ovarium hin (S. 540 f.). Die Schwächen unserer Stellung habe ich nicht verdeckt, aber oben (S. 508 f.) hervorgehoben, daß sie nicht von den Anhängern Sampsons einnehmbar ist, solange einzelne extraperitoneale Herde, namentlich die des Nabels nicht durch Sampsons

Theorie erklärt werden. Die Unzulänglichkeit der lymphatischen Metastasierungs-Theorie für den Nabel haben wir schon erörtert (S. 513f.).

Es bleibt vorläufig zu erwägen, ob Sampsons Theorie nebenbei oder hauptsächlich in die Bresche treten kann. Die Theorie lautet: bei der Menstruation kommt abgestoßene Uterusschleimhaut durch Rückfluß auf dem Tubenwege in die Bauchhöhle und implantiert sich dort. Die Theorie der retrograden Menstruation und Implantation von Endometrium wird von Sampson gestützt durch die Ähnlichkeit der intraperitonealen Herde mit Endometrium; sie entstehen im geschlechtsreifen Alter, sind nicht nur morphologisch gleich, sondern auch funktionell, menstruieren ebenso wie die Uterusschleimhaut selber, bilden ebenso wie sie Decidua und erleiden in der Menopause Rückbildung.

Die Ursache des menstruellen Rückflusses sind in Hindernissen des äußeren Blutabflusses durch Lageverkehrtheiten, Polypen, Myome nicht selten nachweisbar. Konstitutionelle Minderwertigkeit ist Grundlage der Leiden. Auch intrauterine Eingriffe wie Cürettagen, Dilatationen, Durchblasungen der Tuben, brüske Untersuchungen und Operationen am Uterus können zu Transport von Endometrium durch die Tuben führen. Der Blutaustritt wurde während der Menstruation beobachtet, frisches Blut im Douglas gefunden. Die Tuben sind meist offen. In der Tubenlichtung und in dem austretenden Blute finden sich Endometriumteilchen. Die der abdominalen Tubenöffnung zunächst liegenden Teile sind am meisten gefährdet und zunächst und am häufigsten befallen, nämlich die Ovarien und die Hinterflächen der Ligg. lata, der Douglas und die Ligg. sacrouterina. Die Möglichkeit einer Implantation sieht er in den Bauchwandherden nach Operation am Uterus und durch experimentelle Implantation von Endometrium (Jacobson u. a.) bewiesen.

Die intraperitoneale Implantation wird durch wiederholte Reizung des Peritoneums und der Ovarialoberfläche unter dem menstruellen Blutabflusse allmählich vorbereitet. Die übrigen Herde können sekundär entstehen und zwar besonders von den Ovarien her. Die Endometriumteilchen implantieren sich von den Tuben her auf der Oberfläche der Ovarien, dringen von hier aus nach bekannter Art der Adenomyosis in die Tiefe der Ovarien. Sie finden hier einen besonders günstigen Nährboden, funktionieren, bilden durch menstruelle Blutung Cysten, die bekannten Teercysten, die platzen und eine Aussaat von Endometrium in die Bauchhöhle machen und daher an ähnlichen Stellen Implantationsmetastasen im Becken machen, wie geborstene Ovarialcystome. Der teerige Inhalt übt bei seinem Austritt aus den Ovarialcysten wiederum besonderen Reiz auf das Peritoneum aus, führt zu Adhäsionsmembranen, in denen die Epithelien aufgefangen werden und sich ansiedeln. Die Zusammengehörigkeit der endometrioiden Ovarialcysten und der ähnlichen Herde im Douglas, an den Därmen usw., auf die Sampson mit Nachdruck hingewiesen hat, sind schon in den einschlägigen Abschnitten genügend dargestellt worden. Auf ihre Wichtigkeit in der Beweiskette Sampsons sei hier nochmals hingewiesen.

So sind zwei Wege der Implantation mit Endometrium gegeben, der unmittelbare mit dem Menstrualblut und der sekundäre aus den Ovarialcysten. Da nun die peritonealen Herde, die zugleich mit Teercysten einhergehen, also nach Sampson wahrscheinlich sekundäre Implantate sind, eine besonders starke Wucherungsneigung haben, so scheint das Ovarium eine vorzügliche Brutstätte für Endometrium zu sein, also dessen Wucherungskraft zu stärken. Wir erwähnten oben schon die besondere Neigung der Ovarialherde zur

Funktion, die sie freilich gemeinsam haben mit Herden an Stellen mit mechanisch freier Entfaltungsmöglichkeit, z. B. in der Vagina.

Bleiben wir zunächst bei der Theorie Sampsons, so sucht sie an Originalität ihresgleichen. Anfänglich kamen nur Bruchteile zu uns, so daß sie in Deutschland glatt abgelehnt wurde. Lauche war Sampsons erster Parteigänger und heute wird die Theorie in ihren Einzelheiten kritisch abgewogen. Übereinstimmend wird als der heikelste Punkt der ganzen Theorie die Lebensfähigkeit menstruell abgestoßener Uterusschleimhaut betrachtet. Lauches Einwand gegen die Autoren, die wie Menge, v. Oettingen und Linden, die Aussaat aus dem Ovarium zugeben, aus dem Uterus dagegen nicht, übergehe ich hier unter Hinweis auf bereits Gesagtes.

Ebenso erfreut sich allerseits, einschließlich Sampson und Lauche die Meinung der Anerkennung, daß nur auf experimentellem Wege die Frage gelöst werden könne. Zwei Versuchswege sind begangen worden, der erste die experimentelle Übertragung von Schleimhautteilchen in die Bauchhöhle (Autotransplantation). Solche Versuche liegen vor von Jacobson, Albrecht, Katz und Szenes, Ferracciu, Gaifami, Michon, Spirito.

Ferracciu transplantierte bei Kaninchen und Hunden Teile vom Uterus auch in die Vagina und subcutan ergebnislos. Die Teile verschwinden, während sie intraperitoneal verpflanzt ganz ansehnliche Cysten geben. Bemerkenswert ist die Bildung von Cysten aus dem Peritonealepithel nach Einpflanzung nur von Uterusmuskulatur ohne Epithel; während durch Milzstückchen dieser Einfluß nicht ausgeübt wird.

Albrecht sagt selber, daß die Cysten und Wucherungen ganz anders aussehen als die endometrioiden Herde, sie wachsen nicht infiltrativ in die Gewebe. Das ist auch kaum zu erwarten, wenn man berücksichtigt, welchen Reizen das Epithel im menschlichen Körper, auch schon im Uterus ausgesetzt ist. Diese Vorbedingungen müssen zuvor experimentell ersetzt werden (Reizungen aller Art, intrauterin, Entzündung, Hormon).

Die positiven Ergebnisse dieser Autoren meist an Kaninchen haben überdies mit unserer Frage gar nichts zu tun und Lauche sagt mit Recht, daß sich nur anthropoide Affen zum Experimente eignen, die Menstruation haben. Das Experiment wird ja nicht ausbleiben; deshalb sei gleich vorweg gesagt, daß nur solche Experimente Anspruch auf Brauchbarkeit haben werden, die den natürlichen Vorgang am meisten nachahmen. Es gibt Hindernisse für den Abfluß von Menstrualblut zu schaffen. Allenfalls auch Cürettagen und Sondierungen vornehmen. Dagegen ist jede Art von Entnahme von Material aus dem Uterus und Überpflanzung in die Bauchhöhle als völlig unbrauchbar abzulehnen.

Das gleiche gilt für den zweiten Weg, den der Gewebekultur. Es handelt sich nochmals gesagt um den Nachweis, daß menstruell abgestoßene Schleimhaut lebensfähig ist. Alles weitere ergibt sich dann. Solche Versuche liegen vor. Unveröffentlicht sind mißglückte Versuche, die Herr Kollege Louros auf meine Veranlassung schon vor Jahren vorgenommen hat. Ich wollte den Versuch nach allen Richtungen hin möglichst einwandfrei angestellt haben: Operation während der Menses (1, 2, 3 Tage), aseptische Eröffnung des exstirpierten Uterus, sterile Entnahme völlig abgestoßener Schleimhautteile, Kultur. Das scheint mir der gegebene Weg. Das Auffangen am Muttermunde kann kaum steril gemacht werden und Eingriffe mit der Cürette laufen immer Gefahr, andere Teile herauszunehmen, als spontan abgestoßene.

Die Autoren Cron und Gey haben sich vorsichtig der Cürette bedient am 2. Tage der Menstruation und glauben anfänglich Auswüchse der Epithelzellen in der Kultur gesehen zu haben. K. Heim sagt über seine Versuche: „An eigenen Explantationsversuchen konnte ich feststellen, daß es bei der Explantation menstrueller Schleimhautstückchen nur dann zum Auswachsen in der Kultur kam, wenn, wie histologische Kontrollschnitte zeigten, proliferationsfähige Teile basaler Schichten mit zur Auspflanzung gelangt waren. Danach möchte ich auch die Vorstellung, daß diese absterbenden oder nekrotischen Sequester auf dem Peritoneum zu neuem Leben und expansivem Wachstum erwachen könnten, als recht unwahrscheinlich ablehnen".

In einer neueren Mitteilung (1928) ist Heim der Vorstellung zugeneigt, daß in den Gewebskulturen die regenerationsfähigen Zellen indifferent seien, so daß sie unter Anpassung an die neuen Umweltbedingungen eine neue gleichartige Erscheinungsform annehmen, die mit der ihrer Abstammung entsprechenden Differenzierung nichts gemein hat. Heim läßt es unklar, was er aus dieser Vorstellung für die Frage der Sampsonschen Theorie glaubt entnehmen zu sollen. Mir scheint nach den bisherigen Ergebnissen auch die Endometriumkultur mit den bis jetzt benutzten Mitteln ungeeignet, Licht in die Frage zu bringen. Nur der positive Befund, daß Epithel der menstruell spontan abgestoßenen Uterusschleimhaut kulturfähig ist, kann uns helfen. Zu dieser Ansicht ist auch Caffier gekommen, der in den neugebildeten Zellen seiner Kulturen nicht die Herkunft bestimmen kann, ob Epithel oder Bindegewebe. Er hatte übrigens Cürettage-Material benutzt. Wenn es gelingen sollte, einwandfrei festzustellen, daß spontan ausgestoßene Teile von Endometrium lebensfähig sind, dann wird die ganze Frage restlos zugunsten Sampsons entschieden sein. Vorläufig bleibt ihm noch das künstlich abgestoßene Endometrium nach intrauterinen Eingriffen. Aber die Reihe der Frauen mit endometrioider Adenofibrosis, bei denen solche Eingriffe fehlten, ist doch zu groß, um sich mit jener Annahme aus der Not zu ziehen.

Eine Gewebskultur von Endometrium, die H. F. Traut (1928) mit gutem Erfolge vorgenommen hat, ist für unsere Frage nicht von ausschlaggebender Bedeutung; nur menstruell abgestoßene Schleimhaut ohne jede andere Beigabe ist maßgeblich. Jedoch gibt das Experiment Anhaltspunkte zu weiteren Versuchen, da durch Zusatz von Embryonalextrakt und Corpus luteum-Extrakt ein besonders starkes Wachstum in den Kulturen auftrat.

Nachträglich muß ich aus der letzten ausführlichen Mitteilung von K. Heim (1929) das Endergebnis seiner fortgesetzten Untersuchung anführen:

„Durch die 1926 zum ersten Male von mir erreichte Kultur menschlicher funktionsreifer Uterusschleimhaut war es möglich, vergleichend die Wachstumspotenzen der Decidua menstrualis und ihrer Desquamate im Explantationsversuch zu prüfen. Die Züchtung der Sequester gelang bisher ebensowenig wie die Verflanzung von oberflächlicher Decidua menstrualis durch Autoimplantantionen in die Bauchhöhle von menstruierenden Affenweibchen. Ergebnislos verliefen auch die Versuche, durch Anlegen einer Uterusbauchhöhlenfistel während der Menstruation oder Überpflanzung menschlicher Sequester in die Bauchhöhle der Versuchstiere heterotope endometrioide Wucherungen hervorzurufen. Die Transplantate verschwanden spurlos und es konnten lediglich entzündliche Veränderungen beobachtet werden.

Auf Grund dieser Versuche kann die Sampsonsche Theorie, soweit sie die Verschleppung menstrueller Sequester auf dem Tubenwege betrifft, mit größerer Bestimmtheit als bisher abgelehnt werden."

Sehen wir nun einmal ab von der unentschiedenen Frage, ob und welcher Art von abgestoßenen, abgekratzten Schleimhautteilchen lebensfähig sind und verfolgen den weiteren Verlauf nach Sampson, so steht wohl dem Transport derselben mit Blut durch die Tuben an sich nichts im Wege, wenngleich der menstruelle Rückfluß durch die Tuben nach Novak zu selten ist, als daß ein so häufiger Befund wie die intraperitoneale Adenofibrosis damit erklärt werden könnte. Darauf ließe sich erwidern, daß es nicht nötig sei, alle Fälle nur nach der Sampsonschen Theorie zu erklären. Der menstruelle Rückfluß wurde schon von Czyzewicz, Jägeroos, H. H. Schmidt gezeigt; auch Menge, v. Oettingen und Linden erkennen ihn an. Bei derartigen Fällen sollte man freilich die Bezeichnung „menstruelle Blutung" jedesmal beweisen durch die histologische Untersuchung des Endometriums. Verwechslung mit abortierender junger Tubargravidität ist immer möglich.

Den menstruellen Rückfluß zugegeben, so sollte man doch in Zukunft namentlich die Fälle von Atresien mit Hämatometra (des doppelten oder einfachen Uterus), Hämatosalpinx auf intraperitoneale Herde untersuchen. v. Oettingen hat bereits bei einer freilich erst 22jährigen Frau mit doppeltem Uterus, doppelter Vagina darauf gefahndet. Die linke Vagina war im unteren Drittel atretisch. Trotz einseitigem Hämato-kolpos-metro-salpinx und Hydrocele im Douglas konnte er nirgends Adenomyosis finden.

Ein solcher negativer Fall will noch nicht viel sagen, sondern es müssen ihm viele folgen.

Einstweilen sind wir auf andere Funde angewiesen. Befunde von losen Teilen des Endometriums im Tubenlumen sind bekannt; z. B. Jägeroos, Heim, Lahm (bemerkenswerterweise erst 10—12 Tage nach der Menstruation) und sind scheinbar nicht ganz selten, wenn Novak 7 Fälle, allerdings unter hunderten von Tuben finden konnte. Novak ist jedoch kein Anhänger der Sampsonschen Theorie und macht gegen sie geltend, daß er die freiliegenden Endometriumteile 8—26 Tage nach Beginn der Menstruation gefunden habe und daß sie viel zu groß seien, um die Enge des Ostium tubae uterinum zu durchwandern. Er glaubt daher, daß sie eher umgekehrt vom Ovarium her in die Tube gelangen und hält dies in 2 Fällen für sicher. Die Deutung Novaks hat viel für sich und ist jedenfalls für Fälle zu beachten, in denen bereits Teercysten nachweisbar sind. Alle Fälle werden sich jedoch kaum auf diese Weise erklären lassen und gegen die schon öfters eingewendete Enge des Ostium tubae macht Heim röntgenographische Untersuchungen an der Lebenden geltend, die eine wechselnde Weite unter abnormen Druckschwankungen beweisen. Sicherlich ist die Tubenlichtung genügend erweiterungsfähig, um kleinere Schleimhautteilchen durchzulassen [1].

---

[1] Kürzlich kam in unserer Klinik ein Fall von junger Gravidität im uterinen Anfangsteil der Tube ungeplatzt zur Operation. Nach Tagen wurde unter Blutungen ein Gewebsstück abgestoßen, das durch Chorionzotten und besonders durch einen längeren Streifen der fetalen Chorionhaut überraschte. Diese war unverhältnismäßig groß im Vergleich zur geringen Zottenmenge; dagegen fanden sich in der geschlossenen Tube nur Zotten. Hieraus schloß ich, daß die Chorionhaut mit Zotten durch das Ostium uterinum in den Uterus gelangt sei und sowohl das mäßig erweiterte Ostium uterinum tubae als der weitere klinische Verlauf schienen diese Deutung zu rechtfertigen. Jedoch nehme ich den Befund als Folge der Operation an.

Ist die Lebensfähigkeit menstruell abgestoßener Schleimhaut ohnehin sehr unwahrscheinlich, so wird man in jedem Einzelbefunde von losen Schleimhautteilen in der Tubenlichtung genau die Menstruationszeit feststellen, allenfalls durch Curettage oder am exstirpierten Uterus die Schleimhaut nachprüfen müssen, um zu erfahren, in welchem Stadium die pertubare Wanderung stattgefunden haben kann. Es ist kaum glaublich, daß die menstruelle Schleimhaut viele Tage in der Uterus- oder Tubenlichtung locker liegen bleibt, ohne aufgelöst zu werden.

Bei Exstirpation des Uterus kann sehr wohl Endometrium in die Tube künstlich gepreßt werden, zumal wenn Teile nach vorausgeschickter Ausschabung locker liegen geblieben sind. Das gleiche kann sogar am herausgenommenen Uterus nachträglich geschehen.

Die Befunde an Operationspräparaten sind vermutlich meist Operationsfolgen, man muß also sicher mit ihnen rechnen und es ist die praktische Folgerung Sampsons aus seinen Ansichten, daß man grobe Handhabungen vermeiden müsse.

Für die retrograde Durchgängigkeit der uterinen Tubenlichtung hat man auch den Befund von Teilchen des Uteruscarcinoms angeführt, der durch Sitzenfrey, Werner, Schiller u. a. erhoben wurde, oder von Uterussarkom (v. Franqué). Vogt beruft sich auf diese Befunde, aber Albrecht erklärt sie mit Recht als auffallend selten.

Wenn auch die pathologischen Veränderungen bei Carcinom der Korpusschleimhaut (allmähliche Dehnung der Tubenecken, Vorwachsen des Carcinoms mit wenigen Zellen in der engen uterinen Tubenlichtung, und wieder stärkeres Anwachsen in dem weiteren Tubenteile und Losreißen) vielleicht anders sein mögen, so genügt schließlich auch die Ausschwemmung kleinster Teilchen. Außerdem muß man mit der Zusammendrückbarkeit des Schleimhautmateriales rechnen.

Wollten wir mit den Tatsachen als feststehend rechnen, daß Rückstauung möglich ist, ebenso solche mit Endometriumteilen, so wäre nur noch zu erwägen, ob die Teile ansiedlungsfähig sind. Wir pflegen sie im allgemeinen als nekrotisch zu bezeichnen. Lauche hat aber schon darauf aufmerksam gemacht, daß nach Sekiba trotz der vorgeschrittenen Nekrose des Stromas in den abgestoßenen Schleimhautteilchen die Epithelien noch leidlich gut erhalten seien. Tatsächlich überrascht im Anfange der Menses namentlich das Oberflächenepithel durch gutes Aussehen. Die Nekrose beginnt auch in der Spongiosa. Wir dürfen demnach die Lebensfähigkeit des Epithels nicht als unmöglich bezeichnen. Doch wäre der Beweis auf dem oben (S. 589) erwähnten Kulturwege zu erbringen.

Die Befunde von K. Heim sprechen deutliche Sprache gegen Sampsons Theorie.

Es darf dem Übereifer nachgesehen werden, wenn Wieloch Sampsons Theorie durch die Meinung gut zu begründen hofft, „daß es sich bei der Abstoßung von Endometriumfetzen um wohlerhaltenes, durch mechanische Momente abgelöstes Material handelt und nicht um in Degeneration befindliches funktionell minderwertiges". Es genügt wohl, wenn man mit der Möglichkeit rechnet, daß zuweilen lebensfähige Epithelien mit abgehen, anderenfalls würde man das Gegenteil aus den nichtssagenden Ergebnissen der Gewebskultur und ebenso aus den negativen Befunden bei den Atresien (s. o.) entnehmen können. Auch Taußigs Annahme, daß ektopische Decidua aus Endometriumverschleppung entstehe, wird von Wieloch verallgemeinert.

Ferner scheint es mir eine unnötige Übertreibung der Sampsonschen Theorie, wenn Sella und ebenso Örtel in Adhäsionen „Plattenepithel" auf Scheidenepithel zurückführen.

Wir kennen zur Genüge diese „Plattenepithelinseln", die von Serosaepithel ausgehen und namentlich in und unter Adhäsionen an den Ligamenten und an den Tuben entstehen. Solche Serosaepithelknötchen habe ich bei beiden Geschlechtern ausführlich beschrieben und zwar auch bei Neugeborenen. Diese Dinge sollte man nur in Erinnerung bringen bei der Erörterung, welcher Wandlung das Serosaepithel fähig ist.

Die Durchgängigkeit der Tuben ist unbedingte Voraussetzung. Wenn sie fehlt — Mestitz führt gegen Sampson die Fälle von Janney, Meigs, Stübler mit Tubenverschluß an, so ist mit dessen Entstehung nach der pertubaren Implantation unter Umständen zu rechnen im Sinne Sampsons möglich, wenn auch nicht ohne weiteres erlaubt.

Alles in allem betrachtet ist die Mehrzahl der Untersucher und Kritiker geneigt, Sampsons Theorie nicht gerade als erwiesen, aber doch als eine Erklärung anzusehen, die allen Befunden, wenn man sie gemeinsam ins Auge faßt, am ehesten gerecht wird. Aus dem Lager der früheren Gegner ist ihm ein Saulus und sind ihm einzelne Jünger gefolgt. Völlig ablehnend steht ihm De Josselin de Jongs gegenüber, der seinen anfänglichen Standpunkt der Serosaepithelgenese nicht verändert hat.

Die Lösung auf so einfachem Wege wie dem von Sampson gegebenen, besticht ohne weiteres den Unbefangenen; Unsere Zweifel sind teilweise schon oben angeführt worden. Da ist zunächst an die Nabelherde zu erinnern, für die wir keine andere, zunächst wenigstens keine bessere Erklärung wissen, als ihre Entstehung aus den Resten des Cölomepithels. Von ihnen ausgehend können wir nicht zugeben, daß nicht ebensogut andere Stellen des Peritoneums mit Heteroplasie zu Endometrium aufwarten könnten; ebensogut wie die Tubenschleimhaut. Die Befunde, die uns in dieser Richtung bestärken könnten, sind gewiß nicht von überwältigender Beweiskraft, immerhin sind sie derart, daß wir nicht achtlos an ihnen vorübergehen können. Auf keinen Fall ist es erlaubt, vor den Befunden von Endometrium tief im Ovarium, den Übergängen des Oberflächenepithels in endometrioide Bildungen die Augen zu verschließen, nur weil Sampsons Theorie der pertubaren Implantation blendend einfach ist. Er selber hat sich auch der Tatsache nicht verschließen können, daß nicht nur endometrioides Gewebe, sondern auch Oberflächenepithel am Ovarium und am Peritoneum sich in die Tiefe fortsetzen kann, wie wir schon oben erwähnt haben. Sampson hat zugegeben, daß solche Wucherungen des Peritonealepithels zuweilen schwer unterscheidbar seien von den „echten „Endometriosen". Das heißt, er beurteilt nach der größeren oder geringeren Ähnlichkeit mit Endometrium die Herkunft des Epithel. Er wendet diesen Grundsatz nicht nur auf die Tiefenwucherung verschiedener Fälle, sondern auch auf verschiedene Stellen im gleichen Falle an. Dazu nötigt ihn fast seine Annahme, daß der Reiz des aus den Tuben austretenden Menstrualblutes das Peritonealepithel zur Wucherung reize. So kann man also an gleichen Stellen des abfließenden Blutes einfache Einwucherungen des Peritonealepithels und Implantation von Endometrium erwarten und beides würde man mit Sampson auch aus der geringeren oder größeren Ähnlichkeit beurteilen. Aber mit gleichem Rechte könnten die Anhänger der Serosaepithelgenese sagen: wir sehen an denselben Stellen bald einfache, bald endometriumähnliche Tiefenwucherung und zuweilen Übergänge. Wenn wir schon logisch vorgehen wollen, dann kommen wir überhaupt zu keiner Entscheidung. Aber ich darf diesen Abschnitt nicht schließen, ohne die großen Vorzüge der Sampsonschen Theorie hervorzuheben und mich ihr ebenso wie Lauche u. a. für die Bedeutung mindestens der Teercysten bei der Entstehung der intraperitonealen Herde anzuschließen. Das Material ist nach dieser Richtung überzeugend. Damit ist freilich für die Entstehung der Ovarialherde selber nichts endgültiges ausgesagt und auch nicht für die extraperitonealen Herde, für die Sampson selber zu anderen Erklärungen sich genötigt sieht. Insofern kann man ihn nicht der Einseitigkeit bezichtigen; aber er übersieht gerne oder ungerne die Gefährdung seiner hauptsächlichen Theorie durch die Annahme der pervasalen Metastasierung, die jener an Reichweite überlegen ist und er übersieht ferner, daß die von ihm zugegebene geringere oder größere Ähnlichkeit der Tiefenwucherungen des Serosaepithels und Ovarialepithels mit Endometrium für jeden einzelnen Fall die Unmöglichkeit einer objektiven Entscheidung mit sich bringt. Sampson wird zur Annahme verschiedener Theorien gedrängt, weil die seinige nicht für alles ausreicht. Das ist ihre Schwäche, die von Halban ausgenutzt wird zum Preise seiner Theorie, von der wir gleich sprechen werden, und von uns für die Serosaepithelgenese.

In unseren Schlußsätzen werden wir die augenblicklichen Kompromisse zusammenstellen.

β) Die Theorie der Metastasierung von Endometrium durch Gefäßembolie; pervasale Metastasierung.

Dieser Erklärungsversuch hat seine Vorläufer in der Anwendung auf einzelne Fälle. Als solche ist die Deutung eines Falles von Hart zu nennen, in dem erst 22 Jahre nach Exstirpation eines nicht untersuchten Uterus Adenomyomknötchen in der Lunge gefunden wurden. Der Fall wird bereits von De Jongh als eine Gewebsanomalie der Lunge gedeutet. Ernster zu nehmen ist schon ein Fall von Dawidowsky, der bei einer postpuerperalen Frau in den Lymphknoten an der Aortenbifurkation in den Sinus und in der Pulpa umfangreiche Ansammlungen von Decidualgewebe und darin „Drüsenelemente mit nicht hohem Cylinderepithel" gefunden hat. Ebenso gibt er an, bei chronischer ulceröser Colitis Drüsenheterotopien in den Kapseln und bindegewebigen Strängen und in den Sinus und in den Follikeln retroperitonealer Lymphknoten gefunden zu haben. In den zuführenden Lymphgefäßen hätten drüsenartig angeordnete Epithelien frei gelegen. Er wertet auch seinen Befund aus, indem er glaubt, das Gegenteil von R. Meyers Annahme, das gutartige Epithel dringe nicht in die Lymphgefäße, bewiesen zu haben.

Diese Mitteilung und Beurteilung Dawidowskys, die darin gipfeln, daß er die Metastasierung aus dem Uterus für unzweifelhaft hält, bedürfen sehr vorsichtiger Beurteilung und bedürfen vor allem der Nachuntersuchung. Seine Wendung gegen meine aus der Untersuchung der Adenomyosis entnommene Meinung, daß das Epithel nicht in die Lymphgefäße metastasiere, ist gänzlich unberechtigt, da in seinem Falle gar nicht von Adenomyosis die Rede ist.

Die freiliegenden drüsenartig angeordneten Epithelien in den zuführenden Lymphgefäßen retroperitonealer Lymphknoten bei Colitis ulcerosa sind höchst merkwürdig. Man muß fragen, ob ganze Drüsen metastasiert sind, oder ob losgeschwemmte Epithelien in Lymphgefäßen freiliegend sich zu Drüsen auswachsen?

Über den Wert der Mitteilung Dawidowskys kann man in erhebliche Meinungsverschiedenheiten geraten, auf die wir bei Besprechung der Epithelien in Lymphknoten eingehen werden. Des weiteren legt Sampson Wert darauf, für eine gewisse Auswahl von Fällen, namentlich für solche in der Leistengegend, also für extraperitoneale Herde, die keinerlei Zusammenhang mit intraperitonealen oder uterinen Wucherungen haben, den Gedanken der Metastasierung durch Verschleppung in den Gefäßen als Erster erörtert zu haben. Abgesehen von den oben erwähnten Vorläufern hat er wirklich Anspruch auf die Originalität des Gedankens, den er bereits 1922 vertreten hat. Er berichtete damals mit Abbildungen über Eindringen von endometrioidem Gewebe in Lymphgefäße im Lig. latum und bald darauf über ähnliches im Sigmoideum. Es handelt sich aber nicht, das muß ausdrücklich hervorgehoben werden, um freies Endometrium, sondern um polypöse Vorsprünge, die scharf umrissen sind und einen endothelialen Überzug haben; der Befund als solcher ist bereits bekannt gewesen. Schon 1900 habe ich darüber folgendes geschrieben:

„Ich schilderte oben, daß diese langen Drüsen oft dem Verlauf der Lymphräume folgen; das Stroma der Ausläufer legt sich dabei oftmals den Lymphgefäßen direkt an und zwar zuweilen so innig, daß sie die endotheliale Wand rinnenförmig einstülpen. Die Lymphgefäße umgeben dann in Gestalt eines halben Zylinders der Länge nach die Drüsenzüge. In dieser Rinne verlaufen die Drüsen mit ihrem Stroma durch lange Strecken. Auf Querschnitten erhält man ein mit kleinspindelzelligem Bindegewebe bekleidetes Drüsenlumen, welches mit einem großen oder größten Teil seiner Circumferenz von einem Lymphspalt umgeben und nur mit einer schmalen Brücke mit der Muskulatur verbunden scheint. Auch der bindegewebige Vorläufer allein in solchen lymphatischen Halbrinnen erweckt auf Querschnitten großes Erstaunen, wenn man den Zusammenhang nicht kennt; man könnte der Täuschung verfallen, daß die gewucherte Schleimhaut in den Lymphgefäßen selbst liegt".

Dieser „Täuschung", vor der ich vor 28 Jahren gewarnt habe, unterliegt Sampson und sie wird dadurch nicht gemildert, daß er durch Häufung undeutlicher Mikrophotogramme in seinen neueren Arbeiten den Irrtum wiederholt, auf den ich ihn nach Einsichtnahme einiger von seinen Präparaten aufmerksam gemacht habe.

Der Befund von intralymphatischen Schleimhautherden ist auch sonst bei Gelegenheit schon erhoben worden, also nicht neu. Aber Sampson hebt hervor, daß er schon 1922 den Gedanken ausgesprochen habe, daß solche Bildungen zur Metastasierung geeignet seien. Dazu hat er auch damals schon geäußert, daß ebenso Metastasen durch unmittelbares Eindringen von Schleimhaut in die Muskulatur des Uterus und der Tuben, also bei der von uns bezeichneten Adenomyosis interna entstehen möchten. Auch Schindler hat schon den gleichen Gedanken gehabt.

In der Tat hat Halban die erste Mitteilung seiner Theorie 2 Jahre später (1924) als Sampson gebracht, aber noch 15 Jahre früher (1909) habe ich die Frage ausgiebig besprochen, „ob und warum nicht etwa auch die benignen Epithelwucherungen aus den Bindegewebsinterstitien in die mit Endothel bekleideten Lymphräume gelangen könnten". Ich habe nur das Vorkommen verneint, weil ich niemals „den Nachweis erbringen konnte". Dieser Nachweis steht auch heute noch aus, und die Sachlage hat sich in den 20—30 Jahren nicht wirklich verändert, und ich erkläre nochmals, daß Sampsons Befunde, ebensowenig wie die von Halbans Schüler Mestitz die Theorie der lymphatischen Metastasierung von Endometrium stützen.

Das wird uns jedoch nicht hindern, die Theorie zu verfolgen, denn an sich ist der Gedanke einer Metastasierung gutartiger Gewebswucherung durch Usur der Gefäßwand lebensfähig, wie bekannte Vorgänge anderer Art, namentlich Metastasierung von Chorionepithel und Zotten, Thyreoida u. a. zeigen.

Da nun Halban mit großem Geschick ausführlich die Theorie zu begründen versucht hat, so sollte man sie gegen andere Prioritätsansprüche nach dem hochverdienten Forscher weiterhin die Halbansche Theorie betiteln.

Die Stützen, die Halban seiner Theorie gibt und die in seinem Schüler Mestitz einen beredten Mitstreiter gefunden haben, sind im wesentlichen Angriffswaffen gegen die übrigen Theorien. Da wir ihr Für und Wider in den einzelnen Besprechungen der anderen Theorien bereits als nicht genügend wichtige Gegengründe gegen die Serosatheorie und gegen Sampson abgewogen haben, so ist eine Wiederholung der Einwände von Halban und Mestitz hier nicht am Platze. Wir haben hier nur mit der Theorie Halbans selber zu tun.

Die Topographie der Herde in Halbans Theorie.

In Halbans Theorie hat die Lage der ektopischen Herde eine große Bedeutung; deshalb will er nicht Wort haben, daß sie auf der Oberfläche zuerst liegen, oder daß sie von dort in die Tiefe wachsen (Mestitz). Dieses ist ein nicht recht verständlicher Einwand, da das infiltrative Vordringen das am meisten Bezeichnende ist. Wir kennen zwar Tiefenwucherung auch von anderem als nur endometrioidem Gewebe, aber gerade die histolytische Fähigkeit verleiht diesem die Besonderheit. Man kann wohl im Einzelfalle über die Wachstumsrichtung von innen nach außen oder umgekehrt streiten und beides kann nebeneinander vorkommen, aber das Eindringen in die Tiefe hat schon das Vorbild im Uterus selber und wiederholt sich überall. Die Abschnürung tut ihr übriges, die ursprüngliche Lage zu verdecken. Darüber brauchen wir kaum noch Worte zu verlieren.

Halbans Theorie würde den Vorteil haben, diejenigen Herde zu erklären, die von der Bauchhöhle her nicht erreichbar sind; namentlich die oben erwähnten Herde tiefer im Becken; soweit nicht das embryonale Cölom Teile hinterlassen haben kann, und wenn nachgewiesen wird, daß tatsächlich nicht von anderen Herden her entlang der Lymphgefäße noch außen fortgeschrittene Ausbreitung erfolgt ist. Die Herde müßten also voll kommen abgeschlossen sein. Diesen Nachweis zu erbringen, ist kaum möglich, außer z. B. bei den Nabelherden, vielleicht auch den inguinalen Herden, und gerade diese beiden Stellen sind extraperitoneale Lieblingsstellen und durch embryonale Cölomepithelreste erklärbar.

Andererseits haben wir schon oben auf die Unzulänglichkeit der Halbanschen Theorie hingewiesen, weil sie weder den eben genannten noch den abhängigen Stellen der Därme gerecht wird und weil sie der vom Genitalcarcinom bevorzugten Metastasierung im Lymphknotenbereich und den nicht seltenen Metastasen in anderen Organen des ganzen Körpers an Ähnlichkeit des Verhaltens alles schuldig bleibt. Mit allen Erklärungsversuchen, die sich noch höher auftürmen lassen, kommen wir auch über diesen schwachen Punkt der Halbanschen Theorie nicht fort.

Halban geht, wie gesagt, zur Erhärtung seiner Theorie von ektopischen Herden aus, die nach seiner Meinung von den übrigen Theorien nicht erklärt werden könnten. Als solche gelten ihm die tiefgelegenen Herde; z. B. mitten in der Muskelwand des Uterus, Herde, die wir mit Leichtigkeit und bestem Rechte durch embryonale Epithelverlagerung erklären, oder tiefer im Ovarium, wo sie nach unseren Befunden wahrscheinlicher aus der

Tube, dem Hiluskanal und anderen fetalen Organresten entstehen könnten. Die intraperitoneale oberflächliche Lage leugnet Halban entweder, oder sie ist ihm sekundär durch Aufbruch. Das ist zwar kein Beweis für lymphatische Metastasierung, aber die Lage unter der Oberfläche scheint ihm leicht erklärlich aus den verlangsamten Stromverhältnissen, die jedoch keine Rolle spielen, da es sich fast ausschließlich um retrograden Transport handeln müßte. Die Lage an und unter der Oberfläche ist ohnehin ebensowenig beweisend, wie die in der Tiefe für die eine oder die andere Entstehungsart, aber wir haben schon oben die Ansichten über die ursprüngliche Lage der Herde am Peritoneum und Ovarium besprochen und zum Teil widerlegt. Nach meinem Eindrucke von der oberflächlichen Lage der Herde würde ich nicht zögern, der Theorie Sampsons den Vorzug vor der Halbans zu geben, soweit sie nicht der Serosaepithelgenese und den aufgebrochenen embryonalen Einschlüssen im Uterus zuzuschreiben sind.

Die Befunde an kleineren Herden von Halban und Mestitz sind möglichst ungeeignet, die Metastasetheorie zu stützen. Die kleinen Herde sollten in Gefäßen liegen, aber nicht im Gewebe, wo wir sie schon lange kennen und richtig gedeutet haben. Da ist der schon oben erwähnte Fall von Epithel auf dem Uterus in Adhäsionen; dann schildert Mestitz den (schon von vielen Autoren und von mir (1913) in zahlreichen Fällen gebrachten) Befund von Oberflächenepithelinseln des Ovars in einem Falle und in einem anderen Falle das ganz gewöhnliche Rete ovarii und einzelne Markcysten als „metastatisches Endometrium". Alles in allem eine Reihe von vermeidbaren Fehldeutungen, die wir nicht der Theorie Halbans an sich zur Last legen dürfen.

Von den Epithelbefunden an fremden Orten wird mit Recht von Halban und Mestitz sehr großes Gewicht auf die Lymphknoten gelegt. Es ist selbstverständlich, daß wir ebenso wie beim Carcinom die lymphatische Metastasierung zu allermeist in den Lymphknoten finden oder wenigstens suchen sollten. Diese Aufgabe hat sich Mestitz leicht gemacht, indem er aus der Literatur einige Fälle der bekannten Epithelbefunde in Lymphknoten zusammenträgt und erwähnt, daß in solchen Fällen von Ries, Borst und Wülfing und Lüthy „Adenomyome" der Tube bestanden und in Halbans Fall 5 ein „cystischer Tumor an der Hinterwand der Cervix, der wohl aus einer heterotopen Drüse hervorging". Dieser Fall Halbans betrifft einen Uterus mit Collumcarcinom, Cysten der Ovarien (nicht näher benannt), einen eigroßen, dünnwandigen, cystischen „Tumor" (5×9 mm) außen mit Serosa, innen mit Flimmerepithel bekleidet, an der Hinterwand der Cervix. Man erfährt nichts näheres über den Sitz noch die Wand der Cyste. Sie entzieht sich damit der Beurteilung und könnte ebensowohl von Teilen des Müllerschen Ganges, wie von Ovarialteilen ausgehen. Endometrioiden Charakter dürfte wohl Inhalt und Bau der Cyste erwiesen haben, wenn er bestanden hätte. Schließlich bringt Mestitz noch zur Geltung, daß in einem seiner beiden Fälle eine beginnende Adenomyosis interna bestand. Er versäumt jedoch zu betonen, daß in seinen beiden Fällen von Epithel in Lymphknoten auch Carcinom des Uterus bestand; hierauf hätte er nach den bisherigen Kenntnissen größeren Wert legen sollen, denn nach den bisherigen Untersuchungsergebnissen hat man immer noch den Epithelbefund in Lymphknoten in der Überzahl der Fälle bei Carcinom des Uterus gefunden. Zwar konnte ich gegen Wertheim, der die Lymphknotenepithelien für Carcinommetastasen hielt, geltend machen, daß solches auch ohne Carcinom bei chronisch entzündlichen Zuständen und auch in den Inguinaldrüsen vorkomme und das ist von anderen Autoren (Sitzenfrey, Falkner, ferner von Kaufmann, Geipel in Lymphknoten des Halses und der Achsel, auch bei eitriger Entzündung) bestätigt worden, aber das ändert nichts an der Tatsache, daß die größte Mehrzahl der Fälle bei Carcinom des Uterus gefunden wird und ohne Adenosen anderer Art; ebenso wie in dem Falle von Mestitz war auch in den von ihm zitierten älteren Fällen mit „Adenomyoma tubae" u. a. Carcinom des Uterus vorhanden. Die Adenosen in einigen Fällen und ganz besonders die Alltagsfälle geringer Adenomyosis uteri können schon ganz außer Rechnung bleiben.

Wenngleich nun nach meinen Befunden und den anderer Autoren zu erwarten wäre, daß chronische Entzündung, die so häufig mit peritonealen Adenofibrosen verbunden ist, gelegentlich durch chronische Reizung nach meiner Deutung in den Lymphknoten Epithel gefunden werden könnte, so halte ich es dennoch für Halbans Anhänger geboten, auf Lymphknoten bei Adenomyosis jeder Art zu fahnden. Natürlich würde häufiges Lymphknotenepithel bei Adenomyosis interna am ehesten überzeugen, wie auch Peham bemerkt hat. Praktisch ließe sich das freilich nur an Leistendrüsen oder bei Obduktionen durchführen.

Gegen Halbans Theorie habe ich (1925) unter anderem geltend gemacht, daß „Epithelbefunde in den Lymphdrüsen funktionell und morphologisch noch niemals endometriumähnlich befunden worden sind. Diesen Satz muß ich für die bisherigen Befunde voll und ganz aufrecht erhalten und verstehe nicht recht, wie Mestitz ihn für widerlegt halten kann durch Einschließung der Lymphknotenepithelien unter die Fundorte von Adenosis. Für Lahm, — dessen Präparate von „Epitheleinschlüssen in Gefäßen" mir freundwillig zur Verfügung standen, die ich jedoch sämtlich ablehnen mußte — für Lahm als Anhänger der Theorie Halbans mag der Lymphknotenbefund eine Stütze sein, aber weder er noch die anderen von Mestitz angeführten Autoren (Halban, Dawydowski) haben bisher gezeigt, daß die Epithelien in Lymphknoten „funktionell und morphologisch endometriumähnlich" seien. Der Satz ist also keineswegs widerlegt worden, ich würde aber jede Lösung der Frage als eine Erlösung von vielen Zweifeln begrüßen, also auch den bisher ausstehenden Beweis, daß in den Lymphknoten metastatisches Endometrium gefunden werde. Den Mangel an Ähnlichkeit sucht Halban und nach ihm Mestitz zu erklären durch den besonderen Chemismus des Ortes. Auch fehle zuweilen im Uterus oder bei Narbenwucherung das Stroma. Es fehlt zwar nur im Uterus bei fibröser Umwandlung und auch nur stellenweise, wie wir seit 30 Jahren wissen, und es fehlt bei jeder Art von Rückbildung als Folge von Mangel des Hormons. Aber in den Lymphknoten fehlt es nicht etwa ausnahmsweise und stellenweise, sondern stets und überall, wenn es sich um isolierte Lymphknotenherde handelt. Daß aber die Halbansche Deutung vom chemischen Einflusse des Ortes für die Lymphknoten nicht zutreffend ist, beweisen diejenigen Fälle, in denen die endometrioiden Herde (Darm, Leistengegend) sich auch in benachbarte Lymphknoten erstrecken. Das läßt sich nicht, wie Mestitz möchte, über einen Leisten schlagen, sondern das deckt gerade den Fehler in der Rechnung auf und wird nicht durch die Bemerkung aufgehoben, daß dem cytogenen Stroma keinerlei besondere Bedeutung beizumessen sei, weil es kein integrierender Bestandteil sei. Im Gegenteil — wenn nicht die Funktion des Epithels, so muß mindestens das endometrioide Stroma nachgewiesen werden, wenn wir nicht in die Anarchie willkürlicher Deutungen fallen wollen. Nur bei Rückbildung kann das Stroma gering sein. Es fehlt niemals gänzlich bei Adenomyosis.

Beziehung der Adenomyosis zu den Lymphknoten habe ich zuerst in jenem Falle geschildert, den ich seinerzeit (1908) als Wucherung von Darmepithel ausgehend angesehen hatte, und der von Lauche mit Recht als Adenomyosis endometrioides gedeutet worden ist, nach seiner damaligen Ansicht aus Serosaepithel entstanden. Hier interessiert uns nur das Vordringen des endometrioiden Gewebes in Lymphknoten, das ich ausführlich beschrieben habe (Abb. 301).

Das gleiche wird von Hollmann in einem Fall von Adenomyosis in der Leistenbeuge geschildert. Auch im Falle Bungarts fanden sich bei Adenomyosis inguinalis eingeschlossen in Lymphknoten Drüsen mit hohem Cylinderepithel umgeben von zellreicher Schleimhaut, weiterhin von Bindegewebe und glattem Muskelbündel. Das Gewebe sieht genau aus wie Uteruswand.

Wenn also Halban meint, das lymphatische Gewebe sei der Entwicklung von cytogenem Stroma abhold, so ist zwar von vornherein diese Ansicht bei der nahen Verwandtschaft des retikulären zellreichen Stromas nicht sehr einleuchtend, aber man würde sich mit Tatsachen, wenn sie nachweisbar wären, abzufinden haben. Nun zeigen aber die Fälle von R. Meyer, Hollmann und Bungart eine sehr schöne Stromaentwicklung an der endometrioiden Wucherung auch innerhalb der Lymphknoten zweifellos auf Kosten des lymphatischen Gewebes. Es ist sogar besonders auffallend, daß das cytogene endometrioide Stroma das lymphatische ersetzt und daß in einem von den 3 Lymphknoten Hollmanns nur eine Cyste im Hilus liegt und das cytogene Gewebe trotzdem den Lymphknoten stark durchdrungen und ersetzt hat. Hollmann lehnt deshalb auch Halbans Ansicht ab. Bei künftiger Untersuchung ist besonders darauf zu achten, ob die Epithelfunde in den Lymphknoten zunächst in der Rindenschicht liegen — als solche sind die Cysten und Schläuche ohne Stroma bekannt — oder ob sie vom Hilus her eindringen, wie deutlich ersichtlich in meinem Falle, sowie bei Hollmann und Bungart (von letzterem verdanke ich Herrn Kollegen Dietrich in Köln ein Präparat). In diesen Fällen besitzen die Herde ihr Stroma und dringen von außen längs der Blutgefäße in den Hilus. Die Entstehung von Decidua (Geipel) in Lymphknoten haben wir schon oben angeführt.

Man könnte in Halbans Theorie nur einfügen, in die Lymphknoten würden nur Epithelzellen ohne Stroma embolisiert, aber das geht nicht in Rücksicht auf alle anderen ektopischen Herde mit Stroma. Unter den Kronzeugen von Mestitz dient besonders der oben erwähnte Befund von Dawydowski. Mestitz teilt aus einem Briefe dieses Autors mit, daß auch sein Fall von Colitis eine Frau betraf und daß er seine Meinung dahin ändere, daß vielleicht ein damals nicht mehr nachweisbarer Prozeß im Endometrium bestanden habe. Dieser Rückzug zugunsten der Theorie Halbans wäre nicht nötig gewesen, weil wie aus obigen Angaben hervorgeht, der Epithelbefund in Lymphknoten sehr wohl mit der Colitis ulcerosa zusammenhängen kann, aber ohne Metastasierung. Wie aber kam Dawydowski auf den Gedanken der Metastasenbildung? Weil wie oben gesagt, nicht nur einzelne Cylinderzellen, sondern auch ganze Drüsen frei in Lymphgefäßen lagen. Man kann eigentlich nicht erwarten, daß größere ganze Drüsen teils in Lymphgefäßen bis in die Lymphknoten verschleppt werden, noch daß sie dort freiliegend sich bilden. Herr Kollege Dawydowski schreibt mir, er sei jetzt (20. 5. 1928) der Meinung, daß die drüsigen Bildungen „eine eigenartige Sinusendothelmetaplasie darstellen"; es sei ein Mißverständnis von Mestitz, daß er (Dawydowski) endometrioide Bildungen in den Lymphknoten annehme. Auch Lauche fühlt sich, wie er mir gefälligst mitteilt, von Mestitz in gleicher Hinsicht mißverstanden.

Nun wird noch die „Lokalisation" der Einschlüsse in den Lymphknoten herangezogen. Diese ersetzt natürlich nicht den Mangel beweisender Befunde von Embolie. Nur die Embolien können wir je nach ihrer Lage im Hilus oder in der Rinde und Kapsel der Lymphknoten als wahrscheinlich venös oder lymphatisch ansprechen. Aber die periphere Lage beweist nichts für Embolie. Immerhin haben auch schon die früheren Autoren wegen der peripheren Lage am Randsinus und wegen des keilförmigen verzweigten Vordringens in den Septen angenommen, daß die Epithelräume zunächst innerhalb von zuführenden Lymphgefäßen liegen. Schon Wertheim und seine Anhänger haben angenommen, daß es lymphatische Metastasen seien vom Carcinom und ich habe Umwandlung des Lymphendothels in epitheliale Zellformen angenommen und zwar unter dem Reize dauernd zugeführter Abbaustoffe bei chronischer Entzündung im Wurzelgebiete der betroffenen Lymphgefäße. So kann auch diese Theorie die lymphangischen Eingangspforten für sich beanspruchen. Der Umstand, daß die Epithelräume sich nicht mit Lymphgefäßen in Zusammenhang fanden, erklärt sich in meiner Annahme der Endothelumwandlung aus der Abschnürung anders gearteten (differenzierten) Gewebes.

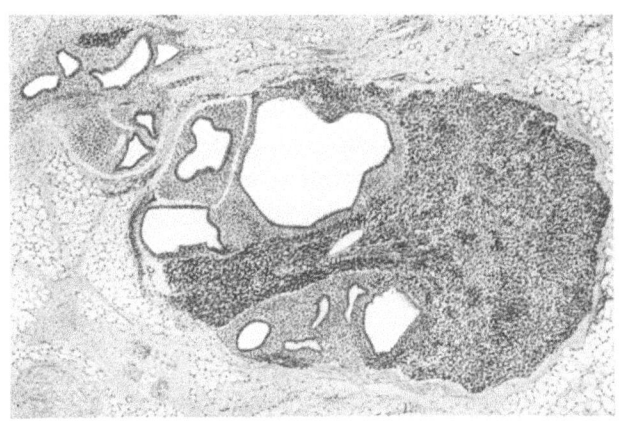

Abb. 301. Lymphknoten im Mesosigmoideum bei Adenofibromyosis der Darmwand. Die endometrioide Wucherung dringt mit reichlicher Menge cystogenen Stromas in einen Lymphknoten.
(Leitz Obj. 1. Okul. 3.)

Die Lage der Epithelräume in der Peripherie kann uns nur in der Annahme der Metamorphose bestärken; die Häufigkeit des Befundes bei Carcinom schlägt in unsere Kerbe; ebenso Kaufmanns oben erwähnter Befund am Halse und in der Achsel. Kurz, der Befund von Epithel in Lymphknoten ist zwar nicht restlos aufgelöst, aber es ist bisher noch keine Embolie darin sicher nachgewiesen worden und die Wahrscheinlichkeitsgründe sind für beide oben genannten Theorien die gleichen, demnach nicht einmal Wahrscheinlichkeitsbeweise. Nur wenn sich in den Lymphknoten Endometrium unabhängig von Herden der Umgebung finden sollte, wäre der Halbanschen Theorie näher zu treten.

Die Deutung Dawydowskis von Decidua in der Umgebung der epithelialen Räume im Lymphknoten verdient volles Mißtrauen. Irgend etwas ist unrichtig in seiner Deutung; die Embolie ist noch im Gange, die Epithelien liegen zum Teil noch frei in Lymphräumen und schon hat sich Decidua gebildet. In den Lymphgefäßen selber war kein Stroma gelegen; nur Epithel war verschleppt. Das deciduale Stroma selber müßte sich erst gebildet haben unter dem Reize des Epithels, was sonst nie in den Lymphknoten an den Epithelräumen beobachtet worden ist. Vermutlich ist auch diese Deutung Dawydowskis falsch. Ein Sinuskatarrh bringt ebenfalls epitheloide Stränge zustande, nicht zu vergessen!

Sternberg hat die Befunde von Speicheldrüsen in Lymphknoten des Halses in Vergleich zu denen in der Inguinalgegend gesetzt in der Annahme, daß beide durch Embolie entstehen. Auch Halban hat in seiner ausführlichen Arbeit dieses ausgesprochen. Die Deutung ist irrig, es handelt sich nicht um Metastasen durch Verschleppung, sondern wie ich schon früher 1912 und 1925 auseinandergesetzt habe, um die bereits im Embryonalleben erfolgende Mischung benachbarter Organe. Gegenseitige Durchsetzung von Drüsen der Parotis des Pankreas u. a. mit lymphatischem Gewebe. Das ist ebensowenig eine Metastasierung wie die Mischung von Plattenepithel mit lymphatischer Substanz in Thymus oder Tonsillen. Die Durchsetzung von Lymphknoten mit Speicheldrüsen auf dem Wege gutartiger infiltrativer Wucherung halte ich auch im postfetalen Leben für möglich, wenn auch nicht bewiesen, aber das wäre weiter nichts als ein Parallelfall zu den oben genannten Fällen von Einwachsen endometrioiden Gewebes in unmittelbar benachbarte Lymphknoten.

Wir schließen, die Epithelbefunde in den Lymphknoten rechtfertigen in keiner Beziehung die von Halbans Theorie an sie geknüpften Erwartungen und damit wird ihnen die allerwichtigste Stütze genommen. Denn ohne Legitimation durch richtige endometrioide Herde in den Lymphknoten können wir der Theorie der gutartigen Metastasierung auf dem Lymphwege kein Heimatrecht in der Adenomyosislehre gewähren. Bisher gibt es solche Befunde nicht und es ist die zweite Forderung an die Vertreter der Theorie Halbans, sie aufzusuchen.

Wie soll das Endometrium in die Gefäße gelangen?

Ursprünglich lautete Halbans Theorie, daß bei Adenomyosis uteri interna die in die Tiefe gewucherten Schleimhautstränge bis in die Lymphgefäße vordringen. Sodann ist von Sternberg angenommen, die bei der Menstruation eröffneten Lymphgefäße nehmen die losgelösten Endometriumteilchen auf.

Das Eindringen in die Lymphgefäße dachte sich Halban zunächst als einfache beinahe selbstverständliche Fortsetzung aus den Gewebsspalten in die Lymphgefäße. Sampson legte mehr Wert auf die polypösen Vorsprünge in den Gefäßen, aber auch Halban (Mestitz) hat sich dieser Annahme zugewendet. Gegen Halbans Annahme habe ich geltend gemacht, daß gerade die stärksten Grade der Adenomyosis uteri interna die ektopischen Herde vermissen lassen und umgekehrt bei Vorhandensein solcher der Uterus frei. Natürlich soll man nicht wenige Fälle des Zusammentreffens und besonders nicht die alltägliche basale Hyperplasie mit geringfügigen Schleimhautausläufern in die Muskulatur als Gegenbeweise anführen. Auch Polster betont gegen Halban, daß er Adenomyosis uteri interna und Adenomyosis uteri externa nie vereint gefunden habe.

Zu Halbans Anhängern werden von Mestitz angeführt Lauche, Heim und bedingt auch ich. Mestitz schreibt Lauche die Meinung zu, daß er das Eindringen der Wucherungen in die Lymphgefäße für einwandfrei erwiesen halte; dieses geht aus keiner Arbeit hervor, die mir von Lauche bekannt wäre.

Lauche wendet sich im Gegenteil gegen Halbans Theorie besonders aus dem Grunde, weil sie für die Nabelherde unzulänglich sei, wie wir schon ausführlicher besprochen haben und sieht außerdem im Muskelgehalt der Nabelherde ein Hindernis für die Halbansche Annahme; fügt aber selber einen Gedanken ein, obgleich er ihm zu fernliegend anmutet, nämlich ob nicht möglicherweise die embolischen Metastasen im Nabel ein indifferentes Cölom-Bindegewebe zur Differenzierung in Muskulatur anregen könne. An genannter Stelle habe ich den Gegenstand behandelt, muß aber hier hinzufügen, daß grundsätzlich einer Embolisierung von Muskelelementen ebensowenig im Wege steht, wie einer solchen von Endometrium. Als Analogie denke ich an 2 Fälle von Hansemanns (Dillmann), in denen adenomyomatöse Uteri mit Carcinom muskelhaltige Metastasen angegeben werden.

Auf die Theorie der Embolie von einfachem Endometrium angewendet wirkt natürlich die Annahme, daß auch Muskelelemente verschleppt werden könnten, nur abschreckend.

Heim glaubt scheinbar tatsächlich der Theorie der lymphatischen Metastasierung einen Dienst zu erweisen, indem er die kontinuierliche Ausbreitung entlang den Muskelspalten und Gefäßbahnen infolge der histolytischen Kraft vom Uterus her bis in die Leistengegend für möglich zugibt. Heim sagt aber ausdrücklich, daß die Annahme eines Einbruches in die Lymphgefäße selbst dabei nicht notwendig und in seinen Fällen auch nicht nachweisbar ist. Es ist ganz klar, daß Heim damit die Halbansche Theorie nicht unterstützt. Schließlich werde ich als verkappter Anhänger Halbans angeführt, leider durch Mißdeutung von Zitaten außerhalb des Zusammenhanges, in dem ich ausdrücklich die Notwendigkeit der Theorie Halbans und ihre Abänderung durch Sternberg bestreite, ohne dringliche Beweise. Sternberg meinte, die während der Menstruation geöffneten Lymphspalten könnten losgerissene Teilchen aufnehmen. Theoretisch beseitigt er damit das Hinderins der geschlossenen Lymphendothelbahn, das Halbans Theorie erst zu überwinden hat. Das bedeutet also für Sternberg einen theoretischen Vorteil. In der Theorie Sternbergs entfällt das Hindernis der geschlossenen Lymphbahn. Diesen theoretischen Vorteil teilt sie mit Sampsons Annahme, daß die Endometriumteilchen bei der Menstruation in Venen gelangen können. Ebenso haben beide Theorien den gemeinsamen Nachteil, daß sie nekrotisch abgestoßenes Gewebe metastasieren lassen, dessen Lebensfähigkeit noch nicht bewiesen ist. Sampsons theoretische Vorstellung hat den Vorzug, daß die erweiterten Venen, die sogar sinuös sein können, ungleich geräumiger sind als die Lymphgefäße. Die losgelösten Endometriumfetzen kommen jedoch durch Theorien weder in Lymphgefäße noch in Venen und deshalb verlangte ich nach beweisenden Befunden in Lymphgefäßen. Solche liegen nicht vor und Sampson hat die Blutgefäßmetastasierung vorgezogen, weil er beweisende Befunde in den Uterusvenen erhoben zu haben glaubt. Rückwärtsschließend ist er infolgedessen geneigt, unsere polypösen Vorsprünge in Lymphgefäßen umzudeuten in solche der Blutgefäße. Letzteres ohne jede tatsächliche Unterlage. Von der Unzulänglichkeit der intravenösen Schleimhautteilchen in Sampsons Präparaten habe ich mich überzeugt. Auch würde man bei der venösen Embolie noch mehr als bei der lymphatischen die Metastasen im übrigen Körper erwarten, und nicht nur retrograd.

Sehr eindringlich sei davor gewarnt, aus fertigen Herden endometrioider Wucherung den Beweis embolischer Metastasierung zu erbringen. Sampsons Versuche nach dieser Richtung können als abschreckendes Beispiel dienen. Durch die menstruelle Blutung hervorgerufene Zerstörung einzelner Stränge und Gruppen und durch Abstoßung von Epithel in bluthaltige Cysten werden Gefäßräume vorgetäuscht.

Schlußbemerkungen.

Der allgemeine Eindruck, den man von Halbans Theorie empfängt, ist nicht besonders angetan, ihr Anhänger zu werben. Durch die kritischen Einwände Halbans werden die übrigen Theorien nicht beseitigt. Die eigene Theorie Halbans, so sehr sie geeignet wäre, endometrioide ektopische Herde an der Bauchhöhle fernen und von embryonalen Epithelien freien Orten zu erklären, hat den sehr großen Mangel, daß sie die von Halban selbst gewünschte Ähnlichkeit mit der carcinomatösen Metastasierung hinsichtlich der Fundorte nicht hat. Die von dieser betroffenen Orte werden von jener frei gelassen und umgekehrt. Die als Hauptstütze der Theorie angesehenen Herde in Lymphknoten sind, soweit sie nicht aus deren unmittelbaren Umgebung eindringen, nicht als endometrioide Herde zu bezeichnen. Damit tut man ihnen Gewalt an; sie sind die einzigen Herde, die immer ohne Stroma auftreten, nicht Funktion zeigen und nicht menstruell bluten. Für diese Epithelräume im Lymphknoten hat die Umwandlung des Lymphendothels mehr Wahrscheinlichkeit, ohne indes als bewiesen zu gelten. Die Theorie der pervasalen Metastasierung — wenn richtig — sollte es leicht haben, bewiesen zu werden. Die Annahme, daß die Adenomyosis interna zur Metastasierung führe, kann als ungeeignet bezeichnet werden, ja statistisch widerlegt werden. Die Abänderung durch Sternberg (ursprünglich von Sampson) entspricht durchaus nicht dem Wunsche Halbans, die pertubare Implantations-Theorie Sampsons zu ersetzen. Sternberg und Sampson rechnen beide mit Lebensfähigkeit menstruell abgestoßener Schleimhaut. Wenn dieses schon angenommen wird, dann hat die pertubare Metastasierung ungleich mehr Wahrscheinlichkeit als die pervasale.

Beweisende Befunde fehlen für die Gefäßembolie vollständig. Nicht ein einziger Befund der intravenösen Embolie (Sampson) noch der intralymphangischen (Dawydowski, Sampson, Schiller, Mestitz, Lahm) ist ernstlich beachtenswert.

Schließlich muß mit Nachdruck darauf hingewiesen werden, daß einige Fälle von ektopischer Akromyosis eine so erhebliche Muskelwucherung zeigen, wo ortsansässige Muskulatur fehlt, daß sie durch Halbans Theorie nicht faßbar werden.

5. Pathogenese der Stroma- und Muskelwucherung.

In dem gehäuften Angebot von Theorien zur Erklärung der ektopischen Adenofibrosis werden wichtige Einzelfragen in den Hintergrund gedrängt, die früher eindringlicher erörtert wurden, die Herkunft des Stromas und die der Muskulatur.

Das Stroma der Adenomyosis uteri interna ist uns heute ganz selbstverständlich Eigenerzeugnis der Schleimhaut; es dringt von der basalen Schleimhautschicht her mit dem Drüsenepithel in die Muskulatur und hat, wie oben dargestellt worden ist, einen sehr lebhaften aktiven Anteil an der Ausbreitung, indem es nicht nur dem Epithel vorauseilt, sondern nicht selten im Mißverhältnis zu den Drüsen sich durch üppige Zellvermehrung stark ausbreitet. Zur Beurteilung dieser Verhältnisse ist nicht jeder Fall und sind vor allem nicht alte Fälle geeignet. Geringe Grade der Adenomyosis sind nicht ohne weiteres als beginnende Fälle einzuschätzen!

Früher wurde die Entstehung des Stromas aus dem intermuskulären Bindegewebe überschätzt, wie man besonders aus der vorigen Auflage dieses Handbuches ersehen kann.

Ja, es wurde sogar trotz diffuser Durchsetzung der inneren Muskelschichten (Adenomyosis uteri interna) eine fetale Versprengung vom Müllerschen Gange von Stein (1903) für nötig gehalten, weil bei postfetaler Wucherung das Stroma nicht mit in die Muscularis wachse; eine heute kaum mehr begreifliche Auffassung, die seinerzeit erst besonders entkräftet werden mußte. Heute findet die Frage, ob aus dem intermuskulären Bindegewebe ein cytogenes Stroma hervorgehen könne, kaum noch Widerhall. Sie ist aber keineswegs abgetan, vielmehr bedarf sie experimenteller Klärung. Kann Uterusepithel von Erwachsenen ohne eigenes Stroma an fremden Ort gebracht spezifisches Stroma hervorrufen? So lautet die Frage, die eine wesentliche Bedeutung für die ektopischen Herde der endometrioiden Adenomyosis und Adenofibrosis hat. Je nach der Einstellung zur Genese des Epithels in diesen Herden werden die Meinungen auch über das Stroma geteilt sein. Im allgemeinen wird die Bedeutung der Frage unterschätzt. Wird für den Nabel und anderes eine besondere Fähigkeit des Cölomepithels zu ortsungehöriger endometrioider Differenzierung sich als unerläßliche Annahme erweisen, dann bedarf die Differenzierung des serösen Bindegewebes in gleicher Richtung keiner weiteren Begründung. Ebenso wie bei der ortsungewöhnlichen endometrioiden Differenzierung in der Tube würden wir auch an beliebigen Stellen des Peritoneums die Entwicklung cytogenen Stromas in Begleitung des Epithels von uterinem Charakter für natürlich und selbstverständlich halten.

Wie liegt das im Falle der Metastasentheorien? Im allgemeinen wird es für selbstverständlich gehalten, daß Epithel und Stroma zusammen verschleppt werden. Das versteht sich aber keineswegs von selbst, namentlich wenn man den menstruellen Zerfall der Schleimhaut, sei es im gewöhnlichen Endometrium oder bei Adenomyosis, in unseren intralymphatischen Polypen als Vorbedingung der Verschleppung ansieht. Der menstruelle Zerfall führt an großen Strecken zur völligen Auflösung des Zellverbandes in einzelne Zellen und kleine Zellgruppen. Für den Fall der Bewahrheitung einer der metastatischen Theorien würde es von grundsätzlicher Bedeutung sein, das Schicksal der ausschließlich epithelialen und der ausschließlichen Stromaverschleppung kennen zu lernen. Das bleibe der Zukunft überlassen. Die Muskelwucherung erklärt diese Theorie, wie gesagt, nicht.

Die Muskelwucherung fand ebenfalls früher lebhaftere Beachtung als heute. Sowohl v. Recklinghausen, als namentlich Ribbert hielten es theoretisch für notwendig, dafür besondere embryonale Keime anzunehmen; v. Recklinghausen: Keime der Urniere, Ribbert: vom embryonalen Uterus selber, wie schon vor ihm Ricker und Hauser angenommen hatten. Aber auch für v. Recklinghausen ergab sich die Notwendigkeit für größere schleimhautfreie Partien seiner Adenomyome die Uterusmuskulatur selber zu Hilfe zu nehmen. Die „mantelförmige" Umgebung der einzelnen drüsigen Herde konnten sich die früheren Autoren nicht gut anders vorstellen und auch jetzt noch begegnet man Resten solcher Anschauungen in der Arbeit von Schridde und Schönholz über die Muskelwucherung bei der Adenomyosis tubae.

Andererseits war es v. Recklinghausen selber, der ebenso wie Schottländer einen reizenden Einfluß der „versprengten" Epithelherde auf die Muskulatur annahm. Dieser Annahme habe ich besonders insoweit widersprochen, als die infiltrierende Schleimhautwucherung keinesfalls im Sinne eines Geschwulstreizes wirke, also keine Myombildung hervorrufe. Namentlich wollte ich nicht Wort haben, daß die epithelialen Einschlüsse in angeblich echten „Kugelmyomen" beweisend seien für die genetische

Abhängigkeit des Myoms von den drüsigen Einschlüssen, da diese passiv umwachsen werden könnten.

Ribberts Ansicht von Muskelversprengung des „Müllerschen Ganges" lagen mechanische Momente zugrunde, deren Einzelheiten zwar nicht bedacht waren, die aber allgemein darauf hinausliefen, daß eine Isolierung und Versprengung von Muskelkeimen Epithelien mit sich zöge. Diese Vorstellungen haben sich jedoch nicht als haltbar erwiesen. Die von mir hauptsächlich nachgewiesenen Abtrennungen von Epithel der Müllerschen Gänge beim Fetus und Kinde haben ein schleimhäutiges Stroma. Die Keime hierzu mögen von vornherein dem Epithel angelegen haben; die Versprengung geschieht nämlich in den hauptsächlichen Fällen so frühzeitig, daß von einer Differenzierung zu Stroma noch nicht die Rede ist. Das Stroma mag sich also auf Beanspruchung des eingeschlossenen Herdes zu cytogenem Stroma differenzieren genau wie am richtig gelagerten Müllerschen Gange. Diese normale Stromabildung an den von mir nachgewiesenen Schleimhautinseln in der Uteruswand ist deshalb bemerkenswert, weil die Muskulatur um diese Herde sich nicht gegen die übrige abgrenzt und nicht einmal eine auffällige Anordnung um sie eingeht. Es ist also nicht zu erwarten, daß solche „versprengte" Schleimhaut innere, mittlere, äußere Muskellagen um sich versammelt, noch überhaupt irgendwelche besondere vorbestimmte Ordnung. Sondern so eine Insel abgetrennter Schleimhaut liegt recht anspruchslos in der mittleren oder in der äußeren Muskulatur und diese bequemt sich ihr recht und schlecht an, ohne Anspruch auf Besonderheiten in der Differenzierung, die sich im späteren Leben zu Geschwulstbildung eignete. Wir werden denn auch bei der Besprechung der Adenomyome darauf zurückkommen, daß gewisse Fälle von sog. Cystomyomen, deren epitheliale Grundlage auf unsere abgetrennten Müllerschen Epithellager schließen lassen, meistens gar keine Myome, Geschwülste sind, sondern Schleimhautcysten mit allenfalls kompensatorisch hypertrophierter Muskelwand.

Bei Besprechung der Adenomyosis media haben wir dem Gedanken genügend Ausdruck gegeben, daß sie aus unseren embryonalen Verlagerungen Müllerschen Epithels hervorgehen könne, nicht müsse; daß nämlich aus solchen angeborenen Inseln Adenomyosis nicht selbstverständlich, sondern nur unter gleichen Bedingungen entstehe, wie aus der gewöhnlichen Schleimhaut. „Gewöhnlich" im Sinne des „Orts", also ortsgewöhnlich. Auch die versprengte Schleimhaut hat keinen anderen Einfluß auf die Muskulatur als die ortsgewöhnliche Schleimhaut.

Wir sehen nun ab von den embryonalen Fehlern und wenden uns wieder der Adenomyosis interna zu. Wir kennen Fälle von Adenosis uteri interna ohne wesentliche Muskelwucherung und andererseits kennen wir die muskuläre Hyperplasie der Uteruswand ohne Adenosis. Kurz, es gibt Adenosis und Myosis unabhängig voneinander und außerdem Adenomyosis mit einem äußerst wechselnden Mengenverhältnis der muskulären und schleimhäutigen (endophytischen) Hyperplasie von Fall zu Fall, von geringen epithelialen Beigaben bis zur Überschwemmung der Muscularis mit Schleimhaut. Diese Laune des Spieles läßt erkennen, daß die Muskulatur von Fall zu Fall verschieden vorbereitet ist, auf die infiltrierende Schleimhautwucherung zu antworten. Natürlich sehen wir von Alterszuständen ab mit Rückbildung der Muskulatur und mit Hinterlassung oft abgeschnürter Adenosisherde. Die Vorbereitung mag so stark sein, daß nur ein geringer Anstoß genügt, hellen Aufruhr zu entfachen. Jedenfalls liegt die Sache in der Mehrzahl der Fälle so, daß die Schleimhautinfiltration den Anfang macht und die Muskelwucherung auslöst. Das erkennt man nicht nur an der anfänglichen und dauernd mehr ausgeprägten näheren Umgebung der Schleimhautherde, man erkennt es daran, daß nur die von Drüsenwucherung befallene Wand oder Wandpartie der Uterusmuskulatur hypertrophiert, ganz einerlei, ob oben, unten, hinten, vorn, seitlich, in den inneren oder äußeren Muskelschichten. Und ebenso erstaunlich wie die Auslösung der gleichen Muskelwucherung im Uterus durch infiltrierende Epithelwucherung ganz anderen Charakters (Pseudomucinepithel), oder fast noch erstaunlicher ist die gleiche „myoplastische" oder „myohyperplastische" Einwirkung endometrioider Wucherung auf die Muskulatur der Blase, des Darms, der Ligamente und auch der desmoplastische Reiz auf das periuterine und jedes andere Bindegewebe.

Die Beigabe von Muskulatur als solcher bedarf an den ektopischen endometrioiden Herden solcher Stellen keiner Erklärung, wo sie von Haus aus wie etwa am Darm, Ligament usw. vorhanden ist; hier interessiert uns nur ihre Fähigkeit zu hypertrophischer Mitwucherung, die allerdings von Fall zu Fall verschieden stark und meist nur mäßig ist. Zuweilen ist sie wohl ein wenig erheblicher, z. B. am Blinddarm (Suzuki), ohne daß hieraus eine Besonderheit entnommen werden dürfte.

Anders liegt die Frage an Stellen, an denen wir für gewöhnlich Muskulatur vermissen, wie im Nabel, im Ovarium, am Peritoneum, auch in Bauchwandnarben, soweit nicht etwa die glatten Muskelfasern aus dem angenähten Uterus eingewachsen sein können.

Zunächst wiederhole ich aus unseren obigen Einzelbetrachtungen die Warnung, die Deutung glatter Muskulatur leicht zu nehmen. Ferner muß man vor allen theoretischen Erklärungen an die Möglichkeit denken, daß doch etwa schon Muskulatur vorhanden gewesen sein kann, so besonders im Ovarium von dem auch sonst Muskelgehalt in der Rinde und an Follikeln beschrieben worden ist. Solchen Angaben kann man zweifelnd gegenüberstehen, aber einige Fälle von Ovarialmyomen sind beschrieben worden, die der Kritik standhalten.

In der Haut sind glatte Muskelfasern in kleinen Bündeln stets vorhanden und am Nabel kann man ausnahmsweise mit Persistenz von Resten des Allantois- und Dottergangs rechnen, deren Muskulatur entliehen sein kann. Die Fähigkeit des Nabelbindegewebes zur Muskelbildung steht jedenfalls bei der genannten abnormen Persistenz fest, und so könnte man gelegentlich auch mit einer ortsungewöhnlichen Differenzierung des Bindegewebes auf den Reiz der endometrioiden Wucherung rechnen. Ich möchte diese Annahme natürlich nicht dahin verallgemeinern, daß an beliebigen Stellen glatte Muskulatur durch „Metaplasie" ortsansässigen Bindegewebes entstehe, wie de Josselin de Jongh, Stübler und Haeuber annehmen. Lauche ist kein Freund dieser Idee, hält aber seinerseits die „organisch um die Drüsen angegliederte Muskulatur für ein Kennzeichen der durch Entwicklungstörung entstandenen endometrioiden Wucherung; Dysontogenese." Hierin kann ich ihm nicht folgen, wenigstens nicht in den Kennzeichen der organoiden Angliederung. Das sehen wir im Uterus und Tuben und haben oben gegenüber Schridde besonders hervorgehoben, daß die Anlagerung hypertrophierender Muskulatur keinesfalls als Beweis für kongenitale Störung anzusehen ist, vielmehr mechanisch (automatisch) auf beliebige Einlagerung auch auf Fremdkörper entsteht. Nicht die Hypertrophie und nicht die Gruppierung sind wesentlich, sondern das Vorhandensein von Muskulatur an ungewöhnlichen Stellen und gerade an diesen Stellen pflegt die Muskulatur keinen organoiden Eindruck zu machen. Man hat jedenfalls allen Grund, mit der Beurteilung und Auswertung der Muskulatur vorsichtig zu sein.

Bei aller Vorsicht in dieser Richtung halte ich es für geboten, nochmals darauf hinzuweisen, daß einzelne oben genannte Fälle von ektopischer Adenofibrosis endometrioides, z. B. im Nabel oder auch im Ovarium und in der Bauchnarbe, wenn keine Anheftung und keine Adhäsion des Uterus oder der Tuben bestand (wie in meinem Falle 7), so reichliche Muskulatur enthalten, daß sie nicht durch Implantation oder örtliche Entstehung aus Hautmuskeln oder Gefäßwänden entstanden sein kann. In diesen Fällen versagen in erster Linie die Metastasetheorien; sowohl die der Implantation von Sampson, wie die der Lymphmetastasierung von Halban.

Ob wir dann dysontogenetische Befunde vor uns haben, wird sich erst bei Kenntnis vieler Befunde dieser Art herausstellen.

b) Ätiologie.

Die ätiologischen Anschauungen haben natürlich mit den histogenetischen gewechselt. Die Anhänger der embryonalen Genese, „Dysontogenese" halten im allgemeinen ihre Aufgabe mit der Annahme eines ortsungewöhnlich gelegenen Gewebes für erledigt. Wir haben oben wiederholt hervorgehoben, daß wohl gelegentlich die Herkunft des ortsungewöhnlichen Gewebes bestimmt werden kann. Was aber dieses Gewebe veranlaßt, in Wucherung zu geraten, bleibt weiterer Überlegung überlassen. Mögen sie unter Umständen infolge geringerer Ausdifferenzierung leichter auf Wucherungsreize ansprechen, es sind doch die gleichen Reize erforderlich, die eine Wucherung hervorrufen.

Schon von Anfang an wurde durch W. A. Freund die allgemeine Konstitution zu den hervorragenden Bedingungen der Adenomyosis uteri gerechnet. Neuerdings hat man auch die Sterilität der Frauen mit in die Frage der Konstitution einbezogen (v. Meyenburg, v. Oettingen, Linden, Vogt, Kermauner, Frankl, R. Meyer u. a.). Es besteht jedoch scheinbar ein großer Gegensatz zwischen den Fällen von Adenomyosis interna und denen von ektopischer Adenomyosis (fibrosis). Nach der Zahl der Geburten und Aborte ist anzunehmen, daß die Frauen mit Adenomyosis uteri zuvor meist normal geschlechtsfähig gewesen waren, daß hingegen unter den Fällen mit ektopisch, extrauterinen Adenofibrosen auffallend viele sterile Frauen sich befinden. Nun muß man freilich bedenken, daß unter dem Material von W. A. Freund auch ektopische Fälle vorhanden waren und daß außerdem diese bisherigen Angaben keine sichere zahlenmäßige Auswertung vertragen. Vom Standpunkte der Sampsonschen Theorie ist übrigens die erste Veranlassung der pertubaren Schleimhautmetastasierung in Hindernissen des menstruellen Blutabflusses gegeben. Demnach sind ganz verschiedene Dinge wie Stenosen der Uteruslichtung angeborener Art, entzündlicher Natur oder durch Retroflexion hervorgerufen, ferner Schleimhautpolypen und Myome die Bedingungen der Rückstauung des Menstrualblutes und zugleich auch der Nichtbefruchtung. Die Sterilität ist demnach kein brauchbares Zeichen für eine besondere Art von Konstitution. Die Sterilität kann höchstens für die Berechtigung der Sampsonschen Theorie angeführt werden in dem Sinne, daß die sie bedingenden Fehler auch den Rückfluß des Menstrualblutes begünstigen. Konstitutionell ist alles.

Die Mißbildungen des Uterus werden öfters als konstitutionelle Prädisposition wie für allerhand Leiden so auch für Adenomyosis angesehen. Fälle dieser Art finden wir angegeben bei Pick, R. Meyer, Jakubowitz u. a.

Meist handelt es sich um Uterus bicornis. Es ist mir in einem Falle aufgefallen, daß nur ein Horn erkrankt war (s. S. 572). Dieser Befund erlaubt zwar nicht die allgemeine Disposition außer Acht zu lassen, nötigt aber unbedingt, den besonderen örtlichen Bedingungen Rechnung zu tragen.

Man hat sich daran gewöhnt, in Organmißbildungen ohne weiteres die Zeichen allgemeiner konstitutioneller Minderwertigkeit zu sehen und überdies die mißbildeten Organe selber für geschwächt, gefährdet für allerhand Erkrankungen anzusehen. Unterschiedslos werden degenerative Zustände, Neigung zu Infektionen, progressive Erkrankungen wie Hyperplasien und Geschwulstbildungen den Organmißbildungen zugeschrieben. Man hat noch nicht versucht, ein System in die Verschiedenheit dieser Neigungen zu bringen. Der doppelte Uterus hat bekanntlich so oft seine funktionelle Leistungsfähigkeit bewiesen, daß man nur ausnahmsweise seine Neigung zur Adenomyosis zugeben kann. Aber diese scheint verhältnismäßig häufiger zu sein als beim einfachen Uterus.

Kakuschkin versucht den Tatsachen eine Erklärung abzuringen, die jedoch nicht über allgemeine Wendungen wie gestörte Korrelation, in der Folge lokale Zirkulationsstörung usw. hinausführen. Für seinen besonderen Fall von Drüsen- und Cystenbildungen im Tubenwinkel des Uterus bei angeborenem Mangel der Tube und des Ovariums dieser Seite nimmt er mechanische Ursachen wie fetale Peritonitis oder Drehung, Abschnürung an mit folgenden Kreislaufstörungen. Dazu „herabgesetzte Widerstandskraft", die häufige, jedoch nie greifbare „Erklärung" oder Umschreibung.

1. Örtliche Bedingungen.

Die besonderen örtlichen Bedingungen sind, wie wir bereits in den einzelnen Abschnitten erfahren haben, sehr verschieden.

Die Verschiedenheit der Bedingungen bei intrauteriner und extrauteriner Adenomyosis ist augenscheinlich. Sie kommen selten vereint vor. Unterschiede scheinen sich auch im Alter zu ergeben, die allerdings erst am größeren Materiale sich feststellen lassen. Der Unterschied tritt aber mehr nach der unteren Altersgrenze zu deutlicher vor Augen. Bei extrauteriner Adenomyosis kommen auch jüngere Personen in Betracht, bei intrauteriner scheinbar viel weniger.

Die jüngste Patientin war, so viel ich sehe, ein Fall von Adenomyosis intraligamentaris, ein 19jähriges Mädchen (Vogt).

Die Adenomyosis uteri interna bedarf zweifelsohne gesonderter Betrachtung. Es ist ganz sicher, daß sie in erster Linie mit der Geschlechtsfunktion zusammenhängt und zwar nur teilweise mit der Funktion des Uterus selber. Einen sehr wesentlichen Anteil hat die ovarielle Funktion, die wie wir bereits gesagt haben, durch die naturwidrige häufige Wiederholung der Corpus luteum-Bildung und Rückbildung infolge der Nichtbefruchtung die basalen Schleimhautschichten allmählich zur Hyperregeneration reizt. Diese äußert sich in der „basalen Hyperplasie", die als gewöhnliche Begleiterscheinung geringe Grade der infiltrativen Schleimhauteinwucherung in die Muskulatur, Adenosis und geringe Grade von Adenomyosis zeigt.

Außer dem häufigen menstruellen Regenerationsreiz sind noch andere Reize als sehr gewöhnliche zu bezeichnen, die zum Teil in gleicher Richtung wirken, zum Teil die Auflockerung der Muskelgrenze bedingen. Es mag nützlich sein, darüber klar zu werden, daß zwei Bedingungen zu erfüllen sind, Überreizung der basalen Schleimhautlagen zu hyperplastischer Wucherung und Eröffnung der Muskelgrenze.

Man spricht von auslösenden Ursachen bei der infiltrierenden Schleimhautwucherung. Man unterscheide dabei die Bedingungen, die die Schleimhaut befähigen, über das physiologische Maß hinaus zu wachsen, pathologisch zu wuchern, kurz die Wachstumsreize; zweitens die Bedingungen, die der Schleimhaut gestatten oder sie befähigen, in die Muskulatur einzudringen. Wenn ich sage: „gestatten oder befähigen", so wird darin ein Passives und ein Aktives zum Ausdruck gebracht. Die Erscheinung des Eindringens der Schleimhaut in die Muskulatur setzt natürlich eine Angriffsbereitschaft voraus, aber vergleichsweise etwa nicht mehr als der Druck einer Wassermenge im Behälter. Die Widerstandsfähigkeit der Wand des Behälters kann örtlich geschädigt werden, aber die Wassermenge kann auch unter erhöhtem Drucke die Wand sprengen. Es ist klar, daß in jedem Falle Druck und Gegendruck in Rechnung kommen. Der Vergleich soll nur in Erinnerung bringen, daß der Druck und selbst ein stark erhöhter Druck die Wand nicht ohne weiteres sprengt, sondern nur bei mangelhaftem Gegendruck.

Man suche also unter den Bedingungen nicht nur nach erhöhter Wucherungsfähigkeit der Schleimhaut, sondern auch nach schwachen Stellen ihrer Grenze. Die Grenze kann durch andere Bedingungen geschwächt werden, aber auch durch die Schleimhaut selber. Setzen wir dem Wasser im Gefäße allmählich Säure zu, so kann die metallene Wand aufgelöst, verdünnt, in ihrer Widerstandsfähigkeit geschwächt werden. Auch die Uterusschleimhaut kann unter besonders starken Wachstumsreizen histolytische Kraft gewinnen. In diesem Falle ist die Grenzlösung eine mehr aktive Leistung der Schleimhaut.

Schwieriger wird es sein, nach diesen Richtungen hin die Bedeutung der einzelnen Bedingungen im Einzelfalle abzuschätzen. Man kann hier vorläufig sicher nicht sagen, welcher Anteil in der Größenordnung den einzelnen Reizungen bei der Eröffnung der Muskelgrenze zukommt.

Bei Pyometra sollte man meinen, müßte sich die entzündliche Ätiologie leicht zeigen lassen und das gelingt in der Tat, nur nicht in jedem Falle. Bei starker Entzündung wird das Epithel ganz oder zum großen Teil eingeschmolzen. In einem Falle ist die adenomatöse Wucherung zu weit vorgeschritten, die Entzündung abgeflaut. In zwei Fällen war der ätiologische Zusammenhang ganz klar. Der eine Fall betrifft das Corpus uteri bei Carcinom der Cervix. Trotz vorgeschrittener Einschmelzung bis etwa $1/3$ der Uteruswand des Corpus, also der ganzen inneren Schicht unter Ausbildung einer beträchtlichen Eiterhöhle sind doch noch stellenweise reichlich Epithelschläuche vorhanden, welche in dem weniger stark infiltrierten Gewebe in der Tiefe vordringen, während sie an der Oberfläche im Granulationsgewebe einschmelzen. An einigen Stellen sind die Schläuche von infiltriertem spindelzelligem Gewebe reich umhüllt; teilweise liegen sie in Granulationsgewebe.

In einem anderen Falle von Pyometra fand ich mäßige Durchsetzung der Uteruswand mit Lymphocyten, Leukocyten, Plasmazellen, einzelne Kokken durch die ganze Wand hindurch. Die Drüsen dringen in vereinzelten Ausläufern sehr tief durch die Wand ohne Stromaumhüllung, umgeben von kleinzellig infiltrierter Muskulatur. Die Eiterzellen dringen an zahlreichen Stellen zwischen die Epithelzellen und in die Lichtungen der Schläuche in großen Mengen und zerstören das Epithel auf großen Strecken. Andererseits dringt das Epithel an weniger stark infiltrierten Stellen in Spalten vor; der Verdacht auf Carcinom ist hinfällig nicht nur weil das Epithel der nur etwas gehäuften Infiltration gründlich unterliegt, sondern weil auch die Epithelien mit ihrem stark gequollenen Zelleib und ebenfalls gequollenen chromatinarmen Kern durchaus dem Bilde entsprechen, welches ich auch sonst in den frühen Stadien der entzündlichen heterotopen Epithelwucherung gesehen habe.

Weniger starke, immerhin nennenswerte Entzündung in der Schleimhaut mit Fortsetzung auf die Muskulatur unter Einsetzung von Drüsen fand ich in einem Falle von Retention fetaler Knochenreste in der Schleimhaut.

Besonders bemerkenswert scheint mir die beginnende Adenometritis in einem Uterus mit gonorrhoischer Pyosalpinx.

Gonokokken waren im Uterusgewebe selbst nicht nachweisbar, dagegen eine ausgebreitete Durchsetzung der Schleimhaut und Muskulatur mit Lymphocyten und wenigen Plasmazellen. Die Schleimhaut ist dadurch auffallend, daß in den meisten Drüsen die Epithelien in Proliferation, Aufquellung, Abschilferung begriffen sind. Die Drüsenschläuche, obgleich durchwegs dilatiert sind doch ganz ausgefüllt mit den lockeren gequollenen Epithelien. Die Schleimhaut sendet diffuse epitheliale Ausläufer in die Muskulatur; nur einzelne sind von Stroma begleitet; die anderen verlaufen entlang der mäßig infiltrierten Gefäßbahn.

Die Endothelien sind ebenfalls gequollen und epithelähnlich gestellt; das intramuskuläre Bindegewebe etwas zellreicher als in der Norm. Die epitheliale Invasion ist nicht sehr ausgedehnt.

Es besteht eine unberechtigte Scheu, die entzündliche Ätiologie anzuerkennen, weil man verhältnismäßig selten Beweise im Uterus dafür erbringen kann, während es in der Tube öfters gelingt.

Die Entzündung ist zweifellos ein hervorragendes Mittel der Grenzlösung. Dagegen wird sie nur ausnahmsweise und nur bei längerer Dauer einen hervorragenden Einfluß auf die Wucherung der Schleimhaut ausüben. Andererseits ist die Wirkung der Ovarialfunktion auf die Wucherungsfähigkeit der Uterusschleimhaut sehr bedeutungsvoll, dagegen ist es für die meisten Fälle von Adenomyosis uteri interna höchst fraglich, ob ihr Einfluß allein genügt, die Muskelgrenze zu sprengen. Wir sind ja außerstande, die anfängliche Wirkung zu durchschauen. Wir sehen nur, daß die histolytische Wirkung der wuchernden Schleimhaut in einigen Fällen schon frühzeitig im Spiele ist. Nach meiner Erfahrung sind es namentlich die Fälle von sehr ausgebreiteter basaler Hyperplasie mit Massenersatz der inneren Muskelschichten durch die Schleimhautwucherung, in denen das histolytische Moment von bedeutendem Einflusse auf die Sprengung der Grenze ist.

In sehr vielen Fällen dagegen sehen wir zwar überall basale Hyperplasie ausgeprägt, aber nur an einzelnen Stellen sind schmächtige Schleimhautausläufer tief in die Muskulatur vorgedrungen. Wie sollen wir das verstehen? Die Erscheinung der Histolyse tritt hier weniger in den Vordergrund, demnach haben wir gewiß örtliche Bedingungen zu suchen, die einzelnen Schleimhautausläufern den Durchtritt gestatten. Wir haben schon erwähnt, daß hierbei die Schwangerschaften zweifellos mitwirken, so daß wir auch für die scheinbare Bevorzugung der Mehrgebärenden eine Erklärung besitzen. Der Einfluß der Schwangerschaft auf den Uterus ist natürlich für ihn von umwälzender Bedeutung. Vielleicht ist weniger von Ausschlag die Dehnung der Muskulatur, obgleich sie mit Zerrung verbunden sein mag. Die Auflockerung der Muskulatur, die „Entfesselung" Sellheims mag beitragen, aber die Parallelstellung, die Gleichrichtung der gedehnten Muskelbündel zur Oberfläche bildet eher eine Abschließung gegen die Schleimhaut; denn ihr Vordringen in die Muskulatur sehen wir naturgemäß nicht dort, wo diese zur Oberfläche zirkulär konzentrisch liegt, sondern dort, wo quer zur Uteruslängsachse radiär oder schräg zur Oberfläche verlaufende Muskelbündel Lücken gegen die Schleimhaut darbieten. Es mag durch häufigen Umbau des Uterus die Muskulatur an der inneren Oberfläche eine größere Zahl solcher verwundbarer Stellen auftreten. Während der Schwangerschaft halte ich wie gesagt, die Dehnung der Muskulatur im Bereiche der Eikapsel für keine Gefahrenzone. Anders vielleicht nachher bei der Regeneration. Dagegen sehe ich in der Placentarstelle [R. Meyer (1900)] auf Grund oben erwähnter Befunde eine bedenklich gefährdete Wandstelle. An Uteri nicht nur im Puerperium, sondern an normalen Uteri, die zu verschiedenen Zeiten der Schwangerschaft wegen Tuberkulose der Lungen exstirpiert worden sind, habe ich einzelne Schleimhautausläufer so oft im Bereiche der mit Chorionepithel infiltrierten Muskulatur gefunden, daß ich die Placentarstelle für besonders gefährdet halten muß. Ich habe mich in solchen Fällen überzeugt, daß die Schleimhaut im übrigen Bereiche des Uterus die Grenze nicht oder nur unbedeutend überschritt.

Es muß nun hervorgehoben werden, daß die Placentarstelle durch die regelmäßige Entzündung im Puerperium noch einen weiteren Angriffspunkt gibt. Die Schwangerschaft selber und die Schädigungen nach der Geburt scheinen mir zu den sehr häufigen Bedingungen zu gehören, denen die Lockerung der Muskelgrenze zu danken ist.

Die Entzündung wirkt stark lösend auf die Grenze, weniger stark und nur bei langer Dauer wucherungsreizend auf die Schleimhaut.

Die oft wiederholten, also die Dauerreize des Ovarialhormons bewirken in weit höherem Maße Wucherung der Schleimhaut und erst in der Folge und in geringerem Maße Grenzlösung. Die Schwangerschaft begünstigt mechanisch durch Muskeldehnung und außerdem durch Schädigung der Placentarstelle, durch Chorionepithelinvasion, durch physiologische Auflockerung, durch Infiltration und pathologische puerperale Infiltration die Schwächung der Grenze, im geringerem Grade die Schleimhautwucherung. Die auffallende Bevorzugung oder ausschließliche Ergreifung einer Wand, namentlich des Fundus uteri durch Adenomyosis interna mag in vielen Fällen damit erklärt werden, daß die Placentarstelle geschwächt ist.

Den eingefleischten Hormontheoretikern mag die einseitige Ausbildung der Adenomyosis unter allen Umständen eine Warnung sein, das Prinzip zu überspannen. Ganz besonders muß man ihnen die durch Trauma ausgelösten Fälle ganz umschriebener und gar nicht selten auf den Wundbereich beschränkter Adenomyosis oder Adenosis entgegenhalten.

Das Endometrium hat mit allen Epithelarten die Neigung, gemeinsam Fistelgänge auszukleiden und hat die Besonderheit dabei, auch das eigene Stroma zu verwerten. So habe ich schon früher (S. 419) auf das Einwachsen des Endometriums in Perforationswunden und Schnittwunden des Uterus aufmerksam gemacht. Das gleiche wird namentlich bei Kaiserschnitt von vielen Autoren angeführt (Jolly, Geller, Lützenkirchen, P. Schäfer u. a.). Auch wir haben solches gesehen.

Auch die Perforationswunden mit endometranen Eindringlingen sind von anderen Autoren (Reifferscheidt und Schugt) und ebenso Stichwunden bei der Naht (Westphalen, Hartmann und Löschke) beschrieben worden. Da sich in solchen Fällen häufig die Wucherung ausschließlich im Bereiche der traumatisch geschädigten Uteruswand findet, so tritt hier der ausschlaggebende Einfluß lokaler Bedingungen ganz klar zutage. Die Wucherungsfähigkeit der Schleimhaut bleibt natürlich eine Vorbedingung und diese hängt bis zu einem gewissen Grade immer vom Ovarium ab. Bei diesen völlig auf die Wunde beschränkten Wucherungen mag außer dem Fortfall des gewöhnlichen Gewebswiderstandes oft genug die Entzündung mitwirken, teils reizend, teils lösend.

An dieser Stelle möchte ich auf den Einfluß der Entzündung und der Urinbenetzung hinweisen, die wir bei der Adenomyosis in der Blase mit infiltrativer Wucherung des Blasenschleimhautepithels ätiologisch in Rechnung gestellt haben. Diese besonders eigenartige Nebenwirkung der endometrioiden Wucherung bedarf weiterer Aufmerksamkeit.

Nebenbei soll erwähnt werden, daß die hormonalen Reize, die zur basalen Hyperplasie führen, gelegentlich auch von den „Granulosazelltumoren" des Ovariums ausgehen können (ein Fall von Tietze und ein eigener), so daß ausnahmsweise die Adenomyosis uteri postklimakterisch entstehen kann, ebenso wie exophytische Hyperplasie bei Greisinnen (R. Meyer).

2. Die Wucherungsfähigkeit des ektopischen endometrioiden Gewebes.

Hier gibt es noch mehr Frage als Antwort; aber die Fragestellung ist unvermeidlich.

In den Fällen ektopischer endometrioider Herde ist durch die etwaige Lösung der Frage des Ausgangsmateriales noch keineswegs Klarheit über die Wachstumsbedingungen gegeben. Von Seiten der Urheber der verschiedenen Theorien wird dieser Frage keine sonderliche Bedeutung beigemessen. Für sie ist das Rätsel der ektopischen Wucherung gelöst, wenn sie erklären, aus welchem Zellmaterial am fremden Orte endometrioides Gewebe entsteht, sei es aus angeboren versteckter Anlage oder sei es durch Umwandlung ortsansässigen Gewebes; oder wenn sie erklären, auf welchem Wege das wirkliche „Endometrium" aus dem Uterus an den fremden Platz verschleppt wird. Der Metaplastiker und der Metastatiker erklären jedoch nur den Ausgangspunkt, nicht die Ursachen der Wucherung. Die Frage fängt nämlich eigentlich erst dann an, ein Rätsel zu werden, wenn das fremde Epithel am fremden Orte vorhanden ist und wenn es dann anfängt zu wuchern. Warum wuchert das Endometrium am fremden Platze? Wuchert es unter allen Umständen sobald es am fremden Platze entsteht oder dorthin verschleppt wird? Oder nur unter Erfüllung besonderer Bedingungen und welcher? Kurz: unter welchen Umständen kann man mit infiltrierendem Wachstum ektopischen Endometriums rechnen? Die Ursachenforschung setzt an diesem Punkte erst an, in die Tiefe zu dringen; sie begnügt sich nicht damit, das Epithel auf dem Wege vom Uterus bis an den fremden Platz zu begleiten, sondern sie verfolgt ihr infiltratives Wachstum in die Tiefe. Warum wuchert das Gewebe? Die Antwort erscheint uns sehr einfach. Die Schleimhaut tut ja hier nichts anderes als im Uterus selber, bei der Adnomyosis interna. Sehen wir aber das Ausgangsmaterial der Metastasentheorie genauer an, so scheint mir die Wucherungsfähigkeit desselben zunächst erst unter Beweis gestellt werden zu müssen. Bei Adenomyosis uteri interna ist es nicht die obere funktionierende Schleimhautlage, sondern die zu pathologischer Wucherung gereizte „hyperplastische" basale Lage, denen sich die Muskellücken öffnen. In den Metastasetheorien erscheint das ektopische Endometrium als „Sesam öffne Dich". Aber erinnern wir uns doch der Art des embolisierten Materials. Nicht die basalen Lagen, sondern die oberflächlichen Schichten der funktionierenden Schleimhaut sind es, von denen beim menstruellen Zerfall einzelne Teile in die Tube oder in die Gefäße gelangen sollen. Auch in Halbans Theorie, daß bei Adenomyosis interna die Wucherung in die Gefäße sich fortsetze, verlangt, wie ich mit Sampson annehme, das Endometrium nach menstruellem Zerfall, um zur Embolie zu führen. Ganz abgesehen davon, daß Adenomyosis interna und ectopica nur selten bei derselben Frau zusammentreffen und daß je stärker die Wucherung, desto weniger Funktion und menstrueller Zerfall nachweisbar ist. Und Halban selber ist deshalb nicht abgeneigt, Sternbergs Abänderung seiner Theorie (S. 601) in Kauf zu nehmen.

So ist neben die Frage, ob das durch menstruellen Zerfall pertubar oder pervasal verschleppte Gewebe lebensfähig, also implantationsfähig sei, die ebenso wichtige Frage zu stellen, ob oder unter welchen Umständen dieses Material zur infiltrativen Wucherung geeignet sei oder gebracht werden könne.

Diese vielleicht manchem unbequeme Fragestellung ist nicht zu umgehen und wichtig — auch wenn sie zunächst nur dazu führen sollte, die Wucherungsfähigkeit, das hyperplasiogene Moment nicht in jedem verschleppten Endometriumfetzen als eine selbstverständliche Voraussetzung hinzunehmen. Es ist meine Fragestellung auch nicht als begründende Ablehnung der Metastasierung überhaupt mißzuverstehen, sondern sie läuft ganz klar auf den oben gegebenen Wortlaut hinaus: „unter welchen Umständen kann man mit infiltrierendem Wachstum ektopischen Endometriums rechnen?"

Der Nachweis der Verschleppung genügt dem theoretischen Kausalbedürfnis ebensowenig wie die durch bekannte Tatsachen selbstverständlich gewordene Voraussetzung der Ansiedlungsfähigkeit. Das wichtigste ist die Wucherungsfähigkeit; wenn sie nicht von vornherein in den verschleppten Teilen des menstruell abgebauten Endometriums mitgebracht wird, wie entsteht sie am fremden Platze?

Auch hier wissen wir natürlich nicht mehr, als vom Endometrium selber. Entzündung und hormonale Reize werden angeführt. Die Entzündung wird als auslösendes Moment von den meisten Autoren, auch von Lauche, H. Albrecht, Sampson anerkannt; dann kann das Ovarialhormon in Kraft treten (H. Albrecht).

Wir sind uns natürlich alle klar darüber, daß wir mit Entzündung und Hormonwirkung nur die uns unbekannte Einzelreaktion umschreiben, durch die das Gewebe zur Hyperplasie gereizt wird. Es dürfte auch wenig Sinn haben, den Wert der einzelnen Bedingungen gegeneinander abzuschätzen. Nicht einmal die Reihenfolge ist genauer zu bestimmen und ihre Dauer. Die Zellen müssen in einen Erregungszustand versetzt werden, der sie zur Weiterwucherung reizt. Das befallene Organgewebe muß aufgelöst werden. Welchen Anteil die Entzündung hat, ist schwer einzuschätzen. In frischen Graden ist sie vorhanden. Später kann sie fehlen. Wenn tatsächlich verschlepptes Endometrium zur Ansiedlung kommt, so ist die Entzündung die unvermeidliche Folge. Von dem Grade der entzündlichen Reaktion des neuen Wirtsbodens hängt dessen Bereitschaft ab, ein Tieferdringen des verschleppten Endometriums zu gestatten und von der gleichen Entzündung mag auch die Wucherungsfähigkeit des Endometriums gestärkt werden. Die Hormonwirkung auf das ektopische Endometrium können wir uns nicht anders vorstellen als auf den Uterus selber. So wenig wie jede beliebige Uterusschleimhaut auf das Ovarialhormon mit Hyperplasie reagiert, ebensowenig selbstverständlich ist die hormonale Wirkung allein auf ektopisches Endometrium als hyperplasiogen anzusehen.

Wir wollen also doch recht vorsichtig mit den symbolischen Umschreibungen „Entzündung" und „Hormonwirkung" für die uns qualitativ und quantitativ unbekannten Werte umgehen.

Nur wenige Worte noch zur ätiologischen Seite der Frage der Entstehung von Endometrium aus bodenständigem Gewebe. Zur Umwandlung des Peritoneums oder der Tubenschleimhaut in Endometrium oder zur Bildung eines solchen an Stelle von Peritoneum oder Tubenschleimhaut werden wie oben gesagt, bestimmte Zellqualitäten vorausgesetzt. Die Frage, welche Bedingungen das Hervorkehren der vorhandenen endometranen Qualitäten auslösen, ist an erster Stelle aufzuwerfen. Im allgemeinen denkt man nur an funktionsfähiges Endometrium des geschlechtsreifen Alters, zu dessen Herstellung das Ovarialhormon unerläßliche Bedingung ist. Um es auch hier hervorzuheben, das Verdienst Lauches ist es, den einheitlichen Charakter, den übereinstimmenden Bau der vielleicht histogenetisch verschiedenen Adenofibrosisherde als Erfolg der ovariellen Hormonlieferung geschlechtsreifer Frauen in den Mittelpunkt der Betrachtung gestellt zu haben. Näherer Erörterung bedürfte die der Beantwortung vorläufig wenig zugängliche Frage, in wieweit man diesen „richtunggebenden" Einfluß des Ovarialhormons entweder auf die Auslösung 1. der eingeborenen endometranen Qualitäten, 2. oder nur auf deren funktionelle Betätigung, 3. oder auch auf die hyperplasiogene Wucherung ausdehnen darf.

In Lauches von Ribberts Anschauung beeinflußter Vorstellung ist für uns die Ausnahmestellung störend, die er den extraperitoneal gelegenen Herden der Nabel- und Leistengegend einräumt, insofern er ihrem „dysontogenetischen" geweblichen Ausgangsmaterial von Haus aus andere Wucherungsfähigkeit zutraut und ihnen damit ätiologisch sozusagen mildernde Umstände zuspricht. Er glaubt von vornherein, daß hier weder regeneratorische noch hyperplastische Reize notwendig seien, um sie in Wucherung zu bringen. Diese Auffassung, an sich unbewiesen, bringt ihn nicht nur in die Gefahr, das Wesen der Herde in der Nabel- und Leistengegend anders einzuschätzen als der übrigen durchaus gleichartigen Herde, sondern verleitet ihn außerdem aus der vermeintlich besonderen Ätiologie der Nabelherde u. a. den Rundschluß zu ziehen, daß der Entzündung auch an den übrigen Stellen keine besondere Bedeutung zukomme. Nach unserer Auffassung der Wucherungsfähigkeit der vom Embryonalleben her besonders gelagerten Ausgangsgewebe kann nur die etwaige unter dem Schutze des Ortes erhaltene Indifferenz als Bevorzugung in Geltung gebracht werden. Aber auch diese Indifferenz darf nicht als Aktivposten an verschiedenen Stellen der Rechnung zutage treten. Hat das Ovarialhormon seine zur Ausbildung geschlechtsreifen Endometriums nötigen Dienste geleistet, so hört die besondere Indifferenz des „dysontogenetischen" Ausgangsmaterials auf. Des Ausgangsmaterials! Nur dieses ist „dysontogenetisch", nicht die Wucherung, deren Auslösungsbedingungen erst festzustellen sind. Betrachten wir also die Nabelherde u. a. nicht anders als andere! Sie lassen sich nicht dem Wesen und nicht der Ätiologie nach besonders abgrenzen, und wenn die Entzündung in ihnen keinen wesentlichen wachstumsauslösenden oder wachstumsfördernden Einfluß haben sollte, so würde das vielleicht ihre meist unbedeutende Größe, die selbst in vielen Jahren unverändert bleiben kann, erklären, aber nicht ihnen eine dysontogenetische bedingte Vorzugsstellung einräumen. Es sind keine Geschwülste und sie unterliegen der Rückbildung bei Entziehung des ovariellen Einflusses ebenso wie andere Herde.

Seine ursprünglich weitere Auffassung vom Einfluß des Ovarialshormones auf kompensatorische Entstehung von Endometrium hat Lauche aufgegeben, so daß wir auf die früher vorgebrachte Entgegnung verzichten dürfen.

Im übrigen schätze ich Lauches Verdienst mit der Einführung der hormonalen Bedingung in unsere ätiologische Betrachtung sehr hoch ein. Die ätiologische Betrachtung darf nicht schließen ohne Hinweis auf einen wesentlichen Punkt. Die Wucherung kommt sowohl an einzelnen Stellen der Neubildung als auch diese im ganzen zum Stillstand, scheinbar sogar einem gewissen Grade von Rückbildung auch noch zur Zeit der Geschlechtsreife, also gegen den Einfluß des Hormons. Die örtlichen Bedingungen sind es, die hier genauerer Untersuchung bedürfen. Dagegen hört die Wucherung fast immer auf mit Außerdienststellung der Ovarien.

Die „Adenomyome" unterscheiden sich aber nicht hierin von der Adenomyosis, wie ich Polster entgegnen muß.

Schlußbemerkung zur Pathogenese.

Mein Streben, die Gründe und Gegengründe der einzelnen Ansichten über die Pathogenese abzuwägen, entspricht dem Bedürfnisse nach möglichst weitgehender wissenschaftlicher Klärung. Das Wort „Beweis" sollte vorläufig keine ernstliche Anwendung finden und ebensowenig der „Gegenbeweis". Noch weniger ist es erlaubt, die verschiedenen Entstehungsmöglichkeiten gegeneinander auszuspielen, als ob nicht dasselbe Ergebnis auf mehreren Wegen entstehen könne. Diese Mahnung trifft nicht nur die Histogenese, sondern auch die Ätiologie.

Verschiedene Reize können gleiche Wirkung hervorbringen; im allgemeinen wirken sie ja nur auslösend, seltener richtunggebend auf Bau und Funktion, wie das Hormon. In der Stammesgeschichte sehen wir aus verschiedenen Teilen des Embryo dieselbe Organbildung bei verschiedenen Tieren hervorgehen; und aus der Ontogenese, insbesondere auch aus der experimentellen Pathologie, aber auch aus den Spontanmißbildungen lernen wir, daß auch an ungewöhnlichen Körperstellen Gewebe entstehen können, die nur unter richtunggebendem Einflusse bestimmter Teile gebildet werden.

Der „Beweis" ortsfremder Entstehung von Endometrium liegt in der Tube so gut wie erbracht vor. Für die Nabeladenome wissen wir keine bessere Erklärung. Ein kleiner Schritt nur von der Tube, und scheinbar auch vom Nabel zum übrigen Epithel der Bauchhöhle und alles läßt sich nach der alten Theorie der Heteroplasie erklären („Metaplasie" ist verfehlt!). Die Befunde subseröser Epithelherde im Uterus bei Mensch und anthropoiden Affen tun ein Übriges.

Die Theorie der vasalen Embolie steht auf schwachen Füßen; zunächst fehlen ihr zur Lebensberechtigung die nötigsten histologischen Grundlagen. Die bisher gelieferten sind keineswegs brauchbar. An sich steht kein Hindernis im Wege; die Möglichkeit zugeben und sie beweisen ist zweierlei; und sie zu verallgemeinern ist ausgeschlossen. Die Örtlichkeit der ektopischen Herde ist der Gefäßembolie gar zu ungünstig.

Die Sampsonsche Theorie der pertubaren Auswanderung von menstruell abgestoßenem Endometrium mit Implantation in der Bauchhöhle kann nicht annehmbar erscheinen. Ärztliche Maßnahmen können dagegen wohl zur Ablösung von Teilen lebender Uterusschleimhaut und zur Austreibung und Implantation führen.

Man unterscheide die Entstehung der intraperitonealen Primärherde und der weiteren Aussaat; diese kann von allen Herden aus entstehen. Die Entstehung der Primärherde ist wichtiger und am unsichersten.

Die Aussaat aus Teercysten hat vieles für sich. Wie diese entstehen, ist unbewiesen. Die Teercysten sind am häufigsten in den Ovarien zu finden. Es ist völlig ungeklärt, wie sie entstehen. Sampson selber will die extraabdominalen Herde anders erklären. Das geht, soweit direkte Verbindung mit intraabdominalen besteht; es scheitert aber an den völlig isolierten Herden, besonders des Nabels, bei denen zudem keine primären Herde an anderen Stellen bekannt sind. Am Nabel treffen Halbans und Sampsons Theorien auf ein schweres Hindernis.

Man spare sich den oft wiederholten Satz, es sei erwünscht, gleiche oder ähnliche, also zusammengehörige Erscheinungen „einheitlich" zu erklären. Dieser Wunsch, zum Grundsatze der Betrachtungen erhoben, würde sich zu einem mit den oben angeführten Gesichtspunkten unvereinbarem Vorurteile herausbilden. Erwünscht ist nur Klarstellung und an dieser fehlt es soweit, daß man sich zur Zeit mit dem Gesamteindruck begnügen muß. Danach scheint mir die Sampsonsche Theorie den größten Teil der intraperitonealen Herde durch Ausstreuung zu erklären am meisten geeignet; namentlich soweit sie mit Teercysten einhergehen. Unbrauchbar ist nur — wie gesagt der erste Teil seiner Theorie.

Man hüte sich trotzdem, die Heteroplasie zu vernachlässigen; an sich ist sie schwer beweisbar, aber die Ähnlichkeit von Wucherungen, die von der Tube ausgehen, von der Blase, vom Pseudomucincystom, vom Peritoneum mit den endometranen Wucherungen verlangen dringend die Arbeit nach dieser Richtung fortzusetzen. Neuerdings habe ich bei Netzadhäsion an einem subserösen großen Myom und in einem Falle von Verwachsung eines serösen Ovarialkystoms die Bildung typischer endometrioider Wucherung in der angrenzenden Uterusmuskulatur bzw. in dem Myom gesehen.

Schließlich seien die embryonalen Verlagerungen von Epithel, besonders des Müllerschen Ganges sowohl für die Außenseite des Uterus, als auch für das Septum rectogenitale und urogenitale in stete Erinnerung gebracht. Sie werden leider allgemein vernachlässigt. Von der Adenomyosis uteri externa auf angeborener Grundlage kann Aussaat erfolgen; es ist deshalb auch von hier aus mit Implantationen zu rechnen.

Die in den äußeren und subserösen Schichten des Uterus bei Mensch und Affe nachgewiesenen drüsigen Inseln können teils vom Müllerschen Gange abgetrennte Zellen zum Ausgange haben, zum Teil auch können sie auf besonderer endometrioider Wandlungsfähigkeit des Seroseepithels beruhen. Auch diese beiden Annahmen mögen nicht gegeneinander, sondern nebeneinander stehen.

Einheitlichkeit der Genese würde vorläufig nur mit Einseitigkeit der Beurteilung erreichbar sein.

Das Wesen der Adenomyosis, ihre allgemein pathologische Einreihung.

Hier soll kein Wort über die Histogenese der ektopischen Herde verloren werden. Es geht genügend deutlich aus unseren Ausführungen oben hervor, daß wir selbst mit dem sicheren Nachweis endometraner Metastasierung oder kongenitaler Keime gar nichts weiteres von dem Wesen der ektopischen Wucherung als solcher wissen würden als von der Adenomyosis der Uterusschleimhaut auch, nämlich daß sie unter Umständen fähig ist, in die Gewebe infiltrierend einzuwachsen. Die Bedingungen hierzu haben wir einer Besprechung unterzogen. Das infiltrierende Wachstum gehört zu den wesentlichsten äußeren Zeichen der Adenomyosis und bedarf besonderer Berücksichtigung, wenn wir das Wesen der Erkrankung unserem Verständnis näher bringen wollen. Man liest des öfteren, das Wesen der heterotopen Wucherung sei noch nicht genügend bekannt. Man sollte — glaube ich — sich doch klar darüber werden, daß wir das „Wesen" anderer Vorgänge durchaus nicht besser kennen und daß es uns vorläufig höchstens gelingen kann, den pathologischen Vorgang zwischen ähnlichen Vorgängen einzureihen und sie von diesen abzugrenzen. Das Wesen der gutartigen heterotopen Wucherung ist genau so gut in ihrer äußeren Erscheinung und genau so wenig nach den inneren Vorgängen bekannt, wie das Wesen der lymphocytären Infiltration oder des Carcinoms. Der Unterschied liegt nur in der Neuheit, oder von der anderen Seite her betrachtet in der Gewöhnung. Wir haben uns mit unserer geringen Kenntnis vom Wesen der entzündlichen oder der carcinomatösen Gewebsinfiltrationen abgefunden. Wir wissen davon fast noch weniger. Vom Wesen der Adenomyosis sehen wir äußerlich folgendes: 1. das endometrane oder endometrioide Gewebe zeigt pathologische „Wucherung", Zellvermehrung, Hyperplasie, zuweilen mit Neigung zu normal funktioneller Ausdifferenzierung; 2. es wächst zerstreut „infiltrierend" in anderes Gewebe ein, unter meist sehr geringer, zuweilen etwas stärkerer Lösung der Gewebe; 3. hält sich aber fast immer in „gutartigen" Schranken; 4. sie reizt die befallenen (infiltrierten) Gewebe, die Muskulatur und das Bindegewebe zur Mitwucherung.

Beachten wir schon jetzt, daß erst diese sekundäre Muskelbindegewebswucherung der an sich diffusen, zerstreuten Wucherung die Zusammenfassung zu einer einheitlichen geschwulstähnlichen Masse gibt. Zu diesen 4 Punkten ist folgendes zu bemerken: wir rechnen das Leiden, wenn es nötig erscheint, es allgemein pathologisch einzureihen, zu den Hyperplasien. Dazu habe ich es immer gerechnet. Mein Bestreben, die Hyperplasie entzündlich entstanden zu erklären, hat zu dem Namen Adenomyometritis u. a. geführt. Da gewöhnlich nur ein Schlagwort oder ein Name weitergegeben wird, so ist es unbekannt geblieben, daß ich darunter hyperplastische Wucherungen verstanden habe. Man unterscheide Ätiologie und Wesen einer Sache! Meine frühere Bezeichnung wird jedoch dadurch nicht in ihrer Verallgemeinerung gerechtfertigt. Meine frühere Ansicht geht aus manchen anderen Stellen und aus folgenden Zitaten hervor: „daß ein Teil der Adenomyome mit Unrecht so benannt wird, da es sich oft nur um hyperplastische Wucherungen handelt, in denen zudem die Drüsenwucherung im Vordergrunde steht bis zu jenen Fällen, in denen das Muskelgewebe überhaupt keine nennenswerte Rolle spielt." Ferner „Adenomyosalpingitis und Adenomyometritis uteri et tubarum entsprechen den viel häufigeren Befunden der hyperplastischen Wucherungen jedenfalls viel besser, als die Bezeichnung Adenomyom" [R. Meyer (1905, S. 616)].

Hyperplasie beruht auf Zellvermehrung als Antwort auf Reize, unter denen man (initiale) auslösende, d. h. kurz dauernde und fortdauernde unterscheiden möge. Der Einfluß von Entzündung und von Hormon kann mehr oder weniger lange dauern. Die Reize wirken auf pathologische, d. h. abnorm starke Zellteilung hin, die man Hyperplasie nennt. Hyperplasie bedeutet weiter nichts als ungewöhnlich lebhafte Zellteilung, die zur Gewebsvermehrung führt. Anstatt Regeneration eine Hyperregeneration, eine beschleunigte Zellvermehrung unter quantitativ (schwerlich qualitativ wesentlich) verändertem Stoffwechsel infolge einer Dauerreizung. Kurz, wie weit ist Dauerreizung zur Unterhaltung der Weiterwucherung nötig? Man könnte aus der postkastrativen und postklimakterischen Rückbildung auf eine besondere Unselbständigkeit der Wucherung schließen und glauben, unsere Frage damit entschieden zu haben. Aber wir müssen bedenken, daß Blutzufuhr unbedingtes Erfordernis ist, so gewiß wie Atmung für das Leben. Tod durch Ersticken beweist nichts gegen die Lebensfähigkeit der Zellen. Wenn wir dem Carcinom alle Gefäße unterbinden oder sonstwie seine Nahrung entziehen könnten, so würde es ebenfalls sein Wachstum einstellen, sich zurückbilden. Der Funktionstod der Ovarien beeinflußt den Kreislauf der Genitalien auf nervösem Wege. Wenn Myome, Adenomyosis u. a. in der Menopause kleiner werden (nicht verschwinden), das Carcinom dagegen weiterwächst, so beweist das zwar seine größere Unabhängigkeit (übertrieben „Autonomie" genannt), jedoch nichts gegen einen gewissen Grad von dauernder besonderer Aktivität der Adenomyosis in Vergleich mit normalen Geweben.

Es bleibt vorläufig unbekannt, welchen Anteil und welchen Wirkungsweg das Hormon bei der Adenomyosis hat.

Ich führe nochmals kurz an, daß die Adenomyosis interna in etwa 50 vom Hundert mit exophytischer Hyperplasie der Corpusschleimhaut und in den übrigen Fällen mit basaler Hyperplasie verbunden ist. Abb. 302 zeigt die an der Basis einer umschriebenen exophytischen hyperplastischen Stelle endophytische Adenomyosis.

Nach diesen beiläufigen Andeutungen wiederholen wir: vom Wesen der gutartigen infiltrierenden Wucherung wissen wir ad 1. daß die Wucherung, d. h. die Zellvermehrung nach ihren Ursachen nicht weniger bekannt ist, als andere Gewebswucherungen,

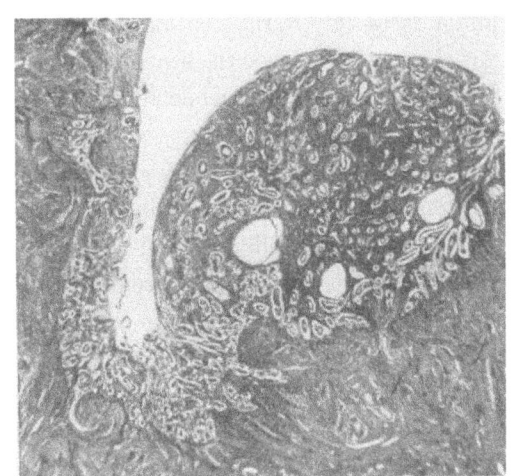

Abb. 302. Ein umschriebener hyperplastischer Herd, knopfförmiger Vorsprung (im Bilde rechts und unten) auf der Uterusschleimhaut und darunter Adenomyosis. Links im Bilde geringe Veränderung der Schleimhaut. (Lichtbild Lupe.)

eher in einer ihrer Bedingungen besser (Hormon) und wir betonen die Berechtigung von Hyperregeneration oder Hyperplasie zu sprechen, ohne hierdurch etwas erklärt zu haben. Hyperplasie heißt pathologische Zellvermehrung, Zellwucherung. Sehen wir zunächst ab vom infiltrativen Vordringen, so ist unsere Gewebswucherung durch die Beteiligung von Drüsenbildung und eigener Stromabildung nichts anderes als die diffuse exophytische Hyperplasie und unterscheidet sich wie diese von den übrigen Neubildungen insbesondere vom Carcinom, aber auch schon von den adenomatösen Polypen durch ihre sehr viel geringeren Abweichungen von der normalen Schleimhaut. Im Gegenteil könnte man einwenden, die Adenomyosis und insbesondere die ektopische endometrioide Adenofibrosis seien weniger abweichend vom normalen Schleimhauttyp, als die exophytische Hyperplasie des Endometriums. Namentlich die Beteiligung an der Funktion stehe im Widerspruche mit der Hyperplasie. Ist trotzdem — so fragen wir — die Einreihung unter die Hyperplasien berechtigt? Gewiß, denn die Wucherung setzt zweifellos immer unter Hintansetzung der Funktion ein, und die funktionierenden Teile wuchern nicht. Pathologische Hyperplasie schaltet freilich nicht die Funktion dauernd aus, sondern nach Zeiten der Wucherung setzen solche der Funktion wieder ein. Wir brauchen gar nicht Beispiele aus der Pathologie anderer Organe herbeizuziehen. Auch die lebhaft hyperplastische Wucherung des Endometriums junger Mädchen kann später in normale Funktion übergehen. Auch in Schleimhautpolypen des Corpus findet sich zuweilen Funktion. Gemischte Zustände von Funktion und Hyperplasie finden wir sogar im Endometrium selber. Auch bei Adenomyosis uteri interna finden sich funktionierende Partien, wenn die meisten Stellen funktionslos bleiben.

Kurz: pathologische Hyperplasie schließt nicht Funktion dauernd aus. Unser Einteilungsbedürfnis kommt zwar bekanntlich nicht ganz auf seine Rechnung, wenn wir Hyperplasie und Geschwulst scharf scheiden wollen, aber ich muß hier noch auf die unbequeme Tatsache aufmerksam machen, daß in den oben erwähnten Fällen von Pseudomucincystom das gleiche Epithel einerseits im Ovarium ein Cystom bildet, das nach seinen proliferativen Fähigkeiten mit Recht zu den Geschwülsten gerechnet wird, und daß es andererseits im Uterus sich als diffuse hyperplastische Wucherung gebärdet. Es ist diese Art Mimicry eine höchst beachtenswerte Anpassung an gegebene Entwicklungsmöglichkeiten und lehrt das vergebliche Bemühen einer ernstlichen Scheidung zwischen Hyperplasie und Geschwulst.

Diese Bemerkung trifft jedoch nur den Ausnahmefall einer Adenomyosis uteri pseudomucinosa und wenn wir zunächst nur die schleimhäutige Wucherung betrachten und von der Muskelbindegewebswucherung absehen, so haben wir keine Wahl zwischen Geschwulst oder Hyperplasie, sondern rechnen sie ohne weiteres zur Hyperplasie mit dem Beiwort endophytisch, darüber sogleich weiter zu sprechen sein wird.

Zu 2. Die endophytische Schleimhauthyperplasie erfolgt auf dem Wege der zerstreuten Gewebsdurchsetzung. An diesem Teile unserer Kennzeichnung des Wesens ist der wichtigere Bestandteil das infiltrative Vordringen. Die Zerstreuung der Infiltration ergibt sich aus ihrer Beschränkung seitens des Wirtsgewebes. Es wird nicht sehr rücksichtslos vorgegangen. Die Zerstreuung wird von uns bei der Kennzeichnung der Erkrankung hervorgehoben nicht nur, weil die äußere Erscheinung damit gekennzeichnet wird, sondern auch, weil hierin eine Abgrenzung gegen andere gutartige epitheliale Neubildungen gegeben ist. Die infiltrative Durchwachsung eines Wirtsgewebes setzt eine abnorme Beziehung der beiden Gewebe, der Schleimhaut und der Muskulatur zueinander voraus. Wird die Muskulatur durchlässiger oder greift die Schleimhaut den Gewebsverband der Muskulatur durch ihr Lösungsvermögen an oder wirkt beides, also die passive und aktive Bedingung zusammen? Ist schon die Fragestellung als solche einfacher als die unter 1. genannte, so ist ihre Beantwortung — glaube ich — leichter. Die auflösende Wirkung der wuchernden Schleimhaut geht aus den schweren Graden unserer Beobachtungen so deutlich hervor, daß man die leichteren Grade zum Teil auch noch erkennen kann und die nicht mehr erkennbaren erschließen kann. Kurz, die histolytische Leistung scheint mir auch bei vorläufig völlig unsichtbarem Wirken in allen Fällen notwendige Bedingung.

Damit ist aber die verschiedene Widerstandskraft der Muskulatur keineswegs als bedeutungslos gekennzeichnet. Vielmehr muß sie von Fall zu Fall verschieden sein, je nach der angeborenen und erworbenen Beschaffenheit („Konstitution"), seien die Erwerbungen pathologischer oder seien sie physiologischer Natur, wie z. B. Folge des Alterns, der funktionellen Inanspruchnahme u. a. Auch die örtlichen Verschiedenheiten sind ganz klar ersichtlich (S. 452). Wie schon erwähnt, ist es selbstverständlich, daß die Schleimhaut zunächst an den Lücken von interfasciculären Muskelbündeln eindringt und daß sie zwischen ihnen in den gefäßführenden Bindegwebssepten den Weg des geringsten Widerstandes einschlägt, besonders entlang der Lymphgefäße. Auch dieses geschieht schon kaum rein mechanisch durch Sprengung und Aufweitung der intercellulären Räume. Vielmehr wird allem Anschein nach schon hierbei ein mäßiger Grad von chemischer Gewebslösung im Gange sein, die wir erst bei stärkerer Wucherung eindeutig erkennen. Dieser Vorgang bei der Tiefenwucherung der Schleimhaut — man mag sich darüber wundern, solange bis er wie alles gewohnte selbstverständlich erscheinen wird — dieser Vorgang der Histolyse ist nicht mehr und nicht weniger bekannt als bei der entzündlichen Infiltration oder bei carcinomatöser oder sarkomatöser Infiltration; bei allen drei Vorgängen finden wir die Gewebslösung von den schwächsten unsichtbaren Graden bis zur sichtbaren Zertrümmerung von Zellen und Fasern, nur ist die Histolyse bei heterotoper Tiefenwucherung im ganzen unscheinbarer, in der Wirkung weniger eindrucksvoll, aber keineswegs rätselhafter bei der „malignen" Wucherung, oder bei der Entzündung.

Punkt 3 unserer Umschreibung vom Wesen der Adenomyosis ist die Gutartigkeit des infiltrativen Vordringens, das sie gemeinsam hat, z. B. mit hyperplastischer lymphocytärer Wucherung oder mit gewissen Graden der Entzündung oder mit malignen Tumoren. Es könnte reizen, die Frage aufzuwerfen, welchem von diesen Prozessen unsere infiltrative Schleimhautwucherung im Wesen mehr ähnlich sei, aber es ist durchaus nicht nötig, daß die Beziehung zu einer von beiden überhaupt eine nähere sei, als die zwischen der Gewebsauflösung durch Entzündung und der durch maligne Neubildung selber. Ich habe schon früher die histolytische Wirkung der infiltrierenden Schleimhautwirkung der eines Sarkoms verglichen, muß aber sagen, daß der Vergleich nur die äußere Erscheinung trifft, also nicht geeignet ist, das Wesen, den Vorgang der Gewebslösung näher zu klären. Keinesfalls können wir aus der histolytischen Erscheinung einen Grund entnehmen, das Wesen der endometrioiden Wucherung dem der Tumoren näher zu bringen; unbeschadet, daß möglicherweise aus den Zellen der Adenomyosis selbst Carcinome und Sarkome hervorgehen können. Sicher nicht häufiger, sondern wie es scheint, im Gegenteil seltener als aus ortsgehöriger Schleimhaut.

Wenn ich recht sehe, scheint mir die Redewendung der Autoren, das Wesen der Adenomyosis sei nicht genügend bekannt, in erster Linie noch immer aus dem Erstaunen darüber zu entstammen, daß auch gutartige Gewebswucherung infiltrierend wächst. Das historische Werden unserer Kenntnis ist daran schuld. Man kannte zuerst die infiltrierende Ausbreitung nur der bösartigen Geschwülste und kann sich noch immer nicht ganz von der falschen Schlußfolgerung befreien, daß jede infiltrierende Wucherung bösartig sei. Das ist der psychologische Untergrund, auf dem die neue Erkenntnis so schwer Anker faßt. Trotzdem man heute genau weiß, daß auch gutartige Gewebswucherung infiltrieren kann, stößt man sich noch daran und flüchtet sich in die Redewendung, das Wesen sei ungeklärt.

Ungeklärt ist weiter nichts als die gesamte chemisch biologische Reaktionskette bei der Histolyse 1. des Carcinoms, 2. der Entzündung, 3. der Adenomyosis.

Bleiben wir also bescheiden beim Vergleiche der Adenomyosis und ihrer wesentlichen Erscheinung der histolytischen Infiltration mit den übrigen infiltrativen Neubildungen.

Die Fähigkeit zu gutartiger infiltrierender Schleimhautwucherung — ich muß das nochmals hervorheben — ist keineswegs ein ausschließliches Vorrecht der Corpusschleimhaut, sondern wird auch von der Cervix-, Tuben- und Blasenschleimhaut ausgeübt.

Die Adenomyohyperplasia (Adenomyosis) uteri interna ist also durchaus nicht so herausgehoben aus allen anderen (endophytischen) heterotopen oder infiltrativen Hyperplasien, daß sie scharf von ihnen geschieden werden könnte. Da ist namentlich die mit Cystitis einhergehende heterotope Wucherung der Blasenschleimhaut vergleichbar, wie sie bei Bilharzia (Goebel), worauf Körner hingewiesen hat, aber auch bei anderen Entzündungen (Fletscher, Frommolt u. a.) als tief in die Muskulatur greifende Infiltration mit Epithel zur Beobachtung kommt. Obgleich in Cervix, Tube, Blase die Entzündung eine führende Ursache bedeutet, ist der Übergang zu einer hyperplastischen Wucherung deutlich gegeben. Nicht bei allen hyperplastischen Prozessen, aber auch nicht bei umschriebenen Wucherungen ist die Ätiologie so einwandfrei „entzündlich". Die so häufig im Magendarmkanal (Gallenblase usw.) beobachteten, „reparativen" Heterotopien (Lubarsch u. a. und neuerdings auch Lauche) scheinen sehr selten in hyperplastische Heterotopien überzugehen. Die in einigen Fällen von Adenomyosis hochgradiger hervorgekehrte Auflösung des Wirtsgewebes ist wie gesagt, dem Stroma der Schleimhautwucherung zu danken, was uns zum Vergleiche mit Sarkom führte, der sehr viel zutreffender ist als der Vergleich mit Carcinom. Bei den stärkeren Graden der Stromawucherung vermehren sich zunächst die Zellen ohne eigenes Reticulum. Es besteht ein gewaltiger Unterschied von der bösartigen Neubildung, der sich in der geringeren Unabhängigkeit, in der geringeren Ausdehnung, also in der geringeren Auflösungskraft äußert. Es fehlt die rücksichtslose Raubtiernatur der bösartigen Neubildung und es scheint, als ob der gewöhnlichen Schleimhautheterotopie vom Endothel der Gefäße eine Schranke gezogen wäre. Diese Schranke hält die Wucherung mindestens in der größten Mehrzahl aller Fälle und aller Orten Stand, denn die nachbarliche Beziehung der Wucherung zu den Lymphgefäßen ist stets äußerst eng. Sollte nun die theoretisch keineswegs zu leugnende aber unbewiesene Möglichkeit bestehen, daß ausnahmsweise das Endothel nicht nur durchbrochen wird, sondern auch Teile der endometranen Wucherung abreißen und fortgespült werden und Metastasen bilden, so würde sich unser Krankheitsbild auch in den Metastasen von den bösartigen Metastasen durch seinen geringen Grad von Durchschlagskraft und Selbstbehauptung unterscheiden. Aber man zeige zunächst, daß lebensfähiges Endometrium in Gefäße gelangt!

In der Bezeichnung „gutartige" Gewebswucherung mit „geringer Autonomie" ist einbegriffen, daß sie sich von dem normalen Bauplane weniger entfernt als die bösartige. Das histoide Wachstum der malignen Neubildung ist freilich auch von Fall zu Fall sehr verschieden, aber der gewöhnlich nur im Anfange mehr typische Bau wird mit längerem Bestande immer mehr atypisch, nicht selten bis zur Aufgabe regelrechter Stromabildung und regelloser Durchdringung des Wirtsgewebes mit Einzelzellen. Die bösartige Neubildung neigt letzten Endes fakultativ zum cytotypen Wachstum.

Die gutartige Schleimhautheterotopie wird im Gegenteil fast mehr typisch mit längerem Bestande und mit größerer Ausdehnung.

4. Schließlich gehört zu der gutartigen infiltrierenden Schleimhautwucherung die desmo-myoplastische Wirkung. Sie gehört mit zum Wesen der Erkrankung, ohne daß diese Wirkung alleinstehend, ausschlaggebend (spezifisch) wäre. Denn einerseits

wirken Carcinome zuweilen auch „formativ" wachstumsanregend, wie auch andere Prozesse, andererseits antwortet die Uterusmuskulatur nicht nur auf endometrane Einwucherung, sondern auch auf fremdartige mit Hypertrophie (s. S. 575). Doch übt die endometrane Tiefenwucherung auch auf fibrilläres Bindegewebe entschieden besonderen Reiz zur Wucherung aus, die sich in Fibrillenvermehrung stärker als in Zellvermehrung äußert. Die Wucherung der Muskulatur ist im allgemeinen sekundär abhängig von der endometranen Infiltration; als Nebenbedingung ist Wucherungsfähigkeit unerläßlich, dazu hormonal bedingte Versorgung gehört. Es ist sogar zuzugeben, daß besonders starke Versorgung die Muskulatur zu besonders starker Antwort auf die eingedrungene Schleimhaut befähigt. Aber es ist doch meist nur eine abhängige Wucherung der Muskulatur. So bleibt diese auch nur auf den Bezirk der Infiltration beschränkt, bildet aber doch ein zusammenhängendes Ganzes, das sich mehr oder weniger scharf gegen die Umgebung abhebt, weil diese nicht mitwuchert, sondern verdrängt wird. Dadurch wirkt die Wucherung leicht als eine umschriebene Neubildung, und ähnelt als solche den Tumoren, als die sie auch von v. Recklinghausen aufgefaßt und daher Adenomyom benannt wurde.

Wir wiesen schon oben darauf, daß die begleitende Muskelwucherung nicht unbedingt nötig sei, daß sie je nach anderweiten Bedingungen gering oder stark sein oder ausbleiben könne, daß sie eine sekundäre Erscheinung sei, die auch durch anderes infiltrierendes Gewebe (Pseudomucincystom u. a.) hervorgerufen werde. Die myo-desmoplastische Wucherung ist eine Wirkung, die wir auch vom Carcinom kennen. Nur halten wir sie hierbei nicht für wesentlich, nicht nur weil sie meist geringer ist, sondern weil wir das Carcinom an sich eine Geschwulst, ein Blastom nennen, auch wenn besondere Desmoplasie fehlt. Bei der infiltrierenden Schleimhauthyperplasie ergibt aber erst das sekundär mitwuchernde Muskelgewebe oder Bindegewebe die einheitliche Zusammenfassung der zerstreuten Epithelwucherung zu einem Knoten und wenn dieser Knoten gar die unbeteiligte Umgebung kapselartig verdrängt, dann entsteht erst recht der Eindruck einer „Geschwulst". Es wird also in diesem Falle eine sekundäre Erscheinung ausschlaggebend für die Bezeichnung „Geschwulst" = Adenomyom. In der Tat sind manche Fälle so gut abgegrenzt, daß es äußerlich betrachtet schwer fällt, nicht von Geschwulst zu sprechen. Soll man nun aus der individuell verschiedenen Reaktionsfähigkeit des Muskelbindegewebes einen Unterschied herleiten in der Bezeichnung des Leidens oder gar in der Auffassung seines Wesens? Ich glaube uns dazu nicht berechtigt. Ebensowenig wie wir bei Desmo- oder Myo- oder Osteoplasie von Carcinomen, von Carcinomyom usw. sprechen. Daß es sich selbst bei den größten muskulären Wucherungen bei der Adenomyosis nicht um Myome handelt, ersehen wir zuweilen aus dem gleichzeitigen Bestehen von Myomknoten, die manchmal mitten im adenomyotischen Gewebe eingeschlossen sind. Im Wesen der Adenomyosis und Adenofibrosis halten wir die schleimhäutige Tiefenwucherung für den wesentlichsten Teil, die Muskelbindegewebswucherung für den meist abhängigen untergeordneten Teil.

Zum Schluß: das Wesen der Adenomyosis und endometrioiden Adenofibrosis umschreiben wir mit den äußeren Kennzeichen dahin, daß die Erkrankung eine gutartige infiltrierende Hyperplasie endometranen oder endometrioiden Gewebes mit myo-desmoplastischer Wirkung ist. Die Infiltration geht unter leichter Histolyse vor sich. Der spezifische funktionelle

Charakter hängt von der Funktion des Ovarium ab, kann aber fehlen und dem Bilde der nichtfunktionierenden Schleimhaut oder der exophytischen Hyperplasie weichen.

II. Adenomyom.

Historisches. Zur Geschichte der Cysten, der „Cystomyome" und der „Adenomyome" ist unter Beiseitelassung der Kritik am Einzelfalle, ob Tumor oder nicht, zunächst daran zu erinnern, daß die ältere von Heer (1874) gesammelte Literatur als veraltet und unbrauchbar beiseite gelassen werden kann, weil sie unter den „Fibrocysten" des Uterus sehr viel mehr Erweichungshöhlen als Cysten mit Eigenwand enthält. Die Geschichte der Adenomyome und Adenomyosis kann nicht reinlich geschieden werden; wir können nur einige hauptsächliche Namen und Daten angeben.

Babes (1882) und Diesterweg (1883) hatten epitheliale Cysten in Myomen gefunden und unter dem Einflusse der Cohnheimschen Lehre eine Versprengung vom Müllerschen Gange angenommen, die zufällig in einem Myomkeim geraten sein sollten. Nach Diesterwegs Ansicht war auch die Myomanlage selbst eine embryonale. Hauser (1893), Strauß (1893), Ricker (1895) äußerten sich später ähnlich; Lubarsch, Schröder und C. Ruge (1887) dagegen hatten bereits passive Abschnürung tiefreichender Schleimhautdrüsen durch Umfassung seitens der Myome angenommen und auch Schottländer (1893) neigte dieser Theorie mehr zu.

Dazu kam Breus (1894) mit der Erklärung eines cystischen Tumors als Abkömmling des Gartnerschen Ganges.

Durch v. Recklinghausens Arbeiten (1893, 1895, 1896) hat die Lehre einen sehr starken Antrieb erhalten; durch seine „Urnierenhypothese" und durch die große Zahl seiner Befunde gewann das Gebiet mit einem Schlage große Bedeutung und reichliche Bearbeitung und zahlreiche Anhängerschaft besonders von Pick (1897—1900), Gebhard (1897), Aschoff (1899—1900), Schickele (1904).

Als Gegener kamen Koßmann (1897), der die epithelialen Einschlüsse als akzessorische Teile der Müllerschen Gänge ansah, ferner v. Lockstädt (1898) und Cullen (1903) zu Worte, die beiden letzteren nicht mit völliger Ablehnung. R. Meyer (1897, 1899) zeigte durch systematische Untersuchung, daß auch Absprengungen vom Müllerschen Gange, Wucherungen des Wolffschen Ganges und postfetale Schleimhautwucherungen und Serosaepithelwucherung in Betracht kommen, zunächst noch unter Anerkennung der Urnierenhypothese.

Chiaris „Salpingitis isthmica nodosa" (1887) von Schauta (1888), bestätigt und auch von Orth als produktive Form der Entzündung anerkannt, wurde in v. Recklinghausens „paroophoralen Tubenwinkeladenomyomen" bald wieder erkannt [Koßmann (1897), v. Franqué (1900), Opitz (1900), R. Meyer (1900) und 1903), Kehrer (1902), Maresch (1907)] und allgemein als entzündlich entstanden anerkannt.

In weiteren Untersuchungen kam Verfasser, der übrigens den einzigen bisher allgemein anerkannten „Urnierentumor" des Uterus beschrieben hat, zur Ablehnung der Lehre v. Recklinghausens, in ihrer entwicklungsgeschichtlichen (s. a. Frankl) und morphologischen Begründung und zu der schon von Franqué geforderten Abtrennung der hyperplastischen Wucherung von den Blastomen.

Nachdem noch die heterotope Wucherungsfähigkeit des Serosaepithels [Iwanoff, Aschoff, Opitz und besonders R. Meyer (1900, 1905)] und ihre Einbeziehung in Myome festgestellt worden war und damit die letzte Stütze der „parophoralen" Genese der „Adenomyome" der Fornix vaginae (v. Recklinghausen, Pick, Pfannenstiel u. a.) genommen worden war, die Verfasser (1909) ebenfalls als entzündliche heterotope Epithelwucherung erkannte, ist heutzutage von der Urnierentheorie nur das bescheidenste Maß übrig geblieben.

Von früheren Referaten sind zu beachten Lubarsch, Aschoff, Hartz, Schickele, R. Meyer. Die neueren Lehrbücher (Aschoff, Kaufmann, Frankl) vertreten etwa den gleichen Standpunkt wie Verfasser. Doch sei wiederholt darauf hingewiesen, daß vieles, was unter dem Namen „Adenomyom" geht, zur Adenomyosis gehört.

a) Myome mit epithelialen Einschlüssen.

Einleitung.

Durch die Bezeichnung „Myome mit epithelialen Einschlüssen" wird zum Ausdrucke gebracht, daß der Gehalt an Epithel meist keinen wesentlichen Bestandteil der Geschwulst ausmacht. Wenn wir mit zusammengesetzten Hauptworten nur solche Geschwülste bezeichnen wollen, in denen mindestens zwei verschiedene Gewebe — sei es miteinander verbunden oder jedes für sich — einen wesentlichen Anteil an der geschwulstartigen Wucherung nehmen, so gibt es kaum „Adenomyome" des Uterus.

Der myoepitheliale Doppeltumor ist außerordentlich selten. Die Literatur über solche Fälle ist stark gemischt mit Beigaben von Adenomyosis und die Beschreibung der Fälle oft getrübt durch die übertriebene Bedeutung, die man den epithelialen Anteilen beigelegt hat. Es ist kaum möglich, die einzelnen Fälle von echtem Adenomyom herauszulesen.

Nicht wesentlich besser ist es mit den „Cystomyomen", von denen der größere Teil sicher nicht zu den Myomen gehört, sondern zu den Epithelcysten der Uteruswand mit und ohne hypertrophische Muskulatur.

Zur Geschichte der Adenomyome, Cystadenomyome und Uteruscysten, die sich mit der Geschichte der „Adenomyosis" verwirrt, sei nur auf hauptsächliche Dinge hingewiesen. Es ist schwer, die Literatur der genannten Gebiete kasuistisch abzuteilen. Vom Standpunkte der Geschwulstlehre mag es bedauerlich erscheinen, von der histogenetischen Seite aus betrachtet, mögen die Grenzen scharf oder verwischt sein, die Herkunft des Epithels steht uns in diesem Gesichtspunkte am nächsten. Wie im Gebiete der Adenomyosis uteri, so gilt es auch hier, die Abstammung der Cysten und Tumoren des Uterus, soweit sie aus gewöhnlicher Uterusschleimhaut entstehen, abzutrennen von den ähnlichen Gebilden, die aus besonderen Epithelarten hervorgehen, dahin wir die von der Uteruslichtung von Haus angetrennten Inseln Müllerschen Epithels, ferner Reste des Gartnerschen Ganges und von außen auf entwicklungspathologischem Wege in den Uterus gelangten Epithelarten rechnen. Als solche nennen wir die schon oben (S. 571) besprochene Möglichkeit einer Einstülpung oder Einklemmung von dem Cölomepithel, das die beiden Geschlechtsleisten vor ihrer Vereinigung zum Uterus überzieht. Außer dieser sicher sehr seltenen Möglichkeit, zu deren Annahme einige Fälle von nicht genügend endometriumähnlichen Cysten führen können, ist noch die in ihrer Bedeutung früher stark übertriebene Einlagerung von Urnierenresten als äußerste Seltenheit an letzter Stelle zu nennen. Die Histogenese, namentlich der epithelialen Grundlage aller vorkommenden Gebilde ist für die verschiedenen Dinge, die daraus entstehen können, das einigende Band. Wir haben sie schon oben (S. 557 ff.) zusammenhängend besprochen, sodaß wir in diesem Kapitel sie nur von Fall zu Fall anzudeuten haben. Hier soll nur nochmals einleitend betont werden, daß wir das Vorurteil bekämpfen, nachdem aus normal gelegenen, also ortsgewöhnlichen einerseits und aus verlagerten Geweben gleicher Herkunft andererseits verschiedenartige Wucherungen hervorgehen müßten. Um gleich das uns hier bei weitem am meisten angehende Beispiel in den Vordergrund zu stellen, die Uterusschleimhaut kann hyperplastisch wuchern; sie kann mit ihren infiltrativen Einwucherungen in der Muskulatur Hyperplasie auslösen und so in einzelnen leidlich „organoide" Bildungen hervorrufen, die als ganzes betrachtet freilich mindestens ebensogut oder schlecht an einen Tumor erinnern wie an eine normale Organbildung. Die ortsgewöhnliche Uterusschleimhaut kann mit ihren pathologischen Wucherungen auch in Myome hineingeraten oder auch passiv einbezogen werden.

Die Art und Weise, wie die muskuläre Wucherung des echten Myoms mit epithelialen Teilen durcheinander gerät, ist völlig unbekannt. Neben dem gleichzeitigen Entstehen aus besonderen Anlagen ist das aktive Hineinwuchern der Drüsen in Myome denkbar, aber praktisch unbekannt. Passive Einbeziehung wurde schon früher (Sitzenfrey, R. Meyer) für möglich erklärt. So fand Sitzenfrey bei Adenometritis die Corpusschleimhaut dicht besät mit hanfkorn- bis linsengroßen Myomknötchen. Einen ebensolchen Befund gebe ich im Abschnitt „Myom" Abb. 62. Es handelt sich um einen myomatösen Uterus, in dem außer größeren Myomen auch einzelne kleinere intramurale und die im Bilde sichtbaren mikroskopisch kleinen Muskelknötchen submukös gefunden wurden. Die Drüsen der atrophischen Schleimhaut dringen in die Muskulatur und ziehen um die Myomknötchen herum, so daß der Anschein erweckt wird, als ob die kleinen Myome in der Schleimhaut lägen. Geringere Grade dieser Art habe ich in zwei anderen Fällen ganz gleich gesehen und wiederholt fand ich bei Adenomyosis uteri interna intramural eingelagerte reine Myomknötchen, die von den infiltrierenden Schleimhautausläufern umzingelt werden, ohne daß diese eindringen. Daraus ersieht man, daß die Einbeziehung von Schleimhautwucherung in Myome nicht immer einfach ist; zugleich kann man sich aber aus der Abbildung eine Vorstellung machen, wie bei stärkerem Wachstum der Myomknötchen diese sich zu einer größeren Tumormasse zusammenballen und die Schleimhaut einschließen können.

Was kann aus angeborenen Inseln des Müllerschen Ganges werden? Der Vorstellung der älteren Autoren, daß die Umgebung einer Epithelinsel ringsum myomatös wuchere, ist mir aus den oben gesagten Gründen zu wenig wahrscheinlich. Als Krystallisationspunkt kann eine wachsende Epithelinsel jedoch zur Muskelhypertrophie führen und besonders, wenn solch ein Knoten polypös vorragt, den Eindruck eines Myoms erwecken.

Es würde ein gänzlich unbegründetes Vorurteil sein, anzunehmen, daß daraus eine Geschwulst entstehen müßte, ja es ist selbst zahlenmäßig verglichen, durchaus fraglich, ob diese verlagerten Müllerschen Inseln irgendeinen Vorzug vor der ortsgewöhnlichen

Schleimhaut besitzen. Ich muß dieses zu wiederholten Malen hinausstellen, um den leidigen Glauben wie an eine Selbstverständlichkeit zu zerstören. Also nochmals: eine sehr frühzeitig abgetrennte Insel Müllerschen Epithels hat zunächst weiter keine Fähigkeit als eine entsprechend gleich große Menge des ortsgehörigen Müllerschen Epithels; und ebenso wie in einem rudimentären Uterus die Schleimhaut eine selbständige Uterushöhle bilden kann, ebenso kann die Insel eine „gesonderte" Uterushöhle bilden und wirklich, das tut ein Teil der Uteruscysten, die um so größer werden können, je weiter sie in den Außenschichten der Muskelwand gelegen, deren Gegendruck entzogen werden. Ebenso wie die ortsgewöhnliche Schleimhaut kann die Insel in infiltrierende Wucherung geraten und gerade von diesem Standpunkte aus müssen die Inseln und die aus ihnen entstehenden Cysten und infiltrativen Herde Aufmerksamkeit von uns verlangen; einmal, damit wir nicht von Tumoren reden, wenn es keine sind und dann auch, weil die angeborenen Inseln manche Bildungen in den äußeren Uterusschichten und außen auf der Uteruswand einwandfreier erklären mögen als die Theorien postfetaler Verschleppung.

Wir haben in diesem Abschnitt reichlich Gelegenheit, die Dinge beim richtigen Namen zu nennen, Retentionscysten nicht fälschlich als Tumoren zu bezeichnen und ebensowenig Fälle von Adenomyosis nur wegen ihrer ungewöhnlichen Lage zu den Adenomyomen zu zählen. Wenn die hier betonten Gesichtspunkte in der Zukunft dazu verhelfen, die echten Tumoren hinauszustellen, dann mag manches der zu Unrecht sog. Adenomyome in Vergessenheit geraten.

b) Cystomyom (Adenomyosis cystica und Uteruscysten).

Unter dem Namen Cystomyom sind in der Literatur eine kleine Reihe von Fällen beschrieben, die als solche sich in den Arbeiten und Lehrbüchern forterben, jedoch einer kritischen Beanstandung bedürfen und dann in der größten Mehrzahl den Ansprüchen an das „Blastom" nicht genügen und als „Fehlbildung" zu bezeichnen sind. Nur ausnahmsweise geht die Fehlbildung stellenweise in Adenomyosis über. Die „Cystomyome" oder Cysten sind im Corpus uteri beschrieben von Bauereisen, Amos, Piquand, Neumann, Bortkiewitsch, Vautrin, v. Recklinghausen, Stübler, Schubert, v. Jaschke, Herzog, v. Gierke, Ivens; in und auf dem Uterusscheitel von Amann, Piquand, Ernst, Frankl, C. Ruge, Hauschting, R. Meyer; als submuköse Polypen von Piquand, R. Meyer, Henke; in der Cervix gut abgekapselt mit Cervicaldrüsen von Schwartz, polypös von Vautrin, Stade.

Auch im Ligament sind Cystomyome beschrieben, zuerst von Breus.

Es steht nicht in meiner Absicht, alle eben genannten Fälle einzeln aufzuführen, für eine Reihe läßt es sich freilich nicht umgehen, um zu bekräftigen, daß die Fälle meist zu Unrecht die Bezeichnung Myom führen.

Es sind darunter zwei ganz verschiedene Arten von Befunden eingereiht, erstens Adenomyosis mit Cystenbildungen, 1. Adenomyosis cystica oder Cystadenomyosis und 2. Uteruscysten mit und ohne hypertrophische Muskelwand.

1. Adenomyosis cystica oder Cystadenomyosis.

Als Fälle dieser Art sollte man die wenigen Befunde von Adenomyosis zusammenfassen, in denen im gewucherten Muskelgewebe nicht nur einzelne Cysten durch besondere

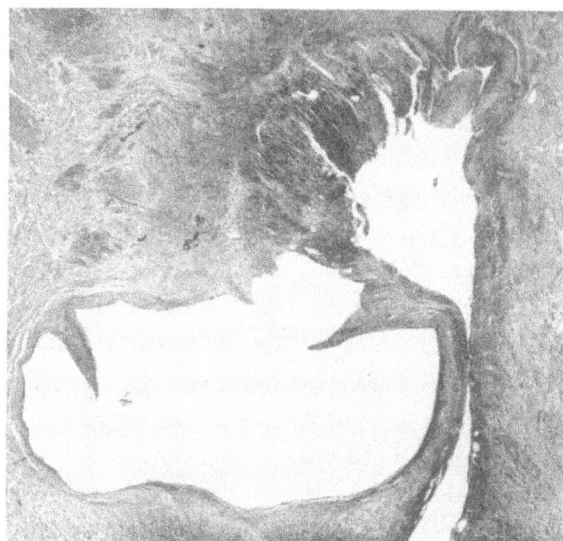

Abb. 303. Einzelne große Cyste (links) unmittelbar unter der Korpusschleimhaut (rechts).
(Lichtbild Lupe.)

Größe auffallen, sondern diese Cysten auch den hauptsächlichsten oder alleinigen epithelialen Anteil ausmachen. Handelt es sich also um Adenomyosis, bei der in einer starken muskulären Hyperplasie neben geringfügiger infiltrativer Epithelwucherung auffallend große cystische Bildungen im Vordergrunde stehen, so möge man Cystadenomyosis oder Adenomyosis cystica sagen. Es ist einleuchtend, daß diese Unterscheidung nur Unterarten betrifft und ebenso, daß zwischen allen diesen Fällen mit besonders großen Cysten oder fast ausschließlicher Cystenbildung und der gewöhnlichen Adenomyosis (Abb. 303, 304, 305, 306, 307) mit kleineren Cysten und schließlich der einfachen Adenomyosis ohne Cysten kein grundsätzlicher Unterschied, sondern nur eine fortlaufende Reihe besteht, so daß die Notwendigkeit solcher Unterscheidung bezweifelt oder als nebensächlich angesehen werden kann. Es stünde der Unterlassung solcher Einteilung nicht viel im Wege; sie könnte unterbleiben, sobald sich die Überzeugung Bahn gebrochen haben wird, daß einige Fälle von sog. Cyst-

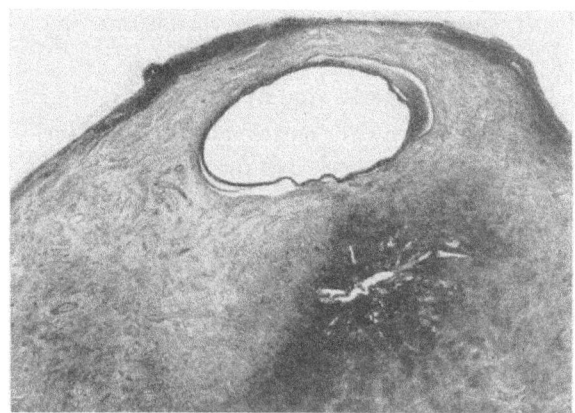

Abb. 304. Intramurale Cyste außen in der Tubenecke des Uterus bei geringer Adenomyosis interna. (Lichtbild Lupe.)

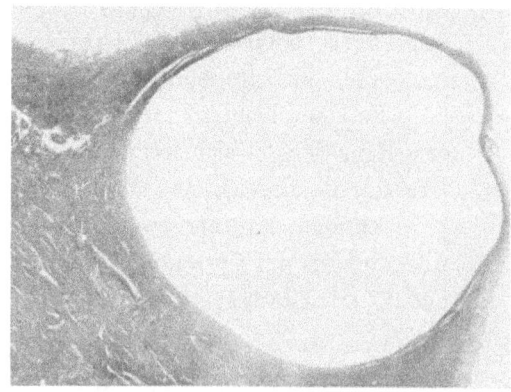

Abb. 305. Große subseröse Cyste ohne Adenomyosis uteri.
(Lichtbild Lupe.)

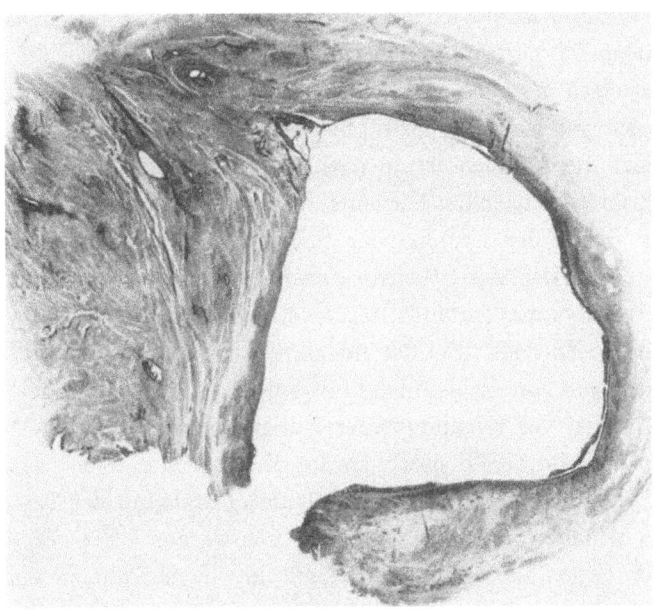

Abb. 306. Adenomyosis uteri mit sehr großer intramuraler Cyste. (Lichtbild Lupe.)

adenomyomen tatsächlich nur gradweise Abänderungen der Adenomyosis vulgaris sind in der Reihe der Adenomyosis microcystica, macrocystica.

2. Uteruscysten.

Um so klarer hebt sich dann das Gesamtbild der Adenomyosis mit und ohne Cystenbildung gegen die Uteruscysten ab, die als wirkliche und seltene Besonderheit völlig abseits stehen. Der grundsätzliche Unterschied besteht eben darin, daß die Uteruscysten, ganz gleichgültig, ob sie mit einfachem Epithel oder mit endometrioider Schleimhaut bekleidet

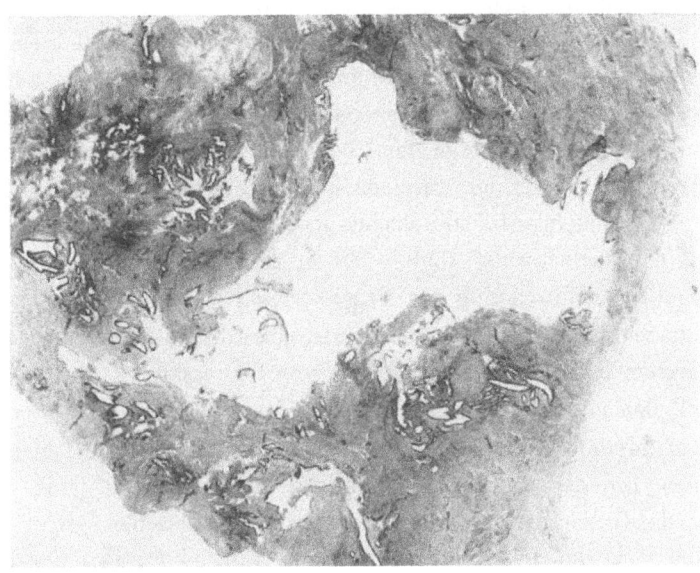

Abb. 307. Adenomyosis mit großer Cyste im Fundus uteri. (Lichtbild Lupe.)

sind, nicht einer diffusen Muskelwucherung einverleibt sind, sondern daß die Muskulatur nur auf Beanspruchung hypertrophisch geworden ist, nicht anders wie die Uterusmuskulatur in der Umgebung eines Myomes oft reagiert. Aber ebenso wie bei den Myomen, so ist auch bei den Uteruscysten die Hypertrophie der Muskelumgebung von Fall zu Fall verschieden, wie leicht verständlich ist je nach ihrer Lage in der inneren, mittleren oder äußeren Wandschichten, je nach der hormonal bedingten Reaktionsfähigkeit der Muskulatur und je nach der Größe der Cysten oder Schnelligkeit ihres durch Inhaltsvermehrung bedingten Wachstums. Der wesentlichste Unterschied zwischen Adenomyom und Adenomyosis einerseits und Cystomyom und Uteruscysten andererseits liegt aber zunächst einmal in dem Verhalten des Epithels. Bei der Adenomyosis handelt es sich klar um ein aktives infiltratives Vordringen von Schleimhaut zwischen die Muskelbündel und in dieselben hinein (S. 404). Das ist der Kernpunkt der Unterscheidung von den Uteruscysten. Hier liegen die Cysten von vornherein passiv in der Muskelwand; d. h.: die Grundlage dieser Cysten ist eine Epithelverlagerung in die Muskulatur während der Entwicklung. Daraus bildet sich eine Schleimhautinsel, die später cystisch werden kann. Dieselbe Schleimhautinsel, auf gleicher Grundlage entstanden, kann in einem Falle zu einer akzessorischen Uterushöhle und Cyste mit Schleimhautbekleidung werden und sie kann im anderen Falle zur Adenomyosis media (intramuscularis) werden (s. S. 426). Es hängt eben ihr Schicksal davon ab, ob sie von normalen Hormonreizen getroffen wird oder überdies von pathologischen Reizen. So versteht es sich von selber, daß von ursprünglich reinen Cysten (akzessorischen Uterushöhlen) später unter den besonderen Reizen Hyperplasie, infiltratives (heterotopes) Vordringen in die Muskulatur ausgehen kann. Dadurch können die oben aufgestellten Grenzen verwischt werden. Nur größere Cysten dieser Art mit späteren Adenomyosisbildung sind noch kenntlich. Stellen wir uns aber vor, daß aus der kongenitalen Anlage keine große Cyste gebildet wird, sondern eine oder mehrere kleinere, so ist es klar, daß bei später von ihr ausgehender infiltrativer Wucherung schwer zu entscheiden ist, ob die Cysten wirklich zuvor bestanden haben oder erst im Verlaufe der Wucherung entstanden sind. Ich glaube jedoch, daß man sich an dieser unbedeutenden Schwierigkeit nicht zu stoßen braucht und daß es genügt, den Unterschied zwischen der aus materiell gleicher angeborener Anlage entstehenden Adenomyosis media ohne oder mit Cysten (Cystadenomyosis) und andererseits den Uteruscysten ohne infiltrative Wucherung aufrecht zu erhalten. Danach fragt es sich, ob aus gleicher Anlage auch echte „Cystomyome" also echte Myome mit Cysten entstehen. Die Prüfung der einzelnen Fälle soll es näher beleuchten, nur sei vorauf geschickt, daß der Muskelmantel als solcher keinen Anhaltspunkt für die Bezeichnung Myom im Sinne einer Geschwulst abgibt. Es ist zunächst die kompensatorische Hypertrophie der umgebenden durch Zug zur Gegenwirkung gereizten Muskulatur. Von dieser verschieden ist die von pathologischen Reizen ausgelöste diffuse Hyperplasie der Muskulatur. Myombildung endlich ist keine diffuse Wucherung der gesamten Muskelbündel, sondern die aus wenigen Zellen entstandene und aus eigenem Material weiter wachsende umschriebene Geschwulst. Zur Myombildung gehört entschieden etwas anderes oder mehr als zur Hyperplasie. Ein Teil der übrigen Bedingungen kann vielleicht ganz gleich sein, der hormonale Reiz des Ovariums, der formative Reiz der eingeschlossenen Schleimhaut, der kompensatorische Reiz auf Beanspruchung (durch Muskelkontraktion), doch ergibt das noch keine Myombildung, sondern diese kommt nur aus besonderen Zellen zustande, deren

Eigenart wir zwar nicht kennen, die aber wohl im wesentlichen auf Unreife beruht. Diese Überlegung verpflichtet die nähere muskuläre Umgebung der in der Uteruswand eingeschlossenen Schleimhautinseln genauer zu betrachten und nicht besondere zur Myombildung disponierende Eigenschaften bei ihnen als selbstverständlich vorauszusetzen. Zunächst erscheint an den mir bekannten Fällen einer Schleimhautinsel oder akzessorischen Uterushöhle im fetalen und kindlichen Organ die muskuläre Umhüllung keineswegs nach außen gegen die übrige Muskulatur abgesetzt, sondern ganz harmonisch eingefügt, wenngleich sie sich selbstverständlich innen der Schleimhautinsel gut anpaßt. Ferner soll man sich die Myomanlage nicht als eine von vornherein größere abgegrenzte Provinz vorstellen, sondern muß aus unseren Befunden kleinster Myome wissen, daß sie aus wenigen Zellen hervorgehen. Vergleicht man nun andererseits den Umfang der angeborenen Schleimhautinseln, die in einem Falle beim Neugeborenen ein volles Drittel der Hinterwand im Querschnitt durch den Uterus einnimmt, so kann man sich vorstellen, von wie zahllosen Muskelzellen die Schleimhautinsel umgeben wird. Es widerspricht nicht nur der Vorstellung, sondern auch den bekannten Tatsachen, wollte man annehmen, daß eine so enorme Zellenmenge zur Myomwucherung disponiert sei. Weder die Schleimhautinsel selber zeigt abnorme Differenzierung, noch die muskuläre Umgebung. Ich kann nicht zugeben, daß hieraus eine Tumordisposition im ganzen herauslesbar wäre. Unmöglich! Und so wird aus dem Epithel keine Geschwulst, sondern eine Höhlenbekleidung, bestenfalls eine funktionierende Schleimhaut und aus der Muskelumgebung eine hypertrophierende Mantelschicht, aber keine Myome, sondern eine Mantelschicht, in der unter Umständen kleine Myome eingebettet sein können (wie im Fall C. Ruge II) ebenso wie in der übrigen Wand. Aus diesen Erwägungen sollte man mit der Bezeichnung „Cystomyom" sparsamer werden. Man soll natürlich nicht das Kind mit dem Bade ausschütten und „Cystomyombildung" ausschließen, aber sie mit viel schärferer Kritik als bisher betrachten. Adenomyome oder epithelhaltige Myome können in der von mir schon früher beschriebenen Art der mehr zufälligen Einschließung heterotoper Epithelwucherung während der Myombildung unter Zusammenschluß mehrerer Myomteile zu einem Ganzen und durch nachträgliches Eindringen jener in fertige Myome entstehen. Dagegen wird man unsere aus verlagerten Inseln entstehenden Organoide in den allerseltensten Fällen als echte Myome ansehen und ganz besonders vorsichtig die Cysten mit hypertrophischer Muskelwand einschätzen. Mit diesen Vorsichtsmaßregeln kann man den Einzelfällen nähertreten. Die von Babes, Diesterweg, Schröder, C. Ruge I beschriebenen Fälle von Epithelcysten sind oft zitiert worden, weil sie als zuerst bekannte Fälle mehr auffielen, sich jedoch vor den kugligen echten Adenomyomen v. Recklinghausens und späteren Fällen keineswegs auszeichnen. Teils waren es adenofibromatöse Polypen (Diesterweg, Schröder, Ruge), denen wir heutzutage wegen ihrer gar nicht großen Seltenheit höchstens dann Beachtung schenken, wenn sie auffällig viel Muskulatur enthalten, und teils waren es Myome mit geringen Mengen von epithelialen Beimengungen, Cysten von Erbsen- bis Haselnußgröße.

Als ganz besonders wichtiger Fall von cystischem Myom schleppt sich ein Fall von Diesterweg seit 1901 durch die Literatur, trotzdem der Autor ausdrücklich bemerkt hat, daß die halbfaustgroße rechte Vorderseite des Uterus corpus durch eine diffuse Verdickung der Wand ohne Kapsel gebildet wurde, also nach unserer heutigen Auffassung nicht zu den Myomen gehörte. Der Fall ist übrigens nicht genügend ausgiebig untersucht worden, um entscheiden zu können, ob in dieser diffus verdickten Muskulatur nicht an vielen Stellen diffuse epitheliale Infiltration vorhanden war. Dem Verfasser fielen auf: ein geschlossener Höhlengang von $^3/_4$ cm Durchmesser mit einer endometrioiden Schleimhautbekleidung von 2 mm Dicke (scheinbar im Beginn der Menstruation) ein zweiter Hohlraum von nur $^1/_2$ cm Länge und eine dritte noch viel kleinere Höhle. Die beiden letzteren übertreffen keineswegs die Cysten der gewöhnlichen Adenomyosis und auch die größte Höhle hat keine so überwältigenden Ausmaße, um als große Besonderheit zu gelten. Es ist zwar bedauerlich, daß wir nicht mehr feststellen können, ob es sich um eine Adenomyosis partim cystica media gehandelt hat und zwar auf der Grundlage angeborener Epithelverlagerung, oder ob die Muskulatur nur mit kompensatorischer Hypertrophie reagiert hatte. Aus der makroskopischen Beschreibung der Schnittfläche, aus der weißliches Flechtwerk sich hervorhob, glaube ich jedoch eine echte Adenomyosis entnehmen zu dürfen. Nebenbei der Fall war durch Tuberkulose kompliziert, die vielleicht die frühe Entstehung der Adenomyosis bei der erst 22 jährigen Frau erklären kann. Es handelt sich danach weder um einen Tumor, noch um besondere Cysten, also kein Cystomyom, sondern um einen Fall von Adenomyosis cystica media, vielleicht auf angeborener Grundlage von Epithelverlagerung.

Wir müssen noch zur Säuberung der Kasuistik einen Fall von Koßmann ausschalten; er wird als „cystisches Myom" zitiert, ist jedoch nach des Verfassers eigener Meinung eine durch Pelveoperitonitis hervorgerufene kleinapfelgroße „Hypertrophie oder Hyperplasie" der Muskulatur um den interstitiellen Tubenteil herum, der einen ziemlich nußgroßen Hohlraum enthält, angefüllt mit rotbrauner Flüssigkeit und bekleidet mit Tubenschleimhaut. Diese diffuse Muskelhyperplasie um den durch menstruelle Blutstauung erweiterten intramuralen Tubenteil wird man wohl als Arbeitshypertrophie ansehen dürfen. Bemerkenswert ist, daß die Verdickung 4 Jahre vorher bei der Exstirpation der gleichseitigen Adnexe nicht vorhanden gewesen ist. Man wird diesen Fall aus den „cystischen Myomen" ausscheiden müssen.

O. Frankl hat ferner eine Cyste in der Tubenecke gefunden, darin eine markstückgroße flache Erhebung ein papilläres Carcinom zeigte. Auch dieser Fall ist nach der kurzen Notiz schwer unterzubringen. Kurz, es wird in der Literatur, wie so häufig, vieles weitergegeben, was gar nicht zusammen gehört.

Wir geben nun einige Fälle aus der Literatur und eigene wieder, weil dieses Gebiet in genetischer Beziehung unter der Deutung der Befunde stark gelitten hat. Teils sind sie als Uteruscysten, teils ohne Grund als Cystomyome beschrieben worden. Sie finden sich auffallend häufig im Corpus und Fundus uteri median.

Ein beachtenswerter Fall von kindskopfgroßem kugligem „Cystomyon" [C. Ruge II (1910)] des Fundus uteri ist innen mit Schleimhautinseln ausgekleidet, die mit sägeförmigen Drüsen („Opitz-Gebhard") nach Beschreibung und Abbildung ganz zweifellos ein hochfunktionierendes Endometrium darstellen, jedoch (unter Einfluß von C. Ruge I) nicht als „prämenstruell", sondern als pathologische Hyperplasie angesehen wurde. Die unrichtige Deutung beruhte auf dem Vergleiche mit der Schleimhautauskleidung des Cavum uteri, die als typisch senil atrophisch aufgefaßt wurde, — die 35 jährige Frau war regelmäßig menstruiert — während sie nach der Abbildung eine der Oberfläche beraubte Schleimhaut zeigt mit mäßiger Atrophie. Zwischen den verschiedenen Bildern in Cyste und in Cavum uteri besteht trotzdem kein Widerspruch, sondern der größte Teil der Cystenschleimhaut ist auch abgestoßen, liegt in Bröckeln in der trüben Flüssigkeit und nur einzelne Inseln sind noch nicht abgestoßen. Es handelt sich offenbar um menstruelle

Abstoßung. Die Wand der Cyste besteht aus 2 Schichten, einer eigenen Wand, die „Myommantel" genannt wird (3—25 mm dick) und der Uteruswand, normaler Muskulatur von 2—20 mm, darin mehrere kleine Myome eingesprengt sind.

Es ist natürlich für den Einzelfall nicht so wichtig, aber für die Gesamtheit doch nicht belanglos, ob die verhältnismäßig dünne „Eigenwand" der 11×9 cm großen Cyste eine erst durch Beanspruchung hypertrophierende, später gedehnte Muskulatur war oder ein wirkliches Myom. Es scheint mir kein Myom gewesen zu sein, sondern ein hypertrophierender Muskelmantel, weil in ihm „zahlreiche kleinste Myome im mikroskopischen Bilde sichtbar waren". Der Fall gewinnt in dieser Betrachtung an Bedeutung, weil er einen fetalen Einschluß, einen Uterus in utero darstellt. Die ursprüngliche Schleimhautinsel im Fundus uteri scheint median gessesen zu haben nach der gleichmäßigen Ausbreitung zu urteilen. Durch Beteiligung an der Menstruation, später nach wiederholter menstrueller Nekrose, auch durch Exsudation aus defekten Stellen ist die Cyste gewachsen und hat wie eben gesagt, eine funktionelle Muskelhypertrophie in der sie umgebenden Muskelschicht hervorgerufen.

Ebenfalls eine kindskopfgroße mit klarer Flüssigkeit gefüllte Cyste im Fundus uteri O. Frankls mit 3—4 mm dicker Wand enthielt innen kubisches flimmerndes Epithel und außerdem war sie außen mit einem schmalen Spaltraum umgeben mit gleichem Epithel; die Cyste hatte also eine andere invaginiert. Es wurde Entstehung vom Müllerschen Gange angenommen.

Auch diese Cyste, scheint nach der dünnen Wand zu urteilen, in den Außenschichten des Fundus gelegen zu haben.

Die gleiche Lage namentlich an der Hinterwand und median wird noch in anderen Fällen angegeben.

So bringt Iven (1925) die kurze Mitteilung einer mitten auf der hinteren Uteruswand einer 32jährigen Person gelegenen mit Endometrium bekleideten Cyste von $1/2$ Zoll im Durchmesser. Der Autor spricht zwar von „Endometriomyoma", aber es handelt sich nach dem Bilde offensichtlich um eine leicht verdickte Cystenwand, eine mäßige Arbeitshypertrophie.

Dem Bestreben der Autoren, die Genese zu erörtern, ist meist deutlich der Stempel der Zeit aufgedrückt. Bei den vorhergehenden wie den folgenden Fällen liegt es greifbar nahe, an angeborene Anomalien zu denken, wie andererseits die stattlichen Befunde im Uterus bei Feten und Neugeborenen danach schreien, ihr späteres Schicksal durch entsprechende Befunde bei Erwachsenen aufgeklärt zu sehen.

Statt dessen konstruieren die Autoren theoretisch den Ursprung der peripher gelegenen großen Cysten aus einer angeblichen Adenomyosis interna, selbst wenn gar kein Zusammenhang besteht und selbst wenn keine Adenomyosis interna vorhanden ist.

Fukushima beschreibt eine etwa kindskopfgroße Cyste, die bei einer sterilen 40jährigen Frau dem Uterusfundus breit aufsitzt. Die Lage scheint nicht ganz median gewesen zu sein, doch ist aus den sich widersprechenden Angaben nicht zu ersehen, welche von beiden Tubenecken bevorzugt war. Die Muskulatur um die Cyste ist zwiebelschalenartig gegen die übrige Muskulatur abgesetzt und geht in sie über. Die große Cyste ist leicht ablösbar. Eine taubeneigroße und eine gänseeigroße Tochtercyste sind beide dünnwandig in die große Cyste basal eingeschlossen prolabiert und eine dritte daumengroße Cyste saß der großen Cyste außen auf. Diese enthält ein Blutkoagulum, während die anderen Cysten eine leicht getrübte, weißliche helle eiweißreiche Flüssigkeit enthalten. Die „Innenbekleidung" besteht aus einreihigem hohem Cylinderepithel mit Flimmerhaaren. In der Cystenwand, besonders in der Umgebung der Basis fanden sich zahlreiche Drüsen; außerdem dringen einzelne Drüsenschläuche tief zwischen die Muskelfasern vor, zum Teil mit und zum Teil ohne bindegewebiges Stroma. Zwischen der Uterusschleimhaut und der Cyste fanden sich abgesonderte Schleimhautherde, deren Zusammenhang mit der Cystenwand oder der Uterusschleimhaut festzustellen leider verabsäumt wurde. Es geht auch aus der Beschreibung nicht hervor, ob die Cystenwand endometrioiden Charakter hatte.

Trotz der Drüsen in der Cystenwand und dem Blutklumpen in der einen Cyste ist der eigentliche Charakter nicht ganz aufgeklärt. Die Lage tief in der Muskulatur allein genügt nicht, um die Herkunft der Cyste vom Müllerschen Gange zu sichern. Wir erinnern an die (S. 571) besprochene Möglichkeit der Einschaltung anderen Zellmaterials, namentlich des Cölomepithels zwischen die beiden Geschlechtsleisten.

Es muß nur hervorgehoben werden, daß eine so große Cystenbildung bei Adenomyosis uteri interna überhaupt nicht vorkommt und daß mir die Deutung als einer angeborenenen Anomalie ganz unabweislich scheint.

Auch Amanns faustgroße Cyste im Uterusfundus scheint mir schon ihrer Lage wegen hierher zu gehören. Kleinere kirschgroße Cysten in den äußeren Uterusschichten habe ich in mehreren Fällen an der Dorsalwand des Corpus gefunden.

Eine über 5 Liter Flüssigkeit enthaltende Cyste wird von Stanca beschrieben; sie „entspringt" breitbasig am Fundus uteri nahe der linken Tubenecke. An der Basis ist die Wand 2 cm dick, darüber 5 mm und an dem oberen Pole nur 2 mm. Die Wand besteht aus Muskulatur und uterinartiger Schleimhaut. Im Zwischengewebe finden sich Leukocyten. Über die Schleimhaut der Uterushöhle selber wird histologisch nichts mitgeteilt. Nur wurde makroskopisch an ihr in der linken Tubenecke eine „kleine Einsenkung" gefunden, durch die sich die Uterusschleimhaut intramuskulär bis in die Cystenschleimhaut fortsetzt. Es verlautet nicht, ob dieser Befund histologisch geprüft worden ist, noch ob Adenomyosis bestanden hat. Deshalb erscheint die Deutung des Autors anfechtbar, danach eine chronische Endometritis zur Proliferation von Uterusdrüsen und zum Entstehen der Cyste geführt habe. Geburten und Traumen waren nicht vorausgegangen, doch bestand Adnexentzündung und Perimetritis. Diese Angaben zur Unterstützung der Auffassung des Autors scheinen nicht genügend. Es wäre zu wünschen, daß festgestellt würde, ob der Verbindungskanal zwischen Uterushöhle und Cystenschleimhaut als einzige Einsenkung oder ob diffuse Adenomyosis uteri interna bestand.

Keinesfalls ist der Befund ausreichend, um auf eine später erworbene Grundlage der Cystenwand zu schließen. Ich erinnere daran, daß in meinem Falle von „Adenomyom aus Urnierenresten" (s. w. u.), das sicher keinen Schleimhautursprung hatte, die Schleimhaut des Corpus uteri bei starker Adenomyosis in die zum Tumorstiel ausgezogene Tubenecke Ausläufer sandte, von denen einzelne sogar mit den fremdartigen Tumorkanälen in Verbindung standen. Solche nachträgliche Verbindungen kommen auch anderweitig vor ohne Beweiskraft für genetische Gemeinschaft. Es muß sogar daran gedacht werden, daß der Zug des großen Tumors an der Bildung von Ausstülpungen der Uterusschleimhaut beteiligt sein könnte.

Der Fall von Stanca ist zwar ohne genauere Angabe über das weitere Verhalten der Korpusschleimhaut und über die Art und Länge des von ihr ausgehenden Kanales zur Cyste hin und über das Verhalten der umgebenden Muskulatur zu ihm keiner näheren Beurteilung zugänglich, doch habe ich schon wegen der Außenlage und Größe der Cyste die Vermutung, daß sie zu den übrigen genannten Fällen angeborener Fehlbildungen gehöre. Zur Klarstellung sei nur gesagt, daß auch ein vollständiger Verbindungsgang zwischen Uterushöhle und Cystenwand oder gar Cystenhöhle nicht an sich ausschlaggebend sein kann für die eine oder andere Annahme und daß er keinesfalls gegen angeborene

Fehlbildung spricht, nur möchte ich geltend machen, daß ein auffallender Gegensatz besteht zwischen der häufigen Adenomyosis größter Ausdehnung ohne wesentliche Cystenbildung einerseits und den Einzelfällen riesiger Cystenbildung ohne Adenomyosis oder nur mit geringer Wucherung des Endometriums andererseits. Dieser Gegensatz führt dazu, selbst gleichzeitige Adenomyosis und ihre Verbindung mit der Cystenwand mit Vorsicht zu betrachten.

Eine entfernte Beziehung kann bestehen, aber die Entstehung der Riesencysten aus Adenomyosis ist reichlich unwahrscheinlich, wie ich auch auf weiter unten zu besprechende Fälle schon jetzt bemerke.

Eigener Fall von intramuraler Cyste der Hinterwand.

Das Präparat, ein von Herrn Sanitätsrat Vollmann supravaginal amputierter Uterus (Pr. 1623, 251, 48) ist in der Hinterwand außen tumorartig vorgewölbt. Die Hinterwand ist im mittleren Teile durch einen etwa kugligen intramuralen Tumor gleichmäßig verdickt in der Größe eines kleinen Apfels von 5—6 cm Durchmesser. Auf dem Durchschnitt stellt sich eine Cyste heraus von etwa 3×4 cm Durchmesser, die mit heller Flüssigkeit gefüllt und durch ein annähernd sagittal gestelltes dünnes Segel nicht völlig in zwei Teile zerlegt ist. Die rings etwa 1 cm dicke anscheinend muskuläre Wand läßt keine Besonderheiten erkennen, sondern erscheint als Uterusmuskulatur ohne Abgrenzung gegen die übrige Wand. Innen ist die Höhle glatt und trägt (Abb. 308) nur noch kaum kenntliche Spuren von Epithel auf einer dünnen zart fibrillären Bindegewebslage. Einzelne schlauchförmige Einsenkungen verstärken den Eindruck, daß es sich um

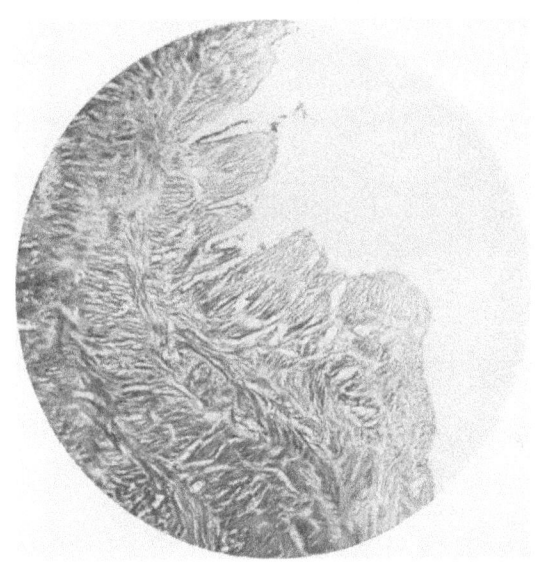

Abb. 308. Große Cyste mitten in der Hinterwand des Uterus (Dr. Vollmann) mit Epithelresten.
(Lichtbild schwacher Vergrößerung.)

eine Epithelcyste gehandelt habe. Gegen eine Lymphcyste spricht auch die Art der Wand. Von einem Tumor, wie es zunächst äußerlich schien, kann gar keine Rede sein; wohl aber ist die Muskulatur hypertrophisch. Man kann jedoch nicht sagen, daß die Cyste eine besondere Muskelwand habe, sondern die Bündel der Muskulatur gehen allseitig ineinander über, ohne sich makro- oder mikroskopisch abzusetzen.

Die Cyste ist also auch hier in der Mitte der Hinterwand des Corpus uteri gelegen und im übrigen ist die Uteruswand und Schleimhaut ohne jede Besonderheit.

Große Cyste der Hinterwand (Fall Ottow).

Die umstehende Abbildung stammt von einem Falle, den Herr Kollege Ottow kürzlich vorgezeigt hat (Ges. f. Geburtsh. u. Gynäk., Berlin, 22. Juni 1928), eine sehr große breit der Hinterwand und dem Fundus mitten aufsitzende Cyste mit stark gedehnter

Muskelwand, die an der Basis der Cyste kräftig, nach oben bald dünner wird, in den unteren Teilen eine regelrechte uterine Schleimhaut trägt, wie ich nachträglich festgestellt habe, während der größte Teil der Wand entblößt ist. Die Uteruswand ist im übrigen ohne Besonderheit, die Schleimhaut normal (Abb. 309). In dem Collum uteri Carcinom.

Cysten der Vorderwand.

Einen Ausnahmefall bildet eine große Cyste in der Vorderwand.

Die Cyste lag im Falle Martha Herzogs (1923) fast genau in der Mittelebene der Vorderwand des Fundus uteri. Bei der Operation hatten sich 1—1/2 Liter klarer seröser Flüssigkeit entleert. An der entleerten Cyste ist die Vorderwand der Cyste 1/2 cm dick und hat größtenteils zirkulär angeordnete Muskulatur. Zwischen der Uterushöhle und der Hinterseite der Cyste liegt eine 2—3 cm dicke Muskelschicht. Es besteht keine Verbindung zwischen beiden. Die unregelmäßig gefaltete Innenwand hat eine papierdünne Bekleidung, die zum Teil in Fetzen abgestoßen ist. Eine einfache glatte Epithellage wird von dichtem cytogenem Schleimhautstroma umgeben. Die Muskulatur hat keinen myomatösen Bau. Da leichte Schleimhautheterotopie im Corpus uteri besteht mit entzündlicher Infiltration und diese auch in der Cystenwand gefunden wird, so glaubt die Verfasserin, daß die große Cyste eine Folge der Schleimhautwucherung sei und nennt den Fall „Adenomyometritis cystica".

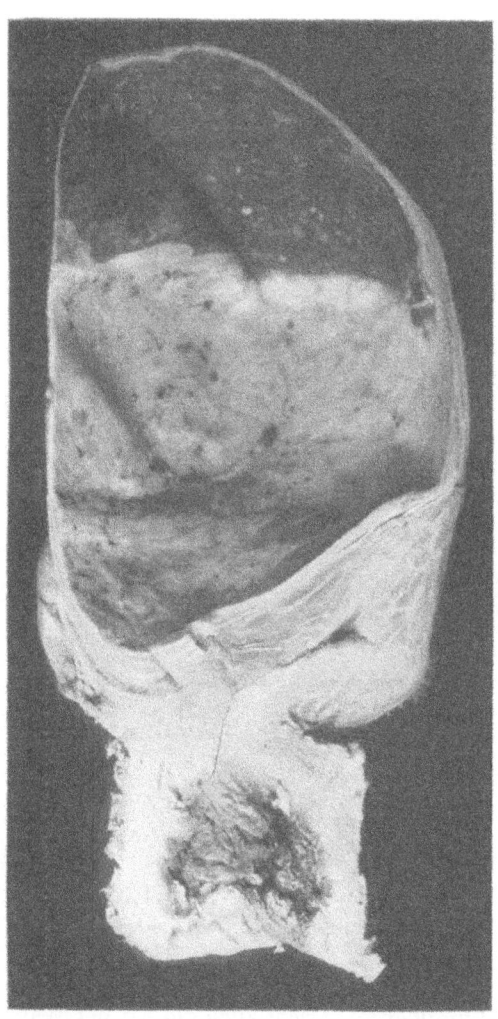

Abb. 309. Sehr große Cyste auf der Hinterwand und Fundus uteri (Dr. Ottow). (Lichtbild etwa 1/2 nat. Gr.)

Es handelt sich offenbar um eine angeborene Grundlage, eine Fehlbildung, die von der Verfasserin auch nicht grundsätzlich in Abrede gestellt wird. Auch diese Cyste enthält keine blutige Flüssigkeit, die Schleimhaut funktionierte offenbar nicht. Es steht der Deutung von Cysten als Produkte einer Adenomyosis nachdrücklich im Wege der Inhalt klarer, nicht bluthaltiger Flüssigkeit. Bei Adenomyosis, namentlich bei Adenomyosis interna finden wir fast immer Blut in den Cysten.

Noch in einem anderen Falle lag die Cyste vorne intramural, aber diesmal seitlich:

Ein intraparietales „Cystomyom" [L. Landau (1899)] lag seitlich in der Vorderwand des Uterus unterhalb der Ansatzstelle des Lig. rotundum. Das cystische Gebilde ragte wenig und flach über die Oberfläche vor, hatte keine Verbindung mit der Schleimhaut; es enthielt eine mit rotbrauner Masse gefüllte Cyste, deren Größe nicht angegeben ist, mit Epithel bekleidet, das zum Teil nur durch eine schmale Lage fibrösen Bindegewebes von der Muskulatur abgetrennt ist. Stellenweise Anhäufung von Pigment im mäßig zelligen Bindegewebe. Die Höhle wird in 4—5 mm Dicke von konzentrisch geschichteter Muskulatur umgeben, die in die übrige Muskulatur sich zerstreut. Es handelt sich also nicht um ein Myom, sondern im seitlichen Teile der Vorderwand um eine Uteruscyste, deren Herkunft mit Recht offen gelassen wird.

Da wir auch unter unseren embryonalen Befunden abgetrennte Inseln in der Seitenwand des Uterus kennen gelernt haben, so steht nichts im Wege, die große intramurale Cyste auch auf kongenitale Verlagerung zurückzuführen. Der blutige Inhalt allein genügt freilich nicht zur Erkennung einer endometrioiden Cyste.

Einen weiteren Fall von Cyste der Vorderwand erwähnen wir wegen seiner Stielung in der nächsten Gruppe von Fällen:

Gestielte und lose der Uteruswand aufsitzende Cysten.

Die Cysten können der Uteruswand auch gestielt aufsitzen oder so locker, daß sie als selbständige perimetrische oder selbständige Gebilde erscheinen.

Einen merkwürdigen Fall von Uteruscyste beschreibt Pribam (1926), die mannskopfgroß mit der Muskulatur am Uterushorn mit dem interstitiellen Tubenteile scheinbar zusammenhing und deren Innenwand an Tubenschleimhaut erinnert. Pribam nimmt an, daß die Cyste nach einer Geburt entstanden sei.

In einem Falle Ottos bestand bei einer 25 jährigen Frau nur ein fingerdicker Stiel von der Cyste zu der Vorderwand des Uterus genau in der Mittellinie in Höhe der Tubenabgänge. Der über kindskopfgroße cystische Tumor enthält eine gut faustgroße Cyste und zwei hühnereigroße rechts und links von ihr und in der muskulösen Zwischenwand rechts nach oben zu noch drei erbsengroße Cysten. Der teerige Inhalt der Cysten und Drüsen mit zellreichem Stroma in der Wand und die mediane Abgangsstelle des cystischen Tumors bewegen den Autor mit Recht, die Herkunft vom Müllerschen Gange für wahrscheinlich zu halten.

Dagegen kommt Ernst (1908) bei einem großen gestielten „Adenocystomyom" des Uterusscheitels in der Nähe der Tubenwinkel wieder auf den Wolffschen Körper zurück.

Es ist nicht immer einfach nachzuprüfen, wie die Muskulatur zu deuten ist; Otto lehnt im eben erwähnten Fall die Bezeichnung Myom ausdrücklich ab. Ebenso deutet Vautrin eine walnußgroße Cyste der hinteren Cervixwand bei einem 15 jährigen Mädchen.

Zu den ganz oberflächlich gelegenen Cysten gehört auch der oben erwähnte (S. 439) Fall v. Franqué. Am myomatösen Uterus lagen teils in der subperitonealen Muskelschicht der Hinterwand, teils intraperitoneal mit teerigem Inhalt gefüllte Schleimhautcysten. Ebenso läßt Bild und Text eines Falles von Cullen auf sehr oberflächliche Lage schließen.

Er fand an einem Uterus mit subperitonealen, interstitiellen und submukösen Myomen „multiple Cysten in einem subperitonealen Myom" von Erbsengröße bis zu 3,5 cm Durchmesser. Die großen Cysten sitzen außen auf, haben sehr dünne Wand.

In dem Bilde würde man sie für Peritonealcysten halten können, aber diese Deutung wird von Cullen abgelehnt mit dem Hinweise, daß auch die äußere dünne Wand muskulär sei. Die Cysten sind mit Cylinderepithel bekleidet. In den Zwischenwänden finden sich unregelmäßig zerstreute, gewundene, drüsenartige Höhlen ähnlich denen bei Schleimhauthypertrophie. Pigment in den Wänden läßt auf Teilnahme an der menstruellen Blutung schließen, es wird deshalb mit Recht Abstammung des Epithels vom Müllerschen Gange angenommen.

Die Lage der Cysten wird in den folgenden Fällen noch mehr oberflächlich, aber so lange sie eine eigene Muskelwand haben, werden wir sie für aus der Uteruswand vorgedrängte, dann gestielte und schließlich ganz losgelöste Cysten halten.

Der Fall einer mannskopfgroßen Cyste von De Josselin de Jongh und de Snoo steht noch in breiter Verbindung mit dem Uterus bei einer 38 jährigen Frau. Die riesige Cyste liegt in schweren Adhäsionen gefangen in der Außenschicht der verdickten linken seitlichen Hinterwand des Corpus uteri. Die vorher geplatzte Cyste war noch bluthaltig und hatte 6—7 cm Durchmesser. Die äußere freie Wand der Cyste sehr dünn wird weiterhin zum Uterus hin dicker, muskulär mit schmaler innerer Schicht zellenreichen Gewebes und stellenweise niedrigem Epithel. Auch einige Drüsenschläuche mit kubischem und zylindrischem Epithel liegen in der äußeren Wand.

Die Cyste ist aus einem „Adenomyom" entstanden, einem „Endometrioyom" nach Ansicht der Verfasser. Dieser Ansicht kann man nicht beipflichten. Es ist eine Uteruscyste in den seitlichen Teilen der Hinterwand, aber ohne Myom und mit nur geringer Muskelhypertrophie; vermutlich weil die Cyste von Haus aus ziemlich an der Oberfläche gesessen hat und bald darüber hinaus gedrängt worden ist. Ganz besonderes Interesse bietet der folgende Fall.

„Cystadenomyom" in perimetrischen Adhäsionen und kleines Adenomyom der Rückwand des Uterus beschreibt v. Recklinghausen als Fall 7. Dieser hat besonderes Interesse erstens durch die sehr lockere oberflächliche Lage einer 8 cm Durchmesser haltenden platten Cyste in perimetrischen Adhäsionen; sodann durch die genau mediane Lage an der Hinterwand 2 cm unterhalb des Fundus und ferner durch ein „Adenomyom" von 7 × 3 cm Größe dicht über der Cyste im Uterusscheitel, diesen flach überragend und nicht scharf abgegrenzt, eine zweifellose Adenomyosis externa, deren Drüsen bis in die Adhäsionsmembranen verlaufen. Die Wand der großen Cyste ist vorn 1,5, hinten 0,5 cm dick. Aus der ausführlichen Beschreibung ergibt sich, daß die Cyste eine Muskelwand hat, die Schläuche, Cysten und cytogenes Gewebe einschließt. Außerdem geht über der großen Cyste von der adenomyotischen Partie des Fundus mit einem strangförmigen drüsenhaltigen Strange noch eine kleine Cyste (1 mm) ab, die ebenfalls in den perimetrischen Adhäsionen liegt. Über den Inhalt der Cysten wird nichts gesagt; das Wandepithel war jedoch an vielen Stellen abgestoßen.

Dieser Fall hat besonderes Interesse durch die selbständige Lage der großen Cyste außerhalb der Uteruswand in perimetrischen Adhäsionen. Ihre Zugehörigkeit zum Uterus geht jedoch nicht nur durch die benachbarte Adenomyosis uteri externa hervor, sondern auch durch die eigene Muskelwand. Für die Art, wie durch perimetrische Adhäsionen die Cyste zur Loslösung vom Uterus kommen kann, ist bezeichnend die kleine Cyste, die im Bereiche der Adenomyosis externa gestielt in die Adhäsionsmembranen gelangt.

Wichtiger scheint jedoch die Frage, ob wir in solchen Fällen als angeborene Anomalien Inseln vom Müllerschen Epithel annehmen sollen oder Cystenbildung auf dem Boden einer Adenomyosis. Die Frage ist grundsätzlich wichtig, weil sie zur Entscheidung bringen kann, ob auch Adenomyosis externa angeborene Anomalien zur Grundlage haben kann und vielleicht öfters hat, als man ahnt. Die großen Cysten von mehreren Zentimetern Durchmesser, die wir bereits kennen gelernt haben und namentlich solche mit nicht blutigem Inhalte sind so gut wie immer als kongenitale Fehlbildungen anzusehen. Es fehlt an Beobachtungen, die ein Entstehen so großer Cysten mit und ohne Blut aus Adenomyosis interna wahrscheinlich machen könnten. Andererseits dürften in perimetrischen Adhäsionen gelegene Cysten nicht aus nach den Theorien von Sampson und Halban angeschwemmtem Endometrium entstehen, weil sie, wie ausdrücklich von den Beschreibern und auch in unserem Falle betont wird, eine Muskelwand haben. Die großen Cysten in der Uteruswand, namentlich die so häufig in den Außenschichten gelegenen Cysten leiten über zu den breit aufsitzenden, diese zu den schmalgestielten und diese zu den gänzlich vom Uterus losgelösten. Die Myome lehrten uns bereits solche Befreiung vom Mutterboden kennen. Der Fall v. Recklinghausens ist uns nun besonders bedeutungsvoll, weil die unmittelbare Nachbarschaft der freien aber muskelwandigen Cyste mit endometrioider Innenbekleidung zu der Adenomyosis externa darauf schließen läßt, daß beide von gleichem Material abzuleiten sind. D. h., daß wir in diesem Falle die Entstehung der Adenomyosis externa aus angeborener Verlagerung von Epithel in die äußersten Muskellagen für gegeben halten. Neuestens (1928) ist noch ein gestieltes Polycystom am Fundus uteri „fast genau in der Mittellinie" von Halter beschrieben worden.

Eigener Fall von gestielter Uteruscyste der Hinterwand.

Herrn Kollegen Dr. Moraller verdanke ich ein Präparat (Pr. 6525), eine kindskopfgroße Cyste mit einer unvollkommenen Scheidewand. Die Cyste geht von der Hinterwand des Uterus schmal gestielt ab, der Stiel war gedreht; die Cyste mit der Umgebung durch Adhäsionsmembranen verbunden. Ihre Wand ist ziemlich derb, zum Teil blutig durchtränkt. Die Innenfläche ist zum Teil glatt, zum Teil ein wenig rauh. Die Cyste war beim Herausnehmen geplatzt, daher ohne Inhalt. Histologisch besteht sie an der Basis aus kräftiger Muskulatur, die jedoch in kleinen Bündeln angeordnet ist, etwa wie die Serosa, jedoch wesentlich stärker bis zu 1 cm. Weiterhin ist die Wand nur sehr dünn. Nach der Höhle zu ist die Wand rundzellig infiltriert, erodiert und an einigen Stellen findet sich Granulationsgewebe, reichlich mit Pseudoxanthomzellen und Hämosiderin durchsetzt. An einigen Stellen ist eine einfache Lage zylindrischen Epithels mit unregelmäßig gequollenen zylindrischen Zellen erhalten geblieben, das einige Faltungen macht, aber keine Drüsen bildet. Infolge der Entzündung ist die subepitheliale Bindegewebslage nicht zu erkennen. Im basalen Teile der Wand liegt eine eben makroskopisch sichtbare kleine Cyste mit einschichtigem Epithel und zelligem Stroma ganz gleich dem Endometrium, darum gruppiert sich die Muskulatur ein wenig dichter, aber ganz ungeordnet. Die Lichtung des kleinen epithelialen Raumes ist unregelmäßig gebuchtet ohne Drüsen.

Der Fall ist unvollkommen zu beurteilen, da der Uterus fehlt. Im übrigen ist er als Cyste vom Müllerschen Epithel mit Uterusmuskulatur den übrigen gestielten Uteruscysten einzureihen, die die Hinterwand des Uterus zweifellos bevorzugen.

Einen weiteren Fall lasse ich folgen:

Gestielte Cyste des Uteruskörpers seitlich vorn.

Der Fall hat — wie ich glaube — Bedeutung, da er unvoreingenommen betrachtet nicht auf Ähnlichkeit mit Uterusschleimhaut Anspruch machen kann.

Die 46jährige Frau (Pr. 9801) hatte dauernde Blutungen. Vaginale Totalexstirpation (Herr Kollege Dr. Mendelsohn). Der Uterus im ganzen verdickt, derbwandig mit etwas rauher wulstiger Schleimhaut trägt an der linken Seitenkante vorne nicht weit von der Ansatzstelle des Ligamentum rotundum eine gut apfelgroße Cyste mit einem Stiele von etwa 1×2 cm Durchmesser und 1 cm Länge. Die derbe Wand ist nur an der Basis 8 mm dick und wird nach oben zu erheblich dünner. Die Innenwand der (bereits geöffneten) Cyste ist größtenteils weißlich glatt mit einzelnen mehr rötlichen schleimhäutigen Feldern und mit leichten balkenartigen Zügen. Die einkammerige Cyste hat eine breit offene gut kirschgroße Nebenkammer mit Schleimhaut. Außen geht die Uterusserosa glatt auf die Cyste über.

Die histologische Untersuchung ergibt: Der Stiel der Cyste ist im wesentlichen von Muskulatur gebildet, die sich aus der Uteruswand in der Längsrichtung des Stieles fortsetzt, um in der Cystenwand im wesentlichen in längsgerichtete Faserbündel überzugehen.

Es mischen sich jedoch auch erhebliche Bündel in gekreuzter Richtung ein. Die Muskelbündel sind in der Cystenwand durch interstitielles Bindegewebe nicht mehr voneinander geschieden als im Uterus und im Stiele. Es folgt sodann nach innen eine Bindegewebslage von kollagenen Fasern an Menge wechselnd, im ganzen mit weniger Kernen. Zuinnerst liegt eine Epithelschicht, die Buchten und Falten in ziemlicher Menge mit sich bringt und sowohl oberflächlich als in diesen Buchten leicht gekräuselt ist und kleine schmale Papillen trägt. Das Epithel hat längliche Zellen mit hohen Kernen, es fehlt vollständig ein zellreiches cytogenes Stroma, auch besteht sonst keinerlei Ähnlichkeit mit Schleimhaut des Uterus. Die Wand der Cyste ist an der Basis und in den angrenzenden Teilen dicker, namentlich durch eine dickere Schicht des Bindegewebes. Die Muskulatur setzt sich auch auf die mehr polwärts gelegenen Teile der Cyste fort, wird aber hier wesentlich dünner. An der Basis finden sich einige mittelstarke Gefäße. An der übrigen Wand fallen kleinere Gefäße und Capillare durch leichte Erweiterung auf. An den größeren makroskopisch weißen glatten Stellen der Cyste ist das Epithel abgestoßen. Die Fibrillen des Bindegewebes sind hier stärker gequollen, leicht lymphocytär infiltriert. Die Uterusschleimhaut ist im ganzen hyperplastisch mit leichter Adenomyosis interna. In der Tubenecke und an der Basis des Cystenstiels sind in der Uteruswand keine drüsigen Bestandteile vorhanden. Eine Deutung dieser Cyste ist nicht ohne weiteres zu geben; sie kann ebensogut von dem Wolffschen Gange wie vom Müllerschen Gange stammen, wenn man nur das Epithel berücksichtigt; im letzten Falle würde die Ähnlichkeit mit Tubenepithel nicht groß genug sein. Der Lage nach würde man vielleicht den Wolffschen Gang bevorzugen. Der Operateur versichert, daß keine Beziehung zu Tube und Ovarium bestand, wie auch an dem allein exstirpierten Uterus ersichtlich ist. Leider konnte deshalb das Ligament nicht auf Reste der Urniere untersucht werden.

Es bleibt zu betonen, daß die organisch geordnete Muskulatur keinen Verdacht auf Myom zuläßt, also auch hier kein Cystomyom, sondern eine gestielte Uteruscyste.

3. Adenomyome und Cystomyome.

Die wirklichen Adenomyome und cystischen Myome, in denen es sich um echte myomatöse Wucherung handelt, aus der Literatur herauszuschälen, dürfte kaum gelingen. Soweit sie noch in den Sammlungen bestehen, bedürfen sie in der größten Mehrzahl einer Nachprüfung.

Der Lage nach kann man subseröse, intramurale und polypöse unterscheiden, daran sich die parametranen und intraligamentären und sonstigen intraperitonealen an den Uterusbändern anschließen. Ein größerer Teil scheint subserös oder in den Außenschichten des Uterus zu sitzen, namentlich die Fälle mit größeren Epithelcysten. Kleine subseröse, zum Teil gestielte Myomknoten enthalten zum Teil diffus zerstreut, zuweilen sogar als Mittelpunkt epitheliale Teile (Ricker, Orloff). Spätere Autoren (Iwanoff, Aschoff, Opitz, Heine, Ribbert, R. Meyer, v. Meyenburg) sahen die epithelialen Befunde in kleinen subserösen Myomen als seroepithelialen Ursprungs an. Größere subseröse Myome und stärkere Ausbreitung der epithelialen Wucherung zum Teil auf und zum Teil in den Myomknoten beschrieben Semmelink und De Josselin de Jongh, R. Meyer, Nebesky, Füth, v. Franqué, v. Rosthorn. Auch diese Fälle wurden dem Serosaepithel zugeschrieben. Zweifellos sind hier in Zukunft durch gründliche Untersuchung viel schärfer zu trennen die Myome mit epithelialen Gebilden ausschließlich im Inneren von solchen mit Schleimhautauflagerungen auf der Serosa der Myome und endlich etwaige Mischformen.

Tatsächlich gibt es subseröse „Kugelmyome", gestielte und ungestielte, deren Epithelgehalt keinen unmittelbaren Zusammenhang mit der Oberfläche erkennen läßt, ja sogar solche, bei denen die Epithelinsel zentral gelegen von den älteren Autoren als Kristallisationspunkt der Myombildung betrachtet wurde. Dagegen sind manche Fälle von subseröser Adenomyosis in Gefahr, über die äußere Oberfläche zu geraten und fälschlich als Adenomyome bezeichnet zu werden.

„Subperitoneale Adenomyome" hat Cullen (1903) beschrieben. Kleinere Knoten derart sind bekannt. Es werden hier kleine Myome mit geringen epithelialen Einschlüssen und Cysten mit Muskelwand unter dem gleichen Namen der Adenomyome zusammengestellt. Cullen beschrieb jedoch einen größeren Tumor, der besondere Besprechung erfordert.

In einem Falle saß ein 13×10×8 cm großer Knoten breitbasig subperitoneal dem Uterus auf. Die größere Hälfte ist eine unregelmäßige teils blutgefüllte dünnwandige Epithelcyste; der basale Teil wird als solide myomatös beschrieben mit mehreren kleinen Cysten bis zu 1 cm im Durchmesser, die mit Epithel bekleidet sind, zum Teil mit eigenem Stroma.

Es ist nach der kurzen Schilderung schwer zu beurteilen, ob die Muskelwucherung myomatös genannt werden darf; aber es kann auch nicht bestritten werden. Die Abbildung erweckt in der Tat den Eindruck eines Adenomyoma partim cysticum; oder vielleicht richtiger eines Adenosismyoms. Es bestand außerdem „diffuse myomatöse Verdickung der Uteruswände" und stellenweise Adenomyosis interna, aber keine Verbindung zwischen dieser und dem subserösen „Adenomyom".

Als „Cystomyom" ist ein bemerkenswerter Fall von Halban nicht mit wünschenswerter Deutlichkeit beschrieben worden. Der 4 Kilogramm schwere Tumor war über mannskopfgroß, „welcher dem Uterus angehörte". Die soliden Teile des Tumors bilden kirsch- bis apfelgroße, kuglige solide Myome, die „meist noch eine umgebende Uterusmuskelschicht erkennen lassen". Ich führe diese Stellen an, weil sie es zweifelhaft erscheinen lassen, ob die cystischen Teile mit den Myomen durchmischt waren oder allein standen. Von ihnen wird gesagt, daß etwa 20 verschiedene Cysten von Kirschgröße bis zu Männerfaustgröße vom Fundus des Uterus ausgingen. Die Hauptcyste hat Kindskopfgröße. „Alle sind ganz dünnwandig und prall mit einer klaren, serösen, rötlichen Flüssigkeit gefüllt." Einige der kleineren Cysten sind „noch ringsum von Uterusmuskulatur umgeben". Die größeren Cysten „sind nur von Serosa überzogen, die sämtlich Anteile des Tumors bekleidet". Nach dem Anschein lag also ein Haufen von Myomen in der Uterusmuskulatur und ein Haufen von Cysten nur zum kleinsten Teil in der Muskulatur, jedenfalls nicht zwischen oder in den Myomen. Die Cysten enthielten Flimmerepithel. Die Natur der serösen Flüssigkeit ist nicht bekannt.

Wenn man das mehrkammerige cystische Gebilde als Cystom bezeichnen will, so ist hier die Bezeichnung als eines „Cystomyoms" im Sinne einer Doppelgeschwulst angebracht; aber es fragt sich, inwieweit beide Geschwulstarten zusammengehören. Aus der Beschreibung ersieht man nur, daß das Cystom und die Myome benachbart waren. Eine genetische Zusammengehörigkeit ist keinesfalls erwiesen, insonderheit ist kein Myom mit einer Cyste im Inneren oder eine Cyste mit Myomwand vorhanden.

Auch ein oben kurz erwähnter Fall von Ernst läßt es unklar, ob es sich um ein Myom gehandelt hat. Von der linken Tubenecke der Uterushinterwand entspringt mit daumendickem 2 cm langem Strange eine kindskopfgroße Cyste mit muskulärer Wand, die in ihrem vorderen Teile und im Stiele nicht besonders typische Cysten und Drüsen enthält. Nichts läßt auf ein Myom schließen, wohl aber auf Adenomyosis in der Nähe der Cystenwand.

In einem Falle von Piquand fanden sich mehrere große Epithelcysten in einem Myom des Fundus.

Ein Fall von Amos wird ebenfalls als „cystisches Adenomyom" bezeichnet. Eine hühnereigroße Cyste der Uteruswand lag unmittelbar unter dem Abgange des rechten Ligamentum rotundum. Die 3 mm dicke Wand enthält konzentrisch angeordnete Muskelfasern. In der „Uterusmuskulatur" der mit herausgeschnittenen Cystenbasis liegen zahlreiche epitheliale Schläuche. Die Cyste hat schönes Cylinderepithel innen. Der Fall gehört auch zu den nicht genügend aufgeklärten.

Ferner ein Fall von subserösem Myom von 4 cm Durchmesser sitzt mit schmaler Basis der rechten Seite des Fundus uteri auf und enthält einzelne Epithelschläuche und viele Cysten mit teilweise cytogenem Stroma. Der Tumor war abgetragen; Beschaffenheit des Uterus unbekannt [Lockstädt (1898), Fall 5].

Ein Uterusmyom des Korpus mit schleimhautartigen Wucherungen im Zentrum und zugleich ähnliche Herde unter der Serosa wird von v. Rosthorn geschildert. Ferner ist zu erwähnen, daß ein früher unter dem Einflusse der Anschauungen v. Recklinghausens für „mesonephrisch" erklärtes Adenomyom (Schickele) bei der Nachuntersuchung von Jakobs dahin umgedeutet worden ist, daß die Serosa als Ausgangspunkt angesehen werden muß.

Kleine erbsen- bis walnußgroße subseröse Myome enthalten nicht selten epitheliale Einschlüsse; Verfasser verfügt über 7 solcher Fälle ohne besonderen Aufbau der drüsigen Inseln; in 2 Fällen waren die subserösen Knoten gestielt (s. Abb. 310). In einem bereits veröffentlichten Falle ist die Serosa des Uterusrückens in ein, der Uteruschleimhaut durchaus ähnliches breites Lager verwandelt, welches in kuglige Myome und in den diffus metritisch vergrößerten Uterus, tiefe Ausläufer in beträchtlichen Massen sendet. Das ist Adenomyosis externa in Kollision mit Myomen. Ähnliche Fälle scheinen wenn auch unter verschiedener, Deutung bekannt zu sein (Nebesky, Füth, v. Franqué und Kleinhans, v. Rosthorn, Semmelink und De Josselin de Jongh, v. Meyenburg, Cullen).

Seltener ist der untere Teil des Uterus befallen:

Stade fand hinter dem Uterus in Höhe des inneren Muttermundes ansitzend einen Tumor in der Form und Größe eines normalen Uterus mit mehreren cystischen epithelialen Hohlräumen; der Inhalt war trübe, fadenziehend. Die Abstammung vom Müllerschen Gang hält der Autor für wahrscheinlich.

Bauereisen beschreibt ferner ein „Cystoadenomyom", welches außen gestielt aufsitzt und mit seiner großen Höhle in der Gegend des inneren Muttermundes in die Uterushöhle mündet und deutet es als einen primär akzessorischen Müllerschen Gang. Da der Tumor kein abdominelles offenes Ende hat, ist doch eine sekundäre Abtrennung vom epithelialen Müllerschen Gang wahrscheinlicher.

Ebenso zu deuten ist mit einiger Wahrscheinlichkeit ein walnußgroßes „cystisches Myofibrom" im unteren Teile der rechten ventralen Uteruswand, das sich im Falle VI v. Recklinghausens aus der Substanz des Uterus unter den Bauchfellüberzug der Excavatio vesico uterina vorschiebt und dessen Höhle mit der Uteruslichtung in Verbindung steht.

Diese mit der Uteruslichtung zusammenhängenden „Cystomyome" verdienen mehr Beachtung in Hinsicht auf die Divertikelmyome des Magendarmkanals. Im Uterus können zwar nach tiefgreifenden Placentationen auch Divertikelbildungen entstehen, im allgemeinen sind jedoch die genannten Fälle angeborene Fehlbildungen. Auch der Gartnersche Gang kann mit der Cervicallichtung zusammenhängen (s. w. u. Breus und den Fall von Arx).

Ein rein cervicales Cystadenomyom (Pr. 5229) verdanke ich Herrn Kollegen Blumreich; es war klein, hühnereigroß in die Scheide geboren. Im Tumor außer mehreren kleineren bis erbsengroßen oberflächlichen Schleimcysten eine zentrale kirschgroße, ebenfalls schleimgefüllte Cyste, umgeben von 1—1,5 cm dicker Muskulatur. Die Cysten und die Oberfläche des Tumors tragen cervicales Schleimepithel.

Noch einen anderen Fall halte ich für erwähnenswert.

Bei einer 49 jährigen Frau (Pr. 5679. 260,92) wurde der Uterus wegen eines Tumors herausgenommen, der eine 4 cm Durchmesser haltende Cyste enthielt; sie lag in den äußeren Schichten der Seiten-

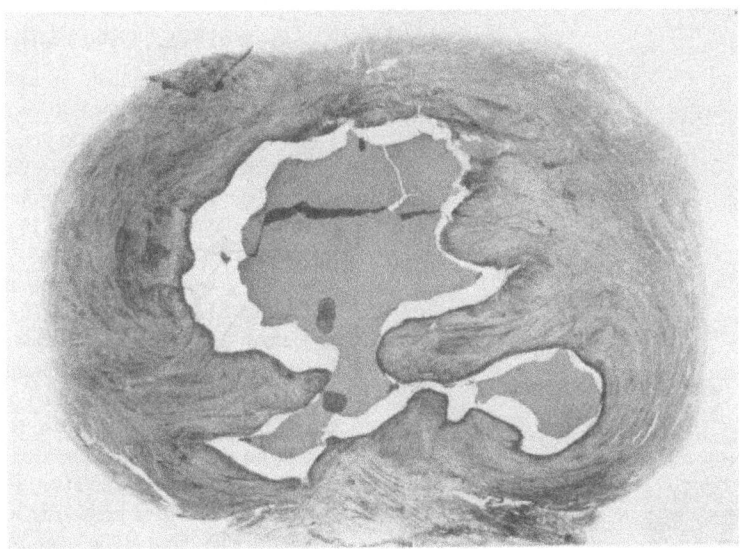

Abb. 310. Subseröser schmal gestielter derb fibröser Muskelknoten mit Epithelcyste am Fundus uteri. „Cystomyom" Lichtbild etwa 3:1.

wand des Collum uteri bis in die Portio vaginalis abwärts und seitlich bis tief in das Parametrium. Das Epithel der Cyste ist sehr niedrig, sondert jedoch Schleim ab, der die Cyste füllt. Eine starke infiltrative Drüsenwucherung der Cervixschleimhaut dringt tief in die Wand bis unmittelbar an die große Cyste. Auch kleinere Schleimcysten liegen in nächster Nähe der großen Cyste. Die Umgebung der großen Cyste hat keine Besonderheiten. Man sieht an der Abbildung 311 von der Hand Carl Ruges, daß das Collum aus der Form gebracht, der äußere Muttermund nach der Seite sieht.

Der Fall ist erwähnenswert als erneute Warnung, aus der Lage der Cysten allein auf die Herkunft zu schließen. Kann man hier eine angeborene Störung nicht ausschließen, so doch die Herkunft vom Gartnerschen Gange; und am wahrscheinlichsten ist die Tiefenwucherung der Cervicalschleimhaut im Anschluß an einen Cervixriß bei Geburt entstanden, für die aus der kurzen Anamnese kein Beweis zu entnehmen ist, an die man jedoch stets denken soll, wenn die heterotope Wucherung sich auf die eine Seitenwand beschränkt. Solche Fälle sind kaum als selten anzusehen und fordern dazu auf, Frauen mit Cervixrissen methodischer Nachuntersuchung zu unterziehen.

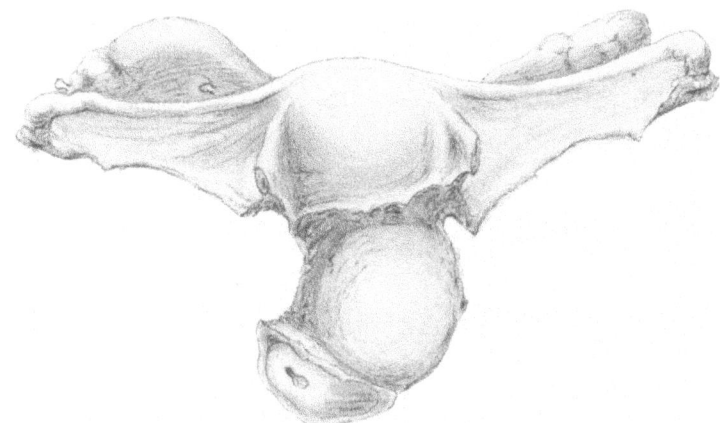

Abb. 311. Cyste des Collum uteri (Beschreibung siehe Text). (Zeichnung von C. Ruge.)

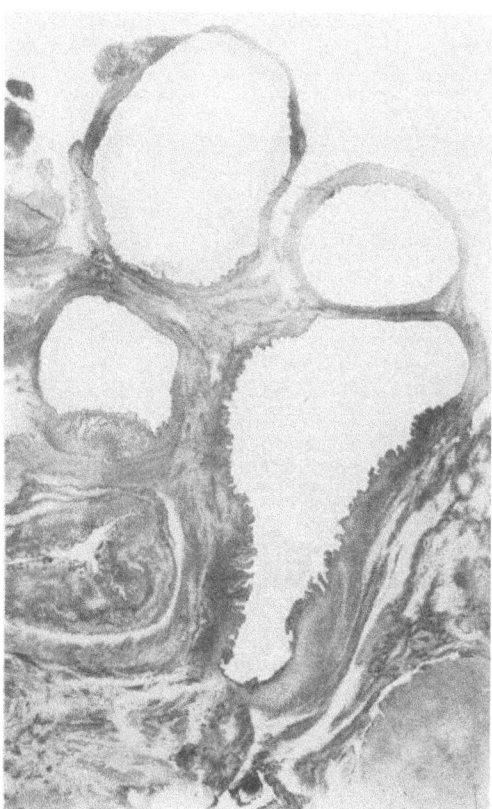

Abb. 312. Teil aus Cystadenomyoma des Laquear vaginae und der Portio von ungewöhnlichem Aussehen (siehe Text). Die helleren Partien sind fibrilläres Bindegewebe, die dunkleren Teile Muskulatur. Die großen Cysten ragen über die Oberfläche. (Lichtbild, Lupenvergrößerung 4 fach.)

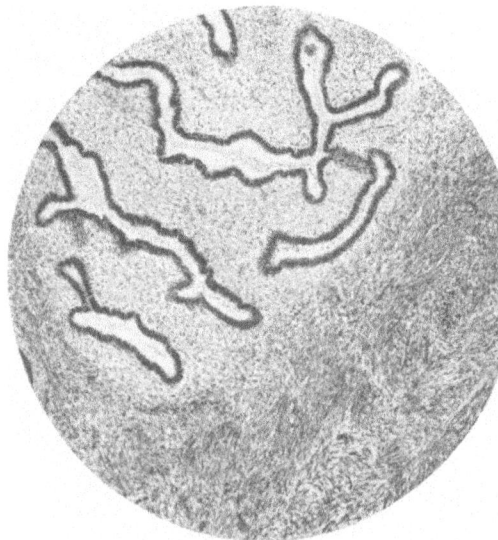

Abb. 313. Von demselben Falle wie Abb. 312. (Mittelstarke Vergrößerung.)

Seltenes Adenomyom des Vaginalgewölbes. Cystadenomyom.

Sehr ungewöhnlich ist ein Fall von Cystoadenomyom außen in der Portiowand des hinteren Vaginalgewölbes (26, 35), das von Herrn Mackenrodt herausgenommen worden ist.

Die Oberfläche war von großen Cysten überragt, davon die größten 10—15 mm Durchmesser hatten und dem Tumor ein fast traubiges Aussehen gaben. Man erkennt eines aus den im Abbildung 312 abgebildeten Teile der Geschwulst und sieht darin zugleich die starke Faltung der Innenwand, die nur an den überragenden Kuppen geringer wird, aber auch dort nicht fehlt. Die ganze Geschwulst hatte etwa 3×4 cm Durchmesser an der Basis und überragte die Oberfläche des Vaginalgewölbes um etwa $1^{1}/_{2}$ cm, während sie einschließlich des breitbasig in der Tiefe wurzelnden Teiles eine Höhe von $2^{1}/_{2}$—3 cm hatte.

Dem wie schon makroskopisch auf Durchschnitten durch die vorher gehärtete Geschwulst bemerkten faltigen, stellenweise wulstigen Aussehen der Cystenwand entspricht mikroskopisch (Abb. 313) eine Bildung dicht gelagerter breiter niedriger Wülste mit Epithel bekleidet, das sich in mäßige Tiefe weiter gefaltet einstülpt, und auch in kurzen engen Schläuchen endet. So wenig wie in der Form, ebensowenig ähnelt die Neubildung histologisch der Uterusschleimhaut, weder des Corpus noch der Cervix. Zylindrisches Epithel mit länglichen, die Zellen fast ausfüllenden aber sehr dicht, daher nicht einreihig gestellten Kernen hat keinen ausgesprochenen Charakter. Dem flüssigen hellen Inhalt der Cysten ist ein mikroskopisch feinkörniges Sediment beigegeben, das sich auf dem Epithelsaum reichlich aufgelagert findet.

Das Stroma hat überhaupt keine entfernte Ähnlichkeit mit dem der Uterusschleimhaut, sondern besteht aus kurz ovalen und hauptsächlich länger spindligen Zellen mit reichlichen Fibrillen. Unmittelbar unter der Oberfläche und namentlich in den papillär gewulsteten Vorsprüngen ist es kernärmer, in der Tiefe an den drüsenartigen Verzweigungen sehr kernreich dicht. Aber auch hier wechselt die Zelldichte außerordentlich willkürlich. Dieses Stroma beschränkt sich auf eine schmale Zone und geht mit wenig scharfer Grenze in Muskulatur über. Wo die Cystenwand keine Drüsenschläuche und wenige Papillen bildet, liegt die Muskulatur dem Epithel sehr viel näher und durch wenig Stroma geschieden, und zwar zirkulär angeschmiegt, während an den Partien mit reicherer Schleimhaut die Anordnung der Muskelbündel recht ungebunden ist. Immerhin erkennt man in vielen Teilen die mantelförmige Anordnung langgestreckter Muskelbündel um die Cysten

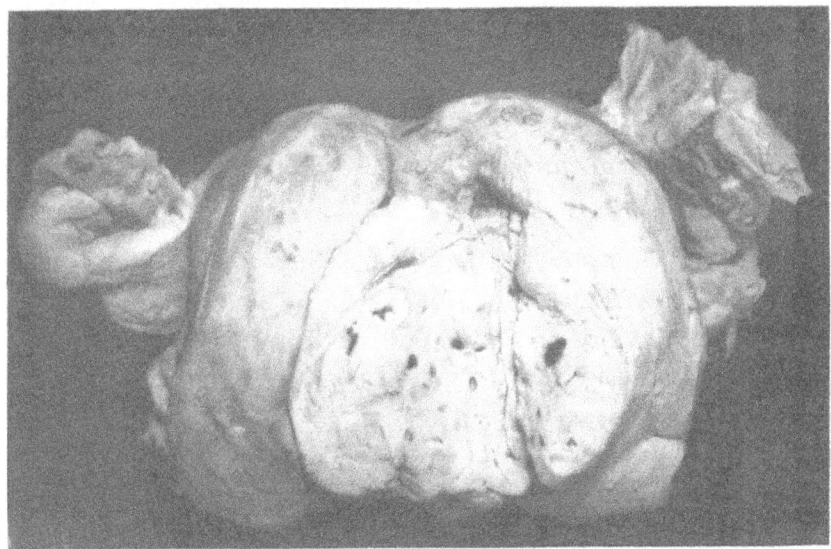

Abb. 314. Apfelgroße adenomyotische Wucherung ragt breitbasig in die stark erweiterte Höhle des Corpus uteri (Pr. 6645) nach Art eines submukösen Myoms. (²/₃ nat. Gr.)

und zwar in gekreuzten Schichten. Auch die überragenden Cystenteile haben einen freilich gedrückten schmalen Muskelmantel. Die Muskelzellen sind offenbar noch in lebhafter Wucherung, meist sehr dicht gelagert und mit kleinen spindligen Kernen. Die reiferen fibrillenreichen Partien beschränken sich auf die Umgebung der Cysten. Entfernter von ihnen ist das Muskelgewebe jünger und ungeordnet.

In der Basis des Tumors findet sich eine nicht geringe Zahl ansehnlicher Gefäße mit lockerem fibrillärem Bindegewebe, das sich sehr unregelmäßig mit jugendlichem sehr zelldichtem Muskelgewebe durchsetzt und mit Gefäßverzweigungen in den oberen Teil des Tumors vordringt, wo es sich ebenfalls zwischen den Muskelmänteln hochgradig unordentlich verbreitet. Es kommt hiermit zum Ausdrucke die Unreife der Muskelzellen, die entgegengesetzt der reifen Muskelpartien sich noch nicht in Bündeln schärfer begrenzen, sondern

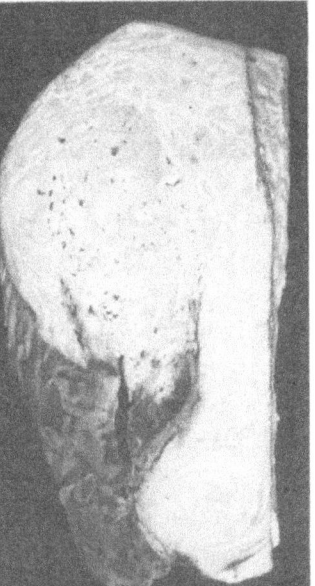

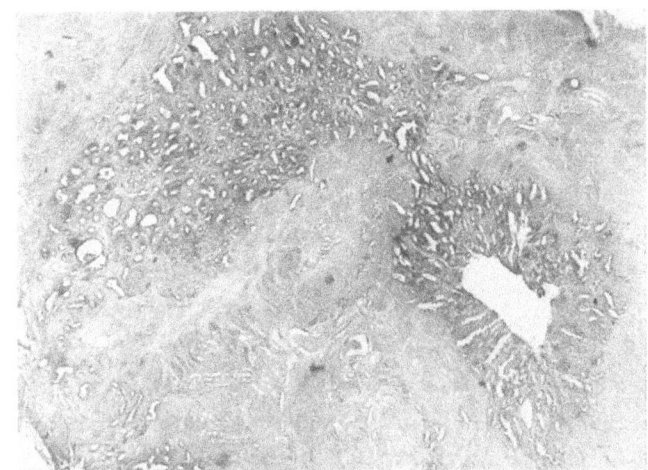

Abb. 315. Abb. 316.

Abb. 315. Adenomyosis uteri intramuralis et submucosa partim polyposa necroticans. Der untere Teil der polypös gewordenen Adenomyosis (schwarz) ist nekrotisch. (Lichtbild ²/₃ nat. Gr.)

Abb. 316. Sekundär polypöse Adenomyosis der Korpushöhle von einer 41jährigen Frau. (Lichtbild schwacher Vergrößerung.)

aufgelöst weiter wuchern, wenn man so will sarkomähnlich, ohne daß der Verdacht berechtigt wäre. Vielmehr ist an der Basis die stattliche Menge lockeren großzügig angelegten Gefäßbindegewebes eine Grundlage von beruhigendem Aussehen.

Dieses Cystadenomyom der Portio und des Vaginalgewölbes ist also ein ungewöhnlicher Tumor mit lebhaftem Wachstum des Epithels und der Muskulatur, aber er erlaubt keine Einordnung in sicher bekannte Gebiete.

Nach 12 Jahren war die Patientin noch gesund.

4. Intramurale und polypöse Adenomyome und sekundär polypöse Adenomyosis submucosa et subserosa.

Die Literatur über ausschließlich intramural gelegene echte „Adenomyome", wenn ich von einzelnen oben angeführten Cystadenome absehe, ist mit größter Vorsicht zu betrachten. Einzelne Fälle von v. Recklinghausen, Cullen, ein Fall von Santi mögen vielleicht dahin gehören. Im Vergleich zu den subserösen und submukösen und zu den Cysten sind solide scharf abgekapselte, intramurale Myome mit epithelialen Teilen sicher sehr selten. Dazu kommt, daß größere Herde von Adenomyosis Myome leicht vortäuschen. In einem Falle ähnlich einem von Cullen beschriebenen bin ich selbst in Zweifel geraten, ob ich ihn der Adenomyosis zurechnen sollte oder dem Adenomyom. Freilich ist die Lage des gut apfelgroßen Gebildes (Abb. 314) zugleich intramural und submukös. Ich verdanke den Uterus der 50jährigen Frau dem Herrn Kollegen Kuntzsch Aschersleben. Histologisch handelt es sich um eine ganz gewöhnliche Adenomyosis, insofern von dem Schleimhautbezug des Knotens die zahlreichen Ausläufer unmittelbar einwuchern. Es besteht keine Zwischenschicht etwa in Art einer Myomkapsel und ebenso ist nach der äußeren Seite hin die Wucherung unscharf abgegrenzt und hat nirgends die typische Struktur von Myomen.

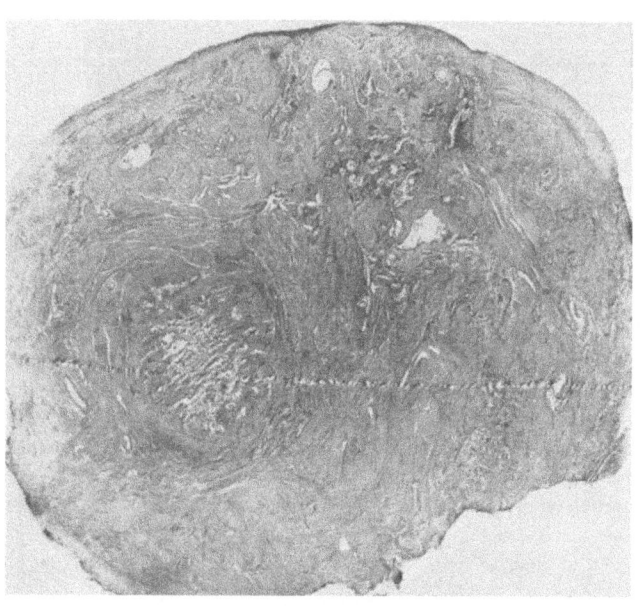

Abb. 317. Sekundär polypöse Adenomyosis. Kein Adenomyom.
(Lichtbild etwa 4,5:1,0.)

Ich muß hervorheben, daß man sich auch bei rein intramuralen Fällen der Adenomyosis durch die makroskopisch scharfe Abgrenzung täuschen lassen kann, aber nicht durch die makroskopische Struktur.

Leidlich gut abgegrenzte Adenomyosis kann, wie wir in Abb. 314 sehen und in ähnlichen Fällen (Cullen, Albrecht) sowohl bei submuköser Lage in das Cavum uteri, wie bei subseröser Lage über die äußere Oberfläche des Uterus breitbasig vorgetrieben und schließlich sogar polypös werden. Dabei paßt sich die Form der polypös gewordenen

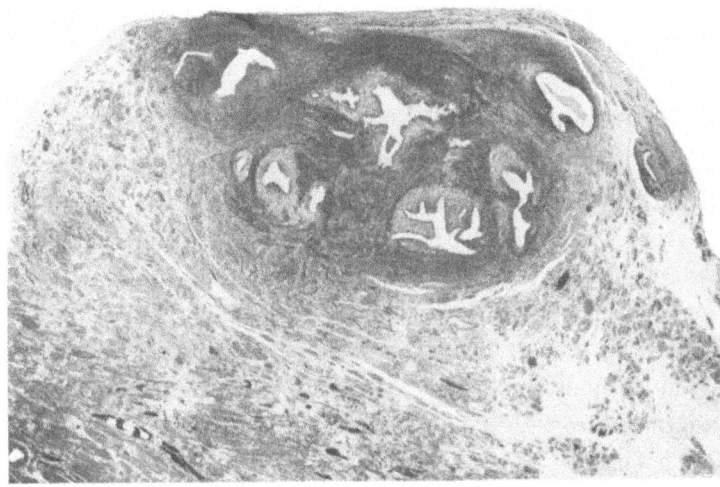

Abb. 318. Knotig vorragende subseröse Adenomyosis uteri mit Decidua. Die hellen Höfe um die Lumina sind decidual. (Lichtbild Lupe.)

Adenomyosis wie in einem meiner Fälle deutlich zu sehen war (Abb. 315), der Form der Uteruslichtung an und kann, wie man sieht, ebenso wie Polypen anderer Art im unteren Teile durch Abschnürung nekrotisch werden. Durch die Vortreibung über die innere oder äußere Oberfläche werden solche Fälle von Adenomyosis durchaus nicht zu Tumoren im genauen Begriff. Auch unterscheiden sie sich keineswegs histologisch von gewöhnlicher Adenomyosis und entbehren der myomatösen Struktur. Als **Adenomyosis partim polyposa** wird der sekundäre Zustand richtiger gekennzeichnet als mit Adenomyom.

Aus einem submösen völlig polypös gestielten Tumor (2024, 248, 18) vom Corpus uteri einer 41jährigen Frau gebe ich Abb. 316) wieder, um die vollständige histologische Gleichheit mit der Adenomyosis zu zeigen. Auch in diesem Falle glaube ich dem Wesen der Neubildung gerecht zu werden mit der Bezeichnung „sekundär polypöse

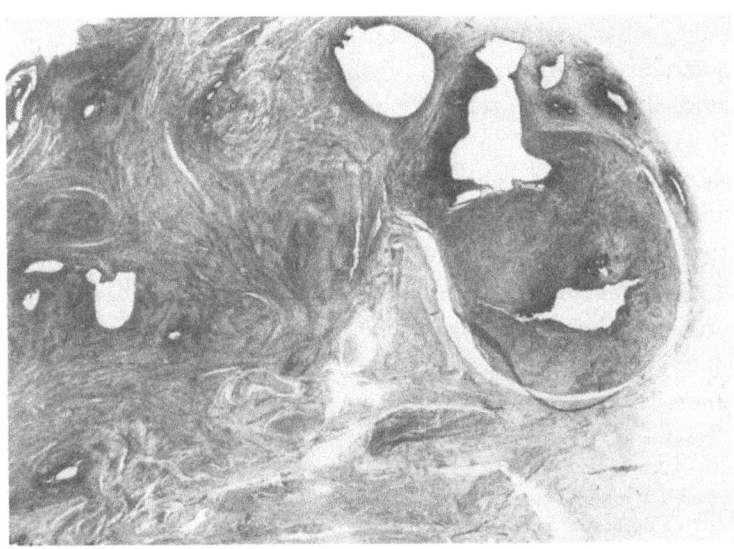

Abb. 319. Zum Teil knotig vorragende subseröse Adenomyosis am Fundus uteri. (Lichtbild Lupe.)

Adenomyosis", um zum Ausdruck zu bringen, daß es sich nicht um einen echten Tumor handelt.

Das gleiche nehme ich auch für den Fall Pr. 2258, 248, 31, einen kirschgroßen submukösen Polypen des Corpus an, der sich im Bau nicht von der diffusen Adenomyosis unterscheidet (Abb. 317), und dessen Muskulatur diffus in die der übrigen Wand übergeht.

Bemerkenswert ist im erstgenannten dieser beiden Fälle nebenbei bemerkt, daß der Polyp intra menses entfernt wurde, aber nicht an der Funktion sich beteiligte.

Von subserösen Knoten erregen nur wenige meiner Fälle den Verdacht Adenomyome zu sein, so ein polypös im Fundus uteri aufsitzender Knoten (XI, r. 57) von Walnußgröße (Abb. 310) mit sehr derb fibröser Muskulatur und einem unregelmäßig gebuchteten großen Hohlraum, der mit atrophischem „Endometrium" ohne Drüsen nur einfachem Cylinderepithel und cytogenem Stroma bekleidet ist. In der Uteruswand keine Epithelheterotopien, so daß hier eine besondere Bildung vorliegt.

Ebenfalls subserös aber breitbasig liegt ein adenomyöser Knoten mit Deciduamantel um die epitheliale Hohlräume (Abb. 318) am Uterushorn. Andere Herde fehlten.

In diesem wie in einem anderen Falle (Abb. 319) von ausschließlich subserösem, teilweise vorragendem adenomyösen Knoten ist es schwer zu sagen, wie man sie einreihen soll, aber besonders der letzte Fall ist so wenig abgegrenzt und in beiden Fällen erinnert der Bau der muskelhaltigen Partien so wenig an Myom, daß ich mehr dazu neige, eine sekundäre über die Uterusoberfläche gedrängte Adenomyosis externa anzunehmen unter Beiseitelassen der histogenetischen Fragen.

Ebenso mögen auch größere subseröse Herde wie in den submukösen Polypen gelegentlich auf gleiche Art erklärt werden können. Nur ist bei den submukösen Adenomyosisfällen, wenn sie scheinbar Geschwülste sind, leichter der Beweis zu erbringen, daß die Schleimhaut des Uterus wie bei jeder gewöhnlichen Adenomyosis in die Tiefe wuchert und nicht in Form eines abgegrenzten Tumor; dieses und die fehlenden Merkmale der myomatösen Struktur, gelegentlich die Zugabe echter kleiner Myome in der Nachbarschaft oder im Bereiche der Adenomyosis selber erleichtern die richtige Bewertung.

Bei den Fällen subseröser Adenomyosis, namentlich, wenn sie kuglig über die Oberfläche vorragen kann man sich nur an die Struktur halten. Weder die mehr oder weniger scharfe Begrenzung, die immer erst sekundär erzeugt wird — Anfänge der Adenomyosis sind niemals scharf begrenzte Knoten (S. 558, 609) — noch die oberflächliche Lage an der Außenfläche geben Gewähr für echte Geschwulst, sondern man muß berücksichtigen, daß die gewöhnliche Adenomyosis ebensogut über die seröse wie über die innere Uterusoberfläche breitbasig und polypös vorgetrieben werden kann.

So vermag ich auch einen Fall von H. Albrecht in seiner Abb. 51 als „Adenomyom des Dorsum uteri" bezeichneten Fall nicht für ein wirkliches Myom zu halten, sondern für eine zwar leidlich kuglig oder doch sphärisch vorgetriebene aber doch diffuse Adenomyosis der mittleren Muskellagen.

Die ältere Literatur läßt sich nach dieser Richtung kaum aufklären, so namentlich die Fälle von Recklinghausens. Auch ein merkwürdiger Fall Voigts (1896) sei erwähnt. Bei der 51 jährigen Frau war vor 11 Jahren eine Myomoperation vorgenommen worden. Um einen Seidenfaden hatte sich eine Entzündung gebildet, drum herum eine größere Anzahl von drüsigen zum Teil cystischen mit Cylinderepithel ausgekleideten Hohlräumen umgeben von kleinzelligem Bindegewebe. Das alles eingeschlossen in ein Myom von Kleinapfelgröße, das oben an der linken Uteruskante saß.

Der Fall ist beachtenswert, weil hier die Muskulatur (Myom oder Myohyperplasie?) die Stellen eingeschlossen hatte.

Polypöse Adenomyome.

An den sog. polypösen Adenomyomen, von denen ich 12 Exemplare in etwa Kirsch- bis Pflaumengröße gesehen habe, lassen sich zwei Arten, nämlich die oben beschriebene polypöse Adenomyosis und muskelhaltige Polypen und unter den muskelhaltigen Drüsenpolypen zwei Formen unterscheiden, je nachdem die Muskulatur mehr zentral oder zerstreut liegt, oder als Mantel die drüsigen und cystischen Bildungen umhüllt. In beiden Fällen ist die Oberfläche von Schleimhaut bekleidet, aber auch hier kann man unterscheiden. Die Polypen mit Muskelmantel treiben die Schleimhaut passiv vor sich her, dehnen sie meistens. In den anderen hängen die drüsigen Bildungen mit der schleimhäutigen Oberfläche mehr oder weniger deutlich zusammen, die Außenschicht ist entweder wenig gut abgegrenzt oder eine mehr kompakte Bindegewebslage mit Drüsenmündungen. Kurz, die Verbindung mit der Oberfläche ist mehr oder weniger klar, bei den Polypen mit Muskelmantel ist sie gering oder fehlt.

Man kann sich vorstellen, daß diese beiden Formen nicht im Wesen verschieden sind, sondern nur bedingt sind durch die ursprünglich oberflächliche oder tiefere Lage der in Wucherung geratenen Drüsen; ihre Lage in der basalen Schleimhautschicht oder in der Muskulatur entscheidet. Bei der ersteren werden im Vorwachsen über die Oberfläche die tieferen Gefäße und die benachbarte Muskulatur mehr passiv, zentral trichterförmig eingezogen. Liegen dagegen die Drüsen schon angeboren in der Muskulatur, was vorkommt, oder geraten sie in dieselbe nachträglich durch Einwucherung und werden dann vorgetrieben, über die Oberfläche, so haben sie einen Muskelmantel. Dieser muß nicht ein Myom sein, sondern ist hypertrophierte Umgebung der Schleimhauteinschlüsse. Das sind adenomyöse Polypen. Submuköse Myomknoten werden bekanntlich auch zuweilen polypös, solche können gelegentlich kleine oder wie im Falle Diesterweg große polypöse Myome mit epithelialen Einschlüssen abgeben. Damit nähern wir uns den polypösen Adenomyomen selber, als welche wir polypöse echte Tumoren mit geschwulstartiger Wucherung beider Bestandteile, Adenomyom im Gemisch oder im Verband mit Myom zu bezeichnen hätten, nicht anders als intramurale.

Wie sehr man Täuschungen über die Natur eines polypösen Tumors ausgesetzt ist, zeigt die kurze Beschreibung eines Falles, den ich zunächst für ein Adenomyom hielt und erst bei neuerlicher Untersuchung als polypöses reines Myom erkannte mit einer Auflagerung submuköser Uterusmuskulatur und darin Adenomyosis.

Myoma submucosum polyposum corporis uteri in enger Nachbarschaft mit Adenomyosis.

Das Präparat, von dem ich Herrn Kollegen Groß in Münster, Schnitte verdanke, erhielt er zur Untersuchung von Herrn San.-Rat Dr. Wolters in Rheine mit der Angabe, daß bei einem 18jährigen Mädchen mit sehr starker Menstruation und jetzt mehrjähriger Blutung ein hühnereigroßer, polypöser leicht zerreißlicher Tumor aus der Cervix entfernt wurde. Einer späteren Mitteilung zufolge ist das Mädchen 2 Jahre später gesund geblieben.

Das histologische Präparat (248, 55) besteht in der Hauptsache aus Muskulatur und läßt an der Oberfläche eine Korpusschleimhaut erkennen, die an einer Stelle des Schnittes von etwa $1/2$ cm Ausdehnung eine dünne Schicht funktionsloser Drüsen enthält, und in Form leichter basaler Hyperplasie unregelmäßig in die Muskulatur eindringt, hier enthält sie zwei umschriebene Lymphocytenhaufen. Auf der weiteren Strecke von etwa 1 cm Ausdehnung besteht die Schleimhaut nur aus einfachem Oberflächenepithel mit dünner Stromaschicht, die sich unscharf gegen die Muskulatur absetzt und sich mit ihr durchsetzt, zwar in leichtem Grade, aber doch auffällig deshalb, weil die parallel zur Oberfläche liegenden, offenbar etwas gedehnten Muskelbündel der schleimhäutigen Infiltration ungünstige Bedingung gibt. Die Muskulatur unter der Schleimhaut ist trotz der Dehnung an einer freilich schräg geschnittenen Ebene bis zu etwa $1^{1}/_{2}$ cm Tiefe in kleinen Bündeln angeordnet, die sich schräg durchflechten; sie wurde zuerst für Myom gehalten, sodann aber als Muskulatur der Uteruswand erkannt, darunter der Myomknoten liegt. Die große Dicke dieser polypös vorgestülpten Muskelwand erklärt sich nur zum Teil dadurch, daß sie nicht senkrecht zur Oberfläche getroffen ist, sondern mehr flach, wenigstens schräg, wie man aus der Schnittrichtung durch die Schleimhautdrüsen erkennt. Aber es ist außerdem anzunehmen, daß hier die Basis des Myombettes zum Teil mit herausgenommen worden ist. Außerdem scheinen mehrere kleinere Myomknoten den ganzen Tumor zusammengesetzt zu haben, da die vorhandenen Knollenteile bei weitem nicht zu der angegebenen Größe des Tumors passen. Im zweiten Schnitte ist ein größerer Myomteil getroffen, der nur von einer sehr dünnen submukösen Muskelschicht der Uteruswand und von atrophische drüsenloser Schleimhaut bedeckt ist.

Der anfängliche Irrtum bestand nun meinerseits darin, daß ich glaubte, ein Adenomyom zu sehen, während in Wirklichkeit eine Infiltration mit heterotop gewucherter Schleimhaut nur in der die Myomknoten bedeckenden Uteruswand besteht.

Die Myome zum Teil fibrös und hyalin dagegen enthalten keine Schleimhaut.

Das Interesse des Falles beschränkt sich nicht nur auf die Tatsache, daß eine Adenomyosis in Nachbarschaft von Myomknollen und zwischen ihnen Adenomyome vortäuschen können. Darüber hinaus ist der Fall durch die Bildung erstens von diffuser Adenomyosis und ihre Nachbarschaft zu den Myomen bei einem 18jährigen Mädchen sehr bemerkenswert. Das Stroma der Adenomyosis löst auch hier die Muskulatur auf.

Polypöse Adenomyome sind meistens keine solchen Fälle, wie der eben vorgetragene Fall von Myom mit Adenomyosis in der bedeckenden „Kapsel", sondern es ist in den meisten Fällen eine zunächst submuköse Adenomyosis polypös geworden. Echte Geschwülste, polypöse Adenomyome sind dagegen äußerst selten.

In der Literatur wird diese Unterscheidung nicht gehandhabt; die als polypösen Adenomyome bezeichneten Fälle sind meist keine Myome, sondern ebenso wie manche subserös gestielte Adenomyosisfälle entweder adenomyöse Polypen oder polypöse Adenome mit Muskeleinschlüssen oder teilweiser Muskelhülle. In der Aussprache über ein solches polypöses „Adenomyom" der Cervix von Henke habe ich bereits hervorgehoben, daß man kaum von Myom sprechen dürfe. Es handelt sich in Henkes und ähnlichen Fällen um Fehlbildungen, in denen eine mit Schleimhaut bekleidete Höhle von einem einfachen Muskelmantel umgeben wird. Bei gleicher Gelegenheit gab Schmorl an, einen dem Henkeschen Fall ähnlichen gesehen zu haben, während v. Gierke einen in das Parametrium entwickelten blutgefüllten Tumor erwähnte. Die polypösen „Adenomyome", die übrigens mit den Schleimhautpolypen der Anlage nach nichts gemein haben, lassen auch im Cervicalteil des Uterus zuweilen das Schleimepithel vermissen; kubisches oder zylindrisches Epithel ohne Spur von Schleimreaktion mit länglichen oder rundlichen Kernen begrenzt zylindrische und unregelmäßige Lichtungen. Auch das die Drüsen umgebende Stroma erinnert mehr an Korpusschleimhaut. Der Gehalt an Drüsen und Cysten ist gering, eine an Muskel- und Bindegewebe wechselnde Grundlage überwiegt. Der Drüsengehalt in einem polypösen Adenomyom einer 57jährigen Frau (3095) ist sogar sehr gering. Die submuköse Herkunft der Polypen verrät sich stellenweise durch den gedehnten Überzug von Cervix- oder Portioschleimhaut.

In einem anderen Falle von teils adenomyomatösem Polyp der Cervix (Pr. 2279, 248, 34) mit enorm spindelzellreichen sarkomatösen Partien von einer 69jährigen Frau ist das Epithel der Drüsen durch cystische schleimige Erweiterung gedrückt, niedrig fast unkenntlich als Cervicalepithel bis auf wenige besser erhaltene Drüsen. Der große Polyp hing mit Plattenepithel bekleidet nahe dem äußeren Muttermund in der Vagina. Das Präparat verdanke ich Herrn Kollegen Rißmann in Hannover (siehe weiter unten unter Sarkom).

Ein Fall Cullens (1896) von Adenomyoma polyposum cervicale hatte 2,5 cm Durchmesser, saß nahe dem inneren Muttermund und enthielt in großer Menge von Muskelgewebe überall Drüsen und Cysten bis zu 3 mm Durchmesser, die in allen Einzelheiten mit den Cervicaldrüsen übereinstimmen.

Piquand beschreibt 2 Fälle von epithelialen Cystomyomen, von denen eines polypös, das andere breitbasig in die Uterushöhle vorragt. Auch Ungermanns Polyp der Cervix mit einer dem Uterus ähnlichen Gruppierung der Schleimhaut und Muskulatur um ein zentrales Lumen wird als frühzeitig abgeschnürter Seitensproß des Müllerschen Ganges gedeutet. Alle solche „Adenomyome und Cystomyome" sind mit Vorsicht unter den Geschwülsten aufzunehmen. Viele von ihnen sind nur normal ausgewachsene Fehlbildungen, keine Blastome. Selten sind die Knoten der Cervix gut abgegrenzte Knoten, soweit sie nicht etwa dem Gartnerschen Gange angehören, sondern Cervixepithel enthalten. E. Schwartz fand ein gut abgekapseltes Adenomyom mit Cervicaldrüsen, welche auch die Wand durchsetzen.

Saylors großes (10×8×5 cm), polypöses Adenomyom mit knotig über die Oberfläche ragenden Cysten entsprang langgestielt oberhalb des inneren Muttermundes und füllte die Vagina aus.

Bau der gewöhnlichen epithelführenden Myome.

Die Struktur der sog. „Adenomyome" schleimhäutiger Abkunft und solcher, die aus verlagerten Teilen der Müllerschen Gänge stammen können, und die wir als die gewöhnlichste Form der epithelführenden Myome betrachten müssen, bietet gegenüber der Adenomyosis keine wesentlichen Unterschiede. Die Diagnose ist zunächst und am sichersten makroskopisch zu stellen am scharf umschriebenen abgekapselten kugligen Tumor von weißlich sehnigem Glanze. D. h., man erkennt die Adenomyome zunächst nur als Myome und die zerstreuten epithelialen Herde können sich dem bloßen Auge ganz entziehen. Nur die Cysten wird man erkennen.

Histologisch sind die von der Schleimhaut oder von der äußeren Uterusoberfläche her einbezogenen epithelialen Einschlüsse oft recht unbedeutend und verhalten sich, wenn sie ausnahmsweise stärkere Herde bilden, nicht anders als bei Adenomyosis. In den älteren Fällen der Literatur werden die v. Recklinghausenschen Strukturen als bezeichnend angesehen.

Die Adenomyome und die muskelhaltigen Polypen der Cervix können wie erwähnt, den cervicalen Drüsentypus wahren.

Besonders aufgefallen ist uns bereits oben die nichtssagende Struktur der Cysten in der Uteruswand und die der sog. Cystomyome. Sehr oft wird die Wand der Cysten als einschichtiges Flimmerepithel angegeben oder als kubisch. Von einer bindegewebigen Eigenwand ist nur selten die Rede und ganz selten erfährt man von drüsigen Bildungen, die in der Wand oder in der benachbarten Muskulatur liegen.

Je mehr man in Zukunft auf die oben gegebene Kritik der sog. „Adenomyome" eingehen wird, desto seltener werden die sog. Adenomyome der Schleimhaut werden. Mir ist kein völlig einwandfreier Fall echten schleimhäutigen Adenomyoms bekannt. Myome mit epithelialen Einschlüssen kommen ganz vereinzelt vor; es sind zufällige Einschlüsse. Alles andere ist Adenomyosis interna, media, externa.

Überblicken wir das aus den recht verschiedenen Fällen etwas bunt zusammengerettete Bild, so lassen sich eine Reihe von Fällen, wie oben gesehen, als **„Uteruscysten"** abgrenzen, von denen die größeren zweifellos wegen ihrer intramuralen, subserösen und gestielten Lage als besondere Gruppe gelten können. Natürlich gehören auch von den kleineren Cysten einige dazu, während andere häufig mit Adenomyosis verbunden sind. Es ist wichtig, zu beachten, daß die auf angeborener Versprengung vom Müllerschen Epithel beruhenden „Inseln" von Schleimhaut in der Muskelwand sowohl die großen Cysten, fälschlich „Cystomyome" genannt, liefern als auch Adenomyosis hervorbringen können, genau so gut wie es die abgeschlossenen Schleimhauthöhlen atretischer Uterushörner zuwege bringen. Auch rechne ich mit dem Aufbruch solcher subserös gelegenen Inseln, wenn sie wuchern, auf die äußere Uterusoberfläche.

Übergänge von Adenomyosis cystica, microcystica und macrocystica zu großen Uteruscysten mit geringer Adenomyosis sind ohne weiteres in einer Reihe von Fällen aufstellbar. Die nicht cystischen oder nur mikrocystischen Neubildungen mit stärkeren Muskelwucherungen sind zum allergrößten Teile als Adenomyosis aufzufassen. Auch wenn sie makroskopisch noch so scharf abgegrenzt erscheinen, haben sie nicht die Struktur der Myome und das sollte uns verpflichten, mit der Benennung Adenomyom zu sparen. Auch die Polypen sind zum großen Teile einwandfreie Fälle von Adenomyosis, während die Adenomyome als einwandfreie Tumoren sehr selten sind. Erheben wir nur die äußere Erscheinung der sphärischen Form zum Maßstab, dann läßt sich freilich vieles als Adenomyom bezeichnen. Echte Myome mit epithelialen Einschlüssen sind dagegen sehr selten und dann sind diese manchmal noch so geringfügig, daß man kaum von einem adenomatösen Teile sprechen darf.

Schleimhautpolypen, die aus verlagertem Epithel aus der Wand vorgedrängte adenomatöse Gebilde darstellen, namentlich in der Cervix und an der Portio, können einen Muskelmantel vor sich hertreiben, oder aber einfache Schleimhautpolypen zerren mit den Gefäßen Muskulatur mit sich. Das sind keine Adenomyome.

Ebensowenig darf die hypertrophische Muskulatur um Cysten herum als myomatöser Teil gedeutet werden. Man möge zukünftig unter Berücksichtigung der aufgezählten Einzelheiten die Natur der „Tumoren" genauer festlegen.

5. Adenomyome aus persistierenden Resten des Gartnerschen (Wolffschen) Ganges.

Die Wolffschen Gänge hinterlassen in den Parametrien und in den seitlichen Wänden der Cervix und Portio und auch in den seitlichen Wänden der Vagina oft genug Reste, um gelegentlich pathologische Wucherungen einzugehen. Es hat stets eine Anziehungskraft auf die Gemüter ausgeübt, diese „embryonalen" Gewebsreste zu genetischen Deutungen anzupreisen, nicht ganz ohne mystischen Schauer, der höchstens durch die Unkenntnis der Dinge erklärlich ist. Die Sucht, einen Fall durch den Nimbus des Ungewohnten, Unbekannten interessant zu machen, wirkt daher mehr oder weniger unbewußt mit. Es darf wohl bei solcher Gelegenheit die psychologische Seite dahin klargestellt werden, daß die Autoren — wie alle Menschen — in zwei Gruppen fallen, deren geistiger Bedarf in der kleineren Gruppe durch möglichst restlose Auflösung, in der größeren Menge durch den unaufgelösten Rest einer Frage mehr befriedigt wird.

Der Wolffsche (Gartnersche) Gang eignet sich indes sehr wenig als Mysticum, denn er ist heute so ausreichend bekannt, seine Reste kommen an den genannten Stellen so häufig vor, daß man eines mit Bestimmtheit sagen kann: pathologische Wucherung dieser Reste ist selten und Adenomyome entstehen aus ihnen sicher nur in äußerst seltenen Fällen und das hat seine Gründe, von denen wir zwei als höchst wahrscheinliche herausgreifen dürfen. Die Reste der Gänge und ihre Anhängsel in der Cervix sind keine „embryonalen" Gewebe; aus der embryonalen Zeit übriggebliebene, im postfetalen Leben nicht funktionsnotwendige Reste, in diesem Falle „heterosexuelle" Reste sind an sich keine „embryonalen" Gewebe im Sinne geringerer Ausdifferenzierung. Die Gefahr, diese einfache Tatsache zu verkennen, wird durch den Ausdruck „embryonale Gewebsreste" hervorgerufen. Das Gewebe ist nicht embryonal geblieben, so wenig wie irgendwelche anderen Gewebe, die alle einmal embryonal waren. Die Gewebsreste hatten vielmehr eine Bedeutung nur im Embryonalleben. Als solche sind sie später höchstens hinfälliger als die im späteren Leben gebrauchsnotwendigen Gewebe. Das Unheimliche, das ihnen bei den Uneingeweihten anhaftet, ist unter anderem offenbar darin zu finden, daß diese Organreste, obgleich im späteren Leben unnötig, zum Teil sogar aus dem Urväterhausrat tierischer Ahnen entnommen, dennoch persistieren. Ihre „Überflüssigkeit" gibt ihnen den Anschein einer Gefahrenquelle. Auch das ist ein Vorurteil. Die embryonalen Organe funktionieren im Embryonalleben; ihr Funktionswert entzieht sich nur unserer Kenntnis, wenigstens vorläufig. Nur vom Wolffschen Gange des Weibes, der den Anlaß zu diesen Äußerungen gibt, kann ich eines mit Bestimmtheit sagen, nämlich, daß seine scheinbar ziemlich passive Rolle als Leitbahn für den Müllerschen Gang zu dienen hat (s. S. 569), und für den Bestand der Menschheit ebenso wie der großen Reihe verwandter Tiere von ausschlaggebender Bedeutung ist. Ohne Wolffschen Gang kann kein Müllerscher Genitalschlauch zu normaler Entwicklung kommen. Ohne Wolffsche Gänge des Weibes würde die Menschheit aussterben. Die Gänge sind nicht „überflüssig"; sie sind eine unumgänglich notwendige Einrichtung. Das ist nüchtern betrachtet ein geradezu grobmechanischer Tatbestand und bedingt an sich keine Scheu vor vermeintlichen gefährlichen Folgen der teilweisen Persistenz. Zahlenmäßig betrachtet sind die Reste des Wolffschen Ganges in etwa 20% der Erwachsenen im Uterus zu finden. Das dürfte genügen, um seine Ungefährlichkeit ein für allemal als ausgemacht hinzustellen. Die Ungefährlichkeit ist bedingt dadurch, daß das Gewebe dieses „rudimentären" Organs nicht embryonal bleibt, sondern sich voll ausdifferenziert, so daß es dem männlichen Partner kaum etwas nachgibt. Es besteht nur äußerst selten Neigung zur pathologischen Wucherung. Andererseits neigt das Gewebe der Cervix nur sehr wenig zur Myombildung, noch zur Muskelhyperplasie. Adenomyome des Wolffschen Ganges wird man daher nur in den allerseltensten Fällen zu gewärtigen haben; allenfalls Myome der Cervix mit mehr oder weniger passiver zufälliger Einschließung von Teilen des Gartnerschen Ganges.

Zu der Frage Adenomyom und Cystomyom des Wolffschen Ganges muß ferner noch eines, nämlich die Beteiligung der Muskulatur betreffend hervorgehoben werden. Bekanntlich hat der Wolffsche (Gartnersche) Gang eine eigene Umhüllung; eine „Eigenwand". Der Gang „bringt" nicht eine Eigenwand von irgendwelcher Eigenart in den Uterus „mit". Er „dringt" nicht in den Uterus. Wenn etwas eindringt, so ist es ursprünglich der Müllersche Gang, denn der Wolffsche ist zuerst vorhanden, phylogenetisch und ontogenetisch. Müllerscher und Wolffscher Gang liegen nebeneinander und bleiben nebeneinander liegen. Das Mesenchym differenziert sich in der Umgebung des Wolffschen Ganges in seinem intraligamentären Teile zu einem schwachen Muskelmantel aus. Der Müllersche Gang erhält beim Weibe im Bereiche des Corpus uteri einen unverhältnismäßig stärkeren Muskelmantel. Dort, wo beide Kanalsysteme enger beieinander liegen bleiben, also weniger weit getrennt werden, nämlich in der Cervix, bildet sich die Muskelwand in Abhängigkeit vom Müllerschen (Cervical) Epithel und schließt auch den Wolffschen Gang ein. Die Muskelmasse der Cervix wird nicht größer dadurch, daß der Wolffsche Gang persistiert. Weder die Muskelmasse noch die Form der Cervix wird irgendwie verändert durch Fehlen oder Bestehenbleiben des Wolffschen Ganges. Die gemeinsame Muskelhülle folgt auch im großen ganzen der Gestalt des Cervicalkanales, wie man auf Querschnitten erkennen kann. Die Muskelhülle des Wolffschen Ganges innerhalb der Cervix beschränkt sich auf dessen oberen Teil und verliert sich weiter nach unten völlig im ampullären Teile. Es ist richtig, daß die Muskelzellen um den Gang herum zum Teil kleiner sind und durch reichliches interfasciculäres Bindegewebe in der äußeren Muskellage der Mantel „die Eigenwand" des Ganges hervorsticht, aber es wäre höchst willkürlich, zu glauben, daß dieser Muskulatur irgendeine Eigenart anhaftete, die sie zu besonderer Wucherung geeignet machte. Im übrigen gilt hier das gleiche, was wir bei den Cystomyomen gesagt haben. Etwaige aus besonderer Sekretion hervorgehende Stauungscysten aus Teilen des Gartnerschen Ganges können wohl zur reaktiven Muskelhypertrophie führen, aber das bedeutet keine Cystomyome. Man darf auch nicht glauben, daß die Arbeitshypertrophie der Muskulatur sich in diesen seltenen Fällen auf die Eigenwand des Wolffschen Ganges beschränke, sondern die Muskulatur der Cervix selber schließt sich der Reaktion auf Beanspruchung an.

Ich lasse einige Bemerkungen aus der Geschichte und aus eigenen Arbeiten früherer Zeit voraufgehen.

Gartner (1824) hat Überreste des Wolffschen Ganges im Uterus bei der Kuh entdeckt; beim menschlichen Weibe wurden die Gartnerschen Kanäle zuerst von Baudeloque und Dugés (1833) und beim menschlichen Zwitter von Meckel (1848) beschrieben; später von Dohrn, Fischel, Klein, Rieder,

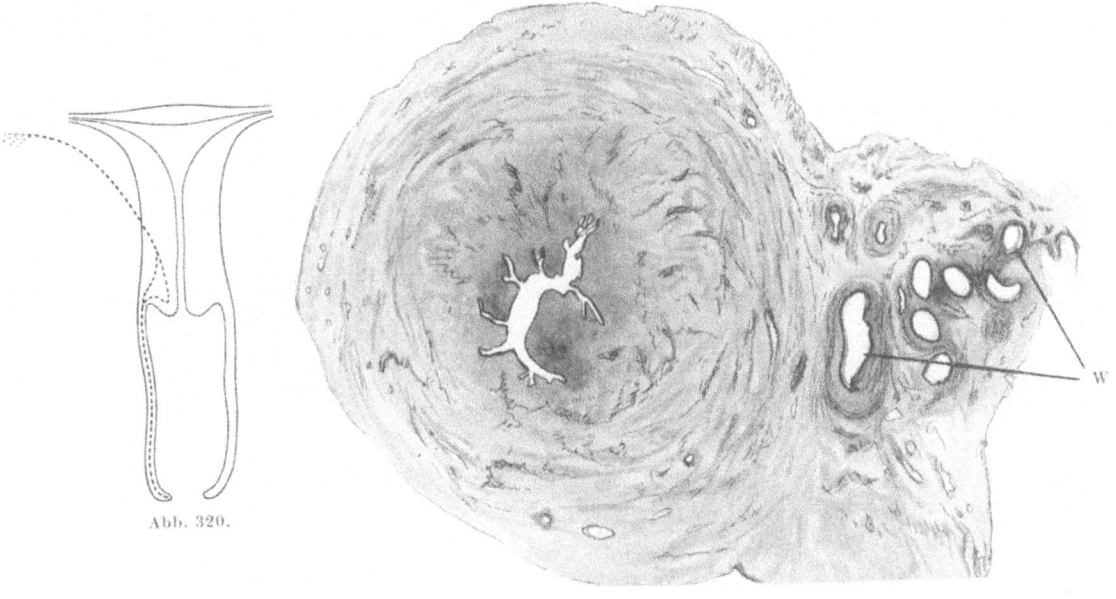

Abb. 321.

Abb. 320. Schematische Darstellung des Verlaufs des Urnierenausführganges (Gartnerscher Gang) im fertigen weiblichen Genitale, als punktierte Linie läuft der Gang vom Epoophoron im Ligament bis in die Gegend des inneren Muttermundes, von hier ab liegt er in der Cervix, ist hier und namentlich in der Portio ampullär erweitert mit vielen Ausläufern, die adenomatös werden können. Im seitlichen Laquear vaginae wird er wieder eng und verläuft in der Mitte der seitlichen Vaginalwand (nicht paravaginal) bis zum Hymen, an dessen freien Rande er ausmündet. Schematischer Frontalschnitt durch Uterus und Vagina.

Abb. 321. Querschnitt durch Uterus unicornis im Korpus des Neugeborenen. An Stelle des fehlenden Hornes ein bandförmiges Rudiment, Peritonealfalte mit stark geschlängeltem Wolffschen Gange (W). (11fache Vergrößerung.)

R. Meyer, v. Maudach, Vassmer, Thumin, Hengge, Schottländer. Die folgende Schilderung entnehme ich den eigenen Befunden. Der Gartnersche (Wolffsche) Gang ist der bei Erwachsenen im Uterus in etwa 20% teilweise persistierende Rest des Urinerenganges; nur bis zu etwa 3 Monaten des Fetallebens ist der Kanal stets im Uterus noch teilweise vorhanden.

Der Kanal tritt aus dem Parametrium in Höhe des inneren Muttermundes oder dicht darüber in den Uterus ein, Abb. 320); ausnahmsweise schon nahe der Tubenmündung. Im unteren Teile der Cervix geht der Kanal medialwärts bis tief in die Portio hinein; hier ist der Kanal nach unten zunehmend ampullär erweitert und steigt mit einer Knickung oder Schleife noch erweitert zum seitlichen Scheidengewölbe wieder auf. Die Ampulle besitzt vom 8. Fetalmonate an Ausstülpungen und Verzweigungen, die schon beim Neugeborenen gelegentlich bis in die Schleimhaut und von der Seitenwand aus bis in die Schleimhaut und von der Schleimhaut und von der Seitenwand aus bis in die vordere und hintere Wand der Cervixmuskulatur reichen. Die Ausläufer sind schlauchförmig und an den Enden meist enge, geschlängelte Kanälchen, die bei hochgradiger Ausbildung sich büschelartig durcheinander winden.

Das Epithel ist meist einschichtig, selten geschichtetes Plattenepithel. Eine Tunica muscularis, die den Gang im Parametrium begleitet, hält sich nur eine kurze Strecke im Uterus und wird hier weiter abwärts allmählich abgelöst durch mäßig rund und spindelzellreiches Bindegewebe. Als kongenitale Abnormitäten des Gartnerschen Ganges fand ich im Bereiche des Uterus: cystische Dilatation mit starkem Muskelmantel, starke Entwicklung des Gartnerschen Ganges bei Fällen von rudimentärem Nebenhorn (Abb. 321) (s. a. Schottländer), ferner Kommunikation der Verzweigungen mit dem Uteruslumen, Papillenbildung in der Ampulle, adenomartige Hyperplasie der Verzweigung (Abb. 322, 323 u. 324) und Bildung kleiner Endalveolen an den Schläuchen. Als besondere Mißbildung eine große Cyste in der Wand des Uterus und der Vagina infolge persistenter Einmündung des Ureters in den Wolffschen Gang. Einen ähnlichen Fall siehe bei Tangl.

Bei Erwachsenen nehmen die Verzweigungen oft stark zu, Cystenbildung einzelner Teile stellt sich ebenfalls oft ein, nicht selten auch intracystische Papillenbildung. Aus diesen Resten können sehr große Cysten (Breus, Stöhr, Weibel, Stübler) hyperplastische Drüsenwucherungen, Adenome, Adenomyome und Carcinome (s. u. Carcinom) hervorgehen. Die pathologische Bedeutung ist zahlenmäßig recht gering.

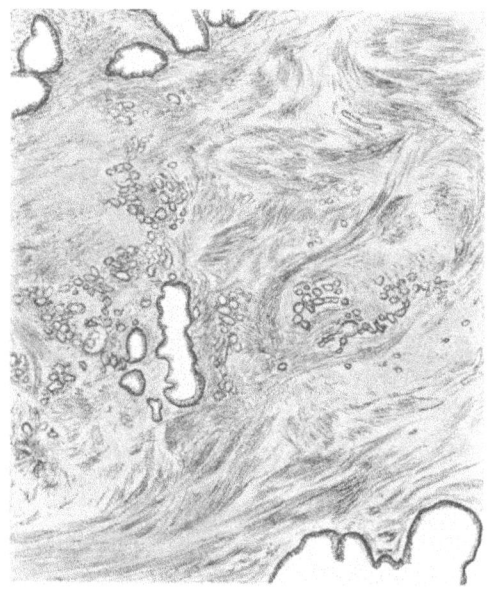
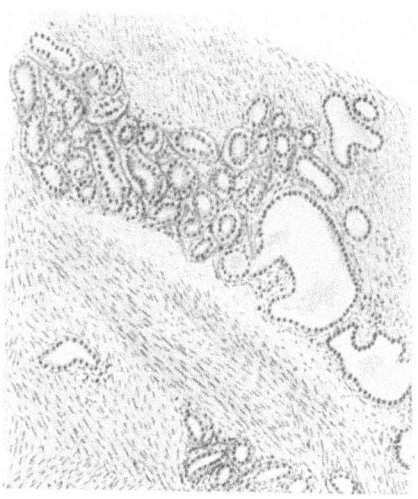

Abb. 322.   Abb. 323.

Abb. 322 und 323. Aus einer adenomatösen Wucherung des Gartnerschen Ganges in der Cervix uteri der Erwachsenen. Querschnitt durch die Seitenwand der Cervix supravaginalis.
(Abb. 322 Lupenvergrößerung, Abb. 323 Zeiß Obj. A. Okul. 1.)

Betrachten wir nun die Literatur, so gelten einige Cysten in der seitlichen Wand der Cervix als Abkömmlinge der Wolffschen Gänge. Nur unter strenger Berücksichtigung des Verlaufes der Gänge wird man diese Deutung billigen. Dagegen wird das Epithel der größeren Cysten ebensowenig wie die arbeitshypertrophische Muskulatur als Erkennungsmittel dienen können. Es wird nach Möglichkeit notwendig sein, den Zusammenhang der cystischen Gebilde mit weniger oder gar nicht veränderten Resten der Gänge im oberen oder unteren Teile nachzuweisen oder die ziemlich charakteristischen drüsigen Anhänge des ampullären Gangteiles aufzufinden. Diese lassen sich wenigstens oft mit ziemlicher Sicherheit von dem Schleimepithel der Cervix unterscheiden. Doch muß man besonderes Augenmerk der Topographie (s. Abb. 230) der Gebilde zuwenden. Cystische Gebilde, die teilweise in der Cervix und teilweise in der Längsrichtung über ihnen im Ligament liegen, haben am ehesten Anwartschaft auf den Wolffschen Gang als Ausgang.

Als solcher gilt ein Fall von Breus, der einen kindskopfgroßen myomatösen Tumor beschreibt, der erbsen- bis apfelgroße Cysten beherbergte. Breus legt bei seiner Deutung Wert darauf, daß die Cysten übereinander gelagert waren und in schneckenhausartigen Windungen miteinander in Verbindung standen. Die unterste größte Cyste stand in offener Verbindung mit der Höhle des Corpus uteri oberhalb des inneren Muttermundes. Breus faßte die Muskelwucherung als sekundäre Myombildung auf infolge des Reizes und der Hyperämie und glaubte, daß die äußeren Lagen der Muskelwucherung dem Uterus angehörten. Gottschalk (1894) deutete den Fall von Breus als Arbeitshypertrophie der Muskulatur des Ganges selber. Breus beharrte jedoch bei seiner Ansicht. Der Streit scheint mir dahin zu schlichten, daß zwar keine Myombildung, sondern eine Arbeitshypertrophie vorlag, an der sich aber selbstverständlich außer der Eigenwand des cystischen Ganges auch die Uterusmuskulatur beteiligt, und zwar schon von dem Augenblick an, in dem sie beginnt, Dehnung zu erfahren. Die offene Verbindung mit dem Uterus ist als sekundär

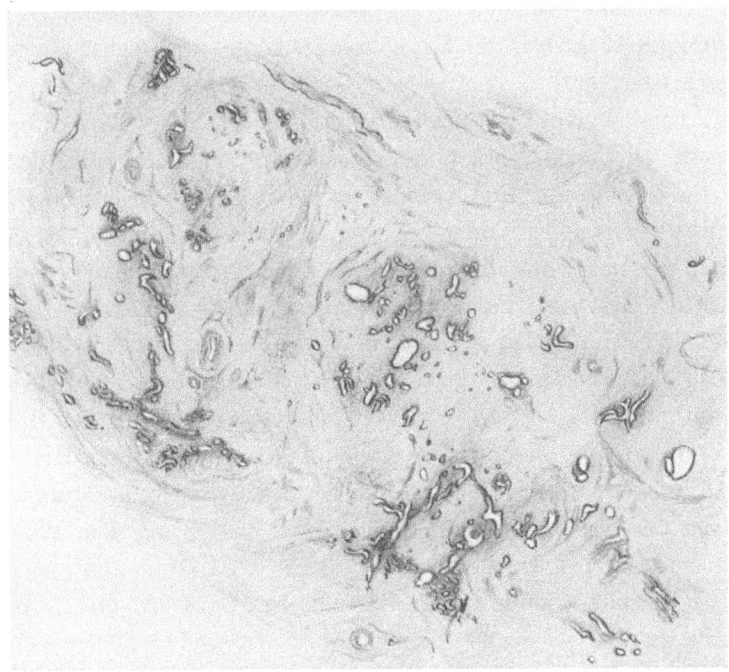

Abb. 324. Ein Teil der Verzweigungen des Gartnerschen Ganges in der Seitenwand der Cervix supravaginalis (Querschnitt). (Lupenvergrößerung.)

anzusehen durch Dehnung der Wand und Muskelkontraktionen. Daher kolikartige Schmerzen unter Entleerung von Sekret.

Einen ähnlichen Fall wie Breus hat v. Recklinghausen als Fall 6 beschrieben, ähnlich insofern, als auch zwischen einer in der rechten Vorderwand des Uterus gelegenen Cyste und der Korpushöhle oberhalb des inneren Muttermundes eine offene Verbindung bestand. Nach der Abbildung würde man doch geneigt sein, von einem Divertikel zu sprechen, ähnlich wenn auch kleiner als im obengenannten Falle von Bauereisen. Die muskuläre Wand des Divertikels ist so regelmäßig gebaut, daß v. Recklinghausen selber sie nicht mit den gewöhnlichen Myomen vergleichen will. Das Divertikel enthielt aber nur ein einschichtiges niedriges Cylinderepithel ohne Drüsen. v. Recklinghausen denkt an einen sekundären Durchbruch der Cyste, gibt aber unter Wiedergabe einer Uterusmißbildung Köberles zu, daß der Gartnersche Gang ausnahmsweise höher in die Muskelhöhle münden könne. Eine primäre Ausmündung als Ende des Ganges ist natürlich nur am Uterus unicornis denkbar. Auch in einem Falle von Arx war eine offene

Verbindung einer hühnereigroßen, hauptsächlich intraligamentär gelegenen Cyste mit dem Cervixkanal vorhanden; offenbar sekundär. Einen cystischen Gartnerschen Gang beschreibt Klein (1890) beim neugeborenen reifen Mädchen mit Uterus septus und vagina septa. In der rechten Seitenwand des Uterus verlief als geschwulstähnliche Verdickung der ganzen Uteruskante ein cystischer Gang, der in der unteren Hälfte geschlängelt war. Das Epithel des Ganges fehlte, was mit Maceration vereinbar wäre, von der freilich nichts gesagt wird. Aber der Epitheldefekt und die cystische Auftreibung des Ganges können zusammenhängen und zwar am wahrscheinlichsten dadurch, daß der Ureter in den Gang mündete wie in einem von mir beschriebenen Fall von Uterusvaginalcyste des Wolffschen Ganges. Alle Fälle von cystischem Gartner bedürfen nach dieser Richtung hin genauerer Prüfung. Auch bei der Erwachsenen kann ein solcher Zustand bestehen, wie Tangl beschrieben hat.

In einem von v. Recklinghausen berichteten Falle Köberles von Uterus bicorporeus, cervix et vagina septa zieht aus der rechten Seitenwand des Collum uteri der Wolffsche Gang bis unten und mündet in die rechte atretische Vagina durch „ein schlauchförmiges Divertikel der Vagina", das einen feinen Kanal zur linken Vagina sendet. Auch dieser Fall scheint nichts anderes zu sein als das Bestehenbleiben der Urogenitalverbindung. Ich erwähne diese Fälle nur nebenbei, weil sie gemahnen, bei Uteruscysten, die man mit dem Wolffschen Gange glaubt in Verbindung bringen zu sollen, stets auf die Niere und Ureter zu achten. Eine gewisse Sekretion kann dem Epithel des Wolffschen Ganges zugetraut werden, aber eine zu erheblicher Cystenbildung des Ganges führende Absonderung setzt doch eine Besonderheit des Epithels voraus. Dieses hat schon Knauer (1895) bemerkt, der eine gänseeigroße Cyste in der mit Cylinderepithel und drüsigen Ausstülpungen in der Cervixseitenwand ohne muskuläre Wucherung dem Wolffschen Gange zuschreibt. Einen Fall von intraperitonealer Cyste in der Uteruswand mit zwei Schüsseln gelbgrüner Flüssigkeit hat Rosenthal als Gartnerschen Gang gedeutet. Über den Ureterverlauf ist nichts gesagt.

In der linken Seite der Cervix mitten in der Wand ein wenig nach vorn fand O. Burckhardt (1897) eine Cyste (7×14 mm) mit kubischem Epithel ohne Basalmembran mit innen zirkulärer, außen längsgerichteter Muskelwand. Der weiße geronnene, eiweißähnliche Inhalt fiel heraus.

Eine Besonderheit auf diesem Gebiete stellt ein Fall von M. Voigt (1896) dar, in dem eine Cyste von einer polypösen Geschwulst gefüllt war.

Auch M. Henkel beschrieb eine „Hypertrophia colli cystica", deren Deutung als Abkömmlinge vom Wolffschen Gange nichts im Wege steht (Abb. 325).

Kleinere Cysten (v. Recklinghausen, Fall 12, kleinerbsengroß) habe ich inmitten anderer schlauchförmiger und drüsiger Reste des Wolffschen Ganges in der Cervix uteri mehrfach gesehen.

Als Cysten vom Wolffschen Gang gehen noch einige Fälle in der Literatur, so ein Fall [Seliga (1926)] von polycystischem Tumor, von dem das Referat sagt:

51 jährige Frau. Kindskopfgroßer, mit dem Uterus innig zusammenhängender cystischer Tumor. Er besteht aus 4 großen und mehreren kleinen Cysten. Cysteninhalt teils schleimig, teils dickflüssig, schokoladebraun. Die größeren Cysten sind mit einer dünnen Membran ausgekleidet. Morphologisch imponierte das Gebilde als ein Myoadenocystom. Das auskleidende Epithel ist meist mehrschichtig und senkt sich stellenweise in Form von Drüsen in die darunter gelegene Schicht, während es an anderen Stellen papillen-

oder pseudopapillenartig gegen die Oberfläche zu wuchert. Diese epitheliale Schicht sitzt einer ziemlich breiten Schicht lockeren Bindegewebes auf, die sich nach außen verdichtet. Nach außen folgt sodann eine Schicht aus glatter Muskulatur mit regelmäßig angeordneten Bündeln. An einzelnen Stellen ist die Cystenwand von gleicher Struktur. Einzelne Gänge verzweigen sich fingerartig. Die Gänge, die auf dem Schnitt geschlossen erscheinen, haben infolge ihres schleimhautähnlichen Epithels das Aussehen eines Papilloms.

Die histologische Beschreibung erlaubt keine Stellungnahme zu dem Falle.

Ferner hat Djakonow (1925) 2 Fälle beschrieben und ebenso Gudim-Lewkowitsch, die mir ebenfalls nur in kurzen Referaten zugänglich sind.

Ich muß nachdrücklich darauf hinweisen, daß Schleimcysten nicht vom Gartnerschen Gange stammen, auch wenn sie in der Seitenwand liegen oder intraligamentär.

Nur nebenbei erwähnt seien cystische Bildungen des Wolffschen Ganges im Parametrium und in der Vagina, weil sie, wie wir oben gesehen haben, mit den Uteruscysten vereint vorkommen können. Auch intraligamentär der seitlichen Uteruswand anhaftende „Cystomyome" (Cullen, Stübler, Frankl mit Carcinom) können nur nebenbei erwähnt werden.

Cystische Myome intraligamentär.

Breus Fall 1 (1894): Im Ligamentum latum fand Breus ein riesengroßes, teilweise cystisches Myom mit bräunlichem Inhalte. Eine große Cyste ist mit einfachem Cylinderepithel bekleidet. In einem zweiten Falle von Breus entsprang von der Hinterwand des Uterus, bedeckt vom Peritoneum des Douglas und des linken Ligamentum latum ein kindskopfgroßes Myom mit mehreren bis apfelgroßen Cysten im Inneren. Der Inhalt ist schokoladefarbene Flüssigkeit. Sie sind teilweise mit flimmerndem

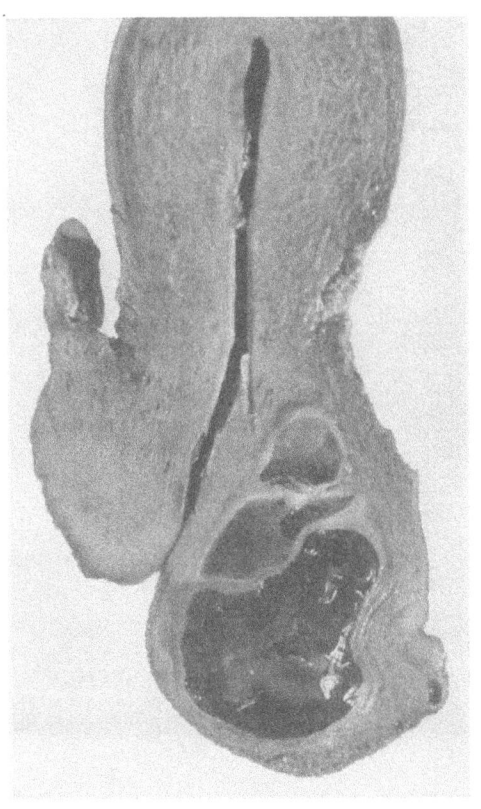

Abb. 325. Henkels Fall von Cysten aus Resten des Gartnerschen Ganges.

Cylinderepithel ausgekleidet. Eine Cyste hängt in Höhe des inneren Muttermundes mit der Uterushöhle zusammen.

Ein intraligamentär kindskopfgroßes, von der rechten hinteren Collumwand ausgehendes „Fibromyom" enthält zentral eine große Cyste und in deren unterem Pole mehrere kleine schleimgefüllte Cysten eingeschlossen sind. Der Autor Stübler nimmt die Herkunft vom Gartnerschen Gange an.

Schließlich noch die Möglichkeit einer Fehldeutung, die meiner Meinung nach Küstner (vgl. auch Gombert) unterlaufen ist; er fand an der linken Uteruskante eine „Uteruscyste", die offenbar ein Pseudomucincystom des Ovariums war; das Ovarium fehlte, die Innenwand erinnerte täuschend an Darmschleimhaut, die Wand war fibrös mit dünner Muskellage, der Inhalt fadenziehend. Daß Pseudomucincystome unter entzündlichen Vorgängen in die Uteruswand hineinbezogen werden können, habe ich früher demonstriert. Nochmals sei es gesagt: Schleimhautepithel kommt am Gartnerschen Gange nicht vor.

Solide Tumoren, richtige Adenomyome des (Gartnerschen) Wolffschen Ganges beschreiben einige Autoren, M. Voigt (1896), v. Recklinghausen und ich habe die Fälle von Landau und Pick und von Josephson auch dazu gerechnet (Aufl. II dieses Handbuches) und hinzugefügt: „Wenngleich es nach den Befunden von Adenomen an der Ampulle des Gartner von besonderer Konfiguration (R. Meyer, Thumin) zu urteilen sehr wohl möglich ist, daß auch besonders charakterisierte Adenomyome in der Cervix gefunden werden, so gestatten die bisherigen Befunde die Diagnose nur aus der Lage zu entnehmen, während der Aufbau sich nicht wesentlich von dem Typus der Tumoren mit geringer Drüsenbeteiligung unterscheidet. Solche Tumoren scheinen immerhin selten zu sein; ich selbst verfüge nur über einen unbedeutenden Fall. Die Cervixmuskulatur hat bekanntlich keine besondere Neigung zu myomatöser Wucherung."

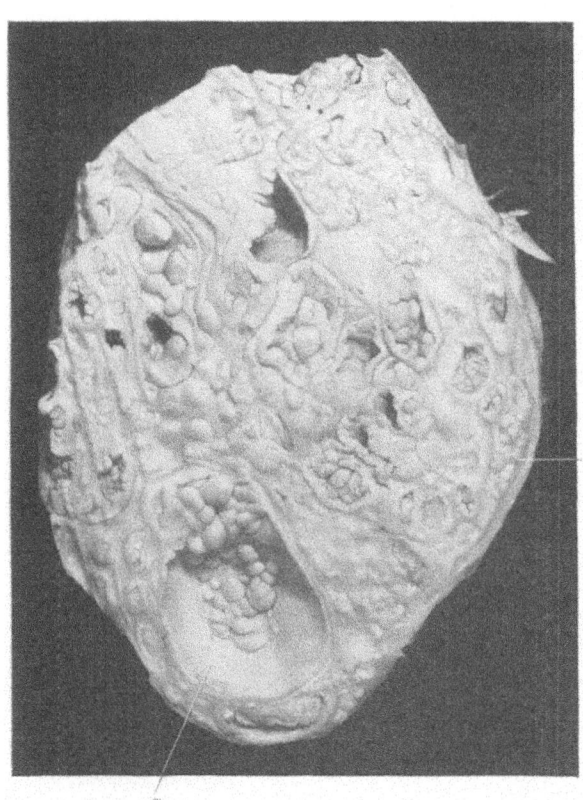

Abb. 326. Adenomyoma uteri im Uterushorn. Makroskopischer Durchschnitt durch einen kleinen Teil der sehr großen Geschwulst. Man erkennt mit einer Lupe bewaffnet kanalisierte Stränge (K) und Cyste (C) mit wandständigen Knollen (intracystische Fibromknoten). (Lichtbild.)

Auch heute liegen die Verhältnisse noch nicht anders und es müßten schon ganz besondere, vom „endometrioiden" und vom cervicalen Schleimhauttypus abweichende adenomatöse Bildungen in Myomen sein, die wir in der Cervix uteri auf den Wolffschen Gang beziehen könnten. Ich gebe einige Bilder (Abb. 322, 323 u. 324) von solchen adenomatösen Bildungen des Ganges, bemerke aber ausdrücklich, daß in diesen Fällen keine Myombildung vorhanden war, die ich stets als ein mehr zufälliges Zusammentreffen ansehen würde. Auch in der Vagina im oberen Teile habe ich solche Wucherung des Gartner gesehen, aber auch nur mit geringer Muskelhyperplasie zugleich Carcinom des Gartner im Collum uteri.

Ich habe einen Polypen der Cervix gesehen, der so ungewöhnlich ist, daß ich ihn kurz wiedergeben möchte. In diesem Falle habe ich an die Möglichkeit gedacht, daß gelegentlich eine Muskelbindegewebswucherung mit Einschlüssen des Gartnerschen Ganges polypös zum Vorschein kommen könnte. Beweisen kann ich es nicht, doch geben uns andere polypöse Myome mit epithelialen Einschlüssen die Möglichkeit an die Hand, zumal in der Cervix die adenomatösen Wucherungen des Ganges mit der Schleimhaut in unmittelbare Berührung kommen.

Im allgemeinen muß man mit der Deutung dieser Herkunft sehr vorsichtig sein, da das cervicale Epithel seine schleimbildende Fähigkeit zurückstellen oder dauernd einbüßen kann. Namentlich bei alten Frauen ist dieses nicht selten und außerdem zur Zeit lebhafter Drüsenneubildung.

Einen cystischen adenomatösen Polypen an der Portioaußenfläche als Tumor aus Resten des Wolffschen Ganges (Caruso) anzusehen, liegt kein Grund vor, wenn nicht ausdrücklich eine Besonderheit des Epithels bezeugt wird. Denn Polypen mit Schleimepithel

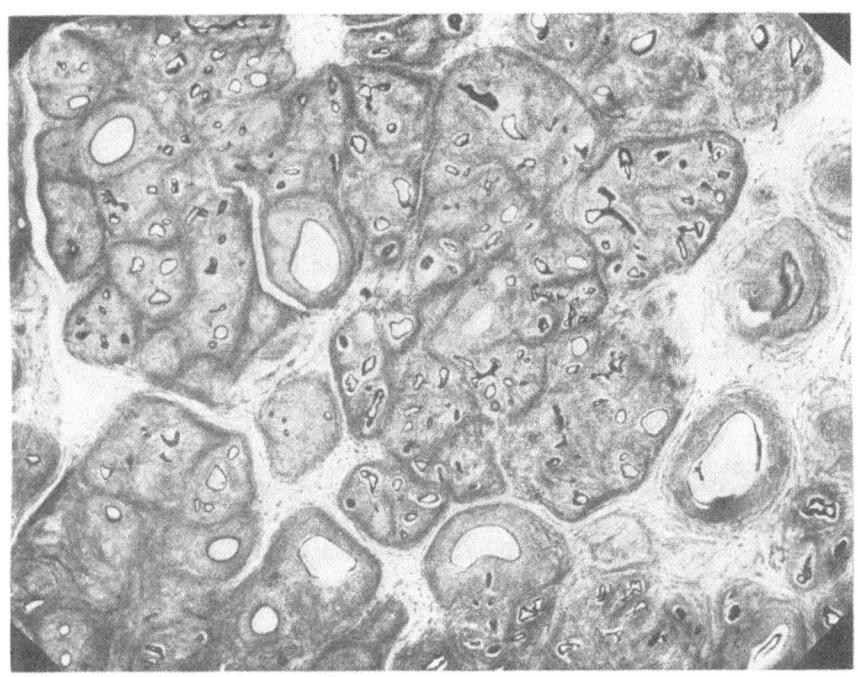

Abb. 327. Der organoide Aufbau aus kanalisierten Strängen beherrscht den ganzen Tumor. (Lichtbild, Lupe.)

und mit Korpusepithel gehen gelegentlich von der Portio und sogar von dem Vaginalgewölbe aus. Ebensowenig Vertrauen zu der Entstehung aus dem Gartnerschen Gange habe ich bei den retrocervicalen „Adenomyomen" (Goßmann, v. Franqué, v. Herff, Otto, Bumke), die als „Adenomyosis endometrioides" heute richtiger gebucht werden können.

6. Adenomyome aus Urnierenresten.

Während durch v. Recklinghausen die oben erwähnte Adenomform mit Unrecht als Urnierentypus beansprucht wird, und heutzutage allgemein bei Adenomyosis jeder Art und auch in Adenomyomen als typisch für „Endometrium" gilt, und wenn auch wie oben (S. 565) gesagt wurde, die Urniere höchstens ausnahmsweise unter entwicklungspathologischen Bedingungen mit dem Uterus in Berührung kommen könnte, dafür es noch keinen einzigen Befund bei Feten gibt, so ist doch ein von mir beschriebener Fall von Tumor an der Tubenecke des Uterus geeignet, die Möglichkeit einer Entstehung aus

Urnierenresten zuzugeben. Dieser Fall ist allerdings bisher nur einmal bekannt geworden und es muß gleich vorausgeschickt werden, daß er gar keine Ähnlichkeit mit der embryonalen Urniere hat noch mit den Adenomyosisstrukturen, die für v. Recklinghausen als typisch für Urniere galten. In diesem Falle besteht vielmehr große Ähnlichkeit mit den Epididymiskanälen und den analogen persistenten Epoophoronkanälen, die bekanntlich bei geschlängeltem Verlauf im Vergleiche zu ihrem starken Mantel eine nur enge Epithellichtung haben, oder dem Gartnerschen Gange (Abb. 326 und 327).

In meinem Falle besteht die Grundlage des Tumors zunächst aus ganz ähnlichen stark gewundenen engen Schläuchen mit unverhältnismäßig dicker Wand. Dieser Fall fällt deshalb auch derart aus dem Rahmen aller übrigen Adenomyosisstrukturen heraus, daß er geradezu als Warnung dient, andere Tumoren ohne zwingende Gründe mit der Urniere in Beziehung zu bringen.

Der aus fast zwei mannskopfgroßen Teilen bestehende Tumor geht vom rechten Uterushorn bzw. Ansatzstelle der Tube aus; er hat das Uterushorn zu einem kurzen Stiel ausgezogen, so daß das uterine Tubenende an dem Stiel inseriert und der intramurale Tubenkanal in den Stiel hineingezogen ist. Die Uterusschleimhaut des Corpus sendet Ausläufer nach allen Seiten durch das Myometrium bis in die äußeren Schichten. Der Tumor selbst besteht aus sehr dickwandigen Kanälen oder besser kanalisierten zylindrischen Strängen deren Hauptmerkmale eine außerordentliche Schlängelung und eine Schichtung in zwei oder drei Lagen meist spindliger Zellen sind. Die äußere Schicht ist zirkulär, darauf folgt eine longitudinale und evtl. als innerste dritte Schicht wiederum eine zirkuläre; jedoch erleidet die Schichtung Variationen; am beständigsten ist die äußere Schicht zirkulär. Die Zellen sind meist Bindegewebszellen, weniger Muskelzellen.

Als zweiter Bestandteil des Tumors finden sich Cysten mit intrakanalikulärer Fibromentwicklung von mikroskopischer bis zu Pflaumengröße; sie lassen sich mit Sicherheit auf die kanalisierten Stränge zurückführen, aus denen sie durch ungleichseitiges Wachstum der Tunica und Vordringen einzelner Wandpartien zu Anfang stets an den konkaven Teilen der Strangwindungen entstehen. Der Bau der Wand ist der gleiche wie bei den Kanälen.

Kanäle und Cysten sind mit einschichtigen kubischen und zylindrischen Epithelien bekleidet, welches auf den intrakanalikulären Fibromen niedriger wird. Faseriges Zwischengewebe trennt mit schmalen Septen die Stränge und Cysten und hängt mit der fibrösen, teilweise verknöcherten Kapsel des Tumors zusammen.

Die Stränge geben durch ihre dicke Tunica und ihre starke Schlängelung, die Cysten durch ihre halbkugeligen und nahezu kugligen Knoten im Inneren sowohl makro- als mikroskopisch dem Tumor ein außerordentlich charakteristisches Gepräge, welches bisher noch nie beobachtet wurde.

Der ausschließliche Anschluß des fibromuskulären Gewebes an die Kanäle und an die daraus hervorgehenden Cysten, sowie die Schichtung der Tunica in Längs- und Ringfasern geben dem Tumor das Aussehen eines Organs. Das Organ, dessen Imitation am nächsten liegt, ist der Wolffsche Gang oder die Kanäle des Epoophoron.

Es wird von allen Seiten widerspruchslos zugegeben, daß dieser Fall ganz aus dem Rahmen alles dessen herausfällt, was wir sonst an Adenomyomen und Adenomyosis kennen; daß er ferner einen organoiden Typus darstellt und daß dieser Typus mit den fertigen ausdifferenzierten Kanälen der Urniere, Epididymis, Ephoophoron weitgehende Ähnlichkeit hat. Der Samengang (Wolffscher Gang) sieht ebenso aus, nur traut man ihm nicht die Fähigkeit einer so enormen Vervielfältigung zu. Es kommt auch wohl tatsächlich mehr ein Teil der Urniere in Betracht, der in ganz ungewöhnlicher Weise in diese Gegend des späteren Uterushornes geraten ist.

c) Regressive Veränderungen.

Die regressiven Vorgänge in den Adenomyomen sind im ganzen nicht anders als in den übrigen Myomen; es ist aber nicht viel darüber berichtet worden.

Das einzige, was in den Adenomyomen wohl öfters auffällt, als in anderen Myomen, ist die Cholesterinbildung (Cohn, Garkisch). Atrophie der Adenomyome erfolgt im Alter; auch im geschlechtsreifen Alter lassen sich fibröse Degeneration und Verkalkung nachweisen. Westmann hat besonders auf regressive Veränderungen in submukösen Adenomyomen hingewiesen. Was im übrigen in der älteren Literatur über das Fehlen regressiver Veränderungen namentlich der Entzündung und der Nekrose behauptet wird und durch die gute Ernährung seitens zahlreicher Blutgefäße erklärt wird (Pick, Landau u. a.) bezieht sich auf Adenomyosis wie H. Albrecht mit Recht bemerkt.

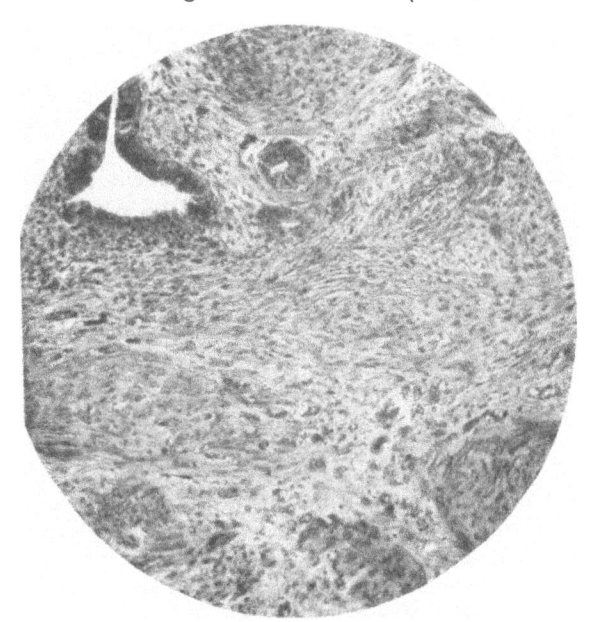

Abb. 328. Aus dem Adenomyom von Lauche (siehe Text). (Lichtbild mittelstarker Vergrößerung.)

Die nekrotischen Myome müßten systematisch auf ihren Epithelgehalt durchgesehen werden, ehe man die Frage aburteilt. Partielle Nekrose habe ich in einem kindskopfgroßen „Adenomyom", einem Myom mit mäßiger Menge epithelialer schleimhäutiger Züge und kleiner Cysten gesehen. Also erst Beobachtungen an nekrotischen Myomen machen! Die Polypen (Abb. 315) nekrotisieren gelegentlich.

Zacharias fand zentrale Erweichung eines „Adenomyoms" im zweiten Monate der Schwangerschaft und Kauffmann zeigte ein kindskopfgroßes subseröses Adenomyom in starker schleimiger Erweichung mit Höhlenbildung. Es handelt sich nicht um einen Mischtumor, Myxadenomyom, sondern um eine schleimige Degeneration.

Eine kleine Erweichungshöhle in einem intramuralen Adenomyom will Schiller mit einer Fermentwirkung der Drüsen erklären. Dessen bedarf es gewiß nicht. Die fibröse Rückbildung (vgl. Adenomyosis) ist auch in umschriebenen „Adenomyomen" im allgemeinen nicht anders als in gewöhnlichen Myomen. Sehr schwere Grade hyaliner Quellung und Verhärtung habe ich bei alten Frauen, am stärksten in zwei Fällen kleiner subseröser Adenomyome gefunden.

Riesenzellbildung als regressive Erscheinung im Adenomyom scheint eine Seltenheit zu sein. Herr Kollege Lauche stellte mir Schnitte von einem faustgroßen Adenomyom zur Verfügung, das neben anderen Knoten subserös gesessen haben soll. Bei der 50 jährigen Frau war etwa 5 Wochen zuvor eine Ausschabung vorgenommen mit dem histologischen Ergebnis „Hyperplasie". Die Laparotomie wurde wegen plötzlicher heftiger Beschwerden vorgenommen. Weiteres ließ sich anamnestisch nicht feststellen. In dem Tumor fielen schon makroskopisch Cysten auf. Histologisch handelt es sich um ein fibrillenreiches Adenomyom vom Schleimhauttypus mit stellenweise starker hyaliner Rückbildung und einigen erweichten Stellen. Große Zellen mit unförmigen Kernen, von sehr unregelmäßiger, oft gelappter Form, teils in Zerfall mit starken Chromatinklumpen und Chromatolyse liegen in nicht geringer Menge, aber doch zerstreut in den rückschrittlichen Muskelpartien und nur zum geringen Teil zwischen den Zellen des Stromas, das in wechselnder, meist in geringer Menge die Drüsen begleitet (Abb. 328).

Im übrigen ist zu bemerken, daß die Angaben über Rückbildung in Adenomyomen der Überprüfung bedürfen, wie weit diese wirkliche Tumoren und nicht Adenomyosis darstellten.

d) Besondere Fälle von adenomyomatösen Tumoren, malignen Tumoren und Kollision mit anderen Tumoren.

Hierunter reihe ich ohne Gewähr einige Seltenheiten und die malignen Tumoren unter ausdrücklicher Betonung, das nicht immer klar unterschieden worden ist zwischen Adenomyosis und Adenomyomen, vor allem nicht zwischen Myomen mit epithelialen Beimengungen und der Kollision zwischen Myomen mit Adenomyosis.

Abgekapselte Schleimhautknoten in einem großen Myom.

Ein von mir früher (1897) als atypische, aber gutartige Form von Adenomyom beschriebener Uterustumor scheint nicht seinesgleichen zu haben. Die Besonderheit liegt nicht im histologischen Bilde der Herde, die einer „cystisch veränderten Uterusschleimhaut" ähnlich waren; sie enthielten „ein dichtes und sehr reichliches cytogenes Bindegewebe, in welches Drüsen und Cysten eingebettet sind". Der Bau, teilweise Nekrose und Blutung lassen heute keinen Zweifel mehr zu, daß es dem Endometrium gleiche Schleimhautherde sind, in denen aber damals „an nur wenigen Stellen" ein Drüsensysten nach Art v. Recklinghausens. gesehen wurde. Also nicht histologisch sind die endometrioiden Herde auffällig, sondern dadurch, daß sie nicht nach Art der Adenomyosis infiltrativ gewuchert waren, vielmehr durch eine schmale Bindegewebszone vom Myomgewebe scharf abgegrenzt waren; nur an einzelnen Stellen sind kleine Bündel des Muskelgewebes mit den Schleimhautherden verflochten. Fast auffälliger noch war der Befund makroskopisch, denn mitten in dem über mannskopfgroßen an der Vorderwand des Uterus bis zum Fundus breit ansetzenden kugligen Myom fanden sich weit voneinander entfernt die etwa mandelgroßen Schleimhautherde scharf abgekapselt im Muskelgewebe. Von den Knoten waren 4 an einer Seite mit der Muskulatur fest verbunden, im übrigen locker umkapselt, während 2 Knoten am gehärteten Präparat sich völlig losgelöst hatten.

Wie gesagt ist mir ähnliches nicht bekannt geworden. Wir haben hier ein sehr großes Myom mit einigen zerstreut eingelagerten scharf begrenzten Herden von Schleimhaut, die nicht adenomatös gewuchert sind und nicht infiltrierend wachsen. Ein Myom mit eingekapselten Schleimhautteilen. Der äußerlichen Lage des Myoms nach ist eine angeborene Grundlage sicher. Ebenso sicher ist der Charakter endometranen Gewebes. Man wird nicht mit der Möglichkeit rechnen, daß die verlagerten Schleimhautteile, ohne selber zu wuchern, zu einer so riesigen Myombildung Anregung geboten haben könnten. Nur bleibt die Frage offen, ob die Muskelzellen von Haus aus in der Umgebung der Schleimhautinseln eine abnorme Indifferenz und Wucherungsfähigkeit bewahrt haben oder ob ein Spiel des Zufalls die Schleimhautteilchen der gewöhnlichen Myombildung einverleibt, natürlich zu einer Zeit, als sie noch ganz klein waren. Gewöhnlich war das Myom in seiner ganzen Struktur und auch in der näheren Umgebung der Schleimhautherde. Die Entscheidung fällt schwer. Beide Vorstellungen stoßen auf Schwierigkeiten. Weitere ähnliche Fälle könnten entscheiden, deshalb sei dieser Einzelfall der Vergessenheit entrissen.

Große retroperitoneal gestielte Ciste an einem parametranen Adenomyom mit Plattenepithelcarcinom und Tuberkulose.

v. Lockstädts Fall 4 zeigt außen auf der rechten Uteruskante breitbasig aufsitzend, aber scharf abgegrenzt einen Doppelknoten in Größe von 2 Walnüssen, die miteinander verbunden sind und seitlich an ein intraligamentäres Cystom grenzen. Mit der hinteren Seite des unteren Knotens hängt durch einen 2 cm langen Stiel eine mannskopfgroße Cyste zusammen. Die Cyste enthält Drüsenschläuche und Bündel glatter Muskulatur in großer Zahl unter der serösen Oberfläche. Der knotige Teil des Tumors ist ein Adenomyom, enthält Drüsen mit mäßigen Mengen cytogenen Stromas, außerdem Tuberkeln und Plattenepithelcarcinom, das sich auch in den Cystenstiel erstreckt. Außerhalb der Knoten im Uterus selber keine adenomatösen Teile.

Zur Erklärung des Plattenepithelcarcinoms denkt von Lockstädt an Dermoidanlage; aber dessen bedarf es nicht, vielmehr kann anderes Zellmaterial, auch das des Gartnerschen Kanals Plattenepithel bilden. Die ganze Beschreibung läßt mehr an den Gartnerschen Gang, möglicherweise mit seitlichen Abzweigungen abnormer Art denken. Aber leider genügt die Darstellung nicht zu einem Urteile.

Intraligamentäres „Adenomyom" mit abscedierender Tuberkulose.

Ein Fall von Hoesli deckte in einem faustgroßen im Ligament gelegenen „Fibromyoma adenomatosum" verkäsende Tuberkulose auf mit großer Abszeßhöhle. Hinter dem Uterus saß von peritonitischen Adhäsionen bedeckt, eine apfelgroße subperitoneale Cyste und außerdem eine zweite, aber intraligamentär über dem Adenomyom gelegene Cyste. Leider ist über die Cysten nichts bekannt. In den myomatösen Tumoren wurden nur wenige Drüsen mit cytogenem Gewebe gefunden, das im Bilde nicht deutlich zur Geltung kommt. Es könnte sein, daß durch die Tuberkulose ein Teil der Drüsen zerstört wurde, jedenfalls wird durch den Nachweis weniger Drüsen die Bezeichnung „Adenomyom" nicht gerechtfertigt. Der Autor zieht genetisch den Müllerschen Gang heran. Warum nicht eher den Gartner?

Über Tuberkulose vergleiche man im übrigen das im Abschnitt Adenomyosis (S. 433 f.) gesagte.

Adenocystoma sarcomatosum uteri subserosum.

v. Lockstädt (1898) beschreibt einen jedenfalls sehr seltenen Fall von Adenocystoma sarcomatosum uteri subserosum.

Eine sehr große cystische, mehrkammerige dünnwandige Geschwulst durch einen etwa vier Finger dicken Stiel mit der hinteren Uteruswand verbunden, enthält gelbliche seröse Flüssigkeit. Das Cystom ist scharf gegen die Uterusmuskulatur abgesetzt. In der Cyste erhebt sich an der Basis eine polycystische Geschwulst von etwa 10 cm Durchmesser. In der Uteruswand selber keine epithelialen Teile. Die Cystenwände haben einschichtiges Epithel, das einzelne Schläuche Ausbuchtungen und niedrige halbkugelige papilläre Erhebungen. In den Cysten ein spindelzelliges Gewebe, das in der Mitte der Cysten so zellreich ist, daß es als Sarkom gedeutet wird.

Die Beschreibung ohne Abbildungen genügt nicht zur Sicherung der Sarkomdiagnose und das ganze Gebilde ist in seiner Eigenart dermaßen fremd, daß man vorläufig nichts über die Herkunft auszusagen vermag. v. Lockstädt selber ist die Ähnlichkeit mit Ovarialcystomen derart aufgefallen, daß er in Erwägung zieht, ob es nicht aus gleichem Materiale wie die Flimmerepithelcystome des Eierstocks entstanden sei. Die Ovarien waren aber beiderseits gesund, so daß die Annahme einer sekundären Verbindung mit dem Uterus und Löslösung vom Ovarium kaum annehmbar ist. Auch spricht die Schilderung des Cystenhaufens an der Innenwand im Bereiche der uterinen Anheftung des Tumors mehr für die primäre Entstehung an dieser Stelle, weil sich die gleiche Erscheinung in Cystomen aller Art, auch in Dermoiden findet, daß an der Basis mit der Gefäßversorgung die bevorzugte Wandstelle für die intracystösen Wucherungen, Cystom, Papillom, Dermoidzapfen ist.

Auch haben wir bereits oben mehrere Fälle kennengelernt, in denen mehrere Cysten der Uteruswand dicht benachbart und auch solche, die ineinander eingeschachtelt waren.

Bei Ribbert ist ein Adenomyom, welches mit der Schleimhaut mehrfach zusammenhängt, ausgezeichnet durch Vakuolen in den Epithelien, ähnlich Becherzellen der Schleimhäute, oder Zellen der Gallertkrebse. In einem anderen Falle von walnußgroßem Myom fand er vielfach Vakuolenbildung in den Epithelien und vielfach längliche und rundliche Räume mit großen kubischen Epithelzellen oft ganz ausgefüllt, wie Carcinomalveolen, doch hielten sich die epithelialen Gebilde streng an die Grenzen des Myoms, so daß Carcinom anzunehmen noch keine Veranlassung vorlag (?).

Als Besonderheit ist anzusehen Picks Fall von Adenomyoma psammopapillare und ein ähnlicher Fall von Wiener, schließlich ein sarkomatöses Myom (Bauereisen), von dessen Kapsel ein papillärer mit Drüsen und Cysten versehener Tumor die Serosa breit durchbricht.

1. Adenomyoma und Adenomyosis carcinomatosa.

Ich komme in Ergänzung der Angaben über carcinomatöse Adenomyosis nochmals zurück auf angebliche „Adenomyome" mit Carcinom.

Die carcinomatöse Wucherung in den Adenomyomen selbst gehört entschieden zu den seltenen Ausnahmen. Aber auch die Adenomyosis führt ganz selten zum Carcinom; ähnlich sind die Verhältnisse bei den heterotopen Wucherungen der Magenschleimhaut, deshalb kann ich Beitzkes Ansicht nicht zustimmen, daß es sich um präceröse Stadien handle. Die nur seltene carcinomatöse Ausartung rechtfertigt die Bezeichnung keineswegs.

v. Hansemann spricht den Adenomyomen eine weit größere Neigung zu, bösartig zu werden, als den gewöhnlichen Myomen. Dieser Behauptung kann man nach der Zahl der vorliegenden Mitteilungen nicht beipflichten. Echte carcinomatöse Adenomyome sind sehr selten und selbst unter Einbeziehung der maligne ausartenden Adenomyosis bleibt die Zahl gering. Auf die oben erwähnten Fälle von Carcinom mit Tuberkulose (v. Lockstädt, S. 663 und andere S. 431 ff.) sei verwiesen.

Theoretisch denkbar ist es, daß epitheliale Einschüsse in Myomen carcinomatös werden, wie es vielleicht im Fall von Babesiu war. Auch ich habe in einem intramuralen apfelgroßen, muskelzelligen Sarkom, teilweise Myom des Uterusfundus eine große Zerfallshöhle mit spärlichen Resten carcinomatöser Zellverbände gefunden; die Uterusschleimhaut war normal. Wenn jedoch in solchen Fällen kein Übergang von einfachen adenomatösen Teilen im Myom zu Carcinom nachweisbar ist, so ist der Ausdruck carcinomatöses Adenomyom verfehlt, wenn auch die epitheliale Grundlage dieselbe sein mag. Jedenfalls ist eine nachträgliche carcinomatöse Entartung in Adenomyomen außerordentlich selten. Einzelne Fälle sind von Babesiu, v. Recklinghausen, Rolly, Dillmann bzw. v. Hansemann, Cullen, Polano, Volk, Moench, Gorisantow beschrieben worden, die unter sich gewiß nicht wesensgleich sind, weil Adenomyosis, Adenomyom und Myocarcinom damals nicht scharf getrennt wurden.

In 3 Fällen sah ich Carcinom in einer Schleimhaut, die zugleich leichte Adenomyosis zeigte. Diese erkennt man daran, daß sie tiefer reicht als das Carcinom und auch an anderen Stellen vorkommt. In diesen Fällen (Pr. 7112 und Pr. 4681) war es einmal auffallend, daß ein ganz kleines Carcinoma adenomatosum sich ausgerechnet der adenomyotischen Wucherung anschloß; wohl nicht zufällig, sondern weil der Ausbreitungsweg bequem ist.

Auch ich habe 2 Fälle von Adenocarcinomyom gesehen, offenbar Myome, in die von der Schleimhaut her Carcinom eingedrungen war. Das ist also etwas ganz anderes. Bei Rolly und bei Dillmann hingegen hing die epitheliale Wucherung nicht mit der Schleimhaut zusammen. Ein von Cullen beschriebenes carcinomatöses Adenomyom ist von Kleinhans mit Recht in ein malignes Adenomyom umgedeutet worden. Die Schleimhautcarcinome des Uterus wirken, wie oben angegeben (S. 431) zuweilen myoplastisch. Ebenso ist mit der Möglichkeit von Metastasen adenomatöser Carcinome in Myome zu rechnen; als solches zieht H. Albrecht den Fall von Babesiu in Erwägung, in dem Metastasen in der Leber und Pleura saßen. Metastasen in Adenomyosis, also in sekundär carcinomatöser Adenomyosis scheinen nicht häufig zu sein; ich habe ausgedehnte Metastasen eines rundzelligen alveolären Ovarialsarkoms in Adenomyosis gesehen und in einem anderen Falle eine kleine Adenocarcinommetastase vom Ovarium her in einer Adenomyosis des Uterus.

In Polanos Fall handelte es sich um die „Plattenepithelknötchen" (R. Meyer) in einem polypösen Myom, nicht um Carcinom. Solche „Plattenepithelknötchen" werden in hyperplastischer Schleimhaut und in Schleimhautpolypen zuweilen gefunden. Multiple carcinomatöse Adenomyome beschreibt Schwab; interessant ist in diesen auch von mir untersuchten kleinen Tumoren die radiäre Anordnung der Fasern in den aus einzelnen Knötchen zusammengesetzten Tumoren wie ich sie auch in gewöhnlichen Myomen beschrieben habe. Daß es sich hier um multiple primäre Tumoren handelt, beweist eine Art epithelialer Einhüllung derselben, gewissermaßen eine Kapselbildung wie bei Glomerulis. Bemerkenswert ist in 2 Fällen (v. Hansemann, Dillmann), daß in den Carcinommatastasen sich auch glatte Muskulatur fand. Die Schlußfolgerung von Zieler und Fischer aus diesem Befunde, daß indifferentes Gewebe verschleppt sei, dem sowohl die Fähigkeit Muskulatur wie Drüsengewebe zu bilden innewohne, ist nicht berechtigt. Ein Carcinom, das metastasiert, kann ebensogut bindegewebiges, als auch muskuläres „Stroma" embolisch verschleppen. Nur wenn das Myom außerordentlich zellreich ist, könnte man daran denken, daß es ein malignes Myom wäre, das gleichzeitig mit dem Carcinom embolische Metastasen macht. Ein gemeinsames Muttergewebe für das Myom und Carcinom anzunehmen, scheint mir gänzlich unnötig. Als histologisch benigne Metastasen faßt Hart zahlreiche subpleurale, ausschälbare erbsen- bis kleinkirschengroße Knötchen auf, in der Annahme, daß ein 22 Jahre vorher exstirpierter Uterustumor ein Adenomyom gewesen sein möge. Diese Deutung ist wohl reichlich gewagt. Zusammenhängendes unmittelbares Einwachsen eines Carcinoma ovaarii in einen adenomyotischen Uterus hat H. Steiner beschrieben.

„Adenomyom" und Adenomyosis sarcomatosa.

Ein sarkomatöses „Adenomyom" schildert Bauereisen, ein „Myofibrosarkoadenom" mit Metastasen Cesaris Demel. Sarkom und Carcinom zugleich beschrieben Iwanoff, Vitrac, die Carcinomdiagnose wird hier von Lubarsch angezweifelt. Siehe

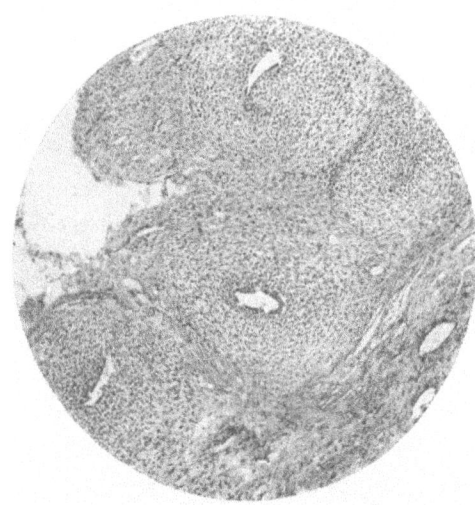 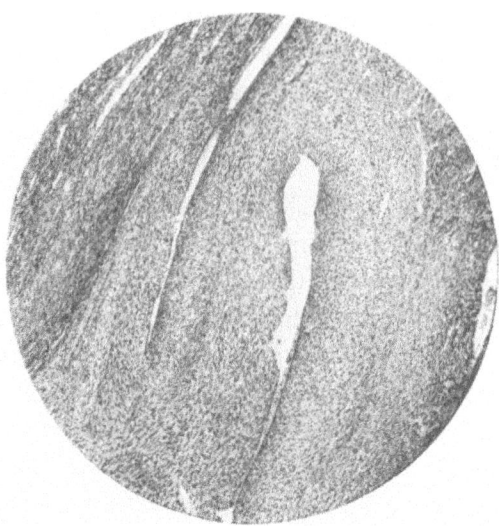

Abb. 329.   Abb. 330.
Abb. 329 und 330. (Pr. 3036. 256, 65.) Aus einem Polypen des Collum uteri einer 67 jährigen Frau (siehe Text). Sarkomatöser adenomyomatöser Polyp. (Lichtbilder schwacher Vergrößerung.)

auch das sarkomatöse Adenocystom (v. Lockstädt oben S. 663). Thomsons Adenomyom im Douglas war muskelzellig sarkomatös und hatte muskelzellige Metastasen in den retroperitonealen Lymphknoten längs der Aorta und in den Lungen gemacht.

Kaufmann erwähnt unter den „Adenomyomen" einen „zum Teil noch fibromyomatösen interstitiellen Tumor, der zum größten Teil myosarkomatös umgewandelt war und hie und da auch in geringer Menge Knorpel und Knochen enthielt". Im Inneren war er von schleimhautähnlichen Drüsen mit Stroma durchsetzt. Offenbar ein Mischtumor. Ich erinnere noch an meinen schon oben gegebenen Fall von Sarkom der Uterusschleimhaut mit Adenomyosis sarcomatosa (S. 432).

Eine seltene Art von polypösen Adenomyom ist in Abb. 329 u. 330 dargestellt. Bei einer 67 jährigen Frau (Pr. 3036, 256, 65) ist ein großer Polyp breitbasig in dem Collum uteri befestigt. Eine erbsengroße und mehrere kleinere Cysten sind auf dem Durchschnitt erkennbar. Die Besonderheit besteht darin, daß sich zunächst eine breite Lage langspindelzelligen, zarten, fibrillenreichen Gewebes sowohl an die Cysten, als auch an einige engere Schläuche anlegt. Die Schläuche liegen zum Teil in diesem bindegewebszelligem Cystenmantel, zum Teil verlaufen sie weiter fort und bilden offenbar schließlich die kleineren Cysten. Außen legt sich Muskulatur in nicht bedeutender Menge unregelmäßig geschichtet an. Das Epithel in den Schläuchen und kleinen Cysten ist niedrig zylindrisch und ebenso in einem Teil der großen Cyste, aber an einer Stelle ist dieses unterschichtet von einem Platten-

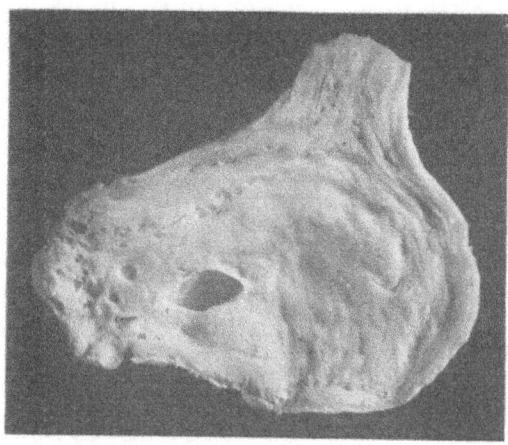

Abb. 331. Gestielter adenomyomatöser Polyp der Cervix uteri (vgl. Abb. 332—334).

epithel, das zunächst einreihig vordringt, das zylindrische Epithel abhebt, sich dann bis zu 4 und 5 Reihen größerer polygonaler Zellen schichtet unter Beibehaltung einer Basalreihe kubischer Zellen.

Die Grenze der Neubildung ist nicht scharf, vielmehr geht von der Basis des Polypen, an der kein Rest von Schleimhaut besteht, an mehreren Stellen ein sehr dichtes kleinspindelzelliges Gewebe (Abb. 330 links) in die Muskulatur rücksichtslos vor, immerhin ziemlich oberflächlich.

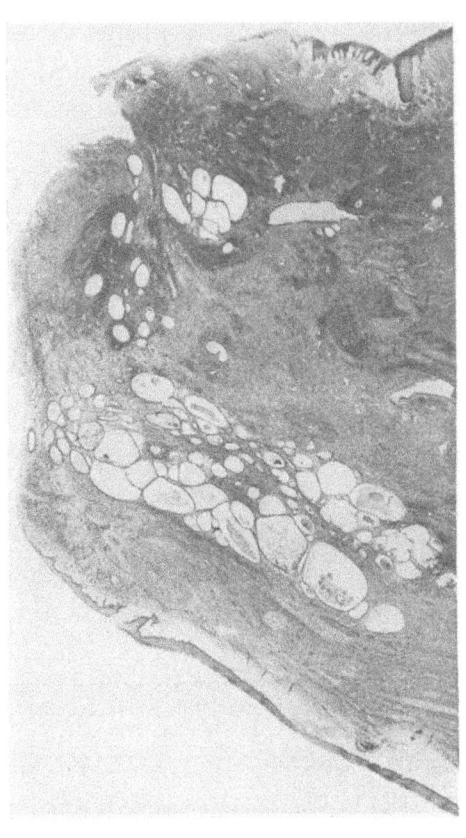

Bei der vorangegangenen Auskratzung waren außerdem solide sarkomatöse Massen entfernt worden. Es ist dies also eine besondere Bauform des sarkomatösen Adenofibromyome polyposum.

Oben wurde bereits ein adenomatöser Polyp der Cervix (Pr. 2279—248, 34) (Abb. 331 bis 334) mit sarkomatösem Stroma erwähnt, weil er nicht unbeträchtliche Massen von Muskulatur enthält und somit als polypöses Adenomyom gelten könnte. Ein enorm gefäßreiches kleinspindelzellreiches Gewebe, an den meisten Stellen außerordentlich kernreich, grenzt sich mäßig scharf gegen eine faserige periphere schmale Zone ab, die von Plattenepithel überzogen ist. Dieses ist stellenweise nach Art der Leukoplakie verdickt mit starken Epithelzapfen zwischen langen Papillen und verhornt.

Abb. 332. Cysten mit Schleimhautepithel. Außen Plattenepithel, oben im Bilde gewuchert und verhornt. (Lupe.)

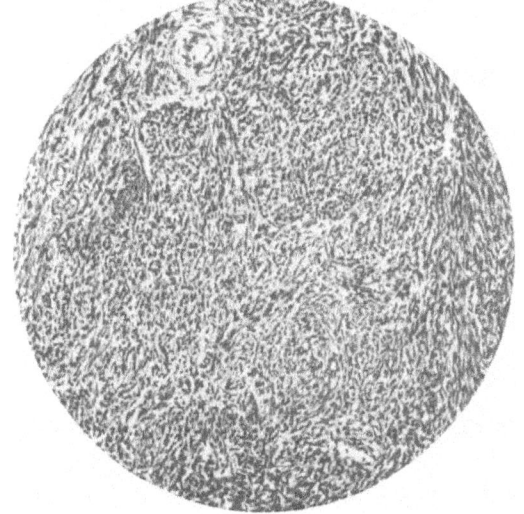

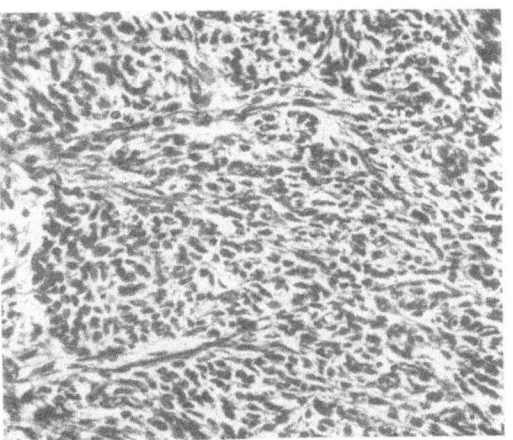

Abb. 333. Das sarkomatöse Gewebe gefäßreich.   Abb. 334. Dasselbe stärker vergrößert.

Abb. 331—334. (Pr. 2279. 248, 34) (siehe Text).

Die Drüsen werden zum Teil vom Plattenepithel besetzt; die Mehrzahl liegt aber tiefer im sarkomatösen Stroma. Die Muskulatur ist überall in geringen Mengen zu erkennen, aber derart, daß es nicht leicht ist, oder kaum möglich ist, zu entscheiden, ob die Muskulatur zuvor allgemeiner bestanden hat und vom Sarkom zerstört ist, oder ob es sich um ein muskelzelliges Sarkom handelt. Das letzte scheint vorzuliegen, ohne daß deshalb die erste Annahme auszuschalten ist. Also ein Sarcoma myocellulare adenomatosum.

Im ganzen ist über sarkomatöse Adenomyome zu sagen:

1. daß sie zum Teil in die Klasse der diffusen Adenomyosis gehören (Abb. 335), und daß die sarkomatöse Wucherung von der Schleimhaut selber, oder gelegentlich auch von dem Stroma der heterotopen Wucherung ausgehen kann und

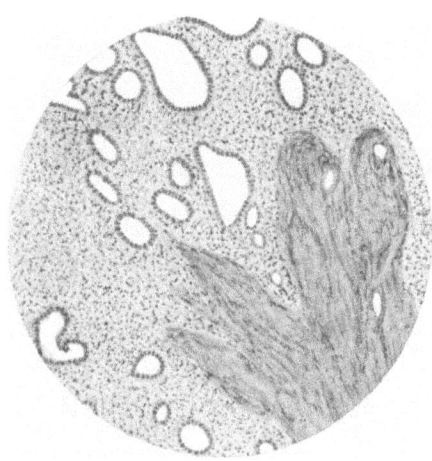

Abb. 335. Adenomyosis sarcomatosa uteri dringt zerstörend in die Muskulatur rechts im Bilde. (Himmler Obj. 3. Okul. 4. Tubus 0.)

2. daß submuköse Myome, besonders Polypen gelegentlich Drüseneinschlüsse enthalten und sarkomatös werden.

Man vergleiche auch den Abschnitt Sarkom (s. w. u.).

Es wird in Zukunft großer Sorgfalt bedürfen, um die malignen Tumoren zu trennen in solche:

1. die aus Adenomyosis hervorgehen, Carcino-Sarcom;

2. die sich mit Adenomyosis zufällig verbinden;

3. Adenomyome, in denen der myomatöse, der bindegewebige oder epitheliale Teil carcinomatös oder sarkomatös wird;

4. Adenomyome und einfache Myome in Kollision mit bösartigen Neubildungen oder Metastasen anderer Tumoren in Adenomyosis;

5. Mischtumoren mit Epithel und Muskeleinschlüssen und Wucherung derselben.

3. Adenomyosis in Kollision mit Myolipoma polyposum corporis uteri.

Schließlich weise ich auf die Beschreibung eines Falles von Myolipoma polyposum uteri in Kollision mit Adenomyosis in Abschnitte Mischgeschwülste (s. w. u.) hin, daraus ich kurz entnehme, daß ein polypöses Lipomyom mit jugendlichen unreifen Muskelzellen in seinem der Uteruswand eingefügten Stiele einen endometrischen Herd Herd mit eigenem Muskelmantel enthält, der mit der submukösen Muskulatur breit zusammenhängt. Das wichtigste ist, daß dieser Herd von Adenomyosis abgesehen von seiner muskulären Basis in den Stiel des Myolipoms einbezogen ist, so zwar, daß er sich gegen dieses nur teilweise scharf abgrenzt und an anderer Stelle vom jugendlichen Muskelgewebe des Myolipoms teilweise ersetzt wird. Zur Beurteilung des Falles ist wichtig die Auffassung, daß diese jugendlichen Muskelzellen nicht der Adenomyosis ursprünglich angehören, weil immerhin der Gedanke auftauchen könnte, die Adenomyosis sei ein wesentlicher Bestandteil der Mischgeschwulst, danach sie wahrscheinlich von manchem Autor willig als „Adenomyolipom" bezeichnet werden würde.

Nach meiner Deutung des Befundes, handelt es sich bei dem im übrigen drüsenfreien Polypen des Fundus uteri nur um Lipomyoma, dessen intramuskulärer Stiel zufällig mit einer Adenomyosis kollidiert. Man könnte hieran die Frage knüpfen, ob die Adenomyosis durch nachträgliche Einwucherung in die Polypenbasis gelangt sei, oder ob der Polyp erst später entstanden und auf bereits adenomyotischem Boden Wurzel geschlagen habe. Die Frage läßt sich kaum beantworten, nur wäre zu bedenken, daß bei nachträglicher Einwucherung der Schleimhaut in die Polypenbasis, deren jugendliche Muskulatur durch den endometrioiden Eindringling zur Reifung in dessen Umgebung gefördert sei. Das klingt unwahrscheinlich, zumal die reife Muskelhülle der Adenomyosis mit der submukösen Wandmuskulatur breit zusammenhängt.

Es ist mir jedoch diese Frage weniger bedeutsam, als überhaupt die Erörterung der Möglichkeit, daß Adenomyosis und insbesondere endometrioides Gewebe in nachträgliche Kollision mit Polypen oder Tumoren kommen könnte. Denn wenn wir auch meine obige Frage dahin beantworten wollen, daß das Fibrolipom zufällig auf Adenomyosis Fuß faßt, so ist der umgekehrte Weg auch weiterhin noch denkbar. Denn wer sagt uns, ob nicht ein so aktives Gewebe, wie das reiche endometrioide Stroma unseres Herdes schließlich tiefer in den Polypen hätte eindringen können? Eine gegenseitige Durchdringung des jugendlichen Muskelgewebes und der endometrioiden Wucherung würde neue Wachstumsfragen ergeben. Was wuchert stärker? Wer wird obsiegen? Ähnliches ergibt sich bei Adenomyosis mit Sarkom.

Für uns ergibt sich, abgesehen von diesen Möglichkeiten, schon aus dem Befunde selbst von Adenomyosis in dem Stiele des Polypen die Warnung nicht gleich von Adenomyolipom zu sprechen und des weiteren andere Geschwülste mit zufälliger oder doch beiläufiger Beimengung von Endometriosis ebensowenig als adenomyomatöse Mischgeschwulst in Anspruch zu nehmen. Wir haben hier ähnlich wie auch in dem Falle Groß von Myom in Nachbarschaft mit Adenomyosis ein **Lipomyom in Kollision mit Adenomyosis**.

In beiden Fällen können Dinge zusammengeraten, die gar nicht einander unmittelbar angehörten, deren Nachbarschaft zwar mehr oder weniger ätiologische Gemeinsamkeiten annehmen läßt, die jedoch lose benachbart bleiben oder auch sich durchsetzen können.

Die endometrioide Wucherung kann in Tumoren geraten, ein infiltrierender und ein destruierender Tumor kann in Adenomyosis hineinwuchern, so daß bei der Deutung der verwickelten Wucherungen sorgsame Abwägung der Einzelheiten geboten ist. Es ist nicht richtig zu glauben, daß eine komplizierte Bildung dadurch interessanter werde, daß man sie auf eine gemeinsame Unbekannte zurückschiebt. Auch die beiläufigen und zufälligen Mischungen enthüllen neue Aussichten in unbekannte Formen, denen eine Annäherung lohnt.

Weder die polypöse Form der Adenomyosis noch die zufällige Mischung echter Tumoren mit Adenomyosis fördert bisher die Anschauung, von Adenomyomen als echten Blastomen zu sprechen. Der Nachweis echter andometrioider Adenomyome ist keinesfalls so einfach, wie man es sich früher vorgestellt. Dieses stellt sich immer deutlicher heraus.

E. Das Sarcoma uteri einschließlich „Endotheliom".

Einleitung.

Nachdem die heute unter dem Namen Uterussarkom gangbaren Geschwülste in einzelnen Fällen von Lebert als „fibroplastische Tumoren" sowie von Hutschinson, Callender, Paget, West als „recurrent fibroids" bekannt geworden waren, hat Virchow (1860) ein von Carl Meyer operiertes polypöses Uterusarkom beschrieben. Schon 1861 erklärte Rokitansky die sarkomatöse Degeneration der Uterusmyome für ziemlich häufig.

Eine genauere Darstellung der Sarkome gab dann Virchow 1864/65 in seiner Geschwulstlehre. Zusammenfassende Darstellungen der Uterussarkome folgten 1867 von G. Veit, dann von Gusserow (1870), Hegar (1871), später von Térillon (1890), sodann von Geßner (1. Auflage dieses Handbuches), Gebhard (1899), Piquand (1905), R. Meyer (2. Auflage dieses Handbuches 1908). Die zahlreiche Kasuistik auf diesem Gebiete kann nicht vollständig aufgeführt werden; die wichtigeren Arbeiten werden bei den speziellen Fragen zur Geltung kommen. Eine sehr detaillierte Literaturverwertung findet man bei Piquand; siehe auch die Handbücher und Lehrbücher der speziellen Pathologie, insbesondere von O. Frankl (1914) und in Halban-Seitz Handbuch der Gynäkologie von Hans Albrecht (1928).

Die Literatur wurde auch berücksichtigt von Pick (1894), W. Williams (1894) und schließlich wäre noch der Sammelbericht von Klein (1898) zu erwähnen, sowie die Berichte in Lubarschs Ergebnissen der allgem. Pathologie und pathol. Anatomie.

Einteilung. Benennung.

Unter Sarkomen versteht man zellreiche Geschwülste aus der Bindegewebsreihe, die destruierend wachsen und klinisch einen malignen Verlauf nehmen. Da verschiedene Arten von Bindegewebe im Uterus existieren, auch embryonale Keime von verschiedener Wertigkeit darin vorkommen können, so gibt es auch eine Reihe verschiedener Sarkome, von denen wir eine Anzahl als mesodermale heterologe Mischgeschwülste, „Kombinationsgeschwülste" in einem besonderen Kapitel besprechen werden.

In der Namengebung der Sarkome sind wir von einer Einigung noch weit entfernt; an anderer Stelle habe ich zu dieser Frage Stellung genommen und den beiden hauptsächlichen Grundlagen der Einteilung Rechnung zu tragen versucht. Man benennt sie teils nach der besser theoretisch als praktisch erkennbaren Histogenese und nach der Struktur. Letztes hat den Nachteil, daß man immer nur Augenblicksbilder sieht, welche zudem oft nicht einheitlich sind. Es ist deshalb wünschenswert, beides zu vereinigen unter Voranstellung der histogenetischen Anhaltspunkte. Als erschwerender Umstand wirkt noch die Anwendung gleicher Namen in verschiedenem Sinne. Die Endigung „odes" z. B. „Sarcoma carcinomatodes" bedeutet seit Virchow, der diesen Ausdruck in abgeändertem Sinne von Abernethy übernahm, eine Doppelgeschwulst, ein Sarkom und ein Carcinom, nur wachsen nach Virchows Anschauung beide Tumorarten „wie zwei Äste desselben Stammes". Dieses würde jedoch eine besondere Geschwulstform sein, die wir in dem Kapitel der Mischgeschwülste unterbringen müssen. Der Sinn der Endsilbe „odes" ist aber einerseits zuweilen irrtümlich als gleichbedeutend mit „oides" angesehen worden und ist gegen Virchows Absicht von anderen Autoren dahin abgeändert worden, daß das Parenchym einer Geschwulst sich umwandelt in ein anderes. So hat Williams die Umwandlung fertiger Muskelzellen in Sarkomzellen, die er und manche Nachfolger irrtümlich gedeutet haben, mit „Myoma sarcomatodes" benannt. Man kann auf diese Ausdrücke leicht verzichten; ebenso auf die Endsilbe „oides", welche eine Ähnlichkeit bezeichnet. Ich habe, weil hierdurch nur ein Zustand gekennzeichnet wird ohne klare Berücksichtigung der Histogenese, meine frühere Bezeichnung „Sarcoma myomatoides" fallen lassen.

Über die Anwendung des Namens „Sarkom" ist man sich heute weniger einig als früher, da man darunter seit längerem unbedingt eine destruierende Geschwulst verstand, ebenso wie unter Carcinom. Borst u. a. legen mehr Wert auf den Nachweis der unreifen Zellformen. Danach stellen sich Carcinome mit sehr vorgeschrittener Reifung (Plattenepithel) als Gegensätze zu den aus sehr jugendlichen Muskelzellen bestehende Tumoren, denen man keine Destruktion nachweisen kann. Ich glaube aus letzterem Umstande, keine Scheidung in der Namengebung herleiten zu sollen in der Annahme, daß solche Tumoren, wenn ihre Zellen dauernd unreif bleiben, früher oder später destruktives Wachstum zeigen werden. Es wird zwar dadurch die Bewertung des einzelnen Falles in Frage gestellt, was für die Praxis unangenehm sein kann, aber man tut gut daran, auch in der Praxis vorläufig bindegewebs- und muskelzellreiche Tumoren von überwiegend jugendlichem Zelltypus für gefährlich anzusehen. Die theoretische Bewertung, die in der Bezeichnung zum Ausdrucke kommen soll, kann sich meiner Meinung nach nicht bei den Übergangsfällen aufhalten, sondern in der Voraussetzung, daß außer der Zellart für das weitere Wachstum allgemeine Bedingungen maßgeblich sind, wird man entweder auf den Namen Sarkom verzichten müssen oder ihn nur für destruierende oder späterhin destruktionsfähige oder destruktionspflichtige Tumoren anwenden. Unter Verzicht auf den Namen Sarkom kann man freilich die Tumoren nach ihrer Zellreife bezeichnen und — vorläufig nur willkürlich — abstufen.

Für Doppelgeschwülste zieht Ribbert „Sarkom im Myom" vor anstelle von Doppelnamen wie Sarkomyom oder Myosarkom, die sonst ziemlich allgemein für Doppelgeschwülste gebraucht werden. Eine Beibehaltung der Doppelnamen in diesem Sinne erscheint mir sehr annehmbar. Die Doppelgeschwulst hat zwei Parenchymarten, die auf verschiedene Arten zueinander gehören können; s. Mischgeschwülste.

Gänzlich verlassen ist Virchows Anwendung der Doppelnamen für nebensächliche Eigenschaften, insbesondere regressive Veränderungen. Leider wird die Unterscheidung solcher Rückbildungen nicht immer ihrem Wesen nach berücksichtigt. Ein Myxosarkom ist ein Myxom und Sarkom, also eine Doppelgeschwulst; ein Sarkom kann aber auch myxomatös degenerieren, das ist ein Sarcoma myxomatosum; s. unter regressiven Erscheinungen bei Myom. „Carcinom" und „Sarkom" sind beide doppelsinnig in der jeweiligen Anwendung in der Literatur, nämlich abwechselnd in histogenetischem Sinne und dann wieder als Strukturbezeichnung. Mit der Mehrzahl der Autoren ziehe ich die histogenetische Bedeutung der Namen vor und spreche also von Carcinom nur als von einer epithelialen und von Sarkom nur als einer Geschwulst der Bindegewebsreihe. Für die carcinomähnliche Struktur nichtepithelialer Geschwülste und für die sarkomähnliche Struktur der epithelialen Geschwülste könnte man „carcinomatoides" und „sarkomatoides" sagen, aber auch das führt leicht zu Mißdeutungen, so daß man besser von alveolaerer und diffuser Struktur spricht, z. B. Endothelioma alveolare oder diffusum.

Das Wort „Leiomyoma malignum" bedeutet im strukturellen Sinne ursprünglich rein muskelzellige Tumoren, erweckt jedoch schon eine Erinnerungsreihe verschiedenartiger Anschauungen, so daß Ghons Verallgemeinerung des Namens auf alle Arten von Sarkomen muskelzelliger Herkunft nicht annehmbar erscheint, zumal dadurch das Augenblicksbild einer Tumorart auf ähnliche und unähnliche Augenblicksbilder aller Art angewendet wird.

Durch Sarcoma „myogenes" will Kathe das Myoma sarcomatodes (Williams) kennzeichnen; die Erfahrung lehrt jedoch, daß sich fertige Geschwulstparenchyme nicht umwandeln.

Unter Sarcoma „myoblasticum" versteht Borst ein reifes muskelzelliges Sarkom; Kathe und R. Meyer haben denselben Ausdruck histogenetisch verstanden. Beides ist irreführend: „myoblasticum" bezeichnet in der Tat ein Zustandsbild aber nicht die reife Form, sondern die unreife noch aus den ursprünglichen Myoblasten bestehende Sarkomform. Histogenetisch verstanden müßte es „myoblastogen" heißen und diese Bezeichnung kann sehr wohl zur Anwendung kommen, wenn man in der Bezeichnung außerdem dem Augenblicksstande der Struktur Rechnung trägt. Doch kann man die langatmige Bezeichnung der Histogenese dadurch abkürzen, daß man sie an erster Stelle eines zusammengesetzten Eigenschaftswortes anbringt.

Sarcoma myoglobicellulare ist das unreife (myoblastische) Stadium.

Sarcoma myofusicellulare, das etwas reifere (muskelspindelzellige) Stadium.

Sarcoma myocellulare (myotypicum) = das frühere Leiomyoma malignum, die reifste Form.

Das gleiche gilt für das Sacroma fibroglobicellulare, fibrofusicellulare = fibrotypicum; Sarcoma lymphocyticum und lymphoblasticum. Für die Atypien der Zellform, soweit sie die Erkenntnis der Histogenese nicht völlig beeinträchtigen, spreche ich von Sarcoma myoatypicum und fibroatypicum, fusicellulare, globicellulare, gigantocellulare oder Sarcoma myofusicellulare partim atypicum, Sarcoma fibrofusigigantocellulare usw.

Die einfache Bezeichnung Sarcoma fusicellulare oder globicellulare mit oder ohne Zusatz von atypicum würde als Eingeständnis der unbekannten Histogenese für gewisse Fälle zu gelten haben.

Die Mischtumoren machen im einzelnen der Namengebung Schwierigkeiten durch die Mannigfaltigkeit ihrer Mischung, allein schon die Zusammensetzung aus zwei Geschwulstparenchymen, von denen eines oder beide „maligne sein können, schafft mehrere Kombinationen. Bleiben wir beim muskelbindegewebigen Blastom; 1. beide gutartig: Myofibrom; 2. bindegewebiges Sarkom im reifen Myom: fibroblastogenes Sarkomyom = Myosarcoma fibroblastogenes = Myosarcoma, a) fibrofusicellulare, b) fibroglobicellulare, c) fibroatypicum; 3. muskelzelliges Sarkom im Myom: myoblastogenes Sarkomyom = Myosarcoma myoblastogenes, Myosarcoma a) myocellulare, b) myofusicellulare, c) myoglobicellulare, d) myoatypicum; 4. bindegewebiges Sarkom im Fibrom als Analogon zu 3: fibroblastogenes Sarkofibrom, Fibrosarcoma fibroblastogenes, a) fibrofusicellulare usw. 5. bindegewebiges Sarkom und muskelzelliges Sarkom gemischt: Sarcoma myofibroblastogenes mit allen Unterabteilungen; 6. muskelzelliges Sarkom in reifem Fibrom: myoblastogenes Sarkofibrom = Fibrosarcoma myoblastogenes. Nur ein Teil dieser theoretisch unterscheidbaren Sarkomformen läßt sich vorläufig praktisch erkennen und außerdem gehören manche von ihnen zu den besonderen Formen der Mischgeschwülste; s. d.

Anstatt „Lymphosarkom" sagt man lymphatische Sarkome und unterscheidet lymphocytäre, lymphoblastische und wenn man will, vorläufig theoretisch atypische Form.

I. Das Sarkom der Uteruswand.

Die bereits von Virchow durchgeführte Einteilung in Schleimhaut- und Wandungssarkome ist mit Recht bis heute beibehalten worden, da die Sarkome in allen Organen verschieden sind und sich der Bau der Schleimhaut sehr wesentlich von dem der Uteruswand unterscheidet. Die Möglichkeit einer schleimhäutigen Sarkombildung in der Uteruswand von verlagerten Teilen der Schleimhaut ausgehend und umgekehrt beeinträchtigt das Prinzip dieser Einteilung ebensowenig wie eine sekundäre Grenzüberschreitung des Sarkoms.

a) Häufigkeit und Sitz der Tumoren.

Unter 329 Sarkome aller Organe führt Schamoni 27 = 7,5 % Uterussarkome an. Sowohl die Schleimhaut als auch die Wandungssarkome kommen sehr viel häufiger im Corpus uteri vor als in der Cervix; nach Poschmann (Hallenser Klinik) 11 zu 5, nach Krukenberg (Berliner Klinik) 18 zu 1, während Geßner aus der gesamten Kasuistik 8 zu 1 berechnet. Wenn man die Wandungssarkome allein rechnet, so ist nach meiner Erfahrung (76 im Korpus, 5 in der Cervix) das Zahlenverhältnis zugunsten des Korpus noch viel erheblicher.

Über den Sitz der Tumoren in den einzelnen Uterusabschnitten gibt Albrecht eine Zusammenstellung früherer Autoren, in der meine Angabe 29 Korpussarkome auf 1 Cervixsarkom durch einen Druckfehler mit 9:1 angegeben wird. Neuerdings hat sich mein Material zugunsten der Collumcarcinome erheblich verschoben, vielleicht weil die Myome nicht mehr alle auf kleine Sarkombezirke untersucht worden sind.

Cervix- und Portiosarkome gelten aber allgemein als Seltenheit, wie auch die Beschreibung einzelner Fälle in letzter Zeit bezeugt.

Cervixsarkome: Deutsch, Herrenschmidt und Mognot, Weinbrenner, Vertes und Zacher; ferner je 2 Fälle: Katz, Fuchs, Peine, Steinhardt 5 Fälle u. a. (siehe Albrecht).

Sarkom im Korpus und Cervix zugleich: Bondi.

Portiosarkome: Gärtner, Davies, Malinowsky, Peine, Ehrlich, nach Kühne im ganzen nur 10 Fälle.

H. H. Schmidt beschreibt die Entstehung von Portiosarkom zwei Jahre nach supravaginaler Uterusamputation und führt ähnliche Fälle an von Wehner, Menge, Chrobak und Wachenfeldt.

Die Zahl der Portiosarkome ließe sich vermehren, wenn man die als „Endotheliome", beschriebenen Tumoren an ihren richtigen Platz stellen würde, aber jedenfalls ist das Korpussarkom weit häufiger.

Das Schleimhautsarkom gehört zu den ungewöhnlichen Befunden. Nach meinem eigenen Material zu urteilen, ist das Wandungssarkom außerordentlich viel häufiger. Die Schleimhautsarkome sind recht selten; ihre frühere Überschätzung im Vergleich mit den

Wandsarkomen liegt abgesehen von Zufällen jedenfalls daran, daß man die häufig wie Myome aussehenden Wandungssarkome nicht mikroskopisch untersucht hat und wohl auch daran, daß manche in die Schleimhaut durchgebrochene Wandungssarkome der Schleimhaut zugerechnet worden sind. Williams beanstandet zwar auch die bisherigen Statistiken wegen der zweifelhaften Herkunft polypöser Sarkome, aber auch diese treten gegenüber den intramuralen Sarkomen an Häufigkeit derartig zurück, daß sie meine Angaben nicht berühren. Die Zusammenstellung Albrechts ergibt (R. Meyer 27:3, v. Franqué 13:2, Schottländer 40:7, Steinhardt 31:5, Gál 26:0, Knott 46:33) einen ungefähren Aufschluß und auch meine erweiterte Erfahrung hält sich auf gleicher Stufe des Durchschnitts.

Das Entstehen von Sarkom in Myomen namentlich in den intramuralen Myomen, ist neuerdings mehr beobachtet worden.

So wird in Übereinstimmung mit meinen früheren Angaben von Steinhardt, Frankl, Gál die größte Zahl von Sarkomen in intramuralen Myomen gefunden, nur ganz selten in subserösen Myomen (1% Steinhardt). Steinhardt findet jedoch, daß nur die absolute Zahl der Sarkomfälle in Myomen größer sei, während die Zahl submuköser Myome relativ häufiger Sarkom enthielten. Dabei ist natürlich zu berücksichtigen, daß die submukösen Myome in großer Zahl anatomisch betrachtet ursprünglich intramurale sind, doch ist Steinhardts Angabe insofern wichtig, als die Ernährungsverhältnisse für die submukösen Myome im allgemeinen günstiger liegen.

Seit der vorigen Auflage, in der ich auf die früher oft unterschätzte Häufigkeit (Gusserow, Rogione u. a.) der Sarkome unter den „Myomen" aufmerksam gemacht habe, sind eine Reihe von statistischen Angaben erschienen, die recht verschieden ausgefallen sind. Raab 0,3%, Bereitter 0,5%, Holzbach (s. Schlimpert und Miller) $1/2$—1,0%, Traci 1%, Deaver 1,2%, ebenso Ohlshausen, Lewis 1,4%, Sarwey 1,7%, Miller 2%, Eckler 2%, ebenso Hofmeier, Hertel 2,8%, Döderlein 3%, Schottländer 3,4%, Geist 5%, Bégouin 5%, Olow 5,2%, Basso 5,7%, Jmhäuser 6%, Klein 7,9%, Schottländer bei Hinzuzählung sarkomverdächtiger Fälle 8,4%, Werner (Warnekros) 10%, Garkisch 3,2% der subserösen, 4,6% der submukösen Tumoren.

In diesen Statistiken werden oft alle Wandungssarkome zusammen gegenüber den Myomen aufgeführt; man erfährt daraus nicht, wie viele Sarkome in Myomen entstehen.

Die große Differenz der Angaben erklärt sich aus der subjektiven Stellungnahme der Autoren zur mikroskopischen Diagnose auf Sarkom. Raab weist mit Recht darauf hin, daß zellreiche Myome leicht als Sarkome gedeutet werden, er selber kommt jedoch zu einer so ungewöhnlichen niedrigen Zahl 0,3% bei einem Untersuchungsmaterial von 329 Myomen, weil er nur die ausgesprochenen Zeichen der sarkomatösen „Degeneration", gehäufte Mitosen, mehrkernige Riesenzellen und atypische Abgrenzung der Geschwulst als diagnostische Merkmale anerkennt. Diese Vorsicht läßt sich nicht verteidigen, da ich selbst, wie auch Huguenin auf das Vorkommen geringer Abweichungen der Zellstruktur auch in gewöhnlichen Myomen aufmerksam gemacht haben. Wenn man andererseits immer gehäufte Mitosen oder Riesenzellen zur Diagnose erwartet, so entgehen einem sicher viele muskelzellige Sarkome. Raabs Prozentsatz von 0,3% erscheint mir daher ebenso unbrauchbar wie Werners von 10%, der sich auf eine zu kleine Untersuchungsreihe bezieht. Auch Bereitter (bei B. Fischer) kommt nur zu 0,5%, weil er in allen malignen Myomen

Riesenzellen angibt. Zugegeben, daß bisher kein sicheres Wahrzeichen der malignen Degeneration aufgepflanzt werden kann, daß also dem persönlichen Ermessen Spielraum gelassen wird, so scheint mir doch bei vorsichtiger Einschätzung des Materiales der Berliner Universitäts-Frauenklinik der Prozentsatz von 2—3 % nicht zu groß, da wir in letzten Jahren nur makroskopisch verdächtige Myome daraufhin untersucht haben.

Auch H. Albrecht ist die große Schwankung in den Statistiken aufgefallen, von denen er eine Zusammenstellung von etwa 70 Autoren bringt, um aus der Gesamtzahl zu errechnen, daß auf 77076 Myome 1088 Sarkome = 1,41 % kommen. Aber auch H. Albrecht erkennt die Genauigkeit der Angaben nicht an, die zum Teil auf makroskopischer Betrachtung fußen. Aus den histologisch untersuchten Fällen ergeben die Statistiken von Winter, Bumm, Fehling, Werner, Schottländer, Reel, Frankl, Steinhardt, Imhäuser, Gál nach Albrechts Zusammenstellung 3 % aller operierten und mikroskopisch untersuchten Myome als sarkomatös; also nicht aller Myome, sondern nur die operierten.

Die folgenden Zahlen entnehme ich von H. Albrecht; er schreibt:

Krukenberg registriert 16 Sarkome auf 2369 Uterustumoren (0,67 %), Gurlt 2 Sarkome auf 2649 Uterustumoren (0,08 %), Roger Williams 8 bei 4115 Uterustumoren 0,10 %, Braun schätzt sie auf 0,4 % seines Materials, Healy sah 2 Uterussarkome bei 1500 Fällen (0,13 %), Frankl verzeichnet unter 2952 Uterustumoren 1878 Myome, 1036 Carcinome (36 %), 38 Sarkome (1,2 %); Poschmann bei 403 Krebsen 387 Carcinome, 16 Sarkome.

Danach berechnet H. Albrecht noch nicht 1 % auf die Gesamtheit der Uterustumoren.

Des weiteren ersieht man aus H. Albrechts Zusammenstellung von Statistiken daß das Uterussarkom eine Erkrankung des vorgerückten Alters ist. Es befinden sich darunter nur wenige Kinder (Döderlein 2 Jahre, Vigi 26 Monate), 2 Mädchen von 13 und 15 Jahren (Adreani, Constantin).

Aus allen Zusammenstellungen erkennt man ohne weiteres die überwiegende Masse von muskelzelligen Sarkomen über andere Tumoren.

Virchow war es bereits bekannt, daß das Uterussarkom in Form der „Myome" oder als selbständiger Teil in Myomen auftreten. C. Schröder ging soweit, alle Wandsarkome als ursprüngliche Myome anzusehen. Wenn man mit Geßner die Wandsarkome ihrem Sitze in den einzelnen Wandschichten nach einteilen will, so wäre eine Verständigung über die Begriffe des intramuralen, submukösen und subserösen Sitzes notwendig, wie wir sie bei Besprechung der Myome versucht haben. Diese verhalten sich nach Piquands Zusammenstellung wie 60:63:45.

Nach Geßner verhält sich die Häufigkeit der rein submukösen, der der submukösinterstitiellen, interstitiell-subserösen, interstitiell-intraligamentären und rein subserösen Sarkome wie 12:10:2:2:1.

Auch Winter, v. Franqué, Garkisch, Hertel halten die submukösen Myome für die am häufigsten sarkomatös entarteten. Ich muß das intramurale Sarkom, insbesondere das intramurale muskelzellige Sarkom für das weitaus häufigste halten; es ist jedoch wahr, daß diese großen Tumoren häufig gegen die Uterushöhle zu wachsen und schließlich als breitbasige Polypen erscheinen. Nur einmal fand ich in einem großen subserösen Myom kleine sarkomatöse Stellen, nur zweimal ein wirklich submuköses Sarkom.

b) Äußere Erscheinung der Wandsarkome.

Die intramuralen Sarkome sind der äußeren Form nach meist sphärisch, vielfach kuglig, und die wirklich von Haus aus sarkomatösen Tumoren sind ebenfalls im ganzen kuglig wie Myome und gar nicht selten scharf abgekapselt, während in den „Myosarkomen" die sarkomatöse Neubildung meist nur anfänglich als scharf abgekapselter Knoten auftritt, und nicht selten als diffuse Neubildung in den Myomen sich ausbreitet unter Zerstörung des myomatösen Gewebes. In Übereinstimmung mit Geßner u. a. fand ich das Sarkom in den Myomen meist mehr zentral gelegen. Bemerkenswert ist bei dieser zentralen Sarkomentstehung jedoch, daß nicht nur myomähnliche, sondern auch spindelzellige und rundzellige Sarkome hierunter gefunden werden, z. B. Moraller, Selbach, Dobbertin, Frattin; zuweilen sind sie scharf abgegrenzt vom Myom (Dobbertin, Gebhard). In dem erwähnten großen subserösen Myom fand ich mehrere peripher gelegene, darunter einzelne sogar subserös stark vortretende Sarkomknoten mit mäßigen Strukturveränderungen der Zellen, von denen wir noch mikroskopisch berichten werden, während auch ich sonst in 19 Fällen das nicht muskelzellige Sarkom stets im Zentrum von Myomen fand, das oft nur eine schmale äußere Zone für das Sarkom abgibt.

Von Bedeutung für den Kliniker ist es, daß das Sarkom, auch wenn es polypös ist, sich durch den Stiel in die Uteruswand fortsetzt. Wenn Gusserow stets eine Kapsel vermißte, so trifft das mikroskopisch meist zu und außerdem liegt es makroskopisch daran, daß „Myosarkome" von ihm verkannt werden. Schreher und Geßner haben bereits eine ganze Reihe von abgekapselten Fällen gekannt, unter welchen sich freilich schon Myosarkome befinden mögen. Aber auch einfache Sarkome treten makroskopisch als scharf umschriebene myomähnliche Tumoren auf, die jedoch bei mikroskopischer Betrachtung stets an vielen Stellen meist in konzentrischen Bahnen in der verdrängten Umgebung sich ausbreiten, also außer dem exstruktiven Wachstum auch ein infiltrierendes erkennen lassen. Daß eine solche Kapsel nicht dem Tumor angehört, sondern seiner Umgebung entlehnt wird, ist bereits bei den Myomen besprochen worden. Eine Verallgemeinerung über das Wachstum der Wandsarkome ist übrigens nicht angebracht, da wir unter diesen zweifellos mehrere verschiedenwertige Tumorarten zusammenfassen, deren Trennung zwar noch nicht völlig durchführbar ist, aber doch auf Grund der bisherigen Erfahrungen versucht werden muß, wie oben bereits geschehen. Am schärfsten sind zweifellos die myomähnlichen Sarkome abgegrenzt, aber auch spindelzellige, fibromähnliche Sarkome und selbst solche mit leichter Polymorphie sind manchmal makroskopisch scharf umschrieben und dringen nur mikroskopisch in die Umgebung vor. Dahingegen findet man das Sarkom in Myom häufig diffus sich ausbreitend und die Sarkome mit stärkerer Zellenatypsie ersetzen nicht selten große Teile der Myome und auch der Uteruswand; auch findet man in solchen Fällen schon makroskopische Metastasen in der Uteruswand. Jedenfalls scheinen die Sarkome mit starken Zellatypien eine sehr viel erheblichere Destruktion zur Folge zu haben.

Die früheren Autoren unterscheiden primäre Wandsarkome von den in Myomen auftretenden Sarkomen, sog. sekundären Sarkomen. Nach unserer im Kapitel über Histogenese gegebenen Darstellung sind die in Kugelform auftretenden Tumoren häufig Sarkome und wir fassen sogar eine Reihe solcher Tumoren als eine primäre Mischung von

Sarkom und Myom und einzelne direkt als Grenztumoren auf, die zwischen gutartig und bösartig stehen. Danach würden wir den Unterschied der früheren Autoren zwischen primären Wandsarkomen und sekundären nicht in der Schärfe wie bisher gelten lassen, sondern wir würden unter den primären Wandsarkomen unterscheiden die diffus wachsenden und die in Kugelform auftretenden Sarkome. Die diffus wachsenden primären Sarkome sind in der Tat, wie schon frühere Autoren, insbesondere Klien hervorheben, seltener, während sie, wie geschildert, innerhalb von Myomen nicht selten diffus vordringen. Ich habe nur ein etwa walnußgroßes Sarkom im Corpus uteri submukös gesehen, das ohne jede scharfe Abgrenzung sich rings um die Tubenecke ausbreitete.

Diffuses Wandsarkom beschrieb neuerdings Frankl in einem Fall. Auch Frankl betont die Seltenheit des diffusen Wachstums der Sarkome. Die Größe der Tumoren ist im allgemeinen unter den operierten Fällen nicht sehr bedeutend, doch kommen auch einzelne Riesentumoren sowohl unter den muskelzelligen als auch den gemischtzelligen Sarkomen zur Beobachtung. Die größten Exemplare sind durch Lymphangiektasien und Erweichung wie bei den Myomen zustande gekommen. Über kopfgroße Sarkome ohne Erweichung habe ich nur ganz vereinzelt gesehen. Portiosarkome erscheinen als plumpe Auftreibung der Portio (R. Meyer, Frankl) oder als ulceröser Tumor (Malinowski). Portiosarkome können blumenkohlartig, also den Carcinomen ähnlich auftreten. Die fälschlich sog. Endotheliome der Portio haben die gleiche Form.

Polypöse Wandsarkome s. Veit, v. Franqué, Mac Lennan. Die Schleimhaut kann über den submukösen Wandsarkomen längere Zeit gut erhalten bleiben. Uterusinversion durch den Zug der Tumoren ist nicht so häufig wie bei den Myomen (s. bei Küstner, Williams, Kamann, Swayne, H. Albrecht).

Die Sarkome des Collum sind häufig polypös und dann selten reine Sarkome (3 eigene Fälle), sondern entweder sarkomatöse Adenofibrome oder Carcinosarkome. Zuweilen (3 eigene Fälle), sind die mit einheitlicher Basis entspringenden Polypen stark gewulstet nahezu papilomatös. Geringere Papillenbildung ist nicht so selten.

Die Polypen werden zuweilen verkannt, so in einem Falle von Kuncz und Zacher, indem sie erst als fibröse Polypen galten und $1^{1}/_{2}$ Jahre später bei der 43 Jahre alten Frau mit großen Tumormassen im Uterus, Tuben, Ligamenten und in einem Ovarialcystom sowie Lymphknotenmetastasen endeten.

Die polypös in das Uteruslumen vordringenden Wandsarkome können gelegentlich ihre kuglige Form bewahren, sie werden aber meist deformiert ebenso wie die Myome, also walzenförmig. Seltener ist die Oberfläche höckerig oder gelappt; diese Lappung kann soweit gehen, daß eine richtige Traubenform entsteht, die jedoch jede Art von Polypen betreffen kann und nicht etwa nur Sarkome. Wenn Pick meint, daß ein solches Wachtum nur dann vorkommen könnte, wo die Neubildung sich in einer erweiterten Uterushöhle entwickelt oder in die dehnungsfähige Scheide hinein, so kann man sich zwar keine erweiterte Uterushöhle vorstellen, ehe etwas darin ist, aber wohl eine erweiterungsfähige und soviel ist verständlich, daß die Neubildung in einem Hohlraum die lokalen Wachstumsdifferenzen freier entfalten kann. So findet sich auch sonst an Polypen die gelappte und traubige Form als häufiges Attribut; sogar papilläre Form ist an Portiosarkomen beobachtet, die dann dem blumenkohlartigen Carcinom ähneln (vgl. die traubigen Polypen auch unter Schleimhautsarkom). Aus dem Umstande, daß die traubigen Polypen an der Oberfläche nicht von Schleimhaut bekleidet sind, ersieht man, daß die Tumoren durchgebrochen sind (Geßner). Auch ein Durchbruch durch die Serosa kommt gelegentlich vor [v. Rosthorn, Nürnberger und ein eigener Fall (siehe unter Metastasen w. u.)].

Es darf hervorgehoben werden, daß die lappige Tumorform nicht ein verläßliches Zeichen bestimmter Struktur der Geschwulst ist. Auch muskelzellige Sarkome werden zuweilen polypös und gelappt, doch sind diese weiche, zellreiche, stark atypische Muskelzellsarkome.

Stieldrehung subseröser Sarkome ist schon deswegen selten, weil die Sarkome nur selten subserös gestielt sind. Einen Fall von Stieldrehung mit Blutung, Nekrose, Platzen und Erguß in die Bauchhöhle zeigte Halban.

Inversion des Uterus ist nicht gerade häufig, aber nach einer Zusammenstellung von Schämig (1911) der Uterusinversion infolge bösartiger Uterustumoren findet sich die überraschend hohe Zahl von 12 Sarkomen unter insgesamt 25 Fällen. Hillmann, der gleichfalls einen solchen Fall beschreibt, erklärt Schämigs Ergebnis mit der Widerstandsbrechung des Gebärmuttergewölbes durch den Tumor.

Die intraligamentäre Sarkomausbreitung (Heinzer, Enderlein, de Monchy, Katz, Kurz, Stallmann, Hennicke, Frankl, H. Albrecht) ist scheinbar auch nicht selten, freilich habe ich selbst diese Ausbreitung nur in einem Falle von multiplen Myosarkomen und bei großen Solitärtumoren zweimal gesehen.

Die Sarkome der Uteruswand treten meistens in der Einzahl auf; jedoch kommen auch mehrere vor wie ich Ulesko-Stroganowa beistimmen kann; so fand auch von Kahlden im ganzen Uterus sehr zahlreiche umkapselte, mikroskopische bis haselnußgroße sarkomatöse Fibromyome. Einen ähnlichen Fall erwähnt Geßner gesehen zu haben; er fand außer größerer Sarkomknoten in der Uteruswand massenhafte kleinste bis walnußgroße, weiche markige, über die Schnittfläche hervorquellende Knoten, zum Teil aus Fibromyom, zum Teil aus Sarkomgewebe bestehend. Handelt es sich in diesem Falle vielleicht um Metastasen?

Ebenfalls einen Fall von multiplen sarkomatösen scharf umgrenzten Knoten beschrieb Busse; ich selbst habe Fälle mit zwei bzw. drei Myosarkomen gesehen und in einem Falle multiple Rundzellensarkome in einem kindskopfgroßen Uterus. Die nahe Verwandtschaft mit den Myomen geht auch daraus hervor, daß oftmals unter zahlreichen Myomen in einem Uterus nur ein einziger selbständiger Sarkomknoten oder Sarkom in nur einem der Myome gefunden wird.

In einem Falle fand ich in der Nähe eines Sarkoms noch einen kleineren, ebenfalls scheinbar primären Knoten. In einem anderen Falle fand ich in einem großen Myom viel kleine stecknadelknopf- bis bohnengroße sarkomatöse, teils circumscripte, teils etwas diffuse Partien (s. auch Térillon, Enderlein), die auf Metastasen schließen lassen.

Aus Gáls Zusammenstellung ergibt sich bei 13 Sarkomfällen in Myomen nur viermal ein einziges Myom befallen und 9 mal mehrere oder alle Myome.

Ich finde diese Angabe gegensätzlich zu meiner; sie ist aber für weiteres Verständnis der Sarkomentstehung nicht unwichtig, deshalb würde es erwünscht sein, darüber Klarheit zu schaffen, welchen Maßstab die einzelnen Autoren an die Sarkomdiagnose legen. Zweifellos beruhen viele Meinungsverschiedenheiten schon auf Unterschiede der Technik. Dicke oder dunkelgefärbte Schnitte erscheinen zellreicher. Gefrierschnitte sind überhaupt nicht zu gebrauchen. Selbst die Fixierungen und die Art der Färbemethoden ergeben sehr verschiedene Bilder. Es muß eine Vereinbarung über Normierung der Technik getroffen werden, damit man in der Lage ist, sich über „Zelldichte" zu einigen, die sehr oft zum subjektiven Maßstab der Sarkomdiagnose gemacht wird.

Die Größe der Uterussarkome kann außerordentlich werden, das größte, das ich gesehen habe, wurde von Ohlshausen operiert; es war ein weit über mannskopfgroßes, polymorphzelliges Sarkom mit großen Nekrosen und Erweichungsherden. Der Uterus war im ganzen enorm, aber gleichmäßig vergrößert, und die äußeren Muskelschichten waren gut erhalten, sie bildeten eine Art Schale um das Sarkom, das die inneren Schichten völlig ersetzt, bzw. zerstört hatte. Große Tumoren bis zu 20 kg beschreibt Térillon.

Das makroskopische Aussehen der Sarkome auf Durchschnitten ist naturgemäß

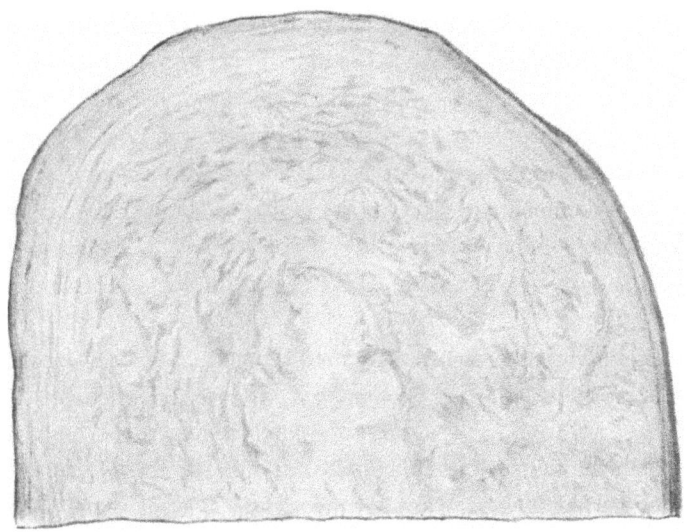

Abb. 336. Überwiegend spindelzelliges, teils „rundzelliges" Sarkom, mäßig weich intramural im Korpus, mit Erweichungsstellen. (Annähernd nat. Gr.)

ein sehr verschiedenartiges. Zunächst begegnen wir sehr häufig Sarkomen, die mehr oder weniger myomähnlich sind und dann auch mikroskopisch meist myomatöses Gewebe enthalten. Nun gibt es einerseits zweifellos Myome, in denen früher oder später Sarkom auftritt, wie ich ganz besonders aus zwei Fällen entnehme, in denen sehr lange, in einem Falle seit 10 Jahren bestehende und zwar sehr große Myome nur relativ kleine Sarkomherde zeigten und in diesen Tumoren hängt das makroskopische Aussehen sehr wesentlich davon ab, ob in den sarkomatösen Partien die Zellen myomähnlich oder fibromähnlich werden oder wenigstens nicht zu sehr von den normalen Zellformen abweichen. In diesem Falle treten die kleineren, sehr zelldichten sarkomatösen Partien in den Myomen gar nicht erheblich hervor, nur die größeren Partien fallen auf durch geringeren sehnigen Glanz und Fehlen der welligen Durchflechtung. Frankl sagt, das muskelzellige Sarkom sehe auf dem Durchschnitte aus wie gekochtes Hammelfleisch. Erst stärker abweichende Zellformen, wie rundzellige und polymorphzellige Sarkome heben sich sehr deutlich aus dem Myomgewebe ebenso wie aus der normalen Uteruswand ab (s. Abb. 336) in anfänglichen

Graden durch stumpfere weißlich grauere Färbung, durch morscheres, weniger straffes Gefüge und in stärkeren Graden durch speckiges markartiges Aussehen von hellerer gelblichgrauer Färbung, mehr durchscheinend als Myome.

Die Sarkombildung kann auch das ganze Myom durchsetzen und ersetzen, so daß von letzterem meist nur eine periphere Schale übrig bleibt, ohne daß die Kugelgestalt der Myome leidet.

Ja selbst die Struktur kann makroskopisch einigermaßen beibehalten werden; nur sind die Faserbündel nicht so scharf umschrieben, sie erscheinen weniger stark verflochten und haben weniger sehnigen Glanz, sondern sind weicher, saftreicher und nicht so elastisch wie die fibrösen Myome. Jedenfalls kann die Myomähnlichkeit der Sarkome so bedeutend sein, daß sie makroskopisch tatsächlich sehr oft unerkannt bleiben. Außer der sekundären Sarkombildung in Myomen gibt es nun auch Sarkome, die aus besonderen Keimen hervorgehen und den Bau der Myome mehr oder weniger nachahmen, indem ein Teil der Zellen unreif, sarkomatös bleibt, während ein anderer zu Muskelzellen ausreift. Wir haben bisher kein Mittel an der Hand, derartige Tumoren im vorgeschrittenen Zustande sicher als solche zu erkennen, da auch sekundär sarkomatös gewordene Myome ähnlich aussehen können. Im allgemeinen wird man aber die mit einer peripheren Myomschale versehenen Sarkome als sekundär sarkomatös durchsetzte Myome auffassen müssen. Selbst wenn die Kapsel fehlt, so kann dennoch das Sarkom sekundär in einem Myom entstanden sein und die Kapsel durchwachsen haben (Schreher, Pick). Welche Bedeutung die sekundären Sarkome im Verhältnis zu den primären haben, muß im Kapitel über Histogenese gesagt werden.

Das makroskopische Aussehen der spindelzelligen Sarkome auf dem Durchschnitt läßt sich schon nicht so einheitlich beschreiben, weil die Übergänge zu den regressiven Formen dies häufig erschweren. Wenn aber solche fehlen, so ist auch das spindelzellige Sarkom selbst bis zur Größe eines Kindskopfes und darüber ein ziemlich gut umschriebener Tumor, der bei oberflächlicher Betrachtung leicht als „Myom" unterlaufen kann. Jedoch ist selbst beim Fehlen jeglicher Nekrosen an dem spindelzelligen Sarkom das Fehlen der charakteristischen Myomzeichnung auffällig; zuweilen werden die Spindelzüge von größeren Lymphspalten abgeteilt, so daß ein kompliziertes, vielverzweigtes Kanalsystem schon makroskopisch sehr auffällig hervortritt, wie ich in einem Falle fand. Die rein spindelzelligen Sarkome sind zuweilen makroskopisch ziemlich scharf umschrieben, zuweilen wachsen sie auch mehr diffus und gleichzeitig mehr destruktiv.

Alle Übergänge vom fast reinen spindelzelligen zum muskelzelligen Sarkom kommen vor daher eine scharfe Trennung makroskopisch nicht möglich ist.

Das Rundzellsarkom wächst meist infiltrierend im Myom oder im Myometrium. Die frischeren, wohlerhaltenen Gewebszüge des Rundzellensarkoms lassen sich makroskopisch leicht sehen (aber natürlich nicht als solches erkennen) durch ihr auffallend stumpfes, glanzloses lockeres Gefüge und erinnern an abscedierendes Gewebe. In einem Falle von Rundzellensarkom, das ich in einem großen Myom (aus Dr. Seeligs Klinik) fand, war, trotzdem es sich um eine noch in schmalen Zügen an einer circumscripten Partie vordringende, also ziemlich frische Neubildung handelte, die Herkunft nicht völlig sicher zu beweisen, da die Schleimhaut, wenn auch nicht erheblich, mitergriffen war. Moraller beschrieb jedoch im Zentrum eines Myoms ein kleinzelliges, rundzelliges Sarkom, das

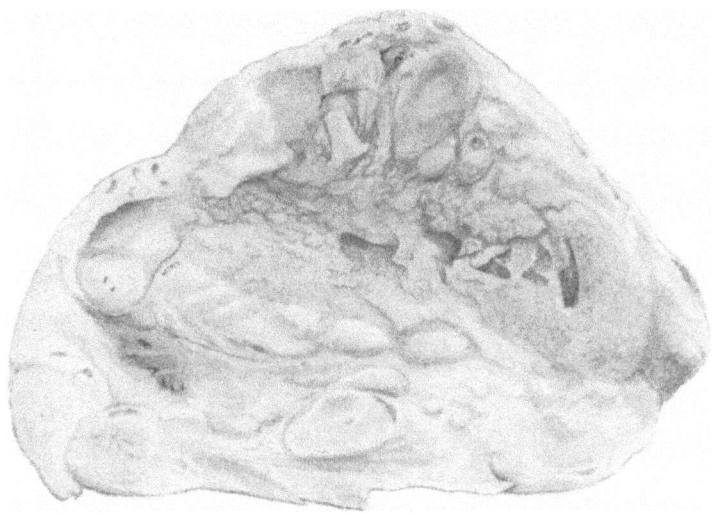

Abb. 337. Wandsarkom des Corpus uteri in vorgeschrittener Erweichung. Histologisch atypisch, nur stellenweise deutlich muskelzellig. (Annähernd nat. Gr.)

scheinbar ähnlich wie unser Fall war, als opake unregelmäßig vordringende Masse. Meist handelt es sich um Bindegewebssarkome, während muskelzellige Sarkome nur selten Rundzellen enthalten; andererseits greifen rundzellige Schleimhautsarkome auch auf die Muskulatur über.

Das Sarkom mit starken Strukturabweichungen der Zellen verdient, wie oben bemerkt, eine Sonderstellung nur in ausgeprägten Fällen, da die geringeren Grade Strukturveränderungen makroskopisch nicht zum Ausdruck kommen. Bei stärker von der Norm abweichender Zellstruktur haben die Tumoren auch makroskopisch Eigenheiten. Sie werden zunächst weicher und markähnlicher, sodann treten bei allen Tumoren dieser Art Nekrosen auf. Man kann mit ziemlicher Sicherheit sagen, daß ein Sarkom von einiger Größe ohne Nekrose meist auch keine nennenswerten Abweichungen der Zellstrukturen aufweisen wird. Die myomähnlichen, intramuralen Sarkome haben am wenigsten Hämorrhagien und Nekrosen; es folgen die Spindelzellensarkome, dann die rundzelligen

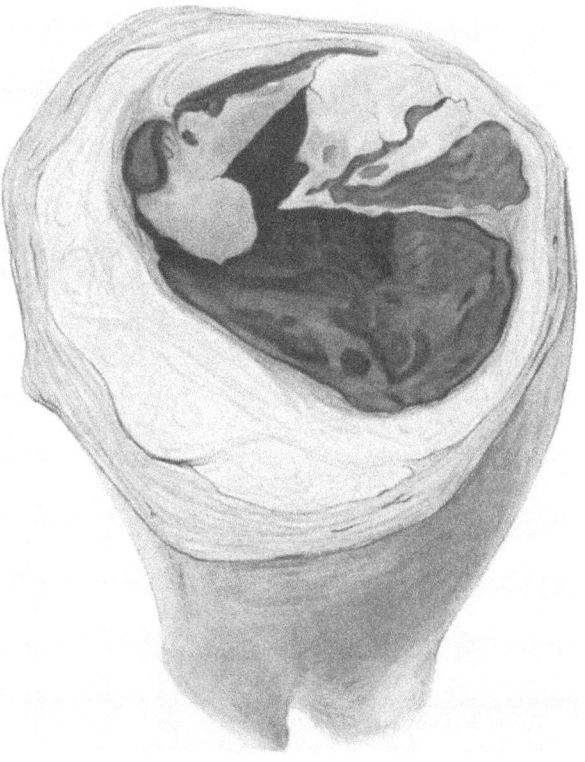

Abb. 338. Muskelzelliges Wandsarkom des Uterus. Teilweise erweicht, blutig durchtränkt, teilweise dem gewöhnlichen Myom makroskopisch ähnlich. (Etwa ²/₃ nat. Gr.)

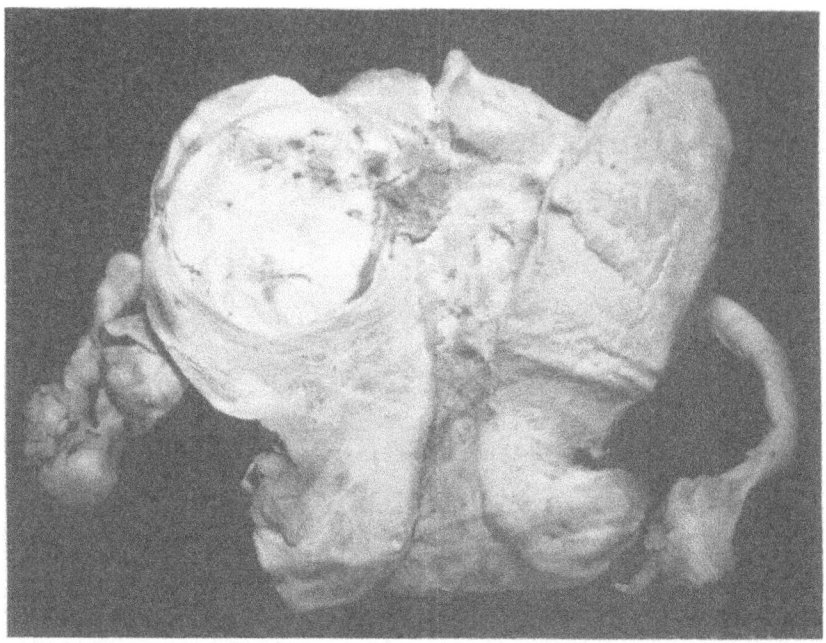

Abb. 339. Kugeliges Wandsarkom im Begriffe durchzubrechen; durch vorherige Ausschabung gewonnenes Material (Pr. 6749), diagnostiziertes spindelzelliges Bindegewebssarkom einer 55jährigen Frau. (Lichtbild ³/₄ nat. Gr.)

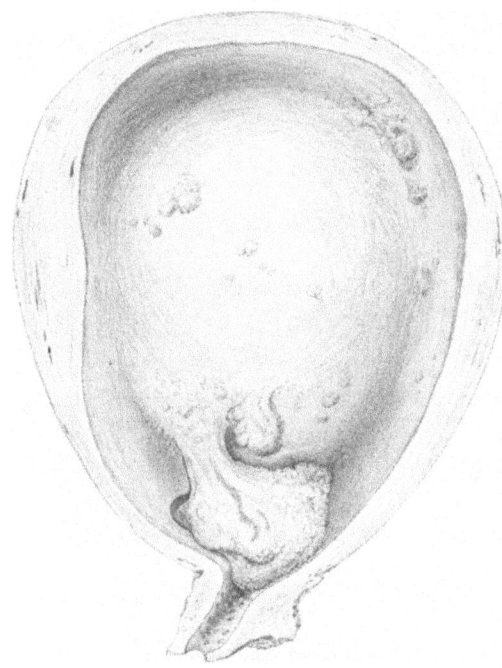

Abb. 340. Submukös gelegenes kleinspindelzelliges Wandsarkom des Corpus uteri hat verschiedene kleine breitbasige und polypöse warzige Vorsprünge und am unteren Ende einen größeren polypösen Fortsatz, der mit seinem unteren Teile ein Loch in die Uteruswand durch Einschmelzung gebohrt hat; links im Bilde erkennt man die Vertiefung, in die der Polyp sich mit einem Teile einsenkt und frei darin liegt. (Präparat und Zeichnung von Carl Ruge, ½ nat. Gr.)

und die stärksten Nekrosen findet man bei den polymorphzelligen Sarkomen mit degenerativen Zellveränderungen. Die Sarkome mit hochgradiger Strukturveränderung der Zellen bieten makroskopisch sehr bunte Bilder. Das gut erhaltene Sarkomgewebe setzt sich mehr oder weniger scharfrandig gegen das hyaline oder schleimige oder völlig erweichte nekrotische Gewebe ab, so daß das Sarkom in Inselform erscheint. Gelbgraue oder schmutzig-weiße markige Felder heben sich über einer mehr glasig durchscheinenden bläulichen Masse hervor. Wenn einzelne Autoren das Gewebe mit Fischfleisch vergleichen, so trifft das mehr oder weniger zu; die gut erhaltenen Sarkompartien kann man mit gekochtem, die hyalin degenerierten mit rohem Fischfleisch vergleichen. Auch gelbliche oder rotbräunliche hämorrhagische Partien finden sich fast regelmäßig. Diese Sarkome unterscheiden sich ferner von den einfacheren dadurch, daß sie fast immer in die Gefäße eindringen und dann auch makroskopisch als lange Stränge bzw. auf dem Querschnitt als runde Felder scharf abgegrenzt erscheinen; zuweilen mit einer zusammenhängenden Endothelbekleidung (Lahm, Hennicke, Verfasser). Auch kann man die regenwurmähnlichen Sarkomstränge aus den größeren Gefäßen am frischen Präparat zuweilen leicht herausziehen. Das gleiche kommt aber auch bei Sarkomen ohne besondere Zellatypien vor.

Jedenfalls kann man von den Sarkomen mit stärkeren Strukturabweichungen sagen, sie sind im allgemeinen intensiver und diffuser gewachsen, sie metastasieren und nekrotisieren leichter und ausgiebiger. Wenn solche Sarkomherde in Myomen vorkommen, so tritt das markartige Sarkomgewebe meist deutlich schon makroskopisch aus dem derben, mehr rötlichen, wellig gestreiften Myomgewebe hervor.

Es versteht sich von selbst, daß erhebliche Nekrosen und Hämorrhagien das makroskopische Bild auch stark beeinflussen. Außer gelblichen, bräunlichen, rötlichen und schwärzlichen, meist unreinen oder geradezu schmutzigen Farbentönen macht sich eine Abnahme der Gewebsspannung bemerkbar; eine weiche bröcklige, schließlich zerfließende Masse (mostrichartiger Brei, Straßmann) kann allmählich die Oberhand gewinnen und zuletzt kann der ganze Tumor bis auf eine dünne periphere Schale cystisch werden. In den Cysten finden sich Sequester und kleinere Bröckel. Nekrosen und Blutungen treten aber auch in Sarkomen mit weniger abweichenden Zellformen auf, jedoch in solchen Tumoren meist erst dann, wenn sie eine erheblichere Größe erreichen und infolgedessen ihre Blutzufuhr bzw. Blutabfuhr leidet. Bei polypösen Sarkomen erfolgt natürlich die Nekrose unter den Bedingungen, wie bei allen anderen Polypen, also auch bei Myosarkomen.

Eigenartig ist die Fähigkeit des Sarkoms in Abb. 340, mit der Spitze seines polypösen Teiles die Uteruswand zu durchbohren.

c) Mikroskopische Beschreibung der Wandsarkome.

Nach der Zusammenstellung Piquands sind beschrieben 42 Spindelzell-, 34 gemischtzellige, 26 Rundzellsarkome, 42 muskelzellig; diese Statistik hat nichts Verbindliches in histogenetischer Beziehung, besonders, wenn man unsere Auffassung der muskelzelligen Sarkome teilt; die Einteilung ist also ganz äußerlich.

Aus der Zusammenstellung Gáls von statistischen Angaben der Autoren Piquand, Heist, Evans, Vogt, Steinhardt und eigenen Fällen kann man ohne weiteres die Unbrauchbarkeit aus der gänzlich verschiedenen Auffassung der Autoren erkennen. Piquand hat unter der großen Zusammenstellung von 144 Fällen kein einziges großzelliges erwähnt, dagegen haben Vogt unter 29 Fällen 6 großzellige und Steinhardt in 49 Fällen 8 großzellige Sarkome berechnet. Das geht natürlich nicht mit rechten Dingen zu. Aber noch weniger ist der völlige Mangel an muskelzelligen Sarkomen in der Gesamtzahl von 111 Fällen von Geist, Evans, Vogt irgendwie maßgeblich zu nennen. Auch die gemischtzelligen Sarkome stellen eine so große Menge dar unter allen Angaben, daß sie nur durch die Nichtachtung erklärlich ist, die allgemein der Unterscheidung von Zellquerschnitt und Längsschnitt zuteil wird. Man beachte den Gefäßverlauf! Für die Beurteilung der Zellformen dürfen grundsätzlich nur Gewebspartien mit längsgetroffenen Gefäßen dienen. Wo diese fehlen, ist entsprechende Vorsicht und ein Sondervermerk in der Beschreibung notwendig.

Nur eines kann man getrost sagen, wirkliche rundzellige Sarkome sind sehr selten und von den spindelzelligen ist die überwiegend große Mehrzahl muskelhaltig.

Wir haben bereits erwähnt, daß viele Sarkome nicht nur von einer streng bestimmten Zellform aufgebaut werden; trotzdem werden wir die Wandsarkome nach dem Überwiegen einer Zellform auseinanderhalten und die Mischformen und Übergänge anschließen. Wichtiger als die Zellform ist jedoch die Zellart; eine Spindelzelle kann eine junge Muskelzelle oder eine Bindegewebszelle sein, sie kann normal oder sarkomatös sein.

Es soll auch hier nicht versäumt werden, auf die immer wiederkehrenden Irrtümer hinzuweisen; ödematös durchblutete, hyalin degenerierte und nekrotisierende Partien dürfen nicht zur Erkennung und Bezeichnung des Zelltypus herangezogen werden, sondern sind ausdrücklich als regressive Veränderungen hervorzuheben, sonst läuft man Gefahr, Myome für Sarkome zu erklären und die Histogenese falsch zu deuten. Querschnitte durch längliche Zellen werden immer noch für Rundzellen gehalten, oder für polygonale. Noch auf eines möchte ich hinweisen; die Randzone von Herden ist zuweilen viel zelldichter und dunkler; das ist eine Druckerscheinung seitens der Umgebung. Die Herde liegen hier manchmal in präformierten Gefäßräumen und dehnen diese ungeheuer aus, ehe sie in die Umgebung dringen. Der Druck verändert hier auch die Zellformen hochgradig.

Anstelle der Einteilung nach Zellformen müssen wir versuchen, der histogenetischen Gruppierung näher zu kommen und unterscheiden bei den Wandsarkomen: 1. Gemische von muskelzelligem Sarkom mit Myom, wobei entweder zuerst ein myomatöser Anteil ausreift, der später von einer destruktiv wachsenden Muskelzellgeneration kompliziert und allmählich aufgezehrt wird, oder in welchem die Zellen gleichzeitig stellenweise myomatös ausreifen und in unreifen Zellformen sarkomatös wuchern. Diese Tumoren (myoblastogene Sarkomyome) machen ungefähr 50% der Wandungsarkome aus; 2. Bindegewebssarkome in Myomen (fibroblastogene Sarkomyome) sind etwa 25%; 3. Bindegewebssarkome ohne myomatösen Anteil höchstens 25%, wobei die Möglichkeit offen bleibt, daß manche von ihnen den muskelzelligen zugehören. 4. Gemischte Sarkome mit muskelzelligem und bindegewebszelligem Parenchym (Sarcoma myofibroblastogenes) sind jedenfalls selten und schwer zu erkennen. Fibrom und Sarkom gemischt ist vorläufig nicht bekannt.

Das Stroma der Sarkome.

Über das Stroma der Sarkome ist noch keine Einigkeit erzielt und zwar deshalb, weil es Sarkome mit vielen und mit wenigem Stroma gibt; ob das fremde Stroma völlig fehlen kann, ist noch nicht sicher gestellt. Immer hält sich das Stroma in viel bescheideneren Grenzen als beim Carcinom; breite Septen sind nicht neu gebildet, sondern Reste des im übrigen zerstörten oder auseinander gedrängten Gewebes. Ein großer Teil der Sarkome liefert also selber geschwulsteigenes fibrilläres Stützgewebe. Bei langsamem Wachstum, also bei geringer Bösartigkeit ist die Zwischensubstanz vermehrt (Ribbert). Immer sind Parenchym und Zwischensubstanz sehr eng verbunden. Die Fibrillen färbt man am einfachsten nach Mallory, Ribbert oder del Rio. Es ist kein großer Gewinn mit der Darstellung nach Bielschowsky zu erzielen, noch in den davon abgeleiteten Methoden (Achucarro, Ranke).

An den Resultaten von Ranke und von Hulisch ist immerhin beachtenswert, daß die Fribillen einiger Sarkomaten Syncytien sind. Ranke behauptet, daß das mesenchymale Gewebe stets syncytialen

Charakter bewahre; in diesen protoplasmatischen Netzen verlaufen die freien Silberfibrillen gekreuzt. Es gibt Sarkome, bei denen die Zellen im syncytialen Verbande verbleiben, und solche bei denen sie mit einem Plasmateile austreten. Bei den ersteren ist das mesenchymale Gewebe selbst das Sarkom mit enormen Protoplasmabalken, sehr reichlichen Silberfasern und wenigen „kollagenen" Fibrillen. Das Gefäßbindegewebe reagiert an den Randstellen dieser Sarkome mit diffuser Netzbildung. Bei der zweiten Sarkomgruppe „ist das Sarkomelement eine anscheinend aus der Gefäßadventitia hervorgegangene Rundzelle von sehr konstanten Formen"; bei diesen Tumoren reagiert das Gefäßbindegewebe mit Proliferation regelmäßig gestalteter faserarmer Netze, in deren Maschen Tumorzellen liegen. In der Nachbarschaft des Tumors reagiert die Adventitia mit einer konzentrischen, nicht diffus das Gewebe durchsetzenden Netzbildung. Hulischs Nachuntersuchung betrifft u. a. auch einen Fall von Uterussarkom, dessen Fibrillen sich genau den Zellkonturen anschmiegen, während bei den Lymphosarkomen (Darm), die Fibrillen zarter, regelmäßiger, aber selbständiger gegenüber den Sarkomzellen auftreten.

Hulisch schließt sich nicht der Sarkomeinteilung Rankes in zwei Gruppen an, unterscheidet sie aber doch nach ihrer syncytialen Anordnung, von denen die etwas reifere Form sich ihr Stützgerüst innerhalb ihres Plasmas selber bildet, während die nicht syncytiale Form (kleinzelliges Rundzellensarkom) keine Stützsubstanz bildet, also den Carcinomen ähneln, insofern sie fremdes Stroma benutzen.

Das hauptsächlichste Ergebnis dieser Untersuchng wäre also das syncytiale Gefüge der eigenen Zellfibrillen einzelner Sarkomarten, denn daß es Sarkome mit und ohne eigene Faserbildung gibt, ist nicht neu. Mit Mallorys Färbung erhält man die gleichen Ergebnisse, sowohl das reticuläre Netz des Lymphosarkoms, als die sich den Zellen eng anschließenden Fibrillen, als auch die syncytial „verbundenen Netze" lassen sich darstellen; ebenso nach del Rio.

Nachdem ich bereits früher 40 Sarkome auf Fibrillen nach Mallory, v. Gieson und einige nach del Rio untersucht hatte, habe ich mit Herrn W. Bayer zusammen 31 Sarkome verschiedenster Körperstellen untersucht, die er mit Hämalaun-Eosin, Weigerts Eisenhämatoxylin-Pikrinsäure, Mallory, Achucarro und eigener Pyronin-Tannin-Methode färbte, während del Rio bald verlassen wurde. Auch Achucarro versagt oft. Die Methoden ergänzen einander; eine allein genügt nicht. Unter 11 Rundzellensarkomen waren 5 mit spärlicher oder fehlender Grundsubstanz und nur mit Stromafibrillen versehen, die von Reticulumzellen und von Gefäßwandungen ausgehen. Die übrigen 6 Fälle haben viel Grundsubstanz, Parenchymfibrillen und Stromafibrillen. Eine wirre netzförmige Grundsubstanz enthält die Kerne in den Maschen mit geringem Protoplasmahof, die in die feinfädige Grundsubstanz übergeht. Die Stromafibrillen von einem Reticulum und den Gefäßen ausgehend sind nicht überall sicher zu unterscheiden, aber meist dicker.

Die 20 Spindelzellsarkome gehen ineinander über von solchen mit mehr vollständigem Zelleib in andere Tumoren, deren Zelleiber sich weniger scharf oder gar nicht von der Umgebung abgrenzen lassen. Beide Formen kommen im selben Tumor zuweilen dicht nebeneinander vor. Die Fibrillen liegen in der letzteren Form dem Kerne unmittelbar an, wirr oder straff, kurz- und langwellig und unterscheiden sich nicht von den Fibrillen einer Grundsubstanz. Die Unterscheidung von Stromafibrillen gelingt nur an einzelnen Stellen, wo die Herkunft von Reticulum und Gefäßwandzellen klar ist; sonst geht alles wirr durcheinander. Den Hauptanteil an den Fibrillen haben die Parenchymzellen. Die wirren Fibrillennetze sind nicht als selbständige Syncytien aufzufassen. Die Zellen wachsen an Zahl durch Teilung und liegen zunächst getrennt, zuweilen epitheloid. Dann erst entstehen aus ihnen Fibrillen und verbinden sich untereinander. Solches kann man in einem großrundzelligem Sarkom des Uterus und in einem Spindelzellsarkom der Kniekehle erkennen, und zwar in den intravasculär vordringenden, eben durchbrechenden, also frischen und vom Stroma des Organs unabhängigen Stellen des Tumors. Die Untersuchung der Fibrillen nach bisherigen Methoden gibt den Theorien der Autoren keine genügende Unterlage (vgl. Bayer. Dissert. 1923).

Die Ausbreitung der Sarkome an der Peripherie ist sehr wechselnd bei den muskelzelligen und spindelzelligen Formen; hier sieht man zuweilen unscheinbares, infiltrierendes Vordringen zwischen den Muskelbündeln und dann wieder einmal die Ausbreitung in Gefäßen mit ihrer an Riesenalveolen gemahnenden Form. Bei den übrigen Sarkomen ist diese „unscharfe" unregelmäßige Abgrenzung häufiger, man sieht dann einzelne Sarkomfelder mit sphärischen Konturen der Hauptmasse vorgelagert.

d) Muskelzellige Sarkome.

Muskelzelliges Sarkom, Sarcoma myocellulare und myofusicellulare und seine atypischen Formen.

Die Gründe, aus denen wir das „maligne Myom" unter den Sarkomen beschreiben, werden sich im Kapitel über Histogenese ergeben. Es gibt Tumoren, die außer Rundzellen und Spindelzellen auch erhebliche Mengen von Muskelzellen enthalten, ja selbst die Sarkome mit höchster Polymorphie zeigen zuweilen noch deutliche Übergangsformen zwischen den ungewöhnlichsten Zellformen und Muskelzellen. Es sei gleich vorausgeschickt, daß wir hier von Übergangsformen, nicht aber von Übergängen reden, daß wir hier also histogenetische Fragen vermeiden wollen.

Häufiger finden sich Tumoren, in welchen Spindelzellen und Muskelzellen gemischt sind und zwar ebenfalls mit allen Übergangsformen, so daß es an vielen Stellen unmöglich wird, den Zellcharakter zu entscheiden. Die Zellen von den Tumoren können von den

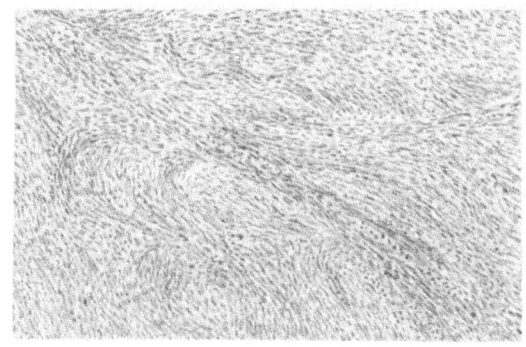 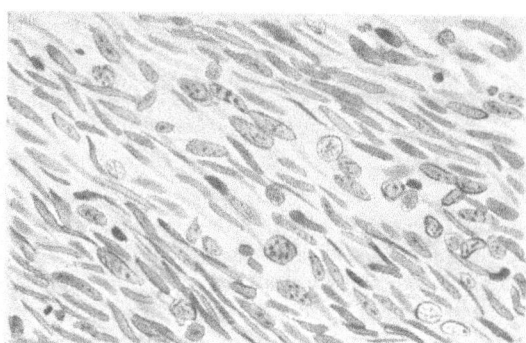

Abb. 341.   Abb. 342.

Abb. 341. Muskelzelliges Sarkom (Myoma malignum) verhältnismäßig hohe Zellreife. (Leitz Obj. 3. Okul. 3.)
Abb. 342. Vom selben Falle wie Abb. 341. Geringe Atypien der Kerne. (Leitz Obj. 7. Okul. 3.)

normalen Zellen oder richtiger gesagt von den gewöhnlichen Zellen eines Fibroms und eines Myoms gar nicht unterscheidbar sein, sie können aber auch geringe oder erhebliche Abweichungen in der Zellstruktur und zwar manchmal in ein und demselben Tumor neben normalen Zellpartien aufweisen. Die Spindelzellen verlieren dann ihre schlanke Form, sie werden zum Teil sehr groß und breit, ebenso die Kerne. Letztere besonders nehmen unregelmäßige Formen an oder werden aufgeblasen und zeigen eine ungleiche Chromatinverteilung, zum Teil vermehrtes, zum Teil vermindertes Chromatin, daher eine sehr wechselnde Färbbarkeit (s. Abb. 341 u. 342). Auch die Muskelzellen können mehr oder weniger bedeutende Veränderungen der Zellstruktur zeigen, die sie von Bindegewebszellen nicht unterscheidbar macht; auffallend ist zuweilen an den veränderten Muskelzellen teilweise die zunehmende Länge der Kerne und eine amitotische Teilung oder ein Zerfall in mehrere Abschnitte. Eine beträchtliche Vergrößerung der Muskelzellen über das normale Maß in einem noch frischen Uterussarkom zwischen meist gut erhaltenen Muskelzellen ist in Abb. 343 zu sehen; dies erklärt sich durch eine Überernährung infolge abnormer Korrelationen.

Sarkome, die mehr oder weniger deutliche und zahlreiche Muskelzellen enthalten, sind oft genug beschrieben worden, jedoch ist in vielen Fällen der Kasuistik nicht zu entscheiden, ob hier Sarkome vorliegen, in denen die Muskelzellen zum Parenchym des Sarkoms gehören oder ob sie einem Myom angehören, in dem sich sekundär ein Bindegewebssarkom aufbaut, also einer Mischgeschwulst. Diese Unterscheidung läßt sich oft in der Praxis überhaupt nicht durchführen.

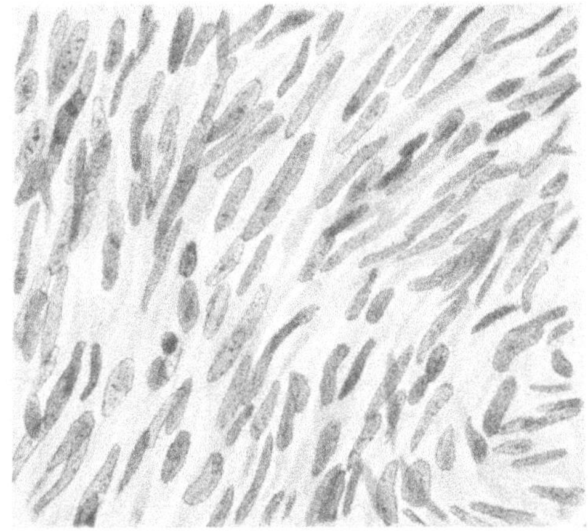

Jedenfalls gibt es Sarkome, deren Parenchym aus Muskelzellen besteht oder aus unreifen und reifen Muskelzellen zugleich; von diesen sind die unreifen Zellen die mit Destruktionskraft begabten also die eigentlichen Muskelsarkomzellen.

Völlig reine muskelzellige Sarkome sind jedenfalls selten; nur diese sollten als Leiomyoma malignum bezeichnet werden dürfen. Als wirkliches muskelzelliges Sarkomparenchym kann außerdem solches angesehen werden, in dem ganz diffuse unsichtbare Übergänge zwischen Spindelzellen und Muskelzellen vorkommen in gut erhaltenem Gewebe oder Degenerationserscheinungen und ohne Besonderheiten der Zellstruktur.

Reine maligne Leiomyome sind beschrieben von Krische, Minkowski, von Beesten, Schlagenhaufer, von Hansemann, Ribbert, Mallory, von Franqué. Auch ein von Langerhans beschriebener Fall kann zu den annähernd reinen Leiomyomen gerechnet werden, in welchen ein Teil der Zellen kürzer als Muskelzellen war oder Anschwellungen, Unregelmäßigkeiten und Ausläufer zeigten, die sich zum Teil verästeln. Vermutlich werden auch die übrigen genannten Fälle einer eingehenderen Prüfung auf ihre

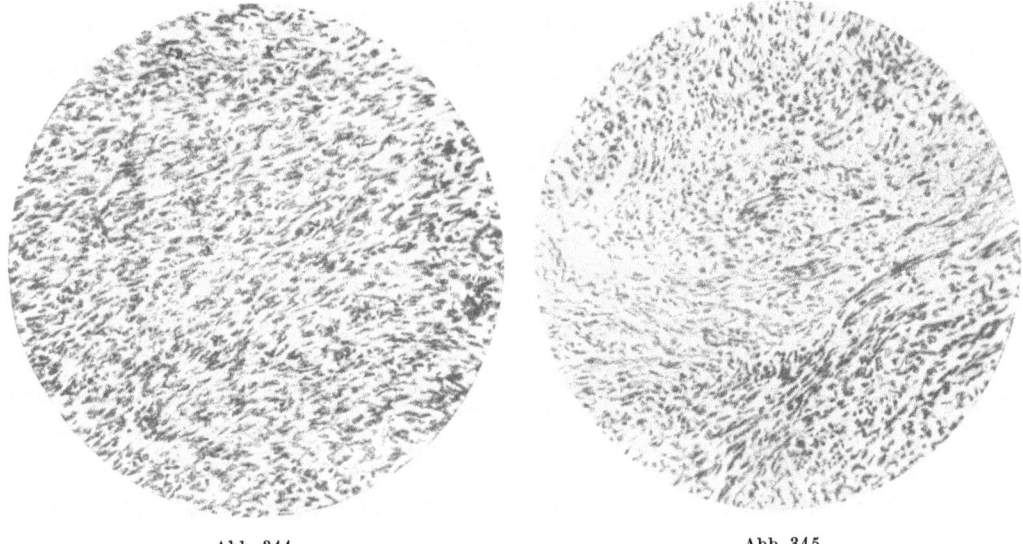

Abb. 343. Muskelzelliges Sarkom. Kerne zum Teil größer als in Abb. 342 bei gleicher Vergrößerung. (Leitz Obj. 7. Okul. 3.)

Abb. 344.   Abb. 345.

Abb. 344. (6714. 256, 42.) Es bestehen kleine „weiche" gefäßreiche Stellen, unreife, kernreiche, fibrillenarme Partien im sonst gewöhnlichen Myom. (Giesonfärbung völlig negativ.) (Lichtbild mittelstarker Vergrößerung.)

Abb. 345. Aus einem durchwegs unreifen muskelzelligen Tumor der Uteruswand einzelne Partien mit deutlichen Muskelzellen. Ein Gegenstück zu Abb. 344. (Lichtbild mittelstarker Vergrößerung.) (Pr. 3191. 256, 69.)

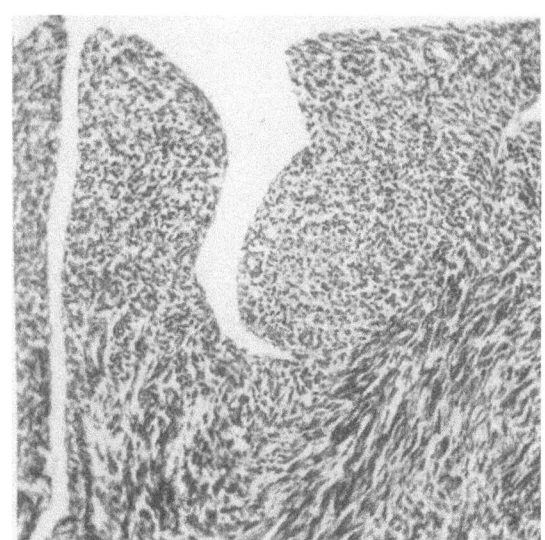

Abb. 346. Sarcoma uteri myocellurae (Pr. 7215) mit Lymphangiektasien. Die kleinen Zellen sind querdurchschnittene Zellen, von denen schräggeschnittene zu den langen Zellen überleiten. (Lichtbild mittelstarker Vergrößerung.)

Zellreinheit nicht in allen Teilen standhalten. Jedenfalls unterscheiden sie sich von gewöhnlichen Myomen durch große Zelldichte (schnelles Wachstum) Mitosen, infiltrierendes Wachstum und Metastasenbildung.

Ich habe schon früher eine fortlaufende Reihe von Tumoren zusammenstellen können vom muskelzelligen zum gemischtzelligen Sarkom. Meine neueren Erfahrungen erlauben diese Reihe noch zu vervollständigen. Es gibt nur fließende Übergänge vom einfachen zum zellreichen Myom und von dort zu den muskelzelligen und gemischtzelligen Sarkomen (Abb. 344 und 345).

Die überwiegende Anzahl der histologischen Beschreibung und Einreihung von Sarkomen in Gruppen in der internationalen Literatur leidet an der falschen Deutung von Querschnitten und Schrägschnitten durch Spindelzellformen. So werden auch die Muskelzellen auf Querschnitten als polygonale oder rundliche Zellen beschrieben und entsprechend ein „gemischtzelliges" Sarkom gedeutet. Beschreibung von Zellformen, die nicht diesen Grundfehler vermeidet, möglichst unter Berücksichtigung des Gefäßverlaufes, kann keinen Gültigkeitswert beanspruchen (vgl. Abb. 346).

Die einzelnen Tumoren lassen sich folgendermaßen aufreihen:

1. Zellreiche Myome mit überwiegend ausgereiften Muskelzellen, wenigen spindelzelligen Teilen, ohne Kernatypien, ohne deutliches diffuses Vordringen in die Umgebung. Es ist hier manchmal ganz unmöglich, festzustellen, ob ein Sarkom vorliegt oder nicht; die weitere Entwicklung hängt nicht nur von der Struktur allein ab.

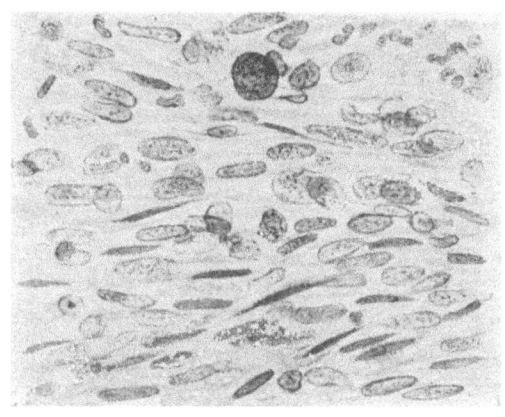

Abb. 347. Muskelzelliges Sarkom in Degeneration. Eine Partie mit stärkerer, regressiver Strukturveränderung der Kerne. (Leitz 7. Okul. 4.)

2. Dasselbe mit deutlich diffusem Vordringen in die Umgebung.

3. Infiltratives Vordringen des überwiegend muskelzelligen zellreichen Tumors mit diffusen Übergängen zwischen muskelzelligen und zelldichten spindelzelligen Partien ohne besondere Kernatypien.

4. Dasselbe mit überwiegend gut erhaltenen Zellen, aber auch mit stärkeren Ungleichheiten des Chromatins; zunächst durchgängige Punktierung der Kerne. Auch Veränderungen in Form, Größe der Kerne.

5. In weiteren Fällen fand ich ebenso wie andere Autoren (Gebhard, Geßner, Beckmann, v. Hansemann) alle quantitativen Abstufungen zwischen den Spindelzellen und Muskelzellen und ihren Übergangszellen. Fast reine Spindelzellensarkome mit wenig Muskelzellen bis zu größeren muskelzelligen reifen Partien.

6. Gemischtzellige Sarkome aus Muskelzellen mit Übergangsformen zu ganz atypischen Zellformen, meist großspindeligen „Sarkomzellen" mit starken Kernatypien.

Die Einteilung in Nummern ist natürlich willkürlich und vermehrungsfähig, sie umfaßt aber nur die myoblastogenen Sarkome, nicht die mesenchymalen Mischformen. Die Mehrzahl der Wandsarkome sind muskelzellige Sarkome; die ganz reine reife Form des Sarcoma myocellulare ist wie gesagt, selten („Myoma malignum"). Die Mischung von kleineren Spindelzellen mit Muskelzellen ist häufig; die jugendliche Spindelzellform überwiegt an Menge gar nicht selten: „Sarcoma myofusicellulare", die Mischung mit

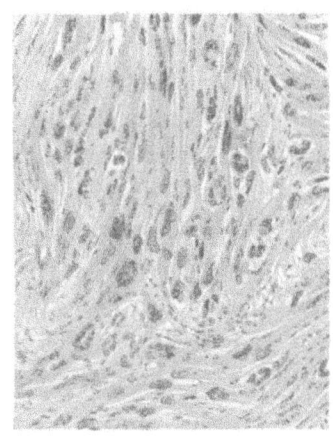
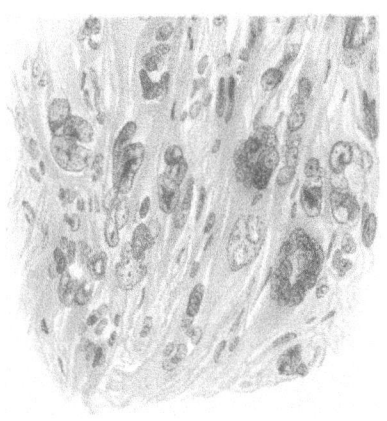

Abb. 348. Abb. 349.

Abb. 348 und 349. Intramurales rein muskelzelliges Sarkom mit stellenweise weit verbreiteten Atypien der Kerne. Eigentümliche Riesenzellenbildung. (Leitz Obj. 3. Okul. 5 und Obj. 5, Okul. 3.)

kleineren Rundzellen gehört zu den ungewöhnlicheren Befunden. Die Muskelspindelzellsarkome sind meist wohlumschriebene Geschwülste, während die mit Rundzellen durchsetzten mehr diffus wachsen. Das Sacroma myofusicellulare unterscheidet sich von dem reiferen muskelzelligen Typus durch kleinere, protoplasmaärmere Zellen mit geringerer Fibrillenbildung. Das was man in den muskelzelligen Sarkomen als Sarkomzellen zu bezeichnen pflegt, zeichnet sich von den normalen Muskelzellen mehr oder weniger durch Veränderungen des Zelleibes und besonders des Zellkernes aus, zunächst in den bereits genannten Ungleichheiten des Chromatins. Die Übergänge von den normalen zu den ausgesprochen sog. Sarkomzellen sind in allen Stufen zu beobachten.

Die Autoren nennen das zum Teil Anaplasie, zum Teil Metaplasie von Muskelzellen in Sarkomzellen. Demgegenüber habe ich an anderen Orten auseinandergesetzt, daß es sich um eine Degeneration in Muskelzellen handelt, deren Sarkomcharakter nur für unser Auge verborgen ist und erst durch die Degeneration auffälliger erkennbar wird. Man findet nämlich zugleich mit dem ersten Auftreten der Kernveränderungen auch eine leichte hyaline oder auch schleimige Degeneration der Intercellularsubstanz. Diese Degeneration geht oftmals direkt proportional den Veränderungen an den Zellen und besonders den Zellkernen bis zur Nekrose.

Danach betrachte ich das Sichtbarwerden des sarkomatösen Zellcharakters in dem muskelzelligen Sarkom als eine beginnende Zelldegeneration, nicht aber als Anaplasie oder Metaplasie. Dieses Sichtbarwerden des malignen Sarkomcharakters ist rein äußerlich, während er fakultativ bereits den scheinbar normalen Muskelzellen innewohnt. Die muskelzelligen Sarkome kann man also in ihren Anfangsstadien nicht an den Zellen erkennen, sondern höchstens an der dichten Zellagerung und an zahlreichen Mitosen und infiltrierendem Vorwachsen. Da die Zellatypien immer zunehmen mit fortschreitender regressiver Metamorphose, so müßte man eine fortschreitende „Anaplasie" annehmen. Je erheblichere Strukturveränderungen durch Degeneration[1] der Zellen vorliegen, desto schwieriger wird natürlich der Nachweis des muskulären Charakters des Sarkomparenchyms. Die Degeneration äußert sich zu Anfang durch „Punktierung" der Kerne mit einzelnen gröberen Chromatinkörnchen; letztere werden größer, das übrige Kernplasma durchsichtiger, heller. Die Kerne quellen auf, nehmen auch gelappte Formen an und zerfallen schließlich. Das Zellplasma behält längere Zeit fibrilläre Struktur, die Zellkonturen werden unschärfer (s. Abb. 347). Gleiche oder ähnliche degenerative Vorgänge können die Muskulatur in der Umgebung betreffen, so daß die Grenze zwischen degenerierten Tumorzellen und degenerierten Zellen der übrigen Uteruswand gänzlich verwischt wird. Man vergleiche auch hiermit die eingehenden Schilderungen von C. Ruge, Ulesko-Stroganowa, Mastny u. a. Freilich gehen die meisten Autoren bei der Beschreibung dieser Dinge von der Meinung aus, daß das Sarkom appositionell durch fortlaufende Umwandlung der normalen Muskelumgebung in Sarkomzellen wachse (s. Pathogenese w. u.).

Die Schwierigkeiten, die myomatöse Grundlage von Sarkomen zu erkennen, möge aus folgendem Falle (T. 5154) erhellen:

Ein über kindskopfgroßes spindelzelliges Sarkom, das den unteren Teil des Korpus und das ganze Collum zerstört hatte, scheint völlig bindegewebszellig zu sein und ebenso eine große Metastase im oberen Teil des Korpus; vielkernige Riesenzellen und Kernatypien an vielen Stellen. Dennoch läßt ein kleiner Teil des Tumors erkennen, daß er aus einem Myom hervorgegangen und muskelzellig ist (Abb. 348 und 349).

In dem Kapitel über Histogenese wird noch der übrigen Autoren gedacht werden, die die Umwandlung der fertigen Muskelzellen oder Myomzellen in Sarkomzellen festgestellt zu haben glaubten; es sei nur jetzt nochmals hervorgehoben, daß die Degeneration der Zellen das Studium der Histogenese ganz erheblich erschwert.

e) Bindegewebssarkome der Uteruswand.
1. Sarcoma fibrofusicellulare.

Es ist ganz gewiß nicht in allen Fällen möglich, festzustellen, ob ein muskelzelliges oder ein bindegewebiges Sarkom vorliegt. Am wenigstens kann man die literarische Kasuistik daraufhin begutachten. Doch scheinen in der Literatur sehr viele Tumoren als Spindelzellensarkome untergelaufen zu sein, die mehr den mit Muskelzellen gemischten Formen hätten zugerechnet werden müssen. Diese sind jedenfalls bei weitem die häufigeren (s. voriges Kapitel).

---

[1] „Degeneration" ist hier als regressiver, katabiotischer Vorgang zu verstehen, der schließlich zum Tode der Zelle führt.

Reine Spindelzellsarkome werden beschrieben von Ricker, v. Franqué, v. Hansemann, Katz, Leopold, Geist (5 Fälle unter 12 Sarkomen, also wahrscheinlich zum großen Teil jugendliche Muskelzellen), ferner Zacherl, der annimmt, das Sarkom sei aus dem interstitiellen Gewebe des Myoms hervorgegangen.

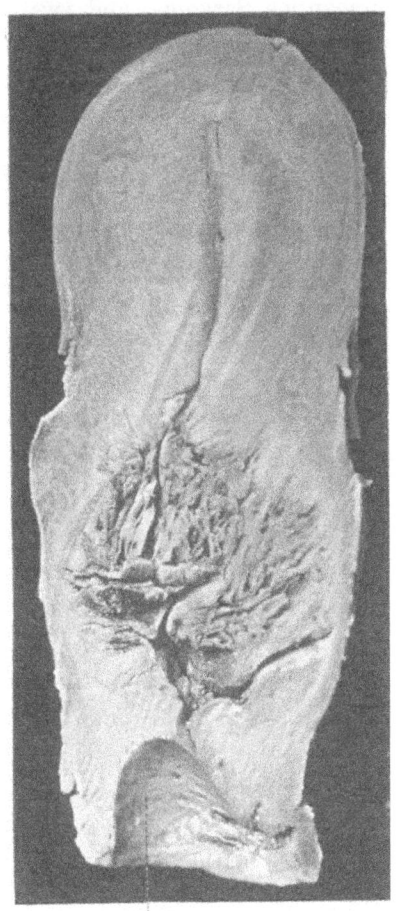

Unter den als Polypen angeführten Sarkomen ist ein Fall von Kuncz und Zacher, der mit „fibrösen Polypen" anfing und mit Ausbreitung durch den Uterus mit Metastasen endete, zu erwähnen. Die Autoren nennen den Tumor dem Granulationsgewebe ähnlich, das stellenweise zellreich, an anderen Stellen zellarm gebaut ist, viele Capillare und Wandzellen enthält. Neben den Partien mit meist unreifen Zellen findet sich auch faseriges Gewebe, auch sehniges und sternförmige Zellen.

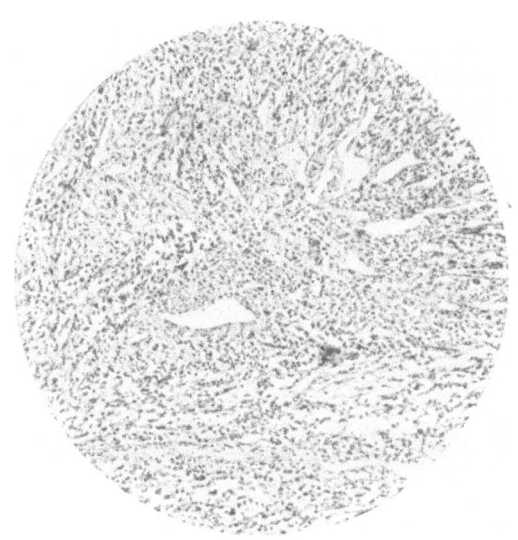

Abb. 350.   Abb. 351.

Abb. 350. Spindelzelliges Bindegewebssarkom der Cervix uteri, teilweise im Zerfall. Knotige tiefgehende Zerstörung der Wand. V Vagina (³/₄ nat. Gr.)

Abb. 351. Aus dem in Abb. 339 makroskopisch dargestellten, nach hinten in die Uterushöhle durchbrechenden Wandsarkom. Ein anscheinend rein spindelzelliges Bindegewebssarkom. (Lichtbild mittlerer Vergrößerung.)

Spindelzellsarkom der Cervix nennen Grenser, Deutsch und in der Portio Davies, Prochownick. Die Bindegewebssarkome enthalten Fibroglia und kollagene Fasern, selbst die zellreichen Formen, wenn auch nur geringe Mengen (Mallory). Zur Differentialdiagnose zwischen muskelzelligen und bindegewebszelligen Sarkomen ist dieses Moment wohl nur in wenigen Fällen ausreichend. Die Spindelzellen stehen entweder den Rundzellen näher und haben dann einen mehr eiförmigen Kern und kurzen dürftigen Zellleib und sind dann auch häufig mit Rundzellen vermischt, oder sie sind länglicher mit spindlig zugespitztem Kern, so daß sie an junge Nerven oder Muskelzellen erinnern, wie bereits Billroth, Virchow u. a. aufgefallen ist.

Ganz reine Spindelzellsarkome sind sehr selten Ribbert nennt die kleinspindelzelligen Sarkome die reinsten Formen.

Die Mehrzahl der sogenannten Spindelzellsarkome sind mit Vorsicht zu betrachten; besonders die der Korpuswand. Es laufen darunter teils muskelzellige Wandsarkome, namentlich die kugelig abgegrenzten, und teils schleimhäutige Sarkome, und zwar besonders die kleinzelligen, die sich auch hinsichtlich ihrer Ausbreitung in Gefäßen ähnlich wie Schleimhautsarkome verhalten. Es können jedoch solche Sarkome wohl gelegentlich in der Muskelwand entstehen, da Schleimhautstroma auch in die Muskulatur tief eingedrungen oder (mit Epithel) verlagert sein kann. Die kugeligen Tumoren andererseits müssen nicht unbedingt muskelzellig sein; meine wenigen Fälle reinster spindelzelliger Wandsarkome, die auch in den reiferen, fibrillenreicheren, nicht degenerierten Partien nicht muskelzellig sind, waren auch zum Teil kugelig. Unsere Abb. 351 aus einem kugeligen Tumor (in Abb. 339) genügt diesen Anforderungen und scheint mir daher einen der wenigen Fälle von bindegewebszelligen Sarkomen darzustellen; in allen Teilen zeigt der Tumor das gleiche Bild eines meist zellreichen fibrillären Bindegewebes mit großen Ungleichheiten der Zellform und Größe und Neigung zur Hyperchromatose. Der Tumor

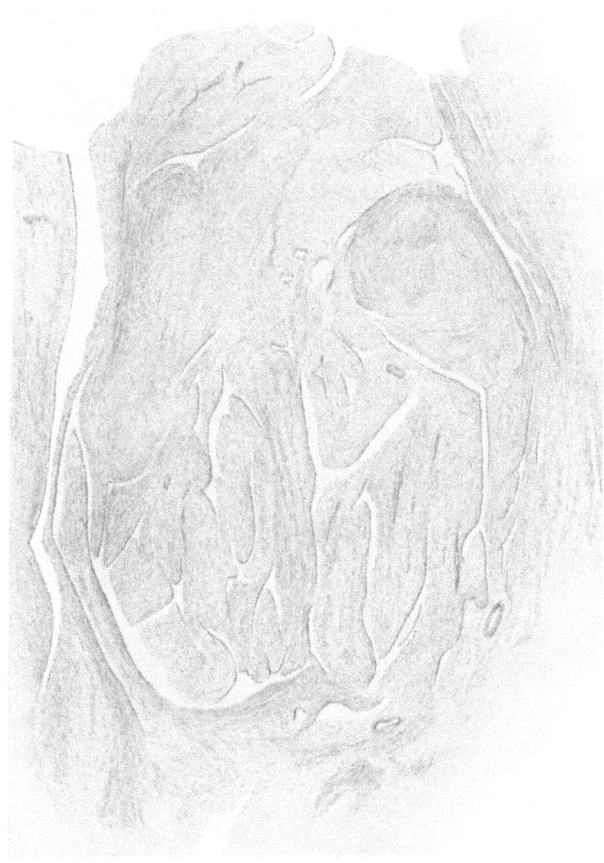

Abb. 352. Spindelzelliges Sarkom des Corpus uteri von lappiger Form auf dem Durchschnitt infolge ausgedehnter lymphangiektatischer Spalträume. (Lupe.)

ist gefäßreich, zeigt nur geringe Grade von Aufweichung. Die Begrenzung nach außen ist unscharf ohne Kapsel. Die Schleimhaut ist durchbrochen.

Einen fast reinen Fall habe ich einmal gesehen, es handelt sich um einen eigenartig lymphangiektatischen, fast lymphangiomatös zu nennenden über kindskopfgroßen Tumor, der intramural gelegen makroskopsch ziemlich scharf abgegrenzt erschien und viele makroskopische Spalten aufwies; mikroskopisch ist die Abgrenzung dagegen unscharf, kleinspindelzellige Züge wachsen entlang enger Gefäßkanäle diffus in die Umgebung. Eine große Menge sehr komplizierter weitläufiger endothelbekleideter Spalten teilt das Gewebe in Provinzen, größere und kleinere Lappen, auf Schnitten in höchst mannigfache Felder ein. Das ganze Tumorgewebe prolabiert gewissermaßen in die weitläufigen Spalträume (Abb. 352) und hängt in diesen als halbinselförmige Lappen, sodaß viele der Tumorlappen an ihrem größten Umfange von den Spalträumen umgeben sind. Auch in den breiteren Tumorpartien, die weniger in Lappen eingescheidet sind, fallen zahlreiche Lymphspalten auf. Die meisten Spalten sind mit sehr reichlichen, dicht gestellten

Endothelien bekleidet; die größeren Räume werden durch eine schmale Zone kernärmeren Stromas an einzelnen Stellen von den Sarkomzellen getrennt. Die Form der Zellen ist vielfach dadurch unkenntlich, daß ihre Fibrillen in die ebenfalls fibrilläre Intercellularsubstanz übergeht. Die Kerne von sehr verschiedener Größe haben teilweise richtige Spindelform, meist jedoch sind sie an den Enden abgerundet, nur wenige erinnern an Muskelkerne.

Andere Kerne sind ungestaltet lappig, mit mehr oder weniger erheblichen Chromatinabnormitäten. Intercellularsubstanz ganz gut, aber in mäßigen Grenzen entwickelt. Rundzellen fehlen.

Eines zweiten Falles will ich auch noch kurz Erwähnung tun, weil es der einzige Fall von Wandsarkom des Uterus ist, das ziemlich diffus in die Uterusmuskulatur überging, auch makroskopisch nicht umschrieben erschien, und nicht in einem Myom auftrat.

Es handelt sich um ein etwa walnußgroßes submuköses Sarkom des rechten Tubenwinkels; kleine schmale Spindelzellen, auch schmale Muskelzellen, meist aber kurzspindlig an hyperplastisches, intermuskuläres Bindegewebe im frischen Stadium erinnernd; die Kerne sind entsprechend auch meist kurzspindlig, nur zum Teil stäbchenförmig. Intercellularsubstanz schwach; reichliche neugebildete Capillare.

Auffallend starke Nekrose im Zentrum des Tumors; die Neubildung geht diffus peripher in die Muskulatur und dringt tief in meist capillaren Gefäßen bis weit in die Umgebung vor (s. Abb. 353). In den Gefäßen sind die Sarkome kurzspindlig, dunkler gefärbt.

Es handelt sich in diesem Falle wie gesagt um einen submukösen Knoten, anderenfalls würde man ihn für ein Schleimhautsarkom halten können mit passiv eingeschlossenen Muskelzellen.

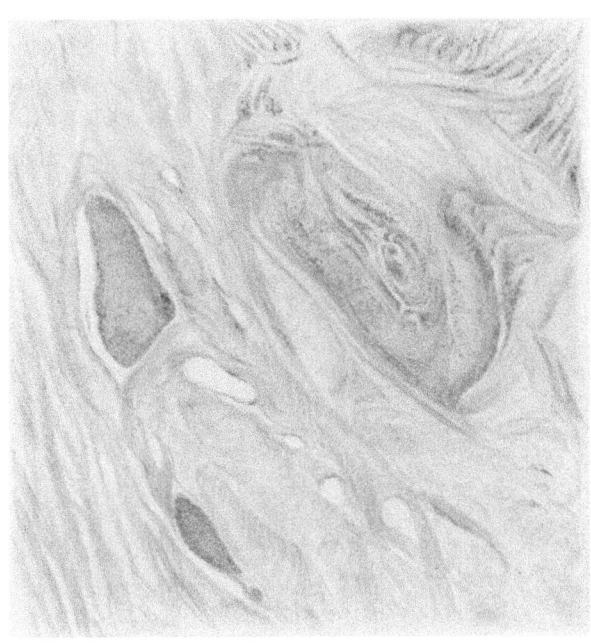

Abb. 353. Intramurales fast reines Spindelzellensarkom breitet sich in Gefäßen aus. (Zeiß Lupe a. Okul. 3.)

Ein absolutes Maß, welchen Grad von Zelldichte man für sarkomverdächtig zu halten hat, gibt es natürlich nicht. Maßgebend für die Diagnose bleibt in einem solchen Falle, wo sonderliche Zellmetamorphosen fehlen und Anomalien der Chromatinverteilung nicht augenfällig werden, das infiltrative Wachstum.

2. Sarcoma fibroglobicellulare (fibroblasticum).

Die rundzelligen Sarkome könnten wohl gelegentlich auch myoblastisch sein, wie oben erörtert, aber wenn man vermeidet jede beliebige polygonale Zelle, unregelmäßige Zellformen und Querschnitte durch Spindel- und Muskelzellen leichthin als Rundzellen anzusehen, so werden die meisten echten rundzelligen Sarkome fibroblastischer Herkunft sein. Sehr häufig findet man dem spindligen Bindegewebssarkom Rundzellen beigemischt. Ganz reine Rundzellensarkome sind als primäre Wandsarkome scheinbar ziemlich selten. Verwechslung mit sehr ausgedehnten entzündlichen Rundzellinfiltraten kann vorkommen, besonders, wenn nur ein kleines Stück zur Untersuchung vorliegt. Am seltensten sind die kleinzelligen Sarkome wahrscheinlich deshalb, weil sie im weiteren Verlauf großzelliger werden.

Die Spindelzellen bindegewebiger Herkunft (Abb. 354) unterscheiden sich, so lange die Zellen typisch sind, von den Spindelzellen myoblastischer Herkunft (Weigerts Hämatoxylin-Säure-Fuchsin) in der Färbung; wenigstens pflegen letztere in einigen Partien den Farbton der Muskelzellen anzunehmen. Die bindegewebigen Spindelzellen haben viel unregelmäßigere Kernform, die Spindelform ist undeutlicher. Die Anordnung in Bündeln erreicht selten eine gewisse Regelmäßigkeit.

Ist schon der dem Inneren und der Rinde der Erde vergleichbare Befund fast kugeliger Sarkome umgeben von einer Myomschale recht auffällig, so ist fast noch merkwürdiger und auch seltener das

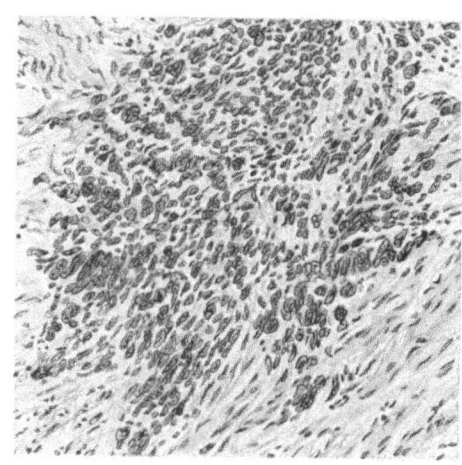

Abb. 355.

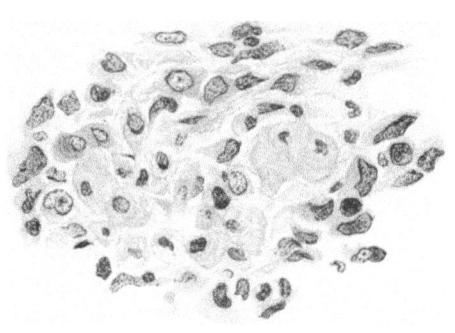

Abb. 354. Abb. 356.

Abb. 354. Spindelzelliges Sarkom mit atypischen Kernformen als zentraler umschriebener Knoten in einem großen Myom (im Bilde unten) gelegen; innerste Schicht (im Bilde oben) hyalin degeneriert.
(Leitz Obj. 3. Okul. 0. Tubus 15.)

Abb. 355 und 356. Polymorphzelliges, in kleinen Herden zerstreutes Sarkom inmitten eines Myoms. Die gelbgefärbten Muskelzellen in Abb. 356 gehen zugrunde. Die gelben Bündel in Abb. 355 sind noch erhaltene Muskelzellen. (Leitz Obj. 3. Okul. 4. Tubus 20 und Ölimmersion $^1/_{12}$ Okul. 0. Tubus 10.)

Auftreten zerstreuter kleiner, oft mikroskopisch kleiner Herde, wie es in Abb. 355 und 356 zur Darstellung gelangt. Sie liegen so wildfremd inmitten des muskelzelligen Gewebes ohne jeden Übergang zu diesen, daß man die Sarkomzellen schwerlich für gleicher Herkunft betrachten kann. Das Myomgewebe erliegt selbstverständlich der Angriffskraft des Sarkomes, aber trotz der wilden Durchsetzung erkennt man leicht, daß die Myomzellen nicht aktiv beteiligt sind.

Die Spindelzellen des sarkomatösen Bindegewebes können auch recht groß werden mit reichlicher Fibrillenbildung; hier fällt die verschiedene Färbbarkeit noch viel mehr auf und ebenso die geringe Neigung sich in gekreuzten Bündeln wie die Muskeln anzuordnen.

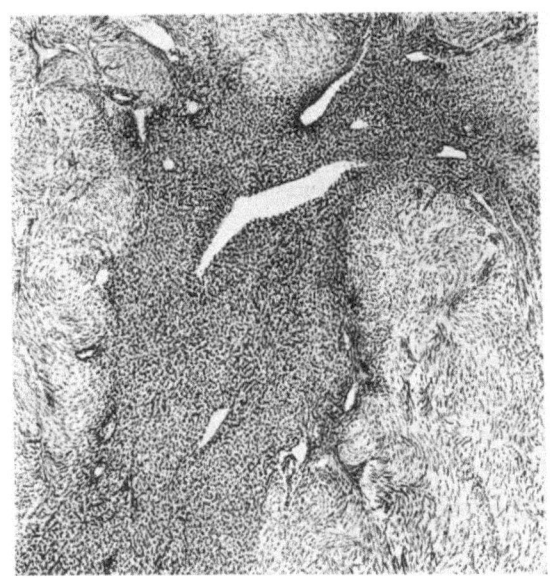

Abb. 357. Rund- und spindelzelliges Sarkom mit erweiterten Capillaren durchsetzt, ganz ausgedehnt in Zügen ein Myom (siehe Text). (Leitz Obj. 3. Okul. 3.)

In einem kindskopfgroßen intramuralen und submukösen Myom fand ich einen kleineren Teil diffus durchsetzt von unregelmäßigen Zügen sehr zelldichten außerordentlich stark färbbaren Gewebes (s. Abb. 357) das stellenweise auch mit einigen Zügen in die Schleimhaut vordringt und die ohnehin durch das Myom gedehnte und atrophierte Mucosa stellenweise ersetzt. Der Schwerpunkt dieser kleinzelligen Neubildung liegt aber tiefer im Myon, nicht zunächst der Mucosa, so daß der Ausgangspunkt jedenfalls nicht in dem normalen Schleimhautstroma, sondern höchstens in verlagertem gesucht werden könnte. Die Zellen sind sehr kurzspindlig und kleinzellig rund; die spindligen sind im Längsdurchmesser meist nur $1^1/_2$ mal größer als der Querdurchmesser, zuweilen auch doppelt so lang. An Zahl werden sich die kurzspindligen und rundzelligen nicht viel nachgeben; der dunkle Kern füllt fast die ganze Zelle aus; Intercellularsubstanz äußerst gering. Stellenweise findet sich eine unvollkommene Einteilung in Felder durch besonders dunkle und kleine Zellreihen.

Bindegewebsfasern finden sich nur in sehr geringer Menge und nur längs der kleinen, aber zahlreichen Gefäße. Capillare Räume mit sehr kurzen Endothelien dicht bekleidet sind auffällig dilatiert, aber leer. Die Neubildung dringt entlang größerer Gefäße vor und stellenweise tief in die Gefäße ein. Um

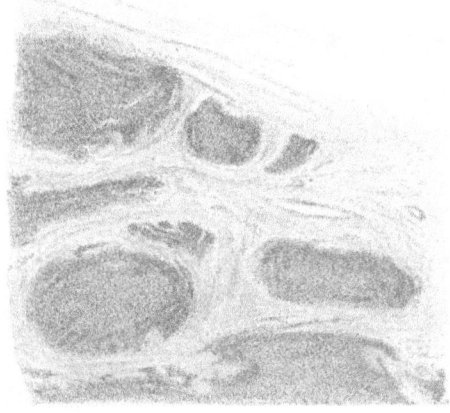 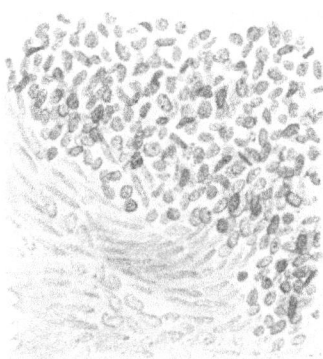

Abb. 358. Leitz Obj. 1. Okul. 1. Tubus 10.　　Abb. 359. Leitz Obj. 5. Okul. 4. Tubus 20.
Abb. 358 und 359. Diffus verbreitetes Rundspindelzellsarkom (Ch. 465) (siehe Text).

die Neubildung herum zum Teil hyperplastisches Muskelgewebe, stellenweise geringe hyaline Entartung und Nekrose des myomatösen Gewebes. In dem Sarkom selber beginnende Nekrose erst punktförmig, dann allmählich in Fleckchen, um die die noch erhaltenen Zellen netzförmig gruppiert erscheinen. Entlang der Myomgefäße hyperplastisches Bindegewebe. Kleinzellige Infiltrate fehlen.

In einem anderen Falle fand ich etwas größere, immerhin noch leidlich kleine Rundzellen vermischt mit sehr kurzen Spindelzellen mit ovalem, kurzen, fast rundem Kern. Zellplasma und wenig Intercellularsubstanz feinfaserig. Sehr diffuse Ausbreitung namentlich in Gefäßen. Reichlich neugebildete Capillare. Muskulatur auseinandergedrängt und hyalin degeneriert. Hyaline Thromben in den Capillaren der Neubildung (Abb. 358 und 359).

Fälle von Rundzellensarkom in Myomen sind veröffentlich von v. Franqué, Moraller, Guibé et Bender, Strunk. In Morallers kleinrundzelligem Sarkom fiel außer Capillaren auch eine reiche Anzahl kleiner Arterien auf. Hieraus und aus einer dichten Lagerung der Zellen um die Gefäße auf einen genetischen Zusammenhang der Sarkomzellen mit der Gefäßwand zu schließen, ist keinesfalls angängig. Doch ist das Rundzellsarkom nach Art der kleinzelligen Infiltration hauptsächlich um kleinere Gefäße gruppiert. Strunk fand zwei Knoten, von denen der eine rundzellig, der andere spindel- und riesenzellig ist. Spindelzellen und Rundzellen gemischt fanden v. Franqué u. a.

Depage erlebte nach Entfernung eines für Fibrom gehaltenen Tumors der Cervix uteri bei einem dreijährigen Kinde ein Rezidiv von Rundzellensarkom. Dies Verhalten erinnert an die Kombinationsgeschwülste, bei denen zuweilen auch erst der bösartige Geschwulstcharakter im Rezidiv erkannt wurde.

In solchen Fällen bleibt zuweilen das indifferente Keimgewebe an der Basis des Tumors und das ausdifferenzierte Gewebe liegt mehr peripher in den Polypen.

Besonders auffallend ist bei der bekannten Seltenheit der Sarkome in der Portio die Beobachtung von Rundzellensarkomen (Emanuel, v. Wenczell, Peine und ein eigener Fall); durch diese Fälle wurde ich auf die Möglichkeit hingewiesen, daß ein von mir unter den Fibromen als Anhang zu den Myomen beschriebener Tumor der Portio eine Verwandtschaft mit jenen Fällen hat, wenigstens in der Keimanlage, nicht in dem Endresultat, da in meinem Falle die Zellen zuviel Intercellularsubstanz produzierten, als daß einer Sarkomdiagnose erlaubt wäre. Emanuels rundzelliges Sarkom der Portio enthielt große dunkle Zellen und protoplasmatische Riesenzellen. Genauere Beschreibung fehlt; v. Franqué beschreibt ein submuköses intramurales Rundzellensarkom mit Riesenzellen.

Ich nehme an, daß die rundzelligen Sarkome der Cervix und Portio bereits öfters beobachtet, aber als Endotheliome gedeutet worden sind. Die Veranlassung zu dieser Annahme gibt mir die große Häufigkeit der „Endotheliome" der Cervix und Portio, sowie die eigene Beobachtung eines Falles von Rundzellensarkomen der Portio, der mit mehreren in der Literatur beschriebenen sog. Endotheliomen sehr weitgehende Ähnlichkeit hat und deshalb noch genauer (unter Endotheliom) beschrieben wird.

Die relative Häufigkeit der Rundzellsarkome der Cervix und Portio erklärt sich wohl daraus, daß hier die Muskulatur an Bedeutung gegenüber dem Bindegewebe mehr zurücktritt als im Corpus uteri. Auch an das Stroma des Gartnerschen Ganges als Ausgangspunkt rundzelliger Sarkome kann man hier denken.

Ich will nicht verfehlen, nochmals auf zwei Irrtümer hinzuweisen, erstens findet man unter den gemischzelligen Sarkomen zweifelsohne manche Angabe über das Vorkommen von runden oder polygonalen Zellen, während es sich lediglich um Querschnitte von Muskel- oder Spindelzellen handelt; dieser Irrtum ist zu vermeiden, wenn man das gruppenweise Auftreten der Querschnittsbilder und die Gefäßrichtung beachtet.

Ferner habe ich einen als Rundzellensarkom beschriebenen Fall nachuntersucht, der sich als Granulationsgewebe mit Rundzelleninfiltration frischeren Grades herausstellte.

3. Großzellige Rundzellensarkome und Riesenzellen.

Es ist fraglich, wie viele von den großzelligen Rundzellensarkomen der Literatur dem Bindegewebssarkom zugehören; es mögen manche zu den myoblastogenen gerechnet werden müssen.

Großzellige Rundzellensarkome sind des öfteren beschrieben worden; eine scharfe Abgrenzung der großen Rundzellen gegen polygonale und Spindelzellformen gibt es noch weniger als bei den kleinzelligen. Meist handelt es sich um stark abweichende Zellformen mit vielen degenerativen Unregelmäßigkeiten in der Chromatinverteilung und zwar in diffus infiltrierenden und in den Gefäßen vorwachsenden, vielfach nekrotisierenden Sarkomen. Es ist aus diesem Grunde schon anzunehmen, daß diese Zellart keine besondere ist, sondern aus kleinen Rund- und Spindelzellen hervorgeht. Unterstützt wird diese Annahme durch die nicht seltene Vermischung mit kleineren Rundzellen, deren Kerne noch gleichmäßiger gefärbt sind. Sie bilden einen großen Teil der Tumoren, die leicht metastasieren und von denen wir schon makroskopisch erwähnten, daß Nekrosen und Blutungen in ihnen häufig seien.

Die großzelligen Tumoren haben nach Borst mitunter ausgeprägte Alveolenbildung, die ihnen Carcinomähnlichkeit verschafft. Rößle[1] fand beim 10jährigen Mädchen in einem Tumor große lockere Komplexe gänzlich indifferenter Zellen von embryonalem Charakter, am ehesten an die Zwischenzellsarkome des Hodens oder großzellige Ovarialsarkome erinnernd. Bei allen ungewöhnlichen Formen der Sarkome, die sich nicht einfügen, muß man an die Vorstufen des Bindegewebes, an das Mesenchym denken, besonders wenn gemischte Formen außerordentlicher Art auftreten. Was man gemeiniglich gemischtzellige oder polymorphzellige Sarkome nennt, ist dagegen keiner besonderen Aufstellung würdig. Zuweilen sind jedoch die verschiedenen Zellarten in annähernd gleichen Mengen gemischt hier die Bezeichnung berechtigt ist. Muskel-, Spindel- und Rundzellen finden sich öfters vorhanden, so daß in einem Tumor vereint, meist aber überwiegen die zwei erstgenannten oder die zwei letztgenannten Zellarten.

Einer besonderen Erwähnung bedürfen die Riesenzellen; sie sind ziemlich selten in den Wandsarkomen, stets handelt es sich um gemischtzellige Sarkome. Vogler fand Spindel-, Rund- und Riesenzellen und Schleimgewebe (?) im Fibromyom. Die Riesenzellen in den Sarkomen sind keine bestimmte Zellart, sondern degenerative Zellformen; die protoplasmatischen Riesenzellen, auch Parenchymriesenzellen genannt, sind häufiger; es sind große Zellen mit großen Kernen von häufig absonderlicher Gestalt, biskuitförmig, gelappt, rosettenförmig; es unterbleibt die Teilung des Kernes. Bei den sehr viel selteneren vielkernigen Riesenzellen unterbleibt nur die Teilung des Zelleibes, oder sie bleibt unvollkommen, wie gewisse Einschnürungen zuweilen lehren. Das Chromatin in diesen Zellen wird körnig und verschwindet schließlich völlig; das Plasma wird durchsichtiger; es treten

---

[1] Der Tumor scheint mir vom Ovarium ausgegangen zu sein.

Vakuolen im Zelleib auf. Eine zweite Art der Riesenzellenbildung entsteht angeblich durch Zusammensinterung, Zusammenfluß mehrerer Zellen. Die letztere Art der Riesenzellen soll viel größer werden als die erstgenannte.

Beide Arten der Riesenzellbildung beschreiben Emanuel, Borrmann; ich habe mich bei solchen Bildern nicht überzeugen können, daß die Zellen wirklich zusammensintern.

Riesenzellen im Portiosarkom sah Frankl, im Korpussarkom Fleischmann, Bronn, Nijhoff.

Ein von Vigi beschriebener Sarkomfall beim 26 Monate alten Kinde, der von der Portio auszugehen schien und schließlich das Becken ausfüllte, wird als Riesenzellsarkom bezeichnet.

Eine genaue Schilderung direkter amitotischer Entstehung der Riesenzellen gibt Wurhaff.

Zusammenstellung der älteren Kasuistik von Riesenzellsarkomen siehe bei Moraller und Piquand (28 Fälle). Was von einigen Autoren als Kernkörperchen (z. B. Heinrich) oder als Teilungserscheinungen (Rheinstein) in Riesenzellen beschrieben ist, sind höchstwahrscheinlich Zerfallserscheinungen der Kerne gewesen. Ich sah Riesenzellbildung in muskelzelligen Sarkomen etwa ebenso häufig wie in den übrigen Wandsarkomen: nämlich in annähernd 8%.

f) Sekundäre und regressive Veränderungen in den Wandsarkomen.

Leichtere Grade der schleimigen und hyalinen Degeneration findet man fast ausnahmslos. Während die muskelzellhaltigen Sarkome relativ wenig und spät regressive Veränderungen erleiden und sogar beträchtliche Größe erreichen können, ehe sie stellenweise nekrotisieren, so sind die reineren Spindelzellsarkome schon mehr und die rundzelligen Sarkome noch viel mehr zu schnellem Verfall geneigt. Die polymorphzelligen, die riesenzelligen Sarkome sind an sich bereits Tumoren mit regressiven Vorgängen; die Zellformen selbst sind dann nicht mehr ursprüngliche.

Die Veränderungen an den Zellen des Sarkoms sind bereits mikroskopisch beschrieben worden.

Einfache Nekrose, häufig mit Verfettung verbundener körniger Zerfall ist ein fast regelmäßiger Befund; er kann punktförmig beginnen, dann Fleckchen bilden, um die die erhaltenen Zellen noch netzförmig gruppiert erscheinen; auch größere Strecken werden davon befallen; im Gewebe entstehen große Lücken, Höhlen; Verjauchung tritt ein an Polypen nach Umschnürung durch die Cervix wie bei den Myomen und nach unvollkommenen Versuchen der Exstirpation, wie Geßner in einem Fall schildert, oder im Wochenbett (R. Freund).

Hämorrhagien vervollständigen die Nekrosen auf größere Strecken (s. makroskopische Beschreibung). Sie geben Anlaß zu der falschen Bezeichnung „Melanosarkom". Auch mikroskopisch können große Haufen Blutpigment führender Sarkom- und anderer Gewebszellen zu diesem Irrtum führen. Einmal fand ich Mediasklerose bei enorm verdickter Wandung der Gefäße in einem muskelzelligen Sarkom mit Blutergüssen.

Blutstase und Gefäßthrombosen führen zu sehr ausgedehnten Nekrosen, die schließlich den größten Teil des Sarkoms vernichten und unter Verflüssigung des Inhalts sog. „Cystomyome" bilden, von denen Virchow einige besonders große Fälle beschreibt; ebenso Henkel, Nagel, Weishaupt. Piquand stellt mehr als 20 Fälle zusammen. Eiterung in stärkeren Graden ist nicht häufig (Lühmann). Gar nicht selten findet man das Sarkomgewebe nur in den periphersten Partien noch gut erhalten und sonst zum größten Teil nekrotisch. Die Gefäße werden dann nicht allein durch Stase und Sarkommassen thrombosiert; auch obliterierende Arteriitis und hyaline Degeneration der Gefäßwände mit Verschluß des Lumens habe ich beobachtet; auch einmal hyaline Thromben.

Kalksalzdepots (Frankl) im Sarkom sind im Gegensatze zum Myom, eine sonst nicht beobachtete Beigabe der Sarkome, so daß man sie fast als Beweismittel gegen die Sarkomdiagnose benutzen könnte.

Hyaline Degeneration und Nekrose habe ich öfters gesehen, als man nach der Kasuistik erwarten sollte und zwar auch bei großen muskelzelligen Sarkomen (s. auch Vogler, v. Kahlden, Kablé, v. Franqué, Kleinschmidt, Heinzer). Myo-

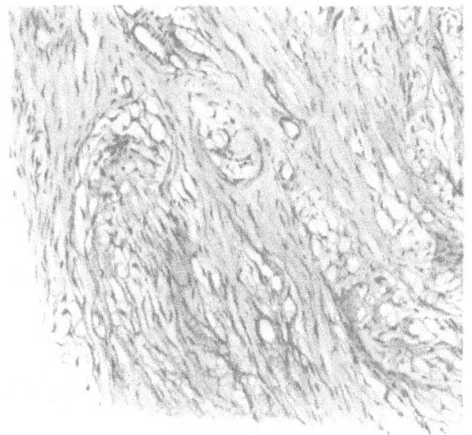
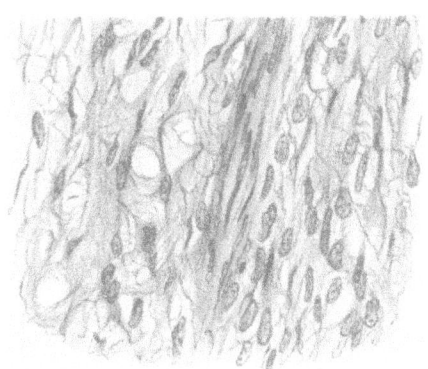

Abb. 360. Leitz Obj. 3. Okul. 3. Tubus 17, 5.   Abb. 361. Leitz Obj. 5. Okul. 3. Tubus 17, 5.
Abb. 360 und 361. Spindelzelliges Sarkom der Uteruswand in Verschleimung (Haemalaun eosin) mit Resten von Muskulatur. Sogenanntes Gallertsarkom.

matöse Degeneration wird öfter genannt (Virchow, Ricker, Finley, v. Franqué, Schultes, Ritter, Vogler, Pick, Heinzer, Gusserow, Kundrat, Kablé u. a.).

Schleimige Degeneration beschreibt ferner Kolde unter dem Namen „Myxosarkoma"; ich habe den Tumor ebenfalls untersucht und myxomatöse Erweichung im größten Teil desselben in allen Stadien von den zelldichten spindelzelligen Partien bis zur Verflüssigung verfolgen können. Im Gegensatz zu anderen Fällen von Verschleimung war hier Schleimfärbung (Thionin) vorhanden (Abb. 360 u. 361).

Ein anderes Sarkom in einem submukösen orangegroßen Myom (Nr. 4427) einer 56jährigen Frau war in allen Teilen bis unmittelbar an die Grenze der myomatösen Partie gelatinös erweicht und war nur mikroskopisch an den intramyomatös vorgeschobenen diffusen und knotig umschriebenen Herden kleinspindliger dicht gesäter Zellen als Sarkom kenntlich.

Erweichungsherde und Höhlen gehen immer noch gelegentlich als „Cystische Sarkome", so noch kürzlich in einem polymorph-, rund- und spindelzelligen Sarkom (Fall Halter).

Kavernöse Gefäße, Teleangiektasien in Sarkomen nennen Breisky, Aslanian, v. Franqué, Johannowsky, Jacubasch und Kurz.

Lymphgefäßerweiterungen haben wir oben schon erwähnt; sie bilden große, meist flachgedrückte Spalträume von komplizierter Gestalt; während diese eigenartigen Räume als dilatierte Lymphspalten anzusehen sind, in welche das Tumorgewebe gewissermaßen prolabiert, so daß es lappenförmig, ja fast polypös in die Räume vordringt, so ist ein Teil der Lymphgefäßerweiterungen in anderen Fällen rein regressiver Art und mit Virchow auf den Einfluß der Erweichung in dem umgebenden Gewebe zurückzuführen. Diese Räume erscheinen nicht als enge Spalten, sondern als dilatierte Hohlräume, ähnlich wie die in Myomen beschriebenen.

Lymphangiektasien (Menge, Geßner) werden oft gefunden. Müller, v. Kahlden,

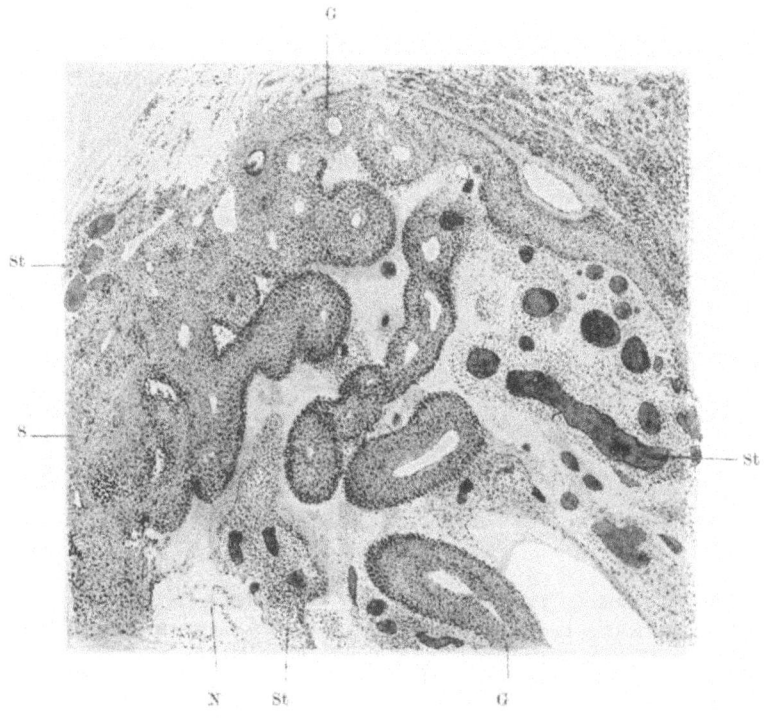

Abb. 362. Polymorphzelliges Wandsarkom stellenweise mit Stauung (St) in den Blutgefäßen und Nekrose. Die besser erhaltene Partie des Sarkoms (S) mit ganz diffuser Zellordnung geht in nekrotisierende Partien über, in denen das Geschwulstparenchym nur noch in der nächsten Umgebung der erweiterten Gefäße (G) erhalten ist. Auch diese „Gefäßmäntel" von Geschwulstzellen gehen zugrunde, wenn in den Gefäßen völliger Stillstand des Blutkreislaufes, Stase (St) eingetreten ist, und das nekrotische Gewebe verfällt der Verflüssigung bei N. (Übersichtsbild.)

Hegar, Morgenroth sprechen von lymphangiektatischem Angiosarkom; auch Moraller beschreibt ähnliches. Die Histogenese dieser Tumoren ist nicht bewiesen (s. unter Angiosarkom). Lymphcysten wurden nachgewiesen von W. Müller und Kühn. Wichtiger als der Nachweis von Serumstoffen (Kühn) scheint mir der von Endothelbekleidung zur Diagnose der Lymphcysten.

Bei der Degeneration treten nicht so selten eigenartige Zellgruppierungen zu den Gefäßen auf; besonders bei Blutstauungen ist dies auffällig, die Gefäße werden dilatiert, die Tumorzellen ordnen sich manchmal sogar mit einer gewissen Regelmäßigkeit um das dilatierte Lumen und werden infolge der besseren Ernährung, solange das Blut noch flüssig ist, als ein Gefäßmantel am Leben erhalten, während die Umgebung nekrotisiert.

Erst wenn die Blutstase völlig wird, gehen auch die Gefäßmäntel zugrunde (s. Abb. 362, bei N.). Dieses Bild wird immer noch verkannt und als Angiosarkom beschrieben. Albrecht jedoch gibt meine Deutung als richtig zu.

Bei den sog. Angiosarkomen werden wir hierauf zurückkommen müssen.

g) Besondere Formen des Wandsarkoms.
1. Das sogenannte Alveolarsarkom.

Ich muß vorausschicken, daß ich mit dieser Abteilung einiger Geschwülste nicht glaube, eine besondere Art hinzustellen, sondern im Gegenteil bin ich völlig davon abgekommen, das „Alveolarsarkom" der Autoren als eine umschriebene Geschwulstart anzusehen. Die hierunter angeführten Fälle sind so verschiedenartig, daß schon hierdurch die Berechtigung zu einer besonderen Gruppenbildung ausscheidet.

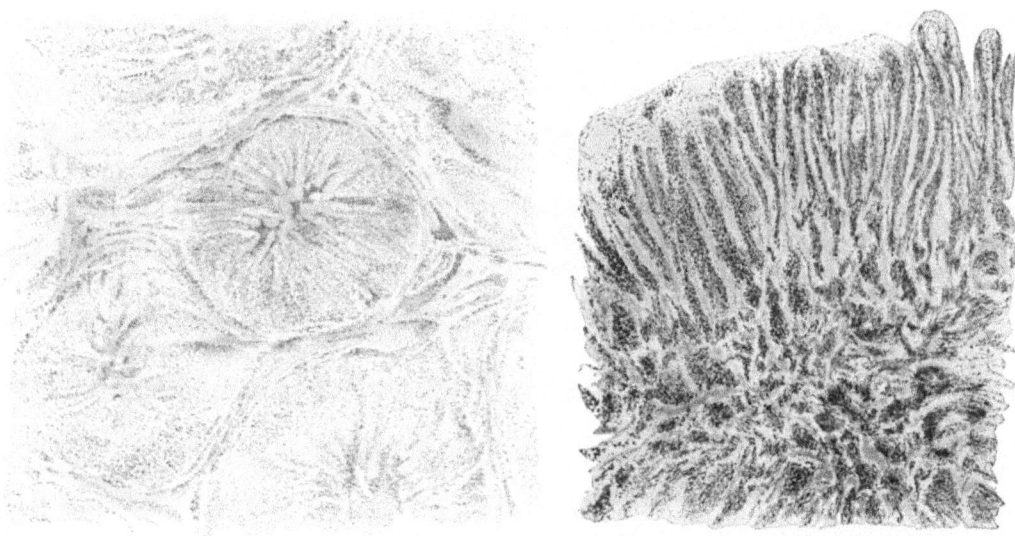

Abb. 363. Zeiß Lupe. Okul. 1. Abb. 364. Leitz Obj. 3. Okul. 0.
Abb. 363 und 364. Sarcoma uteri in kleine Knollen abgeteilt, in denen eine radiäre Anordnung von Parenchym und Stroma auffällt. (Aus meiner Arbeit in Beitr. z. Pathol. Bd. 42.)

Zudem stellt sich bei genauerer Betrachtung immer deutlicher heraus, daß die alveoläre Form vom Standpunkte der Geschwulstgenese eine ganz nebensächliche Erscheinung ist, nämlich eine Folgeerscheinung in erster Linie rückschrittlicher Natur.

Die alveoläre Struktur tritt einmal auf bei Gefäßerweiterungen, nämlich, wenn erweiterte Gefäße netzförmig Sarkomzellgruppen weiter auseinanderdrängen und zweitens, wenn erweichte Partien und gut erhaltene Partien einer Geschwulst aufeinanderdrücken. Letzteres geschieht wie bei Myomen dann, wenn perivasale Zellmäntel der Geschwulst länger gut erhalten bleiben als die weitere Umgebung. Von beiden Arten werden wir Fälle kennen lernen.

Zunächst befassen wir uns kurz mit einem Tumor, der noch eine besondere seltene Gruppierung der Zellen in Knollenform hat, aber auch mit Erscheinung von Rückbildung.

Es ist das der schon früher von mir gegebene Fall, für dessen Art sich noch kein weiteres Beispiel gefunden hat; in jenem Falle (Prof. Pinkuß) ist der Uterus durch

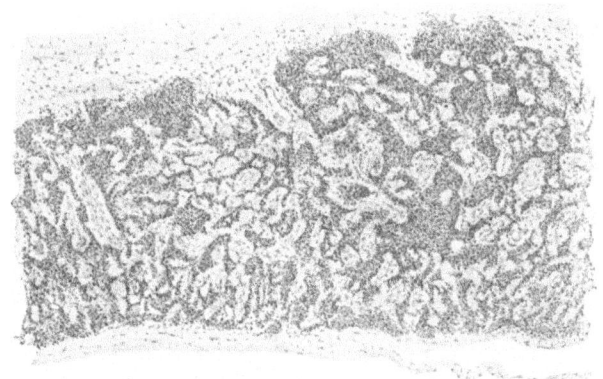

Abb. 365. Von demselben Falle wie Abb. 363 und 364. Carcinomartiges Vordringen des Sarkoms in Strängen („Alveolen") aus dem Randgebiete der Geschwulst. (Leitz Obj. 3. Okul. 0.)

eine große scharf umschriebene Geschwulst der Hinterwand im Korpus auf Kindskopfgröße aufgetrieben und unter Dehnung der Uteruswand. Die Geschwulst ist völlig aus vielen erbsen-, hühnereigroßen durch Bindegewebe getrennten Knoten zusammengesetzt, von denen die größeren wieder aus strangförmigen und mehr kugligen Knoten enger zusammengefügt sind. Einige Knoten sind derb, sogar sehnig derb wie Myome, andere innen erweicht. In manchen herrscht mehr markiges Gewebe von gelblicher Farbe vor. Einzelne Knoten sind einfach muskelzellig, andere enthalten nur kleine unregelmäßig geformte, meist kurzspindlige und polygonale Zellen, keine Muskelzellen. Im größten Teil (Abb. 363, 364 u. 365) fand sich eine organoide Aufteilung des Gewebes in den einzelnen Knollen durch eine zentral, mehr netzförmige, peripher sehr regelmäßige radiäre Anordnung von fibrillären Zügen. Bei mittlerer Vergrößerung erkennt man an einem Teil aus der Peripherie eines

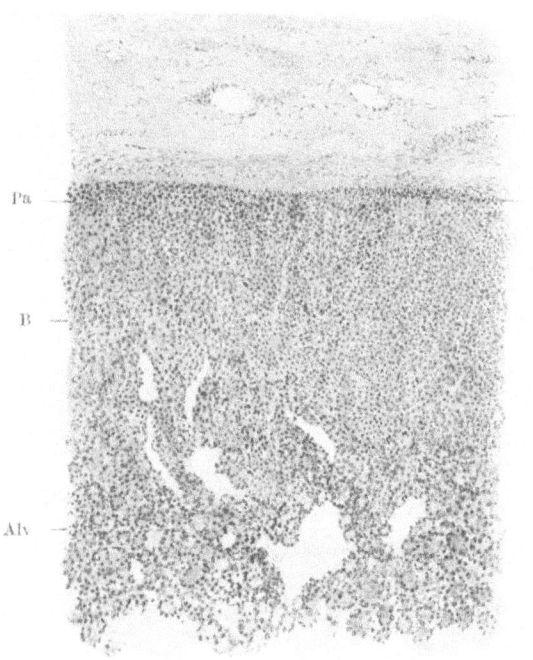

Abb. 366. Cystisches Uterussarkom peripher diffus, zentral alveolär geordnet. Auf die periphere myomatöse Schicht (M) folgt eine rundzellige dichtgelagerte Schicht des sarkomatösen Tumorparenchyms (Pa), diffus gemischt mit Stroma (St); und weiter zentral eine strangförmige Anordnung in Balkenform (B) mit sehr zarten Stromapepten, nach innen eine alveoläre Partie (Alv), die nach innen verflüssigt wird. (Zeiß A. Okul. 3.)

solchen Knollens sehr deutlich den strahligen Bau; abwechselnd helle Streifen hyalin degenerierten fibrillären Gewebes und dunklere Streifen des sarkomatösen Gewebes. Dort, wo die Knollenform weniger oder gar nicht ausgesprochen, bewegt sich das sarkomatöse Gewebe in unregelmäßigen Zügen carcinomähnlich. Auch dieser Tumor bestätigt unsere obigen Bemerkungen über die fließenden Übergänge von Sarkom und Myom aus gleichen Keimen. Ich habe ihn als Pseudoalveolarsarkom bezeichnet in der Annahme, daß in den präformierten Zügen eines knolligen Myoms mit strahligem Bau sich sekundär ein Sarkom eingenistet hat; ähnlich ein von mir untersuchter Fall, ein strahlig gebauter Myomknollen (von Schwab veröffentlicht, siehe unter Adenomyome) bestärkte in dieser Annahme.

Nunmehr ein Beispiel der Alveolarstruktur durch Gefäßerweiterung:

In einem Falle (Abb. 366 u. 367) handelte es sich um ein cystisches Sarkom (in einem Myom?); an der Peripherie des Tumors sind Stroma und Parenchym diffus angeordnet, so daß man sie kaum scheiden kann; zentralwärts tritt eine immer mehr deutlich werdende Scheidung ein in dünne Bindegewebssepten und kleine Alveolen nahezu kubischer Zellen. Durch Einschmelzung im Inneren der Alveolen entstanden adenomartige Partien. Der Tumor (1902, Nr. 267) von Mackenrodt operiert, war intraligamentär entwickelt, fast kuglig, etwa 11 cm im Durchmesser und hatte die ganze linke Seitenwand und die seitliche Vorderwand des Uterus bis in den obersten Teil der Cervix als breiten Ausgang. Der Tumor ist zum größten Teil erweicht bis auf eine weißlich markige Schicht, die an den meisten Stellen nur $1/2$ cm dick ist. Die äußere Lage der Tumorwand besteht überall aus Muskulatur (Abb. 366 bei M), innen von myomatöser Struktur, zellreich. Das sarkomatöse Gewebe setzt sich in das Myomgewebe fort. Von dem Sarkom ist nur eine größere Stelle 4—5 cm dick erhalten, nicht nekrotisch, davon die histologischen Bilder entnommen sind. Es handelt sich mit Wahrscheinlichkeit um ein Sarkom in einem Myom. Die naheliegende Vermutung, daß es sich um einen Nebennierentumor handelt, etwa eine Metastase in einem Myom, hat sich durch den Ausgang in dauernde Heilung (nach 13 Jahren) nicht rechtfertigen lassen. Die Annahme eines versprengten Nebennierenkeimes müßte ich zwar schon theoretisch ablehnen, aber die Ähnlichkeit ist überhaupt nur weit hergeholt, wie ich ausdrücklich hervorheben muß, da in den beiden äußeren Lagen gar keine epitheliale Struktur vorhanden ist und die entfernte

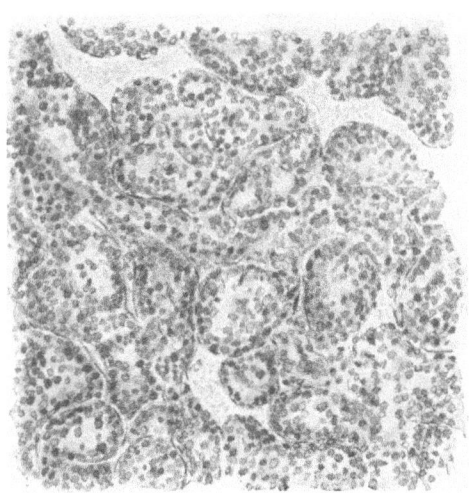

Abb. 367. Von demselben Falle wie Abb. 366. Die innere alveoläre Schicht mit Erweiterung der Blutgefäße, dadurch die „Alveolen" auseinander gedrängt werden. (Zeiß DD. Okul. 3.)

Adenomähnlichkeit der innersten Schicht nur durch regressive Quellung der Zellen, Zerfall und Anordnung in Strängen in Querschnitten hervorgehoben wird. Ich habe diesen Tumor als kleinalveoläres Sarkom bezeichnet und die Histogenese in Zweifel gelassen.

Wenn ich die beiden eben erwähnten Fälle als Besonderheiten wieder aufführe, so hat das wohl eine gewisse Berechtigung wegen der eigenartigen Formen. Doch will ich keineswegs daraus Typen entnehmen, die einer besonderen Zellart ihre Eigenheit verdanken, sondern man wird ohne weiteres auf ihre Sonderstellung verzichten können, wenn man bei näherer Bekanntschaft mit mehreren Vertretern dieser Art die sekundären Veränderungen besser verstehen lernen wird, die solchen eigenartigen Strukturen ursächlich zugrunde liegen. Man wird solche Tumoren dann bei den regressiven Veränderungen besser unterbringen.

Ich lasse sie hier als besondere Formen nicht aus histogenetischen Rücksichten stehen, sondern um die erforderliche Aufmerksamkeit auf ihre Eigenart zu lenken.

Insbesondere kann ich auch wie schon gesagt nicht rechtfertigen, daß die Tumoren mit Alveolarstruktur abgegrenzt werden. Wir werden solche alveolaren Strukturen auch bei den Schleimhautsarkomen treffen, bei den „Angiosarkomen", den „Endotheliomen" usw. Es ist nicht berechtigt, aus der alveolären Struktur irgendwie histogenetische Folgerungen zu ziehen.

Das sog. Alveolarsarkom hat in der Literatur zuweilen Erwähnung gefunden, nicht immer im gleichen Sinne. Gebhardt wendet den Ausdruck sogar makroskopisch auf gröbere Septen an.

Alveoläres Myosarkom nennt v. Franqué einen Fall, alveoläres Spindelzellensarkom Lerchenthal einen Tumor in der Portio mit Muskelbindegewebssepten. Es ist hier einzuwenden, daß der Bau der Portio die Ursache des alveolären Baues ist, worauf wir noch zurückkommen. Geßner läßt die früher als Alveolarsarkom beschriebenen Fälle nicht gelten. Einzelne Fälle (Dreßler, Poschmann, Sternberg) sind zu kurz beschrieben. Uterussarkome, welche durch neugebildete Septen in Alveolen eingeteilt werden, sind meist nicht einwandfrei geschildert worden. Auch habe ich ein „Portiosarkom", welches unter diesem Namen rangierte und welches teils diffus, teils in Alveolen wuchs, als Carcinom umzudeuten Gelegenheit gehabt. Einen gleichen Irrtum konnte Lerchenthal richtigstellen.

Albrecht fand an einzelnen Stellen seines Rundzellensarkoms das typische Bild des „kleinalveolären Sarkoms". Da auch in den Metastasen solche Bilder auftreten, so glaubt er, daß das Stroma der Geschwulst selbst entstammt, nicht etwa dem Organstroma.

Netzförmig verzweigte Capillare in großen Mengen beschreiben Beckmann und Duret, wodurch alveoläre Struktur entsteht; ähnliches habe ich ebenfalls in einem polypösen Schleimhautsarkom gesehen. Die alveoläre Struktur fällt erst dort auf, wo die Capillaren erweitert sind. Andere, ganz diffus angeordnete Partien desselben Tumors zeigen, daß die histogenetische Beziehung zu Gefäßen fehlt.

Es handelt sich in dem von mir untersuchten Falle um einen kleinapfelgroßen, oberflächlich gelappten Polypen der Corpusseitenwand.

Mikroskopisch besteht er aus außerordentlich verschiedenen Zell- und Kernformen mit vielen Abnormitäten der Chromatinverteilung. Die besser erhaltenen Zellen sind zum Teil klein, rundlich und polygonal und zum Teil spindlig. In den oberflächlicheren Partien wird durch dilatierte Capillare eine alveoläre Anordnung hervorgerufen; die Sarkomzellen liegen dem Endothel unmittelbar an. Überwiegend ist aber keine bestimmte Zellordnung nachweisbar.

Die Metastasen dieses Tumors in den inguinalen Lymphdrüsen bieten ein anderes Bild dar; die Gefäße sind mit einem relativ breiten hyalinen Mantel umscheidet, so daß die Sarkomzellen nicht unmittelbar an das Lumen der kleinen Gefäße heranreichen. Eine solche zufällige alveoläre und perivasculäre Andeutung hat gar keine Bedeutung für die Histogenese.

Wir werden bei den Endotheliomen auf das „Alveolarsarkom" zurückkommen. Es ist kein ersichtlicher Grund, jedes alveolär gebaute Sarkom als Endotheliom zu bezeichnen, nur weil gewisse alveoläre Tumoren aus theoretischen Erwägungen als Endotheliome gelten. Unter Alveolärsarkom hat man also keine festbegrenzte Tumorgruppe auf bestimmter histogenetischer Grundlage zu verstehen, sondern man betrachte den Namen als einen Verlegenheitsnamen, der nur den äußeren Formen Rechnung trägt.

Man wird sogar v. Hansemann darin beistimmen dürfen, daß der Name „Alveolarsarkom" entbehrlich sei. Auch er weist auf die Gefäßanordnung als Ursache des alveolären

Baues hin und zieht deshalb den Namen des Angiosarkoma für solche Fälle vor. Darüber läßt sich jedoch streiten, ob und wann man die Menge der Gefäße nicht als Stroma, sondern als selbständigen Parenchymteil auffassen darf, der das „Angiosarkom" als Doppelgeschwulst rechtfertigen würde.

Die Berechtigung von „Alveolärsarkomen" als einer bestimmten, abgrenzbaren Geschwulstklasse zu sprechen, kann ich aber nicht aufrecht erhalten. Großzellige Rundzellsarkome haben auch ein reiches Netz von Capillaren; auch werden wir bei den Metastasen der alveolären Struktur noch als Folgeerscheinung der Stauung in den Capillaren wieder begegnen.

Die Alveolarstruktur kommt auch in anderen Tumoren vor. Die originale Bezeichnung galt den Carcinomen, deren scheinbares Wachstum in Maschen Lücke (Alveolen) den Namen hervorgerufen hat. In Wirklichkeit sind es keine rings abgegrenzten Haufen, sondern zusammenhängende Stränge, wie man heute weiß, nur im Schnitt sieht es wie ringsum abgegrenzt aus. Der wesentliche Unterschied vom Sarkom liegt zunächst darin, daß beim Carcinom der „alveoläre" Bau nicht den Bau des Tumors berührt, sondern nur seine Art der Ausbreitung.

Beim Sarkom gibt es eine Ähnlichkeit dieser Art, nämlich bei Ausbreitung in Gefäßen, die zunächst ausgedehnt und später auch von innen durchbrochen werden. So entsteht zuweilen das grobe Bild der Alveolen. Dieses wird jedoch im allgemeinen nicht mit Alveolarstruktur bezeichnet, sondern zum Unterschied von Carcinom bezieht sich die „Alveolarstruktur" bei Sarkomen nicht auf ihre Art der Ausbreitung, sondern auf ihre Eigenstruktur, nämlich das Verhältnis zwischen Parenchym und eigenem Stroma des Sarkoms, kurz auf die Gefäßanordnung.

Tatsächlich ist diese Anordnung der Gefäße in einer Art regelmäßiger Netzform, z. B. nicht den muskelzelligen Sarkomen eigen und auch nicht den großspindelzelligen Bindegewebssarkomen und ebensowenig den großspindelzelligen Bindegewebssarkomen eigen, sondern mehr den kleinspindelzelligen und den rundzelligen. Aber sowohl den großzelligen wie den kleinrundzelligen Sarkomen. Die netzartige Anordnung der Gefäße betrifft Wandsarkome und Schleimhautsarkome und zwar ganz einwandfreie Sarkome des Schleimhautbindegewebes selber.

Es scheint deshalb nicht angängig aus der Gefäßanordnung eine besondere Sarkomart zu entnehmen; zumal wir die „alveoläre" Anordnung der Gefäße erst dann auffällig sehen werden, wenn sie durch Stauung erweitert werden. Wir werden bei den Angiosarkomen darauf zurückkommen.

Ganz besonderes Augenmerk ist bei allen solchen Tumoren auf regressive Zustände zu lenken. Es wird durch Erweichung des Gewebes in Sarkomen in gleicher Weise wie bei anderen Tumoren (s. Myom S. 282 f.) die Gruppierung der den Gefäßen zunächst gelegenene Zellen besonders auffällig. Die Ursachen hierfür sind allgemeiner Art, teils Fragen der Ernährung, teils der Druckverhältnisse. Virchow hat den Druck der erweichten Teile auf das übrigbleibende Gewebe schon berücksichtigt. Es ist klar, daß Flüssigkeitsansammlung größere Raumbeanspruchung zur Folge hat, aber auch weniger und schließlich gar nicht zusammen drückbar wird; das um die Gefäße zunächstliegende Gewebe des Tumors kann dagegen noch wachsen und dann drücken sich die äußeren Lagen an der Grenze zu den erweichten Stellen und es entsteht sogar eine Art Basalzelle, die dem Gewebe unter Umständen einen epitheloiden Anstrich gibt, der durch die scharfe Abgrenzung noch verstärkt und dann irrigerweise „alveolär" genannt wird.

Zu den genannten Erscheinungen, die der Alveolarstruktur eigen sind, kommt noch manchmal eine hinzu, das epitheloide Aussehen der Zellen in den alveolären Partien. Das epitheloide Aussehen der Zellen bedeutet stets eine Besonderheit in der Lagebeziehung der Zellen zueinander und zur Umgebung. Die epitheloide Bauart kommt dort zustande, wo verhältnismäßig wenig Zwischensubstanz die Zellen trennt, wo sie sozusagen auf sich angewiesen sind, sich aneinanderpassen, also namentlich in jugendlichen Partien bindegewebszelliger Tumoren.

Wir haben schon auf die Abgrenzung flüssiger Partien gegen die besser erhaltenen unter Abbildung einer den Basalzellen ähnlichen Lagerung hingewiesen.

2. Rhythmische Struktur.

In einzelnen Sarkomen ist die Pallisadenstellung der Kerne in parallelen Bändern, wie sie besonders in Neurinomen aber auch in Myomen und Sarkomen beschrieben worden

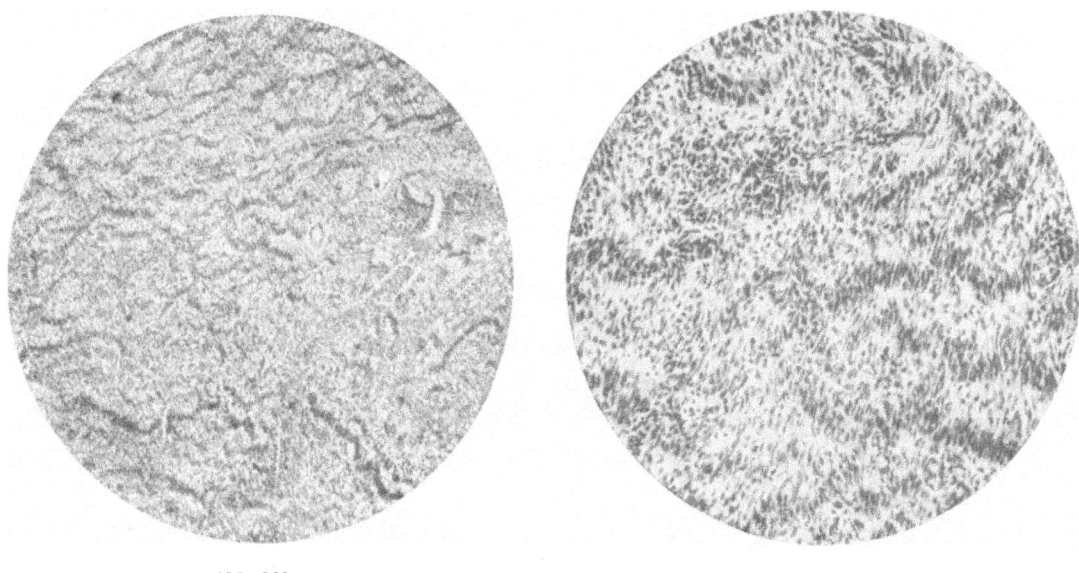

Abb. 368. Abb. 369.
Abb. 368 und 369. Sarkom von durchwegs rhythmischer Struktur (Fall Geisler).
Abb. 368. Man erkennt zahlreiche dunkle Linien, die stellenweise annähernd gleichsinnig verlaufen und senkrecht zu Lymphgefäßen.
Abb. 369. Die stärkere Vergrößerung der palisadenförmig aufgestellten Kerne 2—3reihig und die kernfreien Faserpartien wechseln ab; in diesen liegen einzelne Kerne, kürzere und rundliche, offenbar schräg und quer getroffen.

ist (Lauche, Krumbein), durch den ganzen Tumor hindurch auffällig gut durchgebildet, besonders in einem Falle (Pr. 2616) meiner Sammlung bei einer 48jährigen Frau. Außer einigen erbsen- bis kirschkerngroßen Myomen findet sich eine ziemlich gut umschriebene weiche Geschwulst von der Größe eines halben Hühnereies intramural. Außerdem ein carcinomatöses Ovarialcystom. Die kleine Uterusgeschwulst, ein spindelzelliges Sarkom ohne Kapsel, ohne Gehalt an Muskelzellen zeigt in allen Teilen die gleiche Struktur wie in Abb. 368. Der Fall ist von W. Geisler (1925) genauer beschrieben worden.

Auch diese Struktur (Abb. 368 u. 369) rechtfertigt nicht durchaus sicher eine Sonderstellung in histogenetischer Richtung. Es bleibt abzuwarten, ob ähnliche Fälle Beziehungen zu Neurinomen haben, oder ob wir es hier mit besonderen, rein statisch auswirkenden Wachstumsbedingungen zu tun haben, die ganz ähnliche Strukturen in den Myomen (s. S. 252 und Abb. 60) zustandebringen. Hierfür spricht ein besonders schöner Fall von rhythmischer Struktur in einem muskelzelligen Sarkom:

Einen unserem Falle (Geisler) ähnlichen Tumor hat Brakemann (1929) beschrieben, dessen sarkomatöse Natur jedoch ohne weiteres durch die riesige Ausbreitung auf Uterus und Ovarium durch das Parametrium hindurch klargestellt war. Die Natur eines muskelzelligen Sarkoms ergab sich erst aus zahlreichen mehr innen gelegenen Geschwulstpartien, während die Außenschichten weniger sarkomatös aussehen, aber um so klarer die rhythmische Struktur zeigen. Brakemann konnte nicht die kollagenen Fibrillen nachweisen wie Geisler. Wie dieser so fand auch Brakemann die Beziehung der Kernbänder zu Lymphgefäßen, aber außerdem auch zu Blutgefäßen, die wie die Achse eines Quirls oder wie der Stamm einer Tanne stehen, von dem die Kernreihen (im Schnitt) in regelmäßigen Abständen wie Zweige abgehen. Außerdem schildert Brakemann um Gefäßlichtungen in mehreren Reihen übereinander radiär aufgestellte, dem Endothel sich anschließende Zellen mit reichem Plasma und mit großen runden und ovalen chromatinreichen Kernen. Die so entstehenden Sternformen der perivasculären Geschwulstmäntel heben sich gegen die Umgebung scharf ab. Außerdem fand Brakemann ebenfalls um Gefäße zu rundlichen Mosaiken zusammengefaßte xanthomähnliche Zellen. ,,Ihre nach Art von Pflanzenzellen gegeneinander scharf abgegrenzten Protoplasmaleiber mit kleinen, dunklen, runden Kernen sind im Hämatoxylin-Eosinschnitt fein gekörnt. Häufig gruppieren sie sich konzentrisch um ein zentrales Lumen (Fig. 8) oder bewirken durch stärkere, einseitige Entwicklung eine exzentrische Verlagerung der scheinbar eingeengten Lichtungen (Fig. 9). Letztere ist durchweg von einem gequollenen, homogenen Bande ausgekleidet; nach außen umstehen Tumorzellen von der Art und dem Aussehen der oben beschriebenen Gefäßwandzellen diese höchst auffallenden Zellkomplexe. Ob diese Zellen glatte Muskelzellen der Gefäßwand, Lymphendothelien oder Geschwulstzellen darstellen, die infolge Lipoidspeicherung aus dem Gefäßinhalt diese Gestalt angenommen haben, ist nicht zu sagen" (Brakemann).

3. Angiosarkom.

Diese Geschwulstart, unter deren Namen zweifellos sehr viele einfache Sarkome mit auffälligen Gefäßen verschiedenster Art einhergehen, würde dem Doppelnamen nach zu den Mischgeschwülsten gehören. Die histogenetische Beziehung, in die sie durch die Theorien der Autoren zu den ,,Endotheliomen" gezwängt werden, nötigt uns aus Gründen der Darstellung, sie bei diesen anzubringen, wenn auch nur um möglichst klar zu stellen, daß die ,,Angiosarkome" keineswegs zu den Endotheliomen gehören, ebensowenig zu den Peritheliomen und um zu zeigen, daß sie keinen Stützpunkt abgeben für die Diagnose von Endotheliomen.

h) Histogenese der Wandsarkome.

Die Frage der Histogenese habe ich a. a. O. ausführlich besprochen, namentlich die Histogenese der Muskelzellsarkome.

Man könnte sich kurz fassen mit der theoretischen Aussage, ein Teil der Sarkome geht aus Muskelzellen hervor, ein anderer aus Bindegewebszellen. Die Schwierigkeit liegt darin, festzustellen, welche Sarkomarten muskelartige und welche bindegewebige genannt zu werden verdienen. Um es vorwegzunehmen, es ist noch manches nicht geklärt und viele Sarkome lassen sich noch nicht einwandfrei unterbringen; O. Frankl hält es mit mir für einen befriedigenden Fortschritt, die muskelzelligen Sarkome besser als früher von den bindegewebigen Sarkomen geschieden zu wissen. War man doch früher geneigt, Bindegewebssarkome anzuerkennen und einzig darüber zu streiten, ob sie direkt aus den Bindegewebszellen oder durch Umwandlung (Metaplasie) aus den Muskelzellen bzw. Myomzellen hervorgingen. Wir haben oben erfahren, daß die jugendlichen Muskelzellstadien selber destruktive Fähigkeit gewinnen können, also „maligne Tumoren" oder „Sarkome" sind, während man früher etwaige Metastasierung von Myomen auf eine zufällige Einbeziehung von Myomteilchen in Gefäße und Losreißung dafür haftbar machte. Neben diesen häufigeren Muskelzellsarkomen sollen die selteneren Bindegewebssarkome des Uterus ihre berechtigte Sonderstellung erhalten.

1. Histogenese der muskelzelligen Sarkome.

Die bereits oben erwähnte Entstehung des Sarkoms durch Metaplasie, Umwandlung von Muskelzellen und besonders von Myomzellen in Sarkomzellen wurde angenommen von Hegar, Rothweiler, Rheinstein, v. Kahlden, Williams, Pick, Gläser, Aschoff, Geßner, Gebhard, Mastny, Prochownick, Stallmann, Morpurgo, Fricke, Heinrich Stallmann, Ulesko-Stroganowa, Hohlfeld, Basso, Geist, Ogorek u.a., dagegen von C. Ruge nur mit Reserve. Die meisten von diesen Autoren sprechen dabei von Metaplasie, weil sie die Sarkomzelle für eine Bindegewebszelle im engeren Sinne halten.

Wenn Zieler und Fischer sagen, die Metaplasie von Muskelzellen in Sarkomzellen habe kaum noch Anhänger, so kann das heute mit einiger Einschränkung als richtig gelten.

Anfangs begnügte man sich zur Begründung der Metaplasie mit der einfachen Angabe von Übergangsbildern zwischen Sarkomzellen und Muskelzellen (Hegar, Rothweiler, v. Kahlden). Rheinstein berücksichtigt bereits die Lagerung der Gewebe zueinander, wie die Muskelfasern sich büschelförmig gegen das Sarkom zu verzweigen und diffus darin aufgehen. Sehr ähnlich schildern Pick und Stallmann die Vermischung der Muskel und Sarkomelemente. Als erster beschreibt Williams genau die Übergangsformen zwischen Muskel- und Sarkomzellen; ihm folgen Pick, Stallmann, Morpurgo, C. Ruge, Geßner, Gebhard, Mastny, Fricke, Ulesko-Stroganowa u. a., zum Teil auch Gläsner. Geßner und Gebhard berücksichtigen hauptsächlich die Übergangsformen an der peripheren Grenze von Sarkom und Myom; beide beschreiben die Umwandlung der Muskelzellen in große lange Sarkomzellen, sogar an der Grenze eines Rundzellensarkoms und Schultze das gleiche bei Schleimhautsarkom. Mastny, Fricke, Hohlfeld, Heinrich u. a. sehen die elektive Gelbfärbung des Zelleibes bei Giesonfärbung als beweisend an. Alle diese Autoren sprechen sich für die „Metaplasie" der Muskelzellen in Sarkomzellen aus, neuerdings auch Geist, Ogórek.

Bemerkenswert ist, wie schon Lubarsch hervorgehoben hat, daß die Autoren oftmals nur ihre eigenen Fälle für beweisend ansehen; und die ihrer Vorgänger nicht gelten lassen. Gegen die Umwandlung von Myomzellen in Sarkomzellen sprechen sich aus Ricker, Lubarsch, (Gläsner nicht prinzipiell), v. Franqué, Borrmann, Hansen. Die Bedenken dieser Autoren sind sehr triftig und man kann sich ihnen nur anschließen; nur irren sich einzelne von ihnen, wenn sie aus diesem Grunde alle Uterussarkome für bindegewebige Tumoren halten. Neuerdings haben sich meiner Anschauung, die ebenfalls die Metaplasie der Muskelzellen ausschließt, O. Frankl und Hoevels angeschlossen und ebenso in ausführlicher Darstellung H. Albrecht.

Das Nebeneinander sarkomatöser und myomatöser Stellen beweist gar nichts, genau so wenig wie eine innige Durchmischung, die Williams und Pick für ausschlaggebend ansehen. Ebenso wie beim Carcinom, so dringen auch beim Sarkom gar nicht selten die neugebildeten Zellen ganz zerstreut, sogar in einzelnen Reihen zwischen den Muskelfasern vor, so daß sie auf Schräg- und Querschnitten durch die Muskelbündel vielfach ganz isoliert angetroffen werden. Die Sarkomzellen schließen sich notgedrungen dem Verlauf der Muskelfasern an, so daß auch die unmittelbare Fortsetzung der Muskelbündel in Sarkomzüge ganz selbstverständlich ist, auch wenn es sich um Bindegewebssarkome handelt. Daß Muskelzellen in der Nachbarschaft des Sarkoms zunächst proliferieren können, dann degenerieren und dabei unter körniger Verteilung des Chromatins und Aufhellung des übrigen Kernplasmas und Auffaserung des Zelleibes aufquellen und allerhand abenteuerliche Gestalten und besonders merkwürdige Kernformen annehmen können, und daß solche Zellformen mit ebenfalls degenerierenden Sarkomzellen Ähnlichkeit haben, ist ganz selbstverständlich. Die ganzen Abbildungen dieser angeblichen Übergänge beweisen weiter nichts als Degeneration von Muskelzellen[1] im Gemisch mit häufig ebenfalls degenerierenden Sarkomzellen. Am schlagendsten eigentlich gegen die Absicht der Autoren sind die Angaben Geßners, Gebhards und Schultzes, die in der Umgebung von Rundzellen bzw. Schleimhautsarkom ebenfalls die „sarkomatöse" Umwandlung der umgebenden Muskelzellen beobachtet haben wollen.

Duels kommt nach seiner unter meiner Leitung ausgeführten Untersuchung der Myomfibrillen zu folgendem Schlusse: „In den Sarkomen des Uterus, welche keine Muskelsarkome waren, fanden wir degenerierende Muskelzellen mit deutlicher Myomfibrillenfärbung und an der Grenze zur Uterusmuskulatur auch gut erhaltene Muskelzellen mit deutlicher Myomfibrillenfärbung. Es dient dieser Befund als Warnung, aus solchen Einschlüssen und Degenerationsformen von Muskelzellen der Uteruswand im Sarkom Folgerungen zu ziehen auf die Entstehung des Sarkoms. Eine Umwandlung der Muskelzellen in embryonale Zellformen von sarkomatösem Charakter konnte nicht nachgewiesen werden."

Auch das was die Autoren Kernteilungen, Karyomitosen in solchen Fällen nennen, ist sehr häufig nichts anderes als Karyorhexis (Kernzerfall). Die „Übergangsbilder", die von den Autoren geschildert werden, beruhen aber nicht alle auf Degeneration der eingeschlossenen oder umgebenden Muskelzellen, sondern diese Muskelzellen selbst können bereits Sarkomzellen sein. Wir geben also einen Teil der Beobachtungen von Umwandlung der Muskelzellen zu, nur mit dem bedeutsamen Unterschiede, daß hier nicht eine Umwandlung normaler Muskelzellen oder von fertig ausdifferenzierten Myomzellen in Sarkomzellen vorliegt, sondern daß das Sarkom in solchen Fällen selbst ein muskelzelliges ist, und daß diese muskulären Sarkomzellen erst in ihren Degenerationszuständen (Hyperchromatose, Hypochromatose, Karyolyse usw.) von den Autoren als Sarkom erkannt werden. Aus diesem Grunde müssen wir bei unseren histogenetischen Betrachtungen die Sarkomformen mit degenerativen Zellformen zunächst möglichst außer Betracht lassen und uns möglichst reinen Formen zuwenden, also den bereits oben geschilderten, muskelzellähnlichen und muskelzellhaltigen Spindelzellsarkomen und den malignen Leiomyomen mit gut erhaltenen Zellen und in den übrigen gemischtzelligen Sarkomen, welche auch in den Metastasen gut erhaltene Muskelzellen enthalten. Diese Tumoren lassen in der Tat keinerlei

---

[1] Degeneration im Sinne von regressiv, katabiotisch.

Zweifel, daß zwischen Muskelzellen und Spindelzellen ebenso einwandfreie Übergänge vorkommen, wie zwischen Rund- und Spindelzellen. Beweisen diese Tumoren also morphologisch eine Metaplasie von Muskelzellen in Spindelzellen, beweisen sie die Metaplasie von Myomzellen in Sarkomzellen? Nein, keineswegs. Theoretisch liegt die Möglichkeit freilich vor, daß sich die Muskelzellen bei der Zellteilung in Spindelzellen verwandeln, wie es z. B. Gebhard, Geßner und v. Hansemann annehmen, aber das ist eine nur vorübergehende Form, die wieder zur Muskelzelle heranreift. Ausgewachsene Muskelzellen zeigen keine Mitosen und es ist gerade in den muskelzelligen Sarkomen auffallend, daß die Mitosen sich in den Partien mit gehäuften Spindelzellen zahlreich finden, nicht aber in den benachbarten reiferen Muskelpartien. Es ist also völlig berechtigt, wenn schon früher einige Autoren [Lubarsch (1895), Paviot et Bérard] die Ansicht äußerten, daß die spindelzelligen Parenchymzellen des Sarkoms zum Teil in Muskelzellen ausreifen und auch Busse sieht Rund- und Spindelzellen als die Vorstufen der Muskelzellen an. Die ausgereiften Zellen, sofern es sich nicht um unreife jugendliche Muskelzellen handelt, sondern um wirkliche ausgereifte Muskelzellen, werden wahrscheinlich nicht die Eigenschaften eines malignen Tumors haben, so daß die Geschwulst dann nur in ihren unreiferen Elementen sarkomatös ist, das heist destruierend um sich greift. Je nach den allgemeinen Korrelationen und den lokalen Wachstumsbedingungen können demnach aus gleichen Zellanlagen sehr verschiedene Tumoren entstehen. Einmal findet sich mehr Zeit zur Ausreifung zu Muskelzellen, so daß zunächst ein Myom gebildet wird und erst nachträglich aus dem Rest der unreiferen Zellen ein Sarkom entsteht; ein anderes Mal wuchern die unreifen Keime erst allseitig als unreife Elemente im schnellen Wachstumstempo zu einem Sarkom heran und später finden einzelne Partien des Tumors Zeit, zu Muskelelementen auszureifen. Es können also maligne Leiomyome, Myome mit sarkomatösem Zentrum und Sarkome mit mehr oder weniger Gehalt an Muskelzellen alle aus gleicher Anlage hervorgehen. Dadurch, daß nun das sarkomatöse Gewebe nachträglich den myomatösen Bestandteil der gleichen Geschwulst angreift und zerstört, kann das ursprüngliche Mengenverhältnis der beiden Bestandteile verwischt werden.

Die „malignen" Myome bestehen in der Hauptsache nicht aus ausgereiften Muskelzellen, wie die zweifellos häufige Spindelform ihrer Kerne und die geringe Myogliabildung zeigt; sie stehen auf der Grenze zwischen den malignen und benignen Geschwülsten. Das Fehlen der „bindegewebigen Fasern" in den malignen Leimyomen ermöglicht nicht etwa erst ein unbeschränkteres Wachstum, wie Ribbert, Minkowski, van Beesten meinen, sondern ist bereits der Ausdruck eines zu schnellen Wachstums und mangelnder Ausreifung. Ich fasse also nicht mit Ribbert u. a. die Metastasierung von „Myomen" als eine Art Zufall auf, der jedes Myom betreffen kann, sondern glaube aus dem bisher stets nachgewiesenen Zellreichtum der malignen Myome schließen zu dürfen, daß sie eine besondere Proliferationskraft haben, die außer in konstitutionellen allgemeinen Ursachen auch in Besonderheiten der Zellorganisation bedingt sein muß.

Die Übergänge zwischen Myom und muskelzelligem Sarkom mit nahezu reifen und mit unreifen spindligen Zellen sind nach dem oben Gesagten völlig fließende, aber es handelt sich nicht um eine Metaplasie von Muskelzellen in Bindegewebszellen resp. bindegewebige Sarkomzellen, sondern um eine destruierende Wucherung mehr oder weniger unreifer Muskelzellen. Wir unterscheiden also Muskelsarkomzellen und Bindegewebssarkomzellen; die Degenerationsformen beider können sich völlig gleichen und daher nicht histogenetisch verwertet werden.

Die „Besonderheit der Zellorganisation" ohne die man keine Tumorbildung verstehen kann, suche ich, wie auch andere Autoren zum Teil in der geringeren und größeren Unreife der Zellen und glaube gerade an den Uteruswandsarkomen ersehen zu dürfen, daß die Aussichten zum destruktiven Wachstum dem Grade der Unreife entsprechen, abgesehen von den notwendigen Störungen in den allgemeinen und lokalen Wechselbeziehungen. Dadurch wird also den reiferen Zellen die unumschränkte Wucherung nicht völlig abgesprochen, vielmehr soll nur damit ausgedrückt werden, daß geringere Korrelationsstörungen nötig sind, um unreife Zellen zur Wucherung zu bringen, stärkere Störungen, um reifere Zellen dazu zu veranlassen; eine Entdifferenzierung der reifen Zellen in dem Sinne, daß sie wieder unreif werden, ist bisher völlig unbewiesen und von vornherein an sich nicht viel wahrscheinlicher als der Jungbrunnen. Wohin die Verjüngungsmethode führt, möchte ich doch noch kurz zeigen; die vollausgebildet reife normale oder myomatöse Muskulatur wird durch Entdifferenzierung rückwärts zu unreifen Zellen (bis zum „Keimgewebe" sagt z. B. Kathe; er nennt das myogenes Sarkom), nun sollen sich die unreifen Keime zum Teil wieder zu reifen Muskelzellen ausdifferenzieren (myoblastisches Sarkom); jetzt kann man mit vollem Rechte an den ausgereiften Zellen durch Entdifferenzierung wieder eine Verjüngung zu unreifen Zellen vornehmen und diesen Circulus vitiosus nach Belieben oft wiederholen.

Der Fehler der Betrachtung liegt meiner Meinung nach in der unbegründeten Voraussetzung, daß der Verlust an Differenzierung zur Norm zurückführe, zu einer unreiferen Zelle mit den Qualitäten der größeren Vielseitigkeit und stärkeren Proliferationskraft. Der Verlust an Differenzierung selber soll damit nicht in Abrede gestellt werden (Chromosomenverlust), nur die Rückkehr zur Norm einer embryonalen oder indifferenten Zelle.

Von den Autoren wird häufig eine appositionelle Vergrößerung der Sarkome durch metaplastische Veränderung der Umgegend des Tumors angenommen; als Zeichen einer solchen gilt zuweilen der häufige Befund von vorgelagerten Sarkomstreifen in der Umgebung des Tumors. Diese Streifen lassen sich immer zum Haupttumor auf Schnittreihen verfolgen und bedeuten infiltratives Vordringen in die konzentrisch verdrängte Umgebung. In der Abbildung liegt ein polygonalzelliges Sarkom vor mit zum Teil epithelähnlichen Zellen, über das wir noch bei den Endotheliomen zu sprechen haben werden. Das gleiche kommt auch bei Carcinomen vor; mit appositionellem Entstehen des Tumors aus der Umgebung hat das nichts zu tun.

Es scheint mir wichtig, am Schlusse nochmals zu betonen, daß zwar in den von Sarkomen passiv eingeschlossenen und in ihrer Umgebung befindlichen Muskel- oder Myompartien Zelldegenerationen die Täuschung hervorrufen können, als ob Muskelzellen oder Myomzellen sich in Sarkomzellen verwandeln könnten, daß aber auch zweifellose Übergangsformen zwischen „Muskelzellen" und sog. „Sarkomzellen" vorkommen. Dies ist aber unter keinen Umständen als eine Metaplasie anzusehen, sondern die betreffenden „Muskelzellen" sind selbst bereits Sarkomzellen und nur die Degenerationsformen, also die beginnenden Zerfallserscheinungen machen diese Zellen erst auffällig. Es sind aber von Haus aus Muskelsarkomzellen im Gegensatze zu Bindegewebssarkomzellen.

Diese Auffassung der Sarkomgenese aus unreifen Zellstadien nennt Frankl „monistisch" und schließt sich ihr an mit der Einschränkung, daß er die Zellatypien nicht für regressiv sondern für abnorme Differenzierung ausgibt; auch ich halte einen großen Teil der Zellatypien für den Ausdruck falscher Differenzierungsrichtung, die auch schneller zur Regression führt als normale Differenzierung, andererseits scheint mir ein nicht zu unterschätzender Teil der „Zellatypien" an zunächst in normaler Richtung differenzierten Zellformen nachweisbar; man sieht die „Degeneration" der mit Myoglia ausgerüsteten Muskelzellen, ebenso der Spindelzellen in allen Stadien, und zwar wie oben geschildert, im Anschluß daran allmähliche Nekrose. Der Begriff der abnormen Differenzierungsrichtung scheint mir nicht unvereinbar mit dem der daraus folgenden Neigung zur Regression.

Die späte Entwicklung von Sarkom in lange bestehenden Myomen macht es unwahrscheinlich, daß die „abnorme Differenzierungsrichtung" eine den Myoblasten von vornherein innewohnende Eigenschaft bekundet.

Die Histogenese der muskelzelligen Sarkome aus jugendlichen Muskelzellen bzw. Myoblasten scheint mir somit im großen ganzen völlig klar. Dieses Ergebnis wird nicht beeinflußt dadurch, daß eine Reihe von Sarkomen weitgehende Atypien der Zellform zur Schau tragen, die nicht klar erkennen lassen, ob sie in einem Mangel der Kernstruktur begründet sind oder ob die Tumoren in ihrer Keimanlage rein myoblastisch oder gemischt waren. Ebenso sind noch nicht alle Schwierigkeiten überwunden, die bindegewebigen und muskelzelligen Arten der Spindelzellform voneinander praktisch abzugrenzen.

2. Sarkome in Myomen „Sarkomyome".

Nachdem wir die Muskelzellen und die Bindegewebszellen als Sarkombildner anerkannt haben, bieten die Sarkome nicht der theoretischen, sondern nur im Einzelfalle der praktischen Erkenntnis Schwierigkeiten.

Sarkome in Myomen erklären sich zum Teil, wie auch Borst annimmt daraus, daß myoblastisches Material im Myom liegen geblieben ist und später gelegentlich als Sarkom zur Entwicklung gelangt. Wie schon aus der Histologie der Fälle hervorgeht, ist es meistens aber sicher nicht immer myoblastisches, sondern auch zuweilen fibroblastisches und angioblastisches Material, dass in Myomen sarkomatös wuchern kann.

Es sind also nicht nur muskelzellige Sarkome im Myom zu erwarten, sondern auch bindegewebige, sei es aus dem Stroma der Interstitien, sei es aus einem gemeinsamen mesenchymalen Keim. Es gelangt also auffallenderweise zuerst das Muskelgewebe zu teilweiser Reifung als Myom, während die Bindegewebs- und Gefäßanlage sich als Stroma einfügt; erst später bei überstürzter Proliferation aus allgemeinen oder lokalen Ursachen nimmt im Innern des Myoms entweder muskelzelliges oder bindegewebiges Zellmaterial „sarkomatösen" Charakter an.

Eines der kleinsten muskelzelligen Sarkome des Uterus, die mir begegnet sind, besteht aus zwei benachbarten Teilen diffuser Wucherung von Spindelzellen in kaum 1 cm größter Ausdehnung in unmittelbarer Umgebung eines Myomknötchens von etwa 3 mm Durchmesser. In dem myomatösen Uterus der 48jährigen Frau (3205, 238, 60) konnte sonst kein Sarkom gefunden werden. Man erkennt soeben die muskuläre Natur des überaus spindelzellreichen Sarkoms, so daß der Zusammenhang des kleinen Myoms und Sarkoms, soweit es das Ursprungsmaterial angeht, ohne weiters einleuchtet. Bei weiterem Wachstum würde das kleine Myom bald aufgezehrt werden. Es erhellt aus dem Falle nur die Mahnung zur Vorsicht bei der Bewertung des Ausganges von Wandsarkomen. In diesem Falle scheint ein Teil des Muskelzellmateriales myomatös, also verhältnismäßig reif geworden zu sein, während ein anderer Teil unreif geblieben, muskelzelliges Sarkom gebildet hat. Es ist nicht gesagt, daß ein Unterschied in der Anlage vorhanden war, sondern weitere Bedingungen sind hinzugekommen, die nach längerem Bestande von Myomen im Uterus eine noch unreif gebliebene Stelle zum Angriffspunkt überstürzter „Sarkom"wucherung genommen haben. Es kommt auf gleiches heraus, ob unreife Stellen in Myomen selbst oder außen an ihnen, oder abseits für sich in der übrigen Uteruswand liegen.

3. Histogenese der Bindegewebssarkome.

Die Annahme der bindegewebigen Sarkomgenese ist ebenso alt, wie die der muskulären Entstehung; sie wurde vertreten von Virchow, v. Winiwarter (Chroback), Birch-Hirschfeld, Ricker, Lubarsch, v. Kahlden, Ritter, Heinzer, Geßner, Veit, Stöcklin, Bommer, v. Winckel, v. Franqué, Gläsner, Borrmann, Hansen, Borst, Flatau, Hohlfeld, Hyenne. Nur wurde sie oft in Gegensatz zur muskelzelligen Herkunft gestellt, obgleich beide Arten einander gar nicht ausschließen.

Einzelne Autoren weisen auf gewisse Tumoren hin, die ohne Myom entstanden sind (Williams, Vogler, v. Franqué, v. Kahlden). Dieses ist zweifellos gerechtfertigt gegenüber der früheren extremen Anschauung, daß die Sarkome nur in Myomen bzw. aus Myomen entständen.

Auch jetzt noch werden Sarkome in Myomen oder ohne solche als Bindegewebssarkome gedeutet, weil keine „Umwandlung" von Muskelzellen in Sarkomzellen zu sehen ist (Zacherl, Rodler, Zipkin). Während die Herkunft muskelzelliger Sarkome verhältnismäßig leicht nachweisbar ist, gelingt es schwer einen Typus der bindegewebszelligen Sarkome abzugrenzen; noch weniger gelingt es vorläufig für die Wandsarkome bestimmte Bindegewebselemente als Ausgangspunkt festzulegen.

Ritter will Teilungsvorgänge im interstitiellen Bindegewebe nachweisen und allmählich zunehmendes Auftreten (?) von Zellhaufen und Muskelfasern. Nach Ricker liegen in inselartigen Zellhaufen des Bindegewebes bläschenförmige „endotheloide" Kerne zentral dicht gedrängt und peripher locker, so daß man die zarten Bindegewebsfasern aus der Umgebung in die Zellinseln hineintreten sieht.

Besonderer Beliebtheit als Ausgangspunkt der Sarkome erfreuen sich ebenso wie bei den Myomen die verschiedenen Elemente der Gefäße. Für Flatau genügt die Gesamtnekrose des Sarkoms infolge Thrombose zur Annahme der Sarkomgenese aus der Intima der Gefäße!

Es werden von den Autoren beschuldigt die Wandungen kleiner Lymphgefäße (Menge), der Capillaren (Meslay et Hyenne), das „Gefäßepithel" (Clemente), die Gefäßwand im ganzen oder die Adventitia (Kleinschmidt, Amann, Eppinger, Vitrac, Pilliet, Moraller u. a.).

Der alte Fehler, die fertigen Geschwulstprodukte histogenetisch zu vergewaltigen, hat auch neuerdings wieder Capellani veranlaßt, ein Sarkom der Cervix uteri nicht aus einer Zellart, sondern aus Muskelbindegewebs- und Gefäßwandzellen zugleich entstehen zu lassen.

In dem Kapitel über besondere Sarkomformen haben wir bereits zum Ausdruck gebracht, daß den perivasculären Anordnungen der Sarkomzellen meist eine unbegründete histogenetische Bedeutung zugemutet wird. Obgleich wir nach Klebs die erste Entstehung der Sarkome in der Nachbarschaft von Gefäßen zugeben für einige Tumoren, weil hier auch bei entzündlichen Prozessen die jugendlichen Zellen zuerst auftreten, so beweist das natürlich gar nichts für einen Zusammenhang der Sarkomgenese mit Elementen der Gefäßwand selbst.

Ferner ist es bei Neubildung capillarer Gefäße gar nicht wunderbar, daß die schnell proliferierenden Sarkomzellen dem Endothel der Capillare direkt anliegen, wieviele Autoren und ich selbst gesehen haben. Alle das erlaubt nicht von Gefäßwandsarkomen zu reden. Wir haben bei den Endotheliomen und Angiosarkomen Gelegenheit, hierauf zurückzukommen. Für die Mehrzahl der Bindegewebssarkome gibt es keinerlei Anlaß, aus ihrem Aussehen Schlüsse auf ihre Mutterzellen zu ziehen. Nur erinnern zuweilen einzelne Wandsarkome so stark an Schleimhautsarkome, daß man Ursache hat, eine dem Schleimhautstroma ähnliche Grundlage anzunehmen, die sowohl auf angeborener als auch erworbener Schleimhautheterotopie als auch schließlich auf entzündlich hyperplastischer Wucherung im intermuskulären und namentlich perivasculären Bindegewebe beruhen kann.

Vorläufig muß man sich damit begnügen, überhaupt in einer Reihe von Sarkomen die bindegewebige Genese festzustellen, was im Einzelfalle nur durch das Moment der Ähnlichkeit mit anderen Bindegewebessarkomen und durch das der Unähnlichkeit mit den muskelzelligen Sarkomen möglich ist, wie wir namentlich bei dem spindelzelligen Bindegewebssarkom gezeigt haben (s. unter Sarcoma fibrofusicellulare).

Die Schwierigkeit kann bedeutend werden bei starken Abweichungen der Zellstruktur, die muskelzellige Herkunft auszuschließen. Die echten, rundzelligen Sarkome sind fast immer Bindegewebssarkome. Reine Myoblastensarkome, also Sarkome in der ursprünglich runden Zellform der Muskelkeime sind noch nicht bekannt geworden; aber auch keine Fälle mit größeren rundzelligen myoblastischen Partien.

Auf ätiologischem oder „kausalgenetischem" Gebiete liegen keine nennenswerten Beiträge vor; mit allem Vorbehalt ist ein Fall von Nagy zu erwähnen, den er durch tertiärluetische Erkrankung des Uterus verschuldet glaubt.

H. Albrecht hat bereits auf einen Fall von Adreani hingewiesen, der für familiäres Vorkommen sprechen soll; die Patientin war erst 13 Jahre alt und zwei Schwestern von ihr sollen ebenfalls an Uterussarkom gestorben sein.

Der Einfluß des Alters ist ohne weiteres aus allen Angaben übereinstimmend ersichtlich. Das Sarkom im Myom wird vor der Menopause gefunden, nach Gál 61% unter 40 Jahren, nach Frankl 60% unter 50 Jahren, während das Sarkom ohne Myom meist ältere Frauen befällt, nach Gál 66% über 60 Jahren, nach Frankl 80% über 50 Jahre. Der Unterschied ist sicher bedeutsam, und zwar in gleicher Weise für die formale wie für die kausale Genese, deren scharfe Abgrenzung hier versagt. Wenn die Myome durch das Nachlassen der uterinen Ernährung (s. Myom S. 273 u. 279) zurückgebildet werden, so leuchtet es ein, daß sie aus gleichem Grunde späterhin keine Sarkombildung aufkommen lassen. Wenn sich nun trotzdem noch Sarkome im Uterus nach der Menopause bilden können, so muß den Geschwulstkeimen wohl eine besondere Wuchskraft innewohnen. Oder strömen ihnen, nachdem sie so lange geruht haben, besondere Reize, Nährstoffe zu, die die verringerte uterine Ernährung mehr als ausgleicht? Oder wird die uterine Ernährung durch äußere Umstände angefacht, wie wir es bei Ovarialtumoren der Greisinnen kennen. In diesem Falle würde man neben dem Sarkom auch ein Wachstum des ganzen Uterus zu erwarten haben.

II. Das Schleimhautsarkom des Uterus.
a) Makroskopisches Verhalten.

Das Schleimhautsarkom ist entgegen der Annahme früherer Autoren, besonders seitdem man den sekundären Durchbruch der Wandsarkome in die Schleimhaut besser berücksichtigt, als das weitaus seltenere Uterussarkom erkannt worden (Geßner) und es mag hinzugefügt sein, daß die Zahl der Schleimhautsarkome sich noch einschränken ließe, wenn man den ersten Ausgangspunkt der Tumoren überhaupt feststellen könnte; denn derselbe mag ursprünglich ebensogut submukös wie in der Schleimhaut liegen (Williams).

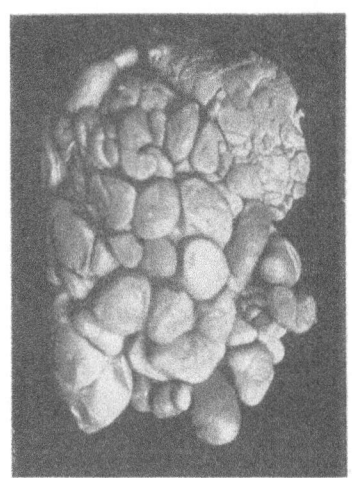

Abb. 370. Polypöses Sarkom der Cervix, knollig gekerbt, auch „traubig" genannt. (Lichtbild annähernd nat. Gr.)

Man unterscheidet eine diffuse Form und eine polypöse Form, bei der häufig in der Mehrzahl knollige oder gelappte, auch warzige zottige Teile (Abb. 370), manchmal dünngestielte Knoten auftreten bis zu Faustgröße (Abb. 371), mit meist glatter Oberfläche. Piquand berechnet 97 circumscripte und 54 diffuse Schleimhautsarkome auf 154 Wandsarkome aus der Kasuistik. Übergänge beider Formen sind auch bekannt (z. B. Beckmann). Die Konsistenz der polypösen Form ist weich, die Schnittfläche gleichförmig weiß, markig, auch speckig und feucht, in späteren Stadien wird sie mehr bröckelig. Die Farbe ist weiß, etwas gelblich, manchmal jedoch durch Hämorrhagien verändert. Die Angabe, daß die weichen Partien zuweilen in ein derberes faseriges Gewebe eingefügt erscheint (Virchow), legt die Vermutung nahe, daß hier Wandsarkome vorliegen. Nur wo die Schleimhautsarkome bereits in die Muskulatur übergreifen, wie in einem meiner Fälle von walnußgroßem Polypen ist ein derberes, faseriges Gewebe verständlich. Früher glaubte man, die Traubenform oder Beerenform der Sarkome als eine Besonderheit der mesodermalen Kombinationstumoren ansehen zu müssen. Diese Form ist aber bereits bei den Wandsarkomen als nicht verbindlich für bestimmten Bau der Tumoren bezeichnet worden; van Herff und Keitler haben auch Schleimhautsarkome des Corpus uteri in Traubenform gefunden und ein unten noch zu erwähnender Fall erinnert durch sein lappiges Aussehen ebenfalls an die Kombinationstumoren. Die oben angeführte Vermutung Picks, daß die Uterushöhle in solchen Fällen dilatiert sei, wird von Keitler für seinen Fall bestritten (vgl. auch unter Kombinationsgeschwülsten). Es ist aus der Literatur nicht immer klar zu ersehen, ob die traubigen Sarkome wirklich der Schleimhaut entstammen oder der Uteruswand. Unter den traubigen Schleimhautpolypen sind einzureichen je ein Fall von Spiegelberg, Winkler, Kunitz, Pick, Geßner, Emmet und Keitler, Bäcker und Minich, Constantini. Über einen besonderen Fall (Felländer) s. w. u., ebenso über einen eigenen Fall.

Die Mehrzahl der bekannten Fälle von traubenförmigem Sarkom dürfte dagegen den Kombinationsgeschwülsten (s. d.) angehören. Cervixcarcinome sind häufig polypös und hängen gestielt oft in die Vagina hinein. Das diffuse Schleimhautsarkom hat seinen Sitz meist im Korpus; nach Piquand war in 33 von 54 Fällen die ganze Korpusschleimhaut ergriffen. Es tritt im Gegensatz zu den polypösen Tumoren flacher in Gestalt vorgebuckelter Knoten auf und wuchert, obgleich es zunächst auch umschrieben ist, leichter in die Umgebung und kann auch die Schleimhautoberfläche unregelmäßig zerklüften. Eine scharfe Abgrenzung gegen die Muscularis ist selten. Mikroskopisch ist die Grenze viel unschärfer.

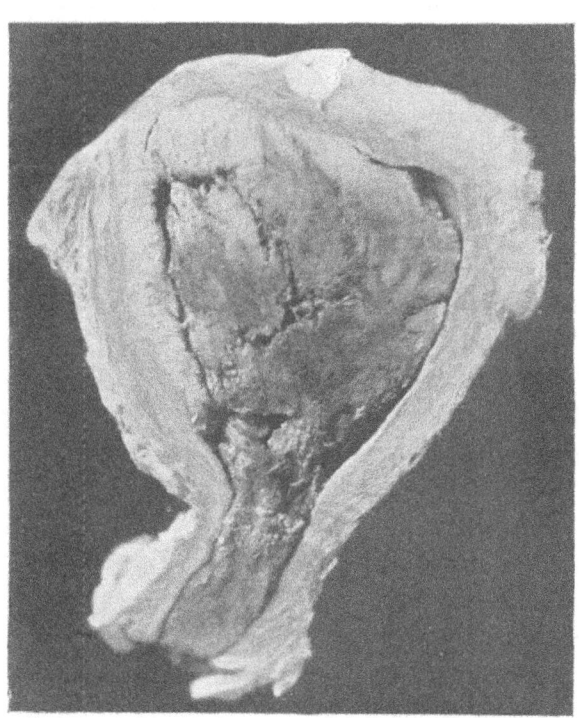

Abb. 371. Kleinspindelzelliges Bindegewebssarkom der Schleimhaut hat links im Korpus und oben im Fundus einen Teil der inneren Wand durchsetzt (die hellere innere Zone) und hängt nur am Fundus befestigt polypös in die erweiterte Höhle bis zum äußeren Muttermund herunter. (Lichtbild etwa 2:3.)

Auf dem Schnitt sind auch diese Sarkome weich und markig weißlich, seltener teilweise faserig streifig. Durch Hämorrhagien, Erweichung und Nekrosen werden diese Sarkome ebenfalls aufgequollen, glasig rötlich oder bräunlich gefärbt, spröder und bröcklig, gangränös, „wie Bröckel mürben Holzes oder Baumschwammes" (Virchow). Die abgelösten Bröckel füllen zuweilen die ganze Uterushöhle aus (Beckmann). Einzelne Fälle von Sarkom haben eine dunklere Farbe und sind sogar als Melanosarkome beschrieben worden; bei der mikroskopischen Betrachtung werden wir darauf zurückkommen. Der Uterus wird meist gleichmäßig vergrößert; sehr große Tumoren dieser Art beschreiben Beckmann, Jouon et Vignard, Terillon. Meist wird der Uterus aber nicht viel mehr als faustgroß.

Als „beginnendes Sarkom" bezeichnet Spirito eine teils um Kapillare angeordnete Masse von Rundzellen in einem auf der Mitte der hinteren Uteruswand haftenden kleinen Polypen. Die Rundzellen fast ohne fibrilläre Zwischensubstanz haben intensiv gefärbte Kerne und sehr wenig Cytoplasma. Man könnte sie — glaube ich — ebenso für Lymphocyten halten. Auf der Oberfläche trug der Polyp 3—4 schichtiges Plattenepithel, das vom Verfasser als eine Folge des Reizes von seiten des Sarkoms angesehen wird. Nach der Abbildung könnte es eher als teilweise Zerstörung des Plattenepithels durch das Infiltrat angesehen werden. Ich erwähne dieses, weil ich einige Male Gelegenheit hatte, „Sarkom"diagnosen als lymphocytäre Infiltrationen richtig zu stellen. Diese haben nach längerem Bestande des öfteren rundlich-polygonale Zellformen.

In der Cervix nehmen die Sarkome meist eine polypöse Form an und hängen dann häufig durch den Muttermund bis tief in die Vagina hinein. Die Form ist zuweilen stark geswulstet (Abb. 370) oder traubig. An der Portio sollen zuweilen breitbasige Sarkome vorkommen, die den Cancroiden ähnlich, jedoch meist größer und weicher sind, aber trotzdem weniger oberflächlichen Zerfall zeigen. Da selbst mikroskopische Fehldiagnosen vorgekommen sind, wie ich mich überzeugen konnte, so hat man mit der makroskopischen Deutung solcher Tumoren jedenfalls besonders vorsichtig zu sein, wie schon Winter hervorhebt. Ich habe solche Tumoren nicht gesehen. Weil führt einige Fälle an, von denen Geßner bereits einen als Carcinom erkannt hat. Ein Teil dieser Tumoren geht von der Schleimhaut des Cervicalkanals aus (Leopold, Hunter, Dreßler, Kaltenbach), in anderen Fällen von der Portio (Braetz, Scanzoni, v. Rosthorn, Weil, Grenzer, Souligoux et Milian, Bommer, Jeffreys). Natürlich kann man den submukösen Ursprung der Portiotumoren noch weniger als von den übrigen Sarkomen ausschließen. Ein Portiosarkom war polypös gestielt (Weil).

Die Ausbreitung der Schleimhautsarkome auf die Uteruswand läßt gewöhnlich nicht lange auf sich warten; die Muskulatur wird bald infiltriert, und zuweilen völlig durchwuchert, so daß sich dann subseröse Knoten bilden, die durchbrechen und die Bauchhöhlenorgane ergreifen können. Auffallend ist die Angabe einzelner Autoren, die ich jedoch bestätigen kann, daß das Sarkom von den tieferen Schichten der Mucosa ausgehend, diese ziemlich unversehrt läßt und die Uteruswand stark durchsetzt (Keller, Bommer, v. Franqué). Die Durchbrechung des Peritoneums ist zuweilen von tödlicher Peritonitis gefolgt, zuweilen von Fistelbildung mit dem Darm oder auch der Haut. Selten ist die Ausbreitung diffuser Schleimhautsarkome des Korpus auf die Tubenschleimhaut (Griffith) oder gar bis durch das Ostium abdominale tubae hindurch (Simpson). Öfter, wenn auch nicht sehr häufig, greift das Korpussarkom auf die Cervixschleimhaut über.

Ebenso erreicht das Cervixsarkom die Korpusschleimhaut erst ziemlich spät; auch auf die Scheidenschleimhaut greift es spät über, dagegen durchwuchert es nicht selten die Cervixwand und das Parametrium. Obgleich es hierbei zu starken Infiltrationen des Beckenbindegewebes kommt, ist eine Fistelbildung nach Blase und Mastdarm (Amann) und Ureterenverschluß (Kaltenbach) sehr selten.

Die Schleimhaut des Uteruskorpus wird oftmals gänzlich zerstört, doch scheint sie abgesehen von akuter und chronischer interstitieller Endometritis gar nicht selten gut erhalten zu sein, besonders in den oberflächlichen Schichten halten sich die Drüsen mitten im Sarkomgewebe; selbst über den Sarkomknoten erhält sich die schleimhäutige Oberfläche oftmals lange intakt. Geßner fand in einem Uterus die ganze Uterusinnenfläche von Granulationsgewebe bedeckt, in einem anderen senile Atrophie.

Der Uterus ist im ganzen nicht nur vergrößert, sondern auch zuweilen stark hypertrophiert. Bei Verwachsungen in der Cervix kommt es namentlich bei älteren Frauen zu Sekretanhäufungen, auch Pyometra und Hämatometra. (Virchow erwähnt die ältere Literatur.) Gelegentlich sind solche sarkomatöse Uteri auch irrtümlich als cystische Sarkome beschrieben worden. Die von Weil als Cystosarkome bezeichneten Tumoren sind wahrscheinlich Wandsarkome (Geßner). Hämatometra fanden Veit, Jouon und Vignard, Fafius, Térillon, Kötschau.

Die Hämatometra kann sehr bedeutende Dimensionen annehmen und bis zu 15 l Flüssigkeit enthalten (Térillon).

Pyometra scheint in geringeren Graden öfter vorzukommen (Geßner), seltener in größeren Mengen (Kay, Ménière, W. Williams, Aubry).

Erwähnenswert ist ein Fall von Hydrometra bei Sarkom des Fundus uteri bei doppeltem Uterus (W. A. Freund).

Diese Folgeerscheinungen sind ebenso wie die Inversion des Uterus (Virchow, Spiegelberg, Simpson, Weil, Beisheim, Morestin), partielle Verdünnung des Uterus mit Inversion, (Williams) mehr von klinischem Interesse.

Bemerkenswert ist noch eine Durchsetzung der Uterusmuskulatur mit Teleangiektasien (Duret) und ein Fall Péans mit einer großen blutgefüllten Cyste in der Uteruswand.

b) Mikroskopisches Verhalten der Schleimhautsarkome.

In der Schleimhaut herrschen vor die Rund- und Spindelzellensarkome, fast immer sind beide Zellarten gemischt. Geßner rügt, daß viele Autoren das Sarkom nach der vorherrschenden Zellart allein bezeichnen. Die Rundzellen sind zuweilen sehr klein und haben einen spärlichen Zelleib, liegen sehr dicht; öfter ist die Größe der Rundzellen sehr wechselnd. Die Spindelzellen werden ebenfalls von wechselnder Größe, oft mit eiförmigen Kernen angegeben. Es sei auch hier wieder daran gemahnt, Querschnitte durch Spindelzellen nicht für rundzellig zu erklären unter stetiger Berücksichtigung des Gefäßverlaufes.

C. Ruge unterscheidet 1. großzellige Sarkome mit rundlichen, zuweilen spindelförmigen, unregelmäßig angeordneten Zellen verschiedener Größe, deren Kerne oft sehr groß werden; 2. Sarkome mit deciduazellenähnlichen, großen, spindelförmigen Zellformen; 3. Riesenzellensarkome, in denen die Riesenzellen einzeln zwischen meist kleineren, rundlichen und spindelförmigen Zellen liegen und 4. kleinzellige Rundzellensarkome. Während man die letzteren wohl am ehesten als ein Sarkomtypus aufstellen kann, erlauben die übrigen Formen schon wegen der vielfachen Übergänge und wegen der degenerativen Vorgänge in den Zellen keine besondere Einteilung.

Riesenzellen werden beschrieben von G. Veit, Ahlfeld, Williams, C. Ruge, Térillon, Seeger, v. Kahlden, Emanuel, Riederer, Eckstein, Geßner, Beckmann Kunike, K. Coleman; auch ich habe solche gesehen.

Als einer Besonderheit ist noch zu gedenken eines Falles von „Elephantiasis endometrii fibrosarcomatosa gigantocellulare" (Felländer); das ganze Endometrium corporis war in eine lappige, vielfach polypös besetzte Geschwulstmasse verwandelt.

Der Tumor ließ sich angeblich trotz aller Charaktere der Sarkomzellen nicht in das Schema der Tumoren einreihen, da zu reichlich Intercellularsubstanz, stark entwickeltes fibrilläres Bindegewebe vorhanden war. Dieses ist in der Tat auffällig, während die Vorliebe der Riesenzellen für zellärmere und nicht sarkomatöse Partien des Uterus Analoga in anderen Tumoren findet. Die in gesundes Gewebe vordringenden Tumorzellen bilden leicht Riesenzellen; es ist nicht erwiesen, daß diese in Felländers Fall überall autochthon waren. Rundzellen werden am allerhäufigsten gefunden (v. Franqué, Térillon, Doléris, Hooper, Lerchenthal, Maresch, Stumpf).

Rund- und Spindelzellen (Péan, Coleman, W. Williams, Hayden u. a.); Spindelzellen (Simpson, Gläsner, Beckmann, Costantini).

Nach einer Berechnung Piquands sind bei den polypösen Formen die gemischtzelligen am häufigsten; es folgen spindel- und rundzellige, beim diffusen Sarkom dagegen fanden sich meist rundzellige, sodann gemischtzellige, sehr selten spindelzellige (nur ein Fall). In einem polypösen Schleimhautsarkom fand ich die oberflächlichen Schichten rundzellig, die tieferen Schichten überwiegend großspindelzellig mit Übergängen beider Zellformen. In einem anderen, ebenfalls teilweise polypösen Schleimhautsarkom sind die Zellen überall, auch in der Muskulatur mehr gleichmäßig rundlich und weniger spindlig. Jedoch ist es in vorgeschrittenen Stadien nicht immer möglich, die Zellen einer bestimmten Ausgangsform zuzuschreiben, wie die beiden Abb. 379 und 380 zeigen sollen. Auch hier gilt, was wir bei den Wandungssarkomen besprochen haben; die Atypie der Zellen geht mit den regressiven Veränderungen Hand in Hand. Unter den wenigen sarkomatösen Polypen der Schleimhaut, die ich gesehen habe, befinden sich auffallenderweise zwei Carcinosarkome.

Das diffuse Schleimhautsarkom mit unbedeutender Zellabweichung (4 eigene Fälle) kann als „typisches" Schleimhautsarkom gelten wegen seiner bedeutenden Ähnlichkeit mit dem normalen Stroma. Die Zellen sind nicht größer und kaum anders gefärbt als die des normalen benachbarten Stromas; die auffallendsten Veränderungen bestehen nur in der Zellvermehrung, die durch Verdrängung der Drüsen auffällt und zweitens in der Vermehrung der Capillare und kleinen Gefäße. In der Umgebung dieser ist das fibrilläre Gewebe gröber und dichter und setzt sich mit feinen Fibrillen zwischen den Sarkomzellen fort. Die Sarkomzellen produzieren wenige zarte Fibrillen, die untereinander zusammenhängen. Im Vergleich mit der umgebenden Muskulatur erscheint das Fibrillennetz äußerst zart; auch im Vergleich mit dem der meisten Wandsarkome. Das Stroma ähnelt dem der normalen Schleimhaut.

Allmählich werden die Drüsen zerstört; sehr lange halten sich jedoch die als „Lymphfollikel" bezeichneten Rundzellenherde der Schleimhaut, wenn auch sonst keine Spur von Schleimhaut mehr vorhanden ist.

In Abb. 374 sind die Gefäße des typischen Schleimhautsarkoms dargestellt.

In der Muskelwand breiten sich die typischen Sarkome schnell aus, teils durch Aufsplitterung der Muskelbündel, teils in den Gefäßen, wie auch die übrigen Sarkome, siehe weiter unten. Auffallend ist dabei nur die dichtere Lagerung und zunehmende Färbbarkeit der Zellkerne innerhalb der Gefäßlichtung.

Bei den Schleimhautsarkomen finden sich Gefäße in sehr wechselnder Menge und Größe, auch Teleangiektasien; zuweilen sind sie so zahlreich, daß man von Angiosarkomen gesprochen hat. Kaum ein Begriff wird von den Autoren verschiedener aufgefaßt als der des Gefäßreichtums. Sehr oft sind die Gefäße kleinkalibrig, dünnwandig, aus Endothelröhren mit wenig Bindegewebsfasern bestehend.

Die Drüsen der Schleimhaut werden meist durch das Schleimhautsarkom zerstört; zuweilen halten sie sich auffallend lange (Veit, Hackeling, Emanuel, Keller, Geßner, R. Meyer, Frankl, Momigliano) und können sogar stärker wuchern. Ob der Name „Adenosarkom" hierfür angebracht ist, muß sehr zweifelhaft sein; er könnte gelten, wenn die drüsige Wucherung so erheblich ist, daß man sie auch ohne Vorhandensein eines Sarkoms mit Adenom bezeichnen würde. Bei der diffusen Sarkomform kommt es schneller zum Zerfall des Sarkoms und mithin auch der Schleimhaut als bei der polypösen Form.

In einem an der Universitätsfrauenklinik zu Berlin zur Operation gekommenen sarkomatösen Polypen, der wegen gleichzeitigen Carcinoms noch im nächsten Kapitel Erwähnung findet, waren die Drüsen zum Teil ganz gut erhalten mitten in sarkomatöser Umgebung an den meisten Stellen jedenfalls aber zugrunde gegangen.

In einem anderen Präparate der Universitätsfrauenklinik fiel mir eine besondere dichte periglanduläre Sarkomausbreitung auf, während in den Zwischenräumen die sarkomatöse Wucherung weniger dicht auftrat.

C. Ruge nimmt für diesen Fall eine Entstehung des Sarkoms aus interstitieller periglandulärer Endometritis an; die besonders dichte, periglanduläre Anhäufung der Sarkomzellen ließe sich wohl einfacher aus der von Haus aus geringeren Menge faseriger Intercellularsubstanz in der Umgebung der Drüsen verstehen; sogar normal erhaltenes periglanduläres Stroma verstärkt den Eindruck der Zelldichte.

Das Schleimhautsarkom durchsetzt die Uterusmuskulatur bis in große Tiefe; manchmal ganz diffus, zuweilen mehr in einzelnen, scharf abgegrenzten Strängen, fast alveolär unter polypösem Vordringen in die Blut- und größeren Lymphgefäße, wobei der vorgestülpte Endothelüberzug lange erhalten bleibt. Die Muskulatur wird nicht nur auseinandergedrängt, sondern auch in kleine Bündel aufgesplittert, zersprengt, die fast unauffällig dem völligen Schwunde anheimfallen. Das auffallende ist im Gegenteil die vorzügliche Erhaltung der Muskulatur an der Grenze zum Sarkom; erst die von diesem eingeschlossenen Muskelbündel verschwinden schnell und spurlos. Über die sarkomatöse Adenomyosis, ein Schleimhautsarkom, das sich wenigstens teilweise in Begleitung der heterotopen Epithelwucherung in die Muskelwand erstreckt, siehe unter Adenomyosis uteri (S. 432).

Die kleinzelligen Sarkome einschließlich des auf dem Boden einer Adenomyosis uteri interna entstandenen Sarkoms haben oft sehr große Ähnlichkeit, wie schon oben gesagt, mit dem Schleimhautstroma, nur daß die Zellkerne meist etwas kleiner sind und viel dichter aneinander stehen. Es ist anzunehmen, daß ein von Casler (1819) beschriebener Fall von anderer Deutung ebenfalls zu diesen Schleimhautsarkomen gehört. Der Fall möge kurz erwähnt werden:

Ein „Adenomyoma ohne Drüsen" nach des Autors Bezeichnung ist eine Stromawucherung, die das Muskelgewebe mit großen Herden in ein grobes Netzwerk aufteilt, bis zur Serosa des in allen Richtungen stark vergrößerten Uterus. Die Schleimhaut wird mikroskopisch nur an wenigen Stellen gefunden und ist hier viel dünner und mehr zusammengedrückt als sonst und ohne Drüsen, nur in einem Schleimhautpolypen finden sich einige Drüsen von wucherndem Stroma erdrückt. Die Wucherung des Stromas im Polypen setzt sich in die Schleimhaut und in die Muskulatur fort und erdrückt diese. Die Stromawucherung besteht aus einem sehr stark vascularisiertem embryonalen Gewebe eng zueinander liegender ovaler und spindliger Kerne ohne sichtbares Protoplasma. Mitten in den Herden liegen kleine Inseln von Muskelzellen, die in Degeneration begriffen sind aber nicht in Nekrose. Trotzdem hält er die „sarkomähnliche" Wucherung für gutartig, weil die Zellen keine „malignen Veränderungen", also keine besonderen Kernatypien zeigen. Der Fall hat nebenbei Interesse, insofern in den nach der Uterusexstirpation zurückgebliebenem Ovarium Uterusschleimhautherde wucherten, die durch eine Vaginalfistel 4 Jahre lang menstruierten.

Lenken wir unsere Aufmerksamkeit den Bildern zu, so wird eine Vergleichung derselben das Verständnis erleichtern. Das typische Schleimhautsarkom des Korpus ist aus kleinen, rundlichen und kurzspindligen Zellen zusammengesetzt. Es erstreckt sich in die Muskulatur (Abb. 372), splittert sie auf unter Auflösung der Muskelzellen und Fibrillen, breitet sich entlang und auch innerhalb von Gefäßen aus (Abb. 373), zunächst in Form von Polypen, dann im Weiterwachsen dehnt es die Gefäße, durchbricht deren Wand und setzt sich unregelmäßig in die Muskulatur fort (wie in Abb. 372). Die Wucherung wird von sehr vielen Gefäßen begleitet, die nicht überall, und nur durch besondere Faserfärbung so deutlich hervortreten wie in Abb. 374. Zwischen den rundlichen Zellen liegt ein feines Fasernetz, in das die Kerne bei besonderer Faserfärbung locker eingestreut erscheinen (Abb. 375). Zur Unterscheidung diene die gleiche Färbung eines spindelzelligen Wandsarkoms (Abb. 376).

Die Schleimhautsarkome des Korpus zeigen in den breitbasig und polypös vorragenden Teilen Neigung zu rückschrittlichen Veränderungen. Dieses zu wissen, ist notwendig, weil die Ausschabung in solchen Fällen ein gar nicht sehr zellreiches Gewebe (Abb. 377) oder stark aufgelockertes Gewebe (Abb. 378) zutage fördert.

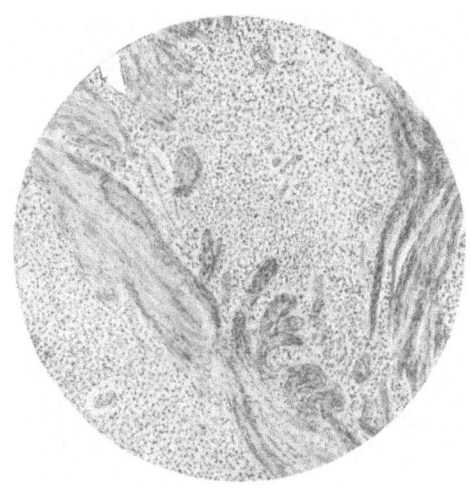
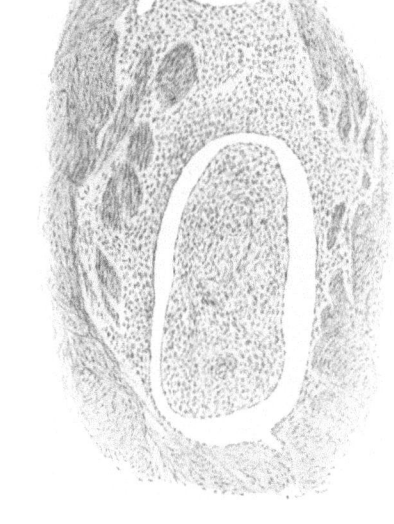

Abb. 372. Abb. 373.

Abb. 372. Typisches Schleimhautsarkom durchsetzt die Muskulatur und splittert sie auf. 46jährige Frau teils polypöses Sarkom des Corpus uteri (2858. 119, 86). (Himmler Obj. 3. Okul. 1. Tubus 16.)

Abb. 373. Von demselben Falle wie Abb. 372. Peri- und endovasale Ausbreitung des Schleimhautsarkoms in der Muskelwand. (Leitz Obj. 3. Okul. 1. Tubus 16.)

Das letzte Bild ist besonders notwendig zu kennen; in mehreren Fällen dieser Art haben wir Sarkom daraus erkannt und durch die Exstirpation des Uterus bestätigt erhalten. In letztem Falle konnten wir sogar polypöses Sarkom annehmen, da ein großer Teil der ausgeschabten Stückchen Endometrium corporis zeigte. Die gleichen oder ganz ähnlich aufgelockerten Sarkomteile kommen aber auch bei Cervixpolypen vor. Die sarkomatöse Natur solcher Tumoren ließ sich erst an dem destruktiven Vordringen in die Uteruswand beweisen.

Einzelne Fälle (wie Abb. 379 u. 380) von Schleimhautsarkom zeigen durch und durch atypische Kernformen. Es handelt sich hier um einen apfelgroßen, breitbasigen Polypen bei einer 45jährigen Frau, weich, teils nekrotisch, brüchig zerfließlich. Die besser erhaltenen Partien zeigen überall das gleiche buntscheckige Bild vielgestaltiger großer Kerne, zum Teil mit Auflösung des Chromatins, zum Teil mit klexigem Chromatin. Nur ein Teil der Kerne läßt noch die ursprüngliche Form langspindliger Kerne erkennen und alles liegt in einer gequollenen fibrillären Substanz, in die das Protoplasma der Zellen übergeht.

Ein kurzer Überblick lehrt, daß die polypösen Schleimhautsarkome des Korpus sich von dem typischen, kleinrundzelligem Schleimhautsarkom ebenso unterscheiden wie die

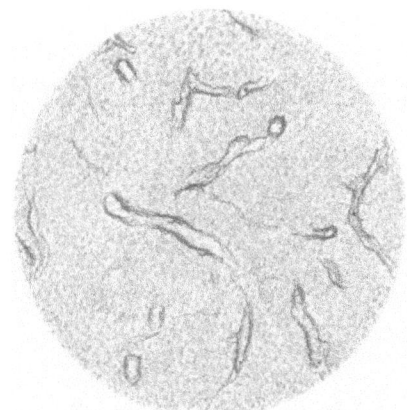
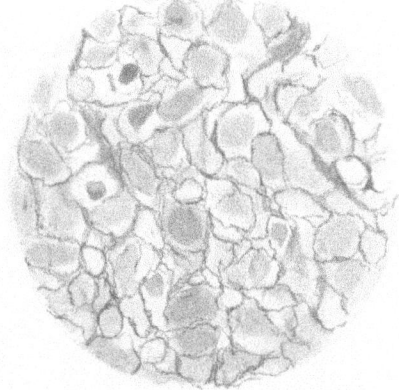

Abb. 374. Leitz Obj. 4. Okul. 1. Tubus 16.   Abb. 375. Leitz Ölimmersion ¹/₁₂ Okul. 1. Tubus 16.
Abb. 374 und 375. Von demselben Falle wie Abb. 372. Malloryfärbung. Feinfaseriges Reticulum mit eingestreuten Kernen.

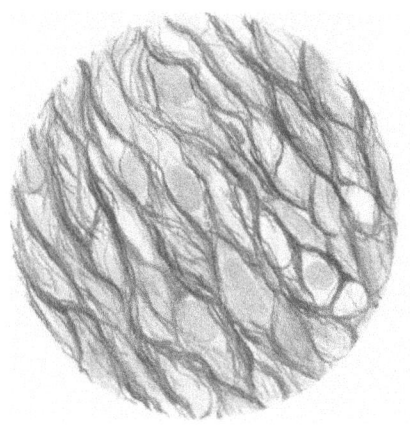
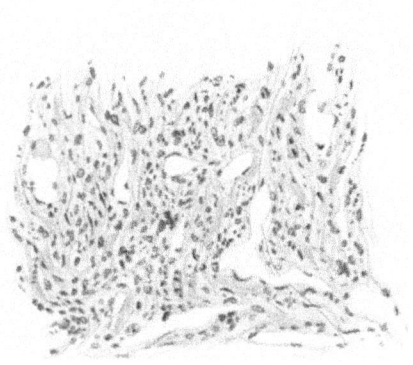

Abb. 376.   Abb. 377.
Abb. 376. Syncytiales Fibrillennetz eines muskelspindelzelligen Wandsarkoms.
(Leitz Ölimmersion ¹/₁₂. Okul. 1. Tubus 16.)
Abb. 377. Durch Ausschabung gewonnenes Material eines Sarcoma corporis uteri polyposum mucosae mit Neigung zu Zerfall, Blutungen. Nur wenige Stellen im Schabsel so gut erhalten (wie im Bilde) mit faserreichem Bindegewebe und erweiterten Capillaren und Spindelzellen. Zahlreiche Kerne unregelmäßig geformt; vergrößert mit klecksigem Chromatin. Der exstirpierte Uterus zeigt ein breitbasig vorragendes Sarkom der Schleimhaut im hämorrhagischen Zerfall. (50jährige Frau 226, 96.) (Himmler Obj. 3. Okul. 4. Tubus 16.)

Schleimhautpolypen von dem Endometrium corporis. Nämlich das typische Schleimhautsarkom des Corpus uteri hat das feine Reticulum des Endometriums und die polypösen Sarkome haben das fibrilläre Stroma und wie die gewöhnlichen Polypen die ursprünglich spindligen Zellen. Auch die Polypen mit atypischen Kernen (wie Abb. 379 u. 380) lassen noch das gröbere fibrilläre Stroma erkennen.

· Wenn man nun daraus eine Verwandtschaft der sarkomatösen mit den einfachen Polypen des Endometrium corporis herauslesen möchte, so kann das wohl seine Berechtigung für das gemeinsame Anlagematerial haben, denn das im Vergleich zum Endometrium gröber fibrilläre Gewebe der Polypen läßt schon allein auf ein besonderes Anlagematerial schließen, von dem man sich übrigens bei kleinen einfachen Polypen oft und leicht überzeugen kann, daß es in den basalen Schleimhautpartien, wenn nicht noch tiefer wurzelt.

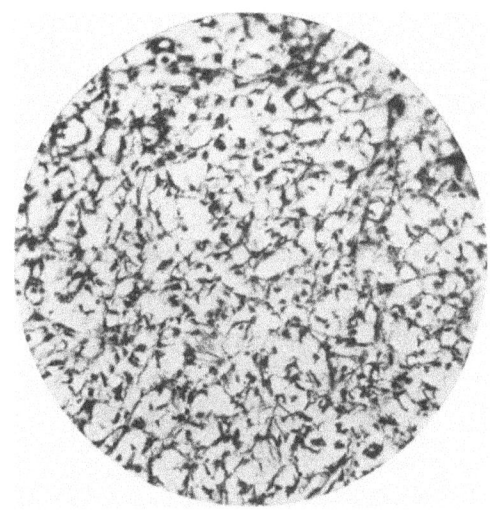

Aus der Gemeinsamkeit des Anlagematerials, des gröber fibrillären Gewebes mit längeren Spindelzellen, wie wir es an den größeren Gefäßen der basalen Schleimhautlage kennen und das wir in den gutartigen und sarkomatösen Polypen sehen, kann man jedoch nicht schließen, daß in einem anfänglich gutartigen Polypen später Sarkom entstünde. Der Gedanke liegt ja nahe, wenn man das Entstehen von Sarkom in Myom zum Vergleiche heranzieht. Man kann wohl mit der Möglichkeit rechnen, aber es fehlen Befunde. Es ist nämlich auffallend, daß wir keine Drüsen in den sarkomatösen Polypen des Korpus finden, während die gewöhnlichen Schleimhautpolypen mehr oder weniger drüsenhaltig, meist sogar drüsenreich sind. Man kann zwar annehmen, die Drüsen des einfachen Schleimhautpolypen würden von Sarkom aufgezehrt, aber entsprechende

Abb. 378. Ein ähnlicher Fall wie Abb. 377 (Pr. 4193. 256, 40). Schabsel aus dem Corpus uteri. Stark aufgelockertes faseriges Gewebe mit unregelmäßig spindeligen Kernen, vielen Kernatypien. Es bestand ein taubeneigroßes Sarcoma polyposum corporis bei der 50jährigen Frau. (Lichtbild mittelstarker Vergr.)

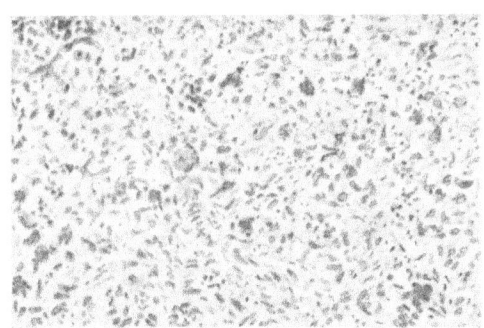
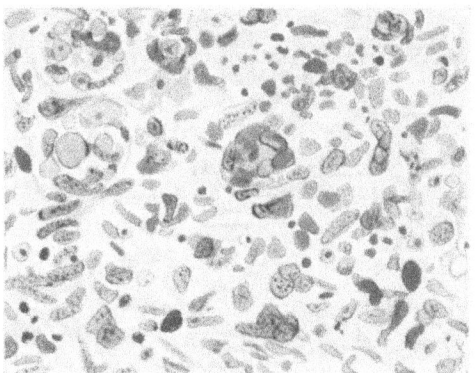

Abb. 379. Leitz Obj. 3. Okul. 0.   Abb. 380. Leitz Obj. 7. Okul. 0.

Abb. 379 und 380. Polypöses Schleimhautsarkom des Corpus uteri mit vorgeschrittenen Atypien der Kerne. Chromatinreichtum, Unregelmäßigkeiten der Kernform, Zusammensinterung. Stark gequollenes Fasergewebe.

Funde wären um so mehr erwünscht, einerseits, weil wir die carcinomatöse Ausartung von Schleimhautpolypen wiederholt gesehen haben und andererseits, weil adenomatöse oder wenigstens drüsenhaltige Sarkome der Cervix in polypöser Form vorkommen.

Wesentlich ist die Unterscheidbarkeit der polypösen von der diffusen Sarkomform des Schleimhautsarkoms im Korpus an der Art der Zellen und ihres Fasergehaltes. Die Zahl der Fälle ist zu klein, um auch hinsichtlich der Metastasierung endgültiges auszusagen, aber es scheint das kleinzellige und rundzellige Sarkom viel leichter in die Gefäße zu gelangen und zu metastasieren.

Die Schleimhautsarkome der Cervix habe ich ebenso wie andere Autoren oft polypös gefunden. In Abb. 381 und 382 handelt es sich um ein überwiegend spindelzelliges Sarkom mit unregelmäßigen Kernen und vielen, aber zarten und nicht kollagenen Fibrillen. Man könnte an Fibrom denken, wenn nicht das destruktive Vordringen in die Muskulatur beweisend wäre. Auch lassen viele Kernatypien schon die sarkomatöse Natur erkenen. Drüsen sind hier nicht neugebildet und auch keine erhalten geblieben, wohl aber kann man stellenweise das Oberflächenepithel noch erkennen.

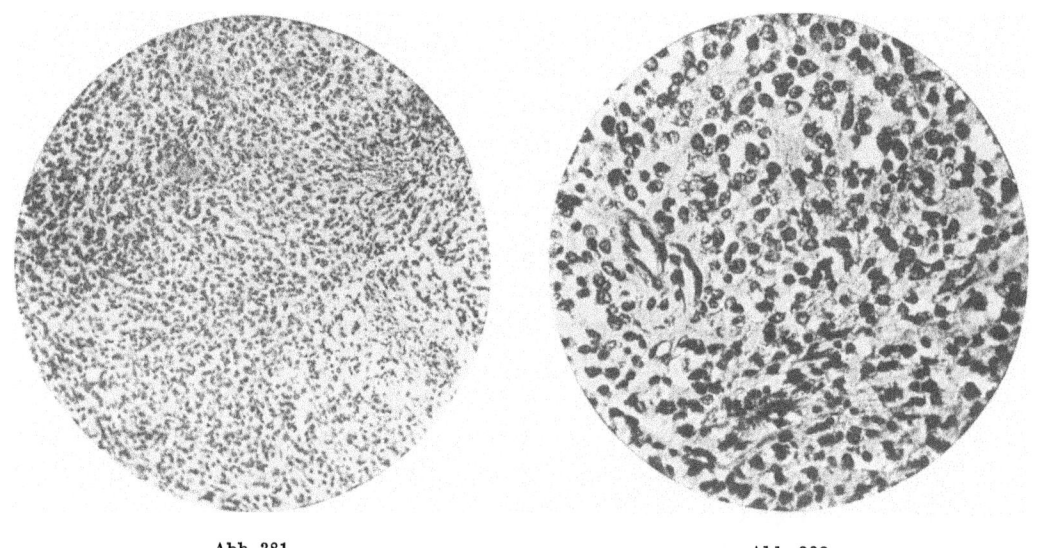

Abb. 381.   Abb. 382.

Abb. 381 und 382. Taubeneigroßes bindegewebszelliges Sarcoma polyposum cervicis uteri einer 60jährigen Frau (5770. 256, 16). Das typische polypöse Sarkom der Cervix uteri ist faserreich, die Zellen unregelmäßig spindelig; die rundlichen Zellen sind quergetroffene Spindelzellen. (Lichtbilder schwacher und mittlerer Vergrößerung.)

Die Vorliebe für die polypöse Form nötigt uns, auch hier wieder die Frage aufzuwerfen, ob anfänglich einfache Schleimhautpolypen sarkomatös werden; dieses um so mehr, als drüsige und adenomatöse Beimengungen den Verdacht nahelegen. Aber wir müssen auch hier vorsichtig zu Werke gehen, weil die nicht polypösen Sarkome der Cervix ebenfalls drüsenhaltig sind. Zuweilen jedoch ist die Deutung dennoch möglich, z. B. bei einem großen Polypen (etwa von der in Abb. 370 dargestellten Art) etwas knollig, papillomatös mit tiefen Einbuchtungen. Hier finden wir die Oberfläche abwechselnd von cervicalem Schleimepithel und vielschichtigem Plattenepithel überzogen und dazu Übergangspartien zwischen beiden durch Unterschichtung des Schleimhautepithels mit Plattenepithel. Dieses vollzieht sich auch in zahlreichen kleineren Buchten (Abb. 383) der Oberfläche, mit denen drüsige Räume (Abb. 384) in Zusammenhang stehen. Solche tragen das cervicale Schleimepithel und setzen sich zum Teil von sarkomatösem Gewebe begleitet, zum Teil auch in typischer Gestalt der Cervicaldrüsen fort, und dieses in einer bindegewebszelligen Umgebung, der man keine sarkomatöse Natur ansehen kann, einem welligen grobfibrillären Gewebe, das nur zunächst den Drüsen einen schmalen zarteren, kernreicheren Mantel bildet. Im übrigen enthält es die dickwandigen Gefäße, wie wir sie in allen größeren Cervixpolypen kennen.

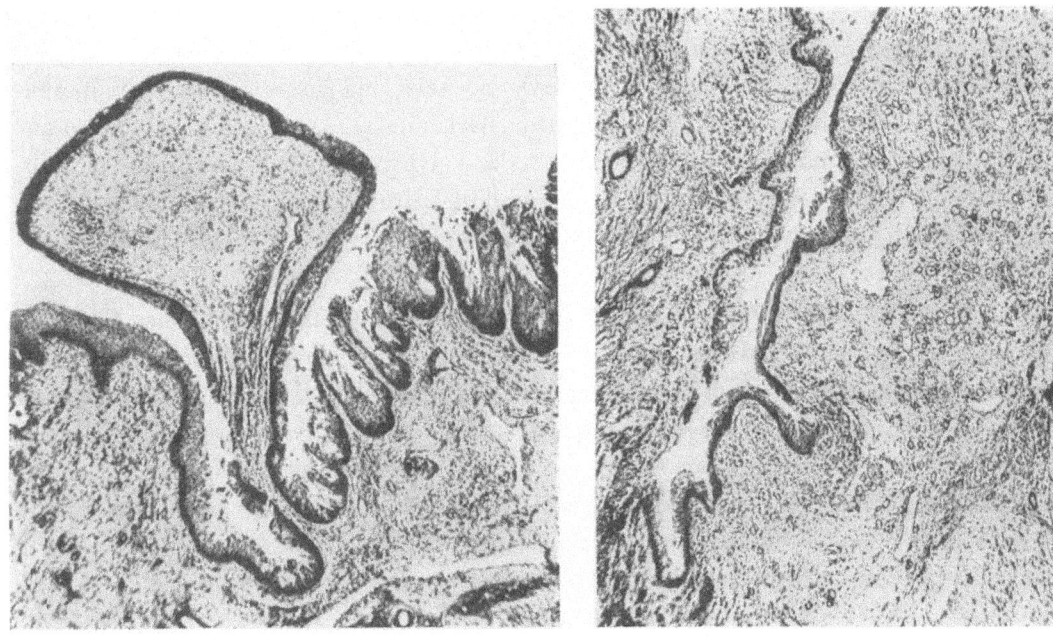

Abb. 383.   Abb. 384.

Abb. 383. Plattenepithel (links im Bilde) ersetzt in Buchten das Schleimepithel. Das Stroma ist rein sarkomatös. (Schwache Vergrößerung.)

Abb. 384. Ein epithelialer Raum rings von Sarkom umgeben, das Epithel wird klumpig und nekrotisiert. (Schwache Vergrößerung.)

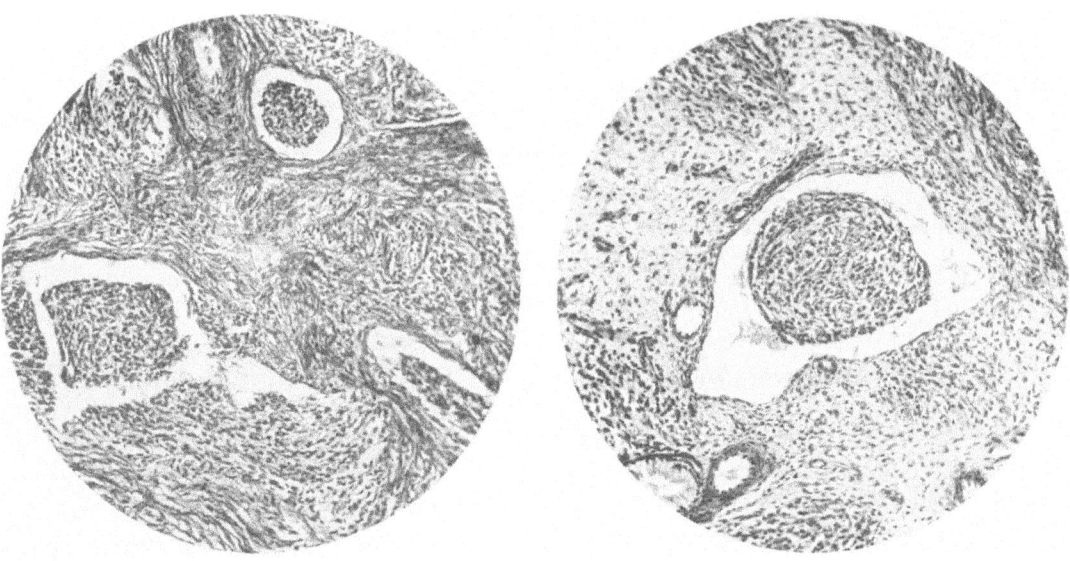

Abb. 385.   Abb. 386.

Abb. 385. Aus dem mittleren Polypenteil; derbes Gefäßbindegewebe wird vom Sarkom zerstört; dieses ist an drei Stellen in Gefäßen zu finden. (Mittlere Vergrößerung.)

Abb. 386. Sarkom perivasal zart fibrillär, endovasal zelldichter. (Mittlere Vergrößerung.)

Abb. 383—386. Sind einem etwa pflaumengroßen Polypen der Cervix entnommen (vgl. Abb. 370).

Nun kommt es an einigen Stellen vor, daß größere drüsige Räume zum Teil in diesem groben Gefäßbindegewebe liegen und an deren Stellen von dem zarten Sarkomgewebe angegangen werden. Man kann es so bezeichnen, denn die sarkomatöse Masse durchsetzt von weither mit Ausläufern das fibrilläre Grundgewebe des Polypen, gelangt an einer Stelle an eine Drüse und zerstört ihr Epithel. Die Mehrzahl der epithelialen zum Teil drüsigen Räume liegen schon mitten im Sarkomgewebe und dieses bildet sogar Mäntel, um die Drüsenausläufer, indem es der übrigen Sarkommasse entlang der Drüsen vorauf in die Tiefe dringt, nämlich nach dem Inneren des Polypen zu, indem man noch den grobfibrillären Stock des Polypen erkennt. Das grobfibrilläre Gewebe erstreckt sich an den Gefäßen entlang auch nach der Peripherie zu, aber hier wird es stärker von der sarkomatösen Masse durchsetzt.

Das Sarkom dieses Falles ist ein zarteres, lockeres Gewebe mit vielen feinen Fibrillen, die ganz unregelmäßig verlaufen. Die Fibrillen gehen vom Protoplasma der unregelmäßig geformten Zelle aus und stehen in lebhafter Verbindung miteinander. Das Gewebe erinnert in dieser Beziehung ihrer Faserung entfernt an Neuroglia. Dieses zarte Gewebe (Abb. 383 u. 384) ist reich an kleinen Gefäßen, hält wie gesagt, hauptsächlich die Peripherie des kleinen Polypen inne und dringt zentral gegen und in das grobe Gefäßbindegewebe vor (Abb. 385) und in die Gefäße hinein. In den Gefäßen finden sich hunderte solcher zunächst polypöser Eindringlinge. An allen endovasalen Tumormassen fällt auf, daß sie dichter gestellte dunklere Kerne haben, als das perivasale Sarkomgewebe (Abb. 386).

Sehr ähnlich diesen Polypen können die sog. traubigen Sarkome sein, in denen gelegentlich das zarte fibrilläre, gar nicht kernreiche Stroma recht ungefährlich aussieht im Vergleich mit anderen Sarkomen. Dementsprechend gehört zur Diagnose aus Probeteilchen von Schleimhautsarkomen eine ziemliche Erfahrung.

Ferner sei noch an den sarkomatösen Polypen der Cervix uteri ein muskelzelliges Sarkom mit epithelialen Schleimcysten erinnert, das wir unter Vorbehalt zu den Adenomyomen rechnen (Abb. 331--334).

Der Mangel an Kernatypien ist auch in meinen Fällen von Schleimhautsarkom fast durchweg bemerkenswert, ohne daß ich dadurch an der Sarkomdiagnose irre werde, denn die Destruktion der Muskulatur und namentlich der Gefäßwand ist offensichtlich. Auch in dem oben erwähnten Falle von Casler ist weitgehende Zerstörung der Muskulatur vorhanden. Die sehr reiche Gefäßbildung dieser Tumoren gewährleistet wohl eine vorzügliche Ernährung, so daß keine regressiven Veränderungen, „Atypien" genannt, auftreten.

c) Sekundäre Veränderungen in Schleimhautsarkomen.

Die bereits erwähnten sekundären Veränderungen in den Schleimhautsarkomen (Teleangiektasien), und insbesondere die regressiven Veränderungen, Hämorrhagien, Nekrosen, myomatöse Erweichung (van Herff, Geißler, Dreßler, v. Franqué u. a.) unterscheiden sich im mikroskopischen Verhalten nicht von dem bei den Wandsarkomen erwähnten Vorgängen. Das Myosarkom ist freilich ein Geschwulsttypus für sich, so daß z. B. der Fall Riederer und der von Siedamgrotzky mit wirklichem myxomatösem Gewebe nicht unter die regressiv veränderten Sarkome eingereiht werden darf, sondern den Mischgeschwülsten verfällt.

Die oberflächlichen Partien des Schleimhautsarkoms sind immer am meisten geschädigt, ödematös, hämorrhagisch und sehr oft nekrotisch, und zwar zuweilen in so starkem Maße, daß ausgeschabte, große Bröckel aus Mangel an Zellen der Diagnose große Schwierigkeit bereiten.

Es wurde schon hervorgehoben, daß unsere „typische" Form des Schleimhautsarkoms (S. 720 f.) fast gar keine regressiven Erscheinungen erkennen läßt. Erst in vorgeschrittenen großen Tumoren dieser Art kommt es zu Nekrosen und Blutung. Wie gesagt, bringe ich den Mangel an Kernatypien mit der geringen Neigung zu regressiven Veränderungen in Zusammenhang infolge der guten Ernährung durch sehr bedeutende Gefäßneubildung, die wir in den schleimhautstromaähnlichen Sarkomen finden. Je mehr die Zell- und Kernform und Größe von der normalen Stromazelle abweicht, desto mehr werden Atypien der Kerne und zugleich Ernährungsstörungen, Erweichung, Nekrose bemerkbar.

Kuncz und Zacher geben in dem bereits erwähnten Falle von polypösem Sarkom mit meist indifferenten Zellen, teils auch faserigem und sehnigem Gewebe mit zellreichen und zellarmen Partien und mit vielen Gefäßen an, daß es dem Granulationsgewebe ähnlich sehe. Der Vergleich trifft manchmal zu, aber dann sind stets regressive Veränderungen im Spiele. Regressive Veränderungen hängen stets mit Störungen im Kreislauf eng zusammen.

d) Besondere Formen des Schleimhautsarkoms.

1. Ein Fall von sogenannten traubigem oder papillärem Sarkom.

Der in Kürze zu schilderde Fall ist von Belang, weil er das frühe Stadium von ziemlich harmlosem Aussehen einer schweren Sarkomerkrankung zeigt, ohne daß die Traubenform besonders gut ausgebildet war. Ich verdanke den Fall und die Notizen darüber Herrn Dr. Prochownick (Hamburg):

Er exstirpierte bei einem 19 jährigen Mädchen mit Blutungen nach zweimaliger Curettage den Uterus wegen eines kleinen traubigen Tumors der Cervix uteri; $2^{1}/_{4}$ Jahr später $1^{1}/_{2}$ mannskopfgroßes Rezidiv

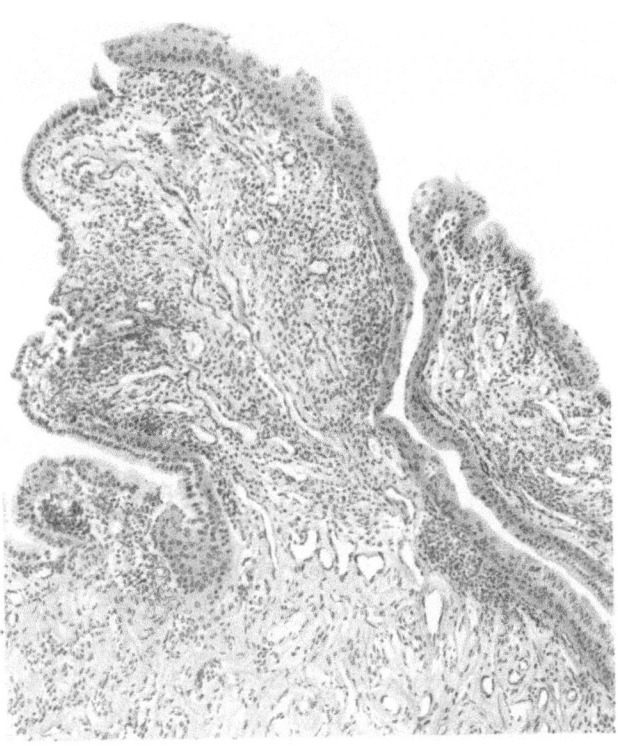

Abb. 387. Leitz Obj. 3. Okul. 3. Tubus 16,5.

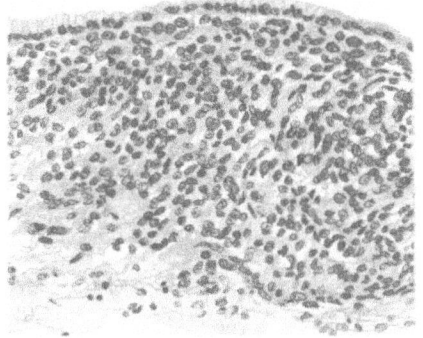

Abb. 388. Leitz Obj. 5. Okul. 3. Tubus 16,5.
Abb. 387 und 388. Papillomatöses, traubiges Sarkom der Cervix eines 19 jährigen Mädchens (siehe Text).

im gallertartigen Zerfall. Bald darauf am Rezidiv gestorben, das das ganze kleine und große Becken erfüllte (Obduktion Prof. Simmonds). Sarkom mit Riesenzellen. Zugleich wurde eine Struma thyreoidea gefunden, an der die Kranke auch schon früher operiert worden war. Die anfangs kleine Geschwulst des Uterus ragte polypös in groben soliden Papillen, auf die die Bezeichnung Traubenbeeren nicht sehr treffend paßt, zum äußeren Muttermund heraus unter teilweiser Zerstörung der sie umgebenden Portiosubstanz.

Die einzelnen Papillen (s. Abb. 387) sind walzenförmig etwa 5 × 5 × 10 mm groß, einzelne kleiner. Ein Teil des Portioplattenepithels ist zerstört, ebenso des Cervicalepithels; einzelne Papillen werden noch teilweise vom Plattenepithel überzogen, die übrigen von cervikalem Schleimepithel. Die Tumorzellen bilden keine größere geschlossene Masse, sondern bewahren überall eine ganz unregelmäßig zerstreute Ausbreitung in dem fibrillären Cervixgewebe und beschränken sich in der Hauptsache auf die oberflächlichen Lagen und ganz besonders auf die Papillen, während man ein tieferes Vordringen in die Cervix bis zu 1 cm in die Muskulatur nur an einer Stelle unauffällig zerstreut in den Gewebspalten nachweisen kann. Es besteht kein Anschluß an die Blutgefäße, wohl aber an die Lymphgefäße, wenn auch nicht in auffallendem Maße. Dagegen ist die dichte Anlagerung breiterer Geschwulstgürtel sowohl an das Oberflächenepithel als auch an die tiefer gelegenen Cervicaldrüsen höchst augenfällig, aber nicht überall vorhanden (Abb. 388).

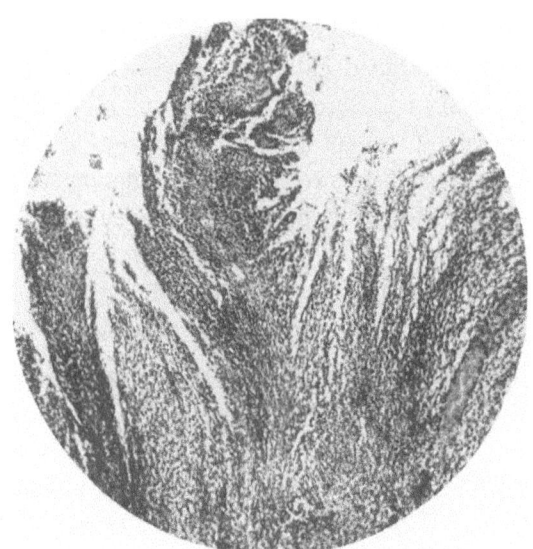
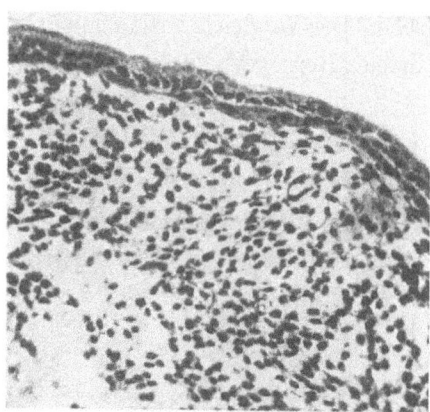

Abb. 389.   Abb. 390.

Abb. 389 und 390. Rezidivierendes „traubiges" Sarcoma polyposum der Cervix uteri von einer 56jährigen Frau (Dr. Brakemann).

Das Epithel von seiner normalen Unterlage stellenweise völlig abgelöst, behält trotzdem bemerkenswert guten Bestand, ehe es wie an manchen Stellen aufgelöst wird.

Die Geschwulstzellen sind unregelmäßig geformt, nur stellenweise mehr kuglig, nämlich wo sie gehäufter auftreten; die Kerne sind groß, dunkelgefärbt, der Zelleib klein, hat feine fibrilläre Ausläufer, die meist bei der zerstreuten Anordnung zwischen dem fibrillären Cervixgewebe nicht auffallen, es sei denn dadurch, daß die Kerne scheinbar ohne Zelleib frei zwischen den Fibrillen liegen. Nur an mikroskopisch kleinen Stellen ist das Cervixgewebe derart aufgelöst, daß die Geschwulstzellen mit eigenen fibrillären Ausläufern auf hellem Grunde erscheinen, dem Schleimgewebe ähnlich. Riesenzellen mit vielen Kernen (5 bis 15) treten nur in kleinen Gruppen ganz selten auf. Vereinzelte Haufen in der Nähe von Gefäßen mit rundlichen, exzentrischen Kernen erweisen sich als Plasmazellen; Faserbildung der letzteren oder irgendwelche Beziehungen zu den Geschwulstzellen fehlen. Die Korpusschleimhaut prämenstruell geschwollen mit einzelnen Cysten und mit Ausläufern in die Muskulatur, sonst ohne Besonderheiten.

Die Geschwulst ist durch ihr papillär zerklüftetes Aussehen viel auffallender als durch den ziemlich unscheinbaren mikroskopischen Befund, aus dem hervorzuheben ist: die Polymorphie der Zellen mit ganz wenigen Riesenzellen, während das Rezidiv wie gesagt, viel Riesenzellen enthielt; ferner die subepitheliale Anhäufung der Geschwulstzellen und ihre sehr lockere zerstreute Ausbreitung längs der Lymphbahnen. Der geringen

Andeutung schleimiger Degeneration scheint im metastatischen Rezidiv eine erhebliche Schleimbildung gefolgt zu sein. Die oberflächliche Lage rechtfertigt nicht unbedingt die Bezeichnung als „Schleimhautsarkom". Es bleibt vielmehr die Frage, ob diese Geschwulst nicht etwa eine nicht ausdifferenzierte Form der mesodermalen Mischgeschwülste darstellt. Irgendein Beweis liegt dafür nicht vor. Man hat aber des öfteren mit Recht auf das Vorkommen solcher Geschwülste bei jugendlichen Personen hingewiesen.

Auch ein Fall von Herrn Kollegen Brakemann, von dem ich Material bekam, war ein rezidivierender traubiger Tumor (Abb. 389 u. 390), der jedoch auch kein heterologes Gewebe enthält, sondern ein ziemlich zellreiches Bindegewebe darstellt mit zarten Fibrillen.

Das Epithel der Oberfläche ist teilweise erhalten, verschwindet an den meisten Stellen und die Drüsen ebenso.

Es wurden etwa 8mal Polypen abgetragen, die immer wieder nachwuchsen. Als die Patientin in die Klinik kam, war sie inoperabel und starb bald (Brakemann).

2. Das lymphatische Sarkom; lymphocytäres Sarkom.

Als eine besondere Form des Schleimhautsarkoms findet man vereinzelt das „Lymphsarkom" angeführt, eine weiche, saftreiche, die Uteruswand und das Beckenbindegewebe bald durchwuchernde und leicht metastasierende Geschwulst, die runde Zellen in einem blutgefäßreichen Reticulum ähnlich dem lymphatischen Gewebe enthält. Gut beobachtete Fälle liegen vor von Wilischanin, Wagner, Lerchenthal, Schlagenhaufer, außerdem noch Beobachtungen von Gow, Janvrin. Diese Tumoren scheinen zum Teil wirklich eine besondere Klasse von Sarkomen darzustellen, die den von Kundrat, neuerdings von Ghon genauer beschriebenen „Lymphosarkomen" gleichen und auch klinisch deren außerordentliche Malignität besitzen. Man kann sie mit Ghon einteilen in lymphocytäre, lymphoblastische und solche mit anastomosierenden Zellen. Im Uterus ist nur die erste Form beschrieben worden.

Diese Tumoren sollen nach Wagner aus einem besonders reichlich entwickelten „adenoiden" Gewebe der Schleimhaut und nach Schlagenhaufer aus Lymphfollikeln hervorgehen, bei den ähnlichen Tumoren anderer Organe nach Ghon und Romann aus einer „mesenchymalen" Mutterzelle. Wir sagen nicht mehr adenoides Gewebe, sondern lymphatisches und sprechen deshalb besser von lymphatischen Sarkomen, deren atypische Formen vielleicht bisher verkannt werden.

Schlagenhaufer bezieht diese Tumorart auf die Lymphfollikel der Uterusschleimhaut, die bekanntlich nichts ungewöhnliches sind. Schlagenhaufer beanstandet die meisten Fälle und erkennt nur den Fall von Wagner an, in dem lymphatische Zellen in retikulärer Grundsubstant des Uteruskorpus, die verlängerte Cervix, die vordere Vaginalwand, die Parametrien, die Tuben und runden Bänder durchsetzen. Weißliche Massen verdicken makroskopisch die befallenen Organe. Ähnlich beschrieb Schlagenhaufer seinen eigenen Fall, in dem außer Uteruskorpus und stark verlängerter Cervix, Tuben, Ovarien und Parametrien, auch Magenschleimhaut, Netz und die Serosa des Dünndarms und Wurmfortsatzes teils knotig, teils ausgebreitet befallen waren. Schlagenhaufer warnt mit Recht vor der Verwechslung mit leukämischer Infiltration, doch ist seine Umdeutung des Falles Lerchenthal in dieser Richtung nicht berechtigt. Die Frau war in der inneren Klinik Tübingens vorher in Behandlung und bei der Obduktion wurden Sarkommetastasen gefunden, während die Milz nur vergrößert gefunden wurde. Das Präparat ist, wie mir v. Baumgarten (1911) auf meine Anfrage geantwortet hat, noch in der pathologischen Sammlung. Nach v. Baumgartens eigener Untersuchung ist es ein „Lymphosarkom", während für Leukämie „nicht der geringste Anhaltspunkt vorliegt".

Ein weitmaschiges, oder ungleichmäßig derbes Bindegewebsnetz, wie es bei rundzelligen oder anderen Sarkomen gelegentlich vorkommt, erlaubt natürlich keinen Vergleich mit der ebengenannten Sarkomform.

3. Sogenanntes Melanosarkom.

Unter den Namen Melanosarkom gehen einzelne Fälle in der Literatur, die mit den echten Melanosarkomen schwerlich etwas gemeinsam haben. Schon Virchow hält die Sarkome innerer Organe nicht für echte Melanome und erklärt die Färbung für Blutextravasate. Zum echten Melanosarkom gehören verzweigte, sternförmige Chromatophoren (Ribbert).

Auch die neueren Kenner der Geschwülste (Ribbert, Lubarsch, Borst) teilen Virchows Meinung. Ribbert glaubt, daß kleine Primärtumoren von Melanom übersehen werden; Schmorl hat bereits eine solche Metastase im Myom beschrieben. Melanome teratomatöser Herkunft sind allerdings auch denkbar; aber solche sind nicht bekannt.

Die bekannten Fälle Johnston, Seeger neuerdings Hertel von sog. Melanosarkomen sind keineswegs genügend klargestellt und beruhen höchstwahrscheinlich auf Blutimbibition.

Der Fall von Williams mit Gehirnmetastasen gilt als der einzig gut beobachtete; er bestand aus Spindel- und Riesenzellen mit gelblich braunen Pigmentkörnchen. Warum der mannskopfgroße Tumor im Fundus der Cervix zu den Schleimhautsarkomen gerechnet wird, ist mir nicht einleuchtend. Auch muß man natürlich an einen primären Tumor des Gehirns denken. Das ist jedenfalls die bessere Lösung.

Als primäres Melanosarkom des Uterus gilt für H. Albrecht ein Fall von Schickele.

Schickele fand an der Portio blaue Flecke mit kleiner Ulceration, umgeben von hämorrhagischen Inseln. Die Zellen waren nach Art Naevustumoren mit feinem schwarzen Pigment beladen, hatten fadenförmige Verlängerungen wie Langerhans-Zellen; daneben finden sich Zellen in epithelialer Anordnung, breite Bänder ovaler und runder Zellen, die in das Gewebe der Portio eindringen und auch in die Lymphgefäße. Nach wenigen Tagen starb die Patientin, und man fand bis stecknadelkopfgroße Knötchen (Metastasen) in dem parametranen und paravaginalen Gewebe, zum Teil auch unter der Blasenschleimhaut von gleichem Bau. Es ist aber nicht gesagt, ob epithelialer Bau und ob pigmentiert. In der Haut und sonst wurde nichts von Tumoren gefunden; aber es ist nicht gesagt worden, ob das Auge oder das Gehirn untersucht worden sind, oder ob früher ein „Naevuspapillom" excidiert worden ist.

H. Albrecht führt zur Stütze der Deutung von Schickele einen Befund von A. Babes an, der bei Totalprolaps eine braunrote Färbung der Portio nahe dem äußeren Muttermund sah und als Erklärung der Farbe melanotisches Pigment in den Basalzellen und in Zellen des Papillarkörpers angibt. Derselbe Autor bringt nunmehr (1927) in einem kleinen Polypen der Cervix, der zum äußeren Muttermunde heraushing, eine Pigmentation im Bindegewebe zur Kenntnis, die er als den Langerhansschen Pigmentzellen ähnlich bezeichnet. Die beiden Fälle haben nur die Gemeinsamkeit, daß das Organ und der Polyp exterritorialisiert war, wie der Verfasser selber bemerkt. Dieser Umstand dürfte kaum die Unterschiede ausgleichen zwischen der Pigmentation des Epithels, die allenfalls durch medikamentöse Vorbehandlung entstehen kann oder auch bei weitgehender Epithelprosoplasie und den „Pigmentzellen" im Bindegewebe, deren Natur als Zellen mir nicht sicher genug erscheint. Ich denke an eine Reihe von Präparaten mit Niederschlägen künstlicher Art.

4. Sogenanntes Adenosarkom.

Besonders erwähnt sei ein myxomatös entartetes Adenosarcoma cervicis (irreführend „Adenomyxosarkoma") v. Winckel, das durch zahlreiche Cysten einer Blasenmole ähnelte, offenbar ein sarkomatöses breitbasiges Adenom.

In einem Falle von Amann soll aus einem ursprünglich sarkomatösen Adenom später erst ein Carcinom geworden sein. Geßner hat einen sarkomatös entarteten, adenomatösen Polypen folgendermaßen beschrieben: „Die Drüsen sind hierin entweder in ein Gewebe eingelagert, das dem Grundgewebe eines gutartigen Schleimhautpolypen entspricht, oder aber sie sind auch mitten in sarkomatöses Gewebe eingeschaltet". Aus welchem Grunde Geßner den Tumor „Myxosarkom" nennt, ist freilich nicht ersichtlich.

Auch von meinen Schleimhautsarkomen sind drei Fälle polypös und außerdem fand ich in zwei Fällen Carcinom und Sarkom getrennt und durchmischt in Polypen. Die meisten Schleimhautpolypen enthalten Drüsen, es hängt also nur vom Alter der sarkomatösen Neubildung ab, ob man die meist unbedeutende glanduläre Wucherung noch erhalten oder schon zerstört findet. Die meisten Polypen der Uteruschleimhaut sind ja Fehlbildungen, oder umschriebene Hyperplasien, deren Zugehörigkeit zu den autonomen Blastomen mehr als zweifelhaft erscheint. Nur einmal fand ich wirklich geschwulstartige adenomatöse Wucherungen mit Carcinom und Sarkom in walnußgroßen und kleinfingergroßen Polypen. Im allgemeinen rechtfertigen die geringeren Befunde von Drüseneinschlüssen in Sarkomen nicht die Bezeichnung „Adenosarkom", also eines Doppeltumors.

Froeschmanns Fall von adenomatösem Schleimhautsarkom mit mehrschichtigem Epithel an der Oberfläche und in Sarkomspalten wurde bereits oben erwähnt (s. u. Adenomyom). Von diesem unterscheidet sich mein ebenfalls dort erwähnter Fall von Schleimhautsarkom mit sarkomatöser Adenomyosis, insbesondere durch die hyperplastische Muskelwucherung.

Sarkomatöse Adenomyome sind bereits bei den Adenomyomen besprochen worden (Abb. 332—335). Über Liposarkome und andere zusammengesetzte Geschwülste mit sarkomatösem Charakter, siehe unter Kombinationsgeschwülste.

e) Histogenese der Schleimhautsarkome.

Wir wissen über die Histogenese der Schleimhautsarkome nicht viel, so daß es sich kaum verlohnt, die Ansichten der Autoren zu erwähnen. Es heißt nur, daß das Sarkom meist nicht in den oberflächlichen Schleimhautschichten, sondern in der Tiefe (Keller, v. Kahlden) entsteht, oder vielleicht gar nicht in der Schleimhaut, sondern submukös (Paviot et Bérard). Die Entstehung aus Gefäßwandelementen ist oft diskutiert; wir verweisen auf das mehrfach gesagte, daß die circumvasculäre Anordnung die Entstehung des Sarkomparenchyms aus Gefäßelementen anzunehmen nicht gestattet.

Es ist sehr wahrscheinlich, daß einzelne Fälle von polypösen Schleimhautsarkom aus Schleimhautpolypen, polypösen Adenofibromen hervorgehen.

Unsere „typischen" Schleimhautsarkome des Corpus uteri entstehen aus dem Schleimhautstroma und breiten sich sofort diffus darin aus.

f) Die Metastasen der Uterussarkome.

Die meisten Angaben über Metastasen beziehen sich auf die Wandsarkome; doch ist zweifelhaft, wie viele Schleimhautsarkome darunter waren, über deren örtliche Ausbreitung wir schon oben gesprochen haben (S. 717).

Bemerkenswert ist in unserem Falle von typischem Schleimhautsarkom eine kleine Metastase subserös im Tubenwinkel des Uterus.

Die Uteruswandsarkome gelten für relativ harmlos, weil sie langsam wachsen. Daß es sich nicht etwa dabei nur um Myome handelt, die später sarkomatös werden, geht aus einzelnen Fällen hervor, so in einem Fall von Veit, in dem nach Exstirpation eines sarkomatösen Cervixpolypen Rezidiv nach 10 Jahren auftrat.

Geßner gibt an, in 33 Sektionsfällen von Wandungssarkom nur 9mal Metastasen vermißt zu haben. Die Lungen waren 15mal befallen, Leber 10, Darm 8, Netz 5, Nieren 5, Pleura plumonalis 5, retroperitoneale Lymphknoten 4, Herz, Perikard, Mesenterium, Ovarium je 3mal; Scheitelbein, Dura mater, Gehirn, Wirbelsäule, Pleura parietalis, Peritoneum parietale, Rippen, Harnblase, Musculus psoas je 2mal; Oberschenkelmuskulatur, Haut, Beckenknochen, Milz, Nebenniere, Pankreas je einmal.

Die Embolie erfolgt also meist auf dem Blutwege. Die verhältnismäßig seltene Metastasierung in Ovarien wird neuerdings beschrieben von Peine, v. Franqué, auch Geraudel fand Ovarialmetastasen, die er, allerdings unter Widerspruch von Letulle und Bender, für Metastasen von Uterusfibrom hält. Einer von unseren Fällen (T. 1846) von spindelzelligem Sarcoma corporis setzte Metastasen in den linken Adnexen, auch im Ovarium und im paraurethralen Gewebe.

Hecht beschreibt Metastasen in Scheide, Bartholinscher Drüse und Harnblase; Schottländer in retroperitonealen Lymphknoten und Nebenniere. Lungenmetastasen (Amann, Georgiadis, Klein). Beckenperitoneum (Goldstein).

Die wurmartige („plexiforme") Ausbreitung in den Blutgefäßen haben wir bereits erwähnt; die Sarkomstränge sind dabei nicht ganz selten noch von Endothel überzogen, das zusammenhängend in das übrige Endothel der locker anliegenden Gefäßwand übergeht. In einem solchen Falle von Lahm blieb es zweifelhaft, ob es sich um intravasculäres Myom oder Sarkom handelte; in diesem Falle geschah die Ausbreitung in den Lymphgefäßen der Uterusmuskulatur und in den Venenstämmen des Ligamentum latum (Vena spermatica).

Man sieht sehr häufig die durchaus fest zusammenhaftenden sarkomatösen Thromben auf langen Strecken in den Gefäßen, ohne daß es zu Embolien gekommen wäre; ja zuweilen haben die intravasalen Stränge nicht nur einen endothelialen Überzug sondern, wie Hennicke beschreibt, auch noch andere Gefäßwandschichten, mit denen bedeckt sie intravasal weit vordringen; also ohne Durchbrechung der Gefäßwand einfach polypös. Natürlich ist in jedem Einzelfalle zu erwägen, ob es sich in solchen Fällen um Sarkom handelt, jedoch sind es gerade die kleinzelligen, spindelzelligen, unzweifelhaften Sarkome, die mit Endothel bedeckt in den Gefäßen vordringen (vgl. Adenomyosis S. 432).

In Albrechts Fall fanden sich Geschwulstthromben in den Venen und ein sarkomatöser Embolus in einer Arterie des rechten unteren Lungenlappens.

Eine auffallende Tatsache ist die, daß die Sarkome, obgleich sie oft früh in die Blutbahnen eindringen, doch verhältnismäßig spät metastasieren. Die muskelzelligen Sarkome kommen sogar meist schon wegen ihrer Größe zur Operation, bevor sie metastasieren; das gilt für die größte Mehrzahl meiner eigenen Beobachtungen, so daß ich Metastasen in Ovarien in nur drei Fällen gesehen habe.

Selten sind Fälle wie der von Peham in dem ein Jahr nach Exstirpation eines nußgroßen Sarkoms des Fundus uteri Tod infolge Metastasen eintrat.

Geßner macht auf den Unterschied aufmerksam zwischen den Schleimhautsarkomen, die wahrscheinlich erst nach Durchbruch in die Parametrien metastasieren sollen und den Wandungssarkomen, bei denen in zwei Fällen (Ritter, Geßner) die retroperitonealen Lymphknoten Metastasen enthielten, ohne daß die Parametrien ergriffen waren. Wenngleich die seitlichen Parametrien jedenfalls die hauptsächlichsten Lymphbahnen enthalten, so ist doch wohl anzunehmen, daß das Schleimhautsarkom genau so gut wie das Wandungssarkom auf dem Lymphwege metastasieren kann, wenn, wie in den Fällen von Ritter und Geßner, die vordere oder hintere Uteruswand bereits durchwuchert sind (s. Metastasen bei Schleimhautsarkom).

Von Einfluß auf die Metastasierung scheint manchmal die Gravidität zu sein; in Borrmanns Fall von Cervixsarkom waren die Lymphgefäße erweitert; das Sarkom war in ihnen zusammenhängend in die retroperitonealen Lymphknoten und in die Ligg. lata gewachsen und längs der Tuben bis in die Ovarien, die in große Sarkommassen verwandelt waren. Auch Lungenhilusdrüsen waren infiltriert, doch in den Lungen fanden sich keine Metastasen.

Ähnlich verlief ein Fall von Herzfeld, während bei Bajardin und bei Fränkel die Gravidität keinen solchen Einfluß ausübte.

Wenngleich die muskelzelligen Sarkome spät metastasieren, so kommen auch hier ausgedehnte Metastasierungen vor: besonders bemerkenswert ist das für die sog. malignen Leiomyome; in Krisches Fall; Knochen, Herz, Lunge Dünndarm, Dickdarm, Magen, Lymphknoten, Leber, Nieren, Muskulatur, Haut, Zwerchfell, Netz, Pleura, Epikard.

Ich halte es im Falle Krische für sehr bedeutungsvoll, daß die Metastasen zum Teil diffus im Gewebe vordringen, weil dies zeigt, daß die Embolie des malignen Myoms nicht nur zufällig infolge von örtlich herabgesetztem Gewebswiderstand an umschriebenen Gefäßwandstellen zustande kommt, sondern daß die leiomyomatöse Neubildung ungehemmt wuchert und destruiert. Dieses muß ich hervorheben, weil einige Autoren geneigt sind, die Metastasierung der Muskelzellensarkome als beiläufig oder zufällig anzunehmen, als Folge einer zufälligen Gefäßwandzermürbung (Usur) und Fortschwemmen von Myomzellen. Freilich kann man sich diese zufällige Art der Embolisierung als möglich vorstellen, zumal im Anblick der kleinen intravasal vordringenden Myomteile (s. Myom S. 307), aber ich mache erneut darauf aufmerksam, daß die Fälle von Metastasierung muskelzelliger Geschwülste, soweit sie genauer untersucht und ausführlich beschrieben worden sind, niemals einfache, d. h. gut ausdifferenzierte Myome betroffen haben. Die sog. metastasierenden Myome sind ausnahmslos sehr zellreich, unreife Myome und bei genauerer Untersuchung finden sich vermutlich stets, wie in dem Falle Krische, an einzelnen Stellen die Atypien der Kerne, die man früher mehr als heute zur Bedingung für die Bezeichnung „Sarkom" machte.

Es kommt nicht darauf an, mit welchem Namen wir die Dinge belegen, und sie werden sich niemals den Bedingungen unterordnen, die wir zum Maßstabe schulgerechter Einteilung erheben. Vielmehr haben wir festzustellen: wie sind die Geschwülste gebaut, die Metastasen setzen? Darauf lautet bei den muskelzelligen Tumoren des Uterus die Antwort: sie sind — soweit bekannt — ausnahmslos unreife Tumoren.

Es besteht kein Zweifel, daß die Tumoren um so leichter metastasieren, je unreifer sie sind, nicht notwendigerweise in allen Teilen, sondern es genügt die lokale Unreife zur Auflösung, Durchbrechung der Gefäßwand und zum Losreißen von Geschwulstteilen.

Ferner kann unbestreitbar als möglich angesehen werden, daß von dem polypösen Vordringen der „intravasculären" Myomknötchen bis zur „destruktiven" Begabung der metastasierenden Tumoren eine fließende Grenze besteht. Aber nicht die Möglichkeiten sind maßgeblich. Es gilt festzustellen, ob durch und durch reife Myompartien embolisiert werden. Solches ist bisher unbekannt. Teilweise Ausreifung der unreifen muskelzelligen Metastasen wird dagegen zugegeben, so gut wie in den Primärtumoren.

In Kürze: Die metastasierenden muskelzelligen Tumoren mag man Sarkome oder maligne Myome nennen, oder wie man will — es metastasieren nur die unreifen Partien, denen die histolytische Fähigkeit der Durchbrechung der Gefäßwand eigen ist und die so locker — weil zellreich und faserarm — sind, daß Teile von ihnen leicht losgerissen und fortgeschwemmt werden. **Beweis**: Zellreiche Stellen im Haupttumor und Destruktionskraft der Metastasen.

Örtliche Ausbreitung, sog. regionäre Metastasierung in die Parametrien ist nicht selten, wie bereits oben erwähnt; sie führt zuweilen zur Ureterkompression (Katz, Stallmann, Kurz); weniger häufig werden die Ovarien durch kontinuierliche Sarkomentwicklung ergriffen, wie bei Borrmann, Albrecht. Ich habe in drei Fällen durch direkten Durchbruch eines sarkomatösen Myoms das festanliegende Ovarium in sarkomatöse Massen verwandelt gefunden. Man kann mit v. Franqué diese Art der Ausbreitung als spontane Implantationsmetastase auffassen; er fand in einem ähnlichen Falle zugleich solche Implantationsmetastasen in der Vagina und auf dem Ovarium.

Geßner gibt eine Zusammenstellung der Metastasen der Schleimhautsarkome, daraus hervorgeht, daß Lungen und Peritoneum am häufigsten befallen werden; es folgen die Organe der Bauchhöhle und sehr selten sind auch hier wieder die Metastasen auf dem Lymphwege. In einem unserer Fälle fanden sich große Metastasen in den inguinalen Lymphknoten. Die sehr häufige Beteiligung der Scheide faßt Geßner mit Recht meist als kontinuierliche Ausbreitung auf, entgegen Spiegelberg und Ahlfeld, die Impfmetastase annehmen. Daß auch echte Metastasen auf dem Blutwege in der Vagina vorkommen, ist wohl zweifellos (Gusserow).

Eine Metastase in der Operationsnarbe (Warnekros) kann als Impfmetastase gelten. Bedingung für diese Deutung ist zum mindesten, daß keine weiteren Metastasen noch Tumorreste (Rezidiv) bestehen.

Auch v. Franqué beschreibt ähnlich wie Spiegelberg, Ahlfeld, Albrecht, Impfmetastasen in der Vagina.

Wenn Opitz bei Gelegenheit der Demonstration eines Uterussarkoms mit faustgroßen Metastasen um den Scheideneingang herum diesen Sitz sowohl bei Sarkomen wie bei Carcinomen als „in einer ganzen Reihe von Fällen" beobachtet bezeichnet, so kann ich das nicht bestätigen.

Halter nimmt in einem Falle von gemischtzelligem Sarkom im Uterus und im retroperitonealen Gewebe bei gleichartigem Bau beider Tumoren eine doppelte Anlage embryonaler Keime an, ohne die Möglichkeit einer Metastase zu erörtern.

Als metastatischen Kollisionstumor kann man einen merkwürdigen Fall von Baltzer bezeichnen; die Metastasen eines drüsenhaltigen gemischt- und riesenzelligen großen polypösen Korpussarkoms waren unter anderen in das Netz geraten und hier mit den Metastasen eines Ovarialcarcinoms zusammengeraten.

Kuncz und Zacher fanden nach $1^1/_2$ jährigem Bestehen von „fibrösen Polypen" der Korpusschleimhaut große Tumormassen im Uterus, Tuben, Ligamenten und in einem Cystoma ovarii mit Ausbreitung in der Vena ovarica und spermatica und in den retroperitonealen Lymphknoten.

Diese metastasierenden Polypen gehören offenbar zu den Schleimhautsarkomen, wie vermutlich manches andere, das als Wandsarkom ging.

Was den Bau der Metastasen anbetrifft, so stimmen sie darin meist mit den primären Tumoren genauestens überein; da die zusammenhängenden Tumormassen in den Gefäßen gleichsam polypös vordringen, so wird auch das Stroma mit embolisiert. Ganz besonders auffällig ist deshalb, wenn die Metastasen als anders geartet angegeben werden; so fand Heinrich außer den Spindelzellen des Haupttumors in den Metastasen an der Tube auch Rundzellen. Es ist anzunehmen, daß im Haupttumor mindestens früher Rundzellen vorhanden waren, da diese sich wohl in Spindelzellen umwandeln, aber schwerlich umgekehrt. Es sei denn, daß statische Unterschiede den Zellen verschiedene Ausdehnungsmöglichkeit bieten. Auch die Kreislaufbedingungen sind zu berücksichtigen, einschließlich Ödem und schließlich darf man nicht frische Metastasen mit alten Stellen des Primärtumors vergleichen.

Auch bei mir ist ein kopfgroßes rein bindegewebszelliges fein retikuläres Sarkom der Uterushinterwand und Fundus (T. 7318, 286, 25) mit Ausdehnung auf die Parametrien und Tubenansätze zur Untersuchung gekommen und kurz hinterher ergab die Obduktion große metastatische Knoten in den Lungen der 42 jährigen Frau. Diese zeichneten sich ebenfalls auf den ersten Blick durch die mehr rundliche Form der Zelle, insbesondere der Kerne aus. Der Primärtumor hatte mehr aufgelockertes Gewebe mit flüssigen Maschen, in denen die Kerne sich spindlig und unregelmäßig rundlich verlieren etwa wie in Abbildung 351, wenn auch nicht ganz so locker. In den Lungenmetastasen liegen die spindligen und rundlichen Zellkerne viel enger aneinander, aber durch ein Netz von Lymphspalten abgetrennt in Strängen und Haufen. Bei näherem Zusehen finden sich ebensolche Partien im Primärtumor, andererseits auch aufgelockerte Partien in den Metastasen.

Man muß also die Wachstumsbedingungen berücksichtigen und nicht frische Stellen an den Metastasen mit vorgeschrittenen oder regressiv veränderten Teilen der Hauptgeschwulst vergleichen und ebensowenig umgekehrt.

In einem Falle von typischem Schleimhautsarkom des Corpus uteri (s. Abb. 372—375) fand ich wie erwähnt, eine kleine Metastase im Tubenwinkel des Uterus subserös. Sehr auffällig ist im histologischen Bilde (Abb. 391) der Metastase der starke Reichtum an neugebildeten Capillaren und doch kann man daraus keine wesentliche Verschiedenheit vom Primärtumor entnehmen. Es finden sich in beiden gefäßreiche und scheinbar weniger gefäßreiche Stellen, je nach dem Gefäßkaliber, das durch örtliche Schwierigkeiten im Stromlaufe bedingt wird, und je nach dem Alter der einzelnen Stellen. Auch im Primärtumor wechseln Partien mit äußerst feinen Capillaren in riesiger Menge, die gar nicht auffallen, sondern nur bei aufmerksamer Betrachtung zu finden sind, und andere Partien, in denen zwar enge, aber doch dickwandige Gefäße in Haufen vorherrschen und wieder andere Stellen mit erweiterten Capillaren.

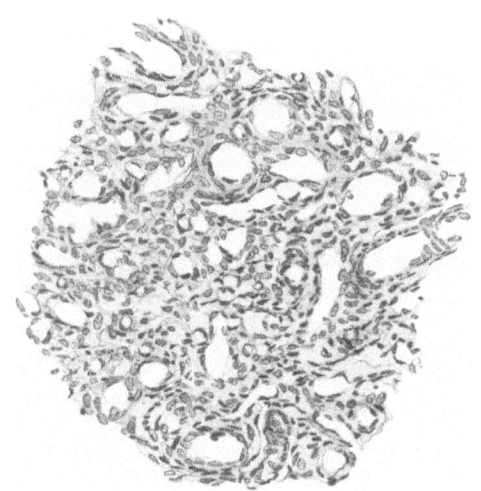

Abb. 391. Gefäßreiche Metastase im Tubenwinkel von einem Schleimhautsarkom (vgl. Abb. 372—375) im Corpus uteri. Im Primärtumor fallen die Gefäße weniger auf.

Diese Beobachtungen seien erwähnt, um bei der Vergleichung von Metastase und Primärtumor schärfere Kritik zu empfehlen. Die Metastasen können keine Eigenschaften entfalten, die nicht im Primärtumor enthalten sind und im allgemeinen sind die örtlichen Bedingungen für die Entwicklungsmöglichkeiten der Metastasen von Uterussarkomen keine wesentlich anderen. Auch im Ovarium, das z. B. durch die starke Bindegewebswucherung beim sekundären Magencarcinom (Krukenberg) ausgezeichnet ist, zeigen die Metastasen des Uterussarkoms keine wesentlichen Abweichungen vom Primärtumor.

Sehr wichtig für die histogenetische Betrachtung ist, daß in einzelnen Fällen (Paviot et Bérard, Busse) die Metastasen ebenso wie der Primärtumor alle Übergänge zwischen Rundzellen, Spindelzellen und Muskelzellen enthalten, auch Riesenzellen in einem Falle Mastnys.

III. Sekundäre Sarkome im Uterus.

Sarkommetastasen von primären Sarkomen anderer Organe in den Uterus scheinen sehr selten zu sein. Ein als „Lymphogranulom" gedeuteter Fall von K. M. Walthard beschrieben, ist scheinbar primär im extraduralen Raum des Spinalkanals gelegen. Ein weicher, weißlicher Knoten mit Blutungen erweist sich histologisch dem Primärtumor gleich gebaut als Gewirr von Fibroblasten mit Lymphocyten, Epithelzellen und den Sternbergschen Riesenzellen, im ganzen das typische Granulationsgewebe der Lymphogranulome.

Die Melanosarkome des Uterus, von denen wir schon beim primären Uterussarkom sprachen, sind zum Teil sicher sekundär, vor allem eine von Schmorl beschriebene Metastase eines Melanosarkoms in einem Uterusmyom und auch der erwähnte Fall von Williams gehört hierher.

IV. Angiosarkom und malignes Endotheliom.
Einleitung. Begriffsbestimmung. Benennung.

Wesentlich Neues ist seit der vorigen Auflage nicht hinzugekommen, so daß einiges wörtlich übernommen werden konnte. Trotzdem enthält das Ganze ein neues Gesicht in der Anordnung, Begriffsbestimmung und auch in manchen anderen Einzelheiten.

Wenn ich in dieser Auflage die beiden Dinge „Angiosarkom und Endotheliom" zusammenbringe, so tue ich dieses nicht, weil sie tatsächlich zusammengehören, sondern trotzdem sie nicht zusammengehören und zwar geschieht es hier nur deshalb, weil in der Literatur diese beiden Tumorarten noch derart vermengt werden, daß es kaum möglich ist, den einzelnen Fall unterzubringen. Die vorurteilige, histogenetische Deutung drückt den Beschreibungen ihren Stempel auf. Die beiden Tumorarten sollen in begrifflicher Scheidung und in histologischer Beschreibung nicht einander zugeordnet, sondern gegeneinander gestellt werden.

Nur die Gegenüberstellung in der Absicht einer zukünftigen klaren Scheidung rechtfertigt die Abhandlung der beiden Geschwulstarten in diesem Abschnitt.

Die folgende Einteilung der Geschwülste mit Beteiligung des Endothels am Parenchym ist rein theoretisch hergestellt. Sie geht davon aus, daß ähnlich wie beim drüsigen Epithel eine reife und eine unreife Form der Wucherung zu unterscheiden sei. In den reifen Formen Adenom, Angiom, ordnet sich das Bindegewebe organisch den Epithelschläuchen und Endothelschläuchen an. Dem tubulären Adenom entspricht das Angiom.

Die unreife Form der Endothelwucherung kann atypische Endothelrohre bilden und schrittweise zur soliden endothelialen Wucherung überleiten. Die Analogie zur drüsigen Epithelwucherung in ihrer unreifen Form liegt in den bekannten malignen Adenomen mit ihren Übergängen zu dem soliden Carcinom des Drüsenepithels.

So wie die epitheliale Neubildung kann auch die endotheliale Neubildung in beiden Formen, der reifen und der unreifen Form gemischt mit anderen Gewebswucherungen vorkommen.

Die Analogie zum Epithel ist nicht ganz willkürlich, sondern trägt den tatsächlichen Formen endothelialer Geschwülste, soweit sie brauchbar dargestellt worden sind, Rechnung. Sie geht aber darüber hinaus, um den zukünftigen Beobachtungen fraglich endotheliomatöser Bildungen Fragestellung auf den Weg zu geben. Die Analogie beruht indes auf der Voraussetzung, daß das Endothel ebensowenig wie das Epithel Stromazellen und -fasern selber hervorbringt, sondern der Umgebung entlehnt. Diese Voraussetzung widerspricht der meiner Meinung nach unzulänglich begründeten Annahme, daß Endothel Bindegewebszellen bilden könne.

I. Reife Formen des Endothelioms, die Angiome.

1. Die echten „Angiome", als reifste Form des Endothelioms, etwa wie das tubuläre Adenom (Mamma, Parotis usw.) die reifste Form der Epitheliome ist.

2. Die Angio-Fibrome-Myome-Sarkome, also Mischgeschwülste des reifen Endothelioms mit einem der genannten Geschwulstarten.

II. Unreife Formen, malignes Endotheliom.

1. Die unreife Form, das maligne Endotheliom, in der die unreifen Endothelzellen nur wenig Neigung haben, Gefäße zu bilden und in atypische diffuse Wucherung geraten müßten, dazu sie freilich ein Stroma benötigen, da sie selber kein Stützgewebe hervorbringen. Sie sollte Endothelioma destruens-malignum heißen.

2. Die unreife Form der Mischgeschwulst.

a) Endothelio-Sarkom, eine in beiden Parenchymteilen der Mischgeschwulst bösartige destruierende Mischgeschwulst, die dem Carcinosarkom entsprechen würde.

b) Die Mischgeschwulst ist nur in der endothelialen Wucherung bösartig und wächst in einem Fibrom oder Myom u. a., wie es auch beim Carcinom als zufällige Mischung vorkommt.

Das Endotheliom des Uterus ist eine Geschwulst, die theoretisch ausgiebiger behandelt wird, als praktisch bekannt ist. Gegenüber dem Vorwurfe, daß ich dieser Tumorart einen „übertriebenen Skeptizismus" (Schottländer) entgegenbringe, muß ich erstens betonen, daß meine Kritik nicht der Tumorart gilt, sondern der leichtmütigen Diagnose, die oft an Selbsttäuschung grenzt. Es gibt keine Art von bindegewebiger und epithelialer Geschwulst, die nicht schon als Endotheliom geschildert worden wäre. Struma, Nebennierentumoren, Mischgeschwülste jeder Art, Carcinome, Sarkome, Myome, um nur die hauptsächlichsten zu nennen. Das Endothel liefert angeblich Hyalin, Kolloid, Schleim, Schichtungskugeln, Kalk, Bindegewebsfibrillen, Blutkörperchen, Knorpel, Cylinderepithel, Plattenepithel, Adenome, endo- und perivasculäre, peritheliale Wucherungen, plexiforme, netzartige, alveoläre, diffuse, rosenkranzförmige Anordnung, fibroblastische Sarkome, Angioblastome jeder Art, Carcinome, Sarkome und Carcinoma sarcomatodes.

Diese Musterkarte gibt aber nur die gebräuchlichsten Formen wieder. Nach solchen Erfahrungen ist eine Säuberung unvermeidlich, selbst auf die Gefahr unbarmherzig ein echtes Endotheliom mit auszuschütten. Es ist viel wichtiger, die Diagnose „Endotheliom" zukünftig nicht aus Neigung zum Ungewöhnlichen, sondern mit schärfster Kritik und erstklassiger Sachkenntnis zu stellen.

Die weiblichen Genitalien, Eierstock und Uterus gehören zu den Lieblingsplätzen nicht des Endothelioms, wohl aber der Autoren, an denen sie das Endotheliom diagnostizieren. Dementsprechend sind die von ihnen aufgewendeten diagnostischen Kennzeichen mehr oder weniger wertlos.

Sehr kritisch stehen den Endotheliomen gegenüber Lubarsch, Ribbert und in letzter Auflage seines Lehrbuches E. Kaufmann. Theoretische Erörterung widmet Borst den Endotheliomen.

Zum Verständnis der Namen ist vorauszuschicken, daß die Gefäßbildner in der Entwicklungsgeschichte „Angioblasten" heißen und daß die Mutterzellen, die Gefäße oder gefäßähnliches als Geschwulstparenchym hervorbringen, ebenfalls oft Angioblasten genannt werden, daher solche Tumoren als „angioblastische" Tumoren bezeichnet werden, oder auch „angioplastische"; unter letzteren würde ich jedoch Tumoren verstehen, die im Stroma Gefäßbildung hervorrufen, in Analogie zum osteoplastischen Carcinom oder zum desmoplastischen Scirrhus nach eingebürgerten Ausdrücken, namentlich durch v. Recklinghausen. Angioplastisch sind nicht nur Myome und Sarkome, sondern auch Carcinome. Als „angioplastisch" kann man jede beliebige gefäßreiche Geschwulst bezeichnen.

Diese Geschwülste sind ihrem Zellparenchym nach auch unter den Tumoren der Binde gewebsreihe sehr verschieden, bilden also keine scharf umschriebene Klasse. Vielmehr ist es eine Eigentümlichkeit der schnell wachsenden Blastome das Endothel zur Mitwucherung unter Gefäßbildung anzuregen.

Diese Blastome können ebensogut Sarkome des endometranen Schleimhautstromas, wie fibro- oder myocellulare Sarkome sein, aber sie können sich auch trotz anfänglich stürmischen Wachstums ausdifferenzieren.

Die „angioplastische" Wirkung ist zunächst kein Beweis für die Art des Tumors; sie ist weder histologisch noch klinisch bedeutsam.

Sodann ist die vom Tumorparenchym ausgeübte „angioplastische Wirkung" nicht zu verwechseln mit Bildung eines „Angioms". Jene bedeutet eine abhängige Leistung, dagegen das „Angiom" eine selbständige aktive Leistung.

Freilich wäre es denkbar, daß der andauernde angioplastische Reiz des Tumorparenchyms (z. B. im Sarkom) schließlich zur Aktivität zur selbständigen Wucherung des Endothels der Stromagefäße führen könnte, etwa wie man annimmt, daß das zunächst einfache Stroma der Carcinome später sarkomatös werden könne. Aber das sind Dinge, die man nicht sehen, also kaum mit einiger Sicherheit wird nachweisen können. Die theoretische Möglichkeit würde lauten, daß in den „angioplastischen" Tumoren jeder Art ein selbständiger angiomatöser Teil des Tumors entstünde, z. B. ein Angiosarkom.

Es hat natürlich sein Bewenden bei der Theorie; es muß aber zur Klarstellung in der Benennung erwähnt werden.

Sehen wir nun einmal von dem Namen der „angioplastischen" Tumoren verschiedenster Herkunft ab, weil er zunächst nichts für eine aus Endothel, geschweige denn aus indifferenten Endothelioblasten hervorgehende Geschwulst besagt, so bleibt noch die Bezeichnung „Angioblasten" und „angioblastogene" Geschwulst zu besprechen.

In der Pathologie kann es nur verwirrend wirken, wenn man den „Angioblasten" nicht streng dem Zellmaterial vorbehält, das Endothel und rote Blutkörperchen liefert; demnach wäre ein „angioblastisches Sarkom" ein aus Angioblasten bestehender Tumor, der nur daran zu erkennen sein würde, daß sich seine indifferenten Keime stellenweise ausdifferenzieren zu Endothelrohren und roten Blutkörperchen.

„Angioblastogene" Geschwülste würden von Angioblasten abstammen; je nach ihrer Differenzierung könnten sie Angioblastome (Angiom) oder bei abnormer Differenzierung diffuse Blastome sein, deren Struktur nicht theoretisch vorausgesagt werden kann, sondern nur aus Fällen zu erschließen sein würde, in denen einzelne Teile des Parenchyms sich zu Endothelrohren und Blutkörperchen differenzieren; ob sich das mit Sicherheit erkennen ließe, ist eine andere Frage.

Borst unterscheidet Endotheliome verschiedener Reife, den reifen angioblastischen Wachstumstypus, Angioblastome, die adenomähnlich werden können, Adenoma endotheliale (v. Hansemann). Weitere Zellwucherung verwischt den Charakter; statt der hohlen entstehen solide Zellstränge, Carcinoma endotheliale (v. Hansemann), das Sarcoma carcinomatodes der älteren Autoren. Die geringe Gewebsreife äußert sich nach Borst in den soliden Gefäßsprossen, die allerdings nachträglich hohl werden können. Die niederste Form der Reife ist ausgezeichnet durch solide Haufen und Stränge von größeren, manchmal platten Zellen mit reichlichem Bindegewebe, Alveolärsarkome (Sarcoma endothelioides alveolare) oder durch diffuse Wucherung.

Warum die unreifste Form besonders reichliches Bindegewebe hat, ist nicht recht verständlich.

Borst erörtert dann noch die theoretischen Möglichkeiten der fibromähnlichen Endotheliome, weil die Endothelien nach der Ansicht einiger Autoren auch Fibrillen liefern sollen. Wer die ganze Gefäßwand als endotheliales Produkt ausgibt, kann natürlich Fibrillen der Geschwulst hinzurechnen, ich muß jedoch vorläufig bis zum Beweise der Richtigkeit Mallory beistimmen, der dieses in Abrede stellt. Wir können daher auf die endotheliale Abstammung der Fibrome (Klebs u. a.) verzichten, um so leichter als sie im Uterus kaum vorkommen, sondern heute als Myome meistens zu entlarven sind. Nach Mallory entstehen aus dem Endothel zwei Geschwulstarten, die Hämangioendotheliome und Lymphangioendotheliome, die ersteren in capillarer und kavernöser Form. Die Endothelzellen bilden manchmal mehrere Lagen um die Gefäßlumina herum und selten papillöre Wucherungen in die Gefäßlumina hinein bis zu deren völligem Verschluß. Später wachsen die kollagenen Fasern des Bindegewebsstromas zwischen die Zellen und geben dem Tumor Ähnlichkeit mit Fibrosarkomen, doch fehlt die „Fibroglia" (Mallory), richtiger Endothelioglia. Dieses muß deutlich hervorgehoben werden gegenüber der obengenannten Ansicht, als seien die Endothelzellen auch die Erzeuger von Elastin, kollagenen Fasern, Bindegewebs- oder gar Muskelzellen, also Erzeuger der Gefäßwand.

Das sind sie sicher nicht, sondern der Gefäßmantel bildet sich auf Anspruch des Endothels entwicklungsgeschichtlich durch Differenzierung aus Mesenchym und in den Geschwülsten vom Material der Stammgefäße. Auch der extreme Unitarier Maximow, der in allen Fragen der Zellbildung im späteren Leben mit weitgehender Indifferenz, namentlich perivasaler Zellen rechnet, hält die Endothelzellen nach der ersten Bildung aus indifferenten Blutzellen für einseitig und gegenüber den auseinander und durcheinander gehenden Bezeichnungen der Autoren zunächst für notwendig, darauf hinzuweisen, daß der Name „Angioblast" für die noch nicht in allen Teilen genau bekannte indifferente Stammzelle der Erythrocyten und Endothelzellen festgelegt werde. Es ist zwar zu bemerken, daß der Angioblast als eine von vornherein selbständige Anlage, die sich im embryonalen Körper ausbreite (His), von neueren Autoren bestritten wird. Aber trotzdem ist der Name Angioblast beizubehalten, denn es wird angenommen, daß beim Embryo die Gefäßbildung durch intercelluläre Ausscheidung aus Blutzellherden entsteht, aus denen ein Teil die endotheliale Bekleidung, ein anderer die primitiven Blutzellen bildet, von denen einige extravasal bleiben ohne sich zu differenzieren. Es wird aber nicht behauptet, daß sich aus diesen „primitiven Blutzellen" auch späterhin rote Blutzellen und Endothelien bilden.

Es darf also zunächst einmal festgehalten werden, daß sowohl die Histologie (Maximow) wie die Pathologie (Mallory) die einseitige Differenzierung des Endothels behaupten, daß also die Angabe über Faserbildung aus ihnen zu bezweifeln ist, ebenso wie die Bildung von anders gearteten Zellen. Es ist einzuschalten, daß die Fibrillen wenigstens die kollagenen in der Entwicklungsgeschichte und auch in der Histologie als extracelluläre Erzeugnisse gelten. Die Kolloidchemie flüstert diesen Gedanken den Autoren ein, ausgehend von der Micellarstruktur (Naegeli) der Fasern. Doch darf man diese Dinge zunächst nicht in Rechnung stellen. Die Myoglia (Mallory) ist zum mindesten Eigenprodukt der Zellen und doch können auch sie kollagen „abarten". Aber auch wenn die Faserbildung der Bindegewebszellen nicht als Eigentum der Zellen gelten sollte, so würden diese immerhin von ausschlaggebendem Einfluß sein für die fibrilläre Anlagerung aus der Grundsubstanz. Für die Endothelzellen ist gleiches nicht bekannt.

Wie gesagt, haben wir zunächst mit der einseitigen Differenzierung von Endothelzellen zu rechnen, die wohl zur Gefäßbildung ausreichend jugendlich sind, aber es müßte darüber hinaus zunächst einmal bewiesen werden, welche Strukturen jugendliche Endothelzellen außerdem hervorbringen können und woran man sie zu erkennen hat. Die außerordentliche Schwierigkeit dieser Frage werden wir besprechen.

Unser Standpunkt lautet demnach, daß wir „Angioblasten" nur für die Endothel- und Erythrocyten bildende Geschwulst gelten lassen sollten, die im Uterus nicht bekannt ist; daß „angioplastische" Geschwülste keine Endotheliome sind, sondern beliebige Geschwülste, die einen starken Reiz auf die Gefäßbildung des Stromas ausüben. Als „Endotheliom" kann uns, da Endothel keine Fibrillen bildet, nur eine Geschwulst gelten, die aus unreifen Endothelzellen oder deren mesenchymalen Mutterzellen entsprungen, zum Teil indifferent weiter wuchern als solides Geschwulstparenchym und zum Teil Gefäße bilden.

a) Der histologische Nachweis des Endothelioms.

Die mikroskopische Diagnose des Endothelioms und mit ihr die richtige histogenetische Wertung gehört zu den allerunsichersten histologischen Erkenntnissen. Nirgends herrscht mehr „histogenetischer Schlendrian" (Lubarsch) und mehr willkürliche Voraussetzung in der Deutung mikroskopischer Bilder als bei der Diagnose Endotheliom. Es muß rund herausgesagt werden, daß wir ganz sichere Unterscheidungsmerkmale überhaupt noch nicht besitzen, geschweige denn wissen, in welchen Formen das Endotheliom morphologisch auftreten kann. Selbst zugegeben, die Zahl der Endotheliome möchte wesentlich größer sein als wir vermuten, viel größer ist sicherlich die Zahl der Fehldiagnosen; denn kein morphologisches Merkmal ist, wie gesagt, so einwandfrei, daß jeder daraufhin eine Diagnose bauen könnte. Die allgemeinen Streitfragen können hier natürlich nicht ausführlich besprochen werden; man braucht nur die noch heute gültigen Erörterungen in Lubarsch, Ergebn. d. allg. Pathol. u. pathol. Anat., insbesondere Bd. 2, S. 592 nachzulesen und die bekannten Lehrbücher über Geschwülste einzusehen, um sich darüber zu unterrichten.

„Erythoblastome" im Gewebe sind zwar an blutbildenden Organen beschrieben worden, aber sie gehören nicht zum Geschwulstbestande anderer Organe, um so mehr überrascht die von v. Albertini gestellte Diagnose eines „Erythroblastoms" in der Hinterwand der Cervix uteri, das Walthard als „embryonalen Tumor" vorgezeigt hat.

Der Tumor füllte zunächst als inoperable Masse das kleine Becken bis an die Knochen aus, war unverschieblich und gegen die Vagina jauchig zerfallen. Nach bedeutender Verkleinerung durch Röntgenbestrahlung konnte der Uterus exstirpiert werden mit einem Tumor in der Hinterwand der Cervix, mit einem mächtigen retroperitonealen Tumoranteil. Das zellreiche Tumorgewebe enthielt zwar größere Nester von Fettzellen und eine große Zahl eigenartiger Nester von dunklen Zellen überall zerstreut; sie beherrschen das Bild. Als „Typus I" der Erythroblasten stellen sich große helle Zellen dar, deren homogenes Protoplasma sich leicht mit Eosin färbt und deren große Kerne Chromatingerüst und Membran zeigen. Diese Hauptzellen des Tumors liegen ohne Zwischensubstanz in großen soliden Nestern. In diesen Herden und namentlich in ihrer Peripherie treten Zellen vom „Typus II" auf mit dichten dunklen chromatinreichen Kernen, und deren homogenes Protoplasma durch seinen „Hämoglobingehalt". Beide Zelltypen haben viele Mitosen aber der Typus II vorwiegend amitotische Kernteilung. Die kleinsten Zellen haben einen Durchmesser von kaum 2 μ (vermutlich die Kerne). Durch die amitotische Teilung entstehen sehr atypische Kernformen.

Zahlreiche Blutgefäße sind zum Teil ausgebildet, zum Teil ohne eigene Wand, nur von den Tumorzellen beider Typen umlagert. In den Gefäßlichtungen meist Erythroblasten, stellenweise Erythrocyten. Den Typus I hält er für hochembryonale Zellen, vielleicht „Angioblastzellen", gibt aber keine Beschreibung von neugebildeten Endothelien aus den fraglichen Zellen, so daß die Bezeichnung Angioblastzellen nicht gerechtfertigt erscheint. Nach der Bestrahlung waren die typischen Zellen verschwunden und es bestanden nur noch Xanthomzellen und an Stelle der Gefäße hyaline Kugeln. Von dem „zelligen Grundgewebe" ist von Albertini nichts weiter gesagt, nur gibt Walthard an, daß das Probestück ein Spindelzellsarkom ergeben habe.

Als ein „Spindelzellsarkom" mag der Tumor auch weiter gelten und alle Schlußfolgerungen aus unzulänglichen und durchbluteten Präparaten, die zu sehen mir durch Herrn Kollegen Walthards Liebenswürdigkeit erlaubt war, muß ich bündig ablehnen.

Im übrigen ist entwicklungsgeschichtlich keineswegs festgestellt, daß die Endothelzellen und Erythroblasten eine gemeinsame Stammzelle haben.

Wenden wir uns nun den Zeichen zu, an denen die Autoren das Endotheliom im Uterus erkennen. Wie in der Pathologie der übrigen Organe, so gelten auch im Uterus Tumoren mit doppeltem Antlitz gerne als Endotheliome, obgleich auch Carcinome häufig „sarkomatös" diffus wachsen. Auf solche Tumoren und die alveoläre Form werden wir zurückkommen.

Was die übrigen histologischen Kennzeichen der Endotheliome betrifft, so sind sie mehr oder weniger „ad hoc" aufgebaut und genügen sämtlich nicht zur Diagnose.

Die einzige kritische, spezielle Arbeit über Endothelioma uteri stammt von Sperber, der die von den Gynäkologen zu wenig beachteten, in der Geschwulstlehre längst allgemein gültigen Grundsätze bei der mikroskopischen Betrachtung zur Anwendung bringt.

Die von den Autoren zur Begründung der Diagnose auf Endotheliom vorgebrachten morphologischen Kennzeichen sind:

1. Die Anordnung der Zellen in Reihenform, in perlschnurartigen, meist einreihigen Strängen, und zuweilen auch in Spalt- und Schlauchform, in parallelen Reihen oder netzförmig verbunden, in präformierten Kanalsystemen mit Übergängen zu alveolärer und schließlich auch zu diffuser Ausbreitung. Zuweilen auch die perivasculäre Anordnung. Schließlich auch der feste und innige Zusammenhang mit dem Stroma.

2. Die Übergangsbilder zwischen den Geschwulstzellen und dicht benachbarten Endothelien.

3. Die Gestalt der Zellen, die sehr verschieden geschildert wird.

4. Die Beimischung von vielen Leukocyten zwischen den Geschwulstzellen und in den mit Geschwulstzellen austapezierten Hohlräumen.

5. Schließlich der fehlende Zusammenhang mit epithelialen Teilen.

Diese fünf Merkmale, die die Autoren anführen, beweisen bei genauerer Betrachtung gar nichts. Die Anordnung der Tumorzellen in Reihen und Strängen hat mit dem Zellcharakter des Tumors gar nichts zu schaffen, vielmehr hängt die Ausbreitungsweise von dem Charakter des umgebenden Gewebes ab. Speziell in dem derben

Gewebe der Portio ist die reihenartige Ausbreitung in den Saftspalten auch bei Carcinomen etwas ganz alltägliches; ebenso in anderen Organen, insbesondere beim Scirrhus mammae und auch bei Sarkomen ist reihenförmige Anordnung der Zellen bekannt (v. Hansemann).

Die unter dem Namen des „wurmstichigen" Carcinoms (C. Ruge) unter den Gynäkologen bekannte Tumorform gehört z. B. auch hierher. Ein Carcinom, welches in der supravaginalen Cervix selbst in großen, geschlossenen Massen erscheint, sendet in der Portio gar nicht selten wurmstichige, perlschnurartige, netzförmige Ausläufer in die Lymphspalten aus und selbst eine vollständige epitheliale Austapezierung von kleinen Lymphgefäßen unter Verdrängung des Endothels durch die Zellen eines malignen Adenoms oder Carcinoms kann das Trugbild des Endothelioma andenomatosum hervorrufen.

Besondere differentialdiagnostische Merkmale zwischen Endotheliom und „Carcinoma lymphaticum", unter welchem wenig empfehlenswerten Namen ein Carcinom mit intralymphangischer Ausbreitung verstanden werden soll, glaubt Gebhard geben zu können. Bei diesem sollen die Verzweigungen den Adern des Marmors ähnlich sehen, bei den Endotheliomen den Bohrlöchern des Holzwurms (C. Ruge). So treffend die Vergleiche an sich sind, so wenig beweisend sind sie für die Histogenese. Man vergleiche z. B. in Winters Diagnostik C. Ruges Abb. 255 „Endothelioma corporis" mit seiner Abb. 215 „Carcinoma lymphoides".

Es ist für die Form der Verzweigungen zunächst maßgebend der Verlauf der präformierten Bahnen und dann die Widerstandskraft des Gewebes, aber nicht der Charakter der Tumorzellen. Durchbruch in die Blutgefäße ist bei Carcinomen speziell in der Cervix nicht so sehr selten. Des weiteren ist es selbstverständlich, daß, wenn Tumorzellen in die Lymphbahnen oder in die Gefäße eindringen, die Endothelbekleidung zugrunde geht, ebenso wie z. B. Drüsenepithelien durch das vordringende Carcinom vernichtet werden, und wenn an der Grenze der vorgeschobenen Tumorzellen in den Lymphspalten und Lymphgefäßen die Endothelien zuerst proliferieren, so werden sehr leicht Übergangsbilder zwischen Geschwulstzellen und Endothelien vorgetäuscht. Eine Bemerkung v. Hansemanns ist für unsere Tumoren von Wichtigkeit, weil die meisten Fälle der als Endotheliome gedeuteten Tumoren in der Portio gefunden wurden, in deren Gefäßen die Endothelien „schon bei gewöhnlichen Entzündungen" als Pflaster und sogar als Cylinderepithelien erscheinen können, so daß man an solchen Stellen einen Gefäßschnitt kaum von einem Drüsenschlauch unterscheiden kann. Wer nur einige Polypen der Cervix untersucht hat und Erosionen der Portio, wird diese Erfahrung jedenfalls bestätigen können.

Bei der Annahme von „Übergangsbildern" liegt immer die Anschauung zugrunde, als ob der Tumor durch Apposition wachse, nämlich durch peripher fortschreitende Umwandlung benachbarter Zellen, in diesem Falle also der Endothelien. Dieser Wachstumsmodus soll nicht als absolut unmöglich hingestellt werden, aber solange er nicht durch äußerst charakteristische und einwandfreie Bilder bewiesen wird, ist das Wachstum der Geschwulst aus sich heraus also durch Vermehrung ihrer eigenen Zellen das bei weitem Wahrscheinlichere, jedenfalls das bei weitem Häufigere, wie nun allgemein anerkannt wird, und man muß stets versuchen, alle Bilder auf diese Möglichkeit hin zu prüfen, ehe man sich auf die „Übergangsbilder" verläßt.

Die Gestalt der Zellen erscheint den meisten Autoren als eine feststehende Form, während sie doch außerordentlich wechselnd ist und sich vollständig den mechanischen und den Ernährungsbedingungen anpaßt, so daß die Polymorphie der Zellen maligner Tumoren geradezu sprichwörtlich ist.

Bei dem unbestimmten Zellcharakter der Endothelien ist natürlich noch weniger als bei epithelialen oder bindegewebigen Tumoren ein feststehender Zelltypus in Endotheliomen vorauszusetzen und so nimmt es gar nicht Wunder, daß die Zellen in den fraglichen Tumoren ganz verschiedene Formen aufweisen. So schildern einzelne Autoren kleine runde oder größere rundliche Zellen mit großem runden Kern (Braetz), andere Autoren bezeichnen sie als rhombisch und dachziegelartig übereinandergelegt (Gebhard, Svoboda), wieder andere als kubisch oder als großen, flachen Epithelien ähnlich (Grape), polygonale (Silberberg) oder polymorphe Zellen mit basalen Cylinderzellen (Kroemer), während Gebhard das Fehlen der basalen Cylinderzellen für charakteristisch hält. Auch das Vorhandensein axialer Hohlräume (Gebhard) oder die Auskleidung von Hohlräumen mit sehr niedrigem Zellsaum (Kirchgeßner) soll charakteristisch sein. Beides kommt in Carcinomen gar nicht selten vor durch Zellverfall im Zentrum der Stränge (s. Abbildungen Gebhards) oder Sekretion, wie im Falle Kirchgeßner, der nach meiner Durchsicht der Präparate ein von Erosiondrüsen ausgehendes Carcinom ist. Die Carcinomzellen sind so wandlungsfähig, daß sie jede beliebige Form annehmen können. Nebenbei bemerkt soll man während der Mitose Endothel von Epithel (v. Hansemann) und außerdem die Endothelzelle an feinerem Zellgranula (Lubarsch) unterscheiden können. An Tumorzellen solche Unterschiede aus der normalen Histologie als entscheidend für die Genese heranzuziehen, dürfte wohl nur sehr ausnahmsweise und doch wohl nur dann gelingen, wenn wir bereits reifes Endothel in Gefäßform finden. Man kann daher nicht mißtrauisch genug sein. Auch ein Myom mit Sarkom und Carcinom, in dem Flatau den Beweis des Sarkomursprungs aus der Gefäßintima durch Elastinfärbung glaubt erbringen zu können, hat keinen größeren Wert als die übrigen Fälle. Schließlich werden auch noch Schichtungskugeln als charakteristisch angesehen z. B. von Svoboda; daß solche auch in Carcinomen vorkommen, dürfte bekannt sein. Silberberg fand hyaline Kugeln und Kalkkonkremente; auch das spricht nicht gegen Carcinom.

Wenn größere Lymphgefäße von Tumorzellen sekundär ersetzt werden, so ist das Vorkommen von Lymphocyten nicht wunderbar, aber sowohl in Carcinomen wie in Adenomen ist eine innige Durchmischung von Tumorzellen, Lymphocyten und Leukocyten häufig genug, als daß daraus auf die Genese der Zellen irgendwelche Schlußfolgerungen möglich wären.

Schließlich ist noch des mangelnden Zusammenhanges der Neubildung mit Epithelien zu gedenken; vielen Autoren genügt es nachzuweisen, daß der Tumor nicht mit der Schleimhaut zusammenhängt, oder daß diese nicht gewuchert ist, soweit sie erhalten ist. Die Autoren sehen darin einen Beweis dafür, daß der Tumor nicht von Epithelien ausgegangen sein könne. Das ist aber ganz unverständlich; es genügen ja wenige Epithelien zur Produktion eines Tumors; ist die Proliferation erfolgt, woran will man den Ausgangspunkt des Tumors erkennen? Auch kommen gerade in der Portio und Cervix außerordentlich häufig Absprengungen epithelialer Schleimhautteile vor und ferner Epithelien des Gartnerschen Ganges, die wie Verfasser beschrieben, auch Carcinom von sehr wechselvollem Aufbau liefern können.

Sperber hat auch hierauf aufmerksam gemacht und den Gartnerschen Gang hauptsächlich deshalb ins Auge gefaßt als Ausgangspunkt der sog. Endotheliome des Uterus, weil diese hauptsächlich in der Cervix und Portio vorkommen sollen; von den 18 Fällen in der Literatur war 14mal die Cervix und Portio Sitz der Neubildung, während in den übrigen 4 Fällen der Sitz nicht genügend festgestellt sei, so daß kein Fall sicher vom Korpus ausging. Wenn wir nun auch den Fall Pick als Tumor des Korpus gelten lassen wollen, so genügt die Zahl der Cervixtumoren (die durch die neueren Fälle von Cova, Svoboda, Huizinga noch vergrößert wird) um den Verdacht zu erwecken, daß die Diagnose auf Endotheliom unberechtigt sei. Wenn wir auch bedenken müssen, daß die Gefäße in der Cervix und Portio eine andere Rolle spielen als in dem Korpus, so ist doch kein Grund einzusehen, warum sie gegenüber den anderen gefäßreichen und besonders den erektilen Partien der Genitalien zur Endotheliomwucherung besonders disponiert sein sollten. Was nun die Annahme Sperbers betrifft, daß eine Verwechslung mit Carcinomen des Gartnerschen Ganges die Häufigkeit der fraglichen Tumoren in der Portio und Cervix vielleicht erklären könne, so glaube ich, daß das wohl nur für vereinzelte Fälle zutrifft. Die von mir bisher als Carcinome des Gartnerschen Ganges gedeuteten Fälle sind Adenome zum Teil mit papillären Wucherungen und in einem Falle mit deutlich epithelialen Krebsalveolen und Strängen. Charakteristisch für diese Tumoren sind außer der Topographie und neben den stark verzweigten und stark geschlängelten, engen Kanälen mit kleinen kubischen Epithelien die dilatierten Kanäle gefüllt mit geronnenem Eiweißinhalt und kolloid und stellenweise mit außerordentlich niedrigem, zuweilen verschwindend niedrigem Epithelbesatz, der daher wohl mit Endothel verwechselt werden kann. Sehr niedriges Epithel kommt aber auch in dilatierten Räumen durch Sekretion zustande und ist bei Carcinomen nicht selten; im Falle Kirchgeßner, den ich durch liebenswürdige Erlaubnis des Geheimrat Hofmeier und freundliche Übersendung von Tumorteilen durch Herrn Kollegen Polano nachuntersuchen konnte, lag ein Carcinom vor, das mit Erosionsdrüsen zusammenhing, diesen auch noch in einzelnen Wucherungen glich und anderen Stellen dilatierte Räume mit sehr niedrigem Epithel enthielt; Übergänge zwischen beiden Formen waren vielfach vorhanden. Einen ähnlichen Fall scheint Cova gesehen zu haben. Er vergleicht treffend die Hohlräume mit Lungenalveolen, ein Vergleich, der in großen adenomatösen Partien des Gartnerschen Ganges paßt.

Neben dem Epithel des Gartnerschen Ganges kommen dann, wie gesagt, auch noch abgesprengte Epithelien in Betracht, von denen Carcinome ausgegangen und für Endotheliome gehalten sein mögen. Carcinomähnlichkeit wird ausdrücklich von verschiedenen Autoren hervorgehoben und nur einzelne Momente, wie besonders die Reihenanordnung der Zellen ließ die Diagnose Endotheliom aufkommen. Krömers Abbildungen seiner Endotheliome erinnern durchwegs mehr an Carcinome.

Wenn wir nun auch einige von den sog. Endotheliomen der Cervix und Portio als Carcinome vom Gartnerschen Gang und von abgesprengten Schleimhautteilchen ausgehend ansehen dürfen, so bleiben doch noch eine ganze Reihe von den als Endotheliome der Cervix und Portio gedeuteten Fälle übrig, die bezeugen, daß wirklich hier Tumoren von besonderer Morphologie vorliegen, deren Histogenese schwer zu bestimmen ist. Zunächst haben wir jedenfalls alle Ursache, die Anordnung der Zellen in Reihen und Strängen als unmaßgeblich für die Histogenese anzusehen und die Ursache hierfür in der eigenartig straffen Struktur der Cervix anzusehen. Nach Ausschaltung der Carcinome werden wir sodann an Sarkome zu denken haben. Nun ist es gar kein Zweifel, daß die fraglichen Tumoren der Cervix und Portio auffallend häufig rundliche Zellen haben und bei den Sarkomen haben wir ebenfalls bereits einzelne Rundzellensarkome der Portio erwähnt. Da in der Tat hier eine Eigentümlichkeit der Portiotumoren vorliegt, so könnte man wohl an ein besonderes Material zur Tumorbildung denken, und wenn sich dieses, wie es den Anschein hat, unabhängig von der Schleimhaut zentral in der cervicalen Wand zum Sarkom entwickelt, so dürfte man vielleicht an das Stroma des Gartnerschen Ganges denken, das ausschließlich in der Cervix am ampullären Teil des Ganges in nennenswerter Menge vorkommt. Diese Annahme bedarf natürlich der Beweise, um Anspruch auf Gültigkeit zu erwerben, jedenfalls liegt sie aber näher als eine besondere und nach der Zahl der Tumoren so auffällige Disposition der Endothelien in den Cervixgefäßen bzw. den Lymphgefäßen, welche meist von den Autoren angeschuldigt werden. Es scheint mir jedoch gar nicht nötig, ein ungewöhnliches Gewebe zur Erklärung der fraglichen Cervix und Portiotumoren heranzuziehen. Es ist vielmehr möglich, daß aus dem normalen Bestand an Bindegewebszellen der Cervix, der sich quantitativ erheblich von dem des muskelreicheren Korpus unterscheidet, Sarkome entstehen, gleichgültig, ob man dafür embryonale oder auch reifere Bindegewebszellen annehmen will.

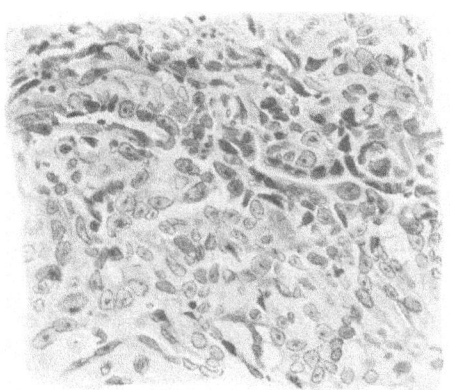

Abb. 391a. Polymorphzelliges Sarkom der Portio. Die dunkler gefärbten Zellen begleiten („begrenzen") ein Lymphgefäß. (Leitz Obj. 7. Okul. 1.)

Ich war bereits in der vorigen Auflage imstande, ein Sarkom der Portio mit den in der Literatur niedergelegten Fällen von „Endotheliom" aus eigener Anschauung vergleichen zu können und zu bestätigen, daß die Verwechslung außerordentlich leicht möglich ist. Den von Herrn Kollegen Schäffer erhaltenen Fall habe ich damals genauer beschrieben und erwähne ihn hier nur ohne Wiedergabe der Abbildung (Abb. 391a).

Es handelte sich hier um ein Rundzellensarkom, das überall dort, wo noch Bindegewebssepten vorhanden sind, in bestimmten Schranken und infolgedessen stellenweise in Reihen, Strängen und Alveolen auftritt, dort aber, wo die Bindegewebsfasern keine zusammenhängenden Züge mehr bilden, ganz diffus auftritt und außerdem von allen Seiten her die dicksten Gefäßwände durchbricht und sich deshalb nicht nur in den präformierten Gewebspalten, sondern auch in den Gefäßlumina verbreitet. Die Ausbreitung an der Peripherie geht, aber wie es scheint wenigstens zur Zeit noch weit ausgiebiger in die Gewebspalten als in den Gefäßen vor sich.

Die Hauptmasse der Neubildung zerstört nämlich das normale Gewebe in ausgedehntester Weise und setzt sich deshalb makroskopisch sowohl am ganzen Stück als auch am gefärbten Schnitt (Gieson) als ein ziemlich scharf umschriebener Knoten ab von dem umgebenden Portiobindegewebe. Mikroskopisch jedoch reicht die Neubildung in schmalen Zügen und einreihigen Linien viel weiter, und zwar hauptsächlich nahe den Gefäßen, offenbar, weil hier das Gewebe lockerer ist. Hier kann man nun sehr oft die Zellen durch die Wand kleinerer Gefäße bis unter das Endothel vordringen sehen und beobachten, wie der Endothelsaum abgehoben wird und unter Aufquellung des Zelleibes und der Kerne degeneriert.

Es scheint in der Tat nicht leicht der Versuchung der Endotheliomdiagnose in zweifelhaften Fällen zu widerstehen, deshalb hielt ich es für angebracht, ein zweifelloses Rundzellensarkom einzuflechten, das die Irrtümer aufzuklären imstande ist. Man muß vor allen Dingen gewisse Vorurteile grundsätzlich beseitigen, vor allem die Meinung, als ob ein Endotheliom innerhalb von präformierten Kanälen wachsen müßte; man muß ferner wissen, daß die proliferierenden Zellen sich die leichtesten Verbreitungswege erobern, sodann, daß jede Art maligner Tumoren die Fähigkeit hat, in die Saftspalten, Lymph- und Blutgefäße einzudringen und in ihnen weiter zu wuchern, sodann, daß die vordringenden Zellen in bestimmten Bahnen durch den Widerstand des noch nicht völlig zerstörten Gewebes zu bestimmten Formationen gezwungen werden, daß die Gestalt der Zellen nicht eine feststehende ist, sondern sich dem verfügbaren Raum anpaßt und ebenso, daß sie unter dem Einfluß der Ernährung ihre Gestalt und Aussehen ändert. Namentlich betrifft das die Zellen, die direkt von Blut oder Lymphe umspült werden und vor allem auch diejenigen, die der Degeneration anheimfallen.

Auch die Farbe und Färbbarkeit der vom Blut direkt umspülten Zellpartien ist intensiver. Diese Beobachtung kann man in jedem beliebigen Sarkom machen, wo frisches Blut sich in das Gewebe ergießt. Mehr oder weniger breite Mäntel dunklerer Zellen heben sich nur durch ihre intensivere Färbung, nicht etwa durch besondere Zellordnung längs der Gefäße aus dem diffusen Sarkomgewebe ab, wo die Wandungen der Gefäße, besonders der Capillare, direkt von Sarkomzellen ersetzt werden. Gerade solche Stellen werden häufig sehr mit Unrecht zu histogenetischen Betrachtungen herangezogen.

Wenn wir nun schließlich nochmals eindringlichst vor der Verwertung der sog. Übergangsbilder von Tumorzellen in normale Zellen an der Peripherie warnen, so wird man an der Hand dieser Kriterien den größten Teil der bisher beschriebenen Uterusendotheliome oder alle Fälle nicht gelten lassen dürfen und sie teils als Carcinome, teils als Sarkome auffassen müssen. Die „Vorliebe"[1] der sog. „Endotheliome" für Cervix und Portio erklärt sich dann einfach aus dem straffen bindegewebigen Bau, der wie bekannt auch an anderen Stellen ebenfalls ähnliche Bilder in Tumoren zeitigt. Zum Schluß möchte ich noch hervorheben, daß Tumoren wie der letztbeschriebene auch Veranlassung gegeben haben, diffuse Sarkomatose der Bindegewebszellen und der Endothelien zugleich anzunehmen (Burkhard). Die oben beschriebenen dunklen Zellen werden leicht für Endothelien gehalten, und die Ausbreitung der Sarkomzellen ist eine so diffuse, daß man voreingenommen von der Idee einer nach und nach entstehenden Umwandlung des umgebenden Gewebes in Tumorzellen in der Tat alle Zellelemente an der Proliferation beteiligt sein lassen könnte.

Auffallend ist bei der Sichtung der bisherigen Kasuistik der Uterusendotheliome ein Mangel an Abbildungen, aus dem man die Diagnose Endotheliom entnehmen könnte.

Gute Bilder gibt Hansen von einem „Hämangioendendothelioma intravasculare" am Corpus uteri, von denen einige freilich nichts besagen, weil sie myxomatös degenerierte Partien darstellen, in denen spärliche Überreste von Parenchymzellen zum Teil perivasculär

---

[1] Einen merkwürdigen Mißbrauch mit der Endotheliomdiagnose treibt Ferroni, der in 6 Myomen Sarkom fand, das er als Hämangioendotheliom, zum Teil mit Peritheliom, zum Teil mit Lymphangioendotheliom, Fibromyxoendotheliom bezeichnet. Gegenüber der Neigung der Autoren Portiotumoren als Endotheliome anzusehen, ist eine darauf gerichtete Untersuchung Ferfs bemerkenswert, der unter 10 Portiotumoren wenigstens nur ein Endotheliom diagnostizierte, ob mit Recht, entzieht sich meiner Beurteilung, da ich die Arbeit nicht im Original kenne.

Nicht minder kennzeichnend sind Angaben von Barlow. Unter 243 malignen Tumoren des Uterus der Vagina und der Vulva befinden sich 22 mit der Diagnose Endotheliom, also etwa 10%, ebensooft findet er Endotheliome der Mamma, Leber usw. Danach bemessen müßte ich jede Woche Endotheliome zu diagnostizieren einige Male die Gelegenheit versäumen.

liegen. Außerdem stellt er noch blutgefüllte Kanäle zwischen Strängen von Geschwulstzellen dar, die eher geeignet sind, seine Diagnose zu bekräftigen. Beweisend sind sie aber ebenfalls nicht, da in vorgeschritttenen Stadien alveolär oder in Strängen angeordnetes Sarkomgewebe auch die dünnen Gefäßwände sekundär ersetzen kann (vgl. das über C. Ruges Abbildungen oben Gesagte).

Seit der vorigen Auflage haben nicht nur mehrere Autoren meiner Kritik bedingt zugestimmt oder sich ähnlich geäußert (Kaufmann, Stolz, Schottländer und Kermauner, O. Frankl, H. Albrecht), sondern die Zahl der Veröffentlichungen von „Endotheliomen" hat, wie schon Frankl bemerkt, bedeutend abgenommen.

Frankl hat selber kein Endotheliom des Uterus gefunden und gibt nur aus dem von Garkisch beschriebenen Tumor als „Lymphangioendothelioma" der Portio zwei Abbildungen, die sich ebensogut bei den Carcinomen ausnehmen würden.

Schottländer und Kermauner, auf deren Ausführung ich nicht näher einzugehen brauche, da ich nicht, wie sie annehmen, ein Gegner der Endotheliome, sondern nur der unbegründeten Diagnose bin, wissen aus ihrem großen Material nur bei einem einzigen Falle die Endotheliomdiagnose in Erwägung zu ziehen; kleine runde Zellen liegen in vorgebildeten Spalten und Lymphräumen ohne endotheliale Auskleidung. Die Abbildungen erlauben noch weniger ein Urteil als die begleitenden Worte.

Es ist höchst bezeichnend, daß bei solchem spezialistischen Material auch der Wiener Kliniken die erfahrenen Autoren (Schottländer und Kermauner, Frankl) nicht mehr Endotheliome gefunden haben, und selbst diese Einzelfälle sich als Strohhalme der Not erweisen.

Ich habe es nicht verschmäht, die schon in der vorigen Auflage vorgetragene Kritik der Endotheliome wieder zu bringen und in einigen Punkten zu ergänzen, weil hie und da doch wieder Endotheliome mehr oder weniger schwach begründet auferstehen. Meistens in der ausländischen Literatur in Unkenntnis der unentbehrlichen kritischen Anforderungen. Aber auch in der deutschen Literatur tauchen Endotheliome auf. Schugts Fall von Hämangioendothelioma uteri, von dem ich durch Gefälligkeit des Autors ein Stückchen untersuchen konnte, betraf einen nach Röntgenkastration plötzlich wachsenden Uterustumor, der teils solide hyaline, teils schwammige Partien enthielt. Man soll sich nicht durch die klinische Angabe schnellen Wachstums, besonders im Klimakterium, bei der Deutung eines Tumors vorbeeinflussen lassen. Wenn jedoch „schwammige" Massen vorhanden sind und die „festen" Partien hyalin erscheinen, dann bedeutet das Wachstum keine Zellwucherung, sondern Quellung und Flüssigkeitsansammlung, also rückschrittliche Veränderung.

Die hyaline Entartung in Schugts Falle ist derart stark vorgeschritten, daß scheinbar überhaupt keine gesunden Partien mehr bestanden haben. Der Autor beschreibt keine solchen, sondern hält sich an die hyalinen Partien. Damit richtet sich die Beurteilung selber.

Ulesko-Stroganowa (1925) bezeichnet 6 Fälle von Uterustumor als Endotheliom, ohne frühere Kritiken zu beachten. Weder die Abbildungen noch die Beschreibung rechtfertigen die Bezeichnung. Auch diese Präparate habe ich durch die Güte der Verfasserin zu sehen Gelegenheit gehabt. Jedes Carcinom kann, sobald es in hyalinem Gewebe liegt, durch den Druck der Umgebung in schmalen, auch einreihigen Strängen in Netzform von kleinen, dicht gedrängten Zellen für Endotheliom gehalten werden.

Murphey (1923) ist dagegen der Meinung, der Uterus sei häufiger befallen, als aus der Literatur hervorgeht, besonders die Cervix uteri; auch endotheliomatöse Degeneration von Myomen sei häufig. Aus diesen beiden Angaben und daraus, daß das Endotheliom des Uterus besonders häufig zu Metastasen führen soll, kann man entnehmen, daß Murphey keine kritischen Ansprüche an die histologische Beurteilung stellt.

Es muß also nochmals gesagt werden, es gibt keinen größeren Verstoß gegen die histogenetische Betrachtungsweise als deren Ausgang von regressiv veränderten Geschwulstpartien. An solchen kann man folgerichtig ausschließlich regressive Veränderungen studieren und feststellen wie die ursprünglichen Geschwulstzellen nicht ausgesehen haben.

Nach Schugts Beschreibung sind die Tumorzellen von den Endothelien nicht zu unterscheiden und ordnen sich um die Gefäße zu Zügen ähnlich der Capillarsprossen. Das stimmt genau überein mit dem, was wir in jedem Myom bei hochgradiger Rückbildung sehen. Nur die den Gefäßen unmittelbar anliegenden Zellen bleiben noch erhalten, während der größte Teil 3—4 Tode stirbt, durch Ertrinken, Hunger, Gift und Erdrückung. In Schugts Tumor sind die Zellen höchstgradig atrophisch und fehlen bereits um zahlreiche verödete Gefäße. Halbwegs erhalten ist die Wand einiger dicken Gefäßstämme und teilweise die periphere Muskulatur in dünner Lage unter der Kapsel. Ein Myom in höchster Todesnot.

Noch einen anderen Fall muß ich aus letzter Zeit erwähnen von Klee. Auch hier handelte es sich um eine schnell gewachsene, teils erweichte, teils hyalin derbe Geschwulst, die der Autor als Kollisionstumor durch zufälliges Zusammengeraten zweier unabhängiger Geschwulstarten, Myom und Endotheliom auffaßt.

Nach Wort und Bild ist die Erweichung des Tumors nicht ganz so heftig vorgeschritten wie in dem Falle von Schugt, im übrigen das gleiche typische und in geringerem Ausmaße ganz alltägliche Bild des Myoms in schwerer Rückbildung und ebenso wie der Fall von Schugt ein wirksames Warnungszeichen im allgemeinen vor histogenetischer Deutung aus rückschrittlichen Partien und vor unberechtigter Endotheliomdiagnose im besonderen.

Die Bildung von Sarkomen kann man an regressiven Erscheinungen nicht erkunden, sondern nur die Verbildung.

Höchst eigenartig ist ein von Beckhaus als „Blutgefäßendotheliom" beschriebener Fall „mit Ausbreitung in den erweiterten Gefäßen eines diffus myomatösen Uterus", mit Muskelhyperplasie, Adenomyosis und ganz besonders auffällig durch die außerordentliche Verdickung der Wand infolge der ganz außerordentlichen zerstreuten Durchsetzung mit „angiomatösem" Gewebe. Er enthält einzelne kleine Myome, auch eines im Bereiche der angiomatös durchsetzten Uteruswand.

Die 43 jährige Patientin hatte mehrere Monate nach der Operation Metastasen im Bauche und nach 1½ Jahren starb sie unter den Zeichen des Schlaganfalles, Beckhaus nimmt jedoch in Ermangelung der Obduktion an, daß sie an Tumorembolie gestorben sei. Das ist schon möglich, aber es ist auch möglich, daß der Uterustumor nicht primär war, sondern bereits metastatisch, denn es fällt im Gegensatz zu allen anderen bisher bekannten Tumoren auf, daß dieser nicht umschrieben war, sondern sich sehr zerstreut überall in den Venen und teilweise in den Arterien verbreitete, wie mit guten Gründen dargelegt wird. Die bis höchstens linsengroßen Herde hängen überall zusammen. Die Geschwulstkomplexe bestehen aus zellreichen kleinsten Gefäßen, zwischen ihnen liegen Spindelzellen, die sich zu Gefäßzügen ordnen. An anderen Stellen liegen die Zellen sehr dicht gedrängt in soliden Haufen, andere wachsen sarkomartig in den Gewebsspalten vor. Schließlich sieht man Züge von tief dunkelblau gefärbten, spindligen Zellen und in und um diese letzteren wieder hellblau ovale und runde Zellen mit bläschenförmigen Kernen, sehr epithelähnlich, und solche kommen auch ohne die spindligen Zellen allein in Form von Alveolen zu liegen. Aber auch diese epithelähnlichen Zellen werden als Endothelien gedeutet.

b) „Angiosarkom" und verwandte Geschwülste des Uterus.
Theoretische Einleitung.

Wir haben bereits bei den Sonderformen von Angioma uteri und in der Einleitung zu dem Abschnitte „Endotheliom" erwähnt, daß wir die als „Angiosarkome" beschriebenen Fälle der Literatur keineswegs für besonders nahe Verwandte des Endothelioms halten und daß wir nicht in der Lage sind, aus ihrem Bestande Stützen oder gar Beweise für die „Endotheliome" zu gewinnen. Dazu kommt, daß wir unter dem Namen Angiosarkom viel störenden Überfluß aus der Literatur fortschleppen. Zwar in Deutschland ist man entschieden vorsichtiger geworden als im Auslande.

Theoretisch unterschieden wir oben (s. S. 738):

a) Das Angiosarkom, darin dem Namen nach das Angiom als gutartiger Geschwulstteil einem Sarkom beigegeben ist, etwa wie im Angiofibrom und Angiomyom.

b) Das Endotheliosarkom, in dem beide Bestandteile destruierend wuchern.

Unter solchen Mischgeschwülsten ist also nicht das „maligne Endotheliom" verkappt einzuschieben, sondern das „Endotheliosarkom" soll eine echte Mischgeschwulst sein, in der nicht das Endothel allein, sondern außerdem ein anderer Bestandteil unreife Muskel- oder Bindegewebszelle destruierend wuchert. So würde man konstruieren können das Endotheliosarkoma myocellulare und das Endotheliosarcoma fibrocellulare.

Wenn man die Literatur sichtet, so gehen, wie wir schon bei den Sarkomen sahen, die Autoren gern auf das Endothel als die Mutterzelle von Sarkomen aber auch von Myomen und Fibromen aus.

Der auf S. 737 ff. gegebenen theoretischen Einteilung kommen die reifen Angiome und ihre Mischungen mit Angiom und Fibrom nach. Auch das Angiosarkom stellt in einzelnen Angaben der Autoren Verteidiger des Titels auf. Ausdrücklich sei darauf hingewiesen, daß unter Angiosarkom keineswegs ein von Gefäßen ausgehendes Sarkom zu verstehen ist, so wenig wie beim Angiomyom das Myom von den Zellen der Gefäßwand ausgeht, geschweige denn von den Endothelien. „Angiosarkom" ist eine Mischgeschwulst des Sarkoms mit einem gutartigen reifen Angiom. Das „maligne Endotheliom" soll erst noch im Uterus nachgewiesen werden, sowohl in seiner reinen Form wie in Mischung mit anderen Geschwülsten; vorläufig steht es meistens auf dem Papier. Von dieser Verurteilung können nur einzelne Fälle ausgenommen werden.

Von den oben genannten theoretischen Möglichkeiten haben wir das Angiom und seine Mischung mit Fibrom und Myom kennen gelernt. Ohne große Phantasie, da Fibrom und Myom gelegentlich sarkomatös sind, kann man sich denken, daß auch Mischungen von gutartigem Angiom und Sarkom vorkommen können. Prüfen wir also die Literatur über die sog. bezeichneten Tumoren des Uterus.

Das Studium der Literatur lehrt, daß die Beziehung der Gefäße zum Sarkom, die den Autoren Veranlassung gibt von Angiosarkom zu sprechen, zwei sehr verschiedene Vorgänge birgt.

Es sind dies einmal der scheinbar unmittelbare Zusammenhang der Geschwulstzellen mit den ähnlich aussehenden Zellen, die die Lichtung der Capillare auskleiden, also mit den Endothelzellen. Zweitens sind es die perivasculär angeordneten Zellen, die nicht nur kleinere Gefäße, sondern auch größere mit einem Geschwulstmantel umgeben und auch die Gefäßwand ersetzen.

Während ich die zweitgenannte Erscheinung als Folge von regressiven Zuständen als hauptsächlich sekundär begründet habe, so handelt es sich im ersten Falle um eine frühe Wachstumserscheinung frischer Geschwulstpartien, wie wir sie bereits ganz ähnlich bei den Myomen und besonders im Abschnitt Angiomyom (s. S. 737 ff. und Abb. 78) kennen gelernt haben.

Anordnung der Geschwulstzellen in reifen und regressiven Geschwulstteilen um alte Gefäße.

Unter dem Namen „Angiosarkom der Uteruswand" wurde von van der Hoeven bei einem neunmonatlichen Kinde ein Tumor beschrieben, welcher aus der Vulva austrat; der Fall stand mir allerdings nicht im Original zur Verfügung. Angiosarkome beschreiben ferner Ahlfeld, Hegar, Johannowsky, Jacubasch, v. Kahlden-Loebell, Reinicke, Kurz, Webster; s. auch Polanos „Sarcoma angioblasticum".

Außer bei den Wandsarkomen des Uterus gibt es auch Schleimhautsarkome, die als Angiosarkome betitelt wurden. Bemerkenswert sind unter ihnen die Fälle von Barnes und R. Williams bei Kindern und von Kezmarsky bei einer Erwachsenen.

Da viele Sarkome mehr oder weniger gefäßreich sind, so ist natürlich schwierig zu sagen, wann man von einem echten Angiosarkom (oder plexiformen Angiosarkoma Birsch-Hirschfeld) reden darf; jedenfalls berechtigen hierzu nicht die Gefäßdilatationen, Teleangiektasien, die sehr in das Auge fallen, aber den sekundären Veränderungen angehören (s. auch Borst, Geschwulstlehre). Wie schon bei den sekundären Veränderungen der Myome und Sarkome bemerkt wurde, sind die Erweiterungen der Gefäße auf Stauung oder auf Erweichung der Umgebung (Virchow) zurückzuführen. Eine andere Form der Lymphangiektasien bilden die oben in einem Spindelzellsarkom beschriebenen komplizierten, meist flachgedrückten Lymphräume (S. 692), die größere und kleinere Lappen von Halbinselform umspülen. Hier tritt eine Endothelproliferation genügend vor, um nicht etwa eine Stauung als Ursache annehmen zu dürfen, sondern hier scheint eine Art Lymphangiom durch besondere Wucherung des Endothels zu entstehen, nur daß keine Lymphgefäße in Röhrenform, sondern größere flache Räume entstehen, in die sich die wachsenden Tumorbestandteile knollig oder halbinselförmig vorstülpen. Es liegt natürlich kein Grund vor, dieser Tumorform nun gleich eine bestimmte Histogenese zuzuschreiben.

Betrachten wir die sarkomatösen Geschwülste, die eine besondere Beziehung zu den Blutgefäßen haben. Es sei vorausgeschickt, daß aus enger Nachbarschaft zu den Blutgefäßen oder auch aus besonders auffälliger Anordnung um die Blutgefäße eine genetische Beziehung geschlossen wird. Wenn wir im weiteren von besonderer „Beziehung" der Sarkomzellen zu den Gefäßen sprechen werden, so sei ausdrücklich hervorgehoben, daß wir keineswegs die enge nachbarschaftliche Beziehung oder besondere Anordnung zu den Blutgefäßen ohne ganz besondere Gründe histogenetisch verwerten dürfen.

In der Mehrzahl dieser Fälle handelt es sich entweder um Erweiterung von Blutgefäßen, seltener Lymphgefäßen, so daß sie mehr in das Auge fallen, genau wie bei den Myomen (S. 285) oder die Sarkomzellen haben sich um Gefäße besser erhalten bei regressiven

Zuständen, auch wie bei den Myomen. Derselbe Zustand wird auch als „Peritheliom" bezeichnet (Vitrac, Kroemer, Gottschalk). Die Autoren wollen mit „Angiosarkom" und Peritheliom zum Ausdruck bringen, daß die Tumoren aus Gefäßwandelementen hervorgehen, sei es aus denen der Intima, Media, Adventitia oder aus den im Uterus gar nicht vorhandenen Perithelien. Es ist gar nicht einzusehen, warum ein aus solcherlei Zellen entstehender Tumor ausgerechnet Gefäße mit mantelförmiger Sarkomzellenanordnung liefern müßte oder überhaupt könnte, oder warum etwa gerade eine Neubildung nur aus solchen Zellen längst der bereits vorhandenen Gefäße sich ausbreiten könnte. Die Ausbreitung längs präformierter Gefäße geschieht unter der Bedingung, daß hier geringerer Wachstumswiderstand geleistet wird; die Zellgruppierung um neugebildete Gefäße gehorcht allgemeineren Wachstumsbedingungen; beides spricht nicht für eine Verwandtschaft der Tumorzellen mit den Gefäßwandelementen; gleiches kommt ebenso beim Carcinom vor. In der englisch-amerikanischen Literatur wird „Peritheliom" oft nur im morphologischen Sinne angewandt, ohne histogenetischen Beigeschmack. Das hat natürlich nur Verwirrung angerichtet.

Noch weniger Anlaß zu besonderer Benennung geschweige denn histogenetischer Betrachtung bieten, wie gesagt, die sekundär durch Gefäßdilatation und hyaline Quellung der Gefäßwände zu besonderer Gruppierung gebrachten und bei Nekrobiose länger erhalten bleibenden Gefäßmäntel und Geschwulstzellen, worauf schon Geßner und Borst hingewiesen haben (s. Sarkom S. 700, Abb. 362). Die sekundär entstehenden oder doch infolge sekundärer Veränderungen auffälliger werdenden Beziehungen der Geschwulstelemente zu den Gefäßen sind von ganz untergeordneter Bedeutung für die Art der Tumoren.

Am häufigsten trifft man mehr oder weniger zylindrische Mäntel von Geschwulstzellen um die Gefäße herum bei beginnender oder noch nicht zu weit vorgeschrittener Nekrose, bei schleimiger und bei hyaliner Degeneration der Sarkome, besonders bei Blutstauung mit Gefäßdilatation ebenso wie bei Carcinomen. Die perivasculär liegenden Zellen werden um die dilatierten Gefäße herum regelrecht gruppiert und am besten und längsten ernährt und erhalten sich deshalb länger, während das umliegende Gewebe nekrotisiert. Solche Bilder werden immer wieder sehr mit Unrecht als Angiosarkom oder gar Peritheliom (Gottschalk Myoperitheliom) gedeutet. Ein solcher Irrtum unterläuft auch v. Hansemann in Abb. 31 seiner „Mikroskopischen Diagnose der bösartigen Geschwülste" 2. Aufl. unter Bezeichnung „Angiosarkom mit myxoider Umwandlung". In diesem Falle ist die regressive Veränderung deutlich schuld an der Täuschung, daß die verschont gebliebene weil besser ernährte perivasculäre Sarkompartie eine primäre Beziehung zu den Gefäßen habe.

Also die perivasculäre Anordnung entsteht meistens sekundär durch besondere Ernährungs- und Wachstumsvorteile längs der Gefäße eventuell durch Gefäßdilatation und hat mit der Art der Tumoren und ihrer Histogenese gar nichts zu schaffen. Dieser Deutung hat sich H. Albrecht angeschlossen. Schließlich können nach Steinhaus in nekrotische Massen junge, von Sarkomzellen begleitete Gefäße einwachsen (Steinhaus), eine Beobachtung, die besonderer Berücksichtigung bedarf. Die Peritheliomdiagnose ist aber bisher nicht ganz auszurotten gewesen, wie das Literaturverzeichnis beweist.

Als Hämangiosarkom bezeichnet E. Kaufmann in seinem Lehrbuch (7. u. 8. Aufl.) in seiner Abb. 732 ein durch Ausschabung gewonnenes Präparat, in dem spindelzellige Geschwulstmassen dichte Mäntel um Blutgefäße bilden, die dadurch fast völlig verschlossen sind. Es entspricht seine Abbildung meinem in Abb. 72 unter Myom gegebenen Bilde, das ich als atrophische Muskulatur erkenne; andere Stellen desselben Tumors enthalten noch besser erhaltenes Myomgewebe.

Der Schluß aus unserem Literaturbericht lautet, daß wir der perivasalen Anordnung der Geschwulstzellen in älteren Tumorpartien unter keinen Umständen mit histogenetischer Deutung beikommen können. Die Anordnung finden wir in gleicher Weise bei Tumoren ganz verschiedner Herkunft.

Wachstum im engsten Anschluß an neugebildete Gefäße.

Außer der perivasculären Anordnung in reifen Tumorpartien und besonders an Stellen rückschrittlicher Veränderung, die in Sarkomen oft, aber auch in Carcinomen ganz ähnlich und wie gesagt, auch in Myomen unterläuft, gibt es wie oben erwähnt, eine zweite Art von Tumoren, die als Angiosarkome bezeichnet werden und die wir oben bei der Sarkomgenese besprochen haben, namentlich unter der Erwähnung einer Arbeit von Burkhardt.

Wir sprechen also hier von primär auffälliger Nachbarschaft der Sarkomzellen zu den Capillaren in lebhaft wuchernden, also frischen Partien der Sarkome.

Sarkome solcher Art kenne ich nur in wenigen Beispielen und auch dann besteht nicht angiomatöser Charakter in der ganzen Geschwulst, sondern nur stellenweise genau so wie wir es bei den gutartigen und scheinbar gutartigen angiomatösen Geschwülsten kennen gelernt haben. Ich muß auf meine Ausführungen hinweisen (S. 255 f. u. 355 f.), die darauf hinauslaufen zu zeigen, einerseits, daß die Parenchymzellen des Tumors (Myom, Fibrom) nicht von dem Endothel ausgehen können und, daß sie überhaupt nicht aus Gefäßwandzellen gebildet werden, andererseits, daß auch die übrigen Gefäßwandzellen des Tumors nicht vom Endothel gebildet werden, sondern aus der Umgebung der Geschwulst hineinwachsen. Die Gefäße gehören danach zunächst weder zum Parenchym der gefäßreichen Myome und Fibrome noch haben sie eine andere Bedeutung als für die Ernährung; nicht anders wie in Carcinomen. Wenn die Gefäßwucherung jedoch eine besondere Ausdehnung annimmt, die sich nicht auf das erste Geschwulstwachstum beschränkt, sondern dauernd zu weiterer Gefäßbildung führt (aus inneren Gründen oder äußeren Reizen), dann ist ein selbständiger angiomatöser Bestandteil anzuerkennen und wir sprechen dann von Angiomyom, Angiofibrom im Sinne von Mischgeschwülsten. Warum sollte es nicht auch Angiosarkome geben?

Die sarkomatöse Wucherung könnte teilweise ausreifen zu Fibrom und Myom und in diesen Teilen deutlich angiomatös werden. Im allgemeinen tut sie dieses nicht, vielmehr bleiben in den Sarkomen die Gefäße, soweit sie mitwuchern, klein und großenteils capillar, und nur die unreifen Geschwulstpartien behalten die in Abb. 392 und 393 dargestellten Charakter. Betrachten wir Fälle von solchen teilweise besonders gefäßreichen Sarkomen, so kann man zwei Arten auseinanderhalten. Von der einen Art habe ich bereits in voriger Auflage gesprochen und wiederhole unter Wiedergabe der Abbildung (Abb. 392): „Das Parenchym des Tumors besteht hauptsächlich aus kleinen Rund- und kurzen Spindelzellen; an verschiedenen Partien sind engkalibrige Gefäßröhren mit kleinen Endothelzellen (letzterer in der Abbildung bei mittlerer Vergrößerung und auf den Querschnitten nicht sichtbar) in reicher Anzahl besonders dadurch auffällig, daß um sie herum ein Mantel von

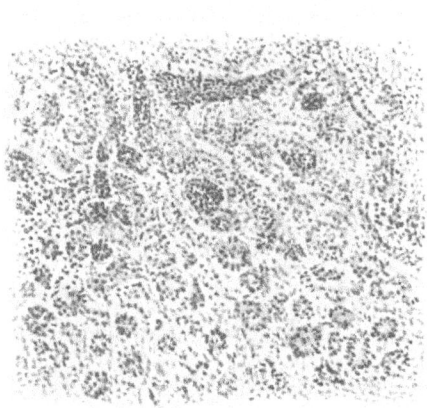 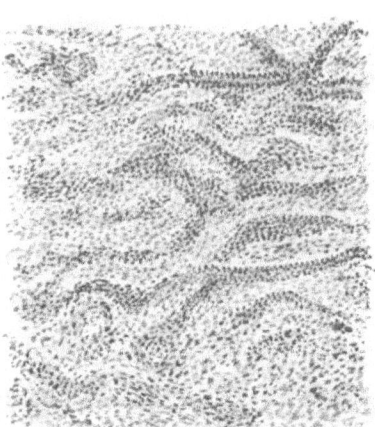

Abb. 392.   Abb. 393.

Abb. 392. Rundzelliges Sarkom der Uteruswand, sogenanntes „Sarcoma globicellulare partim angiomatosum". Die Geschwulstzellen umgeben die hier quergetroffenen Capillare scheinbar unmittelbar. (Leitz Obj. 5. Okul. 1.)
Abb. 393. Aus kleinspindelzelligem Sarkom eine Stelle mit zahlreichen Capillaren, denen das Geschwulstparenchym besonders dicht anliegt. Die Gefäße im Längsschnitt. (Leitz Obj. 5. Okul. 1.) (Pr. 2373. 119, 49.)

1—2 Reihen der kleinen Sarkomzellen dichter und dunkler gefärbt gelegen ist. Es entsteht der Eindruck, als ob an diesen Stellen die Sarkomzellen selbst die Gefäßwand darstellen; es ist jedoch zu bedenken, daß die Sarkomzellen längs der neugebildeten Gefäßröhrchen die denkbar beste Ernährungs- und Arbeitsmöglichkeit haben.

Es ist also nicht ohne weiteres mit solchen Befunden zu beweisen, daß etwa ein gemeinsames angiosarkomatöses, komplexes Keimgewebe dem Tumor zugrunde läge, dessen Zellen zum Teil zu Gefäßwandelementen sich ausdifferenzieren, während die übrigen indifferent bleiben und diffus sarkomatös wuchern. Eine solche Deutung läßt sich deshalb so schwer beweisen, weil die Endothelzellen der neugebildeten Gefäße gar leicht Tumorzellen vortäuschen durch große Kerne und dichte Lage. Da man gleiches in einwandfreien Carcinomen findet, so ist große Vorsicht nötig.

Aus einem anderen faustgroßen gut umschriebenem Sarkom der Uteruswand mit kleinspindligen Zellen stammt Abb. 393, darin man die engen Gefäße mit dicht angelagerten Sarkomzellen umgeben sieht. In beiden Bildern erkennt man, daß die Zellen sich weiterhin mehr zerstreuen, daß fibrilläre Grundsubstanz sich dazwischen legt. Die den Gefäßen

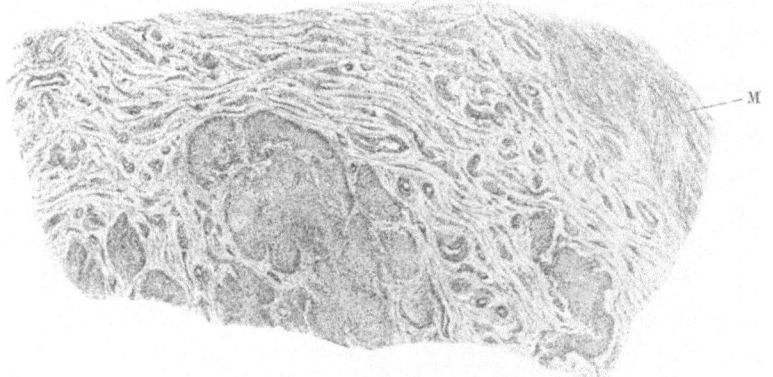

Abb. 394. Leitz Obj. 3. Okul. 0. Tubus 14.

unmittelbar anliegenden Zellen sind meist kleiner, dunkler gefärbt, enger gestellt, so daß sie richtige Mäntel um die Capillare bilden. Es ist ein leichtes zu zeigen, daß sie in die weiter abgelegenen Zellen übergehen. Darüber kann kein Zweifel obwalten, nur die Herkunft der pericapillaren Zellen ist strittig. Man muß mit diesen Bildern die unter Angiomyom (Abb. 78) gegebenen vergleichen, um zu sehen, daß es sich um ganz Ähnliches handelt, das ich auch als im Grunde gleiches betrachte, nämlich eine Erscheinung, die nur an frischen wachsenden Stellen der Tumoren auftritt und von der Schnelligkeit des Wachstums und von der Reifung abhängt. Man würde einen Tumor, der in allen oder in den meisten Stellen in dieser Eile wüchse, fast überall gleich gebaut finden, aber eine geringe Reifung der

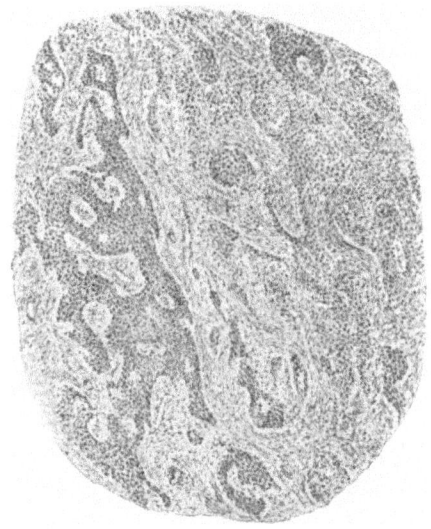

Abb. 395. Zeiß Lupe 10. Okul. 0. Tubus 24.

Zellen setzt bereits früh ein, die Masse intercellularer Substanz nimmt zu, die von den Capillaren nicht unmittelbar berührten Zellen werden größer, heller, die Gefäße wachsen, umgeben sich mit Bindegewebe, schließlich mit Muskulatur — die sich in zahlreichen Sarkomen an größeren Gefäßen findet —, und so entstehen die „reifen" Geschwulstpartien, die keine besondere Beziehung zu Gefäßen haben. Kurz, es sind in vielen Tumoren nur die frisch wuchernden Stellen, die den Anschein „angiomatöser" Stellen hervorrufen, um nicht zu viel zu sagen. Ob nämlich der Name „partim angiomatosum" berechtigt ist, das ist schließlich Sache der leichteren oder strengeren Auffassung in Benennungsfragen.

Für eine andere Art von Tumoren ist die von mir kürzlich (1923) beschriebene und hier in Abbildungen (Abb. 394, 395 u. 396) wiedergegebene Geschwulst eine der jedenfalls seltenen Vertreter, der als „Angiosarkomyom" bezeichnet wurde und der mir Gelegenheit

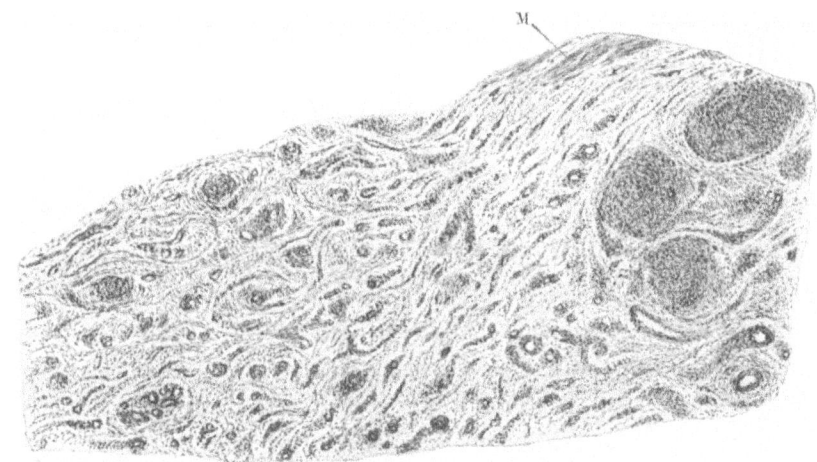

Abb. 396. Leitz Obj. 3. Okul. 0. Tubus 14.
Abb. 394, 395 und 396. „Angiosarkomyom" des Uterus (siehe Text).

gab, die Frage: „Malignes Endotheliom", oder Angiosarkom aufzuwerfen und ausführlich zu besprechen.

Der kleinapfelgroße Tumor saß submukös in der linken Tubenecke hinten, und ein ähnlicher vorne im Fundus nahe der rechten Tubenecke in die Uterushöhle vorspringend. Beide Tumoren haben eine schon makroskopisch erkennbare äußere Schicht Muskulatur, die sich auch mikroskopisch als Myom ausweist.

Mikroskopisch: In den großen Myomen liegen Geschwulstpartien, die auch nicht die geringste genetische sichtbare Beziehung zu dem Muskelgewebe (M. in Abb. 395 und 396) zeigen, vielmehr dieses rücksichtslos aufsplittern und aufzehren.

Man kann in der ungewöhnlichen Geschwulstart zwei Gewebspartien unterscheiden, die an vielen Stellen im Verhältnis von Parenchym und Stroma zu stehen scheinen, während sie an anderer Stelle fließend ineinander übergehen.

Könnte man sich hierin etwa einer Täuschung hingeben, so wird durch das selbständige destruierende Vordringen des „Stromas" seine wahre Natur als Parenchymteil ganz deutlich. Die beiden Gewebsteile unterscheiden sich an vielen Stellen sehr scharf, die als eigentliches Parenchym auftretende Gewebspartie erscheint erstens in großen Anhäufungen, zum Teil in wohl abgegrenzter Knotenform von mikroskopischer (Abb. 395 u. 396) bis zu Haselnußgröße. Hier tritt das „Stroma" völlig zurück. Die Parenchymzellen stehen dicht, sind mäßig groß, die Kerne spindelförmig, auch mehr polygonal und zuweilen kubisch; trotz dieser wechselnden Formen macht das Bild keinen sehr unruhigen Eindruck, weil die Kerne gleichmäßig gut erhalten sind ohne Rückbildungserscheinungen, ohne Ungleichheiten in der Chromatinverteilung. Die Kernmembran scharf, die Chromatinkörnchen fein verteilt, Protoplasma fein fibrillär, an einigen Stellen etwas gröber, nach Gieson rot färbbar, aber nirgends intercellulär in unabhängigen Beständen. Die meist engen vielen Gefäße kleineren und kleinsten Kalibers scheinen zuweilen von den Geschwulstzellen direkt bekleidet zu sein, doch ist das schwer zu unterscheiden; hier und da schließt sich um die Gefäße, besonders um die größeren, eine hellere Gewebszone an, die als „Stroma" auftritt. Dieses „Stroma" gewinnt weiterhin an Ausdehnung und zerteilt in einer im allgemeinen mehr peripheren Geschwulstzone in Gestalt von gefäßhaltigen Septen das „Parenchym" teils in kleineren Knoten (Abb. 396), in unregelmäßige Alveolen (Abb. 395), teils in zusammenhängende Balkenwerke (Abb. 394), die dann mit dem Bau der Carcinome etwas Ähnlichkeit haben, die gelegentlich noch durch an Epithel entfernt erinnernde, dichtere Zellordnung gesteigert wird (Abb. 394).

Noch weiter peripher überwiegt das „Quasistroma" mit zahlreichen und augenfälligen Gefäßen, die meist noch eine im Verhältnis zum Kaliber starke Bekleidung mit „Parenchymgeschwulstzellen" haben. Hier (Abb. 396) erscheint die Geschwulst als Angiom. Das Quasistroma erscheint mehr und mehr als selbständiger Geschwulstbetandteil und zerteilt als Pionier die Muskulatur des Myoms ohne auffälligen Gefäßreichtum (Abb. 394).

Das Quasistroma unterscheidet sich meist sofort als zarteres, durchsichtigeres, feinfibrilläres Gewebe mit schmaleren, spindligen Zellen von dem gröberen Parenchym, wird aber stellenweise durch größere Zelldichte und im Mengenverhältnis vorherrschend, so daß im Inneren der Geschwulst Parenchym und Stroma nicht mehr deutlich kenntlich werden. Im Gegensatz zum Parenchym hat das Stroma keine nach Gieson färbbaren Fibrillen. Dagegen nach Mallory gefärbt zeigen alle Zellen eigene Fibrillen, jedoch das Stroma mehr. In den Septen des „Quasistromas" haben die mittleren und größeren Gefäße eine Intima und Media. Die elastischen Fasern bilden feine Netze; auch in den größeren Gefäßen sind die Endothelzellen groß, dicht gelagert, aufgerichtet, im Gegensatze zu dem gewöhnlichen flachen Endothel der dicht benachbarten Myomgefäße.

Außer geringer hyaliner Degeneration kleiner Partien fällt nichts weiter auf.

Die vorstehende Schilderung habe ich meiner Arbeit in solcher Ausführlichkeit entnommen, weil ein so ungewöhnlicher Fall die fragliche Sachlage manchmal mit Schlaglichtern versieht, die aus der Betrachtung einfacher Fälle nicht erhellen. Die daraus von mir gezogenen Schlußfolgerungen mögen anerkannt oder abgelehnt werden, das tut den Fragestellungen keinen Schaden. Es bleibt in jedem Falle daraus zu ersehen, welche große Schwierigkeiten in der Deutung der Histogenese sich türmen. Wenn der vorliegende Fall weiter keinen Erfolg zeitigt, als zur größten Vorsicht zu mahnen in der Beurteilung des Zusammenhanges zwischen Endothel und Tumorparenchym, dann hat er seine Schuldigkeit getan.

Aus meinen Ausführungen in der genannten Arbeit kann ich nur kurz berichten: in einer Mischgeschwulst befindet sich unabhängig voneinander Muskulatur und ein Sarkom, in denen das Parenchym nämlich Fibrillenbildnerzellen einmal alveolär und balkenartig angelegt (s. Abb. 394—396) ist und andererseits das gefäßführende „Stroma" dieser Geschwulstmasse stellenweise sich selbständig macht und destruierend in das Myomgewebe einwächst. In beiden Bestandteilen sind die Geschwulstzellen unmittelbar den Gefäßzellen angeschlossen. Die als Parenchym und Stroma bezeichneten Partien haben wie gesagt, gleichartige Zellen und gehen stellenweise ineinander über.

Die Unterscheidung beider Teile ist nur dadurch möglich, daß ein Teil der Geschwulstzellen weniger ausgereift, kleinzellig, fast epitheloid erscheint, dagegen der gefäßführende Teil fibrillenreicher, mehr „angiomatös" aussieht. Es ist aber nirgends zu sehen, daß Endothel sich in die Geschwulstzellen umwandelt. Die Destruktion des Myoms geht auch nicht vom Endothel aus, sondern die zahlreichen Capillaren dringen überall und ausschließlich von dem sarkomatösen Gewebe umhüllt in die Muskulatur vor. Nirgends trifft man Endothelrohre, die sich etwa an der Grenze zum Muskelgewebe anschicken, sich aufzusplittern und zwischen den Muskelzellen auszubreiten. Nur dieser Befund könnte verwertet werden, um die Geschwulst als ein „Endotheliom" zu bezeichnen. Das geht hier also nicht an, und es bleibt nur die Erlaubnis von einem ungewöhnlich gefäßreichen Sarkom zu sprechen oder Sarcoma angiomatosum, vielleicht sogar Angiosarkom.

Jeder Versuch ist unfruchtbar in diesem Tumor, die Endothelgenese des Tumorparenchyms zu beweisen; das meist bemerkenswerte an ihm ist der Umstand, daß ein Teil der bindegewebigen fibrillenbildenden Tumorzellen in indifferenter Form wuchert, ein anderer Teil jedoch sich etwas weiter ausdifferenziert, soweit, daß er als unmittelbarer Deckmantel der neugebildeten Capillare gleichsam als Stroma der indifferenten Parenchymteile dienen kann, aber doch genügend unreif bleibt, um selbständig mitsamt den neugebildeten Capillaren destruierend in das Myom zu wachsen.

Das Tumorparenchym besteht zunächst aus sehr unreifen Bindegewebszellen die sich teilweise in der Umgebung der reichlich mitwachsenden Capillare allmählich differenzieren, aber doch noch destruierend auf das Myom wirken. Bemerkenswert bleibt nur, daß die Geschwulst aus eigenen Mitteln alles bestreitet, was sie hervorbringt außer den Gefäßendothelien. Kurz, es können unreife Zellen (vielleicht sogar unreife Muskelzellen) als

Stroma von Geschwulstpartien derselben nur unreiferer Zellen, dienen. Wenn das Sarkom hier sich ein sarkomatöses Stroma selber bildet, so ist das eine ähnliche Leistung wie die Stromabildung aus sarkomatösen Zellen in Carcinomen, ähnlich nur in dem einen Vergleichspunkte, nämlich daß sarkomatöses Gewebe nicht ganz aus der Art zu schlagen braucht, sondern noch einer Funktion fähig ist, nämlich der Funktion als Stroma, d. h. als gefäßbergendes Stützgewebe von Carcinomen ebenso wie von Sarkomen.

Das Sarkom bedarf also nicht stets eines aus seiner Umgebung entliehenen bindegewebszelligen Stromas, sondern es kann die Gefäße mit seinen eigenen Zellen stützen; das unterscheidet es vom Carcinom und ist in den jugendlichen Partien auch anderer Sarkome (Abb. 392 und 393) zu ersehen.

In der genannten Arbeit habe ich auch das Ausgangsmaterial unserer Geschwulst in Frage gestellt. Dabei bin ich zu dem Ergebnis gekommen, daß das Endothel nicht notwendigerweise mit dem übrigen Tumormaterial aus gemeinsamem Stamme entspringt. Die Möglichkeit, daß eine „mesenchymale" Stammzelle Endothel, Bindegewebe und Muskulatur liefere, kann nicht verneint werden. Aus dem Bau des Tumors kann sie aber auch nicht mit Ja beantwortet werden. Hier sei eingeschaltet, daß ich bei fortgesetzter histologischer Untersuchung auch innerhalb des Tumors sehr jugendliche, zellreiche Muskelpartien im engsten Gemisch mit dem indifferenten sarkomatösen Gewebe gefunden habe und in ähnlichem gefäßhüllenden Aufbau wie dieses. Daraus ergibt sich die Fragestellung, in welcher Beziehung die sarkomatösen Geschwulstzellen zu den unreifen jugendlichen und den ausgereiften Muskelzellen stehen. Entweder beide haben eine gemeinsame Stammzelle des Mesenchyms oder die Sarkomzellen sind durchwegs verkappte unreife Muskelzellen. Was ist richtig? Das läßt sich keineswegs beantworten. Man kann den gefäßbegleitenden, immer noch sehr jugendlichen Zellen nicht ansehen, ob sie bei weiterer Ausreifung Muskelzellen liefern könnten.

Kurz, man muß sich vorläufig mit der Feststellung begnügen, daß in dieser „Mischgeschwulst" Myomgewebe und unreifes sarkomatöses Gewebe aus einem gemeinsamen Gewebe hervorgehen kann. Ob das sarkomatöse Gewebe seiner Anlage nach „mesenchymal" indifferent ist, oder ob es nur sehr jugendliches, aber doch einseitig festgelegtes Muskelgewebe ist, das läßt sich nicht erraten.

Wir müssen hier von der weiteren Erörterung dieses Punktes absehen und uns die für diesen Abschnitt nochmals kurz der Endothelfrage zuwenden.

Man darf sich nicht bescheiden, aus allgemeinen Eindrücken ein verbindliches Urteil zu fällen. Das würde Stillstand bedeuten. Der Fortschritt ist aus der Fragestellung zu erhoffen. Neue Methodik wird Klarheit schaffen; die heutigen Kenntnisse reichen nicht dazu aus. An der bisherigen Beurteilung des „Endothelioms" ist sehr vieles auszusetzen. Sie begnügt sich mit der Feststellung enger nachbarlicher Beziehung zu dem Geschwulstparenchym und entnimmt dieser die Histogenese. Aus einiger Ähnlichkeit der jugendlichen Endothelzellen mit den unmittelbar benachbarten Geschwulstzellen wird gemeinsame Abstammung oder Geburt des Geschwulstparenchyms aus dem Endothel geschlossen. Wenn das richtig wäre, dann würden aus Endothelzellen ebensogut Muskelzellen wie faserbildende Bindegewebszellen hervorgehen und das ist es, was ich namentlich mit Mallory bezweifle.

Machen wir uns die Meinung Maximows zu eigen, so werden wir aus indifferenten Mesenchymzellen unter bekannten Bedingungen Geschwülste hervorgehen lassen, die allerlei Gewebe im Uterus, Muskel-, Bindegewebs- und Endothelzellen ergeben. Bleibt nur zu fragen, ob alle drei Zellarten derart unreif wuchern, daß sie destruieren. Diese Frage für die Endothelien zu beantworten, ist nicht grundsätzlich, sondern nur am einzelnen Befunde möglich. Der Beweis müßte erbracht werden, daß die Endothelzellen der Gefäße mit den anliegenden Geschwulstzellen identisch sind. Wir dürfen aber nicht die Sachlage erzwingen, indem wir den Endothelien die Fähigkeit zuweisen, Fibrillen zu bilden. Das will selbst Maximow nicht. Da wir aber die Tumorzellen unserer Sarkome sehr bald mit fibrillär auslaufenden Protoplasma ausgestattet finden auch in unmittelbarer Nähe der neugebildeten Capillare, so können wir nicht das Endothel als Mutterboden des Sarkoms betrachten; der genetische Zusammenhang ist aus den leider zahlreiche Täuschungsmöglichkeiten bergenden histologischen Schnitten nicht ersichtlich. Eine Reihe solcher Täuschungen habe ich schon oben (S. 746 f.) aufgezählt und ich führe noch aus der Beurteilung unserer Mischgeschwulst einige Stellen an.

„Nur Serienschnitte gestatten ein Urteil, ob Gefäßröhren blinde Enden haben, an denen die Endothelzellen in solide Stränge übergehen, und als solche dem Geschwulstparenchym angehören. Gerade dieses Moment wird als deutliches Zeichen der soliden endothelialen Geschwulstpartie angegeben, aber gerade hier unterliegt die Deutung der größten Schwierigkeit. Man kann nicht anders sagen, als daß man sich bisher die Aufgabe gar zu leicht gemacht hat oder wenigstens ihre Schwierigkeit bedeutend unterschätzt hat. Die innige Beziehung von bindegewebigen Sarkomzellen zu den Endothelröhren neugebildeter Gefäße ist so bedeutend, daß nur unter allergrößter Sorgfalt vermieden werden kann, Sarkomzellen für Gefäßzellen zu halten. Die Mantelbildung kommt, wie gesagt, gar nicht in Betracht; das Gefäßrohr ist der Krystallisationspunkt für dichtere Zellvermehrung des Muskelbindegewebes und später für Fibrillenbildung. Die Sarkomzellen überlagern in Flach- und Schrägschnitten geringsten Schnittwinkels die Endothelzellen; sie können auch möglicherweise durchbrechen. Je dünner der Schnitt, desto eher machen sich Zerreißungen des Gewebes störend bemerkbar, je dicker er ist, desto mehr häuft sich die Möglichkeit optischer Täuschung. Sind die Endothelzellen noch jung und stehen dicht gedrängt, so können sie den Tumorzellen ähneln, meist sind diese jedoch größer. Sind die Endothelien älter, haben sie einen großen flachen Zelleib, so können Kerne fast ganz oder gänzlich in der Schnittebene fehlen, und die dicht anliegenden Tumorzellen werden für Gefäßrohrbekleidung gehalten, namentlich auf Querschnitten. Längsschnitte bergen ihrerseits an den Enden der Röhren durch Übergang in Flachschnitte die Täuschung von Übergang in solide Stränge.

Das sichere Kennzeichen der endothelialen Wucherung wird wohl immer die Proliferation in das Innere der Röhren sein, unter Voraussetzung des sicheren Ausschlusses von Täuschung durch Eindringen fremder Zellen (Carcinom, Sarkom) in die Lichtungen. Es ist auch gar nicht verständlich, wieso die geschwulstartig wuchernden Endothelzellen nur nach außen in das Stroma wachsen sollten und nicht in die Lichtungen. Man vergleiche das Verhalten der Epithelien. In unserem Falle und in ähnlichen ist keine Rede von Wucherung der Endothelien in den Lichtungen. Im Gegenteil wird das Anfangsstadium der Endothelwucherung als solide Sprossung angegeben, die sich nachträglich aushöhlt. Nur wo diese Aushöhlung ausbleibt, soll angeblich die Tumorwucherung solide sein. So würde man allenfalls verstehen, warum in den Röhren das Endothel nicht wuchert.

Aber gerade an diesem Punkte setzen die obengenannten Schwierigkeiten der Deutung ein, die Fortsetzung des Röhrenendothels in die soliden Tumorpartien muß einwandfrei bewiesen werden. Die Fibrillenbildung der Tumorzellen soll uns nicht vorurteilig verleiten, die Endotheliogenese auszuschließen, aber bevor wir den Endothelien die Fähigkeit zubilligen, Tumorzellen mit Fibrillen zu bilden, muß ihre Identität festgestellt sein.

Es sei wiederholt eindringlich bestritten, daß wir heute in der Lage sind, eine einwandfreie Beteiligung der Endothelzellen an den fibrillenbildenden Tumorzellen nachzuweisen. Diese Aufgabe wird bei weitem unterschätzt.

Es ist hier nicht meine Aufgabe, die zweifellosen Fälle von Endotheliom als solche besonders zu umschreiben, vielmehr war es meine Absicht, vor der allzu freigebigen Anwendung der Diagnose zu warnen. Dazu scheint mir das Studium des oben beschriebenen Falles von Angiosarkom des Uterus von besonderem Werte, weil es dazu führt, auch andere Tumoren als Mischgeschwülste zu beurteilen, für die schon der Name „Angiosarkom" eine scharfe Abtrennung von reinen Endotheliomen bedingt.

Unser Ziel muß sein, einzelne Fälle zu finden, in denen das gesamte Tumorparenchym zweifellos dem Endothel entstammt. Nur dann haben wir ein reines Endotheliom vor uns. Sollte es sich bewahrheiten, daß diese Tumorparenchymzellen Fibrillen hervorbringen können, so haben wir einen Gewinn für die normale Endotheliogenese erreicht. Von solchen Fällen ausgehend, wird die Erfahrung erlauben auch andere zu erkennen, bei denen der unmittelbare Nachweis eines genetischen Zusammenhanges zwischen den Endothelzellen in Röhren und dem übrigen Tumorparenchym nicht zu erbringen ist, wie wir auch Carcinome selbst bei zerstreuter Anordnung aus Erfahrung dann erkennen, wo der Zusammenhang mit unverkennbarer epithelialer Anordnung fehlt.

Man hat eingewendet, der letzte Beweis für die Epithelgenese des Carcinoms sei auch nicht erbracht. Dieses kann ich zwar nicht zugeben, es sei denn, man bestreite dem Auge das Sinnesurteil für unmittelbare Zusammengehörigkeit und Gleichheit und die Berechtigung zu begrifflicher Weiterverwertung. Wenn dem aber beim Carcinom so wäre — das gleiche gilt für Sarkome —, so würde man folgerichtig auf eine Verbesserung unserer Beurteilung zielen müssen, nicht aber aus solchem Mangel eine Berechtigung zu leichtherziger Anwendung der Endotheliomdiagnose entnehmen.

Es handelt sich nicht um eine Frage der ärztlichen Praxis, in der es zuweilen unbedingt zu handeln gilt, auf die Gefahr der Schädigung hin, sondern um eine wissenschaftliche Frage, deren praktische Tragweite wenigstens nicht in greifbarer Nähe liegt, und wenn unsere Wissenschaft von den exakten naturwissenschaftlichen Schwestern auch weit absteht, so erlaubt sie doch bewußte Abgrenzung des Wissens von der Ahnung und erfordert immer erneute Versuche der Grenzverschiebung zum ersteren hin"

c) Alveolarstruktur und „Endotheliom".

Es wird, wie ich schon oben unter den sog. Alveolarsarkomen erwähnte, des öfteren die alveoläre Anordnung als Kennzeichen der Endotheliome angeführt.

Ich muß vorausschicken, daß diese Meinung theoretisch konstruiert ist. Weil man den Endothelien eine besondere Stellung zwischen Bindegewebszellen und Epithelzellen glaubte zusprechen zu dürfen, hielt man sie zum Aufbau von Geschwülsten befähigt, in denen teils diffuse, teils aveoläre Anordnung wechselt. Vielmehr man wußte diese Geschwülste mit der Janusmaske nicht recht zu bestimmen und griff in der Verlegenheit zum Endothel, dem man die Zwischenstellung zuschob. Wir wollen übergehen, daß man Fälle von Carcinom von dieser Bauart mit unterlaufen ließ; es bleiben auch dann noch genügend viele Tumoren mit der Janusmaske übrig. Das liegt zum Teil daran, daß manche Zellen nicht der schulgemäßen Einteilung „Bindegewebe-Epithel" unterordnen, zum anderen Teil daran, daß besondere Verhältnisse des Wachstums und des

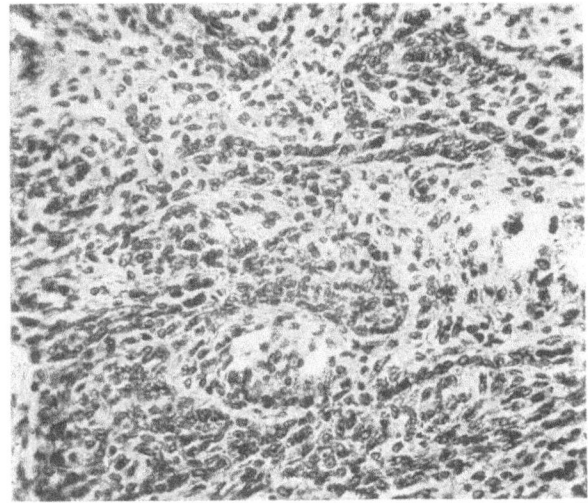

Abb. 397. Das zelldichtere Gewebe grenzt sich gegen die helleren durch Verflüssigung stark gelockerten Partien alveolär mit einer basalen Zellreihe ab. (Lichtb. mäßig starker Vergr., vgl. 398 u. 399.)

Druckes vorherrschen können, die den Tumoren die eigenartige Doppelform aufnötigen, wie wir schon bei den sog. Alveolarsarkomen besprochen haben. In Abb. 397 ist die Abgrenzung der erweichten gegen die besser erhaltenen Partien scharf, in Abb. 398 noch mehr. In diesem Teile treten die Gefäße mehr hervor; um eines derselben (rechts unten) ein Mantel von Geschwulstzellen. Das gleiche findet sich um sehr zahlreiche Gefäße und es ist gar kein Zweifel, daß die pericapilläre Anordnung von Anfang besteht und erst durch die teilweise Erweichung schärfer in Erscheinung tritt. Dieses vollzieht sich aber so schleichend, daß es nur aus der Betrachtung größerer Stellen klar wird. Es finden sich nämlich größere Herde von Erweichung, in denen die Zellen gänzlich verschwunden sind, an diese Partien angeschlossen geringe Grade der Erweichung mit noch teilweise erhaltenen Zellen; und von diesen mehr oder weniger scharf gegen die noch gesunden Geschwulstpartien (Abb. 397) abgesetzten Erweichungsstellen führen hunderte und tausende kleinerer Straßen in die besser erhaltenen Teile, lockern diese auf und bringen kleinere Alveolen und perivasale Geschwulstmäntel zuwege, deren Bedeutung man nur erkennt, wenn man die unscheinbaren helleren Straßen (Abb.399) bis zu den größeren Erweichungsherden verfolgt.

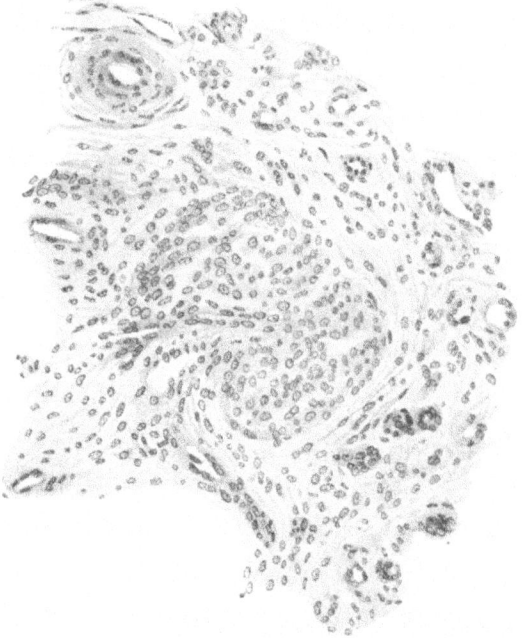

Abb. 398. In demselben Falle wie 397 tritt in erweichten Partien der besser erhaltene Teil des Gewebes noch deutlicher hervor und bildet zum Teil Gefäßmäntel. (Zeichnung Leitz Obj. 6. Okul. 1. Tubus 0.)

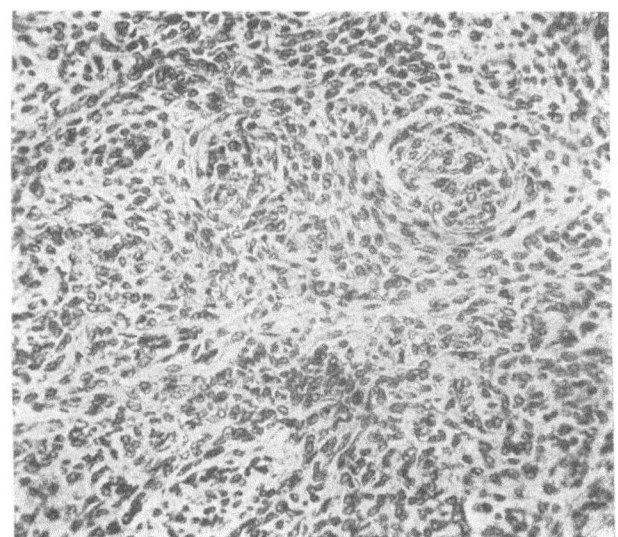

Abb. 399. Besser erhaltene Partie. Die Erweichung durchsetzt in den anfänglichen Graden in Form unregelmäßiger hellerer lockerer Straßen das Gewebe und grenzt zunächst unscheinbar die besser erhaltenen Teile in Form der „Alveolen" und perivasaler Zellmäntel ab. (Lichtbild mäßig starker Vergrößerung.)

Abb. 397, 398 und 399. Aus einem Schleimhautsarkom des Uterus.

An sich nichts besonderes fällt die Erweichung und die durch sie hervorgerufene Bauform des Tumors nur deshalb so stark auf, weil sie einen Tumor mit zelldichtem kleinzelligem, also scheinbar ganz frischem Sarkomgewebe befällt.

Nichts ist verführerischer als in einem scheinbar noch frischen Geschwulstgewebe die Bauart als primär anzusehen und dementsprechend die alveoläre und die perivasale Anordnung histogenetisch auszubeuten. Und so wird das den Capillaren so eng angeschmiegte fibrilläre Zellgewebe als Endothel angesehen und die Endotheliomdiagnose ist gegeben.

Also weder die Anordnung um die Gefäße, noch die alveoläre Struktur, noch die epitheloide Zellform rechtfertigen diese Deutung, sondern sind größtenteils Folgen regressiver Erscheinungen.

Die Lehre lautet: man muß beweisen, daß eine besondere Struktur in einer Besonderheit der Geschwulstzellen begründet liegt. Man kann überhaupt nicht vorsichtig genug sein, um Irrdeutungen aus sekundären Veränderungen aus dem Wege zu gehen.

Ich verkenne nicht, daß kritische Stellungnahme mit so weitgehenden Ansprüchen unbequem ist, und ich erfülle nur die wenig angenehme Pflicht des Kritikers, um auf die wunden Stellen zu weisen in der bisherigen Art der Endotheliomdiagnose, damit auf diesem Gebiete unter Berücksichtigung der oben gegebenen Fragestellung früher oder später der Vorwurf nicht mehr zutreffen möge.

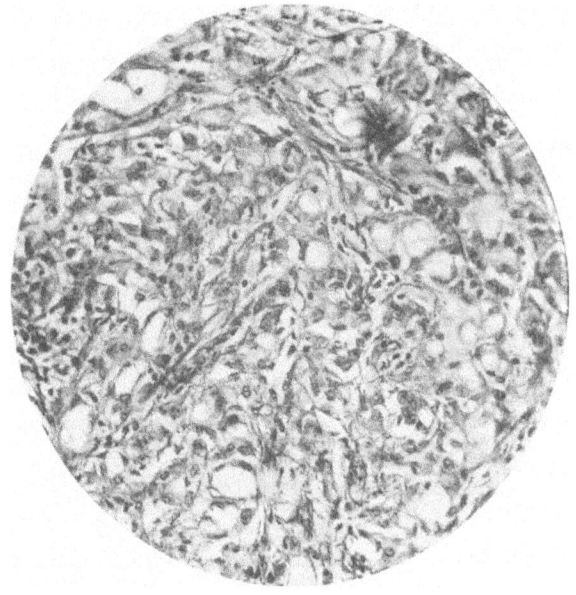

Abb. 400. Die Lücken sind keine Capillare, sondern aufgeblähte Zellen. (Lichtbild mittelstarker Vergrößerung.)

Eine seltene Form von Sarkom will ich aufführen, weil sie ein Endotheliom vortäuschen kann. Von dem Tumor (Pr. 4204, 279, 44) verdanke ich ein Stück der Freundlichkeit der Herren Prof. Ceelen und Dr. Lauche in Bonn mit der Angabe, daß dem pathologischen Institut ein walnußgroßes, scharf umgrenztes

Stück mit einzelnen, bis kirschgroßen Knoten von etwas gelblicher Farbe als „Myom des Uterus von einer 40jährigen Patientin" zugeschickt worden sei.

Bei kurzer Betrachtung würde man zur Begründung der Diagnose sagen, es liegen große Zellen in Reihen (Abb. 401 u. 402), man sieht zwischen ihnen erweiterte Capillare. Die Zellstränge sind von elastischen Fäserchen begleitet. Die Stränge scheinen Capillare zu sein, zum großen Teil gefüllt mit den gleichen Zellen, die man auch in ihrer Umgebung sieht. Auf weitere Einzelheiten will ich jedoch nicht eingehen, sondern zur Aufklärung des seltenen Falles folgendes sagen:

In dem Myom finden sich in der Hauptsache ganz unregelmäßig eingelagerte Züge polygonaler großer Zellen von sehr unregelmäßiger Form. Ihr Zelleib ist aufgequollen

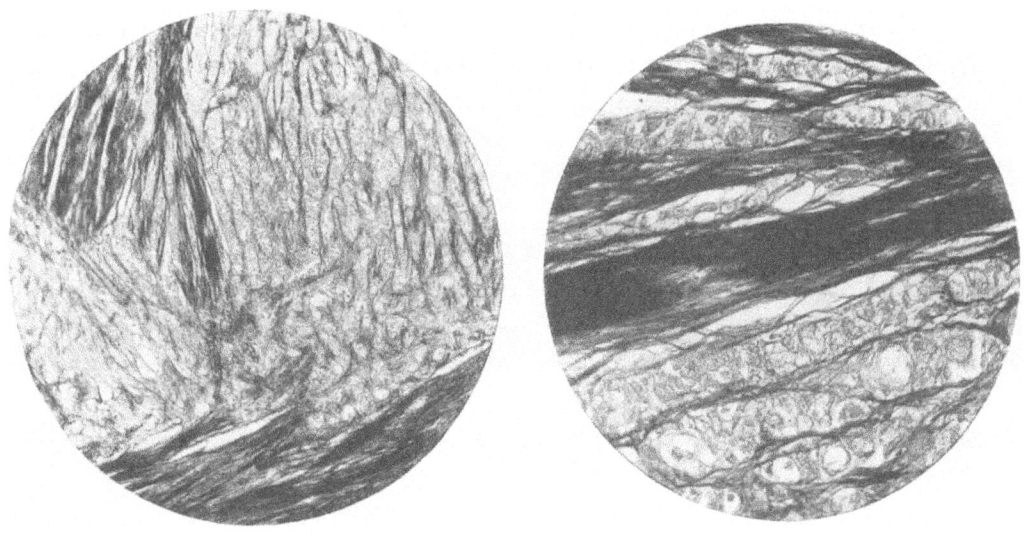

Abb. 401. Abb. 402.

Abb. 401. Die Reihenstellung der Sarkomzellen ist durch Eindringen in vorhandene Bahnen der Muskulatur verschuldet, von der nur kollagene und elastische Fibrillen als Septen übrig geblieben sind. (Lichtbild mittelstarker Vergrößerung.)
Abb. 402. Dasselbe stärker vergrößert.
Abb. 400, 401 und 402. (Pr. 4202. 279, 44.) Spindelzelliges Sarkom im Myom täuscht Endotheliom vor. (Fall von A. Lauche.)

oft bis zur Verflüssigung (Abb. 400); er erscheint dann als rundliche Lücke unter Verdrängung benachbarter Geschwulst- und Stromazellen, die sich derartig um die Lücke lagern, daß erweiterte Capillare vorgetäuscht werden. In Abb. 400 glaubt man solche Gefäße zu sehen; keine einzige der Lücken ist ein Gefäß. Man kann sich sehr bald überzeugen, daß Kerne und Protoplasmareste vorhanden sind. Die Strangbildung erklärt sich aus dem Vordringen in vorhandene Muskelbündel und das Elastin gehört nicht zum Sarkom, sondern zum Myom, indem es reichlicher vorhanden und besser erhalten ist als in den Sarkomzügen. Auffallend an diesem nicht polymorphzelligen, sondern durch schwere Rückbildung leidenden spindelzelligen Sarkom ist nur die geringe Lebensfähigkeit seiner Zellen. Ihre ursprüngliche, spindlige Gestalt erkennt man unter mühsamen Suchen an den am weitesten in die Muskulatur vorgedrungenen Zellzügen und Einzelzellen.

V. Diagnose des Sarkoms.

Über die Diagnose der Sarkome an Probestückchen werden wir uns weiter unten kurz unterhalten; mehr ist hier nicht möglich. Zunächst soll darauf hingewiesen werden, daß selbst am exstirpierten Uterus Sarkome verkannt und fälschlich diagnostiziert werden.

Verwechslungen kommen mit echter Metritis chronica vor, mit Myomen auch mit hyperplasierendem Muskelgewebe, mit decidual veränderten Adenomyomen mit atypischem Chorionepitheliom, diffusem Carcinom und Lues.

Wenige Worte zur chronischen Metritis. Sowohl im Corpus uteri als in der Cervix kommt es besonders bei älteren Frauen nicht selten zu ganz erheblichen Entzündungen der Uteruswand, die selbst zu starker Einschmelzung des Gewebes, insbesondere der Schleimhaut und zu Verwachsungen des Lumens führen können. Die anfänglich hochgradige und über einen großen Teil des Uterus ausgedehnte kleinzellige Überschwemmung, als auch die später folgende Zellproliferation können leicht für Sarkom gehalten werden. Solche Verwechslungen habe ich mehrere Male richtig zu stellen Gelegenheit gehabt und habe selber Fälle gesehen, in denen eine Entscheidung wirklich schwierig werden kann.

Auch die diffuse Hyperplasie der Muskulatur kann Sarkom vortäuschen. Ich erwähne kurz einen besonderen Fall: in einem Uterus mit Adenocarcinom des Korpus besteht eine diffuse zellige Wucherung in den inneren und mittleren Muskelschichten, in die sich hier und da Ausläufer der Schleimhaut tief hineinsenken. Die zellige Wucherung (Abb. 196, 197) besteht aus zelldichteren, dunkler gefärbten Partien, die in dem gefärbten Schnitt schon makroskopisch als ein diffuses unregelmäßiges Geflecht die helleren Partien durchsetzen; die Zellen sind meist kurze Spindelzellen mit wenig Zellplasma und spindlig ovalem Kerne. Diese Zellen gehen durch alle Abstufungen bis zu meist jugendlichen Muskelgruppen über; trotzdem dieses außerordentlich spindelzellreiche Gewebe die Muskulatur und zwar einen großen Teil der Uteruswand völlig einnimmt, besteht doch eine gewisse Straffheit des Gewebes; es fehlt an Nekrosen, das Gewebe hat eine gewisse schwunghafte Faserung, trotzdem diese jede Ordnung oder Schichtung vermissen läßt. Es liegt hier ein Bild der noch nicht fertigen, sondern der frischen Myohyperplasie vor, wie wir es zuweilen bei den sog. Adenomyomen, besonders häufig bei den „Tubenwinkeladenomyomen" finden. Die außerordentliche Zelldichte kann in einem solchen Falle wohl zur Diagnose auf Spindelzellsarkom verleiten, jedoch würde das Sarkom in einer solchen Ausdehnung doch makroskopisch einen „Tumor" bilden. Schließlich sieht jede Muskelwucherung in ihren ersten Anfängen „sarkomatöss" aus. So zellreiche Herde, wie wir sie in der Umgebung kleiner Myome oben beschrieben haben, würden ohne weiteres als Sarkom anzusehen sein, wenn sie einen ganzen Tumor ausmachten. Dieses ist auch deswegen von Wichtigkeit, weil man in der Umgebung echter Sarkome genau wie im myomatösen Uteri zerstörte hyperplastische Partien zuweilen finden kann und weil daraus eine fortschreitende Umwandlung in Sarkom fälschlich geschlossen werden kann, wie Borst mit Recht hervorhebt.

Auch große Myome sind zuweilen so zellreich, daß sie für Sarkome gehalten werden. Namentlich Gefrierschnitte sind zu widerraten und Faserfärbung unbedingt nötig.

Die Unterscheidung zwischen Sarkomen und Myomen findet ihre Grenze in tatsächlichen Zwischenstufen von gut und böse; dies bezieht sich in erster Linie auf die Zelldichte, den Zellreichtum. Mitosen sind hierbei auch häufiger. Kernanomalien, Karyorhexis (die oft irrtümlich als Karyokinese gedeutet wird), Chromatinanhäufung, Veränderungen der Kernform, selbst Riesenzellbildung haben keinen unbeschränkten Wert; vereinzelt kommen solche Zellabweichungen besonders in der Nähe nekrotisierender Myomteile und ebenso bei Adenomyosis vor (S. 661, Abb. 328). Nur ihr massiges Auftreten kennzeichnet das Sarkom (Borst, R. Meyer, Saltykow, Rabl). Dieses ist besonders von denjenigen zu beherzigen, die sich beim Mikroskopieren auf die starken Vergrößerungen stützen, weil sie ohne die Abweichungen des Kernchromatins nicht Sarkom diagnostizieren können.

Die Sarkomdiagnose ist an dem ungeordneten Aufbau der zellreichen, faserarmen Partien viel leichter bei schwacher Vergrößerung zu erkennen. Aber auch hier gibt es unübersteigbare Grenzen und andererseits werden regressive Erscheinungen in einfachen Myomen (s. unter Myom Abb. 75) oft für Sarkom gehalten, wie wir schon oben erwähnten. Ganz besonders oft wird irrtümlich Sarkom aus der Zelldichte und aus der spindligen Kernform diagnostiziert in hyalin degenerierenden Myomen. Durch Druck der umliegenden, hyalin aufquellenden Massen werden die nicht befallenen, zellhaltigen Partien beengt, zelldicht, die Kerne spindlig und zugleich durch die mangelhafte Ernährung hyaliner Partien mit zunehmender Atrophie kleiner. Immer wieder begegnet man dieser irrtümlichen Sarkomdiagnose. Aus alledem geht hervor, daß man niemals die Umgebung nekrotisierender Stellen zur Entscheidung zweifelhafter Diagnose verwerten darf.

Vom einfachen Myom unterscheidet sich das muskelzellige Sarkom durch Aufgeben der straffen geflochtenen Struktur der Muskelbündel zugunsten einer wirren Durchkreuzung, wodurch eine gewisse Unruhe im mikroskopischen Bilde entsteht; ferner durch größere Partien jugendlicher, kleiner spindliger Zellen.

Das Carcinom, namentlich das basalzellige Carcinom wird leicht für Sarkom gehalten, oder auch für Endotheliom (s. d. S. 745). Die Unterscheidung kann in der Tat recht schwierig werden, zumal wenn das Carcinom die Wachstumsart in Alveolenform aufgibt und diffus in dem Organgewebe vorwächst. Die Zellen bequemen dann auch noch ihre Leibes- und Kernform dem allgemeineren Gewebszuge an und dann ist die Täuschung vollkommen. Nur die Verfolgung aller Stadien im Zusammenhang kann davor schützen. Es bestehen mehrere Arbeiten über die besondere Fibrillenfärbung zur Unterscheidung von Carcinom und Sarkom, aber der Erfolg dieser Bemühungen ist wenig lohnend und man kommt besser zum Ziel, wenn man viele Stellen des Tumors untersucht. Aber auch dann muß man manchmal lange suchen, bis man die epitheliale Natur des Tumors sicherstellen kann.

Auch „spindelzellige" Carcinome (Abb. 403) werden leicht für Sarkome gehalten.

Nebenbei bemerkt sollen die Sarkomzellen und Carcinomzellen verschiedenartige Chondriokonten haben; vielleicht würde es möglich sein, daraus Kapital zu schlagen für die Erkennung echter Carcinosarkome. In Sarkomzellen sollen nach Porcelli-Titone leicht gewundene Chondriokonten im Protoplasma verschieden verteilt sein. In Zellen der Carcinome sind die Chondriokonten feiner, kürzer, mehr gradlinig und weniger leicht färbbar als im Sarkom; außerdem sind sie seltener und gleichmäßiger verteilt.

Die Verwechslung von Sarkom mit Carcinom kann zur Zeit mehr wissenschaftliche als praktische Bedeutung haben.

Die Diagnose an Probeteilchen ist erst recht unbequem, zumal leicht nekrotische Teile zutage gefördert werden, dann heißt es erst recht aufpassen.

Am häufigsten führt Entzündung zu Täuschungen, sowohl in der Form des starken, rundzelligen Infiltrates, als auch in Form des Granulationsgewebes und der Heilungsstadien.

Das lymphocytäre Infiltrat namentlich in ulcerierter Portio kann so hochgradig sein, daß es als Tumor wirkt, besonders wenn die Kerne und Zellen etwas größer als gewöhnlich sind und dann mehr polygonal als rund aussehen. Auch das Schabsel bei Pyometra und selbst bei weniger schwerer Endometritis, besonders nach Aborten kann Sarkom vortäuschen; namentlich das Granulationsgewebe aller Abstufungen macht Schwierigkeiten; und ebenso verleiten Schrumpfungen des Gewebes mit Zusammensinterung der Zellen, wie wir sie nach jeder Endometritis und unvollkommener Abstoßung nach Abort und nach Menstruation (bei Ovarialstörungen) sehen, zur Diagnose Sarkom. Von entzündlichen Veränderungen ist eine tumorartige, zerklüftete Verdickung besonders hervorzuheben, die gewiß selten ist, aber besonders leicht für Sarkom gehalten werden kann, ein „Plasmacytom" (Abb. 404a und b).

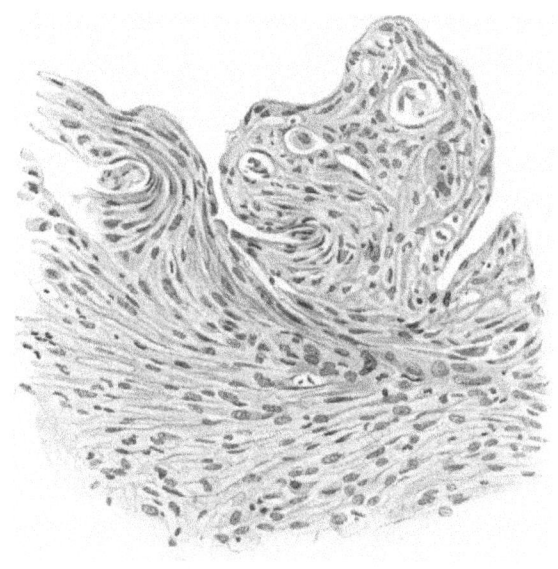

Abb. 403. Sarkomähnliches Carcinom, spindelförmige Epithelzellen aus einem alveolär gebauten Carcinom. (2752. 183, 14.) (Leitz Obj. 5. Okul. 1. Tubus 18.)

Namentlich ist Lues der Portio im Auge zu behalten. Eine seltene Form luetischer Ulceration mit sarkomartiger Wucherung großer Zellen habe ich nur in zwei Fällen gesehen.

Es kann natürlich nicht die einzelne Art aller Verwechslungsmöglichkeiten aufgezählt werden, die Anfängern passieren können. Die oben angeführten Dinge werden, abgesehen von der seltenen Zellwucherung bei Lues und von basalzelligen Carcinomen, nicht gerade den Erfahrenen in Verlegenheit bringen.

Dennoch ist es nach persönlicher Kenntnis häufiger Mißgriffe zu empfehlen, an die genannten Dinge wenigstens stets zu denken und sie abzuwägen. E. Kaufmann führt auch die prämenstruelle Phase des Endometriums an und die Endometritis, bei der trotz des Zellreichtums im Zwischengewebe die Zeichnung mit Drüsen, Oberflächenepithel vorhanden sei, die beim Sarkom hingegen verschwinden, wie wir das oben schon beim Schleimhautsarkom und Adenomyosis sarcomatosa schon besprochen haben. Schon sehr weites Auseinanderliegen der Drüsen muß den Verdacht wenigstens wachrufen und zum Vergleiche aller Stückchen des ganzen Materials auffordern, aber die genauere Betrachtung der Drüsen im Sarkom zeigt oft Zerfall des Epithels im Beginn (Abb. 405).

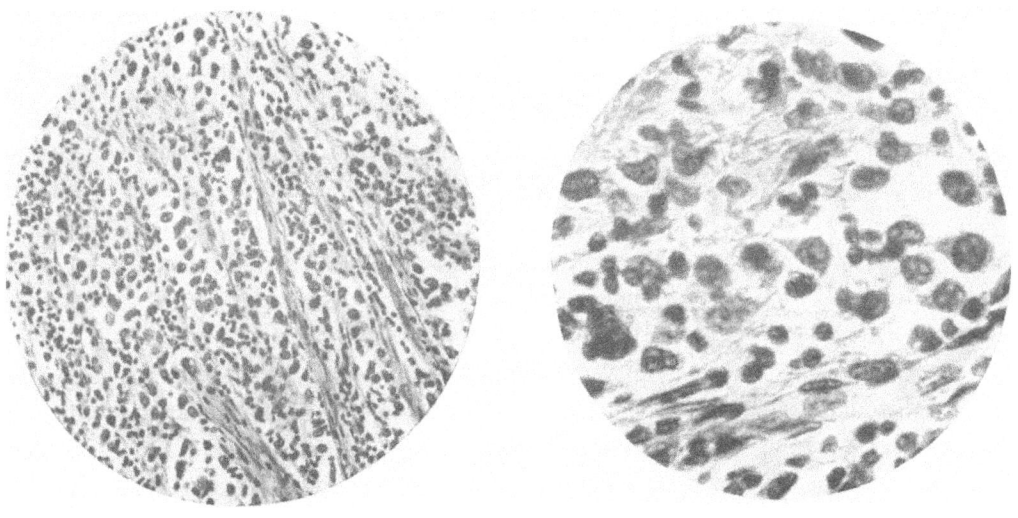

Abb. 404a.   Abb. 404b.

Abb. 404a und b. Tumor der verdickten Portio einer 38jährigen Frau zerklüftet (4782. 289, 31). Die Portio ist in den inneren Schichten stellenweise bis 1 cm tief ersetzt durch eine lymphocytäre und hauptsächlich plasmocytäre Neubildung, in der nur stellenweise Reste des alten Gewebes übrig geblieben sind. Abb. 404a mittlere, Abb. 404b stärkere Vergrößerung.

E. Kaufmanns weitere Angaben: „Oder man konstatiert nicht schichtweise, sondern im selben Schnitte ungeordnet neben- und durcheinander hier dichte, zellreiche Stellen aus Rund- oder Spindelzellen zusammengesetzt, dort maschige Partien, hier gut gefärbte, dort schlechter färbbare oder unfärbbare nekrotische Stellen und das Fehlen von Drüsen" usw. führe ich mit der Bemerkung an, daß sie vollständig richtig sind, aber den ungeübten Leser trotzdem nicht belehren. Nur der Unterricht und die Übung am Mikroskop können helfen.

Schließlich weise ich nochmals auf unsere Bilder aus Schabseln zurück, da diese leicht verkannt werden.

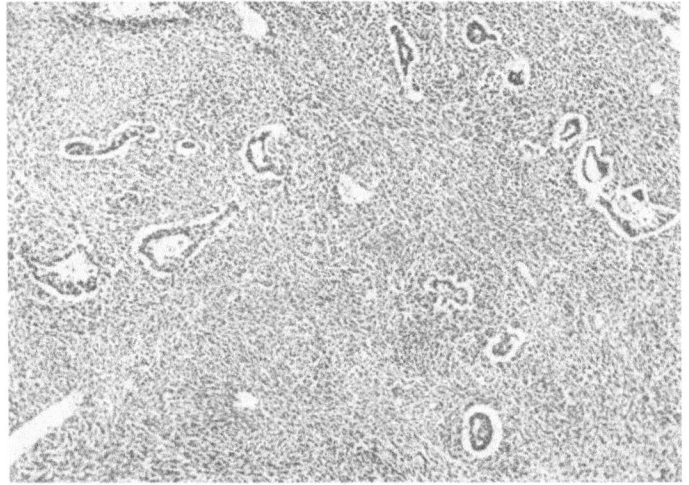

Abb. 405. Sarkom in einem Schabsel aus der Korpusschleimhaut einer 63jährigen Frau (11823). Die Drüsen der Schleimhaut sind noch zum Teil erhalten, auch das Oberflächenepithel, doch erkennt man das „typische" Sarkom an der starken Neubildung des stromaähnlichen kleinzelligen Gewebes und in der Degeneration des Epithels. (Lichtbild mittelschwacher Vergrößerung.)

Evans (nach Frankl) hat bei Sarkomen etwa 3—15mal so viele Mitosen bei Sarkomen wie bei Myomen gefunden; die differentialdiagnostische Ausbeute dieser Funde wird von Frankl bereits nicht als brauchbar bewertet. Vor allem ist zu bemerken, daß die hohe Zahl von Mitosen solche Tumoren betrifft, die man ohnehin als Sarkome an den übrigen genannten Zeichen erkennt, während sie gerade bei der schwierigen Entscheidung, ob ein muskelzelliger Tumor als bösartig anzusehen sei oder nicht, völlig im Stiche läßt. Bei den diagnostischen Grenzfällen müssen eben Beweise der Destruktion und der Metastasierung erbracht werden. Praktisch kommt die Frage kaum zur Anwendung, da wir die muskelzelligen Sarkome erst nach der Uterusexstirpation zu untersuchen bekommen.

Es sei nochmals darauf hingewiesen, daß die Carcinome des Uterus und zwar jeder Art und besonders auch die Adenocarcinome recht häufig derart diffus wachsen, daß Täuschungen gar zu leicht vorkommen können. Das Stroma umgibt dann nicht mehr Alveolen, sondern hüllt kleinste Zellgruppen und zuweilen jede einzelne Zelle ein.

VI. Schlußbemerkung zur Frage der Gefäßbeteiligung in der Histogenese der bindegewebigen Geschwülste des Uterus.

Dem für histogenetische Frage eingenommenen Leser empfiehlt sich, das in den einzelnen Kapiteln über die Beteiligung der Gefäße Gesagte zusammenfassend zu betrachten, weil dieser Punkt von allgemeiner Bedeutung ist für die Frage nicht nur geschwulstfähiger, sondern überhaupt wachstumsbereiter Zellen, sowie für die Frage des Indifferenz- und Reifegrades.

Es ist sehr auffällig, daß in den Gefäßtumoren, in den Angiofibromen nicht anders als in Angiomyomen, zwar Muskulatur an den neugebildeten Gefäßen angesetzt wird, aber nicht Muskulatur des Tumorparenchyms sich daran fortsetzt. Wenn die Gefäßwandzellen die Bildungsstätte der Tumoren wären, so wäre das nicht einzusehen.

Die Gefäße sind in den allermeisten Tumoren der Bindegewebsreihe nicht wesentlicher als in epithelialen Geschwülsten.

Fassen wir ins Auge:

1. Für die gewöhnlichen Myome scheint mir nach zahlreichen Befunden überhaupt keine hochgradig unreife Zelle in Betracht zu kommen und keinesfalls eine Gefäßwandzelle.

2. Besonders unreife Zellen wachsen im engsten Anschluß an die gleichfalls neugebildeten Capillare. Daraus ist nicht der Schluß erlaubt, daß das Endothel stets zum Tumorparenchym gehören muß. In den meisten Fällen wächst es in Abhängigkeit.

3. Aus den mitwachsenden Capillaren geht nur ausnahmsweise ein angiomatöser Teil als Tumorparenchym hervor.

4. Solange der Tumor im ganzen oder in einzelnen Partien unreif bleibt, solange wächst das Endothel in Gestalt von Capillaren mit.

5. Dort, wo das Tumorparenchym im ganzen oder teilweise ausreift, setzen sich die Gefäße deutlicher von ihm ab, umgeben sich mehr und mehr mit eigenen Hüllen, die vom Tumorparenchym nicht unbedingt noch unmittelbar abhängen, sondern im Muskelzellentumor fibrös und im fibrocellulären Tumor muskulös sein kann.

6. Die nichtendotheliale Wandung der Gefäße wird nicht vom Endothel der neugebildeten Capillare gebildet durch Abtrennung aus pluripotenten Endothelien, noch aus Gefäßwandzellen besonderer Art.

7. Die Wandung der neugebildeten Gefäße wächst zum großen Teile von der Wand ihrer Ausgangs-Stammgefäße mit, ganz besonders die Gefäßmuskulatur. — Bindegewebszellen und Fibrillen scheinen dem begleitenden Stroma der Geschwulst entnommen zu werden.

8. Parenchymzellen der Tumoren beteiligen sich nur in ganz besonderen Fällen an der Herstellung der Wandung der Tumorgefäße. — Die anfängliche Ablagerung des wachsenden Tumorparenchyms auf frischen Stufen des Wachstums ist nicht maßgeblich für genetische Fragen; ebensowenig die spätere perivasale Lagerung bei weiterem Wachstum.

9. Die Anfänge von Geschwulstbildung sind bei den bindegewebigen Geschwülsten ebensowenig wie bei Carcinomen an die nächste Umgebung der Gefäße gebunden und ihre Entstehung aus paravasalen Zellen bedeutet keine Angiogenese und am allerwenigsten Endotheliogenese.

10. Es ist eine Täuschung, die Umwandlung von Endothelzellen in faserbildende Bindegewebszellen oder von indifferenten Adventitiazellen in Muskelzellen unmittelbar sehen zu wollen, weil zwischen der indifferenten Mutterzelle der Geschwulst — soweit solche im Sinne von Bipotenz und Pluripotenz überhaupt in Frage kommen — und der aus ihr entstehenden faserbildenden Zelle oder Muskelzelle mehrere Teilungs- und Reifestufen liegen, die man nur an einer größeren Zahl benachbarter Zellen verschiedener Generationen durch allmähliche Übergänge entnehmen kann.

F. Die Mischgeschwülste des Uterus.
Einleitung. Einteilung. Benennung.

Unter den Namen der Mischgeschwülste gehen eine Reihe verschiedener Dinge, zu deren Unterscheidung Ausdrücke wie Kombinationsgeschwülste, Mutationsgeschwülste und Mischgeschwülste im engeren Sinne gebraucht werden. Die Gemeinsamkeit besteht in dem gemischten Vorkommen zweier oder mehrerer Parenchymarten in einem Geschwulstknoten. Die eben genannten Einzelbezeichnungen werden von verschiedenen Autoren oft im gegensätzlichen Sinne angewendet. Ich habe a. a. O. folgende allgemeine Bezeichnungen vorgeschlagen:

1. „Kollisionstumoren" gehen hervor durch zufälliges Zusammentreffen und Durcheinandergeraten zweier unabhängig entstandener Geschwulstarten, Vermischungsgeschwülste.

2. In „Kombinationstumoren" haben die verschiedenen blastomatösen Bestandteile eine histogenetische Gemeinsamkeit, eine gemeinsame Stamm- oder Ahnenzelle (Wilms, Mischgeschwülste). „Kombination" im Sinne einer Bindung mit wechselnden Möglichkeiten.

3. Die „Kompositionstumoren" sind zusammengesetzte Geschwülste mit geweblicher Zugehörigkeit bzw. Abhängigkeit, wie Parenchym und Stroma, die beide blastomatös werden.

Auf die Bezeichnung „Mutationsgeschwülste" kann man gänzlich verzichten; die Umwandlung einer Geschwulst aus einer Art in eine andere, wie des Myoms in Sarkom oder des Carcinoms in Sarkom durch Veränderungen der Zellen gibt es nicht. Die

Veränderung kommt nicht durch Mutation der Zellen zustande, sondern durch Zerstörung und Ersetzung. Die Verdrängung eines Geschwulstparenchyms durch ein anderes rechtfertigt jedoch keinen besonderen Namen. Es ist grundsätzlich das gleiche, ob ein Sarkom die Uteruswand zerstört oder ein Myom der Uteruswand oder ein Carcinom derselben und deren Platz einnimmt.

Im Einzelfalle ist es nicht immer leicht, eine Geschwulst in eine der drei Abteilungen zu bringen; es wird weiterhin Mühe verursachen, hierüber Entscheidung zu treffen. Um nur ein Beispiel zu nennen, so kann ein Carcinosarcoma 1. collisum, 2. combinatum, 3. compositum sein.

Im Uterus kommen zur Beobachtung Carcinosarkome, Fibrosarkome, Angiosarkome, Myosarkome und die ihnen nahestehenden mesenchymalen Mischgeschwülste, schließlich die heterologen Geschwülste, teils einfacher, teils kombinierter Art.

I. Homologe Mischgeschwülste.

Homologe Geschwülste des Uterus sind sowohl Carcinosarkome, als die Mischgeschwülste der Bindegewebssubstanzen und zum Teil auch die mesenchymalen. Sie sind aus homologen, d. h. im Uterus normaler Weise vorkommenden Zellen entstanden.

a) Das Carcinosarkom.

Wir verwerten die Ausdrücke Carcinom nur im Sinne der bösartigen, epithelialen und Sarkom nur für die bösartige bindegewebige Neubildung. Diese histogenetische Festlegung der Begriffe Carcinom und Sarkom erlaubt nicht die mehr oder weniger carcinomähnliche „alveoläre" Struktur in den Bereich der Erörterung zu ziehen. Wir verzichten auch auf die Endsilbe „odes" in Eigenschaftsworten wie Carcinoma sarcomatodes (Virchow), der Sarkom und Carcinom als zwei Äste desselben Stammes ansieht, während er die sarkomatöse Umwandlung des Carcinomstammes nicht anerkannte.

Nun kommen zwar in ganz seltenen Fällen teratomatöse Mischgeschwülste zur Beobachtung, deren carcinomatöse Teile einen gemeinsamen mesodermalen oder ahnenälteren Mutterkeim haben. Aber diese „Kombination" tritt völlig zurück gegenüber den häufigeren „Kompositions"- und Kollisions"-Carcinosarkomen homologer Natur.

Die Carcinome wuchern nicht selten diffus, also oft sarkomähnlich und solche Tumoren sind zu Unrecht meistens Carcinosarkome genannt worden, und haben eine Überschätzung der Häufigkeit dieser Tumoren veranlaßt; namentlich bei Virchow und Klebs. Ältere Literatur s. bei Klebs. Auch Garkisch fand im Myom, ebenso wie ich dort S. 304 erwähnt habe, pseudosarkomatöse Ausbreitung eines Adenocarcinoms und verweist auf einen älteren Befund Kaufmanns (1898), der sarkomähnliche Bilder in einem „Adenocarcinom" der Cervix fand. Bei sorgfältiger Untersuchung der adenomatösen Carcinome gehören die sarkomähnlichen Bilder zu den ganz gewöhnlichen Befunden[1].

---

[1] Es ist wiederholt versucht worden, durch Gitterfaserfärbung differentialdiagnostisch das Sarkom vom Carcinom bzw. beide von echten Carcinomsarkomen zu unterscheiden. Das Ergebnis meiner eigenen zwar lange zurückliegenden, aber nicht veröffentlichten Untersuchungen hat mich ebensowenig befriedigt wie die anderen Autoren. Bei den einzelnen Carcinomen benötigen wir die Gitterfasern ebensowenig wie bei den meisten Sarkomen, dagegen in den Fällen diffuser Carcinomausbreitung im Uterusgewebe versagt die Methode völlig. Zu diesem Ergebnis führt z. B. auch eine neuere Arbeit von Edelmann.

In gegensätzlicher Ansicht und Anwendung der Bezeichnung Virchows spricht v. Hansemann von Carcinoma sarcomatodes bei solchen Tumoren, deren Stroma selber sarkomatös wird; das ist unser „Carcinosarcoma combinatum", das sich natürlich nicht in jedem Falle sicher von dem „Carcinosarcoma collisum" unterscheiden läßt.

Es gehört nun nicht hierher die einzelnen Fälle, der älteren Literatur einer Kritik zu unterziehen; man möge sich mit diesen allgemeinen Erklärungen begnügen. Das von Geßner angeführte Kriterium, wonach rein carcinomatöse Metastasen die Annahme des Carcinosarkoms unwahrscheinlich machen, kann jedoch nicht als berechtigt gelten. Bei der Verschiedenheit der Metastasierung auf Blut und Lymphwegen und bei der vielfach beobachteten Tatsache, daß Carcinom und Sarkom sich stellenweise mischen, aber an anderen Stellen isoliert wuchern, ist eine isolierte Metastasierung ganz selbstverständlich und auch bei Carcinosarkomen anderer Organe, so auch von mir bei einem Ovarialtumor beobachtet worden.

Wenn wir nun auch die Möglichkeit einer Verwechslung hervorheben müssen, auf die Hofmeier, Keller, Geßner, Weil, Lerchenthal schon hingewiesen haben, besonders an kurettiertem Material, so dürfen wir doch nicht mit Geßner das Vorkommen von Carcinosarkomen der Uterusschleimhaut in Abrede stellen. Die Kritik Geßners an den Fällen von Rabl-Rückhard und Rosenstein scheint mir daher nicht gerechtfertigt, wenngleich Kahlden und Geßner zuzugeben ist, daß die Beschreibung dieser Fälle nicht genügend ist.

Auf die Möglichkeit einer Durchmischung weisen übrigens schon die von Klein, Niebergall, Emanuel, Montgomery, v. Franqué, Sehrt, Nebesky, Spencer, Schmorl, Ritter, Henkel, Frankl, v. Strasser, beobachteten Fälle von getrenntem Vorkommen beider Geschwulstarten in einem Uterus hin. Einzelne dieser Fälle betrafen Wandsarkome.

v. Strasser beschreibt ein kleinrundzelliges Sarkom der Uteruswand mit Myomen und einem Carcinoma adenomatosum der Schleimhaut ohne Zusammenhang mit dem Sarkom.

Dagegen sind die Befunde von Abel und Landau, insbesondere durch v. Kahlden mit Recht als irrtümlich zurückgewiesen worden.

Unter den Carcinosarkomen ist ein von Gebhard abgebildeter Fall erwähnenswert, von dem ich gleichfalls Präparate gesehen habe. Ferner ein „Adenocarcinoma gelatinosum sarcomatodes" der Cervix (Amann), das anfänglich als sarkomatöses Adenom angesehen wurde, und erst in den Rezidiven carcinomatöse Partien aufwies. Wenn man von dem Schleimhautüberzug her carcinomatöse Stränge oberflächlich in das Sarkom verfolgen kann, so ist das Carcinom wahrscheinlich nachträglich entstanden. So fand Schaller eine kraterförmige, adeno-carcinomatöse Ulceration im Corpus uteri, das stellenweise oberflächlich auf einen sarkomatösen Polypen übergreift. Hierher schien auch der Fall von Riederer zu gehören, in dem teilweise im vorwiegend spindelförmigen Sarkomgewebe Zellgruppen lagen, die an Drüsenwucherungen oder Endothelproliferation erinnerten, ferner Epithelperlen von verhornenden Plattenepithelien und Gruppen von Plattenepithelien. Riederers Ansicht, daß die Plattenepithelien aus der Vagina in das Korpus vorgedrungen seien, ist bereits von Lubarsch (1899) bestritten worden. Ballin beschreibt ein myxomatös degeneriertes Carcinosarkom des Uteruskorpus, in welchem das Sarkom hauptsächlich große Rundzellen enthielt und mit „Adenocarcinom" sehr reichlich durchsetzt war. Seine Annahme, daß in Drüsenpolypen Epithel und Stroma gleichzeitig „maligne degenerierten", ist natürlich nicht erweislich. Auch in diesem Falle saß die carcinomatöse Drüsenwucherung ziemlich oberflächlich. In einem Falle Nebeskys fanden sich an der Basis eines polypösen Sarkoms der Korpusschleimhaut Krebsalveolen und Sarkom nebeneinander in üppiger Wucherung.

Fränkel demonstrierte ein Adenocarcinom des Uteruskorpus mit großzelligem Sarkom vermischt und Opitz carcinomatöse Drüsen in einem polypösen Spindelzellsarkom bei gleichzeitigem Adenocarcinom des Korpus.

Ferner sei auf die neueren Fälle hingewiesen von Oberndorfer (Carcinomnester zerstreut im Sarkom), H. Spencer, Saltikow, Gärtner, Kubinyi (Einbruch des Carcinoms in einen sarkomatösen Polypom, getrennte Metastasen), Benthin (Carcinoma sarcomatodes, Cylinderepithel und Verhornung, Sarkom mit Riesenzellen), Albrecht (ein polypöses Uterussarkom greift auf die Wand über und mischt sich mit einem Adenocarcinom).

In Forßners Fall wächst ein Rundzellensarkom in ein „Adenocarcinom" der Korpuschleimhaut ein. In einem zweiten Falle fand er ein zentrales Riesenzellensarkom und ein „Adenocarcinom"; das Sarkom faßt er ursprünglich als Polypen auf.

Forßner glaubt, daß nur in Gebhards Falle das Sarkom aus dem Stroma des Carcinoms entstanden sei. Diesen Fällen möge die kurze Beschreibung eines in der Universitätsfrauenklinik Berlin operierten Falles angereiht werden: Carcinom und Sarkom in einem Polypen:

Der Uterus einer 62 jährigen, mit Blutungen behafteten Frau mit kleinapfelgroßem Myom der Vorderwand total exstirpiert, zeigt wulstig gewucherte Korpusschleimhaut und im Fundus einen kleinapfelgroßen markigen Polypen. Cervix atrophisch, Schleimhaut ohne Besonderheit.

Mikroskopisch: findet sich diffus in der Korpusschleimhaut ein Carcinoma adenomatosum, das nur wenig auf die Muskulatur übergreift. Die Cylinderepithelzellen des Carcinoms vielfach einreihig (malignes Adenom) schichten sich an anderen Stellen zu mehreren Lagen auf und werden hierbei stellenweise in Plattenepithelien umgewandelt. Der Polyp ist ein Sarkom aus meist großen, sehr vielgestaltigen Zellen, zum größeren Teil Spindelzellen, zusammengesetzt; letztere haben einen deutlich fibrillären Zelleib (fibrilläre Zwischensubstanz ist fast überall erkennbar). Die meisten Kerne tragen Degenerationszeichen, insbesondere starke Anomalien der Chromatinverteilung. Nur wenige Spindelzellen haben spindlige Kerne mit gleichmäßig verteiltem Chromatin mit feinsten Körnchen. Riesenzellen mit mehreren Kernen, die meist miteinander verklumpen, liegen zerstreut. Kleine nekrotische Partien Hämorrhagien und Infiltrationen mit Leukocyten sind an wenigen Stellen nachweisbar.

In dem Polypen finden sich basalwärts besser erhaltene, verzweigte Drüsenräume mit einfachem, Cylinderepithel ohne Zeichen des malignen Adenoms; gegen die Kuppe des Polypen zu werden die Drüsen schnell geringer an Zahl und Größe und einige werden von den Sarkomzellen ersetzt. An der Basis des Polypen greift in den zentralen Partien drüsenfreies, sarkomatöses Gewebe auf die Muskulatur und peripher in die carcinomatöse Schleimhaut oberflächlich über. Letztere umgibt allseitig die Basis des Polypen und greift auf dessen Oberfläche und die dicht darunter liegenden Epithelräume an einer Stelle über.

Eine gleichzeitig sarkomatöse und carcinomatöse Wucherung kann demnach sehr wohl in Polypen vorkommen, während in einzelnen Fällen die Mischung eine mehr zufällige aus benachbartem, ursprünglich unabhängigem Sarkom und Carcinom entstehen mag. Über carcinomatöse Adenomyome, s. unter Adenomyomen.

Zum Schluß soll noch hervorgehoben werden, daß eine infiltrative Ausbreitung der Carcinomzellen in den Lymphbahnen in der Umgebung von soliden Krebsalveolen leicht

Carcinosarkom vortäuscht und das auch ganz diffuse Carcinomwucherungen zu gleicher Täuschung wiederholt Anlaß gegeben haben.

H. Albrecht fand analog der periglandulären Sarkomausbreitung, die wir oben erwähnten, in einem Carcinosarkom die Ausbreitung des Sarkoms sozusagen pericarcinomatös. Er ist geneigt, die sarkomatöse Wucherung vielleicht für sekundär anzusehen, ohne daß er diese Frage entscheiden will. Wenn er die periglanduläre Sarkomentstehung (C. Ruge) verteidigen will, muß er eine ganz diffuse sarkomatöse Umwandlung des periglandulären Stromas voraussetzen. Sobald man annimmt, daß das Sarkom nur an einzelnen Punkten entsteht, so ist die besondere Anordnung sekundär beeinflußt, sei es nun aus mechanischen oder aus chemotaktischen Gründen.

Polypöses Adenom, Carcinosarkom des Uterusscheitels mit Metastase des Carcinoms, neben-ovarielles Myom und Sarkom im Ligamentum latum.

Ein Befund in unserem Institute verdient auch Erwähnung wegen seiner Mannigfaltigkeit. Am medialen Teile des rechten Ovariums sind zwei etwas flachgedrückte, sonst etwa haselnußgroße Knoten abgegrenzt: der eine breit am unteren Ovarialpol anhaftend ist ein Myom, der zweite dicht daneben medial von ihm mit stricknadeldickem einigen Millimeter langen Stiele ist ein spindelzelliges, zellreiches Sarkom. Neben einem erbsengroßen Polyp im Fundus eine rauhe, markig weiche, zerfetzte Schleimhaut im oberen Teile des Korpus erweist sich als adenocarcinomatös. In einem Teile der Wand, der scheinbar keine direkte Beziehung zum Schleimhautcarcinom hat, aber unmittelbar angrenzend, eine diffuse, hellbläulich durchscheinende Wandpartie, die sich mikroskopisch als gefäßreiches, spindelzelliges Sarkom aufklärt und mit dem Carcinom sich mischt; beide Tumorarten nähern sich dem einfachen adenomatösen Schleimhautpolypen, das Sarkom an seiner Basis, während das Carcinom auf seine Oberfläche übergreift. Endlich eine rein carcinomatöse kirschgroße, umschriebene Metastase des Schleimhautcarcinoms im rechten Tubenwinkel. Während diese carcinomatöse Metastasierung einwandfrei ist, scheint das sehr diffuse Sarkom der Uteruswand weder nach der geringen Ähnlichkeit der Zellen, noch nach der Gestalt des nebenovariellen Sarkoms eine metastatische Beziehung zu diesem zu haben. Vielmehr halte ich dieses ebenso wie das nebenovarielle Myom für kongenitale Anomalien, die vielleicht überhaupt keine Beziehungen zu dem Carcinosarkom des Uterus haben, obgleich die Häufung der 5 Tumoren auf einen engen Raum die Annahme einer kongenitalen Störung rechtfertigt.

Carcinoma sarcomatodes und Lipomyom.

Ein über mannskopfgroßer Tumor (2375, 226, 17) aus einzelnen Lappen zusammengesetzt im Uterusscheitel enthält einzelne, gelbliche Einsprengungen von etwa Kastaniengröße; ein Lipomyom. Im Corpus uteri mehrere große Schleimhautpolypen, davon einer ein walnußgroßes, gutartiges sehr drüsenreiches kleincystisches Adenom. Dagegen sind einige kleinere Polypen carcinomatös, teils in Form des Adenoma malignum, teils von Alveolen. Unter mehrschichtigem, carcinomatösen Oberflächenepithel ist nicht in allen carcinomatösen Polypen, wohl aber in einigen das Stroma rein sarkomatös.

Das gewöhnliche Schleimhautstroma ist völlig verschwunden zugunsten eines großspindelzelligen Gewebes, dessen Kerne sehr mannigfaltig sind und dessen Zelleiber in Fibrillen auslaufen. Eine große Zahl meist einkerniger Riesenzellen sind deutlich carcinomatöser Herkunft: ihr Aufenthalt im sarkomatösen Gewebe sowie die stellenweise ganz diffuse sarkomähnliche Carcinomausbreitung verwirren das Bild, verwischen jedoch nicht überall die deutliche, echte Carcinosarkombildung.

Von Carcinosarkomen hat H. Albrecht in der Literatur 51 Fälle verzeichnet gefunden, von denen er anführt: Rabl-Rückhard, Rosenstein, Gebhard, Amann (2 Fälle), Riederer, Fraenkel, Opitz, Nebesky, Ballin, Schaller, Robert Meyer, Lindemann, Albrecht, Forßner (2 Fälle), Stein, Oberndorfer, Klee, Thaler, Frankl (6 Fälle), Flatau, Kubinyi, Saltykow, Benthin, Kleinschmidt (2 Fälle), Mannheims, Jaffe, Ladreyt, Moix, Halter. Am häufigsten sind offenbar die sarkomatösen Polypen, die aber sehr verschieden zu bewerten sind, je nachdem das Epithel der Oberfläche oder der Drüsen des Polypen selber carcinomatös werden, oder ein Carcinom zufällig aus der Nachbarschaft in den Polypen eindringt.

Bei den Polypen ist das Eindringen von Carcinom von der Basis her gelegentlich leicht nachweisbar, besonders bei gutartigen, polypösen Adenofibromen und so mag auch der sarkomatöse Polyp gelegentlich ähnlich von der Nachbarschaft befallen werden.

Wir müssen bei der Betrachtung der Polypen, deren Stroma selber sarkomatös ist und deren eigenes Epithel selber carcinomatös ist, nicht die Feststellung erzwingen wollen, was von beiden zuerst „maligne" war. Für die Mehrzahl der Fälle dürfte sich das nicht entscheiden lassen. Ich halte es für durchaus möglich, daß von dem sarkomatösen Stroma sowohl in vorbestehenden Polypen, als auch bei diffusem Sarkom Epithel zur carcinomatösen Wucherung angeregt werden.

Ferner scheint sichergestellt dieses nicht nur durch die Überimpfungsergebnisse bei Mäusen, sondern auch einzelne menschliche Carcinome scheinen durch den starken desmoplastischen Reiz Sarkom hervorrufen zu können.

In dem Carcinom als Kompositionsgeschwulst kann die Frage, wie gesagt, kaum sicher beantwortet werden; sie wachsen vielleicht von vornherein in beiden Teilen zugleich maligne.

Eine ganz andere Frage ist die, in welcher Weise die beiden Tumorarten ineinander und durcheinander geraten. In den Polypen und anderen Kompositionsgeschwülsten sind beide Teile von vornherein gemischt. Das Sarkom ist meist der überlegene Teil und zerstört das Carcinom. Auch bei der Überimpfung der Mäusecarcinome wird gelegentlich das Stroma sarkomatös und erweist sich auf die Dauer als stärker. Gelangen Carcinom und Sarkom zufällig zusammen, so habe ich nur Zerstörung des Carcinoms durch das Sarkom nachweisen können. O. Frankl meint, das Carcinom wachse in das Sarkom; ebenso Kubinyi; ich glaube, man muß mit Beurteilung der Sachlage zurückhaltend sein.

Viel wichtiger ist zunächst festzustellen, ob bei dieser vermeintlichen Durchwucherung eines Sarkoms durch aktiv eindringendes Carcinom dieses nur vonseiten des carcinomatösen Epithels geschieht, so daß dieses sich des Sarkoms als Stroma bedient oder dessen Stroma sich aneignet oder ob das Carcinom mit seinem eigenen Stroma in das Sarkom einwächst.

Im allgemeinen kann man dieser Fragen wohl entraten, da das Carcinom offenbar meist der unterliegende Teil ist.

b) Die homologen Kombinationsgeschwülste der Bindegewebsreihe.

Wir haben schon bei Besprechung der Myome und Sarkome wiederholt auf einzelne Mischgeschwülste hinweisen müssen, die ihrer Natur nach hierher gehörten, die Myofibrome, Myosarkome, Fibrosarkome und haben unterschieden, daß in den beiden letzten der sarkomatöse Blastomanteil seinerseits von muskelzelliger Herkunft sein könne; schließlich, daß beide Komponenten theoretisch denkbar sarkomatös sein könnten. Kurz, aus den beiden Geschwulstparenchymteilen können je nach Reife und Destruktionsfähigkeit der Zellen viele verschiedene Blastome entstehen. Auf diese Geschwülste brauchen wir nicht näher zurückzukommen. Zu den einheimischen, homologen Gewebsteilen gehören auch die Gefäße, das Endothel im besonderen. Die gutartigen Mischgeschwülste, in denen die Gefäße als Parenchym mit in Frage kommen, sind bei den Myomen und Angiomen (S. 294 u. 321 ff.), die bösartigen unter den Endotheliomen und Angiosarkomen (S. 750 ff.) abgehandelt worden.

Gutartige mesenchymale Kombinationsgeschwülste sind wenig bekannt.

II. Heterologe Gewebe ohne Geschwulstbildung im Uterus.

Fremde Gewebsarten können angeboren im Uterus liegen; einige solche sind bekannt. Zu den einfachen Verlagerungen ohne Geschwulstbildung gehört quergestreifte Muskulatur (s. w. unten Rhabdomyome S. 793), ein Herd osteoiden Gewebes im fetalen Uterus (R. Meyer), und ein Ganglion mit Nervenfasern im Uterus der Neugeborenen (R. Meyer).

Ein Hinweis auf solche Befunde erscheint hier sehr angebracht, um große systematische Untersuchungsreihen am Uterus der Feten, Neugeborenen und namentlich der Kinder anzuregen. Schließlich weise ich auf einem meiner älteren Befunde (Abb. 406) von fibrösen Knötchen, die in einer Reihe in der Schleimhaut des Corpus uteri eines Neugeborenen liegen. Sie sind verschieden groß, annähernd kugelig, ziemlich scharf umkapselt und bestehen aus großen, meist polygonalen Zellen, gemischt mit gewöhnlichen Stromazellen der Schleimhaut. Ich muß auch heute noch größte Vorsicht bei dem Versuche einer Deutung des Befundes und das Abwarten ähnlicher Dinge empfehlen.

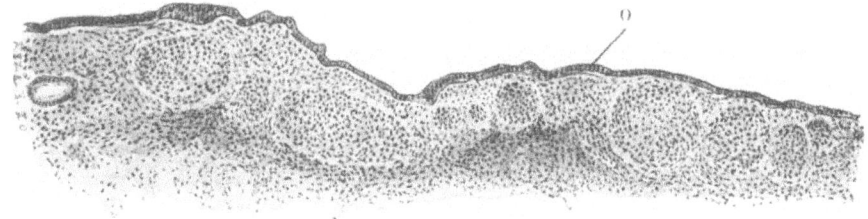

Abb. 406. Querschnitt durch Korpusschleimhaut des Uterus eines Neugeborenen (Sign. 87) mit abgekapselten intramukösen Knötchen. O Oberflächenepithel; links im Bilde ein Drüsenschlauch. (Leitz Obj. 3. Zeichenokular.)

Knorpel wird zuweilen bei Erwachsenen umschrieben herdweise gefunden, z. B. in einem polypösen Uterustumor „einem aus reinem Knorpel bestehenden Schnitt" ohne nähere Beschreibung von Orth. Ferner ohne Tumor: so von H. O. Neumann im Uteruskorpus an der Schleimhautmuskelgrenze in Form scharf begrenzter Inseln mit Perichondrium, nicht voll entwickelt und ohne Kalk.

Auch Brakemann hat in der Mucosa cervicis eine kleine Knorpelinsel scharf umschrieben gefunden.

Jakubowitz (bei Aschheim) erwähnt einen unter der Serosa gelegenen bohnengroßen hyalinen Knorpelherd in einem Uterus mit Adenomyosis interna (decidualis) bei einer im 3. Monate schwangeren 36jährigen Frau.

Von Herrn Kollegen Becker in Küstrin erhielt ich durch Auskratzung aus dem Fundus uteri einer 32jährigen Frau gewonnene Knorpelstückchen (Abb. 407), die etwa wie in den Fällen von Neumann und Brakemann scharf umschriebene, hyaline Knorpel ohne Verkalkung darstellen. Die Masse der Grundsubstanz ist ziemlich erheblich. In seinem Falle fand H. O. Neumann im Corpus ein Stück Knorpel, in dem schon im Innern große Knorpelzellen kapselartig breit gegeneinander abgesetzt sind und eine Anordnung in Reihen und Haufen zeigen mit einer in breiten Balken netzförmig zwischengelagerten derben, dunkelblaugefärbten Grundsubstanz (nach einem mir freundlichst überlassenen Präparat.) Die drei anderen Fälle sind mehr embryonal und Brakemanns

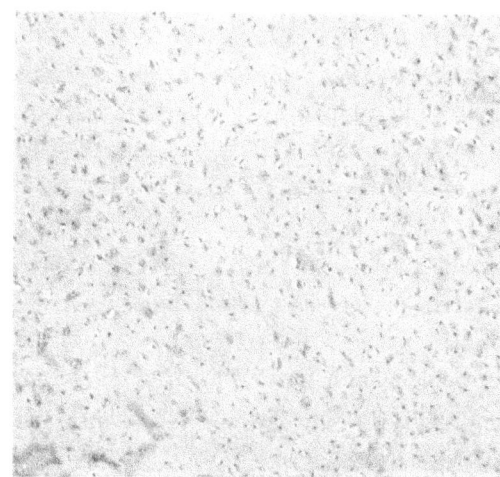

Abb. 407. Knorpelinseln im Fundus uteri (siehe Text).
(Lichtbild schwacher Vergrößerung.)

Fall zeigt den Anfang der netzförmigen Grundsubstanz und die Bildung größerer Kapseln, während dies in meinem Falle um den Mittelpunkt beginnt. Aber auch in Neumanns Falle sind die äußeren Schichten weniger gereift. Die umschriebenen Inseln mit nur wenig reifen Zellen des Knorpels sind nicht gut anders aufzufassen, als embryonale Anomalien, ähnlich wie der von mir beim Fetus gefundene Herd osteoiden Gewebes in der Cervix uteri.

Diese Knorpelinseln können offenbar ausdifferenzieren, ohne daß sie besonders geschwulstartiges Wachstum eingehen.

Einen Zufallsbefund möchte ich nicht versäumen zu erwähnen, da er wohl geeignet ist, die an sich wahrscheinliche Annahme zu stützen, daß embryonales Schleimgewebe im Uterus verbleiben kann.

Schleimgewebsinsel im Uterus einer Erwachsenen.

In der Abbildung (Abb. 408 u. 409) von einer 44 jährigen Frau mit kleinen Myomen des Corpus uteri gebe ich einen Befund (5659), eine Schleimgewebsinsel in der inneren Muskellage der Cervix uteri, oben nahe dem inneren Muttermund in der Hinterwand. Das Gewebe ordnet sich (Abb. 408) um ein zentrales capillares Gefäß und bildet eine kleine, teils ziemlich gut gegen die längs verlaufenden Muskelbündel abgegrenzte Insel, teils strahlt das Schleimgewebe auch zwischen die Muskelbündel aus (Abb. 409). Die Muskulatur der inneren Schicht ist hier im Ganzen etwas aufgelockert und von fibrillärem, gefäßreichem Bindegewebe durchsetzt, aber für eine Cervix nicht übermäßig. Die Schleimgewebsinsel ist etwa 0,5 × 0,8 mm

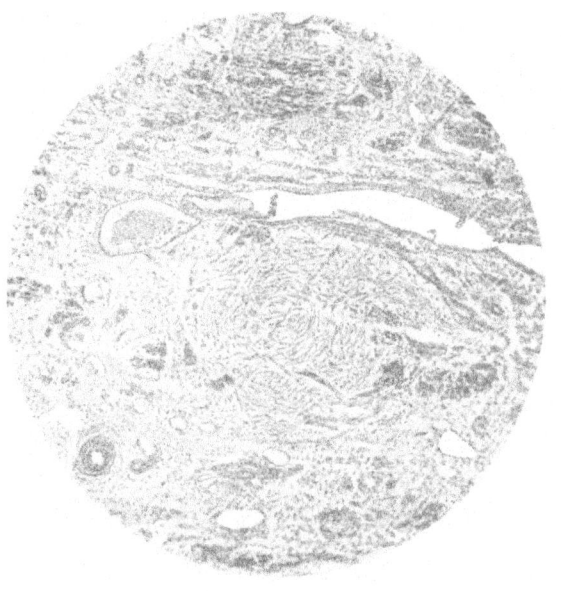
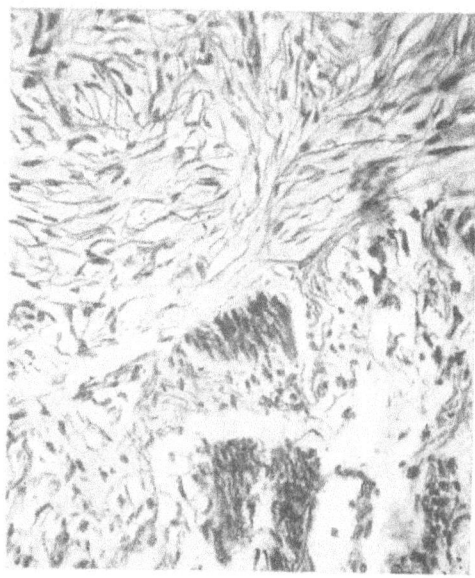

Abb. 408.   Abb. 409.
Abb. 408 und 409. Schleimgewebsinsel im Uterus. Beschreibung siehe im Text.
(Lichtbilder schwacher und stärkerer Vergrößerung.)

groß und zeigt nirgends das Bestreben, tumorartig zu wachsen. Die Schleimhautinsel gab mit Thionin gute Reaktion, nicht aber Mucicarmin, wie es sich beim Schleimgewebe meistens in gleicher Weise zeigt. An eine „Metaplasie" kann man hier kaum denken, da die Insel umschrieben ist.

Unter dem Namen Hypernephrom wird von De Josselin de Jongh ein kleiner gelber Knoten an der linken Tubenecke des Uterus beschrieben; offenbar die seltene Anlagerung eines ungewöhnlich tief gelegenen Nebennierenrindenteiles, keine Geschwulst.

Wirkliche primäre Nebennierengeschwülste im Uterus muß ich stark anzweifeln. „Fettgewebe" nach Lahm in Probeexcisionen der Portio allerdings nur in Form eines „fein gezeichneten Fettgewebenetzgerüstes" sieht man zuweilen, namentlich bei älteren Frauen, sehr unregelmäßig in das cervicale Uterusgewebe eingelagert. Im Anschluß hieran sei über sekundäre Entstehung von „Lipomyomen" berichtet, und auf eine Art von „Pseudolipom" nebenbei hingewiesen. Das Netz seltener eine Appendix epiploica verwächst bei allerhand Entzündungen des Peritoneums mit dem Uterus. Unter entzündlicher Veränderung der Muskulatur und narbiger Heilung kommt zur Einbeziehung von Fettgewebe in die Muskulatur eines Falles (143, 45). Das gleiche könnte wohl auch an subserösen Myomen vorkommen. Der Pathologe, der nur das abgetragene Präparat ohne das Netz sieht, könnte getäuscht werden und Lipom diagnostizieren. Besonders muß man auch das Hineingeraten und Einheilen von Netz in Perforationswunden des Netzes berücksichtigen.

Den Verdacht sekundärer Einbeziehung von Fettgewebe habe ich auch im Falle eines pflaumengroßen Myomes der Portio (Pr. 6839, 279, 41), in dem mäßige Mengen Fettgewebes vom parametranen Gewebes her in das stark hyalin entartete Myom übergehen. Solche Pseudolipomyome sollte man überall in das Auge fassen, wo das Fettgewebe vom Ligamente herstammen kann.

III. Die Tumoren mit heterologen Geweben.

Die Tumoren mit heterologen Geweben kann man wie oben gesagt, nicht scharf voneinander trennen, je nachdem sie einen oder mehrere ortsfremde Gewebsbestandteile besitzen; das gemeinsame Band der Heterologie eint sie; in der Mehrzahl sind es komplizierte Geschwülste.

Die erste gute Beobachtung stammt von Weber. Die Kasuistik ist zuerst von Pfannenstiel (1892) gesammelt worden, der auch das Verdienst hat, die heterologen Gewebsbeimengungen als das Wesentliche erkannt zu haben, später von Geßner (1899) in der ersten Auflage dieses Handbuches, ebenso vom Wilms (1900) und neuerdings von Piquand (1905) und zuletzt von Kehrer (1906); s. auch die Pathologie der weiblichen Geschlechtsorgane von O. Frankl und Lahm im Handbuch von Halban und Seitz.

Einen Wendepunkt in der Geschichte der Mischgeschwülste bildet die Arbeit von Wilms, weil hier zuerst versucht wird, den entwicklungsgeschichtlichen Vorgängen bei der Entstehung dieser Geschwülste gerecht zu werden. Wenn ich, wie schon an anderer Stelle geschehen, Wilms entwicklungsgeschichtliche Voraussetzungen nicht überall bestätigen kann, so tut das seinen großen Verdiensten keinen Abbruch. Vor allen Dingen verdanken wir Wilms den Versuch, die verschiedenen heterologen Geschwulstarten von einem gemeinsamen histogenetischen Standpunkte aus zusammenzufassen.

Wir stellen uns auch insofern vollständig auf den Standpunkt von Wilms, als wir zugeben, daß ein Teil der einfachen homologen Tumoren gleiche Entstehungsbedingungen haben könne. Da diese aber im Einzelfall bisher kaum nachzuprüfen sind, so geschieht die Absonderung der heterologen Tumoren aus praktischen Gründen. Die sarkomatösen Traubengeschwülste ohne heterologe Bestandteile, die Pfannenstiel und Geßner (s. auch Kehrer) zusammenstellen, bleiben hier unerörtert, obgleich sie zum Teil wohl gleichen Ursprung haben könnten (vgl. Sarkom S. 727). Kehrer schließt in seiner Zusammenstellung auch die Fälle aus, in denen Myxomgewebe gefunden wurde. Dieser Punkt bleibt strittig, da das Myxomgewebe meist embryonales Gewebe sein wird, jedenfalls aber im Uterus zu den heterologen Bestandteilen gehört. Das Myxomgewebe läßt sich histologisch und färberisch unterscheiden von der sog. schleimigen Erweichung von Myom, Sarkom.

Die Tatsache, daß Kinder und Jugendliche von Mischgeschwülsten heimgesucht werden, darf nicht die klinisch ebenso beachtsame Tatsache beeinträchtigen, daß dieselben Geschwülste in einer ganzen Reihe von Fällen auch ältere Frauen befallen namentlich im Corpus uteri.

a) Einfache Tumoren mit heterologen Gewebsarten.
1. Lipome und Lipomyome; gutartige und bösartige.

Die Lipome fallen zuweilen schon makroskopisch durch ihr gelbes fettiges Aussehen auf; zuweilen wird erst mikroskopisch zerstreutes Fettgewebe im Myom gefunden. Das Alter der Frauen ist meist ein höheres, sogar bei Greisinnen bis zu 75 Jahren (Dworzak). Jüngere Frauen haben seltener Lipome (Lahm). Dieses ist immerhin auffällig im Vergleich mit den Mischgeschwülsten und hängt wohl mit der Neigung des Alters zur Fettgewebsentwicklung zusammen.

Brünings, Chiari und v. Jacobsohn, v. Franqué, Knox, Lebert, Merkel (2 Fälle), Petersen, Pollack, Seydel, R. Meyer, Seeger, Smith, Lund (bei einer Kuh), Kauffmann, Ellis, Ley, Thaler, Pulsch, Lahm, Starry, Dworzak, Preissecker, Plonskier, Springer (Sarkom?). Unter den als reine Lipome angeführten Fällen können nur wenige als solche gelten (Merkel, Orth, Schoinski, R. Meyer), in den anderen Fällen handelt es sich um „Lipomyome" oder „Lipofibrome". Die Größe der Tumoren wird von kirschkern- bis kindskopfgroß, bei Pusch als mannskopfgroß angegeben; der Tumor bei der Kuh war dagegen kolossal und wog 75 kg. Dazu kommt noch ein Liposarkom (Beneke Walkhoff), das als maligne Degeneration eines Lipoms aufgefaßt wird. Bemerkenswert war in diesem Falle noch ein Lipomyom der Niere. Ein Fall von Springer ist nicht sicher sarkomatös.

Orth, v. Franqué, Lahm fanden Cervixpolypen, auch Schoinskis Lipom saß polypös an der vorderen Muttermundslippe. Die übrigen Fälle waren Korpustumoren, saßen meist interstitiell, seltener submukös, fast immer nahe am Fundus oder an den Tubenecken; nur bei R. Meyer saß der Knoten subserös am Uterushorn.

Als Begleiterkrankungen werden Myome (Chiari, v. Jacobsohn, Merkel), Schleimpolyp (v. Franqué), Pyosalpinx (R. Meyer) und Adenoma malignum (Seydel) vermerkt. Im Falle Smith saß ein taubeneigroßes Lipom völlig eingebettet in einem am Fundus uteri gestielt hängenden Myom. Auch reine Myome im selben Uterus sind wiederholt beobachtet worden.

Die Tumoren treten circumscript auf, doch wurden von Merkel und von Knox auch in der muskulösen Umgebung Fettzellen gefunden; auch treten Muskelbündel aus dem Uterus in das Lipom im Falle Merkels.

Das Bindegewebsgerüst der Lipome ist zuweilen hart, meist aber derber und enthält außer Bindegewebszellen und Fibrillen zuweilen auch Muskelzellen; es scheidet das Fettgewebe in kleinere oder größere Haufen und Läppchen ein. In einzelnen Fällen, so besonders bei v. Jacobsohn, überwiegt stellenweise die Muskulatur über das Fett.

Der Fall Benekes, ein walnußgroßer Tumor intramural im Fundus uteri einer 81 jährigen Frau hatte an der Peripherie im interstitiellen Gewebe meist spindlige sarkomatöse Zellen und mehrkernige Riesenzellen. Beneke nimmt eine Wucherung der Fettzellen an, die er als embryonale Keime deutet. Eine ausführliche Zusammenstellung siehe bei Seydel; Birklein (1907), Starry (1925). Seitdem sind nur einige neuere Fälle beschrieben worden.

Starry erwähnt, daß Schleußner (1921) bereits 17 Fälle aus der Literatur zusammengetragen habe und in der Veröffentlichung eines eigenen Falles werden von Bride (1929) noch 2 Fälle aus der englischen Literatur (Williamson und Brockmann, Andrews) erwähnt, die kurz vorgelegt worden sind.

Bezüglich der Histogenese der Lipome wird in steigendem Maße den angeborenen Anomalien der Vorzug gegeben; auch werden zuweilen Lipoblasten angeführt.

Kutassow fand in einem kleinapfelgroßen „fibromuskulären" Tumor der linken Tubenecke eines carcinomatösen Corpus uteri mikroskopisch Fettgewebe und Lipoblasten; ferner in einem mannskopfgroßen Tumor mikroskopisch Fettgewebe.

Fettgewebe mit Lipoblasten sah Sitzenfrey in einem Tumor, der teils myomatös, teils sarkomatös war; nach seiner Anschauung gingen einerseits aus den Lipoblasten Sarkomzellen hervor, andererseits Fettgewebe. Das spindelzellige, großzellige und riesenzellhaltige Sarkom zeigte außerdem Übergänge zu den Muskelzellen.

Auch Starry gibt in einem mit Zügen von Bindegewebe und Muskelzellen durchsetzten Lipom des Corpus uteri bei einer 64jährigen Frau an, die Fettzellen gingen aus indifferenten Zellen hervor, ohne dieses näher zu schildern.

In meinen eigenen Fällen habe ich dreimal Lipoblasten nachweisen können, die anderen Geschwülste enthielten nur Fettgewebe.

Eines saß kirschkerngroß subserös hinten an der Tubenecke (es ist bereits von Seydel beschrieben worden), ein reines Lipom. In einem zweiten Falle fand ich seitlich am Fundus uteri nahe der Tubenecke zwei etwa kirschkerngroße Knoten nebeneinander subserös die Außenwand vorbuckelnd; das eine ein Myom ohne Besonderheiten, das andere ein Myom mit ganz zerstreuten einzeln und in Gruppen liegenden Fettzellen. Die Muskelzellen sind nicht fettig degeneriert, es sind keine Zeichen von Metaplasie nachweisbar; leicht hyalin degenerierte Stellen des Myoms enthalten nicht mehr noch weniger Fettgewebe als die überwiegend gut erhaltenen Myomteile. Das einzig auffallende sind reichliche Mastzellen. Keine Infiltration und keine Plasmazellen. Mastzellen und Fettzellen beschränken sich auf das kleine Myom, die Umgebung ist frei davon. Im Corpus uteri ein vorgeschrittenes Adenocarcinom. Im dritten Falle fand ich eine linsengroße Fettgewebeinsel scharf umschrieben in einem, sonst nicht weiter auffälligem, muskelzelligem Sarkom.

Im 4. Falle handelt es sich um ein kastaniengroßes Fibrom der Portio einer 53 jährigen Frau, das die vordere und linksseitige Partie mächtig auftreibt und das scharf abgekapselt ist. Das Fettgewebe ist in kleinen Inseln zerstreut, es bevorzugt etwas die peripheren Schichten. Die ausgedehnte hyaline Degeneration hat dagegen keine Beziehung dazu; auch sonst ist kein Übergang zu anderen Zellen nachweisbar. Also ein Fibrom der Portio mit Fettgewebsbeimengungen.

Im 5. Falle liegt ein doppeltfaustgroßes Myom mit großen Fettgewebspartien von unregelmäßiger Gestalt intramural in der Vorderwand. Das Fettgewebe bildet im mikroskopischen Bilde sowohl selbständige Partien als auch Durchmischungen mit Myomgewebe, indem entweder kleinere und größere Fettgewebsinseln eingeschlossen sind oder umgekehrt Myompartien nach Art von Septen durch das Fettgewebe hindurchziehen. Nur an wenigen Stellen sind Lipoblasten erkennbar, sowie jugendliche Fettzellen, meist sind die letzteren ausgereift. Das Myom zeigt starke hyaline Degeneration an vielen Stellen. In diesem Falle ist der Fettgewebsbestandteil so groß, daß man von einem Lipomyom reden muß.

Im Falle 6 liegen die Verhältnisse mikroskopisch genau so wie im vorigen Falle. Er unterscheidet sich nur makroskopisch durch die viel größere Selbständigkeit des lipomatösen Bestandteiles. Es ist ein Lipomyom und ein fast reiner Lipomteil.

Den 7. Fall ein Lipomyosarkom mit Drüsen habe ich a. a. O. beschrieben.

Das Fettgewebe geht in diesem Falle sehr deutlich aus kleinen runden Zellen hervor ,,Lipoblasten", die scheinbar von Haus aus vorhanden sind; jedenfalls hängen sie mit keiner anderen Gewebsart außer dem Fettgewebe durch Übergangsstufen zusammen.

Man sieht im Bindegewebe einzelne dunkle Kerne mit hellem Zelleib, Lipoblasten; der Zelleib wird durch Einlagerung kleiner Fetttröpfchen groß und größer; die größten Fettzellen haben einen sehr hellen Zelleib, auch ist das Fett oft durch Alkohol extrahiert. Bezeichnender Weise sind Fettzellen, die im Myom oder Sarkom ganz isoliert einzeln oder 3—4 in einer Gruppe auftreten, umgeben von solchen Lipoblasten.

Dort, wo das Fettgewebe fast völlig ausdifferenziert ist, kann man unmöglich seine Herkunft erraten und ich habe aus den fertigen Bildern sehr wohl verstanden, wie die Autoren oftmals eine Degeneration oder Metaplasie des Bindegewebes in Fettzellen annehmen können, wenn man die Lipoblasten, und ihre Entwicklung nicht findet, die man auch in dem vorliegenden Falle nur stellenweise noch antrifft.

Ich habe diesen Fall nicht den vielseitigen Kombinationsgeschwülsten zugerechnet, weil ich nicht die Überzeugung gewinnen konnte, daß die verschiedenen Gewebsarten alle aus einem gemeinsamen Mutterkeime hervorgehen, sondern weil ich die komplizierten Tumorkeime annahm, nämlich teils ortsfremde (Fettbindegewebe), teils normal ansässige Zellen, die sich miteinander verbunden hatten. Ich unterscheide aus diesem Grunde komplizierte Tumoren von den kombinierten.

Im 8. Falle sah man einige kastaniengroße Lipomherde in einem lappig gebauten, über kopfgroßen Tumor des Uterus fundus, der sich sonst als derbes Myom erwies. Die Schleimhaut und einige große Polypen sind adenomatös, carcinomatös und sarkomatös entartet (s. unter Carcinosarkom). Lipoblasten wurden nicht gefunden. Das Fettgewebe nimmt zwischen hyalin degeneriertem Bindegewebe den größten Teil der mäßig scharf abgesetzten Knoten ein.

Fall 9 betrifft ein gestieltes, subseröses Myom der Uterushinterwand von einer 42 jährigen Frau (Pr. 6837) (279, 43) mit einem erbsengroßen scharfumschriebenen Lipomknoten im Myom. Keine Lipoblasten.

Im Fall 10 handelte es sich um ein etwa kirschgroßes Myom der Portio (Dr. F. Sachs, Pr. 6839), darin Fettgewebe in geringer Menge, meist nur in Ansammlungen weniger Zellen im perivasculären Bindegewebe überall zerstreut liegen.

Im Fall 11 entnahm Herr Kollege Siefart bei einer 47 jährigen Frau (Pr. 8257) ein polypöses Fibrolipom aus dem Cervicalkanal von etwa Kirschgröße, ohne histologische Besonderheiten.

Die Häufigkeit, mit der sich Fettgewebe im Anschluß an Myome findet, läßt wohl auf eine gemeinsame Anlage schließen.

Die Lipoblasten fand ich nur in den drei großen Tumoren; die kleinen Fettknoten und unbedeutenden Fetteinschlüsse im Myom und im Fibrom enthielten dagegen keine, wie es nach ausgiebiger Untersuchung schien. Nur indifferente Keime neigen zur malignen Abartung.

Myolipoma polyposum uteri in Kollision mit Adenomyosis (Abb. 410 u. 411).

Ein ungewöhnlicher Fall ist mir von Herrn Kollegen Prof. Paul Schäfer zur Untersuchung gegeben worden. Bei der 40 jährigen Patientin war 8 Jahre zuvor ein „myomatöser Polyp" entfernt, der von Carl Ruge für gutartig erklärt wurde mit der Mahnung „auf Sarkom zu beobachten". Bei der mit Blutungen behafteten Frau fand sich neuerdings ein breitbasiger weicher Polyp im Fundus uteri; der fingerartig bis in die Cervix hing. Er erwies sich als Myolipom. An der Basis des Polypen wurde hinterher besonders ausgekratzt, so daß das Bett des Stieles zur Untersuchung mit vorlag.

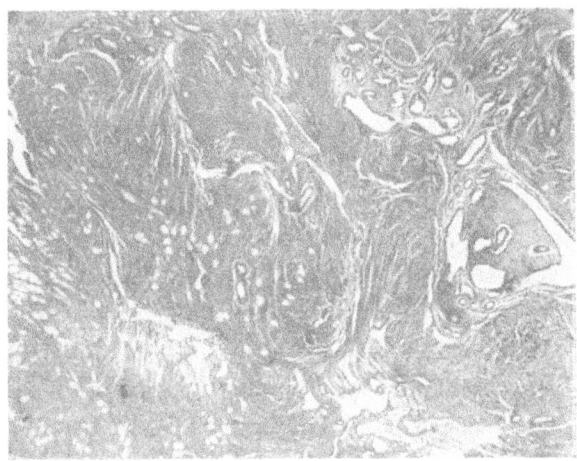

Abb. 410. Myolipoma polyposum vom Fundus uteri mit Einlagerung von Adenomyosis im Stiel. Von oben (im Bilde) erstreckt sich die Adenomyosis in die Basis des Myolipoms, von dem man Teile nur links und unten sieht.
(Lichtbild schwacher Vergrößerung.)

Der Polyp besteht aus dichtgelagerten, meist jugendlichen Muskelzellen und Fettgewebe in wechselnder Menge gemischt mit überwiegenden Muskelzellen. Die Unreife der Zellen ist vielerorten derart, daß nur die allmählichen Übergänge in reifere Muskelzellen und besonders auch die färberischen Übergänge mit van Gieson den Nachweis unreifer Muskelzellen erbringen, als die sie sich übrigens durch die Art ihrer Lagerung in Bündeln schon frühzeitig erkennen lassen. Die Fettzellen sind dagegen reif. In der Basis des Myolipoms ist eine endometrioide Partie zu sehen, die vom myolipomatösen Gewebe umgeben sich zentral in diesem vorschiebt. Ihr Zusammenhang zur nicht myomatösen Basismuskulatur ist zu verfolgen. An dieser ist nichts auffälliges bemerkbar. Das endometrioide Gewebe bildet in einer ansehnlichen Partie die typische Form der geschlossenen Ordnung von Schläuchen, die sich in einem größeren Raume sammeln und von reichlichen ebenso typischen cytogenen Stroma begleitet sind. Außerdem strahlen noch fast nackte Epithelschläuche ungeordnet in die umgebende Muskulatur, die den Herd leidlich gut und so scharf gegen die lipomyomatöse Umgebung abgrenzt; jedenfalls so abgrenzt, daß zur Zeit keine Kollision zwischen dem endometrioiden und dem lipomyomatösen Gewebe besteht. Aber das dem Herde von Adenomyosis angehörende Muskelgewebe ist nur auf einer Seite scharf abgekapselt gegen das Myolipom, auf der anderen Seite dagegen geht das jugendliche Muskelgewebe des Myolipoms unversehens in breiter Flucht in die muskulöse Umgebung des endometrioiden Herdes über, ohne daß ich die Art des Überganges genauer feststellen konnte, habe ich aus der diffusen Durchsetzung der reifen Muskulatur der Adenomyosis mit der unreifen Muskulatur des Myolipoms den Eindruck, daß diese bereits einen Teil von jener durchdrungen und sich auf ihre Kosten ausgebreitet hat. Nur ist dabei festzustellen, daß das jugendliche Muskelzellgewebe nicht bis an das endometrioide Zentrum des Herdes der Adenomyosis heranreicht und daß sich das Fettgewebe nicht an der Durchsetzung der Muskulatur der Adenomyosis beteiligt. Diese setzt sich basal in die sub-

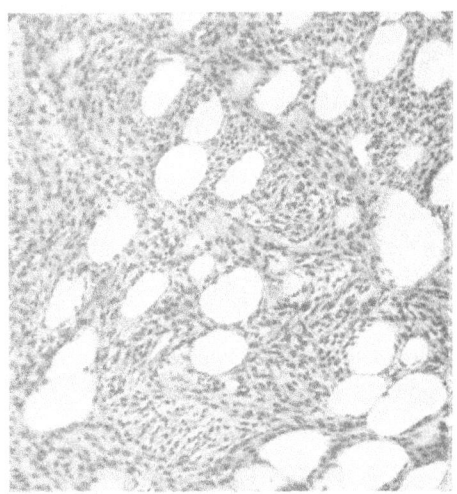

Abb. 411. Von demselben Falle wie Abb. 410.
Lipomatöse Partie.
(Lichtbild stärkerer Vergrößerung.)

muköse in Bündeln regelrecht geordnete Muskulatur fort ohne besondere Abgrenzung; dagegen besteht zwischen der jugendlichen Muskulatur und der submukösen Muskulatur in der Umgebung des Polypenstieles kein Übergang, sondern die Polypenbasis ist durch lockeres fibrilläres Gewebe mit starken Gefäßstämmen, wenn auch nicht mit scharfem Saume, so doch deutlich von der Uterusmuskulatur abgesetzt — soweit sich dieses aus dem vorhandenen Material feststellen läßt —. Der Polyp selber hat nur einen sehr dünnen Schleimhautüberzug, meist nur gedehntes und defectes Oberflächenepithel.

Fassen wir die Beurteilung des seltenen Falles zusammen, so ist das polypöse Lipomyom des Corpus uteri, mit reifem Fettgewebe und unreifer Muskulatur, mit seinem Fußpunkte von nebenbei fast 2 cm Durchmesser submukös in der Muskulatur verankert ohne nachweisbaren Übergang zwischen diesen reifen und jenen unreifen Muskelzellen. Des weiteren erstreckt sich aus der Uteruswand in die Mitte der Polypenbasis ein typischer Herd von Adenomyosis, dessen Muskulatur mit der des Uterus zusammenhängt und sich gegen die jugendlichen Muskelzellen des Polypen nicht ringsum scharf abgrenzt, sondern auf einer Seite von ihr unregelmäßig durchsetzt und wie es scheint verdrängt oder vielmehr ersetzt wird, ohne daß sich aus diesem immerhin gewebslösenden Vorgange eine „maligne" Wucherung der jugendlichen Muskulatur entnehme, für die auch strukturelle Besonderheiten und Destruktion der übrigen Basis fehlen. Diese histologische Beurteilung der klinischen Bedeutung ist nicht unbedingt zuverlässig, aber doch eine praktisch anwendbare Prognose. Zur Zeit $^5/_4$ Jahre nachher ist die Frau völlig gesund mit normalen Menses laut gefälliger Mitteilung von Prof. Schäfer.

Die Bedeutung des Falles für die Lehre vom „Adenomyom" habe ich dort (S. 668) besprochen. Hier interessiert uns mehr als die zufällige Beimischung der endometrioiden Wucherung das Myolipom selber, zumal es den bei diesen Fällen seltenen Anblick lebhafter Wucherung jugendlicher Muskelzellen darbietet, deren Destruktionskraft wenn auch nicht bedeutend, so doch im mäßigen Grade besteht und so einen Übergang vom Lipomyom zum Lipomyosarkom darbietet. Die muskelzellige Unreife des Polypen gewinnt noch durch die Mitteilung erhöhte Bedeutung, daß schon 8 Jahre vorher ein nach Carl Ruges Urteil zwar gutartiges, aber auf Sarkom zu beobachtendes Myom entfernt worden war.

Als Rückbildungserscheinungen sieht man Erweichung und hyaline Sklerosierung in dem Bindegewebe bzw. in den myomatösen Partien. Eine Verkalkung im Falle E. Krägers scheint durch Drucknekrose des subserösen Funduslipoms entstanden. Derselbe Fall zeichnet sich aus durch ein benachbartes „Fibrom", von dem freilich die Beschreibung fehlt.

Degenerationszustände der Muskulatur oder am Bindegewebsgerüst der Tumoren beschrieben Knox, Merkel, Seydel und in der Umgebung eines kleinen Lipoms fand R. Meyer entsprechend den starken entzündlichen Erscheinungen (Pyosalpinx) auch mikroskopisch leukocytäre Infiltrate und Degenerationsriesenzellen in der Muskulatur.

Die einfachen „Lipome" sind zuweilen Übergangsfälle zu gemischten Tumoren durch geringe Beimengung von Knorpelherden, z. B. von einem offenbar gutartigen umschriebenen, submukösen Polypen im Corpus uteri von Petersen.

2. Gutartige und bösartige Chondrome und Osteome.

Hier wäre nur ein Fall von Feuchtwanger erwähnenswert; es handelt sich um einen interstitiellen Tumor der Uteruswand mit einer Erweichungscyste.

Mitten im normalen guterhaltenen Myomgewebe fanden sich ganz zerstreut Knorpel- und Knocheneinsprengungen von mikroskopischer Kleinheit bis zu einzelnen großen Partien. Der Knorpel steht dem hyalinen am nächsten, führt aber mitunter eingelagerte starre Fasermassen. Die Knorpelzellen gehen peripher unmerklich in das umgebende Spindelzellengewebe über, das intercellulär stellenweise reichlich homogene Substanz enthält. Zeichen von Proliferation fehlen. Ob das umgebende Spindelzellengewebe bindegewebig oder muskulär sei, konnte Feuchtwanger nicht unterscheiden. Ferner fand er Übergang des Knorpels in Knochen; bei den meisten Knochenstückchen war dieser Übergang jedoch nicht nachweisbar. Der noch in Entwicklung begriffene Knochen enthält feinkörnige Kalksalzablagerung; von Kalkablagerung in dem übrigen Gewebe ist jedoch nirgends die Rede.

Der von Amann untersuchte Fall (Kleinschmidt) wird zu den knorpelhaltigen Mischgeschwülsten gerechnet (Kehrer u. a.), kann aber als solcher nicht gelten, da nur die Zwischensubstanz stellenweise an Knorpel erinnert.

Ein von Ascher erwähnter Fall von verknöchertem Enchondromyom ist zu kurz beschrieben, um verwertet werden zu können.

Die übrigen Fälle von sog. Osteomyomen sind meist Myome mit Knochenbildung in der Umgebung degenerierter, mit Kalksalzen imprägnierter Gewebe (s. Myom).

Den Fall von Knorpel im Polypen von Orth habe ich oben erwähnt. Alle anderen knorpelhaltigen Tumoren scheinen komplizierter gebaut gewesen zu sein; s. w. unten.

Ein Fall von Osteochondroma uteri.
(Heterologes Hamartom.)

Einen eigenartigen Befund von „vollentwickelter Knochensubstanz, Haversschen Kanälchen und Mark in größeren solchen" — sowie „Knorpelinseln vom Bau des hyalinen Knorpels und Züge faserreichen Bindegewebes" (histologisch untersucht von Wilke, Essen) teilt W. Stade mit, dem ich die Präparate verdanke. Die 24 Jahre alte Frau hatte 3 Jahre zuvor ein Kind ausgetragen und vor $1^1/_2$ Jahren war sie nach einem Abort curettiert worden. „Der abgeflachte Tumor hat die Form der Uterushöhle, ist hart, uneben, rauh, saß an der Vorderwand des Corpus bis zum Fundus und läßt auf dem Röntgenbild deutlich Knochenlamellen erkennen. Übergänge zwischen Knorpel und Knochen wurden nicht nachgewiesen." Das als „Mischtumor — bezeichnete Gebilde scheint seit der Schwangerschaft in 3 Jahren entstanden zu sein.

Ich lasse meinen Befund folgen:

Nach der Größe des Gebildes, etwa $2 \times 2,5 \times 4$ cm könnte man von Geschwulst sprechen. Nur ist die organartige Entwicklung nicht geeignet dazu. Die Natur der Bildung läßt daran denken, daß für die Extremitätenbildung oder Beckenbildung vorgesehene Keime verlagert worden sind.

An den mir überlassenen fertigen Schnitten ersehe ich einen gedehnten Rest der zum Teil lymphocytär infiltrierten Schleimhaut, darunter eine Muskelschicht ebenfalls durch Dehnung verändert; einige Schleimhautausläufer sind in die Muskulatur vorgedrungen. Diese geht ohne scharfe Grenze über in eine bindegewebige Zone, die zum Teil sehr beträchtliche Gefäßbündel enthält. Dann folgt erst das fremde Gewebe, also innerhalb der Muskulatur gelegen. Der Knorpel liegt an der Peripherie des Knochens, und zwar zum größten Teile namentlich in Gestalt einer über 1 cm langen, etwa 2 cm dicken Spange der inneren Uterusoberfläche zugekehrt. Eine kleine Knorpelinsel liegt gegenüber, fast an der Basis, die sich gegen die tiefer gelegene Muskulatur durch Bindegewebe und Fettgewebe unregelmäßig abgrenzt. Die Muskulatur ist durch das Bindegewebe stärker in kleinere Bündel zerlegt. Die Knorpelspange ist nach außen konvex, nach innen konkav. Die Knorpelspange ist nach Art der Epiphyse außen gegen die innere Uterusfläche zu mit einem freilich in dem größten Umfange recht dünnen Perichondrium umgeben, an das sich nach innen kleine, dicht gelagerte Kerne anschließen. Des weiteren vergrößern sie sich allmählich zu Kapseln, die säulenartig aufgereiht sind mit recht genauer Richtung auf den Knochen zu unter Zunahme der hyalinen Zwischensubstanz, aber ohne Verkalkung. Nur nahe der tieferen Zone ist diese nicht so reichlich. Doch unterscheidet sich die tiefere Grenzschicht sehr auffällig von der perichondralen Außenfläche.

Der Knorpel ist in der Tiefe nicht scharflinig begrenzt, sondern mit leichten Zacken und Buchten, in die eine zwischen dem Knorpel und Knochen gelagerte derbe, periostale Bindegewebsschicht (ähnlich wie bei Chondrodystrophie) hineinreicht und sich auch in Form von freilich wenig tiefgreifenden Knorpelmarkskanälchen einsenkt.

Die als „Perioststreifen" bezeichnete Zwischenlage zwischen Knorpel und anliegendem Knochen setzt sich einerseits in breiten Zügen zwischen größeren Knochenfeldern hauptsächlich in gleicher Richtung fort wie die Knochenzellreihen, also senkrecht zur Schleimhautoberfläche. Andererseits steht er mit dem genannten Perichondrium und abschließend mit dem Periost in Verbindung, das ringsum den Knochen umgibt.

Ist somit die epiphysenartige Knorpelspange durch den „Perioststreifen" im allgemeinen deutlich vom Knochen gesondert, so liegt doch ein kleines Knorpelteilchen etwas tiefer in den äußeren Schichten des Knochens. Ob ein Zusammenhang des Knorpelteilchens mit der „Epiphyse" in anderen Schnitten besteht, weiß ich nicht. Wenn schon mangels Verkalkung im „epiphysären" Knorpel nicht eine Knochenbildung aus ihm nachweisbar ist, so kann man aus gleichem Grunde nicht sicher von perichondraler Knochenbildung aus der im peripheren Knochengewebe liegenden Knorpelinseln sprechen.

Das periostale Bindegewebe setzt sich ebenso wie von dem Zwischenstreifen so auch vom rings umgebenden Periost in mikroskopisch schmale Spalten des Knochens fort, so daß dieser (im Schnitt!) gelappt erscheint und dringt in die Haversschen Kanälchen in Form von Mark in ansehnlicher Menge fort. Die meist kleinen Markzellen sind nicht genau feststellbar, nur sieht man in größeren Räumen deutlich Fettgewebe in mäßiger Menge. Die Knochenlamellen sind auch am histologischen Schnitte deutlich zu erkennen in einer dem Gefäßverlauf regelmäßig angepaßten Schichtung. Osteoblasten sind außen stellenweise und wenig deutlich und Osteoclasten vereinzelt kaum erkennbar.

Aus dem freundlich überlassenen ganzen Gebilde habe ich noch einen großen Schnitt entnommen, in dem auch makroskopisch einige größere Knorpelstückchen in dem äußerst harten Knochengewebe auffielen. Die mikroskopische Untersuchung ergab jedoch nur mäßige Bilder im Vergleiche mit den oben beschriebenen, nicht grundverschieden, aber auch nicht so klare, an endochondrale Verknöcherung erinnernde Stellen.

Der Befund als solcher ist wichtig genug auch unabhängig von seiner Deutung. Doch hebe ich kurz hervor, daß ein großes Stück Knorpelknochengewebes teilweise organoiden Charakter hat, der unmittelbar an die knorpelige Epiphyse und knöcherne Diaphyse in pathologischer Entwicklungsform erinnert. Der Knochen ist jedoch völlig differenziert, der Knorpel nicht ganz ausgereift.

Wenn diese Ähnlichkeit für ausreichend angesehen werden darf, die „Tumor"-Bildung als eine organoide zu bezeichnen mit Nachahmung der Knochenbildung auf Grund knorpeliger Anlagen, so gewinnt die Frage ein besonderes Ansehen, wie dieser Fund heterologen Gewebes im Uterus genetisch zu erklären ist. Ohne hierauf näher einzugehen, muß hervorgehoben werden, daß eine Metaplasie irgendwelcher Kategorie ausgeschlossen werden kann.

Nach meiner früher (1905) gegebenen Erklärung über den Mechanismus embryonaler Gewebsverlagerung würde dieser Befund sich aus der besonderen Beziehung des Urnierenganges in seinem caudalen Abschnitte zum indifferenten Mesoderm verständlich machen lassen; siehe Pathogenese.

Ein Fall von Chondrosarkom „Sarkoma chondrocellulare".

Herrn Kollegen Prof. Henkel (Jena) verdanke ich folgendes Präparat (995, 238, 63) mit folgender Angabe:

Es handelt sich um eine 28jährige Patientin, die mich am 16. September 1920 aufsuchte wegen Schmerzen usw. Patientin ist vor 5 Jahren entbunden. 1916/17 ist sie von anderer Seite ausgeschabt worden, und von demselben Arzte wurde bei ihr vor $5/4$ Jahren wegen verdächtiger Erosion die Portio vaginalis uteri amputiert. Es wurde damals histologisch Sarkom diagnostiziert, Präparate nicht vorhanden. Darauf Röntgenbestrahlung. Der Uterus war ganz klein, die linke Scheidenwand wird im hinteren Drittel von einer prall elastischen schmerzhaften Geschwulst vorgetrieben, die sterilen Eiter enthielt. Darunter eine harte, fast stachlige Geschwulst bis in das linke Parametrium, die sich stumpf bröckelweise entfernen ließ. Herr Henkel nahm Rezidiv oder Metastasen des Portiotumors an und übersandte mir einige Bröckel, die zum Teil überwiegend knorpelig, zum anderen Teil weich sarkomatös sind. Der hyaline Knorpel besteht aus einigen, wenig differenzierten Inseln mitten im Sarkomgewebe, in der Hauptsache ist er jedoch ausgewachsener zur Verkalkung neigender Knorpel von einem zarten Gewebe mit erweiterten Capillaren durchsetzt und perichondral umgeben. Dieses Gewebe (Abb. 412) verwandelt sich teil-

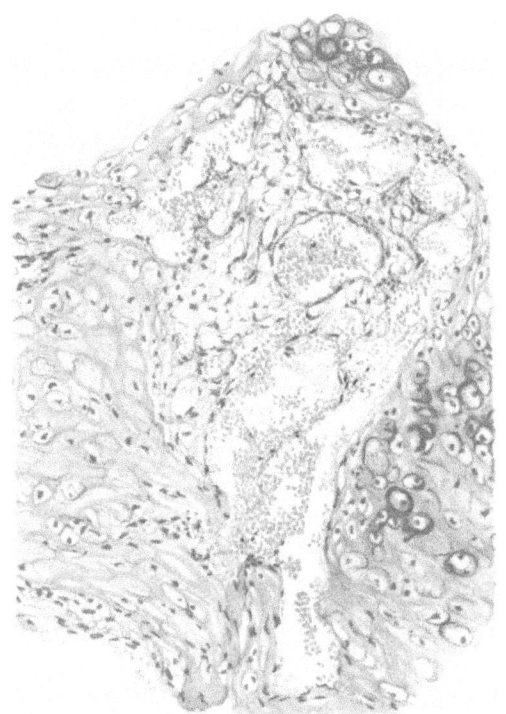
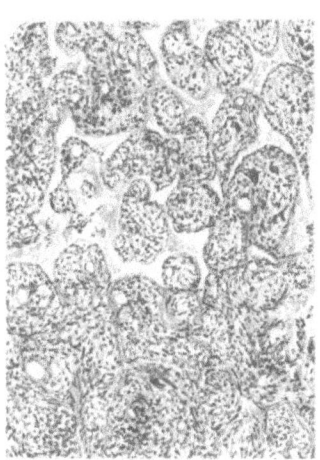

Abb. 412.   Abb. 413.

Abb. 412. Chondrosarkom des Uterus. Das „Gefäßbindegewebe" mit weiten Capillaren und lockerem kernarmen Gewebe (in der Mitte der Abbildung) verwandelt sich unter Einlagerung streifiger hyaliner Grundsubstanz in Knorpel. (Leitz Obj. 5. Okul. 0. Tubus 0.)

Abb. 413. Von demselben wie Abb. 412. Diffus gewucherte und durch erweiterte Capillare „alveolär" abgeteilte indifferente Sarkomzellen. (Leitz Obj. 3. Okul. 0. Tubus 0.)

weise unter diffuser und streifiger Einlagerung homogener wenig, körniger Zwischensubstanz in Knorpel, der somit peri- und endochondral wächst, teils wuchert es geschwulstartig, indem die Zellen kleiner und dichter zu stehen kommen (Abb. 413) und diffus oder von meist erweiterten Capillaren durchsetzt abgeteilte, zuweilen kreisrunde Felder bilden. Die Kerne dieser sarkomatösen Wucherung anfangs mehr rundlich werden weiterhin ganz unregelmäßig und neigen in den Zentren der Alveolen zu Atypien, Verklumpung, Zerfall. Der Zelleib ist zart durchsichtig, verhältnismäßig groß mit deutlicher Zellmembran.

Die Deutung Henkels chondromatöses Sarkomrezidiv vom Portiotumor kann man wohl unbeanstandet gelten lassen nach den Erfahrungen aus der Literatur.

Man kann in diesem Tumor einen Zusammenhang des zarten Bindegewebes (kein deutliches Schleimgewebe) mit dem rundzelligen Gewebe des Sarkoms wohl nachweisen, aber nicht sagen, wie sie auseinander entstehen. Dagegen ist die Umwandlung des zarten zellarmen Gewebes in Knorpel ganz eindeutig.

Die Patientin ist im November 1920 von Seitz (Erlangen) bestrahlt worden und ist im Januar 1921 gestorben.

3. Myxome.

Es soll hier nur kurz angedeutet werden, daß einfache Tumoren dieser Art im Uterus wohl vorkommen können; das „Schleimgewebe" spielt ja vielfach eine Rolle in Uterustumoren; es ist wahrscheinlich, daß echtes Schleimgewebe eine embryonale Gewebsart darstellt, doch gestattet uns bislang nichts, das Gewebe als ausschließlich embryonal anzusehen. Jedenfalls kann aber durch Degeneration ein dem echten Schleimgewebe ähnliches Gewebe durch Erweichungen von Myomen u. a. entstehen. Ein neuerdings von Siedamgrotzky beschriebenes spindel- und sternzellenhaltiges Myxosarkom scheint ein echtes embryonales Schleimgewebe enthalten zu haben; nach freundlicher Mitteilung von Herrn Prof. Franz (damals in Jena) ist die Patientin $3/4$ Jahr nach der Operation am Rezidiv gestorben. In der Bauchhöhle wurden große myxomatöse Massen gefunden. Siedamgrotzky faßt den Fall als myxomatöse Degeneration auf unter dem Einfluß der an und für sich richtigen Angaben Picks, daß Verwechslung möglich sei. Aber selbst wenn die Unterscheidung in praxi nicht immer möglich ist, sollte man die myxomatöse Degeneration nicht mit Myxom bezeichnen.

Meist wird Schleimgewebe in Verbindung mit anderen heterologen Bestandteilen, besonders mit Knorpel in Tumoren beschrieben, von denen weiter unten die Rede sein wird.

Myxosarkome beschreiben v. Riederer, Siedamgrotzky, Dobrowolsky (beim dreimonatlichen Kinde) s. weiter unten.

Wenn Mallory meint: die Myxome und Myxosarkome unterscheiden sich von den anderen Bindegewebsgeschwülsten nur durch eine stärkere Flüssigkeitsmenge zwischen den kollagenen Fibrillen mit einem geringeren oder stärkeren Schleimgehalt, sie sollten deshalb nicht als besondere Tumoren aufgezählt werden, so hat er offenbar nur die regressiven Veränderungen der schleimigen Erweichung im Auge, nicht aber die embryonalen Schleimgewebstumoren (s. Schleimgewebe im Uterus, Abb. 407 und 408, S. 776).

4. Rhabdomyome.

Quergestreifte Muskulatur ist bereits im Uterus (Girode, Nehrkorn, Schlikowsky) ohne Tumoren nachgewiesen, kann also auch in Myomen vorkommen, oder gar Rhabdomyome bilden (s. Histogenese).

Rhabdomyome werden weiter unten mit den Kombinationstumoren besprochen, da es kaum einwandfrei reine Rhabdomysarkome gibt.

5. Neurome.
Neurofibrom. Sympathicoblastom.

Es sei hier noch eines Fibroms mit Ganglienzellen und marklosen Nervenfasern im Uterus gedacht, das Borst den amyelinischen Neuromen nahestellt, das aber besser den einfacheren heterologen, mesodermalen Kombinationsgeschwülsten zuzurechnen ist, da normalerweise Ganglienzellen im Uterus nicht vorkommen. In einem mesodermalen Kombinationstumor der Vagina fand Hauser Zellen, die er für versprengte Plattenepithelien hielt, während Wilms auf ihre Ähnlichkeit mit Ganglienzellen hinweist. Ebenso fand Amann in einer vaginalen Mischgeschwulst die Ganglien vergrößert.

Auch habe ich unter den verschiedenen Bestandteilen einer mesodermalen Gewebsversprengung in der fetalen Vagina abnorme Ganglien und Nerven beschrieben. Natürlich könnten wohl einfache Neurofibrome wohl aus den einfachen Uterusnerven entstanden gedacht werden. Ganz beträchtliche neurofibrilläre Hyperplasie in der Außenschicht der Uteruswand habe ich einmal gesehen, der Beweis für die Existenz von Neurofibromen des Uterus ist jedoch noch nicht erbracht.

Ein Ganglioneuroma embryonale sympathicum mit peritheliomartigen Bildern und feinen Nervenfasern fand Pick bei einem $2^1/_4$ jährigen Kinde.

Von Lemeland et Durante wird ein Tumor des Uterus als Sympathicoblastom von einer 27jährigen Frau beschrieben.

25jährig (1924) operiert 1926 also 27jährig.

Uterus mäßig vergrößert. In der Wand ein weicher Herd rötlich-gelb gestreift mit unregelmäßigen Grenzen.

Kubische und polygonale Zellen mit dickem hellen Kern und mehreren Nucleolen bilden Haufen ähnlich Metastasen eines Plattenepithelcarcinoms. Im Zentrum des Herdes sind die Zellen mehr polygonal und spindlig. In der Nachbarschaft der Gefäße stehen sie radiär zum Lumen, bilden einen Strahlenkranz, indem sie sich bedeutend verlängern. Einige dunkler gefärbte Tumorzellen neigen dazu, die übrigen Zellen zu umgeben, einzuwickeln. Andere Zellen haben ein schwammiges Aussehen. Größere polynucleäre Plasmodien sind zuweilen vakuolisiert.

Zahlreiche Haufen runder dunkler Kerne, vom Aussehen der Lymphcyten durchsetzen das Stroma nach Art entzündlicher Infiltrate, aber immer nur im engen Zusammenhange mit dem Tumor, nicht in der muskulären Umgebung. Epitheloide Zellen umhüllen in radiärer Anordnung Gefäße. Endlich lange spindlige acidophile Zellen mit Bildung langer Fasern. Die Tumoren des Sympathicus (Aleszais et Peyron, ferner Masson u. a.) sehen ebenso aus. Zahlreiche Zellen sind tatsächlich argentaffin. Neurofibrillen stehen in Zusammenhang mit den Tumorzellen.

Nervöse Elemente, angeblich Glia werden auch in den verwickelten Geschwülsten beschrieben.

Es steht jedenfalls nichts im Wege, daß Tumoren nervöse Elemente enthalten, aber es muß nochmals daran gedacht werden, daß die Pallisadenstellung der Kerne nicht nur stellenweise in degenerierenden Myomen, sondern auch in Sarkomen durchwegs die Bilder beherrschen und doch keine Nervengeschwülste sind.

b) Die komplizierten Tumoren.

Früher gingen die einfachen und komplizierten Tumoren meist unter dem Namen, traubenförmiges Sarkom der Cervicalschleimhaut (Sarcoma colli uteri hydropicum papillare).

Die Traubenform ist diesem Tumoren jedoch nicht allein eigen, sondern auch einfache Sarkome (s. diese) und benigne Polypen der Schleimhaut (Schirokauer) können die gleiche Form annehmen; ja sogar nicht einmal die Polypenform ist den Kombinationsgeschwülsten ist stets gegeben (Wagner, Geisler, Kaufmann).

Ferner sind die hierher gehörigen Tumoren nicht immer Sarkome und kommen nicht nur in der Cervix, sondern auch im Corpus uteri vor. Schließlich ist die Herkunft von der Schleimhaut unerwiesen. Es liegt also Grund genug vor, den Ausdruck „traubenförmiges Sarkom der Uterusschleimhaut", weil er nur eine Äußerlichkeit der Tumoren bezeichnet, zu ersetzen. Man spricht jetzt allgemein von „heterologen, mesodermalen Kombinationsgeschwülsten", seltener auch „mesodermalen Teratomen".

1. Gutartigkeit und Bösartigkeit.

Das klinische Verhalten der Mischgeschwülste ist an anderer Stelle abzuhandeln. Hier möchte ich nur der Meinung entgegenarbeiten, als ob die Mischgeschwülste mit heterologen Geweben ohne weiteres bösartig sein müßten. Den Ruf besonderer Bösartigkeit verdienen sie gewiß in vielen Fällen; doch darf man darüber nicht übersehen, daß die heterologen Gewebe an sich nicht bösartig sind, sondern nur ihre unreifen oder undifferenzierten (embryonalen) Vorstufen. Wir haben gesehen, daß einfache heterologe Geschwülste oft gutartig sind; wir haben ferner erfahren, daß sich geringe Beimengungen heterologer Gewebe in gutartigen Tumoren, Myomen, Polypen finden und in der Uteruswand ohne Tumoren.

Diese Tatsachen sind um so mehr zu beachten, als sehr viele kleine heterologe Gewebsinseln in einfachen Tumoren und Polypen, ebenso im Uterusgewebe übersehen werden, weil sie nicht aufdringlich wachsen. Kurz, die Ortsfremdheit der embryonalen Fehlanlage bedeutet noch keine Verurteilung zur Geschwulstbildung, geschweige denn zur Bösartigkeit.

So mögen außer den Geschwülsten mit einem einzigen fremden Gewebsteile auch solche mit mehreren als gutartig durchgehen. Als solche ist ein Fall von Petersen zu beachten, den er als leicht ausschälbaren rundlichen Tumor von 10 cm Durchmesser ölig gelblichen Aussehens submukös fand, darin Fettgewebe, Bindegewebe, Knorpelzellhaufen und Streifen glatter Muskulatur. Trotz der einfachen Ausschälung des Tumors war die 54jährige Frau nach 2 Jahren gesund.

Fettgewebe reift leicht aus, Knorpelgewebe beschränkt sich auch in den bösartigen Geschwülsten oft auf einfache Inseln und ebenso quergestreifte Muskulatur. Es genügt ja, wenn entweder das „embryonale" undifferenzierte „Keimgewebe" stellenweise destruktiv weiter wuchert, oder aus einzelnen differenzierten, aber doch ungereiften Zellarten des Bindegewebes, der Muskulatur u. a. sarkomatöse Wucherung entsteht, um die heterologen Nebenprodukte wie Knorpel, quergestreifte Muskulatur restlos zu vernichten.

Daraus ergibt sich die Folgerung, daß wir vermutlich des öfteren Sarkome finden, die Teilen einer heterologen Anlage entspringen, daß wir die heterologen Nebenabgaben nicht finden oder nicht mehr finden können, weil sie schon zerstört sind.

Diese Überlegung ist an sich nicht neu und besonders auf die teratomatösen Keimdrüsengeschwülste unter anderen von mir wiederholt angewendet worden; ich bringe sie hier zur Sprache, weil ich kürzlich ein in unserer Klinik operiertes Sarkom mit Knorpelinseln fand.

Corpus uteri (S. P. 17, 286, 7) einer 61jährigen Frau (früher 1 Geburt, kein Abort, seit 9 Jahren in der Menopause) enthält einen innen festeren, außen morschen zerfallenen Tumor von 5—6 cm Durchmesser breitbasig an der Hinterwand innen. Uterushöhle entsprechend erweitert. Schleimhaut wulstig mit einem

Polypen nahe der Tumorbasis und einer vom Tumor breit getrennten knotigen Erhebung (10 × 12 mm) nahe dem inneren Muttermund.

Der Tumor ist histologisch sarkomatös und dringt mit frischen Stellen in die Muskelwand vor, breitet sich mit stattlichen Eindringlingen in deren Gefäße aus, füllt sie aus, erweitert sie und dringt wiederum von hier in die umgebende Uterusmuskulatur.

Das Sarkom zeigt aber Übergänge erstens in ein fibrilläres Bindegewebe, das seiner Dichte nach als ein stark fibrillenhaltiges Fibrom allenfalls bezeichnet werden könnte. Sarkom und Bindegewebe gehen außerdem in hyalin degenerierte und in nekrotisierende und völlig nekrotische Teile über.

In dem fibrillären Gewebe finden sich an zwei Stellen miliare Knorpelherde (Abb. 414) scharf umschrieben mit einem schmalen Perichondrium und einer peripheren Reihe nicht ausdifferenzierter Bildungszellen, Chondroblasten. Ungeordnete Knorpelzellen innen etwas größer, aber nicht vollreif liegen in reichlicher nicht derber Grundsubstanz dieser scharf begrenzten nicht wuchernden Inseln.

Kurz, es gibt Sarkome, in denen man die heterologe Natur oder ihre heterologe Beimengung übersehen kann; nur bedarf es einer eingehenden Untersuchung vieler derartiger Fälle, um zu entscheiden, ob wirklich das sarkomatöse Gewebe heterologer Natur ist. Ein Keimzellengewebe nach der Beschreibung von Wilms u. a. liegt ja in meinem Falle nicht vor. An einem einzigen Falle wird man jedoch nicht die Frage entscheiden; um so mehr ist es angebracht, die Aufmerksamkeit auf sie zu lenken.

Wenn wir Myome mit unbedeutenden heterologen Einlagen nicht gerade als mesodermale, heterologe Mischgeschwülste, sondern als Myome aus der einheimischen Muskulatur des Uterus mit zufälligen belanglosen oder ätiologisch beachtsamen Einschlüssen auffassen,

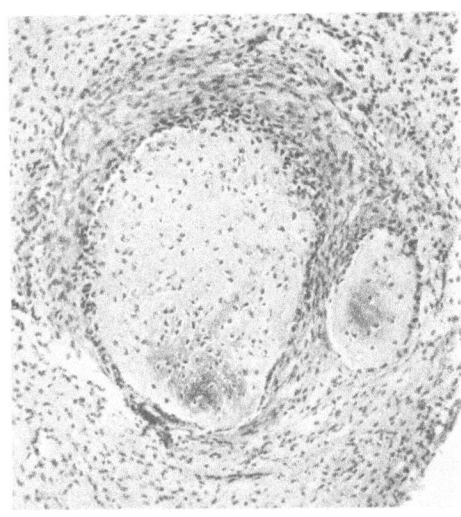

Abb. 414. Knorpelinsel in einem Sarkom des Uterus (siehe Text). (Lichtbild schwacher Vergrößerung.)

so müssen wir Sarkome mit gleichem Maße messen. Der fremde Einschluß, in unserem Falle Knorpel, muß zur Fragestellung führen, ist auch das Sarkom heterologer Natur?

2. Makroskopisches Verhalten.

Die meisten komplizierteren Tumoren sind Polypen und finden sich in der Cervix und zwar meist im untersten Teil, während sie in dem oberen Cervicalteile und im Korpus seltener vorkommen. Die von Kehrer zusammengestellte Kasuistik beweist allerdings, daß man die Korpustumoren bisher an Zahl unterschätzt hat; er erwähnt 9 Fälle, zu denen noch die von (Hunziker, Hofbauer, Gaebelein, Murray und Littler, Pietzold, Schröder und Hillejahn, Durante et Roulland, Perlstein, Wiener, Delagenière et Beachef, Gamper, Geisler, Läwen, Grieger, Robertson) und wahrscheinlich andere hinzukommen, so daß die Korpustumoren doch nicht so sehr selten sind.

Gräfenberg glaubt in einem Falle Tumoren im Uteruskorpus, Portio und Vagina als primär multipel ansehen zu dürfen, ohne dafür besonders triftige Gründe vorzubringen.

Anfangs ähnlich den Schleimpolypen hängen die Tumoren später fast immer polypös zum äußeren Muttermund heraus. Der breite Stiel und der Grundstock der Tumoren ist stark fibrös, die peripheren Teile weich, ödematös, sogar fluktuierend.

An Blasenmole erinnernde (Kunitz), traubige und lappige, auch papilläre Teile, hirsekorn- bis weinbeergroß, mit glatter glänzender, gelblich-weißer bis bräunlicher Farbe oft durchscheinend hell, hängen oft lang gestielt und dicht gedrängt tief in die Vagina.

Durch Blutungen werden die Blasen dunkler bis schwarzblau und durch oberflächlichen Zerfall mißfarbig belegt. Die gut erhaltenen Beeren enthalten oft klare hellgelbe Flüssigkeit, ähneln auch, wenn ihr Inhalt weniger verflüssigt ist, gewöhnlichen Schleimpolypen.

Die Traubenform kann fehlen, jedenfalls ist sie nicht primär, wie auch einzelne Fälle von einfach gestaltetem Polyp mit traubenförmigem Rezidiv lehren (Weber, Pfannenstiel, Gaymann, W. Müller, Peham, Pietzold), sondern sie tritt erst auf, wenn die Neubildung nach und nach in einen Hohlraumv ordrängt (Pick, Geßner). Einfache Polypenform beschreiben Gebhard, Gaebelein, Seydel, Kehrer, Berka; Furchen und warzige Excrescenzen Thiede; lappige polypöse Auswüchse Wilms. Die Form ist mithin nur eine sekundäre Eigenschaft der Mischtumoren (v. Kahlden, v. Franqué).

Kehrer und Mönckeberg haben sich mit der Traubenform der vaginalen Mischgeschwülste beschäftigt. Mönckeberg sieht außer Schädigungen der Oberfläche, die durch Entspannung ein ungleichmäßiges Verwachsen gestatte, für maßgeblich an, ob differenziertes oder embryonales Gewebe der Oberfläche näher liegt; letztes prädisponiert wegen der größeren Wucherungsfähigkeit bei ungleichmäßiger Oberflächenspannung zur Traubenbildung.

Nicht polypös waren einzelne Fälle (Wagner, Geisler).

In der Cervixwand breitet sich die Neubildung diffuser, in markiger derber Form aus und infiltriert auch das Beckenbindegewebe in Form markiger Knoten; meist die Parametrien (Weber, Kunert, Rein, Winkler, Kunitz, Müller, Pick) seltener die Beckenlymphknoten (Rein).

Auch die Schleimhaut der Portioaußenfläche und der Vagina wird oftmals kontinuierlich ergriffen und zweilen bilden sich auch hier Polypen aus (Kunert, Rein, Spiegelberg, Winkler, Müller, Mundé, Pfannenstiel, Pick).

In Berkas Falle war die Cervix unten an der Portio rings von der Neubildung ergriffen, so daß der Cervicalkanal durch den Tumorstiel hindurchzog.

Sonst ist die betroffene Muttermundslippe zuweilen hypertrophisch (Weber, Spiegelberg) oder die Cervix einseitig verdickt (Winkler), das Corpus uteri ist aber bei cervicalen Sitz der Tumoren meist völlig unverändert, zuweilen erfüllt mit nekrotischen Massen (Weber) oder mit Polypen (Spiegelberg), zuweilen auch von der Neubildung mit ergriffen [Weber, Winkler, Müller, Pernice, Pick (mit Pyometra)].

3. Metastasen.

Die Metastasierung der fast immer sarkomatösen Neubildungen erfolgt in den Blutbahnen und Lymphbahnen (längs der Spermatica Wilms-Koch, retroperitoneale Lymphdrüsen, Rein).

Als Sitz der Metastasen wird angegeben das Uterusgewebe selbst, das perivesicale Bindegewebe oder die Blasenwand (Spiegelberg, Pernice), der Mastdarm bzw. das rectovaginale Zwischengewebe (Spiegelberg), an den Rippen (Kunert), am Mesenterium (Koch-Wilms), am Becken Peritoneum (Peham), an der Pleura (Heddäus) in den

Lungen (Wagner), die Tuben (Jessup), die Bauchwandnarbe (Durante et Roulland), die Tibia (Delagenière et Beauchef).

(N. B. Die Fälle von Spiegelberg gehören zu den zweifelhaften, da sie außer Schleimgewebe und verzweigten Zellen keine heterologen Bestandteile aufweisen!).

Im ganzen scheint eine ausgedehntere ferne Metastasierung sehr selten zu sein, besonders gegenüber der großen durch das lokale Rezidiv bedingten Malignität (Blutung, Marasmus, Durchbruch in das Peritoneum, Peritonitis).

In dem Falle von Kunert waren die Metastasen ebenso gebaut wie der Primärtumor. In Hunzikers Fall fanden sich in den lokalen Metastasen des Sarkoms quergestreifte Muskulatur, aber keine Knorpel.

Einzelne im Becken vorkommenden „Rezidive", (z. B. Fall Gaebelein) sind Metastasen.

Eine ungewöhnlich reiche Metastasierung eines Rhabdomyosarkoms beschreibt Grieger auf Bauchfell, Darmserosa, Milzkapsel, Netz, Mesenterium, Eierstöcke, Tuben im kleinen Becken in die Lungen, Leber. Der Einbruch in die Venen konnte festgelegt werden, ein jedenfalls sehr seltenes Vorkommnis.

4. Mikroskopischer Bau der komplizierten Tumoren.

Seit dem Erscheinen der ersten Auflage dieses Handbuches hat die grundlegende Arbeit von Wilms Methode in die histologische Untersuchung gebracht, indem sie mehr Wert auf die Gruppierung der heterologen Elemente und auf den Nachweis ihrer Entstehung aus einem indifferenten Blastem legt.

Rundzelliges Keimgewebe. Sarkom.

Es kommen zwar, wie oben beschrieben, rundzelliges Keimgewebe, Sarkom, auch einfache Myome oder Fibrome mit heterologen Gewebseinschlüssen, ebenso wie heterologe Gewebe ohne Tumor vor, aber am häufigsten wurden bisher die ortsfremden Bestandteile in Sarkomen gefunden. Die Sarkome bestehen meist aus Rund- und Spindelzellen; an der jüngsten peripheren Stelle der Neubildung ist das rundzellige Gewebe nach Pfannenstiel und Wilms vorherrschend.

Wilms vergleicht es mit dem Schleimgewebe und dem Granulationsgewebe. Aus diesem „Keimgewebe" differenzieren sich nach Wilms Spindelzellen, die sich zu glatten Muskelfaserzügen auswachsen oder zu fibrösem oder elastischem Bindegewebe, Fettgewebe, Knorpel, Myxomgewebe usw.

Dieses ist keineswegs in allen Sarkomen, vor allem nicht in solchen mit mehr untergeordneten Beimengungen der Fall. Das Rundzellgewebe (Wilms) sahen auch Thiede, Rein, Pfannenstiel, Pietzold (?), Seydel, Duchinoff, Spuler, Kehrer und die meisten Autoren geben an, daß es an den jüngsten Stellen der Neubildung, besonders auch an der Basis der Tumoren gefunden wird

Das Rundzellengewebe wird gewöhnlich seit Wilms als embryonales Keimgewebe angesehen, aus dem zwar noch andere Gewebsarten sich herausdifferenzieren können, das aber auch in seinen unreifen Elementen das eigentliche Sarkomgewebe liefert. In den derberen unteren Partien fand Pfannenstiel die verschiedenartigen Bindegewebsarten und ebenso Wilms dicht gedrängte, runde und spindlige Sarkomzellen (s. auch Murray und Littler, Hofbauer, Pietzold, Gaebelein, Krzyskowski u. a.).

Zuweilen wird Rundzellengewebe nicht angegeben; es ist nun aber möglich, daß es sich bereits in anderweitige Zellen ausdifferenziert hatte. Spindlige Sarkomzellen werden z. B. angegeben von Bäcker und Minich, ebenso von Malapert und Morichau; in beiden Fällen handelt es sich aber bereits um Rezidive.

Nach Berka sind die Rundzellen nicht wirklich rund, sondern sternförmig, was man nur erkennt, wenn sie weniger dicht gedrängt sind; sie gehen in Spindelzellen über. Kunert, Pfannenstiel und Berka fanden alveoläre Anordnung des Sarkomgewebes.

Riesenzellen.

Riesenzellen sahen Penkert, Jessup, Duchinoff, Delagenière et Beauchef, Schröder und Hillejahn, Azzola mit angeblich amitotischer Teilung. Ich erinnere an das von mir oben beschriebene traubige Sarkom der Cervix (Prochownick) mit Riesenzellen im Rezidiv ohne heterologe Teile. Die Riesenzellen haben im ganzen keine nennenswerte Bedeutung.

Schleimgewebe. Myxom.

Schleimgewebe entwickelt sich angeblich auch aus dem Rundzellengewebe, doch scheint mir dieses nicht einwandfrei nachgewiesen, auch nicht von Wilms. Die bindegewebige Stützsubstanz wird als fibrillär oder auch fibrös und nicht selten als Myxom angegeben.

Echtes Myxomgewebe kann nur durch den Nachweis von Mucin bestimmt werden; wenn dieser Nachweis an frischen Präparaten mißlingt, so kann immerhin die ödematöse Verwässerung des Schleimes Schuld tragen. Andererseits kann auch reines Ödem mikroskopisch Schleimgewebe vortäuschen.

Zuweilen erscheint der Tumor zuerst als einfaches Fibromyom oder als Schleimpolyp und erst im Rezidiv wird außer Sarkom Myxomgewebe und Knorpel gefunden, z. B. bei Bäcker und Minich, ferner bei Malapert und Morichau. Das Myosarkom beim Kinde (Dobrowolski) wurde bereits oben erwähnt.

Schleimgewebe wird oft im Zusammenhang mit Knorpelgewebe angegeben. Es scheint mir beachtenswert, bei versagender Mucinreaktion jedenfalls durch Giesonfärbung nachzuweisen, daß das „Schleimgewebe" keine kollagenen Fibrillen enthält.

Jedenfalls spricht die von Koch-Wilms, Kehrer u. a. gemachte Beobachtung auch bei fehlender Mucinreaktion für Myxomgewebe, wenn dieses nämlich regelmäßig mit benachbartem Knorpelgewebe zugleich auftritt. „Myxomzellen" werden häufig angegeben oder Schleimgewebe in Sarkomen, aber auch in Myomen. Diese Befunde sind nicht sicher genug, um hier verwertet werden zu können.

Fettgewebe.

Fettgewebe wurde in dem Korpustumor von Gebhard in großen Mengen bereits makroskopisch nachgewiesen. Koch-Wilms, Spuler, Kutassow, fanden es mikroskopisch. Wilms läßt das Fettgewebe aus kleinen Fettzellengruppen des Bindegewebes hervorgehen. Ich habe in einem fetthaltigen Mischtumor des Uterus und zwei anderen Myolipomen die Fettentwicklung aus besonderen Zellen, Lipoblasten nachweisen können.

Ein Fall von Sarcoma fibrocellulare portionis mit Fettgewebe.

Bei einer 48jährigen Frau (T. 7930) hängt vom hinteren Teil der Portio, diese weit umfassend in die Vagina, ein kleinfaustgroßer Tumor am größeren Teile mit Vaginalschleimhaut bekleidet, am unteren Pol zerfallen, lappig gebaut, von braunroter Farbe, im ganzen ziemlich derb. Zahlreiche thrombosierte, zum Teil variköse Venen liegen an der Oberfläche. Mehrere untersuchte Stücke ergeben nur an wenigen Stellen gut erhaltenes und hier sehr zellreiches fibrilläres Bindegewebe mit großen unregelmäßig geformten Zellen, meist länglich, an den meisten Stellen mit kollagenen Fibrillen, die untereinander zahlreiche Verbindungen eingehen. Größere und kleinere Bindegewebsstränge durchsetzen die zellreichen Partien, zeigen jedoch schon hier Neigung zu hyaliner Entartung, in den meisten übrigen Stellen ist die hyaline Entartung der Gefäßwand und ihrer Umgebung vorgeschritten. Fettgewebe, in der Hauptsache jedoch zerstreute Fettgewebszellen durchsetzen ungeordnet das Bindegewebe. Sehr zahlreiche Gefäße sind stärker erweitert, die ganze Umgebung auf größeren Strecken erweicht. Leukocyten finden sich zahlreich in den Gefäßen und in der Gefäßwand und liegen zerstreut, stellenweise in geringer, an anderen Stellen in sehr großer Menge im Gewebe, hauptsächlich in den erweichten Partien mit erweiterten Gefäßen, aber stellenweise auch schon in den besser erhaltenen zellreichen Partien. Am stärksten vorgeschritten ist die Erweichung an der Oberfläche des Tumors, die an den meisten Stellen nekrotisch ist unter völliger Zerstörung des Epithels.

Die sehr dichte Lagerung der Zellen an den besser erhaltenen Stellen, Fehlen von Fibrillen daselbst sowie große Unregelmäßigkeiten der Kerne lassen ein Sarkom, mindestens ein Fibroma partim sarcomatosum annehmen; dagegen ist der Gehalt an Fettgewebe zu gering, um von Liposarkom zu sprechen. Der Fall ist erst kürzlich zur Operation gekommen, so daß zur Zeit über den Ausgang nichts zu sagen ist. Der Fall ist nicht wesentlich mehr verwickelt als die oben genannten einfachen, fettgewebshaltigen Fibrome, nur läßt das zelldichte jugendliche Sarkomgewebe auf unreife, wenn nicht gar indifferente, d. h. mehrseitiger Entwicklung fähige Zellen schließen, die in den Rezidiven der Tumoren erst zur Geltung zu kommen pflegen.

Glatte Muskulatur.

Auch glatte Muskelfasern gehören, obgleich im Uterus nicht heterolog, offenbar oftmals zu den Produkten des zelligen Keimgewebes; sie sind häufig nur stellenweise eingestreut; Koch-Wilms und Seydel glauben jugendliche Muskelzellen nachgewiesen zu haben, die aus dem embryonalen Keimgewebe hervorgehen sollen.

In Berkas Fall lagen die glatten Fasern im Gegensatz zu den quergestreiften nicht in inniger Beziehung zum Sarkomgewebe, sondern mehr selbständig, so daß ihre Herkunft aus gleichen Mutterkeimen wie jene fraglich erscheint, ebenso wie ihre aktive Beteiligung am Aufbau der Geschwulst.

Quergestreifte Muskulatur, Rhabdomyosarkom.

Quergestreifte Muskeln gehören zu den häufigeren heterologen Bestandteilen; sie wurden gefunden von Weber, Anderson und Edmanson, Kunert, W. Müller, Pernice, Richter-Braun, Orth, v. Franqué, Penkert, Bystroumoff-Eckert, Peham, Spuler, Laewen, Kehrer, Babes, Hunziker, Grieger, Glynn and Bell, Robertson, Berka, Cox und Benischek, Vogler.

Grieger gibt eine tabellarische Übersicht über 16 Fälle von Rhabdomyosarkomen. Fast immer wurden neben vollentwickelten quergestreiften Muskelfasern auch jugendliche Stadien, embryonale Muskelzellen nachgewiesen, also große Spindelzellen mit Längsstreifung oder beginnender Querstreifung und mehreren Kernen. Sarkolemm wurde ebenfalls beschrieben (Berka u. a.) und wird von Spuler durch besondere

Färbung (Kochenille-Eisessig-Eisenalaun) nachgewiesen, weil Ribbert das Sarkolemm als aus Bindegewebsfibrillen entstanden ansehen wollte.

Pathologische Formen der Muskelzellen, wie sie Marchand als mißbildete Muskelzellen gedeutet hat, besonders große runde kuglige Gebilde, zum Teil mit radiärer Streifung und mehrkernige Riesenzellen wurden gesehen von Laewen, Hunziker, Glynn and Bell („Sarkoblasten"). Hunziker beschreibt fettige Degeneration der quergestreiften Muskelfasern.

Genauere Beschreibung der verschiedenen Formen, in denen die quergestreifte Muskulatur auftritt, insbesondere die kugeligen Muskelfasern, die als mißbildete Zellen gelten, findet man bei Berka, Nehrkorn und besonders bei Laewen (Marchand). Anderson und Edmanson beschrieben Myeloplaxes, die nach Laewen identisch sein sollen mit Marchands kugeligen Muskelfasern. Nach den Beschreibungen von Wilms und Spuler geht auch die quergestreifte Muskelfaser aus dem rundzelligen Keimgewebe hervor. Die quergestreiften Muskelfasern sind lockerer gebaut als normale, die eliptischen Kerne liegen meist peripher den Fasern auf, selten zentral (Berka).

Bindegewebe. Elastin.

Bindegewebe wird als Stützgewebe oft angegeben, doch ist keine fibromatöse Wucherung gefunden worden.

Elastische Fasern weit verbreitet fanden Koch-Wilms, Spuler, Pietzold, Heddäus, Berka.

Berka rechnet in seinem Falle die elastischen Fasern nicht zu den mit den Geschwulstzellen unmittelbar zusammengehörigen Gewebsarten.

Knorpel, Knochen, Chondrosarkom.

Knorpel wurde gefunden von Wagner, Thiede, Rein, W. Müller, Pernice, Orth, Gebhard, Peham, Koch-Wilms, Feuchtwanger, Geisler, Kaufmann, Penkert, Kehrer, Hofbauer (?), Hoche und Michel, Pietzold, Jessup, Murray and Littler, Gaebelein, Pusch, Petersen, Wiener, Nicholson, Perlstein, Durante u. a. und zwar fast stets hyaliner Knorpel. Pietzold sah alle Entwicklungsstadien des Knorpels. Knorpel und Knochen in einem mannskopfgroßen Adenomyom mit Sarkom erwähnt Kaufmann; ferner Delagenière et Beauchef.

Die Menge des Knorpels wechselt sehr; oft tritt er nur in kleinen zerstreuten Inseln auf, umgeben von rundzelligen, spindelzelligen, sarkomatösen, myxomatösen und anderen Gewebsarten oder von einem richtigen Perichondrium eingehüllt, ähnlich wie embryonaler Knorpel.

Pfannenstiel beschreibt den Übergang von jungem Bindegewebe in Knorpel. Wagner fand neben hyalinem Knorpel und Faserbündel sehr zahlreiche, spindel- und sternförmige Zellen mit anastomosierenden Ausläufern und ähnliche Bilder in den Lungenmetastasen. Knorpel und Schleimgewebe wurden von Gaebelein, Krzyszkowski, Heddäus, Augier, Pietzold, Puech und Massabuan gemeldet.

Wilms läßt aus einem typischem Myxomgewebe mit sternförmigen Zellen durch Zwischenlagerung von hyaliner Substanz kleine Knorpelinsel entstehen, die allmählich wachsend sich mit einem Perichondrium umgeben. Auch Kehrer berichtet wie oben gesagt, ähnliches.

Auch Seydel, der in einem enchondromatösen Polypen als wesentlichsten Bestandteil Knorpel fand, beschreibt zwischen den typischen Knorpelelementen spindelförmige oder dreieckige Zellen und Knorpelzellen mit mehreren feinen, leicht verzweigten Protoplasmafortsätzen, die mit den Fortsätzen der Nachbarzellen ein Netzwerk in der hyalinen Substanz bilden und ferner eine dem embryonalen, perichondralen Gewebe ähnliche spindelzellige Umhüllung einzelner Inseln. Auch die gleichmäßige Verteilung der Zellen und das Fehlen von deutlichen Zellkapseln bezeugt den embryonalen Charakter des Knorpels (Seydel). Die meisten oben genannten Autoren geben auch Übergänge von Knorpelgewebe aus rundzelligem Gewebe an. Die Beziehung von Schleimgewebe zum Knorpel ist noch nicht ganz geklärt, im Gegensatze zu Wilms wird auch Umwandlung von Knorpel und Schleimgewebe angenommen neben der regressiven schleimigen Erweichung (Virchow, Borst). Mir scheint Merkels Auffassung richtiger, der aus indifferentem Material teils Schleimgewebe, teils hyalinen Knorpel hervorgehen sah; also einen progressiven Prozeß im Gegensatz zu dem degenerativen und dem metaplastischen.

Meist ist der Knorpel gefäßlos, doch legen sich Knorpelinseln und Spangen zuweilen den Gefäßen an (Seydel), ohne daß es zur Ossifikation kommt. Im Falle Kehrers kam es zum Übergang vereinzelter Knorpelinseln zu knochigem Gewebe, und Feuchtwanger beschreibt in einem Myom des Corpus uteri Knorpel und Knochen, die er freilich für metaplastisch entstanden hält, obgleich es an Verkalkung im umliegenden Gewebe fehlt (Lubarsch).

Auch einzelne andere Autoren beschreiben Knorpel und Knochen (Beckmann, Lockyer, van Hoeven (verkalkter Knorpel, Petersen); Azzola fand Knorpel und osteoides Gewebe.

Einen eigenen Fall von Chondrosarkom werde ich wegen der Beziehung zu einem carcinomatösen Polypen des Korpus weiter unten erwähnen.

Kaufmann erwähnt ein Myxosarcoma enchondromatosum uteri, das im Schabsel nachgewiesen wurde. In einem dicken grauroten, im allgemeinen ganz weichen Geschwulstbrocken waren zierliche knorrige Knorpelmassen zu sehen und zu fühlen.

In einem anderen Falle fand er makroskopische Knorpelstückchen.

Epithel, Drüsen, Carcinom, Glia.

Fälle mit besonderer Beteiligung von Epithel und Carcinom sind verschiedene Male angegeben worden.

Die Polypen namentlich der Cervix aber auch des Korpus enthalten Epithel in Form von Spalten, Buchten, Drüsen, die kaum auf aktive Beteiligung schließen lassen. Angaben über „Epitheliochondrosarkom" und „Adenochondrosarkoma" (Chavannaz et Nadal) ebenso Murray und Littler) einzelne Drüsen in einem Korpuspolypen von Gamper mit quergestreifter Muskulatur, jugendliche glatte Muskulatur, schleimgewebsähnlichem Bindegewebe, kleinen Knorpelinseln lassen keine aktive Wucherung des Epithels erkennen, geschweige denn fremdartiges Epithel. Das gleiche gilt für drüsige Inseln in einem Fibromyxochondrosarkom von (Wiener) „epitheliale Alveolen" in einem knorpelhaltigen Sarkom (Jessup) und andere Fälle von Perlstein, Nicholson, den älteren Fällen von

Pernice, Anderson, v. Franqué, Thiede, von dem ich selber ein Stück zu untersuchen Gelegenheit hatte. Bisher ist der Epithelbefund und zwar wohl mit vollem Recht meist auf die Uterusschleimhaut bezogen. Trotzdem ist nach meinem Befunde von heterologen Epithelien in der Vagina einer Neugeborenen (s. w. unten) auch in den Mischgeschwülsten der Cervix die Beteiligung heterologer Epithelien nicht auszuschließen und das ist für die histogenetische Betrachtung von Wert.

Kehrer fand Plattenepithel auf der Schleimhautoberfläche des Tumors und der Übergang von zylindrischem „Flimmerepithel" in mehrschichtiges Plattenepithel in einer isolierten Cyste. Ein „sarkomatös degeneriertes Adenomyom" mit geringen Mengen Knorpel und Knochen von Kaufmann ist noch nicht eingehender beschrieben worden. Adenochondrosarkom siehe bei Murray und Littler. die Drüsenschläuche gehören vielleicht der Uterusschleimhaut an, ebenso wie bei

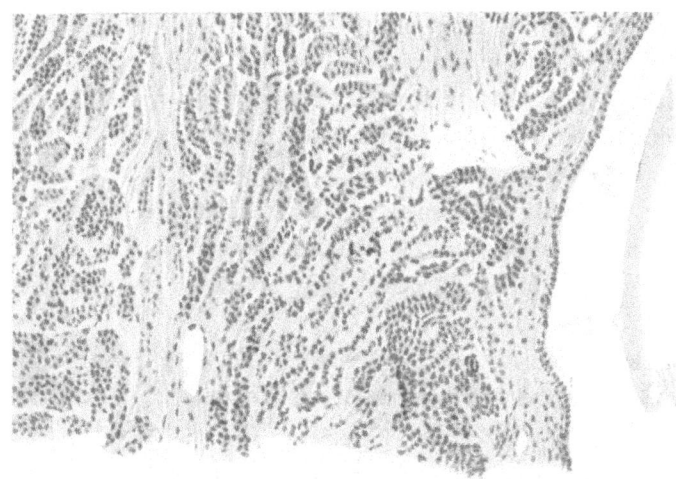

Abb. 415. Aus einer Mischgeschwulst (Penkert) mit Schleimgewebe, Knorpel und sarkomatösen Teilen eine carcinomartige Wucherung indifferenter Zellen. (Vergrößerung 330fach.)

Hofbauer. Adenofibromyxochondrosarkom (Puech und Massabuan). Carcinosarkom mit Knorpel bei Augier, Jessup.

Penkert beschreibt eine Kombinationsgeschwulst mit Knorpel und Schleimgewebe, in der er einerseits ein sehr zellreiches „Granulationsgewebe", andererseits Züge und Nester vom Typus Carcinom findet. Die Gestalt der Zellen ist polymorph; der Kern meist oval von wechselnder Form ist von einem spärlichen Protoplasmahofe umgeben.

Von einer irgendwie epithelähnlichen Anordnung wird nichts gesagt.

Penkert ist, trotzdem er mit Recht in Verlegenheit um die Einordnung seines Tumors in das morphologische Schema gerät, geneigt, seinen Tumor ein Carcinom zu nennen.

Mit Recht hebt Penkert selbst hervor, daß der Tumor weder ausgesprochen sarkomatös noch carcinomatös ist, daß der Tumor deshalb eine „Mischgeschwulst" im wahrsten Sinne des Wortes sei.

Seine Abbildung, von der ich (Abb. 415) einen Teil wiedergebe, bestätigt dies zur Genüge; es ist das typische Bild nichtdifferenzierter Zellen, Wilms Keimgewebe nur in etwas ungewöhnlicher Anordnung, wie sie jedoch z. B. in den Kombinationsgeschwülsten der Niere oftmals, aber auch schon in der Vagina (Fall Amann) beschrieben werden.

In dem folgenden eigenen Falle hatte ich zunächst auch Zweifel, ob die carcinomatösen und sarkomatösen Teile zusammengehörten; dieses wurde um so weniger annehmbar, als sich das Sarkom als myxochondroide Bildung herausstellte, die auch zu reifem Knorpel auswächst, während das Carcinom zwar vieler Orten solide Wucherung von beträchtlicher Ähnlichkeit mit Sarkom zuwege bringt, aber doch in adenomatöse und tubuläre Bildungen übergeht. Doch besteht zwischen beiden Formen, Carcinom und Sarkom, ein sehr inniges Verhältnis von Zusammengehörigkeit, die vielleicht auf eine genetische Gemeinsamkeit hinweist. Der Fall ist folgender:

Carcinoma adenomatosum mit Sarcoma myxo-chondromatosum corporis uteri polyposum.

Bei einer 55jährigen Frau (T. 8076, 3 Geburten, letzte Menses vor 13 Jahren) wird aus klinischer Diagnose auf Carcinom der Uterus mit beiden Adnexen exstirpiert.

Mäßig verdickter Uterus mit einer großen Öffnung der Vorderwand des Korpus nach außen und Vertiefung, daraus regelmäßig markige Bröckel hervorragen. Mehrere ähnliche markige Bröckel sind gesondert beigegeben. Ovarien atrophisch. Ein Tumor ragt von der Hinterwand des Korpus mäßig breit gestielt, stark gewulstet in die Uterushöhle vor. Der Tumor hat eine Ausdehnung basal etwa $2^{1}/_{2}$ cm Länge und $1^{1}/_{2}$ cm Breite und breitet sich in die Höhe zu einer zerklüfteten Masse von etwa 6 cm Länge und bis $1^{1}/_{2}$ cm Höhe aus. Einzelne oberflächliche Bröckel liegen losgelöst in der Uterushöhle. Die oben beschriebenen Bröckel in der perforierten Vorderwand haben zwar keinen deutlichen Zusammenhang mit dem Polypen mehr, durchsetzen jedoch die ganze Vorderwand von innen nach außen und es scheint, als ob der Polyp an dieser Stelle durch die Uteruswand hindurchgewachsen sei. Die übrige Schleimhaut des Uterus erscheint ohne Besonderheit.

Die aus der durchbrochenen Wandstelle der Vorderwand stammenden losen Bröckel bestehen aus einem Gemisch von Chondrosarkom mit vielem ausdifferenziertem Knorpel und mit geringer Beimischung von Carcinoma adenomatosum. Diesen Mengenunterschied zu bemerken ist deshalb wesentlich, weil umgekehrt nach der Basis des Polypen zu die carcinomatöse Masse mehr und mehr zunimmt und weil hier zwar chondroidsarkomatöse Stellen vorhanden sind, aber kein ausdifferenzierter Knorpel, der sich mehr an der zerfallenen Oberfläche des Polypen findet. Dieses bestärkt mich in dem makroskopisch gewonnenen Eindrucke, daß in der Vorderwand kein selbständiger Tumor bestanden hat, sondern daß sie von dem gegenüberliegenden Polypen aus durchsetzt worden ist, eine Möglichkeit, die wir ja schon kennen (Abb. 340).

Auf den Schnitten durch den Polypen mit seiner Basis zusammen zeigt sich, daß er nicht nur als ganzes die Schleimhautoberfläche überragt, sondern auch, daß er sogar das Muskelbindegewebe nach sich gezogen hat, das einen breiten Stiel für ihn bildet. Der Stiel ist bis zu 5 mm über dem Niveau der Schleimhaut ganz frei von Tumor und sehr auffälligerweise setzt sich dieser auch nicht auf die den Stiel umgebende Schleimhaut fort, sondern im Gegenteil ist die im ganzen sehr atrophische Schleimhaut noch auf den Stiel bezogen, so daß sie ihn als kurze Manchette bedeckt. Vergleicht man dieses mit der Durchschlagskraft des oberflächlichen Teiles unseres Tumors, so erscheint sein Vordrängen über die Oberfläche doppelt auffällig, einerlei ob man es mehr aktiv oder mehr passiv entstanden betrachten will. Die besterhaltenen Partien des Chondrosarkoms sind in der durchbrochenen Vorderwand erhalten. In Abb. 416 ist links eine kreisförmig abgegrenzte Partie embryonalen Knorpels zu sehen. Von diesen nicht überall scharf abgesetzten, sondern diffusen Stellen finden sich allmähliche Übergänge einerseits zu ausdifferenzierten Knorpeln mit zum Teil ganz typischen Partien von Knorpelkapseln in vorgeschrittener Verkalkung. Diese Stellen sind makroskopisch erkennbar (5×8 mm). Das gefäßführende Bindegewebe des ausgewachsenen Knorpels ist zum Teil zart fibrillär, aber doch meist zellreich mit unverkennbarer Neigung zu atypischer Zellwucherung, dessen zerstörende Wirkung gerade auf den verkalkten Knorpel am leichtesten erkennbar ist. Andererseits geht das unreife („embryonale") Knorpelgewebe in atypische Wucherung über, von der in Abb. 416 rechts nur die geringsten Grade der Zellatypien sichtbar werden. Stärkere Grade erkennt man in Abb. 417 (in der linken Hälfte oben). Die carcinomatösen Partien geraten überall mit dem Knorpel zusammen und zerstören sowohl den mehr embryonalen Knorpel (die zwei helleren scharf begrenzten Knoten in der linken Hälfte von Abb. 418) als auch den mehr ausdifferenzierten Knorpel, den man in der Abb. 418 rechts und in Abb. 417 (rechts) mehr an der dunkleren Färbung als an den Zellen erkennen kann. Am reinsten adenomatös mit Schlauchbildungen findet sich der carcinomatöse Anteil in der Basis des Polypen. Im übrigen geht die wirre adenomatöse derart in solide Haufen — und strangförmige Wucherung über, daß bei Zusammenstößen mit der chondroidsarkomatösen und selbst mit dem besser differenzierten Knorpel Zweifel über die histologische Zugehörigkeit entstehen könnten. Nur die Fibrillenfärbung (Mallory) erlaubt die verschiedenen Teile auseinander zu kennen.

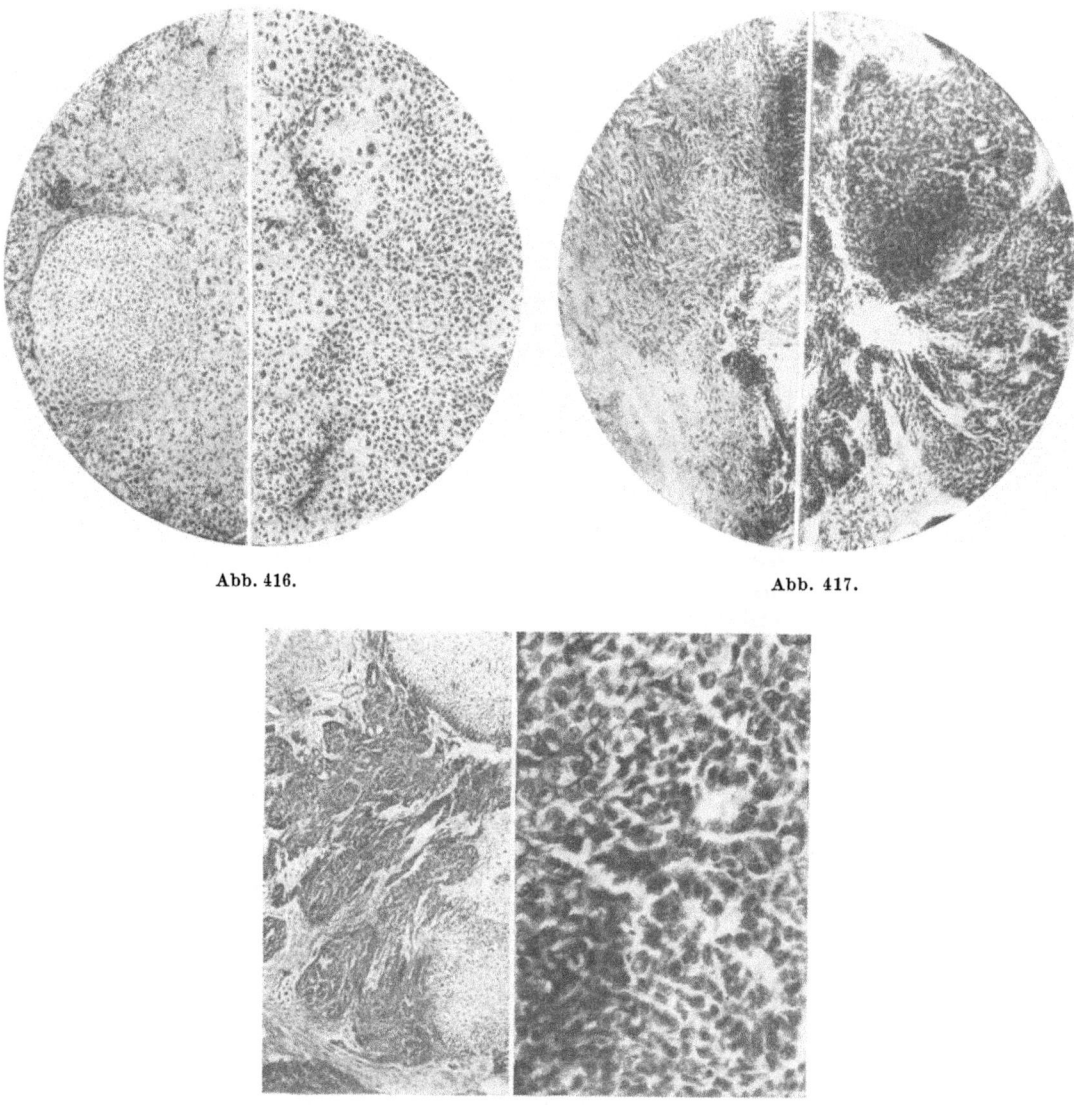

Abb. 416.   Abb. 417.

Abb. 418.

Abb. 416, 417 und 418. Aus einem Mischtumor: Carcinoma adenomatosum mit Myxo-Chondro-Sarcoma corporis uteri polyposum. (6 Lichtbilder.) Erläuterung siehe im Text.

Der wichtigste Punkt aus der ganzen Neubildung scheint mir aber der zu sein, daß ein schleimgewebsartiges (mit Thionin rotviolett, mit Mallory hellblau, mit Gieson nicht färbbares) dem Carcinoma adenomatosum als Stroma dient und (unter gleichartigen Färbungen) allmählich zu dem embryonalen Knorpel überleitet. Selbst dieses Schleimgewebsstroma hat auf die Uteruswand einen gewissen Grad von Zerstörungskraft, indem es an der Basis ebenfalls im Anschluß an das Carcinom ihm voraus die Muskulatur auflöst. Dieses vollzieht sich zwar nur in unmittelbarer Nachbarschaft des Carcinoms, aber doch deutlich durch das Schleimgewebe selber, obgleich hier die Zellatypien fehlen, die man an anderen Stellen findet. Das myxomatöse Gewebe begleitet die carcinomatöse Wucherung weithin und nur in den mehr oberflächlichen Teilen des Tumors und einzelnen basal einbezogenen Partien der Uteruswand findet sich kollagenes Stroma. Dieses scheint — das ist aber schwer zu beurteilen — stellenweise aus dem Schleimgewebe selbst gebildet zu werden. In den Hauptzügen — das ist leicht zu ersehen — stammt grobes fibrilläres Bindegewebe mit den Gefäßen aus der Muskelwand und durchsetzt basal breitzügig zum Teil mit Muskelzügen, allmählich sich verjüngend den Tumor. Eine Frage von besonderem Schwergewicht, die die Zusammengehörigkeit der Tumorgewebe betrifft, bedarf sehr sorgfältiger Erwägung. Das Durcheinander des chondroidsarkomatösen und des carcinomatösen Gewebes allein ist es nicht, das Schwierigkeiten macht. Viel störender ist, daß die adenomatösen (adenomatoiden) Teile der Neubildung unversehens — nicht nur scheinbar, sondern tatsächlich in diffuse Wucherung übergehen, die allein betrachtet durch meist spindelzellige Formen ohne weiteres für Sarkom gehalten werden könnte. Die Malloryfärbung weist hierin keine Eigenfibrillen nach, so daß doch scheinbar kein Übergang zwischen Chondroidsarkom und Carcinom besteht.

Wenn man der kurzen Beschreibung die Hauptzüge entnimmt, so haben wir einen völlig über der Oberfläche gelegenen polypösen Tumor, der aus Schleimgewebe unreifen (embryonalen) Knorpel entstehen läßt. Dieser reift teils zu verkalktem Knorpel aus, teils geht er ebenso wie das Schleimgewebe selber in chondroidsarkomatöse Wucherung über.

Der carcinomatöse Teil ist teils wirr adenomatös, teils solide und nur basal tubulär, und bedient sich des Schleimgewebes als Stroma, das scheinbar zum Teil in kollagenes Gewebe übergeht. Die chondroidsarkomatösen und soliden Anteile der carcinomatösen Wucherung geraten ineinander und die myxomatös chondroide scheint unterlegen. Sie dient als Stroma, sie differenziert teils zu reifem Knorpel aus, vielleicht zu kollagenem Stroma und scheint auch in ihrem sarkomatösen bei Kollision mit der carcinomatösen Wucherung zu unterliegen.

Alle Tumorteile sind so eng miteinander verbunden, daß man von einer Kombinationsgeschwulst reden möchte, wenngleich es schwierig oder unmöglich ist, die Herkunft aller Teile aus einem gemeinsamen Grundgewebe abzuleiten. Letzten Endes stammt zwar alles aus dem Mesoderm, aber die Frage lautet dahin, ob ein mesenchymaler indifferenter Keim allein bestanden hat, der das Schleimhautepithel zur Mitwucherung anregte, ob umgekehrt die Carcinombildung aus gewöhnlicher Schleimhaut einen embryonalen Keim (Schleimgewebe) zur Mitwucherung angefacht und als Stroma benutzt hat. Eine Kompositionsgeschwulst liegt ja mindestens vor — nicht eine Kollision. Aber nicht beantwortbar ist die Frage, ob die beiden Teile Carcinom und Schleim-Knorpelgewebe einem gemeinsamen indifferenten Keime angehörten, so daß auch das carcinomatöse Epithel nicht dem normalen Schleimhautbestand entnommen wurde.

Dieser Frage wird man mit neuen Mitteln und in jüngeren Stufen von Geschwulstbildung nachzugehen haben.

Laewen fand sein „Rhabdomyosarkom" des Uterusfundus übergehend in eine polsterartige Verdickung der hinteren Uteruswand, die gewucherte Drüsen mit derben, fibromatösen Interglandulargewebe und Carcinom enthielt. Nach Laewens Meinung liegen hier zwei selbständige Bildungen vor.

Fels beschreibt ein Myo-Myxo-Chondro-Sarkom mit Carcinom, das rezidivierte und parametrane Metastasen setzte.

Eine besonders komplizierte Geschwulst mit Carcinom beschreiben R. Schröder und Hillejahn, die im Corpus uteri gestielt saß; sie zählen auf:

1. fibrilläres Bindgewebe als Zwischengewebe, 2. Fettgewebe, 3. Knorpel hyalin mit Perichondrium (Kalkeinlagen, keine Verknöcherung), 4. Nervengewebe und Ganglienzellen,

Gliagewebe! 5. Sarkomgewebe. a) Spindelzellsarkom, b) Gemischtzellen mit Riesenzellen, c) perivasculäres Sarkom (auch in Lymphbahnen), d) Chondrosarkom, e) Liposarkom, f) Eizellen ähnliche Zellen (ob Eizellen oder Epithel); 6. Carcinom.

Die schematische Zusammenstellung der Sarkomarten in diesem Falle scheint kaum aufrecht zu halten sein. Die eizellähnlichen Gebilde dürfen gestrichen werden.

Gliomartiges Gewebe dagegen wird auch von Delagenière angegeben. Auch das bedarf sorgsamer Nachprüfung. Ähnlichkeiten sind oft „verführerisch".

Endothel. Adventitiazellen. Endotheliom.

Epitheloide Zellen um Gefäße herum in ein feines Fasernetz eingeordnet, welche an Hausers Epithelzellen (Wilms Ganglienzellen?) in einem Vaginaltumor erinnern, sind nach Berka in seinem Falle Adventitiazellen.

Das Endothel ist zuweilen in den Lymphgefäßen lebhaft proliferiert.

Es ist recht erstaunlich, daß in so verwickelten Geschwülsten die Gefäße keine bedeutsame aktive Rolle zu übernehmen scheinen.

Endotheliombildung nimmt Gebhard für seinen Fall an; er führt auch konzentrisch geschichtete Zellkugeln in den alveolären Sarkomknoten zugunsten seiner Annahme an. Pfannenstiel glaubt, daß sich die Endothelzellen der Lymphspalten in Rundzellen umwandeln. Nach dem oben über „Endotheliome" gesagten kann man diesen Deutungen nur mit großem Mißtrauen begegnen.

5. Histogenese.

Nachdem wir die Zusammensetzung der Tumoren kennen gelernt haben, werden wir das schwierige und nicht in allen Punkten geklärte Kapitel der Histogenese wenigstens in den Hauptzügen besprechen. Von jeher haben sich in der Beurteilung der Mischgeschwülste zwei Anschauungen schroff gegenüber gestanden, nämlich die der Metaplasie und der embryonalen Keimversprengung, obgleich die Annahme der einen Möglichkeit für die Mehrzahl der Tumoren die andere Annahme nicht völlig ausschließt.

Die metaplastische Umwandlung in Knochen leugnet niemand, die in Knorpel wird ebenfalls schon von vielen anerkannt; das zwingt aber durchaus nicht, jeden Knochenknorpelbefund metaplastisch auffassen zu müssen.

Fettgewebe kann sehr wohl aus Bindegewebszellen entstehen, die im Embryonalleben teilweise Bindegewebszellen, teilweise Fettzellen zu liefern hatten. Im Uterus pflegt kein Fett vorzukommen; das zum Aufbau des Uterus beitragende Bindegewebe könnte trotzdem wohl gelegentlich die Fähigkeit der Fettzellenbildung aus dem Embryonalleben bewahrt haben. Chiari und v. Jacobson nehmen dies nur für Myome an, v. Franquè für das Uterusbindegewebe überhaupt, Brüning sogar für Muskelzellen. Seydel dagegen meint, die Bindegewebszellen müßten erst eine fremde spezifische Eigenart erwerben, um metaplastisch Fettzellen zu liefern.

In der Frage handelt es sich nur darum, wie weit man in der Entwicklung rückwärts zu gehen hat, um auf eine den Bindegewebszellen und Fettzellen gemeinsame Mutterzelle zu kommen, von der die Bindegewebszellen die Fettzellenbildungsfähigkeit (die Potenz der Fettzellbildung) latent bewahren. Ebenso steht es mit den übrigen heterologen Geweben. Niemand wird zwar bis zur Eizelle oder auch nur bis über die Keimblattbildung zurückgreifen, aber den Derivaten der Mesenchymzellen z. B. ist man gerne geneigt, bis zu einem gewissen Grade die Potenzen des Mesenchyms als latent vorhanden zuzubilligen. Wir müssen dann fragen, ob wir ihnen diese schlummernden Fähigkeiten als normales Attribut zutrauen dürfen oder ob wir sie nur abnormerweise in einzelnen Zellen oder Zellbezirken zu suchen haben. Nehmen wir eine normale, allgemein vorhandene Fähigkeit im Sinne der Lehre einer „erbgleichen Zellteilung" an, so stoßen wir auf die große Schwierigkeit, die Seltenheit dieser Metaplasien zu verstehen und müssen annehmen, daß ganz besondere Umstände zur Auslösung notwendig sind. Finden sich nun gar heterologe Gewebsarten, deren Verwandtschaft mit dem normalen Uterusgewebe sehr weit hergeholt ist, wie z. B. quergestreifte Muskelfasern, so ist die Annahme einer Versprengung natürlich das einfachste. Die Metaplasiefrage hängt in letzter Linie ab von der Frage der embryonalen Zellteilung, die ihrerseits bis auf die Keimzellen zurückgreift. Hier Evolution, hier Epigenesis und hier erbgleiche, hier erbungleiche Zellteilung sind die Paniere, um die sich zahlreiche Arbeiter scharen. Eine weitere Vertiefung erfährt diese Frage durch den Streit um die Bedeutung einerseits des Protoplasmas im Haushalt und bei der Teilung der Zelle, andererseits des Kernes. Aber selbst mit der endgültigen Lösung aller dieser Fragen wird die Metaplasiefrage selbst nicht gelöst werden. Hier kann nur die pathologische Beobachtung und das Experiment entscheiden.

Es hat allerdings auch nicht an Bemühungen gefehlt, die quergestreifte aus der glatten Muskulatur abzuleiten.

Gegen die Annahme spricht die eigentümliche strenge Lokalisation der Rhabdomyoblasten, die nach Rabls Untersuchungen (Theorie des Mesoderms, Leipzig 1897, S. 127) aus „echten Muskelepithelien" hervorgehen und zwar (bei Amphioxus) nur aus den basalen Teilen der Zellen in der medialen Lamelle der Urwirbel, also aus ganz bestimmten Teilen bestimmter Zellen.

Die vermeintlichen Übergangsbilder geben natürlich zu recht erheblichen Täuschungen Anlaß, und da wohl die quergestreiften wie die glatten Muskelzellen jugendliche Spindelzellen und Rundzellenstadien durchmachen und beide Arten durcheinander gemengt liegen, so ist eine Verwechslung mit den gleichen Jugendformen der glatten Muskelzellen sehr leicht möglich (Wolfensberger, Wilms, Seydel). Auch in dem Falle Nehrkorns, der ebenso wie Girode in puerperalem Uterus quergestreifte Muskelfasern ohne Tumorbildung sah, waren runde Zellen im interstitiellen Bindegewebe als die primitiven Vorstufen erkennbar.

So bleibt denn nur als theoretische Stütze die Annahme einer weitgehenden Verwandtschaft der glatten und quergestreiften Muskelfasern, die jedoch von Wilms und Seydel für die Ontogenese mit Recht bestritten wird und als letztes Bollwerk bliebe nunmehr die phylogenetische Verwandtschaft, nämlich der von Marchand ins Feld geführte Umstand, daß sich phylogenetisch an einzelnen Körperstellen (Darmkanal, Auge!) quergestreifte Muskelfasern finden, deren Platz bei höheren Tieren, insbesondere beim Menschen glatte Muskelzellen einnehmen. Dieser Befund, daß in verschiedenen Tierklassen an ein und derselben Körperstelle verschiedene Gewebe dem gleichen Zwecke dienen, beweist jedoch niemals eine phylogenetische Metaplasie. Man wird doch auch bei dem individuell sehr schwankenden Mengenbezeichnungen zwischen glatter und quergestreifter Muskulatur, z. B. Oesophagus, an der Harnröhre usw. nicht an Metaplasie denken, sondern annehmen müssen, daß ein Gewebe durch eigenes Wachstum das andere aus dem Felde geschlagen und ersetzt hat. Auf die weitgehende ontogenetische Verschiedenheit der glatten und quergestreiften Muskulatur hat Wilms mit Recht hingewiesen.

Schließlich wäre noch der Möglichkeit einer Beteiligung heterologer Epithelien an der Geschwulstbildung zu gedenken, die zwar in den Tumoren der Cervix und Vagina bisher nicht sicher erwiesen ist, aber von mir in der Vagina einer Neugeborenen zwischen anderen heterologen Geweben beobachtet wurde. Bis zu dem Glauben an eine Entwicklung von Drüsenkanälen durch Metaplasie aus fertigen Bindegewebszellen hat sich aber bisher noch niemand verstiegen.

Wenn wir nun auch bei entzündlichen, insbesondere aber bei degenerativen Zuständen eine Umwandlung in Knochen, vielleicht auch Knorpel oder Fettgewebe eintreten sehen, so beweist das in keiner Weise, daß im proliferierenden Gewebe insbesondere bei der Tumorbildung gleiche Metaplasien zustandekommen. An dem metaplastischen Knochen- und Fettgewebe wurden sogar stets Rückbildungvorgänge nachgewiesen, niemals proliferative Vorgänge.

Durch eine Arbeit Schriddes (Entwicklung des Oesophagusepithels) ist wieder mehr Licht in diese Frage gekommen, insofern er einen Teil der sog. Metaplasie als eine Weiterdifferenzierung oder Prosoplasie nachwies.

Ich möchte hierzu mindestens auch die Verknöcherung rechnen, vielleicht auch manche Fälle von Fettbildung, jedenfalls aber mit Schridde die Verhornung. Stets sind diese Vorgänge degenerativer Art, eine „Katabiose" (Weigert), niemals sind sie proliferativ (vgl. mein Schlußwort zu meinen Vorträgen über Myome und Sarkome des Uterus, Ges. f. Geburtsh. u. Gynäkol., Berlin 24. 5. 1907).

Je mehr verschiedene heterologe Bestandteile in einem Tumor nachzuweisen sind, desto unwahrscheinlicher wird die Metaplasie.

Bei den einfacheren Tumoren ist deshalb die Frage am schwierigsten zu beurteilen. Die sekundäre Knochenbildung kommt in Myomen sicher vor (s. Kapitel Myom); die Knorpelbildung ist durch Kworostanskys Fall einigermaßen wahrscheinlich gemacht, während in dem bekannten Falle Feuchtwanger die Metaplasie in Knochen und Knorpel von Lubarsch bestritten wird, weil in dem umgebenden Gewebe Verkalkung fehle. Feuchtwanger nimmt allerdings primäre Verknorpelung und sekundäre Verknöcherung an. Jedenfalls fehlt es noch an gut beschriebenem Nachweis der metaplastischen Verknorpelung im Uterus, während dieser Nachweis bei den Chondromen überhaupt nicht zu erbringen ist. Dagegen ist wie oben geschildert, das Entstehen des Knorpels aus undifferenten Zellen durch Wilms und Seydel sehr einleuchtend in den komplizierteren Mischgeschwülsten dargestellt und selbst Duchinoff, ein Anhänger der Metaplasielehre sah ein polymorphes, kleinzelliges Sarkomgewebe unmittelbar in Knorpel metaplasieren, vermißt aber trotz alledem „embryonales Gewebe" „indifferente Zellen".

Der von mir oben geschilderte Fall (Stade) von Knorpelknochen-Tumor im Uterus erinnert gar zu sehr an normale Knochenbildung, um nicht als embryonale Gewebeverlagerung gelten zu sollen. Ich habe früher (1905) darauf hingewiesen, daß die untere Partie des Urnierenganges in den ersten Stufen seiner Entwicklung mit indifferenten Keimen des Mesoderms in unmittelbarer Nachbarschaft steht. Es braucht nicht das Epithel des Urnierenganges selber zu sein, das eine illegale Verbindung eingeht, aber seine normale

Verlagerung von der unmittelbaren Verbindung mit dem Ektoderm in die mehr zentrale mediane Beckengegend erfordert erhebliches Zwischenwachsen mesenchymaler Massen in derjenigen Gegend (Leistengegend), die um diese Zeit von den ersten Bildungszellen der Extremitäten sozusagen gekreuzt wird. Darunter befinden sich auch die Bildungszellen des Sklerotoms, die dem Knochenbau des Beckens und der unteren Extremitäten zu dienen haben. Es bedarf keiner der Entwicklungsgeschichte feindlichen Vorstellung, wenn man eine sehr geringfügige ungesetzliche Gewebsverbindung zwischen dem Urnierengebiet und dem Muskelgebiet des Beckens und der Extremitäten in der ersten Anlage annimmt, um die Verlagerung von mesodermalen Bildnern quergestreifter Muskulatur oder Knorpel und Knochen verständlich zu machen. Eine einzige oder sehr wenige Zellen genügen dazu in so früher Zeit der Entwicklung, in der die verschiedenen Gewebsarten durchaus noch nicht scharf abgegrenzt sind.

Netzknorpel (Dienst) gehört natürlich in den Bereich der Teratome und ist als Metaplasie (Kehrer) undenkbar.

Die degenerative Umwandlung der Bindegewebszellen in Fettzellen möge auch zugegeben werden, ein großes Lipom kann aber auf diese Weise nicht erklärt werden; denn die degenerierenden Zellen proliferieren nicht. Daß aber ein billardkugelgroßes Lipom (Merkel, Jolly) oder gar ein 75 kg schweres Lipom bei einer Kuh (Lund) aus fettig degenerierendem Gewebe entsteht, wird kaum jemand glauben.

Die Lipome sind auch bisher immer nur solitär gefunden im Gegensatz zu den Myomen und während man die ganz großen Lipome wie gesagt, nur als proliferierende Tumoren auffassen kann, so sind die ganz kleinen, völlig reinen Lipome (z. B. meine eigenen Fälle) erst recht nicht als degeneriertes Myom erklärlich. Fettig degenerierende Myome, wie Chiari und v. Jacobson beschreiben, nehmen nicht den lappigen Bau echter Lipome an. Man kann wohl mit Kehrer daran denken, daß unter dem Fortfall der Ovarialfunktion bei älteren Frauen die Lipombildung begünstigt werde; aber nichts erlaubt uns Tumorbildung an Orten zu suchen, wo nicht Fettzellen vorkommen. Eine fettige Degeneration des Bindegewebes macht niemals einen Tumor. Kurzum, im Gefolge von Ernährungsstörung als Degenerationserscheinung kann in Myomen wohl Knochen, vielleicht auch Knorpel und Fett gebildet werden, aber kein proliferierender Tumor.

Die sog. Osteome und Osteomyome oder Osteochondromyome sind also zum Teil keine Kombinationsgeschwülste, sondern degenerierte Myome. Die Unterscheidung von echten Kombinationsgeschwülsten könnte aber gelegentlich schwer werden, da auch solche degenerieren können.

Die bisher bekannten Lipome sind jedenfalls zum großen Teil echte Fettgeschwülste und als solche ebenso wie echte Enchondrome nur aus echten Fettzellen und Knorpelzellen oder deren Vorstufen entstanden anzusehen.

Die von mir wiederholt gefundene Entwicklung des Fettgewebes aus Lipoblasten ist ausschlaggebend für die progressive Natur der Lipome.

Für die komplizierten Mischgeschwülste hat man ja von jeher die Cohnheimsche Theorie der Keimversprengung bevorzugt, doch wurde auch hier, insbesondere durch Pfannenstiel, die Metaplasielehre herangezogen, indem man die Schleimhaut selbst als das Muttergewebe der Geschwulst ansah. Seit den Untersuchungen von Wilms kommt für die komplizierteren Tumoren eine andere Entstehung als aus embryonalen Keimen kaum mehr ernstlich in Betracht. Es sind nicht nur die ortsfremden Gewebe, zumal sie in mehreren Qualitäten auftreten, metaplastisch erklärbar, sondern der embryonale Zellcharakter der quergestreiften Muskelfasern, des hyalinen Knorpels, zuweilen auch des Schleim- und Fettgewebes sind ohne weiteres ersichtlich. Wenn nun Wilms das rundzellige Gewebe als die Vorstufe der verschiedenen jugendlichen Gewebsarten erkannt hat, so wird man ihm unbedingt zustimmen müssen, wenn er sie als ein embryonales Keimgewebe auffaßt. Der Unterschied zwischen Cohnheim und Wilms liegt wesentlich darin, daß Wilms einen gemeinsamen indifferenten, embryonalen Keim für alle heterologen Gewebsarten annimmt, während Cohnheim an die Versprengung der einzelnen Komponenten dachte.

Wilms hat darauf aufmerksam gemacht, daß man die verschiedenen heterologen Gewebe nur dann als gemeinsam versprengt verstehen könne, wenn man bis zu einer ihnen gemeinsamen Mutterzelle zurückgehe, und da quergestreifte Muskelfasern vom Myotom abstammen und die übrigen heterologen Bestandteile vom Mesenchym herzuleiten sind, so müsse die gemeinsame Mutterzelle eine Keimblattzelle sein, nämlich eine Mesodermzelle.

Sofern die Differenzierung aller verschiedenen Gewebsarten aus einem rundzelligen Keimgewebe in den Tumoren ersichtlich ist, darf man das Verlangen von Wilms als durchaus berechtigt anerkennen; man kann jedoch nach den Befunden mesodermaler Gewebsversprengungen bei Feten, von denen noch die Rede sein wird, annehmen, daß auch gleichzeitig verschieden differenzierte Keime versprengt werden können. Das Bedenken der Gegner, es könnten embryonale Keime nicht lange Jahre unbenützt liegen, ist hinfällig gegenüber der Tatsache, daß physiologischerweise das gleiche vorkommt (Zahnung, Geschlechtsreife). Auch muß man bei der Metaplasierungsfähigkeit mit ebenso langen schlummernden oder doch zurückgehaltenen Potenzen rechnen. Die embryonalen Heterologien sind bereits verschiedene Male nachgewiesen und ich habe in längeren Ausführungen a. a. O. dargetan, daß diese wirklich eine Versprengung von Gewebsarten bedeuten. Dafür spricht nicht nur die Lokalisation der Mischgeschwülste auf bestimmte im Embryonalleben ursprünglich eng zusammenliegende Körpergegenden (Cervix, Vagina, Niere) und die an den gleichen Stellen gefundenen embryonalen Gewebe, sondern auch die Art dieser heterologen Gewebe. Insbesondere konnte ich in der Vagina einer Neugeborenen teilweise differenzierte, zum Teil auch indifferente Gewebe finden, vor allem ein aus rundlichen Zellen bestehendes Gewebe, das sich stellenweise zu Haufen gruppiert und zu epithelialen Schläuchen und Cysten ordnet. Die Kanälchen erinnern an die Urniere oder Frühstadien der Nachniere.

Außer anderen Geweben waren in diesen Zellhaufen besonders hervorzuheben embryonale, quergestreifte Muskelfasern und ebensolche völlig ausdifferenzierte. Auf die Bewertung dieses und anderer Befunde kann ich hier nicht weitläufig eingehen und verweise die Interessenten auf meine Ausführungen in den Ergebnissen d. Pathologie Lubarsch-Ostertag, Bd. 9, 2.

Wir haben also Grund genug, das Muttergewebe der heterologen Mischgeschwülste in embryonalen Gewebsversprengungen zu suchen, die teils differenziert einfache heterologe Tumoren produzieren und zum anderen Teil als indifferente Keime fähig sind, wenn sie in Proliferation geraten, als solche weiter zu wuchern und den mehr oder weniger indifferenten Zelltypus von Rundzellen und Sarkomzellen zu bewahren, aber auch gleichzeitig sich in verschiedene differenzierte Gewebsarten zu sondern, wie Wilms an den jüngeren und älteren Geschwulstteilen unterscheiden konnte (s. oben).

Nach meinen Befunden und Darlegungen a. a. O. ist es auch wahrscheinlich, daß ein Teil des indifferenten Keimgewebes sich nach und nach in verschiedene Komponenten ausdifferenziert und ein anderer Teil liegen bleiben und später einen Tumor bilden kann. Gerade diese Erfahrung zeigt, daß aus ursprünglich komplexen Keimversprengungen schließlich auch einfachere Tumoren entstehen können. Auch scheint es wichtig hervorzuheben, daß nicht alle Bestandteile einer Kombinationsgeschwulst aktive Komponenten sein müssen, sondern auch passive Einschlüsse sein können. Gerade die Ausdifferenzierung zu reifen Geweben bedeutet Aufhören der blastomatösen Wucherung.

Schließlich sei hier noch darauf verwiesen, daß nicht etwa alle Mischgeschwülste des Uterus Kombinationsgeschwülste sind, deren Komponenten sich alle aus einem gemeinsamen Keime heraus differenzieren. So habe ich ein Lipomyosarcoma intramurale und Adenoliposarcoma polyposum in einem Uterus oben erwähnt. Für diesen Fall habe ich nicht mit Wilms einen gemeinsamen Keim für alle Geschwulstkomponenten angenommen, sondern die Hypothese aufgestellt, daß die ortsfremden Bindegewebsfettkeime sich in der Uteruswand mit Muskelkeimen, in der Schleimhaut dagegen mit Schleimhautkeimen zu komplexen Geschwulstkeimen verbunden haben, aus welchen Kompositionsgeschwülste im Gegensatz zu den kombinierten entstanden.

Wir müssen uns noch mit dem Vorgang der Keimversprengung selbst beschäftigen. Dies habe ich an der oben genannten Stelle ausführlich getan und möchte hier nur noch kurz darüber berichten, weil diese rein theoretischen Dinge gar sehr in das Gebiet der allgemeinen Pathologie führen.

Wilms hat als Mutterboden („das Mesoderm der hinteren Körperregion") hinter der Nierenanlage angesehen, weil die Cervix- und Scheidengeschwülste im Gegensatz zu den Nierengeschwülsten keine Drüsenkanälchen enthalten und glaubt, daß der Wolffsche Gang bei seinem caudalwärts erfolgendem Wachstum die Keime in die Genitalregion verschleppe. Wilms nimmt eine primäre Ausschaltung von Keimen an und eine sekundäre Versprengung durch den Wolffschen Gang. Ich habe diese Wilmssche Theorie in mehreren Punkten abändern zu müssen geglaubt, die mehr für die allgemeine Pathologie von Bedeutung sind und das Prinzip einer mit der Ausbildung des Urnierenganges zugleich erfolgenden Keimversprengung beibehalten.

Die primäre Keimausschaltung oder Differenzierungshemmung (Wilms) erklärt nicht die auffallende Tatsache der strengen Lokalisation der Mischgeschwülste auf einen entwicklungsgeschichtlich außerordentlich eng umschriebenen Bezirk (Niere, Vagina, Cervix). Sodann kommt nicht das Mesoderm caudal von der Nierenanlage in Betracht, sondern kranial in der Gegend zwischen primärer Nierenknospe und Urniere (sog. Zwischenblastem). Ferner ist eine Aufnahme von Epithel aus dieser Gegend und daraus folgender Kanälchenbildung in Cervix und Vagina nicht nur möglich, sondern auch von mir, wie oben gesagt, bereits in der Vagina nachgewiesen. Schließlich habe ich in allgemeinen Erörterungen mich gegen die Ansicht gewandt, als ob der Müllersche oder Wolffsche Gang beim Abwärtswachsen losgelöste Mesodermteilchen vor sich hertreiben könne. Auch Seydels Annahme, daß indifferentes Mesoderm vom Urwirbel her zwischen Urnierengang und Ektoderm hindurch zur zentralen Leibeswand gelangen müsse, habe ich abgelehnt, weil das Mesenchym der vorderen unteren Bauchwand von dem ursprünglich caudal gelegenen Mesoderm herstammt.

Ich habe darauf hingewiesen, daß am unteren Teil des Urnierenganges das Nephroblastem im Niveau des Bodens des seitlichen Cölomsackes unvermerkt in das caudale Mesoderm übergeht, so daß der im Boden von dorsal nach ventral unter dem Cölomsack verlaufende Urnierengang dem indifferenten Mesoderm am nächsten liegt, wo also Nephroblastem und Blastem der Beckenwandung noch nicht völlig geschieden sind. Bei dem individuellen und auch bei einem Individuum rechts- und linksseitig sehr verschieden schnellem Wachstumstempo des Urnierenganges und bei dem individuell verschiedenen Tiefstande des Cöloms kann der Urnierengang an dieser Grenze des Nephroblastems zum übrigen Mesoderm auf Keime stoßen, die noch nicht scharf voneinander gesondert sind. Es kommt so zu einer „illegalen Zellverbindung" mehr oder weniger indifferenter Zellen oder Zellkomplexen mit dem Urnierengang, durch dessen Verschiebungen sie im weiteren Verlauf der Entwicklung allmählich von ihrer Ursprungsstätte entfernt werden. Also keine primäre abnorme Differenzierungshemmung oder „Keimausschaltung" und daraus folgende Versprengung, sondern illegale aber doch organische Zellverknüpfung an undifferenzierten Grenzgebieten, Verlagerung und als Folge der ungewöhnlichen Ortsbedingungen möglicherweise eine völlige oder nur eine partielle Differenzierungshemmung der versprengten Keime. Besonderer Betonung bedarf es, daß bei dieser Art der Keimversprengung Zellen verschiedener Differenzierungsstadien, also mehr und weniger differenzierte zugleich versprengt werden können, so daß nicht ein völlig einheitliches Muttergewebe der Geschwülste unbedingt angenommen werden muß. Die versprengten Zellen können über ein größeres Gebiet zerstreut werden und aus einem Teil von ihnen kann ein Tumor entstehen, während die übrigen teils außerhalb liegen bleiben, teils auch in dem Tumor eingeschlossen werden und proliferieren können, ohne gerade einen wesentlichen Anteil an der Geschwulstbildung zu nehmen. So erklären sich die Verschiedenheiten im Bau der Mischgeschwülste.

Die Theorie der illegalen Zellverbindung hat allgemein Zustimmung gefunden und für die Uterustumoren insbesondere auch von Frankl.

Schließlich sei noch gesagt, daß die versprengten mesodermalen Keime zweifellos auch bis in das Corpus uteri hinauf gelangen könnten, daß man aber durchaus nicht gezwungen ist, alle Kombinationstumoren des Uterus auf ein und dieselbe Weise zu erklären. Wo immer besonders schwierige lokale Entwicklungsvorgänge durchzumachen sind, kann auch eine Störung in der Lagerung der Gewebe benachbarter Teile zueinander vorkommen, die je nach dem Stande der Gewebsdifferenzierung komplizierte und einfachere, heterologe Produkte bzw. Tumoren liefern können. So ist es doch auffällig, daß die Lipome besonders den Fundus uteri und die Tubenecken heimsuchen; die Annahme Seydels, der Müllersche Gang könne bei seiner ersten trichterförmigen Einstülpung dort vorhandene Fettkeime in den Genitalstrang verschleppen oder die Gefäße könnten Fettkeime in den Uterus transportieren, habe ich abweisen müssen, weil dieser Transport entwicklungsmechanische Bedenken erregt und auch nicht der Lokalisation der Tumoren gerecht wird. Da im oberen Teile des Corpus uteri (Fundus und Tubenecken) eine breite Trennung der ursprünglich unmittelbar benachbarten Müllerschen und Wolffschen Gänge erfolgt, so daß letztere in das Parametrium verlegt werden, während sie weiter unten mit der Cervix uteri und der

Vagina in engem gemeinsamen Muskelbindegewebsmantel liegen bleiben, so müssen im späteren oberen Korpusteile uterine Muskelbindegewebskeime und parametrane Fettbindegewebskeime die beiden epithelialen Kanäle voneinander trennen, wobei es gelegentlich zur Versprengung kommen kann.

Walkhoff weist auf die theoretisch im allgemeinen selbstverständliche Möglichkeit der Tumorentstehung auch aus postfetaler Zellverlagerung, aber gerade bei den Lipomen paßt seine Annahme nicht gut, da die Subserosa des Uterus kein Fett enthält.

Besonders für die intramuralen und submukösen Lipome kann nur embryonale Fettzellverlagerung in Frage kommen.

Für die Verlagerung quergestreifter Muskelfasern in das Corpus uteri habe ich auf den Cremaster internus aufmerksam gemacht, der zuweilen bis nahe an den Uterus gefunden wird.

Seitdem ist sogar ein kleiner Knoten am Ansatze des Lig. rotundum am Uterus gefunden, darin Züge quergestreifter Muskelfasern inmitten glatter Muskelzellen (Schikowsky). Aichel fand am oberen Drittel des Lig. rotundum einen Knoten etwa 10 mal so dick als das Ligament bei einem neugeborenen Mädchen; die „Geschwulst" wird gebildet durch Vermehrung der quergestreiften Muskulatur des Cremasters.

Die hauptsächlichsten Gründe für die Annahme der Entstehung der heterologen Kombinationsgeschwülste aus embryonalen, ortsfremden Keimen sind also gegeben zunächst in ihrer Lokalisation auf bestimmte Körperbezirke, deren Entwicklung besonders schwierige Etappen durchmachen, sodann darin, daß zwar durch Metaplasie bis zu einem gewissen Grade heterologe Gewebe nachgeahmt werden, daß aber diese nicht proliferieren, sondern degenerieren. Ferner ist die Metaplasie des Bindegewebes in Epithel, der glatten Muskelfaser in quergestreifte auszuschließen und endlich ist der Nachweis der angenommenen embryonalen Versprengung der heterologen Gewebe gelungen und somit die Cohnheimsche Lehre im allgemeinen und Wilms Anschauung von der Entstehung der Mischgeschwülste im besonderen auf festen Boden von Tatsachen gestellt.

Dagegen hat die Lehre von der Metaplasie sehr wesentlich an Boden verloren, bis zu fast völliger Bedeutungslosigkeit.

Literaturverzeichnis.

A. Myom[1] und B. Fibrom.

Abbe, New York med. journ. a. med. record. Nov. 1887, S. 606. — *Ahlstroem, Erik*, Über die Nekrose interstitieller Uterusmyome in Engstroems Mitt. a. d. gynäkol. Klinik in Helsingfors. Bd. 11, H. 1 u. 2. 1017. — *Albert*, Zentralbl. f. Gynäkol. 1902. S. 131. — *Allen, E. S.* and *C. C. Corson*, Histological changes in uterine myomata in their transformations into fibroid tumors. Univ. of Pennsylvania med. bull. 1. März 1906. Vol. 19. Ref. Ergebn. d. allg. Pathol. u. pathol. Anat. Bd. 12, S. 392. 1908. — *Amann*, Ein Fall von Cervixmyom. Münch. med. Wochenschr. 1888. Nr. 51 — *Derselbe*, Totale Inversion des Uterus durch Myom. Zentralbl. f. Gynäkol. 1902. S. 26. — *Derselbe*, Uterus myomatosus mit doppelseitigen Ovarialdermoiden und Cysten des Wolffschen Ganges in der Cervix. Verhandl. d. dtsch. Ges. f. Gynäkol. Bd. 8, S. 467. — *Derselbe*, Über das Wachstum und die Veränderungen des submukösen Myoms. Monatsschr. f. Geburtsh. u. Gynäkol. Bd. 23, S. 54. 1906. — *Derselbe,* Cervixmyom.

---

[1] Die vor *Virchow* erschienene und von ihm benutzte Literatur wird nur soweit als heute noch wertvoll oder geschichtlich interessant aufgeführt.

Zentralbl. f. Gynäkol. 1900. S. 424. — *Derselbe*, In Martins Krankheiten des Beckenbindegewebes. Berlin 1906. — *Derselbe*, Demonstrationen, multiple Fibroma des Uterus und der Ovarien. Münch. gynäkol. Ges. 13. Jan. 1908. Monatsschr. f. Geburtsh. u. Gynäkol. Bd. 28, H. 5, S. 601. 1908. — *Derselbe*, Demonstrationen. 3. Retroperitoneales Riesenmyom. 7. Submuköses Uterusmyom in die Vagina geboren und mit ihr verwachsen. Gynäkol. Ges. in München, 23. Jan. 1908. Monatsschr. f. Geburtsh. u. Gynäkol. Bd. 28. — *Andry*, Intraligamentäres Fibrom. Zentralbl. f. Gynäkol. 1891. S. 842. — *Anitschkew*, Zur Lehre der Fibromyome des Verdauungstraktus. Virchows Arch. f. pathol. Anat. u. Physiol. Bd. 205, 1911. — *Derselbe*, Zur Lehre der Fibromyome des Verdauungskanals, über Myome des Oesophagus und der Kardia. Virchows Arch. f. pathol. Anat. u. Physiol. Bd. 205, H. 3, S. 443. 1911. — *Anspach, E. M.*, Pathology of metrorrhagia-myopathica. Univ. of Pennsylvania med. bull. Vol. 18. 1905/06. Ref. Ergebn. d. allg. Pathol. u. pathol. Anat. Jg 12, S. 392. 1908. — *Archambault et Pearce*, Tuberculose d'un adénomyome de l'utérus. Rev. de gynécol. et de chirurg. abd. 1907. Nr. 1, p. 3. — *Dieselben*, Adénomyome de l'utérus avec tuberculose. Arch. de gynécol. 1907. — *Archim*, Das Verhältnis der Myome zur Schwangerschaft. Inaug-Diss. München 1904. — *v. Arx*, Beitrag zur Frage des Myoma teleangiectodes uteri. Gynécol. helvetica. 1913. Jg. 13, S. 285. Ref. Zentralbl. f. Gynäkol. 1914. Nr. 6, S. 247. — *Ascher*, Zur Kasuistik der Myomoperation. Zeitschr. f. Geburtsh. u. Gynäkol. Bd. 20. — *Aschner, Bernhard*, Die Konstitution der Frau und ihre Beziehungen zur Geburtshilfe und Gynäkologie. München u. Wiesbaden: J. F. Bergmann 1924. — *Aschoff*, Kursus der pathologischen Histologie. Wiesbaden 1900. — *Derselbe*, Geschwülste. Ergebn. d. allg. Pathol. u. pathol. Anat. Jg. 5, S. 73. 1898. Wiesbaden 1900. — *Derselbe*, Myomkeime des Uterus. Naturf.-Ges. in Freiburg i. Br. 13. Mai 1909. Dtsch. med. Wochenschr. 1909. Nr. 22, S. 995.

Bablet, La sphacèle des fibroms utérins au cours de la grossesse. Rev. mens. de gynécol. et d'obstétr. et de pédiatr. 1911. Nr. 12, p. 660. — *Baer* (Philadelphia), Poliklinik. 1886. Nr. 8. — *Balaban, R.*, Über Cervixmyome. Monatsschr. f. Geburtsh. u. Gynäkol. Bd. 35, S. 576. 1912. — *Barber*, A case of torsion of the pedicle of a subperitoneal myoma. North of England, obstetr. a. gynecol. Soc. 1. März 1913. Ref. Brit. med. journ. 1913. Nr. 2727, p. 717. — *Barbouth*, Aseptische Nekrbiose von Uterusmyomen. Rev. de chirurg. 1912. Nr. 10, p. 57. Ref. Frommels Jahresber. f. Geburtsh. u. Gynäkol. 1912. S. 115. — *Bardon, G.*, Arterielle Gefäßversorgung der Uterusfibrome. Gynécol. et d'obstétr. Tome 4, H. 6. 1921. Ref. Zentralbl. f. Gynäkol. 1922. Nr. 31, S. 1292. — *Barnes*, Tumeurs fibreuses etc. Ann. de gynécol. Tome 1, p. 41. 1889. — *Barrows*, Remarks on uterine fibroids with special reference to their relations to tumors of the thyreoid gland. Americ. journ. of obstetr. a. dis. of women a. childr. Vol. 69, Nr. 433, p. 33. 1914. Ref. Zentralbl. f. Gynäkol. 1914. Nr. 18, S. 675. — *Barsotti*, Torsione assile di utero fibromatoso. Ginecol. 1913. Jg. 9, p. 721. — *Basso, G. L.*, Sulla suppurazione dei fibromi uterini. Gynecol. Vol. 11. 1914. — *Bauer*, Cervicalmyom. Verhandl. d. geburtsh.-gynäkol. Ges. in Wien, 27. Jan. 1917. Ref. Zentralbl. f. Gynäkol. 1907. Nr. 22, S. 638. — *Bauereisen*, Einbruch von Ovarialcarcinom in intramurales Fundusmyom. Münch. med. Wochenschr. 1905. S. 595. — *Bazy*, Adenomyome utérin. Presse méd. 1913. Nr. 15, p. 144. — *Becher, E.*, Beitrag zur Histogenese und Morphogenese der Uterusmyome. Inaug.-Diss. Gießen 1916. Zeitschr. f. Geburtsh. u. Gynäkol. Bd. 78. H. 2, S. 281. 1916. — *Beckh*, Myxomatös degeneriertes Myom. Münch. med. Wochenschr. 1901. — *Behrens*, Über Vorkommen von Mastzellen im pathologischen Gewebe. Inaug.-Diss. Halle 1884. — *Bell, W. B.* and *H. H. Clarke*, Angiomatöses Fibromyom? Journ. of obstetr. a. gynecol. of the Brit. Empire. Vol. 10, Nr. 5. 1906. — *Bender* und *Burty*, Nekrotisches Uterusfibrom, spontan durch die Uteruswand in das Gewebe des rechten Ligamentum latum ausgestoßen. Bull. et mém. de la soc. anat. de Paris. März 1906. Zentralbl. f. Gynäkol. Bd. 31, Nr. 13, S. 375. 1907. — *Benthin, W.*, Zur Ätiologie der Uterusmyome. Monatsschr. f. Geburtsh. u. Gynäkol. Bd. 39, H. 4, S. 501/507. 1914. — *Benzel*, Zur Kenntnis intraperitonealer Blutungen bei Uterusmyomen. Zentralbl. f. Gynäkol. 1917. Nr. 21, S. 497. — *Bertelsmann*, Über das mikroskopische Verhalten des Myometriums. Arch. f. Gynäkol. Bd. 50, S. 178. — *Bidder*, Gynäkologische Mitteilungen. Gratulationsschrift zur Feier des 50jährigen Doktorjubiläums von Prof. F. H. Bidder. Berlin 1884. — *Derselbe*, Über fibröse Körper der Gebärmutter. Dorpat 1842. — *Birnbaum* und *Thalheim*, Untersuchungen über die chemische Zusammensetzung der Myome und der Uterusmuskulatur. Monatsschr. f. Geburtsh. u. Gynäkol. Bd. 28, H. 5, S. 509. 1908. — *Bland, Br.*, Uterine myomata and pregnancy with special reference to tumor necrosis. Surg. gynecol. a. obstetr. Vol. 40, Nr. 3, p. 367. 1925. — *Bland-Sutton*, Case of rotation and impaction of a myomatous uterus. Transact. of the obstetr. Soc. of London. Vol. 41, p. 296. 1900. — *Boivin* et *Dugés*, Traité prat. des maladies de l'utérus. Paris 1833. — *Boldt*, Suppurating Fibromyom with large gas cyst. etc. Americ. journ. of obstetr. a. gynecol. 1902. p. 335. — *Derselbe*, Myomatosus uterus usw. Americ. journ of obstetr. a. dis. of women a. childr. Vol. 67, Nr. 426, p. 1201. 1913. — *Bole*, Über primäre Uterustuberkulose.

Inaug.-Diss. 1902. — *Bonamy*, Fibrome de l'utérus à pédicule tordu. Soc. des chirurg. de Paris, 13. Okt. 1911. Ref. Arch. mens. d'obstétr. et de gynécol. 1912. Nr. 10, p. 271. — *Borst, M.*, Die Lehre von den Geschwülsten. Wiesbaden 1902. — *Borremann*, Ref. Zentralbl. f. Gynäkol. Bd. 22, S. 775. 1898. — *Bostock*, On the chemical constitution of calcarous tumors of the uterus. Med.-chirurg. transact. Vol. 19, p. 83. 1835. — *Brant*, Fibromyom und Krebs. Russki Wratsch 1913. Ref. Jahresber. f. Gynäkol. u. Geburtsh. 1910. S. 200. — *Braun*, Vereiterung eines Myoms in der Gravidität. Zentralbl. f. Gynäkol. 1894. S. 986. — *Breisky*, Klinische Erfahrungen über die großen interstitiellen Myome des Collum uteri. Zeitschr. f. Heilk. 1884. — *Breus*, Über wahre epithelführende Cystenbildung in Uterusmyomen. Wien 1892. — *Brickner*, Suppurating fibroid due to a criminal abortion. New York obstetr. Soc. meet. Americ. journ. of obstetr. a. gynecol. Vol. 68, p. 99. 1913. — *Briggs*, Americ. journ. of obstetr. a. gynecol. Vol. 14, p. 108. — Derselbe, Apedunculated subperitoneal uterine fibroid etc. Brit. med. journ. 1902. p. 1275. — *Britze*, Über die Achsendrehung des Uterus bei Myom. Inaug.-Diss. Jena 1905. — *Broese*, Diskussion zu Jolly, Myomverjauchung. Verhandl. d. Ges. f. Geburtsh. u. Gynäkol. zu Berlin, 26. Juni 1908. Zeitschr. f. Geburtsh. u. Gynäkol. Bd. 63, S. 351. 1908 u. Zentralbl. f. Gynäkol. Bd. 33, Nr. 4, S. 153. 1909. — *Broun*, An eight-pound myoma-fibroma developed from the posterior wall of the cervix uteri. New York acad. of med. 27. April 1911. Americ. journ. of obstetr. a. gynecol. Aug. 1911. — *Brugnatelli, E.*, Grosso fibroma cistico a sviluppo sottoserioso. Contributo allo studio de fibromi della muscolatura astrinseca dell' utero. Folia gynaecol. Vol. 18, H. 4, p. 245. 1923. — *Brunet*, Ein Fall von Adenomyom des Epoophoron. Zeitschr. f. Geburtsh. u. Gynäkol. Bd. 53, S. 507. 1904. — *Bucco*, Fibrosarcoma cistico con degenerazione colloide. La Nuova rivista clinica-terapeut. Napoli 1901. Anno 4, p. 285. — *Bulius*, Der Eierstock bei Fibromyoma uteri. Zeitschr. f. Geburtsh. u. Gynäkol. Bd. 23, S. 358.

Cackovic, M. v., Ein Myom der hinteren Muttermundslippe von ungewöhnlicher Form. Zentralbl. f. Gynäkol. 1904. Nr. 44. — *Calman*, Demonstration von Myomen. Zentralbl. f. Gynäkol. Bd. 41, Nr. 3, S. 84. 1917. — *Caravan* et *Merle*, L'adénome diffus des cornes utérines. Rev. de gynécol. et de chirurg. abd. Tome 21, Nr. 4, p. 307. 1913. — *Cassabois*, Contribution à l'étude des fibromes utérins aberrants de la cavité abdominale. Thèse de Lyon. 1899. — *Castano, Carlos*, Neue ätiopathogenetische Auffassung des Myoms. Bol. del inst. de clin. quirurg. univ. Buenos Aires. Jg. 1, Nr. 2, S. 35—39. 1925. — *Cesaris Demel*, Ref. in Frommels Jahresber. 1900. S. 168. — *Chavannaz*, Sur la nécrobiose des fibromes utérins au cours de la grossesse. Gynécologie. Sept. 1912. Nr. 9, p. 513. — *Chestakoff*, Fibromyoma lymphang. Ges. f. Geburtsh. u. Gynäkol. in St. Petersburg 1913. Ref. Gynécologie. 1914. H. 1, p. 53. Vgl. Jahresber. f. Geburtsh. u. Gynäkol. 1914. S. 139. — *Chiari*, Zwei seltene Fälle sekundärer Veränderungen von Fibromyomen des Uterus. Wien. klin. Woschenschr. 1902. S. 665. — *v. Chrzanowski*, Zwei Fälle von sekundärer Verwachsung submuköser Myome mit der gegenüberliegenden Wand des Uterus. Zeitschr. f. Geburtsh. u. Gynäkol. Bd. 35, S. 11. — *Cioja*, Gazz. degli Ospetali. 1893. Nr. 83. — *Claisse*, Recherches sur le développement des fibromyomes et des adénomyomes de l'utérus. Thèse de Paris 1900. — *Clemente, Giuseppe*, Note istopatologiche su alcuni casi di miofibromi dell' utero con speciale riguardo alle genesi delle emmorrhagie. Arch. di ostetr. e ginecol. Vol. 112, Nr. 1, p. 11. 1925. — *Cohn*, Cholesterinbildung im Uterusmyom. Arch. f. Gynäkol. Bd. 94, H. 2, S. 332. 1911 u. Med. Verein in Greifswald, 4. Febr. 1913. Ref. Dtsch. med. Wochenschr. 1911. Nr. 32. — *Combris*, Coincidence des fibromes avec le cancer du corps de l'utérus. Thèse de Paris 1905. — *Cookson*, Specimens from cases of abdominal section. Brit. med. journ., 26. April 1913. S. 881. — *Cordes*, Über den Bau des Uterusmyoms. Inaug.-Diss. Berlin 1880. — *Cornil*, Mercredi med. 1893. Nr. 46. — *Corret*, De la torsion des pédicules fibro-uterus sous-séreux en dehors de la grossesse. Thèse de Lyon. 1912. Nr. 99. — *Creery, M.*, Strangulation of uterine fibroid by torsion of the pedicule. Med. record, 30. Sept. 1911. Vol. 80, Nr. 14. — *Cuizza, Tito*, Fibroma linfangiestasico gigante dell'utero a sviluppo intramesosigmoideo. Clin. ostetr. Jg. 30, H. 3, p. 163—173. 1928. — *Cullen*, Successful removal of an eigthy-nine-pound cystic myoma intact. Journ. of the Americ. med. assoc. Vol. 48, Nr. 18, p. 1491. 1907. — *Cullingworth*, Transact. of the obstetr. soc. of London. Vol. 36. — *Cuppie*, Obstetr. journ. of Gr. Brit. Vol. 2, p. 303.

Daels, Beitrag zur Kenntnis der Myofibrillen im Uterus und in den Uterusgeschwülsten. Arch. f. Gynäkol. Bd. 94, H. 3, S. 665. 1911. — *Dambrin* et *Bernard*, Deux nouveaux cas de torsion axiale de fibromes utérines sans manifestation clinique. Bull. de la soc. d'obstétr. et de gynécol. Jg. 12, Nr. 7, p. 448. 1923. — *Daniel*, De l'état des annexes dans les fibromes utérins. Rev. de gynécol. Tome 1 et 2. 1905. — *Dannegger, Alois*, Ein völlig intraligamentär gelegenes Cervixmyom von 2600 g Gewicht. Inaug.-Diss. München 1922. — *Davidsohn*, Verhandl. d. dtsch. pathol. Ges. Breslau 1904. — *Deaver*, A years work in hysterectomy. Americ. journ. of the med. sciences. Vol. 145, p. 469. 1913. Ref. Zentralbl. f. Gynäkol. 1913. Nr. 31, S. 1173. — *Delage* et *Gaujoux*, Sur la suppuration des fibromes de l'utérus. Gaz. des hôp. civ. et milit. 1907. Nr. 50, p. 591. — *Denné*, Veränderungen der Myome während der Gravidität und Einfluß derselben auf die Geburt. Inaug.-Diss. med. Würzburg 1899. — *Devaux*, Lésions des annexes durant l'évolution des fibromes utérins. Thèse de Paris. Gaz. des hôp. civ. et milit. 1903. Nr. 88. — *Dichtl, Peter*, Über exzessives Wachstum von Myomen jenseits des Klimakteriums. Inaug.-Diss. München 1922. — *Dickson, T. G.*, Tuberculous infection of a uterine myoma. Americ. journ. of obstetr. a. gynecol. Vol. 53. 1906. Ref. Ergebn. d. allg. Pathol. u. pathol. Anat. Jg. 12, S. 393. 1908. — *Dobbertin*, Beitrag zur Kasuistik der Geschwülste. Beitr. z. pathol. Anat. u. z. allg. Pathol. Bd. 28. — *Doca*, Ein Fall von diffusem Myom mit beginnendem Carcinom in der hyperplastischen Uterusschleimhaut. Zeitschr. f. Geburtsh. u. Gynäkol. Bd. 58, S. 1. 1906. — *Doederlein* und *Herzog*, Schwangerschaft in einem Adenomyom. Dtsch. med. Ges. in Chicago, 15. Febr. 1912. Ref. Münch. med. Wochenschr. 1912. Nr. 30, S. 1692. — *Doléris*, Arch. de tocologie. 1883. — *Derselbe*, Fibrome après une hystérotomie etc. Soc. d'obstétr. et de gynécol. et de pédiatr. de Paris. 1901. — *van Dongern*, De geraklen van inversio uteri etc. Nederlandsch maandschr. v. verlosk. en vrowoenz. en kindergeneesk. Vol. 5, p. 299. 1916. Jahresber. f. Geburtsh. u. Gynäkol. 1917. S. 189. — *Doran*, London obstetr. Soc. Vol. 30. 1888. — *Dujarier* et *Topores, Khan*, Großes gestieltes, subseröses Myom, vom Uterus abgetrennt und am S. romanum festsitzend. Bull. et mém. de la soc. anat. de Paris. 1920. Nr. 1. Ref. Zentralbl. f. Gynäkol. 1921. — *Duerck*, Malignes Myom. Verhandl. d. dtsch. pathol. Ges. Bd. 12, Jg. 1908, S. 144. — *Duerck, H.*, Über ein kontinuierlich durch die untere Hohlvene in das Herz vorwachsendes Fibromyom des Uterus. Ärztl. Verein in München, 13. März 1907. Münch. med. Wochenschr. 1907. Nr. 23, S. 1154. — *Duhlet, E.*, Maligne Degeneration der Uterusmyome. Zeitschr. f. Krebsforsch. Bd. 17, H. 3, S. 536. 1920. — *Dührssen*, Stieldrehung. Zentralbl. f. Gynäkol. S. 261. — *Duncan*, Verschwinden von Myomen vor der Menopause. Zentralbl. f. Gynäkol. 1894. S. 222. — *Dunkhase, O.*, Ein Fall von Myoma uteri mit hochgradigem Ascites. Zentralbl. f. Gynäkol. 1922. Nr. 18, S. 709. — *Duret*, Fibrome utérin calcifié etc . Nord. méd. 1895. — *Duvergey*, Fibrome souspéritoneal de l'utérus avec abscès central. Journ. de méd. de Bordeaux, 25. Nov. 1919. Ref. Gynécol. et obstétr. Tome 1, p. 102. 1920.

Eberlin, Zur Diagnose der Hämatometra bei Fibromyoma uteri bicornis. Zeitschr. f. Geburtsh. u. Gynäkol. Bd. 31. — *Ebert*, Demonstration. Verhandl. d. Ges. f. Geburtsh. u. Gynäkol. zu Leipzig. 555. Sitzung am 29. April 1907. Ref. Zentralbl. f. Gynäkol. 1907. Nr. 28, 31, S. 888. — *Egli, Fr.*, Über Multiplizität von Geschwülsten. Korresp.-Blatt f. Schweiz. Ärzte. Bd. 44, Nr. 15, S. 449. 1914. — *Ehrendorfer*, Demonstration eines großen total verkalkten Fundusmyoms usw. Wiss. Ärzteges. in Innsbruck, 10. Mai 1912. Ref. Wien. klin. Wochenschr. 1912. Nr. 33, S. 1275. — *Derselbe*, Die primäre carcinomatöse Degeneration der Fibromyome des Uterus. Zentralbl. f. Gynäkol. 1892. S. 513. — *Derselbe*, Über das gleichzeitige Vorkommen von Myofibrom und Carcinom in der Gebärmutter. Arch. f. Gynäkol. Bd. 42, S. 255. — *Ehrlich, S. L.* und *G. L. Derman*, Zur Frage der neurogenen Fibrome in klinischer und pathologisch-anatomischer Beziehung. Virchows Arch. f. pathol. Anat. u. Physiol. Bd. 258, H. 1/2, S. 405. 1925. — *Ellerbroek, N.*, Über die Cervixtorsion des myomatösen Uterus. Arch. f. Gynäkol. Bd. 116, H. 1, S. 171. 1922. — *Elsner*, The association of uterine grants with goitre, typical and atypical exophtalmic goitre. Americ. journ. of the med. sciences. Vol. 137, p. 634. 1914. — *Engert*, Med. record. New York 1889. p. 640. — *Ernst, P.* und *S. A. Gammeltoft*, Zwei Fälle von Fibromyom mit intraabdomineller Blutung. Acta ginecol. scandinav. Vol. 1, Fasc. 1. Ref. Zentralbl. f. Gynäk. 1922. Nr. 49, p. 1971. — *Essen-Moeller*, Klinisch und pathologisch-anatomische Studien zur Ätiologie des Uterusmyoms. Akad. Abhandl. Berlin: S. Karger 1899. Monatsschr. f. Geburtsh. u. Gynäkol. 1901. — *Esser, M.*, Zur Kasuistik der Uterussteine. Monatsschr. f. Geburtsh. u. Gynäkol. Bd. 74, H. 5, S. 265. 1926. — *Everett*, Removal of a calcified fibroid of the uterus. Americ. journ. of obstetr. a. gynecol. Vol. 12, p. 700.

Faber, Die Pathogenese der Uterusmyome, sowie deren Beziehungen zu elastischen Geweben. Nord. med. Arch. 1908. Abt. 8, H. 2. — *Fabricius*, Über Myome und Fibrome des Uterus. Leipzig 1895. — *Derselbe*, Fibromyom der Portio. Geburtsh.-gynäkol. Ges. in Wien, 29. Jan. 1907. Zeitschr. f. Geburtsh. u. Gynäkol. Bd. 31, Nr. 22, S. 638. 1907. — *Fairbairn*, Necrobiosis in Fibromyomata of the uterus. Journ. of obstetr. a. gynecol. of the Brit. Empire. Vol. 4, p. 119. 1903. — *Falkenberg*, Beiträge zur Lehre von den Uterusmyomen. Inaug.-Diss. med. Berlin 1904. — *Fehling*, Lehrbuch der Frauenkrankheiten. — *Ferguson*, Demonstration eines großen Steines (calculus) in der Wand eines großen weichen myomatösen Uterus. Edinburgh obstetr. soc., 14. Mai 1913. p. 435. — *Ferroni*, Sul mio-fibro-endotelioma dell' utero e su alcune altre forme di fibromiomi uterini. Ann. di ostetr. e ginecol. 1901. — *Derselbe*, Ancora sulla reazione deciduale negli adenomiomi del tratto genitale. Ann. di ostetr. e ginecol. 1911. Nr. 7. — *Feuchtwanger*, Ein Uterusmyom mit Knorpel und Knochenbildung. Inaug.-Diss. Straßburg 1897. — *Flatau*, Monatsschr. f. Geburtsh. u. Gynäkol. Bd. 15, S. 123. — *Derselbe*,

Kopfgroßes Myom der hinteren Portio. Fränk. Ges. f. Geburtsh. u. Gynäkol., 27. Okt. 1905. — *Fleischmann, C.*, Myomentwicklung nach Ovarientransplantation. Zentralbl. f. Gynäkol. 1921. Nr. 3, S. 82. — *Fleischmann, K.*, Beitrag zur Klinik der Uterusmyome. Wien. klin. Wochenschr. 1924. Nr. 17. — *Fletscher, Shaw*, Haemorrhages into an angioma, two fibromyoma of the uterus and atheroma of the uterine arteries. Journ. of obstetr. a. gynecol. of the Brit. Empire. Vol. 24, Nr. 1, p. 22. Juli 1913. — *Förster, A.*, Handbuch der pathologischen Anatomie. Bd. 1. Leipzig 1865. — *Fothergill, W. E.*, Marsupalization of degeneration and infected fibroid. Journ. of obstetr. a. gynecol. of the Brit. Empire. Vol. 26, H. 4—6, p. 234. 1915. — *Fraipont*, Uterusfibrom und Schwangerschaft. Rev. mens. de gynécol. et d'obstétr. et de pédiatr. 1912. Nr. 7. Ref. Zentralbl. f. Gynäkol. 1912. Nr. 49, S. 1679. — *Fraenkel, E.*, Gasphlegmone eines Uterusmyoms nach Abortus (Phyomyome). Zentralbl. f. Gynäk. 1924. Nr. 42, S. 2283. *Derselbe*, Diskussion zu Duerck (s. d.). — *Fraenkel, L.*, Bau und Bedeutung der Myomkapsel. 88. Vers. dtsch. Naturf. u. Ärzte in Innsbruck 1924. Zentralbl. f. Gynäkol. 1924. Nr. 44, S. 2399. Zeitschr. f. Geburtsh. u. Gynäkol. Bd. 88, S. 690. 1925. — *Frankl*, Das runde Mutterband. Denkschr. d. kais. Akad. d. Wiss. Wien 1902. — *Derselbe*, Beiträge zur Lehre vom Uterusmyom usw. Arch. f. Gynäkol. Bd. 95, H. 1, S. 269. 1912. — *Derselbe*, Demonstration eines Myoms. Zentralbl. f. Gynäkol. Bd. 35, H. 1, S. 30. 1910. — *Frankl, O.*, Traubiges Myom. Wien. klin. Wochenschr. 1915. Nr. 52, S. 1956. Zentralbl. f. Gynäkol. Bd. 39, Nr. 51, S. 905. 1915. — *Derselbe*, Zur Kenntnis der entzündlichen Veränderungen in Myomen. Monatsschr. f. Geburtsh. u. Gynäkol. Bd. 76, H. 1, S. 27—31. 1927. — *v. Franqué*, Zur Nekrose und Vereiterung der Myome. Zeitschr. f. Geburtsh. u. Gynäkol. Bd. 60, S. 272. 1907. — *Derselbe*, Durchbruch eines ödematös-cystischen Myoms in die Bauchhöhle. Prager med. Woschenschr. 1903. Nr. 50. — *Derselbe*, Salpingitis nodosa isthmica und Adenomyoma tubae. Zeitschr. f. Geburtsh. u. Gynäkol. Bd. 42, S. 41. — *Franz*, Zur Kasuistik der Drehungen des myomatösen schwangeren Uterus um seine Längsachse. Zentralbl. f. Gynäkol. Bd. 42, Nr. 12, S. 207. 1918. — *Freund*, Myom. Ges. f. Geburtsh. u. Gynäkol. 10. Dez. 1927. — *Freund, H. W.*, Über Leber- und Gallenblasenadhäsionen bei Geschwülsten der weiblichen Geschlechtsorgane. Dtsch. med. Wochenschr. Bd. 24. — *Freund, H.*, Demonstration eines Uterus duplex unicollis bicornis. Oberrhein. Ges. f. Geburtsh. u. Gynäkol. 23. April 1912. Beitr. z. Geburtsh. u. Gynäkol. Bd. 17, S. 125. 1912. — *Derselbe*, Zur Ätiologie der Uterusmyome. Zeitschr. f. Geburtsh. u. Gynäkol. Bd. 74, H. 1, S. 75. 1913. — *Freund, W. A.*, Knochenbildung in Myomen. Beitr. z. Gynäkol. Bd. 3, S. 150. — *Frey, J.*, Über Plasmazellen und ihr Vorhandensein bei den Erkrankungen der weiblichen Geschlechtsorgane, speziell des Endometriums. Zeitschr. f. Geburtsh. u. Gynäkol. Bd. 65, S. 388. 1909. — *Frey*, Über das Cervixfibromyom usw. Inaug.-Diss. Greifswald 1897. — *Friedrich*, Demonstration einiger interessanter Myome. Gynäkol. Ges. zu Breslau, 29. April 1913. Ref. Monatsschr. f. Geburtsh. u. Gynäkol. Bd. 38, H. 1, S. 115. 1913. — *Fritsch*, Die Krankheiten der Frauen. 10. Aufl. 1901. — *Frommel*, Über Achsendrehung des Uterus durch Geschwülste. Zentralbl. f. Gynäkol. Bd. 22. — *Fürstenberg, A.*, Über das Cervixmyom. Inaug.-Diss. Gießen 1908. — *Fujuami*, Virchows Arch. f. pathol. Anat. u. Physiol. Bd. 160.

Garkisch, A., Klinische und anatomische Beiträge zur Lehre von Uterusmyom. Berlin: S. Karger 1910. — *v. Gawronsky*, Über Verbreitung und Endigung der Nerven in den weiblichen Genitalien. Arch. f. Gynäkol. Bd. 47, S. 271. — *Gerstenberg*, Schwere intraperitoneale Blutung aus seitlichen Venen des Uterus bei subserösem Myom des Fundus. Zentralbl. f. Gynäkol. Bd. 40, S. 759. 1916. — *Giannettasio*, Vereitertes Uterusfibrom. Rif. med. 1904. Nr. 12. — *Gift*, Stieltorsion bei einem großen subserösen Myom. Inaug.-Diss. München 1902. — *Glinska, Sophie*, Les cellules plasmatiques et les cellules à grains métachromatiques dans le stroma des fibromyomes de l'utérus. Thèse de Genève 1910. — *Glöckner*, Über Gebärmutterumstülpung bei Tumoren der Uterushöhle. Zentralbl. f. Gynäkol. 1892. S. 907. — *Gonnet*, Lyon méd. 1912. — *Gottschalk*, Über Histogenese und Ätiologie der Uterusmyome. Arch. f. Gynäkol. Bd. 43, S. 534. 1893. — *Derselbe*, Zur Ätiologie der Uterusmyome. Volkmanns Samml. klin. Vortr. N. F. Bd. 4, Nr. 275, S. 17. 1900. — *Goullioni*, Wiederanwachsen einer Ovarialcyste und eines Uterusfibroms nach ihrer Abtrennung vom Ursprungsorte. Lyon méd. 1912. Nr. 30. Ref. Zentralbl. f. Gynäkol. 1913. Nr. 6, S. 219. — *Grabich, H.*, Fall eines eingekeilten Cervixmyoms unter der Geburt, Kaiserschnitt und Totalexstirpation. Inaug.-Diss. München 1912. — *Graebke, H.*, Schnelle Entwicklung von Myomen im Uterus nach Röntgenkastration. Zentralbl. f. Gynäkol. 1921. Nr. 42, S. 1521. — *v. Graff*, Schilddrüse und Genitale. Arch. f. Gynäkol. Bd. 102, H. 1, S. 109. 1914. — *Grünbaum, D.*, Adenomyoma corporis uteri mit Tuberkulose. Arch. f. Gynäkol. Bd. 81, S. 383. 1907. — *Derselbe*, Das klinische Verhalten des Adenomyoms uteri. Arch. f. Gynäkol. Bd. 86, S. 387. 1908. — *Gueissaz*, Über das Myom der Portio. Monatsschr. f. Geburtsh. u. Gynäk. Bd. 66, H. 6. 1921. — *Guggisberg*, Die Nekrose der Myome in der Schwangerschaft. Schweiz. med. Wochenschr. 1921. Nr. 17. Ref. Zentralbl. f. Gynäkol 1922. Nr. 49, S. 1969. — *Guibé*, De la calcification des fibromyomes utérins.

Paris 1901. — *Gunsett,* Über Myombildung bei doppeltem Uterus. Beitr. z. Geburtsh. u. Gynäkol. Bd. 3, S. 201. 1900.

Haag, Ein seltener Fall von teleangiektatischem hämatocystischem Uterusmyom. Inaug.-Diss. Straßburg 1902. — *Halban,* Kindskopfgroßes Myom der vorderen Muttermundslippe. Wien. klin. Wochenschrift. 1901. S. 897. — *Derselbe,* Myomnekrose im Puerperium. Zentralbl. f. Gynäkol. 1912. Nr. 50, S. 1710. — *Derselbe,* Zur Klinik der Myome. Zentralbl. f. Gynäkol. 1921. Nr. 42, S. 1517. — *Hammerschlag,* Anatomische Veränderungen interstitieller Myome im Wochenbett. Monatsschr. f. Geburtsh. u. Gynäkol. Bd. 12, S. 8. 1900. — *Derselbe,* Totalnekrose des interstitiellen Myoms. Verhandl. d. dtsch. Ges. f. Gynäkol. zu Dresden 1907. S. 398. — *v. Hansemann,* Myom. Realenzyklopädie der gesamten Heilkunde. Bd. 10, S. 184. 4. Aufl. — *Derselbe,* Mikroskopische Diagnose der bösartigen Geschwülste. 2. Aufl. Berlin 1902. — *Hart,* Histologisch benigne Metastasen vom Bau eines Adenomyoms, 22 Jahre nach Exstirpation eines Tumors der Genitalien. Frankfurt. Zeitschr. f. Pathol. Bd. 10, H. 1. 1912. — *Hartz,* Sammelreferate in Monatsschr. f. Geburtsh. u. Gynäkol. Bd. 9, 13, 20, 21. — *Haultain, F. W. N.,* A clinical and anatomical study of 30 cervical fibroids removed by abdominal hysterectomy. Edinburgh med. journ. Vol. 21, Nr. 4, p. 297. 1907. — *Healy,* Fibromyoma uteri. New York med. journ. Vol. 97, Nr. 18, p. 922. 1913. — *Hedrén, G.,* Zur Frage der Zerrung und spontanen Trennung des Uteruskörpers vom Collum uteri bei Uterusmyomen. Arch. f. Gynäkol. Bd. 83, S. 164. 1907. — *Derselbe,* Stieltorsion. Zentralbl. f. Gynäkol. 1895. S. 997. — *Hegar, K.,* Zur sog. carcinomatösen Degeneration der Uterusmyome. Beitr. z. Geburtsh. u. Gynäkol. Bd. 4, S. 303. 1901. — *Heidenhein,* Rückbildung eines Myoma uteri nach doppelseitiger Amputatio mammae. Berl. klin. Wochenschr. 1893. Nr. 40. — *Heil, K.,* Gasphlegmone eines Uterusmyoms (Physomyoma) nach Abortus. Zentralbl. f. Gynäkol. 1924. Nr. 29, S. 1595. — *Heimann,* Wachstum und Genese der Myome. Zeitschr. f. Geburtsh. u. Gynäkol. Bd. 78, S. 713. 1916. — *Derselbe,* Demonstration: Ein Fall von ungewöhnlicher Topographie eines scheinbar retrovesicalen Myoms. Verhandl. d. Ges. f. Geburtsh. u. Gynäkol. Berlin, 24. Febr. 1922. — *Heimann, Fritz,* Zur Frage der Myomstruktur vermittels Myogliafärbung. Zentralbl. f. Gynäkol. 1911. Nr. 19, S. 701. — *Derselbe,* Myom und Schwangerschaft. Monatsschr. f. Geburtsh. u. Gynäkol. Bd. 54, H. 5, S. 292. 1921. — *Heinricius,* Ein Fall von Myom im rudimentären Uterus bicornis unicollis. Monatsschr. f. Geburtsh. u. Gynäkol. Bd. 12, S. 419. 1900. — *Hengge,* Varicenbildung bei Myom. Verhandl. d. Münch. gynäkol. Ges. 6. Nov. 1907. Monatsschr. f. Geburtsh. u. Gynäkol. Bd. 30, H. 6, S. 796. 1909. — *Henkel,* Demonstration eines Portiomyoms. Ges. f. Geburtsh. u. Gynäkol. zu Berlin 10. Nov. 1905. — *Hennicke,* Inaug.-Diss. Halle 1902. — *Hénocque,* Pierre de l'utérus. Arch. de Physiol. Tome 5, p. 425. 1873. — *Henschel, H.,* Über Durchbruch von Uterusmyomen, seine Ursachen und klinische Bedeutung. Inaug.-Diss. Berlin 1922. — *Hentschel,* Ein Beitrag zur Statistik des Uterusmyoms. Inaug.-Diss. Würzburg 1896/97. — *Herlitzka,* Über die Vereiterung der uterinen Gefäße. Riv. di ginecol. ostetr. pediatr. e med. gen. Jg. 18, Nr. 4, S. 58. 1923. Ref. Zentralbl. f. Gynäkol. 1924. Nr. 7, S. 414. — *Herrmann, E.,* Portiomyom. Geburtsh.-gynäkol. Ges. in Wien 9. März 1926. Zentralbl. f. Gynäkol. 1926. Nr. 45, S. 2916. — *Herschan, Otto,* Galaktorrhöe (Colostrumsekretion) bei einer Virgo mit Uterusmyom. Dtsch. med. Wochenschr. 1927. Nr. 36. — *Hertz,* Zur Struktur der glatten Muskelfasern und ihre Nervenendigungen in einem weichen Uterustumor. Virchows Arch. f. pathol. Anat. u. Physiol. Bd. 46, S. 235. — *Hewitt Grailly,* Zentralbl. f. Gynäkol. 1894. S. 222. — *Hille, Karl,* Bauchdeckentumor mit Bandstellen der Kerne. Zeitschr. f. Krebsforsch. Bd. 23, S. 399. 1926. — *Hoehne,* Angiofibroma des Uterus. Verhandl. d. dtsch. Ges. f. Gynäkol. 1901. S. 532. — *Hoermann, K.,* Demonstration eines doppeltmannskopfgroßen aus zahlreichen Knollen zusammengesetzten Uterustumors. Münch. gynäkol. Ges. 21. März 1907. Monatsschr. f. Geburtsh. u. Gynäkol. Bd. 27, S. 389. 1908. — *Hoesli,* Über einen Fall von Fibromyoma intraligamentare adenomatosum. Zürich 1904. — *Hoffmann, R. St.,* Ein Fall von Uterusstein. Zentralbl. f. Gynäkol. 1924. Nr. 24, S. 1305. *Hofmeier,* Ernährungs- und Rückbildungsvorgänge bei Abdominaltumoren. Zeitschr. f. Geburtsh. u. Gynäkol. Bd. 5, S. 96. — *Holmes-Bayard,* Myom des Ligamentum latum. Zentralbl. f. Gynäkol. 1888. S. 491. — *v. Holst,* Torsion eines subserösen Myoms. Zentralbl. f. Gynäkol. 1894. S. 967. — *Homans,* An extraordinary case of twisting of the uterus as the pedicle of a large fibroid tumor of many years existance. Americ. journ. of obstetr. a. gynecol. 1891. p. 339. — *Horwitz* und *Obolenskaja,* Zur Kasuistik der Riesengeschwülste der weiblichen Genitalsphäre. Journal Akuscherstwa i Shenskich bolesnei. 1913. H. 11, S. 1528. Jahresber. f. Geburtsh. u. Gynäkol. 1914. — *Hufschmidt, Ad.,* Über Cervixmyom mit Totalprolaps, insbesondere über einen in der Frauenklinik beobachteten Fall mit totaler Inversion. München 1909. — *Huguenin,* Über abnorme Kernbildungen in den glatten Muskelfasern sowie über Mast- und Plasmazellen in Leiomyomen des Uterus. Beitr. z. Geburtsh. u. Gynäkol. Bd. 16, S. 324. 1911. — *Derselbe,* Virchows Arch. f. pathol. Anat. u. Physiol. Bd. 201.

Ihm, Die Myomnekrose während der Schwangerschaft. Samml. klin. Vortr., Abt. Gynäkol. 1912. Nr. 243/44. — *Iwase, J.*, Über das Verhalten der Uterusschleimhaut bei Myomen. Hegars Beitr. z. Geburtsh. u. Gynäkol. Bd. 14, H. 2, S. 311. 1909.

Jaboulay, Fibromes utérins avec vaste cavité sanguine. Lyon méd. 1912. Nr. 3, p. 124. Ref. Zentralbl. f. Gynäkol. 1913. Nr. 5, S. 192. — *Derselbe*, Evolution de fibromes utérus sous péritonéaux devenues libres dans la cavité péritonéale. Lyon méd. 1911. p. 829. — *Jacobson*, Zur Kenntnis der sekundären Veränderungen in den Fibromyomen des Uterus. Zeitschr. f. Heilk. Bd. 23, H. 4. — *Jakobs, Fr.*, Über einige adenomatöse Tumoren an den weiblichen Genitalorganen. Beitr. z. Geburtsh. u. Gynäkol. Bd. 19, H. 1, S. 143. 1913. — *Jamain, J.*, Fibromes utérins et puerperalite. Paris 1907. — *Jansen*, Uterusmyom und Carcinom. Petersburger med. Zeitschr. 1914. Nr. 9, S. 111. Monatsschr. f. Geburtsh. u. Gynäkol. Bd. 39, H. 2, S. 207. 1914. — *v. Jaschke, R. Th.*, Ungewöhnliche Entstehung einer Hämatocervix (intraligamentäres Myom), Achsendrehung des Uterus. Zeitschr. f. Geburtsh. u. Gynäkol. Bd. 65, S. 635. 1910. — *Derselbe*, Tödliche intraperitoneale Blutung bei Myom. Zentralbl. f. Gynäkol. Bd. 34, Nr. 19, S. 625. 1910. — *Johnson*, Das Wachstum des Uterusfibroids nach der Menopause. Journ. of the Americ. med. assoc. 1891. p. 382. — *Johnston*, Osteofibromyoma of the Uterus. Americ. journ. of obstetr. a. gynecol. Vol. 18, p. 305. April 1901. — *Jolly*, Myomverjauchung. Zeitschr. f. Geburtsh. u. Gynäkol. Bd. 63, S. 320. 1908. — *de Jong*, L'ovaire chez les fibromateuses (Glande interstitielle). Ann. de gynécol. et d'obstétr. Tome 11, Jg. 41, Sér. 2, p. 277. Mai 1914. — *Jores*, Zur Kenntnis der Regeneration und Neubildung elastischen Gewebes. Beitr. z. pathol. Anat. u. z. allg. Pathol. Bd. 27, S. 381. *Josephson*, Über Neoplasmen der mißbildeten Gebärmutter. Arch. f. Gynäkol. Bd. 64, S. 376. 1901.

Kamniker, H., Ein Fall von submukösem Myom im Wochenbett. Zentralbl. f. Gynäkol. 1926. Nr. 12, S. 757. — *Kaufmann, E.*, Lehrbuch der speziellen pathologischen Anatomie. 4. Aufl. 1907. — *Kehrer*, Pathologisch-anatomische Beiträge zur sog. Salpingitis isthmica nodosa. Hegars Beitr. z. Geburtsh. u. Gynäkol. Bd. 5, S. 57. 1901. — *Derselbe*, Die Radiumbestrahlung bösartiger Neubildungen. Verhandl. d. dtsch. Ges. f. Gynäkol. 1920. Teil 2, S. 3. — *Keiffer*, De la lipolyse des fibromyomes de l'utérus de femme. Rev. franç. de gynécol. et d'obstétr. Dez. 1919. p. 45. — *Kengyel, B.*, Über eine bedeutsame Komplikation bei parametrischen Lymphangiektasien mit Uterusmyom. Virch. Arch. Bd. 270. 1928. — *Kermauner, F.*, Fehlbildungen der weiblichen Geschlechtsorgane. Biologie und Pathologie des Weibes von J. Halban u. L. Seitz. Lief. 7. Bd. 3, S. 281. 1924. — *Klaften, E.*, Über Eiterung in Moymen. Zentralbl. f. Gynäk. 1927. Nr. 8, S. 474. — *Klages*, Ein Adenomyom in einer Laparotomienarbe usw. Zeitschr. u. Gynäkol. Bd. 70, H. 3, S. 858. 1912. — *Klebs*, Metastasen bei Myomen. Beitr. z. pathol. Anat. f. Geburtsh. u. z. allg. Pathol. Bd. 2, S. 704. — *Kleinhans*, Zur Komplikation von Schwangerschaft mit Myomen. Prager med. Wochenschr. 1894. Nr. 43 u. 44. — *Kleinwächter*, Zeitschr. f. Geburtsh. u. Gynäkol. Bd. 20, S. 70. — *Klob*, Pathologie der weiblichen Geschlechtsorgane. — *Knauer*, Verkalkte Myome. Zeitschr. f. Gynäkol. 1902. S. 1287. — *Knipper, Th.*, Über das Myom der Portio vaginalis. Inaug.-Diss. Göttingen 15. Juli 1919. — *Knorr*, Ungewöhnliche Myomentwicklung am Uterus. Zeitschr. f. Geburtsh. u. Gynäkol. Bd. 48, S. 181. 1902. — *Kolb, K.*, Die Leiomyome der Muttermundslippe. Zeitschr. f. Geburtsh. u. Gynäkol. Bd. 67, H. 2, S. 399. 1910. — *Köstlin*, Die Nervenendigungen in den weiblichen Geschlechtsorganen. Berlin 1915. — *Konrich*, Über cystöse Entartung der Uterusmyome. Inaug.-Diss. Berlin 1905 (s. Lit.). — *Kretschmer, H. L.*, Report of a case a myoma of the female urethra. Transact. of the Chicago pathol. soc. Vol. 8, Nr. 6, p. 173. Juni 1911. — *Krische*, Fall von Fibromyom des Uterus mit multiplen Metastasen bei einer Geisteskranken. Inaug.-Diss. Göttingen 1889. — *Kroeger, C.*, Über subseröse gestielte Myome und deren Stieldrehung. Inaug.-Diss. Rostock 1917. — *Krüger*, Über die Kombination von Myom und Carcinom an demselben Uterus. Inaug.-Diss. Königsberg 1903 (Lit.). — *Krull*, De natura et causis tumorum fibrosorum uteri. Inaug.-Diss. med. Gröningen 1836. — *Krumbein, C.*, Über die Band- oder Pallisadenstellung der Kerne, eine Wuchsform des feinfibrillären mesenchymalen Gewebes. Zugleich eine Ableitung der Neurinome (Verocay) von feinfibrillärem Bindegewebe (Fibroma tennifibrillare). Virchows Arch. f. pathol. Anat. u. Physiol. — *Küster*, Achsendrehung. Berl. Beitr. z. Geburtsh. Bd. 1, S. 7. — *Küstner*, Über sekundäre Verwachsungen submuköser Myome mit den umgebenden Wandpartien des Genitaltraktus. Zeitschr. f. Geburtsh. u. Gynäkol. Bd. 33, S. 338. — *Derselbe*, Submuköses Myom von einem nach einer supravaginalen Amputation zurückgelassenem Cervixstumpf. Zentralbl. f. Gynäkol. 1904. S. 1519. — *Küstner, O.*, Kindskopfgroßes Myom im rechten Horn eines Uterus bicornis unicollis. Gynäkol. Ges. in Breslau 30. April 1918. Monatsschrift f. Geburtsh. u. Gynäkol. Bd. 48, H. 1, S. 69. 1918. — *Derselbe*, Schwangerschaft und Geburt bei Myom des Uterus. Döderleins Handbuch der Geburtshilfe. Bd. 2. Wiesbaden 1917. — *Derselbe*, Ein myomatöser Uterus eigentümlicher Konfiguration. 15. Vers. dtsch. Ges. f. Gynäkol. in Halle 1913. Zentralbl. f. Gynäkol. 1913. Nr. 25.

Labhardt, Kongenitale Heterotopie der Uterusschleimhaut in das Collumgewebe. Ein Beitrag zur Lehre der Adenomyome. Gynecol. Helvetica. Jg. 11. 1913. — *Lahm*, Zur Frage des malignen Uterusmyoms. Zeitschr. f. Geburtsh. u. Gynäkol. Bd. 77, S. 340. 1915. — *Lamers*, Die Bedeutung der Hysterotomia vagin. anterior in der Geburtshilfe und Gynäkologie. Berichte in Jahresber. f. Geburtsh. u. Gynäkol. 1912. — *Landau*, Anatomische und klinische Beiträge zur Lehre von den Myomen des weiblichen Sexualapparates. Berlin-Wien 1899. — *Derselbe*, Über eine bisher nicht bekannte Art des Gebärmutterverschlusses. Berl. klin. Wochenschr. 1901. Nr. 8. — *Langerhans*, Myoma laevicellulare malignum. Berl. klin. Wochenschr. 1893. Nr. 14. — *Laroyenne* et *Bouysset*, Greffe à la paroi abdominale antérieure d'un myome séparé de l'utérus. Lyon méd. Tome 140, Nr. 47, p. 544—546. 1927. — *Latteux, P.*, Contribution à l'étude des myomes et fibromyomes kystiques de l'utérus. Livres d'or offert au Prof. Pozzi, Paris. Tome 3, p. 187. 1906. — *Latzko*, Ein Fall von Abscessen in einem Myom. Gynäkol. Rundsch. 1914. H. 1. Zentralbl. f. Gynäkol. 1913. Nr. 35, S. 1300. — *Lauche, A.*, Über rhythmische Strukturen in Geschwülsten. Verhandl. d. dtsch. pathol. Ges. Würzburg 1925. — *Lauwers*, Deux cents observations d'histérectomie supra-vaginale pour fibromes. Bruxelles 1904. Ref. Zentralbl. f. Gynäkol. 1904. S. 1503. — *Lecène*, Necrobiose, suppuration et gangrène des fibromyomes utérius. Soc. d'obstétr. de gynécol. et de pédiatr. de Paris 12. Juni 1911. Ref. Arch. mens. de gynécol. et d'obstétr. Tome 1, p. 399. 1912. — *Legueu*, Des troubles urinaires par des fibromes du col utérins. Journ. d'urol. Tome 1, Nr. 1, p. 33. 1912. Ref. Zentralbl. f. Gynäkol. 1912. Nr. 36, S. 1201. — *Lehnert*, Uterussteine. Zeitschr. f. Geburtsh. u. Gynäkol. Bd. 3, S. 359. — *Lennander*, Myom des Uteruskörpers mit Trennung der Cervix vom Körper. Zentralbl. f. Gynäkol. 1895. S. 159. — *Leopold*, Die operative Behandlung der Uterusmyome. Arch. f. Gynäkol. Bd. 38. — *Derselbe*, Myoma lymphangiectodes lig. rotundi. Arch. f. Gynäkol. Bd. 16. — *Lewers*, Lancet, 17. Febr. 1900. — *Ley, Gordon*, Lipomatosis of a fibromyoma of the corpus uteri. Proc. of the roy. soc. of med. Vol. 7, Nr. 4. Zentralbl. f. d. ges. Gynäkol., Geburtsh. u. deren Grenzgeb. 1914. H. 13, S. 600. — *Leyden, H.*, Adhäsion, Implantation eines Myoms in den Cervikalkanal. Zeitschr. f. Geburtsh. u. Gynäkol. Bd. 26, S. 434. — *Lhez*, Rotation axiale et torsion de l'utérus fibromateux. Thèse de Toulouse 1911. — *Lieber*, Über Myome der Haut. Beitr. z. pathol. Anat. u. z. allg. Pathol. Bd. 60, H. 3, S. 449. 1915. — *Liebmann*, Ein Fall von Myocarcinom des Uterus. Zentralbl. f. Gynäkol. 1889. S. 291. Virchows Arch. f. pathol. Anat u. Physiol. Bd. 117, S. 82. — *Lindenberg, Fr.*, Coincidence of fibroid tumor and exophthalmic goiter with the report of a case cured by X. ray castration. Americ. journ. of obster. a gynecol. Vol. 16, p. 425. 1928. — *Lindenheim*, Über die durch Gravidität verursachte Cystenbildung in Uterusmyomen. Inaug.-Diss. Leipzig 1906. — *v. Lingen*, Zur Kasuistik der Riesencystomyome. Journ. Akuscherstwa i Shenskich bolesnei. Bd. 29. Zentralbl. f. Gynäkol. 1913. Nr. 30, S. 1109. — *Lisfranc*, Verkalktes Uterusmyom. Zit. in Nord. méd. 1895. — *Löhlein*, Carcinoma corp. uteri kombiniert mit Fibromyoma intramurale. Zeitschr. f. Geburtsh. u. Gynäkol. Bd. 16, S. 151. — *Lomer*, Über die Verkalkung der Fibromyome usw. Inaug.-Diss. Berlin 1901. — *Derselbe*, Myomatöser Uterus, dem ein kindskopfgroßes subseröses stielgedrehtes Myom aufsitzt usw. Geburtsh.-Ges. zu Hamburg 15. Okt. 1912. Ref. Zentralbl. f. Gynäkol. 1913. Nr. 1, S. 23. — *Lorey*, Nerven im Myom. Dtsch. Klinik. 1867. S. 194. — *Lott*, Selbstheilung eines Myoms in puerpera durch Vereiterung. Zentralbl. f. Gynäkol. 1894. S. 987. — *Löwe*, Stielgedrehter gravider Uterus myomatosus. Ärztl. Verein Frankfurt a. M. 1911. Ref. Münch. med. Wochenschr. 1912. Nr. 6, S. 335. — *Lubarsch*, Pathologie der Geschwülste. Ergebn. d. allg. Pathol. u. pathol. Anat. 1895, 1899 u. 1901. — *Luker, S. Gordon*, Fibromyoma of uterus, rupture of capsule, with protusion of part of the tumor, with secondary necrosis. Proc. of the roy. soc. of med. Vol. 20, Nr. 10. Sect. of obstetr. a. gynecol. 18. März 1927. p. 39—41. — *Luys*, Occlusion intestinale par fibrome à pédicule tordu. Bull. et mém. de la soc. anat. de Paris. 1898.

Mackenrodt, Zur Frage der konservativen Myombehandlung. Gesellschaft f. Geburtsh. u. Gynäk. zu Berlin, 26. April 1912. Zeitschr. f. Geburtsh. u. Gynäk. Bd. 72, H. 2, H. 470. — *Derselbe*, Demonstration. Zeitsch. f. Geburtsh. u. Gynäk. Bd. 31, H. 2, S. 452. 1895. — *Mäkinen, U.*, Ein contractiles Myom. Acta obstetr. et gynecol. scandinav. Vol. 6, H. 1, p. 1—8. 1927. — *Mallory*, A contribution to the classification of tumors. Journ. of med. research. Vol. 13, Nr. 2. 1905. — *Mallory, F. B.* and *Frederico Parker jr.*, Reticulum. Americ. journ. of pathol. Vol. 3. 5. Sept. 1927. — *Mandl*, Eine seltene Form von Myombildung des Uterus. Verhandl. d. geburtsh.-gynäkol. Ges. in Wien, 14. Februar 1911. Zentralbl. f. Gynäkol. 1911. Nr. 25, S. 903. — *Manton*, The uterine myoma and malignancy. Sect. on gynecol. a. obstetr. of the Michigan State med. soc. 4. Sept. 1913. Ref. Jahresber. f. Geburtsh. u. Gynäkol. 1913. S. 212. — *Marek*, Zur Behandlung der Uterusmyome. Monatsschr. f. Geburtsh. u. Gynäkol. Bd. 34, H. 4, S. 472. 1911. — *Martin, A.*, Kolossales cystisches Myom. Zentralbl. f. Gynäkol. 1888. S. 90. — *Derselbe*, Puerperal verfettetes Myom. Zeitschrift f. Geburtsh. u. Gynäkol. Bd. 26, S. 220. — *Derselbe*, Pathologie und Therapie der Frauenkrankheiten. — *Derselbe*, Großes puerperal verfettetes Myom. Zentralbl. f. Gynäkol. 1893. S. 212. — *Derselbe*, Verhandl. d. dtsch. Ges. f. Gynäkol. (205 Myome, 8 cystisch). 1888. — *Derselbe*, Zentralbl. f. Gynäkol. 1888. S. 90. — *Derselbe* und *Jung*, Pathologie und Therapie der Frauenkrankheiten. 1907. S. 248. — *Masson, James, C.*, Parasitie fibromyomata. Surg. gynecol. a. obstetr. Vol. 43, Nr. 5, p. 645. 1926. — *Matlakowsky* und *Przewoski*, Beitrag zur besseren Erkenntnis der Cystomyome des Uterus. Warschau 1891 (russisch). Ref. Frommels Jahresber. 1891. — *Mauclaire et Cottet*, Fibrome utérin en voie de dégénérescence sarcomateuse. Bull. et mém. de la soc. anat. de Paris. Tome 12, p. 208. — *Mauny*, Ein Fall von brandigem Myom bei Schwangerschaft. Arch. provin. de chirurg. 1907. Nr. 7. Ref. Zentralbl. f. Gynäkol. Bd. 32, Nr. 8, S. 277. 1908. — *Mayer, A.* und *E. Schneider*, Über Störungen der Eierstocksfunktionen bei Uterusmyom und über einige strittige Myomfragen. Münch. med. Wochenschr. Nr. 19, S. 1. 1914. — *Mazet*, Intraligamentäres Uterusfibrom usw. Lyon méd. 1912. Nr. 20. Ref. Zentralbl. f. Gynäkol. 1913. Nr. 5, S. 192. — *Meichon*, Die Vereiterung der Uterusfibrome. Gynécologie. Jan. 1910. p. 9. — *Menge*, Zwei Fälle von Myosarcoma uteri lymphangiectaticum. Zentralbl. f. Gynäkol. 1895. S. 453. — *Mériel*, Corps fibreux éneulé d'un fibrome utérus et devenu libre dans la cavité pelvienne. Soc. d'obstétr. et de gynécol. de Toulouse, 5. Juni 1912. Ref. Bull. de la soc. d'obstétr. et de gynécol. Paris 1912. Nr. 7, p. 814. — *Derselbe*, Stieldrehung eines myomatösen Uterus, Zerfall eines interstitiellen Myoms. Rev. mens. de gynécol. et d'obstétr. et de pédiatr. Nov. 1911. Ref. Zentralbl. f. Gynäkol. Bd. 36, Nr. 15, S. 486. 1912. — *Meslay et Hyenne*, Ann. de gynécol. 1898. Nr. 7 et 8. — *Metzger, Hermann*, Diffuse Metastasierung eines Mamacarcinoms in den Uterus mit isoliertem Freibleiben eines intramuralen Myoms. Zeitschr. f. Krebsforschung. Bd. 23, S. 229. 1926, — *Meyer, Robert*, Zur Pathologie der Myome, insbesondere über ihr Wachstum und über ihre Histogenese. Ges. f. Geburtsh. u. Gynäkol. 22. April 1907. — *Derselbe*, Die Myome des Uterus. Veits Handbuch der Gynäkologie. Wiesbaden 1907. — *Michel*, Angiomyom. Gynäkol. Ges. in Breslau, Sitzung 17. Mai 1904. Zentralbl. f. Gynäkol. 1904. S. 1520. — *Mintrop*, Ein Fall von Uterus bicornis unicollis mit Myom, Carcinom, des Fundus und Pyometra. Inaug.-Diss. Straßburg 1912. — *Moench, G. L.*, Beitrag zur Achsendrehung des fibromatösen Uterus und gestielter Uterusfibromyome. Gynäkol. Rundschau. Bd. 10, H. 1 u. 2, S. 1. 1916. — *Derselbe*, Fibromyoma lymphangiectodes. Zentralbl. f. Gynäkol. 1916. Nr. 20, S. 393. — *Derselbe*, Zur Pathologie des Carcinoms. Zeitschr. f. Geburtsh. u. Gynäkol. Bd. 80, H. 1, S. 1. 1917. — *Möller*, Klinisch und pathologisch-anatomische Studien zur Ätiologie des Uterusmyoms. Berlin 1899. — *Moskowicz*, Doppelkopfgroße multi-lokuläre Cyste des Uterus. Zentralbl. f. Gynäkol. 1899. — *Motta, G.*, Contributo alla conoscenza della degenerazione pseudocistica dei miofibromi e dei miosarcomi dell' utero. Riv. ital. di ginecol. Vol. 7, H. 2, p. 155—171. 1928. — *Moulonguet et Benda*, Dégénerescence lipoidique d'un fibromyome utérin. Bull. et mém. de la soc. anat. de Paris Jg. 95, Nr. 8, p. 207. 1925. — *von zur Mühlen, Fr.*, Über einen Fall von Portiomyom. Zentralbl. f. Gynäkol. Jg. 51. Nr. 39, S. 2483—2484. 1927. — *Müller*, Das Fibromyom des Klimakteriums. Verhandl. d. dtsch. Ges. f. Gynäkol. 1891. S. 283. — *Derselbe*, Fibromyom im Klimakterium. 4. Gynäkol.-Kongreß Bonn 1891. — *Müller, Fr.*, Spontanausstoßung submuköser Myome. Inaug.-Diss. München 1913. — *Müller, W.*, Zur Kenntnis der cystoiden Uterustumoren. Arch. f. Gynäkol. Bd. 30, S. 249. 1887 (enthält Literatur über lymphangiektatische und mit Erweichungshöhlen durchsetzte Myome). — *Mundt*, Über Carcinomentwicklung in Fibromyomen des Uterus. Arb. a. d. Geb. d. pathol. Anat. u. Bakteriol. a. d. pathol. Inst. Tübingen. Bd. 3, S. 264. 1901. — *Muretti, Guilio*, Le ovaie ed in particolare gli elementi ovarici endocrini, nella donne con fibromioma dell' utero. Folia gynaecol. Vol. 21, H. 2, p. 185. 1925. — *Murray*, Red degeneration of fibroids. North of England obstetr. a. gynecol. soc. 19. April 1912. Ref. Lancet. Vol. 182, p. 1201. 1912. — *Murray, H. L.*, Case of calcified bodies in the uterine cavity. Journ. of obstetr. a. gynecol. of the Brit. Empire. Vol. 30, Nr. 2, p. 220. 1923. — *Derselbe* and *Glynn*, A case of complete Fibromyomatosis of the corpus uteri. Journ. of obstetr. a. gynecol. of the Brit. Empire. Vol. 31, Nr. 3, p. 398. 1924.

Nestmann, F., Zur Histologie der Neurinoma. Virchows Arch. f. pathol. Anat. u. Physiol. Bd. 265, H. 2, S. 646. 1927. — *Neumann*, Über einen Fall von Adenomyom des Uterus und der Tuben mit gleichzeitiger Anwesenheit von Urnierenkeimen in den Ovarien. Arch. f. Gynäkol. Bd. 58, H. 3. 1899. — *Nixon, J. W.*, Vereitertes Myoma uteri. Journ. of the Americ. med. assoc. Vol. 75, Nr. 251. 1920. — *Noble, Ch.*, Verhandl. d. brit. gynäkol. Ges. 1901. Zentralbl. f. Gynäkol. 1903. S. 249. — *Noto*, Arch. di ostetr. e ginecol. 1897. Nr. 9. — *Novogrodsky, B.*, Beitrag zur Frage der Cervixmyome. Zeitschr. f. Geburtsh. u. Gynäkol. Bd. 76, H. 2, S. 408. 1915.

Olshausen, Beitrag zur konservativ-chirurgischen Behandlung der Uterusmyome. Zeitschr. f. Geburtsh. u. Gynäkol. Bd. 43, S. 1. — *Derselbe*, Veits Handbuch für Gynäkologie. Bd. 2, S. 607—814.

Wiesbaden 1897. — *Orth*, Lehrbuch der speziellen pathologischen Anatomie. Bd. 2. — *Orthmann*, Spontan geborenes großes submuköses Myom der Cervix. Verhandl. d. Ges. f. Geburtsh. u. Gynäkol. zu Berlin, 10. April 1908. — *Oschmann, Br.*, Über das gleichzeitige Vorkommen von Fibromyom und Carcinoma uteri. Inaug.-Diss. Würzburg 1904. — *v. Ott*, Kurze Notiz über einen Fall von Infarkt im Parenchym eines Uterusmyoms. Zentralbl. f. Gynäkol. 1888. S. 274.

Pape, R., Über allgemein konstitutionelle Veränderungen bei Myoma uteri. Zeitschr. f. d. ges. Anat., Abt. 2: Zeitschr. f. Konstitutionslehre. Bd. 11, H. 2/5, S. 444. 1925. — *Payr*, Stenose des Rectums, bedingt durch ein verkalktes, ausgestoßenes Uterusmyom. Dtsch. Zeitschr. f. Chirurg. Bd. 81, S. 549. 1906. — *Peham*, Hyperplasie des Endometrium bei Myom. Zentralbl. f. Gynäkol. 1900. Nr. 48. — *Pelzer*, Fall von Myomverjauchung. Zentralbl. f. Gynäkol. 1894. S. 340. — *Perner, A.*, Degenerative Veränderungen der Myome in der Schwangerschaft. Inaug.-Diss. Bonn 1912. — *Pfister*, Ein Fall von primärem Cervixmyom. Inaug.-Diss. München 1902. — *Piccoli*, Über den Glykogengehalt der Myome. Arch. di ostetr. e ginecol. Anno 16, Ser. 2, Nr. 2, p. 49. 1922. Ref. Zentralbl. f. Gynäkol. 1923. S. 360. — *Pick*, Zur Anatomie und Genese der doppelten Gebärmutter. Arch. f. Gynäkol. Bd. 57, S. 596. 1899. — *Derselbe*, Gebärmutterverdoppelung und Geschwulstbildung. Arch. f. Gynäkol. Bd. 52, S. 408. 1896. — *Pietrusky, F.*, Über das Zusammentreffen von Gewebsmißbildungen mit gutartigen und bösartigen Geschwülsten. Frankfurt. Zeitschr. f. Pathol. Bd. 28, H. 1/2, S. 360. 1922. — *Piquand*, Les dégénérescences des fibro-myomes de l'utérus. Thèse de Paris 1905 (mit Lit.). — *Polano, O.*, Über die Lymphbahnen der Myome. Zeitschr. f. Geburtsh. u. Gynäkol. Bd. 75, S. 157. 1913. — *Derselbe*, Über die Lymphbahnen der Myome. Zentralbl. f. Gynäkol. 1913. Nr. 25, S. 920. Münch. med. Wochenschr. Jg. 60, Nr. 50, S. 2803. 1913. — *Derselbe*, Zur Pathologie des Uterus. Zeitschr. f. Geburtsh. u. Gynäkol. Bd. 67, H. 2, S. 413. 1910. — *Derselbe*, Lymphbahnen der Myome. 15. Vers. d. dtsch. Ges. f. Gynäkol. in Halle 1913. — *Derselbe*, Über die Lymphbahnen der Myome. Zentralbl. f. d. ges. Gynäkol., Geburtsh. u. deren Grenzgeb. Bd. 3, H. 14. 1913. — *Pollack, E.*, Über das Verhalten der Gebärmutterschleimhaut bei Myomen. Beitr. z. Geburtsh. u. Gynäkol. Bd. 1, S. 405. — *Possharissky*, Über heteroplastische Knochenbildung. Beitr. z. pathol. Anat. u. z. allg. Pathol. Bd. 38, S. 135. 1905. — *Poth*, Kasuistischer Beitrag zur Achsendrehung des myomatösen Uterus. Zentralbl. f. Gynäkol. 1913. S. 1147. — *Derselbe*, Stieldrehung des Uterus bei Stieldrehung eines submukösen Myoms. Verhandl. d. Ges. f. Geburtsh. u. Gynäkol. zu Berlin, 23. Mai 1913. Ref. Zentralbl. f. Gynäkol. Bd. 37, Nr. 48, S. 1756. 1913. — *Poucher*, A large calcarous fibroid with absence of ovaries and uterine ligament. Americ. journ. of obstetr. a. gynecol. Vol. 67, Nr. 422, p. 333. 1913. — *Pozzi*, Lehrbuch der klinischen und operativen Gynäkologie. — *Prochownik*, Zur Ätiologie der Fibromyome. Dtsch. med. Wochenschr. 1892. Nr. 7, S. 140. — *Derselbe*, Zur Ätiologie der Fibromyome. Dtsch. med. Wochenschr. 1892. Nr. 7. — *Derselbe*, Über die Entartung der Myome. Münch. med. Wochenschr. 1901. — *Puccioni*, Le cellule del connetivo nei fibromiomi uterini. Riv. ital. di ginecol. Vol. 7, H. 2, p. 172. 1928. — *Puppel*, Myom der hinteren Muttermundslippe. Mittelrhein. Ges. f. Geburtsh. u. Gynäkol. 13. Nov. 1910. Ref. Monatsschr. f. Geburtsh. u. Gynäkol. Bd. 33, H. 3, S. 387. 1911.

Quaas, Ein Beitrag zur Kenntnis der Collummyome. Inaug.-Diss. Leipzig 1904.

v. Rabenau, Ein Fall von multiplen Myomen der Portio vaginalis. Berl. klin. Wochenschr. 1882. S. 170. — *Rabinovitz*, Myoma of the cervix uteri. Surg., gynecol. a. obstetr. Vol. 15, Nr. 6, p. 668. 1912. Ref. Journ. of obstetr. a. gynecol. of the Brit. Empire. Vol. 23, Nr. 4, p. 248. 1913. — *Rademacher*, Ein Beitrag zu den Beobachtungen der carcinomatösen Degenerationen des Fibromyoma uteri. Inaug.-Diss. Greifswald 1895. — *Reeb*, Achsendrehung des Uterus um 360°, bedingt durch ein großes subseröses gestieltes Myom. Oberrhein. Ges. f. Geburtsh. u. Gynäkol. 11. März 1906. Monatsschr. f. Geburtsh. u. Gynäkol. Bd. 24, S. 126. 1906. — *Reel, Philipp*, Fibromyomata of the cervix. Case report. Americ. journ. of obstetr. a. gynecol. Vol. 14, Nr. 3, S. 386—387. 1927. — *Reich*, Über die Mastzellen in Uterusmyomen bei Orth. Arb. a. d. pathol. Inst. in Göttingen. S. 216. Berlin 1893. — *Reinecke, K.*, Zur Nekrose der Myome in der Gravidität. Dtsch. med. Wochenschr. 1908. S. 1630. — *Rhomberg*, Zur Kasuistik der Cervixmyome. Zentralbl. f. Gynäkol. 1918. S. 175. — *Ribbert*, Entstehung der Geschwülste. Dtsch. med. Wochenschr. 1895. Nr. 1—4. — *Derselbe*, Geschwulstlehre. Bonn 1904. — *Richardson*, Parasitic myomata. Surg., gynecol. a. obstetr. Sept. 1190. Ref. Americ. journ. of obstetr. a. gynecol. März 1911. — *Ricker*, Beiträge zur Ätiologie der Uterusgeschwülste. Virchows Arch. f. pathol. Anat. u. Physiol. Bd. 117, S. 193. — *Rive, Th.*, Über maligne Degeneration der Myome. Inaug.-Diss. Erlangen 1913. — *Roblin*, Contribution à l'étude des formations adénomyomateuses de l'utérus. Thèse de Bordeaux 1912. Nr. 21. — *Roche*, L'ovaire des fibromateuses. Thèse de Bordeaux. 1904 (Lit.). — *Rokitansky*, Lehrbuch der pathologischen Anatomie. Bd. 3. 1861. — *Röhrig*, Zeitschr. f. Geburtsh. u. Gynäkol. Bd. 5, S. 285. 1880. — *Roesger*, Über Bau und Entstehung des Myoma uteri.

Zeitschr. f. Geburtsh. u. Gynäkol. Bd. 18, S. 131. 1890. — *Rosenstein,* Torsion des Uterus myomatosus um die vertikale Achse. Torsion des Uterus myomatosus um die horizontale Achse. Verhandl. d. gynäkol. Ges. zu Breslau 23. Jan. 1912. Ref. Zentralbl. f. Gynäkol. 1912. H. 4, S. 507. — *Rosner, A.,* Die Pathogenese der Myome und der konstitutionell gegebene Zustand der weiblichen Genitalorgane. Rev. mens. de gynécol. et d'obstétr. et de pédiatr. Tome 5, Nr. 5, p. 358. 1922. Ref. Zentralbl. f. Gynäkol. 1922. Nr. 49, S. 1971. — *Rößle,* Über die Kombination von Uterusgeschwülsten mit Tumoren anderer Organe, besonders Nierenkapselgeschwülsten. Ges. f. Geburtsh. u. Gynäkol. in München 13. Jan. 1908. Monatsschr. f. Geburtsh. u. Gynäkol. Bd. 28, S. 602. 1908. — *v. Rosthorn,* Demonstration von seltenen Formen von Myoma uteri. Mittelrhein. Ges. f. Gynäkol., Sitzung am 2. Juli 1904. Monatsschr. f. Geburtsh. u. Gynäkol. Bd. 20, S. 1151. 1904. — *Ruge, Carl,* Über die Kontraktion des Uterus in anatomischer und klinischer Beziehung. Zeitschr. f. Geburtsh. u. Gynäkol. Bd. 5, S. 149. — *Derselbe,* Winters Lehrbuch der gynäkologischen Diagnostik. Leipzig 1896. — *Runge, C. F. F.,* De musculorum vegetativorum hypertrophia pathologica. Inaug.-Diss. Berlin 1857.

Sachs, Große subseröse Myome bei Uterus- und Peritonealtuberkulose usw. Nordostdeutsche Ges. f. Gynäkol. 25. Nov. 1911. Ref. Dtsch. med. Wochenschr. 1912. Nr. 8, S. 389. — *Sampson,* The influence of myomata on the blood supply of the uterus etc. Surg., gynecol. a. obstetr. Vol. 16, p. 144. 1913. Ref. Gynécologie. 1912. Nr. 6, p. 378 u. Zentralbl. f. Gynäkol. 1912. Nr. 32, S. 1065. — *Derselbe,* Der Einfluß der Myome auf den Blutzufluß zum Uterus mit besonderer Berücksichtigung der abnormen uterinen Blutungen auf Grund von 150 injizierten Uteri mit Myomen. Zit. Zentralbl. f. Gynäkol. 1913. Nr. 5, S. 176. Verhandlungen der amerikanisch. Gynäkol.-Ges. in Baltimore 1912. — *Sänger,* Cervixmyome. Zentralblatt für Gynäkologie 1889. S. 207. — *Derselbe,* Über Myosarcoma uteri. Zentralbl. f. Gynäkol. 1895. S. 454. — *Derselbe,* Multiple verjauchte Myome. Zentralbl. f. Gynäkologie 1889. S. 133. — *Sänger, Hans,* Über Myomkapselblutung. Zentralbl. f. Gynäkol. Jg. 51, Nr. 26, S. 1643—1645. 1927. — *Salin* und *Wallis* (Stockholm), Myomata uteri. Hygiea. 1886. Zentralbl. f. Gynäkol. 1887. S. 296. — *Samb,* Inversio uteri ved polypöst fibromyom. Norsk magaz. f. laegevidenskaben. 1900. p. 109. Ref. Frommels Jahresber. 1900. S. 148. — *Sames,* Beitrag zur Ätiologie der Uterusmyome und ihrer Histogenese. Inaug.-Diss. Berlin 1901. — *Santi,* Su alcune minute particolarita di struttura dei miomi uterini. Arch. di ostetr. e ginecol. Napoli 1800. p. 472. Ref. Frommels Jahresber. 1900. S. 169. — *Derselbe,* Contributo alla conoscenza delle forme degenerative pin rare dei fibromiomi uterini. Folia gynaecol., Pavia. Vol. 1, p. 87. 1908. — *Scalone, I.,* Sul l'istogenesi vascolare del leiomyoma dell' utero. Ann. di ostetr. e ginecol. Giuglio 1910. — *Schäffer,* Collummyom sarkomatös degeneriert. Zentralbl. f. Gynäkol. 1900. — *Schallehn,* Demonstration. Myomatöse vordere Muttermundslippe. Wiss. Verein d. Ärzte in Stettin, 3. März 1908. Berl. klin. Wochenschr. 1908. Nr. 25, S. 1206. — *Schaper,* Über eine Metastase eines primären Lungenkrebses in ein interstitielles Uterusmyom. Virchows Arch. f. pathol. Anat. u. Physiol. Bd. 129, S. 61. 1891. — *Schauta,* Retrovesicale Cervicalmyome. Allg. Wien. med. Ztg. 1905. Nr. 6 u. 7. — *Derselbe,* Über moderne Myombehandlung. Wien. med. Wochenschr. 1913. Nr. 1, S. 14. — *Derselbe,* Demonstrationen, Cervixmyome. Geburtsh.-gynäkol. Ges. in Wien, 8. März 1910. Zentralbl. f. Gynäkol. 1911. Nr. 1, S. 28. — *Schenk, F.,* Zur Nekrose der Myome in der Schwangerschaft. Zentralbl. f. Gynäkol. Bd. 32, Nr. 7, S. 207. 1908. — *Scheu, H.,* Ein Fall von Stieltorsion bei Uterusmyom mit tödlicher Blutung in der Bauchhöhle. Inaug.-Diss. München 1916. — *Schickele, G.,* Klinische und topographisch-anatomische Studien über Cervixmyome. Zeitschr. f. Geburtsh. u. Gynäkol. Bd. 75, H. 4, S. 684. 1914. — *Schiffmann,* Mechanische Ruptur der Myomkapsel usw. Zentralbl. f. Gynäkol. 1917. Nr. 21, S. 506. — *Derselbe,* Mechanische Ruptur der Myomkapsel gegen die freie Bauchhöhle. Monatsschr. f. Geburtsh. u. Gynäkol. Bd. 45, S. 284. — *Derselbe,* Intraperitoneale Kapselruptur bei einem Myom. Zentralbl. f. Gynäkol. Bd. 21, S. 506. 1917. — *Schild, E.,* Myom der Portio. Inaug.-Diss. Bonn 1913. — *Schiller, W.,* Untersuchungen zur Entstehung der Geschwülste. 2. Teil: Uterusmyom. Virchows Arch. f. pathol. Anat. u. Physiol. u. f. klin. Med. Sonderabdruck aus Bd. 263, H. 2. 1927. Ref. Zentralbl. f. allg. Pathol. u. pathol. Anat. Bd. 41, Nr. 7. 1928. — *Schirokauer,* Der traubige Schleimpolyp der Cervix. Inaug.-Diss. Breslau 1902. — *Schlagenhaufer, Fr.,* Pathologisch-anatomische Kasuistik. Arch. f. Gynäkol. Bd. 95, H. 1, S. 1. 1911. — *Schmal,* Arch. de tocologie. Tome 18. — *Schmidt, H. H.,* Ungewöhnliche Myomfälle. Zentralbl. f. Gynäkol. 1923. Nr. 2, S. 75. — *Schmittmann, P.,* Über maligne Degeneration der Uterusmyome mit besonderer Berücksichtigung der Kombination von Carcinom mit Myom. Inaug.-Diss. Bonn 1912. — *Schmorl,* Verhandl. d. dtsch. pathol. Ges. Breslau 1904. — *Derselbe,* Demonstrationen. Gynäkol. Ges. zu Dresden, 19. Jan. 1906. Zentralbl. f. Gynäkol. Bd. 30, Nr. 32, S. 916. 1906. — *Schorler,* Über Fibromyome des Uterus. Zeitschr. f. Geburtsh. u. Gynäkol. Bd. 11. — *Schou, Jens,* Ugeskrift f. laeger. 1904. Nr. 33. Ref. Monatsschr. f. Geburtsh. u. Gynäkol. 1905. Bd. 22, S. 707. — *Schröder-*

Hofmeier, Handbuch der weiblichen Geschlechtsorgane. — *Schulte, Fr.*, Zur Achsendrehung des myomatösen Uterus in der Cervix. Gynäkol. Rundschau. Jg. 2, H. 21, S. 1. 1908. — *Schütze*, Beitrag zur Kenntnis der diffusen Adenome im Myometrium. Zeitschr. f. Geburtsh. u. Gynäkol. Bd. 59, S. 16. 1907. — *Derselbe*, Über Nekrose des Myoms in Schwangerschaft und Wochenbett. Monatsschr. f. Geburtsh. u. Gynäkol. Bd. 26, S. 761. 1907. — *Schultze, B. S.*, Über Achsendrehung des Uterus durch Geschwülste. Zeitschr. f. Geburtsh. u. Gynäkol. Bd. 38, S. 157. — *Derselbe*, Die Achsendrehung des myomatösen Uterus. Samml. klin. Vortr. 1906. S. 410. — *Schwarz, E.*, Untersuchungen über die elastischen Fasern des Uterus. Virchows Arch. f. pathol. Anat. u. Physiol. Bd. 220, S. 322. 1915. — *Seitz, A.*, Anatomische Befunde am röntgenbestrahlten Genitale. Verhandl. d. dtsch. Ges. f. Gynäkol. Innsbruck 7.—10. Juni 1922. Ref. Zentralbl. f. Gynäkol. 1922. Nr. 30, S. 1217. — *Seitz, L.* und *H. Wintz*, Die Röntgenbestrahlung bösartiger Neubildung. Verhandl. d. dtsch. Ges. f. Gynäkol. 1920. Teil 2, S. 172. — *Semb*, Über das Verhalten der Uterusschleimhaut bei Myomen. Arch. f. Gynäkol. Bd. 43, S. 200. — *Semmelink, H. B.*, Ein großes Fibromyom in der hinteren Portiolippe. Nederlandsch tijdschr. v. verlosk. en gynäkol. Jg. 17, Nr. 1 u. 2. Ref. Monatsschr. f. Geburtsh. u. Gynäkol. Bd. 22, S. 398. 1907. — *Derselbe*, Großes Fibromyom in der hinteren Muttermundslippe. Nederlandsch tijdschr. v. verlosk. en gynäkol. 1906. Nr. 1/2. Ref. Zentralbl. f. Gynäkol. 1907. S. 168. — *Senez*, De la métaplasie conjonctive des fibres musculaires lisses étudié dans le fibrome uterin. Thèse de Montpellier 1911. — *Seyberth*, Über ein verjauchtes Uterusmyom mit Ausgang in Septikopyämie. Inaug.-Diss. München 1905. — *Seyler* (Bonn), Histologisch typische und homologe Myome des Uterus mit „intravenösem" Wachstum. Virchows Arch. f. pathol. Anat. u. Physiol. Bd. 233, S. 277. 1921. — *Sieber*, Zur Kasuistik der Portiomyome. Nordostdtsch. Ges. f. Gynäkol. 7. Febr. 1914. Zentralbl. f. Gynäkol. 1914. Nr. 22, S. 800. — *Derselbe*, Demonstrationen. a) Kongenitaler Hautdefekt, b) Portiomyom. Monatsschr. f. Geburtsh. u. Gynäkol. Bd. 39, H. 4, S. 569. 1914. Zentralbl. f. d. ges. gynäkol. Geburtsh. u. deren Grenzgeb. 1914. H. 3. — *Singer, A.*, Einbruch eines Cervixcarcinoms in ein Myom. Inaug.-Diss. Leipzig 1908. — *Singer, S.*, Ein Fall von Myosarkom des Uterus. Geburtsh.-gynäkol. Ges. in Wien 16. Okt. 1923. Zentralbl. f. Gynäkol. 1924. Nr. 3, S. 181. — *Derselbe*, Ein Fall von Metastasen eines Hämangioendotheliom in einem Myofibrom des Uterus. Monatsschrift f. Geburtsh. u. Gynäkol. Bd. 66, H. 4/5, S. 235. 1924. — *Sippel*, Uterus mit stark hypertrophischer Muscularis, submukösem Kugelmyom der hinteren Korpuswand mit doppelseitiger Hämatosalpinx. Ärztl. Verein in Frankfurt a. M., 15. April 1912. Ref. Münch. med. Wochenschr. Nr. 22, S. 1247. 1912. — *Sitzenfrey, A.*, Zur Bakteriologie fieberhafter Uterusmyome. Arch. f. Gynäkol. Bd. 94, H. 1, S. 33. 1911. — *Derselbe*, Über Venenmyome des Uterus mit intravasculärem Wachstum. Mittelrhein. Ges. f. Geburtsh. u. Gynäkol. 13. Nov. 1910. Ref. Monatsschr. f. Geburtsh. u. Gynäkol. Bd. 33, H. 3, S. 390. 1911. — *Derselbe*, Über Venenmyome des Uterus mit intravasculärem Wachstum. Zeitschr. f. Geburtsh. u. Gynäkol. Bd. 68, H. 1, S. 1. 1911. — *Smith* and *Shaw*, Red degeneration of uterine fibromyomata. Journ. of obstetr. a. gynecol. of the Brit. Empire. Vol. 23, p. 129. 1913. Jahresber. f. Geburtsh. u. Gynäkol. 1913. S. 217. — *Skutsch*, Stieldrehung. Zentralbl. f. Gynäkol. 1887. Nr. 41. — *Smith*. Dublin. journ. of med. science. April 1898. — *Spahn*, Beitrag zur Frage der Histogenese der Adenomyome des Uterus. Inaug.-Diss. Heidelberg 1906. — *Speransky-Bachmetew*, Nekrose eines Fibroms der schwangeren Gebärmutter als ätiologisches Moment der Undurchgängigkeit des Darmkanals. Zentralbl. f. Gynäkol. Bd. 33, Nr. 16, S. 553. 1909. — *Stein, A.*, Two unusual cases of uterine myomata. New York med. journ. a. med. record. 20. Jan. 1912. — *Derselbe*, Tödliche intraperitoneale Blutung bei Uterusmyom. Monatsschr. f. Geburtsh. u. Gynäkol. Bd. 22, S. 637. 1905. — *Steinberg*, Über 3 Fälle von verkalktem Myom. Inaug.-Diss. Berlin 1906. — *v. Steinbuechel*, Über Komplikationen der Uterusmyome, speziell über Stieltorsion mit schwerer innerer Blutung. Wien. klin. Wochenschr. 1905. Nr. 37, S. 945. — *Stemmelen, H.*, Adenomyom im Septum rectovaginale. Straßburg 1913. — *Stern, E.*, Über die sog. Myomkapsel. Hegars Beitr. z. Geburtsh. u. Gynäkol. Bd. 13, S. 161. 1908. — *Stewens*, Transaction of the obstetr. soc. of London. Vol. 36. — *Straßmann*, Myom mit schalenförmiger Verkalkung. Berl. klin. Wochenschr. 1901. Nr. 52. — *Stratz*, Amyloide Degeneration eines Uteruspolypen. Zeitschr. f. Geburtsh. u. Gynäkol. Bd. 17. 1889. — *Derselbe*, Uterustorsion bei Myom usw. Zeitschr. f. Geburtsh. u. Gynäkol. 1902. S. 430. — *v. Strauch*, Das Myom der Fortpflanzungsperiode. Volkmanns Samml. klin. Vortr. N. F. Nr. 277. — *Strauß, S.*, Uterusmyom. Inaug.-Diss. Berlin 1913. — *Derselbe*, Über Uterusmyome, insbesondere ihre Genese. Inaug.-Diss. Berlin 1893. — *Studdiford, W. E.*, Strangulated fibroid uterus. Americ. journ. of obstetr. a. gynecol. Vol. 67, p. 133. 1913. — *Sutton, I.-Bland*, Fibroids of uterus. London 1913. — *v. Swiecicki*, Über Ausstoßung von Uterusmyomteilen durch den Darm. Arch. f. Gynäkol. Bd. 63, S. 384. 1901.

Thaler, H., Primäres Tubencarcinom bei Uterus myomatosus und Metastasierung in Ovarium und Appendix. Zentralbl. f. Gynäkol. Bd. 40, Nr. 24, S. 494. 1916. — *Theilhaber*, Die Ursache der

Blutungen bei Uterusmyomen. Verhandl. d. dtsch. Ges. f. Gynäkol. Bd. 10, S. 551. — *Derselbe* und *Hollinger*, Die Ursache der Blutungen bei Uterusmyomen. Arch. f. Gynäkol. Bd. 71, H. 2. — *Thiele*, Ein Fall von Fibromyom der hinteren Muttermundslippe. Inaug.-Diss. Greifswald 1897/98. — *Thoma*, Lehrbuch der allgemeinen pathologischen Anatomie 1894. — *Thorel*, Zur Frage der Dehnungsatresie der Cervix durch Uterusmyome. Frankfurt. Zeitschr. f. Pathol. Bd. 2, H. 2/3, S. 387. 1908. — *Thorn*, Zur Kasuistik der Uterussteine. Zeitschr. f. Geburtsh. u. Gynäkol. Bd. 98, S. 75. — *Tillaux*, Collummyom bei einem 19jährigen Mädchen. Ann. de gynécol. Tome 26, p. 241. 1886. — *Times*, Stieldrehung. Transact. of the obstetr. soc. of London. 1861. — *Timmers*, Torsie van den uterus door Fibromyomen. Inaug.-Diss. 1891. — *Tixier, L.* et *E. Polosson*, Fibromes utérins et tumeurs ovariennes chez les femmes âgées. Gynécol. et obstétr. Tome 11, Nr. 1, p. 1. 1925. — *Todyo, R.*, Über Lymphangiektasien bei Myoma uteri. Arch. f. Gynäkol. Bd. 91, H. 3, S. 461. 1910. — *Torggler*, Fibromata uteri mit (primärer?) Uterotubartuberkulose. Verein der Ärzte Kärntens, 1. April 1912. Ref. Die Heilkunde. 1912. Nr. 10. — *Toth*, Fibromyoma cysticum. Zentralbl. f. Gynäkol. 1898. — *Tracy*, Surg., gynecol. a. obstetr. Vol. 6, p. 248. 1908. Zit. nach Stein. — *Trancu, M.-Rainer*, Ein Fall von Netzlymphangiektasien als Begleiterscheinung eines erweichten Uterusfibroms. Zentralbl. f. Gynäkol. Nr. 52, S. 1861. 1921. — *Tridondani*, Contributo allo studio dell' istogenesi e patogenesi dei fibromiomi uterini. Atti della soc. di ostetr. e ginecol. 1898. Ref. Frommels Jahresber. 1898. S. 131.

Ulesko-Stroganowa, Zur Histogenese der Uterusmyome. Monatsschr. f. Geburtsh. u. Gynäkol. Bd. 39, H. 4, S. 587. 1913. Zentralbl. f. ges. gynäkol. Geburtsh. u. deren Grenzgeb. 1914. H. 5, S. 204. — *Dieselbe*, Zur Histogenese der Uterusmyome. Monatsschr. f. Geburtsh. u. Gynäkol. Bd. 40, S. 387. 1914. — *Unger, A.*, Das elastische Gewebe in Fibromyomen der Gebärmutter. Zentralbl. f. Gynäkol. Bd. 37, Nr. 5, S. 192. 1913. — *Unterberger*, Uterus duplex subseptus myomatosas. Nordostdtsch. Ges. f. Gynäkol. 20. Juni 1914. Monatsschr. f. Geburtsh. u. Gynäkol. Bd. 40, H. 2, S. 317. 1914. — *Derselbe*, Inversio uteri chronica infolge eines kindskopfgroßen in der Scheide geborenen Myoms. Nordostdtsch. Ges. f. Gynäkol. 29. Juni 1913. Monatsschr. f. Geburtsh. u. Gynäkol. Bd. 39, H. 2, S. 256. 1913. — *Derselbe*, Myomata uteri mit Tuberkulose der Adnexe und des Peritoneums. Nordostdtsch. Ges. f. Gynäkol. 29. Juni 1913. Monatsschr. f. Geburtsh. u. Gynäkol. Bd. 39, H. 2, S. 255. 1913. — *Upshur*, A case of calcified fibroid of the uterus with remarks. Americ. journ. of obstetr. a. gynecol. Vol. 14, p. 108. — *Urban*, Myoma uteri submucosa mit Inversio und Prolapsus uteri. Dtsch. med. Wochenschr. Vereins-Beil. 1902, S. 202. — *Uter*, Zur Pathologie der Uterusschleimhaut. Zeitschr. f. Geburtsh. u. Gynäkol. Bd. 25, S. 2104. 1893. — *Derselbe*, Einiges zur Pathologie der Mucosa corporis uteri. Zentralbl. f. Gynäkol. Bd. 15, S. 689. 1891. — *Derselbe*, Zur Genese der fibrocystischen Geschwülste. Zentralbl. f. Gynäkol. 1892. S. 541.

Vaßmer, Arch. f. Gynäkol. Bd. 57. 1898. — *Vautrin*, Du sphacéle des fibromes interstitielles de l'utérus. Ann. de gynécol. Aug. 1898. — *Derselbe*, Inversio uteri chronica. Gynécologie. 1913. Nr. 12, p. 705. — *Versé*, Maligne Leiomyome des Uterus. Ärztl. Verein zu Marburg 17. Dez. 1925. Münch. med. Wochenschr. 1926. Nr. 6, S. 219. — *Velitz*, Zwei Fälle von Cervicalmyomen. Zentralbl. f. Gynäkol. 1888. S. 333. — *Vertes*, Zur krebsigen Erkrankung des fibromatösen Uterus. Budapest 1904. — *Viana*, Il parto dei fibromi. Clin. ostetr. Jg. 27, H. 9, p. 409. 1925. — *Virchow*, Die krankhaften Geschwülste. Bd. 3. — *Vitrac*, Fibrom polykystique malin de l'utérus. Ann. de gynécol. Tome 49. *Vogel, J.*, Icones hist. pathol. Zit. nach Virchow 1843. — *Vorbeck, Fr.*, Über Cervixmyome, unter besonderer Berücksichtigung der Portiomyome. Inaug.-Diss. med. Berlin 1904.

Wallart, Fibrinorrhoea plastica bei Myoma cavernosum. Zeitschr. f. Geburtsh. u. Gynäkol. Bd. 53, S. 290. 1904. — *Walter*, Über fibröse Körper der Gebärmutter. Dorpat 1842. — *Walther*, Fibrome calcifié complètement détaché de l'utérus et greffé sur le mésentère. Soc. des chirurg. de Paris, 20. Mai 1908. Ref. Rev. franç. de gynécol. Tome 12, Nr. 4. 1908. — *Ward*, Uterus duplex and double vagina complicated by interstitial fibroids. Americ. journ. of obstetr. a. dis. of wom. a. childr. Vol. 71, p. 322. 1915. — *Wathen*, Verkalktes Fibrom des Ligamentum latum. Rev. gén. de méd. de chirurg. et d'obstétr. 1893. Nr. 6. — *Weber*, Rhabdomyom. Virchows Arch. f. pathol. Anat. u. Physiol. Bd. 39, S. 222. — *Wedl*, Grundzüge der pathologischen Histologie. Wien 1854. — *Wehmeyer, E.* et *E. Burlando*, Osservazioni sopra la natura e la constituzione chimica dei fibromiomi uterini. Arch. di obstetr. e ginecol. 1913. Nr. 3. — *Weinberg*, Über Achsendrehung gestielter Myome und myomatöser Uteri. Inaug.-Diss. Leipzig 1904. — *Wertheim*, Zentralbl. f. Gynäkol. Bd. 23, S. 176. 1899. — *Wertheimer*, Über die cystischen Uterusfibrome. Straßburg 1898. — *Wiener*, 1. Myomata uteri um 180° um die Cervix gedreht. 2. Cervixmyome. Gynäkol. Ges. in München, 9. Juli 1908. Monatsschr. f. Geburtsh. u. Gynäkol. Bd. 28, S. 726. 1908. — *Derselbe*, Im Puerperium vereitertes Myom. Münch. gynäkol. Ges. Mai 1907. Monatsschr. f. Geburtsh. u. Gynäkol. Bd. 27, S. 639. 1907. — *Willey*, Histology of the smaller myomata. Proc. of the roy. soc. of med. 14. Jan. 1909. Ref. Journ. of obstetr. a. gynecol. of the Brit. Empire. März 1909. Vol. 15, Nr. 3, p. 211. — *Williams, Whitridge*, Beiträge zur Histologie und Histogenese des Uterussarkoms. Zeitschr. f. Heilk. Bd. 15. 1894. — *Williams, R.*, Inversion of the myomatous uterus. Lancet. 28. April 1900. — *Wimmer*, Myomatöser Uterus. Geburtsh.-gynäkol. Ges. in Wien, 12. April 1904. — *v. Winckel*, Über Myome des Uterus. Volkmanns Vortr. Nr. 32 (98). — *Derselbe*, Lehrbuch der Frauenheilkunde. — *v. Winiwarter*, Die Verteilung des Extraktivstoffes in der glatten Muskulatur des Uterus. Arch. f. Gynäkol. u. Geburtsh. Bd. 100, H. 3, S. 530. 1913. — *Derselbe*, Eine seltene Form eines Carcinoms in einem fibromuskulären Korpuspolypen. Arch. f. Gynäkol. Bd. 98, H. 1, S. 1. 1912. — *Winter*, Gynäkologische Diagnostik. Berlin 1896. — *Derselbe*, Die malignen und benignen Degenerationen der Uterusmyome. Zeitschr. f. Geburtsh. u. Gynäkol. Bd. 57, S. 8. 1906. — *Wladimiroff*, Zur Ätiologie der Fibromyome. Samml. klin. Vortr. 1911. Nr. 621. — *Wolfenberger*, Über ein Rhabdomyom der Speiseröhre. Beitr. z. pathol. Anat. u. z. allg. Pathol. Bd. 14. — *Wolff, A.*, Cholesterin in durch Koagulationsnekrose zerstörtem Uterusmyom. Mittelrhein. Ges. f. Geburtsh. u. Gynäkol. 19. Mai 1912. Monatsschr. f. Geburtsh. u. Gynäkol. Bd. 36, H. 3, S. 353. 1912. — *Wolff*, Innervation der glatten Muskelfasern. Virchows Arch. f. pathol. Anat. u. Physiol. Bd. 20, S. 361. — *Wülfing*, Zur Pathologie der Geschwulstbildung im weiblichen Geschlechtsapparat. Zeitschr. f. Geburtsh. u. Gynäkol. Bd. 44, S. 1. 1901. — *Wyder*, Die Mucosa uteri bei Myomen. Arch. f. Gynäkol. Bd. 29. — *Wylie*, Verkalktes Myom. New York journ. of gynecol. a. obstetr. 1894.

Yamagiwa, Ein Fall von versteinertem Uterusmyom. Virchows Arch. f. pathol. Anat. u. Physiol. Bd. 144, S. 197. 1896. — *Young*, Adenomyoma of the uterus. Edinburgh obstetr. soc. 10. Dez. 1913. Ref. Brit. med. journ. 1914. Nr. 2766, p. 28.

Zacharias, P., Eine seltene Form des Cervixmyoms. Zeitschr. f. Geburtsh. u. Gynäkol. Bd. 53, H. 1, S. 182. 1904. —*Zangenmeister*, Demonstration. Myome. Ärztl. Verein zu Marburg, 28. Jan. 1911. Münch. med. Wochenschr. 1911. Nr. 13, S. 713. — *Ziegenspeck*, Vier Cystomyome usw. Naturf.-Vers. in Halle 1891. Zentralbl. f. Gynäkol. 1891. S. 946. — *Zuell, 1.*, Über Achsendrehung des myomatösen Uterus bei einer Greisin. Inaug.-Diss. Bonn 1919. — *Zweifel*, Lehrbuch der Geburtshilfe. 5. Aufl. 1903.

C. Angiom.

Bauereisen, Ein Fall von spontaner Uterusruptur, zugleich ein Beitrag zur Ätiologie der Uterusruptur. Arch. f. Gynäkol. Bd. 96, S. 11. — *Di Bernardo, Amato Lucio*, Angioma (Emangioma cavernosa della portio). Riv. ital. di ginecol. Vol. 1, H. 5, p. 477. 1923. — *Boks*, Angioma uteri. Arch. f. Gynäkol. Bd. 107, S. 23. 1917. — *Boldt*, Cavernous angioma of the uterus. Journ. of obstetr. a. gynecol. of the Brit. Empire. Bd. 19. Mai 1906.

Dubreuil, G. et E. Loubat, Anévrysme cirsoide de l'utérus. Étude anatomique-pathologique. Ann. d'anat. pathol. et anat. norm. méd.-chirurg. Tome 3, Nr. 7, p. 697. 1926.

Edelmann, H., Zur Frage der differentialdiagnostischen Verwendbarkeit der Gitterfaserfärbung bei Carcinoma und Sarkom. Virchows Arch. f. pathol. Anat. u. Physiol. Bd. 258, H. 1/2, S. 317. 1925. *Ehnmark, Ernst*, Ein Fall von Angiomyoma uteri. (Gynäk. Klin. u. path. Institut. Univers. Upsala). Upsala läkareförenings forhandl. Bd. 24, H. 1/2, S. 219—228. 1928

Falk, Über eine teleangiektatische Veränderung fast der ganzen Cervix uteri. Monatsschr. f. Geburtsh. u. Gynäkol. Bd. 8, H. 1, S. 41. 1898.

Graves, W. P. and G. van S. Smith, Cirsoid aneurysm of the uterus. Americ. journ. of obstetr. a. gynecol. Vol. 14, Nr. 1, p. 30. 1927.

Halban, Über Phlebektasien des graviden Uterus und ihre klinische Bedeutung. Monatsschr. f. Geburtsh. u. Gynäkol. Bd. 20, S. 313. 1904. — *Halter, G.*, Beitrag zur Kasuistik der cystischen Sarkome des Uterus und cystischen retroperitonealen Tumoren. Monatsschr. f. Geburtsh. u. Gynäkol. Bd. 71, H. 1/2, S. 82. 1925. — *Hirschberg*, Haemangioma uteri. Zentralbl. f. Gynäkol. 1923. Nr. 36, S. 1467 u. 1924. Nr. 18, S. 957. — *Hoehne*, Angiomyofibrom des Uterus. Verhandl. d. dtsch. Ges. f. Gynäkol. 1901. S. 532.

Isbruck, F., Ein Lymphcystom-Fibrom des Uterus. Zentralbl. f. Gynäkol. Jg. 51, Nr. 3, S. 160. 1927.

Joschinaga, T., Die embryologischen Streitfragen über die ursprünglichen Gefäßzellen bei den Amphibien. Acta scholae med. univ. imper. Kioto. Vol. 3, H. 3. 1920. — *De Josselin de Jong*, Verslag d. Nederlandsch gynäkol. Vereen. 12. April.

Kaufmann, Ed., Über Phlebektasien des Uterus und seiner Adnexe. Zeitschr. f. Geburtsh. u. Gynäk. Bd. 37, S. 201. 1897. — *Kelly* and *Cullen*, Myomata of the uterus. Philadelphia a. London: K. W. B. Saunders & Co. 1909. — *Kreuzer, Charlotte*, Ein Fall von Lymphangiom des Uterus. Inaug.- Diss. München 1927.

Meyer, Robert, Über eine unbekannte Fehlbildung, ein unter seröser Oberflächenhernie vorspringendes Hamartoma haemangiectaticum porporis uteri. Charité-Annalen. Jg. 35. — *Derselbe*, Über Blut- und Lymphgefäßwucherungen in der Uterusmuskulatur (Teleangiektasie und Hämangiome, Angiohyperplasie und Angioadenomyohyperplasie und Lymphangiocystofibrom des Uterus). Arch. f. Gynäkol. Bd. 126, H. 2/3, S. 609. 1925. — *Derselbe*, Angioma endometrii. Zeitschr. f. Geburtsh. u. Gynäkol. Bd. 87, S. 653.

Neumann, Hans Otto, Haemangioma uteri. Arch. f. Gynäkol. Bd. 131, H. 1, S. 50. 1927.

Pantzer, Angioma of the uterus bladder and brod ligament. Americ. journ. of obstetr. a. disease of women a. childr. Vol. 64, p. 7. 1911. — *Polano*, Ein besonderer Fall von Adenofibrom in einer alten Bauchnarbe. Zentralbl. f. Gynäkol. Jg. 51, Bd. 16, S. 962, 1127.

Reuter, Gutartige mesenchymale Geschwulst des Uterus von sarkomähnlichem Bau. Frankfurt. Zeitschr. f. Pathol. Bd. 17, S. 345. 1915.

Vital, Azza, Ein Fall von „Uterusangiom". Siglosmed. Bd. 80, Nr. 3853, S. 365. 1927. Ref. im Berichte üb. die ges. Gynäkol. u. Geburtsh. Bd 14, H. 4, S. 234. 1928.

Walthard, M., Zur Anatomie und Ätiologie der Placenta isthmica primaria. Arch. f. Gynäkol. Bd. 118, H. 1, S. 101. — *Wright, Fr. W.*, Haemangioma of the uterus. Surg., gynecol. a. obstetr. Vol. 43, Nr. 3, p. 282. 1926.

Zakrzewski, A., Lymphangiome de l'utérus. Prace Zakladow anatom.-patol. Univers. Polsk. Vol. 1, H. 2, p. 172. 1924.

D. Adenomyoma. Adenomyosis.

Abell, Adenomyoma of uterus. Surg. clin. of North Americ. Vol. 2, Nr. 5. 1922. — *Abott, C. R.*, Implantation tumors of endometrical type. Boston med. a. surg. journ. Vol. 191, Nr. 25, p. 1159—1162. 1924. — *Adler*, Diskussion, Demonstration geburtsh.-gynäkol. Ges. Wien. Zentralbl. f. Gynäk. 1925. Nr. 2, S. 658. — *Ahumada, J. C.*, Endometriosis vom Ovarium. Buenos Aires. Las ciensias 1928, S. 78. — *Albrecht*, Aussprache zum Vortrag v. Vogt. Sitzungsber. d. bayer. Ges. f. Geburtsh. u. Gynäk. 11. Mai 1924. Monatsschr. f. Geburtsh. u. Gynäkol. 1924. Aussprache zu den Vorträgen von Katz u. Vogt. Zentralbl. f. Gynäkol. 1924. Nr. 44, S. 2402 ff. — *Derselbe* und *Arzt*, Pseudometastasen. Frankfurt. Zeitschr. f. Pathol. Bd. 6. 1916. — *Alfieri, E.*, Di alcune particolarità di struttura dell' endotelio peritoneale rivestente l'utero puerperale. Contributo all' anatomia microscopica dell' utero gestante Ann. di ostetr. e ginecol. Anno 25, p. 17. 1903. — *Derselbe*, Utero bicorne con adenomiomi Muelleriani multipli uterini e tubarici. Schola di ostetr. dell' univ. di Perugia. Fol. ginecol. Vol. 8, H. 2, p. 165. 1913. — *Allen, Edward*, Regurgitation of endometrial tissue through Fallopian tube during operative procedures. Journ. of the Americ. med. assoc. Vol. 90, Nr. 7, p. 507. 1928. — *Amann, J. A.*, Über Fibroadenome fornicale. Serositis fibroadenomatosa recto-cervicalis. Monatsschr. f. Geburtsh. u. Gynäkol. Bd. 42, H. 6, S. 492. 1915. Münch. med. Wochenschr. 1915. Nr. 27, S. 923. — *Derselbe*, Cyste im Uterus. Münch. gynäkol. Ges., Sitzung v. 18. Jan. 1905. Zentralbl. f. Gynäkol. 1905. Nr. 50, S. 1541. — *Derselbe*, Über Cysten des Wolffschen Ganges. Zentralbl. f. Gynäkol. 1896. S. 1093. — *Derselbe*, Demonstration von 3 Fällen von Adenomyositis recto-uterina. Bayer. Ges. f. Geburtsh. u. Gynäkol. München 7. Juli 1912. Ref. Monatsschr. f. Geburtsh. u. Gynäkol. Bd. 36, H. 5, S. 591. 1912. — *Amos*, Decidua in Adenomyom und Bauchdeckentumor. Zeitschr. f. Geburtsh. u. Gynäkol. Bd. 54, H. 1. — *Derselbe*, Wucherungen in der Laparatomienarbe. Zeitschr. f. Geburtsh. u. Gynäkol. Bd. 54, S. 170. 1905. — *Derselbe*, Demonstration cystischer Adenomyome. Verhandl. d. dtsch. Ges. f. Geburtsh. u. Gynäkol. Zeitschr. f. Geburtsh. u. Gynäkol. Bd. 58. 1906. — *Derselbe*, Deciduabildung in den Schleimhautherden eines Adenomyoms und deciduaähnliche Umwandlung eines bindegewebigen Tumors der Bauchdecken. Zeitschr. f. Geburtsh. u. Gynäkol. Bd. 54, S. 171. — *Andrews, Henry Russell*, A case of endometrioma of the umbilicus. Journ. obstetr. a. gynecol. of the Brit. Empire. Vol. 32, Nr. 3, p. 545. 1925. — *Anschütz, W.* und *Konjetzny*, Die Geschwülste des Magens. Dtsch. Chirurg. 1921. Lief. 46, H. 1. — *Arendt*, Über Decidua menstrualis tubarum. 77. Verhandl. dtsch. Naturf. u. Ärzte in Meran. Ref. Zentralbl. f. Gynäkol. 1905. Nr. 42. — *Arnsperger*, Über entzündliche Tumoren der Flexura sigmoidea. Mitt. a. d. Grenzgeb. d. Med. u. Chirurg. Bd. 21, S. 557. 1910. — *Artusi*, Über die kausale Genese der adenomyomatösen Wucherungen des weiblichen Genitalapparates. Arch. f. Gynäkol. Bd. 122, H. 1, S. 114. 1924. — *v. Arx*, Über eine seltene Mißbildung des Uterus. Hypertrophie eines persistierenden distalen Teils des Gärtnerschen Ganges. Zeitschr. f. Geburtsh. u. Gynäkol. Bd. 79, S. 52. 1917. — *Arzt*, Zur Pathologie des elastischen Gewebes der Haut. Arch. f. Dermatol. u. Syphilis. Bd. 118. 1913. — *Aschheim*, Adenomyosis uteri gravidi. Verhandl. d. dtsch. Ges. f. Gynäkol. zu Heidelberg 1923. — *Derselbe*, Über das sog. Endometrioma ovarii. Ges. f. Geburtsh. u. Gynäkol.

Berlin 11. Jan. 1924. Zeitschr. f. Geburtsh. u. Gynäkol. Bd. 88, Nr. 1, S. 226. 1924. — *Derselbe*, Adenomyositis und Gravidität. Ges. f. Geburtsh. u. Gynäkol. in Berlin 27. Okt. 1922. — *Aschoff, L.,* Cystisches Adenofibrom der Leistengegend. Monatsschr. f. Geburtsh. u. Gynäkol. Bd. 9, S. 25. 1899. — *Avoni,* Mioadenoma del legamento largo. Boll. d. scienze med., Bologna. Vol. 12, Ser. 8. 1912.

Babesin, Über epitheliale Geschwülste in Uterusmyomen. Wien. allg. med. Zeitschr. Bd. 4, S. 5. 1882. — *Babo,* Ein Fall von kleincystischer Entartung beider Ovarien. Virchows Arch. f. pathol. Anat. u. Physiol. Bd. 161, S. 311. 1900. — *v. Babo,* Über intraovarielle Bildung mesonephritischer Adenomyome und Cystadenome. Arch. f. Gynäkol. Bd. 61, S. 595. 1900. — *Baer, W.,* Heterotope endometrioide Wucherungen. Ber. üb. d. wiss. Sitzung anläßl. d. Versamml. westdtsch. Pathol. in Düsseldorf 16. Okt. 1927. Zentralbl. f. allg. Pathol. u. pathol. Anat. Bd. 41, Nr. 11, S. 481. 1928. — *Bailey,* Etiology, classification and life history of tumours of the ovary and other pelvic organs containing aberrant elements. Journ. of obstetr. a. gynecol. of the Brit. Empire. Vol. 31, Nr. 4. 1924. — *Balassanian,* Klinischer Beitrag zur Histogenese der Serosa adenomyositis cervicis uteri et recti. Rectogenitale Serosa adenomyositis. Inaug.-Diss. München 1913. — *Ballantyne* and *Williams,* The structures of the mesosalpinx. Edinburgh 1893. — *Ballin, Ludwig,* Über ortsfremde Wucherungen vom Bau der Uterusschleimhaut im Eierstock. Zeitschr. f. Geburtsh. u. Gynäkol. Bd. 90, H. 3, S. 542—559. 1927. — *Ballin, Max,* Menstrual fistulae of postoperative and endometrial origin Surg. gynecol. a. obstetr. Vol. 46, Nr. 4, p. 525. 1928. — *Baltzer,* Über heterotope endometrioide Wucherungen. Arch. f. klin. Chirurg. Bd. 147, S. 555. 1927. — *Baltzer, Hans,* Über heterotope endometroide Mucherungen, insbesondere am Nabel (Nabeladenom). Zentralbl. f. Gynäkol. Jg. 53, Nr. 2, S. 99. 1929. — *Barabou,* Cystomyome uteri multiloculaire bilateral symmetr. Rhône méd. de l'est. 1891. — *Barbour,* Demonstration of an uterus, in which there were endothelish ingrowth from peritoneum in to the uterine wallnot of carcinomatosous nature. Edinburgh obstetr. soc. 14. Mai 1913. Ref. Journ. of obstetr. a. gynecol. of the Brit. Empire. Vol. 23, Nr. 6, p. 435. 1913. — *Barker,* Three cases of solid tumors of the umbilicus in adults. Lancet. Vol. 2, p. 3. 1913. — *Bauereisen,* Ein Fall von Cystadenoma uteri. Hegars Beitr. z. Geburtsh. u. Gynäkol. Bd. 9, S. 57. 1904. — *Derselbe,* Ein bemerkenswerter Fall von Adenomyoma uteri sarcomatosum. Beitr. z. Geburtsh. u. Gynäkol. Bd. 9, S. 313. 1904. — *Bazy,* Adenomyome uteria. Soc. anat. de Paris 7. Febr. 1913. Ref. Presse méd. 1913. Nr. 15, S. 144. — *Becker,* Zwei Fälle von Adenomyositis uteri et recti. Zentralbl. f. Gynäkol. 1920. Nr. 19, S. 490. — *Becker, C.,* Carcinomatöse Degeneration heterotoper Epitheleinschlüsse am Uterus. Zentralbl. f. Gynäkol. 1925. Nr. 42, S. 2333. — *Beer, Georg,* Über Adenofibrosis in Bauchnarben. Inaug.-Diss. München 1926. — *Beitzke,* Zur Histologie der chronischen Gastritis. Verhandl. d. dtsch. pathol. Ges. 1914. S. 433. — *Bell, Blair,* Endometrioma and endometriomyoma of the ovary. Journ. of obstetr. a. gynecol. of the Brit. Empire. Vol. 29, p. 443. 1922. — *Berkeley, Comyns,* Endometrial tumur of laparotomy scar. Journ. of obstetr. a. gynecol. of the Brit. Empire. Vol. 33, Nr. 4, p. 657. 1926. — *Biehl, Max,* Zur Adenomyosis (Endometrioisis) des Darmes. Virchows Arch. f. pathol. Anat. u. Physiol. Bd. 264, H. 1, S. 71—85. 1927. — *Bland-Sutton,* On a case of adenomyoma of the uterus involving the rectum. Journ. of obstetr. a. gynecol. of the Brit. Empire. Vol. 23, p. 402. 1913. — *Bluhm, Agnes,* Zur Pathologie des Ligamentum rotundum uteri. Arch. f. Gynäkol. Bd. 55, H. 3. 1898. — *Blumer,* A case of adenomyoma of the round ligament. Americ. journ. of obsteter. a. gynecol. Vol. 37, Jan. 1898. — *Blumenthal, Bruno,* Über Krebsentstehung in der Laparotomienarbe. Inaug.-Diss. Breslau 1927. — *Boesel, J.,* Über den strikturierenden tuberkulösen Tumor der Flexura sigmoidea. Arch. f. klin. Chirurg. Bd. 86, S. 1071. 1908. — *Bokelmann* (Berlin), Beitrag zur Lehre der Adenomyositis rectovaginales. Inaug.-Diss. Berlin 1920. Zentralbl. f. Gynäkol. 1921. Nr. 47, S. 1724. — *Bond,* Die Menstruation der Tuben. Ref. Zentralbl. f. Gynäkol. 1898. Nr. 46. — *Bonney, Victor,* A case in which endometrial tissue was accidently implanted. Journ. of obstetr. a. gynecol. of the Brit. Empire. Vol. 33, Nr. 4, p. 658—659. 1926. — *Borst,* Echte Geschwülste. Aschoffs Pathol. Anat. Bd. 1, S. 679. 1911. — *Derselbe,* Die Lehre von den Geschwülsten. Bd. 1, S. 214 ff. Wiesbaden 1902. — *Bortkiewitsch,* Beitrag zur Kenntnis der sog. Adenomyome des weibl. Genitaltraktus. Arch. f. Gynäkol. Bd. 101, H. 3, S. 620. 1914. — *Bouchet, P.,* Tumeur du ligamentum rotundum. Soc. anat. de Paris 1904. p. 215. — *Bouney, V.,* A further case, where endometrial tissue was accidently implanted. Journ. of obstetr. a. gynecol. of the Brit. Empire. Vol. 35, Nr. 1, p. 135. 1928. — *Brady, Leo,* An Adenomyoma of the vesico-vaginal septum and a supernumerary ovary. Bull. of Johns Hopkins hosp. Vol. 36, p. 266. 1925. — *Brahie,* Les cystes du col de l'utérus. Thèse de Toulouse. 1913. — *Brakemann,* Demonstration. Ges. f. Geburtsh. u. Gynäkol., Sitzung v. 13. Juli 1923. — *Breus,* Über wahre epithelialführende Cystenbildung in Uterusmyomen. Wien 1894. — *Brüggemann, A.,* Kasuistische Mitteilungen zur Geschwulstlehre. Zeitschr. f. Krebsforsch. Bd. 9, S. 344. 1910. — *Brunet,* Über epitheliale Schläuche und Cysten in Lymphdrüsen. Zeitschr. f. Geburtsh. u. Gynäkol. Bd. 56, S. 88.

1905. — *Derselbe*, Ein Fall von Adenomyom des Epoophoron. Zeitschr. f. Geburtsh. u. Gynäkol. Bd. 53, S. 507. 1904. — *Derselbe*, Lymphocytäre Knötchen ohne Kapsel mit Andeutung von Keimzentren. Zeitschr. f. Geburtsh. u. Gynäkol. Bd. 56, S. 1 u. 58. 1905. — *v. Brunn, M.*, Zur Histologie der Epithelien der serösen Häute. Zentralbl. f. pathol. Anat. u. allg. Pathol. Bd. 41, S. 664. 1900. — *Bumke*, Epitheliale Neubildung im rectovaginalen Zwischengewebe beim Weibe. Ein Beitrag zur Pathologie des Gärtnerschen Ganges. Inaug.-Diss. Berlin 1914. — *Bungart, J.*, Zur Frage der endometrioiden Epithelheterotopien und besonders der Entstehung der sog. „extraperitonalen" Wucherungen dieser Art. Arch. f. klin. Chirurg. Bd. 137, H. 3/4, S. 719—730. 1925. — *Burkhardt*, Cyste des linken Gartnerschen Ganges. Monatsschr. f. Geburtsh. u. Gynäkol. Bd. 5, S. 616. 1897. — *Busser, Fritz van der Horst et Drouhard*, Endometrioma de l'ombilic. Soc. d'anat. de Paris 2. Febr. 1928. Ann. d'anat. et pathol. Tome 5, Nr. 2, p. 229. 1928.

Caffier, P., Über Endometriumexplantation. Bisherige Ergebnisse, Wachstumsmechanik und Kritik. Zentralbl. f. Gynäkol. 1928. Nr. 1, S. 63. — *Calzavara, Domenico*, Ein Fall von Knochenbildung im runden Mutterbande. Zentralbl. f. Gynäkol. 1924. Nr. 10, S. 579. — *Caravan, J. et Pierre Merle*, L'adénome diffus des cornes utérines. Rev. de gynécol. et de chirurg. abdom. Tome 21, Nr. 4, p. 307—326. 1913. — *Carty, Mc. and Blackmann*, Adenomyome. Ann. of surg. 1919. — *Caruso*, Contributo olla conoscenza del cistoadenoma del collo uterino. Atti della soc. ital. doi ostetr. e ginecol. Vol. 7. 1901. — *Casler, De Witt B.*, A unique diffuse uterine tumor, really an adenomyoma with stroma but no glands. Menstruation after complette hysteroectomy due to uterine mucosa in remairing ovary. Transact. of the Americ. gynecol. soc. Vol. 46, p. 69—84. 1919. — *Chalier*, Große Cyste des Uterus, oberhalb eines umfangreichen Myoms. Lyon méd. 1914. Nr. 8. Zentralbl. f. Gynäkol. 1914. S. 1261. — *Chevassu, M.*, Les tumeurs Wolffiens du ligament rond. Rev. de gynécol. et de chirurg. abdom. Tome 14, p. 537. 1910. — *Christopher, F.*, Inguinal endometriosis. Ann. of surg. Vol. 86, Nr. 6, p. 918—921. 1927. — *Cohen*, Beiträge zur Histologie und Histogenese der Myome des Uterus und des Magens. Virchows Arch. f. pathol. Anat. u. Physiol. Bd. 158, S. 524. 1899. — *Cohn, Fr.*, Cholesterinbildung im Uterusmyom. Zeitschr. f. Geburtsh. u. Gynäkol. Bd. 94, H. 2, S. 332. 1911. — *Cole, P. B.*, Muellerian origin of some broad ligament cyst. Journ. of obstetr. a. gynecol. of the Brit. Empire. Vol. 21, p. 277. 1924. — *Colloca*, Sopra un caso di adenomioma del ligamentum rotundum. Gynécologie, 15. Dez. 1908. — *Comte, Henri et Louis Michon*, „Les endométriomes ou adénomyomes du ligament rond". Journ. de. chir. Bd. 31, Nr. 2, S. 182—204. 1928. — *Cordua, R.*, Die Möglichkeit des Transportes intrauterinen Materials in die Tube. Zentralbl. f. Gynäkol. Jg. 50, Nr. 12, S. 720—724. 1926. — *Derselbe*, Zur Frage der Schleimhautveränderungen am Tubenwinkel. Zentralbl. f. Gynäkol. 1928. Nr. 37, S. 2371. — *Cornil*, Leçons sur les métrites. Journ. des conn. méd. 5. April 1888. — *Courant*, Adenomyom uteri diffusum. Monatsschr. f. Geburtsh. u. Gynäkol. Bd. 34, S. 237. 1911. — *Cova*, Adenomiomi dell' utero associati a cisti dell' ovario. Folia gynaecol. Vol. 1, H. 2, p. 123. 1968. — *Cron, Roland and George Grey*, The viability of the cast-off menstrual Endometrium. Amer. journ. of obstetr. a. gynecol. Vol. 13, Nr. 5, S. 645. 1927. — *Chiari*, Zur pathologischen Anatomie des Eileiterkatarrhs. Prager Zeitschr. f. Heilk. Bd. 7. 1887. — *Cullen*, Embryology, anatomy and diseases of the umbilicus. Philadelphia: Saunders & Co. 1916. — *Derselbe*, Adenomyom of the uterus. Philadelphia: Saunders & Co. 1908. — *Derselbe*, Umbilical tumours containing uterine mucosa or remaints of Muellers ducts. Surg., gynecol. a. obstetr. Mai 1912. — *Derselbe*, Adenomyoma des Rectovaginalseptums. Journ. of the Americ. med. assoc. Vol. 62, Nr. 11. 1914. Zentralbl. f. Gynäkol. 1914. Nr. 27. — *Derselbe*, Adenomyoma of the round ligament. Bull. of Johns Hopkins hosp. Vol. 9. Mai-Juni 1896. — *Derselbe*, Adenomyome des Uterus. Berlin: August Hirschwald 1903. — *Derselbe*, Adenomyoma corporis uteri. Bull. of Johns Hopkins hops., med. soc. 3. Febr. 1908. Ref. Monatsschr. f. Geburtsh. u. Gynäkol. Bd. 28, H. 1, S. 123. 1908. — *Derselbe*, Adenomyoma of the rectovaginal septum. Journ. of the Americ. med. assoc. Vol. 67, H. 6. 1916. — *Derselbe*, Adenomyoma of the uterus. Philadelphia a. London: Saunders a. Co. 1908. — *Derselbe*, Die Verbreitung der Adenomyome mit Uterusmucosa (Myom). Arch. of surg. Vol. 1. 1920. Ref. Zentralbl. f. Gynäkol. 1922. Nr. 31, S. 1294.

Danforth, C. (Evanston), Adenomyom der Bauchwand. Transact. of the Americ. gynecol. soc. Vol. 50, p. 222. 1925. — *Dambrin*, Volumineux cyste polypoide du museau de tanche. Soc. de chirurg. de Toulouse 19. Febr. 1913. Ref. Arch. méd. de Toulouse. 1913. Nr. 5, p. 57. — *Danforth, W. C.*, Adenomyoma of the abdominal wall. Americ. journ. of obstetr. a. gynecol. Vol. 10, Nr. 5, p. 630—632 a. p. 730—738. 1925. — *Davis and Cron*, A contribution to the study of endometriosis. Amer. journ. of obstetr. a gynecol. Vol. 12, Nr. 4. p. 526 u. 623. 1916. — *Dawidowsky, J. W.*, Zur Frage über gutartige Metastasen des Epithelgewebes. Virchows Arch. f. pathol. Anat. u. Physiol. Beiheft zu Bd. 227, S. 230. 1920. — *Dellapiane, Guiseppe*, Endometriomiomi ovarici sperimentali. Riv. di patol.

sperim. Vol. 2, Nr. 6, p. 433—456. 1927. — *Derocque, André*, Endométriomes vaginaux et paravaginaux. Travail de la clin. gynécol. du Prof. I. L. Faure. Paris: Amédée Legrand 1926. — *Diesterweg*, Cystofibroma verum. Zeitschr. f. Geburtsh. u. Gynäkol. Bd. 9, S. 234. 1883. — *Dietrich, A.*, Zur Adenomyombildung in Bauchnarben. Dtsch. gynäkol. Ges. Heidelberg 1923. Arch. f. Gynäkol. Bd. 120, S. 306. 1923. — *Dillmann*, Adenomyome des Uterus und ihre Beziehungen zum Krebs. Zeitschr. f. Krebsforsch. Bd. 2, H. 3, S. 333. 1904. — *Djakonow, W.*, Zur Frage der Geschwülste der weiblichen Genitalsphäre von embryonalem Charakter. Kasanski Medizinski Journal. Jg. 21, Nr. 5, p. 608—617. 1925. Ref. Ber. üb. d. ges. Gynäkol. 1925. — *Dobbert*, Virchows Arch. f. pathol. Anat. u. Physiol. Bd. 123, S. 103. 1891. — *Döderlein, A.*, Zwei Fälle von Drüsenentwicklung in Myomen. Inaug.-Diss. Tübingen 1899. — *Doederlein* und *Herzog*, Eine neue Art ektopischer Schwangerschaft in einem Adenomyoma uteri. Surg., gynecol. a. obstetr. Vol. 16, p. 14. 1913. Zentralbl. f. d. ges. Geburtsh. u. Gynäkol. u. deren Grenzgeb. Bd. 4, S. 179. 1914. — *Dieselben*, A new type of ectopie gestation. Pregnancy in an adenomyoma uteri. — *Dieselben*, Schwangerschaft in einem Adenomyom. Münch. med. Wochenschr. 1912. Nr. 30, S. 1692. — *Donald, A.*, Adenomyoma of the rectovaginal space and its association with ovarian tumors containing tarry material. Journ. of obstetr. a. gynecol. of the Brit. Empire. Vol. 30, p. 224—225. 1923. — *Dongen, J. A. van* und *E. Hammer*, Über endometriumartige Wucherungen. Nederlandsch tijdschr. v. geneesk. Jg. 71, I. Hälfte, Nr. 10, S. 1145—1156. 1927. — *Dougal, D.*, Adenomyom involving the veriform appendix. Journ. of obstetr. a. gynecol. Vol. 30, Nr. 2, p. 224. 1923. — *Derselbe*, Endometrium des Ovariums und kornuale Adenomyome nach doppelseitiger Salpingektomie. Journ. of obstetr. a. gynecol. of the Brit. Empire. Vol. 33, Nr. 3. 1926. — *Douglass, M.*, Endometrial tumors in abdominal scars. Journ. of the Americ. med. assoc. Vol. 90, Nr. 25. 1928.

Edwards, Charles Reid and *Hugh B. Spencer*, Adenomyoma of the umbilicus. Arch. of surg. Vol. 11, Nr. 5, p. 685—689. 1925. — *Ehrendorffer*, Hämorrhagisches Cystofibrom des Uterusfundus. Wien. klin. Wochenschr. 1902. — *Eipper*, Zwei Fälle von Drsüenentwicklung in Myomen. Inaug.-Diss. Tübingen 1899. — *Emanuell*, Über die Tumoren des Ligamentum rotundum uteri. Zeitschr. f. Geburtsh. u. Gynäkol. Bd. 48, S. 383. 1903. — *Engelhardt*, Noch ein Fall von Adenomyom des Ligamentum rotundum uteri. Virchows Arch. f. pathol. Anat. u. Physiol. Bd. 158, S. 556. 1899. — *Ernst, O.*, Zur Kenntnis des Adenomyoma uteri. Zürich 1908. — *Derselbe*, Beiträge zur Kenntnis des Adenomyoma uteri. Arch. f. Gynäkol. Bd. 85, H. 3, S. 712. 1908.

Fabricius, Über Cysten an der Tube, am Uterus und dessen Umgebung. Arch. f. Gynäkol. Bd. 50, H. 3, S. 385. 1896. — *Falkner*, Zur Frage der epithelialen Hohlräume in Lymphdrüsen. Zentralbl. f. Gynäkol. 1903. Nr. 50. 1913. S. 1496. — *Felix, W.*, Die Entwicklung der Harn- und Geschlechtsorgane. Keibels Handbuch der Entwicklungsgeschichte des Menschen. Bd. 2, S. 732. Leipzig 1911. — *Fels, E.*, Endometriose der Portio. Zentralbl. f. Gynäkol. 1927. Nr. 5, S. 285. — *Derselbe*, Endometriose der Portio. Diskussion. Zentralbl. f. Gynäkol. 1928. Nr. 5. — *Fellner, Ottfried O.*, Zur Frage der Genese der Ovarialhämatome. Arch. f. Gynäkol. Bd. 129, H. 2. — *Ferraciu, Domenico*, Sul produzione sperimentale di endometriomi. Riv. ital. di ginecol. Vol. 4, H. 3, p. 235—252. 1926. — *Derselbe*, Sul trapianto di alcuni tessuti in rapporto alla genesi degli endometriomi. Clin. ostetr. Jg. 30, H. 1, p. 1—14. 1928. — *Ferrier*, Les fongosités utérines, les cystes de la muqueuse du corps de la matrice et les polypes fibreux de l'utérus. Thèse de Paris 1854. — *Ferroni*, Note embriologiche ed anatomiche sull' utero fetale. Ann. di ostetr. e ginecol. Anno 24, Nr. 6, 8, 10 e 11. 1902. — *Finsterer*, Zur Kasuistik der Tumoren des Ligamentum rotundum uteri. Bruns Beitr. z. klin. Chirurg. Bd. 59, H. 2. 1910. — *Fischel*, Wien. klin. Wochenschr. 1922. Nr. 16, S. 355. Diskussion geburtsh.-gynäkol. Ges. Wien 1925. Zentralbl. f. Gynäkol. 1925. Nr. 12, S. 661. — *Fischzek, F.* und *P. Schmidt*, Über Schokoladencysten. Monatsschr. f. Geburtsh. u. Gynäkol. Bd. 73, S. 83—89. 1926. — *Fletcher, Wm. Shaw*, Adenomyoma of the round ligament, which menstruated through an inguinal incision. Journ. of obstetr. a. gynecol. of the Brit. Empire. Vol. 32, Nr. 1, p. 121. 1925. — *Föderl, V.* (Wien), Ein echtes Nabeladenom. Ein Beitrag zur Frage der endometrioiden Heterotopien. Bruns Beitr. z. klin. Chirurg. Bd. 138, S. 255. — *Forgue* et *Crousse*, De l'inclusion intraligamentaire. Gynécol. et obstétr. Tome 12, Nr. 3. Paris: Masson & Co. 1925. — *Derselbe* et *Massabuan*, L'adénomyomatose diffuse de l'utérus et du rectum. Paris méd. 1913. Nr. 22, p. 525. — *Forßner*, Fall von einem sich zum Rectum erstreckenden Adenomyom. Frommels Jahresber. 1912. S. 66 u. 77. — *Forßner, H. J.*, Die Ausbreitung der Urniere, mit besonderer Rücksicht auf die Genese der v. Recklinghausenschen Geschwülste. Acta gynaecol. scandinav. Vol. 1, H. 1. 1921. — *Frachtmann, K.*, Ein Fall von Adenomyosis externa der Bauchhaut zwischen Nabel und Symphyse. Wien. klin. Wochenschr. 1928. S. 50. — *Frank*, Kasuistische Beiträge zu den Mißbildungen der weiblichen Genitalorgane. Zeitschr. f. Geburtsh. u. Gynäkol. Bd. 18. 1923. — *Fränkel, E.*, Arch. f. Gynäkol. Bd. 57, S. 511. — *Frankl*, Die Mißbildungen der Gebärmutter und Tumoren der

Uterusligamente im Lichte embryologischer Erkenntnisse. Volkmanns klin. Vortr. 1903. Nr. 363. — *Frankl, O.,* Adenomyosis uteri. Americ. journ. of obstetr. a. gynecol. Vol. 10, Nr. 5, p. 680—684. 1925. — *Derselbe,* Über Endometria ovarii. Monatsschr. f. Geburtsh. u. Gynäkol. Bd. 62, S. 93. 1923. — *Derselbe,* Über tumorartige Hyperplasien im Uterus. Gynäkol. Rundschau. 1914. S. 623. *Derselbe,* Adenomyoma ligamenti rotundi bei Uterus bicornis unicollis myomatosus. Geburtsh.-gynäkol. Ges. in Wien 12. Dez. 1911. Zentralbl. f. Gynäkol. 1912. S. 652. — *Derselbe,* Adenomyoma ligamenti ovarii. Arch. f. Gynäkol. Bd. 93, S. 659. 1911. — *Derselbe,* Pathologische Anatomie und Histologie der weiblichen Genitalorgane. Leipzig: F. C. W. Vogel 1914. — *Derselbe,* Zur Klinik und pathologischen Anatomie der Adenomyosis. Zentralbl. f. Gynäkol. 1923. Nr. 7, S. 241. — *Derselbe,* Uteruscyste mit Carcinom. Zentralbl. f. Gynäkol. 1912. S. 603. — *Derselbe,* Uteruscyste. Arch. f. Gynäkol. Bd. 93, H. 3, S. 649. 1911. — *Derselbe,* Zur Kenntnis der Adenomyosis uteri. Geburtsh.-gynäkol. Ges. in Wien 10. Dez. 1912. Zentralbl. f. Gynäkol. 1913. Nr. 24, S. 907. Bd. 40, Nr. 24, S. 489. 1916. — *v. Franqué,* Adenom in einer Laparotomienarbe. Zentralbl. f. Gynäkol. 1916. Nr. 49, S. 953. — *Derselbe,* Adenomyoma cervivis aufs Rectum übergreifend. Zur Anatomie und Therapie der Myome. Prager med. Wochenschr. Bd. 28, Nr. 50. 1903. — *Derselbe,* Über Urnierenreste im Ovarium, zugleich ein Beitrag zur Genese der cystoiden Gebilde in der Umgebung der Tube. Sitzungsber. d. phys.-med. Ges. in Würzburg 1898 u. Zeitschr. f. Geburtsh. u. Gynäkol. Bd. 39, S. 499. 1898. — *Derselbe,* Salpingitis nodosa isthmica und Adenomyoma tubae. Zeitschr. f. Geburtsh. u. Gynäkol. Bd. 43. 1902. — *Derselbe,* Vom Ovarium unabhängig retrouterine Teercysten, nebst Bemerkungen zur Sampsonschen Theorie. Monatsschr. f. Geburtsh. u. Gynäkol. Bd. 71, S. 263—271. 1925. — *Fraß, E.,* Über Adenomyombildung in der Bauchnarbe und Elongatio colli uteri nach Ventrofixur. Zentralbl. f. Gynäkol. 1919. Nr. 36, S. 751. — *Freund,* Demonstration einer Vaginalcyste. Geburtsh.-gynäkol. Ges. in Wien 8. März 1910. Zentralbl. f. Gynäkol. 1911. Nr. 1. — *Freund, H.,* Adenomyositis rectovaginalis. Oberrhein. Ges. f. Geburtsh. u. Gynäkol. 16. Okt. 1921. Ref. Zentralbl. f. Gynäkol. 1922. Nr. 5, S. 191. — *Freund, R.,* Adenomyositis rectovaginalis. Verhandl. d. Ges. f. Geburtsh. u. Gynäkol. zu Berlin 11. Juli 1919. Zeitschr. f. Geburtsh. u. Gynäkol. Bd. 83, H. 1, S. 258. — *Derselbe,* Tumoren aus versprengten Keimen. Ein Adenomyom auf der Fimbrica ovarica. Ges. f. Geburtsh. u. Gynäkol. 18. Nov. 1907. Zentralbl. f. Gynäkol. 1908. Nr. 9, S. 303. — *Derselbe,* Adenomyositis rectovaginalis. Zeitschr. f. Geburtsh. u. Gynäkol. Bd. 83, S. 258. 1920. — *Fries,* Über 2 Fälle von Adenomyositis uteri mit Übergreifen auf das rectale Gewebe. Inaug.-Diss. Heidelberg 1914. — *Froeschmann,* Sarcoma adenomatosum uteri. Zeitschr. f. Geburtsh. u. Gynäkol. Bd. 81, S. 623. 1919. — *Fukushima, Kahoru,* Große Uteruscyste. Zentralbl. f. Gynäkol. 1927. Nr. 35, S. 2238. — *Funke,* Beitrag zur klinischen Diagnostik der Tubenwinkeladenomyome. Dtsch. med. Wochenschr. 1903. Nr. 49. — *Derselbe* und *Tilp,* Zwei Fälle von Adenomyom. Straßburger med. Ztg. 1910. — *Füth,* Erfordert die auf das Rectum übergreifende Adenomyositis die Darmresektion? 84. Vers. dtsch. Naturf. u. Ärzte in Münster 1912. Monatsschr. f. Geburtsh. u. Gynäkol. Bd. 36, S. 508. 1912. — *Füth, H.,* Beiträge zum klinischen Bilde und zur Diagnose der Adenomyositis uteri recti nebst Bemerkungen zu ihrer Behandlung mit Strahlen. Arch. f. Gynäkol. Bd. 107, H. 3, S. 387. 1918. — *Derselbe,* Beitrag zur Kasuistik der Adenomyome des Uterus. Zentralbl. f. Gynäkol. 1903. Nr. 21, S. 626. *Derselbe,* Beitrag zur klinischen Bedeutung und operativen Behandlung der auf das Rectum übergreifenden Adenomyome des Uterus. Frauenarzt 1910. — *Derselbe,* Auf das Rectum übergreifendes Adenomyom. Gynäkol. Ges. Köln 20. Okt. 1909. Monatsschr. f. Geburtsh. u. Gynäkol. Bd. 33, S. 247.

Gaifami, P., Gli endometriomi ovarici e pelvici. Clin. ostetr. Jg. 26, Nr. 11, S. 417—426. 1924. — *Derselbe,* Adenomyoma cistico cervicale. Soc. pugliese di ostetr. e ginecol. 14. März 1926. Riv. clin. ostetr. anno 1926. — *Geipel,* Zur Kenntnis des Vorkommens des decidualen Gewebes in den Beckenlymphdrüsen. Arch. f. Gynäkol. Bd. 106, S. 177. 1917. — *Derselbe,* Weiterer Beitrag zur Kenntnis des decidualen Gewebes. Arch. f. Gynäkol. Bd. 131, H. 3, S. 650—700. 1928. — *Geist,* Die senile Involution der Eileiter. Arch. f. mikroskop. Anat. Bd. 81, Abt. 2. 1913. — *Geller,* Über Drüsengewebe in der Kaiserschnittnarbe der Gebärmutter. Zeitschr. f. Geburtsh. u. Gynäkol. Bd. 88, H. 1, S. 34. 1924. — *German, William J.,* Endometrial adenomata in abdominal scar following caesarean section. Surg., gynecol. a. obstetr. Vol. 47, p. 710. 1928. — *v. Gierke,* Diskussion zu Henke. — *Girardi, L.,* Des tumeurs extrainguinales du ligament rond. Thèse de Paris 1905. — *Goebel,* Die pathologische Anatomie der Bilharziakrankheit. Berl. klin. Wochenschr. Jg. 46, Nr. 27, S. 1245. 1909. — *Goldschmied,* Ein Fall von Adenomyosis uteri. Zentralbl. f. Gynäkol. 1923. Nr. 44, S. 1782. — *Goldstine, M. O.,* Adenomyoma of the rectovaginal septum. Surg., gynecol. a. obstetr. Vol. 38, Nr. 6, p. 753. 1924. — *Goldstine, M. T.* and *S. I. Fogelson,* Adenomyoma of the rectovaginal septum. Surg., gynecol. a. obstetr. Vol. 38, p. 753. 1924. — *Gombert, K.,* Ein Fall von großer Uteruscyste. Inaug.-Diss. Breslau 1918. — *Gorisontow, N. I.,* Über tiefe diffuse Wucherungen der Uterusschleimhaut in die Dicke des Myometriums. Adenoma myometrii diffusum. Journal Akuscherstwa i Shenskich bolesnei. Jan. 1911. S. 29. Ref. Zentralbl. f. Gynäkol. Bd. 37, Nr. 11, S. 405. 1913. — *Gosmann*, Über Tubenmenstruation. Inaug.-Diss. Leipzig 1904. Ref. Zentralbl. f. Gynäkol. 1906. Nr. 7. — *Goßmann*, Vaginales Adenomyom des Wolffschen Ganges. Monatsschr. d. Geburtsh. u. Gynäkol. Bd. 11, S. 460. 1900. — *Derselbe*, Adenomyosis im hinteren Scheidengewölbe. Gynäkol. Ges. in München, Sitzung 22. Nov. 1899. Monatsschr. f. Geburtsh. u. Gynäkol. Bd. 11, H. 1. — *Gottschalk*, Cystomyom. Zentralbl. f. Gynäkol. 1894. S. 129. — *Derselbe*, Demonstration zur Entstehung der Adenome des Tubenisthmus. Zeitschr. f. Geburtsh. u. Gynäkol. 1900. S. 42. — *Goullioud, J.-F. Martin* et *L. Michon*, Les endométriômes des cicatrices de laparotomie. Gynécol. et obstétr. Tome 17, Nr. 2, p. 106—115. — *Graefe, M.*, Cysten der Vagina. Zeitschr. f. Geburtsh. u. Gynäkol. Bd. 8. 1882. — *Graves, W. P.*, Relationship of ectopic, adenomyomata to the ovarian function. Americ. journ. of obstetr. a. gynec. Vol. 10, Nr. 5, p. 665—670 u. 730—738. 1925. Transact. of the Americ. gynecol. soc. Vol. 50, p. 211—217. 1925. — *Greenhill, J. P.*, A joung human ovum in situ. Americ. journ. of anat. Vol. 40, Nr. 2, p. 315—354. 1927. — *Groß, Fritz*, Endometrioide Heterotopie am Colon sigmoideum im Stadium klimakterischer Rückbildung. Frankfurt. Zeitschr. f. Pathol. Bd. 33, H. 2, S. 258—268. 1925. — *Grünbaum*, Adenomyoma corporis uteri mit Tuberkulose. Arch. f. Gynäkol. Bd. 81, H. 2. 1907. — *Derselbe*, Das klinische Verhalten des Adenoma uteri. Arch. f. Gynäkol. Bd. 86, S. 387. 1909. — *Gudim-Lewkowitsch*, Über zwei Fälle von Cysten des Wolffschen Ganges. Journal Akuscherstwa i Shenskich bolesnei. Journ. f. Geburtsh. u. Gynäkol. Bd. 29, S. 231. 1914. Ref. Zentralbl. f. d. ges. Gynäkol. u. Geburtsh. u. deren Grenzgeb. 1914. H. 15, S. 698. — *Guibé, Maurice*, Les adénomes de l'ombilic. Rev. de gynécol. et de chirurg. abdom. Tome 22, Nr. 4, 1922. 1914. Zentralbl. f. d. ges. Gynäkol. u. Geburtsh. u. deren Grenzgeb. 1914. H. 8. — *Guisti, Guilio*, La Reazione deciduale sul collo dell'utero, sugli annessi es sul peritoneo pelvico durante la gravidanza uterina e suo modo di produzione. Ginecologica. Jg. 10, Nr. 23. 1914. (Zentralbl. f. Gynäkol. 1914. Nr. 13.) — *Guleke* und *Schickele*, Zur Diagnose und Operation der Adenomyositis des Beckenbauchfells. Zentralbl. f. Gynäkl.o 1903. Nr. 3, S. 47. Arch. f. Gynäk. Bd. 107, H. 3, S. 367. 1907.

Haarbleicher, E. B. M., Intramural cysts of the uterus. Journ. of obstetr. a. gynecol. of the Brit. Empire. März 1910. p. 208. — *Haeuber, A.*, Die heterotope endometrioide Epithelwucherung am weiblichen Genitale in dem anglo-amerikanischen Schrifttum. Monatsschr. f. Geburtsh. u. Gynäkol. Bd. 68, H. 2/3, S. 123—132. 1925. — *Haeusermann*, Endometrioide Wucherung im Laparotomienarbengewebe nach Pertubation. Zentralbl. f. Gynäkol. 1928. Nr. 45, S. 2880. — *Halban*, Großes Cystomyom des Uterus. Geburtsh.-gynäkol. Ges. in Wien 12. Juni 1917. S. 806. — *Derselbe*, Hysteroadenosis metastatica. (Die lymphogene Genese der sog. Adenofibromatosis heterotopica.) Wien. klin. Wochenschr. 1924. Nr. 47. Arch. f. Gynäkol. Bd. 124, H. 2, S. 457. 1925. — *Derselbe*, Diskussion geburtsh.-gynäkol. Ges. Wien. Zentralbl. f. Gynäkol. 1925. S. 655 ff. — *Halban, J.*, Wucherung von Cervicaldrüsen im Scheidentrichter nach Uterusexstirpation. Arch. f. Gynäkol. Bd. 129, H. 2. — *Halter, Gust.*, Ein Fall von cyclischer Fistelblutung. Zentralbl. f. Gynäkol. 1927. Nr. 43, S. 2739. — *Derselbe*, Polycystischer Tumoram Uterus. Zentralbl. f. Gynäkol.1928. Nr. 18, S. 1153. — *Hammer, E.* und *J. A. v. Dongen* (Amsterdam), Tubare Endometriosis (kombiniert mit ithmischer Schwangerschaft). Rev. mens. de gynécol. et d'obstétr. et de pédiatr. Tome 15. 1927. — *Haselhorst*, Ein primäres, schleimbildendes Adenocarcinom der Tube. Arch. f. Gynäkol. Bd. 134, H. 3, S. 489. 1928. — *Hart, C.*, Histologisch benigne Metastasen vom Bau eines Adenomyoms, 22 Jahre nach Exstirpation eines Tumors der Genitalien. Frankfurt. Zeitschr. f. Pathol. Bd. 10, H. 1, S. 78. 1912. — *Hartung*, Über einen Fall von Mamma accessoria. Inaug.-Diss. Erlangen 1875. — *Hartz*, Neuere Arbeiten über die mesonephritischen Geschwülste. Monatsschr. f. Geburtsh. u. Gynäkol. Bd. 13, S. 95. 1901. Bd. 20. 1904. — *Hauschting, W.*, Ein Fall von großer Uteruscyste. Inaug.-Diss. Berlin 1919. — *Hauser*, Über das Vorkommen von Drüsenschläuchen in einem Fibromyom des Uterus. Münch. med. Wochenschr. 1893. Nr. 10. — *Havestadt, A.*, Ein Fall von Adenomyom der Cervix uteri. Inaug.-Diss. Erlangen 1912. — *Heany, N. Spraat*, Adenomas of endometrial origin in the laparotomy scars following incision of the pregnant uterus. Americ. journ. of obstetr. a. gynecol. Vol. 10, Nr. 5, p. 265—630 a. p. 730—738. 1925. — *Hedinger*, Uterindrüsenähnliche Wucherungen des Peritonealepithels in Laparotomienarben und am Nabel. Ges. d. Ärzte in Zürich 7. Juni 1923. Ref. Schweiz. med. Wochenschr. 1923. Nr. 35. — *Heer, O.*, Fibrocysten des Uterus. Inaug.-Diss. Zürich 1874. — *van Heerden, A. P.*, Die sog. Adenomyome der Ovarien. Inaug.-Diss. Amsterdam: H. J. Paris 1923. — *Heesch, O.*, Über einen seltenen Fall von Uterustuberkulose. Zentralbl. f. Gynäkol. 1928. Nr. 9, S. 54. — *Heim, Conrad*, Die Frage nach dem Ursprung der endometroiden Heteropien beim geschlechtsreifen Weibe. Abh. a. d. Geburtsh. u. Gynäkol. und ihren Grenzgebieten. Beiheft z. Monatsschr. f. Geburtsh. u. Gynäkol. H. 2, S. 105. 1929. — *Heim, K.*, Beitrag zur Frage der heterotopen endometrioiden Wucherungen. Zentralbl. f.

Gynäkol. 1925. Nr. 31, S. 1759. — *Derselbe*, Beitrag zur Frage der Verschleppungsmöglichkeit und Wachstumsfähigkeit menschlicher Uterusschleimhaut. Zentralbl. f. Gynäkol. 1927. Nr. 29. — *Derselbe*, Zur Frage der Endometriumkultur. Zentralbl. f. Gynäkol. 1928. Nr. 15, S. 939. — *Heimann, F.*, Histologische Studien an Myomen des weiblichen Genitalapparates. Zentralbl. f. allg. Pathol. u. pathol. Anat. Bd. 23, S. 154. 1912. — *Heine, S.*, Ein Beitrag zur Entstehung der Adenomyome der weiblichen Genitalien. Inaug.-Diss. Berlin 1903. — *Heineberg, A.*, These use of radium in the treatement of endometrioma of the rectovaginal septum. Americ. journ. of obstetr. a. gynecol. Vol. 14, p. 235 a. 267. 1927. — *Heller, Jos.*, Über Tumoren des Ligamentum rotundum uteri. Inaug.-Diss. Berlin 1913. — *Hengge*, Über den distalen Teil der Wolffschen Gänge beim menschlichen Weibe. Inaug.-Diss. München 1900. — *Derselbe*, Cystisches Myom des Uterus. Monatsschr. f. Geburtsh. u. Gynäkol. Bd. 20, S. 117. 1904. — *Henke, Fr.*, Submuköses Uterusmyom mit schleimhäutiger Innenfläche. Verhandl. d. dtsch. pathol. Ges. Jg. 1908. 12. Tagung, S. 140. — *Henkel*, Die Hypertrophia portionis cystica. Arch. f. Gynäkol. Bd. 113, H. 2, S. 427. 1920. — *Herby, L.*, Adenomyoma of the rectovaginal septum; association with pregnancy, radium treatment; apparent recurrence; adenomyoma of the uterus; relation to malignancy. Surg., gynecol. a. obstetr., 1924. p. 626. — *Herd, S. Bl.*, An investigation of the abnormal development of endometrial tissue within the femal pelvis. Journ. of obstetr. a. gynecol. of the Brit. Empire. Vol. 32, Nr. 4, p. 649—678. 1925. — *Hermstein, A.*, Durchbruch einer Ovarialendometriose in die Scheide. Zentralbl. f. Gynäkol. Jg. 53, Nr. 3, S. 135. 1929. — *Hermstein, A.* und *B. Neustadt*, Über den intramuralen Tubenteil. Zeitschr. f. Geburtsh. u. Gynäkol. Bd. 88, H. 1, S. 43. 1924. — *v. Herff*, Über Cystomyome und Adenomyome der Scheide. Verhandl. d. dtsch. Ges. f. Gynäkol. Bd. 7, S. 188. Leipzig 1897. — *Herzenberg, R.*, Ein Beitrag zum wahren Adenom des Nabels. Dtsch. med. Wochenschr. 1909. S. 889. — *Herzog, M.*, Adenomyometritis cysticy. Frankfurt. Zeitschr. f. Pathol. Bd. 29, H. 3, S. 419—429. 1923. — *Hesse*, Kasuistischer Beitrag zur Kenntnis der Uteruscysten. Inaug.-Diss. Berlin 1913. — *Hickel*, Ein extraperitonealer Tumor des Ligamentum rotundum, abstammend von Resten des Wolffschen Körpers. Soc. anat. 1923. Nr. 3. Ref. Zentralbl. f. Gynäkol. 1924. S. 1056. — *Hinterstoißer, H.*, Adenomyome des hinteren Scheidengewölbes. Zentralbl. f. Gynäkol. Jg. 44, S. 947. — *Hiram, N.-Vineberg* (New York City), Bericht über einen Fall von Streptokokämie infolge Infektion eines submukösen Myoms. Americ. journ. of obstetr. a. dis. of childr. Sept. 1912. Zentralbl. f. Gynäkol. Jg. 36, Nr. 49, S. 1680. 1912. — *Hoesli, Alexander*, Über einen Fall von Fibromyoma intraligamentare adenomatosum mit Tuberkulose. Inaug.-Diss. Zürich 1904. — *Höhne*, Untersuchungen der Pars interstitialis der Tube. Demonstration. Sitzungsber. d. nordwestdtsch. Ges. f. Gynäkol. Zentralbl. f. Gynäkol. 1924. Nr. 6, S. 233. — *Derselbe*, Zur Frage der Entstehung intramuskulärer Abzweigungen des Tubenlumens. Arch. f. Gynäkol. Bd. 74, S. 1. — *Hollmann, W.*, Über das Vorkommen von Uterusschleimhaut in der Leistenbeuge. Beitrag zur Theorie der Entstehung der heterotopen endometrioiden Wucherungen. Bruns Beitr. z. klin. Chirurg. Bd. 135, H. 1, S. 84—95. 1925. — *Holzbach*, Die Hemmungsbildungen der Müllerschen Gänge im Lichte der vergleichenden Anatomie und Entwicklungsgeschichte. Beitr. z. Geburtsh. u. Gynäkol. Bd. 14. — *Derselbe*, Vergleichende anatomische Untersuchungen über die Tubenbrunst und die Tubenmenstruation. Zeitschr. f. Geburtsh. u. Gynäkol. Bd. 61. — *Horálek, Franz*, Salpingitis isthmica nodosa und die posttuberkulösen Adnexveränderungen. Eine histogenetische Studie mit 111 Abbildungen mit deutschem Hauptteile der Arbeit. Aus der Univ.-Frauenklinik Bratislava, Direktor Prof. Dr. Müller. Prag: F. Topic 1926. — *Huguenin*, Über multiple subperitoneale seröse Cysten des Uterus. Virchows Arch. f. pathol. Anat. u. Physiol. Bd. 201, H. 2, S. 270. 1910. — *Hueter, C.*, Über entzündliche drüsenartige Neubildungen des Peritoneums (Peritonitis adenoides). Frankfurt. Zeitschr. f. Pathol. Bd. 21, H. 2, S. 283. 1918.

Iraeta, D., Diffuses Endometrium von Rectum und Vagina. (Maternidad „Pedro A. Pardo", Buenos Aires). Prensa méd. argentina. Vol. 14, p. 896—899. 1928. — *Isbister, J. L. D.*, Endometrioma. Med. journ. of Australia. Vol. 2, p. 614—616. 1928. — *Ivens, Frances*, Endometriomyoma of the posterior wall. Journ. of obstetr. a. gynecol. of the Brit. Empire. Vol. 32, Nr. 17, p. 354. 1925. — *Iwanoff*, Drüsiges, cystenhaltiges Uterusfibrom, kompliziert durch Sarkom und Carcinom. Monatsschr. f. Geburtsh. u. Gynäkol. Bd. 7, S. 295. 1898.

Jacobs, Fr., Über einige adenomyomatöse Tumoren an den weiblichen inneren Genitalien. Inaug.-Diss. Straßburg 1914. Beitr. z. Geburtsh. u. Gynäkol. Bd. 19, H. 1, S. 143. 1914. Zentralbl. f. d. ges. Geburtsh. u. Gynäkol. u. d. Grenzgeb. Bd. 3, H. 8. 1913. — *Jaegerroos*, Zeitschr. f. Geburtsh. u. Gynäkol. Bd. 72. — *Jakubowitz, O.*, Beitrag zur Klinik und Histologie der Adenomyosis (Adenomyohyperplasia) uteri interna. Inaug.-Diss. Berlin 1925. — *Janney, J. C.*, Report of three cases of a rare ovarian anomaly. Americ. journ. of obstetr. a. gynecol. Vol. 3, p. 173—187. 1922. — *v. Jaschke*, Cystenbildung und Synechie im Uterus bei Adenomyometritis. Zeitschr. f. Geburtsh. u. Gynäkol. Bd. 69, S. 77, H. 1. 1911. —

Jayle, F., Le solénome du ventre de la femme. Polype creux. Polype de la tumeur fibrocystique. Fibroide intra-utérine. Adénomyome. Adénomyositis. Adénomyosis. Tumeur Wolffienne. Enclavome. Fibroadénomatosis seroepithelialis. Péritonite adénomateuse. Prolifération adénomateuse de la séreuse péritonéale. Prolifération épithéliale extra-génitale hétérotopique de structure de la muqueuse utérine. Adénomyome endométrioide. Endométriome etc. Rev. franç. de la gynéc. et obstétr. Anné 1, Nr. 5, p. 285—328. 1926. — *Derselbe*, Le solénome du ventre de la femme. Rev. franç. de gynécol. et d'obstétr. Jg. 22, Nr. 1, p. 1—83. 1927. — *Jessup*, Adenomyom des Septum rectovaginale. Journ. of the Americ. med. assoc. Aug. 1914. Ref. Zentralbl. f. Gynäkol. Bd. 39, Nr. 22, S. 384. 1915. — *Johnstone, R. W.*, Adenomyoma of the uterus with tuberculous infection. Journ. of obstetr. a. gynecol. of the Brit. Empire. Vol. 31, Nr. 2, p. 243. 1924. — *DeJosselin deJong*, Subseröse Adenomyomatose des Dünndarms. Virchows Arch. f. pathol. Anat. u. Physiol. Bd. 211, H. 1, S. 141. 1923. — *Derselbe*, Zur Kenntnis der peritonalen Adenomatose resp. Adenomyomatose des Darmes. Virchows Arch. f. pathol. Anat. u. Physiol. Bd. 250, H. 3, S. 611. 1924. — *Derselbe*, Zur Frage der Endometriosis resp. Deciduosis externa (peritonealis). Virchows Arch. f. pathol. Anat. u. Physiol. Bd. 262, H. 3, S. 735—748. 1926. — *Derselbe*, Drie bijzondere gevallen van endometriosis. Nederlandsch tijdschr. v. geneesk. Vol. 2, Jg. 20, Nr. 7. 1927. — *Derselbe*, Het pathologisch uitbreidingsgebied van het endometrium (Endometriosen) en zijin beteekenis voor de Cliniek. Nederlandsch tijdschr. v. geneesk. Jg. 22, 2. Hälfte, Nr. 42, S. 5180. 1928. — *Derselbe* und *K. de Snoo*, Über Endometriosen des weiblichen Genitalapparates. Virchows Arch. f. pathol. Anat. u. Physiol. Bd. 257, H. 1/2, S. 23. 1925. — *Judd, E. S.*, Adenomyoma representing as a tumor of the bladder. Surg. clin. North-Americ. Vol. 1. 1921. — *Derselbe* and *G. S. Foulds*, Adenomyomata involving the sigmoid. Surg., gynecol. a. obstetr. Vol. 37, p. 648—652. 1923.

v. Kahlden, Über die kleincystische Degeneration der Ovarien und ihre Beziehungen zu dem sog. Hydrops folliculi. Beitr. z. pathol. Anat. u. z. allg. Pathol. Bd. 31. 1902. — *Derselbe*, Über kleincystische Degeneration der Ovarien. Beitr. z. pathol. Anat. u. z. allg. Pathol. Bd. 31. Jena: Gustav Fischer 1902. — *Kakuschkin, N.*, Cysten- und Drüseneinschlüsse des Tubenwinkels der Gebärmutter in einem Falle von kongenitalem einseitigem Mangel der Tube und des Ovariums. Arch. f. Gynäkol. Bd. 133, H. 2, S. 531. 1928. — *Kanther, H.*, Zur Genese der Adenomyome des Ligamentum rotundum. Monatsschr. f. Geburtsh. u. Gynäkol. Bd. 73, H. 6, S. 325. 1923. — *Derselbe*, Adenomyom des Ligamentum rotundum. Gynäkol.-Ges. zu Breslau 20. März 1923. Zentralbl. f. Gynäkol. 1923. Nr. 29, S. 1192. — *Katz, H.* und *A. Szenes*, Untersuchungen über die Verpflanzung des Endometriums in die Peritonealhöhle beim Kaninchen. 88. Vers. Dtsch. Naturf. u. Ärzte in Innsbruck 1924. Zentralbl. f. Gynäkol. 1924. Nr. 44, S. 2400. Zeitschr. d. Geburtsh. u. Gynäkol. Bd. 90, H. 1, S. 74—88. 1926. — *Kauffmann*, Demonstration. Cystisches Adenomyom. Verhandl. d. Ges. f. Geburtsh. u. Gynäkol. zu Berlin 3. April 1908. S. 200. — *Keene, Floyd E.*, Perforating ovarian cysts (Sampsons) with invasion of the bladder wall; report of two cases. Americ. journ. of obstetr. a. gynecol. Vol. 10, Nr. 5, p. 619—625 p. 730—738. 1925. — *Derselbe* and *Charles C. Norris*, Perforating ovarian cysts (Sampson) with invasion of the bladder wall; report of two cases. Transact. of the Americ. gynecol. soc. Vol. 50, p. 218—221. 1925. — *Kehrer*, Pathologisch-anatomischer Beitrag zur sog. Salpingitis isthmica nodosa. Beitr. z. Geburtsh. u. Gynäkol. Bd. 5, H. 1. 1901. — *Keither*, Über einen Fall von Nabeladenom. Mit Bemerkungen über vikariierende Menstruation. Monatsschrift f. Geburtsh. u. Gynäkol. Bd. 64, H. 3/4, S. 171. 1924. — *Keller, A.*, Adenom in der Bauchnarbe. Zeitschr. f. Geburtsh. u. Gynäkol. Bd. 49, S. 116. 1908. — *Kellog, F. S.*, Adenomyoma of the rectovaginal septum. Boston med. journ. a. surg. Vol. 176, p. 22. 1917. — *Kermauner*, Diskussion. Geburtsh.-gynäkol. Ges. Wien. Zentralbl. f. Gynäkol. 1925. Nr. 12, S. 663. — *Kirschner, Fr.*, Über die Nebelgeschwülste. Berlin 1912. — *Kitai, Ikuhachi*, Über einen Fall von Adenomyosis corporis uteri aus dem heterotopen Epithel eines mit dem Uterus verwachsenen Pseudomucincystoms. Arch. f. Gynäkol. Bd. 126, H. 2, S. 527. 1925. — *Derselbe*, Über Adenomyohyperplasie (Adenomyosis) uteri externa und Teercysten des Ovariums. Arch. f. Gynäkol. Bd. 126, H. 2/3, S. 496. 1925. — *Derselbe*, Beitrag zur Anatomie und Genese der endometranen Adenomyosis (Adenomyosis uteri interna). Arch. f. Gynäkol. Bd. 124, H. 1, S. 178. 1925. — *Derselbe*, Über den entzündlichen Ursprung der Atresie und der heterotopen Epithelwucherung in den Tuben. Arch. f. Gynäkol. Bd. 128, H. 3, S. 413—441. 1926. — *Klages, R.*, Ein Adenomyom in einer Laparotomienarbe nebst Bemerkungen zur Genese dieser Geschwulstbildungen. Zeitschr. f. Geburtsh. u. Gynäkol. Bd. 70, S. 858. 1912. — *Klein, G.*, Cyste des Wolffschen Ganges. Zeitschrift f. Geburtsh. u. Gynäkol. Bd. 18, S. 82. 1890. — *Derselbe*, Die Geschwülste der Gärtnerschen Gänge. Virchows Arch. f. pathol. Anat. u. Physiol. Bd. 154, S. 63. 1898. — *Kleinhans, F.*, Beitrag zur Lehre von den Adenomyomen des weiblichen Genitaltraktes. Zeitschr. f. Geburtsh. u. Gynäkol. Bd. 52, H. 2. 1904. — *Knauer*, Über einen Fall von Uteruscyste. Zentralbl. f. Gynäkol. 1885. S. 498. — *Derselbe*, Beitrag zur Anatomie der Uterusmyome. Beitr. z. Geburtsh. u. Gynäkol. Festschr. f.

Rudolph Chrobak. Wien 1903. — *Koblanck*, Epitheliale Neubildungen der Tube. Ergebn. d. allg. Pathol. u. pathol. Anat. Bd. 7, S. 23. 1900/01. — *Koch, C.*, Über Psammomkörper im Ovarium. Arch. f. Gynäkol. Bd. 94, S. 833. 1911. — *Koerner, J.*, Über den Ursprung des Pseudomyxoma peritonei und verwandte pathologische Prozesse (heterotope Gewebswucherungen). Zentralbl. f. Gynäkol. 1926. Nr. 2, S. 83. — *Derselbe*, Zur Sampsonfrage. Zentralbl. f. Gynäkol. 1927. Nr. 27, S. 1702. — *Derselbe*, Die diffuse Peritonealendometriose. Med. Klinik. Bd. 2, S. 1817. 1928. — *Köhler, R.* (Wien), Adenomyosis des Nabels. Zentralbl. f. Gynäkol. 1927. Nr. 35, S. 2201. — *Komocki, Witold*, Ein Fall von Endometrioma. Frankfurt. Zeitschr. f. Pathol. Bd. 30, S. 114—120. 1924. — *Koslowski*, Ein Fall von wahrem Nabeladenom. Dtsch. Zeitschr. f. Chirurg. Bd. 69, S. 461. 1903. — *Koßmann*, Cystisches Myom. Verhandl. d. Ges. f. Geburtsh. u. Gynäkol. Berlin 26. März 1897. Zeitschr. f. Geburtsh. u. Gynäkol. Bd. 37, H. 1, S. 163. Zentralbl. f. Gynäkol. 1897. S. 472. — *Derselbe*, Die Abstammung der Drüseneinschlüsse in den Adenomyomen des Uterus und der Tuben. Arch. f. Gynäkol. Bd. 54, S. 359. 1897. — *Kroemer*, Über den Bau der menschlichen Tube. Leipzig 1906. — *Derselbe*, Die Lymphorgane der weiblichen Genitalien usw. Arch. f. Gynäkol. Bd. 73. — *Kudoh, Taheki*, Klinischer und anatomischer Beitrag zur Adenomyombildung im Uteruskörper. Inaug.-Diss. Würzburg 1905. — *Kuehner, H. G.*, Recurrent adenomyoma of the uterus. Americ. journ. of med. the sciences. Vol. 162, p. 424—434. 1921. — *Kundrat*, Arch. f. Gynäkol. Bd. 69, S. 355. 1903. — *Küstner, H.*, Große Uteruscyste. Ein Beitrag zur Kenntnis der vom Gärtnerschen Gange ausgehenden Neubildungen. Zeitschr. f. Geburtsh. u. Gynäkol. Bd. 80, H. 1, S. 666. 1918.

Labhardt, Über einen Fall kongenitaler Heterotopie der Korpusschleimhaut in das Collum uteri. Hegars Beitr. z. Geburtsh. u. Gynäkol. Bd. 15, S. 141. — *Labhardt, A.*, Kongenitale Heteropie der Uterusschleimhaut in das Collumgewebe. Ein Beitrag zur Lehre der Adenomyome. Zeitschr. f. Geburtsh. u. Gynäkol. Bd. 66, S. 91. 1910. — *Lahm*, Uterus bicornis mit Adenomyomen des Tubenwinkels. Gynäkol. Ges. Dresden 23. April 1914. Ref. Berl. klin. Wochenschr. Nr. 24, S. 1142. — *Lahm, W.*, Die pathologisch-anatomischen Grundlagen der Frauenkrankheiten. Dresden 1923. — *Derselbe*, Tubenwinkeladenom. Zentralbl. f. Gynäkol. 1914. S. 1140. — *Derselbe*, Adenomyosis. Zeitschr. f. Geburtsh. u. Gynäkol. 1923. S. 292. — *Derselbe*, Die kongenitale Ätiologie der Salpingitis isthmica nodosa. Zentralbl. f. Gynäkol. 1921. Nr. 4. — *Derselbe*, Schleimhautdurchwanderung durch die Tube. Zentralbl. f. allg. Pathol. u. pathol. Anat. Bd. 36, Nr. 2/3, S. 49. 1925. — *Derselbe*, Die Schleimhauthypertrophie und Endometritis glandularis des Uterus als gynäkologisches Krankheitsbild. Zentralbl. f. Gynäkol. Jg. 49, Nr. 13, S. 689—695. 1925. — *Derselbe*, Zur Adenomyosis des weiblichen Genitalapparates. Zeitschr. f. Geburtsh. u. Gynäkol. Bd. 85, H. 2, S. 292. 1922. — *Derselbe*, Demonstration zur Adenomyosisfrage. Arch. f. Gynäkol. Bd. 132, Kongreßber. S. 345—347. 1927. — *Landau, L.*, Anatomische und klinische Beiträge zur Lehre von den Myomen am weiblichen Sexualapparat. Berlin u. Wien 1899. — *Landau* und *Pick*, Über die mesonephrische Atresie des Müllerschen Ganges, zugleich ein Beitrag zur Lehre von den mesonephrischen Adenomyomen. Arch. f. Gynäkol. Bd. 64, S. 98. 1901. — *Landever*, Ein Adenocarcinom des Korpus. Arch. f. Gynäkol. Bd. 25. 1893. — *Latzko*, Adenomyoma ligamenti ovarii. Geburtsh.-gynäkol. Ges. Wien 13. Dez. 1910. Zentralbl. f. Gynäkol. 1901. S. 550. — *Lauche, Arnold*, Zur Pathologie der Nabelgegend. Verhandl. d. dtsch. pathol. Ges. Göttingen 1923. S. 341. — *Derselbe*, Bemerkungen zu der Arbeit von Ulesko-Stroganowa über Deciduabildung in der Scheide, zugleich ein Beitrag zur Diagnostik der Fibroadenomatose des Septum rectovaginale. Zentralbl. f. Gynäkol. 1924. Nr. 45, S. 2460. — *Derselbe*, Die Heterotopien des ortsgehörigen Epithels im Bereich des Verdauungskanals. Virchows Arch. f. pathol. Anat. u. Physiol. Bd. 252, H. 1, S. 39. 1924. — *Derselbe*, Über die heterotopen Wucherungen vom Bau der Uterusschleimhaut. Ein kritischer Sammelbericht. Monatsschr. f. Geburtsh. u. Gynäkol. Bd. 68, S. 113. 1925. — *Derselbe*, Zur Frage der Entstehung der heterotopen Wucherungen vom Bau der Uterusschleimhaut. Zentralbl. f. allg. Pathol. u. pathol. Anat. Bd. 35, S. 676. 1924. — *Derselbe*, Die extragenitalen Epithelwucherungen vom Bau der Uterusschleimhaut (Fibroadenomatosis seroepithelialis). Virchows Arch. f. pathol. Anat. u. Physiol. Bd. 243, S. 298. 1923. — *Derselbe*, Die Bedeutung der heterotopen Epithelwucherungen vom Bau der Uterusschleimhaut für die Gynäkologie und ihre neue Erklärung durch Autoimplantation von Endometrium bei der Menstruation in die Bauchhöhle (Sampson). Dtsch. med. Wochenschr. 1924. Nr. 19, S. 595. — *Derselbe*, Kurze Bemerkung zu der Arbeit von Bungart: Zur Frage der endometrioiden Epithelheterotopien und besonders der Entstehung der sog. extraperitonealen Wucherungen dieser Art. Arch. f. klin. Chirurg. Bd. 139, H. 4, S. 785. 1926. — *Derselbe*, Cystenbildung auf der Oberfläche des Herzens nach Perikarditis. Zentralbl. f. allg. Pathol. u. pathol. Anat. Bd. 30, S. 321. 1919. — *Derselbe*, Eine Wucherung von Uterusschleimhaut in einer Laparotomienarbe. Niederrhein. Ges. f. Naturk. Dtsch. med. Wochenschr. 1921. Nr. 30. — *Lecène*, Les adénomyomes de la portion inguinale du ligament rond. Ann. de gynécol.

et d'obstétr. Dez. 1909. — *Legerlotz, Fritz*, Kasuistischer Beitrag zur Fibroadenomatose in Laparotomienarben. Zentralbl. f. Gynäkol. Jg. 53, Nr. 12, S. 744. 1929. — *Legueu* et *Marien*, Des éléments glandulaires dans les fibromyomes. Ann. de gynécol. et d'obstétr. Tome 47. Febr. 1897. — *Leisewitz, Th.*, Reste des Wolff-Gärtnerschen Ganges im paravaginalen Bindegewebe. Zeitschr. f. Geburtsh. u. Gynäkol. Bd. 53, H. 2, S. 269. 1904. — *Lemon, Willis S.* and *Arthur E. Mahle,* The differential diagnosis in cases of ectopic adenomyoma in the groin. Med. clin, of North America. Vol. 8, Nr. 4, p. 1125. 1925. — *Dieselben*, Ectopic adenomyoma: Postoperative invasions of the abdomina wall. Arch. of surg. Vol. 10, Nr. 1, Part. 1, p. 150—162. 1925. — *Lichtenstern*, Beitrag zur Lehre von Adenomyoma uteri. Monatsschr. f. Geburtsh. u. Gynäkol. Bd. 14, S. 308. 1901. — *Lindau, G. H.* Ein Beitrag zur Kenntnis des wahren Nabeladenoms. Stud. z. Pathol. u. Entwickl. Bd. 1, S. 375. 1914. — *Derselbe* (nach *Lauche*), Inaug.-Diss. Jena 1916. — *Linden, H.* Über Adenomyome. Zentralbl. f. Gynäkol. 1924. Nr. 34, S. 1848. — *Lindenthal*, Über Decidua ovarii und ihre Beziehungen zu gewissen Veränderungen am Ovarium. Monatsschr. f. Geburtsh. u. Gynäkol. Bd. 13. 1901. — *Littlewood, H.* and *M. J. Stewart*, Adenocarcinoma of the Body of the uterus in association with adenomyoma diffusum benignum. — *Lochrane, C. D.*, Endometrial adenoma of abdominal wall following ventrisuspension of uterus. Journ. of obstetr. a. gynecol. of the Brit. Empire. Vol. 30, Nr. 2, p. 213. 1923. — *Derselbe*, Decidual reaction in diffuse endometrioma of the pregnant uterus. Journ. of obstetr. a. gynecol. of the Brit. Empire. Vol. 39, Nr. 3, S. 443. — *v. Lockstädt*, Über Vorkommen und Bedeutung von Drüsenschläuchen in den Myomen des Uterus. Monatsschr. f. Geburtsh. u. Gynäkol. Bd. 7. 1898. — *Lockyer, C.*, Fibroids and allieds tumors. New York 1918. — *Lockyer, C.*, Adenomyome of recto uterine and recto vaginal septa. Med. soc. sect. of obstetr. a. gynecol. 2. Januar 1913. Lancet 1913. Nr. 184, p. 243. — *Löhlein*, Eine adenomatöse Erkrankung des Corpus uteri mit multipler Cystenbildung in der Korpuswand. Zeitschr. f. Geburtsh. u. Gynäkol. Bd. 17. 1889. — *Lombardi, Roberto*, Contributo clinico-istologico su di un caso di tumore del ligamento rotondo dell' utero. Rif. med. Jg. 40, Nr. 42, p. 991—993. 1924. — *Lubarsch*, Geschwülste. Ergebn. d. allg. Pathol. u. pathol. Anat. Bd. 6. 1901. — *Ludwig, E.*, Über ein malignes Adenomyom des Mesenteriums. Zentralbl. f. allg. Pathol. u. pathol. Anat. Bd. 24, Nr. 7, S. 289. 1913. — *Lüthy*, Über angeborene Epitheleinschlüsse in Lymphknoten. Virchows Arch. f. pathol. Anat. u. Physiol. Bd. 250, H. 1/2, S. 30. 1924.

Maczewski, Stanislaw, Heterotope Wucherung der Gebärmutterschleimhaut im vaginorectalen Raum. Polska gazeta lekarska. Jg. 5, Nr. 50, S. 943—944. 1926. — *Mahle, A. E.* and *W. C. Mac Carty*, Ectopic adenomyoma of uterine type, a report of ten cases. Journ. of laborat. a. clin. med. Vol. 5, p. 218—228. Ref. Jahresber. f. d. ges. Chirurg. u. ihre Grenzgeb. Bd. 26, S. 132. 1920. — *Mandl, L.*, Adenofibrosis in einer Laparotomienarbe. Geburtsh.-gynäkol. Ges. Wien 9. Dez. 1924. Zentralbl. f. Gynäkol. 1925. Nr. 12, S. 654. — *Mantelli*, Un caso di fibromyoma del ligamentum rotundum. Ginec. modern. Nr. 7. 1909. — *Maresch, K.*, Zur Kenntnis der sog. Tubenwinkeladenome. Verhandl. d. dtsch. pathol. Ges. Dresden 1907. S. 117. — *Derselbe*, Über Salpingitis isthmica nodosa. Berlin: S. Karger 1908. — *Mark, Hans*, Über Bildungen vom Baue der Uterusschleimhaut in einer Laparotomienarbe. Med. Klin. Jg. 21, Nr. 20, S. 744—745. 1925. — *Mathias, E.*, Adenomyosis des Ligamentum rotundum. Zentralbl. f. Gynäkol. 1921. Nr. 20, S. 712. — *Derselbe*, Ein Choristoblastom des Nabels. Berl. klin. Wochenschr. Bd. 17, S. 398. 1920. — *v. Maudach*, Beiträge zur Anatomie des Uterus von Neugeborenen und Kindern. Inaug.-Diss. Bern 1899 u. Virchows Arch. f. pathol. Anat. u. Physiol. Bd. 156, S. 94. 1899. — *Mayer, A.*, Über Parametritis und Paravaginitis posterior mit heterotoper Epithelwucherung. Adenomyositis uteri et recti. Monatsschr. f. Geburtsh. u. Gynäkol. Bd. 42, H. 2, S. 403. 1915. Ref. Zentralbl. f. Gynäkol. Bd. 39, Nr. 52, S. 925. 1915. — *Meigs, J. V.*, Endometrial haematomas of the ovary. Boston med. a. surg. journ. Vol. 187, p. 1—13. 1913. — *Derselbe*, Adenomyoma of the rectovaginal septum. A report of three cases treated by three different methods and their results. Boston med. a. surg. journ. Vol. 196, Nr. 15, p. 601—606. 1927. — *Melnikow-Raswedenkow, N. F.*, Adenomyoma uteri deciduale. Suppl.-Bd. zu Chirurgia. Bd. 15, S. 104. 1904. Zit. nach Weinberg in Ergebn. d. allg. Pathol. u. pathol. Anat. Jg. 10, S. 13. — *Menge*, Diskussion. Naturf.-Vers. Innsbruck 1924. Zentralbl. f. Gynäkol. 1924. Nr. 44, S. 2405. — *Derselbe*, Diskussion. Oberrhein. Ges. f. Geburtsh. u. Gynäkol. Zentralbl. f. Gynäkol. 1925. Nr. 6, S. 327. — *Mercadé*, Les Cystes de l'utérus. Rev. de gynécol. et de chirurg. abd. Tome 11, Nr. 2, p. 217. Jan.-Febr. 1907. — *Mériel*, Volumineux cyste polypoide du museau de tanche. Soc. d'obstétr. et de gynécol. de Toulouse. 5. März 1903. Ref. Bull. de la soc. d'obstétr. et de gynécol. Paris 1913. Nr. 4, p. 412. — *Mestitz, W.*, Über Ursprung und Ausbreitungsweg des heterotopen Uterusepithels. Arch. f. Gynäkol. Bd. 130, H. 4, S. 665. 1927. — *Derselbe*, Heteroplasie der Tubenschleimhaut. Arch. f. Gynäkol. Bd. 131, S. 166. 1927. — *Mette, W.*, Ein Tumor des Ligamentum uteri rotundum von adenomyomatösem Bau. Zentralbl. f. Gynäkol. 1923. Nr. 21, S. 858. Inaug.-Diss. Breslau 1922. — *v. Meyenburg, H.*, Zur Frage der Auffassung subseröser Cystenbildung. Virchows Arch. f. pathol. Anat. u. Physiol. Bd. 234, S. 510. 1921. — *Meyer, J. G. V.*, Über Adenomyoma uteri. Zeitschr. f. Geburtsh. u. Gynäkol. Bd. 53, H. 1, S. 167. 1904. — *Meyer, Robert*, Über epitheliale Gebilde im Myometrium. S. 89—93. Berlin: S. Karger 1899. — *Derselbe*, Über die Genese der Cystadenome und Adenomyome (mit Demonstrationen). Verhandl. d. Ges. f. Geburtsh. u. Gynäkol. Berlin 13. Mai 1897. Zentralbl. f. Geburtsh. u. Gynäkol. Bd. 37, H. 2. — *Derselbe*, Über die fetale Uterusschleimhaut. Zeitschr. f. Geburtsh. u. Gynäkol. Bd. 38, H. 2. — *Derselbe*, Über Drüsen der Vagina und Vulva bei Feten und Neugeborenen. Zeitschr. f. Geburtsh. u. Gynäkol. Bd. 46, H. 1. — *Derselbe*, Über Adenomyome uteri. Ges. f. Geburtsh. in Leipzig 20. Juni 1904. Zentralbl. f. Gynäkol. 1904. Nr. 37, S. 1109. — *Derselbe*, Über einen Fall von teilweiser Verdoppelung des Wolffschen Ganges. Zeitschr. f. Geburtsh. u. Gynäkol. Bd. 49, H. 1. — *Derselbe*, Einmündung des linken Ureters in eine Cyste des Wolffschen Ganges. Zeitschr. f. Geburtsh. u. Gynäkol. Bd. 47, H. 3. — *Derselbe*, Adenofibrom des Ligamentum ovarii proprium. Zeitschr. f. Geburtsh. u. Gynäkol. Bd. 48, H. 3. — *Derselbe*, Epitheliale Schläuche und Cysten in Lymphdrüsen. Zeitschr. f. Geburtsh. u. Gynäkol. Bd. 49, H. 3. — *Derselbe*, Die subserösen Epithelknötchen an Tuben, Ligamentum latum, Hoden und Nebenhoden. Virchows Arch. f. pathol. Anat. u. Physiol. Bd. 171, S. 443. — *Derselbe*, Über die Beziehung der Urnierenkanälchen zum Coelomepithel usw. Anat. Anz. Bd. 25, Nr. 1. — *Derselbe*, Über Ektodermcysten im Ligamentum latum, am Samenstrang und Nebenhoden beim Fetus und Neugeborenen. Virchows Arch. f. pathol. Anat. u. Physiol. Bd. 168, S. 250. — *Derselbe*, Diskussion zu einem Vortrag von Emanuel: Über die Tumoren des Ligamentum rotundum uteri. Zeitschr. f. Geburtsh. u. Gynäkol. Bd. 47, H. 1. — *Derselbe*, Über Adenom- und Carcinombildung an der Ampulle des Gartnerschen Ganges. Virchows Arch. f. pathol. Anat. u. Physiol. Bd. 174, S. 270. Ges. f. Geburtsh. u. Gynäkol. in Berlin 9. Dez. 1904 u. 13. Jan. 1905. — *Derselbe*, Über embryonale Gewebseinschlüsse in den weiblichen Genitalien und ihre Bedeutung für die Pathologie dieser Organe. Ergebn. d. allg. Pathol. u. pathol. Anat. Bd. 9, H. 2. 1905. — *Derselbe*, Beitrag zur Kenntnis des Gartnerschen Ganges beim Menschen. Zeitschr. f. Geburtsh. u. Gynäkol. Bd. 59, S. 234. — *Derselbe*, Über entzündliche heterotope Epithelwucherungen im weiblichen Genitalgebiete und über eine bis in die Wurzel des Mesocolon ausgedehnte benigne Wucherung des Darmepithels. Dtsch. pathol. Ges. in Kiel 1908. Virchows Arch. f. pathol. Anat. u. Physiol. Bd. 195, S. 487. — *Derselbe*, Über heterotope Epithelwucherungen und Carcinom. Verhandl. d. dtsch. pathol. Ges. in Stuttgart 1906. — *Derselbe*, Nachnierenkanälchen mit Glomerusanlage in der Leistengegend beim menschlichen Embryo. Virchows Arch. f. pathol. Anat. u. Physiol. Bd. 204, S. 94. — *Derselbe*, Über Parametritis und Paravaginitis posterior mit heterotoper Epithelwucherung. Ges. f. Geburtsh. u. Gynäkol. 14. Mai 1909. Zentralbl. f. Gynäkol. 1909. Nr. 26. — *Derselbe*, Über sog. Urnierenreste und das nephrogene Zwischenblastem bei menschlichen Embryonen usw. Charitée Ann. Jg. 33. — *Derselbe*, Das Adenoma tubulare ovarii carcinomatosum und die Beziehung des tubulären Ovarialadenoms zu embryonalen Organresten. Studien zur Pathologie der Entwicklung (R. Meyer und E. Schwalbe). Bd. 2, H. 1, S. 92. 1914. — *Derselbe*, Zur normalen und pathologischen Anatomie des Markepithels und des Rete ovarii beim Menschen. Studien zur Pathologie der Entwicklung (R. Meyer und E. Schwalbe). Bd. 2, H. 1, S. 79. 1914. — *Derselbe*, Zur Kenntnis der embryonalen Gewebseinschlüsse. Verhandl. d. dtsch. pathol. Ges. Straßburg 1912 und ausführlicher Zeitschr. f. Geburtsh. u. Gynäkol. Bd. 71, S. 221. — *Derselbe*, Erfolge und Aufgaben im Untersuchungsgebiet der „embryonalen Gewebsanomalien". Studien zur Pathologie und Entwicklungsgeschichte. Bd. 1, H. 2. 1914. — *Derselbe*, Über den Stand der Frage der Adenomyositis und Adenomyome im allgemeinen und insbesondere über Adenomyositis seroepithelialis und Adenomyometritis sarcomatosa. Zentralbl. f. Gynäkol. 1909. Nr. 36, S. 745. — *Derselbe*, Deciduabildung an ungewöhnlichen Stellen. Verhandl. d. Ges. f. Geburtsh. u. Gynäkol. in Berlin. Zeitschr. f. Geburtsh. u. Gynäkol. Bd. 54, H. 2. 1905. — *Derselbe*, Über die Bildung des Urnierenleistenbandes („Plica inguinalis") des Menschen. Arch. f. Gynäkol. Bd. 113, H. 2. — *Derselbe*, Zur Bildung des Urnierenleistenbandes und zur Adenomyomlehre. Arch. f. Gynäk. 115, H. 1. — *Derselbe*, Zur Frage der Urnieren genese von Adenomyomen. Zentralbl. f. Gynäkol. 1923. Nr. 15. — *Derselbe*, Die Bedeutung der heterotopen Epithelwucherung im Ovarium und am Peritoneum. Zentralbl. f. Gynäkol. 1924. Nr. 14. — *Derselbe*, Zur Frage der heterotopen Epithelwucherung, insbesondere des Peritonealepithels und in den Ovarien. Virchows Arch. f. pathol. Anat. u. Physiol. Bd. 3/4, S. 595. 1924. — *Derselbe*, Ältere und neuere Gesichtspunkte über die Adenomyohyperplasia uteri (Adenomyosis) und die extragenitale Fibroadenomatosis. Zentralbl. f. Gynäkol. 1925. Nr. 22, S. 1171. — *Derselbe*, Über Blut- und Lymphgefäßwucherungen in der Uterusmuskulatur (Teleangiektasie und Hämangiome, Angiohyperplasie und Angioadenomyohyperplasia und Lymphangiocystofibrom des Uterus). Arch. f. Gynäkol. Bd. 126, H. 2/3. 1925. — *Derselbe*, Adenomyome. Encyklopädie für Geburtshilfe und Gynäkologie von Sänger und Herff. S. 15. Leipzig 1900. — *Derselbe*, Über Drüsen, Cysten und Adenome im Myometrium bei Erwachsenen. Zeitschr. f. Geburtsh. u. Gynäkol. Bd. 42, 43 u. 44. 1900 u. 1901. — *Derselbe*, Über adenomatöse Schleimhautwucherungen in der Uterus- und Tubenwand und ihre pathologisch-anatomische Bedeutung. Virchows Arch. f. pathol. Anat. u. Physiol. Bd. 172, S. 394. 1903. — *Derselbe*, Eine unbekannte Art von Adenomyomen des Uterus mit einer kritischen Besprechung der Urnierenhypothese von Recklinghausens. Zeitschr. f. Geburtsh. u. Gynäkol. Bd. 49, H. 3. 1903. — *Derselbe*, Die Myome des Uterus in Veits Handbuch der Gynäkologie. 2.—3. Aufl. Wiesbaden 1907. — *Derselbe*, Adenomyometritis an graviden Uteri von der Schleimhaut und von der Serosa ausgehend. Zeitschr. f. Geburtsh. u. Gynäkol. Bd. 54, H. 1, S. 191. 1905. — *Derselbe*, Über eine adenomatöse Wucherung der Serosa in einer Bauchnarbe. Zeitschr. f. Geburtsh. u. Gynäkol. Bd. 49, H. 1, S. 32. 1903. — *Derselbe*, Zur Kenntnis des Gartnerschen oder Wolffschen Ganges, besonders in der Vagina und dem Hymen des Menschen. Arch. f. mikroskop. Anat. Bd. 73, S. 751. 1909. — *Derselbe*, Adenomyom von dem Serosaepithel ausgehend. Zeitschr. f. Geburtsh. u. Gynäkol. Bd. 54, H. 1, S. 193. 1905. — *Derselbe* und *Ikuhachi Kitai*, Beiträge zur Lehre von der Adenomyosis und Adenofibrosis der weiblichen Geschlechtsorgane. Verhandl. d. dtsch. pathol. Ges. Würzburg 1925. — *Dieselben*, Bemerkungen über endometrane Adenomyosis uteri in anatomischer Beziehung und insbesondere über die histolytische Wirkung der heterotopen Zellwucherung mit kurzer Bemerkung zur Theorie von Sampson. Zentralbl. f. Gynäkol. 1924. Nr. 45, S. 2449. — *Dieselben*, Beiträge zur Lehre von der Adenomyosis und Adenofibrosis der weiblichen Geschlechtsorgane. Zeitschr. f. Geburtsh. u. Gynäkol. Verhandl. d. Ges. f. Geburtsh. u. Gynäkol. in Berlin 24. April 1924. — *Michin*, Zur Kenntnis der aus Resten des Ductus omphalomesentericus sich entwickelnden malignen Neubildungen. Virchows Arch. f. pathol. Anat. u. Physiol. 1912. S. 4. — *Michon, Louis*, Production expérimentale de l'adénomyome par autotransplantation de muqueuse utérine sur l'ovaire chez la lapine. Lyon chirurg. Tome 24, Nr. 3, p. 313—332. 1927. — *Derselbe et Comte*, Les adénomyomes de l'espace recto-vaginal. Journ. de chirurg. April 1926. Zit. nach Derocque. — *Mintz*, Das wahre Adenom des Nabels. Dtsch. Zeitschr. f. Chirurg. Bd. 51. 1899. — *Derselbe*, Das Nabeladenom. Arch. f. klin. Chirurg. Bd. 89. 1909. — *Molloff*, Un cas de cystes multiples des couches superficielles de l'utérus. Thèse de Genève 1911. — *Derselbe*, Ein Fall von multiplen Cysten an der Oberfläche des Uterus. Inaug.-Diss. Genf 1911/12. Ref. Zentralbl. f. Gynäkol. 1913. Nr. 11, S. 405. — *Derselbe*, Un cas de cystes multiples des couches superficielles de l'utérus. Étude anatome-pathologique. Publications de la clinique obstétr. et gynécol. de l'univers. de Genève. Tome 5. Genève: Keindig, O. Beuttner 1912/13. — *Moltzer*, Bydrage to de kennis de tuba-menstruatie. Ref. Zentralbl. f. Gynäkol. 1903. S. 415. — *Momigliano, E.*, Contributo allo studio del sarcoma primitivo del collo dell'utero. (Beitrag zur Kenntnis des primären Sarkoms der Cervix uteri.) Clin. ostetr.-ginecol., univ., Roma. Arch. ital. di chirurg. Vol. 16, H. 1, p. 1—70. 1926. — *Derselbe*, Adenomiomi ed adenomiositi. Riv. ital. di ginecol. Vol. 3, H. 4, p. 527—569. 1925. — *Morse* and *Perry*, Diffuse pelvic endometrioma constricting the ureters. Americ. journ. of obstetr. a. gynecol. Vol. 16, Nr. 1, p. 38. 1928. — *Mouat, B. T.*, Zwei Fälle von Darmstriktur durch heterotopes Endometriumgewebe. Brit. journ. of surg. Vol. 14, Nr. 53. 1926. — *Müller, J.*, Endometrioide Adenomatose (Adenomyosis) und Cystadenomatose der Harnblase. Chirurg. Univ.-Klin. Charité, Berlin. Arch. f. klin. Chirurg. Bd. 145, S. 394—434. 1927. — *Müller, P.*, Beitrag zur Frage des Blutaustritts aus der Tube während der Menstruation. Zentralbl. f. Gynäkol. 1925. Nr. 35, S. 1977.

Nadal, Adénomyome de la paroi postérieure du vagin. Bull. de l'assoc. franç. pour l'étude au cancer. 1911. — *Nagel*, Beitrag zur Genese der epithelialen Eierstocksgeschwülste. Arch. f. Gynäkol. Bd. 33, H. 1. 1888. — *Derselbe*, Paroophoroncyste. Ges. f. Geburtsh. u. Gynäkol. Berlin 23. Mai 1919. Zeitschr. f. Geburtsh. u. Gynäkol. Bd. 83, S. 231. — *Nebesky*, Kasuistischer Beitrag zur Kenntnis der Adenomyome des Uterus. Arch. f. Gynäkol. Bd. 69, S. 339. 1903. — *Neu, Maxim*, Über entzündliche Schleimhautwucherung mit epithelialer Mehrschichtung in der Tube. Zeitschr. f. Geburtsh. u. Gynäkol. Bd. 67, S. 489. — *Neugebauer*, Eine Uteruscyste seltener Art. Zentralbl. f. Gynäkol. 1899. — *Neugebauer, Fr.*, Schweißdrüsenadenome in Operationsnarben. Bruns Beitr. z. klin. Chirurg. Bd. 134, H. 3, S. 437. 1925. — *Neumann*, Über einen neuen Fall von Adenomyom des Uterus und der Tuben mit gleichzeitiger Anwesenheit von Urnierenkeimen im Eierstock. Arch. f. Gynäkol. Bd. 58. 1899. — *Neumeister, O.*, Cystadenom der Zungenbasis und der oberen Halslymphdrüsen. Ein Beitrag zur Kenntnis der epithelialen Wucherungen nicht metastatischen Charakters in Lymphdrüsen. Zentralbl. f. allg. Pathol. u. pathol. Anat. Bd. 34, Nr. 10, S. 257. 1924. — *Neuweiler, W.*, Beitrag zur Klinik der endometrioiden Wucherungen. Schweiz. med. Wochenschr. Jg. 56, Nr. 22, S. 545—548. 1926. — *Nicholson, G. N.*, Endometrial tumours of laparotomy scars. Journ. of obstetr. a. gynecol. of the Brit. Empire. Vol. 33, Nr. 4, p. 620—633. 1926. — *van Noorden, W.*, Ein Schweißdrüsenadenom mit Sitz im Nabel und ein Beitrag zu den Nabelgeschwülsten. Dtsch. Zeitschr. f. Chirurg. Bd. 59, S. 215. 1901. — *Norris, Ch. C.*, Ovary containing endometrium. Americ. journ. of obstetr. a. gynecol. Vol. 1, p. 831—884. 1921. — *Derselbe,* Primary ovarian pregnancy and the report of a case combined with intrauterine pregnancy. Surg., gynecol. a. obstetr. Vol. 9, p. 123. 1909. — *Novak, Emil*, The significance of uterine mucosa in the fallopian tube with a discussion of the origin of aberrant endometrium. Americ. journ. of obstetr. a. gynecol. Vol. 12, Nr. 4, p. 484. 1926. — *Nürnberger,* Zur Kenntnis der sog. Tubenanomalien. Zentralbl. f. Gynäkol. 1925. S. 158. — *Derselbe,* Totalexstirpation des Uterus bei Blutungen post partum. Mitteldtsch. Ges. f. Geburtsh. u. Gynäkol. 16. Mai 1926. Zentralbl. f. Gynäkol. 1926. Nr. 37, S. 2388. — *Nystroem, Br.*, Zur Frage von der Entstehung sog. Teercysten der Eierstöcke (Haematocystis picea ovarii). Acta gynecol. scandinav. Vol. 2, p. 48. 1924.

Oberling, Les endométriomes. Rev. critique. Ann. d'anat. pathol. Tome 1, p. 541. 1924. — *Derselbe* et *Hickel,* Le problème de l'endométriome. A propos de deux cas nouveaux (intestin et ombilie). Bull. de l'assoc. franç. pour l'étude de cancer. Tome 10, Nr. 8, p. 691. 1927. — *Oehlecker,* Drüsenuntersuchungen bei 7 Fällen von Uteruscarcinom. Zeitschr. f. Geburtsh. u. Gynäkol. Bd. 48, H. 2, S. 271. 1903. — *Oettingen, v.,* Zur Ätiologie der Luteincysten. Zentralbl. f. Gynäkol. 1922. Nr. 14. — *Derselbe,* Zur Frage der Luteincysten. Erwiderung auf Vogt. Zentralbl. f. Gynäkol. 1924. Nr. 17. — *Derselbe,* Die Entstehung von Schokoladencysten aus heterotopen Epithelwucherungen des Ovars. Zentralblatt f. Gynäkol. Bd. 48, Nr. 21, S. 1129. 1924. — *Derselbe,* Die Herkunft mancher Schokoladencysten aus heterotopen Epithelwucherungen vom Bau der Uterusschleimhaut. Oberrhein. u. mittelrhein. Ges. f. Geburtsh. u. Gynäkol. 6. Juli 1924. Zentralbl. f. Gynäkol. 1925. Nr. 6, S. 325. — *Derselbe,* Klinische Beobachtungen bei heterotoper Epithelwucherung. Zentralbl. f. Gynäkol. 1927. Nr. 26, S. 1635. — *Derselbe* und *H. Linden,* Über die heterotopen Epithelwucherungen vom Bau der Uterusschleimhaut im Ovarium und ihre Beziehungen zu den Teer- oder Schokoladencysten. Arch. f. Gynäkol. Bd. 122, H. 3, S. 718—738. 1924. — *Opitz,* Adenomyom in Laparotomienarbe. Verhandl. d. dtsch. Ges. f. Geburtsh. u. Gynäkol. 1911. — *Derselbe,* Über Adenomyome und Myome der Tuben und des Uterus nebst Bemerkungen über die Entstehung von Ovarialgeschwülsten. Verhandl. d. Ges. f. Geburtsh. u. Gynäkol. zu Berlin 23. Febr. 1900. Zeitschr. f. Geburtsh. u. Gynäkol. Bd. 42. — *Derselbe,* Diskussion in der oberrhein. Ges. f. Geburtsh. u. Gynäkol. Zentralbl. f. Gynäkol. 1925. Nr. 6. — *Derselbe,* Über die Ursachen der Ansiedlung des Eies im Eileiter. Zeitschr. f. Geburtsh. u. Gynäkol. Bd. 48. — *Derselbe,* Sitzung der mittelrhein. Ges. f. Geburtsh. u. Gynäkol., Diskussion. Monatsschr. f. Geburtsh. u. Gynäkol. Bd. 20. 1904. — *Orloff,* Zur Genese der Uterusmyome. Prager Zeitschr. f. Heilk. Bd. 14, S. 311. 1895. — *Orthmann,* Zur Pathologie des Corpus luteum. Verhandl. d. dtsch. Ges. f. Gynäkol. in Leipzig 1897. — *Otto,* Uteruscyste. Geburtsh. Ges. zu Hamburg, Sitzung v. 10. Dez. 1926. Zentralbl. f. Gynäkol. 1927. Nr. 13, S. 813. — *Outerbridge, Geo. W.*, Cystic lesions of possible endometrial origin in the appendix. A report of four cases. Americ. journ. of obstetr. a. gynecol. Vol. 10, Nr. 4, p. 545. 1925.

Palm, Ein Fall von Cystadenofibromyoma cervicis. Arch. f. Gynäkol. Bd. 53. — *Palmer, A. C.*, Endometriomata of vulva and perineum. Proc. of the roy. soc. of med. Vol. 18, Nr. 12, sect. of obstetr. a. gynecol. 4. Juni 1925. S. 83. Ref. Ber. f. Gynäkol. Bd. 9, H. 8, S. 416. — *Panning, Emil,* Zwei weitere Fälle von Adenomyositis uteri. Inaug.-Diss. med. Bonn 1917. — *De Paoli,* Contributo alla pathologica della ligamentum rotundum. Un caso di fibromiadenoma. Arch. ital. di ginecol. Jg. 6, Nr. 1. 1903. — *Pankow,* Aussprache zu v. Franqué (s. o.). — *Peters,* Über pathologische Cölomepitheleinstülpung menschlicher Embryonen. Verhandl. d. dtsch. Ges. f. Gynäkol. 1897. — *Derselbe,* Über Heterotopien des Cölomepithels an der Urnierenleiste menschlicher Embryonen. Zeitschr. f. d. ges. Anat., Abt. 1: Zeitschr. f. Anat. u. Entwicklungsgesch. Bd. 86, H. 3 u. 4, S. 348. 1928. — *Pfannenstiel,* Über die Adenomyome des Genitalstranges. Verhandl. d. dtsch. Ges. f. Gynäkol. Bd. 7, S. 195. 1897. Handbuch v. Veith. Bd. 4, H. 1/2, S. 174/75. Wiesbaden 1908. — *Pforte, Richard,* Über entzündliche Schleimhauteinsenkungen in der Gebärmutterwand. Inaug.-Diss. Berlin 1903. — *Petitpierre, E.*, De quelques cas d'hétérotopies épithéliales de caractère bénin. Thèse de Lausanne 1923. — *Pick,* Flimmercystome. Verhandl. d. Berl. med. Ges. 1900. — *Derselbe,* Ein neuer Typus des voluminösen paroophoralen Adenoms; zugleich über eine bisher nicht bekannte Geschwulstform der Gebärmutter (Adenomyoma psammopapillare und über totale Verdoppelung des Eileiters. Arch. f. Gynäkol. Bd. 54. — *Derselbe,* Die Adenomyome der Leistengegend und des hinteren Scheidengewölbes, ihre Stellung zu den paroophoralen Adenomyomen des Uterus und der Tubenwandung von Recklinghausens. Arc f. Gynäkol. Bd. 57, S. 461. 1899. — *Derselbe,* Über die epithelialen Keime der Adenomyome des Uterus und ihre histologische Differentialdiagnose. Arch. f. Gynäkol. Bd. 60. 1900. — *Derselbe,* Über Adenomyome des Epoophoron und Parovarium. Virchows Arch. f. pathol. Anat. u. Physiol. Bd. 156, S. 507. 1899. — *Derselbe,* Über besondere Formen des Adenoma ovarii: Adenoma testiculare und Adenoma endometrioides ovarii. Arch. f. Gynäkol. Bd. 76, H. 2. 1905. — *Derselbe*, Über die endometrioide Adenomatose bzw. endometrioide Adenomyome des Darmes sowie der Appendix. Sitzung d. Berl. Ges. f. pathol. Anat. 13. Dez. 1923. Zit. nach Suzuki. Virchows Arch. f. pathol. Anat. u. Physiol. Bd. 250, H. 3. S. 592. 1924. — *Pincsohn*, Über Adenomyohyperplasie (R. Meyer) retrovaginalis und ihre Beziehung zum Myom. Zentralbl. f. Gynäkol. 1923. Nr. 6, S. 231. — *Pischzek* und *P. Schmidt*, Über Schokoladencysten. Monatsschr. f. Geburtsh. u. Gynäkol. Bd. 73, S. 83. 1926. — *Plaut, Alfred*, Drüsengang in der Serosa des Wurmfortsatzes. Zentralbl. f. allg. Path. u. pathol. Anat. Bd. 34, Nr. 8, S. 202. 1923. — *Polano, O.*, Das klinische Verhalten des Adenomyome corporis uteri. Zeitschr. f. Geburtsh. u. Gynäkol. Bd. 54. 1905. — *Derselbe*, Ein besonderer Fall von Adenofibrose in einer alten Bauchnarbe. Zentralbl. f. Gynäkol. Jg. 51, Nr. 16, S. 962—966. 1927. — *Derselbe*, Zur Pathologie des Uterus. Zeitschr. f. Geburtsh. u. Gynäkol. Bd. 67, H. 2, S. 413. 1911. — *Polster, K. O.*, Beiträge zur Kenntnis der heterotopen Wucherungen vom Bau der Uterusschleimhaut. Virchows Arch. f. pathol. Anat. u. Physiol. Bd. 259, H. 1, S. 96. 1926. — *Pratt, J. P.*, Adenomyoma or endometrial implants in the abdominal wall. Journ. of the Michigan state med. soc. Vol. 26, Nr. 2, p. 82—85. 1927. — *Pribram, E.*, Große Uteruscyste. Arch. f. Gynäkol. Bd. 129, H. 2, S. 271. 1926. — *Priesel, A.*, Über ein Tubenwinkeladenom mit Plattenepithel. Virchows Arch. f. pathol. Anat. u. Physiol. Bd. 265, H. 3, S. 630. 1927. — *Purves, Robert* and *J. A. Hadley*, Accessory breasts in the labia majora. Brit. journ. of surg. Vol. 15, Nr. 58, p. 279—281. 1927.

Rabinowitz, Die Pathogenese der Adenomyosalpingitis. Americ. journ. of obstetr. a. dis. of women a. childr. Okt. 1913. — *Raschdorff, O.*, Über cystische Tumoren im weiblichen Leistenkanal und dem Labium majus. Inaug.-Diss. Greifswald 1884. — *Raspini, M.*, Sull adenomyositis dell'utero e del retto. Gynécologie. Tome 9, p. 577. 1913. — *v. Recklinghausen*, Adenomyom des Ligamentum rotundum. Zentralbl. f. allg. Pathol. u. pathol. Anat. 1896. S. 862. — *Derselbe*, Die Adenomyome und Cystadenome der Uterus- und Tubenwandung. Berlin: August Hirschwald 1896. — *Derselbe*, Über die Adenocysten der Uterustumoren und Überreste des Wolffschen Ganges. Dtsch. med. Wochenschr. 1893. S. 825. — *Derselbe*, Über die Adenomyome des Uterus und der Tuba. Wien. klin. Wochenschr. 1895. Nr. 29. — *Derselbe*, Diskussion zu einem Vortrag von Funke-Tilp. — *Reifferscheid*, Endometrioma uteri poloposum. Verhandl. d. dtsch. Ges. f. Gynäkol. Juni 1925. — *Renisch, H.*, Ein Beitrag zur Adenomyositis uteri et recti. Inaug.-Diss. Berlin 1912. Aus dem Laboratorium der 2. gynäkol. Klinik in München. Zeitschr. f. Geburtsh. u. Gynäkol. Bd. 70, H. 2, S. 585. 1912. — *Ricker*, Beiträge zur Ätiologie der Uterusgeschwülste. Virchows Arch. f. pathol. Anat. u. Physiol. Bd. 142. — *Rieck, A.*, Über ein menstruierendes Endometrium in der Bauchnarbe eines Latzkokaiserschnittes. Zentralbl. f. Gynäkol. Jg. 52, Nr. 37, S. 2341. 1928. — *Ries*, Nodular forms of tubal diseases. Journ. of exp. med. Vol. 2. 1897. — *Derselbe*, Die Beckenlymphdrüsen bei Uteruscarcinom. Gynäkol. Ges. zu Chicago 16. Jan. 1903. — *Rimann, H.*, über retroperitoneale Cystenbildung. Dtsch. Zeitschr. f. Chirurg. Bd. 129, S. 521. 1914. Ref. Zentralbl. f. Gynäkol. Nr. 37. S. 666. — *Rivett, L. C.*, A caleified tumor of the rectovaginal septum. Proc. of the roy. soc. of med. Vol. 16, Nr. 9, p. 81. 1923. — *Robin, J.*, Des formations adenomyomateuses de l'utérus. Bordeaux 1912. — *Robinson, M. B.*, A critique on the histogenesis of heterotopic endometrial proliferations. Surg., gynecol. a. obstetr. Juli 1925. S. 36. — *Rolly*, Über einen Fall von Adenomyoma uteri mit Übergang in Carcinom und Metastasenbildung. Virchows Arch. f. pathol. Anat. u. Physiol. Bd. 150, S. 412. — *Rosenberger*, Die pathologisch-anatomische Diagnose der Salpingitis isthmica nodosa unter Zuhilfenahme der ecidualen Reaktion. Arch. f. Gynäkol. Bd. 114. 1921. — *Rosenstein*, Über ein Adenom des hinteren Scheidengewölbes bei Erhaltung des Wolff-Gartnerschen Ganges. Gynäkol. Ges. Breslau 26. Okt. 1912. — *Derselbe*, Adenomyom des Ligamentum rotundum. Zentralbl. f. Gynäkol. 1921. Nr. 20, S. 712. — *Derselbe*, Drei Fälle von Adenomyom. Gynäkol. Ges. Breslau 21. Jan. 1908. Monatsschr. f. Geburtsh. u. Gynäkol. Bd. 27, S. 525. 1908. — *Rosenthal*, Ein Fall von intraparietaler Cyste des Uterus, aus dem Gartnerschen Ganges tammend. Gynäkol. Sekt. d. Warschauer ärztl. Ges. 15. März 1900. Ref. v. Neugebauer. Monatsschr. f. Geburtsh. u. Gynäkol. Bd. 14, S. 796. 1901. — *Rosinski, M.*, Lymphangiektatisches Adenomyom des Ligamentum rotundum. Zentralbl. f. Gynäkol. 1899. S. 1545. — *v. Rosthorn*, Seltenere Formen von Myoma uteri. Monatsschr. f. Geburtsh. u. Gynäkol. Bd. 20, S. 1151. 1904. — *Derselbe*, Zur klinischen Diagnose der Adenomyome. Med. Klinik 1905. Nr. 9, S. 201. — *Derselbe*, Demonstration von Adenocarcinom der Schleimhaut des Corpus uteri usw. Mittelrhein. Ges. f. Geburtsh. u. Gynäkol. 10. Nov. 1907. Monatsschr. f. Geburtsh. u. Gynäkol. Bd. 27, S. 373. 1908. — *Derselbe*, Demonstration von selteneren Formen von Myoma uteri. Mittelrhein. Ges. Gießen 1904. Monatsschr. f. Geburtsh. u. Gynäkol. Bd. 20, S. 1152. — *Roth*, Über einige Urnierenreste beim Menschen. Festschr. z. Jubiläum d. Universität Würzburg. Basel 1882. — *Ruge, Carl I.*, Diskussion zur Adenomyosis. Zeitschr. f. Geburtsh. u. Gynäkol. Bd. 83, 1. S. 268. 1920. — *Ruge C. II,*, Kugeliges Myom mit schleimhautführender Cyste. Inaug.-Diss. Berlin 1910. — *Rullé, P.*, Rôle des hétérotopies endométroides en gynécologie et en chirurgie. Gynécol.

et obstétr. Tome 17, Nr. 2, p. 116—128. 1928. — *Russel, Wm. W.*, Aberrant portions of Muellerian duct in the ovary. Bull. of Johns Hopkins hosp. Vol. 10, p. 8—10. 1899.

Sampson, John A., The escape of foreign material from the uterine cavity into the uterine veins. Americ. journ. of obstetr. a. dis. of women a. childr. Vol. 78, Nr. 2. 1918. — *Derselbe*, Perforating hemorrhagic (chocolate) cysts of the ovary, calling attention to their importance and especially their relation to pelvic adenomata of endometrial type (adenomyoma of the uterus rectovaginal septum sigmoid). Americ. journ. of obstetr. a. gynecol. Vol. 2. 1921. — *Derselbe*, Ovarian haematoma of endometrial type (perforating hemmorrhagic cysts of the ovary) and implantation adenomas of endometrial type. Boston med. a. surg. journ. 6. April. Vol. 186, p. 445. 1922. — *Derselbe*, Intestina adenomas of endometrial type. Arch. of surg. Vol. 5, p. 217. 1922. — *Derselbe*, The life history of ovarian haematomas (haemorrhagic cysts) of endometrial (Muellerian) type. Americ. journ. of obstetr. a. gynecol. Vol. 4, Nr. 5, Nov. 1922. — *Derselbe*, Benign and malignant endometrial implants in the peritoneal cavity and their relation to certain ovarian tumors. Surg., gynecol. a. obstetr. Vol. 38, Nr. 3, p. 287. 1924. — *Derselbe*, Endometrial carcinoma of the ovary arising in endometrial tissue in that organ. Transact. of the Americ. gynecol. soc. Vol. 49, p. 153. 1924. — *Derselbe*, Endometrial carcinoma of the ovary, arising in endometrial tissue in that organ. Arch. of surg. Vol. 10, Nr. 1, p. 1. 1925. — *Derselbe*, Inguinal endometriosis (often reported as endometrial tissu in the groin and adenomyoma of the round ligament). Americ. journ. of obstetr. a. gynecol. Vol. 10, Nr. 4, p. 462 a. 595. 1925. — *Derselbe*, Endometrial carcinoma of the ovary arising in endometrial tissue in that organ. Americ. journ. of obstetr. a. gynecol. Vol. 9, Nr. 1, p. 111. 1925. Gynecol. a. pathol. dep. hosp. a. med. coll. Albany. — *Derselbe*, Heterotopic or misplaced endometrial tissue. Americ. journ. of obstetr. a. gynecol. Vol. 10, Nr. 5, p. 649 a. 730. 1925. — *Derselbe*, Endometriosis of the sac of a right inguinal hernia, associated with a pelvic peritoneal endometriosis and an endometrial cyst of the ovary. Americ. journ. of obstetr. a. gynecol. Vol. 12, Nr. 4, p. 459 a. 623. 1926. — *Derselbe*, Metastatic or embolic endometriosis due to the menstrual dissemination of endometrial tissue into the venous circulation. Americ. journ. of pathol. Vol. 3, Nr. 2, p. 93—109. 1927. — *Derselbe*, Peritoneal endometriosis due to the menstrual dissemination of endometrial tissue into the peritoneal cavity. Americ. journ. of obstetr. a. gynecol. Vol. 14, Nr. 4, p. 422. 1927. — *Derselbe*, Endometriosis following salpingectomy. Americ. journ. of obstetr. a. gynecol. Vol. 16, Nr. 4, p. 461. 1928. — *Sänger, A.*, Über einen Fall von Adenomyositis uteri gravidi und decidualer Reaktion des cytogenen Gewebes. Inaug.-Diss. Berlin 1922. — *Santi*, Su due casi di adenomioma dell' utero. Arch. ital. di ginecol. Vol. 2, Anno 7, p. 105. — *Santi, E.*, Betrachtungen über die Adenomyome der Tube. Zeitschr. f. Geburtsh. u. Gynäkol. Bd. 71, S. 619. 1912. — *Saylor, Edward L.*, Pedunculated cystic adenomyoma of the uterus occluding the vagina. Americ. journ. of obstetr. a. gynecol. Vol. 15, Nr. 5, p. 650. 1928. — *Schäffer*, Zur Ätiologie der Schwangerschaftsrupturen. Arch. f. Gynäkol. Bd. 109, H. 2. 1918. Zentralbl. f. Gynäkol. 1918. Nr. 38. — *Schauta*, Über die Diagnose der Frühstadien chronischer Salpingitis. Arch. f. Gynäkol. Bd. 33. — *Scheib, A.*, Klinische und anatomische Beiträge zur operativen Behandlung des Uteruscarcinoms. Arch. f. Gynäkol. Bd. 87, H. 1/2. 1909. (Erweiterter Sonderabdruck.) — *Schickelé*, Les endométriomes du péritoine pelvien, de l'ovaire et du tissu paravaginal. Bull. et mém. de la soc. anat. de Paris. Jg. 93, Nr. 7, p. 601—602. 1923. — *Derselbe*, Die Lehre von den mesonephrischen Geschwülsten. Zusammenfassendes Referat. Zentralbl. f. allg. Pathol. u. pathol. Anat. Bd. 15, S. 261. 1904. — *Derselbe*, Cystoadenomyome der Tuben. Virchows Arch. f. pathol. Anat. u. Physiol. Bd. 169, S. 44. 1902. — *Derselbe*, Weitere Beiträge zur Lehre der mesonephritischen Tumoren. Beitr. z. Geburtsh. u. Gynäkol. Bd. 6, S. 449. 1902. — *Derselbe*, Ein schleimhäutiges Adenomyom des Uterus. Oberrhein. Ges. f. Geburtsh. u. Gynäkol. 22. März 1908. Hegars Beitr. z. Gebutsh. u. Gynäkol. Bd. 13, S. 338. — *Derselbe*, Über die Herkunft der Cysten der weiblichen Adnexe, ihre Anhangsgebilde und die Adenomyome des lateralen Tubenabschnittes. Virchows Arch. f. pathol. Anat. u. Physiol. Bd. 164, S. 44. 1902. — *Derselbe*, Seltene Drüsenbildung im Beckenbindegewebe. Monatsschr. f. Geburtsh. u. Gynäkol. Bd. 37, H. 3, S. 382. 1913. — *Schiffmann, J.*, Zur Kenntnis der Bauchwandtumoren. Arch. f. Gynäkol. Bd. 98, S. 543. 1912. — *Derselbe*, Exophytische Adenomyose des Uterus und der Tuben. (Fibroadenoma cysticum diffusum et polyposum nach Schatz. Arch. f. Gynäkol. Bd. 129, H. 1, S. 97—114. 1926. — *Derselbe* und W. *Seyfert*, Ein Nabeladenom. Ein Beitrag zur Kenntnis der heterotopen Drüsen vom Bau der Uterusschleimhaut. Arch. f. Gynäkol. Bd. 127, H. 1, S. 208—225. 1925. — *Schiller, W.*, Über regressive Metamorphose bei Adenomyom. Arch. f. Gynäkol. Bd. 122, Nr. 1/2, S. 429. 1924. — *Derselbe*, Adenofibrosis im Douglas und im Ovarium. Geburtsh.-gynäkol. Ges. 1925, 9. Dez. in Wien. Zentralbl. f. Gynäkol. 1925. Nr. 12, S. 653. — *Derselbe*, Zur Frage des ektopischen Endometriums. Arch. f. Gynäkol. Bd. 127, H. 2/3, S. 544 bis 608. 1926. — *Derselbe*, Über endometrioide Blutungen in den Parametrien. Arch. f. Gynäkol. Bd. 129, H. 2, S. 425—447. 1926. — *Schindler, Br.*, Uterusschleimhaut in der Tube. Zentralbl. f. Gynäkol.

1925. Nr. 11, S. 582. — *Derselbe*, Zur Frage der Adenomyosis der weiblichen Genitalorgane, besonders des Eierstocks, zugleich über die endometrioide Fehlbildung der Tubenschleimhaut. Frankfurt. Zeitschr. f. Pathol. Bd. 32, S. 128. 1925. — *Schloffer*, Die Laparotomie im Dienst der Rectumexstirpation. Bruns Beitr. z. klin. Chirurg. Bd. 42, S. 396. — *Schmid, H. H.*, Blutaustritt aus der Tube während der Menstruation. Zentralbl. f. Gynäkol. 1925. Nr. 1, S. 44. — *Schmorl*, Diskussion zu Henke (s. o.). — *Schneider, H.*, Über einen Fall von Nabeladenom. Inaug.-Diss. Bonn 1913. — *Schönholz, L.*, Über angeborene Tubenanomalien. Zeitschr. f. Geburtsh. u. Gynäkol. Bd. 87, H. 1, S. 56. 1924. — *Schottländer*, Uterus bicornis subseptus, unicollis cum vagina subsepta. Cystenbildung und Drüsenwucherung im Bereich des linken uterinen und vaginalen Gartner-Gangabschnittes. Doppelseitige Tuboovarialcysten. Arch. f. Gynäkol. Bd. 81, H. 1, S. 221. 1907. — *Derselbe*, Über drüsige Elemente in Fibromyomen des Uterus. Zeitschr. f. Geburtsh. u. Gynäkol. Bd. 27, S. 321. 1893. — *Schridde*, Die eitrigen Entzündungen des Eileiters. Jena 1910. — *Derselbe* und *Schönholz*, Epitheliofibrose und Epitheliomyose der Eileiter. Frankfurt. Zeitschr. f. Pathol. 1924. S. 338. — *Schröder*, Lehrbuch der Gynäkologie. Leipzig 1922. — *Schubert, M. E.*, Cystenbildungen in der Cervix uteri. Zeitschr. f. Geburtsh. u. Gynäkol. Bd. 69. 1911. — *Schütze*, Beitrag zur Kenntnis der diffusen Adenome im Myometrium. Zeitschr. f. Geburtsh. u. Gynäkol. Bd. 59. 1907. — *Derselbe*, Eine seltene Kombination von Carcinom, diffusem Adenom und Tuberkulose nebst Bildung von Psammomkörpern im Uterus. Zeitschr. f. Geburtsh. u. Gynäkol. Bd. 60. 1907. — *Derselbe*, Über pathologische Drüsenwucherungen in der Wand des Corpus und der Cervix uteri. Verein f. Wiss. u. Heilk., Königsberg 28. Nov. 1911. Dtsch. med. Wochenschr. 1912. Nr. 22, S. 1065. Zeitschr. f. Geburtsh. u. Gynäkol. Bd. 69, S. 77. — *Schwab*, Multiple Adenomyomata uteri in carcinomatöser Degeneration. Beitr. z. Geburtsh. u. Gynäkol. Bd. 12, S. 102. 1907. — *Schwarz, E.*, Adenomyomas. New York Academy of med. Americ. journ. of obstetr. a. gynecol. Vol. 48, p. 561. Sept. 1913. — *Derselbe*, Untersuchungen über die elastischen Fasern des Uterus. Virchows Arch. f. pathol. Anat. u. Physiol. Bd. 220, S. 322. 1915. — *Schwarz, O. H.*, Submucosus adenomyoma. Americ. journ. of obstetr. a. gynecol. 1921. Nr. 8. — *Derselbe*, Endometrial tissue in the abdominal scar following cesarean section. Americ. journ. of obstetr. a. gynecol. Vol. 13, Nr. 3, p. 331. 1927. — *Derselbe* and *Crossen*, Endometrial tissue in the ovary. Americ. journ. of obstetr. a. gynecol. Vol. 7, Nr. 5, p. 505. 1924. — *Derselbe* and *Mc Malley*, Diffuse adenomyoma of the uterus. Conditions influencing its development. Amer. journ. of obstetr. a. gynecol. Vol. 3, Nr. 5, p. 457. 1922. — *Scibelli, Mario*, Sulla istogenesi delle cisti dell' utero e specialmente di quelle della porzione vaginale. Arch. di ostetr. e ginecol. Vol. 12, Nr. 7, p. 315. 1925. — *Seelig, M. G.*, Endometrial adenoma (implantation) in the vemiform appendix. Americ. journ. of obstetr. a. gynecol. Vol. 11, Nr. 4, p. 461. 1926. — *Segalin*, Über Adenoma cysticum cervicis uteri. Inaug.-Diss. Halle 1913. — *Seitz, A.*, Über anatomische Befunde am Endometrium bei Meno- und Metrorrhagien. Zeitschr. f. Geburtsh. u. Gynäkol. Bd. 83, S. 668. 1921. — *Sekiba*, Zur Morphologie und Histologie des Menstruationscyclus. Arch. f. Gynäkol. Bd. 121, S. 36. 1923. — *Seliga, M.* (Preßburg), Multilokuläre Uteruscyste des Wolff-Gartnerschen Ganges. Bratislavské Lekárske Listy. Vol. 5, Nr. 9. 1926. — *Semb, C.*, Heterotope „uterinschleimhautähnliche" Proliferationen („Endometriosen") in den Ovarien und einzelnen anderen Organen (Uterusoberfläche, Dünndarm, Lig. rotundum). Norsk magaz. f. laegevidenskaben. Jg. 87, Nr. 44, p. 257. 1926. — *Semelink* und *Josselin de Jong*, Beitrag zur Kenntnis der Adenomyome des weiblichen Genitalapparates. Monatsschr. f. Geburtsh. u. Gynäkol. Bd. 22, H. 2, S. 234. 1905. — *Shaw, Wm. Fl.*, Adenomyoma of the recto-vaginal space with recurrent polypi in the vagina. Journ. of obstetr. a. gynecol. of the Brit. Empire. Vol. 32, Nr. 1, p. 118. 1925. — *Derselbe*, The distribution and significance of ectopic decidual cells. Journ. of obstetr. a. gynecol. of the Brit. Empire. Vol. 34, Nr. 1, d. 28. 1927. — *Derselbe* and *Addis*, Adenomyoma of the rectogenital space associated with tarry cysts arising in islands of adenomyomatous tissue on the ovary. Americ. journ. of obstetr. a. gynecol. of the Brit. Empire. Vol. 29, p. 452. 1922. — *Shoemaker*, Uterin dermoid. Americ. journ. of obstetr. a. gynecol. 1896. p. 859. — *de Sinéty*, Manuel pratique de gynécologie et des maladies des femmes. Paris 1879. p. 472. — *Sitzenfrey*, Miliare submuköse Myome auf dem Boden einer Adenometritis entstanden. Gynäkol. Rundschau. Jg. 2/3, H. 13, S. 469. 1909. — *Derselbe*, Das Übergreifen der Adenomyome des Uterus auf den Mastdarm. Zeitschr. f. Geburtsh. u. Gynäkol. Bd. 64, S. 538. 1909. — *Derselbe*, Über epitheliale Bildungen der Lymphgefäße und Lymphräume in Beckenlymphknoten beim Uteruscarcinom und bei carcinomfreien entzündlichen Adnexerkrankungen. Zeitschr. f. Geburtsh. u. Gynäkol. 1906. S. 419. — *Derselbe*, Drei seltene Geschwülste. Zeitschr. f. Geburtsh. u. Gynäkol. Bd. 67, S. 32. 1911. — *Derselbe*, Multiple Plattenepithelcarcinomknötchen der Korpusdrüsen bei Adenometritis uteri. Gynäkol. Rundschau. 1911. S. 223. — *Sklarz*, Über einen Fall von bilateral symmetrischem Tubenadenom des Uterus. Zentralbl. f. Gynäkol. 1922. Nr. 31, S. 1293. — *Spirito, Francesco*, Ulteriore contributo alla genesi degli endometriomi. Arch. di ostetr. e ginecol. Vol. 14, Ser. II, Nr. 7, p. 345—350. 1927. — *Derselbe*,

Contributo sperimentale alla genesi degli endometriomi. Arch. di ostetr. e ginecol. Vol. 14, Ser. II, Nr. 1, p. 1—22. 1927. — *Sproat, Heany*, Adenomyome uterinen Ursprungs in Laparotomiewunden nach Eröffnung des schwangeren Uterus. Transact. of the Americ. gynecol. soc. Vol. 50, p. 224. 1925. — *Stade*, Demonstration eines Cystadenoms. Ärztl. Verein zu Essen a. d. Ruhr 5. Nov. 1912. Ref. Berl. klin. Wochenschr. 1912. Nr. 49, S. 2338. — *Stanca, Constantin*, Uteruscyste. Zentralbl. f. Gynäkol. 1928. Nr. 40, S. 2602. — *Stechlin, E.*, Study of multiloculaer cystadenoma of retroperitoneal origin. Ann. of surg. Vol. 61, Nr. 3. Philadelphia, März. — *Steffen*, Das Verhalten des Endothels seröser Häute. Inaug.-Diss. Freiburg 1880. — *Steichele, H.*, Über die heterotopen endometrioiden Wucherungen (Fibroadenomatosis). Münch. med. Wochenschr. Jg. 72, Nr. 50, S. 2141. 1925. — *Stein*, Über adenomatöse Wucherungen der Tubenschleimhaut bei chronischer Tuberkulose und Gonorrhoe der Tube. Monatsschr. f. Geburtsh. u. Gynäkol. Bd. 17, S. 111. 1903. — *Steinbüchel*, Zur Frage der Tubenmenstruation. 77. Verhandl. d. dtsch. Naturf. u. Ärzte. Ref. Zentralbl. f. Gynäkol. 1905. Nr. 42. — *Steiner, H.*, Über einen Fall von kontinuierlichem Einwachsen eines Adenocarcinoma ovarii in einen adenomyotischen Uterus. Arch. f. Gynäkol. Bd. 127, H. 1, S. 226. 1925. — *Steiner, Herbert*, Ein Nabeladenom. Zentralbl. f. Gynäkol. 1927. Nr. 44, S. 2796. — *Stemmelen, H.*, Ein Adenomyom im Septum rectovaginale. Inaug.-Diss. Straßburg 1913. Zentralbl. f. Gynäkol. 1914. Nr. 27. — *Sternberg*, Diskussion. Geburtsh.-gynäkol. Ges. Wien. Zentralbl. f. Gynäkol. 1925. Nr. 12, S. 663. — *Stevens*, Adenomyom of the retrovaginalseptum. Journ. of obstetr. a. gynecol. of the Brit. Empire. Vol. 27, p. 150. 1915. — *Stewart, Henry* (Montreal), Ein endometrales Gewächs in dem rechten Labium majus. Surg., gynecol. a. osbtetr. 1927, Mai. — *Stewart, Henry J.*, An endometrial growth on the right labium majus. With a discussion of the origin of this type of tumor. Surg., gynecol. a. obstetr. Vol. 44, Nr. 5, p. 637—645. 1927. — *Stilling*, Beitr. z. pathol. Anat. u. z. allg. Pathol. Bd. 47. — *Stoeckel*, Ringförmiges, das Darmlumen verengendes Adenomyoma recti. Zentralbl. f. Gynäkol. 1923. S. 1496. — *Derselbe*, Adenomyomatosis des Ureters. Ges. f. Geburtsh. u. Gynäkol. Leipzig 13. Juli 1925. Zentralbl. f. Gynäkol. 1925. Nr. 37, S. 2083. — *Stoerk*, Beiträge zur Pathologie der Schleimhaut der harnleitenden Wege. Beitr. z. pathol. Anat. u. z. allg. Pathol. Bd. 26, S. 367. 1899. — *Stratz*, Demonstration. Verhandl. d. niederl. gynäkol. Ges. 14. Mai 1905. Zentralbl. f. Gynäkol. 1905. Nr. 42, S. 1303. — *Strauß*, Über Uterusmyome, insbesonders ihre Histogenese. Inaug.-Diss. Berlin 1893. — *Strong, L. W.* (New York), Adenomyometritis, nicht Adenom des Uterus. Americ. journ. of obstetr. a. gynecol. 1921, Juni. Ref. Zentralbl. f. Gynäkol. 1921. Nr. 47, S. 1724. — *Stübler*, Uteruscysten. Zentralbl. f. Gynäkol. 1923. Nr. 26, S. 1068. — *Derselbe*, Zur heterotopen Epithelentwicklung im Genitalapparat, insbesondere im Ovarium. Dtsch. med. Wochenschr. Jg. 50, Nr. 27, S. 908. 1924. — *Derselbe*, Die Bedeutung der Adenofibrosis und Adenomyosis des weiblichen Genitalapparates für die Chirurgie. Zentralbl. f. Gynäkol. 1924. Nr. 47. — *Derselbe* und *A. Haeuber* Die heterotope endometrioide Epithelwucherung im weiblichen Genitalapparat, insbesondere im Ovarium. Arch. f. Gynäkol. Bd. 124, H. 2, S. 305. 1925. — *Sutton, B. A.*, Ovarian pregnancy with the report of a case. Americ. journ. of obstetr. a. gynecol. Vol. 7, p. 1—15. 1924. — *Suzuki, S.*, Über endometrioides Adenomyom und endometrioide Adenomatose des Wurmfortsatzes. Virchows Arch. f. pathol. Anat. u. Physiol. Bd. 250, H. 3, S. 579. 1924. — *Szamek, L.*, Über Endometrium in der Tube. Zentralbl. f. Gynäkol. 1928. Nr. 13, S. 812. — *Szenes, Alfred*, Adenomyosis interna bei schwerster Blutung in der Nachgeburtsperiode und post partum. Arch. f. Gynäkol. 1928 (im Erscheinen). — *Szili, A.*, Ein Fall von Adenofibrom des Ligamentum rotundum. Monatsschr. f. Geburtsh. u. Gynäkol. Bd. 16, H. 6, S. 979. 1902.

Terasaki, Oshisuke, Beitrag zur Kenntnis der Endometriosen. Virchows Arch. f. pathol. Anat. u. Physiol. Bd. 269, H. 3, S. 723. 1928. — *Thomson, A. P.*, Malignant endometrioma with metastases in the lungs. Proc. of the roy. soc. of med. Vol. 19, Nr. 3, sect. of obstetr. a. gynecol. Vol. 1, p. 1. 1925; p. 16—17. 1926. — *Thorn*, Zur Frage der Tubenmenstruation. Zentralbl. f. Gynäkol. 1904. Nr. 32. — *Thumim*, Über die adenomatöse Hyperplasie am cervicalen Drüsenanhang des Gartnerschen Ganges. Arch. f. Gynäkol. Bd. 61, S. 15. 1900. — *Tietmeyer*, Zur Kasuistik der Adenomyome. Inaug.-Diss. Greifswald 1903. — *Tietze, Konrad*, Granulosazelltumor und heterotope Tiefenwucherung der Uterusschleimhaut. Zeitschr. f. Geburtsh. u. Gynäkol. Bd. 91, S. 111, 192. — *Tobler, Th.*, Über tumorartige entzündliche uterindrüsenähnliche Wucherungen des Peritonealepithels am Colon sigmoideum (Peritonitis adenoides Hueter). Frankfurt. Zeitschr. f. Pathol. Bd. 29. 1923. — *Derselbe*, Über tumorartige entzündliche uterindrüsenähnliche Wucherungen des Peritonealepithels in Laparotomienarben und über ebensolche Spontanwucherungen im Nabel. Frankfurt. Zeitschr. f. Pathol. Bd. 29. 1923. — *Trautz, Herbert F.*, Adult human endometrium in tissue culture. Surg. gynecol. a. obstetr. Vol. 47, p. 334. 1928. — *Tschirdewahn*, Demonstration symmetrischer Adenomyome. Zentralbl. f. Gynäkol. 1921. S. 1518.

Ungermann, Demonstration eines Adenomyoms mit zentralem Schleimhautlumen. Monatsschr. f. Geburtsh. u. Gynäkol. Bd. 27, S. 154. 1908. — *Unterberger, R.*, Durch Laparotomie gewonnene Gartnersche Cyste. Monatsschr. f. Geburtsh. u. Gynäkol. Bd. 29, S. 587. 1909.

Vaßmer, W., Zur Pathologie des Ligamentum rotundum uteri und des Processus vaginalis peritonei. Arch. f. Gynäk. Bd. 67, S. 1. 1902. — *Derselbe*, Über Adenofibrose in Laparotomienarben. Arch. f. Gynäk. Bd. 123, H. 1, S. 187. 1924. — *Vautrin*, Frommels Jahresber. f. Geburtsh. u. Gynäkol. 1912. Nr. 12, S. 216. — *Derselbe*, Considérations sur les tumeurs cystiques de l'utérus d'originp congénitale. Ann. de gynécol. et d'obstétr. Tome 10, Jg. 11, Ser. 2, p. 352. 1913. — *Derselbe*, Inversion utérine par tumeur d'origine Müllerienne chez un enfant. Réunion obstétr. et gynécol. de Nancy 15. Mai 1912. Ref. Gynécologie. 1912. Nr. 7, p. 421. — *Vavaldo, F. R.*, Sugli adenomiomi e cistadenomi dell'utero e delle tube. Ann. d. obstetr. e ginecol. Milano 1905. Jg. 27, p. 618. Ref. Frommels Jahresber. f. Geburtsh. u. Gynäkol. 1905. — *Venus*, Demonstration. Zwei cystische Adenomyome des Ligamentum rotundum. Zentralbl. f. Gynäkol. 1911. S. 525. — *Versé*, Über Adenofibromatosis in Laparotomienarben. Ber. üb. d. wiss. Sitzung anläßl. d. Versamml. westdtsch. Pathol. in Düsseldorf 16. Okt. 1927. Zentralbl. f. allg. Pathol. u. pathol. Anat. Bd. 41, Nr. 11, S. 481. 1928. — *Vogt, E.*, Zur Pathogenese der Corpus-luteum-Cysten. Zentralbl. f. Gynäkol. 1923. — *Derselbe*, Theoretische und praktische Folgerungen aus der Lehre von den endometriumähnlichen Epithelwucherungen im Ovarium. Med. Klinik Jg. 20, Nr. 26, S. 884. 1924. — *Derselbe*, Über die Verschleppung von Geschwulstmaterial aus der Uteruskörperhöhle durch die Tuben. 88. Vers. dtsch. Naturf. u. Ärzte in Innsbruck 1924. — *Derselbe*, Das Krankheitsbild der heterotopen endometriumähnlichen Epithelwucherungen nach der Theorie von Sampson und Lauche. Zentralbl. f. Gynäkol. 1924. Nr. 34, S. 1837. — *Voigt*, Über Drüsenbildung in Myomen. Monatsschr. f. Geburtsh. u. Gynäkol. Bd. 3, S. 9. 1896. — *Volk, Fr.*, Ein seltener Fall von Adenometritis uteri bei einer 25jährigen Virgo durch Amputatio supravaginalis behandelt. Gießen 1912. Gynäkol. Rundschau. Jg. 6, H. 9, S. 321. 1912.

Waegeler, Zur Histogenese der Nabeladenome nebst einem kasuistischen Beitrag. Frankfurt. Zeitschr. f. Pathol. Bd. 14, H. 3, S. 367. 1913. — *Waegeli, Ch.*, Les hétérotopies de la muqueuse utérine. Gynécol. et obstétr. Tome 14, Nr. 3, p. 158—177. 1926. — *Wagner, G. A.*, Seltene Ovarialtumoren. Wiss. Ges. dtsch. Ärzte in Böhmen 7. Juni 1918. Wien. klin. Wochenschr. 1918. Nr. 37, S. 1024. — *Derselbe*, Diskussion zu Fels. — *Walker*, Virchows Arch. f. pathol. Anat. u. Physiol. Bd. 107, S. 72. 1887. — *Wallart*, Beitrag zur sog. Salpingitis isthmica nodosa. Zeitschr. f. Geburtsh. u. Gynäkol. Bd. 66. 1910. — *Walthard*, Mittelrhein. Ges, f. Geburtsh. u. Gynäkol. 17. Nov. 1912. Beitr. z. Geburtsh. u. Gynäkol. 1913. — *Derselbe*, Zur Ätiologie der Ovarialadenome. Zeitschr. f. Geburtsh. u. Gynäkol. Bd. 49. 1903. — *Walz, K.*, Zur Frage der Entstehung der heterotopen Wucherungen vom Bau der Uterusschleimhaut. Zentralbl. f. allg. Pathol. u. pathol. Anat. Bd. 37, Nr. 7, S. 290—299. 1926. — *Webster*, Die ektopische Schwangerschaft. Berlin 1896. Deutsch von A. Eiermann. — *Derselbe*, Studie of specimen of ovarien pregnancy. Americ. journ. of obstetr. a. diseases of women a. childr. Vol. 50, p. 28—44. 1904. — *Weishaupt*, Adenomyoma des Ligamentum rotundum. Arch. f. Gynäkol. Bd. 99, S. 491. 1913. — *Dieselbe*, Adenomyoma duodeni von Neugeborenen. Zeitschr. f. Geburtsh. u. Gynäkol. Bd. 78, S. 506. 1916. — *Wertheim*, Zur Kenntnis der regionären Lymphdrüsen beim Uteruscarcinom. Zentralbl. f. Gynäkol. 1903. S. 105. — *Westmann*, Beitrag zur Klinik und Pathologie der Adenomyome und Adenomyometritis. Arch. f. Gynäkol. Bd. 116, H. 2. 1922. — *White, R. J.*, Report of a case of decidual reaction in adenomyoma of rectovaginal septum. Americ. journ. of obstetr. a. gynecol. Vol. 11, Nr. 1, p. 112. 1926. — *Whitehouse, H. B.*, Endometrioma invading the bladder removed from a. patient who never had menstruated. Proc. of the roy. soc. of med. Vol. 19, Nr. 3, sect. of obstetr. a gynecol. 1926. p. 15. — *Wichmann*, Über die Entstehung der Urogenitalverbindung und die Bedeutung der Müllerschen Genitalgänge bei den Säugetieren. Anat. Hefte. Bd. 45, H. 137, S. 629. 1912. — *Wieloch, J.*, Beitrag zur Entstehung heterotoper Uterusschleimhaut und Decidua. Arch. f. Gynäkol. Bd. 124, H. 1, S. 53—66. 1925. — *Williams*, The John Hopkins hospital report. Vol. 3. Zit. nach Mm. Wood Russell, Bull. of Johns Hopkins hosp. Vol. 10, p. 9. — *Wiener*, Ein Adenomyom mit papillären Auflagerungen. Monatsschr. f. Geburtsh. u. Gynäkol. Bd. 16, S. 131. 1902. — *Winestine, Fr.*, Formation of decidua of pregnancy in adenoma endometrioides ovarii. Arch. of surg. Vol. 8, Nr. 3, p. 772. 1924. — *Winter*, Veits Handbuch. Bd. 3, Nr. 2, S. 601. — *Woelk, A.*, Ein Fall von Uteruscyste. Inaug.-Diss. Breslau 1923. — *Wolff, A.*, Auf Nachbarorgane übergreifende Adenomyome. Monatsschr. f. Geburtsh. u. Gynäkol. Bd. 39, S. 580. Sitzungsber. d. mittelrhein. Ges. f. Geburtsh. u. Gynäkol. 14. Dez. 1913. — *Wolff, Albert*, Zur Kenntnis der Anatomie und Ätiologie der chronischen Endometritis. Inaug.-Diss. Heidelberg 1913. — *Wolff, J.*, Ein Fall von großer Uteruscyste. Inaug.-Diss. Heidelberg 1922. — *Wright*, Aberrant pankreas in the region of the umbilicus. Journ. of the Boston soc. a. science. 1901. Zit. nach Ritter, Zum klinischen Bilde und Sitz versprengter Pankreaskeime. Bruns Beitr. z. klin. Chirurg. 1921. S. 171. — *Wülfing, H.*, Zur Pathologie der Geschwulstbildung im weiblichen Geschlechtsapparat. Zeitschr. f. Geburtsh. u. Gynäkol. Bd. 44, S. 1. 1901.

Yamasaki, M., Über Adenomyoma uteri. Zeitschr. f. Geburtsh. u. Gynäkol. Bd. 66, S. 30. 1910.

Zieler, K. und *B. Fischer*, Pathologie des Myoms. Ergebn. d. allg. Pathol. u. pathol. Anat. Bd. 10, S. 700. — *Dieselben*, Leiomyom und Adenomyom. Ergebn. d. allg. Pathol. u. pathol. Anat. Bd. 10, S. 704. — *Zitronblatt, A.*, Zur Kasuistik und Histogenese der Nabeladenome. Dtsch. med. Wochenschr. 1913. Nr. 8, S. 371.

E. Sarkom und Endotheliom.

I. Sarkom.

Abel, Arch. f. Gynäkol. Bd. 32, S. 271. 1888. — *Adreani, P.*, Sarcoma endoteliale in utero bicorne. Morgagni, pt. I. (Archivio). Jg. 65, Nr. 5, p. 163. 1923. — *Ahlfeld*, Großer sarkomatöser Polyp, Uterus und Scheide füllend. Exstirpation. Rezidive. Überimpfung auf gesunde Schleimhaut. Tod. Arch. f. Gynäkol. Bd. 7, S. 301. 1875. — *Derselbe*, Diffuse sarkomatöse Entartung des Uterus und der Vagina. Wagners Arch. f. Heilk. Bd. 8, S. 560. 1867. — *Alfieri*, Malignes Myom. Zentralbl. f. Gynäkol. 1908. — *Amann*, Über Neubildungen der Cervicalportion des Uterus. S. 25. München 1892. — *Derselbe*, Demonstration zweier Fälle von Uterussarkom mit Metastasen in der Lunge. Gynäkol. Ges. München, 16. Dezember 1915. Münch. med. Wochenschr. 1916. Nr. 4, S. 130. — *v. Arx*, Beitrag zur Frage des Fibromyoma teleangiectodes uteri. Gynaecol. helvetica. Herbstausgabe 1913. — *Aschoff*, Myome. Ergebn. d. allg. Pathol. u. pathol. Anat. Bd. 5, S. 97. — *Aslanian*, Fibrosarcome télengiectasique de l'utérus. Marseille méd. Tome 31, p. 585. 1894. — *Aubry*, Du sarcome diffus de la muqueuse utérine. Thèse de Paris. 1896.

Babés, A. A., Étude sur la pigmentation de la portion vaginale du col utérin. Rev. franç. de gynécol. et d'obstétr. Ann. 18, Nr. 20, p. 585. 1923. — *Derselbe*, Cellules pigmentaires rameuses dans un polype de la muqueuse utérine. Annal. d'anat. pathol. et d'anat. norm. médico chirurg. Tome 4, Nr. 4. 1927. — *Bäcker, J.* und *K. Minich*, Ein Fall von Sarcoma polyposum uteri. Beitr. z. Geburtsh. u. Gynäkol. Bd. 14, S. 508. 1909. — *Baldy*, Small round-celled Sarcoma of Uterine Cavity. Americ. journ. of obstetr. a. gynecol. Vol. 33, p. 249. — *Ballin*, Über einen Fall von Carcinomsarkom der Uterusschleimhaut. Inaug.-Diss. Leipzig 1903. — *Ballin, Max* und *I. W. Vaughan*, Malignant Leiomyoma. A case report. New York med. journ. a. med. record. Vol. 91, Nr. 6, p. 267. 1910. — *Baltzer, H.*, Über einen metastatischen Kollisionstumor. Virchows Arch. f. pathol. Anat. u. Physiol. Bd. 259, H. 1, S. 252. 1926. — *Bantock*, Soft sarcoma. Brit. gynecol. journ. Vol. 6, p. 119—125. London 1890/91. — *Basso, G. L.*, Histologische Untersuchungen an einigen Fällen von Uterussarkom mit besonderer Berücksichtigung des Myomsarkoms. Monatsschr. f. Geburtsh. u. Gynäkol. Bd. 25, S. 365. 1907. — *Bauereisen*, Ein bemerkenswerter Fall von Adenomyoma uteri sarcomatosum. Beitr. z. Geburtsh. u. Gynäkol. Bd. 9, S. 313. 1904. — *Bayer, N.*, Welchen Anteil nehmen die Fibrillen am Parenchym und Stroma in Sarkomen. Diss. Berlin 1923 und Virchows Arch. f. pathol. Anat. u. Physiol. Bd. 251, S. 424. 1924. — *Beck*, Ein Fall von Schleimhautsarkom des Uterusfundus. Inaug.-Diss. Tübingen 1897. — *Beckmann*, Zwei Fälle von Uterussarkom. Zeitschr. f. Geburtsh. u. Gynäkol. Bd. 41, S. 427. 1899. — *Derselbe*, Zur Histologie und Histogenese der Uterussarkome. Zeitschr. f. Geburtsh. u. Gynäkol. Bd. 40, S. 287. 1899. — *Beermann*, Über Sarcoma uteri. Inaug.-Diss. Göttingen 1876 (Fall 1. C.). — *v. Beesten*, Myommetastasen in Leber, Lunge und in der Muskulatur. Festschr. f. Orth. Berlin 1903. — *Begouin, P.*, Sept. cas de sarcome de l'utérus. Soc. d'obstétr. et de gynécol. et de pédiatr. de Bordeaux, 12. Dez. 1911. Ref. Rev. mens. de d'obstétr. et gynécol. et de pédiatr. 1912. Nr. 9, p. 134. Jahresber. f. Geburtsh. u. Gynäkol. 1912. S. 206. — *Beisheim*, Reines Spindelzellensarkom des Uterus mit Übergreifen auf Portio und Scheide nebst Histogenese. Inaug.-Diss. Würzburg 1891. — *Bell* and *Clarke*, Fibromyoma angiomatosum of the uterus. Journ. of obstetr. a. gynecol. of the Brit. Empire. Vol. 9. Mai 1906. — *Beneke*, Demonstration eines walnußgroßen intramuralen Tumors des Fundus uteri. Monatsschr. f. Geburtsh. u. Gynäkol. Bd. 23, S. 122. 1906. — *Bereitter, A.*, Zur Frage der Häufigkeit maligner Uterusmyome. Zentralbl. f. Gynäkol. Nr. 44, S. 1592. 1921. — *Birch-Hirschfeld*, Handbuch der pathologischen Anatomie. 2. Aufl. Bd. 2, S. 804. 1886. — *Boks*, Angioma uteri. Arch. f. Gynäkol. Bd. 107, H. 1, S. 23. 1917. — *Boldt*, Cavernosus angioma of the uterus. Americ. journ. of obstetr. a. dis. of women a. childr. Dez. 1893. — *Bommer*, Über das Uterussarkom. Inaug.-Diss. Zürich 1890. — *Bondi, J.*, Beitrag zur Kenntnis der Uterussarkome. Wien. med. Wochenschr. S. 1276. Nov. 1912. — *Borrmann*, Pathologie der Geschwülste. Ergebn. d. allg. Pathol. u. pathol. Anat. Bd. 7, S. 833. 1900/01. — *Borrmann, R.*, Ein diffuses Riesenzellensarkom der Cervix uteri mit Metastasen usw. Zeitschr. f. Geburtsh. u. Gynäkol. Bd. 43, S. 264. 1900. — *Derselbe*, Grenzgebiete für Chirurgie und innere Medizin. Bd. 6. 1900. — *Borst*, Die Lehre von den Geschwülsten. Wiesbaden 1902. — *Derselbe*, Einteilung der Sarkome. Beitr. z. pathol. Anat. u. z. allg. Pathol. Bd. 39, H. 3, S. 507. 1906. — *Braun*, Über die traubenförmigen Sarkome der Vagina und des Uterus. Inaug.-Diss. Greifswald 1896. — *Breisky*, Sarcoma teleangiectaticum uteri. Prager med. Wochenschr. 1878. Nr. 18. — *Briggs*, Sarcoma uteri with recurrence in the portio vaginalis three years after hysterectomie. Americ. journ. of obstetr. a. gynecol. Mai 1904. — *Brown*, Spindle and giant celles polypoid sarcoma of the uterus. New York obstetr. soc. 14. März 1916. Americ. journ. of obstetr. a. dis. Vol. 74, H. 1, p. 287. — *van Buren Knott*, Sarcoma of the uterus. Ann. of surg. Vol. 33, p. 137. 1901. — *Busse*, Über sarkomatöse Entartung der Myome. Dtsch. med. Wochenschr. 1904. Nr. 10.

Capellani, S., Über das Sarkom der Cervix uteri. Riv. ital. di ginecol. Vol. 1, H. 1, p. 53. 1922. Ref. Zentralbl. f. Gynäkol. 1924. — *Casler, de Witt B.*, A unique, diffuse uterine tumor, really an adenomyoma with stroma, but no glands. Menstruation after complette hysterectomy due to uterine mucosa in remaining ovary. Transact. of the Americ. gynecol. soc. 1919. — *Cesaris Demel*, 1900. Ref. Frommels Jahresber. f. Geburtsh. u. Gynäkol. 1900. S. 168. — *Chrobak*, Beitrag zur Kenntnis des Uterussarkoms. Arch. f. Gynäkol. Bd. 4, S. 549. — *Derselbe*, Beitrag zur Kenntnis und Therapie der Uterusmyome. Monatsschr. f. Geburtsh. u. Gynäkol. Bd. 3, S. 185. 1896. — *Clemente, G.*, Note istopatologiche su alcuni casi di miofibroma dell' utero con speciale riguardo alla genesi della emorragie. Arch. d'ostetr. e ginecol. Vol. 12, Nr. 1, p. 1. 1925. — *Coleman*, A case of diffuse sarcoma of the mucouse membrane of the uterus. Americ. journ. of obstetr. a. gynecol. Vol. 28, p. 811—815. New York 1893. — *Constantini*, Un caso raro di sarcomatose totale dell' utero. Clin. chirurg. Vol. 21, H. 7, p. 1537. 1913. — *Costa, Ant.*, Maliguità e transformazione maligna del mioma (Leiomioma maligno della prostata). Tumori. Jg. 14, Ser. 2, H. 2, p. 115. — *Derselbe*, Ancora sulla trasformazione maligna del mioma. Commenti al lavoro di D. Rigano-Irrera e illustrazione di un mioma maligno dell' utero. (Weiterer Beitrag zur malignen Ausartung der Myome.) (Istit. di anat. pat., univ., Firenze.) Riv. ital. di ginecol. Bd. 8, S. 270—278. 1928. — *Cullen*, Sarcomatosis transformation of myomata. Journ. of the Americ. med. assoc. Vol. 41, p. 1013. 1903. — *Cullingworth*, Sarcoma of the uterus, showing extreme cystic degeneration. Transact. pathol. soc. Vol. 44, p. 119. London 1893.

Daëls, Franz, Beitrag zur Kenntnis der Myofibrillen im Uterus und in Uterusgeschwülsten. — *Dahlet*, Maligne Degeneration der Uterusmyome. Zeitschr. f. Krebsforsch. Bd. 17, H. 3, S. 536. 1920. — *Davies*, A case of sarcoma of the cervix uteri. Brit. med. journ. 1914. Nr. 2817, p. 1100. — *Deale*, Sarcoma fundi uteri circumscriptum. Americ. journ. of obstetr. a. gynecol. Vol. 31, p. 200. — *Deaven*, A year's work in hysterektomy. Americ. journ. of science. Vol. 145, p. 469. 1913. Zentralbl. f. Gynäkol. 1913. Nr. 31, S. 1173. — *Depaye*, Uterussarkom bei einem dreijährigen Kinde. Soc. belge de chirurg. Ref. Wien. klin. Wochenschr. 1902. S. 20. — *Deutsch*, Demonstration eines Sarcoma cervicis uteri fusicellulare. Wien. med. Wochenschr. 1915. Nr. 3, S. 151. — *Devie et Gallavardin*, Sur un cas de fibromyome de l'utérus avec généralisation viscerale etc. Rev. de chirurg. 1904. p. 1. — *Dieselben*, Contribution à l'étude du leiomyoma malin etc. Rev. de chirurg. 1902. Nr. 9. — *Dobbertin*, Beiträge zur Kasuistik der Geschwülste. Beitr. z. pathol. Anat. u. z. allg. Pathol. Bd. 28, S. 42. 1900. — *Doléris*, Sarcome diffus végétant de la muqueuse utérine; hystérectomie vaginale, hémostase avec la pince-clamp; guérison. N. Arch. d'obstétr. et gynécol. Tome 2, p. 276—278. Paris 1887. — *Doran*, Myoma of the uterus becoming sarcomatous. Transact. pathol. soc. Vol. 41, p. 206—212. London 1890. — *Dreßler*, Über Uterussarkome. Inaug.-Diss. Halle 1890. (Fall 1 C., 2, 3 u. 4. — *Duncan*, Transact. of the obstetr. soc. of London 1889. p. 2.

Eckler, Uterussarkom. Geburtsh.-gynäkol. Ges. in Wien, 12. März 1912. Ref. Zentralbl. f. Gynäkol. 1912. Nr. 52, S. 1765. — *Eckstein*, Ein Fall von Uterussarkom. Inaug.-Diss. Greifswald 1896. — *Ehrlich*, Fall von primärem Sarkom der Portio. Zentralbl. f. Gynäkol. 1914. Nr. 32, S. 1142 Gynäkol. Ges. Dresden, 23. April 1914. Arch. f. Gynäkol. Bd. 11, S. 17. 1920. — *Emanuel*, Über gleichzeitiges Vorkommen von Carcinom und Sarkom im Uteruskörper. Zeitschr. f. Geburtsh. u. Gynäkol. Bd. 34, S. 1. — *Derselbe*, Mikroskopische Präparate von Sarcoma cervicis. Verhandl. d. Ges. f. Geburtsh. u. Gynäkol. Bd. 36, S. 354. — *Emmet*, Adenosarcoma of the uterus. Americ. journ. of obstetr. a. gynecol. Vol. 23, p. 394. New York 1890. — *Derselbe*, A case of grape-like sarcoma of the cervix uteri. Americ. journ. of obstetr. a. gynecol. Vol. 45, p. 386. 1902. — *Enderlein*, Über zwei Fälle von Sarcoma uteri nebst einem Fall totaler Atresie der Scheide. Inaug.-Diss. Erlangen 1897. — *Eppinger*, Mitteilungen aus dem pathologisch-anatomischen Institut zu Prag. Prager Vierteljahrsschr. f. d. prakt. Heilk. Bd. 126,

S. 9. — *Evans*, nach Albrecht und O. Frankl. — *Evelt*, Drei Fälle von Uterussarkom. Münch. med. Wochenschr. 1903. S. 1414.

Fafius, Über einen Fall von Sarcoma uteri, welcher eine Hämatometra vortäuschte. Moskauer geburtsh.-gynäkol. Ges. 27. April 1893. Ann. de gyn. col. 1894. p. 224. — *Falländer, J.*, Ein Fall von Elephantiasis endometrii fibrosarcomatosa gigantocellularis. Arch. f. Gynäkol. Bd. 83, S. 144. 1907. — *Fehling*, Über maligne Degeneration und operative Behandlung der Uterusmyome. Beitr. z. Geburtsh. u. Gynäkol. Bd. 1, S. 485. — *Derselbe*, Maligne Degeneration von Myomen nach Kastration. Zentralbl. f. Gynäkol. Bd. 22, S. 1118. 1898. — *Felländer, J.*, Ein Fall von Elephantiasis endometrii fibrosarcomatoas gigantocellularis. Arch. f. Gynäkol. Bd. 83, S. 144. 1907. — *Flaischlen*, Supravaginale Uterusamputation bei verjauchtem Sarkom in toto durch die narbig verengte Scheide unmöglich. Tod an Sepsis. Zentralblatt f. Gynäkol. 1886. S. 141. — *Flatau*, Über maligne Degeneration von Myomen. Münch. med. Wochenschr. 1901. S. 558. — *Fleischmann*, Uterussarkom mit Scheidenmetastasen. Wien. med. Wochenschr. 1915. Nr. 3, S. 149. Zentralbl. f. Gynäkol. 1915. Nr. 11, S. 165. — *Flesch*, Ein Fall von Uterussarkom. Berl. klin. Wochenschr. 1896. Nr. 51. — *Fränkel*, Ein Fall von Adeno-Carcino-Sarkom des Uteruskörpers. Monatsschr. f. Geburtsh. u. Gynäkol. Bd. 14, S. 684. 1901. — *Frankl, O.*, Über Koinzidenz und Interferenz von Uterustumoren. Arch. f. Gynäkol. Bd. 122, H. 3, S. 554. 1924. — *v. Franqué*, Über Sarcoma uteri. Zeitschr. f. Geburtsh. u. Gynäkol. Bd. 40, H. 2. 1899. — *Derselbe*, Über Myoma sarcomatodes parametr. etc. Festschrift f. Rindfleisch. Leipzig 1907. — *Derselbe*, Hyaline und myxomatöse Degeneration in Uterussarkomen. Zentralbl. f. Gynäkol. 1893. S. 987. — *Frattin*, Di alcune modalitá anatom. e clin. di fibromiomi uterini. Riv. Veneta di scienze med. Vol. 2, p. 10—11. 1898. — *Freund*, Beiträge zur Pathologie des doppelten Genitalkanals. Zeitschr. f. Geburtsh. u. Gynäkol. Bd. 1, S. 231. — *Freund, R.*, Puerperal verjauchtes Myosarkom. Verhandl. d. Ges. f. Geburtsh. u. Gynäkol. Berlin, 11. Febr. 1927. Zeitschr. f. Geburtsh. u. Gynäkol. Bd. 91, S. 2, 454. 1927. — *Fricke*, Ein Beitrag zur sarkomatösen Umwandlung glatter Muskelzellen in Uterusmyomen. Inaug.-Diss. Kiel 1904. — *Fröschmann*, Sarcoma adenomatosum uteri. Zeitschr. f. Geburtsh. u. Gynäkol. Bd. 81, S. 623. 1909.

Gärtner, R., Ein Fall von primärem Sarkom der Portio vaginalis uteri. Inaug.-Diss. Jena 1912. — *Gál*, Über das Sarkom der weiblichen Geschlechtsorgane. Arch. f. Gynäkol. Bd. 127, H. 1, S. 122. 1925. — *Galabin*, Sarcoma of cervix uteri. Transact. of the obstetr. soc. of London. Vol. 38, p. 120. — *Ganghofer*, Carcinoma uteri bei einem 8jährigen Mädchen. Bayer. Zeitschr. f. Heilk. Bd. 9, H. 4 u. 5. 1888. — *Gebhard*, Pathologische Anatomie der weiblichen Sexualorgane. Leipzig 1899. — *Geisler*, Über Sarcoma uteri. (Fall 1, 2, 4, 5, 6, 8. Fall 3, C.) Inaug.-Diss. Breslau 1891. — *Geisler, Werner*, Sarcoma corporis uteri mit durchweg „rhythmischer" Struktur. Arch. f. Gynäkol. Bd. 128, H. 3, S. 452. 1926. — *Geist, S. H.*, A contribution to the histogenesis of sarcomatous change in uterine fibromyomata. Americ. journ. of obstetr. a. dis. of wom. a. childr. Vol. 68, p. 1053. 1913. Zentralbl. f. Gynäkol. 1914. Nr. 14, S. 538. — *Derselbe*, The clinical significance of sarcomatous change in uterine fibromyomata. Americ. journ. of obstetr. a. dis. of wom. a. childr. Vol. 69, Nr. 5, p. 706. 1914. — *Georgiodis*, Lungenmetastasen bei Uterussarkom. Inaug.-Diss. München 1916. — *Geraudel*, Leiomyome malin d'origine utérin probable. Soc. anat. de Paris, 4. Juni 1909. Ref. Presse méd. 12. Juni 1909. — *Ghon, A.* und *A. Hintz*, Über maligne Leiomyome des Intestinaltraktes. Beitr. z. pathol. Anat. u. z. allg. Pathol. Bd. 45, S. 89. 1909. — *Girode*, Présence de fibres musculaires striées dans une paroi utérine. Cpt. rend. 12. Nov. 1892. — *Gläser*, Zur Histologie und Histogenese des Uterussarkoms. Virchows Arch. f. pathol. Anat. u. Physiol. Bd. 154, S. 250. — *Derselbe*, Zur Histologie und Histogenese des Uterussarkoms. Festschrift f. E. Ponfick. Breslau 1899. — *Derselbe*, Eine Geschwulst von eigentümlicher Bildung in Cavo uteri. Virchows Arch. f. pathol. Anat. u. Physiol. Bd. 25, S. 422. — *Godart*, Dégénérescenses des fibromes etc. Policlin. 1899. p. 270. — *Goldenstein, E.*, Cystisches Sarkom des Beckenperitoneums etwa 4 Jahre nach Sarkom des Uterus. Zeitschr. f. Gynäkol. u. Geburtsh. Bd. 94, H. 2, S. 300. 1911. — *Gonillioud*, Tumeurs aberrantes dans les fibromes utérins. Lyon méd. 10. April 1910. Nr. 15, p. 834. — *Gonin, B.*, Tumeur métastatique du mésentère dans un cas de fibrome utérin. Lyon méd. 13. März. 1910. Nr. 11, p. 582. — *Gottschalk*, Der erste Fall von Myoperithelioma uteri malignum. Ein Beitrag zur malignen Entartung der Myome. Zeitschr. f. Geburtsh. u. Gynäkol. Bd. 49. Berl. med. Ges. 1902. Teil 1, S. 141. — *Gow*, Transact. of the obstetr. soc. of London. Vol. 32, p. 374. 1890. — *Grenser*, Spindelzellensarkom der Portio vaginalis. Arch. f. Gynäkol. Bd. 6, S. 501. 1874. — *Günther*, Stieltorsion eines mit Sarkombildung komplizierten Uterusfibroms, Ascites, Heilung mittels Laparotomie. Inaug.-Diss. Jena 1892. — *Gusserow*, Über Sarkome des Uterus. Arch. f. Gynäkol. Bd. 1, S. 240. — *Derselbe*, Sarkome des Uterus. Handbuch der Frauenkrankheiten von Billroth. Bd. 2.

Haag, Ein seltener Fall von teleangiektatischem hämocystischem Uterusmyom mit Gravidität. Inaug.-Diss. Straßburg 1902. — *Hackeling*, Das Fibro-sarcoma canalis cervicalis uteri. Inaug.-Diss.

Göttingen 1873. — *Halban*, Ruptur eines sarkomatös degenerierten Myoms. Zentralbl. f. Gynäkol. 1915. Nr. 20, S. 342. — *v. Hansemann*, Die mikroskopische Diagnose der bösartigen Geschwülste. 2. Aufl. Berlin 1902. — *Derselbe*, Die Beziehung gewisser Sarkome zu den Angiomen. Zeitschr. f. Krebsforschung. 1905. — *Hardy*, Dublin. journ. Vol. 100. Mai 1864 (angeführt nach Amann). — *Hauber*, Über sarkomatöse Degeneration von Uterusmyomen. Inaug.-Diss. München 1903. — *Haultain*, Pedunculated uterine Growths. Edinburgh med. journ. Vol. 38, I, p. 253 (Fall 4). — *Hecht*, Wandungssarkom des Uterus mit Metastasen in der Scheide, der Bartholinischen Drüse und der Harnblase. Inaug.-Diss. Heidelberg 1909. — *Hegar*, Das Sarkom des Uterus (Fall 1—8). Arch. f. Gynäkol. Bd. 2, S. 29. — *Heinrich*, Beitrag zur Histogenese des Myosarcoma uteri. Inaug.-Diss. Leipzig 1903. — *Heinzer*, Über Myxosarcoma uteri. Inaug.-Diss. Würzburg 1893. — *Henkel*, Demonstration. Zentralbl. f. Gynäkol. 1911. Nr. 2, S. 73. — *Hennicke, H.*, Über einen Fall von Sarcoma uteri mit ausgedehnter sarkomatöser Thrombose der Venae uterinae und der Vena spermatica. Inaug.-Diss. Halle 1902. — *v. Herff*, Neubildungen des Uterus. Ref. Frommels Jahresber. f. Geburtsh. u. Gynäkol. 1894. S. 155 u. 156. — *Derselbe*, Neubildungen des Uterus. Jahresber. üb. d. Fortschr. a. d. Geb. d. Geburtsh. u. Gynäkol. Bd. 8, S. 100. 1894. — *Herlitzka*, Primäres perivaskuläres Sarkom der Uteruswand. Ann. di ostetr. e ginecol. Aug. 1904. Ref. Zentralbl. f. Gynäkol. 1905. S. 1340. — *Herrenschmidt, A.* und *P. Mocquot*, Sarcome diffus du col de l'utérus. Ann. de gynécol. et d'obstétr. Tome 9, Jg. 39, p. 559. 1912. — *Hertel*, Zur malignen Degeneration der Uterusmyome. Monatsschr. f. Geburtsh. u. Gynäkol. Bd. 36, H. 3, S. 325. 1912. — *Hillmann*, Über Inversio uteri. Monatsschr. f. Geburtsh. u. Gynäkol. Bd. 59, H. 1/2, S. 45. 1922. — *Hirschmann*, Anatomie des Sarcoma mucosae uteri. Inaug.-Diss. Berlin 1898. — *Hoevels, K.*, Ein Fall von myoblastischem Sarkom des Uterus mit Lungen- und Nierenmetastasen. Frankfurt. Zeitschr. f. Pathol. Bd. 8, H. 3, S. 477. 1911. — *v. d. Hoeven*, Maligne tumores by Kinderen. Nederlandsch. tijdschr. v. geneesk. Vol. 2, p. 71. 1904. Zit. Frommels Jahresber. f. Geburtsh. u. Gynäkol. — *Hohlfeld, A.*, Über das Myoma uteri und seine sarkomatöse Degeneration. Inaug.-Diss. Leipzig 1900. — *Höhne*, Subseröses Angiofibromyom des Uterus. Verhandl. d. dtsch. Ges. f. Gynäkol. 9. Vers. 1901. — *Hooper*, Diffuse sarcoma of mucous membrane of the uterus; removed by vaginal hysterectomy. Austral. med. journ. Melbourne. Vol. 16, p. 323—328. 1894. — *Hörnle*, Sarkomatöse Degeneration der Uterusmyome. Inaug.-Diss. München 1894. — *Huegel*, Myosarkom des Collum uteri. Bull. et mém. de la soc. anat. de Paris. 1921. Nr. 2. Ref. Zentralbl. f. Gynäkol. 1921. Nr. 47, S. 1726. — *Hulisch*, Über die Darstellung des Stützgerüstes der Sarkome mittels der Tanninsilbermethode von Achucarro-Ranke. Inaug.-Diss. München 1915. Beitr. z. pathol. Anat. u. z. allg. Pathol. Bd. 60, H. 2, S. 245. 1915. — *Hunter*, Sarcoma of the Cervix uteri. Americ. journ. of obstetr. a. gynecol. Vol. 17, p. 522. — *Hyenne*, Étude anatomo-clinique des principales dégénérescences des fibromyomes de l'utérus. Thèse de Paris. 1898.

Imhäuser, Kurt, Häufigkeit und klinische Bewertung des Myosarcoma uteri. Arch. f. Gynäkol. Bd. 123, H. 1, S. 12. 1924. — *Irrera*, Tre casi di sarcoma sviluppato in fibromioma del' utero. Arch. ital. di chirurg. Vol. 18, p. 538. 1927. — *Iwanoff*, Drüsiges cystenhaltiges Uterusfibrom, kombiniert durch Sarkom und Carcinom. Monatsschr. f. Geburtsh. u. Gynäkol. Bd. 7, S. 295.

Jacquin, J., Sarkom und malignes Myom des Uterus. Gynécol. et obstétr. 1921. Nr. 2 u. 3. Ref. Zentralbl. f. Gynäkol. 1921. Nr. 47, S. 1726. — *Jacquin, P.*, A propos du sarcome et myome malin de l'utérus. Clin. d'accouchement et de gynécol. Strassbourg. Gynécol. et obstétr. Tome 3, Nr. 2/3, p. 9. 1921. — *Jacubasch*, Vier Fälle von Uterussarkom. Zeitschr. f. Geburtsh. u. Gynäkol. Bd. 7, S. 53. 1882. — *Janvrin*, Lymphosarcoma of the uterus removed by hysterectomy. Americ. journ. of obstetr. a. gynecol. Vol. 30, p. 105. — *Jeffreys*, Sarcomatous tumor of anterior wall of uterus, complicating labour. Lancet. 1885, p. 1236. — *Jessett*, Case of a large polypoid growth in the uterus becoming sarcomatous. Lancet. Vol. 1, p. 480. 1895. Brit. gynecol. journ. Vol. 10, p. 147. London 1894/95. — *Johannovsky*, Sarcoma teleangiectaticum uteri. Prager med. Wochenschr. Bd. 3, S. 421. — *Johnston*, Melanotic sarcoma of the cervixuteri. Maryland. Med. journ. Baltimore. Vol. 20, p. 428. 1889/90. — *Jones*, Sarcoma of the cervix uteri. Proc. of the New York pathol. soc. (U. S. A.) 1889. p. 65 (1888). — *De Josselin de Jong*, Myom und Myosarkom. Nederlandsch gynäkol. Vereenig. 16. Nov. 1902. Ref. Frommels Jahresber. f. Geburtsh. u. Gynäkol. 1902. S. 164. — *Derselbe*, Demonstrationen. Versl. d. Nederlandsch gynäkol. Vereenig. Vers. v. 12. April 1908. Zentralbl. f. Gynäkol. 1908. Nr. 43, S. 1430. — *Jouon* et *Vignard*, Sarcome diffus de la muqueuse utérine. Oblitération de l'orifice externe du col. Transformation de la cavité utérine en un kyste sanguin. Hystérectomie totale. Guérison datant de 3 ans. Arch. prov. de chirurg. Tome 4, p. 742. 1895.

Kablé, Über sarcoma uteri. Inaug.-Diss. Würzburg 1893. — *v. Kahlden*, Das Sarkom des Uterus. Beitr. z. pathol. Anat. u. z. allg. Pathol. Bd. 14, S. 174. — *Kaltenbach*, Erfahrungen über Uterussarkom. Verhandl. d. gynäkol. Sektion d. 10. internat. Kongr. Bd. 3, S. 71. 1890. Zentralbl. f. Gynäkol. 1890. Beil. S. 131 (Fall 4, 5, 7, C. Fall 6 = Dreßler, Fall 1). — *Kathe*, Zur Kenntnis des myoblastischen Sarkoms. Virchows Arch. f. pathol. Anat. u. Physiol. Bd. 187, S. 265. 1907. — *Katz*, Ein Fall von Sarkom des Uterus. Inaug.-Diss. Kiel 1887. — *Kaufmann*, Lehrbuch der speziellen pathologischen Anatomie. Berlin 1923. — *Kay*, Uterine adeno-sarcoma with Pyometra. New York med. journ. a. med. record. Vol. 35, p. 346. — *Keitler*, Über traubenförmige Sarkome im Corpus uteri. Monatsschr. f. Geburtsh. u. Gynäkol. Bd. 18, S. 231. 1903. — *Keller*, Zur Diagnose des Schleimhautsarkoms des Uteruskörpers. Zeitschr. f. Geburtsh. u. Gynäkol. Bd. 20. — *Kelly* and *Cullen*, Myoma of the uterus. W. B. Sannders Company. Philadelphia and London: 1909. — *Kiehne*, Zur Differentialdiagnose zwischen Portiocarcinom und Portiosarkom. Monatsschr. f. Geburtsh. u. Gynäkol. Bd. 59, H. 5/6, S. 284. 1922. — *Klein*, Maligne Degeneration bei Uterusmyomen usw. Münch. gynäkol. Ges. 15. Dez. 1911. Dtsch. med. Wochenschr. 1912. Nr. 14, S. 687. — *Kleinschmidt*, Über primäres Sarkom der Cervix uteri. Arch. f. Gynäkol. Bd. 39, S. 1. — *Derselbe*, Vier Tumoren von gemischtem carcinomatösen und sarkomatösen Bau. Zeitschr. f. Krebsforsch. Bd. 18, H. 1 u. 2, S. 126. 1921. — *Klien*, Das Uterussarkom. Sammelbericht über die Arbeiten der letzten 3—4 Jahre. Monatsschr. f. Geburtsh. u. Gynäkol. Bd. 7, S. 102. 1898. — *Klob*, Pathologische Anatomie der weiblichen Sexualorgane. Wien 1864. — *Knieriem*, Rundzellensarkom uteri polyposum. Inaug.-Diss. München 1905. — *Koch*, Zur Kasuistik der traubigen Sarkome der Cervix uteri. Inaug.-Diss. Gießen 1896. — *Kolde*, Über Myxosarcoma uteri. Arch. f. Gynäkol. Bd. 101, H. 1, S. 181. 1913. — *Kötschau*, Demonstration eines durch Laparotomie entfernten Sarkoms des Uterus. Berl. klin. Wochenschr. 1887. Nr. 33, S. 379. — *Derselbe*, Demonstration eines Fibromyosarcoma uteri. Münch. med. Wochenschr. Bd. 34, S. 266. 1887. — *Krische*, Ein Fall von Fibromyom des Uterus mit multiplen Metastasen bei einer Geisteskranken. Inaug.-Diss. Göttingen 1889. — *Krumbein, C.*, Über die „Band- oder Pallisadenstellung der Kerne", eine Wuchsform des feinfibrillären mesenchymalen Gewebes. Zugleich eine Ableitung der Neurinome (Verocay) vom feinfibrillären Bindegewebe (Fibroma tennifibrillare). Virchows Arch. f. pathol. Anat. u. Physiol. Bd. 255, H. 1/2, S. 309. 1925. — *Kühn*, Ein Fall von Spindelzellensarkom im Corpus uteri mit cystischer Degeneration. Inaug.-Diss. Greifswald 1896. — *Kuncz, A.* und *P. Zacher*, Sarcoma polyposum uteri. Arch. f. Gynäkol. Bd. 123, H. 1, S. 211. 1924. — *Kundrat*, Über zwei Fälle von Fibroiden des Uterus, die in Sarkome übergegangen sind. Wien. med. Presse. Bd. 24, S. 475. 1883. — *Kunert*, Über Sarcoma uteri. Arch. f. Gynäkol. Bd. 6, S. 511 (Fall 1—4 [VI]). — *Derselbe*, Über Sarcoma uteri. Inaug.-Diss. Breslau 1873. — *Kunike*, Gynäkol. Ges. zu Breslau 13. Dez. 1904. Monatsschrift f. Geburtsh. u. Gynäkol. Bd. 21, S. 408. 1905. — *Küstner*, Ektropium. Veits Handbuch der Gynäkologie. 2. Aufl. Bd. 1, S. 405. 1907.

Lahm, W., Zur Frage des malignen Uterusmyoms (Leiomyoma malignum). Gynäkol. Ges. Dresden 19. Febr. 1914. Berl. klin. Wochenschr. 1914. Nr. 14, S. 667. — *Lamers*, Neubildung des Uterus. Jahresber. f. Geburtsh. u. Gynäkol. 1912. S. 114. — *Landau*, Zentralbl. f. Gynäkol. 1890. S. 673 u. 845. — *Langenbeck*, Präparat einer vollständig invertierten sarkomatösen Gebärmutter. Monatsschr. f. Geburtsh. u. Gynäkol. Bd. 15, S. 173. — *Langerhans*, Demonstration eines metastasierenden Myoma laevicellulare. Berl. klin. Wochenschr. 1893. Nr. 14. — *Langner*, Fall von kleinzelligem Rundzellensarkom der Uterusschleimhaut. Verhandl. d. gynäkol. Sektion d. 59. Vers. dtsch. Naturforsch. u. Ärzte in Berlin. Ref. Arch. f. Gynäkol. Bd. 29, S. 326. — *Lauche, A.*, Über rhythmische Strukturen in Geschwülsten. Verhandl. d. dtsch. pathol. Ges. Würzburg 1925. — *Derselbe*, Die rhythmischen Strukturen in weiblichen Geweben. Virchows Arch. f. pathol. Anat. u. Physiol. Bd. 257, H. 3, S. 751. 1925. — *Laurent*, Fibromyomes et sarcomes utérins. Arch. de tocolog. et de gynécol. Tome 21, p. 69. — *Leopold*, Über Sarcoma uteri. C. Arch. f. Gynäkol. Bd. 6, S. 493. — *Lerchenthal*, Über Uterussarkom. Inaug.-Diss. Tübingen 1905. — *Lewis*, Malignancy in uterine myomata. Ref. Zeitschr. f. Krebsforsch. Bd. 4, S. 172. — *Löbell*, Ein Fall von Sarkom der Uteruswand. Freiburg i. Br. 1888. — *v. Lockstädt*, Über das Vorkommen und Bedeutung von Drüsenschläuchen in den Myomen des Uterus. Monatsschrift für Geburtsh. u. Gynäkol. Bd. 7. 1898. (Sonderabdruck. Berlin 1898.) — *Lubarsch*, Geschwülste. Ergebn. d. allg. Pathol. u. pathol. Anat. Bd. 1, S. 2. — *Lühmann*, Ein Fall von Spindelzellensarkom des Uterus mit multipler Metastasenbildung. Inaug.-Diss. Kiel 1902.

Mac Lennan, A case of sarcoma of the uterus. Journ. of obstetr. a. gynecol. 1904. Nr. 2. — *Malinowsky*, Über das Sarkom der Vaginalportion. Russki Wratsch. 1911. Nr. 13. Ref. Jahresber. f. Geburtsh. u. Gynäkol. 1911. S. 226. — *Mallory*, A contribution to the classification of tumors. Journ. of med. research. Vol. 13, Nr. 2. 1905. — *Derselbe*, The histological classification of tumors, a course of lecture on tumors given under the auspice of the Cancer-Comm. of Harvard Univ. Medic. school of Harvard Univ. Boston 1909. — *Marek*, Zur Behandlung der Uterusmyome. Monatsschr.

f. Geburtsh. u. Gynäkol. Bd. 34, H. 4, S. 472. 1911. — *Marsh,* Sarcoma of the uterus. Brit. med. journ. 27. Sept. 1913. Nr. 2752, p. 782. — *Martin,* Supravaginale Uterusamputation bei Rundzellensarkom. Zentralbl. f. Gynäkol. Nr. 26. — *Mastny,* Zur Kenntnis der malignen Myome des Uterus. Zeitschr. f. Heilk. Bd. 22. N. F. Bd. 2, H. 4. 1901. — *Mauclaire* et *Cottet,* Fibrome utérin en voie de dégénérescence sarcomateuse. Bull. et mém. de la soc. anat. de Paris. Tome 12, p. 208. — *Mayer,* Ein Fall von Exstirpation eines Medullarsarkoms aus der Gebärmutterhöhle. Verhandl. d. Berl. Ges. f. Geburtsh. Bd. 12, S. 12. Bd. 14, S. 19. — *Meinecke,* Ein Fall von Schleimhautsarkom des Uterus. Inaug.-Diss. Tübingen 1895. — *Menge,* Über zwei Fälle von Myosarcoma uteri lymphangiectaticum. Zentralbl. f. Gynäkol. 1895. Nr. 17, S. 453. — *Derselbe,* Mannskopfgroße Fibromyome des Uterus mit sarkomatösen Partien. Zentralbl. f. Gynäkol. 1900. — *Ménière,* Sarcome de l'utérus et pyomètre consécutive à une atrésie sénile de l'orifice externe; ponctions successives: mort par péritonite. Gaz. de gynécol. Tome 1, p. 97—101. Paris 1885—1886. — *Mermel,* Fibromyome uterin sousperitonéal téleangiectasique. Bull. et mém. de la soc. anat. de Paris. Tome 10, 71, Jg. Sér. 5. Paris 1896. — *Mesley* et *Hyenne,* Ann. de gynécol. 1898. Nr. 7 et 8. — *Meyer, Robert,* Zur Pathologie der Uterussarkome. Beitr. z. pathol. Anat. u. z. allg. Pathol. Bd. 42, S. 85. 1907. — *Derselbe,* Beiträge zur Pathologie des Uterussarkoms usw. Verhandl. d. Ges. f. Geburtsh. u. Gynäkol. Bd. 60, S. 354. 1907. — *Derselbe,* Über den Stand der Frage der Adenomyositis usw. Zentralbl. f. Gynäkol. 1919. Jg. 43, Nr. 36, S. 745. — *Miller,* Die Beziehungen zwischen Sarkom und Myom in Rücksicht auf Röntgentherapie. Strahlentherapie. Bd. 2, H. 1, S. 256. 1913. — *Minkowski,* Myommetastasen in Lungen, Leber und Muskeln. Münch. med. Wochenschr. 1901. Nr. 33. — *Montgomery,* Occitendal Med. Times Sacramento. Vol. 7, p. 310—317. 1893. — *Moraller,* Über einen Fall von Wandungssarkom des Uterus usw. Monatsschr. f. Geburtsh. u. Gynäkol. Bd. 13, S. 551. 1900. — *Morestin,* Bull. et mém. de la soc. anat. de Paris, 9. März. 1900. — *Morgenroth,* Angiosarcoma uteri. Inaug.-Diss. Greifswald 1896. — *Morpurgo,* Über sarkomähnliche und maligne Leiomyome. Zeitschr. f. Heilk. Bd. 16, S. 157. Prag 1895. — *Mouchy,* Een bijzonder geval van fibro-sarcoma uteri. Inaug.-Diss. Leiden 1898. — *Mundé,* Sarcoma of the cervix and fibroid of body of the uterus, with double tuboovarian cyst. Americ. journ. of obstetr. a. gynecol. Vol. 30, p. 545. New York 1894. — *Derselbe,* Uterus with appendages removed entire by celiotomy for sarcoma of the body. Americ. journ. of obstetr. a. gynecol. Vol. 20, p. 603—606. New York 1894.

Nagel, Cystisch degeneriertes Myom. Ges. f. Geburtsh. u. Gynäkol. zu Berlin, 14. Dez. 1917. Zeitschr. f. Geburtsh. u. Gynäkol. Bd. 80, S. 764. 1918. — *Nebesky, O.,* Über das gleichzeitige Vorkommen von Sarkom und Carcinom in Uterus. Arch. f. Gynäkol. Bd. 73, S. 653. 1904. — *Nehrkorn,* Quergestreifte Muskelfasern in der Uteruswand. Virchows Arch. f. pathol. Anat. u. Physiol. Bd. 151, S. 52. 1898. — *Niebergall,* Sarkom, Carcinom, Myom und Schleimpolypen an ein und demselben Uterus. Arch. f. Gynäkol. Bd. 50, S. 129. — *Nijhoff,* Uterus mit Sarcoma gigantocellulare. Nederlandsch tijdschr. v. verlesk. en gynäkol. Bd. 22, H. 3, p. 261. 1913 .

Ogorek, Postklimakterisches Myosarkom des Uterus. Arch. f. Gynäkol. Bd. 99, H. 1, S. 191. 1913. — *Olow, J.,* Sur la présence simultane des myomes et de tumeurs malignes et de l'importance de cette coexistence sur la question du traitement des myomes. Arch. mens. d'obstétr. et de gynécol. Tome 4, Nr. 10, p. 369. 1915. — *Opitz,* Zwei ungewöhnliche Uteruscarcinome usw. Zeitschr. f. Geburtsh. u. Verhandl. d. Ges. f. Geburtsh. u. Gynäkol. in Berlin. Zentralbl. f. Gynäkol. Bd. 10, S. 815. 1886. — *Derselbe,* Zwei Fälle von Uterussarkom. Zentralbl. f. Gynäkol. Bd. 11, S. 780. — *Derselbe,* Ein Sektionspräparat von einem Uterussarkom. Oberrh. Ges. f. Geburtsh. u. Gynäk. 8. März 1925. Zentralbl. f. Gynäkol. 1926. Nr. 21, S. 1395. — *v. Ott,* Dégénérescence sarcomateuse des fibromyomes de l'utérus et leur traitement. Ann. de gynécol. et d'obstétr. Tome 44, Gynäkol. Bd. 49, S. 169. — *Orthmann,* Durch Laparotomie gewonnenes Myosarcoma uteri intraparietale. p. 478. Monatsschr. f. Geburtsh. u. Gynäkol. Bd. 3, S. 164. — *Ott,* Fibromyome téléangiectasique de l'utérus. Dem. Soc. d'obstétr. et de gynécol. de Petersbourg 11. Mai 1906. Rev. de gynécol. et de chirurg. abdom. Tome 11, Nr. 4, p. 714. 1907.

Pantzer, Angioma of uterus, bladder and broad ligaments. Raport of operation and cure. Americ. journ. of obstetr. a. dis. of wom. a. childr. Vol. 64. 1911. — *Paviot* et *Bérard,* Sur cancer musculaire lisse etc. Arch. de méd. expér. Paris 1897, Juli u. Sept. — *Peham,* Das traubenförmige Sarkom der Cervix uteri. Ges. f. Geburtsh. u. Gynäkol. Wien, 10. Febr. 1903. Monatsschr. f. Geburtsh. u. Gynäkol. Bd. 18, S. 191. 1903. — *Peine,* Zwei Fälle von primärem Wandsarkom der Portio vaginalis, kombiniert mit doppelseitigen metastatischen Ovarialsarkomen. Inaug.-Diss. München 1911. — *Pergament,* Über die Sarkome des Uterus. Basel 1913. — *Perrin,* Myome malin de l'utérus. Lyon méd. 17. April 1910. Nr. 16, p. 867. — *Pichevin,* Dégénérescence maligne de fibromyomes utérins. Semaine gynécol. 1900.

p. 1. — *Pick*, Zur Lehre vom Myoma sarcomatosum und über die sog. Endotheliome der Gebärmutter. Arch. f. Gynäkol. Bd. 49, S. 1. — *Derselbe*, Zur Histogenese und Klassifikation der Gebärmuttersarkome. Arch. f. Gynäkol. Bd. 48, S. 24. — *Pilliet*, Tribune méd. Tome 24, sér. 2, p. 707. Paris 1892. — *Piquand*, Les dégénérescences des fibromyomes de l'utérus. Thèse de Paris. 1905. — *Derselbe*, Le sarcome de l'utérus. Rev. de gynécol. et de chirurg. abdom. Tome 9, Nr. 3 u. 4. 1905. — *Playfair*, Sarcome of the body of the uterus removed by vaginal exstirpation. Transact. of the obstetr. soc. of London. Vol. 37, p. 200. — *Poharecky, A.*, Die Endothelgeschwülste des Uterus. Arch. f. Gynäkol. Bd. 60, S. 252. 1900. — *Polano*, Sarcoma uteri. Demonstration in Fränk. Ges. f. Geburtsh. u. Gynäkol. Ref. Zentralbl. f. Gynäkol. 1904. Nr. 2 u. 36. — *Poschmann*, Sarcoma uteri (Fall 1 C., 5, 7, 8, 10 C., 11, 12 C., 13, 14, 15, 16 C., Fall 9 „Sarcoma deciduocellulare"). Inaug.-Diss. Halle 1897. — *Prochownik*, Über die Entartung der Myome. Münch. med. Wochenschr. 1901. S. 770. — *Derselbe*, Polypöses Sarkom der hinteren Muttermundslippe. Geburtsh. Ges. zu Hamburg 11. Nov. 1919. Zentralbl. f. Gynäkol. 1920. Nr. 2, S. 55.

Quénu, Bull. de la soc. chirurg. de Paris. April 1902.

Raab, Zellreiche Myome und Myosarkome des Uterus. Inaug.-Diss. Freiburg i. Br. 1913. Arch. f. Gynäkol. Bd. 100, H. 2, S. 389. 1913. — *Rabl-Rückhard*, Sarcoma uteri carcinomatodes mit spontaner Ausstoßung. Berl. Beitr. z. Geburtsh. u. Gynäkol. Bd. 1, S. 76. — *Ranke*, Histologisches zur Gliomfrage. Zeitschr. f. d. ges. Neurol. u. Psychiatr. Orig.-Bd. 5, H. 5, S. 690. 1911. — *Derselbe*, Akad. d. wiss. mathem.-physikal. Kl., Abt. B. 1913. — *Raymond*, Sarcomes du corps de l'utérus généralisés etc. Progr. méd. Tome 9, p. 711. — *Reunert*, Über Uterussarkome unter Mitteilung dreier neuer Fälle. Inaug.-Diss. München 1886. (Fall 1—3.) — *Rheinstein*, Riesenzellensarkom des Endometriums. Virchows Arch. f. pathol. Anat. u. Physiol. Bd. 124, S. 507. — *Ribbert*, Lehrbuch der allgemeinen Pathologie. Leipzig 1905. — *Derselbe*, Geschwulstlehre. Bonn 1904. — *Derselbe*, Beiträge zur Entstehung der Geschwülste. Bonn 1906. — *Ricker*, Beitrag zur Ätiologie der Uterusgeschwülste. Virchows Arch. f. pathol. Anat. u. Physiol. Bd. 142, H. 2. 1895. — *Riederer*, Anatomisch-histologische Untersuchungen über einen Fall von Uterussarkom. Inaug.-Diss. Zürich 1894. — *Ritter*, Über das Myosarkom des Uterus. Inaug.-Diss. Berlin 1887. — *Ritter, H.*, Über das gleichzeitige Vorkommen von Carcinom und Sarkom im Uterus. Inaug.-Diss. Zürich 1902. — *Rokitansky*, Lehrbuch der pathologischen Anatomie. Bd. 3, S. 485. 1861. — *Rodler-Zipkin*, Demonstration von Uterusmyomen. Nürnberger med. Ges. 22. Mai 1913. Münch. med. Wochenschr. 1913. Nr. 36, S. 2026. — *Rosenstein*, Carcino-sarcoma uteri bei einem Kind von 2 Jahren. Virchows Arch. f. pathol. Anat. u. Physiol. Bd. 92, S. 191. — *v. Rosthorn*, Uterussarkome und cystische Myome. Münch. med. Wochenschr. 1904. Nr. 33. Demonstration im Naturhistor. med. Verein Heidelberg 10. Mai 1904. — *Rothweiler*, Über Sarkom des Uterus. Inaug.-Diss. Berlin 1886. — *Routh, Amand*, Uterusmyom mit sarkomatösem Knoten im Zentrum. Transact. of the obstetr. soc. of London. Vol. 48, H. 1. — *Ruge, C.*, Winters Lehrbuch der gynäkologischen Diagnostik. Leipzig 1896 u. 2. Aufl. 1907.

Sage, Earl C., and *A. J. Miller*, Leiomyosarcoma of the uterus. Report of a case, with a brief review of the literature. (Leiomyosarkom des Uterus.) Americ. journ. of obstetr. a. gynecol. Vol. 16, p. 828—839. 1928. — *Sänger*, Demonstration eines hühnereigroßen Sarcoma corporis uteri. Sitzung d. geburtsh. Ges. zu Leipzig. Zentralbl. f. Gynäkol. 1890. S. 352. — *v. Scanzoni*, Lehrbuch der Krankheiten der weiblichen Sexualorgane. 5. Aufl. S. 366. C. — *Schaeffer*, Collummyom sarkomatös degeneriert. Zentralbl. f. Gynäkol. 1900. — *Derselbe*, Sarkomatöses Collummyom. Zeitschr. f. Geburtsh. u. Gynäkol. Bd. 44, S. 351. Bd. 46, S. 499. 1901. — *Schaller*, Gleichzeitiges Vorkommen von Adenocarcinom und Riesenzellensarkom im myomatösen Corpus uteri. Zentralbl. f. Gynäkol. 1906. S. 260. Dtsch. med. Wochenschrift 1906. S. 959. — *Schämig*, Inversio uteri. Inaug.-Diss. Würzburg 1911. Zit. nach Hillmann. — *Schamoni, H.*, Carcinome und Sarkome. Eine statistische Untersuchung. Zeitschr. f. Krebsforsch. Bd. 22, H. 1, S. 24. 1925. — *Scharfe, E.*, Über einen Fall von malignem Leiomyom. Halle 1910. — *Schickele*, Un mélanosarcome de l'utérus. Bull. et mém. de la soc. anat. de Paris. Tome 20, Jg. 93, sér. 6, p. 604. 1923. — *Derselbe*, Rezidivierende Cervixpolypen gutartiger Natur. Beitr. z. Geburtsh. u. Gynäkol. Bd. 19. 1915. — *Schlagenhaufer*, Myoma teleangiect. uteri mit reinen Myommetastasen in der Leber und den Lungen. Wien. klin. Wochenschr. 1902. Nr. 20. — *Schlagenhaufer, Fr.*, Ein Fall von Lymphosarkom des Uterus und der Adnexe. Arch. f. Gynäkol. Bd. 95, H. 1, S. 3. 1912. — *Derselbe*, Pathologisch-anatomische Kasuistik. Arch. f. Gynäkol. Bd. 95, H. 1, S. 1. 1911. — *Schlimpert* und *Miller*, Häufigkeit und Prognose des Uterussarkoms. Mittelrhein. Ges. f. Geburtsh. u. Gynäkol. 16. Febr. 1913. Ref. Monatsschr. f. Geburtsh. u. Gynäkol. Bd. 38, Erg.-Heft, S. 405. 1913. — *Schmidt, H. H.*, Ungewöhnliche Myomfälle. Zentralbl. f. Gynäkol. 1923, Nr. 2, S. 75. — *Schmittmann*, Über maligne Degeneration der Uterusmyome. Inaug.-Diss. Bonn 1912. — *Schmorl*, Gynäkol. Ges. zu Dresden,

18. Jan. 1906. Zentralbl. f. Gynäkol. 1906. S. 916. — *Schottländer*, Kurzer Bericht über die während der letzten $3^3/_4$ Jahre beobachteten malignen, blastomatösen Veränderungen der Uterusmyome. Ges. f. Geburtsh. u. Gynäkol. in Wien. Zentralbl. f. Gynäkol. 1912. Nr. 20, S. 656. — *Derselbe*, Fünfeinviertel Jahre pathologisch-anatomische Tätigkeit im Laboratorium der 2. med. Univ.-Frauenklinik in Wien. Wien. med. Wochenschr. 1913. Nr. 45, S. 2897. — *Schramm*, Zentralbl. f. Gynäkol. 1898. S. 1297. — *Schreher*, Über die Komplikation von Uterusmyom und sekundärer sarkomatöser Degeneration. Inaug.-Diss. Straßburg 1894. — *Schröder*, Uterus mit Sarkom. Zeitschr. f. Geburtsh. u. Gynäkol. Bd. 12, S. 460. — *Schultze*, Ein Beitrag zur Histogenese des Myosarkoms. Inaug.-Diss. München 1901. — *Seeger*, Über Sarkome des Uterus (Fall 1—3, 5). Inaug.-Diss. Berlin 1891. — *Sehrt*, Über Uterussarkom mit sekundärer multipler Carcinombildung. Beitr. z. Geburtsh. u. Gynäkol. Bd. 10, S. 43. 1905. — *Selbach, M.*, Das Sarkom des Uterus. Inaug.-Diss. Bonn 1898. — *Shaw*, Haemorrhagy into angiomatous fibromyoma of the uterus and atheroma of the uterine arteries. Journ. of obstetr. a. gynecol. of the Brit. Empire. — *Silberberg, M.*, Ein Fall von Endothelioma uteri. Arch. f. Gynäkol. Bd. 67, S. 469. 1902. — *Simpson*, Sarcoma uteri. Contributions to obstetrics and gynecol. Edinburgh med. journ. Jan. 1876 (Fall 2—4). 1880. p. 240. — *Sippel, A.*, Profuse Menorrhagien bei Uterusmyom. Dauernde Amenorrhöe durch Röntgenstrahlen. Monatsschr. f. Geburtsh. u. Gynäkol. Bd. 44, H. 2, S. 139. 1916. — *Smith*, Sarcoma and multiple mucous polypi of the uterus in a. childr. Americ. journ. of obstetr. a. gynecol. Vol. 16, p. 555. — *Souligoux* et *Milion*, Bull. et mém. de la soc. anat. de Paris. Jan. 1900. — *Spencer*, Carcino-sarcoma uteri. Obstetr. soc. of London, 4. Okt. 1905. — *Spiegelberg*, Zu den Sarkomen des Uterus und der Scheide. Arch. f. Gynäkol. Bd. 4, S. 334. — *Spirito*, Sarcoma iniziale della mucosa in utero fibromatose. Rinascenza med. Jg. 2, Nr. 22. 1925. — *Stallmann*, Ein Beitrag zur Kenntnis des Uterussarkoms. Inaug.-Diss. Kiel 1895. — *Derselbe*, Ebenda, Fall 1, 6—9. — *Steinhardt, Bianca*, Ein Beitrag zur Klinik und Statistik der Gebärmuttersarkome. Wien. klin. Wochenschr. 1924. Nr. 35 u. 36. — *Sternberg*, Alveoläres Sarkom des Corpus uteri mit metastatischer Infiltration der Meningen. Geburtsh.-gynäkol. Ges. in Wien, 12. Dez. 1905. Zentralbl. f. Gynäkol. 1906. S. 729. — *Straßer, Max v.*, Sarkomatöse Degeneration in einem myomatösen Uterus mit ausgedehntem Adenocarcinom des Endometriums. Inaug.-Diss. Heidelberg 1923. — *Strunk*, Über ein Fibrosarkom des Uterus. Inaug.-Diss. Freiburg 1899. — *Stumpf*, Rundzellensarkom des Uterus. Gynäkol. Ges. Breslau, 11. Febr. 1913. Ref. Monatsschr. f. Geburtsh. u. Gynäkol. Bd. 37, H. 5, S. 695. 1913. — *Swayne, Walter C.*, Sarcoma of the body of the uterus with complete inversion. Transact. of the obstetr. soc. of London. 1902. p. 366.

Targett, Haemorrhage in uterine fibroid. Transact. of the obstetr. Soc. of London 1907. — *Terrillon*, Sarcome de la muqueuse utérine et hématomètre. Bull. et mém. de la soc. de chirurg. de Paris 1886. Nouv.-sér. 12, p. 157—168. — *Derselbe*, Sarcomes de l'utérus. Bull. et mém. de la soc. chirurg. de Paris. 1890. Nouv.-sér. 16, p. 746—761. Bull. gén. de thérap. etc. Paris 1890. Tome 119. p. 496—514. Gaz. des hôp. civ. et milit. Tome 63, p. 1269. Paris 1890. — *Derselbe*, Sarcomes de l'utérus et leur traitement chirurgicale. Bull. gén. de thérap. etc. Tome 118, p. 496—514. Paris 1890. — *Derselbe*, Sarcomes de l'utérus. Progr. méd. Tome 13, sér. 2, p. 161—164. Paris 1891. — *Derselbe*, Sarcome du fond de l'utérus. Bull. et mém. de la soc. chirurg. de Paris. Tome 15, p. 667. 1889. — *Derselbe*, Sarcome intra-pariétal de l'utérus; ablation par la laparotomie; pédicule rentré dans l'abdomen; guérison. Bull. et mém. soc. obstétr. et gynécol. de Paris 1888. Tome 4, p. 206—210. 1889. — *Thiodoroff*, Sarcome de l'utérus. Thèse de Montpellier. 1899. — *Thornton*, Myoma of the uterus becoming sarcomatous. Brit. med. journ. Vol. 1, p. 1069. London 1890. — *Tracy, S.*, A report of one hundred consecutive cases of fibromyomata uteri subjected to operation. Journ. of the Americ. med. assoc. Vol. 67, H. 17, p. 1213. 1916. — *Treeb*, Kasuistische Beiträge zur operativen Gynäkologie. Nederlandsch. tijdschr. v. geneesk. Bd. 2. p. 31. 1885. Ref. Zentralbl. f. Gynäkol. Bd. 11, S. 91.

Uleska-Stroganowa, Malignes Uterusmyom. 7. Pirogowscher Kongreß in Moskau. Russki Wratsch. 1902. Nr. 39 u. 40. Ref. Zentralbl. f. Gynäkol. 1903. Nr. 4. — *Dieselbe*, Über das maligne Uterusmyom Leiomyoma malignum uteri. Monatsschr. f. Geburtsh. u. Gynäkol. Bd. 18, S. 357. 1903. — *Dieselbe*, Ein Fall von multiplem Myom mit maligner Degeneration in einigen Knoten. Arch. f. Gynäkol. Bd. 131, H. 1, S. 34—39. 1927. — *Ullmann*, Ein Fall von sarkomatöser Degeneration eines Fibromyoms des Uterus. Wien. med. Presse. 1895. S. 1385.

Veit, Medullar-Sarkom der Gebärmutter in Krankheiten der weiblichen Geschlechtsorgane. 1867. S. 413 C. — *Derselbe*, Handbuch der Gynäkologie. 1. Aufl. — *Versé*, Maligne Leiomyome des Uterus; Struma maligna. Demonstr. in d. Ärztl. Ver. zu Marburg 17. Dez. 1925. Münch. med. Wochenschr. 1926. Nr. 5, S. 219. — *Vertes, O.* und *P. Zacher*, Das Sarkom des Gebärmutterhalses. Zeitschr. f. Geburtsh. u. Gynäkol. Bd. 70, S. 171. 1912. — *Viana, O.*, Leiomyoma maligno dell' utero. Clin. ostetr. Vol. 28, H. 1, p. 23—28. 1926. — *Vigi, F.*, Contributo allo studio del sarcoma dell' utero nell' infanzia. Boll. d. scienze med., Bologna. Vol. 2, p. 750. 1924. — *Vignard*, Sarcome intrapariétal de l'utérus. Bull. de la soc. anat. de Paris. Tome 63, p. 636—639. 1888. — *Virchow*, Die krankhaften Geschwülste. Bd. 2, S. 350. — *Derselbe*, Medullar-Sarkom des Uterus. Verhandl. d. Berl. Ges. f. Geburtsh. Bd. 12, S. 22. — *Derselbe*, Die krankhaften Geschwülste. Bd. 3, S. 201. — *Derselbe*, Über kavernöse (erektile) Geschwülste und Teleangiektasien. Virchows Arch. f. pathol. Anat. u. Physiol. u. f. klin. Med. Bd. 6, H. 4. 1854. — *Vitrac*, Fibrome malin au fibrome-sarcome de l'utérus. Journ. de méd. de Bordeaux. 1897. — *Derselbe*, Fibrome polycystique malin de l'utérus. Ann. de gynécol. Tome 49, Nr. 1. 1898. — *Derselbe*, Fibroma malin ou fibrosarcome de l'utérus. Gaz. hebdom. des sciences méd. de Bordeaux. 27. Febr. 1898. — *Vogler*, Über einen Fall von Uterussarkom. Bruns Beitr. z. klin. Chirurg. Bd. 21, S. 173. Inaug.-Diss. Tübingen 1898.

v. Wachenfeldt, Eine vierte Serie von Myomlaparotomien. Monatsschr. f. Geburtsh. u. Gynäkol. Bd. 58, S. 187. 1922. — *Wagner*, Der Gebärmutterkrebs. Leipzig 1858. S. 129. — *Derselbe*, Lymphosarcomatosis uteri. Verhandl. f. Ges. d. Naturforsch. u. Ärzte. 74. Vers. zu Karlsbad 1902. — *Waldeyer*, Über den Krebs. Volkmanns Samml. klin. Vortr. Nr. 33, S. 190. — *Wallart*, Fibrinorrhoea plastica bei Myoma cavernosum und Endometritis chronica cystica. Zeitschr. f. Geburtsh. u. Gynäkol. Bd. 53, S. 290. 1904. — *Walthard*, Rückenmarkserweichung bei Lymphgranulom im extrauralen spinalen Raum; Lymphgranulom des Uterus als Nebenbefund. Zeitschr. f. d. ges. Neurol. u. Psychiatr. Bd. 97, S. 1. 1925. — *Walther*, Über Myosarcoma uteri. Zeitschr. f. prakt. Ärzte. 1897. S. 41. — *Derselbe*, Ebenda. Bd. 6, Nr. 2. — *Webster*, Americ. journ. of med. soc. März 1895 (angeführt nach R. Williams). — *Wegelius, W.*, Postklimakterisches Myosarkom des Uterus. Zentralbl. f. d. ges. Geburtsh. u. Gynäkol. Bd. 2, S. 622. 1913. — *Weil*, Sarcoma mucosae uteri. Inaug.-Diss. 1898. — *Weinbrenner*, Sarkomatöse Entartung der Cervix. Med. Ges. von Magdeburg, 26. Jan. 1911. Ref. Münch. med. Wochenschr. 1911. Nr. 17, S. 924. — *Weishaupt, E.*, Fibromyosarkom in cystischer Degeneration. Diskussion zu Nagel. Ges. f. Geburtsh. u. Gynäkol. zu Berlin, 14. Dez. 1917. Zeitschr. f. Geburtsh. u. Gynäkol. Bd. 80, S. 766. 1918. — *v. Wenczel*, Ein seltener Fall von Uterussarkom. Zentralbl. f. Gynäkol. 1905. Nr. 49, S. 1501. — *Whitridge-Williams*, Beiträge zur Histologie und Histogenese des Uterussarkoms. Prag. Zeitschr. f. Heilk. Fall 2 u. 3. Bd. 15, S. 141. 1894. — *Derselbe*, Ebenda. Fall 1. — *Wilischanin*, Zur Lehre von den Geschwülsten des Körpers der Gebärmutter (Lymphoma malignum haemorrhagicum uteri). Arch. f. Gynäkol. Bd. 14, S. 164. — *Williams*, Brit. journ. of obstetr. 1897. p. 103. — *Williams-Roger*, De l'histologie de l'utérus dans ses rapports avec ses tendances néoplastiques. Ann. de gynécol. et Journ. d'obstétr. Mai 1896. — *Williamson*, Grape-like sarcoma of the cervix uteri. Transact. obstetr. soc. of London. Vol. 47, part. 2, p. 119. 1905. — *Derselbe*, On a case sarcoma of the uterus with inversion. Lancet. Nov. 1899. Nr. 3976, p. 1294. — *Winckel*, Adeno-Myxosarcoma cervicis. Lehrbuch der Frauenkrankheiten. 1890. S. 482. — *Derselbe*, Zwei Fälle von Uterussarkom (Fall 1). C. Arch. f. Gynäkol. Bd. 3, S. 297. — *Derselbe*, Exstirpation eines über 10 kg schweren retroperitonealen Fibroms mit zentralem Sarkom, drei Wochen nach der fünften Entbindung von einem lebenden Kinde. Genesung. Berichte und Studien. Bd. 2, S. 139. Leipzig 1878. — *Winter*, Die malignen und benignen Degenerationen der Uterusmyome. Zeitschr. f. Geburtsh. u. Gynäkol. Bd. 57, S. 8. 1906. — *Wurhaff, E.*, Über die Genese der Riesenzellen in einem großzelligen Sarkom des Uterus. Inaug.-Diss. Zürich 1899. — *Wyder*, Die Mucosa uteri bei Myomen. Arch. f. Gynäkol. Bd. 29, S. 1.

Yoshinaga, Die embryologischen Streitfragen über die ursprünglichen Gefäßzellen bei den Amphibien. Acta schlae med. univers. imper. in Kioto. Bd. 3, H. 3. 1920.

Zacherl, Beitrag zur Kasuistik der Wandsarkome des Uterus. Wien. klin. Wochenschr. 1913. Nr. 31, S. 1271. — *Zieler* und *Fischer*, Maligne Leiomyome. Ergebn. d. allg. Pathol. u. pathol. Anat. Bd. 10, S. 720. — *Zweifel*, Drei Fälle von vaginaler Totalexstirpation des Uterus mit zwei Heilungen, darunter eine Operation bei einem 13jährigen Mädchen wegen Sarkom. Zentralbl. f. Gynäkol. Bd. 8, S. 407. 1884.

II. Endotheliom.

Amann, Über Neubildungen der Cervixportion des Uterus. S. 31. München 1892.

Barbour, A. H., Two cases of uterine fibroid in which degeneration in the tumor. Perithelioma and necrobiosis caused difficulty in diagnosis. Journ. of obstetr. a. gynecol. of the Brit. Empire. Vol. 24, Nr. 2, p. 61. Aug. 1913. — *Beckhaus*, Ein Blutgefäßendotheliom mit Ausbreitung in den erweiterten Gefäßen eines diffus myomatösen Uterus. Virchows Arch. f. pathol. Anat. u. Physiol. Bd. 190, H. 2 u. 3. 1908. — *Braetz*, Ein Fall von Endotheliom der Portio vaginalis. Arch. f. Gynäkol. Bd. 52, S. 1.

Cova, Gli endoteliomi dell' utero. Arch. ital. di ginecol. Napoli. 1904. Ann. 7, p. 81. — *Der-*

selbe, Endothelioma del collo dell' utero. Boll. d. soc. Toscana di ostetr. e ginecol. Dez. 1902. — *Curtis et Vanverts*, Endotheliom des Uterus lymphatischen Ursprungs mit vollständiger Umklappung des Organs. Rev. mens. de gynécol. et d'obstétr. et de pédiatr. Jg. 8, Nr. 9. Zentralbl. f. Gynäkol. 1914. Nr. 11.

Donald, Specimen of endothelioma of the cervix etc. North of England obstetr. a. gynecol. soc. 19. Dez. 1913. Ref. Lancet. 10. Jan. 1914. Nr. 4715, p. 107. — *Doran* and *Lokyer*, Two cases of uterine fibroid showing peritheliomatous changes etc. Obstetr. a. gynecol. sect. of the R. soc. of med., 8. Okt. 1908. Lancet. 24. Okt. 1908. p. 128. — *Duret*, Tumeur intra-utérine de nature endothéliale. Bull. de la soc. anat. clin. de Lille, 30. Mai 1900. Nord. méd., 15. Juni 1900.

Engelhard, J. L. B., Sarcoma adventitiae vasorum sanguineorum uteri (Myoperithelioma uteri). Nederlandsch tijdschr. v. verlosk. en gynäkol. Jg. 32, H. 2, S. 128—138. 1927.

Farland, A large round-cell sarcoma of the uterus. Med. news Philadelphia. Vol. 65, p. 632. 1884. — *Ferf*, Over het Knobbelvorming carcinoma cervicis uteri. Inaug.-Diss. Leiden. Ref. Frommels Jahresber. f. Geburtsh. u. Gynäkol. 1902. S. 202. — *Ferroni*, Sul miofibroendothelioma dell' utero etc. Ann. di ostetr. e ginecol. 1901. Nr. 3/6. — *Florence, R.-Sabin*, Der Ursprung und die Entwicklung des Lymphgefäßsystems. Zeitschr. f. d. ges. Anat., Abt. 1: Zeitschr. f. Anat. u. Entwicklungsgesch. Bd. 21, S. 1. 1913. — *Frankl, O.*, Pathologische Anatomie und Histologie der weiblichen Genitalorgane. Liepmanns Handbuch der Frauenheilkunde. Leipzig 1914.

Gebhard, Pathologische Anatomie der weiblichen Sexualorgane. Leipzig 1899. — *Geßner*, Veits Handbuch der Gynäkologie. 1. Aufl. Bd. 3, S. 2. Wiesbaden 1899. — *Gräfe*, Zwei Fälle von Endo- bzw. Perithelioma ovarii und ein Fall von Endothelioma der Portio vaginalis. Arch. f. Gynäkol. Bd. 72, S. 373. 1904. — *Grape*, Ein Fall von Endothelsarkom des Uterus. Inaug.-Diss. Greifswald 1897.

Hannes, Perithelioma uteri. Gynäkol. Ges. Breslau, 21. Jan. 1908. Monatsschr. f. Geburtsh. u. Gynäkol. Bd. 27, S. 523. — *v. Hansemann*, Ref. Zeitschr. f. Krebsforsch. Bd. 6, H. 3, S. 476. — *Hansen*, Haemangioendothelioma intravasculare uteri. Virchows Arch. f. pathol. Anat. u. Physiol. Bd. 171, S. 18. 1903. — *Huizinga*, Endothelioma portionis vaginalis uteri intravasculare. Nederlandsch tijdchr. v. verlosk. en gynäkol. 1902. Ref. Zentralbl. f. Gynäkol. 1904. S. 1632. — *Hurdon*, Endothelioma of the uterus. Bull. of Johns Hopkins hosp. Vol. 9, Nr. 89. 1898.

Kermauner und *Laméris*, Zur Frage der erweiterten Radikaloperation des Gebärmutterkrebses. Hegars Beitr. z. Geburtsh. u. Gynäkol. Bd. 5. 1901. — *Kirchgeßner*, Über Endothelioma cervicis uteri. Zeitschr. f. Geburtsh. u. Gynäkol. Bd. 49, S. 196. 1903. — *Klee, Franz*, Eine endotheliale Geschwulst des Uterus. Arch. f. Gynäkol. Bd. 133, H. 1, S. 186—192. 1928. — *Kroemer*, Klinische und anatomische Untersuchungen über den Gebärmutterkrebs. Arch. f. Gynäkol. Bd. 65, H. 3. 1901. — *Derselbe*, Über die Lymphorgane der weiblichen Genitalien und ihre Veränderungen bei Carcinoma uteri. Monatsschr. f. Geburtsh. u. Gynäkol. Bd. 18, S. 673. 1903. — *Kydrygroboff*, Die Endotheliome der weiblichen Genitalien. Gelehrte Nachrichten d. Kais. Univers. zu Kasan. 1908. Nr. 4—6. Frommels Jahresber. f. Geburtsh. u. Gynäkol. 1908.

Lazarus-Barlow, The diagnosis of Endothelioma. Glasgow med. journ. Vol. 67, p. 265. April 1907.

Meyer, R., Das Endotheliom des Uterus. Veits Handbuch der Gynäkologie. 11. Aufl. Wiesbaden 1908. S. 503. — *Derselbe*, Endotheliom oder Angiosarkom? Arch. f. Gynäkol. Bd. 116, H. 3. 1923. — *Murphey, D.*, Endothelioma of the uterus. Surg., gynecol. a. obstetr. Aug. 1923.

Newan-Dorland, Perithelial sarcoma of the uterus. Journ. of the Americ. med. assoc. Vol. 51, Nr. 15. 1908.

Pepere, Sull' endothelioma dell' utero. Arch. ital. di ginecol. Ann. 1903, Juni. p. 65. — *Derselbe*, Ancora sull' endothelioma dell' utero. Clin. moderna. 1903. Nr. 50. Ref. Zentralbl. f. allg. Pathol. u. pathol. Anat. 1904. S. 156. — *Philipps*, A case of endothelioma of the uterus arising in a fibromyoma and associated with glandular carcinoma of the endometrium. Journ. of obstetr. a. gynecol. of the Brit. Empire. Febr. 1908. — *Pohorecky*, Die Endothelgeschwülste des Uterus. Arch. f. Gynäkol. Bd. 60, S. 261. 1900. — *Poshariski*, Endothelioma lymphaticum uteri. Pathol.-anat. Kasuistik. Suppl. zu Chirurgia. Bd. 15, S. 103. 1904 (russisch).

Rademacher, Ein Fall von Endothelioma cervicis uteri. Inaug.-Diss. Würzburg 1895. — *Rimann*, Die Endotheliome des Uterovaginalschlauches Erwachsener. Inaug.-Diss. Breslau 1902. — *Robb*, A case of endothelioma lymphangiomatodes of the cervix uteri. Americ. journ. of obstetr. a. gynecol. Vol. 38, p. 418. 1898.

Schugt, P., Haemangioendothelioma malignum uteri. Monatsschr. f. Geburtsh. u. Gynäkol. Bd. 65, H. 6, S. 363. 1924. — *Shaw*, Perithelioma of the uterus. Journ. of obstetr. a. gynecol. of the Brit. Empire. Vol. 24, H. 4, p. 221.. Okt. 1913. — *Sell*, Ein Fall von Endotheliom des Uterus (Lymphangioendotheliom). Inaug.-Diss. München 1914. Zeitschr. f. Krebsforsch. Bd. 14, H. 1, S. 27. — *Silberberg*, Ein Fall von Endothelioma uteri. Arch. f. Gynäkol. Bd. 67, H. 2, S. 469. 1902. — *Sperber, W.*, Zur Kasuistik der sog. Uterusendotheliome nebst kritischen Bemerkungen. Inaug.-Diss. Leipzig 1904. — *Starry, Allen C.*, Fatty tumors of the uterus. Surg., gynecol. a. obstetr. Vol. 41, Nr. 5, p. 642. 1925. — *Stolz*, Endotheliom. Gynäkol. Rundschau. Jg. 4, S. 813 u. 851. 1910. — *Svoboda*, Ein Fall von Endotheliom der Portio vaginalis. Leipzig 1903.

Ulesco-Stroganowa, K., Die Endotheliome des Uterus. Arch. f. Gynäkol. Bd. 124, H. 3, S. 802. 1925.

Veit, Handbuch der Gynäkologie. 1899.

Walthard, Zur Bedeutung der Vorbestrahlung für die Operabilität maligner Tumoren. Gynäkol. Ges. d. dtsch. Schweiz, 24. April 1927, Baden. Zentralbl. f. Gynäkol. 1927. Nr. 36, S. 2297. — *Wassilieff, J.*, Zur Frage von Haemoendothelioma angioplasticum. Frankfurt. Zeitschr. f. Pathol. Bd. 7, H. 3, S. 427. 1911. — *Watson*, Perithelioma of the uterus. Americ. journ. of obstetr. a. dis. of wom. a. childr. Vol. 69, Nr. 5, p. 806. 1914. — *Willey*, Endothelioma of the uterus removed from a. single woman. Journ. of obstetr. a. gynecol. of the Brit. Empire. Vol. 25, Nr. 6, p. 363.

F. Mischgeschwülste.

Albrecht, H., Über das Carcinosarkom des Uterus. Frankfurt. Zeitschr. f. Pathol. Bd. 2, H. 1, S. 191. 1908. — *Allen, G. Starry* (Sioux City), Fatty tumores of the uterus. Surg., gynecol. a. obstetr. Nov. 1925. — *Anderson-Edmannsson*, Nord. med. Arch. Bd. 1, Nr. 4. S. Virchow-Hirschs Jahresber. Bd. 1, Jg. 4. 1870. — *Andrews, R.*, Proc. of the roy. soc. of med. Bd. 14, S. 305. 1920/21. Zit. nach Bride.) — *Ascher*, Zur Kasuistik der Myomoperation. Zeitschr. f. Geburtsh. u. Gynäkol. Bd. 20, S. 307. 1890. — *Augier*, Sarcomes de l'utérus et tumeurs à tissus multiples. Gynécol. et obstétr. 1912. Ann. 16, Nr. 4, p. 213. — *Azzola, F.*, Ein Fall von Sarcoma uteri polymorphocellulare. Zentralbl. f. Gynäk. 1924, Nr. 42, S. 2285.

Babes, Beobachtungen über Riesenzellen. Biblioth. med. Abt. C. Zentralbl. f. allg. Pathol. u. pathol. Anat. Stuttgart 1905. H. 20. — *Baltzer, H.* Über einen metastatischen Kollisionstumor. Virchows Arch. f. pathol. Anat. u. Physiol. Bd. 259, H.1 , S. 252. 1926. — *Bäcker* und *Minich*, Ein Fall von Sarcoma hydropicum papillare. Beitr. z. Geburtsh. u. Gynäkol. Bd. 10, H. 3, S. 532. 1906. — *Beckmann*, Zur Lehre von den heterologen mesodermalen Neubildungen der Cervix uteri. Journal Akuscherstwa i Shenskich bolesni. Vol. 28, H. 9, p. 1122. 1913. Ref. Jahresber. f. Geburtsh. u. Gynäkol. 1913. S. 382. — *Beckmann, W.*, Zur Kenntnis der heterologen mesodermalen Neubildungen des Gebärmutterhalses. Zeitschr. f. Geburtsh. u. Gynäkol. 1914. H. 3. Zentralbl. f. Gynäkol. 1914. Nr. 21. — *Beckmann, W. G.*, Zur Lehre der heterologen mesodermalen Neubildungen des Gebärmutterhalses. Zeitschr. f. Geburtsh. u. Gynäkol. 1913. Jg. 28, H. 9, S. 1123. (Russisch.) Ref. Zentralbl. f. Gynäkol. Bd. 3, H. 9, S. 393. 1913. — *Beneke*, Demonstration eines intramuralen walnußgroßen Tumors des Fundus uteri. Monatsschr. f. Geburtsh. u. Gynäkol. Bd. 23, S. 122. 1906. — *Benthin*, Zur Kenntnis des Carcinoma sarcomatodes des Uterus. Beitr. z. pathol. Anat. u. z. allg. Pathol. Bd. 60, H. 1, S. 163. 1915. — *Berka*, Zur Kenntnis der Rhabdomyome der weiblichen Geschlechtsorgane. Virchows Arch. f. pathol. Anat. u. Physiol. Bd. 185, H. 3, S. 381. 1906. — *Bettinger, I.*, Des sarcomes du col de l'utérus. Paris 909. — *Birklein, H.*, Über lipoblastische Sarkome. Würzburg 1907. — *Blair Bell*, A case of raybdomyosarcoma of the uterus. Roy. soc. of med. obstetr. a. gynecol. sect., 4. Jan. 1912. Ref. Lancet. Vol. 182, p. 227. 1912. — *Bluhm*, Ein Beitrag zur Kenntnis des Sarcoma botryoides mucosa cervicis infantilis. Arch. f. Gynäkol. Bd. 88, S. 236. 1903. — *Bommer*, Über das Uterussarkom. Inaug.-Diss. Zürich 1890. — *Borst*, Einteilung der Sarkome. Beitr. z. pathol. Anat. u. z. allg. Pathol. Bd. 39, H. 3, S. 507. 1906. — *Brakemann*, Knorpel im Uterus. Bayr. Gynäkol.-Ges. 6. Dez. 1925 in Nürnberg. Monatsschr. f. Geburtsh. u. Gynäkol. Bd. 76, S. 367. 1926. — *Braun, H.*, Über die traubenförmigen Sarkome der Vagina und des Uterus. Inaug.-Diss. Greifswald 1896. — *Bride, John Webster*, A large fatty tumor of the uterus. Journ. of obstetr. a gynecol. of the Brit. Empire. Vol. 36, Nr. 1, Sp. 83. 1929. — *Brünings*, Über Lypomyome des Uterus. Verhandl. d. dtsch. Ges. f. Gynäkol. Bd. 8, S. 340. 1899. — *Bystroumoff-Eckert*, Rudnews Journal 1874, nach *Kolessnikow*, Pigmentierte Rhabdomyome. Virchows Arch. f. pathol. Anat. u. Physiol. Bd. 68. 1876.

Chavannaz et *Nadal*, Tumeurs mixtes de l'utérus. Gynécol. et obstétr. Jan. 1920. p. 36. Ref. Zentralbl. f. Gynäkol. 1920. S. 1330. — *Chiari*, Lipofibromyom des Uterus. Ref. Münch. med. Wochenschr. 1902. S. 946. — *Derselbe*, Zur Kenntnis der sekundären Veränderungen in den Fibromyomen des Uterus. Zeitschr. f. Heilk. Bd. 23. N. F. Bd. 3, S. 139. — *Colomiatti*, Contribuzione allo studio dei tumori dell' utero. Arch. per le scienze med. Vol. 5, p. 1. 1882. — *Cox, D. M.* and *W. L. Benischek*, Mixed tumors of the cervix uteri „Sarcoma botryoides", with a report of two cases. Western reserve univ. school of med. a. Lakeside hosp. Cleveland. Americ. journ. of obstetr. a. gynecol. Vol. 16, Nr. 1, p. 28—34. 1928. — *Curtis, A.*, Case of grape like sarcoma of the cervix uteri. Transact. of the obstetr. Vol. 3, p. 320. London 1903.

Delagenière et *Beauchef*, Tumeur mixte de l'utérus avec métastase tibio-péronière. Ann. d'anat. pathol. et d'anat. norm. méd.-chirurg. Tome 4, Nr. 6, p. 617. 1927. — *Dobrowolski*, Fall von Myosarcoma uteri bei einem dreimonatlichen Kinde. 1912. (Frommels Bericht ohne Quellenangabe.) — *Duchinoff*, Riesenzellensarkom des Uterus mit Knorpeleinschluß. Inaug.-Diss. Zürich 1902. — *Durante* et *Roulland*, Tumeur embryonnaire maligne mixte de l'utérus (myxochondrome). Bull. de la soc. d'obstétr. et de gynécol. de Paris. Jg. 13, Nr. 1, p. 28. 1924. — *Dworzak, Hans*, Ein Beitrag zu den Lipomen des Uterus. Frankfurt. Zeitschr. f. Pathol. Bd. 34, H. 1, S. 20—36. 1926.

Edelmann, H., Zur Frage der differentialdiagnostischen Verwendbarkeit der Gitterfaserfärbung bei Carcinomen und Sarkomen. Virchows Arch. f. pathol. Anat. u. Physiol. Bd. 258, H. 1/2, S. 317. 1925. — *Ellis, A. G.*, Lipoma of the uterus. Surg., gynecol. a. obstetr. Nov. 1906. — *Elkin* und *Haythorn*, Surg. gynecol. a obstetr. Vol. 25, p. 72. 1917. (Zit. nach Bride).

Feuchtwanger, Ein Uterus mit Knorpel und Knochenbildung. Inaug.-Diss. Straßburg 1897. — *Flatau*, Myoma sarcomatodes-carcinomatodes. Ärztl. Verein zu Nürnberg, 19. Okt. 1911. Ref. Münch. med. Wochenschr. 1912. Nr. 2, S. 116. — *Forßner*, Das Carcinosarkom des Uterus. Arch. f. Gynäkol. Bd. 87, S. 445. 1909. — *v. Franqué, O.*, Über Sarcoma uteri. Zeitschr. f. Geburtsh. u. Gynäkol. Bd. 40, H. 2. — *Derselbe*, Zentralbl. f. Gynäkol. 1893. Nr. 43, S. 987. — *Derselbe*, Lipofibromyom des Uterus. Verhandl. d. dtsch. Ges. f. Gynäkol. Bd. 9, S. 491.

Gaebelein, M., Eine heterologe Mischgeschwulst des Uterus. Myosarcoma myxomatodes et enchondromatodes polyposum uteri. Inaug.-Diss. Halle 1909. — *Gamper, A.*, Beitrag zur Kenntnis der mesodermalen Mischgeschwülste des Uterus. Arch. f. Gynäkol. Bd. 129, H. 3, S. 878. 1927. — *Garkisch, A.*, Demonstration zur carcinomatösen Degeneration der Myoma und zur Entstehung pseudosarkomatöser Partien in Uteruscarcinomen. Prag. med. Wochenschr. 1907. Nr. 37, S. 475. — *Gauthier*, Contribution à l'étude des tumeurs mixtes du col de l'utérus. Thèse de Montpellier 1911. — *Gaymann*, Sarcome kistique en grappe de la muqueuse du col utérin. Thèse de Paris. 1893. — *Gebhard, C.*, Pathologische Anatomie der weiblichen Sexualorgane. Leipzig 1899. — *Derselbe*, Eine Mischgeschwulst des Uterus. Zeitschr. f. Geburtsh. u. Gynäkol. Bd. 48, S. 111. 1903. — *Geißler*, Über Saicoma uteri. Inaug.-Diss. Breslau 1891. — *Geßner*, Veits Handbuch der Gynäkologie. Bd. 3, 2. Hälfte. — *Girodes*, Présence de fibres musculaires striées dans une paroi utérine. Cpt. rend. 12. Nov. 1892. — *Glynn, E.* and *Blair-Bell*, Rhabdomyosarcoma of the uterus. Journ. of obstetr. a. gynecol. of the Brit. Empire. Vol. 25, Nr. 1, p. 1—2. 1914. — *Graebke, H.*, Über das Uterussarkom. Inaug.-Diss. Jena 1913. — *Gräfenberg, E.*, Zur Kenntnis der traubigen Schleimhautsarkome der weiblichen Genitalien im Kindesalter. Beitr. z. Geburtsh. u. Gynäkol. Bd. 12, S. 272. 1907. — *Grieger, S.*, Die Rhabdomyosarkome des Uterus. Inaug.-Diss. Genf 1912.

Heddäus, Metastatischer Pleuratumor nach primärem, traubigem Cervixsarkom des Uterus. Arch. f. klin. Chirurg. Bd. 94, H. 1, S. 117. — *Hegar, A.*, Das Sarkom des Uterus. Arch. f. Gynäkol. Bd. 2, H. 3, S. 45. 1871. — *Heinzer, Alois*, Über Myosarcoma uteri. Inaug.-Diss. Würzburg 1893. — *Heller*, Grape like sarcoma of the cervix uteri. Brit. med. journ. 1914. Nr. 2790, p. 1355. Lancet. 1914. Nr. 4738, p. 1752. — *v. Herff*, Neubildungen des Uterus. Frommels Jahresber. f. Geburtsh. u. Gynäkol. 1894. S. 155. — *Herzog, G.*, Ein scheinbares Sarkocarcinom des Ösophagus. Verhandl. d. dtsch. pathol. Ges. 1914. S. 346. — *Hoche* et *Michel*, Sur un cas de tumeur chondro-sarcomateux du col utérin, sarcome en grappe. Soc. d'obstétr. de gynécol. et de pédiatr. de Paris, 4. Febr. 1907. Ann. de gynécol. et d'obstétr. Okt. 1907. — *Hofbauer*, Rezidivierender Tumor der Korpusschleimhaut. Monatsschr. f. Geburtsh. u. Gynäkol. Bd. 29, S. 659. 1909. — *van Hoeven*, Nederlandsch tijdschr. v. verlosk. en gynäkol. 1906. S. 73. Ref. Monatsschr. f. Geburtsh. u. Gynäkol. 1906. S. 219. — *Hofbauer*, Rezidivierender Tumor der Korpusschleimhaut. Monatsschr. f. Geburtsh. u. Gynäkol. 1906. S. 219. — *Hunziker, H.*, Die Rhabdomyome des Corpus uteri. Beitr. z. Geburtsh. u. Gynäkol. Bd. 12, S. 317. 1907.

v. Jacobson, Zur Kenntnis der sekundären Veränderungen in den Fibromyomen des Uterus. Zeitschrift f. Heilk. Bd. 23. N. F. Bd. 3, H. 4. 1902. — *Jaffé, R. H.*, Sarco-carcinoma of the uterus. Surg., gynecol. a. obstetr. Vol. 37, H. 4, p. 472. 1923. — *Jakubowitz*, Beitrag zur Klinik und Histologie der Adenomyosis (Adenomyohyperplasie) uteri interna. Diss. Berlin 1925. — *Jessup, D. S.*, Mixed tumor of the uterus. Proc. of the New York pathol. soc. Vol. 13, p. 81. 1913—1914. — *de Josselin* et *R. Jong*, Ein Hypernephrom (Grawitz) des Uterus. Verhandl. d. niederländ. gynäkol. Ges. 30. April 1911.

Kaufmann, Lehrbuch der speziellen pathologischen Anatomie. 2. Aufl. Berlin 1901. — *Kauffmann*, Demonstration. Verhandl. d. Ges. f. Geburtsh. u. Gynäkol. in Berlin, 8. März 1907. Zeitschr. f. Geburtsh. u. Gynäkol. Bd. 60, S. 312. — *Kehrer*, Über heterologe mesodermale Neubildungen der weiblichen Genitalien. Monatsschr. f. Geburtsh. u. Gynäkol. Bd. 23, H. 5 u. 6. 1906. — *Keitler*, Über traubenförmige Sarkome am Corpus uteri. Monatsschr. f. Geburtsh. u. Gynäkol. Bd. 18, S. 231. — *Klee*, Ein Carcinosarkom des Uterus. Zentralbl. f. Gynäkol. 1922. Nr. 5, S. 166. — *Kleinschmidt*, Über primäres Sarkom der Cervix uteri. Arch. f. Gynäkol. Bd. 39, S. 1. 1891. — *Kleinschmidt, R.*, Vier Tumoren von gemischtem carcinomatösem und sarkomatösem Bau. Zeitschr. f. Krebsforsch. Bd. 18, H. 1 u. 2, S. 126. 1921. — *Knox-Kelly*, Lipo-myoma of the uterus. Bull. of Johns Hopkins hosp. 1901. p. 318. — *Koch, R.*, Zur Kenntnis der traubigen Sarkome der Cervix uteri. Inaug.-Diss. Gießen 1896. *Köhler, R.*, Myxochondrosarcoma uteri. Geburtsh.-gynäkol. Ges. in Wien, 10. Dez. 1918. Zentralbl. f. Gynäkol. 1919. S. 113. — *Krüger, Emilie*, Über ein Uteruslipom. Zentralbl. f. allg. Pathol. u. Anat. Bd. 36, Nr. 18/20, S. 493. 1925. — *Kutassow*, Étude sur les tumeurs complexes hétérotopiques de l'utérus, contenant de la graisse. Journal Akuscherstwa i Shenskich bolesnei. Vol. 26, Nr. 12, p. 1639. 1911. Ref. Rev. de gynécol. et de chirurg. abd. Tome 120, H. 1, p. 110. 1913. — *Krzyszkowski*, Sarcoma hydropicum polyposum colli uteri embryoides. Przeglad lekarski. 1901. H. 12—14. Ref. v. Steinhaus' Ergebnisse der Pathologie. Bd. 11, Nr. 2, S. 858. 1907. — *v. Kubiniy*, Beiträge zur Frage der sarkomatösen Entartung der Gebärmuttermyome und des Zusammentreffens mit dem Corpuscarcinom nebst Beschreibung eines Falles von Sarkom des Uterus. Arch. f. Gynäkol. Bd. 97, H. 2, S. 237. 1912. — *Kunert*, Über Sarcoma uteri. Arch. f. Gynäkol. Bd. 6, S. 113. 1874. — *Kunitz, E.*, Über Papillome der Portio vaginalis uteri. Inaug.-Diss. Berlin 1885. — *Kutassow*, Zur Lehre über heterologe fetthaltige Kombinationsgeschwülste der Gebärmutter. Journal Akuscherstwa i Shenskich bolesnei. Dez. 1913. Ref. Frommels Jahresber. f. Geburtsh. u. Gynäkol. 1911. S. 225. Zentralbl. f. Gynäkol. 1913. S. 406. — *Koutasso*, Études sur les tumeurs complexes hétérotopiques de l'utérus contenant de la graisse. Journal Akuscherstwa i Shenskich bolesnei. Vol. 26, Nr. 12, p. 1639. 1911. Ref. Rev. de gynécol. et de chirurg. abd. Tome 20, Nr. 1, p. 110. 1913. — *Krzyskowski*, Sarcoma hydropicum polyposum colli uteri embryoid. Przeglad lekarski. 1901. Zentralbl. f. allg. Pathol. u. pathol. Anat. Bd. 12. 1901. — *Derselbe*, Sarcoma hydropicum polyposum colli uteri embryoides. Przeglad lekarski. 1901. Nr. 12—14. Ref. von Steinhaus in Lubarsch-Ostertags Ergebn. d. allg. Pathol. u. pathol. Anat. Bd. 11, H. 2, S. 858. 1907. *Kworostansky*, Chondrofibrom des Uterus. Beitr. z. pathol. Anat. u. z. allg. Pathol. Bd. 32, S. 117. 1902.

Läwen, A., Über ein Rhabdomyosarkom des Uterus mit drüsigen Wucherungen. Beitr. z. pathol. Anat. u. z. allg. Pathol. Bd. 38, S. 177. 1905. — *Lahm*, Fettgewebe in Cervixpolypen. Gynäkol. Ges. zu Dresden, 18. Okt. 1923. Zentralbl. f. Gynäkol. 1924. Nr. 30, S. 1663. — *Lebert*, Traité d'anatomie pathologique. Tome 1, p. 128. (Atlas Taf. 16, Abb. 11.) — *Leith, Murray, H.* and *Meredith Littler*, A case of mixed tumour of the uterus (adenochondrosarcoma). Vol. 25, Nr. 1, p. 26. 1914. — *Lemeland* et *Durante*, Sympathome utérin. Bull. de la soc. d'obstétr. et de gynécol. 1928. Nr. 2, p. 138. — *Levitzky*, Myosarcome arborescent du col utérin. Soc. gynécol. et d'obstétr. Kiew 1899. Zit. nach Kehrer. — *Ley*, Fettansammlung in einem Fibromyom des Uteruskörpers. Journ. of obstetr. a. gynecol. of the Brit. Empire. 1914. Nr. 1. Zentralbl. f. Gynäkol. 1914. Nr. 18, S. 676. — *Ley, G.*, Lipomatosis of a fibromyoma of the corpus uteri. Journ. of obstetr. a. gynecol. of the Brit. Empire. Vol. 25, Nr. 1, p. 42. 1914. — *Lobstein*, Sur l'organisation de la matrice. Paris 1803. Nr. 15, p. 8 (nach Knox). — *Lockyer*, Intra-uterine nodule of embryonic origine resembling osteochondroma. Proc. of the roy. soc. of med. Sect. of obstetr. a. gynecol. Vol. 6, p. 63. 1913. — *Lund*, Tiermedizinische Rundschau 1888/89. S. 150. Zit. nach Kasper, Pathologie der Geschwülste bei Tieren. Wiesbaden 1899.

Malapert et *Morichau-Beauchant*, Bull. et mém. de la soc. anat. de Paris. 1905, Mai. — *Merkel, H.*, Die feineren Vorgänge bei der schleimigen Umwandlung in Knorpelgeschwülsten. Beitr. z. pathol. Anat. u. z. allg. Pathol. Bd. 43, S. 485. 1908. — *Merkel*, Über Lipombildung des Uterus. Beitr. z. pathol. Anat. u. allg. Pathol. 1901. S. 29. — *Meyer, Robert*, Knochenherd in der Cervix eines fetalen Uterus. Virchows Arch. f. pathol. Anat. u. Physiol. Bd. 167, S. 81. 1902. — *Derselbe*, Über embryonale Gewebseinschlüsse in den weiblichen Genitalien und ihre Bedeutung für die Pathologie dieser Organe. Ergebn. d. allg. Pathol. u. pathol. Anat. Bd. 9, Teil 2, S. 518. 1894. Wiesbaden 1895. — *Derselbe*, Lipome der Genitalien. Zeitschr. f. Geburtsh. u. Gynäkol. Bd. 57, S. 463. — *Derselbe*, Zur Pathologie der Uterussarkome. Beitr. z. pathol. Anat. u. z. allg. Pathol. Bd. 42, S. 85. 1907. — *Derselbe*, Die heterologen mesodermalen Kombinationstumoren sog. Mischgeschwülste des Uterus. Veits Handbuch der Gynäkologie. Bd. 3, S. 549. Wiesbaden 1908. — *Mönckeberg, J. G.*, Über heterotope mesodermale Geschwülste am unteren Ende des Urogenitalapparates. Virchows Arch. f. pathol. Anat. u. Physiol. Bd. 187, S. 47. 1907. — *Mundé*, A rare case of adenomyxo-sarcoma of the cervix. Americ. journ. of obstetr. a. gynecol. Vol. 22, p. 129. 1889. — *Murray* and *Littler*, A case of mixed tumour of the uterus (Adeno-chondrosarcoma). Journ. of obstetr. a. gynecol. of the Brit. Empire. Vol. 25, Nr. 1, p. 26. 1914. — *Dieselben*, Ein Fall von Mischgeschwulst des Uterus. Adenochondrosarkom. Journ. of obstetr. a. gynecol. of the Brit. Empire. 1914. Nr. 1. Zentralbl. f. Gynäkol. 1914. Nr. 18, S. 677.

Nehrkorn, Quergestreifte Muskelfasern in der Uteruswand. Virchows Arch. f. pathol. Anat. u. Physiol. Bd. 151, S. 52. 1898. — *Neumann, H. O.*, Knorpelinsel im Uterus. Vers. dtsch. Naturforsch. u. Ärzte in Innsbruck 1924. — *Derselbe*, Eine Knorpelinsel im Fundus uteri. Arch. f. Gynäkol. Bd. 126, H. 1, S. 1. 1925. — *Nicholson, G. W.*, Guy's hosp. reports. Bd. 69, p. 173. London 1918.

Oberndorffer, Demonstration eines Falles von Carcinosarkom. Münch. gynäkol. Ges. 15. Dez. 1911. Zentralbl. f. Gynäkol. 1912. S. 306. — *Orth*, Lehrbuch der speziellen pathologischen Anatomie. Bd. 2, S. 485 f., 494. 1899. — *Ozenne*, Sarcome kystique en grappe de la muqueuse utérine chez une femme de 48 ans. Rev. d'obstétr. et de gynécol. Tome 10, p. 188. 1894. Journ. de méd. de Paris. 1894. p. 171.

Peham, Das traubige Sarkom der Cervix uteri. Monatsschr. f. Geburtsh. u. Gynäkol. Bd. 18, S. 191. 1903. Zentralbl. f. Gynäkol. 1903. S. 770. — *Penkert*, Eine teratide Mischgeschwulst des Uterus. Hegars Beitr. z. Geburtsh. u. Gynäkol. Bd. 9, H. 3. 1905. — *Perlstein, J.*, Surg., gynecol. a. obstetr. Vol. 28, p. 43. 1919. — *Pernice*, Über ein traubiges Myosarcoma stricellulare uteri. Virchows Arch. f. pathol. Anat. u. Physiol. Bd. 113, S. 46. 1888. — *Petersen*, Lipofibroma of the uterus. Transact. of the Chicago gynecol. soc. Americ. journ. of obstetr. a. gynecol. März. 1904. — *Petersen, A. J.*, Mixed tumor of the uterus. Journ. of laborat. a. clin. med. Vol. 8, Nr. 6, p. 369. 1923. Ref. Ber. üb. d. Geburtsh. u. Gynäkol. 1923. — *Pfannenstiel*, Das traubige Sarkom der Cervix uteri. Virchows Arch. f. pathol. Anat. u. Physiol. Bd. 127, S. 305. 1892. — *Pick, L.*, Zur Histogenese und Klassifikation der Gebärmuttersarkome. Arch. f. Gynäkol. Bd. 48, S. 24. 1895. — *Derselbe*, Das Ganglioma embryonale sympathicum (Sympathoma embryonale). Berl. klin. Wochenschr. 1912. Nr. 1 u. 2. — *Pietzold, G.*, Zur Kasuistik des Vorkommens von Knorpelgewebe in Uterustumoren. Chondrosarcoma mucosae uteri. Inaug.-Diss. Leipzig 1910. — *Piquand*, Le sarcome de l'utérus. Rev. de gynécol. et de chirurg. abdom. Tome 9, Nr. 3 et 4. 1905. — *Plonkier, M.*, Über Uteruslipome. Ginekol. polska. Vol. 6, H. 1/2, p. 147 bis 153 u. franz. Zusammenfassung. 1927. S. 154. — *Pollak*, Heterotopie im histologischen Aufbau eines fibrösen Uteruspolypen. Wien. klin. Wochenschr. 1905. Nr. 3. — *Porcelli-Pitone*, Der Mitochondrienapparat in Geschwulstzellen. Beitr. z. pathol. Anat. u. z. allg. Pathol. Bd. 58, S. 237. 1914. — *Preissecker, E.*, Zur Frage der Uteruslipome. Wien. klin. Wochenschr. 7. Jan. 1926. Jg. 39, Nr. 2, S. 51. — *Prochownick*, Polypöses Sarkom der hinteren Muttermundslippe. Geburtsh. Ges. zu Hamburg, 11. Nov. 1919. Zentralbl. f. Gynäkol. 1920. Nr. 2, S. 55. — *Puech* et *Massabuan*, Tumeur en grappe du col de l'utérus. Tumeur à tissus multiples (adéno-fibro-myxo-chondrosarcome). Ann. de gynécol. et d'obstétr. Mai 1908. — *Pulsch, Minna*, Ein Fall von Lipom des Uterus. Inaug.-Diss. Heidelberg 1922.

Reeb, M., Adéno-fibromatose diffuse partim cystique, partim ploypovilleuse de la muqueuse utérine avec début de transformation carcinomateuse du col. Gynécologie. Jg. 24, Mai-Heft p. 257. 1925. — *Regnier, E.*, Über eine ungewöhnliche Form eines fibromyomatösen Korpuspolypen in einem Uterus myomatosus. Chroback-Festschrift 1903. S. 446. — *Rein*, Myxoma enchondromatodes arborescens colli uteri. Arch. f. Gynäkol. Bd. 15, S. 187. 1880. — *Reuter*, Über eine gutartige mesenchymale Geschwulst des Uterus von sarkomähnlichem Bau. Frankfurt. Zeitschr. f. Pathol. Bd. 17, S. 345. 1915. — *Rhein, K.*, Uteruscarcinom bei Jugendlichen. Inaug.-Diss. Berlin 1921. — *Ribbert*, Beiträge zur Kenntnis der Rhabdomyome. Virchows Arch. f. pathol. Anat. u. Physiol. Bd. 130, S. 249. 1892. — *Richter, E.*, Proliferierende Schleimpolypen. Inaug.-Diss. Greifswald 1892. — *Robertson, A. R.*, Rhabdomyosarcoma of the uterus; with the report of a case. Journ. of med. research. Vol. 20, Nr. 3, p. 297. 1909. Ref. Zentralbl. f. allg. Pathol. u. pathol. Anat. 1910. S. 791. — *Rößle*, Maligner Tumor des Uterus bei einem 10jährigen Mädchen mit großen Metastasen. Münch. gynäkol. Ges. 13. Juli 1911. Ref. Zentralbl. f. Gynäkol. 1914. Nr. 2, — *Derselbe*, Maligner Tumor des Uterus bei einem 10jährigen Mädchen mit großen Metastasten. Münch. med. Ges. 13. Juli 1911. Zentralbl. f. Gynäkol. 1914. Nr. 2, S. 56. — *Rühl* et *Manabeau*, Prov. méd. 1908.

Saltykow, Beiträge zur Kenntnis des Carcinosarkoms. Verhandl. d. dtsch. pathol. Ges. 1914. S. 351. — *Derselbe*, Beiträge zur Kenntnis des Carcinosarkoms: Carcinosarkom des Uterus. Gynäkol. Helv. 1915. S. 71. — *Sato*, Über einen Fall von retroperitonealem Ganglioneurom (Neuroma verum gangliosum myelinicum nervi sympathici). Arch. f. klin. Chirurg. Bd. 97. 1912. — *Schleußner*, Proc. of the. New York pathol. soc. Vol. 21, p. 33. 1921. (Nach Bride. — *Schlkowsky, B. C.*, Zur Frage über die Herkunft der quergestreiften Muskulatur im weiblichen Genitalapparat. Journ. f.

Geburtsh. u. Gynäkol. 1912. S. 49. (Russisch.) Ref. Zentralbl. f. Gynäkol. 1913. Nr. 17, S. 640. — *Schoinski*, Chicago med. rev. Vol. 1, p. 469. 1880. — *Schirokauer*, Der traubige Schleimpolyp der Cervix. Inaug.-Diss. Breslau 1902. — *Schröder, C.*, Handbuch der Krankheiten der weiblichen Geschlechtsorgane. Leipzig 1887. S. 321. — *Schröder, R.* und *A. Hillejahn*, Über einen heterologen Kombinationstumor des Uterus. Zeitschr. f. Geburtsh. u. Gynäkol. 1920. S. 1050. — *Seeger*, Zeitschr. f. Wundärzte u. Geburtsh. Bd. 5, S. 24. 1853. Zit. nach Knox. — *Derselbe*, Med. Korresp.-Blatt f. Württ. Bd. 5, S. 1. 1852. — *Seydel, O.*, Ein Enchondrom des Uterus. Zeitschr. f. Geburtsh. u. Gynäkol. Bd. 45, S, 237. 1901. — *Derselbe*, Lipomyofibroma myomatosum uteri. Ein Beitrag zur Kenntnis der fetthaltigen Uterusgeschwülste mit einem Zusatz von R. Meyer. Zeitschr. f. Geburtsh. u. Gynäkol. Bd. 50, H. 2. 1903. — *Shaw, W.*, Mixed tumors of the uterus and vagina. Journ. of obstetr. a. gynecol. of the Brit. Empire. Vol. 35, p. 498—513. 1928. — *Siedamgrotzky, K.*, Ein seltener Fall von Myosarcoma uteri, beobachtet in der Frauenklinik in Jena. Inaug.-Diss. Jena 1906. — *Sitzenfrey*, Drei seltene Geschwülste. Zeitschr. f. Geburtsh. u. Gynäkol. Bd. 67, S. 32. 1910. — *Smith*, Transact. of the pathol. soc. Vol. 131, p. 148. London 1861. Zit. nach Knox. — *Smith, Thomas*, Americ. journ. of obstetr. a. gynecol. 1883. p. 555. — *Spencer, H.*, Carcino-sarcoma uteri. Proc. of the roy. soc. of med. Vol. 10, Nr. 7. 1917; sect. obstetr. a. gynecol. p. 82/88. — *Spiegelberg*, Sarcoma colli uteri hydropicum papillare. Arch. f. Gynäkol. Bd. 14, S. 178. 1879. — *Derselbe*, Ein weiterer Fall von papillärem Cervixsarkom usw. Arch. f. Gynäkol. Bd. 15, S. 437; Bd. 16, S. 124. — *Springer, A.*, Lipofibromyosarcoma uteri. Zentralbl. f. Gynäkol. 1928. Nr. 13, S. 806. — *Spuler*, Zur Histologie des Rhabdomyoms. Zentralbl. f. allg. Pathol. u. pathol. Anat. Bd. 16, S. 337. 1905. — *Stade, W.*, Intrauteriner Mischtumor. Niederrhein.-Westfäl. Gesellsch. f. Geburtsh. u. Gynäkol. Bd. 7, Nr. 7. 1928. — *Starry, Albu C.*, Fatty tumors of the uterus. Surg. gynecol. a. obstetr. Vol. 41, Nr. 5, p. 642. 1925. — *Szasz*, Beitrag zur Kenntnis des traubenförmigen Uterussarkoms. Ref. Zentralbl. f. Gynäkol. 1904. Nr. 45.

Thiede, Über ein Fibroma papillare cartilaginescens der Portio vaginalis. Zeitschr. f. Geburtsh. u. Gyänkol. Bd. 1, S. 460. 1877. — *Thomas*, Pract. treat. on the dis. of women. London 1880. S. bei Mundé.

Vogler, Über einen Fall von Uterussarkom. Bruns' Beitr. z. klin. Chirurg. Bd. 21. 1898.

Wagner, Der Gebärmutterkrebs. Leipzig 1858. — *Walkhoff, E.*, Über Liposarkombildung im Uterus. Festschr. v. Rindfleisch. Leipzig 1907. — *Weber*, Über die Neubildung quergestreifter Muskelfasern usw. Virchows Arch. f. pathol. Anat. u. Physiol. Bd. 3, S. 216. 1867. — *Wiener, S.*, A mixed cell tumour of the uterus. Americ. journ. of obstetr. a. gynecol. Vol. 8, H. 2, p. 211—215 a. 219. 1924. — *Williamson, H.* and *Brockmon*, Proc. of the roy. soc. of med. (Sect. obstetr. a gynecol. 1920. Vol. 13. p. 136. Zit. nach J. W. Bride. — *Wilms*, Die Mischgeschwülste der Vagina und der Cervix uteri. H. 2. Leipzig 1900. — *Winkler*, Ein weiterer Fall von Sarcoma papillare hydropicum cervicis et vaginae. Arch. f. Gynäkol. Bd. 21, S. 309. 1883.

Die Ätiologie, Symptomatologie und Diagnostik des Uteruscarcinoms.

Von

H. Hinselmann, Altona.

Mit 78 zum Teil farbigen Abbildungen im Text.

Einleitung.

Die Bearbeitung des klinischen Abschnitts des Uteruscarcinoms hatte zwei besonderen Gesichtspunkten Rechnung zu tragen. Das Uteruscarcinom ist allen gynäkologisch Tätigen so vertraut, daß es mir richtig erschien, mit der Darstellung diesem erhöhten Niveau der Leser Rechnung zu tragen durch Fortlassung des Allgemeinbekannten. In der gleichen Richtung wurde ich beeinflußt durch die Tatsache, daß in den letzten zwei Jahrzehnten verschiedene vorzügliche Darstellungen des Uteruscarcinoms erschienen sind, die ihren Wert dauernd zu behalten verdienen. Ich nenne:

Cullen: Cancer of the uterus. 1900.
Lewers: Cancer of the uterus. 1902.
Koblancks Darstellung in der zweiten Auflage dieses Handbuches. 1908.
Sarweys unübertreffliche Bearbeitung von Gravidität und Carcinoma uteri in der zweiten Auflage dieses Handbuches. 1908.
Schottländer und Kermauner: Monographie. 1912.
Faure: Cancer de l'utérus. Paris: Doin 1926. Zweite Auflage im Erscheinen.
Paul Zweifel: Handbuch der bösartigen Geschwülste von Payr-Zweifel. Bd. 3. 1927.
Zangemeister: Über die Erkrankungen des Harntraktus beim Uteruscarcinom. Ibidem.

Da außerdem eine Bearbeitung des Uteruscarcinoms im Halban-Seitz vorgesehen ist [1], so entnahm ich daraus, daß das Fundamentalwissen um die Klinik des Uteruscarcinoms derart oft dargestellt ist, daß ein gewisser Zwang vorläge, von dem immer und immer wieder Gesagten und auch durchweg in das lebendige Bewußtsein aller Gynäkologen Übergegangenen zu abstrahieren und kraft dieser Entlastung die Punkte besonders zu bearbeiten, die bisher abseits lagen oder aber der Bearbeitung nicht recht zugänglich waren. Das ist in den Abschnitten Statistik, klinische Frühdiagnose, Stumpfcarcinome, Ätiologie und Prophylaxe geschehen. Die andersartige Bearbeitung dieser Fragen wurde ermöglicht durch eine Verschärfung der klinischen Inspektion, durch eine Besichtigungsmethode, die für dieses Kapitel ausgebildet wurde.

---

[1] Inzwischen erschienen: Kermauner: Bd. 4 des Handbuches. 1927.

Aus der veränderten Untersuchungsmethode resultierten ungewohnte Befunde, deren Verwertung nur bei bildlicher Wiedergabe Nutzen versprach. Deshalb mußte die Arbeit mit einer nicht geringen Anzahl von Abbildungen ausgestattet werden. Da sie vielfach die farbige Reproduktion erforderten, um voll wirksam zu sein, mußten leider dem Verlag große Opfer zugemutet werden.

Aus ähnlichen Erwägungen wie bei der Auswahl des Stoffes wurde die Literatur, die sich in den genannten Monographien und Handbüchern findet, nur soweit aufgeführt, wie es der Text erforderte. Ergänzend wurde eine Anzahl von Arbeiten angereiht. Die heutige Berichterstattung in dem Zentralblatt, den „Berichten" Springers und in den medizinischen Wochenschriften schien mir eine erschöpfende Zusammenstellung der neuesten Arbeiten überflüssig zu machen. Es ist jetzt ein Leichtes für jeden Interessenten, der einschlägigen Arbeiten habhaft zu werden.

Die Abbildungen verdanke ich dem Geschick, dem Interesse und dem Fleiß von Fräulein Ursula Lorenzen aus Altona-Hochkamp.

I. Statistik.

1. Häufigkeit des Uteruscarcinoms.

Die Frage nach der Häufigkeit des Uteruscarcinoms kann nur durch die Mortalitätsstatistik beantwortet werden. Aber selbst der Beantwortung dieser einfachen Frage stellen sich einige Schwierigkeiten entgegen. So kann die Frage z. B. für das deutsche Reich nicht auf Grund exakter Feststellungen beantwortet werden, wie die folgende Tabelle 1

Tabelle 1. Alter der Gestorbenen in Jahren.

Jahr	unter 1	1 bis unter 5	5 bis unter 15	15 bis unter 30	30 bis unter 60	60 bis unter 70	70 und mehr	unbekannt	zusammen	weibliche Bevölkerung im Durchschnitt
1913	20	44	44	271	13 384	9 396	6858	2	28 975	
1914	11	15	26	286	12 755	9 060	6539	2	28 694	29 624 679
1915	12	19	35	266	12 480	8 683	6167	3	27 665	: 29 000
1916	4	9	24	304	12 969	8 826	6625	4	28 765	= 1 : 1022
1917	2	23	19	317	13 315	9 022	6211	1	28 910	
1918	7	26	30	318	13 779	9 078	6120	3	29 361	
1919	9	12	22	303	13 689	9 239	6329	6	29 609	
1920	16	13	16	316	13 510	9 314	6498	2	29 685	31 356 336
1921	7	9	8	280	13 807	9 662	7170	4	30 947	: 31 000
1922	2	14	16	309	14 120	9 873	7687	—	32 021	= 1 : 1011
1923	7	17	16	331	14 684	10 128	7453	1	32 637	

Anmerkung: Die Zahlen beziehen sich für die Jahre 1913 bis 1920 auf das Deutsche Reich, ohne die beiden Mecklenburg, für die Jahre 1921 bis 1923 auf das Deutsche Reich ohne Mecklenburg-Strelitz. Entnommen sind die Angaben für das Jahr 1913 aus Bd. 19, für die Jahre 1914 bis 1919 aus Bd. 23 der vom Reichsgesundheitsamt herausgegebenen „Medizinalstatistischen Mitteilungen". Die Angaben für die Jahre 1920 bis 1923 sind in den im Januar 1926 herausgekommenen Bd. 316 der Statistik des Deutschen Reiches enthalten.

Über Erkrankungen an Krebs sowie über Erkrankungen und Sterbefälle an Gebärmutterkrebs sind hier keine Angaben enthalten.

zeigt, die ich dem statistischen Reichsamt Abt. III für Bevölkerungs- und Sozialstatistik verdanke. Sie enthält nur die Gesamtzahlen für die Carcinome der weiblichen Bevölkerung. Da die Uteruscarcinome etwa ein Viertel bis ein Drittel der weiblichen Carcinome ausmachen, könnte man aus diesen Zahlen die Häufigkeit des Uteruscarcinoms berechnen.

    1913 bis 1918 auf 29 624 679: 29 000 Carcinome = 1 : 1022
    1919 bis 1923 auf 31 356 336: 31 000 Carcinome = 1 : 1011
            1 : 3033 für das Uteruscarcinom oder 1 : 4044.

Es gibt einige Statistiken, die das Genitalcarcinom als selbständige Rubrik führen. Obwohl sie durch Statistiken überholt sind, die das Uteruscarcinom selbständig führen, seien einige hier angeführt.

Länder:

    Japan . . . . 1909—1910: 20,8 : 100 000 ♀ ⎫
    Italien . . . . 1906—1910: 16,0 : 100 000 ♀ ⎪
    Bayern . . . . 1906—1910: 21,6 : 100 000 ♀ ⎪ nach Hoffmann
    Niederlande . . . . . . 1906—1910: 13,2 : 100 000 ♀ ⎬
    Australien . . . . 1908—1912: 15,3 : 100 000 ♀ ⎪
    U.S.A. . . . . 1906—1910: 22,1 : 100 000 ♀ ⎪ und Peller.
    Schweiz . . . . 1906—1910: 21,4 : 100 000 ♀ ⎪
    Irland . . . . 1906—1910: 12,8 : 100 000 ♀ ⎪
    England und Wales . . 1906—1910: 24,2 : 100 000 ♀ ⎭

Großstädte:

    San Francisco . . . . . 1920—1923: 30,0 : 100 000 ♀ ⎫ Auf Grund der
    New Orleans . . . . . 1919—1922: 48,0 : 100 000 ♀ ⎪ S. Francisco Cancer
    Albany . . . . 1919—1922: 40,4 : 100 000 ♀ ⎬ Survey reports
    Berlin . . . . 1905—1910: 132,0 : 100 000 ♀ ⎭ nach Peller.

Die höheren Zahlen für die Großstädte resultieren aus einer vollständigeren Erfassung der Carcinome und dem Zuzug von Kranken aus der Umgebung. Dementsprechend scheiden diese Zahlen für die Berechnung der Morbiditätsziffer aus.

Das Uteruscarcinom ist selbständig geführt in England und Wales.

    20,3 : 100 000 ♀ 1911
    20,7 : 100 000 ♀ 1920 = 1 : 5000

und in der Schweiz

    1901—1910: 15,4 Carcinoma uteri
    1911—1920: 14,4 Carcinoma uteri = 1 : 6712.

Dem preußischen statistischen Landesamt verdanke ich die Zahlen für das Uteruscarcinom für 1921/23.

Tabelle 2. Sterblichkeit in Preußen an Gebärmutterkrebs.

Jahr	im Alter von			zusammen	weibliche Bevölkerung
	0 bis 30 Jahren	30 bis 60 Jahren	über 60 Jahren		
1921	41	1221	582	1914	19 641 218
1922	42	1546	615	2203	19 888 429
1923	42	1576	662	2280	20 010 786

Auf 59 640 433 ♀ kommen 6397 Uteruscarcinome, d. h. auf 9325 ♀ kommt 1 Uteruscarcinom[1]. Diese Zahl ist das Dreifache von der Zahl, die wir auf Grund der Angaben für das Deutsche Reich gewonnen hatten. Die aus der deutschen Statistik errechneten Werte von 3033—4044 liegen näher an den Werten der anderen Statistiken. Angesichts dieser Differenz empfiehlt es sich, den Wert der englischen Statistik, die sich auch eigens auf das Uteruscarcinom erstreckt, einzusetzen mit 1 Uteruscarcinom auf 5000 ♀ oder den Wert der schweizerischen Statistik mit 1 Uteruscarcinom auf 6712 ♀.

Das Uteruscarcinom gehört zu den Carcinomen, die am leichtesten statistisch erfaßt werden. Deshalb hat das Uteruscarcinom in alten Statistiken zuweilen an erster Stelle gestanden: Welsh unter 31 482 Primärcarcinomen 21,4% Magencarcinome und 29,5% Uteruscarcinome. Wir wissen jetzt, daß das Magencarcinom häufiger ist als das Uteruscarcinom. Bei rein weiblichen Statistiken ist jedoch auch jetzt noch das Uteruscarcinom das häufigere (Bejak, Barker).

Aus der leichten Erfaßbarkeit der Uteruscarcinome erklärt sich auch, daß das Uteruscarcinom seine Frequenz seit Jahrzehnten nicht so verändert hat, wie die tiefen Carcinome:

```
Paris:   Carcinoma uteri . . . . . . 1886—1890: 80,2
           "        "    . . . . . . 1891—1895: 79,2
           "        "    . . . . . . 1896—1899: 69,9
Italien: Uterus + Vagina + Ovarium 1887—1889: 2403
         Uterus + Vagina + Ovarium 1899:      2578
Paris:   Genitalcarcinom . . . . . 1886—1890  1891—1895  1896—1900  1901—1905
                                       24         24         21         21
```

2. Alterstatistik.

Die allgemeine Regel, daß mit zunehmendem Alter die Carcinome immer häufiger werden, gilt auch für das Uteruscarcinom.

Tabelle 3. (Nach Menetrier: Der Krebs. S. 300.)

Von 1901 bis 1905 auf 100 000 Einwohner jeden Alters und Geschlechts; Todesfälle an Krebs (Statistik der Stadt Paris):

Alter	weibliches Geschlecht	Alter	weibliches Geschlecht
von 0 bis 1 Jahr	2	von 40 bis 44 Jahren	126
„ 1 „ 4 Jahren	3	„ 45 „ 49 „	208
„ 5 „ 9 „	1	„ 50 „ 54 „	299
„ 10 „ 14 „	1	„ 55 „ 59 „	395
„ 15 „ 19 „	2	„ 60 „ 64 „	523
„ 20 „ 24 „	3	„ 65 „ 69 „	685
„ 25 „ 29 „	10	„ 70 „ 74 „	739
„ 30 „ 34 „	31	„ 75 „ 79 „	756
„ 35 „ 39 „	73	„ 80 und darüber	766

[1] Anm. bei der Revision: Inzwischen habe ich die Tabelle von 1919—1927 bekommen und daraus 1 Todesfall an Uteruscarcinom auf 8600 ♀ berechnet.

Tabelle 4. (Nach Peller in „Krebskrankheit" S. 76 und 77.)

In Wien starben auf 1 Million Einwohner einer Altersklasse an malignen Neubildungen:

Zeit	20—30 Jahre		31—40 Jahre		41—50 Jahre		51—60 Jahre		61—70 Jahre		71+.... Jahre		Alle Altersklassen mit den Fremden		ohne Ortsfremde	
	♂	♀	♂	♀	♂	♀	♂	♀	♂	♀	♂	♀	♂	♀	♂	♀
1901—1905	89	103	360	640	1545	2113	4347	4522	9059	7289	12203	10222	1336	1345	1005	1252
1905—1914	93	97	321	551	1388	1910	4162	3933	8884	6795	11746	9304	1189	1340	1045	1236
1919—1923	97	115	292	491	1135	1681	3988	3698	8561	6831	12475	9938	1369	1498	1218	1392

In London starben an malignen Neoplasmen auf 1 Million Einwohner jeder Altersklasse:

Zeit	25—35 Jahre		35—45 Jahre		45—55 Jahre		55—65 Jahre		65—75 Jahre		75+... Jahre		alle Altersklassen	
	♂	♀	♂	♀	♂	♀	♂	♀	♂	♀	♂	♀	♂	♀
1900	129	219	537	1064	1933	2812	5185	4702	7400	6602	7495	8265	836	1069
1911—1913	126	170	486	892	2177	2401	5433	4705	9502	7494	10731	10108	1076	1174
1920—1922	115	174	505	780	2030	2306	5701	4548	10050	7221	12280	10763	1310	1296

In Berlin starben an malignen Neoplasmen auf 1 Million Einwohner jeder Altersklasse:

Zeit	20—30 Jahre	30—40 Jahre	40—50 Jahre	50—60 Jahre	60—70 Jahre	70—80 Jahre	80+... Jahre	70+... Jahre	alle Altersklassen
1905—1910	104	469	1630	4058	7345	?	?	10000	1184
1911—1914	90	471	1605	4055	7820	10502	7962	10074	1323
1915—1918	124	542	1660	3514	6907	8889	7384	8583	1373

In Paris starben von 1 Million Einwohner einer jeden Altersklasse an malignen Neubildungen:

Zeit	20—29 Jahre		30—34 Jahre		35—39 Jahre		40—44 Jahre		45—49 Jahre		50—54 Jahre	
	♂	♀	♂	♀	♂	♀	♂	♀	♂	♀	♂	♀
1905—1907	27	57	114	278	263	715	610	1296	1167	2417	2362	2952
1910—1912	61	57	110	274	240	590	628	1059	1245	1980	2378	2952
1919—1920	42,5	62,5	143	298	262	520	497	1191	1338	1987	2670	2822

Zeit	55—59 Jahre		60—64 Jahre		65—69 Jahre		70—74 Jahre		75+.... Jahre		alle Altersklassen	
	♂	♀	♂	♀	♂	♀	♂	♀	♂	♀	♂	♀
1905—1907	3519	4182	5231	5000	6994	6795	7719	7986	8518	9405	902	1344
1910—1912	3842	4134	5758	5055	7881	6848	8128	7961	8138	8724	936	1278
1919—1920	4201	4044	6169	5122	7530	6612	9111	7377	8558	8600	1119	1339

Siehe auch unsere Tabelle 1 und 2.

Diese Tatsache wird in anschaulicher Weise durch eine Tafel von Peterson dargestellt, die die Verteilung von 500 Fällen von Carcinoma uteri und die Altersverteilung der weiblichen Bevölkerung zeigt.

Das Alter der Uteruscarcinome ist seit Jahrzehnten verfolgt. Dabei hat sich ergeben, daß ein deutlicher Unterschied zwischen den Carcinomen des Korpus und den Carcinomen des Collum besteht. Es soll deshalb im folgenden das Alter für beide Kategorien getrennt angegeben werden.

a) Collumcarcinome.

Tabelle 5. Alterstabelle der Collumcarcinome.
(Nach Rhein: Uteruscarcinom bei Jugendlichen. 1921. S. 8.)

	Jahre							Summe
	10—19	20—29	30—39	40—49	50—59	60—69	70—79	
Gusserow	2	114	770	1169	856	340	193	3444
Hofmeier	0	24	229	313	212	72	10	860
Neue Statistik	0	82	473	686	396	119	11	1767
Eigene Statistik	0	31	198	378	292	130	30	1059
	2	251	1670	2546	1756	651	244	7130

Tabelle 6. Altersverteilung bei Carcinoma des Cervix. (Nach Peterson: 1919. S. 4.)

Alter	Fälle	auf 100
20 bis 25	6	1,4
25 „ 30	15	3,6
30 „ 35	31	7,6
35 „ 40	56	13,7
40 „ 45	79	19,4
45 „ 50	53	13,0
50 „ 55	65	16,0
55 „ 60	52	12,8
60 „ 65	29	7,1
65 „ 70	16	3,4
70 „ 75	1	0,2
75 „ 80	2	0,4
80 „ 85	1	0,2
	406	

Tabelle 7. (Nach Kauffmann: Zentralbl. f. Gynäkol. 1926. Nr. 4.)

Alter	20—30	31—35	36—40	41—45	46—50	51—55	56—60	61—65	66—70	71—75	76—80	81—90	Summe
Vorkriegszeit	13 = 5%	16 = 6,2%	38 = 14,7%	49 = 19%	42 = 16,2%	46 = 18%	29 = 11,2%	16 = 6,2%	5 = 1,9%	2 = 0,8%	2 = 0,8%	—	258
Kriegszeit	25 = 3,5%	55 = 7,25%	107 = 14,7%	112 = 15,4%	151 = 20,8%	106 = 14,6%	85 = 11,7%	41 = 5,7%	29 = 4%	10 = 1,4%	2 = 0,3%	2 = 0,3%	725
Nachkriegszeit	36 = 6,8%	42 = 7,9%	70 = 13,2%	106 = 20%	100 = 18,9%	60 = 11,3%	58 = 10,9%	36 = 6,8%	17 = 3,2%	3 = 0,6%	2 = 0,4%	—	530
Summe	74 = 4,9%	113 = 7,5%	215 = 14,2%	267 = 17%	293 = 19,7%	212 = 14,1%	172 = 11,4%	93 = 6,2%	51 = 3,4%	15 = 1%	6 = 0,4%	2 = 0,2%	1513

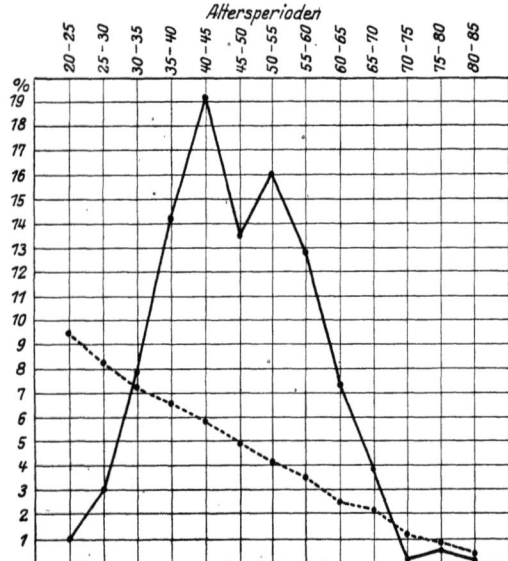

Tabelle 8. (Nach Lewers: Cancer of the Uterus. 1902. S. 9.)

Alter 20 bis 30 Jahre 2 von 100 der Gesamtzahl
,, 30 ,, 40 ,, 33 ,, ,, ,, ,,
,, 40 ,, 50 ,, 34 ,, ,, ,, ,,
,, 50 ,, 60 ,, 21 ,, ,, ,, ,,
,, 60 ,, 70 ,, 10 ,, ,, ,, ,,

Das Carcinom des Cervicalkanals soll nach älteren Angaben ein höheres Durchschnittsalter haben als das Carcinom der Portio.

Abb. 1. Kurve aus Peterson: Surg. etc. 1919.
...... Alterskurve der weiblichen Bevölkerung
——— Frequenz des Collumcarcinoms.

b) Korpuscarcinome.

Tabelle 9. Alterstabelle bei Korpuscarcinomen.
(Nach Rhein: Uteruscarcinom bei Jugendlichen. 1921. S. 8.)

	Jahre							Summe
	10—20	20—29	30—39	40—49	50—59	60—69	70—79	
Gusserow	0	7	3	12	38	13	1	74
Hofmeier	0	0	2	2	16	7	2	29
Neue Statistik	0	0	7	45	93	29	6	180
Eigene Statistik	1	0	0	10	52	26	2	92
	1	7	12	69	199	75	12	375

Tabelle 10. Altersverteilung bei Carcinoma des Fundus.
(Nach Peterson: Surg. etc. Dez. 1919. p. 544—553.)

Alter	Fälle	auf 100
20 bis 25	1	1,06
25 ,, 30	1	1,06
30 ,, 35	1	1,06
35 ,, 40	7	7,4
40 ,, 45	9	9,5
45 ,, 50	9	9,5
50 ,, 55	19	20,2
55 ,, 60	25	26,5
60 ,, 65	11	11,7
65 ,, 70	8	8,5
70 ,, 75	1	1,06
75 ,, 80	2	2,1
	94	

Tabelle 11. (Nach Kauffmann: Zentralbl. f. Gynäkol. 1926. Nr. 4.)

Alter	20—30	31—35	36—40	41—45	46—50	51—55	56—60	61—65	66—70	71—75	76—80	81—80	Summe
Vorkriegs-zeit	0	0	0	0	0	3 = 23,1%	4 = 30,8%	3 = 23,1%	2 = 15,3%	1 = 7,7%	0	0	13
Kriegs-zeit	0	0	3 = 4,4%	4 = 6%	6 = 8,8%	16 = 23,5%	22 = 32,4%	12 = 17,6%	3 = 4,4%	2 = 2,9%	0	0	68
Nachkriegs-zeit	0	0	3 = 3,4%	7 = 8%	10 = 11,4%	21 = 23,9%	15 = 17%	15 = 17%	11 = 12,5%	3 = 3,4%	0	3 = 3,4%	88
	0	0	6 = 3,5%	11 = 6,5%	16 = 9,5%	40 = 23,7%	41 = 24,3%	30 = 17,7%	16 = 9,5%	6 = 3,5%	0	3 = 1,8%	169

Tabelle 12. (Von Ballerini.)

20 bis 30 Jahre . . . . . 1 Fall,		50 bis 60 Jahre . . . . . 30 Fälle,
30 „ 40 „ . . . . . 7 Fälle,		60 „ 70 „ . . . . . 8 „
40 „ 50 „ . . . . . 27 „		

Aus diesen Zahlen geht hervor, daß das Collumcarcinom nach dem 35. Jahre häufiger zu werden beginnt, während das Korpuscarcinom erst nach dem 50. Jahre erheblicher zunimmt.

Wenn man einen größeren Lebensabschnitt nimmt bei kleineren Statistiken, so kann es dahin kommen, daß sich dieser praktisch und theoretisch so sehr bemerkenswerte Altersunterschied der beiden Kategorien verwischt. So hat Lewin unter 613 New Yorker Uteruscarcinomen die gleiche Verteilung der Korpus- und Collumcarcinome gefunden für das 45. bis 60. Jahr. Bei größeren Statistiken und engerer zeitlicher Umgrenzung des Maximums kommt man zu anderen Ergebnissen. So hat Koblanck bei 6354 Uteruscarcinomen die höchste Frequenz der Collumcarcinome zwischen dem 40. bis 49. Jahre gefunden und der Corpuscarcinome zwischen dem 50. und 59. Jahre.

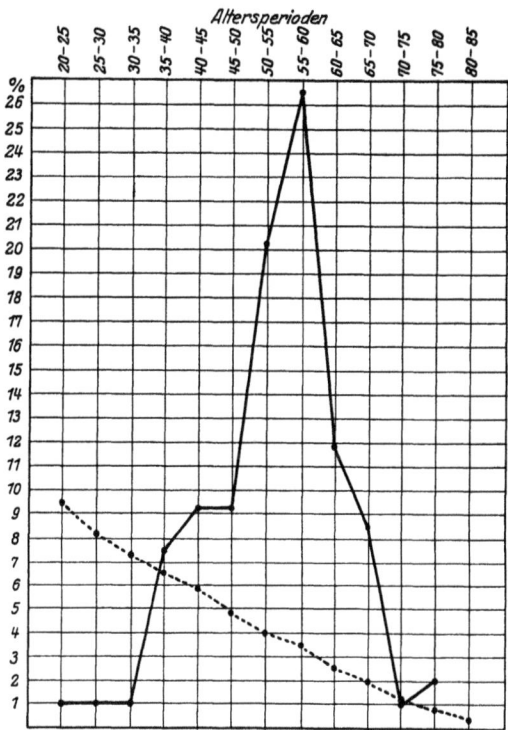

Abb. 2. Kurve aus Peterson: Surg. etc. 1919.
...... Alterskurve der weiblichen Bevölkerung.
——— Frequenz des Carcinoms des Corpus uteri.

Am klarsten ist der Unterschied ersichtlich, wenn man sich vor Augen hält, daß von 9149 Cervixcarcinomen 2468 = 27% vor das 40. Jahr fallen und von 702 Korpuscarcinomen nur 44 = 6,3%.

Die Erklärung für das differente Verhalten liegt darin, daß die Entwicklung der Korpuscarcinome vor der Menopause durch die immer wiederholte Desquamation des Endometriums während der Menstruation erschwert ist.

Die Alterszahlen sind für die Gewinnung der Morbiditätszahl von Bedeutung. Sie zeigen, daß nur etwa 10% der Portiocarcinome vor das 35. Jahr fallen; daß wir dementsprechend die Mortalitätsziffer um 10% kürzen und sie dann auf 100 000 ♀ minus der Anzahl der vor dem 35. Jahre befindlichen ♀ beziehen müssen.

Für Preußen läßt sich diese Berechnung durchführen. Zwar ist die Altersgliederung der preußischen Bevölkerung für das Jahr 1921, 1922 und 1923 nicht durch Volkszählung festgestellt, so daß wir auf die Volkszählung von 1919 angewiesen sind, die nicht so zuverlässig ist, wie die früheren Volkszählungen, und die von 1925, deren Ergebnis noch nicht vorliegt. Wir werden deshalb auf das Ergebnis von 1919 und 1910 zurückgreifen.

1919 ♀ 18 843 608, davon 6 843 608 über 35 Jahre
$$2{,}8 : 1$$
1910 ♀ 20 317 494, davon 6 671 885 über 35 Jahre
$$3 : 1$$

Wenn ein Todesfall an Carcinoma uteri jährlich in Preußen auf 9325 ♀ kommt, so entfallen $9/10$ auf 9325 ♀: 2,9 (Mittelzahl zwischen 1910 und 1919), d. h. $9/10$ entfallen auf 3181 ♀ über 35 Jahren. Ein Todesfall auf 3499 ♀ über 35 Jahren.

Ich habe die preußische Zahl benutzt, obwohl sie wahrscheinlich zu niedrig ist, weil nur für Preußen die erforderlichen Daten zur Verfügung standen. Sobald die Mortalitätsziffer erst einmal für mehrere Länder für größere Zeiträume festgestellt sein wird, wird es ein leichtes sein, daraus auch die zutreffende Morbiditätsziffer zu errechnen.

Wenn auch das Carcinom in 90% der Fälle erst nach dem 35. Lebensjahr in Erscheinung tritt, so ist doch zu beachten und aus praktischen Gründen besonders hervorzuheben, daß selbst in sehr jugendlichem Alter Carcinome des Collum und des Korpus beobachtet sind. Diese Tatsache hat von jeher infolge ihrer Ungewöhnlichkeit und klinischen Bedeutsamkeit besonderes Aufsehen erregt. Eine ganze Anzahl von Arbeiten befaßt sich bis in die jüngste Zeit hinein mit dem „Uteruscarcinom der Jugendlichen".

Extreme Zahlen beim Carcinoma corporis.

Engelhorn: Carcinoma corporis bei einer 23-Jährigen. Hegars Beitr. Bd. 13. 1909.
Grad: Carcinoma corporis bei einer 19-Jährigen. Americ. journ. of obstetr. a. gynecol. Vol. 69, p. 859. 1914.
Bland: Carcinoma corporis bei einer 23-Jährigen. Gynäkol. Textbook. Bd. 2. 1925.
Reipen (nach Ballerini) 20 Jahre[1].

Beim Carcinoma colli:

Bumm: 7 Monate. Berlin. gynäkol. geb. Ges. 22. Jan. 1909. Berlin. klin. Wochenschr. 1909. S. 1238.
Adams (nach Bland): $2^{1}/_{2}$ Jahre.
Ganghofer: 8 Jahre. Zeitschr. f. Heilk. Bd. 9, S. 337. 1888.
Schauta und Glatter (nach Ayers): 17 Jahre.
Ayers: 17 Jahre. Americ. journ of obstetr. Vol. 69, p. 698. 1914.
Tschopp: 19 Jahre. Russki med. Gar. 1896. Nr. 7.

---

[1] Herrn Geheimrat v. Franqué verdanke ich den Hinweis auf den Fall von Roß-Adams: $2^{1}/_{2}$ Jahre. Lancet. Mai 1914. S. 1936). Zottiges Carcinom, vom Drüsenepithel ausgehend. Douglas, Vagina und Blase befallen. Ferner Fall v. Hansemann: 17 Jahre. Dtsch. med. Wochenschr. 1915. S. 140.

Paulinen-Burla: 19 Jahre. Gynecol. a. obstetr. 1922.
Bland: 2 Fälle mit 23 Jahren. Gynäkol. Textbook. 1925.

Nach Gusserow waren nur 2 Fälle unter 3385 Uteruscarcinomen jünger als 20 Jahre, nach Mac Glun (New York, med. journ. 1909) 7 Fälle unter 2291 Uteruscarcinomen jünger als 20 Jahre und 49 Fälle zwischen 20 und 30 Jahren.

Oskar Müller (nach Ayers) fand unter 577 Carcinoma uteri keinen Fall unter 20 Jahren. Rhein (Diss. Berlin 1921) fand unter 1151 Carcinomen der Berliner Klinik 31 Carcinoma portionis unter 30 Jahren.

Literarische Anmerkungen.

Gayrand: Carcinoma dans les 20 prem. années de la vie. D. Montpellier 1911.
Takahashi: Uteruscarcinom im jugendlichen Alter. Dissert. München 1914.
Schweitzer: 1 Fall 16—20 Jahre und 1 Fall 21—25 Jahre, 20 Fälle 26—30 Jahre. Geburtsh.-Ges. Leipzig. 30. März 1922.
Brandt, K.: Carcinoma uteri, 21 Jahre. Med. sev. Bergen 1910[1].

Gegenüber den Bestrebungen, das vorzugsweise Erscheinen des Carcinoms nach dem 35. Jahr damit zu erklären, daß durch den Altersprozeß Veränderungen des Epithels und des Bindegewebes eintreten, die das Entstehen des Carcinoms zur Folge haben, möchte ich eine andere Betrachtungsweise in den Vordergrund stellen.

Wenn die Geburt ursächlich mit der Genese des Portiocarcinoms verknüpft ist, wie es der Fall ist, dann müssen wir damit rechnen, daß in den 20er Jahren die Grundlage für die Entstehung des Carcinoms geschaffen wird. Wie bei der Entstehung eines jeden Carcinoms bedarf es aber einer längeren Zeit, bis sich auf dem Boden dieser lokalen Carcinomdisposition das klinisch manifeste Carcinom entwickelt. Schon weit vor der Zeit der klinischen Manifestation des Carcinoms finden sich Veränderungen, die nach der bisherigen Auffassung als präancerös bezeichnet werden, nach Schillers Definition (V. A. 1927 Bd. 263) aber als erstes Carcinomstadium zu betrachten wären, als carcinomatöses Epithel ohne Invasion. Das ergibt sich auch aus dem Alter der Leukoplakien der Portio. Nur aus der langsamen Entwicklung des Carcinoms unter „physiologischen" Verhältnissen erklärt sich die späte klinische Manifestation des Carcinoms.

Ein frühes Carcinom kann bedingt sein durch ein frühzeitiges Entstehen des Lacerationsectropiums bei früher Erstgeburt oder durch ein besonders ungünstiges vaginales Milieu, z. B. Fall Schauenstein I und mein Fall Matthias für das Lacerationsectropium oder die kongenitale Erosion (partale oder dysontogenetische Ektopie, wie ich zu sagen vorschlagen würde).

Für die extrem frühen Fälle im Einzelfall eine Erklärung abzugeben, ist mangels genügend vollständiger Daten nicht möglich.

---

[1] Ergänzend sei auf Kermauner in Halban-Seitz Bd. 4, S. 775 und v. Franqué im anatomischen Abschnitt dieses Handbuchs verwiesen.
Anm. bei der Revision: Kehrer und Neumann sahen ein Uteruscarcinom bei einem $1^1/_4$jährigen Kinde. Monatsschr. f. Geburtsh. u. Gynäkol. Bd. 81.

3. Collum : Korpuscarcinom.

	Collumcarcinom	Korpuscarcinom
Rhein	7130	375
Kauffmann	1513	169
Peterson	406	94
Schröder	673	13
A. Mayer	211	37
Frankl	1111	79
Aulhorn	609	32
Krukenberg	789	59
Knauer	1346	28
Winter	2180	151
Veltjen	863	20
Lüpke	245	45
Bullinger	295	46
Freundsen	209	18
Küstner	212	22
Anderson und Platt	215	38
Treub	553	48
Wilson	529	67
Wolff	296	17
Schoog	608	30
Weibel	1500	70
	21493	1458 [1]

Auf 21493 Collumcarcinome kommen somit 1458 Korpuscarcinome = 15 : 1 = 6,3% der Uteruscarcinome.

Unter Zugrundelegung der preußischen Statistik kommt ein Todesfall an Uteruscarcinom auf 3499 ♀ über 35 Jahren. Da die Korpuscarcinome nur 6,3% der Uteruscarcinome ausmachen und nur zu 6,3% vor dem 40. Jahr, da ferner die Mortalität an Korpuscarcinomen gering ist, so kann die Angabe: ein Todesfall an Carcinoma uteri : 3499 ♀ über 35 Jahren in der gleichen Form für das Cervix- und Portiocarcinom gelten.

Die Seltenheit des Carcinoms des Corpus uteri im Vergleich mit dem Carcinom des Collum uteri erklärt sich aus verschiedenen Momenten.

1. Bei dem langsamen Werden aller Carcinome ist die periodische Erneuerung des Endometriums bei der Periode und bei der Geburt „de groote schoormaak" Treubs, ein retardierendes Moment.

Im gleichen Sinne, nur noch verschärft, wirken die Abrasionen, die, bei zum Carcinoma corporis geneigten Fällen wahrscheinlich häufiger erforderlich sind und wie wir durch manche Beispiele wissen, sogar ausgesprochenes Carcinom beseitigen können (Ladinski journ. of obstr. 1925, Bd. 71, S. 145 hat 22 Fälle zusammengestellt, seit Geßner und v. Franqué 1896 zuerst darauf aufmerksam gemacht haben. Siehe auch Liegur, Gynäkol. Gesellsch. Breslau 16. 5. 1922, Ref. Klin. Wochenschr. 1922, S. 1434 und je ein Fall von Rosenstein und Küstner in der Diskussion).

2. Das Endometrium ist exogenen Einwirkungen weniger ausgesetzt.

---

[1] Anm. bei der Revision: Volta, Arch. f. Gynäkol. Bd. 136, Ca. colli 1443 Fälle und Ca. corp. 94 Fälle = 22 941 : 1552 = 14,8 : 1.

3. Es fehlt im Endometrium eine Schleimhautzone, die analog der „Umwandlungszone" am äußeren Muttermund unphysiologisch und damit zum Carcinom prädisponiert wäre.

Katz hat auf dem Bonner Gynäkologenkongreß 1927 angegeben, daß die Wiener Klinik von 1903—1922 unter 975 operierten Collumcarcinomen 87 Cervixhöhlencarcinome oder interne Cervixcarcinome gehabt hat = 8,9%.

4. Mütter zu Nulliparae.

	Portiocarcinom			Korpuscarcinom	
	Mütter	Nullipara		Mütter	Nullipara
Linke	247	3	Glockner	21	2
Paeris	292	12	Fast	22	6
Fast	782	20	Cullen	8	10
Lüpke	236	9	Weibel	50	17
Hofmeier	773	39	Ballerini	59	15
Funk	851	69	Pignand	39	43
Gusserow	1469	71	Zimmer	34	22
Hofmeier	22	7	Lüpke	34	11
Krukenberg . . .	29	1			
	4650	223		318	134

Aus dem geringen Anteil der Nulliparae an dem Portiocarcinom und einer höheren durchschnittlichen Geburtenziffer (4,5; 5; 5,8; 9,5 gegen 3—4 normal) hat man geschlossen, daß die Geburt für die Entstehung der Portiocarcinome verantwortlich zu machen ist. Diese Frage ist von so fundamentaler Bedeutung, daß sie genau geprüft werden muß. Man könnte darauf hinweisen, daß die Korpuscarcinome eine beträchtlich höhere Zahl von Nulliparen aufweisen. Da diese höhere Zahl der Nulliparen aber durch eine besondere Neigung der Nulliparen zum Korpuscarcinom bedingt sein könnte, besagt sie für die Zahl der Nulliparen beim Portiocarcinom nichts. Die einzige Möglichkeit, die Frage befriedigend zu entscheiden, bestände darin, daß man feststellt, wie das Verhältnis von Frauen, die geboren haben, zu den Nulliparen im Carcinomalter ist, also jenseits des 35. Lebensjahres. Leider ist diese Zahl nicht festzustellen. Ich habe deshalb ausgerechnet, wieviel Ledige nach dem 35. Jahr es in einem Jahr in Preußen gab und wieviel Verheiratete, Geschiedene und Verwitwete nach dem 35. Jahr. Es waren 657 658 zu 5 963 030. Es können die Ledigen nicht ohne weiteres gleich Nulliparae gesetzt werden, obwohl der Prozentsatz von Müttern unter den Ledigen nach dem 35. Jahr niedrig sein dürfte. Die meisten unehelichen jungen Mütter heiraten. Wenn also auch 10% aller Geburten unehelich sind, so wird man unter den Ledigen nach dem 35. Jahr nur wenige Frauen mehr finden, die geboren haben. Andererseits bleiben zahlreiche verheiratete Frauen steril. Die wenigen Frauen, die sich unter den Ledigen nach dem 35. Jahr befinden und geboren haben, werden dadurch nicht nur völlig ausgeglichen, sondern die Zahl der Nulliparen ist noch beträchtlich größer. Da 10% der Ehen steril sind, muß die Zahl der ledigen Nulliparen verdoppelt werden, also 20% aller Frauen nach dem 35. Jahr haben nie geboren. Wenn diese Zahl, die leider nur approximativ sein kann, auch nur einigermaßen stimmt, so ist der entscheidende Einfluß der Geburt unverkennbar. Auf diese Zahl wird bei der Besprechung der Ätiologie zurückzukommen sein. Die anderen ätiologischen Faktoren sprechen in demselben Sinne.

Für die Feststellung der Morbiditätsziffer ist die Erkenntnis, daß es vorzugsweise Mütter sind, die erkranken, ebenfalls von Bedeutung.

Wenn ein Todesfall an Carcinoma portionis et cervicis auf 3499 über 35 Jahren kommt, dann sind für die ledigen Nulliparae 10% abzusetzen und ebenso für 10% der sterilen Ehen. Der Gesamtabzug von $20\% = 700$ ergibt ein Todesfall an Carcinoma portionis et cervicis auf 2799 Mütter über 35 Jahren.

Da etwa 5% der Carcinoma portionis et cervicis Nullipare betreffen, so ist an der Zahl von 1:2799 eine Korrektur anzubringen. Es entfallen nur $^{19}/_{20}$ auf 2799 Mütter = ein Carcinom: 2946 Mütter über 35 Jahren.

Während bisher stets eine erhöhte Fertilität der Collumcarcinome behauptet wurde, hat Peller neuerdings berechnet, daß auf ein Uteruscarcinom drei Geburten kommen und auf eine Gesunde 3—4,7.

Falk fand unter 200 Uteruscarcinome keine virgo, bei 41 Myomen 4 virgines (82. Naturf. Vers. Königsberg), Schilling (Americ. journ. of obstetr. a. gynecol. 1924, vol. VII): 251 Carcinoma colli mit 6 Ledigen. 88 Carcinoma corporis mit 10 Ledigen.

5. Lebensdauer der Erkrankten.

Für die Prognose und die Gewinnung der Morbiditätsziffer ist es erforderlich, festzustellen, wie lange die Erkrankten leben.

Pichol berechnet eine durchschnittliche Dauer der Krankheit von 31 Monaten.

Gusserow vom ersten Auftreten der Symptome 1—$1^1/_2$ Jahre.

Hoffmann: 272 Uteruscarcinome 22,3 Monate Dauer der Erscheinungen.
  Bericht über Albany: 16,3 Monate Dauer der Erscheinungen auf Grund von 52 Fällen.
  Bericht über 148 Fälle in New Orleans 14 Monate Dauer der Erscheinungen.
Archibald Leitch: 800 inoperable Carcinoma port. Vom ersten Auftreten der Symptome bis zum Tode 1 Jahr 9 Monate. (Von der ersten Konsultation bis zum Tode 1 Jahr 3 Monate.)
Plaut: Vom Beginn der Symptome bis zum Tode

  $10^1/_2$ Monate für die Fälle vor dem 30. Jahr
  19   ,,   ,,   ,,   ,,   im 4. Jahrzehnt
  21   ,,   ,,   ,,   ,,   ,, 5.   ,,
  $22^1/_2$,, ,, ,, ,,   ,, 6.   ,,
  24   ,,   ,,   ,,   ,,   ,, 7.   ,,

Nimmt man die Zahl von Leitch mit 21 Monaten Erkrankungsdauer vom ersten Auftreten der Symptome bis zum Tode bei rein symptomatisch behandelten Fällen als Grundlage, dann wäre es möglich, der Morbiditätsziffer noch etwas näher zu kommen.

Ein Todesfall an Carcinom der portionis et cervicis kam auf 2946 Mütter über 35 Jahren.

Bei einer Erkrankungsdauer von $1^3/_4$ Jahren wird also außer dem in dem laufenden Jahr fälligen Todesfall immer noch mit Erkrankungsfällen zu rechnen sein, die im nächsten Jahr sterben. Also ein Todesfall und $^3/_4$ Erkrankungsfall auf 2946 Mütter über 35 Jahren = $^7/_4$ Erkrankungsfall auf 2946 Mütter über 35 Jahren = 1 Erkrankungsfall auf 1684 Mütter über 35 Jahren.

Auch diese Zahl bedarf noch einer Korrektur. Die Fälle, die durch die Behandlung gerettet werden oder eine längere Lebensdauer haben, müßten berücksichtigt werden Die Erkrankungsziffer von 1:1684 Mütter über 35 Jahren ist zu klein. Es ist aber sehr schwierig die wahre Größe der erforderlichen Korrektur anzugeben. Man könnte daran denken, die

Tabelle 13. Lebensdauer der an Carcinom Erkrankten seit Beginn der Krankheit überhaupt.
(Nach Lohenner: Die Lebensdauer der an Uteruscarcinom erkrankten Frau. Gießen 1920.)

Von allen Erkrankten waren tot			
Am Ende des Monats	Zahl der Fälle	Am Ende des Monats	Zahl der Fälle
1	0 + 0 = 0%	21	35 + 2 = 37 = 70%
2	3 + 0 = 3 = 6%	23	37 + 1 = 38 = 73 ,,
3	3 + 5 = 8 = 15 ,,	31	38 + 1 = 39 = 75 ,,
4	8 + 2 = 10 = 19 ,,	38	39 + 1 = 40 = 77 ,,
6	10 + 4 = 11 = 27 ,,	39	40 + 1 = 41 = 79 ,,
7	14 + 3 = 17 = 33 ,,	43	41 + 1 = 42 = 81 ,,
8	17 + 4 = 21 = 40 ,,	45	42 + 1 = 43 = 83 ,,
10	21 + 1 = 22 = 42 ,,	48	43 + 2 = 45 = 87 ,,
11	22 + 2 = 24 = 46 ,,	58	45 + 1 = 46 = 88 ,,
12	24 + 3 = 27 = 52 ,,	60	46 + 2 = 48 = 92 ,,
13	27 + 2 = 29 = 56 ,,	73	48 + 1 = 49 = 94 ,,
14	29 + 1 = 30 = 59 ,,	92	49 + 1 = 50 = 96 ,,
18	30 + 3 = 33 = 63 ,,	103	50 + 1 = 51 = 98 ,,
19	33 + 1 = 34 = 65 ,,	113	51 + 1 = 52 = 100 ,,
20	34 + 1 = 35 = 67 ,,		

absolute Heilungsziffer der Kliniken der Betrachtung zugrunde zu legen. Wenn man aber bedenkt, daß diese Zahlen oft nur für die stationären Kranken gelten und nicht für alle Kranken, die die Polikliniken aufgesucht haben, dann erweisen sich diese Zahlen als ungeeignet. Als Gegenbeispiel gegen die Erfolge der Kliniken mit etwa 25% möchte ich das Material der gynäkologischen Abteilung des städtischen Krankenhauses Altona geben: Von 1912—1925 sind der Abteilung 286 Portiocarcinome zugegangen. Davon waren 212 inoperabel. Von den 74 operierten Fällen sind nur 35 entlassen. Was aus ihnen geworden ist, ist unbekannt. Der Heilerfolg ist so schlecht, daß er unberücksichtigt bleiben kann.

Ebensowenig ist es möglich, den Heilerfolg für die nur gebesserten Fälle zahlenmäßig anzugeben. Wir werden uns deshalb darauf beschränken müssen, die Korrektur in der Erkrankungsziffer wie folgt, zum Ausdruck zu bringen:

Ein Erkrankungsfall auf weniger als 1684 Mütter über 35 Jahren.

Es wäre noch eine weitere Korrektur anzubringen.

Die Zeit vor dem Auftreten der Symptome muß berücksichtigt werden. Wir kennen sie nicht. Eine Schätzung wäre gänzlich willkürlich. Nur soviel läßt sich sagen, daß es wahrscheinlich eine beträchtliche Zeit ist, weil die meisten Carcinome schon ausgedehnt sind, wenn sie Erscheinungen machen.

Wenn man bedenkt, daß die Vorstadien des Carcinoms wahrscheinlich schon Jahre bestehen, bevor es zur Invasion kommt, wird man sich ein annäherndes Bild von der Zahl der Kranken machen können und die mangelhafte Erfassung der Kranken in voller Schärfe empfinden.

II. Symptomatologie.

Wenn sich das Epithel des Uterus in carcinomatöses Epithel umwandelt, macht es keine Symptome. Das Vorstadium dessen, was wir als Carcinom bezeichnen, oder nach der

Nomenklatur Schillers, das erste Stadium des Carcinoms macht sich nicht bemerkbar. Über der ganzen Carcinomfrage steht dies als ernsteste Tatsache.

Symptome sind erst möglich, wenn das carcinomatöse Epithel in das Bindegewebe eindringt, im Invasionsstadium und auch dann erst, wenn die neugebildeten Massen zerfallen.

Die Symptomatologie der verschiedenen Lokalisationsarten des Uteruscarcinoms weist bedeutende Unterschiede auf, deshalb müssen die drei Gruppen getrennt besprochen werden.

A. Lokalsymptome.

1. Carcinoma portionis.

a) Entstehung der Lokalsymptome.

Die Carcinome der Portio sind groben Traumen in ganz anderer Weise ausgesetzt wie die Carcinome der höheren Uterusabschnitte. Außerdem liegen sie frei für die Vaginalflora. Verletzung und Infektion sind die Folgen. Die Verletzung führt zur Geschwürsbildung und damit zur Eröffnung der Saftbahnen des Gewebes und zur Blutung. Die Infektion findet in der Zerklüftung der Oberfläche, in den zahlreichen oberflächlichen Nekrosen und in den Geschwüren günstige Vegetations- und Invasionsbedingungen.

Heimann hat die Keime bestimmt, die im Carcinomgewebe zu finden sind (Berl. klin. Wochenschr. 1917, Nr. 7). Ich lasse seine Tabelle folgen:

Tabelle 14. (Nach Heimann.)

Nummer	Name des Pat.	Original-Ausstrich	Mikroskopischer Befund			Verlauf	Sektions-ergebnis	Entlassungs-tag
			Bouillon	Agar	Blutagar			
A. Streptokokken. Unbehandelt.								
1. Gestorben.								
1	S.	Diplokokken	Streptokokken		hämol.	am 3. Tag †	Peritonitis	—
2	R.	Staphylo-, Diplokokken	Streptokokken		anhämol.	am 3. Tag †	do.	—
3	K.	Diplo-, Staphylo-kokken, Coli	Strepto-kokken	Strepto Staphylo-kokken	—	am 4. Tag †	do.	—
4	K.	vereinzelt Diplokokken	Streptokokken		anhämol.	am 15. Tag †	do.	—
5	H.	Diplo-, Strepto-kokken	Streptokokken		anhämol.	am 15. Tag †	do.	—
6	R.	Diplokokken	Streptokokken		—	am 7. Tag †	do.	—
7	G.	Diplo-, Strepto-kokken	Diplo-, Strepto-kokken	Diplokokken	—	am 3. Tag †	do.	—
8	F.	Coli, Strepto-kokken	Streptokokken		anhämol.	am 3. Tag †	do.	—

Carcinoma portionis.

Nummer	Name des Pat.	Original-Ausstrich	Mikroskopischer Befund			Verlauf	Sektions-ergebnis	Entlassungs-tag
			Bouillon	Agar	Blutagar			
9	M.	vereinzelt Diplokokken	Stäbchen, Streptokokken	Streptokokken	—	am 3. Tag †	do.	—
10	T.	Staphylo-, Streptokokken	Staphylo-, Streptokokken	Streptokokken	—	am 29. Tag †	do.	—
11	S.	Strepto-, Diplokokken, Stäbchen	Streptokokken		—	am 10. Tag †	do.	—

2. Geheilt.

12	L.	Diplo-, Staphylokokken Coli	Diplo-, Staphylokokken	Staphylo-, Streptokokken	—	gut [1]	—	31. Tag
13	H.	Diplokokken, Stäbchen	Diplo-, Streptokokken		anhämol.	schwer fieberhaft	—	80. Tag
14	K.	Diplo-, Streptokokken	Diplo-, Streptokokken		anhämol.	gut	—	23. Tag
15	B.	Diplo-, Staphylo-, Streptokokken	Staphylo-, Streptokokken	Streptokokken	anhämol.	gut	—	32. Tag
16	L.	Diplokokken	Streptokokken	Staphylo-, Streptokokken	—	fieberhaft	—	25. Tag
17	S.	Staphylo-, Diplokokken, Stäbchen	Diplo-, Streptokokken	Stäbchen, Streptokokken	—	fieberhaft	—	31. Tag
18	V.	vereinzelt Diplokokken	Streptokokken	Diplo-, Staphylo-, Streptokokken	—	schwer fieberhaft	—	31. Tag, durchschnittlich am 36. Tag

B. Streptokokken.

1. Gestorben.

| 1 | P. | Staphylo-, Diplokokken | Staphylokokken | | — | am 22. Tag § | Peritonitis | |

2. Geheilt.

| 2 | R. | | Staphylokokken | | — | leicht fieberhaft [2] | — | 31. Tag |
| 3 | W. | Diplokokken, Stäbchen | Stäbchen | | — | gut | — | 24. Tag |

[1] Gut bedeutet: Temperatur in den ersten Tagen bis höchstens 38,0°.
[2] Leicht fieberhaft bedeutet Temperatur bis zu 38,5°

Nummer	Name des Pat.	Original-Ausstrich	Mikroskopischer Befund			Verlauf	Sektions-ergebnis	Entlassungs-tag
			Bouillon	Agar	Blutagar			
4	M.	Diplokokken, Stäbchen	Diplo- und Staphylo-kokken		—	einwand-frei [1]	—	30. Tag
5	S.	Diplokokken	Diplokokken		—	gut	—	16. Tag
6	K.	Diplokokken			—	einwandfrei	—	24. Tag
7	P.	Diplokokken, Coli, Staphylo-kokken	Coli- und Staphylo-kokken		—	einwandfrei	—	27. Tag
8	N.	Diplokokken	Staphylo- und Diplo-kokken		—	einwandfrei	—	24. Tag
9	M.	Diplo-, Staphylo-kokken, Stäbchen	Staphylo-kokken, Stäbchen	Staphylo-, Diplokokken		—	einwandfrei	—	21. Tag
10	M.	Diplo- und Staphylokokken			—	gut	—	23. Tag
11	W.	Diplokokken			—	fieberhaft	—	23. Tag
12	K.	Gram + Stäbchen			—	gut	—	21. Tag
13	W.	Diplokokken			—	gut	—	23. Tag
14	H.	Diplo-, Staphylo-kokken, Stäbchen	Staphylo-kokken, Stäbchen	Staphylo-kokken	—	leicht fieberhaft	—	31. Tag
15	F.	Coli, Diplokokken	Coli, Diplokokken	Diplo-, Staphylo-kokken, Coli	—	gut	—	25. Tag
16	L.	Diplokokken, Stäbchen	Staphylo- und Diplo-kokken		—	leicht fieberhaft	—	24. Tag
17	H.	Diplokokken und Stäbchen			—	gut	—	17. Tag
18	H.	Coli, Diplokokken	Coli, Diplo- und Staphylokokken		—	einwand-frei	—	30. Tag durch-schnittlich am 26. Tag

Die meisten Carcinome enthalten Streptokokken, zwei Drittel hämolytische Streptokokken und über ein Drittel der Tumoren hochpathogene hämolytische Streptokokken (Dehler, Arch. f. Gynäkol. Bd. 134, 1928 und Strahlentherapie Bd. 31, 1929).

Über die Bakterienbefunde in den regionären Lymphbahnen, s. Fromme, Arch. f. Gynäkol. Bd. 79. Siehe auch Baranowsky, Inaug.-Diss. Berlin 1921.

Die Verletzung ist erleichtert durch den geringen Widerstand, den das Carcinomgewebe Traumen bietet, eine Folge der Gewebszusammensetzung. Die Blutungsneigung ist erhöht dadurch, daß weite Gefäße oberflächlich liegen. Abb. 3 illustriert das.

Deshalb können schon unbedeutende Traumen Erschütterungen des Körpers, Husten, schwierige Defäkation beträchtliche Blutungen auslösen. Aber auch ohne jedes erkennbare

---

[1] Einwandfrei bedeutet: Temperatur hat 37,7° nicht überschritten.

Trauma können Blutungen entstehen. Der Einfluß der Atemexkursionen und der pulsatorischen Bewegungen der Portio ist hier zu nennen. Sie sind wenig bekannt. Sowie man aber mit stärkerer Vergrößerung an der Lebenden die Portio zu beobachten gelernt hat, ist der Einfluß dieser Bewegungen erklärlich. Wenn sich die partiellen mehr oder minder großen

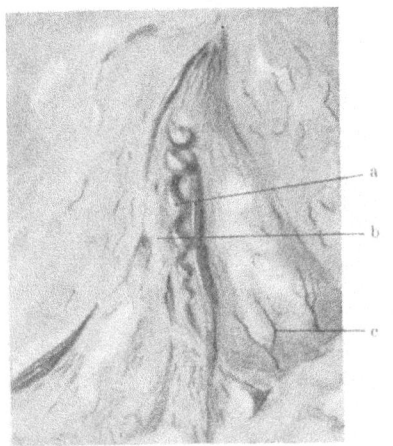 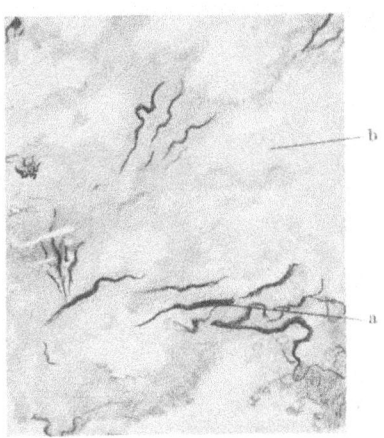

Abb. 3.   Abb. 4.

Abb. 3. Oberfläche eines Portiocarcinoms bei 10facher Vergrößerung.
a großes freiliegendes Gefäß; b Nekrosen; c langgestreckte Gefäße, charakteristischer Gefäßtyp des ulcerierten Carcinoms.

Abb. 4. Oberfläche eines anderen Portiocarcinoms bei 10facher Vergrößerung.
a charakteristischer Gefäßtyp; b Nekrosen.

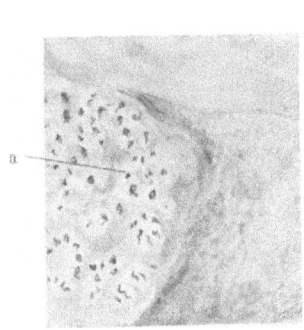 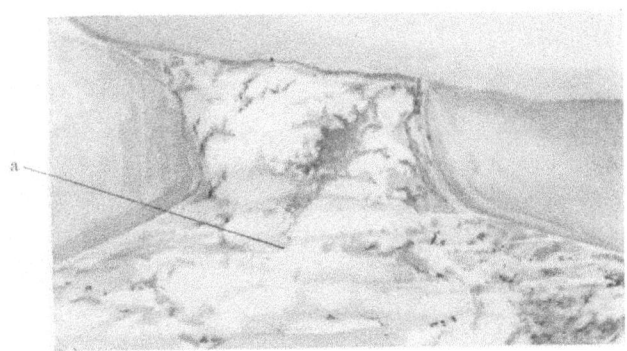

Abb. 5.   Abb. 6.

Abb. 5. Nicht exulcerierter invasiver „Oberflächenbelag" in der Umgebung eines Portiocarcinoms.
a Teleangiektatischer Charakter der Gefäße der „fingerlike processus" Cullens.

Abb. 6. Blutfreier carcinomatöser Fluor bei einem Collumcarcinom (Krater). Im dünnflüssigen Saft sind nekrotische Gewebsfetzen suspendiert. a Nekrotische Gewebsfetzen.

Nekrosen abstoßen, können Gefäße eröffnet werden. Die Gefäße sind zuweilen schon vorher verödet. Man sieht sie dann als bräunliche oder schwärzliche Verbindungsstücke zwischen zwei Gefäßen durch das nekrotische Gebiet ziehen. Abb. 4 zeigt die Nekrosen.

    Askanazy hat 1923 den Mechanismus dieser Blutungen eingehend bearbeitet (Pathogenese der tödlichen Blutungen aus Krebsen. Zentralbl. f. allg. Pathol. Sonderband zu Bd. 33). Außer den schon genannten Punkten macht er auf die abnorme Gestaltung der Gefäßbahn und die Wandverdünnung aufmerksam. Punkt 1 dürfte ohne weiteres

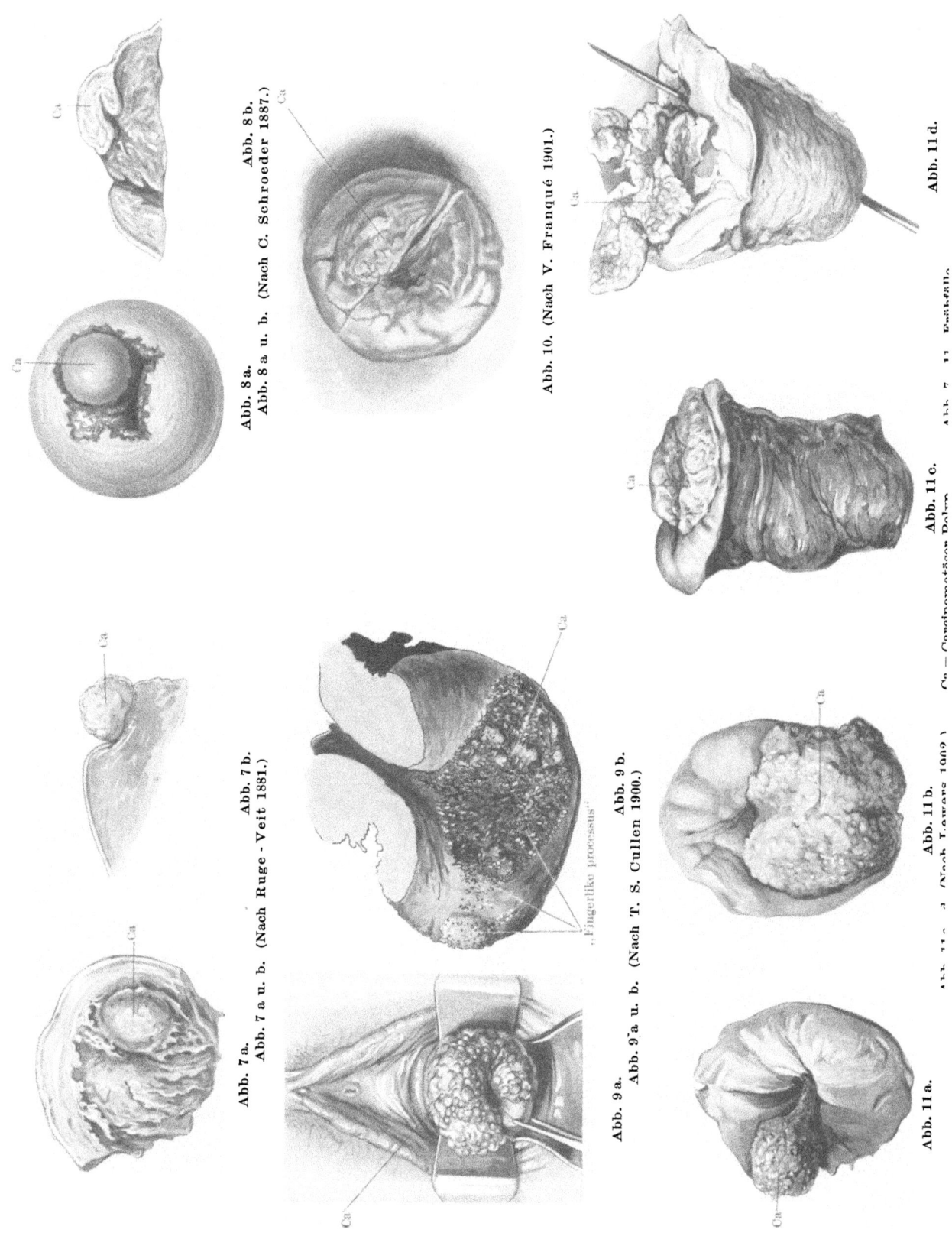

Carcinoma portionis.

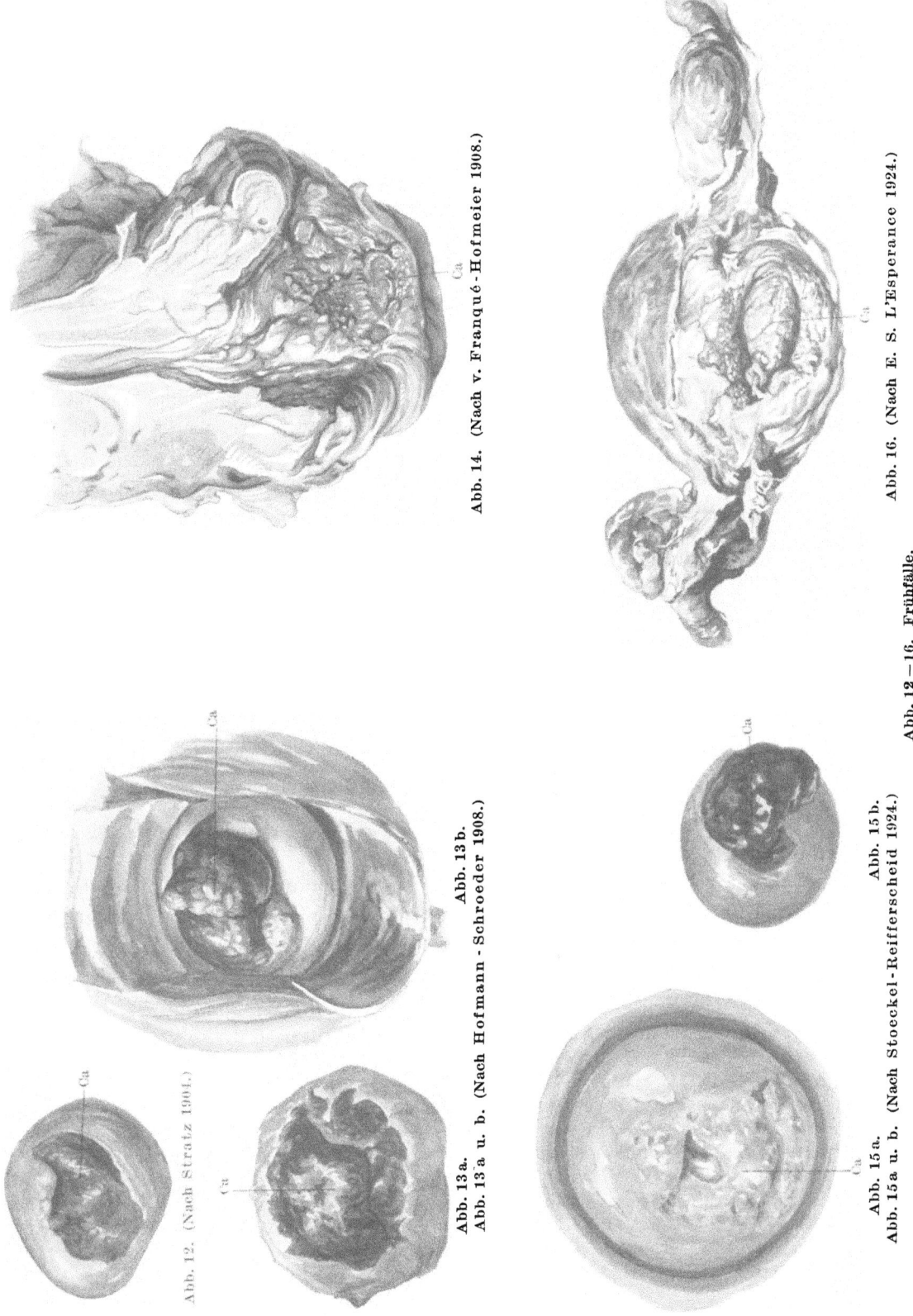

Abb. 14. (Nach v. Franqué-Hofmeier 1908.)

Abb. 16. (Nach E. S. L'Esperance 1924.)

Abb. 13 b.
Abb. 13 a u. b. (Nach Hofmann-Schroeder 1908.)

Abb. 15 b.

Abb. 13 a.

Abb. 12. (Nach Stratz 1904.)

Abb. 15 a.
Abb. 15 a u. b. (Nach Stoeckel-Reifferscheid 1924.)

Abb. 12—16. Frühfälle.

aus Abb. 3 zu entnehmen sein. Er weist ferner auf den teleangiektatischen Charakter der Tumorgefäße hin. Das ist besonders deutlich an den noch nicht exulzerierten Tumorabschnitten zu sehen, besonders im Stadium des „fingerlike processus" von Cullen (siehe auch die Darstellung von Franqué) (Abb. 5).

Ein großes Gewicht legt er auf die entzündliche Wandnekrose, die ganz besonders für die schweren arteriellen Blutungen verantwortlich zu machen ist. Die Arrosion der Gefäßwände durch das Carcinom selbst tritt dagegen zurück, wie aus dem Fehlen der lymphocytären Resorptionsreaktion hervorgeht. Gelegentlich kann es durch die entzündliche Mortifizierung der Gefäßwand über Aneurysmabildung zur tödlichen Ruptur sogar der Uterina kommen, wofür Askanazy ein Beispiel beibringt.

Mögen auch im einzelnen mannigfache Momente zur Blutung aus dem Carcinom führen, obenan stehen beim Carcinom der Portio die mechanisch-traumatischen und die entzündliche Nekrose.

Die Eröffnung der Gewebsspalten und der Lymphgefäße führt zur Absonderung von Saft, in dem korpuskuläre Teile suspendiert sind, die sich von der Oberfläche abstoßen. Es sind dies die nekrotischen Partien. In Fällen, die zeitweise nicht bluten, kann man die Art und die Menge des Ausflusses beobachten. Man ist überrascht von dem kontinuierlichen Fluß. Das typische Bild eines nicht mit Blut untermischten carcinomatösen Ausflusses gibt Abb. 6.

Wenn man einmal das Abfließen des Saftes längere Zeit beobachtet hat, wird einem die Rückwirkung auf den Körperbestand klar.

Die Folgen der Infektion zeigen sich weniger in einer mikroskopisch erkennbaren Eiterbeimengung, als in dem Geruch, der durch die Zersetzung so typisch wird, daß er dem Erfahrenen nicht selten eine zutreffende Anhiebsdiagnose vor der Untersuchung gestattet. Eitrige Absonderung spricht im allgemeinen gegen Carcinom.

b) Zeitpunkt des Auftretens der ersten Symptome.

Das Auftreten der ersten Symptome ist sehr variabel. Es gibt Fälle, die schon inoperabel sind, wenn die ersten Blutungen auftreten.

Ich kenne selbst zwei derartige Fälle, s. auch Kermauner im Halban-Seitz, Bd. IV, S. 778ff. Da man bei solchen Feststellungen aber ganz von der Zuverlässigkeit der Angaben der Patientin abhängig ist, muß man solche Fälle doch mit einem gewissen Fragezeichen versehen. Aus verschiedenen Gründen können sie den Arzt und sich selbst über den wahren Tatbestand hinwegtäuschen.

Baldwin: Inoperables Cervixcarcinom mit Amenorrhöe. Journ. of obstetr. a. gynecol. of the Brit. Empire. Vol. 74. 1916.

Mrs. X., 42 Jahre, Italienerin, 17 Jahre verheiratet, niemals schwanger, kam, weil sie keine Blutungen mehr hatte. Vor 23 Monaten hatte sie 12 Monate lang keine Blutungen, dann war sie 7 Monate regelmäßig menstruiert. Als ich sie sah, hatte sie vor 4 Monaten ihr letztes Unwohlsein gehabt und nur deshalb suchte sie Rat. Auch auf schärfstes Befragen war kein Anhaltspunkt für Gravidität oder die geringste Blutabsonderung während dieser Zeit herauszubekommen. Nicht der geringste Ausfluß. Die vaginale Untersuchung zeigte, daß die ganze Cervix einschließlich des Vaginalgewölbes vollständig in Carcinom umgewandelt war. Der Uterus war fixiert. Sie war in gutem Ernährungszustand und man konnte ihr von ihrer Krankheit in keiner Weise etwas anmerken.

Ein befriedigender Einblick in den Zustand des Carcinoms beim ersten Auftreten der Symptome wird dadurch vereitelt, daß fast immer einige Monate vergehen bis zur

Einlieferung. Leitch berechnet die durchschnittliche Wartezeit bei 800 Portiocarcinomen auf 6 Monate. Da ein großer Teil solcher Fälle inoperabel ist, so ist es möglich, daß sie schon zur Zeit des Auftretens der ersten Symptome sehr vorgeschritten waren. Paul Zweifel (Bösartige Geschwülste. Bd. III, 1927, S. 214) gibt an, daß „von 325 Frauen nur 21% im Laufe des ersten Monats kamen und 75% später. Von diesen 75% kamen 28% nach $1/4$ Jahr, 12% nach einem halben Jahr, 43% später als dreiviertel Jahr und 10,7% nach einem Jahr." Wie ernst aber die Lage ist, selbst bei Frauen, die im ersten Vierteljahr nach dem Auftreten der Symptome operiert wurden, hat Schweizer nachgewiesen: 67% Dauerheilung gegen 48% der später Operierten (nach Zweifel). Für die Beurteilung der Fälle, die am günstigsten liegen, haben wir zuverlässigere Grundlagen.

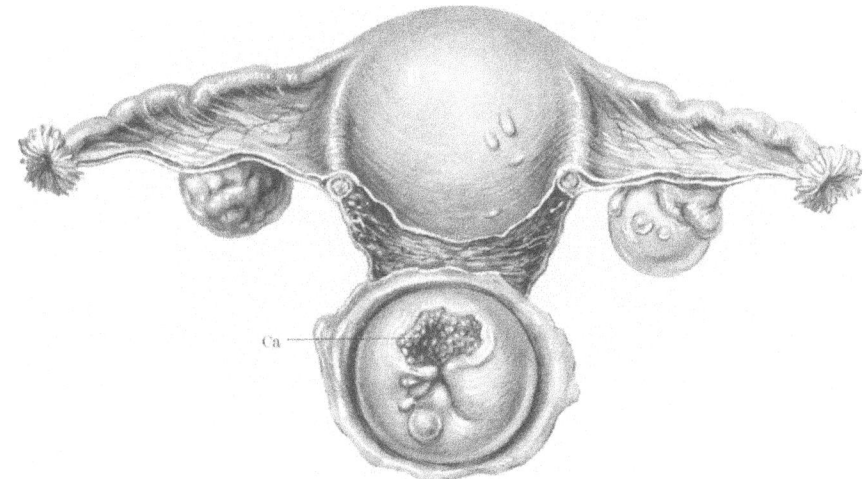

Abb. 17. „Frühfall." (Nach Bland 1925.)

Paul Zweifel (l. c.) gibt an, daß von 24 Frauen, die durch Kohabitationsblutungen frühzeitig in die Leipziger Klinik kamen, einige schon große Blumenkohltumoren hatten, daß aber 14 noch nach 5 Jahren lebten = 80% Dauerheilung.

Die günstigsten Fälle, die durch die Symptome erfaßt sind, folgen in Abbildungen. Die nicht mehr seltenen Fälle, wo das Carcinom zufällig erkannt wurde, durch systematische Untersuchungen der Portio von totalexstirpierten Uteri oder Anwendung der Probeexcision bei jedem auf Grund des Palpations- oder Speculumbefundes verdächtigen Fall, bleiben hier unberücksichtigt. Es sind also die alten „Frühfälle", für die von Franqué früher als oberste Grenze Taubeneigröße des Primärtumors genannt hat (Abb. 7—17).

Aus alledem geht hervor, daß das Auftreten der ersten Symptome in keiner Weise an ein bestimmtes Stadium des Carcinoms gebunden ist. Die „Frühfälle" zeigen, daß das Tumorwachstum schon sehr beträchtlich ist, selbst im allergünstigsten Fall und für das Gros der Fälle gilt, daß die ersten Symptome erst auftreten, wenn schon große Gefahr besteht. Sehr klar wird diese Tatsache durch folgende Aufstellung Kermauners im Halban-Seitz Bd. IV, S. 790 illustriert.

1 Woche bis 2 Monate (einschl.)	75—37,8%	22—26,8%	43—27,2%
1 „ „ 6 „ „	157—79,3%	67—81,7%	114—67,4%
1 Jahr bis 3 Jahre	27—13,6%	12—14,6%	33—20,9%

c) Die Art der Symptome.

α) Blutungen.

Intervallblutung. Die Carcinomblutung kann naturgemäß bei der menstruierenden Frau nur im Intermenstruum als pathologische Blutung erkannt werden. Deshalb ist die „Intervallblutung" ein Symptom des Carcinoms.

Die Blutungsstärke ist sehr verschieden, von Blutspuren bis zur tödlichen Blutung, meist ist sie mäßig. Die Blutungsdauer variiert von Stunden bis zum ganzen Intervall.

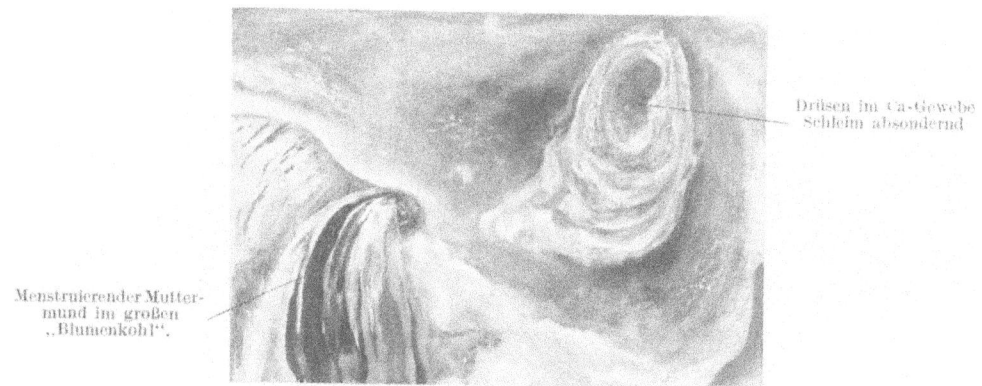

Abb. 18. Portiocarcinom. Muttermundswinkel. Aus dem Muttermund entleert sich rhythmisch Blut infolge der Menstruation. Keine Ca-Blutung. Während dieser Zeit darf Radium nicht intracervikal eingelegt werden. Makroskopisch war der blutende Muttermund nicht von den carcinomatösen Höckern zu unterscheiden. Vergr. 20 mal.

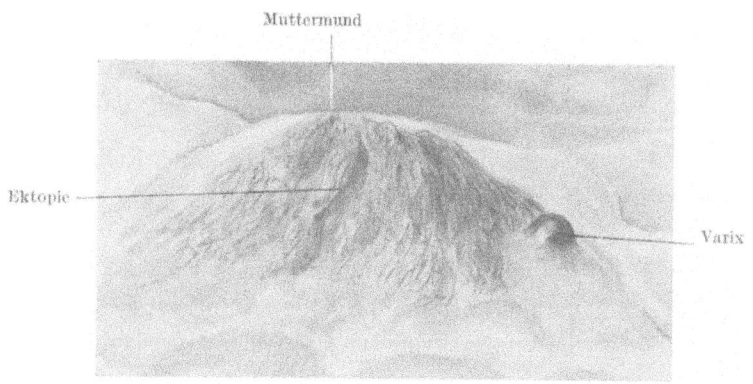

Abb. 19. 1 mm großer Varix an der Grenze einer kongenitalen Ektopie. Vergr. 10 mal.

Wenn der Menstruationstyp in der pathologischen Blutung untergegangen ist, läßt sich jederzeit der Tatbestand feststellen. Eine kurze Beobachtung des Muttermundes zeigt, ob Blut rhythmisch aus dem Korpus kommt, ob neben der Blutung aus dem Carcinom noch die Regelblutung besteht. (Abb. 18).

Die Intervallblutung ist nicht unbedingt pathognostisch, da auch andere Erkrankungen im Intervall zu Blutungen führen: alle ulcerösen und hochgradig akutentzündlichen Prozesse der unteren Genitalabschnitte, benigne Polypen, mannigfache Veränderungen des Endometriums (entzündliche Prozesse, Polypen, Adenofibrosis interna, submucöse Myome, venöse Stauung, cholämische Blutungen, varicöse ulcera u. a. (Abb. 19—22).

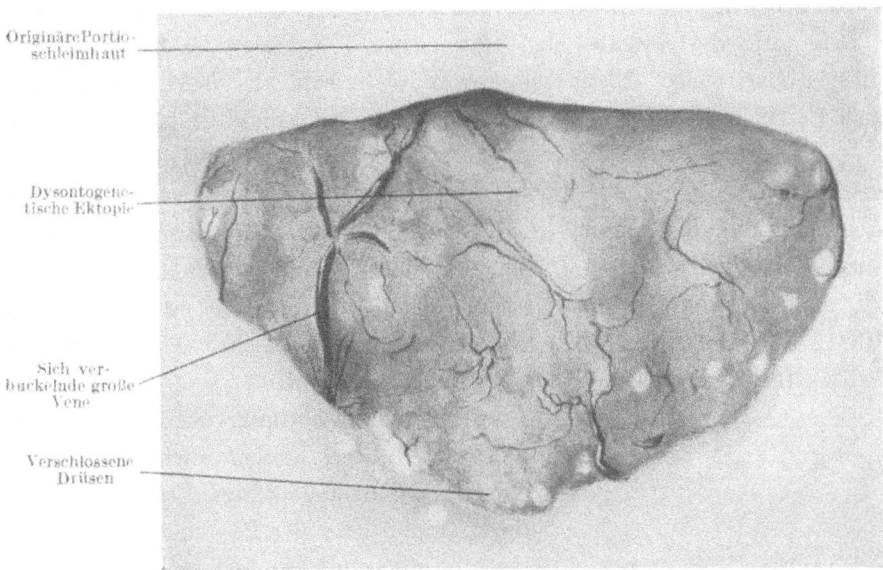

Abb. 20. Kongenitale oder dysontogenetische Ektopie der hinteren Lippe. Auf der vorderen Lippe geht die originäre Portioschleimhaut bis an den Muttermund. Vergr. 14 mal.

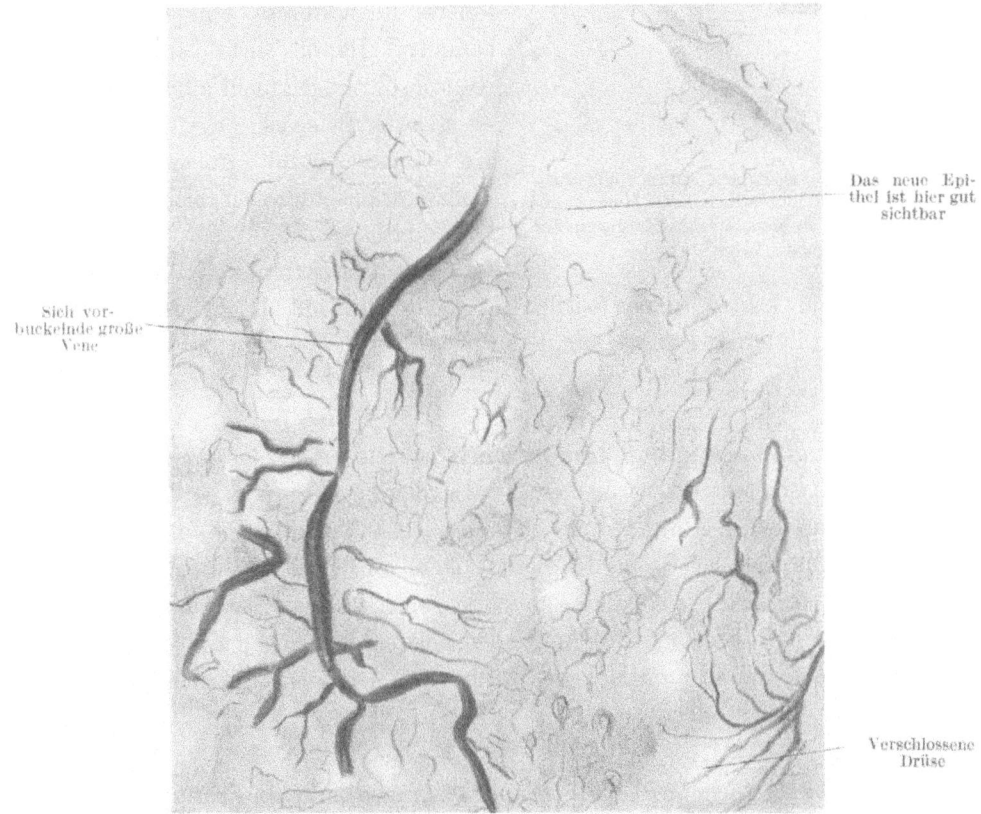

Abb. 21. Umwandlung einer partalen Ektopie durch Ersatzregeneration von der originären Portioschleimhaut her mit verschlossenen Drüsen und sich vorbuckelndem großen venösen Gefäß. Vergr. 10 mal.

Aus der Tatsache, daß die Intervallblutung auch beim Portiocarcinom vorkommt, erwächst der Diagnostik die Aufgabe, den einwandfreien Nachweis zu führen, ob ein Carcinom vorliegt, oder nicht. Nicht selten wird sich wohl der Nachweis erbringen lassen, daß kein Carcinom vorliegt, aber ohne daß es gelingt, die Ursache der Blutung klarzustellen.

Menopauseblutung. Wenn die physiologische periodische Blutung sistiert hat, tritt die pathologische Blutung klar hervor. Sie ist weitgehend pathognostisch für maligne Erkrankung der Genitalien. Zweifel hat bei 350 Frauen mit Menopauseblutung 267 mal = 76% maligne Erkrankungen (Uterus, vagina, ovarium) festgestellt (Zentralbl. f. Gynäkol. 1921, Nr. 32). Neumann hat aus der Schautaschen Klinik 90% berechnet (nach Zweifel im Zweifel-Payr 1927, Bd. II, S. 212).

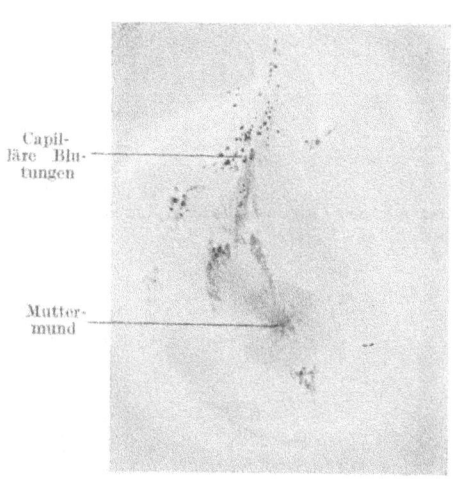

Abb. 22. Leicht verletzliche senil-atrophische Portioschleimhaut mit atretischem Muttermund gibt gelegentlich zu Kohabitationsblutungen Veranlassung. Vergr. 10 mal.

Kohabitationsblutung. Sie ist nahezu pathognostisch, doch können auch Polypen, die verletzliche Schleimhaut des Ectropiums (partale Ektropie) oder der Pseudoerosio congenita (dysontogenetische Ectopie) oder atrophische oder entzündliche Schleimhaut sich ebenso verhalten. Auch Varizen der Portio kommen in Betracht. Scheidencarcinome, varicöse ulcera der Scheide und die ins Scheidengewölbe perforierte Adenofibrose können einmal in Frage kommen. Da die nicht carcinomatösen Kohabitationsblutungen nicht allgemein bekannt sind, seien zwei Beispiele angeführt. Entsprechend ihrer Genese durch grobes Trauma sind die Kohabitationsblutungen nicht selten das erste Symptom.

Die drei Arten von Blutungen sind sehr hartnäckig und kehren immer wieder. Faure hebt mit Recht diesen Punkt eigens hervor (Ca. de l'uterus, Paris: Doin 1926).

β) Ausfluß.

Da meist gleichzeitig Blutungen bestehen, ist der Ausfluß fast immer mit Blut durchsetzt. Dadurch entsteht bei reichlicher Saftabsonderung der typische fleischwasserähnliche Ausfluß, bei spärlicher Absonderung ein bräunlicher Ausfluß. Die Menge des Ausflusses hängt wesentlich von der Größe der Zerfallsfläche ab. Ist sie klein, wie es anfangs wohl meist der Fall ist, wird der Ausfluß sich kaum bemerkbar machen, zumal er zu dieser Zeit noch nicht fötid ist. Je mehr Nekrosen sich dem Ausfluß beimengen und je mehr die Infektion sich breit macht, um so aufdringlicher wird er in Menge und Geruch werden.

γ) Pruritus vulvae.

Paul Zweifel behauptet, daß ein sehr starker essentieller Pruritus vulvae ein Frühsymptom des Carcinoma colli sein könne. Selbst in Fällen ohne Ausfluß könne er auftreten. Dieser Pruritus dürfte nicht mit der sekundären Schädigung der Vulvae infolge des ätzenden

Ausflusses der späteren Stadien, auf den v. Siebold 1828 aufmerksam gemacht habe, verwechselt werden.

Ich habe etwas Derartiges noch nicht gesehen und finde es auch sonst nirgends erwähnt. Es wird aber angesichts der großen Erfahrung Zweifels in Zukunft darauf zu achten sein. Dann wird sich feststellen lassen, ob es sich nur um ein zufälliges Zusammentreffen handelt, oder ob ein innerer Zusammenhang besteht. Ich halte letzteres für sehr unwahrscheinlich. Vgl. hiezu auch Kermauner im Halban-Seitz, Bd. IV, S. 783.

2. Carcinom des Cervikalkanals.

Infektion ist nicht in dem Maße möglich, wie beim Portiocarcinom. Der Muttermund ist nicht selten völlig geschlossen, so daß ein gewisser Abschluß nach dem keimhaltigen Gebiet vorhanden ist. Direktes Trauma tritt bei dieser Lokalisation zurück. Immerhin können traumatische Einwirkungen einen Einfluß haben. So können die groben Erschütterungen durch die Kohabitation Blutungen hervorrufen. Vielleicht ist es aber auch so, daß durch die Kohabitation Kontraktionen der Cervix ausgelöst werden, die das Carcinom quetschen und dadurch zu Blutungen Anlaß geben. Nachdem es gelungen ist, den Nachweis zu bringen, wenn auch am günstigeren Objekt, am prolabierten Uterus, daß derartige Bewegungen vorkommen, wird dieser Punkt auch hier zu berücksichtigen sein. Ich halte

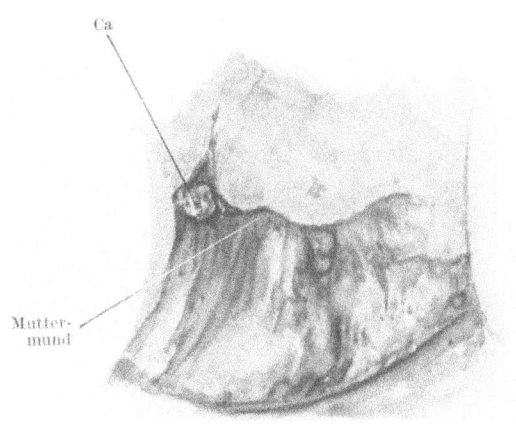

Abb. 23. Erstes Erscheinen eines Ca des Cervikalkanals im intakten Muttermund. Vergr. 3,5 mal.

es für sehr wahrscheinlich, daß der Fremdkörper, den das Carcinom des Cervicalkanals bis zu einem gewissen Grade bildet, Anlaß zu Austreibungsbestrebungen gibt, die sich so äußern müßten, daß vermehrter Schleim zur Schlüpfrigmachung des Kanals abgesondert wird und daß verstärkte, häufigere und vielleicht auch länger anhaltende Kontraktionen auftreten. Besonders in den Fällen, in denen der Muttermund geschlossen bleibt, wird in der Zerfallshöhle eine gewisse Stauung stattfinden und damit einen vermehrten Antrieb zur Kontraktion geben. Daß andererseits der Muttermund häufig geöffnet ist, ist wohl auf die Kontraktionen zurückzuführen.

Sowie das Carcinom durch den Muttermund in die Scheide hineinragt, wovon ein besonders frühes Beispiel in der folgenden Abb. 23 gegeben ist, oder sobald das Carcinom die Außenfläche der Portio durchbricht, wie in Abb. 24, sind die Verhältnisse die gleichen wie beim Portiocarcinom.

Für die groben Traumata beim Portiocarcinom treten beim Carcinom des Cervixkanals vikariierend die Kontraktionen mit ihrer Quetschwirkung ein. Die Symptome sind die gleichen wie beim Carcinoma portionis. Sie treten infolge der geschützten Lage aber noch später auf mit häufigeren symptomfreien Intervallen. Der Ausfluß ist häufiger blutfrei.

3. Korpuscarcinom.

a) Blutung.

Faure gibt an, daß das Korpuscarcinom fast stets erst nach der Menopause vorkommt. Von Zimmers 56 Fällen waren 12—21,4% noch menstruiert, von Ballerinis 73 Fällen 23—30,2%; Weibels Fälle waren zu 58,2% in der Menopause (39 von 67 Fällen).

Die Blutung, die auch hier das in die Augen fallendste Symptom ist, ist demgemäß meist eine Menopauseblutung. Tritt sie bei noch menstruierenden Frauen auf, haben wir die Intervallblutung, meist in Form des bräunlich gefärbten Ausflusses derart, daß die Periode sich noch als solche erkennen läßt. Erschütterungen des Körpers lösen nicht selten die erste Blutung aus, teils durch direktes Trauma der brüchigen Partien, teils auf dem Umweg über Korpuskontraktionen, die durch Quetschwirkung die Blutung auslösen können. Das Korpus ist durch den pathologischen Inhalt sensibilisiert und wird auf Bewegungsreize leichter mit Kontraktionen antworten. So können wir auch hier Kohabitationsblutungen begegnen.

Die Blutungen können so frühzeitig auftreten, daß die Probeabrasio alles entfernen kann. Andererseits kann es ausnahmsweise zu größeren Tumoren kommen, ohne daß es blutet (Cullen).

Infolge der langdauernden, wenn auch meist mäßigen Blutung kann es zu äußerster Anämie kommen.

b) Ausfluß.

Die Trennung zwischen Blutung und Ausfluß ist beim Korpuscarcinom nicht so scharf wie bei dem Carcinom der tieferen Uterusabschnitte. Der Ausfluß ist hier ein viel häufigeres hervorstechendes Frühsymptom, „Après la ménopause l'hydrorrhée est souvent au début pendant un temps plus ou moins long le seul indice du cancer" (Faure, Ca. de l'uterus. Paris: Doin).

Von profuser Absonderung von dünnem Schleim spricht auch Paul Zweifel, ebenso Hofmeier und Cullen. Dieser Punkt bedarf in Zukunft größerer Beachtung als er bisher gefunden hat. Wie bei allen Erkrankungen des Endometriums empfiehlt sich auch in diesen Fällen eine kolposkopische Beobachtung des Muttermundes, die etwa 20 Minuten durchgeführt werden muß. Man kann dann die rhythmische Entleerung des Korpus sehen und den Ausfluß direkt abfangen und untersuchen. In einem Fall, der allerdings klinisch auch so schon vollkommen klar lag, konnten wir Gewebsbröckel auf diese Weise gewinnen, die im frischen Präparat die Diagnose bestätigten. In einem anderen Fall war die rhythmische Ausstoßung von dünnem etwas gefärbtem Schleim außerordentlich eindrucksvoll. Sie wurde eingeleitet von auffallenden Bewegungen der Portiomuskulatur. Da in diesem Fall die Portio dicht hinter dem Introitus stand, bin ich nicht sicher, worauf die Portiobewegung zurückzuführen ist. Wie ich in der Münch. med. Wochenschr. 1926 mit Korallus mitgeteilt habe, kann man an der prolabierten Portio Eigenbewegungen nachweisen (bisher 7 Fälle).

Ob in dem oben skizzierten Falle die Bewegungen auf den Tiefstand der Portio zurückzuführen waren oder auf den abnormen Inhalt, läßt sich nicht entscheiden. Es muß durch planmäßige Untersuchungen geklärt werden, wie weit Bewegungen der Cervix an der Austreibung des Korpus teilnehmen und wie insbesondere die Portio sich in der Menopause bewegt.

Erst nach längerem Bestand und ausgedehnterem Zerfall wird der Ausfluß übelriechend, besonders wenn die Entleerung des Korpus unvollständig ist und es zu einer Stagnation kommt. Diese Pyometrabildung ist gar nicht selten, da es sich häufig um alte Frauen mit stenosierendem oder obliteriertem inneren Muttermund handelt. Nach Norris und Vogt sind 49% der Korpuscarcinome zwischen 50—60 Jahren (Americ. journ. of obstetr. a. gynecol. 1924, Vol. VII) auf Grund von 115 Fällen. Nur selten beruht die Pyometra auf einem Verschluß des inneren Muttermunds durch den Tumor, da das Carcinom meist im Fundus sitzt. Es kann in solchen Fällen auch zur Hämatometra kommen. Sondheimer (Monatsschr. f. Geburtsh. u. Gynäkol. 1895 I/348) erwähnt einen Fall, wo es durch senile Atresie der Scheide infolge des Carcinoma corporis zur Hämatometra im Corpus und in der Cervix gekommen war, wie sie Esser (Monatsschrift f. Geburtsh. u. Gynäkol. in Druck 1927) aus meiner Abteilung für das Portiocarcinom als Pyometra beschrieben hat. In dem Fall von Sondheimer bestand außerdem ein Hämatopyokolpos.

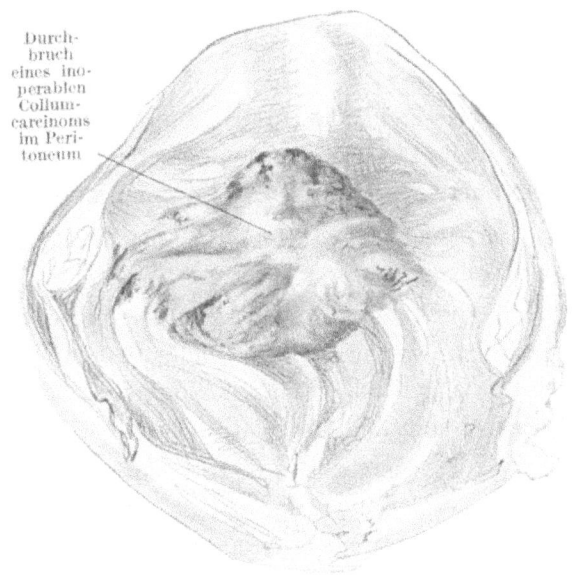

Abb. 24. Durchbruch eines inoperablen Collumcarcinoms ins Peritoneum. Sektionspräparat, Skizze.

c) Schmerzen.

Schmerzen treten beim Korpuscarcinom früher auf als beim Carcinom der Portio oder des Cervicalkanals. Es müssen zweierlei Arten von Schmerzen unterschieden werden, die Korpuskontraktionen infolge des abnormen Inhalts und die Schmerzen, die entstehen, wenn das Carcinom die Uteruswand durchwachsen hat und das Peritoneum erreicht (Abb. 24).

Die schmerzhaften Korpuskontraktionen sollen zu einer bestimmten Tageszeit besonders in Erscheinung treten und pathognostisch sein (Simpson-Gusserow-Snegireff). Ich habe selbst einen derartigen Fall gesehen, der dieses eigenartige Symptom ganz typisch aufwies. Wahrscheinlich wird schon sehr bald nach der Entwicklung des Carcinoms das Korpus zu häufigen Kontraktionen veranlaßt einmal durch die carcinomatöse Schleimhautverdickung als Fremdkörperreiz und dann durch vermehrte Absonderung ins Cavum. Cullen weist mit Recht darauf hin, daß die starke Gefäßversorgung der erkrankten Partie eine stärkere Transsudation ermögliche. Außerdem würde die Absonderung der pathologischen Drüsen vermehrt sein. Dazu kommt der Zerfall. Der flüssige Inhalt wird zweifelsohne Kontraktionen auslösen. Ob diese Kontraktionen als schmerzhaft empfunden werden, wird abhängen von der individuellen Schmerzempfindlichkeit und von den speziellen

Passagebedingungen. Das Problem liegt hier ähnlich wie bei der primären Dysmenorrhöe. Je massiver das Carcinom ist und je ungünstiger der Abfluß, desto energischer und damit wohl auch schmerzhafter die Kontraktion. So wird die häufige Kombination mit ansehnlichen submucösen Myomen zu Schmerzen disponieren. Daß es sich häufig um Nullipare handelt oder um Greisinnen mit atresierendem inneren Muttermund, ist zu beachten. Faure macht besonders auf den Einfluß der Anteflexion aufmerksam. Dadurch komme es zu intermittierender Stagnation, die palpatorisch als Vergrößerung des Korpus nachweisbar sei, die sich unter starken Schmerzen entleere. Derartige intermittierende Stagnationen, wenn auch nicht nur durch die Flexion bedingt, dürften die Erklärung für die Simpson-Gusserow-Snegireffschen intermittierenden Austreibungsschmerzen sein.

Norris und Vogt (Americ. journ. of obstetr. a. gynecol. 1924, Vol. VII) geben an, daß in ihren 115 Fällen von Funduscarcinom Blutungen in 81% zur Entdeckung des Carcinoms führten. Schmerzen sollen anfangs selten sein.

Die häufig beobachtete Verdickung des Myometriums ist wahrscheinlich eine Arbeitshypertrophie.

In ganz seltenen Fällen kann die energische Austreibungstätigkeit des Korpus zur Inversion des carcinomatösen Fundus führen. Williamson und Abercrombie (Journ. of obstetr. a. gynecol. of the Brit. Empire. 1923, Vol. 20/643) haben ein solches Vorkommnis bei einer Nullipara beobachtet.

Bei den energischen Kontraktionen des Corpus kann flüssiger und korpuskulärer Inhalt in die Tuben gepreßt werden. (Sitzenfrey, Schiller und die Diskussion dieser Frage anläßlich der Sampsonschen Theorie der heterotopen Endometriose.)

B. Symptome von seiten der benachbarten Organe.
1. Bei Carcinom der Portio und Carcinom des Cervicalkanals.

Wenn das Carcinom über die Uteruswand hinaus in die Umgebung vordringt, werden die umliegenden Organe und Gewebe in Mitleidenschaft gezogen.

a) Symptome von seiten der Beckennerven.

Wenn die zahlreichen Nervenstämme an der Hinter- und Seitenwand des kleinen Beckens ergriffen werden, treten Schmerzen auf. Der Schmerz beim Carcinom der Portio tritt also erst bei weit vorgeschrittenen Fällen auf.

Er ist kein Symptom des erkrankten Organs, sondern der weiteren Umgebung. „Au début, le cancer ne fait pas souffrir" sagt Faure angesichts dieser Tatsache. Dieser Punkt ist seit Jahrzehnten derartig im ärztlichen Denken verankert, daß er als allgemein bekannt vorausgesetzt werden kann.

Die Nervenstämme können durch den Druck der carcinomatösen Knollen im Parametrium Erscheinungen machen, oder es können die Nervenscheiden selbst ergriffen werden. Der erstere Modus geht wohl meist dem letzteren voraus.

b) Symptome von seiten des Harntraktus.

α) Blase.

Das Carcinom kann die Blase in mehrfacher Hinsicht in Mitleidenschaft ziehen. Es kann in die Blasenwand eindringen und auf der Schleimhaut cystoskopisch nachweisbare Knötchen oder Knoten bilden (Abb. 25).

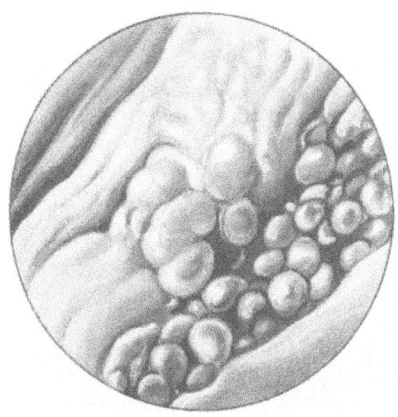

Abb. 25. Carcinomknoten in der Blasenwand bei Collumcarcinom. (Cystoskopisches Bild.)

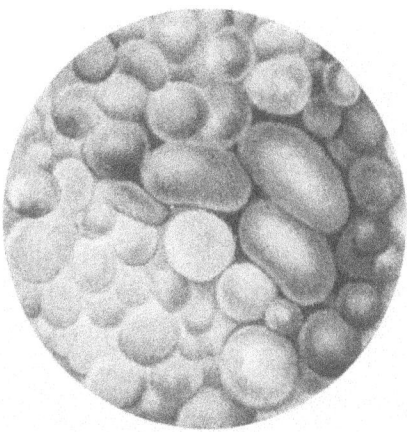

Abb. 26. Bullöses Ödem der Blasenwand. (Cystoskopisches Bild.)

(Nach Stoeckel-Reifferscheid, Lehrbuch d. Gyn. Leipzig 1924.)

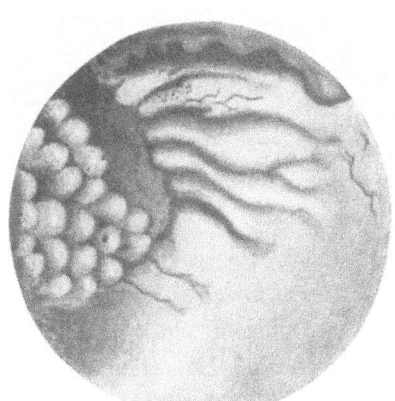

Abb. 27. Faltenwülste.
(Nach Zangemeister in Zweifel-Payr: Bösartige Geschwülste III. Leipzig 1927.)

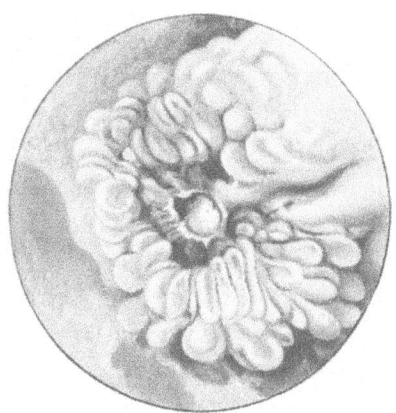

Abb. 28. Fistelbildung.
(Nach Stoeckel-Reifferscheid.)

Das ist aber sehr selten. Meist ist der Blasenboden emporgedrängt, gespannt und geschwollen. Der höchste Grad der Schwellung, die durch den Einfluß des sich nähernden Carcinoms bedingt ist, ist das bekannte bullöse Ödem (Abb. 26).

Zuvor entstehen meist die prallen queren Faltenwülste (Abb. 27).

Rosenblatt gibt an, daß unter 167 operablen Fällen 143 keine oder nur leichte Blasenveränderungen hatten, 24 Faltenwülste oder bullöses Ödem (6mal).

Je weiter das Carcinom fortschreitet, umso häufiger ist die Blase mitergriffen. So fand Gusserow unter 311 Fällen 128mal die Blase ergriffen mit 26 Fisteln und Blau unter 87 Kranken 43mal mit 28 Fisteln. (Die letzten drei Autoren nach Zangemeister l. c.) Wagner (Gebärmutterkrebs, Leipzig: Teubner 1858) fand unter 218 Fällen 83 Carcinoma vesicae 38% mit 28 Fisteln. Diese hohen Zahlen beziehen sich auf Obduktionsmaterial (Abb. 28).

Die folgende Abbildung zeigt die Fistelbildung infolge des sekundären Blasencarcinoms, allerdings beim Scheidencarcinom. Die Blase schrumpft in solchen Fällen bis auf Walnußgröße (Wagner l. c. S. 59).

Ist Fistelbildung eingetreten, dann mischt sich der Urin mit dem Ausfluß und läuft kontinuierlich ab. Die äußeren Genitalien und ihre Umgebung werden dadurch gereizt. Die Scheidenschleimhaut reagiert im allgemeinen sehr wenig auf die Benetzung. Gelegentlich schlagen sich Salze auf dem Carcinom nieder.

Klinisch äußert sich das Befallensein der Blase in häufigem Harndrang und Schmerzen beim Wasserlassen. Auch Schwierigkeiten bei der Entleerung werden geklagt. Die Häufigkeit der Blasenbeschwerden bei operablen Fällen wird auf etwa 7,3% geschätzt, bei inoperablen auf 12,8%. Ist der primäre Sitz des Carcinoms auf der hinteren Lippe, wird es länger dauern, bis das Carcinom die Blase erreicht. Auch sehr fortgeschrittene Fälle können die Blase freilassen. Andererseits kann es ausnahmsweise früh zur Blasenbeteiligung kommen, wenn das Carcinom sich in ungewöhnlicher Weise nach der Blase zu entwickelt.

Ergänzend sei auf die soeben erschienene Darstellung von Zangemeister im Zweifel-Payr, Bd. III 1927 verwiesen.

β) Ureteren und Niere.

Lebenswichtiger als die Rückwirkung des Carcinoms auf die Blase ist die Kompression der Ureteren, die über kurz oder lang erfolgt, wenn das Carcinom die Uteruswand überschritten hat. Bekanntlich wird der Ureter nur selten durchwachsen (Krönig-Doederlein und Stoeckel-Reifferscheid 1924 Fig. 302), er wird vielmehr in seinem parametranen Anteil komprimiert mit konsekutiver Stauung des Urins in den höheren Abschnitten, Abb. 11 und 12 aus Stoeckel Fig. 310 a und b). Das bekannte Cullensche Bild zeigt sehr schön die Hydronephrosenbildung Abb. 13 (Cullen nach Stoeckel Fig. 301). Das Nierenparenchym wird gelegentlich durch Druck atrophisch. So wird allmählich die sezernierende Nierenoberfläche in einer Weise reduziert, daß Retention harnfähiger Stoffe eintritt, die sich im Ansteigen des RN im Blute deutlich nachweisen läßt. Die Urämie ist klinisch erkennbar durch größere Apathie und erleichtert dadurch das Endstadium. Durch Infektion kommt es nicht selten zur Pyonephrose, die das Ende beschleunigt. Faure beschreibt diesen Zustand sehr anschaulich (Ca. de l'uterus Paris: Doin 1926 S. 44); siehe auch Holzbach (Zentralbl. f. Gynäkol. 1923 S. 1893).

Nach Kraul soll die Pyelitis in 1,5% der Fälle die unmittelbare Todesursache sein, die Urämie in 50%

2. Beim Korpuscarcinom.

Symptome seitens der Nachbarorgane kommen kaum in Betracht. Über die sekundäre carcinomatöse Erkrankung der Adnexe siehe von Franqué, anatomischer Abschnitt. Die Kompression der Ureteren fehlt fast immer, und nur selten wird die Blase ergriffen, wenn das Carcinom das Myometrium durchsetzt hat und es so zur Aussaat auf dem Beckenperitoneum kommt (siehe Zangemeister im Zweifel-Payr Bd. III 1927).

Aus dem lange Zeit auf den Uterus beschränkten Wachstum des Korpuscarcinoms ergibt sich, daß auch die Beckennerven kaum jemals umwachsen werden, es sei denn in ganz extremen Fällen. Hierbei ist auch zu beachten, daß die Abflußwege der Lymphe andere sind als beim Carcinoma colli, siehe auch darüber bei von Franqué.

Gelegentlich kann das Korpuscarcinom ähnlich wie das Chorionepitheliom Metastasen an der Portio oder am Scheideneingang machen. Wenn derartiges auch bei lymphogener Verbreitung möglich ist, so sind solche Ereignisse am ehesten bei Einbruch in die Blutbahn zu erwarten. Ebenso wie beim Carcinoma colli kommt es auch beim Korpuscarcinom gelegentlich zu hämatogener Metastasierung bei verschleppten Fällen. Opitz hat eine ringförmige Metastase am Introitus vagina beobachtet (Monatsschr. f. Geburtsh. und Gynäkol. Bd. 38 1913 S. 403, Ergänzungsheft). Ferner Amann (Zentralbl. f. Gynäkol. 1906, S. 401) und Spencer (Journ. of obstetr. a. gynecol. of the Brit. Empire 1923, Bd. 30, S. 197 mit Abbildung) und Reeb, Epithelioma du corpus uteri avec métastase miliaire dans la paroi anterieure du vagin. (Gynécol. et obstétr. 1921, Bd. III, S. 214). Cullen, Monographie S. 416, Abb. 218. Gelegentlich können Metastasen in den regionären Lymphdrüsen die großen Gefäße komprimieren. In einem solchen Fall wurden die rechte Vena iliaca communis und die Aorta komprimiert. Es kam zur Thrombose mit tödlicher Embolie (Saul, Zur Kasuistik der Uteruskrebse. Diss. Heidelberg 1922).

3. Entferntere und einige seltene Metastasen des Uteruscarcinoms.[1]

Die Uteruscarcinome metastasieren selten jenseits der regionären Lymphdrüsen, jedenfalls nicht im klinischen Material. So sah Winter bei 44 nach Totalexstirpation Gestorbenen keine einzige Metastase, bei 202 an Rezidiv Gestorbenen 9mal Metastasen. (Näheres siehe bei von Franqué im anatomischen Abschnitt und Kermauner im Halban-Seitz, Bd. IV, S. 792ff.) Es hängt dies damit zusammen, daß sie im allgemeinen erst in den letzten Stadien in die Blutbahn einbrechen und vorher nur den Lymphweg benutzen. Kaufmann fand in einem Drittel der an Uteruscarcinom Verstorbenen Metastasen. Einen sehr schönen Fall allgemeiner Carcinose bei Korpuscarcinom hat Gruber beobachtet.

Nach Einbruch in die Blutbahn können Metastasen in den verschiedensten Organen beobachtet werden. Offergeld hat diesen Punkt eingehend bearbeitet. Seiner Arbeit sind die folgenden Tabellen entnommen (Zeitschr. f. Geburtsh. u. Gynäkol. 1908, Bd. 63, S. 10, 12 und 217ff.).

Tabelle 15. (Nach Offergeld: Zeitschr. f. Geburtsh. u. Gynäkol. Bd. 63. 1908.)

Die Größe war bei den Hirnmetastasen:

hirsekorngroß	1 mal	baumnußgroß	2 mal
erbengroß	1 „	pflaumengroß	2 „
kirschgroß	4 „	fünffrankstückgroß	1 „
walnußgroß	1 „	hühnereigroß	2 „
haselnußgroß	4 „	von unbestimmter Größe	9 „

---

[1] Die klinisch hochbedeutsame Beteiligung der Scheide ist bei v. Franqué in diesem Handbuch bearbeitet. Siehe auch Kermauner in Halban-Seitz Bd. 4, S. 784ff. und meinen Abschnitt Diagnose.

Tabelle 16. (Nach Offergeld: Zeitschr. f. Geburtsh. u. Gynäkol. Bd. 63. 1908.)

	Metastasen										
	Lunge	Leber	Ovarien	Intestina	Milz	Herz	Nebennieren	Knochen	Haut	Phyreoidea	Nieren
Portio	—	20	15,20	15	—	—	—	20	—	—	20
Cervix	13	—	—	—	11	14	—	—	—	—	—
Korpus	5, 9, 16	—	4	5	—	—	5	—	4	5	—
Collum	10	3,8	—	3, 8, 10	—	—	—	—	—	—	—
Collum-Korpus . . .	—	2	2	2	2	—	—	—	—	—	—
Unbestimmt	12	12	—	—	—	—	—	—	—	—	—

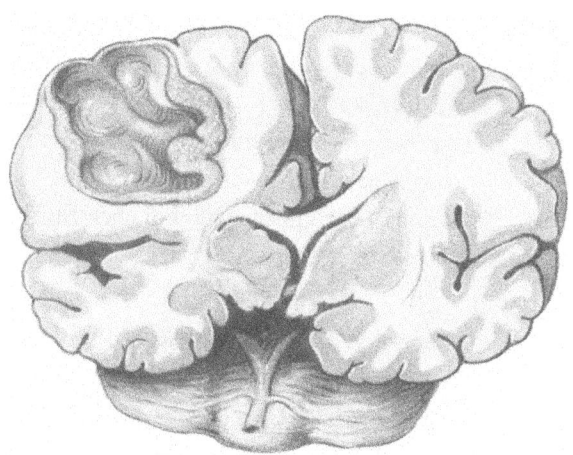

Abb. 29. Hirnmetastase bei Collumcarcinom.
(Nach Bulliard, Champy et Douay.)

Von 253 Fällen von Blau, Dybowski und Wagner hatten 9% Metastasen in der Leber, 7% in der Lunge und 3,5% in der Niere.

Bezüglich der Symptomatologie bemerkenswert sind jene Fälle, bei denen die Wirbelkörper der Lumbalwirbelsäule carcinomatös werden, meist infolge direkten Übergreifens der carcinomatösen Lumbaldrüsen. Dieser Zustand ist sehr schmerzhaft und durch die Lähmung der unteren Körperhälfte sehr qualvoll. Nicht selten wird der Zustand nicht richtig erkannt. Jetzt dürfte durch Röntgenogramm und Kontrastfüllung des Lumbalsacks der Sachverhalt sofort klarzustellen sein. Die Knochenmetastasen sitzen meist in der Spongiosa der Diaphysen (Diaphyse: Epiphyse wie 23 : 2) und sind nicht ossificierend wie bei der Mamma. Limacher fand in 5,7% Knochenmetastasen bei Uteruscarcinoma (Virchows Arch. 1898, Bd. 151, S. 113). Rühle hat 1913 (Zeitschr. für Geburtsh. u. Gynäkol. Bd. 74) in der Ureterwand, 9 cm von der Blase eine lymphatische Metastase beobachtet. Das gleiche ist beim Chorionepitheliom beobachtet von Hartstom. Die äußeren Wandschichten waren intakt. von Mihàlkovics (Zentralbl. f. Gynäkol. 1910, S. 572) hat am Appendix eine Carcinommetastase bei Uteruscarcinom beobachtet. Nach Offergeld sollen auch die infraclavicularen, gelegentlich sogar die supraclavicularen Drüsen beim Uteruscarcinom erkranken. Pfeiffer (Gynäkol. Kongreß Heidelberg 1923) hat eine Metastase in der Bartholinischen Drüse beobachtet und Herfahrt (Klin. Wochenschr. 1923, S. 1525) Metastasen im Fuß und in der Tibia. Generalisierte Metastasierung beobachteten Ferrari und Laffont 1922 C. K. Bull. et mém. de la soc. d'obst. et de gyn. Paris 1921 p. 170. Bulliard, Champy et Douay (Bull. de l'assoc. franç. pour l'étude du cancer 1924 März S. 180) geben eine Abbildung einer Hirnmetastase (Abb. 29).

Offergeld gibt an, daß in 100 Jahren 30 Fälle von Hirnmetastasen veröffentlicht sind; noch seltener seien die Metastasen der Dura und eine Rückenmarksmetastase sei bis dahin unbekannt. Es ist keine Frage, daß bei Autopsien der siechen Carcinomkranken derartige Metastasen häufiger gefunden würden, wenn immer die Hirnsektion gemacht und auch auf kleine Herde geachtet würde. Nicht ganz so selten sind Metastasen am Nabel. Einen eigenen Fall lasse ich in Abb. 30 folgen.

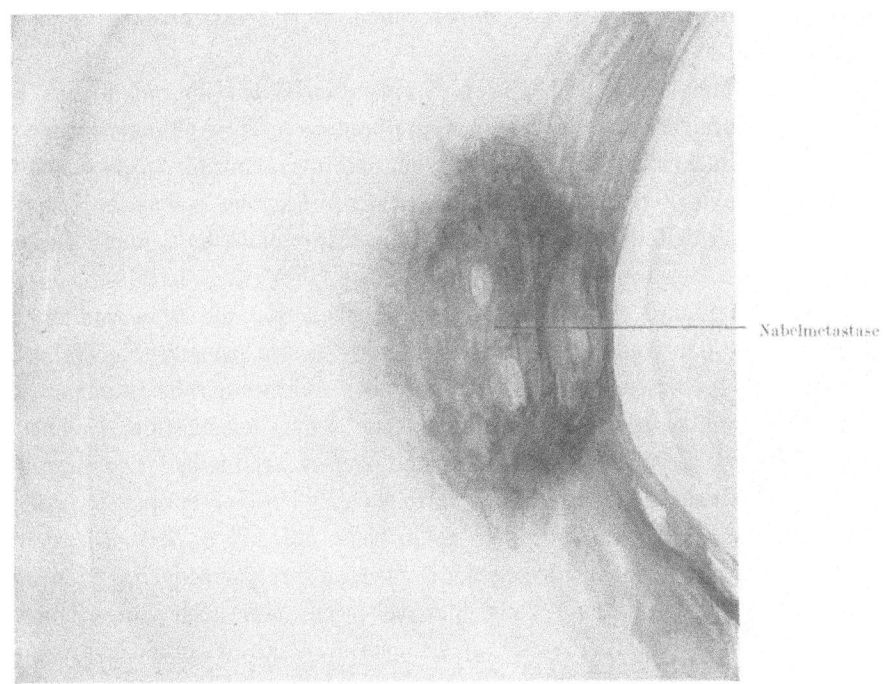

Abb. 30. Nabelmetastase bei Portiocarcinom. Natürliche Größe.

Siehe auch Paulet, Diss. Montpellier 1922: Du Carcinoma secondaire de l'ombilic dans l'epithélioma uterin.

Ganz im Gegensatz zum Chorionepitheliom droht uns bei fast allen unseren Fällen von den entfernteren Metastasen keine Gefahr, während die regionären Metastasen bei dem Collumcarcinom eine entscheidende Rolle spielen und beim Korpuscarcinom auch sie stark an Bedeutung zurücktreten. Siehe auch Zalewsky, Inaug.-Diss. Freiburg 1910 und Willimsky, Inaug.-Diss. Berlin 1904.

Kachexie.

Blutung, kontinuierlicher Ausfluß, Infektion und Resorption von Fermenten und Zerfallsprodukten wirken zusammen, um dieses typische Endstadium entstehen zu lassen. Der dauernde Verlust des Körpers an wertvollen Stoffen durch Blut und Fluor ist wohl in erster Linie für die negative Stickstoffbilanz, die Oligämie, die Mikropoikilocytose und die Hydrämie (spezifisches Gewicht unter 1030 statt 1050—56 bei Frauen) (Naegeli) verantwortlich zu machen. Refraktometerwert des Blutes — 4%. Beispiel der sekundären Carcinomanämie nach Naegeli: Hb. 37%, R 2 016 000, 2,3 Formelemente 17,9

Vol.-% statt 44. 1 R statt 88³ 59³ (niedrigster Wert). Erhöhte O_2 Atmung der R wegen der jungen kernhaltigen Zellen (Naegeli, Blutkrankheiten III. Auflage 1919). Die Globulinfraktion des Plasmas ist erhöht. Die Albuminfraktion ist bis zur Hälfte vermindert, besonders der hydrophilste Anteil (Kahn, Klin. Wochenschr. 1925, S. 178), wie in der Gravidität. Cholesterin und Cholesterinester vermindert, im Gegensatz zur Gravidität. Die Phosphorsäure in den R Kachektischer vermehrt (Kahn).

Hohe L. Werte beim exulcerierten Carcinom (Naegeli). Hohe Blutplättchenwerte. Antitrypsin im Blut statt 1:4 beim Carcinom 1:20 (Glaeßner in Krebskrankheit bei Springer 1925).

Wenn auch Bernhard Fischer (Handbuch der normalen und pathologischen Physiologie, Springer 1927, Bd. XIV 2. Teil) durchaus beizupflichten ist, wenn er ein direktes Carcinomgift ablehnt, so ist es doch möglich, daß der abnorme Stoffwechsel des Carcinomgewebes auch ohne Zerfall den Körper schädigt. Auf keinen Fall spielt jedoch dieser Faktor eine nennenswerte Rolle[1]. B. Fischer bringt dafür ein sehr schönes Beispiel gerade aus unserem Fach: Allgemeine Carcinose, nachdem 4 Jahre zuvor der Uterus exstirpiert worden war (Portiocarcinom). Bis in die letzten Wochen war die Frau vollkommen leistungsfähig (S. 138 l. c.). Andererseits sieht man nicht selten kachektische Fälle, die durch Bestrahlung absolut trocken werden und nur noch mikroskopische Carcinomreste in schwieligem Gewebe haben und trotzdem bessert sich der Allgemeinzustand nicht. Die Autopsie zeigt keine Metastasen, keine Infektion und keinen Urämietod. Die chronische vorhergegangene Entsaftung des Körpers hat in solchen Fällen eine irreparable Kachexie erzeugt; siehe hierzu auch Kermauner im Halban-Seitz, Bd. IV, S. 792. Die Persistenz solcher Kachexien beweist also nichts gegen die Genese der Kachexie im Fischerschen Sinne. Nur durch äußerste Sorgfalt kann man solche Frauen noch einige Monate länger am Leben erhalten. Decubitus hat sich in meinem Material fast immer vermeiden lassen ohne Wasserkissen.

Meist tritt vor diesem langsamen Erlöschen des Lebens der Tod ein, wie bekannt, vorzugsweise durch Urämie, Pneumonie, lokale schwere Infektionen einschließlich der Peritonitis, Sepsis, Thrombosen und Pyelonephritiden. Nach Beckmann und Simmonds sollen 13—17% an Kachexie sterben (aus Kermauner im Halban-Seitz Bd. IV entnommen). Sehr häufig sind multiple kleinere Embolien.

III. Diagnose.
A. Diagnose des Portiocarcinoms nebst Frühdiagnose.

Das Portiocarcinom nimmt hier wieder eine Sonderstellung ein. Für dieses häufigste Carcinom liegen die Verhältnisse außergewöhnlich günstig. Es unterscheidet sich kaum von den Carcinomen der Haut. Es ist dem Tastgefühl und der Beobachtung so zugänglich, daß die Diagnose im allgemeinen keine Schwierigkeiten macht. Ein Blick auf die bei der Symptomatologie eingefügten Abbildungen der sog. Frühfälle zeigt, wie das Carcinom aussieht und was für das Tastgefühl zu erwarten ist. Je fortgeschrittener das Carcinom ist,

---

[1] Anm. bei der Revision: Der Stoffwechsel beim Uteruscarcinom ist neuerdings in dankenswerter Weise von Louros und Gaeßler (Zeitschr. f. Krebsforsch. Bd. 28, H. 3. 1928) bearbeitet worden. Diese Arbeit füllt eine Lücke in unserem Wissen aus.

umso einfacher ist die Diagnose, um so aufdringlicher die charakteristischen Punkte, die bei den Frühfällen schon vorliegen. Naturgemäß ist es in erster Linie die Tumorbildung, die für Tastempfindung und Auge gleich markant ist. Die Knotenbildung bei vorzugsweise endophytischem Carcinom ist etwas schwieriger zu erkennen. Dazu tritt die Härte und Bröckeligkeit des carcinomatösen Gewebes für die Tastempfindung. Die Prüfung mit dem Sondenknopf, das Chrobaksche Zeichen, ist außerordentlich wertvoll, ebenso das Abwischen mit dem Wattepinsel wie früher das Abkratzen mit dem Fingernagel.

Für die Beobachtung mit bloßem Auge erscheint das Carcinom rot, hochrot mit weißlichen Partien, die abgestorbenem Gewebe entsprechen.

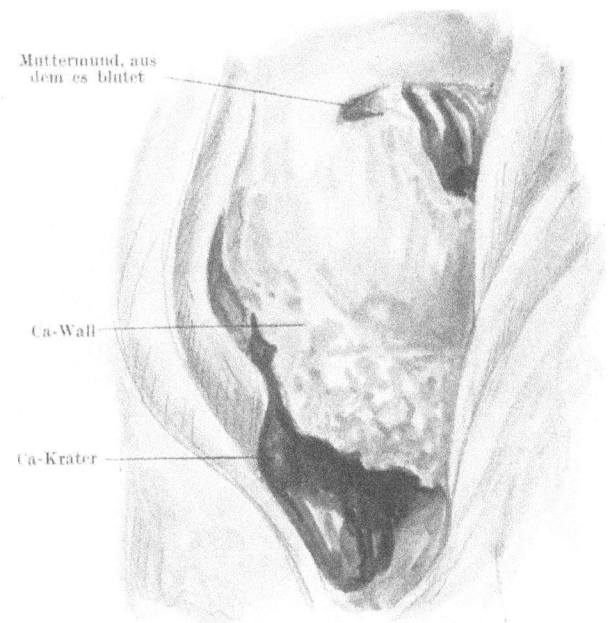

Abb. 31. Ca des hinteren Scheidengewölbes auf die Portio übergreifend und dadurch ein Portiocarcinom vortäuschend. Skizze bei 3,5 facher Vergr.

Wenn außerdem durch rectovaginale Untersuchung der Zustand der Parametrien kontrolliert wird, so ist bei der Häufigkeit des Carcinoms und der Seltenheit aller anderen Erkrankungen der Portio, die ernstlich differentialdiagnostisch in Frage kommen, die Diagnose des Portiocarcinoms bei einigermaßen vorgeschrittenem Stadium, also des Portiocarcinoms, wie wir es praktisch fast nur zu sehen bekommen, ungemein leicht. Gelegentlich kann allerdings eine Schwierigkeit entstehen, wenn ein Carcinom des hinteren Scheidengewölbes die hintere Muttermundslippe befällt bis in die Nähe des Muttermundes. Ich gebe im folgenden die Skizze eines derartigen Falles (Abb. 31). Praktisch kommt nichts anderes in Frage. Kermauner weist bei vorzugsweise endophytischem Carcinom auf die Verdickung und Verhärtung der Wand der Cervix als diagnostisches Hilfsmittel hin (Halban-Seitz, Bd. IV, S. 811). Man kann unmöglich im Ernst ein in die Scheide geborenes oberflächlich ulceriertes Myom anführen mit dem Muttermundsaum und der glatten derben nicht bröckelnden Oberfläche. Kein einigermaßen geschulter Arzt wird hier erst mühsam eine Abgrenzung zwischen Portiocarcinom und dem Myom vorzunehmen haben. Die Dinge sind eben toto coelo verschieden. Ich glaube, man muß es klar aussprechen, daß jedes einigermaßen entwickelte Portiocarcinom eindeutig ist. Von einer wirklichen Differentialdiagnose kann nur in den früheren Stadien die Rede sein, so besonders gegenüber der Tuberkulose und dem Primäraffekt. Von den Veränderungen der Portio, die da gewöhnlich genannt werden, kommen tatsächlich auch nur wenige in Frage. Bevor auf die einzelnen Punkte eingegangen werden kann, müssen wir uns einen Augenblick überlegen, wie die Frühdiagnose des Portiocarcinoms zur Zeit vor sich geht. Wir wissen, wie wichtig dieser

Punkt ist. Wir beobachten deshalb die Portio ganz genau. Wir geben uns nicht zufrieden, wenn wir die Portio nicht gut gesehen haben. Das normale Bild der Portio kennen wir in allen Einzelheiten oder wir glauben es zu kennen. So wie sie bei Betrachtung mit bloßem Auge aussieht, kennen wir sie sicherlich genau. Der Gang der Dinge bisher war dann der, daß wir jede Abweichung von dem uns geläufigen Normalbild der Portio als verdächtig ansahen und durch die Probeexcision zu klären suchten. Dieser Weg ist logisch und durch die Erfahrung als richtig erwiesen. Wie weit wir auf diesem Wege kommen, geht aus den Angaben von Norris (Americ. journ. of obstetr. a. gynecol. 1923, Bd. II, Nr. 1) hervor: Von 253 Cervixcarcinomen (also Portio- und Cervicalkanal) war die klinische Diagnose auf Carcinom richtig, in 206 = 81,4%, in 29 Fällen schwankte sie zwischen Carcinom und „Cervicitis" = 11,4%, der zutreffende Verdacht war also geäußert. Klinisch genügend war die Diagnose in 81,4 + 11,4% = 92,8%. Von den übrigen 7% (21 Fälle), wo die klinische Diagnose unzutreffend war, war in 10 Fällen nur insofern ein Irrtum unterlaufen, als das Cervixcarcinom klinisch als ein Korpuscarcinom angesehen worden war. Zwei weitere Fälle waren als Sarkom angesehen, während es sich um Carcinom handelte. Diese beiden Posten sind klinisch nicht als Irrtümer von Bedeutung anzusehen, so daß von 253 Fällen tatsächlich 244 im praktisch befriedigender Weise diagnostiziert wurden. Von den 9 nicht zutreffenden Diagnosen waren 6 Carcinome für benigne gehalten und 3 Fälle als Carcinom diagnostiziert, die nicht maligne waren. Da in den 6 fälschlich als benigne angesehen Fällen an

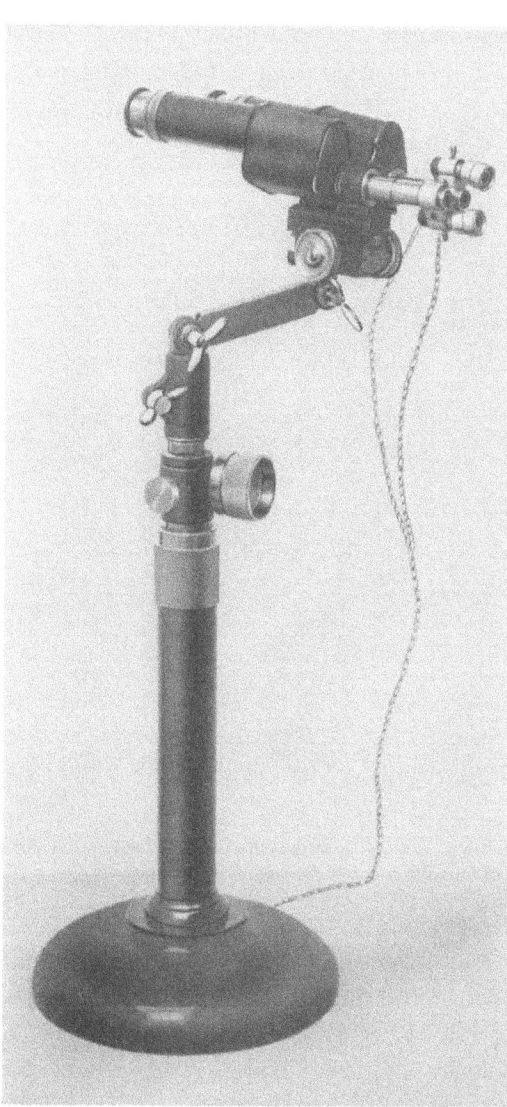

Abb. 32. Kolposkop für den praktischen Gebrauch.

die Möglichkeit eines Carcinoms gedacht und deshalb eine Probeexcision gemacht wurde, so ist der klinische Irrtum auch hier nicht verhängnisvoll gewesen. Die Leistung ist nur insofern nicht ganz vollkommen gewesen, als 3 Probeexcisionen zu viel gemacht sind. Ich glaube, daß diese Angaben ein gutes Bild von dem gegenwärtigen Stand der klinischen Diagnostik geben, der so definiert werden kann: Alle Carcinomfälle, die den Kliniken zugehen, werden bei ordnungsgemäßer Sorgfalt erkannt. In einem Teil der Fälle bestätigt sich der klinische Verdacht bei der Probeexcision nicht.

Gelegentlich werden auch Carcinome bei Frauen gefunden, die wegen anderer Genitalbeschwerden kommen. Solche Carcinome, die dem symptomfreien Stadium angehören, bilden aber überall eine seltene Ausnahme. Nur weil heutzutage eine große Anzahl von Frauen gynäkologisch untersucht wird, gelingt es gelegentlich, derartige Fälle abzufassen.

Wenn so auch die klinische Diagnostik des Carcinoms im Rahmen der klinischen Möglichkeiten alles zu leisten scheint, was man überhaupt nur erstreben kann, so fordern

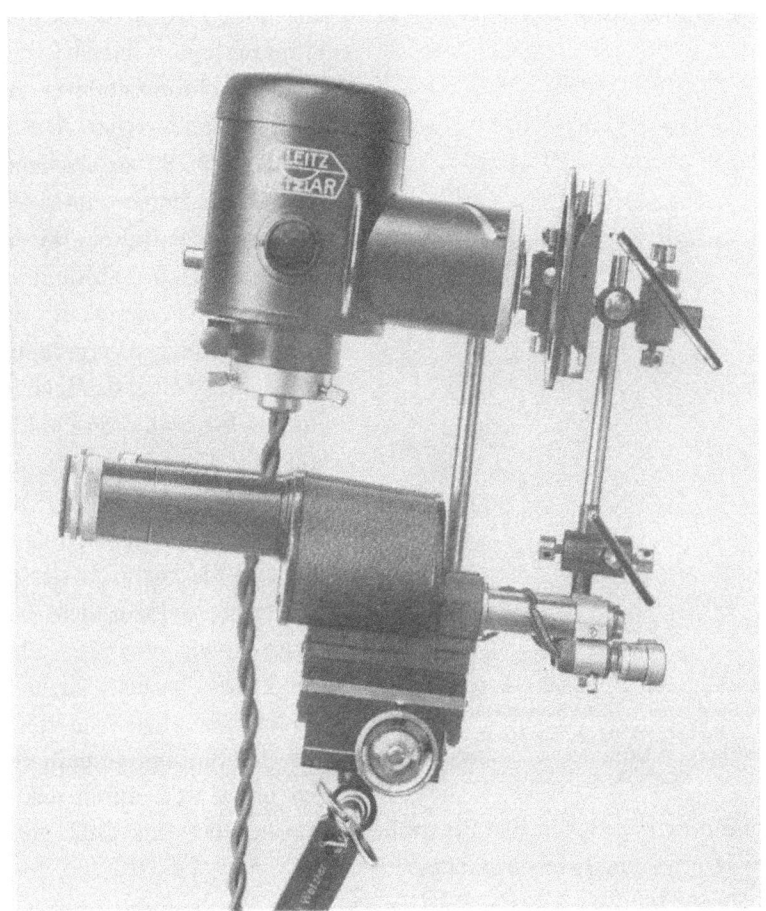

Abb. 33. Kolposkop für wissenschaftliche Untersuchungen.

doch zwei Punkte eine Verschärfung der Diagnose. Wie weit man bei der bisherigen Art der Untersuchung kommen kann, wird sehr anschaulich durch Kermauners Fall (Halban-Seitz, Bd. IV, S. 806) illustriert, wo das Carcinom $^3/_4 : 1$ cm groß war. Kermauner war der Ansicht, es sei ein Carcinom, Schottländer war nicht der Ansicht. Bei dieser Größe der Neubildung scheint die äußerste Grenze des Erreichbaren zu sein für die klinische Diagnose an der Lebenden; siehe hierzu auch das Material v. Franqués in diesem Handbuch.

Die Abbildungen der sog. Frühfälle zeigen, daß diese Carcinome eine nicht unerhebliche Ausdehnung haben. Es besteht deshalb die Möglichkeit, darüber hinaus das Carcinom in einem früheren Stadium zu fassen, wie es ja auch bisher schon gelegentlich gelungen ist.

Es erschien wünschenswert, die differentialdiagnostisch in Betracht kommenden Veränderungen durch genauere Betrachtung so vom Carcinom abzugrenzen, daß jeder Fall ohne Probeexcision mit Sicherheit entschieden werden kann.

Zu diesem Zweck war es erforderlich, die Beleuchtung bei der Besichtigung intensiver zu gestalten und das Bild zu vergrößern ohne Verzicht auf binokulares Sehen, weil ja gerade Niveaudifferenzen von Bedeutung sind. Nachdem ich vor 5 Jahren schon einmal vergeblich versucht hatte, diesem Ziel näher zu kommen auf gleichem Wege wie später Schmid (Prag, Heidelberger Kongreß 1923) erreichte ich es diesmal durch Verwendung der Leitzschen Präparierlupe. Ich ließ einen zentrierten Beleuchtungsapparat anbringen und ein Stativ anfertigen. Die Apparatur ist aus der Abb. 32 zu ersehen. Wenn man die Scheide in gewohnter Weise mit Rinnenspeculis entfaltet, so gelingt es infolge des Objektabstandes von 14 cm ohne jede Schwierigkeit, die Portio mit 3,5; 7; 10,5 facher Vergrößerung binokular zu besehen, wobei das Licht ohne weiteres auf den beobachteten Punkt zentriert ist, falls die Lampe richtig, der Vorschrift gemäß, eingestellt ist. Mit dem verbesserten Apparat der folgenden Abb. 33 läßt sich die Portio in situ binokular mit intensivem weißem Licht beobachten bei Vergrößerung von 10, 20, 30 und 40. Die Portio braucht nicht angehakt zu werden, was abgesehen von dem Schmerz und der Blutung deshalb vermieden werden muß, weil durch das Anhaken die Portio anämisiert wird. Sowie die Blutfarbe fehlt, ist aber das Bild genau so wenig naturgetreu wie etwa ein Leichenpräparat [1] [2] [3].

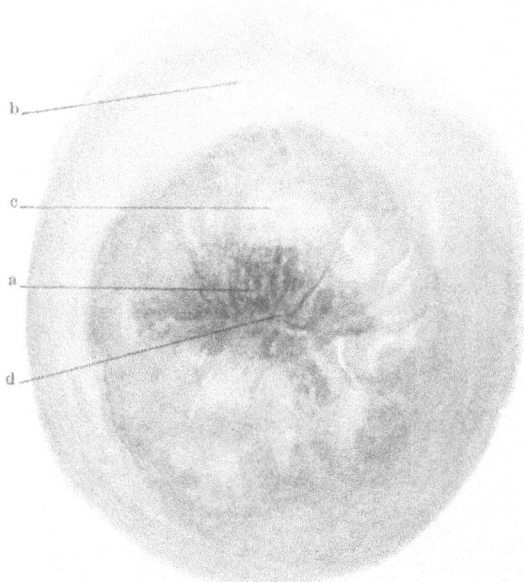

Abb. 34. Prolabierte Portio mit originärer Portioschleimhaut b, Umwandlungszone c, Cervikalschleimhaut d und in ihr ein durch Reiben erzeugtes Knötchen a, das sich einige Tage später spontan zurückbildet. Natürliche Größe, Massstab 2 : 1.

1. An einem Beispiel sei die Leistungsfähigkeit der kolposkopischen Betrachtung bezüglich der Entdeckung kleinster abnormer Portioabschnitte entwickelt (Abb. 34).

Man sieht den Muttermund von einer bläulichen Zone umgeben, im Cervicalkanal erscheint die rote Cervicalschleimhaut. Bei genauerem Zusehen wird man bei a) einen Punkt bemerken, der anders ist, wie die Umgebung. Dieses Aquarell entspricht dem Bild,

---

[1] Inzwischen ist durch Unterstützung von Herrn Prof. Garzia, dem Direktor des phonetischen Instituts der Hamburger Universität, das Kolposkop dadurch verbessert, daß eine automatisch regulierte Bogenlampe an Stelle der Niedervoltlampe angebracht wurde. Damit ist nun tatsächlich eine Helligkeit erzielt, die auch für subtilste Beobachtungen, z. B. der Drüsenabsonderung, genügt.

[2] Mein Mitarbeiter Dr. Esser hat jetzt als Assistent des pathologischen Instituts am städtischen Krankenhaus Altona durch systematische Untersuchungen der Portio und Scheide von Leichen zwei Leukoplakien entdeckt. Sie sind mikroskopisch bestätigt.

[3] Näheres über Apparat, Technik und Befunde s. in meinem Leitfaden der Kolposkopie, der voraussichtlich 1930 erscheinen wird.

wie man es bei der bisher üblichen Art der Beobachtung hatte. Allerdings ist hier noch eine Einschränkung erforderlich. Ich bin überzeugt, daß Punkt a) von allen übersehen worden wäre. Wir wußten durch die kolposkopische Betrachtung, daß der Punkt da sei. Unsere Aufmerksamkeit war aufs schärfste auf diesen Punkt konzentriert und so sahen wir ihn auch bei Betrachtung mit bloßem Auge. Wir haben also in dieses Bild etwas

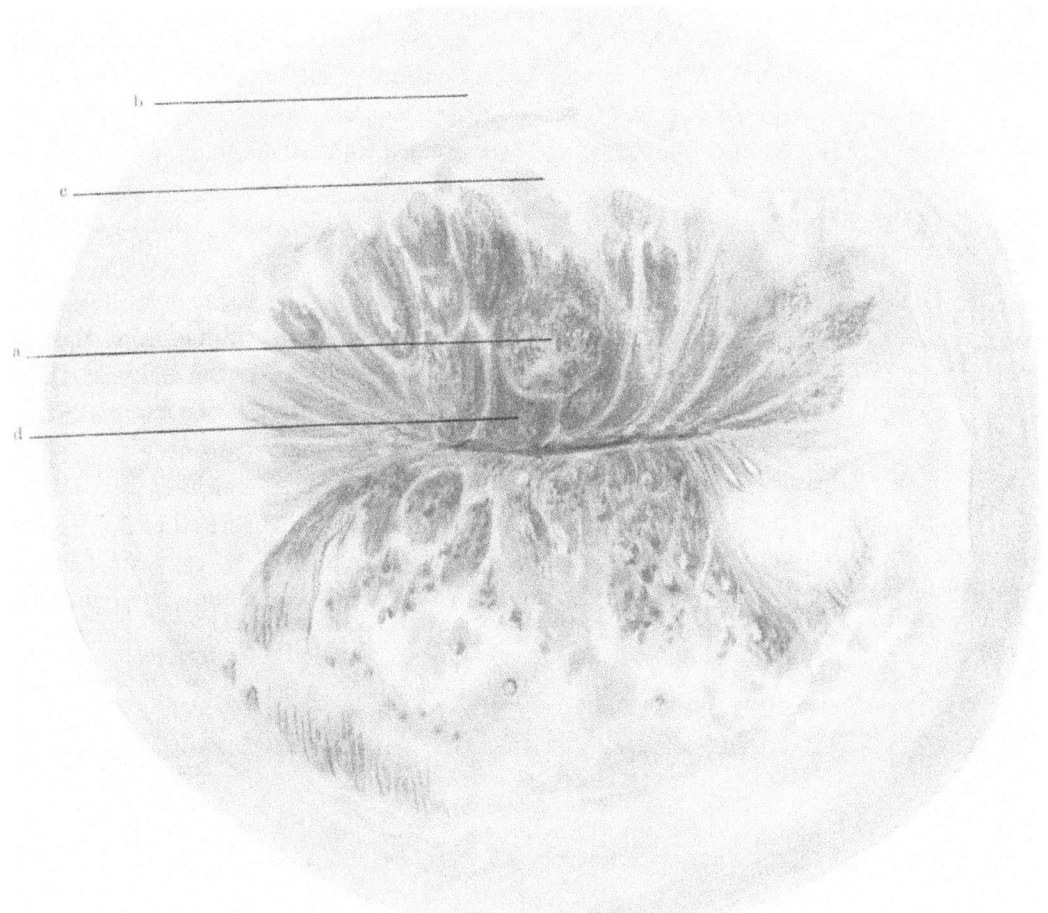

Abb. 35. Portio der Abb. 34 bei 3,5 facher Vergrößerung.

hineingebracht von der kolposkopischen Betrachtung her. Es muß ein Unterschied gemacht werden, zwischen dem Ebensehenkönnen und dem Aufmerksamkeiterzwingen. Punkt a) ist auf der Abbildung zu sehen, wäre aber von jedem Beobachter, der diesen Punkt nicht schon kannte, an der Lebenden übersehen worden, obwohl er sichtbar ist. Man vergleiche nun hiermit die nächste Abbildung (Abb. 35), die bei nur 3,5 facher Vergrößerung angefertigt ist. Daß hier Punkt a) übersehen werden könnte, ist ausgeschlossen.

Ich glaube somit, daß das erste Erfordernis, was richtunggebend war, erfüllt ist.

2. Alle differentialdiagnostisch in Frage kommenden Veränderungen habe ich, mit Ausnahme der Tuberkulose, prüfen können.

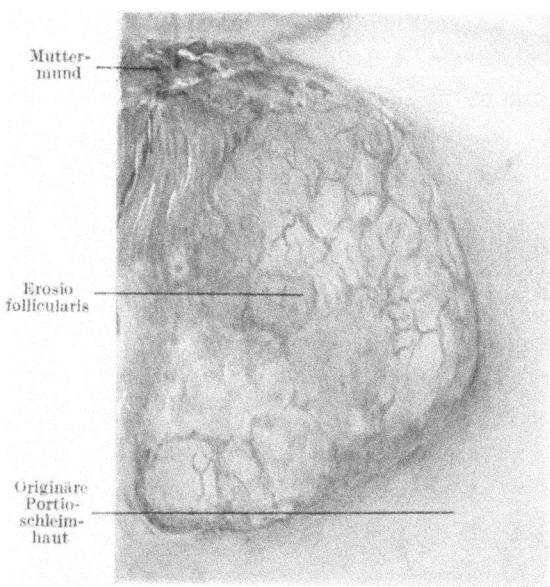

Abb. 36. „Erosio follicularis", partale Ektopie, durch Ersatzregeneration von der originaren Portioschleimhaut aus überhäutet unter Verschluß verschiedener sezernierender Drüsen. Vergr. 10 mal.

a) Ein Fall: Der linke hintere Quadrant des Muttermundes ist hart und höckerig. Der Hausarzt schickt den Fall als Carcinomverdacht.

Klinisch: Palpatorisch sehr suspekt. Bei der gewöhnlichen Speculumuntersuchung sieht man einige Ovula nabothi. Bei Anstechen der Retensionscysten nach Zweifel entleert sich Schleim. Das kolposkopische Bild bei 10,5 facher Vergrößerung, Abb. 36, zeigt auf den ersten Blick, daß kein Carcinom vorliegt. Die trotzdem vorgenommene Probeexcision beweist, daß kein Carcinom vorliegt.

b) Ein Fall: Aus dem Muttermund drängen sich wulstig höckerige Massen roten Gewebs im linken hinteren Quadranten vor. Der Hausarzt schickt den Fall als Carcinomverdacht.

Klinisch: Palpatorisch äußerst suspekt. Bei der Speculumuntersuchung suspekt.

Kolposkopisch: Dicke Cervicalschleimhaut mit Drüsenmündungen (Abb. 37). Kein Carcinom. Probeexcision: Kein Carcinom.

c) Ein Fall: Ein hartes Ulcus auf der vorderen Lippe. Als Carcinom mir vorgestellt.

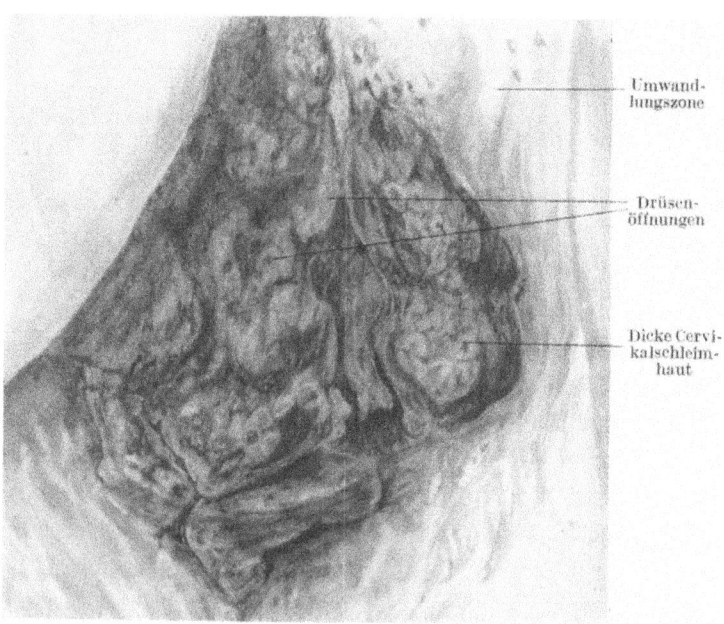

Abb. 37. Dicke Cervikalschleimhaut mit Drüsenöffnungen, normalem Gefäßtyp und ohne Nekrosen. Vergr. 10 mal.

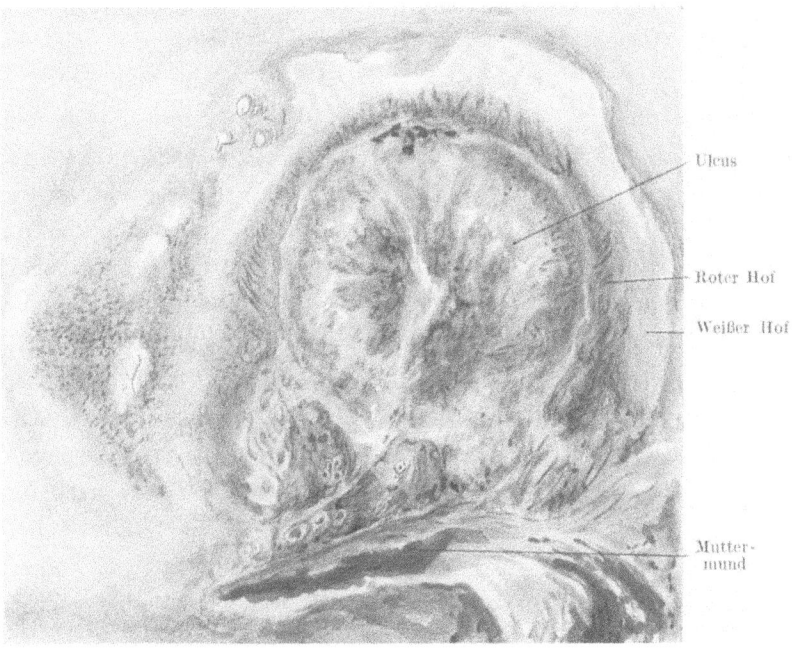

Abb. 38. Primäraffekt der Portio in der Umwandlungszone. Vergr. 70 mal.

Kolposkopisch: Kein Carcinom. Ulcus durum. Probeexcision: Kein Carcinom. Entzündliches Ulcus. Sekundäres Exanthem. Wa.R +++. Unter antiluetischer Behandlung prompt abgeheilt mit zarter Narbe (Abb. 38, s. ergänzend Monatschr. f. Geburtsh. u. Gynäkol. 1927).

d) Ein Fall, der aus der Zeit stammt, als ich die seltenen Befunde noch nicht aquarellieren ließ.

Klinisch: Carcinom.

Kolposkopisch: Sieht weniger rot aus als ein Carcinom, mehr rosa. Die Oberfläche ist mehr wie bullöses Ödem, nur daß die Buchten zwischen den Buckeln nicht so tief einschneiden. Die Oberfläche glänzt mehr.

Probeexcision: Sarkom.

e) Sehr schwierig ist es, die entzündlichen Tumoren der Portio (Tb oder Go) vom Carcinom zu unterscheiden. Ich habe die volle Schwierigkeit eines derartigen apfelgroßen Granuloms der Portio einmal empfunden. Diese Tumoren sind angeblich sehr selten. Wharton gibt an, daß im John Hopkins Hospital in 30 Jahren

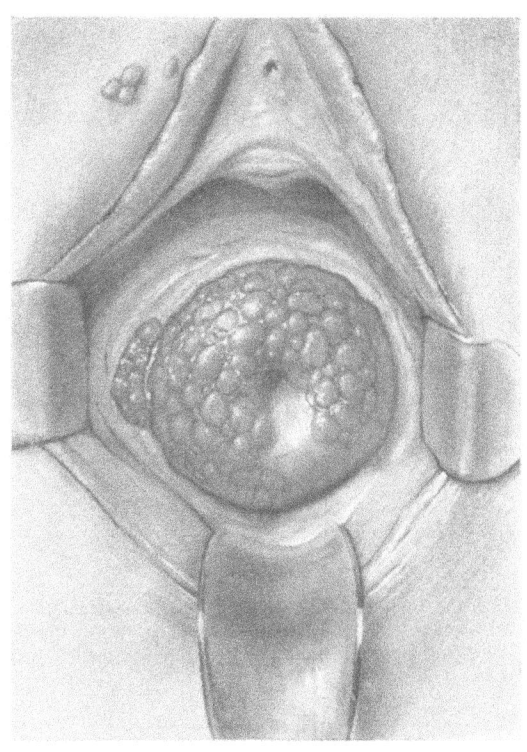

Abb. 39. Granuloma portionis.
(Nach Wharton, Surg. etc. Bd. 33. 1921.)

nur 3 Fälle beobachtet wurden. Aus der Literatur der letzten 20 Jahre hat er noch nicht einmal ein Dutzend Fälle sammeln können. Zwei seiner Fälle waren durch Go., ein Fall war durch Tb. hervorgerufen. Die folgende Abbildung aus Wharton gibt den Eindruck dieser Geschwülste sehr gut wieder (Abb. 39). Wharton gibt an, daß jeder Buckel der Geschwulst 4—6 mm im Durchmesser hat und eine Tiefe von 1—1,5 cm.

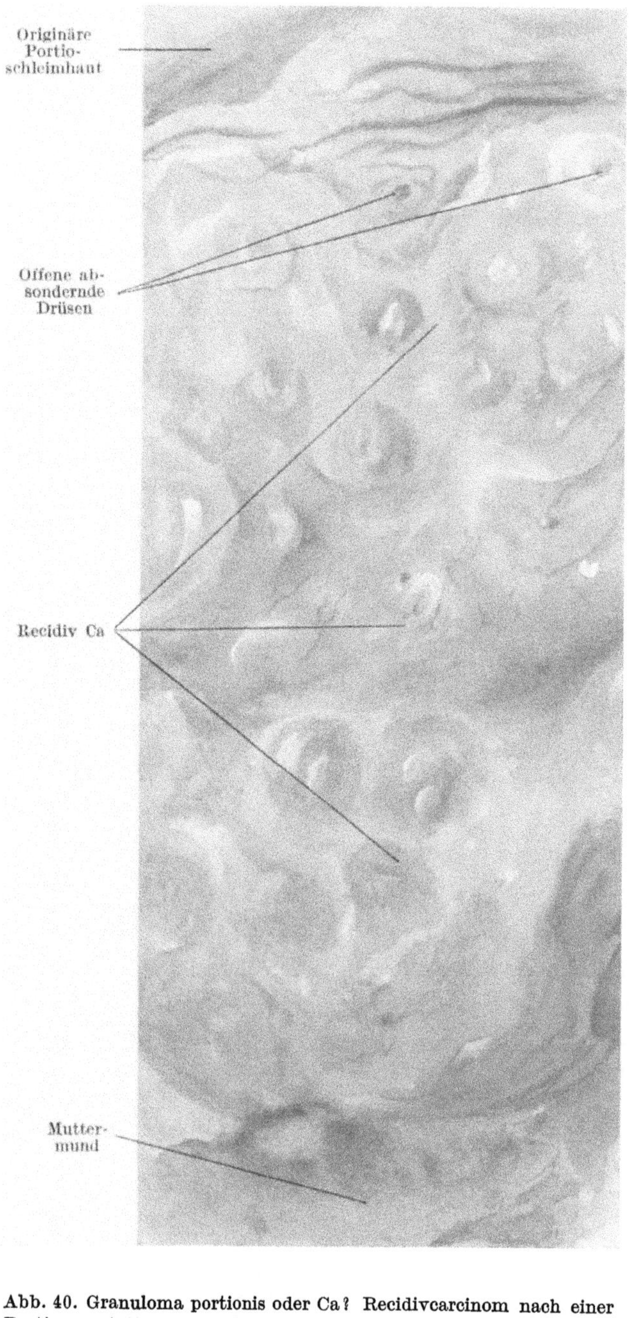

Alle Beobachter geben an, daß diese Geschwulstbildung im engsten Zusammenhang mit einer Schwangerschaft steht.

In meinem Fall bestand kein derartiger Zusammenhang, trotzdem aber möchte ich die obige Ansicht der Autoren durchaus unterschreiben. Bei der systematischen Kolposkopie von etwa 500 Schwangeren und Wöchnerinnen habe ich mehrmals derartige Prozesse gesehen, wenn auch nicht so ausgesprochen wie in dem einen Fall.

Sicherlich erlaubt das negative Chrobaksche Zeichen, die glatte, gleichsam elastische Oberfläche der Geschwulst eine Abgrenzung gegen das Carcinom, aber andererseits ist der Tumor, der das ganze obere Drittel der Scheide füllen kann, doch so einem Blumenkohltumor ähnlich in der groben Konfiguration und ist so selten und wenig bekannt, daß man stets erst einmal an Carcinom denken wird, bis einem die Probeexcision das Gegenteil beweist.

Abb. 40. Granuloma portionis oder Ca? Recidivcarcinom nach einer Portioamputation wegen einer angeblich harmlosen Portioveränderung vor ½ Jahr in einem auswärtigen Krankenhaus. Vergr. 10 mal.

Schon bei der gewöhnlichen Untersuchung im Speculum kann man dilatierte Cervixdrüsen in der Geschwulst erkennen, wie auch Wharton angibt. Ungleich deutlicher ist das kolposkopische Bild, das ich leider damals nicht habe aquarellieren lassen können. Die Gefäßzeichnung, die Drüsen, das Fehlen der Nekrosen geben bei kolposkopischer Betrachtung ein derartig anderes Bild, daß die Abgrenzung mit einem Schlage möglich ist [1].

Whartons Fall bestand noch zwei Monate nach einer supravaginalen Amputation und wurde durch Kauterisation geheilt. In meinem Fall habe ich durch Bettruhe und Tampons eine weitgehende Rückbildung erzielt und den Rest durch flache Portioamputation entfernt. Wir wurden aber ebenso durch die geringe Tiefe der Geschwulst überrascht, wie die anderen Beobachter. Wharton: „In our case the operator thought it would be necessary to perform vaginal panhysterectomie, but on closer inpection found that the entire growth could be removed by a low amputation of the cervix".

f) Gelegentlich kann es durch die Schwangerschaft zu nicht entzündlicher Schwellung der Cervicalschleimhaut kommen, so daß die Schleimhaut in die Scheide hineinhängt. Die Palpation stellt in solchen Fällen wohl die Weichheit dieser Gebilde fest, aber es wäre nicht zulässig, bei der Blutungsneigung dieser Wucherungen sich dadurch beruhigen zu lassen. Bei der Betrachtung mit bloßem Auge sieht man infolge der außerordentlichen Verletzlichkeit dieser Gebilde meist nichts Genaues. Da andererseits die Blutungen lebensbedrohlich werden können und schon bei vorsichtigstem Einsetzen des Speculums wieder neu einsetzen, ist es erforderlich, die wenigen nicht mit Blut benetzten Abschnitte mit einem Blick sofort richtig einzuschätzen. Gerade hier hat das Kolposkop in einem hochgradig ausgebluteten Fall die sichere Entscheidung ermöglicht, wie die folgende Abbildung zeigt (Abb. 41).

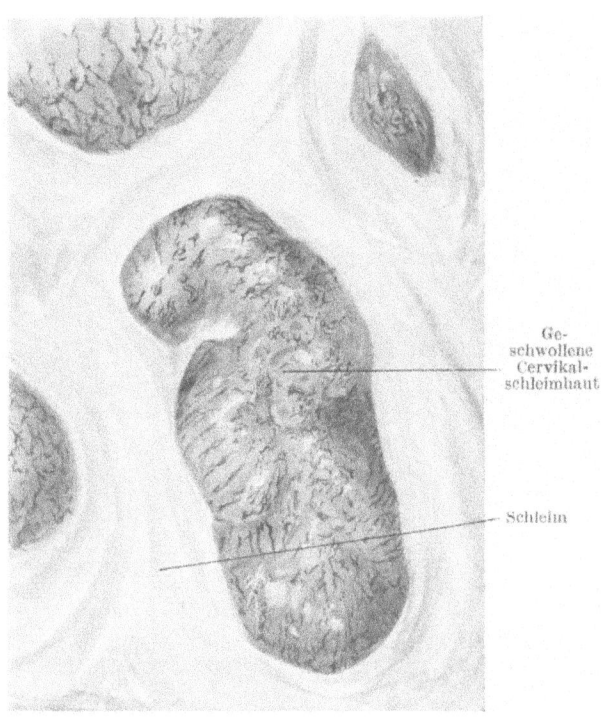

Abb. 41. Schwangerschaftsschwellung höchsten Grades der Cervikalschleimhaut, blutet bei der leisesten Berührung. Lebensbedrohliche Anämie. Heilung unter Erhaltung der Gravidität durch monatelange Bettruhe. Reguläre Gefäßzeichnung. Vergr. 10 mal.

g) Die tuberculösen Veränderungen in der Gegend des äußeren Muttermundes werden häufig für Carcinom gehalten. Nach dem oben ganz allgemein Gesagten kann das auch gar nicht anders sein. Zur Illustration der diagnostischen Schwierigkeiten verweise ich nur auf die Angabe von Norris (Americ. journ. of obstetr. a. gynecol. 1923 Vol. V), daß von 128 Fällen von Tuberkulose dieses Abschnittes 88 klinisch als Carcinom angesehen wurden. Wie weit das Kolposkop hier eine sofort zutreffende Entscheidung erlaubt, kann

---

[1] Gerade jetzt habe ich einen Fall beobachtet, der ganz ungewöhnliche Schwierigkeiten bot und in dem auch die kolposkopische Untersuchung versagte. Über diesen differentialdiagnostisch wichtigen Fall soll an anderer Stelle berichtet werden. Es handelte sich um ein Rezidivcarcinom der Portio nach einer Portioamputation außerhalb wegen eines angeblich benignen Leidens (Abb. 40).

ich nicht sagen, weil ich keinen derartigen Prozeß an der Lebenden gesehen habe. Nach Leichenpräparaten und nach dem Bilde einer kolposkopisch diagnostizierten Tuberkulose der Scheidenschleimhaut möchte ich glauben, daß die Unterscheidung kolposkopisch möglich ist. Kolposkopisch wird die gewohnte Gefäßzeichnung der Cervicalschleimhaut

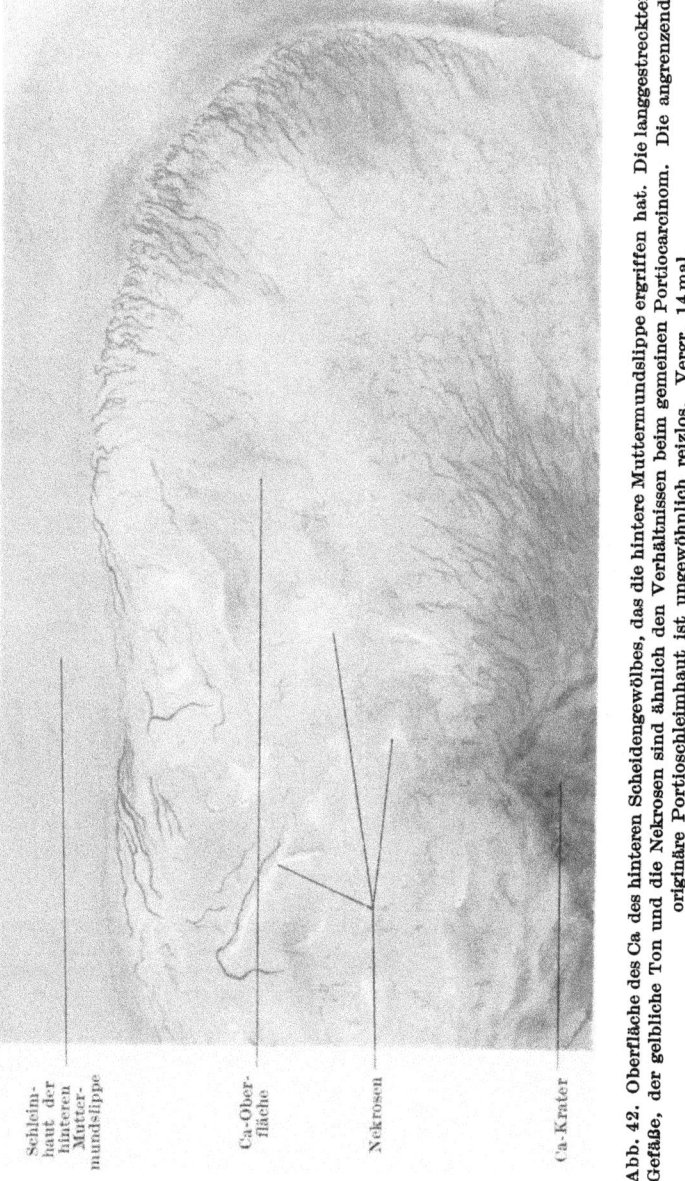

Abb. 42. Oberfläche des Ca des hinteren Scheidengewölbes, das die hintere Muttermundslippe ergriffen hat. Die langgestreckten Gefäße, der gelbliche Ton und die Nekrosen sind ähnlich den Verhältnissen beim gemeinen Portiocarcinom. Die angrenzende originäre Portioschleimhaut ist ungewöhnlich reizlos. Vergr. 14 mal.

und es werden die Drüsen sichtbar sein. Die tuberkulosen Knötchen werden voraussichtlich zu erkennen sein. Man wird erkennen müssen, daß es sich um eine entzündliche veränderte Schleimhaut handelt und nicht um Carcinom, das von dem gewohnten Bilde der Schleimhaut völlig verschieden ist.

Die Kolposkospie erleichtert die Differentialdiagnose somit wesentlich. Sie gibt dem Kliniker Kriterien in die Hand, die ihm erlauben, an der Lebenden das Carcinom von all den Veränderungen zu unterscheiden, die bisher differentialdiagnostische Schwierigkeiten machten. Das carcinomatöse Gewebe sieht ganz anders aus wie alle normalen Gewebe am Muttermund. Wenn wir also das Bild der normalen Schleimhaut dort — es handelt sich, wie noch entwickelt werden wird, um drei Arten von Schleimhaut — in allen Einzelheiten in uns aufgenommen haben, müssen wir das carcinomatöse Gewebe sofort erkennen. Da die entzündlich erkrankten Schleimhäute die normalen Gewebsteile auch noch ent-

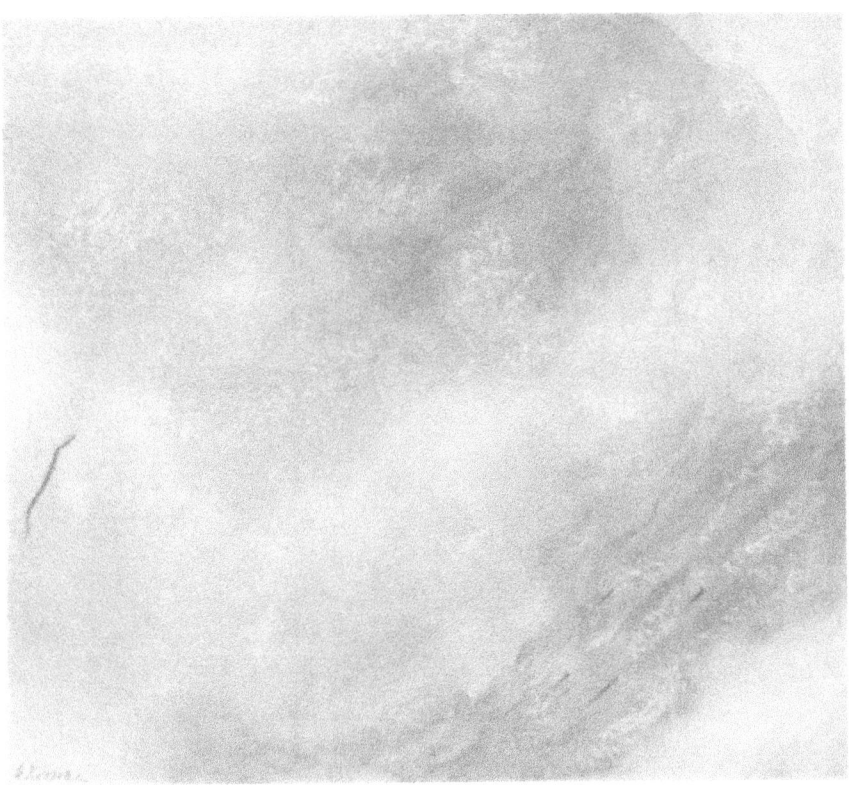

Abb. 43. Oberfläche eines großen, in die Scheide geborenen Myoms zum Vergleich mit Abb. 42. Es fehlen die zahlreichen langgestreckten Gefäße, der gelbliche Ton und die Nekrosen. Vergr. 40 mal.

halten, so wird die Abgrenzung des Carcinoms auch dagegen möglich sein. Die Hauptschwierigkeit liegt nach wie vor beim Primäraffekt.

Wenn der Primäraffekt den Muttermund zirkulär umgibt unter Aussparung eines schmalen Segmentes, ist die Differentialdiagnose besonders schwierig. Ich bekam kürzlich erst einen deratigen Fall von einem erfahrenen Dermatologen als Portiocarcinom zugeschickt. Obwohl der Palpationsbefund mich insofern stutzig machte, als die Auftreibung der Portio nicht mit einer Infiltration der Parametrien einherging, ist es mir nicht gelungen, die Diagnose rechtzeitig zu stellen. Die makroskopische Untersuchung ließ keinen Zweifel an der Diagnose aufkommen. Aber auch die kolposkopische Untersuchung hat mich in diesem Fall im Stich gelassen. Der weiße „Ring" war nicht nachweisbar. Während ein Teil der Geschwürsfläche wohl einem Primäraffekt entsprach, war ein Teil so höckrig, mißfarben nekrotisch, daß dieses letzte Argument mich zur Bestrahlung veranlaßte. Als die Bestrahlung halb durchgeführt war, bekamen wir den Bescheid, daß Wa.R. +++ war und trat auch ein typisches Exanthem auf. Jetzt war die Diagnose klar. Auf spezifische Behandlung Abheilung in kürzester Zeit. Nachdem ich wußte, daß es sich um einen Primäraffekt handelte, habe ich mir die Geschwürsfläche nochmals kolposkopisch angesehen. Es fehlten die langgestreckten Gefäße und die weißliche Nekrosen des Carcinoms. An den Randabschnitten des Geschwürs sprach alles gegen Carcinom.

Ich glaube wohl, daß dieser bedauerliche Irrtum nur deshalb möglich war, weil es erst der zweite Primäraffekt war, den ich Gelegenheit hatte zu kolposkopieren. Die Patientin ist nicht amenorrhoisch geworden. Inzwischen habe ich einen weiteren Fall gesehen, der klinisch

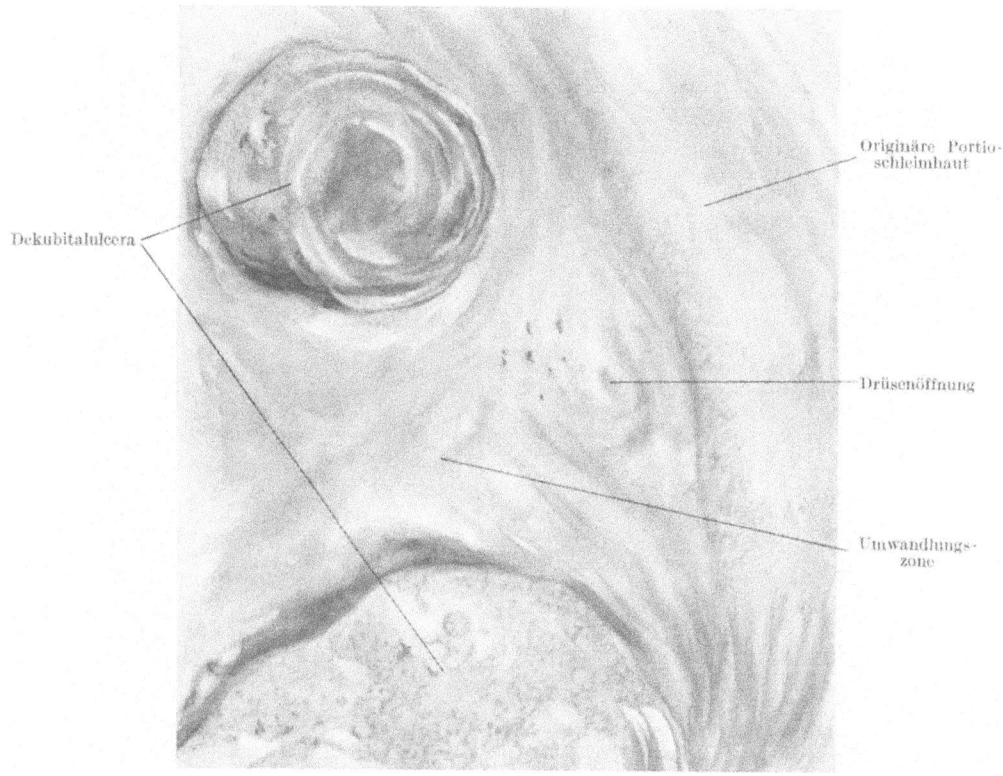

Abb. 44. Dekubitalulcera der Umwandlungszone einer prolabierten Portio. Gelblicher Ton, Fehlen der langgestreckten Gefäße und Nekrosen. Vergr. 10 mal.

von vorneherein klar war. Makroskopisch hatte er die größten Schwierigkeiten geboten, kolposkopisch war die Diagnose etwas erleichtert durch einen partiellen weißen Saum mit mehreren luetischen Leukoplakien. Die zirkumskripten Ulcera dura sind dagegen leicht diagnostizierbar.

Der Vorteil der Kolposkopie liegt darin, daß wir auf kleinere abnorme Stellen am Muttermund aufmerksam werden und daß wir sie sicher gegen alle anderen Veränderungen abgrenzen können, ohne Probeexcision. Für den gegenwärtigen Stand der Forschung ist dabei allerdings eine Einschränkung zu machen. Zur Zeit, wo wir in den allerersten Anfängen der Kolposkopie stecken, wird die Probeexcision noch stets zur Sicherung gemacht werden müssen. Erst wenn wir gelernt haben, die kolposkopischen Bilder zuverlässig

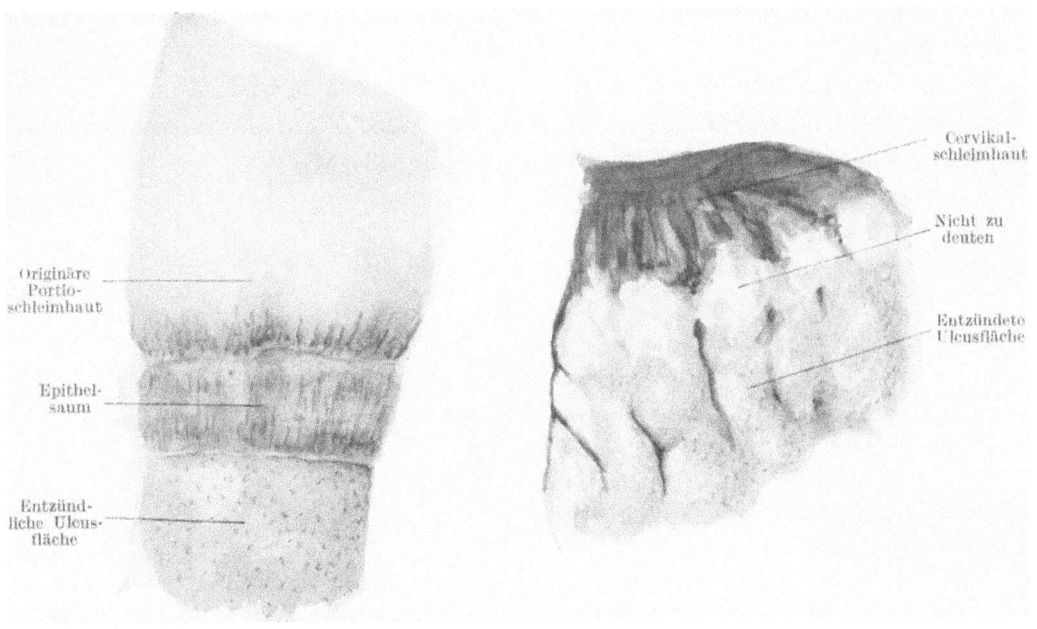

Abb. 45. Grenze gegen die originäre Portioschleimhaut mit Epithelsaum und entzündeter Ulcusfläche.

Abb. 46. Grenze gegen die rote Cervikalschleimhaut.

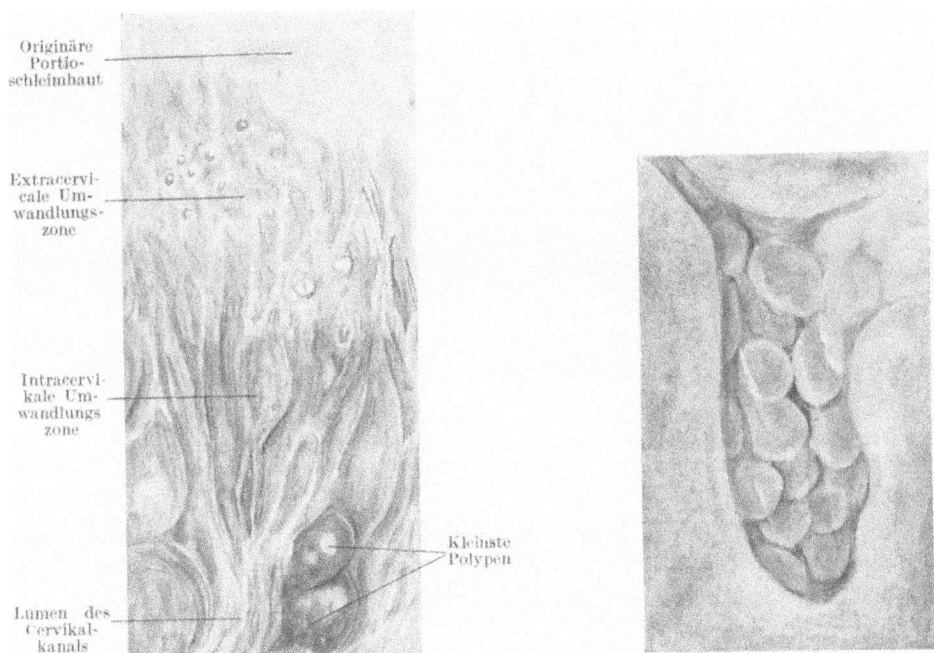

Abb. 47.

Abb. 48.

Abb. 47. Kleinste makroskopisch nicht sichtbare Polypen der Cervikalschleimhaut heben sich durch ihre hochrote Farbe deutlich von der intra- und extracervikalen Umwandlungszone ab. Ein sehr häufiger Befund, der ohne Kolposkopie zur Probeexcision Veranlassung geben kann, weil Kohabitationsblutungen bestehen können, und weil das makroskopische Bild durch die Polypen als abnorm imponieren kann, ohne daß die Polypen als solche erkennbar sind. Vergr. 10 mal.

Abb. 48. Hochgradig traubige normale Cervikalschleimhaut, die zum Vergleich mit den Abbildungen der erkrankten Schleimhaut heranzuziehen ist. Typisches Bild. Vergr. 30 mal.

ins Histologische zu übersetzen, werden wir die Probeexcision immer seltener heranzuziehen brauchen.

Zum Vergleich gebe ich die Oberfläche eines Portiocarcinoms in Abb. 42.

Einige weitere Abbildungen sollen die Abgrenzung gegen differentialdiagnostisch in Frage kommenden Erkrankungen erleichtern (Abb. 43—51).

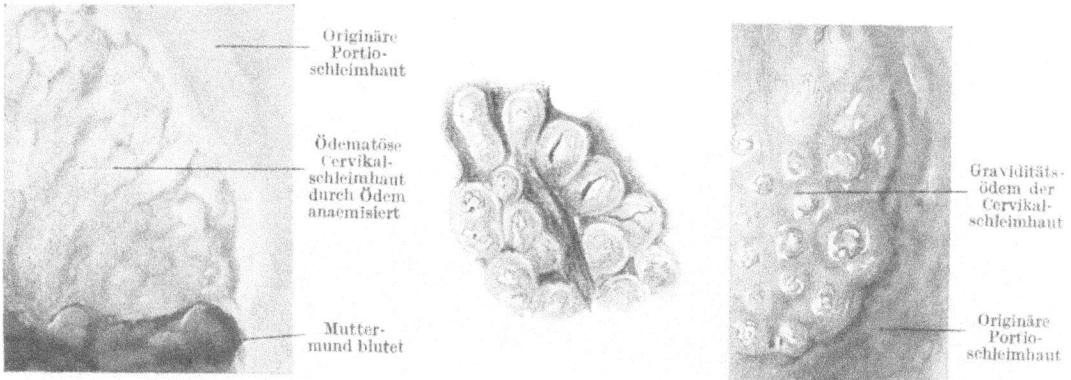

Abb. 49. Abb. 50. Abb. 51.
Abb. 49. Durch Menstruationsödem anämisierte Cervikalschleimhaut. Vergr. 10 mal.
Abb. 50. Graviditätsödem der Cervikalschleimhaut bei Grav. M. III. Vergr. 30 mal.
Abb. 51. Das Gleiche von einem anderen Fall zum Vergleich mit den „Fingerlike processus" Cullens und den teleangiektatischen carcinomatösen Oberflächenbelägen. Vergr. 30 mal.

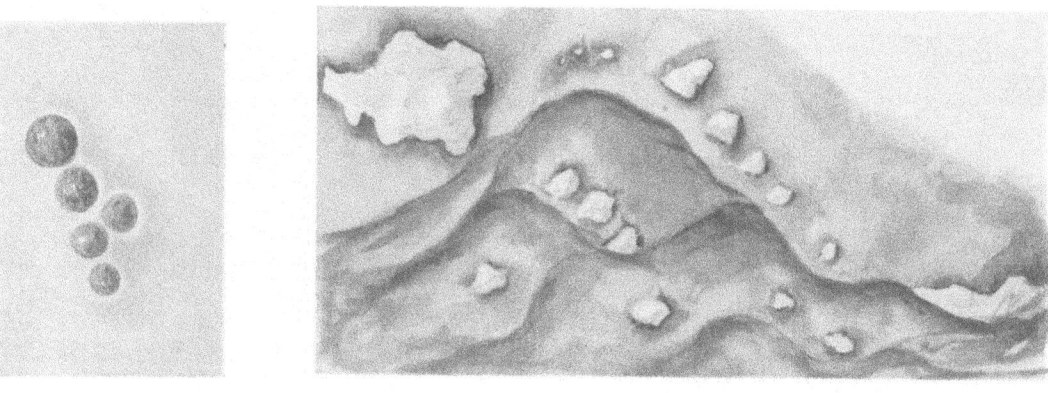

Abb. 52. Abb. 53.
Abb. 52. Scheidenmetastasen beim Portiocarcinom durchgebrochen (lymphogene Ausbreitung). Vergr. 10 mal.
Abb. 53. Eine andere Erscheinungsform der Scheidenknötchen beim Portiocarcinom. Vergr. 10 mal.

Da es für die Behandlung wichtig ist, bei lymphogener Propagation des Portiocarcinom auf die Scheide festzustellen, wo die untersten Herde sind, habe ich die feinen Scheidenmetastasen oder Carcinoma-Ausläufer in folgenden 2 Abbildungen reproduzieren lassen (Abb. 52 u. 53).

B. Die spezielle Frühdiagnose.

Wenn wir jetzt noch einmal einen Blick auf die bisherigen sog. Frühfälle werfen, können wir wohl sagen, daß es uns unter Zuhilfenahme der Kolposkopie gelingen muß, bedeutend frühere Stadien zu erkennen. Sowie es überhaupt nur im geringsten zur Tumorbildung kommt, mag es auch nur punktförmig sein, kann uns das Carcinom nicht entgehen. Wir hätten somit prinzipiell die Möglichkeit, so weit herunterzugehen, wie es nur denkbar ist. Was zwischen den abgebildeten Frühfällen und dem imaginären punktförmigen Carcinom liegt, ist gelegentlich auch jetzt schon erfaßt worden, ein Triumph der Sorgfalt. Mit der Kolposkopie wird die Erkennung dieser Stadien, die mit der Probeexcision eliminiert sind, keine Leistung mehr sein, sondern etwas Unvermeidliches. Leider besitzen wir von den wenigen derartigen Fällen keine Abbildungen des klinischen Portiobefundes, wie es so dringend erforderlich wäre.

Über die Häufigkeit derartiger Frühfälle orientiert die Tabelle 17 von Frankl: Zentralbl. f. Gynäkol. 1921, Nr. 37.

Tabelle 17. Nach Frankl: Zentralbl. f. Gynäkol. 1921, Nr. 37.

Jahr	Ca. colli, beginnend, (die nur mikrosk. nachweisbaren)	Ca. colli, klein, lokalisiert	Ca. colli, drüsig	Ca. colli im Stumpf nach supravaginaler Amputation	Ca. colli insgesamt	Ca. colli bei Gravidität	Ca. corporis, beginnend (die nur mikrosk. nachweisbaren)	Ca. corporis insgesamt	Ca. uteri bei Ca. ovarii	Frequenz des beginnenden Ca. uteri in %	Besondere Fälle
1921 (5 Monate)	8 (2)	—	4	1	53	—	2	9	1	16,1	Ca. corp. bei Ca. ovarii. Ca. corp., lokal., vor 11 Jahren curett. und als Ca. corp. erkannt.
1920	3	—	4	—	86	—	1	5	—	4,4	Ca. colli bei Lipom der Uteruswand.
1919	3	4	13	—	90	—	—	2	—	3,2	Drüsiges Carcinomsarkom des Collum.
1918	2	4	8	2	96	—	1	9	—	2,9	Ca. corp. bei Ca. mammae. Ca. corp. bei prim. Ca. tubae.
1917	1	3	11	—	127	—	2	2	—	2,3	Ca. corp. incip. nach Interposition.
1916	3	1	8	1	131	—	1 (1)	4	1 (colli)	2,9	—
1915	3 (1)	2	6	1	101	—	—	3	—	2,8	—
1914	—	3	2	—	90	—	2 (1)	9	3 (corp.)	2,0	3 Ca. corp. bei Ca. ovarii.
1913	5 (1)	3	2	—	71	2 (2. L.-M., 10. L.-M.)	3 (1)	6	1 (colli)	20,0	—
1912	7 (1)	9	?	—	80	1 (8. L.-M.)	2	13	2 (beide corp.)	9,6	Ca. colli, Korpusmetastase. Ca. colli bei Uterus bicornis.
1911	2	1	?	1	67	2 (2. L.-M., 3. L.-M.)	—	3	—	2,9	—
1910	—	1	?	—	56	1	4 (1)	8	—	6,2	Ca. colli, kleine Metastase in der Korpusmuskulatur.
1909	3	1	?	—	63	2 (1. L.-M., 7. L.-M.)	1	6	2 (1colli, 1corp.)	5,7	Ca. corp. bei Ca. tubae. Ca. colli bei Cervixmyom.
	40				1111		19	79		4,9	

Tabelle 18. Nach Frankl: Zentralbl. f. Gynäkol. 1922, Nr. 32. Beobachtet im Jahre 1921.

Carcinoma colli	hiervon beginnend	Carcinoma corporis	hiervon beginnend	Carcinoma uteri insgesamt	hiervon beginnend
117	11 (9,4%)	16	5 (31,2%)	133	16 (12%)

Tabelle 19. Nach Frankl: Zentralbl. f. Gynäkol. 1924, Nr. 14 und Wien. klin. Wochenschr. 1912, Nr. 48.

	Carcinoma colli	Hiervon radikal operiert	Hiervon beginnend	Carcinoma corporis	Hiervon operiert	Hiervon beginnend	Carcinoma uteri insgesamt	Hiervon beginnend
1922	146	67	11	17	14	4	163	15 = 9,2%
1923	112	62	9	10	10	6	122	15 = 12,3%

Frankl definiert als Frühfälle solche „Fälle", „bei welchen nur mikroskopisch das Carcinom festzustellen ist, während nach erfolgter Probeexcision makroskopisch kein Carcinom mehr erkennbar bleibt. Mikroskopisch kann es wahrnehmbar bleiben oder auch vermißt werden. Dann aber habe ich auch noch jene Fälle den Frühstadien zugezählt, welche wohl mit freiem Auge als Carcinom erkennbar waren, aber eine nennenswerte Tumorbildung nicht darboten und streng auf den Bezirk des Entstehens beschränkt waren. Natürlich war das auch mikroskopische Freibleiben der benachbarten Gebiete (Vagina, Parametrium) Bedingung. Tumoren, welche noch lokalisiert waren, aber doch bereits veritable, wenn auch kleine Geschwülste bildeten, welche immerhin bereits 5 oder mehr Millimeter weit in die Tiefe gedrungen waren, wurden wohl registriert, aber den Frühstadien nicht mehr zugezählt, im Einklang mit der Auffassung von Schottländer und Kermauner, welche weitgehende Diskrepanzen zwischen Größe und Alter der Tumoren festgestellt haben. Daß bei kleinen, aber längere Zeit bestehenden Tumoren bereits sehr bedeutende lymphatische Aussaat bestehen kann, ist bekannt".

Daß aber diese Stadien selbst unter optimalsten Bedingungen nicht selten übersehen werden, beweist die Angabe Schottländers (Wien. klin. Wochenschr. 1913, Nr. 49), daß 2% aller aus anderen Gründen exstirpierten Uteri der Wiener Klinik Carcinom hatten.

Schiller hat kürzlich über 10 Frühfälle der Wiener Klinik berichtet, deren klinische Diagnosen und Befunde die Situation treffend beleuchten.

In den 8 Fällen, in denen es sich nicht um einen Polypen handelte — für solche Fälle ist ja seit langem die histologische Untersuchung zur Genüge festgelegt und damit die Klärung gesichert — ist nur ein einziges Mal die Diagnose klinisch so gestellt, daß durch die Probeexcision die Diagnose erhärtet werden konnte. In allen übrigen Fällen scheint es zur Entdeckung der Carcinome nur durch die Systematik der Untersuchungen gekommen zu sein. Das, worauf es ankommt, ist aber die klinische Erkennung der Carcinome in dem Entwicklungsstadium, das jünger ist als die alten taubeneigroßen Frühfälle. Trotz aller Fälle, die im Laufe der letzten Jahre an sehr frühen Stadien veröffentlicht sind, kann die klinische Diagnose dieser Entwicklungsstadien nicht befriedigen. Sie geht eben noch zu oft den Weg: Ungewöhnlicher Portiobezirk ergo suspekt ergo Excision. So segensreich dieser Weg ist, es darf darüber nicht vergessen werden, daß wir versuchen müssen, an der Lebenden selbst die Veränderungen so genau zu betrachten, daß schon danach die Entscheidung getroffen werden kann.

Die Entwicklungsstadien, die jünger sind als die alten taubeneigroßen Frühfälle, lassen sich in zwei Gruppen teilen, 1. Fälle mit Tumorbildung oder Zerfall. 2. Fälle ohne Tumorbildung oder Zerfall. ad 1. Bei der Sicherheit, mit der die Kolposkopie Feinheiten

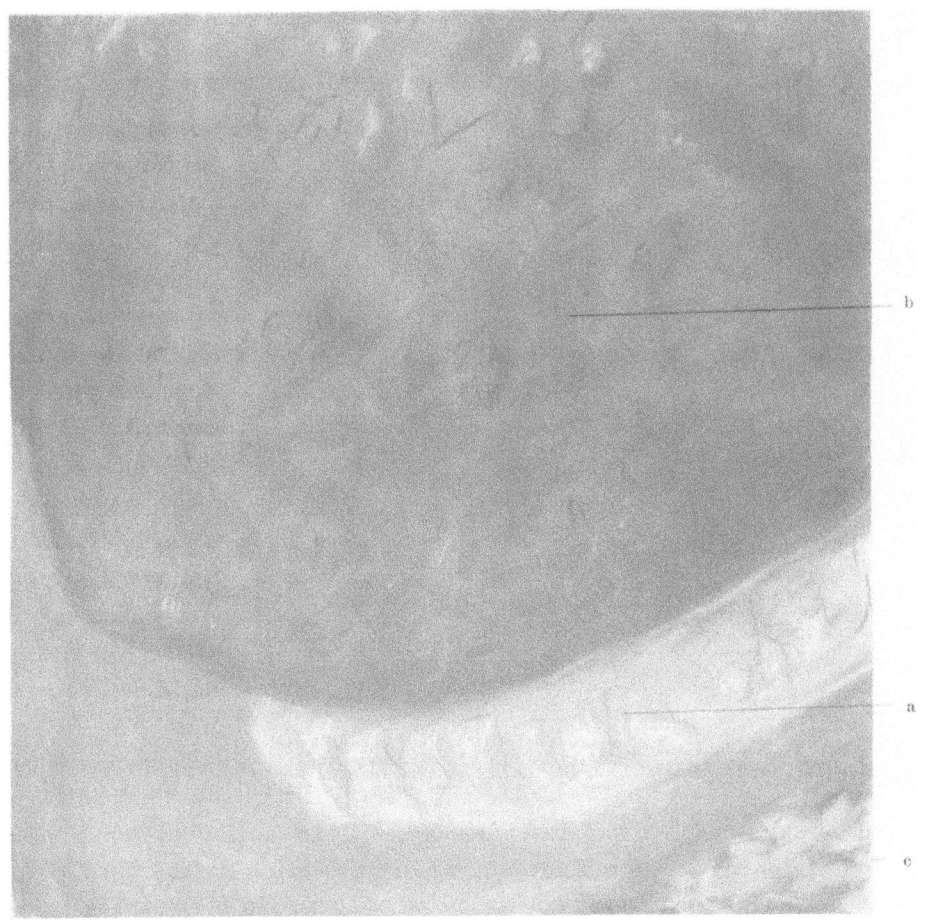

Abb. 54. Carcinomatöser Oberflächenbelag an der Grenze eines „beginnenden Carcinoms". a Oberflächenbelag; b beginnendes Carcinom; c Schleim. Vergr. 10 mal.

in der Gewebszusammensetzung zu erkennen erlaubt, wird sie alle Veränderungen, die aus Tumorbildung oder Zerfall resultieren, derartig eindrucksvoll erkennen lassen, daß ein Übersehen unmöglich ist. Ich möchte glauben, daß die meisten der sehr frühen Carcinome, die bisher nur bei äußerster Sorgfalt gefunden sind, bei der kolposkopischen Betrachtung mühelos, auch bei weniger sorgfältiger Untersuchung sich die Aufmerksamkeit erzwungen hätten. Erstens sind sie besser beleuchtet und zweitens sind sie entsprechend vergrößert. Ein Carcinom von $1/2$ mm linearem Durchmesser kann man bei der bisherigen Betrachtung übersehen, bei kolposkopischer Untersuchung mit 20 facher Vergrößerung würde es einen Durchmesser von 1 cm haben und damit nicht zu übersehen sein. Aus dieser Betrachtung geht schon hervor, daß in diesen jungen Entwicklungsstadien der palpatorische Nachweis nicht mehr möglich ist und daß die Besichtigung hier unser alleiniges Hilfsmittel ist, um so mehr, je jünger das Stadium ist. So hoch der Wert der Palpation für alle darüberliegenden Stadien zu veranschlagen ist, so sehr tritt er zurück, je mehr wir uns dem Stadium ohne Tumor und Zerfall nähern. Während bei der bisherigen Betrachtung mit bloßem Auge gerade für die Stadien der Gruppe 1 mit Tumor oder Zerfall, also für alle Stadien, mit beträchtlicherer Invasion, die Palpation der Inspektion vielfach überlegen war, gilt das für die Kolposkopie nicht. In den Stadien, die überhaupt noch der Palpation zugänglich sind, ist und bleibt die Palpation ein hochwertiger Faktor, aber er ist der Kolposkopie selbst in diesen Stadien nicht übergeordnet, sondern nur gleichwertig. Aber sowie wir uns den ersten Anfängen der Invasion des carcinomatösen Epithels nähern, ist die Kolposkopie der übergeordnete Faktor. Wie das Carcinom klinisch erscheint nach Beginn der Invasion, darüber haben wir nur Vermutungen. Vielleicht läßt sich diese Lücke, so lange günstigere Fälle fehlen, dadurch ausfüllen, daß wir die Oberflächenbeläge

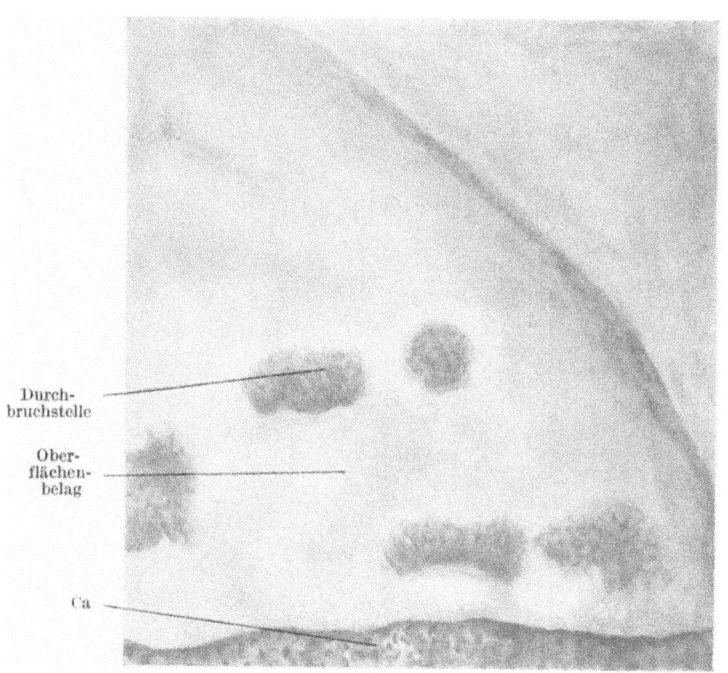

Abb. 55. „Oberflächenbelag" am Rande eines Portiocarcinoms.

in der Umgebung von vollentwickelten Carcinomen verwerten. Daß sie carcinomatös sind, ist seit Schottländer und Kermauner nicht zu bezweifeln (näheres s. bei v. Franqué). Ganz gleich wie ihr Entstehungsmechanismus ist, sind sie ein oberflächliches Carcinom, dann wird man an ihnen auch die Veränderungen infolge der Invasion beobachten können. Von mehreren Fällen, die ich so zu beobachten Gelegenheit hatte und die übereinstimmend das gleiche Bild zeigten, seien folgende Beispiele reproduziert (Abb. 54 bis 58).

Der carcinomatöse Bezirk hebt sich deutlich von der angrenzenden originären Portioschleimhaut ab. Er ist weißlich und hat sehr starke Capillargefäße. Der Bezirk ist etwas prominent und uneben.

Anmerkung 18. Febr. 1928: Ich habe soeben einen Fall von Portiocarcinom beobachtet, der mir von Herrn Dr. Greef-Stade überwiesen wurde. Es handelt sich um ein beginnendes diffuses Carcinom der Portio mit einem so instruktiven Oberflächenbelag und so eigenartiger Erscheinungsform des Carcinoms und der Grenze, daß ich das Pastell hier folgen lasse. Ich habe bisher noch kein derartig instruktives Bild gesehen (Abb. 54).

Es ist sehr wahrscheinlich, daß dies die Vorläufer der „fingerlike processus" von Cullen sind (s. Abb. 5 in diesem Kapitel, Abschnitt: Symtomatologie). Über die Histologie dieser Zone siehe von Franqué. Die Papillen sind mikroskopisch hochgradig ödematös.

Dieses Stadium ist die früheste Stufe von Gruppe I, d. h. den Frühfällen mit Tumorbildung ohne Zerfall. Bei der Betrachtung mit bloßem Auge und bei der Palpation würden sie wohl zu Gruppe 2 ohne Tumor oder Zerfall gerechnet werden, wenn sie klinisch überhaupt erkannt würden. Daß es bei großer Sorgfalt gelingt, haben Schottländer und Kermauner bewiesen, siehe auch Kermauner im Halban-Seitz, Bd. IV, S. 784.

ad 2. v. Franqué hat in dem anatomischen Abschnitt das Facit aus den bisherigen Forschungsergebnissen dahin gezogen, daß das Oberflächenepithel schon vor jeder Invasion derartig verändert sein kann, daß es als carcinomatös bezeichnet werden muß (näheres siehe bei v. Franqué).

Es ist nun die entscheidende Frage, ob wir dieses carcinomatöse Epithel an der Lebenden klinisch erkennen können. Diese Frage ist zu bejahen. Das carcinomatöse Epithel ist klinisch nachweisbar. v. Franqué hat als erster in Deutschland diesen Nachweis erbracht (VIII. Gynäkol. Kongr. 1899, S. 311 und Zeitschr. f. Geburtsh. u.

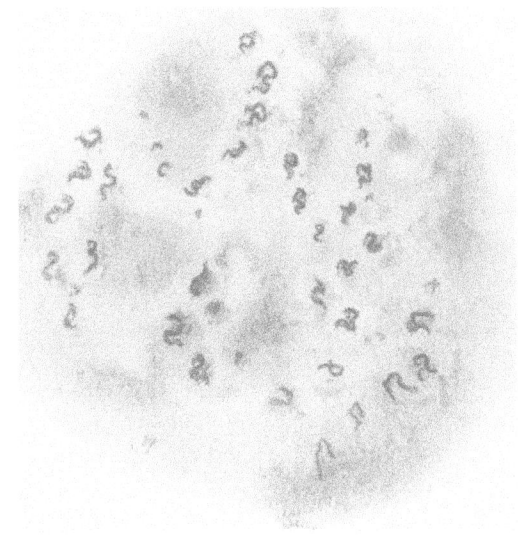

Abb. 56. Weiteres Stadium des „Oberflächenbelages". Vergr. 30 mal.

Gynäkol. 1907, Bd. 60). Das carcinomatöse Epithel erscheint als weißer Fleck, der fest anhaftet. Derartige Leukoplakien sind nur selten beobachtet. In Anbetracht der hohen Bedeutung dieses Punktes seien die wenigen Fälle hier angeführt.

1. v. Franqué: 50jährige IIIpara. Später Carcinom. Zeitschr. f. Geburtsh. u. Gynäkol. Bd. 60, S. 237. 1907.

2. v. Franqué: 59jährige IIpara. Exstirpiert. loc. cit. Abb. 1 S. 246, und Tafel V, Abb. 1.

3. d' Hotman de Villiers et Thérèse: 41jährige Frau. Amput. colli. Une forme peu commune d'altération épithéliale du col de l'uterus. Internat. Kongr. f. Gynäkol. Genf 1896. Lect. de gynécol. Tom 2, p. 224.

4. Verdalle: 50jährige Frau, 8½ Jahre beobachtet, dann Carcinom. Note sur la leukoplacie du col de l'uterus, ses rapports probables avec la syphilis et l'épithéliom. Bull. et mém. de la soc. méd. des hop. de Paris. 1903. p.³555.

5. Verdalle: loc. cit. 50jährige Frau. 8 Jahre später Carcinom.

6. Labadie-Lagrave bei Verdalle: loc. cit. Mehrere Jahre beobachtet, dann Carcinom.

Außer diesen v. Franqué bereits angeführten Fällen hat Stone 2 Fälle beobachtet (Surg., gynecol. a. obstetr. 1916, Bd. 23, S. 248). Elise S. l'Esperance gibt eine mikroskopische Abbildung einer Leukoplakie (The americ. journ. of obstetr. a. gynecol. Vol. VIII, Nr. 4, 1924. S. 7). Auch Hofbauer hat eine Leukoplakie beobachtet, aber in der Schleimhaut des Cervicalkanals (Zeitschr. f. Geburtsh. u. Gynäkol. 1911. Bd. 68)[1].

Da auch in der Vagina und an der Vulva ebenso wie in der Mundschleimhaut und an anderen Organen die Leukoplakie als Vorstadium des Carcinoms bekannt ist, müssen wir sie auch an der Portio in Übereinstimmung mit den obigen Fällen als einen Hautbezirk definieren, der entweder schon mit carcinomatösem Epithel bedeckt ist oder mit einem Epithel, das nicht mehr normal ist und sich selbst überlassen, wenn auch vielleicht erst in Jahren, in Carcinom übergeht. Es muß deshalb unsere Aufgabe sein, derartige gefährliche Hautveränderungen zu erkennen. Die Kolposkopie hat nun die in dieser Richtung in sie gesetzten Erwartungen erfüllt. Ich kolposkopiere seit etwa $2^1/_2$ Jahren jede meiner Patientinnen und habe auf diese Weise eine ganze Anzahl von Leukoplakien der Portio gesehen. Da die Erkennung der kleineren und teilweise auch der größeren Leukoplakien eine eingehende Kenntnis der gewöhnlichen kolposkopischen Befunde zur Voraussetzung hat und da ich persönlich $1^1/_2$ Jahre gebraucht habe, um mir der wesentlichen Punkte im Bau der Portioschleimhaut bewußt zu werden, da ferner nur eine Aquarellierung oder Zeichnung den Befund in verwertbarer Form wiedergibt, kann ich nur die Leukoplakien des letzten Jahres verwerten.

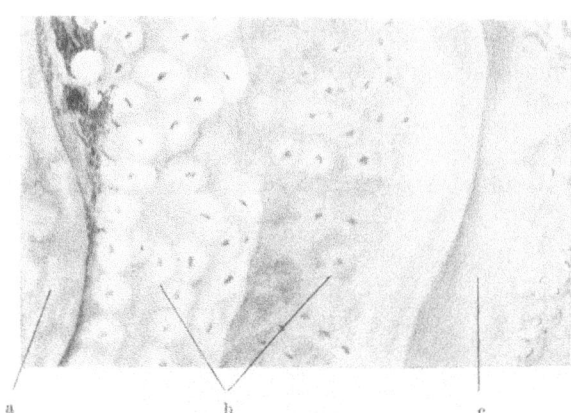

Abb. 57. „Fingerlike processus" von einem anderen Fall als Abb. 5. Vergr. 14 mal.
a Ca-Gewebe. b Rand. c Originäre Portioschleimhaut.

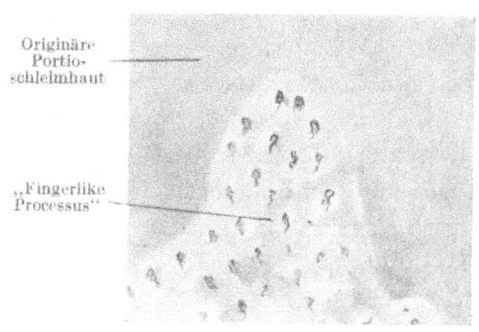

Abb. 58. „Fingerlike processus", wiederum ein anderer Fall. Vergr. 20 mal.

Über zwei ausgedehnte Leukoplakien habe ich bereits im Zentralbl. f. Gynäkol. 1927, S. 901 berichtet. In Fortführung der obigen Aufzählung würden diese Fälle als 7 und 8 zu numerieren sein, da die Fälle von Stone und von l'Esperance nicht im einzelnen beschrieben sind und der Fall von Hofbauer nicht hierher gehört.

7. Fall Matthias. 24 Jahre, Puella publica. Portioamputation. Mikroskopisch bestätigt durch Geh.-Rat v. Franqué. Ganze Portio in Serienschnitten untersucht. Siehe Zentralbl. f. Gynäkol. 1927. Nr. 15. Abb. Zentralbl. f. Gynäkol. 1927. S. 902.

8. Fall Heins. Portioamputation. Mikroskopisch bestätigt durch Geh.-Rat v. Franqué. Ganze Portio in Serienschnitten untersucht. Siehe Zentralbl. f. Gynäkol. 1927. Nr. 15. Abb. Zentralbl. f. Gynäkol. 1927. S. 903.

---

[1] Anm. bei der Revision: Inzwischen hat v. Franqué makroskopisch eine weitere Leukoplakie entdeckt und entfernt, ebenso kolposkopisch Rogge 3 Leukoplakien, Westphal 1 Leukoplakie u. a. Rogge, Med. Welt 1929. Nr. 19.

9. Fall Römer. Portioamputation. Mikroskopisch bestätigt durch Geh.-Rat. v. Franqué. Ganze Portio in Serienschnitten untersucht. Siehe Zentralbl. f. Gynäkol. 1927. Nr. 15.

10. Fall Thomsen, 54 Jahre. Sehr klein. Totalexstirpation. Nicht mikroskopisch untersucht. Präparat nicht aufbewahrt.

11. Fall Elbrecht, 21 Jahre. Nichts gemacht.

12. Fall Stanzl, 38 Jahre. Portioamputation. Mikroskopisch typischer Befund. In Serienschnitten durchuntersucht.

13. Fall Langer, 22 Jahre. 1,2 : 0,8 mm. Excision aus der hinteren Lippe. Noch nicht in Serien untersucht.

14. Fall Nitzboralla, 24 Jahre. Etwa 1 mm größte Ausdehnung. Nichts gemacht.

15. Fall Gerwins, 24 Jahre. Sehr klein. Portioamputation. Mikroskopisch bestätigt. In Serienschnitten untersucht.

16. Fall Puls, 24 Jahre. Mehrere Leukoplakien, die zwei größten 1,2 mm und etwa $1/2$ mm. Portioamputation. In Serienschnitten untersucht.

17. Fall Rohrberg, 32 Jahre. Nichts gemacht.

18. Fall Külper. In Serienschnitten untersucht.

19. Fall Peters, 27 Jahre. In Serienschnitten untersucht.

20. Fall Paczynski, 32 Jahre. Eine Geburt. Excision mikroskopisch untersucht. Bestätigt[1]. In Serienschnitten untersucht.

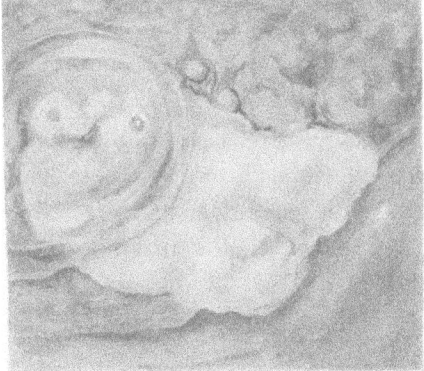

Abb. 59. 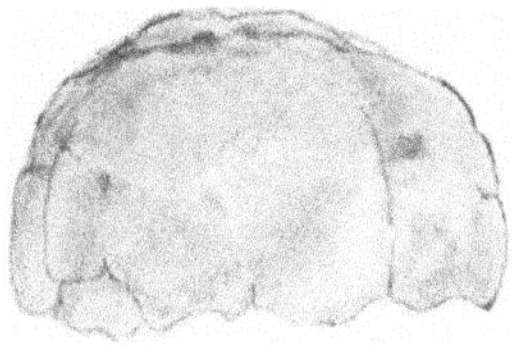   Abb. 60.

Abb. 59. Leukoplakie Gerwins, enthält 2 schleimabsondernde Drüsen. Sitz in der Umwandlungszone. 4 : 3 mm Durchmesser. Vergr. 20mal.

a Leukoplakie; b Umwandlungszone; c originäre Portioschleimhaut; d Schleim; e schleimsondernde Drüse; f verschlossene Drüsen.

Abb. 60. Die gleiche Leukoplakie Gerwins in 2facher Vergrößerung auf der amputierten formalingehärteten Portio. (Aus Esser, Virchows Arch. Bd. 268.)

Diese 14 eigenen Leukoplakien entfallen auf etwa 1550 Patientinnen, also etwa eine Leukoplakie der Portio auf 110 Patientinnen[2]. Aus diesen recht zahlreichen Fällen ist der Schluß zu ziehen, daß die Leukoplakien mit Sicherheit nur durch die Kolposkopie erkannt werden können. Ich glaube, daß nur ein Fall, der Fall Matthias auch makroskopisch hätte erkannt werden können. Aber selbst das ist noch nicht einmal sicher, da die analoge Leukoplakie Schauensteins (siehe darüber Zentralbl. f. Gynäkol. 1927, S. 901) erst am Operationspräparat erkannt worden ist. Ich möchte daraus und auch aus der Tatsache, daß ich in der Zeit vor dem Kolposkop nie eine Leukoplakie gesehen habe, doch dahin resumieren, daß eine sichere Erkennung der ausgedehnten Leukoplakie der Portio ohne Kolposkopie nicht gewährleistet ist und daß die kleineren Leukoplakien überhaupt nicht ohne das Kolposkop diagnostiziert werden können.

---

[1] Nach Abschluß dieses Kapitels sind 3 weitere Leukoplakien beobachtet.

[2] 29. Februar 1928: Die Zahl der Leukoplakien ist einschließlich von 4 luetischen auf 43 gestiegen.

Anm. bei der Korrektur: Die Zahl meiner Leukoplakien ist jetzt auf 60 gestiegen. 24. 7. 1928.

Anm. bei der Revision: Ich habe jetzt 112 eigene Leukoplakien. 28. 6. 1929. Außerdem sind an anderen Stellen Leukoplakien beobachtet, seitdem auch dort kolposkopiert wird.

Mit dem Kolposkop ist die Diagnose in den meisten Fällen leicht. Unter Hinweis auf die Abbildungen v. Franqués und meine eigenen aus dem Zentralbl. f. Gynäkol. 1927 sei noch eine weitere Abbildung von einer kleinen Leukoplakie bei 20facher Vergrößerung gegeben (Fall Gerwins) (Abb. 59).

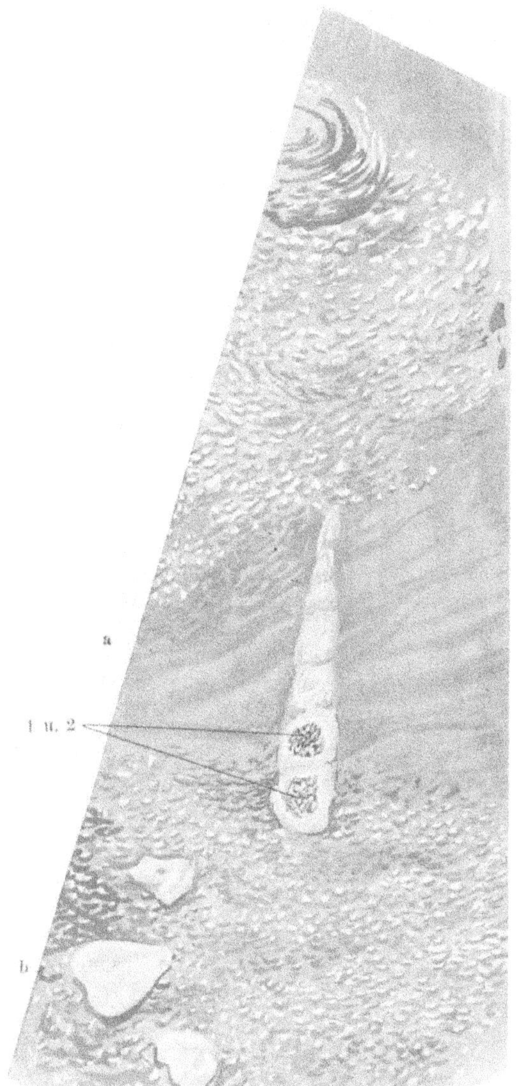

Die Leukoplakie sitzt auf dem Randabschnitt eines Lacerationsectropiums gegen die angrenzende originäre Portioschleimhaut. Während der Aquarellierung hat sich Schleim über die Leukoplakie ergossen. Die beiden Drüsenöffnungen schimmern als rötliche runde Öffnungen durch den Schleim durch. Verschlossene Drüsen sind ebenfalls erkennbar.

Ich verweise außerdem auf die von mir auf dem Bonner Gynäkologen-Kongreß 1927 projizierten Aquarelle und meine Arbeiten (Münch. med. Wochenschr., Dtsch. med. Wochenschr., Monatsschr. f. Geburtsh. u. Gynäkol. und Zentralbl. f. Gynäkol. 1927 und 1928).

Man könnte sich darüber wundern, daß nicht an Operations- oder Leichenpräparaten die Leukoplakie häufiger erkannt wird. Wie ein Blick auf die folgende Abbildung zeigt, ist die Möglichkeit hier deshalb so gering, weil die Blutfarbe dem Präparat fehlt. Dadurch ist der Kontrast geringer. Am formolinfixierten Uterus die Leukoplakie finden zu wollen, möchte ich beinahe für unmöglich halten. Abb. 60[1] gibt das excidierte Stück der hinteren Lippe in natürlicher Größe (Bezeichnungen wie auf der vorigen Abbildung). Wenn die Leukoplakie hier auch sichtbar ist, so ist zu bemerken, daß sie in Wirklichkeit sehr viel schlechter zu sehen war

In dieser schlechten Sichtbarkeit der Leukoplakie am fixierten Präparat liegt eine große Schwierigkeit. Die mikroskopische Untersuchung der kleinen Leukoplakien kann daran scheitern. So ist es uns im Fall Langer ergangen. Nur die Untersuchung des ganzen Blocks oder unter Umständen des ganzen excidierten Stücks kann

Abb. 61. Berufspachydermie der Scheide bei einer Puella mit papillärem Oberflächenrelief und multiplen Leukoplakien. An 2 Stellen ist die Leukoplakie defekt. Es erscheint der pathologische Grund. Regeneration in einigen Tagen. Aus der Anfangszeit. Nicht exzidiert.

---

[1] Der der Abb. 59 und 60 zugrunde liegende Fall ist genauer von Esser in Virchows Arch. f. pathol. Anat. u. Physiol. in Druck gegeben. Bd. 268, 1928.

dann noch weiter helfen. So wünschenswert es vorläufig noch ist, jede Leukoplakie mikroskopisch zu untersuchen, so ist es doch in solchem Falle zu verantworten, wenn es unterbleibt. An der Behandlung, die nach der Excision oder der Amputation abgeschlossen ist, ändert das mikroskopische Ergebnis nichts und theoretisch ist es jetzt bei der häufigeren Erfassung der Leukoplakien nicht so schwerwiegend, wenn in technisch extrem ungünstigen Fällen die mikroskopische Untersuchung unterbleibt. Alle Beobachter betonen, daß sich die Leukoplakie nicht wegwischen läßt. Das war auch in meinen Fällen so. Nur bei sehr brüskem Abwischen ließ die Leukoplakie sich manchmal entfernen. Der Grund, auf dem sie gesessen hat, war dann aber stets als etwas Besonderes zu erkennen[1]. Die syphilitischen Plaques sind leichter wegwischbar. Der Grund kann fast normal aussehen. Aber auch diese Plaques regenerieren sich meist ohne die spezifische Therapie. Nicht selten blutete es dann aus den stark entwickelten Papillargefäßen. Ich

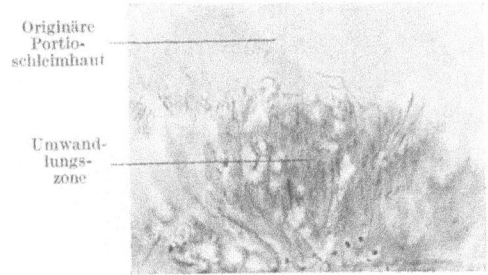
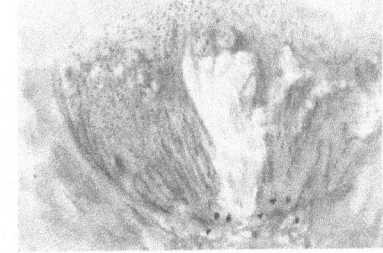

Abb. 62. 25. III. 26. Vergr. 7 mal. Abb. 63. 8. IV. 26. abgetupft. Vergr. 7 mal.
Abb. 62 u. 63. Leukoplakie Peters aus der Anfangszeit. Zeigt den Wechsel an verschiedenen Tagen.

kann den Grund einer abgeschabten Leukoplakie nur an einem Beispiel einer Leukoplakie des hinteren Scheidengewölbes zeigen[2] (Abb. 61).

Bei a) längliche Leukoplakie. In ihr bei 1. und 2. Defekte, die die Papillargefäße erkennen lassen. Bei b) weitere Leukoplakien. Im übrigen die bei Puellen sehr häufige Pachydermie mit sehr stark ausgesprochenem papillärem Oberflächenrelief. Dieses Verhalten leitet über zu einer ganz eigenartigen und ich möchte sagen verhängnisvollen Erscheinung. Die Leukoplakie ist nicht immer in gleicher Weise nachweisbar, siehe von Franqué, Zeitschr. f. Geburtsh. u. Gynäkol. Bd. 60, 1907. An einem Beispiel möchte ich zeigen, daß die Kolposkopie den Nachweis erlaubt, daß dieses Verschwinden nur scheinbar ist. Die folgende Abb. 62 zeigt den rechten vorderen Quadranten einer Portio bei 7 facher Vergrößerung am 25. 3. 1926. Am 10. 3. 1926 war eine Leukoplakie an dieser Stelle gesehen, ebenso am 20. 3. 1926. Jetzt sieht man an ihrer Stelle mehrere weißliche Stellen. Dazwischen scheint gesunde Cervicalschleimhaut zu liegen. 1. 4. 1926 der gleiche Befund. 7. 4. kleine weiße Fläche an Stelle der Wärzchen. 8. 4. nach Abwischen folgender Befund (Abb. 63).

Ich verfüge noch über mehrere derartige Beobachtungen. Alle lehren, wie die fremden Fälle, daß eine Leukoplakie, die erst einmal ausgebildet gewesen ist, nie wieder verschwindet.

---

[1] Anm. bei der Revision: Die Leukoplakien lassen sich zuweilen wegwischen, ohne daß sie einen charakteristischen Grund zurücklassen. 28. 6. 1929.

[2] Anm. bei der Revision: Inzwischen haben wir mehrere Leukoplakien in ihrem Grund erkannt und den Grund aquarelliert. 28. 6. 1929.

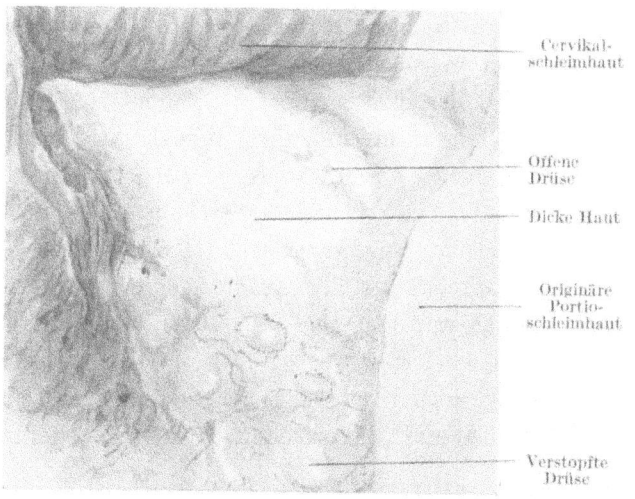

Abb. 64. Benigne dicke leukoplakoide Haut der Umwandlungszone. (Mikroskopisch durchuntersucht.) Vergr. 14 mal.

Dies gilt nur für die idiopathischen Leukoplakien, nicht für die syphilitischen, die auch mikroskopisch ihre Besonderheiten haben (siehe meine Arbeiten im Zentralbl. f. Gynäkol. 1928, Nr. 5 u. 7). Bei ihnen ist es schwer, die Grenze zwischen reversiblen und irreversiblen Veränderungen zu ziehen. Wohl können die Zelllagen bis auf die Papillenspitzen abgewischt oder abgestoßen werden, aber die Tendenz der Entwicklung ist und bleibt die gleiche atypische: Der Prozeß ist irreversibel. Die Größe der Flecken wechselt sehr. Man vergleiche die Abbildung von Fall Matthias mit der Abbildung von Fall Puls. Die Flecken können multipel sein (s. Matthias und Puls). Gerade die kleinen Leukoplakien von 1 mm Durchmesser und darunter sind sehr bemerkenswert, da wir auch Carcinome von solcher Kleinheit kennen (s. Schiller, Virchows Arch. f. path. Anat. u. Physiol., Bd. 263, 1927, S. 282 unten).

Die weiße Farbe ist bedingt durch die Dichte des pathologischen Epithels und durch

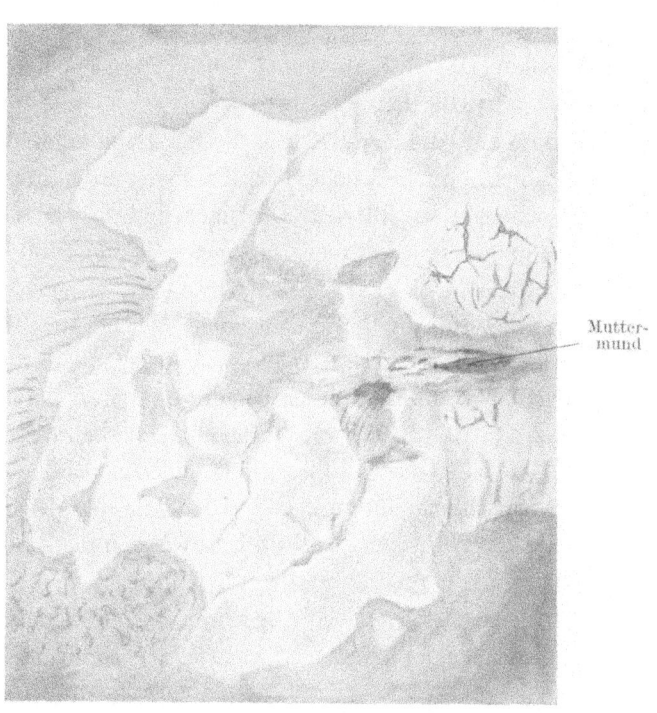

Abb. 65. Leukoplakoide Veränderung einer dysontogenetischen Ektopie. Kein Beweis für Lues. M. E. suspekt. Mikroskopische Untersuchung unmöglich. Vergr. 10 mal.

seine abnorme Zusammensetzung, wobei besonders die Existenz eines Stratum granulosum und keratosum seu parakeratosum von Bedeutung ist. Der verhornte Fall Matthias war intensiv weiß und viel auffallender als der nicht verhornte Fall Heins. Ebensogut wie man bei schwacher mikroskopischer Untersuchung das pathologische Epithel scharf von dem normalen unterscheiden kann (siehe außer bei v. Franqué die folgende Abbildung von Fall Heins und Abb. 11 aus Schiller l. c. S. 298, 30 fache Vergrößerung) ist es auch bei kolposkopischer Untersuchung möglich. Was aber bei der mikroskopichen Untersuchung nur an einem kleinen Bezirk der Portio mit großer Mühe möglich ist, ist bei der Kolposkopie mühelos für die ganze Portiofläche möglich. Daher die Treffsicherheit der Kolposkopie. Von meinen 38 idiopathischen Leukoplakien (12. 2. 28) habe ich nur zwei kolposkopisch nicht als solche diagnostiziert. Aber das kolposkopische Bild hat mich doch zur Portioamputation veranlaßt. Die mikroskopische Untersuchung der Serienschnitte zeigte dann, daß es sich um kleine Leukoplakien handelte. Über diese beiden Fälle werde ich gesondert berichten (Zentralbl. f. Gynäkol. 1928, Nr. 28).

Für die Erkennung der Leukoplakien ist von Bedeutung, daß sie scheinbar immer in der Umwandlungszone der Lacerationsectropien oder der kongenitalen Pseudoerosionen sitzen. In meinen 17 Fällen war das jedenfalls immer der Fall. Für die früheren 6 Fälle läßt sich darüber nichts sagen. Inzwischen (12. 2. 1928) habe ich eine Leukoplakie der originären Portioschleimhaut gesehen ohne Beteiligung der Scheide.

Die Erkennung der Leukoplakien hat deshalb die genaueste Kenntnis der Umwandlungszone zur Voraussetzung (näheres über sie in meiner Arbeit im Arch. f. Gynäkol. 1927, Bd. 131).

Differential - diagnostisch kommen zwei Gruppen von Veränderungen in Betracht: 1. Harmlose Epithelverdickungen wie in der folgenden Abb. 64. 2. Leukoplakoide Veränderungen (Abb. 65), deren Natur noch nicht geklärt ist. Sie sind wohl entzündlicher Natur, aber ihre Stellung zu den echten Leukoplakien ist noch gänzlich ungeklärt. Ich werde diese Fälle gesondert bearbeiten und beschränke mich hier darauf, eine Abbildung von ihnen zu geben. Es ist möglich, daß Jayle et Bender derartige Bilder im Auge haben, wenn sie l. c. S. 989 davon sprechen, daß fibrinöse wegwischbare Auflagerungen der Portio der Leukoplakie ähneln. Ich glaube, daß es sich meist um syphilitische Veränderungen handelt[1].

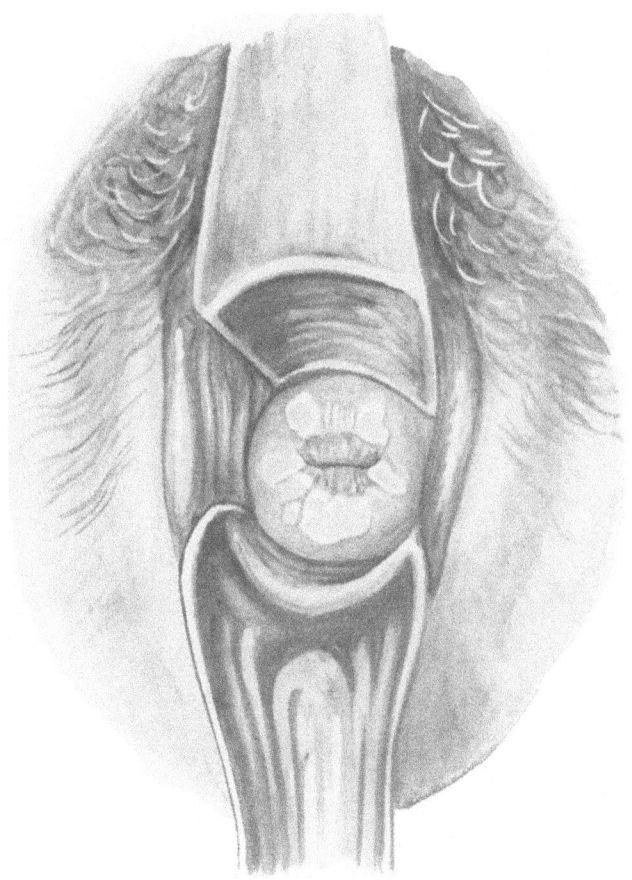

Abb. 66. Syphilitische Plaques der Portio. (Nach Buschke.)

---

[1] Anm. bei der Revision: $2^3/_4$ Jahre später war das kolposkopische Bild eindeutig für Leukoplakie. Die amputierte Portio ist in Serienschnitte zerlegt und hat alle 3 Rubriken von Leukoplakien erkennen lassen.

Gegenüber der Angabe von Jayle et Bender, daß die Leukoplakien der vagina eine „sensation de rugosité" geben (S. 1035) ist zu betonen, daß das für die Portioleukoplakien nicht gilt. Sie sind palpatorisch nicht nachweisbar.

Nach Abschluß des Manuskriptes hat sich mein Leukoplakiematerial auf 19 erhöht (20. 8. 1927). Ich reihe sie hier ergänzend an:

21. Fall Schäfer. In Serienschnitten untersucht. Typ. Befund. Münch. med. Wochenschr. 1927.
22. Fall Köhn. Nichts gemacht.

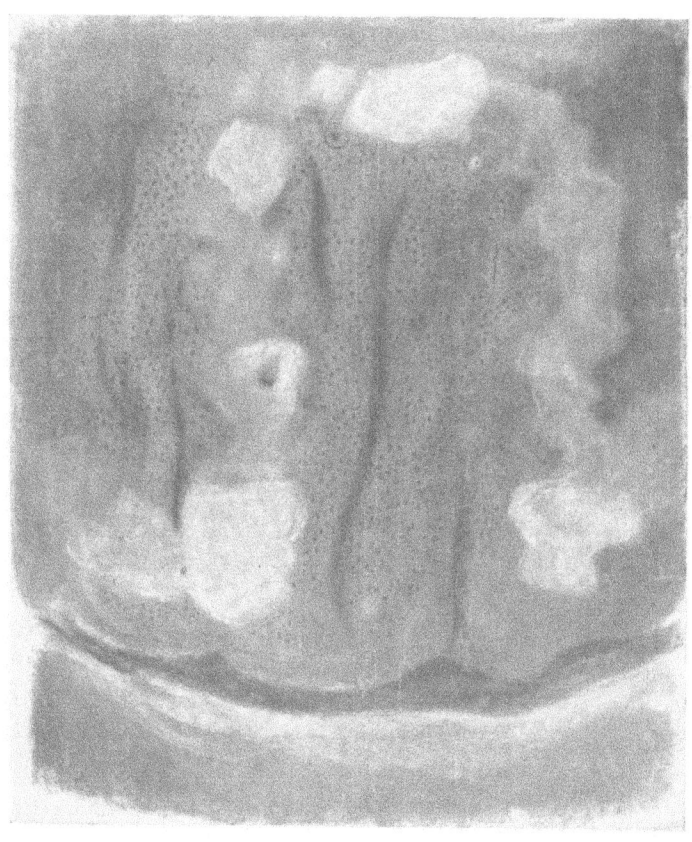

Abb. 67. Leukoplakoide, wahrscheinlich syphilitische Veränderung der Portio. (Aus Zentralbl. f. Gyn. 1928.)

23. Fall Winter. Portio amputiert. In Serienschnitten untersucht.
24. Fall Adler. Excision. Serienschnitte. Typ. Befund.
25. Fall Schultz, Lues. Excision. Serienschnitte. Typ. Befund.

Inzwischen hat auch die systematische mikroskopische Untersuchung der leukoplakischen Portiones weitere Fortschritte gemacht. Auch diese Ergebnisse füge ich hier noch hinzu. [Ich erwähnte vorher schon, daß ich jetzt (29. 2. 1928) über 42 Fälle verfüge einschließlich vier syphilitischer Leukoplakien.]

Außerdem aber habe ich zwei Leukoplakien der Portio beobachtet, die fast sicher syphilitisch sind. Beide Fälle imponierten schon kolposkopisch als etwas Besonderes, so daß wir sie nicht als echte Leukoplakien buchten. Der mehrfach positive Wassermann, in einem Fall außerdem der Nachweis von Spirochaeta pallida im Reizserum der hinteren

Lippe durch Herrn Prof. Bruck, sprechen für die syphilitische Natur dieser Portioveränderung. Es ist sehr schwer zu sagen, wodurch sich diese Veränderungen von den anderen Leukoplakien unterscheiden. Wenn man die einzelnen Leukoplakien betrachtet, ist kaum ein Unterschied wahrnehmbar. Vielleicht ist die syphilitische Leukoplakie leichter wegwischbar und ist sie höher und hat etwas körnigere Oberfläche. Auch scheinen die Plaques zahlreicher zu sein und von einem Tag zum anderen mehr zu wechseln. Sie sehen makroskopisch genau so aus, wie sie Buschke im Lehrbuch für Haut- und Geschlechts-

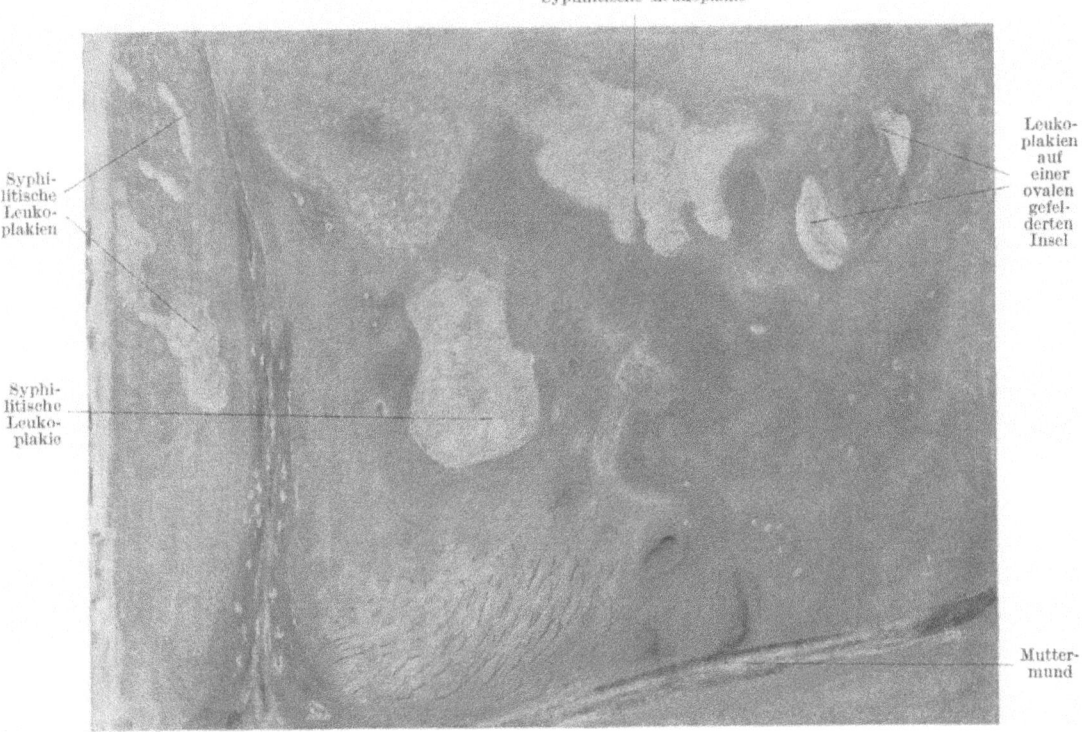

Abb. 68. Leukoplakoide, fast sicher syphilitische Veränderung der Portio kombiniert mit einer echten, wahrscheinlich syphilitischen Leukoplakie. Fall Schultz. Vergr. 30 mal. Mikroskopisch durchuntersucht.

krankheiten von Riecke, Jena 1921 abbildet. Ich gebe diese Abbildungen hier ebenfalls wieder (Abb. 66—69).

Makroskopisch ist kein sicherer Unterschied gegenüber den echten Leukoplakien zu konstatieren. An der Mundschleimhaut soll die Unterscheidung ohne weiteres möglich sein, wie ich einer persönlichen Mitteilung von Delbanco entnehme. Wir müßten hiernach zwei Gruppen von Leukoplakien unterscheiden, solche mit nachweisbarer Lues und solche ohne Lues. Von meinen 21 Leukoplakien würden dann 19 zur Gruppe ohne Lues gehören und zwei zur Gruppe mit Lues. Von meinen 42 Portioleukoplakien entfallen 38 auf die idiopathische ohne nachweisbare Lues und vier auf Gruppe 2 mit Lues.

Vielleicht gestattet uns die eingehendere Verarbeitung unserer Fälle die sichere Differentialdiagnose an der Lebenden. Bei beiden Fällen haben wir einen Teil der syphilitischen Veränderungen excidiert zur mikroskopischen Untersuchung. An den zurückbleibenden Veränderungen soll die Einwirkung der spezifischen Therapie verfolgt werden. An anderer Stelle wird über diese zwei Fälle eingehend berichtet werden (Zentralbl f. Gynäkol. 1928, Nr. 5 u. 7).

Es kann dieser Abschnitt nicht abgeschlossen werden, ohne daß auf den Diskussionsvortrag von Rob. Meyer in der Berliner Gesellsch. f. Geburtsh. u. Gynäkol. am 25. 2. 1927 (Zeitschr. f. Geburtsh. u. Gynäkol. 1927, Bd. 91, S. 464) eingegangen ist. Dieser Vortrag und die anschließende Diskussion beschäftigen sich eingehend mit dem Begriff des „präcancerösen". Die ganze Schwierigkeit unserer Nomenklatur und auch der Frage selbst wird

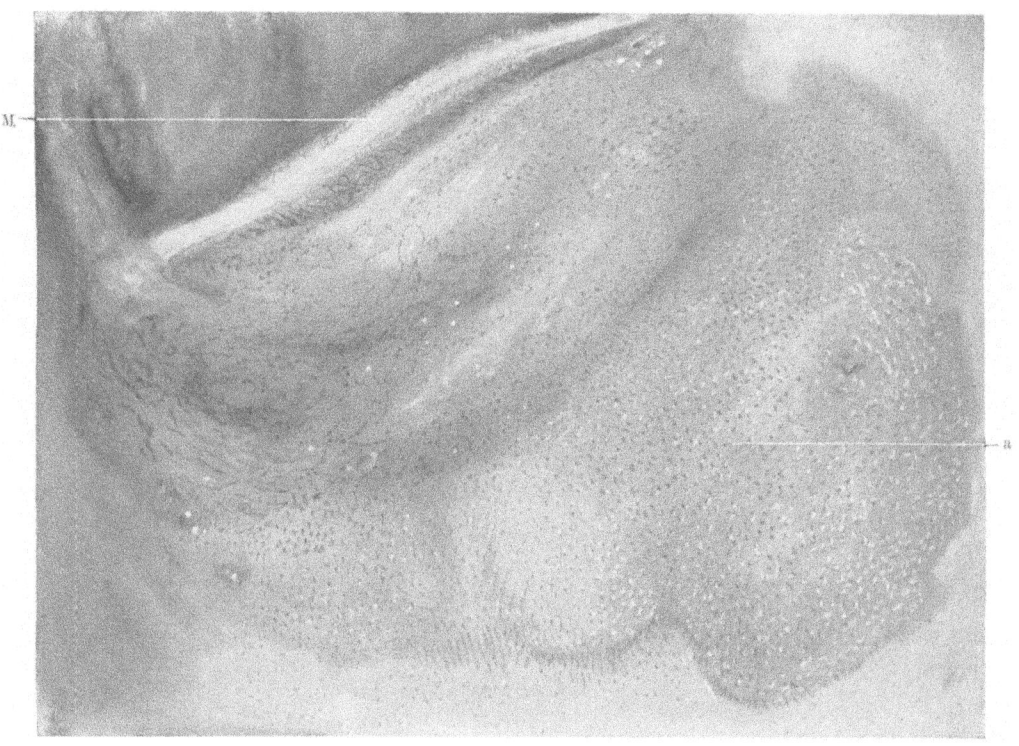

Abb. 69. Leukoplakoide fast sicher syphilitische Veränderung der hinteren Muttermundslippe. (Fall Schultz.) a beginnende syphilitische Leukoplakie der hinteren Lippe. Starke capilläre Hyperämie. M Muttermund. Mikroskopisch durchuntersucht. Vergr. 30 mal.

dadurch mit sehr erfreulicher Schärfe klargestellt. Aschheim warnt im besonderen vor der histologischen Diagnose „präcanceröş". v. Franqué hat im anatomischen Abschnitt ausführlich zu den hiergegen vorgebrachten Bedenken Stellung genommen, ebenso Schiller. Ich habe dem nichts hinzuzufügen. Dagegen berührt meine Aufgabe die Frage, ob wir klinisch an der Lebenden „präcanceröse Veränderungen" erkennen können. Meines Erachtens ist die Frage durch klare klinische Fakta in positivem Sinne entschieden. v. Franqué hat 6 Portioleukoplakien aus eigenem Material und aus der Literatur zusammengestellt. In zwei von diesen Fällen wurde die Portio operativ entfernt. In den vier übrig bleibenden Fällen hat sich später Carcinom entwickelt. Daraus ergibt sich, daß die Leukoplakien die Vorläufer des Carcinoms gewesen sind. Da die Leukoplakien jahrelang bestehen können, können sie noch nicht ins Bindegewebe eingedrungen sein, was mit dem histologischen Befunde auch durchaus übereinstimmt. Sie sind also nach dem allgemeinen Sprachgebrauch nicht Carcinom. Sie sind nicht Carcinom, werden aber Carcinom. Es ist bei dieser Sachlage durchaus logisch, die Leukoplakien als präcanceröse Schleimhautveränderungen zu bezeichnen. Schiller möchte — allerdings von der Histologie her — der Sachlage dadurch gerecht werden, daß er den Prozeß als etwas Ganzes auffaßt und dementsprechend das präcanceröse Stadium als 1. Stadium des Carcinoms bezeichnet, also vor der Invasion, und die Invasion als Stadium 2. Es ist gegen diese Benennung einzuwenden, daß der Begriff Carcinom so sehr im Sinne der Invasion festgelegt ist, daß es sehr wenig wahrscheinlich ist, daß diese Definition fallen gelassen würde. So logisch auch demnach der Vorschlag Schillers ist, so wenig verspricht er praktischen Erfolg. Der Definition Carcinom liegt im wesentlichen die morphologische Betrachtungsweise zugrunde. Der Prozeß kann aber auch als biologische Einheit aufgefaßt werden. Man würde dann von verschiedenen Stadien der Carcinomentwicklung sprechen können und dann die Leukoplakien als 1. Stadium, die Invasion als 2. Stadium rubrizieren können. Bleiben wir überhaupt bei dem Begriff Carcinom, dann ist kaum ein anderer Ausweg möglich. Da ich einen Teil meiner jetzt (14. 7. 1927) 16 Portioleukoplakien nicht exstirpiert oder amputiert habe, sind einige Fälle mit der Leukoplakie entlassen. Ich werde versuchen, sie wieder zur Untersuchung zu bekommen und würde in diesem Falle darauf dringen, daß die Leukoplakie excidiert oder die Portio amputiert wird. In den Fällen, wo es nicht gelingt, ist es nicht ausgeschlossen, daß ich sie als Carcinom wieder bekomme, wodurch die Beweiskraft der älteren Fälle noch vermehrt würde.

Wenn es richtig ist, daß das kranke Epithel histologisch nachweisbare Veränderungen aufweist, dann ist es auch möglich, diese Veränderungen klinisch an der Lebenden zu erkennen. Mit bloßem Auge ist es, wie die Erfahrung gezeigt hat, nur ausnahmsweise bei großer Ausdehnung der erkrankten Fläche möglich. Bei intensiverer Beleuchtung und mehrfacher Vergrößerung ist es immer möglich, vorausgesetzt, daß man die Portio und den Muttermund genau ableuchtet. Ich glaube, daß die kolposkopische Untersuchung es gestattet, in jedem Fall Veränderungen des Plattenepithels zu erkennen, die zur Carcinomentwicklung in Beziehung stehen.

Bei den Epithelveränderungen, die als Leukoplakie imponieren, ist nach dem bisher vorliegenden Material damit zu rechnen, daß sie „obligatorisch" (Rob. Meyer) zum Carcinom hin tendieren, mit Ausnahme der syphilitischen Plaques. Bei ihnen wird es von der Therapie abhängen. Ich würde es angesichts dieser Sachlage nicht wagen, die Probe zu machen, ob nicht etwa doch einige Leukoplakien sich nicht weiter entwickeln. Aus diesem Grunde werde ich auch nicht eher ruhen, als bis ich die Leukoplakien, die ich anfangs nicht in ihrer vollen Tragweite erkannte und deshalb nicht entfernte, was zum Teil allerdings auch aus anderen Gründen unterblieb, wieder habe. Den Gegenbeweis kann nur jemand führen, der den Leukoplakien keine Bedeutung zuspricht. Aber ich glaube und hoffe, er wird sich nicht finden. Das Experiment ist viermal gemacht und jedesmal ist ein Carcinom entstanden. Das dürfte genügen. Es gibt bisher keine Portioleukoplakie, die nicht zum Carcinom wurde.

Erst wenn viele Leukoplakien über Jahre hinaus verfolgt würden, würde sich entscheiden lassen, ob sie obligatorisch zum Carcinom führen. Wir kennen auch von anderen

Schleimhäuten die nahe Beziehung zum Carcinom[1], wir wissen, daß sie irreversibel sind, das bestärkt mich in der Auffassung, daß sie zwangsmäßig zum Carcinom führen. Wir werden wahrscheinlich nur durch genauere Durcharbeitung des Leukoplakiematerials und durch Analogien diese Frage lösen können, weil eben die Leukoplakien wohl restlos entfernt werden, sobald ihre Erkennung Allgemeingut geworden ist. Die rein klinische, allerdings bequemste und eindeutigste Prüfung ist nicht möglich, da mit dem Beginn der Invasion der Fall schon sehr stark gefährdet ist. Dieses Experiment ist deshalb so gefährlich, weil es sehr leicht möglich ist, daß die Patienten aus der Kontrolle fortbleiben, zumal Jahre in Frage kommen. Außerdem ist bei dem langen Beobachtungszeitraum zu bedenken, daß der interessierte Arzt möglicherweise verzieht oder stirbt und daß damit das Interesse an dem Fall erlischt und die Kontrolle unterbleibt.

Eine andere Frage ist, ob die Leukoplakien die einzige Epithelveränderung darstellen, die als präcancerös zu bezeichnen wäre. Darauf kann nur geantwortet werden, es ist die einzige, die wir kennen. Aber ich bitte nur die Abbildungen meiner Fälle Matthias und Heins im Zentralbl. f. Gynäkol. 1927 zu vergleichen, dann wird ohne weiteres zu sehen sein, daß die Gruppe der Leukoplakien in sich Unterschiede aufweist[2]. Wir stehen in dieser Beziehung noch so im Anfang unserer Erkenntnis, daß wir zufrieden sein müssen, den Weg zu kennen, auf dem weiter gearbeitet werden muß. Ein abschließendes Urteil ist in keiner Weise möglich. Ich werde deshalb zunächst rein deskriptiv eine Reihe von leukoplakischen Portiones, ganz in Serienschnitte zerlegt, bearbeiten. Bei unserem großen Leukoplakienmaterial wird es dann sehr bald möglich sein, zu sichten.

Ich möchte über diesen Punkt angesichts seiner Bedeutung keinen Zweifel lassen und gebe deshalb folgendes als These: **An der Portio ist ausnahmsweise mit bloßem Auge, sicher mittels der Kolposkopie eine Epithelveränderung nachweisbar, die als Leukoplakie erscheint und bei längerem Bestande (Jahre) zum Carcinom[3] führen kann.**

---

[1] Anm. bei der Korrektur: s. Lazarus in der Zeitschr. f. ärztl. Fortbild. 1928. Nr. 14 und Scherber, Med. Klinik 1924. Nr. 49/50.

[2] Ein kürzlich beobachteter Fall wies Risse auf, wie sie auch von den anders lokalisierten Leukoplakien bekannt sind. Die Risse kommen durch die Hornkrusten zustande. Es scheint sich bei diesen Fällen um weiter fortgeschrittene Fälle zu handeln.

[3] Anmerkung 13. Febr. 1928: Das mikroskopische Bild der idiopathischen Portioleukoplakien ist bei v. Franqué in diesem Handbuch ausführlich besprochen. Ich beschränke mich deshalb hier darauf, die Hauptcharakteristica zu nennen: Enormer Zellreichtum — Esser hat auf meine Veranlassung die Zahl der Zellen festgestellt. Aus seinen Untersuchungsprotokollen entnehme ich mit seiner Erlaubnis folgende Daten: Zellzahl der Leukoplakien 1,1, 0,6, 0,66; Zellzahl der normalen Portioschleimhaut 0,5, 0,3, 0,5. Die Untersuchungen werden noch fortgesetzt und sollen ausführlich veröffentlicht werden —, Atypie des Epithels, abnorme Differenzierung, abnorme Schichtung und infiltrierendes Wachstum und verdrängendes Wachstum.

Das infiltrierende Wachstum habe ich durch Rekonstruktion der Serienschnitte mittels des Plattenmodellierverfahrens bisher in zwei Fällen nachweisen können. Über diese Untersuchungen wird gesondert berichtet werden. Diese beiden Leukoplakien müssen demgemäß als carcinomatöse Leukoplakien bezeichnet werden. Das gleiche gilt für viele meiner Leukoplakien. Ich werde hierdurch in dem Schluß bestärkt, daß wir in den idiopathischen Portioleukoplakien das gesuchte klinische Bild der Anfangsstadien des Portiocarcinoms vor uns haben. Die Leukoplakien sind deshalb zu entfernen, zumal es ohne Funktionsausfall möglich ist.

Anm. bei der Revision 29. 6. 1929: Inzwischen ist das eigene Material auf 110 Leukoplakien angewachsen. 150 000 Schnitte wurden untersucht. Viele Diagramme und positive und negative Modelle

C. Diagnose des Carcinoms des Cervicalkanals.

Die Möglichkeiten der Erkennung des Carcinoms des Cervicalkanals sind ungünstiger als beim Portiocarcinom. Das Carcinom ist der Betastung und der Besichtigung weitgehend entzogen, zumal wenn der Primärsitz im oberen Abschnitt des Cervicalkanals liegt und der Muttermund nicht klafft. Die ersten Stadien des Carcinoms sind praktisch nur ausnahmsweise erkennbar bei klaffendem Muttermund (durch Besichtigung und durch die Palpation siehe Hofbauers Leukoplakie, Zeitschr. f. Geburtsh. u. Gynäkol. 1911)

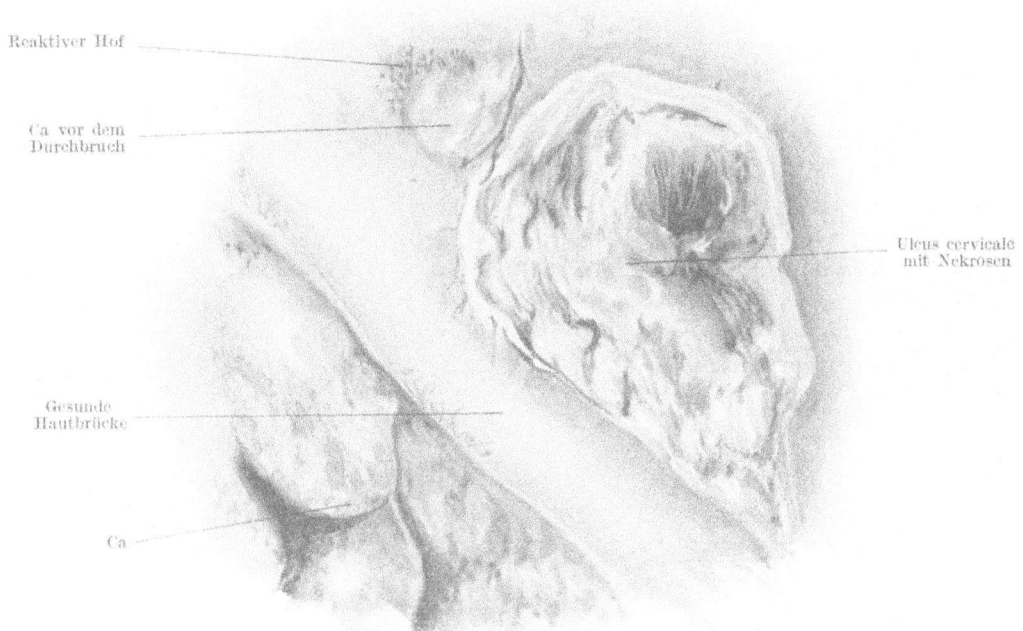

Abb. 70. Ulcus cervicale. Durchbruch eines Ca des Cervixkanals auf die Außenfläche der Portio. Vergr. 10mal.

oder gelegentlich einer Abrasion, die lege artis auch den Cervicalkanal berücksichtigt. In der übergroßen Mehrzahl der Fälle geht die Diagnose so vor sich, daß das invasive Stadium der Carcinome zu tiefgreifenden Zerstörungen und zur Bildung einer Carcinomhöhle

---

sind angefertigt. An der prinzipiellen Auffassung hat sich nichts geändert. Auf eine Umarbeitung dieses Kapitels habe ich verzichtet, so sehr es gelockt hätte, die Beweisführung zu vertiefen. Siehe meinen Vortrag in der Hamburger biolog. Ges. März 1929. Auf dem Naturforscherkongreß in Hamburg 1928 hat Rob. Meyer laut Zentralbl. f. Gynäkol. 1928. Nr. 43 geäußert: S. 2795: „Der Leukoplakie als Boden für Carcinom lege ich nur sehr geringe Bedeutung bei" und S. 2799: „Die Gründe, warum Herr Hinselmann die Leukoplakie für durchweg krebsverdächtig hält, leuchten mir nicht ein."

Rob. Meyer hat Gründe nicht angegeben. Es kann daher zu der Meinungsäußerung von R. Meyer nicht Stellung genommen werden. Ich kann deshalb nur betonen, daß ich nicht anstehe, die Portioleukoplakien für das gesuchte Anfangsstadium des Plattenepithelcarcinoms des Portiocarcinoms zu erklären und daß ich imstande bin, den Entwicklungsprozeß fast lückenlos zu belegen. Es ist nicht meine Aufgabe, hier auf die histologische Beweisführung einzugehen. Ich verweise auf den anatomischen Abschnitt v. Franqués und meinen Leitfaden der Kolposkopie, der 1930 erscheinen soll.

geführt hat, bis endlich die Diagnose erfolgt. Das Carcinom kann dann in sehr typischer Weise im Muttermund erscheinen, wie es die Abb. 23 S. 879 zeigt oder das Carcinom erscheint als das bekannte Ulcus cervicale an der Außenseite der Portio (siehe Abb. 70) oder aber der touchierende Finger sprengt den intakten Muttermundssaum und dringt in die Carcinomhöhle oder aber die Kontouren der Cervix fallen auf durch ihre tonnenförmige Auftreibung. Sehr häufig kann auch die starre ausgesprochen einseitige Fixation der Cervix den Verdacht auf die rechte Spur lenken. Ist der Verdacht erst einmal rege, ist das souveräne Mittel zur endgültigen Klärung die Abrasio oder Excochleation des Cervicalkanals. Ist die Ausbeute reichlich, ist die Diagnose auch schon

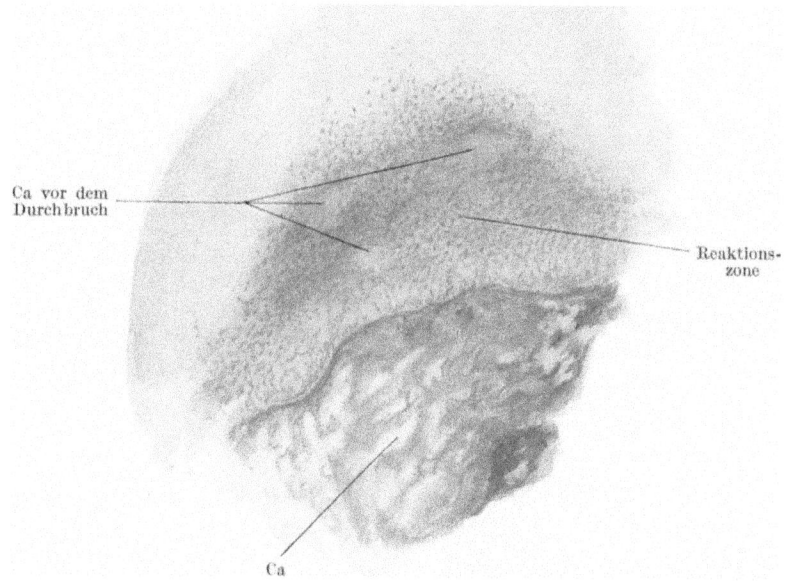

Abb. 71. Vorstadium des Ulcus cervicale mit Reaktionszone. Vergr. 10 mal.

makroskopisch weitgehend gesichert. Die letzte Entscheidung fällt stets die mikroskopische Untersuchung.

Ein Vorstadium des Ulcus cervicale gibt Abb. 71.

Daß auch hier die Leukoplakie vorkommt beweisen unter anderem die Fälle von Stone und von Hofbauer (Zeitschr. f. Geburtsh. u. Gynäkol. 1911, Bd. 68). Über die schlechten Aussichten der Diagnose der Carcinoma can. cerv. siehe in der Prognose das Material von Katz, Bonner Kongreß 1927.

Katz (Bonner Gynäkol.-Kongreß 1927) äußert sich sehr treffend: „Die Sonderstellung, die das Cervixhöhlencarcinom schon hinsichtlich seiner Erkennung einnimmt, geht daraus hervor, daß man selbst an der Klinik von unseren 87 Fällen nur 68 als Cervixcarcinome durch die einfache gynäkologische Untersuchung erkannt hat, obwohl sie ausnahmslos durch erfahrene Hände gegangen sind. Man mußte in weiteren 13 Fällen diagnostische Maßnahmen, wie die Sondierung des Halskanals, seine Erweiterung oder die Ausschabung vornehmen, um die Vermutung eines Cervixcarcinoms zu sichern. 6 Fälle sind als Myom, Myome im Verein mit entzündlichen Erkrankungen oder als verdächtig auf Korpuscarcinom operativ angegangen worden, bis erst im Verlauf der Operation der wahre Sachverhalt sich aufgeklärt hat. Ja noch mehr, in 2 Fällen hat man das Cervixcarcinom erst entdeckt, als man im Laboratorium den Uterus öffnete, den man ahnungslos durch einfache vaginale Totalexstirpation entfernt hatte. Ist somit bewiesen, daß das Cervixhöhlencarcinom schon hinsichtlich der Unsicherheit seiner Diagnose eine gesonderte Betrachtung verdient, so ist auch der Verlauf und die Voraussage dieser Form besonders bemerkenswert."

D. Diagnose des Carcinoma corporis.

Die Besichtigung scheidet vorläufig aus, es sei denn, daß die mannigfachen jetzt von verschiedenen Seiten wieder aufgenommenen Versuche der Metroskopie mehr Erfolg haben als die früheren (Literatur siehe die diesbezüglichen Referate im Zentralbl. f. Gynäkol. 1927, Nr. 19 und die Vorträge von v. Mikulicz-Radecky auf dem Bonner Gynäkol.-Kongreß 1927, Literatur in Zeitschr. f. Geburtsh. u. Gynäkol. 1927, Bd. 92, Heft 2 und von Gauss. Gauss hat in der Festschrift für Füth im Arch. f. Gynäkol. 1928 folgendes hysteroskopisches Aquarell eines Korpuscarcinoms veröffentlicht. Die Palpation wird bei mäßiger Entwicklung des Carcinoms nichts feststellen können, bei ausgedehnter Entwicklung kann das Korpus vergrößert sein. Bei der Größenabschätzung ist zu bedenken, daß es sich meist um senil atrophische Uteri handelt und in etwa 25% um Nullipare. (Ballerini unter 74 Fällen 20% Nullipare, Weibel unter 67 Fällen 24% Nullipare, Cullen unter 18 Fällen 10% Nullipare, Fast unter 28 Fällen 21% Nullipare, Göbel 33,9% Nullipare, Zimmer unter 56 Fällen 40% Nullipare, Lüpke unter 34 Fällen 24,4% Nullipare). Andererseits ist bei der häufigen Coincidenz von Carcinoma corporis und Myom (nach Winter hatten 1907 Myome 1,2% Karcinom des Corpus, nach Hertel hatten 468 Myome 16mal Carcinom des Korpus = 3,4%, nach Weibel hatten 1000 Myome 19mal = 2% Carcinom des Korpus) auch manche Vergrößerung durch das Myom bedingt. In 65% ist der Uterus nicht vergrößert (Norris und Vogt, Americ. journ. of obstetr. a. gynecol. 1924. Vol. VII).

Daß es gelegentlich gelingen kann, den corporalen Fluor beim Korpuscarcinom exakt nachzuweisen und ihn zur Diagnose zu verwerten durch Nachweis der Carcinomzellen, ist bei der Symptomatologie bereits erwähnt.

Der nichtssagende Tastbefund bei verdächtigen Symptomen verstärkt den Verdacht auf einen Prozeß im Cavum uteri. Die Diagnose kann, genau genommen, nur so weit gehen. Darüber hinaus können nur Mutmaßungen aufgestellt werden, welche Veränderungen im Cavum die Ursache sind. Die weitere Entscheidung fällt die lokale Untersuchung des Cavum uteri. Zur Verfügung stehen verschiedene Untersuchungsmethoden. Als ältestes Mittel ist die Sondierung zu nennen, die in diesem Fall gleichsam durch Austastung einen gewissen Anhaltspunkt gibt. Ihr Wert ist nicht gering und man hat den Eindruck, daß die Sonde für diese Differentialdiagnose etwas zu sehr in den Hintergrund getreten ist, siehe Violet. Ein weiteres Hilfsmittel ist die Austastung, die in manchen Fällen die Differentialdiagnose wesentlich fördert. Submucöse Myome und größere breitbasige Polypen, auch die langen schmalen Tubeneckenpolypen und die glatte dicke Schleimhaut lassen sich so gegen die Zerfallsmasse des Carcinoms abgrenzen. Aber es gibt viele Uteri in der Menopause, bei denen eine Austastung sehr schwierig oder unmöglich ist. In solchen Fällen gibt die Ausschabung die Entscheidung, die allein imstande ist, einen Fall der sicheren Klärung zuzuführen.

Die Diagnose des Korpuscarcinoms basiert auf der Probeabrasio. Durch diese Tat von Karl Ruge I im Jahre 1889 ist das einzig sichere Fundament für die Diagnose des Korpuscarcinoms geschaffen. Wenn Gusserow im Jahre 1882 (Handbuch der Chirurgie, Stuttgart Bd. IV) nur 80 Fälle von Korpuscarcinom auffinden konnte und jetzt aus einzelnen Kliniken große Zahlen veröffentlicht werden, so liegt das an der Einbürgerung dieses diagnostischen Hilfsmittels.

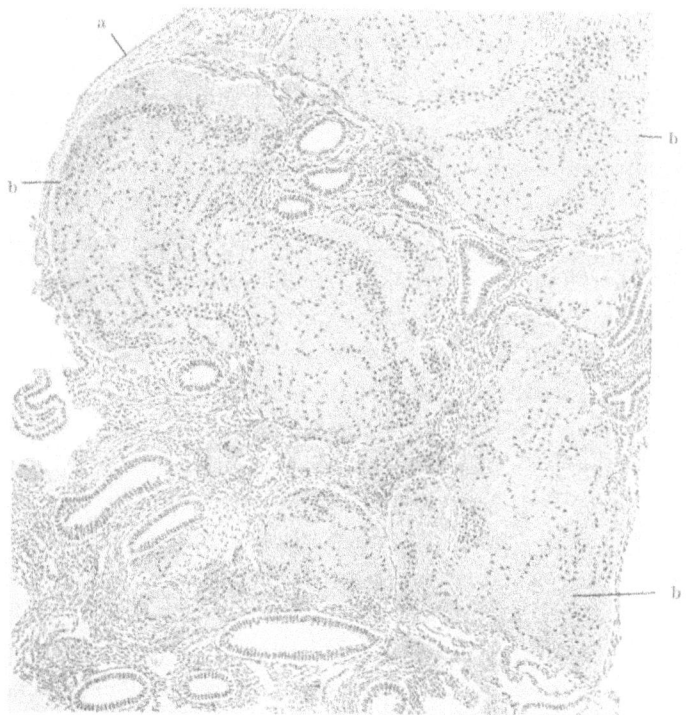

Abb. 72. Ausgedehnter venöser Sinus (b) in der Korpusschleimhaut als Ursache von Blutungen. a Epithel.

Gegen ihre Zuverlässigkeit sind Bedenken angeführt worden. Eine einfache Überlegung zeigt, daß alle diese Bedenken nicht stichhaltig sind. Wenn das Cavum corporis systematisch abradiert wird, so daß kein Schleimhautbezirk stehen bleibt, wenn ferner die entfernten Massen lückenlos mikroskopisch untersucht werden, muß ein bestehendes Carcinom erkannt werden. Wer von diesem einfachen Modus procedendi abweicht, kann die entstehenden Irrtümer nicht der Methode zur Last legen, sondern seiner unvollkommenen Anwendung der Methode. Näheres siehe bei v. Franqué.

Da die klinische Diagnose des Korpuscarcinoms vor der Probeabrasio immer nur mit der Möglichkeit eines Carcinoms rechnen kann und sicher nur einen endometranen Prozeß diagnostizieren kann, ist es verständlich, daß unter den Probecurettagen viele Fälle sind, die keine Carcinome sind. Rob. Meyer fand unter 273 Probeabrasionen nur 29 Carcinome und 223 gutartige Fälle. Wenn in seinem Material 3 Fälle waren, die klinisch als bestimmt carcinomatös angesprochen waren, so besagt das nur, daß der Kliniker sein Urteil inkorrekt formuliert hatte. Er ist gar nicht imstande, das Korpuscarcinom sicher zu diagnostizieren vor der Probeabrasio. Wenn 9 Carcinome klinisch nicht als verdächtig bezeichnet waren, so muß auch dies als eine inkorrekte Formulierung des klinischen Urteils bezeichnet werden. Der Kliniker muß sich bei den vieldeutigen Symptomen und der geringen Tragweite des Palpationsbefundes stets dessen bewußt bleiben, daß er nur sagen kann, daß ein Prozeß im Endometrium vorliegt. Welcher Natur dieser Prozeß im Endometrium ist, ergibt erst die Sondierung, Austastung, Abrasio oder Endoskopie. In den Fällen Rob. Meyers bestand in 105 Fällen eine gutartige Schleimhauthypertrophie, in 62 Fällen eine Schleimhautatrophie, in 24 Fällen eine Endometritis, in 9 Fällen ein Schleimhautpolyp des Corpus, in 3 Fällen eine Adenomyohyperplasie, in einem Fall ein Myom. In 22 Fällen wies das Endometrium keine Veränderung auf (Zentralbl. f. Gynäkol. 1926. Nr. 1). Siehe auch Kaufmann und Hoeck (Zeitschrift f. Geburtsh. u. Gynäkol. 1927, Bd. 90, S. 594 ff). Gelegentlich können auch einmal varicöse Veränderungen im Endometrium differentialdiagnostisch in Frage kommen. Cullen bildet einen solchen sehr seltenen Fall ab (Cancer of the Uterus 1900), Abb. 72.

Derartige varicöse Blutungen scheinen sonst meist mit unmittelbar vorhergegangenen Graviditäten zusammenzuhängen. Ich verweise auf den sehr schönen Fall von Frankl (plexus venosus varicosus endometrii. (Monatsschr. f. Geburtsh. u. Gynäkol. 1915 Bd. 42). Hierbei möchte ich auch auf die Beobachtung von Wieloch (Arch. f. Gynäkol. Bd. 124. 1915 S. 736) hinweisen, wenn auch der Varix im Cervicalkanal saß. Siehe auch Benthin auf dem Bonner Kongreß 1927.

Norris und Vogt geben an, daß von ihren 58 Korpuscarcinomen $21 = 36\%$ klinisch diagnostiziert und $22 = 38\%$ vermutet sind. In den übrigen 15 Fällen $= 26\%$ hatte man benigne Veränderungen vermutet, aber Carcinom gefunden.

Daß man sich klinisch in 26% der Fälle auf eine benigne Erkrankung festgelegt hatte, ist nicht verhängnisvoll geworden, weil die Probeabrasio nicht unterlassen wurde. Trotzdem ist es gerade mit Rücksicht auf die Allgemeinpraxis anzuraten, die Diagnose klinisch vor der Abrasio nicht weiter zu treiben als „Blutungen infolge eines Prozesses im Cavum uteri". Dann ergibt sich logisch aus diesem unabgeschlossenen Urteil der Drang nach weiterer Klärung durch die Abrasio. Und wenn auch nur unter 10 Abrasionen 1 Carcinom ist, so ist trotzdem dieser Modus richtig, weil er der einzig objektive ist und weil sich der Erfassung des Carcinoms alles andere unterzuordnen hat. Kommt ein Carcinom auch nur in Frage, darf die Diagnostik nicht eher ruhen, bis es ausgeschlossen ist. Aus der Vieldeutigkeit der Symptome ergibt sich somit unvermeidlich das Erfordernis der exakten Klärung. Dieser Gedanke scheint auch den Ausführungen Hirschbergs (Zentralbl. f. Gynäkol. 1925, S. 1284/85) zugrunde zu liegen; wenn er einfach sagt: klinisch unbekannt. Ich lasse seine Tabelle hier folgen:

Tabelle 20. Nach Hirschberg.

Probeexcision: 116			Abrasio: 244		
Klin. Carcinom	histol. gutartig	3	Klin. Carcinom	histol. Carcinom	4
,, Sarkom	,, Carcinom	1	,, unbekannt	,, nihil. mal.	214
,, suspekt	,, ,,	30	,, ,,	,, Adenocarcinom	17
,, ,,	,, gutartig	77	,, ,,	,, Plattenepithelcarcinom	2
,, ,,	,, Lues	1	,, ,,	,, Sarkom	2
,, ,,	,, Tuberkulose	1	,, ,,	,, Rezidivcarcinom	1
,, Ulcus	,, Ulcus	3	,, ,,	,, zu wenig Mat.	5

(Weiteres über die Probeabrasio siehe bei v. Franqué im anatomischen Abschnitt).

Daß man gelegentlich auf die exakte Klärung verzichtet und statt der Probeabrasio die vaginale Totalexstirpation oder Korpusamputation bei älteren Frauen macht, wie es Stoeckel rät, ist durchaus zweckmäßig. Dieses Verfahren beruht auf der Voraussetzung, daß diese Eingriffe völlig lebenssicher sind, was für derartige Fälle meist zutrifft. So sehr es einem widerstrebt, bei unabgeschlossener Diagnose zu handeln, so richtig kann es doch gelegentlich in den Fällen sein, um die es sich hier handelt. (Näheres siehe Pankow im therapeutischen Abschnitt.)[1]

Weibel (Arch. f. Gynäkol. 1913, Bd. 100) hat am Wiener Material gezeigt, daß 15% der Korpuscarcinome nachträglich erst am exstirpierten Uterus entdeckt werden. Diese Gefahr besteht besonders bei myomatösem Uteri.

Zusatz zur Diagnose.

Es ist bisher nicht auf die Bestrebungen eingegangen, das Uteruscarcinom auf serologischem Wege nachzuweisen. Ich habe das absichtlich unterlassen, weil der Uterus der Palpation, der Besichtigung und der mikroskopischen Untersuchung restlos zugänglich ist. In einem solchen Fall die Diagnose serologisch erhärten zu wollen, ist überflüssig. Außerdem hat erst kürzlich B. Fischer (Handbuch der normalen und pathologischen Physiologie Bd. XIV, S. 1423 ff.) nachgewiesen daß alle Versuche in dieser Richtung einschließlich der Antikörperreaktion fehlgeschlagen sind. Wer sich trotzdem für diesen Punkt interessiert, sei verwiesen auf die Arbeit von Lundwall (Arch. f. Gynäkol. 1923, Bd. 119) (Taurocholhämolyse durch Carcinomserum schwächer gehemmt als durch Normalserum), Dietrich (Zeitschr. f. Geburtsh. u. Gynäkol. 1919, Bd. 81) (Literatur und klare Auseinandersetzung), Kahn (Klin. Wochenschr. 1925 S. 178), Loeper et Tonnel (Prog. méd. 1920 u. 1921) (mehrere Arbeiten), Fischer et Kotzaref (Prog. méd. 1923, S. 609), Nather und Orator (Mitt. a. d. Grenzgeb. d. Med. u. Chirurgie 1922, Bd. 35, S. 611), Schwarz, Serology of pregnancy and Carcinoma (Americ. journ. of obstetr. a. gynecol. 1914, Bd. 69, S. 54), King, idem in journ. of obstetr. a. gynecol. of the Brit. Empire. 1913, Bd. 27, S. 296, Manna (in Ann. di ostetr. e ginecol. 1914), Rieux (Rev. de méd. 1920, Bd. 37, S. 505), Hugo Triebsam und Otto Klein (Acta chirurg. scandinav. 1923), Gruner, Exact diagnosis of latens Carcinoma bei Lewis, London 1919 (aus den formalen Eigentümlichkeiten der Blutzellen soll die Diagnose gestellt werden können (siehe ergänzend Naegeli in seinem Werke über die Blutkrankheiten über diesen Punkt). Ando, Inaug.-Diss. München 1915 (Erythrocytenresistenz bei Carcinoma). Hirschfeld (Dtsch. med. Wochenschr. 1912, Nr. 27—29), (Laderer Zentralbl. f. Gynäkol. 1925, S. 1458) (Oberflächenspannung). Neuerdings behauptet Volkmann (Zentralbl. f. Gynäkol. 1926) in 93% die Carcinome serologisch nachweisen zu können und zwar, ob Korpus- oder Portiocarcinom (Klin. Wochenschr. 1926, S. 1565 und Zeitschr. f. Geburtsh. u. Gynäkol. 1928, Bd. 92, Heft 3).[2]

---

[1] Anm. bei der Revision: s. auch Siredey und Victor-Pauchet in Bull. et mém. de la soc. des chirurg. de Paris 1929. Tome 21, Nr. 8.

[2] Herabsetzung der Oberflächenspannung im Serum, Herabminderung des onkotischen Druckes des Serums. Viscosität meist erhöht (Guthmann und Frühauf, Arch. f. Gynäkol. Bd. 134. 1928).

IV. Stumpfcarcinome.[1]

Es ist durch eine reichhaltige Kasuistik festgestellt, daß nach supravaginalen Uterusamputationen am Stumpf sich ein Carcinom entwickeln kann. Riotte (Bull de la soc. d'obstétr. et de gynécol. de Paris 1921, p. 441) hat berechnet, daß auf 375 Amputationen ein Stumpfcarcinom entfällt. Fleischmann (Zentralbl. f. Gynäkol. 1925, S. 219) hat 50 Stumpfen zusammengestellt und zwei Stumpfsarkome. Van der Veer (Journ. of obstetr. 1918, Bd. 76, S. 771) hat 68 Fälle gefunden. Becher hat in der Breslauer chirurg. Gesellschaft am 14. 6. 1920 über zwei weitere Fälle berichtet (ref. Berlin. klin. Wochenschr. 1920, S. 1175). Körner berichtet über einen weiteren Fall (Monatsschr. f. Geburtsh. u. Gynäkol. 1926, Bd. 74). Amreich (Zeitschr. f. Geburtsh. u. Gynäkol. Bd. 88) findet bei den supravaginalen Amputationen der Wiener Klinik 0,38% Stumpfcarcinome, also eine Zahl, die der Berechnung von Riotte entspricht. Leonard (Americ. journ. of. surg. 1913, Bd. 58) behauptet, daß 3% aller Myomotomien Stumpfcarcinome bekämen und berichtet selbst über 2 Fälle.

Indem ich ergänzend auf den gleichen Abschnitt bei v. Franqué verweise und auf die Ausführungen von Albrecht im Halban-Seitz, Bd. IV, möchte ich zu einigen mir besonders wichtig erscheinenden Fragen Stellung nehmen

Es braucht wohl kaum eigens betont werden, daß es sich hier nur um solche Stumpfcarcinome handelt, die zur Zeit der Operation noch nicht vorhanden waren. Die klinische Diagnostik des Portiocarcinoms ist derart entwickelt, daß ein Portiocarcinom nicht übersehen werden darf. Diese Fälle, die dann ja auch sehr bald post operationem manifest werden, scheiden also hier aus. Wir haben es nur mit den Stumpfcarcinomen zu tun, die sich im Laufe von Jahren post operationem entwickeln.

Daß sich derartige Carcinome nach Amputation des Uterus, die teilweise auch mit Exstirpation der Adnexe verknüpft ist, entwickeln, ist außerordentlich bemerkenswert. Das Vorhandensein oder Nichtvorhandensein der oberen Genitalabschnitte ist danach scheinbar ohne Einfluß auf die Carcinomentwicklung. Diese Erfahrung steht durchaus im Einklang mit allem, was wir sonst über die Ätiologie des Portiocarcinoms wissen. Es ist eben eine lokale Erkrankung, die sich vorzugsweise in einem ganz bestimmten Schleimhautbezirk lokalisiert und durch Besonderheiten des vaginalen Milieus mitbestimmt wird.

Dieser Schleimhautbezirk ist die Umwandlungszone der Lacerationsectropien und der kongenitalen Pseudoerosionen (partalen und dysontogenetischen Ektopie).

Wenn die Umwandlungszone fehlt, wie es bei Nulliparen und vereinzelten Müttern der Fall ist, kann man meiner Ansicht nach mit fast absoluter Sicherheit die spätere Entstehung eines Portiocarcinoms ausschließen. Die Wahrscheinlichkeit der Entstehung eines Carcinoms ist dann nicht größer als beim Vaginalcarcinom. Wer also rein operationstechnisch die supravaginale Amputation vorzieht und nur wegen der Gefahr eines Stumpfcarcinoms die Totalexstirpation wählen würde, kann in einem Fall ohne Umwandlungszone die Totalexstirpation unterlassen. Er muß also imstande sein, die Umwandlungszone zu erkennen.

---

[1] Ergänzend s. bei Franqué in diesem Handbuch.

Ohne Kolposkopie ist das aber nicht möglich. Wer differenzieren will, muß also seine Fälle kolposkopieren.

In den Fällen mit Umwandlungszone kann man sich verschieden verhalten:

1. Man excidiert die Umwandlungszone durch flache Portioamputation, der Weg, den ich meistens wähle; am besten nach Bonney.

2. Man macht die Totalexstirpation.

3. Man macht die einfache supravaginale Amputation und behält die Portio in Kontrolle.

Der letztere Weg ist deshalb gangbar, weil der erste Beginn der Carcinomentwicklung in der Umwandlungszone erkennbar ist. Das abnorme Epithel ist weißlicher als die Umgebung und kann als Leukoplakie mittels der Kolposkopie mühelos erkannt werden. Man wird also bei etwa jährlicher Kontrolle der Umwandlungszone des Stumpfes immer noch rechtzeitig die Portioamputation machen oder den Stumpf entfernen können.

Die bisher übliche Art, die supravaginal amputierten Fälle, ohne Rücksicht, ob sie eine Umwandlungszone haben oder nicht, einfach sich selbst zu überlassen oder sie höchstens gelegentlich einmal nachzuuntersuchen ohne Kolposkopie ist mit Rücksicht auf die nicht seltenen Stumpfcarcinome zu verlassen und durch den oben skizzierten Modus zu ersetzen.

Ist die Kolposkopie ante operationem schon deshalb nötig, so ist sie es auch für die Gruppe jener Stumpfcarcinome, die zur Zeit der Operation schon bestehen, aber noch im ersten Beginn sind. Auch sie sind mit Sicherheit nur mittels der Kolposkopie zu erkennen.

Wer ganz sicher gehen und auch die Gefahr eines späteren Carcinoms des Cervicalkanals vermeiden will, kann nach Art amerikanischer Operateure die Cervicalschleimhaut excidieren (Tyler: Destruction of cervical mucosa in sublotal hysterectomy as a cancer preventing measure. South med. journ. 1915, Bd. 7, S. 583).

V. Ätiologie.

Auch hier ist scharf zu scheiden zwischen den verschiedenen Lokalisationen.

1. Portiocarcinom.

Die Statistik lehrt, daß es zu 90% Frauen sind, die geboren haben. Zur Würdigung dieser Zahl müssen wir wissen, wie die weibliche Bevölkerung im Carcinomalter zusammengesetzt ist. An einem Beispiel sei das Problem entwickelt: In Preußen lebten 1910 2 397 002 weibliche Personen im Alter von 35—45 Jahren. Von diesen waren 301 362 ledig. 2 095 640 waren verheiratet, verwitwet oder geschieden (1 947 146 verh., 131 493 verw., 17 001 geschieden). Nimmt man an, daß 15% aller Ehen steril sind (die Angaben schwanken zwischen 10 und 20%), dann bleiben 1 655 074 Mütter. Dürfte diese Zahl der Wirklichkeit einigermaßen entsprechen, so ist die Schwierigkeit der Einschätzung der Geburtenhäufigkeit bei den Ledigen vorderhand nicht zu überwinden. Die meisten unehelichen Mütter heiraten, finden sich also nicht mehr unter den Ledigen zwischen dem 35.—40. Jahr. Wieviele Mütter unter den Ledigen sind, ist nicht zu sagen. Es seien schätzungsweise 20% angenommen. Dann würden 20% von 301 362 = 60 272 als Mütter zu den ehelichen Müttern zugerechnet werden müssen, eine so niedrige Zahl, daß sie gegenüber den Hauptzahlen nicht ins Gewicht fällt. Ein Irrtum in der Einschätzung der unehelichen Mütter wird deshalb die erstrebten Verhältniszahlen nicht gefährden. Die ehelichen Sterilen müssen den ledigen Sterilen zugeschlagen werden, 292 072 + 241 090 = 533 162. Es stehen somit 1 715 346 Mütter 533 162 Sterilen gegenüber. 3,2 Mütter kommen also auf 1 Sterile.

Auf den ganzen Zeitraum nach dem 35. Jahr berechnet (bis 100 Jahre einschl.) ergeben sich folgende Zahlen: 5 272 091 Mütter : 1 362 792 Sterile = 3,9 : 1.

Diese Zahlen von 3,2 oder 3,9 : 1 beweisen im Vergleich mit der entsprechenden Zusammensetzung des Portiocarcinommaterials von 9 : 1, daß die Portiocarcinome sich in einer Häufigkeit bei Müttern finden, die in keiner Weise der Zusammensetzung der Bevölkerung entspricht.

Es ist damit der statistische Beweis erbracht, daß die Geburt einen entscheidenden Einfluß auf die Entstehung des Portiocarcinoms hat.

Um zu verstehen, in welcher Weise die Geburt für die Carcinomentstehung in Frage kommt, müssen wir uns klar machen, welche Veränderungen die Geburt am Muttermund hervorruft.

In der Mehrzahl der Fälle ist der Muttermundsaum nicht genügend dehnbar. Es kommt zu dem oder den kleinen

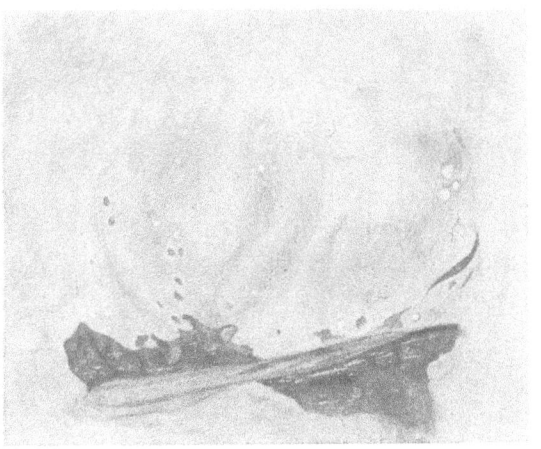

Abb. 73. Typische Umwandlungszone. Vergr. 14 mal.

oder größeren Einrissen, die unter einem zarten Fibrinbelag innerhalb von 3—4 Wochen per secundam heilen. Dadurch ist der Muttermund weiter und anders geformt. Ein verschieden breiter Abschnitt der Cervicalschleimhaut gerät dadurch unter andere Lebensbedingungen. Dies ist der eine Fall. Der Cervicalkanal bleibt in ganzer Länge als solcher erhalten, aber er klafft. Die andere Möglichkeit ist die, daß ein verschieden breiter Abschnitt des Cervicalkanals evertiert wird. Dadurch wird der Cervicalkanal verkürzt. Der evertierte Abschnitt des Cervicalkanals, den Roser (Arch. f. Heilk. II. Jahrg., Leipzig 1861) Ectropium nennt und der durch Thomas Addis Emmet (Vortrag in der med. Gesellsch. von New York country, 28. 9. 1874) besonders bekannt geworden ist (s. die Übersetzung des Vortrags durch Dr. Vogel, Berlin 1875), wird in höherem Maße wie beim ersten Typ dem vaginalen Milieu ausgesetzt. Diese Cylinderzellschleimhaut ist jetzt in die Umwandung des Vaginalrohres einbezogen, die durchweg mit geschichtetem Faserepithel bekleidet ist. Es zeigt sich schon bald post partum, daß das Cylinderepithel ungeeignet ist. Es leidet. Die Folge davon ist, daß das angrenzende Plattenepithel der originären Portioschleimhaut wuchert und sich unter das geschädigte Cylinderepithel vorschiebt. Es findet eine Regeneration durch Ersatz von der Umgebung her statt.

Ich gehe absichtlich nicht auf die geschichtliche Entwicklung ein, sondern verweise bezüglich dieser allgemein bekannten Dinge auf die Arbeit von Karl Ruge und Joh. Veit „Zur Pathologie der Vaginalportion. Erosion und beginnender Krebs", Stuttgart 1878. Heitzmann, Spiegelbilder der gesunden und kranken Vaginalportion und Vagina, Wien

1884 und vor allem die Arbeiten von Robert Meyer, Zentralbl. f. Gynäkol. 1923, 1925. Verh. d. deutsch. Gesellsch. f. Pathol. 1906, Zeitschr. f. Geburtsh. u. Gynäkol. 1898, Bd. 38; Ruge I, Arch. f. Gynäkol., 1918, Bd. 109.

Die Ersatzregeneration ist mikroskopisch allbekannt unter dem Bilde der „heilenden Erosion". Aber sie ist an der Lebenden bisher nicht zu sehen gewesen und deshalb klinisch unbekannt. Tatsächlich ist nun aber der Bezirk der ektopischen Cylinderschleimhaut, der regeneriert wird, an der Lebenden bei geeigneter Methodik zu erkennen. An verschiedenen Stellen meines Beitrags habe ich auf die Methodik und das Bild der „Umwandlungszone" eingehen müssen. Indem ich darauf verweise und auf eine Sonderarbeit über die Umwandlungszone im Arch. f. Gynäkol. (Bd. 131), gebe ich hier nur ein Bild, das zeigen soll, wie scharf der Unterschied zwischen dem Cylinderepithel und dem andringenden Ersatzplattenepithel ist. (Abb. 73.)

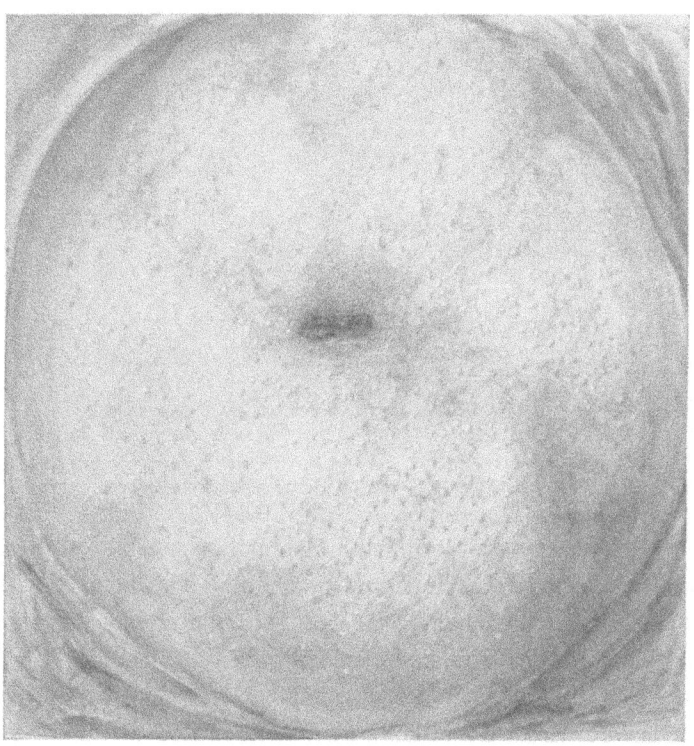

Abb. 74. Prototyp einer virginellen Portio. Die originäre Portioschleimhaut geht bis an den Muttermund.

Auf Grund eines großen kolposkopisch auf diesen Punkt hin durchuntersuchten Materials ergibt sich, daß die Geburt zur Bildung einer eigenartigen Schleimhautzone Veranlassung gibt und zwar so regelmäßig, daß es selten ist, eine Frau, die geboren hat, ohne Umwandlungszone zu treffen. Ähnlich wie das ektopische Cylinderepithel regenerativ vom Plattenepithel ersetzt wird, kann auch in jenen Fällen, wo der Muttermundssaum zwar nicht eingerissen, aber überdehnt ist, das Cylinderepithel unter dem Einfluß der neuen inadäquaten Einwirkungen leiden und regenerativ ersetzt werden (intracervicale Umwandlungszone).

Es ist nicht möglich, hier die große Mannigfaltigkeit im Bau der Umwandlungszone zu besprechen. Ich verweise dafür auf die Abschnitte Frühdiagnose und Phrophylaxe und meine spezielle Arbeit im Arch. f. Gynäkol. 1927. Aber alle diese Abbildungen versagen gegenüber der Mannigfaltigkeit der Erscheinungsform der Umwandlungszone. Hier soll deshalb nur das Wesentlichste hervorgehoben werden. Die Umwandlung liefert selbst wenn sie extrem weit gediehen ist nur selten, wenn überhaupt je, eine Schleimhaut, die der originären Portioschleimhaut äquivalent wäre. Aus den fast stets nachweisbaren Differenzen kolposkopischer oder mikroskopischer Natur ergibt sich die Wahrscheinlichkeit, daß diese sonderbare Schleimhautzone auch ihre biologischen Besonderheiten hat.

Daß die Geburt in der überwiegenden Mehrzahl der Fälle einen anatomisch eigenartigen und wahrscheinlich demgemäß auch biologisch besonders gearteten Schleimhautbezirk schafft, ist der Fundamentalsatz der Ätiologie des Portiocarcinoms.

Bevor die Bedeutung der Umwandlungszone für die Carcinomentstehung weiter verfolgt werden kann, müssen die Portiocarcinome Nulliparer gewürdigt werden. Das Prototyp der Portio einer Nulliparen ist in der folgenden Abbildung gegeben. (Abb. 74.)

Es entspricht dem von Zweifel gegebenen Bilde der Schleimhautverhältnisse des weiblichen Genitaltraktus. Klinischer und histologischer Muttermund fallen zusammen. In einer gar nicht so ganz geringen Anzahl von Nulliparen entsprechen aber die Schleimhautverhältnisse nicht diesem häufigsten Normaltyp. Auf der Außenfläche der Portio, außerhalb des klinischen Muttermundes findet sich in solchen Fällen Cylinderepithel. Die Erscheinungsform dieser „Pseudoerosio congenita" oder dysontogenetischen Ektopsie ist quoad Ausdehnung und Form und Schleimhautbeschaffenheit derart mannigfaltig, daß auch hier nur der Hauptpunkt herausgegriffen werden kann: Auch ohne Laceration kann sich durch die Entwicklung auf der Außenfläche Cylinderepithel finden.

Wenn auch dieses Cylinderepithel bei Virgines häufig keine Schädigung erkennen läßt, so zeigt es doch in vielen Fällen seine geringe Resistenz so deutlich, daß wir auch dieses entwicklungsgeschichtlich entstandene Cylinderepithel als inadäquat und damit ektopisch bezeichnen können. Auch dieses dysontogenetische ektopische Cylinderepithel wird im Falle des Unterliegens durch regeneratorische Wucherung von seiten des Plattenepithels der originären Portioschleimhaut ersetzt. Die Mannigfaltigkeit der aus diesem Prozeß resultierenden kolposkopischen Bilder ist, wenn möglich, noch größer als bei der Umwandlung der Lacerationsektropien. Einige Erscheinungsformen der Ersatzregeneration dieses ektopischen Cylinderepithels sind in meiner Arbeit in der Zeitschr. f. Geburtsh. u. Gynäkol. 1927, Bd. 92, Taf. IV, Abb. 4 und im Arch. f. Gynäkol. 1927, Bd. 130 (Residuen eines Primäraffekts der Portio?) reproduziert. Außer durch Ersatzregeneration kann die Ektopie auch durch indirekte Metaplasie umgewandelt werden (Arch. f. Gynäkol. Festschr. f. Füth 1928, Bd. 133).

Zusammenfassend läßt sich bisher folgendes sagen: Auf der Außenfläche der Portio findet sich bei vielen Frauen Cylinderepithel. Es sind zwei Arten dieses ektopischen Cylinderepithels zu unterscheiden 1. das durch den Geburtsvorgang erworbene, 2. das durch die Entwicklung entstandene.

In jedem Fall ist das ektopische Cylinderepithel bei dieser Lagerung gefährdet. Die Ektopie der Gruppe 1 scheint besonders hinfällig zu sein. An Stelle des geschwächten Cylinderepithels tritt Plattenepithel, das durch regenerative Wucherung von der originären Portioschleimhaut her eindringt. Daraus resultiert, daß das regenerative Ersatzplattenepithel nie in Inselform auftreten kann. Sollte das der Fall sein, so wäre es nur möglich durch indirekte Metaplasie oder Keimaberration. Ich habe eine derartige Insel in der Schleimhaut des unteren Drittels des Cervicalkanals gesehen (Monatsschr. f. Geburtsh. u. Gynäkol. 1927, Bd. 76), der sichere Nachweis der indirekten Metaplasie ist mir aber bisher noch nicht gelungen[1]. Ich möchte diese Frage für unentschieden halten (für die Polypen und das Endometrium ist sie im positiven Sinne entschieden, siehe bei v. Franqué im anatomischen Kapitel). Soviel läßt sich allerdings auch jetzt schon mit Bestimmtheit sagen, daß der Ersatz des Cylinderepithels fast durchweg durch regenerative Wucherung des Plattenepithels der angrenzenden originären Portioschleimhaut erfolgt und daß die indirekte Metaplasie, wenn sie erwiesen werden sollte, eine untergeordnete Rolle spielt.

Es zeigt sich also, daß der Geburtsvorgang sehr komplizierte histologische Veränderungen zur Folge haben kann und meist hat, die bei Nulliparen nur sehr selten zu finden sind. Der statistische Nachweis, daß die Tatsache des Überstehens einer Geburt in Beziehung steht zur Carcinomentstehung, läßt die partale Schleimhautveränderung am Muttermund in einem besonderen Lichte erscheinen. Die bisher besprochenen Veränderungen am Muttermund sind aber keineswegs die einzigen Geburtsveränderungen an dieser Stelle. Die per secundam geheilten Risse des Muttermundssaumes mit ihrer typischen Narbenstruktur im Bindegewebe und Epithel bedürfen a priori ebenso sehr der Berücksichtigung (s. unter anderen Theilhaber und Asch, Zentralbl. f. Gynäkol. 1913, S. 1221). Die klinische Erfahrung hat aber bisher keinen Beweis für einen Zusammenhang zwischen diesen klinisch nachweisbaren und besonders kolposkopisch genau erkennbaren Narben und dem Portiocarcinom erbracht, so betont auch Schiller (Virchows Arch. f. pathol. Anat. u. Physiol. Bd. 263, 1927) ausdrücklich, daß er keinen Anhaltspunkt hierfür habe finden können. Anders steht es um die Umwandlungszone. Als erstes Argument für eine Bedeutung der Umwandlungszone für die Carcinomentwicklung möchte ich auf die Portioleukoplakien hinweisen. Meine 17 aquarellierten Leukoplakien waren sämtlich in der Umwandlungszone lokalisiert. [Von meinen inzwischen beobachteten 38 idiopathischen Portioleukoplakien saß eine in der originären Portioschleimhaut. Sie bot auch mikroskopisch Eigentümlichkeiten z. B. die Neigung zur Bildung schmaler anatomosierender Sprossungen der Keimschicht (amitotisch)]. Wenn auch von der Bedeutung der Leukoplakien für die Carcinomentstehung im Abschnitt Frühdiagnose und Prophylaxe bereits die Rede war, so muß hier doch noch kurz einmal auf die Zusammenhänge eingegangen werden. Wir wissen von den verschiedensten Schleimhäuten, daß sich die Carcinome auf dem Boden von Leukoplakien entwickeln können (Mund, Zunge, Blase, Glans penis, Vulva, Vagina). Wir kennen die nahen morphologischen Beziehungen des leukoplakischen Epithels zum carcinomatösen Epithel, wir wissen, daß die Leukoplakien irreversibel sind — d. h. die idiopathischen, nicht aber die syphilitischen — und daß sie besonders nach Reizung — durch Akzentuation der an und für sich schon gesteigerten Regeneration — in Carcinom übergehen, andererseits werden sie immer wieder als gutartige Veränderungen bezeichnet und ihnen höchstens in Ansehung der vorgenannten Punkte die Bezeichnung präcancerös zugebilligt. Hier liegt eine Unsicherheit vor, die ihre Begründung in der geringen klinischen Erfahrung auf diesem Gebiet findet, zum Teil aber auch durch die Nomenklatur bedingt ist. Es ist aber unbedingt erforderlich, daß wir diese Fragen eindeutig klar legen. Da liegen nun die Dinge so, daß man die Leukoplakien als gutartige prosoplastische also abnorm differenzierte Schleimhautbezirke bezeichnen könnte, wenn das abnorme Epithel noch nicht ins Bindegewebe eingedrungen ist. Auf der Invasion beruht eben die Malignität. Klinisch mani-

---

[1] Inzwischen ist mir dieser Nachweis gelungen (siehe Festschr. f. Füth. Arch. f. Gynäkol. 1928, Bd. 133).

festieren die Leukoplakien ja auch ihre Gutartigkeit durch den jahrelangen Bestand (siehe v. Franqué, Zeitschr. f. Geburtsh. u. Gynäkol. Bd. 60). Wenn man also nur diese Zeitphase der Leukoplakien beachtet, dann kann man sie als benigne bezeichnen. Das wird aber sofort anders, wenn man das weitere Schicksal der Portioleukoplakien verfolgt. In 4 Fällen (v. Franqué) ist das möglich gewesen. Diese 4 Fälle sind in Carcinom übergegangen. Von meinen 17 Fällen sind 11 excidiert resp. amputiert. 6 Leukoplakien sind leider nicht entfernt worden, teils weil ihre Entlassung plötzlich erfolgen mußte, teils weil ich mir anfangs noch nicht der vollen Tragweite des Befundes bewußt war. Ich werde versuchen, der Fälle wieder habhaft zu werden und dann die Leukoplakien zu entfernen. Angesichts der hohen Bedeutung derartiger Fälle soll jeder Fall vollständig mikroskopisch durchuntersucht veröffentlicht werden. Bisher habe ich mich aus äußeren Gründen mit kleinen Serien begnügen müssen. In diesen Fällen lag keine Invasion vor. Das Epithel aber war typisch verändert. Über zwei dieser Fälle siehe v. Franqué, Zentralbl. f. Gynäkol. 1927, Nr. 15. Inzwischen sind meine Untersuchungen sehr viel weiter gediehen. Eine große Zahl von Leukoplakien sind vollständig in Serienschnitte zerlegt. Durch Rekonstruktion ausgewählter Abschnitte mittels des Plattenmodellierverfahrens habe ich in 2 Leukoplakien infiltrierendes Wachstum nachweisen können (17. 2. 1928).

Wenn man berücksichtigt, daß die einzigen Fälle, in denen man es hat verfolgen können, in Carcinom übergegangen sind, wenn man ferner bedenkt, daß anders lokalisierte Leukoplakien besonders nach therapeutischen Reizungen — verstärkter Regenerationsimpuls — ebenfalls in Carcinom übergehen, dann muß man den Prozeß, als Ganzes betrachtet, als bösartig bezeichnen, auch wenn die ersten Stadien noch nicht bösartig sind. Diese gutartige Phase der bösartigen Erkrankung ist zeitlich bedeutend länger als das invasive Stadium. Sowie die Invasion beginnt, dauert der Prozeß etwa 2 Jahre, während die Leukoplakie 4—6—8 Jahre nicht invasiv bestehen kann (s. v. Franqué, Zeitschr. f. Geburtsh. u. Gynäkol. Bd. 60), vom klinischen Gesichtspunkt aus betrachtet, histologisch ist es anders. Deshalb ist die Möglichkeit, eine Leukoplakie zufällig zu entdecken, größer als ein Carcinom ohne Symptom.

Es kann deshalb etwa folgendermaßen resümiert werden: In der Umwandlungszone und sehr selten auch in der originären Portioschleimhaut können abnorme prosoplastische Differenzierungen des Epithels entstehen, die, wenn auch lange Zeit hindurch infolge fehlender Invasion gutartig, doch als irreversible Veränderungen nur eine Phase der Carcinomentwicklung darstellen. Da die Umwandlungszone in $^9/_{10}$ der Fälle durch Geburtslaceration entsteht, kann auch so geschlossen werden: Die Geburt gibt Veranlassung zur Entstehung eines anatomisch und biologisch abnormen Schleimhautbezirkes am Muttermund, der nicht selten [einmal auf etwa 110 stationäre gynäkologische Kranke, (jetzt 1 : etwa 100 Patientinnen, 17. 2. 1928)] zu abnormer Zellwucherung mit Atypsie und zu prosoplastischer Epitheldifferenzierung mit abnormer Schichtung neigt und damit zum Carcinom. In 2 Fällen hat sich das infiltrierende Wachstum mittels des Plattenmodellierverfahrens nachweisen lassen [1].

Dieser Schluß kann noch weiter an der klinischen Erfahrung überprüft werden. Das Groß aller Portiocarcinome sitzt am Muttermund und zwar wie Schiller sagt (Virchows

---

[1] Anm. bei der Korrektur am 31. 7. 1928: Inzwischen ist infiltrierendes Wachstum z. B. mit Grenzverlust in einer größeren Anzahl von Fällen nachgewiesen.

Arch. f. pathol. Anat. u. Physiol. 1927, Bd. 263, H. 2): „Es ist sicher kein Zufall, daß gerade diese jüngsten Krebse, die einwandfreier Beobachtung zugänglich sind, eindeutig ihren Ausgang vom äußeren Muttermund und zwar vom histologischen äußeren Muttermund erweisen. Die Fälle bilden einen nachträglichen Beweis für die seinerzeit von Schottländer und Kermauner ausgesprochene Ansicht, daß die Collumcarcinome im allgemeinen aus den interferierenden Epithelien am äußeren Muttermund entspringen. v. Franqué (siehe anatomischer Abschnitt) kann sich der ausschließlichen Lokalisation der Portiocarcinome am Muttermund nicht anschließen, sondern betont ausdrücklich, daß es auch Portiocarcinome gibt, die von der Außenfläche der Portio ausgehen, also von dem, was ich vorschlagen möchte, als originäre Portioschleimhaut zu bezeichnen. Da die klinische Unterscheidung der originären Portioschleimhaut und des Umwandlungsbezirks bisher an der Lebenden nicht möglich war, möchte ich glauben, daß wir erst in Zukunft diese Frage der primären Lokalisation der Portiocarcinome abschließend werden entscheiden können. Inzwischen habe ich die Ansicht v. Franqués bestätigen können durch den Nachweis einer Portioleukoplakie in der originären Portioschleimhaut. Je länger ich kolposkopiere, und je besser die technischen Hilfsmittel werden, umso häufiger ist es mir gelungen, die scheinbar originäre Portioschleimhaut nach ihrer Genese zu zerlegen in die wahre originäre Portioschleimhaut und den Umwandlungsbezirk eines ektopischen Cylinderepithels, sei es einer partalen oder, und das ist besonders schwierig, einer dysontogenetischen Ektopie. Auf Grund dieser Erfahrung sehe ich von einer Stellungnahme ab und konstatiere nur, daß meine 17 Portioleukoplakien der Umwandlungszone angehören und keine der originären Portioschleimhaut. Nur bei zwei Scheidenportioleukoplakien war auch die originäre Portioschleimhaut ergriffen. Diese ausgedehnten Leukoplakien des unteren weiblichen Genitaltraktus müssen ätiologisch aber von den circumscripten isolierten Portioleukoplakien getrennt werden. Soviel kann aber, glaube ich, jetzt schon gesagt werden: Die große Mehrzahl der Portiocarcinome entsteht am äußeren Muttermund und zwar auf dem Boden der regenerativen Umwandlungsbezirke. Die Lokalisation der Leukoplakien und der Carcinome spricht im selben Sinne.

Der partale oder dysontogenetische Umwandlungsbezirk neigt, wie wir gesehen haben, in überragendem Maße zu abnormer Epitheldifferenzierung. Diese Neigung zu abnormer Differenzierung könnte durch den Regenerationsprozeß als solchen bedingt sein oder durch die Besonderheiten des vaginalen Milieus.

Man könnte versucht sein, die Entscheidung auf statistischem Wege zu suchen. Hofmeier (Lehrb. d. Gynäkol. 1908, S. 368) hat darauf aufmerksam gemacht, daß in der Privatpraxis die Carcinome sehr viel seltener sind, als in der Poliklinik, 2,1% : 3,6%. Ich möchte daraus nicht den Schluß ziehen, daß das Carcinom bei den besseren Ständen seltener ist, weil ein größerer Prozentsatz der Frauen der besseren Stände mit Leiden kommt, die die Frauen der niederen Stände nicht beachten. Die gleiche Anzahl von Carcinomen kann dadurch auf eine größere Zahl anderer gynäkologischer Kranker verteilt werden.

Die Frage, die wir hier zu überlegen haben, fällt mit jener alten Frage zusammen, ob Frauen mit besonders malträtierter Genitalschleimhaut in besonderem Maße zu Carcinom neigen. Die Frage hat nie richtig entschieden werden können, weil die Dirnen im Carcinomalter meist nicht mehr als solche zu eruieren sind. Es ist in solchem Falle nicht nur der häufige Geschlechtsverkehr, auch die intravaginalen Spülungen, Ausseifungen, der Gebrauch antikonzeptioneller Mittel sind zu berücksichtigen.

Eine Entscheidung ist in diesem Zeitpunkt nicht möglich. Ich möchte nur darauf aufmerksam machen, daß 4 von meinen Leukoplakien Puellen betreffen und daß ein sehr schöner Fall von Schauenstein ebenfalls eine Puella betraf. Außerdem sind in meinem Material noch zwei weitere Fälle, die zwar nicht inscribierte Dirnen waren, aber geschiedene Ehefrauen höchst verdächtiger Art. Das ist ein Drittel meiner Fälle. Ein anderer Fall hatte ein eingewachsenes Pessar. In diesem Zusammenhang ist auch an die v. Franquéschen Leukoplakiefälle bei Prolaps (Zeitschr. f. Geburtsh. u. Gynäkol. Bd. 60) zu erinnern. Ich neige deshalb zu der Ansicht, daß die Art des vaginalen Milieus von Bedeutung ist für die Carcinomentstehung. Die Lues, die für anders lokalisierte Leukoplakien eine so große Rolle spielt, war in meinen Fällen weder anamnestisch noch objektiv nachweisbar[1][2].

Unter Hinweis auf die Abbildung von Buschke im Riecke, möchte ich hier auf eine dieser luetischen Leukoplakien (Abb. 67) hinweisen.

Die bekannte bogenförmige Entwicklung war sehr in die Augen fallend. Außerdem schien sie mir zerfließlicher zu sein als die nicht luetischen Leukoplakien. Wir haben zweimal ohne Erfolg auf Spirochäten gefahndet, während im anderen Fall die Spirochaeta pallida neben refringens durch Herrn Prof. Bruck nachgewiesen wurde. Wa.R. $2 \times +++$. Wir werden jetzt den Erfolg der spezifischen Kur kontrollieren[3]. Beide Fälle sollen in extenso bearbeitet werden, siehe Zentralbl. f. Gynäkol. 1928 (17. 2. 28.). Inzwischen habe ich noch einen weiteren Fall beobachtet. $^3/_4$ Jahre syphilitisch. In spezifischer Behandlung. Wa.R. —.

Auf 38 idiopathische d. h. nicht nachweisbare syphilitische Portioleukoplakien entfallen 3 sicher syphilitische. Die von meinem Mitarbeiter Esser am Leichenmaterial des Altonaer pathologischen Instituts (Prof. Hueter) nachgewiesenen 2 Portioleukoplakien sind nicht mit eingerechnet (27. 2. 1928). Gestern habe ich den vierten Fall gesehen.

Wenn man sieht, welch verschiedene Bilder die Regeneration des ektopischen Cylinderepithels liefert, ist ein Faktor zu erkennen: die verschiedene Resistenz des ektopischen Cylinderepithels. Im Fall der partalen Ektopie meist prompter Untergang der am meisten exponierten Stellen, im Fall der dystontogenetischen Ektopie häufig dauernde Persistenz des ektopischen Epithels. Hier kann der Unterschied nur in der verschiedenen Resistenz des Epithels liegen. Viel schwieriger ist zu verstehen, worauf es beruht, daß z. B. bei der netzförmigen Ersatzregeneration (s. außer den in diesem Handbuch gegebenen Beispielen Abb. 2 meiner Arbeit im Arch. f. Gynäkol. 1927) unmittelbar benachbarte Abschnitte sich so verschieden verhalten. Das Problem ist dabei das gleiche wie bei den multi-

---

[1] Inzwischen habe ich 2 luetische Leukoplakien beobachtet, deren Sonderstellung schon kolposkopisch zu erkennen war und durch die mikroskopische Untersuchung erhärtet wurde.

[2] Anm. bei der Korrektur, 31. 7. 1928: Inzwischen habe ich den Eindruck gewonnen, daß der Lues eine entscheidende ätiologische Bedeutung zukommt. 18,8% meiner Portioleukoplakie hatten einen zum Teil mehrfach positiven Wassermann, während unser sonstiges gynäkologisches Material nur in 7,6% der Fälle WR. + hatte. (Herr v. Siegel hat diese Daten zusammengestellt.)

[3] Anm. bei der Korrektur, 31. 7. 1928: Fall Schultz hatte 1 Jahr später wieder seine Leukoplakien an den gleichen Stellen trotz sorgfältiger antiluetischer Behandlung. Der Erfolg war also nur ein vorübergehender.

zentrischen Leukoplakien, siehe z. B. meinen Fall Matthias in Zentralbl. f. Gynäkol. 1927 und vielen anderen meiner Leukoplakien.

Wir sind nicht imstande, die Resistenz der Epithelien und die äußeren Einwirkungen auf das Epithel so zu verstehen, daß wir derartige Fragen lösen könnten. Aus dem Zusammenspiel mehrerer Faktoren resultiert das endgültige Ergebnis. Dabei sind drei Hauptfaktoren zu berücksichtigen: 1. die Widerstandsfähigkeit des ektopischen Cylinderepithels, 2. die Regenerationskraft des angrenzenden Plattenepithels.

2. Grad und Art der das Epithel schädigenden Einflüsse.

Für uns ist aus dem Zusammenspiel dieser Faktoren nur das Ergebnis erkennbar. Nur selten sind wir in der Lage, einen Faktor klar als den ursächlichen zu erkennen wie bei den v. Franquéschen leukoplakischen Prolapsfällen oder Schauensteins leukoplakischer Puella und meinen ähnlichen Fällen. Ebenso wie wir in der Ersatzregeneration der Ektopie ein biologisches Problem vor uns haben, das wir nur in großen Zügen verstehen, haben wir in der Wucherung und abnormen prosoplastischen Differenzierung des Ersatzepithels ein pathologisches Problem vor uns, dessen Kernpunkt zu ahnen wir zufrieden sein müssen. Wenn wir annehmen, daß aus dem Wechselspiel von Ersatzepithel und vaginalem Milieu ein verschiedenes Epithel resultiert, bewegen wir uns auf dem Boden gesicherter kolposkopischer Erfahrung. Das neue Epithel ist verschieden in seiner Regenerationskraft, in seiner Funktion und seiner Widerstandsfähigkeit. Es kann bei für seine Art inadäquater Einwirkung sich in einer Weise differenzieren, wie es bei anderer Einwirkung nicht tun würde. Es kann bei einem ungünstigen Wechselspiel dieser Faktoren einen starken Verschleiß haben und stärker regenerieren müssen als gewöhnlich. Da das ungünstige Wechselspiel ein dauerndes ist, so kann allmählich eine völlig andere Zellrasse entstehen mit anderer Funktion, mit gesteigerter Regeneration. Erst bei langsamer, gleichsam Heranzüchtung entsteht ein Epithel, das seine Grenzen überschreitet und invasiv wird. Eine derartige Anschauung etwa würde sich ergeben, wenn man die kürzlich von B. Fischer entwickelten Ausführungen im Handbuch der normalen und pathologischen Physiologie 1927, Bd. 14 II. Teil auf unsere Frage anwendet. Eine derartige Auffassung steht auch mit der Auslassung Warburgs (Naturwissenschaft 1927) im Einklang: Das Epithel wird durch die Noxe nicht vernichtet, sondern nur dauernd geschädigt, so daß es zu gesteigerter Regeneration veranlaßt wird.

Das, was v. Franqué und Schiller über die morphologische Veränderung derartiger Epithelbezirke vor der Invasion sagen, ist, glaube ich, mit diesen Ansichten im Einklang.

Die Frage nach der Erblichkeit des Uteruscarcinoms ist zu trennen in die Frage nach der Vererbung einer allgemeinen Disposition zum Carcinom und die Frage nach einer ererbten lokalen Disposition. Da die Mehrzahl der Portiocarcinome auf die partale Ektopie zurückzuführen ist, also einer erworbenen Disposition, kann von einer Vererbung einer lokalen Disposition beim Portiocarcinom als dem Hauptrepräsentanten des Uteruscarcinoms nicht gesprochen werden. Die Frage der Vererbung einer allgemeinen Veranlagung zum Carcinom wird sehr verschieden beantwortet. Tierexperimentell ist die Frage in positivem Sinne beantwortet.

Beim Menschen hat Little durch die statistische Methode die Erblichkeit der

Carcinomanlage zu beweisen versucht (Eugenics, Genetics and the family. Febr. 1923). Levin hat bei einer großen Krebsfamilie genealogisch prozentual nicht mehr Krebskranke gefunden als bei der übrigen Bevölkerung (Zeitschr. f. Krebsforsch. Bd. 11). Samter, dessen Arbeit im Arch. f. Gynäkol. 1924 die vorstehenden Angaben entnommen sind, spricht sich für die Erblichkeit aus. Angenommen, diese Ansicht bestände zu Recht, so würde für das Portiocarcinom so zu schließen sein: Wenn es durch den Entwicklungsprozeß oder durch den Geburtsvorgang zu einer Ektopie auf der Portio kommt, werden die cancerogenen Einflüsse im vaginalen Milieu oder im Blut (Lues!) umso eher wirksam sein, falls eine erbliche Disposition zum Carcinom vorliegt.

Daß Mutter und Tochter ein Uteruscarcinom haben können, ist oft beobachtet, ebenso Geschwister. Gusserow fand unter 1203 Fällen von Uteruscarcinom in 7,4% Belastung (nach Samter. Die Einsicht in die Originalarbeit war mir nicht möglich, da die Arbeit an dem von Samter angegebenen Ort Dtsch. Zeitschr. f. Chirurg. Bd. 57, S. 212 nicht steht und ebensowenig in den Nachbarbänden). Vielleicht ist die Arbeit von A. Mayer gemeint, der 7,3% angibt. Karg 12,7% (nach Kermauner im Halban-Seitz Bd. IV, S. 777).

Für eine spezifische bakterielle Noxe ist kein Anhaltspunkt in unserem Gebiet gegeben.

Über die Ätiologie der Adenocarcinome ist nichts bekannt.

3. Carcinom des Cervicalkanals.

Über die Ätiologie der häufigsten Form, der Adenocarcinome ist nichts bekannt. Für die Plattenepithelcarcinome gelten die gleichen Erwägungen wie für das Portio-

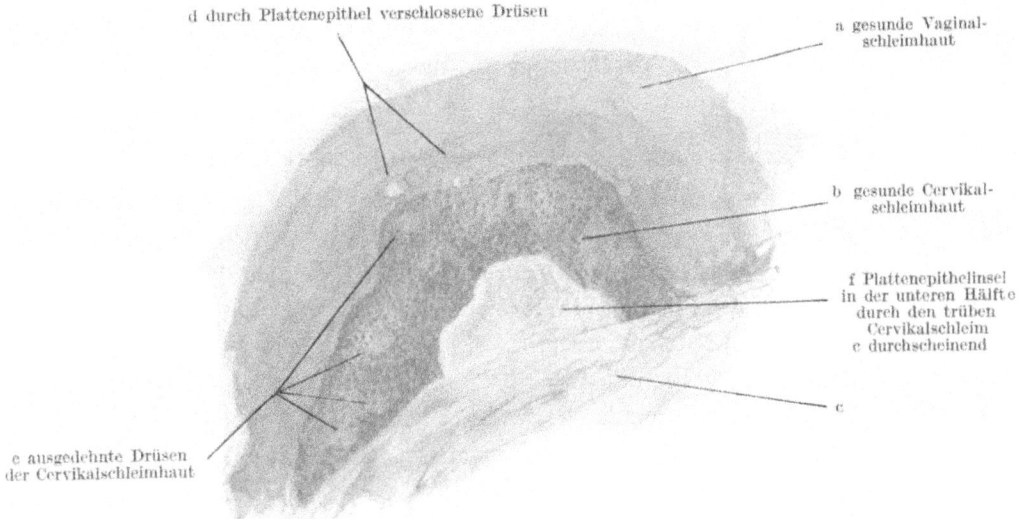

Abb. 75. Plattenepithelinsel.

carcinom. Auch hier kann infolge des Klaffens des Cervicalkanals das Zylinderepithel durch Plattenepithel ersetzt werden (siehe Schottländer und Kermauner, Pronai, Schauenstein). So sind wahrscheinlich auch die Leukoplakien des Cervicalkanals zu erklären, sowie sie nicht auf Keimaberration beruhen. In letzterem Fall haben sie, soweit wir wissen, keine Beziehung zur Carcinomentstehung. Ein Beispiel hierfür habe ich in der Monatsschr. f. Geburtsh. u. Gynäkol. 1927 abgebildet. Bei der Seltenheit solcher Beobachtungen ist diese in Abb. 75 auch hier wiedergegeben.

Die Abbildung von Hofbauers Leukoplakie des Cervicalkanals, Zeitschr. f. Geburtsh. u. Gynäkol. 1911, Bd. 68, möchte ich hier ebenfalls zeigen (Abb. 76).

Sie beruht nicht auf Keimaberration, wie aus dem mikroskopischen Bilde (Abb. 77) hervorgeht.

Da Cervicaldrüsen in dem Bezirk enthalten sind, kann es sich nur um einen Regenerationsvorgang handeln, entweder durch Ersatzregeneration von der Umgebung her, was Hofbauer ablehnt, da die Inseln sich inmitten von Cylinderzellenschleimhaut entwickelt hätten, oder um indirekte Metaplasie. Es geht aus der Arbeit nicht sicher hervor, ob der Nachweis durch Serienschnitte erbracht ist. Wie es scheint, hat Hofbauer auf Grund des makroskopischen Befundes geurteilt. In diesem Falle wäre die von Hofbauer gegebene Deutung nicht zwingend. Ist der Nachweis aber mikroskopisch erfolgt, sind die weißen Inseln meines Erachtens durch indirekte Metaplasie entstanden wie an der Spitze der Cervicalpolypen oder im Endometrium (siehe bei v. Franqué) oder wie in meinem im Arch. f. Gynäkol. (Festschrift für Füth) 1928 veröffentlichten Fall.

Welche Ursachen für die Carcinombildung in den Fällen vorliegen, wo der Muttermund geschlossen ist, entzieht sich unserer Kenntnis.

Gelegentlich kann ein Cervicalpolyp an seiner Spitze auf dem Boden eines durch indirekte Metaplasie entstandenen Plattenepithels carcinomatös werden. (Näheres siehe Iseki, Arch. f. Gynäkol. 1924, Bd. 122.)

4. Carcinoma corporis.

Es scheint verschiedene Ursachen des Korpuscarcinom zu geben, von denen uns 4 bekannt sind.

a) Der Zusammenhang von Myom und Corpuscarcinom.

Es gilt als erwiesen, daß die myomatösen carcinomatösen Uteri das Carcinom auffallend oft im Korpus beherbergen. Die Unterlagen dieser Anschauung finden sich in dem speziellen Abschnitt v. Franqués über diesen Punkt und bei Frankl (Arch. f. Gynäkol. Bd. 123, 1924, S. 3) und bei Weibel (Arch. f. Gynäkol. 1913, Bd. 100).

Bauer (Myom und Carcinoma corporis. Diss. München 1916) hat aus der Literatur 4014 Myome zusammengestellt mit 85 = 2,1 % Corpuscarcinome. Winter hatte unter 1607 Myomen 1,2 % Korpuscarcinome gefunden. Franz (Gynäk. Op. 1925, Springer) hatte unter 1141 operierten Myomen 12 Korpuscarcinome. Frankl dagegen hat unter 187,8 Myomen nur 10 Korpuscarcinome = 0,5 %. Allerdings betont auch Frankl, daß der myomatöse Uterus häufiger Carcinom enthalte als der nichtmyomatöse; er bestreitet nur, daß dies auf der größeren Häufigkeit der Corpuscarcinome beruht. Frankl hatte unter 72 myomatösen Carcinomata uteri nur 10 Korpuscarcinome und 62 Carcinoma colli. Demgegenüber fand Hallauer unter 226 Fällen von Uterus myomatosus carcinomatosus 62 Carcinoma colli und 164 Carcinoma corporis. Da nun aber normalerweise Carcinoma colli: Carcinoma corporis in der Frequenz von 93:7 vorkommt, so sind nicht nur die Zahlen

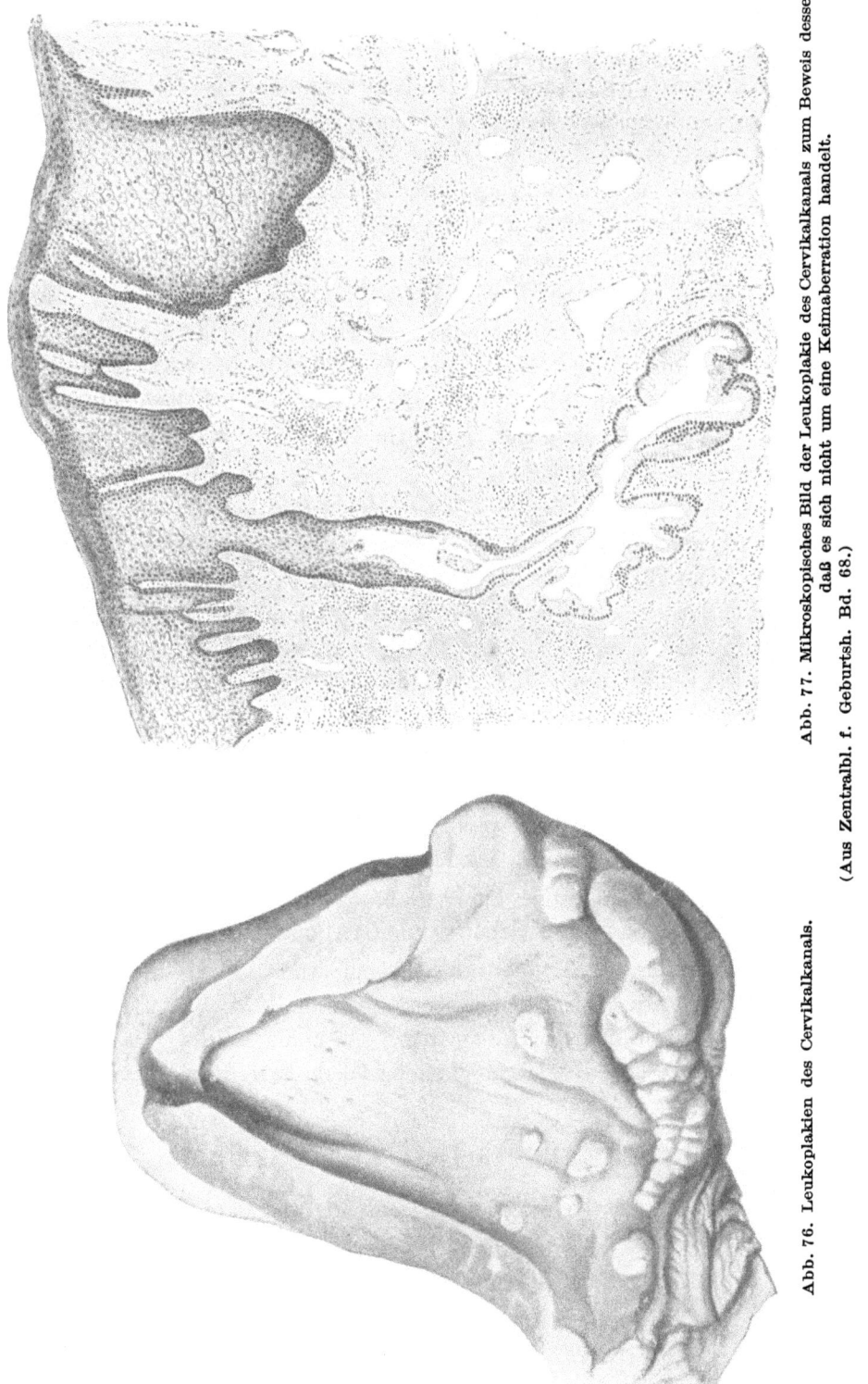

Abb. 77. Mikroskopisches Bild der Leukoplakie des Cervikalkanals zum Beweis dessen, daß es sich nicht um eine Keimaberration handelt. (Aus Zentralbl. f. Geburtsh. Bd. 68.)

Abb. 76. Leukoplakien des Cervikalkanals.

von Hallauer, sondern auch die von Frankl selbst ein Beweis dafür, daß das Korpuscarcinom beim myomatösen Uterus zu oft vorkommt. Dabei ist allerdings zu berücksichtigen, daß es einzelne Statistiken gibt, die eine höhere Frequenz des Korpuscarcinoms angeben. Aber selbst darnach würde die Franklsche Zahl die Höchstzahl voraussetzen. Ich glaube, daß diese Schwierigkeit darauf zurückzuführen ist, daß verschieden rubriziert wurde. Frankl betont ausdrücklich, daß auch kleine Myome registriert wurden, während die älteren Statistiken nur die großen Myome berücksichtigen. Ich glaube, daß für die Uteri myomatosi im klinischen und nicht im anatomischen Sinne die bisherige Annahme einer auffallenden Häufigkeit der Korpuscarcinome durch Frankls Material nicht erschüttert ist.

Nach Mayo enthält $1/4$ der Korpuscarcinome Myome (nach Zweifel: Bösartige Geschwulst Bd. III, 1927, S. 241). Tannig (nach Weibel, Arch. f. Gynäkol. 1913, Bd. 100) fand bei 40 Carcinoma corporis 10 + Myome. Gaifami 21% Myome bei Carcinoma corporis (nach Bauer, Diss. München 1916). Ballerini 19,1% bei 73 Fällen (Note cliniche e operatorie sul Carcinoma del corpo ut. Fol. gyn. 1920, Vol. 13/247).

Darnach findet sich ein Fünftel bis Viertel des Korpuscarcinoms in einem myomatösen Uterus. Frankl meint, daß dies Zusammentreffen auf eine Tumorbereitschaft zurückzuführen ist, während andere auf die Schleimhautveränderungen beim Myom zurückgreifen. Frankl, der selbst die Schleimhautverhältnisse im myomatösen Uterus bearbeitet hat, verneint die Existenz derartiger Schleimhautveränderungen beim Myom (Endometritis oder Hyperplasie). Wenn es auch nicht möglich ist, sich klare Vorstellungen darüber zu machen, wie die Schleimhaut durch das Myom zum Carcinom hin beeinflußt wird, so möchte ich mich doch auch jenen Autoren anschließen, die glauben, daß auf diesem Wege der Kausalnexus zu suchen ist. In dieser Beziehung geben die mehrfachen, in der Literatur niedergelegten Abbildungen einen guten Hinweis, s. z. B. die Abbildungen von Cullen.

b) Über den Zusammenhang zwischen Carcinoma corporis und Tb. endometrii (siehe v. Franqué im anatomischen Abschnitt).

c) Bei Pyomatra ist gelegentlich Carcinom beobachtet (Sitzenfrey, Bondy. Siehe hierzu auch Esser, Monatsschr. f. Geburtsh. u. Gynäkol. 1927).

d) Die carcinomatöse Entartung von Schleimhautpolypen des Korpus ist selten. Norris und Vogt (Americ. journ. of obstetr. a. gynecol. 1924, Vol. VII) fanden unter 104 Endometriumpolypen nur 3mal Carcinom. Über die Ätiologie läßt sich nichts Sicheres aussagen (siehe auch Iseki, Arch. f. Gynäkol. 1924, Bd. 22, S. 778).

VI. Schwangerschaft und Carcinom.

Auch hier ist zu trennen in Carcinoma corporis und Carcinoma colli (Ca. port. + Ca. canal. cerv.).

1. Carcinoma corporis.

Nach der Angabe von Paul Zweifel im Payr-Zweifel, Handbuch der bösartigen Geschwülste Bd. III 1927, S. 247 hat Döderlein eine Gravidität im carcinomatösen Corpus uteri vom VI. Monat bis zum Ende der Schwangerschaft beobachtet. Zur Kritik dieses Falles sei auf den anatom. Abschnitt v. Franqués verwiesen. Es handelte sich um ein Portiocarcinom. Sonst liegt meines Wissens keine Beobachtung darüber vor.

Allerdings führt P. Müller eine Beobachtung an und erwähnt, daß J. Veit ebenfalls Fälle beobachtet habe. Ich möchte glauben, daß es sich um Chorionepitheliome gehandelt hat, die damals noch nicht bekannt waren (vor 1888). Die Literatur nach dieser Zeit weist keine Beobachung auf. Chiaris Fälle, wo drei Frauen 6 Monate vorher geboren hatten bei Carcinoma corporis, waren meines Erachtens auch Chorionepitheliome (Handbuch der allgemeinen und speziellen Chirurgie, Stuttgart 1882. Mayrhofer, Entzündungen der Gebärmutter). 75% der Korpuscarcinome fallen in die Menopause. Dadurch ist die Möglichkeit eines Zusammentreffens dieser beiden Ereignisse schon sehr gering. Die übrigen 25% fallen in die Zeit um 40, wo die Konzeptionsmöglichkeit ganz allgemein kaum mehr in Betracht kommt. Zu diesen Gründen treten noch lokale. Die Absonderung aus dem erkrankten Corpus uteri wird die Häufigkeit von Kohabitationen herabsetzen. Die Absonderung könnte delatär aufs Sperma wirken. Die Vergrößerung der Korpusoberfläche durch die Carcinommassen wird die Spermienpassage beeinflussen, zumal bei Verlust der Flimmertätigkeit. Die Eiimplantation ist auf den erkrankten Stellen vielleicht sehr erschwert.

So wirken verschiedene Momente zusammen, um ein Zusammentreffen von Korpuscarcinom und Gravidität zu vereiteln.

2. Carcinoma colli.

Carcinoma colli und Gravidität kommen zusammen vor, aber auch sehr selten. Lindquist beziffert das Zusammentreffen auf 0,05%—1:2000 Geburten, Zimmermann 1:1200, in Low Maternity of the Brooklyn Hospital 1:1500. Diese neueren Zahlen entsprechen älteren Angaben 10/20 000 (v. Winckel), 7/18 000 Stratz, 7/5 000 Tübinger Klinik, Müller 6/3 000. Tiltsch (Diss. Breslau 1922) auf 26 584 Geburten 10 Carcinomfälle. Ergänzend verweise ich auf Paul Zweifel im Payr-Zweifel Bd. III, 1927, S. 240. Franz hatte bei 700 Carcinoma colli 14 Fälle mit Gravidität, C. Schröder unter 1034 Fällen nur 12 Graviditäten.

Von den Fällen von Carcinoma uteri sind mit Gravidität kombiniert 1% (nach Weibel), 1,18% (nach Katz), 1,57% (nach Williams), 1,79% (nach Glockner) zitiert nach Kermauner im Halban-Seitz Bd. IV, S. 795.

Auch hier spielt das höhere Alter der Carcinomfälle eine Rolle. Aber mehr noch als beim Korpuscarcinom mögen besondere Gründe dahin mitwirken, daß das Zusammentreffen nicht häufiger ist. Der fötide reichliche Ausfluß wird Kohabitationen nur selten zulassen. Vielleicht ist die Absonderung den Spermien schädlich. Die Passage ins Korpus kann gestört sein durch größeren Weg, Sackgassen, Stenosen, fehlenden Schleim, Veränderungen der Cervicalschleimhaut, des Endometriums, der Adnexe. Dazu die abschreckenden Kohabitationsblutungen. Also auch hier mannigfache lokale Hemmnisse, die eine seltene Konzeption verständlich machen.

Solange sich das Carcinom noch im Latenzstadium befindet, oder nur präceröse Veränderungen bestehen, fallen fast alle die genannten antikonzeptionellen Gründe fort. Ein beträchtlicher Teil der graviden Carcinomfälle ist deshalb in dieser Weise entstanden, wie sich auch aus den Anamnesen und den Befunden ergibt.

Sarwey weist mit Recht darauf hin, daß auch in den Fällen, in denen die Erscheinungen erst im Verlauf der Schwangerschaft auftreten, der Schluß verfehlt wäre, daß das Carcinom erst in der Schwangerschaft entstanden ist. Ich möchte diesen Punkt ganz besonders hervorheben. Auf die Entstehung des Carcinoms hat die Schwangerschaft so wenig einen Einfluß, daß Peller sogar von einer Art Schutzwirkung spricht und sie statistisch zu erweisen versucht (Arch. f. Gynäkol. Bd. 118). Das Stadium I des Carcinoms (nach Schiller, Virchows Arch. f. pathol. Anat. u. Physiol. 1927, Bd. 263) macht keine Erscheinungen und besteht wohl lange Zeit, bis es zur Invasion kommt (Stadium II). Erst nach einer gewissen Dauer der Invasion können sich die Symptome entwickeln.

Die Zeit vom Auftreten der ersten Symptome bis zum Tode, etwa $1^3/_4$ Jahre, ist wahrscheinlich sehr viel kürzer als die latenten Stadien. Wenn also eine Frau im Laufe der Gravidität ihre ersten Carcinomsymptome bekommt, so ist damit nicht nur nicht gesagt, daß das Carcinom erst jetzt entstanden sei, etwa gar durch die Gravidität, sondern ist damit geradezu bewiesen, daß sie es schon lange hatte. Man kann wohl sagen, daß es unmöglich ist, daß ein Carcinom, das etwa der Gravidität seinen Ursprung verdankte, im Verlaufe dieser Gravidität manifest wird. Wenn im Laufe der Gravidität ein Carcinom manifest wird, hat es immer schon vorher bestanden. Es kommt eben ganz darauf an, in welchem Stadium das Carcinom bei der Konzeption war. War es noch im ersten Beginn, dann kann die Schwangerschaft vorbeigehen, ohne daß es manifest wird, ist es schon einige Zeit invadiert — also Carcinom im Sinne der pathologischen Anatomen — so kann es im Verlauf der Gravidität manifest werden. Ist es schon fortgeschritten, so wird es, wenn nicht in der Schwangerschaft, so doch bei der Geburt Symptome machen.

Während die Gravidität auf die Entstehung des Carcinoms keinen Einfluß hat, kann sie auf das bestehende Carcinom in jedem Stadium modifizierend einwirken. Das Wachstum des Carcinoms kann beschleunigt werden durch die bessere Blutversorgung. Der Eintritt von Symptomen kann früher erfolgen durch die größere Verletzlichkeit des Gewebes, die stärkere Saftdurchtränkung und den reichlichen Blutgehalt. Ebenso wie der Carcinomherd stärker wächst, kann die Ausbreitung des Carcinoms leichter erfolgen durch die erweiterten Abflußwege der Lymphe und die Auflockerung des Gewebes.

Also vermehrtes lokales Wachstum und stärkere Progredienz sind möglich; ein Einfluß auf die Entstehung des Carcinoms ist nicht möglich. Die inzwischen erschienene Bearbeitung des Carcinoms uteri durch Kermauner im Halban-Seitz Bd. IV stellt sich auf den gleichen Standpunkt.

Paul Zweifel hat durch ein Experiment das Wachstum des Carcinoms sinnfällig gemacht. Er hat an der Grenze zwischen Carcinom und Gesundem einen Faden durchgezogen. Nach 14 Tagen war das Carcinom zweifingerbreit außerhalb der Marke. Allerdings darf dabei nicht vergessen werden, daß das Durchziehen des Fadens die Regeneration im betroffenen Gewebe angeregt und damit, genau wie wir es von den Probeexcisionen her kennen (Zentralbl. f. Gynäkol. 1928), zu einer abnorm starken Wucherung des Carcinoms geführt haben kann. (Näheres siehe bei v. Franqué im anatomischen Abschnitt).

Das Zusammentreffen von Gravidität und Carcinoma colli ist ein überaus ernstes Ereignis, zumal es sich meist um Mehrgebärende handelt (s. Sarwey im Handb. Bd. 3, H. 2). Vignes Progr. méd. 1921, S. 289 gibt neuerdings ebenso wie früher Cohnstein an, daß etwa ein Drittel vorzeitig die Frucht ausstößt. Lewer sah von 120 Kranken $40^0/_0$ abortieren. Die Neigung zu Abort besteht nur vor dem 3. Monat (nach Pozzi).

Sarwey weist darauf hin, daß es vorzugsweise die ausgedehnten Carcinome sind, die zum Abort führen. Es ist außerordentlich schwer, einen Einblick in den dabei wirksamen Mechanismus zu gewinnen. Ich halte es für möglich, daß in einem Teil der Fälle ein diagnostischer Irrtum vorliegt. Die Blutungen und die Erweiterung des Cervicalkanals sind im Sinne eines Abortes gedeutet und der Fall so behandelt. Immerhin hieße es den Dingen Gewalt antun, wollte man die zahlreichen vorzeitigen Unterbrechungen der Graviditäten etwa alle so abtun. Vielleicht löst das Carcinom Kontraktionen der Cervix aus, die sich der Korpusmuskulatur mitteilen. Seitdem ich die energischen Kontraktionen der Cervix bei Prolapsen und vereinzelt bei Menstruierenden und im Experiment gesehen habe, will mir dieser Weg möglich erscheinen. Vielleicht ist es aber auch so, daß Endocervicitiden aufs Endometrium übergreifen und so den Uterus mobilisieren. Vielleicht ist der Weg noch komplizierter so, daß die Stoffwechselprodukte des Carcinoms die Frucht töten und auf diese Weise zur Unterbrechung der Gravidität führen. Sarwey weist auch auf die Anämie hin, als Ursache der Aborte. Auch erscheint mir möglich, daß das Carcinom den paracervicalen nervösen Apparat schädigt und so Uterusbewegungen auslöst.

Kommt es zur annähernden Erreichung des Endtermins der Schwangerschaft, dann steht die erschwerte Eröffnung im Vordergrund. Lange Dauer der Geburt, vorzeitiger Blasensprung und Zerreissungen der Cervix wurden in günstigen Fällen beobachtet. Wenn das Carcinom ganz umschrieben ist und besonders wenn es der hinteren Lippe angehört, kann die Geburt ohne jede Störung vonstatten gehen. Ist das Carcinom sehr ausgedehnt, kann die Eröffnung unmöglich sein. Es kommt zu den Folgen eines unüberwindlichen Hindernisses: Stillstand der Geburt mit Infektion oder Ruptur. Die erschwerte Eröffnung soll nach älteren Berichten dazu führen können, daß die Geburt mehrfach beginnt, aber immer wieder ins Stocken kommt. Missed labour, travail manqué (Chautreuil, Meuzies, Bousquet nach Pozzi, Lehrb. d. Gynäkol. 1892, Bd. II).

Die Prognose ist für Mutter und Kind demgemäß sehr ernst, wenn nicht nach modernen Prinzipien rechtzeitig eingegriffen wird. Nach Cohnstein starben 12% der Mütter und 39% der Kinder. Nach Kermauner blieb von 29 Kindern nur die Hälfte am Leben. Im Wochenbett droht besondere Gefahr durch die Infektion und durch Propagation des Carcinoms. Nach Vignes starben zwei Drittel der Frauen, die nicht operativ entbunden sind. Nach F. Beckmann starben von 80 Fällen 65 Kinder und 66 Frauen. P. Müller schätzt die kindliche Mortalität auf 60%, die mütterliche auf 50%. Nach Kermauner starben von 137 Fällen 40 infolge der Geburt. Chautreuil: Auf 60 Fälle 25 Todesfälle; West: Auf 75 Fälle 41 Todesfälle. Nur aus der älteren Literatur lassen sich die geburtshilflichen Konsequenzen entnehmen, da wir jetzt derartige Fälle nicht mehr gebären lassen (darüber s. bei Pankow im Therapiekapitel).

Die Symptome unterscheiden sich nicht wesentlich von den Symptomen bei der Nichtgraviden. Infolge der stärkeren Füllung der Gefäße sollte man stärkere Blutungen vermuten, doch scheint das nicht der Fall zu sein, da Paul Zweifel (Bösartige Geschwülste, Bd. III, S. 250) angibt, daß von 11 Fällen nur einer stark geblutet habe. Nach seinen Angaben kann die Blutung sogar fehlen. Zwei Fälle von P. Zweifel hatten nur „gelben oder wäßrigen Ausfluß" (l. c. S. 250).

Eine Entscheidung darüber, ob es beim schwangeren Portiocarcinom früher zu Symptomen kommt, ist nicht möglich.

Die Diagnose gilt im allgemeinen als leicht, weil das härtere Carcinomgewebe sich deutlich von dem weichen gesunden Gewebe abhebt. Immerhin ist doch gelegentlich die Portio besonders schlecht zugänglich. Auch kann der lappigere Muttermundssaum der Mehrgebärenden eine genauere Palpation erschweren und bei geringer Ausdehnung des Carcinoms zur Verschleierung führen. Wie sich die allerfrühesten Stadien der Carcinomentwicklung an der schwangeren Portio dem Auge präsentieren, ist nicht bekannt. Die normale Umwandlungszone wird durch die Schwangerschaft erheblich verändert, aber mit dem Erfolg, daß ihre Eigentümlichkeiten nur noch um so stärker hervortreten. Ich zweifle nicht, daß die Leukoplakien und der erste Beginn der Invasion mit den „fingerlike Processus Cullens" sehr deutlich hervortreten würden, wenn man kolposkopiert[1].

VII. Prognose.

Paul Zweifel gibt an, daß er von 24 Fällen, die nach dem ersten Auftreten von Kohabitationsblutungen gekommen waren, 80% hat retten können. Diese Erfahrung, daß noch nicht sehr ausgedehnte Carcinome mit noch nicht sehr umfangreicher Invasion in höherem Maße gerettet werden können als die gewöhnlich der Klinik zugeführten Carcinome, ist der Schlüssel zur Beurteilung der Heilungschancen eines Falles. Der Bonner Kongreß 1927 hat für die beiden therapeutischen Hauptrichtungen diese alte klinische Erfahrung aufs eindringlichste bestätigt. Döderlein hat bei operablen Fällen 35% Dauerheilung und bei inoperablen Fällen 8—10%. Bracht nannte für operable Fälle 35% Dauerheilung.

Mit diesen Zahlen für stationäres klinisches Material unter denkbar **besten** Bedingungen ist einmal der volle Ernst der Erkrankung unterstrichen und festgestellt, daß die Heilungsmöglichkeit von dem Zeitpunkt des Eintritts in die Behandlung abhängt. Daher die schon 100 Jahre alte Forderung, der Frühdiagnose (s. z. B. Beyerle, Über den Krebs der Gebärmutter. Mannheim: Löffler 1818).

In den früheren Abschnitten (Symptomatologie, Diagnose und Prophylaxe) ist ausgeführt, daß bei der bisherigen Art der Erfassung der Portiocarcinome die Invasion meist schon weit fortgeschritten ist und daß dementsprechend die oben angezogenen schlechten Ergebnisse vorliegen. Es ist darauf hingewiesen, daß zu einer Änderung dieses unbefriedigenden Zustandes eine grundsätzliche Erweiterung und Umstellung unserer Anticarcinompropaganda erforderlich ist. Wenn wir nur das Stadium berücksichtigen, in dem das Carcinom Erscheinungen macht, wird sich an dem Ergebnis wenig ändern. Wir müssen eine 1—2 jährliche Kontrolle aller älteren Frauen, besonders aber der **Mütter über 35 Jahren** anstreben, wenn wir einen wirklichen Fortschritt erzielen wollen. Also das Hinübergreifen der Carcinombekämpfung auf das symptomenfreie Stadium der Carcinomentwicklung, d. h. das noch nicht invasive Stadium + dem ersten Abschnitt der Invasion. Dauerheilungen ohne primäre Verluste werden bei derartig erfaßten Fällen die Regel sein. Ich muß es als meine feste Überzeugung hier klar aussprechen, daß es möglich sein muß, das Portiocarcinom ohne Verluste zu eliminieren. Dazu gehört ein in dieser Richtung aufgeklärtes Publikum und eine auf die Frühdiagnose in anderer Weise als bisher geschulte Ärzteschaft. Ebenso

---

[1] Anm. bei der Revision 14. 7. 1929: In 3 Fällen habe ich inzwischen Leukoplakien der schwangeren Portio gesehen. Die Leukoplakien sahen, wie erwartet, anders aus. Vgl. Leitfaden der Kolposkopie in Vorbereitung.

scharf möchte ich betonen, daß eine sichere Frühdiagnose ohne systematische Kolposkopie nicht möglich ist.

Die Prognose des Portiocarcinoms läßt sich etwa folgendermaßen formulieren:

1. Bekommen wir den Fall vor der Invasion — also nach Schiller als 1. Stadium des Carcinoms, nach der bisherigen Auffassung als präanceröse Veränderung, nach meiner Ansicht als 1. Stadium der Carcinomentwicklung — genügt eine Portioamputation ohne primären Verlust zur sicheren Dauerheilung.

2. Ist der Fall schon im Stadium der Invasion, aber ohne Erscheinungen — Carcinom II nach Schiller, beginnendes Carcinom nach der bisherigen Auffassung, Carcinomentwicklung II nach meiner Nomenklatur —, wird nach den bisherigen Regeln zu verfahren sein, wobei zu individualisieren ist. Die Prognose wird gegenüber dem bisherigen Ergebnis günstiger sein.

3. Hat der Fall mit Invasion Erscheinungen, ist die Prognose wie bisher (siehe z. B. die oben genannten Zahlen Döderleins und Brachts auf dem Bonner Kongreß 1927).

„La possibilité de la guérison dépent avant tout de la précocité de l'intervention et par conséquent de la précocité du diagnostic" (Faure, Cancer de l'utérus, Paris: Doin 1925, S. 54).

Faure folgert dann weiter: Or la biopsie, pour le cancer du col, le curettage pour le cancer du corps, suivis de l'étude histologique des fragments enlevés, nous permettent d'atteindre pour le diagnostic du cancer utérin une précocité et une certitude que nous ne pouvons pas demander quand il s'agit de la plupart des autres cancers viscéraux.

Ähnlich wie Faure äußert sich Peham (Die Krebskrankheit, Wien 1925, S. 311): „Trotz aller Fortschritte der operativen Technik und Errungenschaften der Strahlenbehandlung ist die Prognose des Collumkrebses schlecht. Denn rund 70—80% aller Fälle gehen unrettbar an ihren Leiden zugrunde. Der Grund dieser bedauernswerten Tatsache ist bei der vorgeschrittenen Technik nicht der Ohnmacht des Operateurs, sondern vielmehr dem Umstande zuzuschreiben, daß die Kranken ahnungslos, ohne bemerkenswerte Symptome über die Anfangsstadien der Erkrankung hinauskommen und die ärztliche Hilfe in einer großen Anzahl der Fälle zu spät aufgesucht wird."

Im statistischen Abschnitt ist bereits darauf hingewiesen, daß die durchschnittliche Lebensdauer der Carcinome im Invasionsstadium mit Erscheinungen 21 Monate beträgt. Zweifel gibt zwei Jahre an.

Ob der Tod früher oder später eintritt, hängt im wesentlichen von folgenden Faktoren ab:

1. Dauer und Stärke der Blutung,
2. Dauer und Stärke des Ausflusses,
3. Art und Verbreitung der Infektion,
4. Ausdehnung des Carcinoms auf die Umgebung:
   a) Ureteren, b) Blase, c) Mastdarm, d) Nerven, e) Peritoneum, f) Metastasen.

Unter Berücksichtigung der Konstitution des Kranken wird hiernach die Prognose zu stellen sein.

Die Prognose wird außerdem maßgebend beeinflußt von der Art des therapeutischen Vorgehens. Über die Beeinflussung der Prognose durch die Therapie sei auf das Therapiekapitel von Pankow verwiesen.

Selbst bei kachektischen Frauen läßt sich ein sicheres Urteil über die Lebensdauer kaum abgeben, da sich der Tod zuweilen überraschend lange hinauszieht. Von wesentlicher Bedeutung ist in solchen Fällen die Pflege, die das Leben um Monate zu verlängern vermag. Es ist dies praktisch ein sehr ernster Punkt. Es gibt viele Fälle, die in der Familie nicht bleiben können und wegen ihrer Hilfsbedürftigkeit in die öffentlichen Siechenhäuser nicht aufgenommen werden können, so fallen sie den gynäkologischen Abteilungen zur Last, wo sie infolge der Pflege sich so lange Zeit halten, daß ihre Unterbringung eine starke Belastung der Stationen bedeutet.

Die Frage, ob die histologische Verschiedenheit der Carcinome einen Unterschied in der Prognose bedingt, ist im anatomischen Abschnitt von v. Franqué bearbeitet.

Die Prognose des Uteruscarcinoms ist sehr verschieden, je nach der Lokalisation des Carcinoms. So ist die Prognose des Cervicalkanals ungünstiger und die des Korpuscarcinoms wesentlich günstiger als die Prognose des Portiocarcinoms. Katz hat auf dem Bonner Gynäkologenkongreß 1927 für das Carcinom des Cervicalkanals sehr eindringlich die schlechte Prognose bewiesen. Er hatte die Liebenswürdigkeit, mir für diese Ausarbeitung seine Arbeit zur Verfügung zu stellen, der ich die folgenden Feststellungen entnehme:

„Von 87 Fällen hatten 75% erkrankte Parametrien und von diesen hatten 66,6% eine Infiltration beider Parametrien". Durch diese Feststellung allein ist schon die schlechte Voraussage dieser Carcinomform wahrscheinlich gemacht. Trotzdem wir immer das Cervixhöhlencarcinom prognostisch ungünstig bewertet haben, waren wir doch von dem Ergebnis unserer zahlenmäßigen Zusammenstellung über seine operative Behandlung höchst überrascht. Die 87 einschlägigen Fälle, die zum großen Teil der erweiterten vaginalen (69 mal, zweimal der einfachen vaginalen Totalen), zum kleineren der erweiterten abdominellen unterzogen worden sind (16 mal), weisen eine primäre Mortalität von nicht weniger als 17,24% auf! Diese ungewöhnlich hohe Sterblichkeit kann eben nur damit erklärt werden, daß $3/4$ aller Fälle weit vorgeschritten zur Operation kamen und daß sich unter diesen sogar 8 Fälle fanden, in denen der Krebs nicht bloß auf die Parametrien, sondern auch schon auf Blase und Mastdarm überzugreifen begonnen hatte. Es scheint fast, als würde die unversehrte Portio auch erfahrene Operateure dazu verleiten, die Infiltration der Parametrien zum Teile wenigstens als entzündlich hinzunehmen und die Grenzen der Operabilität damit besonders weit, im Einzelfalle sogar zu weit zu stecken. Dieser hohen Sterblichkeit bei der Operation reiht sich nun als weiterer Beweis für die Ausnahmestellung des Cervixhöhlencarcinoms die Neigung zum frühen Recidiv. Und so kommt es, daß nach 5 Jahren von sämtlichen 87 Fällen nach Abzug der Verschollenen und interkurrent Verstorbenen nur mehr 10 gesund am Leben sind. Demnach beträgt die relative Heilung bei dieser Carcinomform in unserem Material nur 13,88%. Was diese Zahlen bedeuten, dessen wird man sich erst vollends bewußt, wenn man sie mit jenen vergleicht, die in denselben Jahren bei der Operation des Carcinoma colli schlechtweg mit denselben Operationsmethoden und in der Hand derselben Operateure erzielt worden sind. Um die Unterschiede auch graphisch, etwa für den Unterricht, lebhaft veranschaulichen zu können, sind auf der Wandtafel die 87 Fälle von Carcinoma cervicis mit genau der sechsfachen Zahl (522 von Collumcarcinom verglichen. Diese sind wahllos demselben Zeitraum entnommen, in dem die Cervixhöhlencarcinome beobachtet worden sind, wobei nur die Kriegszeit weggelassen wurde,

Prognose. 945

aus der naturgemäß weniger genaue Forschungen vorliegen. Ein Blick auf die Wandtafel zeigt nun die weitgehenden Unterschiede zwischen den verglichenen Carcinomformen. Die schmalen Säulen stellen die 87 Cervixhöhlencarcinome, die sechsmal so breiten die sechsmal 87=522 Collumcarcinome dar. Vergleichen wir nun die Wagrechten der Säulen miteinander, so sehen wir beim Cervixhöhlencarcinom eine primäre Mortalität von 17,24%, beim Collumcarcinom schlechtweg eine solche von nur 7,27%. Auch am Eintritt des Recidivs erkennen wir die besondere Bösartigkeit des Cervixhöhlencarcinoms.

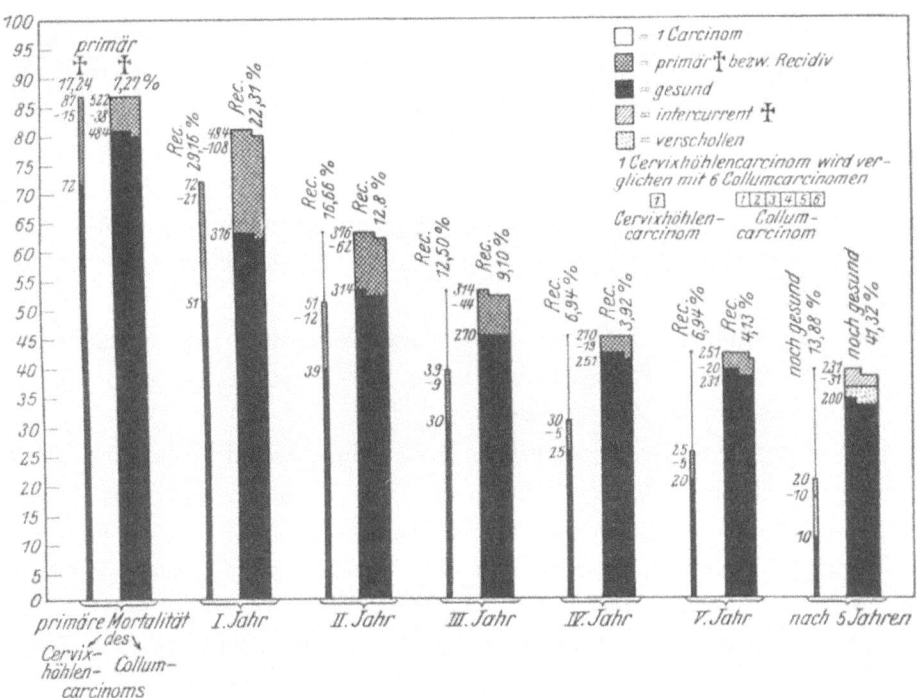

Abb. 78. Die Sonderstellung des Cervixhöhlencarcinoms in Bezug auf die Prognose. (Nach Katz.)

So tritt das Recidiv

im 1. Jahr bei Cervixhöhlencarcinom in 29,16%, bei Collumcarcinom in 22,31%,
,, 2. ,, ,, ,, ,, 16,66% ,, ,, ,, 12,81%,
,, 3. ,, ,, ,, ,, 12,50% ,, ,, ,, 9,10%,
,, 4. ,, ,, ,, ,, 6,94% ,, ,, ,, 3,92%,
,, 5. ,, ,, ,, ,, 6,94% ,, ,, ,, 4,13%

auf. Schließlich leben von den 87 Cervixhöhlencarcinomen nach 5 Jahren noch 10, von den 522 operierten Collumcarcinomen aber 200, d. h. mit anderen Worten, die relative Heilung der von Cervixhöhlencarcinom befallenen Frauen betrug 13,88% die der Collumcarcinome schlechtweg aber 41,32%, ist also mehr als dreimal so groß. Vielleicht wären die Ergebnisse der operativen Behandlung des Cervixhöhlencarcinoms namentlich in bezug auf die Operationssterblichkeit bessere, wenn nicht die Operabilitätsgrenzen besonders weit gezogen gewesen wären. Trotzdem sind diese Zahlen geeignet, die Forderung, den Gebärmutterhalskrebs nach Möglichkeit in den der Portio und der Cervix zu trennen, zu unterstützen".

Katz hat eine sehr instruktive Darstellung gegeben, die ich mit seiner gütigen Erlaubnis hier (Abb. 78) einfügen kann.

Das Korpuscarcinom hat eine wesentlich günstigere Prognose, weil es früher Symptome macht und länger auf den Uterus beschränkt bleibt (siehe bei v. Franqué). Infolgedessen sieht man seltener einen inoperablen Fall von Korpuscarcinom. Denn selbst wenn, wie so häufig, die vorgeschlagenen Probeabrasionen nicht prima vista zur Ausführung kommen, sorgen die fortdauernden Erscheinungen doch über kurz oder lang dafür, daß die Patientinnen zur Operation kommen und selbst, wenn lange Zeit vergangen ist, sind sie dann doch noch meist dauernd zu heilen. Das Äußerste, was in dieser Beziehung beobachtet ist, ist der Fall von Blau (Zentralbl. f. Gynäkol. 1923, S. 744), der ein Korpuscarcinom 12 Jahre nach dem ersten Nachweis noch mit Erfolg operieren konnte.

So sind Stadium und Lokalisation der Erkrankung maßgebend für die Prognose.

Es wird vielfach behauptet, daß jüngere Carcinomkranke eine schlechtere Prognose haben als die älteren. Wenn es auch gelegentlich so den Anschein hat, so liegt doch bisher kein sicherer Nachweis dafür vor. Nur ganz große Zahlen, einheitlich behandelt, könnten die Entscheidung liefern.

Daß die Schwangerschaft durch schnelleres Wachstum und beschleunigte Ausdehnung des Carcinoms die Prognose trübt, ist bei v. Franqué ausgeführt (s. auch meinen Abschnitt Schwangerschaft und Carcinom).

Über die Prognose der Rezidive siehe im Therapieabschnitt von Pankow.

Von den Untersuchungen des Blutes hat nur die S. G. einen gewissen Wert für die Prognose, insofern als erneut eintretende Beschleunigung der S. G. nach Erreichung des Normalwertes post operationem oder nach der Bestrahlung für erneutes Wachstum des Carcinoms spricht.

Caffier: Zentralbl. f. Gynäkol. 1927. Nr. 7 und Zeitschr. f. Geburtsh. u. Gynäkol. Bd. 91, S. 448. 1927. S. G. bei Carcinom. Nur Reihenuntersuchungen haben prognostischen Wert. Bei rezidivierenden Fällen Tendenz zum Abfall der Senkungskurve. Dazu Diskussion von Gornick, v. Mikulicz-Radecki und Stoeckel.

VIII. Prophylaxe.

Es mag vermessen erscheinen, von einer Prophylaxe des Uteruscarcinoms zu sprechen und doch kann es geschehen. Für das Korpuscarcinom gilt das nicht. Auch für das Carcinom des Cervicalkanals kommt eine Prophylaxe höchstens in der Weise in Frage, wie sie von manchen amerikanischen Operateuren geübt wird, die bei supravaginalen Amputationen die Schleimhaut des Cervicalkanals entfernen mittels Excision oder mit dem Paquelin (56% von 123 von Tyler befragte amerikanische Gynäkologen). Angesichts der Seltenheit der Carcinome des Cervicalkanals [etwa 9% der Collumcarcinome (Katz)] wird durch diese Maßnahme nichts Nennenswertes erreicht. Immerhin ist es nicht unzweckmäßig. Wenn man damit aber die spätere Entwicklung eines Portiocarcinoms vermeiden will, so ist dieses Vorgehen nicht zweckentsprechend, da die Gegend des äußeren Muttermunds der gefährdete Ort ist (s. Ätiologie). Aus dieser Erwägung heraus hat Bossi (Zentralbl. f. Gynäkol. 1913, S. 1001) bei 7000 Frauen die Portio amputiert. Er gibt an, daß sich bei keiner von ihnen ein Carcinom entwickelt hat. In ähnlicher Richtung sind zahlreiche

Autoren vorgegangen, die entweder unmittelbar post partum die Cervixrisse nähen und dadurch die Entstehung eines Lacerationsectropiums verhindern wollen oder durch spätere Plastik den Cervicalkanal rekonstruieren.

Reder: Lesions of the cervical stump of a supravaginal ablated uterus. Americ. journ. of obstetr. a. gynecol. Vol. 7, p. 173. 1924. — Emge: Repair of birth lacerations of the cervix uteri. Americ. journ. of obstetr. a. gynecol. Vol. 7, p. 16, 1924. — Boldt: Southern med. journ. Vol. 7, p. 1038. 1915. — Carstens: Necessity of constantly looking for cancer of the ut. Americ. journ. of obstetr. a. gynecol. Vol. 70, p. 689. 1914. — Rouville: Arch. mens. d'obstetr. et de gynécol. 1914. — Tyler: l. c. — Leonard: Postoperativ results of trachelorraphy compared with those of amput. of the cervix. Surg., gynecol. a. obstetr. Vol. 18, p. 35. 1914. — Douay: Gynécol. et obstetr. Tome 2, p. 135. 1921. — Godlewsky: Le sud. méd. 1923. — Watkins: Surg., gynecol. a. obstetr. Vol. 22, p. 442. 1916. — Asch: Zentralbl. f. Gynäkol. 1913. Nr. 33, S. 1221. — Knack: Cervixschutz. Inaug.-Diss. München 1912.

In allen diesen Bestrebungen liegt etwas Richtiges drin und doch hat keine Art Anspruch auf Allgemeingültigkeit.

Es ist ausgeschlossen, allen Müttern mit Lacerationsectropium die Portio zu amputieren, bloß weil vielleicht einige von ihnen ein Portiocarcinom bekommen. Das Portiocarcinom ist zu selten, um einen solchen Aufwand zu rechtfertigen. Der Weg ist wohl sicher, aber er ist undurchführbar.

Die Bestrebungen, die auf eine Cervixplastik hinauslaufen, sind nicht nur undurchführbar, sondern auch unwirksam, weil der gefährdete Schleimhautbezirk, die Umwandlungszone nicht entfernt wird.

Die dritte Art, die sofortige Naht der seitlichen Cervixrisse post partum zur Verhinderung der Lacerationsektropien (partale Ektopie) ist wohl wirksam, aber noch undurchführbarer wie der Vorschlag Bossis. Außerdem widerspricht sie so gründlich unseren geburtshilflichen Prinzipien, daß wir wahrscheinlich manche Frau verlieren würden.

An der Entstehung der Lacerationsektropien (partalen Ektopie) können wir nur dadurch etwas ändern, daß die bekannten geburtshilflichen Kunstfehler, die zu besonders hochgradigen Ektropien führen, vermieden werden. Das Gros der Lacerationsektropien (partalen Ektopie) müssen wir als etwas Normales hinnehmen, so unphysiologisch sie auch sind. Jedenfalls haben wir kein Mittel, sie zu verhüten. Wir können deshalb höchstens so vorgehen, daß wir die Veränderungen des Ectropiums (Ektopie) verfolgen, um entweder, sobald es not tut, einzugreifen oder aber bei Gelegenheit, auch ohne zwingenden Grund, die Folgen der Ektropionierung zu beseitigen. D. h. wir müssen die Umwandlungszone genau in ihrer mannigfachen Erscheinungsform kennen und imstande sein, abnorme Epitheldifferenzierungen und Wucherungsbezirke in ihr zu erkennen. Erscheinen abnorme Epithelbezirke, kann man sie excidieren. Wie weit man zu gehen hat, hängt ganz von der Ausdehnung der Umwandlungszone ab, die man in einem solchen Fall, wo sie ihre abnorme Wucherungs- und Differenzierungsbereitschaft bewiesen hat, am besten ganz entfernt. Daß die abnorme Wucherung und Differenzierung unter dem Bilde der Leukoplakien erscheint, ist im diagnostischen und im ätiologischen Abschnitt besprochen. Amputiert man eine leukoplakische Portio, so ist die Bezeichnung eines derartigen Vorgehens ganz davon abhängig, als was man die Leukoplakien betrachtet. Da die einzigen 4 konservativ behandelten Portioleukoplakien unter dauernder ärztlicher Beobachtung in Carcinom übergegangen sind, da ferner für den Mund, die Zunge, die Blase, die Glans penis, die Vagina und die Vulva der Nexus Leukoplakie-Carcinom bewiesen, ist ist bei der nahen histologischen

Beziehung der Leukoplakie zum Carcinom (Wucherung atypischen Epithels mit abnormer Differenzierung, Schichtungskugeln und infiltrierendem Wachstum an 2 Fällen mittels des Plattenmodellierverfahrens nachgewiesen), meines Erachtens die Lage so, daß alles auf die Definition des Carcinoms ankommt. Machen wir die Diagnose Carcinom entsprechend dem allgemeinen Brauch davon abhängig, ob bereits eine Invasion ins Bindegewebe stattgefunden hat, dann sind die Leukoplakien meist[1] noch kein Carcinom, sondern höchstens präcancerös. Mit der Amputation einer solchen leukoplakischen nichtinvasiven Portio treiben wir also Prophylaxe. Bedenken wir aber, daß die idiopathischen, nichtsyphilitischen Leukoplakien irreversibel zu sein scheinen, und nach dem bisher vorliegenden Material, das allerdings sehr spärlich ist, bei genügend langem Bestande invasiv, d. h. carcinomatös werden, dann könnten wir den ganzen Prozeß zusammenfassen und an Stelle des anatomischen Begriffes Carcinom den biologischen Begriff Carcinomentwicklung einführen. Dann wäre die abnorme Wucherung und prosoplastische Differenzierung des durch Regeneration entstandenen Plattenepithels der Umwandlungszone das früheste Stadium der Carcinomentwicklung. Wir würden also mit der Amputation der leukoplakischen Portio Therapie treiben und keine Prophylaxe. Auf dieselbe Definition würden wir herauskommen, wenn wir das Epithel der Leukoplakien, sobald es dem carcinomatösen Epithel gleicht, wie Schiller (Arch. f. Gynäkol. 1927, Bd. 263, H. 2) es für die entsprechenden mikroskopischen Bilder tut, als carcinomatös bezeichnen und dieses Stadium vor der Invasion als 1. Carcinomstadium betrachten würden. Auch mit der Entfernung der carcinomatösen Leukoplakien, d. h. der Leukoplakien mit infiltrierendem Wachstum treiben wir Therapie.

Mag es nun Prophylaxe oder Therapie sein, es kann wohl keinem Zweifel unterliegen, daß eine Leukoplakie entfernt werden muß, was neuerdings auch für die Leukoplakia oris gefordert wird und ebenso für Morbus Bowen (Unna jr., Delbanco, Hamb. biolog. Gesellsch., Sitzung vom 28. 2. 1928).

Bewegen wir uns in solchem Falle gleichsam an der Grenze von Prophylaxe und Therapie, so ist der zweite Weg, den wir gehen können, rein prophylaktisch. Wir können bei Gelegenheit anderer genitaler Operationen bei nicht mehr gebärenden Frauen die Portio amputieren, also nicht als Akt für sich wie Bossi es tat und nur — und das ist der Hauptunterscheidungspunkt von Bossi — wenn eine Umwandlungszone vorhanden ist. Es ist sinnlos eine Portio zu amputieren, wo die originäre Portioschleimhaut bis an den Muttermund reicht, wo also histologischer und klinischer Muttermund zusammenfallen. Die Möglichkeit, daß sich hier ein Carcinom entwickelt, ist sehr gering. Schiller schreibt (l. c., S. 301): „Es ist sicher kein Zufall, daß gerade diese jüngsten Krebse, die einwandfreier Beobachtung zugänglich sind, eindeutig ihren Ausgang vom äußeren Muttermund und zwar vom histologischen äußeren Muttermund erweisen. Die Fälle bilden einen nachträglichen Beweis für die seinerzeit von Schottländer und Kermauner ausgesprochene Ansicht, daß die Collumcarcinome im allgemeinen aus den interferierenden Epithelien am äußeren Muttermund entspringen."

---

[1] Allerdings ist inzwischen an 2 Leukoplakien infiltrierendes Wachstum nachgewiesen und für mehrere anzunehmen (17. Febr 1928).

[2] Anm. bei der Korrektur am 31. 7. 1928: Ich habe jetzt eine ganze Anzahl carcinomatöser Leukoplakien.

Die Zone, die sie im Auge haben, ist klinisch genau als etwas Besonderes zu erkennen, es ist die „Umwandlungszone" der Lacerationsektropien (partalen Ektopie) und der kongenitalen Pseudoerosionen (dysontogenetischen Ektopie). Deshalb und weil meine sämtlichen Portioleukoplakien mit einer Ausnahme sich in diesem Bezirk entwickelt hatten, halte ich es für richtig, bei Gelegenheit den Bezirk zu entfernen, wenn die Frau nicht mehr gebären wird.

Die Prophylaxe ist möglich bei den Kranken, die aus irgendeinem Grunde der gynäkologischen Untersuchung zugeführt werden. Bei dem jahrelangen Bestande der Leukoplakien sind die Möglichkeiten, sie zu finden, größer als beim kürzer dauernden Stadium der beginnenden Invasion. Sowie die Invasion begonnen hat, ist der Fall nach den Regeln der Carcinomtherapie zu behandeln und die flache Portioamputation scheidet aus. Je größer der Kreis der gynäkologisch Untersuchten ist, umso besser. Neben die durch Winter (siehe Monatsschr. f. Geburtsh. u. Gynäkol. Bd. 60, Literatur) inaugurierte Propaganda zur Bekämpfung des Carcinoms im Symptomenstadium muß meines Erachtens die Propaganda zur Bekämpfung des Carcinoms im symptomfreien Stadium treten derart, daß es jeder Frau bekannt sein muß, daß es sicherer ist, wenn sie sich alle 1—2 Jahre einer gynäkologischen Untersuchung unterzieht. Die Propaganda hat sich besonders an die Frauen zu wenden, die geboren haben und über 35 Jahre alt sind. Auf diese Weise würde ein Teil der Portiocarcinome im Beginn der Entwicklung abgefaßt werden können und auf ungefährliche Weise dauernd geheilt werden. Diese ständige Kontrolle wird auch von Peller gefordert (in „Krebskrankheit", Julius Springer, Wien, 1925). Einige amerikanische Autoren sind schon seit längerer Zeit dafür eingetreten:

Carstens: Necessity of constantly looking for cancer of the uterus. Americ. journ. of obstetr. gynecol. Vol. 70, p. 689. 1914. — Bonifield: Transactions of the American association of obstetrics and gynecol. The Americ. journ. of obstetr. and dis. of women and children. Vol. 70, Nr. 5. November 1914: "I do not think it is wise to keep harping on the symptoms of cancer to the laity themselves because they cannot make the diagnosis under any circumstances. But what is necessary, is to teach married women who have had children, the necessity of going to a gynecologist occasionally to be examined, just as we go a dentist to have him see whether our teeth are sound or decayed. If it is worth while to pay money to save teeth, it is equally worth to have some competent person to determine whether or not a woman is suffering from cancer."

Die Frage, ob es auf diese Weise möglich ist, den Beginn der Carcinomentwicklung in jedem Falle zu erkennen, ist zu bejahen. Selbst in einem Fall, wo es aus scheinbar unverändertem Epithel heraus zur Invasion kommt, muß es kolposkopisch möglich sein, die beginnende Invasion zu erkennen. Angesichts der Feinheit, mit der mit dem verbesserten Kolposkop jeder Gewebsbestandteil zu erkennen ist, kann eine Epithelabweichung dem geschulten Auge nicht entgehen.

Eine etwaige durch die Aufklärung über das Portiocarcinom in das Publikum getragene Beunruhigung wird durch den sicheren Weg der regelmäßigen Kontrolle wesentlich gemindert werden können: „Für eine regelmäßig kontrollierte Frau hat das Portiocarcinom seine Schrecken verloren".

Wenn man bedenkt, daß in Deutschland täglich etwa 33 Frauen an Portiocarcinom sterben, besteht ein Zwang zum Handeln in dem hier skizzierten Sinne. Die unumgängliche Voraussetzung ist die Einführung des Kolposkops und die Schulung der Frauenärzte und interessierten praktischen Ärzte für diese besondere Aufgabe.

An den Schluß dieses Abschnittes setze ich wie bei der Diagnose folgende These: Die Leukoplakien sind teilweise sicher invasiv. Klinisch ist es nicht möglich die invasiven von den nicht oder noch nichtinvasiven Leukoplakien zu unterscheiden. Alle Leukoplakien müssen deshalb entfernt werden.

Literaturverzeichnis.

I. Statistik.

Ayers, Americ. journ. of obstetr. a. gynecol. Vol. 69, p. 698. 1914. — *Ballerini*, Ca. corp. Fol. gyn. Vol. 13, p. 247. 1920. — *Blaud*, Gynaekology Textbook. 1925. Vol. I. — *Bux*, Inaug.-Diss. München. 1915. — *Deelman*, Nederlandsch tijdschr. v. geneesk. 1920. II A. 867. Huwelyk en kanker de veelvuldigheid van de verschillende vormen van baarmoederkanker in Verband met huwelijk en kinderaantal usw. — *Derselbe*, Americ. journ. of obstret. a. gynecol. 1920. p. 493. — *Fast*, Inaug.-Diss. 1895. — *Falk*, Statistik des Carcinoma uteri 82. Naturf.-Vers. Königsberg. — *Gayrand*, Inaug.-Diss. Montpellier. 1911. Ca. dans les 20 prem. années de la vie. — *Mc. Glum*, New York med. journ. a. med. record. 1909. — *Grad*, Americ. journ. of obstetr. a. gynecol. Vol. 69, p. 859. 1914. — *Hoffmann*, San Franzisco. Cancer Surrey II. prelim. reports 1925. — *Linke*, Inaug.-Diss. Halle. 1895. — *Lüpke*, Inaug.-Diss. Tübingen. 1914. — *Mattmüller*, Zeitschr. f. Geburtsh. u. Gynäkol. 1923. Bd. 85. — *Oeltjen*, Inaug.-Diss. München. 1916. — *Peller*, In Krebskrankheit. Berlin: J. Springer 1925. — *Peterson*, Surg., gynecol. a. obstetr. Vol. 29, p. 544. 1919. — *Peuris*, Nederlandsch maandschr. v. verlosk. vrouwensickten en kindersickten 1917 et Nederlandsch tijdschr. v. geneesk. Jg. 65. Nr. 25. — *Ravols*, Med. record. Nr. 20, p. 892. 1913. — *Renaud*, Rev. méd. de la Suisse romande. 1923. Juillet. — *Rhein*, Carcinoma uteri bei Jugendlichen. Inaug.-Diss. Berlin 1921. — *Sanders*, Nederlandsch tijdschr. v. geneesk. Bd. 1, p. 1416. 1919. — *Seitz*, Münch. med. Wochenschr. 1921. Nr. 34 u. 35. — *Schoog*, Zentralbl. f. Gynäkol. 1925. S. 1492. — *Takahashi*, Inaug.-Diss. München. 1914. — *Voltz*, Monatsschr. f. Geburtsh. u. Gynäkol. 1923. Bd. 62. — *Weibel*, Arch. f. Gynäkol. Bd. 100. — *Zimmer*, Carcinoma corp. Inaug.-Diss. Straßburg. 1913.

II. Symptomatologie.

Amreich, Arch. f. Gynäkol. Bd. 122, S. 497. 1924. — *Askanazy*, Zentralbl. f. allg. Pathol. u. pathol. Anat. 1923. Sonderband 33. — *Ballerini*, Note clinicke e operatorie sul. Carcinoma del corpo uterini. Folia gynecol. Vol. 13, p. 247. 1920. — *Baranowsky*, Bedeutung prodromaler Fiebersteigerung für den Heilungsverlauf nach Radikaloperation des Carcinoma colli. Inaug.-Diss. Berlin 1921. (Von 300 Fällen hatten 68—23% prodromales Fieber über 37,5. Reines Carcinomafieber in 38 Fällen.) — *Bullinger*, Carcinoma corp. ut. Inaug.-Diss. 1920. — *Colombius*, La clinica ostetrica. 1928. — *d'Erchia*, Zeitschr. f. Geburtsh. u. Gynäkol. Bd. 38, S. 417. 1898. — *Fergusson*, Funduscarcinoma in doubl. uterna (64jährig, 23 Jahre steril verheiratet. Septum durchs Carcinoma zerstört). — *Franz*, Gynäkol. Operat. Verlag J. Springer 1925. — *Goldberg*, Zentralbl. f. Gynäkol. 1920. S. 554. Carcinoma cervicales mit Hämatometra und Hämatosalpinx duplex und eigentümlicher Trabekelbildung der Uterusmuskulatur. — *Graut*, *Baldwin*, Inoperale Carcinoma of the cervicale with amenorrhoe. Journ. of obstetr. a. gynecol. 1916. Vol. 74. — *Haeney*, Malignant polypi of the uterin. Surg., gynecol. a. obstetr. Vol. 33, p. 199. 1921. — *af. Heurlin*, Arch. f. Gynäkol. Bd. 94. — *Holzbach*, Zentralbl. f. Gynäkol. 1923. Woran sterben die Collumcarcinome? — *Kalmanowski*, Schweiz. Rundschau f. Med. 1911. (Blutungskurven nach de Seigneur, sollen Pat. ausfüllen.) — *Kraut*, Arch. f. Gynäkol. 1923. S. 1580. — *v. Kubinyi*, Arch. f. Gynäkol. Bd. 97. — *Ladage*, Inaug.-Diss. Frankfurt. 1923. — *Landesmann* und *Einoch*, Russtii Bestnik Termatologii. 1929. Bd. VII, Nr. 1. — *Lüpke*, Inaug.-Diss. Tübingen. 1914. (Bei Corpuscarcinoma keine Blasenbeschwerden. Bei Carcinoma cervical. operat. in 7,3%, bei Carcinoma cervical. inoperat. in 12,8%.) — *Norris* and *Vogt*, Americ. journ. of obstetr. a. gynecol. 1924. Vol. 7. — *Oeltjen*, Inaug.-Diss. München. 1916. — *Outerbridje*, Journ. of obstetr. a. gynecol. 1917. Vol. 75, p. 575 et 578. Simult. occurr. of Carcinoma and Carcinoma in the uterus. — *Peham*, In Krebskrankheit. 1925. Verlag J. Springer, Wien. — *Ravols*, Med. record. 1913. Nr. 20. p. 892. — *Risch*, Carcinoma corp. Paris. Baillièvre. 1892. — *Scherber*, Med. Klinik. 1924. Nr. 49/50. — *Schoog*, Zentralbl. f. Gynäkol. 1925. S. 1492. — *Schaper*,

---

[1] Anm. bei der Revision: Esser, Virchows Arch. f. pathol. Anat. u. Physiol. Bd. 268. 1928; Bd. 269. 1928. Hintze, Zentralbl. f. Gynäkol. 1928. Hirsch Hoffmann: Zentralbl. f. Gynäkol. 1928.

Virchows Archiv 1892. Bd. 129. Carcinommetastase im Myom von primärem Lungencarcinom. — *Spencer*, 2 cases of carc. corp. with metastasen in vulva and vagin. etc. Journ. of obstetr. a. gynecol. Vol. 30, p. 197. 1923. — *Watson*, Carcinoma corp. with fibroid tum. Sec. invas. of lumb glauds. Edinburgh med. journ. Vol. 30, p. 118. 1923. — *Weibel*, Arch. f. Gynäkol. Bd. 100. — *Zimmer*, Carcinoma corp. Inaug.-Diss. Straßburg. 1913.

III. Diagnose.

Adelheim, Med. Klinik 1923. Nr. 38/39 (histologisch). — *Benthin*, Zeitschr. f. Geburtsh. u. Gynäkol. Bd. 81, S. 593. 1919. — *Cullen*, Surg., gynecol. a. obstetr. Vol. 33, p. 137. 1921. — *Frankl*, Zentralbl. f. Gynäkol. 1921. S. 1317 und 1922. S. 1300. — *Geri*, Med. Klinik 1923. S. 1292 (histologisch). — *Hall*, Journ. of the Americ. med. assoc. 1913. Bd. 61. (Regelmäßig untersuchen, auch ohne Symptome.) — *Hendrick*, Canad. journ. of med. and surg. 1913. p. 433. — *Ladinski*, Journ. of obstetr. a. gynecol. Vol. 71, p. 145. 1915. (Compl. removal. by curettage. Bis dahin 22 Fälle, in 9 Fällen sicher polyp. Carcinom.) *Meyer, Robert*, Zur Frage: Tierexperiment und Frühdiagnose des Krebses beim Menschen. Zeitschr. f. Geburtsh. u. Gynäkol. Bd. 91, S. 464. 1927; anschl. Diskussion. — *Paulinen-Burla*, Carcinoma du col. au début chez une vierge de 19 ans. Gynécol. et obstetr. 1922. Nr. 2. — *Ruge I*, Arch. f. Gynäkol. 1918. Bd. 109. — *Schottländer*, Wien. klin. Wochenschr. 1912. Nr. 49. — *Stacy*, Americ. journ. of obstetr. diseases of wom. and children. 1912. — *Stratz*, Zentralbl. f. Gynäkol. 1924. S. 725. — *Stone*, Precancerous changes in the uter. Americ. journ. of obstetr. a. gynecol. Vol. 74, p. 322. 1916. — *Ulesco-Stroganowa*, Zentralbl. f. Gynäkol. 1910. S. 770.

Allgemeines zur Diagnose.

Bux, Inaug.-Diss. München. 1915. Multiple Carcinoma uteri. — *Cadiot*, Progr. méd. 1925. Original S. 152. — *Durand et Lefort*, Gynécol. et obstétr. 1921. Tom. 3. Coexcistence d'un cancer du corp. et du col de l'uterus à siège limité. Carc. malpighien infiltrant du col. et Carc. célindrique végétant du corp. — *Ehrlich*, Primäres Sarkom der Portio. Arch. f. Gynäkol. 1920. Bd. 112[1]. — *Favier*, Inaug.-Diss. Straßburg. 1920/21. Carcinoma multiple de l'uterus. — *Frankl*, Adenoma malignum. Monatsschr. f. Geburtsh. u. Gynäkol. Bd. 48, S. 178. 1918 (mit Adenom der Portio). — *Felim*, Arch. f. Gynäkol. Bd. 109. — *v. Graff*, Zentralbl. f. Gynäkol. und Geburtsh. und deren Grenzgebiete. 1913. Bd. 3. Serodiagnose maligner Tumoren. *Haeney*, Surg., gynecol. a. obstetr. Vol. 33, p. 199. 1921. — *Hofmeier*, Monatsschr. f. Geburtsh. u. Gynäkol. 1919. Bd. 50. Seltenere Erkrankungen der Portio. — *Iseki*, Arch. f. Gynäkol. Bd. 122, S. 778. 1924. — *Keitler*, Monatsschr. f. Geburtsh. u. Gynäkol. 1918. Bd. 47. Doppelcarcinoma des Uterus. — *Kehrer, E.*, Monatsschr. f. Geburtsh. u. Gynäkol. Bd. 63, S. 83. 1923. — *Klinge*, Zeitschr. f. Geburtsh. u. Gynäkol. 1908. Bd. 63. Adenoma malignum der Portio. — *Koerner*, Monatsschr. f. Geburth. u. Gynäkol. 1926. Bd. 74. Stumpftumoren. — *Kleeman*, Zentralbl. f. Gynäkol. 1921. S. 83. Papillom der Zervix. — *Kuner-Zacher*, Arch. f. Gynäkol. 1924. S. 113. Sarc. polyp. uteri. — *Lahm*, Arch. f. Gynäkol. 1924. Bd. 121. Syphilis oder Carcinom der Portio. — *Ligabue*, Rev. de chirurg. 1924. Bd. 45. Angiom der Portio. 2. Fall. — *Maley*, Monatsschr. f. Geburtsh. u. Gynäkol. 1907. Bd. 26, S. 219. (Papilläre Zervixtuberkulose.) — *Meyer, Robert*, Papillom der Portio. Arch. f. Gynäkol. 1922. Bd. 115. — *Möhnle*, Papillom der Portio. Arch. f. Gynäkol. 1923. Bd. 119. — *Neuwirth*, Monatsschr. f. Geburtsh. u. Gynäkol. 1923. Bd. 62. Isolierte Portiotuberkulose. — *Norris*, Americ. journ. of obstetr. a. gynecol. Vol. 5, Nr. 1. 1923. — *Pop*, Zeitschr. f. Krebsforsch. Bd. 22, S. 129. 1925. Carcinoma gelatinorum colli uteri. Bisher 5mal primär. — *Reeb*, Gynécol et obstétr. Tom. 3, p. 211. 1921. Carc. cerv. et corp. deux ans et demi après une opération de Wertheim-Schauta pour prolapsus. Exstirpation totale vaginale. — *de Rouville*, Gynécol. et obstétr. Tom. 3, p. 377. 1921. Carc. du coll. et cyste du ligament. — *Schottländer*, Wien. klin. Wochenschr. 1912. Nr. 49. [2% aller aus anderen Gründen exstirpierten Uteri an der Klinik hatten Carcinom.] Außerdem Arch. f. Gynäkol. Bd. 100. 1913. — *Seitz, A.*, Zieglers Beitrag 1921. Bd. 69. Eigenartige Carcinommetastase im Beckenbindegewebe. — *Schultz*, Inaug.-Diss. München. 1921. — *Derselbe*, Inaug.-Diss. München. 1921. Adenocarcinoma corp. des myomatösen Uterus bei umfangreicher Gewebsverkalkung und Abriß der linken Adnexe. — *Smith*, Journ. of the Americ. assoc. med. Vol. 77, Nr. 21. 1921. (Ein in der Vagina zurückgebliebener Schwamm ein Collumcarcinom vortäuschend.) — *Smith*, Journ. of obstetr. a. gynecol. of the Brit. Empire. Vol. 27, p. 41. 1915. — *Spencer*, Journ. of obstetr. a. gynecol. of the Brit. Empire Vol. 31, p. 44. 1923. Adenoma of the vaginal forn. simulating Carc. of the cervix. — *Violet*, Lyon méd. 1910. Nr. 46. (Sonde gut für Diagnose des Carc. corp.) — *Wharton*, Surg., gynecol a. obstetr. Vol. 33, p. 145. 1921.

IV. Stumpfcarcinome.
Abrasio und Probeexcisionen.

Burchard, Zeitschr. f. Geburtsh. u. Gynäkol. 1914. Bd. 75. Wert der Probeabrasio zur Diagnose des Korpuscarcinoms. — *Frank*, Americ. journ. of obstetr. a. gynecol. Vol. 74, p. 369. 1916. — *Gouru*, Rev. méd. de la Suisse romande. Nr. 9. 1919. — *v. Hansemann*, Deutsch. med. Wochenschr. 1913. Entfernung eines Korpuscarcinoms durch Abrasio.) — *Hess*, Deutsch. med. Wochenschr. 1913. (Entfernung eines Korpuscarcinoms durch Abrasio.) — *Heynemann*, Deutsch. med. Wochenschr. Bd. 50. 1924; Nr. 34. 1924. Gefahr der Probeexcision. — *Ladinski*, Journ. of obstetr. a. gynecol. Vol. 71, p. 145. 1915. — *Derselbe*, Surg., gynecol. a. obstetr. 1915. Vol. 21. — *Meyer, Robert* und *Kaufmann*, Zentralbl. f. Gynäkol. S. 20. 1926 Stückchendiagnose. — *Muset*, Ann. de gynecol. et d'obstetr. Tom. 12, p. 321. 1916. Les surprises du curettage explorateur et le diagnostic du cancer de l'uterus. — *Siegun*, Ref. Klin. Wochenschr. S. 1434. 1922. Entfernung eines Korpuscarcinoms durch Abrasion. Disk. Rosenstein und Hurtener je 1 Fall. — *Sitzenfrey*, Zeitschr. f. Geburtsh. u. Gynäkol. Bd. 68. 1911. Notwendigkeit der Probeexcision und mikroskopische Untersuchung zur Sicherstellung der Diagnose: „Carcinomrezidiv" vor der Radikaloperation (1 mal Tuberkulose statt Carcinom). — *Stratz*, Zentralbl. f. Gynäkol. S. 1141. 1913. Entfernung des Korpuscarcinoms durch Abrasio.

V. Ätiologie.

Andrain, Progr. méd. 1919. Original S. 69. — *Bauer*, Inaug.-Diss. München. 1916. Myom und Carcinom corp. — *Croner*, Inaug.-Diss. Heidelberg. 1913. Gleichzeitiges Vorkommen von Carcinom und Tuberculosis uteri. — *G. Doederlein*, Krebsexperiment und Klinik. Zeitschr. f. Geburtsh. u. Gynäkol. Bd. 91, S. 459. 1917. — *d'Erchia*, Zeitschr. f. Geburtsh. u. Gynäkol. Bd. 38, S. 453/54. 1898. Literatur. — *Fellner*, Arch. f. Gynäkol. Bd. 124, S. 779. 1925. (Das Ektropium und nicht die Narben die Ursache.) — *Frankl*, Arch. f. Gynäkol. Bd. 123. 1924. Carcinom und Myom. — *Fränkel, Ernst* und *Klein, Wassa*, Chem. Ätiologie des Carcinoms nach Nowell. Zeitschr. f. Krebsforsch. Bd. 15, S. 76. 1916. — *v. Franqué*, Zeitschr. f. Geburtsh. u. Gynäkol. Bd. 69. — *Fränkel, Manfred*, Die Verjüngung der Frau. 2. Aufl. Bern-Leipzig 1924. — *Goodparture* und *Wislocki*. John Hopkins hosp. reports Vol. 18. — *Hunziker*, Frankf. Zeitschr. f. Pathol. Bd. 8. 1911. — *Joannovies*, Wien. klin. Wochenschr. 1917. Nr. 50. 1916. — *Kaiser*, Deutsch. med. Wochenschr. Nr. 27. 1921. (Vererbung). — *Kendrik, M.*, Edinburgh med. journ. Vol. 30. 1923. House infection in cholera and cancer. — *Krüger*, Inaug.-Diss. Königsberg 1903. — *Lahm*, Arch. f. Gynäk. Bd. 112. — *Löb*, Frankf. Zeitschr. f. Pathol. Bd. 25. 1921. — *Lumiére*, Progr. méd. 1919. Originalien S. 134. — *Mauclaire*, Ibid. 1920. Original S. 77. — *Magron*, Presse méd. Paris. Tome 31, p. 285. 1923. — *Mayer*, Münch. med. Wochenschr. Nr. 18. 1924. — *Moench*, Zeitschr. f. Geburtsh. u. Gynäkol. Bd. 80. — *Opitz*, Münch. med. Wochenschr. Nr. 21. 1921. — *Pinkus*, Eine neue Theorie des Krebses. Berlin 1921. — *Roncali*, Ann. ital. di chirurg. Vol. 11, p. 43. 1923. Infektionstheorie. — *Reder*, Cervixlaceration, their significance for the pat. Journ. of obstetr. a. gynecol. Vol. 76, p. 756. 1917. — *Siegelberg*, Inaug.-Diss. Erlangen. 1914. Myom und Carcinoma uteri. — *Smitt*, Lapthom Presse méd. Nr. 70. 1921. Infektionstheorie. — *Theilhaber*, In vielen Arbeiten, z. B. 83. Naturf. Vers. 1911; Arch. f. Gynäk. Bd. 118. S. 237, 1923; Zentralbl. f. Genäkol. 1912 referiert. — *Teutschländer*, Deutsch. med. Wochenschr. Bd. 50. 1924. Intravaginale Teerinjektion. — *Walla*, Zeitschr. f. Geburtsh. u. Gynäkol. Bd. 50. — *Weiß*, Zeitschr. f. d. ges. exper. Med. Bd. 8, H. 3—6. 1919. — *Zimmermann*, Arch. f. Gynäkol. Bd. 118. S. 283. 1923.

VI. Schwangerschaft und Carcinom.

Beckmann, Zeitschr. f. Geburtsh. u. Gynäkol. Bd. 67. 1910. — *Ferrari* et *Laffont*, C. R. Bull. et mém. de la soc. d'obstetr. et de gynecol. Paris p. 170. 1922. Métastase général, 2 mois apris l'accouchement. — *Hänsel*, Inaug.-Diss. Breslau. 1917. — *King*, Serumreaktion in pregnancy and ca by the coagulation method. Journ. of obstr. a. gynecol. of the Brit. Empire Vol. 24. p. 296. 1913. — *Knack*, München. 1912. — *Lindquist*, Hygiea. Bd. 83, S. 410 u. 475. 1921. — *Laderer*, Zentralbl. f. Gynäkol. S. 1458. 1925. (Oberflächenspannung) Literatur. — *Mayer*, Zentralbl. f. Gynäkol. 1921. — *Manna*, Ann. di ostetr. e ginecol. 1914. — *Peller*, Arch. f. Gynäkol. Bd. 118. — *Portes* et *de Nabias*, Rev. mens de gynecol. et d'obstetr. Tome 10. 1924. — *Rühle*, Zeitschr. f. Geburtsh. u. Gynäkologie. Bd. 74. 1913. — *Recasens*, Zentralbl. f. Gynäkol. 1914. — *Schwarz*, Serology of pregnancy and carc. Americ. journ. of obstetr. a. gynecol. Vol. 69, p. 54. 1914. — *Suchier*, Inaug.-Diss. Freiburg 1910 (441 Fälle). — *Schilling*, Americ. journ. of obstetr. a. gynecol. Vol. 7. 1924. — Ergänzend s. *Sarvey*, in der ersten Auflage dieses Handbuches 1908. Bd. 3 und Paul Zweifel im Payr-Zweifel Bd. 3. 1927. — *Tiltsch*, Inaug.-Diss

Breslau. 1922. — *v. Tempski*, Inaug.-Diss. Breslau. 1913. — *Vignes*, Progr. méd. 1921. Originalien S. 289. — *Weise*, Inaug.-Diss. Jena. 1913. — *Weibel*, Deutsch. med. Wochenschr. Ref. 1921. — *Watson*, Edinburgh med. journ. Vol. 30, p. 64. 1923. — *Wolff*, Zentralbl. f. Gynäkol. S. 743. 1922. — *Zimmermann*, Americ. journ. of obstetr. a. gynecol. Vol. 74, p. 251. 1916.

VII. Prognose.

Blau, Zentralbl. f. Gynäkol. S. 744. 1923. Korpuscarcinom nach 12 jährigem Bestehen noch operabel. — *Bland*, Textbook of gynekology. Vol. 1, p. 1050ff. 1925. — *Berthold*, Inaug.-Diss. München. 1921. Wann die Rezidive? — *Ebsen*, Inaug.-Diss. 1911. Lebensdauer nach palliativer Behandlung inoperabler Uteruscarcinome (70% sterben im 1. Lebensjahr). — *Faraeus*, Acta med. scandinav. Bd. 5. 1021. — *Franz*, Arch. f. Gynäkol. Bd. 80. Rezidivoperationen. — *Guthmann* und *Schneider*, S.-G. bei Carcinom. Arch. f. Gynäkol. Bd. 127. 1926. — *Hoffmann*, San Franzisco, Cancer Surrey II prelim. reports 1925 und Pondential press. Newark 1915. New York. — *Lazarus-Barlow* und *Leening*, Brit. med. journ Nr. 3320. Natürliche Dauer der Carcinome. — *Lohenner*, Inaug.-Diss. Gießen. 1920. — *Plaut*, Zentralbl. f. Gynäkol. S. 1244. 1926. — *Schilling*, Inaug.-Diss. Breslau. 1920. Carc. cervical. nach 5 Jahren noch latent, trotz zahlreicher Metastasen. — *Shoemaker*, Journ. of obstetr a. gynecol. Vol. 75. 1917. Recurrence in uterine Carcinom. — *Stoeckel*, Arch. f. Gynäkol. Bd. 90. — *Weibel*, Spätrezidive. Arch. f. Gynäkol. Bd. 102. 1914.

Die Pathologie der Mola hydatiformis (Blasenmole) und des Chorionepithelioma malignum uteri.

Von

Robert Meyer, Berlin.

Mit 67 zum Teil farbigen Abbildungen im Text.

A. Vorbemerkungen über normale Placentation.
I. Einleitung.

Die Kenntnis der normalen Placentation darf bei den Lesern im allgemeinen als bekannt vorausgesetzt werden. O. Grossers Arbeiten sind den Gynäkologen aus dem Handbuche der Biologie des Weibes von Halban-Seitz und aus der „Deutschen Gynäkologie" vertraut. Es sollen daher nur einleitende Bemerkungen zunächst vorgebracht werden, die von Einfluß auf die Entwicklung der Lehre vom Chorionepitheliom und der Blasenmole waren. Ohne Kenntnis der früheren Ansichten über die histologischen Einzelheiten bei der Einbettung des Eies wird man kaum Verständnis für die frühere Auffassung der Blasenmole und des Chorionepithelioms gewinnen. — Es soll weiterhin der augenblickliche Stand der Placentationslehre in kurzer Schilderung folgen, wie sie der derzeitigen Auffassung der pathologischen Vorgänge zugrunde liegt. Daran muß sich eine kurze Darstellung der Placentarhormone schließen als für die Lehre von der Blasenmole und des Chorionepithelioms derzeit wichtigster Teil der spärlichen Kenntnisse von der Funktion der Placenta.

„Placentation" ist eine Reihe von Vorgängen, die beim Menschen 1. zur Einverleibung des Eies in mütterliches Gewebe unter inniger Verwachsung dieses mit dem Chorion und 2. zur Vascularisation des Chorion führen. „Zur Vermittlung der Atmung und Ernährung des Embryo und zur Abfuhr der von ihm gebildeten Zersetzungsprodukte" (nach Grosser).

Man unterscheidet schematisch zwei Abschnitte der Placentation: 1. Einverleibung des Eies in mütterliches Gewebe, dessen Vereinigung mit dem Chorion und 2. Vascularisation des Chorions, stellen zeitlich zwei Zeitfolgen in der Ernährung des Eies dar, die zuerst vom aufgelösten mütterlichen Gewebe und erst später vom mütterlichen Blute erfolgt. Man spricht deshalb von den Ernährungsstoffen als „Embryotrophen" und als „Hämotrophen". Die Unterscheidung ist unglücklich, beide ernähren den Embryo; man kann nur die Ernährungsweise, die Versorgung des Embryo, als histiotrophisch

---

Herrn Kollegen Dr. Hans Ulrich Hirsch-Hoffmann bin ich für die gefällige Durchsicht der Korrektur besonders dankbar.

und hämotrophisch gegenüberstellen oder man müßte dem Embryo zur Zeit der Vascularisation einen anderen Namen geben.

II. Der Trophoblast.

In der Entwicklung der Frucht ist das Material für Chorionepithel, der „Trophoblast", sehr früh, wohl schon in den allerersten Teilungen, gesondert vom Embryoblast, dem Material zum Aufbau des Embryo, mit Mesoderm, Amnionektoderm, Dottersack, Allantois (Bauchstiel). Der Trophoblast ist das Epithel der äußeren Eihülle oder Chorionhaut, kurz das spätere Chorionepithel, es liegt also am weitesten außen. Sobald der Trophoblast die Fähigkeit gewonnen hat, das mütterliche Gewebe anzudauen, erreicht das Ei seine Einbettungsreife. In diesem Augenblicke nistet sich das Ei ein, wo immer es sich befindet, in der Bauchhöhle, in den Tuben, im Uterus bis herunter zum inneren Muttermund, wenn nicht gar bis darunter. Unter Einschmelzung des mütterlichen Gewebes, Histolyse, senkt sich das Ei unter die Gewebsoberfläche, gewöhnlich im Corpus uteri. Wie tief diese Einsenkung vor sich geht, ist allenfalls strittig und von d'Erchia wird mit Recht darauf hingewiesen, daß junge Eier die Oberfläche oft überragen, so daß er auf die Reflexatheorie zurückgreift, das heißt eine kapsuläre Überwachsung des in Falten der Decidua oberflächlich anliegenden Eies durch Decidua. Die oberflächliche Lage beweist indes nichts, weil die Schleimhaut von Anfang bemüht ist, das Ei vorzutreiben, so wie es mit Cysten u. a. ebenfalls geschieht. Außerdem sind auch Drüsen in der Kapsel vorhanden und werden beiseite gedrängt. Andererseits ist die Arrosionskraft des Eies auch im weiteren Verlaufe seines Wachstums sehr deutlich und die lösende Kraft des Chorionepithels wurde an Serumplatten erprobt (Polano, Gräfenberg, Caffier u. a.). Dieses Experiment ist auch bemerkenswert, weil es den Nachweis erbringen soll, daß das Lösungsvermögen namentlich den Einzelzellen des Chorionepithels eigen ist, weniger dem Syncytium, dem die Resorption zugeschrieben wird (Grosser).

Die Einbruchspforte in der Schleimhaut schließt sich über dem Ei mit einem „Verschlußpfropf", dessen von Fall zu Fall wechselnde Ausdehnung in der Fläche und in der Dicke sowie seine an Menge wechselnde Zusammensetzung aus Chorionzellen, Deciduazellen und ihren fibrinoiden Gerinnseln sowie aus Blutfibrin den Embryologen in letzter Zeit ausgiebigen Stoff zu Meinungsverschiedenheiten gibt. Das Prinzip ist gegeben in der stärkeren oder schwächeren Entwicklung des Lösungsvermögens des Trophoblasten (Chorionepithels) und der hiermit zusammenhängenden schnelleren und tieferen oder langsameren und oberflächlicheren Einnistung, ebenfalls ein strittiger Punkt.

III. Einzelzellen und Syncytium.

Vorangestellt sei der Satz, daß es nur einen einzigen Ursprung aller Chorionepithelien gibt, so daß Syncytien (Plasmodien) und Einzelzellen (Langhanszellen) nur verschiedene Differenzierungsformen des gleichen Epithels sind.

---

[1] Es ist nur verwirrend, wenn die Bezeichnungen „Ektoblastzellen" und „Syncytien" gegenüber oder auch nur nebeneinander gestellt werden. Der Ektoblast oder auch Epiblast ist der einheitliche Quell beider Formen, Einzelzellen und Syncytien.

Die Bezeichnung „Syncytium"[1] (Bouvet) wird für verschmolzene, ursprünglich einzelne Zellen, dagegen „Plasmodium" für die nach Kernteilung im Zusammenhang bleibenden Plasmamassen verwendet. In Deutschland spricht man von chorialem Syncytium, im Auslande mehr von Plasmodium (Grosser). Es steht noch nicht sicher fest, wie weit Zellverschmelzung, also Syncytium[1] beteiligt ist, aber es kann als überzeugend sicher gelten, daß die meisten vielkernigen Zellmassen ungeteilte „Plasmodien" sind. Am einwandfreiesten sieht man diese in späterer Zeit an den Ausknospungen des Zottenüberzuges.

Peters hat bereits auf den Einfluß des Blutes auf die Entstehung der Plasmodien hingewiesen. Es ist zu jeder Zeit ersichtlich, daß der Zwischenzottenraum in allen Teilen und zu allen Zeiten von Plasmodialstreifen abgegrenzt wird. In dem als „Trophoblastschale" bezeichneten Zustande des Eies, davon weiter unten noch die Rede sein wird, tritt eine starke Vermehrung der Chorionzellen ein und das mütterliche Blut tritt in die Lücken der Zellmassen. Um diese Zeit kann man die Oberflächenabgrenzung der Einzelzellmassen gegen das Blut gut sehen. Es ist mir nicht gelungen und anderen Untersuchern auch nicht, zu zeigen, daß die oberste Lage der Einzelzellhaufen sich durch Verschmelzung in Syncytium umwandle. Dagegen sieht man jetzt sehr dünne syncytiale Fäden mit flachen langgestreckten Kernen auf der Oberfläche der Zellhaufen ausgebreitet, ähnlich wie man es bei Regenerationsprozessen beobachtet, daß das Epithel sich zunächst in sehr flacher niedriger Gestalt auf der Oberfläche ausbreitet.

Aber nicht nur das Blut, sondern auch andere Flüssigkeit wirkt im gleichen Sinne auf die Entwicklung vielkerniger Plasmamassen ein. Da auch in pathologischen Wucherungsformen die beiden Formen des Trophoblasts zu beobachten sind und in gleicher Weise von der Berührung mit Flüssigkeit abhängen, so bedarf für uns die Feststellung einheitlicher Herkunft und Umwandlungsfähigkeit, sei es im Entstehen oder nachträglich, besonderer Beachtung. — Florian (1928) sieht alle Plasmodien des Trophoblasten als Zusammenfluß von Einzelzellen an, gibt jedoch die Möglichkeit einer mitotischen Kernvermehrung in den Plasmodien zu.

Die sekundäre Natur der Plasmodien geht hervor aus der Tatsache, daß der Ektoblast zellig ist und erst im mütterlichen Gewebe plasmodiale Form annimmt. Die ältere Auffassung der Entstehung der Plasmodien aus mütterlichem Gewebe ist beseitigt[2].

---

[1] Eine Verschmelzung degenerativer Einzelzellen, auch im Carcinom usw. bekannt, heißt „Symplasmen" und solche können natürlich im mütterlichen Gewebe entstehen, wie auch aus Langhansschen Einzelzellen, die dann von primären Plasmodien, wenn diese ebenfalls degenerieren, schwer zu unterscheiden sein mögen. Aber es würde sehr verkehrt sein, die funktionell hochwertige Plasmodialbildung mit regressiven Symplasmen gleichzustellen, wie es geschehen ist.

[2] Auch neuerdings wird gelegentlich noch versucht, eine Umwandlung des mütterlichen Endothels in „Syncytium" glaubhaft zu machen. An jungen Eiern läßt sich auf Serienschnitten stets nachweisen, daß nirgends in mütterlichen Gefäßen Plasmodien vorhanden sind, außer in unmittelbarem Zusammenhang mit den Chorionepithelien des Eies. Die degenerativen Symplasmen mütterlichen Endothels lassen sich leicht von den echten Plasmodien unterscheiden. Das Vordringen schmaler plasmodialer Chorionstreifen in den Gefäßen kann bei vorurteilsloser Betrachtung nicht täuschen. Außerhalb des Zusammenhanges mit dem Ei haben die mütterlichen Gefäße keine plasmodiale Innenbekleidung.

Für die Umwandlung der Zellen in Syncytium sind teils die Ernährungsbedingungen und in der Muskulatur für die Riesenzellbildungen auch mechanische Bedingungen maßgeblich (R. Meyer, Friedheim).

Jüngste Eier zeigen die plasmodiale Außenzone scharf getrennt vom mütterlichen Gewebe, das zunächst völlig schmilzt, in Lösung geht. Erst allmählich macht sich ein Nachlassen der Lösungskraft geltend, indem die Chorionzellen unter dauernder Vermehrung in mütterliches Gewebe eindringen, so daß sie mit ihm vermischt sind und es langsamer zertrümmern und lösen.

Das Ei wird jetzt nicht mehr durch eine flüssige Zone abgesondert, sondern es ist durch eine fortlaufende Masse seiner Chorionepithelien im mütterlichen Gewebe verankert.

Auf eine Zone des Detritus folgt nach außen die vom Chorionepithel durchsetzte Zone mütterlichen Gewebes „Durchdringungszone" (Grosser), früher unzweckmäßig „Umlagerungszone" genannt. Auch in dieser Zone finden sich bei jungen Eiern Einzelzellen und dort, wo sie in Gefäße vordringen, Plasmodien. Die Einzelzellen innerhalb des mütterlichen Gewebes ähneln wenig den Langhanszellen in den Haufen innerhalb des intervillösen Raumes. Diese sind rundliche oder mehr polygonale locker gefügte Zellen von ziemlicher Gleichmäßigkeit des Aussehens, hell; auch der rundliche Kern ist wenig gefärbt. An der Durchdringung ist nicht nur die Decidua basalis passiv beteiligt, sondern auch die das junge Ei seitlich umgebende Decidua marginalis, deren weitere Aufspaltung in Kapseldecidua und basale Decidua hierdurch eingeleitet wird. Diese Durchdringung ist auch schon im Stadium der Trophoblastschale zu sehen (Abb. 1).

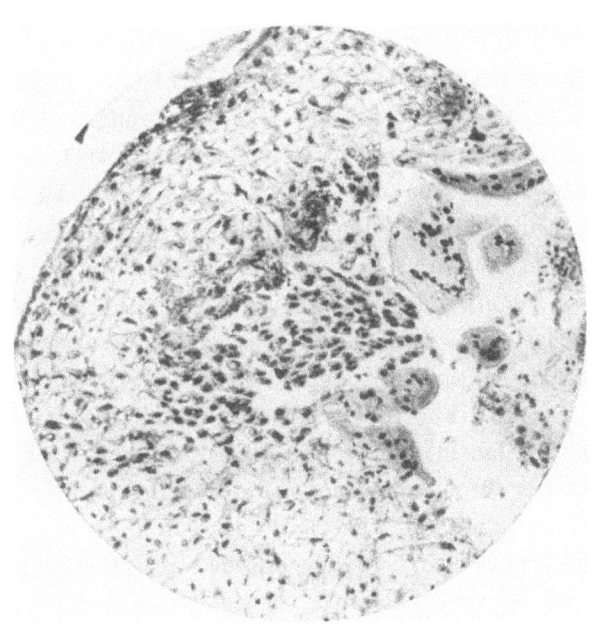

Abb. 1. Aus einem jungen Abortei (6062). 55 Tage nach der letzten Menstruation. In der Decidua, deren Zellen unter Ödem gequollen sind (rechts im Bilde) hat der Trophoblast vom intervillösen Raum her (oben) eine große Lücke gebrochen. Das deciduale Gewebe reagiert nur mit geringer fibrinoider Koagulation. Die Einzelzellen des Trophoblasts dringen zwischen den Deciduazellen in der Tiefe einzeln vor. Man erkennt sie an den dunklen Kernen und an der radiären Stellung in der Fortsetzung der Hauptmasse. Rechts und links von der Einbruchsstelle liegen plasmodiale (syncytiale) Massen auf der Decidua als Abgrenzung gegen den intervillösen Raum, in dem noch weitere Plasmodien, Einzelzellen und Trümmer des zerstörten Gewebes kenntlich sind.

Gegen den Blutraum grenzen sich die Einzelzellhaufen durch plasmodiale Streifen ab, deren weitere Vermehrung ebenfalls in plasmodischer Form erfolgt, solange die neugebildeten Teile im Blute oder verflüssigten Gewebe (Plasma) liegen. Wenn jedoch die neuen Abkömmlinge des Plasmodiums, das die neue mütterliche Gewebsoberfläche des Eibettes und die decidualen Gefäße begrenzt, in die Spalten des noch nicht gelösten mütterlichen Gewebes vordringen, so geschieht dies wieder in Form der vorgenannten Einzelzellen, aber mit viel dunkleren Kernen als die „Langhanszellen" und mit sehr wechselnder, der gezwungenen Lage angepaßter Zellform. Erst wenn auch das Gewebe der Durchdringungszone aufgelöst wird, entfalten sich die Zellen wieder freier. Es ist eine durch nichts gerechtfertigte Annahme, daß die Chorionepithelien durch amöboide Bewegungen in die Schleimhautlücken einwandern. Ebenso wie bei Tumoren geschieht das Vordringen der

Chorionepithelzellen durch Teilung und Vermehrung. Ein zusammenhangloses Einwandern der Einzelzellen durch Eigenbewegung findet nicht statt. Dieses festzustellen ist auch für die späteren Placentationsstadien und für das Chorionepitheliom von Bedeutung.

IV. Die Stufen des histiotrophischen Stadiums.

Die histiotrophische (embryotrophische) Periode wird von Grosser eingeteilt in fünf Einzelzeiten, in denen der Trophoblast 1. zellig (Implantationstrophoblast) ist, dann 2. eine erste Syncytiumgeneration und Beginn der Zottenbildung zeigt (Implantationssyncytium), 3. Rückbildung des letzten zugleich mit Bildung einer zweiten Generation des Cytotrophoblastes, 4. starke Wucherung des letzteren mit Ausbildung einer Trophoblastschale, 5. Schwinden der letztgenannten mit stärkerem Hervortreten einer zweiten Generation des Syncytiums, des Resorptions- oder Zottensyncytiums. Übergang zur hämotrophischen Phase. — Die schematische Einteilung wird sich starke Einschränkungen gefallen lassen müssen.

Von wesentlicher Bedeutung ist, daß das mit dem Choriongewebe unmittelbar zusammenhängende Chorionepithel an jüngeren Eiern stets einzellig ist, und daß in allen Stadien Syncytien sich nur in unmittelbarer Berührung mit den flüssigen Nahrungsstoffen bilden.

Florian (1927) betrachtet Grossers Implantationssyncytium als Langhanszellen und deren in die Decidua eingedrungenen Nachkömmlinge. Die syncytiale Umbildung hält er für eine besondere Form der Degeneration. Mir scheint diese Auffassung richtiger. Man kann im wesentlichen die Zellvermehrung und das aktive Vordringen unter Zerstörung des mütterlichen Gewebes den Einzelzellen zuschreiben und die syncytiale oder plasmodiale Bildung stets als sekundär auffassen. Ihre hauptsächlichste Funktion ist an richtiger Stelle die Resorption der Nahrung, anderenfalls Degeneration. Zuerst zeigt das Syncytium wenig Degenerationserscheinungen; es bildet unregelmäßige Blätter, die schwammartig aufgebaut, in den Lücken blutgefüllt sind. Das Blut stammt aus den eröffneten mütterlichen Gefäßen. Auch Gewebsdetritus liegt in den Lücken, den sogenannten „Lakunen". Ein mütterlicher Blutkreislauf ist jedoch noch nicht nachweisbar. Die Trophoblastschale ist verschieden stark von Fall zu Fall und an einigen Stellen stärker als an anderen. Basal ist sie fast immer stärker als kapsulär. Die zweite Einzelzellgeneration und die aus ihr hervorgehende zweite Syncytiumgeneration werden später zur Bekleidung der Zotten verwendet. Auch sie enthält Lakunen, die als Vorstufen des Zwischenzottenraumes gelten.

Die „Durchdringungszone" ist ursprünglich mütterliches Gebiet, dessen oberste Lage, wie gesagt, vom Chorionepithel zum großen Teile eingeschmolzen ist. In der Umgebung des jungen Eies findet sich ziemlich reichliche Ausbreitung von Leukocyten; sie wird als Abwehr angesehen, mag jedoch, durch die Nekrose des Gewebes angelockt, erfolgen (Delporte). Die Durchsetzung des Trophoblasten mit Leukocyten ist an gesunden Eiern sehr begrenzt; ein gutes Teil von den Leukocyten entstammt der Blutung arrodierter Gefäße. Größere Leukocytenmengen sind an Aborteiern zu finden, jedenfalls pathologisch. Die Trophoblastschale verschwindet größten Teiles, nur ein kleiner Teil bleibt übrig. Aus den Einzelzellen der Trophoblastschale wird die Langhansschicht der Zotten entnommen und außerdem bleibt von ihr das Epithel der „Zellsäulen" bestehen, und der „Zellinseln".

V. Hämotrophisches Stadium.

Mit den eben erwähnten Vorgängen, die zur Eröffnung der mütterlichen Blutgefäße führen, kommt es zum Austritt des Blutes zwischen die Zellmassen und die bereits gebildeten Zotten. Es bildet sich damit der Zwischenzottenraum, intervillöser Raum. Die Zellmassen zwischen den Zotten unterliegen baldiger Auflösung, das Blut umspült die Zotten, und damit ist nicht im schroffen, sondern im allmählichen Übergange aus dem histiotrophischen das **hämotrophische Stadium** geworden, in dem wir nunmehr die Zotten betrachten werden.

Die Bildung der Zotten geschieht im allgemeinen ringsum am Chorion, doch bleibt der Kapselteil meist benachteiligt, sowohl in der Dichte der Zotten, als besonders in der Länge und Verzweigung. Verschiedenheiten sind übrigens schon bei den jungen Eiern mit beginnender Zottenbildung nachweisbar. Der Beginn liegt schon in der Zeit der ersten Syncytialbildung (Stadium des Implantationssyncytiums) und zur Zeit der Trophoblastschale sind schon ansehnliche Zottenstämme mit Verzweigungen zu sehen (Abb. 2). Im zweiten Monat sind die Zotten noch rings am Ei gut entwickelt (Chorion frondosum totale). Je dünner im dritten Monat die Eikapsel

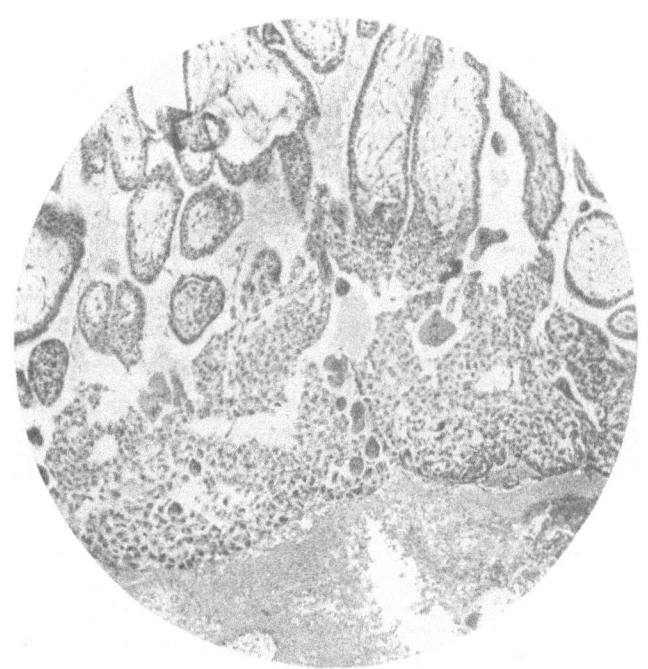

Abb. 2. Placentation im Stadium der Trophoblastschale. 47 Tage nach der Menstruation. Von oben (im Bilde) strahlen die Zotten gegen die Uteruswand; die Zellsäulen an den peripheren Enden der Zotten vereinen sich in dem mächtigen Zellager, „Trophoblastschale", darin die meisten Einzelzellen sind. Die größeren dunklen Syncytien (Plasmodien) liegen mehr frei von Flüssigkeit und mütterlichem Blute umspült, das im unteren Teile des Bildes in und auf der Decidua liegt und zwischen den Zotten. Die Zotten haben doppelten Epithelüberzug.

wird und je mehr das Ei über die Basis hinaus in die Gebärmutterhöhle vorragt, desto mehr bilden sich die Zotten des Kapselteiles zurück, es entsteht das Chorion laeve. Es verbleiben an ihm nach außen eine lockere Epithelschicht, eine fibrinoide mit Zelltrümmern durchsetzte Verbindungszone mit immer spärlicher werdenden Resten der Kapseldecidua, die namentlich an der oberen Hälfte des Eies schließlich ganz schwindet, so daß das Chorion laeve unmittelbar die Decidua parietalis berührt.

Während im Stadium der Trophoblastschale die größte Mehrzahl der Zotten mit ihr zusammenhängt, so daß, wie Grosser mit Recht sagt, fast nur Haftzotten bestehen, so nimmt die Zahl der Stammzotten verhältnismäßig wenig zu, dagegen die freien Zotten unermeßlich. Die Zahl der Stammzotten wächst durch ihre Einbeziehung in die Chorionhaut (Grosser).

Die **Form der Zotten** verdient beachtet zu werden; die Unterscheidung von pathologischen Formen ist wichtig genug. Die Zotten sind an jungen Eiern von der Chorionhaut ab breite strauchförmige Büschel (Lazich) oder auch mit baumartig langem Stamme verzweigt (Grosser).

Für die Beurteilung von Blasenmole ist es wichtig, zu wissen, daß bei jungen Placenten kolbig aufgetriebene und plumpe Zotten vorkommen, die auch den Durchmesser jäh wechseln und eingeschnürt erscheinen. Im allgemeinen verschwinden diese Unregelmäßigkeiten später, bleiben aber zuweilen stellenweise bestehen.

1. Das Bindegewebe und Gefäße der Zotten.

Sowohl das Bindegewebe als auch das Epithel der Chorionplatte setzen sich auf die Zotten fort. Anfänglich ist das Stroma sehr zart, weitmaschig netzförmig verzweigt mit sternförmigen Zellen. Nur unmittelbar nahe den Gefäßen legt es sich in Gestalt von Fibrillen dichter zusammen und unter dem Epithel bildet es ein Grenzhäutchen. Das Fehlen von Gefäßen ist nur in allerjüngsten Stadien der Placentation sicher.

In den Chorionzotten sind intra- und intercelluläre Gitterfasern, erst feinere, später gröbere und zuletzt kollagene Fasern zu sehen (Terasaki).

Wenn die Gefäße in den Zotten zunehmen, so wird das Bindegewebe beengt, aber nicht erdrückt; Täuschungen hierüber hängen von der Blutfüllung der Zottengefäße und diese von der Zeit der Abschnürung der Nabelschnur bei der Geburt ab. In älteren Placenten enthalten die Zotten stets kollagene Fasern und spindlige Kerne.

Im Stroma der jüngeren Zotten sind einzelne größere Zellen aufgefallen, die man Hofbauersche Zellen nennt, und Hofbauer faßt sie als Histiocyten oder Reticulumzellen auf. Sie sind etwa 20—25 μ im Durchmesser haltende rundliche Zellen mit gequollenem, meist vacuolisiertem Protoplasma und chromatinreichem exzentrisch gelegenem, rundlichem, zuweilen doppeltem Kern. Bei Blasenmole will Hinselmann Kernteile gesehen haben. Doppelte Kerne sind zwar nicht selten, aber Mitosen fehlen. Schon Marchand hatte die großen Zellen als aufgequollene degenerierte Stromazellen erkannt, und wenn man von der künstlichen Einbeziehung von Syncytium in das Zottenstroma absieht, so scheinen tatsächlich die seltenen größeren Zellen des Stromas nur rückschrittliche Bildungen zu sein, und sie haben weder mit Blutbildung (Hofbauer), noch mit Bindegewebsproliferation (Hinselmann) genetisch zu tun. Man kann mit Leichtigkeit die Übergangsformen von gewöhnlichen Bindegewebszellen zu etwas größeren und zu den großen gequollenen Stromazellen finden. Die Braunfärbung nach van Gieson, die Neumann als bezeichnend für die epitheliale Natur seiner Zellen ansah, findet sich auch in diesen Bindegewebszellen.

Da man ihnen in der Pathologie der Blasenmole besondere Wichtigkeit zuschreibt, so scheint es am Platze, der neueren Beobachtungen noch kurz Erwähnung zu tun. Man findet diese Zellen übrigens hauptsächlich bei Aborteiern; bei lebensfrisch operiertem Material sind sie, soweit ich gesehen habe, recht selten.

H. Richter konnte in den Hofbauerschen Zellen keinen Schleim nachweisen, noch Fett, und die Plasmazellenfärbung versagte auch. van Gieson-Färbung färbt die Zellen bräunlich, die typischen Bindegewebszellen mehr rot. Die Herkunft der Hofbauerzellen konnte nicht erwiesen werden; in den Capillaren fand er keine. Es wird

Beziehung der Zellen zum Wassertransport vermutet. Ten Berge hat neuerdings die Zellen genauer beschrieben als pathologisch degenerierte, fetthaltige Bindegewebs- und Endothelzellen mit fibrillären Ausläufern, körnigem retikulärem vakuolärem Plasma. Sie treten in regressiv veränderten Zotten, besonders bei Infarkt und Thromben auf und bei Blasenmole. Eine Funktion ist daher abzulehnen.

Beweisend für die rückschrittliche Bedeutung ist, daß nach Froböse das Fett am stärksten in den kernlosen Zellen des Zottenstromas angesammelt ist. Solche Zotten pflegen den Epithelüberzug bereits eingebüßt zu haben oder wenigstens stark geschädigt zu zeigen.

Lewis hat die Zellen durch vitale Färbung mit Neutralrot als beständigen Befund im Zottenstroma vom 2. Monat bis zur reifen Placenta erwiesen. Im Zottenstroma wird kein Fett gefunden (Froböse). Eisenkörnchen finden sich dagegen nach Hofbauer im Stroma ebenso wie im Epithel und scheinen aus mütterlichen roten Blutkörperchen zu stammen, die an der Oberfläche des Zottensyncytiums liegen.

2. Das Chorionepithel der Placenta.

Dieses hat für die Pathologie besondere Bedeutung.

Historisch und für das Verständnis früherer Arbeiten über das Chorionepitheliom belangreich ist es, die älteren Anschauungen über die Herkunft des Epithels zu kennen. Die Wandlungen in der Beurteilung der normalen Placentation spiegeln sich in der Pathologie wieder, weil die Tumorbildung einer gesteigerten Proliferation der Chorionepithelien zu verdanken ist. Wie der Zottenüberzug von den früheren Forschern jeweilig aufgefaßt wurde, erhellt am deutlichsten aus einer von Waldeyer (1890) verfaßten Zusammenstellung der Ansichten:

1. Das sogenannte Zottenepithel ist einfach und fetalen Ursprungs; es ist ein echtes Epithel (Kölliker, Heinz, u. a.).

2. Es ist einfach und mütterlichen Ursprungs, d. h. vom Uterusepithel abstammend (Turner).

3. Es ist (in späteren Stadien) einfach mütterlichen, bindegewebigen Ursprungs, von Deciduazellen gebildet (Ercolani.)

4. Es ist doppelt, fetalen Ursprungs mit einer inneren Schicht bindegewebiger Zellen (Zellschicht Langhans) und einer äußeren epithelialen (ektodermalen) (Langhans).

5. Es ist doppelt; die innere Lage ist fetales Epithel, darüber zieht das Endothel der mütterlichen dilatierten Placentargefäße (Winkler, Waldeyer).

6. Es ist doppelt; die innere Lage mütterlichen bindegewebigen decidualen Ursprungs, die äußere ist das mütterliche Gefäßendothel (Tafani, Romiti).

7. Es ist doppelt; die innere Lage ist epithelialen und fetalen Ursprungs, die äußere stammt von dem mütterlichen Epithel der Uterindrüsen ab, in welche die Zotten hineinwachsen (Jassinski).

8. Es ist doppelt, beide Lagen sind aber fetalen ektodermalen (epithelialen) Ursprungs, die äußere Lage ein Syncytium (Kastschenko, A. Sedgwick, Minot), die äußere Lage mit Flimmerbesatz (Kupfer, Spee).

9. Es ist dreifach; zu einer doppelten fetalen Schicht kommt noch das mütterliche Gefäßendothel (Keibel).

10. Es ist dreifach geschichtet, alle Schichten sind aber mütterlichen decidualen Ursprungs (Schröder van der Kolk).

Ich habe die Zusammensetzung[1] eines so ausgezeichneten Literaturkenners wörtlich hier hergesetzt, weil in der Lehre vom Chorionepitheliom gerade an die Ansichten von der Genese des Zottenüberzuges oft unrichtige Autorennamen geknüpft werden, die erst an zweiter und dritter Stelle zu nennen wären. Später kam noch, nebenbei bemerkt, die vom Grafen Spee vertretene Ansicht hinzu, das Syncytium stamme von mütterlichen Knochenmarksriesenzellen.

Die mütterliche Abstammung des Chorionepithels ist noch später von einer Reihe von Bearbeitern verteidigt worden, hat jedoch durch eine große Reihe ausgezeichneter Beschreibungen früher Stadien der Placentation jeden Boden verloren, so daß das neuerliche Zurückgreifen auf die frühere Ansicht in der Lehre vom Chorionepitheliom (Bostroem) nicht auf Zustimmung rechnen konnte.

Wir verfolgen nunmehr in kurzen Zügen den weiteren Ausbau, darin das Epithel verhältnismäßig stark zurückgeht; es bekleidet den intervillösen Raum und verfällt im übrigen der fibrinoiden Rückbildung.

Das Epithel der Placenta ist der Rest und die Nachkommenschaft des Trophoblasten; es kleidet den ganzen Zwischenzottenraum als eine Art gerinnungshemmendes Endothel aus, setzt sich von der Chorionplatte auf die Zotten und von den Haftzotten stets über deren Zellsäulen (stellenweises Fehlen ist Kunsterzeugnis) auf die Oberfläche des mütterlichen Gewebes zwischen den Haftzotten fort und dringt teilweise in die mütterlichen Gefäße. Das Chorionepithel ist an der Chorionhaut erst nur zweireihig, später normalerweise mehrschichtig, mindestens als dünne Schichtung von Einzelzellen und darauf außen eine plasmodiale (syncytiale) Lage, oft ist hier die Zellschichtung bedeutend. Auf den Zotten findet sich bis zu etwa 2 Monaten eine doppelte Zellage zunächst dem Stroma, die einreihige Langhansschicht, die an den Haftzotten in die Zellsäulen übergeht, und außen das „Syncytium". Die Langhansschen Einzelzellen sind rundliche oder unregelmäßig kubische große hellplasmatische, in den Zellsäulen auch polyedrische Zellen mit großen Kernen, darin unregelmäßige Strukturen. Der plasmodiale (syncytiale) Überzug ist im Plasma dunkler, gleichmäßiger gefärbt, dichter, undurchsichtiger, die Kerne sind von sehr ungleichmäßiger Form und Verteilung, anfangs rundlich, später bequemen sie sich der Lage an, sie sind stark färbbar. Die Grenze zwischen beiden Epithelschichten ist nicht glatt, vielmehr reichen einzelne Stellen des Syncytiums bis an die Basalmembran und zuweilen liegen Einzelzellen im Syncytium. Eine trennende Schicht besteht nicht zwischen beiden Epithellagen, jedenfalls nicht in den lebensfrischen jungen Placenten. Später auftretende fibrinoide Streifen sind bereits als Zeichen von Rückbildung zu deuten. An den Syncytien wird keineswegs regelmäßig ein „Bürstenbesatz" gefunden; vielleicht nur in bestimmten Funktionszuständen; Resorption (nach Grosser). Später verschwinden die Härchen.

---

[1] Die Übersicht ist nicht ganz vollständig. Virchow (1853) hatte noch gegen die Ansicht von Goodsir (1845) anzugehen, der vier Schichten unterschied. Sowohl er wie auch Schröder van der Kolk gaben schon eine innere und eine äußere Epithellage der Zotten an, es ist aber fraglich, was sie damit meinten. Virchow kannte nur eine Lage Epithel, da das jüngste von ihm untersuchte Ei mit einem Fetus von etwa 4 cm Länge wohl keine Doppelepithellage besaß.

Die Kenntnisse vom feineren Bau des Chorionepithels sind kümmerlich. Im Syncytium sind stäbchenförmige Mitochondrien beschrieben. Kleine blasenförmige Gebilde auf dem Syncytium werden als Zeichen der Resorption oder auch der Sekretion aufgefaßt.

Feine Lipoidkörnchen unter dem Bürstenbesatz und Vakuolen sind ebenfalls in ihrer Funktion nicht eindeutig. Es finden sich (nach Wolff) Granula mit Oxydase-Reaktion mehr oberflächlich im Syncytium.

H. Richter fand fuchsinophile Granula in den Kernen der Zottenepithelien und in einzelnen Stromazellen und frei im Stroma.

Glykogen ist reichlich vorhanden in den Einzelzellen, namentlich der Zellsäulen, und auch in den syncytialen Knospen, weniger im Zottenbelag. Das Glykogen scheint mit dem Wachstum des Epithels selber zusammenzuhängen. Später schwindet es mehr und mehr.

Von der Plasmodiumschicht gehen kolbige Ausläufer, auch etwas längere rankenförmige Streifen in den Blutraum vor. Ob sie eine Funktion haben, ist ungewiß, doch mögen sie in früher Zeit als Vorreiter neuer Zottenbildung aufzufassen sein, wenngleich sie dieses Ziel nicht immer, vor allem in späterer Zeit nicht immer mehr erreichen, sondern bei einiger Größe zu Aushöhlungen und Untergang neigen, zum Teil auch abgelöst und mit dem Blutstrom in die Lungen verschleppt werden.

Die Langhansschicht der Zotten ist schon im zweiten Monate stellenweise undeutlich, schwindet mehr und mehr und ist nach 4 Monaten nicht mehr nachweisbar, so daß das Stroma dem Plasmodium anliegt. Die Einzelzellen können wohl stellenweise als Ersatz von untergehendem Plasmodium eintreten, aber die Annahme, daß sie allgemein in diese übertreten, entbehrt der Begründung, vielmehr scheinen sie einfach zu atrophieren, denn man sieht in einer fortgesetzten Zellreihe des Zottenüberzuges im 4. Monat die Zellen kleiner, niedriger und ganz flach, endothelähnlich werden.

Auf dem mütterlichen Gewebe, soweit es nicht vom Trophoblast der Ektoblastschale verzehrt ist, verbleibt ein Rest der Langhanszellen mit Syncytium zwischen den Haftzotten als Bekleidung der Schleimhaut gegen den Zwischenzottenraum.

Dieses „basale Ektoderm" ist meist mehrschichtig und bildet eine mit den Zellsäulen der Haftzotten mehr oder weniger zusammenhängende mehrschichtige Lage, deren Erhaltungszustand von Fall zu Fall verschieden ist und mit dem Alter besonders in der zweiten Schwangerschaftshälfte schlechter wird durch fibrinoide Gerinnung. Dieses Chorionepithel geht über in die Durchdringungszone, in der es mit Deciduazellen in fibrinoider Degeneration ein im einzelnen oft kaum entwirrbares Gemisch eingeht. Die fibrinoide Schicht nennt man Nitabuchschen Streifen.

Der Rest der Ektoblastschale, der zwischen den Haftzotten ohne eingedrungenes Zottenstroma inselweise verbleibt, geht zugrunde. Ausnahmsweise bleiben die Inseln besonders lange bestehen.

3. Fibrinoide Gerinnung als Rückbildung des Chorionepithels.

Es wurde oben schon die fibrinoide Gerinnung der Gewebe wiederholt erwähnt; sie gehört zu den Rückbildungserscheinungen, die teils im Kampfe der fetalen und mütterlichen Teile, teils als Zeichen der Altersbegrenzung auftreten. Als erste haben wir den Nitabuchschen Streifen kennengelernt, von dem wir weiter unten sprechen, da er mehr die Decidua betrifft. Ferner tritt die fibrinoide Gerinnung der Chorionplatte auf als Rohrscher Fibrinoidstreifen und in den Zellinseln, die zu den weißen Infarkten werden. Grosser, der diese Vorgänge genau geschildert hat, legt mit Recht Wert auf die Unterscheidung des körnigfädigen Blutfibrins und des homogenen oder scholligen mit Leichen von Zellen durchsetzten Fibrinoids. Das Fibrinoid tritt zuerst an den Zellgrenzen und zwischen den Zellen des Chorion auf. Nach fibrinoider Gerinnung der Chorionzellen an der Basis der Placenta sowie an der Chorionplatte und in den „Zellinseln" schlägt sich aus dem mütterlichen Blute Fibrin nieder und verdickt die geronnenen Massen.

Die „Zellinseln" im Zwischenzottenraum sind „Trophoblastknoten" und hängen mit dem Epithelüberzug von Zotten zusammen; sie entstehen wohl zum Teil auch später. Ausnahmsweise nehmen sie einen großen Raum ein und bleiben einige Monate erhalten. Meist werden sie bald fibrinoid zurückgebildet und werden durch Niederschlag von Fibrin aus dem Blute vergrößert und geben schließlich den Grundstock der meisten Fibrinknoten oder „weißen Infarkte", in die auch Zotten einbezogen werden können. Die aufgequollenen Zellen der Inseln werden oft für Deciduazellen gehalten. Es kommen zwar nicht oft, aber doch gelegentlich auch Deciduainseln als Reste der decidualen Pfeiler vor (s. dort). Überall wo Chorionepithel zugrunde geht, liefert es eine homogene „fibrinoide" (Grosser) Masse, die auf der mütterlichen Placentarfläche als Nitabuchscher Streifen und an den Zellinseln als weiße Infarkte bekannt sind.

Es bestanden Meinungsverschiedenheiten über den Anfang und das Ende der Durchdringung, über die Herkunft der Zellen, über die Art, wie sie in die Tiefe vordringen, über ihre funktionelle Bedeutung, sowie über die diagnostische Abgrenzung des gutartigen Eindringens des Chorionepithels (Invasion) gegen die bösartige Form. Aus diesem Grunde muß dem normalen Vorgange aufmerksame Betrachtung geschenkt werden. Wie gesagt ist der ganze Prozeß zu allen Zeiten grundsätzlich als einheitlich aufzufassen. Die auflösende Kraft des jugendlichen Trophoblasts ist so bedeutend, daß zunächst keine Durchmischung mit den mütterlichen Zellen sichtbar wird. Erst später, sei es beim Nachlassen der fermentativen Kraft des Chorionepithels oder bei erhöhter Widerstandsfähigkeit des mütterlichen Gewebes oder durch beide Bedingungen vereint, erscheinen mütterliche und choriale Zellen vermischt, zunächst im jüngsten Stadium noch zum Nachteil des mütterlichen Gewebes, und erst allmählich macht sich mehr und mehr die Gegenwirkung, wie es scheint, bemerkbar, und die chorialen Zellen erleiden ebenso wie die Deciduazellen fibrinoide Koagulation.

Es tritt nämlich in der Grenzzone, wie schon oben gesagt, Nekrose auf, und zwar an beiden Zellarten sowohl mütterlichen wie fetalen, besonders am Syncytium. Es bildet sich eine unregelmäßige Fibrinoidschicht, die als Nitabuchscher Streifen eine neue aber unvollkommene Abgrenzung darstellt. Unvollkommen nicht nur, weil die mütterlichen Gefäße ihn durchsetzen, sondern auch weil er dem weiteren Vordringen der fetalen Zellen keinen sicheren Wall entgegensetzt. Dieses sei erwähnt, weil von einer Schutzwehr zuweilen gesprochen wird, die in der Zwecksetzung einen altruistischen Selbstmord der oberen Decidualschicht voraussetzen und in der Wirkung eine ungenügende Abwehr bedeuten würde. Die Fibrinoidschicht ist individuell sehr verschieden dick und sargt auch ganze Zotten ein. Übrigens ist sie kein Vorrecht der gewöhnlich ebenen Oberflächenschicht, sondern auch an Stellen unregelmäßigen Vordringens von Zottenkomplexen innerhalb der peripheren Randgefäße oder in der Tiefe der Uteruswand ist die Gerinnung des Gewebes zu beachten, ebenso wie in der Kapseldecidua.

VI. Das Chorionepithel in der Uteruswand.

Das Vordringen des Chorionepithels in die Uteruswand noch über die Zeit der histiotrophischen Versorgung des Eies muß uns besonders beschäftigen.

Die intramural gelegenen Chorionzellen sind für die Pathologie sehr wichtig. Sie bilden im Endergebnisse eine dritte Form von Chorionepithelien, indem sie weder den Langhanszellen noch den Plasmodien (Syncytien) besonders ähnlich sind und von den Zotten entfernt durch ihre Lage in der Schleimhaut und in der Muskulatur ausgezeichnet sind. Das wichtigste ist die über die ganze Zeit der Schwangerschaft anhaltende Durchsetzung der Schleimhaut und der Muskulatur unter der Placenta mit Chorionepithelien. Dieser merkwürdige Vorgang hat stets Aufmerksamkeit wachgerufen. Von einer historischen Darstellung müssen wir hier absehen; es besteht eine ansehnliche Literatur.

Die eingewucherten Zellen werden schon von Kölliker (1878) erwähnt, und der Schilderung Marchands (1895) und anderen Autoren entspricht völlig die meinige (1906), die insbesondere die Regelmäßigkeit des Vorganges und die zuweilen große Massenhaftigkeit und Tiefenwucherung hervorhebt.

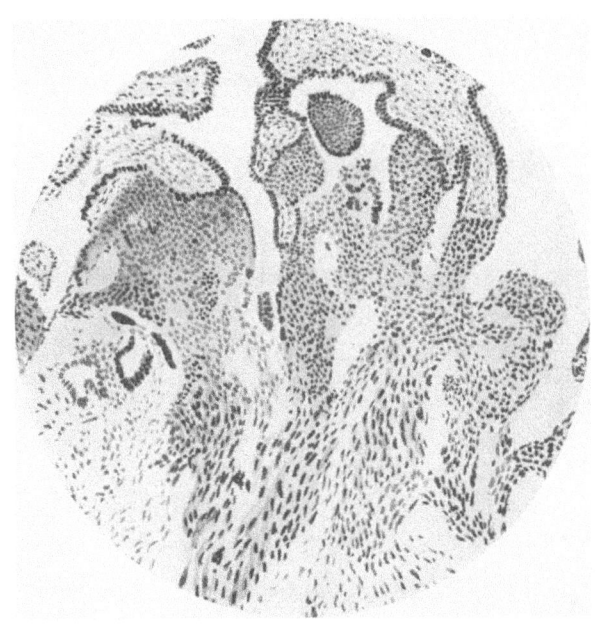

Abb. 3. Aus einem wegen Portiocarcinom exstirpierten Uterus in Schwangerschaft von über 4 Monaten. Von den Zotten (oben im Bilde) gehen Zellsäulen aus, die mit großen Zellmassen an einer Stelle tief in die Schleimhaut einbrechen. Die Chorionzellen werden nach unten in der Schleimhaut größer und spindelig. (Zeichnung Leitz, 3, Ok. 0.)

In allen Zeiten, zuweilen schon zur Zeit der Ektoblastschale, oder doch mindestens bei Beginn ihrer Rückbildung finden wir die das mütterliche Gewebe durchsetzenden chorialen Epithelien, die man „Wanderzellen" genannt hat oder „serotinale Riesenzellen", wie sie früher allgemein hießen, neuerdings auch „syncytiale Riesenzellen", wohl mehr in der Annahme, daß sie vom Syncytium stammen, als wegen der immerhin nur sehr entfernten Ähnlichkeit.

Wenn wir gleich dazu bemerken, daß diese hauptsächlich im mütterlichen Gewebe gelegenen Zellen zum Teil gar nicht sehr groß und sehr oft einkernig sind und außerdem zum großen Teil aus den Zellsäulen hervorgehen, aber keinesfalls aus der decidualen „Serotina", so lassen wir zweckmäßig die irreführenden Bezeichnungen fort. Das gleiche gilt für den sehr viel gebrauchten Ausdruck „Choriale Wanderzellen", der der Annahme entspricht, daß die Zellen infolge amöboider Bewegung in das mütterliche Gewebe einwandern. Davon kann aber gar keine Rede sein, vielmehr gelangen sie unter Zellteilung und Vermehrung innerhalb der Gewebsspalten in die Tiefe genau wie die Zellen einer carcinomatösen oder sarkomatösen Wucherung.

In den letzten 3 Monaten der Schwangerschaft läßt die choriale Zellinvasion nach und verschwindet in der ersten bis dritten Woche des Wochenbettes bzw. nach Ausstoßung des Eies, außer wenn Placentarteile zurückbleiben.

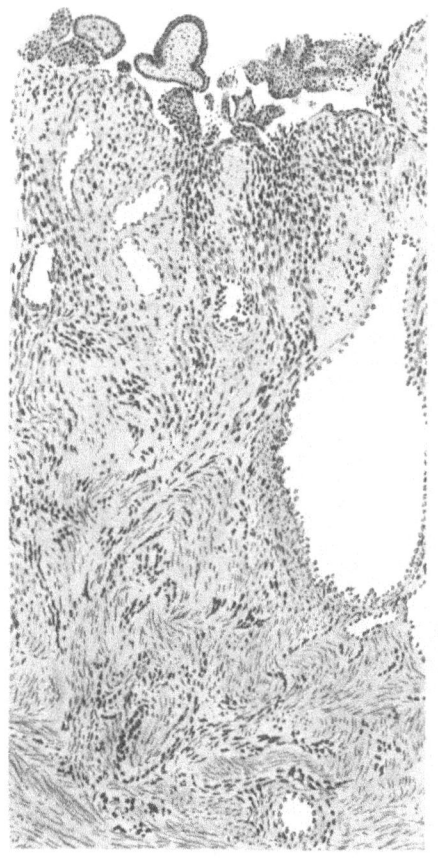
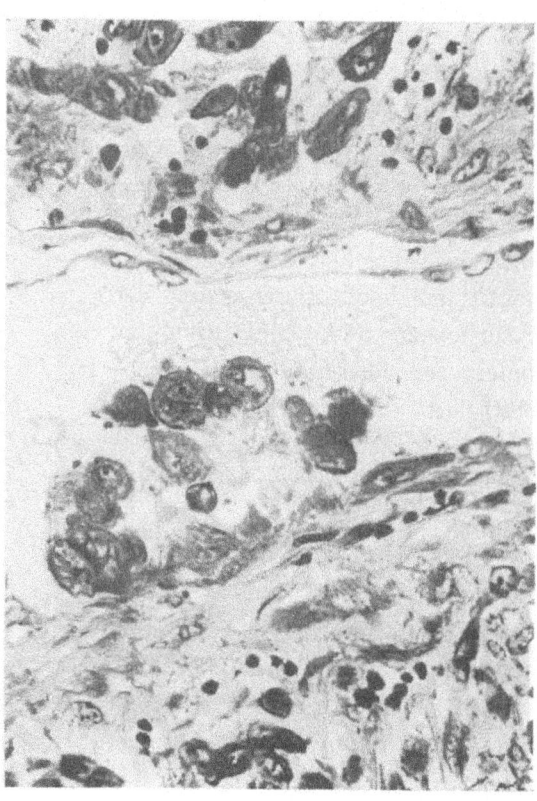

Abb. 4. Abb. 5.

Abb. 4. Aus einem normalen Uterus gravidus II mens. wegen Lungentuberkulose exstirpiert. Vom intervillösen Raume her (oben) brechen große Massen Chorionepithelzellen in die Schleimhaut und Muskulatur. Alle dunklen Kerne sind Chorionzellen. (Zeichnung Leitz, 3, Ok. 0.)

Abb. 5. Chorionzellen in der Schleimhaut unter der Placentarstelle eines Uterus gravidus III mens. Die großen Zellen in der Decidua (oben im Bilde und ganz unten) sind Chorionzellen, die oben gegen die Wand eines erweiterten capillaren Blutgefäßes vordringen. Das Endothel ist hier abgehoben, seine Zellen in Degeneration. Gegenüber ist das Epithel bereits zerstört, die Chorionzellen sind in das Blutgefäß eingedrungen. (Lichtbild von ungefärbtem Schnitt bei Ölimmersion.)

Es wurde bereits gesagt, daß das mütterliche Gewebe an der Placentarstelle teils durch die Zellsäulen der Haftzotten besetzt ist und dazwischen durch „basales Ektoderm" (Chorionepithel) gegen den Zwischenzottenraum abgegrenzt ist. Es besteht natürlich kein Unterschied zwischen basalem Ektoderm und den Zellsäulen und beide beteiligen sich an der Durchdringung des mütterlichen Gewebes, anfänglich im gleichen Maße, später mehr das Epithel der Zellsäulen. In meinen Fällen überwog die Herkunft von den Langhanszellen ganz bedeutend; in viel geringerem Grade stammen sie von dem Syncytium.

An der Ektodermbekleidung der Decidua basalis spalten sich, wie es scheint, die Syncytien auf zu mehrkernigen und einkernigen Einzelzellen, aber wesentlich zahlreicher dringen die Langhanszellen namentlich von den Zellsäulen unter starker Veränderung der Zellform in die Tiefe vor (Abb. 4), gelangen auch in die Gefäßwände bis unter das Endothel (Abb. 5) und nach dessen Durchsetzung in die Lichtungen der Gefäße. Gerade die Gefäße haben eine besondere Anziehungskraft auf die Chorionzellen. Auch wo die Zotten an den Wänden innerhalb von Gefäßen festhaften, sieht man das Eindringen der Zellen, namentlich auch bei intramuskulären Zotten.

Man findet die Chorionzellen in der Wand der Gefäße jeder Größe. Besonders auffällig ist die Zerstörung des Endothels. Schon bei der Annäherung der Chorionzellen degeneriert das Endothel, es wird abgehoben, durchbrochen, und die Chorionzellen gelangen in die Lichtung und können diese verstopfen, nicht nur von Capillaren, sondern auch von größeren Gefäßen.

Besondere Bedeutung wird dem Eindringen der Chorionzellen in die Gefäßwand zugesprochen, weil sie dazu beiträgt, die Rückbildung im Wochenbett einzuleiten.

Die Gestalt der Zellen wechselt ebenso wie die Größe mit dem Alter der Zellen, der Umgebung und dem Ernährungszustande.

Im allgemeinen nimmt ihre Größe von der Grenzzone nach der Tiefe der Uteruswand zu (Abb. 3). Aus den kleinen rundlichen Zellen werden etwas größere polygonale, auch spindelige und große

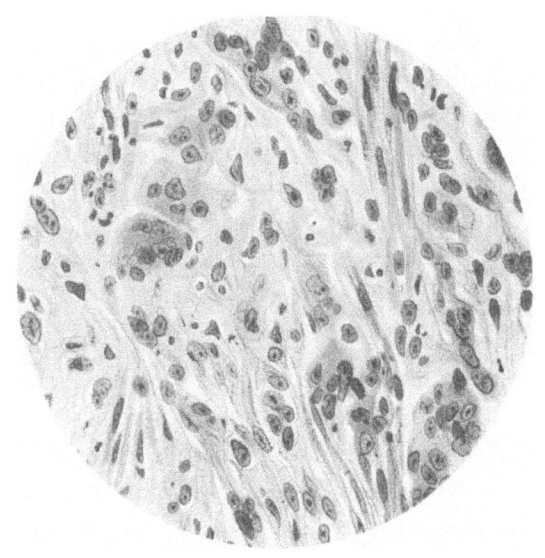

Abb. 6. Chorionepithelien in der inneren Muskulatur eines Uterus myomatosus gravid. III. mens. Große Mengen von Einzelzellen und einzelnen mehrkernigen Plasmodien liegen zwischen den Muskelfasern. (Zeiß, Ölimmersion 3,0 mm, Apert. 130. Compens. Ok. 4.)

epitheloide, schließlich unförmige klumpige und vielkernige Riesenzellen (Abb. 5 u. 6). Die spindelige Form überwiegt. Am auffälligsten werden die Zellvergrößerungen in der Muskulatur. Im Vergleich mit dem dunkeln, fast glänzend homogenen, oft vakuolisierten Protoplasma des Syncytiums mit seinen schönen gleichmäßig dunkel gefärbten Kernen haben die chorialen Riesenzellen fädigkörniges Protoplasma, unscharfe Konturen, keine Vakuolen; ihre Kerne zu Haufen zusammengedrängt haben viel spärlicheres, oft an die Kernmembran angelagertes Chromatin. Die einkernigen Zellen haben ähnliche Kerne, die oft plump, klumpig, klexig aussehen, ohne daß man darin Einzelheiten erkennen könnte; in anderen Zellkernen ist das Chromatin in gröberen Körnern und Fäden verteilt.

Die choriale Zellinvasion durchsetzt in persönlich sehr verschiedenem Grade die Basalis und die ihr anliegende Muskulatur; wodurch diese gradweisen Verschiedenheiten bedingt sind, entzieht sich der Beurteilung, doch ist es von Belang, schon jetzt darauf hinzuweisen, daß in kranken Uteri die choriale Zellinvasion besonders starke Grade annimmt (s. Abb. 6), wie früher R. Meyer, Schickele u. a. beschrieben haben. Es scheint eines ganz sicher gestellt, nämlich daß die normal dicke Decidua eine bedeutend bessere Abwehr gegen die einwuchernden Chorionzellen abgibt als andere Gewebe, insbesondere die Muskulatur, denn fehlende oder atrophische Schleimhaut, ungeeignete Schleimhaut an den Tubenecken am Isthmus uteri und in der Cervix (Aschoff, Döderlein, Nürnberger) haben eine ebenso ungewöhnlich reichliche Durchsetzung der Muskulatur zur Folge, wie die intramuskulären Gravidititäten und die Schwangerschaft im uterinen Tubenteil. Die Angaben über Chorionepithelioma malignum tubae sind demnach mit Vorsicht zu verwerten.

Wir werden in diesen kurzen Worten zur Einleitung der pathologischen Verhältnisse nicht eingehen auf die Geschichte der genetischen Einordnung der intramuralen Chorionzellen. Es sei nur erwähnt, daß die Autoren als Mutterzellen der fremdartigen Elemente der Reihe nach jede einzelne Zellart der Uteruswand angesprochen haben. Einige Autoren sehen sich sogar genötigt, verschiedene Mutterböden anzunehmen, weil sie an der örtlichen Entstehung an der Fundstelle festhalten zu müssen glaubten.

Ausschlaggebend für die Deutung als chorionepitheliale Herkunft ist in einigen Fällen der sichtbare einwandfreie Zusammenhang mit den Zellsäulen der Zotten (Abb. 3); die Untersuchung auf Serienschnitten belehrt über die ganz willkürliche örtliche und quantitative Verteilung in der Muskulatur, längs der Gefäße und in der Gefäßwand. Diese ungleichmäßige Verteilung ist bei der Auffassung als „Schwangerschaftsreaktion" mütterlichen Gewebes nicht verständlich zu machen. Ebenso ist der offenkundige Durchbruch der Gefäßwände und anderer Zeichen der Zerstörung mütterlichen Gewebes nur aus der histolytischen Kraft des Chorionepithels zu begreifen. Endlich sei ausdrücklich gesagt, daß die Zellen in der Wand nur unter der Placentarstelle vorkommen. Eine „interstitielle Drüse" der Uterusmuskulatur ist nicht erwiesen.

Damit wäre das Nötigste über die intramuralen Chorionepithelien gesagt, die sich als dritte Zellform zwischen den Langhansschen Einzelzellen und den Syncytien morphologisch gruppieren läßt, und die durch ihre auffällige Lage eine besondere Rolle in der Geschichte des Chorionepithelioms gespielt hat, bei dessen Schilderung wir den drei genannten Zellformen wieder begegnen werden.

VII. Embolie von Chorionepithel und Zotten in den mütterlichen Kreislauf.

Die einzelnen Chorionzellen gelangen, wie geschildert, vom mütterlichen Gewebe aus in die Blutgefäße und außerdem tauchen die Zotten in die Venen, meist nur oberflächlich, pathologischerweise tiefer ein, unter besonderen Umständen (Placenta increta) sehr tief in die Venen der Muskelwand. Der Abbau der embolisierten Zellen erfolgt in dem Blute durch ein besonderes Ferment (Abderhalden).

Zottendeportation, zuerst von Schmorl beschrieben, nicht tiefes Eindringen in die Gefäßbahnen der Uterusmuskulatur (Veit), sondern Abreißung und Fortspülen, Embolie von Chorionzotten (Schmorl) wird von Poten und Hitschmann für belanglos gehalten, weil die Zotten ohnehin im mütterlichen Blute liegen. Jedoch ist grade der Untergang der freien Zotten wohl kaum belanglos in der Blutbahn, während innerhalb der Placenta absterbende Teile durch einen kräftigen Fibrinniederschlag aus dem Blute heilsam abgegrenzt werden. Die Zottendeportation gilt als seltenes Ereignis und kommt bei schwierigen Geburtsverhältnissen zustande. Die Muskelkontraktionen mögen hierbei eine Rolle spielen. Die Zottenembolie würde ihre pathologische Bedeutung für die Mutter am meisten bei Placenta increta erweisen müssen. Es ist darüber nichts bekannt. Dagegen ist Chorionzellenembolie sehr häufig, nach Schmorl in 80% der Geburten; auch nach frühem Abort sollen sie häufig sein, aber nicht oder doch selten im Verlaufe der Schwangerschaft. Auch Lubarsch bespricht dieses Vorkommen mit den übrigen Parenchymzellenembolien zugleich als ein in den Folgen belangloses Ereignis.

VIII. Zur Funktion der Placenta.

In der Einleitung zur Lehre von der Blasenmole und des Chorionepithelioms ist zur Zeit die Hormonlehre als Wichtigstes hervorzuheben. Es ist anzunehmen, daß eine bessere Kenntnis der chemischen Vorgänge in der Funktion hierin gründliche Wandlung vollziehen wird. Zur Zeit erübrigt es sich, darauf einzugehen, weil wir von einer gegen die Norm veränderten chemischen Seite der Funktion des kranken Chorions kaum Nennenswertes wissen.

Von den Hormonen der Placenta kommt ein dem „Ovarialhormon" gleichwirkendes Hormon in Betracht und eines dem Hormon des Hypophysenvorderlappens gleichendes. Ausführliche Berichte s. bei A. Mayer, E. Vogt und L. Seitz (Dtsch. gynäk. Ges. Leipzig 1929).

1. „Ovarialhormon" der Placenta.

Unter sehr verschiedenen Namen geht das Ovarialhormon, über das ich bereits (1927 auf 1928) zusammenfassend berichtet habe. Es ist nach voraufgegangenen Untersuchungen, namentlich durch Allen und Doisy, bekannt geworden, die als biologisches Testobjekt die weiße Maus einführten, an der das auch anderweitig, aber besonders im Ovarium und Nieren, namentlich im Follikelsaft vorkommende Hormon die Brunstreaktion hervorruft. Die genaueren Kenntnisse über das Vorkommen des Hormons nach Zeit und Ort verdanken wir zum wesentlichsten Teil den Arbeiten von Zondek und Aschheim.

Es liegt hier nicht im Plane, über alle Stätten des Körpers zu berichten, an denen das die Brunsterscheinungen der Maus hervorrufende Hormon gefunden wurde. Es geht uns hier nur das gleichwirkende Hormon in der Placenta an, das von Zondek und Aschheim und Laqueur u. a. nachgewiesen worden ist und auch im Blute der Schwangeren nicht fehlt (Loewe, Frank, Aschheim und Zondek, Fels u. a.). Für die Frage, ob das Brunsthormon in der Placenta selber hervorgebracht wird, scheint es bedeutsam, daß es hier in besonders großer Menge zu der Zeit erscheint, wenn es im Corpus luteum nicht mehr gefunden wird. Immerhin ist hiermit nicht der Beweis erbracht, ob es dann wirklich nicht dennoch im Corpus luteum entsteht und nur schneller an die Blutbahn abgegeben wird.

Freilich ist die Menge des Hormons in der Placenta sehr groß (Allen und Doisy, Glimm und Wadehn, Dohrn). E. Vogt stellt sich unbedingt auf den theoretischen Standpunkt von J. Halban, daß die Placenta das Hormon selber liefere. Er stützt sich dabei hauptsächlich auf einen Fall von Amati, in dem 165 Tage vor der Entbindung einer Frau die beiden durch Dermoide völlig funktionsunfähig gewordenen Eierstöcke entfernt worden waren und trotzdem 3 Tage nach der Geburt mit dem Blutserum der Wöchnerin die Brunsterscheinungen bei jungen Meerschweinchen hervorgerufen werden konnten. — Die Schlußfolgerung ist ohne weiteres abzulehnen, weil die Tiere nicht kastriert waren. Ihre Ovarien zeigten alle Stadien der Follikelreifung. Ob diese durch Hypophysenvorderlappenhormon hervorgerufen wurden, ist vielleicht nicht mehr einwandfrei klarzustellen, zumal auch nicht die Placenta selber auf Hormone untersucht wurde. Als Beweis für die Anwesenheit von Ovarialhormon in der Placenta kann daher dieser Fall nicht gelten.

Es soll hiermit nicht die Möglichkeit bestritten werden, das Halbans Theorie richtig sein könne, aber der Beweis wird in künftigen Fällen von doppelseitiger Kastration in früher Zeit der Schwangerschaft nur erbracht werden können, wenn man die Placenta auf Hypophysenvorderlappenhormon und Ovarialhormon gesondert untersucht.

Das Wachstum der Mammae in der Schwangerschaft und ihre Funktion ist ebenfalls mit dem Placentarhormon in Zusammenhang gebracht (Halban), wahrscheinlich dem Ovarialhormon der Placenta.

2. „Prolan", das Hormon des Hypophysenvorderlappens in der Placenta.

In der Placenta ist durch den Tierversuch ein in der Wirkung des Hypophysenvorderlappens gleiches Hormon nachgewiesen worden, insbesondere von Zondek und Aschheim. Die wichtige Frage, ob es in der Placenta gebildet werde, oder hier nur gespeichert, ist wiederholt, so besonders von Kraul und Rippel, Philipp u. a. erörtert worden. Die Pathologie wird hier vielleicht vorläufig das letzte Wort zu sprechen haben (s. weiter unten). Das Hormon des Hypophysenvorderlappens wird von Zondek „Prolan" genannt, zunächst unter Hintanstellung der Frage, ob eine stoffliche Übereinstimmung zwischen dem Hormon, der Placenta und dem Hypophysenvorderlappen besteht, oder nur in der biologischen Wirkung auf die Ovarien unter unbekanntem Zusammenspiel mit den übrigen Organen.

In diesem Abschnitte sollte von der Funktion der Placenta die Rede sein, und wir setzen als bekannt voraus, daß die hormonale Wirkung sich bei infantilen Tieren in gewissen rudimentären Formen der sexuellen Frühreife äußert, ganz besonders in der Bildung von lutinösen Körpern.

Die Wirkung eines Placentarinkretes in wässeriger Placentaremulsion hatten Murata und Adachi schon durch intraperitoneale Injektion bei Nagern erwiesen. Schon jugendliche Tiere zeigten an den Ovarien und den Genitalien Reifeerscheinungen und erwachsene Tiere hatten bis zu 100 Stück Corpora lutea meist mit zentraler Blutung, mit und ohne Eizelle, geplatzt und ungeplatzt, meist größere als normale. Die gleiche Wirkung erzielten sie mit Blasenmole und Chorionepithelioma malignum. Sie schließen aus ihren Experimenten auf eine schützende Wirkung des Placentarinkretes auf das Corpus luteum der Gravidität. Offenbar haben die Autoren das dem Hypophysenhormon in der Wirkung gleiche Hormon der Placenta (Prolan) erprobt. Aber erst durch die Untersuchungen von Zondek und Aschheim ist dieses klar geworden.

IX. Die Bedeutung ähnlicher hormonaler Erscheinungen ohne Schwangerschaft.

Die Pathologie fördert zuweilen auf Umwegen die normale Physiologie. Wir erfuhren, daß die Frage offen steht, ob die Placenta „Prolan" hervorbringt oder speichert. Da man die Hypophyse bisher nicht ausschalten kann, sind wir auf Vermutungen und auf die Pathologie angewiesen, mit der das biologische Experiment nicht wetteifern kann.

Die Wege der hormonalen Wirkung sind wenig bekannt. Umwege über verschiedene Inkretdrüsen sind wahrscheinlich. In dieser Richtung ist ein von G. A. Wagner beschriebener Fall sehr bedeutsam. Die 34jährige Frau, die vor 6 Jahren einmal geboren hatte, vermißte seit 4 Monaten die Menses. In den Brüsten war reichlich Colostrum. Die bläuliche geschwollene Vagina und der vergrößerte weiche Uterus und ein Adnextumor führten wegen Annahme einer Graviditas extrauterina zur Operation, bei der sich große cystische lutinöse Tumoren beider Ovarien genau so fanden wie bei Blasenmole und Chorionepitheliom. Eine Schwangerschaft bestand nicht. Nach der Operation begann unter starker Spannung der Mammae die Milchsekretion wie nach einer Geburt und die Frau hatte heftige Schweiße wie im Wochenbette. In der Schleimhaut des Uterus wurde Decidua gefunden, ebenso auf der Serosa; die Uteruswand zeigt die für Schwangerschaft typische Auflockerung, und das verdickte Vaginalepithel hat eine stark verhornte Schicht. Als Ursache aller genannten für Schwangerschaft bezeichnenden Veränderungen fehlt weiter nichts als die Schwangerschaft, dagegen wurde auf Grund von Röntgenbildern und von klinischen Erscheinungen des Zentralnervensystems und der Augenuntersuchung ein gutartiger Hypophysentumor angenommen.

Unter Voraussetzung der Richtigkeit dieser Diagnose betrachten wir die pathologische, unmäßig gesteigerte Luteinzellenwucherung in den Ovarien als unmittelbar hervorgerufene Wirkung der gesteigerten Funktion der Hypophyse, und die Schwangerschaftszeichen an Uterus, Vagina, Mamma als unmittelbare Folge. Dieser Befund Wagners und seine Deutung verpflichtet uns also der Frage nachzugehen, inwieweit auch normalerweise die hormonale Wirkung der Schwangerschaft über die Hypophyse auf die Ovarien und über diese auf die Geschlechtsorgane einschließlich der Mamma vor sich geht.

Die verstärkte Tätigkeit der Hypophyse ist in Wagners Falle nicht durch Schwangerschaft hervorgerufen, diese ist also nicht unerläßlich zur Herausbringung der genannten Erscheinungen. Daher ist der Befund Wagners auch von nicht zu unterschätzender Bedeutung für die Frage, ob die Placenta selber oder nur die Hypophyse das „Prolan" liefert. Wir werden im Abschnitte über Blasenmole und Chorionepitheliom darauf zurückkommen, wollen aber schon hier darauf hinweisen, daß die hochgradige Wucherung der Luteinzellen bei diesen Erkrankungen nicht geeignet ist, die Annahme einer Erzeugung von „Prolan" im Chorionepithel zu beweisen, weil die gleichen Ovarialveränderungen auch ohne Placenta im Falle Wagners zustande kommen.

Mit Recht setzt G. A. Wagner seinen Befund in Vergleich mit den Fällen von Persistenz des Corpus luteum, die ebenfalls ohne vorhandene Befruchtung eines Eies mit den histologischen und funktionellen Erscheinungen der Schwangerschaft am Corpus luteum und Uterus einhergehen.

Die Luteinzellenwucherung genügte allein ohne Schwangerschaft, die hormonale Wirkung auf die Geschlechtsorgane einschließlich der Mammae hervorzurufen, und Wagner ist überzeugt, daß die in der Eile des Notfalles versäumte Schwangerschaftsreaktion positiv ausgefallen sein würde. Die Reaktion auf Hypophysenvorderlappenhormon, das wohl so gut wie sicher die Luteinwucherung hervorgebracht hatte, wäre freilich auch nach der Totalexstirpation am Platze gewesen, da die Hyperplasie oder der gutartige Tumor der Hypophyse weiter bestand. Man sollte deshalb in Zukunft auch bei einfacher Persistenz des Corpus luteum von so langer Dauer, wie in einem Falle Wagners, und ganz besonders bei pathologischen Wucherungen der lutinösen Zellen ohne Gravidität die Schwangerschaftsreaktion mit Urin (Aschheim-Zondek) versuchen. Der schöne Fall von Wagner gibt aber auch ohne Reaktion, gerade durch die Veränderung im Ovarium Gewißheit, daß die Hypophyse ohne Schwangerschaft, also ohne Placenta, enorme Mengen von Hormon hervorbringen kann.

Unser Schluß hat zu lauten: Es ist bis heute der Beweis nicht erbracht, daß die Hormone von der Placenta gebildet werden, wenn auch die Möglichkeit nicht abzuweisen ist, denn mit Recht sagt L. Seitz: Die Chorionepithelien versehen die Funktion so vieler späterer Organe, daß man ihnen bei ihrer geringen Differenzierung auch die hormonale Funktion zutrauen könnte.

B. Blasen- oder Traubenmole.
Mola hydatidosa oder hydatiformis.
I. Namengebung. Häufigkeit, Ausgang, Zusammenhang mit Chorionepithelioma.

Am meisten gebräuchlich im Deutschen ist Blasenmole (Mola vesicularis oder cystica) und Traubenmole (Mola botryoides). Der in Fremdsprachen und bei uns ebenso gebräuchliche Ausdruck Mola hydatidosa stammt von der alten parasitären Anschauung. Der abgeänderte Ausdruck Mola hydatiformis trägt der neueren Auffassung besser Rechnung.

Die Geschichte der Blasenmole von Aetius bis Marchand siehe bei Koßmann und bei Essen-Möller, Briquel, Kleinwächter. Alte Literatur siehe bei Boivin et Dugès (1833) und in Virchows Onkologie. Seit dem Altertum bekannt, wird die Blasenmole von Schenck von Grafenberg als eine besondere Form der Mole genannt. Auch bei Sunde (1911) ist ein kurzer geschichtlicher Überblick gegeben. Neuere zusammenfassende Arbeiten und Referate siehe auch bei Hinselmann, Lahm (Literatur 1913—1924) und O. Frankl 1927. Nach Koßmanns Angabe hat bereits Hippokrates die Blasenmole richtig erkannt. Der Volksmund spricht von Sonnenkind, Teufelsbrut, Windei, Mondkalb (Boit), um das Widernatürliche zu kennzeichnen. Lange Zeit hielt man die Mole für einen tierischen Parasiten. Ruysch (1691) erkannte die Zugehörigkeit zur Placenta. Näheres über die Namen siehe bei Essen-Möller in einem Anhang des Philologen Prof. Tegnér.

Nebenbei sei der Blasenmole bei Tieren gedacht, die in seltenen Fällen vorkommt und nur beim Rinde einigermaßen bekannt ist. Sie zeigt wesentliche Unterschiede von der des Menschen, insofern keine Besonderheit des Zottenepithelüberzuges vorkommt entsprechend der geringen Angriffskraft des normalen Chorionepithels; ferner ist in den vergrößerten Zotten nach Mühlenbruch das Stroma hyperplastisch. Die Zellen und Fasern sind vermehrt. „Überall verlaufen zugleich mit den Bindegewebsbündeln zahlreiche Blutgefäße nach den peripheren Teilen. Hier liegt oft Blutgefäß neben Blutgefäß". In den dichteren fibrillären Partien liegt eine Unmenge Capillaren zwischen den Fasern. Hämorrhagien treten auf und eine

Menge Rundzellen. Die vergrößerten Zotten sind zuerst derb und werden erst allmählich vom Zentrum her verflüssigt. Selbst die faustgroßen Blasen lassen ein feines, netzförmig verzweigtes Gefäßsystem durchscheinen. Man trifft Gefäße an, deren Wandung aus mehreren Lagen Bindegewebsfibrillen und elastischen Fasern bestehen. Die Gefäße sind auch bei vorgeschrittener Verflüssigung des Stromas noch ohne Zusammenhang mit ihm inselweise zu sehen. Solche Blasenmolen wurden nach der Geburt normaler Kälber gesondert ausgestoßen. (Literatur außer in den Lehr- und Handbüchern der Tierheilkunde und Tierpathologie bei Mühlenbruch.)

Die Blasenmole ist eine Erkrankung der Placenta, insbesondere ihrer Zotten und befällt Frauen jeden Alters, ohne Bevorzugung bestimmter Altersklassen, wie Essen-Möller entgegen älteren Ansichten berechnet hat. Es ist L. Zeiß auffällig, daß von seinen 7 Blasenmolenpatientinnen 4 im jugendlichen Alter von 16—21 Jahren stehen, 2 Frauen dagegen 40 bzw. 50 Jahre alt sind. Nur eine Frau steht mit 35 Jahren in der Mitte. Die Nachuntersuchung der jugendlichen Patientinnen ergab für den Zeitraum von $1/_2$—12 Jahren keine Wiederholung einer Blasenmolengeburt oder maligner Rezidive. Die Zahl dieser Fälle ist indes zu klein.

Mehrfache Wiederholung bei derselben Frau ist überhaupt nicht häufig, meist nur 2—3mal, aber auch 6mal (Hermont), 11mal (Maier) und sogar 18mal (Essen-Möller). In einem Falle (Bazan) kam wiederholt Blasenmole zwischen normalen Geburten vor. Nach der Zusammenstellung Essen-Möllers werden alle Altersklassen der Gebärenden befallen, dementsprechend besonders das 3. und 4. Jahrzehnt. Nach Remmelt werden besonders Vielgebärende bevorzugt. Als klinische vielleicht ursächlich mitwirkende Erscheinungen werden Albuminurie, Nierenleiden sowie andere Vergiftungserscheinungen angegeben, die jedoch zum größten Teile sekundär sein mögen (s. Pathogenese). — Nicht selten folgen auf Blasenmolen später normale Geburten (Sunde).

Die Erkrankung endet oft mit spontaner Ausstoßung, nicht selten mit teilweiser Zurückhaltung und in einigen Fällen mit Chorionepitheliom. Die Blasenmole soll nach Kehrer im 4. und 5. Monat am häufigsten ausgestoßen werden, doch sind Fälle von 2. und 3. Monat ebenso wie im 6.—9. Monat nicht selten. Übertragung bis 11 und 14 Monate kommt dagegen nur in vereinzelten Fällen zur Beobachtung. Gaifami gibt sogar 17 Monate an.

Die Blasenmole ist an sich stets der Gegenstand besonderer Beachtung gewesen. Neuerlich hat sie erhöhte Bedeutung gewonnen als häufiger Ausgangspunkt für das Chorionepithelioma malignum. Nicht als ob Blasenmole ein notwendiges Übergangsstadium wäre. Zwar geht vielen Chorionepitheliomen eine Blasenmole voraus, aber einerseits ermangeln sehr viele Fälle scheinbar dieses Vorstadiums und andererseits hat die größte Anzahl von Blasenmolen keine Tumorbildung im Gefolge. Das vermittelnde Glied ist vielmehr nur die Wucherung des Chorionepithels, die nicht alle, wohl aber die Mehrzahl der Fälle von Blasenmole begleitet, nur mit dem Unterschiede, daß sie meist keinen sehr erheblichen destruktiven Einfluß auf das mütterliche Gewebe ausübt, vielmehr zur Rückbildung geneigt ist und vor allem mit dem Unterschiede, daß die Epithelwucherung nach Ausstoßung oder Ausräumung der Blasenmole nicht selbständig weiter besteht. Also bei der gutartigen Blasenmole besteht keine selbständige Epithelwucherung ohne Zotten, beim Chorionepitheliom Epithelwucherung mit und ohne Zotten.

Als besonders auffällig muß ich es bezeichnen, daß trotz der engen Zusammengehörigkeit von Blasenmole und Chorionepitheliom die Fälle von meist irreführend sogenannter „destruierender Blasenmole" scheinbar nicht öfters Chorionepitheliom im Gefolge haben, obgleich auch bei ihnen starke Epithelwucherung verschiedene Male beobachtet worden ist. Eine nicht unerhebliche Übereinstimmung mit dem Chorionepitheliom hat übrigens die Blasenmole noch darin, daß die von ihr ausgehenden Zellembolien in der Lunge eine den Metastasen des Chorionepithelioms ähnliche, wenn auch nicht ohne weiteres als maligne anzusehende Proliferation zeigen, während die bei normaler Placentation mit und ohne Eklampsie vorgefundenen Embolien eine Rückbildung erfahren (Schmorl). — Auch hat man an Vaginalmetastasen von Blasenmolen und beim Chorionepitheliom die destruktive Wucherung des Zottenepithels beobachtet und ebenso einwandsfrei ist der direkte Zusammenhang der malignen Chorionepithelwucherung am Placentarsitze selber nachgewiesen worden. Risel stellt schon aus der Literatur (1903) 16 Fälle auszugsweise zusammen, in denen dieser Nachweis gelang, und ich habe selber sowohl im Uterus als auch in Vaginalmetastasen den Zusammenhang an sehr deutlichen Beispielen gesehen (s. auch destruierende Blasenmole).

Aus allen diesen Beobachtungen ergibt sich die Notwendigkeit, uns mit der Blasenmole im Zusammenhange mit dem Chorionepitheliom zu befassen.

Zunächst zur zahlenmäßigen Erläuterung des eben Gesagten über die Zusammengehörigkeit von Blasenmole und Chorionepitheliom einige Mitteilungen aus der Literatur.

Die Angaben über den Ausgang der Blasenmole schwanken sehr stark. Krömer fand bei 7 Blasenmolen 2 Fälle gefolgt von Chorionepitheliom, Pestalozza von 50 Blasenmolen 7 Fälle, König von 12 Fällen keinen, von Diringshofen unter 20 Fällen keinen, L. Zeiß von 7 Fällen 1 Fall, Sunde von 122 lange beobachteten Fällen nur 6, also kaum 5%, Seitz 6%, Hitschmann und Cristofoletti geben $7,5\%$ an, Ebnöther $11,1\%$, Ford sogar 16%.

Andererseits hatten an Chorionepitheliom erkrankte Frauen zuvor Blasenmolen gehabt in 39% bei Ladinski, in $33-40\%$ bei Kehrer, in 50% bei Eiermann, in 36% bei Teacher, in $41,5\%$ bei Briquel, in 44% bei Hitschmann und Cristofoletti, in $41,86\%$ bei Alfieri; bei Findley waren es $47,1\%$, bei Tweifel und bei Ford je 50%. Von meinen Fällen hatten 68% Blasenmole vorher gehabt.

Hinselmann hat die Statistiken mehrerer Autoren zusammengereiht; danach entsteht Chorionepitheliom in

37 Fällen nach Blasenmole,	49 nach ausgetragener Schwangerschaft,	59 nach Abort	(Teacher),
203 „ „ „	99 „ „ „	135 „ „	(Polosson et Violet)
116 „ „ „	51 „ „ „	73 „ „	(Hitschmann und Cristofoletti)
77 „ „ „	36 „ „ „	20 „ „	(Pierce).

Diese Zahlen haben keinen endgültigen Wert, da hierbei häufig eine neue junge Schwangerschaft mit Abort oder gar junger Blasenmole übersehen wird, so daß die Zahlen von Chorionepitheliomfällen nach ausgetragener Schwangerschaft zu hoch gegriffen werden.

Nimmt man hinzu, daß bei $4/5$ aller Aborte partielle Blasenmole oder doch blasige Zotten von Storch gefunden wurden[1], so ist der pathogenetische Zusammenhang mit

---

[1] Gierse hat schon 1847 behauptet, daß in Abortplacenten sehr häufig die Zotten hydropisch quellen und alle Übergänge von diesen bis zu der ausgebildeten Blasenmole zeigen. — Jedenfalls sind auch nach meinen eigenen Befunden einzelne Blasen in jugendlichen Abortplacenten recht häufig.

Blasenmole vielleicht noch wesentlich öfters als in 40—50% der Tumoren, wie gesagt bei mir 62%. Sunde hat unter 38 Fällen von Chorionepitheliom 43,6% nach Blasenmole, 29,3% nach Abort, 22,1% nach normaler Gravidität und 5% nach Extrauteringravidität beobachtet.

II. Grobe Anatomie.

Das makroskopische Bild der Blasenmole ist höchst bezeichnend, ja fast unverkennbar, doch sind schon Verwechselungen mit dem traubenförmigen Sarkom des Uterus unterlaufen. An Stelle der in Cotyledonen abgeteilten unentwirrbaren Masse der Zottenbäumchen sind locker gelagerte, zur Abtrennung geneigte, größere helle, weißliche Blasen getreten. Die Blasen können zwar mikroskopische Ausdehnung behalten, aber im ausgeprägten Falle erreichen sie von Stecknadelkopf- bis Kirschgröße, selten darüber, meist etwas eiförmig, wie die Beeren von spanischem Wein. Die ganze Masse sitzt der Chorionhaut auf. Zahllose Beeren hängen dicht gedrängt an langen bis zu mehreren Zentimeter langen oder kurzen fadendünnen Stielen in mehr oder weniger großen Doldenhaufen zusammen, zuweilen hintereinander rosenkranzartig gereiht.

Die der Decidua näher liegenden, peripheren Zottenblasen sind meist am größten. v. d. Hoeven schließt daraus, daß die näher der Chorionhaut gelegenen Zotten sich noch vermehren. Dieser Schluß ist keinesfalls berechtigt, zumal dieses Größenverhältnis die Regel ist, auch wenn die der Chorionhaut anliegenden Zotten ebenfalls blasig sind. Die peripheren Zotten werden eher blasig oder sie nehmen mehr Nahrung auf, weil sie der Blutquelle näher liegen. — Ich muß aber ausdrücklich hervorheben, daß ich recht oft die peripheren Blasen kleiner gefunden habe.

Die größeren Beeren der Mole sind sehr dünnwandig, weißlich, leicht schillernd, durchscheinend. — Die Größe der Blasenmole kann bis zu mehreren Litern betragen. Doch kommt bei der Gewichtsangabe (4750 g in einem Falle von Kehrer) Blutgerinnsel mit in Rechnung.

III. Das Verhalten des Uterus. Reaktion des Gewebes. Ausstoßung und Retention der Blasenmole. Hämatombildung.

Blasenmole in situ wird verhältnismäßig selten gesehen. Marchand, der 1895 die erste genauere Beschreibung eines solchen Falles gibt, führt auch die spärliche Literatur an. Die älteren Angaben werden noch von Virchow als unzuverlässig betrachtet. — Ich habe 5 solcher Fälle gesehen zum Teil mit, zum Teil ohne Chorionepitheliom und einiges davon (1927) beschrieben.

Der Uterus bei Blasenmole wird oft als verhältnismäßig vergrößert angegeben im Vergleiche mit normaler Schwangerschaftszeit, zuweilen jedoch als verkleinert bezeichnet. Dieses hat unberechtigtes Erstaunen hervorgerufen. Die Blasenmole hat natürlich ein größeres Volumen als die normale Placenta, ihr Wachstum ist aber beschränkt, weil sie abstirbt, und zwar sehr oft vor Ablauf der ersten Hälfte der Schwangerschaft; es fehlt außerdem das Fruchtwasser, und so bleibt spätestens vom 5. Monat ab der Uterus im Vergleich zur normalen Schwangerschaft klein. — Die Form des Uterus gleicht etwa der bei gewöhnlicher Schwangerschaft. Seine Innenfläche ist zuweilen gar nicht abweichend, manchmal aber sehr uneben oder, wie Schweitzer bei Blasenmole in situ angibt, höckerig mit Vorsprüngen, richtiger mit Vertiefungen.

Die Uterusschleimhaut wird zuweilen bei Blasenmole in frühem Stadium der Gravidität noch als dicke Decidualschicht gefunden (Seitz), später wird sie meist sehr dünn; die fibrinoide Degeneration der Decidua ist oft ausgesprochen stark, doch ist das kein qualitatives Vorrecht bei Blasenmole. Die Fibrinoidschicht der Decidua kann an Stelle starker chorialer Einlagerung fehlen; auch die Decidua fehlt oft, so daß die Zell-

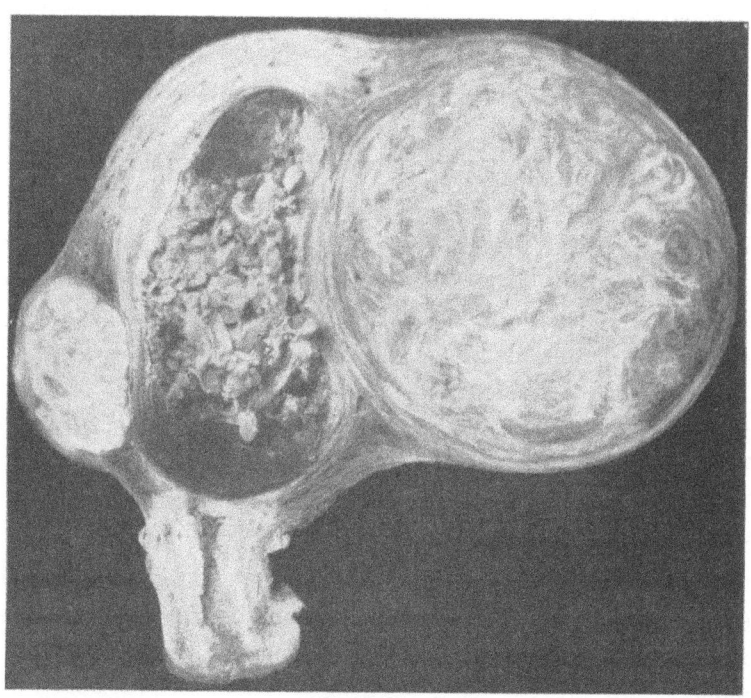

Abb. 7. Mannskopfgroßer Uterus mit Myom einer 44jährigen Frau. 5 Monate nach der letzten Menstruation durch Operation entfernt. Sagittalschnitt durch den Uterus. Lichtbild etwa ¹/₂ nat. Größe. (Aus R. Meyer in Festschrift für Morpurgo 1927.)

massen direkt mit der Muskulatur in Verbindung treten. Teils unmittelbar vom intervillösen Raume, doch zu viel größerem Teile auf dem Umwege der Gewebsspalten und durch die Gefäßwände hindurch dringen die Chorionzellen wie auch bei normaler Gravidität in die Gefäße und brechen in die Lumina ein, um sie schließlich ganz auszufüllen.

Oft ist die choriale Zellinvasion in der Decidua basalis und auch in der anliegenden Muskulatur vermehrt (Marchand, L. Fränkel, Neumann, v. Franqué, Schmorl, Durante, Segall), doch nicht in stärkerem Maße oder kaum so ungewöhnlich stark, wie man es auch bei anderen meist pathologischen Uteri findet. Langhans vermißte sogar die hauptsächlich von Marchand hervorgehobene choriale Zellinvasion. Frankl fand sie ebenfalls nicht bedeutend. Auch die ausführliche Beschreibung von Essen-Möller ergibt in den Einzelheiten nichts, das sich nicht an der Anhaftungsstelle auch normaler Placenten nachweisen ließe. — Während in einzelnen Fällen die Uteruswand wenig von dem Verhalten bei normaler Schwangerschaft abweicht, sind die Veränderungen in anderen

Fällen sehr viel erheblicher ausgeprägt und steigern sich ohne schroffen Unterschied, sondern fließend von Fall zu Fall bis zu den beim Chorionepitheliom hochgradigen Veränderungen, deren äußerste Grade als Gerinnung und als Verflüssigung des Gewebes zu bezeichnen sind. Die Verflüssigung bedeutet den schwersten Grad der Destruktion, dagegen die Gerinnung des Gewebes kann noch so hochgradig sein, ohne daß allein hieraus die „Malignität" abzulesen wäre. Näheres darüber ersehe man im Kapitel Chorionepitheliom.

Für den Durchschnitt der Fälle kann man mit einer etwas gesteigerten chorialen Zellinvasion in die Uteruswand und einer vermehrten Koagulationsnekrose in dieser rechnen

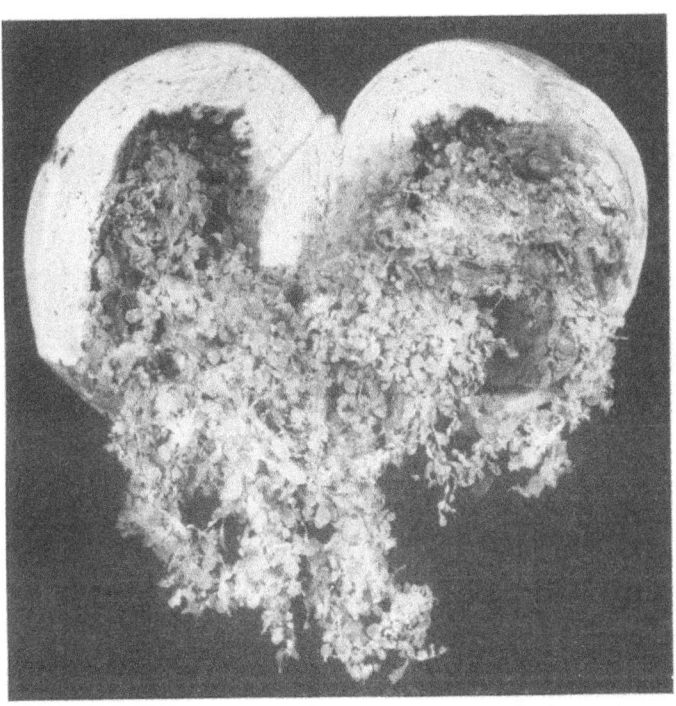

Abb. 8. Uterus supravaginal amputiert. (Dr. Laserstein, Pr. 4502.) 45jährige Frau. (Aus meiner Arbeit 1927, Fall 2.) Blasenmole einer 45jährigen Frau, 7½ Wochen nach der letzten Regel. Kindskopfgroßer Uterus. Etwa 200 ccm der Blasenmole sind bei Eröffnung des Uterus durch supravaginale Amputation bereits herausgefallen. Die festhaftende Masse hat zackig unscharfe Grenze. Zotten sind in die Blutgefäße tief vorgedrungen mit lebhafter Epithelwucherung, die in die Umgebung zerstörend einwächst. Chorionepithelioma malignum. Heilung dauernd. Urin negativ.

die einem auf das Mehrfache verdickten Nitabuchschen Streifen der normalen Placentation entspricht.

Von 5 Uteri mit festhaftender Blasenmole, die ich untersuchte, wurden 2 wegen falschen Verdachtes auf eine bösartige Geschwulst (Sarkom oder Carcinom) exstirpiert, 2 wegen tatsächlich vorhandener Myome. Es läßt sich daraus zahlenmäßig nichts entnehmen. Im allgemeinen scheinen Uteri mit Blasenmole und Chorionepitheliom selten zugleich andere Geschwülste zu enthalten. Die Entstehung von Blasenmole hat demnach keine Beziehung zur Eiimplantation auf oder über einem submukösen Uterusmyom (Fälle von Schröder, Gottschalk, R. Meyer). Das sind Zufälle und ich habe wiederholt normale Placentation über myomatösem Boden gesehen.

Die Retention der Blasenmole kann viele Monate dauern (Hallauer, Kamann, Frankl). Meist aber löst sie sich zum größten Teile los unter Hinterlassung einzelner Reste.

Die größeren Blasenmolen werden meist in vielen Einzelteilen geboren. Zuweilen gehen der Geburt oder der Ausräumung in längeren oder kürzeren Pausen Teilentleerungen voraus. Jedenfalls ist das natürliche Bestreben des Uterus darauf gerichtet, sich der Blasenmole zu entledigen. Steht die Blasenmole mit der Chorionhaut noch in gutem Zusammenhange, so kann sie im ganzen oder doch zum größten Teile im Uterus zurückbleiben, wenn sie auch größtenteils abgelöst ist und nur an einer Stelle an der Uteruswand festhaftet.

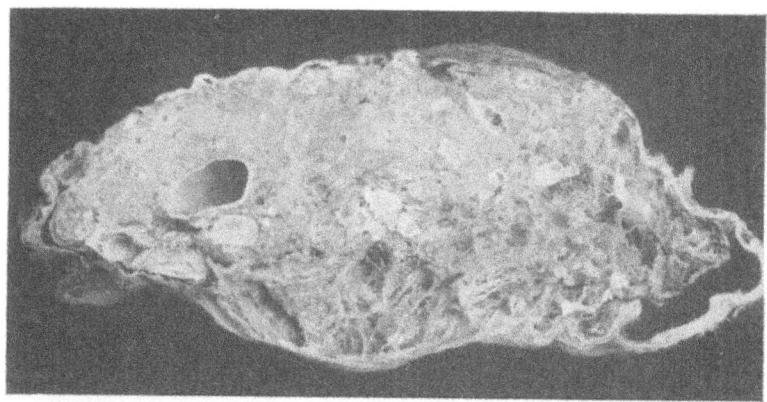

Abb. 9. Angeblich 4 Monate alte Hämatom-Blasenmole. In einer stark geronnenen Blutmasse (durch Retention und Formalin farblos geworden) sieht man auf dem Durchschnitt einige große und viele kleine Blasenzotten, zum Teil wie Cysten mit weißlich, schwach bläulich glatter Wand. Die Masse ist von derber Eihaut umgeben, Eihöhle kaum angedeutet. (Lichtbild etwa $^1/_2$ natürl. Größe.)

Mit der allmählichen Ablösung hängt es zusammen, daß nur von Zeit zu Zeit unbedeutende Blutungen erfolgen und daß selbst sehr große Blasenmolen, wie in einem Falle von Rhenter nahe dem Ende der scheinbaren Gravidität fast ohne Blutung ausgestoßen werden können; sie liegen eben schon größtenteils abgelöst im Uterus. Die Ablösung erfolgt mechanisch, durch die Vergrößerung der Haftzotten, durch die Schwere und Uteruskontraktionen. Bei längerer Zurückhaltung der Blasenmole mit schubweiser Ablösung kommt es zur retroplacentaren Blutung und auch zu intraplacentarer „Hämatombildung". In solchen Fällen findet man die Blasen an der mütterlichen Seite mit Decidua besetzt, mit Blutkoagula und Fibrin vermengt, so daß besonders nach längerer Zurückhaltung im Uterus ein unentwirrbares Gemenge entsteht. Gaifami, der einen ebensolchen Fall beschreibt und ähnliche aus der Literatur anführt, macht daraus eine besondere Form der Hämatomblasenmole; es ist das aber weiter nichts als nachträgliche Hämatombildung, wie wir sie bei allen längere Zeit im Uterus zurückgehaltenen Eiern (s. Hämatommole) oder Placentarteilen kennen. Solche Hämatomblasenmolen sind übrigens selten beschrieben worden (Krömer, Stoeckel, R. Meyer). Auch Hallauers Fall von etwa 6 monatiger Zurückhaltung im Uterus ist durch Blutuntermischung und Fibrinniederschlag aus dem Blute im Zwischenzottenraum zu einer fleischmolenartigen Masse umgewandelt. — Ich habe (1927) einen Fall von Retention einer partiellen diffusen Blasenmole mit Hämatomen beschrieben. Bemerkenswert war daran der Zusammenhang der Placenta in normaler Gefäßverbindung mit einem macerierten Fetus durch eine normale Nabelschnur. — Die starke Durchsetzung der Placenta mit Hämatomen ist Folge der Retention ebenso wie bei anderen Eiern. Die teilweise erfolgte Ablösung der Placenta, die Unfähigkeit des Uterus, sich zusammenzuziehen, bedingt Blutungen in den Zwischenzottenraum bis unter die Chorionhaut. Durch Absterben des gerinnunghemmenden Syncytiums der Zotten kommt es zur sogenannten „Infarzierung". — Der Fall ist außerdem von Bedeutung dadurch, daß eine Placenta marginata vorlag mit Blasenzotten im extrachorialen Randgebiete. Außer dem genannten Falle habe ich 3 Fälle von Haematom-Blasenmole ohne Feten gesehen.

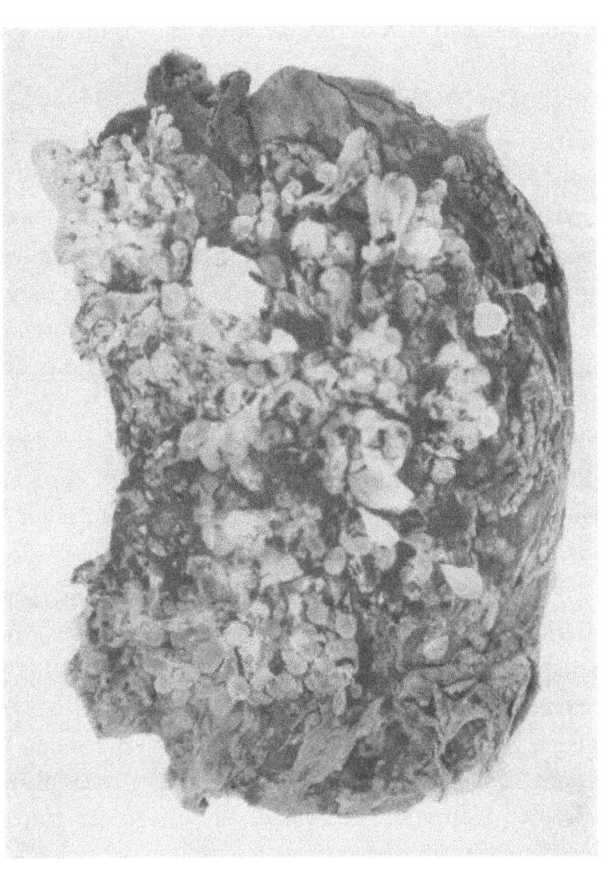

Nach Gaifami soll die Blasenmole nicht überall, sondern nur an einer umschriebenen Stelle der Uteruswand anhaften; das ist natürlich nicht von vornherein so, aber tatsächlich lösen sich die blasig entarteten Haftzotten leicht ab, so daß nur einige, besonders die tiefer in die Gefäße vorgedrungenen Zotten haften bleiben. In drei Fällen von Blasenmole in situ fand ich die ursprüngliche Anhaftungsstelle der Placenta in durchaus normaler Ausdehnung, wie man aus der Ausdehnung des Nitabuchschen Fibrinstreifens und der Chorionepithelbesiedelung der Schleimhaut ersehen kann, aber die blasigen Basalzotten haben sich zum großen Teil von der Decidua abgelöst. — Wenn trotz der erwähnten mechanischen Vorbedingungen zur leichten Ablösung der Blasenmole von der Uterus-

Abb. 10. Blasenmole mit Hämatom 5 Monate nach Beginn der Schwangerschaft ausgestoßen. Das dunkle, geronnene Blut liegt zum Teil zwischen den Zotten und bildet hauptsächlich außen (rechts im Bilde) eine derbe Mantelschicht.
(Lichtbild etwa ⅕ nat. Größe.)

wand die Ausstoßung unterbleibt, so liegt das entweder an einer partiellen tiefen Verankerung von Zotten in mütterlichen Gefäßen, eine bei Blasenmole auffallend häufige Erscheinung, oder die Uteruskontraktionen bleiben aus. — Ich habe die Frage schon früher (1927) aufgeworfen, ob dieser Mangel mit der pathologischen Luteinbildung zusammenhängen mag.

IV. Vollständige und teilweise Blasenmole. Zwillingsplacenta. Blasenmole mit Fetus.

Es soll Blasenmole schon in früher Zeit entstehen, bei der die Blasenzotten ringsum bestehen. Eine Eihöhle und Embryo fehlen auch dann meistens (Kaufmann), so daß es bei einigermaßen vorgeschrittener Schwangerschaftszeit, etwa von drei Monaten ab, kaum möglich sein dürfte, zu entscheiden, ob die Zotten wirklich ringsum blasig geworden sind. Kehrer und Boit beschreiben solche als totale Blasenmole bezeichneten Fälle im Gegensatz zur partiellen, die nur die Placenta, aber nicht das Chorion laeve betrifft. van der Hoeven vermißte in einem Falle von junger Blasenmole Zotten an der Eikapsel. Im Gegensatz hierzu sahen Michael, Winogradow, Melcieul, v. Franqué und Gottschalk je eine normale Placenta und nur das Chorion laeve von Blasenzotten besetzt. Man nennt aber auch „partielle Blasenmole" solche Fälle, bei denen ein Teil der Placenta selber normal ist und ein Teil blasig verändert (Gregorini, Kehrer, Essen-Möller). Es kann ein abgegrenzter Teil blasiger Zotten, ein Quadrant oder ein Kotyledo in der sonst normalen Placenta liegen (Ruysch, Virchow, Kehrer). Ich habe kranzförmige Blasendegeneration der Placenta gesehen bei erhaltenem größerem zentralen Teile. Ich verdanke das Präparat Herrn Geheimrat Taenzer mit der Angabe, daß nur diese eine Placenta ausgestoßen wurde und ein lebendes Kind dazu. Dieser Angabe entsprach, daß die Zotten in dem größeren zentralen Teile völlig normal waren und ebenso die mit frischem Blute gefüllten großen Gefäße der Placenta und der Nabelschnur.

Außer dieser Beschränkung der Blasenzotten auf einen umgrenzten Abschnitt (Quadranten, Kotyledo), der einem kleineren oder größeren Gefäßabschnitte einzelner Äste entspricht oder wie in meinem Falle von zirkulärer Blasenmole den peripheren Kotyledonen, haben wir aber auch die Bekanntschaft zerstreuter Einzelblasen zwischen normalen Zotten zu machen. Solche Fälle sind schon lange (s. Virchow) bei Aborteiern bekannt, und nach Storch soll Villers (1841) das gleiche geschildert haben[1]. Penkert beschreibt aber auch in einem Ei im zweiten Monate, das hoch im (exstirpierten) Uterus haftet, zwischen den normalen Zottenmassen der körnig blasigen Placenta zerstreut zahlreiche Blasenzotten, und zwar ohne Chorionepithelwucherung weder an den Blasenzotten, noch an der Placentarstelle des Uterus, ein Fall, der wegen großer Luteincysten uns noch später beschäftigen wird. Martin (1867) zeigte bereits zerstreut blasige Zotten bis zu Kirschgröße in sonst normalen Placenten bei normalen Feten von 3 und 8 Monaten und Storch (1878) solche an einer ausgetragenen Placenta, und zwar ausdrücklich an der zu einem lebenden Kinde gehörenden Placenta, nicht an einer Zwillingsplacenta, von der er auch einen Fall beschreibt. — Hauch sah zwei Fälle von partieller Blasenmole, die er als möglicherweise von Ödem herrührend bezeichnet. — Ich muß ausdrücklich betonen, daß ich bei stärksten Graden allgemeinen Placentarödems keine Blasenzotten gefunden habe. — Ja, es gibt sogar eine einzige blasige Zotte von Walnußgröße als partielle Blasenmole in einer Tubenplacenta, deren Zotten nur mikroskopische Anfänge der Blasenmolenbildung zeigen sollen.

---

[1] S. a. S. 974 Fußnote.

Schließlich muß ich noch hervorheben, daß ich in dem oben erwähnten Falle von Retention der Placenta marginata mit Hämatomen die zerstreuten Blasenzotten ebenso im extrachorialen Randgebiete traf wie in der übrigen Placenta. Das ist deshalb von Bedeutung, weil die Zotten des Margo erst später entstehen (s. Placenta marginata), als die übrige Placenta, etwa im 3.—5. Monate, und zunächst wohl normale Gefäßanlagen gehabt haben müssen. Gefäßmangel wird nämlich als Entstehungsursache der Blasen angesehen.

Aus allen diesen Befunden geht hervor, daß im Aussehen gleiche blasige Zottenveränderung von der ganzen Placenta bis an einzelne Placentarabschnitte mit gesondertem Gefäßgebiete und bis zu Einzelzotten gefunden werden, eine für die Pathogenese wichtige Feststellung. — Ebenso die nicht ganz seltene Beobachtung der Blasenmole eines ganzen Eies neben einer zweiten normalen Placenta, davon die Literatur vor Virchow schon einzelne Fälle kennt und Kehrer (1894) 10 Fälle zusammenstellt. Essen-Möller kennt etwa 20 Fälle solcher Zwillingsschwangerschaften mit nur einer Blasenmole aus der Literatur. Herrgott sammelte (1909) bereits 30 Fälle. Frankl gibt auch Drillingsfälle mit einer Blasenmole aus der Literatur an. In mehreren dieser Fälle von Zwillingseiern lebt das eine Kind und ist normal. Ich habe zwei solcher Fälle mit unmittelbar aneinander grenzenden Placenten gesehen, von denen die eine ganz normal ist, die andere völlig blasig. In einem meiner Fälle war das Kind völlig ausgetragen, ebenso wie bei Falgowski. — Die Fälle führen jedoch oft ebenfalls zum Abort im 4. und 5. Monat (Anni Vogels, Günther), in einem Falle Birnbaums im 6. Monat. Besondere Beachtung verdient ein Fall von Bernutz und Goupil, in dem ein normales Ei im Uterus und eine Blasenmole in der Tube gefunden wurde. Einzig ist ein Fall von Ausstoßung einer Blasenmole einige Monate vor der Geburt eines normal ausgetragenen Kindes (Boivin).

Blasenmole mit zugehörigem Fetus ist offenbar selten, da er meistens frühzeitig abstirbt und resorbiert wird. Die bereits von Essen-Möller bis 1910 gesammelten Fälle mit Fetus sind von Meye, Hildebrandt, Bamberg, Kreitmair, Schröder, Gottschalk. Seitdem sind als neue Fälle nur wenige bekannt geworden.

Wenn der Fetus einige Größe erreicht, so ist ein Teil der Placenta meist noch erhalten. Je älter der Fetus, desto größer ist der gesunde Teil der Placenta. Diese Fälle leiten allmählich über zu den oben erwähnten Beispielen von partieller Blasenmole mit ausgetragenem Kinde. — Die Seltenheit der Befunde von Blasenmole mit Fetus erlaubt es, die einzelnen Fälle kurz zu erwähnen.

Ein 8 cm langer Fetus wurde mit 200 g schwerer, faustgroßer, mit Blutmassen durchsetzter Blasenmole ohne vorherige Blutungen 9 Monate nach der letzten Regel ausgestoßen (Spirito). — Mücke fand einen 23 cm langen Fetus mit teilweise normaler, sonst blasenzottiger Placenta.

O. Frankl bildet einen Fall mit 6 monatlichem Fetus in situ ab ohne nähere Angaben; auf meine Anfrage erfahre ich durch gefällige Antwort von ihm, daß die Frucht normal ist und es sich um eine nur teilweise Blasenmole handelt. Auch von Devraigne und Ségny liegt eine Mitteilung über einen Embryo bei partieller Blasenmole von 5 Monaten und eine Blasenmole mit Embryo von 3 Monaten ohne nähere Angaben vor.

Leider ist über die Feten wenig bekannt. Gottschalk sagt nur, daß die Nabelschnur wie auch in älteren Fällen (ohne Angabe der Schriften) auffallend dünn gewesen sei. Es handelte sich um einen 20 cm langen Fetus bei der genannten ausschließlich am Chorion laeve gefundenen Blasenmole. Bamberg gibt nur an, daß die Organe des 11 cm langen, 3 Monate alten Fetus „keine Veränderungen" zeigten; von histologischer Untersuchung wird nichts gesagt. Doch war der „Leib stark aufgetrieben" und die Frucht war hydropisch geschwollen. — Auch sonst ist schon über ödematöse Schwellung des Fetus berichtet worden (Essen-Möller, S. 25), so von Kreitmairs totfaulem 8 Monate alten Fetus. — Auch ich fand in 2 Fällen, davon einer schon erwähnt, Zusammenhang der Blasenmole mit maceriertem Fetus.

V. Struktur der Blasenmole.
1. Alte und junge Blasenmole.

Die neuere Kenntnis der Struktur der Blasenmole verdanken wir nächst Eva Chaletzky (Langhans) besonders Marchand; dieser war es auch, der die Anschauung Virchows vom „Myxom" der Zotten beseitigt hat. Es handelt sich hauptsächlich um hydropische Aufquellung des Zottenstromas und um längeren Bestand und Wucherung des Epithels der Zotten und der peripheren Zellmassen, Zellsäulen, Trophoblastschale — um das Wichtigste vorwegzunehmen. An älteren Blasenmolen fehlt oft die Zellwucherung durch Rückbildung; sie fehlt aber auch nicht selten an den zentralen Teilen, während sie an der Peripherie der Blasenmole noch besteht. — Virchows Bezeichnung Myxom gründet sich auf die Annahme einer hyperplastischen Wucherung des Zottenstromas. — Die Pathogenese kann nur an frühen Stadien weiter geklärt werden, an denen noch starker Mangel herrscht.

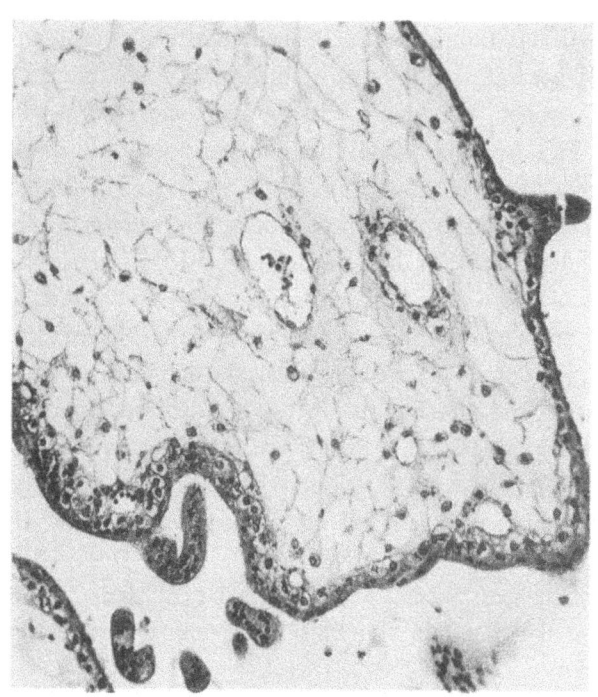

Abb. 11. Junge Blasenmole bei Tubargravidität. Die Erweichung ist (im oberen Teile des Bildes) in dem Innern der Zotte vorgeschritten. Deutliche Gefäße in allen Schichten mäßig erweitert. (Lichtbild mittelstarke Vergrößerung.)

Von größter Bedeutung für das Verständnis der Blasenmole werden junge Eier sein, die nach irgendeiner Richtung pathologisch sind, namentlich solche mit stark mißbildeten und solche mit abgestorbenen Embryonen. Es ist in erster Linie die Frage zu verfolgen, welche Fehler zur Blasenbildung führen und wie sich in jungen Stadien das Stroma und das Epithel verhält. — Die Literatur gibt bisher wenig Auskunft über Frühstadien. Schmorls Schüler Todyo hat in ausgekratzter, entzündeter Schleimhaut ein Ei gefunden von $5{,}5 \times 5 \times 4{,}4$ mm Durchmesser. Die Mebrana chorii ist dicker als gewöhnlich

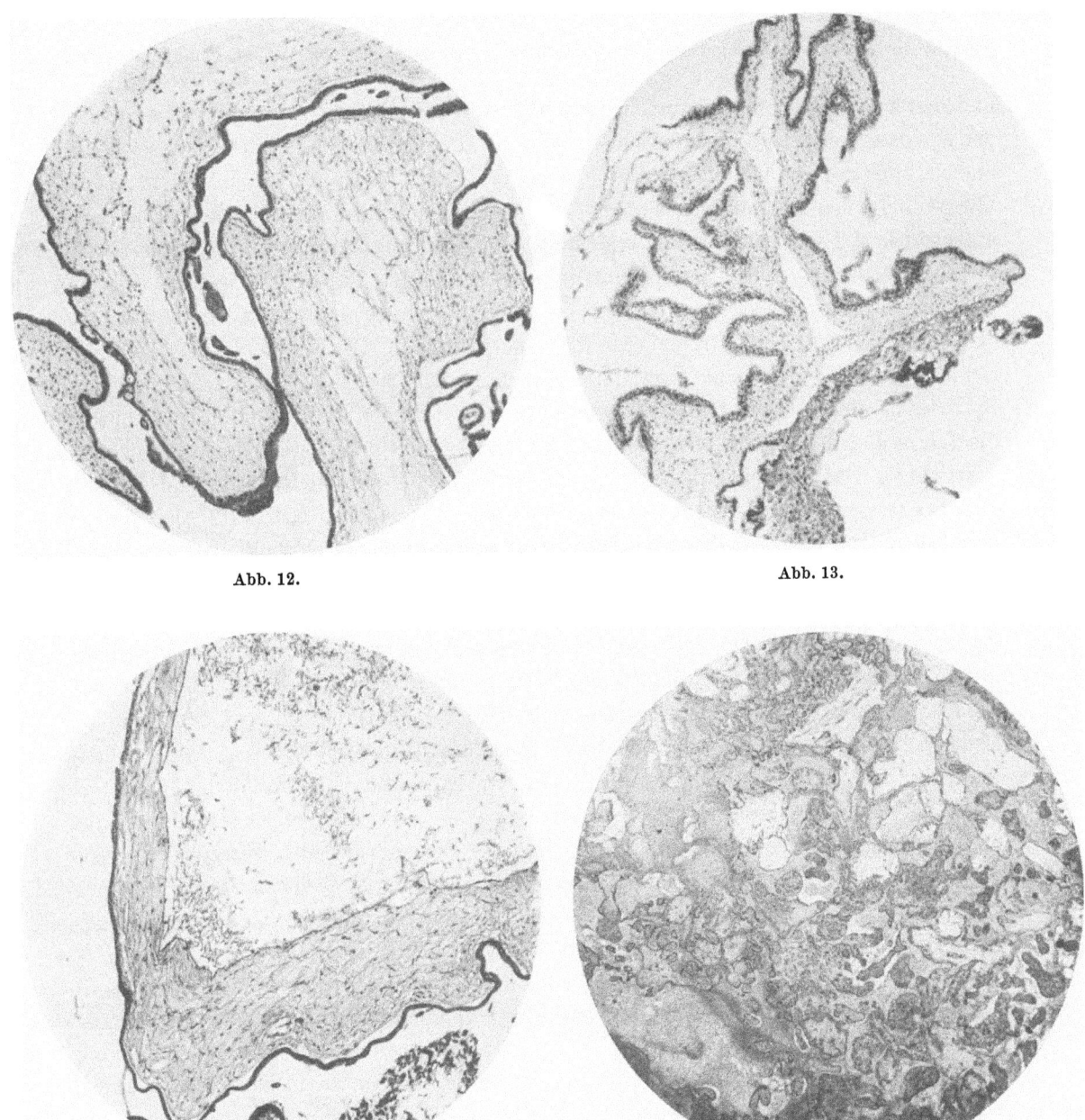

Abb. 12. Blasenmolenzotten mittleren Grades. Die Erweichung betrifft unregelmäßig mehr die inneren Teile der Zotten. Keine auffällige Epithelwucherung. Vakuoläre Degeneration des Zottenüberzuges links im Bilde. (Lichtbild schwache Vergrößerung.)

Abb. 13. Unregelmäßige Zottenverzweigung bei Blasenmole. Das Stroma ist in der Mitte der Zotten (axial) verflüssigt. Auf der einen Seite der Zotte (oben im Bilde) ist das Chorionepithel gewuchert, aber in Zerfall, die dunkleren Stellen ebenso in Rückbildung begriffenes Syncytium. (Lichtbild schwache Vergrößerung.)

Abb. 14. Aus einer großen Blasenmole III mens. Verflüssigung des Innern einer mittelgroßen Blasenzotte (nur die Kuppe ist wiedergegeben). Die Höhle enthält Flüssigkeit und Zelldetritus und ein körniges Gerinnsel. Die Außenschichten des Stromas sind noch verhältnismäßig in dicker Lage erhalten, mit getrübtem, stark durchweichtem Grundgewebe, darin nur wenige Fasern und Kerne schlecht erhalten sind. Das Oberflächenepithel ist fast überall einschichtig, syncytial. Oben im Bilde eine Kuppe mit stark getrübtem Stroma einer nicht vergrößerten Zotte. Daneben zerfallende Reste von reichlichen Mengen Chorionepithel. (Lichtbild schwacher Vergrößerung.)

Abb. 15. In einer Placenta von 5 Monaten finden sich an mehreren Stellen mitten zwischen den meist dem Alter entsprechenden Zotten einzelne hellere größere Zotten (links im Bilde) mit aufgequollenem kernarmen Stroma und Mangel an Gefäßen, während die übrigen Zotten deutliche Gefäße und kernreiches Stroma haben. (Lichtbild schwacher Vergrößerung.)

und besteht aus besonders zahlreichen feinen Fasern mit länglichen, spindligen Kernen; in der Membran gelegene Lücken enthalten Schleim. Die Zotten sind an der Eikapsel wenig und im übrigen nicht viel an der Zahl und im Vergleich mit den Zotten eines etwa gleichaltrigen normalen Eies auffallend plump, gedrungen und kurz. Das Zottenstroma ist reich an sehr feinen Fasern, dazwischen schleimige Massen; der zentrale Teil zuweilen leer, also offenbar verflüssigt, umgeben von feinkörnigem Gerinnsel. Die Stromazellen sind normal. Capillare Gefäße scheinen unzweifelhaft in den größeren Zotten vorhanden zu sein. In den blasigen Zotten sind Stromakerne in Zerfall begriffen. Der Epithelüberzug der Chorionhaut und der Zotten ist normal zweischichtig ohne besondere Knospenbildung des Syncytiums, doch ist die Peripherie von einer großen Menge Chorionepithels umkapselt, die sich nach des Verfassers Meinung durch eine besonders starke Beteiligung an Syncytien auszeichnet. Das Chorionepithel grenzt sich durch einen Fibrinstreifen gegen die Decidua ab, aber es dringen in diese auch Chorionzellen ein. — Seit jener Zeit (1912) sind freilich Eier bekannt mit einem mehr syncytialen Stadium der Trophoblastschale und auch meine eigenen Befunde an jungen Eiern erlauben nicht, hierin etwas Besonderes zu sehen. Es ist zum mindesten sehr fraglich, ob, wie Todyo meint, der Zwischenzottenraum durch die Epithelwucherung eingeengt wird. Auch ist es nicht pathologisch, wenn in diesem Stadium keine Blutlakunen in der Ektoblastschale gefunden werden. Nur ist das Ei für dieses Stadium zu groß. — Von der Embryonalanlage wird berichtet, daß sie etwa 0,8 mm mißt, lebensfrisch erhalten ist, „mit der Membrana chorii durch einen epithelialen Strang, stellenweise aber auch durch Bindegewebszellen verbunden ist" und nur eine Amnion- und Dottersackhöhle hat, keine sonstigen Organanlagen besitzt. — Über die Gefäße der Chorionhaut und des Bauchstiels wird nichts gesagt, auch ist die Aussage über diesen nicht recht verständlich. Wenn tatsächlich der Embryo nur durch einen „epithelialen Strang" und nur stellenweise durch Bindegewebszellen mit dem Chorion verbunden ist, so fehlt möglicherweise die Gefäßverbindung. Etwas anders lautet es in der Erklärung zu Abbildung 3, in der „die Embryonalanlage aus einem Zellhaufen besteht, der mit der Membrana chorii durch eine regelmäßig zellreiche Gewebsschicht verbunden ist". Auch über die Gefäße am Dottersack wird nichts ausgesagt. Es genügt daher auch leider diese Beschreibung nicht zur Klärung der Frage. Immerhin scheint es sich um ein Ei zu handeln, das seiner Größe nach in der Entwicklung zurückgeblieben ist.

2. Das Stroma der Blasenmolen.

Die Struktur der Blasenmole ist kurz folgende: Die kleineren Zotten enthalten noch annähernd normales Bindegewebe, dessen fibrilläre Grundsubstanz jedoch namentlich im Zotteninneren bald aufquillt, so daß die Verästelung der spindligen und sternförmigen Zellen zunächst deutlicher wird als an normalen Zotten. Die Quellung nimmt zu bis zur Verflüssigung besonders im Inneren der Zotten, bis das faserige Gewebe nur noch in den äußeren Schichten unter dem Epithel zu finden ist. Schließlich verschwindet es fast gänzlich unter zunehmender Verflüssigung und damit einhergehender starker Vergrößerung der Zotten. Einzelne Faserreste verbleiben als oft undeutliche, seltener deutliche Reste im Inneren der Zotte. Die Flüssigkeit enthält oft Detritus und sie zeigt Neigung zu leichter feinkörniger Gerinnung.

Es muß besonderes Gewicht darauf gelegt werden, daß in den jugendlichen Stadien

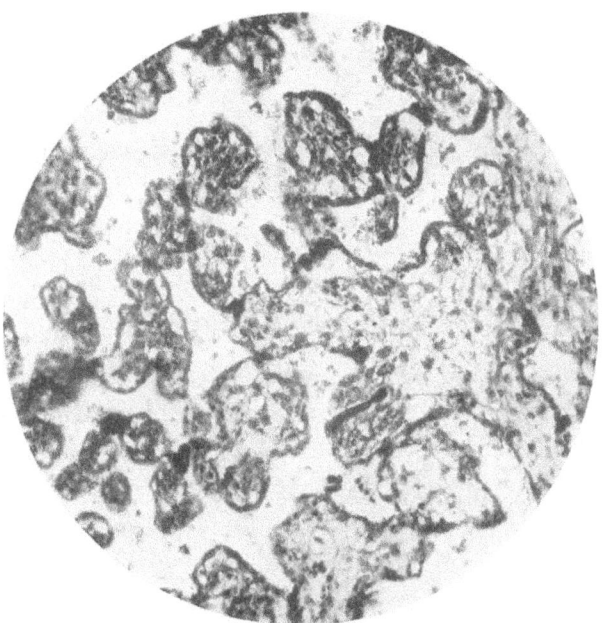

Abb. 16. Aus der Placenta einer Frucht mit 35 cm langem macerierten Embryo. Einzelne Zotten haben starke Verzweigungen mit engen Abschnürungsstellen wie bei jüngeren Placenten. Das Stroma ist zum Teile derb, zum Teile mehr flüssig.

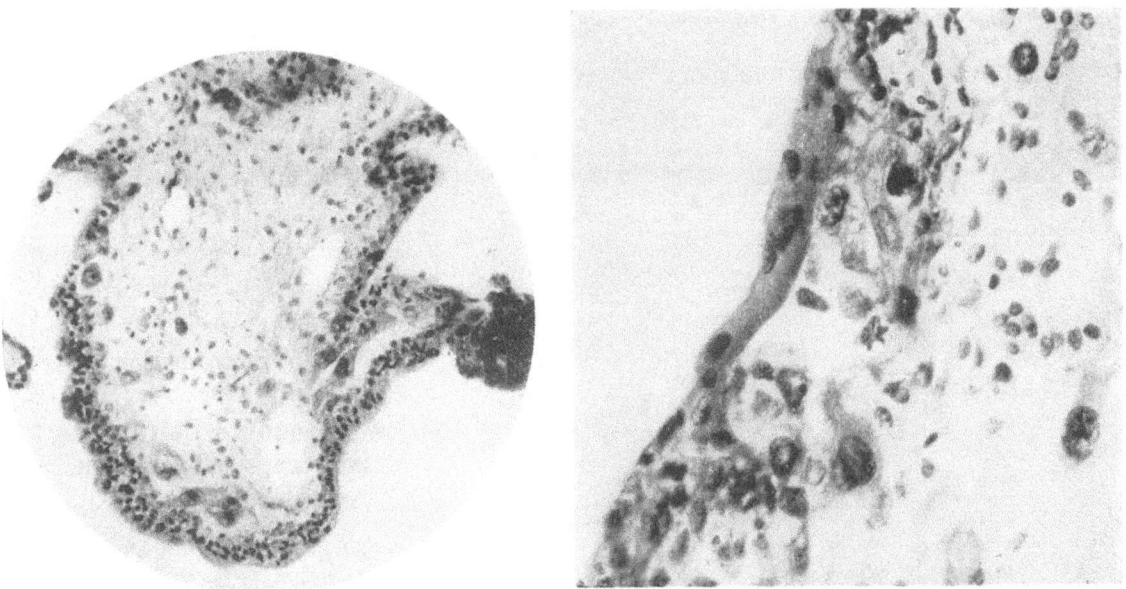

Abb. 17.   Abb. 18.

Abb. 17 und 18. Aus einem kleinen Abortei längere Zeit im Uterus zurückgehalten mit subchorialen alten Hämatomen. Nur einzelne Zotten sind blasig aufgetrieben. Sehr viele Stromazellen sind groß mit großen Kernen; einzelne sind besonders groß mit dunklen Kernen. Ein Teil der großen Zellen liegt dicht unter dem Epithel der Zotten. Durch unregelmäßige Schrumpfung (Formalin) ist der Epithelüberzug unscharf; außerdem ist er zum Teil schief geschnitten und täuscht Mehrschichtung und Einlagerung vor. (Lichtbilder schwacher und stärkerer Vergrößerung.)

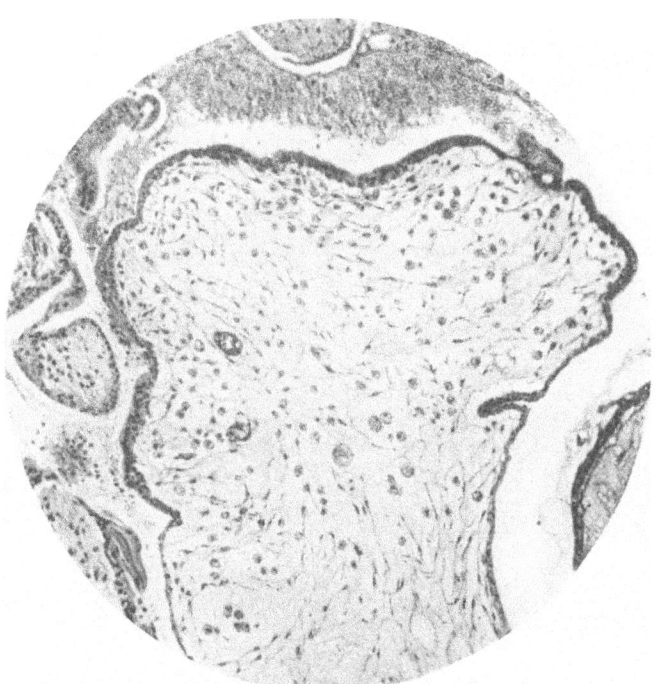

Abb. 19. Aus einer Blasenmole. Mittelgroße Zotte wenig aufgetrieben, Stroma noch leidlich erhalten mit vielen Übergängen von den gewöhnlichen bis zu den größeren Bindegewebszellen. Epithel wenig verändert an einer Knickstelle (rechts oben) faltig eingezogen, erscheint wie eine Einsenkung und kann auf senkrecht durch die Bildebene gelegten Schnitten eine Epithelinsel im Stroma vortäuschen. (Lichtbild mittelstarker Vergrößerung.)

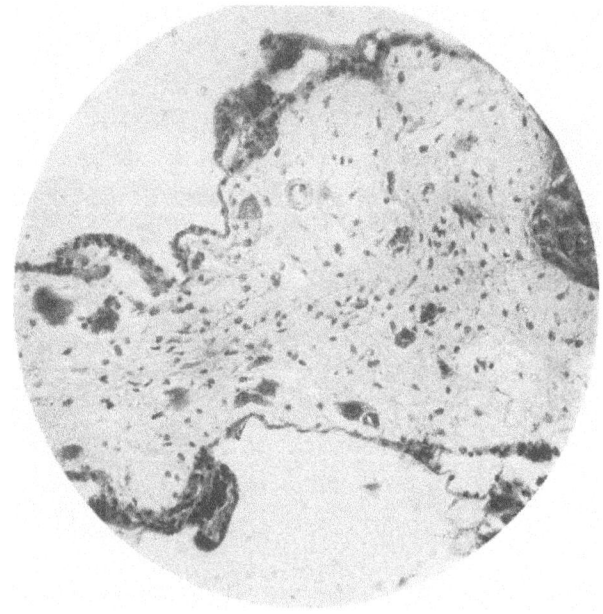

Abb. 20. Die Neumannschen Zellen in der Blasenmole von einem Originalpräparate Neumanns (1897). Deutliche Stromazellen, identisch mit denen von Chaletzky und Hofbauer. (Lichtbild mittelstarker Vergrößerung.)

der Blasenmole (z. B. Neumann, Todyo und eigener Fall, von denen noch die Rede sein wird), die Stromazellen nicht vermehrt gefunden wurden. Die Vergrößerung der Zotten geht hier von vornherein mit Verflüssigung einher. Damit soll nicht gesagt sein, daß nicht ausnahmsweise eine anfängliche Stromazellvermehrung möglich sei, sondern nur, daß solches eine sicher nur seltene Ausnahme sei wie in dem unter Besonderheiten im Bau (S. 994) beschriebenen Falle von Essen-Möller. Es ist diese Feststellung nötig, weil durch sie der Anschauung Virchows von der Geschwulstnatur oder der Hyperplasie der letzte Boden entzogen wird, auf dem immer noch einige Autoren fußen.

Besondere Aufmerksamkeit hat Hillebrand den Stielen der Blasenmole gewidmet und zwischen den zentralen und peripheren Partien der Mole keine Unterschiede gefunden. Das Stroma der Stiele ist sehr dicht und fest, manche enthalten Gefäße, aber nicht in fortlaufendem Zusammenhange.

3. Besondere Zellformen im Stroma der Zotten.

Häufiger als in der Norm liegen große Zellen und angeblich „Riesenzellen" im Zottenstroma (Eva Chaletzky, Neumann, Schmorl, L. Pick, Gottschalk, C. Ruge, O. Frankl, Essen-Möller, Hofbauer u. a.). Andere Autoren haben die

Zellen im Stroma vermißt (Risel, M. B. Schmidt, Marchand). Da bei Blasenmole angeblich epitheliale Riesenzellen (Neumann) isoliert im Zottenstroma gefunden werden, so hat man sie als Wanderzellen bezeichnet, sogar „syncytiale Wanderzellen". Es ist vor allen Dingen noch unklar, ob die genannten Autoren die gleichen Zellen meinen; es wäre an der Zeit, daß sie einmal untereinander verglichen würden. Hofbauer lehnt in gefälliger persönlicher Mitteilung die Gleichstellung mit Neumanns Zellen ab, da die Zellen ganz anders geformt seien. Gemeinsam sei nur das vakuoläre Zellplasma. Es ist aber klar, daß bei degenerativen Zuständen die Beschaffenheit der Kerne weitgehende Unterschiede

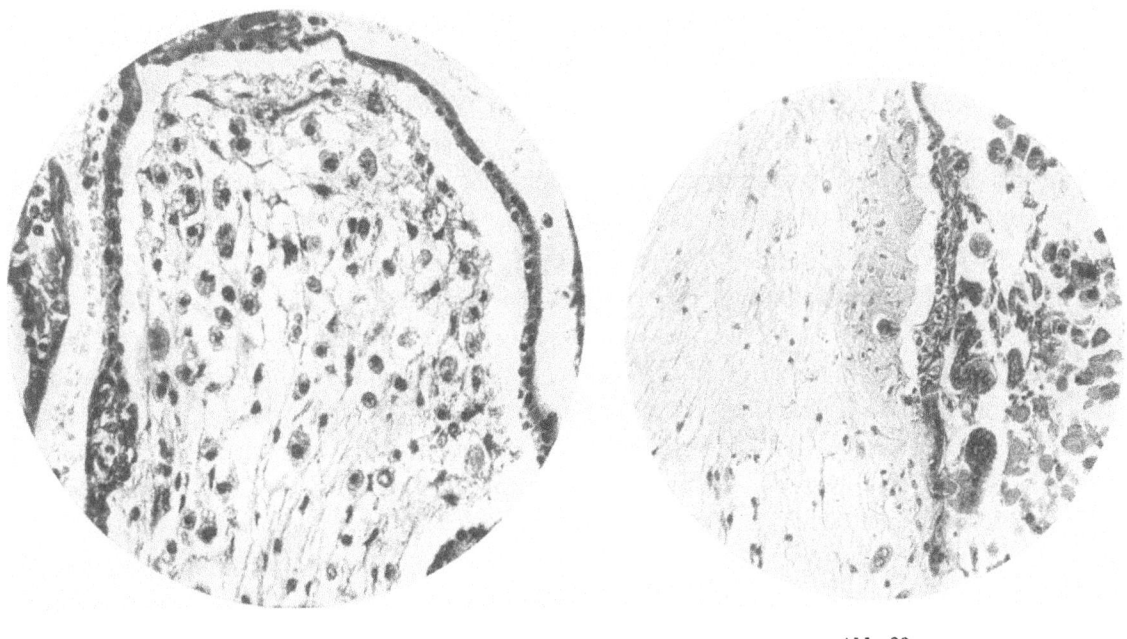

Abb. 21. Abb. 22.

Abb. 21. Leidlich gut erhaltene Zotte aus einer Hämatom-Blasenmole mit Embryo. Ein großer Teil der Bindegewebszellen in vielen Zotten ist in Umwandlung zu großen Zellen (sog. Hofbauerzellen) begriffen. Man erkennt namentlich rechts den doppelten Überzug abgehobenen Chorionepithels. Nirgends Zusammenhang der großen Zellen mit dem Epithel. (Lichtbild stärkerer Vergrößerung.)

Abb. 22. An der Oberfläche einer Blasenzotte gewuchertes Chorionepithel größtenteils im Untergange. Das Stroma in den Innenschichten stark aufgeweicht, in den äußeren dichter. Das Chorionepithel ist an sehr vielen Stellen vieler Zotten gehäuft, geht jedoch zugrunde. Man erkennt Auflösung des Chromatins. Der Zottenüberzug selber ist mit zwei Schichten ziemlich gut erhalten. An zwei Stellen sieht man oberflächlich scheinbar im Stroma, in Wirklichkeit in künstlich eingezogenen Nischen Zellen vom Epithel abgelöst. Diese beiden Epithelzellen liegen außerhalb der Grenzmembran an der Oberfläche der Zotte.

aufweisen kann. — Die von Neumann beschriebenen Zellen reichen tatsächlich zum Teil unmittelbar bis an das Zottenepithel heran und werden auch tief im allerdings bereits halb verflüssigten Stroma getroffen; Neumanns Präparate habe ich gesehen. Genau das gleiche wird von O. Frankl abgebildet und geschildert und meine Abbildung 20 entspricht diesen Befunden. — Die von L. Fraenkel ebenfalls als im Zusammenhange mit der Langhansschicht stehend gefundenen Zellkomplexe im Stroma hat bereits Essen-Möller durch künstliche Schrumpfung entstanden gedeutet. — Ob dieser Einwand im besonderen Falle berechtigt ist, bleibe dahingestellt, im allgemeinen ist er jedoch stets zu prüfen, und zwar nur in Serienschnitten. — Gerade bei Blasenmolenzotten ist künstliche Schrumpfung bei der üblichen Einbettung und namentlich in Alkohol unvermeidlich.

Flachschnitte durch auf diese Weise eingezogene Stellen des Epithelsaumes zeigen dann einzelne Zellen und sogar mit Epithel ausgekleidete Hohlräume scheinbar mitten im Stroma gelegen. Solche angebliche Epithelräume im Stroma werden auch von Hinselmann und Lahm beschrieben, doch ist es ein leichtes, dieser Täuschung zu entgehen. Es ist noch niemals gelungen, auf Serienschnitten beweisend zu zeigen, daß Syncytien tatsächlich in das Zottenstroma ohne Kunst gelangen, so daß Marchands Einwurf gegen Neumann, daß seine Zellen gequollene Bindegewebszellen seien, berechtigt ist, von Kunstfehlern abgesehen. Außerdem möchte ich hervorheben, daß zuweilen dichtstehende große Endothelzellen in unmittelbar dem Epithelüberzug angelehnten engen Gefäßen auf Querschnitten durch diese sehr leicht Epithel vortäuschen, besonders wenn im fixierten Material an solchen Stellen der Zottenüberzug leicht eingezogen wird.

Neumann glaubte, daß solche „syncytiale Wanderzellen" im Zottenstroma eine Vorbedeutung für die maligne Epithelwucherung bedeuten. O. Frankl bestreitet dieses an der Hand zweier gutartig verlaufener Fälle, ebenso Essen-Möller in einem Falle, und auch sonst ist von keiner Seite Neumanns Ansicht bestätigt worden.

Die Frage lautet: Sind die von Chaletzky, Neumann u. a. gesehenen Zellen Epithelien oder Bindegewebszellen und sind sie gleichartig und gleichwertig mit den sogenannten Hofbauerschen Zellen, die auch Hinselmann und Ten Berghe u. a. gesehen haben? Diese sogenannten Hofbauerzellen hängen nicht mit dem Epithel zusammen, haben auch keine Epithelähnlichkeit (H. B. Schmidt, Weinzierl) und zeigen ganz deutliche Übergänge von Bindegewebs- und Endothelzellen, wie schon Gottschalk und Ten Berghe angeben, während Hinselmann die endotheliale Genese zwar nicht leugnet, aber doch nicht für bewiesen hält.

Weinzierl konnte „diese großen runden oder polygonalen Zellen mit feinen bis großen Vakuolen, die Rosetten- oder Siegelringform geben können, mit 1 bis 2 großen meist exzentrisch gelagerten Kernen deutlich nachweisen. In 3 Fällen fehlten sie ganz, 9mal waren sie selten, aber doch regelmäßig, in 4 Fällen reichlich zu finden. In 3 Fällen sah er sie massenhaft, das ganze Gesichtsfeld beherrschend". Er hält die Neumannzellen für identisch mit den Hofbauerzellen und schließt sich ganz der Ansicht Hinselmanns und Weiß an und hält es für richtig, diese Zellen Neumann-Hofbauerzellen zu nennen.

Hinselmann will auch Mitosen darin gefunden haben. Doppelte Kerne kommen jedenfalls nicht selten vor, aber der degenerative Charakter, den Marchand diesen Zellen zuschreibt, wird dadurch nicht unwahrscheinlich gemacht, zumal sie auch sonst in Aborteiern und bei Blasenmole grade in den degenerierenden Zotten gefunden werden[1]. Eine besondere „Funktion" (Hofbauer) wird auch von Ten Berghe bestritten, da die Zellen in den stark veränderten Zotten auftreten, auch bei Infarkten, Thrombosen. Den unmittelbaren Zusammenhang mit anderen Bindegewebszellen und auch mit Endothelzellen habe ich durch Übergangsformen wiederholt gesehen. Die Zellen sind meist trübe gequollen, das Cytoplasma ist körnig oder netzförmig und enthält auch nicht selten kleine Vakuolen. Plasma und Kern sind bei der üblichen Hämalaun-Eosinfärbung nach allen Autoren stärker gefärbt als die übrigen Zellen.

---

[1] Bei Degeneration von Zellen ist amitotische Kernteilung nicht selten. Aber auch Zellteilung geht dem langsamen Absterben der Zellen zuweilen krampfhaft vorauf.

Es ist auffallend, daß diese Zellen, denen man eine besondere Funktion zusprechen will, grade bei degenerativen Prozessen gehäuft auftreten. In blasig degenerierten Zotten eines kleinen Eies mit chorialen Hämatomen habe ich die Zellen in ganz außerordentlicher Menge gesehen, so daß sie in einzelnen Zotten die größte Mehrzahl aller Zellen oder überhaupt alle ausmachen, in anderen Zotten dagegen nur vereinzelt auftreten mit sämtlichen Übergängen zu sternförmigen Zellen. — Auch die Endothelzellen der Zottengefäße quellen an vielen Stellen in gleicher Weise auf. Die Kerne liegen nicht selten stark exzentrisch. An dem degenerativen Zustande ist schon deshalb nicht zu zweifeln, weil regelmäßig diejenigen Zotten die gequollenen Zellen enthalten, die im Ganzen zur Quellung neigen, während die frischen Zotten derselben Placenten frei davon sind. Bei zunehmender Quellung gehen die großen Zellen unter Pyknose, Chromatolyse der Kerne zugrunde.

Kurz die Hofbauerschen Zellen der Blasenmolen sind identisch mit denen von Chaletzky u. a., sind degenerierende Bindegewebszellen. Die Neumannschen Zellen sind teils dasselbe, teils auch Epithel, dessen aktive Einwucherung in das Stroma bisher nicht erwiesen ist, sondern als Kunstprodukt erscheint.

4. Die Zottengefäße.

Nähere Betrachtung verdienen die Gefäße, da sich die Frage der Pathogenese um sie dreht. Das Wesentliche ist das Fehlen von Gefäßteilen, nicht aber die Erweiterung. Es war Gottschalk, der glaubte, daß die zentralen Gefäße der Zotten zuweilen stark erweitert seien. Es ist jedoch keine Erweiterung der Gefäße, sondern diese wird vorgetäuscht durch die zentrale (axiale) Erweichung des Stroma, Ansammlung von Flüssigkeit, deren Druck das Stroma peripherwärts drängt, so daß die gedrückte innere Lage endothelähnlich werden kann (Däels, Hinselmann). Die innere Zellage des Stroma kann sogar proliferieren (Hinselmann). — Die Begrenzung des flüssigen Inneren ist zuweilen wirklich täuschend endothelähnlich, doch ist daraus kein Beweis zu entnehmen. Außer Gottschalk haben Frankl und Lahm Wert gelegt auf die Endothelnatur der Begrenzung, und Lahm glaubt sie durch die Angabe zu erhärten, daß er in diesem Falle kein Mucin in den verflüssigten Massen nachweisen konnte. In besser erhaltenen Zotten ist die Mucinreaktion im Inneren besser, bei Verflüssigung läßt sie nach (Essen-Möller). Auch die chemische Analyse von Gscheidlen beweist die Mucinabnahme der größeren Zotten. Nur v. Franqué gibt an, die Mucinreaktion an der Peripherie besser gesehen zu haben, und stützt hiermit seine frühere, heute nicht mehr in Betracht kommende Ansicht von dem mesodermalen Charakter der Langhanszellen und von ihrer Schleimabsonderung. Ferner hat man in den zentralen Räumen der Zotten niemals Blutreste nachgewiesen, wohl aber findet sich oft Gerinnsel darin, ähnlich wie in der Umgebung, und zuweilen sogar Reste von feinen Fäserchen. Schließlich ist es kaum physikalisch verständlich, auf welche Weise die Blutgefäße soviel Flüssigkeit aufnehmen könnten; keinesfalls doch durch Resorption, und von einer zentralen Stauung kann ebensowenig die Rede sein. Die fraglichen Grenzzellen der Höhlen entstehen eben nur durch den Druck der zentral angesammelten intercellulären Flüssigkeit. Es steht jedenfalls der Beweis aus, daß stärkere Gefäßerweiterungen in den Zotten vorkommen. Im Gegenteil sind die wenigen Gefäßüberbleibsel, die besonders in den Stielen zu finden sind oder seltener in den aufgetriebenen

Zotten, selber leer befunden (Marchand), wenn auch nicht anfänglich. In kleinen blasigen Zotten der Aborteier sind noch Gefäße erhalten, wie ich Essen-Möller bestätigen kann. Aber schon in mittelgroßen Zotten verschwinden sie meist bis auf Spuren, auch bevor es zur zentralen Verflüssigung kommt. Es ist also nach jeder Richtung unwahrscheinlich, daß die zentralen Räume durch Stauung in Gefäßen entstehen. Die Gefäße sind, soweit sie nicht durch die Flüssigkeitsansammlung erdrückt worden sind, an die äußeren Randpartien des erhaltenen Stroma gedrängt, manchmal bis dicht unter das Epithel. Besonders ist das in einem Falle von Essen-Möller bei „disseminierter Blasenbildung" nachgewiesen worden. Er fand zum Teil leere und sehr enge, zum Teil strotzend mit Blut gefüllte Gefäße, aber nirgends Proliferation der Intima. Das Stroma war sowohl in den blasigen wie in den nichtblasigen Zotten sklerotisch.

Der Mangel an Gefäßen ist schon lange aufgefallen und wurde von Hennig (1872) dahin erklärt, daß die Zotten nicht die Zeit gefunden hätten, mit dem Schleimgewebe auch die Gefäße aus der Allantois aufzunehmen.

Auch nach einer Theorie Nijhoffs dringen entweder keine Nabelstranggefäße in die Zotten, oder die Verbindung zwischen den embryonalen und ektoembryonalen Gefäßbildungen — die, wie in der Einleitung geschildert wurde, unabhängig entstehen — unterbleibt.

Wir wissen heute, daß die Gefäßanlagen im Chorion und im Embryo getrennt angelegt werden und können daher den Mangel an zusammenhängenden Gefäßen überhaupt als eine Hemmung in der Entwicklung verstehen. — Marchand fand, wie gesagt, nur einzelne Reste von kleineren Gefäßen und von etwas dickeren Gefäßwänden. Essen-Möller bestätigt dieses und gibt nur für zerstreute Blasenmolenbildung reichlichere Gefäßbildung an. Neuerdings hat auch Hinselmann die Zusammenhanglosigkeit der Gefäßteile hervorgehoben, namentlich im Zusammenhange mit den weiteren Folgen, auf die wir zurückkommen werden.

In Blasenmolenzotten fehlen die Gefäße auch in einem beginnenden Falle Kellers von einem freilich jungen Ei, oder sie sind sehr gering an Zahl. Es besteht kein Zusammenhang zwischen den Gefäßen, und die Entwicklung der Capillaren bleibt im Rückstand, eine Hemmung nach des Verfassers Deutung.

Besondere Aufmerksamkeit hat den „Stielen" der Trauben Hillebrand zugewendet, wie dies auch früher schon von Marchand u. a. geschehen ist. In manchen Stielen werden Gefäße gefunden, wenn auch mit Unterbrechungen, ihr Stroma ist sehr dicht. Auch R. Keller vermißte Gefäße oder Gefäßverbindungen.

Unter 19 Fällen konnte Weinzierl in 15 keine Gefäße nachweisen, dreimal waren spärliche Gefäße, vornehmlich in den Stielen, sicherzustellen, in einem Falle aber bestanden reichlich mächtig entwickelte, zum Teil erweiterte Gefäße.

Für die Bedeutung der Gefäße in der Entstehung von Blasenmolen muß das Alter der Fälle beachtet werden. In dieser Beziehung ist ein Fall von Kauffmann, der uns noch weiterhin beschäftigen wird, hervorzuheben, weil in den etwa drei Monate nach der letzten Menstruation ausgeräumten Teilen der Blasenmole noch gut erhaltenes Stroma mit Gefäßresten gefunden wurde, die nach weiteren $5^1/_2$ Monaten in intravenös vorgedrungenen Zotten fehlten.

d'Erchia (1916) unterscheidet einerseits Blasenmolen mit Epithelwucherung mit wenig indifferentem Bindegewebe oder völlig fehlendem Bindegewebe und fehlenden Gefäßen, die „mola epiteliale", andererseits „mola connetivoepiteliale" mit Bindegewebe und thrombosierten Gefäßen. — Diese Unterscheidung kann nicht durchgeführt werden, weil das Fehlen des Bindegewebes stets eine Folge der Verflüssigung ist. Auch hängt die Epithelwucherung nicht davon ab. — Die Thrombosierung von Gefäßen habe ich niemals in Gestalt organisierter Thromben gesehen, wohl aber findet sich zuweilen eine Erweiterung mit Blutkörperchen gefüllter Gefäße ohne Fibrinablagerung. — Der Zusammenhang der Epithelwucherung mit Mangel an Gefäßen ist übrigens schon von Gottschalk angeführt, aber von anderen (Kastschenko, Hofmeier) bestritten worden.

5. Das Epithel.

Das Epithel, anfangs zweischichtig, ist nicht in allen Fällen, aber doch sehr häufig an manchen Stellen sehr stark gewuchert (Marchand, Kaufmann u. a.). In jüngeren Stadien der Gravidität fällt eine starke Ausbildung der Zellschicht auf. Die mit der Gebärmutterwand in Verbindung stehenden Zellsäulen sind stark entwickelt und die Zwischenräume ebenfalls mit großen Zellhaufen ausgefüllt, so daß an einigen Stellen das Bild der Trophoblastschale entsteht bzw. erhalten geblieben ist.

Wenn auch bei manchen Blasenmolen die starke Wucherung des Chorionepithels gänzlich fehlt (Gottschalk) — und sogar im zweiten Fetalmonat wurde sie von Penkert vermißt —, so ist sie bei den meisten doch so erheblich, daß sie von den Autoren als das Wesentlichste des ganzen Vorganges betrachtet wird (Eva Chaletzky, Marchand, L. Fränkel, v. Franqué, J. Neumann, L. Pick, Durante, Segall, Risel u. v. a.). Auch das Syncytium ist vermehrt gegen die Norm; es bilden sich dickere Auswüchse und Rankenwerke und in älteren Stadien steht die Verdickung der syncytialen Massen nicht selten im Vordergrund des Bildes. An frischen Syncytien ist ebenso wie bei normaler Placentation früher Stadien ein „Bürstenbesatz", ein Saum feiner Härchen von regelmäßiger Anordnung zu sehen. An größeren Syncytialmassen fehlen die Härchen. Mitosen werden von Essen-Möller selbst an lebenswarm fixierten Blasenmolen vermißt, werden dagegen von Marchand und Kaufmann angegeben. Sie sind wirklich selten und neigen leicht zu Zerfall. Die Syncytien können auch größere unregelmäßige Haufen bilden; in diesem Falle handelt es sich jedoch nicht um kompakte Syncytien, sondern die Verdickung kommt vornehmlich auf Rechnung stärkerer Vakuolenbildung. Dieses ist bereits ein Zeichen der Rückbildung, und zwar einer hydropischen Degeneration und Verfettung (Kaufmann). Die Vakuolisierung wird schließlich so hochgradig, daß ein Wabenbau oder Schaum entsteht, an dessen Peripherie noch einzelne solide syncytiale Knospen liegen. Die Kerne, zunächst noch gut erhalten, quellen auch bald auf, bei stärkerer Wabenbildung werden sie jedoch durch Druck stark entstellt und schließlich verschwinden sie ganz. Die Zellschicht beteiligt sich an der Rückbildung durch bedeutende Quellung der Zellen und Kerne. Auch fibrinoide Entartung trifft man inselweise zwischen den Zotten; in diesen Fibrinoidknoten erkennt man hie und da noch klumpige Zellmassen. — Um so mehr ist zu beachten, daß bei Zurückhaltung der Blasenmole im Uterus (Fall Hallauer, 6 Monate nach Aufhören des Wachstums, 10 Monate nach der letzten Regel) noch gewuchertes Chorionepithel in der Blasenmole geschildert wird, während es an anderen Stellen fehlt.

Das Schicksal der einzelnen Stellen wird von der Anwesenheit frischen Blutes aus der Decidua abhängen, während im geronnenen Blute die Ernährungsmöglichkeit aufhört. Umgekehrt ist die Blutgerinnung, wie geschildert, eine Folge fehlenden oder abgestorbenen Epithels.

Als nicht unwichtig soll erwähnt werden, daß eine Blasenmole im schon erwähnten Falle Kauffmann, von dem bei Mola destruens noch zu reden sein wird, 3 Monate nach der letzten Menstruation ausgeräumt, noch leidlich erhaltenes Stroma mit Gefäßresten sowie durchwegs einen doppelten Besatz von Zottenepithel hatte und üppige Einzelzellhaufen und Zellsäulen, während die nach weiteren $5^1/_2$ Monaten in die parametranen Venen vorgedrungenen Blasenzotten nur noch geringen peripheren Stromarest und fast nur syncytiale Bekleidung in Form von gewuchertem Balkenwerk hatten. Die Zotten waren also langsam in Rückbildung geraten.

Im ganzen ist Marchands Beschreibung des Zottenepithels allgemein anerkannt; auch seiner Angabe, daß die syncytialen Wucherungen an den größeren aufgetriebenen Zotten stärker sind als an den kleinen Zotten, muß man bis zu einer gewissen Grenze beistimmen. Nur die ganz großen Zotten zeigen stärkere Rückbildungserscheinungen am Epithel und schließlich geht das Epithel sogar ganz verloren. Die Epithelproliferation und Rückbildung ist von Fall zu Fall derart verschieden, daß man nur an einer Reihe von Fällen zu einem Urteile kommt. — An den besser erhaltenen Stellen ist kaum ein Unterschied von dem normalen Zottenepithelüberzug nachweisbar. Später quellen die Zellen auf und auch die Kerne der Langhanszellen vergrößern sich beträchtlich, wie Marchand feststellte. Essen-Möller hebt hervor, daß der Unterschied zwischen den beiden Schichten des Epithelüberzuges des öfteren nicht deutlich sei. Das kann freilich auch bei weniger gut erhaltenen Abortplacenten ohne Blasenmole vorkommen und bedeutet rückschrittliche Bildung, namentlich der Langhanszellen.

Öfters findet man den ganzen unregelmäßig zackigen und knospigen Syncytialmantel in eine fast kernlose, klumpige, homogene, fibrinoide Masse verquollen, das gerinnende Blut schlägt sich darauf nieder, mehrere oder viele Zotten verbacken zu einem kleineren oder auch größeren Haufen, wie schon Marchand beschrieben hat. Dieser Zustand kann ganz große Teile der Blasenmole betreffen, so daß man makroskopisch, wie schon oben erwähnt, die Blasen nur noch auf Durchschnitten durch die geronnenen Massen erkennen kann. Am meisten und häufigsten liegt das geronnene Blut in den äußeren Molenteilen, wie auch bei gewöhnlichen Aborten, also der Quelle der Blutung am nächsten.

Im allgemeinen kann man behaupten, daß der doppelte Chorionepithelüberzug der Zotten sich nur zuweilen wesentlich besser und vor allem auch wesentlich länger erhält als bei normalen Eiern. Durchwegs sehr gut erhalten fand ich die doppelte Epithelbekleidung der Zotten nur in einem Falle von sehr junger Blasenmole, von der weiter unten (S. 1012) noch die Rede sein wird.

Immerhin kann die von mehreren Autoren erwähnte und von mir bestätigte sehr lange erhaltene Doppelepithelbekleidung der Zotten als ein Stehenbleiben auf jugendlicher Stufe der Entwicklung gelten, ebenso wie eine größere Masse von Chorionepithel an der Peripherie des kranken Eies im Zusammenhang mit abnorm starken Haftzotten als ein pathologisch gesteigertes Stadium der „Trophoblastschale" anzusehen ist. Die abnorm starke Epithelwucherung hält sich nämlich hauptsächlich und — wie ich bei Blasenmolen in situ besonders gut nachweisen konnte — nicht selten ausschließlich an die Haftzotten und deren Zwischenräume, kurz an die Eiperipherie, während an den mehr zentralen Teilen die Epithelwucherung entweder fehlt oder frühzeitig zugrunde geht. Bei der Bewertung des Leidens hat man sich deshalb an die Peripherie zu wenden.

Der Grund der peripheren Erhaltung liegt, wie oben angedeutet, an der frischen Blutzufuhr aus der Uteruswand. Das ganze Verhalten des Chorionepithels ist, da eigenes Stroma nicht seine Ernährung besorgt, besonders aus diesem einen Gesichtspunkte der Blutzufuhr zu betrachten. Die Epithelien bedürfen ständig frischen Blutes. Dieses erhalten sie am besten in den Blutgefäßen des Uterus selber, und so finden wir stets die Chorionepithelien an intravasalen Zotten in der Uteruswand, solange die Gefäße nicht verstopft werden. — Ich habe noch keinen Uterus im Zusammenhange mit Blasenmole oder auch nur mit Blasenmolenresten gesehen, in dem nicht einige Zotten tief in den Uterusgefäßen vorgewachsen waren, so daß selbst am herausgenommenen Uterus zuweilen schwer zu entscheiden ist, ob eine Epithelwucherung „maligne" ist oder doch bei längerem Bestande hätte „maligne" werden können. — Diese Besonderheit wird uns in einem weiteren Abschnitt (S. 1084) beschäftigen. Hier sei nur über das Verhalten des Epithels gesagt, daß es unter dem Einflusse des Blutes wuchert, daß seine Zellen zu starker Vergrößerung neigen mit Vergrößerung und Chromatinvermehrung der Kerne und daß diese Hypertrophie leicht zur Überernährung und damit zum Tode führt. Die Färbbarkeit der Zellen und der Kerne nimmt zu, der Farbton wird mit allen Färbungsmethoden dem der Erythrocyten ähnlicher und dann sterben die Zellen ab. Die Art des kausalen Zusammenhanges ist mit dieser Angabe nicht ausgedrückt. Es scheint aber die Überernährung in unmittelbarem Zusammenhange mit dem Absterben sicher zu sein, wenn auch nicht als einzige Ursache.

Wenngleich es wichtig ist, Blasenmolen mit Wucherung des Chorionepithels morphologisch zu unterscheiden von solchen ohne die Epithelwucherung, so besteht doch kein Grund bei „ruhendem Epithel" von „sekundärer Blasenmole" zu sprechen (Hitschmann). Man hat zu berücksichtigen, daß zwischen beiden Bildern nicht nur von Fall zu Fall, sondern auch im selben Falle sehr verschiedene Grade der Epithelwucherung ineinander übergehen und daß diese sehr häufig zurückgebildet wird. — Dabei ist übrigens besonders auf die äußeren Bedingungen Rücksicht zu nehmen, z. B. auf den Zusammenhang der peripheren Zotten mit der Decidua und namentlich auf die Blutung als Quelle der Ernährung.

6. Besonderheiten im Bau der Blasenmole.
(Fibroma villorum chorii hydatiforme.)

Wenn weiter oben auf Grund besonders junger Fälle von Blasenmole die Ansicht Virchows, daß ein Stadium von Bindegewebshyperplasie stets vorausgehe, in der Verallgemeinerung als nicht berechtigt hingestellt wurde, und weil ich auch sonst in Fällen von Blasenmole mit zum Teil gut erhaltenen Zotten niemals eine Bindegewebswucherung gesehen habe, so ist damit nicht gesagt, daß sie nicht ausnahmsweise vorkommen könne. Ob Virchow solches beobachtet hat, geht aus seiner Schilderung nicht hervor. Von weiteren brauchbaren Angaben über Hyperplasie des Bindegewebes bei Blasenmole habe ich nur die kurze Anführung von 2 Fällen Essen-Möllers vorzubringen, von denen ein Fall so auffallend ist, daß ich ihn einer näheren Schilderung bedürftig angesehen habe

(1927 Festschrift für Morpurgo), daraus ich folgendes entnehme. Essen-Möller berichtet, daß er in großblasiger Mole von gewöhnlichem Aussehen das Stroma „in einigen Zotten" gewuchert fand. Der Epithelüberzug wird als normal bezeichnet, nur das Bindegewebe macht Vorsprünge in mit Endothel bekleidete Spalträume, die, wenn auch blutleer, doch für Blutgefäße gehalten werden. Der Vorsprung erinnere an die Zustände im Fibroadenoma intracanaliculare. Auch das Endothel scheine zu wuchern, und es wird die Bezeichnung „Fibroangioma villorum chorii" vorgeschlagen.

An dem mir freundlichst überlassenen Material fällt makroskopisch eine in Abbildung 23 wiedergegebene Eigentümlichkeit auf, die man kurz als ein Gestrüpp oder ein verschlungenes Wurzelwerk bezeichnen kann. Es besteht aus ziemlich derben, unregelmäßig zylindrischen und platten, nicht blasigen Strängen von etwa 2 mm Durchmesser; sie haften dicht gedrängt auf der mütterlichen Seite an einer 2—3 mm dicken glatten, derben Schicht. Diese peripheren riesigen Haftzotten gehen nach $1/2$—1—2 cm Länge zentralwärts in blasige Zottenteile über, die mehr und mehr die Form der gewöhnlichen, wenn auch großenteils etwas derben Blasenzotten annehmen.

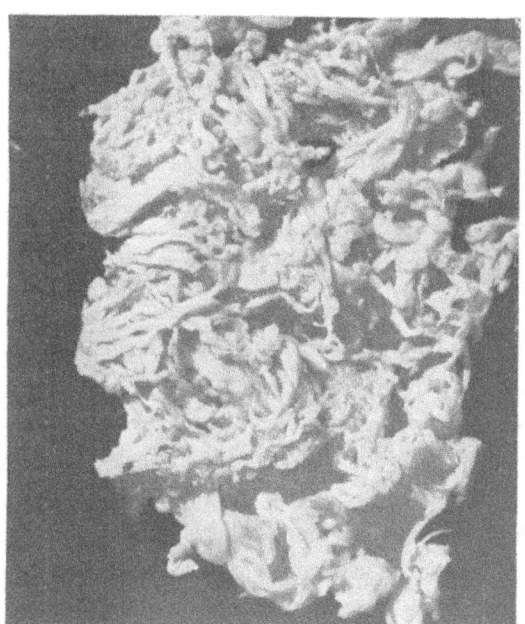

Abb. 23. Fibroma villosum chorii hydatiforme. Ein Stück der Blasenmole von Essen-Möller. (Etwa $2/3$ nat. Gr.)

Mikroskopisch ist anzuführen, daß von der derben Membran nur eine dünne äußere Lage Decidua und das übrige eine durch große Mengen von Chorionzellen und Fibrinoid sehr fest verbundene, meist fibrös degenerierende Zottenmasse darstellt, die in das riesenzottige Balkenwerk übergeht. Die riesige Vergrößerung der derben Zotten geschieht, wie zu erwarten, weniger durch Verflüssigung als durch Bindegewebsvermehrung. Von dieser tritt als erstes eine enorme Zellwucherung (Abb. 24) in den Vordergrund, die die äußeren Zottenpartien bevorzugt und in besonderer Beziehung zu den Gefäßen steht. Vergleicht man die leichteren und stärkeren Grade dieser zelligen Begleitung der Gefäße, so läßt sich die Entwicklung kurz so darstellen, daß zuerst eine (Abb. 25), dann einige Reihen dichter gestellter Stromazellen dem Gefäßendothel sich außen anschließen, dann unter ungleicher Schichtung knotig in die Gefäßlichtung vorspringen (Abb. 26), in der sich gegenüberliegende Knoten mit den Kuppen berühren oder durch Ausweichen „alternierend" ineinander greifen, so daß, wie schon Essen-Möller selber mit Recht sagt, eine Ähnlichkeit mit dem Adenofibroma intracanaliculare entsteht. Manche Gefäßlichtungen werden auf diese Weise äußerst verengt, andere bleiben weit und die zelligen Knoten können warzenförmig oder polypös hineinragen. Das Endothel wird hierbei nicht nur nicht gedehnt, sondern hat dicht gedrängte Kerne, wuchert also auch mit. — Es folgt Fibrillenvergröberung, Aufquellung, Verdichtung, Verhärtung (hyaline Sklerose) unter Kernverlust, zu-

Besonderheiten im Bau der Blasenmole. (Fibroma villorum chorii hydatiforme.) 995

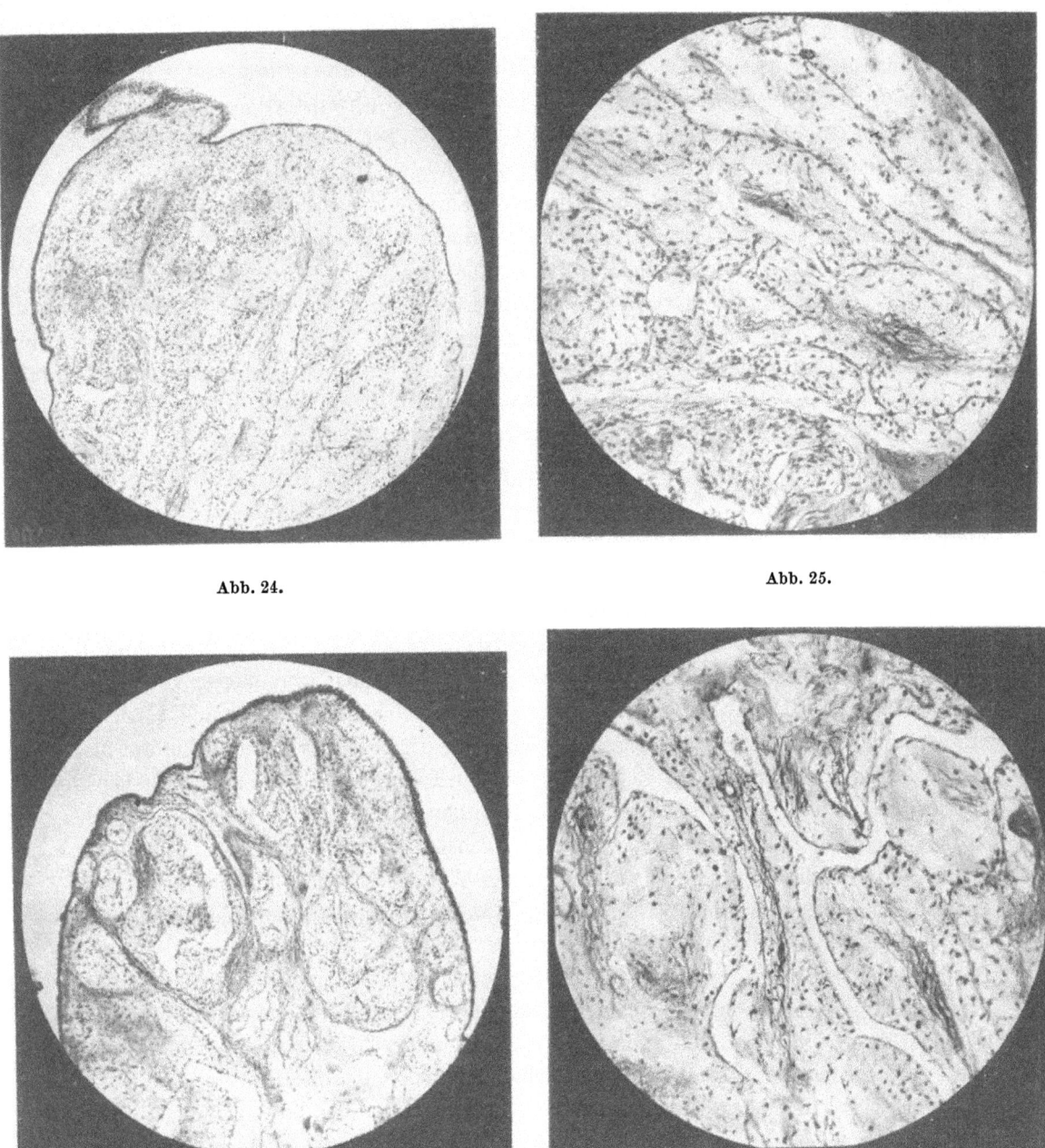

Abb. 24. Abb. 25.

Abb. 26. Abb. 27.
Abb. 24—27. Mikroskopische Bilder von dem Falle Essen-Möller (Abb. 23). (Lichtbilder schwacher und mittlerer Vergrößerung.) Erläuterung im Text.
(Abb. 23—27 stammen von R. Meyer aus der Festschrift für Morpurgo 1927.)

nächst an der Gefäßwand, dann auch in den Knoten und manchmal auch im Inneren der Zotten, doch neigt dieses häufiger zur Verflüssigung, namentlich in den größeren Zotten. Die äußere Form der Zotten wird übrigens durch die gleiche Bindegewebswucherung stark beeinflußt, gekerbt und gelappt. Das Epithel der blasigen Zotten ist besser erhalten als das der fibrös degenerierenden Zotten, an denen es in fibrinoider Gerinnung gefunden

63*

wird. Das Zottenepithel ist stellenweise zweischichtig. Eine choriale Epithelwucherung besteht nirgends. Der eigenartige Fall ist in dieser Form einzig und wird uns noch kurz bei der Pathogenese beschäftigen, doch sei im Hinblick darauf schon hier gesagt, daß Essen-Möllers Bezeichnung Fibroangioma im Sinne einer geschwulstartigen Peripherie wohl berechtigt ist, so daß dieser Fall trotz seines Überganges zur Blasenmole eine Besonderheit darstellt, ein Fibroangioma villorum chorii hydatiforme.

Der Fall von Essen-Möller betrifft eine 40jährige viertgebärende Frau im 9. Monate nach der letzten Regel. Ein Fetus war nicht vorhanden. Nach 4 Jahren hatte sie einen gewöhnlichen Abort. Bei einer anderen Patientin, einer 29jährigen drittgebärenden Frau, war ein 28 cm langer toter Fetus mit nur teilweiser Blasenmole vorhanden. Der Befund wird als ähnlich dem vorgenannten Falle bezeichnet.

Eigener Fall von fibröser Blasenmole mit geringer Bildung von Fibromknoten.

Die Blasenmole (Pr. 9179. — 307,13) war mit geronnenen Blutmassen innig durchsetzt und nahm überfaustgroß etwa $1/4$ des Eisackes ein, ohne Nabelschnur und ohne Fetus.

Makroskopisch trat in dieser Hämatom-Blasenmole nicht die Bildung derber Stränge in den Vordergrund; es ist mir sogar infolge der starken Durchsetzung mit Blut entgangen, daß eine Besonderheit bestand. Erst nach mikroskopischer Auffindung ungewöhnlicher Stromamengen stellte ich fest, daß die von dem geronnenen Blute freien und befreiten Zotten im Verhältnis zu ihrer Größe (bis Erbsengröße) wenig blasig sind und ein wenig mehr derb erschienen als gewöhnlich. — Man wird also zukünftig auf dieses Zeichen achten müssen. — Die Zotten haben zum Teil normale Größe, doch haben die von einigen Millimetern Durchmesser den Hauptanteil. Wie im Falle Essen-Möller, so fällt auch hier mikroskopisch als gröbstes Zeichen auf, daß sehr viele und auch ganz große Zotten zahlreiche und auch unregelmäßige Auswüchse und Einbuchtungen haben, kurz lappige Formen, wie man es sonst nur bei kleinen jungen Zotten sieht. Die unregelmäßige Oberfläche bedingt es, daß im Schnitte mitten im Zottenstroma spaltenförmige Epithelräume erscheinen (Abb. 28), denen zuweilen etwas Fibrinoid oder Blutfibrin anhaftet. Das rührt sehr einfach von der Schnittführung durch die eingezogenen Furchen zwischen den Lappen her. Es kommt ein Teil des intervillösen Raumes in den Schnitt und liegt scheinbar in den Zotten. Dieses hebe ich hervor, um vor Mißdeutung zu warnen.

Als zweites fällt auf, daß trotz der bedeutenden Größe der Zotten nur ganz wenige unregelmäßig gehöhlt, also richtig blasig sind. Die Aushöhlung geschieht wie meistens hauptsächlich zuerst inmitten der Zotten, aber meist an mehreren Stellen zugleich, unter sehr deutlicher Einschmelzung des Stroma, stellenweise mit beträchtlichen fetzigen Resten derberer Stromapartien, die der Verflüssigung besser standhalten. So sieht man also hier Gewebsinseln in den ausgehöhlten Partien. Dieses verdient Beachtung, weil es die Frage nahelegt, ob die Räume um die intracanaliculären Fibromknoten etwa eingeschmolzene Teile sein könnten. Es ist dem, wie mir scheint, nicht so, doch muß dieser Punkt weiter beachtet bleiben, ob auch außer in Gefäßen in ausgehöhlten Partien der Zotten Knotenbildungen ausgespart werden. Es ist indes unwahrscheinlich, daß Rückbildung und Wucherung in so starkem Maße von gleicher Stelle erfolgen.

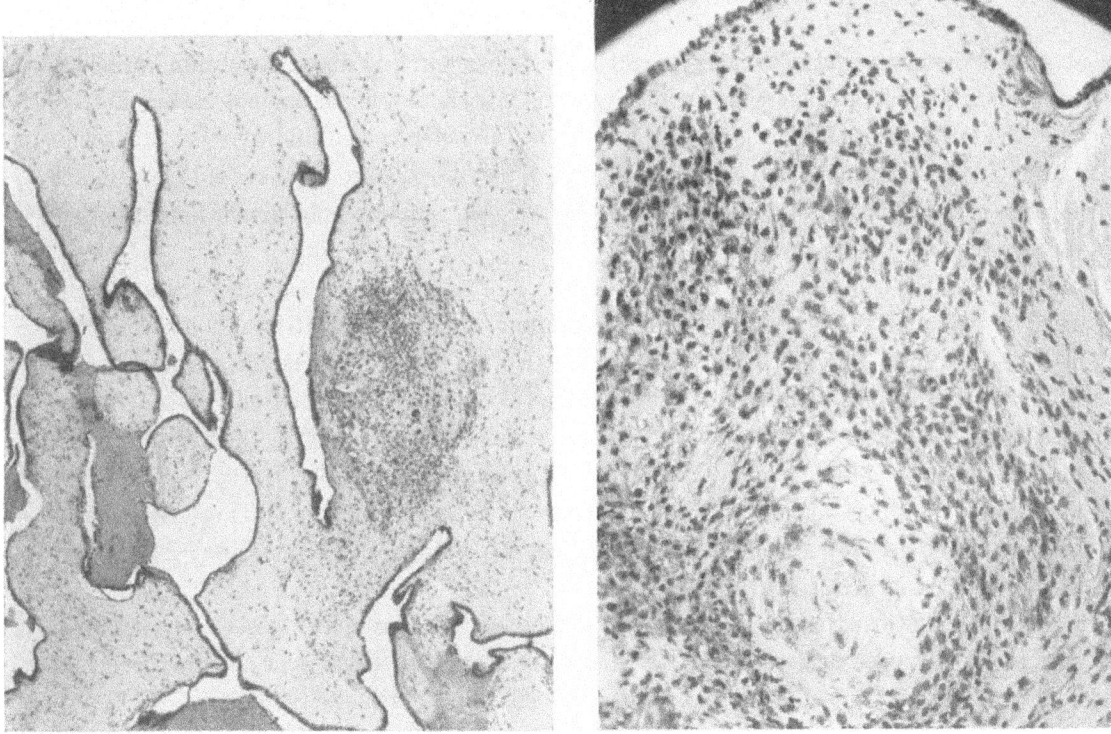

Abb. 28.   Abb. 29.

Abb. 28 schwache Vergrößerung; Abb. 29 mittlere Vergrößerung; Abb. 30 mittelstarke Vergrößerung; Abb. 31 aus zwei Bilderhälften zusammengesetzt, von schwacher und mittlerer Vergrößerung (Lichtbilder).

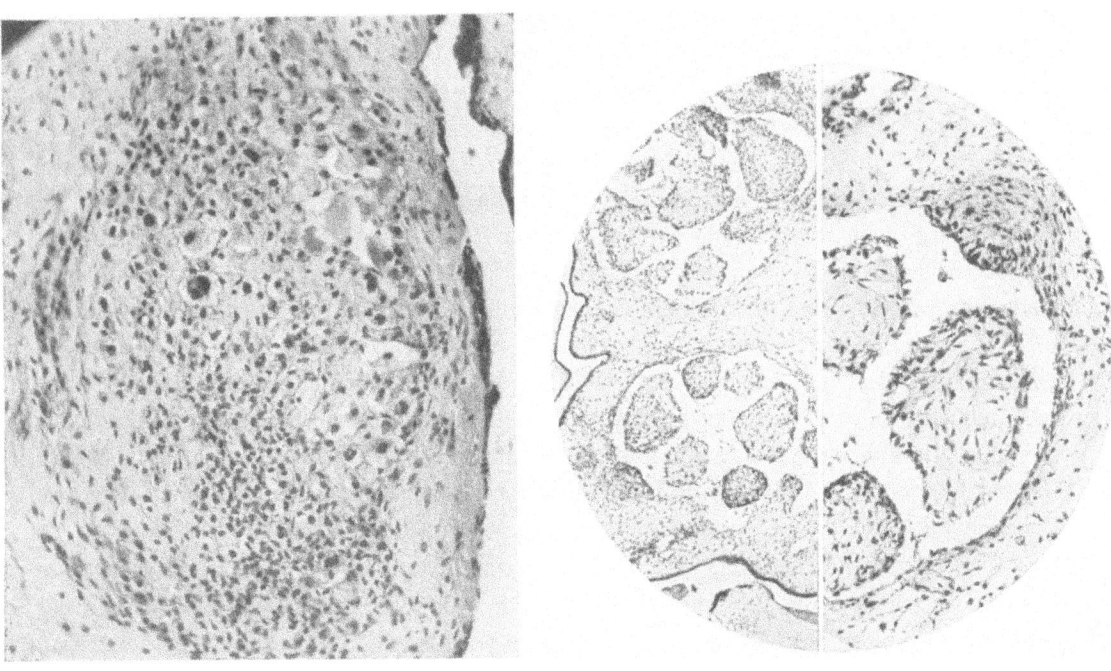

Abb. 30.   Abb. 31.

Abb. 28—31. Eigener Fall von „fibröser Blasenmole mit geringer Bildung von Fibromknoten" (Pr. 9179, 307, 15). Erläuterung s. im Text. 18jährig. Beginn der Blutung 45 Tage nach der letzten Regel. Ausräumung der Blasenmole nach weiteren 25 Tagen. (Dr. Baniecki, Dresden.)

Das Stroma ist im allgemeinen nicht unmittelbar auffällig durch Reichtum an Zellen, sondern die Kerne stehen meist in gemessenen Abständen wie in jungen zarten Zotten, aber an der Größe von diesen gemessen hat die gesamte Menge des Bindegewebes und seiner Kerne in den großen Zotten eine bedeutende Zunahme erfahren. Die Zahl der Gefäße ist sehr gering und sehr launisch verteilt. In wenigen erkennt man einige kernlose Erythrocyten.

Des weiteren fallen einige meist größere Zotten auf, in denen an einer kleinen Stelle ziemlich unvermittelt eine sehr dichte Anhäufung von Zellen auftritt (Abb. 28 u. 29), die von der gewöhnlichen Form der Stromazellen zu mehr unregelmäßigen und zu den Neumann-Hofbauerzellen (Abb. 30) überleiten, in ganz unzweifelhafter Weise. — Die meisten der größeren Zellen zeigen einen ungewöhnlichen Grad von Rückbildung, teils bis zur völligen Auflösung des Zellplasma und schließlich auch der Kerne. — Hier und da besteht auffälliger örtlicher Zusammenhang der Zellwucherung mit den einzigen nachweisbaren Gefäßen in der sonst gefäßlosen Zotte. An anderen Stellen ist dieser Zusammenhang (ohne Serienschnitte!) nicht gelungen.

Die zellreichen Herde sind nicht scharf umgrenzt, bilden jedoch geschlossene Haufen von rundlicher oder ovaler Form. Die Lage der Herde ist bald mehr innen, bald mehr außen in den Zotten. Die kleinen Zotten haben kein zellreiches Stroma.

Nur in wenigen Zotten finden sich die intracanaliculären Knoten, und zwar gehäuft an 2—3 Stellen derselben Zotte, auf einem Schnitte, und zwar 4—8 Knötchen in einer Lichtung (Abb. 31). Daß diese Lichtungen Gefäße sind, scheint aus ihren Fortsetzungen in Form von engeren Kanälen mit Endothelbesatz hervorzugehen. Auch finden sich in den gleichen Zotten solche Gefäße unabhängig von der Knotenbildung. Das Stroma dieser Zotten ist im ganzen zellreicher und stellenweise, namentlich dicht an der Lichtung (Abb. 31) rechts ist es besonders zellreich. Ebenso das Stroma der mit Endothel bekleideten intracanaliculären (oder intracystischen) Knoten selber.

Diese Bildungen könnten ebensogut zu dem Falle Essen-Möller gehören, sie sind im Endergebnis gleichartig, soweit sie gut erhalten sind. — Die Knoten erleiden jedoch an manchen Stellen Rückbildung der Zellen unter Aufquellung der zarten Fasern. Hierbei vergrößern sich die Knoten, sie verlieren den Überzug von Endothel, kommen dicht aneinander zu liegen und füllen die Hohlräume so aus, daß man nur aus Übergangsbildern ihren Ursprung ermessen kann. Der epitheliale Zottenüberzug ist nur stellenweise zweischichtig. Das Syncytium meist gut erhalten. Choriale Zellhaufen, Zellinseln, schließen sich an recht vielen Stellen an, sind aber überall in schlechtem Erhaltungszustande bis zu völliger fibrinoider Degeneration größerer Klumpen unter Einschluß epitheloser kleiner Zotten. Das mütterliche Blut zwischen den Zotten enthält nur stellenweise weniger frische Erythrocyten.

Der kurzen Beschreibung dieser Hämatom-Blasermole sind als wesentlichste Züge zu entnehmen: die Bildung auffällig großer, gelappter Zotten mit dem Stroma der gewöhnlichen jungen Zotten, aber mit nur wenigen Gefäßen und mit nur teilweise doppeltem Epithelbelag, sowie Untergang der Zellinseln. Nur mäßiger Grad der Aushöhlung einzelner Zotten bis zur Blasenbildung.

Besonders auffällig sind sehr zelldichte Stromaherde im Zusammenhang mit Gefäßresten, einwandfreier Übergang der einfachen Zellen zu den Neumann-Hofbauerzellen als Ausdruck fortschreitender Rückbildung. Am meisten auffallend sind die intracaniculären Fibromknötchen in Hohlräumen, die Gefäße zu sein scheinen, genau wie im Falle Essen-Möller, aber nur in wenigen Zotten (s. Abbildungen 28—31).

VI. Intravenöse Heterotopie der Blasenzotten, sogenannte „destruierende Blasenmole".

Es fehlt nicht an Übergängen von der gewöhnlichen Blasenmole mit einigen tiefgreifenden Blasenzotten bis zur tief eingewurzelten Placenta hydatiformis accreta. Als „destruierende Blasenmole" [Boivin (1827), Volkmann (1867)] werden einige seltene Fälle bezeichnet, in denen die Zotten die Uteruswand tief durchsetzen und sogar über diese hinaus in den Ligamenten liegen [Volkmann, Jarotzky und Waldeyer, Krieger, J. Neumann, Macaigne, Monod et Chabry, Herz, Solowij und Krzyszkowski, Gottschalk, Dunger, Huguenin, König, H. Kauffmann, Kouwer, Curtis et Oui, Pauline Gottschall, Amann, Pestalozza (s. Posa), Hammerschlag, Sachser, Lord, Voigt, Moth, Essen-Möller, v. Franqué, Nevermann, Waldo. M. B. Schmidt, H. R. Schmidt, R. Meyer, Amreich, Rosenstein, Maiss, Johansson, De Bella [1] (dieser möglicherweise eine Metastase), L. Fraenkel].

Die Blasenzotten können in der Tat innerhalb der Gefäße die ganze Uteruswand durchsetzen, in die Parametrien (Kauffmann, Amann) dringen und unter „Usur" der Serosa eine Durchbohrung zuwege bringen — (Boivin, Jarotzky-Waldeyer, Waldo, Hammerschlag, Krieger, Johansson; die Kasuistik führt noch Fälle von Lord, Moth, Wilton an) —, die aber nicht als Zeichen von destruierendem Wachstum anzusehen sind; denn gleiches kommt auch bei einfachen Zotten der Placenta accreta vor (s. dort). — In Bumms Grundriß der Geburtshilfe findet sich eine in der Literatur sonst nicht erwähnte lehrreiche Abbildung eines älteren Präparates aus der Klinik in Halle, die mit der Beschreibung Volkmanns gut übereinstimmt (Abb. 32). Einen sehr schönen Fall hat H. Kauffmann beschrieben (das Präparat hat er mir freundlichst überlassen), darin eine nur schmale Zottenverbindung (Abb. 33) zwischen den geringen Resten einer $5^1/_2$ Monate vorher ausgeräumten intrauterinen Blasenmole durch die Uteruswand hindurch zu einem größeren intraligamentär gelegenen Blasenmolenhaufen führte, und zwar durchwegs intravenös ohne Epithelwucherung. Es handelt sich hier im Falle Kauffmann nicht um eine „Verschleppung", wie Essen-Möller im Anschluß an Veits Bezeichnung sich ausdrückt, sondern um ein zusammenhängendes Zottengebilde innerhalb der mütterlichen Gefäße von der Uterushöhle bis in das Ligament. Man muß, um Mißverständnis zu vermeiden, hervorheben, daß wohl Fälle ektopischer Blasenmole metastatisch durch venöse Embolie vorkommen können, daß jedoch die Überzahl aller Fälle von „Mola destruens" auf einer zusammenhängenden Zottenfortsetzung in den mütterlichen Gefäßlichtungen beruhen. — Ähnlich ist ein Fall von Amann.

---

[1] Die Fälle von Waldo, Nevermann, Moth, Lord führe ich nach Essen-Möller an; sie werden zum Teil schon von Marchand, v. Franqué, Veit u. a. zitiert. Ein Fall von Ballantyne und Joung wird kurz als „destruierende Blasenmole" referiert, ist mir aber nicht im Original bekannt; er scheint maligne gewesen zu sein, da er überschriftlich als „fatal case" bezeichnet wird Ein Fall von Brooke Bland scheint nach der kurzen Beschreibung ein malignes Chorionepitheliom im Becken nach perforierender intravasaler Blasenmole gewesen zu sein.

Als Seitenstück, aber in einer Beziehung als Gegenstück zu Kauffmanns Fall sei eine Beobachtung von H. R. Schmidt angeführt, die eine im Anschluß an einen Abort im 3. Monat aufgetretene Blasenmole betrifft. Diese durchsetzt stielartig die ganze Uteruswand bis in das Parametrium. Zum Unterschiede vom vorigen Falle ist hier eine großartige Epithelwucherung im Anschluß an den Zottenüberzug nachgewiesen, die ohne

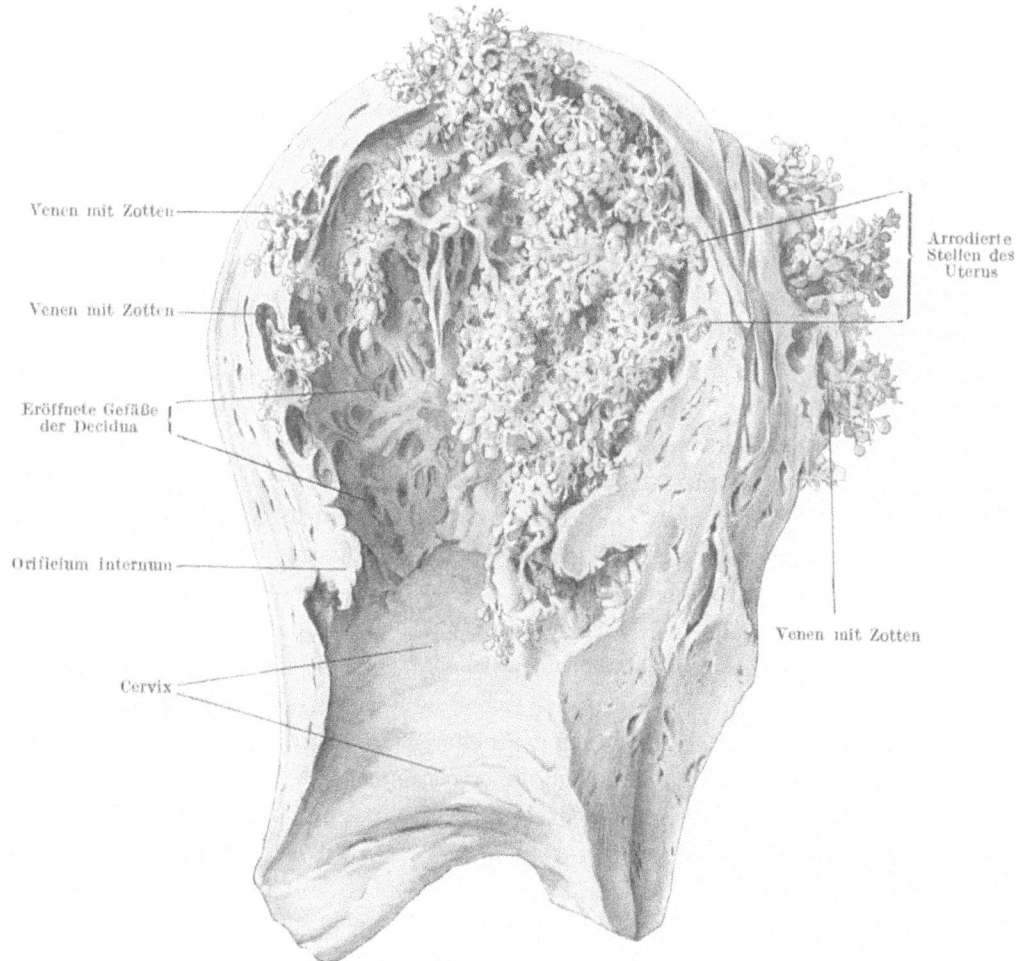

Abb. 32. Aus Bumms Grundriß der Geburtshilfe. (Volkmanns Fall von „destruierender Blasenmole".)

Zottenstroma weiterwächst und als rein epitheliale Masse die Uteruswände durchsetzt und zerstört, wie die sehr genaue Beschreibung zum ersten Male beweist. Dieser Beweis wird nur in wenigen Fällen erbracht, nämlich von M. B. Schmidt und R. Meyer, Johansson und vielleicht Maiß. Die übrigen Angaben und Abbildungen halten, wie ich gegenüber Risel hervorheben muß, keine einigermaßen anspruchsvolle Kritik aus[1]. Es ist selbstverständlich, daß auch die gutartigen Chorionepithelien der intra-

---

[1] Als maligne betrachtet Essen-Möller, wie mir scheint, ohne Berechtigung, die Fälle von Voigt, H. Meyer, Gottschalk. In einem Falle Essen-Möllers fanden sich die Blasenzotten bis nahe an die Serosa und in der Cervix ohne Verbindung mit dem Cervixkanal. Eine in das Ligamentum lat. reichende Blasenmole mit einer angeblichen Metastase (Fall Amreich) erlaubt wegen ungenügender Beschreibung keine Beurteilung.

vasalen Blasenzotten die Gefäßwand durchsetzen und in die Uterusmuskulatur einschwärmen, wie bei normaler Placentation oder besonders bei Placenta accreta, da auch hier ganz gleiche Verhältnisse an den intravasalen Zotten vorliegen. — Eine Destruktion der Uterusgewebe ist in den meisten Fällen nicht ernsthaft nachgewiesen, ja meistens ist die Chorionepithelwucherung gar nicht auffallend oder sogar geringfügig, wie z. B. ausgesprochen gering im Falle Kauffmann. Auch die Ausheilung einiger Fälle (Essen-Möller, Polano) spricht gegen maligne Wesensart. — Für die weitaus große Mehrzahl der intravenösen Blasenmole können wir sagen, daß sie ohne maligne Epithelwucherung einhergeht und daß kaum 10% mit Chorionepithelioma malignum verbunden ist, sich also in dieser Beziehung von gewöhnlichen Blasenmolen kaum unterscheiden. Dieses ist für die Auffassung der Pathogenese im Auge zu behalten. Das Wesentliche der Erkrankung liegt demnach darin, daß die Blasenmolenzotten tief in den venösen Gefäßen gefunden werden, meist nur in der Uteruswand, zuweilen — wie oben gesagt — bis in das Parametrium oder bis unter die Serosa des Corpus uteri (v. Franqué, Essen-Möller), und zwar meist, wie es scheint, in zusammenhängenden Strängen, also nicht oder doch seltener embolisch, ohne daß etwa hieraus eine grundsätzliche Unterscheidung nötig wäre. — Da bei der gewöhn-

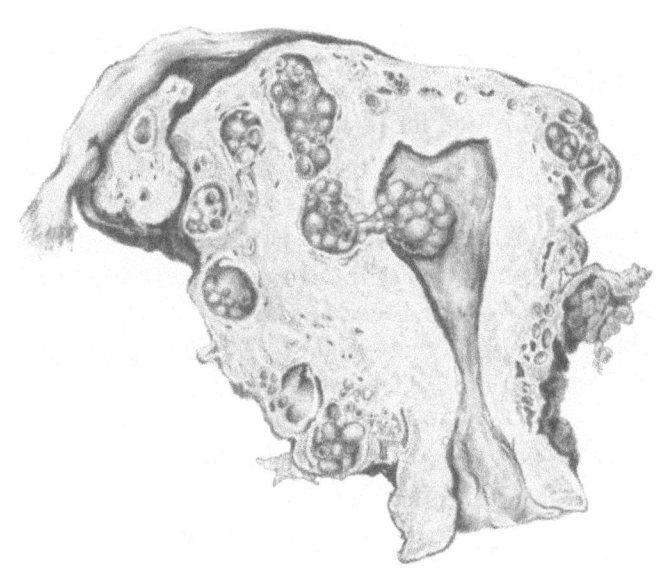

Abb. 33. K. Kauffmanns Fall von „destruierender Blasenmole".
(Zeichnung von Dr. von Szathmáry.)

lichen Blasenmole mit im allgemeinen oberflächlichem Sitze ebenfalls einige Blasenzotten recht häufig etwas tiefer in die uterinen Gefäße eingetaucht sind und bekanntlich auch Embolien erleiden (Schmorl, Pick, Liebe, Aschheim u. a.), und da ich bei 5 Fällen von Blasenmolen in situ mehr oder weniger tiefes Vordringen der Zotten in den Gefäßen als regelmäßigen Befund feststellen konnte, so kann man schon hieraus entnehmen, daß nicht alle derartigen Fälle bösartig sein können. Immerhin ist mir wahrscheinlich, daß der intravasale Aufenthalt der Zotten allein schon durch die längere Lebensfrist und andauernde Speisung mit frischem Blute die maligne Ausartung begünstigen kann, wenn die allgemeineren Bedingungen erfüllt sind. Die Auffassung des Wesens der Erkrankung leidet noch unter Meinungsverschiedenheiten über den Befund als solchen. Ich betone die Lage innerhalb der Venen, die übrigens von den meisten genannten Autoren auch beschrieben wird. Jedoch meinen v. Franqué (1903) und Essen-Möller, daß die blasigen Zotten ohne destruierendes Epithelwachstum aktiv in die Wand eindringen ohne Chorionepitheliom. Essen-Möller bildet große Blasenzotten ab als Beispiel dafür, daß die „ganze Zotte mit beibehaltenen Proportionen ihrer Elemente in die Muskulatur sich hineingräbt". Epithel und Stroma der Zotten waren gut erhalten. Auf diese Weise sollen die Zotten die ganze Uteruswand durchsetzen können. Man kann dieses getrost als unmöglich hinstellen. Ganz abgesehen davon, daß nicht große Zotten die Uterusmuskulatur sprengen können etwa wie eine mit der Knopfsonde bewaffnete Hand, erhält sich auch die normale Chorionzotte niemals außerhalb der Gefäße und geht nach deren Verödung zugrunde. Niemals dringt eine Zotte in das mütterliche Gewebe selber, sondern immer nur in den Gefäßen vor. Nur wenn das ganze Gewebe in der ersten Zeit der normalen Eientwicklung vom Trophoblast zerstört wird, folgt das Stroma in Zottenform nach. In späteren Zeiten sieht man aber bekanntlich auch normale Zotten innerhalb der Uterusvenen bei jeder tieferen Ausbreitung (Placenta accreta), bei jüngeren Fällen von Placenta marginata und auch bei ihrem Vorbild am normalen Placentarand, der geringfügigen Aufspaltung der Randdecidua.

Von den intravenösen Zotten legen sich einzelne der Gefäßwand an, das Chorionepithel der Zotte zerstört meist die sehr dünne Gefäßwand, und so entsteht die Täuschung, als seien die Zotten im Gewebe vorgewachsen; um so mehr bei Blasenmole, deren große Zotten die Gefäßlichtung dehnen und ausfüllen. Dieser Täuschung kann man jedoch an den meisten Stellen entgehen, wenn man sich nicht auf einzelne Schnittbilder verläßt (Abb. 34 u. 35). — Kurz, die Zotten liegen in den Gefäßen und sind auch bei den mit destruierendem Chorionepitheliom verbundenen Fällen niemals außerhalb der Gefäßbahn nachgewiesen. — Wir haben also nur die Frage zu berücksichtigen, wie die Zotten in die Gefäße gelangen. Veit glaubte verschiedene Entstehungsmöglichkeiten annehmen zu sollen; ein Teil der Fälle beruhe (wie auch Marchand annimmt) auf interstitieller Gravidität, andere sollten zum Chorionepitheliom gehören, und schließlich käme ein Teil durch „Zottenverschleppung" in den Venen zustande. — Betrachten wir diese drei Annahmen gesondert, so ist das Zusammentreffen von intravasaler Blasenmole mit Chorionepitheliom schon erörtert worden. Wir konnten jedoch nicht feststellen, daß die Zotteneinbeziehung eine Folge des Chorionepithelioms sei. Diese Frage scheidet aus. — Die „interstitielle", besser intramurale Gravidität erklärt freilich den Befund von Zotten in der Tiefe der Wand; also wenn diese einmal blasig degenerieren, so liegen Blasenzotten von vornherein intramural. Es würde aber völlig verkehrt sein, wollte man bei der intramuralen Schwangerschaft etwas grundsätzlich anderes erwarten als bei der gewöhnlichen Schwangerschaft. Der Unterschied betrifft nämlich nur das erste Stadium der Eieinbettung. Die dünne Schleimhaut des interstitiellen Tubenteiles wird ebenso schnell durchsetzt wie die des uterinen Tubenteiles selber, oder wie eine atrophische Stelle der Korpusschleimhaut, oder die des „Isthmus uteri". So kann sich an diesen Teilen die Einbettung des Eies bereits im ersten Stadium in der Muskulatur vollziehen, und es werden, soweit das in solchem Falle unregelmäßige Eibett nicht die Ausdehnung der normalen Uteruswand an der Placentarstelle mitmacht, die Zotten schon im Anfang genötigt sein, sich in den Blutgefäßen auszubreiten. Es würde ein Irrtum sein zu glauben, daß bei Placenta accreta (oder increta) oder isthmica, tubarica und sogenannter „interstitialis" die intramurale Zottenvermehrung zwischen den Muskelbündeln oder -fasern vor sich ginge. Das Ei liegt intramuskulär, aber die Zotten verlaufen nicht intermuskulär, sondern stets intravenös. Also auch in diesen Fällen intramuraler, insbesondere der „interstitiellen" Gravidität (nämlich im interstitiellen Tubenteil, pars keratina uteri) bedarf die intravasale Lage der Zotten der Erklärung, denn sie fallen in das gleiche Gebiet wie der dritte Erklärungsversuch Veits, nämlich der „sogenannten Zottenverschleppung in die Venen"[1]. — Damals (1899) war es für Veit noch notwendig, die Einbeziehung der Zotten in die Venen ausführlich zu begründen. Die vaginale Blasenzottenmetastase (Pick) war noch ein vereinzelter Befund. Heute ist es wesentlich leichter, die Sachlage zu übersehen. Die Zottenverschleppung in Vagina, Vulva und anderen Orten sind uns keine so große Seltenheit mehr und auch die zusammenhängenden Zotten in den Gefäßen sind leicht nachweisbar.

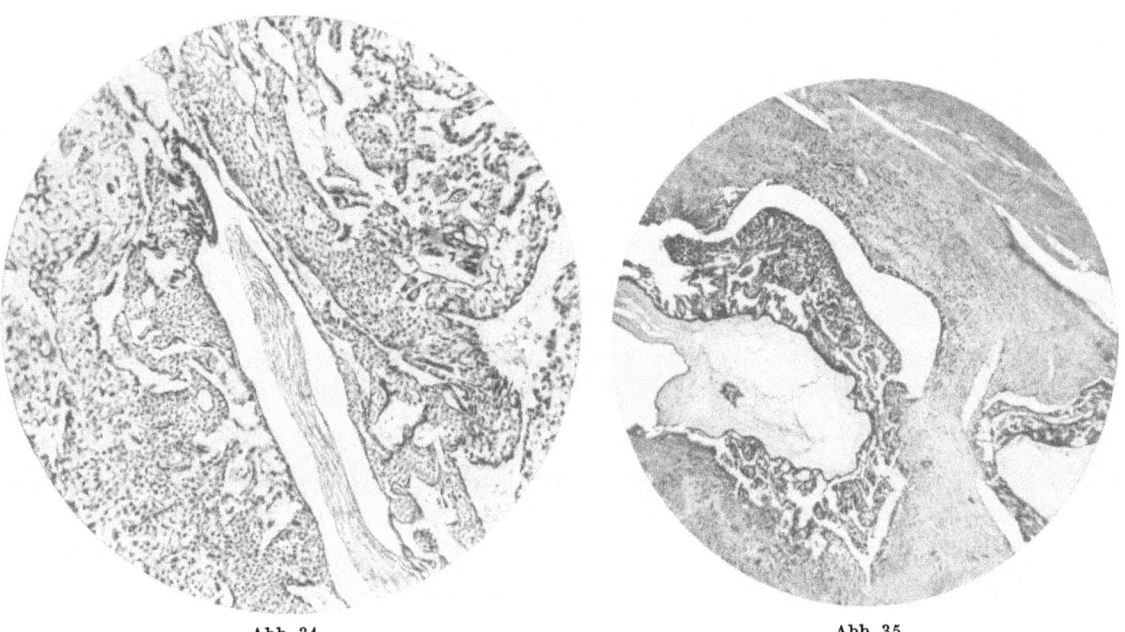

Abb. 34.   Abb. 35.

Abb. 34 (Pr. 3572). Bei einer 51jährigen Frau wurde unter Verdacht eines bösartigen Tumors der stark vergrößerte Uterus entfernt. Eine Blasenmole scheint im zweiten Monate der Schwangerschaft entstanden zu sein und weitere 3 Monate bestanden zu haben. Die Blasenzotten sind in hochgradiger Rückbildung. Nur Haftzotten sind zum Teil gut erhalten; am besten einzelne tief in die mütterlichen Gefäße vorgedrungene Zotten mit gut erhaltenem Stroma und sehr starker Chorionepithelwucherung in der „typischen" Zusammensetzung mit syncytialer Oberflächenbekleidung von Spalten zwischen den Langhanszellen. Die Epithelwucherung dringt in die Uteruswand, aber ohne Stroma. (Lichtbild mittlerer Vergrößerung.)

Abb. 35 (Pr. 4654). Im Uterus einer 36jährigen Frau, 18 Tage nach Ausräumung exstirpiert, finden sich Blasenzotten, die nur vereinzelt innerhalb der Gefäße in die Wand des Uterus tief eingedrungen sind. Nur hier bildet das Chorionepithel um die Zotten dicke Mäntel, haftet an den Gefäßwänden und dringt von hier ohne Stroma destruierend in die Umgebung der Gefäße. Die Frau ist 1½ Jahre später an Metastasen zugrunde gegangen. (Lichtbild schwacher Vergrößerung.)

Eine der wichtigsten Fragen scheint mir jedoch ungelöst, ob die Einbeziehung der Zotten in die Gefäße aktiv oder passiv zu verstehen ist. Die meisten Veröffentlichungen berücksichtigen diesen Punkt kaum, obgleich ihm grundsätzliche Bedeutung zukommt. Bekanntlich hat J. Veit der passiven Verschleppung das Wort geredet, er fand aber lebhaften Widerspruch. Man zog allgemein das aktive Wachstum vor, ohne besondere Wachs-

---

[1] Neben den älteren Fällen Volkmann, Wilton (s. Veit) ist ein Fall von Henkel zu den interstitiellen zu rechnen, und West hat eine Blasenmole bei Tubargravidität beschrieben mit Vordringen der Zotten in den Fundus uteri und in das Ligamentum latum. Es mag also Veit recht haben, daß einige Fälle nicht extrauterine Graviditäten betrafen, aber das ändert nichts daran, daß auch bei den „interstitiellen" Graviditäten die Ausbreitung der blasigen Zotten intravenös erfolgt und in die Uteruslichtung durchbrechen kann.

tumserscheinungen an den Zotten nachzuweisen. Es genügte v. Franqué zum Widerspruche gegen J. Veit, daß „ein einfaches passives Verschlepptwerden die Erweiterung der Gefäße und Rarefikation des Uterusgewebes" kaum erklären könne. — Wenn wir jedoch aktives „Eindringen, Durchwuchern" (und ähnliche Ausdrücke der selbständigen Handlung) gelten lassen, dann setzen wir voraus, daß Blasenzotten in der Lage seien, sich noch zu teilen, zu sprossen, sich zu vermehren, also ein Weiterwachstum des meist schwer degenerierten Stroma. Immerhin wäre Wachstum denkbar, wenn die äußeren subepithelialen Lagen des Zottenstroma noch gut erhalten sind, wie man es häufig sieht. Nun ist mir, wie schon in einem früher (1924) veröffentlichten, so auch in mehreren neuen Fällen (1927) aufgefallen, daß die tiefst vorgedrungenen Zottenenden nicht blasig, sondern dünn mit annähernd normalem oder derb fibrösem Stroma versehen sind (Abb. 34). Daraus geht mit ziemlicher Sicherheit hervor, daß die Zotten nicht bereits im blasigen Zustande in den Gefäßen in die Tiefe gelangen, sondern nur als dünne Ausläufer, die erst später intravasal blasig werden. So erklärt es sich auch, wie $5^1/_2$ Monate nach der intrauterinen Ausräumung eine intraligamentäre Blasenmole bemerkt wurde im Falle Kauffmanns. Die Zotten durchsetzten die ganze Uteruswand bis in die parametranen und intraligamentären Gefäße. — Diese Beobachtung läßt sich in Übereinstimmung mit meinen Befunden am einfachsten dahin erklären, daß die intravasal vorgedrungenen Zotten erst normal sind und später blasig werden.

Wenn es durchaus möglich erscheint, daß die Zotten der Blasenmolen, die in ihren peripheren Teilen am besten erhalten sind, sich aktiv durch weiteres Wachstum intravasal ausbreiten, so ist doch auch bis zu einem gewissen Grade mit der Ansaugung in die Venen zu rechnen. Ein Einwachsen in die Arterien kommt überhaupt nicht vor.

Das aktive Wachstum der Zotten innerhalb der Gefäße bedeutet hier an sich nichts anderes wie das gleiche bei der Tubargravidität oder Placenta accreta. Keine Destruktion. Der Unterschied ist nur pathogenetisch bedeutsam, weil bei lebendem Ei die lebende Frucht das Zottenwachstum beansprucht, aber bei Blasenmole die lokale Ernährung ein selbständiges Weiterwachsen der Zotten ermöglicht, sogar auch ohne übermäßige Epithelwucherung, aber doch stets unter Leitung des Epithelwachstums.

Es ist nicht begründet, von „destruierender Blasenmole" zu reden, weil die Zotten selber die Gefäße nicht verlassen und niemals das Gewebe aktiv auflösen. Geht aber ein Chorionepitheliom von der Blasenmole aus, so ist es für die theoretische Betrachtung ganz gleichgültig, ob es von der Oberfläche der Placentarstelle aus geschieht, oder von den Gefäßwänden aus, oder von einer gewöhnlichen nicht blasigen Placenta. Praktisch könnte es für den Kliniker bedeutsam werden, wenn die intravasale Blasenmole häufiger zur Chorionepitheliombildung neigen würde als andere Blasenmolen und wenn die Ausbreitungsmöglichkeiten des Chorionepithelioms in der Tiefe gefährlicher sind. Wie steht es nun mit der Häufigkeit der Chorionepitheliombildung bei der intravenösen Blasenmole? — Darüber sind die Ansichten geteilt, und die Autoren haben eine objektiv kaum verständliche parteiische Einstellung zur Überschätzung der Epithelwucherung. Der wissenschaftliche Wert wird dadurch nicht erhöht und die richtige klinische Einschätzung vereitelt. — Man kann ohne den Nachweis der Destruktion des Gewebes nichts Malignes, etwaige Usuren und Blutungen ausgenommen, hineindeuten und daran scheitert die Mehrzahl vorliegender Fälle. — v. Franqué hat schon 1903 die strenge Unterscheidung von „destruierender Blasenmole" und Chorionepitheliom gefordert.

Auch M. B. Schmidt, der ebenso wie andere Autoren die choriale Epithelwucherung einer Blasenmole in situ fand, bestreitet, daß die ähnlichen Fälle (Neumann, Voigt) maligne waren. — Selbst für den Fall von Solowij und Krzyszkowski ist es nicht sicher erwiesen, daß die von den Blasenzotten in den Lungengefäßen ausgehende choriale Infiltration der Umgegend malignen Charakter hatte. Auch von P. Gottschall wurde bei einer die Uteruswand völlig durchsetzenden Blasenmole die choriale Invasion der Umgebung der Zotten gefunden. Es muß jedoch hervorgehoben werden, daß der epitheliale Anteil der Neubildung in allen diesen Fällen nicht so ausgesprochen war wie beim gewöhnlichen Chorionepitheliom. Es wird von den Untersuchern meistens nicht einmal mitgeteilt, daß die chorioepitheliale Neubildung unabhängig von den Blasenzotten größere selbständige gewebszerstörende Herde geliefert habe. — Den meisten Autoren genügt der Umstand, daß die Blasenzotten tief in der Wand des Uterus oder gar im Parametrium liegen, während niemand auf den Gedanken kommt, bei gewöhnlicher Placenta accreta, deren Zotten intravasal auch bis an die Serosa uteri gehen können, von de-

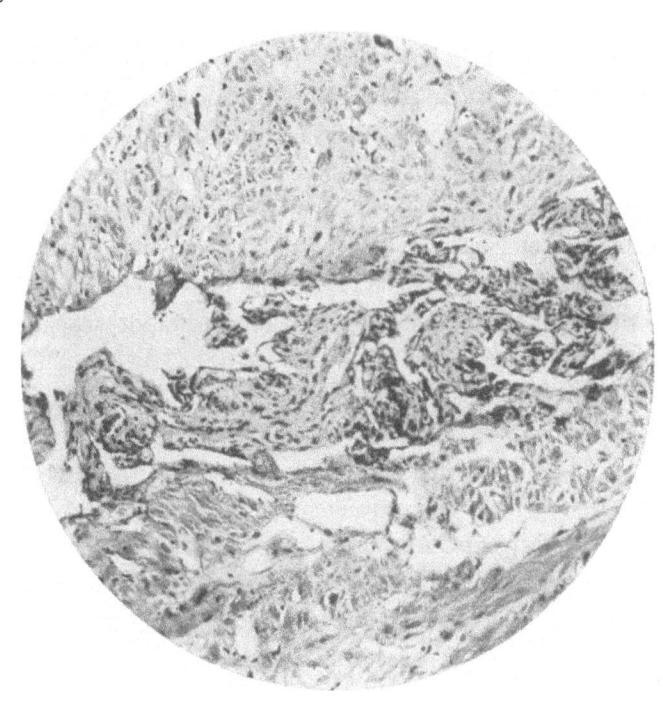

Abb. 36. Placenta accreta. Massenhaftes Vordringen intravenös in der Muskulatur des Uterus unter der Placenta nach Geburt. Das Vordringen der Zotten ist viel massiger als bei intravasaler Blasenmole und ohne nennenswerte Wucherung des Epithelüberzuges an den gut erhaltenen Zotten.

struierender Placenta zu sprechen (Abb. 36). Es sei an die bekannten Fälle von intravaskulärer Myomausbreitung vom Uterus her in die Beckengefäße erinnert. Bei diesen Tumoren ist eine Gewebsdestruktion gar nicht nachweisbar. Orth vertritt die Meinung, daß bei der destruierenden Blasenmole ein Exceß der normalen Vorgänge und nicht eine Geschwulstbildung vorliege. — Der Unterschied zwischen dem destruktiven Charakter des Chorionepithelioms und der Blasenmole ist, wenn nicht ganz so einfach wie zwischen malignem Myom und Myoma intravasculare, aber doch ähnlich; beim Chorionepitheliom eine chemische Destruktion, eine Gewebsauflösung, bei der destruierenden Blasenmole allenfalls eine überwiegend mechanische Destruktion, eine Gewebsdehnung und Zerreißung infolge der sekundären blasigen Ausdehnung der zunächst dünnen intravasal vorgedrungenen Zotten. Man kann noch weniger zugeben, daß bei der destruierenden Blasenmole eine „myxomatöse Stromawucherung ohne Epithelbeteiligung" (C. Ruge) im Spiele sei. Die blasige Quellung der Zotten führt zur Umfangsvergrößerung, aber eine Vergrößerung durch Zellvermehrung oder auch nur Zellvergrößerung ist nicht vorhanden. So kommen wir bei vorsichtiger Wertung der sogenannten „destruierenden Blasenmole" zu dem Ergebnis, daß der destruktive Charakter in den allermeisten Fällen nicht vorliegt und daß eine fortschreitende autonome Neubildung über den gewöhnlichen Rahmen der Zottenverzweigung hinaus seitens des Zottenstromas überhaupt nicht in Frage kommt. Auch muß ich Risel beistimmen, wenn er die von Poten und Vaßmer als Kernteilungsfiguren im Zottenstroma eines retinierten Blasenmolenteiles nicht als solche anerkennt, sondern als Degenerationszeichen ansieht. — Ein Fall von Amann (1916) scheint mir lehrreich für unsere Frage, weil bei einer „destruierenden Blasenmole" mit reichlicher chorioepithelialer Wucherung bei der Entfernung eines im Parametrium sitzenden faustgroßen Geschwulstteiles ein Teil an der Beckenwand zurückgelassen werden mußte und dennoch Heilung eintrat. Die Ausbreitung der Zotten geht in den Venen vor sich, wie man sowohl bei der einfachen, aber nicht weniger „destruierenden" Placenta increta als auch bei „destruierender Blasenmole" nachweisen kann; selbst in die Vasa spermatica dringt die Blasenmole vor und kann natürlich von hier aus ebenso wie von normaler Stelle aus embolisch werden (Solowij und Krzyszkowski). Der von mir erwähnten Placenta accreta mit Durchsetzung der Uteruswand nahe verwandt scheinen mir Fälle von sogenanntem destruierendem Placentarpolyp (Pestalozza, Zahn, v. Kahlden, H. Meyer). An kleineren, manchmal mikroskopisch kleinen Partien findet man lokales Tiefenwachstum öfters bei Blasenmole, zuweilen auch bei gewöhnlichen Zotten, aber immer in den Gefäßen.

Es ist eigentlich erstaunlich, wie sehr selten Metastasenbildung und tödlicher Ausgang bei der sogenannten destruierenden Blasenmole folgt im Vergleich zu den häufigen Zottenembolien bei der Blasenmole von oberflächlichem Sitze, die wir bereits erwähnt haben.

Soviel geht aus den Tatsachen hervor: Das außerordentliche Tiefenwachstum der gewöhnlichen Placentarzotten und nicht anders auch das der Blasenzotten wird nicht durch das aktive Vorausdringen des Chorionepithels in das Gewebe der Uteruswand eingeleitet, sondern vollzieht sich innerhalb der Gefäßlichtung zunächst in Form gewöhnlicher Zotten und später unter freilich sehr auffälliger Erweiterung infolge starker Aufquellung der Zotten. — Die Blasenzotten verbleiben auch in den Gefäßen, die sie wohl einmal durch Druckatrophie der Gefäßwand durchbrechen; „usurieren" können sie allerdings nur an Stellen geringen Gewebswiderstandes, z. B. an der Serosa uteri, aber das gleiche passiert auch bei intravenöser Tiefenwucherung der nicht blasigen einfachen „Placenta accreta" oder „increta", also der angewachsenen oder eingewachsenen Placenta, ebenso wie bei Tubargravidität.

Es ist nicht ratsam, den Namen „destruierende Blasenmole" beizubehalten, weil er falsche Vorstellungen erweckt. Das Chorionepithel der Blasenmole kann bekanntlich unter Umständen destruktiv wuchern, aber wenn dieses bei gewöhnlichem oberflächlichem Zottenansatz geschieht, so spricht man ebenfalls nur von Chorionepitheliom, allenfalls von Blasenmole mit Chorionepithelioma malignum. Etwas anderes ist es nicht, wenn die tief intravasculär wurzelnde Blasenmole (Mola hydatidosa intravasalis) ausnahmsweise und scheinbar nicht häufiger als bei gewöhnlicher oberflächlicher Blasenmole von Chorionepitheliom begleitet wird. Wir kennen also nur eine Mola hydatidosa intravenosa (s. accreta), die in einzelnen Fällen mit Chorionepithelioma malignum verbunden ist. — Diese Stellungnahme mußte ausführlich dargelegt werden, auch in Rücksicht auf die Frage der spezifisch cytotypen Wachstumsart des Chorionepithelioms, die dem jugendlichen embryonalen Stadium der Ekto- oder Trophoblastschale entspricht. Während diesem die Zottenbildung folgt, haben wir im Chorionepithelioma malignum außerhalb der Gefäße niemals echte „Gewebsbildung" kennengelernt. Deshalb habe ich in einer früheren Arbeit (1924) dargelegt, daß auch bei der Mola hydatiformis intravasalis mit Chorionepithelioma malignum das Zottenstroma nicht die Gefäßbahn verläßt, um der die Gefäßwand und die Uterusmuskulatur zerstörenden Chorionepitheliommasse „histiotyp" zu folgen; dabei habe ich auf die Schwierigkeiten hingewiesen, die der Beurteilung im Wege stehen, ob die Zotten im Gefäße liegen oder nicht. Das Chorionepitheliom geht wohl von dem Überzug der Zotten aus, aber der autonom destruierenden Neubildung des Chorionepithels folgt das Zottenstroma scheinbar niemals in das mütterliche Gewebe nach, weder das der Blasenzotten noch der gewöhnlichen Zotten.

VII. Embolie und Metastasen der Blasenmole.

Die Metastasierung verschleppter Blasenzotten ist möglich, ohne daß es sich um malignes Chorionepitheliom handeln muß. In einer Reihe von Fällen, über die wir noch bei den Metastasen des Chorionepithelioma malignum zu sprechen haben werden, ist eine Rückbildung erfolgt, so daß man sie für gutartig ansieht. Die Embolie von Blasenzotten ist an sich kein Zeichen von Malignität. Es kann sich hieraus eine Metastase entwickeln, wenn das Chorionepithel der Zotten weiter wächst und die Gefäßwand durchsetzt, so daß die Zotten sich verankern. Derartige Fälle sind in Vulva und Vagina bekannt, und es kann im Einzelfalle zweifelhaft bleiben, ob die Epithelwucherung gutartig oder bösartig ist. — Weiteres über Embolie und Metastasen s. S. 1056.

VIII. Hormonale Wirkung (Funktion) der Blasenmole.

Die Wirkung auf den mütterlichen Körper, die von den erkrankten Zotten ausgeht, unterscheidet sich nach bisherigen Kenntnissen nicht in der Art, sondern nur in der Stärke von der bei normaler Schwangerschaft. Da sie nur oder doch hauptsächlich von dem gewucherten Epithel des Chorion ausgeht, so können wir sie mit den gleichen Befunden bei dem Chorionepitheliom zusammen besprechen (s. S. 1064).

IX. Formale Genese der Blasenmole.

Die Blasenmole, früher als tierischer Parasit gedeutet, galt bei Velpeau, J. Müller, Meckel u. a. als Zottenödem. Heinrich Müller (nicht Johannes Müller, der oft falsch zitierte) hatte aber schon angenommen, daß eine primäre Veränderung der epithelialen Teile des befruchteten Eies vorläge. — Virchow rechnete sie zu den Myxomen, und zwar nicht, wie man zuweilen lesen muß, nur zur Hyperplasie von Schleimgewebe, sondern ganz ausdrücklich zu den echten Geschwülsten (die krankhaften Geschwülste Bd. 1, S. 405). Virchow gibt eine kurze Übersicht der über das Wesen und Entstehung der Blasenmole damals herrschenden, weit auseinandergehenden Meinungen.

Der Arbeit von Essen-Möller entnehme ich die historische Einteilung von Duchamp (1880) der früheren Ansichten über die Entstehung der Blasenmole:

„a) Théorie vasculaire (Ruysch, Albinus, Heller, Wrisberg, Gregorini u. a.).
b) Théorie lymphatique (Soemmering, Vallisnieri, Bidloo u. a.).
c) Hydropsie des villosités (Velpean, Meckel, Hegar, Stoltz, Robin u. a.).
d) Théorie du myxôme (Heinr. Müller, Virchow, Cornil, Ranvier und Duchamp selber)".

Virchows Auffassung, daß es sich bei der Blasenmole um ein „Myxom" der Chorionzotten, eine Geschwulstbildung, handle, hatte allgemeine Zustimmung erfahren, doch hat es, wie Orth sagt, nie an Stimmen gefehlt, daß die Blasenbildung nicht auf Schleimgewebswucherung, sondern auf Ödem beruhe. Das Zottenödem sei freilich bei allgemeiner Stauung den geringeren Graden der Blasenmolenbildung ähnlich, aber doch nicht den ausgesprochenen Traubenmolen. Das ist richtig und es ist, da man den Toxikosen und besonders der Albuminurie und Nephritis der Mutter ätiologischen Wert für die Blasenmolenbildung zuspricht, wichtig, schon an dieser Stelle darauf hinzuweisen, daß das bei solchen mütterlichen Erkrankungen vorkommende noch so hochgradige allgemeine Ödem der Placenta nicht zur Blasenmolenbildung führt. — Langhans führte gegen Virchow an, daß die Schleimfärbung negativ ausfalle. Ebenso Orth, später Todyo, v. Franqué; auch sie vermißten Mucin. Als Erster in neuester Zeit hat Marchand das regressive Wesen der Stromaveränderung neben der Epithelwucherung richtig erkannt. Eine „gewisse regellose Wucherung" gibt er dem Stroma zu, aber die hydropische Quellung steht doch im Vordergrunde. Diese Auffassung des Vorganges, als deren Hauptvertreter neben Marchand noch Ségall, Durante, Nattan-Larrier und Brindeau von Essen-Möller genannt werden, wird in Deutschland allgemein geteilt. Neuerlich wird von einzelnen Autoren ebenso wie von Marchand die gelegentliche Stromavermehrung in einigen Fällen hervorgehoben, so von Essen-Möller (s. oben), der die Hyperplasie vorausgehen und die regressiven Erscheinungen folgen läßt. Sein oben genauer geschilderter Fall von so hochgradiger Stromawucherung ist jedoch einzig dastehend und kann schwerlich allgemeine Gültigkeit haben. Es sprechen dagegen die Fälle, in denen wir die Blasenzotten vereinzelt finden. Übergänge von den normalen zu den blasigen Zotten, aber auch die größte Zahl von Blasenmolen, die von anderen Autoren und von uns untersucht wurden, haben nichts von Stromawucherung gezeigt, so daß eine Verallgemeinerung aus den oben (S. 994 u. 996) beschriebenen Fällen nicht angängig erscheint. — Immerhin hat man weiterhin auf ähnliches zu achten, trotzdem gerade die vorgeschrittene blasige Zottendegeneration der wenigen Fälle mit Wucherung des Zottenbindegewebes kaum geeignet erscheint, die Pathogenese zu klären. Es wäre sogar möglich, daß die eigenartige Stromawucherung in den mehr zentralen Stammzotten erst als eine Folge der blasigen Degeneration der peripheren Zotten zu verstehen sei. Auch Hinselmann hat sich neuerdings bemüht, eine Hyperplasie des Stroma festzustellen; die oben genannten Zellen (Chaletzky, Neumann, Hofbauer u. a.) spielen dabei eine zu große Rolle. Ich habe mich im allgemeinen nicht überzeugen können, daß die großen Zellen im Stroma besonders gut erhaltene zellreiche Partien bevorzugen, die man als Neuerwerb ansehen könnte. Aber sie kommen auch in solchen vor (s. Abb. 30). Man muß vor allen Dingen Zotten zum Beweise heranziehen, in denen noch keine Aufquellung des Stroma nachweisbar ist, wie in den zerstreuten Formen der Blasenmole mit nur einzelnen Blasenzotten, von denen oben die Rede war. Sobald die Aufquellung Unordnung, Veränderung mit sich bringt und die Gefäße bereits teilweise oder ganz verödet sind, fehlt jede Berechtigung, der Pathogenese nachzugehen. Man sieht dann die Endwirkung, aber nicht die ursprünglichen Veränderungen. Auch von Proliferationsvorgängen des Endothels kann in den allermeisten Fällen keine Rede sein. Selbst die von Marchand angeführte, „regellose Wucherung" im Stroma kann ich nicht als eine irgendwie nennenswerte im Sinne einer Hyperplasie kausalgenetisch deutbare Tatsache anerkennen. An sich ist theoretisch denkbar, daß die vom Zottenepithel aufgenommenen Nährstoffe dem Stroma zufließen, aber an den toten Fetus nicht weiter gegeben werden und zunächst einmal zu einer Stromahyperplasie führen, ehe der mangelhafte Stoffaustausch zur Quellung und Rückbildung führt. Man würde allerdings vielleicht erwarten können, daß die äußeren Stromaschichten am stärksten ausgesetzt werden, also am deutlichsten hyperplasieren und dann degenerieren würden. Aber von einer Hyperplasie sieht man hier gar nichts und die Verflüssigung beginnt meist zentral. — Es genügt wohl, festzustellen, daß das Zottenstroma von Blasenmolen sich an Zellreichtum mit einer beliebigen Placenta gleichen Alters nicht messen läßt. Dagegen finden wir zahllose gewöhnliche Placenten mit einer großen Zottenmenge, in denen der Zellreichtum des Stromas bedeutend ist. — Bei der Beurteilung des Zottenstromas wolle man auch stets berücksichtigen, ob man größere Zottenstämme oder periphere Zottenenden vor sich hat. Man kann in gut erhaltenen, großen Zottenstämmen reichliches gut erhaltenes Stroma und in Endzotten degeneriertes zellarmes Stroma finden. Außerdem ist das Alter der Placenta zu berücksichtigen. Jüngere Placenten haben zarteres kernärmeres Stroma. Die ältere Forschung trennte nicht zur Genüge das allgemeine Placentarödem von der echten Blasenmole und noch weniger die in Aborteiern (Virchow, Storch u. a.) gefundenen Einzelblasen, und die partiellen Blasenmolen, insbesondere auch nicht junge und alte Placenten. So beruhen auch Virchows Angaben über den „irritativen" Beginn der Blasenmole mit Kern- und Zellvermehrung auf der Gleichstellung der verschiedenen genannten Dinge, deren pathogenetische Zusammengehörigkeit bis heute durchaus nicht ausgemacht ist. Sogar ein „Myxofibrom" wird von Virchow hineinbezogen, das tatsächlich den Stromageschwülsten angehört.

Man kann den Stand der Angelegenheit kurz dahin zusammenfassen, daß die blasige Auftreibung der Zotten heute ganz allgemein als regressive Veränderung des Stroma angesehen wird, während es noch unentschieden bleibt, ob ein irgend nennenswertes proliferatives Stadium im Bindegewebe des öfteren vorübergehend besteht, das nur ganz vereinzelt beobachtet wurde. Ein proliferatives Stadium im Epithel wird dagegen sehr häufig gefunden, und wenn es auch meist ebenfalls der Rückbildung bald anheimfällt, so kann es doch sehr lange bestehen und sogar zum malignen Chorionepitheliom führen. Dieser Umstand mag es bewirkt haben, daß der Chorionepithelwucherung eine mindestens zeitlich führende Rolle in der Entstehung der Blasenmole zugeschrieben wurde (Marchand u. a.), während Gottschalk dieses entschieden bestritt.

Mit den letztgenannten Ansichten, auf die wir noch zurückkommen werden, ist gegenüber der früheren Art der Betrachtung vom Werden und Wesen der Blasenmole schon ein großer Schritt getan. Man kannte vordem nicht die Epithelwucherung.

Der erste Abschnitt in der Geschichte ist beendet: Blasenmole bedeutet nicht Geschwulstbildung. Die hyperplastische Wucherung des Stroma fehlt selbst in frühen Stufen der Entwicklung, wie es scheint und wie sich späterhin aus dem Mangel an Gefäßen auch verstehen läßt.

Der zweite Abschnitt hebt an mit dem Erkennen und Beziehen der Epithelwucherung in die Genese. Die Bindegewebsveränderung tritt als regressive Folgeerscheinung in den Hintergrund. Die Epithelwucherung wird als hauptsächlichste oder gar erste Veränderung angesehen.

Die dritte Stufe — wenn wir uns nicht versteigen von zeitlich abgrenzbaren Abschnitten zu sprechen — sucht die Ursache der Epithelwucherung und Rückbildung des Bindegewebes in Kreislaufstörungen, die teils dem primären Absterben des Embryo zur Last fallen, teils in Defekten, meist Aplasie der Zottengefäße, bedingt sind. Dieser Gefäßmangel ist dann Ursache sowohl für das Absterben des Embryo, als auch für die weiteren Veränderungen in den Zotten.

Über den wichtigen Befund der Epithelwucherung selber haben wir oben genügend ausführlich berichtet und auf das frühere und spätere Fehlen hingewiesen, so daß schon hieraus die Führung der Epithelerkrankung bei der Bildung von Blasenzotten in Zweifel gezogen werden mußte. — Unterstützt wurde die Annahme von der Bedeutung des Epithels durch die Erfahrung am Chorionepitheliom und wohl aus diesem Grunde in der Reihe der Ursachen überschätzt.

Von den Störungen im Kreislauf wollen wir noch kurz sprechen, da sie als letztes Stadium breitere bis in die neueste Zeit reichende Erörterung gefunden haben.

Die Ansichten über die Blasenmolenbildung als Folge der Kreislaufstörung in den Zotten gehen dahin, daß das von den Zotten aufgenommene Nährmaterial nach dem Tode des Embryo (Marchand, Durante) nicht weitergegeben wird und zur Epithelwucherung führe. Schon Hewitt, Chaletzky, Langhans, später Aichel, Durante haben „primären" Tod des Embryo und Überernährung der Zotten als Ursache der Epithelwucherung angesehen. Auch Gottschalk, wenn wir von seiner Auffassung einer Stauung in den zentralen Zottengefäßen absehen, führt aus, daß das Zottenepithel, wo es reichlich vom Blut umspült sei, übermäßig ernährt werde; es speichere die Nährstoffe auf, die es sonst dem Fetus abzuliefern habe, und die Ansammlung chemisch toxischer Stoffe sei die Grundlage der bösartigen Epithelwucherung. — Der großen Einschätzung der Kreislaufstörungen kommt zustatten, daß sie je nach zeitlichem Auftreten und örtlicher Ausdehnung alle Grade zerstreuter, umschriebener und auch ganzer Blasenmolenbildung Rechnung tragen kann. Ich nenne die örtlichen Hindernisse wie: Stenose der Vena umbilicalis (Maslowsky, Essen-Möller), cystische Geschwulst am Nabelstrang (Hahn), Obliteration der Gefäße eines blasigen Quadranten der Placenta (Kehrer), variköse Erweiterung der Gefäße am Stiel einer einzelnen stark hydropischen Zotte (Krüger), andererseits die allgemeine Verödung der Zottengefäße, die man als obliterierende Endocapillaritis (Durante) betrachtet oder als Endothelwucherung zugleich mit Wucherung des Bindegewebes ansieht. Der fast völlige oder gänzliche Mangel an Gefäßen wird von vielen Autoren auch als primärer Defekt bezeichnet.

Keine Frage, die Gefäßstörungen bestehen in sehr verschiedenen Graden und Ausbreitung. Tatsächlich ist sehr oft eine Stenose der Gefäße, völliges Fehlen der Capillaren auffallend, jedoch meist erst nachgewiesen bei vorgeschrittener Blasenmole, während Anfangsstadien (s. S. 982, 984) nicht genügend bekannt sind. Essen-Möller macht auch den Einwand, daß trotz blasigen Stromas und degenerierenden Epithels die Zottengefäße noch erhalten sind; ebenso äußert sich Clivio und auch Frankl, und solche Befunde kann ich ebenfalls verzeichnen, aber die Befunde wechseln doch von Fall zu Fall recht erheblich. Gegenüber vielen Fällen mit sehr schlecht erhaltenen Gefäßen stehen einzelne mit besser erhaltenen. Doch wird gewöhnlich nicht genügend dem Umstande Rechnung getragen, daß die Anwesenheit von Gefäßen hauptsächlich dem späteren Auftreten von blasiger Entartung einzelner Placentarteile zukommt. Die Gefäßstörungen können in solchen Fällen mehr zentral liegen, wenn große Einzelabschnitte erkrankt sind.

Schwierig zu erklären sind die Verschiedenheiten zwischen den blasig aufgetriebenen Teilen und den zwischen ihnen liegenden engen Teilen, die nicht alle als Stiele bezeichnet werden können, sondern zum Teil als Zwischenglieder einer Schmuckkette oder eines Rosenkranzes erscheinen (wenn auch nicht in Form des geschlossenen Kranzes). Man kann nicht annehmen, daß die Stiele und Zwischenglieder besser erhalten bleiben, weil sie Gefäße enthalten, vielmehr ist das Umgekehrte anzunehmen. Hinselmann hat sich eine besondere Vorstellung gebildet, die ich wiedergebe:

„Daraus ergibt sich auf Grund der Hemmungsbildung des fetalen Gefäßsystems folgendes Gesamtbild:

Die Blasen repräsentieren das selbständige Abflußzentrum eines neuen Sprosses. Infolge der Konfluenz der Flüssigkeit kommt es in jedem Sproß, sofern er die Sekretion aufnehmen kann, zu einer Differenzierung zwischen Blase und Stiel.

Der Stiel persistiert. Inwieweit deshalb, weil sein Wasser abfließt, oder weil das Epithel infolge der veränderten Beschaffenheit des Bindegewebes weniger absondert, läßt sich schwer gegeneinander abgrenzen. In Betracht kommt beides. Durch die Strömungsverhältnisse im intervillösen Raume und durch das Epithel werden Blase und Stiel und vor ihrer Differenzierung der junge Sproß modifiziert, an der grundlegenden Differenzierung ändert sich aber nichts. So resultiert aus der Hemmungsbildung des fetalen Gefäßsystems nicht nur die Ödembildung, sondern auch die charakteristische Gestaltung in Blase und Stiel."

Der Ansicht Hinselmanns, der ich nicht recht folgen kann, glaubte ich ebenso wie bereits Hitschmann durch wörtliche Wiedergabe gerecht werden zu sollen. Hinselmann setzt voraus, daß der Blasenmole trotz der regressiven Bildung neue Zotten entsprießen.

d'Erchia glaubt die verschiedenen Grade der Defekte im Gefäßsystem chronologisch in der Entwicklung verfolgen zu sollen. In allgemeinen Zügen ergibt sich dieser Versuch aus den obigen Angaben über größere und geringere Ausbreitung des Gefäßmangels. d'Erchia bringt jedoch auch die Epithelwucherung hiermit in Zusammenhang und daran scheitert sein Versuch, denn die Epithelwucherung tritt unabhängig auf und äußert ihre Selbständigkeit schließlich im Chorionepitheliom ohne Blasenmole. Nach d'Erchias Meinung wären, wie oben S. 901 gesagt, zu unterscheiden: die „epitheliale Blasenmole", die schon auf grundlegende Veränderungen im Blastomerenstadium und der Entwicklung der Keimblätter zurückgeht, von den später durch Entzündung, Intoxikation u. a. hervorgerufenen teilweisen Gefäßveränderungen in den „bindegewebig-epithelialen" Blasenmolen. Auf die Unzulänglichkeit dieser histologischen Unterscheidung habe ich schon hingewiesen. Sie kann nur für die Gefäßstörung gelten, nicht für das Epithel. Bei der genetischen Betrachtung darf man nicht an Blasenmolen ganz verschiedener Altersstufen gleichen Maßstab legen. Es ist vielmehr wichtig, in ein und demselben Falle zu verschiedenen Zeiten das histologische Verhalten zu vergleichen, und man wird dann, wie in dem mehrfach erwähnten Falle von Kauffmann, einen beträchtlichen Umschwung in der Menge und in dem Zustande der Erhaltung sowohl des Epithels wie des Bindegewebes finden, Tatsachen, die gegen allzu freigiebige Verwertung histologischer Einzelheiten für die Beurteilung der Genese sprechen. — Die Ausbildung von Chorionepitheliom an sonst normalen Placenten widerspricht dem Versuche d'Erchias.

Aus allen genannten Erwägungen, die auf die Entstehung der Blasenmole aus voraufgegangenen Einzelstörungen hinzielen, ist trotz meiner Einwendungen wohl die Störung im Kreislaufe der Zotten am besten begründet, wenn wir davon absehen, daß die Ursachen für den Gefäßmangel nicht erforscht sind. Die Stoffwechselstörungen machen die wesentlich regressiven, also auch die progressiven Veränderungen begreiflich.

H. Albrecht (1907) hat hiergegen eingewendet, daß die behinderte Abfuhr der Nährmaterialien (Marchand, Gottschalk) allein nicht die Blasenmole hervorrufe. Er kann sich mit Recht darauf berufen, daß die Zurückhaltung von Eiern mit totem Embryo trotz länger dauernder Gefäßobliteration im Chorion oft keine Blasenmole ergebe. Es ist jedoch bekannt, daß in solchen Eiern sehr oft einzelne blasige Zotten zerstreut vorkommen. Das ist allerdings nicht gleichwertig und man müßte schon annehmen, daß ein allmähliches Absterben Vorbedingung sei, oder es müssen sonstige Unterschiede in der Aufnahmefähigkeit des Zottenepithels in absterbenden Eiern gefunden werden. Eine sehr wichtige Bedingung darf aber nicht vergessen werden. Das Blut der Mutter muß flüssig bleiben. H. Albrecht zieht eine „choriogene" Erkrankung der „embryogenen" vor, eine primäre funktionelle Störung des Chorionepithels selber im Sinne einer Gleichgewichtsstörung zwischen Funktion (Weitergabe der Stoffe an die Zotten) und Zellvermehrung. Dieses läuft auf die bekannten abnormen Aviditätsverhältnisse (E. Albrecht, Ehrlich) hinaus. Die Stromaquellung erklärt er nicht wesentlich verschieden von Marchand und Gottschalk mit der Ablagerung von Nährstoffen (Eiweiß, Kohlenhydrat) in äußeren Zottenschichten und osmotischer Wasseranziehung dieser Stoffe. Der wesentlichste Punkt in der Auffassung von H. Albrecht ist die primäre Störung im Chorionepithel; diese müßte demnach wohl zu recht verschiedenen Zeiten einsetzen oder doch in einzelnen Fällen sehr spät zur Geltung kommen, um den verschiedenen geringen Graden der zerstreuten Blasenzottenbildung gerecht zu werden.

In dieser primär „choriogenen", richtiger chorialen Störung des Gleichgewichtes in der Funktion fehlt immer noch die Ursache. — Eine Störung im Epithel, die zu außerordentlich verschiedenen Zeiten der Gravidität und nachher zu Chorionepithelioma mit und ohne Blasenmole führen kann, die auch teilweise umschriebene und allgemeine Blasenmolenbildung mit und ohne besondere selbständige Epithelwucherung im Gefolge hat, ist schwer vorstellbar. — Dagegen scheint mir bei erhaltener mütterlicher Nahrungszufuhr und bei lebensfähigem Chorionepithel die Bildung der Blasenzotten als Folge der Gefäßveränderungen oder Störung im Kreislauf der Zotten leicht begreiflich. Es ist sehr wohl denkbar, daß die hydropische Quellung der Zotten die Schlußwirkung einer allgemeinen oder lokalen Ernährungsstörung von ganz verschiedener Art ist. Die Epithelwucherung ist, nach jugendlichen Stadien zu urteilen, keine notwendige Vorbedingung, sondern sie kann fehlen; demnach scheint sie mehr eine Folge des gestörten Stoffwechsels zu sein und ihr Grad und ihre Dauer wird von der Ernährung durch das Blut der Mutter abhängen. Es ist jedoch noch nicht genügend bewiesen, daß die

Epithelwucherung auf primärer Schädigung (Albrecht u. a.) beruht, also endogen ovulär ist.

Frassi sucht die ersten Veränderungen im Epithel, wofür jedoch die Ursache auch erst festzustellen wäre. Etwas klarer, wenn auch nur theoretisch, ist die Meinung Nijhoffs, daß der Trophoblast, dessen Wucherungsenergie bei normalen Eiern andauere, bis die Gefäßbildung in den Zotten ihr Einhalt tue, beim Ausbleiben des normalen Gefäßanschlusses ungehemmt weiterwuchere. Aus allen Erörterungen über die formalen Bedingungen zur Entstehung der Blasenmole geht nicht mit genügender Deutlichkeit hervor, daß die Störung im Chorionepithel liege. Vielmehr wächst es zunächst, morphologisch betrachtet, in gleicher Weise wie sonst und seine oft reichlichere Menge findet sich stets bereits mit erheblichen Defekten im Gefäßsystem der Zotten und mit regressiven Prozessen im Stroma verbunden.

Eines scheint sicher: Man kann mit allgemeinen und umschriebenen Kreislaufstörungen zu jeder Zeit der Entwicklung rechnen und daraus sehr wohl die Verschiedenheiten in dem Grade und der Ausbreitung der Blasenmole ableiten, zumal wenn erst ein größeres vergleichbares Material namentlich jüngerer Fälle vorliegen wird. Auch mag die verschieden starke Wucherung des Chorionepithels hiermit bis zu einem gewissen Grade zusammenhängen, aber sicher nicht ausschlaggebend, da jugendliche Blasenmolen ohne Chorionepithelwucherung vorkommen und umgekehrt.

X. Kausale Genese der Blasenmole.

1. Allgemeine Bemerkungen über die „kausale Genese".

Aus den Betrachtungen über die formale Genese der Blasenmole (S. 1007 f.) und des Chorionepitheliom ergeben sich zwar einige kausale Gesichtspunkte allgemeiner Art, wie „Irritation" und anderes, jedoch geht sie vornehmlich darauf aus, das Wesen der Erkrankung in ihren äußeren Zügen, die formale Entstehung festzulegen als eine durch Gefäßmangel bedingte Ernährungsstörung und hierdurch hervorgerufene Wucherung mit regressiver und zuweilen auch progressiver Veränderung im Stroma der Zotten. Was wissen wir von den zugrundeliegenden Störungen, den „Ursachen"? Einige allgemeine Bemerkungen seien gestattet, die auf schärfer unterscheidende Bezeichnung hinwirken mögen.

In der Gegenüberstellung der verschiedenen theoretisch möglichen Arten der Bildung von Blasenmolen kreuzen sich begrifflich ungleichwertige Dinge, die das Verständnis der Literatur erschweren. Wenn die Autoren von „Störungen" sprechen, so meinen sie einmal die störende Ursache, den Bewirker — einen ätiologisch allgemeinen kausalen Begriff — ein andermal die Wirkung, den Erfolg der störenden Ursache. Es werden die „Störungen" im Ei als von vornherein bestehende Anomalien in der unbefruchteten Eizelle oder „Störungen" in dem befruchteten Ei gesucht. In diesem Falle ist von vornherein eine Anomalie im Sperma vorhanden und diese bewirkt eine Veränderung im Ei, die Anomalie des Sperma „stört", sie verursacht eine abnorme Entwicklung des Eies. Die endogene Anomalie in der Eizelle oder in der Spermazelle ist nicht als „Störung" zu bezeichnen, sondern sie wirkt störend bei der weiteren Entwicklung des Eies. Diese kann aber auch nach den

Theorien durch andere Bedingungen gestört werden, nämlich exogen, durch Veränderungen im Follikel, durch Entzündung im Endometrium, durch toxischen Einfluß mütterlichen Blutes u. a. — Es sind also endogene Anomalien und exogene Störungen zu unterscheiden. Unter dem Namen „ovulogener" Störungen werden beide für das Verständnis durcheinander gebracht.

Es gibt also keine „ovulogenen" Störungen, sondern allenfalls ovuläre, und ebenso wenig gibt es „choriogene", sondern nur das Chorion betreffende, choriale, chorioepitheliale Störungen. Diese beiden können gegeneinander gestellt werden als ovuläre und choriale Störungen.

Wenn man „embryogene" Bildung der Blasenmole von „choriogener" unterscheidet, so meint man solche, die durch den Tod des Embryo eingeleitet werden, und solche, die unabhängig davon entstehen.

Die Blasenmole entsteht oder geht hervor aus Zotten. Die Ursachen ihrer pathologischen Bildung dürfen nicht durch mißverständliche Ausdrücke bezeichnet werden.

Es gibt nur eine Genese, den Werdegang, das Entstehen, den Ursprung, in diesem Falle die Histogenese. Die Blasenmole entsteht aus dem Chorion, sie ist immer choriogen.

Man unterscheidet zwar formale Genese als Ursprung, Werdegang von der kausalen Genese, aber der Ausdruck führt leicht irre. Es gibt eine Form des Geschehens und die Ursachen des Geschehens, formale und kausale Genese, die Genese ist aber nicht kausal, sondern sie hat causae, Ursachen, Bedingungen. Es geht also nicht an, den Standpunkt zu vertauschen.

Die choriale Genese der Blasenmole bedeutet nichts anderes als ihre Entstehung aus dem Chorion. — Die Störung geht nicht vom Embryo aus, aber doch vielleicht infolge seines Absterbens, seines Ausfalls; sie ist dann anembryogen. — Die Störung geht aber nicht vom Chorion aus, sondern die Störung ist entweder eine Auswirkung von endogener Anomalie des Eies (Eizelle oder Sperma) oder ist eine exogene, zu verschiedenen Zeiten einsetzende (im Follikel, im Endometrium, im mütterlichen Blute). — Der Tod des Embryo ruft nicht immer Blasenmole hervor, ist also vielleicht nur Begleiterscheinung aus gleichen Ursachen oder Folge der Blasenmole.

Vielleicht wird der Sprachgebrauch mit der Zeit schärfer; vorläufig müssen wir ohne Anspruch auf die obigen Unterscheidungen die Anschauungen der Autoren so wiedergeben, wie sie gemeint scheinen.

2. Geschichtliche Einleitung.

Die Entstehung der oben genannten nachweisbaren Veränderungen der Blasenzotten (Gefäße, Bindegewebe, Epithel) wird auf sehr ungleiche Bedingungen zurückgeführt. Nach einer ältesten Theorie, die immer wieder aufgetaucht ist, stirbt der Fetus ab und die Placenta allein verfällt der Erkrankung; sie wächst nach alter Auffassung allein weiter. — Die Annahme, es liege die Störung im Ei, wird bereits Aristoteles, Ruysch und anderen zugeschrieben, als deren neuen Vertreter Virchow namentlich Hewitt hervorhebt. Jedoch bringt Virchow selber Gegengründe an, die von späteren Bearbeitern der Frage übernommen werden. Er sagt unter anderem, daß zurückbleibende Placenten nach Abstoßung des Fetus gewöhnlich nicht weiterwachsen, und er ist der Ansicht, daß das vermeintliche aktive Wachstum der Blasenzotten besondere, nämlich äußere Ursachen benötige.

Zur Begründung führt er aus, daß die Zotten zurückgehaltener Placenten sich nicht verändern, keine Blasenmole bilden, bei Abdominalgravidität sogar 25 Jahre lang. Endlich sagt er, die partielle Blasenmole bei gut ausgebildeten Kindern spreche auch gegen die Störung im Ei von Haus aus. — In gleicher Zeit beruft sich Storch auf Panums Untersuchung an Aborteiern mit Mißbildungen, nach deren Tod das Ei allein fortwachsen könne; die Ursache findet Panum teils in Endometritis, andererseits auch in den Hämatomen des Chorion, die wir unter dem Namen der Breusschen Hämatommole kennen und die, wie gesagt (S. 978 f.), zuweilen als Begleiter der Blasenmole vorkommen. — Die Theorien und Hypothesen, die von jeher teils von einer Erkrankung des Eies, teils der Mutter ausgehen und hier und da auch verbunden auftreten, zerfallen wieder jede in mehrere Unterarten.

3. Ursachen im Ei.

Über die „Ursachen" der Erkrankung sind die Meinungen noch sehr geteilt. Auf der einen Seite werden gesucht, wie schon oben gesagt, Ursachen im Ei einschließlich Embryo, sei es in der Eizelle von Haus aus oder im Sperma (Moench), auf der anderen Seite werden die Erkrankungen der Mutter, teils allgemeine, teils örtliche, wie schon von Virchow u. a. im Uterus angeschuldigt. Für eine primäre Schädigung der Zirkulation im Ei wird Krankheit des Follikels vorausgesetzt von Kaltenbach, Kreuzmann, Matwejew und Sykow, Schaller und Pförringer. In diesem Falle trägt jedenfalls das Ei bereits den erworbenen Krankheitsgrund in sich, bevor es in den Uterus gelangt. Für die primäre Erkrankung des Eies wird auch geltend gemacht, daß bei Zwillingsschwangerschaft ein Ei gesund ist, das andere eine Blasenmole. Marchand, der die primäre Epithelschädigung in den Vordergrund stellte, läßt deren Ursache unbestimmt, insbesondere auch hinsichtlich einer primären Follikelerkrankung und läßt überdies verschiedene Möglichkeiten zu, einmal für die partielle und ein anderes Mal für die totale Blasenmole.

Wir verweisen auf die im vorigen Abschnitte bereits gegebene Darstellung der Befunde, die nicht eindeutig auf innewohnende Anomalien oder äußere Schädigungen schließen lassen. Wir kommen in der Verfolgung der Tatsachenreihe zwar bis zu mißbildeten Zotten und mißbildeten und abgestorbenen Embryonen, aber nicht zu der Ursachenkette.

Von den Blasenmolen, die sich an frühen Tod der Embryonen ursächlich anschließen lassen, hat man die Blasenmolen bei älteren Feten ätiologisch nach Möglichkeit zu trennen. Nur selten werden Stützbefunde für die Annahme gegeben, daß die Störung vom Fetus ausgehe, und wenn eine solche nachweisbar ist, dann wissen wir auch noch nicht, ob die Anomalie des Fetus in der Anlage gegeben ist oder erworben ist.

Meist wird nur ein primärer Tod des Fetus vorausgesetzt (Langhans, Chaletzky u. a.) und es sind nicht einmal die Feten untersucht worden, die sich gelegentlich bei Blasenmole gefunden haben. Nicht etwa bei Blasenmole der Zwillingsschwangerschaften, sondern bei einfacher Blasenmole, die wir oben schon erwähnt haben. Ein eigener Fall von partieller zerstreuter Blasenmole möge wegen Mangels an Thymus und sehr kleiner Thyreoidea eines 22 cm langen macerierten Fetus erwähnt werden, den ich früher (1927) beschrieben habe.

Eine Hypothese Berry Harts bringt zum Ausdrucke, daß die Embryonen ohne Thyreoidea sich nicht entwickeln könnten, und daß eine Folge des Schilddrüsendefektes die Blasenmolenbildung sei, die er damit dem Myxödem vergleicht. Mißbildungen mit Mangel der Thyreoidea, also angeborenem Mangel, kommen indes auch ohne Blasenmole vor; ich habe solche wiederholt gesehen. — Immerhin muß, wenn auch nur unter dem Gesichtspunkte gemeinsamer unbekannter Bedingungen, das Ödem der Feten bei Blasenmole aufzuklären verursacht werden. In einem erwähnten eigenen Falle ist der Hinweis auf den Befund nur teilweiser und zerstreuter Blasenbildung notwendig.

4. Ursachen von Seiten der Mutter.

Für eine Erkrankung der Mutter wird herangezogen das wiederholte Vorkommen von Blasenmole bei derselben Frau (bis 18mal Essen-Möller), sogar bei verschiedenen Gatten derselben Frau, dann die verhältnismäßig häufige Blasenmolenerkrankung bei älteren Frauen, sowie bei örtlichen und allgemeinen Erkrankungen, wie Nephritis, Anämie, Leukorrhöe (Marchand), auch Infektionskrankheiten (Kworostanski, Schmorl). Marchand will also partielle Blasenmole gerne lokalen Ursachen im Uterus, allgemeine Blasenmole jedoch einer Erkrankung des Eies zur Last legen.

Die vorausgesetzten konstitutionellen Ursachen im mütterlichen Organismus sind teils mehr allgemeiner Art, z. B. Unstimmigkeit in der Zusammenwirkung der hormonspendenden Organe (Penkert), teils näher bestimmte hormonale Einflüsse, auf die wir später zurückkommen werden.

Betrachten wir zunächst im Uterus selbst zu suchende örtliche Anomalien, so sind sie schon in Virchows Anwendung seiner „irritativen" Theorie auf die Blasenmole enthalten; er gibt deutliche Spuren „entzündlicher" Verdickung, ja zuweilen sogar kleine polypöse Auswüchse der Decidua bei Blasenmole als Befunde an, die er als endometritische auffaßt. Virchows Gebrauch der Bezeichnung „Entzündung" ging weiter als heute üblich. — Später hat sich besonders J. Veit für die Endometritis eingesetzt, aber mehr und gewichtigere Gegnerschaft gefunden als Anhänger. Veit berief sich auf Marchands Anschauung von der regressiven Erkrankung der Blasenmole, um ihre Ursache im erkrankten Uterus zu suchen; er übersah dabei den zunächst progressiven Charakter des Chorionepithels. Koßmann erwies sich als Veits Parteigänger, wie das folgerichtig seiner Stellung in der Syncytiogenese aus dem uterinen Epithel entspricht. Es sind außerdem noch bakterielle Entzündungen (Steffek) und histologische Zeichen der Entzündung zugunsten der Virchow- und Veitschen Theorie angeführt worden. Dagegen hat von der Hoeven sich für die Erkrankungsursache im Ei eingesetzt, trotzdem er „Degenerationsherde" in der Decidua fand. — Es scheint mir fraglos, daß die Einflüsse des kranken Endometrium stark überschätzt werden. Die von den Autoren geltend gemachten Veränderungen, insbesondere die entzündlichen, sind entweder so stark, daß das Ei keinen Boden faßt und zerstört wird, oder in späterer Zeit abortiert wird, oder aber die Veränderungen sind nicht so kräftig, und dann kann man sie mit Seitz als viel zu häufig bezeichnen im Vergleich zur Zahl der Blasenmolen, oder man kann sie als nachträgliche ansehen. — An den meisten gewöhnlichen Abortiveiern finden sich die gleichen Veränderungen in der Decidua. Damit soll nicht die Möglichkeit einer giftigen Einwirkung lokaler Veränderungen in Abrede gestellt werden, die den Eitod zur Folge haben könnten, wenn es auch kaum gelingen dürfte, die Blasenmolenbildung daraus allein herzuleiten. Die negativen Befunde, jeglicher Mangel an Entzündung in der Decidua älterer Blasenmole, wie ihn O. Frankl angibt und ich ihn bestätigen kann, wiegt natürlich nicht positive Befunde bei jungen Eiern auf, wie den von Todyo erbrachten Nachweis von grampositiven Staphylokokken. Aber auch solche Befunde müßten erst in größerer Zahl gesammelt werden, ehe sie ein Urteil erlauben, und gerade in Todyos Fall kann der mißbildete Embryo zugunsten der Entstehungsursachen im Ei selber verwendet werden, während der Verfasser die Schleimhauterkrankung für die Ursache der Hemmungsbildung zu halten vorzieht. Es wird jedoch ausdrücklich betont, daß das leukocytäre Infiltrat der Decidua nicht auf das Ei selber übergreift; also ein alltäglicher Befund.

Überblicken wir die Ansichten der Autoren über die Ursachen der Bildung von Blasenmolen, so laufen eigentlich nur die vom mütterlichen Organismus auf das Ei ausgeübten Schädigungen auf bestimmte Einzelheiten hinaus. Diese Theorien haben einen äußerlichen Vorzug, man sieht das Wie und Wo der Schädigung, wenn auch nicht die biologische Form der Wirkung. — Die Schädigung beginnt im Follikel oder sie setzt in der Gebärmutter ein und kann hier die umschriebenen Stellen oder das ganze Ei stören. Sie kann in örtlicher Erkrankung der Uterusschleimhaut liegen oder es können allgemeine Schäden im Organismus durch Wirkung auf die Schleimhaut oder über das Blut der Mutter dem Ei zugeleitet werden. Über Theorien und Annahmen ist die morphologische Forschung nicht hinausgekommen.

Es gibt keine sichtbaren Erscheinungen in der Blasenmole, die äußere Ursachen unbedingt voraussetzen. — Die Bedingungen können wenigstens zum großen Teile im Ei liegen, ohne daß wir bis heute in der Lage sind, auch nur die geringsten Andeutungen zu geben, wie und wann sie gegeben sind.

Die Wucherung der Luteinzellen als Ursache der Bildung von Blasenmole wird in gleicher Weise für das Chorionepitheliom beansprucht, deshalb werden wir hiervon weiter unten (S. 1068 u. 1081) sprechen.

C. Chorionepithelioma malignum.
I. Einleitung und Vorbemerkungen. Wesen des Leidens.

Die Geschwulstart, von der im folgenden die Rede sein soll, ist in vieler Beziehung eigenartig, in mancher Hinsicht einzigartig. Sie kommt, abgesehen von einem ähnlichen Geschwulstbestandteile in Teratoblastomen[1] nur im Anschluß an Schwangerschaft, also nur bei geschlechtsreifen Frauen vor; also meist im Uterus, verhältnismäßig selten primär bei Tubargravidität in den Tuben und ganz selten primär in den Ovarien, dagegen an anderen Stellen nur durch Embolie und Metastasierung.

Es ist die einzige spontane Geschwulstbildung einer persönlich fremden Zellart, insofern sie von einem fetalen Individuum[2] ausgeht und auf einem anderen Individuum,

---

[1] Das Teratoblastom, namentlich des Hodens mit Chorionepitheliom (Schlagenhaufer), Ovarium usw. berührt uns hier nicht. Es sei nur gesagt, daß in Teratomen rudimentäre Eihäute mit Nabelschnur vorkommen (R. Meyer), also auch mit Geschwülsten des Chorionepithels zu rechnen ist.

[2] Eine abweichende Auffassung Bostroems, die sich nicht auf Untersuchung junger Eier stützt, sondern umgekehrt aus dem Geschwulstbau auf mütterliche Genese des Chorionepithels schließen möchte, wird im Kapitel Histogenese besprochen werden.

nämlich im Organismus der Mutter, sich entwickelt und ausbreitet. Dieses auf den ersten Blick auffallende Verhalten erklärt sich aus der innigen Beziehung fetaler Fruchtteile (der chorialen Eihaut) zu der Gebärmutterwand. Daher ist nur bei Placentaliern eine solche Geschwulstbildung möglich und auch nur bei den höher stehenden Arten, deren Eiimplantation die oben geschilderte, besonders innige Verbindung mit dem mütterlichen Gewebe darstellt. Doch ist die Geschwulst bisher nur beim menschlichen Weibe bekannt.

Die Besonderheiten im Bau ergeben sich aus dem Charakter der Geschwulstzellen, die, wie heutigen Tages allgemein anerkannt wird, dem Chorionepithel entstammen und daher wie dieses in drei Formen auftreten, den sogenannten Langhanszellen, den Syncytien und den intramuralen Chorionepithelien. Im Gegensatz zu dem ausschließlich „histiotypen" Bau fast aller Geschwülste stellt das Chorionepitheliom das einzige bisher anerkannte Beispiel des cytotypen Wachstums dar. Dem Chorionepitheliom fehlt das Stroma, weil die Chorionepithelzellen im mütterlichen Organismus kein ihnen funktionell angepaßtes Stroma finden, mit dem sie sich zu einem Gewebe vereinigen könnten. Daher wuchern sie rein epithelzellig (cytotyp).

Auch bei normaler Placentation wächst das Chorionepithel nur zu einem Teile histiotyp, nämlich soweit das choriale Stroma mit ihm zusammen Zotten bildet. Das erste Stadium der Einbettung ist rein cytotyp, auch noch später befolgen die Zellsäulen der Haftzotten und die tiefer in der Uteruswand gelegenen Chorionepithelien das reine cytotype Wachstum. Es ist daher fraglich, ob das Chorionepitheliom sich mit chorialem Bindegewebe, selbst wenn es zur Verfügung stünde, histiotyp, also zottenähnlich verbreiten würde. Man könnte geneigt sein, die seltenen Fälle der sogenannten „destruierenden Blasenmole" so aufzufassen, doch lassen sie sich auch anders erklären, wie bereits oben S. 1004 besprochen worden ist. — Die Zottenbildung ist, nebenbei bemerkt, in normaler Schwangerschaft kein unabhängiger Vorgang, sondern quantitativ durchaus den Anforderungen seitens des Fetus angepaßt.

Die Besonderheiten im Verhalten zu dem mütterlichen Organismus, insbesondere die bei epithelialen Neubildungen ungewöhnliche Bevorzugung der Ausbreitung in den Blutbahnen ergeben sich ebenfalls aus dem normalen Vorbilde des chorialen Wachstums. Alle diese Umstände geben dem Chorionepitheliom ein besonderes Gepräge. Es läßt sich heute nach wesentlich fortgeschrittener Klarstellung der Entwicklungsvorgänge bei der Einbettung des Eies die Eigenart der Geschwulst leicht überschauen, und man begreift das lebhafte Interesse der früheren Forscher und ihre weit auseinandergehenden Meinungen nur, wenn man den wechselnden Ansichten über die normalen Vorgänge Rechnung trägt, wie wir bei Besprechung der normalen Placentation oben (S. 961) erwähnt haben. Marchands nunmehr allgemein anerkannte Anschauung brachte die Einzelheiten der Geschwulstbildung mit den Vorgängen der normalen Placentation in klaren Zusammenhang, und seine Einteilung in typische und atypische Geschwülste gab ihren formalen Verschiedenheiten Ausdruck. Seine „typische" Form der Wucherung in Gestalt von Einzelzellen mit Syncytien geht ohne scharfe Grenze über in die „atypische" Form mit einseitiger oder wenigstens überwiegender Ausbildung von syncytialen oder von Einzelelementen. Ganz einseitige Entwicklung nur der einen Zellart gibt es überhaupt nicht. — Von den normalen Vorgängen unterscheidet sich die bösartige Wucherung, soweit man sehen kann, nur quantitativ. — Wir werden des weiteren erfahren, daß auch die Reaktion des mütterlichen Gewebes nur quantitativen Unterschied von der normalen Gravidität zeigt, und daß auch biologische Reaktionen, namentlich Hormonbildung, die gleichen sind. Deshalb werden wir uns nicht wundern, wenn wir Fälle kennenlernen werden, die normale Placentation und Chorionepitheliom überbrücken. Es gibt auch noch kein durchgreifendes Unterscheidungsmerkmal zwischen der abnormen, aber nicht selten klinisch gutartigen Chorionepithelwucherung der Blasenmole und dem malignen Chorionepitheliom außer dem nicht näher bestimmbaren Grade der Gewebsdestruktion und dem hierdurch bedingten bösartigen Verlauf. — Der Unterschied ist nur quantitativ. — Aus dieser Zwickmühle kommen wir im Morphologischen nicht heraus, weil wir die Reaktionsweise der Mutter nicht von vornherein beurteilen können. Das Chorionepithelioma malignum ist eine an umschriebenen Stellen des Eies einsetzende pathologisch gesteigerte Fortsetzung oder Wiederbelebung des Trophoblastschalenstadiums. Der Verlauf hängt jedoch nicht allein von der verlängerten Wucherungsfähigkeit des Epithels, sondern auch von dem verschiedenen Verhalten der Mutter ab.

II. Geschichtliches. Namengebung.

Die dem „Chorionepitheliom" (Marchand) entgegengebrachte Aufmerksamkeit und die verschiedenen Ansichten über seine Histogenese erhellen deutlich aus der Mannigfaltigkeit der Namengebung: Deciduoma (Rud. Maier); Deciduo-Sarcoma, Sarcoma deciduale und Sarcoma deciduocellulare (Saenger); Blastoma deciduochorioncellulare (Schmorl); Sarcoma deciduochorioncellulare (Gottschalk); Placentoma, Placentome malin (Briquel); Carcinoma syncytiale (Koßmann); Syncytioma malignum, Chorioma malignum; Epithelioma ectoplacentare (Durante); Syncytioma ectodermale, Choriocarcinom (C. Ruge); Sarcoma choriocellulare (Hartmann u. Toupet); Exochorioma malignum; Carcinom der Placenta (Huguenin); serotinales Epitheliom, maligne Blasenmole. Mit wenigen Ausnahmen, besonders in der ausländischen Literatur, hat sich jetzt der Name Chorionepithelioma malignum (Marchand) eingebürgert. — Chorionepithelioma „mit Stromabildung" nennt Wolfe „Chorioadenoma" (!).

Als die älteste Beobachtung unserer Geschwulstart wird eine Schilderung von Netzel (1872) angesehen; ihr folgten die wenig beachteten Arbeiten von Rud. Maier (1876), Chiari (1878), Hofmeier (1885), H. Meyer (1888), bis Saenger endlich (1888) als erster das Krankheitsbild ausführlicher beschrieb und zunächst mit Sarcoma deciduale, sodann als Sarcoma deciduocellulare benannte.

Saenger erkannte, daß es sich um eine primäre Geschwulst handle, die in zwei Formen auftrete; das Wesentliche hielt er für eine Wucherung der Deciduazellen, an der sich zuweilen choriale Elemente beteiligten. Als dritte Form unterschied er Volkmanns (1867) „destruierende Blasenmole". Saengers Einteilung lautet wörtlich:

    I. Sarcoma deciduale s. deciduocellulare ohne nachweisliche Beteiligung chorialer Elemente, in drei Hauptformen, analog dem gewöhnlichen Sarcoma corporis uteri:

        1. das diffuse, ulcerös zerfallende Sarkom der decidualen Auskleidung des Uterus;

2. das knollige, nicht ulceröse Sarcoma deciduocellulare, mit vorwiegender Entwicklung innerhalb des Myometriums;

3. die knollig gemischte ulceröse Form des vorigen.

II. Sarcoma deciduo-cellulare unter Beteiligung chorialer Elemente:
1. nach Blasenmole;
2. mit sarkomatöser Erkrankung der Chorionzotten (Sarcoma chorion-deciduocellulare).

III. Interstitielle destruierende:
a) Blasenmole,
b) destruierender Placentarpolyp.

Saenger beschrieb auch die starke Neigung zur Gewebsdurchblutung, die Leukocytenmenge in den Blutherden, die Koagulationsnekrose der zelligen Elemente mit Hinterlassung eines zarten Fibrinnetzes. Die Beschreibung der zelligen Elemente hat nur noch historisches Interesse (s. Aufl. II.); sie ist zu stark beeinflußt durch die Auffassung der Geschwulst als deciduales Erzeugnis. Den Ausdruck „Deciduom" (Rud. Maier) lehnte Saenger ab, weil nicht alle Elemente der Decidua, sondern nur die Decidualzellen wucherten. Er erkannte also scheinbar das cytotype Wachstum. Auch verlegte er die erste Entstehung der Erkrankung bestimmt in die Zeit der Schwangerschaft, und er behauptete den regelmäßigen Zusammenhang mit der Schwangerschaft. Saengers Mitteilung erregte lebhaftes Aufsehen; Hegar und Kaltenbach deuteten jetzt frühere Fälle als ähnlich. J. Veit sprach sich schon damals dahin aus, daß eine Schleimhauterkrankung schon vor der Schwangerschaft vorgelegen haben möge, die zugleich Ursache der Blasenmole und der decidualen Geschwulstwucherung sei. In den bald folgenden Veröffentlichungen schlossen sich Pfeiffer, Löhlein, Nové-Josserand und Lacroix der Deutung Saengers an. Dagegen haben sich zwei in Deutschland nicht weiter beachtete Arbeiten von Toupet und Hartmann und von Beach (1895) schon für den ovulären Geschwulstursprung ausgesprochen (nach Pozzi). Noch früher (1893) hat jedoch Gottschalk die Erkrankung als eine vom Stroma und Epithel der fetalen Placenta ausgehende Geschwulst betrachtet und im Einverständnis mit Waldeyer „Sarkom der Chorionzotten" genannt. Somit war Gottschalk der erste, der die fetale Herkunft des Tumors erkannte, und in seinen späteren Prioritätsstreitigkeiten legte er besonderen Wert darauf, daß die Bezeichnung „Sarkom" von Waldeyer herrühre, während er selber sich für die chorioepitheliale Natur des Tumors eingesetzt hätte. — L. Fraenkel hat als erster die chorioepitheliale Genese richtig gedeutet und dieses in seiner Arbeit über „Das von dem Epithel der Chorionzotten ausgehende Carcinom des Uterus" (1895) zum Ausdruck gebracht, ohne jedoch diese Ansicht auf die „Deciduome" zu verallgemeinern.

Durch Marchands Arbeiten bekam die Frage ein ganz neues Ansehen und ihm ist es hauptsächlich zu danken, daß die richtige Erkenntnis sich allmählich für alle einschlägigen Fälle einschließlich der Deciduome Bahn brach und endgültig den Plan behauptet. Marchand, der entschiedene Gegner der sarkomatösen Natur unserer Geschwulst, glaubte zunächst nach dem damaligen Stande der Syncytiumfrage einen doppelten Ursprung für den epithelialen „carcinomatösen" Tumor annehmen zu müssen. Die Einzelzellen sollten von den fetalen Langhanszellen und die Syncytien vom Uterusepithel geliefert werden. Seine mikroskopische Beschreibung der beiden Geschwulstbestandteile war einwandfrei genau und wird noch heute fast unverändert von allen Nachuntersuchern weitergegeben. Es schlossen sich seiner Auffassung sehr bald Resinelli, E. Fraenkel, Langhans, Bandler u. a. an.

1896 erschien in den Ergebnissen der Pathologie ein Referat (39 Literaturnummern) von Carl Ruge, der sich ebenfalls Marchand rückhaltlos anschloß und sowohl das Deciduoma malignum, als auch das Sarcoma choriodeciduocellulare (Gottschalk) in Abrede stellte. Die Herkunft des Syncytiums ließ er dahingestellt. — Im gleichen Jahre wurde jedoch schon von Apfelstedt und Aschoff der gemeinsame Ursprung des Syncytiums und der Langhanszellen vom fetalen Ektoblasten angenommen. In der Entwicklungsgeschichte des Eies spielte diese Frage längere Zeit eine große Rolle. — Es hat viele Mühe und Arbeit gekostet, bis sich die schon 1885 ausgesprochene Ansicht Kastschenkos Bahn brach, daß beide Epithelschichten, die Langhanszellen und das Syncytium, vom fetalen Ektoderm stammen. Wesentlichen Anteil hieran hatte die Darstellung Minots (1889).

Dieser Meinung ist Marchand selbst später (1898) beigetreten und seitdem wird nach geringen Schwankungen in der reichen Kasuistik allgemein das „Chorionepithelioma malignum" (Marchand) histogenetisch als rein chorioepithelialer Tumor für alle Fälle anerkannt. Nebenbei sei erwähnt, daß Durante (1896) unter freilich hypothetischer Übertragung der Placentarverhältnisse von den Nagern (Duval) auf die menschliche Eiimplantation den Namen „Epitheliome ectoplacentaire" einführen wollte.

Dagegen hatte Koßmann, voreingenommen durch seine nicht für den Menschen beweiskräftige Untersuchung über die Placentation des Kaninchens, die Chorionepitheliome für „syncytiale Carcinome" des Uterusepithels erklärt. Durch den Nachweis, daß die Geschwulstzellen direkt aus dem Epithel „verschleppter" Zotten in den Venen hervorgingen (Gebhard, Marchand), und in einem Falle von Neumann der Zusammenhang der beiden Geschwulstzellformen mit den beiden Zottenepithelschichten ganz einwandfrei war, wurde Koßmanns Ansicht ebenso unhaltbar wie die von Veit. — Veit, Bulius u. a. hielten die von mehreren Autoren (Friedländer, Leopold, Langhans, Kastschenko, Nitabuch, Rheinstein-Mogilowa, Merttens, Marchand, Pels-Leusden) schon bei normaler Gravidität in der Serotina und bei Blasenmole sogar in der Muskulatur nachgewiesenen „Riesenzellen" damals noch für deciduale Sarkomzellen. Diese Streitfragen wurden bereits 1900 von Aschoff in einem sehr klaren Referate in den „Ergebnissen der Pathologie" (1898) dargestellt. Der Ansicht Marchands, der die Einzelheiten der Geschwulst genau beschrieb und sie in Parallele mit der normalen Placentation stellte, schlossen sich außer den obengenannten bald andere Untersucher an (Gebhard, Aschoff, Neumann, v. Franqué, Eiermann, A. Pick, L. Pick, Schmorl, Kelly und Teacher), die beiden letztgenannten im Widerspruch zu den meisten englischen Autoren, ferner Segall, Pestalozza, Lindfors und Vestberg, Nikiforoff, Ulesko-Straganova u. a.). Von Pestalozza stammt ein zusammenfassender Bericht (1909). — Bald folgte man allgemein der Marchandschen Anschauung, die späterhin noch durch die kritisch zusammenfassenden Bearbeitungen seines Schülers Risel (1903 und 1907) an Boden gewann, so daß sich schließlich auch J. Veit dazu bekehrte. Die alte Ansicht vom „Deciduom" taucht nur noch gelegentlich wieder auf (Fellner) und ebenso wird die deciduochoriale Genese noch befürwortet (Roncali 1912). Leider kehrt auch der Name „Deciduom" besonders in der ausländischen Literatur noch häufig wieder bei Autoren, die im übrigen auf dem Boden der Lehre Marchands stehen. Schließlich wird noch das Chorionepitheliom von Stafianskis (1913) auf Grund der älteren Anschauung seines Lehrers Nagel als Uteruscarcinom angesehen.

Auch in England, wo man sehr lange noch Marchands Lehre bestritt (1907 Eden), haben sich viele Autoren den obengenannten Anhängern Marchands, Kelly und Teacher angeschlossen (Mac Kenna, Haultain, Buist, Bruce and Inglis, Halliday Croom, Ferguson, Griffith and Williamson, Hicks und zahlreiche Andere), so daß man wohl behaupten kann, daß sie in den Grundzügen heute ziemlich unbestrittene Gültigkeit in aller Welt besitzt. Über Einzelheiten bestehen noch Streitigkeiten.

Wenn man heute, nachdem eine Reihe junger menschlicher Eier vorzüglich beschrieben sind, keinerlei Schwierigkeiten mehr in der Ableitung des Chorionepithelioms vom fetalen Ektoblast sieht, so muß daran erinnert werden, daß man im Jahre 1890 zehn verschiedene Ansichten über die Natur und Herkunft des Zottenüberzuges kannte (Waldeyer). Es soll aber nicht verschwiegen werden, daß Strahl in zu starker Betonung vergleichender Entwicklungsgeschichte Schwierigkeit in der fetalen Entstehung des Syncytium beim Menschen fand, die nachhaltigen Einfluß jedoch nur bei Bostroem (1927) hinterlassen hat.

In der Geschichte des Chorionepithelioms sind einzelne Fragen nebenher auch von Bedeutung geworden, so die schon oben erwähnte choriale Zellinvasion (die sogenannten serotinalen Wanderzellen), die jetzt von den meisten Autoren als choriale Epithelzellen anerkannt werden. Ferner ist noch kurz zu erwähnen das „ektopische Chorionepitheliom" (Dunger) und die Placentarzellen- und Zottenembolie (Schmorl, Pick, J. Veit, Lubarsch u. a.). Besonderen Schwierigkeiten begegnet noch immer die „Malignität", die wirklich ebenso individuell verschieden ist, wie die damit zusammenhängende Frage der mikroskopischen Beurteilung vorläufig noch dem subjektiven Ermessen unter Abwägen einzelner Momente anheimgestellt ist (s. Diagnose S. 1084).

Die Literatur der letzten 12 Jahre bietet wenig Interesse im Vergleiche zur älteren, die namentlich von Risel erschöpfend bearbeitet worden ist im Jahre 1907. Seit 1912—1920 erschienen ausführliche Literaturübersichten über das Chorionepitheliom von Lamers in den Jahresberichten für Geburtshilfe und Gynäkologie, auf die ich die Interessenten verweise. Ich habe keinen Wert darauf gelegt, alle Fälle des letzten Jahrzentes auf Sitz des Tumors und Metastasen zu sichten. Sie ergeben nichts Neues. Ich lenke die Aufmerksamkeit auf Risels Beanstandung mancher Irrtümer bei der Darstellung des Chorionepithelioms in den Lehrbüchern der Pathologie, der Gynäkologie und der Geburtshilfe, sowie auf seine Darstellung des ektopischen Chorionepithelioms (1914).

III. Anschluß an Geburten, Abort, Blasenmole. Zeit des Auftretens. Lange Latenzzeit.

Die Häufigkeit des Chorionepithelioms nach Blasenmole, nach Abort und nach normalen Geburten haben wir oben erwähnt (S. 974). Letztes ist selten, doch gibt es genügend gute Beobachtungen (Krömer, Menge, Töth, R. Meyer u. v. A. — Sunde gibt 8 Fälle an unter 37 eigenen Beobachtungen). — Auch während der Schwangerschaft wurde Chorionepitheliom gefunden (Walthard, Gustaffson, Sunde). — In einem

Falle von Gill wurde während der Schwangerschaft mit einem 5 Monate alten Fetus und bei Placenta ohne Blasenzotten der Uterus stark durchsetzt gefunden von vielen kleinen Herden von Chorionepitheliom bis an die Serosa.

Schon im zweiten Monate der Gravidität habe ich Chorionepithelioma malignum im Anschluß an Blasenmole gefunden (s. auch Fink 1921, Scheyer 1927). In manchen Fällen ist es unklar, ob ein Chorionepitheliom einem unbemerkten Abort gefolgt ist; es entsteht dann leicht die Annahme einer langen Latenzzeit. Polano stellt 35 solcher Fälle zusammen. Auch später sind einzelne Fälle dieser Art beschrieben: Outerbridge (1920) nach 22 Jahren, Vineberg (1919) nach 21 Jahren, Novak demonstrierte (1926) in der Gesellschaft für Geburtshilfe und Gynäkologie in Wien ein Chorionepitheliom einer 53jährigen Frau, seit 3 Jahren in der Menopause und 17 Jahre nach der letzten Geburt. Die Diskussion ergab zwar einige Bedenken, — auch die Verwechselung mit Sarkom wurde erörtert — schloß aber mit Novaks Bemerkung, daß an der Diagnose kein Zweifel möglich sei. Der Autor hat später (1927) seine Diagnose in „Sarkom" umgeändert. — Die Angaben über lange Latenz sind also nach zwei Richtungen kritisch zu betrachten, erstens nach der Richtigkeit der Anamnese, zweitens nach der Richtigkeit der Diagnose, bei der unter allen Umständen auf stromafreies cytotypes Wachstum hauptsächlich zu achten ist.

Die Richtigkeit der Diagnose (s. auch S. 1065) wird scheinbar beglaubigt durch den Befund von Decidua in einem Falle von Alfieri, in dem eine seit 2 Jahren in der Menopause befindliche Frau die letzte Geburt vor 9 Jahren hatte.

In einem Falle von Gentili soll die Patientin seit 7 Jahren unberührt gewesen sein und dennoch trat Decidua im Uterus mit Compacta und Spongiosa auf infolge des Chorionepithelioms (s. S. 1066).

Dagegen schaltet ein Fall von Marziani sicher aus, in dem eine Geburt vor 10 Jahren abgelaufen war und die Menopause seit 2 Jahren bestand, weil nach Beschreibung des sehr großen papillären, an Capillaren reichen Tumors, nach Text und Abbildung zu urteilen, kein Chorionepitheliom vorlag, sondern ein Sarkom. Verwechselungen dieser Art sind auf die Symplasmen zurückzuführen.

In einer Zusammenstellung von Alfieri (1915) von 44 Fällen mit langer Wartezeit beanstandet der Verfasser selber die Richtigkeit mancher Fälle, da Aborte übersehen sein könnten, doch hält er die Angaben im allgemeinen für zuverlässig genug, um daraus ein hohes Durchschnittsalter nämlich, in 62,5% 45 Jahre und mehr daraus zu entnehmen, sowie eine hohe Sterblichkeit (73%) und 41,86% voraufgegangene Blasenmolen. — Man wird diese Zahlen kaum für besonders auffällig halten und sicher nicht für beweiskräftig für die Frage der langen Latenz.

Theoretisch steht indes kein Bedenken der Annahme Alfieris entgegen, daß erst die allgemeinen körperlichen Veränderungen mit zunehmendem Alter den schlummernden Chorionzellen neues Aufleben gestatten.

Irrtümer in der Diagnose sind gewiß nicht selten. Nach Ausräumung von Resten einer gewöhnlichen Placenta finden sich sehr oft gesteigerte Mengen oder doch gut erhaltene Massen von Chorionzellen in der Schleimhaut und Muskulatur. Der daraufhin exstirpierte Uterus zeigt dann davon nichts mehr. Auch wegen „Placentarpolypen" werden Uteri herausgenommen und „beginnende Entwicklung von Chorionepitheliom" diagnostiziert.

Wenn man diese Fälle abzieht, so wird die Zahl der Chorionepitheliome nach Abort eines Eies mit angeblich normaler Placenta schrumpfen.

IV. Die grobe Anatomie des malignen Chorionepithelioms.

Das maligne Chorionepitheliom tritt meist in Form makroskopischer Knoten auf von verschiedener aber nicht sehr bedeutender Größe. Kleine haselnuß- oder kirschgroße bis apfel- und orangegroße Knoten, zuweilen in der Einzahl, seltener in großer Zahl sitzen halb oder ganz in der Uteruswand. In erstem Falle überragen sie die innere Oberfläche knotig, selten polypös unter Erweiterung der Uterushöhle. Zu diesen Fällen rechne ich auch den Fall von H. W. Freund, der ohne Nachweis von Zotten glaubte, das Chorionepitheliom sei auf dem Boden eines ganz gewöhnlichen Placentarpolypen

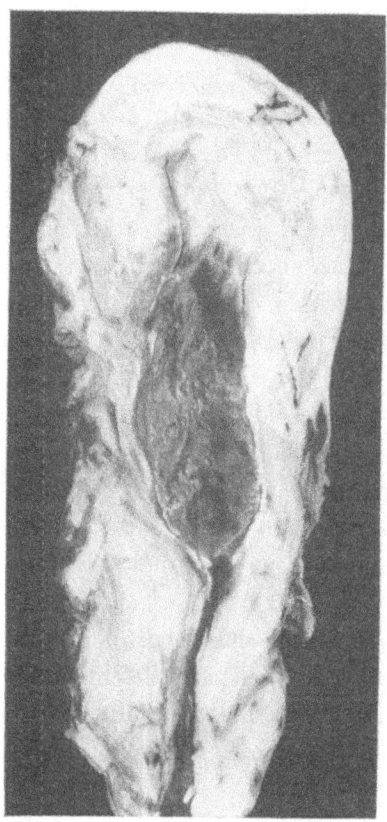
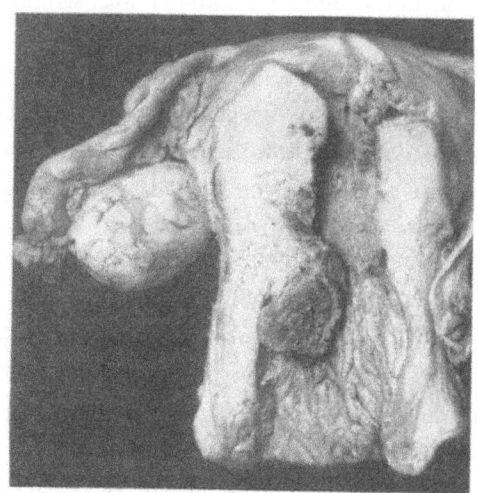

Abb. 37.   Abb. 38.

Abb. 37. Polypöses Chorionepitheliom ohne Zotten mit schmaler Basis in der Tubenecke festhaftend mit massenhafter, zerstörender Epithelwucherung tief eingedrungen. Vgl. Abb. 52. (Lichtbild ⁴/₅ nat. Größe.) (Fall 14 meiner Arbeit 1927.)

Abb. 38. Ein harmloser „Placentarpolyp" mit vielen nekrotischen Zotten, die sehr fest in der Uteruswand haften, mit Blutfibrin durchsetzt, nach Abort von 3 Monaten. Der Knoten ragte in den Cervicalkanal hinein und wurde klinisch für ein Chorionepitheliom gehalten. Histologisch fand sich keine Spur von Epithelwucherung. (Lichtbild ⁴/₅ natürlicher Größe.)

entstanden. Die äußere polypöse Form mit Blut und Fibrin beweist nichts. Jedenfalls würde nach meiner Erfahrung ein gewöhnlicher Placentarpolyp mit sekundärem Chorionepitheliom etwas ganz außerordentlich Seltenes sein. Dagegen können auch festhaftende Reste von Blasenmolen die Form sogenannter Placentarpolypen annehmen, möglicherweise mit Chorionepitheliom im Gefolge. — Freunds Ansicht von der Umwandlung der „Polypen" ist noch nicht durch den histologischen Nachweis gewöhnlicher Zotten des Placentarpolypen erwiesen worden, deren Epithel übrigens stark zur Rückbildung zu neigen pflegt.

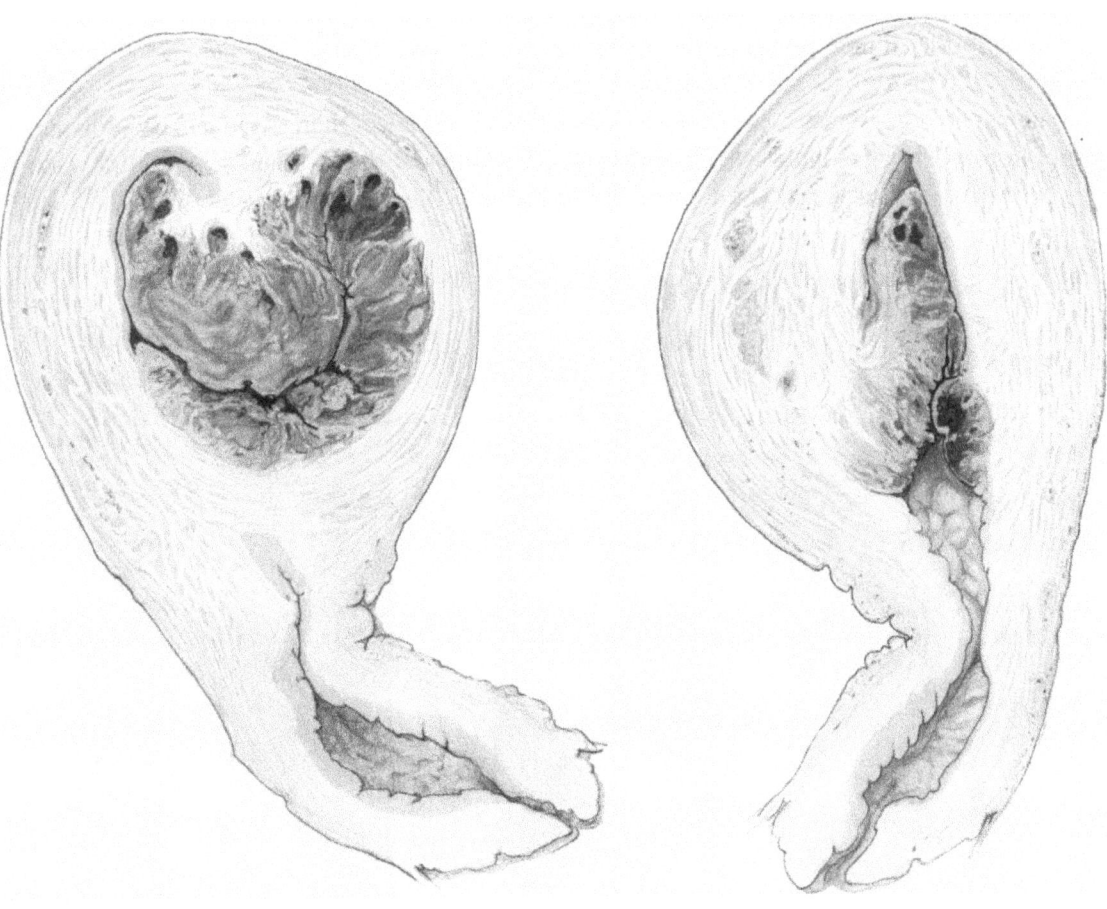

Abb. 39.   Abb. 40.

Abb. 39, 40 und 41. Typisches Chorionepithelioma malignum uteri. Sagittalschnitt durch die rechte Seite, ragt teilweise polypös vor (39) und dringt zugleich mit breiter Masse in die Wand tief ein. (Medianschnitt ⁵/₆ natürl. Größe.)

Abb. 40. Von demselben Falle wie Abb. 39. Ein ebenfalls sagittaler medianer Schnitt zeigt, wie der Polyp die innere Schicht der vorderen Uteruswand mit sich zieht, und mit einem freien Ende in die Uterushöhle nach oben ragt. Oberflächlich ein kleiner Knoten selbständig an der Hinterwand. Kleine Metastasen in der Gefäßschicht der Vorderwand. Die Schleimhaut im unteren Teile der Uterushöhle ist decidual gewulstet.

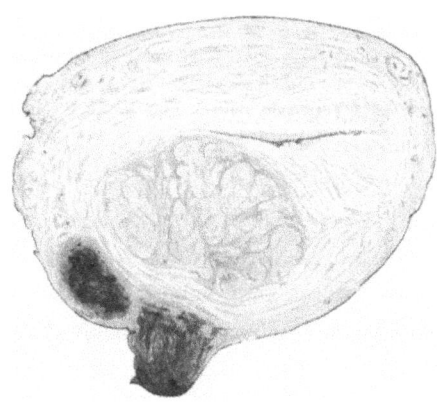

Abb. 41.

Abb. 41. Der Knoten in der rechten Wand des Corpus (in Abb. 39) setzt sich seitlich fort, hier morsch und nekrotisch (gelblich). Subserös zwei frische Knoten.

Dagegen ist die polypöse Form des Chorionepithelioms meiner Meinung nach noch besonders durch örtliche und mechanische Bedingungen hervorgerufen. Das polypöse Chorionepitheliom in Abb. 37 hat seine Basis an der Tubenecke, es enthält gar keine Zotten. Die polypöse Form ist dem Tumor weder eigentümlich noch zugehörig, sondern sie entsteht ebenso wie bei gewöhnlichen Placentarpolypen (Abb. 38) durch schubweise Blutung mit Gerinnung und Schichtung zu einem Fibrinklumpen, der seine Form der Uteruslichtung

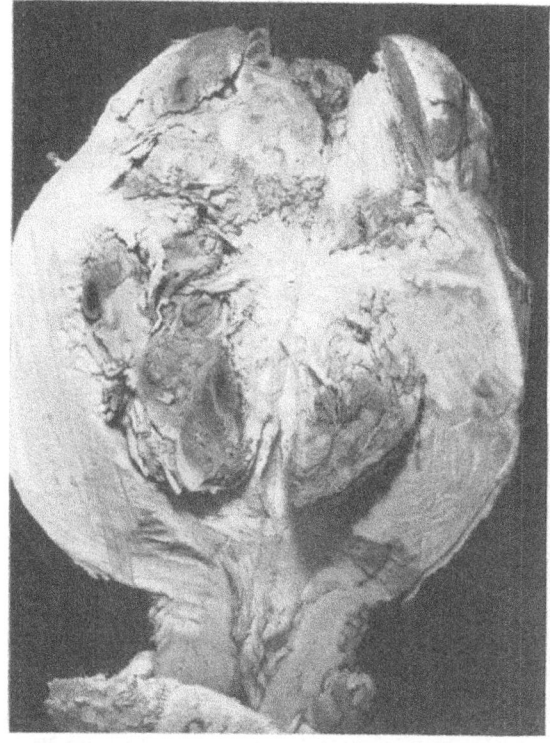
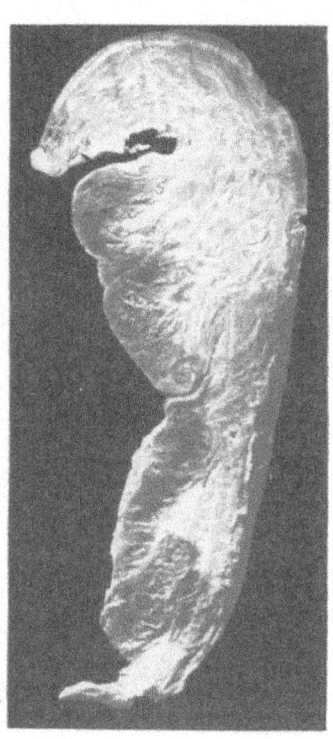

Abb. 42. Abb. 43.

Abb. 42. Großer Uterus von vorn sagittal aufgeschnitten. Es soll eine Perforation des Fundus durch Versuch der Ausschabung vorausgegangen sein. Starke Verwachsungen bestehen an der außen zottigen Hinterwand. Apfelgroßer Tumor überragt im Scheitel 5—6 cm die Ansätze der Tube. Serosa durchbrochen. Der Tumor ragt auch in die erweiterte Höhle des Uterus und durchsetzt unregelmäßig die Wand nach allen Seiten. Die meisten Teile waren blutrot; doch ist eine 5—6 mm starke, dicke, frische Zone (links im Bilde) weißlich markig, etwas bröckelig, völlig „carcinomähnlich". (Lichtbild ³/₅ nat. Größe.) (Fall 16 meiner Arbeit 1927.)

Abb. 43. Sagittalschnitt durch die Hinterwand des Uterus. Das Chorionepitheliom setzt sich vom Fundus bis unten in die Cervix im wesentlichen in den inneren Wandschichten ohne Unterbrechung fort. (Lichtbild ⁴/₅ nat. Größe.)

anpaßt. — Die knotige Form ist die häufigere. Nur selten sind die Tumoren flächenhaft ausgebreitet (C. Ruge, R. Meyer nach etwa 6 monatigem Bestehen) oder mit zottigen Wucherungen (Pozzi); die Oberfläche des Tumors ist sonst mehr glatt, auch höckerig. Gegen die Umgebung sind die Knoten bald scharf, oft aber auch ganz unscharf, sogar zackig abgegrenzt. Die Abb. 38 eines sehr fest haftenden gewöhnlichen Placentarpolypen soll davor warnen, sich auf das makroskopische Bild zu verlassen. Der „Polyp" enthielt nur nekrotische Zotten, keine Epithelwucherung.

Die Knoten sind schwammig weich, morsch, brüchig von blaß- oder dunkelrötlicher (Abb. 39, 40 u. 41) oder bei älteren Knoten von bräunlicher Farbe; sie sind sehr leicht zu Blutungen geneigt, die durch dunkelrote Farbe als „Hämatome" im Tumor leicht auffallen. Nekrosen bedingen mehr gelbe Farbe und käsiges Aussehen (Abb. 41). Durch Infektion kann die Tumormasse zu starker Einschmelzung kommen, wie ich in einem Falle gefunden habe, in dem auch in zahlreichen Uterusgefäßen große zum Teil eitrige Thromben aus Blut, Eiter und Chorionepithelmassen lagen (s. Metastasen 1056).

Von dem eigentlichen Tumorparenchym sieht man meist wenig, da es nur in einer schmalen Zone noch lebensfrisch, noch nicht im geronnenen Blute zugrunde gegangen ist. Diese basale Zone wird nur ausnahmsweise so dick, daß sie Ähnlichkeit mit markigem Carcinom hat. In nur einem Falle fand ich eine derartige 5—6 mm dicke Schicht in großer Ausdehnung an der Peripherie des großen Tumors (Abb. 42). Besonders bezeichnend

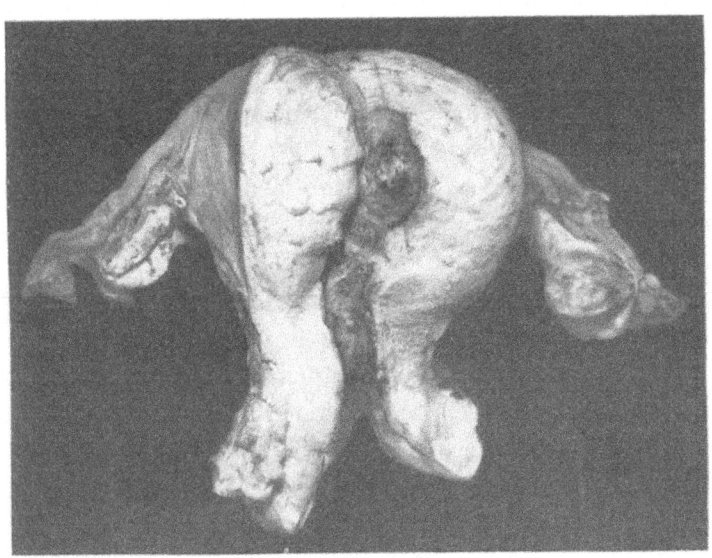

Abb. 44. Uterus einer 51jährigen Frau (Prof. Warnekros, Dresden). Nach wiederholten Auskratzungen mit Blasenzotten im 3. Monate wurde der Uterus auf die histologische Diagnose Chorionepitheliom etwa 15 Wochen nach Beginn der Schwangerschaft exstirpiert. Corpus uteri mäßig vergrößert, enthält nahe der rechten Tubenecke einen mäßig in die Höhle vorspringenden, haselnußgroßen Knoten. Auf dem Schnitte fanden sich noch einzelne weißliche Bläschen unter der Oberfläche in rot durchbluteten Massen. Vergleiche den histologischen Befund in Abb. 45 und 46.
(Fall 1 meiner Arbeit 1927.) (Lichtbild etwa ²/₃ natürl. Größe.)

für das Chorionepitheliom ist das blutige Aussehen der Knoten in der Uteruswand. Durch die Blutung und Fibrinbildung im Chorionepitheliom wirkt die glatte Schnittfläche marmoriert gestreift.

Das blutige Aussehen kann sehr täuschen; so ist der ansehnliche Polyp in Abb. 38 ein harmloser Placentarpolyp und der kleine dunkelrote Knoten in Abb. 44 ein Tumor, dessen Fähigkeit und Destruktion histologisch sichergestellt ist.

Zum Unterschiede von dem Chorionepitheliom ist der einfache Placentarpolyp hart, zuweilen infolge von Verkalkung steinhart. Der Sitz des Chorionepithelioms betrifft meist das Corpus uteri, besonders oft in der Nähe des Fundus, aber ebenso kann jede andere Stelle hauptsächlich des Korpus, zuweilen auch der Cervix betroffen werden.

Gleichzeitiger Befund von Myomen am Uterus mit Chorionepitheliom ist selten, ebenso mit „Adenomyom"; ein derartiger Fall von Gemell ist offenbar eine Adenomyosis, und es wird ausdrücklich gesagt, daß an keiner Stelle die Drüsenelemente der adenomatösen

Wucherung mit Chorionepitheliom durchsetzt gewesen seien. — Mir ist im Gegenteil recht oft sowohl bei einfacher aber starker Chorionepithelinvasion am graviden und puerperalen Uterus ein örtliches Zusammentreffen mit heterotoper Epithelwucherung aufgefallen, ebenso beim Chorionepithelioma malignum. Der naheliegende Gedanke an pathogenetische Zusammengehörigkeit muß verfolgt werden — mehr kann ich nicht darüber äußern. Auch kommen Übergriffe auf die Cervix uteri (Netzel, Chiari, Lucker) zur Beobachtung; einen solchen Fall habe ich auch gesehen (Abb. 43).

Die Uterusform wird bei intramuralem Sitze vieler oder einzelner größerer Knoten verunstaltet; oft ist aber die Form kaum verändert bei geringer allgemeiner Vergrößerung; die Muskulatur jedenfalls nicht oft hypertrophisch. Starke Vergrößerung durch echte Hypertrophie der Wand (Chiari) ist selten, auch ursächlich kaum durch den Tumor selbst etwa hormonal (?) veranlaßt. Bei größeren Knoten wird die Uteruswand morsch, verdünnt und kann außen durchbrochen werden. Dabei kann die Schleimhaut unversehrt bleiben, weil das Wachstum des Tumors gern den Gefäßen in die Tiefe folgt. Die Spontanruptur der äußeren Schichten hat zuweilen Blutungen in die Bauchhöhle im Gefolge [Hörmann, Garkisch, Doran, Sbrozzi, Butomo u. a., s. auch Risel (1907)], auch mit tödlicher Verblutung (Nägelsbach). Einriß des Scheidengewölbes mit Verblutungstod (Luker) (s. Abb. 41 u. 42).

Ebenso kommt es zum Durchbruch der Seitenwand mit Ausbreitung der Geschwulst ins Parametrium (H. Schmidt, Gottschalk, Solowij). Adachi fand den größeren Teil des Tumors im Parametrium mit Einbettung des Ovarium. Frankl gibt an, in größeren Gefäßen mit bloßem Auge Geschwulstmassen gesehen zu haben. Daß die Geschwulstmassen in Hohlräumen liegen, kann man in der Tat schon makroskopisch erkennen (s. Abb. 59, S. 1047). Mikroskopisch erweisen sie sich dann als Gefäße (Aschoff u. a.). Aber Verwechslung mit Thromben kann makroskopisch doch vorkommen. Die Metastasenbildung in der Uteruswand siehe weiter unten (s. Abb. 62, S. 1057).

V. Histologie.

1. Allgemeines. Die normale Placentation als Vorbild des Chorionepithelioma malignum.

Wir haben bei der normalen Placentation oben das Verhalten der Chorionepithelien beschrieben und weisen darauf zurück, um die abgestufte Ähnlichkeit mit dem malignen Chorionepitheliom von vornherein festzustellen. Das maligne Chorionepitheliom kann geradezu als ein Stehenbleiben von einigen oder vielen Chorionepithelzellen auf früherer Entwicklungsstufe des Trophoblast bezeichnet werden; oder man müßte sonst annehmen, daß es die Jugendkraft später wiedergewönne. Natürlich beruht die maligne Wucherung auch mit auf einem Versagen der mütterlichen Abwehrkräfte, aber morphologisch sehen wir die gleiche massige Ansammlung der Chorionepithelien wie zur Zeit der Ektoblastschale und ebenso ihr Auflösungsvermögen gegenüber dem mütterlichen Gewebe. Die Ähnlichkeit geht auch darauf aus, daß die Tumorzellen ohne Stroma in den zusammenhängenden Haufen in zweierlei Gestalt, Syncytium und Einzelzellen, erscheinen und daß das Syncytium hauptsächlich an der freien Umrandung der Haufen von Einzelzellen auftritt, dort, wo es mit Blut oder Plasma in Berührung kommt, ferner daß das Syncytium lakunär gebaut ist. Auch die dritte Zellform der chorialen Zellinvasion kehrt bei den Tumoren in verschieden starken Graden wieder. Die Arrosion der Gefäße, die Blutung, die Koagulationsnekrose und Fibrinoidbildung und schließlich auch manche Einzelheiten in der Zellstruktur vollenden die weitgehende Übereinstimmung mit der normalen Placentation, in deren Bilde als wesentlicher Teil meistens nur die Zotten fehlen, also ebenso wie im ersten rein epithelialen Stadium der Einnistung des Eies.

Die von Pfeiffer und ebenso von Marziani angegebenen Capillaren sind irrtümlich gedeutet. Niemals ist ein eigenes Stroma mit Gefäßen vorhanden. Die oben besprochenen Fälle von „destruierender Blasenmole" würden stromahaltig zu gelten haben, wenn Chorionepithelwucherung, wie Risel meint, die Führung hätte und das Stroma nachfolgte. Von diesen vorläufig zweifelhaften Fällen abgesehen, sind beim echten Chorionepitheliom, wie schon erwähnt, nur selten einzelne Zotten zu finden, und diese sind nicht als neugebildetes Geschwulststroma aufzufassen, sondern als zurückgebliebene Reste der Placenta bzw. Blasenmole, von deren Überzug die Wucherung ausgeht. Risel hat — wie oben erwähnt — die Befunde von einfachen Zotten und Blasenzotten bei Chorionepitheliom zusammengestellt. Zweifellos ist also, wenn wir vom meist fehlenden Stroma absehen, eine weitgehende Übereinstimmung in allen Teilen vorhanden, deren Einzelheiten fast durchwegs schon von Marchand erkannt und von den nachfolgenden Autoren anerkannt worden sind. — Diese Übereinstimmung betrifft nun in erster Linie das Zell-

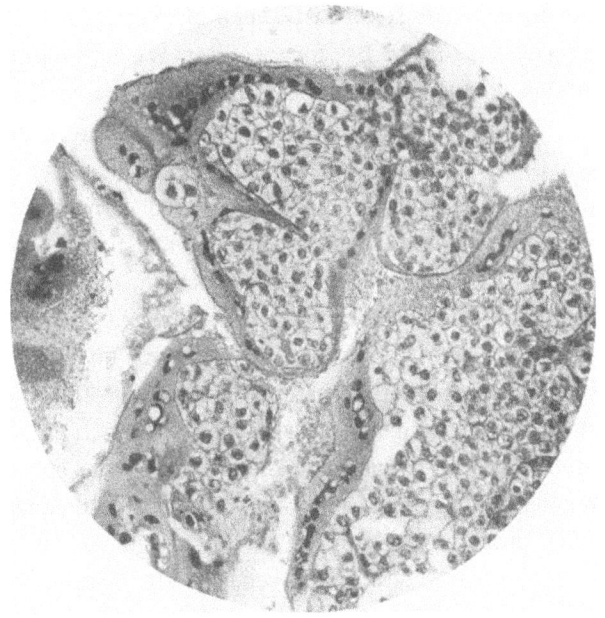

Abb. 45.

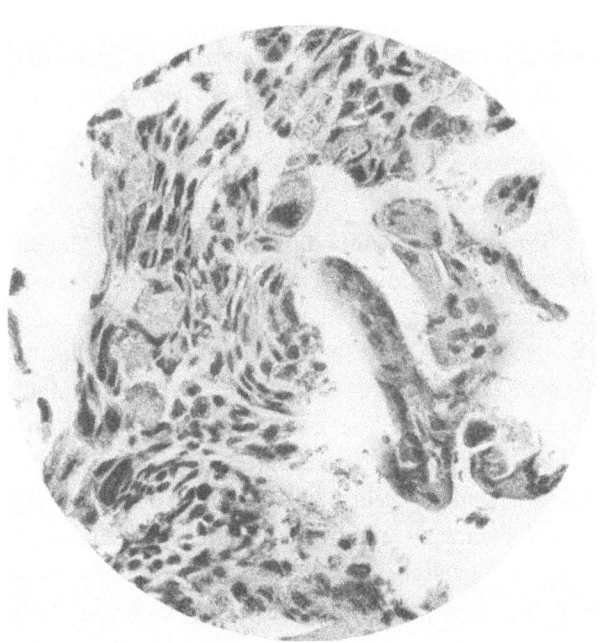

Abb. 46.

Abb. 45 und 46. Von demselben Falle wie Abb. 44. Beschreibung im Texte. (Lichtbilder mittelstarker Vergrößerung.)

material, das wir kurz zu betrachten haben. Dabei sind ebenso wie bei der normalen Placentation im frühen Stadium zu unterscheiden: die der Uterussubstanz anliegenden Haufen von Langhansschen Einzelzellen und die ihnen beigeordneten Syncytien und die in das mütterliche Gewebe als Vorläufer eingedrungenen intramuralen Einzelzellen, aus denen bei fortgesetzter Wucherung unter Einschmelzung weiteren Uterusgewebes wieder freiliegende Tumormassen (Einzelzellen und Syncytien) werden.

Die intramuralen Einzelzellen gehen, wie in der normalen Placentation, so auch bei dem Chorionepitheliom hauptsächlich aus den der jeweiligen Oberfläche der Uterushöhle anliegenden Langhanszellen hervor, zum geringen Teil wohl auch aus den Syncytien. Es gibt auch im Chorionepitheliom Übergangsformen zwischen Einzelzellen und Syncytien. — Es muß ferner schon hier gesagt werden, daß durch einen großen Teil der Literatur ein Mißverständnis der Lehre Marchands geht, die eine Einteilung vorsieht in typische und atypische Formen des Chorionepithelioms je nach der quantitativen Zusammensetzung, also dem Mengenverhältnis der beteiligten 3 Zellarten, den Langhanszellen, auch „Einzelzellen" genannt, den Syncytien und den intramural vorgedrungenen zerstreuten, früher sogenannten „serotinalen Wanderzellen". Die späteren Autoren sprechen dagegen meist von den Atypien der Zellen selber, und so ist einige Verwirrung entstanden, auf die wir weiter unten zurückkommen werden. — Auch bei normaler Implantation des Eies kann man „Atypien" der Zellen sehen. Im Vergleiche mit den Langhanszellen der Zellsäulen und frischen Zellinseln sind die intramuralen Zellen stets „atypisch".

Wir sehen stets nur Augenblicksbilder, deshalb ist es lehrreich, wenn man im selben Falle zu verschiedenen Zeiten Ausschabungen und operierte Uteri vergleichen kann. In einem solchen Falle (Abb. 44) waren in 8 Tagen Abstand 2 Ausschabungen vorgenommen. An gut erhaltene Zotten schloß sich eine Menge von Chorionepithelien an (Trophoblastschale), die bei der zweiten, besseren Ausräumung noch reichlicher war (Abb. 45). Einzelne Zotten standen auch jetzt noch mit der Zellwucherung im Zusammenhang; zum Teil waren die Zotten blasig, aber enthielten noch stellenweise Reste von Gefäßen.

Die Abb. 45 könnte fast ebensogut aus einem normalen jungen Ei stammen. Hier überwiegen noch die polygonalen Langhanszellen im Mosaik, und diese sind gegen die durchbluteten Zwischenräume mit syncytialer Mantelschicht umgeben. 20 Tage nach der völligen Ausräumung wurde wegen Blutungen wieder ausgeschabt und Chorionepithelien in mittlerer Menge in der Schleimhaut und Muskulatur gefunden. Die Zellmasse war jetzt weniger zusammenhängend, streifig zersprengt. Die von Blut umgebenen Einzelzellen haben größeren Zelleib (Abb. 46), größeren dunklen Kern. Die Syncytien sind vermehrt, haben unregelmäßige Formen, liegen auch vereinzelt abgetrennt von der Zellmasse und zeigen nicht mehr die regelmäßige Kernstellung, sondern große Unregelmäßigkeiten. Im exstirpierten Uterus fanden sich, wie schon makroskopisch bemerkt (Abb. 44), zum Teil blasige Zotten in mäßiger Tiefe der Uteruswand und anschließend große Epithelmassen, mit noch stärkerer Abweichung der Einzelzellen vom Typus der Langhanszellen, namentlich in der Größe und Form der Zellen und Kerne abweichend und mit großen chromatinreichen Kernen. Sie liegen gemischt mit Syncytien, zu denen sie allerlei Übergangsformen zeigen.

Der Erhaltungszustand der Chorionzellen ist durchaus frisch dort, wo ihre Massen freiliegen und noch über einigermaßen frisches Blut in der Nachbarschaft verfügen. Dagegen sind sie massenhaft im

Untergang oder fast völlig untergegangen dort, wo das Blut stärker geronnen oder das Gewebe fibrinoid geronnen ist. Dieses ist soweit der Fall, als makroskopisch eine blutrote Färbung des Gewebes erkennbar war. Darüber hinaus im muskulären Gewebe sind die Einzelzellen des Chorionepithels von sehr verschiedenem Erhaltungszustand, manche aufgequollen, manche überreich an Chromatin, auch mit Lösung des Chromatins; andere, zumal solche, die vom Gewebe aus an das Gefäßendothel oder längs desselben vordringen oder in der Lichtung der Gefäße liegen, sind einfacher in der Struktur und gut erhalten. Nur in den Gefäßlichtungen treten sie auch in größeren Mengen und im geschlossenen Verbande mit Syncytium gemischt auf, während im mütterlichen Gewebe eingeschlossene Chorionzellen offenbar schwer Fuß fassen, um größere Zellverbände liefern zu können; denn die Muskulatur fällt unter Verlust der Kerne sehr starker Gerinnung anheim und die Chorionepithelien gehen damit gleichfalls zugrunde.

2. Die Einzelzellen.

Die hauptsächlichste Zellform der Tumoren ist oft nicht so auffallend ähnlich den ektoblastischen Einzelzellen, den sogenannten Langhanszellen. Doch sind auch in solchen Fällen wenigstens manche Stellen typisch (Abb. 50).

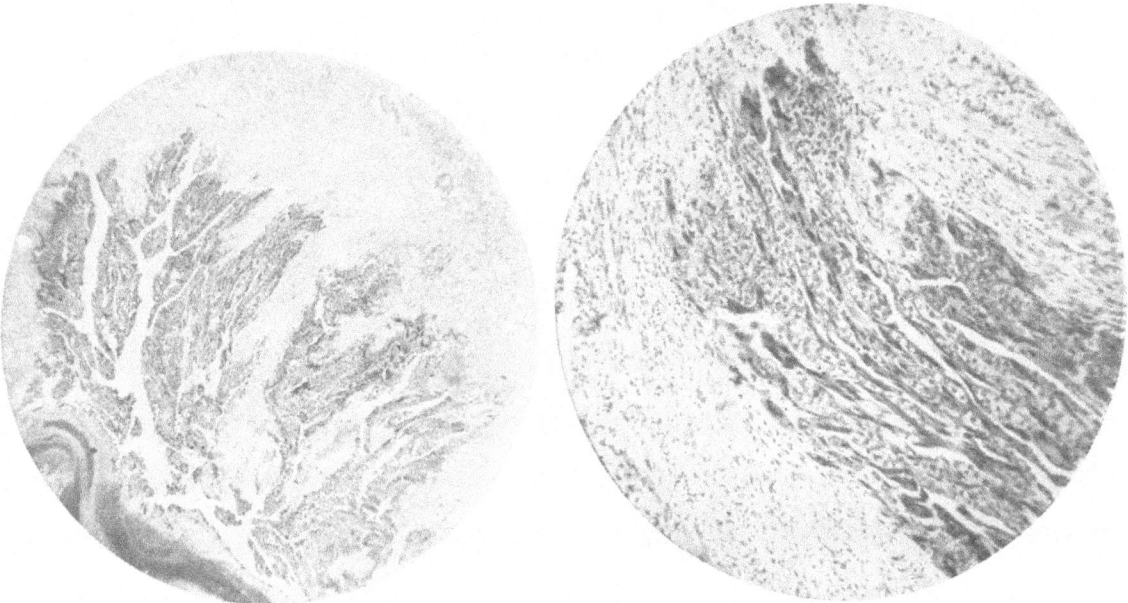

Abb. 47. Abb. 48.

Abb. 47. (Von Fall 15 meiner Arbeit 1927.) 51jährige Frau 7 Monate nach Beginn der Schwangerschaft, 6 Monate nach Abgang von Blut mit anschließender Ausschabung wurde der verdickte Uterus exstirpiert. Dauerheilung 16 Jahre. Die Neubildung ist flächenhaft ausgedehnt, aber reicht nur mäßig tief, mit zackigen Grenzen zur Muskulatur. (Lichtbild schwacher Vergrößerung.)
Abb. 48 gehört zu Abb. 47. (Lichtbild mittlerer Vergrößerung.)

Dieser Fall ist wegen seines an Gefäße angeschlossenen Vordringens mit unscharfen Grenzen von den Fällen mit geschlossen vordringender Tumormasse bemerkenswert verschieden. Deswegen und wegen seiner sehr bezeichnenden Zusammensetzung aus typischen Langhanszellen und reichlicher Syncytienbildung in den freien Spalträumen gebe ich eine Schilderung der Einzelheiten mit Abb. 47 bis 50.

Histologisch ist das Blutkoagulum fast überall von der Muskulatur durch einen chorionepithelialen Streifen von sehr wechselnder Dicke etwa 2—5 mm getrennt. Nur an wenigen Stellen fehlt diese Tumorschicht. Das Chorionepitheliom hat eine sehr unscharfe Grenzlinie (Abb. 15), weil kleinere und größere Fortsätze in die hauptsächlich radiär zentrifugalen Gefäße der Muskulatur vorgedrungen sind. Die Zusammensetzung aus Langhanszellen und Syncytien entspricht dem gemischten Typus, in dem je nach

Lage die Menge wechselt mit Überwiegen der Einzelzellhaufen, namentlich an der Peripherie. Gehen wir von dieser aus, so sehen wir in den jüngsten Partien am tiefsten in den Gefäßen ein Überwiegen kleiner typischer Langhanszellen in Haufen, Säulen mit schmalen syncytialen Trennungslinien an kleinen Spalten innen und außen. An einigen Stellen reichen auch größere syncytiale Bänder innerhalb der Gefäße bis

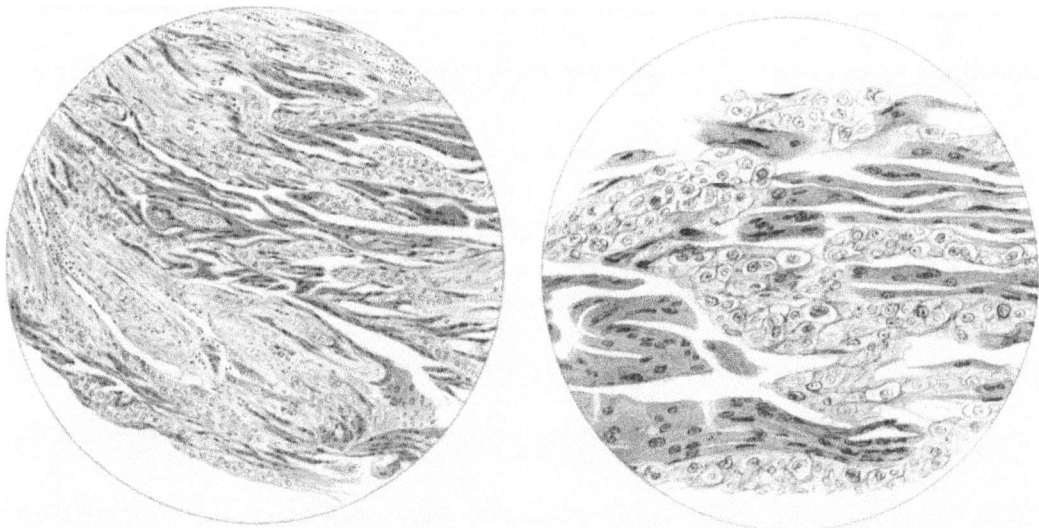

Abb. 49 gehört zu Abb. 47. Eisenhämatoxylin-Säurefuchsin (Weigert). (Leitz Obj. 3, Ok. 0, Tub. 14.)

Abb. 50 ebenso wie Abb. 49. (Leitz Obj. 5, Ok. 0, Tub. 14.)

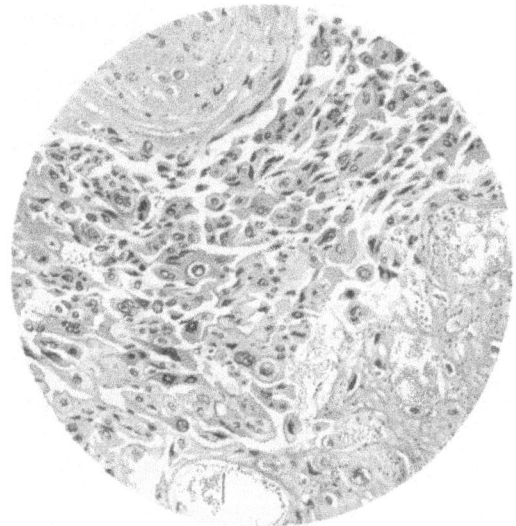

Abb. 51. Chorionepithelioma malignum uteri bei 53jähriger Frau unmittelbar nach Abgang einer Blasenmole durch Exstirpation gewonnen. Einzelzellen locker gelagert mit Übergängen zu mehrkernigen Syncytien. Umgebende Decidua links oben und rechts unten in Koagulationsnekrose. Blutaustritt aus erweiterten Capillaren.
(Leitz Obj. 3, Ok. 1, Tub. 14.)

in die Tiefe. Wo diese etwa in vertikaler Richtung sich der Gefäßwand anlegen an den tiefsten Stellen der Lichtung, da dringen sie in das Uterusgewebe unter Aufsplitterung in einzelne spindelige Elemente, mit einem oder zwei länglichen Kernen. Wo die Langhanszellen die Gefäßwand vom Lumen her durchbrechen, da erleiden die hellen Langhanszellen allmählich eine Umwandlung, je nachdem das mütterliche Gewebe schneller oder weniger schnell (mehr oder weniger massig) zugrunde geht und je nachdem, ob neue Blutgefäße eröffnet werden oder nicht. Innerhalb des Gewebes eingeschlossen sind die Zellen ziemlich gleichartig, einerlei, ob sie zentralwärts in den Gefäßlichtungen mit Syncytien oder mit Langhanszellen zusammenhängen.

Die innerhalb der zentrifugalen Gefäße liegenden Chorionepithelhaufen oder Stränge haben weiter zentral im Uterus bereits die seitlichen Gefäßwände durchbrochen, das zwischenliegende Muskelgewebe aufgezehrt unter Aufsparung nur einzelner schmaler Muskelsepten und haben sich zu einer gemeinsamen Grenzschicht vereinigt gegen den großen zentralen Blutklumpen. Hier sind alle Einzelzellen und ihre Kerne sehr viel größer geworden, oft um ein Vielfaches, und zeigen durch Anreicherung der Kerne und des Zellplasma sehr zahlreiche Übergänge zu dunkler gefärbten, undurchsichtigen Einzelzellen und Übergänge von diesen zu mehrkernigen Syncytien. Diese zentrale Zellmasse geht in fibrinoide Degeneration über bis zu unkenntlichen, im Blutklumpen gelegenen Streifen und Haufen. Nur das in der zentralen Zellzone völlige Fehlen mütterlichen Gewebes und der allmähliche Untergang der fibrinoid gerinnenden Chorionepithelien ermöglicht die Feststellung, daß aus der letzteren die formlosen Fibrinoidmassen stammen.

Die neuergriffenen Partien der Muskulatur lassen nur einen geringen Grad von Gerinnung und Quellung und eine mäßige lymphocytäre Infiltration erkennen. Mehr zentral in den Chorionmassen verschwinden Lymphocyten und Muskelelemente restlos. Nirgends entsteht der Eindruck, als ob die Chorionepithelneubildung durch die lymphocytäre Infiltration in der Peripherie irgendwie beeinflußt werde.

Im allgemeinen ist die Größe der einzelnen Zellen und ihrer Kerne sehr verschieden. Es ist manchmal geradezu auffallend, wie wenig selbst bei vorgeschrittenem Chorionepithelioma malignum die Kerngröße vom Normalen abweicht. Andererseits macht sich auch bei gutartiger Blasenmole der Einfluß des Blutes wie auf Syncytien, so auch auf Einzelzellen

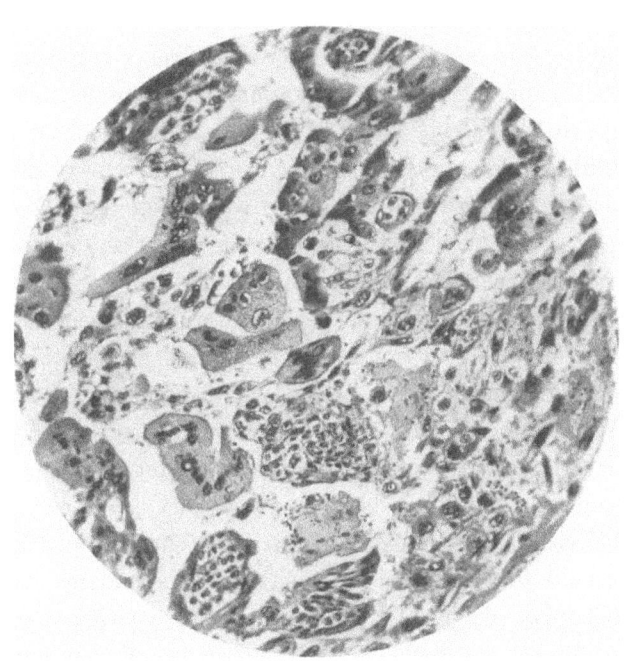

Abb. 52. (Aus Fall 14 meiner Arbeit 1927.) Aus einem Schabsel aus dem Uterus einer 28jährigen Frau, 6 Wochen nach Frühgeburt von 7 Monaten mit „normaler" Placenta. Uterusexstirpation. Polypöses Chorionepitheliom (vgl. Abb. 37). Tod an Lungenmetastasen nach 2 Monaten. Keine Zotten, nur Zellmassen von typischen Einzelzellen mit Syncytium umhüllt (unten im Bilde). Übergänge von diesen zu atypischen Einzelzellen und Syncytien.
(Lichtbild mittelstarker Vergrößerung.)

durch erhebliche Hypertrophie der Zellen geltend, so daß man keineswegs aus den Größenunterschieden allein Schlüsse ziehen kann.

Dicht gelagert, rundlich, polyedrisch, in stark wechselnder Größe, oft ohne jede Zwischensubstanz in durchaus epithelialer Anordnung mit hellem Zelleib und rundlichem Kern, in der freilich nicht ganz typischen Zuordnung von Syncytium gleichen sie zuweilen völlig den Trophoblastzellen. Sie enthalten Glykogen, die Zellmembran ist deutlich und fällt besonders auf, je größer und heller die blasigen Zelleiber werden. In der Nähe der Kerne sieht man wenig feinkörnige Substanz, von der aus feine Fäden zur Zellmembran verlaufen.

Die bläschenförmigen Kerne haben rundliche oder ovale Form, ein oder zwei rundliche Kernkörperchen, deutliche Membran und Chromatinnetz. Die Zahl der Mitosen ist meist auffällig groß.

Nach Iwanow messen die Kerne der Langhanszellen der normalen jungen Placenta $0{,}75 \times 0{,}5\,\mu$ bis zu $1{,}25 \times 1\,\mu$, dagegen bei Blasenmole $0{,}88 \times 0{,}5\,\mu$ bis $2{,}15 \times 0{,}88\,\mu$ und beim Tiefenwachstum des Chorionepithelioma malignum erreichen die Kerne $3{,}75 \times 22\,\mu$ Durchmesser zugleich mit Atypien des Zelleibes und des Kernes.

Die Zellen der Zellschicht oder Langhanszellen bleiben nämlich nicht etwa immer und überall typisch, wie bei normaler Gravidität, sondern es treten mindestens stellenweise Atypien auf; das Plasma wird dunkler, kompakter, die Kerne haben unregelmäßige Form und Größe und färben sich besonders stark. Auch vielkernige Klumpen und Übergänge zu syncytialen Massen treten auf (Abb. 51). Dabei wird die typische dichte Anordnung aufgegeben und die Zellen sind mehr locker gelagert. Solche Stellen erinnern stark an die Zellen der intramuralen Invasion, die ebenfalls mit der typischen Form Hand in Hand gehen kann (Abb. 52). Die Zellmassen liegen meist dicht gedrängt und scheinbar in willkürlicher quantitativer Mischung mit dem syncytialen Balkenwerk und kleineren plasmodialen Strängen und Klumpen, wovon wir gleich hören werden.

Wir haben nach dem oben Gesagten unter den Einzelzellen solche zu unterscheiden, die so wenig verändert sind, daß sie den Langhanszellen sehr ähnlich bleiben und aus diesem Grunde „typisch" genannt werden können. Dieser Typus ist nur in dichten chorialen Zellverbänden zu erwarten, ebenso wie er bei normaler Placentation nur in den Zellen der „Zellsäulen" und „Zellinseln" bekannt ist. — Wo die Zellsäulen sich in zerstreuter Weise lockern und in die Uteruswand einschwärmen, verändern sie sich auch normaler Weise derart, daß der Typus der Langhanszelle nicht gewahrt bleibt. Es würde also besser sein, nur von „typischen Langhanszellen" zu sprechen. Weiter soll man sich gegenwärtig halten, daß die Veränderungen der Zellgröße und Form, der Größe und des Chromatingehalts der Kerne an sich noch keine besonderen Atypien darstellen, die sich theoretisch oder gar diagnostisch für das Chorionepitheliom ausdeuten ließen. — Nur die nicht meßbaren massenhaften Veränderungen finden wir beim Chorionepitheliom; eine Abgrenzung zur Norm gibt es im einzelnen nicht.

Es muß weiterhin festgestellt werden, daß die Veränderungen der Zellen nicht zum geringsten Teile von der Umgebung abhängen, von der Reaktion des mütterlichen Gewebes und der hiervon abhängigen Art der Nährstoffe. — Die Atypie der Zellen hat nicht die Bedeutung einer „Anaplasie" und ist nicht, wie Marziani glaubt, von vornherein gegeben.

3. Das Syncytium.

Die Zusammensetzung des Syncytium mit den Einzelzellen ist meist nicht so typisch wie bei normaler Placentation. — Das Syncytium beschränkt sich nicht nur auf eine schmale Begrenzung der Zellschicht, wie sonst in Zotten und Zellsäulen in späteren Stadien der Placentation, sondern es wuchert selbständig und zwar auffällig oft in freien Bluträumen. Wo es in kleineren Mengen im Gewebe eingeschlossen auftritt, wird es entweder vom Plasma umspült, oder es ist in Rückbildung begriffen. Allseitiger Einschluß syncytialer Massen im festen Gewebe ist mir selbst nicht bekannt geworden, aber von den Autoren wird er erwähnt. Ich halte die Beobachtung für unrichtig. Es fragt sich, ob das nicht eine Täuschung durch Verschmelzung intravasaler Massen mit den Gefäßwänden war oder eine sekundäre Einschließung mit regressiven Veränderungen am Syncytium, denn in frischem Zustande traf ich Syncytien nur in Gefäßen oder dort, wo es wenigstens von einer Seite her von Blut oder Plasma, wenn auch gerinnendem Plasma, umgeben war. Ich sehe ab von den einzelnen Riesenzellen, die wir auch im normalen Uterus finden (s. S. 958). Frisches lebenskräftiges Syncytium bildet freiliegend große Protoplasmamassen, Bänder, Ranken, Netze; es schließt sich da, wo es den Zellhaufen oder dem mütterlichen Gewebe aufliegt, geschmeidig an. Umgekehrt erscheinen bei starker Ausbildung eines syncytialen Balkenwerkes und bei geeigneter Schnittrichtung die Maschen und Buchten ausgefüllt mit den Einzelzellen. In anderen Fällen oder an anderen Stellen treten die Einzelzellen durch Menge hervor und nur dünne syncytiale Protoplasmafäden bzw. Septen zuweilen endothelartig flach ziehen zwischendurch. — Helle Vakuolen, Blutlakunen und hier und da Bürstenbesatz vervollständigen die Ähnlichkeit mit dem Syncytium der normalen Trophoblastschale; auch Fetttröpfchen sind in ihnen nachweisbar. — Das syncytiale Protoplasma beherbergt Kerne in meist unregelmäßiger Anordnung und Verteilung, manchmal dicht, dann wieder zerstreut gelagert. Einzelne Kernstücke werden abgeschnürt. Mitosen scheinen kaum vorzukommen.

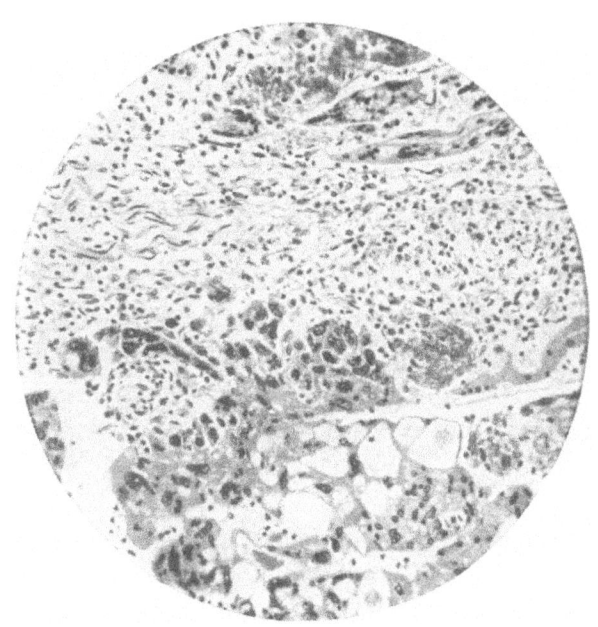

Abb. 53. (Von Fall 18 meiner Arbeit 1927.) 23jährige Frau, 9 Monate nach Frühabort gestorben unter starkem Zerfall der Uteruswand mit Peritonitis. Der Tumor dringt teils zackig in den Gefäßen vor, teils außerhalb der Gefäße, unter starker Auflösung des mütterlichen Gewebes ohne fibrinoide Gerinnung (vgl. Abb. 60). Mäßiger Grad lymphocytärer Infiltration ausgebreitet. — Meist atypische große Einzelzellen mit chromatinreichem und unregelmäßig geformtem Kern. — Große Mengen von syncytialen Massen zum Teil stark vakuolisiert.
(Lichtbild mittelstarker Vergrößerung.)

Das Syncytium begrenzt auch unregelmäßig geformte Screwäume, in die einzelne Protoplasmafortsätze von verschiedener Gestalt eintauchen; in den Screwäumen liegen außer mütterlichen roten Blutkörperchen degenerierende Zellen. In anderen Vakuolen findet man außer Blutkörperchen und Leukocyten mehr homogen geronnene Substanz. Zuweilen bildet das Syncytium Protoplasmanetze mit vakuolären Maschen ohne sichtbaren Inhalt, ähnlich wie bei der Blasenmole (Abb. 53). Solche Protoplasmanetze erscheinen unter weitgehender Verdünnung der Septen zuweilen schaumartig. — In manchen Fällen fehlt dagegen die Vakuolisierung der Syncytien gänzlich; sie ziehen als schmale Bänder einzeln oder dichter gedrängt durch die Screwäume und passen sich geschmeidig allen Lagen an. So sieht man oft langgestreckte syncytiale Elemente fast spindlig wie große Muskelzellen. Dort, wo sich die Tumormassen von innen her der Gefäßwand anlegen, verschwinden die Syncytien sehr bald, ebenso das Endothel. Die Kerne des Syncytium sind sehr wechselnd, sie können sehr abenteuerliche Formen annehmen. Auffaserung der Kerne, zackige (Granatsplitter-) Form läßt auf Rückbildung schließen, ebenso Chromatolyse.

4. Die Infiltration der Uteruswand durch Einzelzellen.

Es besteht beim Chorionepitheliom mit der normalen Placentation darin eine Ähnlichkeit, daß einerseits geschlossene epitheliale Massen der soeben beschriebenen Zellen das Uterusgewebe lösen und ersetzen, ähnlich wie bis zum Stadium der Trophoblastschale; andererseits dringen ebenfalls wie bei normaler Placentation in zerstreuter, aufgelöster Ordnung die Zellen in Form dünner Stränge oft nur in Reihen von wenigen Zellen aber nach vielen Seiten in die Uteruswand als Vorläufer ausschwärmend. — Dieser Vorgang zeigt auch bei normaler Gravidität von Fall zu Fall und auch im Einzelfall sehr große Mengenunterschiede, und noch viel stärker wechselt die Menge der zerstreuten Zellstränge in den einzelnen Fällen von Chorionepithelioma malignum. Sie kann völlig fehlen, kann sich auf wenige Stellen beschränken und kann in einzelnen Fällen außerordentlichen Umfang annehmen, so daß dann diese Form der Ausbreitung das auflösende Vordringen geschlossener Massen weit überragt. Wenn in solchen Fällen die geschlossenen Tumormassen an der Oberfläche der Uteruswand schnell untergehen, ausgestoßen oder vorher ausgeräumt worden sind, so kann es dem Untersucher begegnen, daß er ausschließlich die zerstreuten Zellmassen mit vielem mütterlichen Zwischengewebe findet. Damit geraten wir gerade, weil ähnliche gutartige Wucherung bei gewöhnlicher Placentation unterläuft, in größte Bedrängnis. Wir werden hierauf zusammenhängend zurückkommen.

Marchand hat bereits die choriale Durchsetzung der Uteruswand beschrieben und sie der normalen verglichen. Direkten Übergang von diesen intramural gelegenen Einzelzellen in den Tumor berichteten Risel, R. Meyer, Frankl u. a. Das ist, um Mißverständnis zu vermeiden, dahin zu erläutern: Das Chorionepitheliom nimmt in solchen Fällen seinen Ausgangspunkt in der Tiefe der Wand von den intramural gelegenen Chorionzellen. So einfach diese Deutung klingt, so schwierig ist sie im Einzelfalle beweisbar, weil auch von der Oberfläche her, z. B. etwa das von den Zellsäulen der Haftzotten ausgehende Chorionepithel an der neuen peripheren Tumorschicht neue Schübe zerstreuter Zellen in die Muskulatur vorschickt; selbst intramurale Knoten können in dieser Beziehung täuschen, nachdem sie aus intravasal gelegenen (verschleppten oder zusammenhängend vorgedrungenen) Zellmassen hervorgegangen sind und die Gefäßwände allseitig durchbrochen haben. — Nur nach Ausschaltung solcher Entstehungsmöglichkeiten würde sich zeigen lassen, daß ein intramural gelegener kleiner Knoten wirklich aus vorgeschobenen Posten der zerstreuten Chorionzellen hervorgehen kann. Die oben genannten Fälle sind daher nicht genügend geprüft.

Beim Chorionepitheliom weichen die intramuralen Einzelzellen im Aussehen kaum von denen bei normaler Gravidität ab, deshalb weisen wir nochmals auf die dort gegebene Beschreibung (Abb. 54). Die Größe und Form der Zellen wechselt auch hier bedeutend. Neben einkernigen finden sich mehrkernige Riesenzellen. Die Glykogenbildung fehlt meist. Die Ähnlichkeit mit den Langhanszellen schwindet mehr und mehr. Ihr Protoplasma ist weniger homogen als das der Syncytien. Die intramuralen Riesenzellen haben mehr fädiges und körniges Plasma, kleine oder gar keine Vakuolen; die Kerne haben mehr wechselnden Chromatingehalt. Kurz, es besteht morphologisch kein wesentlicher Unterschied zwischen der normalen und pathologischen zerstreuten Infiltration der Uteruswand mit den chorialen Epithelien.

Auch die Wege der Infiltration sind nicht andere, denn man sieht sie einerseits unmittelbar von der Oberfläche der Wand hervorgedrungen, andererseits von intravasalen Epithelmassen durch die Gefäßwand, also auf Umwegen in die Uterusmuskulatur einschwärmend. Dieselbe Art zerstreuter Ausbreitung finden wir auch an den (distalen) am tiefsten vorgedrungenen geschlossenen Tumormassen. Wie weit sich aus den geschlossenen Tumormassen von der Oberfläche her die Syncytien an der intramuralen Infiltration beteiligen,

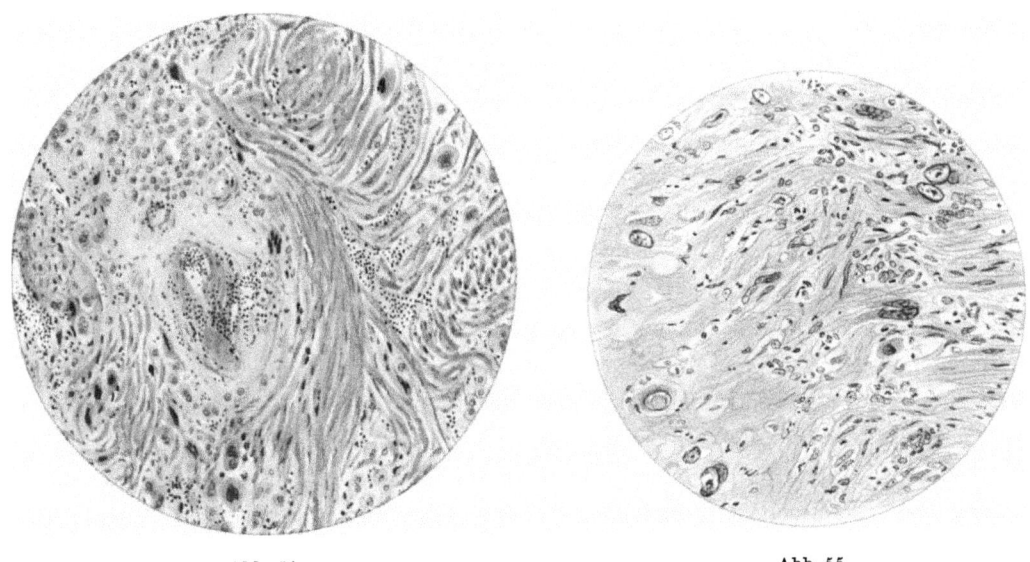

Abb. 54.   Abb. 55.

Abb. 54. Diffuses Vordringen der Chorionzellen an der Peripherie eines ausgedehnten Chorionepithelioma destruens der ganzen Uterus-Hinterwand einer 35jährigen Frau, 2 Monate nach Abort ohne Blasenmole. Lymphocytäre Infiltration mittleren Grades, teils perivasal, teils zwischen den Muskelbündeln. Die Muskelbündel sind aufgelockert, auseinandergedrängt, zum Teil (links oben) ersetzt durch gehäufte Massen von Langhansschen Einzelzellen, die zu einzelnen größeren Zellen mit dunkleren Kernen allmählich überleiten. Mäßiger Grad fibrinoider Entartung des mütterlichen Gewebes. (Leitz 3, Ok. 4, Tub. 10.)

Abb. 55. (Aus meiner Arbeit 1924.) 40jährige Frau, 3 Monate nach Blasenmole Uterusexstirpation. Dauerheilung 27 Jahre. Es waren die blasigen Zotten tief in den Gefäßen vorgedrungen, zurückgelassen und ihr stark gewuchertes Epithel hatte die Gefäßwandung durchbrochen und das umgebende Gewebe zerstört. An der äußeren Grenze der perivasalen Herde der Neubildung dringen atypische Einzelzellen in die Muskulatur vor. Schon unter dem Einflusse einiger Zellen reagiert das Muskelgewebe mit starker Aufquellung der Myofibrillen und Schwund der Kerne (rechts im Bilde).

ist meist sehr schwer festzustellen. Zuweilen erscheint es, als ob das Syncytium sich wieder aufsplittere und in Gestalt von Einzelzellen vordringe; das kann aber auf Täuschung beruhen, da alle in die Tiefe dringenden Zellen eine bessere Färbbarkeit haben als ihre Mutterzellen, die Langhanszellen. Ferner hatte ich den Eindruck, als ob zuweilen das Syncytium noch gar nicht fertig ausgebildet sei, während es schon an die Gefäßwand gerät; in diesem Falle schien es wirklich einzudringen. Das wären also Mittelgebilde zwischen Langhanszellen und Syncytien, zwischen denen man auch sonst zuweilen deutliche Übergangsstufen findet. Diese Dinge sind nicht gleichgültig, weil das Wesen und die Bedeutung des Syncytiums noch nicht festgestellt ist. Da es sich, wie es scheint, an der chorioepithelialen Wandinfiltration durch Zellneubildung beteiligt, so kann man es nicht von vornherein als Degenerationspunkt (Peters) ansehen, wenngleich es mehr zu rückschrittlichen Veränderungen neigt. Dieses sei nur nebenbei bemerkt. Sehr wechselnd ist die Reaktion des mütterlichen Gewebes, zuweilen reagiert es wenig (Abb. 54), zuweilen stark mit Koagulation (Abb. 55) bei geringer Anzahl der Zellen des Chorions.

VI. Die formale Einteilung der Chorionepitheliome nach histologischen Typen.

Marchand unterschied zwei Formen, die typische und atypische. Es muß jedoch hervorgehoben werden, daß hierdurch unnötige Diskussionen entstanden sind. Eine scharfe Trennung in zwei Formen war auch nach meiner Auffassung dieses Schemas nicht beabsichtigt. Die Verschiedenheit der beiden Formen liegt durchaus nicht darin, daß in einem Falle, nämlich bei der „typischen" Form, die Zellelemente dem normalen Zelltypus ähnlich und bei der atypischen Form unähnlich sind. Vielmehr will Marchand zum Ausdruck bringen, daß die Zusammensetzung der Geschwulst aus den verschiedenen Elementen ihrer Menge nach in vielen Fällen dem normalen Typus der Placentation näher kommt, und nur in diesem Sinne sind einzelne Fälle typisch, die anderen nicht. In anderen Fällen ist eben die Zusammensetzung aus den 2 Zellarten vom normalen Typus mehr entfernt, insofern hauptsächlich Syncytien auftreten oder auch fast nur Langhanszellen oder drittens fast nur die damals sogenannten „serotinalen Chorionzellen", die wir als gewöhnliche und zuweilen als ungewöhnlich starke Durchsetzung der Uteruswand in zerstreuter Ordnung kennen lernten. Also nur in der quantitativen Zusammensetzung der Elemente liegt die Unterscheidung und nicht in einer etwa nachweisbaren Anaplasie der Zellen selbst (v. Hansemann). Es muß im Gegenteil betont werden, daß bei der „atypischen" Zerstreuung chorialer Elemente in der Muskelwand die Zellveränderung gegenüber der normalen intramuralen chorialen Zellinvasion nicht so erheblich ist wie der Formenwechsel der Langhansschen Zellschicht bei der quantitativ „typischen" Zusammensetzung des Chorionepithelioms. Es kann also die Marchandsche Einteilung nur in der Anwendung auf die Mengenzusammensetzung der Tumoren aus den drei verschiedenen Zellformen zu Rechte bestehen. Daraus ergibt sich auch fast von selber, daß Übergänge zwischen den Typen vorkommen, wie schon anderen Autoren (auch Marchand selber) aufgefallen ist. Es kommt hinzu, daß auch zwischen den drei Zellarten selbst unmerkliche Übergänge bestehen, besonders zwischen den intramuralen Einzelzellen und den Langhanszellen, aber auch den Syncytien.

Es muß hier eingeschaltet werden, daß an der einheitlichen Genese der drei Epithelformen unbedingt festgehalten werden muß, und daß gerade die pathologische Wucherung ganz besonders für die Syncytialbildung aus Langhanszellen beweisend ist, und zwar unter den örtlichen Bedingungen flüssiger Ernährung. Temesváry hat eingewendet, man finde Syncytien mitten in Einzelhaufen; dieses kann man sowohl bei pathologischer, als auch bei normaler Placentation sehen, aber einer aufmerksamen Betrachtung und erst einer Serienschnittführung wird die Täuschung nicht entgehen, daß es sich dennoch um freie Oberfläche handelt, zum mindesten aber um zwischen den einzelnen Haufen gelegene Spalten, an denen das Syncytium liegt.

Die „typische" Form des Chorionepithelioms ähnelt nach Marchand, dem sich die Autoren anschließen, mehr den jüngeren Stadien der Placentation, also der Trophoblastschale. Der Vergleich ist entschieden richtig, insofern die neugebildeten Epithelmassen keine Zotten beherbergen und aus Syncytien und Einzelzellen bestehen. Gelegentlich wird sogar der Zusammenhang der Geschwulstmassen mit dem Zottenepithel unmittelbar deutlich (Neumann, Gebhard, Marchand), wenn ausnahmsweise noch Zottenreste vorhanden sind. Das gleiche habe ich ebenfalls beobachtet. Bei Blasenmole in situ fand ich es besonders häufig.

So finden wir also alle drei Zellformen des normalen Chorionepithels bei den Tumoren teils ohne besondere Veränderung oder doch nur mit geringen Veränderungen in Form und Größe der Zellen wieder. Während aber die Lehre Marchands, der sich die obige Darstellung in den wesentlichen Punkten anschließt, allgemein anerkannt wird, so erhebt sich doch bezüglich der atypischen Fälle Bedenken; hier sind nicht nur verschiedenartige Abweichungen bemerkt worden, sondern es regen sich Zweifel der Autoren untereinander bezüglich der Befunde und ihrer Deutung. Die Atypie besteht in dem Überwiegen einer der drei Zellformen an Menge; die Langhanszellen kommen weniger in Frage, mehr schon die Syncytien und ganz besonders die intramural vordringenden Chorionzellen. Die Trennung in typische und atypische Fälle erleidet keinen Abbruch durch die bereits Aschoff und Risel bekannt gewesenen und von anderen Autoren ebenfalls bemerkten Übergangsfälle. Nur unterscheiden sich die atypischen Fälle untereinander recht erheblich. Dieses besonders zu betonen scheint mir ratsam, weil die atypischen Formen gemeinsam des öfteren den typischen entgegengestellt werden, z. B. in der Anaplasiefrage (v. Hansemann) und im Zusammenhang damit auch in der Malignitätsfrage und Prognosestellung. Marchands Einteilung hat auch zu Mißverständnissen Anlaß gegeben, weil sie unter den atypischen Formen nur zwei Unterarten betont, nämlich das Überwiegen bzw. fast ausschließliche Vorkommen von Syncytien, zweitens von Einzelzellen. Aus Marchands Beschreibung geht zwar hervor, daß er bei den Einzelzellen nicht nur die in Haufen auftretenden „Langhanszellen" meint, sondern als vornehmlichste Atypie die zerstreute Überschwemmung der Uterusmuskulatur mit den chorialen Einzelzellen ansieht, aber manchen Autoren ist diese Unterscheidung nicht geläufig. Wenn daher v. Hansemann die atypische Form unterschiedslos als ihrem Ursprungsgewebe unähnlicher anspricht und ihnen einen höheren Grad von Anaplasie zuerteilt, so trifft das für die zerstreute Zellwucherung und ihre klinische Würdigung gerade nicht zu. Vielmehr ist die diffuse Infiltration der Wand sowohl an Zellform, als auch an Zellzahl nur quantitativ von dem physiologischen Vorgange unterschieden und klinisch noch durchaus nicht einwandfrei maligne.

Bei jeder Betrachtung und Einteilung von morphologischen Gesichtspunkten ist, nicht nur theoretisch, sondern auch diagnostisch, im Auge zu behalten, daß ein im Gewebe zerstreutes Vordringen an sich nur einen geringen Grad von Gewebszerstörung darstellt. Erst wenn die zerstreuten Zellzüge auf Kosten des zwischenliegenden Gewebes in umfangreiche geschlossene Zellmassen übergehen, ist das Bild des „destruierenden Chorionepithelioms" gegeben. — Es empfiehlt sich, bis auf weiteres an der morphologischen Einteilung Marchands festzuhalten und ihr etwa folgenden schematisierenden Ausdruck zu geben. Das Chorionepithelioma malignum tritt im stark vergrößerten Maßstabe nach Art der Trophoblastschale als geschlossene Zellmasse und in deren Peripherie mit im mütterlichen Gewebe (intramural) zerstreuten Zellen auf:

 I. Als typische Form gelten die Fälle mit geschlossener Zellmasse, in der die Syncytien und die (Langhansschen) Einzelzellen ungefähr dem Mengenverhältnis der normalen frühen Implantationszeit des ersten und zweiten Monats entsprechen.

 II. Atypisch sind die Fälle, bei denen

  a) zugunsten der Syncytien oder

b) der (Langhansschen) Einzelzellen das typische Mengenverhältnis innerhalb der geschlossenen Zellmasse wesentlich verschoben ist.

c) Atypisch sind auch die seltenen Fälle, in denen die intramural zerstreuten Zellen im Vordergrunde des Bildes stehen zuungunsten der geschlossenen Zellmassen.

Die letztgenannte Atypie ist umstritten, wie wir bald sehen werden. Als ausschließliche Form wird diese Atypie kaum vorkommen, vielmehr wird sie früher oder später zu geschlossenen Geschwulstmassen führen oder von vornherein mit diesen einhergehen. Aus der zerstreuten Anordnung allein kann man ja kaum die Destruktion entnehmen, es sei denn, daß sie die ganze Uteruswand durchsetze und Metastasen mache, was nicht einwandfrei bekannt gegeben worden ist.

a) Die erste Atypie, das Überwiegen der Syncytien, wurde außer von Marchand beobachtet von H. W. Freund, Hopkins, Heimann, Miller.

Rein syncytiale Fälle oder rein zelligen Bau (L. Fränkel, H. W. Freund, Koßmann, Neumann, Krebs, Fleischmann) wollen Marchand und Risel nicht zugeben, und es muß wirklich eine sehr ausgiebige Untersuchung und klinischer Beweis gefordert werden, ehe man der reinen Atypie Anerkennung zollt. — So ist der Fall von H. W. Freund schon nicht rein syncytial, vielmehr fand v. Recklinghausen darin die intramuralen Chorionzellen. Übrigens ergibt sich aus Freunds Abb. 4 keineswegs, daß es sich um Syncytien handelt, vielmehr ersieht man daraus eine auffallend gleichmäßige Verteilung und gleichmäßig große Kerne, die gar nicht in Syncytien vorkommen.

Marchand glaubt, daß in den angeblich rein syncytialen Fällen die chorialen Wanderzellen verschmelzen und auch mehrkernig werden. In gleicher Weise deutet Risel den analogen Fall von Krebs (1900) um. Mit Recht weist er die Behauptung von Krebs zurück, daß kein Zusammenhang zwischen dem Tumor und der „Langhansschicht" bestehe. — Neuerdings wird jedoch wieder von Heimann das Chorionepitheliom in zwei Fällen „nur oder wenigstens fast nur aus syncytialen Elementen" zusammengesetzt gefunden. Eine besondere beachtenswerte Angabe macht Hopkins, der in dem Primärtumor nur vereinzelte syncytiale Elemente, dagegen in den Metastasen nur wenige Langhanszellen gesehen hat; ein Beweis, — daß die Syncytien sich unter besonderen äußeren Bedingungen bilden, und ferner ein Zeichen — ausgiebige Untersuchung vorausgesetzt —, daß die Scheidung in verschiedene Typen nicht streng durchführbar ist, besonders wenn man sich erinnert, daß man den Tumor meist nur in einem bestimmten Zeitpunkt sieht, aber nicht seinen Werdegang in Vergangenheit und Zukunft kennt. Das Überwiegen von Syncytien ist eine Atypie, die mir niemals in reiner Form begegnet ist; zunächst ist zu bemerken, daß es junge Tumoren, oder doch frische Stellen, besonders vaginale Metastasen bei sonst typischen Primärtumoren sind, in denen die Syncytien auffallend massig erscheinen. Man wird nie in solchen Fällen reichlich frisches Blut in den locker gefügten Tumoren vermissen.

b) Die zweite Atypie, der umgekehrte Typus, in welchem fast gar keine Syncytien gefunden werden, sondern hauptsächlich nur Langhanszellen, wird von Risel, Hitschmann, Buist mitgeteilt und scheint mir nach meinen Befunden sehr viel öfters aufzutreten, nur daß ich hierin nichts anderes erblicke als die sekundäre Rückbildung der Syncytien, also kein von Haus aus bemerkenswertes Unterscheidungsmerkmal (s. unter

Rückbildung). — Es muß außerdem mit Nachdruck gesagt werden, daß die schon oben beschriebenen sehr feinen Syncytialbeläge an der Außenseite und in Spalten der geschlossenen Zellmassen leicht übersehen oder verkannt werden. — Man wird hier an den zuweilen sehr schmalen und sogar defekten Syncytialüberzug alternder Zotten erinnert und an den dünnen syncytialen Überzug älterer Zellsäulen an Haftzotten.

c) Die dritte Form der Atypie ist zwar auch schon von Marchand geschildert worden, aber sie scheint doch recht selten zu sein. Sie besteht höchstens im Überwiegen der intramural zerstreuten Zellausbreitung. Ausschließlich kommt diese zerstreute Ausbreitung nicht als Chorionepithelioma malignum vor. Früher wurden sie als Sarkome gedeutet. Marchand hat sie histogenetisch richtig gedeutet. Nach ihm auch andere Autoren, so besonders Steinhaus.

Mit der Deutung dieser Fälle muß man wohl in Zukunft vorsichtiger werden; ich würde, wie schon gesagt, eine solche zerstreute Form der Zellen als maligne nur anerkennen, wenn sie wenigstens stellenweise zu geschlossenen Tumormassen zusammenwächst oder doch wenigstens, was bisher unbekannt ist, in großen Mengen die ganze Uteruswand bis in die äußeren Schichten durchsetzt und möglichst auch Metastasen macht. Es würde freilich ein unbilliges Verlangen sein, daß diese Tumorform ausschließlich in zerstreuter Anordnung wachsen solle. Es ist sicher schon sehr ungewöhnlich, wenn man sie in frühen Stadien in auffälliger Masse zerstreuter Zellen findet. Es sind entweder frühe Stadien oder solche, in denen die geschlossene zentrale Zellmasse abgestoßen ist. Mit diesen Einschränkungen kann man die Atypie gelten lassen.

Marchands Einteilung ist von Poso als brauchbar bestritten worden, und zwar nicht nur, weil nicht alle Fälle in Marchands Dreiteilung passen, sondern auch weil einige Fälle falsch gedeutet würden. Auch bemängelt er, daß Marchand zur Schilderung die Scheidenmetastase eines tubaren Chorionepithelioms nimmt, das Poso als solches bezweifelt. Letztes ist belanglos, weil die typischen Chorionepitheliome der Schilderung Marchands entsprechen, wie alle Autoren anerkennen. Poso glaubt, daß manche Fälle als Chorionepitheliome beschrieben worden sind, bei denen von der Epithelwucherung einer Mole nur das Eibett selbst infiltriert gewesen sei. Ein Übergang zwischen dieser harmlosen Infiltration zum malignen Chorionepitheliom sei nicht vorhanden. — Insbesondere glaubt Poso, daß die intramuskuläre choriale Infiltration manchmal fälschlich für Chorionepitheliom gehalten worden sei. — Man muß dem Autor darin beipflichten, daß solche Irrtümer unterlaufen, — besonders bei Tubargravidität und interstitieller Gravidität — ohne seine Schlußfolgerung zu unterschreiben. Die Zweckmäßigkeit des Einteilungsprinzipes wird dadurch vorläufig nicht umgestoßen. Ganz unglücklich ist dagegen Posos eigene Einteilung in 1. lakunäre Form, 2. villöse Form, 3. alveoläre Form, 4. irreguläre Form. Die lakunäre Form ist Marchands typische Form. Der villösen Form entsprechen die destruierenden Blasenmolen. Alveoläre nennt er die Fälle von Vestberg (nebenbei bemerkt spricht auch Fleischmann von alveolärer Anordnung, s. unten). Als irreguläre gilt ihm schließlich ein Fall von Gebhard. Posos Einteilung wird unmöglich durch die Einschiebung der villösen Form. Was jedoch unsere dritte Atypie betrifft, das Vorwiegen der intramuralen chorialen Infiltration, so muß ich Poso darin beipflichten, daß sie überschätzt wird, wie auch aus meinem eigenen Material hervorzugehen scheint. Unter 28 Fällen fand ich bei Berücksichtigung sekundärer Veränderungen (Rückbildung des Syncytiums und der großen Syncytialmengen) bei frischen Fällen in frischem Blute sowie unter Hinzuziehung der Metastasen 27mal das Bild des Chorionepithelioms ziemlich typisch. Die Abb. 51 und 52 stellen die Ausnahme dar. Meine Betrachtung weicht also, wie ich hervorhebe, nur in der Deutung von anderen ab, wenn ich die etwas ungewöhnlichen Mischungen nicht gleich als bedeutende Atypie betrachte, trotzdem ich die Berechtigung der Abgrenzung und, wenn auch nur morphologisch, als wichtig anerkenne. — Als eine bedeutsame Atypie muß ich trotzdem die dritte Form der Atypie betrachten, die nach Marchand durch intramuskuläre diffuse Infiltration mit Chorionzellen gekennzeichnet ist. — Es wurde bereits erwähnt, daß Poso diesen Fällen die Existenzberechtigung abspricht, und man muß ihm zum mindesten in der skeptischen Betrachtung vieler Fälle in der Literatur folgen. Ob für alle Fälle, das muß die klinische und genaueste anatomische Berücksichtigung in Zukunft feststellen. Ich habe meinen 28 meist typischen und unter diesen nur einigen zum Teil atypischen Fällen der beiden ersten Arten nur zwei Fälle gegenüberzustellen, in denen die diffuse Infiltration stark im Vordergrunde steht, und von diesen scheidet der eine Fall aus, weil seine Malignität zweifelhaft ist. Ich habe ihn in meiner oben genannten Arbeit (1909, Fall Sippel) beschrieben und meine Bedenken auseinander gesetzt. In diesem Falle habe ich zwar eine ungeheure, selbst das pathologische Maß der an-

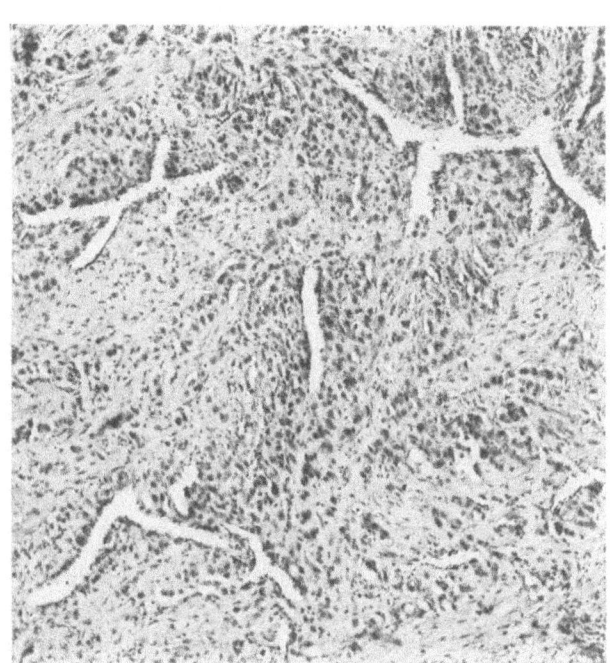

Abb. 56. Durch Ausschabung aus dem Uterus eines 17jährigen Mädchens gewonnene Schleimhaut und Muskulatur mit äußerst starker Ausbreitung des Chorionepithels (Lichtbild mittlerer Vergrößerung). Für gutartig erklärt. Aschheim-Zondeksche Schwangerschaftsprobe blieb negativ.

sehnlichen Infiltration in anderen kranken Uteri weit übersteigende tiefe Durchsetzung der Uterusmuskulatur bedenklich gefunden, aber hervorgehoben, daß ich die typische Blutung und Nekrose maligner Tumoren vermißte. Ferner waren noch tief verankerte lebensfähige Zotten nachweisbar, deren Gegenwart die Chorionepithelwucherung zu unterhalten pflegt. Diesen Zweifeln fügte ich die Bemerkung hinzu, daß ich den Befund lebensfrischer chorialer Infiltration einige Wochen nach sicherer Entfernung aller übrigen Placentarreste, also bei sicherem Fehlen von Zotten, stets für maligne halten würde. — Ich stehe auch heute noch auf dem Standpunkte, daß ich in solchen Fällen eine selbständige chorioepitheliale Wucherung prognostisch für sehr bedenklich halten würde, muß aber hinzufügen, daß man den Befähigungsnachweis zur Malignität von dem klinischen Verlaufe abzuwarten hat, ehe man die grundsätzliche Stellung zu ihnen festlegt.

Diesen Standpunkt muß ich auf Seiten Posos wahren, und zwar ganz besonders deshalb, weil unter meinen 28 Fällen mit mehr oder weniger typischem Bau nur ganz selten eine nennenswerte Infiltration mit Einzelzellen der Tumorbildung peripher in der Uteruswand vorauseilte. Wo sie in einzelnen Fällen vorhanden war, hielt sie sich doch in so bescheidenen Grenzen, daß sie, obgleich in sicher malignen Tumoren, doch nicht annähernd mit den stärkeren Graden der benignen Infiltrationen zu wetteifern vermöchte. So würde ich vielleicht überhaupt gar nicht diese Atypie Marchands anerkennen, wenn ich sie nicht in einem Falle hochgradig ausgeprägt gefunden hätte; in diesem Falle freilich war eine Partie des Tumors vom Bau und Ausbreitung eines wirklich typischen Chorionepithelioms nachweisbar (s. Abb. 55).

Im übrigen ist aber auch in diesem Falle die nur diffuse Infiltration selbst an den schlimmsten Stellen nicht überzeugend maligne, sondern beschränkt sich auf ausgiebige Durchsetzung der Muskelinterstitien und Ersetzung der Gefäßwände und Eindringen in die Lumina ohne wesentliche Einschmelzung des Gewebes. Die Wucht der groben, offenbar toxischen Wirkung fehlt hier; der Prozeß vollzieht sich scheinbar viel weniger stürmisch und ungefährlich. Diese Befunde sind histologisch derart einfach und klar, wenn mich der Zufall in meinem Material nicht täuscht, daß ich die diffuse Infiltration nicht ohne weiteres für ausreichend zur Diagnose des malignen Chorionepithelioms anerkennen kann.

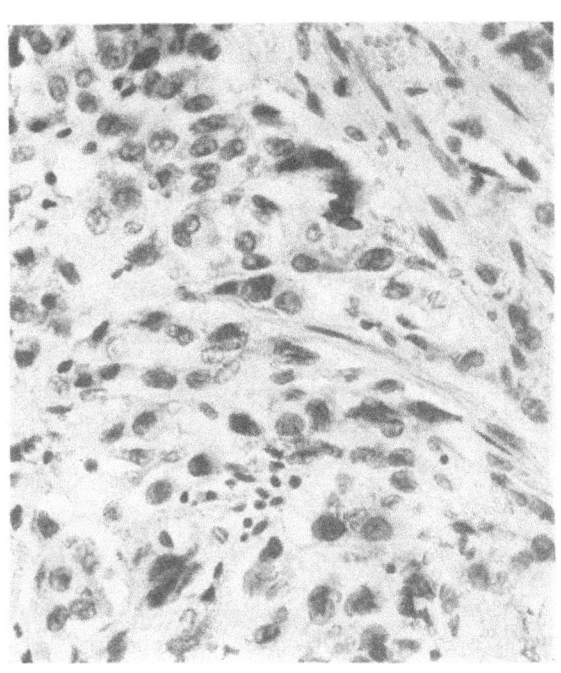

Abb. 57. Von demselben Fall wie Abb. 56. Die Chorionepithelien in der Muskulatur, deren Bündel und Fasern sie weit auseinanderdrängen. Das junge Mädchen ist nach der Auskratzung gesund geblieben.

Die nur auf die morphologische Betrachtung begründete Beurteilung ohne Kenntnis des klinischen Ausganges hat eben ihre Grenzen. — So kann man selbst im ebengenannten Falle von Chorionepitheliom, der durch eine einzige Stelle geschlossener Zellmassen seine Destruktion beweist, nicht die Behauptung aufstellen, daß auch die gesamte zerstreute Wucherung sicher maligne sei. Es kommt darauf an, ob das Chorionepitheliom sich unmittelbar im Anschluß an eine Gravidität entwickelt hat, also in einer Zeit, zu der noch die Uterusmuskulatur von gewöhnlicher gutartiger Epithelwucherung diffus besetzt war. Dann kann ja an einer einzigen Stelle die maligne Wucherung entstanden sein. — Nur wenn die maligne Neubildung einige oder längere Zeit nach Bestehen der Schwangerschaft gefunden wird, darf man die zerstreute Infiltration in Zusammenhang mit der malignen Neubildung bringen. — Ich muß also gegenüber Poso auf diese Unterscheidung dringen. Wenn die Gravidität einige Zeit vorüber ist und keine Zotten mehr vorhanden sind, so ist eine gutartige Infiltration der Uteruswand mit Chorionepithel ausgeschlossen. — Nur die maligne epitheliale Neubildung wächst (autonom) unabhängig weiter.

Jedenfalls ist — darin stimme ich Poso bei — diese Atypie selten. Wenn man sie trotzdem in der Einteilung aus lehrhaften Gründen für nachweislich maligne Fälle beibehalten will, bei denen die diffuse Infiltration ganz ausnahmsweise im Vordergrunde steht, so darf das nur mit der stark zu betonenden Einschränkung geschehen, daß die Infiltration allein zur Diagnose auf Malignität, wie eben gesagt, nicht ohne weiteres genüge; unter dieser Vorsicht steht der Aufrechterhaltung der besonderen Art von Atypie (Marchand) nichts entgegen. Zumal es sich in der Einteilung Marchands empfiehlt, stets daran zu denken, daß wir nur Zeitausschnitte, Momentbilder sehen und daß Typen und Atypien ineinander übergehen. Dieses gilt besonders für die von Poso bestrittene dritte Atypie Marchands, die seltene Form der überwiegend zerstreuten Anordnung. Von Irrtümern in der Literatur abgesehen ist diese Atypie wahrscheinlich meistens nur eine Frühstufe und Übergang zu später zusammenhängender Massenwucherung. Dieses muß ich Poso gegenüber feststellen. Dagegen muß ich hervorheben, daß sogar auch in den „Metastasen" die diffuse Infiltration, die vom Epithel verschleppter und fest fußender Zotten ausgeht, nicht gleich als malignes Zeichen eines destruierenden Tumors zu gelten hat (s. unter Metastasen). Mich bestärkt in dieser Mahnung zur Vorsicht gegenüber der „atypischen" diffusen Infiltration die schon von Franqué gemachte Beobachtung, daß die geheilten Fälle meist die „atypische Form" betreffen, ein klares Warnungszeichen in der soeben gegebenen Richtung. Man beachte vergleichsweise Abb. 56 und 57 aus der Curettage nach Abort bei einem Mädchen von 17 Jahren.

VII. Ungewöhnliche Formen.

Man tut meiner Meinung nach gut, dem Marchandschen Einteilungsgrundsatze, wenn man lehrhaft den rein morphologischen Standpunkt wahren will, treu zu bleiben in dem oben ausgeführten Schema. Ungewöhnliche Formen sind zu selten, als daß sie dem Schema einzeln eingefügt werden sollten. Wir fassen sie als „ungewöhnliche Formen" zusammen, insoweit sie sich derartig vom Typus der normalen Morphologie der Placentation entfernen, daß sie sich keiner der oben genannten Chorionepitheliomformen anbequemen. Die Atypie betrifft auch bei solchen seltenen Fällen in der Hauptsache die Anordnung, die grobe Form der Zellverbände, aber kaum die Zellen selbst. Veränderungen der Zellform und Kernform sind nicht wesentlicher, als sie auch bei anderen malignen Blastomen bekannt sind, und kommen außerdem auch bei gutartiger Blasenmole zur Beobachtung. Ungewöhnliche histologische Bilder entstehen durch eigentümliche Bildung von Spalten (Abb. 58), so daß der Eindruck eines Carcinoms erweckt werden kann. Bei der 23 Monate nach der Blasenmole operierten Frau fand sich eine Vaginalmetastase, Uterusexstirpation, Metastasen in Gehirn, Lunge, Nieren, Leber. Tod.

Als Besonderheit gilt ein Fall von Fleischmann, der im Primärtumor ausschließlich aus sehr großen isolierten dunklen ektodermalen Zellen unter hochgradiger Zerstörung des mütterlichen Gewebes besteht, während in der Scheidenmetastase Neigung zu alveolärer Anordnung von Zapfen und Nestern ein ungewöhnliches Bild hervorruft. — Ich habe in den Scheidenmetastasen eines gewöhnlichen Chorionepithelioms und in einem anderen Falle in der Tiefe der Uteruswand das Bild der alveolären Anordnung angetroffen, das lediglich durch die Verbreitung in dicht benachbarten Gefäßen auf Querschnitten verursacht wurde. Ferner fiel mir in einem bis in die Cervix uteri vordringenden Chorionepitheliom des Uterus eine Form von „Alveolen" auf, in denen der größere zentrale Teil der chorialen Zellmasse durch Nekrose ausgefallen war, so daß nur die Peripherie von einer breiten Lage Chorionzellen etwa 5—6 reihig bekleidet war. Da hier an den überall dem mütterlichen Gewebe dicht anliegenden Chorionzellen Syncytien fehlen, so kann man auf den ersten Blick glauben, ein gewöhnliches Carcinom mit zentraler Nekrose in Alveolen vor sich zu haben; wie denn öfters durch Ausfall der Syncytien die Carcinomähnlichkeit stellenweise vorgetäuscht wird. Nekrose und Maceration, namentlich auch Zerfall an Leichenmaterial, täuschen sehr erheblich.

Wie schon von anderen Autoren (C. Ruge) angegeben worden ist, trifft man zuweilen umgekehrt wie in der Regel einen zentralen Komplex von Syncytien umgeben von einem Kranze von Langhanszellen; in solchem Falle, der zunächst befremdlich scheint, handelt es sich um Auskleidung eines Gefäßraumes mit wandständigen Langhanszellen und im Zentrum, also an der ursprünglichen Gefäßlichtung locker gefügte Syncytialmassen um geringe Blutmengen. Die künstliche Loslösung der Einzelzellmassen von der Gefäßwand und das Zusammenscharen der von Syncytium bekleideten Lichtung ruft solche Täuschung hervor. — Bei wand-

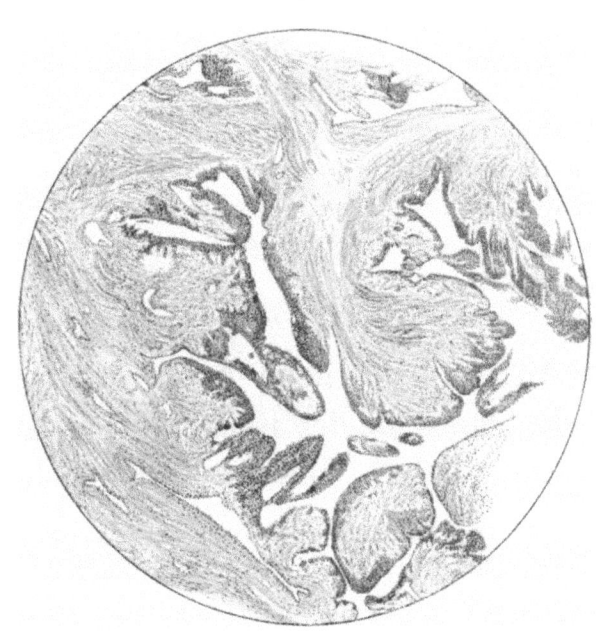

Abb. 58. (Aus Fall 13 meiner Arbeit 1927.) 33jährige Frau, 13 Monate nach Blasenmole Auftreten einer Vaginalmetastase. Exstirpatio uteri. Chorionepithelioma malignum peripher in Gefäßen der Muskulatur vordringend. Überall schmale Tumorzone von unregelmäßig geformten Einzelzellen, die an der Oberfläche von einer Lage Syncytien bekleidet sind (s. Text).
(Leitz 1, 1 Ok., Tub. 15.)

ständiger chorialer Bekleidung der Gefäßräume geht das anfänglich deckende Syncytium leicht zugrunde. Umgekehrt sieht man auch lediglich nekrotische Massen umgeben von syncytialen Elementen. Die Nekrose großer chorialer Massen ist nichts Ungewöhnliches; selbst in großen Gefäßen, deren Endothel noch erhalten ist, habe ich große organisierte Thromben gesehen, die noch einige untergehende Chorionepithelnester enthalten. Ich bezweifle nicht, daß es sich um choriale Thrombose handelt, die mit Blut durchsetzt war und nach der Nekrose organisiert wurde. Benachbarte Stellen lassen darauf schließen.

Ungewöhnliche Bilder werden ferner durch außerordentlich große Syncytiallakunen hervorgerufen; ich denke hier nicht an die schaumige Struktur der Syncytien, in denen dem syncytialen Netzwerk nur ein bescheidener Platz gelassen wird — Bilder, die wir besonders in der Blasenmole finden —, sondern die Hohlräume sind so groß, daß man an ihre Entstehung aus intrasyncytialen Vakuolen zunächst gar nicht denkt; diese Hohlräume werden von linienhaft schmalen, kaum kenntlichen, oft auch nekrotisierenden Syncytien durchzogen, die leicht zu übersehen sind.

Man darf weder aus solchen Anomalien, noch aus dem Mengenverhältnis der beiden Hauptzellarten irgend an klinische oder gar an prognostische oder besondere anatomische oder histogenetische Folgerungen denken, vielmehr muß man nach Berücksichtigung vieler verschiedener Tumorstellen und bei sichergestelltem Überwiegen einer der beiden Zellarten örtliche Ursachen und Altersverschiedenheiten der Tumoren berücksichtigen. Am deutlichsten sprechen hierfür die bekannten Unterschiede zwischen Primärtumor und Metastasen. In einem Falle mit stark überwiegender Zellschicht und Zurückstehen der Syncytien fand ich in den Vaginalmetastasen eine ganz typische Zusammensetzung, ein Beweis, daß örtliche Bedingungen und zeitliche Veränderungen am Werke sind. Ebenso berichtet neuerdings Paul über einen großen retroperitonealen Tumor, der ausschließlich aus Langhanszellen bestanden haben soll, während Knoten im Gehirn, in der Leber, Milz, Lunge typisch aus Langhanszellen und Syncytien zusammengesetzt waren. Alle derartigen örtlich bedingten Abweichungen können an der morphologischen Einteilung Marchands nicht rütteln.

VIII. Die örtliche Ausbreitung des Chorionepithelioma destruens in der Gebärmutterwand und die Reaktion des mütterlichen Gewebes, Gewebslösung, Gewebsgerinnung.

Es hat im Uterus, ebenso wie in der Schwangerschaft das normale Ei, so auch das Chorionepitheliom einen unmittelbaren Einfluß auf die nächste Umgebung und dann einen mittelbaren Einfluß, wie Hypertrophie der Muskulatur, die um so geringer ausfällt, je älter der Fall ist, und Decidualbildung, die teils zu den Nah- und teils zu den Fernwirkungen gehört. Richtiger spricht man von Persistenz der parietalen, in frühen Fällen auch der basalen Decidua. Decidua zwischen den Chorionepitheliommassen (Pestalozza, Fleischmann, Risel, Dunger) ist kein ganz seltener Befund; dagegen ist es ungewöhnlich, wenn wie in dem von Pestalozza beschriebenen Falle die ganze Schleimhautbekleidung der Uterushöhle in Decidua umgewandelt ist, ähnlich der bei Extrauteringravidität bekannten uterinen Deciduabildung. In einem Falle (Abb. 51, S. 1032), der unmittelbar nach der Ausstoßung einer Blasenmole zur Operation kam, fand ich ein typisches Chorionepitheliom in der im übrigen für jugendliche Gravidität typischen decidualen Schleimhaut. Ebenso beschrieben Sternberg und Busse Decidua. Die geschwulstfreie Schleimhaut kann normal oder kleinzellig infiltriert sein; die Drüsenlumina enthalten zuweilen Syncytien, die nicht immer vom Chorionepitheliom herzurühren brauchen, da auch die Uterusepithelien Symplasmen bilden können als Zeichen von Rückbildung.

Decidua fand ich öfters in den mit Blasenmole einhergehenden Fällen von Chorionepitheliom, wie überhaupt auch bei einfacher Blasenmole. Offenbar hängt das mit dem Zurückbleiben von Zotten zusammen, wie auch nach einfachen Aborten Decidua in der näheren Umgebung festhaftender Zotten etwas Alltägliches ist. — Wenn man beim Chorionepitheliom nicht so oft Decidua findet, so liegt das zum Teil an den vorausgegangenen Ausschabungen, ferner an der Ausdehnung der Tumoren und an anderen örtlichen Ursachen.

— Wie weit die parietale Decidua als Fernwirkung mit der Luteinwucherung zusammenhängt, bedürfte wohl der Prüfung.

Bei der pathologischen Reaktion auf das Chorionepitheliom ist die recht häufige lymphocytäre Infiltration zu beachten, nicht aber die seltenere leukocytäre, wohl stets durch Infektion bedingte Infiltration in der Umgebung der Neubildung. Einige Autoren (Glaserfeld, Risel) beschreiben die lymphocytäre Infiltration als Besonderheit; sie wird wohl leicht übersehen, weil sie meist gering oder nur stellenweise vorhanden ist, aber sie fehlt nur selten ringsum. Stärkere Anhäufung von Lymphocyten erklärt sich aus Infektion; besonders stark fand ich sie in Metastasen und namentlich bei aufgebrochenen Vaginalmetastasen; hier auch Granulationsgewebe. — Wir wenden uns dem passiven Teil der Reaktion, der Zerstörung, zu.

Obwohl in den vorigen Abschnitten das destruierende Wachstum der Tumorzellen schon dargestellt ist, so bleibt doch übrig, noch einen Überblick über die Art der Aus-

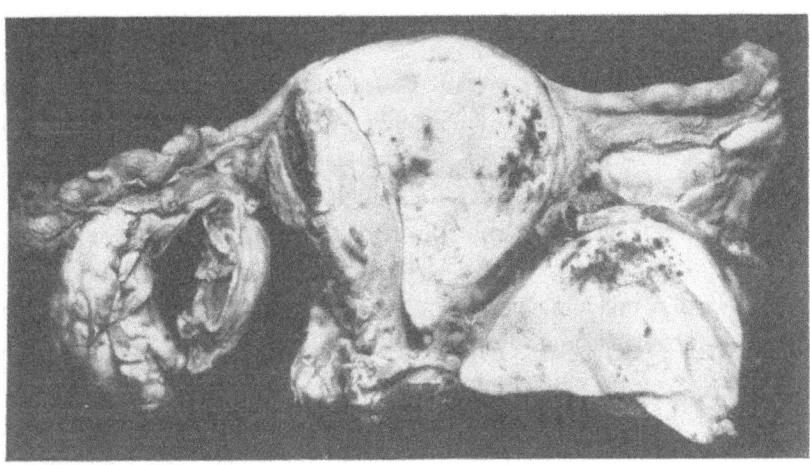

Abb. 59. (Fall 14 meiner Arbeit 1927.) Durch einen frontalen Schnitt in die Neubildung mit Uteruswand abgetragen und umgeklappt (rechts unten). Die dunklen rundlichen Flecke in der Schnittfläche sind die peripheren intravasalen Ausläufer des Chorionepithelioma. (Lichtbild ²/₃ natürl. Größe.)

breitung zu geben, namentlich unter Rücksicht auf das Verhalten des mütterlichen Gewebes. Denn die Art des Wachstums hängt gewiß nicht von der ursprünglichen Natur der Chorionepithelien allein ab, sondern in erster Linie von der Antwort (Reaktion) des mütterlichen Gewebes.

Das Chorionepitheliom dringt in die Uteruswand auf zwei Wegen: 1. intravasal und 2. extravasal, also innerhalb und außerhalb der Gefäße und auf beiden Wegen ungleich. — Das intravasale Wachstum kann primär sein, wenn es vom Zwischenzottenraum her in die Mündungen der Uterusgefäße unmittelbar gelangt. Dieses kann mit und ohne Zotten geschehen. Ohne Zotten wird man es kaum zu sehen bekommen, da es nur im Anfangsstadium zu erwarten, aber dann schwer zu erkennen sein wird. Mit Zotten verbunden sieht man das Vordringen der Chorionepithelmassen vom intervillösen Raum her in die Gefäße nicht selten. Auch hier noch kann die Entscheidung, ob gut- oder bösartig, ausstehen. Entschieden bösartig ist die Neubildung nur dann, wenn sie nach

Durchsetzung der Gefäßwand das umliegende Gewebe zerstört, also sekundär extravasal wächst.

Man kann das intravasale Wachstum, wie oben bemerkt wurde, auch makroskopisch erkennen. In einem Falle (Fall 14 meiner Arbeit 1927) erkennt man die intravasale Ausbreitung (Abb. 59) an den rundlichen dunklen Flecken in allen Wandschichten (rechts im Bilde). Es sind diese keine Metastasen, sondern die peripheren Ausläufer in einem tagentialen Schnitte durch die kompakte Tumormasse. Aus der mikroskopischen Beschreibung des Falles entnehme ich die histologische Bestätigung des intravasalen Vordringens.

In einzelnen Gefäßen ist die Neubildung in geschlossenen Strängen vorgedrungen und füllt die Lichtungen nahezu aus, ohne die Gefäßwand zu zerstören; selbst das Endothel ist hier noch auf großen Strecken erhalten. Hier kann man, wie auch in anderen Fällen, die Beobachtung machen, daß das Syncytium scheinbar innen in den epithelialen Pfröpfen liegt und die Einzelzellen außen. Das erklärt sich sehr einfach aus der künstlichen Zusammenziehung des chorionepithelialen Thrombus. Die peripheren Einzelzellen haben während des Lebens der Gefäßwand angelegen und die mehr zentralen Syncytien haben eine Lichtung umschlossen. Hin und wieder sieht man sogar Reste des Blutes innen im Pfropf eingeschlossen, während außen zwischen ihm und der Gefäßwand kein Blut liegt. Der makroskopisch entdeckte 8 mm Durchmesser enthaltende Knoten hängt mit der übrigen Geschwulstmasse unmittelbar zusammen, über ihn hinaus finden sich Geschwulstmassen frei in den Lichtungen tiefer Gefäße.

Das Wachstum innerhalb der Gefäße äußert sich schon bei schwacher Vergrößerung innerhalb des Gewebes dadurch, daß am Rande der Geschwulstmasse zackige Vorsprünge in das Gewebe dringen. Zuweilen hält sich die Geschwulstmasse unter Aufweitung der Gefäße auffallend lange innerhalb der Lichtungen, wie oben zu Abb. 59 geschildert worden ist. — Man kann aber gelegentlich auch die intravasale Ausbreitung noch dann erkennen, wenn die Gefäßwand bereits völlig fehlt. Abb. 60 zeigt einen umschriebenen Knoten der Geschwulst und daneben einen Teil eines anderen Knotens, die beide an der Peripherie des Chorionepithelioms liegen. Die Muskulatur ist schichtenweise angeordnet unter Verdrängung wie etwa eine Myomkapsel. Dieser Zustand ist nur durch ursprünglich intravasale Ausbreitung zu erklären möglich. Die Neubildung kann anders die Muskulatur nicht verdrängen außer durch starke Blutungen in die Neubildung, was hier fehlt, oder durch intravasales Wachstum. Die Neubildung von Zellen ist nur unter Auflösung der Muskulatur oder durch frische Blutzufuhr möglich. Man hat die Abbildung 60 also dahin zu verstehen, daß erst das Chorionepitheliom in Blutgefäßen lag, diese unter Verdrängung der Umgebung ausdehnte und schließlich die Wand zerstörte. Diese Deutung wird auch durch Übergangsbilder in verschiedenen Stufen des Durchbruchs an anderen Stellen bewiesen. — Nach der Zerstörung der Gefäßwand verbreitet sich die im Innern des Knotens bereits nekrotische, außen noch frische Neubildung in der verdrängten Muskulatur unter restloser glatter Auflösung ihrer Fasern ohne Aufquellung. Der kachektische Zustand der Frau macht die mangelnde Reaktion des Muskelgewebes, ihre Unfähigkeit zur Koagulation verständlich.

Es handelt sich in diesem Falle um eine Obduktion der 9 Monate nach Abort infolge Durchbruch des Chorionepithelioms an Peritonitis gestorbenen 23jährigen Frau (Fall 18 meiner Arbeit). Aus der mikroskopischen Untersuchung gebe ich den histologischen Befund: Der Tumor, weitgehend nekrotisch zerfallen, zeigt an der Peripherie bis weit und breit in der Tunica vascularis zackenförmiges Vordringen in die Blutgefäße mit atypischen großen Einzelzellen mit chromatinreichen Kernen von zum Teil abenteuerlicher Form und ziemlich vielen und großen Syncytialmassen. Sie weiten die Gefäße stark auf, haften an deren Wandungen und durchbrechen sie massenhaft in geschlossenen Haufen mit wenig zerstreuten Einzelzellen; in den älteren Partien sind die Geschwulstmassen zu einer einzigen verschmolzen und nekrotisch geworden. In der Peripherie fanden sich auch kleinste Lichtungen von Chorionepithel gefüllt. Die unversehrten peripheren Gefäße sind nicht erweitert. Lymphocytäre Infiltration der soeben frisch befallenen Muskulatur ist überall in mäßigem Grade nachweisbar. Das mütterliche Gewebe wird ohne fibrinoide Gerinnung aufgelöst.

Das Chorionepithel kann aber auch umgekehrt zunächst **extravasal** destruierend in die Uteruswand wachsen und von außen her die Gefäßwände durchsetzen und sich in den Gefäßlichtungen (intravasal) ausbreiten, wieder an anderer Wandstelle nach außen durchbrechen. Solches kann man öfters an ein und demselben Gefäße verfolgen und kann es äußerlich vergleichen den Vorgängen bei Gefäßwandentzündung, bei der die Infektion bald von außen nach innen dringt, Thromben infiziert, von denen an anderer Stelle die Infektion wieder durch die Wand nach außen dringt. So auch dringt das extravasale Chorionepitheliom in die Gefäßlichtungen und umgekehrt, so daß beide Wachstumsarten ineinander übergehen. Aber Zotten begleiten ausschließlich das primär intravasale Wachstum, ohne daß jemals Zottenstroma den Chorionepithelmassen in das Uterusgewebe folgte. — Die Ausbreitung innerhalb der Gefäße scheint von einer Erweiterung der Venen mit abzuhängen.

Dieses sind also die beiden **Wege des Einwachsens** des Chorionepithelioms in die Uterusmuskulatur und in seine Gefäße, und beide Wege können im gleichen Falle beschritten werden.

Jetzt betrachten wir die **Stärke der Wucherung, die sich in gradweise verschiedener Zerstörung des mütterlichen Gewebes kundgibt. Die verschiedenen Grade der Zerstörung hängen sicher nicht allein von der Macht des Chorionepithels selber ab**, sondern von der Art der mütterlichen Reaktion.

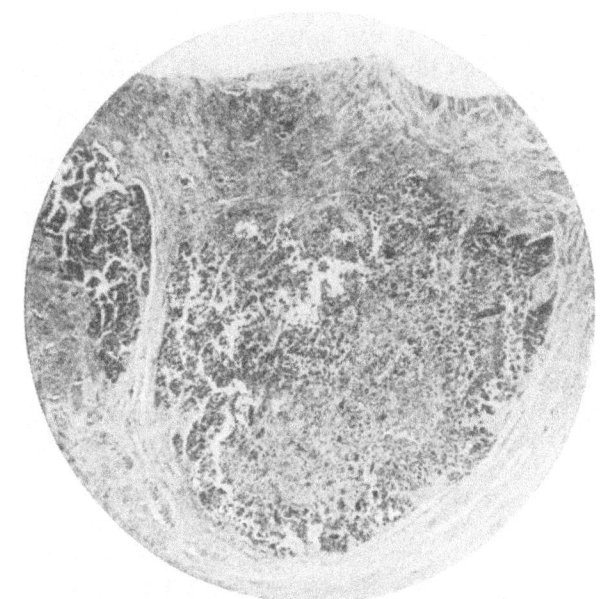

Abb. 60. (Von Fall 18 meiner Arbeit 1927.) (Man vgl. Abb. 53.) Intravasale Knoten haben die Muskulatur verdrängt und dann die Gefäßwände durchbrochen. Restlose Auflösung der Muskulatur ohne Koagulation (s. Text).
(Lichtbild bei schwacher Vergrößerung.)

Die Ausbreitung des Chorionepithelioms im muskulären Gewebe und auf dessen Kosten vollzieht sich in zwei verschiedenen Graden, die man mit der normalen Placentation in Vergleich setzen kann. Im histiolytischen (histiotrophischen) Stadium der normalen Einbettung löst das Chorionepithel (Trophoblast) das Gewebe restlos auf; es verflüssigt glatt das mütterliche Gewebe und verdaut es. Später im hämotrophischen Stadium läßt die Histolyse nach, das mütterliche Gewebe reagiert mit Gerinnung, fibrinoider Koagulation (Ausbildung des Nitabuchschen Streifens), und nur die vereinzelt vordringenden Chorionepithelien im mütterlichen Gewebe führen ein unabhängiges Leben, während sie in der Gerinnungszone mit zugrunde gehen.

Glatte Auflösung des Gewebes ohne Spur von Gerinnung habe ich in einzelnen Fällen gesehen, und zwar — es mag Zufall sein — ohne voraufgegangene Blasenmole in vorgeschrittener Schwangerschaft. Es muß hinzugesetzt werden, daß nicht etwa die Art der Zusammensetzung des Chorionepithelioms maßgeblich ist. Vielmehr sind es im vorgenannten Falle (Abb. 60) hauptsächlich ganz atypische Zellen mit starker Neigung zu Atypien der Kerne und zum Zerfall. Dagegen sehen wir in einem anderen, bereits oben (S. 1027) erwähnten Falle die gleiche starke Auflösung des Gewebes durch ein Chorionepitheliom, das in auffallend breiter Lage die „typische Zusammensetzung" Marchands hat (Abb. 61).

Es handelt sich (Fall 16 meiner Arbeit) um ein $4^1/_2$ Monate nach Abort zur Operation gekommenes Chorionepitheliom, das bereits mit großen Massen den Uterus durchbrochen hatte (Abb. 42). Aus der mikroskopischen Beschreibung gebe ich folgende Einzelheiten. Der Tumor grenzt sich fast überall scharf gegen das Uterusgewebe ab, das er ersetzt hat, ohne große Spuren davon zu hinterlassen; nur Reste von kollagenen Fibrillen erkennt man als Einzelfasern und als Bündel inmitten der jüngsten peripheren Partien der Neubildung. Die schon makroskopisch als ungewöhnlich aufgefallene breite, markig weiße carcinomähnliche Randzone des Tumors besteht aus reinen Chorionepithelmassen, peripher teilweise, wie schon gesagt, mit Fibrillenresten durchsetzt; im übrigen ist er annähernd halb und halb von hellen Einzelzellen nach dem Typus Langhans und von Syncytien zusammengesetzt, die in gewöhnlicher Weise die zahlreichen Spalten bekleiden. Man unterscheidet schmale syncytiale Bänder als Außenbegrenzung der Langhanszellhaufen und oft überwiegend viel größere, unförmige plasmodiale Massen für sich allein gelegen und oft durch besondere Färbung ausgezeichnet, die aus der Aufnahme von Blutfarbstoff herrührt. Die syncytialen Massen saugen sich derartig voll mit dem Blute entnommenen Stoffen, daß sie daran zugrunde gehen. Man kann zuletzt nur schwer unterscheiden, ob es Blutmassen mit zufälliger Einstreuung von Kernen sind, oder mit Blut übersättigte Plasmodien, und nur aus Übergängen erkennt man die Herkunft aus Syncytien. Abgesehen von diesen hämorrhagisch durchtränkten Syncytialmassen in der äußeren Randzone der zelligen Neubildung, findet man in ihr kaum Spuren von Blut, und es fällt, wie auch in anderen unserer Fälle geradezu auf, daß nicht mehr Blut in die Neubildung einzuströmen scheint, obgleich zweifellos viele Gefäße angegriffen werden. — Das Syncytium nimmt aber sehr viel auf. Die Grenze der Neubildung gegen die Muskulatur ist ziemlich scharf und nur wenige Zellstränge erreichen innerhalb von Gefäßen einen kleinen Vorsprung, dagegen fehlt es an den meisten Stellen an der diffusen Zerstreuung von Einzelzellen in der Muskulatur jenseits der makroskopischen Tumorgrenze. Wo solche Einzelzellen vorauseilen, sind sie unförmig, mit großen dunklen Kernen mehr den Syncytien als den Langhanszellen ähnlich. — Hieraus ist jedoch nicht zu schließen, daß die Syncytien die bahnbrechenden Einzelzellen allein liefern. Aus manchen Stellen ist zwar ein ganz klarer Zusammenhang zwischen der zerstreuten intramuskulären Zelleinwucherung und dem Syncytium vorhanden, doch finden sich auch Langhanszellen nach der Art von Zellsäulen der Muskulatur angeheftet und von ihnen aus Eindringlinge in dieselbe; so kann man sagen, daß Syncytien und Langhanszellen sich in der Eroberung der Muskulatur mit Streuzellen teilen und in der Produktion einer Mittelform von meist einkernigen großen Zellen sich die Hand reichen. Unmittelbar an der Grenze der Neubildung zur Muskulatur überwiegen die Syncytien, in den älteren Tumorteilen an einzelnen Stellen ebenfalls. Im übrigen stehen Langhanszellen ähnlich wie in der Placentation in Säulenform senkrecht zur Oberfläche, also radiär. Ebenso die syncytialen Massen. Das mütterliche Gewebe reagiert nicht mit irgendwie nennenswerter Koagulation; selbst die von allen Seiten bereits umzingelten Gewebsteile und deren Reste in Gestalt kollagener Fibrillen zeigen keine stärkere Quellung und Gerinnung. Das Gewebe schmilzt dahin; die Kerne schwinden zuerst, es folgen die Muskelfasern und schließlich die kollagenen Fibrillen.

Ein weiterer Fall mit Abb. 62 ist weiter unten nachzusehen (S. 1056).

Das Gemeinsame in den von mir beobachteten Fällen ist in der mangelhaften Widerstandsfähigkeit des mütterlichen Gewebes zu suchen, das sich ähnlich verhält wie im ersten Stadium der Einbettung des Eies. Der naheliegende Gedanke, daß die Zerstörungskraft des Chorionepithels in diesen Fällen von Tumoren ein besonders jugendliches Stadium vermuten lasse, ist nicht durch den histologischen Befund zu rechtfertigen. Das Tumorgewebe ist in meinen einzelnen Fällen, wie gesagt, ganz verschieden und ist andererseits ganz das gleiche, das wir bei anderen Fällen mit erheblicher Koagulation des uterinen Gewebes einhergehend finden.

Die Auflösung geht offenbar so schnell vor sich, daß die Tumorgrenze zum Gewebe scharfe Umrandung hat, ohne daß einzelne Geschwulstzüge in den Gefäßen, noch auch einreihige einzelne Zellstränge im Gewebe vorauseilen. Ja man findet am Rande des Tumors nicht einmal unverdaute Gewebsreste (Fibrillen). Spurlos schmilzt das Gewebe ein. Von Gerinnung keine Rede. — Wir werden sogleich sehen, daß diese Art des Vordringens in geschlossenen Massen eine Besonderheit ist, während das zerstreute Einwachsen häufig zu sehen ist.

Ebenso wie bei normaler Schwangerschaft die intramurale Ausbreitung des Chorionepithels in Gestalt einzelner dünner, oft einreihiger Epithelstränge von Fall zu Fall außerordentlich verschieden stark vor sich geht, so finden wir auch bei dem Chorionepitheliom zerstreute Vorläufer in sehr verschiedenen, aber meist unbedeutenden Graden. — Das Ausschwärmen zerstreuter Vorläufer trifft man im muskulären Gewebe besonders dort, wo die Chorionepithelien von innen her die Gefäßwand durchbrechen, aber auch bei einzelnen Tumoren, die im übrigen in geschlossener Masse unter schneller Gewebslösung vordringen. Einzelne zerstreute Vorläufer findet man eben in den meisten Fällen von intra- und extravasaler Ausbreitung.

Die Vorläufer vereinigen sich durch Schichtung, also Wachstum der dünnen Stränge zu dickeren Haufen unter Zerstörung des zwischen ihnen liegenden Gewebes. — Beim Eindringen der Zellen zwischen die Muskelfasern werden diese auseinandergedrängt, allmählich unter Vermehrung der Geschwulstzellen werden einzelne Muskelbündel ganz abgetrennt, bis man schließlich fast nur noch Geschwulst sieht. Die Muskelfasern quellen zuerst auf, erscheinen weniger scharf voneinander abgegrenzt, die Färbbarkeit der Kerne geht allmählich verloren, und schließlich verbleibt eine unkenntliche Masse von Schollen. Fibrinoide Streifen durchsetzen die Geschwulstzellen, und es entsteht ein unentwirrbares Gemenge. — Das Bindegewebsgerüst, die kollagenen und die elastischen Fasern bleiben länger erhalten, auch wenn das Gewebe ringsum fibrinoid gequollen und nekrotisch ist. Die Gefäßwände werden ebenso wie die Muskulatur der Durchsetzung mit Tumorzellen und schließlich der Nekrose preisgegeben.

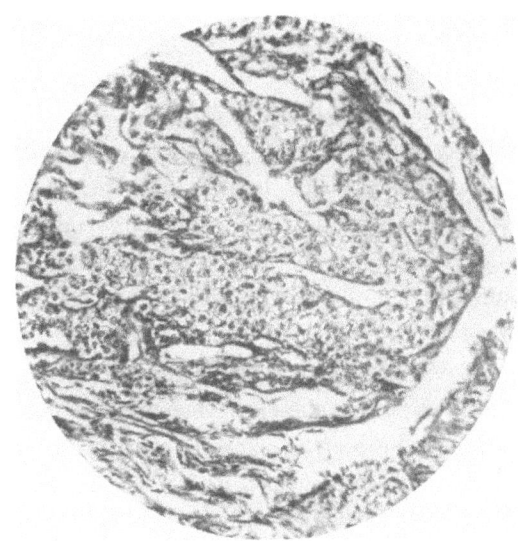

Abb. 61. (Aus Fall 16 meiner Arbeit 1927.) Pr. 811. Chorionepithelioma malignum. 4½ Monate nach Abort exstirpierter Uterus (Abb. 42) ist von der Wucherung bereits durchbrochen. Dünne, syncytiale Lagen bekleiden Spalträume zwischen den typischen Langhanszellen. (Weitere Schilderung s. im Text.) (Lichtbild mittlerer Vergrößerung.)

In der von Fall zu Fall wechselnden Art der Ausbreitung des Chorionepithelioms, nämlich einmal in Form geschlossen vordringender Massen, ein anderes Mal in mehr zerstreuter aufgelöster Form, äußert sich gewiß eine Verschiedenheit der zerstörenden Kraft, die sich wohl mehr auf die Widerstandsfähigkeit des mütterlichen Gewebes als auf die Chorionzellen selber gründet. Doch ist hiermit nicht erwiesen, daß der Unterschied durch die Gesamtkonstitution der Kranken bedingt wird. Diese mag gewiß stets mitsprechen und in einzelnen ganz ausgesprochenen Fällen sogar ausschlaggebend sein, aber sie herrscht nicht allein, sondern auch örtliche Unterschiede des Uterusgewebes scheinen mitzuwirken, da beide Arten der Ausbreitung im selben Falle nebeneinander zu beobachten sind.

Ebenso unaufgeklärt ist die Frage, ob im Tumor die Destruktionskraft der Chorionzellen selber von Fall zu Fall oder örtlich schon an sich verschieden ist.

Betrachten wir die Zerstörung des Gewebes in allen Fällen als einen auf beide Teile, mütterliches und choriales Gewebe zu beziehenden Vorgang, so können wir ihm zunächst nur quantitativ verschiedene Grade zuerkennen. Schwieriger zu beurteilen wird die Sachlage, wenn wir einerseits die starken Grade schneller restloser Lösung des mütterlichen Gewebes vergleichen mit einer anderen Art der Reaktion, der fibrinoiden Degeneration oder Koagulationsnekrose.

Die Gewebsgerinnung, Koagulationsnekrose, ist auch schon bei normaler Schwangerschaft recht verschieden; der Fibrinoidstreifen ist mehr glatt oder mehr zackig, bald schmaler, bald breiter und auch der Gerinnungsgrad oder die Art der Gerinnung ist verschieden, zum Teil abhängig von der Menge der einbezogenen Chorionzellen. Die stärkere, derbere Gerinnung erkennt man an den dunkler gefärbten Massen. So wechselt auch die Gewebsgerinnung beim Chorionepitheliom und bei Blasenmole von Fall zu Fall. Sie fehlt nur selten völlig, fällt aber oft nicht bei schwacher Vergrößerung auf, sondern muß erst gesucht werden. Ausgerechnet bei jugendlichen Patienten aber, wie gesagt im Anschluß an vorgeschrittene und ausgetragene Schwangerschaft mit scheinbar sonst normaler Placenta, vielleicht auch infolge Schwächung der Uteruswand und des Gesamtkörpers, fehlt in meinen Fällen die Koagulation. Am allerstärksten fand ich sie, wie ich früher beschrieben habe (1927), bei einzelnen Fällen von Blasenmole. Die innere Oberfläche der Uteruswand war ersetzt durch mächtige Lager geronnener Massen von ausgezackter Oberfläche und mit tiefen Buchten und Zacken bis zu 1 cm Tiefe, so daß schon mit bloßem Auge die fibrinoide Nekrose an gelblich zackigem Aussehen erkennbar ist. Mikroskopisch ist kein Gewebe in der geronnenen Schicht kenntlich; Zellreste leiten über zu der peripheren schmalen Zone von Chorionzellen an der Grenze zum noch erhaltenen Muskelgewebe. Nur wo frisches Blut zufließt, in den Tiefen der Buchten, erhält sich das Chorionepithel noch. Außerdem sind in der Tiefe des Gewebes, stellenweise recht tief unter der Oberfläche, in weiten Blutgefäßen Zotten vorgedrungen mit erheblichen Chorionepithelwucherungen, die die Gefäßwände durchsetzen. Man würde in solchen Fällen von starker Koagulationsnekrose der Oberfläche gar nicht Chorionepitheliom annehmen, wenn man die oben geschilderte intravasale Ausbreitung nicht fände.

Innerhalb des koagulierten Gewebes geht das Chorionepithel nicht nur durch Druck und mangels weiterer Abbaufähigkeit des Mutterbodens zugrunde, sondern wohl auch durch gegenseitige chemische Beeinflussung. Jedenfalls unterliegen beide Zellarten, die mütterliche und die embryonale, der gleichen fibrinoiden Gerinnung oder Koagulationsnekrose. — Neben der verschiedenen Angriffskraft des Chorionepithels kommt in der Art der Reaktion des mütterlichen Gewebes eine verschiedene Abwehr zur Geltung. Im übrigen unterscheidet sich die schnelle Lösung des Gewebes von dem langsameren Gewebstod durch Gerinnung ebenso wie sich das erste vom zweiten Stadium der gewöhnlichen Placentation unterscheidet.

Die Koagulationsnekrose, die unter Umständen ein an sich zur Destruktion geneigtes Chorionepitheliom zum größten Teile, wenn nicht gänzlich, vernichten kann, leitet uns zu der Frage der völligen Rückbildung.

IX. Rückbildung.

Den Erscheinungen der Rückbildung hat der Anatom Aufmerksamkeit zu schenken, besonders weil die Spontanheilung des Chorionepithelioms eine in der Pathologie der Geschwülste sonst unbekannte Bedeutung annimmt. An dieser Tatsache lassen die Angaben der Autoren keinen Zweifel zu. Als Beispiele gelten die von Marchand, Everke, v. Franqué, Kolomenkin, Schmit, Kolisko, Schlagenhaufer, Pick, Ahlfeld, Aschoff, Bürger, Fleischmann, Hörmann, Graefe, Littauer, Risel, Noble, Menge, Blumreich, Kaufmann, Langhans, Dunger, Rosenstein, Hitschmann und Cristofoletti, Labhardt, Meyer-Ruegg, Polosson und Violet, Hicks, M. B. Schmidt, O. v. Kuttner. Eine Zusammenstellung bis 1907 s. bei H. Albrecht. — Zum Teil hatten die Tumoren schon auf die Umgebung übergegriffen, ein Teil war unvollkommen operiert worden. Auch Rückbildung von Metastasen der Vagina und — wie besonders hervorzuheben ist — auch der Lungen sind oft genug beobachtet worden, um als Tatsache in Rechnung gestellt zu werden; ich erwähne: v. Franqué, Chroback, Ladinsky, Zagorjanski-Kissel, Risel, Schmorl, Jaworsky, Kworostansky, Lönnberg und Mannheimer, Langhans, Dunger, Teacher, Labhardt, Michel, Frankl, Fleischmann, Hörmann, Edge und Swayne.

Auf Gutartigkeit solcher Fälle schließen Schlagenhaufer, Pick, Rosenstein und für einige Fälle auch Alfieri; gegen diese Meinung haben jedoch Schauta, Schmit, Hitschmann und Cristofoletti, H. Albrecht Verwahrung eingelegt.

Alfieri meint, daß bei einigen Fällen von unvollkommener Operation der angeblich zurückgebliebene Teil entzündlich geschwollenes Gewebe gewesen sein könne (so bei Kolomenkin, v. Franqué, Sandberg). — Die klinischen Erscheinungen seitens der Lungen in den Fällen von Edge, Swayne, Zagorjanski-Kissel, Michel, v. Franqué, Pestalozza, Lönnberg-Mannheimer, Ladinski könnten auch durch gutartige Zellembolie zustande gekommen sein. — In mehreren Fällen (Menge, Blumreich, v. Franqué, Risel, Krömer, Graefe) glaubt Alfieri an Verwechselung mit gutartiger Infiltration des Endometrium mit Chorionepithelzellen. Die Metastasen hält er zum Teil auch für gutartig, so bei Pick, Schmit, Poten-Vassmer, Heinricius, Schickele, vielleicht auch Labhardt. — Doch gibt Alfieri in einer ganzen Reihe von Fällen die Möglichkeit der Heilung zu.

Es kommt uns natürlich nur auf die grundsätzliche Anerkennung der spontanen Heilung an, während der einzelne Fall, wie gesagt, nicht mehr nachzuprüfen ist.

Unter den geheilten Fällen befinden sich auch einzelne für inoperabel und hoffnungslos gehaltene (Polosson, Bastianelli) und rezidivierende echte Chorionepitheliome (Everke-Marchand, Miles). — Diese Tatsachen sprechen entschieden für die spontane Heilung primärer Tumoren ebenso wie ja auch die ektopischen Chorionepitheliome in einer Reihe von Fällen die Heilung eines Uterustumor voraussetzen lassen.

Was den Primärtumoren recht ist, muß den Metastasen billig sein; nach dieser Richtung ist die einwandfreie Untersuchung ausschlaggebend (Marchand, Aschoff, Risel, Zagorjanski-Kissel).

In einem nur durch Ausschabung diagnostizierten Falle von Chorionepitheliom (Herold) wird angenommen, daß dieses sowie eine angebliche ebenfalls nicht bewiesene Metastase im Parametrium sich nach Exstirpation der mit Luteincysten versehenen Ovarien zurückgebildet hätten. Von der spontanen Rückbildung in vielen anderen Fällen abgesehen, dürfte dieser Fall schon aus Mangel histologischer Beweise keinen endgültigen Wert haben, immerhin würde es ja ein leichtes sein, das Experiment bei inoperablen Chorionepitheliomen und Metastasen öfters zu wiederholen.

Es ist unmöglich, den einzelnen Mitteilungen über spontane Rückbildung ganzer Tumoren ohne eigene Kenntnis der Präparate gerecht zu werden, doch ist v. Franqué zuzustimmen, daß die Zahl der „atypischen" Fälle mit zerstreuter Zellanordnung unter den geheilten Fällen verdächtig groß ist. Das gleiche habe ich auch für die sogenannte „destruierende Blasenmole" geltend gemacht. Selbst geübten Beobachtern gelingt es weder an der Blasenmole in situ, noch an embolisierten Zotten aus zerstreuter Anordnung der in das Gewebe vordringenden Zellen eine sichere Bewertung vorzunehmen. — Mögen also viele Fälle falsch beurteilt worden sein, so bleiben doch sicher einige gut beobachtete Fälle übrig, die trotz destruierenden Wachstums zur Ausheilung gelangt sind. Die Grenze zwischen gut- und bösartig ist bei dieser Tumorart sicher sehr viel unsicherer als bei anderen Geschwülsten. Neben den Momenten der allgemeinen Konstitution sowie bleibender oder vorübergehender Schwächung sind auch örtliche Zufälle der Gewebsreaktion maßgeblich für das Schicksal der Neubildung. Der Mangel eines Primärtumors bei ektopischem Chorionepithelioma malignum läßt sich kaum zwangloser erklären als durch örtliche Rückbildung — abgesehen von der Möglichkeit gutartiger Zottenembolie u. a., wovon im nächsten Kapitel noch die Rede sein wird.

Die größte Mehrzahl der Chorionepitheliome und ebenso die Metastasen zeigen erhebliche Erscheinungen der Rückbildung, zuweilen so stark, daß kaum noch lebensfähige Partien übrig geblieben sind.

Da die Knoten des Tumors immer nur an ihrer dem mütterlichen Gewebe zugekehrten Peripherie eine verhältnismäßig schmale Basis lebensfähigen Gewebes haben, so kann es nicht wundernehmen, daß es unter Umständen dem mütterlichen Gewebe gelingt, sich des Eindringlings zu erwehren. v. Velits Erklärung dieses Ereignisses durch die puerperale Involution, die auch der gutartigen intramuskulären chorialen Infiltration den Garaus macht, kann jedenfalls nur für einen kleinen Teil der Fälle in Frage kommen, da manche Fälle erst nach dem Puerperium auftreten. M. B. Schmidt konnte 4 Monate nach Ausräumung eines kleinen malignen Chorionepithelioms in den Venen der Uteruswand gelegene Blasenmolenreste in bindegewebiger Organisation, Granulationsbildung mit Zerstörung des Chorionepithelioms nachweisen, offenbare örtliche Rückbildungserscheinungen, bei denen es zweifelhaft bleibt, ob die Organisation einen bestimmenden Einfluß hat oder sich nur der absterbenden Teile bemächtigt.

Von einigen Autoren, namentlich Risel, Krewer, werden Rückbildungserscheinungen in den Metastasen ausführlich beschrieben. In Tumoren des Uterus ist die Nekrose großer Teile zu oft beschrieben, um die Fälle noch besonders aufzuführen. — Auf stärkere Grade von Koagulationsnekrose habe ich besonders hingewiesen; sie betrifft namentlich Fälle von Blasenmole mit und ohne Chorionepitheliom.

Der gute Ausgang kann durch spontane Ausstoßung oder durch hinreichende Ausräumung entschieden werden (Schmorl, Schlagenhaufer, Grein, Blumreich, v. Franqué, Risel), durch Erdrückung der Metastasen infolge Blutung (Schauta, Schmit), durch Rückbildung infolge Ernährungsstörung, in Ermangelung eigener Gefäße (Hitschmann-Cristofoletti), durch Mobilmachung von Schutzstoffen in der Umgebung (Fleischmann) oder auch durch Wiederkehr des vorher durch Auflockerung eingebüßten, also mechanischen Gewebswiderstandes (Zagorjanski-Kissel), durch Blutung (Schauta, Schmit bei Metastasen).

Die Möglichkeit der Rückbildung wird auch für die Lungen zugegeben (Zagorjanski-Kissel, Risel vgl. S. 1058). In solchen Fällen ist jedoch ein schwerwiegender Einwand zu erheben, nämlich die Frage, ob diese Metastasen gutartig waren oder solche mit früherer, vorübergehender destruktiver Tendenz.

Man kann sich vorstellen, daß auch Eiterung infolge Infektion kleine Chorionepitheliome zur örtlichen Ausheilung bringen kann. Doch sah ich andererseits in einem Fall, daß auch starke Eiterung nicht das Wachstum aufhalten konnte. — Örtlich kann die Nekrose des Chorionepithelioms durch Infektion stark beeinflußt werden, besonders bei aufgebrochenen Vaginalmetastasen. Ebenso bei Thrombophlebitis mit intravasaler Ausbreitung des Chorionepithelioms (mein Fall 21, 1927 s. S. 1056). In meinem Falle 18 war jauchiger Zerfall des Uterus nach Verwachsung und Zerstörung der Wand des Rectum eingetreten.

Solche Fälle von Zerstörung durch Eiterung und Jauchung in großem Maßstabe mit tödlichem Ausgange sind wiederholt beobachtet worden. Dagegen völlige Ausheilung durch Eiterung ist vermutlich sehr selten.

Rückbildung durch Bestrahlung wird berichtet, sogar von Metastasen in Lungen und Nieren (Naujok). — Oberndorfer beschreibt „elektive Verkalkung der Syncytien eines Chorionepithelioms nach Radiumbestrahlung". Die Patientin starb nach Operation an Metastasen in Lungen und Gehirn. — Ein örtliches Rezidiv an der Uretermündung hatte in der Tiefe die typische Verfassung des Chorionepithelioms, aber die dem Radium zunächst gelegenen Stellen waren nekrotisch mit zierlichen Kalkgittern, die in der Tiefe noch Struktur des Gewebes erkennen lassen. Die Langhanszellen sterben leichter ab, lösen sich völlig auf, die Syncytien leben länger, beladen sich stark mit Kalksalzen, die in der Gitterform lange erhalten bleiben. — Oberndorfer folgert aus der höheren Widerstandsfähigkeit der Syncytien, daß sie kein Degenerationsprodukt der Langhanszellen seien (vgl. S. 956, Fußnote und das bei den Fällen von ektopischem Chorionepitheliom zu besprechende Verschwinden des Primärtumors).

X. Metastasen.

Polosson und Violet stellen 455 Fälle von Metastasen zusammen. Metastasen spielen bei dem Chorionepitheliom eine große Rolle. Während andere Uterustumoren durch Übergreifen auf Blase, Mastdarm unmittelbar gefährlich werden können, tötet das Chorionepitheliom die Trägerin außer in den seltenen Fällen von Verblutung und Durchbruch in die Bauchhöhle meistens durch Metastasen und Kachexie. Die Besonderheit des Chorionepithelioms gegenüber anderen epithelialen Tumoren äußert sich in der Verschleppung auf dem Blutwege, die ja sehr nahe liegt. Obgleich der lymphatische Weg denkbar ist, so ist die Blutbahn für unseren Tumor seiner Natur nach so selbstverständlich, daß man sogar Metastasen in Lymphknoten, die Krömer u. a. für die lymphatische Ausbreitung geltend machen, auf die Blutbahn zurückführt. Der Metastasierung wird dadurch Vorschub geleistet, daß die Geschwulstzellen nicht gleich Blutgerinnung hervorrufen, solange sie lebensfähig sind und frei im Blute schwimmen.

Die Verschleppung von Chorionepithelien und Zotten in die Lungen bei normaler Schwangerschaft und bei Blasenmole (Schmorl) und ihre Rückbildung haben wir schon oben erwähnt.

Kaum ein anderer Tumor hat ferner so oft retrograden Transport aufzuweisen wie das Chorionepitheliom. Die Scheidenmetastase ist ungemein häufig. Der „retrograde" Weg in den Venen wurde hierbei zuerst von Pestalozza (1891) erkannt, später ist er von Pick (1897) und vielen Anderen bestätigt worden.

Dem Sitze nach kann man die örtlich nächstliegenden (regionären) Metastasen von den entfernten abtrennen. — Der Uterus selber enthält nicht gerade selten Metastasen. In einem Falle (Abb. 62) fand ich sie stark gehäuft; es bestand zugleich starke Thrombophlebitis, unter der die intravasalen Knoten von Chorionepitheliom schwer gelitten haben.

Aus der Beschreibung des Falles gebe ich folgende Einzelheiten:

Der Uterus ist stark vergrößert, besonders in beiden Seiten des Korpus und Fundus. Die ganze rechte Seitenwand des Corpus uteri wird bis auf eine schmale Außenschicht erhaltener Muskulatur eingenommen von einem gänseeigroßen, blutroten bis schwärzlichen bröckligen Tumor. Die Schleimhaut darüber an einer Stelle fehlend, sonst dünn, etwas rauh. In der ganzen rechten Hälfte des Uterus bis in die Portio in allen Schichten zahllose große, erweiterte Gefäße mit roten und zum Teil eitrig gelbgrünlichen Massen gefüllt, als längliche Streifen bis $1^1/_2$ cm Länge in den äußeren Schichten. Große Knoten kirsch- und pflaumengroß, zum Teil erweicht, mit Eiter gemischt, treiben dicht gehäuft das Parametrium, das Ligamentum latum, den medialen Teil der Tube der linken Seite knollig auf. Der Tumor ist am Ligamentum latum durchgebrochen, schmierig bräunliche Massen sind aufgelagert.

Mikroskopisch ist der Fall insofern beachtenswert, als die chorionepitheliale Neubildung überall nur in schmaler Zone an der Peripherie der blutigen Gerinnsel gefunden wird und aus großen atypischen Zellen meist mit nur einem großen atypischen Kerne besteht. Syncytien treten mehr zurück. Haufen von mehr typischen Langhanszellen im typischen Gemisch mit Syncytien habe ich nur in der Vaginalmetastase gefunden. Die kleineren Herde im Uterus und Ligament sind zum großen Teil noch in der Lichtung von Gefäßen gelegen, im Anschluß an Blutthromben. Von den zum Teil vereiterten Thromben setzt sich starke Infiltration durch die Gefäßwände fort.

Eine ungewöhnliche Infiltration mit Leukocyten, Lymphocyten, an den Adnexen stellenweise ein ausgedehntes Granulationsgewebe und zahlreiche, zum Teil frische Gefäßthrombosen machen den Fall etwas ungewöhnlich. Im Bereiche des Granulationsgewebes fehlen Chorionepithelien, oder sie befinden sich offenbar unter dem Einflusse der Leukocyten in hochgradigem Zerfall. — Das Chorionepithel dringt an den besser erhaltenen, weniger entzündlich veränderten Partien in das Gewebe vor, ohne besondere

Gerinnung. Die Gewebelösung vollzieht sich offenbar ziemlich schnell, zum Teil begünstigt durch vorangehende entzündliche Infiltration. Zotten sind nirgends vorhanden. Im Ovarium die übliche Luteinwucherung. Auf eine nähere Schilderung kann ich verzichten, da histologisch sonst nichts vorkommt, was nicht bereits in anderen Fällen geschildert wäre. — Ungewöhnlich ist nur die starke Thrombophlebitis im Uterus, zum Teil in engstem Wettbewerb mit der intravasalen Ausbreitung des Chorionepithelioms, das offenbar unter dem Einflusse der Eiterung stark leidet und als primäre Embolisierung mit nachträglicher Thrombophlebitis zu deuten ist.

Welcher von mehrfachen Knoten im Uterus der ursprüngliche war, läßt sich nicht immer sagen, zumal mehrere zugleich entstehen können. Die tiefer in der Wand gelegenen Knoten sind natürlich als Metastasen aufzufassen und ebenso die in der Cervix, obgleich ausnahmsweise bei tiefem Sitze der Placenta auch hier der Primärtumor und der metastatische Knoten im Korpus sitzen kann, wie Granzow für einen Fall annimmt, weil die ganze Cervicalwand zerstört war, während im Korpus der Knoten intramural saß. — Metastasen im Collum uteri s. bei Dunger, E. Fränkel, Spencer, Winkler, Kolomenkin, Burdzinsky, Madlener, Krömer, Viana, Lomer, Huguier et Lorrain, Guérard, Füth, Veit, Mühsam, Alfieri, R. Meyer.

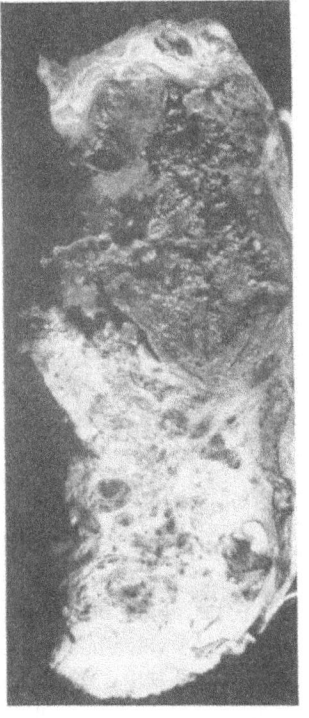

Abb. 62. Längsschnitt durch die rechte Seitenwand des Uterus, der im Korpus von dem gänseeigroßen Chorionepitheliom fast ganz eingenommen ist bis auf eine schmale Schicht äußerer Muskulatur. Embolien, Metastasen und Thrombophlebitis bis zur Portio. (Lichtbild etwa $^2/_3$ natürl. Größe.)

Örtliche Metastasen zunächst dem Uterus werden gefunden im Lig. latum (Garkisch, Hannes, R. Meyer) und Parametrium (Goldberg, Schmorl, R. Meyer), im Ovarium (Solowij, Krzyszkowski, Schottländer), in den Tuben (Resinelli, Neumann), im Becken (Brooke).

In der Vagina fallen sie meist frühzeitig varicenähnlich als blaue Knoten auf, die nach Arrosion der Oberfläche bräunlich blutende Geschwüre bilden. Sie sind häufig beschrieben worden (Neumann, Pick, Burdczinski, Heinricius, Schickele, Stankiewicz, Poten und Vassmer, Engström, Sunde, H. Kauffmann, Bertino, Brenner, Caturani, Lehmann). Das vaginale Chorionepitheliom wurde während der Schwangerschaft bemerkt von Walthard, Davis und Harris, Kelly und Workmann bei normaler Schwangerschaft (nach Alfieri). Seltener sind sie in der Vulva (Cohn, Hörmann, R. Meyer), Urethra (Holzapfel, Sellheim, 2 eigene Fälle) und am Perineum (R. Meyer). Durch die Spermatikalvenen und die Vena cava gelangen sie in den großen Kreislauf, Lungen, Gehirn, Leber. Seltener in Nieren, Milz, Herz, Darm, Haut, Unterhaut, Muskulatur. Kürzlich zeigte mir Herr Kollege Hadi (Stambul) Metastasen in Nebennieren, Hypophyse, Thyreoidea neben anderen Metastasen in den Lungen, Leber, Nieren[1]. — Jedenfalls gehören zu den Aus-

---

[1] Die Metastasen in den inneren Organen, namentlich Lunge und Leber sind so häufig, daß es nicht lohnt die Literatur im einzelnen anzuführen. Meist sind mehrere Organe befallen. Die Lungen sind befallen bei Kamann, Johannson, Lissauer, Lomer u. A.

nahmen Metastasen in der Thyreoidea (Krebs), Arteria pulmonalis (Lissauer), in den retroperitonealen Lymphknoten, die auf dem Blutwege erklärt werden (Risel u. A.). Ebenso in den Mediastinaldrüsen (Malcolm-Hebb). Die metastatischen Tumoren sind meist nicht sehr groß, Brasche fand neben kirschgroßen Knoten zahlreiche kleinste tuberkelähnliche Knötchen in den Lungen, das gleiche beschreibt Neprjachin.

Der Bau der Metastasen bietet nicht wesentlich Verschiedenes vom Primärtumor; kleine Unterschiede, z. B. typische Metastase bei atypischem Primärtumor und umgekehrt, haben wir schon früher erwähnt. Nicht selten trifft man Zottenstroma in den Metastasen der Vagina. Auch in der Lunge sind Zotten nachgewiesen (Solowij und Krzyszkowski). — Man sollte bei Anwesenheit von Zotten stets den Nachweis der Destruktion erbringen, ehe man metastatisches oder ektopisches Chorionepithelioma malignum annimmt. Oft ist noch der Sitz der „Metastasen" innerhalb von Gefäßen nachweisbar, also nur Embolie. In Fleischmanns Falle zeichnete sich das histologische Bild der Vaginalmetastase dadurch aus, daß die Chorionzellen vielfach die Gefäßwandung völlig ersetzten, ohne das Endothel zu durchbrechen. Dieser Fall kam zur Heilung, obgleich der ebenfalls von stark destruierenden Geschwulstmassen besetzte Uterus nicht entfernt wurde. — In einem Falle Risels bestehen die Lungenmetastasen aus sehr eigentümlich angeordneten breiten Strängen von hellen, einzelnen, dicht nebeneinander liegenden, einkernigen Zellen, die am Rande von einem ganz schmalen Saum tief dunkel gefärbter, lang ausgezogener Zellelemente umschlossen werden. Übergänge zwischen beiden Zellarten lassen dem Autor die Identität zweifellos erscheinen. In den Zellsträngen gehen durch schollige Umwandlung des Zellprotoplasmas eigentümliche Veränderungen vor, die unter Absterben der Kerne erst zu einem Netzwerk fibrinähnlicher Streifen, dann zu ausgedehnten homogenen Gerinnungsmassen führen. Durch Granulationsgewebe werden diese Herde teilweise organisiert, also, wie oben gesagt, eine Art von Ausheilung.

Im allgemeinen sind jedoch, wie gesagt, die Metastasen vom Primärtumor baulich nicht sehr verschieden. Das manchmal abweichende Aussehen glaubt Risel mit der Entstehung aus den „isolierten" von außen in die Gefäße „eingewanderten" chorioepithelialen Zellen erklären zu sollen. Nach meiner Anschauung von der Wandelbarkeit der Zellen in ihren nachfolgenden Generationen unter dem Einflusse ihrer Umgebung scheint mir der Ort der Metastase und die allgemeine Konstitution wichtiger als der Zustand der Zellen zur Zeit ihres Einbruches in die Gefäße. Man muß immer daran denken, daß unsere Beobachtung nur ein Momentbild aus dem Leben der Geschwulst wiedergibt. Das nicht nur von Fall zu Fall, sondern auch von Ort zu Ort wechselnde mikroskopische Angesicht der Tumoren gebietet in dieser Betrachtung zum mindesten einige Zurückhaltung.

So kann man auch der Frage keine Bedeutung zulegen, ob die embolischen Chorionepithelmassen in den Gefäßen stets typische Zellen enthalten (Pestalozza) oder auch atypische (Marziani). Da sich schon in den Uterusgefäßen atypische Zellformen finden, so können diese natürlich ebenfalls fortgeschleppt werden in andere Organe. Besteht aber der frische Embolus häufiger aus typischen Zellen, so können diese späterhin atypisch werden. Es ist auch dieses nur eine Frage des Zeitpunktes unserer Beobachtung. Nochmals: Typische Zellen werden nachträglich zu atypischen.

Von größerem Interesse als in ihrer äußeren Erscheinung sind die Metastasen für eine allgemeine Frage, nämlich die der Spontanheilung geworden. Da diese jedoch in gleicher

Weise die „ektopischen Chorionepitheliome" betrifft, so wollen wir uns zunächst noch mit diesen beschäftigen.

XI. Ektopisches Chorionepitheliom.

Das ektopische Chorionepitheliom entsteht auf embolischem Wege von Epithelzellen oder Zotten mit Epithel von der Placentarstelle her; es fragt sich nur, ob dem verschleppten Epithel bereits vorher destruierende Kraft innewohnte, oder ob es diese erst am fremden Orte (ektopisch) erlangt.

Der Name „ektopisches Chorionepitheliom" für den von Schmorl zuerst beschriebenen Befund eines ortsfremden Tumors ohne nachweisbaren (oder ohne nachgewiesenen) Primärtumor an der Placentarstelle im Uterus oder Tube, Ovar u. a. ist von Dunger angewendet worden und allgemein angenommen.

Inwieweit die in der Literatur niedergelegten Fälle strenggenommen nicht hierher gehören, sondern ihr Dasein embolisch-metastatisch einem an der Placentarstelle zurückgebildeten Tumor verdanken, mit anderen Worten, wie viele von den ektopischen Tumoren einfache Metastasen ursprünglicher Chorionepitheliome des Uterus (Tube, Ovar) sind, das kann im einzelnen nicht nachgeprüft werden, zumal nicht selten eine Ausschabung des Uterus vorangegangen ist. Die ektopische Tumorbildung erfolgt sowohl bei noch bestehender Gravidität bzw. bei Blasenmole, als auch unmittelbar nachher oder auch später.

Dem Sitze nach kann man auch hier wie bei den „Metastasen" den Uterus selber, die Nachbarstellen und die entfernteren Organe berücksichtigen, ohne darin eine grundsätzliche Einteilung zu erblicken. — Im Uterus selber können Chorionepitheliome ektopisch genannt werden, wenn sie in der Wand getrennt vom Placentarsitz entstehen. Es ist natürlich der Nachweis nicht leicht zu erbringen, da die Zotten sehr tief in die Gefäße des Uterus hineinreichen und bei Ausstoßung des Eies zurückbleiben können. Auch die Möglichkeit vorausgegangener intramuraler Gravidität erschwert den Nachweis. Als ektopisch in der Cervix oder in der Wand des Korpus gelten Fälle von Schmorl, Holzapfel, Fiedler, Alfieri, H. Schmit, Kleinhana, Pestalozza, Frankl, v. Rosthorn, Findley-Sandberg, West, Cuzzi, Strohauer, R. Meyer. — Nagi fand nach Auskratzung eines Chorionepithelioms am später exstirpierten Uterus angeblich ganz unabhängig vom Primärtumor eine verschleppte Zotte in einem Gefäß der Uteruswand ebenfalls mit maligner Chorionepithelwucherung. Er hält beide für unabhängig entstandene primäre Tumoren, wofür der Beweis aussteht.

Im Collum uteri: Sternberg, Alfieri, Canzi, Huguier et Lorrain. An der Portio: v. Guérard, Schimmel, Vitrac und Brandois, R. Meyer, 2 Fälle. In der Umgebung des Uterus sind ebenfalls einige Fälle von ektopischem Chorionepitheliom bekannt und ebenso in den Adnexen. Es sind dies kurz aufgezählt:

Im paracervicalen Gewebe: Bauereisen.

Im Ligamentum: Moschcowitz, Hammerschlag, Engelhorn, Barak, Lecène.

Im Becken: R. T. Frank.

Im paravaginalen Gewebe: Sunde, 2 Fälle.

In den Tuben: Marchand-Ahlfeld, Thorn, Rosner, Gebhard, Rossier, Niosi (doppelseitig) Löfquist, Davidsohn, Uschakow, Hofmeier, Vieting, Kleinhans, Risel, Veit, Schon, Philipps, Jeannert und Rossier, Bary, Hugier und Lorrain.

Im Ovarium: Kleinhans, Iwase, Aßmuth, Seitz, Miller, Fairbairn, Risel, Möller und Als Nilsen, Varo, Wehle, Hallidey (s. a. Döderlein 1907). — Ein Fall von Klotz wird als Epithelioma ectodermale (Pick), also als teratomatös aufgefaßt, weil keine Gravidität vorangegangen sein soll, während ihm Risel als ektopisches Chorionepitheliom 1½ Jahre nach Gravidität zur Anerkennung verhilft. — Forgue und Massabuan beschreiben Ovarialtumoren mit chorionepitheliomartigen Massen.

Im Labium vulvae: Halliday.

Im Orificium urethrae: R. Meyer.

Am häufigsten wird die Vagina als Sitz angegeben (Schmorl, Schlagenhaufer, Schmit, Wehle, Lindfors und Vestberg, Hübl, Landau und Pick, Holzapfel, Peters, Marchand und Risel, Hübl, Walthard, Vassmer, Wehle, Engström, Schmauch, Zagorjanski-Kissel, Hammerschlag, Hicks, Poremsky, Busse, Davis und Harris, Risel, Moltrecht, Schickele, Burger, A. W. Fischer, Fleischmann, Burdzinskij, Duplay, Walthard, Glaserfeld, Kermauner, Kelly und Workmann, Marie, Toth, Polano, Heinricius, Sunde). Auch ich habe einen solchen Fall gesehen. Die Frau hatte nach früherer einmaliger Geburt eine Blasenmole ausgestoßen, sie wurde 3 Wochen darauf schwerkrank eingeliefert. Scheidensekret und Blut enthielten hämolytische Streptokokken. Ein walnußgroßer dunkler Knoten der hinteren Scheidenwand wurde entfernt, und nachdem er sich als Chorionepitheliom entpuppt hatte, wurde die Ausschabung des Uterus vorgenommen, die nur geringe Mengen ergab. Außer einzelnen absterbenden Riesenzellen wurde nichts Verdächtiges darin gefunden. Dagegen ergab der Scheidenknotenteil (Abb. 63) nekrotische, teils lebensfrische mächtige Zotten mit vielen Verzweigungen und mit ausgedehnter typischer Epithelwucherung, in der die Langhanszellen an Menge überragten. Die Gefäße der Scheidenwand, kleine Venen waren stark erweitert. Das übrige Gewebe von Chorionepithel infiltriert, durchblutet, mit Lymphocyten stellenweise reich bedacht, in größerer Ausdehnung oberflächlich nekrotisch und nach außen durchgebrochen.

Folgende Einzelheiten des Falles sind bemerkenswert:

In dem Vaginalknoten ist ein Teil der Oberfläche mit großem Blutgerinnsel bedeckt, das aus einer breiten, tiefen Gewebslücke hervorquillt und mit Chorionepithelhaufen durchsetzt ist. Die Oberfläche trägt sonst normales Plattenepithel, das gegen den Wundrand hin in Schichtung abnimmt und aufhört. Das Bindegewebe ist gequollen und infiltriert mit vielen Leukocyten und Lymphocyten, besonders nach der Tiefe zu und enthält massenhaft Streptokokken; auch einzelne Chorionepithelzellen finden sich hier. Außerordentlich erweiterte Gefäße, zum Teil breit offen, münden in eine große Höhle, deren Wandung keine Gefäßwandung erkennen läßt, sondern ganz unregelmäßig ist mit gequollenem, teils nekrotischem und sehr stark infiltriertem Gewebe. Mit dem unterliegenden Teil besteht kein Zusammenhang, vielmehr liegt hier locker ein sehr großer Haufen von Chorionzotten mit starker Epithelwucherung. Dieses metastatische Choriongewebe, Zotten und Epithelmasse, nimmt etwa 1—1½ cm im Durchschnitt ein. Die Zotten sind zum größten Teil blasig, einzelne nicht; auch setzen sich von einzelnen größeren Blasenzotten mehrere schmale Verzweigungen (Abb. 63) mit gut erhaltenem Stroma fort. Das umgebende Chorionepithel ist nur an wenigen Zotten auf einen einfachen Überzug beschränkt, im übrigen bildet es außerordentlich große Epithelmassen, in denen typische Langhanszellen, massenhaft Übergangsstufen von ihnen zu mehrkernigen Zellen und schließlich Syncytien sich an Menge etwa das Gleichgewicht halten.

Das Besondere dieser Massen ist die geringe Veränderung des Zottenstroma und die starke Epithelwucherung. Der gelockerte Zusammenhang der Massen mit dem Vaginalgewebe erlaubt keine nähere Beschreibung, doch ist die weitgehende Nekrose der unteren Schichten der Vaginalwand offenbar auf die starke Chorionepithelwucherung zurückzuführen. Die Besonderheit des Falles liegt in der Embolie so gewaltiger Zottenmassen ohne Primärtumor im Uterus. Es ist sehr fraglich, ob der Primärtumor der Eiterung zum Opfer gefallen ist.

Auch die entfernten Organe sind ebenso wie bei den gewöhnlichen Metastasen Sitz des ektopischen Chorionepithelioms nach venöser Embolie von Placentarteilen mit Bevorzugung der Leber und Lungen.

In der Leber: B. Fischer, Gurewitsch, Christeller und Oppenheimer, Zolka (mit Metastasen in der Lunge). Im Magen wird von Koritschoner ein Chorion-

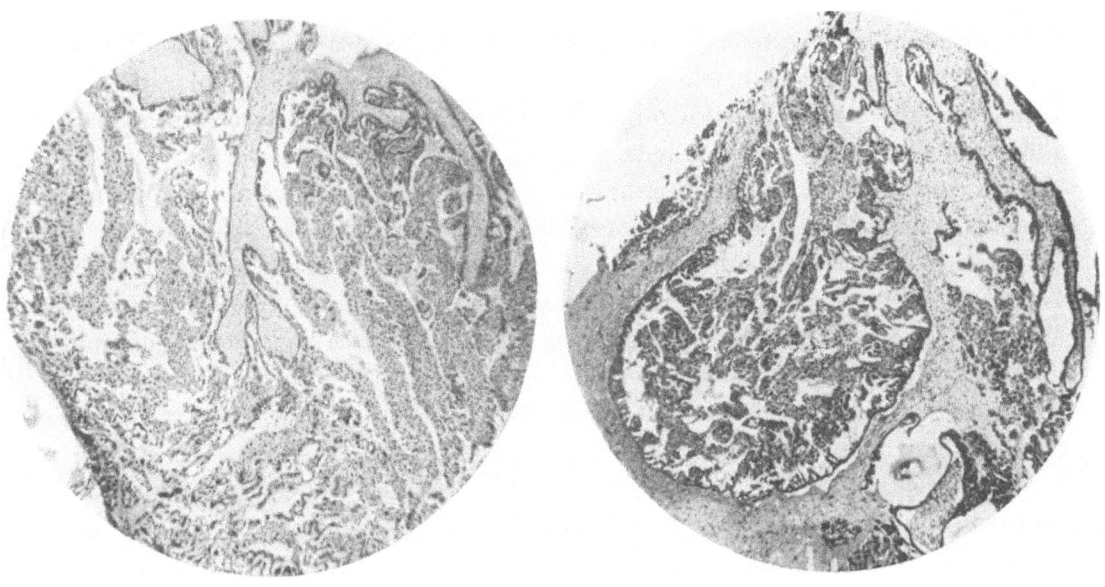

Abb. 63.   Abb. 64.

Abb. 63. (Von Fall 8 meiner Arbeit 1927.) (St. 5989.) Aus einem ektopischen Chorionepithelioma malignum der Vagina. Primärtumor fehlt. Tod an Sepsis. In dem kleinen Knoten finden sich eine Menge sowohl blasiger als auch nichtblasiger Zottenteile, diese mit gut erhaltenem Stroma. Sehr große Mengen destruierender Epithelwucherung schließt sich an die Mehrzahl der Zotten an. Nur einzelne haben einfachen Epithelüberzug. (Lichtbild schwacher Vergrößerung.)

Abb. 64. Von demselben Fall wie Abb. 63. Eine andere Stelle mit sehr lebhafter Epithelwucherung (links). Einige Zotten rechts mit gewöhnlichem Epithelüberzug. (Lichtbild mittelschwacher Vergrößerung.)

epitheliom ohne Primärtumor mit 22jähriger Latenzzeit angegeben wegen der Verbreitung auf dem Blutwege und des einheitlichen Baues der Metastasen. Die Geschwulst war zum Teil „adenomatös", ist also nicht hierher gehörig.

In der Lunge: Askanazy, 14 Monate nach Geburt; ferner Borris, Aulhorn.

Im Gehirn: Marchand, Br. Wolff, Sunde; an der Dura mater und Lunge: B. Fischer, in Gehirn und Lunge: Eichhorn.

Im Rückenmark: Auerbach.

Ferner wird über Fälle berichtet, in denen mehrere Organe Sitz von ektopischen Tumoren ohne Primärtumor an der Placentarstelle waren, z. B. Gehirn, Lunge, Leber und Niere. Solche Fälle sind wiederholt beschrieben: Marchand, Risel, Busse, Ridge, Schmorl und Dunger, Davis und Harris, Walthard, Eichhorn, Paltauf,

Bertino, Nolasco, Zalka, Alfieri, Sunde, Kedrierski (Rückenmark und Lunge usw.). Risel rechnet hierzu auch einen von Brault als „Sarcoma angioplastique" beschriebenen Tumor der Leber, Lunge, Magen und Lymphknoten. Die mehrfachen Knoten in verschiedenen Organen können gleichzeitig entstehen oder von einem primären ektopischen Knoten, z. B. in der Vagina, metastatisch entstanden gedacht werden. Es kann tödlicher Ausgang erfolgen, aber einzelne Kranke sind auch bei Zurücklassung des Uterus nach Entfernung der Vaginalknoten genesen: L. Pick und Th. Landau, Schlagenhaufer, H. Schmit (2 Fälle), Zagorjanski-Kissel, Moltrecht. Verhältnismäßig selten wurde eine vorausgegangene Blasenmole festgestellt: Pick, Landau, Schmit, v. Guérard, Schickele, Tóth, Marchand-Risel, Hammerschlag, Kermauner, Glaserfeld, Sunde.

Von den ektopischen Chorionepitheliomen, besonders den tödlich verlaufenen, entstanden, wie bereits Risel u. a. bemerkten, auffallend viele nach ganz normalen Geburten und nach Aborten ohne Blasenmole, woraus auf nachträgliche maligne Entartung geschlossen werden könnte.

Wie schon gesagt, darf man nicht glauben, daß alle die aufgezählten Fälle wirklich ektopisch entstanden seien in dem Sinne, daß von einer normalen Placenta oder einer harmlosen Blasenmole abgeschwemmte Teile gutartiger Chorionepithelien mit oder ohne Zotten an entfernten Stellen nachträglich bösartig geworden wären. Vielmehr sind einzelne Metastasen überhaupt nicht bösartig gewesen; in anderen Fällen sind zufällig oder infolge ihres destruktiven Charakters tief eingedrungene bösartige Stellen von sonst gesunden Placenten abgerissen und verschleppt worden oder ein kleiner Primärtumor ist am exstirpierten Uterus unbeachtet geblieben, oder endlich der Primärtumor am Placentarsitz ist zurückgebildet worden oder ausgestoßen. Über diese Frage ist oft gestritten worden; während Schmorl und mit ihm Schlagenhaufer, Koßmann, Neumann daran dachten, daß der Primärtumor ausgestoßen sei, so sind Pick, Marchand, Risel und zahlreiche andere Autoren unter Berufung auf die häufige chorioepitheliale Verschleppung bei normaler Gravidität für die Annahme eingetreten, daß die maligne chorioepitheliale Wucherung erst ektopisch entstanden sei; Schmorl selbst hat sich dieser Meinung nicht verschlossen. Unter diesen Umständen erhebt sich aber doch noch immer wieder die Frage, ob die verschleppten Zellen von Haus aus maligne waren oder erst durch die Gunst des neuen Ortes geworden sind.

Pick war der erste, der zugleich mit Abort und Ausräumung einer Blasenmole eine in die Vaginalwand embolisierte blasige Zotte mit lebhafter syncytialer Proliferation für gutartig erklärte, weil die Patientin genesen war. Ebenso glaubte Pick den Fall von Schmorl umdeuten zu müssen in eine an sich gutartige Embolie, die ektopisch bösartig geworden sei. Andererseits wollte Neumann nicht zugeben, daß Picks Fall benigne sei, da die Heilung durch Ausstoßung der Blasenmole erklärlich sei. So viel steht fest, daß bis heute nicht erwiesen ist, ob Picks Fall gutartig oder bösartig war. Die Heilung besagt wirklich nichts. Die syncytiale Proliferation und Blutung beweist keine Malignität, wohl aber ließe sich die Nekrose der Scheidenschleimhaut über der Metastase vielleicht für die Destruktion verwerten, obgleich auch diese durch Druck usw. erklärt werden kann.

Schmorl und Dunger halten daran fest, daß auch die embolisierten Zotten von einer stellenweise pathologischen Placenta herstammen können, weil Schmorl bei seinen

Untersuchungen an den so sehr häufigen embolisierten Placentarzotten der Lungenarterien zwar epitheliale Wucherungen nachweisen konnte, nicht aber bei ganz gesunder Placenta.

Der Primärtumor kann jedenfalls ausgestoßen werden. Häufiger wird er wohl ausgeräumt oder ausgeschabt. Die meisten Lungenembolien von Blasenmole müssen wohl ausheilen. Dunger fand dementsprechend öfter starke Reaktion des Lungengewebes auf die choriale Embolie und alle Übergänge bis zu fester Narbenbildung. Jedenfalls ist das Fehlen eines Primärtumors am Placentarsitz kein Beweis dafür, daß er nicht existiert habe. Wie leicht überdies Primärtumoren übersehen werden können, zeigen folgende Fälle. Krewer fand in einer Uterusnarbe kleine chorioepitheliale Herde, und Hammerschlag sah 7 Wochen nach Ausstoßung einer Blasenmole im ausgekratzten Uterusgewebe wahrscheinlich atypisches Chorionepitheliom, während nach einem weiteren Vierteljahr die erneute Auskratzung nichts Verdächtiges ergab. Die Patientin ging dann nach $2^1/_4$ Jahren an ektopischem Chorionepitheliom des Ligamentum latum zugrunde. — Ich selbst habe in einem Falle 8 Tage nach Blasenmole mit nachfolgender Ausräumung mehrere Vaginalmetastasen mit sicher destruktiver Wucherung gesehen, während im Uterus, der sofort exstirpiert wurde, makroskopisch gar nichts zu finden war. Die mikroskopische Untersuchung einer kraterförmig vertieften Stelle enthielt kleine Zottenüberbleibsel, von denen eine diffuse chorioepitheliale Infiltration der Uteruswand ausging. Diese Fälle lehren erstens, wie leicht Primärtumoren dem Untersucher entgehen können, zweitens, wie frühzeitig Metastasen von kleinsten erkrankten Placentarstellen ausgehen können, und drittens, wie leicht durch Auskratzung oder spontane Rückbildung kleine Primärtumoren abhanden kommen können. Sie mahnen daher zu vorsichtiger Beurteilung. Trotz allem darf nicht rundweg geleugnet werden, daß die Placentarstelle gesund gewesen sein kann, wie besonders einzelne Beispiele von ektopischem Chorionepitheliom nach normaler Gravidität lehren; z. B. Walthard konnte das in einem Falle von Gravidität mit lebendem Kinde mit Metastasen in Scheide, Leber, Lunge, Niere, Gehirn nachweisen; Uterus und Placenta waren normal. — Nijhoff deutet einen ähnlichen Fall als ektopisches Chorionepitheliom aus einer früheren Schwangerschaft. Die verschleppten Zellen sollten ruhen, bis die neue Schwangerschaft sie zur Wucherung anrege. — Es wird aber auch in dieser Auffassung nicht klargestellt, ob der verschleppte Teil nicht von Haus aus maligne war. — Immer wieder kann man diesen Einwand erheben gegen die Annahme, daß verschleppte Teile erst ektopisch maligne werden.

Es muß noch gesagt werden, daß gutartige Metastasen zweifellos denkbar sind. Das Fußen der Zotten an den Gefäßwänden und deren Durchsetzung mit chorialen Zellen ist eine zu gewöhnliche Erscheinung in der normalen Gravidität, als daß man besonders bei der erhöhten Lebenskraft des Chorionepithels an Blasenzotten jede Metastase einfach als maligne hinnehmen dürfte. Dazu gehört der Nachweis rücksichtslos fortschreitender Gewebszerstörung unabhängig von den Zotten. So würde auch der gute Ausgang in Fällen von klinisch angenommenen Embolien einfacher verständlich sein. — Die Zottenembolie in Scheidenknoten wird außer von Pick auch von J. Veit, Hörmann, Hitschmann, R. Meyer, Liebe, Aschheim u. a. als nicht bösartige Metastase aufgefaßt. Andererseits muß man auch, wie oben schon gesagt wurde, mit der Möglichkeit der spontanen Rückbildung rechnen, eine Frage, die zu lebhaften und teilweise unklaren Diskussionen Veranlassung gegeben hat. Die Meinungsverschiedenheit, ob ein Tumor oder seine Metastase bösartig gewesen sein kann, wenn spontan oder nach unvollkommener Operation Heilung eintritt (Albrecht hat solche Fälle gesammelt, ebenso Hörmann u. a.), artet in Wortstreit aus, weil der Begriff maligne auf klinischem Gebiete liegt und sich mit dem anatomischen Begriff der Gewebsdestruktion nicht ohne weiteres deckt. Wirkt zwar die Gewebsdestruktion meistens klinisch bösartig, so ist die Umkehr dieses Satzes logisch unstatthaft und praktisch unrichtig.

Die ursprünglich destruktive Tendenz des Tumors kann abgeändert werden, ja sie kann durch Rückbildung oder Ausstoßung klinisch unwirksam gemacht werden. Für alle besprochenen Tatsachen und Deutungen ist zu beherzigen, daß die Destruktionskraft der Tumorzellen beim Chorionepitheliom mehr als bei allen anderen Geschwülsten nicht etwas Absolutes ist, also nur im Zellcharakter gelegen ist, sondern eine von Fall zu Fall und außerdem im gleichen Falle mit der Zeit schwankende Beziehung zwischen den Tumorzellen und der allgemeinen und lokalen Beschaffenheit (Konstitution) des Geschwulstträgers. Deshalb haftet den Erörterungen über primäre oder sekundäre Bösartigkeit der Metastasen ein vorläufig unvermeidlicher Mangel an, dem wir in der vorangegangenen kritischen Besprechung Ausdruck gaben.

Die Rückbildung der Metastasen ist natürlich nicht grundsätzlich anders aufzufassen als die eines primären Chorionepithelioms (s. o. S. 1053 f.), und die gleichen Bedingungen sind bei beiden zu erwägen. Auch die Zweifel an der Bösartigkeit betreffen beide Fälle in gleicher Weise.

Ob Blutungen die Metastasen völlig vernichten können (Schauta, Schmit), ist wenig wahrscheinlich (vgl. S. 1088).

XII. Komplikationen bei Chorionepithelioma uteri.

Von gröberen Komplikationen der Erkrankung wird von Griffith und Williamson Hämatometra beschrieben. Myome kommen scheinbar nicht oft zur Beobachtung. Mit „Adenomyom" (Gemell). Tuberkulose des Uterus wird von Gruszcjnski[1] beschrieben. Peritonealer Durchbruch ist nicht selten, ein rechtzeitig operierter Fall kam bei uns zur Heilung, ein anderer führte, unerkannt mit Bestrahlung behandelt, wie bereits erwähnt, unter schwerster Zerstörung des ganzen Uterus bis auf geringe Reste mit Pyometra und Peritonitis ohne Metastasen zum Tode. Perforation und Infektion (Streptokokken) beschreibt auch Hoehne.

XIII. Hormonale Wirkung (Funktion) der pathologischen Wucherung des Chorionepithels.

Das gewucherte Epithel der Blasenmole und das Chorionepitheliom hat ähnliche, zum Teil verstärkte Wirkungen auf den Körper der Mutter wie das bei normaler Schwangerschaft. Abgesehen von Toxikosen (s. S. 1066, 1067) sind zu erwähnen: Deciduabildung, Funktion der Mammae, Serumreaktion, Hypophysenhormon, Luteinzellenwucherung.

---

[1] Der Fall ist mir nicht zugänglich gewesen.

1. Bildung von Decidua, intrauterin und ektopisch.

Von geringer Bedeutung ist die deciduale Reaktion an fernliegenden Stellen, die Bildung ektopischer Herde von Deciduazellen. Die Deciduabildung in der Schleimhaut des Uterus ist ebenfalls eine Fernwirkung der Metastasen, wenn er selber kein Chorionepithel enthält (s. w. u.). Außerhalb der Uterusschleimhaut sind ebensolche fleckige Herde von Decidua bekannt, auch in der Form der warzigen Auswüchse auf den Ovarien. Die letztgenannten Knötchen sind von Poten und Vassmer für durchgebrochene Luteinzellen gehalten worden, jedoch von Dunger, Jaffé, Seitz richtig gedeutet worden. — Diese Autoren haben die Decidua auch an der Serosa des Uterus beschrieben, ebenso Wallart.

Die decidualen Herde kommen ektopisch nur zerstreut und ebenso unregelmäßig vor, und es bedarf zu ihrer Bildung eben derselben örtlichen Besonderheiten der Zellen, wie bei normaler Schwangerschaft. Die für Luteingewebe gehaltene Gewebsbildung (Poten und Vassmer), Neubildung von Capillaren, Leukocyten, rundliche und spindlige Zellen und große helle epitheloide Zellen sind einwandfreies Granulationsgewebe mit lutinöser Quellung der Bindegewebszellen, ebenso wie wir es an den Auflagerungen am Eierstock bei gewöhnlicher Schwangerschaft kennen gelernt haben. Ebenso wie bei dieser ist die örtliche Besonderheit, die zur Decidua führt, in einer Bildung jugendlicher Zellen gegeben, die ihren Grund in ihren physiologischen und pathologischen örtlichen Reizungen hat.

Die zuweilen beschriebene Uterusdecidua bei ektopischem Chorionepitheliom (Schmorl, Fiedler, Holzapfel, Marchand-Risel, Busse, Dunger, Pestalozza, Glaserfeld, Garkisch) entspricht dem gleichen Vorkommnis bei der Extrauteringravidität (Schmorl), wie wir schon erwähnten. Besonders wichtig scheint in dieser Beziehung ein Fall Alfieris, weil hier die Deciduabildung bei einem Chorionepitheliom des Uterus 9 Jahre nach der letzten Geburt und 2 Jahre in der Menopause beobachtet wurde, s. auch den Fall Gentili weiter unten S. 1066.

Funktion der Mammae.

Hierher gehört auch die Fernwirkung auf die Mammae. Fischers Fall von ektopischem Chorionepitheliom der Dura mater und der Lunge ergab bei der Obduktion eine Mamma lactans. Bei Lebzeiten bestand Colostrumbildung. Der Fall ist um so mehr beweisend, als keine vorgeschrittene Gravidität bestand, sondern ein Jahr zuvor ein Abort im zweiten Monat vorausgegangen war.

Serum-Reaktion.

Als weiteres Zeichen des hormonalen Einflusses des Chorionepithelioms auf den mütterlichen Körper ist die positive Abderhaldensche Reaktion anzusehen, die von Williamson, Paltauf festgestellt wurde. Sympathicusstörung mit Speichelfluß bestand und verschwand mit einer Blasenmole in einem Falle Teninis.

2. Wirkung auf die Hypophyse.

Die Hypophyse kann zur Zeit in den Vordergrund des Interesses gerückt werden. Die histologischen Veränderungen der Hypophyse in der normalen Schwangerschaft,

Hypertrophie und Vermehrung der Hauptzellen, Erdheims Schwangerschaftszellen, lassen auf eine Wirkung der Placenta schließen, die bei Blasenmole und Chorionepitheliom verstärkt auftritt. Es ist nicht klargestellt, ob diese Wirkung auf dem Umwege über die Ovarien oder von dem Chorionepithel unmittelbar erfolgt. Die pathologische Wucherung des Chorionepithels beweist, daß auch ohne sonstige Mitwirkung der Placenta und der übrigen Frucht die Hypophyse beeinflußt wird. — Zur Zeit sind noch nicht viele Fälle histologisch untersucht.

Berblinger hat (1920) in 2 Fällen von Chorionepitheliom die Hyphyse untersucht.

Berblinger „fand zunächst in der 0,77 g schweren Hypophyse einer 26jährigen Drittgebärenden noch viele Schwangerschaftszellen, aber in weit vorgeschrittenem Zustande der Involution. — Februar 1914 war bei der Frau Amenorrhoe aufgetreten, danach genitale Blutung, wahrscheinlich lag also damals ein Abort vor. Herbst 1914 wurde ein Tumor der Vulva konstatiert und operativ entfernt. Danach Rezidiv, das sich als Chorionepitheliom erwies. Es wurde November 1914 exstirpiert, zugleich die Abrasio mucosae uteri ausgeführt. — Bei der Sektion (Marburg 1/15, 2 Monate später, stellten sich außer einem neuerlichen Rezidiv in der Vagina zahlreiche Chorionepitheliommetastasen in beiden Lungen wie in mehreren Lymphdrüsen heraus.

Nach der Menge des bis zum Tode vorhandenen Geschwulstgewebes im Körper dieser Frau hätten demnach die Bedingungen für die Beeinflussung für spezifische chemische Stoffe erfüllt sein können. Die Hypophyse aber von der ein Ansprechen darauf am ehesten zu erwarten gewesen wäre, enthielt keine vollentwickelten Graviditätszellen mehr. Der Befund wich vielmehr kaum von demjenigen bei normaler Involution des Genitals ab".

Ebenfalls zum Teil noch wenig involvierte Schwangerschaftszellen fand Berblinger in der Hypophyse einer Drittgeschwängerten.

Blasenmolenabort im 4. Schwangerschaftsmonate, Mai 1915 Totalexstirpation per vaginam. Exitus 3 Monate hinterher. Sektionsbefund: S. 146/15 Marburg. Chorionepitheliommetastasen in beiden Lungen und im Gehirn. Das mikroskopische Bild des Hypophysenvorderlappens läßt neben den Schwangerschaftszellen sehr zahlreiche eosinophile Zellen, aber keine Abnahme der Basophilen erkennen.

Das histologische Verhalten ist hier ein etwas abweichendes, im ganzen genommen aber nicht derart, daß man von einem abnorm langen Persistieren auf der Höhe ihrer Entwicklung stehenden Schwangerschaftszellen sprechen dürfte. Also auch in diesem Falle äußert sich der Einfluß der massigen chorionepitheliomatösen Neubildungen im Körper nicht in einer typischen Strukturveränderung des Hirnanhanges. —

Aus den genannten Gründen, sind die beiden in Kürze erwähnten Fälle als positiv beweisend kaum zu verwerten, das Zellbild des Vorderlappens spricht meines Erachtens eher gegen eine spezifische chemische Wirkung durch die Geschwulstelemente nach Art einer Schwangerschaft.

Noch deutlicher wird dies an einer weiteren Beobachtung beim Chorionepitheliom des Hodens eines 36jährigen Mannes.

Ein bemerkenswerter Fall wird von Gentili berichtet von einer angeblich seit 7 Jahren unberührten Witwe, die nach der Operation starb. Es wurden Chorionepitheliom des Uterus mit Metastasen in der Vagina in den Meningen, Lungen, Leber gefunden und ein Geschwulstthrombus in der großen Bauchvene. — Der Uterus ist, wie in der Schwangerschaft, mit kompakter und spongiöser Schleimhaut, erweiterten Blutgefäßen und dicken Muskelfasern ausgestattet. Im Ovarium kein Corpus luteum, nur wenige Folikel. In der Epiphyse finden sich wenige Zellen, verdichtetes Fasergewebe und reichliche Corpora arenacea. Im Vorderlappen der Hypophyse häuft sich Kolloid und Lipoid, und hauptsächlich auffallend ist die reiche Bildung von Schwangerschaftszellen. Wenige basophile und acidophile Zellen und Blutstauung vervollständigen das Bild. Der Urin hatte Eiweiß enthalten, die Nieren zeigten fettige Degeneration, absterbendes Epithel in den Kanälchen, dagegen gut erhaltene Glomeruli. Nierenstörungen, insbesondere solche, die schon durch gewöhnliche Schwangerschaft hervorgerufen werden, kommen bei Blasenmole und auch bei Chorionepitheliom (Krömer 53%) oft vor und sind im wesentlichen als Folgeerscheinung zu betrachten.

In einem unserer Fälle von Chorionepitheliom, von dem sogleich noch näher die Rede sein wird, war die Hypophyse stark vergrößert. — Über den histologischen Befund hat sich Berblinger in Jena folgendermaßen geäußert, ohne von der Grundkrankheit gewußt zu haben: „In dem sogenannten Mittellappen findet man einige größere Rathkesche Cysten teils mit indifferenten Epithelien, teils mit typischen acidophilen Zellen als Auskleidung. Im Hinterlappen ist freies Pigment und der Rest der Höhle des Recessus infundibularis vorhanden, so daß ich annehme, daß der Schnitt ziemlich hoch, gehirnnahe durch die Hypophyse angelegt ist. Die Arterien an der Grenze zwischen den beiden Lappen zeigen Hyalinisierung der Intima und ebenso ein Teil der Arterien, die in den Vorderlappen eintreten. Im hinteren Teil des Vorderlappens in der Mitte ist ein Schwund von Hypophysengewebe vorhanden, wie man ihn nach meinen Erfahrungen im höheren Alter antrifft, vor allem bei Sklerose der Arterien. Man trifft auch hier zwischen erweiterten Capillaren atrophisches Vorderlappengewebe. Einen ähnlichen Befund kann man übrigens feststellen, wenn sich in der Hypophyse vielfache Schwangerschaftshyperplasien abgespielt haben. Im übrigen enthält der Vorderlappen auffallend wenige ausgereifte basophile Epithelien, daneben typische eosinophile Epithelien in ungefähr normalem Mengenverhältnis. Außerdem findet man hypertrophische Hauptzellen in vermehrter Zahl. Die Zellen zeigen aber nicht etwa die Gestalt der hypertrophischen Hauptzellen wie bei Hypothyreose und Athyreose, sondern sie entsprechen der Anordnung nach Schwangerschaftszellen, allerdings nicht auf dem Höhezustande der Schwangerschaftshyperplasie des Organs. Eine ähnliche Vermehrung der Hauptzellen, freilich mit meist besser ausgeprägtem Protoplasma, fand ich häufig bei Krebsen, vor allem solchen, die ausgedehnte Metastasen in die Leber gesetzt hatten" (Berblinger).

De Snoo beschreibt einen tödlich verlaufenen Fall von Chorionepitheliom der Tube mit Metastasen in den inneren Organen. In der vergrößerten Hypophyse waren die Hauptzellen vermehrt, die eosinophilen Zellen reichlich, doch nicht im gleichen Grade wie die Schwangerschaft.

3. Das Hormon des Hypophysenvorderlappens in der Placenta.

Die im Urin der Schwangeren beobachtete große Menge von Hypophysenvorderlappenhormon „Prolan" (s. S. 670) ist bei Blasenmole und Chorionepitheliom sehr bedeutend vermehrt. Die Frage lautet, ob sie von der Placenta geliefert wird oder von der Hypophyse (s. S. 671, 672). Da die Hypophyse hypertrophiert, so wäre wohl mit der vermehrten Sekretion zu rechnen, aber zwei Einwände sind zu beseitigen. Die Hypophyse selber enthält wenig Hormon und die Placenta und Blasenmole und ganz besonders das Chorionepitheliom enthalten sehr viel. Trotzdem glaube ich annehmen zu sollen, daß eine Hyperinkretion des Hypophysenvorderlappens besteht. Hierin bestärkt mich besonders der mehrfach erwähnte Fall Wagners (S. 671), in dem ohne Schwangerschaft eine gewaltige Luteinproduktion in den Ovarien gefunden wurde, die mit gutem Grunde auf eine vermehrte Inkretion eines Tumors der Hypophyse zurückgeführt wird.

Dieser Fall beweist wohl eindeutig, daß die lutinöse Übererzeugung hier nicht vom Ei ausgehen kann, sondern von der Hypophyse selber. — Wieweit hieraus Schlußfolgerungen auf die Hormonbildung in der Placenta und ihrer pathologischen Wucherung sich ergeben, bleibe dahingestellt. Indes darf man nicht mehr die Möglichkeit außer acht lassen, daß auch das beim Chorionepitheliom außerordentlich verstärkte Auftreten von Hormon aus der besonders hypertrophischen Hypophyse selber geliefert werde, ebenso wie im genannten Falle Wagners ohne Schwangerschaft.

Man hat, wie gesagt, eingewendet, die Hypophyse selber enthalte vergleichsweise mit der normalen und besonders der pathologischen Placenta sehr wenig Prolan. Diesem Einwande begegnet jedoch die Annahme einer sehr schnellen Abgabe des Hormons an die Blutbahn. Eine Bildung des Prolans in der Placenta ist zur Zeit noch nicht erwiesen, wie ich nochmals betonen muß, und das gleiche ist auf die Blasenmole und auf das Chorionepitheliom zu beziehen. Die sowohl in der Blasenmole (Aschheim), als auch die von uns (s. Roeßler) und von Fels nachgewiesene erhebliche Menge von Hypophysenvorderlappenhormon kann sehr wohl gespeichert sein. Wir werden auf diesen experimentellen Nachweis, wie auch auf die dauernde Ausscheidung bedeutender Hormonmengen im Urin bei Besprechung der Diagnose der Erkrankung zurückkommen, für die sie besonderen Wert erhalten hat.

4. Vermehrte Luteinzellbildung im Ovarium als mittelbare Folge hormonaler Wirkung des Eies und als unmittelbare Folge der Hormonwirkung des Hypophysenvorderlappens.

Zu den bekanntesten Einwirkungen der Blasenmole und des Chorionepithelioms zählen die Veränderungen in den Ovarien. Der ursächliche Zusammenhang zwischen beiden wird uns noch bei der Besprechung der kausalen Genese der Placentarerkrankung beschäftigen, weil man früher die Ovarialveränderungen für die Ursache von jener hielt. — Die morphologische Seite der Veränderung findet im Abschnitte „Ovarium" ihre Besprechung, doch sei wenigstens vorausgeschickt, daß es sich um geringere oder stärkere Grade lutinöser Zellwucherung handelt, die teils auf die Granulosazellen der Follikel und hauptsächlich auf die Thecazellen atresierender Follikel zurückgeht. Im einzelnen ist folgendes zu erwähnen: Die meisten kleinen, selten mannskopfgroßen Luteincysten, die schon Gregorini 1795 (nach Risel) und Madame Boivin (nach Essen-Möller) bekannt waren, sind erstmalig in einer größeren Darstellung zusammengefaßt worden von Risel. — Auf eine besondere Schilderung der Histologie wird hier verzichtet, weil sie im Abschnitte über Pathologie der Ovarien abgehandelt werden wird. Nur weniges mag hier zur Histologie der lutinösen Wucherungen gesagt werden, die uns im übrigen nur im genetischen und funktionellen Zusammenhange mit der Blasenmole und dem Chorionepitheliom angehen. Geschichtliche Mitteilungen finden sich bei Risel (1907). Aus Statistiken von E. Runge (1903), Patellani (1905), Pestalozza (1909) kann man keinen Einblick in die Häufigkeit des Zusammentreffens erhalten, weil früher nicht genügend darauf geachtet worden ist; doch geht daraus schon zur Genüge die für die Ätiologie wichtige Feststellung hervor, daß die lutinöse Zellwucherung durchaus nicht immer vorhanden ist. Ferner wurde fest gestellt, daß die gleichen Wucherungen bei Blasenmole und bei Chorionepitheliom und bei diesem sowohl nach normaler Geburt wie nach Abort vorkommen.

Schaller und Pförringer (1899), W. Stoeckel (1901) haben die lutinöse Wucherung zuerst ausführlich beschrieben. Eine große Reihe von Untersuchern sind zu gleichen Ergebnissen gekommen. — Während Schaller und Pförringer die Cysten als Corpus luteum-Cysten deuteten und teilweise carcinomatöse Wucherung annahmen, hat W. Stoeckel dieses bestritten und die Zellwucherung den Thecazellen in Corpus-luteum-Cysten zugeschrieben.

Ausführliche Schilderung aus neuerer Zeit stammen von R. Schröder, Lahm, Aschheim, von denen die Beteiligung der Granulosazellen der Follikel an der Wucherung in den Vordergrund gerückt werden. Auch ich habe (1927) das gleiche in einem eigenen Falle gesehen, nur mußte ich einwenden, daß der Nachweis der Granulosabeteiligung nicht wesentlich über das anfängliche Proliferationsstadium hinausgehe und daß die meisten Luteinherde und Cysten aus der Theca hervorgehen. Das gleiche gilt für die Präparate von Aschheim und eigene neuere. Vielleicht steht diese besondere Frage hier bei Besprechung des ursächlichen Zusammenhangs weniger im Vordergrunde. Neuere italienische Autoren (Gaifami, Vozza) betonen ebenfalls die Herkunft von Thecazellen und geben zu, daß das Corpus luteum graviditatis außerdem erhalten bleibt. Das gleiche fand ich (u. A.) in den meisten Fällen.

5. Funktionelle Zusammenhänge.

Die Ursache der Wucherung von Luteinzellen werden, wie gesagt, uns noch bei Besprechung der Genese des Chorionepithelioms und der Blasenmole beschäftigen, um der Geschichte dieser Frage von dieser Seite aus gerecht zu werden. Die Frage wurde schon aus anderen Gründen entschieden. Sie wird aber erst völlig geklärt werden, wenn sich die derzeitige Einsicht in das hormonale Getriebe bewahrheitet, wie sie aus den folgenden experimentell biologischen Tatsachen hervorgehen soll.

Murata und Adachi haben, ohne die Beteiligung des Hypophysenvorderlappenhormons zu kennen, im Tierexperiment mit Emulsionen von Blasenmole und Chorionepithelioma malignum die gleiche außerordentlich starke Luteinwucherung im Ovarium hervorbringen können wie mit der Emulsion von einfachen Placenten.

Durch die Experimente von Zondek und Aschheim mit Hypophysenvorderlappenhormon an Mäusen ist die pathologische Luteinwucherung ohne Schwangerschaft erzeugt worden, und Aschheim hat sie mit Recht den pathologischen Luteinbildungen bei Blasenmole und Chorionepitheliom verglichen. Er nimmt an, daß in der normalen Schwangerschaft eine Hemmung vorhanden sei, die bei Blasenmole fortfalle. — Dieser Hemmung bedarf es wohl kaum, denn auch bei normaler Schwangerschaft besteht ein wenn auch leichtes Vorbild der Luteinwucherung (Wiczynski), und es kann die bei der Blasenmole und bei dem Chorionepitheliom sehr stark gesteigerte Erzeugung des „Prolan" die pathologische Wucherung lutinöser Gebilde im Ovarium wohl verständlich erscheinen lassen. Aschheim führt zum Vergleiche mit den experimentellen Wucherungen bei Mäusen auch die von G. A. Wagner beschriebene sehr starke Luteincystenbildung ohne Schwangerschaft an, die schon von Wagner selber und auch von Aschheim als Folge eines Hypophysentumors angesehen wird. Dieser Auffassung haben wir schon oben gestimmt. Wenngleich der Beweis hier für noch nicht völlig erbracht ist, weil der Nachweis einer vermehrten Hormonabsonderung im Blute und im Urin im Falle Wagners aussteht, so glaube ich doch, daß zukünftige Fälle dieser Art den Beweis nachliefern werden. Jedenfalls kann in diesem Falle eine Schwangerschaft ausgeschlossen werden, so daß mit ziemlicher Sicherheit Wagners Deutung richtig ist. — So bliebe uns weiter keine andere Annahme übrig, als die, daß ebenso wie die normale Schwangerschaft auf dem Umwege über die hormonale Wirkung des Hypophysenvorderlappenhormons auf die Luteinbildung in den Thecazellen der atresierenden Follikel und auf die Erhaltung des Corpus luteum wirkt, so bei pathologischer Epithelwucherung des Chorions eine ungewöhnlich starke Hormonbildung im Hypophysenvorderlappen zur pathologischen Wucherung der Luteinzellen führt oder führen kann.

Im Falle Wagner bildete sich die Wucherung der Luteinzellen, weil die Hypophyse, zur Hypertrophie gebracht, ungewöhnlich stark sezernierte, ohne Beeinflussung durch ein Ei. Es ist also möglich, daß das Ei und seine pathologischen Formen nicht selber Prolan erzeugen, sondern nur auf dem Umwege über die funktionell hypertrophische Hypophyse wirken (vgl. S. 671, 1067f.).

Die Luteinwucherung in der kausalen Genese der Blasenmole und des Chorionepithelioms s. S. 1081f.

6. Das Ovarialhormon bei Blasenmole und Chorionepitheliom.

Dieses ist über der Suche nach dem Hormon des Hypophysenvorderlappens vernachlässigt worden.

De Snoo hat allerdings in dem schon oben erwähnten Falle von Chorionepitheliom der Tube (S. 1067) mit Hypertrophie der Hypophyse gezeigt, daß Monate nach Entfernung des Uterus mit Adnexen 14 Tage vor dem Tode das brunsterregende Hormon noch im Urin vorhanden war und kurz vor dem Tode geringer wurde. Die Hormonmenge war wesentlich höher als bei nicht graviden Frauen, aber nicht so hoch wie in der normalen Schwangerschaft. Der Fall hat grundsätzliche Bedeutung erstens wegen des Fehlens der Ovarien und zweitens, weil das Chorionepithel allein ohne Zotten als Stätte der Produktion in Betracht kommt. Leider ist auch in diesem Falle die Geschwulst selber nicht zur Prüfung ihres Gehaltes an Hormonen benutzt worden. Es wird in Zukunft hieran gedacht werden müssen.

XIV. Formale Genese, Histogenese des Chorionepitheliom.

Dem Leser der voraufgegangenen Abschnitte könnte die Frage der Histogenese fast überflüssig erscheinen. In der Tat ist sie heutzutage in der Hauptsache von historischem Interesse und nur einige besondere Punkte bedürfen noch der Klärung. Es soll aber das historische Interesse nicht ganz unterdrückt werden und nochmals auf die früheren Ansichten ein kurzer Rückblick geworfen werden. Sängers Anschauung von der decidualen Herkunft der Geschwülste rührt sicher in erster Linie von der Verwechslung der Langhanszellen mit Deciduazellen her, zum Teil aber auch von der Deutung der intramuralen Chorionzellen als Sarkomzellen. Wie wir oben sahen, hat die Deutung dieser Zellen bis in die letzten

Jahre einzelnen Autoren noch Schwierigkeiten bereitet. Mit Waldeyers Diagnose Zottensarkom hatte es seine eigene Bewandtnis; C. Ruge hat das Mißverständnis aufgeklärt. Bei starker Ausbildung der Zellschicht ziehen, wie bemerkt, die plasmodialen Bänder zuweilen nur als schmale Septen hindurch; dieses hat Waldeyer veranlaßt, den Tumor für ein Zottensarkom zu halten, wobei die Zellschicht für die gewucherten Zottenbindegewebszellen gehalten wurde.

Merkwürdigerweise hat gerade umgekehrt Heinrich Albrecht das Syncytium für sarkomatöses Stroma gehalten, so daß er den Tumor irrtümlich als Carcinosarkom deutete.

Der alten Ansicht von Langhans, der ursprünglich die „Zellschicht" der Zotten für Zellen des Mesoderms (Somatopleura) hielt, schlossen sich v. d. Hoeven, v. Franqué an. Während bisher von bindegewebiger, teils mütterlicher, teils fetaler Genese die Rede war, wird die Frage weiter verwickelt dadurch, daß sich einige Autoren (H. W. Freund, ganz besonders Pfannenstiel, später Münzer u. a.) die Ansicht Tofanis und Romitis zu eigen machten, daß das Syncytium aus mütterlichem Endothel entstehe. Pfannenstiel hielt hartnäckig an dieser Ansicht fest; aus dem Nebeneinander von Syncytium und Endothel und den Degenerationserscheinungen beider schloß er auf Übergänge, dieselbe Verwechslung, die wir in seiner Lehre vom Endotheliom wieder treffen. Die Verdrängung der Endothelien durch das Chorionepithel ist ja besonders leicht einzusehen, wenn dieses von außen durch die Gefäßwand vordringt und das Endothelrohr abhebt. Aber auch wenn die Chorionzellen in die Gefäßlichtung vordringen, so beschränken sie sich nicht auf die irrtümlich für Umbildung gehaltene Verdrängung und Zerstörung des Endothels, sondern greifen auch auf die tieferen Gefäßwandschichten über und ersetzen diese. Nochmals wurde uterines Gewebe für den Mutterboden des Chorionepithelioms gehalten, diesmal jedoch das Drüsenepithel im Anschluß an die frühere Langhanssche Auffassung der Syncytialgenese, die, wie oben gesagt, besonders von Strahl verteidigt wird.

Koßmann kam entgegen Marchand auf diese Ansicht zurück, nicht nur auf Grund vergleichender Placentarentwicklungsstudien, sondern auch, weil ihm, ebenso wie J. Veit, die Vorstellung Schwierigkeit bereitete, daß eine fetale Geschwulst in das mütterliche Gewebe wachsen könne. Nach Koßmann war das „Carcinoma syncytiale" ein gewöhnliches Carcinom der Uterusschleimhaut, dessen Gewebselemente genau dieselbe Umwandlung durchmachen, wie die normalen Gewebe in jedem puerperalen Uterus. Die einzelnen Zellen der Geschwulst waren für ihn nicht gewucherte Langhanszellen, sondern Uterusepithelien, die noch nicht syncytial umgewandelt waren. Der Glykogengehalt besage gar nichts, er sei in jedem schnell wachsenden Carcinom nachweisbar. Die Zottenembolie erkläre sich dadurch, daß die Tumorzellen Zottenteile zur Abschnürung brächten. So sei auch die Blasenmole nicht Ursache, sondern Folge der Carcinombildung. Dieses alles nur aus dem Vorurteile, fetales Gewebe könne nicht mütterliches angreifen; das widersprach seiner Auffassung von der Einbettung des Eies.

Im Anschluß an Langhans Auffassung wurde noch 1902 von Ziegler der Tumor als ein „malignes Epitheliom oder Carcinom der Placenta resp. der Decidua und des Chorion" bezeichnet, dessen Zellen teils mütterlicher, teils fetaler Abkunft seien. Inzwischen hatte Marchand längst seine ursprüngliche Auffassung im Anschluß an Jessinsky von der Doppelnatur des Tumors aufgegeben, wonach die innere Lage des Zottenüberzuges als fetales Epithel, das Syncytium als mütterliches Epithel galt. Marchand konnte sich nach eigenen Untersuchungen nicht der neueren Ansicht verschließen, daß Syncytium und Langhanszellen gemeinsam fetalen ektodermalen Ursprung haben (Kastschenko, Minot, Kupffer, Graf Spee). Diese neue Lehre Marchands — L. Fränkels Verdienst in Ehren! — trug dem Chorionepitheliom endgültig die baldige allgemeine Anerkennung als einer rein fetalen epithelialen Geschwulst ein, besonders nachdem an einwandfreien Präparaten der Ausgang und direkte Zusammenhang der Tumorzellen mit dem Zottenüberzuge klargestellt war durch Marchand, Risel (auch in den Metastasen), Segall, Neumann, Gebhard, Smyly, van der Hoeven, Merttens. — Marchand hat zugegeben, daß auch anderes Epithel, besonders auch das Uterusepithel, syncytial werden könne, wie Pels-Leusden, Gebhard (im Carcinom), L. Fränkel festgestellt haben; aber das stört die Betrachtung des Chorionepithelioms als rein fetales Erzeugnis heutzutage nicht im geringsten, wie selbst J. Veit schließlich zugegeben hat.

Aber hiermit war die histogenetische Frage noch nicht erschöpft. Es wurde weiter diskutiert, wie die einzelnen Elemente des Chorions bzw. des Chorionepithelioms genetisch zueinander gehörten, und auch in diesem Punkte gab es noch mancherlei Meinungsverschiedenheiten. Marchand selbst war sich bei seiner Einteilung der Geschwülste in typische und atypische Formen wohl bewußt, daß hieraus nicht auf eine gesonderte Herkunft der Hauptbestandteile, Syncytium und Langhanszellen, zu rechnen sei. Andere Autoren waren darin weniger zurückhaltend. Die Verschiedenartigkeit im Bau der Geschwülste nach Art ihrer Entstehung infolge von Abort oder nach rechtzeitiger Geburt, nach ihrer Herkunft von chorialen Wanderzellen, Trophoblastwucherung, Placentarresten, verschleppten Zotten zu erklären (Reeb), dürfte wenig Zweck haben, solange nicht an großem Material statistisch eine Übereinstimmung erzielt ist. Die Herkunft läßt sich am fertigen Tumor ohnedies nicht nachweisen. Dagegen ist der Übergang der beiden Formen von Zellen ineinander genügend sichergestellt.

Es beruht auf einem durch die ganze Geschwulstlehre hindurchgehenden Bestreben der Autoren, aus dem Aussehen der Geschwulstzellen ihre Abstammung von bestimmten Teilen des Muttergewebes zu entnehmen. Diese Ansicht erscheint gar nicht recht verständlich, da man hinlänglich weiß, daß ein und dieselbe Mutterzelle verschiedene Formen und Anordnungen in ihrer Nachkommenschaft liefern kann. So entsteht z. B. aus einer indifferenten Zelle Deckepithel und Drüsenepithel. Ebensogut wie im normalen Gewebe kann auch bei der pathologischen Zellwucherung aus der indifferenten Geschwulstzelle Deckepithel und Drüsenepithel hervorgehen. Warum muß man also durchaus „Adenocarcinom" aus Drüsenepithel herleiten? Für das Chorionepithel gilt dies in noch viel stärkerem Maße, wenn man zugibt, daß das Syncytium nur eine durch äußere Verhältnisse hervorgerufene Epithelform ist, welche ganz zweifellos überall dort aus den Langhanszellen entsteht, wo diese von mütterlichem Blut oder Plasma berührt werden.

Ebenso ist es nach Analogie des frühembryonalen Wachstums im allgemeinen und auch nach Befunden von Zellgrenzen und Mitosen im Syncytium wahrscheinlich, daß dieses sich weiter zu Einzelzellen umwandeln kann. Danach scheint doch wohl die Beantwortung der Frage sehr einfach und klar auf der Hand zu liegen. Es ist keinesfalls notwendig, die Syncytialmassen der Geschwulst aus Syncytien des Eies und gesondert von ihnen die einzelligen Geschwulstabschnitte von den Langhansschen Zellsäulen herzuleiten, sondern jede wucherungsfähige Zelle des Chorionepithels kann unter besonderen, wahrscheinlich nur außerhalb liegenden Bedingungen in den Geschwülsten sowohl Einzelzellen als auch Syncytien produzieren. — Der besondere „Typus" der Geschwülste, nämlich die bald größere, bald geringere Ausbildung von Syncytien ist demnach keine histogenetische Frage, sondern eine Frage von nebenhergehender Bedeutung. So wird auch vielerseits, wie schon bemerkt, zugestanden, daß Syncytium kein spezifisches Gewebe, sondern nur ein Lebensstadium ist, sei es ein vorübergehendes physiologisches, das wieder zum ursprünglichen Zustand der Einzelzellen zurückführen kann, sei es ein Degenerationsstadium (Bonnets Symplasma, Peters), das den Zelltod zur Folge haben kann, aber diese Ansicht verträgt sich nicht mit der klaren Bedeutung des Syncytium als alleiniger Zottenüberzug älterer Placenten.

Eine besondere Ansicht, für die er jedoch den strikten Beweis schuldig bleibt, entwickelt Burdzinsky, der die Langhanszellen durch direkte Teilung des Syncytium hervorgehen läßt. Die Teilung durch weiteres Wachstum unter Kernvermehrung ist dagegen erweisbar. Schließlich sind noch die Meinungsverschiedenheiten über den Ausgangspunkt der intramural gelegenen Chorionzellen zu erwähnen, die durch ihr besonders strukturelles Verhalten immer lebhaftes Sonderinteresse erweckt haben. — Wir haben über ihre Genese bereits in den Kapiteln der normalen Placentation und bei der abnormen chorialen Infiltration gesprochen. Es bleibt noch zu erwähnen, daß auch in der Lehre vom Chorionepitheliom ähnliche Meinungsverschiedenheiten bestehen.

Nach Neumann, Kleinhans, Poten und Vaßmer u. a. entstehen die intramuskulären Chorionzellen aus den Langhanszellen, dagegen nach Krebs, Butz, L. Fränkel aus den Syncytien. Zu dieser Ansicht neigte auch Marchand, doch nahm er in dieser Hinsicht keine scharfe Trennung zwischen den beiden Zellarten vor. — Natürlich fehlt es auch nicht an Autoren, die sie von beiden ableiten (wie Branner). Sandberger betont sogar, daß alle Zellformen des Chorionepithels und seiner Tumoren auseinander hervorgehen können. Steinhaus hingegen, der die Entstehung der chorialen „Wanderzellen" bei normaler Placentation nur aus Langhanszellen gelten läßt, räumt beim Chorionepitheliom dem Syncytium die gleiche Fähigkeit zu. An dieser Ansicht scheint mir soviel berechtigt, daß die an der normalen intramuskulären Infiltration äußerst geringe Beteiligung des Syncytium beim Chorionepitheliom zuweilen erheblicher ist. Doch erkenne ich den Langhanszellen den Vorrang zu. Langhans stellte in Abrede, daß bei der normalen Placentation aus dem Syncytium wieder Einzelzellen hervorgehen könnten, und beim Chorionepitheliom neigt er zu der Ansicht, daß die Übergangsbilder auf Degeneration der Syncytien beruhen. — Es bedarf gar nicht solcher Übergangsbilder, es genügt vielmehr, daß proliferationsfähiges Syncytium dem Gewebe anliegt und Teile von ihm in das Gewebe hineinwachsen. Da innerhalb des weniger saftreichen Gewebes die Bedingungen zur Syncytialbildung nicht vorhanden sind, so wuchern dann die weiteren Abkömmlinge in Form der Einzelzellen; kommen diese wieder in Blutbahnen, so wuchern sie wieder in Syncytialform und so weiter.

Die Rückwandlung der Syncytien in Einzelzellen nennt Brenner „Anaplasie"; in diesem Lichte würde die Syncytialbildung aus Einzelzellen auch Prosoplasie genannt werden können. Beides erscheint mir unrichtig. Die Syncytialbildung kann eine vorübergehende Metamorphose sein, ein von der zufälligen Ernährung abhängiger Formenwechsel.

Es wird manches aus dem vorgebrachten Stand der Meinungen bald veraltet erscheinen und der Kern der Frage als selbstverständlich hingenommen werden, nämlich daß der maligne Tumor aus dem Chorionepithel entsteht. Es ist dabei ganz nebensächlich ob aus dem Zottenüberzuge, oder aus den Zellinseln, oder aus intramuralen Chorionepithelien.

Bei sonst normaler Placenta ohne Blasenzotten pflegt man anzunehmen, daß das Chorionepitheliom aus den intramuralen Chorionzellen hervorgegangen sei, was wir, wie gesagt, für leicht möglich halten, — doch fehlt stets der Nachweis, daß nicht doch einzelne Teile der Placenta selber, etwa einzelne Zotten krank waren. Veit steht der allgemein geltenden Meinung entgegen, wenn er die choriale Invasion genetisch für das Chorionepitheliom als belanglos ansieht. Doch muß man wohl der chorialen Epithelinvasion gerade ganz besonders in den Fällen ohne Blasenmole als Ausgangspunkt das Wort reden, ohne die Verschleppung chorialer Teile, auch der Zotten für die intramurale Chorionepithelwucherung (Schmorl, Lubarsch, Michaelis, Kaßjanow, Poten, Veit) zu verkennen.

Als ein Nachzügler der früheren Zeit, in der das Chorionepithel ganz oder teilweise als mütterliches Erzeugnis galt, hätte Bostroem mit seiner neuerdings (1927) erschienenen Arbeit weiter oben nebenbei erwähnt werden können. Seine Ansicht möge hier besonders aufgeführt werden, nicht nur weil es das Andenken an den trefflichen Forscher gebietet, sondern auch weil sein Ansehen zur Nachfolgerschaft in seiner Theorie verleiten könnte. — Bostroem meint, daß die Zellen des Chorionepithelioms aus einem indifferenten, dem embryonalen Mesenchym gleichwertigen mütterlichen Gewebe stammten, das an alle Blutcapillaren gebunden sei. Aus diesem Keimgewebe bilden sich zuerst indifferente Zellen, die Syncytien und die ihnen gleichen Einzelzellen mit auffallend chromatinreichem Kern. Diese „primären" Geschwulstzellen liefern dann „endogen" die eigentlichen charakteristischen Geschwulstzellen. Nicht embryonale Chorionzellen, sondern der Mutter körpereigene! Rückwärts betrachtet muß also Bostroem, da er den Zusammenhang mit dem Zottenepithel (Blasenmole, Metastasen mit Zotten!) nicht leugnen kann, den Zottenübergang auch für mütterlichen Ursprungs halten, und er ist dazu willens. — Die Idee Bostroems rührt davon her, daß der Gießener Anatom Strahl die Theorie des mütterlichen Ursprunges der Chorionepithelien namentlich beim Kaninchen, weniger entschlossen beim Menschen vertrat. — Es gibt heute nach ziemlicher Bereicherung der Kenntnis junger menschlicher Eier keinen Histologen mehr, der die embryonale Abstammung des Chorionepithels in Zweifel zieht. Diese Frage ist unbedingt erledigt und damit zugleich Bostroems Theorie. — Immerhin kann man noch Bostroems Einwand, daß das Chorionepitheliom die einzige Geschwulst mit körperfremden Zellen sein würde, damit entkräften, daß die teratomatösen Geschwülste wenigstens zum größten Teil ebensogut körperfremd sind. — Wollte jemand mit Bostroem darauf bestehen, daß das Chorionepitheliom der Mutter körpereigenes Gewebe sei, so müßte er daran Anstoß nehmen, daß es einerseits bei der normalen Placentation sich mit dem nicht nur fremden, sondern überdies embryonalen Stroma in normale Verbindung setze, und daß es andererseits als Geschwulst keine Verbindung mit dem Stroma der Mutter eingehen kann. Das würde die einzige Geschwulst sein, die nicht das Stroma des eigenen Körpers benutzt. — Bostroems Einwand kehrt sich also gegen seine eigene Ansicht.

Wenn die embryonale Zugehörigkeit des Chorionepithels nicht bereits an vielen jungen Eiern klargestellt wäre, so würde man sie wohl aus ihrer Unfähigkeit zur Herstellung eines Gewebeverbandes mit dem mütterlichen Gefäßbindegewebe entnehmen können.

Bostroem hat einen Anhänger in Nevinny gefunden; er führt aus, daß bei typischem Chorionepitheliom in 3 Fällen starke Geschwulstmäntel um die Gefäße lagen, und glaubt daraus schließen zu dürfen, daß dies auf „geschwulstartige Umwandlung von benachbarten mütterlichen Gewebselementen zurückzuführen sei" und nicht auf Wucherung des Chorionepithelioms entlang der Gefäßwände oder in den Lymphräumen. Er glaubt auch aus dem Umstande, daß dieses gerade die jüngsten Patientinnen betrifft, entnehmen zu können, daß bei ihnen ein besonders wachstumsfähiges Gefäßkeimgewebe zur geschwulstartigen Wucherung befähigt sei. Das gleiche nimmt er auch für die Metastasen an. Irgendwelche Beweise für die Umwandlung der einzelnen Zellen werden jedoch nicht erbracht.

Es gibt keine Geschwulstart, bei der nicht in einigen Fällen Gefäßmäntel von Geschwulstzellen gebildet würden — nicht etwa, weil sie alle aus Gefäßwandzellen entstehen, sondern weil sie sich hier gut ausbreiten können, wie wir bei den verschiedenen Geschwülsten der Gebärmutter oben beschrieben haben. — Die besondere Vorliebe der Chorionepithelien, auch in der normalen Placenta die mütterlichen Gefäße nicht nur zu begleiten, sondern auch ihre Wandung zu zerstören, ist nicht verlockend, sie als mütterliche Zellen zu betrachten. Ganz unrichtig ist Bostroems Angabe, daß die zerstreuten Zellen nicht durch Teilung und Vermehrung, sondern einzeln an getrennten Stellen entstehen. Diese Angabe beruht auf der unzulänglichen Untersuchung auf Einzelschnitten anstatt in Serien und trifft für das Chorionepitheliom ebensowenig zu wie für die normalen Placentationsvorgänge, mit Ausnahme der in den Gefäßen verschleppten Zellen (namentlich mit Blasenzotten), die durch die Gefäßwand in die Uterusmuskulatur wuchern und allein liegende Herde bilden können.

Es ließe sich noch vieles gegen Bostroems Darstellung und Schlußfolgerung einwenden, aber das erscheint überflüssig für jeden, der die normale Placentation kennt und mit ihr das in jeder Beziehung in das Pathologische gesteigerte Verhalten der Zotten, des Chorionepithels und in der Reaktion des mütterlichen Gewebes vergleicht. — Es gibt nur eine Möglichkeit, unsere moderne histogenetische Kenntnis des Chorionepithels zu verstehen, das ist die Betrachtung junger menschlicher Eier. Die jüngsten Stadien sind noch nicht bekannt, aber bei anderen Tieren ist der epitheliale Trophoblast an der Oberfläche der Eier schon vor der Einbettung bekannt. Daß das gleiche beim Menschen gefunden werden wird, ist nur eine Frage der Zeit, aber auch ohne dieses ist bei jüngsten implantierten menschlichen Eiern der epitheliale Anteil des Trophoblast von Anfang an als Eigenbildung erkennbar.

Der Ausgang des Chorionepithelioma malignum uteri vom Chorionepithel steht unbedingt fest; es ist anzunehmen, daß außer dem Zottenüberzuge und den basalen Zellmassen gelegentlich auch die intramural zerstreuten chorialen Zellstränge, die sogenannten Einzelzellen, den Ausgangspunkt der Geschwulst abgeben können; dieses gilt namentlich für primär intramurale Knoten, sofern sie nicht aus meist an Blasenzotten gebundenen, innerhalb der Gefäßlichtung gelegenen Chorionepithelzellen hervorgehen.

Die Herkunft des Chorionepithels aus embryonalen Zellen ist sonst von allen Seiten anerkannt; das Chorionepithelioma malignum ist eine embryonalzellige Geschwulstart.

XV. Kausal genetische Betrachtung des Chorionepithelioma malignum.

1. Einleitung. Geschichtliches im Allgemeinen.

Geschichtlich haben allgemeinere und auch besondere Strömungen ihren Einfluß auf die pathogenetische Auffassung gehabt. Die verschiedenen Ansichten über die Histogenese des Chorionepithelioms haben wir eben genügend dargestellt, so daß wir uns ersparen dürfen, darauf zurückzukommen.

Seitdem die Natur der Geschwulst als Chorionepithelwucherung erkannt worden ist, haben sich selbstredend im Verfolge die Ansichten über die Entstehungsbedingungen gewandelt. Auch die allgemeineren Strömungen haben ihren Zoll gefordert. Vom Standpunkte der Cellularpathologie und der Irritationslehre wurden die Bedingungen sowohl zur Blasenmolenbildung, als auch zur malignen Tumorbildung nur örtlich gesucht, hauptsächlich in der Endometritis, später sogar in Parasiten. Auch die Cohnheim-Ribbertsche Lehre von der Keimausschaltung spielt hinein, selbst die zum leeren Schlagwort gewordene „Anaplasie" von Hansemanns.

Neuerdings fand die allgemeine Konstitution mehr Beachtung; einerseits suchte man die Ursache in der Anlage des Eies von vornherein, oder man sah eine Vergiftung des Eies seitens des allgemein erkrankten mütterlichen Organismus, und schließlich wurde mit zunächst noch allgemeinen Vorstellungen über die Verteidigungsstellung des mütterlichen Organismus gegen die Angriffskraft des Eies gearbeitet, dann wurde hierfür der chemische Begriff von lösenden Stoffen in der Decidua und von Fermenten gesetzt. Später macht sich der Einfluß der Hormonlehre geltend, nachdem man die Beziehung zwischen Corpus luteum und Gravidität und besonders zwischen den Ovarialcysten mit unseren Erkrankungen des Chorions zu erkennen begann.

Diese verschiedenen Wege auf der Suche nach einem Einblick in die Entstehungsbedingungen kreuzen sich nicht nur, sondern sie laufen auch streckenweise miteinander einher, so daß sie nicht in zeitlichen Perioden der Geschichte unterzubringen sind, wie wir beim Eingehen auf die Einzelheiten sehen werden.

Der Zusammenhang des Chorionepithels mit der Blasenmole, bei dessen Besprechung wir oben statistische Angaben machten, ist derart sichergestellt, daß ihm auch in der kausalen Betrachtung vieldeutige Anerkennung zuteil wurde. Die Ätiologie beider Erkrankungen wird demnach von den Autoren oft gemeinsam besprochen, soweit sie nicht in die Zeit vor der Kenntnis der Zusammengehörigkeit fallen. — In der heutigen Literaturübersicht läßt sich keine getrennte Behandlung durchführen, obgleich eine Blasenmole durchaus kein Chorionepitheliom zur Folge haben muß, und obgleich dieses scheinbar auch ohne Blasenzotten vorkommt. Diesem Umstande haben wir Rechnung zu tragen versucht, ohne Anspruch auf völlige Abgrenzung.

2. Die einzelnen Bedingungen für die Entstehung des Chorionepithelioms.
a) Veränderungen in den Chorionepithelien und im Ei.

Wie schon oben ausgeführt ist, gilt wie für Blasenmole, so auch für das Chorionepitheliom die primäre Schädigung des Eies vielen Autoren als das einfachste, doch bleibt die Ursache meist unerörtert, so auch in den allgemeinen Theorien über den veränderten Zellcharakter, die ihrerseits häufig wieder auf „veränderte Ernährungsbedingungen" zurückgeführt werden. Diese können aber sowohl durch fetale, als auch durch mütterliche Erkrankung entstanden gedacht werden und können in diesem Falle nicht „primär" genannt werden. — Auch abnorme Persistenz des Trophoblast auf jugendlichem Stadium (Hitschmann, Peters und besonders O. Frankl) bedeuten ein ungewöhnliches Verhalten von Eiteilen, dessen Bedingungen sowohl innere als auch äußere (Verschleppung, heterotope Einschließung u. a.) sein können. — Noch weniger besagt die „Anaplasie" von Hansemanns, die wir bereits bei den atypischen Tumoren erwähnten, weil sie von der für die Chorionzellen unzutreffenden Voraussetzung einer erworbenen Zellatypie als Ursache ausgeht, während sich doch nur eine Atypie der quantitativen Zusammensetzung nachweisen läßt und die sichtbaren Atypien der Zellen und ihrer Kerne sekundär auftreten als regressive Vorgänge.

Im Anschluß an Ribberts Anschauung in der allgemeinen Geschwulstlehre erblicken neben diesem Autor auch Schlagenhaufer und Veit in der „Ausschaltung" des Chorionepithels und der veränderten Ernährung die Ursache, wobei Schlagenhaufer noch besonderen Wert auf die stärkere Wucherungsfähigkeit infolge frühzeitiger Ausschaltung legt.

Da jedoch keine andere Zellart eine so ungemein häufige, durchaus zur Norm gehörige „Ausschaltung" erfährt, wie das Chorionepithel, so hat Ribbert meist Gegnerschaft geerntet, insbesondere bei Marchand, Langhans, Risel, R. Meyer, der den Begriff der Ausschaltung im Sinne Ribberts a. a. O. allgemein als unzureichend abgelehnt hat.

Nach Marchands Ansicht in dieser Frage haben die normalen Chorionepithelien vermöge chemotaktischer Reizbarkeit die Fähigkeit, in die mütterlichen Gewebe einzuwandern und sie bis zu einem gewissen Grade zu zerstören. Die normale Entwicklung des Eies beschränkt die Wucherungsfähigkeit; beim Absterben des Eies oder bei Abtrennung einzelner Zotten (Stillstand der Zottenzirkulation) hört diese Regulierung auf, das Epithel wird überernährt und wuchert jetzt destruktiv, wobei die mechanischen und chemischen Veränderungen der Uteruswand mitwirken mögen. — Auch Pozzi sieht unter Berufung auf Estéqule die Entstehungsursache für das Chorionepitheliom in der Retention von gewöhnlichen Placentarresten nach Abort. Nach meinen sehr zahlreichen Untersuchungen solcher bei uns ganz alltäglichen zurückbleibenden Placentarreste muß ich das in Abrede stellen; sie degenerieren meist schnell. Natürlich kann nach Abort Blasenmole oder auch Chorionepitheliom entstehen, aber die Zellretention als solche erklärt das nicht. Auf das, wie gesagt, von Marchand schon hervorgehobene Vorbild der physiologischen Chorionepithelinvasion habe auch ich besonders hingewiesen, nicht nur — wie durch die ganze Literatur geht — in pathologischen Uteri, sondern, wie ich in einer weiteren Mitteilung feststellte, auch in ganz normalen Uteri, die wegen Lungentuberkulose von Bumm exstirpiert worden waren (1909). —

Vielleicht bedarf die Chorionzelle dank ihrer natürlichen Lösungskraft weniger als irgendeine körpereigene Zelle der Mutter besonderen Anreizes zu dauernder und zerstörender Wucherung. Es wird mehr als bei irgend anderen Tumoren auf die Abwehrkräfte des mütterlichen Organismus ankommen, wie sich auch aus der Eigentümlichkeit ergibt, daß selbst Metastasen (Zottenembolien mit destruierender Epithelwucherung) ausheilen können.

Immerhin muß zunächst daran festgehalten werden, daß das Chorionepithel irgendwelche Veränderungen eingeht, wenn es destruierend wächst, wenn wir zunächst ganz absehen von der Frage, ob diese Veränderungen eine Auswirkung innewohnender Anomalien oder äußerer Einwirkungen sind oder durch beides zusammen hervorgerufen werden.

Es ist zwar oben wiederholt die Rede davon gewesen, daß das Chorionepithel bei der bösartigen Wucherung eine gewisse Jugendlichkeit wahrt, so z. B. in der Form des doppelten Epithelüberzuges bei Blasenmole. Aber die Jugendlichkeit allein macht es nicht, wie grade die Häufigkeit der gutartigen Blasenmole zeigt. Einen gewissen Grad von Jugendlichkeit müssen wir ohnehin auch bei den in später Zeit der Schwangerschaft oder hinterher an hinterlassenen Resten anerkennen. — Es ist auch sehr fraglich, ob solche Jugendlichkeit bei Zellteilung erst wiedergewonnen wird. Auch in diesem Falle muß die Fähigkeit dazu in den sich teilenden Mutterzellen gewahrt bleiben. Kurz, um die besonderen pathologischen Bedingungen werden wir nicht herumkommen. Deshalb habe ich auch den oben (S. 991) angegebenen Versuch von d'Erchia zurückgewiesen, der darauf ausgeht, die verschiedenen morphologischen Befunde mit unterscheidbaren Zeiten der Entstehung der Blasenmole zu erklären. Aus gleichen Gründen scheint mir eine verwandte Ansicht G. A. Wagners nicht einleuchtend. Sie gründet sich auf das angeblich „destruierende" Vorwachsen der Blasenmole. Wagner entnimmt daraus Entstehung dieser Molen in verschiedenen Stadien der Implantation des Eies in Anlehnung an die Einteilung Grossers in ein Stadium des Implantations- und des Resorptionssyncytium. Deshalb muß ich nochmals hervorheben, daß die Blasenmole, also die Zotten selber nicht außerhalb der Gefäße in die Uterusmuskulatur gelangen. Auch in den Fällen von sicher destruierendem Chorionepitheliom (M. B. Schmidt, H. R. Schmidt, ebenso wie in meinen eigenen Fällen) wird von den Blasenzotten nur die venöse Blutbahn innegehalten. Man erkennt sogar noch das Endothel. Auch liegen die Stadien Grossers viel zu nahe beieinander, um nennenswerte Unterschiede zu ergeben, und endlich kann ich diese überhaupt nicht als wesentliche Unterschiede in der Art der Syncytien anerkennen. Nur in den äußeren Bedingungen (Histiotrophe, Hämotrophe) liegt der Unterschied.

Wenn wir heutzutage der Störung des Gleichgewichts in den reaktiven Beziehungen zwischen den Chorionepithelien und den mütterlichen Geweben und Säften besondere Bedeutung beimessen, denen wir uns im folgenden zuwenden werden, so muß doch vorausgeschickt werden, daß diese Betrachtung nicht einseitig werden darf. Eine Reaktion hat stets zwei Partner. Zugestanden, daß den Chorionepithelien eine bedeutend größere Bereitschaft zur Wucherung innewohnt als anderen Zellen, so führt uns doch die Vergleichung der normalen und pathologischen Wucherung des Chorionepithels zu dem

Schlusse, daß ohne besondere Veränderung der Zellfunktion eine schrankenlose Wucherung nicht verständlich wird. Es wird darauf ankommen zu erforschen, wie weit diese Zellveränderung in dem Chorionepithel von vornherein beanlagt ist oder doch wie weit sie den veränderten Bedingungen im mütterlichen Organismus entgegenkommt.

Es ist anzunehmen, daß wir diesen Bedingungen in weiterer Forschung leichter näherkommen werden. Es ist jedoch zu beachten, daß uns mit dem Nachweis solcher Veränderungen im mütterlichen Organismus allein nicht gedient ist. Es muß gezeigt werden, daß diese Veränderungen nicht erst vom Chorionepitheliom hervorgerufen werden und dann muß sich weiter herausstellen, ob solche Veränderungen stets zur pathologischen Wucherung des Chorionepithels führen. Beiden Bedingungen künftig gerecht zu werden, wird Schwierigkeiten bereiten, aber sie sind unabwendbare Forderungen. Man wolle sie also bei der folgenden Übersicht kritisch im Auge behalten, damit wir sie nicht bei jedem einzelnen Punkte wiederholen müssen. — Kurz, den mütterlichen Veränderungen, was ihnen gebührt, und den Chorionepithelien die Beachtung der Zellveränderung.

Betrachten wir also die Annahmen, die verschiedene Bedingungen im mütterlichen Körper suchen.

b) Ursachen von Seiten der Mutter.

Mit allen den genannten Vermutungen über Veränderungen im Chorionepithel werden natürlich keine Ursachen genannt, auch wenn man sie bis in die Eizellen zurückverlegt. — Von Schädigungen kommen örtliche Veränderungen in der Gebärmutter und allgemeine des mütterlichen Organismus in Betracht.

α) Örtliche Bedingungen in dem Uterus.

Neben den allgemeinen Ernährungsstörungen wird aus einzelnen pathologischen Befunden, wie kleinzelliger Infiltration, auch auf eine örtlich herabgesetzte Widerstandsfähigkeit des Uterusgewebes geschlossen, namentlich wenn die intramurale choriale Epithelinfiltration stark auftritt. Auch Kworostansky nimmt lokale Ernährungsstörungen dafür an und Schickele, Jockers sprechen von „Zirkulationsstörungen". Es beantwortet jedoch, wie ich hervorheben muß, die Placenta lokalen Ernährungsmangel mit Neubildung von Zotten an anderen Stellen, also durch Tiefenwachstum oder periphere „extrachoriale" Ausbreitung. Im allgemeinen läßt sich wohl sagen, daß die Annahme irgendeiner Uteruserkrankung nicht ausreicht, das Chorionepitheliom zu erklären.

Insbesondere gegen Veits Annahme der endometralen Erkrankungsursache wandten sich Marchand, Aschoff, Schlagenhaufer. — Risel fügt dem hinzu, daß die Befunde von metastatischen Tumoren vom Bau des Chorionepithelioms bei gesundem Uterus, ferner die von ganz gleichartigen Wucherungen in Teratomen durch die Veitsche Theorie in keiner Weise zu erklären seien.

Nur kurz gestreift werden soll die unvermeidliche parasitäre (Blastomycyten) Erkrankung der Chorionzellen, wodurch das Wesen der Zellveränderung bekanntlich nicht klarer wird. La Torres Angaben über Blastomyceten hat Risel bereits mit größter Skepsis betrachtet, und ähnliche Mitteilungen von Rossi Doria verdienen kein anderes Schicksal.

v. Franqué hat die parasitäre Ätiologie gänzlich ausgeschlossen. Jedenfalls liegt bisher kein Befund vor, der es rechtfertigte, dieser Frage ernstlich nachzugehen.

Zu den örtlichen Bedingungen letzten Endes gehört auch die von einigen Autoren (Hitschmann, Peters, Frankl) angenommene verzögerte Involution des Uterus. Ganz unzureichend erscheint mir Kworastanskys Annahme, daß für die Placenta ungünstige Ernährungsverhältnisse, nicht nur die noch weiter zu erwähnenden allgemeinen Bedingungen, sondern auch örtliche Mängel, wie Fehlen der Schleimhaut zum Chorionepitheliom führen könnten. — Das Fehlen der Schleimhaut insbesondere und dann im allgemeinen der ungünstige Sitz der Placenta sind Ursachen für ungewöhnliche Art und Form der Ausbreitung der Zotten von solcher Häufigkeit, daß ihr Einfluß keinesfalls nennenswert sein kann. Die genannten Unbequemlichkeiten beantwortet die Placenta mit Erhaltenbleiben und Ausbreitung der Zotten in allen gangbaren Wegen — oder das Ei wird ausgestoßen, bei unzureichender Ernährung. — Anderenfalls würden wir täglich Chorionepitheliome sehen.

Anhangsweise sei noch einer Hypothese Reebs gedacht, die den Einfluß des mütterlichen Organismus bzw. seiner örtlichen Gewebseinflüsse nicht nur auf den Grad seiner Destruktionsfähigkeit ausdehnt, sondern auch auf den histologischen Typus des Tumors. Er verweist auch auf Beobachtungen, wonach bei den durch wiederholte Blutungen tödlich verlaufenen Fällen die sonst so reichliche leukocytäre Reaktion des mütterlichen Organismus vermißt wurde.

Dieses könnte, glaube ich, wohl eine Begleiterscheinung ohne Einfluß sein, zumal die leukocytäre Reaktion ohne besondere Infektion nicht die von ihm vorausgesetzte Rolle zu spielen pflegt. — Jedoch sind die örtlichen Einflüsse des Uterusgewebes auf die choriale Infiltration und namentlich die Menge flüssigen Blutes auf die Syncytiumbildung unbestreitbar, wie ich oft betont habe.

Die Antwort des mütterlichen Gewebes auf die Epithelwucherung ist gewiß von großer Bedeutung für das Entstehen des Chorionepithelioms. Ohne einen natürlichen Schutz würde es häufiger zur Geschwulstbildung kommen, ganz besonders viel häufiger bei Blasenmole. Doch ist die Abwehr nicht rein örtliche Angelegenheit, sondern mehr eine allgemeine.

Alles in allem, die rein örtlichen Bedingungen werden gewaltsam überschätzt und, soweit sie wirken, sind sie größtenteils, wenn nicht alle, abhängig von allgemeineren Bedingungen im mütterlichen Körper — Voraussetzung bleibt, daß besondere Verhältnisse im Chorionepithel ihnen entgegenkommen.

β) Allgemeine Bedingungen im mütterlichen Organismus.

Als allgemeine Bedingungen hat man schon seit längerem Stoffwechselstörungen unbekannter Art angesehen und hat mit ihnen eine Gleichgewichtsstörung in den chorialen Zellen erklären wollen. — Nachdem schon bei Besprechung der Ribbertschen Theorie von der Ausschaltung der Zellen die Autoren Marchand, L. Pick, Langhans, Risel, R. Meyer dem veränderten Zellcharkter und den veränderten örtlichen und allgemeinen Ernährungsbedingungen das Wort geredet hatten, und von anderen Autoren (Pick, Aschoff, Marchand, Zagorjamski-Kissel, Veit, Walthard, v. Franqué, Schmauch, Fleischmann) der verringerte Widerstand des mütterlichen Organismus, besonders im Alter (Polano), zur Voraussetzung gemacht worden war, wandten sich weiterhin die Blicke auf nähere Bezeichnung dieser Veränderungen: So auf eine Verringerung der normalen Schutzkräfte, mangelhafte Gerinnbarkeit des mütterlichen Blutes (Albert O. Schmidt) auf den Mangel an „Syncytiolysin" (Schmauch, J. Veit, Kworostansky) neuerdings auch (Iwanow) auf Hämoglobinarmut (Kworostansky), Infektion, Anämie (Schmorl).

Mac Kenna begnügt sich, wachstumserregende Toxine unbekannter Art dem Chorionepithel zuzuschreiben. Auch der Nachweis beliebiger Störungen im Körperhaushalt, z. B. Herz- und Nierenkrankheiten (Kworostansky) genügt natürlich nicht zu kausalgenetischer Verwertung, zumal wenn diese Störung nicht stets die gleiche ist, wie z. B. 53 % Nierenstörung bei Chorionepitheliom (Krömer). Im allgemeinen beschränkte man sich auf Umschreibungen der erwarteten Bedingungen. O. Frankl legte jedoch seiner erwähnten Ansicht Experimente zugrunde; er geht davon aus, daß die sämtlichen Eigenschaften der destruierenden Tumorzellen schon dem jungen Chorionepithel eigen sind. Es müsse jedoch noch ein wichtiger Faktor in Betracht gezogen werden, die Abwehrfähigkeit des Organismus. Das Serum gravider Frauen löst fetale Zellen auf, dagegen hat Frankl in 3 Fällen von Chorionepitheliom diese Eigenschaft vermißt. Ebensowenig wurden die Krebszellen gelöst. — Danach waren die biochemischen Qualitäten des Blutes und der Gewebssäfte Förderer der destruierenden Geschwulstbildung. — Diese Anschauung würde, wenn sie sich bestätigt, der allgemeineren Fassung entgegenkommen, in der von zahlreichen Pathologen der gleiche Gedanke von dem wichtigen Einflusse der allgemeinen Konstitution neben einer Besonderheit der Geschwulstzellen stets ausgesprochen wurde. Frankl sieht auch in der möglichen Wiederkehr der Schutzkräfte den Grund für die Heilung einzelner Fälle.

Unter den kurz aufgezählten Ansichten überragen die Arbeitshypothesen turmhoch die einigermaßen begründeten Theorien. Sie betreffen einerseits mangelhaften Widerstand der Mutter, örtlich und allgemein, andererseits Ernährungsstörung des Chorionepithels, teils Mangel, teils Überfluß, teils Schädlichkeit der Nahrung.

Obgleich die Luteinwucherung für die Genese auszuschalten ist, erfordert sie aus historischen Gründen Besprechung.

γ) Die ovariellen Veränderungen (Wucherung der Luteinzellen) in ursächlicher Beziehung zum Chorionepitheliom und zur Blasenmole.

Zu den Theorien, die die Ätiologie der Erkrankung im mütterlichen Organismus suchen, gehört die hormonale Corpus-luteum-Theorie. Eine Reihe von Autoren setzt die Luteincysten mit der Blasenmole und dem Chorionepitheliom in ursächliche Beziehung derart, daß bald das eine, bald das andere für das Primäre, endlich aber auch beides für die gleichzeitige Folge einer gemeinsamen Ursache gehalten wird.

Der größte Teil der Diskussion nimmt Bezug auf die Born-Fränkelsche Theorie von dem wichtigen Einfluß der Sekretion des Corpus luteum auf die Einbettung und die Entwicklung des Eies. R. Runge entnahm hieraus die Betrachtung, daß eine höhere Luteinproduktion die Blasenmole und Tumorbildung der Chorionzellen zufolge haben könne. Ihm folgten L. Pick, Jaffé. L. Fränkel selber kam dagegen allmählich zu der Ansicht, daß das Ei zwar vom Hause aus gesund gewesen sei, aber während der Einbettung oder später erkranke, weil das Corpus luteum, das der Insertion und Weiterbildung des Eies vorstehe, durch den Cystendruck geschädigt werde. Der wesentliche Unterschied beider Anschauungen wurde schon von Pick dahin festgelegt, daß er und seine Parteigänger ein Zuviel von Luteinsubstanz, L. Fränkel dagegen ein Zuwenig für die Entartung des Eies maßgeblich machten. Der Ansicht Picks sind einige Autoren willig gefolgt (Bamberg, Krebs, B. Fischer, Haas). Zu diesen Theorien steht in der Umkehr die Anschauung Dungers, daß die Luteincystenbildung eine Folge der chorioepithelialen Neubildung sei; er bezieht sich dabei auf den Einfluß der normalen Gravidität auf das Corpus luteum. Gegen die Picksche und Fränkelsche Theorie führt Dunger den bekannten Umstand ins Feld, daß die Chorionepitheliome zuweilen erst lange Zeit nach Geburten und Aborten zur Ausbildung gelangen. Auch Gottschalk hielt die Luteincystenbildung für sekundär, nämlich eine Folge der Stauung in den Ovarialgefäßen, die ihrerseits durch Kreislaufsstörungen im Uterus bei der Blasenmolenbildung bedingt seien.

Ferner spricht noch gegen Pick und L. Fränkel der außerordentlich wechselnde Befund an den Ovarien; jedenfalls findet man höchstgradige Chorionepithelwucherungen mit ganz geringfügiger Luteinzellenbildung (Wallart, Seitz) oder Fehlen der Cysten, wie auch aus der kasuistischen Zusammenstellung Runges hervorgeht, in der unter 63 Fällen nur 39mal Luteinwucherung bestand.

Wie Dunger, Wallart, Seitz haben sich aus gleichen Gründen noch andere Autoren gegen die luteinöse Ätiologie ausgesprochen (Pfannenstiel, Böshagen, Hammerschlag, Risel, Essen-Möller, Pinto). Küstner meint, die Blasenmole rufe allein die Luteinzellenwucherung hervor, und wenn ein Chorionepitheliom folge, so hänge der Bestand der Luteinzellencystome lediglich davon ab, wie lange nach Ausstoßung der Blasenmole das Chorionepitheliom entstehe. Diese Annahme berücksichtigt nicht, daß Chorionepitheliom auch ohne Blasenmole zu Luteinwucherung führt. Birnbaum neigt zwar Picks Auffassung zu, aber nicht unbedingt, da die Überproduktion von Lutein nicht ohne weiteres Blasenmole hervorrufe, wie die Zwillingsschwangerschaften mit Blasenmole nur des einen Eies zeigen. Die Luteinzellenproduktion bei Blasenmole und Chorionepitheliom wird schon von Wallart, Seitz, Pinto, Bürger, Risel, Santi, ebenso wie von mir nur als eine Steigerung der gleichen Produktion bei normaler Schwangerschaft, aber nicht als Ursache der Eierkrankung betrachtet.

Einen weiteren Einwand muß ich noch kurz anführen. Nach Herold soll in einem Falle nach Blasenmole ein Chorionepitheliom im Uterus mit parametranen Metastasen nach Exstirpation der luteinös cystischen Ovarien sich zurückgebildet haben. Es fehlt zwar der Beweis für das maligne Chorionepitheliom in diesem Falle, aber wie oben geschildert, kommt Rückbildung nicht so ganz selten ohne Eingriff vor. Es liegt deshalb kein Grund vor, aus diesem Falle eine ätiologische Frage herzuleiten. Aber selbst wenn das öfters wiederholte Experiment in nicht operablen Fällen das gleiche Ergebnis der Rückbildung haben würde, so bedeutet dieses keinen notwendigen Rückschluß auf die Ätiologie.

Auch die Rückbildung der Luteincysten nach Entfernung des Chorionepithelioms (Ruge, Fränkel, Santi, Gouilloud, Essen-Möller, Mathes) spricht gegen die Pick-Fränkelsche Theorie; ebenso sind unsere Ansichten über Abhängigkeit der Luteinsubstanz vom Ei bei normaler Gravidität unvereinbar mit der Anschauung von der primären Ursache im Ovarium.

Ich habe in meiner Mitteilung (1927) über das Fehlen der Luteinwucherung in einigen Fällen darauf hingewiesen, daß erstens das nötige Ovarialparenchym fehlen könne, namentlich bei älteren Frauen, ferner daß die Luteinwucherung ebenso wie bei normaler Schwangerschaft erst nach einer gewissen Zeit, etwa nach 2 Monaten, einsetze und daß die Luteinwucherung auch bei mangelnder bzw. zurückgebildeter Epithelwucherung einer im Uterus zurückgehaltenen Blasenmole ebenso zurückgebildet werden könne wie bei einer durch Operation entfernten Blasenmole. Mit dem Fehlen der Luteinwucherung ist die Unabhängigkeit des Wachstums des Chorionepithelioms und der Blasenmole von jeher ebenso sichergestellt worden wie durch die Zwillingseier mit einer Blasenmole und einer gesunden Placenta.

Die Frage der Luteinzellenwucherung ist neuerdings auf ganz andere Bahn gelenkt worden, und damit die Belanglosigkeit der Luteinbildung bei der Entstehung der Blasenmole und des Chorionepithelioms, wie sie schon aus den oben angeführten Gründen hervorgeht, so gut wie dargetan. Man vergleiche unsere Ausführungen auf S. 1068.

Es würde die Frage der ätiologischen Bedeutung der Luteinzellenwucherung für das Entstehen von Chorionepitheliom und Blasenmole gänzlich verschwinden, wenn es gelänge, bei Schwangeren durch Zufuhr von „Prolan" pathologische Luteinwucherung zu erzeugen, ohne daß daraus Blasenmole oder Chorionepitheliom erwüchse. Da aber die pathologische Luteinzellwucherung nur Ovarialhormon in besonderer Menge liefern kann, so würde es genügen, experimentell zu zeigen, daß noch so starke Zufuhr von Ovarialhormon in der Schwangerschaft keinen Einfluß auf das Wachstum des Chorion ausübt.

Jedenfalls ist die Frage heute schon dahin geklärt, daß Blasenmole und Chorionepitheliom nicht immer Luteinzellwucherung zur Folge hat, daß diese daher nicht Ursache der Erkrankungen des Eies sein kann, sondern daß diese umgekehrt die Luteinzellwucherung hervorruft, und zwar auf dem Umwege über den Vorderlappen der Hypophyse.

Das Chorionepitheliom entsteht unabhängig von besonderen pathologischen Einflüssen des Ovarium ebenso wie in den Teratomen beim Manne.

3. Versuche künstlicher Erzeugung von Chorionepitheliom und Blasenmole.

Nebenbei ist noch experimenteller Forschung zur Lösung der Ätiologie zu gedenken; sie hat verschiedene Wege eingeschlagen. Die Implantation von Chorionepitheliomgewebe bei Kaninchen subcutan und intraperitoneal (Vaßmer) oder intraperitoneal und intrauterin (Schumacher) blieb erfolglos. Eigene Versuche mit Implantation arteigener und körpereigener Placenta mit Äther und Scharlachöl verliefen ebenfalls nichtssagend; ebensowenig konnte ich mit letztgenannten Mitteln allein am schwangeren Kaninchenuterus Wucherungen erzielen. Injektion von Placentargewebe bei Ziegen und Kaninchen (A. Birch-Hirschfeld und Garten, Krückmann und Lengemann, Lubarsch) ergab ebenfalls negative Resultate.

Durch mechanische Einwirkung (Quetschung der Placenta mit Pinzetten bei Hündinnen) will Aichel der Blasenmole ähnliche Veränderungen hervorgerufen haben, deren histologische Beschreibung Risel freilich als zu kurz beanstandet. Todyo setzt einen Fall von jungem Blasenmolenabort 3 Wochen nach Treppensturz in eine wohl etwas zu gewagte Parallele mit Aichels Experiment. — Aichels Präparate waren für die Ähnlichkeit mit Blasenmole nicht einmal überzeugend.

4. Schlußbetrachtung der Genese.

Am Schlusse dieses Abschnittes kann man wohl sagen, daß, wie gewöhnlich bei ungelösten Fragen, die „Erklärungen" ins Kraut schießen. — Es scheidet die Erklärung vom Einfluß der Luteincysten aus. Es sind pathogenetisch gesondert zu betrachten die teilweise zerstreute Form und besonders die umschriebene Form und die gänzliche („totale") Blasenmole, ferner die Frühstadien und die späten teilweisen Blasenmolen mit fast ganz oder völlig ausgetragenen Kindern und die Einzelblasen bei Aborten. — Besondere Beachtung verdienen die zweifellos vorhandenen Kreislaufsstörungen und damit Ernährungsstörungen in den Zotten, die in sehr verschiedener Art, durch allgemeine und nur umschriebene Gefäßdefekte verursacht werden. Bei der Betrachtung der Gefäßveränderungen ist das Alter und die Dauer der Retention der Blasenmole ganz besonders zu berücksichtigen.

In der kausalgenetischen Betrachtung der Blasenmole kommt man bestenfalls rückwärts bis zum Gefäßdefekt, der seinerseits nicht bekannte allgemeine örtliche Bedingungen im Ei und in einzelnen Placentarteilen hat, ob gelegentlich unter toxischer Mitwirkung der mütterlichen Umgebung, bleibe als mindestens fraglich hingestellt. — Ich muß jedoch ausdrücklich hervorheben, daß auch der örtliche Ausfall von Gefäßen und damit des Kreislaufes in kleineren (einzelne Cotyledonen) und größeren Bezirken (ein ganzer Quadrant) der Placenta gewöhnlich nicht zur Blasenmole sondern nur zur Eintrocknung führt. Als Vorbild sei des Unterganges der Zotten im ganzen Bereiche der Eikapsel und des späteren Unterganges von abseits liegenden Cotyledonen (Placenta succenturiata) gedacht. Zur Bildung von Blasenmole fehlt hier die unerläßliche Umspülung der Zotten mit mütterlichem Blute.

Zur Bildung des Chorionepithelioms ist die Blasenmole besonders geeignet, weil ihr Epithel nicht den genügenden Stoffaustausch hat und überernährt wird. Das allein genügt nicht, sondern es müssen noch ebenso wie beim Chorionepitheliom ohne Blasenmole besondere Bedingungen hinzukommen, die wir nicht kennen. Jugendliches nicht gealtertes Chorionepithel ist Vorbedingung. Weitere Bedingungen sind in der Reaktionsweise des mütterlichen Körpers zu suchen, dessen Zustand von entscheidendem Einfluß ist. Dieses entnehme ich mit ziemlicher Bestimmtheit daraus, daß so häufig bei Blasenmole in situ örtliche Destruktion zu finden ist, die aber nicht durchschlagenden Erfolg hat, und entnehme ich auch aus der verschiedenen Reaktionsweise des Uterusgewebes mit Lösung oder Gerinnung. — Biologische Forschungen, von denen Frankls Serumuntersuchung nur einen allgemeinen Annäherungsversuch darstellt, können weiteren Aufschluß geben.

XVI. Diagnose und Prognose aus histologischen Zeichen.

Mit den klinischen Zeichen, aus denen eine Diagnose und Prognose gestellt werden mag, haben wir es hier natürlich nicht zu tun. Nur ein Wort zur prognostischen Bedeutung der Luteincysten.

In Frankreich faßt man scheinbar die Entwicklung von Luteincysten bei Blasenmole als prognostisch günstig auf, nach einer Diskussionsbemerkung von Favreau zu urteilen.

Freilich erwidert ihm Péry, daß er nach Uterusausschabung die Rückbildung der Ovarialcysten und die Entwicklung eines Chorionepithelioms im Uterus erlebt habe. Deshalb sei noch bemerkt, daß das Fehlen oder die Anwesenheit von Luteincysten in keiner Weise den Ablauf von Blasenmole oder Chorionepitheliom beeinflußt, vielmehr beide Leiden auch ohne Luteincysten vorkommen, wie oben gesagt worden ist.

1. Blasenmole.

Der histologische Diagnostiker wird vor eine schwierige Aufgabe gestellt, wenn er aus Probeteilchen ein Chorionepithelioma malignum erkennen soll, besonders wenn es sich um Blasenmole handelt. Mit der Diagnose geht die Prognose einher. Der Kliniker soll danach handeln. Die Scylla und Charybdis lassen nur eine enge Fahrrinne: auf der einen Seite droht der unnötige operative Eingriff mit Sterilisation junger, gebärfähiger Frauen, auf der anderen Seite der Tod. Die Blasenmole ist deswegen eine so üble Beigabe, weil sie erfahrungsgemäß dem Chorionepitheliom oft vorausgeht, und weil sie doch in vielen Fällen, etwa 20:1 keine üblen Folgen hat, obgleich sie oft mit einer dem Chorionepitheliom durchaus ähnlichen Epithelwucherung einhergeht. Betrachten wir im einzelnen, was die Autoren zur Beurteilung der Frage angeben. Marchand hat bereits gezeigt, daß von den Epithelwucherungen bei Blasenmole bis zum malignen Chorionepitheliom alle Übergangsstufen im mikroskopischen Bilde vorhanden sind, ohne daß es gelingt, irgendeine Grenze nachzuweisen, und dieser Standpunkt wird auch heute noch allgemein geteilt; aber mit der Begründung, die Frage der Gut- oder Bösartigkeit hänge vom Verhältnis zwischen Mutter und Frucht ab (Acconci), läßt sich nicht die Diagnostik ablehnen. Es muß alles daran gesetzt werden, die augenblicklich möglichen Erkenntnisgrenzen zu erweitern. Völlig bösartige und völlig gutartige Fälle kann jeder unterscheiden lernen. An der Grenze teilen sich die Meinungen. — Es ist nicht richtig, allgemein zu sagen, man könne die gut- und bösartige Blasenmole nicht voneinander unterscheiden, wie z. B. in Frankreich Lévy-Solal und Dupont von Briquel und wie Proust und Bender von sich selber behaupten, sondern: nicht jeder, aber der Geübte kann oft gut- und bösartige Blasenmolen unterscheiden und in Grenzfällen kann man es nicht immer.

Als besonderes Zeichen der Bösartigkeit wurden zuerst die großen „syncytialen Zellen" im Zottenstroma der Blasenmole von Neumann und anfangs auch von Schmorl betrachtet; von anderen Autoren, namentlich von Marchand, Aschoff, Pick, Frankl wurde jedoch die Unrichtigkeit dieser Annahme erwiesen; auch andere Autoren (Gottschalk, Langhans, Voigt, Kworostansky, Poten und Vaßmer, Breitung, Essen-Möller) haben später die Unzuverlässigkeit dieses Zeichens dargelegt. Risel hat sogar bei jeder Art von Blasenmole, auch bei den bösartigen, die „Epithelzellen" im Zottenstroma vermißt, und ich kann ihm bestätigen, daß die Bedeutung besonderer Zellen mindestens stark übertrieben worden ist. Diagnostisch sind sie völlig belanglos, ebenso prognostisch. — Die falsche Deutung „epithelialer" Zellen im Stroma haben wir oben S. 987f. besprochen.

Auch ein anderer Versuch, die gutartige von der bösartigen Blasenmole zu unterscheiden, kann in der Verallgemeinerung als mißlungen betrachtet werden. Durante, Pick und namentlich Voigt glaubten eine innige Durchmischung der gleichzeitig stark gewucherten Langhanszellen und Syncytien an denselben Zotten, die Auflösung der Syncytien in Einzelzellen, den Chromatinreichtum der Kerne als Unterscheidungsmerkmal hinstellen zu dürfen. Ebenso bekämpft Risel nach seinen Erfahrungen Gottschalks

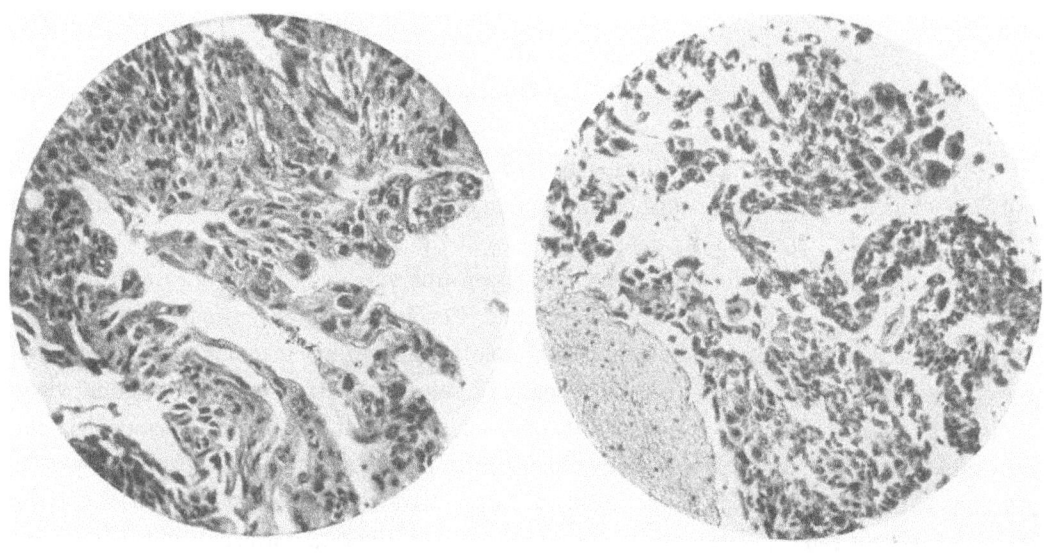

Abb. 65.   Abb. 66.

Abb. 65. (Von Fall 13 meiner Arbeit 1927.) Chorionepitheliome 13 Monate nach Blasenmole, Tod an zottenfreien Metastasen. An der Peripherie der Neubildung unter dem Einflusse von Blut dunkler färbbare und zum Zerfall neigende große Zellen mit unförmigen dunklen Kernen und undurchsichtigem Zellplasma, mit Übergängen zu mehrkernigen Zellen und Syncytien (vgl. Abb. 58, S. 1045). (Lichtbild stärkerer Vergrößerung.)
Abb. 66. Pr. 5140. Dr. Monden. Wiederholte Auskratzungen des Uterus ergaben Blasenmole. Anfangs mit starker Wucherung des Chorionepithelüberzuges der Zotten (rechts). Das Epithel erscheint (im Vergleiche mit Abb. 65) im Beginne der Rückbildung. (Lichtbild stärkerer Vergrößerung.)

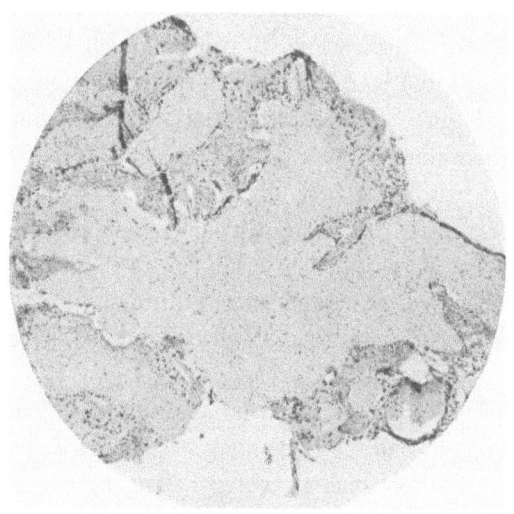

Abb. 67. Von demselben Falle wie Abb. 66. Aus einer späteren Auskratzung. Blasenzotten mit vorgeschrittener Nekrose des dicken Mantels von Chorionepithelzellen.

Meinung, daß auffallende Chromatinanhäufung in den Kernen des Syncytiums und rankenförmige Wucherung des verdickten, wenn auch einschichtigen syncytialen Balkenwerkes ein verwendbares Kennzeichen sei.

Es seien hier 2 Fälle nebeneinander gestellt: Abb. 65 von einem Falle, in dem eine Probeexcission aus einem Vaginalknoten gemacht wurde, und Abb. 66 aus einem Falle (Pr. 5140, Dr. Monden) aus einer Curettage (24. Jan. 1927). Man sieht hier links eine blasige Zotte, an die sich eine große Masse von Chorionepithel anschließt. Solche Massen fanden sich auch ohne Zotten in Blutgerinnsel. Nur auf Grund der beginnenden Rückbildung der Epithelien, die man im Vergleich mit der frischen Wucherung in Abb. 66 ersieht, habe ich eine günstige Prognose gestellt. In späterer Ausschabung (Abb. 67) durch Herrn Kollegen Monden fanden sich Zotten mit

Epithelwucherung in starker Rückbildung. Die Frau ist dauernd gesund geblieben und der Urin ist frei (s. weiter unten).

Mir ist kein durchgreifend sicheres Unterscheidungsmerkmal an der Blasenmole selber bekannt; natürlich ist die Sachlage sehr einfach, wenn die Epithelwucherung geringfügig ist, und das ist sie sehr häufig. Bei auffallend starker Epithelwucherung wird man das Alter der Gravidität berücksichtigen müssen; je länger sie besteht, desto bedenklicher ist eine stärkere Epithelanhäufung. In den beiden ersten Monaten ist die Entscheidung sehr schwierig. Bei der malignen Blasenmole ist mir wie auch Anderen eine Veränderung der Langhanszellen aufgefallen, die in dunklerem, undurchsichtigem Zelleib, großen, unregelmäßigen, chromatinreichen Kernen besteht.

Je stärker bei der Blasenmole die Vakuolisation des Syncytiums ist, mit wabiger, schaumiger Struktur, desto geringer ist die Bedeutung prognostisch einzuschätzen. Solide lebensfrische Syncytien in größeren Mengen sind bedenklicher. Eine sichere Bedeutung gewinnt nur die nachgewiesene Destruktion der Muskulatur in nennenswerter Ausdehnung. Bei Probeauskratzungen ist dieser Nachweis natürlich nicht leicht zu erbringen. Fibrillenfärbung ist notwendig.

2. Wucherung des Chorionepithels.

Soviel über die Blasenmole; nun zu den Fällen von Wucherung des Chorionepithels ohne Mole. Schickeles Befunde von ausgedehnten Wucherungen des intramuralen Chorionepithels bei jeder Placenta und die nicht abgrenzbaren Übergänge von hier bis zu den Wucherungen bei Blasenmole und zum malignen Chorionepitheliom (Marchand) lassen an der Möglichkeit einer klinisch verwertbaren Diagnose bzw. Prognose fast verzweifeln, ebenso meine Untersuchungsergebnisse an graviden und an puerperalen normalen und pathologischen Uteri. Von sehr erfahrenen Autoren (Marchand, Aschoff, Risel) wird auf Grund des merkwürdig verschiedenen klinischen Verlaufes der Fälle betont, daß histologisch ein Unterschied zwischen gutartiger und bösartiger Wucherung nicht festzustellen sei, und daß „der Charakter des Tumors sich nur unter genauer Berücksichtigung aller Nebenumstände des einzelnen Falles beurteilen läßt" (Risel). Diese nach vielfältigen Erfahrungen zahlreicher Autoren an sich unbestreitbare Aussage kann in obiger Form leicht mißverstanden werden. — Es muß hervorgehoben werden, wie wir schon oben erwähnten, daß für den klinischen Verlauf nicht der histologische, auch nicht der funktionelle Zustand der chorialen Zellen den für den Verlauf allein ausschlaggebenden Einfluß hat, sondern daß die jeweilige Konstitution des mütterlichen Organismus unendlich viel mehr als bei irgend anderen Tumoren das entscheidende Wort spricht. — Wenn wir aber histologische Diagnostik zu treiben aus praktischen Gründen genötigt sind, so dürfen wir uns durch pathogenetische Erwägungen nicht den Blick trüben lassen. Mag der konstitutionelle Charakter der Mutter den entscheidenden Einfluß auf den Ablauf haben, so haben wir trotzdem den histologischen Ausdruck der destruierenden Wucherung zu suchen, auch wenn es sich nur um Massenunterschiede in der Menge oder der Größe der Zellen und ihrer Kerne, des Chromatins, der Atypien im Vergleiche mit der normalen Placentation handelt.

Die histologische Betrachtung hat festzustellen, daß Tumoren von bestimmtem Bau in der Regel klinisch einen malignen Verlauf nehmen. Die Abweichungen von dieser

Regel hat der Kliniker festzustellen. Und dennoch hat man immer versucht, histologische Zeichen zu finden, die eine besondere Prognose geben.

v. Velits will die günstigere Prognose aus einer herabgesetzten Vitalität der Langhanszellen ablesen. Doch dieses Zeichen kann nur verwertet werden, wenn man den Tumor in allen Teilen derart verändert fände. Hörmann bemerkt überdies, daß auch rein (?) syncytiale Tumoren gutartig und bösartig verlaufen können. Noch ein anderes Zeichen sollte nach v. Velits die gute Prognose ermöglichen, nämlich ausgedehnte Nekrobiose; diese sei bei fortgeschrittenem Stadium schon makroskopisch wahrnehmbar, und mikroskopisch verrate sich die verminderte Lebensfähigkeit durch spärliche oder fehlende Mitosen in den Langhanszellen und in der gesteigerten Zahl von chorialen „Wanderzellen", die er mit Unrecht (nach Risel) als Zerfallsprodukte des Syncytiums ansieht. Die Nekrobiose gehört außerdem so regelmäßig zum typischen Bilde des malignen Chorionepithelioms, wie schon Hörmann erwidert hat, daß hieraus kein Schluß gezogen werden darf. — Auch unregelmäßig gezacktes Aussehen, sehr starker Chromatinreichtum der Kerne und wechselvolle Gestalt der syncytialen „Wanderzellen", sowie fast völliges Fehlen der Langhanszellen sind nicht unbedingt maßgeblich, wie v. Velits glaubte, denn auch solche Fälle (Butz, Krebs) führen zum Tode (Risel).

Schauta und Schmit glaubten, daß ein Blutkoagulum die Scheidenmetastasen ihrer Fälle behindert habe, weiter zu wachsen. Risel hat dem gegenüber auf die Häufigkeit der Blutkoagula hingewiesen.

Man kann sich zwar vorstellen, daß eine schwere schlagartige Blutung einen ganzen Tumorknoten zur Abstoßung bringen könnte; doch dürfte diese Vorstellung der Wirklichkeit kaum jemals entsprechen, weil man fast stets diffuses Vordringen der chorialen Zellen findet und sich oft überzeugen kann, daß das ergossene Blut der Neubildung zur Nahrung dient. — Die Blutungen sprechen — nach meiner Erfahrung — je stärker, desto mehr für Bösartigkeit. Nur wo Placentarzotten in größerer Menge zurückgeblieben sind, kann der Blutung keine prognostische Bedeutung beigemessen werden.

Brenner sieht in der Auflösung der Syncytien in Einzelzellen „das eigentliche Pathologische des Chorionepithelioms", was der normalen Placentation und der rein hyperplastischen Wucherung von Placentarteilen fremd sei; er sieht in der Wiederauflösung die „Anaplasie" im Sinne einer bösartigen Wucherungsfähigkeit. Er glaubt diese Auflösung diagnostisch verwerten zu können. Wie ich oben angegeben habe, ist nach meiner Erfahrung die Beteiligung des Syncytiums an der chorialen Infiltration nur beim malignen Chorionepitheliom und auch nicht immer von Bedeutung. Eine Auflösung der Syncytien in Einzelzellen zu erkennen, dürfte zu den schwierigsten Aufgaben gehören; es kann sich dabei ebensogut um eine Syncytium- oder Symplasmabildung aus einzelnen Zellen handeln. Nur am Orte des Eindringens in die Uteruswand kann die Auflösung der Syncytien unter Zellteilung in Frage kommen, weil man hier die Richtung des Wachstums kennt.

Die choriale Infiltration der Muskulatur hat immer eine Rolle bei der Beurteilung der Fälle gespielt. — Zum Beispiel Poso glaubt, man könne stets das Chorionblastom von der einfachen chorialen Infiltration unterscheiden; er beschreibt starke Infiltration der Uteruswand bis nahe zur Usur durch Chorionmassen, die knotige, nekrotisch hämorrhagische Herde hinterlassen. Poso glaubt einen besonderen Fall darin zu sehen. Da der Uterus exstirpiert wurde, so läßt sich der klinische Charakter nicht feststellen; anatomisch betrachtet scheint es ein teilweiser Heilungsvorgang durch Rückbildung in einem sonst ganz gewöhnlichen Chorionepitheliom zu sein.

Die höchsten Grade chorialer Infiltration der Muskulatur ohne Blasenmole und ohne Zeichen typischer Chorionepitheliome habe ich in mehreren Uteri beschrieben und mein Urteil darüber folgendermaßen abgefaßt:

„Es unterscheiden sich ausgesprochene Chorionepitheliome meist auch von dem stärksten demonstrierten Grade der einfachen Invasion durch viel massenhafteren Einbruch in breiteren Zügen, durch die Beteiligung kleiner Langhanszellen oder großer echter syncytialer Massen (s. oben). Die großen epitheloiden Zellen sind bei der malignen Neubildung zum Teil durch Mitosen, zum Teil wenigstens durch lebensfrischeres Aussehen, insbesondere durch schärfer umschriebene Kerne und gleichmäßigere Chromatinverteilung kenntlich. Schließlich beachte man massenhafte leukocytäre Infiltration, Nekrosen und Thrombosen". Ferner: „Solange Zottenreste gefunden werden, haben die einfacheren Befunde von chorialen Epithelien, selbst die tief in der Muskulatur gelegenen, keine klinische Bedeutung. Es ist deshalb notwendig, in Fällen von nicht sicher destruierendem Charakter curettierter oder ausgestoßener Gewebsmassen an Placentarretention zu denken und den Nachweis von Placentarresten zu erbringen bzw. ihr Fehlen sicherzustellen, ehe man ein malignes Chorionepitheliom annimmt. — Nach drei Wochen des Puerperiums gewinnt der Befund chorialer Zellen im Uterus, wenn Placentarreste sicher fehlen, unter allen Umständen eine ernsthafte Bedeutung". Risel, Alfieri u. a. haben meine Aussage richtig wiedergegeben, und sie scheint mir kaum mißverständlich.

J. Veit hat jedoch meine vermeintliche Angabe in Zweifel gezogen, daß die Anwesenheit von Zotten ein Chorionepitheliom ausschließe und Hitschmann und Cristofoletti sowie Frankl schließen sich dem Mißverständnis Veits an; sie führen dagegen die längst bekannte Tatsache ins Feld, das sie Zotten im Chorionepitheliom gefunden hätten. Auch Scheyer nimmt diese Aussagen wieder neuerdings auf. Es ist mir dieses Mißverständnis um so weniger begreiflich, als derartige Befunde gar nicht selten sind, und sogar malignes Chorionepitheliom schon während der Anwesenheit des ganzen Eies oder einer ganzen Blasenmole im Uterus öfters beobachtet wurde.

Ich habe niemals behauptet, daß die Anwesenheit von Zotten die Diagnose des Chorionepithelioma malignum ausschließe. Ganz im Gegenteil! Wenn die Zotten fehlen und es sind trotzdem noch frische Chorionepithelien in der Uteruswand, „dann mögen sie geartet sein, wie immer sie wollen, dann sind sie bedenklich. Vorher aber genügen die großen einzelligen epithelialen und epitheloiden Elemente wechselnder Form mit großen klumpigen klexigen Kernen und die mehrkernigen Riesenzellen keineswegs zur Diagnose auf maligne Neubildung, auch wenn sie in Reihen und breiteren Strängen auftreten und die Gefäßwand ersetzen und durchbrechen". „Solange also Zotten vorhanden sind, ist größte Vorsicht am Platze; nicht als ob die Anwesenheit von Zotten oder Decidua unter allen Umständen die Diagnose auf maligne Neubildung unmöglich machte. Die erheblichen ausgesprochenen Fälle lassen sich immer erkennen, aber solange Placentarreste vorhanden sind, genügt der Nachweis hämorrhagischen und nekrotischen Gewebes, kleinzelliger Infiltration, Langhanszellen innerhalb der Schleimhaut keineswegs, weil diese im Bilde der Placentarretention ebenfalls vorkommen".

Die Anwesenheit der Zotten spricht also unter keinen Umständen gegen ein malignes Chorionepitheliom, vielmehr mahnen sie nur zur Vorsicht. Obgleich ich wiederholt betont habe, daß eine völlig sichere Unterscheidung mit dem Mikroskop nicht möglich ist, so habe ich doch hervorgehoben, daß in ausgesprochenen Fällen die Diagnose leicht ist. Ich habe nur den Versuch gemacht, „die untrüglichen und einwandfreien mikroskopischen Zeichen des destruierenden Chorionepithelioms strenger zu umschreiben, um die folgenschwere Verwechslung mit der einfachen Zellinvasion im Gefolge von Placentarretention zu vermeiden.

Ich habe im allgemeinen die Unterscheidungsmerkmale als nicht völlig zuverlässig bezeichnet: „Die Bemühung einzelner Autoren, aus dem mikroskopischen Bilde eines sicheren destruierenden Chorionepithelioms auf eine stärkere oder geringere klinische Malignität zu schließen, hat mit meinen Ausführungen gar nichts zu schaffen. Ich weise es weit von mir, solche Bemühungen etwa zu unterstützen, vielmehr hängt die Frage der spontanen Heilbarkeit einwandfrei destruierender Chorionepitheliome in keiner Weise von der einen oder anderen Zellformation ab, sondern von den lokalen (chemisch-physikalischen) Gewebswiderständen, welche ihrerseits von der allgemeinen Konstitution mitbestimmt werden, und von der spontanen oder künstlichen Elimination von Placentar- und Blasenmolenresten, worauf ich größten Wert lege. Hiermit wiederhole ich also die Ansicht vieler Autoren, daß die Beurteilung der spontanen Heilbarkeit rein klinisch ist". Ich stand also hiermit auf demselben Standpunkt wie Marchand, Aschoff, Risel u. a. und vertrete ihn auch jetzt noch ebenso.

Wenn in einigen Fällen, wie Hörmann an der Hand der Befunde von Butz und Krebs erinnert, auch der klinische Verlauf täuscht, so haben wir gewiß alle Ursache, unser Urteil mit größter Vorsicht abzugeben. — Die choriale Infiltration zerstreuter Zellen ist kein Zeichen von Malignität, solange keine deutliche Destruktion nachweisbar ist. Nur wo Anwesenheit von Zotten ausgeschlossen ist, ist ihr Dasein in lebensfrischem Zustande ebenso bedenklich wie überhaupt das der übrigen Chorionepithelien. Die Einzelheiten im Aussehen der Zellen sind nicht zuverlässig; einwandfrei allein ist der Nachweis abnormer Destruktion, und dieser gelingt nicht leicht in ausgeschabtem Material. Der geübte Histologe wird die Diagnose auf pathologisches Wachstum der Chorionepithelien meist stellen können, Sache des Klinikers ist es dagegen, unter Berücksichtigung der Konstitution, die vielleicht nach dem Vorgange Frankls noch der biologischen Untersuchung zugängig wird, seine Entscheidung zu treffen. — „Die Wissenschaft hört auf, die Kunst fängt an" und — bleibt in den Anfängen, muß man hinzufügen, bis sie zur Wissenschaft wird. — Zur Warnung sei es gesagt: Es wird zuweilen Chorionepitheliom diagnostiziert an ausgekratzten, ganz jungen Eiern mit Trophoblastschale. Dieselbe Verwechslung habe ich bei Tubargravidität oben erwähnt. Man berücksichtige stets das Alter der Schwangerschaft. Nur Trophoblastschale als Dauerzustand über zwei Monate hinaus nach der letzten Regel kann malignes Chorionepitheliom sein, wenn die Konstitution der Frau ungenügend widersteht. Diese gilt es zu erforschen. In Zusammenhang hiermit darf gesagt werden, daß das Chorionepitheliom der Teratome ausnahmslos schweren destruktiven Charakter hat; — hier liegt wohl schon im Wesen der embryonalen Anlage und im Mißverhältnis zur Konstitution des Trägers eine ganz andere Bedingungsreihe als bei der schwangeren Frau.

Ob ein Chorionepitheliom durch Auskratzung völlig beseitigt werden kann, ist zweifelhaft; es sind mehrere solche Fälle berichtet worden (v. Franqué, Littauer, Gräfe, Thaler, Tschamer). Die Rückfrage lautet: War die Diagnose richtig? Im allgemeinen dringt das Chorionepitheliom zu tief vor, um der Curette restlos zugängig zu sein, aber es ist denkbar, daß die Ausschabung einen Reiz auf den Uterus ausübt, der den Rest zu bewältigen vermag.

Spontanheilung ist ja sowohl mit unvollkommenem, als ohne chirurgischem Eingriff erwiesen. H. Albrecht hat diese Fälle (1907) zusammengestellt.

Man muß eingestehen, daß selbst am exstirpierten Uterus die Sachverständigen sich untereinander nicht einigen werden, ob eine Chorionepithelwucherung im Anschluß an Blasenmole bösartig sei oder nicht. Um wieviel unsicherer steht man einer Probeausschabung gegenüber, deren Reichweite man nicht einmal beurteilen kann. Mit Sicherheit sind nur massige und dichte (massive) Wucherungen als maligne zu erkennen, zumal solche mit stärkeren Abweichungen vom Normaltypus der Zellen. Ferner beachte man den Nachweis der Fibrillenreste (van Gieson). Schnelle Gewebslösung ist bösartig. Gewebskoagulation ist an sich um so günstiger, je stärker sie ist. Man kann aber nicht am Schabsel erkennen, ob sie alle Partien ergriffen hat. — Je jünger eine Gravidität, desto vorsichtiger hat man Chorionepithelmassen zu betrachten. Größere Haufen sind um so wichtiger, je vorgeschrittener die Gravidität ist, und völlig sicher maligne, wenn gründliche Ausschabung keine Blasenzotten zutage fördert. —

Es gibt keinen objektiven Maßstab für die Diagnose. In der Mehrzahl der Fälle wird der Geübte trotzdem unter Berücksichtigung aller einzelnen Umstände zum richtigen Ziele gelangen. In den seltenen Fällen mehrfacher Ausschabung gelingt es sogar zuweilen, Verschlimmerungen und Besserungen zu erkennen. — In einer Reihe von Dauerbeobachtungen hat sich mir ergeben, daß selbst lebhafte Zellwucherung bei Blasenmole nicht bösartig ist, wenn ein großer Teil der Zellen zur Nekrose neigt.

XVII. Biologische Diagnose des Chorionepithelioma malignum.

Bei der Schwierigkeit der histologischen Diagnose des Chorionepithelioms ist der oben (S. 1067) erwähnte Nachweis von Hypophysenvorderlappenhormon im Urin ein sehr willkommenes Hilfsmittel. Nachdem das Hormon nicht nur in der normalen Placenta, sondern auch von Aschheim bei Blasenmole nachgewiesen worden war, lag es nahe, die Reaktion (Zondek und Aschheim) auch beim Chorionepitheliom zu erproben[1]. Es gelang uns erstmalig durch Implantation von Metastasen eines Chorionepithelioma uteri in der Niere auf infantile Mäuse zu zeigen, daß das Hormon im gewucherten Chorionepithel selber vorkommt, und zwar in sehr großen Mengen, ferner daß beim Chorionepitheliom dauernd außerordentlich große Mengen des Hormons durch den Urin ausgeschieden werden,

---

[1] Über unseren ersten Fall vom Nachweis des Hypophysenvorderlappenhormons im Gewebe des Chorionepitheliom selber ist bereits von A. Aschheim (Versamml. dtsch. Naturf. u. Ärzte in Hamburg 1928; Zentralbl. f. Gynäkol. 1928 und später von W. Stoeckel (Verhandl. d. Dtsch. Gynäkol. Gesellsch. in Leipzig 1929 und Gesellsch. f. Geburtsh. u. Gynäkol. in Berlin, 25. Okt. 1929) berichtet worden. Unsere weiteren Ergebnisse hat H. Roeßler in einer Dissertation (Über die diagnostische Bedeutung des Hypophysenvorderlappenhormons usw. Berlin 1929 und Zeitschr. f. Geburtsh. u. Gynäkol., Bd. 122, 1929) mitgeteilt. Weitere Mitteilungen s. bei Fels, Otto.

so daß allein aus der Massenproduktion die Diagnose sowohl des primären Chorionepithelioms als auch der Metastasen nach Uterusexstirpation mit Leichtigkeit gelingt. Wir haben infolgedessen frühere Fälle von Blasenmole, die histologisch als gutartig erschienen, mit der Hormonprobe nachgeprüft und sie negativ befunden.

Ferner haben wir bei starken und sehr starken Graden der gutartigen Einwucherung von Chorionepithel in die Schleimhaut und Muskulatur, die wir in Curettagen nachwiesen, die Hormonprobe mit dem Urin vorgenommen und negativ befunden. Die Kontrolle hat sich fast ausnahmslos bewährt und damit erwiesen, daß die histologische Diagnose in Händen von Erfahrenen Gutes leistet. Um so wichtiger erscheint die biologische Kontrolle für weniger Erfahrene und muß dringend empfohlen werden.

Literaturverzeichnis.

Acconci, G., Mola vesicolare destruente e corioepithelioma. Folia gynaecol. Vol. 21, H. 2, p. 253. 1925. — *Aczél:* Über einen Fall von decidualer Geschwulst. Monatsschr. f. Geburtsh. u. Gynäkol. Bd. 3, H. 5, S. 413. 1896. — *Adachi,* An interesting case of syncytioma malignum. Amer. journ. of obstetr. a. dis. Vol. 74, H. 3, p. 397. 1916. — *Ahumada, J. C., R. P. Escalier* und *S. Mazza,* Penetrierende Mole und Chorionepitheliom. Bol. de la soc. de obstetr. y ginecol. de Buenos Aires 1922, Nr. 1. Ref. Zentralbl. f. Gynäkol. 1924, Nr. 5, S. 192. — *Aichel, O.,* Über die Blasenmole. Eine experimentelle Studie. Sitzungsber. d. phys.-med. Ges. in Erlangen. 1901, H. 33, S. 25. Ferner Habilitationsschrift Erlangen 1901. — *Derselbe,* Über die künstliche Darstellung der Blasenmole beim Tier. Verhandl. d. Dtsch. Ges. f. Gynäkol. 1901. S. 516. — *Derselbe,* Über die Blasenmole. Habilitationsschrift 1901. — *Albert,* Über Chorionepithelioma s. Syncytioma malignum. Gynäkol. Ges. Dresden 17. Mai 1900; Zentralbl. f. Gynäkol. 1900. Nr. 49, S. 1328. — *Derselbe,* Demonstration eines Uterus mit syncytialer Neubildung. Gynäkol. Ges. Dresden 17. Okt. 1902; Zentralbl. f. Gynäkol. 1902. Nr. 16, S. 431. — *Albertin et Gouillioud,* Cystische Entartung beider Eierstöcke bei Hydatidenmole. Lyon méd. 1908. Nr. 15 u. 16. — *Albrecht, H.,* Über Chorionepitheliome und verwandte Geschwülste. Ges. f. Pathol. Kiel 1908. Zentralbl. f. allg. Pathol. u. pathol. Anat. Erg.-H. 19, S. 72. — *Albrecht, Hans,* Die Geschwülste des weiblichen Genitaltraktus in ihrer Bedeutung für die allgemeine Geschwulstlehre, insbesondere für die Frage der relativen Malignität. I. Teil: A. Chorionepitheliom, B. Chorioangiom. Frankfurt. Zeitschr. f. Pathol. Bd. 1, H. 3/4, S. 581. 1907. — *Alfieri,* Contributo alla studio del corionepitelioma cervicale e del corionepitelioma con longo periodo di latanza. Folia gynaecol. Vol. 10, H. 4, p. 371. 1915. — *Amann,* Destruierende Blasenmole. Monatsschr. f. Geburtsh. u. Gynäkol. Bd. 43, H. 1, S. 11. 1916. — *Amreich,* Über einen seltenen Verlauf einer destruierenden Blasenmole. Monatsschr. f. Geburtsh. u. Gynäkol. Bd. 56, H. 5/6, S. 249. 1922. — *Anselmino* und *Hoffmann,* Über den Lipasegehalt der Placenta. Arch. f. Gynäkol. Bd. 139, S. 202. 1929. — *Apfelstaedt* und *Aschoff,* Über bösartige Tumoren der Chorionzotten. Arch. f. Gynäkol. Bd. 50, S. 511. 1896. — *Ascheim,* Luteincysten bei Blasenmole. Verhand. d. Ges. f. Geburtsh. u. Gynäkol. in Berlin, 8. Juli 1927. Zeitschr. f. Geburtsh. u. Gynäkol. — *Derselbe,* Über Luteincystenbildung im Ovarium bei Blasenmole und Chorionepithelioma malignum. Die Entstehung dieser Luteincysten durch Wirkung des Hypophysenvorderlappeninkrets. Zentralbl. f. Gynäkol. Jg. 52, Nr. 10, S. 602—609. 1928. — *Aschoff,* Chorionepitheliom. Ergebn. d. allg. Pathol. u. pathol. Anat. 1898. 5. Jg. S. 106. 1900, — *Derselbe,* Die mikroskopische Diagnose des Chorionepithelioma malignum aus curettierten Massen. Zentralbl. f. allg. Pathol. u. pathol. Anat. Bd. 13, Nr. 11, S. 425. 1902; Berlin. klin. Wochenschr. 1907. Nr. 31; Arch. f. Gynäkol. Bd. 50. — *Askanazy,* Chorionépithéliome primitif du poumon. Soc. méd. de Genève 16. Jan. 1908. Presse méd. 4. März 1908. Nr. 19, p. 149. — *Derselbe,* Die Teratome nach ihrem Bau, ihrer Genese und im Vergleich zum experimentellen Teratoid. Verhandl. d. dtsch. pathol. Ges. XI. Tag. in Dresden 1907. S. 39/83. — *Aßmuth,* Über primäres Chorionepitheliom des Ovariums. Diss. Tübingen 1908. — *Auerbach, S.,* Ein extradurales Chorionepitheliom im Niveau des mittleren Dorsalmarkes. Zentralbl. f. Gynäkol. 1910. Nr. 24, S. 1346. — *Augier et Poulin,* Les vrais et les faux chorioépitheliomes. Arch. génér. de chirurg. 1911. Nr. 5, p. 509. — *Aulhorn, E.,* Ein Fall von malignem Chorionepitheliom. Alte und neue Gynäkologie. Festschr. f. v. *Winkel,* München 1907. Ref. Zentralbl. f. Gynäkol. 1907. Nr. 51, S. 1601. — *Derselbe,* Über primäres Chorionepitheliom der Lunge. Arb. a. d. Pathol. Inst. Tübingen Bd. 6, H. 2, S. 539. 1908.

Bacon, Fall von Deciduoma malignum. Amer. journ. of obstetr. a. gynecol. Vol. 31, Nr. 5. Mai 1895. — *Ballantyne, J.* and *J. Joung*, Fatal case of hydatiform mole. Transact. Edinb. obstetr. soc. 1913. p. 267. — *Bamberg*, Incarceration cystisch degenerierter Ovarien bei Blasenmole. Monatsschr. f. Geburtsh. u. Gynäkol. Bd. 20, H. 3, S. 359. 1904. — *Bandler*, Amer. journ. of obstetr. a. gynecol. Aug. 1902, p. 145. *Baniecki, Hellmut*, Schwangerschaftshypophyse und Ovarialhormon. Arch. f. Gynäkol. Bd. 134, H. 3, S. 695—702. 1928. — *Barak, A.*, Ein intraligamentär gelegenes ektopisches Chorionepitheliom mit sehr langer Latenzzeit. Diss. Gießen 1911. — *Bardon, R., Boursier* et *J. de Groc*, Chorionépithéliome de l'utérus à évolution rapide, secondaire à une môle hydadiforme. Bull. de la soc. d'obstétr. et de gynécol. Jg. 14, Nr. 5, p. 375—377. 1925. — *Barthélemy*, Chorionépithéliome développé sur un oeuf en rétention. Bull. de la soc. d'obstétr. et de gynécol. Paris. Tome 18, p. 257—258. 1929. — *Bastianelli*, Diskussion zu Pestalozza s. Pestalozza. 1909. — *Bauer, A.*, Chorionepithelioma malignum nach Blasenmole und Abort. Dtsch. med. Wochenschr. 1919, S. 1536. — *Bauereisen*, Paracervical entwickeltes Chorionepitheliom nach Blasenmole. Mitteldtsch. Ges. f. Geburtsh. u. Gynäkol. 10. Mai 1925. Zentralbl. f. Gynäkol. 1925. Nr. 32, S. 1835. — *Bazan, J.*, Wiederholt auftretende Blasenmole. Bol. de la soc. de obstetr. y gynecol. de Buenos Aires. Vol. 4, Nr. 17, p. 604—609. 1925. Ref. Zentralbl. f. Gynäkol. Jg. 51, Nr. 11. 1927. *Bazy*, Carcinom placentaire ou chorioépitheliome malin de la trompe. Ann. de gynécol. et de l'obstétr. 40 année. Tome 11, p. 208. 1913. Ref. Rev. de gynécol. etc. de chirurg. abd. Tome 21, p. 159. 1913. — *Beach*, Du déciduome malin. Thèse de Paris 1894/95; Ann. of surg. Vol. 21, p. 525. 1895. — *Bella, de, E.*, Mola vescicolare destruente et corionepitelioma. Arch. di ostetr. e ginecol. Vol. 36, p. 143—166. 1929. — *Berblinger*, Zur Frage der genitalen Hypertrophie bei Tumoren der Zirbeldrüse und zum Einfluss embryonalen Geschwulstgewebes auf die Drüsen mit innerer Sekretion. Virchows Arch. f. pathol. Anat. u. Physiol. Bd. 227, Beiheft, S. 38. 1920. — *Bernoutz* et *Goupil*, Clin. méd. sur les malad. des femmes. Paris 1860. — *Berţino*, Corionepitelioma della vagina per metastasi di mola vesicalare. Festschrift für Mangiogalli. Pavia 1906. S. 251. — *Bertolini*, Contributo anatomo-pathologico e clinico allo studio del corio-epitelioma. Folia gynaecol. Vol. 7, H. 1, p. 53. 1902. *Birnbaum*, Blasenmole bei einem Zwillingsei und Luteinzellenverlagerung in einem Blasenmolenovarium. Monatsschr. f. Geburtsh. u. Gynäkol. Bd. 19, H. 2, S. 175. 1904. — *Blumreich*, Syncytiale Wanderzellen und Syncytioma malignum. Zeitschr. f. Geburtsh. u. Gynäkol. Bd. 40, S. 133. 1899. — *Boit, Ernst*, Über Anatomie und Ätiologie der Blasenmole. Diss. 1906. — *Boivin*, Nouvelles recherches sur l'origine, la nature et le traitement de la môle vésiculaire. Paris 1827. — *Dieselbe*, Nouvelles recherches sur l'origine, la nature et le traitement de la môle vésicale. Paris 1872 (zit. nach Essen-Möller). — *Dieselbe* et *Dugès*, Traité pratigue des maladie de l'utérus. Paris 1833. — *Borst, M.*, Die Lehre von den Geschwülsten. Wiesbaden 1902. — *Derselbe*, Die Teratome und ihre Stellung zu anderen Geschwülsten. Verhandl. d. Dtsch. Pathol. Ges. XI. Tag. Dresden 1907. S. 83. — *Bostroem, Eugen*, Das Chorionepitheliom. Eine morphologische Studie. Beitr. z. pathol. Anat. u. z. allg. Pathol. Bd. 76, H. 3, S. 293—373. 1927. — — *Brasche, P.*, Die Lungenmetastasen bei malignem Chorionepitheliom mit besonderer Berücksichtigung eines eigenartigen Falles. Virchows Arch. f. pathol. Anat. u. Physiol. Bd. 215, H. 1, S. 106. 1914. — *Brault, A.*, Des tumeurs. In Cornil et Rouvier, Manuel d'histologie pathol. 3. Aufl., Bd. 1, S. 354. Paris 1901. (Nach Riesel.) — *Breitung*, Über Blasenmole und malignes Deciduom. Diss. Leipzig 1900. — *Brenner*, Ein Fall von beginnendem Chorionepithelioma malignum mit frischer kleiner Metastase in der Scheide. Monatsschr. f. Geburtsh. u. Gynäkol. Bd. 27, H. 6, S. 574. 1908. — *Brindeau* et *Nathan Laurier*, Chorionepitheliom. Obstétrique. Tome 2, p. 885. Paris 1909. — *Briquel*, Tumeurs du placenta et tumeurs placentaires (Placentomes malins). Thèse de Nancy. Paris 1902—1903. — *Brooke, P. Bland*, Hydatiform mole complicated by perforation of the uterine wall and secondary chorionepithelioma of the pelvis. Americ. journ. of obstetr. a. gynecol. Vol. 13, Nr. 2, p. 189. 1927. — *Brouha*, Bull. de la soc. belge de gynécol. 1913. Nr. 10. — *Bruce* and *Inglis*, A case of hydatid mole with death six months afterwards from cerebral hemorrhage due to deciduoma malignum. Edinburg obstetr. soc. 13. März 1901. Lancet 30. März 1901. p. 937. — *Buist, R. C.*, Uterus with deciduoma malignum. Edinburg obstetr. soc. 13. März 1901. Lancet 30. März 1901, p. 937. *Bulius*, Gutartige Wucherungen des Syncytium. Zentralbl. f. Gynäkol. 1897. S. 693. — *Burdzinsky*, Beitrag zur Histo- und Pathogenese des Chorionepithelioma malignum. Zentralbl. f. Gynäkol. 1904. Nr. 52, S. 1607. — *Burg, Ete*, Röntgenologische Untersuchungen der Regressivveränderungen des placentaren Gefäßsystems. Zur Frage des Geburtsbeginnes. Zeitschr. f. Geburtsh. u. Gynäkol. Bd. 95, H. 1, S. 43. 1929. — *Bürger*, Zwei Fälle von Chorionepithelioma malignum. Geburtsh. gynäkol. Ges. Wien. 16. Juni 1904. Zentralbl. f. Gynäkol. 1905. Nr. 12, S. 375. — *Derselbe*, Blasenmole, Luteincysten, Chorionepithelioma. Wiener geburtsh. gynäkol. Ges. 13. Jan. 1906. Zentralbl. f. Gynäkol. 1906. S. 39. — *Busse*, Über Deciduoma malignum. Greifswald. med. Verein. Münch. med. Wochenschrift 1902. S. 1588. — *Derselbe*, Über Chorionepitheliome, die außerhalb der Placentarstelle entstanden sind. Virchows Arch. f. pathol. Anat. u. Physiol. Bd. 174, S. 207. — *Butomo, W. L.*, Intraperitoneale Blutungen beim Chorionepitheliom der Gebärmutter. Zentralbl. f. Gynäkol. 1926. Nr. 15, S. 1034. — *Buttenberg*, Uterus mit malignem Chorionepitheliom. Med. Ges. Magdeburg, 3. April 1902. Münch. med. Wochenschr. 1902. Nr. 25, S. 1072. — *Butz*, Beitrag zur Kenntnis der bösartigen Blasenmole und ihrer Behandlung. Arch. f. Gynäkol. Bd. 64, H. 1, S. 176. 1901.

Caffier, P., Die proteolytischen Fähigkeiten von Ei und Eibett. Zentralbl. f. Gynäkol. Jg. 53, Nr. 30, S. 1910. 1929. XXI. Tag. d. Dtsch. Ges. f. Gynäkol. zu Leipzig. Mai 1929. — *Caturani*, Chorionepithelioma uteri mit vaginalen Metastasen. Med. Record. Vol. 85, Nr. 12; Americ. journ. of obstetr. a. gynecol. a. dis. Vol. 69, Nr. 435, p. 502. 1914. — *Cazin-Ségond*, Des déciduomes malins. La gynécol. 1896. Nr. 1 u. 2, p. 15 et 117. — *Chaletzky, Eva*, Hydatidenmole. Diss. Genf 1891. — *Chiari*, Über drei Fälle von primärem Carcinom im Fundus und Corpus des Uterus. Wien. med. Jahresber. 1878. S. 364. — *Chrobak*, Demonstration eines per vaginam exstirpierten Uterus. Zentralbl. f. Gynäkol. 1896, Nr. 50, S. 1281. (Geburtsh.-gynäkol. Ges. in Wien, 3. Nov. 1896.). — *Cipriani, Francesco*, Di un caso di corio-epitelioma dell'utero secondario al mola vescicolare con metastasi polmonare e degenerazione macrocistica delle ovare. Riv. d'ostetr. e ginecol. prat. Jg. 7, Nr. 5, p. 207. 1925. — *Mc Clellon, B. R.*, Transact. of the Americ. assoc. of obstetr. a. gynecol. Vol. 28, p. 161. 1915. — *Cock*, Ein Fall von Deciduoma malignum. Rev. internat. de méd. et de chirurg. 1897. Nr. 13. Ref. Zentralbl. f. Gynäkol. 1898. Nr. 1, S. 26. — *Cohn*, Zur Ausbreitung des Chorionepithelioma malignum. Med. Ver. Greifswald. 21. Juli 1911. Ref. Dtsch. med. Wochenschr. 1912. Nr. 3, S. 143. — *Cooke*, Chorionepitheliom of the testicles. Bull. of the John Hopkins hosp. Vol. 26, Nr. 292, p. 215. 1915. — *Cope* and *Kettle*, A case of chorionepithelioma of the Fallopian tube following extrauterine gestation. Proc. of the roy. soc. of med. 1913. Nr. 7, p. 247. — *Courant*, Diskussion: Fall von Mola hydatidosa. Zentralbl. f. Gynäkol. 1910. Nr. 35, S. 1168. — *Couvelaire* et *Levant*, Chorioépithéliome bénin. Bull. de la soc. d'obstétr. et de gynécol. Jg. 14, Nr. 5, p. 355 à 356. 1925. — *Cristeller*, Demonstration eines Chorionepithelioms. Pathol. Ges. in Berlin. 22. Jan. 1925. *Cristeller, E.* und *P. Oppenheimer*, Über ein ektopisches Chorionepitheliom der Leber. Virchows Arch. f. pathol. Anat. u. Physiol. Bd. 257, H. 3, S. 691. 1925. — *Cristofoletti* und *Hitschmann*, Zur Pathologie und Therapie des malignen Chorionepithelioms. 81. Vers. dtsch. Naturf. u. Ärzte in Salzburg 1909. — *Dieselben*, Zur Pathologie und Klinik des malignen Chorionepitheliom. Wien. klin. Wochenschrift 1911. Nr. 19. — *Cullen*, Journ. of the Americ. med. assoc. Vol. 48, p. 1491. 1907. — *Cunco*, Chorio-épithéliome de l'utérus. La Presse méd. 1914, Nr. 42, p. 407. — *Curtis* et *Oui*, Contribution à l'étude de la mole disséquante ou pénétrante. Ann. de gynécol. et d'obstétr. Tome 10, p. 321 et 398. Juli 1917. — *Cuzzi, Guiseppe*, Considerazioni su di un caso di corioepitelioma del canale cervicale. Clin. obstetr. Jg. 27, H. 12, p. 569. 1925.

Daels, Zur Histologie der Blasenmole. Arch. f. Gynäkol. Bd. 86, H. 1, S. 97. 1908. — *Davidsohn*, Über die bösartigen Chorionepitheliome des Eileiters. Berlin. klin. Wochenschr. 1910. Nr. 22. — *Davis* and *Harris*, Syncytioma malignum and ectopic gestation, causing pernicious nausea. Americ. journ. of obstetr. a. gynecol. Vol. 42, p. 1. — *Devraigne* et *Ségny*, A propos de deux môles embryonnées. Soc. d'obstétr. et de gynécol. de Paris. Jg. 15, Nr. 1, p. 24. 1926. — *Dieselben*, Môles vésiculaires et chorio-épithéliomes. Soc. d'obstétr. et de gynécol. de Paris. 8. Febr. 1926. Jg. 15, Nr. 2, p. 199. 1926. (Suite de la discussion.) — *v. Diringhofen, H.*, Die Fälle von Blasenmole an der Universitäts-Frauenklinik in München von 1884—1924. Diss. München 1925. — *Döderlein*, Mannskopfgroßes Chorionepitheliom des linken Ovariums. Münch. gynäkol. Ges. 24. Okt. 1907. Ref. Gynäkol. Rundschau. 1908. S. 494. — *Derselbe*, Vaginaler und klassischer Kaiserschnitt bei Placenta praevia. Döderlein-Krönig, Operative Gynäkol. 3. Aufl. 1912. S. 920. — *Derselbe*, Destruierende Blasenmole im Parametrium. Münch. med. Wochenschr. 1915. H. 27. — *Doran*, Chorionendothelioma of uterus; intraperitoneal hemorrhage, hysterectomy, death. Obstetr. soc. London 6. Nov. 1907. Brit. med. journ. 16. Febr. 1907. — *Dubois* et *Desormeux*, Zitiert von *Ouvry*. — *Dunger*, Chorionepitheliom und Blasenmole. Beitr. z. pathol. Anat. u. z. allg. Pathol. Bd. 37, H. 2, S. 279. 1905. — *Duplay*, Contribution à l'étude du chorioépithéliome primitif du vagin. Thèse de Paris 1905. — *Durante*, Du déciduome malin ou épithélioma ectoplacentaire. Rev. de la Suisse romande 1896, p. 614 et 684. — *Derselbe*, Contribution à l'étude du procès histologique et la pathogénie de la môle hydatiforme. Bull. de la soc. et d'obstétr. de Paris 1907, Nr. 4, p. 244.

Ebnöther, Karl, Ein Beitrag zur Kenntnis der Blasenmole auf Grund von 18 an der Züricher Frauenklinik während der letzten 26 Jahre beobachteten Fälle. Diss. Zürich 1918. — *Eden*, Remarks on the theory of chorionepithelioma proceded by notes of a case. Journ. of obstetr. a. gynecol. of the Brit. Empire. Dez. 1907. p. 484. — *Derselbe*, Chorionepitheliom of the uterus with bilat. cysts of the ovary. Brit. med. journ. 1914. Nr. 2769, p. 197. — *Edge*, Chorionepithelioma. Lancet. 1. Febr. 1913. Nr. 4666,

p. 320. — *Eichhorn*, Heterotopes Chorionepitheliom im Gehirn und Lungen. Diss. Rostock 1913. Zeitschrift f. Krebsforsch. Bd. 13, H. 1, S. 42. 1913. — *Eiermann*, Der gegenwärtige Stand der Lehre vom Deciduoma malignum. Gräfes Samml. zwangl. Abhandl. Bd. 2, H. 1. Halle 1897. — *Engelhorn*, Über einen geheilten Fall von Chorionepitheliom im Ligamentum latum. Monatsschr. f. Geburtsh. u. Gynäkol. Bd. 67, H. 1/2, S. 25. — *Engström*, Zur Kenntnis der destruierenden Blasenmole. Mitteil. a. d. Klinik Engström. Bd. 10, H. 2. 1912. — *Derselbe*, Beobachtungen über malignes Chorionepitheliom. Mitteil. a. d. Klinik Engström. Bd. 10, S. 175, H. 3. 1913. — d'*Erchia, Florenzo*, Di alcune osservazioni sulla genesi e struttura della mola vesicolare e del corioepithelioma maligno. Arch. di obstetr. e ginecol. Anno 13, Nr. 6. 1916. — *Derselbe*, Ancora sulla genesi e struttura della mola vesicolare. Atti d. soc. ital. di ostetr. e ginecol. Vol. 26, Congr. Roma 1927. — *Derselbe*, Contributo allo studio della placentazione umana. Riv. ital. ginecol. Vol. 9, p. 1—106. 1929. — *Essen-Möller*,. Studien über die Blasenmole usw. Wiesbaden: J. F. Bergmann 1912. — *Ewing, J.*, Surg., gynecol. a. obstetr. 1910. p. 366.

Fairbairn, Primary chorionepithelioma of the ovary. Journ. of obstetr. a. gynecol. of the Brit. Empire. Vol. 16, Nr. 1, S. 1. Juli 1909. — *Falgowsky*, Kritische Würdigung eines Falles von Blasenmole bei Zwillingsschwangerschaft mit einem ausgetragenen Kinde. Monatsschr. f. Geburtsh. u. Gynäkol. Bd. 34, S. 290. 1911. — *Faure*, Démonstration d'un cas de chorio-épithéliome. Bull. et mém. de la soc. de chirurg. de Paris. 1914. Nr. 18, p. 637; La semaine méd. 1914. Nr. 20, p. 238. — *Favreau*, Diskussion zu Bardon, Boursier et de Groc. — *Fellner, O.*, Über das Verhalten der Gefäße bei der Eileiterschwangerschaft. Autothrombose. Arch. f. Gynäkol. Bd. 74, H. 3, S. 481. 1905. — *Fels, Erich*, Zur Biologie des Chorionepithelioms. Zentralbl. f. Gynäkol. 1929. Nr. 8, S. 466. — *Fenini, Guido*, Un caso raro di mole vescicolare. Arte ostetr. Jg. 38, Nr. 12, p. 143—146. 1924. Ref. Berichte a. d. ges. Gynäkol. u. Geburtsh. sowie d. Grenzgeb. Bd. 8, H. 17, S. 914. 1925. — *Ferguson*, Chorionepithelioma of the uterus, intraperitoneal hemorrhage, hysterectomy, death. Transact. of obstetr. soc. London. Vol. 49. 1907. — *Fiedler*, Beiträge zur Kenntnis der syncytialen Tumoren. Diss. Kiel 1900. — *Findley*, Primary chorioepithelioma malignum outside of the placental site. With report of a case. Journ. of med. assoc. 5. Nov. 1904. — *Derselbe*, The fetal nature of chorion-epithelioma. Americ. med. journ. Mai 1905. — *Fischer*, Chorionepitheliom der Dura mater und der Lunge ohne Primärtumor im Uterus. Gynäkol. Rundsch. 1910. S. 54. — *Fischer, A. W.*, Ektopisches Chorionepitheliom der Vagina mit multiplen Luteincysten beider Ovarien. Arch. f. Gynäk. Bd. 110, H. 2, 1919. — *Fischer, B.*, Demonstration: Chorionepitheliom der Dura mater und der Lunge ohne Primärtumor im Uterus mit Sekretion von Colostrum. Ärztl. Verein Frankfurt a. M. 15. Febr. 1909. Ref. Münch. med. Wochenschr. 1909. Nr. 20, S. 1044. — *Derselbe*, Chorionepitheliom und Luteincysten. Dtsch. med. Wochenschr. 1905. Nr. 4, S. 142. — *Fleckenstein, H.*, Das maligne Chorionepitheliom mit langer Latenzzeit. Diss. Würzburg 1917. — *Fleischmann*, Über eine seltene, vom Typus abweichende Form des Chorionepithelioms mit ungewöhnlichem Verlaufe. Monatsschr. f. Geburtsh. u. Gynäkol. Bd. 17. H. 4, S. 415. — *Florian, J.*, Usporadani castic hladkem svalu cev pupecniho Provazce. Disposition des Particules dans le Muscle lisse des Vaisseaux du cordon ombilical. Publications de la Faculté de Médicine Brno, Républ. Tchécosl. Tome 1, p. 9. 1922/23. — *Derselbe*, Über zwei junge menschliche Embryonen. 36. Vers. d. anat. Ges. Kiel. Sitz. 20. bis 23. April 1927. Anat. Anz. Bd. 63, Erg.-H., S. 184—192. 1927. — *Derselbe*, Über das Syncytium im Trophoblast junger menschlicher Embryonen. Verhandl. d. anat. Ges. a. d. 37. Vers. in Frankfurt a. M. 1928. Erg.-H. z. Anat. Anz. Bd. 66, S. 220. — *Ford*, Hydatiform mole, chorionepithelioma and bilateral corpus luteumcysts. New York obstetr. soc. 9. März 1915. Americ. journ. of dis. of childr. Vol. 72, Nr. 452, p. 333. — *Forgue et Massabuan*, Les tumeurs à formations „chorioépithéliomateuses" des glandes génitales en particulier de l'ovaire. Rev. de gynecol. et chirurg. abd. Tome 11, Nr. 5, p. 755. 1907. — *Forssner*, Ein Fall von Chorionepitheliom im Uterus med dubbelsidiga ovarialkystom. Verhandl. d. obstetr. gynäk. Sektion d. Ges. schwed. Ärzte. Hygiea. Dez. 1909. Ref. Frommels Jahresber. f. Geburtsh. u. Gynäkol. 1909. S. 112. — *Fraenkel, E.*, Maligne Tumoren des Chorionepithels. Volkmanns Samml. klin. Vorträge 1897. Nr. 180, S. 881. — *Fraenkel, L.*, Der Bau der Corpus-luteum-Cysten. Arch. f. Gynäkol. Bd. 56, H. 2, S. 355. 1898. — *Derselbe*, Das Chorionepithelioma malignum (früher Deciduoma malignum). Sammelref. Dtsch. med. Wochenschr. Nr. 11, S. 177. — *Derselbe*, Die Funktion des Corpus luteum. Arch. f. Gynäkol. Bd. 68, H. 2, S. 438. — *Derselbe*, Das von dem Epithel der Chorionzotten ausgehende Carcinom des Uterus. Arch. f. Gynäkol. Bd. 48, S. 1. 1895. — *Derselbe*, Weitere Mitteilungen über die Funktion des Corpus luteum. Geburtsh.-gynäkol. Ges. Wien 15. 12. 1903. Zentralbl. f. Gynäkol. 1904, Nr. 19 u. 20, S. 621 u. 661. — *Derselbe*, Die Histologie der Blasenmolen und ihre Beziehungen zu den malignen, von den Chorionzotten (Decidua) ausgehenden Uterustumoren. Arch. f. Gynäkol. Bd. 49, S. 481. 1895. — *Derselbe* und *Cohn*, Experimentelle Untersuchungen über den Einfluß des Corpus luteum auf die Insertion des Eies. Anat. Anz. Bd. 20, S. 494. 1901. — *Frank, R. T.*, Ektopisches Chorionepitheliom des Beckens. Americ. journ. of

obstetr. a. gynecol. Vol. 74, Nr. 3, p. 372. 1916. Ref. Jahresber. f. Geburtsh. u. Gynäkol. 1917. S. 303. — *Frankl, O.*, Handbuch der gesamten Frauenheilkunde, herausgegeben von W. Liepmann. Bd. 2. Leipzig 1914. Pathologische Anatomie und Histologie der weiblichen Genitalorgane. — *Derselbe*, Beitrag zur Molenfrage. Wien. med. Presse 1903. Nr. 22 u. ff. — *Derselbe*, Demonstriert drei junge Eier. Zentralbl. f. Gynäkol. Jg. 53, Nr. 18, S. 1127. 1929. — *v. Franqué*, Über eine bösartige Geschwulst des Chorion usw. Zeitschr. f. Geburtsh. u. Gynäkol. Bd. 34, S. 199. 1896. — *Derselbe*, Über malignes Chorionepitheliom. Fränk. Ges. f. Geburtsh. u. Gynäkol. 31. Jan. 1903. Ref. Münch. med. Wochenschr. 1903. Nr. 12, S. 532. *Derselbe*, Demonstration Chorionepithelioma malignum. Mittelrhein. Ges. f. Geburtsh. u. Gynäkol. 13. März 1909. Monatsschr. f. Geburtsh. u. Gynäkol. Bd. 30, H. 1, S. 120. 1909. — *Derselbe*, Zur destruierenden Blasenmole. Verhandl. d. dtsch. Ges. f. Gynäkol. 1903 zu Würzburg. — *Fratkine*, Un cas de môle hydatiforme. Gynécologie. Tome 11, p. 534. 1897. — *Freund, H. W.*, Über bösartige Tumoren der Chorionzotten. Zeitschr. f. Geburtsh. u. Gynäkol. Bd. 34, S. 161. 1896. — *Derselbe*, Syncytium und Deciduoma malignum. Zentralbl. f. Gynäkol. 1898. Nr. 26, S. 683. — *Friedheim, Ernst A. H.*, Die Züchtung von menschlichem Chorionepitheliom in vitro. Ein Beitrag zur Lehre vom Chorionepitheliom. Virchows Arch. f. pathol. Anat. u. Physiol. Bd. 272, H. 1, S. 717. 1929. — *Frommolt, G.*, Beitrag zur Entstehung der Kotyledonenfurchen der Placenta. Zentralbl. f. Gynäkol. 1929, S. 1025—1033. — *Fuchs*, Chorionepithelioma uteri und Follikelcysten beider Eierstöcke bei Blasenmole. Norddtsch. Ges. f. Gynäkol. 4. Febr. 1911. Monatsschr. f. Geburtsh. u. Gynäkol. Bd. 33, H. 4. 1911. — *Funck, Brentano et G. Durante*, Un cas de tumeur bénigne du placenta (Angiome placentaire). Gynécologie. Nov. 1908. Nr. 6, p. 506. (Jahresber. ü. d. Fortschr. i. d. Geburtsh. u. Gynäkol. Jg 2, S. 684 u. 688. 1908.
Gaifami, Anatomische Bemerkungen zu 5 Fällen von Blasenmole im Uterus mit besonderer Berücksichtigung der Ovarialveränderungen und des Corpus luteum. Rass. d'ostetr. e ginecol. Jg. 31, Nr. 7—9, p. 161. 1922. Ref. Zentralbl. f. Gynäkol. 1924. Nr. 5, S. 190. — *Derselbe*, Ann. di ostetr. e ginecol. Vol. 30, p. 141. 1908. — *Gans*, Blasenmole mit ausgetragenem Kind. Gynäkol. Rundschau. 1910, S. 55. — *Garkisch*, Über ein intraligamentär entwickeltes Chorionepitheliom. Zeitschr. f. Geburtsh. u. Gynäkol. Bd. 60, H. 1, S. 115. 1907. — *Gaylord, H. R.*, Malignant growths of the chorionic epithelioma and their relation to the normal histology of the placenta. Americ. journ. of obstetr. a. gynecol. a. dis. Vol. 38, p. 145. 1898. — *Gebhard, C.*, Über das sog. Syncytium malignum. Zeitschr. f. Geburtsh. u. Gynäkol. Bd. 37, S. 504. 1897. — *Gemell, Arthur A.*, Ein Fall von Chorionepitheliom mit Adenomyom. Journ. of. obstetr. a. gynecol. of the Brit. Empire. Vol. 33, Nr. 1. 1926. Ref. Zentralbl. f. Gynäkol. Jg. 51, Nr. 11. 1927. — *Gentili, Attilio*, Sulle modeficazioni somatiche della donna affetta da corioepitelioma e sul loro significato. Folia gynaecol. Vol. 21, H. 4, p. 607—632. 1925. — *Gérard*, Contribution à l'étude clinique du déciduome malin ou chorioépithéliome. Thèse de Lyon 1908/09. Ref. Rev. de gynécol. et de chirurg. abd. 1. Mai 1910. — *Gerhardt*, Ein Beitrag zur Kenntnis des malignen Chorionepithelioms. Diss. Gießen 1910. — *Gierse*, Verhandl. d. Ges. f. Geburtsh. 1847, II. (Meckel nach Gierses Tod.) — *Gill, John J.*, Report of a case of choriocarcinoma of the uterus complicating pregnancy. Americ. journ. of obstetr. a. gynecol. Vol. 12, Nr. 2, p. 203—206. 1926. — *Glaserfeld*, Über das sog. ektopische maligne Chorionepitheliom. Zeitschr. f. Krebsforsch. Bd. 5, S. 471. — *Glinski*, Das Chorionepithelioma malignum im Lichte neuerer Forschung. Przeglad lekarski. 1905. Nr. 43. Ref. Virchow-Hirsch Jahresber. Bd. 1, S. 406. 1905. — *Goldberg*, Über Chorionepitheliom. Gynäkol. Ges. Dresden. 13. Mai 1909. Zentralbl. f. Gynäkol. 1910. Nr. 4, S. 103. — *Gottschalk*, Über das Sarcoma chorio-deciduocellulare (Deciduoma malignum). Berlin. klin. Wochenschr. 1893 Nr. 4 u. 5, S. 87 u. 116. — *Derselbe*, Über die Blasenmole. Zeitschr. f. Geburtsh. u. Gynäkol. Bd. 53, S. 516. 1904. Münch. med. Wochenschr. 1904, S. 1942. — *Derselbe*, Das Sarkom der Chorionzotten. Arch. f. Gynäkol. 1894. H. 1, S. 46. — *Derselbe*, Diskussionsbemerkung zu Veit über das maligne Chorionepithel. Ges. f. Geburtsh. u. Gynäkol. Berlin. 24. Jan. 1908 (s. u. Veit.) — *Gottschall, P.*, Über einen Fall von Blasenmole und Syncytioma malignum. Diss. Zürich 1901 und Beitr. z. Geburtsh. u. Gynäkol. Bd. 4, S. 331. — *Graefe, M.*, Über einen Fall von Chorionepithelioma malignum. Zentralbl. f. Gynäkol. 1902. Nr. 20, S. 521. — *Gragert*, Beitrag zur Ätiologie der Blasenmole. Nordwestdtsch. Ges. f. Geburtsh. u. Gynäkol. Tag. am 30. April 1927 in Schwerin. Zentralbl. f. Gynäkol. 1927. Nr. 37, S. 2372. — *Derselbe, O.*, Über Zwillingsschwangerschaft mit Entartung nur eines Eies zur Blasenmole. Ein Beitrag zur Ätiologie der Blasenmole. Monatsschr. f. Geburtsh. u. Gynäkol. Bd. 78, H. 1/2, S. 53—60. 1928. — *Greenhill, J. P.*, Ein junges menschliches Ei in situ. Americ. journ. of anat. Vol. 40, Nr. 2, p. 315—354. 1927. — *Gregorini*, De hydrope uteri et de hydatidibus in utero. Halae 1795 (zit. nach Essen-Möller). — *Grein*, Ein Fall von Chorionepithelioma malignum nebst einigen Bemerkungen über Spontanheilung und Therapie bei dieser Erkrankung. Arch. f. Gynäkol. Bd. 72, S. 470. 1904. — *Griffith and Williamson*, A case of chorionepithelioma complicated by haematometra. Journ. of obstetr. a. gynecol. of the Brit. Empire. Ausg. 1907. — *Grotenfelt, C.*,

Ein Fall von sog. ektopischem Chorionepitheliom. Finska läkaresällskapets handlinger. Vol. 60, H. 3, p. 337. 1918. Ref. Monatsschr. f. Geburtsh. u. Gynäkol. Bd. 53, S. 400. 1920. — *Gruget* et *Bender*, Un cas de chorionépithéliome après une môle hydatiforme. Rev. mens. de gyncol. d'obstétr. et de péd. 1914. Nr. 5, p. 325. — *Gruszczynski*, Fall von Chorionepitheliom mit gleichzeitiger Tuberkulose des Uterusparenchyms. Verhandl. d. gynäkol. Sekt. d. poln. Naturf.-Vers. Krakau. Juli 1911. (Jahresber. ü. d. Fortschr. d. Geburtsh. u. Gynäkol. Jg. 26, S. 212.) — *Günther, B.*, Über Blasenmole bei Zwillingsschwangerschaft mit einem gesunden Ei. Dtsch. med. Wochenschr. Jg. 49, Nr. 4, S. 121. 1923. — *Guggisberg*, Normale und pathologische Physiologie der Placenta. Ber. ü. d. ges. Gynäkol. u. Geburtsh. Bd. 9, S. 625. 1926. — *Gurewitsch, R.*, Ein ektopisches Chorionepitheliom der Leber nach Blasenmole. Diss. Gießen 1911. — *Gustafsson*, Ein Fall von Chorionepitheliom, entstanden während der Gravidität. Bd. 49, H. 2, S. 75. 1919.

Haas, August, Zur Ätiologie der Blasenmole. Med. Klinik. Jg. 21, Nr. 22, S. 811. 1925. Ref. Ges. Gynäkol. u. Geburtsh. sowie d. Grenzgeb. Bd. 8, H. 17, S. 914. 1925. — *Halban*, Demonstration: Chorionepithelioma uteri et vaginae. Ges. d. Ärzte in Wien. 13. Mai 1910. Ref. Wien. klin. Wochenschr. 1910. Nr. 21. — *Hallauer*, Eimolen. Ges. f. Geburtsh. u. Gynäkol. 6. Mai 1910. Zeitschr. f. Geburtsh. u. Gynäkol. Bd. 67, S. 502. Zentralbl. f. Gynä kol. 1911. Nr. 3. S. 118. — *Halliday Croom*, Ätiologie des Deciduoma malignum. Brit. med. journ. 26. April 1902. Ref, Zentralbl. f. Gynäkol. 1902, Nr. 30, S. 809. — *Hamm, A.* et *Ch. Oberling*, Chorionépithéliome infecté de l'utérus; étude clinique et anatomique. Rev. franç. de gynécol. et d'obstétr. Jg. 23, Nr. 3, p. 159—166. 1928. Ber. über d. ges. Gynäkol. u. Geburtsh. Bd. 14, H. 7, S. 447. 1928. — *Hammerschlag*, Klinische und anatomische Beiträge zur Lehre vom Chorionepitheliom. Zeitschr. f. Geburtsh. u. Gynäkol. Bd. 52, S. 209. 1904. — *Derselbe*, Demonstration: Fall von destruierender Blasenmole. Ges. f. Geburtsh. u. Gynäkol. Berlin. 13. Jan. 1922. Zentralbl. f. Gynäkol. 1922. Nr. 20, S. 807. — *Hannes*, Chorionepithelioma malignum. Gynäkol. Ges. Breslau. 21. Jan. 1908. Monatsschr. f. Geburtsh. u. Gynäkol. Bd. 27, H. 4. 1908. *Harknese, R. C.*, Blasenmole. Uterusperforation. Brit. med. journ. 13. Nov. 1920. Ref. Zentralbl. f. Gynäkol. 1922, Nr. 21, S. 874. — *Harlitz, F.*, On det saakaldte „Chorionepithelioma malignum" og blaeremole. En oversigt. Norsk. magaz. f. laegevidenskaben 1904. p. 1115. — *Hartmann* et *Toupet*, Sarcoma coriocellulare cit. von B. Segall. Rev. de gynécol. et de chirurg. abd. 1897, Juli/August. — *Dieselben*, Ann. de gynécol. et d'obstétr. Tome 43, p. 285. 1895. — *Hauch*, Lo Tilfuelde al partiel Mola hydatidosa. Ges. f. Gynäkol. u. Obstetr. 4. Febr. 1914, Ugeskr. f. Laeger 1914. p. 1886. Ref. Jahresber. i. d. Fortschr. f. d. Geburtsh. u. Gynäkol. 1914. S. 481. — *Haultain*, Deciduoma malignum? A critical review from a case successfully treated by vaginal hysterectomy. Journ. of the Brit. gynecol. soc. Juli/Aug. 1899, Part. 58, p. 190. — *Derselbe*, Uterus removed by vaginal hysterectomy showing nodule of Chorionepithelioma. London obstetr. tr. Vol. 45, p. 242. — *Hedinger*, Über Wucherung der Leydigschen Zwischenzellen bei Chorionepitheliom des Hodens. Zeitschr. f. angew. Anat. u. Konstit.-Lehre. Bd. 7, H. 1/2, S. 55. 1920. — *Heimann*, Klinik und Anatomie des Chorionepithelioms. Gynäkol. Ges. Breslau, März 1911. Monatsschr. f. Geburtsh. u. Gynäkol. Bd. 34, H. 2, S. 239. 1911. — *Heimann, Fr.*, Zur Klinik und Histologie des Chorionepitheliom nebst anatomischen Untersuchungen über Ovarialveränderungen. Zeitschr. f. Geburtsh. u. Gynäkol. Bd. 68, S. 301. 1912. — *Heinricius*, Über Deportation von Chorionvilli und Metastase in der Scheidenwand bei Mola hydatidosa uteri. Arb. a. d. Klin. Helsingfors. Bd. 13. 1912. — *Derselbe*, Über Deportation von Chorionzotten mit Metastasenbildung in der Vaginalwand bei Mola hydatidosa uteri. Finska läkaresällskapets handlinger. Jänner 1912. Ref. Gynäkol. Rundschau 1913, Nr. 9, S. 342. — *Henke*, Demonstration: Beginnendes Chorionepitheliom. Nordostdtsch. Ges. f. Gynäkol. 27. Febr. 1909. Ref. Monatsschr. f. Geburtsh. u. Gynäkol. Bd. 29, H. 5, S. 656. — *Herold, Karl*, Zur Frage der biologischen Beziehungen zwischen Luteinzellenwucherung und Chorionepithelioma malignum. Zeitschr. f. Geburtsh. u. Gynäkol. Bd. 89, H. 3, S. 561. 1926. — *Herz*, Zwei Fälle von Blasenmole mit fast vollständiger Usur der Uteruswand. Wien. med. Wochenschr. 1900. Nr. 28—32. — *Hicks*, A case of chorionepithelioma developing in connection with the birth of a living child. Journ. of obstetr. a. gynecol. of the Brit. Empire. Sept. 1909. — *Derselbe*, Two specimens of chorionepithelioma occuring after pregnancy at full term. Lancet. 1914. 3. Jan. Nr. 4714, p. 30. — *Hildebrandt*, Ein Fall von Traubenmole neben einem normal entwickelten Ei. Monatsschr. f. Geburtsk. u. Frauenkr. Bd. 18, S. 224. 1861. — *Hillebrand, H.*, Beiträge zur Histologie der Stiele (der nicht ödematösen Abschnitte) der Blasenmolenzotten. Monatsschr. f. Geburtsh. u. Gynäkol. Bd. 57, H. 1/2, S. 67. 1922. — *Hinselmann, H.*, Proliferative Vorgänge im Innern von Blasenmolenzotten. Zeitschr. f. Geburtsh. u. Gynäkol. Bd. 83, H. 2, S. 313. 1921. — *Derselbe*, Zur Theorie der Blasenmolen. Arch. f. Gynäkol. Bd. 114, H. 1. 1920. Verhandl. d. dtsch. Ges. f. Gynäkol. 1920. — *Derselbe*, Über die Natur der Chaletzky-Neumannschen Zellen. Zentralbl. f. Gynäkol. 1924. Nr. 9, S. 537. — *Derselbe*, Über die Chorionepitheliomfrage (wesentl. klin.

Sammelber.) Ber. ü. d. ges. Gynäkol. u. Geburtsh. Bd. 9, H. 4, S. 161. — *Derselbe,* Normales und pathologisches Verhalten der Placenta und des Fruchtwassers. In Halban-Seitz: Biologie und Pathologie des Weibes. Bd. 6. 1925. — *Hitschmann,* Demonstration eines Chorionepitheliom des Uterus. Geburtsh.-gynäkol. Ges. Wien. 12. Febr. 1901. Ref. Zentralbl. f. Gynäkol. 1901. Nr. 28, S. 820. — *Derselbe,* Blasenmole und malignes Chorionepitheliom. In Halban-Seitz: Biologie und Pathologie des Weibes. Bd. 7, Teil 2. Berlin u. Wien: Urban u. Schwarzenberg. 1927 S. 333—588 und 15 Taf. — *Hitschmann und Cristofoletti,* Zur Pathologie und Klinik des malignen Chorionepitheliom. Wien. klin. Wochenschr. 1911. Nr. 19. — *Hoehne,* Über das maligne Chorionepitheliom. Norddtsch. Ges. f. Gynäkol. 24. Mai 1924. Zentralbl. f. Gynäkol. 1924. Nr. 35, S. 1913. — *Hörmann,* Das Chorionepitheliom. Monatsschr. f. Geburtsh. u. Gynäkol. Bd. 29, H. 2. 1909. — *Derselbe,* Chorionepitheliom des Uterus mit Metastasen an den Labien usw. Zentralbl. f. Gynäkol. 1914. Nr. 32, S. 1128. — *Derselbe,* Zur Frage der Bösartigkeit und über Spontanheilungen von Chorionepitheliomen. Beitr. z. Geburtsh. u. Gynäkol. Bd. 8, H. 3, S. 418. 1904. Zentralbl. f. Gynäkol. 1905. Nr. 15. — *Derselbe,* Ruptur eines Chorionepithelioms mit schwerer intraperitonealer Blutung. Beitr. z. Geburtsh. u. Gynäkol. Bd. 8, H. 3, S. 404. 1904. — *v. d. Hoeven,* Over den orsprong van de mola hydatidosa en het z. g. Deciduoma malignum. Weekblad van het Nederlandsch tijdschr. v. geneesk. 1900. Nr. 8. — *Derselbe,* Über die Ätiologie der Mola hydatidosa und des sog. Deciduoma malignum. Arch. f. Gynäkol. Bd. 62, S. 316. 1901. — *Derselbe,* Demonstration eines Uterus mit Chorionepithelioma malignum. Niederl. Ges. f. Gynäkol. 15. Dez. 1905. Zentralbl. f. Gynäkol. 1906. Nr. 28, S. 803. — *Hofbauer, J.,* The function of the Hofbauer cells of the chorionic villa particullary in relation to acute infection a. syphilis. Americ. journ. of obstetr. a. gynecol. Vol. 10, Nr. 1, p. 1—14. 1925. — *Holzapfel,* Fall von Chorionepithelioma malignum. Phys. Verein Kiel. Münch. med. Wochenschr. 1901. S. 1550. — *Hopkins,* Demonstration eines Chorionepitheliom des Uterus. Proc. of the New York pathol. soc. Mai/Okt. 1911. Zentralbl. f. Gynäkol. 1912. Nr. 35, S. 1172. — *Hübl,* Primäres Chorionepitheliom in der Vagina. Geburtsh.-gynäkol. Ges. Wien. 11. März 1902. Zentralbl. f. Gynäkol. 1902. Nr. 48, S. 1310. — *Hübl, H.,* Über das Chorionepitheliom in der Vagina bei sonst gesundem Genitale. Wien 1903. — *Huguenin,* Contribution à l'étude des tumeurs épithéliales duplacenta. Ann. de gynécol. Tome 2, ser. 2, p. 659. — *Huguier et Lorrain,* Chorion-épithéliome malin de la trompe utérine. Bull. et mém. de la soc. anat. de Paris. 4. Juli 1913. p. 343. Ref. Rev. de gynécol. et de chirurg. abd. Tome 21, Nr. 7, p. 445. 1913.

Ikeda, Kazua, Über Ätiologie und Pathogenese der Leukocyteninfiltration in der menschlichen Placenta. Beitr. z. pathol. Anat. u. z. allg. Pathol. Bd. 78, S. 16. 1927. — *Ivens, Frances,* Melanotic sarcoma of the clitoris. Journ. of obstetr. a. gynecol. of the Brit. Empire. Vol. 34, Nr. 1, p. 91. 1927. — *Iwanow, Iwan, J.,* Kernstudien an Placenta, Blasenmole und Chorionepitheliom. Zeitschr. f. Geburtsh. u. Gynäkol. Bd. 90, H. 3, S. 631—637. 1927. — *Iwase,* Über primäre Chorionepitheliome des Ovariums. Arch. f. Gynäkol. Bd. 85, H. 2, S. 414. 1908.

Jaffé, Blasenmole und Eierstock, ein Beitrag zur Pathologie des Corpus luteum. Arch. f. Gynäkol. Bd. 70, H. 3, S. 462. 1903. Diss. Leipzig 1903. — *v. Jarotzky,* und *Waldeyer,* Traubenmole in Verbindung mit dem Uterus. Virchows Arch. f. pathol. Anat. u. Physiol. Bd. 44, S. 88. 1868. — *v. Jaschke,* Physiologie und Pathologie der Geburtshilfe im Handbuch der Frauenheilkunde. Bd. 3. — *Jeannert,* Contribution à l'étude du chorio-épithéliome malin de la trompe. Rev. méd. de la Suisse romande 1912. Nr. 5. Ref. Gynécologie 1912. Nr. 8, p. 497. — *Jelett,* A case of chorion epithelioma with secondary deposits. Royal Acad. of med. in Ireland Sect. of obstetr. 5. 1. 1912; Lancet Vol. 182, p. 231. — *Jockers,* Untersuchungen über die Decidua basalis bei manuell gelösten Placenten. Beitr. z. Geburtsh. u. Gynäkol. Bd. 10, S. 395. — *Johansson, John,* Mola hydatidosa destruens et chorionepithelioma uteri cum metastatibus pulmonum. Perforatio spontanea uteri, anaemia acuta. Exitus. Acta gynecol. scandinav. Vol. 8, H. 2, p. 131. 1929. — *Jonas,* Blasenmolenbildung in der fertigen Placenta. Dtsch. med. Wochenschr. 1914, S. 1799. — *Jores,* Zur Kenntnis der Regeneration und Neubildung elastischen Gewebes. Beitr. z. allg. Pathol. u. Anat. Bd. 27, S. 380. 1900. — *Jung,* Vier Uteri mit Chorionepitheliom. Gynäkol. Rundschau. 1910. S. 53.

Kadlee, A., Das Schicksal der fetalen Zellelemente (Langhanssche Schicht) in der Gebärmutterwand. Zurnal akuserstva i zenskich beleznej. Bd. 38, H. 6, S. 663—673. 1927. (Russisch.) — *v. Kahlden,* Über destruierende Blasenpolypen. Zentralbl. f. allg. Pathol. u. pathol. Anat. Bd. 2, S. 1 u. 54. 1891. — *Kallinikoff,* Ein Fall von Mola hydatidosa. Perforatio uteri. Monatsschr. f. Geburtsh. u. Gynäkol. Bd. 78, H. 3 u. 6. 1928. — *Kaltenbach,* Lehrbuch der Geburtshilfe. Stuttgart 1893. — *Kamann,* Malignes Chorionepitheliom mit Lungenmetastasen. Monatsschr. f. Geburtsh. u. Gynäkol. Bd. 26, S. 119. 1907. — *Kassjanow,* Über die Embolien der Lunge mit Placentarriesenzellen. Diss. Petersburg 1896. — *Kaufmann, E.,* Demonstration eines Falles von malignem Chorionepitheliom. Korresp.-Blatt f. Schweiz.

Ärzte 1900. Nr. 10, S. 306. — *Kauffmann, H.*, Zur destruierenden Blasenmole. Zeitschr. f. Geburtsh. u. Gynäkol. Bd. 60, S. 136. — *Derselbe,* Chorionepithelien des Uterus mit Scheidenmetastase. Gesellsch. f. Geburtsh. u. Gynäkol. Nov. 1907. Zentralbl f. Gynäkol. 1907. Nr. 19. — *Kedrieski,* Ein Fall von Chorionepitheliom nach rechtzeitiger Geburt. Gaz. lekarsk. 1912. Nr. 1, S. 39. Zentralbl. f. Gynäkol. 1913. Nr. 16, S. 586. — *Kehrer,* Diskussion zu Kaiser und Strobach. Zentralbl. f. Gynäkol. 1912. Nr. 28, S. 933. — *Kehrer, F. A.,* Über die Traubenmole. Arch. f. Gynäkol. Bd. 45, S. 478. 1894. — *Keller, R.,* Contribution à la genèse de la môle hydatiforme. Gynécol. et obstétr. Tome 9, Nr. 1, p. 68. 1924. — *Kelly* and *Teacher,* A case of deciduoma malignum. Journ. of pathol. a. bacteriol. Okt. 1898. p. 358. — *Kelly* und *Workmann,* Ein Fall von Chorionepitheliom. Glasgow med. journ. Sept. 1906. Ref. Zentralbl. f. Gynäkol. 1906. Nr. 29, S. 967. — *Kermauner,* Chorionepitheliom der Scheide. Naturhist. Verein Heidelberg. Münch. med. Wochenschr. 1905, S. 775. — *Derselbe,* Über die Anatomie und Ätiologie der Blasenmole. Sammelber. Monatsschr. f. Geburtsh. u. Gynäkol. Bd. 16, S. 225. 1902. — *Kiyonari, Y.,* Über den Einfluß der Entfernung der verschiedenen endokrinen Drüsen auf die histologischen Veränderungen des Hypophysenvorderlappens, besonders auf die in denselben beobachteten sog. „spezifischen Zellen". Folia endocrin. jap. Bd. 4, S. 69—70. 1928. (Autorreferat.) — *Kleinhans,* Demonstration der durch Operation gewonnenen Präparate zweier Fälle von Chorionepitheliom. Verhandl. d. Ges. dtsch. Naturf. u. Ärzte, 74. Vers. Karlsbad 1902. 2. Teil, H. 2, S. 260. — *Klotz,* Ein Fall von primärem Chorionepitheliom des Ovarium als Beitrag zur Frage des Epithelioma chorioectodermale. Beitr. z. Geburtsh. u. Gynäkol. Bd. 17, H. 3, S. 369. 1912. — *Knaus,* Experimentelle Untersuchung zur Physiologie und Pharmakologie der Uterusmuskulatur usw. Arch. f. exp. Pathol. u. Pharmakol. Bd. 124, S. 152. — *Derselbe,* Das physiologische Verhalten der Uterusmuskulatur während der Schwangerschaft als Ursache des Geburtseintrittes. Arch. f. Gynäkol. Bd. 132, S. 32. — *König,* Über die ätiologischen Beziehungen des Myxoma chorii zu den malignen Erkrankungen des Uterus. Diss. Berlin 1895. — *Koerner, J.,* Über den Ursprung des Pseudomyxoma peritonei und verwandte pathologische Prozesse. (Heterotope Gewebswucherungen.) Zentralbl. f. Gynäkol. Jg. 50, Nr. 2, S. 83—89. 1926. — *Kolomenkin,* Zur Lehre vondem sog. Chorionepithelioma malignum. Monatsschr. f. Geburtsh. u. Gynäkol. Bd. 12, H. 6, S. 744. 1900. — *Koritschoner,* Über ein Chorionepitheliom mit abnorm langer Latenzzeit. Verhandl. d. dtsch. Naturf. u. Ärzte, 85. Vers. Wien 1913. 2. Teil, 2. Hälfte, S. 198 und Autorreferat im Zentralbl. f. pathol. Anat. 1913. Nr. 21, S. 967. — *Derselbe,* Über ein Chorionepitheliom ohne Primärtumor mit abnorm langer Latenzzeit. Beitr. z. pathol. Anat. u. allg. Pathol. Bd. 66, H. 3, S. 501. 1920. — *Koßmann,* Das Carcinoma syncytiale uteri. Monatsschr. f. Geburtsh. u. Gynäkol. Bd. 2, H. 2, S. 100. 1895. — *Derselbe,* Über Carcinoma syncytiale. 69. Vers. dtsch. Naturf. u. Ärzte. Braunschweig 1897. — *Derselbe,* Studien zur normalen und pathologischen Anatomie der Placenta. Arch. f. Gynäkol. Bd. 57, H. 1, S. 224. 1899. — *Derselbe,* Zur Geschichte der Blasenmole. Arch. f. Gynäkol. Bd. 62, H. 1. — *Kouwer,* Deciduoma malignum. Geneesk. bladen. Bd. 7, Nr. 8. 1900. — *Derselbe,* Mola destruens. Nederlandsch tijdschr. v. verlosk. en gynäkol. 1909. S. 276. — *Kraul* und *Rippel,* Erfahrungen mit der Zondek-Aschheimschen Schwangerschaftsprobe. Zentralbl. f. Gynäkol. 1929. Nr. 1. — *Kraus, E. J.,* Die Hypophyse. Handbuch der spez. pathol. Anatomie und Histologie von Henke u. Lubarsch. Bd. 8. Berlin 1926. — *Krebs,* Beiträge zur Histologie und zum klinischen Verlauf des Chorionepithelioms. Monatsschr. f. Geburtsh. u. Gynäkol. Bd. 11, H. 5, S. 898. 1900. — *Derselbe,* Chorionepitheliom und Ovarialtumor. Zentralbl. f. Gynäkol. 1903. Nr. 44, S. 1297. — *Kreitmair,* Über die Blasenmole und die sog. malignen Deciduome. Monatsschr. f. Geburtsh. u. Gynäkol. Bd. 9, S. 137. 1899. — *Kreutzmann,* Cystic degeneration of the chorion villi with coincident castic tumor of both ovaries. Americ. journ. of obstetr. a. gynecol. Juni 1898. — *Krewer,* Über das „Chorionepitheliom" (Deciduoma malignum autorum). Zeitschr. f. Geburtsh. u. Gynäkol. Bd. 48, H. 1, S. 66. 1902. — *Krieger,* Fall von interstitieller destruierender Molenbildung. Beitr. z. Geburtsh. u. Gynäkol. Bd. 1, S. 10. 1872. — *Kroemer,* Gefahren der Blasenmole. Dtsch. med. Wochenschr. 1917, Nr. 15, S. 452. — *Derselbe,* Demonstration: Chorionepitheliom. 83. Vers. Naturf. u. Ärzte Karlsruhe 1911. 2. Teil, 2. Hälfte, S. 241. — *Derselbe,* Klinische Beobachtungen über Ätiologie und Therapie des Chorionepitheliom, insbesondere über die Behandlung der Blasenmole. Dtsch. med. Wochenschr. 1907. Nr. 31/33, S. 1246, 1295 z. 1328. — *Krösing,* Das Chorionepitheliom mit langer Latenzzeit. Arch. f. Gynäkol. Bd. 88, S. 468. 1909. — *Krüger, M.,* Eine seltene Form der Placentarcyste. Ein Beitrag zur Lehre von der Blasenmole. Zeitschr. f. Geburtsh. u. Gynäkol. Bd. 64, S. 315. — *Küstner, H.,* Die Beziehungen der cystischen Veränderungen der Ovarien zur Blasenmole und zum Chorionepitheliom. Monatsschr. f. Geburtsh. u. Gynäkol. Bd. 67, H. 6, S. 359. 1924. — *Küttner, O. v.,* Zur spontanen totalen Rückbildung von Metastasen nach Chorionepitheliom des Uterus. Monatsschr. f. Geburtsh. u. Gynäkol. Bd. 70, H. 5/6, S. 303. 1925.

Labhardt, Operative Dauerheilung eines Chorionepithelioms mit Metastase. Zugleich ein Beitrag zur Behandlung der puerperalen Bakteriämie. Zentralbl. f. Gynäkol. 1909. Nr. 23, S. 805. — *Ladinski*, Deciduoma malignum. Americ. jorn. of obstetr. a. gynecol. Vol. 45, p. 465. — *Lahm, W.*, Die Blasenmole. Ein kritischer Bericht nach dem heutigen Stand. Ber. ü. d. ges. Gynäkol. u. Geburtsh. Bd. 4, H. 1/2, S. 1. 1924. — *Derselbe*, Blasenmole und Ovarialtumoren. Gynäkol. Ges. i. Dresden. Okt. 1923. — *Langhans*, Syncytium und Zellschicht. Placentarreste nach Aborten. Chorionepitheliom. Hydatidenmole. Hegars Beitr. z. Geburtsh. u. Gynäkol. Bd. 5, H. 1, S. 1. 1901. — *Lebret, Julien*, Contribution à l'étude des chorio-épithéliomes (Chorioépithéliomes vrai et tumeurs à formations chorioépithéliales). Thèse de Paris. Okt. 1911. — *Lecène*, Un cas exceptionel de chorio-épithéliome malin primitif du ligament large. Ann. de gynécol. et de obsttér. 1911, année 38, p. 518. Ref. Pathologica Tome 4, p. 571. 1912. — *Lehmann*, Demonstration: Chorionepitheliom mit Scheidenmetastase. Große Ovarialtumoren, entstanden im Laufe von 7 Tagen. Ges. f. Geburtsh. u. Gynäkol. Berlin. 18. Mai 1917. Zeitschr. f. Geburtsh. u. Gynäkol. Bd. 80, S. 698. 1918. — *Leisse*, Fall von sehr fester Placentaradhärenz. Zentralbl. f. Gynäkol. 1891. Nr. 31, S. 648. — *Lévy-Solal* et *Dupont, R.*, Des indications de l'hysterectomie précoce apres l'expulsion d'une môle. Gynécol. et obstétr. Tome 13, Nr. 1, p. 46. Jg. 1926. — *Liebe, W.*, Über Verschleppung von Blasenmolenteilen in die Vagina. Zeitschr. f. Geburtsh. u. Gynäkol. Bd. 90, H. 2, S. 294—302. 1926. — *Lindfors*, Über den weiteren Verlauf und Ausgang meines Falles von „Syncytioma malignum vaginae" nebst Obduktionsbefund. Vorl. Mitt. Zentralbl. f. Gynäkol. 1901, Nr. 21, S. 557. — *Lissauer*, Ein Fall von Chorionepitheliom mit Metastase der Lungenarterien. Zeitschr. f. Krebsforsch. Bd. 3, H. 2, S. 287. 1905. — *Littauer*, Ein Fall von Blasenmole mit nachfolgenden Wucherungen von der Art des Chorionepithelioms. Ges. f. Geburtsh. u. Gynäkol. Leipzig, 17. Juni 1912. Zentralbl. f. Gynäkol. 1912. Nr. 51, S. 1729. — *Lockyer*, The corpus luteum; compound lutein cystoma found in association with vescular mole and chorionepithelioma. Transact. of the obstetr. soc. of London. Vol. 49, p. 157. 1905. — *Loeb*, The parthenogenetic development of ova in the mammalian ovary and the origin of ovarian teratomata and chorioepitheliomata. Journ. of the Americ. med. assoc. Vol. 56, Nr. 18, p. 1327. 1911. — *Derselbe*, Über chorioepitheliomartige Gebilde im Ovarium des Meerschweinchens und über ihre wahrscheinliche Entstehung aus pathogenetisch sich entwickelnden Eiern. Zeitschr. f. Krebsforsch. Bd. 11, H. 2, S. 259. 1912. — *Löfquist*, Chorionepitheliom in der Tube Fallopii nach wiederholter Schwangerschaft in derselben. Nord. chirurg. Verein Helsingfors 1909. Ref. Zentralbl. f. Gynäkol. Nr. 44, S. 1534. — *Löhlein, H.*, Sarcoma deciduocellulare nach vorausgegangenem Myxoma chori. Zentralbl. f. Gynäkol. 1893. Nr. 14, S. 297. — *Derselbe*, Nachtrag zu dem Fall „Sarcoma deciduocellulare nach vorausgegangener Myxoma chorii" in Nr. 14, 1893 im Z. f. G. Zentralbl. f. Gynäkol. 1894. Nr. 20, S. 484. — *Lönnberg* und *Mannheimer*, Zur Kasuistik der bösartigen „serotinalen" Uterusgeschwülste. Zentralbl. f. Gynäkol. 1896. Nr. 18, S. 475. — *Lomer*, Chorionepitheliom des Uterus mit Metastasen in der Lunge. Geburtsh. Ges. zu Hamburg. 17. Dez. 1907. Zentralbl. f. Gynäkol. 1908, Nr. 10, S. 348. — *Lubarsch*, Zur Lehre von der Parenchymzellenembolie. Festschr. d. Med. Bd. 11, Nr. 20 u. 21, S. 805 u. 845. 1893. — *Derselbe*, Die Metaplasiefrage und ihre Bedeutung für die Geschwulstlehre. Arb. a. d. pathol.-anat. Abt. d. Kgl. hygien. Inst. Posen. Wiesbaden 1901. S. 230. — *Derselbe*, Die allgemeine Pathologie. Bd. 1, Abt. 1. Wiesbaden 1905. — *Luker, S. G.*, Chorionepithelioma of the uterus showing a very extensive growth in the uterine wall. Proc. of the roy. soc. of med. Vol. 16, Nr. 8, p. 67. 1923.

Macaigne, Rev. de gynécol. et de chirurg. abd. 1897, Teil 1. — *Mac Kenna*, Malign and degeneration of the villi of the chorion Syncytioma malignum. Edinburg med. journ. N. S. Vol. 9, Nr. 5, p. 422. 1901. — *Madruzza, G.*, Sul contenute di solfo nella placenta. Riv. ital. di ginecol. Vol. 9, p. 209—224. 1929. — *Madlener*, Ein Fall von Chorionepitheliom. Münch. gynäkol. Ges. 16. Nov. 1904. Zentralbl. f. Gynäkol. 1905. Nr. 49, S. 159. — *Maeda*, Zur Kenntnis der Fermente in der Placenta. Biochem. Zeitschrift 1923. S. 347. — *Maier, Rud.*, Über Geschwulstbildungen mit dem Bau des Decidualgewebes. Virchows Arch. f. pathol. Anat. u. Physiol. Bd. 67, S. 55. 1876. — *Maiß*, Über destruierende maligne Blasenmole. Zentralbl. f. Gynäkol. Jg. 53, Nr. 21, S. 1329. 1929. (4. Tag. d. Südostdtsch. Ges. f. Geburtsh. u. Gynäkol. Prag 1929.) — *Malcolm Hebb.*, Transact. of the London obstetr. soc. 1896. Vol. 38, p. 125. — *Mansfeld*, Oedema placentae and Mola praevia. Gynäkol. Rundschau. 1911. S. 898. — *Marchand*, Über den Bau der Blasenmole. Zeitschr. f. Geburtsh. u. Gynäkol. Bd. 32, S. 405. 1895. — *Derselbe*, Über die sog. decidualen Geschwülste im Anschluß an normale Geburt, Abort und extrauterine Schwangerschaft. Monatsschr. f. Geburtsh. u. Gynäkol. Bd. 1, S. 419 u. 513. 1895. — *Derselbe*, Noch einmal das Chorionepitheliom. Zentralbl. f. Gynäkol. 1898. Nr. 31, S. 809. — *Derselbe*, Über das maligne Chorionepitheliom. Berlin. klin. Wochenschr. 1898. Nr. 11, S. 249. — *Derselbe*, Über das maligne Chorionepitheliom nebst Mitteilung von zwei neuen Fällen. Zeitschr. f. Geburtsh. u. Gynäkol. Bd. 39, H. 2, S. 178. 1898. — *Derselbe*, Beobachtungen an jungen menschlichen Eiern. Anat. Anz. 1903. H. 67, S. 215. — *Marie, R.*, Chorioépithéliome primitif du vagin. Ann. de gynécol. Tome 2, p. 706. 1905. — *Martin*,

Über das Vorkommen von Blasen in einzelnen Placentarzotten auch aus den späteren Schwangerschaftsmonaten bei entsprechend ausgebildeter, sogar lebend geborener Frucht. Monatsschr. f. Geburtsk. u. Frauenkrankh. Bd. 29, H. 3, S. 162. 1867. — *Marziani, R.,* Forme atipiche e classazione dei corionepiteliomi. Folia gynaecol. Vol. 25, Fasc. 1. 1927. — *Massabuan* et *Etienne,* Le cancer primitif de l'ovaire. Rev. de gynécol. et de chirurg. abd. Tome 20, p. 225 et 278. 1913. — *Mathias,* Frühmetastase eines Chorionepithelioms. Gynäkol. Ges. Breslau. 16. 11. 1920. Zentralbl. f. Gynäkol. 1921, Nr. 20, S. 712. — *Mathes,* Zwillingsschwangerschaft und Blasenmole aus dem 5. Monat. Wien. klin. Wochenschr. 1916. S. 179. — *Matwejew* und *Sykow,* Blasenmole in der Tuba Fallopii und cystische Degeneration des Ovariums. Chirurg. Ges. Moskau. 21. März 1901. Wratsch 1901. Nr. 24, S. 777. Ref. Zentralbl. f. Gynäkol. 1902. Nr. 11, S. 296. — *Maximow,* Zur Lehre von der Parenchymzellenembolie der Lungenarterie (experimentelle Placentarzellenembolie bei Kaninchen). Virchows Arch. f. pathol. Anat. u. Physiol. Bd. 151, S. 297. 1898. — *Menge,* Über Decidualsarcome uteri. Zeitschr. f. Geburtsh. u. Gynäkol. Bd. 30, S. 323, H. 2. 1894. — *Derselbe,* Leichenpräparat von malignem Chorionepitheliom. Fränk. Ges. f. Geburtsh. u. Gynäkol. 3. Febr. 1907. Münch. med. Wochenschr. 1907. Nr. 13, S. 630. — *Meyer, H.,* Ein Fall von zerstörender Wucherung zurückgebliebener myxomatöser Chorionzotten (Epithelioma papillare corporis uteri). Arch. f. Gynäkol. Bd. 33, S. 53. 1888. — *Meyer, N. J.,* Hydatiform degeneration in tubal pregnancy. Surg., gynecol. a. obstetr. Vol. 28, p. 293. 1919. — *Meyer, Robert,* Über benigne Chorionepithelinvasion in die Schleimhaut und Muskulatur normaler Uteri. Berlin. klin. Wochenschr. 1909. Nr. 25. — *Derselbe,* Zur Kenntnis der benignen chorioepithelialen Zellinvasion in die Wand des Uterus und der Tuben. Zeitschr. f. Geburtsh. u. Gynäkol. Bd. 58, H. 1, S. 138. 1906. — *Derselbe,* Über Decidua und Chorionzellen. Zeitschr. f. Geburtsh. u. Gynäkol. Bd. 59, S. 72. 1907. — *Derselbe,* Über embryonale Gewebsanomalien und ihre pathologische Bedeutung im allgemeinen und solche des männlichen Genitalapparates im besonderen. Ergebn. d. allg. Pathol. u. pathol. Anat. Jg. 15, Abt. 1, S. 432, 561, 649ff. 1911. — *Derselbe,* Placenta accreta. Zeitschr. f. Geburtsh. u. Gynäkol. Bd. 70, S. 333. 1912. — *Derselbe,* Über die Beziehung der Eizellen und des befruchteten Eies zum Follikelapparat sowie des Corpus luteum zur Menstruation. Ein Beitrag zur normalen und pathologischen Anatomie und Physiologie des Ovarium. Ges. f. Geburtsh. u. Gynäkol. Berlin. 28. Febr. 1913. Arch. f. Gynäkol. Bd. 100, H. 1, S. 1. 1913. — *Derselbe,* Zur Kenntnis der normalen und abnormen Gewebseinschlüsse und ihre pathologische Bedeutung. Zeitschr. f. Geburtsh. u. Gynäkol. Bd. 71, S. 221. 1913. — *Derselbe,* Mola hydatiformis intravascularis (accreta), sog. „destruierende Blasenmole". Cytotypes oder histiotypes Wachstum des Chorionepithelioma malignum. Arch. f. Gynäkol. Bd. 122, S. 795, 1924. — *Derselbe,* Chorionepithelioma malignum. Arch. f. Gynäkol. Bd. 122, H. 3, S. 795—802. 1924. — *Derselbe,* Beiträge zur Kenntnis der Blasenmole. Arch. per le scienze med. Vol. 50, p. 279—301. 1927. — *Derselbe,* Beiträge zur Pathologie und Klinik des Chorionepithelioma uteri malignum. Zeitschr. f. Geburtsh. u. Gynäkol. Bd. 92, H. 2, S. 259—326. 1927. — *Meyer* und *Heim,* Zentralbl. f. Gynäkol. 1926. S. 2688. — *Meyer-Ruegg,* Ein besonderer Fall von Chorionepitheliom. Gynecol. Helvetia Jg. 13, p. 308. 1913. — *Michael,* In Beales Arch. of med. Vol. 1, p. 320. (Nach Virchow.) — *Michaelis,* Zur normalen Anatomie der Chorionzotten. Beitr. z. Geburtsh. u. Gynäkol. Bd. 8, H. 1, S. 44. 1904. — *Michel, F.,* Ein Carcinom des Eierstocks mit chorionepitheliomartigen Bildungen. Zentralbl. f. Gynäkol. 1905. Nr. 14, S. 422. — *Derselbe,* Ein Beitrag zur Klinik des Chorionepitheliom. Zentralbl. f. Gynäkol. 1909. Nr. 30, S. 1057. — *Michel, G.* et *Lucien,* Malformation utérine. Chorioépithéliome. Bull. de la soc. d'obstétr. et de gynécol. Jg. 14, Nr. 4, p. 326. 1925. — *Miles, H. Philipps,* A case of chorionepithelioma of the Fallopian tube. Journ. of obstetr. a. gynecol. of the Brit. Empire. Vol. 20, Nr. 6, p. 299. Dez. 1911. — *Miller,* Über ein primäres Chorionepitheliom des Ovariums. Diss. München 1914. — *Moench, G. L.,* Zur Frage der menschlichen Sterilität. Zentralbl. f. Gynäkol. 1927. Nr. 43, S. 2730. — *Derselbe,* A consideration of some of the aspects of sterility. Americ. journ. of obstetr. a. gynecol. Vol. 13, Nr. 3, p. 334. 1927. — *Moller, Poul* et *Aage Als-Nielsen,* Cas de môle hydatideuse ovarienne. Acta gynécol. scandinav. Vol. 3, H. 4, p. 325. 1925. Ref. Ber. ü. d. ges. Gynäkol. u. Geburtsh. sowie d. Grenzgeb. Bd. 8, H. 7/8, S. 426. 1925. — *Moltrecht,* Über Chorionepithelioma malignum bei gesundem Uterus. Biol. Abtlg. d. ärztl. Vereins Hamburg. Münch. med. Wochenschr. 1902, S. 2028. — *Monod* et *Chabry,* Rev. de gynécol. et chirurg. abd. 1897. Nr. 1. — *Moschowitz,* Ein Fall von Chorionepithelioma des breiten Mutterbandes. Proc. of the New York pathol. soc. 1910. Nr. 7/8. Ref. Zentralbl. f. Gynäkol. 1912. Nr. 13, S. 412. — *Moth,* Zit. nach Essen-Möller. — *Mücke,* Blasenmole mit 23 cm langer Frucht an teilweise normaler Placenta. Berlin. klin. Wochenschr. Bd. 4. 1911. — *Mühlenbruch, Ch.,* Über die Blasenmole unserer Haustiere. Diss. Gießen 1909. — *Mühsam,* Demonstration eines Falles von Chorionepitheliom. Ges. f. Geburtsh. u. Gynäkol. Berlin. 11. März 1910. Zeitschr. f. Geburtsh. u. Gynäkol. Bd. 67, S. 203. 1910. — *Müller,* Lungenmetastasen eines sog. atypischen Chorionepitheliom. Gynäkol. Rundschau. 1910. S. 54. — *Müller, H.,* Abhandlung über den Bau der Molen. Würzburg 1847. — *Münzer,* Chorionepithelioma malignum, zusammenfassendes Referat. Zentralbl. f. allg. Pathol. u. pathol. Anat. 1900. Nr. 6/7, S. 197.

Nägelsbach, Malignes Chorionepitheliom mit Verblutung in die Bauchhöhle. Münch. med. Wochenschrift 1922. Nr. 14, S. 510. — *Nagy, Th.*, Über maligne Entartung der Epithelien primär verschleppter Chorionzotten. Arch. f. Gynäkol. Bd. 100, H. 2, S. 431. 1913. — *Derselbe,* A rosizindulata chorionepitheliomarol. Orvosi Hetilap gynecol. 1913. Nr. 3/4. — *Derselbe,* Über das bösartige Chorionepitheliom. Arch. f. Gynäkol. Bd. 115, H. 3, S. 585. 1922. — *Naujoks, H.*, Heilung eines Chorionepithelioma malignum durch Röntgenstrahlen. Monatsschr. f. Geburtsh. u. Gynäkol. Bd. 58, H. 3/4, S. 189. 1922. — *Neprjachim, G. G.*, Zur Frage der multiplen bösartigen Geschwülste und ihrer Kombinationen. Frankf. Zeitschr. f. Pathol. Bd. 34, H. 3, S. 562. 1926. — *Netzel,* Fall af lifmoderkräfta. Svenska läkaresällskapets forhandl. Hygiea. Vol. 34, p. 173. 1872. — *Neumann, J.*, Beitrag zur Kenntnis der Blasenmole und des „malignen Deciduoms". Monatsschr. f. Geburtsh. u. Gynäkol. Bd. 6, S. 17. 1897. — *Derselbe,* Beitrag zur Lehre von der Anwachsung der Placenta. Monatsschr. f. Geburtsh. u. Gynäkol. Bd. 4, S. 307. 1896. — *Derselbe,* Beitrag zur Lehre vom malignen Deciduom. Monatsschr. f. Geburtsh. u. Gynäkol. Bd. 3, S. 387. 1896. — *Derselbe,* Ein Fall von malignem Deciduom. Wien. klin. Wochenschr. 1896. S. 814. — *Derselbe,* Blasenmole und Deciduom. Zentralbl. f. Gynäkol. 1897. Nr. 49. S. 1532. — *Derselbe,* Beitrag zur Kenntnis der Blasenmole. Wien. klin. Wochenschr. 1897. S. 81. — *Nevermann,* Zit. nach Essen-Möller. — *Nevinny, Hans,* Über das Chorionepitheliom, mit besonderer Berücksichtigung seiner Beziehungen zu den Gefäßen. Arch. f. Gynäkol. Bd. 136, S. 229—300. 1929. — *Derselbe,* Zur Genese des Chorionepithelioms. Zentralbl. f. Gynäkol. 1929. S. 908—910. — *Nijhoff, G. C.*, Eine Theorie über das Entstehen der Mola hydatidosa. Nederlandsch tijdschr. v. geneesk. Jg. 68, H. 2, S. 12. 1924. Ref. Münch. med. Wochenschr. 1925. Nr. 2, S. 72. — *Derselbe,* Schwangerschaft und Chorionepitheliom. Nederlandsch tijdschr. v. geneesk. Jg. 70, 2. Hälfte, Nr. 22, S. 2420—2429. 1926. — *Nikiforoff,* Über die sog. bösartigen Deciduome. Russ. Arch. f. Pathol., klin. Med. u. Bakteriol. Bd. 1, S. 257. 1896. — *Niosi,* Corioepitelioma maligno primitivo bilaterale dell'ovaio non embriomatoso independente di gravidanza e con incipiente formazione di vesicole molari. Comm. al congresso della soc. ital. di ost e ginecol. Roma. Okt. 1905. — *Derselbe,* Die Mesenterialcysten embryonalen Ursprungs, nebst einigen Bemerkungen zur Entwicklungsgeschichte der Nebennierenbindesubstanz, sowie zur Frage des Chorionepithelioms. Virchows Arch. f. pathol. Anat. u. Physiol. Bd. 190, H. 2, S. 217. 1908. — *Nizza, Mario,* Contributo allo studio dell'epitelio annititico. (Beitrag zum Studium des Amnionepithels.) Pathologica. Jg. 19, Nr. 431, p. 420—423. 1927. — *Noble, Ch. P.*, Two cases of deciduoma malignum. Americ. journ. of obstetr. a. gynecol. Vol. 46, Nr. 3, p. 289. — *Derselbe,* Final report on a case of deciduoma malignum. Americ. journ. of obstetr. a. gynecol. Juni 1906. — *Nolasco, Jose O.*, Chorionepithelioma without primary tumor in the uterus. Journ. of the Philippine Islands med. assoc. Vol. 7, Nr. 9, p. 323—330. 1927. — *Novak, Emil M. D.* (Baltimore), Hydatiform Mole and Chorionepithelioma. 2 clinical and pathologic study. reprinted from the Journ. of the Americ. med. assoc. 10. Juni 1922. Vol. 78, p. 1771—1778. — *Novak, J.*, Chorionepitheliom mit langer Latenz. Geburtsh.-gynäkol. Ges. Wien. 9. März 1926. Zentralbl. f. Gynäkol. 1926. Nr. 45, S. 2913. — *Derselbe,* Chorionepitheliom mit langer Latenz. (Berichtigung.) Ges. f. Geburtsh. u. Gynäkol. 25. Okt. 1927. Zentralbl. f. Gynäkol. 1928, Nr. 34, S. 2163. (Kein Chorionepitheliom, sondern ein Sarkom, myogener Tumor.) — *Nové-Josserand et Lacroix,* Sur le déciduome malin. Ann. de gynécol. et d'obstétr. 1894. p. 100. (März-April.) — *Nürnberger,* Zur Kenntnis der Placenta praevia, speziell der Placenta accreta. Prakt. Ergebn. d. Geburtsh. u. Gynäkol. Bd. 6, H. 1. 1914.

Oberndorfer, Elektive Verkalkung der Syncytien eines Chorionepitheliom nach Radiumbestrahlung. Fortschr. a. d. Geb. d. Röntgenstr. Bd. 36, H. 3. — *Oehlecker,* Chorionepitheliom-Metastasen in der Leber. Münch. med. Wochenschr. 1916. Nr. 16, S. 572. — *v. Oettingen,* Die Placenta. Klin. Wochenschrift 31. Okt. 1928. — *Opitz,* Demonstration: Seltener Fall des Chorionepitheliom. 13. Kongr. d. dtsch. Ges. f. Gynäkol. Straßburg 1909. — *Orth,* Lehrbuch der speziellen pathologischen Anatomie. Bd. 2, Abt. 1. Berlin 1893. — *Derselbe,* Über Schleim und Schleimgeschwülste mit besonderer Berücksichtigung der Blasenmole. Nachr. v. d. Kgl. Ges. d. Wiss., Göttingen, Math.-physik. Klasse 1895. H. 2. — *Orthner, F.*, Akutes Hydramnion und Chorionepitheliom. Zntralbl. f. Gynäkol. 1925, Nr. 17, S. 925. *Osterloh,* Fall von atypischem Chorionepitheliom. Zentralbl. f. Gynäkol. 1910. Nr. 24, S. 816. — *Otto, C.*, Über die Zondek- und Aschheimsche Schwangerschaftsreaktion bei Chorionepitheliom. Zentralbl. f. Gynäkol. 1929, Nr. 47a, S. 3037. — *Ouvry,* Étude de la môle hydatiforme. Paris 1897.

Pahl, W., Beiträge zur Kasuistik des malignen Chorionepihelioms. Med. Klinik. Jg. 23, Nr. 30, S. 1141—1143. 1927. — *Palieri, Domenico,* Un caso di feto anencefalico con placenta previa e mola vesicolare. Arte ostetr. Jg. 39, Nr. 9, p. 103—110 e Nr. 10, p. 115. 1925. — *Paltauf,* Metastatisches

Chorionepitheliom der Leber, des Magens und der Lungen bei einer 61jährigen Frau mit ungewöhnlich langer Latenzzeit. Wien. klin. Wochenschr. 1913. Nr. 18, S. 729. — *Paul, Fritz*, Beitrag zur Histogenese des malignen Chorionepithelioms. Virchows Arch. f. pathol. Anat. u. Physiol. Bd. 257, H. 3. S. 675. — *Pels-Leusden*, Beitrag zur pathologischen Anatomie der Puerperaleklampsie. Virchows Arch. f. pathol. Anat. u. Physiol. Bd. 142, S. 1. 1895. — *Penkert*, Demonstration eines Falles von Chorionepithelioma malignum. Freie Vereinig. mitteldtsch. Gynäkol. 21. Jan. 1912. Ref. Zentralbl. f. Gynäkol. 1912. Nr. 11, S. 329. — *Derselbe*, Zur Frage des ursächlichen Zusammenhanges zwischen Blasenmole und cystischen Ovarialveränderungen. Virchows Arch. f. pathol. Anat. u. Physiol. Bd. 229, S. 11. 1921. — *Péry*, Diskussion zu Bardon, Boursier et de Groc. — *Pestalozza*, Sulla necessita di una correglianza accurata delle donne, che partorrione mola vesicolare. Gazz. ital. d. levatr. 1914. Nr. 3, p. 33. — *Derselbe*, Chorionepitelioma sussequito a mola vesicolare. R. Accad. di Roma. 28. Febr. 1909. — *Derselbe*, Sul sarcoma deciduo-cellulare. Atti d. soc. ital. di ostetr. e ginecol. Vol. 1, p. 159. 1896. — *Derselbe*, Il corioepitelioma. Relazione al 18 Congresso di Ostetricia in Roma 1903. Atti d. soc. ital. di ostetr. e ginecol. Vol. 18. 1903. — *Petalis*, Über das späte Auftreten von Chorionepitheliomen. Athènes 1911. Gyn. Helvet. Bd. 11. 1911. Ref. Zentralbl. f. Gynäkol. 1912. Nr. 13, S. 412. Arch. mens. d'obstétr. de gynécol. 1912. — *Peters, H.*, Zur Lehre vom primären Chorionepitheliom der Scheide nebst einem Falle von Rezidiv. Nach Exstirpation des Scheidenknotens. Zentralbl. f. Gynäkol. 1902. Nr. 29, S. 769. — *Derselbe*, Geburtsh. gynäkol. Ges. in Wien. Nov. 1928. Zentralbl. f. Gynäkol. Jg. 53, Nr. 18, S. 1127. 1929. — *Pfannenstiel*, Noch ein Wort zur Diskussion über die Syncytiumfrage. Zentralbl. f. Gynäkol. 1898. Nr. 48, S. 1314. — *Pfeiffer*, Über eine eigenartige Geschwulstform des Uterusfundus (Deciduoma malignum). Prag. med. Wochenschrift 1890. S. 327. — *Pick, A.*, Drei Fälle von malignen Tumoren des Chorionepithels. Diss. Breslau 1897. — *Pick, L.*, Von der gut- und bösartig metastasierenden Blasenmole. Berlin. klin. Wochenschr. 1897. Nr. 49 u. 50, S. 1069 u. 1097. — *Derselbe*, Zur Frage der Eierstocksveränderungen bei der Blasenmole. Zentralbl. f. Gynäkol. 1903, Nr. 34, S. 1033. — *Derselbe*, Zur Kenntnis der Teratome; blasenmolenartige Wucherung in einer Dermoidcyste des Eierstocks. Berlin. klin. Wochenschr. 1902. Nr. 51, S. 1189. — *Derselbe*, Das Epithelioma chorioectodermale, ein Beitrag zur Lehre von den congenital angelegten Geschwülsten. Berlin. klin. Wochenschr. 1904, Nr. 7/8, S. 158 u. 195. — *Derselbe*, Über Metastasenbildung und Histologie der gutartigen Blasenmolen. 69. Vers. dtsch. Naturf. u. Ärzte 1897. Teil 2, S. 21 u. 111. — *La Pierre*, Über das Verhalten des Uterus und Cervix bei Kontraktionen und die Bildung des unteren Uterinsegmentes. Diss. Berlin 1879. — *Pierre, Firket*, Chorioépithéliome suite de môle hydatique (Pièce anatomique). Rev. franç. de gynécol. et d'obstétr. Jg. 20, Nr. 22, p. 668. Nov. 1925. — *Pinto*, Sulla Histopathologia dell'ovarite chronica. Arch. di ostetr. e di ginecol. Anno 11, Nr. 6/7. — *Polano, O.*, Über maligne Chorionepitheliome mit langer Latenzzeit. Zentralbl. f. Chirurg. Bd. 48. 1913. — Münch. med. Wochenschr. 1913. Nr. 50, S. 2803. — *Derselbe*, Über maligne Chorionepitheliome mit langer Latenzzeit. Zeitschr. f. Geburtsh. u. Gynäkol. Bd. 75, H. 1, 1913. — *Derselbe*, Über Chorionepitheliome mit langer Latenzzeit. Bayer. Ges. f. Geburtsh. u. Gynäkol. München. 7. Juli 1912. Münch. med. Wochenschr. 1912. Nr. 35, S. 1933. Monatsschr. f. Geburtsh. u. Gynäkol. Bd. 36, H. 5, S. 597. — *Derselbe*, Über die Entwicklung und den jetzigen Stand der Lehre von der Blasenmole und dem sog. malignen Deciduom. Volksmanns Samml. klin. Vortr. N. F. Nr. 329, Febr. 1902. — *Derselbe*, Über Verschwinden einer Schwangerschaft. Ein Beitrag zur Lehre von der Blasenmole. Zeitschr. f. Geburtsh. u. Gynäkol. Bd. 59, S. 453. — *Pollosson* et *Violet*, Etude sur 6 cas de chorio-épithéliomes malins. Lyon chirurg. 1913. Nr. 9, p. 233. Ref. Presse méd. 1913. Nr. 37, p. 875. — *Dieselben*, Le chorio-épithéliome malin. Etude clinique. Rev. gynécol. chirurg. abd. Tome 20, p. 455. 1913. (S. a. An. de gynécol. et d'obstétr. Mai 1913. p. 258.) — *Poremsky*, Ein Fall von primärem Chorionepitheliom der Scheide. Journal Akuscherstwa i Shenskich bolesnei 1910. Nr. 1/6, p. 535. Ref. Zentralbl. f. Gynäkol. 1910. Nr. 51, S. 1666. — *Poso*, L'epitelioma coriale dell'utero. Saggio di critica e contributo di osservazione. Arch. di ostetr. e ginecol. Vol. 3, Ser. 2, p. 629. 1912. — *Derselbe*, Un caso di mola vesicolare infiltrante ed uno di epitelioma coriale dell'utero. Atti d. soc. ital. di ostetr. e ginecol. Vol. 17, p. 215. 1913. — *Derselbe*, Nuova contribuzione alla conoscenza dell'infiltrazione eteromorfa del corion ovulare nella parete dell'utero. Atti d. Reale Accad. med. chirurg. di Napoli 1913. p. 113, Anno 67. — *Derselbe*, Il corioepitelioma dell'utero. Napoli 1912. (Aurelio Tocco.) — *Poten*, Die Verschleppung der Chorionzotten. Arch. f. Gynäkol. Bd. 66, H. 3, S. 590. 1902. — *Derselbe* und *Vassmer*, Beginnendes Syncytium mit Metastasen, beobachtet bei Blasenmolenschwangerschaft. Arch. f. Gynäkol. Bd. 61, H. 2, S. 205. 1899. — *Proust* et *Bender*, Le chorio-épithéliome malin. Ann. de gynécol. et d'obstétr. Tome 10, 40 année, p. 2. Mai 1913. Rev. de gynécol. et de chirurg. abd. Tome 20, p. 401. 1913. Gynäkol. Rundschau Jg. 8, H. 7, S. 260. 1914. — *Dieselben*, Etude anatomo pathologique et pathogénique sur le chorioépithéliome malin. VII. congrès nat. de gynécol. et de péd. März 1913. Ref. Ann. de gynécol. Tome 10, 40 année, p. 231. 1913. — *Pusinich*,

Contributo alla studio delle alterazioni ovariche nelle mola e nel corionepitelioma. Folia gynaecol. Vol. 7, H. 3, p. 485. 1912.

Reeb, Beitrag zur Lehre des Chorionepithelioma malignum nebst Bemerkungen über Diagnosenstellung desselben. Arch. f. Gynäkol. Bd. 71, H. 2, S. 379. 1904. — *Reehl*, Blasenmole, Eierstock und Corpus luteum. Diss. München 1913. — *Reinstein-Mogilowa*, Über die Beteiligung der Zellschicht des Chorion an der Bildung der Serotina und Reflexa. Virchows Arch. f. pathol. Anat. u. Physiol. Bd. 124, S. 522. 1891. — *Resinelli*, Del Sarcoma deciduo-cellulare. Ann. di ostetr. e ginecol. 4. Nov. 1893. — *Derselbe*, Atti del 20 congresso di soc. ital. di ostetr. Roma 1895. — *Rhenter*, Môle hydatiforme jusqu'au voisinage du terme. Bull. de la soc. d'obstétr. et de ginécol. de Paris. Jg. 15, Nr. 1, p. 65. 1926. — *Ridge*, Corionepithelioma in women without any primary lesions. Brit. med. assoc. Ann. Meeting 1911, Sect. of pathol. 28. Juli. Brit. med. journ. 5. Aur. 1911. p. 282. — *Rieländer*, Ein Beitrag zur Chemie der Placenta. Zentralbl. f. Gynäkol. 1907. S. 1082. — *Ries, E.*, Chorioni villi in the uterine wall 18 years after the last pregnancy. Americ. journ. of obstetr. a. dis. of women a. childr. Vol. 67, p. 433. März 1913. — *Risel*, Sog. primäres Chorionepitheliom des Ovarium. Zentralbl. f. allgem. Pathol. u. pathol. Anat. 1914. Nr. 9, S. 420. — *Derselbe*, Über das maligne Chorionepitheliom und die analogen Wucherungen in Hodenteratomen. Arb. a. d. pathol. Inst. Leipzig. 1903. Nr. 1. — *Derselbe*, Demonstration zweier Fälle von großen doppelseitigen multiloculären Ovarialcystomen vom Bau der Luteincysten bei Blasenmole. Ges. f. Geburtsh. Leipzig. 17. April 1905. Zentralbl. f. Gynäkol. 1905. Nr. 45, S. 1328. — *Derselbe*, Chorionepitheliome, chorionepitheliomartige Wucherungen in Teratomen und chorionepithelähnliche Geschwülste. Erg. d. allgem. Pathol. u. pathol. Anat. Jg. 16, Abt. 2, S. 927. 1907. — *Derselbe*, Zur Frage des sog. primären Chorionepithelioms des Ovariums. Verhandl. d. dtsch. pathol. Ges. München. 1914. S. 336. — *Rodecurt* (Karlsruhe i. B.), Über ultrafiltrables Calcium, Kalium und Natrium bei normaler und pathologischer Schwangerschaft. Oberrhein. Ges. f. Geburtsh. u. Gynäkol. 1927. Zentralbl. f. Gynäkol. 1928. Nr. 14, S. 804. — *Roeßler, Helmut*, Über die diagnostische Bedeutung des Hypophysenvorderlappenhormons im Urin in Fällen von Blasenmole und Chorionepitheliom. Inaug.-Diss. Berlin 1929 und Zeitschr. f. Geburtsh. u. Gynäkol. Bd. 96, H. 2. S. 516. — *Roncali*, Beitrag zur Kenntnis des Chorionepithelioms. IR. Tomasii 1911. Nr. 23/25. Ref. Wien. klin. Wochenschr. 1912. Nr. 2, S. 100. — *Rosenstein*, Chorionepithelioma malignum. Gynäkol. Ges. Breslau. 13. Dez. 1910. Monatsschr. f. Geburtsh. u. Gynäkol. Bd. 33, H. 3, S. 362. 1911. — *Rosenzweig, Maxwell*, Syncytial endometritis and syncytioma. Americ. journ. of obstetr. a. gynecol. Vol. 13, Nr. 5, p. 563—575. 1927. — *Rosner*, Ein Fall von sog. Deciduom. Gynäkol. Ges. Krakau. 21. Okt. 1896. Monatsschr. f. Geburtsh. u. Gynäkol. Bd. 6, S. 542. 1897. — *Rossi, Doria*, Über die Einbettung des menschlichen Eies, studiert an einem kleinen Ei der zweiten Woche. Arch. f. Gynäkol. Bd. 76, H. 2, S. 433. 1905. — *Rossier*, Ein Fall von Chorionepithelioma malignum der Tube infolge Extrauterinschwangerschaft. Arch. f. Gynäkol. Bd. 97, H. 3, S. 367. 1912. — *v. Rosthorn*, Ein Beitrag zur Lehre vom Chorionepitheliom. Beitr. z. Geburtsh. u. Gynäkol. Festschr. Chrobak. Wien 1903. — *de Rouville* et *Madon*, Considérations sur le chorioépithéliome à propos de quelque faits personnels. Paris méd. Jg. 15, Nr. 25, p. 553—555. 1925. — *Ruge, C.*, Über maligne syncytiale Neubildungen, die sog. malignen Deciduome der Gynäkologen. Erg. d. allg. Pathol. u. pathol. Anat. 1896. Abt. 1/2, S. 385. — *Derselbe*, Diskussion zu Kauffmann: Beitrag zur destruierenden Blasenmole. Verhandl. d. Ges. f. Geburtsh. u. Gynäkol. Berlin. 22. März 1907. — *Derselbe*, Über das Deciduoma malignum in der Gynäkologie. Zeitschr. f. Geburtsh. u. Gynäkol. Bd. 33, S. 162. 1895. (Ges. f. Geburtsh. u. Gynäkol. in Berlin. 14. Juni 1895.) — *Runge*, Ein neuer Fall von bösartigem Tumor der Chorionzotten. Arch. f. Gynäkol. Bd. 51, S. 185. — *Derselbe*, Über die Veränderungen des Ovariums bei syncytialen Tumoren und Blasenmole, zugleich ein Beitrag zur Histogenese der Luteincysten. Arch. f. Gynäkol. Bd. 69, H. 1, S. 33. 1903.

Saenger, Zwei außergewöhnliche Fälle von Abortus. Ges. f. Geburtsh. in Leipzig, 16. Juli 1888. Zentralbl. f. Gynäkol. 1888. S. 132. — *Derselbe*, Über Sarcoma uteri deciduo-cellulare und andere deciduale Geschwülste. Arch. f. Gynäkol. Bd. 44, S. 49. 1893. — *Sandberg*, A case of syncytioma malignum operated 5 years and 7 months after last pregnancy. Chicago gynecol. soc. Americ. journ. of obstetr. Vol. 50, p. 81. Juli 1905. — *Santi*, Die Pathologie des Corpus luteum. Monatsschr. f. Geburtsh. u. Gynäkol. Bd. 20, H. 1, S. 76 u. H. 2, S. 143. 1904. — *Derselbe*, Blasenmole und Neubildungen der Ovarien. La Ginecol. Tome 10, p. 304. 1909. — *Sbrozzi, Marcello*, Un caso di corioepitelioma con perforazione dell' utero. Clin. ostetr. Jg. 20, Nr. 1, p. 11. 1924. — *Schaller* und *Pförringer*, Zur Kenntnis der vom Corpus luteum ausgehenden Neubildungen. Beitr. z. Geburtsh. u. Gynäkol. Bd. 2, H. 1, S. 91. 1899. — *Schauta*, Ein Fall von Sarcoma deciduo-cellulare. Zentralbl. f. Gynäkol. 1895. Nr. 9, S. 248. — *Derselbe*, Blasenmole. Zentralbl. f. Gynäkol. 1897. Nr. 2, S. 53. — *Scheel*, Gynäkol. Gesellschaft Kopenhagen, zit. nach Jaschke. — *Scherer*, Zwei Fälle von sog. malignem Deciduom. Arch. f. Gynäkol. Bd. 56, S. 372. 1898. —

Scheyer, H. E., Zur Frage der Chorionepitheliombildung. Zentralbl. f. Gynäkol. Jg. 51, Nr. 5, S. 284 bis 290. 1927. — *Schickele,* Die Malignität der Blasenmole. Zentralbl. f. Gynäkol. 1906. Nr. 33, S. 941. Arch. f. Gynäkol. Bd. 78, H. 1, S. 212. 1906. — *Schimmel, H.,* Über einen seltenen Fall von Chorionepitheliom. Zentralbl. f. Gynäkol. 1925. Nr. 44, S. 2469. — *Schlagenhaufer,* Über das Vorkommen chorionepitheliom- und traubenmolenartiger Wucherungen in Teratomen. Verhandl. d. dtsch. pathol. Ges. Bd. 5, S. 209. — *Schmaus,* Über einen Ovarialtumor mit chorionepitheliomartigen Metastasen im Peritoneum. Beitr. z. Geburtsh. u. Gynäkol. Bd. 10, S. 217. 1906. — *Schmidt, H. R.,* Über gutartige und bösartige destruierende Blasenmolen. Prakt. Ergebn. d. Geburtsh. u. Gynäkol. Jg. 9, H. 1, S. 18. 1922. — *Schmidt, Joh.,* Zur Kasuistik des Chorionepithelioma malignum. Diss. Straßburg 1902. — *Schmidt, M. B.,* Placenta praevia accreta und destruierende Blasenmole. Beitr. z. allg. Pathol. u. pathol. Anat. Bd. 63, S. 285. 1917. — *Derselbe,* Über Placenta praevia accreta und destruierende Blasenmole. Rückbildung. Vorgänge an letzterer. Beitr. z. pathol. Anat. u. allgemein. Pathol. Bd. 63, S. 185. 1916. — *Schmidt, O.,* Über einen Fall von Chorionepithelioma malignum. Zentralbl. f. Gynäkol. 1902. Nr. 42, S. 1100. — *Schmit, H.,* Zur Kasuistik der chorioepithelialen Scheidentumoren. Zentralbl. f. Gynäkol. 1900. Nr. 47, S. 1257. — *Derselbe,* Ein neuer Fall von primärem Chorionepitheliom der Scheide. Zentralbl. f. Gynäkol. 1901. Nr. 49, S. 1350. — *Derselbe,* Über malignes Chorionepitheliom der Scheide bei gesundem Uterus. Wien. klin. Wochenschr. 1901. Nr. 44, S. 1077. — *Schmorl,* Demonstration eines syncytialen Scheidentumors. 69. Vers. dtsch. Naturf. u. Ärzte. Bd. 2, S. 21 u 111. Braunschweig 1897. — *Derselbe,* Pathologisch-anatomische Untersuchungen über Puerperaleklampsie. Leipzig 1893. — *Schönig* (Tübingen), Über Kalk in der Placenta. Oberrhein. Ges. f. Geburtsh. u. Gynäkol. 1927. Zentralbl. f. Gynäkol. 1928, Nr. 14, S. 893. — *Schon,* Fall von Deciduoma malignum. Ges. f. Geburtsh. u. Gynäkol. Kopenhagen, 3. Febr. 1909. Ref. Ugeskrift f. laeger. 1909. p. 8868. Jahresber. f. Geburtsh. u. Gynäkol. 1909. S. 124. — *Schröder, R.,* Ovarialveränderungen bei Blasenmole. Nordwestdtsch. Ges. f. Gynäkol. 24. Mai 1924. Zentralbl. f. Gynäkol. 1924. Nr. 35, S. 1920. — *Derselbe,* Die Ovarialveränderungen bei Blasenmole. Arch. f. Gynäkol. Bd. 124, H. 2, S. 654. — *Schultz-Brauns,* Virchows Arch. f. pathol. Anat. u. Physiol. Bd. 273. 1929. — *Schultz-Brauns* und *Schoenholz, L.,* Histotopochemische Untersuchungen an der Placenta mit Hilfe der Schnittveraschung. Arch. f. Gynäkol. Bd. 136, H. 3, S. 503 bis 527. 1929. — *Schumacher,* Zur Kenntnis der malignen Chorionepitheliome. Diss. Freiburg 1902. — *Schumann, E. A.,* Observations upon the pathology and treatment of hydatiform mole. Americ. journ. of obstetr. a. gynecol. Vol. 6, Nr. 4, p. 386. 1922. — *Schwarz,* A case of chorionepithelioma uteri with large bilateral lutein cystomata of the ovary. Americ. journ. of obstetr. a. dis. Vol. 72, Nr. 454, p. 645. 1915. — *Schwarz, E.,* Untersuchungen über die elastischen Fasern des Uterus. Virchows Arch. f. pathol. Anat. u. Physiol. Bd. 220, S. 322. 1915. — *Schwarzer,* Beitrag zur Frage der Malignität des Chorionepithelioma malignum. Arch. f. Gynäkol. Bd. 112, S. 212. 1920. — *Schweitzer,* Blasenmole. Demonstration. Ges. f. Geburtsh. u. Gynäkol. Leipzig. 25. Jan. 1909. Zentralbl. f. Gynäkol. 1909. Nr. 23, S. 820. *Segall,* Contribution à l'étude histologique de la môle hydatiforme et du déciduome malin. Rev. de gynécol. et d'obstétr. Tome 1, p. 618. 1897. — *Seitz, L.,* Die Luteinzellenwucherung in atretischen Follikeln — eine physiologische Erscheinung während der Schwangerschaft. Vorl. Mitt. Zentralbl. f. Gynäkol. 1905. Nr. 9, S. 257. — *Derselbe,* Zur Frage der Luteinzellenwucherung während der Schwangerschaft. Zentralbl. f. Gynäkol. 1905. Nr. 19, S. 578. — *Derselbe,* Die Erkrankungen der Eihäute, die Blasenmole (Mola hydatidosa). v. Winckels Handbuch der Geburtshilfe. Bd. 2. Wiesbaden 1904. — *Derselbe,* Die Blasenmole. v. Winckels Handbuch der Geburtshilfe. — *Derselbe,* Störungen der inneren Sekretion in ihrer Beziehung zur Schwangerschaft. Dtsch. gynäkol. Ges. Bd. 15, S. 213. 1903. — *Derselbe,* Die Follikelatresie während der Schwangerschaft, insbesondere die Hypertrophie und Hyperplasie der Theca-interna-Zellen (Theca-lutein-Zellen) und ihre Beziehung zur Corpus-luteum-Bildung. Arch. f. Gynäkol. Bd. 77, H. 2, S. 203. — *Derselbe,* Über das primäre Chorionepitheliom des Ovariums. Zeitschr. f. Geburtsh. u. Gynäkol. Bd. 78, H. 1, S. 244. 1915. — *Sellheim,* Chorionepitheliom am Harnröhrenwulst. Gynäkol. Rundschau. 1910. S. 54. — *Derselbe,* Internat. med. Kongreß in Budapest. Jahresber. f. Geburtsh. u. Gynäkol. 1909. S. 124. — *Sfakianakis,* Uteruscarcinom (Chorionepitheliom) im Anschluß an Blasenmole. Berlin 1913 (Ebering). — *Shordania, J.,* Der architektonische Aufbau der Gefäße der menschlichen Nachgeburt und ihre Beziehungen zur Entwicklung der Frucht. Arch. f. Gynäkol. Bd. 135, H. 3. 1929. — *Sievers,* Untersuchungen über die chemische Physiologie der Placenta usw. Zeitschr. f. Biol. Bd. 87, S. 319 und Bd. 88, S. 145. — *Simmonds,* Über einen Fall von Chorionepithelioma malignum. Münch. med. Wochenschr. 1903. Nr. 3. — *Sjövall, E.,* Die Entwicklung der soliden Ovarialteratome im Lichte ihres Baues. Frankf. Zeitschr. f. Pathol. Bd. 7, H. 1, S. 10. 1911. — *Siredey, A., Broco, P. Monod* et *Richard,* Placentome malin consécutif à une môle hydatiforme, avec perforation spontanée de l'utérus; guérison par une opération chirurgicale, suivie de radiumthérapie. Rev. franç. de gynécol.

et d'obstétr. Jg. 2. Nov. 1925. — *Smyly*, Sarcoma deciduo-cellulare or deciduoma malignum. Brit. gynecol. journ. 1900. Teil 42, p. 150. Transact. of R. Acad. of med. in Ireland. Vol. 18, p. 220. 1900. — *Snoo, K. de*, Chorionepitheliom der Tube. Hormonbildung vom isolierten Trophoblasten (Menformon). Zentralbl. f. Gynäkol. 1928. S. 2703. — *Solowij* und *Krzyszkowsky*, Beitrag zur Chorionepitheliom- und Blasenmolenfrage. Ein neuer Fall von einer destruierenden (bösartigen) Blasenmole. Monatsschr. f. Geburtsh. u. Gynäkol. Bd. 12, S. 15. 1900. — *Spencer*, A case of deciduoma malignum. Transact. of the obstetr. soc. of London. 1. April. Vol. 38, p. 135. 1896. — *Spirito, Tr.*, Mola vesicolare lungamente ritenta a decorso clinico strano. Arch. di ostetr. e ginecol. Vol. 14, Ser. 2, Nr. 4. 1927. — *Steinhaus, J.*, Le chorio-épithéliome. Journ. méd. de Bruxelles 1908. Nr. 13. — *Derselbe*, Beitrag zur Kasuistik der malignen Chorionepitheliome. Zentralbl. f. pathol. Anat. Bd. 10, H. 2/3, S. 55. 1899. — *Sternberg*, Chorionepithelioma colli uteri mit decidualer Umwandlung der Uterusschleimhaut. Geburtsh.-gynäkol. Ges. Wien. 19. März 1907. Zentralbl. f. Gynäkol. 1907. Nr. 51, S. 1511. — *Stoeckel*, Über die cystische Degeneration der Ovarien bei Blasenmole, zugleich ein Beitrag zur Histogenese der Luteinzellen. Festschrift für Fritsch. Leipzig 1902. S. 136. — *Stoffel*, Untersuchungsergebnisse eines Frühstadiums von Blasenmole, zugleich ein Beitrag zur Ätiologie derselben. Monatsschr. f. Geburtsh. u. Gynäkol. Bd. 21, S. 583. 1905. — *Storch*, Fälle von sog. partiellem Myxom der Placenta. Virchows Arch. d. pathol. Anat. u. Physiol. Bd. 72, S. 582. 1878. — *Strohauer, H.*, Chorionepithelioma malignum intramurale uteri. Diss. Berlin 1920. — *Sunde*, Über Chorionepithelioma malignum. 12. Vers. d. norddtsch. chirurg. Ver. in Christiania 1919. Zentralbl. f. Gynäkol. 1920. Nr. 8, S. 208. — *Derselbe*, Chorionepithelioma malignum. Klinische und pathologisch anatomische Untersuchungen mit einem Beitrag zur Frage des Überganges von Blasenmole in Chorionepitheliom. Kristiania: Emil Moestue 1920 (Beiheft zum Norsk magaz. f. laegevidenskaben. Mai 1920). — *Swayne*, Chorionepithelioma. Lancet 3. Jan. 1914. Nr. 4714, p. 30. — *Szili*, Nach normaler Geburt aufgetretenes Chorionepitheliom. Gynäkol. Rundschau. 1912. S. 917.

Teacher, Chorionepithelioma. Journ. of obstetr. a. gynecol. of the Brit. Empire. Vol. 4, Nr. 1. 1903. — *Ten Berghe, B. S.*, Merkwaardige cellen in chorionolokken (Chaletzky, Hofbauer, Neumann). Diss. Utrecht 1922. Nederlandsch tijdschr. v. verlosk. en gynäkol. 1923. p. 235. — *Terasaki, Oshisuke*, Über die Gitterfaserstrukturen in der menschlichen Placenta. Zeitschr. f. Geburtsh. u. Gynäkol. Bd. 92, H. 1, S. 94. 1927. — *Thaler*, Über ein beginnendes Chorionepitheliom. Geburtsh.-gynäkol. Ges. Wien. 10. Febr. 1920. Zentralbl. f. Gynäkol. 1920. Nr. 17, S. 439. — *Thorn*, Diskussion zu dem Vortrag von Biermer: Über Deciduoma malignum. Med. Ges. Magdeburg. 21. Okt. 1897. Münch. med. Wochenschr. 1897. Nr. 40, S. 1400. — *Todyo*, Über ein junges pathologisches menschliches Ei. Arch. f. Gynäkol. Bd. 98, H. 2, S. 391. 1912. — *La Torre*, Intorna all'esistenza dei blastomiceti nel sarcoma puerperale infettante. Note prediminari come contributo all'etiologia di queste particolari neoplasie. Roma 1901. — *Derselbe*, De la malignité de la môle hydatiforme. Ann. de gynécol. Tome 54, p. 290. — *Tóth*, Fünf Fälle von Chorionepithelioma malignum. Orvosi Hetilap 1909. Nr. 2/3. Ref. Jahresber. i. d. Fortschr. i. d. Geburtsh. u. Gynäkol. Jg. 23, S. 124. 1909. — *Tropea-Mandalari*, Degenerazione molare iniziale in placenta apparentemente ben conformata. Foia gynaecol. Vol. 25, H. 2, S. 157. 1928. — *Tschamer*, Zur Kasuistik des jungen Chorionepithelioms. Monatsschr. f. Geburtsh. u. Gynäkol. Bd. 63, H. 6, S. 331. 1923.

Vanzetti, Di un caso di tumore maligno dei villi del corion. Ann. di ostetr. e ginecol. 1899. Anno 21, Nr. 9, p. 723. — *Varó, Bela*, Primäres Chorionepitheliom des Eierstockes. Orvosi Hetilap. Jg. 71, Nr. 9, S. 226—228. 1927. — *Vassmer*, Beitrag zur Anatomie und Ätiologie der tubaren Eiinsertion nebst Mitteilung eines Falles von vaginaler Chorionepitheliommetastase bei Tubenschwangerschaft. Pathol.-anat. Arbeit. Festschrift für Orth. Berlin 1903. S. 237. — *Veit*, Über das maligne Chorionepitheliom. Ges. f. Geburtsh. u. Gynäkol. 24. Jan. 1908. Zeitschr. f. Geburtsh. u. Gynäkol. Bd. 62, S. 348. 1908; Zentralbl. f. Gynäkol. 1908. Nr. 29, S. 121. — *Derselbe*, Über das maligne Chorionepitheliom. Gynäkol. Rundschau. 1900. S. 53. — *Derselbe*, Das maligne Chorionepitheliom. Handb. f. Gynäkol. 2. Aufl., Bd. 3, 2. Hälfte, S. 935. 1908. — *v. Velits*, Über histologische Indizien des Chorionepithelioma benignum. Zeitschrift f. Geburtsh. u. Gynäkol. Bd. 52, H. 2, S. 301. 1904. — *Derselbe*, Weitere Studien über die Spontanheilung des Chorionepithelioms. Zeitschr. f. Geburtsh. u. Gynäkol. Bd. 56, H. 2, S. 378. 1905. — *Viana*, Sopra na caso di sincizioma maligno. Arch. di ostetr. e ginecol. 1905, Nr. 9, p. 549. — *Vietnig, Ernst*, Über das Chorionepitheliom nebst Mitteilung eines neuen Falles bei Tubargravidität. Diss. Würzburg 1910. — *Villers*, Journ. des connaissances méd. Jan. 1841, zit. nach Storch. — *Virchow*, Die krankhaften Geschwülste. Bd. 1. Berlin 1863. — *Vitrac* et *Brandois*, Placentome malin; hysterectómie partielle; guérison persistente trois and après l'intervention. Soc. de méd. et de chirurg. abd. de Bordeaux. 17. Mai 1912. Ref. Presse méd. 1912. Nr. 67, p. 689; Arch. mes. d'obstétr. et de gynécol. 1912, Nr. 10, p. 267. — *Vogels, Anni*, Über Blasenmole bei Zwillingsschwangerschaft mit lebendem Kinde. Diss. Köln 1924. — *Vogt, E.*, Zwei seltene Fälle von Chorionepitheliom. 90. Versamml. d. Ges. Dtsch. Naturf.

u. Ärzte in Hamburg. Zentralbl. f. Gynäkol. Jg. 52, Nr. 43, S. 2791. 1928. — *Voigt*, Über destruierende Blasenmole. Monatsschr. f. Geburtsh. u. Gynäkol. Bd. 9, H. 1, S. 63. 1899. — *Volkmann*, Ein Fall von interstitieller destruierender Neubildung. Virchows Arch. f. pathol. Anat. u. Physiol. Bd. 41, S. 528. 1867. — *Vozza, F.*, Sulla struttura e sul significato clinico delle alterazioni ovariche nella mola vesicolare. Ann. di ostetr. e ginecol. Jg. 46, Nr. 7, p. 277. 1924.

Wagner, G. A., Corpus luteum und Amenorrhöe (Corpus luteum persistens cysticum. Multiple Luteincysten.) Zentralbl. f. Gynäkol. 1928. Nr. 1, S. 10. — *Derselbe*, Zentralbl. f. Gynäkol. Jg. 53, Nr. 21, S. 1329. 1929. (VI. Tagung d. Südostdtsch. Ges. f. Geburtsh. u. Gynäkol. Prag 1929.) — *Waldeyer*, Bemerkungen über den Bau der Menschen- und Affenplacenta. Arch. f. mikroskop. Anat. Bd. 35, S. 1. 1890. — *Waldo*, Americ. journ. of obstetr. a. gynecol. 1910. p. 459. — *Waldstein*, Über Breussche Molen und retinierte Eier im allgemeinen. Monatsschr. f. Geburtsh. u. Gynäkol. 1903. H. 1, S. 23. — *Wallart*, Über Veränderungen bei Blasenmole und bei normaler Schwangerschaft. Zeitschr. f. Geburtsh. u. Gynäkol. Bd. 53, H. 1, S. 36. 1904. — *Derselbe*, Beitrag zur Frage der Ovarialveränderungen bei Blasenmole und Chorionepitheliom. Zeitschr. f. Geburtsh. u. Gynäkol. Bd. 56, H. 1, S. 541. 1906. — *Derselbe*, Untersuchungen über die interstitielle Eierstocksdrüse beim Menschen. Arch. f. Gynäkol. Bd. 81, H. 2, S. 271. 1907. — *Walthard*, Zur Ätiologie der Chorionepitheliome ohne Primärtumor. Zeitschrift f. Geburtsh. u. Gynäkol. Bd. 59, S. 443. 1907. — *Derselbe*, Untersuchung einer Placenta bei malignem Chorionepitheliom in graviditate. Monatsschr. f. Geburtsh. u. Gynäkol. Bd. 25, H. 1, S. 132. 1907. — *Watanabe*, Ausgedehnte partielle Blasenmole mit lebendem Achtmonatskind. Diss. München 1913. — *Wegelin*, Demonstration einer total adhärenten Placenta. Verhandl. d. dtsch. pathol. Ges. Bd. 13, S. 295. 1909. — *Wehefritz*, Kalkuntersuchungen an Placenten verschiedenen Alters. Arch. f. Gynäkol. Bd. 127, S. 106. 1926. — *Wehle*, Diskussion im Anschluß an den Vortrag von Buschbeck: Über einen Fall von Syncytiom. Gynäkol. Ges. zu Dresden. 2. Febr. 1901. Ref. Zentralbl. f. Gynäkol. 1901. Nr. 52, S. 1429. — *Weinzierl, E.* (Prag), Zur Histologie der Blasenmole. Arch. f. Gynäkol. Bd. 132, S. 323. 1927. (Kongreßber.) — *Weiß*, Ein Vergleich zwischen Neumannschen Zellen in den Blasenmolenzotten und den Hofbauerschen Zellen in den normalen Zotten. Diss. Bonn 1919 (nach Grosser). — *von Wenczel*, Über das Chorionepitheliom im Anschluß an einen interessanten Fall. Zentralbl. f. Gynäkol. 1908. Nr. 7, S. 211. — *West, G. B.*, The med. journ. of Australia. 20. April 1918. (Nach Cleland and Wigg.) *Whitridge, Williams*, Deciduoma malignum. Johns Hopkins hosp. reports. Vol. 4, Nr. 9, p. 1895. — *Wiczynski, Tadeusz*, Sur la corrélation entre les lésions des ovaires et la môle hydatiforme ainsi que le chorioépithéliome. Prace zaklastow Anat. pathol. Univers. Polsk. Vol. 1, H. 2, p. 169. 1924. — *Derselbe*, Zur Erklärung der Wechselbeziehungen zwischen den Veränderungen in den Ovarien und der Mola hydatidosa sowie dem Chorionepithelioma. Zentralbl. f. Gynäkol. 1924. Nr. 45, S. 2463. — *Winkler*, Das Deciduom. Zeitschr. f. Geburtsh. u. Gynäkol. Bd. 46, H. 2, S. 147. 1901. — *Wislocki, G. B.*, On the placentation of primates of the physiologeny of the placenta. Contrib. to Embryol. Vol. 20, p. 51—80. 1929. — *Wolfe, Samuel A.*, Chorioadenoma and Choricarcinoma of uterus. Americ. journ. of obstetr. a. gynecol. Vol. 17, Nr. 6, p. 826. — *Wolff*, Über fetale Hormone. Handbuch der Biochemie. Jena 1913. — *Wolff, Br.*, Über ein heterotopes Chorionepitheliom des Gehirns. Ärzteverein Rostock. 9. Nov. 1912. Korresp.-Blatt d. Mecklenb. Ärztevereinsbundes 1912. Nr. 338. — *Wormser*, Die Degeneration der Uterusschleimhaut nach Geburt. Arch. f. Gynäkol. Bd. 69, H. 3, S. 449. 1903.

Zacharias, Demonstration. Gynäkol. Ges. Hamburg. 8. Febr. 1910. Zentralbl. f. Gynäkol. 1910. Nr. 21, S. 704. — *Zagorjanski-Kissel*, Über das primäre Chorionepitheliom außerhalb des Bereiches der Eiansiedlung. Arch. f. Gynäkol. Bd. 67, H. 2, S. 326. 1902. — *Zahn*, Über einen Fall von Perforation der Uteruswandung durch einen Placentarpolypen mit nachfolgender Haematocele retrouterina. Virchows Arch. f. Gynäkol. u. Physiol. Bd. 96, S. 15. 1894. — *Zalka, Edmund de*, Ektopisches Chorionepitheliom (Concerning ectopic chorionepithelioma). Americ. journ. of pathol. Vol. 4, Nr. 1, p. 59—74. 1928. Zentralblatt f. allg. Pathol. u. pathol. Anat. Bd. 42, Nr. 10, S. 452. 1928. — *Zeiß, Ludwig*, Beitrag zur Histologie und Klinik der Blasenmole. Arch. f. Gynäkol. Bd. 133, H. 2, S. 291. 1928. — *Ziegler*, Lehrbuch der speziellen pathologischen Anatomie. 10. Aufl., Bd. 2 Jena 1902. — *Zimmermann*, Über ektopisches Chorionepithelioma malignum nach destruierender Blasenmole. Arch. f. Gynäkol. Bd. 113, S. 370. 1920. — *Zinn*, Metastasen eines Chorionepithelioms. Versamml. f. inn. Med. 16. März 1908. — *Zweifel*, Demonstration eines primären Carcinoms der Tube mit Ovarialcyste. Zentralbl. f. Gynäkol. 1894. S. 661.

Ätiologie, Symptomatologie und Diagnostik des Chorionepithelioms.

Von

H. Hinselmann, Altona.

Mit 9 zum Teil farbigen Abbildungen im Text.

Vorbemerkung.

Ähnlich wie beim Uteruscarcinom muß auch hier auf die verschiedenen ausführlichen Bearbeitungen des Chorionepithelioms verwiesen werden; auf die ältere Darstellung von Veit in der 2. Auflage dieses Handbuches Bd. 3, 2. Hälfte und die Bearbeitungen der jüngsten Zeit von Frankl im Payr-Zweifel (Handbuch der bösartigen Geschwülste 1927, Bd. 3), von Robert Meyer: Zeitschr. f. Geburtsh. u. Gynäkol. Bd. 92, H. 2 und vor allem von Hitschmann in Halban-Seitz Bd. 7 und Sunde in der Acta gyn. scand.[1]

Sänger hat als erster die Sonderstellung des „Sarcoma deciduocellulare" erkannt (1888). Marchand wies die epitheliale Natur des Tumors nach und zwar seine Abstammung vom Trophoblasten (1895 und 1898). Die Deutung der Geschwulstzellen wurde dadurch erschwert, daß der Tumor aus zwei scheinbar so verschiedenartigen Gebilden bestand wie das Syncytium und die Langhanszellen. Wenn Strahl und Bennecke in ihrem vorzüglichen Werk über ein junges menschliches Ei noch 1908 zu dem Schluß kamen, daß ein abschließendes Urteil über die Natur des Syncytiums nicht möglich sei, so erhellt dies so recht die Schwierigkeit, mit der die Frage nach der Natur des Chorionepithelioms zu kämpfen hatte. Wenn wir uns heutzutage diese Frage vorlegen und nach einer exakten Beweisführung fragen würden, würden wir darauf hinweisen können, daß die jetzt gültige Auffassung sich seit Jahren derart reibungslos bewährt hat, daß dadurch der Beweis der Richtigkeit erbracht sei. Ich habe 1914 (Hallenser Kongreß u. Anat. Hefte von Merkel und Bonnet 1914) durch Serien $1/2$—$1~\mu$ dicker Schnitte den exakten Beweis für die genetische Einheit beider Zellformen am normalen Ei erbringen können. Wenn ganz generell die Beweiskraft derartiger Untersuchungen wegen der fraglos vorhandenen zahlreichen Fehlerquellen angezweifelt wird, so ist darauf zu erwidern, daß es möglich ist, die Fehler zu vermeiden und die einzelnen Schnitte so zu komponieren, daß die Verfolgung der fraglichen Punkte gelingt. Es war so der plasmatische Zusammenhang beider Zellformen nachweisbar. Die Unsicherheit konnte nur deshalb solange bestehen, weil Langhanszellen und Syncytium fast ausschließlich an den älteren Formationen studiert wurden, die dafür gänzlich ungeeignet sind. Eine befriedigende Entwirrung des Aufbaues dieser Formationen steht noch aus. Dagegen gelingt das Studium in der Invasionszone, wo die

---

[1] Anm. bei der Revision: Ergänzend sei auf die soeben erschienene eingehende Arbeit von Nevinuy, A. G. Bd. 136 verwiesen.

Verflechtung der fetalen Elemente noch nicht so weitgehend ist. Sie können dadurch einzeln verfolgt werden. Die Umordnung dieser Gebilde der Invasionszone zu den **Langhans**schen Zellsäulen mit ihrem syncytialen Belag ist bisher überhaupt nicht untersucht worden. Es ist damit klar, daß wir die gleichartigen Formationen des Chorionepithelioms ebenfalls nicht verstehen können. Nachdem Marchand, Gebhard und Neumann die Abstammung der Geschwulst von den Langhanszellen und vom Syncytium nachgewiesen hatten, und nachdem Marchand seiner Auffassung durch die jetzt allgemein gültige Namengebung Ausdruck verliehen hatte, hat sich, wie man auch von der normalen Histologie her sagen kann, mit Recht die Ansicht eingebürgert, daß es sich beim Chorionepitheliom um eine Geschwulst handelt, die vom Zottenepithel — dieses als Einheit aufgefaßt — ausgeht.

Mit dieser Auffassung steht im Einklang, daß das Chorionepitheliom nur in Abhängigkeit von einer Schwangerschaft vorkommt. Im einzelnen liegen über diesen Zusammenhang folgende Zahlen vor:

	Blasenmole	Abort	Geburt
Teacher	73	59	49
Pollesson und Violet	203	135	99
Hitschmann und Cristofolletti	116	73	51
Pierce	77	20	36

Hitschmanns Tabelle im Halban-Seitz Bd. 7 kommt zu dem gleichen Ergebnis, obwohl er sich teilweise auf andere Statistiken stützt:

100 Chorionepitheliome verteilten sich mit 48% auf Blasenmole, 26% Abort und 25% Geburt.

Dieser Punkt kann angesichts des großen vorliegenden Materials wohl mit diesen Zahlen als gesichert angesehen werden. Bei der überragenden Bedeutung der Blasenmole für die Entstehung des Chorionepithelioms war es wichtig zu wissen, wieviele Blasenmolen in Chorionepitheliom übergehen. Hitschmann hat unter 440 Blasenmolen 21 von Chorionepitheliom gefolgt gesehen $= 5\%$ (l. c. S. 528) d. h. also, daß sich nach 20 Blasenmolen ein Chorionepitheliom entwickelt.

Bei der Abhängigkeit des Chorionepithelioms von einer vorausgegangenen Gravidität ist das Alter der Pat. das der Geschlechtstätigkeit.

Teachers 181 Fälle hatten ein Durchschnittsalter von 33 Jahren. 6 waren unter 20 Jahren und 9 über 50 Jahren. Vineberg (Surg., gynecol. a. obstetr. 1919, p. 123—137) 78 Fälle: 4 unter 20 Jahren, 13 zwischen 20 und 25 Jahren, 21 über 40 Jahre, 8 50 Jahre und darüber. Rosner hat einen Fall im Alter von 14 Jahren beobachtet.

Da in 50% der Fälle von Chorionepitheliom eine Blasenmole vorausgegangen ist, sie selbst aber nicht selten in höherem Alter auftritt, ist es nicht verwunderlich, daß auch Chorionepitheliome bei älteren Frauen vorkommen. Hitschmann hat erst kürzlich im Halban-Seitz das auffallend häufige Vorkommen der Blasenmole bei Älteren hervorgehoben. Seiner Arbeit (S. 483) entnehme ich darüber folgende Angaben:

„Nach Bloch waren im Alter von: 20—30 Jahren 15 Fälle
30—40 „ 20 „
40—50 „ 14 „

Nach Häberlin: 20—30 Jahren 19 Fälle
30—40 „ 22 „
40—50 „ 18 „
über 50 Jahre 2 „

Nach Kehrer: 20—30 Jahren 19 Fälle —38%
31—40 „ 18 „ —36%
41—50 „ 9 „ —18%
über 50 Jahre 2 „ — 4%
Nach Essen-Möller: 40 Jahre alt und darüber waren 20—44%
über 45 Jahre alt . . . . 18—36%
Nach Schweizer: Im 5. Lebensdezennium standen bis 18%".

„Ich selbst konnte ohne besondere Mühe aus der deutschen Literatur 20 Fälle von Blasenmolenerkrankung bei Frauen von über 50 Jahren, die ältesten davon 55 Jahre alt, auffinden. Wenn man bedenkt, wie selten normale Schwangerschaften in diesem Alter sind, so spricht wohl alles dafür, daß die Blasenmole mit Vorliebe bei älteren Frauen vorkommt."

Wie die Blasenmole sich zu etwa $^4/_5$ auf Mehrgebärende verteilt, so ist auch das Chorionepitheliom am häufigsten bei Mehrgebärenden beobachtet. Von Teachers 156 Fällen entfielen nur 5% auf I parae, 15% auf II parae, 28% auf III parae. Briquel fand unter 158 Fällen 21% bei II parae, 20% bei III parae und 47% bei IV parae und mehr.

Da es sich bei der Blasenmole um eine Entwicklungshemmung des chorialen Gefäßsystems handelt, also um eine ovuläre Erkrankung, sind zweierlei Betrachtungsweisen möglich: Entweder ist es so, daß einfach nach der Wahrscheinlichkeitsrechnung unter mehreren befruchteten Eizellen ein krankes Ei sein muß, oder aber es kann sich doch im Laufe des Lebens eine Veränderung im Zustand der Eizellen ausbilden, die zur Blasenmole führt. Das schon mehrfach beobachtete Auftreten von mehreren Blasenmolen bei einer Frau würde etwa im letzteren Sinne zu verwerten sein. Doch entziehen sich selbst nach dem Nachweis der Entwicklungshemmung des chorialen Gefäßsystems die Einzelheiten derart der Diskussion, daß auch dieser Hinweis beinahe zuviel ist. Ist doch bei der Betrachtung auch der Spermien zu gedenken. Es dürfte dieser Hinweis genügen, um zu zeigen, daß wir im Augenblick nicht weiter sehen können.

Überall, wo eine Schwangerschaft zur Entwicklung kommen kann, kann sich ein Chorionepitheliom entwickeln. Naturgemäß steht an weitaus erster Stelle der Uterus. Seltenheiten sind die Chorionepitheliome an ektopischen Nidationsorten. Trotzdem sind eine ganze Reihe tubarer Chorionepitheliome bekannt. Klein (Arch. f. Gynäkol. 1927, Bd. 129) gibt an, daß er den 16. Fall veröffentlicht. Doch finden sich bei Frankl (im Payr-Zweifel Bd. 3, 1927) 26 Fälle angegeben (S. 406): „Marchand-Ahlfeld, Thorn, Rosner, Gebhard, Alberts, Hinz, Vaßmer, Risel, Kleinhans, Löfquist, Uschkow, Rossier, Vieting, Hofmeier, Fromme, Philips, Miles, Jeanneret, Fischer, Huguier und Lorrain, Cope und Kettle, Hartmann, Thaler, Weibel, Zuntz, Bazy. Salomons und Smith beschreiben ein primäres Chorionepitheliom der Tube ohne vorangegangene Tubargravidität und deuten den Tumor als von einer embryonalen Keimanlage hervorgegangen. Da jedoch eine okkulte Tubenschwangerschaft nicht leicht auszuschließen ist, erscheint mir diese Deutung gewagt."

Diese Liste läßt sich erweitern durch folgende Fälle: Kirch (Zeitschr. f. Geburtsh. u. Gynäkol. Bd. 56) 1 Fall, Thélin (Schweiz. med. Wochenschr. 1925, Nr. 47) 2 Fälle.

Wesentlich seltener sind die Chorionepitheliome des Ovariums: Kleinhans, 1 Fall 1902 (Zentralbl. f. Gynäkol.); Iwase bei Döderlein, 2 Fälle 1908 (Arch. f. Gynäkol. Bd. 85); Fairbairn (Journ. of obstetr. a. gynecol. of the Brit. Empire 1909); Sunde (Zentralbl. f. Gynäkol. 1921, Nr. 33 ref.); Albrecht (Zentralbl. f. Gynäkol. 1913); Kynoch

(Edinburgh med. journ. 1919, 1/226) New Series 27; Ries (Americ. journ. of obstetr. a. gynecol. 1915; Seitz (Zeitschr. f. Geburtsh. u. Gynäkol. Bd. 78, 1916); Voigt (Zentralblatt f. Gynäkol. 1925, S. 573); Klotz (Beitr. z. Geburtsh. u. Gynäkol. Bd. 17, H. 3)[1].

Bei allen außerhalb des Uterus gelegenen Chorionepitheliomen ist zu berücksichtigen, ob es sich nicht um Metastasen eines uterinen Chorionepithelioms handelt oder um Verschleppung von Zotten oder Trophoblast, die am Ort der Haftung zum Chorionepitheliom werden. Letztere Chorionepitheliome werden nach dem Vorschlag von Dunger (Beitr. z. pathol. Anat. u. z. allg. Pathol. 1905) als ektopische Chorionepitheliome bezeichnet. Beim Ovarium ist außerdem noch eine ganz besondere Art von Chorionepitheliom möglich, jenes Chorionepitheliom, das sich auf dem Boden eines Teratoms entwickelt. Diese teratoiden Chorionepitheliome kommen fast ausschließlich in den Keimdrüsen vor. Im Hoden sind eine größere Anzahl beobachtet. Schlagenhaufer hat bekanntlich 1902 zuerst eines dieser rätselhaften teratoiden orchidalen Chorionepitheliome mit Metastasen beobachtet. Tjeldborg (Dän. Ges. f. Gynäkol. u. Geburtsh. 1920, ref. gyn. et obst. Bd. 2, S. 154. 1920) gibt an, daß es 40—50 derartige Fälle gäbe, die alle gestorben sind. James Miller and Browne (Journ. of obstetr. a. gynecol. of the Brit. Empire Bd. 29, p. 48, 1922) geben an, daß bisher nur zwei teratoide Chorionepitheliome beim Manne beobachtet sind, die nicht im Hoden saßen. Fritze (Chorionepitheliom beim Manne; Zeitschr. f. Krebsforsch. Bd. 15, S. 154. 1916. Lit.) zählt 30 sichere Fälle, s. auch Renz (Vorkommen von Chorionepitheliom im Hodenteratom Inaug.-Diss. Rostock 1924). Handfield-Jones („Chorionic. carcinoma" des Hodens in Brit. journ. of surg. Vol. 13, p. 606—620. 1926) führen 82 Fälle auf.

Roussy gibt an, daß auch beim Meerschweinchen Chorionepitheliome des Ovariums beobachtet sind.

Gelegentlich sind auch in Magencarcinomen chorionepitheliomähnliche Strukturen nachgewiesen (Pick, Klin. Wochenschr. 1926, S. 1728). Askanazy hat ein Chorionepitheliom in einem Teratom der Gland. pinealis nachgewiesen (Dtsch. Pathol. Kongr. 1906, S. 58). Eine sehr bemerkenswerte Beobachtung hat B. Fischer gemacht (Handb. d. norm. u. pathol. Physiol. Bd. 14, 2, S. 1766. 1927): Ein bohnengroßes Hodenteratom wurde in Serienschnitte zerlegt. Keine Spur von Chorionepitheliom. Trotzdem typische Chorionepitheliommetastasen im Körper.

Wir müssen also unterscheiden zwischen den Chorionepitheliomen, die vom Trophoblasten einer befruchteten Eizelle ausgehen und den teratoiden Chorionepitheliomen, die wahrscheinlich auf aberrierte Blastomeren zurückzuführen sind, deren Differenzierung zu einem Chorionepitheliom führen kann, das nach einem oft zitierten Vergleich Picks, dem Träger konsanguin ist und nicht wie beim Chorionepitheliom e graviditate zur Deszendenz des Trägers gehört.

Ob ein Ovarialchorionepitheliom teratoid ist oder e graviditate und wenn, ob es ein primäres Chorionepitheliom ist des ovariellen Nidationsortes oder ein sog. ektopisches aus verschleppten Zotten oder verschlepptem Zottenepithel, das am Nidationsort nicht entartet war, ist meist per exclusionem zu entscheiden. So ist das tubare Chorionepitheliom von Davidsohn ein ektopisches. So sind die Chorionepitheliome des Lig. latum, wenn sie keine Metastasen sind, ektopische Chorionepitheliome. Die Unterscheidung mag einem

---

[1] Anm. bei der Revision: s. auch E. Freund, Teratogenes Chorionepitheliom des Ovariums beim Kinde. Frankf. Zeitschr. f. Path. 1929. Bd. 38, S. 313 ff.

etwas gekünstelt vorkommen, sie hat aber ihre praktische Bedeutung. Ektopische Chorionepitheliome können isoliert vorkommen. Ihre Excision kann zur völligen Heilung genügen. Metastatische Chorionepitheliome sind naturgemäß häufiger multipel und haben demgemäß sehr viel schlechtere Aussichten.

Ektopisches Chorionepitheliom des Lig. lat.: Bergeret et Monlanquet: Ch. primit. du lig. large. Gyn. et obstr. Vol. 8, p. 528. 1923. Uterus und Adnexe frei von Zotten oder Chorionepitheliom. Frank: Ectopic. Ch. of the pelvis. Americ. journ. of obstetr. a. gynecol. Vol. 74, p. 372. 1916. Uterus makroskopisch und mikroskopisch normal. Keine Decidua. Engelhorn: Monatsschr. f. Geburtsh. u. Gynäkol. Bd. 67.

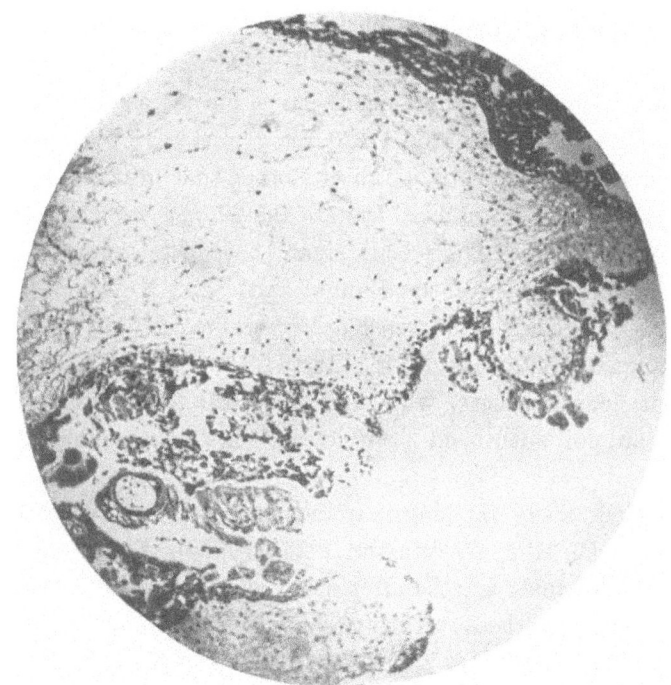

Abb. 1. In die Scheide verschleppte Zotte, molig entartet. (Aus Zentralbl. f. Geburtsh. Bd. 90.)

1924. Geheilt! Moscoviez: Proc. of the New York pathol. soc. 1910. Bauereisen: Zentralbl. f. Gynäkol. 1925.

Derartige ektopische Chorionepitheliome sind auch in der Leber beobachtet, so von Gurewitsch: Inaug.-Diss. Gießen 1911, von B. Fischer: Frankfurt. Zeitschr. f. Pathol. Bd. 12, S. 393. 1913 und neuerdings von Christeller und Oppenheimer: Virchows Arch. f. pathol. Anat. u. Physiol. Bd. 257. 1925.

Auch im Gehirn, in den Lungen oder anderen Körperorganen können derartige ektopische Chorionepitheliome vorkommen (Christeller und Oppenheimer l. c.), jedoch ist der Hauptsitz die Scheide. Es ist nicht nur die häufigste, sondern auch praktisch wichtigste Lokalisation der ektopischen Chorionepitheliome. Sie kommen dadurch zustande, daß die weiten klappenlosen Venenplexus der inneren Genitalien sehr leicht eine retrograde Embolie von Chorionzotten oder Chorionepithel gestatten, ein Analogon zu den Carcinommetastasen, nur, daß diese lymphogen bedingt sind, und von einer schon malignen Matrix stammen, was beim ektopischen Chorionepitheliom nicht der Fall zu sein braucht, wie es von Walthard klar bewiesen ist. Sie hat ein absolutes Analogon in den bekannten sehr seltenen metastatischen Blasenmolengeschwülsten der Scheide, von denen Liebe (Zeitschr. f. Geburtsh. u. Gynäkol. Bd. 90) kürzlich einen Fall nach einer Fehlgeburt beobachtet hat. Nur war es in dem Fall nicht zum Chorionepitheliom gekommen. Es ist gleichsam die andere Entwicklungsart verschleppter Zotten. Während meist das spärliche Zottenstroma, wenn es überhaupt mitverschleppt wird, zugrunde geht und das Epithel angeht, und damit bei fehlender Organisation durch etwa mitwachsendes Zottenstroma selbständig wird, ist im Liebeschen Fall das Stroma in ausgedehnterem Maße verschleppt und das Epithel ist am Leben geblieben, hat sezerniert ins Zottenstroma, ist aber nicht selbständig geworden. Ein weiterer Schritt wäre repräsentiert durch die parametranen Zottengeschwülste bei der destruierenden Mole. Das ist aber nur möglich, wenn das Zottenstroma den Konnex mit dem Ei behält. Der im Liebeschen Fall verifizierte Modus ist auch am Placentarsitz bei Missed abortion zu beobachten. Ich habe im Halban-Seitz 1925 einen derartigen Fall post mortem infantis durch circumscripte Fortdauer der Sekretion des Zottenepithels entstandener Blasenmole beschrieben. Gromadzki hat kürzlich (Zeitschrift f. Geburtsh. u. Gynäkol. Bd. 91, S. 133. 1927) mehrere derartige Fälle zusammengestellt.

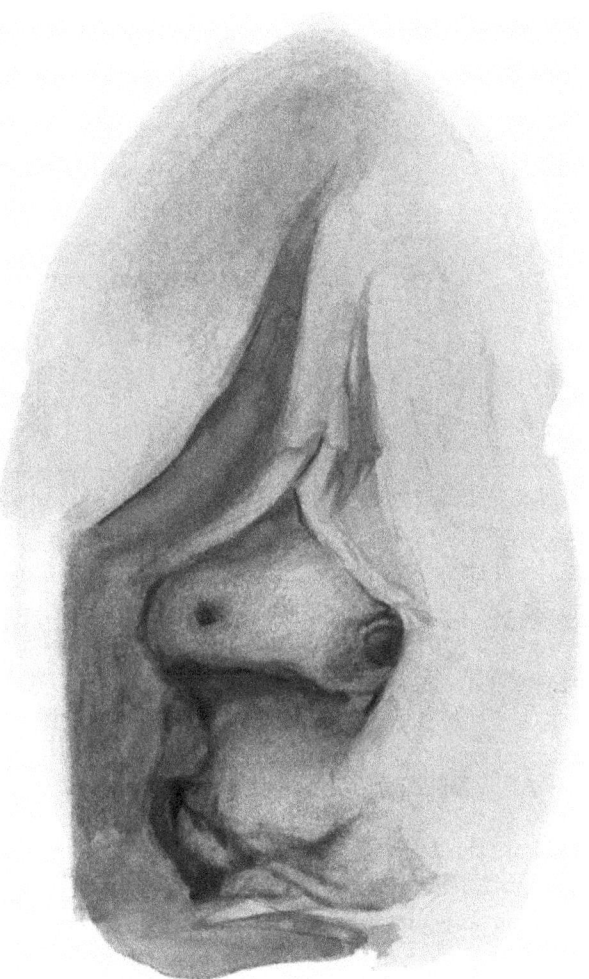

Abb. 2. Metastasen eines Chorionepithelioms in der vorderen Scheidenwand. Man erkennt die blauschwarz durch die Scheidenschleimhaut durchschimmernden Knoten, die beide an einer Stelle durchgebrochen sind. (Aus Opitz, Handb. d. Frauenheilk., 5. Aufl.)

Bei der großen praktischen Bedeutung des vaginalen Chorionepitheliöms sei folgende farbige Abb. 2 aus Opitz im Menge-Opitz reproduziert. Sie werden gelegentlich als Scheidenvaricen angesehen, exstirpiert und nicht mikroskopisch untersucht. Varicen nichtgravider Scheidenschleimhaut sehen wesentlich anders aus. Ich gebe zum Vergleich einen kleinen Varix und daneben einen exulcerierten Varix.

Die vaginalen Chorionepitheliome pflegen über kurz oder lang zu exulcerieren und dann auf der Kuppe der Geschwulst einen scharfen lochartigen Defekt zu setzen, der sich wesentlich vom Ulcus varicosum unterscheidet. Mag die Diagnose noch so sicher sein, nichts entbindet von der Pflicht, das excidierte Material mikroskopisch zu untersuchen. Das mikroskopische Bild eines vaginalen Chorionepithelioms zeigt die folgende Abbildung 4 aus Frankl im Payr-Zweifel: Bd. III.

Einige Arbeiten über die vaginalen Chorionepitheliome finden sich bei Frankl, S. 406 zitiert: „Schlagenhaufer, Schmorl, Schmit, Lindfors, Wehle, Landau-Pick, Peters, Risel, Hübl, Walthard, Vaßmer, Schmauch, Engström, Zagorjanski-Kisell, Hicks, Poremski, Sellheim, Polano, Zagor".

Auch in der Cervix können ektopische Chorionepitheliome sitzen: Huguier et Lorrain: Ann. de gyn. Tome 11, p. 165. Abb. S. 166. 1914. Sternberg: Zentralbl. f. Gynäkol. 1907. S. 1511. Guérard: Monatsschr. f. Geburtsh. u. Gynäkol. Bd. 10. Schimmel: Zentralbl. f. Gynäkol. 1925. Koltonski und Roesner: Zentralbl. f. Gynäkol. 1925. Buttermann: Vordere Muttermundlippe, zit. nach Rob. Meyer: Zeitschr. f. Geburtsh. u. Gynäkol. Bd. 92, S. 277.

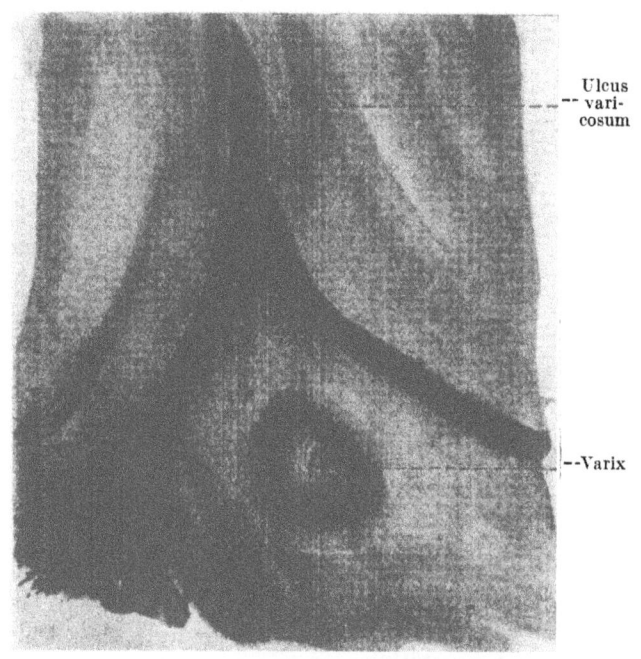

Abb. 3. Kleiner Varix. Exulcerierter Varix.

Ektopische Vulva-Chorionepitheliome: Rob. Meyer: Hintere Commissur der Labien. Zeitschr. f. Geburtsh. u. Gynäkol. Bd. 92, S. 283. Wehle: Zentralbl. f. Gynäkol. 1902. Halliday-Groom: Zentralbl. f. Gynäkol. 1902. Rosner: Monatsschr. f. Geburtsh. u. Gynäkol. Bd. 6. Mackenrodt: Unterhalb der Harnröhrenöffnung nach Rob. Meyer: Zeitschr. f. Geburtsh. u. Gynäkol. Bd. 92, S. 279.

Aus alledem ergibt sich, daß ektopische Chorionepitheliome im Sinne Dungers keine allzugroße Seltenheit sind, wenn man bedenkt, daß nur 600—1000 Chorionepitheliome überhaupt publiziert sind. Nun werden sicherlich die uterinen Chorionepitheliome meist nicht publiziert, während die ektopischen Chorionepitheliome, besonders bei seltener Lokalisation schon eher veröffentlicht werden. Aber alles in allem scheint doch ein nicht ganz verschwindender Prozentsatz der Chorionepitheliome so zustande zu kommen, daß nicht malignes Material verschleppt wird und erst an der Haftungsstelle zum Chorionepitheliom wird. So berechtigt die Trennung zwischen Chorionepitheliom am Nidationsort, Metastasen und ektopischen Chorionepitheliomen ist, empfiehlt es sich doch, diese Unterscheidung nicht zu sehr zu unterstreichen. Es ist am zweckmäßigsten, die Benennung nach der Lokalisation zu wählen, also uterines, tubares, ovarielles, vaginales, pulmonales, cerebrales usw. Chorionepitheliom. Will man die Genese dabei zum Ausdruck bringen, kann man sagen placentares uterines Chorionepitheliom oder ektopisches uterines Chorionepitheliom oder metastatisches uterines Chorionepitheliom. Ebenso bei der Tube. Beim Ovar käme noch hinzu teratoides ovarielles Chorionepitheliom, obwohl die Existenz eines solchen noch nicht ganz sicher gestellt ist, es sei denn, daß der von Voigt beschriebene Fall ein solches darstellt[1]. Bei der Scheide würde man von ektopischem vaginalen Chorionepitheliom oder metastatischem vaginalen Chorionepitheliom sprechen. Das Gleiche gilt für alle Lokalisationen, wo weder eine Gravidität noch ein Teratom möglich ist.

Das Gros aller Chorionepitheliome ist das uterine Chorionepitheliom. Gerade an ihm kann man jedoch sehen, wie selten der Tumor überhaupt ist. Frankl hat an dem großen Material der Wiener Klinik jährlich etwa einen Fall beobachtet. Wenn man bedenkt, wie selten eine Blasenmole ist und daß erst auf 20 Blasenmolen 1 Chorionepitheliom folgt, läßt sich die Häufigkeit des Chorionepithelioms, wie folgt, schätzen:

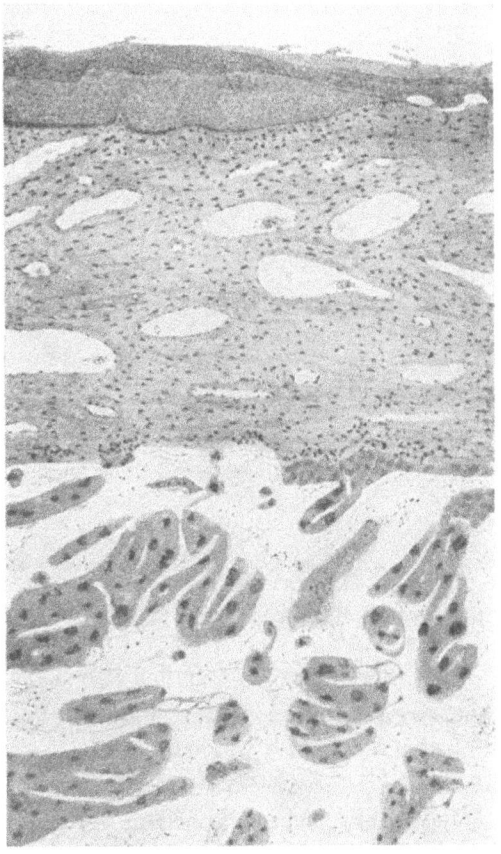

Abb. 4. Mikroskopisches Bild eines vaginalen Chorionepithelioms. (Nach Frankl in Zweifel-Payr, Bösartige Geschwülste III. Leipzig 1927.)

Tabelle 1. Häufigkeit der Blasenmole nach Hitschmann in Halban-Seitz, Bd. 7.

Boivin	1: 20000	= 0,05 ⁰/₀₀
Craigin	1: 3000	= 0,3 ⁰/₀₀
Engel	5: 4000	= 1,25 ⁰/₀₀
Hirst	1: 2000—3000	= 0,3—0,5 ⁰/₀₀
König	1: 728	= 1,2 ⁰/₀₀
Koenig	14: 10200	= 1,4 ⁰/₀₀
Krömer	15: 3856	= 3,7 ⁰/₀₀
Lwoff	4: 6000	= 0,6 ⁰/₀₀
Mann	2: 16000	= 0,12 ⁰/₀₀
Wiliamson	1: 2400	= 0,4 ⁰/₀₀
Essen-Möller	18: 6000	= 3,0 ⁰/₀₀

d. h. auf 75184 Geburten kommen 63 Blasenmolen = 1:1193. Ein Chorionepitheliom kommt nach 20 Blasenmolen, also 1 Blasenmolenchorionepitheliom auf 23 860 Graviditäten. Die Häufigkeit der Chorionepitheliome nach Fehlgeburten oder Geburten läßt sich nicht schätzen. Hier kann man nur sagen, daß es extrem selten ist, verglichen mit der Häufigkeit der Chorionepitheliome nach Blasenmolen.

Die Größe der Chorionepitheliome schwankt von der Größe einer halben Haselnuß, einer halben Walnuß (Frankl), einer Faust bis zu $7^1/_2$ Pfund (Bland: Textbook of gyn. 1925, p. 1079). Der Tumor kann polypös oder flach sein, nach Art einer Placenta, die Oberfläche zerklüftet oder glatt. Der Tumor ist schwarzrot infolge des geronnenen Blutes, aus dem er größtenteils besteht. Weißlichgelbliche Stränge und Herde bilden das eigentliche Tumorgewebe. Ich verweise auf die Abbildungen von Hitschmann im Halban-Seitz, Taf. VIII u. XIV und von Frankl, l. c. S. 405.

---

[1] S. auch den Fall von E. Freund, loc. cit. S. 1111 des Beitrages.

Der Tumor ist infolge seiner Zusammensetzung schwammig und leicht wegdrückbar. Die Abgrenzung ist makroskopisch bald scharf, bald unscharf.

Das mikroskopische Bild des Chorionepithelioms kann bei den Lesern dieses Handbuchs als bekannt vorausgesetzt werden. Abbildungen finden sich außerdem in allen Lehr- und Handbüchern. Ich verweise besonders auf die kürzlich erschienenen schon mehrfach zitierten Bearbeitungen von Frankl und von Hitschmann.

Die Hauptmasse der Tumoren wird immer von Blut gebildet. Es ist gelegentlich schwer, die eigentlichen Geschwulstzellen überhaupt zu finden. Sie bieten dann entweder das Bild dar, das wir von der Außenzone junger menschlicher Eier her kennen, in dem das Zottenepithel in seinen zwei Varianten erscheint in der bekannten gegenseitigen Zuordnung. Das sind die häufigen „typischen" Chorionepitheliome Marchands. Sehr viel seltener sind die atypischen Formen Marchands. Aus Hitschmann entnehme ich die folgende Abbildung eines solchen Falles.

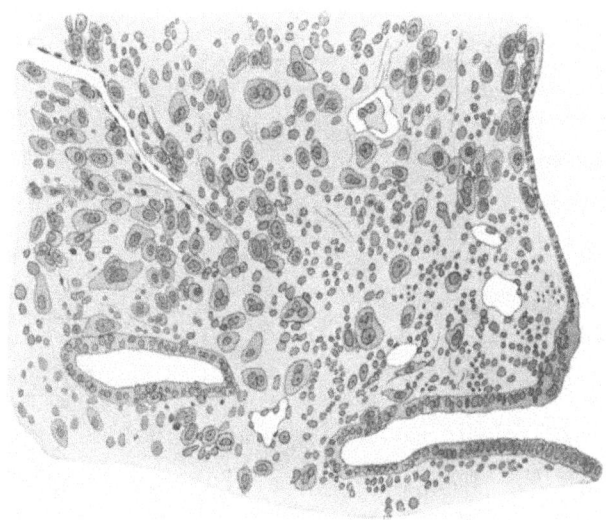

Abb. 5. Marchands atypische Form des malignen Chorionepithelioms. Diffuse Infiltration der Uterusschleimhaut. (Aus Hitschmann in Halban-Seitz Bd. 7.)

Geist (Surg., gynecol. a. obstetr. 1921, p. 427—436) hat eine sehr schöne Abbildung gegeben, die ich hier ebenfalls berücksichtige (Abb. 6).

Diese atypischen Chorionepitheliome bilden keine eigentlichen Tumoren, sollen aber ebenso maligne sein, wie die typischen. Meines Erachtens muß bei allen derartigen Diagnosen unbedingt gefordert werden, daß der Tumor in Serienschnitte zerlegt wird. Es wird sich dann sehr häufig zeigen, daß an einigen Schnitten ein atypisches, an anderen Schnitten ein typisches Chorionepitheliom vorliegt. Das atypische Chorionepitheliom repräsentiert nichts anderes als die entsprechend gesteigerte choriale Invasion bei der normalen Eiimplantation. Zu der Natur der benignen chorialen Invasion muß hier Stellung genommen werden. So unbestreitbar sie ist, so unhaltbar ist die gegenwärtige Auffassung. Es liegt eine große Schwierigkeit in der Frage, weil es Vorgänge in der Placentarstelle gibt, die genau so aussehen, wie die benigne choriale Invasion. Es handelt sich um die reparatorische Wucherung des Placentarbodens als Antwort auf die Einschmelzung. Ich habe diese Vorgänge in der Zeitschr. f. Geburtsh. u. Gynäkol. Bd. 70, 1912 ausführlich dargelegt. Auf die übliche Betrachtungsweise hat das keinen Einfluß gehabt. In allen Lehr- und Handbüchern wird nur von der chorialen Invasion gesprochen und die morphologisch so ähnliche Regeneration überhaupt nicht erwähnt. Die subplacentaren oder serotinalen Riesenzellen sind der Ausdruck der regeneratorischen Vorgänge in der Basalis oder, falls sie fehlt, wie bei Placenta accreta oder Placenta praevia, der subplacentaren Muskulatur. Die Ähnlichkeit der regeneratorischen Riesenzellen und der chorialen Invasionszellen kann so weitgehend sein, daß man es weder der Zelle ansehen kann, welcher Natur sie ist, noch sonst aus der Gesamtlage zu einer Entscheidung kommen kann. Die Fähigkeit der Decidua zur Riesenzellenbildung ist durch die tuberkulösen Riesenzellen bei Endometritis tuberculosa bewiesen und durch die hochinteressanten Vorgänge bei der Endometritis traumatica, die bei Grav. exochorialis sich findet infolge Quetschung, Pressung und Stoßschädigung der der Frucht schutzlos preisgegebenen Parietalis (s. Zeitschr. f. Geburtsh. u. Gynäkol. Bd. 76). Also, die Decidua kann Riesenzellen bilden, die dauernde Einschmelzung der Basalis erfordert Regeneration, es sind histologische Vorgänge in der Basalis und Muskulatur nachweisbar, die bei eigens auf diesen Punkt gerichteter Untersuchung sich als regeneratorische Prozesse ergeben. Es ist unter diesen Umständen nicht angängig, alle derartigen Zellen kurzerhand als benigne choriale Invasion anzusehen, sondern es muß der anderen Möglichkeit auch gedacht werden. In jedem Einzelfall muß geprüft werden, was vorliegt, und da wird oft genug eine Entscheidung unmöglich sein, selbst wenn Serienschnitte vorliegen. Aber gerade für die Chorionepitheliomfrage ist es wichtig zu wissen, daß es der chorialen Invasion ähnliche Bilder gibt, die etwas ganz anderes bedeuten.

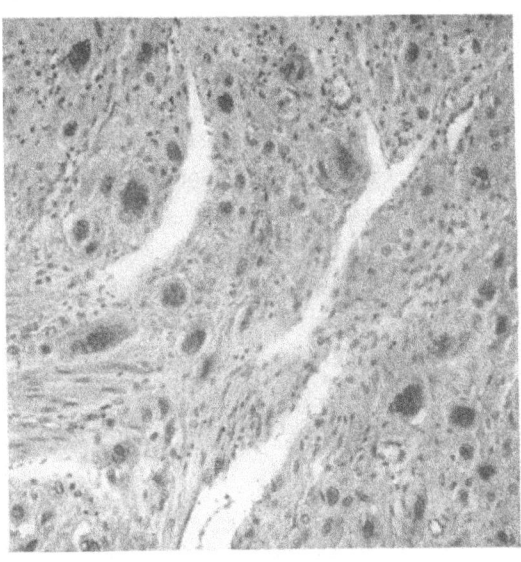

Abb. 6. Fetales Syncytium innerhalb maternen Gewebes. Keine Tumorbildung. (Nach Geist, Surg. etc. 1921.)

Neben frischem und geronnenem Blut und frischen Tumorzellkomplexen gibt es ausgedehnte nekrotische Bezirke. Da die Tumorzellen kein eigenes Blutgefäßsystem haben, sondern entsprechend ihrer physiologischen Aufgabe aus und in dem Blut des mütterlichen Organismus leben — s. den intervillösen Raum —, so kann es leicht zu Nekrosen kommen. Sowie die Blutzufuhr durch Gerinnung oder Ablenkung des Blutes infolge Arrosion des zuführenden Gefäßes an zentraler Stelle stockt, sind die Tumorzellen dem Untergang preisgegeben. Auch können überraschende Blutungen größere Tumordistrikte zertrümmern. Hitschmann hat im Halban-Seitz diese für die Spontanheilung von Chorionepithelknoten so wichtigen Vorgänge ausführlich besprochen.

Die Syncytiallakunen werden ähnlich wie bei der normalen Placentation beim Chorionepitheliom als intrasyncytiale Vakuolen gedeutet. Wenn sie das auch zum Teil sind, so ist ihre Entstehung doch eine ganz andere, extrasyncytiale. Sie ist im Prinzip die gleiche wie die der Trophoblastlakunen, d. h. mütterliches Gewebe zwischen benachbartem fetalen Invasionsepithel leidet durch Trypsis und wird langsam durch den Blut- und Lymphstrom entfernt. Schließlich restieren nur noch die gegen Thrypsin spezifisch resistenten kollagenen Fibrillen. Ist das fetale Epithel an einer Stelle eng gelagert, werden die freigewordenen Räume durch das Wachstum des Syncytiums mehr und mehr umschlossen und verschwinden schließlich ganz. Die größeren Spatien werden bei fortschreitender

Rarefikation zum intervillösen Raum. Sehr schwerwiegend ist die Frage, ob das fetale Epithel der Blasenmole und des Chorionepithelioms Atypie aufweist, ob die einzelne Zelle eine andere ist, etwa so wie wir es beim Carcinom annehmen und speziell beim Portiocarcinom von den ersten Stadien und den Oberflächenbelägen her kennen. Frankl und auch Hitschmann betonen ausdrücklich, daß eine derartige Atypie nicht vorliegt. Dafür spricht ganz entschieden auch die Beobachtung, daß in situ normale Zellen oder Epithelien bei der Verschleppung zum Chorionepitheliom werden können. Ich muß allerdings gestehen, daß ich selbst bei Blasenmolen und beim Chorionepitheliom fast immer den Eindruck hatte, daß das Epithel anders sei als bei den jungen Trophoblastschalen, auch bei gleicher Einbettung frischen Materials. Ich kann mich deshalb nicht entschließen, die obige Ansicht ohne weiteres zu unterschreiben, sondern halte die Frage für unentschieden.

Um die Geschwulst findet sich nicht selten entzündliche Infiltration. Nach Robert Meyer kann dies differentialdiagnostisch verwertet werden.

Die Chorionepithelknoten sind sehr häufig multipel. Während der Hauptknoten an der Placentarstelle sitzt, finden sich andere Knoten in der Uteruswand. Die ganze Uteruswand kann durchsetzt werden, so daß ein Durchbruch ins Peritoneum spontan oder bei einer Probeabrasio erfolgt. Butomo gibt an, daß bisher 9 Fälle von intraperitonealen Blutungen veröffentlicht sind, von denen keine richtig diagnostiziert wurde (Zentralbl. f. Gynäkol. 1926, S. 1043). S. auch Nägelsbach (Münch. med. Wochenschrift 1922. Nr. 14); s. ergänzend Frankl (l. c. S. 410) und Hyde (Journ. of obstetr. a. gynecol. of the Brit. Empire. Vol. 71. 1915).

1. Symptome.

Das Hauptsymptom des uterinen Chorionepithelioms ist die Dauerblutung im Anschluß an eine Blasenmole, eine Fehlgeburt oder Geburt. Es können einige Wochen zwischen dem Wochenbett und der pathologischen Blutung liegen. Die Blutung wechselt in der Intensität, von bräunlichem Ausfluß bis zur lebensbedrohlichen Blutung. Höchste Grade der Anämie können dadurch entstehen. Sehr bald tritt auch meist Infektion hinzu, so daß der blutige Ausfluß übelriechend wird und Fieber auftritt.

Nicht selten sind die Frauen subikterisch (Lebermetastasen, Blutresorption, Leberschädigung) und eigenartig aschfahl. Wie diese Kachexie zustande kommt, wissen wir nicht. Es kann sein, daß die aus der Geschwulst resorbierten Stoffe dafür verantwortlich zu machen sind. Nicht selten findet sich Albuminurie. Das ist so häufig der Fall, daß es differentialdiagnostisch verwendet werden kann. Anämie, Fieber, Infektion, Resorption aus dem Tumor werden für die Albuminurie verantwortlich zu machen sein.

Während im allgemeinen die Symptome bald nach dem Wochenbett auftreten, ist die Latenzzeit in vielen Fällen länger, Monate, Jahre, selbst 1—2 Dezennien. Krösing (Arch. f. Gynäkol. Bd. 88, S. 469. 1909) und Polano haben eine ganze Reihe von solchen spät in Erscheinung tretenden Fällen angeführt. Polano (Zeitschr. f. Geburtsh. u. Gynäkol. Bd. 75. 1914): 25 über 2 Jahre, 11 über 5 Jahre; Krösing: $5^1/_2$ Jahre; Landbey: $5^2/_3$ Jahre; Mc Cann: 2 Fälle mit 9 Jahre; Polano: 10 Jahre; Cuterbridge: Americ. journ. of obstetr. a. gynecol. Vol. 72. 1915 $8^1/_2$ Jahre; Vineberg: Surg., gynecol. a. obstetr. Vol. 28, p. 123. 1919 21 Jahre; Koritschoner: 22 Jahre, Beitr. z. pathol. Anat. u. z. allg. Pathol. Bd. 66. 1920.

Hitschmann weist darauf hin, daß man mit der Annahme einer so langen Latenz sehr vorsichtig sein müsse (s. dazu auch Rob. Meyer: Zeitschr. f. Geburtsh. u. Gynäkol. Bd. 92, S. 224. 1927). Denn auch bei älteren Frauen müsse sehr häufig an eine nicht konzedierte, noch nicht weit zurückliegende Gravidität gedacht werden. Er verweist auf den Fall von Marchand-Everke, wo von der 53jährigen eine Blasenmole, die kurz vorher gewesen war, verheimlicht wurde. Man hatte deshalb anfangs mit einer 13jährigen Latenz gerechnet. So richtig äußerste Kritik ist, so muß doch die Möglichkeit jahrelanger Latenz zugegeben werden. Der Fall von Krösing beweist das: Vor $5^1/_2$ Jahren Blasenmole, $2^1/_4$ Jahre später Exstirpation beider Ovarien, Uterus in Ordnung. $3^1/_2$ Jahre später Uterusexstirpation wegen „Metrorrhagien". Es fand sich ein Chorionepitheliom.

Wenn das uterine Chorionepitheliom intramural sitzt, können sämtliche Symptome fehlen. Allerdings wird über kurz oder lang der Durchbruch nach innen [mit intraabdominellen Blutungen Hörmann 1904 8 Fälle insgesamt, Frankl und v. Mikulicz (Zeitschrift f. Geburtsh. u. Gynäkol. Bd. 92, S. 223. 1927)] oder außen erfolgen. Wahrscheinlich beruht ein großer Teil der langen Latenzzeiten mit auf derartigen groben anatomischen Gründen. Sowie der Tumor dem Cavum uteri angehört, führt er zu Austreibungswehen, die schmerzhaft sein können. Auch sonst noch kann das Chorionepitheliom zu Schmerzen führen, wenn es ins Parametrium einwächst oder das Perimetrium erreicht.

Wie das Hypernephrom und die destruierende Blasenmole und entsprechend der hämochorialen Placentation des Menschen (Grosser) kann das Geschwulstgewebe in die parametranen Venen einwachsen. Derartige Geschwulstthromben können durch Gerinnungs- und Abscheidungsthromben vergrößert werden. Diese Thromben können zur Embolie Veranlassung geben, ganz abgesehen von ihrer Bedeutung für die Metastasierung. Sie sind übrigens für die Palpation nachweisbar als parametrane Stränge.

Das tubare Chorionepitheliom macht die gleichen Erscheinungen wie eine extrauterine Gravidität. Äußere und innere Blutung. Jauchiger Ausfluß und Fieber fehlen. Wie es mit der Kachexie steht, ist nicht ersichtlich. Schmerzen können vorhanden sein.

Das ovarielle Chorionepitheliom verursacht ebenfalls im wesentlichen nur Blutungen.

Von größter Bedeutung sind die vaginalen Chorionepitheliome, die sich durch Blutungen und, wenn sie nahe dem Introitus sitzen, durch Fremdkörpergefühl bemerkbar machen. Die Blutungen aus ihnen können bedrohlicher sein, als aus dem Uterus.

Alle extragenitalen Chorionepitheliome machen die ihrer Lokalisation entsprechenden Symptome. Darmchorionepitheliome machen Blutungen, Hirnchorionepitheliome machen Lähmungserscheinungen, wenn sie nicht sofort tödlich wirken. Rückenmarkschorionepitheliome wirken lähmend (Kedvierski: Gar. lek. Warsaw 1912. Nr. 39).

Wie beim Collumcarcinom gibt es auch beim Chorionepitheliom Uretermetastasen. Chorionepitheliome am Sacrum und im Rectum abdom. sind beobachtet (s. v. Küttner: Monatsschr. f. Geburtsh. u. Gynäkol. Bd. 70. 1925). Gelegentlich sind auch Chorionepitheliome der Lymphdrüsen beobachtet. Bland (Textbook of gyn. 1925, S. 1082) zählt 7 derartiger Fälle. Nierenchorionepitheliome können zu blutigem Urin führen. (Näheres hierüber s. bei Proust et Bender 1913. 7. franz. Gynäkol.-Kongr.).

Bei den Symptomen ist zu beachten, daß sie wohl, wie schon angeführt, in einer gewissen zeitlichen Abhängigkeit von einer Gravidität stehen, daß aber andererseits durch eine lange Latenz dieser Zusammenhang vollkommen verwischt sein kann. Aber ebensosehr ist im Auge zu behalten, daß auch schon während einer Schwangerschaft ein Chorionepitheliom entstehen kann. Bahnbrechend hat in dieser Beziehung der Fall von Walthard gewirkt (vaginales Chorionepitheliom bei intakter uteriner Plac. mens. VIII. Zeitschr. f. Geburtsh. u. Gynäkol. Bd. 59 u. Monatsschr. f. Geburtsh. u. Gynäkol. Bd. 25. 1907). Gustafson: Monatsschr. f. Geburtsh. u. Gynäkol. Bd. 49. 1919. Heineberg: Americ. journ. of obstetr. a. gynecol. Vol. 75, p. 695. 1917. Bei Grav. mens. II—III, bei I grav. S. Schmit: Wien. klin. Wochenschr. 1900; Zentralbl. f. Gynäkol. 1900 u. 1902. Abb. aus Gustafson. Monatsschr. f. Geburtsh. u. Gynäkol. Bd. 49. 1919. Taf. I obere Abb.

Bei Molengravidität ist so etwas häufiger beobachtet seit Tick: Berlin. klin. Wochenschrift. 1897. Nr. 40 u. 50. Vineberg: Surg., gynecol. a. obstetr. 1919, p. 123—137. Eden: Proc. of the roy. soc. of med. London. Vol. 7, p. 146. 1913/14. Kelly and Workmann: Glasgow med. journ. 1906. Sept.

Ich gebe nur diese Fälle in Ergänzung der Aufzählung von Hitschmann im Halban-Seitz S. 557.

Es können also verdächtige Symptome während der Gravidität und Jahre später auftreten.

Treten verdächtige Symptome im Anschluß an ein Wochenbett auf, ist die Diagnose am leichtesten, weil die Aufmerksamkeit dann eher auf die richtige Spur gelenkt wird. Je weiter eine Schwangerschaft zurückliegt und besonders bei schon in der Menopause befindlichen Frauen wird an die entfernte Möglichkeit eines Chorionepithelioms natürlich zuletzt gedacht. Ebenso steht es mit der Gravidität und mit Recht, da es doch sehr wenige Fälle sind, die während der Gravidität beobachtet wurden. Doch wird gerade in dem letzteren Falle der Untersuchungsbefund die Sachlage leicht aufklären.

2. Die Diagnose des uterinen Chorionepithelioms.

Der Untersuchungsbefund ist meist ebenso nichtssagend wie beim Korpuscarcinom. Der Uterus kann vergrößert sein, auch höckerig, wobei die Knollen weich-elastisch sind und sich deutlich vom Myom unterscheiden. Der Cervicalkanal kann noch oder wieder geöffnet sein. In solchem Falle wird man die Austastung nicht unterlassen und gelegentlich ohne weiteres auf weiche polypöse Massen stoßen. Ist das Wochenbett noch nahe, ist an einen Placentarpolypen zu denken. Die mikroskopische Untersuchung wird dann die wahre Sachlage sofort aufklären. Wird die mikroskopische Untersuchung fälschlich unterlassen, belehrt der weitere klinische Verlauf sehr bald über die wahre Natur der Krankheit. Diese Sachlage wird sehr eindrucksvoll durch den Fall beleuchtet, über den v. Mikulicz berichtet hat. (Zeitschr. f. Geburtsh. u. Gynäkol. Bd. 92. 1927.) Die Blutungen und der Ausfluß treten schon nach kurzem Intervall wieder auf. Der „rezidivierende Placentarpolyp" ist dann die klinische Diagnose des Chorionepithelioms, es sei denn, daß der Arzt nicht sorgfältig ausgeräumt hat. Bestehendes hohes Fieber mit Zeichen der lokalen Infektion können die Abrasion und damit die Klärung des Falles unmöglich machen wie beim Carcinom des Cervicalkanales. (Einzig nach v. Mikulicz: Zeitschr. f. Geburtsh. u. Gynäkol. Bd. 92, S. 222. 1927.) Ist der Muttermund geschlossen, wird man sich auf eine Probeabrasio beschränken, die bei der gesteigerten Perforationsgefahr mit äußerster Vorsicht gemacht werden sollte. Auch die meist bestehende Infektion zwingt zur Beschränkung auf das unumgängliche Nötige. Ferner wird die Metastasierungsgefahr durch die Abrasio erhöht, worauf Mc Kerron (Edinburgh med. journ. New Series Vol. 22, p. 103. 1922, 2). hingewiesen hat. Hitschmann hat diesem Punkte besondere Aufmerksamkeit gewidmet und nachgewiesen, daß das operative Trauma sehr wesentlich zur foudroyanten Metastasierung beiträgt. Das Gleiche ist wohl für die Probeabrasio und die bimanuelle Untersuchung anzunehmen. Die Geschwulstzellen liegen im Blut teilweise in den Gefäßen und können bei ihrer Brüchigkeit sehr leicht gelöst werden und damit in den Kreislauf gelangen. Zum Teil bleiben sie in den Lungencapillaren stecken, zum Teil passieren sie sie. Die sitzenbleibenden Embolien können angehen, ihrerseits in die Lungenvenen einbrechen und so in den großen Kreislauf gelangen und zur Aussaat im Körper führen. Hitschmann weist darauf hin, daß die Lungenmetastasen bei unbeeinflußten Fällen meist erst terminal auftreten, während die Scheidenmetastasen sehr viel früher entstehen, wenn noch keine anderen Metastasen vorhanden sind. Bei den operierten Fällen dagegen seien die inneren Organe in ausgedehntem Maße befallen. Hitschmann hat einmal wenige Tage nach einer zweimaligen Ausräumung eine Scheidenmetastase entstehen sehen.

Wenn dem so ist, ist natürlich zu wünschen, daß wir die Diagnose möglichst schonend stellen. Einen verdächtigen Fall wird man deshalb nicht von mehreren untersuchen lassen dürfen, und man selbst wird alle Maßnahmen auf ein Minimum reduzieren. Es wird dabei sehr auf die Kunst des Arztes ankommen, denn andererseits darf angesichts der erforderlichen Totalexstirpation kein diagnostischer Irrtum vorkommen. Die bimanuelle Untersuchung sollte bei auf Grund der Anamnese verdächtigen Fällen von vornherein äußerst zart geschehen, was in diesen Fällen auch meist möglich ist. Bei adipösen Fällen muß man sich mit dem Touchierbefund begnügen. Ob man austastet oder abradiert, und ob man vollständig abradiert oder mit der Curette mehr austastet und nur von dem verdächtigen Punkt Material entnimmt, muß ganz vom Einzelfall abhängig gemacht werden. Vielleicht kann die Untersuchung des Korpussekretes, am Muttermund abgefangen, in manchem Fall die Diagnose erlauben und einen intrauterinen Eingriff ersparen. Man sollte jedenfalls diesen Punkt der äußersten Zartheit und Zurückhaltung bei allen diagnostischen Maßnahmen aufs sorgfältigste beachten und dementsprechend jede genauere Palpation der Parametrien auf Tumorstränge (Tumorthromben) unterlassen. Andererseits gibt es einen Punkt, der diagnostisch weiterhelfen kann, zu seinem Nachweis aber doch die bimanuelle Palpation erfordert. Es sind dies die Luteincysten der Ovarien, die in etwa 10% der Fälle nachweisbar sind und in positiven Fällen die Diagnose stärken (Pollesson et Violet: 7. franz. Gynäkol.-Kongr. 1913). Bei Blasenmole kommen sie in etwa 50% der Fälle vor (Körner 59%). Deshalb will Bar die Persistenz der Cysten für Chorionepitheliome verwerten (nach Cottalorda: Gyn. et obstetr. Vol. 2, p. 19. 1921).

Es liegt diesem Gedanken die Tatsache zugrunde, daß die Ovarialcysten der Blasenmole sich spontan innerhalb einiger Wochen zurückbilden, und daß deshalb ihre Persistenz bis in den 2.—3. Monat eine Ursache haben muß, die in dem Fortbestand des Trophoblasten zu sehen ist. Eine ursächliche Rolle können die Ovarialveränderungen für das Chorionepitheliom nicht spielen. Dazu sind sie zu inkonstant. Nach Runge hatten 64 Chorionepitheliome 24mal Cysten. Wahrscheinlich sind sie größtenteils die Folge der vorhergegangenen Blasenmole (Küstner: Monatsschr. f. Geburtsh. u. Gynäkol. Bd. 67. 1924). Die Barsche Ansicht von der diagnostischen Bedeutung der Persistenz der Ovarialveränderungen

rungen ist nur so zu verstehen, daß die Persistenz verdächtig ist, daß die Rückbildung dagegen ein Chorionepitheliom nicht ausschließt (s. auch Frankl). Daß es etwa die massiveren Blasenmolenchorionepitheliome sind, die die Ovarialveränderungen aufrecht erhalten, falls sie bei der Blasenmole vorhanden gewesen sind, wird von Veit in der zweiten Auflage dieses Handbuches ausdrücklich verneint. Daß auch Nichtblasenmolenchorionepitheliome mit Cysten vergesellschaftet sein können, hat Patellani nachgewiesen: 22 Chorionepitheliome ohne vorausgegangene Blasenmole mit Cysten. Welche speziellen Verhältnisse bei der Blasenmole in dem einen Fall zu Cystenbildung führen und in dem anderen nicht, ist aus der Literatur nicht zu ersehen. Da es sich bei diesen Vorgängen nur um die Steigerung der Vorgänge bei normaler Schwangerschaft handelt, ist es wahrscheinlich, daß zwei Momente eine Rolle spielen, einmal die Masse der Blasenmole und zweitens die spezifische Reaktionsbereitschaft des Ovariums. Angesichts dessen, daß die Blasenmole auf einer Hemmungsmißbildung des Zottengefäßsystems beruht, mit sekundär gesteigerter Epithelproliferation infolge des Dehnungsreizes, kommen die Ovarialveränderungen nicht ursächlich in Frage. Sie sind vielmehr Begleiterscheinungen (s. auch Stoeckel, Rob. Meyer, Dunger, Gottschalk, Schröder u. a.), was nicht hindert, daß sie einen protektiven Einfluß auf das Trophoblastwachstum ausüben, wie es dem bekannten Fränkelschen Experiment entspricht[1]. Die Anatomie der Ovarialveränderungen ist in jüngster Zeit mehrfach bearbeitet worden, seitdem Stoeckel die Aufmerksamkeit auf diese in Vergessenheit geratenen Veränderungen gelenkt hat. Gregornini hat sie schon 1795 in seiner Dissertation Halle beschrieben. Über die weitere geschichtliche Entwicklung s. Cottalorda: Gyn. et obst. Vol. 2, p. 179. 1921.

Die Cysten sind nur die extreme Steigerung eines Vorgangs, der in jedem Blasenmolenovarium und, wenn auch nicht so hochgradig und nicht so konstant, in vielen Chorionepitheliomovarien und noch geringgradiger in normalschwangeren Ovarien nachzuweisen ist.

Die Cysten entstehen aus Follikeln, die sich weiter entwickeln und schließlich atretisch zugrunde gehen. Die Atresie ist verbunden mit einer starken Wucherung der Thekaluteinzellen. (Näheres s. bei Hitschmann im Halban-Seitz 1927, Liefg. 35, S. 468 ff.).

Die vaginalen metastatischen Chorionepitheliome haben sich als für die Diagnose des uterinen Chorionepithelioms sehr nützlich erwiesen. Es muß dehalb in allen verdächtigen Fällen die Vulva, das Vestibulum und die Scheide einschließlich der Portio genau abgesucht werden. Ich glaube, daß die kolposkopische Untersuchung hier vielleicht gelegentlich einen Treffer erzielen kann, wo die makroskopische Untersuchung ergebnislos verlaufen würde. Ist der Scheidenknoten exulceriert, wird die Diagnose dadurch nicht erschwert. Hitschmann bezeichnet das wie mit einem Locheisen ausgestanzte, evtl. speckig belegte Geschwür als pathognostisch. Sind noch andere Metastasen vorhanden, so werden sie

---

[1] Anm. bei der Revision: Nach Ausarbeitung dieses Beitrages sind in den letzten Jahren durch Zondek und Aschheim Aufklärungen geschaffen, die auch die Genese der Luteincysten zu verstehen erlauben. Sie sind durch eine Steigerung der normalen hormonalen Einflüsse bedingt. Ich verweise auf die Debatte in der Berl. geburtsh. Ges. Bd. 96, Nr. 643 ff. 1929. (Aschheim fand 250 Mäuseeinheiten in 1 ccm bei einer Blasenmole; Rößler fand „eine Ausschüttung von 40 000 Einheiten" in einem Fall von Chorionepitheliom.) S. außerdem die Ausführungen von Kirsch-Hoffmann auf der Sitzung der Nordwestdtsch. Gynäkol. Gesellsch. Hannover 1. X. 1929. Ref. Monatsschrift f. Geburtsh. u. Gynäkol. Bd. 84, S. 72, 1930.

die Diagnose wesentlich erleichtern. Aber auch beim Chorionepitheliom muß es unsere Aufgabe sein, die Diagnose möglichst früh zu stellen. Da der Tastbefund dann meist negativ ist, wird man um die Probeabrasio nicht herumkommen. Die Deutung derartiger Abrasionen kann sehr leicht sein, wenn massenhaftes fetales Epithel mit typisch zerstörtem mütterlichen Gewebe vorhanden ist ohne frische Zotten. Es kann aber so sein, daß es nur bei sehr großer Erfahrung und Kenntnis auch der normalen Placentation möglich ist, zu einem abschließenden Urteil zu gelangen. Es gibt keine Diagnose, die so auf der persönlichen Erfahrung beruht und damit so subjektiv ist wie die mikroskopische Diagnose des Chorionepithelioms. Die

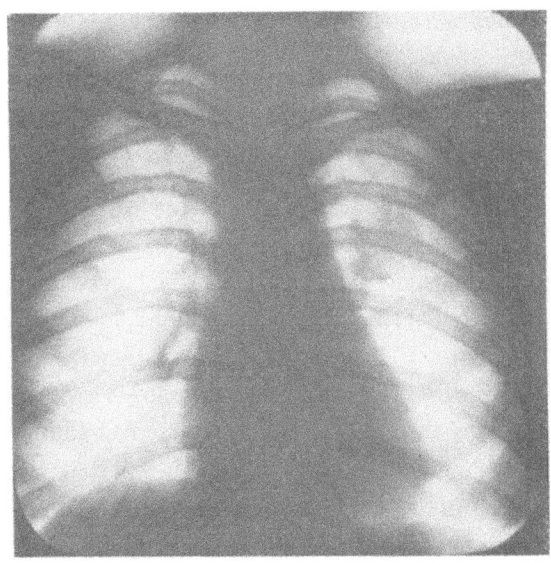

Abb. 7. Chorionepitheliomknoten der Lunge.
Röntgenogramm aus Klein: Über das Chorionepithelioma malignum der Tube nach Extrauteringravidität.

Kenntnis der benignen chorialen Invasion und der meines Erachtens nicht fetalen subplacentaren Riesenzellen ist erforderlich, wenn nicht schwerwiegende Irrtümer unterlaufen sollen. Es liegt auf der Hand, daß angesichts dieser Sachlage noch schärfere Anforderungen an die spezielle Ausbildung und Erfahrung des Mikroskopikers gestellt werden müssen, wie sonst schon in Ansehung der besonderen Bedürfnisse unseres Faches. Ich erinnere nur an die komplizierte Histologie der Portio und des Endometriums und des Eisitzes. Das sind Punkte, die nur jemand beurteilen kann, der speziell darauf geschult ist. Rob. Meyer ist mit Recht stets dafür eingetreten. Ein guter Anhaltspunkt ist von Rob. Meyer gegeben: 3 Wochen nach Ausräumung des Uterus darf keine choriale Invasion mehr nachweisbar sein. Sind nach einer lege artis erfolgten Abrasio bei einer erneuten Abrasio Trophoblastkomplexe vorhanden, ist kaum ein Zweifel.

Rob. Meyer weist darauf hin, daß eine stärkere leukocytäre Infiltration um das Chorionepitheliom ebenfalls sehr verdächtig ist.

Wenn es in einem Fall unter gleichzeitiger Verwertung des sonstigen Befundes und vor allem der Anamnese nicht gelingt, zu einem

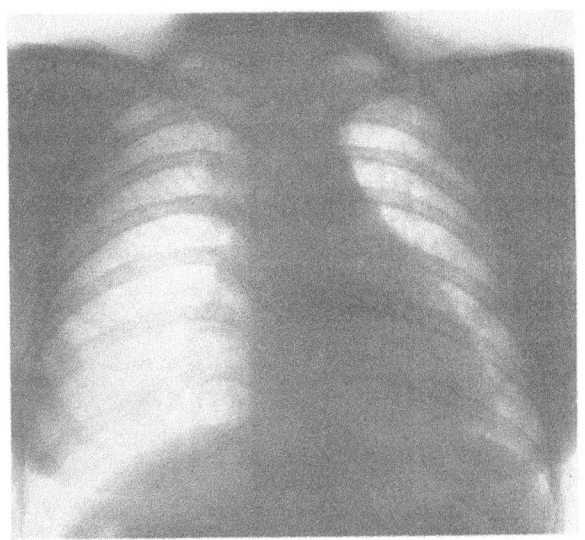

Abb. 8. Derselbe Fall wie Abb. 7 nach Abheilung der Herde.
(Nach Klein, Arch. f. Gynäk. Bd. 129.)

Schluß zu kommen, kann man nach 8—14 Tagen erneut abradieren. Das Chorionepitheliom wächst schnell nach. Man weiß, man hat vollständig abradiert. Also, ist jetzt wieder etwas da, ist kein Zweifel am Chorionepitheliom. Im übrigen sei auf die spezielle Darstellung der histologischen Diagnose durch Rob. Meyer in diesem Handbuch verwiesen.

Auf der Suche nach Metastasen ist uns neuerdings ein neues Hilfsmittel erwachsen in dem röntgenologischen Nachweis der Lungenmetastasen. Wenn es überhaupt zur Metastasierung im extragenitalen Gebiet gekommen ist, sind die Lungen am ehesten befallen. Deshalb ist eine Röntgenaufnahme in keinem Fall zu unterlassen. Frankl berichtet über einen positiven Fall. Klein (Arch. f. Gynäkol. 1927) hat ebenfalls einen positiven Fall beobachtet und bemerkenswerterweise die Spontanheilungen der Lungenknoten verfolgen können. Ich lasse seine Abbildungen folgen (Abb. 7 u. 8).

Auch Naujoks (Monatsschr. f. Geburtsh. u. Gynäkol. Bd. 59. 1922) hat röntgenologisch Metastasen nachgewiesen [1]. Die Knoten sollen nach Vineberg besonders in der Spitze und Basis der Lungen sitzen. Es kann ein größerer vereinzelter Knoten sein, oder es sind mehrere kleine.

Trotz aller hier genannten Hilfsmittel macht die Diagnose nicht selten sehr große Schwierigkeiten, meist allerdings wohl deshalb, weil nicht daran gedacht wird. Greig erwähnt in der Diskussion zu Mc Kerrons Vortrag (Edinburgh med. journ. new series, Vol. 29, 2, p. 103. 1922), daß eine Dame der ersten Gesellschaft mit einem Chorionepitheliom bei verschiedenen erstklassigen Spezialisten gewesen sei, ohne erkannt zu werden. Sie habe eine eigenartige Erscheinung dargeboten. Jedesmal nach einer Pituitrininjektion sei sie ohnmächtig geworden (infolge verstärkter Blutung? oder infolge der Vasokonstriktion?). Vineberg macht l. c. S. 6 zur Verschärfung der Diagnose folgenden Vorschlag: In allen Fällen von Blasenmole Hysterotomia ant. zur exakten Ausräumung, zur Entdeckung von Wandverdünnungen und von kleinsten Chorionepitheliomen. Er gibt an, zwei Frühfälle so diagnostiziert zu haben. Auch Eden habe einen Fall so herausgefunden. Wenn man eine Blasenmole ausräumt, wird man sicherlich auf kleine Tumoren achten müssen. Ob man die Erweiterung für die digitale Ausräumung, die häufig schon spontan genügend ist, mit Laminaria, Hegar oder Hysterotomia ant. erreicht, dürfte kein großer Unterschied sein. Daß man bei der Hysterotomia ant. bequemer und mit der halben Hand untersuchen kann, ist ein gewisser Vorteil und deshalb mag man gelegentlich dieses Verfahren heranziehen. In einigen Fällen ist es auch vielleicht schonender als die anderen Verfahren [2]. Aber auch dabei können einem Fälle wie der kürzlich von Rob. Meyer beschriebene entgehen (Arch. f. Gynäkol. Bd. 122. 1927: Mola hydatiformis intravascularis accreta, sog. „destruierende Blasenmole". Cytotypes oder histiotypes Wachstum des Chorionepithelioma malignum). Hier hilft nur die Probeabrasio oder die Totalexstirpation, wie sie Fuchs in dem von Rob. Meyer beschriebenen Fall vorgenommen hat. Es entspricht das dem von Stoeckel befolgten Grundsatz, bei älteren Frauen mit verdächtigen

---

[1] v. Mikulicz-Radecki berichtet, daß auch in einem von ihm beobachteten Fall im Rudolf Virchow-Krankenhaus röntgenologisch die Lungenmetastasen nachgewiesen worden sind. (Zeitschr. f. Geburtsh. u. Gynäkol. Bd. 92, S. 221. 1927.

[2] Anm. bei der Revision: Schmid hat bei einer Laparotomie durch Hysterotomie ein Chorionepitheliom diagnostiziert. Zentralbl. f. Gynäkol. 1929. Nr. 25.

Symptomen gelegentlich unter Übergehung der Probeabrasio den Uterus zu entfernen (S. hierzu Stoeckel: Zeitschr. f. Geburtsh. u. Gynäkol. Bd. 92, S. 236. 1927; ibid. Rob. Meyer).

Es ist nur selten möglich, die tubaren oder ovariellen Chorionepitheliome zu diagnostizieren. Die Palpation wird einen einseitigen Adnextumor erkennen lassen, der sich in nichts von einem Tubarabort unterscheidet. In den Fällen, wo das tubare Chorionepitheliom nicht auf dem Boden einer Extrauteringravidität entstanden ist, sondern ektopisch, wird die Differentialdiagnose zwischen einer einseitigen fixierten Luteincyste — wenn eine Blasenmole vorhergegangen ist — oder einem hauptsächlich einseitigen entzündlichen Prozeß schwanken. Nur ein gleichzeitiges Scheidenchorionepitheliom läßt die Diagnose stellen wie im Fall Marchand-Ahlfeld. Die anderen Fälle sind nicht diagnostiziert. Erst die anatomische Untersuchung stellt dann den Befund klar.

Die Diagnose der ovariellen Chorionepitheliome ist genau so unmöglich, es sei denn, daß ein vaginales Chorionepitheliom vorhanden ist.

Die Diagnose der Scheidenchorionepitheliome ist die leichteste. Der bläuliche, vielleicht typisch exulcerierte Knoten kann nur bei oberflächlicher Betrachtung mit einem Varix verwechselt werden. Jedes derartige Gebilde ist zu excidieren und mikroskopisch zu untersuchen.

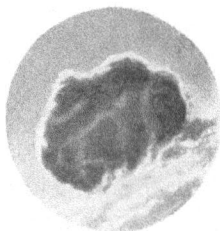

Abb. 9.
Blasenchorionepitheliom.
(Nach Hofmeier.)

Die Diagnose der Lungenchorionepitheliome ist durch Anamnese, Bluthusten, physikalischen Befund und Röntgenbild (s. oben) zu stellen. Die Untersuchung des Sputums auf Chorionzellen ist Frankl bisher ergebnislos gewesen.

Nierenchorionepitheliome können aus der Gesamtsituation gelegentlich aber durch Nachweis der Chorionzellen im Harn erkannt werden (Gottschalk). Meist verlaufen sie symptomlos.

Die Leberchorionepitheliome können auch meist aus der Gesamtsituation erkannt werden. Die Palpation kann gelegentlich ihren Nachweis erlauben.

Auch die Hirnchorionepitheliome sind meist als solche einfach zu diagnostizieren. Wenn bei einer Frau, die ein Chorionepitheliom gehabt hat oder hat, Hirnerscheinungen auftreten, ist die Diagnose bei der Häufigkeit der Hirnchorionepitheliome leicht. Sie stimmt fast immer.

Blasenchorionepitheliome können sehr leicht cystoskopisch erkannt werden. Ich lasse die Abbildungen Hofmeiers von einem solchen Fall folgen (Abb. 9.)

Abschließend ist besonders zu betonen, daß „oft nur die Zusammenfassung aller klinischen und histologischen Befunde das Urteil der Malignität erlaubt, und daß die Diagnose daher nur bei großer Erfahrung und auch dann nicht immer möglich ist". (Rob. Meyer: Zeitschr. f. Geburtsh. u. Gynäkol. Bd. 92, S. 226). Voraussetzung ist, daß überhaupt daran gedacht wird.

3. Behandlung.

Als Behandlung des Chorionepithelioms kam bisher ernstlich nur die Operation in Frage. Die Exstirpation des Uterus war das Gegebene. Die Adnexe werden bei älteren Frauen mit zu entfernen sein. Bei jüngeren Frauen sollte meines Erachtens mindestens ein Ovarium zurückbleiben. Ich würde es auch bei älteren noch menstruierenden Frauen für erlaubt halten. Bei der großen Seltenheit der tubaren und ovariellen Chorionepitheliome würde man keine Gefahr laufen, wenn man so verführe, wenn man nur die Vorsicht gebraucht, daß man sich das zurückbleibende Ovar genau ansieht. Die Laparotomie ist im allgemeinen vorzuziehen, weil man auf die Tochterherde fahnden kann und vor allem, weil man den Uterus so weniger preßt, ein Punkt, auf den Hitschmann und Cristofoletti bereits 1911 hingewiesen haben (Wien. klin. Wochenschr. 1911). Außerdem läßt sich der Zustand der Venen bezüglich der Geschwulstthromben beurteilen, und es kann nach Möglichkeit ohne viel zu berühren, durch zentrale Absetzung die Verschleppung von Thromben vermieden werden. Ausnahmsweise wird man vaginal operieren können. Gleichzeitige Scheidenknoten müssen excidiert werden.

Bei der Operation der Chorionepitheliome ist zu beachten, daß das Chorionepitheliom auf dem Blutwege metastasiert. Der Lymphweg spielt keine Rolle. Es ist deshalb viel leichter im Gesunden zu operieren. Die Lymphdrüsen werden nur ganz selten (9 Fälle!) hämatogen befallen. Man kann die Ausdehnung der Operation also ganz von dem lokalen Befund abhängig machen und darf, schon mit Rücksicht auf die meist doch sehr geschwächten Patientinnen den Eingriff nicht nach Art der Carcinomoperation anlegen.

Das Chorionepitheliom ist zu selten, als daß schon ein Urteil über die Strahlenbehandlung der Chorionepitheliome abgegeben werden könnte. Doch liegen immerhin einige Ergebnisse vor, die meist ungünstig sind. Röntgenstrahlen hat Neujoks (Monatsschr. f. Geburtsh. u. Gynäkol. Bd. 58. 1922) verwandt (Sarkomdosis). 7 Monate nach der Bestrahlung war das uterine Chorionepitheliom mit den mehrfachen mikroskopisch sichergestellten vaginalen und den röntgenologisch und klinisch nachgewiesenen pulmonalen Chorionepitheliomen verschwunden. Neujoks gibt an, daß Jung (St. Gallen) ein ähnliches Chorionepitheliom mit kleinen Radiumdosen geheilt habe (6 Jahre). Neujoks erwähnt 4 Fälle von Schauta, Hörmann und Adler, die mit Radium die Tumoren verloren, aber an Metastasen zugrunde gingen.

Näheres s. bei Pankow: Therapie des Chorionepithelioms in diesem Handbuch.

4. Prognose.

Auf Grund der Angaben von Eiermann und von Sunde schätzt Hitschmann im Halban-Seitz die operative Heilung der Chorionepitheliome auf 50 % ein. Die Nichtgeheilten sollen 3—5 Monate post operationem sterben. Der Zeitraum ist also wesentlich kürzer als beim Portiocarcinom. Hitschmann gibt an, daß 2 Jahre post operationem der Fall als dauernd geheilt angesehen werden kann. Metastasen, die dann noch nicht ausgereift sind, gäbe es nicht. Da lokale Rezidive und erst recht Lymphdrüsenrezidive keine Rolle spielen, so hänge eben alles von den Metastasen ab, und die seien nach 2 Jahren nicht mehr zu fürchten. Das Gros der Metastasen fällt sogar in die ersten 6 Monate. Diese Feststellungen Hitschmanns auf Grund exaktester Prüfung der Frage der Metastasierung beim Chorionepitheliom erlauben, der Frage nach der Prognose des Chorionepithelioms in exakter Weise näher zu treten. Die Prognose ist danach bei operativer Behandlung besser als beim Portiocarcinom (etwa 35 % der operierten Fälle). Da das Material Eiermanns aus dem Jahre 1897 stammt, werden die Ergebnisse heute wohl noch besser sein, zumal wenn es gelingt, die Diagnose zu stellen, bevor die Frauen hochgradig anämisch und infiziert sind, und bevor eine allgemeine Metastasierung stattgefunden hat.

Ähnlich beurteilte Teacher die Prognose.

Von jeher hat die Prognose des Chorionepithelioms mit einer großen Schwierigkeit zu kämpfen. Auf der einen Seite sah man scheinbar günstige Fälle foudroyant an allgemeiner Metastasierung zugrunde gehen, andererseits sah man Metastasen spontan verschwinden und unvollständig operierte Fälle gesund werden. Das hat zu der Auffassung geführt, daß es zwei Arten von Chorionepitheliom gäbe, ein benignes und ein malignes. Dementsprechend hat man sich bemüht, durch histologische Untersuchung zu erkennen, welcher Kategorie das Chorionepitheliom angehöre. Hitschmann hat seine Arbeit hauptsächlich der Entscheidung dieser Frage gewidmet. Er kommt zu dem Schluß, daß zwischen den günstig und den ungünstig verlaufenden Fällen kein histologischer Unterschied besteht, und daß es nur ein Chorionepitheliom gibt. Frankl ist der gleichen Ansicht. Ich möchte dieser Ansicht ebenfalls beitreten.

Der verschiedene unberechenbare Verlauf des Chorionepithelioms hängt nach Hitschmann nur von der Art der Metastasierung ab. Auch dem ist restlos beizustimmen.

Tabelle 2. Obduktionsbefunde. Spontan ohne Operation Verstorbene. (Nach Hitschmann.)

Nummer	Autor	Metastasen			Nummer	Autor	Metastasen		
		Lunge	Scheide	Innere Organe			Lunge	Scheide	Innere Organe
1	Chiari 1	+	+	0	29	Kleinhaus	+	+	0
2	„ 2	+	+	0	30	Hofmeier	+	0	0
3	„ 3	+	+	Ovar, Lymphdrüsen	31	Kaltenbach	0	0	0
4	Pfeiffer	+	+	0	32	Svaine	+	0	0
5	H. Croom	+	+	0	33	Schmorl	+	0	0
6	Pestalozza 1	+	+	Ligamentum latum	34	Lockyer	+	0	0
7	„ 2	+	0	0	35	Aszel	+	+	Darm
8	„ 3	+	0	0	36	Schlagenhaufer	+	0	Nieren, Milz und Venen
9	„ 4	+	+	0	37	Jaenbosch	0	+	Blasenhals
10	Marchand	+	+	0	38	Fränkl 1	+	+	Leber, Nieren, Milz Allgemeine Metastasen Gehirn
11	Krebs	0	0	0					
12	W. S. Wiliams	+	+	0					
13	Kaman	+	0	Leber	39	Inglisch u. Bonen	+	0	Gehirn
14	Gutenplan	+	+	0	40	H. Meyer	?	0	0
15	Spencer	+	0	0	41	Hellier	+	0	Omentum
16	Langenbeck	+	+	0					Ligamentum latum, Ovarien
17	A. Pick	0	+	0					
18	J. Schmidt	+	+	0	42	v. Franqué	+	+	Parametrium, Nebennieren
19	Kahlden	+	+	0					
20	Lomer	+	+	0	43	Marchand-Risel	+	+	+ Allgemeine Metastasen
21	Lichtenstern	+	+	Großhirn, Blase					
22	Wilten	0	+	0	44	Krömer	+	+	Ovarien, Parametrium, Drüsen, Venen
23	Bacon	+	0	Ligamentum latum					
24	Resinelli	+	+	Leber					Allgemeine Metastasen
25	Winkler 1	+	+	0	45	Kelly u. Workman	+	+	+ Allgemeine Metastasen schon in der Schwangerschaft einsetzend
26	„ 2	+	+	Ligamentum latum, Lymphdrüsen					
27	Fränkl II	+	+	0					
28	Apfelstaedt	+	0	Milz	46	Butz	+	0	0

Tabelle 3. Obduktionsbefunde. (Nach Hitschmann.) Rapider Verlauf nach der Operation.

Nummer	Autor	Metastasen			Thrombosen
		Lunge	Scheide	Innere Organe	
1	Hitschmann-Cristofoletti	+	+	Leber, Milz, Gehirn, Schilddrüse, Dünn- und Dickdarm	Beckenvenen
2	„ II	+	+	Milz, Gehirn	„
3	Apfelstaedt	+	+	Leber, Pankreas, Mesenterium, Ovarium, Knochen	In den Beckenvenen keine Thrombose
4	Hinz	+	0	Leber, Zwerchfell, Blase, Ovarium, Ileocöcalgegend, Muskulatur der Bauchdecke, Perikard?	Sektion nicht komplett, Beckenvenen nicht erwähnt
5	Schmauch	+	+	Milz, Leber, Niere, Groß- und Kleinhirn	Vena spermatica
6	Simonds	+	+	Parametrium, Leber, Milz, Knochenmark	Hypogastrica, Iliaca, Spermatica
7	Krebs	+	+	Leber, Schilddrüse, Darmbein, Lymphdrüsen, retroperitoneale und mediastinale	
8	Czyczewicz	+	+	Fast alle inneren Organe	Kurzes Referat. Sektionsbefund beschränkt sich auf die Angabe der allgemeinen Metastasen
9	Gebhardt	+	0	Kleinhirn, Milz, Mesenterium, Lymphdrüse	Beckenvenen nicht erwähnt
10	Wallart	+	+	Harnblase, Mesenterium, Großhirn	Vena iliaca, spermatica
11	Stein	+	+	Blase, Fossa iliaca, Bronchialdrüse, Leber, Gehirn	Beckenvenen nicht erwähnt
12	Waldow	+	+	Gehirn, Milz, Mesenterium, Lymphdrüsen, Blase	„ „ „
13	Schumacher	+	+	Milz, Gehirn, Mediastinum, Lymphdrüsen, Blase	0
14	Anders I	+	+	Blase, Ovarium, Darm	Parametrane Venen
15	Krömer	+	+	Ovarium, Parametrium, Lymphdrüsen	Spermaticale Venen
16	Stiedel	+	+	Milz, Parametrium	
17	Hammerschlag III	+	+	0	Geschwulstthromben in der Iliaca, Cava, Hypogastrica, Spermatica, Arteria pulmonalis
18	Reeb	+	+	Netz	

Hitschmann hat zwischen den unbeeinflußten und den operierten Fällen unterschieden und hat das Ergebnis seiner Untersuchungen in den Tabellen zusammengefaßt, die ich seinem Werke unverändert entnehme.

Hitschmann zieht daraus den Schluß, daß die Operation wohl 50% rettet, aber andererseits auch zur foudroyanten Metastasierung Veranlassung gibt, zu einer Metastasierung, wie man sie bei unbeeinflußten Fällen nur selten trifft. Es wird deshalb bei unbeeinflußten Fällen ohne allgemeine Metastasierung wesentlich auf die Art der Untersuchung und der diagnostischen und therapeutischen Maßnahmen ankommen, ob es zu einer allgemeinen Aussaat kommt. Die Prognose eines günstigen Falles hängt also zu einem wesentlichen Teil von unserem ärztlichen Handeln ab (s. unter Diagnose). In ganz einzigartiger Weise ist die Prognose wenig abhängig von dem Lokalbefund wegen der geringeren Bedeutung des infiltrativen Wachstums und weitgehend abhängig von der Art der Ausführung der diagnostischen und therapeutischen Maßnahmen.

Frühdiagnose und Vermeidung der Metastasierung bei Diagnose und Operation und bei der Strahlenbehandlung bestimmen die Prognose.

Alle nichtbehandelten Fälle sind verloren. Wenn durch die Operation 50% zu retten sind und vielleicht durch Verschärfung der Frühdiagnose und besonders vorsichtige Untersuchung und Operation noch mehr, so ist die Prognose günstiger als beim Portiocarcinom.

Die ausgesprochen hämatogene Metastasierung unterscheidet das Chorionepitheliom wesentlich vom Collumcarcinom. Wir dürfen deshalb die beim Collumcarcinom gültigen Erfahrungen bezüglich Prognose nicht auf das Chorionepitheliom übertragen.

5. Ätiologie.

Gegenüber etwa 1000 publizierten Graviditätschorionepitheliomen stehen 82 teratoide Chorionepitheliome. Diese teratoiden Chorionepitheliome sind beim Manne beobachtet, und nur ein ovarielles, wahrscheinlich teratoides Chorionepitheliom von Voigt ist bekannt[1]. Man kann deshalb so schließen: Bei der Frau sind fast alle Chorionepitheliome durch Graviditätsvorgänge bedingt. Ausnahmsweise können bei ihr im Ovarium teratoide Chorionepitheliome vorkommen.

Die Ätiologie des Chorionepithelioms bei der Frau engt sich derart ein auf die Frage nach dem Zusammenhang zwischen Schwangerschaft und Chorionepitheliom.

Die Statistik hat gezeigt, daß in 50% aller Chorionepitheliome eine Blasenmole vorhergegangen ist, in 25% eine Fehlgeburt und in 25% eine ausgetragene Gravidität.

Jede 20. Blasenmole ist von Chorionepitheliom gefolgt. Ein Blasenmolenchorionepitheliom kommt auf 23 860 Graviditäten. Demnächst kommt die Häufigkeit der Abortchorionepitheliome, und am seltensten in Anbetracht der Häufigkeit der ausgetragenen Gravidität ist das Geburtschorionepitheliom.

Von der Geburt über die Fehlgeburt zur Blasenmole ist eine aufsteigende Häufigkeitskurve, die sich leider nicht exakt zahlenmäßig belegen läßt. Wäre das der Fall, so würde wahrscheinlich die Blasenmole als **die** Ursache der Chorionepitheliome imponieren und alles andere dagegen ganz zurücktreten.

Rob. Meyer hat erst kürzlich die Frage aufgeworfen, ob es ein organotypes Wachstum der Chorionepitheliome gäbe, d. h. ob das Zottenstroma dem Epithelwachstum folgt. Er hat diese Frage nach dem bisher vorliegenden Material verneinen müssen. Das Wachstum der Chorionepitheliome ist nach ihm cytotyp wie es auch der allgemeinen Auffassung entspricht. D. h. aus der Wucherung des Chorionepithels resultiert keine Zotte, kein physiologisches Organgebilde, sondern es ist ein Wachstum, das nur den Wachstumsgesetzen des Chorionepithels folgt und seine endgültige Nutzbarmachung und Ausgestaltung durch Zottenstroma nicht erfährt.

Das Epithel schafft ähnliche Zellanhäufungen, wie sie von der normalen Placentation her bekannt sind. Auch die Art des Wachstums und die Mittel des Wachstums sind ähnlich, d. h. das Epithel wirkt tryptisch, histolytisch. Die Rarefikation muß hier wie bei der normalen Placentation durch den Blut- und Lymphstrom erfolgen. Auch die histologischen Vorgänge sind ähnlich. Die fetalen Zellsprossen folgen den Gewebsspalten und Gefäßen,

---

[1] S. hierzu auch E. Freund, loc. cit.

dringen aber auch in kompaktere mütterliche Gewebe ein, wie nichtgravides Myometrium. Ist der Sitz nicht deciduales Endometrium, wird das seinen Einfluß auf die Invasionsmöglichkeit des fetalen Epithels haben. Es treten dadurch Schwierigkeiten für die Invasion auf, die sicherlich auf die Begrenzung der Invasion einen Einfluß haben. Neben der Blutgerinnung und Blutergüssen ist die geringe Eignung eines Gewebes für die Invasion ein Faktor der Spontanheilung. Außerdem darf die Abwehrkraft des Gewebssaftes und des Blutes nicht außer acht gelassen werden. Frankl hat bekanntlich beobachtet, daß das Serum von drei Chorionepitheliomkranken „junge Placentarzellen" nicht aufzulösen vermochte, während Normalserum und Serum gesunder gravider Frauen die Zellen auflöste. Frankl glaubt deshalb, daß dieses serologische Unvermögen beim Chorionepitheliom die Ursache für das grenzenlose Weiterwuchern des Chorionepithels ist. Er wird in dieser Auffassung bestärkt, weil sein Schüler Iwanoff mit Heidenhainfärbungen keinen Unterschied zwischen den Zellen des Chorionepithelioms und des normalen Trophoblasten nachweisen konnte [1]. Wenn somit die Zellen gleich seien, wäre es das Wahrscheinlichste, daß mangelnde Resistenz des Blutes und Gewebes den Kampf zugunsten des eindringenden Chorionepithels entscheiden.

Selbst wenn das Franklsche Phänomen sich auch bei weiteren Fällen als positiv erweisen sollte, wäre doch noch eine andere Betrachtungsweise möglich. Es könnte sein, daß durch die Masse des Chorionepithelioms die cytolytischen Stoffe gebunden würden, daß somit die Produktion der cytolytischen Stoffe wohl normal ist, daß aber der Verbrauch anormal ist. Es würde sich dann bei dem Franklschen Phänomen um eine Sekundärerscheinung handeln und nicht um eine primäre ursächliche. Gewiß kann die sekundäre Minderung der cytolytischen Kraft des Serums die Folge haben, daß die Chorionepithelien ihr Werk ungestörter vollbringen können, die Frage aber nach dem ersten Anstoß der pathologischen Wucherung bliebe ungelöst.

Hier greift die Blasenmolenforschung ein. Es ist nicht zu bezweifeln, daß der Epithelbezug der Blasenmolenzotten in ungewöhnlich starker Proliferation ist. Also bei der häufigsten Veranlassung zum Chorionepitheliom ist die gesteigerte Epithelproliferation keine Annahme, sondern eine allseitig anerkannte Tatsache. Ich persönlich bin der Meinung, daß der erhöhte Dehnungsdruck der Blasenmolenzotte für das gesteigerte Epithelwachstum verantwortlich ist, daß es also sekundär ist. Das Problem ist damit aber noch nicht gelöst. Die Frage ist ja nicht die, weshalb es zum stärkeren Epithelwachstum kommt, sondern weshalb es nur zum Epithelwachstum kommt ohne konsekutive Bindegewebswucherung. Am einfachsten ist diese Frage an den „ektopischen" Chorionepitheliomen im Sinne Dungers zu beantworten. Nehmen wir den Fall Walthards. Hier ist aus einer normalen Placenta eine Zotte losgelöst und retrograd in die Scheide geschwemmt. Dort ist sie liegen geblieben und ihr Epithel ist gewuchert wie bei der Implantation. Der Unterschied ist nur der, daß das Zottenstroma dem Epithelwachstum nicht gefolgt ist. Die Organisation der Epithelkomplexe blieb aus, und damit gewann das Epithel seine Selbständigkeit und

---

[1] Die Arbeit von Iwanow ist jetzt in Zeitschr. f. Geburtsh. u. Gynäkol. Bd. 90 erschienen. Iwanow weist nach, daß beim Chorionepitheliom „Zell- und Kernatypien, Polychromasie und Vergrößerung der Kerne beider Elemente vorkommen (S. 635), hält sie aber für sekundär (S. 636). Einfluß der geänderten Umgebung und bessere Zellernährung" sollen die Ursache sein. Beide Momente sind meiner Ansicht nach nicht vorliegend.

Regellosigkeit. Von dem Augenblick an bestehen manche Ähnlichkeiten mit dem carcinomatösen Epithel, das ins Bindegewebe geraten ist. Das Wesentliche wäre in diesem Fall also das Angehen und rein cytotype Wachstum der verschleppten Zotte. Es ist zu verstehen, daß so etwas bei der Blasenmole besonders leicht vorkommt. Die Verschleppung von Zotten ist leichter möglich wegen der dünnen Stielverbindungen und wegen der häufigen Nekrobiosen von ganzen Zotten, die den Zusammenhang lockern. Außerdem ist, wie schon hervorgehoben, das Epithel besonders proliferierend. Außerdem ist bei der Ausdehnung der Epithelwucherungen und ihrer geringen Festigkeit eine Verschleppung von Epithelbröckeln ohne Bindegewebe möglich. Bleibt ein solcher Epithelkomplex irgendwo liegen, so wird er angehen können und dank seiner Proliferation sich eher zum cytotyp wachsenden Chorionepitheliom entwickeln, wie etwa das Epithel einer reifen Placenta, falls dieses überhaupt isoliert verschleppt werden kann.

Nach dieser Auffassung der „ektopischen" Chorionepitheliome genügt zur Entstehung eines Chorionepithelioms die Verschleppung lebenskräftigen Epithels, das in seinem neuen Haftungsort angeht und dort cytotyp nach den Gesetzen der ersten Implantationsstadien wächst. Ob Zottenbindegewebe mit verschleppt wird oder nicht, spielt keine Rolle, weil es nicht befähigt ist, mit zu wachsen (Rob. Meyer).

Geht man von diesem einfachen Fall zu den Chorionepitheliomen am Nidationsort, so müßte man versuchen, auch hier mit demselben Grundvorgang auszukommen: Cytotypes Wachstum des Epithels ohne nachfolgende Organisation durchs Bindegewebe.

Ist die Blasenmole oder die Fehlgeburt ausgeräumt oder ist die Placenta ausgestoßen, und es ist in einem dieser Fälle ein Zottenkomplex oder eine Zotte, oder es sind auch nur Epithelkomplexe zurückgeblieben, so kann es sein, daß das Epithel weiter wächst. Das hängt einmal von seiner Invasionskraft ab und seiner Proliferationsfähigkeit, außerdem von der Ernährung. Diese ist aber recht selten gewährleistet. Mit der Entleerung des Uterus und der Säuberung der Placentarstelle ist die Zirkulation in ganz andere Bahnen gelenkt, und es bedarf schon eines glücklichen Zufalls, daß ein Epithel oder Zottenkomplex in seiner bisherigen Ernährung nicht gestört wird. In einem solchen seltenen Fall wird die Möglichkeit eines Epithelwachstums genau so gegeben sein, wie bei der retrograden Embolie. Bei dieser Betrachtungsweise steht sich die Blasenmole auch am Nidationsort wieder am günstigsten. Besonders energisches Epithelwachstum, vielfach versteckter intravasculärer Sitz in der Tiefe der Decidua oder des Myometriums. Leichtes Zurückbleiben von Teilen wegen der dünnen Stiele und der Zottennekrosen. Es ist auch zu verstehen, daß die Fehlgeburt an Häufigkeit bezüglich nachfolgender Chorionepitheliome über den Geburten am Ende der Gravidität rangiert. Der Trophoblast ist in voller Entwicklung. Teile von ihm oder Zotten können leicht zurückbleiben. Es fehlt ihm allerdings der etwas geborgenere intravasculäre Sitz mancher Blasenmolenzotte. Wenn die Geburt am seltensten zum Chorionepitheliom Veranlassung gibt, so gibt es auch da ein gewisses Verstehen. Nur noch wenig invasives proliferierendes Epithel (s. meine Deutung der subplacentaren Riesenzellen (Zeitschr. f. Geburtsh. u. Gynäkol. Bd. 70. 1913), seltenes Zurückbleiben von Zottenresten, kein tieferes Hereinragen in die abführenden Venen. Wenn Zotten zurückbleiben, sind es meist größere Zottenmassen, die als Placentarpolypen entweder sofort erkannt und beseitigt werden oder aber sich klinisch sehr störend bemerkbar machen und dann entfernt werden. Infolge der gänzlich veränderten Zirkulation kann es nur selten zur Wucherung des Epithels kommen. Außerdem werden sie eben zu schnell entfernt. Bleibt das Epithel aber ausnahmsweise lebensfähig zurück, so kann es ohne weiteres wieder proliferieren. Die Proliferation war ja nur deshalb unterblieben, weil die Placenta ausgestaltet war. Deshalb war das Epithel ganz in die Funktion einbezogen und dem Ausbau im wesentlichen entzogen. Damit ist aber nicht gesagt, daß es der invasiven Eigenschaften verlustig gegangen wäre.

Wenn gesundes Zottenepithel mit oder ohne Zottenbindegewebe so zurückbleibt, daß seine Ernährung gewährleistet ist, kann es cytotyp proliferieren und ähnlich den Vorgängen bei der Placentation in das mütterliche Gewebe eindringen. Ist das Epithel schon von vornherein in lebhafter Proliferation, ist die Gefahr der Chorionepitheliombildung besonders groß. Die verschiedenen Grade der Proliferationsintensität zusammen mit der Leichtigkeit, mit der Zotten- oder Epithelkomplexe selbständig verschleppt werden oder zurückbleiben, bestimmen die Disposition zum Chorionepitheliom.

Unter diesen Umständen erscheint die Prophylaxe des Chorionepithelioms in folgendem gegeben: Nach jeder Schwangerschaft muß der Uterus vollständig entleert werden. Bei Geburten und Fehlgeburten ist das möglich. Bei Blasenmolen ist es zuweilen nicht zu erreichen. Trotzdem müssen wir versuchen, auch hier möglichst viel zu erreichen. Alles der Oberfläche unmittelbar Benachbarte sollte entfernt werden. Was in der Wand sitzt, ist natürlich nicht zu erreichen. In nicht wenigen Fällen gelingt die wirkliche Säuberung der zerklüfteten Uterusinnenfläche eben nicht. In diesen Fällen scheint es zweckmäßig, nach einer gewissen Zeit der Rückbildung erneut den Versuch einer vollständigen Entleerung zu machen. Durch eine Abrasio in der 4. Woche oder noch später wird einmal etwa Zurückgebliebenes entfernt, außerdem Klarheit darüber geschaffen, ob sich nicht inzwischen vielleicht schon ein Chorionepitheliom entwickelt hat. Ich halte diese Maßnahme nicht nur zur Diagnose, sondern auch als Prophylaxe für zweckmäßig, auch bei symptomenfreien Fällen. Da nur jede 20. Blasenmole zum Chorionepitheliom führt, geht die prinzipielle Totalexstirpation (Solowy: Monatsschr. f. Geburtsh. u. Gynäkol. Bd. 12) jedes Blasenmolenuterus zu weit. Immerhin wird sie gelegentlich bei älteren Frauen und sonst dafür sprechender Anamnese in Betracht gezogen werden können.

Literaturverzeichnis.

Adachi, Kenyi, Americ. journ. of obstetr. a. gynecol. 1916. Vol. 74, Nr. 3. — *Ahlfeld*, Monatsschrift f. Geburtsh. u. Gynäkol. 1895. Nr. 1. — *Albert*, Gyn. Ges. Dresden 1900; Zentralbl. f. Gynäkol. 1900. S. 1329. 1901, S. 1902. — *Albrecht*, Zentralbl. f. Gynäkol. 1908. S. 371. — *Albrecht, Franz*, Frankf. Zeitschr. f. Pathol. I, H. 3. — *Albrecht, H.*, Zentralbl. f. Gynäkol. 1909. S. 262. — *Anders*, Münch. med. Wochenschr. 1899. — *Arndt*, Inaug.-Diss. Breslau 1909. — *Aschoff*, Lubarsch-Ostertag 1899. — *Aulhorn*, Festschrift für Klein; Zentralbl. f. Gynäkol. 1907. S. 1601. — *Austerlitz*, Monatsschr. f. Geburtsh. u. Gynäkol. Bd. 15. — *Bassal et Clermont*, Arch. gen. de chir. 1913. — *Bauer*, Wien. Gyn. Ges. 1906; Zentralbl. f. Gynäkol. 1907. S. 605. — *Bauer, A.*, Dtsch. med. Wochenschr. 1907. Nr. 38. — *Blumreich*, Zentralbl. f. Gynäkol. Bd. 40. — *Böhler*, Arch. f. Gynäkol. Bd. 104. — *Börma, N. J. A. F.*, Zentralbl. f. Gynäkol. 1905. S. 309. — *Bonnet*, Monatsschr. f. Geburtsh. u. Gynäkol. Bd. 18. — *Borst*, Lehre von den Geschwülsten. — *Bové*, Surg., gynecol. a. obstetr. Vol. 20; Zentralbl. f. Gynäkol. 1916. S. 525. — *Boxer*, Zentralbl. f. Gynäkol. 1908. S. 466. — *Bremer*, Monatsschr. f. Geburtsh. u. Gynäkol. Bd. 27. — *Brindeau et Nattan-Lariér*, L'obstetr. 1909. — *Bruce, Alexander* and *Inglis Elsie*, Gyn. Ges. Edinburg 1901. — *Bürger*, Zentralbl. f. Gynäkol. 1905. S. 375. — *Burdzinsky*, Zentralbl. f. Gynäkol. 1904. S. 607. — *Busse*, Virchows Arch. Bd. 174; Zentralbl. f. Gynäkol. 1905. S. 287. — *Cann*, Zentralbl. f. Gynäkol. 1904. S. 157. — *Cary, E.*, Surg., gynecol. a. obstetr. Vol. 16, Nr. 9; Zentralbl. f.

Gynäkol. 1913. — *Cook*, Rev. intern. de. méd. et de chirurg. 1897. — *Cope* and *Kettle*, Proc. of the roy. soc. of med. 1913. — *Croom, Halliday*, Zentralbl. f. Geburtsh. u. Gynäkol. 1902. S. 809; 1904. S. 223. — *Czyzevcz* u. *Novicki*, Monatsschr. f. Geburtsh. u. Gynäkol. Bd. 24. — *Daels*, Bull. de acad. roy. de méd. belg. 1912. — *Davidsohn*, Berlin. klin. Wochenschr. 1910. Nr. 22. — *Desenis*, Hamburger Gyn. Ges.; Zentralbl. f. Geburtsh. u. Gynäkol. 1908. S. 248. — *Döderlein*, Diskussion zu Hörmann; Zentralbl. f. Geburtsh. u. Gynäkol. 1914. S. 1222. — *Doran*, Londoner Gyn. Ges.; Zentralbl. f. Geburtsh. u. Gynäkol. 1908. S. 267. — *Driesen*, Zentralbl. f. Geburtsh. u. Gynäkol. 1898. S. 1098. — *Duplay*, Inaug.-Diss. 1906. — *Eden*, Diskussion zu Levers; Zentralbl. f. Geburtsh. u. Gynäkol. 1897. S. 1250. — *Eden, Th. W.*, Londoner Gyn.Ges. 1907 (Oktober); Zentralbl. f. Gynäkol. 1908. S. 496. — *Eiermann*, Gräfes Samml. zw. Abh. II, H. 1 u. 2. — *Engström, Otto*, Mitt. a. d. Gyn. Klinik Helsingfors 1913; Zentralbl. f. Geburtsh. u. Gynäkol. 1914; Mitt. a. d. Klinik Engström 1912 u. 1913. — *Fink*, Zentralbl. f. Gynäkol. Bd. 83. — *Fischer*, Arch. f. Gynäkol. Bd. 110, 1919; Berlin. klin. Wochenschr. 1914; Gyn. Rundschau 1910. — *Fleischmann*, Monatsschr. f. Geburtsh. u. Gynäkol. Bd. 17, 21. 1905. — *Foges, A.*, Zentralbl. f. Geburtsh. u. Gynäkol. 1920. S. 443. — *Fränkel*, Monatsschr. f. Geburtsh. u. Gynäkol. 1910. Bd. 32. — *Fränkel, L.*, Arch. f. Gynäkol. 1895. Bd. 48; Dtsch. Ges. f. Gyn. Leipzig 1897; Naturforscher 1897; Arch. f. Gynäkol. 1898, Bd. 55. — *Frank, R. T.*, Americ. journ. of obstetr. 1916. Vol. 84, Nr. 3. — *v. Franque*, Fränkische Ges. f. Gyn. 1903; Zentralbl. f. Gynäkol. 1903. S. 589; Zentralbl. f. Geburtsh. u. Gynäkol. Bd. 34, 49. 1896. — *Freund, H. W.*, Zentralbl. f. Geburtsh. u. Gynäkol. Bd. 34. — *Fromm* u. *Heynemann*, Veits Handbuch. Bd. 5. — *Fuchs*, Breslauer Gyn. Ges. 1909 (März); Zentralbl. f. Gynäkol. 1909. S. 1257. — *Garkisch*, Prager med. Wochenschr. 1906. Nr. 42; Zentralbl. f. Geburtsh. u. Gynäkol. Bd. 60. — *Gebhard*, Dtsch. Ges. f. Gyn. Leipzig 1897; Zentralbt. f. Geburtsh. u. Gynäkol. Bd. 37, S. 472. 1898. Diskussion zum Vortrage Gebhards: Kossmann, Ruge, Gottschalk. — *Glaserfeld*, Zeitschr. f. Krebsforsch. Bd. 5, H. 3. — *Goldberg* u. *Schmorl*, Dresdner Gyn. Ges. 1907—1910. S. 103. — *Gottschalk*, Berlin. klin. Wochenschr. 1893; Arch. f. Gynäkol. 46; Dtsch. Ges. f. Gyn. Breslau 1894; Arch. f. Gynäkol. 1896; Dtsch. Ges. f. Gyn. Leipzig 1897. — *Gouibe* et *Herrnschmidt*, Bull. et mém. de la soc. anat. de Paris 1907. — *Gräfe*, Zentralbl. f. Geburtsh. u. Gynäkol. 1902. S. 521. — *Granzow*, Zeitschr. f. Geburtsh. u. Gynäkol. Bd. 94. — *Greil*, Zentralbl. f. Geburtsh. u. Gynäkol. 1922. S. 654. — *Grein*, Arch. f. Gynäkol. Bd. 72. — *Guggisberg*, Zentralbl. f. Geburtsh. u. Gynäkol. 1914. S. 1400. — *Gustavsohn, L.*, Monatsschr. f. Geburtsh. u. Gynäkol. Bd. 49, H. 2. — *Hammerschlag*, Zentralbl. f. Geburtsh. u. Gynäkol. Bd. 52. — *Hartmann*, Presse méd. 1913. — *Hartshorn, W. M.*, Med. Record Bd. 84, S. 1072. 1913; ref. Zentralbl. f. Gynäkol. 1916. — *Hartz, H. J.*, Surg., gynecol. a. obstetr. Vol. 23, Nr. 3. 1916. — *Heimann, F.*, Zeitschr. f. Geburtsh. u. Gynäkol. Bd. 68. — *Heinricus*, Zeitschr. f. Pathol. 1912. S. 796. — *Hicks*, Lancet 1914. — *Hinselmann*, Berichte über die gesamte Gynäkol. u. Geburtsh. Bd. IX. Heft 4. — *Hinz*, Zentralbl. f. Gynäkol. Bd. 52. — *Hitschmann*, Wien. Gyn. Ges. 1901; Zentralbl. f. Gynäkol. 1901. S. 820; Zeitschr. f. Geburtsh. u. Gynäkol. Bd. 53. Halban-Seitz 1927. Bd. 7. — *Hitschmann* u. *Cristofoletti*, Wien. klin. Wochenschr. 1911. — *Hörmann*, Münch. Gyn. Ges. 1904; Hegars Beitr. Nr. 8; Zentralbl. f. Gynäkol. 1908, S. 371; Zeitschr. f. Geburtsh. u. Gynäkol. Bd. 54; Münch. Gyn. Ges. 1914 (Mai); Münch. med. Wochenschr. 1914. S. 1479. — *van der Hoeven*, Arch. f. Gyn. Bd. 62; Zentralbl. f. Gynäkol. 1906. S. 803. — *Hofmeier*, Dtsch. med. Wochenschr. 1901. — *Hollemann*, Zentralbl. f. Gynäkol. 1906. S. 1106. — *Holzapfel*, Naturforscher Hamburg; Zentralbl. f. Gynäkol. 1901. — *Hopkins, J. G.*, Zentralbl. f. Gynäkol. 1912. S. 1172. — *Hübel*, Wien. Gyn. Ges. 1902; Zentralbl. f. Gynäkol. 1903. S. 51; Monographie. — *Hübl*, Zeitschr. f. Gynäkol. 1902, 1903, Wien 1903. — *Huguier* et *Lorrain*, Bull. et mém. de la soc. anat. de Paris 1913; Zentralbl. f. Gynäkol. 1913. S. 1703; Ann. de gyn. 1914. — *Hunter*, Brit. med. journ. 1907. — *Jakson, H.*, Journ. of the Americ. med. assoc. Vol. 73. 1912. — *Javorsky*, Gaz. lek. 1904. — *Jeanneret*, Rev. méd. de la Suisse romande. Tome 32. — *Jung*, Diskussion zu Walthard; Zeitschr. f. Geburtsh. u. Gynäkol. 1914. S. 1396. — *Kahlden*, Zentralbl. f. allg. Pathol. u. path. Anat. 1891. — *Kaiser*, Dresdner Gyn. Ges. 1912 (März). — *Kaltenbach*, Diskussion zu Sänger. Bonner Kongreß 1891; Zentralbl. f. Gynäkol. 1891. S. 527. — *Kamann*, Zentralbl. f. Gynäkol. 1905. S. 857. — *Kaufmann*, Berl. Gyn. Ges. 1907; Zeitschr. f. Geburtsh. u. Gynäkol. Bd. 60. — *Kedrierski*, Gaz. lek. 1912; ref. Zentralbl. f. Gynäkol. 1913. S. 586. — *Kehrer*, Diskussion zu Kaiser und Strobach; Zentralbl. f. Gynäkol. 1912. S. 933. — *Kelley*, Journ. of obstetr. a. gynecol. of the Brit. Empire 1906. — *Kelley* u. *Workmann*, Glasgow med. journ. 1907 (Sept.). — *Kenna, Mc*, Edinbourgh med. journ. 1901. — *Klein, K. K.*, Zentralbl. f. Gynäkol. 1912. S. 112. — *Kleinhaus*, Naturforscher Karlsbad 1902; Zentralbl. f. Gynäkol. 1902. Prager med. Wochenschr. 1899. — *Klien*, Arch. f. Gynäkol. Bd. 47. — *Klinge*, Monatsschr. f. Geburtsh. u. Gynäkol. Bd. 25. — *Koblank*, Naturforscherverein 1903. — *Köttnitz*, Dtsch. med. Wochenschr. 1893, Nr. 21. — *Krukenberg*, Zeitschr. f. Geburtsh. u. Gynäkol. Bd. 53. — *Koßmann*, Monatsschr. f. Geburtsh. u. Gynäkol. II; Naturforscherverein Leipzig

1897. — *Krebs*, Monatsschr. f. Geburtsh. u. Gynäkol. II; Breslauer Gyn. Ges. 1903; Zentralbl. f. Gynäkol. 1903. S. 1291. — *Kreuzfuchs, A.*, Arch. f. Gynäkol. Bd. 58. — *Krever*, Zeitschr. f. Geburtsh. u. Gynäkol. Bd. 43. — *Krömer*, Dtsch. med. Wochenschr. 1907; Naturforscherverein 1911. — *Kuppenheimer*, Zentralbl. f. Gynäkol. 1895. S. 916. — *Kworostanski*, Arch. f. Gynäkol. Bd. 62. 1900. — *Labhardt*, Zentralbl. f. Gynäkol. 1909. S. 805. — *Landau, L.*, Berlin. klin. Wochenschr. 1904. — *Langhans*, Hegars Beitr. Bd. 5. — *Lehmann*, Beiträge zur klinischen Chirurgie. Bd. 66; Diskussion Mackenrodt, Rugg I, Franz. — *Leusden, Pels*, Zentralbl. f. Gynäkol. Bd. 36. — *Levers*, Zentralbl. f. Gynäkol. 1897. S. 1255. *Lichtenstern*, Leipziger Gyn. Ges. 1907; 1909; Naturforscherverein Dresden 1907; Zentralbl. f. Gynäkol. 1922. S. 717; Diskussion zu Schweizer. — *Lindfors*, Zentralbl. f. Gynäkol. 1897, Nr. 6; 1901. S. 501 u. 557. — *Lissauer*, Ztschr. f. Krebsforsch. III. — *Littauer*, Leipziger Gyn. Ges. 1904; Arch. f. Gynäkol. Bd. 72; Diskussion Menge, Graefe, Zweifel, Risel; Leipziger Gyn. Ges. 1912 (Juni). — *Löfquist*, Zentralbl. f. Gynäkol. 1909. — *Löhlein*, Zentralbl. f. Gynäkol. 1893. S. 297. — *Lönneberg* u. *Mannheimer*, Zentralbl. f. Gynäkol. 1896. S. 475. — *Lönnecken*, Med. Rev. Bergen 1916. S. 537. — *Loh, G.*, Inaug.-Diss. Marburg 1919. — *Lomer*, Hamburger Gyn. Ges. 1908. — *Madlener*, Zentralbl. f. Gynäkol. 1905. S. 509. — *Marchand*, Monatsschr. f. Geburtsh. u. Gynäkol. Bd. 1; Berlin. klin. Wochenschr. 1894. S. 35; Zentralbl. f. Gynäkol. 1898. S. 808; Leipziger Gyn. Ges. 1901; 1902; Zentralbl. f. Gynäkol. Bd. 39, S. 47; Münch. med. Wochenschr.1901; Zeitschr. f. Geburtsh. u. Gynäkol. Bd. 32 u. 39. — *Marie, R.*, Bull. et mém. de la soc. anat. de Paris 1905. — *Mathäi*, Hamburger Gyn. Ges. 1908. — *Mathias*, Breslauer Gyn. Ges.; Zentralbl. f. Gynäkol. 1921. S. 713. — *Martin*, Zentralbl. f. Gynäkol. 1898. S. 471. — *Mayer-Ruegg*, Gynäkologica helvetica 1913. — *Maygrier et Heller*, Société d'obstetr. de Paris 1910; Zentralbl. f. Gynäkol. 1914. S. 794. — *Menge*, Leipziger Gyn. Ges. 1894; Zentralbl. f. Gynäkol. 1894. S. 264; Diskussion Zweifel, Döderlein; Zeitschr. f. Geburtsh. u. Gynäkol. Bd. 30; Leipziger Gyn. Ges. 1907. — *Meyer, R.*, Berliner Gyn. Ges. 1906; Zentralbl. f. Gynäkol. Bd. 58; Berlin. klin. Wochenschr. 1909. Nr. 25. — *Michel*, Zentralbl. f. Gynäkol. 1909. S. 1057. — *Miles*, Journ. of obstetr. a. gynecol. of the Brit. Empire 1911. — *Mühsam*, Berliner Gyn. Ges. 1910. — *Müller, G.*, Zentralbl. f. Gynäkol. 1914. S. 587. — *Nagy*, Arch. f. Gynäkol. Bd. 100. 1914. — *Nagy, Th.*, Arch. f. Gynäkol. Bd. 100, 115. 1914. — *Neugebauer*, Warschauer Gyn. Ges.; ref. Zentralbl. f. Gynäkol. 1909. — *Neumann*, Wien. klin. Wochenschr. 1896 u. 1897; Zentralbl. f. Gynäkol. 1896 u. 1897; Monatsschr. f. Geburtsh. u. Gynäkol. Bd. 3, S. 6 u. 7. — *Noble, C. P.*, Americ. journ. of obstetr. a. gynecol. Vol. 46. — *Oberndorfer*, Münchner Gyn. Ges. 1907; Zentralbl. f. Gynäkol. 1907. S. 484. — *Olshausen*, Berliner Gyn. Ges.; Zentralbl. f. Gynäkol. 1906. S. 1236. — *Opitz*, Zeitschr. f. Path. 1909. Bd. 20. — *Osterloh*, Dresdner Gyn. Ges.; Zentralbl. f. Gynäkol. 1910. S. 816. — *Outerbridge, P. W.*, Americ. journ. of obstetr. a. gynecol. Vol. 72, Nr. 6. 1915. — *Peham*, Zentralbl. f. Gynäkol. 1900. S. 375; 1902. S. 1302. — *Penkert*, Zentralbl. f. Gynäkol. 1907. S. 944. — *Péry*, Zentralbl. f. Gynäkol. 1907. S. 944. — *Pestalozza*, Zentralbl. f. Gynäkol. 1892. S. 486; 1895. S. 175. — *Peters, H.*, Zentralbl. f. Gynäkol. 1902. S. 769; 1899. — *Pick*, Inaug.-Diss. Breslau 1897. — *Pick, L.*, Berlin. klin. Wochenschr. 1904; Virchows Arch. Bd. 153; Zentralbl. f. Gynäkol. 1905. S. 545, 821. — *Philips*, Journ. of obstetr. a. gynecol. of the Brit. Empire 1911. — *Polano*, Zeitschr. f. Geburtsh. u. Gynäkol. Bd. 75; Bayrische Ges. f. Gyn. in München 1912 (Juli). — *Pollosson et Violet*, Ann. de gyn. 1913. — *Polosson* (Lyon), Lyon. méd. 1913. Nr. 34. — *Polosson et Violett*, Ann. de gyn. et d'obstetr. 1913 (Mai); Rev. de gyn. Vol. 20. 1913. — *Pomski*, Zentralbl. f. Gynäkol. 1910. S. 1666. — *Poremsky*, Journ. Akusch. 1910. — *Poten* u. *Vassmer*, Arch. f. Gynäkol. Bd. 61.— *Prochovnik* u. *Rosenfeld*, Arch. f. Gynäkol. Bd. 58. — *Proust* u. *Benda*, Rev. de gyn. 1913. Vol. 20. Nr. 4. — *v. Quérard*, Naturforscherverein München 1899. — *Rauscher*, Leipziger Gyn. Ges. 1909 (Februar). — *Razy*, Ann. de gyn. 1913. — *Reeb*, Arch. f. Gynäkol. Bd. 71. — *Reinicke*, Arch. f. Gynäkol. Bd. 53. — *Resch*, Inaug.-Diss. München 1913. — *Resinelli*, Zentralbl. f. Gynäkol. 1896. S. 1343. — *Richter*, Dresdner Gyn. Ges. 1909. — *Riek*, Zentralbl. f. Gynäkol. 1914. S. 312. — *Ries*, Münch. med. Wochenschr. 1913. S. 1522. — *Rieß, E.*, Americ. journ. of obstetr. a. dis. wam. 1913; ref. Zentralbl. f. Gynäkol. 1913. S. 1703. — *Risel*, Monographie 1904; Leipziger Gyn. Ges. 1905, 1907; Zentralbl. f. Gynäkol. 1905; Zeitschr. f. Geburtsh. u. Gynäkol. 1905; Lubarsch-Ostertag Ergebnisse 1907. — *Rosenberger*, Zentralbl. f. Gynäkol. 1905. S. 1559. — *Rosenstein*, Breslauer Gyn. Ges. 1910; ref. Zentralbl. f. Gynäkol. 1911, S. 457. Diskussion über Malignität. — *Rosner*, Monatsschr. f. Geburtsh. u. Gynäkol. Bd. 6. — *Rossier*, Arch. f. Gynäkol. Bd. 97. — *Rosthorn*, Festschrift für Chrobak; ref. Zentralbl. f. Gynäkol. 1903. S. 1340. — *Ruge*, Zeitschr. f. Geburtsh. u. Gynäkol. Bd. 33, 39; Berliner Gyn. Ges. 1895; Lubarsch-Ostertag 1896, 3. Abt. — *Runge*, Arch. f. Gynäkol. Bd. 61. 1896. — *Salomons and Smoth*, Journ. of obstetr. a. gynecol. of the Brit. Empire Vol. 20. 1923. — *Sandsberg* u. *Lie*, Zentralbl. f. Gynäkol. 1909. S. 648. — *Sänger*, Leipziger Gyn. Ges. 1888 (Juli); Zentralbl. f. Gynäkol. 1889. S. 132; Arch. f. Gynäkol. Bd. 44; Diskussion zu Schmorl; Zentralbl. f. Gynäkol. 1893. S. 169; Dtsch. Ges. f. Gyn. Bonn 1891; Diskussion zu Menge; Zentralbl. f. Gynäkol. 1894. S. 265; Diskussion zu Ruge; Zentralbl.

f. Gynäkol. 1895; Dtsch. Ges. f. Gyn. Leipzig 1897; Zentralbl. f. Gynäkol. 1889; Arch. f. Gynäkol. 1893. — *Schäffer*, Zentralbl. f. Gynäkol. 1907. S. 793. — *Schauta*, Wien. Gyn. Ges. 1914; Zentralbl. f. Gynäkol. 1895. S. 242; 1914. S. 963. — *Scheerer*, Arch. f. Gynäkol. Bd. 56. — *Schiller*, Monatsschr. f. Geburtsh. u. Gynäkol. Bd. 56; Breslauer Gyn. Ges.; Zentralbl. f. Gynäkol. 1905. S. 795. — *Schlagenhaufer*, Wien. klin. Wochenschr. 1899. Nr. 18; 1902. Verhandl. d. dtsch. path. Ges. Bd. 5. — *Schmauch*, Zeitschr. f. Geburtsh. u. Gynäkol. Bd. 52; New Yorker med. Wochenschr. 1904; Zentralbl. f. Gynäkol. 1906. S. 676; Zeitschr. f. Geburtsh. u. Gynäkol. Bd. 40 u. 49. — *Schmidt, H.*, Zentralbl. f. Gynäkol. 1901. S. 1350; Wiener Gyn. Ges. 1900; Zentralbl. f. Gynäkol. 1902. S. 212. — *Schmidt, M. B.*, Monatsschr.f. Geburtsh. u. Gynäkol. Bd. 7. — *Schmorl*, Gyn. Ges. Dresden; Zentralbl. f. Gynäkol. 1893. S. 169; Naturforscherverein Braunschweig 1897; Zentralbl. f. Gynäkol. 1897. S. 1217; Gyn. Ges. Dresden 1900; Zentralbl. f. Gynäkol. 1990. S. 1328; 1905, S. 399; Diskussion zu Goldberg; Gyn. Ges. Dresden 1910. S. 103; Verhandl. d. dtsch. pathol. Ges. 1904. H. 12, S. 39; Zentralbl. f. Gynäkol. 1910. — *Schwab, A.*, Zentralbl. f. Gynäkol. 1898. S. 96. — *Sellheim*, Gyn. Rundschau 1910. — *De Senaraleus*, Presse méd. 1902. — *Skagan, Kr.*, Zentralbl. f. Gynäkol. 1921. S. 1203. — *Solowii-Kryczowski*, Monatsschr. f. Geburtsh. u. Gynäkol. Bd. 12. 1900. — *Spencer, Rob.*, Lancet 1896; ref. Zentralbl. f. Gynäkol. 1896. S. 118. — *Stankievicz*, Warschauer Gyn. Ges.; Zentralbl. f. Gynäkol. 1898. S. 1046; 1909. S. 1640. — *Stark*, Zentralbl. f. Gynäkol. 1920. S. 572. — *Steinhaus*, Zentralbl. f. Gynäkol. 1900. S. 97. — *Sternberg*, Wiener Gyn. Ges. 1907; Zentralbl. f. Gynäkol. 1907. S. 1511 u. in Halban-Seitz V, 2 über Chorionepitheliom des Ovariums. — *Strahl*, Arch. f. Anat. u. phys. Anat. Abt. Suppl.-Heft 1890. — *Straumann, O.*, Petersburger med. Wochenschr. 1910. — *Strobach*, Gyn. Ges. Dresden 1912. — *Stroganova, Ulesco*, Zentralbl. f. Gynäkol. 1897. S. 385. — *Sunde*, Zentralbl. f. Gynäkol. 1920. S. 208; Acta scandinavica. H. 1. — *Surgery*, Gyn. a. obstetr. Vol. 5. — *Svaigne*, 75. Jahresvers. d. brit. assoc.; Zentralbl. f. Gynäkol. 1908. — *Tannen*, Arch. f. Gynäkol. 1895. Bd. 47. *Taylor, H. M.*, Lancet 1916; Zentralbl. f. Gynäkol. 1917. S. 782. — *Teacher*, London obstetr. transa ct. 1904. — *Thaler*, Wiener Gyn. Ges. 1920; Zentralbl. f. Gynäkol. 1919. S. 576; 1920. S. 438. — *Timofgejew, A. J.*, Zentralbl. f. Gynäkol. 1913. S. 587. — *Toth, S.*, Zentralbl. f. Gynäkol. 1905. S. 1560; 1910. S. 1156; Budapester Gyn. Ges. 1907. S. 396. — *Trautenroth*, Monatsschr. f. Geburtsh. u. Gynäkol. Bd. 7. — *Trillat et Violett*, L'obstétrique 1907; Zentralb. f. Gynäkol. 1907. S. 1037. — *Uhle*, Münch. med. Wochenschr. 1913. S. 154. — *Uschkow*, Zentralbl. f. Gyn. 1910. S. 211; Medizinskaja obosr. 1907. — *Vassmer*, Festschr. f. Orth 1903. — *Veit*, Berliner Gyn. Ges. 1898; Handbuch d. Gynäkol. 1898 u. 1909; Zeitschr. f. Geburtsh. u. Gynäkol. Bd. 62; Diskussion Gottschalk, R. Meyer, Krömer. — *v. Velitsch*, Zeitschr. f. Geburtsh. u. Gynäkol. Bd. 52, 54 u. 56. — *Vieting*, Diss. Würzburg 1910. — *Vinneberg*, Zentralbl. f. Gynäkol. 1909. S. 647; Surg., gynecol. a. obstetr. 1919. — *Violett*, Lyon. méd. 1913. Nr. 37. — *Wallart*, Zeitschr. f. Geburtsh. u. Gynäkol. 1906. Bd. 56. — *Walthard*, Zeitschr. f. Geburtsh. u. Gynäkol. Bd. 59; Monatsschr. f. Geburtsh. u. Gynäkol. 1907. Bd. 25. — *Webster, Clarence, Weichart, Mosbacher* u. *Engelhorn*, Arch. f. Gynäkol. Bd. 94. — *Wehle*, Zentralbl. f. Gynäkol. 1902. — *Weibel*, Ref. Zentralbl. f. Gynäkol. 1919. — *Wehle*, Zeitschr. f. Geburtsh. u. Gynäkol. 1902. — *v. Wenczel*, Zentralbl.f. Gynäkol. 1908. S. 211. — *Westfahlen*, Zentralbl. f. Gynäkol. 1921. S. 193. — *Wiliamson* u. *Noon*, Zentralbl. f. Gynäkol. 1914. S. 1274. — *Williams, W.*, Bull. of Johns Hopkins hosp. 1894; Zentralbl. f. Gynäkol. 1895. S. 934. — *Winkler*, Zeitschr. f. Geburtsh. u. Gynäkol. Bd. 46. — *v. Zaborsky, St.*, Zentralbl. f. Gynäkol. 1904. S. 568. — *Zacharias*, Gyn. Ges. Hamburg; Zentralbl. f. Gynäkol. 1910. S. 704. — *Zagor'anski-Kiessl*, Arch. f. Gynäkol. Bd. 67. — *Zimmermann*, Arch. f. Gynäkol. Bd. 3. — *Zondek*, Zentralbl. f. Gynäkol. 1898. S. 471. — *Zuntz*, Zeitschr. f. Geburtsh. u. Gynäkol. 1924. — *Zur Helle*, Naturforscherverein Dresden 1907.

Namenverzeichnis.

(Die schrägen Zahlen beziehen sich auf die Literaturverzeichnisse.)

Abbe *807*.
Abderhalden 968.
Abel 97, 153, 155, *196*, *203*, 771, *839*.
Abell *821*.
Abercombic 87, *210*.
Abernethy 670.
Abott 500, 503, *821*.
Acconci 1085, *1092*.
Aczél *1092*.
Achucarro 684, 685.
Acrel 191.
Adachi 970, 1028, 1069, *1092*, *1132*.
Adams 82, *206*, 862.
Addis 533, 536, *836*.
Adelheim 168, *196*, *951*.
Adler 180, 418, 420, *821*, 1126.
Adreani 675, 714, *839*.
Aetius 972.
Ahlfeld 718, 734, 735, 751, *839*, 1053, 1060, 1110, 1125, *1132*.
Ahlström 83, *196*, 289, *807*.
Ahumada *821*, *1092*.
Aichel 149, *196*, 807, 1010, 1083, 1084, *1092*.
Akagi 553.
Albany 866.
Albert 212, *807*, *1092*, *1132*.
Albertin *1092*.
v. Albertini 741, 742.
Alberts 1110.
Albinus 1008.
Albrecht 187, 188, 189, *196*, 249, 306, 364, 469, 473, 499, 500, 521, 536, 561, 562, 563, 591, 644, 673, 701, 704, 730, 733, 734, 735, 772, *821*, *849*, 925, 1013, 1064, 1071, 1110, *1132*.
— E. 1012.
— Fr. *1132*.
— H. 212, 264, 269, 276, 357, 360, 361, 367, 382, 451, 454, 502, 504, 520, 548, 549, 559, 582, 586, 588, 612, 646, 661, 665, 670, 674, 675, 677, 678, 708, 714, 748, 752, 773, 1012, 1053, 1091, *1092*, *1132*.

Aleszais 787.
Alexander-Adams 500.
Alfieri 440, *821*, *839*, 974, 1023, 1053, 1057, 1059, 1062, 1065, 1089, *1092*.
d'Allaines 99, *200*.
Allan 241, 244.
Allen *807*, *821*, *849*, 969.
Als-Nielsen *1101*.
Amann 3, 94, 120, 125, 165, 188, *196*, 212, 214, 299, 301, 305, 450, 499, 561, 562, 625, 632, 713, 717, 731, 732, 771, 773, 783, 796, *807*, 808, *821*, *839*, *847*, *885*, 999, 1006, *1092*.
Amati 969.
Amos 410, 499, 625, 640.
Amreich 186, *925*, *950*, 999, 1000, *1092*.
Amussat 280.
Anders 969, 1128, *1132*.
Anderson 793, 794, 796, *849*, 864.
Ando *924*.
Andrain 952.
Andrews 509, 511, 779, *821*, *849*.
Andry *808*.
Anitschkew *808*.
Anschütz *821*.
Anselmino *1092*.
Anspach 298, *808*.
Apfelstaedt 1021, *1092*, 1127, 1128.
Apolant 188.
Archambault *808*.
Archim *808*.
Arendt *821*.
Aristoteles 1014.
Arndt *1132*.
Arnheim 288.
Arnold 180, *207*.
Arnsperger *821*.
Artusi 364, 474, *821*.
v. Arx 293, 640, *808*, *821*, *839*.
Arzt 193, 194, *196*, *821*.
Asch *930*, *947*.
Ascher 783, *808*, *849*.

Aschersleben 527.
Aschheim 107, 111, 114, 115, 116, 118, 143, 147, *196*, 210, 321, 322, 323, 410, 521, 524, 526, 549, 560, 775, *821*, *822*, 916, 969, 970, 972, 1001, 1042, 1063, 1068, 1069, 1091, *1092*, 1122.
Aschner 274, *808*.
Aschoff 3, 49, 62, 77, 78, 111, 180, *196*, 256, 260, 262, 269, 312, 359, 360, 440, 471, 477, 479, 509, 559, 563, 622, 623, 638, 708, *808*, *822*, *839*, 968, 1021, 1028, 1039, 1053, 1054, 1079, 1080, 1085, 1087, 1090, *1092*, *1132*.
Askanazy 116, *210*, *871*, 874, 950, 1061, *1092*, 1111.
Aslanian 699, *839*.
Aßmuth 1060, *1092*.
Aszel 1127.
Aubry 718, *839*.
Auerbach 1061, *1092*.
Augier 794, 796, *849*, *1092*.
Aulhorn 864, 1061, *1092*, *1132*.
Austerlitz *1132*.
Avoni *822*.
Ayers 862, 863, *950*.
Azzola 792, 795, *849*.

Babes (Babesiu) 45, *196*, 303, 358, 622, 629, 664, 665, 730, 793, *822*, *839*, *849*.
Bablet 288, *808*.
Babo 520, *822*.
Bachmetew 288, *818*.
Bacon *1093*, 1127.
Baecker 100, *196*, 715, 792, *839*, *849*.
Baer 212, 454, *808*, *822*.
Bailey *822*.
Baillie 211.
Baisch 132, 141, 143, 145, 157.
Bajardin 733.
Balaban 249, *808*.

Balassanian *822*.
Baldwin 874.
Baldy *839*.
Ballantyne 470, *822*, 999, *1093*.
Ballerini 861, 862, 865, 880, 921, 938, *950*.
Ballessaniam 450.
Ballin 56, 61, 63, 187, *196*, 521, 526, 529, 539, 545, 554, 773, *822, 839*.
— M. 454, 500, 502, *822, 839*.
Baltzer 509, 511, 514, 735, *822, 839, 849*.
Bamberg 981, 982, 1082, *1093*.
Bandler 1021, *1093*.
Baniecki 997, *1093*.
Bantock *839*.
Bar 1121.
Barabou *822*.
Barak 1059, *1093*.
Baranowsky *870, 950*.
Barber 300, *808*.
Barbour 438, 440, *822, 847*.
Barbouth 289, *808*.
Bardon *808, 1093*.
Barker 511, *822*, 857.
Barlow 747, *848, 953*.
Barnes 751, *808*.
Barrows 274, 305, *808*.
Barsotti 300, *808*.
Bartel 271, 274, 305.
Barthelemy *1093*.
Bartholinus 141, 492, 886.
Barty, L. 463.
Bary 1060.
Bashford 189.
Bassal *1132*.
Bassani 160, 192, 194, *196*.
Basso 290, 674, 708, *808, 839*.
Bastianelli 1053, *1093*.
Baudeloque 653.
Bauer 69, 177, *196*, 306, *808*, 936, 938, *952, 1132*.
Bauer, A. *1093, 1132*.
Bauereisen 306, 318, 625, 640, 655, 664, 665, *808, 820, 822, 839*, 1059, *1093*, 1112.
Baumgart 297, 343.
v. Baumgarten 730.
Bayer 685, *839*.
Bayle 211.
Bayse 290.
Bazan 973, *1093*.
Bazy 450, *808, 822, 1093*, 1110.
Beach 1020, *1093*.
Beauchef 789, 791, 792, 794, *850*.

Becher 241, 254, 256, 260, 262, *808*, 925.
Beck *839*.
— W. 191, *196*.
Becker 45, *196*, 432, 450, 775, *822*.
— S. 432.
Beckh *808*.
Beckhaus 305, 749, *847*.
Beckmann 52, 53, 148, *196*, 689, 704, 715, 716, 718, 795, *839, 849*, 888, 941, *952*.
Beer 499, *822*.
Beermann *839*.
v. Beesten 679, 710, *839*.
Bégouin 674, *839*.
Behrens 248, *808*.
Beisheim 718, *839*.
Beitzke 664, *822*.
Bejak 857.
Bell, Bl. 521, 533, 536, 793, 794, *808, 822, 839*.
de Bella 999, *1093*.
Benda 195, 246, 247, 282, *815, 1134*.
Bender 193, 297, 301, 696, 732, *808*, 913, 914, 1085, *1097, 1103*, 1119.
Beneke 778, 779, *839, 849*.
Benischek 793, *850*.
Benkiser 48, 134, *197*.
Bennecke *197*, 1108.
Benthin 49, 169, 179, 188, *197*, 270, 271, 772, 773, *808, 849*, 923, *951*.
Benzel 293, 301, *808*.
Benzelt 195.
Bérard 710, 731, 736, *844*.
Berber 440.
Berblinger 1066, 1067, *1093*.
Bereitter 674, *839*.
Bergeret 1112.
Bergmann 158.
Berka 83, 84, *197*, 790, 792, 793, 794, 800, *849*.
Berkeley *822*.
Bernard 809.
Bernardbeig 300.
Di Bernardo 318, 319, *820*.
Bernutz 981, *1093*.
Bertelmann 297.
Bertelsmann *808*.
Berthold *953*.
Bertino 1057, 1062, *1093*.
Bertolini *1093*.
Bertrand-Fontaine 158, *204*.
Bettinger *849*.
Beyerle 942.

Bidder 247, 281, *808*.
Bidloo 1008.
Biebl 517, 518, 519.
Biehl *822*.
Bieljajewa 82, 104, 176, *197*.
Bielschowsky 403, 407, 684.
Bierich 189, *197*.
Bigelow 212.
Billroth 691.
Binswanger 155, *197*.
Birch-Hirschfeld 294, 307, 713, 751, *839*, 1083.
Birklein 779, *849*.
Birnbaum 99, 100, *197, 808*, 981, 1082, *1093*.
v. Björkenheim 82, 83, *197*.
Blackmann *823*.
Blair Bell 403, *849, 850*.
Bland 862, 863, 875, *950, 953*, 957, *961*, 1115, 1119.
— Br. *808*.
— -Sutton 299, 360, *808, 818, 822*.
Blau 138, 140, 142, *197*, 883, 886, *946, 953*.
Blavet di Briga 126, *197*.
Bloch 1109.
Bluhm 477, 483, 491, *822, 849*.
Blumer 477, 480, *822*.
Blumenthal, Br. *822*.
— F. 135, *197*.
Blumreich 293, 640, 1053, 1055, *1093, 1132*.
Bock 320.
Bockelmann 450.
Böhler *1132*.
Böhm 88, 180, *197*.
Börma *1132*.
Boesel *822*.
Böshagen 1082.
Boit 972, 980, *1093*.
Boivin 279, *808*, 972, 981, 999, 1068, *1093*, 1115.
Bokelmann *822*.
Boks 820, *839*.
Boldt 290, 320, *808, 820, 839, 947*.
Bommer 713, 717, *839, 849*.
Bonany 217, 218, *809*.
Bond *822*.
Bondi 673, *839*.
Bondy 82, *197*, 938.
Bonen 1127.
Bonfils 291.
Bong 99, 101, *197*.
Bonifield *949*.
Bonnet 1073, 1108, *1132*.
Bonney 152, *197, 822*.

Born 1081.
Borreman 295, *809*.
Borris 1061.
Borrmann 698, 708, 713, 733, 734, *839*, *840*.
Borst 77, 111, 135, 149, 164, *197*, 239, 255, 256, 258, 266, 280, 303, 310, 312, 362, 596, 671, 672, 697, 712, 713, 730, 738, 739, 740, 751, 752, 764, 786, 795, *809*, *822*, *840*, *849*, *1093*, *1132*.
Bortkiewitsch 625, *822*.
Bosse 36, 91, 151, *197*.
Bossi *946*, 947, 948.
Bostock 280, *809*.
Bostroem 962, 1017, 1022, 1074, 1075, *1093*.
Bouchet *822*.
Bouney *822*.
Boursier *1093*.
Bouvet 956.
Bouysset 301, *814*.
Bové *1132*.
Bowen 163.
Boxer *1132*.
Bracht 942, 943.
Brack 83, *197*.
Brady *822*.
Braetz 717, 744, *847*.
Brahie *822*.
Brakemann 463, 707, 728, 729, 775, *822*, *849*.
Brandes 184, 191, *197*.
Brandois 1059, *1106*.
Brandt 863.
Branner 1073.
Brant *809*.
Brasche 1058, *1093*.
Brault 1062, *1093*.
Braun 675, *809*, *840*, *849*.
v. Braun, R. 290.
Breisky 213, 699, *809*, *840*.
Breitung 1085, *1093*.
Bremer 1057, 1073, 1088, *1093*, *1132*.
Breus 622, 625, 640. 654. 655, 657, *809*, *822*, 1015.
Brickner 290, *809*.
Bride 779, *849*.
Briggs 217, 280, *809*, *840*.
Brindeau 1008, *1093*, *1132*.
Brinkmann 493.
Briquel 972, 974, 1019, 1085, *1093*, 1110.
Britze *809*.
Brockmann 779.

Brockmon *853*.
Bröse 37, 99, *197*, *809*.
Brooke 999, 1057, *1093*.
Brosch *197*.
Brouha *1093*.
Broun 698, *809*.
Broun-Miller 301.
Brown 212, *840*.
Browne 1111.
Bruce 1022, *1093*, *1132*.
Bruck 915, 933.
Bruckmayer 142, *197*.
Brüggemann 512, *822*.
Brühl 554.
Brüning 800.
Brünings 778, *849*.
Brugnatelli *809*.
Bruhns 143, 146.
Brunet 139, 141, 143, 145, 147, 148, *197*, 471, 562, *809*, *822*, *823*.
v. Brunn *823*.
Bucco *809*.
Bürger 1053, 1082, *1093*, *1132*.
Büttner 107, 152, *197*.
Buhl 186, *197*, 303.
Buist 1022, 1040, *1093*.
Bulius 302, *809*, 1021, *1093*.
Bulliard 148, 149, *197*, *886*.
Bullin 521.
Bullinger 864, *950*.
Bumke 450, 659, *823*.
Bumm 141, 143, 180, *197*, 862, 999, 1000, 1078.
Bungart 484, 485, 486, 598, *823*.
Bungert 358, 501.
Burchard 952.
Burckhardt, G. *197*.
— O. 656, *823*.
Burdzinsky 1057, 1060, 1073, *1093*, *1132*.
van Buren Knott *840*.
Burg *1093*.
Burger 1060.
Burkhard 51, 160, 747.
Burkhardt 753, *823*.
— L. *197*.
Burlando 275, *819*.
Burty 297, 301, *808*.
Buscemi 183, 184, 185, *197*.
Buschke 913, 915, 933.
Busse 678, 710, 736, *840*, 1046, 1060, 1061, 1065, *1093*, *1094*, *1132*.
Busser 509, 511, 514, *823*.
Butomo 1028, *1094*, 1118.
Buttenberg *1094*.

Buttermann 323, 458, 1114.
Butz 1073, 1088, 1090, *1094*, 1127.
Bux *950*, *951*.
Bystroumoff-Eckert 793, *849*.

v. Cackovic 214, *809*.
Cadiot *951*.
Caffier 589, *823*, *946*, 955, *1094*.
Callender 670.
Calman *809*.
Calzavara 476, *823*.
Camerer 99, *202*.
v. Campe 295.
Cann *1132*.
Canzi 1059.
Capellani 713, *840*.
Caravan *809*, *823*.
Carret 217.
Carstens *947*, *949*.
Carty *823*.
Caruso 659, *823*.
Cary *1132*.
Casler 720, 726, *823*, *840*.
Cassabois 218, *809*.
Castano 275, *809*.
Caturani 1057, *1094*.
Cazin-Ségond *1094*.
Ceelen 762.
Cervenka 51, 120, *197*.
Cesaris *809*, *840*.
Chabry 999, *1101*.
Chaletzky 982, 986, 988, 989, 991, 1008, 1010, 1015, *1094*.
Chalier *823*.
Champy 148, 149, *197*, *886*.
Chang Chi-Kno *197*.
Chautreuil 941.
Chavannaz 287, 288, 795, *809*, *849*.
Chestakoff 291, *809*.
Chevassu 477, 482, 488, 491, 565, *823*.
Chiari 54, 110, 150, 192, 193, 195, *197*, 359, 373, 559, 622, 778, 800, 803, *809*, *823*, *849*, 939, 1019, 1028, *1094*, 1127.
Chodoumsky 49, 115, *197*.
Chong 104.
Christeller 5, 7, 127, *197*, 1061, 1112.
Christopher 484, 485, 486, *823*.
Chrobak 673, 713, *840*, 889, 896, 1053, *1094*.
v. Chrzanowski 301, *809*.
Cigheri 132, 140, 143, 146, 150, *197*.

Namenverzeichnis.

Cioja *809*.
Cipriani *1094*.
Claisse 254, 275, 302, *809*.
Clarke *839*.
— H. H. *808*.
— J. 26, *198*.
Clemente 272, 713, *809*, *840*.
Clermont *1132*.
Clivio 1010.
Cock *1094*.
Cohen 360, 558, *823*.
Cohn 259, 290, 661, *809*, *823*, 1057, *1094*, *1095*.
Cohnheim 254, 255, 258, 259, 358, 557, 560, 566, 803, 804, 807. 1076.
Cohnstein 940, 941.
Cole *823*.
Coleman 718, *840*.
Colloca *823*.
Colombius *950*.
Colomiatti *850*.
Combris 303, *809*.
Comte 477, *823*, *832*.
Comze 474.
Conill, V. 190, *198*.
Constantin 675, 715.
Constantini 433, *840*.
Cook *1133*.
Cooke *1094*.
Cookson 217, *809*.
Cope 952, *1094*, 1110, *1133*.
Cordes 237, 250, 254, 261, 275, *809*.
Cordua 56, 58, 62, 81, 94, 96, 104, 159, 180, *198*, 369, 584, *823*.
Cornil *809*, *823*, 1008.
Corret *809*.
Corson 241, 244, *807*.
Costa *840*.
Costantini 718.
Costes 292.
Cottalorda *963*, 1121, 1122.
Cotte 91, *198*.
Cottet *815*, *844*.
Courant *823*, *1094*.
Courty 212.
Couvelaire 190, 195, *198*, *1094*.
Cova 745, *823*, *847*, *848*.
Cox 793, *850*.
Craigin 1115.
Creery *809*.
Cristeller *1094*.
Cristofolletti 974, 1053, 1055, 1089, *1094*, *1098*, 1109, 1126, 1128, *1133*.
Cron 450, 589, *823*.

Croner *952*.
Croom 1114, 1127, *1133*.
Crossen 521, *836*.
Crousse *824*.
Cruveilhier 292.
Crzerwenka 191.
Cuizza *809*.
Cullen 21, 42, 45, 46, 69, 72, 75, 83, 87, 89, 99, 101, 107, 110, 120, 146, 153, 154, 158, 165, 184, *198*, 301, 320, 358, 359, 365, 382, 394, 410, 431, 432, 439, 440, 445, 446, 447, 449, 450, 455, 456, 457, 468, 470, 474, 477, 480, 487, 499, 503, 508, 509, 511, 512, 517, 518, 521, 539, 540, 558, 559, 566, 622, 635, 639, 640, 644, 649, 657, 664, 665, *809*, *820*, *823*, *840*, *843*, *854*, 865, 872, 874, 880, 881, 884, 885, 907, 921, 923, 938, 942, *951*, *1094*.
Cullingworth *809*, *840*.
Cunco *1094*.
Cuppie, J. 217, *809*.
Curtis 848, *850*, 999, *1094*.
Cuzzi 1059, *1094*.
Czyzewicz 590, 1128, *1133*

Daëls 247, *809*, *840*, 989, *1094*, *1133*.
Dahlet *840*.
Dambrin *823*.
Dambrine 300, *809*.
Damlin 300.
Danforth 499, *823*.
Daniel 302, *809*.
Dannegger *809*.
Davidsohn *809*, 953, 1060, *1094*, 1111, *1133*.
Davidson 306.
Davies 673, 691, *840*.
Davis 49, 128, 159, 183, *198*, 450, *823*, 1057, 1060, 1061, *1094*.
Dawidowski 593, 597, 598, 599, 602, *823*.
Deale *840*.
Deaven *840*.
Deaver 302, 674, *809*.
Deelmann 69, 70, 71, 74, 89, 136, *198*, *950*.
Dehler *870*.
Delage *809*.
Delagenière 789, 791, 792, 794, 800, *850*.
Delbanco 915, 948.

Delitz 212.
Dellapiane *823*.
Delporte *958*.
Demel 665.
Denné 279, *809*.
Depage 696.
Depaye *840*.
Derman *810*.
Derocque 367, 450, 470, *824*.
Desenis *1133*.
Desormeux *1094*.
Desseniss 10, 15, *198*.
Deutsch 673, 691, *840*.
Devaux *810*.
Devie *840*.
Devraigne 981, *1094*.
Dichtl 273, *810*.
Dickson 303, *810*.
Diener 79.
Dienst 803.
Diesterweg 358, 359, 622, 629, 647, *824*.
Dietrich 499, 598, *824*, *924*.
Dillmann 45, *198*, 601, 664, 665, *824*.
v. Diringshofen 974, *1094*.
Dirner 116.
Djakonow 657, *824*.
Dobbert *824*.
Dobbertin 676, *810*, *840*.
Dobrowolsky 786, 792, *850*.
Doca 95, 110, 119, *198*, 269, *810*.
Deoderlein 410, 502, 674, 675, *810*, *824*, 938, 942, 943, 968, 1060, *1094*, 1110, *1133*.
— A. *198*, *824*.
Doederlein, G. 56, 62, 63, 69, 71, 74, 143, 145, 146, 167, 179, 180, *198*, *952*.
Dohrn 653, 969.
Doisy 969.
Doléris 212, 283, 718, *810*, *840*.
Donald 521, *824*, *848*.
v. Dongen, J. A. *824*, *826*.
Dongen Cordus 369.
van Dongern *810*.
Doran 194, *810*, *840*, *848*, 1028, *1094*, *1133*.
Dorland *848*.
Dorsett 320.
Douay *886*, *947*.
Dougal 517, *824*.
Douglas 45, 82, 138, 192, 370.
Douglass 500, *824*.
Dressler 704, 717, 726, *840*.
Driesen *1133*.
Drouhard 509, 511, 514, *823*.

Drutmann 192, *198*.
Dubois *1094*.
Dubreuil 319, *820*.
Dubs 127, *198*.
Duchamp 1007, 1008.
Duchinoff 791, 792, *850*.
Dührssen 217, *810*.
Duels 709.
Dürck 307, 308, *810*.
Dugès 279, 653, *808*, 972, *1093*.
Duhlet *810*.
Dujarier *810*.
Duncan 279, *810*, *840*.
Dunger 999, 1022, 1046, 1053, 1057, 1059, 1061, 1062, 1063, 1065, 1082, *1094*, 1111, 1114, 1122, 1130.
Dunkhase *810*.
Duplay 1060, *1094*, *1133*.
Dupont 1085, *1100*.
Durand *951*.
Durante 787, 789, 791, 794, *850*, *851*, 976, 991, 1008, 1010, 1019, 1021, 1085, *1094*, *1096*.
Duret 301, 704, 718, *810*, *848*.
Duval 1021.
Duvergey *810*.
Dworzak 778, *850*.
Dybowsky 138, 140, 142, *198*, 886.

Eberle 99, 100, *198*.
Eberlin *810*.
Ebert 288, 289, *810*.
Ebnöther 974, *1094*.
Ebsen *953*.
Eckardt 107, 110, 152, *198*.
Eckart 121.
Eckler *198*, 674, *840*.
Eckstein 718, *840*.
Edelmann 770, *820*, *850*.
Eden 1022, *1094*, *1133*.
Edge 1053, *1094*.
Edmanson 793, 794, *849*.
Edwards 509, *824*.
Egli 305, *810*.
Ehnmark *820*.
Ehrendorfer 185, *198*, 300, *810*.
Ehrendorffer *824*.
Ehrenfest 168, *200*.
Ehrler *198*.
Ehrlich 188, 511, 673, *810*, *840*, *951*, 1012.
Eichhorn 1061, *1095*.
Eiermann 974, 1021, *1095*, 1126, *1133*.
Einoch *950*.

Eipper 401, 561, *824*.
Eisenbrey 152, *198*.
Elischer 155, *198*.
Elkin *850*.
Ellerbroek *810*.
Ellis 778, *850*.
Elsner 305, *810*.
Emanuel 48, 107, 110, 121, 187, *198*, 696, 698, 718, 719, 771, *824*, *840*.
Emge *947*.
Emmet 166, 715, *840*.
Enderlein 678, *840*.
Engel 195, 1115.
Engelhardt 477, 483, 491, *824*, *848*.
Engelhorn 49, 82, 114, 116, 119, *198*, 862, 1059, *1095*, 1112, *1135*.
Engert *810*.
Engström 1057, 1060, *1095*, 1114, *1133*.
Eppinger 713, *840*.
d'Erchia 153, 158, *198*, *950*, *952*, 955, 991, 1011, 1012, 1078, *1095*.
Ercolani 961.
Erdheim 1066.
Ernst 293, 301, 625, 635, 639, *810*, *824*.
Escalier *1092*.
L'Esperance 69, *198*, 873, 907, 908.
Essen-Möller 275, *810*, 972, 973, 976, 980, 981, 982, 986, 988, 989, 990, 991, 992, 993, 994, 995, 996, 998, 999, 1000, 1001, 1007, 1008, 1010, 1016, 1068, 1082, 1085, *1095*, 1110, 1115.
Esser 8, 161, 163, 166, *198*, *201*, *810*, 881, 892, 909, *910*, 918, 933, 938, *950*.
Estéquele 1077.
Etienne *1101*.
Evans 683, 768, *841*.
Evelt *841*.
Everett 280, *810*.
Everke 1053, 1119.
Ewing *1095*.

Faber 244, 256, 259, 266, 277, *810*.
Fabricius 214, 302, 437, 440, *810*, *824*.
Fafius 717, *841*.
Fahr 15, 16.

Fairbairn 287, *810*, 1060, *1095*, 1110.
Falgowski 981, *1095*.
Falk 158, *198*, 317, *820*, 866, *950*.
Falkenberg *810*.
Falkner 148, *198*, 597, *824*.
Falländer *841*.
Faraeus *953*.
Farland *848*.
Fast 865, 921, *950*.
Faure 104, *198*, *854*, 878, 880, 882, 884, 943, *1095*.
Favier *951*.
Favreau 1084, *1095*.
Fehim 184, 186, *198*.
Fehling 221, 292, 299, 675, *810*, *841*.
Felim *951*.
Felix 488, 489, *824*.
Felländer 715, 718, *841*.
Fellner 583, *824*, *952*, 1021, *1095*.
Fels 451, 799, *824*, 969, 1068, 1091, *1095*.
Fenini, G. *1095*.
Ferf 747, *848*.
Fergusson 280, *810*, *950*, 1022, *1095*.
Ferracciu 588, *824*.
Ferrari 886, *952*.
Ferrier *824*.
Ferroni 410, 567, 573, 747, *810*, *824*, *848*.
Feuchtwanger 782, 783, 794, 795, 802, *810*, *850*.
Fibiger 69, *198*.
Fiedler 1059, 1065, *1095*.
Findley 974, 1059, *1095*.
Fink 1023, *1133*.
Finley 699.
Finsterer 477, 483, *824*.
Fischel 26, 579, 653, *824*.
Fischer 665, 708, 847, *952*, 1065, *1095*, 1110, *1133*.
— A. W. 1060, *1095*.
— B. 76, 80, 81, 82, 111, 114, 137, 152, 674, *839*, *888*, *924*, 934, 1061, 1082, *1095*, 1111, 1112.
— -Wasels 72, *198*, 350.
— J. *198*.
Fischzek *824*.
Flaischlen 48, 49, 82, 100, 104, 128, 152, 153, 157, 158, 185, 186, *199*, *841*.
Flatau 214, 713, 744, 773, *810*, *841*, *850*.

Fleckenstein *1095*.
Flecker 99, 100, *199*.
Fleischer, R. *199*.
Fleischmann 272, 698, *811, 841, 925*, 1040, 1041, 1044, 1046, 1053, 1055, 1058, 1060, 1080, *1095, 1133*.
Flesch *841*.
Fletscher 320, 466, 479, 485, 533, 620, *811, 824*.
Florence *848*.
Florian 956, 958, *1095*.
Fluhmann 104, *199*, 214.
Foederl 491, 509, 511, *824*.
Förster 195, 254, 266, *811*.
Fogelson 454, 521, *825*.
Foges *1133*.
Ford 974, *1095*.
Forgue *824*, 1060, *1095*.
Forssner 187, 188, *199*, 482, 488, 489, 560, 564, 772, 773, *824, 850, 1095*.
Forst 9, 190, *199*.
Fothergill 291, *811*.
Foulds 367, 499, 517, 521, *828*.
Fraas 497, 499.
Frachtmann *824*.
Fränkel 107, 110, 121, 187, *199*. 290, 733, 772, 773, *841*, 1122, *1133*.
Fraenkel, E. 308, 545, *811, 824, 952*.
— L., 249, 250, 290, 483, *811*, 976, 987, 991, 999, 1020, 1021, 1040, 1057, 1072, 1073, 1081, 1082, *1095, 1133*.
— M. *952*.
Fränkl I 1127.
— II 1127.
Fraipont 288, *811*.
Frank 110, *824, 952*, 954, 969, 1112.
— R. T. 1059, *1095, 1133*.
Frankl 3, 7, 9 10, 37, 45, 49, 53, 54, 56, 60, 61, 63, 76, 77, 82, 98, 99, 100, 101, 160, 162, 176, 179, 182, 183, 184, 185, 186, 187, 188, 189, 192, 193, 194, *199*, 212, 214, 215, 255, 284, 292, 296, 297, 299, 301, 303, 306, 310, 357, 360, 364, 394, 396, 397, 414, 418, 420, 421, 450, 472, 474, 521, 606, 622, 623, 625, 630, 657, 674, 675, 677, 678, 679, 698, 699, 712, 714, 719, 748, 768, 771, 773, *811, 824*, 864, *903, 904, 923, 936*, 938, *951, 952*, 1108, 1110, 1114, 1115, 1116, 1118, 1119, 1122, 1124, 1127, 1130.
Frankl, O. 291, 306, 360, 367, 403, 432, 559, 560, 564, 631, 670, 707, 708, 748, 774, 777, 806, *811, 825, 841, 848, 972, 978*, 981, 986, 987, 988, 989, 1010, 1016, 1028, 1036, 1053, 1059, 1077, 1080, 1081, 1085, 1089, 1090, *1096*.
v. Franqué 1, 7, 53, 96, 104, 134, 138, 143, 148, 150, 165, 180, 183, 187, 191, 192, *199*, 288, 290, 291, 297, 301, 359, 361, 367, 375, 378, 401, 432, 439, 440, 444, 449, 450, 497, 499, 558, 559, 561, 591, 622, 635, 638, 640, 659, 674, 675, 677, 687, 691, 696, 699, 704, 708, 713, 717, 718, 726, 732, 734, 735, 771, 778, 790, 793, 796, 800, *811, 825, 841, 850*, 862, 863, 864, 872, 873, 874, 875, 884, 885, 891, 906, 907, 908, 909, 910, *911*, 912, 916, 918, 919, 922, 924, 925, 930, 931, 932, 933, 934, 936, 938, 940, 944, 945, *952*, 976, 980, 989, 991, 999, 1001, 1004, 1005, 1008, 1021, 1044, 1053, 1054, 1055, 1071, 1080, 1091, *1096*, 1127, *1133*.
Franz 104, 141, 143, *199*, 786, *811*, 936, 939, *950, 953*.
Fraß *825*.
Frassi 1013.
Fratkine *1096*.
Frattin 676, *841*.
Freund 270, 454, 457, *811, 825, 841*.
— E. *1111*, 1115, 1129.
— H. 258, 271, *811, 825*.
— H. W. 290, 450, *811*, 1024, 1040, 1071, *1096, 1133*.
— R. 142, *199*, 450, 455, 473, 698, *841*.
— W. A. 281, 359, 403, 419, 557, 606, 718, *811*.
Freundsen 864.
Frey 248, *811*.
Fricke 708, *841*.
Friedheim 956, *1096*.
Friedländer 82, *199*, 362, 1021.
Friedrich 195, 214, *811*.
Fries 450, *825*.
Fritsch 158, 212, 214, *811*.

Fritze 1111.
Froböse 961.
Froeschmann 731, *825, 841*.
Fromm *1133*.
Fromme *870*, 1110.
Frommel *811*.
Frommolt 461, 466, 467, 620, *1096*.
Frühauf *924*.
Fuchs 673, *1096*, 1124, *1133*.
Fürst 99, *199*.
Fürstenberg *811*.
Füth 447, 449, 450, 470, 638, 640, *825*, 921, *929, 930*, 1057.
Fujuami *811*.
Fukushima 631, *825*.
Funck *1096*.
Funk 865.
Funke 289, 470, *825*.

Gaebelein 789, 790, 791, 792, 794, *850*.
Gärtner 673, 772, *841*.
Gaeßler *888*.
Gaifami 448, 588, *825*, 938, 973, 978, 979, 1069, *1096*.
Gál 674, 675, 678, 683, 714, *841*.
Galabin 37, 185, *199, 841*.
Galenus 211.
Gallavardin 840.
Gammeltoft 293, 301, 810.
Gamper 789, 795, *850*.
Ganghofer 26, 104, 110, *199, 841*, 862.
Gans 290, 291, *1096*.
Garkisch 123, 127, 159, 186, *199*, 214, 296, 661, 674, 675, 748, 770, *811, 850*, 1028, 1057, 1065, *1096, 1133*.
Garten 1083.
Gartner 44, 45, 149, 427, 651, 652, 653.
Garzia 892.
Gaujoux *809*.
Gauß *921*.
Gauthier *850*.
v. Gawronsky *811*.
Gaylord *1096*.
Gaymann 790, *850*.
Gayrand 863, *950*.
Gebhard 290, 296, 297, 357, 622, 630, 670, 676, 689, 708, 709, 710, 743, 744, 771, 772, 773, 790, 792, 794, 800, *841, 848, 850*, 1021, 1038, 1041, 1060, 1072, *1096*, 1109, 1110, 1128, *1133*.

Gebhard, C. 2, 43, 45, 46, 48, 82, 83, 86, 99, 100, 102, 105, 106, 119, 120, 146, 153, 188, 193, 195, *199*, *200*, 214, 217, 237, 238, 240, 248, 266, 281, 282, 283, 287, 359.
Gebhardt 704.
Geipel 107, 407, 597, 598, *825*.
Geisler *841*.
— W. 706, 707, 787, 789, 790, 794, *841*.
Geissler 726, *850*.
Geist 106, *200*, 674, 683, 691, 708, *825*, *841*, *958*, 1116, 1117.
Geller 169, *200*, 499, 610, *825*.
Gellhorn 40, 110, 121, 153, 168, *200*.
Gemell 1064, *1096*.
Gentili 1023, 1065, 1066, *1096*.
Georgiadis 732, *841*.
Gerard *1096*.
Geraudel 732, *841*.
Gerhardt *1096*.
Geri *951*.
Gerich, O. *200*.
German 500, *825*.
Gerstenberg *811*.
Gerwins 909, 910.
Geßner 49, 104, 179, *200*, 670, 673, 675, 676, 678, 689, 698, 700, 704, 708, 709, 710, 713, 715, 717, 718, 719, 731, 732, 733, 734, 752, 771, 777, 778, 790, *848*, *850*, 864.
Gey 589.
Ghon 672, 729, *841*.
Giannettasio 290, *811*.
v. Gierke 432, 625, 648, *825*.
Gierse 974, *1096*.
van Gieson 92, 242, 247, 252, 256, 314, 322, 325, 344, 345, 407, 685, 746, 756, 781, 960, 1091.
Gift 217, *811*.
Gill 1023, *1096*.
Girardi *825*.
Girode 786, 801, *841*.
Girodes *850*.
Gläser 708, *841*.
Gläsner 708, 713, 718.
Glaeßner 888.
Glaserfeld 1047, 1060, 1062, 1065, *1096*, *1133*.
Glatter 862.
Glimm 969.
Glinska 248, 290, *811*, *1096*.
Glöckner 104, *811*.
Glocker 190.

Glockner 192, 195, *200*, 865, 939.
Glynn 237, 250, 793, 794, *815*, *850*.
Godard 139, 143, 144, 145, 146, *203*.
Godart *841*.
Goddard 509, 511.
Godlewsky *947*.
Goebel 183, 184, *200*, 620, *825*, 921.
Goldberg 38, *200*, *950*, 1057, *1096*, *1133*.
Goldenstein *841*.
Goldschmid 49, *200*, *825*.
Goldstein 453, 454, 732, *825*.
Goldstine 521, *825*.
Gombert 657, *825*.
Gonin, B. *841*.
Gonnet 297, *811*.
Goodall 544.
Goodparture *952*.
Goodsir 962.
Gordon 282.
Gorisantow 664, *825*.
Gornick 180, *206*, 946.
Gosmann *826*.
Gossmann 140, *200*, 449, 659, *826*.
Gottschalk 239, 240, 246, 248, 255, 275, 559, 655, 752, *811*, *826*, *841*, 977, 980, 981, 986, 988, 989, 991, 999, 1000, 1009, 1010, 1012, 1019, 1020, 1021, 1028, 1082, 1085, 1086, *1096*, 1122, 1125, *1133*.
Gottschall, P. 1005, *1096*.
Gouibe *1133*.
Goulilloni 301, *811*.
Goullioud 217, 500, *826*, *841*, 1082, *1092*.
Goupil 981, *1093*.
Gouru *952*.
Gow 729, *841*.
Grabich *811*.
Grad 862, *950*.
Graebke 273, *811*, *850*.
Graefe *826*, *848*, 1053, 1091, *1096*, *1133*.
Gräfenberg 789, *850*, 955.
v. Graeff 305.
v. Grafenberg 972.
v. Graff 50, *200*, 274, *811*, *951*.
Gragert 194, *200*, *1096*.
Graley 279.
Granzow 1057, *1133*.
Grape 744, *848*.
Graut *950*.
Graves 319, 455, 820, *826*.

Greef 906.
Green 509, 511.
Greenhill *826*, *1096*.
Gregornini 980, 1008, 1068, *1096*, 1122.
Greig 1124.
Greil *1133*.
Grein 1055, *1096*, *1133*.
Grenser 691, *841*.
Grenzer 717.
Grey *823*.
Grieger 789, 791, 793, *850*.
Griffith 454, 717, 1022, 1064, *1096*.
de Groc *1093*.
Gromadzki 1133.
Groß 191, *200*, 516, 517, 518, 519, 647, 669, *826*.
Grosser 954, 955, 956, 957, 958, 959, 960, 962, 964, 1078, 1119.
Grotenfelt *1096*.
Gruber 885.
Grünbaum 433, *811*, *826*.
Grütz 163, *200*.
Gruget *1097*.
Gruner 924.
Grusczjnski 1064, *1097*.
Gscheidlen 989.
Gudim-Lewkowitsch 657, *826*.
Gueissaz 214, *811*.
Günther *841*, 981, *1097*.
v. Guérard 1057, 1059, 1062, 1114.
Guggisberg 49, 161, 179, *200*, 288, *811*, *1097*, *1133*.
Guibé 280, 301, 509, 511, 696, *811*, *826*.
Guilio *826*.
Guisti *826*.
Guleke *826*.
Gunsett 270, *812*.
Gurewitsch 1061, *1097*, 1112.
Gurlt 675.
Gusserow 215, 279, 670, 674, 676, 699, 734, *841*, 859, 860, 863, 865, 866, 881, 882, 883, 922, 935.
Gustafson 1022, *1097*, 1120, *1133*.
Gutenplan 1127.
v. Gutfeld 148, 150, *200*.
Guthmann *924*, *953*.
Guyon 212.
v. Guznar 114, *200*.

Haag 293, *812*, *841*.
Haarbleicher 450, *826*.
Haas 1082, *1097*.

Hackeling 719, *841*.
Hadi 1057.
Hadley 493, *834*.
Häberlin 1109.
Haendly 139, 142, 143, 158, *200*.
Haeney *950, 951*.
Hänsel *952*.
Haeuber 360, 529, 605, *826, 837*.
Haeubner 149, *200*.
Haeusermann 500, 501, *826*.
Hahn 158, 1010.
Halban 124, 125, 149, *200*, 212, 288, 293, 297, 317, 357, 360, 363, 397, 404, 408, 422, 426, 442, 445, 446, 447, 475, 477, 487, 494, 495, 496, 497, 513, 514, 515, 516, 518, 520, 582, 584, 585, 593, 594, 595, 596, 597, 598, 600, 601, 602, 606, 611, 612, 615, 636, 639, 678, *812, 820, 826, 842*, 969, 970, *1097*.
Halban-Seitz 874, 875, 879, *888, 891, 907, 928, 939, 940*, 954, 1109, 1116, 1117, 1122.
Hall *951*.
Hallauer 184, 185, 186, 193, *200*, 504, 936, 938, 978, 991, *1097*.
Halliday-Groom 1022, 1060, *1097*, 1114, *1133*.
Halter 193, *200*, 637, 699, 735, 773, *820, 826*.
Hamm *1097*.
Hammer 369, *824, 826*.
Hammerschlag 287, 290, *812*, 999, 1059, 1060, 1062, 1063, 1082, *1097*, 1128, *1133*.
Handfield-Jones 1111.
Hannes *848*, 1057, *1097*.
v. Hansemann 49, 54, 82, 135, 179, *200*, 277, 601, 664, 665, 687, 691, 704, 710, 739, 743, 744, 752, 771, *812, 842, 848, 862, 952*, 1038, 1039, 1076, 1077.
Hansen 708, 713, 747, *848*.
Hardy *842*.
Harknese *1097*.
Harlitz *1097*.
Harris 1057, 1060, 1061, *1094*.
Hart 593, 665, *812, 826*.
Hart, B. 1015.
Hartmann 99, *200*, 610, 1019, *1097*, 1110, *1133*.
Hartshorn *1133*.
Hartstrom 886.
Hartung 493, *826*.

Hartz 360, 562, 623, *812, 826*, *1133*.
Haselhorst 578, *826*.
Hauber *842*.
Hauch 980, *1097*.
Haultain 212, *812, 842*, 1022, *1097*.
Hauschting 625, *826*.
Hauser 135, 152, 160, *200*, 359, 558, 603, 622, 786, 800, *826*.
Havestadt *826*.
Hayden 718.
Hayem 255.
Haythorn *850*.
Healy 304, 675, *812*.
Heany 499, 500, *826*.
Hecht 732, *842*.
Hecker 292.
Heddäus 790, 794, *850*.
Hedinger 82, 114, 116, *200*, 318, *826, 1097*.
Hedrén 299, 300, *812*.
Heer 622, *826*.
van Heerden *826*.
Heesch *826*.
Hegar 273, 303, 304, 670, 700, 708, 751, *812, 842, 850*, 1008, 1020.
Heidenhain *812*.
Heil 290, *812*.
Heim 446, 450, 455, 486, 494, 589, 590, 591, 600, *826, 827*, *1101*.
Heimann 176, *200*, 238, 247, 260, 262, *812, 827*, 868, 1040, *1097*, *1133*.
Heine 450, 638, *827*.
Heineberg 457, *827*, 1120.
Heinemann 192, *200*.
Heinen *200*.
Heinrich 698, 708, 735, *842*.
Heinricius *812*, 1053, 1057, 1060, *1097, 1133*.
Heins 912, *918*.
Heinsius 213.
Heinz 961.
Heinzer 678, 699, 713, *842, 850*.
Heist 683.
Heitler 99.
Heitzmann 3, 8, *200*, 927.
Hellendal 142, *200*.
Heller 434, 477, 491, *827, 850*, 1008, *1134*.
Hellier 1127.
Henckel 53.
Hendrick *951*.
Hengge 36, 83, *200*, 301, 653, *812*, *827*.

Henke 625, 648, *827, 1097*.
Henkel 133, *200*, 287, 450, 656, 657, 699, 771, 784, 785, *812, 827, 842*, 1003.
Henneberg 451.
Henner 126.
Hennicke 678, 683, 732, *812, 842*.
Hennig 990.
Henocque 280, *812*.
Henschel 297, *812*.
Hentschel *812*.
Herby *827*.
Herd 472, 521, 536, 544, 549, *827*.
van Herden 533.
Herfahrt *886*.
v. Herff 44, *200*, 449, 452, 659, 715, 726, *827, 842, 850*.
Herlitzka *812, 842*.
Herly 105, 110, 179, *200*.
Hermann 100, *201*.
Hermont 973.
Hermstein *827*.
Herold 1054, 1082, *1097*.
Herrenschmidt 673, *842, 1133*.
Herrgott 981.
Herrmann *812*.
Herschan *812*.
Hertel 304, 674, 675, 730, *842*, 921.
Hertz 244, 247, *812*.
Herxheimer 82, 83, 87, 97, 105, 114, 176, *201*, 281, 360.
Herz 999, *1097*.
Herzenberg *827*.
Herzfeld 733.
Herzog 410, 625, 634, *810, 824, 827, 850*.
Heß 49, *201, 952*.
Hesse *827*.
Heuner *201*.
Heurlin 48, 82, 83, 87, 99, 100, 106, 107, 110, 121, 123, *201*, *950*.
Hewitt *812*, 1010, 1014.
Heyne 561.
Heynemann 161, *201, 952, 1133*.
Hickel 484, 509, 511, 517, 518, 519, *827, 833*.
Hicks 1022, 1053, 1060, *1097*, 1114, *1133*.
Hildebrandt 981, *1097*.
Hille 252, *812*.
Hillebrand 986, 990, *1097*.
Hillejahn 789, 792, 799, *853*.
Hillel 507.
Hillmann 678, *842*.

Hinselmann 8, 20, 75, 161, 163, 164, 165, 166, 168, *201*, 854, 857, 862, 865, 874, 879, *880* 887, 889, 892, 893, 894, 895, 896, 897, 898, 900, 902, 906, *908*, 909, *910*, 911, *913*, 914, 915, 918, 919, 923, 925, 926, 928, 929, 930, 931, 932, 933, *936*, 938, 940, 941, 942, 943, 948, 960, 972, 974, 988, 989, 990, 1008, 1011, *1097*, *1098*, 1108, 1110, 1113, 1116, 1118, *1133*.
Hinterstoisser 450, *827*.
Hintz *841*.
Hintze 118, 154, 168, 179, *201*, *950*.
Hinz 1110, 1128, *1133*.
Hippokrates 280.
Hiram N.-Vineberg *827*.
Hirschberg 179, *201*, 318, 319, *820*, *923*.
Hirschfeld *924*.
Hirschmann *842*.
Hirsch-Hoffmann 211, *950*.
Hirst 1115.
His 740.
Hitschman 48, 82, 83, 87, 107, 110, 121, 123, 126, 168, *201*, 968, 974, 993, 1011, 1040, 1053, 1055, 1063, 1077, 1080, 1089, *1094*, *1098*, 1108, 1109, 1115, 1116, 1117, 1118, 1119, 1120, 1121, 1122, 1126, 1127, 1128, *1133*.
Hoche 794, *850*.
Hoeck *923*.
Höhl 82, *201*.
Höhne *842*.
Hoehne 45, 191, *201*, 219, 256, 369, 534, 558, *812*, *820*, *827*, 1064, *1098*.
Hörmann 308, *812*, 1028, 1053, 1057, 1063, 1064, 1088, 1090, *1098*, 1119, 1126, *1133*.
Hörnle *842*.
Hoesli 303, 433, 435, 663, *812*, *827*.
Hoevels 708, *842*.
van der Hoeven 751, 795, *842*, *850*, 975, 980, 1016, 1071, 1072, *1098*, *1133*.
Hofbauer 152, 194, *201*, 789, 792, 794, 796, *850*, 907, 908, 919, 920, 936, 960, 961, 986, 987, 988, 998, 1008, *1098*.
Hofert 99, 100, 101, 102, 152, *201*.

Hoffmann 280, 433, *812*, 856, 866, *950*, *953*, *1092*, *1122*.
— E. 69, 70, *201*.
Hofmann 291, 873.
Hofmeier 2, 7, 37, 38, 40, 43, 48, 53, 83, 87, 106, 153, 155, 156, 158, 183, 184, 191, *201*, 215, 266, 279, 280, 290, 291, 303, 674, 745, 771, *812*, 859, 860, 865, 873, 880, 932, *951*, 991, 1019, 1060, 1110, 1125, 1127, *1133*.
Hofmüller 276.
Hohlfeld 708, 713, *842*.
Hollemann *1133*.
Hollinger 298, *819*.
Hollmann 598, *827*.
Holmes-Bayard *812*.
v. Holst 217, *812*.
Holzapfel 43, 93, 1057, 1059, 1060, 1065, *1098*, *1133*.
Holzbach 674, *827*, 884, *950*.
Homans 217, *812*.
Hooper 718, *842*.
Hopkins 1040, *1098*, *1133*.
Horálek *827*.
Horilek 367, 375.
Hornung 502.
van der Horst 509, 511, 514, *823*.
Horwitz 291, *812*.
d'Hotman de Villiers 907.
Huber 191.
Hübel 1114, *1133*.
Hübl 1060, *1098*, *1133*.
Huegel *842*.
Hueper 180, *207*.
Hueter 515, 517, 518, 519, *827*, 933.
Hufschmidt 299, *812*.
Huggins 69, 72, 162, 163, *201*.
Huguenin 246, 437, 440, 674, *812*, *827*, 999, 1019, *1098*.
Huguier 1057, 1059, 1060, *1098*, 1110, 1114, *1133*.
Huizinga 745, *848*.
Hulisch 684, 685, *842*.
Hunter 211, 218, 266, 717, *842*, *1133*.
Hunzicker 82, 107, 110, 114, 115, 116, 117, *201*, 789, 791.
Hunziker 793, 794, *850*, *952*.
Hurdon *848*.
Hutschinson 670.
Hyde 1118.
Hyenne 713, *815*, *842*, *844*.

Ihl 159, *201*.
Ihm 288, 289, 297, *813*.
Ikeda *1098*.
Imhäuser 674, 675, *842*.
Inglis 1022, *1093*, *1132*.
Inglisch 1127.
Iraeta *827*.
Irrea *842*.
Isbister *827*.
Isbruch 120, 125, 184, 186, *201*, 342, 351, *820*.
Iseki 37, 49, 50, 56, 104, 110, 124, 151, 154, 185, *201*, 936, *938*, *951*.
Ivens 625, 631, *827*, *1098*.
Iwanoff 45, *201*, 623, 638, 665, *827*, *842*, 1034, 1081, *1098*, 1130.
Iwase 295, 296, 299, *813*, 1060, *1098*, 1110.

Jaboulay 217, 282, 301, *813*.
Jabozzi 194.
Jacobs 496, *827*.
v. Jacobsohn 778, 779, 803, *850*.
Jacobson 279, 587, 588, 800, *813*.
Jacubasch 699, 751, *842*.
Jacquin, P. *842*.
— J. *842*.
Jägeroos 590, *827*.
Jaenbesch 1127.
Jaffé 773, *850*, 1065, 1081, *1098*.
Jakobs 640, *813*.
Jakobson 282.
Jakson *1133*.
Jakubowitz 393, 403, 408, 447, 607, 775, *827*, *850*.
Jamain *813*.
Janney 592, *827*.
Jansen 184, *201*, 304, *813*.
Janvrin 729, *842*.
Jarotzky 999, *1098*.
v. Jaschke 28, 293, 301, 625, *813*, *827*, *1098*.
Jassinski 961.
Javorsky 1053, *1133*.
Jayle 357, 360, *828*, 913, 914.
Jeanneret 1060, *1098*, 1110, *1133*.
Jeffreys 717, *842*.
Jelett *1098*.
Jerchel 313.
Jessett *842*.
Jessinsky 1071.
Jessup 791, 792, 794, 795, 796, *828*, *850*.
Jesup 455.

Joachimovit 440, 573, 575, 584.
Joannovics *952*.
Jockers 1079, *1098*.
Johansson 999, 1000, 1057, *1098*.
Johannowsky 699, 751, *842*.
John 99, 100, 104, 110, *201*.
Johnson 266, *813*.
Johnston 281, 730, *813*, *828*, *842*.
Jonas *1098*.
Jones *842*, 1111.
Jolly 610, 803, *813*.
de Jong 302, 320, 365, 410, 445, 448, 450, 455, 468, 469, 470, 474, 477, 480, 491, 517, 518, 519, 520, 521, 522, 528, 533, 536, 582, 592, 593, 605, 635, 638, 640, *813*, *820*, *828*, *836*, *842*, *851*.
Jores 242, *813*, *1098*.
De Josselin *842*, *850*.
Joschinaga *820*.
Josephson 191, *201*, 658, *813*.
Joung 999, *1093*.
Jouon 716, 717, *842*.
Judd 367, 499, 517, 521, *828*.
Jung 237, 250, *815*, *1098*, 1126, *1133*.
Jussieu 493.

Kablé 699, *842*.
v. Kahlden 520, 553, 554, 678, 699, 700, 708, 713, 718, 731, 751, 771, 790, *828*, *842*, 1006, *1098*, 1127, *1133*.
Kahn *888*, *924*.
Kaiser *952*.
Kaiserling 289.
Kakuschkin 565, 607, *828*.
Kalberer 88, *201*.
Kallinikoff *1098*.
Kalmanowski *950*.
Kaltenbach 717, *842*, 1015, 1020, *1098*, 1127, *1133*.
Kamann 676, 978, 1057, *1098*, 1127, *1133*.
Kamerer 37.
Kamniker 298, *813*.
Kanther 474, 477, 483, *828*.
Kantorowicz 195.
Karg 935.
Karpel 194, *201*.
Kassjanow 1074, *1098*.
Kastschenko 961, 991, 1021, 1072.
Kathe 672, 711, *843*.
Katz 39, 53, 69, 73, 88, 132, 190, *201*, *202*, 521, 588, 673, 678, 691, 734, *828*, *843*, 865, 920, 924, 939, 944, 945, 946.
Kauffmann 661, 778, *828*, *851*, 859, 861, 864, 990, 992, 999, 1000, 1001, 1004, 1011, 1057, *1099*.
Kaufmann 3, 34, 35, 45, 77, 78, 87, 99, 100, 104, 106, 107, 123, 148, 149, 150, 176, 179, *202*, *204*, 317, 318, 360, 517, 520, 558, 559, 597, 599, 623, 666, 748, 787, 794, 795, 796, *843*, *851*, 885, *923*, *952*, 980, 991, 1053, *1098*, *1133*.
— E. 520, 738, 752, 766, 767, 770, *813*, *820*.
Kay 718, *843*.
Kayser 192, *202*.
Kedvierski 1062, *1099*, 1119, *1133*.
Keene 463, *828*.
Kehrer 56, 61, *202*, 273, 359, 559, 622, 777, 778, 783, 789, 790, 791, 792, 793, 794, 795, 796, 803, *813*, *828*, *851*, 863, *951*, 973, 974, 975, 980, 981, 1010, *1099*, 1110, *1133*.
Keibel 961.
Keiffer *813*.
Keither *828*.
Keitler 54, 83, 99, 110, 121, 129, 130, 152, 169, *202*, 715, *843*, *851*, *951*.
Keller 717, 719, 731, 771, *828*, *843*, 990, *1099*.
Kelley *1133*.
Kellog *828*.
Kelly 184, 320, *820*, *843*, *962*, 1021, 1022, 1057, 1060, *1099*, 1120, 1127.
Kendrik *952*.
Kengyel *813*.
Kermauner 3, 4, 5, 6, 7, 9, 10, 23, 27, 37, 39, 40, 43, 46, 53, 56, 60, 63, 69, 73, 76, 79, 129, 132, 133, 136, 137, 139, 140, 143, 146, 147, 161, 162, 164, 166, 180, 188, 190, *201*, *202*, 208, 271, 420, 606, 748, *813*, *828*, *848*, *854*, 863, 874, 875, 879, 885, *888*, 889, 891, 904, 906, 907, 932, 935, 939, 940, 941, 948, 1060, 1062, *1099*.
Kettle *1094*, 1110, *1133*.
Keysserling 179.
Kezmarsky 751.
Kiehne *843*.

King 367, *924*, *952*.
Kirch 1110.
Kirchgeßner 744, 745, *848*.
Kirchhoff 99, 101, *202*.
Kircht 521.
Kirsch-Hoffmann 1122.
Kirschner *828*.
Kissel 1060.
Kitai 150, *202*, 371, 378, 380, 382, 384, 385, 386, 387, 388, 389, 390, 393, 394, 403, 405, 406, 407, 408, 416, 420, 434, 435, 439, 440, 441, 446, 447, 475, 521, 525, 526, 529, 530, 539, 545, 554, 575, 577, 583, *828*, *832*.
Kittler 194, *202*.
Kiyonari *1099*.
Klaften 291, *813*.
Klages 499, 503, *813*, *828*.
Klaus 183, 184, *202*.
Klebs 255, 714, 740, 770, *813*.
Klee 187, *202*, 749, 773, *848*, *851*.
Kleemann *951*.
Klein 152, 653, 656, 670, 674, 732, 771, *843*, *952*, 1110, 1123, 1124.
— G. 44, 45, 187, *202*, *828*.
— K. *1133*.
— Otto *924*.
Kleinhans *202*, 282, 431, 449, 450, 640, 665, *813*, *828*, 1059, 1060, 1073, *1099*, 1110, 1127, *1133*.
Kleinschmidt 699, 713, 773, 783, *843*, *851*.
Kleinwächter 239, 254, *813*, 972.
Klien *202*, 677, *843*, *1133*.
Klinge *951*, *1133*.
Klinger 99, 101, 152, *202*.
Klob 212, 317, *843*.
Klotz 1060, *1099*, 1111.
Knack *947*, *952*.
Knauer 301, 307, 656, *813*, *828*, 864.
Knaus 36, 99, *202*, *1099*.
Knieriem *843*.
Knipper *813*.
Knorr 306, *813*.
Knott, O. 674.
Knox 778, 779, 782, *851*.
Koblanck *829*, *854*, 861.
Koblank *1133*.
Koch 520, 790, 792, 793, 794, *843*, *851*.
— C. 526, *829*.
Kocks 541.
Koeberle 292, 655, 656.

Köhler 509, 513, *829*, *851*.
Kölliker 254, 961, 965.
Koenig 974, 999, *1099*, 1115.
Koerner *202*, 620, *829*, *925*, *951*, *1099*, 1121.
Köstlin *813*.
Kötschau 717, *843*.
Köttnitz *1133*.
Kohlmann *202*.
Kolb 214, *813*.
Kolde 699, *843*.
Kolessnikow *849*.
Kolisko 1053.
Kolomenkin 1053, 1057, *1099*.
Koltonski 1114.
Komocki *829*.
Konjetzny *821*.
Konrad 53, *202*.
Konrich *813*.
Konschegg *202*.
Korallus 880.
Koritschoner 1061, *1099*, 1118.
Kornileff 152, *202*.
Koslowski 513, *829*.
Koßmann 359, 480, 558, 563, 564, 567, 574, 622, 630, *829*, 972, 1016, 1019, 1021, 1040, 1062, 1071, *1099*, *1133*.
Kotzaref *924*.
Koutasso *851*.
Kouwer 999, *1099*.
Kräger 782.
Kraul 56, 61, 63, *199*, 884, 970, *1099*.
Kraus 48, 83, 154, *202*, 281.
— E. J. *1099*.
Krause 134.
Kraut *950*.
Krebs 1040, 1058, 1073, 1082, 1088, 1090, *1099*, 1127, 1128, *1134*.
Kreitmair 981, 982, *1099*.
Krenzer, Ch. 339.
Kretschmar 82, 114.
Kretschmer *813*.
Kreutzmann 1015, *1099*.
Kreuzer *820*.
Kreuzfuchs *1134*.
Krewer 1055, 1063, *1099*, *1134*.
Krieger 999, *1099*.
Kriesche 308.
Krische 687, 733, 734, *813*, *843*.
Krizynski 155, *202*.
Kröger 217, *813*.
Krömer 7, 83, 99, 102, 110, 119, 120, 126, 129, 132, 133, 135, 140, 143, 146, 147, 185, *202*, 745, 752, *829*, *848*, 974, 978, 1022, 1053, 1056, 1057, 1067, 1081, *1099*, 1115, 1127, 1128, *1134*.
Kroenig 145, 562.
Kroenig-Doederlein 884.
Krösing *1099*, 1118, 1119.
Krompecher 74, 75, 76, 77, 78, 79, 80, 81, 91, 93, 96, 111, 112, 116, 117, *202*.
Krotkina 161, *202*.
Krückmann 1083.
Krüger 99, 184, *202*, 303, *813*, *851*, *952*.
— M. *1099*.
Krukenberg 37, 195, *202*, 290, 673, 675, 736, 864, 865, *1133*.
Krull 211, 212, *813*.
Krumbein 150, *202*, 252, 706, *813*, *843*.
Kryczowski *1135*.
Krzyskowski 792, 794, *851*, 999, 1005, 1006, 1057, 1058, *1106*, *1135*.
Kubinyi 772, 773, 774, *851*, *950*.
Kudoh 420, *829*.
Kühl 140, 152, *203*.
Kühn 700, *843*.
Kühne 673.
Kuehner *829*.
Küster 299, 301, *813*.
Küstner 193, 194, *203*, 212, 299, 301, 657, 677, *813*, *829*, *843*, 864, 1082, *1099*, 1121.
v. Küttner 1053, *1099*, 1119.
Kuncz 677, 691, 727, 735, *843*.
Kundrat 7, 8, 133, 139, 141, 143, 158, 159, 193, *203*, 699, 729, *829*, *843*.
Kuner-Zacher *951*.
Kunert 790, 791, 792, 793, *843*, *851*.
Kunike 718, *843*.
Kunitz 715, 790, *851*.
Kuntzsch 504, 527, 644.
Kunze 48, 134, 151, 154, *203*.
Kupfer 961, 1072.
Kuppenheimer *1134*.
Kurz 678, 699, 734, 751, 779.
Kutassow 779, 792, *851*.
Kworostansky 186, 297, 802, *851*, 1016, 1053, 1079, 1080, 1081, 1085, *1134*.
Kydrygroboff *848*.
Kynoch 1110.

Labadie-Lagrave 907.
Labhardt 45, *203*, 421, 450, *814*, *829*, 1053, *1099*, *1134*.
Lacroix 1020, *1102*.
Ladage *950*.
Laderer *924*, *952*.
Ladinski *951*, *952*, 974, 1053, *1100*.
Ladinsky 49, *203*, 864.
Ladreyt 773.
Läwen 789, 793, 794, 799, *851*.
Laffont *886*, *952*.
Lahm 3, 45, 47, 48, 50, 51, 52, 56, 58, 61, 63, 69, 70, 76, 83, 88, 93, 98, 107, 110, 111, 121, 131, 134, 156, 168, 182, 185, 186, *203*, 296, 307, 369, 382, 410, 454, 590, 597, 602, 683, 732, 777, 778, *813*, *829*, *843*, *851*, *951*, *952*, 972, 988, 989, *1069*.
Laméris 132, 139, 143, *202*, *848*.
Lamers 291, *814*, *843*, 1022.
Landau 97, 153, *196*, *203*, 223, 289, 291, 297, 303, 438, 439, 440, 449, 450, 658, 661, 771, *814*, *829*, *843*, 1060, 1062, 1114.
— L. 445, 449, 634, *829*, *1134*.
Landbey 1118.
Landerer 47, 104, *203*, 362, *829*.
Landesmann *950*.
Langenbeck *843*, 1127.
Langer 910.
Langerhans 687, *814*, *843*.
Langhans 97, 176, 956, 961, 962, 968, 976, 982, 1008, 1010, 1015, 1021, 1030, 1037, 1038, 1040, 1050, 1053, 1071, 1072, 1073, 1077, 1080, 1085, *1100*.
Langner *843*.
Lapp 53, *203*.
Laqueur 969.
Lardenois 193.
Laroynne 301, *814*.
Laserstein 977.
Latteux *814*.
Latzko 288, 290, *814*, *829*.
Lauche 149, *203*, 252, 358, 360, 362, 363, 364, 365, 414, 435, 450, 455, 457, 474, 479, 480, 482, 483, 497, 498, 499, 501, 502, 503, 508, 509, 511, 512, 513, 514, 515, 516, 517, 518, 519, 520, 521, 536, 582, 586, 588, 591, 592, 598, 599, 600, 605, 612, 613, 614, 620, 661,

706, 762, 763, *814*, *829*, *830*, *843*.
Laurent *843*.
Laurier *1093*.
Lauschke 130, 153, *203*.
Lauwers 302, *814*.
Lawrence 64, 104, *206*.
Lazarus *848*, *918*, *953*.
Lazich 960.
Lebert 125, *203*, 670, 778, *851*.
Lebret *1100*.
Lecène 114, 192, *203*, 290, 477, *814*, *829*, 1059, *1100*.
Lederer *203*.
Leening *953*.
Lefort *951*.
Legerlotz *830*.
Legueu 301, 359, *814*, *830*.
Lehmann 106, 185, *203*, 299, 302, 1057, *1100*, *1134*.
Lehnert 280, *814*.
Leisewitz *830*.
Leisse *1100*.
Leitch 866, 875.
Leith *851*.
Leitz 892.
Lemeland 787, *851*.
Lemon 484, 499, 500, *830*.
Lengemann *1083*.
Lennander 300, *814*.
Leonard *925*, *947*.
Leopold 292, 691, 717, *814*, *843*, 1021.
Lerchenthal 704, 718, 729, 771, *843*.
Letulle 392, 482, 732.
Leusden *1134*.
Levant *1094*.
Levers *1134*.
Leveuf 139, 143, 144, 145, 146, 157, *203*.
Levin 935.
Levitzky *851*.
Levy-Solal *1085*, *1100*.
Lewer 940.
Lewers 291, *814*, *854*, 860, 872.
Lewin 189, 861.
Lewis 674, *843*, 961.
Ley 778, *814*, *851*.
Leyden 301, *814*.
Lhez 300, *814*.
Lichtenstern 433, 450, *830*, 1127, *1134*.
Lie *1134*.
Liebe 1001, 1063, *1100*, 1113.
Lieber 257, *814*.
Liebl 517, 518, 519.

Liebmann 186, *203*, 303, *814*.
Liegner 141, 143, *203*.
Liegur 864.
Liepmann 141, 189.
Ligabue *951*.
Lilienfeld 195.
Limacher *886*.
Limböck 110, *203*.
Limnell 99, *203*.
Lindau 511, 512, *830*.
Lindemann 773.
Linden 451, 521, 530, 536, 540, 545, 549, 554, 585, 588, 590, 606, *830*, *833*.
Lindenberg *814*.
Lindenheim 283, *814*.
Lindenthal *830*.
Lindfors 1021, 1060, *1100*, 1114, *1134*.
Lindquist 939, *952*.
v. Lingen *814*.
Linke 865, *950*.
Linné 60.
Lipschütz 69, *203*.
Lisfranc 301, *814*.
Lissauer 1057, 1058, *1100*.
Littauer 159, *203*, 1053, 1091, *1100*, *1134*.
Little 934.
Littler 789, 792, 794, 795, 796, *851*, *852*.
Littlewood *830*.
Lobstein *851*.
Lochrane 410, 454, 497, *830*.
v. Lockstädt 359, 433, 435, 445, 492, 558, 559, 622, 640, 663, 666, *830*, *843*.
Lockyer 450, 470, 795, *830*, *848*, *851*, *1100*, 1127.
Loeb 113, *203*, *952*, *1100*.
Loebell 751, *843*.
Löfquist 1060, *1100*, 1110, *1134*.
Löhlein 47, 104, 140, *203*, 362, *814*, *830*, 1020, *1100*, *1134*.
Lönnberg 1053, *1100*.
Lönneberg *1134*.
Lönnecken *1134*.
Loeper *924*.
Loeschke 493, 610.
Löwe 300, *814*.
Loewe 969.
Loh *1134*.
Lohenner 867, *953*.
Lombardi 491, *830*.
Lomer 217, *814*, 1057, *1100*, 1127, *1134*.
Lord 999.

Lorenzen, U. 855.
Lorey. 247, *814*.
Lorrain 1057, 1059, 1060, *1098*, 1110, 1114, *1133*.
Lott *814*.
Loubat 319, *820*.
Louros 588, *888*.
Louwers 302.
Lubarsch 92, 103, 111, 135, 149, 152, 169, 191, *198*, *203*, 255, 280, 281, 287, 289, 290, 360, 362, 365, 558, 561, 620, 622, 623, 665, 670, 708, 710, 713, 730, 738, 741, 744, 771, 795, 802, *814*, *830*, *843*, 969, 1022, 1074, *1083*, *1100*.
Lubarsch-Ostertag 804.
Lucien *1101*.
Ludwig *830*.
Lühmann 699, *843*.
Lüpke 864, 865, 921, *950*.
Lüthy 148, 149, 150, 191, *203*, 497, 596, *830*.
Lützenkirchen 610.
Luker 297, *814*, 1028, *1100*.
Lumiére *952*.
Lund 778, 803, *851*.
Lundwall *924*.
Luys 301, *814*.
Lwoff 1115.

Macaigne 999, *1100*.
Mac Callum 79.
— Cann 99, *203*.
— Carty 499, *830*.
— Glun 863, *950*.
Mackenrodt 184, 269, 288, 302, 342, 345, 479, 642, 703, *814*, 1114.
Mac Lennan 677, *843*.
Maczewski *830*.
Madlener 1057, *1100*, *1134*.
Madon *1104*.
Madruzza *1100*.
Maeda *1100*.
Mäkinen *814*.
Magron *952*.
Mahle 53, 183, *203*, 480, 484, 499, 500, *830*.
Maier 973.
— Rud. 1019, 1020, *1100*.
Mainzer 84, *204*.
Maiss 159, *204*, 999, 1000, *1100*.
Malapert 792, *851*.
Maley *951*.
Malcolm Hebb 1058, *1100*.

Malinowsky 673, 677, *843*.
Mallory 242, 246, 247, 278, 403, 684, 685, 687, 691, 740, 741, 756, 758, 786, 798, *814*, *843*.
Maloff 438, 440.
Malpighi 17, 76.
Manabeau *852*.
Mandelbaum 110.
Mandl 306, *814*, *830*.
Mann 1115.
Manna *924*, *952*.
Mannheimer 188, 1053, *1100*, *1134*.
Mannheims *204*, 773.
Mansfeld 98, 99, *204*, *1100*.
Mantelli *830*.
Manteufel *204*.
Manton *814*.
Marchand 365, 794, 801, 960, 965, 972, 975, 976, 982, 987, 988, 990, 991, 992, 999, 1002, 1008, 1009, 1010, 1012, 1015, 1016, 1018, 1019, 1020, 1021, 1022, 1029, 1030, 1036, 1038, 1039, 1040, 1041, 1042, 1043, 1044, 1050, 1053, 1054, 1060, 1061, 1062, 1065, 1071, 1072, 1073, 1077, 1079, 1080, 1085, 1087, 1090, *1100*, 1108, 1109, 1110, 1116, 1119, 1125, 1127, *1134*.
Marek *814*, *843*.
Maresch 180, 359, 558, 559, 622, 718, *830*.
Mariantschick 82.
Marie 1060, *1100*, *1134*.
Marien 359, *830*.
Marino 47, 50, 100, 159, 183, *204*.
Mark 503, *830*.
Marsh *844*.
Martin 191, 237, 250, 282, 474, 477, *814*, *815*, *826*, *844*, 980, *1100*, *1134*.
Martzloff 41, 42, 63, 69, 72, 75, 78, 79, 97, 132, 133, 143, 152, 158, 181, 183, *204*.
Marziani 1023, 1029, 1034, 1058, *1101*.
Maslowsky 1010.
Massabuan 794, 796, *824*, *852*, 1060, *1095*, *1101*.
Massazza 129, 130, *204*.
Masson 301, 787, *815*.
Mastny 690, 708, 736, *844*.
Mathäi *1134*.
Mathes 1082, *1101*.
Máthias 511, *830*, *1101*, *1134*.
Matlakowsky *815*.

Matthias 863, 909, 912, 918, *934*.
Mattmüller *204*, *950*.
Matwejew 1015, *1101*.
Matzdorf 176, *204*.
Matzmüller 53.
Mauclaire *815*, *844*, *952*.
v. Maudach 82, *204*, 567, 653, *830*.
Mauny 288, *815*.
Maximow 740, 758, 759, *1101*.
Mayer *844*, *952*, *1134*.
— A. 53, 146, 189, *204*, 272, 304, 450, 520, 521, 582, *815*, *830*, 864, 935, 969.
Maygrier *1134*.
Mayo 181, 938.
Mayrhofer 939.
Mazet 214, *815*.
Mazza *1092*.
Mc Cann 1118.
— Clellon *1094*.
— Creery 217.
— Curty 480.
— Donald 305.
— Kenna 1022, 1081, *1100*, *1133*.
— Kerron 1121, 1124.
— Malley *836*.
Meckel 653, 1007, 1008.
Meichon *815*.
Meigs *204*, 450, 455, 592, *830*.
Meinecke *844*.
Melcieul 980.
Melnikow-Raswedenkow 410, *830*.
Ménétrier 158, *204*, 857.
Menge 117, 121, 125, 156, *204*, 521, 536, 582, 588, 590, 673, 700, 713, *815*, *830*, *844*, 1022, 1053, *1101*, 1113, *1134*.
Ménière 718, *844*.
Mercadé *830*.
Mergelsberg *204*.
Meriel 217, 300, 301, *815*, *830*.
Merkel 778, 779, 782, 795, 803, *851*, 1108.
Merle *809*, *823*.
Mermel *844*.
Merttens 1021, 1072.
Meslay 713, *815*, *844*.
Meslitz 369, 370, 375, 397, 404, 406, 408, 439, 440, 442, 450, 457, 463, 475, 487, 495, 496, 497, 540, 552, 560, 582, 583, 584, 592, 594, 595, 596, 597, 598, 599, 600, 602, *830*.
Mette *830*.
Metzger 186, 192, 195, *204*, *815*.
Meye 981.

v. Meyenburg 606, 638, 640, *831*.
Meyer 446.
— C. 670.
— E. *204*.
— H. *204*, 1000, 1006, 1019, *1101*, 1127.
— J. G. v. 218, *831*.
— N. J. *1101*.
— R. 8, 44, 45, 46, 49, 56, 61, 63, 64, 75, 80, 82, 99, 101, 104, 105, 106, 111, 114, 115, 116, 117, 118, 119, 120, 121, 124, 125, 129, 130, 139, 140, 147, 148, 149, 154, 155, 162, 163, 168, 169, 170, 175, 179, 180, 185, 187, 188, *200*, *204*, 211, 256, 264, 271, 280, 287, 290, 334, 335, 354, 357, 358, 359, 360, 361, 362, 369, 375, 378, 382, 390, 393, 401, 405, 410, 418, 430, 437, 440, 444, 449, 450, 455, 466, 471, 474, 477, 479, 487, 488, 489, 491, 493, 497, 499, 516, 518, 519, 520, 521, 526, 535, 539, 540, 545, 547, 549, 553, 554, 558, 559, 561, 562, 563, 564, 565, 566, 567, 571, 572, 573, 574, 578, 580, 582, 585, 586, 588, 589, 592, 593, 594, 597, 598, 600, 601, 605, 606, 607, 608, 609, 610, 611, 614, 615, 616, 617, 622, 623, 624, 625, 628, 632, 633, 637, 638, 644, 645, 646, 647, 649, 650, 653, 657, 648, 660, 662, 664, 665, 668, 669, 670, 672, 674, 677, 678, 680, 683, 688, 689, 692, 693, 695, 696, 697, 701, 702, 703, 704, 716, 717, 719, 720, 724, 726, 727, 734, 735, 736, 737, 738, 745, 746, 748, 749, 753, 755, 757, 760, 762, 764, 765, 767, 769, 773, 774, 775, 776, 777, 778, 779, 780, 781, 784, 787, 795, 796, 797, 802, 804, 805, 806, *815*, *821*, *831*, *832*, *844*, *848*, *851*, *916*, 917, 919, 922, 923, 928, *951*, *952*, 954, 956, 967, 975, 976, 977, 978, 979, 995, 999, 1000, 1007, 1015, 1017, 1022, 1026, 1036, 1045, 1047, 1049, 1050, 1051, 1052, 1057, 1059, 1060, 1063, 1069, 1077, 1080, 1083, *1101*, 1108, 1114, 1118, 1119, 1122, 1123, 1124, 1125, 1129, 1131, *1134*.

Namenverzeichnis.

Meyer-Ruegg 1053, *1101*.
Meyer-Wirtz 155, *204*.
Mibayashi 9, 190, *205*.
Michael 980, *1101*.
Michaelis 1074, *1101*.
Michel 794, *815*, *850*, 1053, *1101*, *1134*.
— F. *1101*.
— G. *1101*.
Michin *832*.
Michon 91, *198*, 588, *823*, *826*, *832*.
Michou 291, 474, 477, 500.
Mihàlkovics *886*.
v. Mikulicz-Radecki *921*, 946, 1119, 1120, 1124.
Miles 1053, *1101*, 1110, *1134*.
Milian 717.
Miller 110, 112, 125, *205*, 301, 674, *844*, *845*, 1040, 1060, *1101*, 1111.
Milner 151, 156, 157, 158, 160, 194, *205*.
Minich 715, 792, *839*, *849*.
Minkowski 687, 710, *844*.
Minot 961, 1021, 1072.
Mintrop 191, *205*, 270, *815*.
Mintz 508, 509, 511, 512, *832*.
Mirabeau 99, *205*.
Mocquot, P. *842*.
Möhnle *205*, *951*.
Moeller 189, *197*, *815*, 1060, 1110, 1115.
Moench 47, 91, 97, 104, 110, 154, 185, *205*, 301, 664, *815*, *952*, 1015, *1101*.
Mönckeberg 790, *851*.
Mognot 673.
Moise 187, *205*, 773.
Moller *1101*.
Molloff *832*.
Moltrecht 1060, 1062, *1101*.
Moltzer 830.
Momigliano 431, 433, 719, *832*.
Monchy 679.
Monden 1086.
Monlanquet 1112.
Monod 999, *1101*, *1105*.
Montgomery 187, 771, *844*.
Moraller 450, 637, 676, 680, 696, 698, 700, 713, *844*.
Morestin 718, *844*.
Moretti 272.
Morgagni 211.
Morgenroth 700, *844*.
Morichau 792, *851*.
Morinaga 193, *205*.

Morpurgo 708, *844*, 976, 994, 995.
Morse 470, *832*.
Mortier *205*.
Mosbacher *1135*.
Moschowitz 1059, *1101*.
Moskowicz *815*, 1112.
Moth 999, *1101*.
Motta 292, 293, *815*.
Mouat *832*.
Mouchy *844*.
Moukayé 80, 99, 104, 165, *205*.
Moulonguet 282, *815*.
Mücke 981, *1101*.
von zur Mühlen *815*.
Mühlenbruch 972, 973, *1101*.
Mühsam 1057, *1101*, *1134*.
Müller 44, 81, 82, 94, 111, 114, 119, 426, 430, 438, 444, 450, 495, 508, 515, 533, 539, 540, 541, 570, 700, 790, 793, 794, *815*, *1101*.
— E. 69, 74.
Müller, Fr. 217, *815*.
— G. *1134*.
— H. 1007, 1008, *1101*.
— J. 1007.
— Joh. 211, 463, 466, 467, *832*.
— O. 863.
— P. 266, 290, *832*, 939, 941.
Müllerheim 315.
Münzer 1071, *1102*.
Muller 99, *205*.
Mundé 790, *844*, *852*.
Mundt *205*, *815*.
Murata 970, 1069.
Muret *205*.
Muret-Hischberg 49.
Muroltus 493.
Murphey 749, *848*.
Muretti *815*.
Murray 237, 250, 280, 287, 789, 792, 794, 795, 796, *815*, *851*, *852*.
Muset 952.
Mutilow 387.

Nabias *952*.
Nadal 457, 795, *832*, *849*.
Naegeli 740, 887, 888, 924.
Nägelsbach 1028, *1102*, 1118.
Nagel 161, 162, *205*, 609, *832*, *844*, 1022.
Nagy 714, 1059, *1102*, *1134*.
Natanson 82, 83, *205*.
Nather 924.
Nattan-Larièr 1008, *1132*.

Naujoks 1055, *1102*, 1124, 1126.
Nauwerk 91.
Nebesky 187, 188, *205*, 638, 640, 771, 772, 773, *832*, *844*.
Nehrkorn 786, 794, 801, *844*, *852*.
Neller 163, *205*.
Neprjachin 1058, *1102*.
Nestmann 252, *815*.
Netzel 1019, 1028, *1102*.
Neu *832*.
Neubürger 163, *205*.
Neugebauer *1134*.
— F. 506, *832*.
Neumann 960, 976, 986, 987, 988, 998, 1005, 1008, 1021, 1038, 1040, 1057, 1062, 1072, 1073, 1085, *1102*, 1109, *1134*.
— H. O. 194, *205*, 320, 321, 322, 323, 338, 625, 775, 776, *815*, *821*, *832*, *852*, 863, 878.
— J. 991, 999.
Neumeister *832*.
Neustadt, B. 827.
Neuweiler 390, 451, 454, 457, 495, 499, *832*.
Neuwirth *951*.
Nevermann 999, *1102*.
Nevinuy 1075, *1102*, *1108*.
Newan *848*.
Nicholson 794, 795, *832*, *851*.
Niebergall 158, 187, *205*, 771, *844*.
Nijhoff 698, *844*, 990, 1013, 1063, *1102*.
Nikiforoff 1021, *1102*.
Nilsen 1060.
Niosi 1060, *1102*.
Nitabuch 963, 964, 977, 979, 1021, 1049.
Nixon 291, *815*.
Nizza *1102*.
Noble 184, *815*, 1053, *1102*, *1134*.
Nolasco 1062, *1102*.
Noon *1135*.
von Noorden *832*.
Norris 99, 100, 104, 152, 159, 160, 177, 181, 183, 191, 193, *205*, 463, *828*, *833*, 881, 882, 890, 897, 921, 923, 938, *950*, *951*.
v. Nothaft 110, *205*.
Noto *815*.
Novak 180, 274, 502, 503, 590, *833*, 1023, *1102*.
— E. M. D. *1102*.
— J. 214, *1102*.
Nové-Josserand 1020, *1102*.
Novicki *1133*.
Novogrodsky *815*.

Novy *205*.
Nürnberger 678, *833*, 968, *1102*.
Nystroem 545, *833*.

Obata 99, 102, 104, 120, 126, 147, *205*.
Oberling 509, 511, 517, 518, 519, *833*, *1097*.
Oberndorfer 772, 773, *852*, 1055, *1102*, *1134*.
Obolenskaja 292, *812*.
Odenthal 94, *205*.
Oehlecker *833*, *1102*.
Oeltjen *950*.
Oeri 84, 169, *205*.
Oertel 591.
v. Oettingen 521, 530, 536, 540, 545, 549, 554, 585, 588, 590, 606, *833*, *1102*.
Offergeld 46, 110, 119, 120, 121, 124, 138, 142, 146, 159, 160, 193, 195, *205*, *885*, *886*, 887.
Ogata 247.
Ogorek 708, *844*.
Ohlshausen 506, 674, 679.
Olow 674, *844*.
Olshausen 162, 184, 185, 186, *205*, 213, 289, 290, 292, 304, 500, *815*, *1134*.
Opitz 48, 87, 134, 153, 178, 186, 187, 188, *205*, 254, 279, 359, 622, 623, 630, 638, 735, 772, 773, *833*, *844*, 885, *952*, *1102*, 1113, *1134*.
Oppenheimer 1061, *1094*, 1112.
Orator *924*.
Orloff 237, 239, 254, 638, *833*.
Orsos 110, *205*.
Orth 54, 128, 135, *205*, 266, 308, 359, 622, 778, 783, 793, 794, *816*, *852*, 1005, 1008, *1102*.
Orthmann 116, 191, *205*, 217, 545, *816*, *833*, *844*.
Orthner *1102*.
Oschmann *816*.
Osiander 303.
Osterloh *1102*, *1134*.
v. Ott 289, *816*, *844*.
Otto 635, 659, *833*, *1102*.
Ottow 464, 467, 633, 634.
Oui 999, *1094*.
Outerbridge 517, *833*, *950*, 1023, 1118, *1134*.
Ouvry *1094*, *1102*.
Ozenne *852*.

Paeris 865.
Paget 670.
Pahl, W. *1102*.
Palieri *1102*.
Paltauf 1061, 1065, *1102*.
Palm 186, *205*, *833*.
Palmer 477, 483, 484, 495, *833*.
Palugyay 56, 61, 181, *205*.
Pankow 28, 133, 141, 143, 146, 150, *206*, 313, 501, *833*, 924, 941, 943, 946, 1126.
Panning *833*.
Pantzer 320, *821*, *844*.
Panum 1015.
de Paoli *833*.
Pape 274, *816*.
Pappel 214.
Pappenheim 248.
Parker *814*.
Paschen 140, 155, *206*.
Patel 217.
Patellani 1068, 1122.
Patti *205*.
Pauchet *924*.
Paul, F. *1103*.
Paulet *887*.
Paulinen-Burla 863, *951*.
Paviot 710, 731, 736, *844*.
Pawlik 195.
Payr 301, *816*, *854*, 878, 1108, 1110, 1114, 1115.
Payr-Zweifel *952*.
Peán 718.
Pearce 433, *808*.
Peham 39, 186, 216, 223, 228, 229, 230, 292, 295, 597, 733, 790, 793, 794, *816*, *844*, *852*, 943, *950*, *1134*.
Peightal 104, *209*.
Peine 673, 696, 732, *844*.
Peiser 143, 146.
Peller 856, 858, 866, 940, 949, *950*, *952*.
Pels-Leusden 1021, 1072, *1103*.
Pelzer *816*.
Penkert 792, 793, 794, 796, *852*, 980, 991, 1016, *1103*, *1134*.
Pepere *848*.
Pergament *844*.
Perlstein 789, 794, 795, *852*.
Perner 288, *816*.
Pernice 790, 793, 794, 796, *852*.
Perrin *844*.
Perry 470, *832*.
Péry 1085, *1103*, *1134*.

Pestalozza 974, 999, 1006, 1021, 1046, 1053, 1056, 1058, 1059, 1065, 1068, *1103*, 1127, *1134*.
Petalis *1103*.
Peters 956, 1037, 1060, 1073, 1077, 1080, *1103*, 1114, *1134*.
— H. 474, 577, *833*.
Petersen 49, 191, *206*, 778, 782, 788, 794, *852*.
Peterson 859, 860, 861, 864, *950*.
Petit 392.
Petitpierre, E. 519, *833*.
Petrowa 141, *206*.
Peuris *950*.
Peyron 787.
Pfannenstiel 134, 154, 155, *206*, 437, 449, 452, 477, 480, 486, 520, 545, 623, 777, 778, 790, 791, 792, 794, 800, 803, *833*, *852*, 1071, 1082, *1103*.
Pfeiffer 141, *206*, *886*, 1020, 1029, *1103*, 1127.
Pfister *816*.
Pförringer 1015, 1069, *1104*.
Pforte *833*.
Philipp 180, *206*, 970.
Philipps *848*, 1060.
Philips 1110, *1134*.
Piccoli 249, *816*.
Pichevin *844*.
Pichol 866.
Pick 191, 270, 271, 359, 361, 365, 437, 438, 440, 449, 450, 452, 471, 516, 519, 520, 521, 539, 545, 607, 622, 658, 661, 664, 670, 680, 699, 708, 715, 745, 786, 787, 790, *816*, 829, *833*, *834*, 845, *852*, 1053, 1056, 1057, 1060, 1063, 1081, 1085, 1111, 1114.
— A. 1021, 1022, *1103*, 1127.
— L. 986, 991, 1001, 1003, 1021, 1062, 1080, 1082, *1103*, *1134*.
Pierce 974, 1109.
Piering 48, 82, 156.
Pierre *1103*.
La Pierre *1103*.
Pietrusky 271, *816*.
Pietsch 1, 21.
Pietzold 789, 790, 791, 792, 794, *852*.
Pignand 865.
Pilliet 292, 713, *845*.
Pinkus *952*.
Pinkuss 701.
Pinto 297.

Piquand 276, 280, 304, 625, 640, 649, 670, 675, 683, 698, 699, 715, 716, 777, *816*, *845*, *852*.
Pischzek 554, *834*.
Platt 864.
Plaut *206*, 517, *834*, 866, *953*.
Playfair *845*.
Pleick 63, 104, *206*.
Plonkier *852*.
Plonskier 778.
Poharecky *845*, *848*.
Poirier 130, 139, 143, 145.
Polak *206*.
Polano 45, 104, 110, 116, *206*, 241, 302, 339, 499, 503, 664, 665, 745, 751, *816*, *821*, *834*, *845*, 955, 1001, 1023, 1060, 1081, *1103*, 1114, 1118, *1134*.
Pollack 778, *816*.
Pollak *206*, 295, 296, 298, *852*.
Pollosson 191, 303, 305, *819*, 974, 1053, 1056, *1103*, 1109, 1121, *1134*.
Polster 360, 367, 448, 450, 474, 477, 484, 499, 503, 509, 517, 526, 600, 614, *834*.
Pomery 64, 104, *206*.
Pomski *1134*.
Ponatow *206*.
Pop 94, 110, 119, 125, *206*, *951*.
Porcelli-Titone 765, *852*.
Poremski 1060, *1103*, 1114, *1134*.
Portes *952*.
Poschmann 673, 675, 704, *845*.
Posharisky *816*, *848*.
Poso 999, 1041, 1042, 1044, 1088.
Poten 43, 169, *206*, 968, 1006, 1053, 1057, 1065, 1073, 1074, 1085, *1103*, *1134*.
Poth 299, *816*.
Poucher 320, *816*.
Poulin *1092*.
Pozzi 302, *816*, 940, 941, 1020, 1026, 1077.
Praetorius 99, *206*.
Pratt 499, 500, 501, *834*.
Preissecker 778, *852*.
Pribam 635, *834*.
Priesel 578, *834*.
Prochownik 275, 691, 708, 727, 792, *816*, *845*, *852*, *1134*.
Pronai 69, 71, 75, 134, 136, 162, 165, 166, *206*, 935.
Proust 1085, *1103*, 1119, *1134*.
Prym 13, 49, 96, 97, *206*.
Przewoski 815.
Puccioni 247, 248, *816*.

Puech 794, 796, *852*.
Puls 912.
Pulsch 778, *852*.
Puppel 140, *206*, *816*.
Purves 493, *834*.
Pusch 778, 794.
Pusinich *1103*.

Quaas 212, *816*.
Quensel 194.
Quénu *845*.
Quérard *1134*.

Raab 674, *845*.
Raabe 157, 193, *206*.
Rabenau 213, *816*.
Rabinovitz 272, *816*, *834*.
Rabl 187, 765, 771, 773, 801, *845*.
Rademacher *816*, *848*.
Ranke 684, 685, *845*.
Ranvier 1008.
Raschdorff *834*.
Raspiri 450, *834*.
Rathke 1067.
Rauscher *1134*.
Ravols *950*.
Raymond *845*.
Razy *1134*.
Rebentisch 191, *206*.
Recasens *952*.
Recklinghausen 46, 47, 110, *206*, 357, 359, 360, 361, 362, 364, 367, 373, 378, 399, 400, 403, 413, 414, 426, 427, 431, 432, 433, 435, 436, 440, 445, 446, 447, 449, 452, 470, 471, 473, 477, 479, 481, 482, 483, 487, 488, 491, 492, 495, 496, 503, 519, 520, 557, 558, 559, 560, 561, 562, 563, 564, 565, 568, 586, 603, 621, 622, 623, 625, 629, 636, 640, 644, 646, 650, 655, 656, 658, 659, 660, 662, 664, 738, *834*, 1040.
Reder *947*, *952*.
Reeb *206*, 299, *816*, *852*, 883, *951*, 969, 1080, *1104*, 1128, *1134*.
Reehl *1104*.
Reel 212, 675, *816*.
Regnier *852*.
Rehr *206*.
Reich 248, *816*.
Reichel 193, *206*.
Reichert 72.

Reifferscheid 158, *834*, 873.
Reifferscheidt 610.
Rein 790, 791, 794, *852*.
Reinecke 288, *816*.
Reinicke 751, *1134*.
Reinstein-Mogilowa 1021, *1104*.
Reipen 862.
Remmelt 973.
Renaud *950*.
Renisch 450, *834*.
Renz 1111.
Resch *1134*.
Resinelli 1021, 1057, *1104*, 1127, *1134*.
Reunert *845*.
Reuter 343, 349, 350, 351, 352, 353, *821*, *852*.
Rhein 859, 860, 864, *950*.
— K. *852*.
Rheinstein 698, 708, *845*.
Rhenter 978, *1104*.
Rhomberg 214, *816*.
Ribbert 64, 69, 70, 71, 103, 134, 141, 152, *206*, 242, 258, 259, 266, 281, 288, 303, 361, 558, 566, 603, 604, 613, 638, 664, 671, 684, 687, 692, 710, 730, 738, 794, *816*, *845*, *852*, 1076, 1077, 1080.
Richard *1105*.
Richardson 217, *816*.
Richter *1134*.
— E. *852*.
— H. 960, 963.
— -Braun 793.
Ricker 258, 275, 359, 603, 622, 638, 691, 699, 708, 713, *816*, *834*, *845*.
Ridge 1061, *1104*.
Rieck 500, 501, 502, *834*.
Riecke 915, 933.
Rieder 653.
Riederei 188.
v. Riederer 718, 726, 771, 773, 786, *845*.
Riek *1134*.
Rieländer 563, *1104*.
Ries 149, *206*, 474, 596, *834*, *953*, *1104*, 1111, *1134*.
Rieß *1134*.
Rieux 924.
Rimann *834*, *848*.
Rindfleisch 255, 266, 310.
del Rio 684, 685.
Riotte 925.
Rippel 970, *1099*.
Risch *950*.

Risel 974, 987, 991, 1006, 1021, 1022, 1028, 1029, 1036, 1039, 1040, 1046, 1047, 1053, 1054, 1055, 1058, 1060, 1061, 1062, 1065, 1068, 1072, 1077, 1079, 1080, 1082, 1083, 1085, 1086, 1087, 1088, 1089, 1090, *1104*, 1110, 1114, 1127, *1134*.
Rißmann 649.
Ritter 187, *206*, 699, 713, 733, 771, *845*.
Rive *816*.
Rivett *834*.
Robb *848*.
Robert 493.
Robertson 789, 793, *852*.
Robin *834*, 1008.
Robinson *834*.
Roblin *816*.
Roche 302, *816*.
Rodecourt *1104*.
Rodler 713, *845*.
Roedelius *206*.
Roeger 222.
Röhrig 303, *816*.
Römer 190, 192, 195, *206*.
Roesger 239, 240, 255, *816*.
Roesner 1114, *1134*.
Roeßle 306, 697, *817*, *852*.
Roeßler 1068, 1091, *1104*, 1122.
Rogge 908.
Rogione 674.
Rohr 964.
Rohrbach 168, *206*.
Rokitansky 211, 212, 291, 299, 301, 670, *816*, *845*.
Rolly 45, *206*, 664, 665, *834*.
Romann 729.
Romiti 961, 1071.
Roncali *952*, 1021, *1104*.
Rosenberger *834*, *1134*.
Rosenblatt 883.
Rosenfeld 281, *1134*.
Rosenstein 288, 300, 454, 457, 771, 773, *817*, *834*, *845*, 864, 999, 1053, *1104*, *1134*.
Rosenthal 656, *834*.
Rosenzweig *1104*.
Roser *927*.
Rosinski 477, 491, *834*.
Rosner 218, *817*, 1060, *1104*, 1109, 1110, 1114, *1134*.
Roß 82, *206*, 862.
Rossa 149, 191, *206*.
Rossi-Doria 1079, *1104*.
Rossier 1060, *1104*, 1110, *1134*.

v. Rosthorn 48, 82, 87, 143, *206*, 452, 462, 638, 640, 678, 717, *817*, *834*, *845*, 1059, *1104*, *1134*.
Roth 542, *834*.
Rothweiler 708, *845*.
Roulland 789, 791, *850*.
Roussa 74.
Roussy 74, 1111.
Routh 152, *206*, *845*.
de Rouville 272, *947*, *951*, *1104*.
Rubin 69, 71, 75, 165, *206*, *207*.
Rudeloff 176, *207*.
Rühl *852*.
Rühle *886*, *952*.
Rükhard 187, 771, 773, *845*.
Ruge 303, 435, 927, *1134*.
— C. 1, 2, 3, 4, 7, 27, 28, 41, 48, 50, 51, 52, 53, 58, 99, 100, 102, 103, 134, 153, 154, 162, 180, 186, 192, 194, *207*, 215, 229, 234, 237, 250, 254, 268, 270, 271, 297, 298, 299, 359, 394, 558, 622, 625, 629, 630, 641, 682, 690, 708, 718, 720, 743, 748, 773, 781, 782, *817*, *845*, 986, 1005, 1019, 1021, 1026, 1045, 1071, 1082, *1104*, 1121, *1134*.
— I *207*, *834*, *922*, *928*, *951*.
— II *207*, *834*.
— P. *207*.
— -Veit 872.
Rullé *834*.
Runge 14, 254, 266, 545, *817*, 1082, *1102*.
— E. 1068.
— R. 1081.
Russel 474, 520, 533, 535, 539, 545, 548, 583, *835*.
Ruysch 972, 980, 1008, 1014.
Ryß 99, *207*.

Sabin *848*.
Sachs 303, 780, *817*.
Sachser 999.
Sadyer 410.
Sänger 37, *207*, 212, 213, *817*, *835*, *845*, 950, 1108, *1134*.
Saenger 1019, 1020, 1070, *1104*.
Saenger, H. 237, *817*.
Sage *845*.
Sakurai 260, 262.
Salin *817*.
Salomons 1110, *1134*.

Saltykow 765, 772, 773, *852*.
Samb *817*.
Sames 254, *817*.
Sampson 37, 149, 151, 152, 159, 160, 177, *207*, 239, 240, 358, 360, 363, 364, 367, 370, 390, 406, 408, 409, 419, 420, 428, 436, 445, 446, 447, 450, 451, 456, 459, 463, 469, 470, 471, 474, 475, 476, 477, 478, 479, 480, 484, 486, 487, 491, 494, 497, 499, 501, 507, 513, 516, 517, 518, 520, 521, 522, 523, 526, 533, 534, 535, 536, 537, 539, 544, 545, 546, 548, 549, 554, 557, 579, 580, 582, 583, 584, 585, 586, 587, 588, 589, 590, 591, 592, 593, 594, 596, 600, 601, 602, 606, 611, 612, 614, 615, 636, *817*, *835*, *882*.
Samter *207*, *935*.
Sanders *950*.
Sandberg 1053, 1059, *1104*.
Sandberger 1073.
Sandsberg *1134*.
Santi 246, 290, 644, *817*, *835*, 1082, *1104*.
Sappey 143, 272.
Sarwey 184, 674, *854*, 939, 940, 941, *952*.
Sato *852*.
Saul *885*.
Savor 126, *207*.
Saxinger 280.
Saylor 649, *835*.
Sbrozzi 1028, *1104*.
Scalone *817*.
v. Scanzoni 717, *845*.
Schäfer 194, *207*, 610, 781, 782.
Schäffer 746, *817*, *835*, *845*, *1135*.
Schämig 678.
Schallehn 161, *207*, 214, *817*.
Schaller 187, *207*, 771, 773, *845*, 1015, 1069, *1104*.
Schamoni 673, *845*.
Schaper 193, *207*, 259, 306, *817*, *950*.
Scharfe *845*.
Schatz 37, *207*.
Schauenstein 48, 69, 71, 72, 82, 83, 95, 134, 137, 151, 154, 165, 166, *207*, 863, 909, 933, 934, 935.
Schauta 82, 143, 146, 147, 150, 156, *207*, 212, 213, 214, 218,

359, 622, *817*, *835*, 878, 1053, 1055, 1064, 1088, *1104*, 1126, *1135*.
Scheel *1104*.
Scheerer *1135*.
Scheffer 493.
Scheib 53, 132, 133, 139, 140, 141, 142, 143, 145, 147, 148, 150, *207*, *835*.
Schenk 192, 195, *207*, 288, *817*.
Scherber *207*, 918, *950*.
Scherer *1104*.
Scheu 217, *817*.
Scheven 195.
Scheyer 107, *207*, 1023, 1089, *1105*.
Schickele 214, 272, 359, 360, 450, 468, 473, 474, 493, 495, 622, 623, 640, 730, *817*, *826*, *835*, *845*, 967, 1053, 1057, 1060, 1062, 1079, 1087, *1105*.
Schidkowsky 99, 100, *207*.
Schiffmann 187, 189, *207*, 297, 506, 508, 509, 512, *817*, *835*.
Schikowsky 807.
Schild *817*.
Schiller 339, 470, 509, 585, 591, 602, 661, *835*, 868, 882, 916, 917, *930*, 931, 934, 940, 943, *948*, *1135*.
— W. 10, 20, 69, 70, 71, 72, 73, 76, 77, 88, 91, 92, 93, 95, 96, 97, 127, 135, 136, 152, 159, 162, 163, 164, 165, 166, 183, *207*, 252, *817*, *835*, 863, 904, 912.
Schilling 866, *952*, *953*.
Schimmel 1059, *1105*, 1114.
Schindler 132, 139, 141, 145, 147, 149, *207*, 369, 375, 382, 450, 457, 458, 463, 469, 472, 474, 497, 521, 533, 594, *835*, *836*.
Schirokauer 787, *817*, *853*.
Schlagenhaufer 687, 729, *817*, *845*, 1017, 1053, 1055, 1060, 1062, 1077, 1079, 1101, *1105*, 1114, 1127, *1135*.
Schleußner 779, *852*.
Schlikowsky 786, *852*.
Schlimpert 674, *845*.
Schloffer *836*.
Schmal *817*.
Schmauch 1060, 1080, 1081, 1114, 1128, *1135*.
Schmaus *1105*.
Schmid 892, 1124.

Schmid, E. 158, 159, *207*.
Schmidt, A. O. 1081.
— E. 97, *207*.
— H. 1028, *1135*.
— H. H. 590, 673, *817*, *836*, *845*.
— H. R. 80, 106, *207*, 999, 1000, 1078, *1105*.
— J. 1127.
— Joh. *1105*.
— M. B. 987, 988, 999, 1000, 1005, 1053, 1054, 1078, *1105*, *1135*.
— O. *1105*.
— P. 554, *824*, *834*.
— W. 82.
Schmidtmann 304.
Schmit 126, *207*, 1053, 1055, 1059, 1060, 1062, 1064, 1088, *1105*, 1114, 1120.
Schmitt, W. 48, *207*.
Schmittmann *817*, *845*.
Schmitz 180, *207*, *208*.
Schmorl 186, 187, *208*, 281, 294, 295, 301, 306, 648, 730, 736, 771, *817*, *836*, *845*, 968, 969, 974, 976, 982, 986, 1001, 1016, 1019, 1021, 1022, 1053, 1055, 1056, 1057, 1059, 1060, 1061, 1062, 1065, 1074, 1081, 1085, *1105*, 1114, 1127, *1133*, *1135*.
Schneider 272, 815, *836*, *953*.
Schoch 88, *208*.
Schönholz 304, 369, 370, 371, 374, 385, 603, *836*, *1105*.
Schönig *1105*.
Schoinski 778, *853*.
Schon 300, 1060, *1105*.
Schoog 864, *950*.
Schorler 212, *817*.
Schottländer 3, 5, 6, 7, 9, 10, 23, 27, 37, 39, 40, 43, 44, 46, 53, 56, 60, 63, 69, 70, 71, 75, 76, 77, 79, 83, 87, 94, 95, 96, 98, 99, 100, 101, 104, 110, 111, 120, 129, 130, 133, 134, 135, 136, 137, 138, 139, 140, 142, 143, 145, 147, 148, 150, 151, 152, 153, 154, 155, 158, 162, 165, 166, 169, 177, 186, 188, 192, *208*, 304, 359, 558, 603, 622, 653, 654, 674, 675, 732, 738, 748, *836*, *846*, *854*, 891, 904, 906, 907, 932, 935, 948, *951*, 1057.
Schou *817*.
Schramm *846*.

Schreher 676, 680, *846*.
Schreus 69, 70, *201*.
Schridde 110, 111, 115, 124, *208*, 369, 370, 371, 374, 385, 603, 605, 802, *836*.
Schroeder 2, 43, 56, 58, 62, 81, 166, *208*, 215, 217, 303.
Schröder 359, 558, 622, 629, 789, 792, *836*, *846*, 864, 977, 981, 1069, *1105*, 1122.
— C. 279, 675, *853*, 872, 939.
— R. 9, 39, 799, *853*.
— -Hofmeier *817*, *818*.
Schröder v. d. Kolk 962.
Schubert 625, *836*.
Schütz 308.
Schütze 83, *208*, 288, 289, 432, 433, *818*, *836*.
Schugt 610, 748, 749, *848*.
Schulte *818*.
Schultes 699.
Schultz 13, *208*, 915, 916, 933, *951*.
Schultz-Brauns *1105*.
Schultze *846*.
— B. S. 299, 708, 709, *818*.
Schulze 300.
Schumacher 1083, *1105*, 1128.
Schumann, E. A. *1105*.
Schuster 165, *209*.
Schwab 44, 186, *208*, 665, 702, *836*, *1135*.
Schwartz 521, 625, 649.
Schwarz 88, 135, *208*, 500, *836*, *924*, *952*, *1105*.
— E. 242, 413, *818*, *836*, *1105*.
Schwarzenbach 297.
Schwarzer *1105*.
Schweitzer 863, 875, 976, *1105*.
Schweizer 1110.
Scibelli *836*.
Sedgwick, A. 961.
Seeger 718, 730, 778, *846*, *853*.
Seegert 463, 506, 507.
Seelig 130, 138, 139, 142, 147, *208*, 248, 250, 680, *836*.
Seeligmann 41, *208*.
Segalin 421, 425, *836*.
Segall 976, 991, 1008, 1021, 1072, *1105*.
Ségny *1094*.
Sehrt 188, *208*, 771, *846*.
Seitz 53, 148, *208*, 212, 272, 273, 287, 786, *818*, *836*, *950*, *951*, 969, 972, 974, 976, 1016, 1060, 1065, 1082, *1105*, 1111.
Sekiba 591, *836*.

Selbach 676, *846*.
Selberg 99, 100, *208*.
Seliga 656, *836*.
Sell *848*.
Sella 591.
Sellheim 141, 147, 153, *208*, 609, 1057, *1105*, 1114, *1135*.
Semb 299, 485, 517, 521, 529, *818*, *836*.
Semelink *836*.
Semmelink 214, 445, 468, 469, 474, 491, 520, 638, 640, *818*.
de Senaraleus *1135*.
Senez *818*.
Senge 193, *208*.
Seybert 291, *818*.
Seydel 778, 779, 782, 790, 791, 793, 795, 800, 801, 802, 805, 806, *853*.
Seyfert 506, 508, 509, 512, *835*.
Seyler 307, *818*.
Sfakianakis *1105*.
Shaw 289, 320, 457, 521, 526, 533, 536, *818*, *824*, *836*, *846*, *848*, *853*.
Shoemaker *836*, *953*.
Shordania *1105*.
Sieber 214, *818*.
v. Siebold 879.
Siedamgrotzky 726, 786, *853*.
Siefert 780.
v. Siegel 933.
Siegelberg 186, *208*, *952*.
Siegun *952*.
Sievers *1105*.
Silberberg 744, *846*, *849*.
Simmonds 728, 888, *1105*.
Simonds 1128.
Simpson 717, 718, *846*, 881, 882.
de Sinéty *836*.
Singer 303, 306, *818*.
Sippel 156, 158, *208*, 273, 303, *818*, *846*, 1042.
Siredey *924*, *1105*.
Sitzenfrey 82, 83, 84, 87, 104, 107, 110, 117, 118, 119, 148, 150, 159, 160, 192, 195, *207*, *208*, 255, 257, 287, 288, 289, 290, 307, 432, 450, 454, 472, 520, 591, 597, 624, 779, *818*, *836*, *853*, 882, 938, *952*.
Sjövall *1105*.
Skagan *1135*.
Sklarz *836*.
Skutsch 217, *818*.

Smith 289, 300, 778, *818*, *846*, *853*, *951*, 1110.
van Smith 319, *820*.
Smitt *952*.
Smoth *1134*.
Smyly 1072, *1106*.
Snegireff 881, 882.
De Snoo 410, 470, 521, 522, 528, 536, 635, *828*, 1070, *1106*.
Sobotta 145.
Soemmering 1008.
Solowij 999, 1005, 1006, 1028, 1057, 1058, *1106*, *1132*, *1135*.
Sommer 190, *208*.
Sondheimer 51, 159, *208*, 881.
Souligoux 717, *846*.
Spahn *818*.
Spee 961, 962, 1072.
Spencer 98, 99, *208*, 509, 771, 772, *824*, *846*, *853*, 885, *951*, 1057, *1106*, 1127, *1135*.
Speransky 288, *818*.
Sperber 741, 744, 745, *849*.
Spiegelberg 213, 292, 293, 715, 718, 734, 735, 790, 791, *846*, *853*.
Spirito 588, 716, *836*, *846*, 981, *1106*.
Sprenger 82, 83, *208*.
Springer 163, 778, *853*, 855.
Sproat *837*.
Spuler 791, 792, 793, 794, *853*.
Stacy *951*.
Stade 625, 640, 783, 802, *837*, *853*.
Stafianski 1022.
Stallmann 678, 708, 734, *846*.
Stanca 632, *837*.
Stankievicz 1057, *1135*.
Stark *1135*.
Starr-Judd 463.
Starry 778, 779, *849*, *853*.
Stechlin *837*.
Steffeck 545, 1016.
Steffen *837*.
Steichele 484, *837*.
Stein 110, 187, *208*, 217, 450, 559, 603, 773, *818*, *837*, 1128.
Steinbach 304.
Steinberg *818*.
Steinbüchel 161, *208*, 217, *818*, *837*.
Steiner, H. 509, 511, 665, *837*.
Steinhardt 673, 674, 675, 683, *846*.
Steinhaus 752, 1041, 1073, *1106*, *1135*.

Stemmelen 450, *818*, *837*.
Stern 239, 243, 246, 256, 259, *818*.
Sternberg 177, 180, *208*, 582, 600, 601, 602, 612, 704, *837*, *846*, 1046, 1059, *1106*, 1114, *1135*.
— C. 504.
Steven 450.
Stevens *837*.
Stewart 477, *830*, *837*.
Stewens *818*.
Stickel 157, *208*, 293.
Stieda 110, 126, *208*.
Stiedel 1128.
Stieve 80, *208*.
Stilling *837*.
Stoeckel 158, 162, *200*, 273, 327, 461, *837*, 873, 884, 924, 946, *953*, 978, 1069, 1091, *1106*, 1122, 1124, 1125.
— -Reifferscheid *883*, 884.
Stöckling 713.
Stöhr 654.
Stoerk 127, *208*, 280, 460, *837*.
Stoffel *1106*.
Stoltz 1008.
Stolz 748, *849*.
— A. R. 43, *209*.
Stone 45, *209*, 907, 920, *951*.
Storch 974, 980, 1008, 1015, *1106*.
Strahl 1022, 1071, 1074, 1108, *1135*.
v. Strasser 771, *846*.
Straßmann 302, 683.
— E. 272, 274, 299, *818*.
— P. 299.
Stratz 155, *209*, 287, 299, 499, *818*, *837*, 873, 939, *951*, *952*.
v. Strauch *818*.
Straumann *1135*.
Straus 64, 104, *206*.
Strauß 254, 359, 622, *818*, *837*.
Strempel 495, 496.
Strobach *1135*.
Stroganova-Ulesco 169, *209*, 254, 265, 454, 474, 477, 678, 690, 708, 748, *819*, *846*, *849*, *951*, 1021, *1135*.
Strohauer 1059, *1106*.
Strong 114, 117, *209*, *837*.
Strunk 696, *846*.
Studdiford 301, *818*.
Stübler 521, 529, 592, 605, 625, 654, 657, *837*.
Stumpf 718, *846*.
Suchier *952*.

Sunde 972, 973, 974, 975, 1022, 1057, 1059, 1060, 1061, 1062, *1106*, 1108, 1110, 1126, *1135*.
Surgery *1135*.
Surmont 99, *200*.
Sutton 533, 534, *818*, *837*.
Suzuki 516, 519, 605, *837*.
Svaigne *1135*.
Svaine 1127.
Svoboda 744, 745, *849*.
Swayne 677, *846*, 1053, *1106*.
Swieciki 301, *818*.
Sykow 1015, *1101*.
Szamek *837*.
Szamschin 110.
Szasz *853*.
v. Szathmáry 1001.
Szenes 521, 588, *828*, *837*.
Szili 492, 493, *837*, *1106*.

Taenzer 980.
Tafani 961.
Takahashi 863, *950*.
Tangl 656.
Tannen *1135*.
Tannig 938.
Targett *846*.
Taussig 183, 477, 583, 591.
Taylor 104, *209*, *1135*.
Teacher 974, 1021, 1022, 1053, *1099*, *1106*, 1109, 1110, 1127, *1135*.
Tegnér 972.
Temesvary 142, *209*, 1038.
v. Tempski *953*.
Ten Berghe 961, 988, *1106*.
Tenini 1065.
Terasaki 457, 522, 582, *837*, 960, *1106*.
Térillon 670, 678, 679, 716, 717, 719, *846*.
Teutschländer 84, 165, 177, *209*, *952*.
Thaler 186, *209*, 305, 773, 778, *818*, 1091, *1106*, 1110, *1135*.
Thalheim 808.
Theilhaber 275, 298, *818*, *819*, *930*, *952*.
Thélin 1110.
Thiede 790, 791, 794, 796, *819*, *853*.
Thiodoroff *846*.
Thoma 297, *819*.
Thomas *853*, 927.
Thomson 153, 154, *209*, 666, *837*.

Thorel 299, *819*.
Thorn 156, *209*, 280, *819*, *837*, 1060, *1106*, 1110.
Thornton *846*.
Thumin 653, 658, *837*.
Tick 1120.
Tierfelder 37.
Tietmeyer *837*.
Tietze 611, *837*.
Tillaux 212, *819*.
Tillmans *209*.
Tilp 470, *825*.
Tiltsch 939, *952*.
Times 299, *819*.
Timmers *819*.
Timofgejew *1135*.
Tixier 303, 305, *819*.
Tjeldborg 1111.
Tobler 499, 501, 502, 503, 509, 511, 517, 518, 519, *837*.
Todyo 294, 301, 302, *819*, 982, 984, 986, 1008, 1017, 1083, *1106*.
Török 195.
Tofani 1071.
Tonnel *924*.
Topores *810*.
Torggler *819*.
Torgler 303.
La Torre 1079, *1106*.
Toth *819*, 1022, 1060, 1062, *1106*, *1135*.
Toupet 1019, 1020, *1097*.
Tourneux 300.
Tracey 184.
Traci 674.
Tracy 217, *819*, *846*.
Trancu-Rainer 302, *819*.
Traut 589.
Trautenroth *1135*.
Trautz *837*.
Treeb *846*.
Trekaki 195.
Treub 864.
Tridondani 255, *819*.
Triebsam, H. *924*.
Trillat *1135*.
Tropea-Mandalari *1106*.
Tschirdewahn *837*.
Tschopp 862.
Turner 961.
Tyler *926*, 946, 947.
Tzuji 156, *209*.
Tzutsui 189.

Uhl *209*.
Uhle *1135*.

Ulesco-Stroganova 169, *209*, 254, 265, 454, 474, 477, 678, 690, 708, 748, *819*, *846*, *849*, *951*, 1021, *1135*.
Ullmann *846*.
Unger 243, 244, *819*.
Ungermann 649, *838*.
Unna jr. 948.
Unterberger 49, 191, *209*, 213, 299, 303, *819*, *838*.
Upshur 280, *819*.
Urban 299, *819*.
Uschkow 1060, 1110, *1135*.
Uter 289, 295, *819*.

Vaicinska 142, *209*.
Valisnieri 1008.
Vanverts *848*.
Vanvolxem 160, *209*.
Vanzetti *1106*.
Varo 1060, *1106*.
Vasiliu 165, 181, *209*.
Vassmer 49, *209*, 303, 491, 499, 500, 501, 653, *819*, *838*, 1006, 1053, 1057, 1060, 1065, 1073, 1083, 1085, *1103*, *1106*, 1110, 1114, *1134*, *1135*.
Vaughan 839.
Vautrin 290, 299, 625, 635, *819*, 838.
Vavaldo *838*.
van der Veer *925*.
Veit 2, 3, 43, 58, 99, 134, 141, 154, 177, 186, *207*, *209*, 304, 670, 677, 703, 713, 717, 719, 732, *846*, *849*, 927, 939, 968, 999, 1002, 1003, 1004, 1016, 1020, 1021, 1022, 1057, 1060, 1063, 1071, 1072, 1074, 1077, 1079, 1080, 1081, 1089, *1106*, 1108, 1122, 1133, *1135*.
v. Velits 1054, 1088, 1106, *1135*.
Velitz *819*.
Velpean 1007, 1008.
Veltjen 864.
Venus *838*.
Verdalle 907.
Verokay 252.
Versé 500, 502, 503, 504, *819*, *838*, *846*.
Vertes 673, *819*, *846*.
Vestberg 1021, 1041, 1060.
Viana *819*, *846*, 1057, *1106*.
Vierth *209*.
Vieting 1060, *1106*, 1110, *1135*.
Vigi 698, *847*.

Vignard 716, 717, *842, 847*.
Vignes 940, 941, *953*.
Villers 980, *1106*.
Vineberg 1023, 1109, 1118, 1120, 1124, *1135*.
Violet 921, *951*, 974, 1053, 1056, *1103*, 1109, 1121, *1134, 1135*.
Virchow 211, 212, 250, 253, 254, 266, 267, 275, 279, 280, 281, 290, 292, 299, 407, 670, 671, 673, 675, 691, 699, 700, 705, 713, 715, 716, 717, 718, 751, 770, 771, 795, *807, 819, 847*, 962, 972, 975, 980, 981, 982, 986, 993, 1007, 1008, 1009, 1014, 1015, 1016, *1106*, 1112.
Vital 319, *821*.
Vitra 752.
Vitrac 665, 713, *819, 847*, 1059, *1106*.
Vogel 212, 254, 291, *819*, 927.
Vogels, A. 981, *1106*.
Vogler 697, 699, 713, 793, *847, 853*.
Vogt 99, 100, 152, 159, 160, 183, 191, *205, 209*, 521, 591, 606, 607, 683, 881, 882, 921, 923, 938, *950*.
— E. 470, *838*, 969, *1106*.
Voigt 646, *838*, 999, 1000, 1005, 1085, *1107*, 1111, 1115, 1129.
— M. 426, 656, 658.
Voigtel 211.
Volk 664, *838*.
Volkmann *924*, 999, 1000, 1003, 1019, *1107*.
Voll 303.
Vollmann 633.
Volta *864*.
Voltz 62, 63, *198, 950*.
Vorbeck *819*.
Vozza 1069, *1107*.

Wachenfeldt 673, *847*.
Wadehn 969.
Waegeler 509, 511, *838*.
Waegeli 360, *838*.
Wätjen 287, 531.
Wagner 454, 499, 520, 729, 787, 790, 791, 794, *838, 847, 853*, 884, 886, 971, 972, 1067, 1069, 1070, 1078, *1107*.
— E. 119, 138, 142, *209*.
Waldeyer 563, *847*, 961, 999, 1020, 1022, 1071, *1098, 1107*.

Waldo 999, *1107*.
Waldow 1128.
Waldstein *1107*.
Walker *838*.
Walkhoff 778, 807, *853*.
Walla *952*.
Wallart 176, 293, *819, 838, 847*, 1065, 1082, *1107*, 1128, *1135*.
Wallert *209*, 559.
Wallis *817*.
Walter 211, 212, *819*.
Walthard 318, 457, 520, 526, 553, 736, 741, 742, *821, 838, 847, 849*, 1022, 1057, 1060, 1061, 1063, 1080, *1107*, 1113, 1114, 1120, 1130, *1135*.
Walther 140, 301, *819, 847*.
Walz 581, 582, *838*.
Warburg 934.
Ward *819*.
Warnekros 674, 735, 1027.
Warstat 152, 192, *209*.
Wassilieff *849*.
Watanabe *1107*.
Wathen *819*.
Watkins *947*.
Watson *849, 951, 953*.
Weber 777, 790, 793, *819, 853*.
Webster 534, 751, *838, 847, 849*, *1135*.
Wedl 281, *819*.
Wegelin *1107*.
Wegelius *847*.
Wegscheider 180, *209*.
Wehefritz *1107*.
Wehle 1060, *1107*, 1114, *1135*.
Wehmeyer 275, *819*.
Wehner 673.
Weibel 53, 146, 147, 159, 183, 184, *209*, 654, 864, 865, 880, 921, *924, 936, 938, 939, 950, 951, 953*, 1110, *1135*.
Weichart *1135*.
Weidling 457.
Weidenreich *209*.
Weigert 242, 246, 256, 286, 685, 802, 1032.
Weil 717, 718, 771, *847*.
Weinberg 217, 300, *819*.
Weinbrenner 49, *209*, 673, *847*.
Weinzierl 9, 161, 179, *209*, 988, 990, *1107*.
Weise *953*.
Weishaupt 88, *209*, 290, 477, 483, 699, *838, 847*.
Weiß *952*, 988, *1107*.
Wellenhof 291.

Welsh 857.
v. Wenczell 696, *847, 1107, 1135*.
Werner 158, 159, 160, 192, 194, *209*, 214, 591, 674, 675.
Werth 80, 106.
Wertheim 7, 13, 38, 59, 122, 143, 148, 149, 157, 158, 159, 191, *209*, 297, 299, 596, 599, *819, 838*.
Wertheimer *819*.
West 670, 941, 1059, *1107*.
Westermark 194.
Westmann 661, *838*.
Westphal 908.
Westphalen 610, *1135*.
Weyl 195, *209*.
Wharton 895, 896, 897, *951*.
White 455, *838*.
Whitehouse 463, *838*.
Whitridge *1107*.
Whitridge-Williams *847*.
Wichmann 541, *838*.
Wiczynski 1069, *1107*.
Wieloch 591, *838*, 923.
Wiener 107, 110, 121, *199*, 213, 291, 300, 664, 789, 794, 795, *819, 838, 853*.
Wilischanin 729, *847*.
Wilke 783.
Wilkens 304.
Willeitner 184, *210*.
Willey 256, *819, 849*.
Williams 99, 143, *210*, 299, 470, 543, 670, 671, 672, 674, 675, 677, 708, 713, 715, 718, 730, 736, *820, 822, 838, 847*, 939, *1135*.
— J. *210*.
— R. *210*, 751, *820, 847*.
— W. S. 1127.
Williamson 779, *847, 853*, 1022, 1064, 1065, *1096*, 1115, *1135*.
Williamson-Abercombie 82, 87, *210*, 882.
Willimsky 887.
Wilms 769, 777, 778, 787, 789, 790, 791, 792, 793, 794, 795, 796, 800, 801, 802, 803, 804, 805, *853*.
Wilson 470, 474, 864.
Wilten 1127.
Wilton 999, 1003.
Wimmer 213, *820*.
v. Winckel 191, 713, 731, *820, 847*, 939, *1092*.
Winestine 528, *838*.

v. Winiwarter 275, 713, *820*.
Winkler 715, 790, *853*, 961, 1057, *1107*, 1127, *1135*.
Winogradow 980.
Winter 2, 21, 53, 104, 125, 132, 135, 140, 145, 153, 154, 155, 182, 183, 184, 185, 187, *210*, 215, 216, 288, 304, 675, 717, 743, *820*, *838*, *847*, 864, 885, 921, 936, *949*.
Wintz 161, 180, *210*, *818*.
Wirth 125.
Wirtz 155, *204*.
Wislocki *952*, *1107*.
Wittelshöfer 195.
Wladimiroff 275, *820*.
Woelk, A. *838*.
Wolfe 1019, *1107*.
Wolfensberger 801, *820*.
Wolff 149, 290, 350, 351, 353, 354, 424, 426, 438, 497, 566, 570, 651, 652, 655, 656, *820*, *838*, 864, *953*, 963, *1107*.
— E. 341, 343, 344.
— S. 424.
— Br. 459, 1061, *1107*.
Wolters 647.
Workmann 1057, 1060, *1099*, 1120, 1127, *1133*.
Wormser *1107*.
Wright 320, *821*, *838*.
Wrisberg 1008.

Wülfing 149, *210*, 401, 561, 596, *820*, 839.
Wullstein 511.
Wurhoff 698, *847*.
Wyder 295, *820*, *847*.
Wylie, G. 301, *820*.

Yamagiva 69, 70, 189, *210*, 280, *820*.
Yamasaki *839*.
Yoshinaga *847*.
Young 403, *820*.

v. Zaborsky 980, *1135*.
Zacharias 212, 214, 661, *820*, 1107, *1135*.
Zacher 673, 677, 691, 727, 735, *843*, *846*.
Zacherl 691, 713, *847*.
Zagor 1114.
Zagorjanski-Kissel 1053, 1054, 1055, 1060, 1062, 1080, *1107*, 1114, *1135*.
Zahn 8, *210*, 1006, *1107*.
Zakrzewski 339, *821*.
Zalewski *210*, 887.
Zalka 1061, 1062, *1107*.
Zanda 217.
Zangemeister *820*, *854*, *883*, 884, 885.

Zeiss, L. 973, 974, *1107*.
Zeller 83, *210*.
Zerowski *210*.
Ziegenspeck 289, *820*.
Ziegler 79, 81, 116, 1071, *1107*.
Zieher 97.
Zieler 665, 708, *839*, *847*.
Zimmer 865, 880, 921, *950*, *951*.
Zimmermann 107, 110, 115, 117, 121, *210*, 939, *952*, *953*, *1107*, *1135*.
Zinn *1107*.
Zipkin 713, *845*.
Zitronblatt 509, *839*.
Zondek 111, *210*, 969, 970, 972, 1042, 1069, 1091, 1122, *1135*.
Zué 116, *210*.
Zuell *820*.
Zuntz 1110, *1135*.
Zurhelle 69, 70, 157, *201*, *210*, *1135*.
Zweifel 101, 155, 191, *210*, 213, *820*, *847*, 894, 929, 938, 943, 974, *1107*, 1108, 1110, 1114, 1115.
— sen. 99.
— E. 88, 180, *197*.
— P. 98, 153, *210*, *854*, 875, 878, 879, 880, 938, 939, 940, 941, 942, *952*.
Zweifel-Payr *883*, *884*, *885*.

Sachverzeichnis.

Abort und Carcinom 941.
Adenocancroid 123.
Adenocarcinom, Ätiologie 935.
Adenocarcinoma corporis 104, 119.
Adenofibrosis, an der Vulva, Vagina und Rectum 495.
— in Bauchwandnarben 497.
— adenofibröser Knoten am intrapelvinen Teil des Lig. rotundum 475.
— peritonealis und extraperitonealis 435.
— spatii rectogenitalis 448.
— und Adenomyosis am Nabel 508.
— Anatomie und Histologie der Adenofibrosis der Bauchwandnarben 503.
— — und Histologie der endometrioiden Befunde im Ovarium 521.
— besondere Form von Adenofibrosis ligamenti rotundi 492.
— endometrioide, der Ovarien, Teercysten 520.
— — in der Bauchwandnarbe in Kollision mit apokrinen Drüsen 504.
— Eindringen von Tubenepithel in das Ovarium 540.
— carcinomatöse, am Nabel 512.
— Muskulatur in endometrioiden Wucherungen des Ovariums 533.
— Oberflächenepithel des Ovars oder endometrane Implantation 544.
— ortsungewöhnliche Differenzierung (Heteroplasie), Tubenepithel, Serosaepithel, Rete, Markstränge, Oberflächenepithel des Ovariums 578.
— papillomatöse der Leistengegend 479.
— Rückblick auf die Narbenadenofibrosis 508.

Adenofibrosis, Rückblick auf die Ovarialherde und Teercysten 556.
— seltener Sitz der extraperitonealen Herde. Beckenbindegewebe, Labien, unterer Teil der Vagina, Perineum, Lymphknoten 494.
— Übergriff der Adenosis tubae auf das Ovarium 543.
— und -myosis, Ätiologie 606.
— — Bau der Herde am Nabel 511.
— — die Metastase-Theorien 586.
— — die Theorie der Metastasierung von Endometrium durch Gefäßembolie; pervasale Metastasierung 593.
— — der pertubaren Endometrium-Implantation (Sampson) 586.
— — die Topographie der Herde in Halbans Theorie 595.
— — die Wucherungsfähigkeit des ektopischen endometrioiden Gewebes 611.
— — embryonale Überbleibsel als Grundlage der Epithelwucherung 560.
— — „Entzündung" und „Hormonwirkung" 612.
— — Histogenese und Wesen der Nabelherde 513.
— — örtliche Bedingungen 607.
— — Pathogenese der Adenomyose und der Adenofibrosis endometrioides, allgemeiner Teil 557.
— — — der Stroma- und Muskelwucherung 602.
— — Schlußbemerkung zur Pathogenese 614.
— — Wie soll das Endometrium in die Gefäße gelangen? 600.
— — zur Pathogenese der endometrioiden Herde und der Teercysten im Ovarium 538.

Adenoma malignum 98.
Adenomatöse Cervixdrüsenwucherung 95, 175.
Adenomyom und Ca. 45.
Adenomyome, aus persistierenden Resten des Gartnerschen (Wolffschen) Ganges 651.
— aus Urnierenresten 632, 659.
— Adenomyosis cystica oder Cystadenomyosis 625.
— Adenomyoma und Adenomyosis carcinomatosa 664.
— und Adenomyosis sarcomatosa 665.
— und Cystomyome 638.
— — des Wolffschen Ganges 652.
— Adenocystomyom 635.
— Bau der gewöhnlichen epithelführenden Myome 649.
— besondere Fälle von adenomyomatösen Tumoren, malignen Tumoren und Kollision mit anderen Tumoren 662.
— cervicales Cystadenomyom 640.
— Cystoadenomyom 640.
— cystisches 640.
— — Myofibrom 640.
— Cystomyom 630, 639.
— — (Adenomyosis cystica und Uteruscysten) 625.
— Endometriomyoma 631.
— historisches 622.
— intramurale und polypöse Adenomyome und sekundär polypöse Adenomyosis submucosa et subserosa 644.
— Myome mit epithelialen Einschlüssen, Einleitung 623.
— polypöse 647.
— — der Cervix 648.
— regressive Veränderungen 661.
— seltenes, des Vaginalgewölbes, Cystadenomyom 642.
— subperitoneale 639.

Adenomyome, tuberkulöse, Adenomyosis oder Adenomyometritis tuberculosa 433.
— Verhalten des Gartnerschen Ganges zum Ligament, Cervix und Vagina 653.
Adenomyosis uteri, Ätiologie der, interna 417.
— — Adenometritis, Adenomyometritis 414.
— — des Lig. rotundum, Pars intrapelvina 474.
— — (Fibroadenomatosis) des Septum cervicovesicale und der Blasenwand 459.
— — media (intramuscularis) 628.
— — partim polyposa 645.
— — und Adenofibrosis der Pars extrapelvina des Lig. rotundum, der Leistengegend und der Vulva 477.
— — und Adenosis tubae media und externa 390.
— — und Adenomyosis vesicalis interna 461.
— — intramuralis s. media 426.
— — sarcomatosa 432.
— — und Carcinombildung 430.
— — Anatomie und Histologie der 392.
— — — — der Inguinalherde 479.
— — Begleiterscheinungen an den Geschlechtsorganen bei, interna 419.
— — Beteiligung an der Schleimhautfunktion und Menstruation 401.
— — der Lendengegend, Cölomepithelgenese 490.
— — das Stroma der 403.
— — das Wesen der, ihre allgemeine pathologische Einreihung 615.
— — deciduale Reaktion des Stroma 409.
— — die Ausbildung der Wucherung durch Histolyse 404.
— — der Leistengegend, die Urnierentheorie für die Leistenknoten 487.
— — Einleitung, geschichtlicher Rückblick und Benennung 356.
— — endometroide Polypenbildung in Lymphgefäßen 407.

Adenomyosis uteri externa des Lig. latum 469.
— — grobe Anatomie der 392.
— cervicis, heterope Wucherung der Cervixschleimhaut, Adenomyosis oder Adenofibrosis cervicis interna 420.
— histologische Beschreibung der uteri 397.
— in Kollision mit Myolipoma polyposum corporis uteri 668.
— knotenförmige Adenomyosis decidualis vesicae externa 463.
— mittlerer und ampullärer Tubenteil und 382.
— Myoma submucosum polyposum corporis uteri in enger Nachbarschaft mit 647.
— Pathogenese der Knoten in der Inguinalgegend 484.
— pseudomucinosa 575.
— Rückblick auf die Adenomyosis corporis et cervicis uteri interna et media 427.
— — — uteri externa 448.
— schleimhäutige Genese der Adenomyosis interna uteri et tubarum 558.
— sekundär polypöse 345.
— Uterusschleimhaut auf der äußeren Oberfläche des Uterus und Adenomyosis uteri externa s. perimetrica 445.
— vesicae interna et peritonealis externa 464.
— — peritonealis 462.
— Zusammenfassung über die Herde an den Ligamenten, einschließlich der Leistengegend 493.
Adenomyositis 47, 105.
Adenosis und Adenomyosis an den Ligamenten des Uterus und der Ovarien 471.
— — auf dem Lig. latum und im Parametrium 468.
— uteri externa 437.
— am Darm 515.
— und Adenomyosis uteri externa 436.
Allgemeine Bedingungen im mütterlichen Organismus und Chorionepitheliom 1080.
— Konstitution und Chorionepitheliom 1076.

Amputation, supravaginale 926.
Anaplasie 110.
— der Syncytien (Brenner) 1073.
Anatomie, die grobe des malignen Chorionepithelioms 1024.
Angiom, Aneurysma cirsoides 319.
— Angiofibrom, capillares Angiom mit Fibrom 323.
— Angiofibroma uteri 325.
— angiomatöse Adenomyosis und Angiomyohyperplasia uteri 333.
— Angiomyom 327.
— des Uterus 311.
— die verschiedenen Arten der Hämangiome 312.
— Granuloma angiomatosum 312.
— Hämangiome 320.
— Hämangiofibrom 321.
— Hamartoma haemangiectodes corporis uteri 334.
— Myoma angiomatosum 327.
— Schlußbemerkung zum 355.
— Schlußbemerkung 338.
— Teleangiektasien 314.
— teleangiektatische Degeneration der Uteruswand 317.
— zur Histogenese der 335.
Angiosarkome, Angiosarkomyom 755.
— Endotheliosarkom 750.
— theoretische Einleitung 750.
— Wachstum im Anschluß an neugebildete Gefäße 753.
Angleichungs- (Assimilations-) Wachstum 136.
Appositionelles Wachstum des Gebärmutterhalskrebses 136.
Arterielle Embolie 193.
Atypien des Portio- und Cervixepithels 169, 176.
— — des Corpusepithels 85, 106, 177.
Auftreten, Zeit des, des Chorionepithelioma malignum 1022.
Ausbreitung des Chorionepithelioma destruens und das Verhalten des mütterlichen Gewebes dabei 1046.
— des Corpuscarcinoms auf dem Blutweg 142.
— des Portio- und Cervixcarcinoms 131.
— des Corpuscarcinoms 146.

Aussehen des Chorionepithelioma malignum 1027.
Ausstoßung, spontane, des Chorionepithelioms 1055.

Bakterien im Carcinomgewebe 868f.
Basaliom Krompechers 76.
Basalzellen 72, 75, 76, 80, 81, 86, 111, 165.
Basalzellencarcinom, angebliches 75f.
Begriffsbestimmung 1.
Bestrahlung des Chorionepithelioms 1055.
Bindegewebe der Zotten 960.
Biologische Diagnose des Chorionepithelioma malignum 1091.
Blasenausbreitung 138.
Blasenmole, Ausstoßung und Retention der 975.
— Besonderheiten im Bau der 993.
— das Verhalten des Uterus bei 975.
— destruierende 1054.
— Diagnose und Prognose der, aus histologischen Zeichen 1086.
— die ovariellen Veränderungen in ursächlicher Beziehung zur 1081.
— Embolie und Metastasen der 1007.
— fibröse, mit geringer Bildung von Fibromknoten 996.
— formale Genese der 1007.
— Geschichtliches zur kausalen Genese der 1014.
— grobe Anatomie der 975.
— Hämatom- 996.
— Häufigkeit 1115.
— hormonale Wirkung (Funktion) der 1007.
— intravenöse Heterotopie der Blasenzotten, sog. „destruierende" 999.
— kausale Genese der 1013.
— — — und Ursachen von seiten der Mutter 1016.
— Reaktion des Gewebes bei 975.
— Ursachen im Ei als, und kausale Genese der 1015.
— Versuche künstlicher Erzeugung von 1083.
— und Chorionepitheliom 1109.

Blasenmolenbildung als Folge der Kreislaufstörung in den Zotten 1010.
Blastoma deciduochorioncellulare (Schmorl) 1019.
Blastomyceten (La Torres) 1079.
Blumenkohlgewächs 26.
Blutkörperchen-Senkungsgeschwindigkeit, Wert für die Prognose bei Carcinom 946.
Breussche Hämatommole 1015.

Cambiumschicht 72, 76, 81.
Cancer (Orth) 55, 128.
Cancroide 96.
Cancroidperlen 92.
Carcinom der Placenta (Huguenin) 1019.
— und Abort 941.
— und Schwangerschaft 938f.
Carcinoma alveolare, simplex, solidum 55, 128.
— canalis cervicis s. Cervicalkanalcarcinom.
— colli uteri s. Collumcarcinom.
— corporis s. Corpuscarcinom.
— gelatinosus 125.
— medullare 55, 90, 128.
— portionis s. Portiocarcinom.
— syncytiale (Koßmann) 1019.
— uteri s. a. Uteruscarcinom.
— — makroskopische Einteilung 1—6.
Carcinome ohne deutliche Zellatypie 70.
Carcinomentstehung, ätiologische Bedeutung der Lues 933.
— Bedeutung des vaginalen Milieus 933.
— Beziehung der Geburt 930.
Carcinomheilung durch Abrasio 49.
Carcinomatöse Corpuspolypen 49.
Carcinosarkom 187.
Cavitäre Form des Portiocarcinoms 35.
Cervicalkanal, Leukoplakie 936.
Cervicalkanalcarcinom, Ätiologie 935.
— Blasensymptome 883.
— Diagnose 919.
— Lokalsymptome 879.
— Operationsmortalität 944.
— Prognose 944.
— Rückwirkung auf Ureter und Niere 884.

Cervicalkanalcarcinom, Symptome von seiten der benachbarten Organe 882.
— Ulcus cervicale 920.
Cervicalpolyp, carcinomatöser 936.
Cervicalschleimhaut, Excision 926.
Cervixcarcinom, Altersverteilung 859.
Cervixplastik 947.
Choriale Thrombose 1045.
— Wanderzellen 1073.
Chorioadenoma 1019.
Chorioma malignum 1019.
Chorion frondosum totale 959.
— laeve 959.
Chorioncarcinom (C. Ruge) 1019.
Chorionepithel, das histologische Bild der Hypophyse bei Wucherung des Chorionepithels 1065.
— der Placenta 961.
— Deciduabildung durch hormonale Wirkung seiner pathologischen Wucherung 1065.
— Diagnose und Prognose der Wucherung des, aus histologischen Zeichen 1087.
— die hormonale Wirkung seiner pathologischen Wucherung auf die Hypophyse 1065.
— die hormonale Wirkung seiner pathologischen Wucherung auf die Funktion der Mamma 1065.
— die pathologischen Wucherungen des, und ihre hormonale Wirkung 1064.
— gutartige Metastasen des 1063.
— Embolie von, und Zotten in dem mütterlichen Kreislauf 968.
— fibrinoide Gerinnung als Rückbildung des Chorionepithels 963.
— in der Uteruswand 965.
— seine hormonale Wirkung und die Serumreaktion 1065.
— Veränderungen in dem, als Ursache für die Entstehung des Chorionepithelioms 1077.
— wachstumserregende Toxine des 1081.
Chorionepitheliom 1108.
— Ätiologie 1119.
— Albuminurie 1118.

Chorionepitheliom, Altersstatistik 1109.
— atypisches 1116, 1117.
— auf dem Boden eines Teratoms 1111.
— Ausfluß 1118.
— Austastung zur Diagnose des uterinen 1124.
— Bau der Metastasen des 1058.
— Behandlung 1125.
— Dauerblutung 1118.
— der Cervix 1114.
— der Leber 1112.
— der Tube 1110.
— der Vulva 1114.
— des Lig. latum 1112.
— des Ovariums 1110.
— destruierendes 1039.
— Diagnose der Lungen-, Nieren-, Leber-, Hirn- und Blasenepitheliome 1125.
— — der Scheidenchorionepitheliome 1125.
— — der tubaren und ovariellen 1125.
— — des uterinen 1120.
— die ovariellen Veränderungen in ursächlicher Beziehung zum 1081.
— Einteilung des, nach Poso 1041.
— — nach histologischen Typen 1038.
— — nach Marchand 1038, 1039.
— ektopisches 1059, 1111.
— Größe 1115.
— Häufigkeit 1115.
— Histogenese des 1070.
— intraperitoneale Blutung 1118.
— intravasales und extravasales Eindringen des, in das Gewebe 1047.
— Kasuistik spät in Erscheinung tretender Fälle 1118.
— Koagulationsnekrose bei 1052.
— Latenzzeit 1119.
— lymphocytäre Infiltration als Reaktion auf das 1047.
— Metastasen 1056.
— — bei Hodenteratom 1111.
— — und Spontanheilung 1058.
— mikroskopische Diagnose des uterinen 1123.
— mikroskopisches Bild 1116.
— Ovarialcysten bei 1122.

Chorionepitheliom, Ovarialveränderungen bei 1121.
— Prognose 1127.
— Prophylaxe 1132.
— röntgenologischer Nachweis pulmonaler Metastasen 1124.
— Rückbildung des 1053.
— — durch Bestrahlung 1056.
— Scheidenmetastasen bei 1056.
— spontane Ausstoßung des 1055.
— Spontanheilung des 1091.
— Symptome 1118.
— — der extragenitalen 1119.
— — des ovariellen 1119.
— — des tubaren 1119.
— — des vaginalen 1119.
— typisches 1116.
— und Blasenmole 1109.
— ungewöhnliche Formen des 1044.
— Ursachen von seiten der Mutter für die Entstehung des 1079.
— und allgemeine Bedingungen im mütterlichen Organismus 1080.
— und örtliche Bedingungen im Uterus 1079.
— uterines 1115.
— vaginales 1112.
— Vergiftung des Eies als Ursache für die Entstehung des 1076.
— Versuche künstlicher Erzeugung von 1083.
— Zerstörung des mütterlichen Gewebes durch das 1049.
Chorionepithelioma destruens, Ausbreitung des, und Verhalten des mütterlichen Gewebes 1046.
— malignum, Aussehen des 1027.
— — biologische Diagnose des 1091.
— — das Parenchym des 1027.
— — das Syncytium des 1034.
— — die Einzelzellen des 1031.
— — die grobe Anatomie des 1024.
— — Geschichtliches zum 1019.
— — Histologie des 1028.
— — Infiltration der Uteruswand durch Einzelzellen beim 1036.
— — im Anschluß an Geburten, Abort, Blasenmole 1022.

Chorionepithelioma destruens, kausalgenetische Betrachtung des 1076.
— — tubae 968.
— — Uterusform bei 1028.
— — Vorbemerkungen dazu 1017.
— — Zeit des Auftretens des 1022.
— uteri, Komplikationen bei 1064.
Chorionzellen, parasitäre Erkrankungen der 1079.
Chrobaksches Zeichen 889, 896.
Collumcarcinom 3.
— Altersstatistik 859.
Corpuscarcinom, Ätiologie 936.
— Altersstatistik 860.
— Ausfluß 880.
— Blutung 880.
— Diagnose 921 f.
— Inversion des carcinomatösen Fundus 882.
— Lokalsymptome 880 f.
— Metastasen an Portio und Vagina 885.
— — in den regionären Lymphdrüsen 885.
— Metroskopie 921.
— Probeabrasio 922.
— Schmerzen 881.
— Symptome von seiten der benachbarten Organe 884.
— und Myom, Zusammenhang 936.
— variköse Veränderungen im Endometrium 923.
— Verdickung des Myometriums 882.
Corpusschleimhaut bei Collumcarcinom 97.

Decidua und Reflexatheorie 955.
Deciduabildung, intrauterin und ektopisch auf Grund der hormonalen Wirkung der pathologischen Wucherungen des Chorionepithels 1065.
Deciduoma 1019.
Deciduosarcoma 1019.
Deckepithelkrebs 106.
Destruierende Blasenmole 1054.
Destruierendes Chorionepitheliom 1039.

Diagnose und Prognose der Blasenmole und der Chorionepithelwucherung aus histologischen Zeichen 1085.
Diffuses Wachstum 90.
Diskontinuierliche Ausbreitung 139.
Drüsen als Entstehungsort des Carcinoms 129.
Drüsenbildung, scheinbare 94.
Drüsenzerstörung 95.
Durchbruch des Plattenepithelcarcinoms 96.

Ei, Ursachen im, und kausale Genese der Blasenmole 1015.
— Veränderungen im, als Ursache für die Entstehung des Chorionepithelioms 1077.
Eigenbewegung der Krebszellen 141.
Einteilung der Chorionepitheliome nach histologischen Typen 1038.
— der Placentation 954.
— der Uteruscarcinome (makroskopische) 1.
Einzelzellen des Chorionepithelioma malignum 1031.
Ektopie, dysontogenetische 929.
Embolie und Metastasen der Blasenmole 1007.
— von Chorionepithel und Zotten in den mütterlichen Kreislauf 968.
Endophytisches Portiocarcinom 28.
Endotheliom 43.
— Alveolarstruktur und 760.
— Blutgefäß- 749.
— der Cervix und Portio 745.
— im Uterus 742.
— Erythroblastome 741.
— Haemangioendothelioma intravasculare 747.
— histologischer Nachweis des 741.
— Lymphangioendothelioma 748.
— reife Formen des, die Angiome 737.
— unreife Formen, malignes 738.
Endo- und exophytisches Wachstum des Uteruscarcinoms. 4—6.

Entwicklungsstörung bei Carcinomherz 113, 114.
Eosinophilie bei Carcinom 88.
Epidermoidalisierung 168.
Epithelioma ectoplacentare (Durante) 1019.
Erblichkeit des Uteruscarcinoms 934.
Erosio congenita 20.
Erosion, heilende 928.
Ersatzzellen 86, 111.
Evertierendes Wachstum 102.
Excision der Cervicalschleimhaut 926.
Exochorioma malignum 1019.
Exophytisches Portiocarcinom 26.
— Wachstum 5, 89.
Experimentelles Teercarcinom 69, 84, 166, 186.

Fibrinoide Koagulation 1049.
Fibrome des Uterus 309.
Fibromknoten, Bildung von in fibröser Blasenmole 996.
Fingerförmige Fortsätze 89.
Fingerlike processus (Cullen) 874, 907, 908.
Flache Portioamputation 926.
Flächenwachstum 6.
Formale, Genese der Blasenmole 1007.
Frühfälle bei Uteruscarcinom 10, 69, 162.
Funktion der Placenta 969.

Gallertcarcinom 125.
Gartnersches Gangcarcinom 44.
Gebärmutterhalskrebs 2.
Geburt, Beziehung zur Carcinomentstehung 930.
Gefäße der Zotten 960.
Gemischtes Oberflächenepithel 170.
Genese, formale, der Blasenmole 1007.
— kausale, der Blasenmole 1013.
Geschichtliches zum Chorionepithelioma malignum 1019.
— zur kausalen Genese der Blasenmole 1014.
Gewebe, heterologe ohne Geschwulstbildung im Uterus 775.

Glanduläre Hyperplasie 102, 178.
Glykogen im Carcinom 93, 120, 164.
Granuloma portionis 896.

Hämatom, Blasenmole 996.
Hämatommole, Breussche 1015.
Histogenese des Chorionepithelioms 1070.
Histologie der Adenocarcinome 108, 119.
— des Chorionepithelioma malignum 1028.
— des Plattenepithelcarcinoms 88, 164.
Histologische Diagnose 160.
— — des Plattenepithelkrebses 162.
— — des Zylinderzellkrebses 177.
— Einteilung der Uteruscarcinome 54, 60.
— Typen des Chorionepithelioms 1038.
Höhenwachstum 5, 89.
Hohes Cervixcarcinom 40.
Hormonale Wirkung der Blasenmole 1007.
Hormonale Wirkungen der pathologischen Wucherungen des Chorionepithels 1064.
— — der pathologischen Wucherungen des Chorionepithels auf die Funktion der Mamma 1065.
Hornkrebs des Corpus uteri 87.
Hypophyse, histologisches Bild der, bei chorionepithelialen Wucherungen 1066.
— hormonale Wirkung der pathologischen Wucherung des Chorionepithels 1065.
Hypophysenvorderlappen, vermehrte Luteinzellbildung im Ovarium als unmittelbare Folge der Hormonwirkung des 1068.
Hypophysenvorderlappenhormon in der Placenta 1067.
Hysteroskopie 921.

Impfrezidive 157.
Implantationsmetastasen und -rezidive 100, 150, 154, 157, 193.

Indifferente Zellen 169, 170.
Indifferentes Oberflächenepithel 170.
Indirekte Metaplasie 929.
Infiltration der Uteruswand durch Einzelzellen beim Chorionepithelioma malignum 1036.
Infiltrierendes Portiocarcinom 28.
— Cervixcarcinom 37.
Innerer Muttermund, Carcinom desselben 40.
Intravasales und extravasales Eindringen des Chorionepithelioms in das Gewebe 1047.
Inversio uteri bei Corpuscarcinom 87.
Invertierendes Wachstum 102.
Isthmuscarcinom 39.

Karyokinese 165.
Kausale Genese der Blasenmole 1013.
— — — Ursachen im Ei 1015.
— — — und Ursachen von seiten der Mutter 1016.
Kausalgenetische Betrachtung des Chorionepithelioma malignum 1076.
Keimaberration 929.
Kerneinschlüsse 92.
Kernveränderungen 91, 164.
Koagulation, fibrinoide 1049.
Koagulationsnekrose bei Chorionepitheliom 1052.
Kolposkop 163.
Kolposkopie ante operationem 926.
Kombinationsgeschwülste, die homologen der Bindegewebsreihe 774.
Komplikationen bei Chorionepithelioma uteri 1064.
Komplizierte Tumoren, Carcinoma adenomatosum mit Sarcoma myxo-chondromatosum corporis uteri polyposum 797.
— — Gutartigkeit und Bösartigkeit der 788.
— — Histogenese der 800.
— — Knorpel, Knochen, Chondrosarkom 794.
— — makroskopisches Verhalten 789.
— — Metastasen 790.

Komplizierte Tumoren, mikroskoischer Bau der 791.
— — quergestreifte Muskulatur, Rhabdomyosarkom 793.
— — Rhabdomyosarkom 799.
— — Sarcoma fibrocellulare portionis mit Fettgewebe 793.
— — Tumoren mit Epithel, Drüsen, Carcinom und Glia 795.
Kontaktmetastasen 151, 156.
Körpercarcinome, endophytische 46.
— flächenhaft verbreitete 47.
— exophytische 48.
Krater der Portio 35.
Krebs der äußeren Fläche des Scheidenteils 7.
— des äußeren Muttermunds 20.
Krebsmilch 148.
Kreislaufstörung in den Zotten als Grund für die Blasenmolenbildung 1010.

Lacerationsektropien, Umwandlungszone 925.
Langhanssche Einzelzellen 962.
Lebensdauer der Carcinome 943.
Leukoplakie 161, 163, 164, 167, 168.
— bei Prolaps 933.
— der Portio 907, 930, 947.
— der Scheide 911.
— des Cervicalkanals 936.
— syphilitische 912, 914.
— Umwandlungszone 913.
Lues, ätiologische Bedeutung bei der Carcinomentstehung 933.
— und Carcinoma uteri 168, 180.
Luteinzellbildung im Ovarium als Folge hormonaler Wirkung 1068.
Lymphangiom, großes Lymphangiofibroma intramurale corporis, auf Sarkom verdächtig 345.
— gutartige mesenchymale Geschwülste des Uterus von sarkomähnlichem Bau 350.
— Lymphangiocystoma corporis uteri 343.
— uteri bzw. lymphocystisches Fibrom 339.
— submucosum uteri gravidi 340.
— Lymphangiome 339.

Lymphangiom, Lymphcyste mit sarkomatöser Wand in der linken Seite der Hinterwand 343.
— Lymphocystofibroma corporis uteri 347.
— Lymphangiocystofibroma uteri submucosum polyposum 342.
— Wucherungen der Lymphgefäße 338.
Lymphbahnausbreitung 88, 103, 132, 138.
Lymphbahnen, abführende des Uterus 143.
Lymphdrüsen, regionäre des Uterus 143.
Lymphdrüsenmetastasen 143, 146, 147.
Lymphocytäre Infiltration als Reaktion auf das Chorionepitheliom 1047.

Maligne Blasenmole 1019.
Malignes Epitheliom als Carcinom der Placenta (Koßmann) 1071.
Malignitätsindex 180.
Mamma, Funktion der, und hormonale Wirkung der pathologischen Wucherung des Chorionepithels 1065.
Medullarcarcinom 90, 128.
Mehrschichtiges Plattenepithel im Corpus uteri 82, 83.
Membrana propria 119.
Metaplasie, indirekte 929.
— von Zylinder- in Plattenepithel 82, 83, 110, 177.
Metastasen, Bau der, des Chorionepithelioms 1058.
— des Chorionepithelioms 1056.
— — und Spontanheilung 1058.
— gutartige des Chorionepithels 1063.
— und Embolie der Blasenmole 1007.
Metroskopie 921.
Mischgeschwülste, Carcinom und Sarkom in einem Polypen 772.
— Carcinoma sarcomatodes und Lipomyom 773.
— Carcinosarkom des Uterus 770.
— homologe 770.

Mischgeschwülste, polypöses Adenom, Carcinosarkom des Uterusscheitels mit Metastase des Carcinoms, neben ovariellem Myom und Sarkom im Ligamentum latum 773.
— des Uterus, Einbettung, Einteilung, Benennung 769.
Mißbildung und Carcinom 191.
Mittelreife Zylinderzellkrebse 104.
Mola hydatidosa oder hydatiformis 972.
Mucometra 100, 155.
Multizentrische Entwicklung 71, 101, 151.
Mutationstheorie 69, 70, 72.
Myocarcinom 186.
Myom und Carcinom 182.
— und Corpuscarcinom, Zusammenhang 936.
Myome, Alter, Geburtenzahl in der Ätiologie, Hyperämie, Gefäßtonus 275.
— Angiomyom 254, 295.
— Atrophie 279.
— Aufweichung der 232.
— besondere Formen des 306.
— Bindegewebszellen im 247.
— Blutgefäße und 239.
— Blutung bei 298.
— Cervix- 212.
— der Cervix supravaginalis 213.
— Contractilität der Myomfasern 253.
— Einfluß der Myome auf die Uterusschleimhaut 295.
— — auf das Myometrium 297.
— — auf den Uterus im ganzen, Gestalt, Lage 299.
— — auf die weitere Umgebung 301.
— Entzündung, Eiterung, Gangrän 290.
— Erweichung der, bei Gravidität 234.
— fettige Infiltration und Degeneration 281.
— Fibroblasten in 248.
— -fibroid 211.
— fibröse Kapsel 267.
— — und elastoide Veränderungen 277.
— — Verhärtung der 224.
— gefäßreiche 294.
— Gefäßwand- 295.

Myome, Gefäße und Wachstum der 222.
— Glykogengehalt der 249.
— Myoma gyratum 278.
— harte 212.
— Histiocyten in 248.
— Histogenese der 253—264.
— Hohlräume in 232.
— hyaline Degeneration und Amyloid 284.
— hyaline Entartung 228.
— Infektion in der Ätiologie der 275.
— interfasciculäres Bindegewebe in 242.
— intraligamentäre 218.
— intravasculäre 307.
— Kapsel der 249—251.
— Kerne der Muskelzellen 246.
— Komplikationen mit Carcinom, Sarkom, Endotheliom 303.
— konstitutionelle Zusammenhänge mit 274.
— Kugel- 218.
— Lymphbahnen in 241.
— Lymphcysten in 293.
— makroskopische Erscheinung der 218—237.
— Mastzellen in 248.
— Metastasierung histologisch einfacher 308.
— Metastasen maligner Tumoren in Uterusmyomen 306.
— mikroskopischer Bau 237.
— Muskelzellen in den Myombündeln 244.
— Myomgefäße 264.
— Myomherz 299.
— Myomkapsel 236.
— Myomkeime 260.
— Nekrobiose, Nekrose und Infarkt 287.
— Ovarialhormon und 272—274.
— Plasmazellen in 248.
— Portiomyom 214.
— der Portio vaginalis 213.
— regressive Veränderungen des Myomparenchyms 276.
— retrovesicale Cervixmyome 213.
— rhythmische Struktur der 251.
— rote Degeneration der 223, 289.
— — Entartung 230.
— rote 228.
— sekundäre Veränderungen in 276.
— — — an den Myomgefäßen und ihre Folgen 291.

Myome, Sitz der 212—218.
— sog. schleimige Degeneration und Verflüssigung 282.
— Stielverbindung 267.
— — mit dem Myometrium 263.
— teleangiectodes 292.
— traubiges 306.
— die Tuben und Ovarien bei 302.
— Tuberkulose 303.
— Uterusmißbildung und 270 bis 272.
— Veränderungen der 223.
— Verlauf der Muskelbündel in den 241.
— Verkalkung der 235.
— — und Verknöcherung 279.
— Vorgänge der Rückbildung 220—235.
— Wanderzellen in 248.
— das weitere Wachstum der 265—269.
— zur Ätiologie der 269—276.
— Zusammentreffen von Uterusmyomen mit Tumoren anderer Organe 305.
Myoma gyratum 227.

Nachbarerkrankung 64, 67, 74, 96, 135.
Nidation des Eies und Trophoblast 955.
Nitabuchscher Streifen 963.

Oberflächenausbreitung 131.
Oberflächenbelag, carcinomatöser 136.
Örtliche Bedingungen im Uterus und Chorionepitheliom 1079.
Ovarialhormon bei Blasenmole und Chorionepitheliom 1070.
— der Placenta 969.
Ovarialmetastase bei Carcinoma uteri 159.

Papilloma verrucosum 8, 175.
Parakeratose 91, 96, 164.
Parametrane Ausbreitung 133, 139.
— Lymphknoten 145.
Parasitäre Erkrankungen der Chorionzellen 1079.
Peritheliom 91.
Placenta, das Chorionepithel der 961.

Placenta, Hypophysenvorderlappenhormon in der 1067.
— Ovarialhormon der 969.
— Prolan, das Hormon des Hypophysenvorderlappens in der 970.
— zur Funktion der 969.
Placentation, Einteilung der 954.
— Vorbemerkungen über normale 954.
Placentoma 1019.
Plasmazellen 88.
Plattenepithel, gutartiges im Corpus uteri 82, 83, 177.
Plattenepithelcarcinom der Cervixschleimhaut 75.
— des Corpus uteri 81, 87.
— des Uterus 63.
— aus allen Schichten hervorgehend 71.
Plattenepithelknötchen in Corpusdrüsen 82, 114.
Plexiformes Wachstum 90.
Poiriersche Lymphbahnanastomose 139, 145.
Polypöses Cervixcarcinom 36.
Portioamputation 947.
— bei 1. Stadium der Carcinomentwicklung 943.
— flache 926.
Portiocarcinom 7, 131.
— Ätiologie 926.
— Art der Symptome 876.
— Ausfluß 878.
— Blasenfistelbildung 884.
— Blasensymptome 883.
— Blutungen 876.
— carcinomatöser Ausfluß 874.
— — Oberflächenbelag 905.
— Chrobaksches Zeichen 889, 896.
— Diagnose 888.
— Einfluß der Geburt auf die Entstehung 926.
— Entstehung der Blutungen 870.
— — der Lokalsymptome 868 f.
— entzündliche Wandnekrose 874.
— Fingerlike processus 874, 907, 908.
— Frühdiagnose 888.
— Frühfälle 875.
— Geruch 874.
— Grad und Art der das Epithel schädigenden Einflüsse 934.
— Granuloma portionis oder Carcinoma 896.

Portiocarcinom, Häufigkeit der Frühfälle 903.
— Intervallblutung 876.
— Kohabitationsblutung 878.
— Kolposkop 892.
— kolposkopische Differentialdiagnose 893.
— Leistungsfähigkeit der kolposkopischen Betrachtung 892.
— Leukoplakie der Portio 907.
— Lokalsymptome 868 f.
— Menopauseblutung 878.
— Primäraffekt, kolposkopisch 895, 899.
— Pruritus vulvae 878.
— Rückwirkung auf Ureter und Niere 884.
— Scheidenmetastasen 902.
— spezielle Frühdiagnose 902.
— Stumpfcarcinome 925.
— Symptome von seiten der Beckennerven 882.
— — von seiten der benachbarten Organe 882.
— — von seiten des Harntractus 883.
— teleangiektatischer Charakter der Gefäße 874.
— Zeitpunkt des Auftretens der ersten Symptome 874.
Portiocarcinome Nulliparer, Ätiologie 929.
Portioleukoplakie 930, 947.
Posos Einteilung des Chorionepithelioms 1041.
Präcancerös, Begriff 916.
Präcanceröse Veränderungen 162, 166.
Probeabschabung 161.
Probeausschabung 160.
Probeexcision 161.
Prognose bei Uteruscarcinom 942.
— des Uteruscarcinoms aus dessen histologischem Bilde 180.
Prolan 1067.
— das Hormon des Hypophysenvorderlappens in der Placenta 970.
Prolaps und Carcinom 933.
Prophylaxe des Uteruscarcinoms 946.
Protoplasmanetze des Syncytium 1035.
Pruritus vulvae beim Collumcarcinom 878.
Psammocarcinom 126.

Pseudoerosis congenita 929.
Pseudoxanthomzellen 90, 127.
Pyometra bei Uteruscarcinom 28, 38, 41, 82.
— Carcinom bei 938.

Reflexatheorie und Decidua 955.
Regeneration 73, 80, 168, 176.
Reifegrade der Carcinome 54, 56, 92.
Retrograde Verschleppung 141, 142, 193.
Riesenzellen im Carcinom 92, 93, 96.
Rohrscher Fibrinoidstreifen 964.
Rückbildung des Chorionepithelioms 1053.
— — durch Bestrahlung 1055.

Sarcoma angioplastique (Brault) 1062.
— choriocelluläre (Hartmann und Toupet) 1019.
— deciduale 1019.
— deciduochorioncelluläre (Gottschalk) 1019.
— — (Laenger) 1019.
Sarkom und Carcinom 187.
Sarkomähnliches Carcinom 123, 179, 186.
Sarkome, Angio- 707.
— — und malignes Endotheliom, Einleitung, Begriffsbestimmung, Benennung 737.
— äußere Erscheinung der Wandsarkome 676.
— besondere Formen des Schleimhautsarkoms 727.
— — — des Wandsarkoms 701.
— chronische Metritis und Sarkom 764.
— cystische 699.
— das lymphatische, lymphocytäres 729.
— das Schleimhautsarkom des Uterus, makroskopisches Verhalten 715.
— das Stroma der 684.
— das typische Schleimhaut- 720.
— Diagnose des 764.
— die Metastasen der Uterus- 732.
— diffuse Hyperplasie der Muskulatur und 764.
— diffuses Schleimhaut- 716.
— Einteilung und Benennung 670.

Sarkome, großzellige Rundzellen- und Riesenzellen 697.
— Häufigkeit und Sitz der Tumoren 673.
— Histogenese der Bindegewebs- 713.
— — der muskelzelligen 708.
— — der Schleimhaut- 731.
— — der Wand- 707.
— mikroskopische Beschreibung der Wand- 683.
— mikroskopisches Verhalten der Schleimhaut- 718.
— muskelzellige 686.
— Myoma malignum 689.
— Plasmacytom und Sarkomdiagnose 766.
— polypöses Schleimhaut- 722.
— rhythmische Struktur in 706.
— Rundzellen- in Myomen 696.
— Sarcoma fibrofusicellulare 690.
— — fibroglobicellulare (fibroblasticum) 693.
— — myofusicellulare 689.
— in Myomen „Sarcomyom" 712.
— Schleimhaut- der Cervix 724.
— Schlußbemerkung zur Frage der Gefäßbeteiligung in der Histogenese der bindegewebigen Geschwülste des Uterus 768.
— sekundäre, im Uterus 736.
— — und regressive Veränderungen in den Wandsarkomen 698.
— — Veränderungen der Schleimhautsarkome 726.
— sog. Adeno- 731.
— sog. Alveolar- 701.
— sog. Melano 730.
— Spindelzell- der Cervix 691.
— spindelzellige Carcinome und Sarkomdiagnose 764.
— traubiges oder papilläres Schleimhautsarkom 727.
Scheidenmetastasen bei Chorionepitheliom 1056.
Schleimhautpolypen des Corpus, carcinomatöse Entartung 938.
Schleimige Entartung in Portiocarcinomen 94, 116.
Schwangerschaft und Carcinom 189.
— und Carcinoma colli 939.
— — corporis 938.

Schwangerschaftsschwellung der Cervicalschleimhaut 897.
Scirrhus 90, 125.
Sekundäres Uteruscarcinom 192.
Seligsche Lymphbahnanastomose 138.
Serologischer Nachweis des Uteruscarcinoms 924.
Serotinale Riesenzellen 965.
— Chorionzellen 1038.
Serotinales Epitheliom 1019.
Serumreaktion und hormonale Wirkung des Chorionepithels 1065.
Spindelzellen 63, 93.
Spontanheilung des Chorionepithelioms 1091.
Statistik der verschiedenen Uteruscarcinome 52.
Stumpfcarcinome 186, 925.
Subzylindrische Zellen 75, 80, 84, 86, 111, 169.
Supravaginale Amputation 926.
Syncytiale Riesenzellen 965.
Syncytien, Anaplasie der (Brenner) 1073.
Syncytiolysin (Schmauch) 1081.
Syncytioma ectodermale 1019.
— malignum 1019.
Syncytium 955.
— des Chorionepithelioma malignum 1034.
— des Protoplasmanetzes 1035.
Syphilitische Leukoplakien 912, 914.

Teercysten, Bau der 529.
— des Ovarium im Zusammenhang mit anderen ektopischen endometrioiden Herden 536.
— Entstehung von, im Ovarium 545.
— Pseudoxanthomzellen in 531.
Thrombose, choriale 1045.
Tiefenausbreitung 137.
Tiefenresistenz 4.
Trophoblast 955.
— und Nidation des Eies 955.
Tube, Anatomie und Histologie der 376.
— Adenosis und Adenomyosis tubae, Adenomyosis tubae interna 367.
— uteriner Tubenteil und Adenomyosis 376.

Tubenmetastase bei Carcinoma uteri 139, 158.
Tbc. endometrii und Corpuscarcinom 938.
Tuberkulose und Carcinom 176.
Tuberkulöse Veränderungen der Portio 897.
Tumoren mit heterologen Geweben 777.
— — gutartige und bösartige Chondrome und Osteome 782.
— — Lipome u. Lipomyome, gutartige und bösartige 778.
— — Myolipoma polyposum uteri in Kollision mit Adenomyosis 781.
— — Myxome 786.
— — Neurome 786.
— — Osteochondroma uteri 783.
— — Rhabdomyome 786.
— — Sarcoma chondrocellulare 784.
Tumorparenchym des Chorionepithelioma malignum 1027.

Übergangsform der Plattenepithelcarcinomzellen 63, 78.
Ulcus cervicale 920.
— rodens 23.
Umwandlungszone 8, 20 913, 925.
— intracervicale 928.
Undifferenziertes, unreifes Carcinom 54, 128.
Ungewöhnliche Formen des Chorionepithelioms 1046.
Ureteren 138.
Ursachen von seiten der Mutter für die Entstehung des Chorionepithelioms 1079.
Uteruscarcinom, Altersstatistik 857.
— Bakterienbefunde in den regionären Lymphbahnen 870.
— bei Kindern 82.
— Collum-, Corpuscarcinom 864.
— der Jugendlichen 862.
— Einteilung histologische 54, 60.
— — makroskopische 1.
— Einfluß der Parität 865.
— entferntere und seltene Metastasen 885.
— Erblichkeit 934.
— Frühfälle 10, 69, 162.

Uteruscarcinom, Häufigkeit 855.
— Kachexie 887.
— Keime im Carcinomgewebe 868 f.
— Lebensdauer der Carcinome 943.
— — der Erkrankten 866.
— Metastasen 885.
— Prognose 942.
— — aus dem histologischen Bilde 180.
— — der Rezidive 946.
— Prophylaxe 946.
— serologischer Nachweis 924.
— ständige Kontrolle 949.
— Statistik 855.
— Symptomatologie 867 f.
— Wert der Blutkörperchensenkungsgeschwindigkeit für die Prognose 946.
Uteruscysten, Adenomyometritis cystica 634.
— Cysten der Vorderwand 634.
— gestielte und lose der Uteruswand aufsitzende Cysten 635.
— — der Hinterwand 637.
— — des Uteruskörpers seitlich vorn 637.
— große Cyste der Hinterwand 633.
— intramurale Cyste der Hinterwand 633.
Uterusform bei Chorionepithelioma malignum 1028.

Uteruswand, das Chorionepithel in der 965.
Uteruswandcarcinom 43.

Vagina, Leukoplakie 911.
Vakuolisierung 91, 94.
Variköse Veränderungen im Endometrium 923.
Veränderungen im Ei und in den Chorionepithelien als Ursache für die Entstehung des Chorionepitheliom 1077.
Vergiftung des Eies als Ursache für die Entstehung des Chorionepithelioms 1076.
Verhornung 96.
Versuche künstlicher Erzeugung von Chorionepitheliom und Blasenmole 1083.
Vorbemerkungen über normale Placentation, die Stufen des histiotrophischen Stadiums 958.
— — — Einzelzellen und Syncytium 955.
— — — hämotrophisches Stadium 959.
— zum Chorionepithelioma malignum 1017.

Wachstumserregende Toxine des Chorionepithels (Mc Kenna) 1081.

Wachstumsschnelligkeit 9, 190.
Wanderzellen choriale 1073.
— oder serotinale Riesenzellen oder syncytiale Riesenzellen 965.

Zentraler Krebsknoten der Cervixwand 43.
Zerstörung des mütterlichen Gewebes durch das Chorionepitheliom 1049.
Zervikales Zylinderepithel im Corpus uteri 101, 124, 153.
Zervixdrüsen und Carcinomentwicklung 129.
Zervixschleimhaut oder -höhlencarcinom 35, 132.
Zotten, das Bindegewebe und Gefäße der 960.
— Blasenmolenbildung als Folge von Kreislaufstörungen in den 1010.
— blasige Auftreibung der 1009.
— Form der 960.
Zottendeportation 968.
Zottensarkom (Waldeyer) 1071.
Zuckergußcarcinom 51, 87, 154.
Zweifelhafte Fälle von Plattenepithelcarcinom 169.
— — Zylinderepithelcarcinom 172, 177, 178.
Zylinderzellcarcinome 97.
Zylinderzellschläuche in Lymphdrüsen 148.

GPSR Compliance
The European Union's (EU) General Product Safety Regulation (GPSR) is a set of rules that requires consumer products to be safe and our obligations to ensure this.

If you have any concerns about our products, you can contact us on

ProductSafety@springernature.com

In case Publisher is established outside the EU, the EU authorized representative is:

Springer Nature Customer Service Center GmbH
Europaplatz 3
69115 Heidelberg, Germany

www.ingramcontent.com/pod-product-compliance
Ingram Content Group UK Ltd.
Pitfield, Milton Keynes, MK11 3LW, UK
UKHW051301180426
11947UKWH00020B/1843